DOENÇAS INFECCIOSAS

EM ANIMAIS DE PRODUÇÃO E DE COMPANHIA

DOENÇAS INFECCIOSAS

EM ANIMAIS DE PRODUÇÃO E DE COMPANHIA

Jane Megid

Médica-veterinária. Residência em Enfermidades Infecciosas dos Animais pela Faculdade de Medicina Veterinária e Zootecnia (FMVZ) da Universidade Estadual Paulista Júlio de Mesquita Filho (Unesp), *campus* Botucatu. Mestre e Doutora em Epidemiologia Experimental Aplicada às Zoonoses pela Universidade de São Paulo (USP). Pós-doutora em Neuroimunologia Viral pelo Instituto Pasteur, França. Pós-doutora em Infecção e Imunidade pelo Instituto Gulbenkian de Ciências, Portugal. Bolsista de Produtividade Científica do CNPq, nível 1. Professora Titular da disciplina Enfermidades Infecciosas dos Animais do Departamento de Higiene Veterinária e Saúde Pública da FMVZ/Unesp, *campus* Botucatu.

Márcio Garcia Ribeiro

Médico-veterinário. Especialista em Sanidade Animal pela Universidade Estadual de Londrina (UEL). Residência em Enfermidades Infecciosas dos Animais pela FMVZ/Unesp, *campus* Botucatu. Mestre e Doutor em Epidemiologia Experimental e Aplicada às Zoonoses pela Faculdade de Medicina Veterinária e Zootecnia (FMVZ) da USP. Bolsista de Produtividade Científica do CNPq, nível 2. Professor Adjunto (Livre-docente) da disciplina Enfermidades Infecciosas dos Animais do Departamento de Higiene Veterinária e Saúde Pública da FMVZ/Unesp, *campus* Botucatu.

Antonio Carlos Paes

Médico-veterinário. Residência em Enfermidades Infecciosas dos Animais da FMVZ/Unesp, *campus* Botucatu. Mestre em Fisiopatologia Médica pela FMVZ/Unesp, *campus* Botucatu. Doutor em Epidemiologia Experimental e Aplicada às Zoonoses pela FMVZ/USP. Professor Adjunto (Livre-docente) Doutor da disciplina Enfermidades Infecciosas dos Animais do Departamento de Higiene Veterinária e Saúde Pública da FMVZ/Unesp, *campus* Botucatu.

gen | ROCA

- Os autores deste livro e a EDITORA ROCA empenharam seus melhores esforços para assegurar que as informações e os procedimentos apresentados no texto estejam em acordo com os padrões aceitos à época da publicação, *e todos os dados foram atualizados pelos autores até a data da entrega dos originais à editora*. Entretanto, tendo em conta a evolução das ciências da saúde, as mudanças regulamentares governamentais e o constante fluxo de novas informações sobre terapêutica medicamentosa e reações adversas a fármacos, recomendamos enfaticamente que os leitores consultem sempre outras fontes fidedignas, de modo a se certificarem de que as informações contidas neste livro estão corretas e de que não houve alterações nas dosagens recomendadas ou na legislação regulamentadora.
- Os autores e a editora se empenharam para citar adequadamente e dar o devido crédito a todos os detentores de direitos autorais de qualquer material utilizado neste livro, dispondo-se a possíveis acertos posteriores caso, inadvertida e involuntariamente, a identificação de algum deles tenha sido omitida.
- **Atendimento ao cliente: (11) 5080-0751 | faleconosco@grupogen.com.br**

Publicado pela Editora Roca, um selo integrante do GEN | Grupo Editorial Nacional
Travessa do Ouvidor, 11
Rio de Janeiro – RJ – CEP 20040-040
www.grupogen.com.br

- Capa: Bruno Sales
- Editoração eletrônica: Adielson Anselme

- **Ficha catalográfica**

M445d

Megid, Jane
Doenças infecciosas em animais de produção e de companhia /Jane Megid, Márcio Garcia Ribeiro, Antonio Carlos Paes. - 1. ed. - [Reimp.] - Rio de Janeiro : Roca, 2023.
Rio de Janeiro : Roca, 2016.
1294 p. : il. ; 28 cm.

Inclui bibliografia e índice
ISBN 978-85-277-2789-1

1. Medicina veterinária - Manuais, guias, etc. 2. Animais - Doenças 3. Animais - Tratamento. I. Ribeiro, Márcio Garcia. II. Paes, Antonio Carlos. III. Título.
15-25417 CDD: 636.089
CDU: 619:616

Colaboradores

Adriana Cortez

Médica-veterinária. Mestre em Epidemiologia Experimental Aplicada às Zoonozes pelo Departamento de Medicina Veterinária Preventiva e Saúde Animal da FMVZ/USP. Doutora em Ciências Biológicas (Microbiologia) pelo Instituto de Ciências Biomédicas (ICB)/USP. Professora das disciplinas Doenças Infecciosas e Epidemiologia Geral Veterinária e Saneamento Ambiental do Mestrado em Medicina e Bem-estar Animal da Faculdade de Medicina Veterinária da Universidade de Santo Amaro (Unisa).

Adriana Falco de Brito

Médica-veterinária. Residência em Enfermidades Infecciosas dos Animais pela FMVZ/Unesp. Mestre em Vigilância Sanitária pela FMZV/Unesp. Doutoranda em Fisiopatologia e Saúde Animal pela Universidade do Oeste Paulista (Unoeste). Professora Titular das disciplinas Enfermidades Infectocontagiosas, Medicina Veterinária Preventiva e Prática Hospitalar em Clínica Médica de Pequenos Animais da Faculdade de Ciências Agrárias da Unoeste.

Agueda Castagna de Vargas

Médica-veterinária. Especialista em Doenças Infectocontagiosas dos Animais Domésticos (Bacteriologia). Doutora em Medicina Veterinária pela Universidade Federal de Santa Maria (UFSM). Professora-associada da disciplina Doenças Infectocontagiosas dos Animais Domésticos do Departamento de Medicina Veterinária Preventiva da UFSM.

Alessandra Vieira Pereira

Mestre em Clínica Médica e Cirúrgica pela Universidade Federal Fluminense (UFF). Doutoranda em Doenças Infecciosas pela Fundação Oswaldo Cruz (Fiocruz).

Alexander Welker Biondo

Médico-veterinário. Mestre em Clínica Médica Veterinária pela UFSM. Doutor em Patologia Clínica Veterinária pelo Deparamento de Patobiologia da Illinois University, EUA. Professor Adjunto da disciplina Zoonoses do Departamento de Medicina Veterinária da Universidade Federal do Paraná (UFPR).

Alexandre Secorun Borges

Médico-veterinário. Especialista em Clínica de Grandes Animais. Mestre em Clínica Veterinária pela USP. Doutor em Clínica Veterinária pela Unesp. Pós-doutor pela Cornell University. Professor Adjunto da disciplina Clinica Médica de Grandes Animais do Departamento de Clínica Veterinária da FMVZ/Unesp.

Alice Fernandes Alfieri

Médica-veterinária. Especialista em Virologia Animal pela UEL. Mestre em Microbiologia pela Universidade Federal de Minas Gerais (UFMG). Doutora em Epidemiologia Experimental e Aplicada às Zoonoses pela USP. Professora-associada das disciplinas Microbiologia e Moléstias Infecciosas do Departamento de Medicina Veterinária Preventiva da UEL.

Aline de Marco Viott

Médica-veterinária. Mestre em Patologia Animal pela UFSM. Doutora em Patologia Animal pela UFMG. Professora Adjunta das disciplinas Patologia Veterinária Especial e Clínica das Intoxicações do Departamento de Ciências Veterinárias da UFPR.

Aline Fernandes Barry

Médica-veterinária. Mestre e Doutora em Ciência Animal (Virologia) pela UEL.

Amanda Keller Siqueira

Médica-veterinária. Mestre e Doutora em Medicina Veterinária Preventiva pela FMVZ/Unesp. Pós-doutora pelo Friedrich-Loeffler-Institut, Institute for Farm Animal Genetics Neustadt-Mariensee, Alemanha.

Amauri Alcindo Alfieri

Médico-veterinário. Mestre em Microbiologia pelo ICB/USP e pela UFMG. Doutor em Biologia Celular e Molecular pela Fiocruz. Professor-associado das disciplinas Virologia e Doenças Infecciosas do Departamento de Medicina Veterinária Preventiva da UEL.

Ana Luiza Mattos-Guaraldi

Mestre e Doutora em Ciências (Microbiologia) pela UFRJ. Laboratório de Difteria e Corinebactérias de Importância Clínica. Centro Colaborador para Difteria do Ministério da Saúde. Professora da Disciplina de Microbiologia e Imunologia da Faculdade de Ciências Médicas da Universidade do Estado do Rio de Janeiro (UERJ).

Ana Marcia de Sá Guimarães

Médica-veterinária. Mestre em Epidemiologia Experimental e Aplicada a Zoonoses pela FMVZ/USP. Doutora em Microbiologia Veterinária pela Purdue University, EUA.

Ana Paula Frederico Rodrigues Loureiro Bracarense

Médica-veterinária. Especialista em Patologia Animal pela USP. Mestre e Doutora em Patologia Experimental e Comparada pela USP. Professora-associada da disciplina Anatomia Patológica Veterinária do Departamento de Medicina Veterinária Preventiva da UEL.

Andrea Pires dos Santos

Médica-veterinária. Mestre em Clínica Medica Veterinária pela UFSM. Doutora em Patologia Clínica Veterinária pela Universidade Federal do Rio Grande do Sul (UFRGS). Pós-doutora e Pesquisadora-associada do Departamento de Patobiologia Comparativa de Medicina Veterinária da Purdue University, EUA.

Anne Caroline de Lara

Médica-veterinária. Especialista em Sanidade Animal. Mestre em Ciências Veterinárias pela UFPR.

Archivaldo Reche Junior

Médico-veterinário. Mestre e Doutor em Clínica Veterinária pela USP. Professor-associado da disciplina Clínica de Pequenos Animais do Departamento de Clínica Médica da FMVZ/USP.

Aristeu Vieira da Silva

Médico-veterinário. Residência em Zoonoses e Saúde Pública pela FMVZ/Unesp. Mestre em Vigilância Sanitária pela FMVZ/Unesp. Doutor em Doenças Tropicais pela FMVZ/Unesp. Professor Titular da disciplina Parasitologia Humana do Departamento de Ciências Biológicas da Universidade Estadual de Feira de Santana (UEFS).

Bodo Wanke

Médico. Especialista em Doenças Infecciosas e Parasitárias pela UFRJ. Mestre e Doutor em Doenças Infecciosas e Parasitárias pela UFRJ. Pesquisador Titular do Laboratório de Micologia do Instituto Nacional de Infectologia (INI)/Fiocruz.

Bruno Marques Teixeira

Médico-veterinário. Mestre em Medicina Veterinária pela Escola de Veterinária/UFMG. Doutor em Clínica Veterinária pela USP. Pós-doutor pela The University of Texas Medical Branch, EUA.

Carla Lopes de Mendonça

Médica-veterinária. Mestre em Patologia Veterinária pela Universidade Federal Rural do Rio de Janeiro (UFRRJ). Doutora em Medicina Veterinária pela Unesp. Médica-veterinária da Clínica de Bovinos da Universidade Federal Rural de Pernambuco (UFRPE).

Carlos Alberto Hussni

Médico-veterinário. Residência em Cirurgia de Grandes Animais na FMVZ/Unesp. Mestre pela FMVZ/Unesp. Doutor pela Tierärztliche Hochschule, Alemanha. Professor Adjunto (Livre-docente) das disciplinas Cirurgia de Grandes Animais do Departamento de Cirurgia e Anestesiologia Veterinária da FMVZ/Unesp.

Carlos Gil Turnes

Médico-veterinário. Especialista em Veterinary Research pelo Ministry for Overseas Development, Grã Bretanha. Mestre e Doutor pela Universidade Federal de Pelotas (UFPel). Professor Titular aposentado da Universidad Nacional de Río Cuarto, Argentina, e da UFPel.

Cássia Yumi Ikuta

Médica-veterinária. Mestre e Doutora em Ciências pela USP.

Cassiano Victória

Médico-veterinário. Doutor em Medicina Veterinária pela FMVZ/Unesp. Professor-assistente das disciplinas Planejamento de Saúde Animal, Veterinária Preventiva e Práticas de Fazenda do Departamento de Higiene Veterinária e Saúde Pública da Unesp.

Celso Antonio Rodrigues

Médico-veterinário. Residência em Clínica Cirúrgica de Grandes Animais pela Faculdade de Ciências Agrárias e Veterinárias (FCAV)/Unesp. Mestre em Cirurgia Veterinária pela FCAV/Unesp. Doutor em Cirurgia Veterinária pela FMVZ/Unesp. Professor Adjunto da disciplina Cirurgia de Grandes Animais do Departamento de Cirurgia e Anestesiologia Veterinária da FMVZ/Unesp.

Christian Hirsch

Médico-veterinário. Residência em Doenças Infecciosas dos Animais Domésticos pela FMVZ/Unesp. Mestre em Medicina Veterinária pela FCAV/Unesp. Doutor em Ciência Animal pela Escola de Veterinária/UFMG. Professor-assistente responsável pelas disciplinas Imunologia Veterinária e Doenças I, colaborador das disciplinas Microbiologia Veterinária, Doenças II e Doenças III (Graduação) e responsável pela disciplina Imunidade às Doenças Infecciosas e Parasitárias dos Animais de Produção (Pós-graduação) do Departamento de Medicina Veterinária da Universidade Federal de Lavras (UFLA).

Clarice Weis Arns

Médica-veterinária. Livre-docente pelo Instituto de Biologia da Universidade Estadual de Campinas (Unicamp). Professora Titular da disciplina Microbiologia do Departamento de Genética, Evolução e Bioagentes da Unicamp.

Daniel Moura de Aguiar

Médico-veterinário. Residência em Doenças Infecciosas dos Animais pela FMVZ/Unesp. Doutor em Medicina Veterinária pela FMVZ/USP. Professor Adjunto das disciplinas Microbiologia Veterinária e Doenças Infecciosas do Departamento de Clínica Médica Veterinária da Faculdade de Agronomia, Medicina Veterinária e Zootecnia da Universidade Federal do Mato Grosso (UFMT).

Dennis J. Baumgardner

Médico e Diretor de Pesquisas. Especialista em Medicina de Família pelo Aurora UW Medical Group. Doutor em Medicina. Professor Adjunto da disciplina Medicina

Familiar do Departamento de Medicina Familiar da University of Wisconsin School of Medicine and Public Health, EUA.

Domingos da Silva Leite

Mestre em Imunologia pela Unicamp. Doutor em Microbiologia e Imunologia pela Escola Paulista de Medicina (EPM) da Universidade Federal de São Paulo (Unifesp). Livre-docente em Microbiologia pela Unicamp. Professor da disciplina Microbiologia do Departamento de Genética, Evolução e Bioagentes do Instituto de Biologia/Unicamp.

Edna Michelly de Sá Santos

Médica-veterinária. Especialista em Dermatologia Veterinária pela Equalis. Mestre e Doutora em Biociência Animal pela UFRPE. Professora Adjunta da disciplina Clínica Médica de Caninos e Felinos do Departamento de Medicina Veterinária da UFRPE.

Eduardo Bagagli

Biólogo. Doutor em Genética pela Escola Superior de Agricultura Luiz de Queiroz (Esalq)/USP. Professor Titular da disciplina Microbiologia Básica do Departamento de Microbiologia e Imunologia do Instituto de Biociências (IB)/Unesp.

Eduardo Fernandes Bondan

Médico-veterinário. Especialista em Ciências Fisiológicas pela Universidade Federal do Rio Grande (FURG). Mestre em Medicina Veterinária pela UFPel. Doutor em Patologia Experimental e Comparada pela USP. Professor Titular das disciplinas Fisiologia e Patologia do Departamento de Medicina Veterinária da Universidade Paulista (Unip) e da Universidade Cruzeiro do Sul (Unicsul).

Eduardo Furtado Flores

Médico-veterinário. Professor Universitário. Mestre e Doutor em Medicina Veterinária pela UFSM. PhD em Veterinária e Ciências Biomédicas pela University of Nebraska, EUA. Professor-associado das disciplinas Epidemiologia Veterinária e Saúde Pública Veterinária do Departamento de Medicina Veterinária Preventiva da UFSM.

Edviges Maristela Pituco

Médica-veterinária. Doutora em Virologia Veterinária pelo Instituto de Virologia da Escola Superior de Medicina Veterinária de Hannover, Alemanha. Pesquisadora Científica e Professora das disciplinas Vigilância Zoofitossanitária para a Qualidade dos Produtos Agropecuários e Doenças da Reprodução em Ruminantes e Suídeos do Programa de Pós-Graduação em Sanidade, Segurança Alimentar e Ambiental no Agronegócio do Centro de Pesquisa e Desenvolvimento de Sanidade Animal do Instituto Biológico de São Paulo.

Elenice Maria Sequetin Cunha

Médica-veterinária. Mestre em Patologia Experimental e Comparada e Doutora em Medicina Veterinária Preventiva e Saúde Animal pela FMVZ/USP. Pesquisadora Científica do Instituto Biológico de São Paulo.

Eliana De Stefano

Bióloga e Pesquisadora Científica. Mestre em Serviços de Saúde pela Faculdade de Saúde Pública (FSP)/USP. Pesquisadora Científica do Instituto Biológico de São Paulo.

Eliana Monteforte Cassaro Villalobos

Pesquisadora Científica. Especialização pelo Centro Universitário São Camilo. Mestre e Doutora pela FMVZ/USP. Pesquisadora Científica do Instituto Biológico de São Paulo.

Eliana Roxo

Pesquisadora Científica aposentada do Instituto Biológico de São Paulo. Doutora em Patologia Experimental e Comparada pela FMVZ/USP.

Elizabeth Oliveira da Costa Freitas Guimarães

Médica-veterinária. Doutora em Imunologia pela USP. Livre-docente pela USP. Professora Titular do Departamento de Medicina Veterinária Preventiva e Saúde Animal da FMVZ/USP.

Erna Geessien Kroon

Professora. Especialista em Virologia. Doutora em Virologia pela Bayerischen Julius-Maximilians Universität Würzburg, Alemanha. Professora Titular do Departamento de Microbiologia da UFMG.

Eugênia Márcia de Deus Oliveira (*in memoriam*)

Professora Adjunta da Escola de Medicina Veterinária da Universidade Federal da Bahia (UFBA).

Fernanda Elias

Médica-veterinária. Mestre pelo Departamento de Clínica Médica da FMVZ/USP. Gerente de Projetos no Instituto Butantan.

Fernanda Vieira Amorim da Costa

Médica-veterinária e Professora do Ensino Superior. Especialista em Clínica Médica de Felinos Domésticos pelo Instituto Qualittas. Mestre em Cirurgia e Clínica Veterinária da UFF. Doutora em Ciências Veterinárias pela UFRGS. Professora Adjunta das disciplinas Medicina de Cães e Gatos e Clínica Médica de Felinos Domésticos do Departamento de Medicina Animal da UFRGS.

Fernando Rosado Spilki

Médico-veterinário. Mestre em Ciências Veterinárias pela UFRGS. Doutor em Genética e Biologia Molecular pela Unicamp. Professor Titular da disciplina Microbiologia do Instituto de Ciências da Saúde da Universidade Federação de Estabelecimento de Ensino Superior em Novo Hamburgo (Feevale).

Francielle Gibson da Silva Zacarias

Médica-veterinária. Mestre em Ciência Animal pela UEL. Doutora em Ciência Animal pela UEL. Professora Adjunta da disciplina Imunologia e Microbiologia Veterinária do Departamento de Veterinária e Produção Animal da Universidade Estadual do Norte do Paraná (UENP).

Fumio Honma Ito

Médico-veterinário e Professor do Ensino Superior. Especialista em Zoonoses, Medicina Veterinária Preventiva, Epidemiologia e Saúde Animal pela FMVZ/USP. Mestre em Medicina Veterinária Preventiva pela University of Califórnia, EUA. Doutorado em Microbiologia e Imunologia pelo ICB/USP. Livre-docente em Zoonoses pela FMVZ/USP. Professor Titular das disciplinas Epidemiologia Veterinária e Zoonoses e Saúde Pública Veterinária do Departamento de Medicina Veterinária Preventiva e Saúde Animal da FMVZ/USP.

Geraldo Camilo Alberton

Médico-veterinário. Mestre em Ciências Veterinárias pela UFPR e Doutor em Medicina Veterinária pela Unesp. Professor-associado das disciplinas Doenças dos Suínos e Patologia Geral e Técnica de Necropsia do Departamento de Ciências Veterinárias da UFPR.

Hélio Langoni

Médico-veterinário. Especialização em Saúde Pública pela FMVZ/USP. Doutor em Virologia pela Escola Superior de Medicina Veterinária de Hannover, Alemanha. Estágio sênior na Universidade de Wisconsin-Madison, EUA. Representante do Brasil na International Society for Animal Hygiene (ISAH). Professor Titular da disciplina Zoonoses e Saúde Pública do Departamento de Higiene Veterinária e Saúde Pública da FMVZ/Unesp.

Heloisa Justen Moreira de Souza

Médica-veterinária. Mestre em Cirurgia Veterinária pela UFF. Doutora em Patologia Experimental pela UFF. Professora-associada da disciplina Patologia Clínica e Cirúrgica do Departamento de Medicina e Cirurgia Veterinária da UFRRJ.

Jalusa Deon Kich

Médica-veterinária. Especialista em Patologia Suína pela UFPR. Mestre e Doutora em Ciências Veterinárias pela UFRGS. Pesquisadora da Empresa Brasileira de Pesquisa Agropecuária (Embrapa) Suínos e Aves na área de Sanidade Suína.

Janice Reis Ciacci Zanella

Médica-veterinária. Mestre e Doutora em Virologia Molecular pela University of Nebraska, EUA. Pesquisadora da Embrapa na área de Virologia Animal. Chefe Geral da Embrapa Suínos e Aves.

Janio Morais Santurio

Médico-veterinário. Especialista em Micologia pela UFRRJ. Mestre e Doutor em Ciências Veterinárias pela UFRGS. Professor Titular da disciplina Doenças Fúngicas do Departamento de Microbiologia da UFSM.

Jenner Karlisson Pimenta dos Reis

Professor. Especialista em Retroviroses. Doutor em Ciência Animal pela UFMG. Professor Titular das disciplinas Viroses dos Animais de Produção e Controle de Produtos Biológicos do Departamento de Medicina Veterinária Preventiva da Escola de Veterinária da UFMG.

João Marcelo Azevedo de Paula Antunes

Médico-veterinário. Especialista em Sanidade Animal pela Unesp. Mestre em Patologia das Doenças Infecciosas pelo Núcleo de Doenças Infecciosas (NDI) da Universidade Federal do Espírito Santo (UFES). Doutor em Medicina Veterinária Preventiva pela Unesp com estágio no Instituto de Investicación en Recursos Cinegéticos (IREC) da Universidade Castilla de la Mancha, Espanha. Pós-Doutor pela Unesp.

João Pessoa Araújo Junior

Médico-veterinário. Doutor em Ciências Biológicas (Microbiologia) pela USP. Professor Adjunto da disciplina Microbiologia Veterinária do Departamento de Microbiologia e Imunologia do IB/Unesp.

João Rodrigo Gil de los Santos

Médico-veterinário. Mestre e Doutor em Ciências pela UFPel. Professor Adjunto da disciplina Doenças Infecciosas do Departamento de Medicina Veterinária Preventiva da Faculdade de Veterinária da UFPel.

Jorge Timenetsky

Microbiologista. Especialista em Micoplasma pelo ICB/USP. Mestre em Microbiologia pela Unifesp. Doutor em Microbiologia pelo ICB/USP. Professor-associado da disciplina Microbiologia Básica e Médica do Departamento de Microbiologia do ICB/USP.

José Antonio Jerez

Médico-veterinário. Mestre e Doutor pelo ICB/USP. Professor-associado da disciplina Zoonoses do Departamento de Medicina Veterinária Preventiva e Saúde Animal da FMVZ/USP.

José Augusto Bastos Afonso

Médico-veterinário. Mestre em Medicina Veterinária pela UFRRJ. Doutor em Clínica Veterinária pela FMVZ/Unesp. Médico-veterinário da Clínica de Bovinos da UFRPE.

José Carlos de Figueiredo Pantoja

Médico-veterinário. Especialista em Epidemiologia pela University of Wisconsin-Madison, EUA. Mestre e Doutor em Dairy Science pela Universidade de Wisconsin-Madison, EUA. Professor-assistente Doutor da disciplina Epidemiologia e Saneamento do Departamento de Higiene Veterinária e Saúde Pública da FMVZ/Unesp.

José Paes de Almeida Nogueira Pinto

Médico-veterinário. Mestre e Doutor em Ciências dos Alimentos pela USP. Professor-assistente Doutor do Departamento de Higiene Veterinária e Saúde Pública da Unesp.

José Rafael Modolo

Médico-veterinário. Especialista em Microbiologia e Epidemias Veterinárias pela Escola Superior de Medicina Veterinária de Hannover, Alemanha. Mestre e Doutor em Medicina Veterinária pela Escola Superior de Medicina Veterinária de Hannover, Alemanha. Professor Titular da disciplina Planejamento de Saúde Animal e Veterinária Preventiva do Departamento de Higiene Veterinária e Saúde Pública da FMVZ/Unesp.

José Soares Ferreira Neto

Médico-veterinário. Especialista em Controle de Doenças em Populações Animais. Mestre em Epidemiologia Experimental e Aplicada às Zoonoses pela USP. Doutor em Patologia Experimental e Comparada pela USP. Professor Titular das disciplinas Zoonoses e Epidemiologia do Departamento de Medicina Veterinária Preventiva e Saúde Animal da FMVZ/USP.

José Wilton Pinheiro Júnior

Médico-veterinário. Doutor em Medicina Veterinária pela UFRPE. Professor Adjunto da UFRPE.

Juliana Saes Vilaça de Oliveira

Médica-veterinária. Mestre em Patologia Animal pela Escola de Veterinária/UFMG.

Julio Cesar de Freitas

Médico-veterinário. Mestre em Microbiologia pela UFMG. Doutor em Microbiologia e Imunologia pela Justus Liebig Universität, Alemanha. Pós-doutor pelo Istituto Zooprofilattico Sperimentale delle Venezie, Itália. Professor Titular da disciplina Doenças Infecciosas do Departamento de Medicina Veterinária Preventiva do Centro de Ciências Agrárias/UEL.

Larissa Anuska Zeni Condas

Médica-veterinária. Especialista em Clínica Médica de Pequenos Animais pela UFPR. Mestre em Higiene Veterinária e Saúde Pública pela Unesp. Mestranda pelo Department of Production Animal Health da Veterinary Medicine Faculty da University of Calgary, Canadá.

Leucio Câmara Alves

Médico-veterinário. Mestre em Epidemiologia Experimental Aplicada a Zoonoses pela USP. Doutor em Medicina Veterinária/Parasitologia Veterinária pela UFRRJ. Professor Titular da disciplina Doenças Parasitárias dos Animais Domésticos do Departamento de Medicina Veterinária da UFRPE.

Luís Antonio Mathias

Médico-veterinário. Mestre em Medicina Veterinária Preventiva pela Escola de Veterinária/UFMG. Doutor em Microbiologia pelo ICB/USP. Professor Titular das disciplinas de Epidemiologia e Zoonoses do Departamento de Medicina Veterinária Preventiva da FCAV.

Luís Fernando Pita Gondim

Médico-veterinário. Especialista em Imunoparasitologia pela Nippon Veterinary and Animal Science University, Japão. Mestre em Clínica Veterinária pela FMVZ/Unesp. PhD em Veterinary Pathobiology pela University of Illinois, EUA. Pós-doutor pelo Friedrich Loeffler Institut, Federal Research Institute for Animal Health, Alemanha. Professor-associado das disciplinas Patologia Clínica Veterinária (Graduação) e Doenças Parasitárias (Pós-Graduação) do Departamento de Anatomia, Patologia e Clínicas da UFBA.

Luís Guilherme de Oliveira

Médico-veterinário. Especialização (MBA) em Gestão Empresarial pela Universidade do Extremo Sul Catarinense. Mestre e Doutor pela FCAV/Unesp. Professor-assistente Doutor da disciplina Clínica Médica de Suínos do Departamento de Clínica e Cirurgia Veterinária da FCAV/Unesp.

Luiz Eloy Pereira

Doutor em Pesquisa Laboratorial em Saúde Pública pela Coordenadoria de Doenças da Secretaria da Saúde de São Paulo. Pesquisador Científico do Instituto Adolfo Lutz.

Márcia dos Santos Lazéra

Médica. Especialista em Doenças Infecciosas pela UFRJ. Mestre e Doutora em Doenças Infecciosas e Parasitarias pela Fiocruz.

Marconi Rodrigues de Farias

Médico-veterinário. Residência em Clínica Veterinária de Pequenos Animais pela FMVZ/Unesp. Mestre em Clínica Veterinária pela FMVZ/Unesp. Doutor em Saúde da Criança e Adolescente pela Faculdade de Medicina da UFPR. Professor Adjunto Doutor da disciplina Clínica Médica de Animais de Companhia do Curso de Medicina Veterinária da Pontifícia Universidade Católica do Paraná (PUC-PR).

Marcos Bryan Heinemann

Médico-veterinário. Mestre e Doutor em Epidemiologia Experimental e Aplicada às Zoonoses pela FMVZ/USP. Professor Doutor da disciplina Zoonoses do Departamento de Medicina Veterinária Preventiva e Saúde Animal da FMVZ/USP.

Margareth Elide Genovez

Médica-veterinária. Mestre e Doutora em Microbiologia e Imunologia pelo ICB/USP. Pesquisadora Científica do Instituto Biológico de São Paulo.

Maria Anete Lallo

Médica-veterinária. Especialista em Clínica e Cirurgia de Pequenos Animais. Mestre e Doutora em Epidemiologia Aplicada às Zoonoses pela USP. Professora Titular da disciplina Patologia Ambiental e Experimental do Departamento de Medicina Veterinária da Unip.

Maria Aparecida da Glória Faustino

Médica-veterinária. Mestre em Medicina Veterinária/Parasitologia Veterinária pela UFRRJ. PhD em Medicina Veterinária/Parasitologia Veterinária pela UFRRJ. Professora-associada da disciplina Doenças Parasitárias dos Animais Domésticos do Departamento de Medicina Veterinária da UFRPE.

Maria do Carmo Custódio de Souza Hunold Lara

Médica-veterinária. Mestre e Doutora em Clínica Veterinária pela FMVZ/USP. Pesquisadora do Centro de Sanidade Animal do Instituto Biológico de São Paulo.

Maria Emilia Franco Oliveira

Médica-veterinária. Doutora em Medicina Veterinária (Reprodução Animal) pela FCAV/Unesp. Professora da disciplina Biotecnologia da Reprodução em Pequenos Ruminantes (Pós-graduação) do Departamento de Medicina Veterinária Preventiva e Reprodução Animal da FCAV/Unesp.

Maria Isabel Maldonado Coelho Guedes

Médica-veterinária. Mestre em Patologia Veterinária pela Escola de Veterinária/UFMG. Doutora em Medicina Veterinária (Virologia, Imunologia e Patologia de Animais Domésticos) pela University of Minnesota, EUA. Professora Adjunta das disciplinas de Doenças a Vírus e Sanidade Animal do Departamento de Medicina Veterinária Preventiva da Escola de Veterinária/UFMG.

Maria Julia Bevilaqua Felippe

Médica-veterinária. Especialista em Medicina Interna de Grandes Animais e Imunologia. Mestre em Ciências e Doutora em Imunologia por American College of Veterinary Internal Medicine. Professora-associada da disciplina Medicina Interna do Departamento de Ciências Clínicas da Cornell University.

Marília Masello Junqueira Franco

Médica-veterinária. Residência em Enfermidades Infecciosas dos Animais pela FMVZ/Unesp. Especialização em Sanidade dos Animais de Produção pela FMVZ/Unesp. Mestre em Medicina Veterinária Preventiva pela FMVZ/Unesp. Doutoranda em Medicina Veterinária pela FMVZ/Unesp.

Mitika Kuribayashi Hagiwara

Médica-veterinária. Especialização em Imunologia pelo ICB/USP. Mestre e Doutor em Saúde Pública pela FSP/USP. Professora Sênior do Programa de Pós-graduação em Clínica Veterinária Departamento de Clínica Médica da FMVZ/USP.

Nelson Morés

Médico-veterinário. Mestre em Patologia Animal pela UFMG. Pesquisador da Embrapa Suínos e Aves na área de Sanidade Suína.

Nilson Roberti Benites

Médico-veterinário. Especialista em Doenças Infecciosas, Bacteriologia e Micologia pela FMVZ/ USP. Mestre e Doutor em Patologia pela FMVZ/USP. Professor Titular da disciplina Epidemiologia Aplicada aos Animais Domésticos do Departamento de Medicina Veterinária Preventiva e Saúde Animal da FMVZ/USP.

Paulo Eduardo Brandão

Médico-veterinário. Virologista. Especialista em Virologia pela FMVZ/USP. Mestre e Doutor em Medicina Veterinária pela FMVZ/USP. Professor-associado (Livre-docente) da disciplina Doenças Infecciosas do Departamento de Medicina Veterinária Preventiva e Saúde Animal da FMVZ/USP.

Paulo Francisco Domingues

Médico-veterinário. Especialista em Sanidade Animal pela FMVZ/Unesp. Doutor em Medicina Veterinária Preventiva pela FMVZ/Unesp. Professor Adjunto da disciplina Higiene Zootécnica do Departamento de Higiene Veterinária e Saúde Pública da FMVZ/Unesp.

Paulo Michel Roehe

Médico-veterinário. Mestre em Microbiologia pela University of London, Inglaterra. Doutor em Virologia pela University of Surrey, Inglaterra. Professor Titular da disciplina Microbiologia do Instituto de Ciências Básicas da Saúde (ICBS) da UFRGS.

Pedro Luiz de Camargo

Médico-veterinário. Mestre em Fisiopatologia Médica pela Unesp. Doutor em Clínica Médica pela FMVZ/USP. Professor-associado das disciplinas Clínica Médica de Animais de Companhia, Semiologia Veterinária e Inovações no Diagnóstico Precoce das Doenças Gastrointestinais em Animais de Companhia do Departamento de Clínicas Veterinárias da UEL.

Priscilla Anne Melville

Médica-veterinária. Mestre e Doutora em Ciências (Microbiologia) pelo ICB/USP. Médica-veterinária do Laboratório de Bacteriologia e Micologia do Departamento de Medicina Veterinária Preventiva e Saúde Animal da FMVZ/USP.

Rafael Antonio do Nascimento Ramos

Médico-veterinário. Mestre em Biociência Animal pela UFRPE. Doutor em Sanidade Animal e Zoonoses pela Universidade de Bari, Itália. Pós-doutorando do Departamento de Medicina Veterinária da UFRPE.

Raquel Calixto

Médica-veterinária. Mestre em Ciências Veterinárias pela UFRRJ.

Regina Kiomi Takahira

Médica-veterinária. Mestre e Doutora em Patologia Clínica Veterinária pela FMVZ/Unesp. Professora Adjunta da disciplina Laboratório Clínico Veterinário do Departamento de Clínica Veterinária da FMVZ/Unesp.

Renato de Lima Santos

Médico-veterinário. Especialista em Reprodução Animal pela UFMG. Mestre em Reprodução Animal pela UFMG. PhD em Patologia Veterinária pela Texas A&M University. Livre-docente em Patologia Veterinária pela Unesp. Professor Titular da disciplina Patologia Veterinária do Departamento de Clínica e Cirurgia Veterinária da Escola de Veterinária/UFMG.

Rinaldo Aparecido Mota

Médico-veterinário. Especialista em Doenças Infecciosas dos Animais Domésticos. Mestre em Microbiologia Veterinária e Doutor em Parasitologia Veterinária pela UFRRJ. Professor Titular da disciplina Bacterioses dos Animais Domésticos do Departamento de Medicina Veterinária da UFRPE.

Roberto Maurício Carvalho Guedes

Médico-veterinário. Mestre e Doutor em Patologia Veterinária pela Escola de Veterinária/UFMG. PhD em Patobiologia Veterinária pela University of Minnesota. Professor-associado das disciplinas Patologia Veterinária e Doenças de Suínos do Departamento de Clínica e Cirurgia Veterinária da Escola de Veterinária/UFMG.

Roberto Soares Castro

Médico-veterinário. Mestre e Doutor em Ciência Animal pela Escola de Veterinária/UFMG. Professor-associado da disciplina Viroses Animais do Departamento de Medicina Veterinária da UFRPE.

Rodrigo Alejandro Arellano Otonel

Médico-veterinário. Residência em Moléstias Infecciosas e Microbiologia no Departamento de Medicina Veterinária Preventiva da UEL. Mestre e Doutor em Ciência Animal pela UEL. Professor Adjunto das disciplinas Microbiologia Veterinária e Doenças Infecciosas do Departamento de Ciências Agrárias do Centro Universitário Filadélfia (UniFil).

Rodrigo Costa da Silva

Médico-veterinário. Residência em Zoonoses e Saúde Pública na FMVZ/Unesp. Mestre em Medicina Veterinária Preventiva pela FMVZ/Unesp. Doutor em Medicina Veterinária Preventiva pela FMVZ/Unesp. Pós-doutor pela Mississipi State University.

Rodrigo Gonzalez

Médico-veterinário. Especialista em Clínica Médica de Pequenos Animais pelo Hospital Veterinário (HOVET)/USP. Mestre e Doutor em Ciências pelo ICB-USP.

Rogerio Giuffrida

Médico-veterinário. Residência em Enfermidades Infecciosas dos Animais pela FMVZ/Unesp. Mestre e Doutor em Medicina Veterinária Preventiva pela FMVZ/Unesp. Professor Titular das disciplinas Zoonoses e Saúde Pública e Epidemiologia e Saneamento do Departamento de Medicina Veterinária Preventiva da Unoeste.

Rômulo Cerqueira Leite

Médico-veterinário. Especialista em Medicina Veterinária Preventiva pela UFMG. Mestre em Medicina Veterinária Preventiva pela UFMG. Doutor em Medicina Veterinária pela UFRRJ. Professor Titular aposentado da disciplina Doenças a vírus do Departamento de Medicina Veterinária Preventiva da Escola de Veterinária/UFMG.

Rudi Weiblen

Médico-veterinário. Mestre e Doutor em Medicina Veterinária Preventiva pela University of Illinois, EUA. Professor Titular das disciplinas Doenças Víricas, Doenças Víricas Exóticas e Metodologia da Pesquisa do Departamento de Medicina Veterinária Preventiva da UFSM.

Sandra de Moraes Gimenes Bosco

Médica-veterinária. Mestre em Medicina Veterinária pela FMVZ/Unesp. Doutora em Patologia pela Faculdade de Medicina (FM)/Unesp. Professora da disciplina Microbiologia (Micologia) do Departamento de Microbiologia e Imunologia do IB/Unesp.

Sérgio José de Oliveira

Médico-veterinário. Especialista em Microbiologia e Patologia de Suínos. Mestre em Saúde Animal pelo Royal Veterinary College, Reino Unido. Doutor em Microbiologia pela Faculdade de Medicina Veterinária/UFRGS. Professor Adjunto da disciplina Microbiologia e Medicina de Suínos da Universidade Luterana do Brasil (Ulbra).

Simone Henriques Mangia

Médica-veterinária. Especialista em Neurologia Veterinária pelo Instituto Bioethicus. Mestre e Doutora em Doenças Infecciosas dos Animais pela Unesp.

Sônia Regina Pinheiro

Médica-veterinária. Mestre e Doutora em Epidemiologia Experimental e Aplicada às Zoonoses pela FMVZ/USP. Professora Livre-docente aposentada da disciplina Gerenciamento em Saúde Pública e Animal do Departamento de Medicina Veterinária Preventiva e Saúde Animal da FMVZ/USP.

Suzana Evelyn Bahr Solomon

Médica-veterinária. Residência em Clínica Médica de Animais na UEL. Especialista em Clinica Médica de Pequenos Animais. Mestre em Ciência Animal (Dermatologia de Pequenos Animais) pela PUC-PR. Professora da disciplina Dermatologia do Instituto Qualittas.

Taíssa Cook Siqueira Soares

Médica-veterinária. Especialista em Microbiologia Médica pelo IB/Unesp. Mestre e Doutora em Medicina Veterinária Preventiva pela FMVZ/Unesp.

Tânia Maria Valente Pacheco

Médica-veterinária. Mestre em Medicina Veterinária pela UFRRJ. Doutora em Biologia Parasitária pela Fiocruz.

Tatiana Salerno

Médica-veterinária. Especialista em Medicina Veterinária Preventiva pela Unesp. Mestre e Doutora em Medicina Veterinária Preventiva pela FMVZ/Unesp.

Tatiane Alves da Paixão

Médica-veterinária. Especialista em Patologia Veterinária pela UFMG. Mestre e Doutora em Patologia Veterinária pela UFMG. Professora Adjunta da disciplina Patologia do Departamento de Patologia Geral do Instituto de Ciências Biológicas/UFMG.

Tayse Domingues de Souza

Médica-veterinária. Mestre em Medicina Veterinária pela Universidade Federal de Viçosa (UFV). Doutoranda do Programa de Pós-Graduação em Ciência Animal (Patologia Animal) na UFMG. Professora Adjunta das disciplinas Patologia Geral Veterinária e Patologia Especial Veterinária do curso de Medicina Veterinária da Universidade Vila Velha (UVV).

Teresinha Tizu Sato Schumaker

Docente. Mestre e Doutora em Ciências pelo ICB/USP. Professora Doutora Sênior da disciplina Parasitologia do Departamento de Parasitologia do ICB/USP.

Tereza Cristina Cardoso

Médica-veterinária. Especialista em Virologia Animal. Doutora em Microbiologia pela USP. Professora Adjunta da Faculdade de Medicina Veterinária (FVMA)/Unesp.

Thereza Cristina Ferreira Camello

Biomédica. Especialista em Microbiologia Médica pela UFRJ. Mestre e Doutora em Ciências Médicas pela UERJ. Responsável Técnica do Laboratório de Difteria e Corinebacterioses Humanas.

Tomoe Noda Saukas

Médica-veterinária. Mestre em Patologia Animal do Instituto de Veterinária/UFRRJ. Doutora em Clínica e Fisiopatologia Médica pela Unesp. Professora Adjunta aposentada da disciplina Viroses dos Animais Domésticos do Departamento de Medicina Veterinária da UFRPE.

Vamilton Alvares Santarém

Médico-veterinário. Mestre e Doutor em Clínica Veterinária pela Unesp. Professor das disciplinas Enfermidades Parasitárias (Graduação) e Zoonoses Parasitárias (Pós-Graduação) da Unoeste.

Zélia Inês Portela Lobato

Médica-veterinária. Mestre e Doutora em Ciência Animal/ Medicina Veterinária Preventiva pela UFMG. Professora Titular das disciplinas Doenças à vírus, Imunologia básica Veterinária e Métodos Imunológicos de Diagnóstico do Departamento de Medicina Veterinária Preventiva da UFMG.

Dedicatória

À minha família, sinônimo de apoio, alegria, aconchego e amor, e,
em especial, a meu pai, José (in memoriam), e minha mãe, Souraya,
exemplos de valores, luta e dedicação aos filhos.
Às "minhas lindas" filhas, Julia e Luiza: amor incondicional "pour la vie"...!

Jane Megid

Ao meu pai, Álvaro, e irmão, Paulo (in memoriam), que partiram
precocemente. Apesar da saudade, nos resta aceitar
que muitos cumprem mais cedo sua passagem entre nós...
À minha mãe, Maraiza, e aos meus irmãos,
Frederico e Luciano, pelo incentivo e espírito de família!
À minha esposa Elisete, pela cumplicidade, amor e dedicação aos nossos filhos.
Aos filhos, Nícolas e Nicole, que, com seu carinho e vitalidade, oferecem
alento nos dias difíceis e energia para os vindouros.
E aos sobrinhos, Marina, Álvaro, Leonardo, Raphael, Isadora e Thiago,
como incentivo ao estudo, independente de suas escolhas.

Márcio Garcia Ribeiro

Ao Prof. Walter Maurício Corrêa, exemplo de médico-veterinário e professor,
responsável direto por chegarmos até aqui.
À minha esposa, Carmela, pela dedicação e pelo amor como esposa e mãe.
Às minhas filhas, Fernanda e Monalisa, e à minha neta Stella, com todo o meu amor.

Antonio Carlos Paes

Apresentação

Esta obra nasceu da necessidade dos países de dispor de literatura própria e atualizada que aborde as principais doenças infecciosas e infectocontagiosas em animais de produção e de companhia e que contemple as peculiaridades das diversas espécies animais; os hábitos e costumes de criação; as condições de clima, temperatura, umidade, alojamento e fluxo de animais; e as demandas econômicas, políticas públicas e sociais que influenciam na ocorrência de doenças, principalmente em um país como o Brasil, de contrastes e de dimensões continentais. Ainda nesse cenário, novas orientações dos Comitês Internacionais sobre doenças e patógenos e a premência de implementação e atualização continuada de programas oficiais de controle/erradicação de doenças no Brasil, bem como novos preceitos de bem-estar animal, sustentabilidade e uso racional de fármacos, têm exigido a modificação de conceitos e condutas na abordagem das doenças infecciosas em animais. Nesse contexto, o conceito emergente de *One Health* pressupõe a atuação cada vez mais marcante da Medicina Veterinária na manutenção da saúde animal como pré-requisito para a saúde humana.

Inegavelmente, este livro sofre influência da obra *Enfermidades Infecciosas dos Mamíferos Domésticos*, cuja segunda edição foi publicada em 1992 (há mais de 20 anos), elaborada pelos médicos-veterinários Walter Maurício Corrêa e Célia N. M. Corrêa (*in memoriam*), fundadores da disciplina de Enfermidades Infecciosas dos Animais e decanos da FMVZ/Unesp, *campus* Botucatu, SP. O Prof. Walter M. Corrêa deixou um legado de orientados, livros e artigos científicos na área de doenças infecciosas em animais domésticos e foi considerado um educador e pesquisador à frente do seu tempo. De maneira similar ao livro do Prof. Walter M. Corrêa, os capítulos desta obra são estruturados contemplando (quando cabíveis) os itens definição, sinonímia, histórico, etiologia, epidemiologia, patogenia, clínica, diagnóstico, tratamento, controle/profilaxia e Saúde Pública, visto que, no entendimento dos autores-organizadores, essa sequência lógica favorece o aprendizado das doenças abordadas. Tal estrutura é fundamental, uma vez que o livro foi concebido principalmente para a formação de graduandos e como referencial para médicos-veterinários e profissionais afins, com interesse na área de doenças infecciosas dos animais domésticos, que tem se consolidado como um dos pilares entre as disciplinas básicas para o ensino e a prática da Medicina Veterinária em todo o mundo.

A presente obra foi idealizada pelos três autores-organizadores, ex-residentes de Enfermidades Infecciosas e professores da disciplina Enfermidades Infecciosas dos Animais do Departamento de Higiene Veterinária e Saúde Pública da FMVZ/Unesp, *campus* Botucatu, SP. Essa disciplina, que manteve a estrutura idealizada pelo Prof Walter M. Corrêa, além de oferecer à comunidade laboratórios de apoio de diagnóstico (bacteriológico, virológico, imunológico e de biologia molecular) para as principais doenças infecciosas dos animais, apresenta a peculiaridade de realizar atendimento, internamento, diagnóstico, tratamento e necropsia (cerca de 1.600 casos novos por ano), além de fornecer orientações sobre profilaxia/controle e aspectos de Saúde Pública acerca de doenças infecciosas. Essa singularidade na abordagem dos animais domésticos com doenças infecciosas possibilita aos professores, acadêmicos, residentes, pós-graduandos e estagiários da disciplina a ampla vivência de todos os aspectos inerentes às doenças infecciosas em animais de produção e de companhia. Tal peculiaridade pode ser observada no elevado número de figuras de casos e agentes causais (atendidos ou diagnosticados, respectivamente, nos ambulatórios e laboratórios da disciplina) que ilustram os capítulos aqui apresentados.

Os capítulos são assinados por autores-colaboradores médicos-veterinários, professores e/ou pesquisadores de várias instituições de ensino e pesquisa do Brasil, de diferentes estados do país, especialistas em doenças infecciosas dos animais de produção e de companhia e em outras áreas afins, como bacteriologia, virologia, micologia, zoonoses, epidemiologia, inspeção de produtos de origem animal, higiene zootécnica, planejamento de saúde animal, ética e legislação animal, patologia, clínica, cirurgia, reprodução animal, entre outras especialidades necessárias às particularidades de certas doenças. A obra conta também com a colaboração de autores estrangeiros e brasileiros radicados em instituições de outros países, bem como biólogos e médicos, cuja *expertise* foi necessária para determinados agentes, e reforça a necessidade da interação multiprofissional na manutenção da saúde animal e humana. Ainda, de maneira análoga à tendência global de análise de artigos científicos por revistas com seletiva política editorial, todos os capítulos foram submetidos a relatores *ad hoc* de diferentes especialidades, aumentando o rigor quanto à sua análise.

Os autores esperam fornecer aos acadêmicos e profissionais uma literatura de linguagem técnica acessível, atualizada, amplamente ilustrada, com estrutura que facilite o aprendizado, enriquecida com a *expertise* de autores brasileiros das mais variadas vertentes envolvidas em ensino, pesquisa e extensão das doenças infecciosas em animais domésticos e especialidades afins – fundamentais para a concepção de uma obra de natureza tão complexa, em razão da diversidade e das peculiaridades dos diversos agentes –, visando ao estudo das principais doenças infecciosas dos animais de produção e de companhia.

Jane Megid
Márcio Garcia Ribeiro
Antonio Carlos Paes

Prefácio

O Brasil é o quinto país do mundo em dimensão territorial. Dispõe de 8,5 milhões de km^2 de extensão, dos quais 20% são ocupados por pastagens utilizadas pela pecuária. Com uma população bovina estimada em 211 milhões de animais, a partir de 2004 o país passou a ser o maior exportador mundial de carne bovina. A produção de leite nacional, por sua vez, situa o país como sexto maior produtor do mundo. A cadeia produtiva da carne brasileira movimenta anualmente o montante de R$167,5 bilhões e oferece a oportunidade de sete milhões de empregos. O rebanho suíno nacional, estimado em 38,9 milhões de cabeças, é o quarto maior da espécie no mundo. Os pequenos ruminantes incluem 14 milhões de caprinos e 16 milhões de ovinos. A avicultura industrial reúne um contingente de um bilhão de aves, situa o Brasil como líder mundial nas exportações de frangos de corte e gera cinco milhões de empregos. A população nacional de equinos, constituída por oito milhões de animais, mobiliza R$7,3 bilhões por ano e gera 3,2 milhões de empregos.

A despeito do fato de as populações de animais de produção nacionais assumirem valores muito expressivos, os níveis de produção e produtividade atingidos pelos rebanhos nacionais ainda estão muito aquém do que pode ser alcançado com a tecnologia atualmente disponível. Os fatores limitantes incluem aspectos genéticos, nutricionais, sanitários e, inclusive, socioeconômicos e culturais. Assim, o grande desafio atual é aumentar, de maneira sustentável, os valores de produtividade e competitividade da pecuária brasileira.

A estimativa da população de animais de companhia no Brasil é de 106,2 milhões, ocupando a posição de segunda maior população de cães e gatos do mundo, com a movimentação anual de R$15,4 bilhões.

Os elementos apresentados demonstram de modo inequívoco a importância econômica e social das populações de animais de produção e companhia brasileiras. Contudo, o cenário atual é o da globalização, informatização, valorização da ecologia, da sustentabilidade e do bem-estar humano e animal. A preocupação deixou de ser apenas com a disponibilidade de alimentos de origem animal, pois também se dá grande importância para a qualidade do alimento e principalmente para os cuidados tomados durante sua produção, tanto em relação ao sistema de produção utilizado quanto no que concerne ao impacto ambiental gerado por essa produção.

O avanço tecnológico atual foi delineado para a produção de alimentos de origem animal em grandes rebanhos, geneticamente selecionados e mantidos em sistemas de confinamento, com reprodução assistida e processados em indústrias altamente sofisticadas e dotadas de pessoal treinado e de equipamentos cuidadosamente ajustados para garantir os padrões de qualidade do alimento produzido. Dentro desse cenário, atenção especial deve ser dada às doenças infecciosas dos animais de produção e companhia.

A Organização Mundial de Saúde Animal (OIE) ressalta que esta é a era das doenças emergentes e reemergentes, em que 75% das novas doenças humanas são zoonóticas. Essa constatação indica que a crescente interação estabelecida entre animais domésticos, selvagens, sinantrópicos e seres humanos tem propiciado a confluência entre as saúdes humana e animal. Com base nisso, tem sido considerada a proposição de uma saúde única e de uma só medicina. Os fatores responsáveis pela situação atual incluem: mudanças e adaptações dos agentes microbianos; variações na suscetibilidade dos hospedeiros, das alterações climáticas e dos ecossistemas; as diferentes formas de ocupação do solo; a movimentação de animais selvagens e exóticos; o desenvolvimento socioeconômico de determinadas regiões; entre outros.

Os organizadores do livro, Jane Megid, Márcio Garcia Ribeiro e Antonio Carlos Paes, docentes da Faculdade de Medicina Veterinária e Zootecnia da Universidade Estadual Paulista Júlio de Mesquita Filho, *campus* de Botucatu, mantêm a tradição da instituição e são os continuadores do trabalho pioneiro iniciado por Walter Maurício Correa e Célia Nogueira Maurício Correa. O trabalho aqui apresentado mobilizou autores, docentes e pesquisadores distribuídos em instituições de ensino e pesquisa localizadas em diversas regiões do território brasileiro.

Os 121 capítulos apresentados estão associados aos tipos de agentes etiológicos. A sequência adotada para a apresentação dos temas empregou uma ordenação didática que oferece os elementos necessários para que o leitor conheça o respectivo agente, analise a patogenia do processo infeccioso com as consequentes alterações e manifestações clínicas promovidas no hospedeiro, organize os elementos que fundamentam o diagnóstico e o prognóstico da doença em questão, escolha os possíveis recursos terapêuticos a serem empregados e defina as ações aplicadas à profilaxia do processo.

Esta obra, elaborada por especialistas ou grupos de especialistas com experiência concreta em cada um dos temas abordados, concebida para explorar a real situação epidemiológica dos respectivos temas no território brasileiro, é seguramente um marco para a capacitação técnica dos acadêmicos de Medicina Veterinária e uma excelente fonte de consulta e de atualização para os profissionais que militam nas diferentes áreas de especialização dessa nobre profissão.

Prof. Dr. Silvio Arruda Vasconcellos

Médico-veterinário. Professor Titular aposentado,
Colaborador Sênior da FMVZ/USP.

Sumário

Seção 1 | Bacterias ... 1

1. Aspectos Epidemiológicos da Relação Hospedeiro-Parasita ... 3
   José Carlos de Figueiredo Pantoja
2. Botulismo ... 9
   Jane Megid
3. Brucelose ... 21
   Jane Megid e Luís Antonio Mathias
4. Carbúnculo Hemático ... 56
   Márcio Garcia Ribeiro e Antonio Carlos Paes
5. Ceratoconjuntivite Infecciosa Bovina ... 71
   Carlos Gil Turnes e João Rodrigo Gil de los Santos
6. Ceratoconjuntivite Infecciosa Ovina e Caprina ... 77
   Carlos Gil Turnes e João Rodrigo Gil de los Santos
7. Dermatofilose ... 81
   Rogerio Giuffrida
8. Doença de Lyme ... 87
   Sônia Regina Pinheiro
9. Erliquiose Canina ... 95
   Vamilton Alvares Santarém e Daniel Moura de Aguiar
10. Encefalite dos Leitões ... 112
    Taíssa Cook Siqueira Soares e Antonio Carlos Paes
11. Enfermidades pelo Gênero *Actinobacillus* ... 120
    Márcio Garcia Ribeiro
12. Enfermidades pelo Gênero *Actinomyces* ... 126
    Márcio Garcia Ribeiro
13. Enfermidades pelo Gênero *Brachyspira* em Suínos ... 134
    Aline de Marco Viott e Geraldo Camilo Alberton
14. Clostridioses ... 144
    Jane Megid
15. Carbúnculo Sintomático ... 155
    Jane Megid
16. Edema Maligno e Gangrena Gasosa ... 162
    Jane Megid
17. Enterotoxemias ... 175
    Jane Megid
18. Doenças Associadas ao *Clostridium difficile* ... 184
    Jane Megid
19. Hemoglobinúria Bacilar ... 188
    Jane Megid
20. Enfermidades pelo Gênero *Corynebacterium* ... 191
    Ana Luiza Mattos-Guaraldi, Thereza Cristina Ferreira Camello e Cassiano Victória
21. Enfermidades pelo Gênero *Nocardia* ... 199
    Márcio Garcia Ribeiro e Larissa Anuska Zeni Condas
22. Enfermidades pelos Gêneros *Pasteurella* e *Mannheimia* ... 212
    Tatiana Salerno e Antonio Carlos Paes
23. Enfermidades pelo Gênero *Pseudomonas* ... 223
    Amanda Keller Siqueira e Márcio Garcia Ribeiro
24. Enfermidades por *Erysipelothrix rhusiopathiae* ... 236
    Sérgio José de Oliveira
25. Enfermidades por *Escherichia coli* ... 243
    Márcio Garcia Ribeiro, Domingos da Silva Leite e Amanda Keller Siqueira
26. Enfermidades por *Lawsonia intracellularis* ... 274
    Roberto Maurício Carvalho Guedes e Juliana Saes Vilaça de Oliveira
27. Enfermidades por *Trueperella* (*Arcanobacterium*) *pyogenes* ... 283
    Márcio Garcia Ribeiro
28. Epidermite Exsudativa dos Leitões ... 292
    Roberto Maurício Carvalho Guedes e João Marcelo Azevedo de Paula Antunes
29. Estafilococcias ... 300
    Nilson Roberti Benites, Priscilla Anne Melville e Márcio Garcia Ribeiro
30. Estreptococcias ... 315
    Priscilla Anne Melville, Nilson Roberti Benites e Márcio Garcia Ribeiro
31. Garrotilho ... 327
    Márcio Garcia Ribeiro e Agueda Castagna de Vargas
32. Helicobacteriose em Cães e Gatos ... 340
    Pedro Luiz de Camargo e Ana Paula Frederico Rodrigues Loureiro Bracarense
33. Infecções pelo Gênero *Campylobacter* ... 347
    Rogerio Giuffrida
34. Leptospirose Canina ... 356
    Antonio Carlos Paes
35. Leptospirose em Animais de Produção ... 378
    Margareth Elide Genovez

36. Linfadenite Caseosa Ovina e Caprina 388
Márcio Garcia Ribeiro e Rinaldo Aparecido Mota
37. Linfadenite Granulomatosa dos Suínos 399
José Soares Ferreira Neto e Eugênia Márcia de Deus Oliveira (in memoriam)
38. Listeriose 404
Carla Lopes de Mendonça e José Augusto Bastos Afonso
39. Micobacterioses e Tuberculose em Cães e Gatos 413
Cássia Yumi Ikuta e José Soares Ferreira Neto
40. Mormo 423
Rinaldo Aparecido Mota e Márcio Garcia Ribeiro
41. Paratuberculose 436
Eliana Roxo
42. Piodermite Canina 445
Marconi Rodrigues de Farias e Suzana Evelyn Bahr Solomon
43. Pleuropneumonia Suína 451
Jalusa Deon Kich e Anne Caroline de Lara
44. Rodococose 458
Márcio Garcia Ribeiro e Agueda Castagna de Vargas
45. Enfermidades pelo Gênero *Salmonella* 478
Tatiane Alves da Paixão, José Paes de Almeida Nogueira Pinto e Renato de Lima Santos
46. Tétano 494
Antonio Carlos Paes
47. Traqueobronquite Infecciosa Canina 507
Adriana Falco de Brito
48. Tuberculose em Animais de Produção 512
Antonio Carlos Paes e Marília Masello Junqueira Franco

Seção 2 | Vírus 543

49. Anemia Infecciosa Equina 545
Jenner Karlisson Pimenta dos Reis e Rômulo Cerqueira Leite
50. Arterite Viral Equina 554
Marcos Bryan Heinemann, Maria do Carmo Custódio de Souza Hunold Lara, Elenice Maria Sequetin Cunha e Eliana Monteforte Cassaro Villalobos
51. Cinomose 560
Simone Henriques Mangia e Antonio Carlos Paes
52. Circovirose Suína 580
Janice Reis Ciacci Zanella e Nelson Morés
53. Diarreia Viral Bovina e Enfermidade das Mucosas 587
Edviges Maristela Pituco
54. Doença de Aujeszky 598
Janice Reis Ciacci Zanella
55. Encefalomielite Equina 603
Elenice Maria Sequetin Cunha, Maria do Carmo Custódio de Souza Hunold Lara e Eliana Monteforte Cassaro Villalobos
56. Enfermidades por Coronavírus 613
Paulo Eduardo Brandão e José Antonio Jerez
57. Enfermidades Causadas por Vírus Influenza 617
José Wilton Pinheiro Junior e Tomoe Noda Saukas
58. Enfermidades causadas por *Orthopoxvirus* e *Parapoxvirus* 641
Erna Geessien Kroon, Zélia Inês Portela Lobato e Maria Isabel Maldonado Coelho Guedes
59. Estomatite Vesicular 651
Eliana De Stefano e Edviges Maristela Pituco
60. Febre Aftosa 657
João Pessoa Araújo Junior
61. Febre Catarral Maligna 666
Tereza Cristina Cardoso
62. Hantavirose 674
Luiz Eloy Pereira
63. Hepatite Infecciosa Canina 690
Antonio Carlos Paes
64. Herpesvírus Canino 700
Jane Megid e Tayse Domingues de Souza
65. Herpesviroses de Bovinos 708
Eduardo Furtado Flores e Rudi Weiblen
66. Herpesvírus Equino 1 e 4 723
Marcos Bryan Heinemann e Maria do Carmo Custódio de Souza Hunold Lara
67. Lentiviroses de Pequenos Ruminantes 730
Roberto Soares Castro e José Rafael Modolo
68. Leucose Enzoótica Bovina 736
Christian Hirsch e Rômulo Cerqueira Leite
69. Língua Azul 742
João Pessoa Araújo Junior
70. Panleucopenia Felina 746
Mitika Kuribayashi Hagiwara e Fernanda Elias
71. Papilomatose 754
Jane Megid
72. Parvovirose Canina 768
Antonio Carlos Paes
73. Peritonite Infecciosa Felina 786
Heloisa Justen Moreira de Souza
74. Peste Suína Clássica 792
Paulo Michel Roehe e Fernando Rosado Spilki
75. Raiva 799
Fumio Honma Ito e Jane Megid
76. Retroviroses dos Felinos | Leucemia Viral Felina 825
Mitika Kuribayashi Hagiwara e Archivaldo Reche Junior
77. Retroviroses dos Felinos | Síndrome da Imunodeficiência dos Felinos 836
Mitika Kuribayashi Hagiwara, Archivaldo Reche Junior e Bruno Marques Teixeira
78. Rotaviroses 844
Amauri Alcindo Alfieri, Aline Fernandes Barry, Rodrigo Alejandro Arellano Otonel e Alice Fernandes Alfieri

79. Vírus Respiratório Sincicial Bovino 853
Clarice Weis Arns e Fernando Rosado Spilki

Seção 3 | Fungos, Leveduras e Algas 859

80. Blastomicose 861
Sandra de Moraes Gimenes Bosco, Eduardo Bagagli e Dennis J. Baumgardner

81. Coccidioidomicose 869
Sandra de Moraes Gimenes Bosco, Eduardo Bagagli e Bodo Wanke

82. Criptococose.. 878
Sandra de Moraes Gimenes Bosco, Márcia dos Santos Lazéra, Tânia Maria Valente Pacheco e Eduardo Bagagli

83. Dermatofitose em Animais de Produção e de Companhia 887
Marconi Rodrigues de Farias, Fernanda Vieira Amorim da Costa e Rogerio Giuffrida

84. Enfermidades pelo Gênero *Candida* 906
Rogerio Giuffrida

85. Infecções pelo Gênero *Malassezia* 911
Rogerio Giuffrida

86. Esporotricose.. 918
Marconi Rodrigues de Farias, Alessandra Vieira Pereira e Rogerio Giuffrida

87. Histoplasmose 929
Aristeu Vieira da Silva e Sandra de Moraes Gimenes Bosco

88. Paracoccidioidomicose................................ 936
Eduardo Bagagli, Sandra de Moraes Gimenes Bosco e Bodo Wanke

89. Pitiose.. 946
Sandra de Moraes Gimenes Bosco, Carlos Alberto Hussni, Janio Morais Santurio e Eduardo Bagagli

90. Prototecose... 958
Márcio Garcia Ribeiro, Priscilla Anne Melville e Elizabeth Oliveira da Costa Freitas Guimarães

Seção 4 | Parasitas e Protozoários...................... 971

91. Babesiose Canina e outras Babésias de Animais Domésticos 973
Regina Kiomi Takahira

92. Criptosporidiose... 985
Maria Anete Lallo e Eduardo Fernandes Bondan

93. Eimeriose.. 993
Edna Michelly de Sá Santos, Rafael Antonio do Nascimento Ramos, Maria Aparecida da Glória Faustino e Leucio Câmara Alves

94. Giardíase 997
Maria Anete Lallo e Eduardo Fernandes Bondan

95. Hepatozoonose.. 1004
Daniel Moura de Aguiar

96. Isosporose 1009
Rafael Antonio do Nascimento Ramos, Edna Michelly de Sá Santos, Maria Aparecida da Glória Faustino e Leucio Câmara Alves

97. Leishmanioses... 1013
Hélio Langoni

98. Mieloencefalite Protozoária Equina 1025
Alexandre Secorun Borges

99. Neosporose 1032
Luís Fernando Pita Gondim

100. Toxoplasmose em Animais Domésticos....... 1040
Rodrigo Costa da Silva e Aristeu Vieira da Silva

101. Tricomonose Bovina 1054
Rogerio Giuffrida

Seção 5 | Molicutes e Micoplasmas 1061

102. Micoplasmoses Hemotrópicas em Animais de Companhia 1063
Andrea Pires dos Santos, Ana Marcia de Sá Guimarães e Alexander Welker Biondo

103. Micoplasmoses Hemotrópicas em Animais de Produção 1070
Ana Marcia de Sá Guimarães, Andrea Pires dos Santos e Alexander Welker Biondo

104. Molicutes e Micoplasmas não Hemotrópicos em Animais........................... 1079
Jorge Timenetsky

Seção 6 | Rickettsias 1089

105. Febre Maculosa Brasileira 1091
Teresinha Tizu Sato Schumaker e Rodrigo Gonzalez

Seção 7 | *Chlamydophila* e *Chlamydia* 1099

106. Enfermidades pelos Gêneros *Chlamydophila* e *Chlamydia* 1101
Francielle Gibson da Silva Zacarias e Julio Cesar de Freitas

Seção 8 | Príons 1107

107. Doenças Causadas por Príons.................... 1109
Jane Megid e Ana Paula Frederico Rodrigues Loureiro Bracarense

Seção 9 | Enfermidades Infecciosas de Etiologia Múltipla 1119

108. Abortamento em Suínos 1121
Luís Guilherme de Oliveira e Maria Emilia Franco Oliveira

109. Causas Infecciosas de Mortalidade Embrionária e Fetal em Bovinos 1128
Margareth Elide Genovez e Edviges Maristela Pituco

110 Complexo Respiratório Viral Felino 1135
Heloisa Justen Moreira de Souza e Raquel Calixto

111. Enfermidades Podais em Ruminantes pelos Gêneros *Dichelobacter* e *Fusobacterium* 1142
Celso Antonio Rodrigues

112. Mastite em Animais Domésticos 1154
Márcio Garcia Ribeiro, Hélio Langoni, Paulo Francisco Domingues e José Carlos de Figueiredo Pantoja

113. Rinite Atrófica dos Suínos 1206
Jalusa Deon Kich e Anne Caroline de Lara

114. Tristeza Parasitária Bovina 1212
Leucio Câmara Alves

Seção 10 | Enfermidades Exóticas 1219

115. Peste Equina.. 1221
Marcos Bryan Heinemann e Adriana Cortez

116. Peste Bovina.. 1225
Marcos Bryan Heinemann e Adriana Cortez

117. Vírus Schmallenberg 1229
Adriana Cortez e Marcos Bryan Heinemann

118. Síndrome Reprodutiva e Respiratória dos Suínos... 1232
Janice Reis Ciacci Zanella

119. Vírus do Oeste do Nilo (*West Nile Virus*) 1238
Maria Julia Bevilaqua Felippe

Seção 11 | Enfermidades de Menor Frequência no Brasil... 1247

120. Enfermidades de Menor Frequência Causadas pelos Gêneros *Ehrlichia*, *Neorickettsia* e *Anaplasma* 1249
Regina Kiomi Takahira

121. Enfermidades por Microrganismos Fúngicos de Ocorrência Esporádica no Brasil............ 1258
Rogerio Giuffrida

Índice Alfabético 1263

Seção
1

Bactérias

Aspectos Epidemiológicos da Relação Hospedeiro-Parasita

1

José Carlos de Figueiredo Pantoja

Doença como resultado da interação entre agentes, hospedeiros e ambiente

As doenças infecciosas resultam da interação entre o hospedeiro, o agente e o ambiente. Esse modelo biológico é conhecido como tríade epidemiológica, em que o hospedeiro é um animal suscetível, os agentes infecciosos são organismos (como bactérias, vírus e protozoários) e o ambiente é o cenário no qual ocorre a exposição dos hospedeiros aos agentes. Vetores, tal como o mosquito do gênero *Lutzomyia*, no caso da leishmaniose, podem ser componentes adicionais da tríade epidemiológica, pois, em certas doenças, são necessários ao processo de transmissão.

Embora o equilíbrio entre os componentes da tríade epidemiológica determine a probabilidade de ocorrência de uma doença, a importância relativa de cada componente depende de cada enfermidade. No caso da febre aftosa em bovinos, o agente é o fator determinante de maior importância quando comparado a fatores do hospedeiro ou ambientais, pois é altamente infeccioso e pode ser transmitido rapidamente entre os animais. Já no caso da anaplasmose bovina, vacas leiteiras são hospedeiras que podem ter diferentes níveis de suscetibilidade. Aspectos como raça e estado imunológico (p. ex., exposição prévia ao agente) influenciam o sucesso da infecção. O agente (*Anaplasma marginale*) apresenta fatores de virulência e mecanismos de defesa que, associados ao número de organismos expostos ao hospedeiro, determinam o estabelecimento e o curso da infecção. O ambiente, por sua vez, é fator integral para a ocorrência da doença, pois abriga o vetor biológico (carrapato) necessário à transmissão da enfermidade.

Assim, o conhecimento dos aspectos biológicos de cada componente da tríade epidemiológica é fundamental para a prevenção e o controle de doenças. Práticas de manejo voltadas aos animais (vacinação, nutrição e melhoramento genético), ao ambiente (uso de pastejo rotacionado, desinfecção) e aos agentes (uso de carrapaticidas ou controle biológico) devem ser exploradas pelo profissional de saúde, a fim de diminuir a probabilidade de doenças nos âmbitos individual e populacional.

Cadeia epidemiológica

A transmissão de um agente entre hospedeiros é um processo complexo que envolve várias etapas, desde a eliminação do agente de um hospedeiro infectado até a infecção de um hospedeiro suscetível. O caminho percorrido pelo agente para chegar ao novo hospedeiro depende do ciclo de vida de cada organismo e pode ser tão simples como o contato direto entre superfícies, tal qual ocorre na transmissão venérea de doenças, ou tão complexo como a passagem por hospedeiros intermediários ou vetores até o hospedeiro definitivo.

Nos próximos tópicos, serão apresentados os elos relevantes dessa cadeia epidemiológica, desde a fonte de infecção e os processos de eliminação do agente no ambiente, transmissão e invasão do hospedeiro, até os mecanismos que determinam o sucesso e o curso da infecção.

Origem da infecção | Fontes de infecção, hospedeiros e reservatórios

O hospedeiro que abriga o agente e elimina-o de modo a transmiti-lo a um hospedeiro suscetível é conhecido como *fonte de infecção*. Por exemplo, vacas com infecção intramamária causada por *Streptococcus agalactiae* são fontes de infecção em rebanhos leiteiros, pois o leite de animais infectados contém alta concentração de bactérias e contamina diariamente as teteiras que serão utilizadas na ordenha de animais sadios e suscetíveis. A segregação de animais infectados durante a ordenha e a eliminação das fontes de infecção por descarte ou tratamento são algumas das principais medidas de controle desse tipo de mastite.

É importante notar que os animais que servem como fontes de infecção nem sempre apresentam manifestações clínicas de doenças. A liberação dos agentes por animais infectados pode ocorrer em diversas etapas da infecção, como no período de incubação (antes do aparecimento dos sinais clínicos), na fase clínica ou subclínica ou mesmo na convalescença. Animais que eliminam agentes durante as fases clinicamente imperceptíveis das doenças (p. ex., incubação ou convalescença) são chamados de *portadores inaparentes*.

Reservatórios, relacionados com o conceito fonte de infecção –, são animais que abrigam um agente infeccioso que pode ser transmitido aos humanos ou a outros animais. Também podem ser acometidos por doenças e têm papel importante na manutenção do microrganismo em regiões e populações. Por exemplo, cães podem ser reservatórios da leishmaniose e servem como fontes de infecção no processo de transmissão, que ocorre por meio de um vetor (mosquito). Da mesma maneira, gatos são reservatórios ou fontes de infecção da toxoplasmose e raramente apresentam os quadros clínicos da doença. Esses *portadores assintomáticos* liberam o agente no ambiente, o qual, por sua vez, pode ser transmitido a hospedeiros de espécies diferentes.

Como no caso da mastite contagiosa, a minimização do número de reservatórios em populações é componente integral dos planos de controle de doenças e proteção da Saúde Pública. Agências governamentais, como o Centro de Controle de Zoonoses, desenvolvem programas contínuos para a captura de animais reservatórios.

O termo *hospedeiro* é frequentemente utilizado em epidemiologia. Refere-se aos animais que podem ser infectados e, assim, abrigar um agente infeccioso. Os hospedeiros têm diferentes papéis no ciclo biológico dos parasitas e podem atuar como reservatórios e fontes de infecção.

Hospedeiros definitivos são aqueles nos quais se constatam a fase de maturidade e a reprodução sexuada dos agentes, ou seja, são os organismos de predileção para manutenção do agente a longo prazo. Gatos e bovinos são, portanto, hospedeiros definitivos para os agentes *Toxoplasma gondii* (toxoplasmose) e *Mycobacterium bovis* (tuberculose), respectivamente.

Hospedeiros intermediários são necessários para o fechamento do ciclo biológico dos agentes, mantendo a reprodução assexuada ou as fases imaturas dos parasitas. Por exemplo, caramujos encontrados em pastagens são hospedeiros intermediários do trematódeo *Fasciola hepatica*, o qual parasita os ductos biliares de ruminantes e até de humanos. *Paratênicos* são os hospedeiros que simplesmente transportam os agentes para outros hospedeiros, sem que ocorram quaisquer transformações biológicas.

Animais ou humanos podem, ainda, ser *hospedeiros acidentais*, quando são infectados por agentes que não os usariam em condições naturais de seu ciclo biológico. Em geral, o hospedeiro acidental é o ponto final da cadeia epidemiológica, a partir do qual o agente não consegue ser eliminado. Os humanos, quando infectados pela larva *migrans* cutânea, estágio larval do parasita *Ancylostoma caninum*, constituem exemplo típico de hospedeiro acidental. A larva penetra o tecido subcutâneo dos indivíduos, mas não consegue se desenvolver a ponto de ser eliminada e infectar o hospedeiro definitivo primário (cão).

Eliminação do agente pelo hospedeiro

Para que a doença seja perpetuada em populações, o agente infeccioso deve ser eliminado do hospedeiro e, então, acometer um hospedeiro suscetível. Animais *suscetíveis* são definidos como aqueles que não são naturalmente resistentes a certo agente e, assim, podem ser infectados. Os agentes são eliminados dos hospedeiros por diferentes vias, de acordo com a patogenia de cada enfermidade.

Excreções como fezes e urina são *vias de eliminação* relevantes para a disseminação de patógenos, pois a água e os alimentos contaminados podem acometer rapidamente grande número de animais. Exemplos típicos são a salmonelose e a leptospirose, as quais são veiculadas, primariamente, pelas fezes e pela urina de animais infectados, respectivamente. O conhecimento detalhado das vias de eliminação possibilita a implantação de medidas de controle e de proteção da Saúde Pública, muitas vezes de baixo custo e eficientes, como o tratamento da água com desinfetantes e a pasteurização do leite cru.

Secreções e tecidos do trato reprodutivo, como restos placentários e descargas uterinas, também são vias de eliminação com grande potencial de contaminação ambiental. Doenças como a brucelose bovina são transmitidas, primariamente, pelo contato de animais sadios com restos placentários e líquidos fetais contendo *Brucella abortus*, eliminados nas pastagens. Ademais, secreções respiratórias, exsudatos e pus são vias de eliminação para uma variedade de doenças cuja transmissão é facilitada pela aglomeração de animais, como nos surtos de pneumonias virais que acometem novilhas leiteiras confinadas.

O leite, em especial, é *veículo* de várias zoonoses, como tuberculose e brucelose, e também atua como contaminante ambiental. O leite de vacas infectadas por patógenos contagiosos pode contaminar a cama dos animais e o equipamento de ordenha, sendo o principal veículo envolvido na transmissão de mastite contagiosa. Outros líquidos e tecidos animais podem ser fontes de vários agentes infecciosos, como nos casos de cisticercose e toxoplasmose (cisticercos e protozoários encontrados na carne), bem como de leucose enzoótica bovina (vírus presente no sangue).

Invasão do hospedeiro pelo agente | Modos de transmissão e vias de infecção

Uma vez eliminado em tecidos, líquidos, secreções ou excreções, o agente precisa alcançar o próximo hospedeiro para que a doença continue a disseminar-se na população. Assim, deve haver um processo de *transmissão* que termine com a invasão do novo hospedeiro por uma das possíveis *portas de entrada* (superfícies corporais, como as mucosas dos tratos respiratório, digestivo e geniturinário, além da pele).

A ingestão de agentes é um dos meios mais comuns de transmissão de doenças infecciosas em populações. Muitos agentes, como *Salmonella* spp., são eliminados pelas fezes e, então, contaminam a água e os alimentos dos animais, servindo como veículos de transmissão. A permanência de tais agentes no trato gastrintestinal e no ambiente caracteriza o ciclo orofecal, que é um mecanismo importante para a manutenção de doenças em populações humanas e animais.

É importante notar que os agentes que invadem o hospedeiro pela via oral (VO) podem ser eliminados por diferentes vias, não necessariamente pelas fezes. Na brucelose bovina, após a infecção VO, o agente invade o organismo do hospedeiro e pode ser eliminado de variadas maneiras, como em restos placentários e até mesmo no leite.

O sistema respiratório serve não somente como via de eliminação, mas também como porta de entrada (uma das mais comuns) para microrganismos patogênicos. A transmissão de doenças por essa via ocorre, primariamente, por meio de aerossóis e gotículas que contêm agentes infecciosos. Aerossóis são formados por partículas pequenas, menores do que 5 mm, que podem ser deslocadas no ar por longas distâncias, como acontece na transmissão da febre aftosa entre animais separados por centenas de quilômetros. Pesquisadores em todo o mundo estudam técnicas de modelagem matemática para identificar padrões de difusão aérea de partículas infectantes, a fim de evitar e controlar doenças transmitidas pelo ar (transmissão aerógena).

Gotículas são partículas mais pesadas, maiores do que 5 mm, em geral eliminadas pela tosse e por secreções respiratórias, as quais, apesar de alcançarem curtas distâncias (apenas alguns metros), têm papel relevante na transmissão direta entre animais e na contaminação ambiental. Gotículas que contêm o bacilo da tuberculose bovina, por exemplo, atuam como veículos na transmissão entre animais e na contaminação ambiental por esse agente.

Embora a sobrevivência de microrganismos no ambiente seja variável, a *transmissão aerógena* é facilitada pela formação de poeiras, propiciando a suspensão de agentes e, consequentemente, o contato com vias de infecção, como a respiratória e a ocular. A qualidade do ar – em especial ventilação, umidade relativa e presença de partículas em suspensão – é fator crítico que influencia a transmissão de enfermidades do sistema respiratório em criatórios com alta densidade populacional.

Outras membranas mucosas, como a conjuntiva, são vias de eliminação de diversas doenças. Na ceratoconjuntivite infecciosa bovina, causada por *Moraxella bovis*, as membranas oculares podem ser portas de entrada e de eliminação da bactéria, que é transmitida por contato direto entre animais, por partículas em suspensão ou, ainda, por meio de *vetores mecânicos*, como as moscas.

A invasão de agentes por meio da pele é parte do processo de transmissão percutânea. Embora a transmissão de doenças infecciosas por contato direto com pele íntegra seja rara, lesões na pele facilitam a invasão de agentes, como *Leptospira* spp. De especial importância são as transmissões por inoculação percutânea de agentes provenientes de animais infectados e vetores, como cães e morcegos (mordidas), no caso da raiva, e por *fômites* (objetos inanimados que servem como carreadores mecânicos de agentes). Por exemplo, a transmissão do vírus da leucose bovina por meio de fômites, como agulhas e luvas de palpação contaminadas, tem recebido grande atenção em rebanhos leiteiros modernos, pois ocorre frequentemente na rotina de manejo de grupos de animais. Nesse contexto, a transmissão de agentes pelo uso de materiais contaminados é chamada de *iatrogênica*, a qual pode ser evitada por meio da adoção de medidas higiênico-sanitárias, como a desinfecção de equipamentos.

A transmissão de doenças infecciosas ainda pode ser classificada como horizontal e vertical. A *transmissão horizontal direta* é caracterizada pelo contato próximo entre agente e hospedeiro, como no caso da transmissão de parvovirose ou cinomose canina por contato direto com excreções e secreções contaminadas. Já a *transmissão horizontal indireta* ocorre quando o agente é carreado por objetos inanimados (como água, alimentos e fômites) ou por vetores mecânicos e biológicos (como moscas e carrapatos).

A transmissão de agentes por contato direto – entre a via de eliminação da fonte de infecção (p. ex., pústula contendo partículas virais) e a via de infecção do novo hospedeiro (p. ex., cavidade nasal) – ou por contato indireto (p. ex., cirurgia realizada com instrumento contaminado) é também chamada de *contágio*. A *transmissão venérea*, importante em doenças como a tricomonose bovina, ocorre pelo coito e consiste, assim, em exemplo de contágio direto entre as mucosas reprodutivas de hospedeiros sucessivos.

Como elementos da transmissão horizontal indireta, os *vetores* são os carreadores responsáveis pela exposição dos agentes aos hospedeiros. Vetores são classificados em mecânicos ou biológicos, dependendo de seu papel no ciclo de vida do agente infeccioso.

Vetores mecânicos atuam, simplesmente, como carreadores de agentes que são transportados entre animais ou do ambiente para os animais. Como exemplo, as moscas são vetores mecânicos no processo de transferência de *Staphylococcus aureus* para a pele das tetas de novilhas. Já os *vetores biológicos* participam obrigatoriamente do processo de transmissão de algumas enfermidades. O papel desses vetores varia bastante, desde a simples multiplicação do agente no organismo do vetor até a participação em parte do ciclo biológico do agente. Por exemplo, o vírus da raiva multiplica-se em morcegos e é inoculado no hospedeiro por meio da mordida do vetor. Na leishmaniose canina, o parasita requer um vetor (mosquitos do gênero *Lutzomyia*) para transmitir o agente a hospedeiros suscetíveis, nos quais ocorrem as transformações biológicas necessárias ao fechamento de seu ciclo biológico. Nesses casos, o combate aos vetores visa interromper a cadeia epidemiológica e, consequentemente, minimizar a incidência da doença.

A *transmissão vertical* é de grande importância em medicina veterinária. Ocorre quando a cria se torna infectada, pela *via transplacentária*, no ambiente uterino da fonte de infecção (mãe), ou pelo aleitamento de filhotes com leite materno contaminado. No caso da via transplacentária, pode haver abortamentos, anomalias fetais ou nascimento de animais doentes, que podem ser portadores inaparentes cronicamente infectados, como no caso da brucelose e da diarreia viral bovina.

Estabelecimento da infecção | Fatores associados a animais e agentes

Após o contato inicial, o agente tentará instalar-se no hospedeiro, e o desfecho desse processo dependerá da interação de fatores associados a animais e agentes. Há situações, entretanto, nas quais os hospedeiros são resistentes ou não suscetíveis, resultando na destruição do agente, seja pelo sistema imune, seja pela falta de condições biológicas para o seu desenvolvimento (hospedeiros não suscetíveis). Consequentemente, a ausência de multiplicação e da eliminação do agente no ambiente minimiza a probabilidade de transmissão entre animais e a disseminação da doença na população.

Fatores associados a animais, como espécie, genótipo, idade, sexo e raça, podem influenciar a probabilidade de ocorrência de uma infecção. A febre aftosa, por exemplo, só afeta espécies biunguladas, independentemente de sexo ou raça. Embora a doença se manifeste em surtos explosivos nas populações bovinas, a exposição de equinos ao vírus não resultará em infecção, pois não são hospedeiros suscetíveis.

Da mesma maneira, fatores associados a agentes, como patogenicidade e virulência, são determinantes da ocorrência e do curso das infecções. *Patogenicidade* é a capacidade, apresentada pelo agente, de causar doença e danos ao hospedeiro, o que é, geralmente, consequência da interação hospedeiro-agente. Por exemplo, bactérias comensais pertencentes à flora da pele são pouco patogênicas, pois dificilmente são capazes de causar doença. *Virulência* é a capacidade, apresentada pelo agente, de causar doença grave no hospedeiro. O termo é preferencialmente utilizado para comparar cepas da mesma espécie (p. ex., a gravidade da mastite bovina causada por *Staphylococcus aureus* pode variar conforme a virulência da cepa causadora).

Infectividade é outra característica dos agentes, a qual afeta a probabilidade de transmissão; está relacionada com a quantidade de microrganismos necessária para o estabelecimento de infecção. *Campylobacter jejuni*, por exemplo, é uma das principais causas de intoxicação alimentar em humanos, sendo considerado altamente infeccioso, em razão do pequeno número de bactérias necessário para provocar doença clínica.

A estabilidade dos agentes determina o tempo de sobrevivência no ambiente e está relacionada com a perpetuação de uma doença. *Mycobacterium bovis* pode sobreviver por anos em instalações rurais, como cochos, galpões e solo, dificultando substancialmente o controle da doença. Do mesmo modo, esporos de microrganismos, como *Bacillus anthracis*, podem sobreviver – de maneira latente – por décadas no solo e causar doença após reativação.

Curso das infecções | História natural da doença

Se o contato agente-hospedeiro for efetivo, ocorrerá infecção que, por sua vez, é definida como a invasão, e posterior multiplicação, do agente nos tecidos do hospedeiro. A sequência de eventos e a variedade de respostas do animal à infecção são de grande valia para o diagnóstico e o controle de enfermidades, sendo descritas em um modelo biológico conhecido como história natural da doença.

Nas fases iniciais da infecção, há um período pré-patogênico, de duração variável, caracterizado pela ausência de alterações patológicas no organismo do hospedeiro. Em certas situações, pode haver multiplicação do agente infeccioso sem prejuízos à saúde do hospedeiro, que, consequentemente, pode debelar a infecção ou tornar-se um portador assintomático, desenvolvendo níveis variados de imunidade. No entanto, quando as infecções progridem para uma fase patogênica, ocorrem alterações no organismo do hospedeiro, as quais podem levar a uma variedade de desfechos.

Conhecer o curso da infecção e os desfechos de cada doença auxilia o médico veterinário não somente no processo diagnóstico, mas também no estabelecimento de ações curativas e preventivas. Nesse sentido, o *período de incubação* é fator determinante da manutenção de doenças em populações, sendo definido como o intervalo entre o início da infecção e a ocorrência dos primeiros sinais clínicos da doença. Por exemplo, enfermidades graves e de períodos curtos de incubação, como a cinomose canina, dependem de alta densidade populacional para sua perpetuação.

Adicionalmente, conhecer o período de incubação de cada doença possibilita a aplicação de medidas preventivas, como a *quarentena*. Por meio do isolamento e da observação de animais por tempos maiores do que o período de incubação, procura-se assegurar que o animal não tenha doença clínica ou que as manifestações não clínicas sejam detectadas por testes diagnósticos antes de sua introdução em uma nova população. Da mesma maneira, o tempo de observação de cães com suspeita de raiva foi estabelecido com base no período de evolução da doença e é valioso para o processo diagnóstico.

O *período pré-patente* é o intervalo entre o início da infecção e a eliminação do agente em secreções ou excreções do hospedeiro. Seu conhecimento é importante porque os animais podem ser fontes de infecção para animais sadios mesmo antes do aparecimento de sinais clínicos. O *período de transmissibilidade*, por sua vez, é definido como o tempo durante o qual o agente é eliminado por secreções e excreções do hospedeiro, de modo a haver transmissão da doença para outros animais. É importante notar que, após o período pré-patente, o agente pode ser eliminado durante os períodos de incubação, clínico (patente) ou de convalescença. Por exemplo, *Leptospira* spp. pode ser eliminada na urina de cães durante e após o período de convalescença, o que enfatiza a importância de tratamento apropriado e prevenção do contato entre animais como medidas de controle dessa enfermidade.

A apresentação das enfermidades infecciosas tem relevância tanto para o diagnóstico quanto para o modo de disseminação da doença em populações. A *fase subclínica* das infecções é caracterizada pela ausência de sinais clínicos, embora haja processos patológicos que resultem, frequentemente, em diminuição da produtividade animal. Essa fase é de grande importância para o controle de doenças, pois somente é detectada por meio de testes diagnósticos e, para a maioria das enfermidades, acomete uma proporção maior de animais quando comparada à fase clínica. O conceito *iceberg* foi desenvolvido para ilustrar a pequena proporção de animais que apresentam a fase clínica (ponta do *iceberg*) de algumas doenças em relação à grande fração infectada, que permanece invisível sob a água.

Como exemplo, mastite bovina é a doença mais prevalente em rebanhos leiteiros. Manifesta-se, primariamente, de modo subclínico, resultando em redução significativa de produção de leite. É comum encontrar, em rebanhos leiteiros, 20 a 30 casos de mastite subclínica para cada caso clínico existente. Assim, a realização mensal de teste diagnóstico (contagem de células somáticas no leite) para cada animal é imprescindível em planos de controle da mastite, visto que possibilita o diagnóstico do problema inicial (determinação da fração do rebanho afetada), o estudo da epidemiologia da doença no rebanho (cálculo de índices, como incidência e prevalência) e o monitoramento da doença a longo prazo. Animais infectados de modo subclínico também podem apresentar episódios clínicos frequentes e atuar como reservatórios da doença, aumentando o risco de transmissão a indivíduos sadios.

Após o início da infecção, pode haver um momento de manifestações clínicas inespecíficas, denominado *período prodrômico*, depois do qual os sinais podem ou não evoluir para as fases patognomônicas da doença. O período prodrômico é de particular importância para o profissional de saúde, em virtude da dificuldade de diagnóstico e da possível eliminação do agente durante a etapa de manifestações inespecíficas da enfermidade. A fase prodrômica da raiva é um exemplo do risco de exposição humana a esse agente, quando colaboradores e médicos veterinários são frequentemente expostos à saliva contaminada ao manipular animais com sinais inespecíficos, como inapetência e mudanças de comportamento.

A *fase clínica* das infecções ocorre quando há sinais visíveis da doença, os quais podem variar quanto à gravidade (que reflete o nível de adaptação do agente ao hospedeiro e está associada à perpetuação da doença na natureza). Agentes que causam doenças com manifestações subclínica ou clínica (de gravidade moderada) podem sobreviver e ser eliminados por longos períodos, o que favorece a continuidade da disseminação da doença na população. A mastite superaguda, causada por bactérias coliformes, é um exemplo da falta de adaptação do agente ao ambiente da glândula mamária, o que induz resposta inflamatória intensa e resulta, frequentemente, em alterações sistêmicas, como choque e morte. Em contraste, a maioria das mastites causadas por *Corynebacterium bovis* é de natureza subclínica e de longa duração, o que reflete a adaptação do agente ao local de infecção.

Infecções clínicas ou subclínicas podem levar a diferentes desfechos. Em algumas situações, como no caso do tétano, ocorre aumento gradativo da gravidade, começando pela fase subclínica, que evolui para as manifestações clínicas moderadas e graves. Outras doenças apresentam mudanças esporádicas entre os estados clínicos e subclínicos. No caso da mastite bovina, é comum que animais infectados de modo subclínico sofram episódios clínicos, após os quais podem retornar ao estado subclínico e permanecer como reservatórios de patógenos contagiosos. Outros desfechos possíveis são a evolução para fases crônicas (clínica ou subclínica) de longa duração, recuperação com ou sem sequelas e, ainda, morte.

Embora alguns animais recuperados eliminem completamente os agentes infecciosos do organismo e deixem, portanto, de ser fontes de infecção, a evolução da doença pode resultar em outros estados de saúde de especial interesse. *Portadores* são animais com infecções inaparentes (sem alterações patológicas significativas) ou subclínicas, os quais liberam agentes em secreções de maneira contínua ou intermitente. Como exemplo, bovinos podem ser portadores de *Mycoplasma bovis* por longos períodos, antes ou depois do desenvolvimento das manifestações clínicas da doença. Surtos explosivos de doença clínica por meio de pneumonia, mastite, otite e artrite podem ocorrer quando portadores são introduzidos em rebanhos sem memória imunológica para a infecção.

Infecções latentes são caracterizadas pela permanência da infecção sem a multiplicação do agente. A latência resulta de um balanço delicado entre os agentes e o sistema imunológico do hospedeiro, possibilitando a manutenção da infecção por longos períodos. Como exemplo, infecções causadas por *Toxoplasma gondii* podem permanecer latentes por vários anos, em razão dos mecanismos de evasão do protozoário ao sistema imune do hospedeiro. Em períodos de estresse imunológico, o agente pode voltar a multiplicar-se e causar manifestações clínicas da doença, como cegueira e abortamentos.

A identificação de portadores inaparentes ou que alberguem infecções latentes é de grande importância em rebanhos de animais de produção. Por exemplo, bezerros acometidos, pela via transplacentária, por diarreia viral bovina podem ser persistentemente infectados e eliminar o vírus por um longo período, sem mostrar qualquer sinal clínico, desenvolvendo, posteriormente, a manifestação aguda da doença, conhecida como enfermidade das mucosas. Como mencionado anteriormente, um programa de testes diagnósticos é fundamental para o controle e a erradicação de tais doenças.

Considerações finais

Além de zelar pela saúde individual e coletiva dos animais, os profissionais veterinários têm a responsabilidade de proteger a Saúde Pública, evitando a exposição de pessoas a patógenos zoonóticos e perigos de origem animal.

Em um ambiente comercial competitivo e limitado geograficamente, a concentração animal decorrente da consolidação de unidades produtivas torna as populações animais cada vez maiores e mantidas em sistemas de criação tecnicizados. Adicionalmente, o trânsito de animais entre regiões geográficas distantes, decorrente do processo de globalização e do comércio internacional, traz novos desafios para o controle e a erradicação de doenças infecciosas. Do mesmo modo, a proximidade de animais e humanos em cenários urbanos de alta densidade populacional contribui para o risco de transmissão de zoonoses e consequentes ameaças à Saúde Pública.

Nesse contexto, o conhecimento detalhado dos modelos saúde-doença e da cadeia de eventos – que se sucedem desde o início da infecção até a eliminação do agente e a transmissão entre hospedeiros – possibilita ao profissional de saúde desenvolver estratégias voltadas à prevenção de enfermidades infecciosas que acometem humanos e animais.

Nos capítulos seguintes, o leitor poderá integrar essa base epidemiológica aos principais aspectos das doenças infecciosas mais relevantes em animais de produção e de companhia, a fim de estabelecer uma visão geral desta problemática de importância crescente em saúde animal e pública.

Bibliografia

Aubry P, Geale DW. A review of bovine anaplasmosis. Transbound Emerg Dis. 2011;58(1):1-30.

Côrtes JA. Elementos e mecanismos de propagação de doenças transmissíveis. In: Côrtes JA. Epidemiologia: conceitos e princípios fundamentais. São Paulo: Livraria Varela; 1993. p. 96-110.

Fitzgerald JR, Hartigan PJ, Meaney WJ, Smyth CJ. Molecular population and virulence factor analysis of Staphylococcus aureus from bovine intramammary infection. J Appl Microbiol. 2000;88(6):1028-37.

Fox LK, Kirk JH, Britten A. Mycoplasma mastitis: a review of transmission and control. J Vet Med B Infect Dis Vet Public Health. 2005;52(4):153-60.

Goldstein RE. Canine leptospirosis. Vet Clin North Am Small Anim Pract. 2010;40(6):1091-101.

Keefe G. Update on control of Staphylococcus aureus and Streptococcus agalactiae for management of mastitis. Vet Clin North Am Food Anim Pract. 2012;28(2):203-16.

Lainson R, Rangel EF. Lutzomyia longipalpis and the eco-epidemiology of American visceral leishmaniasis, with particular reference to Brazil: a review. Memórias do Instituto Oswaldo Cruz. 2005;100(8)811-27.

Last JM. The iceberg: 'completing the clinical picture' in general practice. Int J Epidemiol. 2013;42(6)1608-13.

McGuirk SM. Disease management of dairy calves and heifers. Vet Clin North Am Food Anim Pract. 2008;24(1):139-53.

Prefeitura de São Paulo, Centro de Controle de Zoonoses. Controle de Animais Domésticos. Disponível em www.prefeitura.sp.gov.br/cidade/secretarias/saude/vigilancia_em_saude/controle_de_zoonoses/controle_animal/index.php?p=5421. Acesso em 25/01/2015.

Robinson DA. Infective dose of Campylobacter jejuni in milk. Br Med J (Clin Res Ed). 1981;282(6276):1584.

Sullivan WJ Jr, Jeffers V. Mechanisms of Toxoplasma gondii persistence and latency. FEMS Microbiol Rev. 2012;36(3):717-33.

Thrusfield MV. The transmission and maintenance of infection. In: Thrusfield MV. Veterinary epidemiology. 3.ed. Oxford: Blackwell Science; 2013.

Botulismo

2

Jane Megid

Definição

Botulismo é uma intoxicação altamente fatal, não febril, causada por toxinas de *Clostridium botulinum* (*C. botulinum*), a qual acomete bovinos, ovinos, caprinos, equinos, asininos e, menos frequentemente, suínos e carnívoros. A enfermidade caracteriza-se por paralisia flácida parcial ou completa dos músculos de locomoção e deglutição.

Histórico

Os primeiros relatos da doença ocorreram na Europa ocidental e na Escandinávia, nos séculos 18 e 19, associados ao consumo de salsichas alemãs mal preparadas. Em 1912, isolou-se o agente etiológico, que recebeu o nome *Bacillus botulinus* (em referência ao termo latim *botulus*, que significa salsicha); com isso, a doença foi denominada botulismo. Desde então, a ocorrência de botulismo vem sendo associada à ingestão de alimentos – especialmente por humanos – preservados de modo inadequado.

Um dos tipos de botulismo em humanos é o infantil, considerado uma síndrome na qual o trato intestinal de crianças é colonizado por cepas toxigênicas de *C. botulinum*, resultando em intoxicação. Outro tipo relatado em humanos é o botulismo decorrente da colonização de lesões da pele por *C. botulinum*, similarmente ao observado em outra clostridiose, o tétano.

Etiologia

Assim como os demais clostrídios de interesse animal, *C. botulinum* é uma bactéria encontrada no solo (telúrica) e no trato intestinal de animais, produtora da mais potente toxina biológica conhecida.

São bacilos gram-positivos, que aparecem de modo isolado ou em cadeias curtas, medindo entre 0,5 a 0,8 e 3 a 6 μm de comprimento. São móveis, com flagelos peritríquios; os esporos podem ser ovais, centrais ou excêntricos. Apesar de serem gram-positivos em cultivos recentes, podem apresentar-se gram-negativos em cultivos antigos.

As colônias são grandes, semitransparentes e têm bordas irregulares. A bactéria *C. botulinum* liquefaz a gelatina, além de produzir ácido e gás por meio de glicose, levulose e maltose. O ácido acético é o principal produto metabólico produzido por todas as linhagens. Certos isolados produzem outros ácidos graxos, como o propiônico, o butírico, o isovalérico, o valérico e o isocaproico.

C. botulinum apresenta, ainda, sete tipos toxigênicos denominados A, B, C, D, E, F e G, com base nas características sorológicas das neurotoxinas produzidas. As linhagens são classificadas fenotípica e genotipicamente em quatro grupos (I a IV). Aquelas pertencentes ao grupo I produzem toxinas A, B e/ou F, enquanto os isolados do grupo II produzem toxinas B, E ou F. Já as linhagens do grupo III produzem toxinas C ou D e, por fim, as do grupo IV produzem a toxina G. Podem ser encontradas linhagens que produzem dois tipos de toxina, assim como outras que produzem somente um, mas carreiam o gene de maneira silenciosa para outro tipo de toxina.

Geralmente, os tipos produtores de toxinas A, B, E e F são responsáveis pelo botulismo em humanos, enquanto os tipos produtores de toxinas C e D causam o botulismo em animais. Alguns animais, incluindo bovinos, são suscetíveis aos clostrídios produtores das toxinas A, B e E. Com exceção de um único caso registrado até o momento em humanos, a bactéria *C. botulinum* IV, produtora da toxina G, não está associada à ocorrência de doença.

Os vários grupos de clostrídios diferem nas características de proteólise, temperatura de multiplicação, pH, resistência dos esporos, suscetibilidade animal, entre outros aspectos. As linhagens pertencentes ao grupo III, de interesse animal, não são proteolíticas ou são fracamente proteolíticas. As linhagens isoladas de animais marinhos fermentam uma diversidade maior de carboidratos comparativamente às isoladas de animais terrestres. São mesófilas, com temperatura ótima de multiplicação entre 37 e 45°C. A maioria das linhagens se multiplica a 15°C, mas somente as terrestres são isoladas entre 12 e 13°C e nenhuma se multiplica a 10°C. O isolamento das linhagens terrestres é inibido em pH 5,6, enquanto as marinhas toleram pH 5,1 ou superior.

Os esporos dos clostrídios pertencentes ao grupo III são menos resistentes que os do grupo I, porém mais resistentes que os isolados do grupo II (Tabela 2.1).

Resistência dos esporos de *C. botulinum*

Os esporos de *C. botulinum* são altamente resistentes, possibilitando a sobrevivência da bactéria em certos procedimentos de produção de alimentos que, em geral, destroem outras bactérias.

Podem sobreviver mais de 30 anos no meio ambiente. São resistentes à luz ultravioleta (UV), a alcoóis, a desinfetantes fenólicos e a desinfetantes à base de amônio quaternário. A resistência dos esporos à temperatura depende de alguns fatores, como presença de ácidos graxos, cálcio, ferro e pH do meio, os quais variam de acordo com o tipo de *C. botulinum*.

Características da toxina botulínica

As sete neurotoxinas botulínicas são genética e antigenicamente diferentes e não induzem proteção cruzada entre os tipos. São produzidas, inicialmente, na forma de protoxinas, como polipeptídios de cadeia única com peso molecular de aproximadamente 150 kDa. Essa cadeia é convertida em cadeia dupla por ação de proteases bacterianas extracelulares (bactérias proteolíticas) ou pela adição/presença de outras proteases, como a tripsina (bactérias não proteolíticas), formada por uma cadeia pesada de 100 kDa e uma cadeia leve de 50 kDa, ligadas por uma ponte dissulfeto, processo que resulta em aumento da toxicidade da toxina.

Em alimentos ou cultivos bacterianos, a toxina pode ser encontrada como cadeia única, dupla ou ambas. As neurotoxinas são relativamente termolábeis e rapidamente inativadas por temperaturas superiores a 80°C. Aquecimento a 85°C por 5 min reduz em 10.000 vezes a concentração de neurotoxina ativa, embora possa haver determinada proteção conferida por alimentos.

As neurotoxinas botulínicas estão geralmente associadas a outras proteínas que as protegem e facilitam sua absorção no organismo. A cadeia pesada da neurotoxina tem dois domínios funcionais: o domínio C-terminal (Hc) é responsável pela ligação específica da neurotoxina às proteínas das membranas das vesículas sinápticas na terminação nervosa, enquanto o domínio N-terminal (Hn) tem atividade de endopeptidase e é responsável por transportar a cadeia leve até o citosol da célula nervosa (Figura 2.1).

O mecanismo de ação das neurotoxinas botulínicas consiste em quatro etapas:

1. O domínio C-terminal da cadeia pesada reconhece os receptores específicos na superfície da membrana pré-sináptica dos neurônios motores. Um modelo de receptor duplo vem sendo proposto, no qual a neurotoxina se liga a um gangliosídeo (GD1b/GT1b) e a uma glicoproteína. Os receptores proteicos variam de acordo com o tipo de neurotoxina. Consideram-se as proteínas SV2 das membranas das vesículas sinápticas para a neurotoxina A, a sinaptotagmina I ou II para a neurotoxina G e, por fim, a SV2a ou a SV2b para a neurotoxina E.
2. A neurotoxina ligada é internalizada nas vesículas por endocitose mediada pelos receptores. Uma vez internalizadas, as neurotoxinas não podem mais ser neutralizadas por antissoros específicos.
3. O lúmen da vesícula endocítica sofre acidificação, levando à mudança de conformação da neurotoxina e expondo o domínio hidrofóbico na superfície. Isso possibilita a translocação do domínio N-terminal da cadeia

Tabela 2.1 Propriedades fenotípicas dos principais grupos de *C. botulinum*, produção de toxinas e características de transmissão para animais e humanos.

Características	Grupo I	Grupo II	Grupo III
Tipo toxigênico	A, AB, B, BF, F	B, E, F	C, D
Temperaturas de isolamento:			
Mínima	10 a 16°C	3°C	15°C
Ótima	37 a 40°C	26 a 30°C	40°C
Máxima	41 a 49°C	Desconhecido	Desconhecido
pH mínimo para isolamento	4,4 a 4,6	5	5,1 (isolados marinhos) 5,6 (isolados terrestres)
Atividade proteolítica	Proteolítica	Não proteolítica	Proteolítica ou fracamente proteolítica
Resistência do esporo	Alta (121°C)	Moderada (85°C)	Desconhecida
Suscetibilidade à toxina	Humanos e animais	Humanos e animais	Animais
Ocorrência de botulismo	Intoxicação, botulismo intestinal em crianças e adultos	Intoxicação	Intoxicação, botulismo intestinal
Fontes de botulismo para humanos	Vegetais, carne, alimentos enlatados, mel, produtos lácteos	Frutos do mar, carne, alimentos refrigerados	Não relatado
Fontes de botulismo para animais	Silagem, carne em putrefação, grãos, solo	Silagem, presas, carcaças, grãos, sedimentos	Silagem, carcaças, grãos, cama de frango, presas (aves)

Adaptada de Lindström M, Myllykoski J, Sivelä S, Korkeala H. Clostridium botulinum in cattle and dairy products. Crit Rev Food Sci Nutr. 2010;50(4):281-304.

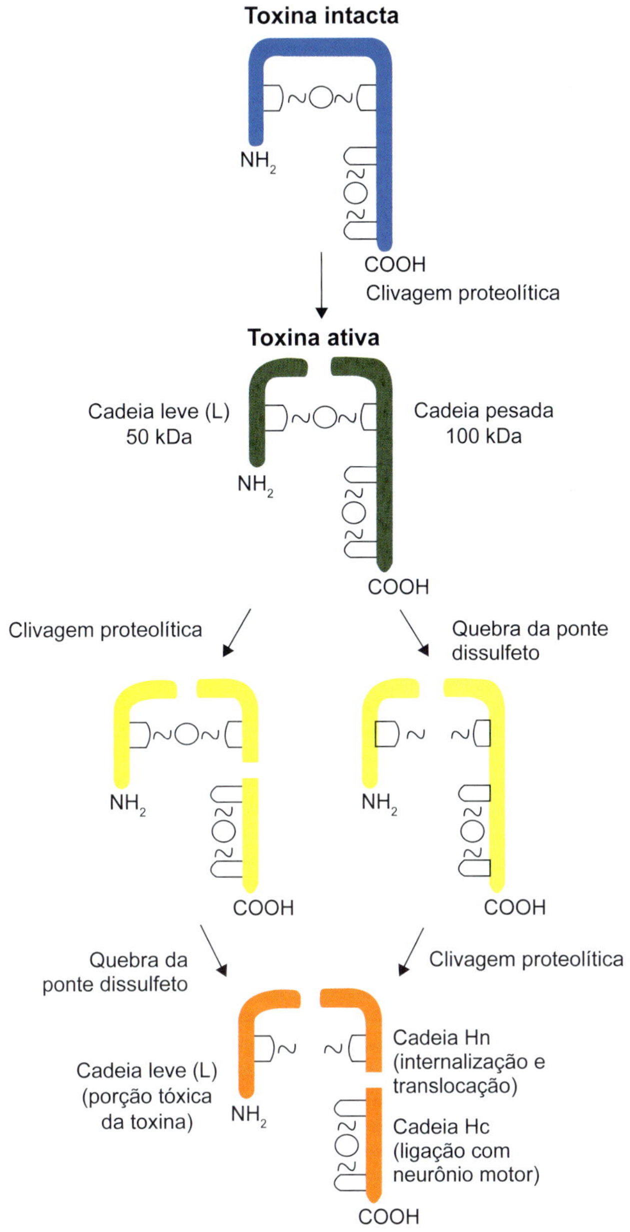

Figura 2.1 Representação da clivagem da toxina botulínica e suas respectivas subunidades.

pesada, formando uma estrutura oligomérica na qual a membrana vesicular tem canais permeáveis através dos quais a nova cadeia leve desdobrada passa ao citosol do neurônio motor, resultando na expressão da atividade proteolítica da cadeia leve em substratos específicos. Uma vez em pH neutro, dentro do citosol, a cadeia leve dobra-se novamente.

4. A ponte dissulfeto que liga as cadeias é reduzida, levando à liberação da cadeia leve, que são proteases, no citosol do neurônio motor, iniciando, assim, a atividade proteolítica.

A cadeia leve das neurotoxinas A e E tem como alvo a proteína de 25 kDa associada a sinaptossoma (*synaptosomal-associated protein of 25 kDa*, SNAP-25), necessária para a fusão da vesícula sináptica e a liberação da acetilcolina. Em contraste, a cadeia leve das neurotoxinas B, D, F e G cliva as sinaptobrevinas (proteínas de membrana associadas às vesículas ou, em inglês, *vesicle-associated membrane proteins*, VAMP), com sua perda no citosol celular. A neurotoxina C cliva duas proteínas no complexo de fusão e na ancoragem da vesícula sináptica (SNAP-25 e sintaxina), localizadas na membrana plasmática.

O complexo de fusão/adesão do neurotransmissor formado pelas sinaptobrevinas, pelas proteínas de membrana plasmática SNAP-25 e pela sintaxina, denominado SNARE (do inglês *soluble N-ethylmaleimide-sensitive factor attachment protein receptor*, que significa receptor de proteínas de ligação a fator solúvel sensível a N-etilmaleimida), constitui o mecanismo mínimo necessário para a exocitose da vesícula sináptica.

A sinaptobrevina, a SNAP-25 e a sintaxina formam um complexo trimérico estável, que liga a membrana da vesícula sináptica à membrana plasmática, possibilitando sua fusão e a subsequente liberação do neurotransmissor presente na vesícula. A proteólise de qualquer uma das proteínas pertencentes ao complexo SNARE impede a formação do complexo funcional e, consequentemente, a liberação do neurotransmissor, levando à paralisia flácida (Figura 2.2).

As neurotoxinas botulínicas são as toxinas biológicas mais potentes conhecidas. As doses letais mínimas (DL50) por via intraperitoneal, para camundongos, das neurotoxinas A, B, D, E e F são, respectivamente 1,2 ng, 1,2 a 2 ng, 0,4 ng, 1,1 ng e 2,5 ng. A toxicidade por via oral é menor que por via intraperitoneal.

Pesquisadores relataram que doses de 3×10^3 a 3×10^4 DL50 são responsáveis por sintomatologia e morte em humanos após ingestão por via oral. Com base nesses resultados, considera-se que o botulismo de origem alimentar, em humanos, pode ser causado por 3×10^3 DL50 de neurotoxina, o que corresponde a, aproximadamente, 30 a 100 ng de toxina botulínica. A concentração de toxina botulínica em sobrenadantes de cultivo microbiano pode chegar a 1 a 4×10^6 DL50. Considerando que essa concentração pode ser obtida em alimentos, a ingestão de 1 microlitro ($\mu\ell$) é suficiente para causar o botulismo.

A potência das neurotoxinas botulínicas está relacionada com a alta neuroespecificidade e a atividade catalítica, resultando em bloqueio de funções fisiológicas essenciais. A taxa de inibição da terminação nervosa está diretamente correlacionada com a atividade da sinapse neuronal. Terminações nervosas ativas são intoxicadas mais rapidamente que as menos ativas, por apresentarem uma taxa de internalização da toxina maior que a das terminações menos ativas. A duração do período de inibição varia de acordo com o sorotipo de neurotoxina, a dose, a terminação nervosa afetada e a espécie animal. A atividade catalítica persiste por período prolongado

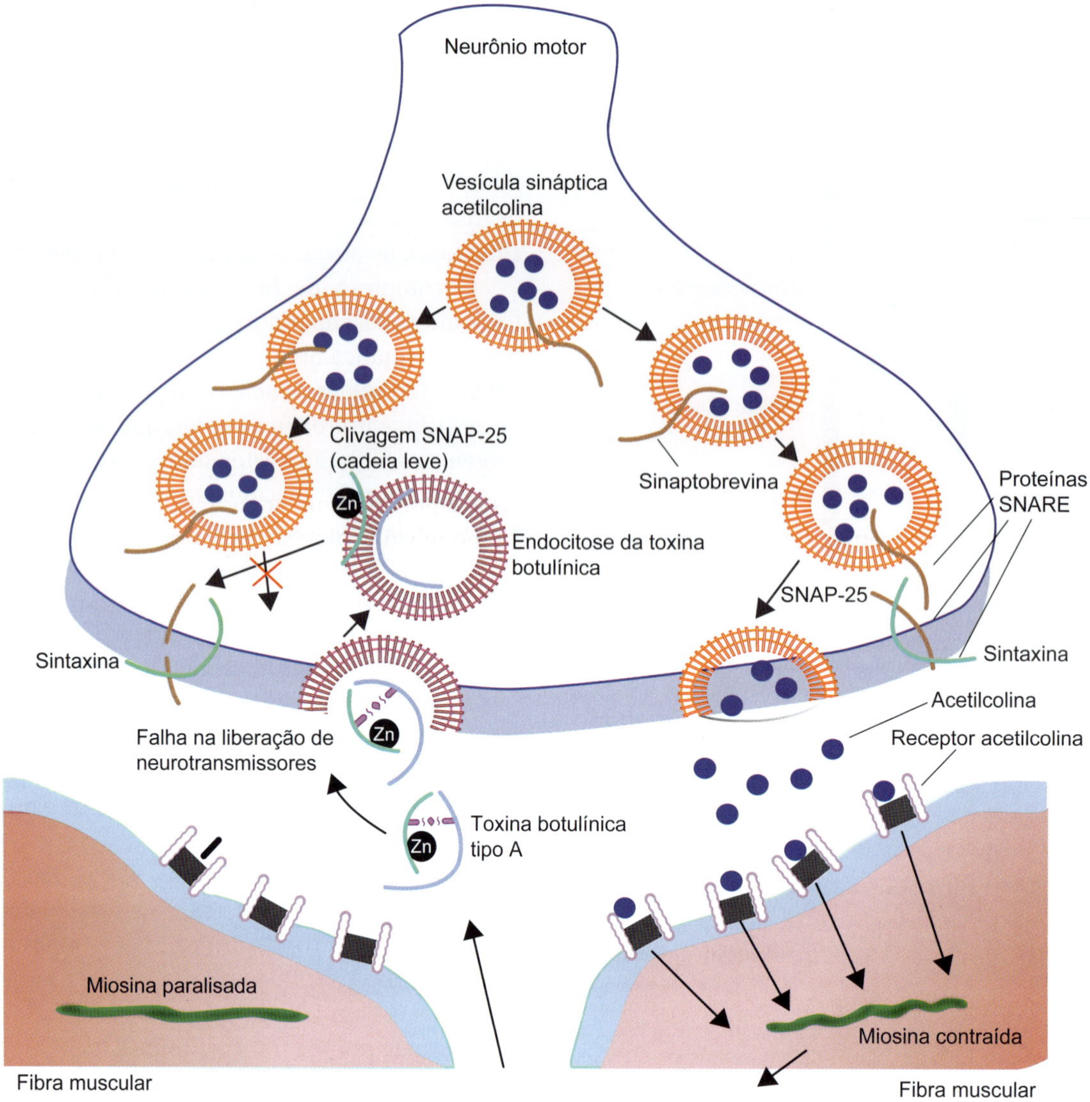

Figura 2.2 Representação esquemática do mecanismo de ação da toxina botulínica.

dentro dos neurônios intoxicados. Como o mecanismo de exocitose é altamente conservado, o efeito inibitório da toxina botulínica não se limita à liberação de acetilcolina. Assim, outros neurotransmissores e neuropeptídios também são inibidos.

É importante ressaltar que a neurotoxina botulínica não leva à morte neuronal. Com a evolução do processo, as cadeias leves das neurotoxinas ficam inativadas, seus produtos de clivagem são removidos e o substrato é substituído por síntese de novos produtos no corpo celular do neurônio motor, com recuperação total do indivíduo afetado.

➤ Epidemiologia

Embora o botulismo em bovinos esteja associado ao grupo III, uma elevada prevalência de esporos do tipo toxigênico B, pertencentes aos grupos I e II, é encontrada em fezes de bovinos sadios. A variação sazonal parece afetar a prevalência de *C. botulinum* nesses animais. Além disso, a densidade populacional elevada em espaço restrito, aspecto encontrado nos confinamentos, possibilita a recontaminação por meio do ciclo oral-fecal.

Assim, a recontaminação contínua de bovinos com *C. botulinum* é possível. Os animais eliminam os esporos pelas fezes, os quais se mantêm por muito tempo viáveis no meio ambiente. Como consequência dessa eliminação, ocorre a contaminação do pasto, resultando na contaminação da silagem que, quando armazenada em condições inadequadas, favorece a multiplicação de *C. botulinum* e a produção de toxinas. Esses aspectos associados são responsáveis pela persistência e pela endemicidade da doença em rebanhos bovinos, com surtos de botulismo por *C. botulinum* B, propiciando, inclusive, o risco de contaminação do leite por toxinas ou esporos.

O botulismo em bovinos foi descrito por Theiler, em 1920, na África do Sul. De acordo com Theiler, a ocorrência do botulismo em bovinos era influenciada por seis elos da cadeia epidemiológica, relacionados a seguir (a ausência de qualquer um desses fatores favorecia a prevenção da doença a campo):

- Presença do agente toxigênico saprofítico, que produz a toxina durante a multiplicação em matéria orgânica em decomposição
- Produção da toxina
- Presença da carcaça na qual o agente se multiplica e a toxina é elaborada
- Osteofagia, que leva os animais a ingerirem ossos e outros materiais em putrefação
- Vegetação deficiente de fósforo
- Solo deficiente de fósforo.

No Brasil, o botulismo enzoótico dos bovinos foi relatado pela primeira vez por Tokarnia *et al.*, em 1970, no Piauí. A enfermidade era conhecida na região como a "doença da mão dura". Nas décadas seguintes, foi diagnosticada em quase todo o território brasileiro, sendo responsável por grandes prejuízos econômicos. O botulismo enzoótico em bubalinos foi descrito por Langenegger e Dobereiner na Baixada Maranhense.

No Brasil, o botulismo epidêmico observado em bovinos é de grande importância econômica e sanitária. Está relacionado com a osteofagia em animais mantidos em áreas deficientes de fósforo e sem suplementação mineral adequada; também está associado à presença de carcaças nas pastagens, o que agrava o problema, pois elas intensificam a contaminação ambiental por esporos de *C. botulinum*. Surtos têm sido descritos em muitas regiões do Brasil, acometendo especialmente fêmeas em lactação ou gestação. Estima-se a morte de centenas a milhares de animais no país por clostrídios produtores das toxinas C e D, decorrente da ingestão de água e alimentos contaminados.

Bovídeos, equídeos, potros, ovinos, caprinos, suínos, aves e cães são suscetíveis ao botulismo. Em rebanhos, os equinos são mais suscetíveis que os bovinos. A suscetibilidade está associada a receptores específicos para penetração e internalização da toxina botulínica, assim como aos diferentes tipos de toxina botulínica. Doses subletais para camundongos levam à morte de equinos adultos, quando aplicadas por via intravenosa. Em potros, pode-se observar o botulismo causado por ingestão de esporos e produção de toxinas (toxinfecções) consequente à presença prévia de úlceras gástricas, abscessos umbilicais ou pulmonares e, também, lesões necróticas após a castração. O modo de toxinfecção predomina em potros, pois a flora entérica de equinos adultos inibe a germinação dos esporos e a consequente produção de toxinas. Em equinos, o botulismo também é causado por *C. botulinum* C e D.

Bovinos, ovinos e caprinos apresentam moderada suscetibilidade, enquanto carnívoros e suínos são mais resistentes.

A probabilidade de ocorrência da doença é maior em animais geneticamente selecionados, de crescimento rápido, e em raças de alta demanda. Também favorecem a doença as aglomerações e a remoção inadequada de carcaças e restos de carcaças dos pastos.

A enfermidade em animais de fazenda é causada pelos tipos B, C e D. Desses, o tipo B é relatado nos EUA e na Europa, enquanto, no hemisfério sul, a doença é causada principalmente pelos tipos C e D.

No Brasil, as toxinas C e D foram descritas em surtos de botulismo decorrentes de ingestão de água e silagem de milho. Os tipos A, B e G também já foram relatados no país.

Os surtos de botulismo ocorrem, principalmente, associados à deficiência de fósforo e osteofagia. São observados casos esporádicos da doença, mas por períodos prolongados no rebanho afetado. Essa situação é bastante frequente em bovinos e menos comum em ovinos e caprinos.

A osteofagia por deficiência de fósforo é o principal fator predisponente à doença em bovinos e, em menor grau, em ovinos. Animais em gestação, lactação e crescimento necessitam de maior ingestão de fósforo e, portanto, estão mais sujeitos à ocorrência da doença.

As doenças causadas por deficiências minerais são conhecidas desde a Antiguidade. O hábito de mascar ossos foi relatado na África, em 1780, e no Paraguai, em 1838. A relação entre a osteofagia e a deficiência de fósforo em bovinos, contudo, somente foi caracterizada após os trabalhos de Theiler *et al.* em 1924, na África, nos quais a suplementação com fósforo corrigiu a osteofagia, controlou as mortes por botulismo e, ainda, aumentou a taxa de crescimento e fertilidade no rebanho.

Várias pesquisas demonstram que a deficiência de fósforo é o mais importante fator de risco do botulismo em bovinos no Brasil, seguida pela deficiência de cobre e cobalto. O botulismo em bovinos já foi relatado nos estados Amazonas, Bahia, Espírito Santo, Goiás, Maranhão, Mato Grosso, Mato Grosso do Sul, Minas Gerais, Pará, Piauí, Rio Grande do Sul, Rio de Janeiro, Roraima, Santa Catarina e São Paulo.

A carência de fósforo no animal é, em geral, corrigida pelo fornecimento de suplementação mineral. No entanto, essa suplementação representa um custo elevado na produção de carne, em virtude dos encargos com transporte e também da especificidade das formas de fósforo assimiláveis pelos bovinos, como é o caso do fosfato bicálcico.

Considera-se que, em um sistema de produção extensivo, típico da região de cerrado, o sal mineral corresponde a cerca de 20% dos gastos da fazenda. A fonte de fósforo é responsável por 60 a 70% do custo do suplemento, levando muitos proprietários a não disponibilizarem o sal mineral aos animais, que ficam na dependência do fósforo ingerido com a pastagem.

A concentração de minerais nas forrageiras é variável e depende de espécie, época do ano, quantidade do elemento, tipo de solo, condições de pH e umidade, entre outras características que interferem na sua disponibilidade para absorção pela planta. O Brasil tem grandes áreas de pecuária extensiva que se desenvolvem em solo ácido e deficiente de fósforo; assim, essa deficiência passa a ser mais comum em gado a pasto, pois a maior parte das gramíneas estabelecidas em solos de regiões tropicais é deficiente desse mineral. Como agravante, a presença de alumínio e ferro nos solos torna o fósforo indisponível às plantas pela formação de complexos. Além disso, durante o período de seca, há redução de energia utilizável, proteína, caroteno, fósforo e outros elementos, o que favorece a ocorrência de enfermidades nesses períodos.

Adicionalmente a esses fatores, mais de 85% das novas áreas de plantio de gramíneas no Brasil são do gênero *Brachiaria*, em especial *Brachiaria decumbens*, amplamente utilizada para cria, recria e engorda de animais. *Brachiaria decumbens*, assim como outras gramíneas, apresenta baixo teor de fósforo, variável de acordo com a época do ano, que não atende às necessidades de rebanhos de corte; com isso, os animais passam a procurar fontes de fósforo nas carcaças em decomposição dispostas nos pastos.

Nas décadas de 1970 e 1980, surtos de botulismo estavam associados à osteofagia por deficiência de fósforo. No entanto, a partir da década de 1990, iniciaram-se surtos que envolviam a ingestão de água e de alimentos contaminados pela toxina, resultando na morte de grande número de animais em curto espaço de tempo. O fator responsável pelo maior número de casos e surtos é a intensificação da contaminação ambiental por esporos de *C. botulinum*, principalmente em razão da presença de animais mortos que entram em decomposição no pasto e da eliminação de esporos pelas fezes, os quais, encontrando condições de umidade, temperatura e substrato, podem formar a toxina botulínica.

Diversas pesquisas vêm sendo realizadas no Brasil, a fim de avaliar o grau de contaminação ambiental por esporos de *C. botulinum*. Na Baixada Maranhense, em áreas de criação de búfalos, foi observado elevado percentual (60 a 95%) de contaminação ambiental por esporos de *C. botulinum* em fezes de búfalos, limo e amostras de solo, nos quais foi diagnosticado predominantemente o subtipo D, seguido, em menor frequência, pelo subtipo C. Nesses locais, foram observados surtos de botulismo nos búfalos correlacionados com a presença de matéria orgânica vegetal nas poças formadas em períodos de seca, utilizadas pelos animais para banho e para dessedentação.

Materiais que contêm carcaças de mamíferos ou de aves contaminam, ainda, a água e o alimento dos animais domésticos. Mais raramente, feno de lucerna, feno de gramínea, silagem e grãos de cevada podem servir como substrato para a multiplicação bacteriana e a produção de toxina, quando as condições de pH são superiores a 4,5 e existem condições propícias de temperatura e umidade.

Surtos de botulismo por ingestão de silagem de sorgo e milho contaminados foram relatados, no Brasil, em três rebanhos, acometendo 8.188 animais. Foi detectada a presença de esporos de *C. botulinum* dos tipos C e D na silagem e, embora não detectada a toxina, observou-se que a lona de cobertura do silo apresentava-se em péssimo estado de conservação, com grande número de perfurações. Nesses surtos, detectou-se toxina botulínica dos tipos C e D nas vísceras dos animais, demonstrando relação com a presença dos esporos na silagem. A morbidade foi de 6,47%; a mortalidade, de 6,36% – correspondendo, portanto, a 521 animais. A letalidade observada, porém, foi de 98,3%, demonstrando a difícil recuperação de bovinos afetados pelo botulismo.

Do mesmo modo, a cama de frango oferecida aos ruminantes como suplemento alimentar, pelo seu alto teor de nitrogênio, frequentemente contém carcaças de aves mortas, nas quais os clostrídios se multiplicam e produzem toxinas.

Surtos de botulismo por utilização de cama de frango foram descritos no Brasil com elevada letalidade, acometendo predominantemente bovinos e ovinos (96%) e, em menor frequência, caprinos (cerca de 58%). Esses surtos foram relatados recentemente, tendo ocorrido após a proibição do uso de cama de frango em território brasileiro, medida que, embora obrigatória desde 2004, não vem sendo rigorosamente acatada pelos produtores em razão da necessidade de uma fonte de baixo custo e de elevado teor proteico para os animais. Em consequência da proibição de seu uso na alimentação animal, a cama de frango vem sendo cada vez mais utilizada como fertilizante em lavouras e pastagens, representando um risco adicional para a ocorrência de surtos de botulismo animal.

Também a água pode veicular a toxina botulínica por cacimbas ou valas de captação, contendo carcaças de pequenos animais, aves e bovinos ou mesmo matéria orgânica vegetal em decomposição. Em diferentes propriedades de bovinos com ocorrência de surtos de botulismo, Dutra *et al.* detectaram, nas últimas décadas, a presença de esporos em limo, água de cocho, limo de cocho, carcaça e ossos de tatu. A ocorrência dos surtos estava relacionada com a construção de valas para captação de água da chuva, utilizadas como fonte de dessedentação animal. Foram encontrados, também, cadáveres de animais em valas de retenção com água estagnada e em bebedouros artificiais, além de carcaças de tatus decompostas em bebedouro impregnado por limo (Tabela 2.2) e poças com água de chuva estagnada, contendo carcaças de animais ou localizadas sobre animais que haviam sido enterrados superficialmente, o que possibilita a contaminação da água por toxinas impregnadas nessas carcaças.

O conjunto desses fatores está associado à ocorrência de botulismo epidêmico, acometendo grande número de animais (Tabela 2.3).

Tabela 2.2 Detecção de toxina e esporos de *C. botulinum* em diferentes materiais avaliados provenientes de surtos de botulismo.

Material examinado	Número de amostras	Toxina botulínica		Esporos de *C. botulinum*	
		Tipo C	Tipo D	Tipo C	Tipo D
Água	7	–	–	–	–
Limo	15	–	–	5	5
Soro sanguíneo	34	4	1	NR	NR
Líquido ruminal	33	–	4	22	11
Fígado	21	18	4	NR	NR
Água do cocho	5	1	–	1	–
Limo do cocho	6	2	1	2	1
Carcaça de tatu	6	6	–	3	–
Ossos de tatu	8	6	1	2	1
Líquido intestinal	14	8	4	NR	NR

Adaptada de Dutra IS, Souza AM, Döbereiner J. Botulismo em bovinos associado à silagem contaminada. In: Anais do IV Congresso Brasileiro de Buiatria. Campo Grande; 2001.

Tabela 2.3 Surtos de botulismo em diferentes propriedades e respectivas taxas de mortalidade e período de ocorrência.

Surto	Número de animais na propriedade ou no pasto	Número de animais mortos	Mortalidade (%)	Período* em dias ou anos	Categoria animal
1	130	60	52,5	7 dias	Machos
2	7.000	2.500	35,7	2 anos	Todas
3	130	6	4,6	3 dias	Machos
4	409	7	1,7	10 dias	Machos
5	650	230	35,3	7 dias	Todas
6	185	8	4,3	5 dias	Todas
7	496	33	6,6	8 dias	Todas

*Período que compreende desde o início do surto até o aparecimento do último animal com sintomas.
Adaptada de Dutra IS, Dobereiner J, Rosa IV, Souza LAA, Nonato M. Surtos de botulismo em bovinos no Brasil associados à ingestão de água contaminada. Pesq Vet Bras. 2001;21:43-8.

Em áreas de botulismo endêmico, a carcaça dos animais mortos é invadida por *C. botulinum*, e altas concentrações de toxina são produzidas e impregnadas em ossos, tendões e ligamentos dos cadáveres. Com a elevada produção de toxina, mesmo pequenas quantidades de ossos e tendões ingeridos apresentam concentrações letais da toxina, que persiste na carcaça pelo período mínimo de 1 ano. As condições ambientais favoráveis à perpetuação de *C. botulinum* são umidade, vegetação e matéria orgânica em decomposição, além de temperatura ambiente relativamente elevada (25 a 40°C). Carcaças de roedores, gatos e aves contaminam feno e silagem, podendo contaminar, ainda, outros alimentos. Existem relatos de que uma única carcaça de camundongo tenha contaminado 200.000 toneladas de alfafa.

Carnívoros costumam ingerir as toxinas pelo consumo de carne contaminada ou pelo hábito de predação de aves. No setor ambulatorial de enfermidades infecciosas dos animais da Faculdade de Medicina Veterinária e Zootecnia da Universidade Estadual Paulista (FMVZ/Unesp), em Botucatu, SP, tem sido frequente o atendimento, nos últimos anos, de botulismo em cães.

O histórico dos animais relata que fugiram de casa; ao retornarem, apresentavam odor fétido e, poucos dias depois, desenvolveram quadro clínico da enfermidade. A ocorrência da doença está relacionada tambem com certos hábitos dos cães, como revirar lixos, caçar aves e ter contato com carcaças no ambiente.

Em muitos casos, o histórico indica que uma ave morta foi encontrada no quintal da casa e, posteriormente, iniciou-se o desenvolvimento de quadro clínico no animal. Contrariamente aos animais de produção, a letalidade do botulismo em cães sob terapia adequada é bastante baixa, com a recuperação total dos animais em período variável de 2 a 3 semanas de evolução.

Patogenia

O período de incubação e de evolução depende da espécie afetada e é inversamente proporcional à quantidade de toxinas ingeridas, ou seja, quanto maior a quantidade de toxinas ingeridas, menor é o período de incubação e mais graves são os sinais clínicos observados.

A toxina botulínica é ingerida pré-formada ou, então, produzida em ferimentos ou no trato gastrintestinal em decorrência de lesões locais. É ativada por clivagem proteolítica, dando origem a uma molécula de cadeia dupla (leve e pesada, ligada por uma ponte dissulfeto). Parte da toxina ingerida não é absorvida ou é destruída pelos processos digestivos. A toxina botulínica entra na corrente sanguínea e vai atuar na junção neuromuscular das terminações nervosas periféricas. Na junção neuromuscular, a cadeia pesada da toxina se liga à membrana neuronal no lado pré-sináptico da sinapse periférica. A toxina penetra na célula neuronal por meio de endocitose mediada pelos receptores específicos, que variam de acordo com a neurotoxina. A cadeia leve da toxina atravessa a membrana da vesícula endocítica e entra no citoplasma de acordo com mecanismo detalhado anteriormente. Desse modo, uma vez no citoplasma, a cadeia leve da toxina cliva algumas das proteínas que formam o complexo de fusão sináptica SNARE, que inclui a sinaptobrevina (clivada pelos tipos de toxina B, D, F e G), a sintaxina (clivada pela toxina C) e a SNAP-25 (clivada pelas toxinas A, C e E).

O complexo de fusão sináptica – que possibilita fundir as vesículas sinápticas (que contêm acetilcolina) com a membrana terminal do neurônio para liberação de acetilcolina – é inativado, impedindo, portanto, a liberação de acetilcolina na fenda sináptica e a contração muscular resultando em paralisia flácida. A toxina não penetra a barreira hematencefálica, pois tem alto peso molecular, caracterizando-se como um processo somente periférico, sem comprometimento do sistema nervoso central.

O bloqueio de acetilcolina ocorre por período variado, mas é persistente nos neurônios intoxicados. Uma vez internalizada, a toxina apresenta ligação irreversível e não é eliminada do neurônio, mas a contração muscular retorna gradativamente ao normal pela síntese de novas sinapses. A ação da toxina botulínica, em animais, não altera a formação de vesículas sinápticas, tampouco o número e a distribuição ao longo da membrana pré-sináptica.

Ademais, as funções sensoriais não são afetadas. A morte por causa de botulismo é causada por parada respiratória decorrente de paralisia dos músculos diafragmáticos e intercostais; também pode ser resultado de complicações secundárias, como infecções bacterianas.

Existe, ainda, a possibilidade de toxinfecção intestinal em bovinos. Embora sua patogenia não seja bem conhecida, considera-se que exista um equilíbrio entre a síntese de baixos níveis de toxina e a degradação microbiana da neurotoxina no trato gastrintestinal de ruminantes. Se esse equilíbrio for rompido pela ingestão de quantidades adicionais de neurotoxina ou pela destruição da flora intestinal, os níveis de neurotoxina podem exceder a tolerância animal e levar aos sinais clínicos de botulismo. Essa vertente da doença denomina-se botulismo visceral; é explicada pela absorção prolongada da neurotoxina a partir das membranas mucosas do trato gastrintestinal, afetando não somente as sinapses nervosas motoras, como também as sinapses dos nervos autônomos parassimpáticos.

O período de incubação e de evolução do botulismo em animais domésticos, como exposto anteriormente, está relacionado com a concentração de toxina botulínica ingerida. Em alguns casos, os animais ingerem pequenas quantidades da toxina por períodos prolongados, resultando em um tempo de incubação e de evolução mais prolongado, com sinais clínicos passageiros.

Outra possibilidade é que a ingestão de pequenas doses de toxina botulínica leve à estase intestinal, favorecendo um ambiente anaeróbico com vegetação dos esporos e produção de toxina botulínica, o qual resulta no quadro toxinfeccioso.

Contrariamente aos cães, em cujo sangue se detecta a toxina botulínica com frequência, a presença dessa toxina no sangue de bovinos é raramente detectada, tendo sido observada somente após inoculação experimental com altas doses de toxina botulínica.

Em virtude da baixa concentração de toxina botulínica no sangue de bovinos, a possibilidade de eliminação pelo leite é de pouca importância no aspecto clássico de intoxicação. No entanto, deve ser considerada em casos de botulismo visceral, uma vez que sua presença foi relatada em vacas acometidas por essa condição. Independentemente do tipo de botulismo, o leite de animais enfermos não deve ser utilizado para consumo.

Clínica

A morbidade em rebanhos bovinos afetados pode variar de 1 a 100%, sendo observada essa mesma variação para a mortalidade. A letalidade rotineiramente é de 90 a 100%, com poucas exceções relatadas de letalidade de 60%. O período do início de casos no rebanho pode variar de dias, semanas e até anos em situações crônicas.

Em animais de produção, nota-se uma redução da quantidade de leite nos dias anteriores ao surgimento dos primeiros sinais sistêmicos de paralisia flácida, que se manifestam por dificuldade de locomoção, principalmente dos membros posteriores, poliflexão de membros, emboletamento, decúbito com estado mental normal, diminuição do tônus da musculatura da cauda e da língua (que, quando exposta, não volta ao normal), sialorreia nos casos superagudos, dificuldade respiratória com inspiração bifásica, bradicardia e diminuição dos movimentos ruminais.

Os fatores que chamam bastante a atenção para o diagnóstico de botulismo são o estado mental normal associado à respiração bifásica na inspiração e o quadro de paralisia flácida, estando a gravidade dos sinais clínicos e a evolução dependentes da quantidade de toxina ingerida. O quadro crônico caracteriza-se por dificuldade de locomoção moderada, que se verifica, principalmente, quando os animais são submetidos a esforços físicos.

Em equinos, o principal sinal clínico é a fraqueza muscular generalizada, com disfagia, tremores musculares e diminuição do tônus de músculos palpebrais e anais, bem como da cauda, da mandíbula e do hipoglosso, o que costuma levar a decúbito e falência respiratória, morte ou eutanásia do animal. A intoxicação de neurônios autônomos leva à cólica por impactação do íleo e midríase pupilar.

Potros com toxinfecção apresentam, inicialmente, acessos de tremores musculares e decúbito, seguidos pelo quadro principal de paralisia flácida generalizada e simétrica, evoluindo para morte. O quadro de tremores musculares recebeu o nome de síndrome do potro tremedor (*shaker foal syndrome*), acometendo, especialmente, potros com 2 a 5 semanas de idade.

Nos cães, o período de incubação é bastante variável, podendo ocorrer horas a alguns dias após a ingestão do alimento contaminado. Rotineiramente, o proprietário relata a ingestão de algum tipo de alimento, lixo ou mesmo a fuga de casa. Em quadros muito graves, a morte pode ser superaguda, sem apresentação de sinais clínicos. Animais que não se recuperam morrem em um período de 1 a 5 dias do início dos sinais clínicos.

Os sinais clínicos podem ser bastante brandos quando pouca quantidade de toxina foi ingerida. São graves, porém, na ingestão de grandes quantidades de toxina e, nesses animais, manifestam-se rapidamente por meio de paralisia flácida ascendente, que pode evoluir para tetraparalisia, embora a sensibilidade esteja presente. Dificuldade de deglutição e mastigação também são observadas. Os animais apresentam estado mental normal e mantêm a movimentação de cauda, principalmente no reconhecimento dos proprietários.

Em quadros mais brandos, verifica-se incoordenação motora que pode regredir, principalmente na fase inicial dos sinais clínicos. No entanto, pode progredir com a evolução da enfermidade. Em casos muito graves de intoxicação botulínica, a morte ocorre em razão do mecanismo básico de paralisia respiratória. Outros sinais clínicos observados são diminuição de saliva, presença de lágrimas, além de midríase, constipação intestinal e retenção urinária.

A recuperação ocorre gradativamente com o início da deglutição e da movimentação dos membros que, em torno de 1 a 2 semanas, retomam a atividade normal.

Por fim, o botulismo em gatos é raramente observado. A ocorrência da enfermidade foi relatada por Elad *et al.* em Israel, em razão do fornecimento de carne de um pelicano, encontrado morto por eletrocussão, a um grupo de oito animais, que desenvolveram, após 24 h da ingestão da carne, um quadro clínico de anorexia, depressão, paralisia flácida (inicialmente de membros posteriores) e dispneia, com evolução para quadriplegia e morte no 5º dia de desenvolvimento da enfermidade.

O exame neurológico de um dos gatos demonstrou diminuição de reflexos patelares e ciáticos, redução do reflexo de tríceps e bíceps em ambos os membros anteriores e ausência de reflexos gastrocnêmico e tibial cranial. Dor profunda e superficial estavam presentes em todos os membros. Os reflexos craniais eram normais. Com tratamento intensivo, constituído de fluidoterapia intravenosa, antibioticoterapia e auxílio para urinar e defecar, foi observada a recuperação do animal em torno de 3 dias após o início do tratamento.

Diagnóstico

O diagnóstico está baseado nos dados epidemiológicos da região e do rebanho, como ocorrência de casos anteriores, suplementação mineral inadequada, tipo de cocho utilizado para colocação do sal mineral, destino incorreto das carcaças, utilização de cama de frango, ocorrência de surtos posteriores à ingestão de determinados tipos de alimento e fonte da água fornecida aos animais.

No caso de cães, informações relativas aos hábitos alimentares, de caça e de acesso à rua e ao lixo são importantes para o embasamento da suspeita diagnóstica. Sinais clínicos de incoordenação motora ou paralisia flácida com sensibilidade preservada, ausência de febre e estado mental normal são sugestivos de botulismo em cães.

Em grandes animais, a incoordenação motora, a protrusão de mandíbula e a sialorreia devem ser consideradas juntamente com os outros diagnósticos diferenciais da enfermidade.

Não existem alterações na necropsia de animais mortos por botulismo. Eventualmente, pode ser observada leve congestão gástrica decorrente da fração hemolítica da toxina C (C2).

O diagnóstico diferencial de botulismo em animais envolve intoxicação, raiva, enterotoxemia, polioencefalomalacia, cinomose, doença de Aujeszky, *miastenia gravis*, polirradiculoneurite e outras encefalites.

O diagnóstico laboratorial abrange a detecção da toxina no soro dos cães, em fragmentos de fígado, bem como no conteúdo ruminal e intestinal de ruminantes e equinos, uma vez que a concentração de toxina no soro dessas espécies é insuficiente para levar à morte dos camundongos no bioensaio.

Além desses aspectos, a detecção da toxina na água e nos alimentos fornecidos aos animais é extremamente importante para a conclusão diagnóstica. Pode-se, também, pesquisar a presença de esporos em silagem, ração e cama de frango por meio de cultivo microbiano, cujo resultado deve ser relacionado com a existência da toxina em materiais colhidos do animal investigado.

A detecção de toxinas, que costuma apresentar bons resultados em cães, é dependente do período de evolução da doença, pois, com a evolução clínica, a toxina presente no soro é internalizada no neurônio e não mais detectada, resultando em falso-negativo. Essa possibilidade deve ser considerada especialmente em cães que apresentam histórico de sinais clínicos iniciados há mais tempo.

As toxinas são detectadas por meio de bioensaio, que consiste na inoculação de soro (0,2 a 0,5 mℓ ou na suspensão filtrada de macerado de fígado, conteúdo ruminal ou alimentos, por via intraperitoneal, em camundongos, incluindo a observação desses animais por um período de até 4 dias. Resultados positivos são caracterizados pelo desenvolvimento de dificuldade respiratória, fraqueza muscular e "cintura de vespa" (Figura 2.3) nos camundongos,

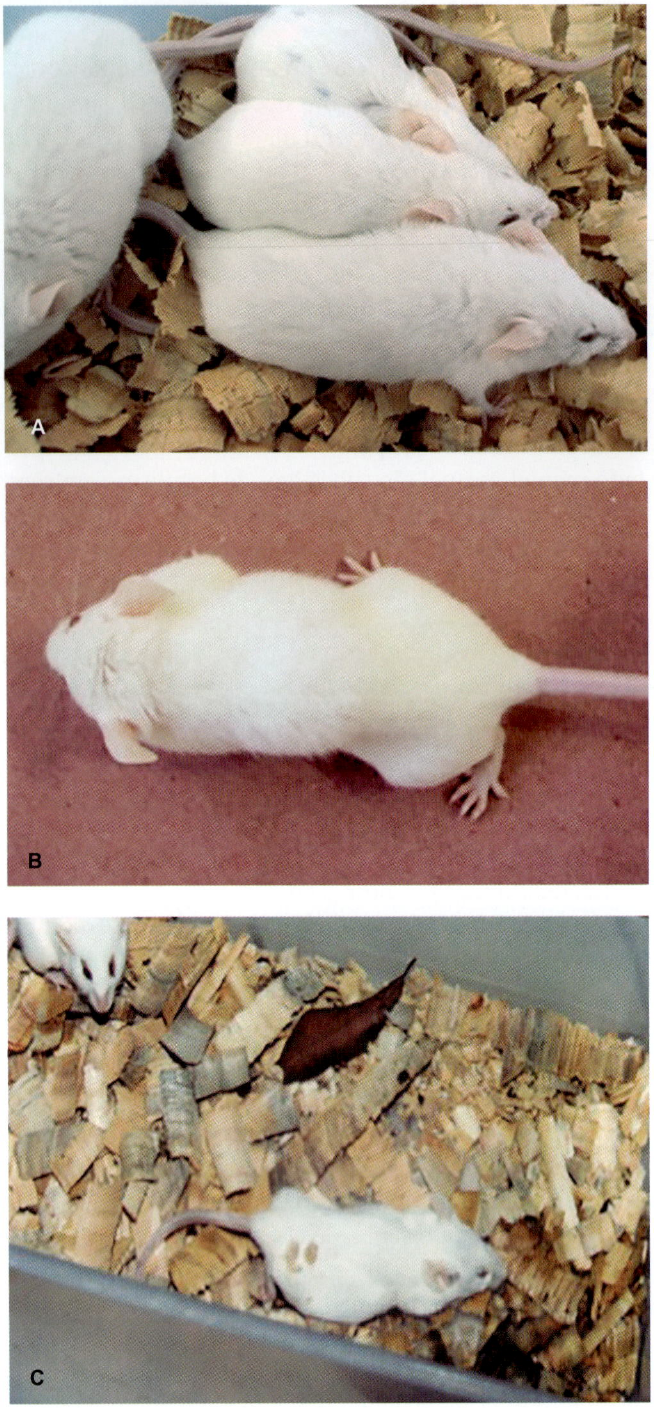

Figura 2.3 Bioensaio em camundongos para detecção da toxina botulínica, no qual os animais apresentam "cintura de vespa". **A.** Sinais iniciais da "cintura de vespa". **B.** Evolução do processo. **C.** Fase terminal da enfermidade.

com evolução para morte por parada respiratória, geralmente 1 dia após a inoculação, podendo ocorrer até 3 dias depois. O tipo de toxina é caracterizado pelo teste de neutralização de camundongos, no qual o soro a ser administrado é tratado com as antitoxinas e, então, administrado a eles. Os animais inoculados com o soro adicionado da antitoxina específica sobrevivem, enquanto os outros grupos desenvolvem sintomatologia e morrem.

Outros testes, como ELISA (do inglês *enzyme linked immunosorbent assay*; ensaio imunoenzimático), fixação de complemento, imuno-PCR (reação em cadeia pela polimerase), PCR para detecção do gene codificador da toxina e radioimunoensaio, podem ser utilizados para a detecção da toxina, embora geralmente estejam restritos à pesquisa.

Profilaxia e controle

Medidas gerais

Medidas gerais são fundamentais para a profilaxia, como o armazenamento correto de feno, ração e silagem, evitando a contaminação por material em decomposição. Recomenda-se, também, uma suplementação mineral de qualidade, em cochos adequados e em quantidade suficiente para o número de animais no rebanho, além da remoção de carcaças e ossos das pastagens. A prática de somente enterrar as carcaças não é recomendada, pois animais escavadores trazem para a superfície os restos contaminados da carcaça. O ideal é removê-las, incinerá-las e, posteriormente, enterrá-las em áreas às quais os animais não tenham acesso. O leite dos animais deve ser descartado e não utilizado para consumo. Feno, ração ou silagem contaminada devem ser incinerados.

Medidas específicas

A vacinação é considerada a medida profilática mais importante contra o botulismo. Mesmo vacinados, os animais podem desenvolver a enfermidade, dependendo da dose de toxina ingerida.

A vacinação contra botulismo em animais é constituída de toxoide botulínico C e D. Estão disponíveis vacinas comerciais específicas para o botulismo e vacinas comerciais polivalentes que contêm os toxoides C e D, além de outros toxoides e bacterinas de clostrídios. A vacinação deve ser realizada em bovinos e ovinos de rebanhos endêmicos ou em situações de risco, a partir de 4 meses de idade, com reforço (*booster*) 30 dias depois e revacinações anuais.

Tratamento

No tratamento de equinos, são utilizados catárticos gastrintestinais a fim de eliminar as toxinas não absorvidas e impedir a impactação dos animais. Para evitar pneumonias secundárias, os antimicrobianos são recomendados, porém os aminoglicosídios, as tetraciclinas e a procaína intensificam o bloqueio neuromuscular e, portanto, devem ser evitados. Os animais são alimentados por terapia enteral via sonda nasogástrica.

Em bovinos, pode-se tentar a utilização de catárticos como a solução saturada de sal amargo (hidróxido de magnésio) na dose de 2 ℓ/animal, por via oral, na tentativa de induzir a diarreia e diminuir a absorção da toxina botulínica pelo animal. O prognóstico, porém, é reservado, com poucas perspectivas de recuperação do animal. Em casos de surtos, o tratamento individual é inviável.

A antitoxina botulínica é indicada para prevenção da doença em casos de surtos nos rebanhos, devendo ser aplicada nos animais que ainda não desenvolveram sinais clínicos da doença, mas que foram expostos à toxina botulínica. A antitoxina é recomendada, também, individualmente para animais na fase inicial da enfermidade, uma vez que a aplicação em fase mais evoluída é ineficaz em razão da internalização da neurotoxina e da sua ausência na corrente sanguínea. O soro antibotulínico não reverte os sinais clínicos; assim, a doença pode progredir mesmo em animais submetidos à aplicação do soro.

O Brasil tem somente um laboratório, até o momento, que produz a antitoxina botulínica dos tipos C e D. Ela é indicada como medida profilática na dose de 5.000 UI/animal, independentemente de sexo e idade, e como tratamento, na dose de 50.000 a 200.000 UI/animal, devendo ser aplicada por via intramuscular ou subcutânea.

Os cães podem receber tratamento diferenciado pela própria facilidade de manuseio. O uso de antimicrobianos de amplo espectro é indicado para evitar as complicações bacterianas secundárias. Recomenda-se, ainda, a hidratação para manutenção do equilíbrio hidreletrolítico do animal, adicionando glicose como fonte energética. Também são preconizados enemas em situações de retenção fecal, colocação de sonda vesical ou compressão manual da bexiga (para garantir a diurese) e constante troca de lado de decúbito (para evitar hipóstase e pneumonia secundária). Em geral, os animais recuperam-se totalmente com o tratamento intensivo, sem sequelas.

Saúde Pública

Embora não considerada uma zoonose, a toxina botulínica é uma potente arma biológica. No passado, os EUA iniciaram a sua produção como arma biológica potencial para uso na Segunda Guerra Mundial, embora não a tenham utilizado. A antiga União Soviética realizou pesquisa sobre o uso da toxina botulínica como arma biológica no início de 1990, apesar de ter assinado um tratado que garantia a não utilização militar de produtos dessa natureza.

Na época da Guerra do Golfo, o Iraque produziu 19.000 ℓ de toxina botulínica concentrada para uso militar. Também o grupo religioso japonês Aum Shinrikyo tentou usar a toxina botulínica em aerossol nas cidades japonesas, em pelo menos três ocasiões entre 1990 e 1995, embora não tenha sido bem-sucedido.

As maneiras mais prováveis de uso da toxina botulínica como arma terrorista incluem a contaminação deliberada de alimentos ou bebidas e a aspersão de aerossóis. Como os produtos alimentares são amplamente comercializados, a contaminação de certo alimento ou bebida poderia resultar em número elevado de acidentes e mortes em qualquer região ou país. Qualquer alimento ou bebida que não seja submetido a tratamento térmico a 85°C por 5 min antes do consumo ou, então, que permaneça potencialmente contaminado mesmo após o tratamento térmico adequado deve ser considerado um veículo possível para a toxina botulínica.

Tabela 2.4 Exemplos de enfermidades, em humanos, tratadas com toxina botulínica.

Doença	Benefício	Duração do efeito (meses)
Blefaroespasmo	+++	2 a 4
Espasmo hemifacial	+++	2 a 6
Disfonia laríngea	+++	1 a 6
Distonia de cabeça e pescoço	++	1 a 3
Estrabismo	++	Vários
Distonia de membros	++	1 a 3
Cólicas	++	1 a 3
Espasmos retais e fissura anal	+++	Vários
Hipersalivação e hipersudorese	+++	3 a 6
Enxaqueca	++	3 a 4

Adaptada de Montecucco C, Molgo J. Botulinal neurotoxins: revival of an old killer. Curr Opin Pharmacol. 2005;5(3):274-9.

A toxina botulínica do tipo A, por sua vez, tem sido utilizada na medicina humana para fins estéticos e terapêuticos, como potente ferramenta para o tratamento de várias enfermidades (Tabela 2.4). Seu uso estético fundamenta-se no fato de a toxina não se disseminar do ponto de aplicação e da atuação em terminais nervosos hiperativos, o que reafirma a maior rapidez de intoxicação em nervos hiperativos.

O período de ação é bastante variável e o efeito é passageiro, exigindo mais aplicações. Novos experimentos vêm sendo realizados, visando à utilização terapêutica da toxina botulínica em diversas outras enfermidades que acometem humanos. Em medicina veterinária, a toxina botulínica do tipo A foi utilizada experimentalmente em cães com hiperplasia prostática, determinando a redução prostática com a aplicação de 500 UI de toxina botulínica.

Bibliografia

Almeida AC, Abreu VLV, Lobato FCF. Perfil sorológico das amostras de Clostridium botulinum tipos C e D utilizadas na produção de imunógenos no Brasil. Arq Bras Med Vet Zootec. 2000;52:91-5.

Baldwin MR, Barbieri JT. Association of botulinum neurotoxins with synaptic vesicle protein complexes. Toxicon. 2009;54(5):570-4.

Barbosa FA, Graça DS, Silva Júnior FV. Deficiências minerais de bovinos em pastagens tropicais [Internet]. Disponível em www.agronomia.com.br/artigos/artigos_deficiências_minerais.htm. Acesso em 01/05/2011.

Binz T, Rummel A. Cell entry strategy of clostridial neurotoxins. J Neurochem. 2009;109(6):1584-95.

Böhnel H, Neufeld B, Gessler F. Botulinun neurotoxin type B in milk form a cow affected by visceral botulism. Vet J. 2005;169(1):124-5.

Brunger AT, Rummel A. Receptor and substrate interaction of clostridial neurotoxins. Toxicon. 2009;54(5):550-60.

Coetzer JAW, Thomson GR, Tustin RC, editors. Infectious diseases of livestock with special reference to southern Africa. Cape Town, South Africa: Oxford University Press, 1994.

Colbachini L, Schoken-Iturrino RP, Marquez LC. Intoxicação experimental de bovinos com toxina botulínica tipo D. Arq Bras Med Vet Zootec. 1999;51:229-34.

Costa GM, Salvador SC, Pereira MN. Botulismo em bovinos leiteiros no Sul de Minas Gerais, Brasil. Cienc Rural. 2008;38:2068-71.

Curci VCLM, Dutra IS, Dobereiner J, Lucas Júnior J. Pré-compostagem de cadáveres de bovinos acometidos pelo botulismo. Pesq Vet Bras. 2007;27:157-61.

Curci VCM, Nogueira AHC, Nobrega FLC, Araujo RF, Perri SHV, Cardoso TC *et al.* Neonatal immune response of Brazilian beef cattle to vaccination with Clostridium botulinum toxoids types C and D by indirect ELISA. J Venom Anim Toxins Incl Trop Dis. 2010;16:509-13.

Dutra IS, Döbereiner J, Rosa IV, Souza LAA, Nonato M. Surtos de botulismo em bovinos no Brasil associados à ingestão de água contaminada. Pesq Vet Bras. 2001;21:43-8.

Dutra IS, Döbereiner J, Souza AM. Botulismo em bovinos de corte e leite alimentados com cama de frango. Pesq Vet Bras. 2005;25:115-9.

Dutra IS, Souza AM, Döbereiner J. Botulismo em bovinos associado à silagem contaminada. In: Anais do IV Congresso Brasileiro de Buiatria; 2001b; Campo Grande, MS.

Elad D, Yas-Natan E, Aroch I, Shamir MH, Kleinbart S, Hadash D *et al.* Natural Clostridium botulinum type C toxicosis in a group of cats. J Clin Microbiol. 2004;42(11):5406-8.

Fujinaga Y. Interaction of botulism toxin with the epithelial barrier. J Biomed Biotechnol. 2010;2010:974943.

Lindström M, Korkeala H. Laboratory diagnostics of botulism. Clin Microbiol Rev. 2006;19(2):298-314.

Lindström M, Myllykoski J, Sivelä S, Korkeala H. Clostridium botulinum in cattle and dairy products. Crit Rev Food Sci Nutr. 2010;50(4):281-304.

Lobato FCF, Salvarani FM, Silva ROS, Souza AM, Lima CGRD, Pires PS et al. Botulismo em ruminantes causado pela ingestão de cama de frango. Cienc Rural. 2008;38:1176-8.

Maboni F, Monego F, Dutra A, Costa MM, Vargas AC. Ocorrência de botulismo em bovinos confinados no Rio Grande do Sul. Ci Anim Bras. 2010;11:962-5.

Mostachio GQ. Estudo comparativo entre a administração de toxina botulínica "A" e a orquiectomia no tratamento da hiperplasia prostática benigna do cão [dissertação]. Jaboticabal: Faculdade de Ciências Agrárias e Veterinárias; 2008.

Montecucco C, Molgo J. Botulinal neurotoxins: revival of an old killer. Curr Opin Pharmacol. 2005;5(3):274-9.

Parker MT, Collier LH. Topley's & Wilson's principles of bacteriology, virology and immunity. v. 2. 8. ed. Philadelphia: BC Decker; 1990.

Peck MW. Biology and genomic analysis of Clostridium botulinum. Adv Microb Physiol. 2009;55:183-266.

Silva TMD, Dutra IS, Castro RN, Döbereiner J. Ocorrência e distribuição de esporos de Clostridium botulinum tipos C e D em áreas de criação de búfalos na Baixada Maranhense. Pesq Vet Bras. 1998;18(3-4):127-31.

Slovis NM. Botulism. In: Proceedings of the XI International Congress of World Equine Veterinary Association; 2009; Guarujá, SP.

Souza AM, Marques DE, Döbereiner J, Dutra IS. Esporos e toxinas de Clostridium botulinum dos tipos C e D em cacimbas do Vale do Araguaia, Goiás. Pesq Vet Bras. 2006;26:133-8.

Sprayberry KA, Carlson GP. Review of equine botulism. In: Proceedings of the Annual Convention of the AEEP. 1997. v. 43, p. 379-81.

Wylie CE, Proudman CJ. Equine grass sickness: epidemiology, diagnosis and global distribution. Vet Clin North Am Equine Pract. 2009;25(2):381-9.

Brucelose 3

Jane Megid e Luís Antonio Mathias

Definição

Brucelose é uma enfermidade transmissível, de caráter crônico, causada por bactérias do gênero *Brucella*, as quais infectam diversas espécies de mamíferos domésticos e silvestres, bem como o ser humano.

Histórico

Lesões típicas de brucelose foram recentemente identificadas pelo pesquisador L. Capasso em esqueletos de vítimas da primeira onda vulcânica do monte Vesúvio, em 79 a.C. Esse mesmo pesquisador também detectou, por microscopia eletrônica de varredura de um queijo carbonizado, a presença de cocos com formas semelhantes a *Brucella* spp., o que demonstra o caráter antigo da enfermidade.

No Império Romano, pequenos ruminantes eram animais utilizados para a produção de leite, também usado na produção de queijo; assim, leite e queijo constituíam os principais ingredientes da cozinha romana. Naquela época, uma doença febril (muitas vezes confundida com a malária), associada ao consumo de leite de cabra e ao contato próximo com caprinos, era endêmica na ilha de Malta e recebia a denominação febre de Malta.

O médico David Bruce foi o primeiro pesquisador a isolar o microrganismo responsável pela febre de Malta (que foi chamado de *Micrococcus melitensis*) a partir do baço de um soldado britânico que morreu da doença em Malta, em 1887. Essa bactéria viria a ser renomeada *Brucella melitensis*, em sua homenagem.

Posteriormente, em 1905, Zammit demonstrou, novamente em Malta, a natureza zoonótica de *B. melitensis*, isolando-a do leite de cabra. Bang, em 1895, descobriu o agente causal em feto bovino abortado e da febre ondulante (brucelose) em humanos, o qual, mais tarde, recebeu o nome de *B. abortus*. Em 1914, Jacob Traum isolou o microrganismo *B. suis* de um feto suíno abortado. Após esse isolamento, foram identificados *B. ovis* em ovinos, em 1953; *B. neotomae* em roedores, em 1957; e *B. canis* em cães, em 1964.

O isolamento e a caracterização de *Brucella* em animais marinhos ocorreram em 1994, com o acometimento de cetáceos e pinípedes, seguidos por isolamento e identificação de novas espécies de *Brucella* em diferentes hospedeiros.

Em abril de 2003, foi publicado o primeiro relato científico de infecção humana por *Brucella* spp. transmitida por mamíferos marinhos. Os autores descreveram a detecção da bactéria em dois pacientes com neurobrucelose e granulomas intracerebrais. As descobertas demonstram a ampla variedade de relações epidemiológicas e a natureza zoonótica da infecção, que, apesar de endêmica em vários países em desenvolvimento, ainda é subdiagnosticada e pouco relatada.

Sinonímias: aborto infeccioso, aborto contagioso ou aborto epizoótico. Nos equinos, é chamada também de abscesso de cernelha, mal da cernelha, mal da cruz e mal da nuca. Nos bovinos, denomina-se enfermidade de Bang, em homenagem ao veterinário dinamarquês pioneiro no estudo da doença nessa espécie animal. No ser humano, é conhecida como febre de Malta, febre do Mediterrâneo ou febre de Gibraltar, sinonímias de ordem geográfica, pois se relacionam com a região onde a enfermidade foi descrita inicialmente. Também é chamada de febre ondulante, em virtude da temperatura oscilante da pessoa infectada.

Etiologia

O agente etiológico da brucelose é uma bactéria gram-negativa, classificada no filo *Proteobacteria*, na classe *Alphaproteobacteria*, na ordem *Rhizobiales*, na família *Brucellaceae* e no gênero *Brucella*. Com o desenvolvimento das técnicas moleculares, demonstrou-se que o gênero *Brucella* é intimamente relacionado com patógenos de plantas do gênero *Agrobacterium-Rhizobium*.

O gênero *Brucella* foi criado em 1920, por Meyer e Shaw, em homenagem a David Bruce. A classificação das espécies do gênero tem sido motivo de controvérsia. Classicamente, são reconhecidas seis espécies: *B. melitensis* (Meyer e Shaw, 1920), a espécie-tipo, inicialmente isolada por Bruce, subdividida em três biovares; *B. abortus* (Meyer e Shaw, 1920), isolada de bovinos pela primeira vez por Bang, na Dinamarca, em 1897, subdividida em sete biovares; *B. suis* (Hudleson, 1929), isolada de suínos por Traum, nos EUA, em 1914, subdividida em cinco biovares; *B. ovis* (Buddle, 1956), isolada pela primeira vez por MacFarlane *et al.*, na Nova Zelândia, em 1952; *B. neotomae* (Stoenner e Lalckman, 1957), isolada de um roedor americano (*Neotoma lepida*) e cuja importância para a saúde animal ou humana ainda não foi demonstrada; e *B. canis* (Carmichael e Bruner, 1968), descrita por Kimberling *et al.*, nos EUA, em 1966.

Na década de 1980, foi proposta a reclassificação dessas espécies com base no grau de homologia do DNA, determinada por técnica de hibridização DNA-DNA. Segundo essa proposta, haveria uma única espécie no gênero, *B. melitensis*, e as espécies clássicas seriam apenas suas biovares (p. ex., *B. melitensis* biovar *abortus*, *B. melitensis* biovar *suis*). Em 1986, o Subcomitê de Taxonomia de *Brucella* (www.icsp.org/subcommittee/brucella) aceitou essa classificação monoespecífica, decidindo que o nome das espécies clássicas seria mantido para evitar confusão. Essa classificação não foi aceita por toda a comunidade científica, mas foi adotada por bancos de dados e coleções de cultura de prestígio (como o GenBank e a United Kingdom National Culture Collection). De qualquer modo, estudos sobre a evolução dos microrganismos desse gênero dão suporte à ideia de sua classificação em várias espécies.

A favor da classificação em várias espécies, tem-se, também, o argumento da biossegurança. Sabe-se que há muitas diferenças de patogenicidade e de virulência, tanto para o ser humano como para os animais, entre os diversos biovares das espécies de *Brucella*; assim, a classificação múltipla tem se mostrado útil. A listagem dos microrganismos em uma mesma espécie torna-se confusa e claramente encobre a potencialidade do risco representado por determinada espécie da bactéria. Por essas razões, o Subcomitê de Taxonomia de *Brucella*, em reunião realizada em 2003, optou por retomar a classificação anterior, com o gênero *Brucella* dividido em várias espécies.

A partir de 1994, cepas de *Brucella* que não se enquadravam nas espécies clássicas foram isoladas de várias espécies de mamíferos marinhos, surgindo mais controvérsias sobre a classificação. Em 1997, foi proposta a espécie *B. maris*, subdividida em três biovares, com base no hospedeiro e em características bioquímicas e antigênicas. Entretanto, análises moleculares mostraram não ser apropriada a classificação em uma espécie, motivando, em 2001, uma proposta de classificação em duas espécies, *B. cetaceae* e *B. pinnipediae*, levando em consideração critérios moleculares.

Em 2007, nova proposta alterou os nomes dessas espécies para *B. ceti* e *B. pinnipedialis*, para os microrganismos isolados, respectivamente, de cetáceos (baleias, golfinhos) e de pinípedes (foca, leão-marinho). Posteriormente, outras espécies de *Brucella* viriam a ser descritas. Em 2008, foi proposta a espécie *B. microti*, isolada na Europa de roedores da espécie *Microtus arvalis*. Já em 2009, foi isolado um microrganismo a partir do implante de seio em uma mulher, nos EUA, para o qual foi proposto o nome *B. inopinata*, que significa surpreendente, inesperado.

Recentemente, foi isolado um microrganismo similar a *Brucella* a partir de dois natimortos de babuínos (*Papio* spp.), em um centro de pesquisa nos EUA, de espécies nativas de roedores, na Austrália, e de um paciente com pneumonia destrutiva crônica, também na Austrália, e de rãs africanas (*Pyxicephalus edulis*), embora ainda não incluídas no gênero. No entanto, com os rápidos avanços da tecnologia de identificação de ácidos nucleicos, que possibilitam verificar a diversidade do gênero *Brucella*, é provável que novas espécies venham a ser descritas.

A *Brucella* é um cocobacilo que mede de 0,5 a 0,7 μm de diâmetro por 0,6 a 1,5 μm de largura. Encontra-se disposta isoladamente e, com menos frequência, em pares, em cadeias curtas ou em pequenos grupos. Essas bactérias são imóveis, aeróbicas e contêm muitas cepas, que exigem CO_2 suplementar para a multiplicação, principalmente no isolamento primário. As colônias são transparentes, convexas, lisas e de superfície brilhante. A temperatura ótima de multiplicação é de 37°C; o pH ótimo é entre 6,6 e 7,4. O microrganismo é isolado em diversos meios de cultura, mas muitas cepas exigem meios seletivos, contendo diversos aminoácidos e íons.

Durante muito tempo, considerou-se que a *Brucella* não apresentava flagelos. Recentemente, todavia, a presença de flagelo foi demonstrada em *B. melitensis*, assim como o gene codificador de flagelo foi observado em *B. abortus*, *B. ovis*, *B. canis* e *B. microti*.

Para diferenciar as espécies clássicas dos biovares de *Brucella*, são levados em consideração os seguintes critérios: suscetibilidade aos bacteriófagos, oxidação de substratos, hospedeiro preferencial, exigência de CO_2, produção de H_2S, multiplicação em meio que contenha tionina e fucsina básica e aglutinação com soro monoespecífico (Tabelas 3.1 e 3.2 e Figura 3.1). No Brasil, foram identificados, os biovares 1, 2, 3, 4 e 6 de *B. abortus* e o biovar 1 de *B. suis*.

Estrutura antigênica

Antigenicamente, a *Brucella* pode ser categorizada em amostras lisas (*B. abortus*, *B. suis*, *B. melitensis*, *B. ceti*, *B. pinnipedialis*, *B. microti* e *B. inopinata*) e rugosas (*B. canis* e *B. ovis*), com base na estrutura da parede celular. Esses dois grupos apresentam estrutura antigênica e virulência diferenciadas. Os principais antígenos que conferem especificidade ao gênero estão presentes no lipopolissacarídio (LPS) da parede celular, principal responsável pela indução de anticorpos e pela virulência da *Brucella*.

Tabela 3.1 Diferenciação bioquímica, hospedeiros preferenciais e patogenicidade para humanos de espécies do gênero *Brucella*.

Espécies	Morfologia da colônia	Necessidade de soro	Oxidase	Urease	Hospedeiro preferencial	Patogenicidade para humanos
B. abortus	Lisa	Negativa, exceto para *B. abortus* biovar 2	+	+	Bovinos e outros bovídeos	Alta
B. suis	Lisa	–	+	+	Biovar 1 = suíno Biovar 2 = javali, lebre Biovar 3 = suíno Biovar 4 = rena, caribu Biovar 5 = roedores silvestres	Alta Não patogênica Alta Alta Não patogênica
B. melitensis	Lisa	–	+	+	Caprinos e ovinos	Alta
B. neotomae	Lisa	–	–	+	Rato-do-deserto	Não patogênica
B. ovis	Rugosa	+	–	–	Ovinos	Não patogênica
B. canis	Rugosa	–	+	+	Cães	Moderada
B. ceti	Lisa		+	+	Cetáceos	Desconhecida
B. pinnipedialis	Lisa		+	+	Pinípedes (focas, leões-marinhos, morsas)	Desconhecida
B. microti	Lisa	–	+	+	Rato-silvestre (*Microtus arvalis*), raposa	Desconhecida
B. inopinata	Lisa	–	+	+	Desconhecido	Alta

Adaptada de Banai M, Corbel M. Taxonomy of Brucella. Open Vet Sci J. 2010;4:85-101; e de Godfroid J, Cloeckaert A, Liautard JP, Kohler S, Fretin D, Walravens K *et al.* From the discovery of the Malta's fever agent to the discovery of a marine mammal reservoir, brucellosis has continuously been a re-emerging zoonosis. Vet Res. 2005;36(3):313-26.

Tabela 3.2 Classificação de espécies e biovares de *Brucella*.

Espécies	Biovares	Necessidade de CO_2	H_2S	Multiplicação na presença de corante		Aglutinação com soro monoespecífico		
				Tionina	Fucsina básica	A	M	R
B. melitensis	1	–	–	+*	+	–	+	–
	2	–	–	+	+	+	–	–
	3	–	–	+	+	+	+	–
B. abortus	1	+*	+	–	+	+	–	–
	2	+*	+	–	–	+	–	–
	3	+*	+	+	+	+	–	–
	4	+*	+	–	+**	–	+	–
	5	–	–	+	+	–	+	–
	6	–	–	+	+	+	–	–
	9	– ou +	+	+	+	–	+	–
B. suis	1	–	+	+	–**	+	–	–
	2	–	–	+	–	+	–	–
	3	–	–	+	+	+	–	–
	4	–	–	+	–**	+	+	–
	5	–	–		–	–	+	–
B. neotomae		–	+	–***	–**	+	–	–
B. ovis		+	–	+	–**	–	–	+
B. canis		–	–	+	+	–	–	+
B. ceti		–	–	+**	+	+	–**	–
B. pinnipedialis		+	–	+	+	+	–**	–
B. microti		–	–	+	+	–	+	–
B. inopinata		–	+	+	+	–	+	–

*Necessário para isolamento primário. **Algumas cepas apresentam resultado contrário. ***Crescem com 10 μg/mℓ.
A = *abortus*; M = *melitensis*; R = rugoso.
Adaptada de Banai M, Corbel M. Taxonomy of Brucella. Open Vet Sci J. 2010;4:85-101.

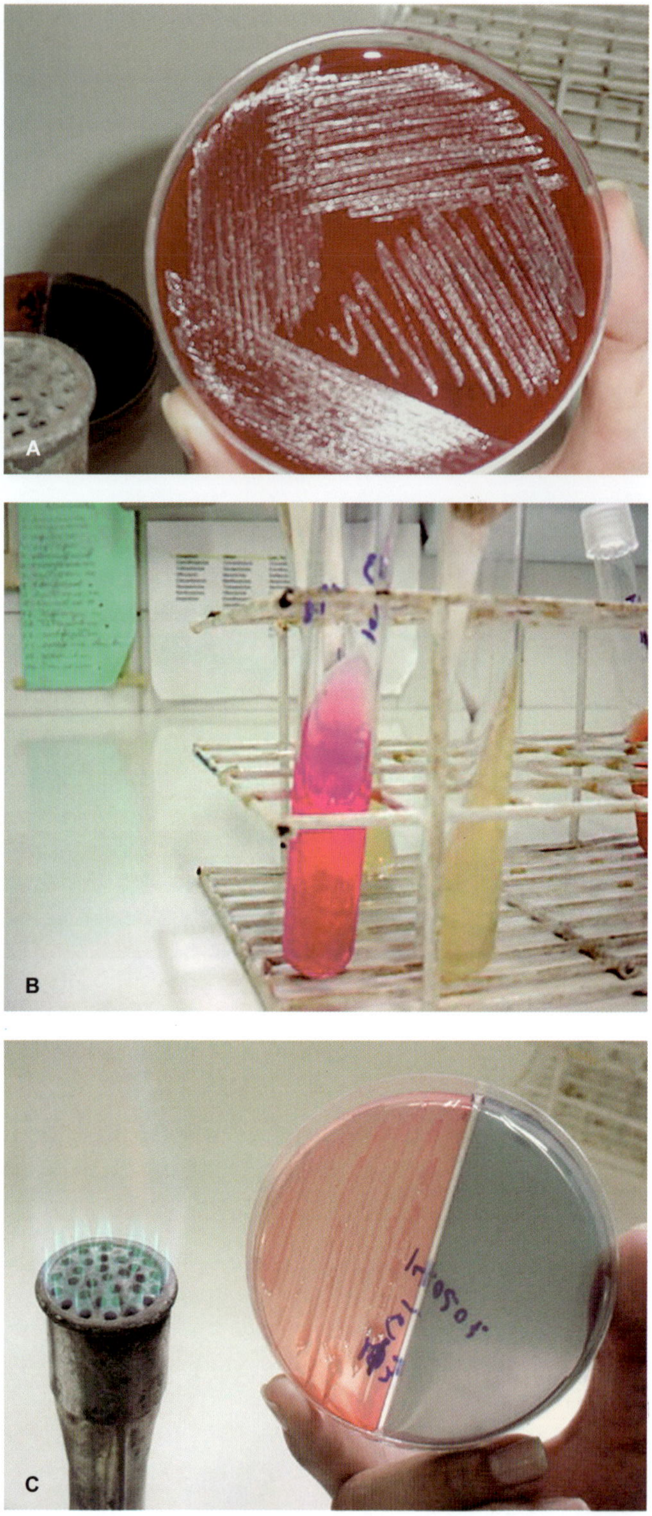

Figura 3.1 *B. abortus* biovar 1: crescimento em ágar-sangue (**A**), ureia e H_2S positivo (**B**), crescimento em corantes, fucsina positiva e tionina negativa (**C**).

Nas amostras lisas, o LPS é formado pelo lipídio A, uma longa cadeia de ácidos graxos, uma região central com manose, glicose, quinovosamina e glucosamina, além de açúcares não definidos. A parte hidrofílica do LPS contém a cadeia O, formada por homopolímeros de N-formil-perosamina (4-amino, 4,6-dideoximanose) com ligações α 1-2 (*B. abortus* biotipo 1) ou, então, α 1-2 mais α 1-3 em proporção ≥ 4:1 (4:1 em *B. melitensis* biotipo 1).

Essas alterações estruturais resultam em três epítopos básicos que se sobrepõem: o epítopo C, que é comum a todas as brucelas lisas; o epítopo M, encontrado nas brucelas com ligações α 1-3 (*B. melitensis*); e o epítopo A (*B. abortus*), presente nas brucelas sem ligações α 1-3 ou com proporção de ligações α 1-2 a α 1-3 superior a 4:1. A cadeia O é responsável por reações cruzadas com *Yersinia enterocolitica* O:9, em razão da presença de N-formil-perosamina com ligações α (1-2), idêntica à da cadeia O da *B. abortus* biotipo 1, e, em menor intensidade, com *Escherichia coli* O:157, *Salmonella* O:30, *Stenotrophomonas maltophilia*, *Francisella tularensis* e *Vibrio cholerae*.

Nas amostras rugosas (*B. ovis* e *B. canis*), a cadeia O está ausente ou reduzida a poucos resíduos, sendo a especificidade determinada pelo polissacarídio central (glicose, manose e quinovosamina) (Figura 3.2).

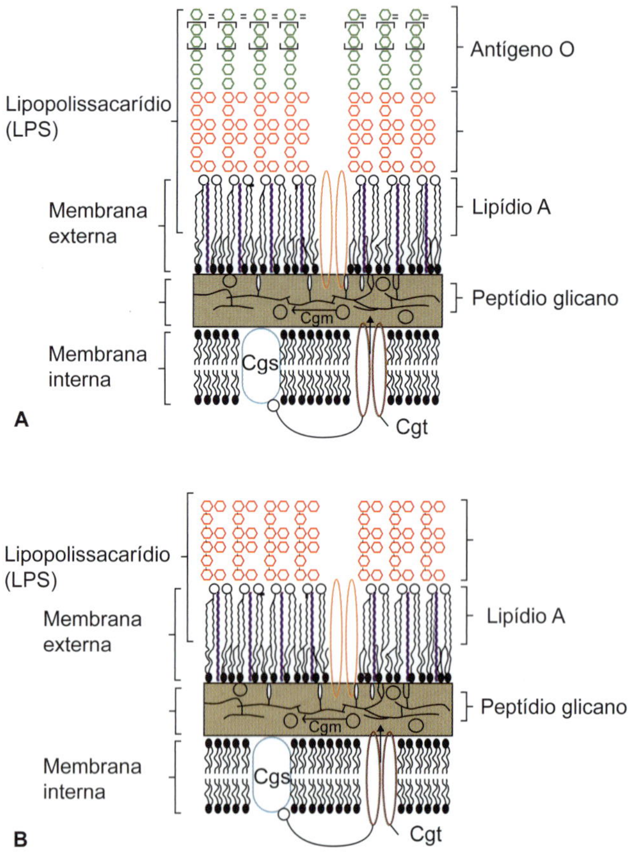

Figura 3.2 Representação diagramática da parede celular de *Brucella*. **A.** Nas amostras lisas, o LPS é formado pelo lipídio A, uma região central (*core*) com manose, glicose, quinovosamina e glucosamina, além de açúcares não definidos. As amostras lisas podem apresentar os lipídios A (*B. abortus*) ou M (*B. melitensis*). A parte hidrofílica do LPS contém a cadeia O (4-amino, 4,6-dideoximanose), presente apenas nas amostras lisas. **B.** Nas amostras rugosas, *B. ovis* e *B. canis*, a cadeia O está ausente ou reduzida a poucos resíduos, sendo a especificidade determinada pelo polissacarídio central (glicose, manose e quinovosamina).

Outros antígenos internos, externos e citoplasmáticos conferem certas características. Alguns são reconhecidos pelo sistema imune durante a infecção, sendo potencialmente úteis em testes de diagnóstico, mas a resposta induzida por esses antígenos é inferior à observada contra o LPS. Destacam-se, no entanto, as proteínas ribossômicas L7/L12, por estimularem a resposta imune celular evidenciada por hipersensibilidade retardada e proteção contra a infecção; por esse motivo, são candidatas potenciais a vacinas.

Entre os mecanismos de defesa do hospedeiro, enfatiza-se, inicialmente, a resposta imune inata, que é inespecífica e ativada pelo reconhecimento – por TLR (receptores *toll like*) – de estruturas microbianas, como LPS, peptidioglicanos e lipoproteínas que recebem a denominação PAMP (do inglês *pathogen-associated molecular pattern*, que significa padrão molecular associado a patógeno), favorecendo a fagocitose do agente e a expressão de citocinas pró-inflamatórias e de outras moléculas coestimulatórias, com desencadeamento da resposta imune inata e, posteriormente, da resposta imune específica.

O LPS da *Brucella* diferencia-se das demais bactérias gram-negativas, pois apresenta menor atividade e toxicidade quando comparado ao LPS de *E. coli*. Caracteriza-se por alteração dos PAMP, redução de atividade endotóxica, baixa indução de explosão (*burst*) respiratória, baixa atividade bactericida, pouca secreção de lisozima, reduzida indução de citocinas como fator de necrose tumoral (*tumor necrosis factor* – TNF-α), interferons dos tipos I e II, além de proteínas antimicrobianas como GTPases. Esses fatores propiciam a persistência da *Brucella* dentro de macrófagos e células dendríticas. A Tabela 3.3 ilustra os fatores de virulência ou PAMP associados à evasão e os mecanismos de persistência da *Brucella*.

Epidemiologia

Distribuição

A enfermidade causada por *B. abortus* tem distribuição mundial, exceto nos países que a erradicaram por trabalhos sistemáticos, como é o caso de Japão, Canadá, Austrália, Nova Zelândia, Israel e alguns países da Europa. Nos EUA, a infecção em animais domésticos está praticamente erradicada, ocorrendo somente em algumas espécies de animais silvestres, com eventuais transmissões para bovinos. Já a França mantém a enfermidade controlada.

B. melitensis é particularmente comum em países do Mediterrâneo. A doença é reemergente em locais anteriormente controlados, como Malta e Omã. Também ocorre no Oriente Médio, na Ásia Central, ao redor do Golfo Pérsico e em alguns países da América Central.

B. ovis ocorre na maioria das regiões de ovinocultura do mundo. Está presente na Austrália, na Nova Zelândia, na América do Norte, na América do Sul, na África do Sul e em muitos países da Europa.

B. suis se encontrava presente no mundo todo, especialmente nas regiões de suinocultura. Foi erradicada em suínos domesticados nos EUA, no Canadá e em muitos países europeus. No entanto, ainda persiste em suínos selvagens de algumas áreas, incluindo EUA, Europa e Austrália. Casos esporádicos e surtos têm sido relatados em

Tabela 3.3 Principais fatores responsáveis pela evasão e pela persistência da *Brucella* no hospedeiro.

Fator de virulência ou PAMP	Mecanismo de ação	Resultado
Sistema de secreção do tipo IV (VirB)	Translocação intracelular de fatores de virulência	Estabelecimento da infecção intracelular
Sistema regulatório BvrS/BvrR	Controle de sistemas essenciais para o tráfego intracelular	
Glucano periplasmático β-cíclico	Formação do vacúolo contendo brucelas (BCV)	
Prolina racemase PrpA	Estímulo à produção de IL-10 por linfócitos T	Supressão da resposta imune celular
Ptp1/TcpB	Interferência em TLR2 e TLR4	Subversão da resposta imune inata e da resposta pró-inflamatória
	Inibição da citotoxicidade por células T citotóxicas	Evasão da imunidade adquirida
Flagelo	Fraco estímulo a TLR5	Evasão da imunidade inata
Lipopolissacarídio	Baixa atividade endotóxica	Evasão da resposta imune inata e estabelecimento da infecção intracelular
	Inibição da fusão do fagolisossoma	Estabelecimento da infecção intracelular
	Inibição da fagocitose e da atividade bactericida	Subversão da imunidade inata
	Proteção contra a ação do complemento C3	
	Interferência na apresentação do antígeno via MHC II	Evasão da imunidade adquirida
	Indução da produção de IL-10	Supressão da resposta imune celular
	Inibição e maturação de células dendríticas	Subversão da imunidade inata e evasão da imunidade adquirida

Adaptada de Skendros P, Boura P. Immunity to brucellosis. Rev Sci Tech. 2013;32(1):137-47.

rebanhos domésticos de alguns países da América do Sul, da América Central, da Ásia, bem como no México e no Brasil, com eventual acometimento de humanos.

B. canis ocorre em quase todo o mundo, com exceção da Nova Zelândia e da Austrália. As espécies marinhas aparentemente se encontram disseminadas nas populações de mamíferos marinhos. Animais soropositivos e isolamento do agente foram relatados no norte do oceano Atlântico, no mar Mediterrâneo, no mar Ártico, na costa do Pacífico da América do Norte, na costa do Peru, bem como na Austrália, na Nova Zelândia, no Havaí, nas ilhas Salomão e na Antártica.

No Brasil, a brucelose bovina ocorre de maneira endêmica em praticamente todo o território nacional, podendo ser diagnosticada nos rebanhos, independentemente do modo de criação e de exploração econômica a que estejam submetidos. A menor taxa de prevalência é observada no estado de Santa Catarina; as maiores taxas, na Região Centro-Oeste (Tabela 3.4).

Em geral, na América Latina, as perdas econômicas em razão da brucelose foram estimadas em US$ 600 milhões ao ano. Santos *et al.*(2013) calcularam que, no Brasil, a brucelose bovina causa perdas totais de aproximadamente R$ 892 milhões, e cada aumento de 1% na taxa de prevalência resulta em prejuízo médio de R$155 milhões.

A brucelose canina, no Brasil, foi descrita pela primeira vez em 1976, no estado de Minas Gerais, por Godoy *et al.* (1976), que isolaram a *B. canis* de um animal soropositivo nas provas de aglutinação em placa e em tubo. A partir de então, tem sido constatado que a infecção é bastante frequente, sendo observados relatos sobre animais infectados e sorologia positiva associada ou não a sinais clínicos, em percentuais variáveis, em cães.

Tabela 3.4 Situação epidemiológica da brucelose bovina em diferentes estados do Brasil, no ano de 2009.

Estado	Prevalência de focos (%)	Prevalência em animais (%)
Bahia	4,2	0,66
Distrito Federal	2,5	0,16
Espírito Santo	9	3,5
Goiás	7,7	1,4
Minas Gerais	6	1,1
Mato Grosso do Sul	41,5	4,5 a 12,6*
Mato Grosso	41,2	10,2
Paraná	4	1,7
Rio de Janeiro	15,4	4,1
Rondônia	35,2	6,2
Rio Grande do Sul	2,1	1
Santa Catarina	0,3	0,06
Sergipe	12,6	3,4
São Paulo	9,7	3,8
Tocantins	21,2	4,4

*Varia de acordo com a área do estado.
Fonte: Brasil, 2009.

Em ovinos, a doença causada por *B. ovis* é especialmente relatada no sul do país, em virtude da criação de ovinos, embora também seja verificada soropositividade em animais de vários outros estados, como Minas Gerais, São Paulo e Rio Grande do Norte. Não existe relato de *B. melitensis* no Brasil, apesar de essa espécie estar presente em outros países da América Latina.

Os equinos representam espécies menos importantes, sendo observados casos clínicos isolados, principalmente em animais que convivem com rebanhos bovinos infectados.

Poucos são os relatos de brucelose em suínos no Brasil, com soroprevalência de 0,34% nos últimos levantamentos realizados. Nota-se que, nas explorações tecnificadas, a brucelose suína praticamente desapareceu, embora ainda possa ocorrer esporadicamente.

Com o aumento da bubalinocultura, tem-se constatado, paralelamente, o aumento do número de casos de brucelose nessa espécie, inclusive com isolamento de *B. abortus* em fetos abortados.

Hospedeiros suscetíveis

Grande variedade de espécies animais pode servir de hospedeira do gênero *Brucella*. Entre os animais domésticos, a brucelose causa problemas em bovinos, suínos, caprinos, ovinos, bubalinos, equinos e cães.

Entre os bovinos, a categoria mais suscetível ao agente etiológico é representada pelas vacas, especialmente em gestação. É possível que exista, ainda, variação individual de suscetibilidade, pois, quando a enfermidade se instala em um rebanho, dificilmente todos os animais são infectados.

A brucelose em suínos afeta ambos os sexos e diversas idades, caracterizando-se por infertilidade, abortos, orquites, além de lesões ósseas e articulares. Existe a possibilidade de resistência genética à infecção; cruzamentos de raças como Duroc e Jersey Red, por exemplo, são menos suscetíveis à infecção experimental com *B. suis*.

A brucelose também acomete diversas espécies de ruminantes, suínos e canídeos silvestres/selvagens. Já foi relatada em camelos (*Camelus dromedarius*, *C. bactrianus*), lhamas (*Lama glama*), alpacas (*Lama pacos*), guanacos (*Lama guanicoe*) e vicunhas (*Vicugna vicugna*), em razão de contato com ruminantes infectados por *B. abortus* ou *B. melitensis*.

Adicionalmente, foi descrita em coiotes (*Canis latrans*), bisões-americanos (*Bison bison*), bisões-europeus (*Bison bonasus*), iaques (*Bos grunniens*), cervos (*Cervus elaphus*), búfalos (*Syncerus caffer*) e várias espécies de antílopes africanos. Esses animais apresentam o mesmo quadro clínico de bovinos e podem ser importantes epidemiologicamente em áreas onde a infecção em animais domésticos já tenha sido erradicada.

A descoberta recente de mamíferos marinhos e roedores infectados por *Brucella*, bem como a presença da bactéria em prótese mamária, mostra a amplitude de animais suscetíveis e ambientes em que essa bactéria pode ser encontrada.

Fontes de infecção

As espécies de hospedeiros preferenciais são aquelas responsáveis pela manutenção das respectivas espécies e biovares de *Brucella*. Desse modo, os caprinos e os ovinos constituem as principais fontes de infecção para *B. melitensis*; os bovinos, para *B. abortus*; os suínos, para *B. suis* biovares 1 e 3 (o biovar 2 de *B. suis* tem como reservatório o suíno e a lebre europeia – *Lepus capensis*; o biovar 4, a rena – *Rangifer tarandus*; o biovar 5, os roedores silvestres); os cães, para *B. canis*; e os ovinos, para *B. ovis*.

Em alguns países da Europa e em Israel, onde *B. melitensis* afeta pequenos ruminantes, tem-se observado, também, a infecção de bovinos por essa espécie, com colonização do úbere e presença do agente em leite e derivados não pasteurizados, representando sério risco para a Saúde Pública.

De maneira similar, no México e em alguns países da América do Sul, a infecção por *B. suis* tem sido constatada em bovinos, tornando-os fontes de infecção para os humanos por *B. suis* biovar 1, mais ainda do que os suínos, uma vez que *B. suis* biovar 1 (assim como *B. melitensis*) é capaz de colonizar o úbere bovino e ser eliminada pelo leite. Apesar da infecção, essas espécies não disseminam a enfermidade para outras espécies; ela é propagada pelo hospedeiro original, ou seja, os pequenos ruminantes e os suínos, respectivamente.

Para os bovinos, a principal fonte de infecção é a vaca, como mencionado, principalmente em gestação, pois o parto ou o abortamento representam a ocasião de maior risco de disseminação. O touro infectado, quando usado na monta natural, tem pouca importância epidemiológica na manutenção da enfermidade.

Entre os suínos e os cães, além da fêmea gestante, o macho infectado pode ser fonte de infecção importante. Em cães, a prevalência da enfermidade varia de acordo com a idade, a localização geográfica e as condições reprodutivas e de alojamento, sendo mais prevalente em canis sem controle sanitário e de cobertura, cujos animais são mantidos em alojamentos comuns sem separações (Figura 3.3 A).

Nos ovinos, o reprodutor é a principal fonte de infecção de *B. ovis*, o qual elimina, em geral, o agente pelo sêmen, bem como pela urina. Os machos são mais suscetíveis que as fêmeas; considera-se, ainda, haver suscetibilidade racial, sendo a raça Merino e os mestiços mais suscetíveis que as raças de origem britânica. A fêmea é pouco importante na manutenção do agente no rebanho. A maior prevalência é observada em animais mais velhos, demonstrando maior possibilidade de exposição à infecção e suscetibilidade após a puberdade. A fêmea, após ser coberta por um macho infectado, não veicula a infecção por mais de dois ciclos estrais, apresentando cura espontânea.

É bastante comum a transmissão venérea passiva em ovinos (macho a macho, via fêmea infectada), assim como a disseminação pelo contato sexual entre ovinos machos, o que inclui o hábito de cheirar e lamber o prepúcio. Podem se infectar, também, por contato com fêmeas que abortaram recentemente, e estão eliminando o agente, e por terem habitado em locais previamente contaminados.

Vias de eliminação

O agente etiológico pode ser eliminado da fonte de infecção por diversas vias, como feto, membranas e líquidos fetais, descargas vaginais, leite, fezes e sêmen. Entre essas, destacam-se o feto e os anexos fetais, por sua importância na manutenção da enfermidade.

A eliminação da *Brucella* ocorre, principalmente, após o parto ou abortamento. Embora as vacas abortem, em geral, apenas no primeiro parto após a infecção, os animais continuam eliminando a *Brucella* pelo leite e por descargas uterinas de modo assintomático nos partos subsequentes.

Cães não castrados podem albergar e transmitir a *Brucella* pelo sêmen durante a cópula, por contato oronasal e pela ingestão de tecidos ou fluidos contaminados, havendo, também, a possibilidade de penetração por membranas, pele lesada e, eventualmente, pele intacta.

A maioria das espécies de *Brucella* é eliminada pelo sêmen. Os machos podem eliminá-la por períodos prolongados ou por toda a vida. A importância da transmissão venérea varia de acordo com a espécie de *Brucella*. O sêmen é a principal via de transmissão para *B. ovis*, *B. suis* e *B. canis*. Suínos eliminam em torno de 10^4 a 10^5 unidades formadoras de colônias (UFC) por $m\ell$ de sêmen, transmitindo pela monta natural e representando, de maneira similar ao que ocorre em bovinos, risco elevado na inseminação artificial. Apesar de *B. abortus* e *B. melitensis* serem encontradas no sêmen, a transmissão pela monta natural é pouco provável.

Algumas espécies de *Brucella* também podem ser encontradas em secreções e excreções, como urina, fezes, fluido de higromas, saliva e, inclusive, secreções nasal e oculares. Essa eliminação tem pouca importância epidemiológica na transmissão, mas algumas dessas secreções podem ser fundamentais na transmissão direta de *B. ovis* entre ovinos, especialmente a urina.

Os hospedeiros acidentais geralmente se infectam após contato com o hospedeiro de manutenção. Embora o úbere dos ruminantes seja colonizado, normalmente, durante a infecção VO ou nasal, a transmissão por contato direto (pela presença da bactéria na mão de ordenhadores) pode ocorrer, resultando na eliminação, por longo período, de espécies de *Brucella* não encontradas com frequência no leite dos ruminantes, como *B. suis*.

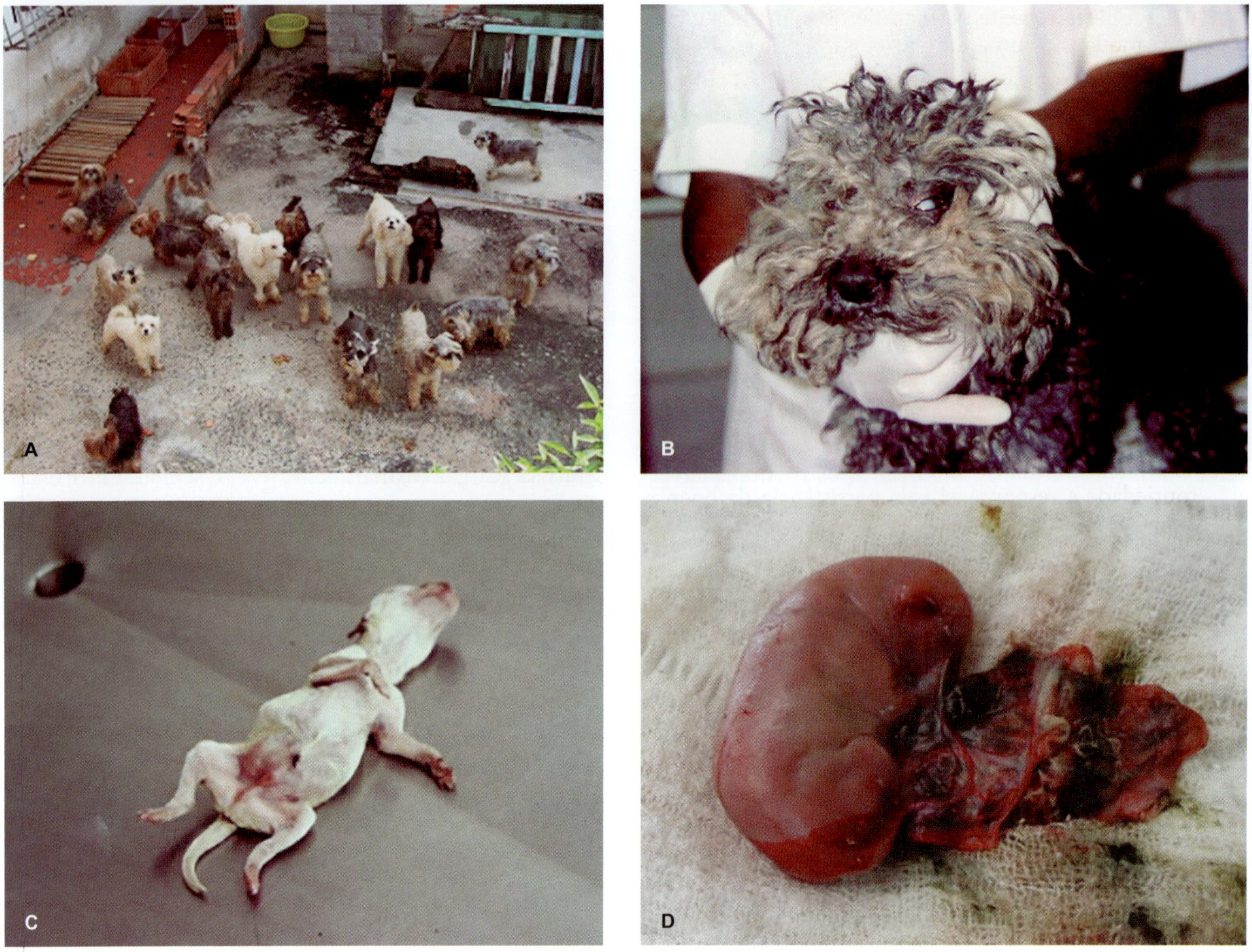

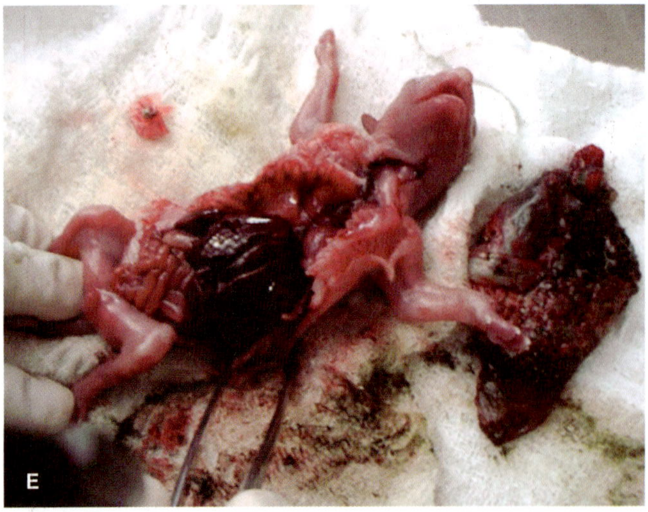

Figura 3.3 Brucelose canina. Condições que favorecem a disseminação em canis (**A**), uveíte (**B**), natimorto (**C**), feto abortado (**D**) e hepatomegalia (**E**) por *B. canis*. Imagem A cedida por Vanessa Salgado.

Meios de transmissão

Água e alimento contaminados são os principais meios de transmissão. Aerossóis podem ser meios de transmissão em ambientes fechados e com grande concentração da bactéria em suspensão no ar.

Nos bovinos, é importante considerar, ainda, o contato resultante do hábito de lamber membranas fetais, fetos e bezerros recém-nascidos. Ademais, o hábito de lamber os órgãos genitais contribui para a disseminação da doença.

Na brucelose bovina, a transmissão por inseminação artificial com sêmen de touro infectado é extremamente importante, sendo responsável por surto de abortamentos em propriedades, dependendo da dose infectante, ou seja, da quantidade de bactérias viáveis introduzidas no útero da vaca. Já a transmissão por transplante de embriões não foi confirmada. Em uma ampla revisão sobre o assunto, Stringfellow e Wright concluíram que *B. abortus* não seria transmitida por transplante de embriões, desde que fosse adotado o procedimento correto.

Outro aspecto que pode contribuir para a manutenção da brucelose é a infecção latente observada em bezerras nascidas de vacas infectadas. Elas nascem aparentemente saudáveis e soronegativas, porém, quando adultas e prenhes, podem abortar e apresentar títulos sorológicos. A latência na brucelose bovina já foi demonstrada em animais infectados natural e experimentalmente. Apesar de controvérsias na frequência desse fenômeno, estima-se que possa ocorrer entre 2,5 e 9% das bezerras de vacas infectadas, caracterizando-se como obstáculo aos programas de controle da enfermidade na propriedade e responsável pela persistência da doença. Bezerras podem se infectar por ingestão de leite contaminado materno ou pela passagem no canal do parto. A grande maioria desses animais geralmente elimina a *Brucella* e não se mantém infectada, no entanto um pequeno percentual pode persistir infectado e abortar na primeira gestação.

A transmissão por meio da ordenha mecânica deve ser considerada de vaca a vaca pela presença de brucelas no leite, o que contamina as teteiras.

Ao contrário do que ocorre com os bovinos, para os suínos a monta natural é um meio de transmissão frequente. Os principais riscos de transmissão associados à brucelose em granjas suínas são representados pela introdução de animais infectados, pelo contato com reservatórios silvestres e pela inseminação artificial com sêmen de cachaços infectados, que eliminam *B. suis* pelo sêmen, uma vez que os antibióticos utilizados na preservação do sêmen não inativam a *Brucella*.

Embora ainda não seja totalmente comprovado, leitões podem se infectar por via transplacentária, resultando em animais infectados, porém soronegativos (latentes), ou por ingestão de *B. suis* a partir do leite da fêmea infectada, uma vez que existe eliminação pelo leite. Suínos geralmente se infectam por ingestão de alimentos contaminados com produtos do parto ou abortamento, bem como por ingestão de fetos e membranas fetais de fêmeas infectadas. Cachaços sintomáticos e assintomáticos podem eliminar a *Brucella* pelo sêmen.

Os cães e os ovinos também podem transmitir a infecção pelo coito. Nos cães, a principal via de transmissão é venérea, embora possam se infectar por contato ou ingestão de membranas fetais, fetos abortados, descargas vulvares ou urina de animais infectados. A inseminação artificial pode ser uma medida de proteção, mas a utilização de sêmen contaminado leva à infecção da fêmea ou à disseminação da enfermidade no canil. Os filhotes geralmente se infectam pela via intrauterina, embora possam se infectar por ingestão de leite contaminado. Embora seja raro, pode ocorrer a transmissão por saliva ou lágrimas.

A *Brucella* pode contaminar fômites, água e alimentos. Em presença de elevada umidade, altas temperaturas e ausência de luz solar, as bactérias sobrevivem e se mantêm viáveis por diversos meses em água, fetos abortados, esterco, lã, feno, equipamentos e roupas. Podem resistir à dessecação em presença de material orgânico, sobrevivendo na poeira e no solo, principalmente em baixas temperaturas (Tabela 3.5).

O tempo de sobrevivência do microrganismo varia bastante, em razão da temperatura, umidade, exposição à luz solar direta e presença de matéria orgânica.

Portas de entrada

Para os bovinos, a mais importante porta de entrada é a mucosa gastrintestinal. A entrada pela mucosa vaginal é rara e exige grande número de microrganismos.

Para os suínos, as principais portas de entrada são o aparelho digestório e genital. Também podem atuar como porta de entrada a conjuntiva e o trato respiratório superior. Já para os cães e os ovinos, tanto o aparelho digestório como o genital representam portas de entrada possíveis. Os equinos se infectam via oral, a partir da coabitação em pastos com bovinos infectados.

Papel dos animais

Os animais atuam na manutenção do agente etiológico na natureza, sendo desprezível a participação do ser humano como hospedeiro, embora possa influir na dispersão do agente etiológico ao comercializar e movimentar animais infectados, sem a adoção das medidas profiláticas necessárias.

Tabela 3.5 Tempo de sobrevivência da *Brucella* no ambiente, em excreções e em fetos.

Ambiente	Tempo de sobrevivência
Solo	43 a 72 dias
Solo seco	4 dias
Solo úmido	66 dias
Solo (região ártica)	151 a 185 dias
Areia	122 dias
Água estéril	37 a 50 dias
Água de bebida	5 a 114 dias
Água de torneira	81 dias
Água poluída	30 a 150 dias
Urina	4 a 30 dias
Fezes	75 a 100 dias
Esterco em fermentação	24°C < 48 h
Lama	8 dias a 8 meses
Feto na sombra	6 meses
Luz solar direta	4,5 h

Adaptada de Wray, C. Survival and spread of pathogenic bacteria of veterinary importance within the environment. Vet Bul. 1975;45(8):543-50.

As espécies de hospedeiros preferenciais mantêm os ciclos das respectivas espécies (ou biovares) do agente etiológico.

Comportamento biológico na natureza

B. abortus, *B. suis* e *B. melitensis*, embora tenham como hospedeiros principais, respectivamente, bovinos, suínos e caprinos, podem infectar várias outras espécies, causando a doença (Figura 3.4); mas, nesses casos, não se caracterizam como espécies responsáveis pela manutenção do agente etiológico. Contrariamente, *B. ovis* e *B. canis* são bastante restritas quanto à capacidade de infectar outras espécies, acometendo, respectivamente, ovinos e cães, embora *B. canis* possa infectar humanos.

Fatores de risco na brucelose bovina

Como fatores que influenciam o início, a disseminação, a manutenção ou o controle da brucelose bovina, devem ser considerados o tamanho da fazenda, o percentual de animais inseminados artificialmente e o número de vacas que abortaram no ano anterior. Quanto maior o rebanho, bem como a permanência de animais infectados no rebanho, maiores as chances de infecção dos animais.

Fatores que favorecem a disseminação entre rebanhos

A compra de animais infectados para reposição é um fator diretamente relacionado com a disseminação da doença entre rebanhos, devendo ser considerados os seguintes itens: frequência de compra, origem do rebanho do qual

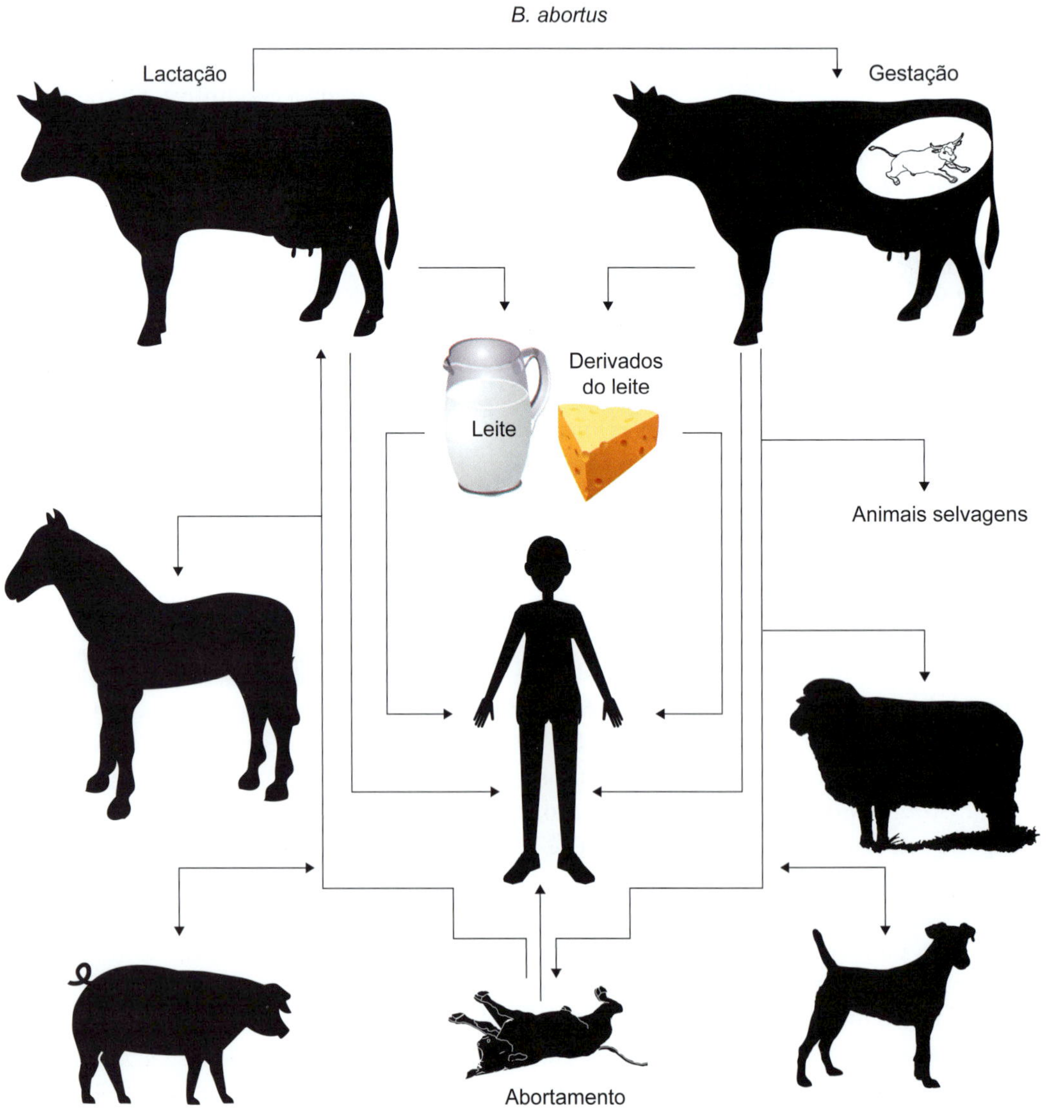

Figura 3.4 Epidemiologia da *B. abortus*. Após a penetração, a *Brucella* se replica nas células do sistema reticuloendotelial, onde persiste. Durante a gestação, invade os trofoblastos e a glândula mamária, onde se replica intensamente e causa abortamento. É eliminada em grande quantidade pelo feto, pela placenta, pelos líquidos e restos placentários e pelo leite. Feto e restos placentários contaminam o meio ambiente e podem ser ingeridos por outras espécies, como suínos, ovinos, equinos e cães, bem como animais selvagens, levando à infecção. O ser humano pode se infectar durante o auxílio no parto e ao manipular restos placentários ou por meio da ingestão de leite e derivados não pasteurizados.

os animais foram adquiridos e histórico de brucelose dos animais comprados e do rebanho de origem.

Outro fator que favorece a disseminação é a proximidade entre um rebanho livre e um rebanho infectado, que pode ocorrer pelo contato dos animais por meio de cercas e pastos, bem como pela introdução de animais infectados em pastos limpos.

Fatores que favorecem a disseminação dentro do próprio rebanho

A ausência de vacinação é um dos fatores que propiciam a disseminação da doença no próprio rebanho, pela possibilidade elevada de infecção em animais não vacinados. Da mesma maneira, o tamanho do rebanho deve ser levado em conta, pois grandes rebanhos são geralmente mantidos por compra e substituição de bovinos que podem estar infectados. Além disso, em grandes rebanhos, é menos provável que os testes de diagnóstico detectem todos os animais infectados, o que dificulta o saneamento. Outro fator é a densidade populacional; quanto maior a densidade, maior o contato entre animais infectados e suscetíveis. Por fim, o uso de maternidades diminui a possibilidade de infecção, já que há menos exposição dos animais suscetíveis aos infectados.

Fatores de risco do animal

A suscetibilidade do hospedeiro é influenciada por idade, sexo e condição reprodutiva. Animais sexualmente maduros ou gestantes são mais vulneráveis à infecção. As vacas são mais suscetíveis que os touros, que, por sua vez, o são mais do que as fêmeas imaturas. Em geral, animais sexualmente imaturos não se infectam ou se recuperam rapidamente após a infecção.

A Figura 3.5 apresenta um diagrama esquemático da epidemiologia da brucelose animal.

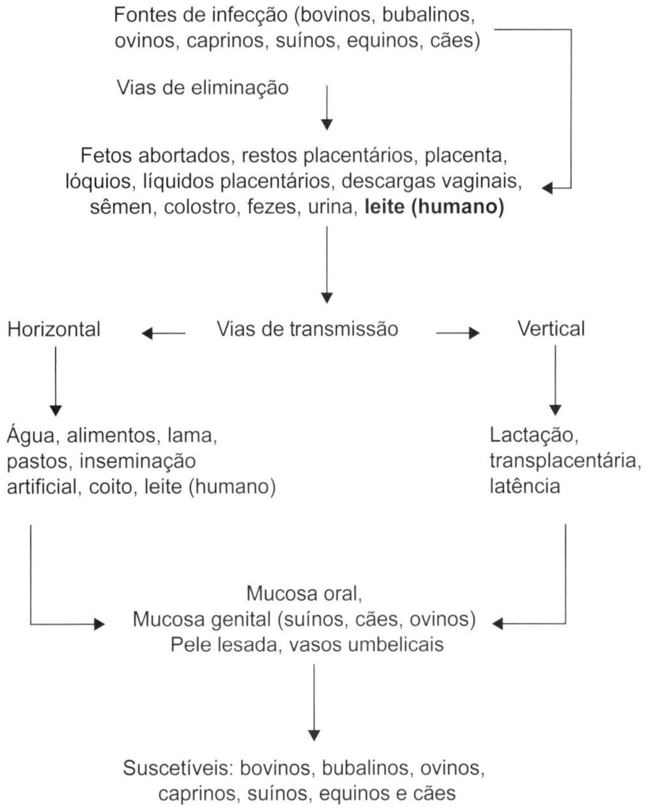

Figura 3.5 Aspectos gerais da epidemiologia da brucelose animal.

➤ Patogenia

Fatores de patogenicidade

A *Brucella* tem a capacidade de infectar células epiteliais e fagocitárias, tecido respiratório, neurônios e tecidos reprodutivos masculinos e femininos. Nas células não fagocitárias, a bactéria tende a localizar-se no retículo endoplasmático rugoso (RER). Em células fagocitárias, ela utiliza vários mecanismos para evitar ou suprimir a resposta bactericida. O LPS das amostras lisas está relacionado com a capacidade de sobrevivência intracelular, pois essas amostras sobrevivem intracelularmente melhor que as rugosas.

O LPS das amostras lisas tem baixa toxicidade para macrófagos e baixa pirogenicidade, além de ser fraco indutor de interferon e de TNF, facilitando a manutenção no organismo animal.

A estrutura lipopolissacarídica da *Brucella* tem baixa carga negativa e, como consequência, não ativa complemento nem induz moléculas microbicidas e bactericidas. A estrutura do envelope celular torna a bactéria altamente resistente à ação da maioria das substâncias bactericidas contidas nos extratos lisossomais, assim como a fosfolipases, lisozimas e lactoferrinas, que são muito eficientes contra bactérias patogênicas. Esses fatores estão apresentados na Tabela 3.3.

Após a penetração intracelular em macrófagos, as amostras lisas se localizam em fagossomos, onde iniciam a multiplicação intracelular, persistindo dentro das células (sem destruí-las) até alcançarem números elevados. Essas células representam, portanto, um local ideal para a manutenção desses microrganismos.

Nesse processo, a *Brucella* não secreta nenhum tipo de exotoxina, exoenzima e molécula endotóxica (lipídios biologicamente ativos, lipoproteínas endotóxicas ou LPS tóxico), não invade o núcleo celular nem escapa dos vacúolos fagossômicos. Os polimorfonucleares não sofrem degranulação, de modo que não há liberação de mediadores extracelulares. Não ocorre ativação de complemento, e não são observadas as características do processo inflamatório, como aumento de permeabilidade vascular, leucocitose, neutrofilia ou trombocitopenia. No entanto, nas fases iniciais da infecção, observam-se retardo no processo de apoptose dos linfócitos e monócitos de animais infectados, assim como a maturação das células dendríticas, prejudicando a apresentação de antígenos e a produção de citocinas (ver Tabela 3.3).

Esses mecanismos associados favorecem a replicação intracelular e a persistência da *Brucella*. A eliminação da *Brucella* do organismo depende de macrófagos ativados, portanto requer o desenvolvimento de imunidade celular (Th1) em resposta aos antígenos proteicos (Figura 3.6).

B. melitensis é considerada a espécie mais patogênica para o ser humano, seguida por *B. suis*, *B. abortus* e *B. canis*. Já a bactéria *B. ovis* não é infectante para o ser humano, não se constituindo em zoonose.

O desenvolvimento da doença, como em qualquer processo infeccioso, é dependente da dose e da virulência bacteriana, bem como da resistência ou da suscetibilidade do hospedeiro, consequência de imunidade inata e adquirida.

Uma vez que a *Brucella* infecta o hospedeiro suscetível, ela se localiza, inicialmente, nos tecidos linfáticos que drenam a porta de entrada. Após uma rápida bacteremia, ela se locomove para as células fagocitárias e reticuloepiteliais. A intensidade e a duração da bacteremia dependem da espécie animal afetada e da espécie de *Brucella* infectante.

A bacteremia ocorre de modo periódico e transitório em bovinos infectados cronicamente, mas o número de bactérias no sangue é baixo, não sendo possível isolá-las do sangue de animais sorologicamente positivos. A penetração e a internalização da *Brucella* lisa e não opsonizada nas células fagocitárias ocorrem por interações da cadeia O, do LPS bacteriano, com microdomínios ricos em colesterol na membrana das células fagocitárias, denominadas balsas lipídicas (*lipid rafts*). A *Brucella* internalizada localiza-se, inicialmente, nos fagossomos, cujo meio interno é ácido, nos quais é exposta aos radicais livres formados na explosão respiratória. A localização no ambiente ácido é importante para a replicação e a sobrevivência da *Brucella* e induz a expressão do gene *VirB* que codifica o sistema de secreção IV (T4SS), fator de virulência fundamental para replicação intracelular das brucelas em macrófagos e células dendríticas, o qual leva à expressão de outros genes responsáveis por inibir a formação do fagolisossoma.

Esse mecanismo possibilita à *Brucella* o estabelecimento do nicho intracelular com exposição restrita a radicais

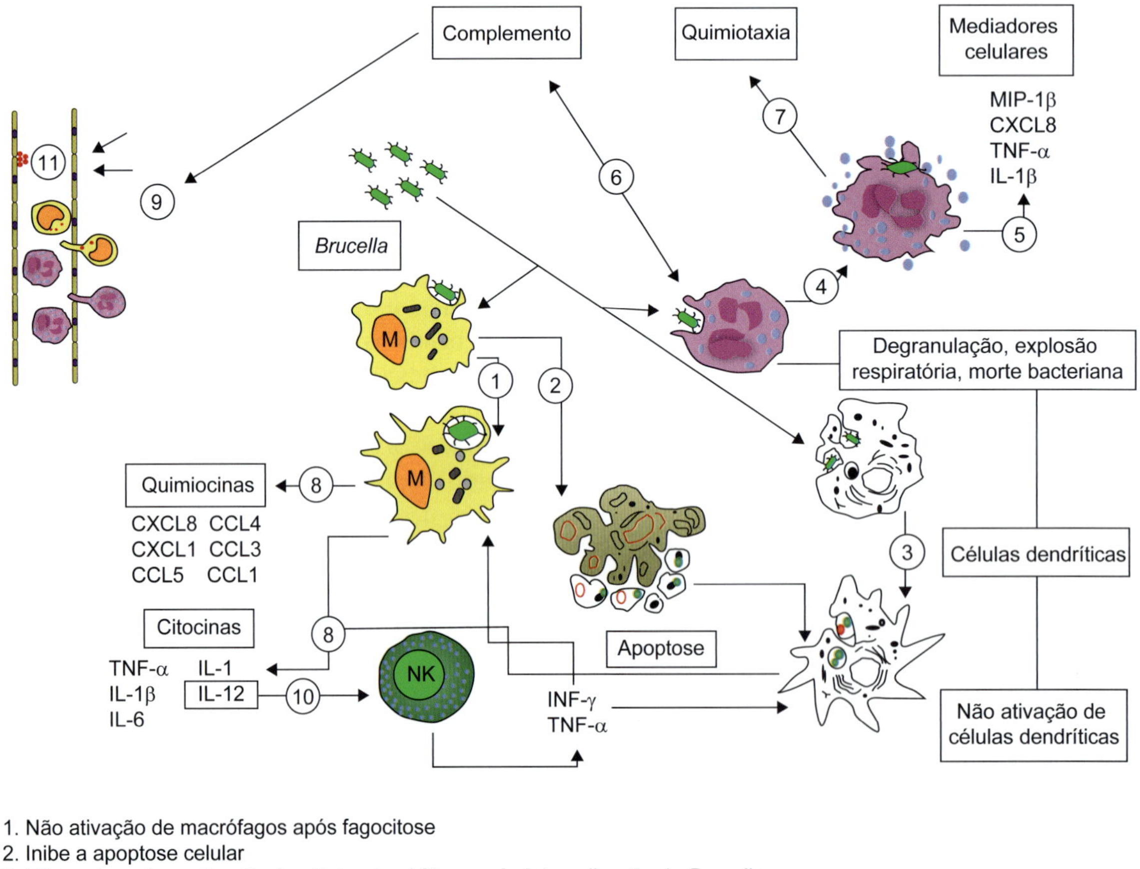

1. Não ativação de macrófagos após fagocitose
2. Inibe a apoptose celular
3. Não maturação e ativação de células dendríticas após internalização da *Brucella*
4. Ausência de degranulação de polimorfonucleares
5. Ausência de mediadores extracelulares
6. Não ativação de complemento
7. Ausência de quimiotaxia
8. Reduzida produção de citocinas inflamatórias por macrófagos e células dendríticas ativados
9. Ausência de aumento de permeabilidade vascular
10. Reduzida ativação de células *natural killer* (NK)

Figura 3.6 Mecanismos de evasão que favorecem a persistência intracelular da *Brucella*.

livres de oxigênio e nitrogênio, mas com pouca disponibilidade de nutrientes. De 70 a 85% das brucelas são eliminadas na fusão fagolisossomal; a criação de um compartimento fagossômico modificado, porém, torna possível a sobrevivência intracelular das demais.

A *Brucella* usa a fase estacionária e os sideróforos para obtenção de ferro, como mecanismo de sobrevivência a longo prazo dentro do fagossomo modificado. A localização das bactérias no interior do fagossomo resulta na ineficiência dos antibióticos, o que explica a divergência de eficácia entre os procedimentos *in vitro* e *in vivo*. Apesar disso, bactérias opsonizadas penetram dez vezes mais na célula e, contrariamente ao que ocorre com bactérias não opsonizadas, existe a formação do fagolisossoma, com morte intracelular da *Brucella*.

Independentemente da porta de entrada, as brucelas aderem à mucosa do local de penetração e induzem resposta inflamatória na submucosa entre 6 e 8 dias após a infecção, o que se caracteriza como a primeira resposta de defesa do animal. Elas são ingeridas por células fagocitárias; as que não são destruídas, em virtude da capacidade de sobrevivência intracelular, são transportadas aos linfonodos regionais, nos quais se proliferam dentro das células do sistema mononuclear fagocitário. Nesses locais, encontra-se número elevado de bactérias, indicando a persistência da infecção nos linfonodos de drenagem do ponto de penetração. A partir desses locais, são disseminadas por via linfo-hematógena, fazendo bacteremia e localizando-se em tecidos preferenciais, como órgãos reprodutivos masculino e feminino, placenta, feto e glândula mamária. A bacteremia ocorre entre 22 e 29 dias após a infecção e coincide com o pico de títulos sorológicos nos animais e desenvolvimento de resposta imune (Figura 3.7 A).

Adicionalmente, podem localizar-se em outros tecidos e órgãos, como linfonodos, baço, fígado, articulações, olhos, ossos e, ocasionalmente, cérebro, levando a vários quadros clínicos. *B. canis* e *B. suis* são espécies que induzem períodos prolongados de bacteremia e, consequentemente, são encontradas com mais frequência em uma ampla variedade de locais secundários (Figuras 3.7 B e C).

Em todos os locais, a *Brucella* prolifera-se intracelularmente. Se o animal estiver prenhe, ocorre a colonização da placenta. A afinidade da bactéria com a placenta e o feto, principalmente pelos trofoblastos corioalantoidianos, tem sido relacionada com a presença de eritritol nesses tecidos, o qual favorece a multiplicação de *B. abortus*, porém não de *B. abortus* B19. Altas concentrações são encontradas em tecidos reprodutivos de machos e fêmeas de ruminantes e suínos. Os níveis mais elevados de eritritol em bovinos são observados na placenta e em líquidos fetais a partir do 5º mês de gestação, relacionados com a multiplicação exponencial da *Brucella* a partir da metade e do terço final da gestação. A proliferação da *Brucella* nos trofoblastos leva à placentite, à infecção do feto e ao abortamento, sinais que caracterizam a brucelose nos animais.

A importância exclusiva do eritritol ainda é discutida, uma vez que alguns autores relataram que o pico de sua concentração ocorre no meio do período de gestação, reduzindo no final, o que sugere a participação de outros fatores além do eritritol. A baixa produção de eritritol em fêmeas equinas e na mulher explica, em parte, por que nesses casos a brucelose não é uma doença da esfera reprodutiva.

O abortamento e a expulsão dos fetos resultam em placentite causada pela *Brucella*. A proliferação da *Brucella* no útero induz necrose e destruição das membranas placentárias maternas e fetais, resultando em morte e expulsão do feto. A invasão do útero gravídico leva à endometrite ulcerativa grave dos espaços intercotiledonários. Membranas corioalantoidianas, cotilédones e fluidos fetais são invadidos; as vilosidades, destruídas. Observa-se proliferação de tecido conjuntivo de granulação, com fibrose e aderência do cotilédone à carúncula. A *Brucella* tem alta predileção por placenta de ruminantes. Nas infecções agudas de vacas prenhes, até 85% das bactérias estão localizadas nos cotilédones, nas membranas plasmáticas e no fluido alantoidiano.

Adicionalmente, *B. abortus* pode induzir a produção de altas concentrações de cortisol, o que diminui a produção de progesterona e aumenta a produção de estrógeno. A diminuição dos níveis de progesterona e o aumento dos níveis de estrógeno induzem, ainda, o parto prematuro. Dependendo da gravidade e da extensão da placentite, podem ser observados abortamentos, partos prematuros, natimortos ou nascimento de bezerros fracos ou viáveis.

Após a bacteremia (Figura 3.7 A), a *Brucella* acomete vários tecidos, diferindo de acordo com a espécie animal e de *Brucella* (Figura 3.7 B a E). Nos tecidos, principalmente no sistema mononuclear fagocitário, a *Brucella* atrai e se multiplica dentro dos macrófagos, levando à formação de pequenos granulomas. Os macrófagos adquirem a aparência de células epitelioides e são envolvidos por linfócitos. Com o crescimento do granuloma, ocorrem necrose caseosa central, afluxo de grande número de neutrófilos e desenvolvimento de tecido conjuntivo na periferia da lesão, formando micro ou macrogranulomas. Não são encontradas células gigantes multinucleadas.

Essa lesão clássica da brucelose é evidente apenas em suínos, causada por *B. suis*, com formação de granulomas em todos os tecidos, inclusive na placenta.

O feto sofre invasão por via hematógena e apresenta hiperplasia linfoide em linfonodos, depleção linfoide no timo, hiperplasia cortical adrenal, focos inflamatórios disseminados (compostos, principalmente, de células mononucleares) e pneumonia fetal caracterizada por infiltrado mononuclear.

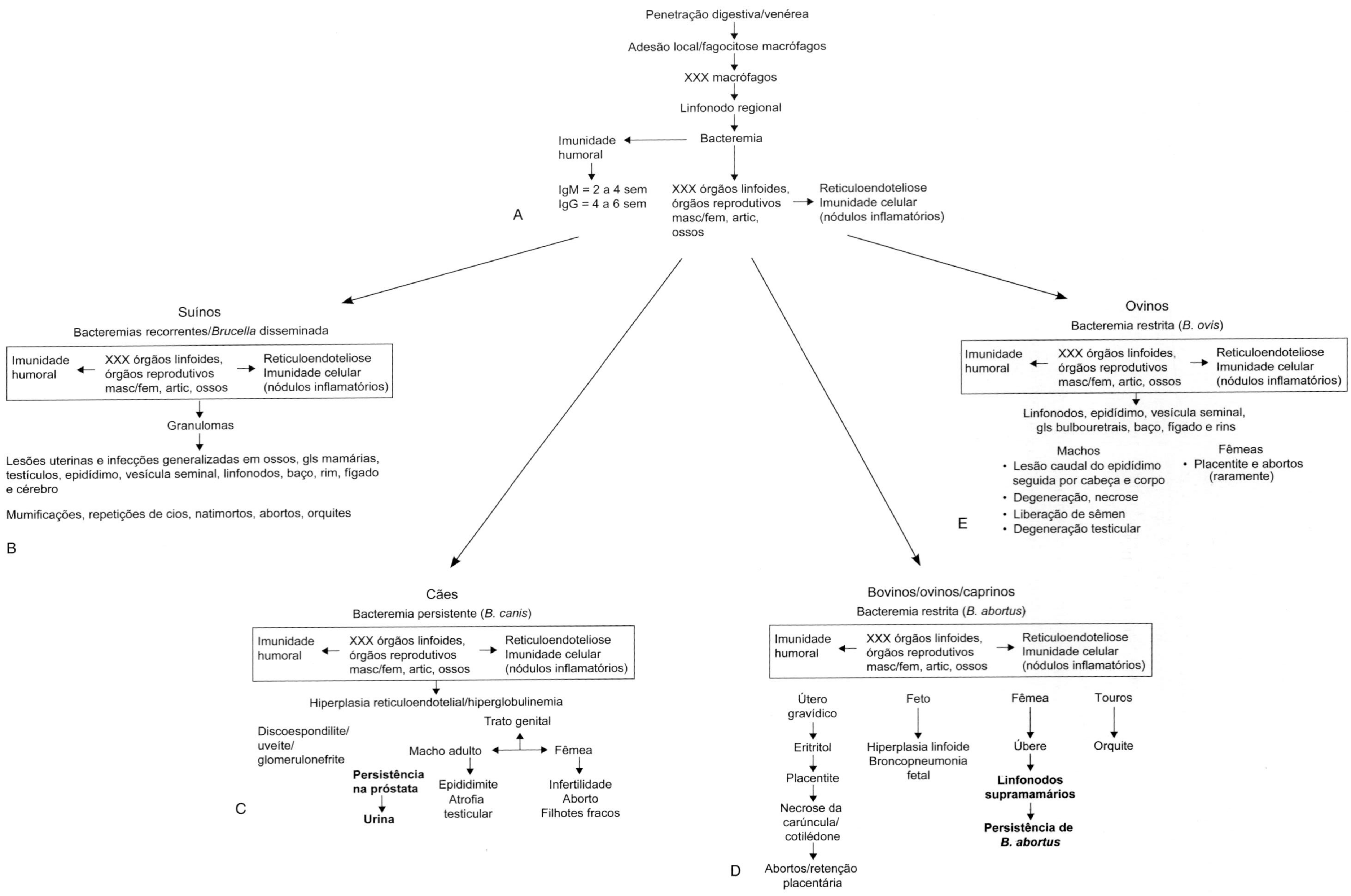

Figura 3.7 Patogenia geral da *Brucella* para as diferentes espécies animais. XXX = multiplicação em; masc = masculino; fem = feminino; artic = articulações; sem = semanas; gls = glândulas.

Bovinos

Bezerros nascidos de fêmeas com brucelose podem ter sido infectados intrauterinamente, atuando como portadores latentes responsáveis pela manutenção da brucelose no rebanho. Esses animais nascem sadios e podem ou não apresentar anticorpos colostrais, dependendo da sorologia materna, mas são sorologicamente negativos após o período de persistência de anticorpos colostrais (4 a 6 meses). Eles sofrem soroconversão, normalmente, em torno de 8 semanas antes do parto.

Em geral, a infecção é detectada somente quando os animais chegam à maturidade sexual, ficam prenhes e abortam, e a *Brucella* é isolada de tecidos fetais e do animal que abortou. A explicação para esse fato baseia-se na resistência apresentada por animais impúberes à infecção por *Brucella*. Outra explicação seria a infecção fetal intrauterina, em período de desenvolvimento do sistema imune; assim, a *Brucella* é reconhecida como *self* (própria) pelo organismo animal, não havendo o desenvolvimento de anticorpos direcionados contra a bactéria.

A glândula mamária e os linfonodos supramamários são locais de persistência de *B. abortus*. Neles, microscopicamente se observa inflamação caracterizada pela presença de linfócitos, neutrófilos, células epitelioides e, ocasionalmente, células gigantes de Langhans. Com a progressão da doença, pode haver atrofia do tecido glandular e fibrose. O úbere infectado apresenta-se clinicamente normal, mas é importante fonte de reinfecção uterina e possibilita a infecção de humanos e bezerros pelo consumo do leite. A *Brucella* é eliminada pelo leite em concentrações variáveis, podendo chegar a 200.000 bactérias/mℓ. O número de bactérias eliminadas é altíssimo no colostro, mas sofre redução e torna-se intermitente no decorrer da lactação.

O epidídimo e o testículo de touros podem apresentar endurecimento (ver Figura 3.7 D). Observam-se espessamento da túnica vaginal que envolve grandes áreas do aparelho reprodutor masculino, bem como a presença de tecido conjuntivo fibroso que comprime ou substitui os testículos e o epidídimo. Eventualmente, pode ocorrer necrose com ruptura e fistulização. O número de bactérias eliminadas pelo sêmen varia entre touros e entre ejaculados do mesmo touro. Em touros vacinados com B19, foi observada a eliminação da amostra vacinal pelo período de 1 ano. Desse modo, a vacinação é contraindicada nos touros, por levar à condição de fonte de infecção, adicionalmente às lesões causadas no macho, como vesiculite seminal.

O abortamento é o aspecto mais importante na contagiosidade da brucelose. Em cada episódio, são eliminadas de 10^{12} a 10^{13} bactérias viáveis, quantidade suficiente para infectar de 60.000 a 600.000 gestantes. O número de microrganismos eliminados diminui gradativamente em partos subsequentes, mantendo-se, porém, o caráter de fonte de infecção do animal.

Suínos

Os suínos infectados no terço inicial ou no meio da gestação abortam em torno de 30 a 45 dias após a infecção. Já os suínos infectados na fase final de gestação não abortam; do mesmo modo, os que se infectam e não estão gestantes não abortam nas gestações seguintes.

São observadas lesões no útero, mas as infecções costumam ser generalizadas, com localização em muitos órgãos, incluindo ossos, glândulas mamárias, testículos, epidídimo, vesícula seminal, linfonodos, baço, rim, fígado e cérebro (ver Figura 3.7 B). Microscopicamente, as lesões se caracterizam como granulomas típicos, com necrose caseosa, contendo alguns neutrófilos no centro. Em alguns casos, o número de neutrófilos aproxima-se do de macrófagos e células epitelioides.

Ovinos

A bactéria *B. ovis* penetra nos animais suscetíveis através das mucosas peniana, retal ou vaginal e pode permanecer no local inicial de infecção por 1 mês, multiplicando-se lentamente, em virtude da propriedade de resistir à destruição intrafagocitária. Ao final do segundo mês de infecção, produz-se bacteremia, e o agente localiza-se nos órgãos sexuais, no baço, nos rins e no fígado, nos quais, em razão da ineficiência dos fagócitos na destruição da bactéria, produzem-se abscessos e reações inflamatórias crônicas, caracterizadas por fibrose e calcificação.

A bactéria se multiplica nos órgãos afetados e é eliminada à medida que as células infectadas são destruídas. O principal local de lesão é a cauda do epidídimo. Observa-se, inicialmente, edema perivascular com infiltração linfocítica, seguido de hiperplasia e degeneração do epitélio tubular e fibrose intertubular. O escape de espermatozoides dos túbulos lesados induz resposta granulomatosa responsável pela principal alteração do epidídimo. Não existe lesão testicular primária, mas a estase leva à degeneração testicular secundária.

São encontradas células inflamatórias no sêmen 2 a 6 semanas após a infecção, coincidindo com a produção de anticorpos nesse mesmo período. A eliminação de *B. ovis* pelo sêmen inicia-se entre 4 e 14 semanas após a infecção, podendo ser intermitente, mas persiste indefinidamente, enquanto as lesões palpáveis são detectadas 3 a 17 semanas após a infecção. Em ovinos, o diagnóstico deve considerar a palpação, para observação de lesões, e a sorologia dos animais.

Ademais, *B. ovis* não impede a concepção. Eventualmente, verificam-se infertilidade, morte embrionária e abortamentos ou, ainda, nascimento de cordeiros fracos e pouco viáveis. As fêmeas que abortam têm infecção persistente, e *B. ovis* é isolada da placenta, de descargas vaginais e do leite. Os cordeiros nascidos de fêmeas infectadas raramente desenvolvem a infecção, mesmo ingerindo leite contaminado (ver Figura 3.7 E).

Equinos

O principal quadro em equinos, causado por *B. abortus* e, eventualmente, por *B. suis*, é a chamada fístula de cernelha, também conhecida como mal da cernelha, mal da cruz, mal da nuca ou abscesso de cernelha, conforme citado anteriormente. Ela se caracteriza por bursite piogranulomatosa da bursa supraespinal ou supra-atlantal (Figura 3.8 A).

A bursa torna-se distendida por exsudato claro e viscoso e desenvolve uma parede espessa. Esse abscesso pode se romper (Figura 3.8 B), liberando grande quantidade de brucelas viáveis, levando à inflamação secundária. Em casos crônicos, os ligamentos proximais e da parte dorsal da coluna vertebral podem necrosar. A ocorrência de abortamentos em equinos é rara. Trauma local e presença de *Onchocerca cervicalis* têm sido associados à fístula em equinos, devendo ser diferenciados.

Caprinos

A infecção por *B. melitensis* em caprinos é similar à infecção por *B. abortus* em bovinos. As principais manifestações clínicas são natimortos e abortamentos no terço final de gestação, similarmente à brucelose bovina. O abortamento ocorre somente uma vez após a infecção. Caprinos são os hospedeiros naturais e clássicos de *B. melitensis* e, com os ovinos, seus hospedeiros preferenciais (ver Figura 3.7 D). Apesar de a *B. melitensis* também ser transmitida congenitamente via útero, cabritos e cordeiros infectam-se principalmente por ingestão de leite e colostro.

Orquite e epididimite por *B. melitensis* em ovinos e caprinos podem ocorrer, mas não são comuns.

A bactéria *B. melitensis* já foi isolada de higroma testicular de ovino. Pode infectar bovinos adultos e também bezerros, por ingestão de leite contaminado. Já foi isolada inclusive de cães, provavelmente por ingestão de placentas ou fetos abortados.

Cães

A *Brucella* pode penetrar nos cães VO, vaginal e conjuntival. A dose infectante oral é aproximadamente 10^6 bactérias/mℓ, enquanto para a via conjuntival são necessárias 10^4 a 10^5 bactérias/mℓ. Experimentalmente, a infecção foi possível por inoculação intravaginal, intravenosa e subcutânea. A transmissão ocorre, principalmente, por secreções vaginais durante o estro e o pós-parto. No feto, na placenta e nos lóquios, o agente pode ser encontrado por até 6 semanas ou mais após o abortamento, alcançando concentração superior a 10^{10} bactérias/mℓ.

Os machos excretam a *Brucella* no sêmen, geralmente 6 a 8 semanas após a infecção. Eliminação intermitente da *Brucella* pelo sêmen foi observada por até 60 semanas após a infecção, podendo continuar até 2 anos. Embora ambos os sexos possam excretar *Brucella* na urina, a maior concentração é verificada em machos (10^3 a 10^6 bactérias/mℓ), cuja urina é considerada mais importante como via de eliminação que a das fêmeas. A eliminação de *Brucella* pela urina inicia-se 4 a 8 semanas após a infecção.

A bactéria é encontrada também no leite, embora não seja importante via de transmissão, uma vez que a infecção intrauterina é mais significativa para os filhotes, mas é preciso levar em conta a possibilidade de contaminação ambiental. Saliva, fezes, secreções oculares e nasais podem apresentar baixas concentrações da bactéria, mas representam pouca importância como via de eliminação. Devem-se considerar, no entanto, fômites e pessoas em contato com animais infectados como possíveis disseminadores do agente.

Depois da infecção por mucosas, acredita-se que a bactéria *B. canis* sofra fagocitose por macrófagos ou outras células fagocitárias e seja transportada para os linfonodos. A partir desses locais, o agente dissemina-se por via hematógena para os outros sistemas do organismo.

Os animais infectados apresentam bacteremia de longa duração (6 a 64 meses). Nessa fase, o agente pode ser encontrado em diversos órgãos do sistema mononuclear

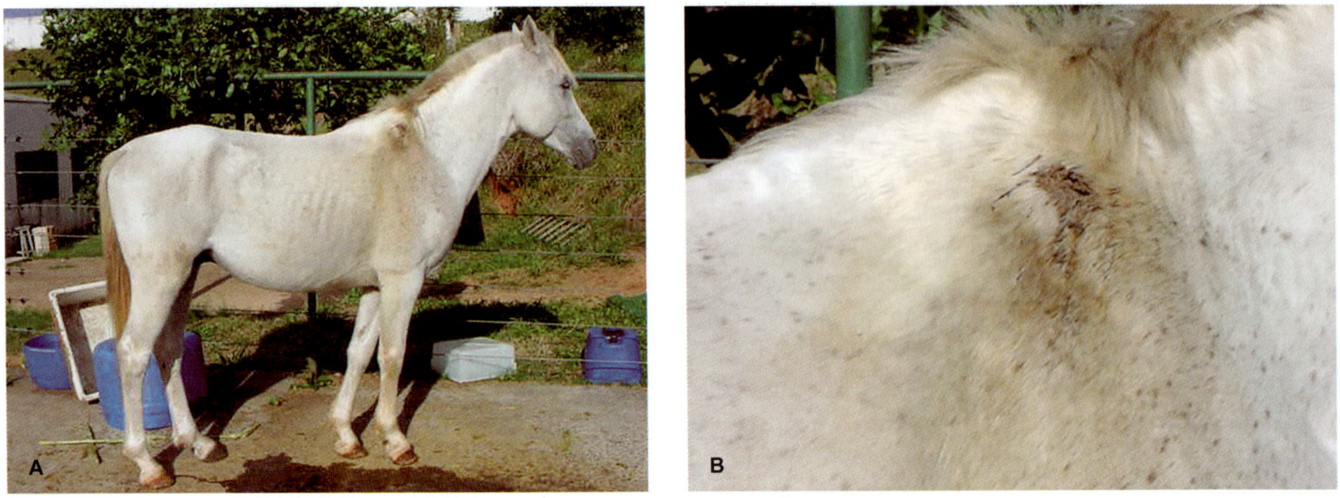

Figura 3.8 Brucelose equina. **A.** Fístula de cernelha. **B.** Fistulização.

fagocitário, incluindo linfonodos, fígado, baço, medula óssea e órgãos do sistema reprodutivo. Ocorre hiperplasia linforreticular generalizada, com hipergamaglobulinemia. O maior número de bactérias é encontrado nos linfonodos, no baço e nos tecidos genitais. Embora normalmente localizada em fagócitos mononucleares, a *Brucella* pode invadir outras células, como o epitélio placentário.

Nos machos, desenvolve-se processo inflamatório no epidídimo e no testículo, com liberação de espermatozoides, o que inicia uma resposta autoimune, com produção de anticorpos aglutinantes antiespermatozoides, que podem ser encontrados no soro sanguíneo e no plasma seminal de 11 até 18 semanas após a infecção. Ocorre, também, resposta de hipersensibilidade retardada contra o espermatozoide e os anticorpos, a qual é responsável, acredita-se, pela epididimite, pela infertilidade e pela esterilidade nos machos.

Ocasionalmente, *B. canis* infecta outros sistemas além do linforreticular e do reprodutivo, podendo ocorrer, nesses casos, uveítes, discoespondilites, osteomielites, meningites, glomerulonefrites e dermatites piogranulomatosas. A linfadenite (retrofaríngea e inguinal) e a hiperplasia folicular de baço são evidenciadas frequentemente e caracterizadas por grande número de células plasmáticas (ver Figura 3.7 C).

A recuperação espontânea pode ocorrer 1 a 5 anos após a infecção. Alguns cães têm bacteremia persistente, enquanto outros mantêm a bactéria em tecidos por vários meses, sem bacteremia evidente. Nos machos, a próstata é o local preferencial de persistência bacteriana. Apesar da persistência de *Brucella* nos tecidos, os títulos sorológicos declinam a partir do momento em que não se detecta mais a *Brucella* no sangue.

➤ Clínica

Bovinos e bubalinos

B. abortus é o principal agente etiológico da brucelose em bovinos e bubalinos. A bactéria localiza-se, principalmente, no trato reprodutor, feminino e masculino, na glândula mamária e no tecido linfoide. Também pode ser observada, com menor frequência, na medula óssea, nos ossos, no córtex renal e nas membranas sinoviais.

O período de incubação, ou seja, entre a infecção e o início dos primeiros sinais clínicos é bastante variável; ele depende de dose infectante, idade, sexo, estágio de gestação e imunidade do animal infectado.

O período de incubação para vacas que se infectam durante a cobertura é, em média, de 225 dias. Além disso, é inversamente proporcional ao período de gestação. Para fêmeas infectadas no 1º mês de gestação, ele é de 200 dias; para infecções no 6º mês de gestação, é de 60 dias. Animais infectados intrauterinamente (congenitamente) podem permanecer soronegativos por, no mínimo, 18 meses e, em seguida, manifestar sinais clínicos.

A sintomatologia observada depende do estado imunitário do rebanho. Em rebanhos suscetíveis não vacinados, observam-se abortamentos a partir do 5º mês de gestação, principalmente no terço final. Os abortamentos ocorrem, comumente, no primeiro parto após a infecção. Nas gestações subsequentes, em geral, observa-se feto a termo, podendo ocorrer, eventualmente, um segundo ou terceiro abortamento na mesma vaca. Os fetos se apresentam normais, sem alterações macroscópicas externas e em fase de desenvolvimento final (Figura 3.9 A). Cerca de 20% dos animais infectados não abortam, enquanto 80% abortam somente uma vez. Como sequelas comuns, são observadas retenção de placenta e metrite.

O histórico da doença no rebanho suscetível geralmente indica a introdução recente de vacas infectadas. Observa-se rápida disseminação da doença, com episódios de abortamentos que podem durar 1 ano ou mais, até o momento em que a maioria das vacas suscetíveis está infectada e aborta. A partir de então, constatam-se partos a termo, retenção de placenta, metrites e nascimento de bezerros fracos, ficando os abortamentos restritos às novilhas de primeira cria e aos novos animais introduzidos no rebanho.

Surtos de brucelose em rebanhos bubalinos foram descritos em consequência da utilização de receptoras brucélicas, levando a prejuízo econômico elevado e risco para a saúde humana. Em rebanhos vacinados, a doença progride lentamente e os abortamentos são menos comuns.

Touros podem apresentar orquite e epididimite. Uma ou ambas as bolsas escrotais podem estar afetadas, com dor, edema, sensibilidade local e aumento de tamanho. Com a persistência do edema, pode haver necrose de liquefação testicular. A maioria dos casos é aguda; a lesão, irreversível.

As vesículas seminais podem estar afetadas, apresentando exsudato fibrinopurulento, com graus variáveis de necrose. Epididimite e granulomas espermáticos secundários à reação inflamatória do epidídimo podem ser observados. *B. abortus* é considerada a principal causa de prostatite e vesiculite seminal em touros.

Em casos de orquite aguda, os touros tanto podem apresentar esterilidade temporária ou permanente como manter fertilidade normal, principalmente se apenas um testículo estiver alterado. A mistura de sêmen normal com sêmen contendo bactéria, restos celulares e exsudatos inflamatórios (do testículo afetado ou do epidídimo, da vesícula seminal ou da próstata) resulta em sêmen de baixa qualidade. No entanto, alguns touros, mesmo infectados, podem ser considerados aptos a reprodução no exame andrológico, ainda que eliminem *B. abortus* pelo sêmen.

Bursite carpal em bovinos pode ser causada por *B. abortus* e caracterizada por lesões granulomatosas da membrana sinovial. O isolamento de *B. abortus* de bursite cervical tem sido associado à sorologia positiva, apesar de a real importância do agente nesses processos ser questionada.

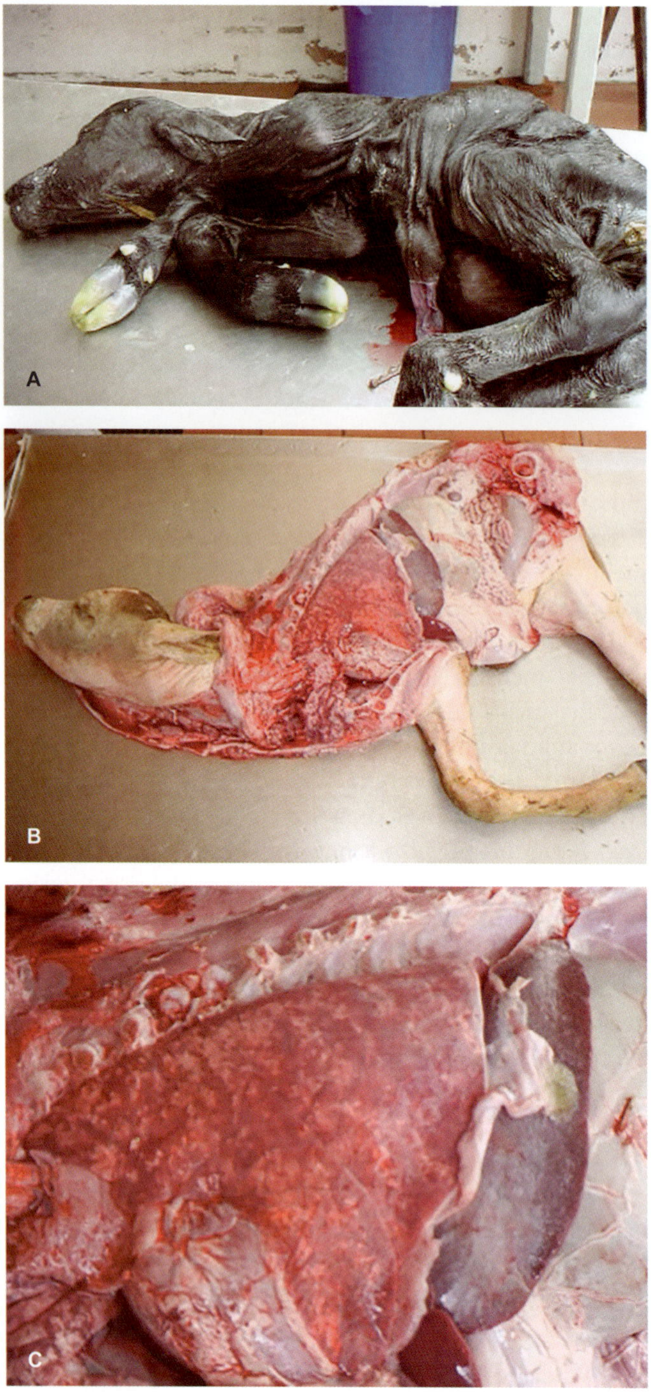

Figura 3.9 Fetos bubalino (**A**) e bovino (**B**) abortados por *Brucella*. Broncopneumonia fetal decorrente de brucelose (**B** e **C**).

Equinos

Em equinos, o principal sinal observado é a fístula de cernelha (ver Figura 3.8 A); abortamentos são incomuns. O abscesso apresenta-se inicialmente endurecido, seguido por ponto de flutuação que se fistuliza com material purulento/caseoso (ver Figura 3.8 B) que frequentemente apresenta infecções bacterianas secundárias e do qual também se isola a *Brucella*. Em criações consorciadas de bovinos e equinos, pode-se encontrar número elevado de equinos sorologicamente positivos, mas assintomáticos.

Suínos

Ocorrem abortamentos em qualquer fase, porém são mais frequentes entre o 2º e o 3º mês de gestação. Observam-se, também, infertilidade, cios irregulares, ninhadas pequenas, claudicação e paralisia de posteriores (Figura 3.10 A), além de natimortos e nascimento de leitões doentes, que morrem poucas horas depois. Morte embrionária e de neonatos é mais comum que os abortamentos na brucelose suína. As fêmeas, em geral, abortam uma única vez, em fase final de gestação, e apresentam partos normais posteriormente.

Pode-se verificar orquite (Figura 3.10 B) com edema e necrose de um ou ambos os testículos, seguida por esterilidade. Cachaços apresentam febre acompanhada de dor testicular, dificuldade para monta e alterações no sêmen.

São observados, também, abscessos e edema em testículos, epidídimo, útero, vesícula seminal, discos intervertebrais e linfonodos. O quadro evolui gradualmente; na fase final da enfermidade, os testículos apresentam-se atrofiados. Os sinais locomotores podem ser decorrentes de artrite, mas, em geral, são consequência da osteo-

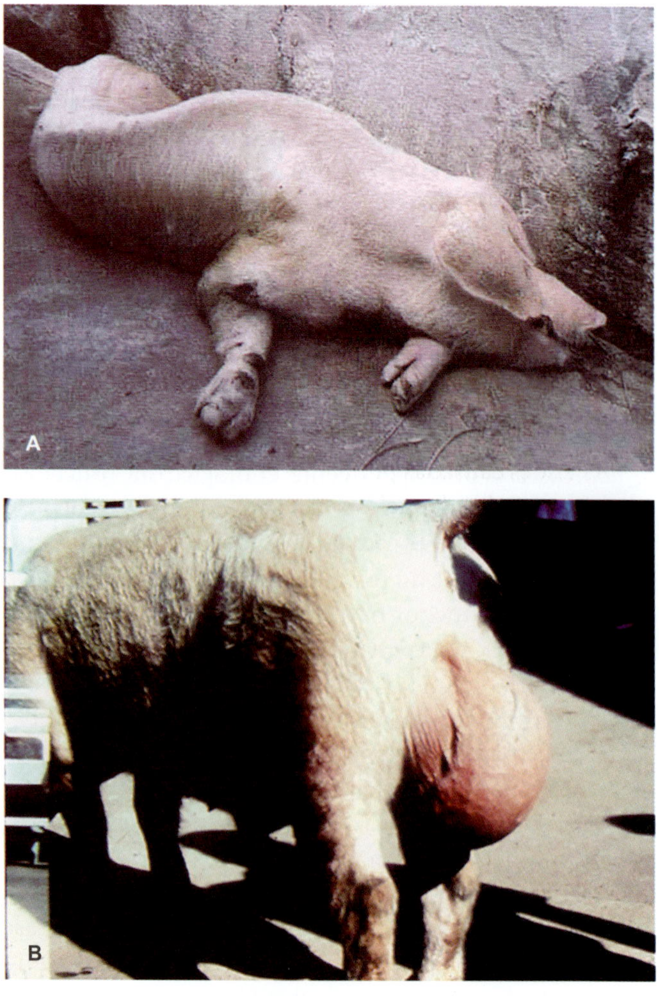

Figura 3.10 Brucelose suína. **A.** Paralisia e atrofia de posteriores. **B.** Orquite. Imagens cedidas por Tereza Cristina de Farias (A) e Walter Mauricio Correa (*in memoriam*) (B).

mielite de corpos vertebrais das partes lombar e dorsal da coluna vertebral. Cachaços podem eliminar *B. suis* de maneira assintomática, representando risco grave para o rebanho e a Saúde Pública.

A disseminação no plantel pode ocorrer rapidamente, conforme as condições de manejo. A imunidade do rebanho não é duradoura e, embora se desenvolva alguma resistência após a ocorrência de surtos, ela não é persistente, sendo possível a ocorrência de novos surtos pouco tempo depois, em casos de reintrodução da enfermidade.

Ovinos

B. ovis produz doença clínica ou subclínica crônica em ovinos, caracterizada por epididimite e subsequente diminuição de fertilidade em carneiros. Em ovelhas, causa abortamentos ocasionais.

Na fase inicial da infecção, observa-se deterioração do sêmen, que apresenta, também, coleções de pus e o agente causal. A seguir, aparecem os sinais de inflamação aguda, com edema do escroto, da vagina, do epidídimo ou do testículo, além de febre, enfraquecimento e taquipneia. A inflamação aguda se instaura com consequente aumento de volume uni ou bilateral (Figura 3.11 B), provocando subfertilidade, infertilidade ou esterilidade. Como sequela, pode haver atrofia do órgão afetado.

Na fase crônica, as lesões podem ser constatadas pela palpação do epidídimo e da vagina, formando-se espermatocele, fibrose e aderências que obliteram, por vezes, a cavidade vaginal. Atrofia testicular em graus variáveis e aumento do volume do epidídimo são características da infecção crônica. As lesões podem ser uni ou bilaterais.

Os efeitos da brucelose na qualidade do sêmen são: presença do agente no sêmen, redução total da produção de esperma, baixa motilidade, alto percentual de anormalidades morfológicas e a presença de células inflamatórias.

As lesões causadas por *B. ovis* em reprodutores devem ser diferenciadas daquelas provocadas por *Actinobacillus seminis*, já relatadas no Brasil, pois são similares.

Cães

Raramente se observa febre nos animais com brucelose. Perda de pelo, queda da condição geral ou intolerância a exercício físico podem ser constatadas em alguns animais, mas não são frequentes. Letargia, linfadenopatia, perda da libido e envelhecimento prematuro também podem ser relatados pelo proprietário em ambos os sexos.

O sinal clássico da brucelose canina é o abortamento tardio, que pode ocorrer entre 30 e 57 dias de gestação, sendo mais comum aos 45 a 55 dias. Descargas vaginais amarronzadas ou acinzentadas persistem por períodos prolongados. A fêmea infectada pode apresentar abortamentos consecutivos e filhotes fracos, que morrem poucas horas a até 1 mês após o parto (ver Figura 3.3 C).

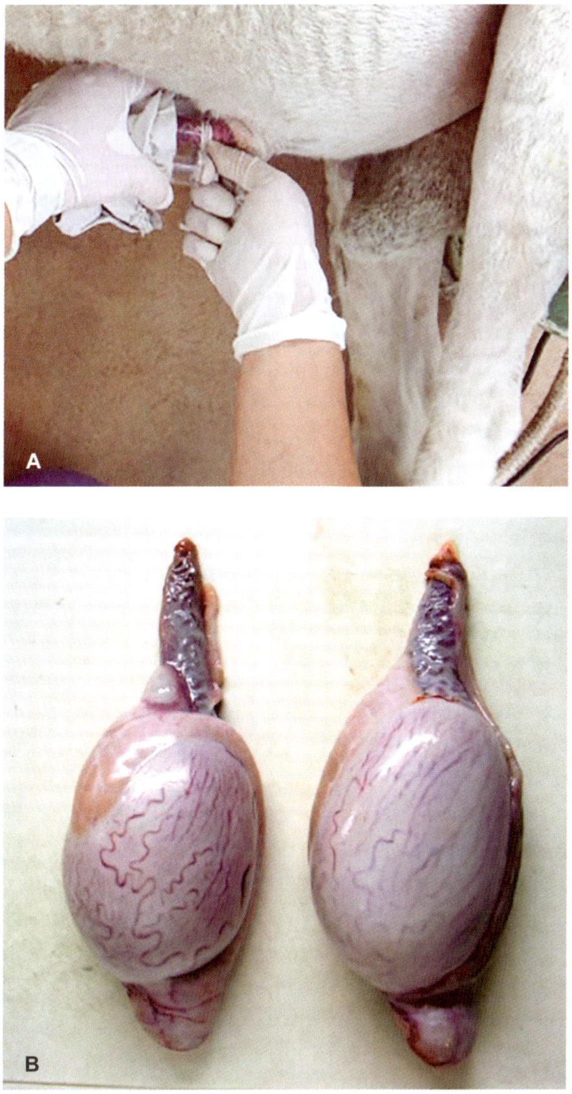

Figura 3.11 Brucelose ovina. **A.** Coleta de sêmen. **B.** Testículos de ovinos infectados por *B. ovis*: assimetria testicular, testículo direito maior que o esquerdo.

Eventualmente, pode haver nascimento de filhotes aparentemente normais, que morrem poucos dias depois ou desenvolvem a doença tardiamente.

A principal manifestação clínica da doença em animais pré-púberes é a linfadenopatia generalizada. A bacteremia é frequente, portanto esses animais devem ser retirados do canil. Podem ocorrer, adicionalmente, absorções embrionárias, consideradas falhas reprodutivas. A fêmea apresenta descargas vulvares com eliminação de elevados números de bactérias por várias semanas após o abortamento ou parto.

Nos machos, as principais manifestações clínicas são epididimite grave e prostatite. Durante a fase aguda, o epidídimo aumenta, acompanhado de dor e presença de fluido serossanguinolento na túnica. Os animais lambem continuamente a bolsa escrotal, levando a edema e dermatite, que geralmente apresenta contaminação secundária por estafilococos não hemolíticos.

A epididimite costuma iniciar-se 5 semanas após a infecção, sendo evidentes neutrófilos e macrófagos no sêmen. Teratospermia é encontrada, constatando-se nos espermatozoides deformidades de acrossomos, gotas protoplasmáticas e defeitos da peça intermediária. Outras anormalidades espermáticas, como caudas enroladas, patologias de cabeça e aglutinação cabeça/cabeça, são observadas entre 16 e 27 semanas após a infecção.

Células inflamatórias compostas por macrófagos com espermatozoides em fagocitose envoltos por massas de neutrófilos são observadas posteriormente. Na fase crônica, verificam-se diminuição do tamanho testicular, endurecimento e atrofia uni ou bilateral e até mesmo completa esterilidade, associados a processo autoimune e azoospermia. Independentemente dessas lesões, o animal continua a eliminar o agente pelo fluido seminal.

Linfadenopatia, especialmente de linfonodos retrofaríngeos e inguinais, é detectada em ambos os sexos, assim como hiperplasia esplênica. É bastante frequente a ocorrência de discoespondilite com dor aguda na coluna vertebral, claudicação, paresia e ataxia em casos de compressão medular. Uveíte (ver Figura 3.3 B) é também um sinal clínico frequente e, ocasionalmente, dermatite poligranulomatosa, meningoencefalomielite e endocardite.

Deve-se suspeitar de brucelose em cadelas que abortam 2 semanas antes da data provável do parto. Além do abortamento, falhas reprodutivas podem ocorrer em qualquer momento após a cobertura. São sugestivos, também, a morte uterina com absorção fetal ou abortamento com ingestão de fetos, quando são relatadas falhas de concepção após cobertura (20 dias) de sucesso aparente.

Nascimento de ninhadas com filhotes vivos e mortos é menos comum. A maioria dos filhotes que nascem vivos morre em poucas horas ou dias, mas os que sobrevivem ou que se infectam como neonatos apresentam, normalmente, linfadenopatia periférica generalizada como manifestação primária até a maturidade sexual. Alguns filhotes são acometidos por febre transitória, leucocitose ou convulsões como manifestações sistêmicas da infecção.

Fêmeas que abortam apresentam ninhadas normais nos demais partos, embora, em alguns casos, possam ocorrer falhas reprodutivas intermitentes.

Animais marinhos

A infecção de animais marinhos por *Brucella* pode ocorrer por mucosa, pele lesada, contato direto ou VO (por ingestão de outros animais marinhos infectados). Também se considera a possibilidade de transmissão vertical ao feto e pelo leite aos filhotes. Os sinais clínicos são abscessos em pele, necrose hepática e esplênica, meningite, discoespondilite e abortamentos.

A transmissão aos mamíferos terrestres foi demonstrada experimentalmente em bovinos, caracterizando o potencial infectante das espécies de *Brucella* de mamíferos marinhos.

➤ Imunidade

Em bovinos, existe um percentual de até 35% de vacas com resistência natural a *B. abortus*, de caráter hereditário, cujo genótipo pode ser selecionado em acasalamentos dirigidos de modo a obter animais geneticamente resistentes.

A resposta imune humoral contra bactérias intracelulares não é protetora. Opsonização do agente (mediada por anticorpos IgM, IgG_1 e IgG_2) aumenta a fagocitose da bactéria, limitando o nível da infecção inicial por *Brucella*, mas tem pouca eficácia nas bactérias intracelulares. A detecção de anticorpos contra *Brucella* é utilizada como método de diagnóstico, não havendo correspondência com a proteção do animal.

A infecção natural em bovinos induz uma resposta imune humoral similar à de outras espécies, levando à produção de IgA, IgM e IgG. As duas últimas imunoglobulinas apresentam particularidades referentes à sua estabilidade e ao tempo de permanência no soro. A IgM é detectável no soro bovino durante a fase aguda da doença, mantendo-se presente por 1 a 3 semanas. Contrariamente, a classe IgG, dividida nas subclasses IgG_1 e IgG_2, tende a persistir por mais tempo, em decorrência de sua estabilidade, sendo, portanto, detectável no soro bovino em casos de infecção crônica. A maioria das imunoglobulinas séricas de animais brucélicos pertence à subclasse IgG_1, com pequenas quantidades de IgM (Figura 3.12).

A resposta de anticorpos, após a infecção, varia de acordo com a ocorrência ou não de prenhez, o estágio gestacional do animal, o contato com animais portadores, o período de incubação da enfermidade e as infecções crônicas. Os anticorpos presentes no leite, no soro, no muco vaginal e no plasma seminal são utilizados no diagnóstico presuntivo, que pode ser considerado duvidoso se realizado durante o período de 2 a 3 semanas antes ou depois dos episódios de abortamento ou parto.

No puerpério, ocorre aumento dos níveis séricos de IgG_2, relativamente aos de IgG_1, o que ocasiona diminuição da sensibilidade em alguns testes sorológicos. Em animais com infecção crônica, pode haver redução ou, até mesmo, negatividade dos títulos, fato justificado pelo grau de exposição do animal à enfermidade e por fatores fisiológicos.

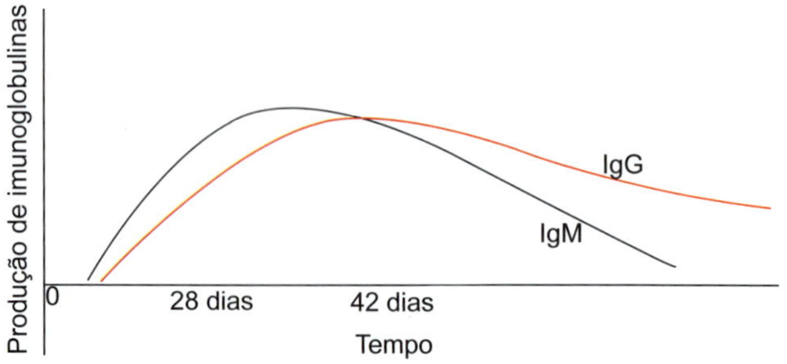

Figura 3.12 Representação esquemática da produção de imunoglobulinas e persistência de títulos em bovinos naturalmente infectados por *Brucella*.

Animais nascidos de fêmeas infectadas adquirem imunidade passiva via colostro e apresentam anticorpos que podem persistir por 5 a 6 meses, dependendo da sensibilidade do teste diagnóstico utilizado.

O principal estímulo antigênico é decorrente de antígenos da parede celular. O tratamento com corticosteroides e certos antibióticos (como penicilinas e oxitetraciclinas) pode interferir na síntese da parede celular bacteriana, resultando em ausência de resposta humoral e influenciando, desse modo, o diagnóstico. Os anticorpos (resposta imune humoral), embora produzidos em títulos elevados, não asseguram a proteção do animal. A principal função da imunidade humoral é, provavelmente, a opsonização.

A principal resposta nas infecções intracelulares é a imune celular, sendo mediada, na infecção por *B. abortus*, por linfócitos T, principalmente do tipo TH_1. A produção de IFN-γ por essas células estimula a atividade microbicida de macrófagos, a produção de TNF-α por macrófagos infectados, com consequente diminuição da taxa de multiplicação bacteriana intracelular, e a produção de citocinas, como IL-2, IL-10 e IL-13.

As células TCD4+ são consideradas as principais produtoras de IFN-γ, embora células TCD8+, linfócitos T-γδ e células NK também produzam essa citocina. O IFN-γ ativa a função fagocitária de macrófagos e leva à expressão de moléculas apresentadoras de antígeno, coestimulatórias das células apresentadoras de antígeno (macrófagos, células dendríticas), o que estimula a citotoxicidade mediada por células T citotóxicas, potencializando a morte por apoptose de macrófagos infectados.

As vacinas vivas garantem imunidade celular com desenvolvimento de células T citotóxicas, assim como resposta humoral. Os anticorpos induzidos pela vacinação apresentam um perfil semelhante ao da doença, sendo observadas IgM a partir do 5º dia após a vacinação e IgG um pouco mais tardiamente, com pico em torno de 28 a 42 dias, com posteriores declínio e desaparecimento em torno de 1 ano após a vacinação (Figura 3.13).

A classe IgM é considerada um anticorpo menos específico; a classe IgG, um anticorpo específico para brucelose.

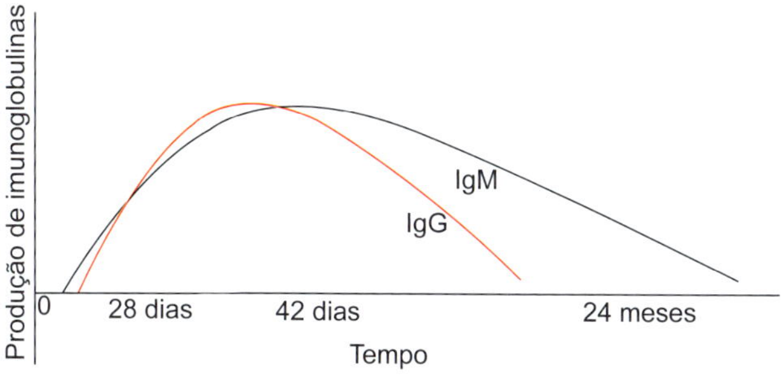

Figura 3.13 Representação esquemática da produção de imunoglobulinas e persistência de títulos em bezerras vacinadas contra brucelose.

A imunidade celular é o mais importante mecanismo de defesa contra *B. canis*, similarmente ao observado em outros tipos de *Brucella* e agentes intracelulares. Embora presentes, os anticorpos séricos não parecem estar relacionados com proteção e não interferem no número de bactérias circulantes ou teciduais.

Cães que se recuperam naturalmente não apresentam anticorpos aglutinantes ou apresentam baixos títulos e são imunes à reinfecção, sugerindo imunidade celular protetora. Entretanto, cães cronicamente infectados que se curaram após tratamento com antibióticos são novamente suscetíveis, indicando que a recuperação natural é fundamental para o desenvolvimento da imunidade protetora.

Diagnóstico

O diagnóstico da brucelose animal deve levar em consideração a sintomatologia clínica apresentada pelas várias espécies animais e o diagnóstico epidemiológico, baseado no histórico do rebanho. O diagnóstico laboratorial pode ser realizado pela demonstração da presença do agente etiológico (diagnóstico direto) ou pela obtenção de indícios da presença desse agente (diagnóstico indireto). Ademais, a presença do agente etiológico pode ser constatada por isolamento e identificação, demonstração direta do agente ou pesquisa de ácido nucleico, enquanto os métodos indiretos de diagnóstico baseiam-se, principalmente, na pesquisa de anticorpos específicos contra o agente, havendo, também, testes alérgicos e testes que pesquisam a reação imune celular *in vitro*.

O isolamento bacteriano é demorado e pode não ser obtido quando a quantidade de bactérias presentes no material é pequena. Além disso, em razão do caráter zoonótico da infecção, essa atividade pode resultar em acidentes laboratoriais. A infecção, em bovinos, pode ser diagnosticada por métodos sorológicos, como soroaglutinação, fixação de complemento e ELISA, mas reações cruzadas com outros microrganismos gram-negativos, como *Yersinia* spp., *Salmonella* spp. e *E. coli*, bem como reações vacinais, podem dificultar o diagnóstico.

Em ovinos, métodos clínicos e bacteriológicos não são adequados para a detecção da doença em um número elevado de animais, porque ambos os métodos falham em reconhecer todos os animais infectados. Vários métodos sorológicos têm sido usados para detectar anticorpos contra *B. ovis*, incluindo imunodifusão (ID) (Figura 3.14), fixação de complemento (FC), hemaglutinação indireta (HI), imunofluorescência indireta e ELISA.

Pela dificuldade de se dispor de um diagnóstico sorológico com boa especificidade e sensibilidade, que possa ser interpretado individualmente, o diagnóstico da brucelose ovina sempre requer a aplicação de duas ou mais técnicas para um resultado conclusivo, o que, às vezes, pode ser muito oneroso e demorado.

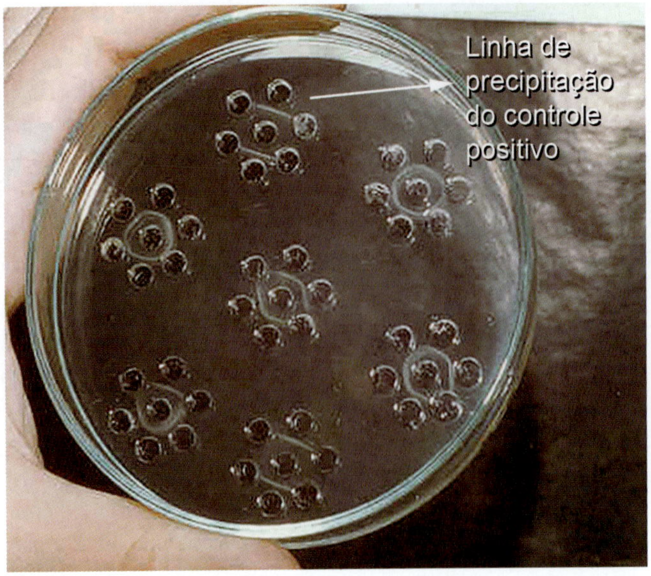

Figura 3.14 Imunodifusão em gel de ágar para as amostras rugosas *B. ovis* e *B. canis*.

Em cães, a detecção de *B. canis* em secreções orgânicas ou tecidos é fator imprescindível para a confirmação do diagnóstico da enfermidade. A bactéria, contudo, apresenta-se de modo intermitente na circulação sanguínea, o que implica a seleção do material mais adequado à pesquisa do agente.

Outro fator importante consiste em identificar a fase da doença em que a presença da bactéria (em determinada amostra) é mais provável, pois, no período em que não há bacteremia, será difícil isolar o agente. Adicionalmente, os resultados sorológicos são frequentemente inconclusivos; assim, o isolamento bacteriano é indicado para a confirmação de positividade do animal.

Diagnóstico direto

Isolamento e identificação do agente etiológico

A *Brucella* pode ser isolada de diversos materiais: feto abortado (conteúdo estomacal, pulmões e fígado), placenta (apresenta o inconveniente de ter muitos contaminantes), exsudato uterino (deve-se considerar que, após algum tempo, a *Brucella* não é mais encontrada no útero, reaparecendo por ocasião de uma nova gestação), leite (deve-se centrifugar o leite e, depois, homogeneizar a gordura e o sedimento, pois uma grande quantidade de outros microrganismos está presente), testículo, epidídimo, higromas, abscessos de cernelha, gânglios linfáticos (material em que a *Brucella* é encontrada com mais frequência) e sangue (útil apenas para espécies animais em que a *Brucella* tem um período de bacteremia mais prolongado; usado no diagnóstico da brucelose humana).

Para o isolamento, pode-se semear o material diretamente em meio de cultura ou inoculá-lo, antes, em animal de laboratório, sendo a cobaia o animal mais usado para esse propósito. Deve-se considerar que a crescente preocupação com o bem-estar animal leva à preferência por técnicas totalmente *in vitro*.

Na inoculação em cobaias, são utilizados pelo menos dois animais por material. Deve-se, antes, pesquisar a presença de anticorpos no soro das cobaias. Após 21 dias de inoculação, pesquisa-se a presença de anticorpos no soro das cobaias e procede-se ao isolamento, sacrificando metade dos animais inoculados. Após 42 dias, sacrifica-se a outra metade dos animais para pesquisa de anticorpos e tentativa de isolamento. O isolamento é realizado a partir de triturado de baço e de fígado da cobaia, com semeadura em meio de cultivo.

Diversos meios de cultivo podem ser utilizados, como ágar triptose, ágar *Brucella*, meio de Farrell e meio do Centro de Investigación y Tecnología Agroalimentaria (CITA). Há cepas mais exigentes, que requerem a adição de soro sanguíneo, na proporção de 5 a 10%.

O isolamento a partir de material contaminado exige inoculação prévia em cobaia ou semeadura em meios seletivos, que inibem a multiplicação dos contaminantes. Nos meios seletivos, pode-se usar cristal violeta na diluição 1:700.000 ou antibióticos. Nesse caso, utilizam-se meios com e sem antibióticos (principalmente bacitracina e polimixina), pois alguns biovares podem ser sensíveis aos antibióticos usados.

A metodologia clássica de identificação de *Brucella* baseia-se em suscetibilidade a bacteriófagos, oxidação de substratos, exigência de CO_2, produção de H_2S, crescimento em presença de certas substâncias e aglutinação com soro monoespecífico. Recentemente, métodos de identificação de ácido nucleico vêm ganhando importância para esse propósito.

Pesquisa direta do agente etiológico

Embora não sejam suficientes para proporcionar um diagnóstico conclusivo, há métodos que possibilitam a observação de *Brucella* nas amostras usadas para cultivo. Os métodos de coloração mais aplicados são o de Ziehl-Neelsen modificado e o de Köster modificado. Também é possível usar imunofluorescência ou imunoistoquímica.

Pesquisa de ácido nucleico

A pesquisa de ácido nucleico pela técnica de reação em cadeia pela polimerase (*polymerase chain reaction* – PCR) vem ganhando cada vez mais importância na identificação de *Brucella*, tanto para amostras já isoladas como para a pesquisa da bactéria diretamente em material coletado do animal. Em comparação com o isolamento do agente etiológico, a técnica de PCR apresenta uma série de vantagens, pois é de execução mais rápida, exige menos trabalho manual, pode ser automatizada e não expõe o operador ao risco de infecção.

Muitas técnicas de PCR já foram desenvolvidas para o diagnóstico da brucelose. Dependendo da finalidade, uma técnica gênero-específica é suficiente, a qual tende a ser mais simples. Os principais alvos genéticos desse tipo de técnica são o gene *BCSP 31* e a sequência intergênica entre os genes *16S* e *23S* do rRNA (RNA ribossômico) de *Brucella*. Outras circunstâncias exigem a identificação da espécie envolvida ou até mesmo do biovar; nesses casos, as técnicas costumam ser mais complexas, porém vêm sendo rotineiramente utilizadas.

Diagnóstico indireto

Diagnóstico sorológico

O recurso mais comumente utilizado para a identificação de animais infectados é o diagnóstico sorológico, por ser mais rápido, simples e menos oneroso; assim, possibilita o teste de um grande número de animais, como ocorre nos programas de controle e erradicação da infecção.

Para fins de diagnóstico sorológico, é fundamental considerar que o gênero *Brucella* é dividido em dois grupos: as espécies lisas e as rugosas. As bactérias *B. melitensis*, *B. abortus* e *B. suis* são lisas e apresentam o polissacarídio O como parte do antígeno lipopolissacarídico na superfície celular; *B. ovis* e *B. canis* são rugosas e não contêm quantidades detectáveis de polissacarídio O na superfície celular.

Por esse motivo, o diagnóstico de infecção por espécie lisa sempre deve considerar um antígeno preparado com alguma espécie lisa, enquanto aquele por espécie rugosa sempre deve usar uma espécie rugosa como antígeno. Ademais, as espécies lisas são naturalmente aglutinogênicas, ao contrário das rugosas, que requerem outros métodos sorológicos, como a imunodifusão.

Considerando que determinantes antigênicos comuns estão presentes em *B. melitensis*, *B. abortus* e *B. suis*, praticamente todos os testes sorológicos para a pesquisa de anticorpos contra essas bactérias utilizam *B. abortus* como antígeno. Já os testes para a pesquisa de anticorpos contra *B. canis* ou *B. ovis* podem optar pelo antígeno de qualquer uma dessas duas espécies. Por fim, a pesquisa de anticorpos contra *B. neotomae* e *Brucella* isolada de mamíferos marinhos também pode ser realizada com antígeno de *B. abortus*.

Técnicas sorológicas para diagnóstico da brucelose vêm sendo desenvolvidas desde o final do século 19; com isso, uma grande variedade já é empregada para esse propósito. Essas técnicas incluem testes baseados na aglutinação, na precipitação, na fixação de complemento, além dos chamados testes primários.

Entre os testes de aglutinação, merecem destaque o teste de soroaglutinação lenta em tubos (SAL), teste de soroaglutinação rápida em placa (SAR), teste do antígeno acidificado tamponado (corado com Rosa Bengala), teste do mercaptoetanol, teste do rivanol, teste de antiglobulinas e teste do anel do leite.

Os testes baseados na fixação de complemento são reação de fixação de complemento, teste de hemólise indireta e teste de hemólise em gel.

Como testes de precipitação, podem ser citados o teste de imunodifusão dupla em gel e o teste de imunodifusão radial.

Já os principais testes baseados na ligação primária do antígeno com o anticorpo são radioimunoensaio, teste imunoenzimático indireto, teste imunoenzimático competitivo e teste de polarização fluorescente.

Testes de aglutinação

O teste de SAL foi o primeiro a ser aplicado no diagnóstico sorológico da brucelose e, ainda hoje, tem uso previsto na legislação brasileira.

A SAR (método de Huddleson), usando antígeno com 11% de volume celular e corado por uma combinação de verde-brilhante com cristal violeta, foi o principal – e, na maioria das vezes, o único teste adotado no Brasil durante muito tempo. No entanto, com a deflagração do Programa Nacional de Controle e Erradicação da Brucelose e da Tuberculose Animal (bovina e bubalina) pelo Ministério da Agricultura, Pecuária e Abastecimento, ele deixou de ser utilizado.

Quando esses testes são realizados em pH neutro ou ligeiramente abaixo do neutro, a IgM é a principal classe participante da reação. Os testes de aglutinação, portanto, estão sujeitos a reações falso-positivas, o que lhes confere baixa especificidade. Por isso, esses testes sofreram diversas modificações, com o objetivo de evitar a participação da IgM eventualmente presente no soro. Dessas modificações, as mais significativas são o antígeno acidificado, a precipitação por rivanol e o teste do 2-mercaptoetanol (Figura 3.15).

Das técnicas com antígeno acidificado, a mais usada é o teste de Rosa Bengala, reconhecida, pela legislação brasileira, como prova do antígeno acidificado tamponado (AAT). Esse teste emprega antígeno com pH 3,65, preparado com célula total de *B. abortus* (amostra 1119/3), co-

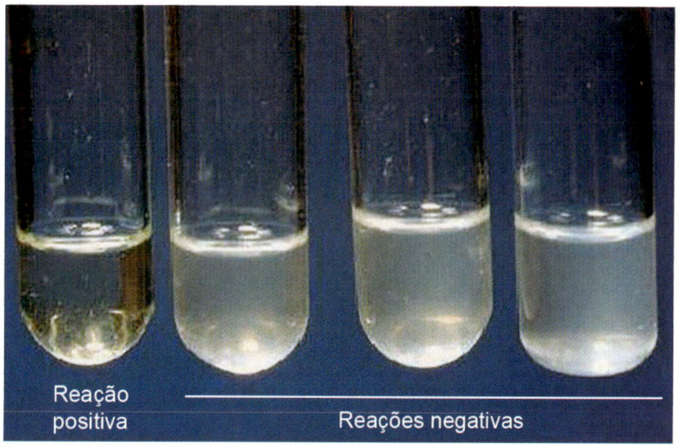

Figura 3.15 Prova do 2-mercaptoetanol.

rado com Rosa Bengala (Figura 3.16). O pH baixo reduz a aglutinação por IgM e aumenta a aglutinação por IgG_1, limitando a ocorrência de reações inespecíficas. É um teste simples, rápido e barato, sendo usado na triagem, embora possam ocorrer reações falso-negativas, principalmente em razão do efeito prozona.

O rivanol provoca a precipitação de glicoproteínas de elevado peso molecular e, por conseguinte, da IgM. O precipitado é, então, removido por centrifugação; o material é submetido a um teste de soroaglutinação similar ao método de Hudleson.

Os agentes redutores, como é o caso de 2-mercaptoetanol, diminuem as pontes dissulfídricas das moléculas de IgM, transformado-as em unidades monoméricas, o que reduz sua capacidade de aglutinação. Esse recurso aumenta a especificidade do teste, mas pode provocar reações falso-negativas, uma vez que as moléculas de IgG também apresentam pontes dissulfídricas e podem ser reduzidas a ponto de não haver aglutinação.

Além disso, o teste do 2-mercaptoetanol pode falhar na detecção de infecções recentes, pois a IgM é a primeira classe de imunoglobulinas a surgir em resposta à infecção. Esse recurso é usado, principalmente, como teste confirmatório. O mercaptoetanol é tóxico e deve ser considerado somente em áreas bem ventiladas ou sob a proteção de cabines de fluxo laminar ou de exaustão.

Outra prova de aglutinação é o teste do anel em leite, uma adaptação do teste de aglutinação, usando mistura de leite e célula total de *Brucella* corada com hematoxilina. Se houver anticorpos no leite, uma parte será ligada aos glóbulos de gordura via fração FC (fixadora de complemento) dos anticorpos. Esses anticorpos ligam-se, então, ao antígeno e, como os glóbulos de gordura se localizam na superfície do leite, forma-se um anel de cor azul no topo da coluna de leite. Se não houver anticorpos, a camada de gordura do leite não apresentará cor (Figura 3.17). A

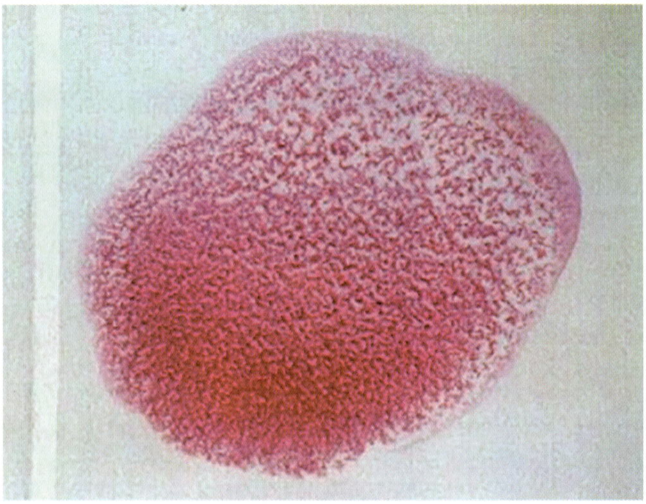

Figura 3.16 Prova positiva do antígeno tamponado acidificado.

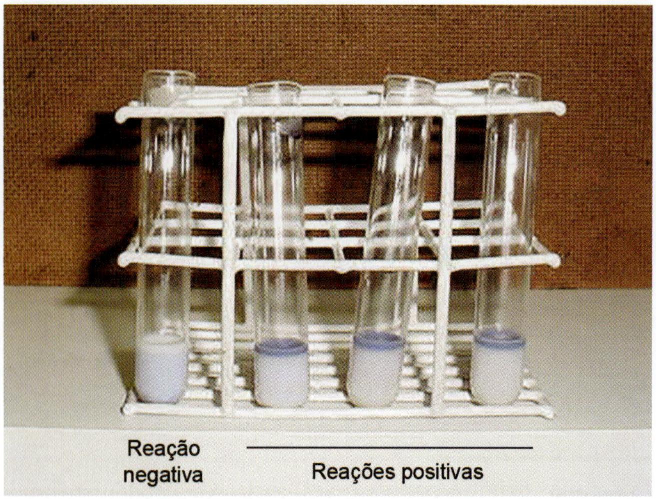

Figura 3.17 Prova do anel em leite.

finalidade do teste é detectar rebanhos infectados, não tendo valor como diagnóstico individual. Ao identificar um rebanho infectado, os animais devem ser testados individualmente pela pesquisa de anticorpos no soro sanguíneo.

Teste de fixação de complemento

Na primeira fase desse teste, o soro é misturado com antígeno e com complemento (geralmente obtido de soro de cobaia). Na segunda fase, adiciona-se um indicador formado por hemácias de ovino sensibilizadas com anticorpos de coelho dirigidos contra essas hemácias. Se o soro contiver IgG_1, esses anticorpos serão ligados ao antígeno, o complemento será ativado e não haverá complemento disponível para a lise dos eritrócitos. Caso não haja anticorpos no soro testado, o complemento disponível será ativado pelo indicador e promoverá a lise das hemácias, com a liberação de hemoglobina.

Trata-se de um teste laborioso, envolvendo diversos reagentes, controles e titulações. Apesar disso, foi usado como teste confirmatório em diversos programas bem-sucedidos de erradicação da brucelose.

Dos testes sorológicos clássicos, é o que guarda melhor relação com o isolamento de *Brucella* sp., sendo recomendado pela Organização Mundial da Saúde Animal (World Organisation for Animal Health – OIE) para o comércio internacional de animais.

Testes de precipitação

Testes de imunodifusão já foram avaliados em bovinos para diferenciar os anticorpos resultantes de infecção daqueles decorrentes de vacinação, mas a sensibilidade não é elevada o suficiente para que eles sejam aplicados em larga escala.

O teste de imunodifusão com antígeno lipopolissacarídico de amostras rugosas é adotado rotineiramente no diagnóstico de infecção causada por *B. canis* e *B. ovis* (ver Figura 3.14).

Radioimunoensaio

Várias técnicas de radioimunoensaio já foram desenvolvidas no diagnóstico da brucelose, porém seu uso é restrito em virtude dos riscos envolvidos no emprego de radioisótopos.

Teste imunoenzimático indireto

Testes imunoenzimáticos indiretos vêm sendo avaliados para o diagnóstico sorológico de brucelose desde os anos 1970, e muitas variações da técnica já foram desenvolvidas. As técnicas mais usuais empregam LPS de amostras lisas de *Brucella* aderido passivamente a uma matriz de poliestireno. O soro é adicionado, seguido de uma antiglobulina dirigida contra o anticorpo da espécie animal testada, conjugada com uma enzima (peroxidase ou fosfatase alcalina). O teste também pode ser usado para pesquisa de anticorpos no leite.

Trata-se de teste com elevada sensibilidade, indicado na triagem. Em razão da grande variedade de técnicas, há muitos protocolos e *kits* comerciais produzidos por muitas empresas, o que dificulta a padronização.

A OIE aprovou uma técnica para diagnóstico em bovinos usando LPS purificado de amostras lisas, soro na diluição 1:50 e anticorpo monoclonal de camundongo dirigido contra a IgG_1 bovina, conjugado com peroxidase.

Teste imunoenzimático competitivo

Esse teste foi desenvolvido para diferenciar anticorpos vacinais de anticorpos provocados pela infecção. O fundamento seria de que a vacina induz anticorpos de menor afinidade, em virtude do tempo de exposição mais curto ao antígeno vacinal, em comparação com a infecção de campo, em que o antígeno persiste, resultando em anticorpos de maior afinidade. Assim, um anticorpo de competição poderia inibir a ligação de anticorpos vacinais, mas não de anticorpos da infecção por amostras de campo. Como anticorpo de competição, considera-se um anticorpo monoclonal conjugado com uma enzima.

Trata-se de um teste bastante específico, recomendado no diagnóstico confirmatório.

Teste de polarização fluorescente

Trata-se de um teste rápido, que combina elevada especificidade com elevada sensibilidade. Seu fundamento é de que a molécula em uma solução apresenta movimentos rotatórios ao acaso a uma velocidade inversamente proporcional ao seu tamanho. O antígeno consiste no polissacarídio O marcado com isotiocianato de fluoresceína. O complexo formado pelo antígeno com a fluoresceína é menor que aquele formado por anticorpo, antígeno e fluoresceína, resultando em diferença de rotação, que pode ser detectada por um aparelho analisador.

Esse teste já foi avaliado para diagnóstico em diversas espécies animais, sempre com bons resultados, podendo ser realizado com soro sanguíneo, plasma ou leite. Foram desenvolvidos, também, estudos que mostram a viabilidade de realização do teste com o sangue total, o que possibilita a execução do diagnóstico imediatamente após a coleta. O teste é rústico, relativamente barato e muito rápido. É preciso, entretanto, considerar que seu uso no Brasil pode ser limitado pela dependência de equipamentos e reagentes importados.

Diagnóstico da brucelose em cães

A detecção de *B. canis* em secreções orgânicas ou nos tecidos é imprescindível para a confirmação do diagnóstico de brucelose canina. Deve-se ter em mente que a bactéria é encontrada de modo intermitente no sangue e que é preciso avaliar criteriosamente o tipo de material a ser enviado com base na fase da doença (aguda ou crônica).

A hemocultura é o melhor método para isolamento de *B. canis*; em animais cronicamente infectados, porém, não se detecta mais a presença do agente no sangue. A bacteremia ocorre 2 a 4 semanas após a infecção e, se não tratada, persiste por mais de 1 a 2 anos. O cultivo de urina pode ser realizado, principalmente em machos, mas obrigatoriamente por cistocentesc, para evitar contaminação secundária. No sêmen, o agente é detectado nos primeiros 3 meses após a infecção.

Com as dificuldades de isolamento do agente bacteriano, as provas sorológicas desempenham papel importante no diagnóstico da enfermidade, tendo sido observada alta correlação dessas provas com o diagnóstico bacteriológico da brucelose canina. Os métodos sorológicos mais utilizados para diagnóstico de brucelose canina com antígeno de parede celular são os testes de soroaglutinação.

O antígeno de parede celular de *B. canis* não é exclusivo desse organismo; agentes como *B. ovis*, *B. abortus*, *Bordetella bronchiseptica*, *Pseudomonas aeruginosa* mucoide e algumas espécies de *Staphylococcus* sp. mucoide têm antígenos similares. Assim, os testes sorológicos para *B. canis* que usam antígeno de parede celular não são específicos para essa infecção. Os anticorpos produzidos contra antígenos comuns podem apresentar reações cruzadas no teste, ocasionando resultados falso-positivos; ademais, na maioria dos casos, é difícil identificar esses microrganismos.

A SAR é o teste sorológico mais utilizado como triagem para cães infectados por *B. canis*. Como vantagem, os anticorpos podem ser detectados dentro de 3 a 4 semanas pós-infecção, além de o teste apresentar uma porcentagem baixa (1%) de resultados falso-negativos. Em virtude da ocorrência de reações falso-positivas, contudo, ele não é definitivo para *B. canis*, e todas as reações positivas devem ser confirmadas com outros métodos.

Na tentativa de reduzir as taxas de reações falso-positivas, a soroaglutinação rápida foi modificada, incluindo um breve tratamento do soro com 2-mercaptoetanol (0,2 M) para inibir as imunoglobulinas da classe IgM, responsáveis pelas reações inespecíficas, sem, no entanto, causar perda significativa de sensibilidade do teste.

Esse método é bastante rápido e prático; com isso, sua realização é viável em clínicas veterinárias. O fator limitante é a inexistência do *kit* diagnóstico disponível comercialmente no Brasil, devendo ser obrigatoriamente importado. Recomenda-se que os animais positivos nessa técnica sejam avaliados por hemocultura para confirmação diagnóstica.

Outro teste utilizado para o diagnóstico sorológico é a prova de imunodifusão em gel de ágar (*immunodifusion in agar gel technique* – IDGA), contendo antígeno de parede celular. Esse método, considerado mais específico do que a SAR, é capaz de detectar a presença de anticorpos a partir da 6ª semana após a infecção. O teste de IDGA com antígeno de parede celular não é de fácil realização, como a SAR em placa e a soroaglutinação em tubo (SAT), pois exige preparação prévia do antígeno e interpretação por pessoal treinado. Esse teste é mais específico do que a SAR 2-ME (2-mercaptoetanol), porém não anula a possibilidade de reações cruzadas com outros microrganismos. No entanto, não está mais disponível comercialmente no Brasil.

A imunodifusão com antígeno citoplasmático (também não disponível no Brasil), quando comparada ao teste de IDGA com antígeno de parede celular, torna-se um teste sorológico ainda mais específico para a infecção por *B. canis*, já que esse antígeno é comum apenas entre as bactérias do gênero *Brucella*.

Os resultados positivos com a utilização de antígenos proteicos citoplasmáticos são altamente específicos para anticorpos de *Brucella*. A sensibilidade, contudo, é baixa do início da 8ª até a 12ª semana de infecção. A reação precipitante pela presença de anticorpos contra *B. canis* tem sido demonstrada até 36 meses após a bacteremia ter cessado. A habilidade de detectar infecção crônica é uma das maiores vantagens do teste de IDGA com antígeno citoplasmático.

Cães assintomáticos com resultados sorológicos positivos não devem ser considerados infectados até que se obtenham resultados positivos na hemocultura ou sejam realizados testes de imunodifusão com antígeno citoplasmático.

Um dos métodos de uso recente no diagnóstico da brucelose canina é a reação de PCR, que pode ser realizada em sangue, urina, sêmen e secreções vaginais. A PCR tem como vantagens sensibilidade e menor interferência de contaminantes, uma vez que reconhece especificamente regiões do DNA bacteriano. A existência de PCR *multiplex* possibilita, inclusive, a definição da espécie de *Brucella* responsável pela infecção no animal.

Diagnóstico da brucelose em suínos

De acordo com Deyoe, o método mais confiável e sensível para o diagnóstico da brucelose suína é o isolamento do agente etiológico. Esse procedimento não é viável para a análise de grande número de amostras, mas o desempenho do exame bacteriológico é frequentemente igual ou superior ao do diagnóstico sorológico, pelo menos no que diz respeito aos testes convencionais. Apesar das dificuldades inerentes ao cultivo de Brucella, *B. suis* é a espécie que mais rapidamente se desenvolve em meios artificiais de cultivo.

Assim como no caso das outras espécies animais, o diagnóstico sorológico é o procedimento mais prático, principalmente quando há necessidade de testar grande número de amostras. Em geral, o diagnóstico sorológico da infecção por *B. suis* é realizado por meio de antígeno preparado com *B. abortus*, mas os resultados em suínos costumam ser menos confiáveis do que em bovinos, em especial para animais testados individualmente, embora a maioria dos testes usuais seja confiável para detectar rebanhos infectados.

Quando um rebanho suíno é infectado por *B. suis*, o agente dissemina-se com facilidade, infectando a maioria dos animais. Nesse caso, os testes de diagnóstico apresentam elevado valor preditivo positivo e baixo valor preditivo negativo.

Em um rebanho grande, quando são encontrados poucos animais reagentes, é provável que não se trate de infecção por *B. suis*. Por ser caracteristicamente um problema de rebanho, o histórico e a sintomatologia clínica observados no plantel devem ser levados em consideração para firmar o diagnóstico.

Grande variedade de testes sorológicos pode ser utilizada no diagnóstico da brucelose suína. Os primeiros testes usados para esse propósito foram os de soroaglutinação em tubo e em placa, embora não sejam suficientemente específicos. Essa falta de especificidade levou a alterações nos testes de aglutinação; entre elas, pode-se mencionar a redução do pH do antígeno, resultando no desenvolvimento do teste do antígeno acidificado tamponado, adotado em muitos países, inclusive no Brasil, para o diagnóstico da brucelose em várias espécies, por ser adequado para uso em larga escala.

Testes mais específicos, que não detectam IgM, não são adequados para a identificação de infecções recentes, mas, após o pico de anticorpos, os testes de fixação de complemento, 2-mercaptoetanol e rivanol geralmente são tão sensíveis quanto o teste do antígeno acidificado tamponado.

Um único teste sorológico convencional não consegue detectar todos os casos de infecção; a identificação de 80 a 90% dos animais infectados deve ser considerada um ótimo resultado. Por isso, realizar mais de um teste em paralelo é um recurso útil para o aumento da sensibilidade do diagnóstico. Mesmo assim, é difícil assegurar que todos os infectados serão detectados. Ferris *et al.* observaram que, em 8 de

46 suínos dos quais havia sido isolada *B. suis*, todos os testes sorológicos realizados (fixação de complemento, *card test* – similar ao AAT, porém realizado em cartão; utilizado para diagnóstico em suínos anteriormente ao AAT –, soroaglutinação em tubo e rivanol) apresentaram resultado negativo.

No Brasil, as Normas para Certificação de Granjas de Reprodutores Suídeos estabelecem que o diagnóstico deve ser realizado pelo AAT, submetendo-se os soros reagentes ao teste do 2-mercaptoetanol ou à reação de fixação de complemento.

Uma vez que não se usa vacina contra a brucelose em suínos, os testes sorológicos não sofrem influência da reação vacinal, e a principal causa de resultados falso-positivos é a ocorrência de reações cruzadas, suscitadas por microrganismos com constituição antigênica parecida com a da *Brucella*. Vários microrganismos podem provocar esse tipo de reação, como *E. coli* (sorogrupo O:157), alguns sorovares de *Salmonella* e, principalmente, *Y. enterocolitica* (sorogrupo O:9), bactéria cujo polissacarídio O é quimicamente idêntico ao antígeno A encontrado em brucelas lisas. Esse microrganismo já foi isolado de muitos rebanhos suínos dos quais não se conseguiu isolar *B. suis*, mas que apresentaram animais reagentes nos testes sorológicos para diagnóstico de brucelose.

Vários outros testes também já foram utilizados para o diagnóstico da brucelose suína, como os imunoenzimáticos, estudados desde os anos 1980, e o teste de polarização fluorescente, desenvolvido em meados de 1990 para o diagnóstico da brucelose bovina e já avaliado para o diagnóstico da brucelose suína.

Nielsen *et al.*, testando 14.037 suínos de rebanhos livres de brucelose e 401 suínos positivos para a cultura de *B. suis*, avaliaram cinco testes sorológicos: teste de aglutinação em placa com antígeno tamponado (sensibilidade = 77,6%; especificidade = 95,89%); reação de fixação de complemento (sensibilidade = 58,10 a 93,27%; especificidade = 95,48 a 99,91%); ELISA indireto (sensibilidade = 97,98%; especificidade = 94,1%); ELISA competitivo (sensibilidade = 90,77%; especificidade = 96,6%); e teste de polarização fluorescente (sensibilidade = 93,52%; especificidade = 97,24%).

Os autores concluíram que o ELISA indireto apresentou desempenho ligeiramente superior ao dos outros testes, porém com a desvantagem de sofrer influência de reações cruzadas, principalmente com *Y. enterocolitica* O:9, embora, pelo fato de os suínos não serem vacinados, talvez esse teste seja mais adequado para o diagnóstico em suínos do que em bovinos.

O ELISA competitivo, apesar de ter demonstrado desempenho ligeiramente inferior ao ELISA indireto, apresenta a vantagem de não sofrer influência de reações cruzadas. O desempenho do teste de polarização fluorescente foi quase idêntico ao do ELISA indireto, com a vantagem de ser mais rápido e de execução mais fácil; por isso, os autores acreditam que a polarização é uma técnica adequada para substituir os testes atualmente usados no diagnóstico sorológico da brucelose suína.

Diagnóstico da brucelose em caprinos

A brucelose em caprinos tem como agente etiológico *B. melitensis*, considerada exótica no Brasil. O método de diagnóstico com maior especificidade é o isolamento do agente, mas esse procedimento apresenta baixa sensibilidade, além de ser mais caro, demorado e trabalhoso, o que inviabiliza o uso em larga escala. Ademais, representa maior risco para o técnico que faz o diagnóstico, especialmente no caso de *B. melitensis*, a mais patogênica das brucelas para humanos.

Como se trata de uma bactéria do grupo das brucelas lisas, o diagnóstico sorológico pode ser realizado com antígeno preparado com *B. abortus*, o mesmo usado no diagnóstico da brucelose dos bovinos.

As técnicas tradicionalmente usadas para o diagnóstico em caprinos são o teste do AAT, a soroaglutinação em tubos e a reação de fixação de complemento. Em caso de infecção crônica, o teste de soroaglutinação em tubos pode ser feito com solução de NaCl 5%, em vez de 0,85%, e antígeno preparado com *B. melitensis*, embora esse recurso seja pouco utilizado, principalmente no Brasil, pela dificuldade de acesso a esse antígeno.

De acordo com Nicoletti, esses três métodos dão bons resultados, mas não possibilitam identificar individualmente mais do que 70% dos animais infectados, acarretando dificuldade na erradicação.

A estratégia mais comumente utilizada em programas de controle ou erradicação da brucelose caprina é o uso em série do teste do antígeno acidificado tamponado como triagem e da reação de fixação de complemento como teste confirmatório. Como há evidências de que esses testes são menos efetivos no diagnóstico da brucelose caprina, em comparação com a brucelose bovina, uma alternativa para aumentar a sensibilidade do diagnóstico seria a aplicação simultânea dos dois testes, ou seja, considerar infectado o animal que apresentar resultado positivo em pelo menos um dos testes.

O diagnóstico sorológico da brucelose caprina tem sido menos estudado que o diagnóstico em bovinos; geralmente, as técnicas aplicadas a bovinos valem, também, em caprinos, embora algumas propostas de alteração sejam encontradas na literatura.

Díaz-Aparicio *et al.* observaram uma sensibilidade de 90% para o teste do antígeno acidificado tamponado, quando realizado da maneira usual. No entanto, quando feito na proporção de 25 $\mu\ell$ de antígeno para 75 $\mu\ell$ de soro, a sensibilidade foi de 100%, detectando todos os 55 caprinos infectados por *B. melitensis* avaliados no estudo. O aumento da sensibilidade do teste usando esse recurso também foi observado por Ferreira *et al.*

Mikolon *et al.* recomendaram como teste de triagem o AAT com antígeno na concentração de 3% de volume celular, em vez da concentração de 8% empregada no diagnóstico da brucelose bovina.

Além desses testes convencionais, outros têm sido estudados para o diagnóstico sorológico da brucelose caprina, com destaque para os imunoenzimáticos e o de polarização fluorescente. Desempenhos diversos do ELISA podem ser encontrados na literatura, em virtude da diversidade de técnicas abrangidas por esse método. De modo geral, o ELISA indireto apresenta sensibilidade elevada, podendo substituir com vantagem o AAT convencional e a reação de fixação de complemento em áreas onde não se adota a vacinação.

Um esquema de testes em série formado pelo ELISA indireto, como teste de triagem, e pelo ELISA competitivo, como teste confirmatório, seria mais vantajoso (em áreas que tenham recursos para realizá-los) do que o esquema tradicional com triagem pelo AAT e confirmação pela reação de fixação de complemento.

Mais recentemente, foi desenvolvido o teste de polarização fluorescente, que tem demonstrado bom desempenho no diagnóstico sorológico da brucelose em várias espécies animais, o que parece ocorrer, também, no diagnóstico em caprinos.

Em áreas em que se adota a vacinação com a amostra vacinal Rev. 1 de *B. melitensis*, o diagnóstico sorológico pelos testes tradicionais enfrenta, ainda, o problema da ocorrência de resultados falso-positivos provocados por anticorpos induzidos pela vacina. Nessa situação, o teste de polarização fluorescente seria um recurso adequado para o diagnóstico, uma vez que seus resultados não são afetados pela vacinação.

Achados de necropsia

Bovinos

No útero gestante, pode ser observado exsudato fétido, amarelo-amarronzado, floculento e com fragmentos necróticos. Placentomas normais e necróticos podem estar presentes, de coloração amarelada e recobertos por exsudato amarronzado de odor fétido.

Macroscopicamente, pode ser verificada, no feto, a presença de líquido serossanguinolento em cavidades, além de edema subcutâneo. Em alguns casos, os órgãos abdominais, especialmente o fígado e o baço, estão recobertos por fibrina. O conteúdo estomacal pode estar turvo, amarelado ou amarronzado, com flocos de fibrina. Broncopneumonia (ver Figura 3.9 B e C) é o achado mais frequente, mas nem sempre presente.

Ademais, são observados septos interlobulares espessos, edematosos e pleura recoberta por fibrina. Frequentemente, encontra-se apenas pleurite fibrinosa, sem alterações macroscópicas significativas no parênquima pulmonar, bem como linfonodos ilíacos, bronquiais e pré-hepáticos aumentados e edematosos. Diminuição do timo e aumento das adrenais (ou, eventualmente, apenas pericardite fibrinosa) podem ser visualizados nos fetos abortados.

Suínos

Macroscopicamente, constata-se útero congesto, hemorrágico e edemaciado. Nos ossos, nas glândulas mamárias, nos testículos, no epidídimo, na vesícula seminal, nos linfonodos, no baço, nos rins, no fígado e no cérebro podem ser encontrados pequenos nódulos brancos a amarelados, granulomatosos, com aproximadamente 5 mm de diâmetro. Artrite, bursite e osteomielite de discos vertebrais podem ser visualizadas.

Após o abortamento, a placenta pode apresentar-se edematosa, hiperêmica ou ser retida. Metrite eventualmente ocorre nas matrizes; nódulos e abscessos podem ser encontrados em úteros gravídicos ou não. Além disso, fetos podem apresentar líquido hemorrágico peritoneal e hemorragia subcutânea.

Cães

Fetos abortados podem apresentar-se normais (ver Figura 3.3 D) ou parcialmente autolisados. Edema subcutâneo, congestão e hemorragia da região abdominal, fluido peritoneal serossanguinolento, hepatomegalia (ver Figura 3.3 E) e esplenomegalia, infiltração focal de células linfoides e lesões degenerativas em fígado, rins e intestinos são observados.

➤ Profilaxia e controle

Os programas de combate à brucelose bovina e bubalina baseiam-se em diagnóstico, eliminação dos animais infectados e vacinação.

O sacrifício dos infectados é uma medida importante para reduzir o número de fontes de infecção, mas essa prática encontra resistência por questões financeiras, possibilidade de substituição dos animais sacrificados, tamanho do rebanho e taxa de prevalência da infecção.

A vacinação é efetiva, especialmente em áreas com prevalência elevada e em programas sanitários em fase inicial, constituindo medida específica para o controle da enfermidade. A vacina mais amplamente utilizada no controle da brucelose bovina e bubalina é desenvolvida com a amostra B 19 de *B. abortus*. Trata-se de vacina viva (atenuada), aplicada uma única vez em bezerras com idade entre 3 e 8 meses. A legislação brasileira prevê a obrigatoriedade de vacinação das fêmeas bovinas e bubalinas nessa faixa etária. De 65 a 75% dos animais vacinados ficam resistentes à infecção; os demais podem infectar-se, mas geralmente não abortam. Em condições de campo, essa vacina proporciona proteção por cinco ou mais gestações, e as falhas de vacinação estão mais relacionadas com uma exposição excessiva ao agente.

Apesar da importância da vacinação, a B 19 apresenta algumas desvantagens: títulos residuais de anticorpos no soro sanguíneo e no leite (que podem interferir no diagnóstico da infecção por amostras de campo), infecção persistente pela amostra vacinal, patogenicidade para o ser humano, aplicação restrita a fêmeas, ocorrência ocasional de artrite e choque endotóxico e, por fim, necessidade constante de manutenção cuidadosa das cepas-padrão com características lisas.

Para superar algumas das desvantagens da vacina B 19, como a persistência de títulos de anticorpos e a restrição de faixa etária, outras vacinas têm sido desenvolvidas, como a RB 51, constituída por amostra rugosa, que não leva à formação de anticorpos contra o lipopolissacarídio de amostras lisas do gênero *Brucella*. Essa vacina já teve o uso autorizado no Brasil. É recomendada em focos e em situações de alto risco, para fêmeas com idade superior a 8 meses e não reagentes nos testes sorológicos. Não deve ser usada em machos e em fêmeas prenhes. É potencialmente patogênica para o ser humano.

Outras medidas também importantes, consideradas inespecíficas, são os programas de educação sanitária, o controle de trânsito (para evitar a movimentação de fontes de infecção), a destruição de fetos e anexos fetais, a desinfecção das instalações, bem como o uso de piquetes-maternidade e quarentena para a introdução de animais no rebanho. Deve-se, ainda, evitar comprar animais de regiões endêmicas ou rebanhos infectados, mesmo que o animal apresente resultado negativo nos testes sorológicos.

Para o saneamento de rebanhos infectados, a recomendação é seguir o que estipula o Programa Nacional de Controle e Erradicação da Brucelose e da Tuberculose Animal, com testes periódicos, conforme estabelece a legislação, e sacrificar os animais reagentes.

No controle da brucelose suína, não se usa a vacinação; assim, o cuidado consiste em não introduzir o agente etiológico na criação. É fundamental adquirir animais apenas de fornecedores livres de brucelose. Em caso de infecção instalada em rebanho comercial, o mais indicado é o despovoamento, com desinfecção rigorosa das instalações e reintrodução dos animais após pelo menos 60 dias.

Controle da brucelose em canis

É preciso atender às exigências de controle, higiene e tratamento dos animais, realizando o diagnóstico periódico e a desinfecção, além de utilizar gaiolas individuais para minimizar o risco de infecção, evitando, principalmente, os alojamentos coletivos (ver Figura 3.3 A). Para animais recém-adquiridos, é importante realizar ou solicitar exame sorológico para brucelose e manter os animais em quarentena.

Em canis nos quais a brucelose seja detectada, deve-se sacrificar os animais positivos, bem como proceder a reteste mensal por 3 meses ou até que se obtenham duas sorologias negativas consecutivas, para considerar o canil livre da doença.

Animais positivos não devem ser vendidos, para evitar a disseminação da doença. Do mesmo modo, os animais devem ser manipulados com luvas, evitando riscos ao ser humano.

Desinfecção

A *Brucella* é sensível a vários desinfetantes, como cal (hidróxido de cálcio) a 15%, cresóis a 5%, fenol a 1%, formol a 5% e hipocloritos de cálcio ou de sódio em exposição por 1 h à temperatura ambiente. Esses desinfetantes podem ser utilizados para a desinfecção de instalações e utensílios, assim como de solos (cal) contaminados por material infectado, sendo necessária a retirada prévia de matéria orgânica para que atuem melhor.

A *Brucella* é inativada em autoclave a 121°C, por 15 min, ou em calor seco entre 160 e 170°C por, no mínimo, 1 h para instrumentos. Fervura por 10 min é recomendada para soluções líquidas.

Xilol (1 mℓ/ℓ) e cianamida cálcica (20 kg/m^3) são recomendados por 2 a 4 semanas para descontaminação de esterco líquido.

A *Brucella* também pode ser inativada por radiação gama (passível de utilização em colostro) e pasteurização.

Medidas de controle

Foi implantado no Brasil, em 2001 – e modificado em 2004 –, o Programa Nacional de Controle e Erradicação da Brucelose e da Tuberculose Animal (PNCEBT), que tem como objetivo diminuir a prevalência de ambas as enfermidades em bovinos e bubalinos no país.

O programa preconiza a vacinação obrigatória de fêmeas bovinas e bubalinas entre 3 e 8 meses de idade com a vacina B 19, cuja dose total deve conter de 6×10^{10} a 12×10^{10} bactérias SC, devendo a vacinação ser realizada sob responsabilidade do médico veterinário cadastrado no serviço de defesa sanitária animal.

Os animais vacinados devem ser marcados com um V seguido do último dígito do ano em que foi realizada a vacinação, devendo ser emitido atestado de vacinação pelo médico veterinário. Os animais reagentes nos testes sorológicos devem ser sacrificados, sendo proibida a comercialização, assim como é proibido o uso da vacina B 19 em animais acima de 8 meses.

A vacinação de modo eficaz reduz a possibilidade de infecção e de eliminação da bactéria para o meio ambiente, a transmissão de animal a outro e, consequentemente o risco de zoonose. Quando associada à remoção de animais infectados, permite gradativamente a seleção de animais mais resistentes a enfermidade, que, em um cenário futuro, permitirá prever a eliminação do agente.

Programa de controle para a brucelose ovina (epididimite ovina) visando à *B. ovis* ainda se encontra em discussão pelo Programa de Sanidade de Ovinos e Caprinos por meio do qual normas estaduais estão sendo estabelecidas por diferentes estados do país. Para suínos, o controle da brucelose está estabelecido pela certificação da granja de reprodutores cujos métodos diagnósticos já se encontram citados anteriormente. Os detalhes do programa podem ser consultados em www.agricultura.gov.br/animal/sanidade-animal/programas/prog-nacional-controle-erradicacao-brucelose-tube.

Tratamento

O tratamento da brucelose animal não é preconizado em virtude da localização intracelular da *Brucella*, que dificulta a eliminação do agente (por penetração inadequada dos antibióticos no meio intracelular), e da persistência da bactéria em linfonodos, glândulas mamárias e trato genital; assim, o caráter de portador é mantido, representando risco à saúde animal e humana. A única exceção é representada pela brucelose canina, e em condições muito específicas.

Tratamento para cães

O sucesso do tratamento em cães é bastante incerto e discutível. Entre os protocolos terapêuticos propostos, os melhores resultados são obtidos, geralmente, de combinações de antibióticos, como minociclina (25 mg/kg/dia VO, por 4 semanas) associada à di-hidroestreptomicina (10 mg/kg, IM, 2 vezes/dia, na 1ª e na 4ª semana ou, então, 20 mg/kg, IM, 24 h, na 1ª e na 4ª semana).

Outro protocolo terapêutico consiste na utilização de doxiciclina (25 mg/kg, 2 vezes/dia, por 4 semanas), associada a gentamicina (2,2 mg/kg, na 1ª semana), ou estreptomicina (20 mg/kg/dia, durante 15 dias). Um novo tratamento pode ser realizado em caso de falha terapêutica.

Recentemente, foi utilizado o enrofloxacino (VO, 5 mg/kg, a cada 12 h, por 30 dias). As fêmeas receberam novamente o tratamento durante o estro e a fase lútea nos ciclos subsequentes (0 a 2 ciclos), com eficácia similar ao tratamento com estreptomicina.

Os machos não devem ser tratados, pelo risco de manutenção da *Brucella* na próstata e, também, pelo desenvolvimento de esterilidade irreversível, apesar do tratamento.

As fêmeas infectadas que forem tratadas devem ser reintroduzidas em programas de cobertura somente após isolamento prolongado, porque há risco de falha terapêutica. Esses animais representam risco de infecção para os machos, portanto devem ser utilizados, preferencialmente, procedimentos de inseminação artificial, a fim de minimizar as possibilidades de transmissão. A cobertura desses animais deve ocorrer apenas em condições de perda de linhagem genética de valor, devendo-se explicar os riscos previamente aos proprietários.

Animais de estimação devem ser castrados e submetidos a tratamento, para evitar que sejam fontes de infecção aos indivíduos do domicílio. Acompanhamento sorológico e hemocultura devem ser realizados por um período de 6 meses, a fim de avaliar a cura. Além disso, é preciso informar aos proprietários o risco representado por esses animais para a saúde humana, bem como a possibilidade de falhas terapêuticas, devendo-se sempre ter a eutanásia como alternativa.

Saúde Pública

Quatro espécies de *Brucella* causam, comprovadamente, infecção em humanos: *B. melitensis*, *B. abortus*, *B. suis* e *B. canis*. O principal agente da brucelose humana é *B. melitensis*, principalmente por sua maior patogenicidade.

A *Brucella* é destruída por pasteurização. A persistência em queijo não pasteurizado depende do tipo de fermentação e do tempo de maturação. O tempo de fermentação necessário para garantir a segurança em queijos fermentados é assunto controverso; considera-se, porém, que deve ser de aproximadamente 3 meses. A bactéria persiste por semanas em sorvete e por meses em manteiga. O microrganismo sobrevive curtos períodos em carne não congelada; já em carnes congeladas, pode sobreviver por anos.

Humanos podem ser infectados por ingestão ou por contaminação de mucosas e pele lesada. Em laboratórios e abatedouros, a transmissão por aerossóis é possível. Os principais meios de infecção em humanos correspondem a contato com produtos de abortamento animal (fetos e fluidos), ingestão de produtos lácteos não pasteurizados, ingestão de carne malpassada ou crua, acidentes e infecções laboratoriais por manipulação de materiais contaminados, além de acidente com vacinas vivas. Transmissão entre humanos é rara, mas já foi relatada após transfusão de sangue, transplante de medula óssea e relação sexual.

As infecções por *B. abortus* e *B. suis* costumam acometer, principalmente, certos grupos ocupacionais mais expostos ao risco (magarefes, veterinários e outras pessoas que trabalham com animais), com a transmissão ocorrendo por contato direto com a fonte de infecção. Já a infecção por *B. melitensis* é mais frequente que *B. abortus* e *B. suis* na população em geral, com a transmissão ocorrendo por ingestão de alimentos, principalmente leite e derivados, obtidos de animais infectados.

Nas áreas onde não ocorre infecção por *B. melitensis*, a brucelose humana apresenta caráter predominantemente ocupacional, ao passo que, nas áreas onde ela ocorre, outros grupos da população podem ser acometidos. Isso foi claramente demonstrado no Texas, por Taylor e Perdue, sendo posteriormente confirmado por mais autores em outras áreas dos EUA.

Nessas áreas, a introdução de *B. melitensis* provocou modificação na epidemiologia da brucelose humana. A enfermidade, que historicamente acometia, principalmente, pessoas do sexo masculino, na faixa etária de 20 a 49 anos, passou a ocorrer com mais frequência no sexo feminino e em faixas etárias menos relacionadas com o mercado de trabalho das profissões de risco, como crianças e idosos.

As maiores taxas de prevalência da infecção humana são observadas em países com elevadas prevalências de infecção por *B. melitensis* em caprinos e ovinos, como é o caso dos países do Mediterrâneo. Na América Latina, a maior ocorrência é verificada na Argentina, no México e no Peru. A infecção humana por *B. canis* também já foi relatada em diversos países.

Relatos ocasionais de levantamentos sorológicos em grupos de riscos são encontrados na literatura brasileira; no entanto, no Brasil, não há dados oficiais sobre a ocorrência de brucelose humana. Casos clínicos que descrevem pericardite associada a *B. abortus* no sul do Brasil e acometimento em humanos por *B. abortus*, *B. suis* e *B. canis* no estado de São Paulo foram relatados demonstrando o acometimento de humanos no Brasil. A associação de títulos sorológicos para a brucelose relacionada, com a profissão é bastante comum, caracterizando o risco ocupacional.

Recentemente, foi relatado o primeiro surto decorrente de acidente em laboratório no Brasil, causado por falha no sistema de ventilação da capela de fluxo laminar durante o processo de semeadura de *B. abortus*. Nesse acidente, três pessoas (entre 11 do laboratório) soroconverteram, sendo que uma apresentou sintomatologia clínica de febre, artralgia, cefaleia e suor excessivo. Foi diagnosticada sacroilite causada por *B. abortus*. Ressalta-se que todas as pessoas que frequentavam este laboratório (nível 3 de segurança) utilizavam jalecos, luvas e máscaras. A infecção provavelmente ocorreu por via respiratória por aerossóis em virtude do sistema de ventilação.

A infecção em humanos por espécies marinhas foi relatada em um acidente laboratorial, com sinais clínicos inespecíficos, em dois indivíduos do Peru, que apresentavam neurobrucelose e granulomas intracerebrais, considerados os primeiros casos relatados de infecção humana por *Brucella* de origem marinha.

Na ausência de tratamento, a brucelose humana pode evoluir para quadros graves, como endocardite, cardiomiopatia fatal e neurobrucelose, como demonstram inúmeros relatos encontrados na literatura.

A profilaxia da brucelose humana depende diretamente do combate à infecção nos animais. Em países que conseguiram erradicar a brucelose animal ou reduzir significativamente a prevalência, observou-se drástica redução da ocorrência de casos humanos.

Bibliografia

Adams LG. Development of live Brucella vaccines. In: Adams LG, editor. Advances in brucellosis research. Texas: Texas A & M University; 1990. p. 250-76.

Almeida LP, Reis DO. Brucelose e bursite cervical em bovinos: uma revisão. Rev Bras Med Vet. 1999;21(4):149-52.

Alton GG. Caprine brucellosis. FAO/WHO Expert Commitee on Brucellosis, Doc. BRUC/WP/707; 1970.

Alton GG, Jones LM, Angus RD, Verger JM. Techniques for the brucellosis laboratory. Paris: Institut National de la Recherche Agronomique; 1988.

Aparicio ED. Epidemiology of brucellosis in domestic animals caused by Brucella melitensis, Brucella suis and Brucella abortus. Rev Sci Tech. 2013;32(1):53-60.

Arquivo Brasileiro de Medicina Veterinária e Zootecnia. Belo Horizonte: Escola de Veterinária da Universidade Federal de Minas Gerais; 2009;61(Supl 1):6-134.

Banai M, Corbel M. Taxonomy of Brucella. Open Vet Sci J. 2010; 4:85-101.

Berthelot X, Garin-Bastuji B. Canine brucellosis. Point Vét. 1993; 25(152):33-7.

Bishop GC, Godfroid J, Bosman PP, Herr S. Bovine brucellosis. In: Coetzer JAW, Tustin RC, editores. Infectious diseases of livestock with special reference to Southern Africa. 1994. p. 1053-77.

Black N. Animal health: a century of progress. United States Animal Health Association. Disponível em: www.usaha.org/history/chapter6.html.

Blasco JM, Garin-Bastuji B, Marín C, Gerbier G, Fanlo J, Jiménez de Bagués M *et al*. Efficacy of different rose Bengal and complement fixation antigens for the diagnosis of Brucella melitensis in sheep and goats. Vet Rec. 1994;134(16):415-20.

Boone DR, Castenholz RW. The Archaea and the deeply branching and phototrophic bacteria. In: Garrity GM, editor. Bergey's Manual of Systematic Bacteriology. 2. ed. New York: Springer; 2001. v. 1.

Boschiroli ML, Foulongne V, O'Callaghan D. Brucellosis: a worldwide zoonosis. Curr Opin Microbiol. 2001;4(1):58-64.

Brasil. Ministério da Agricultura, Pecuária e Abastecimento. Instrução normativa nº 2, de 10 de janeiro de 2001. Diário Oficial da União.

Brasil. Ministério da Agricultura, Pecuária e Abastecimento. Instrução normativa nº 19, de 19 de fevereiro de 2002. Aprova as normas a serem cumpridas para a certificação de granjas de reprodutores suídeos. Diário Oficial da República Federativa do Brasil. 1 mar 2002;Seção 1:3.

Brasil. Ministério da Agricultura, Pecuária e Abastecimento. Instrução normativa SDA nº 06, de 8 de janeiro de 2004. Aprova o regulamento técnico do Programa Nacional de Controle e Erradicação de Brucelose e Tuberculose Animal. Diário Oficial da União. 12 jan 2004;Seção 1:6-10.

Brasil. Ministério da Agricultura, Pecuária e Abastecimento. Programa Nacional de Controle e Erradicação da Brucelose e da Tuberculose Animal: manual técnico. 2006.

Bricker BJ. PCR as a diagnostic tool for brucellosis. Vet Microbiol. 2002;90(1):435-46.

Cadernos Técnicos de Veterinária e Zootecnia. Belo Horizonte: Fundação de Estudo e Pesquisa em Medicina Veterinária e Zootecnia; 2005. v. 47.

Cardoso PG, Macedo GC, Azevedo V, Oliveira SC. Brucella spp. noncanonical LPS: structure, biosynthesis, and interaction with host immune system. Microb Cell Fact. 2006;5(13).

Carmichael LE, Kenney RM. Canine abortion caused by Brucella canis. J Am Vet Med Assoc. 1968;152:605-16.

Carmichael LE, Shin SJ. Canine brucellosis: a diagnostican's dilemma. Semin Vet Med Surg (Small Anim). 1996;11(3):161-5.

Carmichael LE, Zoha SJ, Flores-Castro R. Problems in the serodiagnosis of canine brucellosis: dog response to cell wall and internal antigens of Brucella canis. Dev Biol Stand. 1984;56:371-93.

Christopher S, Umapathy BL, Ravikumar KL. Brucellosis: review on the recent trends in pathogenicity and laboratory diagnosis. J Lab Physicians. 2010;2:55-60.

Corbel MJ. Brucellosis: an overview. Emerg Infect Dis. 1997;3(2):213-21.

Cutler SJ, Whatmore AM, Commander NJ. Brucellosis: new aspects of an old disease. J Appl Microbiol. 2005;98(6):1270-81.

Davidson M, Shimshony A, Adler H, Banai M, Cohen A. Protection of brucellosis-free areas from reinfection. In: Adams LG, editor. Advances in brucellosis research. Texas: Texas A & M University; 1990. p. 407-27.

De Jong MF, Rolan HG, Tsolis RM. Innate immune encounters of the (type) 4th kind: Brucella. Cell Microbiol. 2010;12(9):1195-202.

Deyoe BL. Brucellosis. IN: Leman AD, Straw B, Glock RD, Mengeling WL, Penny RHC, Scholl E, editors. Diseases of swine. 6. ed. Ames: Iowa State University Press; 1986. p. 599-607.

Díaz-Aparicio E, Marín C, Alonso-Urmeneta B, Aragón V, Pérez-Ortiz S, Pardo M *et al.* Evaluation of serological tests for diagnosis of Brucella melitensis infection of goats. J Clin Microbiol. 1994;32(5):1159-65.

Dumon C, Mimouni P. Mortinatalité em élevage canin liée à dês maladies infectieuses: brucelloses, herpèsviroses, mycoplasmoses. EMC Vét. 2005;2:54-62.

Fensterbank R. Brucelosis bovina, ovina y caprina: diagnostico, control, vacunacion. In: OIE. Brucelosis bovina, ovina y caprina. 1987. p. 9-34. (Serie Tecnica 6). Disponível em www.oie.int.

Ferreira AC, Cardoso R, Dias IT, Mariano I, Belo A, Preto IR *et al.* Evaluation of a modified rose Bengal test and an indirect eznyme-linked immunosorbent assay for the diagnosis of Brucella melitensis infection in sheep. Vet Res. 2003;34:297-305.

Ferris RA, Schoenbaum MA, Crawford RP. Comparison of serologic tests and bacteriologic culture for detection of brucellosis in swine from naturally infected herds. J Am Vet Med Assoc. 1995;207(10):1332-3.

Ficht TA. Intracellular survival of Brucella: defining the link with persistence. Vet. Microbiol. 2003;92(3):213-23.

Godfroid J, Cloeckaert A, Liautard JP, Kohler S, Fretin D, Walravens K *et al.* From the discovery of the Malta's fever agent to the discovery of a marine mammal reservoir, brucellosis has continuously been a re-emerging zoonosis. Vet Res. 2005;36(3):313-26.

Golding B, Scott DE, Scharf O, Huang LY, Zaitseva M, Lapham C *et al.* Immunity and protection against Brucella abortus. Microbes Infect. 2001;3(1):43-8.

Haag AF, Myka KK, Arnold MFF, Caro-Hernández P, Ferguson GP. Importance of lipopolysaccharide and cyclic b-1,2-glucans in Brucella-mammalian infections. Int J Microbiol. 2010;124509.

Jahans KL, Foster G, Broughton ES. The characterisation of Brucella strains isolated from marine mammals. Vet Microbiol. 1997; 57(4):373-82.

Macmillan AP. Brucellosis. In: Straw BE, D'Allaire S, Mengeling WL, Taylor DJ, editors. Diseases of swine. 8. ed. Ames: Blackwell Science; 1999.

Martirosyan A, Moreno E, Gorvel JP. An evolucionary strategy for a stealthy intracellular Brucella pathogen. Immunol Rev. 2011;240(1):211-34.

Megid J, Brito AF, Moraes CCG, Fava N, Agottani J. Epidemiological assessment of canine brucellosis. Arq Bras Med Vet Zootec. 1999;51:439-40.

Megid J, Paes AC, Moraes CCG, Giuffrida R, Goulart C. Serology and therapeutic efficacy of riphampicyn and streptomycin in dogs naturrally infected with Brucella canis. In: Proceedings of the 23. Congress of the World Small Animal Veterinary Association. Buenos Aires; 1998. p. 814.

Michaux-Charachon S, Bourg G, Jumas-Bilak E, Guigue-Talet P, Allardet-Servent A, O'Callaghan D *et al.* Genome structure and phylogeny in the genus Brucella. J Bacteriol. 1997;179(10):3244-9.

Mikolon AB, Gardner IA, Hietala SK, Anda JH, Pestaña EC, Hennager SG *et al.* Evaluation of North American antibody detection tests for diagnosis of brucellosis in goats. J Clin Microbiol. 1998;36(6):1716-22.

Minharro S, Silva Mol JP, Dorneles EM, Pauletti RB, Neubauer H, Melzer F *et al.* Biotyping and genotyping (MLVA16) of Brucella abortus isolated from cattle in Brazil, 1977 to 2008. PLoS One. 2013;8(12):e81152.

Moraes CCG, Megid J, Souza LC, Crocci AJ. Prevalência da brucelose canina na microrregião da Serra de Botucatu, São Paulo, Brasil. Arq Inst Biol. 2002;69(2):7-10.

Moreno E, Cloeckaert A, Moriyón I. Brucella evolution and taxonomy. Vet Microbiol. 2002;90(1):209-27.

Moreno E. Retrospective and prospective perspectives on zoonotic brucellosis. Front Microbiol. 2014;5:213.

Moriyón I, López-Goñi I. Structure and properties of the outer membranes of Brucella abortus and Brucella melitensis. Int Microbiol. 1998;1(1):19-26.

Nicoletti P. Problems in the control of caprine brucellosis. Tucson: Proc. 3rd Int. Conf. Goat Prod. Dis. 1982;433-4.

Nielsen K. Diagnosis of brucellosis by serology. Vet Microbiol. 2002;90(1):447-59.

Nielsen K, Gall D, Smith P, Bermudez R, Moreno F, Renteria T *et al.* Evaluation of serological tests for detection of caprine antibody to Brucella melitensis. Small Rum Res. 2005;56:253-8.

Nielsen K, Gall D, Smith P, Vigliocco A, Perez B, Samartino L *et al.* Validation of fluorescence polarization assay as a serological test for the presumptive diagnosis of porcine brucellosis. Vet Microbiol. 1999;68(3-4):245-53.

Osterman B, Moriyón I. In: International Committee on Systematics of Prokaryotes. Subcommittee on the Taxonomy of Brucella: Minutes of the meeting; 2003, Sep 17; Pamplona, Spain. Int J Syst Evol Microbiol. 2006;56:1173-5.

Pacheco G, Mello MT. Brucelose. Rio de Janeiro: Atheneu; 1956.

Pedro FL, Franchini FP, Wildner LM. Brucellosis Presenting with Pericarditis: Case Report and Literature Review. Case Reports in Infectious Diseases Volume 2013, Article ID 796437, 3 pp. Disponível em: www.dx.doi.org/10.1155/2013/796437.

Poester FP, Gonçalves VSP, Lage AP. Brucellosis in Brazil. Vet Microbiol. 2002;90(1):55-62.

Radostitis OM, Blood DC, Gay CC, Hinchcliff KW. Veterinary medicine: a textbook of the diseases of cattle, sheep, pigs, goats and horses. 9.ed. London: W.B. Saunders; 2000.

Ramirez-Pfeifer C, Nielsen K, Marin-Ricalde F, Rodriguez-Padilla C, Gomez-Flores R. Application of the fluorescence polarization assay for detection of caprine antibodies to Brucella melitensis in areas of high prevalence and widespread vaccination. Clin Vaccine Immunol. 2007;14(3):299-303.

Ramirez-Pfeifer C, Nielsen K, Marin-Ricalde F, Rodriguez-Padilla C, Gomez-Flores R. Comparison of fluorescence polarization assay with card and complement fixation tests for the diagnosis of goat brucellosis in a high-prevalence area. Vet Immunol Immunopathol. 2006;110(1-2):121-7.

Richtzenhain LJ, Cortez A, Heinemann MB, Soares RM, Sakamoto SM, Vasconcellos SA *et al.* A multiplex PCR for the detection of Brucella spp. and Leptospira spp. DNA from aborted bovine fetuses. Vet Microbiol. 2002;87(2):139-47.

Rodrigues ALC, Silva SKL, Pinto BLA, Silva JB, Tupinambás U. Outbreak of laboratory-acquired Brucella abortus in Brazil: a case report. Revista da Sociedade Brasileira de Medicina Tropical. 2013; 46(6):791-4.

Santos RL, Martins TM, Borges AM, Paixão TA. Economic losses due to bovine brucellosis in Brazil. Pesq Vet Bras. 2013;33(6):759-64.

Schin SJ, Carmichael LE. Recent advances in canine infection diseases. New York: International Veterinary Information Service; 1999. Disponível em: www.ivis.org/advances/Infect_Dis_Carmichael/shin/chapter_frm.asp?LA=1.

Schurig GG, Sriranganathan N, Corbel MJ. Brucellosis vaccines: past, present and future. Vet Microbiol. 2002;90(1-4): 479-96.

Skendros P, Boura P. Immunity to brucellosis. Rev Sci Tech. 2013; 32(1):137-47.

Stringfellow DA, Wright JC. A review of the epidemiologic aspects of embryo from Brucella abortus-infected cows. Theriogenology. 1989;31(5):997-1006.

Taylor JP, Perdue JN. The changing epidemiology of human brucellosis in Texas, 1977-1986. Am J Epidemiol. 1989;130(1):160-5.

Thoen CO, Hopkins MP, Armbrust AL, Angus RD, Pietz DE. Development of an enzyme-linked immunosorbent assay for detecting antibodies in sera of Brucella suis-infected swine. Can J Comp Med. 1980;44(3):294-8.

Ugalde RA. Intracellular lifestyle of Brucella spp. common genes with other animal pathogens, plant pathogens and endosymbionts. Microbes Infect. 1999;1(14):1211-9.

Wanke MM. Canine brucellosis. Anim Reprod Sci. 2004;82-83:195-207.

Wrathall AE, Broughton ES, Gill KPW, Goldsmith GP. Serological reactions to Brucella in British pigs. Vet Rec. 1993;132(18): 449-54.

Wray C. Survival and spread of pathogenic bacteria of veterinary importance within the environment. Vet Bul. 1975;45(8):543-50.

Anexo

Testes oficialmente adotados pelo PNCEBT

A legislação brasileira em vigor prevê o uso dos seguintes testes no diagnóstico sorológico da brucelose em bovinos e em búfalos: prova do antígeno acidificado tamponado, prova do anel em leite, prova do 2-mercaptoetanol em associação com a prova de SAL e reação de fixação de complemento.

Essa legislação estabelece, ainda, que outros testes podem ser utilizados para complementar ou substituir os testes especificados, após aprovação e nas condições estabelecidas pelo Departamento de Defesa Animal.

Em 2010, com base na Instrução Normativa nº 27, de 20 de outubro, foi aprovada a utilização do teste de polarização fluorescente no diagnóstico da brucelose bovina e bubalina.

A prova do antígeno acidificado tamponado é usada como teste de triagem. O animal com resultado positivo pode ser submetido ao diagnóstico confirmatório, realizado pela combinação das provas de soroaglutinação lenta e mercaptoetanol ou pela reação de fixação de complemento.

A prova do anel em leite é indicada para vigilância epidemiológica, com o propósito de detectar rebanhos infectados, sem valor como teste de diagnóstico individual. O teste de polarização fluorescente pode ser aplicado unicamente ou servir de comprovação em animais reagentes ao teste do antígeno acidificado tamponado e em animais inconclusivos no teste do 2-mercaptoetanol.

De acordo com a legislação brasileira, o teste do antígeno acidificado tamponado e o teste do anel em leite somente podem ser realizados por veterinários habilitados e por laboratórios credenciados. O teste do 2-mercaptoetanol, em combinação com a soroaglutinação lenta, e o teste de polarização fluorescente podem ser feitos apenas por laboratórios credenciados, enquanto a reação de fixação de complemento pode ser realizada unicamente por laboratórios credenciados oficiais, ou seja, laboratórios credenciados pertencentes a instituições públicas.

Nos testes de aglutinação e na reação de fixação de complemento, utiliza-se antígeno preparado com *B. abortus* (amostra 1119-3), padronizado de acordo com a recomendação para cada técnica. Os principais aspectos dessa padronização referem-se a concentração, corante e pH.

Detalhes das técnicas de acordo com o Manual Técnico do PNCEBT

Teste do antígeno acidificado tamponado

Material: antígeno acidificado tamponado; soros a serem testados; micropipetador de 30 μℓ; ponteiras; placa com quadrados delimitados de 4 × 4 cm; misturadores de plástico ou de metal; caixa com luz indireta para leitura; sorocontrole positivo; sorocontrole negativo; agitador de placas (opcional).

Precauções na execução do teste: o antígeno, quando não estiver em uso, deve permanecer entre 2 e 8°C (para realizar um pequeno número de testes, é preciso dividir o antígeno em alíquotas e retirar da geladeira apenas a quantidade a ser utilizada, evitando resfriamento-aquecimento); a temperatura de execução deve ser de 22°C ± 4°C; placas e misturadores devem ser lavados em água corrente logo após o uso, imersos em solução de detergente neutro por pelo menos 2 h, lavados em água corrente e, em seguida, em água destilada, sendo secos antes do próximo uso; soros excessivamente hemolisados devem ser desprezados; em todos os ensaios, devem ser testados, simultaneamente, sorocontrole positivo e sorocontrole negativo.

Técnica: equilibre os soros e o antígeno à temperatura ambiente; dispense 30 μℓ de cada soro em cada quadrado da placa; agite suavemente o antígeno e dispense 30 μℓ na placa, ao lado de cada soro; misture soro e antígeno com movimentos circulares, de modo a obter um círculo de aproximadamente 2 cm; agite a placa, em média, com 30 movimentos oscilatórios por minuto, continuamente, durante 4 min; coloque a placa na caixa com luz indireta para realizar a leitura; desconsidere aglutinações ocorridas após os 4 min.

Interpretação dos resultados: presença de grumos = reagente; ausência de grumos = não reagente.

Teste do anel em leite

Material: antígeno para teste do anel em leite; amostras de leite a serem testadas; tubos de vidro de 10 mm × 75 mm ou 10 mm × 100 mm; grade para tubos; pipetas ou pipetadores de 1 mℓ; micropipetador para 30 μℓ; estufa ou banho-maria a 37°C.

Precauções na execução do teste: as amostras devem ser coletadas de mistura de leite em latão, no máximo uma amostra por três latões, ou de tanque, uma amostra por tanque; antes de coletar a amostra, é preciso homogeneizar suavemente o leite; deve-se coletar o leite usando como conservante o formol a 1% ou o cloreto de mercúrio a 2%, na proporção de 1 mℓ de conservante para 10 mℓ de leite; as amostras podem ser mantidas entre 2 e 8°C por até 2 semanas; as amostras de leite devem ser mantidas entre 2 e 8°C por pelo menos 24 h antes da realização do teste; amostragem incorreta pode resultar em excesso ou insuficiência de gordura, o que interfere no teste; aquecimento acima de 45°C diminui a quantidade de anticorpos da amostra; congelamento ou pasteurização da amostra podem provocar resultados falso-negativos; leite ácido, leite coletado recentemente, leite com colostro, leite de vacas no período de secagem e leite de vacas com mamite podem apresentar resultados falso-positivos; dependendo do tamanho do rebanho, deve-se aumentar a quantidade de leite usada, mantendo constante o volume de antígeno (para até 150 vacas em lactação, utiliza-se 1 mℓ de leite; de 151 a 450 vacas, utilizam-se 2 mℓ; de 451 a 700 vacas, 3 mℓ; mais de 700 vacas, devem ser divididas em lotes menores); em todos os ensaios, devem ser testadas, simultaneamente, amostras de leite de controle positivo e de controle negativo.

Técnica: equilibre as amostras de leite e o antígeno à temperatura ambiente; misture bem as amostras de leite; coloque cada amostra de leite em um tubo de vidro; agite suavemente o antígeno e adicione 30 μℓ a cada tubo com o leite; tampe o tubo e misture bem; deixe em repouso por 1 min e verifique se a mistura está homogênea - não deve sobrar antígeno nas paredes do tubo; incube por 1 h a 37°C; proceda à leitura.

Interpretação dos resultados: anel de gordura azul e coluna de leite branca ou azulada = reagente; anel de gordura branco e coluna de leite azul = não reagente.

Teste do 2-mercaptoetanol

Material: antígeno para SAL; 2-mercaptoetanol; salina 0,85%; salina 0,85% fenicada 0,5%; amostras do soro a testar; sorocontrole positivo com título alto; sorocontrole positivo com título médio; sorocontrole positivo com título baixo; sorocontrole negativo; tubos de 10 mm × 75 mm ou 10 mm × 100 mm; grade para tubos; micropipetadores de volume ajustável; dispensador ou pipetador automático de 1 mℓ; dispensador ou pipetador automático de 2 mℓ; pipetas de 10 mℓ; caixa com luz indireta para leitura; estufa a 37°C; vidraria para diluição dos reagentes.

Precauções na execução do teste: a diluição do antígeno para a série de tubos com 2-mercaptoetanol deve ser realizada em solução salina 0,85% sem adição de fenol, pois ele interfere no 2-mercaptoetanol; recomenda-se proceder às diluições do antígeno 12 h antes do uso; os antígenos diluídos devem ser conservados sob refrigeração (2 a 8°C), podendo ser utilizados por um período de até 1 semana; o 2-mercaptoetanol é sensível à luz e ao calor, além de deteriorar-se rapidamente por exposição ao ar, devendo ser mantido em frasco de cor âmbar, hermeticamente fechado e sob refrigeração; o 2-mercaptoetanol é tóxico para o ser humano e deve ser manuseado em capela de exaustão; em cada jornada de trabalho, é preciso incluir pelo menos um soro com alto título de IgM contra *Brucella* e que não contenha IgG detectável pelo teste do 2-mercaptoetanol, bem como outro soro reagente na SAL e no 2-mercaptoetanol; em cada teste, também serão incluídos tubos de controle de antígeno, usando-se sorocontrole positivo e controles negativos; os tubos do teste do 2-mercaptoetanol são incubados e lidos juntamente com os da SAL; ocasionalmente, o tubo da diluição 1:25 pode estar levemente opaco na prova do 2-mercaptoetanol, ainda que os tubos subsequentes estejam claros (tal fato não deve ser considerado resultado negativo); a diferença de títulos entre ambos os testes, caso ocorra, é interpretada como a capacidade aglutinante do soro em decorrência de anticorpos da classe IgM; a presença de IgG está associada, geralmente, à infecção ativa, e toda reação positiva no teste do 2-mercaptoetanol (a partir de 1:25) deve ser considerada indicativa de infecção; animais na fase inicial da infecção têm, predominantemente, anticorpos da classe IgM, apresentando-se negativos na prova do 2-mercaptoetanol.

Técnica: dilua o antígeno para SAL 100 vezes em solução salina 0,85% contendo 0,5% de fenol (concentração final de 0,045%); dilua o antígeno para SAL 50 vezes em solução salina 0,85% sem fenol (concentração final de 0,09%); prepare a solução de 2-mercaptoetanol 0,1 M, misturando 7,8 mℓ de 2-mercaptoetanol com 992,20 mℓ de solução salina 0,85% sem fenol (ou volumes menores, proporcionalmente); para cada amostra de soro a testar, coloque em uma estante duas fileiras de quatro tubos; identifique o primeiro tubo de cada fileira com o número correspondente ao soro a testar; a primeira fileira corresponde às quatro diluições do teste de SAL, devendo ser identificada, e a outra fileira corresponde às diluições do teste do 2-mercaptoetanol, devendo ser também identificada; com o micropipetador; coloque 80 μℓ de soro no primeiro tubo da primeira fileira, 40 μℓ no segundo, 20 μℓ no terceiro e 10 μℓ no quarto; repita o procedimento com as mesmas quantidades na segunda fileira de tubos; para todas as amostras de soro, repita o procedimento, pipetando os soros para cada duas fileiras de tubos adequadamente identificados; inclua os soros controles (negativos e positivos); nos tubos da primeira fileira, adicione 2 mℓ do antígeno diluído 1:100 em salina 0,85% fenicada 0,5%; nos tubos da segunda fileira, adicione 1 mℓ da solução de 2-mercaptoetanol 0,1 M; misture bem, agitando a estante, e deixe as amostras em repouso durante 30 min à temperatura ambiente; após os 30 min, usando outro dispensador ou pipetador, coloque 1 mℓ do antígeno diluído 1:50 em salina 0,85% sem fenol; misture bem, agitando a estante; incube em estufa a 37°C por 48 ± 3 h; a leitura é feita com uma fonte de luz indireta contra fundo escuro e opaco, baseando-se no grau de aglutinação do antígeno e na firmeza dos grumos, após agitação suave dos tubos; anote os resultados; se houver interesse na determinação do título final de um soro, o método de diluições seriadas (dobradas) pode ser usado.

Interpretação dos resultados: o grau de aglutinação em cada uma das distintas diluições deve ser classificado como: completo (+), incompleto (I) ou negativo (–); reação completa – o sobrenadante da mistura soro/antígeno aparece translúcido e a agitação suave não rompe os grumos; reação incompleta – o sobrenadante aparece parcialmente translúcido e uma suave agitação não rompe os grumos; reação negativa – a mistura soro/antígeno aparece opaca ou turva e uma agitação suave não revela grumos. A interpretação dos resultados do teste baseia-se nas Tabelas 3.6 e 3.7.

Tabela 3.6 Interpretação da prova de 2-mercaptoetanol para fêmeas bovinas e bubalinas com idade igual ou superior a 24 meses e vacinadas entre 3 e 8 meses de idade.

SAL	2-ME								
	NR	25 I	25	50 I	50	100 I	100	200 I	200
NR	–								
25 I	–	–							
25	–	–	+						
50 I	–	–	+	+					
50	–	–	+	+	+				
100 I	–	–	+	+	+	+			
100	Inc.	Inc.	+	+	+	+	+		
200 I	Inc.	Inc.	+	+	+	+	+	+	
200	Inc.	Inc.	+	+	+	+	+	+	+

SAL = teste de soroaglutinação lenta em tubos; 2-ME = teste do 2-mercaptoetanol; + = positivo; – = negativo; Inc. = inconclusivo; NR = não reagente; I = reação incompleta.

(células sombreadas) Combinação que não pode ocorrer (2-ME maior do que SAL).

Adaptada de Brasil, 2006.

Tabela 3.7 Interpretação da prova do 2-mercaptoetanol para fêmeas não vacinadas e machos com idade superior a 8 meses.

SAL	2-ME								
	NR	25 I	25	50 I	50	100 I	100	200 I	200
NR	–								
25 I	–	–							
25	–	–	+						
50 I	–	–	+	+					
50	Inc.	Inc.	+	+	+				
100 I	Inc.	Inc.	+	+	+	+			
100	Inc.	Inc.	+	+	+	+	+		
200 I	Inc.	Inc.	+	+	+	+	+	+	
200	Inc.	Inc.	+	+	+	+	+	+	+

SAL = teste de soroaglutinação lenta em tubos; 2-ME = teste do 2-mercaptoetanol; + = positivo; – = negativo; Inc. = inconclusivo; NR = não reagente; I = reação incompleta.

(células sombreadas) Combinação que não pode ocorrer. (2-ME maior do que SAL).

Adaptada de Brasil, 2006.

Carbúnculo Hemático 4

Márcio Garcia Ribeiro e Antonio Carlos Paes

Definição

Carbúnculo hemático é uma doença infectocontagiosa, que acomete animais e humanos, caracterizada por morte hiperaguda em animais ou morte aguda com sinais de edema e pústulas cutâneas, eliminação de sangue não coagulável por cavidades naturais e dispneia, causada pela bactéria *Bacillus anthracis*.

Sinonímias: antraz, *anthrax*, carbúnculo maligno, pústula maligna, carbúnculo verdadeiro, doença dos cardadores de lã, doença de Woolsorter, febre esplênica e carbúnculo bacteriano.

Histórico

Os termos *charbon*, do francês, e *anthrax*, do latim, significam carvão, em alusão ao aspecto hemorrágico e à coloração escura dos órgãos e tecidos de animais e humanos acometidos pela doença.

O carbúnculo hemático (ou antraz) é, provavelmente, uma das doenças infecciosas mais antigas de que se tem registro. Sua história peculiar confunde-se com os primórdios das descobertas ligadas à microbiologia e às doenças infecciosas em animais e humanos. O antraz parece ser a primeira doença infecciosa de humanos e animais cujo agente etiológico foi atribuído a um microrganismo. No entanto, antes do isolamento e da identificação do agente causal, houve muita confusão com a etiologia da doença, e qualquer lesão gangrenosa ou necrosante da pele e tecido subcutâneo era atribuída ao antraz.

Existem evidências da doença no antigo Egito. Acredita-se que os esporos da bactéria eram trazidos pelo lodo das cheias do rio Nilo. A mortalidade sazonal de bovinos à época dos faraós, citada na Bíblia como os "sete anos de vacas magras", provavelmente faz referência a surtos de carbúnculo hemático. As pragas que assolaram o Egito e que vitimaram muitas vidas humanas, citadas no livro do Êxodo, assemelham-se às formas de antraz sistêmico e cutâneo. Na época, segundo historiadores, o profeta Moisés considerava o antraz a quinta praga do Egito (1490 a.C.).

Entre 430 e 427 a.C., a chamada praga de Atenas assemelhava-se à evolução clínica do carbúnculo hemático. Os antigos "médicos" árabes atribuíram à doença o nome fogo persa. Plínio, na Roma antiga, descreveu doença endêmica semelhante na Gália (atual França) e testemunhou o início e a propagação do antraz na Itália, no período do Império Romano, em 164 d.C. Por sua vez, o poeta Virgílio descreveu, nos Alpes italianos, uma doença similar que dizimava rebanhos de bovinos e equinos, acometendo também animais selvagens e cães, denominada, à época, praga de outono, em razão do estupor e dos sangramentos que precediam a morte dos animais.

No século 17, o antraz vitimou cerca de 60.000 pessoas e milhares de animais no sul da Europa. No século seguinte, ainda na Europa, recebeu a denominação carbúnculo maligno. Entre 1760 e 1780, foram observados grandes surtos no mesmo continente, de elevada letalidade principalmente em ovinos.

Estima-se que, em meados do século 18, a doença tenha dizimado mais de 25% de todo o efetivo de ovinos da Europa. No século 19, em virtude da alta letalidade na espécie ovina, na França, foi popularizada a expressão campos malditos da França. Entre o final do século 19 e o início do século 20, o antraz notabilizou-se como uma das doenças de maior mortalidade em animais domésticos e selvagens.

A doença foi reconhecida como transmissível aos humanos por Morand, em 1786. No ano seguinte, ocorreu surto humano com cerca de 15.000 mortos em Santo Domingo, na América Central. Em 1836, Eilett descreveu a transmissão entre os animais. Em 1850, Rayer e Davaine descreveram organismos de formato bacilar no sangue de animais que foram a óbito por antraz, sugerindo esse procedimento como diagnóstico da doença.

Louis Pasteur, entre 1876 e 1881, além de Robert Koch e Cohn, por volta de 1876, definiram a natureza bacteriana da doença. Em 1875, Cohn denominou o microrganismo *Bacillus anthracis* (*B. anthracis*). No mesmo período, em 1876, Branford notificou a doença na África do Sul. No continente africano, o antraz foi diagnosticado subsequentemente em vários países, acometendo humanos que consumiram carne de animais infectados. Em 1877, John Bell notificou, pioneiramente, um caso da doença pulmonar em indivíduo que trabalhava como separador de lã de ovinos.

Robert Koch isolou a bactéria em 1878 e observou que o microrganismo esporulava na presença de oxigênio. Essa descoberta possibilitou ao pesquisador a elaboração do conhecido Postulado de Koch, que consistiu no isolamento de *B. anthracis* em cultura pura de animais mortos, por meio da inoculação do isolado em animais de experimentação ou de laboratório. Após a reprodução da doença e morte dos animais foi obtido novo isolamento da bactéria dos animais experimentais. Tal postulado foi um marco na microbiologia e serviu como base para o diagnóstico de diversas doenças, incluindo a tuberculose. Nos dias atuais, o Postulado de Koch ainda é utilizado para a identificação de certos patógenos.

Em 1881, Louis Pasteur, na França, utilizou esporos de *B. anthracis* para produzir uma vacina contra a doença (conhecida como vacina Pasteur), a qual se mostrou efetiva na proteção de vacas vacinadas e desafiadas.

No início da década de 1900, foram notificados mais de 15.000 casos da doença em humanos na extinta União Soviética (URSS). Em 1913 e 1914, foram registrados surtos que vitimaram, respectivamente, 26.000 e 43.000 animais na URSS. No mesmo local, foi registrado surto da doença nos montes Urais, em Sverdlovsk (atual Ekaterinburg, Rússia), em 1979, que vitimou 96 humanos e vários animais.

Apesar da origem contraditória da doença, atribuída pelo governo local ao consumo de carne contaminada, acredita-se que a infecção tenha ocorrido pela disseminação aerógena do patógeno a partir de um laboratório de uso militar da URSS. Em 1945, mais de 1.000.000 de ovinos morreram de antraz no Irã.

Mesmo com as suspeitas de Koch, somente em 1954 Smiter e Keppie descreveram a ação letal da toxina de *B. anthracis*.

Entre 1940 e 1960, com a introdução da vacina Sterne, além do uso de antibióticos e da deflagração de programas de profilaxia e controle do antraz, houve notável redução mundial da doença, ficando restrita a certas regiões ou países que apresentam condições de solo, climáticas e de criação de espécies favoráveis à ocorrência do carbúnculo hemático.

Paradoxalmente, o controle aparente do antraz em muitos países reduziu o interesse mundial pela doença, bem como o aporte de recursos para diagnóstico, pesquisas com imunógenos, treinamento de pessoal, notificação da doença e rastreamento de casos e surtos, levando ao subdiagnóstico em determinadas regiões e, consequentemente, expondo a população mundial ao risco de novas epidemias.

No Brasil, a doença foi descrita inicialmente na década de 1940, no sul do país, embora existam evidências – não totalmente comprovadas – de casos anteriores a esse período.

Etiologia

B. anthracis pertence à família *Bacillaceae*. São bactérias gram-positivas, aeróbicas, capsuladas, imóveis e formadoras de esporos na presença de oxigênio.

O microrganismo é isolado em meios pouco exigentes, como ágar nutriente e ágar acrescido de sangue ovino (5%), principalmente em aerobiose e, ocasionalmente, em microaerofilia. Multiplica-se em ampla variação de temperatura (14 a 42°C). No entanto, a temperatura ótima de isolamento situa-se entre 21 e 37°C. A partir de 24 a 48 h, apresenta colônias irregulares e achatadas no ágar-sangue, ressecadas, grandes (3 a 4 mm de diâmetro), não hemolíticas e de tonalidade acinzentada.

As bordas das colônias são rugosas ou serrilhadas, com aspecto de vidro quebrado, vidro fosco ou cabeça-de-medusa. Meios ligeiramente alcalinos, com pH entre 7,5 e 7,8, favorecem o isolamento. Além disso, *B. anthracis* não é isolado em meio de MacConkey, seletivo para enterobactérias. Em meios líquidos ricos, como o caldo triptose, o microrganismo é isolado, formando um precipitado granuloso ou floculações, sem turvar abundantemente o meio de cultura.

Microscopicamente, *B. anthracis* mostra na coloração de Gram longas cadeias de bacilos gram-positivos, cilíndricos, com extremidade reta, entre 5 e 6 μm de comprimento e 1 a 2 μm largura.

Colorações especiais para visualização da cápsula podem ser utilizadas, como o azul de metileno policromático, que concede ao bacilo uma tonalidade azulada, circundado por uma cápsula de coloração rósea ou *pink* (reação de M'Fadyean) (Figura 4.1).

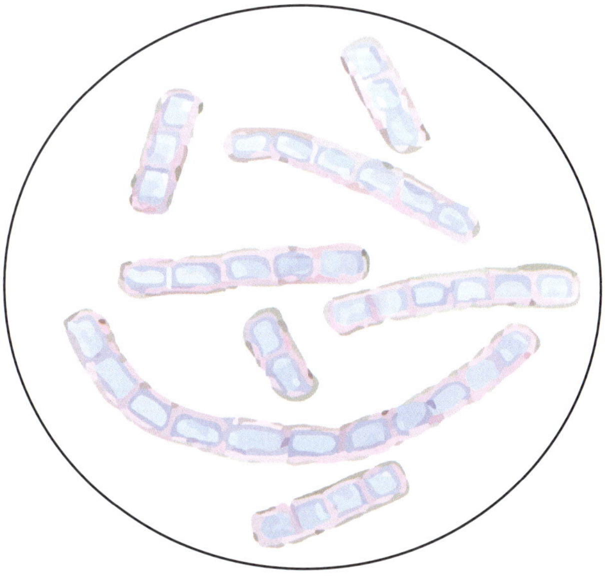

Figura 4.1 Representação da forma vegetativa de *B. anthracis*, mostrando numerosas cadeias de bacilos com extremidades retas, de tonalidade azulada, circundadas por cápsula rósea ou *pink* (reação de M'Fadyean), na coloração azul de metileno policromático.

Alternativamente, podem ser utilizadas as colorações de Giemsa ou Panótico para visualização da cápsula. No entanto, na preparação do esfregaço, a lâmina deve ser passada várias vezes sob a chama do bico de Bunsen, visto que *B. anthracis* pode resistir à temperatura da simples fixação do material, processo comumente empregado para outras bactérias.

Na presença de oxigênio, em temperaturas que variam de 12 a 43°C (ótima: 30 a 35°C), são formados esporos centrais, ovalados, entre 66 e 99 μm, que constituem a estrutura de resistência bacteriana no ambiente. Os esporos são liberados após a lise da bactéria. *B. anthracis* produz facilmente esporos em meios sólidos ou líquidos. Em ágar, produz esporos após 11 a 16 h do cultivo. Em caldos, esporula entre 3 e 5 h do cultivo inicial. Em condições naturais, a esporulação é completada no ambiente em 48 h. Já na presença de altas concentrações de CO_2, a esporulação é inibida, condição observada nas carcaças em putrefação.

Testes fenotípicos *in vitro* são necessários para a confirmação laboratorial (sensibilidade à penicilina, produção de lecitinase, liquefação da gelatina, catalase) e a diferenciação de outros bacilos.

A virulência do microrganismo é atribuída à produção de toxina proteica complexa e à presença de cápsula codificada, respectivamente, pelos plasmídios pX01 e pX02. Ambos os fatores são requeridos para a virulência das estirpes. *B. anthracis* perde a virulência após 2 semanas, quando cultivado a 42°C, em virtude da inativação do plasmídio pX01, que codifica a toxina proteica complexa.

➤ Epidemiologia

Suscetíveis

O antrax é uma doença que pode acometer todos os mamíferos, incluindo os humanos. Em geral, herbívoros são particularmente suscetíveis, enquanto omnívoros e carnívoros são mais resistentes, mas podem sucumbir à doença.

Os animais domésticos mais suscetíveis – em ordem decrescente – são: bovinos, ovinos, equinos, suínos e caprinos. Animais selvagens e silvestres (búfalos, camelos, bisões, hipopótamos, elefantes, antílopes, alces, renas e gnus) também são suscetíveis à doença clínica. Em parques de preservação da fauna, na África, a doença tem sido descrita em leões, leopardos e chacais.

Suídeos e equídeos são moderadamente suscetíveis. Animais de companhia (cães e gatos) e outros carnívoros (hienas e raposas) são mais resistentes.

As aves são aparentemente resistentes, provavelmente em razão da maior temperatura corporal, embora a doença tenha sido descrita em gansos, avestruzes e patos. Já os roedores (camundongos, coelhos e cobaias) são suscetíveis. A doença é letal, nessas espécies, em até 3 dias. Os peixes são refratários, mas podem manter o microrganismo em órgãos até 40 dias.

Distribuição

O antraz tem distribuição mundial, embora seja endêmico em certos países ou regiões em virtude da presença de determinadas condições climáticas, de ambiente e/ou de criação dos animais que favorecem a perpetuação dos esporos. Em regiões ou países tropicais e subtropicais, os surtos são mais comuns, se comparados aos países de clima temperado ou frio.

Atualmente, a doença ainda é descrita em países da Europa (Grécia, Espanha, Turquia, Albânia, França e Itália), da América do Norte (Canadá, México e EUA), na Austrália, e em parques de animais selvagens na África (Uganda, Etiópia, Zâmbia, Tanzânia, Namíbia, Botswana e África do Sul). Índia, Irã, Síria e Turquia têm notificado a ocorrência de casos.

Na Rússia, a doença acomete, principalmente, a região sul do país, com registro de vários casos em humanos. Na Ásia, a doença é observada nas Filipinas, na Coreia do Sul, no leste da Índia, no oeste da China e na Mongólia. Contrariando a diminuição mundial de casos da doença, certas regiões ou países apresentam registros sucessivos. O antraz ainda é enzoótico no Haiti, na Bolívia, no México e no Peru.

Surto atípico da doença ocorreu no estado do Texas, EUA, em 1994, acometendo mais de 200 bovinos, seis equinos e uma mula. Nesse episódio, a doença ocorreu em solo ácido ou pobre em nutrientes, em contraste com os solos mais ricos, considerados ideais para a manutenção da bactéria. Ainda nos EUA, a doença foi diagnosticada em 189 fazendas de Minnesota, desde 1911. Entre 2001 e 2002, várias mortes atribuídas ao antraz foram relatadas, nos EUA, em bovinos, bisões, búfalos-d'água e cervos, notadamente nos estados do Texas, Dakota, Minnesota e Califórnia.

Na América do Sul, 215 bovinos foram vitimados pelo antraz no Uruguai, em 1965. Entre 1993 e 1998, foram registrados 68 focos da doença em animais no Chile. Na Argentina, entre 2000 e 2005, foram confirmados 25 casos da doença em animais.

O antraz não tem sido registrado no norte da Europa e nas Guianas. Programas de combate à doença na Nicarágua e em Belize têm obtido sucesso no controle dos surtos.

Doença no Brasil

No Brasil, o antraz foi notificado pela primeira vez na década de 1940, nas regiões sul e oeste do Rio Grande do Sul, embora existam evidências – não totalmente comprovadas – de casos anteriores a esse período. Nos anos subsequentes, o antraz foi descrito em Santa Catarina (afetando suínos), em Minas Gerais (acometendo bovinos, equinos e ovinos), no Rio de Janeiro (infectando bovinos), em Pernambuco e no Rio Grande do Norte (acometendo bovinos, caprinos e humanos). Atualmente, é considerada esporádica no país.

Nos municípios de Bagé, Aceguá, Dom Pedrito, Jaguarão e Santa Vitória do Palmar, situados no extremo sul do estado do Rio Grande do Sul, ocorreram dez surtos da doença entre 1978 e 2006, acometendo cerca de 270 animais, dos quais quase a totalidade evoluiu para óbito.

Particularmente no estado de São Paulo, Portugal *et al.*, em 1982, descreveram surto da doença no município de São João da Boa Vista, o qual vitimou 20 bovinos e um equino, cujo diagnóstico foi firmado por isolamento bacteriano, achados anatomopatológicos e inoculação em animais de laboratório. Naquela oportunidade, um dos autores foi infectado com a bactéria, desenvolvendo a pústula maligna.

Estudo detalhado no sul do Brasil, realizado por Lucena *et al.*, descrito em 2010, envolvendo as principais doenças de bovinos em 6.706 carcaças ou órgãos submetidos ao diagnóstico anatomopatológico na Universidade Federal de Santa Maria, RS (entre 1964 e 2008), acusou a identificação de somente um caso de carbúnculo hemático, reafirmando a condição de doença esporádica no país.

Formas esporulada e vegetativa

O solo é o principal reservatório de *B. anthracis*, fato que rendeu a denominação doença telúrica ao antraz. A formação de esporos é a característica mais importante para a perpetuação do microrganismo no ambiente e a disseminação da doença entre animais e humanos. Os esporos de *B. anthracis* podem sobreviver por várias décadas no solo.

Certas regiões geográficas que apresentam solos ricos em matéria orgânica, moderadamente alcalinos, com altas concentrações de cálcio e nitrogênio (solos ricos) e temperaturas acima de 15°C, favorecem a presença do microrganismo na forma esporulada, que é altamente resistente às condições adversas do ambiente. O cálcio é elemento fundamental para a constituição do esporo, fato que pode justificar a manutenção do agente por décadas nos ambientes ricos em cálcio.

Essas regiões são consideradas, historicamente, endêmicas da doença, tendo propiciado surtos de elevada mortalidade. Esses locais são conhecidos como os campos malditos da França, as terras negras (encontradas em muitas regiões da Europa) ou, ainda, como as áreas incubadoras de *B. anthracis.*

Acreditava-se que, nessas regiões, o esporo poderia manter-se por séculos ou indefinidamente. No entanto, é reconhecido, atualmente, que *B. anthracis* não é tão exigente para a multiplicação. Assim, em regiões de terras férteis (principalmente vales), ricas em húmus ou matéria orgânica, em épocas de calor e umidade, os esporos retornam à forma vegetativa. Em seguida, esporulam novamente na presença de oxigênio, tornando esses locais permanentemente contaminados por sucessivas passagens das formas vegetativa e esporulada. Nessas regiões, o microrganismo é comumente isolado de amostras de solo.

No Brasil, os solos ricos podem ser representados pelo latossolo roxo, popularmente conhecido como terra-roxa, resultado da decomposição, de milhões de anos, de rochas básicas e tufitos. Esse solo fértil concentra-se em alguns estados do país, incluindo o sul e o sudeste de Minas Gerais, o sul do Mato Grosso do Sul, o norte e o sudeste de São Paulo, o sudeste do Paraná, o oeste de Santa Catarina e o norte do Rio Grande do Sul, onde, historicamente, são exploradas culturas exigentes, como café, cana-de-açúcar e laranja.

A presença desse tipo de solo, propício à manutenção de esporos de *B. anthracis*, poderia justificar casos esporádicos de antraz relatados em certas regiões brasileiras que apresentam solos ricos ou com terra-roxa.

Em solos pobres, ácidos, muito permeáveis ou arenosos, raramente são descritos casos da doença, em virtude da lixiviação dos esporos pela chuva, alcançando camadas muito internas do solo pela elevada porosidade do terreno.

Na região de Botucatu, SP, que apresenta terreno arenítico, o serviço ambulatorial de enfermidades infecciosas dos animais da FMVZ/Unesp atendeu, ao longo dos últimos 30 anos, somente um caso comprovado de carbúnculo hemático em bovino.

Os surtos de carbúnculo hemático têm sido associados à formação de esporos em carcaças de animais no ambiente, geralmente observados após atividades que revolvam a terra e propiciem a elevação dos esporos à superfície, como aragem do terreno, inundações, escavações ou atividade de minhocas.

Surtos esporádicos também têm sido notificados pela importação de fertilizantes contaminados, couro e farinhas de carne e osso. No entanto, em animais infectados (doentes) ou intactos (sem abertura do cadáver), não existe a produção de esporos. A esporulação em cadáveres no ambiente requer a presença de oxigênio, além de certas condições de temperatura e umidade. Com efeito, é contraindicada a abertura de cadáveres em propriedades com histórico de antraz, para evitar a esporulação e a disseminação do patógeno.

A contaminação do solo pode ocorrer, também, pelo uso de fertilizantes contaminados, águas residuais de fábricas de curtumes ou lavadouros de lã. A irrigação com água contaminada e a adubação de pastos e lavouras com esterco de origem animal podem favorecer a disseminação de esporos da bactéria.

Os esporos de *B. anthracis* são conhecidos pela extraordinária resistência às condições ambientais. A dessecação exerce pouca influência na viabilidade da bactéria, posto que foram demonstradas a permanência e a virulência de formas esporuladas por 32 anos. O patógeno mantém-se viável até 100 anos em gelatina e ágar dessecados. Protegidos da dessecação em frascos, há registros de manutenção da viabilidade de *B. anthracis* por 60 anos. No esterco e no ambiente de estábulos, a bactéria sobrevive vários meses. Os esporos resistem ao aquecimento até 10 min a 140°C e em calor seco até 3 h. A forma esporulada é destruída depois de 10 min à temperatura de fervura e após 20 min em autoclave (121°C).

No sangue de animais em estado de putrefação, a bactéria permanece viável até 11 anos na forma esporulada. A incidência de luz solar direta inativa a bactéria esporulada somente após 100 h. O suco gástrico não inativa as formas esporuladas. Ao contrário, a forma vegetativa é inativada no suco gástrico em cerca de 20 min. A salmoura ou salga da pele não inativa os esporos aderidos.

Curiosamente, pouco mais de 20 anos após a morte de Louis Pasteur, foram encontrados em seu laboratório frascos com fios de seda embebidos em sangue de ovelhas mortas por antraz, acondicionados pelo pesquisador nas suas atividades de campo. O conteúdo desses fios – ainda que ressecado – foi cultivado em meios apropriados e propiciou novo isolamento da bactéria.

As formas vegetativas de *B. anthracis* são sensíveis – semelhantemente a outras bactérias – às condições de fervura e pasteurização. São inativadas por fatores físicos ou químicos, como o aquecimento entre 60 e 65°C por 30 min. A putrefação inativa a forma vegetativa bacteriana entre 24 e 48 h, embora possa sobreviver até 30 dias no sangue de animais mortos. Já a salmoura inativa a forma vegetativa após 45 dias.

Na forma vegetativa, *B. anthracis* é sensível aos desinfetantes comuns. Na forma esporulada, ao contrário, requer altas concentrações dos desinfetantes ou o uso desses produtos a quente.

Transmissão

As fontes de infecção da doença são os animais doentes e convalescentes, que eliminam o microrganismo na forma vegetativa por secreções e excreções hemorrágicas que contaminam o ambiente, além dos animais que evoluem para óbito, nos quais a forma vegetativa se modula para a esporulada. O microrganismo também pode ser eliminado pelo leite de vacas em lactação, que se recuperam da doença, e pelas fezes de carnívoros que ingerem carne de animais infectados.

A transmissão ocorre, geralmente, pela ingestão de pastos e água contaminados com esporos ou por contato direto com secreções e excreções de animais doentes. A quantidade de esporos ingerida é determinante para estabelecer o estado da doença. O solo é contaminado, principalmente, por cadáveres de animais mortos. Os animais que evoluem para óbito apresentam hemorragias por cavidades naturais, eliminando a forma vegetativa, que esporula rapidamente na presença de oxigênio, enriquecendo o ambiente com esporos e favorecendo a infecção de outros animais.

Adicionalmente, animais infectados eliminam o microrganismo pela urina e pela saliva. Os animais que se infectam pela fonte primária de esporos são chamados de casos primários. Já os que se infectam por meio da eliminação de esporos pelos primeiros animais que adoeceram são chamados de casos secundários.

Os herbívoros comumente se infectam com os esporos presentes na terra que entremeia plantas e forragens. Assim, a doença é mais comum em animais a pasto, embora possa ocorrer em animais estabulados, principalmente em regiões endêmicas. A transmissão ocorre, também, pela ingestão de ração, farinha de carne e ossos, farinha de sangue ou farinha de peixes não autoclavados e contaminados. Esses alimentos, elaborados com subprodutos de origem animal, são, por vezes, considerados o principal meio de introdução da doença em áreas livres. Com a disseminação da encefalite espongiforme bovina (popularmente conhecida como vaca louca), passou a ser proibida a comercialização de farinha de ossos, pelo risco de veiculação dos príons, limitando também esse meio de transmissão do antraz. Ademais, o comércio de animais infectados entre países é fator determinante na introdução da doença em regiões indenes.

Alimentos como farelo, milho, feno e silagem podem ser contaminados por esporos provindos da terra, pelos ou lã de animais infectados. Além disso, pastos secos ou abrasivos podem promover lesões na cavidade bucal de herbívoros e favorecer a infecção por via oral. A presença de lesões inflamatórias na boca (periodontite), mesmo no período de erupção e troca dos dentes, contribui para a infecção por via oral.

É comum, ainda, a ocorrência da doença após surtos em propriedades que se localizam no curso de rios pela contaminação da água (rio abaixo).

Menos comumente, a transmissão para animais e humanos pode ocorrer por aerossóis. Essa via costuma ser observada em acidentes de laboratório com humanos. A via transcutânea também deve ser considerada em razão do contato do agente com lesões tegumentares.

Raramente a bactéria é transmitida diretamente do animal doente, exceto pela veiculação do bacilo por insetos hematófagos (moscas do gênero *Tabanus* ou carrapatos), que realizam o repasto em animais em fase de bacteremia ou septicemia. A transmissão por moscas hematófagas foi experimentalmente comprovada. Também se considera a participação da mosca doméstica, da mosca dos estábulos (*Stomoxys calcitrans*) e dos mosquitos do gênero *Aedes* na veiculação da bactéria.

Nos carnívoros selvagens/silvestres (raposas, chacais e hienas) e domésticos (cães e gatos), embora a doença seja menos comum, a ingestão de grande quantidade do microrganismo a partir de carcaças contaminadas propicia a infecção dessas espécies. A predação de carcaças por carnívoros ou grandes felinos leva à veiculação do patógeno pelas fezes desses animais, visto que essas espécies precisam ingerir grande quantidade de esporos para desenvolver o antraz, fato que poderia justificar a propagação da doença em ambientes naturais ou em parques de animais selvagens, na África. Em cães e gatos, os casos geralmente são observados após surtos em animais de produção.

Abutres, urubus, hienas e outros animais necrófagos (carniceiros) são, em geral, resistentes à manifestação clínica da doença. No entanto, ao realizarem a atividade necrófaga, podem arrastar pedaços da carcaça, bem como eliminar o microrganismo pelas fezes após a ingestão das presas, contribuindo para a disseminação ambiental do patógeno.

Ademais, surtos da doença já foram relatados após a aplicação de sangue contendo o microrganismo em bovinos, na prática de pré-imunização contra a tristeza parasitária.

Outros fatores associados à transmissão

A doença ocorre ao longo de todo o ano. São notificados surtos em períodos prolongados ou atípicos de seca e chuvas. No entanto, em certas regiões ou países, é evidenciada certa sazonalidade em razão da presença de condições peculiares na criação dos animais ou de fatores edafoclimáticos, que propiciam a infecção.

A título de exemplo, em regiões endêmicas com escassez de água, os esporos podem ser veiculados pelo lodo ingerido por animais com sede extrema. Em outras, chuvas torrenciais podem revolver a terra, favorecendo o deslocamento dos esporos para a superfície. Ainda, locais sujeitos a inundações periódicas, que formam poças contendo material orgânico e em decomposição, são propícios à manutenção da bactéria.

Surtos têm sido notificados tanto após chuvas que sucedem períodos de seca como após secas que sucedem períodos chuvosos. Em ambas as condições, a temperatura situa-se, comumente, acima de 15°C. Os esporos de *B. anthracis* flutuam na água após períodos chuvosos, enquanto nos períodos de seca tendem a concentrar-se em certos locais no solo, favorecendo a dispersão e a infecção dos animais pelos esporos, respectivamente, em períodos de chuva e seca. Evidências apontam, contudo, que os principais surtos ocorrem após chuvas que sucedem períodos de grande estiagem. Particularmente nesses casos, a água da chuva revolveria o solo, concentrando grandes quantidades de esporos em determinados locais ou poças, que favoreceriam a infecção. No Brasil, a doença já foi notificada ao longo de todo o ano, após períodos de chuvas ou de seca.

A idade, o sexo e a raça dos animais parecem não exercer grande influência na transmissão e na suscetibilidade à doença, com exceção dos ovinos da raça Negro Algeriano, que são menos suscetíveis à manifestação clínica da doença, embora se desconheça a base genética de tal resistência racial.

A morbidade é extremamente variável entre regiões e países. A letalidade é elevada em ruminantes e equinos, geralmente acima de 90% dos animais. Em suínos, observa-se a recuperação de alguns animais. Nos carnívoros tratados, a morte pode ser evitada.

Patogenia

B. anthracis não é considerado microrganismo invasivo. A princípio, a pele e as mucosas bucal, faríngea e intestinal íntegras servem como barreira natural contra os esporos. Na ausência de lesões nessas mucosas e nos tecidos, a infecção ocorre em altas concentrações de esporos.

Classicamente, três modos da infecção pela bactéria são possíveis: pelas vias digestória, inalatória ou percutânea.

A infecção por via oral parece mais comum em animais. Após a ingestão dos esporos, o bacilo passa da forma esporulada para a vegetativa, multiplicando-se na porta de entrada. Microlesões na boca, na faringe e ao longo de todo o trato intestinal, favorecem a infecção. Da orofaringe, o microrganismo pode disseminar-se no interior de macrófagos, a partir dos linfonodos regionais, por vias linfática e hemática. A presença de cápsula dificulta a fagocitose e a destruição do patógeno. Livre e, principalmente, no interior de fagócitos, o microrganismo (na forma vegetativa), após invadir a circulação linfo-hemática, dissemina-se por vários órgãos do animal.

Na circulação sanguínea e nos tecidos, ocorre alta multiplicação bacteriana (cerca de 1 bilhão de bactérias/mℓ de sangue), seguida de marcante septicemia. A multiplicação no interior dos macrófagos leva à destruição dessa célula inflamatória. Ademais, a ação de toxinas liberadas durante a multiplicação ativa da bactéria na circulação sanguínea determina edemas e hemorragias generalizadas, choque séptico, falência renal e respiratória (anoxia), culminando com a morte da quase totalidade dos ruminantes. O patógeno suporta a atividade ácida do suco gástrico, alcançando os intestinos (na forma vegetativa) e passando a multiplicar-se ativamente no local, podendo disseminar-se, também, pela circulação sanguínea e pelos órgãos.

A manifestação pulmonar ocorre em animais e humanos que inalam esporos em ambientes excessivamente secos ou pode ser secundária a acidentes de trabalho (p. ex., por aerossóis emanados em ambientes de laboratório). Nos pulmões, o microrganismo sofre fagocitose por macrófagos alveolares. Livre ou nos fagócitos, a bactéria passa da forma esporulada para a vegetativa e produz toxinas. Esse tipo de infecção culmina com pneumonia hemorrágica, linfadenite mediastínica e septicemia, comumente fulminante.

A manifestação percutânea é mais frequente em humanos que trabalham com animais e em equinos e bovinos (por picadas de insetos hematófagos). No tegumento, os esporos são revertidos na forma vegetativa, com produção de toxinas. A infecção percutânea resulta na formação de pústulas com necrose central. O microrganismo pode ficar restrito aos tecidos cutâneo e subcutâneo ou disseminar-se por linfonodos regionais e circulação sanguínea, promovendo septicemia.

A habilidade de *B. anthracis* em reverter a forma esporulada na vegetativa, no organismo suscetível, e em produzir rapidamente as toxinas é fundamental para a patogenia da doença. Os fatores de virulência bacterianos (cápsula e toxina proteica complexa) são codificados por plasmídios, e a expressão desses fatores é influenciada pela temperatura do hospedeiro e pela concentração de dióxido de carbono. Em contraste, a habilidade do organismo suscetível em inibir a passagem da forma esporulada para a vegetativa (germinação) parece ser inerente a cada espécie animal.

Cápsula

A biossíntese da cápsula (poli-D-ácido glutâmico) é codificada pelo plasmídio pX02, de 96 kb. A presença da cápsula dificulta a fagocitose de *B. anthracis* por neutrófilos e macrófagos. Em condições naturais, a cápsula é formada em temperatura de 37°C, cerca de 1 h pós-infecção, praticamente em concomitância com a passagem da forma esporulada para a vegetativa, restando, portanto, pouco tempo hábil para que o sistema imune desenvolva resposta imune efetiva contra a forma vegetativa da bactéria desprovida da cápsula.

Toxina proteica complexa

A toxina proteica complexa produzida por *B. anthracis* na forma vegetativa é codificada pelo plasmídio pX01, de 182 kb. Essa exotoxina proteica é composta de três fatores: fator I (ou fator de edema), fator II (ou antígeno protetor) e fator III (ou fator letal), intimamente relacionados com a patogenicidade do microrganismo.

Fator I ou fator de edema

Esse fator é inativo na forma extracelular, mas é ativado na presença de uma proteína específica de células eucarióticas (calmodulina). A produção do fator I nos animais infectados está associada a aumento da permeabilidade vascular, distúrbios na homeostase da água, supressão ou inibição da agregação plaquetária e aumento da concentração celular de AMP cíclico (monofosfato de adenosina), privando a célula infectada do ATP (trifosfato de adenosina).

Nos macrófagos, a ação do fator I dificulta a fagocitose por inibir o metabolismo oxidativo dessas células inflamatórias. O aumento da permeabilidade vascular determina edemas generalizados. A limitação ou inibição da agregação plaquetária culmina com o aumento do tempo da coagulação sanguínea, justificando a presença de extensas hemorragias nos animais infectados.

Fator II ou antígeno protetor

De natureza polipeptídica, o fator II promove a ligação entre os fatores I e III (fator letal) na superfície das células do animal suscetível. Em seguida, ocorrem a clivagem e a ativação pela protease furina. Os heptâmeros resultantes da clivagem organizam-se, formando canais que servem como via para a liberação dos fatores I e III no citoplasma das células, resultando nas principais ações patogênicas da toxina proteica complexa.

Secundariamente, o fator II também apresenta ação antifagocitária. A ausência do fator II inibe a ação patogênica da toxina proteica complexa. Ademais, a indução de resposta imune contra o fator II elicia a proteção contra *B. anthracis*, representando um bom antígeno para a produção de imunógenos.

Fator III ou fator letal

Essa metaloprotease zincodependente tem propriedade enzimática. A principal ação do fator III decorre da ativação de citocinas, particularmente a beta-interleucina 1 (IL-1) e o TNF-α. A ativação da IL-1 está associada ao choque séptico. O fator III mostra, também, ação sinérgica com o fator I. A ação do fator III justifica a morte súbita ou hiperaguda em animais, em virtude da ação proteolítica nos sistemas nervoso central e respiratório.

A ação sinérgica dos fatores I, II e III da toxina proteica complexa e da cápsula produz efeitos antifagocitários, aumento da permeabilidade vascular, retardo na coagulação sanguínea, morte de fagócitos e bloqueio da ação opsonizante do sistema complemento, hipoxia tecidual, trombose capilar e necrose celular. Esses fatores de virulência de *B. anthracis* resultam em edema generalizado, hemorragias em tecidos e cavidades naturais dos animais, além de morte por choque, asfixia e falência de órgãos.

Os fatores I, II e III isoladamente não exercem efeito patogênico. Isoladamente, porém, apresentam antigenicidade (eliciam a formação de anticorpos), mas têm fraca (fator III) ou nenhuma capacidade imunizante (fatores I e II).

Associações binárias entre os fatores podem produzir efeitos imunizantes, letais e/ou de edema: a associação dos fatores II e III tem efeito letal; a associação dos fatores I e II é pouco imunizante, mas provoca forte edema local A associação dos três fatores (I, II e III) produz edema e efeito letal, além de induzir forte atividade imunizante. Em contraste, a associação dos fatores I e III, apesar de eliciar a produção de anticorpos, é inativa biologicamente, reforçando a necessidade do fator II para o desenvolvimento de edema e efeito letal.

➤ Clínica

O período de incubação ocorre entre 1 e 7 dias para os mamíferos, com predomínio de 1 a 2 dias. A doença manifesta-se, principalmente, de maneira superaguda ou aguda.

Bovinos

Manifestação superaguda

Essa manifestação é mais comum no início dos surtos (casos primários), chamada, também, de carbúnculo fulminante. Os animais assumem repentinamente a posição de decúbito, apresentam tremores, febre, convulsões e evoluem para óbito em poucas horas, sem nenhum sinal clínico pregresso. Após a morte de animais *in extremis*, observa-se a eliminação de sangue pelos orifícios naturais (boca, ânus, narinas e vulva).

Manifestações aguda (clássica) e subaguda

A manifestação aguda, ou clássica, é mais comum em ruminantes. Inicialmente, os animais apresentam anorexia, febre intensa (41 a 42°C), atonia ruminal, meteorismo, dispneia grave, congestão de mucosas, excitabilidade sucedida por depressão e incoordenação motora, seguidos de convulsões e morte. A morte, nesses casos, costuma sobrevir em até 48 h. Os animais em que os sinais se prolongam além de 48 h desenvolvem o estado subagudo da doença.

Em animais que manifestam os sinais clínicos por mais de 48 h, é possível observar urina escura ou hematúria, fezes escuras ou com presença de sangue e secreção nasal serossanguinolenta. São observados, também, edemas subcutâneos generalizados, mais comuns nas regiões cervical, peitoral, abdominal e, por vezes, nos flancos. Os edemas no tecido subcutâneo são pastosos e não crepitantes (visto que *B. anthracis* não produz gás) e, ocasionalmente, podem apresentar coloração escura pelo desenvolvimento de necrose tecidual.

Vacas lactantes podem manifestar agalaxia abrupta, enquanto vacas prenhes tendem a abortar. O leite pode apresentar coloração amarelada ou estrias de sangue.

Raramente os animais desenvolvem o estado crônico da doença, prolongando o curso clínico por 15 a 30 dias ou até meses. Nesses animais, os sinais clínicos supracitados progridem lentamente. Os animais apresentam, também, emagrecimento progressivo e desenvolvem necrose nos locais de edemas.

Hemorragias por cavidades naturais (boca, narina, vulva e ânus) são observadas pouco antes ou logo depois da morte. A temperatura corporal continua a elevar-se após a morte, em razão de septicemia e fermentação da glicose, podendo alcançar 44 a 45°C. Apesar da rigidez cadavérica incompleta ou pouco evidente, em poucos minutos (cerca de 30 a 45 min) os animais assumem posição de cavalete, com os membros esticados, em virtude do acúmulo de ácido láctico pela fermentação da glicose. A produção de gases por bactérias da putrefação determina o inchaço precoce da carcaça em cerca de 1 h.

Pequenos ruminantes

Os pequenos ruminantes costumam apresentar o estado superagudo da doença, com morte após poucas horas do início da sintomatologia clínica ou morte abrupta. Os sinais clínicos em ovinos e caprinos são semelhantes aos de bovinos, envolvendo anorexia, febre, andar cambaleante ou inseguro, hiperexcitabilidade, tremores, mucosas cianóticas e dispneia. Também são observadas hemorragias por cavidades naturais pré-morte ou imediatamente após a morte.

Equídeos

O antraz nos equídeos está comumente associado à doença nos bovinos ou em outros ruminantes. O período de incubação varia entre 3 e 7 dias. O curso da doença costuma ser agudo nos equídeos, com morte entre 48 e 96 h. Ocasionalmente, podem ser observados casos de morte hiperaguda (< 24 h). Nos casos de infecção por via oral, com o desenvolvimento de enterite e septicemia, as principais manifestações clínicas observadas são cólica, apatia, dispneia, cianose, hiperexcitabilidade, tremores, elevação da temperatura (40°C), presença de sangue nas fezes e edemas, principalmente nas regiões cervical, peitoral, abdominal e genital.

Nas infecções pelo tegumento, causadas por picadas de insetos hematófagos ou inoculação traumática da pele, os primeiros sinais clínicos notados são edemas no tecido subcutâneo, em especial na região inferior de pescoço e tórax, no abdome e na região inguinal. À semelhança dos bovinos, é possível identificar a eliminação de líquido serossanguinolento por cavidades naturais nos animais *in extremis* ou logo após a morte.

Suídeos

Os suídeos domésticos e selvagens são mais resistentes, e a doença pode cursar de modo inaparente (subclínica). A infecção dos suídeos ocorre, principalmente, pela ingestão de alimentos (rações preparadas com farinha de ossos), água ou carcaças contaminadas.

No Brasil, o carbúnculo hemático é muito raro em suídeos. Parece haver somente uma descrição bem documentada de surto em suínos no estado de Santa Catarina, em 1984.

Nos suídeos, a sintomatologia pode ser didaticamente subdividida em manifestações cervical (ou faríngea), entérica (ou intestinal) e septicêmica.

A manifestação cervical é a mais comum. Os animais apresentam edema em região cervical, linfadenopatia regional, elevação da temperatura (41 a 42°C), anorexia e andar incoordenado. O edema e a linfadenopatia em região cervical dificultam a deglutição e causam obstrução da respiração, resultando em dispneia, cianose e morte, comumente entre 24 e 72 h após o início da sintomatologia.

A manifestação entérica inclui diarreia (com ou sem sangue) e anorexia, seguidas de convulsões e morte. Diferentemente das outras espécies, até 50% dos suídeos com a manifestação cervical ou entérica podem evoluir para o estado crônico da doença (10 a 15 dias de curso clínico) e se recuperar com tratamento adequado.

A manifestação septicêmica costuma ter curso fatal, mas é extremamente rara na espécie e parece ocorrer mais comumente em leitões. Os animais morrem de modo súbito ou, no mais tardar, entre 24 e 72 h. Apesar da distinção entre sinais cervicais, entéricos e septicêmicos, essas manifestações podem cursar concomitantemente no mesmo animal.

Cães, gatos e outros carnívoros

A doença clínica é incomum nos carnívoros domésticos e silvestres/selvagens, com exceção do *vison* (*mink*) e do guepardo (chita), que parecem ser mais suscetíveis. A doença em carnívoros aparece após surtos em herbívoros. A infecção ocorre, comumente, por via oral, pela ingestão de carcaças ou alimentos contaminados, afetando o trato gastrintestinal.

O período de incubação varia entre 3 e 7 dias. Clinicamente, os principais sinais são febre (39,5 a 40,5°C), anorexia, letargia, gastrenterite hemorrágica, linfadenomegalia cervical, bem como edema de cabeça e pescoço.

A manifestação cutânea é incomum em cães e gatos, embora, à semelhança de bovinos e equídeos, também seja secundária a traumatimos cutâneos, com o desenvolvimento de pústula necrótica. Exposição experimental de cães aos esporos não produziu doença clínica pulmonar. A chita (ou guepardo) desenvolve doença hiperaguda, com período de incubação < 24 h e alta mortalidade (> 50%), apresentando sinais de enterite hemorrágica e focos de necrose em órgãos.

➤ Diagnóstico

O diagnóstico de antraz em animais é firmado com base no histórico da doença, nos sinais clínicos e *post mortem*, além de exames laboratoriais subsidiários. Atualmente, o antraz está limitado a áreas bem definidas, ocorrendo de modo cíclico ou em surtos esporádicos, após períodos atípicos de elevada pluviosidade ou seca. Ocasionalmente, pode envolver o fornecimento de alimentos contaminados, que devem ser rastreados. A doença costuma acometer, inicialmente, poucos animais. Em seguida, pode disseminar-se para vários animais.

A ocorrência de morte hiperaguda (súbita) ou aguda em animais de países endêmicos para o antraz, em regiões de solos ricos, com presença de sangramentos não coaguláveis por orifícios naturais e putrefação precoce da carcaça, é sugestiva da doença.

Não se recomenda a necropsia a campo dos animais de produção, silvestres/selvagens, tampouco de cães e gatos, pois há risco de disseminação de esporos do patógeno no ambiente e propagação da doença para outros animais, bem como risco de infecção de humanos na realização da necropsia. Ademais, a forma vegetativa é inativada entre 24 e 48 h nas carcaças pelo processo de putrefação, em virtude das altas concentrações de CO_2.

Coleta de material

O médico veterinário pode proceder à coleta de material desde que sejam tomados os devidos cuidados de proteção individual, o que inclui o uso de luvas, óculos, máscaras, vestimentas e outros acessórios de segurança.

O líquido serossanguinolento da região de edemas no tecido subcutâneo pode ser coletado assepticamente por punção aspirativa (com agulhas hipodérmicas – 30 × 8 – e seringas estéreis) ou pelo sangue de veias periféricas dos animais. Antes da punção, recomenda-se realizar a antissepsia do local com iodo (1 a 5%) ou álcool (a 70%), esperando no mínimo 1 min antes da introdução da agulha.

O material obtido dos edemas deve ser mantido na própria seringa, com agulha tampada e fixada com esparadrapo para evitar o refluxo do líquido. O sangue de veias periféricas deve ser coletado, preferencialmente, com tubos a vácuo. Não há necessidade de anticoagulante para a coleta do sangue, pois esse sangue usualmente não coagula. Esses materiais devem ser mantidos em refrigeração (4 a 8°C), identificados, embalados por pessoal técnico e encaminhados pessoalmente para laboratórios apropriados.

É contraindicado o envio de material por correio e transportadoras, tampouco por pessoal não autorizado ou leigo. Outros materiais que podem ser aventados para o isolamento da bactéria de animais com doença clínica são fezes, biopsia de pele, lavado transtraqueal e liquor. Adicionalmente, alimentos, água, amostras de solo e fragmentos de tecido podem ser cultivados.

Após o diagnóstico laboratorial, esses materiais devem ser incinerados. Ao encaminhar material suspeito de antraz, o responsável pelo laboratório deve ser comunicado com antecedência em virtude do risco de manipulação do material. Em animais mortos, o sangue pode ser coletado de veias periféricas, como da orelha, as quais, após a coleta do material, são cauterizadas com ferro ou faca a quente.

Cultivo microbiológico e identificação bacteriana

No laboratório, em condições assépticas, deve-se proceder à coloração de Gram, tomando-se o cuidado de passar várias vezes a lâmina pelo bico de Bunsen, posto que o calor da chama para fixação do material no esfregaço – processo comumente empregado para outras bactérias – não é suficiente para inativar *B. anthracis*.

Após a avaliação bacterioscópica, a lâmina deve ser mantida por no mínimo 12 h em solução de formaldeído (a 10%) ou hidróxido de sódio (a 10%) ou, preferivelmente, incinerada. Em seguida, deve ser descartada em recipientes próprios para material biológico contaminado.

O isolamento do agente é possível em ágar nutriente ou ágar acrescido de sangue ovino (a 5%), em condições de aerobiose, entre 30 e 37°C. Entretanto, *B. anthracis* tolera condições de microaerofilia. A partir de 24 a 48 h, são observadas colônias ressecadas, grandes (cerca de 3 a 4 mm de diâmetro), irregulares, de tonalidade acinzentada, não hemolíticas e achatadas no ágar-sangue, com aspecto de vidro quebrado, vidro fosco ou cabeça-de-medusa. Não são isoladas no ágar MacConkey ou outros meios seletivos para enterobactérias.

Em meios líquidos ricos (caldos), o microrganismo forma um precipitado granuloso, sem turvar abundantemente o meio.

Em amostras de solo, lã e tecidos, é possível incubar o material inicialmente a 72°C, por 30 min, antes do cultivo microbiano, visando eliminar possíveis contaminantes, em razão da termorresistência dos esporos.

Após a bacterioscopia do sangue de veias periféricas ou de edema subcutâneo, ou da microscopia de colônias coradas pelo Gram, observam-se numerosos bacilos gram-positivos, com extremidade em ângulo reto, dispostos em longas cadeias, lembrando canos de bambu. A coloração do microrganismo (azul de metileno policromático) mostra bacilos corados de azul rodeados por cápsula de cor rósea (reação de M'Fadyean) (ver Figura 4.1).

O microrganismo é sensível *in vitro* à penicilina (10 UI), e apresenta atividade lenta a fraca da lecitinase em ágar gema de ovo. Esses testes são utilizados para o diagnóstico fenotípico de *B. anthracis* e diagnóstico diferencial de *B. cereus* (Tabela 4.1). Ademais, *B. anthracis* é catalase-positivo e liquefaz a gelatina.

Outras técnicas

Alternativamente, tem-se utilizado a imunofluorescência direta para o diagnóstico da bactéria em esfregaços sobre lâminas. Técnicas como ELISA direto e *Western blot* são empregadas para a detecção do fator II em animais e humanos. Já o teste ELISA indireto tem sido aplicado em cães para detecção de IgG anti-*B. anthracis*, mostrando-se bastante sensível e específico naqueles animais em que é possível realizar a sorologia pareada. O aumento do título na sorologia pareada – quatro vezes ou mais – confirma a doença.

Nos primórdios do diagnóstico microbiológico, visando a confirmação do isolamento de *B. anthracis*, procedia-se à aplicação de culturas do agente em áreas escarificadas da base da cauda de camundongos, o que levava à morte entre 24 e 48 h. No entanto, esse procedimento exigia o uso de equipamentos de segurança em infectórios apropriados.

Tabela 4.1 Propriedades utilizadas para a diferenciação fenotípica simplificada de *B. anthracis* e *B. cereus*.

Propriedade	*B. anthracis*	*B. cereus*
Hemólise em ágar (a 5%) acrescido de sangue ovino	Não hemolítico	Hemolítico
Motilidade	Imóvel	Móvel
Sensibilidade *in vitro* à penicilina (10 UI)	Sensível	Resistente
Atividade da lecitinase em ágar gema de ovo	Fraca e lenta	Forte e rápida
Patogenicidade para camundongos por escarificação na base da cauda	Presente Morte entre 24 e 48 h	Ausente

Adaptada de Quinn PJ, Markey BK, Leonard FC, Fitzpatrick ES, Fanning S, Hartigan PJ. Veterinary microbiology and microbial disease. 2. ed. Chichester: Wiley-Blackwell; 2011.

Outro teste utilizado por décadas para o diagnóstico da enfermidade foi a prova de Ascoli, baseada na termoprecipitação, que detecta antígenos de *B. anthracis* em materiais como pele e fragmentos de tecidos (orelha). O material é dividido em pequenos fragmentos. O antígeno é, então, extraído após fervura por 1 h. Em seguida, o material é filtrado e removida parte da fração líquida da solução, que é disposta em tubos. Adiciona-se, por fim, soro imune aos tubos. Nos animais positivos, um anel opalescente forma-se na superfície em virtude da precipitação do complexo antígeno-anticorpo.

Diagnóstico molecular

A caracterização molecular de *B. anthracis* foi concluída em 2003 graças ao projeto Genoma de antraz, de amplitude mundial, que se tornou um marco na comunidade científica em razão do impacto global da doença.

Atualmente, diversos projetos têm sido desenvolvidos no estudo da genotipagem e do sequenciamento da bactéria. O genoma de *B. anthracis* é composto de um cromossomo com mais de 5.000.000 pares de bases e os plasmídios pX01 e pX02, associados à virulência.

Curiosamente, *B. anthracis* é uma das bactérias mais homogêneas, com mais de 99% de sequências de nucleotídios homólogos. Pequenas variações moleculares têm sido detectadas em isolados de diferentes países, além de mutações. Tal singularidade genética poderia encontrar justificativa no *modus vivendi* dessa bactéria, posto que a frequência de alternância da forma vegetativa para a esporulada – em condições naturais do ambiente – é praticamente imprevisível e depende, dentre outros fatores, da ecologia regional, podendo demorar décadas entre os ciclos.

A pressão de seleção é extremamente baixa na forma dormente do ciclo (esporulada), permanecendo igualmente mínima na forma vegetativa. Estima-se que *B. anthracis* apresente pouco mais de 40 gerações. Assim, é factível especular que os casos atuais de antraz são causados por isolados relativamente similares às primeiras linhagens que assolaram a humanidade há mais de 1.500 anos a.C.

A reação em cadeia pela polimerase (PCR) é realizada de modo direto com os espécimes clínicos, geralmente em concomitância aos métodos tradicionais, como o isolamento microbiano. O DNA é extraído por calor ou autoclavagem direta dos prováveis esporos contidos nos espécimes clínicos. Alternativamente, é possível utilizar colônias suspeitas de *B. anthracis* ou considerar a germinação de esporos *in vitro* para a extração de DNA. A virulência dos isolados por PCR é confirmada pela detecção de plasmídios pX01 (toxina proteica completa) e pX02 (cápsula).

A tipagem molecular de *B. anthracis* tem sido utilizada, para confirmação diagnóstica, estudo da distribuição de genótipos nas diferentes áreas geográficas, acometimento de humanos e/ou animais, avaliação da virulência e da habilidade de esporulação, bem como para investigações moleculares em possíveis atos de terrorismo. No entanto, os métodos moleculares mais clássicos, como PCR convencional, ribotipagem, RAPD (do inglês, *random amplified polymorphic DNA*), entre outros, não têm se mostrado eficientes em classificar os genótipos de *B. anthracis*.

Os métodos moleculares mais recentes buscam identificar pequenos pontos de mutações no genoma, também chamados de mutações em *tandem*. Essas regiões do DNA apresentam altas taxas de mutações. Assim, as mutações de *B. anthracis* costumam ser observadas nos isolados durante ou após os surtos. Esses marcadores moleculares têm sido investigados pela técnica de VNTR (do inglês, *variable number tandem repeat*), ou número variável de repetições em *tandem*, que detecta múltiplos *loci* gênicos, identificando regiões específicas dos genes que sofreriam mutações.

Estudos recentes com oito VNTR em 440 isolados e 15 VNTR em 1.033 linhagens de *B. anthracis*, isoladas ao redor do mundo, identificaram, respectivamente, 89 e 221 diferentes genótipos. Apesar dos resultados promissores, ainda não se esclareceu completamente que, de posse desses diferentes genótipos de *B. anthracis* baseados em mutações em *tandem*, seja possível predizer tendências de distribuição geográfica, variações de virulência ou, até mesmo, maior prevalência da infecção em animais ou humanos.

Achados anatomopatológicos

Independentemente das manifestações clínicas, superaguda ou aguda, o desenlace da doença é fatal em praticamente todos os ruminantes e equídeos. No entanto, três sinais devem ser levados em conta no diagnóstico *post mortem* imediato: elevação significativa da temperatura corporal (> 45°C) em até 30 min após a morte; secreção sero-hemorrágica ou francamente hemorrágica, não coagulável, por cavidades naturais como narinas, vulva, boca e ânus; e *rigor mortis* incompleto ou não evidente, com a carcaça entrando rapidamente em estado de decomposição (entre 30 e 45 min após a morte), assumindo posição de cavalete.

A necropsia a campo é contraindicada em virtude da contaminação local, que põe em risco o pessoal envolvido nessa prática. Assim, se houver evidências clínico-epidemiológicas de antraz, a abertura dos animais deve ser evitada em qualquer ambiente ou condição de criação. Já em condições especiais, como salas de necropsia de universidades ou institutos de pesquisa, esse procedimento pode ser realizado, desde que se adotem rigorosos cuidados na execução da necropsia, o que inclui o descarte adequado dos materiais e a proteção individual dos operadores (uso de botas, luvas, óculos, máscaras, avental descartável, macacão e outras vestimentas específicas).

A elevação da temperatura corporal dos herbívoros é um sinal clínico peculiar do carbúnculo hemático. Alguns animais podem chegar a ≥ 45°C cerca de 30 min após o óbito. Essa elevação da temperatura é creditada à intensa fermentação da glicose e à mobilização do glicogênio por *B. anthracis*, que resultam em significativa produção de ácido láctico e queda do pH sanguíneo.

Outra peculiaridade do *post mortem* imediato é a presença de sangramento por cavidades naturais (bucal, nasal, genital e anal), de coloração enegrecida, sem coagulação do sangue. A não coagulação sanguínea pode ser justificada pela fermentação da glicose e pela redução do pH, o que estimula a fibrinolisina e impede a transformação do fibrinogênio em fibrina, culminando com hemorragias sem coagulação.

Os animais vitimados por antraz não apresentam *rigor mortis* evidente (ou completo). Além disso, cerca de 30 a 45 min após o óbito ocorre decomposição precoce do cadáver, com produção de gás por bactérias da putrefação e consumo acelerado de glicose e glicogênio muscular.

No exame *post mortem*, é característica a presença de extenso edema subcutâneo, de aspecto gelatinoso (sem presença de gás), por vezes com sangue. Na abertura das cavidades abdominal e torácica, observa-se conteúdo sanguinolento nas cavidades internas (pleura, peritônio e pericárdio), além do extravasamento por orifícios naturais. Petéquias e equimoses também são verificadas nas serosas dos órgãos. Os órgãos parenquimatosos apresentam-se hemorrágicos e escurecidos. Os linfonodos mostram-se aumentados, hemorrágicos e reativos. O baço fica aumentado, congesto e consideravelmente enegrecido, com polpa friável.

Constatam-se, também, pneumonia intersticial em fase de hepatização vermelha, consolidação e edema pulmonar, além de derrame hemorrágico no saco pericárdico. O fígado apresenta aspecto congesto. São observadas áreas hemorrágicas e de infarto renal. O intestino apresenta-se hemorrágico ao longo de todo o segmento entérico. Petéquias e sufusões são verificadas na mucosa da vesícula urinária. O sangue cardíaco e venoso não coagula adequadamente.

Nos equídeos, as lesões envolvem, principalmente, edema subcutâneo em região de cabeça, abdome e períneo, bem como enterite ulcerativa e linfadenopatia regional.

Já nos suídeos, as lesões de manifestação cervical caracterizam-se por edema gelatinoso e congestão em faringe, presença de exsudato fibrinoso e necrose em tonsilas, linfadenopatia cervical e esplenomegalia. Na manifestação intestinal, observa-se a formação de úlceras intestinais, além de linfadenite mesentérica e conteúdo hemorrágico no lúmen intestinal. A manifestação septicêmica caracteriza-se por lesões hemorrágicas generalizadas em rins, bexiga e epicárdio, hemorragias ou infartos esplênicos e presença de líquido sero-hemorrágico em cavidades.

Histologicamente, em animais, os órgãos parenquimatosos (baço, fígado e rins) sofrem grande infiltrado de neutrófilos e macrófagos, edema e necrose, além de se verificar a ausência de coagulação sanguínea nos vasos.

Além do isolamento microbiano de *B. anthracis* dos órgãos afetados, é possível realizar a bacterioscopia direta das lesões e observar a forma característica dos bacilos de extremidade reta, dispostos em cadeia.

Diagnóstico diferencial em bovinos

Manqueira

A principal doença infecciosa a ser considerada no diagnóstico diferencial é a manqueira (equivocadamente chamada de carbúnculo sintomático), causada pelo *Clostridium chauvoei*.

Esse clostrídio apresenta algumas diferenças em relação ao *anthrax*: acomete, principalmente, ruminantes entre 6 meses e 2 anos de idade; em geral, os surtos ocorrem após históricos de traumatismos no tecido muscular (vacinações, cirurgias); as lesões musculares são enfisematosas em virtude da produção de gás pela bactéria; o sangue eliminado pelos orifícios naturais coagula; e *C. chauvoei* são bactérias gram-positivas anaeróbicas, com esporos subterminais, de forma bacilar e extremidade arredondada.

Apesar disso, o antraz e a manqueira apresentam similaridade quanto à morte súbita, à presença de inchaço (edema) em grandes grupos musculares e à putrefação precoce da carcaça, com os animais assumindo posição de cavalete.

Edema maligno e gangrena gasosa

As clostridioses causadas por bactérias anaeróbicas costumam causar edema e gangrena, com produção de gás. No edema maligno e na gangrena gasosa, não é comum haver extensas áreas de edema de tecido subcutâneo, como ocorre no antraz.

Septicemia hemorrágica

Causada pela *Pasteurella multocida*, a septicemia hemorrágica provoca febre e secreção nasal com sangue, que apresenta tempo de coagulação normal. Não há edema de tecido subcutâneo nem elevação da temperatura após a morte, tampouco putrefação precoce da carcaça. O microrganismo é um cocobacilo gram-negativo à microscopia.

Outras doenças

No diagnóstico diferencial do antraz em bovinos, outras causas devem ser consideradas, tais como: hemoglobinúria bacilar, tetania por carência de magnésio, *blackleg*, choques elétricos, pasteurelose e piroplasmose.

Em suínos, o antraz deve ser diferenciado das pestes suínas clássica e africana, da erisipela e da salmonelose. Em equídeos, deve-se diferenciar a doença da síndrome cólica, do mormo e da púrpura hemorrágica.

Para determinar a causa de morte súbita em todas as espécies de animais de produção, é preciso levar em conta, além do antraz, intoxicações por plantas tóxicas ou produtos químicos.

Notificação da doença

Na maioria dos países, o diagnóstico de antraz é passível de notificação dos órgãos oficiais internacionais (como a Office International des Epizooties – OIE), inclusive no Brasil. Nos EUA, o antraz pertence à categoria A de doenças com potencial de bioterrorismo, conforme o Centers for Disease Control and Prevention (CDC).

No Brasil, a Instrução Normativa nº 50 (24 de setembro de 2013), do Ministério da Agricultura, Pecuária e Abastecimento, estabelece que o antraz (carbúnculo hemático) é uma doença passível de aplicação das medidas de defesa sanitária animal. Determina, também, que o antraz integra o rol de doenças que requerem a notificação imediata de qualquer caso suspeito aos órgãos oficiais de defesa animal do estado e da federação.

Além disso, as propriedades-alvo devem ser interditadas, sendo o trânsito de animais proibido. Também é preciso aplicar diferentes medidas de saneamento da doença no estabelecimento de origem e nos circunvizinhos, assunto tratado a seguir em profilaxia e controle da doença.

➤ Profilaxia e controle

A profilaxia e o controle dos surtos de antraz baseiam-se em medidas gerais e específicas.

Medidas gerais

As ações gerais de profilaxia incluem: evitar adquirir animais de regiões ou países endêmicos; não utilizar farinhas de origem animal, não autoclavadas, para alimentação dos animais; evitar criar animais a campo em regiões com histórico da doença; evitar fornecer aos animais forragens, silo ou feno produzidos em regiões endêmicas.

Os animais recém-adquiridos (particularmente de outras regiões ou países) devem ser submetidos ao período de quarentena, em local específico da propriedade, a fim de visualizar qualquer sinal clínico da doença antes de liberar o contato com os demais animais do plantel.

Medidas específicas

A principal medida específica, na profilaxia da doença, é a vacinação. Muitas vacinas estão disponíveis em todo o mundo para humanos e animais. Não há consenso sobre a recomendação de protocolos e tipos de vacinas entre os diferentes países.

Atualmente, as vacinas para animais são produzidas utilizando esporos obtidos de cepas atenuadas de *B. anthracis*. As vacinas atenuadas induzem imunidade mais duradoura, embora o nível de proteção seja variável entre as espécies animais, e alguns animais vacinados podem desenvolver a doença ou reações adversas.

Em geral, a vacinação é recomendada para bovinos e pequenos ruminantes, em regiões ou países com histórico da doença. A vacinação de equídeos com vacina para bovinos é objeto de controvérsia entre os especialistas. Para cães e gatos, não existem vacinas liberadas para comercialização até o momento. São exemplos de vacinas para animais: as atenuadas e capsuladas (vacina Pasteur) e, também, as atenuadas não capsuladas (vacina Sterne).

Vacina Pasteur

Para a elaboração dessa vacina, são utilizadas cepas de *B. anthracis* com plasmídio pX02$^+$. A atenuação de *B. anthracis* é obtida pelo cultivo a 42°C por 21 dias. Essa vacina foi utilizada há décadas. Atualmente, poucos países ainda aplicam esse imunógeno.

Vacina Sterne

Essa vacina foi produzida por Sterne, em 1939, em meio de cultura com 30% de CO_2 e 50% de soro equino. Foi utilizada, inicialmente, em países endêmicos de antraz na África. A atenuação é obtida pela perda do plasmídio pX02. Apresenta elevada capacidade de proteção e baixa virulência para os animais vacinados.

A cepa vacinal utilizada para animais é a $34F_2$, formulada com aproximadamente 10^7 esporos/mℓ, contendo adjuvantes. O efeito protetor de uma dose é estimado em cerca de 1 ano para bovinos e 2 anos para ovinos. No entanto, revacinações são indicadas anualmente. Equídeos apresentam menor resposta, sendo requeridas, para os animais primovacinados, duas doses intercaladas entre 4 e 8 semanas. Camelos e caprinos são muito sensíveis à vacina e devem ser imunizados com somente ¼ da dose total na primovacinação, seguida de dose total 3 a 4 semanas depois. Revacinações anuais também são indicadas.

Essa vacina é a mais usada, atualmente, nos diferentes países em programas de profilaxia e controle da doença, principalmente em bovinos e ovinos. Revacinações estratégicas devem ser realizadas aproximadamente 2 meses antes do início de estações do ano relacionadas com surtos da doença nos diferentes países.

Como as vacinas são atenuadas, recomenda-se a vacinação somente 7 dias após o uso de antimicrobianos, como a penicilina, além de proteção individual na aplicação do imunógeno. Em países nos quais a doença é esporádica, há necessidade de autorização oficial para aplicação da vacina. O uso de vacinas atenuadas está associado a efeitos adversos nos animais, como estado febril, choque (em equinos), redução da produção de leite (em vacas) e abortamentos (em porcas).

Outras vacinas

A cepa *Carbosap* foi descoberta à época da Segunda Guerra Mundial. Foi utilizada na Itália, entre 1949 e 2006, em bovinos e ovinos, quando foi, então, substituída pela vacina Sterne.

Recentemente, têm-se investigado vacinas recombinantes, a fim de obter imunógeno que induza altos níveis de proteção em curto período de tempo, particularmente em situações de epidemias da doença, podendo ser usada concomitantemente aos antibióticos.

Controle de casos ou surtos

Na ocorrência de casos ou surtos em animais de produção, devem ser adotadas várias medidas específicas de saneamento nas propriedades, para evitar a propagação da doença (Quadro 4.1).

Quadro 4.1 Procedimentos recomendados para o saneamento de propriedades com casos de antraz em animais de produção.

É preciso segregar animais doentes ou suspeitos dos sadios
Deve-se eliminar prováveis alimentos e camas contaminados ou, preferencialmente, incinerá-los
É importante desinfetar instalações, equipamentos e ambiente do entorno dos animais doentes, utilizando produtos esporicidas*
Deve-se descartar o leite de vacas infectadas produzido durante o curso da doença, após a imersão em soluções desinfetantes*
Não se deve utilizar a carne e outros subprodutos de animais doentes ou suspeitos de antraz
Não se deve realizar a necropsia dos animais a campo, priorizando o envio de sangue ou material de edemas coletado por punção para o diagnóstico
É preciso enterrar os animais mortos, juntamente com as secreções hemorrágicas e o solo superficial do entorno, em valas profundas (> 2 m), aplicando hipoclorito de cálcio (abaixo e acima das carcaças) ao lado de onde ocorreram as mortes, evitando arrastar os animais na propriedade. Preferencialmente, deve-se incinerar animais, secreções e solo superficial do entorno
É preciso comunicar aos órgãos oficiais do serviço de defesa animal local, do Estado e da Federação a ocorrência de casos suspeitos, conforme a Instrução Normativa nº 50, do Ministério da Agricultura, Pecuária e Abastecimento**
Deve-se restringir o acesso de conduções, pessoal e animais à propriedade em saneamento
É preciso desinfetar utensílios que possam ter entrado em contato com sangue ou secreções dos animais (pás, instrumental cirúrgico), imersos em soluções esporicidas, e incinerar objetos de tecido de uso comum com provável contaminação (cordas, mantas, cabrestos)
Deve-se introduzir o pedilúvio contendo desinfetantes esporicidas (formalina a 5%) na entrada das propriedades em saneamento
É preciso promover a desinfecção de calçados, vestimentas e outros acessórios de uso pessoal que mantiveram contato com os animais suspeitos ou positivos, ou, preferencialmente, incinerá-los
Devem-se utilizar luvas descartáveis em todo e qualquer procedimento de manuseio com os animais, pois os esporos podem estar presentes em pelos, lã, secreções e solo do entorno do animal doente
Deve-se administrar penicilina benzatina aos animais que tiveram contato com aqueles que adoeceram***
É preciso vacinar os animais contactantes que não adoeceram na propriedade de origem do animal positivo e em propriedades do entorno
É preciso introduzir somente animais vacinados, com no mínimo duas doses da vacina, em pastos ou ambientes com histórico de antraz
Deve-se encaminhar o pessoal da propriedade rural com casos da doença, contactantes e familiares para exames médicos, a fim de que sejam tomadas as medidas de saúde pertinentes, em razão do potencial zoonótico da bactéria

*Descritos no item "Profilaxia e controle" deste capítulo, subitem "Desinfecção do ambiente e dos utensílios".
**Instrução Normativa nº 50 (24 de setembro de 2013) do Ministério da Agricultura, Pecuária e Abastecimento – MAPA, Brasil.
***Descrito no item "Tratamento".

Desinfecção do ambiente e dos utensílios

Os esporos de *B. anthracis* são resistentes a certos desinfetantes em temperatura ambiente ou em baixas concentrações dos produtos. Recomendam-se, portanto, para a desinfecção de instalações e ambientes contaminados, ou solos que abrigaram animais mortos e/ou com secreções hemorrágicas, produtos com efeito esporicida, como o hidróxido de sódio ou a soda cáustica fervente a 5% ou a 10% (10 ℓ/m²). O formaldeído (a 4%, diluído em 5 ℓ/m²), o hipoclorito de cálcio (a 10%, 10 ℓ/m²) ou o ácido peracético (a 3%, diluído em 8 ℓ/m²) também são indicados. Outros produtos, como o glutaraldeído (a 2%) e o peróxido de hidrogênio ou a água oxigenada (a 3%), são alternativas para a desinfecção.

Material não autoclavável deve ser imerso *overnight* em soluções de formalina (a 10%) ou glutaraldeído (a 5%). Roupas expostas à área contaminada precisam ser incineradas ou submersas em solução de formaldeído (a 10%). Recomenda-se o uso do desinfetante no ambiente ou nas instalações (nas concentrações e diluições supracitadas) em duas aplicações, intercaladas em 2 h.

Ao final da aplicação, o local deve permanecer fechado por, no mínimo, 3 dias, sem acesso de pessoas ou animais. Em seguida, deve ser lavado com água corrente – em abundância – e ventilado. Em baias ou pisos de alvenaria, é possível, antes da desinfecção química, o uso de "vassoura de fogo" (desinfecção física). Além disso, como a bactéria pode ser eliminada pelo leite de vacas doentes, recomenda-se o descarte do leite após a desinfecção com os produtos citados.

Superfícies de laboratórios podem ser desinfetadas com hipoclorito (a 5%) ou fenol (a 5%). Instrumental deve ser autoclavado ou submetido à fervura em 100°C por 10 min.

Tratamento

Na maioria dos herbívoros, o antraz evolui de maneira hiperaguda ou aguda. Consequentemente, nem sempre é possível instituir o tratamento.

B. anthracis comumente é sensível *in vitro* a penicilinas, ampicilinas, tetraciclinas, rifampicina, cloranfenicol, aminoglicosídios (estreptomicina) e fluoroquinolonas (ciprofloxacino).

Historicamente, as penicilinas são os antimicrobianos mais utilizados para o tratamento de animais e humanos, embora, recentemente, o ciprofloxacino seja o fármaco mais utilizado para pacientes humanos. Estudos *in vitro* em isolados de *B. anthracis* têm mostrado pouca resistência da bactéria às penicilinas, apesar da resistência a certas cefalosporinas (cefuroxime, cefotaxime, ceftriaxona e ceftazidime).

A penicilina é o antimicrobiano de escolha para o tratamento da doença em animais de produção, em razão da sensibilidade da bactéria e do custo acessível para o tratamento de vários animais. No entanto, com exceção dos suínos, o tratamento é pouco efetivo. A penicilina G cristalina é indicada na dose de 40.000 UI/kg peso vivo, por via intravenosa (ação rápida).

Concomitantemente, a penicilina benzatina é recomendada na mesma dose, por via intramuscular profunda (ação lenta), utilizando-se produtos comerciais que, geralmente, estão associados a outras penicilinas (potássica, procaína) e à estreptomicina. A penicilina benzatina, por via intramuscular, deve ser repetida após 5 e 10 dias da primeira aplicação, para garantir níveis adequados do fármaco. O mesmo protocolo de administração da penicilina benzatina vale para animais contactantes do rebanho. Em suínos, recomenda-se, também, o uso de penicilinas injetáveis (20.000 UI/kg) ou tetraciclina (10 mg/kg, a cada 24 h).

Apesar do pequeno número de registros de cães e gatos tratados, também se recomenda o uso da penicilina G cristalina, na dose de 20 a 40.000 UI/kg, via intravenosa, a cada 8 h, até a recuperação do animal. O ciprofloxacino também é indicado a cães, por via intravenosa (10 a 15 mg/kg) ou oral (20 a 25 mg/kg), a cada 24 h, por 60 dias. O enrofloxacino é indicado para cães, por via oral ou intravenosa (2,5 a 10 mg/kg), ou para gatos (2,5 a 5 mg/kg), a cada 24 h, por 60 dias. Outras alternativas para o tratamento de cães ou gatos são a amoxicilina e a doxiciclina.

É necessária, também, a reposição hidreletrolítica dos animais com soluções de Ringer lactato, acrescidas de glicose (a 5%) e vitamina C (recuperação do epitélio). Recomenda-se, ainda, o uso de dexametasona (5 mg/kg peso vivo), via intravenosa, a fim de estabilizar as membranas biológicas, reduzir o estado inflamatório e evitar quadro de choque. Coloides (expansores de plasma) podem ser utilizados para animais de alto valor comercial, com o intuito de melhorar o débito cardíaco e a perfusão, além de minimizar os efeitos da anoxia tecidual.

Em alguns países, estão disponíveis antissoros para o tratamento (100 a 250 mℓ/dia), embora sejam de custo elevado e tragam resultados controversos.

Saúde Pública

O antraz consiste em uma grave zoonose. É um dos microrganismos que causam temor na população mundial, como agente de bioterrorismo, notadamente em países em conflito, em virtude da possibilidade de disseminação de esporos por via aerógena ou pela contaminação de água e alimentos.

Em 2001, esporos em pó foram enviados em cinco cartas para pessoas públicas influentes dos EUA. Esse episódio levou à contaminação de várias pessoas e vitimou cinco indivíduos. Estima-se que entre 8.000 e 10.000 esporos sejam suficientes para causar a morte de humanos.

A doença clínica em humanos apresenta forte influência ocupacional, acometendo médicos veterinários e outros profissionais que têm contato estreito com animais, como magarefes, peões, ordenhadores e, particularmente, criadores e pessoal da lida de ovinos, que podem inalar esporos da bactéria, principalmente na tosquia ou na separação da lã.

A ingestão de água, carne e outros produtos de origem animal contaminados e a contaminação de feridas também são aspectos considerados na transmissão do patógeno para os humanos. A inalação dos esporos resulta em pneumonia grave, que pode evoluir para septicemia, de alta letalidade.

O período de incubação em humanos é extremamente variável, podendo perdurar dias a meses. Nos humanos, também são observadas manifestações cutâneas, intestinais, pulmonares e septicêmicas.

A manifestação cutânea é a mais comum, principalmente secundária ao contato com animais infectados, sangue ou lã contaminados. No local de infecção da pele, o paciente apresenta, inicialmente, pequena vesícula indolor, pruriginosa, rodeada por eritema, que evolui para pústula de centro enegrecido (pela necrose), circundada por edema. Essa lesão, chamada de carbúnculo, dá nome à doença e, nos humanos, também é conhecida como pústula maligna.

O tratamento tardio ou o não tratamento dessa lesão pode levar a complicações de disseminação, septicemia e morte. Nos humanos, também se observam formação de edemas e pneumonia. A manifestação pulmonar é mais comum em acidentes de laboratório, também chamada de doença de Woolsorter ou doença dos cardadores (separadores) de lã, a qual ocorre em trabalhadores que mantêm contato com lã contaminada por esporos. Após 3 a 5 dias, os pacientes desenvolvem febre, dispneia, hemoptise, septicemia, choque e morte.

A manifestação entérica provoca episódios de vômito e diarreia hemorrágica, com letalidade acima de 70% dos casos. Os pacientes geralmente se infectam ao ingerir carne contaminada. São descritos relatos de lesões cervicais e necrose na região da faringe, em humanos, semelhantemente à manifestação cervical em suínos.

Independentemente do modo de infecção, *B. anthracis* tende a disseminar-se pela via linfo-hemática, acometendo órgãos e sistema nervoso central, determinando casos graves de meningite e choque séptico.

O tratamento nos humanos inclui penicilina, tetraciclina, eritromicina ou cloranfenicol. Nos casos pulmonares, são indicados o ciprofloxacino ou a doxiciclina.

A profilaxia geral da doença, em humanos, consiste no controle e no diagnóstico da doença em animais, evitando o consumo de carne e leite contaminados e o contato com sangue de animais suspeitos. Também envolve a educação sanitária de trabalhadores expostos ao risco (particularmente com a lã de ovinos). Indivíduos que apresentam sinais compatíveis com a doença devem ser encaminhados para profissionais da saúde.

Estão disponíveis vacinas para a profilaxia específica da doença em humanos em regiões endêmicas, produzidas a partir de esporos ou fatores de virulência. Na Grã-Bretanha e nos EUA, tem-se utilizado vacina produzida de filtrados de culturas de *B. anthracis* (cepa não capsulada). Na China e no Leste Europeu, a imunização ocorre por vacina viva atenuada, administrada por escarificação.

Bibliografia

Acha PN, Szyfres B. Zoonosis y enfermedades transmisibles comunes al hombre y a los animales. 3.ed. Washington: Organización Panamericana de la Salud; 2003.

Beyer W, Turnbull PCB. Anthrax in animals. Mol Aspects Med. 2009;30(6):481-9.

Brasil. Ministério da Agricultura, Pecuária e Abastecimento. Secretaria de Defesa Agropecuária. Departamento de Saúde Animal. Instrução normativa nº 50, de 24 de setembro de 2013. Doenças passíveis da aplicação de medidas de defesa sanitária animal. Diário Oficial da União. 25 set 2013; Seção 1:47.

Corrêa WM, Corrêa CNM. Enfermidades infecciosas dos mamíferos domésticos. 2.ed. Rio de Janeiro: Medsi; 1992. p. 283-90.

Fasanella A, Galante D, Garofolo G, Jones MH. Anthrax undervalued zoonosis. Vet Microbiol. 2010;140(3-4):318-31.

Fernandes CG. Carbúnculo hemático. In: Riet-Correa F, Schild AL, Méndez MDC, Lemos RAA. Doenças de ruminantes e equinos. São Paulo: Varela; 2001. p. 206-13.

Hugh-Jones M, Blackburn J. The ecology of Bacillus anthracis. Mol Aspects Med. 2009;30(6):356-67.

Illner F. Carbúnculo bacteriano. In: Beer J. Doenças infecciosas em animais domésticos. São Paulo: Roca; 1998. v. 2, p. 207-16.

Langenegger, J. Ocorrência do carbúnculo hemático em animais no Brasil. Pesq Vet Bras. 1994;14(4):135-6.

Long MT. Anthrax. In: Sellon D, Long MT. Equine infectious diseases. St. Louis: Saunders Elsevier; 2007. p. 273-5.

Lucena RB, Pierezan F, Kommers GD, Irigoyen LF, Fighera RA, Barros CSL. Doenças de bovinos no sul do Brasil: 6.706 casos. Pesq Vet Bras. 2010;30(5):428-34.

Moore GE. Anthrax. In: Greene CE. Infectious diseases of the dog and cat. 4.ed. St. Louis: Elsevier Sanders; 2012. p. 337-40.

Oliveira SJ, Barcellos D. Carbúnculo hemático. In: Sobestiansky J, Barcellos D. Doenças dos suínos. Goiânia: Cânone; 2012. p. 112-4.

Oliveira SJ, Borowsky SM, Barcellos DESN, Baptista PJHP, Torres RR. Ocorrência de carbúnculo hemático em suínos: diagnóstico clínico e laboratorial em granja de Santa Catarina. Hora Vet. 1984;3:29-31.

Paes AC, Salerno T, Siqueira AK, Troncarelli MZ. Carbúnculo hemático, pasteurelose bovina, anaplasmose bovina e listeriose bovina. In: Pires AV. Bovinocultura de corte. Piracicaba: Fundação de Estudos Agrários Luiz de Queiroz; 2010. v. 2, p. 1019-32.

Portugal MASC, Cruz CH, Giorgi W, Clotilde EMPM. Surto de carbúnculo verdadeiro no Estado de São Paulo, com comprometimento humano. Biológico. 1982;48(8):201-6.

Quinn PJ, Markey BK, Carter ME, Donnelly WJ, Leonard FC. Microbiologia veterinária e doenças infecciosas. Porto Alegre: Artmed; 2005. p. 90-3.

Quinn PJ, Markey BK, Leonard FC, Fitzpatrick ES, Fanning S, Hartigan PJ. Veterinary microbiology and microbial disease. 2.ed. Chichester: Wiley-Blackwell; 2011. p. 290-9.

Radostits OM, Gay CC, Hinchcliff KW, Constable PD. Veterinary medicine: a textbook of the diseases of cattle, horses, sheep, pigs, and goats. 10.ed. Philadelphia: Saunders; 2007. p. 815-9.

Schild AL, Sallis ESV, Soares MP, Ladeira SRL, Schramm R, Priebe AP et al. Anthrax in cattle in southern Brazil: 1978-2006. Pesq Vet Bras. 2006;26(4):243-8.

Ceratoconjuntivite Infecciosa Bovina 5

Carlos Gil Turnes e João Rodrigo Gil de los Santos

➤ Definição

A ceratoconjuntivite infecciosa bovina (CIB) é uma doença dos bovinos causada por *Moraxella bovis*, caracterizada por lacrimejamento, conjuntivite e ceratite.

Sinonímias: oftalmia contagiosa, doença do olho branco, lágrima. Em outras línguas a doença é conhecida também como *queratoconjuntivitis bovina infecciosa* (espanhol), *pink eye*, *infectious bovine keratoconjunctivitis*, IBK (inglês), *kérato-conjonctivite infectieuse des bovins* (francês), *cheratocongiuntivite infettiva* (italiano), *infektiöse keratoconjuktivitis* (alemão).

➤ Etiologia

Moraxella bovis (*M. bovis*) é o único agente etiológico com o qual a doença foi reproduzida experimentalmente. O microrganismo pertence à microbiota ocular, tanto de animais sadios quanto de doentes, e apresenta características fenotípicas e genotípicas que possibilitam diferenciar cepas patogênicas de não patogênicas.

M. bovis são bactérias cocoides, gram-negativas, que têm entre 1 e 1,5 por 1,5 a 2,5 μm, e se apresentam caracteristicamente aos pares na coloração de Gram. São oxidase e catalase-positivas, imóveis, urease e indol-negativas e não reduzem nitrato. São isoladas em meios convencionais como o ágar-sangue desfibrinado de ovino ou bovino (a 5%). Após 24 h de incubação, produzem colônias de 1 mm de diâmetro, acinzentadas, circundadas por halo completo de hemólise. Não são isoladas no meio de MacConkey. *M. bovis* são aeróbias, embora também sejam isoladas em condições de microaerofilia.

As cepas patogênicas têm fímbrias (*pili*) de aderência e produzem colônias rugosas que corroem o meio de cultivo. As fímbrias são os fatores primários de patogenicidade, responsáveis pela aderência da bactéria às células da córnea e conjuntiva, evitando a eliminação do microrganismo pelo fluxo do líquido lacrimal. São conhecidas as fímbrias denominadas I e Q (anteriormente denominadas alfa e beta, respectivamente), com capacidade de autoaglutinar cultivos suspensos em solução salina e aglutinar hemácias de diversas espécies. As cepas cujas fímbrias foram desnaturadas por tratamento químico ou físico, perdem a patogenicidade para bovinos, a autoaglutinabilidade e a capacidade de aglutinar hemácias. A codificação genética das fímbrias tipo 4, características de *M. bovis*, *Dichelobacter nodosus*, *Neisseria gonorrhoeae*, *Pseudomonas aeruginosa* e *Vibrio cholerae*, reside no cromossomo, e não em plasmídeos, como ocorre em muitas bactérias patogênicas.

M. bovis tem diferentes antígenos somáticos e fimbriais. Estudos realizados em várias partes do mundo demonstraram que as fímbrias predominantes em isolados de uma região podem diferir antigenicamente das prevalentes em outros locais, o que exige conhecer as características das fímbrias das cepas em uma dada região ou país para produzir vacinas eficazes.

Técnicas quantitativas realizadas com anticorpos monoclonais ou soros convencionais possibilitaram estimar as relações antigênicas entre isolados de diversas origens. A determinação de índices de reatividade cruzada entre cepas isoladas de surtos ocorridos nos países do Mercosul tornou possível comprovar que, pelo menos, sete grupos sorológicos de *M. bovis* atuam nesta região, e que os isolados predominantes variaram durante os últimos 20 anos. Estudos similares possibilitaram comprovar, também, a existência de diferenças antigênicas entre as fímbrias de isolados da Austrália e Grã-Bretanha. Também foi demonstrado que cepas predominantes no início de surtos – que duraram vários meses – podiam ser substituídas no decorrer do mesmo surto por outros isolados. Ainda, mais de um tipo sorológico de *M. bovis* pode estar presente na microbiota ocular de animais doentes.

As cepas patogênicas sintetizam, além das fímbrias, várias exotoxinas responsáveis pela patogenicidade, como a colagenase, as dermonecrotoxinas e a DNAse. Essas enzimas atuam na córnea e conjuntiva, após a aderência de *M. bovis*, é mediada pelas fímbrias. Os isolados que perderam a capacidade de produzir fímbrias podem sintetizar exotoxinas, comprovando que a síntese desses fatores de patogenicidade é independente. Outra toxina relacionada com a patogenicidade é a citotoxina (anteriormente denominada hemolisina) associada à parede celular, que abre poros na membrana das hemácias, produzindo hemólise e liberação do ferro, íon essencial para o metabolismo bacteriano. Essa toxina está presente na maioria das cepas patogênicas e, embora sua participação não esteja completamente elucidada, a presença desse fator de virulência facilita o isolamento de cepas patogênicas. Estudos moleculares sugerem que sua constituição genética é altamente conservada.

Não está completamente esclarecida a função dos plasmídeos presentes em *M. bovis*. Em estudo de 14 cepas isoladas no Rio Grande do Sul, foram encontrados quatro perfis plasmidiais diferentes, que continham entre 1 e 5 plasmídeos, comprovando que, até o momento, não há relação direta entre a presença de plasmídeos e a patogenicidade da bactéria.

M. bovis é esporadicamente isolada de casos de conjuntivite em equinos e ovinos, embora não fosse demonstrada a participação dessa bactéria na doença. Outras espécies do gênero *Moraxella* foram ocasionalmente isoladas de animais. *Moraxella lacunata* foi isolada de fetos equinos abortados, de caprinos com pneumonia, encefalite e septicemia, da conjuntiva em suínos e cães, além de casos raros de conjuntivite em humanos. *Moraxella phenylpyruvica* já foi recuperada do trato intestinal e urogenital de suínos, caprinos, ovinos e bovinos.

➤ Epidemiologia

A CIB é uma doença de distribuição mundial que afeta bovinos. Embora *M. bovis* fosse isolada de ovinos e equinos com conjuntivite, não há dados que demonstrem a transmissão espontânea entre essas espécies. Na América do Sul, a doença foi diagnosticada na maioria dos estados brasileiros, no Uruguai, Argentina, Paraguai e Chile. A bactéria faz parte da microbiota ocular de animais portadores, convalescentes ou que não padeceram a doença. Já foi isolada também da microbiota nasal e vaginal de bovinos sadios.

A transmissão ocorre principalmente por vetores alados, preferencialmente moscas, como *Musca autumnalis* e *Musca domestica*. A proliferação desses insetos em determinados períodos do ano determina a sazonalidade da doença nas zonas temperadas e frias.

Podem ser afetados animais de todas as idades, independentemente de sexo e raça, embora a frequência seja maior em animais jovens em propriedades rurais onde a doença é endêmica.

As perdas econômicas decorrentes da doença são representadas pela diminuição do peso, gastos com tratamento e manejo, e desvalorização dos animais pela perda da visão, estimadas em U$13,00 por bezerro afetado.

Nas zonas temperadas e frias, os surtos geralmente começam no fim do inverno ou no início da primavera, encerrando no final do outono e início do inverno. Em zonas quentes, onde as variações de temperatura entre as estações são pequenas, a doença pode manifestar-se durante todo o ano. Essa sazonalidade foi atribuída ao aumento do fotoperíodo e, consequentemente, da fotoexposição dos animais, à irritação causada por pó, ao ressecamento da superfície corneana (em decorrência do aumento da velocidade do ar) e a traumatismos produzidos por pastos altos. No entanto, estudos experimentais sugerem que a disseminação da doença ocorre principalmente pela presença de vetores que veiculam o agente etiológico de animais portadores aos suscetíveis.

M. bovis sobrevive por até 72 h nas patas de moscas. A evidência de que o controle de insetos vetores reduz a incidência de CIB reforça a influência das moscas na transmissão do patógeno e explica o efeito sazonal da doença. No Brasil, na região sul do Rio Grande do Sul, os surtos apresentam as maiores prevalências no fim do verão e início de outono, coincidindo com o aumento da população de vetores.

Bovinos de todas as raças podem ser afetados, embora a prevalência seja maior em bovídeos *Bos taurus* que em *Bos indicus*. Maior ocorrência da doença é observada em animais das raças Hereford e Aberdeen Angus, em comparação aos das raças Charolês ou zebuínos e suas cruzas. Em animais de mesma raça, a pigmentação palpebral está inversamente relacionada com a frequência e a gravidade das lesões, embora outros fatores além da pigmentação palpebral possam determinar a suscetibilidade racial. Em animais de raças com pálpebras despigmentadas, a exposição à luz ultravioleta solar aumenta a suscetibilidade à doença clínica. No entanto, foi demonstrado em animais, de um mesmo rebanho, que as prevalências da doença em Aberdeen Angus (que têm pálpebras pretas) foram maiores que em Charolês (Figura 5.1). Em um estudo realizado no sul do Rio Grande do Sul, foi comprovado que o percentual de progênies de animais da raça Hereford que apresentaram CIB foi maior que em animais Charolês, e

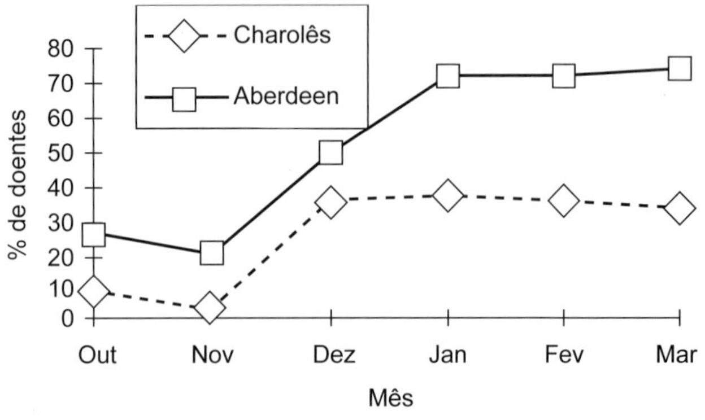

Figura 5.1 Evolução das prevalências mensais de ceratoconjuntivite infecciosa bovina em animais das raças Charolês e Aberdeen Angus em rebanho do município de Rio Grande, RS.

que as progênies que adoeceram tiveram ganho de peso inferior ao das sadias, concordando com estudos similares realizados no exterior.

Outros fatores de risco que devem ser considerados na ocorrência da ceratoconjuntivite em bovinos são os traumatismos oculares, a presença de pastos altos, vento e poeira, assim como carência de vitamina A. Utensílios comuns a vários animais (cordas) podem veicular a bactéria entre os animais. A manutenção prolongada dos animais em confinamento foi também associada a surtos da doença.

Patogenia

O evento inicial da doença está relacionado com a presença de fímbrias de aderência da bactéria presentes na microbiota ocular de um animal portador, ou que foram transmitidas a um suscetível por vetores. As fímbrias reconhecem receptores específicos, fixando-se às células da conjuntiva e do conduto lacrimal (fímbrias tipo I) ou da córnea (fímbrias tipo Q). Devido à hidrofobicidade conferida pelas fímbrias, as bactérias aglomeram-se em duas ou três camadas justapostas, recobrindo totalmente a córnea ou a conjuntiva ocular. A seguir, exotoxinas com atividade enzimática e o lipopolissacarídio somático (LPS) provocam lesões na superfície da córnea que resultam na invasão das bactérias e na desorganização das fibras de colágeno presentes na córnea. A necrose celular determinada pelas dermonecrotoxinas induz uma resposta inflamatória que produz edema da córnea e migração de células inflamatórias e, como consequência, o processo evolui para opacidade corneana.

O quadro clínico é agravado pela colonização de outras bactérias patogênicas da microbiota ocular. A espessura corneana diminuída faz com que, em casos extremos, a pressão do humor aquoso provoque a ruptura da córnea, levando o animal à cegueira irreversível. A lesão provoca a neoformação de vasos sanguíneos que invadem a córnea (no sentido centrípeto), a partir do limbo esclerocorneano, impedindo a visão (Figura 5.2).

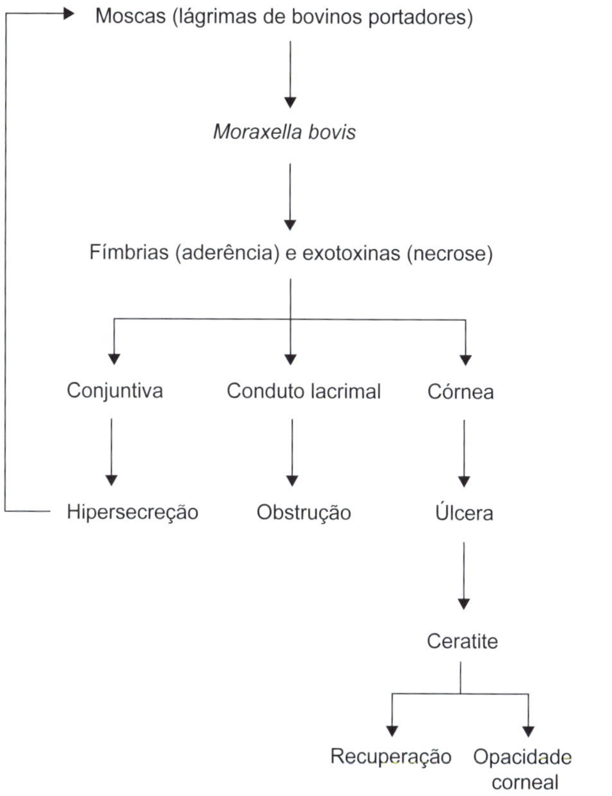

Figura 5.2 Representação esquemática da patogenia da ceratoconjuntivite infecciosa bovina.

Clínica

O período de incubação é comumente de 2 a 3 dias, embora possa se estender até 3 semanas. Lacrimejamento profuso com secreção de líquido pela goteira lacrimal e fotofobia são as primeiras manifestações clínicas da doença, que aparece na maioria dos animais aproximadamente 72 h após a infecção. Durante essa fase, ocorre também corrimento nasal de líquido lacrimal, do qual é possível isolar a bactéria em altas concentrações. Os animais procuram lugares protegidos da luz solar e fecham os olhos afetados pela fotofobia. As moscas alimentam-se do exsudato conjuntival que contém grandes concentrações de bactérias viáveis, favorecendo a transmissão nos rebanhos.

Nas 24 h seguintes surge a lesão corneana que se apresenta como uma mancha esbranquiçada de 1 mm de diâmetro, localizada na parte central da córnea. A evolução dessa lesão varia de animal para animal. Em alguns animais, as lesões permanecem inalteradas durante vários dias, podendo desaparecer ou persistir toda a vida do animal. Em outros animais, as lesões aumentam de tamanho, ulceram e, eventualmente, evoluem para perfuração da córnea, com a saída do humor aquoso, que aparece como um líquido viscoso (Figura 5.3). A lesão inicial pode ser in-

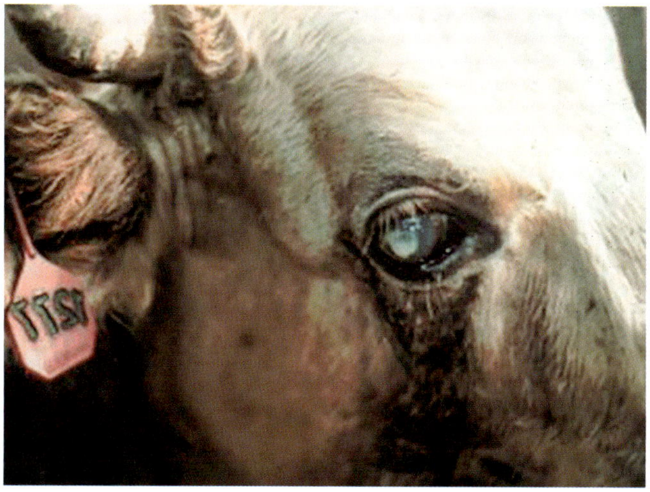

Figura 5.3 Bovino com ceratoconjuntivite infecciosa, mostrando ruptura da córnea e expulsão do humor aquoso.

vadida por outras bactérias da microbiota, afetando a córnea e a câmara anterior do olho, que se torna turva. Vasos neoformados a partir do limbo esclerocorneano se dirigem à lesão, provocando um processo reparativo que resulta na perda de transparência e, consequentemente, da visão (Figura 5.4). Em condições experimentais, as lesões podem persistir 102 dias. No entanto, é alta a proporção de animais que se recuperam espontaneamente.

A evolução da doença em condições de campo resulta em ceratite crônica com a córnea esbranquiçada que, dependendo da extensão, causa cegueira.

Diagnóstico

O diagnóstico presuntivo da CIB baseia-se na epidemiologia e nas manifestações clínicas. Lacrimejamento profuso e fotofobia em animais de raças europeias, durante os meses em que a atividade de vetores é intensa, assim como o aparecimento dos sinais clínicos em bezerros da última parição, são forte indício da doença em rebanhos endêmicos. A introdução de animais sem antecedentes de vacinação é outro indício da ocorrência da doença. Lesões que evoluem centrifugamente a partir do centro da córnea, assim como a neoformação de vasos sanguíneos que progridem centripetamente a partir do sulco esclerocorneano, devem levar à suspeita de CIB.

O diagnóstico definitivo de rotina é realizado por isolamento e caracterização de *M. bovis*. O material de eleição é a secreção conjuntival de animais em fase inicial da doença, antes do aparecimento das lesões da córnea. O material é coletado com *swabs* estéreis, após fricção na região conjuntival, e semeado imediatamente em ágar acrescido de sangue desfibrinado de ovino (5%). É conveniente coletar material de mais de um animal. O meio é incubado em ambiente aeróbico ou microaeróbico a 37°C. Após 24 h, as colônias de *M. bovis* apresentam 1 a 2 mm de diâmetro, com superfície lisa e um estreito halo de β-hemólise.

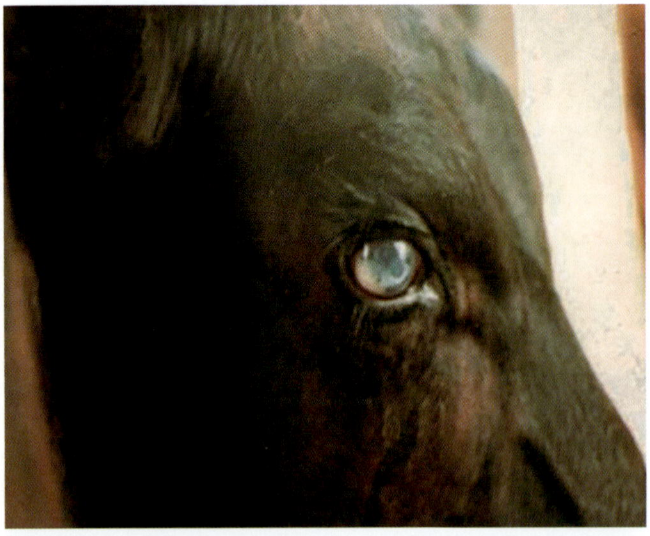

Figura 5.4 Bovino com ceratoconjuntivite infecciosa. É possível notar úlcera no centro da córnea e reação reparativa (centrípeta).

A caracterização fenotípica dos isolados se inicia com a coloração de Gram, na qual se observam bacilos ou cocobacilos gram-negativos, isolados ou em pares.

M. bovis produz reação de oxidase e gelatinase-positivas, e a suspensão de colônias em solução salina a 0,85 % mostra autoaglutinação. A oxidação de glicose e a redução de nitrato são negativas.

Cocos ou bacilos gram-negativos, hemolíticos, autoaglutinantes, produtores de gelatinase e oxidase são submetidos à prova de hemaglutinação com hemácias de ovino ou de galinha para detectar a presença de fímbrias. Recomenda-se que as cepas hemaglutinantes sejam tipificadas com soros-padrão, utilizando as técnicas de ELISA ou inibição da hemaglutinação.

Em animais com lesões graves, a presença de úlceras pode ser avaliada pela instilação de solução de fluoresceína (a 1%) sobre a córnea.

Diagnóstico diferencial

Várias doenças podem apresentar sinais clínicos similares à CIB, o que pode induzir a diagnósticos presuntivos equivocados. Assim, o diagnóstico clínico deve ser confirmado em laboratório. Entre as doenças com sinais clínicos similares aos da CIB, podem-se destacar as seguintes:

Rinotraqueíte bovina infecciosa

A rinotraqueíte bovina infecciosa (IBR), causada por um herpesvírus, é amplamente difundida no Brasil e nos países limítrofes. Essa doença pode provocar intensa conjuntivite, acompanhada de outras manifestações sistêmicas, como febre e lesões erosivas das mucosas nasal e oral. A lesão de córnea característica de CIB não está presente na IBR.

Enfermidade das mucosas/Diarreia viral bovina

Pode produzir opacidade na córnea e úlceras no limbo esclerocorneano. O quadro clínico, caracterizado por intensa diarreia e emagrecimento, lesões erosivas em epitélios da língua, do nariz, do esôfago, do abomaso e do intestino, e uma marcada leucopenia, possibilita a diferenciação.

Febre catarral maligna

Também de origem viral, pode provocar opacidade corneana, embora a presença de lesões em mucosas e sinais neurológicos torne possível diferenciá-la de CIB.

Listeria monocytogenes

Bactéria que causa abortamentos e encefalite em várias espécies, incluindo a bovina, pode invadir a córnea, provocando a opacidade da câmara anterior do olho, acompanhada de intenso lacrimejamento. No entanto, a lesão ulcerativa característica de CIB não é observada. A listeriose pode ocorrer em qualquer época do ano e raramente adquire proporções de epizootia.

Thelazia

Nematódeos do gênero *Thelazia* alojados no conduto lacrimal podem interromper o escoamento das lágrimas, provocando sua eliminação pela goteira lacrimal de maneira similar à CIB. Não produzem lesões corneanas.

Carcinoma epidermoide

O carcinoma epidermoide (também conhecido como câncer de olho), afeta as pálpebras provocando tumores ulcerados cujos exsudatos atraem moscas. A doença predomina em animais de pálpebras despigmentadas e está associada ao vírus de IBR. Mesmo não havendo lesões de córnea, a doença é diagnosticada, por vezes, equivocamente, como CIB.

Apesar da semelhança fenotípica de *M. bovis* com *Moraxella lacunata* e *Moraxella phenylpyruvica*, estas últimas não apresentam hemólise no meio de ágar-sangue. Outros microrganismos também têm sido isolados ocasionalmente de bovinos com ceratoconjuntivite, como espécies dos gêneros *Chlamydophila, Neisseria, Mycoplasma, Acholeplasma*, além de *Branhamella ovis* e *Pasteurella multocida.*

Tratamento

O tratamento dos casos clínicos deve iniciar imediatamente após o diagnóstico, visando impedir que a evolução leve a lesões irreparáveis da córnea. No entanto, em muitos animais, a doença é autolimitante.

Os antibióticos ou quimioterápicos podem ser administrados por via parenteral, injetados nas glândulas lacrimais ou aplicados topicamente no saco conjuntival.

É necessário determinar o perfil de sensibilidade *in vitro* aos antimicrobianos das bactérias isoladas de surtos, já que a sensibilidade das cepas de *M. bovis* aos fármacos varia tanto durante um surto quanto entre diferentes surtos. Foi comprovado que 30 cepas de *M. bovis* recuperadas entre 1974 e 2001 na Argentina, Brasil (RS) e Uruguai eram sensíveis à ampicilina, cefalosporina, estreptomicina, gentamicina, neomicina, nitrofurantoína, rifampicina e tetraciclina, enquanto 57 e 77 % foram resistentes, respectivamente, à lincomicina e novobiocina. Foi observado também que as concentrações inibitórias mínimas de estreptomicina, neomicina, canamicina e nitrofurantoína eram significativamente maiores ($P < 0{,}05$) para as cepas de origem brasileira comparativamente às uruguaias e argentinas, e que houve redução na sensibilidade dos isolados diante de eritromicina ao longo das duas últimas décadas do estudo.

Uma vez produzidas lesões na córnea, corticoesteroides associados a antibióticos aplicados topicamente podem ser administrados. Para manter níveis terapêuticos eficientes, é necessário repetir diariamente a aplicação tópica dos antibióticos por 7 a 10 dias.

A injeção de antimicrobianos como gentamicina, cloranfenicol e florfenicol (0,1 mℓ) nas glândulas lacrimais possibilita manter níveis adequados do medicamento por 2 ou 3 dias. No entanto, a prescrição do antimicrobiano deve ser realizada sob supervisão veterinária para evitar sequelas indesejáveis.

Antimicrobianos de absorção lenta (LA), como as tetraciclinas, mantêm níveis terapêuticos por vários dias (48 a 72 h) quando aplicados por via parenteral (20 mg/kg) e são práticos para o tratamento de grande número de animais doentes. No entanto, é contraindicada a injeção destes antimicrobianos nas glândulas lacrimais, já que podem produzir necrose. As sulfonamidas têm sido utilizadas também por via parenteral com resultados satisfatórios.

Para animais de alto valor econômico com lesões graves, pode ser considerada a abordagem cirúrgica, utilizando a sutura de terceira pálpebra.

Profilaxia e controle

São recomendadas medidas gerais e específicas (vacinação) para controle/profilaxia da CIB.

Entre as medidas de ordem geral, recomenda-se evitar pastos sujos, altos e pontiagudos, bem como a presença de qualquer objeto que possa predispor a lesões na região ocular. Devem-se evitar ambientes com excesso de poeira e vento, bem como a manutenção prolongada de animais em locais fechados ou confinamento. Utensílios compartilhados por vários animais, como cabrestos e mantas, devem ser desinfetados.

A retirada de dejetos em ambientes de criação, principalmente em salas de ordenha, confinamentos e baias, auxilia no controle de moscas. Em propriedades em que a doença é endêmica, pode-se considerar o uso de repelentes de moscas. Na Europa e nos EUA, o controle de vetores é realizado com repelentes de moscas colocados em rolos para esfregar o lombo, sacos para esfregar a cara ou brincos impregnados de repelentes.

Os animais infectados devem ser segregados e tratados. Em casos de surtos recomenda-se limitar a movimentação dos animais no rebanho, no mínimo, 4 semanas, período em que geralmente ocorre a recuperação dos casos. Animais recém-adquiridos ou que deixaram a propriedade para participar em eventos ou atividades de reprodução, devem permanecer em quarentenário antes da reintrodução no rebanho.

A profilaxia específica da doença baseia-se na utilização de vacinas. Até o início da década de 1980, as vacinas contra CIB eram elaboradas com culturas totais de cepas “lisas” de *M. bovis* (subcultivadas seriadamente em camundongos até que perdiam a propriedade de autoaglutinar), inativadas por formol e adicionadas de adjuvante mineral. A imunidade conferida por essas vacinas é de curta duração. Nas últimas décadas, postulou-se que a existência de diferenças antigênicas entre cepas de origens distintas justificaria a grande variação dos índices de proteção.

Em 1982 foi registrada uma vacina que utilizava como antígeno cultivos de isolados de *M. bovis* que expressavam fímbrias, que se mostrou mais eficiente que a convencional, protegendo 83,4% dos animais em testes de potência. As vacinas disponíveis atualmente no mercado utilizam como antígeno bactérias produtoras de fímbrias antigenicamente diferentes, inativadas, e com adjuvantes minerais ou oleosos. A vacina deve ser aplicada antes do início dos casos clínicos, embora sua administração durante surtos da doença diminua o prejuízo econômico e a gravidade das lesões.

Em zonas temperadas e frias, notadamente em rebanhos em condições de campo, recomenda-se a vacinação de todos os bovinos com mais de 4 meses de idade na segunda quinzena de agosto. Com vacinas contendo hidróxido de alumínio como adjuvante recomenda-se, 15 a 20 dias após, revacinar os terneiros primovacinados. Todo o rebanho deverá ser revacinado na primeira quinzena de janeiro, incluindo os nascidos durante a primavera, que deverão ser revacinados 2 a 3 semanas após. Esse esquema vacinal tem se mostrado efetivo e torna possível que os animais alcancem níveis adequados de imunidade desde antes do início dos surtos até o outono.

Em zonas de clima quente, onde os vetores atuam durante o ano todo, recomenda-se vacinar todos os animais a cada 4 meses com vacinas contendo hidróxido de alumínio. Vacinas que utilizem outros adjuvantes deverão ser aplicadas seguindo as instruções do fabricante

Em razão da diversidade antigênica das cepas patogênicas, ainda não está disponível comercialmente uma vacina capaz de proteger eficientemente diante de todas as cepas de *M. bovis*. Assim, faz-se necessário monitorar continuamente as cepas prevalentes em uma determinada região, particularmente em surtos ou em situações de doença em rebanhos vacinados. Foi comprovado que vacinas importadas podem induzir baixos níveis de proteção, devido às diferenças antigênicas das fímbrias das cepas de *M. bovis* contidas nas vacinas, demonstrando que a imunidade conferida é fímbria-específica. Outros estudos têm revelado que a imunidade cruzada ocorre somente entre linhagens de *M. bovis* do mesmo sorogrupo.

A CIB é uma doença amplamente disseminada entre os rebanhos bovinos do Mercosul, altamente difusível e que produz importantes perdas econômicas. O tratamento é oneroso, pouco prático e nem sempre efetivo. Considerando a relação custo-benefício da vacinação, é conveniente realizar a imunoprofilaxia dos animais expostos ao risco.

➤ Bibliografia

Angelos JA, Ball LM. Relatedness of cytotoxins from geographically diverse isolates of Moraxella bovis. Vet Microbiol. 2007;124(3-4):382-6.

Chandler RL, Smith K, Turfrey BA. Ultrastructural and histological studies on the corneal lesion in infectious bovine keratoconjunctivitis. J Comp Pathol. 1981;91(2):175-84.

Conceição FR, Gil Turnes C. Moraxella bovis: influência das características genotípicas e fenotípicas no controle da Ceratoconjuntivite Infecciosa Bovina. Ciência Rural. 2003;33(4):779-88.

Conceição FR, Paolicchi F, Cobo AL, Gil-Turnes C. Antigenic relationships of Moraxella bovis isolates recovered from outbreaks of infectious bovine keratoconjunctivitis in Argentina, Brazil, and Uruguay between 1983 and 2000. Can J Vet Res. 2003;67(4):315-8.

Gil-Turnes C. Ceratoconjuntivite infecciosa bovina. In: Riet-Correa F, Schild AL, Méndez MC, Lemos RAA, editores. Doenças de Ruminantes e Eqüinos. 2.ed. São Paulo: Varela; 2001. v. 1, p. 267-78.

Gil-Turnes C, Bischoff H, Martins JS. Comparison of the prevalence of Infectious Bovine Keratoconjunctivitis in Aberdeen Angus and Charolais cattle. Proc.World Congress of Diseases of Cattle, World Association for Buiatrics, 14, Dublin, 1986. p.1223-6.

Gil-Turnes C. Hemagglutination, autoagglutination and pathogenicity of Moraxella bovis strains. Can J Comp Med. 1983;47(4):503-4.

Gil-Turnes C, Reyes JCS, Araújo FL, Souza RSM. Comparação da proteção induzida por vacinas de Moraxella bovis com e sem antígenos de pili. In: Anais do Congresso Brasileiro de Medicina Veterinária, 18, 1982, Camboriú, Brasil. Camboriú: n.i., 1982. p. 11.

Hirsh DC, Zee YC. Microbiologia Veterinária. Rio de Janeiro: Guanabara Koogan; 2003. 446 p.

Pinheiro JEP, Baptista PJHP, Gonçalves IMG, Costa NC, Poli JLEH. Ocorrência e efeitos da cerato-conjuntivite infecciosa na filiação de touros em teste de progênie de bovinos da raça Hereford e Charolesa. Anuário Técnico Instituto de Pesquisas Zootécnicas Francisco Osório. Porto Alegre: 1982. v. 9, p. 135-43.

Quinn PJ, Carter ME, Markey BK, Carter GR. Moraxella species. In: Quinn PJ, Carter ME, Markey BK, Carter GR. Clinical Veterinary Microbiology. London: Wolfe; 1994. p. 284-5.

Radostits OM, Gay CC, Hinchcliff KW, Constable PD. Strangles (Equine distemper). In: Radostits OM, Gay CC, Hinchcliff KW, Constable PD. Veterinary medicine – A Textbook of the diseases of cattle, horses, sheep, pigs, and goats. 10.ed. Philadelphia: Saunders; 2007. p. 994-7.

Ceratoconjuntivite Infecciosa Ovina e Caprina 6

Carlos Gil Turnes e João Rodrigo Gil de los Santos

Definição

A ceratoconjuntivite infecciosa ovina e caprina (CIOC) é uma doença infecciosa altamente contagiosa que afeta ovinos e caprinos, caracterizada por produzir lesões nas estruturas dos olhos e na conjuntiva, prejudicando a visão.

Sinonímias: oftalmia contagiosa, olho cor de rosa e doença do olho branco. Em outros idiomas é conhecida como *queratoconjuntivitis infecciosa ovina y caprina* (espanhol), *kérato-conjonctivite infectieuse des ovins et caprines* (francês), *ovine contagious keratoconjunctivitis* e *pink eye* (inglês), *cheratocongiuntivite infettiva* (italiano), *Infektiöse keratoconjuktivitis* (alemão).

Etiologia

Grande variedade de microrganismos tem sido identificada na CIOC. No entanto, *Mycoplasma conjunctivae* (*M. conjunctivae*) tem sido isolado de casos isolados, de surtos e tem-se reproduzido a doença experimentalmente, sugerindo ser o agente etiológico primário da CIOC. Outras espécies de micoplasmas isoladas em infecções oculares em vários países, como *M. agalactiae*, *M. arginini*, *M. capricolum* e *M. mycoides* subsp. *mycoides*, não foram capazes de produzir a doença experimentalmente.

Chlamydophila psittaci e *Chlamydophila pecorum* são parasitos intracelulares também considerados por alguns autores como agentes primários da doença. Outros microrganismos frequentemente isolados de casos espontâneos da doença são *Branhamella* (*Moraxella*) *ovis*, *Moraxella bovis*, *Staphylococcus aureus*, *Escherichia coli*, *Rupricapra rupricaprae* e *Listeria monocytogenes*. Esses agentes provavelmente sejam secundários à infecção primária pelo micoplasma, visto que não têm mostrado capacidade de desenvolver a doença em infecções experimentais.

M. conjunctivae é um microrganismo pouco resistente no ambiente e de cultivo exigente, razão pela qual a etiologia da CIOC foi desconhecida durante muitos anos. Para o cultivo primário utilizam-se meios líquidos suplementados com soro animal isento de anticorpos e inibidores bacterianos como acetato de tálio ou antibióticos. Para o isolamento, as culturas líquidas são semeadas em meios de ágar acrescido de sangue ovino desfibrinado, que são incubados em atmosfera contendo 5 a 10% de CO_2.

M. conjunctivae sintetiza uma proteína denominada LppS, uma adesina que reconhece receptores específicos em células ovinas e parece ser o fator primário de patogenicidade.

Epidemiologia

A CIOC foi diagnosticada na maioria dos países em que se criam ovinos e caprinos, ainda que o agente etiológico primário não tenha sido isolado em todos os casos. A prevalência da doença pode alcançar valores elevados, variando de pouco mais de 10%, na Argentina, até 77%, na Suíça. Ovinos e caprinos de todas as idades são acometidos, embora a doença pareça mais prevalente em animais adultos.

No Brasil, a doença foi diagnosticada em rebanhos no Rio Grande do Sul, com prevalências de 20 a 50%, embora Almeida Neto *et al.* (2004) foram os primeiros a comprovar a presença do agente etiológico da ceratoconjuntivite infecciosa ovina (CIO) no país, a partir de amostras coletadas de ovinos no estado de Pernambuco, onde o microrganismo foi detectado em até 75% dos animais. Ainda que a enfermidade possa ter alta prevalência, a mortalidade é praticamente nula.

O agente primário, que faz parte da microbiota ocular de ovinos ou caprinos portadores, é transmitido por aerossóis, poeira e contato direto de animais sujeitos a aglomerações. Várias espécies de moscas são vetores do agente e contribuem para a alta transmissibilidade da doença. Há evidências de transmissão interespecífica quando ovinos e caprinos estão próximos.

Efeito sazonal tem sido observado nos meses mais quentes e secos do ano, em virtude de maior facilidade de dispersão de aerossóis e poeira contaminada com os microrganismos, e da proliferação de vetores.

Nos portadores, os micoplasmas chegam às fossas (cavidades) nasais pelo conduto lacrimal e, quando poeira ou agentes irritantes provocam a tosse, o microrganismo é expelido favorecendo a transmissão para outros animais. Esse modo de transmissão ocorre frequentemente quando os ovinos ou caprinos são reunidos em espaços restritos tais como bretes, estábulos, locais de exposição ou feiras.

M. conjunctivae também foi encontrado em pequenos ruminantes selvagens, podendo ser transmitido entre espécies domésticas e selvagens.

Outros fatores predisponentes que devem ser considerados na CIOC são traumatismos oculares, presença de pastos sujos ou altos, excesso de poeira e vento, manutenção prolongada dos animais em ambientes fechados e utensílios ou fômites de uso geral em pequenos ruminantes (como cordas).

➤ Patogenia

O primeiro evento na patogenia da doença consiste na aderência dos micoplasmas aos receptores das células corneanas e conjuntivais por meio da adesina LppS, uma proteína rica em resíduos de serina presente na superfície do agente, que reconhece receptores de células da região ocular de pequenos ruminantes. Anticorpos bloqueadores da LppS podem ser detectados em ovinos e caprinos que sofreram a doença, mas não em animais suscetíveis, confirmando sua participação na patogênese da CIOC.

A fixação dos micoplasmas às células da córnea estimula a resposta inflamatória caracterizada por edema e migração de células inflamatórias. As citocinas liberadas pelas células inflamatórias provocam opacidade corneana, que dura 2 a 4 semanas, desaparecendo espontaneamente, exceto se patógenos secundários, oportunistas, integrantes da microbiota ocular, colonizarem a córnea e a conjuntiva. Nesse caso, podem produzir-se lesões cujas características dependem do agente causal, podendo ocorrer desde conjuntivites purulentas (causadas por microrganismos piogênicos) até úlceras, ou mesmo a ruptura da córnea decorrente de bactérias produtoras de colagenase.

Essas bactérias sintetizam enzimas que afetam estruturas nobres do olho, como a colagenase de *M. bovis*, que desestrutura o colágeno da córnea provocando, além de opacidade, a diminuição de sua resistência, podendo levar à perfuração corneana. *Staphylococcus aureus*, outro patógeno frequentemente encontrado na CIOC, produz várias exotoxinas que afetam as estruturas do olho.

A obliteração do conduto lacrimal inflamado provoca o escoamento de secreção rica em micoplasmas pela goteira lacrimal, atraindo várias espécies de moscas que, ao serem contaminadas, atuam como vetores.

A doença pode evoluir afetando a córnea, que se apresenta edemaciada e infiltrada por neutrófilos. Em alguns casos verifica-se neovascularização a partir do limbo esclero-corneano. Se não houver recuperação espontânea, pode ocorrer ulceração da córnea e, inclusive, a perfuração. Quando a córnea é perfurada, frequentemente se observa depósito de melanina, que forma um estafiloma, circundando a lesão. Salvo nos casos em que há ruptura corneana ou infecções secundárias, o animal se recupera espontaneamente.

M. conjunctivae induz uma resposta imune que pode ser detectada 2 a 4 semanas após a infecção persistindo meses.

➤ Clínica

Os sinais clínicos oculares são similares, independentemente dos microrganismos envolvidos na etiologia da doença.

As primeiras manifestações clínicas são fotofobia (Figura 6.1) e lacrimejamento, uni ou bilateral. Com a evolução da doença podem ocorrer opacidade corneana, congestão intensa dos vasos da esclerótica (Figura 6.2), blefaroespasmo e intensa irritação da conjuntiva (conjuntivite).

Quando há colonização por bactérias piogênicas, oportunistas, a secreção conjuntival apresenta-se purulenta. Em casos mais graves a córnea pode apresentar edema, úlcera ou ruptura, bem como invasão por vasos neoformados a partir do limbo esclero-corneano. Não havendo contaminação por bactérias da microbiota, a doença evolui para cura entre 7 e 30 dias sem deixar sequelas. Nos casos graves, geralmente complicados por multiplicação de bactérias oportunistas, o quadro pode evoluir para úlcera e cegueira.

➤ Diagnóstico

O diagnóstico presuntivo baseia-se na epidemiologia e nas manifestações clínicas. A presença de lacrimejamento intenso e fotofobia, uni ou bilateralmente, acompanhada de intensa conjuntivite, pode indicar o início de CIOC. Lesões de córnea reforçam o diagnóstico presuntivo.

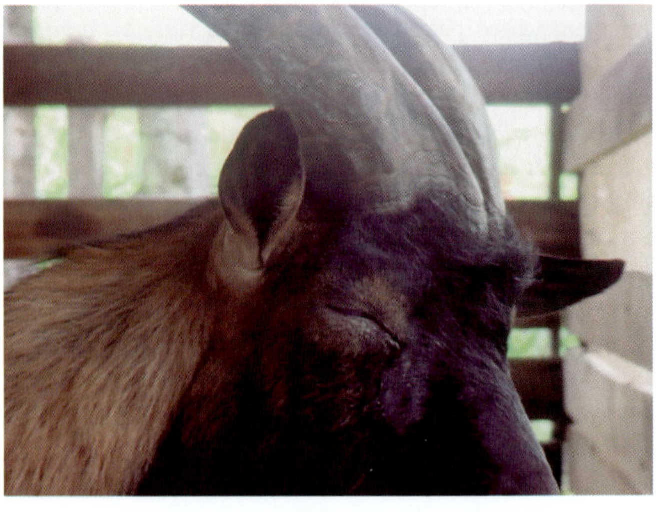

Figura 6.1 Fotofobia em caprino com ceratoconjuntivite infecciosa. Fonte: Disciplina de Enfermidades Infecciosas dos Animais Domésticos, FMVZ/Unesp, Botucatu, SP.

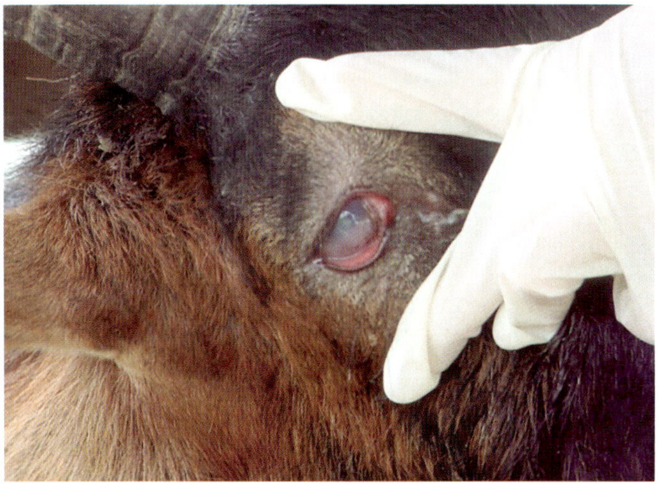

Figura 6.2 Intensa congestão dos vasos da esclerótica e início de opacidade de córnea em caprino com ceratoconjuntivite infecciosa. Fonte: Disciplina de Enfermidades Infecciosas dos Animais Domésticos, FMVZ/Unesp, Botucatu, SP.

A citologia por esfregaços da região conjuntival afetada, corada por Gram, Giemsa, Panótico, ou outros corantes específicos, pode auxiliar no diagnóstico da etiologia. Nessa técnica, o material é coletado com *swabs* esterilizados que devem ser levemente pressionados (citologia esfoliativa) na região subconjuntival, visando à retirada de células locais, que possibilitem a visualização dos agentes. A critério do médico-veterinário, pode ser necessária anestesia local antes da coleta de material.

M. conjunctivae é observado como estruturas pleomórficas, no citoplasma das células. *Branhamella ovis* mostra-se, caracteristicamente, em formatos cocoide, gram-negativa, enquanto o gênero *Chlamydophila* não se cora pelo Gram, e apresenta corpúsculos elementares no citoplasma das células, corados por Giemsa ou Panótico.

O diagnóstico de rotina baseia-se na identificação de *M. conjuntivae* nas secreções ou na microbiota ocular por meio de cultivo microbiológico, citologia, ou por técnicas moleculares (como reação em cadeia pela polimerase – PCR).

Deve ser realizado o diagnóstico diferencial entre CIOC por *M. conjunctivae* e *Chlamydophila* sp., *B. ovis*, além de outras bactérias oportunistas como estafilococos, estreptococos e enterobactérias.

Para o isolamento microbiano recomenda-se coletar secreção (corrimento) ocular embebendo *swab* estéril ou esfregando-o sobre a superfície das lesões de córnea. O *swab* deve ser imerso em meios de transporte e enviado rapidamente a laboratório adequado, em temperatura de refrigeração (4 a 8°C). Cultiva-se o material em caldo micoplasma enriquecido com 20% de soro equino inativado, extrato de levedura (2,5%) e glicose (1%), acrescido de acetato de tálio (1:4.000) e penicilina G (100 UI/mℓ) (não se deve usar tetraciclinas). O material é incubado a 37°C, por 7 dias ou até o aparecimento de turvação no meio. A seguir, semeiam-se os cultivos líquidos em meios sólidos, incubando-os a 37°C, por 48 a 72 h, em atmosfera de CO_2, quando se visualizam as colônias típicas de micoplasma, semelhantes a "ovo frito". Os isolados devem ser caracterizados por métodos fenotípicos clássicos para micoplasmas.

A presença de *M. conjunctivae* pode ser detectada mais facilmente pela técnica de PCR, utilizando *primers* específicos. Essa técnica foi usada recentemente no Brasil. Outras técnicas, como a imunofluorescência, são utilizadas como alternativas para o diagnóstico.

O diagnóstico indireto baseia-se na detecção de títulos elevados de anticorpos contra *M. conjunctivae* por ELISA, a partir de 2 semanas do início dos sinais clínicos. Para que este diagnóstico seja válido devem ser tituladas amostras pareadas de soros do mesmo animal, coletando a primeira no início da doença e a segunda 2 a 3 semanas após. A soroconversão (aumento do título em quatro vezes ou mais), confirma o diagnóstico.

Tratamento

O tratamento de animais afetados deve ser iniciado o mais rapidamente possível, já que *M. conjunctivae* é sensível ao grupo das tetraciclinas, administradas topicamente, injetadas na pálpebra ou na glândula lacrimal.

A injeção intrapalpebral ou na glândula lacrimal assegura adequada concentração do antibiótico por 24 a 48 h (Figura 6.3). A injeção intramuscular de tetraciclinas de longa ação (20 mg/kg), que asseguram níveis terapêuticos do fármaco nas lágrimas por 72 h, tem mostrado resultados satisfatórios.

A aplicação tópica de pomadas ou pó deve ser repetida 2 a 3 vezes/dia até a remissão dos sinais clínicos. Fármacos do grupo das penicilinas e estreptomicina são ineficazes para o gênero *Mycoplasma*.

A gentamicina e o florfenicol (0,1 mℓ) têm sido utilizados, alternativamente, por via palpebral (subconjuntival), na ceratoconjuntivite infecciosa em ruminantes domésticos.

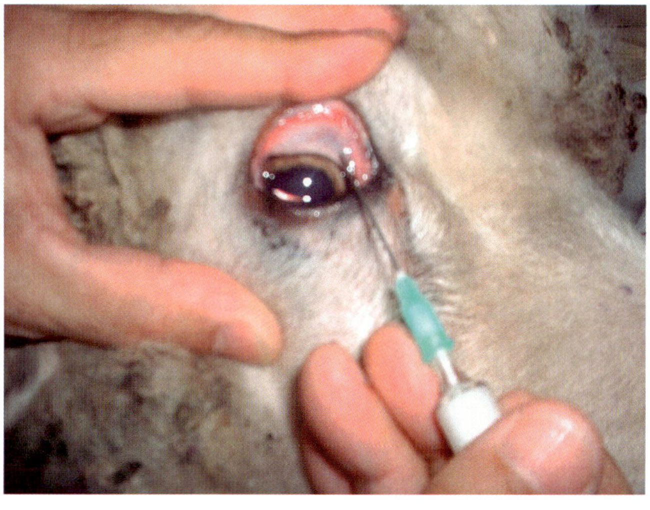

Figura 6.3 Administração de antibiótico na glândula lacrimal, em ovino com ceratoconjuntivite infecciosa.

Em casos graves que envolvam animais de alto valor zootécnico, pode-se considerar a abordagem cirúrgica, com a sutura da terceira pálpebra. Já em casos avançados, complicados por bactérias oportunistas, é conveniente realizar o antibiograma de bactérias da microbiota ocular antes de iniciar o tratamento.

Profilaxia e controle

Não há ainda medidas específicas como vacinas ou soros para a profilaxia e o controle da CIOC. Recomenda-se evitar colocar os animais em pastos muito altos, sujos ou grosseiros, assim como objetos que possam provocar lesões na região ocular. Devem-se evitar também ambientes com excesso de poeira e vento, assim como a manutenção prolongada dos animais em ambientes fechados. Além de observar cuidados gerais de manejo e higiene, utensílios ou fômites de uso compartilhado (cordas) devem ser adequadamente desinfetados. Animais doentes devem ser segregados em situações de manejo que envolvam a aglomeração de animais, como tosquia e vacinações.

Quando possível, deverá se controlar a presença de vetores biológicos tais como moscas e outros insetos. A retirada de dejetos de ambientes de criação e de manejo geral dos animais, como apriscos e galpões, auxilia no controle de moscas. Em propriedades endêmicas, pode-se considerar o uso de repelentes de moscas em ambientes fechados, nos quais haja longa permanência dos animais. Os animais infectados devem ser isolados e tratados. Em surtos, recomenda-se limitar a movimentação dos animais no plantel pelo menos por 4 semanas, período em que geralmente ocorre a recuperação. Animais recém-adquiridos, ou que deixaram a propriedade para participar de eventos ou atividades de reprodução, devem permanecer em quarentena antes da reintrodução no plantel.

A ausência de vacinas comerciais para prevenir a infecção por *M. conjunctivae* e a dificuldade de impedir a transmissão por vetores, aliadas ao alto custo da detecção de portadores, comprometem a adoção de medidas profiláticas na maioria dos rebanhos nacionais.

Saúde Pública

Embora a CIOC não seja considerada uma zoonose, foi diagnosticada ceratoconjuntivite em duas crianças que mantiveram contato com ovelhas doentes.

Bibliografia

Almeida Neto JB, Sá FB, Buzinhani M, Timenetsky J, Mota RA, Almeida MZ. Ocorrência de Mycoplasma conjunctivae em ovinos sadios e com ceratoconjuntivite infecciosa, no estado de Pernambuco. Arq Inst Biol. 2004;71(1):79-81.

Barile MF, Del Giudice RA, Tully JG. Isolation and characterization of Mycoplasma conjunctivae sp. n. from sheep and goats with keratoconjunctivitis. Infect Immun. 1972;5(1):70-6.

Belloy L, Vilei EM, Giacometti M, Frey, J. Characterization of LppS, an adhesin of Mycoplasma conjunctivae. Microbiology 2003;149 (Pt 1):185.

Deutz A, Spergser J, Frey J, Rosengarten R, Kofer J. Mycoplasma conjunctivae in two sheep farms – clinics, diagnostics and epidemiology. Wien Tierarztl Monatsschr. 2004;91:152-57.

Giacometti M, Janovsky M, Belloy, L. Infectious Keratoconjunctivitis of Ibex, Chamois and other caprinae. Rev Sci Tech. 2002;21(2):335-45.

Marco I, Mentaberre G, Ballesteros CF, Bischof DF, Lavín S, Vilei EM. First report of Mycoplasma conjunctivae from wild caprinae with infectious keratoconjunctivitis in the pyrenees (NE Spain). J Wild Dis. 2009;45(1):238-241.

Pires Neto JAS. Flora bacteriana ocular de ovinos com e sem lesões de ceratoconjuntivite [dissertação]. Porto Alegre: Faculdade de Veterinária da Universidade Federal do Rio Grande do Sul, Brasil; 1995.

Radostits OM, Gay CC, Hinchcliff KW, Constable PD. Veterinary medicine: a textbook of the diseases of cattle, horses, sheep, pigs, and goats. 10.ed. Philadelphia: Saunders; 2007.

Van Halderen A, Van Rensburg WJJ, Geyer A, Vorster JH. The identification of Mycoplasma conjunctivae as an etiologic agent of Infectious keratoconjunctivitis of sheep in South-Africa. Onderstepoort J Vet Res. 1994;61(3):231-7.

Dermatofilose

7

Rogerio Giuffrida

Definição

Dermatofilose é uma dermatite exsudativa, aguda ou crônica, que acomete várias espécies de animais domésticos, de potencial zoonótico, causada pelo actinomiceto *Dermatophilus congolensis*.

Sinonímias: estreptotricose, perneira dos ovinos, lã de madeira dos ovinos, mela e chorona.

Etiologia

A dermatofilose foi descrita pela primeira vez por van Saceghem em bovinos do continente africano, na região do Congo (atual Zaire), em 1915, os quais apresentavam dermatite granulosa. Posteriormente, o microrganismo foi descrito em outras espécies de animais domésticos e silvestres, aves e humanos. No Brasil, os primeiros casos foram registrados em 1962, em bovinos da região Sudeste e, subsequentemente, em todas as regiões do país.

Dermatophilus congolensis (*D. congolensis*) pertence ao grupo dos actinomicetos, da família *Dermatophilaceae*, sendo anteriormente denominado *Nocardia dermatonomus*, *Streptothrix bovis*, *Dermatophilus dermatonomus*, *Actinomyces congolensis*, *Tetragenus congolensis* e *Dermatophilus pedis*.

Consiste em bactérias de formato cocoide ou dispostas em filamentos curtos que se fragmentam em sentido transversal e longitudinal, formando os zoósporos. São gram-positivas, pleomórficas, móveis, anaeróbias facultativas, aeróbias tolerantes e capnofílicas. Diferentemente de outras bactérias, o tipo infectante de *D. congolensis* é representado por zoósporos multiflagelados de 0,5 a 1,5 μm de diâmetro. Nos tecidos infectados, os zoósporos realizam um ciclo que se inicia com a formação de um tubo germinativo que, após se alongar (cerca de 5 μm de comprimento), ramifica-se e desenvolve septos transversais e longitudinais. No interior dos septos, novos zoósporos são formados e liberados após sua ruptura, reiniciando o ciclo. Em crostas dérmicas secas, entre 28 e 31°C, os zoósporos permanecem viáveis e em estado latente até 42 meses. A bactéria é sensível aos desinfetantes comuns e tem certa resistência ambiental à dessecação.

D. congolensis é isolado no meio de ágar acrescido de sangue ovino ou bovino (5%), desfibrinado. Após 24 a 48 h de incubação a 37°C, formam-se colônias amareladas, beta-hemolíticas, brilhantes, com contornos irregulares, de 0,5 a 1 mm de diâmetro, as quais, após 72 h do isolamento inicial, tornam-se rugosas e firmemente aderidas ao ágar. Bioquimicamente, a bactéria fermenta a frutose, a galactose, a glicose e a maltose. Ainda, são catalase, gelatinase e proteinases-positivas. *D. congolensis* não é isolado em ágar Sabouraud nem se apresenta álcool-ácido resistente quando corado pelo método de Ziehl-Neelsen.

Diferenças fenotípicas e genotípicas têm sido observadas entre os isolados em diferentes países. Os fatores de virulência de *D. congolensis* são pouco conhecidos. A bactéria apresenta forte atividade proteolítica, além de hemolisinas, e produz enzimas líticas, como a urease e a lipase. O microrganismo produz, também, ceramidases e tem a habilidade de digerir queratina, de ação fundamental na infecção tegumentar. As proteases utilizam esse substrato (proteína) na pele e ativam citocinas.

Epidemiologia

A dermatofilose apresenta distribuição mundial, mas predomina em países de clima quente e úmido, onde causa epizootias durante períodos quentes e chuvosos. É endêmica em vários países da América do Sul, como Argentina, Uruguai, Chile, Paraguai e Brasil. Em ovinos, ocorre frequentemente na Austrália, no sul da Nova Zelândia, bem como no norte da Escócia e dos EUA.

Em animais de produção, causa perdas econômicas em virtude da qualidade reduzida do couro e da lã, dos custos com tratamento, da morte ocasional de animais gravemente acometidos e da diminuição da produtividade.

A dermatofilose afeta bovinos, bubalinos, equinos, asininos, ovinos, caprinos, suínos, caninos, felinos, mamíferos silvestres em cativeiro, cervos, camelos, répteis e humanos. Não há predileção por sexo ou por idade dos animais acometidos, apesar da maior ocorrência, aparentemente, em animais jovens.

O *habitat* principal do microrganismo é a própria pele dos animais. No entanto, estudos têm isolado o microrganismo de solo, matéria orgânica e água do ambiente de criação dos animais.

As fontes de infecção são animais doentes e portadores sadios, que eliminam zoósporos livres em descamações epidérmicas e transmitem a bactéria por contato direto, fômites ou artrópodes hematófagos. Animais assintomáticos são os principais hospedeiros de manutenção em rebanhos, apesar de o solo atuar como reservatório temporário do agente.

Poucos segundos de contato entre animais transmissores e suscetíveis são suficientes para a propagação da infecção. Uma vez na pele, os zoósporos (dormentes ou latentes) são ativados por alterações nas microcondições cutâneas (umidade, temperatura e secreção sebácea), que interferem com os mecanismos locais de defesa. A bactéria utiliza os flagelos para ingressar em soluções de continuidade superficiais decorrentes de abrasões, cortes, picadas de insetos, maceração cutânea por excesso de umidade, lesões abrasivas superficiais por gramíneas fibrosas e secas ou pela tosquia (para ovinos). Em algumas regiões do mundo, certas moscas (*Stomoxys calcitrans, Musca domestica*) e carrapatos das espécies *Amblyomma variegatum* e *Boophilus microplus* são considerados vetores mecânicos do agente. Nos bovinos, a doença é mais comum em raças de origem europeia.

Os principais fatores predisponentes em animais pecuários são estabulação ou confinamento, umidade ambiental elevada, alta pluviosidade (ovinos estabulados), gestação e debilidade orgânica causada por doenças infecciosas ou parasitoses intestinais, além de deficiências nutricionais e estresse. Pode ser observada certa sazonalidade da doença nos períodos mais quentes e úmidos do ano em certas regiões ou países.

No Brasil, a morbidade varia entre 5 e 25% em rebanhos bovinos do Centro-Oeste e do Sudeste. Para ovinos, a morbidade pode chegar a 30% dos animais, com variação da letalidade de 4 a 15%. Animais da raça Merino são mais resistentes, presumivelmente em razão da lã oleosa, que dificulta a multiplicação bacteriana. Podem ocorrer surtos em ovinos que sofreram lesões na pele durante a tosquia e, depois, foram submetidos a banhos carrapaticidas. Em suínos, cães e gatos, a infecção é rara.

Patogenia

Os zoósporos não penetram em pele íntegra. Para que a infecção se estabeleça, é preciso haver confluência de fatores, como alta umidade e temperatura, favorecendo a ativação dos zoósporos latentes e a existência de porta de entrada no estrato córneo.

A infecção por *D. congolensis*, em geral, está restrita à epiderme, apesar de descrições de invasão do tecido subcutâneo em gatos.

Após ingressarem na epiderme ou na bainha dos folículos pilosos, os zoósporos se multiplicam e formam filamentos ramificados multisseptados, que invadem a região germinativa da pele. A inflamação decorrente da invasão tecidual acarreta edema dérmico superficial, proliferação da camada basal de células da derme com consequente descamação superficial (hiperqueratose) e intensa infiltração neutrofílica, caracterizada por microabscessos.

A inflamação tecidual confina a infecção às estruturas superficiais do tegumento. A exsudação local é bastante intensa, variando de serosa a purulenta, e agrega os pelos, dando-lhes o aspecto de cabeças de pincéis (Figura 7.1). A resposta regenerativa da pele produz novas células que são infectadas pelos zoósporos recém-formados, reiniciando o ciclo. A repetição desses eventos resulta na formação de crostas hiperqueratóticas compostas de debris celulares, pelos e bactérias, que se depositam em camadas multilaminadas formando uma cavidade interna (Figura 7.1). As lesões são doloridas e não pruriginosas.

A doença é autolimitante e tende a solucionar-se em até 3 semanas, quando ocorrem a cicatrização das lesões e a queda das crostas, o que resulta em uma área rosada, escamosa e seca, na qual os pelos voltarão a crescer. Ocasionalmente, em animais debilitados, a infecção pode cronificar e generalizar-se, levando à toxemia e morte, particularmente de bezerros e borrregos. Os zoósporos produzidos nas lesões primárias podem ser carreados, pela umidade superficial da pele, para outras áreas corporais sujeitas a novas infecções.

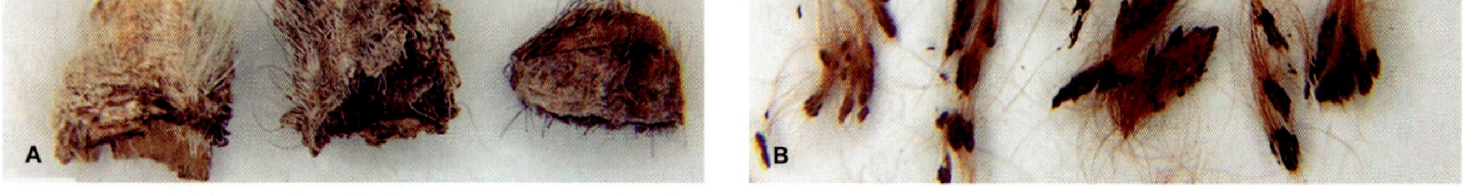

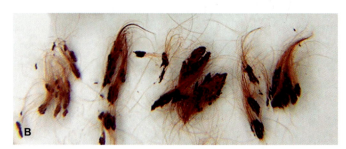

Figura 7.1 Crostas hiperqueratóticas, compostas de debris celulares e pelos, retiradas de bovinos com dermatofilose. **A.** Típica disposição em camadas multilaminadas e concavidade interna. **B.** Aspecto típico das crostas hiperqueratóticas retiradas de equinos com dermatofilose, com formato característico de cabeças de pincéis.

Clínica

Os sinais clínicos iniciais, em bovinos, são caracterizados por pápulas elevadas, circunscritas e exsudativas, que coalescem e evoluem para crostas arredondadas, hiperqueratóticas, acastanhadas, endurecidas, de diâmetro entre 1 e 3 cm, dispostas em formato de mosaico, de coloração branco-acinzentada a amarelada (Figura 7.2).

Nas lesões ativas, as crostas podem ser destacadas da pele, causando uma área ulcerada eritematosa e hemorrágica ou, se o animal estiver na fase regressiva, uma área rósea, seca e escamosa. O fácil desprendimento das lesões na dermatofilose deve ser levado em consideração no diagnóstico diferencial para a dermatofitose. As crostas são friáveis, contêm pelos imersos nos debris e apresentam concavidade interna na dermatofilose.

As áreas de predileção são a cabeça (chanfro, nariz e orelhas), os membros, o períneo, as dobras cutâneas, a região lombar e o úbere. Se as estruturas oculares forem acometidas, o animal pode apresentar lacrimejamento. Manifestações bucais foram descritas em búfalos. Não há constatação de sinais clínicos sistêmicos, além de febre ocasional, exceto em animais debilitados ou imunossuprimidos que podem apresentar sinais de toxemia.

Em ovinos, são observadas formações crostosas hiperqueratóticas nas orelhas, nos membros distais, nos testículos, na região perilabial e na epiderme recoberta pela lã. Sob a lã, as lesões crostosas podem passar despercebidas sem um exame clínico minucioso. A intensa exsudação cutânea deixa a lã empastada e endurecida, o que é conhecido popularmente como lã de madeira (*lumpy wool disease*).

Manifestação podal caracterizada por lesões proliferativas na região do metatarso é observada em bovinos, ovinos, caprinos e equinos que apresentam claudicação ou, em casos mais graves, necrose da pata. Quando essas crostas se desprendem, expõe-se uma área vermelha irregular com tendência a sangramento (condição denominada podridão do pé em morango ou, em inglês, *strawberry foot-rot*). Na maioria das vezes, a infecção regride espontaneamente entre 6 e 8 semanas.

Nos equinos, as lesões predominam na região frontal da cabeça, bem como no nariz, na região axilar, na porção distal dos membros, na região dorsal do tórax, nas ancas, no pescoço e no períneo (Figura 7.3). As lesões de pele podem ser isoladas em alguns animais ou coalescer em grandes áreas lesionais. Alguns animais apresentam lacrimejamento e descargas nasais purulentas. Os pelos agrupados em formato de pincel podem ser facilmente destacados, resultando em uma área oval úmida, de cor alaranjada, com tendência a sangramento. As crostas mais antigas podem cair espontaneamente e revelar áreas cicatrizadas e descamativas.

Nos suínos, são observadas crostas de coloração acastanhada no dorso e nas orelhas. Com a retirada das crostas, é possível observar exsudação purulenta local.

Em cães e gatos, a dermatofilose clínica é incomum. Em cães, são observadas dermatites úmidas crostosas, principalmente em membros e extremidades das orelhas. Já em gatos, são detectados abscessos em tecido subcutâneo e músculos, os quais podem drenar material purulento, além de febre e linfadenopatia regional. São observados, ainda, em gatos, granulomas ulcerados em língua e vesícula urinária.

Diagnóstico

A presença de lesões cutâneas em um ou mais animais jovens (particularmente de produção), debilitados, estabulados, criados em locais endêmicos (ou com clima quente e úmido) e com infestação de insetos e carrapatos, além

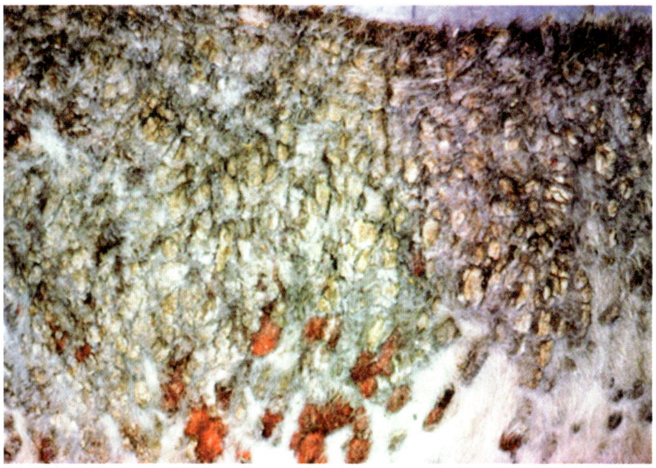

Figura 7.2 Detalhe da região lateral do tórax de bovino da raça Nelore, com quadro dermatológico generalizado de dermatofilose. Pode-se notar a disposição das lesões crostosas, hiperqueratóticas, em formato de mosaico, duras à palpação, com regiões ulceradas decorrentes da retirada e da queda das crostas.

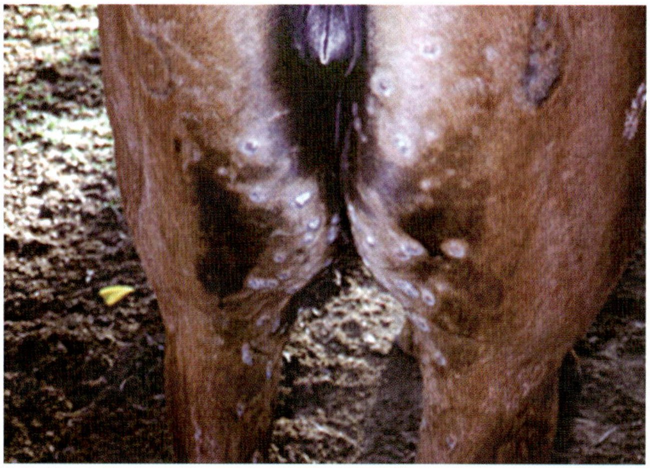

Figura 7.3 Equino com dermatofilose na região inguinal e nos membros posteriores. É possível notar lesões crostosas ovais, úmidas e descamativas decorrentes da hiperqueratose, distribuídas na superfície da pele.

do histórico recente de lesões cutâneas ou procedimentos de manejo (tosquia), são informações que devem ser levadas em consideração na anamnese da dermatofilose.

O material de eleição para o diagnóstico são as crostas dérmicas que, após serem destacadas, são maceradas com solução fisiológica para elaboração de esfregaços em lâminas coradas por Gram, Panótico rápido, Giemsa ou azul de metileno.

À microscopia são observados, sob imersão, organismos cocoides basofílicos dispostos em cadeias ramificadas similares a trilhos de trem (*tram-track*) ou correntes de bicicleta, conjuntamente com células mesenquimais, material amorfo e neutrófilos (Figura 7.4). O microrganismo pode estar ausente em lesões antigas ou que apresentem infecções piogênicas secundárias.

Para a cultura bacteriana, as crostas podem ser maceradas com solução fisiológica e depositadas em um tubo no qual permanecem entre 3 e 4 h em descanso. Após esse período, os tubos são expostos a uma atmosfera com 5 a 10% de CO_2, por cerca de 15 min, para que os zoósporos migrem para a superfície do fluido em razão da quimiotaxia pelo CO_2. Em seguida, algumas gotas do sobrenadante do fluido podem ser semeadas em ágar suplementado com sangue ovino ou bovino (5%), desfibrinado, em microaerofilia. Colônias beta-hemolíticas, amareladas, são observadas entre 48 e 72 h (Figura 7.5).

Amostras da pele lesionada podem ser fixadas em formalina e submetidas a exames histopatológicos. São observados, nesse caso, infiltrados neutrofílicos na epiderme, hiperqueratose, acantose e espongiose. Formas cocoides dispostas em filamentos multisseptados podem ser visualizadas, especialmente em preparados com colorações que as destacam, como o ácido periódico de Schiff e o Gram.

O uso de exames sorológicos é pouco difundido, visto que a doença, em geral, acomete poucos animais e o diagnóstico microbiológico é efetivo. Os testes mais confiáveis são a imunodifusão em gel de ágar e a hemaglutinação passiva.

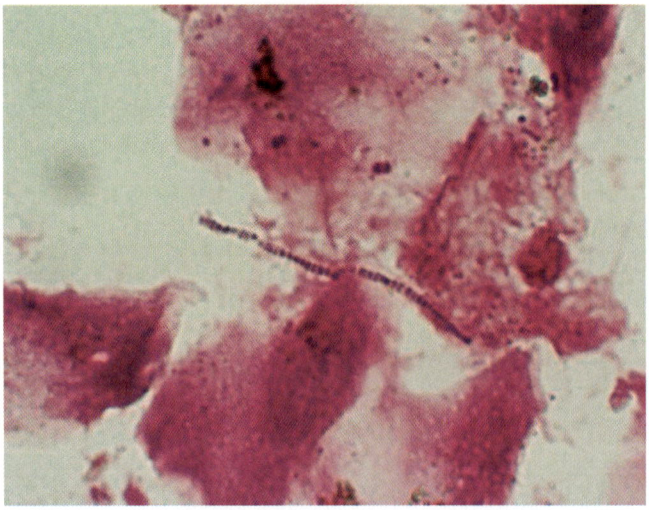

Figura 7.4 Aspecto cocoide, filamentado, de *D. congolensis* disposto tipicamente no formato de trilho de trem ou corrente de bicicleta, aderido à célula mesenquimal (Panótico rápido, 1.000×).

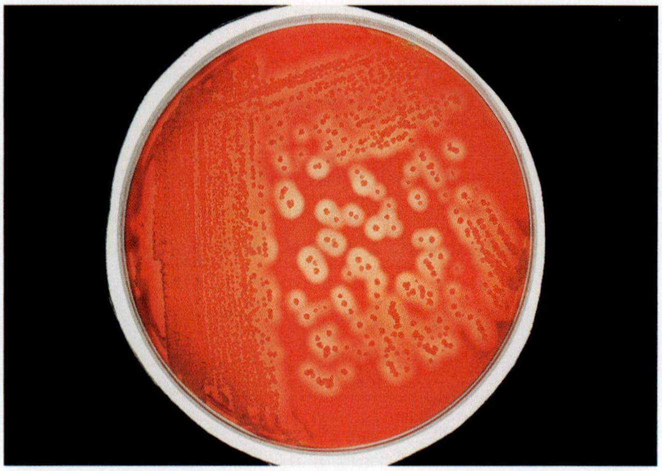

Figura 7.5 Colônias de *D. congolensis*, de aspecto irregular, rugosas, brilhantes, de tonalidade amarelada, após 48 h de incubação em condições de microaerofilia, a 37°C, em meio de ágar-sangue ovino (5%).

Diagnóstico diferencial deve ser realizado entre a dermatofilose e infecções fúngicas superficiais (dermatofitose), sarna, foliculite estafilocóccica, fotossensibilização, dermatites de contato e ectima contagioso (para ovinos). Particularmente no diagnóstico diferencial, a dermatofitose apresenta lesões similares, mas não possibilita a retirada manual com facilidade dos pelos como ocorre na dermatofilose.

➤ Tratamento

Em muitos casos, a doença é autolimitante. O tratamento é baseado no uso de antimicrobianos parenterais em doses elevadas incluindo, principalmente, penicilina, estreptomicina e tetraciclinas, além de suas associações (Tabela 7.1), bem como o tratamento de suporte para animais gravemente acometidos. Rebanhos confinados podem receber imunomoduladores como o levamisol (4 mg/kg de peso vivo, a cada 24 h, durante 3 dias consecutivos) em aplicações intervaladas de 1 a 5 semanas.

O tratamento com associação de oxitetraciclina e estreptomicina (nas dosagens indicadas na Tabela 7.1), aliado ou não ao levamisol, tem se mostrado eficaz contra a doença em bovinos. No entanto, em animais com lesões crônicas, generalizadas (Figura 7.6), coinfectados com doenças debilitantes, o tratamento pode não ser efetivo em todos os casos.

Fármacos alternativos para o tratamento de ovinos incluem a associação de eritromicina (10 mg/kg) e oxitetraciclina de longa ação (20 mg/kg). Em geral, o tratamento é indicado por 8 semanas.

A remoção mecânica das crostas presentes nas lesões ativas dos animais é recomendada somente a equinos. Como esse procedimento é doloroso e leva ao sangramento da derme deve ser realizado cuidadosamente, usando-se raspadeira, após o umedecimento das crostas com água morna. A seguir, os animais podem receber banhos diários com xampus antissépticos à base de clorexidina (2%) por 5 a 7 dias.

Para ruminantes, o tratamento tópico, apesar de questionado por alguns tratadistas, é recomendado como terapia complementar ao uso de antimicrobianos sistêmicos, a rebanhos com grande número de casos clínicos. São utilizados banhos de aspersão com sulfato de zinco (0,2 a 0,5%), iodóforos (1 a 5%), cal sulfurada (5%),

Tabela 7.1 Antimicrobianos indicados ao tratamento da dermatofilose em animais de produção.

Espécie	Antimicrobiano e posologia
Bovinos e ovinos	Estreptomicina: 5 mg/kg de peso vivo a cada 24 h, por via intramuscular, por 1 semana
	Oxitetraciclina (base oleosa): 20 mg/kg de peso vivo, por via intramuscular, a cada 72 h, entre 3 e 6 aplicações
	Penicilina G-benzatina: 70.000 UI, associada à estreptomicina: 70 mg/kg em dose única, por via intramuscular
Equinos	Estreptomicina: 5 mg/kg de peso vivo a cada 24 h por 1 semana, por via intramuscular
	Penicilina G-benzatina: 40.000 UI/kg de peso vivo a cada 5 dias, por via intramuscular, totalizando duas aplicações
Suínos	Penicilina G-benzatina: 50.000 UI, por via intramuscular, em dose única
	Oxitetraciclina: 20 mg/kg, por via intramuscular, a cada 24 h, por 7 dias

Adaptada de Radostits OM, Gay CC, Hinchcliff KW, Constable PD. Veterinary medicine: a textbook of the diseases of cattle, horses, sheep, pigs, and goats. 10.ed. Philadelphia: Saunders Elsevier; 2007.

clorexidina (1 a 4%) e peróxido de benzoíla. Em ovinoculturas mais estruturadas, as banheiras empregadas para controle de carrapatos podem ser aproveitadas para banhos de imersão com esses antissépticos, tendo-se especial cuidado com o sulfato de zinco, que pode manchar a lã dos ovinos.

A cães e gatos, são recomendadas gentamicina (5 a 8 mg/kg, via intramuscular ou subcutânea, a cada 24 h, por 7 dias), ampicilina ou amoxicilina (20 mg/kg, via oral, a cada 8 a 12 h, por 7 a 10 dias) ou, doxiciclina (5 a 10 mg/kg, via oral, a cada 12 h, por 7 a 10 dias).

A equinos, recomenda-se o uso de penicilina (22.000 UI/kg) ou sulfonamidas/trimetoprima (15 a 20 mg/kg, 2 vezes/dia) por, no mínimo, 3 semanas. Outros fármacos, como eritromicina e gentamicina, também são indicados.

Após o tratamento com antimicrobianos as lesões re gridem, na maioria dos animais, entre 2 e 4 semanas (Figura 7.7).

Profilaxia e controle

A elevada contagiosidade da bactéria dificulta o controle. Animais com lesões devem ser isolados dos animais sadios para o tratamento. Durante o uso de banheiras carrapaticidas, os ovinos com lesões de dermatofilose devem ser os últimos do rebanho a serem banhados.

Fervura e desinfecção de instrumental (cordas, raspadeiras) devem ser realizadas em objetos de uso comum. Indica-se, também, a desinfecção do ambiente em que são mantidos, para tratamento, os animais com lesões.

Limpeza, corte das pastagens, retirada de arbustos pontiagudos e plantas cactáceas ou mesmo a retirada de objetos perfurocortantes do ambiente dos animais são medidas indicadas para evitar traumatismos na pele. Ademais, manter ovinos e caprinos em apriscos ou capris

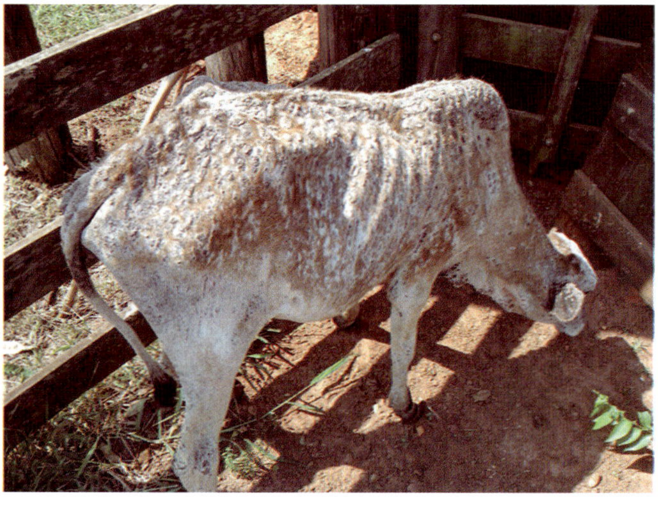

Figura 7.6 Vista superior de bezerro Nelore, com 12 meses de idade, mostrando lesões crostosas, elevadas, não pruriginosas, acastanhadas, compatíveis com dermatofilose generalizada. Botucatu, SP, 2014.

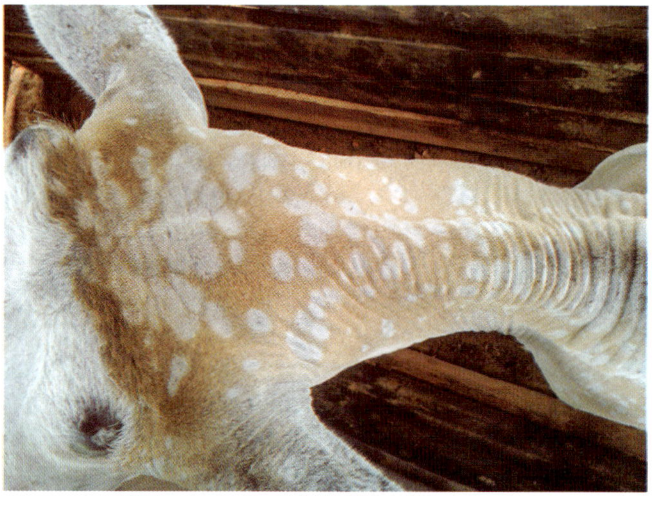

Figura 7.7 Detalhe da região de cabeça e pescoço de bezerra Nelore após o tratamento de dermatofilose com oxitetraciclina. É possível notar a regressão das lesões e o restabelecimento da estrutura da pele e pelos nas regiões afetetadas.

cobertos, nos períodos de alta pluviosidade, pode limitar a ocorrência da doença nessas espécies.

Recomenda-se que as crostas removidas ou que tenham caído ao solo sejam recolhidas e incineradas a fim de diminuir a contaminação do ambiente. Além disso, instalações, fômites e objetos empregados no manejo dos animais (cordas, arreios, pelegos e selas) devem ser higienizados e desinfetados.

O controle de carrapatos e insetos hematófagos nos animais diminui os riscos de infecção. Em áreas endêmicas, os animais podem ser mantidos em abrigos durante períodos de intensa pluviosidade, e as áreas alagadas das instalações devem ser drenadas. Estudos experimentais comprovaram que vacinas inativadas são pouco eficazes.

Saúde Pública

A dermatofilose é uma rara zoonose ocupacional, a qual afeta indivíduos que mantêm contato estreito com animais. Pouco mais de 15 casos em humanos foram relatados. As infecções ocorrem quando o agente ingressa em feridas e abrasões na pele dos indivíduos (após contato com animais infectados ou com materiais contaminados).

As lesões caracterizam-se, principalmente, por pústulas (2 a 5 mm de diâmetro) no local da infecção e dermatite exsudativa em mãos e antebraços, sendo autolimitantes. As lesões são restritas ao tegumento, com exceção de um relato na cavidade oral e outro no esôfago. A prevenção é baseada em medidas de proteção individual durante a manipulação de animais com lesões sugestivas de dermatofilose.

Bibliografia

Ambrose NC. The pathogenesis of dermatophilosis. Trop Anim Health Prod. 1996;28(2 Suppl):29S-37S.

Birgel Junior EH, Dagli MLZ, Benites NR, Gomes V, Kimura KC, Melville PA *et al.* Ocorrência da dermatofilose (*Dermatophilus congolensis*) em suínos criados no estado de São Paulo, Brasil. Arq Inst Biol. 2006;73(3):361-4.

Corrêa WM, Corrêa CNM. Enfermidades infecciosas dos mamíferos domésticos. 2.ed. Rio de Janeiro: Medsi; 1992. p. 361-5.

Cunha PHJ, Siqueira AK, Oliveira Filho JP, Badial PR, Oliveira AP, Listoni FJP *et al.* Dermatofilose em bovinos criados em regime de confinamento. Vet Zootec. 2010;17(2):224-8.

Greene CE. Infectious diseases of the dog and cat. 4.ed. St. Louis: Saunders Elsevier; 2012. p. 521-3.

Marsella R. Dermatophilosis. In: Sellon DB, Long MT. Equine infectious diseases. St. Louis: Saunders Elsevier; 2007. p. 277-81.

Norris BJ, Colditz IG, Dixon TJ. Fleece rot and dermatophilosis in sheep. Vet Microbiol. 2008;128(3-4):217-30.

Patten KM, Kurtböke DI, Lindsay DR. Isolation of Dermatophilus congolensis phage from the 'lumpy wool' of sheep in Western Australia. Lett Appl Microbiol. 1995;20(4):199-203.

Plant J. Bacterial and fungal infections of the skin and wool. In: Aitken ID. Diseases of sheep. 4.ed. Oxford: Blackwell; 2007. p. 315-20.

Quinn PJ, Markey BK, Carter ME, Donnelly WJ, Leonard FC. Microbiologia veterinária e doenças infecciosas. Porto Alegre: Artmed; 2005.

Quinn PJ, Markey BK, Leonard FC, FitzPatrick ES, Fanning S, Hartigan PJ. Veterinary microbiology and microbial diseases. Chichester: Wiley-Blackwell; 2011. Actinobacteria; p.244-58.

Radostits OM, Gay CC, Hinchcliff KW, Constable PD. Veterinary medicine: a textbook of the diseases of cattle, horses, sheep, pigs, and goats. 10.ed. Philadelphia: Saunders Elsevier; 2007. p.1048-51.

Doença de Lyme 8

Sônia Regina Pinheiro

Definição

Doença de Lyme (DL) é uma zoonose de caráter multissistêmico caracterizada por manifestações clínicas cutâneas, articulares, neurológicas e cardíacas, em humanos e animais. É causada por espiroqueta do gênero *Borrelia* e tem como principais vetores os carrapatos do gênero *Ixodes*.

Sinonímia: borreliose de Lyme.

Etiologia

A DL é causada pela *Borrelia burgdorferi*, bactéria pertencente à ordem *Spirochaetales*, da família *Spirochaetaceae* e do gênero *Borrelia*. A primeira espécie descrita foi denominada *Borrelia burgdorferi sensu stricto* (s.s.).

Com o avanço dos estudos moleculares, as variantes genéticas passaram a ser identificadas, originando o complexo *Borrelia burgdorferi sensu lato* (s.l.), atualmente constituído de 17 genoespécies: *B. burgdorferi* s.s., presente na Europa e nos EUA, mas rara na Rússia e aparentemente ausente na Ásia; *B. afzelii* e *B. bavariensis* (antiga *B. garinii outer surface protein* A – OspA – sorotipo 4), identificadas na Europa; *B. garinii*, *B. valaisiana* e *B. bissettii*, isoladas na Europa e na Ásia; *B. lusitaniae* e *B. spielmanii*, na Europa; *B. japonica*, *B. tanukii* e *B. turdae*, restritas ao Japão; *B. sínica*, na China; *B. americana*, *B. andersonii*, *B. bissettii*, *B. kurtenbachii*, *B californiensis* e *B. carolinensis*, nos EUA.

Essa diversidade etiológica é importante quando se avaliam as diferenças encontradas nos casos clínicos de DL em pacientes humanos. Resultados de sorologia, bem como a técnica de reação em cadeia pela polimerase (PCR) de material isolado de pacientes humanos, comprovam que a divisão do complexo *B. burgdorferi* s.l. em genoespécies ou grupos genéticos tem relevância clínica.

B. afzelii, *B. bavariensis*, *B. burgdorferi* s.s., *B. garinii* e *B. spielmanii* são comumente identificadas nos casos clínicos de DL. Nos pacientes com *B. burgdorferi* s.s., é mais frequente a ocorrência de artrites. *B. garinii* é associada a sinais neurológicos; *B. afzelii*, a problemas crônicos de pele, como acrodermatite atrófica crônica (ACA). Em relação às manifestações clínicas, há uma justaposição de sinais e sintomas entre as espécies, e todas causam eritema migratório (EM) considerado patognomônico. Ainda não está esclarecida a patogenicidade de três genoespécies: *B. bissettii*, *B. lusitaniae* e *B. valaisiana*.

B. burgdorferi é uma bactéria gram-negativa, flexível, móvel e microaerófila. Como a maioria das espiroquetas, o gênero *Borrelia* constitui-se de bactérias finas e alongadas (0,2 a 30 μm), em formato espiralado, contendo um cilindro protoplasmático ao redor de um filamento axial composto de múltiplos endoflagelos periplasmáticos. Apresenta multiplicação lenta no meio de cultura de Barbour, Stoenner e Kelly (BSK) em temperatura ideal entre 33 e 35°C.

Reproduzem-se por divisão binária transversal e podem ser visualizadas por microscopia de campo escuro, contraste de fase ou, ainda, em tecidos, nas colorações à base de prata. A morfologia é helicoidal com uma membrana externa, constituída de várias proteínas de superfície (OspA, OspB, OspC, OspE e OspF). Apresenta 11 a 25 μm de comprimento, 0,3 μm de diâmetro e 2,1 a 2,3 μm de comprimento da onda, com quatro a oito flagelos periplasmáticos ou endoflagelos, dotados de movimentos de translação.

Epidemiologia

Ao contrário das espiroquetas do gênero *Leptospira*, a *Borrelia* não sobrevive adequadamente no ambiente ou fora do hospedeiro. A DL é transmitida aos humanos e/ou animais principalmente por picadas de carrapatos, embora, em casos raros ou infecções experimentais, seja transmitida por tabanídeos, culicídeos e sifonápteros. Os carrapatos envolvidos no ciclo epidemiológico da DL são *Ixodes scapularis*, *I. dammini* e *I. pacificus*, nos EUA; *I. ricinus*, na Europa; e *I. persulcatus*, no oeste da Europa e na Ásia. Outras espécies de carrapatos, como *Rhipicephalus sanguineus*, *Dermacentor variabilis*, além dos argasídeos, também podem estar envolvidas na transmissão da doença. Há países, como a Áustria e a China, nos quais a doença foi descrita mas não se identificou o tipo de vetor.

Os carrapatos são importantes na biologia das borrélias, que se desenvolvem como simbiontes nesses artrópodes. Geralmente, os carrapatos infectam-se quando picam animais portadores de espiroquetas. Esses pequenos carrapatos hematófagos (com menos de 3 mm) alimentam-se de mais de um hospedeiro ao longo do seu ciclo biológico.

Na América do Norte, entre 50 e 80 vertebrados servem de hospedeiros desses carrapatos. As borrélias se multiplicam e se desenvolvem no intestino do carrapato, acompanhando seu ciclo biológico e, após migrarem para a glândula salivar, podem ser transmitidas para novos hospedeiros durante o repasto sanguíneo (Figura 8.1). O modo de transmissão dessas bactérias entre os ixodídeos pode ser transovariano (vertical) e/ou transestadial (horizontal).

O estágio de ninfa parece ter maior importância epidemiológica na transmissão, na manutenção e na dispersão da espiroqueta, estando esses processos relacionados com o hospedeiro no qual o carrapato realiza seu repasto. Ao alimentar-se, a saliva do carrapato exerce ação imune, bloqueando células fagocitárias e inflamatórias do hospedeiro e facilitando a disseminação do patógeno.

Os humanos adquirem a infecção ao estabelecer contato com carrapatos contaminados que, na fase de larva ou ninfa, infestam pequenos roedores silvestres e, quando adultos, alimentam-se em grandes mamíferos ou animais domésticos.

Os animais vertebrados parasitados pelos carrapatos contaminados têm um papel de destaque no desenvolvimento da doença. Ao mesmo tempo em que atuam como reservatórios da *Borrelia* sp. e dos carrapatos, promovendo a sua perpetuação na natureza, têm influência epidemiológica decisiva, alterando a distribuição da bactéria. O fenômeno de variação antigênica apresentado pelas borrélias possibilita a evasão ao sistema imune do hospedeiro vertebrado, similarmente ao que ocorre com os hemoprotozoários dos gêneros *Babesia*, *Leishmania* e *Trypanosoma*.

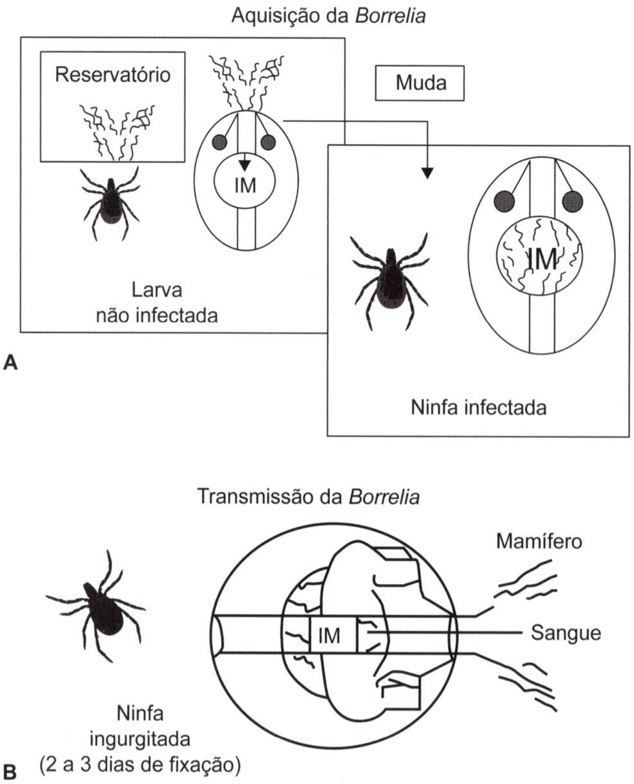

Figura 8.1 Ciclo da *Borrelia* sp. no carrapato.

Dentre os animais domésticos parasitados pelos carrapatos, a doença acomete preferencialmente cães, bovinos e equinos e, com menor frequência, caprinos, ovinos e gatos. Os animais podem apresentar a doença de maneira assintomática ou desenvolver sintomatologia clínica (Figura 8.2). Em áreas endêmicas, a doença em cães costuma ocorrer antes do início dos casos em humanos. A transmissão da doença entre os cães parece improvável. Estudo que manteve cães não infectados com cão infectado, durante um ano, não resultou em soroconversão ou doença clínica nos contactantes.

Os carrapatos parasitam grande número de animais vertebrados silvestres e domésticos. O grupo dos silvestres (em especial cervídeos e pequenos roedores), entretanto, destaca-se como o principal reservatório para o vetor da doença (Tabelas 8.1 e 8.2).

Por sua característica migratória, mamíferos silvestres e, principalmente, aves podem atuar como disseminadores da DL, carreando carrapatos infectados para novas áreas. Não há registros de DL em aves migratórias. Acredita-se que a elevada temperatura corporal dessas aves seja deletéria para a bactéria ou haja incompatibilidade imunológica, bloqueando a ação patogênica da *Borrelia* sp. nas aves.

Diferentes condições ambientais, migrações de aves e atividades ocupacionais são fatores condicionantes da DL. Áreas de reflorestamento, parques urbanos, florestas e áreas residenciais próximas a vegetações são favoráveis à manutenção dos hospedeiros. Ademais, rotas migratórias das aves, afluxo de pessoas para o meio rural, construções em áreas de mata e atividades ocupacionais e/ou recreativas representam fatores de risco da DL.

➤ Patogenia

Nos humanos, a síndrome clínica da doença (Tabela 8.3) pode ser caracterizada em três estágios.

O início da infecção por borrélias em animais requer 1 a 2 dias de parasitismo pelo carrapato, tempo suficiente para a multiplicação inicial da bactéria que, em seguida, atravessa o epitélio (hemolinfa) e se dissemina pela glândula salivar, para infectar o hospedeiro pela saliva. A proteína predominante de superfície, OspA, é expressa na borrelia, a fim de auxiliar na aderência às células-alvo. Então, se expressa a proteína OspC, que interage com proteínas da saliva do carrapato e participa da migração da espiroqueta na hemolinfa e na glândula salivar.

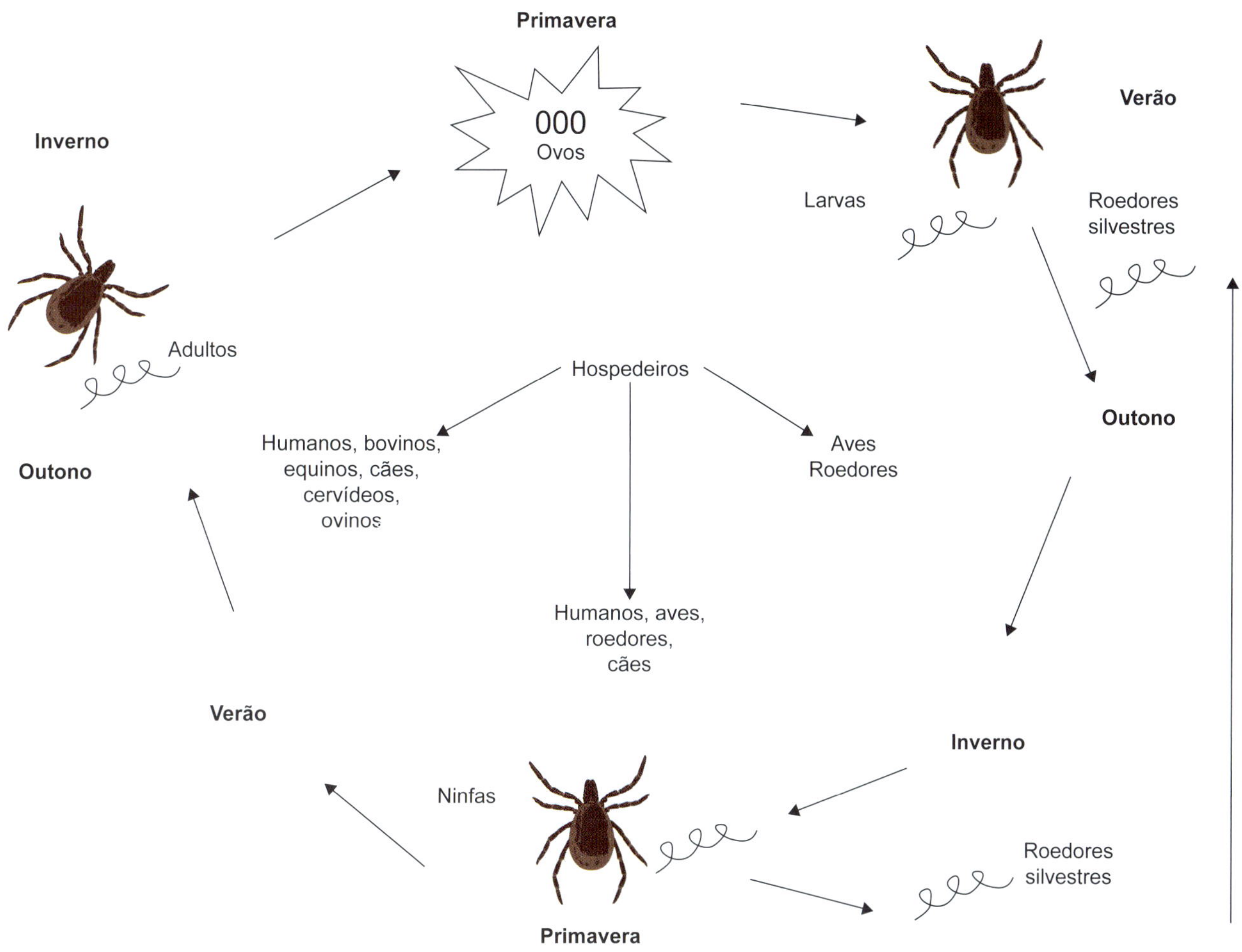

Figura 8.2 Ciclo epidemiológico da doença de Lyme.

Tabela 8.1 Principais hospedeiros do carrapato *I. scapularis*.

	Hospedeiros
Formas larvar e ninfal	Rato dos pés brancos (*Peromyscus leucopus*) Rato da campina (*Microtus pennsylvanicus*) Rato do pinheiro (*Microtus pinetorum*) Musaranho da cauda curta (*Blarina brevicauda*) Tâmia (*Tamias striatus*) Coelho do rabo felpudo (*Sylvilagus floridans*)
	Hospedeiros
Forma adulta	Veado do rabo branco (*Odocoileus virginianus*) Urso-negro (*Ursus americanus*) Gambá (*Didelphis virginiana*) Guaxinim (*Procyon lotor*) Cangambá (*Mephitis mephitis*) Marmota (*Marmota monax*) Esquilo pardo (*Sciurus carolinensis*) Raposa-vermelha (*Vulpes vulpes*)

Apesar da suscetibilidade de humanos e de várias espécies animais aos carrapatos, somente um número restrito apresenta manifestações clínicas. Em áreas endêmicas, observam-se, com frequência, cães soropositivos, em contraste ao número reduzido de animais com doença clínica.

Tabela 8.2 Principais hospedeiros de carrapatos do gênero *Ixodes*.

Formas larvar e ninfal	**Hospedeiros**
I. pacificus	Rato dos pés escuros (*Neotoma fuscipes*) Rato-canguru da Califórnia (*Dipodomys californicus*)
I. ricinus	Camundongo (*Apodemus* sp.) Rato-silvestre (*Clethrionomys*) Musaranho (*Sorex* sp. e *Neomys* sp.) Ouriço (*Erinaceus*)
Forma adulta	**Hospedeiros**
I. ricinus	Veado Ovelha Bovino Caprino

Após a picada do carrapato, a bactéria multiplica-se no local, migra pela pele e pelas estruturas adjacentes, disseminando-se por via hemática, podendo alcançar articulações e órgãos, como o coração. Manifestações articulares (artrite), renais (glomerulonefrite) e neurológicas (encefalite) ocorrem, provavelmente, de modo secundário à resposta imune do hospedeiro contra complexos imunes (antígenos e anticorpos) depositados nesses órgãos.

Tabela 8.3 Apresentação esquemática da patogenia e principais sinais clínicos da DL em humanos.

Infecção	**Picada do carrapato** (repasto sanguíneo) Inoculação das borrélias		
Primeiro estágio			
1 a 30 dias	Eritema crônico migratório (2 a 35 dias pós-infecção) Febre, cefaleia, mialgias, artralgias, linfadenopatias Desaparecimento das lesões		
Segundo estágio			
Meses pós-infecção	**Sinais e sintomas cardíacos** Pericardites, miocardites	**Sinais e sintomas neurológicos** Cefaleias, rigidez da nuca, encefalites, meningites, paralisia do nervo facial, neurites	**Outros sinais** Lesões cutâneas múltiplas, artrites, febres recorrentes, mialgias, tendinites, bursites
Terceiro estágio			
Meses ou anos pós-infecção	**Manifestações cutâneas tardias** Acrodermatite atrófica crônica, linfocitomas	Manifestações crônicas Sinais neurológicos tardios Sonolência, perda de memória, dificuldade de concentração, lesões cerebelares	**Outros sinais** Artrite crônica mono e poliarticular, abortamentos

Clínica

A apresentação clínica da doença em humanos difere entre regiões, em virtude das características antigênicas do agente. Na América do Norte, há predomínio de manifestações cutâneas (o eritema migratório está presente em 80 a 90% dos casos) e articulares (as mais frequentes são as artrites, em 57% dos casos), enquanto as complicações neurológicas (presentes em apenas 15 a 18% dos casos) e cardíacas (ocorrem em 8 a 10% dos casos) são mais raras. Já na Europa, predominam manifestações neurológicas, sendo frequente, também, a ocorrência de acrodermatite crônica atrófica e de linfocitomas. Na Ásia, os sinais mais comumente encontrados são cutâneos e neurológicos (Figuras 8.3 e 8.4).

A DL em cães nem sempre apresenta as três fases características da doença observadas em humanos (Tabela 8.4). Pode ocorrer, inicialmente, eritema no local da picada do carrapato, bem como febre, linfadenomegalia e inapetência. Os sinais clínicos são invariáveis quanto à idade ou ao sexo do animal. Parece haver certo predomínio da doença clínica em cães das raças Labrador e Golden Retriever.

Glomerulonefrite tem sido descrita em cães com borreliose, caracterizada por falha renal aguda, associada à azotemia, uremia e proteinúria.

Os principais sinais clínicos em outras espécies animais (Tabela 8.5) envolvem o sistema musculoesquelético, caracterizados pelo comprometimento de diversas articulações (aumento do tamanho e sensibilidade dolorosa), principalmente a carpiana e tarsiana. Também são descritas, com frequência, alterações cardíacas (bloqueio atrioventricular) e neurológicas (alterações de comportamento e convulsões) em animais e humanos. Raramente são descritos episódios de vômitos e abortamentos. Há poucos es-

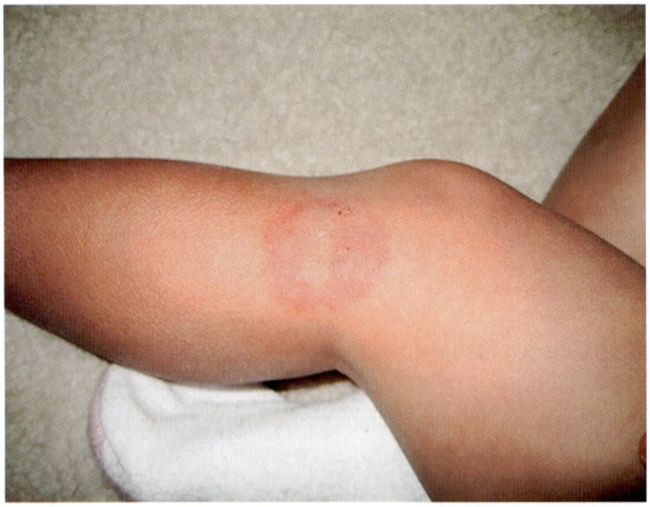

Figura 8.3 Eritema migratório em doença aguda. Imagem cedida pelo Dr. Natalino Hajime Yoshinari, médico e professor associado da Faculdade de Medicina da Universidade de São Paulo.

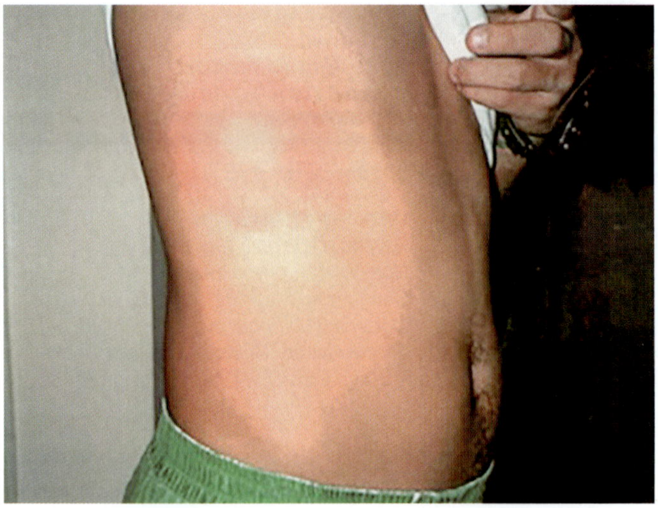

Figura 8.4 Eritema migratório recorrente. Imagem cedida pelo Dr. Natalino Hajime Yoshinari, médico e professor associado da Faculdade de Medicina da Universidade de São Paulo.

Tabela 8.4 Principais manifestações clínicas da DL em cães.

Tipos	Sintomas e sinais clínicos
Acometimento articular agudo (mais frequente)	Febre (41°C) Inapetência/anorexia Claudicação súbita, letargia, linfadenopatia (pré-escapular e poplítea) Dor articular localizada
Acometimento articular crônico	Temperatura normal ou levemente alterada Inapetência/anorexia, letargia Claudicação intermitente Ausência de dor ou volume articular Vômito/dor abdominal/abortamento (raro) Glomerulonefrite por imunocomplexos (rara)
Sinais menos frequentes na DL	Febre (41°C) Inapetência/anorexia, letargia Linfadenopatia Dor súbita não localizada

Tabela 8.5 Principais sinais clínicos da DL em outras espécies domésticas.

Espécies	Sintomas e sinais clínicos
Ovinos e caprinos	Aumento de volume articular, mialgia, febre
Bovinos	Aumento de volume articular, mialgia, febre Abortamentos, laminite, dermatite digital, redução da produção
Equinos	Emagrecimento, febre, claudicação, laminite, artrite, edema ascendente, sinais neurológicos (depressão, incoordenação, encefalite)
Gatos	Não há descrição de sinais

tudos da DL em felinos. A maior parte dos relatos baseia-se em estudos de soroprevalência. Os sinais clínicos em cães podem perdurar até 8 semanas. Em gatos, apesar da soropositividade em áreas endêmicas, não tem sido observada doença clínica em animais naturalmente infectados.

Diagnóstico

Vários recursos podem auxiliar o profissional na obtenção do diagnóstico. O exame clínico com anamnese completa (histórico da presença de carrapatos, aves migratórias, situações de risco ocupacional), a histopatologia, a sorologia e o exame direto (pela visualização do agente no sangue, no plasma e em transudatos de pele) são os métodos mais comumente utilizados.

O diagnóstico final da DL não deve ser firmado apenas no aspecto clínico ou na sorologia do paciente. Os sinais clínicos, muitas vezes, são inespecíficos, podendo ser facilmente confundidos com outras doenças, especialmente nos humanos, em que o eritema crônico migratório não está presente. Da mesma maneira, o exame sorológico pode apresentar resultados falso-negativos, notadamente nas 4 semanas iniciais após a infecção, ou alterados pelo uso de medicamentos. Além disso, reações cruzadas têm sido descritas entre *B. burgdorferi* e certas variantes sorológicas de *L. interrogans*. Recomenda-se associar os achados clínico-epidemiológicos e os exames laboratoriais, contemplando, também, a exclusão de diagnósticos diferenciais.

A anamnese é fundamental para o diagnóstico dessa enfermidade. Devem ser investigados, nos últimos meses, dados sobre os hábitos do proprietário com relação ao seu animal, local de moradia, contato ou não com carrapatos (se o contato for constatado, é preciso verificar a intensidade e a frequência) e relatos de viagens para áreas consideradas de risco. Comumente, a DL tem evolução crônica; os sinais iniciais manifestam-se por eritema crônico migratório, letargia e febre, os quais, em geral, duram alguns dias ou poucas semanas, podendo passar despercebidos ao proprietário.

Exames laboratoriais

Em cães com sinais clínicos (artropatias e problemas renais), observam-se anemia não regenerativa, leucopenia, trombocitopenia, azotemia e uremia. Na urinálise, verificam-se proteinúria, hemoglobinúria, hematúria e bilirrubinúria. O líquido sinovial de cães com artropatia tem mostrado aumento da proteína e contagem celular, com predomínio de neutrófilos (95%).

Para o diagnóstico da DL, devem ser enviados ao laboratório exemplares de carrapatos ou material proveniente do animal suspeito. As amostras devem ser coletadas segundo o padrão recomendado para cada tipo de material (sangue, soro, biopsia de tecido), mantidas sob refrigeração (4 a 8°C) e enviadas a laboratório especializado, que tenha implantado a rotina de diagnóstico da DL para a espécie animal em questão.

Dos carrapatos, serão obtidos fragmentos de tecidos do intestino, da glândula salivar e da hemolinfa, visando a culturas no meio seletivo de BSK. Para realizar a pesquisa direta de espiroquetas, basta colocar uma gota do macerado sobre a lâmina, a fim de visualizar as espiroquetas por microscopia de campo escuro ou contraste de fase. No entanto, somente a visualização não conclui o diagnóstico. Da cultura obtida, deve-se proceder à identificação do microrganismo pela técnica de PCR, para diferenciá-lo de outras borrélias ou espiroquetas.

O exame direto pode ser realizado, em animais, por esfregaços sanguíneos periféricos, mas o microrganismo somente será detectável quando a espiroquetemia for elevada. Os fragmentos de biopsia de tecidos do animal suspeito podem ser enviados para exames histopatológicos (as colorações argênticas oferecem boas visualizações) ou, então, macerados, filtrados e submetidos aos mesmos procedimentos adotados para o material proveniente dos carrapatos: visualização em campo escuro ou contraste de fase e cultura em BSK, com antibióticos adicionados ao meio para isolamento seletivo.

O isolamento e a identificação do agente são considerados, para o diagnóstico da DL, procedimentos mais específicos que a sorologia. O isolamento em BSK, entretanto, apresenta como desvantagens o tempo requerido para o cultivo e a baixa sensibilidade na fase tardia da doença, quando, provavelmente, a infecção estará em fase de resolução pelo uso de antibióticos. Outra desvantagem da cultura é que, em virtude da multiplicação lenta e, ainda, da possibilidade de baixa carga bacteriana viável no tecido enviado, o resultado negativo na cultura não exclui uma possível infecção ativa.

A imunoistoquímica é uma técnica que traz excelentes resultados, já que possibilita a observação da borrélia, a caracterização microscópica da lesão e, inclusive, revela marcações antigênicas do patógeno no tecido.

Pela pequena carga de espiroquetas em espécimes clínicos (sangue total, tecidos e liquor), a detecção e/ou o isolamento do agente tornam-se impraticáveis como métodos diagnósticos de rotina. Assim, as provas sorológicas constituem o recurso diagnóstico mais utilizado.

A interpretação de um resultado positivo segue a recomendação descrita anteriormente para o material oriundo de carrapatos. Somente a visualização de espiroquetas, como já comentado, não conclui o diagnóstico.

Dentre as técnicas de sorodiagnóstico disponíveis para detecção de anticorpos contra *Borrelia* sp, as mais usadas são a reação de imunofluorescência indireta (RIFI) e o ensaio imunoenzimático indireto (ELISA). Alternativamente, o *Western Blot* tem sido empregado para definição do resultado em caso de dúvida (*gold standard*).

Em cães, na RIFI ou mesmo na reação de imunofluorescência direta (RIFD), a sorologia positiva é constituída de títulos iguais ou superiores a 64; já nos bovinos, são considerados positivos os títulos superiores a 128. O clínico deve acompanhar o perfil sorológico do animal em tratamento por meio de exames periódicos. Essas técnicas, contudo, requerem que a leitura dos resultados seja efetuada por técnico experiente; apresentam limitações para uso em grandes escalas e exigem antígenos específicos.

Ademais, no caso de culturas de borrélias podem ocorrer reações cruzadas com outros microrganismos (leptospiras, treponemas). Para o teste ELISA, o título considerado positivo é igual ou superior a 64. No caso de reações inconclusivas , o *Western Blot* deve ser utilizado.

Recomenda-se que soros positivos ou suspeitos nos testes de RIFI ou ELISA sejam submetidos ao *Western Blot*, no qual a borrélia apresenta as seguintes bandas de leitura: 83 kDa (proteína extracelular), 41 kDa (proteína flagelar), 34 kDa (Osp B), 31 kDa (OspA), 29 kDa (OspD), 23 kDa (OspC) e 21 a 22 kDa (proteínas do cilindro protoplasmático).

O *Western Blot* é considerado positivo quando apresenta duas ou mais bandas da classe IgM no início da doença e de 5 a 10 bandas IgG em infecções com mais de uma semana. Esse teste, no entanto, tem como limitação o custo elevado; requer antígenos específicos e equipamentos caros. Ademais, a fase da doença e a presença da bactéria testada podem interferir na interpretação. Do mesmo modo, animais submetidos ao tratamento com antibióticos podem apresentar alterações no teste.

A reação em cadeia pela polimerase na DL é espécie-específica e pode detectar número reduzido de *B. burgdorferi* s.l. no material analisado. Ao contrário da cultura, a PCR positiva não avalia se o organismo está viável ou não; apenas detecta a presença do material genético. A PCR tem alta sensibilidade na fase aguda da doença, mas a identificação da bactéria pela amplificação do DNA pela PCR é um ensaio muito específico e pouco sensível na fase tardia da borreliose, após tratamento com antibióticos. Nessa fase, acredita-se que a persistência da doença, como no caso da artrite, esteja relacionada com a autoimunidade e não mais com a presença do microrganismo.

O diagnóstico diferencial da DL deve ser considerado para outras espiroquetas ou doenças transmitidas pelo carrapato, como a erliquiose e a leptospirose em cães.

À necropsia de cães gravemente acometidos, observam-se aumento da superfície articular e derrame do líquido sinovial, contendo neutrófilos e fibrina. Glomerulonefrite, necrose tubular difusa e inflamação intersticial também são verificadas. Coloração à base de sais de prata pode revelar raras espiroquetas no tecido renal. Ocasionalmente, são constatadas linfadenomegalia, degeneração hepática, hiperplasia esplênica e meningoencefalite.

Tratamento

Diferentes antimicrobianos e protocolos têm sido sugeridos ao tratamento de animais domésticos acometidos por DL (Tabela 8.6). Doxiciclina, amoxicilina, ampicilina, azitromicina, penicilina G, ceftriaxona, eritromicina, tetraciclinas, cefotaxima e cloranfenicol têm sido utilizados com maior frequência no tratamento de cães e humanos. Em cães, a doxiciclina é considerada o fármaco

Tabela 8.6 Protocolos de tratamento da DL em animais.

Espécies	Protocolo
Cães com sinais clínicos e sorologia positiva	Doxiciclina*: 10 mg/kg, BID, VO, 30 dias Amoxicilina: 20 mg/kg, TID, VO, 30 dias Azitromicina: 25 mg/kg, SID, VO, 10 a 20 dias Penicilina G**: 22.000 UI/kg, TID, IV, 14 a 30 dias Ceftriaxona**: 25 mg/kg, SID, IV-SC, 14 a 30 dias Cefotaxima***: 20 mg/kg, TID, IV, 14 a 30 dias Cloranfenicol***: 15 a 25 mg/kg, TID, VO-SC, 14 a 30 dias
Cães sem sintomatologia e sorologia positiva	Reteste do exame com *Western Blot* Exames clínicos periódicos Boa anamnese Monitoramento sorológico Tratamento não recomendado
Ruminantes e equídeos	Penicilina G (procaína): 20.000 UI/kg, SID, IM, 14 a 30 dias Tetraciclina: 10 mg/kg, BID, IV-IM, 14 a 30 dias

*Evitar em filhotes. **Alterações neurológicas e cardíacas, artrites crônicas. ***Sinais neurológicos.
IM = via intramuscular; IV = via intravenosa; SC = via subcutânea; VO = via oral. SID = uma vez ao dia; BID = duas vezes ao dia; TID = três vezes ao dia.

de escolha. Na maioria dos casos, o tratamento é indicado por, no mínimo, 30 dias, obtendo-se mais sucesso na fase inicial da doença. Apesar disso, *B. burgdorferi* tem se mostrado resistente à rifampicina, a fluoroquinolonas e aminoglicosídios.

Anti-inflamatórios não esteroides são recomendados a cães com artrite ou laminite, a fim de aliviar a dor na região articular. Animais que desenvolvem sinais graves de hipoproteinúria e baixa da perfusão renal requerem tratamento específico para falha renal, o que inclui expansores de volume e diurese osmótica. No entanto, semelhantemente aos sinais de artropatia, as lesões renais costumam ter caráter progressivo em cães gravemente acometidos.

Recomenda-se acompanhamento sorológico mensal por 6 meses no caso de animais tratados. Mesmo com a constatação de cura clínica, podem ocorrer recidivas em animais tratados e/ou imunossuprimidos, que se recuperam de infecção natural.

Profilaxia e controle

Medidas gerais

Dentre as medidas gerais para controle da DL, sugerem-se o não contato com carrapatos e/ou regiões de risco (florestas, áreas recém-desmatadas e parques), o uso de carrapaticidas, o manejo ambiental para controle de carrapatos e a retirada de vegetação peridomiciliar.

A animais de companhia recomenda-se o uso de carrapaticidas tópicos em pó, coleiras, xampus, aerossóis ou produtos orais disponíveis comercialmente.

O controle dos carrapatos no ambiente é limitado, visto que seu ciclo de vida é longo (até 2 anos para *Ixodes* sp.) e há ampla variedade de hospedeiros.

Medidas específicas

Entre as medidas específicas para controle da DL, a vacinação e o tratamento pós-exposição devem ser considerados. Estão disponíveis vacinas de subunidades (OspA), de proteínas recombinantes ou com bacterinas da parede bacteriana.

A vacinação só é adotada em alguns países, como os EUA, onde ela é aplicada, inicialmente, em animais entre 6 e 12 semanas, em duas doses, com intervalo de 3 a 4 semanas, havendo revacinações anuais; nesses países, também são vacinados cães que habitam áreas endêmicas. Não se vacinam, porém, animais de outras espécies.

O tratamento pós-exposição é realizado com antimicrobiano, por 15 dias, para animais contactantes de cães infectados.

Saúde Pública

A pesquisa da DL, no Brasil, teve início em 1989. Os primeiros casos da enfermidade foram identificados em 1992, na cidade de Itapevi, SP. À medida que se constatavam novos pacientes (humanos), grandes diferenças eram verificadas entre a DL descrita no hemisfério norte e a descrita no Brasil. Do ponto de vista epidemiológico, não se identificavam, nas áreas de risco, carrapatos do complexo *I. ricinus* hematófagos para humanos, considerados transmissores preferenciais da DL. Clinicamente, apesar da ocorrência do eritema migratório e das complicações sistêmicas habituais da doença, a enfermidade, no Brasil, cursava com recorrências.

Na década de 1990, ainda não haviam sido isoladas, no país, bactérias do complexo *B. burgdorferi* s.l. em fluidos biológicos e tecidos de animais ou carrapatos. Assim, a enfermidade identificada no Brasil passou a ser considerada uma variação e a receber inúmeras denominações, como doença de Lyme-símile, síndrome infectorreacional Lyme-símile (SIRLS) ou doença de Lyme-símile brasileira, com o intuito de diferenciá-la da DL clássica.

Em 2010, com o uso de novos *primers* (amplificadores do principal gene envolvido na síntese do gancho flagelar da borrelia, denominado flgE), foi confirmada a positividade do gene flgE em material proveniente de pacientes humanos, carrapatos, bovinos e equinos. Esse material positivo apresentou homologia de 99% com o gene da proteína do gancho flagelar da *B. burgdorferi* (flgE) depositada no GenBank (L43849).

Atualmente, propõe-se o nome síndrome de Baggio-Yoshinari (SBY) para essa zoonose emergente e peculiar no país, que é causada por *B. burgdorferi* na apresentação morfológica atípica. No Brasil, a doença é transmitida por carrapatos não pertencentes ao complexo *I. ricinus*, sendo responsável por manifestações clínicas semelhantes às da DL, exceto pela grande frequência de sinais recorrentes.

Nos casos humanos descritos no Brasil, os sinais clínicos surgem em poucos dias a um mês após a picada dos carrapatos. Crianças com idade inferior a 14 anos e adultos com mais de 30 anos representam as principais faixas etárias acometidas. As principais manifestações clínicas por *B. burgdorferi*, à semelhança do que ocorre nos animais, são febre, dermatite (lesões anulares na pele), mialgia, artrite, sinais cardíacos (miocardite), sinais neurológicos (meningoencefalite) e, ocasionalmente, conjuntivite e hepatite.

Embora a borreliose seja classificada como zoonose, humanos, cães e gatos são hospedeiros incidentais do ciclo silvestre existente na natureza. Cães e gatos parecem não representar fontes de infecção para os humanos, visto que não eliminam a bactéria por secreções e excreções (incluindo a urina) em quantidade suficiente ou por período prolongado; eles são considerados sentinelas na vigilância epidemiológica da doença em humanos.

Apesar da elaboração de vacinas para humanos (contendo OspA recombinante), as quais mostraram eficácia antes da exposição dos indivíduos aos carrapatos, a imunoprofilaxia não tem sido utilizada em razão de seus efeitos adversos.

➤ Bibliografia

Appel JG. Lyme disease in dogs and cats. Compendium. 1990;12(5):617.

Azuma Y, Isogai E, Isogai H, Kawamura K. Canine Lyme disease: clinical and serological evaluations in 21 dogs in Japan. Vet Rec. 1994;134(15):369-72.

Baranton G, Postic D. Méthodes de laboratoire leptospirose-borreliose de Lyme. Paris: Institut Pasteur; 1989.

Barbour AG, Hayes SF. Biology of Borrelia species. Microbiol Rev. 1986;50(4):381-400.

Barros-Battesti DM, Yoshinari NH, Bonoldi VL, De Castro Gomes A. Parasitism by Ixodes didelphidis and I. loricatus (Acari: Ixodidae) on small wild mammals from an Atlantic Forest in the State of Sao Paulo, Brazil. J Med Entomol. 2000;37(6):820-7.

Burgess EC. Experimentally induced infection of cats with Borrelia burgdorferi. Am J Vet Res. 1992;53(9):1507-11.

Costa IP, Bonoldi VLN, Yoshinari NH. Perfil clínico e laboratorial da doença de Lyme-símile no estado de Mato Grosso do Sul: análise de 16 pacientes. Rev Bras Reumatol. 2001;41:142-50.

Engstrom SM, Shoop E, Johnson RC. Immunoblot interpretation criteria for serodiagnosis of early Lyme disease. J Clin Microbiol. 1995;33(2):419-27.

Greene CE, Straubinger RK, Levy SA. Borreliosis. In: Greene CE. Infectious diseases of the dog and cat. 4.ed. St. Louis, Missouri: Elsevier; 2012. p. 447-65.

Greene RT. An update on the serodiagnosis of canine Lyme borreliosis. J Vet Intern Med. 1990;4(3):167-71.

Homem VSF, Heinemann MB, Vasconcellos SA, Ferreira F, Morais Z, Tabata R *et al.* Pesquisa sorológica em animais da espécie canina, para a doença de Lyme, realizada no município de Uruará (PA) em 1998. In: Anais do 20º Congresso Brasileiro de Microbiologia; 1999; Salvador, BA. Salvador: Ministério da Saúde, Fundação Osvaldo Cruz, Financiadora de Estudos e Projetos; 1999. p. 139.

Hoogstraal H. Argasid and nuttalliellid ticks as parasites and vectors. Adv. Parasitol. 1985;24:135-238.

Kantor FS. Disarming Lyme disease. Sci Am. 1994;271(3):34-9.

Lebech AM, Clemmensen O, Hansen K. Comparison of in vitro culture, immunohistochemical staining and PCR for detection of Borrelia burgdorferi in tissue from experimentally infected animals. J Clin Microbiol. 1995;33(9):2328-33.

Levy SA, Dambach DM, Barthold SW, Wasmoen TL. Canine Lyme borreliosis. Comp Contin Educat Small Anim. 1993;156):833-46.

Levy SA, Dreesen DW. Lyme borreliosis in dogs. Canine Pract. 1992;17(2):5-14.

Liebisch A. Zeckenborreliose bei Haustieren. In: Horst H, editor. Einheimische Zeckenborreliose (Lyme-Krankheit) bei Mensh und Tier. Nürnberg: Perimed-spitta, Med Verl-Ges; 1993. p. 164-85.

Lissman BA, Bosler EM, Camay H, Ormiston BGBenach JL. Spirochetes-associated arthritis (Lyme disease) in a dog. J Am Vet Med Assoc. 1984;185(2):219-20.

Magnarelli LA, Anderson JF, Johnson RC. Cross-reactivity in serological test for Lyme disease and others spirochetal infections. J Infect Dis.1987;156(1):183-8.

Magnarelli LA, Anderson JF, Schreier AB. Persistence of antibodies to Borrelia burgdorferi in dogs of New York and Connecticut. J Am Vet Med Assoc. 1990;196(7):1064-8.

Mantovani E, Costa IP, Gauditano G, Bonoldi VL, Higuchi ML, Yoshinari NH. Description of Lyme disease-like syndrome in Brazil. Is it a new tick borne disease or Lyme disease variation? Braz J Med Biol Res. 2007;40(4):443-56.

Mantovani E. Identificação do agente etiológico da doença de Lyme-símile brasileira (síndrome Baggio-Yoshinari) [tese]. São Paulo: Faculdade de Medicina da Universidade de São Paulo; 2010.

Mather TN, Fish D, Coughlin RT. Competence of dogs as reservoirs for Lyme disease spirochetes (Borrelia burgdorferi). J Am Vet Med Assoc. 1994;205(2):186-8.

May C, Carter SD, Barnes A, Bell S, Bennet D. Serodiagnosis of Lyme disease in UK dogs. J Small Anim Pract. 1991;32(4):170-4.

Mitchell PD, Reed KD, Aspeslet TL, Vandermause MF, Melski JW. Comparison of four immunoserologic assays for detection of antibodies to Borrelia burgdorferi in patients with culture-positive erythema migrans. J Clin Microbiol. 1994;32(8):1958-62.

Mouritsen CL, Wittwer CT, Litwin CM, Yang L, Weis JJ, Martins TB *et al.* Polymerase chain reaction of Lyme disease. Am J Clin Pathol. 1996;105(5):647-54.

Porcella SF, Schwan TG. Borrelia burgodorferi and Treponema pallidum: a comparison of functional genomics, environmental adaptations and pathogenic mechanisms. J Clin Invest. 2001;107(6):651-6.

Rasiah C, Rauer S, Gassmann GS, Vogt A. Use of a hybrid protein consisting of the variable region of the Borrelia burgdorferi flagellin and part of the 83-kDa protein as antigen for serodiagnosis of Lyme disease. J Clin Microbiol. 1994;32(4):1011-7.

Schröck K, Miko A, Schönberg A. In: Súss J, Kahl O, editors. 4th International Symposium on tick-borne diseases: tick-borne encephalitis and Lyme borreliosis; 1997 Feb 21-22. Germany: Pabst Science Publishers Frankfurt; 1997. p. 219.

Sigal LH, Curran AS. Lyme disease: a multifocal worldwide epidemic. Annu Rev Public Health. 1991;12:85-109.

Soares CO, Ishikawa MM, Fonseca AH, Yoshinari NH. Borrelioses, agentes e vetores. Pesq Vet Bras. 2000;20(1):1-19.

Wang G, Van Dam AP, Schwartz I, Dankert J. Molecular typing of Borrelia burgdorferi sensu lato: taxonomic, epidemiological, and clinical implications. Clin Microbiol Rev. 1999;12(4):633-53.

Yoshinari NH, Barros PJL, Bonoldi VLN. Perfil da borreliose de Lyme no Brasil. Rev Hosp Clin Fac Med S Paulo. 1997;52:111-7.

Yoshinari NH, Barros PJL, Cruz FCM, Oyafuso LK, Mendonça M, Baggio D. Clínica e sorologia da doença de Lyme no Brasil. Rev Bras Reumatol. 1992;32(Supl):57.

Yoshinari NH, Barros PJL, Fonseca AH, Bonoldi VLN, Battesti D, Schumaker TIS et al. Borreliose de Lyme: zoonose emergente de interesse multidisciplinar. News Lab. 1995;3(12):90-104.

Yoshinari NH, Barros PJL, Gauditano G, Fonseca AH. Report of 57 cases of Lyme-like disease (LLD) in Brazil. Arthritis Rheum. 1999;43(Suppl):188.

Yoshinari NH, Barros PJL, Ishikawa MM, Fonseca AH, Joppert AM, Bonoldi VLN et al. Sorologia para doença de Lyme em humanos e animais domésticos (caninos e bovinos) em áreas de risco. Rev Bras Reumatol. 1996;36(5):275.

Yoshinari NH, Bonoldi VLN, Barros-Battesti DM, Schumaker TTS. Doença de Lyme-símile no Brasil. Rev Bras Reumatol. 1999;39(2):57-8.

Yoshinari NH, Steere AC, Cosermelli W. Revisão da borreliose de Lyme. Rev Assoc Med Brasil. 1989;35(1):34-8.

Erliquiose Canina 9

Vamilton Alvares Santarém e Daniel Moura de Aguiar

Definição

Erliquiose canina é uma doença infecciosa de distribuição mundial, transmitida pelo carrapato *Rhipicephalus sanguineus* e causada pela bactéria *Ehrlichia canis* (*E. canis*), a qual acomete cães de todas as idades, raças e sexo. A doença é multissistêmica, de sintomatologia complexa, que varia na intensidade de acordo com as fases da doença: aguda, assintomática (subclínica) e crônica.

Sinonímias: a doença foi difundida nos anos 1970 como pancitopenia tropical canina, mas também já foi chamada de riquetsiose canina, febre hemorrágica canina e tifo canino. Atualmente, é conhecida como erliquiose canina, erliquiose monocítica canina ou erhlichiose canina.

Etiologia

O gênero *Ehrlichia* pertence à família *Anaplasmataceae*, que agrupa diversos patógenos de importância em medicina veterinária e humana. No passado, as espécies do gênero *Ehrlichia* foram agrupadas pelo tropismo celular. As erlíquias eram classificadas nas formas monocíticas (*E. canis* e *E. risticii*), granulocíticas (*E. ewingii* e *E. equi*) e trombocítica (*E. platys*). Esse sistema de classificação apresentava limitações, pois o tropismo celular não ocorre na totalidade dos casos e, ainda, as infecções podem acometer mais de um tipo celular.

Posteriormente, ao caracterizar e comparar sequências do gene 16S rRNA de algumas espécies de erlíquias, foram observadas semelhanças entre elas, que possibilitaram sua classificação em três genogrupos: (1) composto de *E. equi*, *E. phagocytophila* e *E. platys*; (2) representado por *E. canis*, *E. chaffeensis* e *E. ewingii*; (3) formado por *E. risticii* e *E. sennetsu*.

Em 2001, a classificação foi novamente modificada, incorporando informações de biologia molecular referentes aos genes 16S rRNA e groESL. A espécie *Cowdria ruminantium* foi inserida no gênero *Ehrlichia*, passando a ser denominada *E. ruminantium*. Algumas espécies foram transferidas para o gênero *Anaplasma*: *A. platys* (antiga *E. platys*), *A. phagocytophila* (junção de *E. equi*, *E. phagocytophila* e o agente da erliquiose granulocítica humana) e *A. bovis* (antiga *E. bovis*). Outras espécies foram incluídas no gênero *Neorickettsia*: *N. risticii* (antiga *E. risticii*) e *N. sennetsu* (antiga *E. sennetsu*).

Atualmente, o gênero contempla cinco espécies válidas: *E. canis*, *E. chaffeensis*, *E. ewingii*, *E. muris* e *E. ruminantium* (Figura 9.1). Além de *E. canis*, todas as outras espécies do gênero infectam cães e são responsáveis por diferentes manifestações clínicas. Vários novos isolados de espécies ainda não validadas de *Ehrlichia*, entretanto, têm sido descritos em diversos locais do mundo, e muitos apresentam patogenicidade ainda desconhecida. Uma possível sexta espécie designada como *Ixodes ovatus Ehrlichia* (*Ehrlichia* IOE), detectada em carrapatos *Ixodes ovatus* por Watanabe *et al.* em 2006, no Japão, causou infecção subclínica em cães durante estudo de infecção experimental.

Nos EUA, outra espécie filogeneticamente próxima a *E. ruminantium*, denominada *Panola Mountain Ehrlichia* sp., foi descrita por Qurollo *et al.*, em 2013, por causar infecção subclínica em cão. Em 2014, novo genótipo de *Ehrlichia* geneticamente relacionado com *E. canis* foi detectado por Aguiar *et al.* em bovinos e carrapatos no Brasil.

A ocorrência desse agente pode estar relacionada com a antiga *E. bovis*, frequentemente detectada em bovinos leiteiros na década de 1980. Dois isolados desse genótipo já foram identificados no Brasil e podem estar associados às altas taxas de prevalência de anticorpos contra *Ehrlichia* nos cães domiciliados em áreas rurais. Cães de áreas rurais estão expostos a diversas espécies de carrapatos, incluindo *Rhipicephalus* (*Boophilus*) *microplus*, especialmente quando outra espécie de hospedeiro preferencial, como os bovinos, não está disponível.

Bactérias do gênero *Ehrlichia* são microrganismos intracelulares obrigatórios de células mononucleares maduras ou imaturas de mamíferos, como monócitos, linfócitos, macrófagos, bem como neutrófilos e células endoteliais. Nos carrapatos, o microrganismo infecta células do epitélio intestinal e de glândulas salivares.

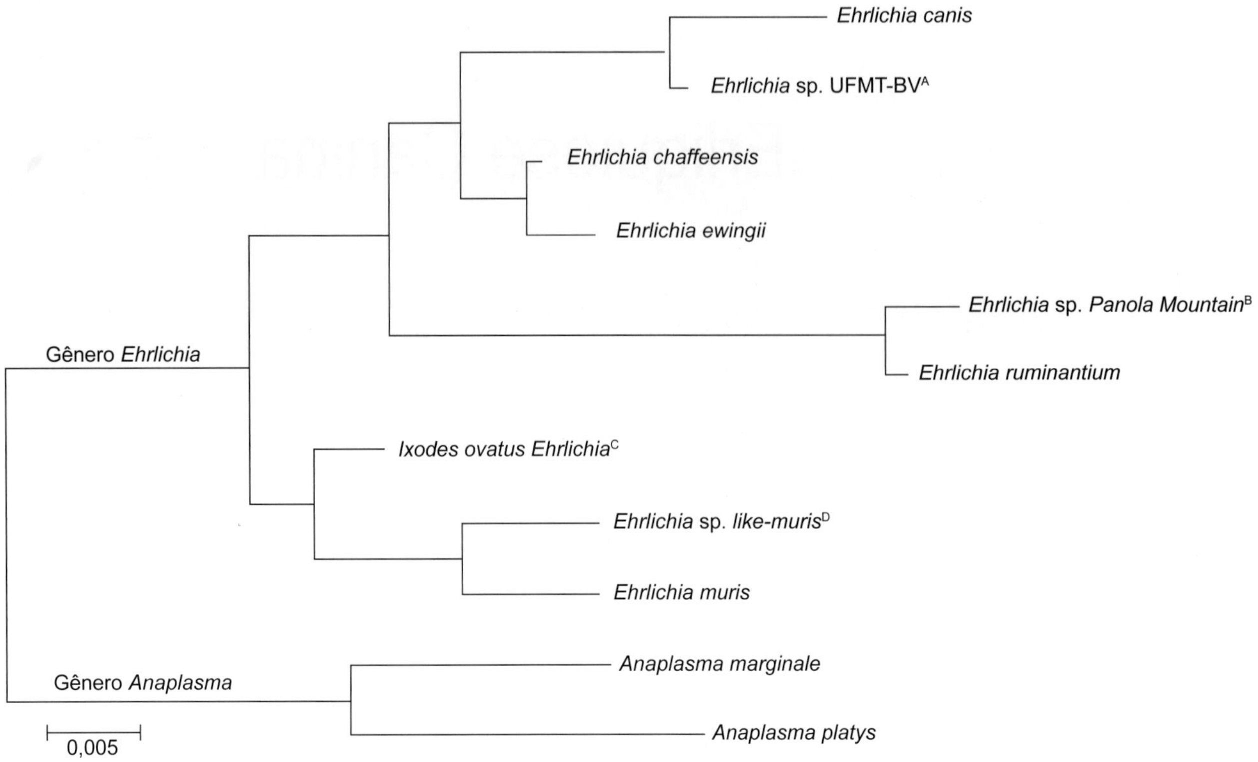

Figura 9.1 Relação filogenética do gene *16S rRNA* entre as espécies do gênero *Ehrlichia* (*E. canis*, *E. chaffeensis*, *E. ewingii*, *E. ruminantium* e *E. muris*) e do gênero *Anaplasma* (*A. marginale* e *A. platys*). Letras sobrescritas referem-se a prováveis novas espécies ou genótipos detectados em diferentes hospedeiros: bovinos no Brasil (**A**); caprinos e cães nos EUA (**B**); carrapatos *Ixodes ovatus* no Japão (**C**); roedores silvestres e humanos nos EUA (**D**). Árvore filogenética analisada pelo método de Neighbor-Joining, considerando 1.000 replicações.

E. canis é classificada como α-proteobactéria, de morfologia pleomórfica e gram-negativa. As erlíquias não se coram por Gram, pois não apresentam lipopolissacarídio (LPS) e peptidioglicano na membrana citoplasmática. Apesar disso, *E. canis* é capaz de incorporar colesterol à membrana, o que pode facilitar o processo de adaptação às células do vetor e do hospedeiro vertebrado. A bactéria é cultivada em linhagem celular originária de monócitos caninos (células DH82) (Figura 9.2).

No Brasil, *E. canis* é a principal espécie de *Ehrlichia* que acomete cães. Também foi isolada no país em condições de laboratório, por Aguiar *et al.*, em 2013, o que possibilitou a caracterização molecular de diversas cepas locais. Diferentes genes do gênero *Ehrlichia* foram avaliados e comparados com cepas de outros países, a saber: 16S rRNA, dsb (tiodissulfóxido-oxirredutase), OMP-1 (*outer membrane protein* ou proteína de membrana externa – p28/p30), TRP19 (*tandem repeat protein* 19) e TRP36 (*tandem repeat protein* 36).

A maioria dos genes identificados em diferentes isolados de *E. canis*, em vários países, apresentou pouca variabilidade genética. As características moleculares e antigênicas da proteína TRP36, entretanto, mostraram significativa variabilidade entre isolados norte-americanos, sul-americanos, europeus, asiáticos e africanos.

A proteína TRP36 é secretada por *E. canis* durante o curso inicial da infecção, sendo associada à adesão e à internalização do microrganismo na célula hospedeira. Tem-se proposto que essa proteína esteja relacionada com os processos adaptativos entre *E. canis* e as células hospedeiras.

A maior divergência detectada na proteína TRP36 foi entre isolados brasileiros de *E. canis*. Essa variabilidade pode estar ligada à infecção de maior número de hospedeiros, além de cães e do carrapato *R. sanguineus*.

No Brasil, foi aventado por Braga *et al.*, em 2014, que a detecção de gatos naturalmente infectados possa estar relacionada com a diversidade de *E. canis* no Brasil. A manutenção de isolados de *E. canis* em laboratório foi fundamental, no país, para a expansão do conhecimento acerca de erliquiose canina, tendo em vista a produção de antígenos utilizados para o diagnóstico sorológico da doença.

No tocante ao ciclo biológico de *E. canis*, o agente invade, após a infecção, as células mononucleares sanguíneas como corpúsculos elementares. Em seguida, ocorre a multiplicação por fissão binária dentro do fagossomo dessas células, no qual o agente se desenvolve em mais dois estágios: os corpúsculos iniciais e as mórulas (Figura 9.3). As erlíquias são capazes de evadir-se da resposta imune celular, inibindo a fusão de fagossomo e lisossomo, o que possibilita a multiplicação do microrganismo e a formação das mórulas.

Em cultivo celular, observam-se corpúsculos elementares de *E. canis* no interior da célula após 48 h de incubação. Essas inclusões podem variar de 0,2 a 0,6 μm de diâ-

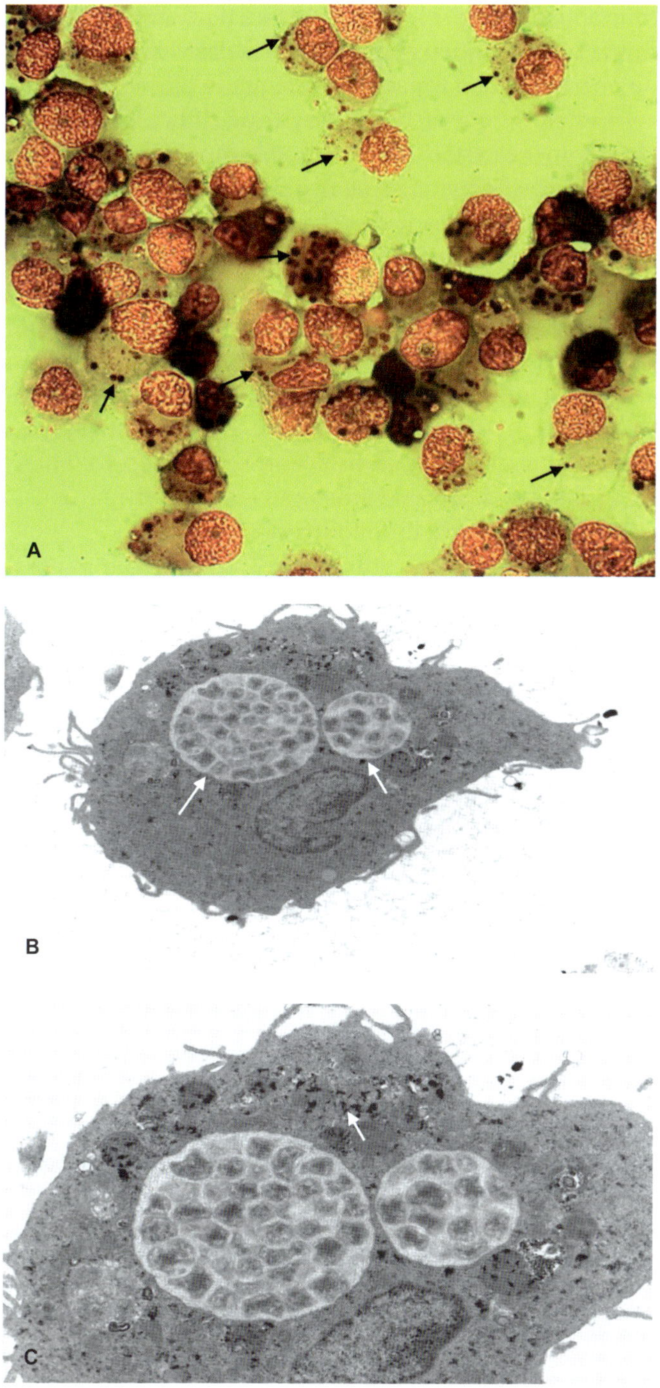

Figura 9.2 Cultivo celular de *E. canis*. **A.** Fotomicrografia (*setas*; isolado São Paulo) do patógeno no citoplasma de monócito canino (DH82; Panótico rápido, 100×). **B.** Microscopia eletrônica de varredura em célula DH82 infectada, de origem canina, mostrando duas mórulas (*setas*; 7.000×). **C.** Detalhe de duas mórulas de *E. canis* no citoplasma celular (12.000×).

metro. Com 2 a 3 dias de incubação, os corpúsculos elementares aumentam em número e se agrupam, formando corpúsculos iniciais. Essas estruturas são caracterizadas por grânulos subesféricos de coloração rósea a púrpura, medindo de 0,4 a 2 μm. Nos 7 a 12 dias subsequentes, os corpúsculos se multiplicam formando as mórulas. É possível detectar pequena quantidade de mórulas após 60 h de incubação.

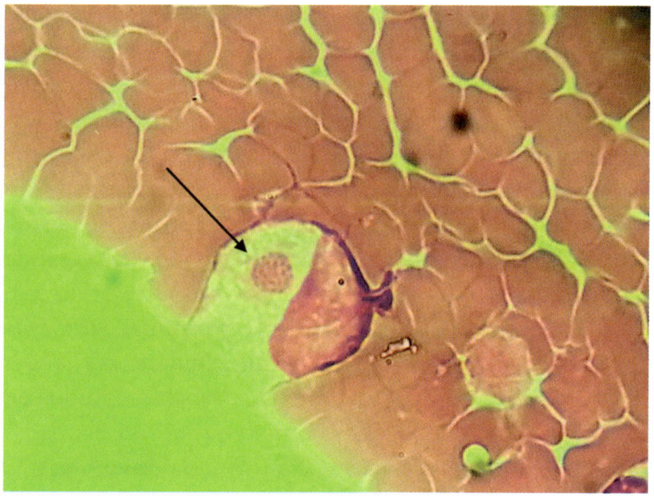

Figura 9.3 Fotomicrografia de mórula de *E. canis* (seta) no interior do citoplasma de monócito canino observado em esfregaço sanguíneo (Panótico rápido, 100×).

As mórulas variam de 2 a 4 μm de diâmetro, apresentam coloração idêntica àquela dos corpúsculos iniciais e são constituídas de um a três vacúolos de membrana simples contendo os corpúsculos elementares, que podem estar compactos ou difusos em seu interior. Após 12 a 18 dias de incubação, as erlíquias iniciam o processo de saída da célula. Esse mecanismo envolve o transporte bacteriano, mediado por projeções da membrana citoplasmática (filopódios) nos estágios iniciais da infecção, e a ruptura da célula, nos estágios mais avançados.

➤ Epidemiologia

A primeira descrição da erliquiose canina ocorreu na Argélia, por Donatien e Lestoquard, em 1935. Atualmente, a doença tem sido descrita em todos os continentes. O caráter cosmopolita da enfermidade está diretamente relacionado com a distribuição geográfica do carrapato *R. sanguineus*, o principal vetor de *E. canis*. Consequentemente, a doença ocorre, em especial, em regiões tropicais e subtropicais, nas quais as condições ambientais são favoráveis ao desenvolvimento desse artrópode.

Acredita-se que *R. sanguineus* tenha sido introduzido no Brasil por colonizadores europeus a partir do século 16, os quais traziam animais domésticos da África. De hábito nídicola (do latim *nidi* = ninho, *cola* = que permanece) e natureza trioxena, *R. sanguineus* tem grande capacidade de multiplicação e pode manter-se em ambientes urbanos, expondo, consequentemente, os cães a grandes infestações.

O carrapato é infectado por *E. canis* durante o repasto sanguíneo, quando ingere leucócitos circulantes parasitados pelo microrganismo. Em seguida, o agente invade os tecidos do vetor, multiplicando-se nas células epiteliais do intestino, nos hemócitos e nas células das glândulas salivares. Não há transmissão transovariana de *E. canis* no carrapato. Assim, as larvas de *R. sanguineus* nascem livres do agente e não transmitem a infecção. Apesar disso, ocorre transmissão transestadial, portanto, ninfas e carrapatos adultos são capazes de transmitir o agente aos cães.

Na ausência de fêmeas de *R. sanguineus*, machos adultos podem transmitir o patógeno para diferentes cães do mesmo local, pois o carrapato passa de um cão a outro à procura das fêmeas. Para o vetor, é importante que grande parte da população canina esteja cronicamente infectada, pois, dependendo da resposta imune do animal, vários ciclos de bacteremia podem ocorrer, aumentando as chances da transmissão de *E. canis* entre os carrapatos. Estudos de infecção experimental demonstraram que os carrapatos estão aptos a transmitir o agente até 155 dias pós-ecdise.

No Brasil, a frequência de carrapatos infectados tem variado de 2,5 a 6%. Diante da ausência de transmissão transovariana e do prolongado estado de portador de *E. canis*, o cão é considerado o principal reservatório da doença. Ele atua como fonte de infecção para os carrapatos após a instalação da fase aguda da infecção, sendo rara a transmissão do agente para carrapatos por cães na fase crônica.

O primeiro relato da doença no país ocorreu em Belo Horizonte, MG, no ano de 1973. Desde então, a doença tem sido relatada em todas as regiões. A prevalência de anticorpos contra *Ehrlichia* spp. em cães, no Brasil, varia entre 35 e 50%. Quando analisada entre as regiões, porém, os inquéritos soroepidemiológicos variam de 4%, na Região Sul, a 70%, na Região Centro-Oeste. A discrepância observada na Região Sul do Brasil está associada à subespécie de *R. sanguineus* presente nesse local, que apresenta pouca competência vetorial na transmissão quando comparada à linhagem presente em outras regiões do país. Populações caninas oriundas de hospitais veterinários vêm apresentando maiores valores de prevalência em inquéritos sorológicos e em pesquisa do agente por exames de biologia molecular.

Além de *R. sanguineus*, a espécie de carrapato *Dermacentor variabilis*, responsável por parasitar cães nos EUA, foi experimentalmente caracterizada como possível transmissora de *E. canis* para cães. As formas imaturas de *D. variabilis*, contudo, têm predileção por pequenos mamíferos silvestres, enquanto *R. sanguineus* parasita cães em todos os estágios de desenvolvimento. Assim, a transmissão natural de *E. canis* para cães por *D. variabilis* não está completamente elucidada, embora se acredite que seja de pouca importância epidemiológica.

A transmissão iatrogênica também deve ser considerada na epidemiologia. Depois dos carrapatos, os meios de transmissão do patógeno mais relevantes entre os cães são transfusão sanguínea, agulhas contaminadas e cirurgias.

A erliquiose canina apresenta alta taxa de morbidade. A letalidade varia conforme a fase da doença no cão. Na fase aguda, geralmente a resposta é favorável com a introdução do tratamento. Nos casos crônicos, todavia, a mortalidade é alta, e a resposta da medula óssea vai determinar o prognóstico que, na maioria das vezes, é reservado, mesmo com o tratamento adequado.

Os fatores que afetam a gravidade clínica e a progressão da doença estão relacionados com a raça do animal, as diferenças individuais na resposta imune, a dose infectante, a patogenicidade da cepa e a idade do cão.

O agente é detectado mais comumente na faixa etária até 1 ano de idade, sugerindo que cães jovens são mais acometidos pela fase aguda da doença. Apesar disso, cães mais velhos têm maiores taxas e títulos de anticorpos, embora o microrganismo seja encontrado com menos frequência na corrente sanguínea. Nesses animais, são mais frequentes os quadros crônicos da infecção, quando *E. canis* está presente em órgãos mieloides e linfoides, como medula óssea, linfonodos e baço.

Não se tem observado maior predisposição à infecção por *E. canis* entre cães machos ou fêmeas. Além do cão doméstico, outros canídeos/carnívoros são suscetíveis à infecção por espécies do gênero Ehrlichia, como lobos, coiotes, raposas e chacais. Pastores-alemães são, aparentemente, os cães mais predispostos a desenvolver a doença.

A coinfecção, por meio de outros agentes transmitidos por carrapatos, pode agravar o quadro clínico do animal. As coinfecções mais comuns ocorrem por *A. platys*, *Babesia canis* e *Hepatozoon canis* ou, ainda, por infecções múltiplas entre esses agentes. Casos de infecção concomitante com *Leishmania* sp. e vírus da cinomose e da parvovirose canina podem exacerbar a sintomatologia clínica, bem como dificultar o sucesso terapêutico.

➤ Patogenia

A patogenia da doença envolve um período de incubação de 8 a 20 dias. O agente é inoculado no cão pela picada do carrapato durante o parasitismo. O carrapato deve permanecer fixado por, pelo menos, 8 h no cão, para efetiva transmissão do agente. É importante considerar que a temperatura do vetor deve aumentar para a reativação de *E. canis*, a fim de que a bactéria se multiplique a quantidades suficientes para desencadear a infecção.

Durante o repasto sanguíneo, componentes salivares do carrapato atuam na resposta imune local, diminuindo a resposta do tipo Th1. Essa supressão favorece a resposta do tipo Th2, o que leva à instalação da infecção. *Ehrlichia* invade, então, as células mononucleares no formato de corpúsculos elementares, inibindo a fusão do fagossomo e lisossomo, a qual age como mecanismo de escape da resposta imune do hospedeiro. Seguem-se, após esse período, as fases aguda, subclínica (assintomática) e crônica da doença.

Durante a infecção, o patógeno promove alterações na resposta imune do hospedeiro, como a redução significativa da expressão de moléculas do complexo de histocompatibilidade principal de classe II (MHCII), diminuindo a maturação de células T em linfócito T CD4+, o qual tem importante atuação no desenvolvimento e na potencialização da resposta imune celular e humoral. Em seguida, reduz-se a liberação de interferon gama (IFN-γ), bem como a atividade microbicida dos macrófagos.

Fase aguda

Na fase aguda, que perdura 2 a 4 semanas, o agente multiplica-se em leucócitos mononucleares sanguíneos e dissemina-se para órgãos como fígado, linfonodos e baço, causando hiperplasia linforreticular. Durante essa fase, as mórulas de *E. canis* podem ser visualizadas com maior frequência em esfregaços sanguíneos. A fase aguda é caracterizada pela liberação das interleucinas 1 e 6 (IL-1 e IL-6) e pelo fator de necrose tumoral-α (TNF-α).

A patogenicidade e o tipo de resposta imunológica são dependentes da cepa de *E. canis* envolvida e da fase da doença. No decorrer da infecção, a resposta imunológica à *E. canis* é, predominantemente, do tipo Th1, com produção de imunoglobulinas G_2 (IgG_2). Durante o curso da infecção, as alterações imunológicas e inflamatórias resultam em quadros de trombocitopenia, hemaglutinação, hipergamaglobulinemia, infiltração leucocitária de órgãos parenquimatosos, vasculite e manguitos perivasculares em diversos órgãos, como rins, baço, meninges, pulmões, olhos e baço.

Fase subclínica (assintomática)

Animais imunocompetentes, em geral, respondem à infecção ou tornam-se portadores assintomáticos do agente. O período assintomático é comumente chamado de fase subclínica da doença. Considera-se que, na fase assintomática, o cão tem relevante participação na epidemiologia da erliquiose, pois o agente pode desencadear inúmeros processos de bacteremia, facilitando a infecção de novas populações de carrapatos *R. sanguineus*.

O início da fase subclínica varia de 45 a 120 dias após o início da infecção e dura, aproximadamente, 6 a 9 semanas. No entanto, pode persistir por 4 a 5 anos em áreas enzoóticas. Picos de bacteremia alternam-se com a ausência do agente na corrente circulatória. Quando ausente na circulação, *Ehrlichia* mantém-se viável, principalmente no baço e na medula óssea.

E. canis apresenta deficiência de peptidioglicano e LPS de membrana citoplasmática. A falta desses elementos resulta em um complexo desenvolvimento de proteínas de membrana externa (OMP), o que leva a diferentes graus de variação antigênica, favorecendo a evasão da bactéria da resposta imune e, consequentemente, a persistência do patógeno no hospedeiro vertebrado.

Em razão da bacteremia intermitente, a fase subclínica é caracterizada por intensa estimulação antigênica, seguida de elevação dos títulos de anticorpos contra *Ehrlichia*. No entanto, animais imunocompetentes podem eliminar o agente; do contrário, a doença frequentemente evolui para a fase crônica.

Fase crônica

A fase crônica da enfermidade pode ocorrer meses ou anos após a infecção. A doença pode ser moderada, com reaparecimento brando de sinais da fase aguda, ou mais grave, podendo levar o animal a óbito. Nessa fase, os animais encontram-se caquéticos, apáticos e suscetíveis às infecções secundárias, em virtude do comprometimento imunológico.

São comuns, na fase crônica, os distúrbios hemostáticos manifestados por sangramentos e hemorragias graves, oftalmopatias e nefropatias, principalmente em consequência de trombocitopenia e intensa vasculite. Trombocitopenia é a anormalidade hematológica mais comum em erliquiose, podendo ocorrer nos casos agudos e crônicos.

Vários mecanismos estão envolvidos na redução do número de plaquetas, que frequentemente ocasionam os sinais de vasculite grave em casos crônicos. O decréscimo da meia-vida das plaquetas ocorre por sequestro esplênico e destruição imunomediada. O fator de inibição da migração plaquetária interfere na atividade das plaquetas na corrente circulatória e, também, promove sua aderência na parede do endotélio vascular, culminando com os quadros de vasculite. O efeito dessa inibição induz significativas alterações morfológicas na superfície das plaquetas, resultando em processo inflamatório na circulação, desencadeado pelo sistema fagocitário mononuclear.

Ocorre, ainda, alteração da pressão oncótica por aumento da viscosidade sanguínea, em razão dos quadros de gamopatia monoclonal e deposição de imunocomplexos. Nos casos crônicos, TNF-α suprime a medula óssea e estimula o catabolismo de células musculares e hepatócitos, resultando em anemia e emagrecimento. Nessa fase, dificilmente o agente é detectado na corrente circulatória, mas pode ser observado em células mononucleares do baço e dos linfonodos, bem como nos precursores mieloides da medula óssea.

A hipoplasia da medula óssea resulta em grave pancitopenia, reconhecida como achado hematológico típico na fase crônica da doença, em virtude da contínua exposição ao TNF-α. Em cães com pancitopenia e tempo aumentado de ativação da tromboplastina, a probabilidade de óbito é de quase 100%. Nesse caso, a morte pode ocorrer por complicações hemorrágicas, infecções secundárias ou falência múltipla de órgãos, como pulmões, coração, fígado, baço, rins, intestino, linfonodos, olhos, vesícula urinária, articulações e sistema nervoso central, já que podem ser acometidos pelo patógeno nas infecções graves.

A deposição de complexos imunes da circulação nos rins pode resultar em glomerulonefrite e consequente lesão renal. De maneira análoga, a deposição de imunocomplexos pode causar artropatias, com manifestações de artrite e poliartrite.

Alterações hematológicas

As principais alterações hematológicas da erliquiose canina associam-se a processos inflamatórios e imunomediados, desencadeados por *E. canis*. A trombocitopenia é o achado hematológico mais comum em cães infectados. Em áreas enzoóticas, quanto maiores os valores de trombocitopenia, maior a chance de infecção dos cães.

Vários fatores estão envolvidos na patogênese da trombocitopenia; o aumento do consumo das plaquetas e a diminuição da meia-vida plaquetária são atribuídos ao sequestro plaquetário no baço e à destruição imunomediada.

Anticorpos contra plaquetas têm sido detectados no sangue de cães na fase aguda da infecção. A concentração do fator de inibição da migração plaquetária no sangue mostrou-se inversamente proporcional à quantidade de plaquetas circulantes.

A Figura 9.4 demonstra as interações celulares nas infecções por *E. canis* em cães, enquanto a Figura 9.5 apresenta a patogenia esquemática da erliquiose canina.

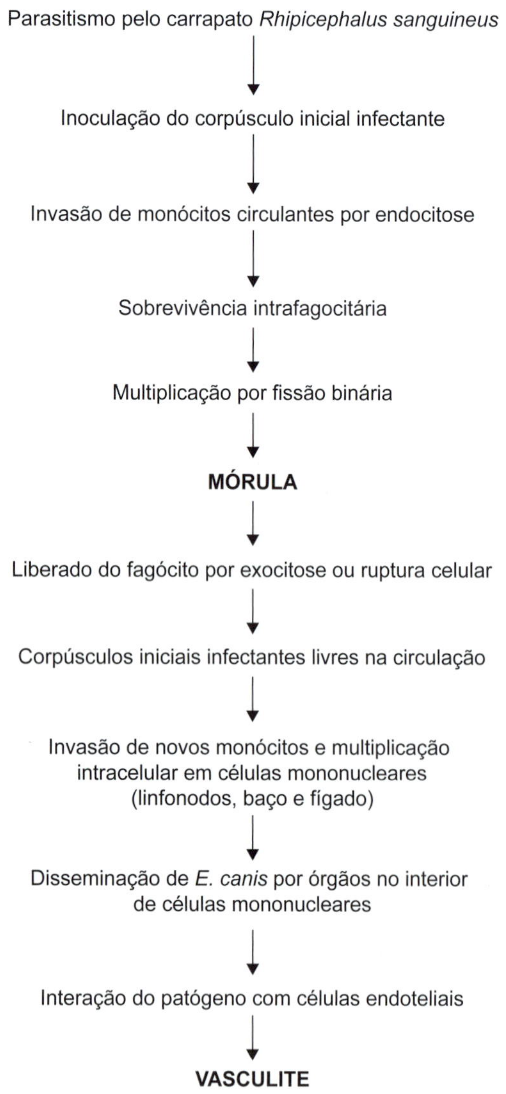

Figura 9.4 Representação esquemática das interações celulares de *E. canis* nas infecções em cães.

➤ Clínica

Em cães naturalmente infectados, é difícil definir em que fase a doença se encontra, uma vez que a apresentação clínica e os achados laboratoriais são similares, assim como a duração dos sinais clínicos é variável. No entanto, os sinais clínicos costumam ser mais graves nos casos crônicos.

Achados de anamnese incluem parasitismo por carrapatos (Figura 9.6) e/ou grandes infestações de carrapatos em cão e em ambiente doméstico nos últimos 3 meses anteriores ao aparecimento dos sinais clínicos. É comum que alguns cães não manifestem sinais clínicos perceptíveis aos proprietários; assim, a doença pode passar despercebida na fase aguda.

Fase aguda

Em infecções experimentais, os sinais clínicos da fase aguda iniciam-se por volta de 14 dias após a inoculação. Essa fase da doença é caracterizada por febre alta (a temperatura pode alcançar valores acima de 40,5°C), depressão, letargia, anorexia, linfadenomegalia, esplenomegalia, perda de peso, discreta anemia e hemorragias, como petéquias e equimoses em pele, bem como petéquias e sufusões em mucosas (Figura 9.7) e epistaxe (Figura 9.8).

Nessa fase, também são observados distúrbios gastrentéricos, com a presença de enterite e sangue nas fezes.

Lesões oftálmicas são frequentes e incluem quadros de uveíte anterior, coriorretinite, edema de disco óptico (papiledema), hemorragias de retina e presença de infiltrado perivascular. Casos de cegueira podem ocorrer como resultado da hiperviscosidade sanguínea, causando hemorragia e descolamento de retina.

As manifestações neurológicas não são comuns. Apresentam-se, geralmente, por sinais de meningite associados ou não a hemorragias locais. Nesses animais, podem ser observados convulsões, ataxia cerebelar branda, estupor, tremores de intenção e anisocoria. Sinais de artrite ou poliartrite, manifestados por claudicação e dificuldade locomotora, também são pouco frequentes.

Fase subclínica (assintomática)

Durante a fase subclínica, não são observados sinais clínicos evidentes e, por vezes, em razão da inespecificidade ou da baixa gravidade, os sinais são imperceptíveis aos proprietários. Muitos cães começam a emagrecer, sugerindo evolução para a fase crônica da infecção.

Fase crônica

Na fase crônica, os sinais clínicos são mais exacerbados. Distúrbios hemorrágicos, como epistaxe, melena, petéquias e extensas equimoses de pele, além de petéquias e sufusões em mucosas, sangramentos por mucosas e he-

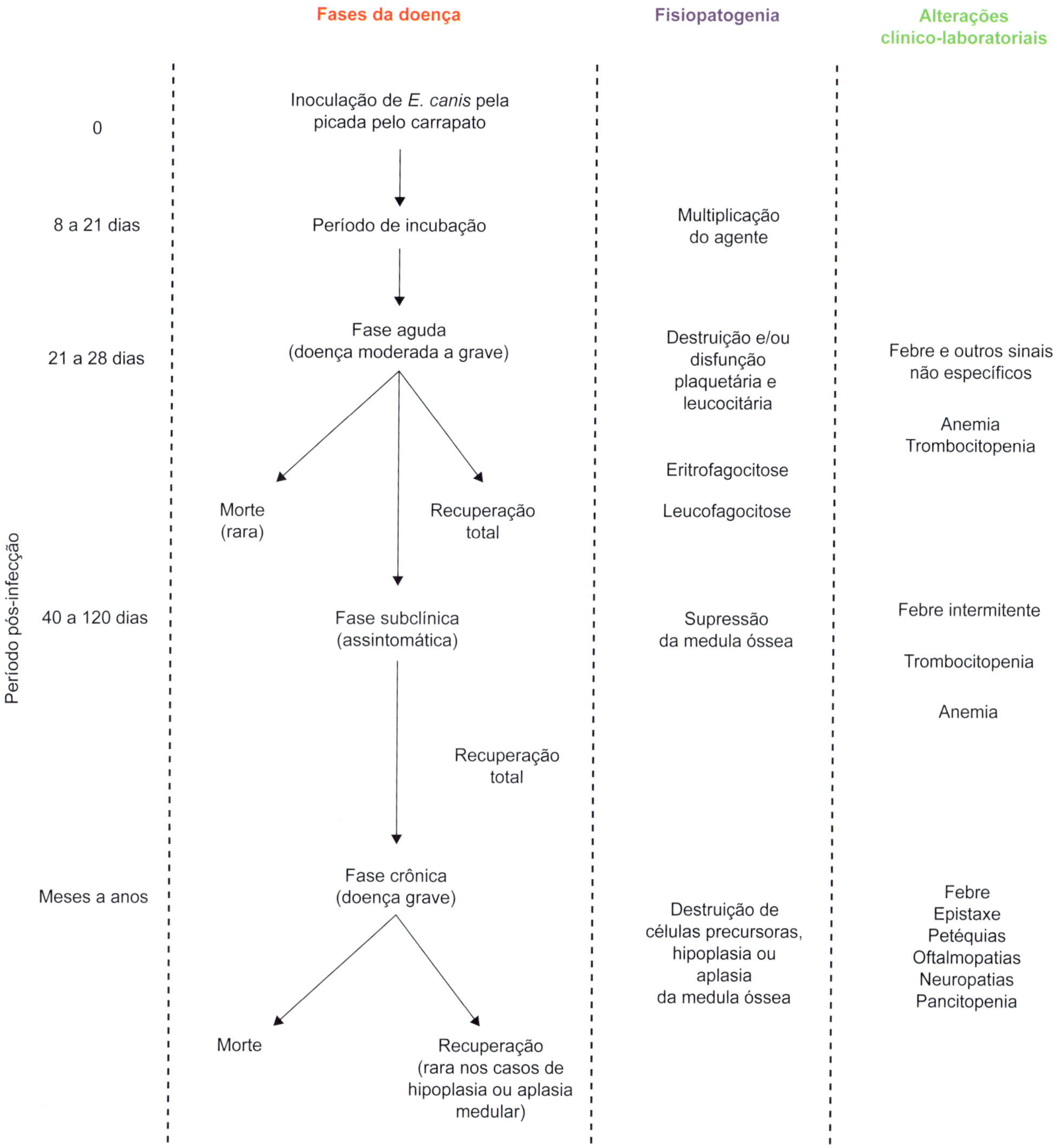

Figura 9.5 Representação esquemática da patogenia da erliquiose canina.

matúria, ocorrem em até 60% dos casos. Anemia intensa e sinais oculares graves, como hemorragias em conjuntivas, esclera, hifema e descolamento de retina, são frequentes nessa fase (Figura 9.9).

Outros sinais sistêmicos também são verificados, como febre, anorexia, perda de peso, fraqueza, linfadenomegalia, membranas mucosas pálidas, hepatoesplenomegalia acentuada, pneumonia grave, oftalmopatias (uveíte bilateral e afecções de retina), pneumonia intersticial, insuficiência renal, artrite, poliartrite e polimiosite. Alguns animais podem apresentar edemas de extremidades e úlceras orais em virtude de lesão renal e hipoproteinemia.

Ocasionalmente, são constatados quadros de convulsão, ataxia, disfunção dos neurônios motores superior e inferior, distúrbios vestibular e cerebelar, tremores de intenção e hiperestesia localizada ou generalizada. Apesar da hepatomegalia, a icterícia não é sinal presente em erliquiose canina.

➤ Diagnóstico

Considerando as diferentes fases e as múltiplas manifestações clínicas, o diagnóstico da doença é um desafio para o médico veterinário. A erliquiose canina deve ser suspeitada quando: o histórico, à anamnese, indicar infestação

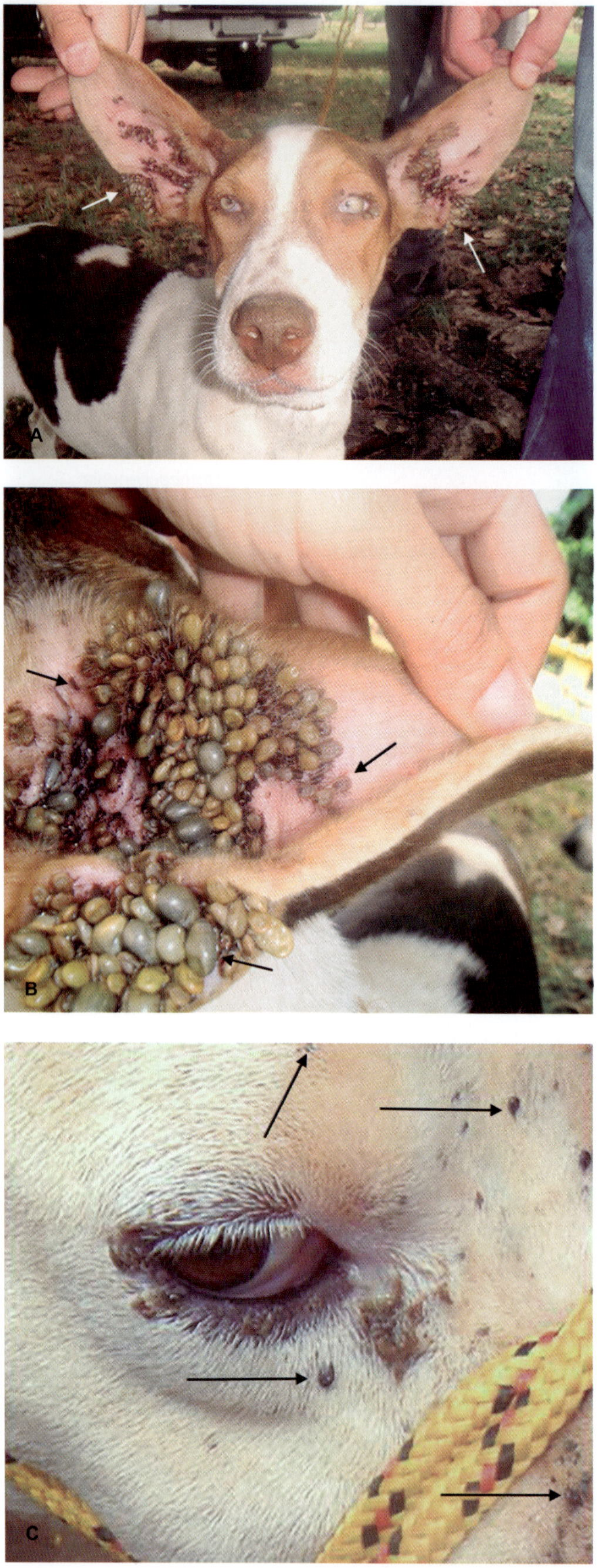

Figura 9.6 Parasitismo de cães por carrapato *R. sanguineus* (setas). **A.** Face interna de ambas as orelhas. **B.** Fêmeas ingurgitadas, não ingurgitadas e machos de carrapatos adultos na face interna da orelha. **C.** Detalhe de ninfas ingurgitadas na região frontal da face e do focinho.

por carrapatos ou viagem para locais onde a doença ocorra de modo enzoótico; os sinais clínicos (principalmente hemorrágicos) presentes forem sugestivos de *E. canis*; as alterações hematológicas e bioquímicas forem compatíveis com a doença.

O diagnóstico de rotina é baseado em achados clínicos e epidemiológicos, exames hematológicos e bioquímicos, além de métodos sorológicos. No entanto, mais recentemente, a associação desses achados e de técnicas tradicionais ao emprego de técnicas moleculares tem aumentado a fidedignidade do diagnóstico definitivo.

Achados hematológicos

Durante a fase aguda, os exames hematológicos revelam moderada ou grave trombocitopenia, apesar de moderadas anemia e leucopenia. Os valores médios de trombocitopenia na fase aguda chegam a 50 a 100.000 plaquetas por microlitro ($\mu\ell$), com retorno dos valores normais a partir da quarta semana pós-infecção. Alguns cães desenvolvem quadros mais graves de trombocitopenia, acusando cerca de 20.000 plaquetas/$\mu\ell$. Nesses casos, podem ocorrer sangramentos.

Ainda na fase aguda, alguns cães desenvolvem quadros brandos de pancitopenia, sem danos à medula óssea. A anemia, nessa fase, é não regenerativa, mas os parâmetros eritrocitários tendem a voltar aos valores normais dentro de poucas semanas após o início dos sinais clínicos.

Os valores de hemoglobina sérica diminuem em razão da resposta inflamatória desenvolvida pelo hospedeiro na tentativa de não disponibilizar ferro para o agente, por ligação com a proteína ferritina, uma vez que o íon ferro é essencial para a multiplicação e o metabolismo da maioria das bactérias. Nessa fase, observa-se discreta leucopenia. No entanto, alguns cães podem apresentar valores normais de leucócitos, mas com neutrofilia e desvio à esquerda. A presença de linfopenia é frequente, em virtude da ação dos glicocorticoides endógenos, que são liberados em situações de estresse e em quadros de infecção grave.

Na fase subclínica, o achado hematológico mais frequente é a trombocitopenia. Em estudos de infecção experimental, valores ao redor de 140.000 plaquetas/$\mu\ell$ foram observados em mais de 40% dos cães. Além disso, aumento do volume plaquetário (mega-plaquetas) é identificado em cães trombocitopênicos. Anemia e leucopenia também podem estar presentes nessa fase, embora relativamente brandas, dificultando a interpretação.

Na fase crônica, a trombocitopenia é grave e comumente está relacionada com anemia e leucopenia evidentes. A pancitopenia é o evento patológico típico da fase crônica, determinada pela hipoplasia da medula óssea.

A contagem plaquetária tem sido sugerida como método de triagem para o diagnóstico da doença em regiões

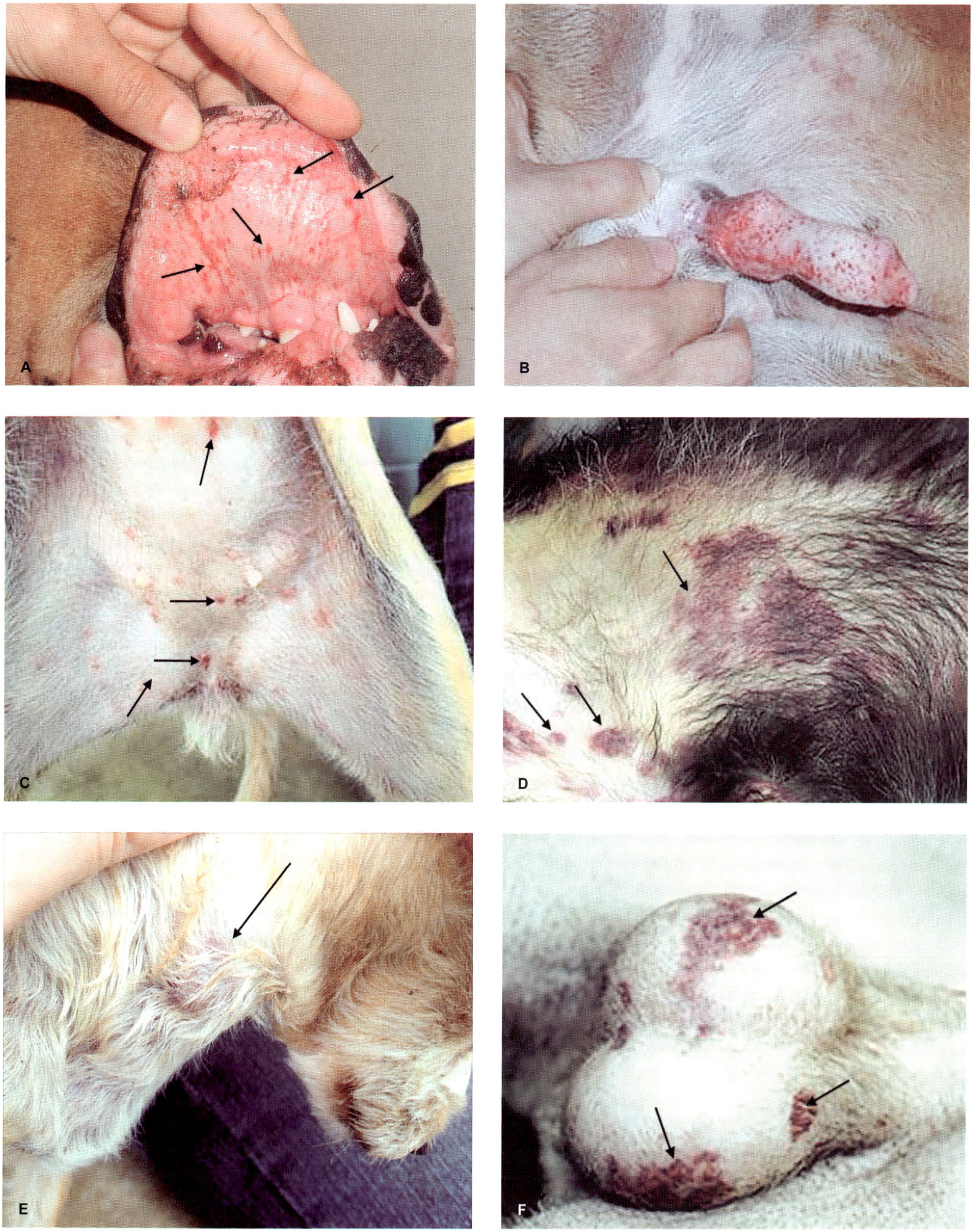

Figura 9.7 Lesões hemorrágicas em cães naturalmente infectados por *E. canis*. **A.** Detalhe de petéquias e sufusões ao exame da mucosa bucal (setas). **B.** Petéquias em toda a extensão da mucosa peniana. **C.** Petéquias (setas) na região abdominal ventral. **D.** Detalhe de sufusões em região abdominal ventral (setas). **E.** Hematoma (seta) em região cervical ventral formado após venopunção sanguínea. **F.** Petéquias e equimoses (setas) na região escrotal. Fonte: Arquivo da Disciplina Enfermidades Infecciosas dos Animais, FMVZ/Unesp, Botucatu, SP (A, B e D).

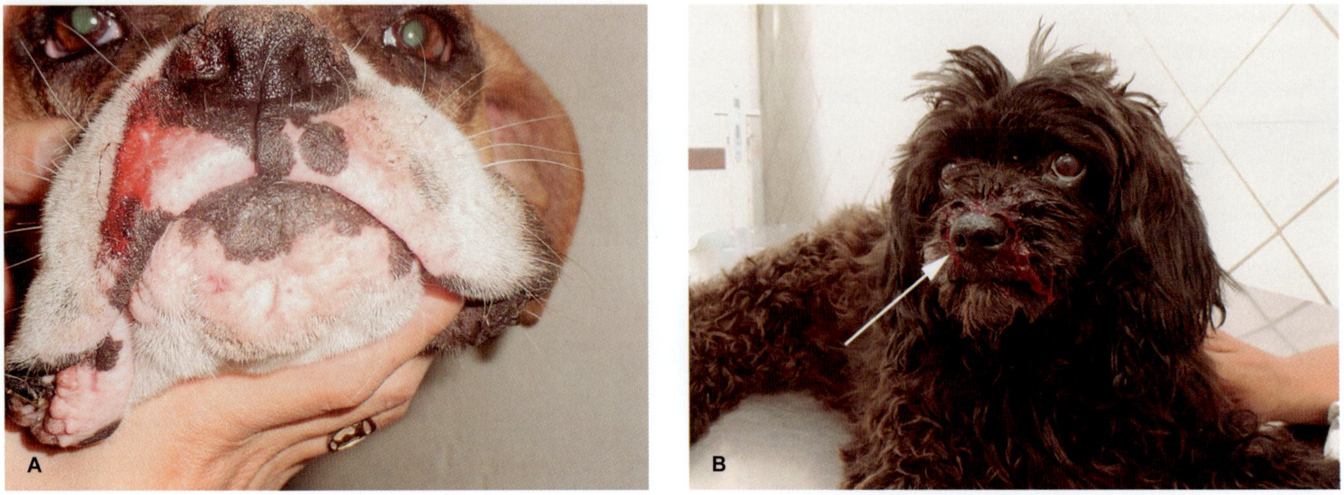

Figura 9.8 Epistaxe em cães naturalmente infectados por *E. canis*. **A.** Fase inicial. **B.** Fase crônica. Arquivo da Disciplina Enfermidades Infecciosas dos Animais, FMVZ/Unesp, Botucatu, SP (A).

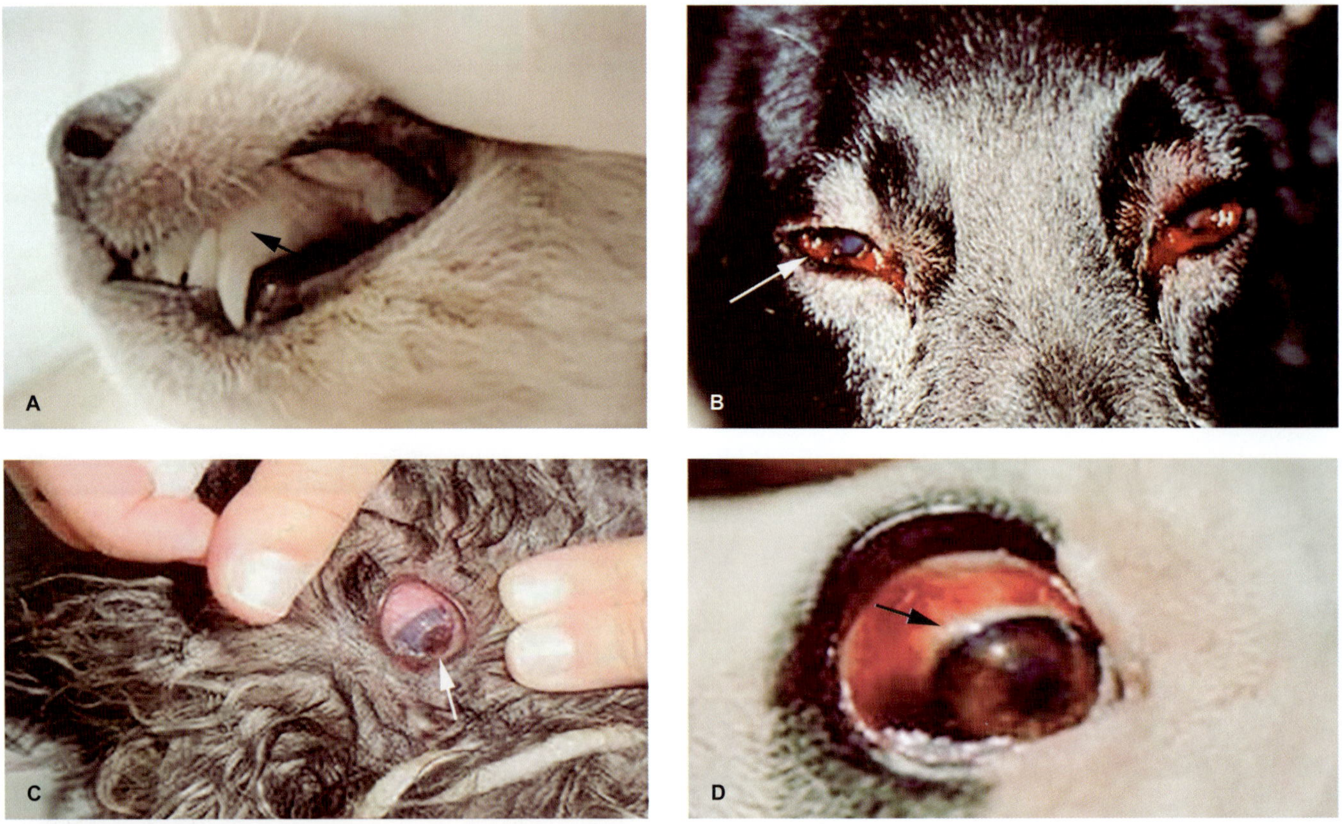

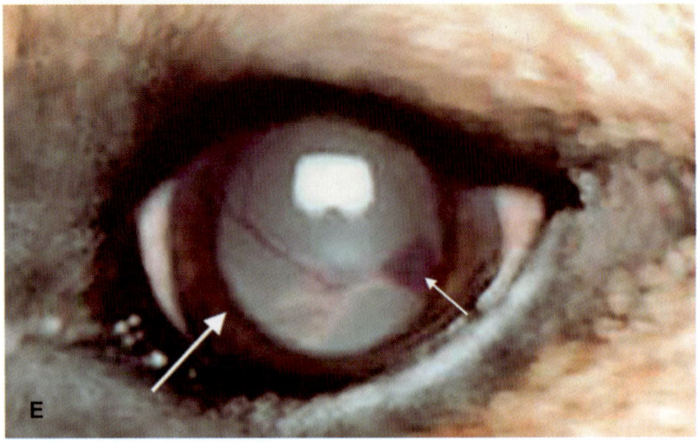

Figura 9.9 Sinais clínicos em cães infectados por *E. canis* na fase crônica. **A.** Intensa anemia em mucosa bucal. **B.** Hemorragia de conjuntiva em ambos os olhos. **C.** Hifema. **D.** Detalhe de intensa hemorragia de esclera. **E.** Descolamento de retina (seta maior) e hifema (seta menor). Fonte: Arquivo da Disciplina Enfermidades Infecciosas dos Animais, FMVZ/Unesp, Botucatu, SP (C).

enzoóticas. Nessa técnica, valores abaixo de 100.000 plaquetas/μℓ são considerados indicativos de infecção por *E. canis*. Nessa fase, a trombocitopenia pode chegar a contagens extremas, entre 1.000 e 2.000 plaquetas/μℓ.

Achados bioquímicos

Hipoalbuminemia, hiperglobulinemia e hipergamaglobulinemia são alterações séricas comuns em erliquiose canina. Eletroforese de proteínas séricas pode revelar hipergamaglobulinemia policlonal em muitos casos. Gamopatia monoclonal também pode ser identificada ocasionalmente.

Durante a fase aguda, há aumento brando de alanina aminotransferase e fosfatase alcalina. Também tem sido observado aumento das concentrações de proteína C reativa entre 4 e 16 dias pós-infecção, com picos de concentração entre 15 e 42 dias após a inoculação de *E. canis*.

Avaliação de esfregaços sanguíneos

A presença de mórulas de *E. canis* no citoplasma de monócitos (ver Figura 9.3), linfócitos e macrófagos teciduais confirma o diagnóstico da erliquiose canina. A pesquisa de mórulas em esfregaços sanguíneos ou exames de citologia em tecidos, entretanto, tem baixa sensibilidade diagnóstica. Além de esses exames consumirem relativo tempo diante do microscópio, a sensibilidade é de cerca de 6%, ou seja, de cada 100 cães infectados, as mórulas são visíveis em apenas seis. Para melhorar a eficiência e a sensibilidade dos exames citológicos em esfregaços sanguíneos, recomenda-se testar amostras de ponta de orelha ou papa de leucócitos.

Resultados falso-positivos podem ocorrer em razão da certa similaridade entre mórulas de *E. canis* com grânulos linfocíticos e material nuclear que tenha sofrido fagocitose por monócitos. Além disso, certas riquétsias pertencentes à família *Anaplasmataceae*, como *E. chaffeensis*, *E. ruminantium* e *N. risticii*, podem infectar monócitos de cães. Esfregaços sanguíneos de cães infectados por *E. canis* também podem apresentar eritrofagocitose e trombofagocitose, dificultando o diagnóstico definitivo da infecção.

Cultivo celular

O cultivo celular visa à multiplicação do agente em laboratório. Apesar da alta especificidade e sensibilidade, alguns fatores limitam o isolamento do patógeno em cultivo celular, em especial na rotina clínica. Assim, essa técnica deve ser considerada, principalmente, para fins de pesquisa. A maior limitação recai no período de 14 a 34 dias exigido desde a inoculação nas células até a obtenção dos resultados, considerado muito prolongado para a confirmação do diagnóstico na rotina.

No Brasil, o isolamento em cultivo de células DH82 (ver Figura 9.2 A) tem propiciado a obtenção de diversos isolados de *E. canis* e foi de suma importância para o desenvolvimento de técnicas sorológicas com antígenos locais.

Pesquisa de anticorpos

A reação de imunofluorescência indireta (RIFI) é o teste sorológico padrão para a pesquisa de anticorpos contra *E. canis* (Figura 9.10). O resultado da RIFI é expresso em títulos de anticorpos, o que pode auxiliar no acompanhamento do caso clínico. Exames sorológicos, entretanto, são considerados métodos complementares de diagnóstico, pois o resultado positivo em apenas um teste indica somente que o animal foi exposto previamente ao patógeno, não representando, necessariamente, estado de doença.

Os exames sorológicos devem ser interpretados simultaneamente aos achados clínicos e aos resultados de outros exames laboratoriais. Em virtude de infecção crônica, a presença de títulos de anticorpos não significa que as manifestações clínicas são condizentes com a doença, principalmente nas regiões em que a infecção é enzoótica.

Em cães experimentalmente infectados, a soroconversão foi observada a partir do 14º dia pós-infecção. Cães reagentes na diluição 1:40 são considerados positivos, e o aumento significativo dos títulos de anticorpos pode indicar infecção ativa. Assim, recomenda-se a realização de testes sorológicos pareados para confirmação do diagnóstico.

Não há relação entre o título de anticorpos contra *E. canis* e a fase ou a gravidade da doença. Cães assintomáticos podem apresentar elevados títulos de anticorpos; de modo contrário, cães cronicamente infectados ou em estado grave da doença podem não apresentar títulos detectáveis.

Nos casos em que a sintomatologia é compatível com erliquiose canina e os resultados sorológicos são negativos, recomenda-se nova sorologia após 2 a 3 semanas (sorologia pareada) a fim de certificar a soroconversão, possibilitando firmar o diagnóstico.

Testes sorológicos com base em tecnologia ELISA (Dot-ELISA) estão disponíveis comercialmente para detecção de anticorpos contra *E. canis* e podem ser realizados

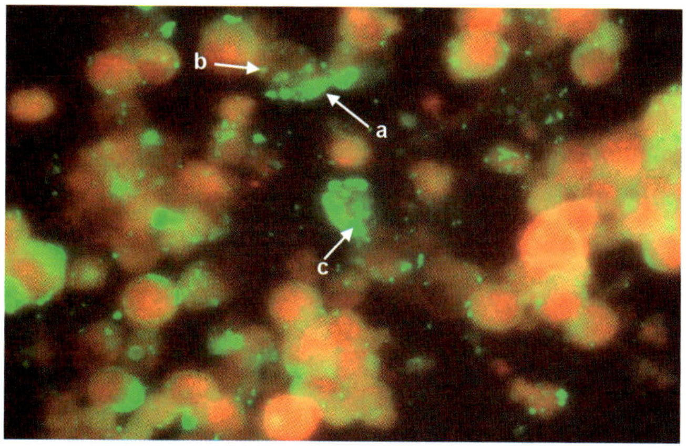

Figura 9.10 Fotomicrografia de células DH82 infectadas por *E. canis* com reação fluorescente positiva (setas). É possível notar a fluorescência positiva de modo difuso, caracterizando, aparentemente, antígenos solúveis em citoplasma celular (**a**), corpúsculos elementares e iniciais (**b**), além da presença de mórulas (**c**). Imunofluorescência indireta, 40×.

durante o atendimento (*point of care tests*). Essa metodologia produz resultados qualitativos (positivo ou negativo) e tem como limitações a baixa sensibilidade em soros com títulos de anticorpos abaixo de 320 e a possibilidade de reações cruzadas com outras espécies de *Ehrlichia* e *Anaplasma*.

Cães infectados por *E. canis* podem apresentar reações cruzadas contra antígenos de *E. chaffeensis*, *E. ewingii* e *E. ruminantium*. Pouca reação cruzada foi observada com *Rickettsia rickettsii*, *A. phagocytophilum*, *N. helminthoeca* e *N. risticii*. Não há, até o momento, descrições de reação cruzada com *A. platys* e qualquer outro agente infeccioso ou parasitário de cães. A RIFI com antígenos de *E. canis* produzidos no Brasil foi desenvolvida e padronizada em 2007, por Aguiar *et al.* Esse teste sorológico pode incrementar o diagnóstico laboratorial da erliquiose canina no Brasil.

Reação em cadeia pela polimerase

A reação em cadeia pela polimerase (PCR) é uma técnica que oferece alta sensibilidade e especificidade para o diagnóstico da erliquiose canina. O teste pode detectar *E. canis* em pequenas quantidades, mesmo antes da visualização de mórulas ou da soroconversão de anticorpos. Quando utilizada para detectar o patógeno no sangue, as amostras devem ser enviadas ao laboratório logo após a coleta, em frascos contendo ácido etilenodiamino tetracético. A amostra de sangue deve ser coletada antes da terapia antimicrobiana; do contrário, o agente pode não estar na corrente circulatória, produzindo resultados falso-negativos.

Diversos espécimes clínicos podem ser considerados para pesquisa de *E. canis* pela PCR, incluindo os tecidos do carrapato vetor. A pesquisa do agente pela PCR no sangue e, simultaneamente, no baço, tem sido recomendada para o diagnóstico da doença nas fases subclínica e crônica. *E. canis* tem sido identificado no baço, mesmo quando ausente na corrente circulatória.

A técnica de PCR em duas etapas (*nested* PCR) ou em tempo real (qPCR) tem aumentado a sensibilidade do diagnóstico, possibilitando quantificar o patógeno e detectar diferentes espécies de *Ehrlichia* em somente uma reação. Vários alvos genéticos podem ser empregados para o diagnóstico da erliquiose canina pela PCR, com destaque para os genes 16S rRNA, OMP-1 (p28/ p30), dsb e TRP19, considerados altamente conservados entre os diversos isolados mundiais de *E. canis*.

Para o diagnóstico definitivo, recomenda-se utilizar a PCR associada à pesquisa de anticorpos, preferencialmente pela RIFI. Na fase crônica da doença, a sensibilidade da PCR tende a baixar em razão da ausência da *E. canis* no sangue. A presença de altos títulos de anticorpos, entretanto, deve ser detectada em virtude da intensa estimulação antigênica ocorrida nas fases anteriores.

Achados necroscópicos e histopatológicos

Os achados de necropsia revelam hemorragias petequiais, sufusões e/ou equimoses nas superfícies mucosas, conjuntiva e serosas de vários órgãos, incluindo cavidade nasal, pulmões, rins, vesícula urinária, coração, trato gastrintestinal e tecidos subcutâneos (Figura 9.11).

Fase aguda

Linfadenomegalia e hepatoesplenomegalia estão frequentemente presentes na fase aguda da doença. A medula óssea apresenta-se vermelha e com hipercelularidade.

Fase crônica

Nessa fase, a palidez de membranas mucosas e de tecido subcutâneo é evidente, além de derrames em cavidades e edemas. A medula óssea mostra-se pálida e hipoplásica.

O fígado pode apresentar quadros graves de esteatose, com moderado infiltrado de células mononucleares nos espaços periportal e perivascular, além de congestão dos sinusoides. Observa-se, também, glomerulonefrite crônica com plasmocitose intersticial. As lesões pulmonares são caracterizadas por pneumonia intersticial. Os septos pulmonares encontram-se espessados por infiltração plasmocitária, podendo haver diferentes graus de hemorragia alveolar.

Os sinais oftálmicos são representados por conjuntivite, petéquias e equimoses em íris, edema de córnea, uveíte e hifema. Os casos mais graves podem resultar em descolamento de retina. Os danos neurológicos são caracterizados por meningoencefalite não supurativa multifocal, envolvendo o tronco e o córtex cerebral.

Lesões histológicas

Os exames histopatológicos são caracterizados por presença de infiltrado inflamatório em vários órgãos (pulmões, rins, linfonodos, baço, pele, mucosas, cérebro, meninges e medula óssea), predominantemente linfócitos, monócitos e plasmócitos.

Pneumonia intersticial, hemorragias intersticiais e alveolares, bem como mórulas em macrófagos alveolares, são os principais achados nos pulmões. Os rins apresentam glomerulonefrite e infiltrado plasmocitário. No sistema nervoso central, verifica-se meningoencefalite não supurativa.

Outros parâmetros

Outros achados clínicos e patológicos incluem tempo de sangramento prolongado e radiopacidade intersticial pulmonar, que varia de padrão bronquiolar brando até evidente infiltrado intersticial com opacidade peribrônquica. Hematúria e proteinúria, principalmente por perda de albumina, são observadas a partir de 2 a 4 semanas pós-infecção, podendo persistir longo período da doença. Durante a perda proteica, a razão albumina/creatinina pode variar de 4,5 a 23,2

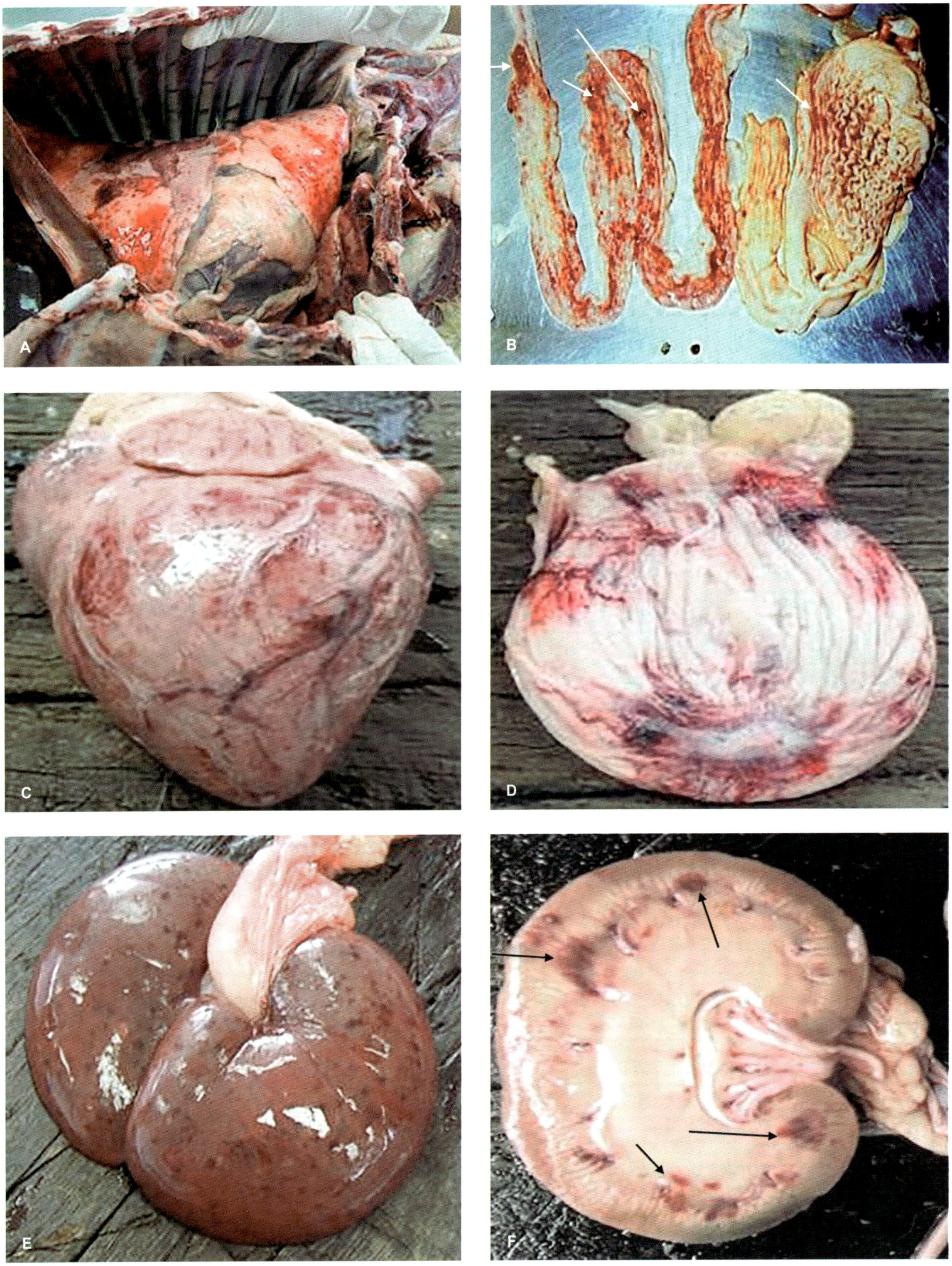

Figura 9.11 Lesões anatomopatológicas em cães naturalmente infectados por *E. canis*. **A.** Lesões hemorrágicas no parênquima pulmonar. **B.** Diferentes graus de lesões hemorrágicas (setas) em vários locais do intestino e do estômago. **C.** Lesões hemorrágicas em músculo cardíaco. **D.** Lesões hemorrágicas na mucosa da vesícula urinária. **E.** Hemorragias subcorticais renais. **F.** Lesões hemorrágicas em córtex, medula e pelve renal (setas). Fonte: Arquivo da Disciplina Enfermidades Infecciosas dos Animais, FMVZ/Unesp, Botucatu, SP.

(valor de referência é menor do que 1,0). Diminuição das concentrações de albumina foi constatada em alguns animais, que apresentaram, em média, 2,1 g por decilitro.

A análise do líquido cefalorraquidiano, em cães com sinais neurológicos decorrentes da erliquiose, tem revelado aumento das concentrações proteicas e, principalmente, pleocitose linfocítica.

Fatores de risco para mortalidade e indicadores de prognóstico da doença têm sido objetos de estudo. Leucopenia e anemia grave, hipopotassemia e tempo de ativação de protrombina (TAP) prolongado estão estreitamente associados à morte dos cães, podendo acometer até 100% dos animais. Apesar disso, contagens de leucócitos totais > 5.800 células/$\mu\ell$, plaquetas > 89.500/$\mu\ell$, hematócrito > 33,5%, TAP < 14,5 segundos e níveis de potássio > 4,75 mmol/ℓ são indicadores de prognóstico favorável em praticamente 100% dos cães.

Diagnóstico diferencial

Em razão da diversidade de sinais clínicos da erliquiose canina nas fases aguda e crônica, várias outras doenças apresentam sinais similares. Assim, babesiose, leptospirose, anemia hemolítica autoimune e neoplasias (mieloma, linfoma e leucemia) devem ser consideradas no diagnóstico diferencial.

➤ Tratamento

O tratamento de eleição para erliquiose canina é fundamentado no emprego de antimicrobianos e terapia de suporte, o que inclui reposição do equilíbrio hidreletrolítico e energético, corticoides, transfusão sanguínea, imunomoduladores e estimulantes da hematopoese.

Tetraciclinas e derivados

Doxiciclina

A doxiciclina é de eleição para o tratamento. Esse fármaco, derivado da tetraciclina, é indicado à fase aguda, em doses de 10 mg/kg a cada 24 h, por via oral, durante 21 a 28 dias. O setor ambulatorial de enfermidades infecciosas dos animais da FMVZ/Unesp, em Botucatu, SP, tem utilizado doxiciclina na dose de 15 mg/kg, por via oral, por 4 a 6 semanas, para o tratamento dos casos crônicos. Em cães nos quais a concentração comercial de doxiciclina é incompatível com o peso, é factível a manipulação do fármaco para uso oral.

Uma das vantagens da doxiciclina (em relação às demais tetraciclinas) é a excreção basicamente intestinal, o que reduz a nefrotoxicidade, especialmente em animais com lesão renal decorrente de infecção por *E. canis*. Em virtude das propriedades lipofílicas, também é capaz de atravessar a membrana celular, em altas concentrações intracelulares, e alcançar, consequentemente, o patógeno localizado no citoplasma. Ainda, apresenta baixa ligação com cálcio, evitando o seu acúmulo e possíveis alterações na coloração dos dentes.

Em razão do tratamento prolongado por via oral, entre 28 e 30 dias com doxiciclina, pode-se prescrever omeprazol, na dose de 1 mg/kg, por via oral, a cada 24 h, 30 min antes da administração da doxiciclina, evitando hipersecreção gástrica dos cães.

Estão disponíveis apresentações comerciais de doxiciclina para uso intramuscular ou intravenoso em cães, em dose de 5 a 10 mg/kg. No entanto, na prática, essa dosagem parece não ser suficiente para a eficácia do tratamento. Ademais, as aplicações por via intramuscular podem resultar em reações locais adversas, como dor, edema e até necrose.

A aplicação por via intravenosa também deve ser realizada com cautela, exclusivamente em animais que apresentam êmese e/ou intolerância ao uso oral da doxiciclina. Por via intravenosa, a doxiciclina pode ser diluída na razão 1:4 com solução fisiológica (a 0,85%) ou água destilada, e aplicada lentamente. A diluição do fármaco em solução de Ringer lactato ou outros fluidos contendo cátions polivalentes é contraindicada, evitando-se interações medicamentosas com o produto. A doxiciclina é contraindicada, ainda, a fêmeas caninas prenhes, lactantes e cães jovens.

Apesar dos bons resultados da doxiciclina no tratamento da erliquiose canina, deve-se considerar seu espectro de ação limitado quanto a outras bactérias patogênicas que acometem cães. Assim, cães com erliquiose, principalmente na fase crônica, que apresentam, entre outras manifestações, pneumonia secundária e infecções urinárias, devem ser tratados com doxiciclina aliada a outro antimicrobiano de amplo espectro. Nesse contexto, recomenda-se o uso de cloridrato de ceftiofur (na dose de 7,5 mg/kg, por via intramuscular ou subcutânea, a cada 24 h) ou de ciprofloxacino (na dose de 10 mg/kg, por via intravenosa, a cada 12 h). Em casos mais graves, pode ser indicado levofloxacino (na dose de 10 mg/kg, por via intravenosa, a cada 24 h).

A minociclina é uma tetraciclina semissintética indicada alternativamente ao tratamento da erliquiose canina (por via oral, na dose de 10 a 20 mg/kg, a cada 12 h, por 28 a 30 dias). A tetraciclina também pode ser utilizada (na dose de 20 mg/kg, a cada 12 h, por via oral), apesar da menor efetividade, se comparada à doxiciclina.

Cloranfenicol

O cloranfenicol é uma opção para o tratamento antimicrobiano da erliquiose canina, particularmente nos casos de infecções persistentes refratárias à doxiciclina. O cloranfenicol pode ser utilizado na dose de 50 mg/kg pelas vias oral, intravenosa ou subcutânea, de 8 em 8 h. Além da ação contra *E. canis*, apresenta como vantagem o amplo espectro de ação, servindo, inclusive, ao combate de infecções bacterianas secundárias em cães com erliquiose.

Melhora do estado clínico dos animais, em casos agudos, pode ser observada 2 dias após o início do tratamento; a contagem de plaquetas chega a valores normais após 2 semanas. Há controvérsias sobre a possibilidade de, mesmo após o tratamento com antimicrobianos, os cães se tornarem ou não reservatórios do agente. Animais infectados experimentalmente e tratados com doxiciclina persistiram com resultados positivos de PCR quando estavam na fase crônica da doença, enquanto animais na fase aguda ou subclínica apresentaram resultados negativos.

Deve-se ressaltar que os animais podem ser reinfectados e apresentar, novamente, os sinais clínicos. Nesses casos, a doença é mais grave, se a reinfecção ocorrer por cepa diferente da primoinfecção ou mesmo se o tratamento com o antimicrobiano for descontinuado antes do período recomendado.

Dipropionato de imidocarb

Embora de boa aceitação, o dipropionato de imidocarb tem eficácia discutível em relação a infecções por *E. canis*. Ele não se mostrou eficaz, por exemplo, quando testado em cultivos de *E. canis*.

A melhora clínica da erliquiose canina associada ao uso desse fármaco pode ser justificada pelo caráter autolimitante da fase aguda da doença. No entanto, efeitos colaterais têm sido observados após a aplicação do imidocarb, como salivação, secreção nasal serosa, diarreia e dispneia. Nesses animais, a aplicação de atropina pode ser necessária.

Imunomoduladores

O uso de imunomoduladores pode ser benéfico à erliquiose canina. Experimentalmente, o levamisol foi utilizado em estudo de caso-controle no tratamento da erliquiose canina. Quando associado à antibioticoterapia, aumentou significativamente o número global de leucócitos, linfócitos e monócitos. Além disso, os animais apresentaram melhora clínica superior em comparação a cães não tratados com levamisol.

Esse fármaco tem as seguintes ações de modulação da resposta imune: estimula a ação de células T; aumenta a resposta aos antígenos; aumenta a produção de interferons, bem como a atividade fagocitária de macrófagos e neutrófilos; estimula a citotoxicidade mediada por células, a produção de linfocinas e a função das células supressoras. Para obter a ação imunomoduladora, deve-se utilizar levamisol na dose de 0,5 a 2 mg/kg, por via subcutânea, pois, em doses mais elevadas, o produto apresenta ação antiparasitária e anti-helmíntica.

Transfusão sanguínea e reposição hidreletrolítica

A transfusão sanguínea é indicada a cães com anemia grave. Recomenda-se o uso de sangue a fresco, em virtude da necessidade de reposição de plaquetas. A reposição hidreletrolítica e energética é indicada a cães com sinais de desidratação, êmese, diarreia e inapetência.

Corticosteroides

Glicocorticoides, prednisona ou prednisolona podem ser administrados em casos de trombocitopenia grave e hemorragias, com a finalidade de reduzir a resposta imunomediada às plaquetas, a ação da linfocina como fator inibidor da migração plaquetária e as lesões provocadas pelo quadro de vasculite.

A prednisona é indicada por via oral, inicialmente na dose de 2 mg/kg, a cada 12 h, por 10 dias. Em seguida, o fármaco é prescrito na dose de 1 mg/kg, a cada 12 h, também por 10 dias. O tratamento é finalizado com mais 10 dias de prednisona na dose de 1 mg/kg, a cada 24 h (desmame).

Estimulantes da hematopoese

Em casos de aplasia da medula óssea, fatores de crescimento hematopoético (como eritropoetina) ou fatores estimulantes de colônias granulocíticas têm sido utilizados com sucesso em cães pancitopênicos ou na fase crônica da erliquiose. A dose considerada é de 50 a 100 UI/kg por via subcutânea, 3 vezes/semana, até que se alcance o volume globular desejado.

Em seguida, a administração pode ser reduzida para 1 ou 2 vezes/semana. A suplementação de ferro (100 a 300 mg, a cada 24 h, durante 3 a 5 meses) pode ser benéfica aos casos crônicos, em decorrência de processos hemorrágicos. Vitaminas do complexo B são importantes para a eritropoese, principalmente vitaminas B6 e B12, ácido fólico e niacina.

Monitoramento do tratamento

A resposta ao tratamento deve ser monitorada, pois o agente pode causar infecção persistente e permanecer meses no organismo do cão. A melhora clínica e a normalização do número de plaquetas são observadas poucos dias após o início do tratamento na fase aguda e em alguns casos brandos da fase crônica.

Quando não houver melhora dos parâmetros clínicos e hematológicos dentro de 2 semanas, o cão deverá ser reavaliado. Em alguns casos, há redução dos títulos de anticorpos e o animal torna-se soronegativo. Em muitas situações, entretanto, os títulos de anticorpos podem permanecer elevados meses a anos. Esses títulos, quando persistentes, podem indicar infecções crônicas, reinfecções frequentes ou exposição prévia (cicatriz imunológica). Atualmente, a PCR é a melhor opção diagnóstica para acompanhar a evolução do tratamento.

Em razão da elevada sensibilidade, o resultado negativo indica que o agente foi eliminado da corrente circulatória. Já o resultado positivo na PCR, após o término do tratamento, significa persistência da infecção. Resultados falso-negativos também são possíveis, principalmente na fase crônica, em que o agente pode não estar no sangue. Nesses casos, deve-se optar pelo exame de PCR em amostras de biopsias de baço e medula óssea.

Profilaxia e controle

A exposição de cães a *E. canis* não confere imunidade protetora. Ademais, vacinas para cães não estão disponíveis comercialmente. Por isso, a profilaxia da erliquiose é fundamentada, especialmente, no controle do carrapato *R. sanguineus*.

A estratégia de controle do carrapato deve ser baseada no tratamento dos animais com o uso de carrapaticidas. As condições do *habitat* fornecem dados importantes para a periodicidade do tratamento e a adoção de medidas que visem reduzir a população de carrapatos no ambiente, uma vez que apenas 5% da população do artrópode parasita os cães.

É imprescindível que a terapia carrapaticida atue tanto no hospedeiro como no ambiente do animal. No mercado, há carrapaticidas para aplicação tópica disponíveis em *pour on*, talcos, xampus, sabonetes e coleiras, os quais protegem os animais cerca de 30 dias.

No ambiente, são utilizados, em geral, produtos à base de amitraz ou cipermetrinas, diluídos e aplicados conforme a recomendação dos fabricantes. O uso de carrapaticidas no ambiente onde residem os animais deve ser recomendado pelo médico veterinário, com aplicação cautelosa, pois são tóxicos para animais e humanos. Após a aplicação no ambiente, o local deve ser lavado várias vezes com água corrente para retirar o excesso do produto.

Em canis, exames de PCR e RIFI em doadores e animais recém-adquiridos, bem como a quarentena de animais recém-introduzidos, são medidas fundamentais para evitar a introdução do agente e controlar a doença, quando diagnosticada no plantel. Em caso de diagnóstico positivo para erliquiose em canis ou residências com mais de um animal, deve haver acompanhamento clínico-laboratorial dos cães contactantes antes de qualquer tratamento dos animais.

Saúde Pública

A erliquiose humana é considerada, pela Organização Mundial de Saúde, uma zoonose emergente. Em meados da década de 1980, a espécie *E. canis* era associada à erliquiose monocítica humana. Nas últimas décadas, com o advento da biologia molecular, verificou-se que o agente da doença humana era, na verdade, *E. chaffeensis*.

Na Venezuela, entretanto, uma linhagem genética e antigenicamente homóloga à cepa Oklahoma de *E. canis* foi isolada em amostra de sangue de paciente humano. Em 2006, no mesmo país, foram registradas seis pessoas com episódios febris, infectadas por *E. canis*. O diagnóstico foi confirmado pela PCR e, no sequenciamento, detectou-se cepa com pequeno ponto de mutação, distinguindo-se das cepas americanas. Assim, o potencial de transmissão de *E. canis* em regiões como a América do Sul deve ser considerado na vigilância epidemiológica da doença.

No Brasil, anticorpos contra antígenos de *E. chaffeensis* foram detectados em cinco pacientes humanos em Minas Gerais, em 2004, os quais apresentavam sinais compatíveis com erliquiose monocítica humana, incluindo febre, cefaleia, náuseas, vômito, mialgia e conjuntivite. No Espírito Santo, em 2010, foram detectados anticorpos contra *E. canis* em aproximadamente 2% dos 201 pacientes avaliados.

Outras espécies do gênero *Ehrlichia* também já foram identificadas em humanos, a saber: *E. ewingii*, *Ehrlichia muris-like* e *Panola Mountain Ehrlichia*. Os casos de erliquiose têm sido associados, principalmente, a indivíduos imunocomprometidos, gravemente debilitados, com doenças de base imunossupressoras ou com histórico de acesso a áreas rurais e florestas.

Bibliografia

Aguiar DM, Cavalcante GT, Pinter A, Gennari SM, Camargo LM, Labruna MB. Prevalence of Ehrlichia canis (Rickettsiales: Anaplasmataceae) in dogs and Rhipicephalus sanguineus (Acari: Ixodidae) ticks from Brazil. J Med Entomol. 2007;44(1):126-32.

Aguiar DM, Saito TB, Hagiwara MK, Machado RZ, Labruna MB. Diagnóstico sorológico de erliquiose canina com antígeno brasileiro de Ehrlichia canis. Cienc Rural. 2007;37(3):796-802.

Aguiar DM, Zhang X, Melo AL, Pacheco TA, Meneses AM, Zanutto MS *et al.* Genetic diversity of Ehrlichia canis in Brazil. Vet Microbiol. 2013;164(3-4):315-21.

Aguiar DM, Ziliani TF, Zhang X, Melo AL, Braga IA, Witter R *et al.* A novel Ehrlichia genotype strain distinguished by the TRP36 gene naturally infects cattle in Brazil and causes clinical manifestations associated with ehrlichiosis. Ticks Tick Borne Dis. 2014;5(5):537-44.

Allen MB, Pritt BS, Sloan LM, Paddock CD, Musham CK, Ramos JM *et al.* First reported case of Ehrlichia ewingii involving human bone marrow. J Clin Microbiol. 2014;52(11):4102-4.

Alves RN, Levenhagen MA, Levenhagen MM, Rieck SE, Labruna MB, Beletti ME. The spreading process of Ehrlichia canis in macrophages is dependent on actin cytoskeleton, calcium and iron influx and lysosomal evasion. Vet Microbiol. 2014;168(2-4):442-6.

Barnewall RE, Rikihisa Y. Abrogation of gamma interferon-induced inhibition of Ehrlichia chaffeensis infection in human monocytes with iron-transferrin. Infect Immun. 1994;62(11):4804-10.

Braga IA, Santos LG, Ramos DGS, Melo AL, Mestre GLC, Aguiar DM. Detection of Ehrlichia canis in domestic cats in the central-western region of Brazil. Braz J Microbiol. 2014;45(2):641-5.

Bulla C, Takahira RK, Araújo Júnior JP, Trinca LA, Lopes RS, Wiedmeyer CE. The relationship between the degree of thrombocytopenia and infection with Ehrlichia canis in an endemic area. Vet Res. 2004;35(1):141-6.

Calic SB, Galvão MA, Bacellar F, Rocha CM, Mafra CL, Leite RC *et al.* Human ehrlichioses in Brazil: first suspect cases. Braz J Infect Dis. 2004;8(3):259-62.

Cárdenas AM, Doyle CK, Zhang X, Nethery K, Corstvet RE, Walker DH *et al.* Enzyme-linked immunosorbent assay with conserved immunoreactive glycoproteins gp36 and gp19 has enhanced sensitivity and provides species-specific immunodiagnosis of Ehrlichia canis infection. Clin Vaccine Immunol. 2007;14(2):123-8.

Castro MB, Machado RZ, Aquino LP, Alessi AC, Costa MT. Experimental acute canine monocytic ehrlichiosis: clinicopathological and immunopathological findings. Vet Parasitol. 2004;119(1):73-86.

Cohn LA. Ehrlichiosis and related infections. Vet Clin North Small Anim Pract. 2003;33(4):863-84.

Dumler JS, Barbet AF, Bekker CP, Dasch GA, Palmer GH, Ray SC *et al.* Reorganization of genera in the families Rickettsiaceae and Anaplasmataceae in the order Rickettsiales: unification of some species of Ehrlichia with Anaplasma, Cowdria with Ehrlichia and Ehrlichia with Neorickettsia, descriptions of six new species combinations and designation of Ehrlichia equi and 'HGE agent' as subjective synonyms of Ehrlichia phagocytophila. Int J Syst Evol Microbiol. 2011;51(Pt 6):2145-65.

Eddlestone SM, Neer TM, Gaunt SD, Corstvet R, Gill A, Hosgood G *et al.* Failure of imidocarb dipropionate to clear experimentally induced Ehrlichia canis infection in dogs. J Vet Intern Med. 2006;20(4):840-4.

Fourie JJ, Stanneck D, Luus HG, Beugnet F, Wijnveld M, Jongejan F. Transmission of Ehrlichia canis by Rhipicephalus sanguineus ticks feeding on dogs and on artificial membranes. Vet Parasitol. 2013;197(3-4):595-603.

Giudice E, Giannetto C, Gianesella M. Effect of desmopressin on immune-mediated haemorrhagic disorders due to canine monocytic ehrlichiosis: a preliminary study. J Vet Pharmacol Ther. 2010;33(6):610-4.

Harrus S, Kenny M, Miara L, Aizenberg I, Waner T, Shaw S. Comparison of simultaneous splenic sample PCR with blood sample PCR for diagnosis and treatment of experimental Ehrlichia canis infection. Antimicrob Agents Chemother. 2004;48(11):4488-90.

Harrus S, Waner T, Bark H. Canine monocytic ehrlichiosis: an update. Comp Cont Educ Pract. 1997;36:431-47.

Harrus S, Waner T. Diagnosis of canine monocytotropic ehrlichiosis (Ehrlichia canis): an overview. Vet J. 2011;187(3):292-6.

Harrus S, Waner T, Neer TM. Ehrlichia canis infection. In: Greene CE. Infectious diseases of the dog and cat. 4.ed. Saint Louis: Elsevier; 2012. p. 227-38.

Johnson EM, Ewing SA, Barker RW, Fox JC, Crow DW, Kocan KM. Experimental transmission of Ehrlichia canis (Rickettsiales: Ehrlichieae) by Dermacentor variabilis (Acari: Ixodidae). Vet Parasitol. 1998;74(2-4):277-88.

Komnenou AA, Mylonakis ME, Kouti V, Tendoma L, Leontides L, Skountzou E *et al.* Ocular manifestations of natural canine monocytic ehrlichiosis (Ehrlichia canis): a retrospective study of 90 cases. Vet Ophthalmol. 2007;10(3):137-42.

Labruna MB, Pereira MC. Carrapatos em cães no Brasil. Clin Vet. 2001;30(1):24-32.

Lewis GE, Ristic M, Smith RD, Lincoln T, Stephenson EH. The brown dog tick Rhipicephalus sanguineus and the dog as experimental hosts of Ehrlichia canis. Am J Vet Res. 1977;38(12):1953-5.

McClure JC, Crothers ML, Schaefer JJ, Stanley PD, Needham GR, Ewing SA *et al.* Efficacy of a doxycycline treatment regimen initiated during three different phases of experimental ehrlichiosis. Antimicrob Agents Chemother. 2010;54(12):5012-20.

Moraes-Filho J, Marcili A, Nieri-Bastos FA, Richtzenhain LJ, Labruna MB. Genetic analysis of ticks belonging to the Rhipicephalus sanguineus group in Latin America. Acta Trop. 2011;117(1):51-5.

Mylonakis ME, Koutinas AF, Breitschwerdt EB, Hegarty BC, Billinis CD, Leontides LS *et al.* Chronic canine ehrlichiosis (Ehrlichia canis): a retrospective study of 19 natural cases. J Am Anim Hosp Assoc. 2004;40(3):174-84.

Mylonakis ME, Siarkou VI, Koutinas A. Myelosuppressive canine monocytic ehrlichiosis (Ehrlichia canis): an update on the pathogenesis, diagnosis and management. Israel J Vet Med. 2010;65:129-35.

Neer TM, Breitschwerdt EB, Greene RT, Lappin MR. Consensus statement on ehrlichial disease of small animals from the infectious disease study group of the ACVIM. American College of Veterinary Internal Medicine. J Vet Intern Med. 2002;16(3):309-15.

Perez M, Bodor M, Zhang C, Xiong Q, Rikihisa Y. Human infection with Ehrlichia canis accompanied by clinical signs in Venezuela. Ann N Y Acad Sci. 2006;1078:110-7.

Popov VL, Han VC, Chen SM, Dumler JS, Feng HM, Andreadis TG *et al.* Ultrastructural differentiation of the genogroups in the genus Ehrlichia. J Med Microbiol. 1998;47(3):2235-51.

Pritt BS, Sloan LM, Johnson DK, Munderloh UG, Paskewitz SM, McElroy KM *et al.* Emergence of a new pathogenic Ehrlichia species, Wisconsin and Minnesota, 2009. N Engl J Med. 2011;365(5):422-9.

Qurollo BA, Davenport AC, Sherbert BM, Grindem CB, Birkenheuer AJ, Breitschwerdt EB. Infection with Panola Mountain Ehrlichia sp. in a dog with atypical lymphocytes and clonal T-cell expansion. J Vet Intern Med. 2013;27(5):1251-5.

Reeves WK, Loftis AD, Nicholson WL, Czarkowski AG. The first report of human illness associated with the Panola Mountain Ehrlichia species: a case report. J Med Case Rep. 2008;2:139.

Rikihisa Y. Ehrlichia subversion of host innate responses. Curr Open Microbiol. 2006;9(1):95-101.

Santarém VA. Achados epidemiológicos, clínicos e hematológicos e comparação de técnicas para diagnóstico de Ehrlichia canis [tese de doutorado]. Botucatu: Faculdade de Medicina Veterinária e Zootecnia da Universidade Estadual Paulista Júlio de Mesquita Filho; 2003.

Santarém VA, José MD, Laposy CB. Alterações bioquímicas em cães citopênicos e não citopênicos com ehrlichiose. Semina Cienc Agr [Internet]. 2000;29(4):845-52. Disponível em http://www.uel.br/revistas/uel/index.php/semagrarias/article/viewFile/2719/4061. Acesso em 11/11/2014.

Shaw SE, Day MJ, Birtles RJ, Breitschwerdt EB. Tick-borne infectious diseases of dogs. Trends Parasitol. 2001;17(2):74-80.

Souza DRD, Melo ALT, Muraro LS, Aguiar DM, Albuquerque D. Levamisole enhances global and differential leukocyte numbers in peripheral blood of dogs with ehrlichiosis. Turk J Vet Anim Sci. 2013;37:647-52.

Spolidorio MG, Labruna MB, Machado RZ, Moraes-Filho J, Zago AM, Donatele DM *et al.* Survey for tick-borne zoonoses in the state of Espirito Santo, southeastern Brazil. Am J Trop Med Hyg. 2010;83(1):201-6.

Thomas S, Popov VL, Walker DH. Exit mechanisms of the intracellular bacterium Ehrlichia. PLoS One. 2010;5(12):e15775.

Vieira RF, Biondo AW, Guimarães AM, Dos Santos AP, Santos RP, Dutra LH *et al.* Ehrlichiosis in Brazil. Rev Bras Parasitol Vet. 2011; 20(1):1-12.

Walker DH, Ismail N, Olano JP, McBride JW, Yu XJ, Feng HM. Ehrlichia chaffeensis: a prevalent, life-threatening, emerging pathogen. Trans Am Clin Climatol Assoc. 2004;115:375-82.

Watanabe M, Oikawa T, Hiraoka H, Kaneko N, Itamoto K, Mizuno T *et al.* Experimental inoculation of beagle dogs with Ehrlichia species detected from Ixodes ovatus. Vet Parasitol. 2006;136(2):147-54.

Witter R, Vecchi SN, Pacheco TA, Melo ALT, Borsa A, Sinkoc AL *et al.* Prevalência da erliquiose monocítica canina e anaplasmose trombocítica em cães suspeitos de hemoparasitose em Cuiabá, Mato Grosso. Semina Cienc Agr [Internet]. 2013;34(6 Supl 2):3811-22. Disponível em http://www.uel.br/revistas/uel/index.php/semagrarias/article/view/14804/pdf_166. Acesso em 11/11/2014.

Zhang X, Luo T, Keysary A, Baneth G, Miyashiro S, Strenger C *et al.* Genetic and antigenic diversities of major immunoreactive proteins in globally distributed Ehrlichia canis strains. Clin Vaccine Immunol. 2008;15(7):1080-8.

Encefalite dos Leitões 10

Taíssa Cook Siqueira Soares e Antonio Carlos Paes

Definição

Encefalite dos leitões é uma doença infecciosa de grande importância na suinocultura moderna tecnificada, causada por *Streptococcus suis*, geralmente relacionada com condições precárias de higiene e manejo, a qual afeta, principalmente, leitões desmamados. Caracteriza-se por sintomatologia nervosa, febre e, ocasionalmente, morte súbita.

Sinonímias: meningite, meningite estreptocócica ou meningoencefalite estreptocócica dos leitões são outras denominações atribuídas à encefalite dos leitões.

Etiologia

O agente etiológico da encefalite dos leitões é a bactéria *Streptococcus suis* (*S. suis*) pertencente ao grupo D de Lancefield.

Classificação taxonômica

- Família: *Streptococcaceae*
- Gênero: *Streptococcus*
- Espécie: *Streptococcus suis*.

Propriedades gerais do agente

Os microrganismos pertencentes à espécie *S. suis* são aeróbios, microaerófilos e anaeróbios facultativos, encapsulados, produtores de alfa-hemólise, catalase e oxidase-negativos, imóveis, fermentadores da glicose e não formadores de esporos. Na coloração de Gram, apresentam-se como cocos gram-positivos, dispostos individualmente, aos pares ou em cadeias de diferentes comprimentos. Os cocos são esféricos ou ovoides e medem, aproximadamente, 2 μm de diâmetro.

Condições de isolamento

O isolamento microbiano pode ser obtido em meios enriquecidos convencionais, como o ágar-sangue ovino ou bovino (5%). Após 24 a 48 h de incubação a 35 a 37°C, o microrganismo apresenta-se, macroscopicamente, em colônias de coloração acinzentada, lisas e brilhantes, com 0,2 a 0,5 mm de diâmetro. A maioria das linhagens apresenta alfa-hemólise com 24 h de incubação, embora certos isolados manifestem essa característica somente após 48 h.

Sorotipos

Atualmente, são reconhecidos 35 sorotipos capsulares do agente, denominados 1 a 34 e 1/2. Estudos recentes sugerem a reclassificação dos sorotipos 32 e 34 como *Streptococcus orisratti* e a remoção dos sorotipos 20, 22, 26 e 33 da espécie *S. suis*.

Fatores de virulência

A identificação dos fatores de virulência de *S. suis* tem sido limitada pela falta de uma definição clara do conceito de virulência e de padronização do modelo animal de experimentação.

Diversos fatores têm papel específico em um ou mais estágios da patogenia, sendo considerados reais fatores de virulência, os quais serão abordados a seguir. Para outros fatores, entretanto, ainda não foi associado um papel específico no desenvolvimento da doença, embora a ausência do fator em questão afete a virulência do agente. Estes são denominados candidatos a fatores de virulência. Existem ainda os marcadores de virulência, que têm sido largamente utilizados para predizer a virulência de linhagens de *S. suis*. As proteínas MRP (do inglês, *muramidase release protein*) e FE (fator extracelular) são exemplos de marcadores de virulência. Apesar da presença dessas proteínas ser associada à virulência de linhagens em alguns países, a ausência de produção de uma ou ambas as proteínas não resulta em perda da virulência.

As adesinas estão presentes na membrana celular de *S. suis* e ligam-se aos componentes da matriz extracelular durante o processo de aderência do patógeno aos tecidos do hospedeiro. A proteína ligadora de fibronectina (Fbps, do inglês, *fibronectin/fibrinogen binding protein*), com alta capacidade de ligação à fibronectina e ao fibrinogênio, foi recentemente identificada como fator de virulência do agente. Essa proteína parece atuar na colonização dos órgãos específicos envolvidos na infecção por *S. suis*, mas não estaria relacionada com a colonização primária das tonsilas dos suínos. A enolase é outra proteína capaz de ligar-se à fibronectina e ao plasminogênio, que talvez tenha papel importante na invasão de células endoteliais do hospedeiro.

Diversas outras adesinas têm sido descritas para *S. suis* na última década, incluindo DppIV (do inglês, *dipeptidyl peptidase-4*, que significa dipeptidil peptidase-4), SrtA (do inglês, *sortase A*) e GAPDH (do inglês, *glyceraldehyde-3-phosphate dehydrogenase*, que significa gliceraldeído-3-fosfato desidrogenase).

A suilisina (hemolisina) é uma proteína secretada por *S. suis*, pertencente à família das toxinas conhecidas como antigenicamente relacionadas com as toxinas ligadoras de colesterol, as quais se ligam ao colesterol das membranas celulares, formando poros transmembrana. Além do efeito tóxico para diversos tipos celulares (epiteliais, endoteliais, neutrófilos, monócitos e macrófagos), a suilisina parece interferir na fagocitose e na morte mediada por complemento. Atua, portanto, durante o processo de colonização e sobrevivência de *S. suis* na circulação sanguínea.

Diversos microrganismos utilizam a estratégia de formação de biofilme para sobreviver em condições desfavoráveis. Recentemente, foi demonstrado, *in vitro*, que *S. suis* é capaz de induzir a formação de biofilme, característica que o torna um colonizador persistente, capaz de resistir à eliminação pelo sistema imune do hospedeiro e aumentar sua resistência aos antimicrobianos, assim como trocar material genético, contribuindo para sua virulência. No entanto, não se sabe, ainda, se o agente forma biofilme durante a colonização das tonsilas ou de outros órgãos do hospedeiro.

A cápsula é uma barreira física contra a fagocitose, impedindo a morte do agente por neutrófilos, monócitos e macrófagos. O ácido siálico, componente estrutural da cápsula, tem efeito de mimetismo molecular, com epítopos largamente distribuídos em todas as células de mamíferos, o que impede o reconhecimento de *S. suis* pelo sistema imune do hospedeiro. Além disso, tem sido implicado como responsável pela aderência do patógeno aos monócitos (hipótese de *Modified Trojan Horse*), uma das modalidades de disseminação de *S. suis* pela corrente sanguínea.

A modificação da parede celular do agente por meio dos processos de N-desacetilação do peptidoglicano e D-alanilação do ácido lipoteicoico também contribui para a resistência à fagocitose por neutrófilos. O patógeno é, ainda, capaz de afetar o recrutamento dos neutrófilos pela produção de proteases que degradam a IL-8. No entanto, em caso de internalização, a enzima superóxido dismutase A (SodA) e um sistema de arginina desaminase possibilitam ao *S. suis* sobreviver ao maquinário intracelular de destruição das células fagocitárias.

S. suis necessita de nutrientes cuja disponibilidade no hospedeiro infectado é relativamente baixa. O patógeno adapta-se às condições de restrição de ferro por meio de mudanças em seu metabolismo, substituindo ferro por manganês ou magnésio. Além disso, a lipoproteína TroA é importante para a sobrevivência de *S. suis* em ambientes com baixa concentração de manganês.

Epidemiologia

S. suis é um patógeno primário de suínos que, ocasionalmente, pode ser isolado de outras espécies de hospedeiros. Infecções pelo agente já foram descritas em ruminantes, equinos, cães, gatos, pássaros e humanos.

A infecção por *S. suis* é cosmopolita, ocorrendo com maior frequência na espécie suína. Animais de todas as idades podem ser acometidos. No entanto, a maioria dos casos sintomáticos ocorre nas primeiras semanas após o desmame dos leitões. A doença tem maior incidência em granjas de produção intensiva, com animais totalmente confinados e alta densidade populacional. Diferentes fatores predisponentes relacionados com os animais, o agente, o ambiente e o manejo estão associados à doença.

Fatores predisponentes relacionados com os animais

- Idade
- Plantéis com histórico de ocorrência de outras doenças infecciosas, como síndrome reprodutiva e respiratória dos suínos, doença de Aujeszky, salmonelose e pleuropneumonia suína.

Fatores predisponentes relacionados com o agente

- Patogenicidade do microrganismo
- Resistência aos fatores ambientais.

Fatores predisponentes relacionados com o ambiente e o manejo

- Movimentação dos animais desmamados
- Mistura de suínos procedentes de diferentes plantéis
- Superlotação e sistema de confinamento
- Flutuação excessiva da temperatura ambiental
- Alojamento de suínos na mesma sala com mais de 2 semanas de diferença de idade
- Umidade relativa do ar superior a 70%
- Ventilação inadequada
- Uso de fluxo contínuo de produção sem vazio sanitário.

O agente é introduzido nas granjas por suínos portadores, clinicamente sadios, os quais podem albergar mais de um sorotipo do agente. Atualmente, considera-se que a taxa de portadores assintomáticos das granjas suinícolas seja próxima de 100%.

S. suis tem como *habitat* natural o trato respiratório, particularmente as tonsilas palatinas e as cavidades nasais, bem como o trato genital, especificamente a vagina, e o trato digestório dos suínos, caracterizando essa espécie animal como principal reservatório e fonte de infecção deste microrganismo para outros animais e para os humanos.

A espécie *S. suis* pode ser ocasionalmente isolada a partir de sangue, leite, pulmões, linfonodos, fígado, rins e prepúcio de suínos sadios. Padrões epidemiológicos mais complexos devem ser considerados devido ao relato do óbito de um gato sem contato prévio com suínos infectados ou produtos derivados de suínos.

Embora a taxa de portadores assintomáticos possa ser elevada nos plantéis, a ocorrência da doença clínica, geralmente, é inferior a 5%, podendo chegar a 50%. As taxas de letalidade variam entre 4 e 20%, sendo maiores em granjas de terminação compostas de leitões de diferentes origens e sem tratamento.

A via de infecção mais comum é a respiratória, podendo ocorrer também infecção por via digestória. Matrizes podem transmitir o agente aos leitões por ocasião do parto, durante a passagem pelo canal vaginal. A mosca doméstica e os roedores constituem importantes carreadores do agente. *S. suis* pode, ainda, ser facilmente veiculado por fômites.

As vias de eliminação são as secreções oronasais (principalmente) e uterina, o conteúdo vaginal e as fezes. *S. suis* pode sobreviver em tecidos ou fluidos de suínos 10 dias a 4°C; nas fezes, 104 dias a 0°C, 10 dias a 9°C e 8 dias a 25°C; na poeira, 54 dias a 0°C e 25 dias a 9°C. O agente é destruído pela maioria dos desinfetantes comerciais, embora resista ao álcool 70%.

Os sorotipos 1 a 8 são os mais prevalentes em casos clínicos. O sorotipo 2 tem sido o mais frequentemente isolado de animais doentes, na maioria dos países, e considerado o de maior caráter zoonótico, sendo o mais comumente descrito como agente causal de doença sistêmica em humanos. No entanto, estudos recentes sugerem a redução da prevalência do sorotipo 2, ao longo dos anos, em contraste com a emergência de outros sorotipos, tidos como mais prevalentes em alguns países: sorotipo 9 na Bélgica, na Alemanha, na Holanda e na Espanha; sorotipos 1 e 14 no Reino Unido; e sorotipo 3 nos EUA. Além disso, a prevalência do sorotipo 2 pode variar de acordo com a região geográfica. Na Europa e na Ásia, a prevalência desse sorotipo é de até duas vezes a descrita no Canadá e nos EUA.

Sorotipos menos frequentes são também relacionados com quadros clínicos infecciosos em diversos países: sorotipos 1/2, 3, 4, 8, 17, 19 e 21 no Canadá; sorotipos 1/2, 1, 3, 4, 7, 8 e 9 na Itália; sorotipos 1/2, 3, 4, 7, 8 e 14 no Reino Unido; sorotipos 1/2, 3, 8, 9 e 14 na Espanha; sorotipos 3, 4, 7 e 9 na Alemanha; e sorotipo 9 na Holanda e na França.

No Brasil, há relato de isolamento de *S. suis* em 13 estados: Rio de Janeiro, São Paulo, Minas Gerais, Paraná, Santa Catarina, Bahia, Mato Grosso, Mato Grosso do Sul, Rio Grande do Sul, Pernambuco, Distrito Federal, Espírito Santo e Goiás. À semelhança do que ocorre na maioria dos países, o sorotipo 2 é o mais prevalente em animais doentes no Brasil, embora os sorotipos 1/2, 1, 3, 4, 5, 6, 7, 8, 9, 10, 11 e 14 tenham sido descritos em casos clínicos. O isolamento dos sorotipos 1, 4, 5 e 14 torna-se importante, uma vez que eles também são descritos como agentes etiológicos de meningite e outras infecções em humanos.

A distribuição de sorotipos parece ser diferente entre animais doentes e portadores assintomáticos. Nestes últimos, o sorotipo 2 é bem menos frequente. Por outro lado, os sorotipos 17, 18, 19, 21 e 22 são comumente recuperados de suínos portadores sadios.

A produção dos fatores de virulência por diversos sorotipos de *S. suis* isolados de casos clínicos e de suínos sadios, associada à transferência de genes de virulência entre linhagens do agente, ressalta a importância epidemiológica dos animais portadores sadios na manutenção, na transmissão e na disseminação de linhagens virulentas, dentro de granjas suinícolas e entre elas.

Diferentes genótipos e fenótipos são encontrados em um mesmo sorotipo e em regiões geográficas distintas. Na Europa e na Ásia, a maioria das linhagens isoladas de casos clínicos é MRP, FE e suilisina positivas; já na América do Norte, a maioria das linhagens não produz esses três fatores de virulência.

Esses achados sustentam a evidência de que linhagens de *S. suis* sorotipo 2, provenientes da Europa e da Ásia, sejam mais virulentas que linhagens oriundas da América do Norte. No Brasil, foram descritos oito diferentes genótipos entre linhagens de *S. suis* sorotipo 2, dos quais o genótipo MRP+/FE+/suilisina+ foi o mais prevalente.

Patogenia

A patogenia da infecção causada por *S. suis* é extremamente complexa. Varia de acordo com o sorotipo e entre linhagens de um mesmo sorotipo, em função do conjunto de fatores de virulência expresso pelo agente. De maneira geral, para causar a doença, a linhagem precisa ultrapassar barreiras epiteliais, alcançar a circulação sanguínea e sobreviver nela, bem como invadir diferentes órgãos e causar exacerbada inflamação.

O primeiro estágio da infecção é a colonização (aderência e invasão). *S. suis* é capaz de aderir às células epiteliais das tonsilas palatinas e/ou faríngeas (via respiratória) e dos linfonodos mesentéricos (via oral), por meio de suas adesinas. Nessa etapa da colonização, a regulação negativa da produção da cápsula do patógeno é necessária para que haja exposição das adesinas, com consequente interação do patógeno com as células hospedeiras.

A invasão de células epiteliais do trato respiratório superior por *S. suis* ainda é motivo de controvérsia. Somente linhagens acapsulares demonstraram ser capazes de invadir tal tipo celular; invasão por lise celular pode ocorrer. Linhagens hemolisina-positivas são tóxicas para as células epiteliais das tonsilas e dos linfonodos, causando lise celular e alcançando a circulação sanguínea. As linhagens hemolisina-negativas parecem se disseminar pela corrente sanguínea por um processo denominado *uptake by macrophages*, no qual os macrófagos fagocitam e carreiam o microrganismo para a corrente sanguínea.

Uma vez na circulação sanguínea, *S. suis* está sujeito à ação de células fagocitárias da imunidade inata. No entanto, na ausência de anticorpos específicos, o agente é capaz de resistir à fagocitose e persistir na corrente sanguínea em altas concentrações. A evolução mais comum, em leitões lactentes, é o estabelecimento de septicemia aguda terminal e fatal. Nos animais mais velhos, o microrganismo pode instalar-se em articulações, endocárdio, olhos, meninges e outros tecidos. A disseminação de *S. suis* ocorre, preferencialmente, de modo extracelular, ou seja, linhagens livres na corrente sanguínea ou simplesmente aderidas à superfície externa de fagócitos. O agente pode, ainda, ser carreado no interior de células mononucleares.

O agente deve ser capaz de ultrapassar a barreira hematoencefálica (BHE) para causar a doença. O mecanismo pelo qual as linhagens de *S. suis* transpõem essa barreira depende dos fatores de virulência envolvidos e do modo de disseminação da linhagem pela corrente sanguínea.

Linhagens produtoras de suilisina

As linhagens suilisina positivas aderem às células endoteliais da BHE e liberam a suilisina, promovendo lise celular e invadindo o sistema nervoso central (SNC). A liberação da suilisina, fator citotóxico, leva ao aumento da permeabilidade da BHE, ocasionando, por conseguinte, edema cerebral, aumento da pressão intracraniana e bloqueio do fluxo sanguíneo, alterações características da meningite.

Linhagens não produtoras de suilisina

Linhagens livres

As linhagens disseminadas livres, como bactérias extracelulares e hemolisina negativas, ultrapassam a BHE por meio de dois mecanismos diferentes: (1) aderência às células endoteliais da BHE, com consequente alteração das junções intercelulares; (2) aderência às células endoteliais da BHE, com consequente indução da liberação de citocinas e quimiocinas pró-inflamatórias pelas próprias células da BHE. Essas substâncias regulam positivamente a expressão de moléculas de adesão, na superfície das células endoteliais da BHE, às quais os leucócitos aderem para invadir a BHE, liberando a passagem do microrganismo para o SNC.

Disseminação dependente dos monócitos

As linhagens disseminadas no interior dos monócitos ou aderidas à sua superfície invadem o SNC por meio dos mecanismos *Trojan Horse* e *Modified Trojan Horse*, respectivamente. Essas linhagens estimulam a liberação de citocinas e quimiocinas pró-inflamatórias pelos próprios monócitos, os quais se ligam às moléculas de adesão, positivamente reguladas e expressas na superfície das células endoteliais da BHE, para invadirem o SNC, carreando *S. suis* em seu interior ou aderido à sua superfície.

A multiplicação de *S. suis* livre no SNC, associada ao aumento da migração de leucócitos e à comigração do microrganismo, acarreta uma inflamação local, levando ao quadro clínico característico da doença.

Adicionalmente à indução de uma exacerbada liberação de mediadores inflamatórios por células endoteliais suínas, o que promove um elevado recrutamento de leucócitos e a subsequente quebra da BHE, *S. suis* é capaz de modular essa resposta por meio da degradação da interleucina-8, reduzindo o recrutamento dos neutrófilos para o local de inflamação, o que possibilita a sobrevivência do agente no SNC.

Estudos referentes à capacidade de *S. suis* de invadir células epiteliais e endoteliais, independentemente da presença de cápsula ou produção de suilisina, vêm sendo maciçamente conduzidos, porém, com resultados contraditórios.

Recentemente, foi demonstrado que *S. suis* afeta também a integridade das células epiteliais do plexo coroide (CPEC, do inglês *choroid plexus epithelial cells*), outro constituinte da BHE, facilitando sua invasão ao SNC. Embora a apoptose possa estar envolvida no processo de morte das CPEC, a necrose parece ser o mecanismo predominante.

➤ Clínica

S. suis provoca amplo espectro de doenças graves nos suínos. Septicemia e artrite são as manifestações clínicas mais comuns em leitões lactentes, enquanto a meningite é a manifestação mais frequente em leitões desmamados. A infecção, nos suínos, caracteriza-se ainda por pneumonia, endocardite e, ocasionalmente, endometrite, abortamento, rinite e vaginite.

Encefalite dos leitões

A doença é mais comum em leitões desmamados, particularmente no período de creche, com 5 a 10 semanas de idade. O período de incubação varia de 1 dia a 2 semanas.

Encefalite crônica (progressiva)

Sinais iniciais

Os animais infectados apresentam, inicialmente, apatia, anorexia, febre, hiperemia de pele, cerdas arrepiadas, orelhas constantemente retraídas à cabeça, curto período de diarreia e, ocasionalmente, vômito.

Sinais avançados

Os casos de meningite progridem com tremores musculares, falta de coordenação motora, perda de equilíbrio, decúbito lateral com movimento de pedalagem, opistótono e convulsões. A morte ocorre, geralmente, a partir de 4 h após o início dos sinais nervosos.

Encefalite aguda

Os casos agudos cursam com morte súbita, não sendo evidenciados sinais clínicos.

Sequelas da encefalite dos leitões

Os animais apresentam, frequentemente, cegueira e/ou surdez como sequela dos casos de meningite que não evoluem para o óbito.

Estudos têm procurado relacionar a infecção pelos diversos sorotipos e fenótipos com os sinais clínicos e a idade dos animais acometidos, contudo, com resultados inconclusivos.

➤ Diagnóstico

O diagnóstico presuntivo da encefalite dos leitões baseia-se na associação de dados clínico-epidemiológicos e achados necroscópicos macroscópicos. O diagnóstico definitivo fundamenta-se, principalmente, no isolamento e na identificação do agente, bem como no exame histopatológico dos tecidos acometidos. Os materiais de eleição para o diagnóstico da enfermidade e a detecção de animais portadores sadios estão esquematizados na Figura 10.1.

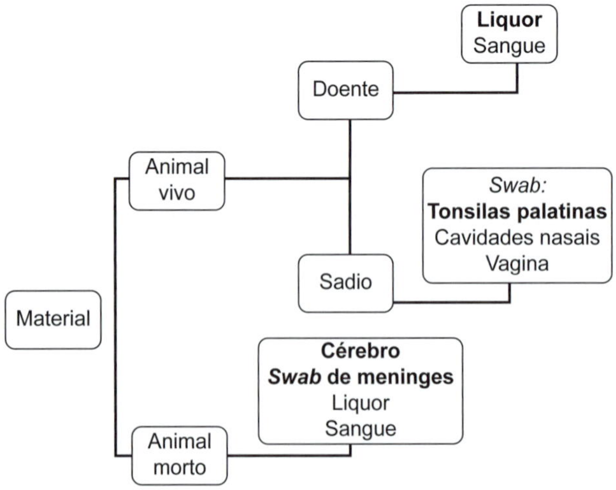

Figura 10.1 Materiais de eleição para o diagnóstico da encefalite dos leitões e a detecção de suínos portadores sadios.

Diagnóstico presuntivo

Dados clínico-epidemiológicos

- Leitões de qualquer idade, principalmente desmamados
- Sintomatologia nervosa ou morte súbita.

Achados macroscópicos de necropsia

- Espessamento, hiperemia e hemorragia do cérebro
- Exsudato fibrinopurulento sobre as meninges
- Liquor turvo, contendo pequenos grumos.

Diagnóstico definitivo

Isolamento e identificação de *S. suis*

Provas bioquímicas

A identificação de linhagens recuperadas de animais doentes é possível pelas seguintes provas bioquímicas: presença de alfa-hemólise em ágar sangue, ausência de crescimento em caldo contendo 6,5% de cloreto de sódio, teste Voges-Proskauer (VP) negativo e teste de produção de amilase positivo. Não se recomenda a utilização de *kits* comerciais multiteste para a identificação da espécie *S. suis*. Além disso, a classificação de *S. suis* biotipos 1 e 2, com base na fermentação de alguns açúcares, é inapropriada.

O isolamento e a identificação de linhagens provenientes de animais portadores sadios são tarefas mais complicadas. A espécie *S. suis*, assim como outras espécies de *Streptococcus* alfa-hemolítico, são comensais do trato respiratório superior dos suínos, particularmente das tonsilas e das cavidades nasais. O maior empecilho para a utilização de técnicas bacteriológicas é a dificuldade de isolar e localizar as possíveis colônias de *S. suis* em amostras naturalmente multi-infectadas, como as tonsilas e as cavidades nasais.

No caso de amostras provenientes de animais doentes, a linhagem patogênica geralmente cresce abundantemente nos meios de cultivo, muitas vezes em cultura pura, facilitando o isolamento e a identificação. Além disso, pode haver confusão diagnóstica, com a utilização de provas bioquímicas, entre *S. suis* e as demais espécies de *Streptococcus* alfa-hemolítico pertencentes à microbiota normal dos suínos. Assim, a detecção de suínos portadores sadios requer técnicas de biologia molecular, como a PCR.

Provas sorológicas

Diversas técnicas sorológicas foram desenvolvidas, como meios seletivos e diferenciais, isolamento imunomagnético, imunofluorescência indireta, ELISA e imunocromatografia. No entanto, essas técnicas apresentam limitações de uso na rotina diagnóstica, como variação nos resultados conforme a concentração de anticorpos, baixa sensibilidade e especificidade, e a incapacidade de diferenciar o sorotipo 2 do sorotipo 1/2 em razão do compartilhamento de antígenos comuns.

Biologia molecular

A PCR para detecção de fragmentos genômicos específicos da espécie *S. suis* é uma técnica rápida, sensível e específica, capaz de diagnosticar linhagens de todos os tipos, inclusive não tipáveis, e, adicionalmente, identificar os tipos do agente provenientes de animais doentes, animais portadores sadios e humanos, com o objetivo de diagnóstico clínico ou estudo epidemiológico. Recentemente, foi desenvolvido um protocolo de PCR *multiplex* em duas etapas para tipagem das linhagens de *S. suis* capaz de diferenciar quase todos os tipos atualmente identificados. A PCR *multiplex*, em semelhança ao que ocorre nas técnicas sorológicas, não é capaz de diferenciar o tipo 2 do 1/2, e o tipo 1 do 14, devido ao alto grau de identidade entre seus genes capsulares.

Sorotipificação

Consiste em etapa fundamental do diagnóstico de rotina, uma vez que as técnicas de sorotipificação são as únicas capazes de distinguir todos os sorotipos já identificados do agente. A técnica de coaglutinação é o método mais difundido de sorotipificação das linhagens de *S. suis*. A utilização de reagentes polivalentes, seguida pelo uso de reagentes monovalentes, torna a técnica mais rápida, possibilitando a sorotipificação de um grande número de linhagens em curto período de tempo.

Reações fracamente positivas e múltiplas reações positivas de uma mesma linhagem devem ser confirmadas pelo teste de reação capsular ou de precipitação capilar. Para conferir maior segurança ao diagnóstico, os laboratórios de diagnóstico de rotina devem realizar a sorotipificação do agente utilizando reagentes para a identificação dos sorotipos de 1 a 8, e as linhagens não sorotipáveis devem ser enviadas a um laboratório de referência.

Exame histopatológico

- Quadro típico de inflamação: exsudação de fibrina e infiltrado predominantemente neutrofílico
- Hidrocefalia interna
- Necrose focal de liquefação
- Meningoencefalite subaguda: infiltrado rico em células mononucleares.

Diagnóstico diferencial

Em razão da similaridade dos sinais neurológicos, a encefalite dos leitões deve ser diferenciada da doença de Teschen-Talfan (paresia enzoótica benigna), da doença de Aujeszky, da doença do edema e da doença do coração em amora, bem como da listeriose, da intoxicação por cloreto de sódio e das infecções por *Haemophilus parasuis*, *Erysipelothrix rhusiopathiae*, *Actinobacillus suis*, *Mycoplasma hyosynoviae* e *Mycoplasma hyorhinis*.

Tratamento

O tratamento antimicrobiano é efetivo, geralmente, quando instituído no início dos sinais clínicos. Animais que apresentam sintomatologia clínica devem ser isolados dos demais e tratados individualmente (antimicrobianoterapia individual). Recomendam-se, ainda, a administração de analgésico e anti-inflamatório juntamente com o antimicrobiano e a medicação dos animais da mesma baia ou até do lote inteiro (antimicrobianoterapia massal).

Diversos princípios ativos estão disponíveis comercialmente para o tratamento de casos de encefalite dos leitões. Os antimicrobianos de eleição estão resumidos na Tabela 10.1.

As principais causas de insucesso do tratamento são a descontinuidade da terapia e a resistência bacteriana. Recomenda-se, portanto, a realização do teste de sensibilidade *in vitro* aos antimicrobianos, em razão do alto índice de resistência das linhagens de *S. suis* aos principais antimicrobianos utilizados na suinocultura, como demonstrado em diversos estudos.

Tratamentos alternativos

A dexametasona tem sido usada para evitar a degradação das células do plexo coroide, dificultando a invasão de *S. suis* no sistema nervoso central. A amora silvestre (*Vaccinium oxycoccos* L.) foi utilizada experimentalmente no tratamento, visando à inibição da hemaglutinação induzida por linhagens de *S. suis*.

Profilaxia e controle

A erradicação de *S. suis* de uma granja é praticamente impossível. As práticas de antimicrobianoterapia preventiva e desmame precoce, isoladas ou em associação, impedem ou minimizam os sinais clínicos. No entanto, não eliminam o estado de portador dos animais e, consequentemente, não erradicam o agente da propriedade.

A cesariana, embora seja um método capaz de produzir leitões livres do agente, é uma prática economicamente inviável e ineficaz para a erradicação de *S. suis*.

Tabela 10.1 Antimicrobianos de eleição para o tratamento de encefalite dos leitões.

Princípio ativo	Dose (intervalo)	Via de administração	Tempo de tratamento
Penicilina G*	40.000 UI/kg (a cada 5 dias)	Intramuscular	2 ou 3 aplicações
Ampicilina*	20 mg/kg (a cada 8 h)	Intramuscular ou subcutânea	10 dias
Florfenicol**	20 mg/kg (a cada 12 h)	Oral	7 a 10 dias
Tetraciclina**	20 mg/kg (a cada 12 h)	Oral	7 a 10 dias

*Antimicrobianoterapia individual.
**Antimicrobianoterapia massal – fabricados como *premix* e pó solúvel para administração na ração ou na água dos suínos, respectivamente.

Os leitões neonatos podem ser colonizados logo após a cesariana por linhagens provenientes da matriz ou mesmo do ambiente.

O controle da encefalite dos leitões e das demais infecções por *S. suis* contempla medidas gerais e específicas que objetivam reduzir a prevalência do agente nos animais e nas granjas e, consequentemente, proteger os próprios animais e os humanos da infecção pelo agente.

Medidas gerais

As medidas gerais de controle fundamentam-se em procedimentos de manejo que minimizem os fatores predisponentes:

- Isolamento e tratamento dos animais doentes
- Limpeza e desinfecção das instalações
- Manutenção de programas nutricionais adequados ao material genético do plantel
- Adoção do sistema de manejo em lotes, respeitando o vazio sanitário
- Cuidados para evitar superlotação de animais, ambientes fechados com ventilação insuficiente, mistura de leitões de diferentes idades e excessiva umidade relativa do ar
- Controle dos vetores
- Controle de outras doenças
- Uso de instrumental limpo e desinfetado, em leitões lactentes, para os cuidados com o umbigo, a castração e o corte dos dentes e da cauda.

Medidas específicas

Antimicrobianoterapia massal

A medicação preventiva em massa, em períodos estratégicos (com maior probabilidade de ocorrência de surtos), tem sido eficiente para evitar casos clínicos de encefalite dos leitões. O procedimento mais indicado é a administração de antimicrobianos na água ou na ração dos animais.

Imunoprofilaxia

O controle da doença pelo uso de vacinas atualmente disponíveis tem sido pouco efetivo. O conhecimento limitado dos fatores de virulência e da fisiopatologia do agente, a diversidade de sorotipos virulentos, a diferença de virulência entre os sorotipos e entre as linhagens de um mesmo sorotipo, bem como a ausência de proteção cruzada entre os sorotipos, são aspectos que dificultam o desenvolvimento de vacinas efetivas contra *S. suis*.

O uso de vacinas autógenas tem demonstrado eficácia na redução da taxa de mortalidade, sendo importante em propriedades com alta ocorrência da doença. Em alguns países, estão disponíveis vacinas comerciais. No entanto, proteção incompleta, necessidade de repetidas doses e/ou eficácia sorotipo ou linhagem-dependente têm sido observadas, com a utilização de vacinas inativadas, vacinas vivas atenuadas e vacinas autógenas.

As vacinas constituídas de material capsular não promovem resultados satisfatórios, uma vez que os polissacarídios capsulares são pouco imunogênicos. Diversos experimentos têm se baseado no desenvolvimento de vacinas de subunidade, por meio de antígenos proteicos de *S. suis*, como a suilisina e as proteínas MRP e FE. A utilização desses tipos de vacina, todavia, é limitada, pois um substancial número de linhagens virulentas, em algumas regiões geográficas, não expressa essas proteínas. Estudos recentes têm investigado outros antígenos do agente capazes de promover proteção efetiva aos suínos.

➤ Saúde Pública

As infecções por *S. suis* em humanos têm sido registradas, ao longo dos anos, como casos esporádicos. No entanto, atualmente, a espécie é considerada a causa mais frequente de meningite bacteriana entre adultos, no Vietnã. Acredita-se que, na maioria dos países, *S. suis* seja subdiagnosticado ou inadvertidamente identificado como outro agente de aparência colonial similar.

Embora o agente se desenvolva nos meios de cultura normalmente utilizados para cultivo bacteriano em casos de meningite, diversos laboratórios de diagnóstico humano não estão familiarizados com *S. suis*, o qual é frequentemente diagnosticado como enterococos, *S. pneumoniae*, *S. bovis* e estreptococos do grupo *Viridans* ou mesmo *Listeria monocytogenes*.

A doença é uma zoonose ocupacional que ocorre com mais frequência em países com intensa atividade suinícola e alto consumo de carne suína, sendo o agente potencialmente perigoso para indivíduos que trabalham diretamente com suínos ou no processamento industrial e na comercialização de seus produtos e subprodutos.

Os primeiros casos de infecção por *S. suis* em humanos foram descritos em 1968, na Dinamarca. A partir de então, casos vêm sendo descritos em todo o mundo. Os três surtos de infecção humana por *S. suis* sorotipo 2 até então relatados ocorreram na China, em 1998, 1999 e 2005. Nesse país, nos últimos 8 anos, pelo menos 237 pessoas foram infectadas pelo agente, das quais 53 foram a óbito.

Funcionários de granjas e abatedouros, indivíduos que transportam suínos e carne de porco, açougueiros, veterinários, donas de casa e caçadores de javali constituem os principais grupos de risco.

A infecção em humanos pode ocorrer pela via percutânea, por meio de cortes, arranhaduras e abrasões, e pelas vias respiratória e digestória. A infecção por via oral parece ser a mais importante para indivíduos sem contato com a cadeia produtiva de suínos. O período de incubação varia de algumas horas a 2 dias; a taxa de mortalidade, de 3 a 26%.

A principal manifestação clínica da infecção por *S. suis*, em humanos, é a meningite purulenta, podendo ocorrer, ainda, endocardite, peritonite, rabdomiólise, artrite, espondilodiscite, pneumonia, uveíte, endoftalmite e síndrome do choque tóxico. As sequelas mais comuns da infecção meníngea são o comprometimento coclear e vestibular, resultando em ataxia e tontura, e o comprometimento do oitavo nervo craniano, com consequente perda auditiva uni ou bilateral.

Os sorotipos comprovadamente zoonóticos são: o sorotipo 2, responsável pela maioria dos casos de meningite em humanos, além de diversas outras manifestações clínicas; o sorotipo 14, descrito como o segundo maior causador de doenças em humanos, isolado de casos de meningite, espondilodiscite e bacteremia; os sorotipos 1 e 4, relacionados com quadros de meningite; o sorotipo 5, isolado recentemente de um paciente com peritonite; o sorotipo 16, identificado de um paciente vietnamita com quadro de anorexia, dor abdominal, hepatoesplenomegalia, ascite e dificuldade respiratória; e o sorotipo 24, isolado de um paciente com sepse. O sorotipo 27 foi isolado pela primeira vez em 2001, de um indivíduo sadio.

A inspeção veterinária de carcaças, a pasteurização do leite, o controle microbiológico dos alimentos e a educação em Saúde Pública dos manipuladores de alimentos, bem como o controle do agente nas granjas, são medidas importantes para prevenir a infecção humana. Como medidas gerais de profilaxia e controle se recomendam:

- Atentar à higiene pessoal e ambiental
- Ter cuidado com cortes, arranhaduras e abrasões na pele
- Evitar contato direto com animais, suas secreções e excrementos
- Usar máscaras, luvas e roupas de proteção no manuseio dos animais e de seus produtos e subprodutos
- Não comprar carne suína de origem desconhecida
- Guardar separadamente alimentos crus e cozidos
- Tratar alimentos crus e cozidos em diferentes utensílios
- Proceder ao cozimento adequado dos alimentos.

Bibliografia

Acha PN, Szyfres B. Zoonosis y enfermedades transmisibles comunes al hombre y a los animales. 3.ed. Washington: Organización Panamericana de la Salud; 2003.

Calderaro FF, Doto DS, Baccaro MR, Paixão R, Gomes CR, De Castro AFP *et al.* Detecção dos genes codificadores das proteínas EF, MRP e suilisina em amostras de Streptococcus suis sorotipo 2 isoladas em suínos no Brasil. Arq Inst Biol. 2004;71(1):15-9.

Charland N, Nizet V, Rubens CE, Kim KS, Lacouture S, Gottschalk M. Streptococcus suis serotype 2 interactions with human brain microvascular endothelial cells. Infect Immun. 2000;68(2):637-43.

Costa AT, Lobato FC, Abreu VL, Assis RA, Reis R, Uzal FA. Serotyping and evaluation of the virulence in mice of Streptococcus suis strains isolated from diseased pigs. Rev Inst Med Trop Sao Paulo. 2005;47(2):113-5.

Del'Arco AE, Santos JL, Bevilacqua PD, Faria JE, Guimarães WV. Swine infection by Streptococcus suis: a retrospective study. Arq Bras Med Vet Zootec. 2008;60(4):878-83.

Fittipaldi N, Segura M, Grenier D, Gottschalk M. Virulence factors involved in the pathogenesis of the infection caused by the swine pathogen and zoonotic agent Streptococcus suis. Future Microbiol. 2012;7(2):259-79.

Gottschalk M, Higgins R, Boudreau M. Use of polyvalent coagglutination reagents for serotyping of Streptococcus suis. J Clin Microbiol. 1993;31(8):2192-4.

Gottschalk M, Higgins R, Jacques M, Beaudoin M, Henrichsen J. Isolation and characterization of Streptococcus suis capsular types 9-22. J Vet Diagn Invest. 1991;3(1):60-5.

Gottschalk M, Segura M. The pathogenesis of meningitis caused by Streptococcus suis: the unresolved questions. Vet Microbiol. 2000;76(3):259-72.

Gottschalk M, Segura M, Xu J. Streptococcus suis infections in humans: the Chinese experience and the situation in North America. Anim Health Res Rev. 2007; 8(1):29-45.

Gottschalk M, Xu J, Calzas C, Segura M. Streptococcus suis: a new emerging or an old neglected zoonotic pathogen? Future Microbiol. 2010;5(3):371-91.

Higgins R, Gottschalk M. Streptococcal diseases. In: Straw BE, D'Allaire S, Mengeling WT, Taylor DJ. Diseases of swine. Iowa: Iowa State University; 2005. p. 769-83.

Hill JE, Gottschalk M, Brousseau R, Harel J, Hemmingsen SM, Goh SH. Biochemical analysis, cpn60 and 16S rDNA sequence data indicate that Streptococcus suis serotypes 32 and 34, isolated from pigs, are Streptococcus orisratti. Vet Microbiol. 2005;107(1-2):63-9.

Kerdsin A, Dejsirilert S, Sawanpanyalert P, Boonnark A, Noithachang W, Sriyakum D *et al.* Sepsis and spontaneous bacterial peritonitis in Thailand. Lancet. 2011;378(9794):960.

Lun ZR, Wang QP, Chen XG, Li AX, Zhu XQ. Streptococcus suis: an emerging zoonotic pathogen. Lancet Infect Dis. 2007;7(3):201-9.

Luque L, Tarradas C, Arenas A, Maldonado A, Astorga R, Perea A. Streptococcus suis serotypes associated with different disease conditions in pigs. Vet Rec. 1998;142(26):726-7.

Mai NT, Hoa NT, Nga TV, Lihn Ie D, Chau TT, Sinh DX *et al.* Streptococcus suis meningitis in adults in Vietnam. Clin Infect Dis. 2008;46(5):659-67.

Marois C, Le Devendec L, Gottschalk M, Kobisch M. Detection and molecular typing of Streptococcus suis in tonsils from live pigs in France. Can J Vet Res. 2007;71(1):14-22.

Okura M, Lachance C, Osaki M, Sekizaki T, Maruyama K, Nozawa T *et al.* Development of a two-step multiplex PCR assay for typing of capsular 3 polysaccharide synthesis gene clusters of Streptococcus suis. J Clin Microbiol. 2014;52(5):1714-9.

Okwumabua O, O'Connor M, Shull E. A polymerase chain reaction (PCR) assay for Streptococcus suis based on the gene encoding the glutamate dehydrogenase. FEMS Microbiol Lett. 2003; 218(1):79-84.

Pagnani KJR, Castro AFP, Gottschalk M, Silveira WD, Nakazato G. Sorotipagem de amostras de Streptococcus suis isoladas de suínos em granjas dos estados de São Paulo, Minas Gerais e Paraná. Pesq Vet Bras. 2002;22(1):1-5.

Rojas MT, Gottschalk M, Ordóñez VV. Evaluación de la virulencia y serotipos de Streptococcus suis aislados de trabajadores de rastros en el valle de Toluca, estado de México, México. Vet Méx. 2001;32(3):201-5.

Segura M, Vadeboncoeur N, Gottschalk M. CD14-dependent and -independent cytokine and chemokine production by human THP-1 monocytes stimulated by Streptococcus suis capsular type 2. Clin Exp Immunol. 2002;127(2):243-54.

Sobestiansky J, Barcellos D, Mores N, Carvalho LF, Oliveira S. Clínica e patologia suína. Goiânia: Universidade Federal de Goiás; 2001.

Tien le HT, Nishibori T, Nishitani Y, Nomoto R, Osawa R. Reappraisal of the taxonomy of Streptococcus suis serotypes 20, 22, 26, and 33 based on DNA-DNA homology and sodA and recN phylogeny. Vet Microbiol. 2013;162(2-4):842-9.

Wisselink HJ, Joosten JJ, Smith HE. Multiplex PCR assays for simultaneous detection of six major serotypes and two virulence-associated phenotypes of Streptococcus suis in tonsillar specimens from pigs. J Clin Microbiol. 2002;40(8):2922-9.

Wisselink HJ, Smith HE, Stockhofe-Zurwieden N, Peperkamp K, Vecht U. Distribution of capsular types and production of muramidase-released protein (MRP) and extracellular factor (EF) of Streptococcus suis strains isolated from diseased pigs in seven European countries. Vet Microbiol. 2000;74(3):237-48.

Wisselink HJ, Vecht U, Stockhofe-Zurwieden N, Smith HE. Protection of pigs against challenge with virulent Streptococcus suis serotype 2 strains by a muramidase-released protein and extracellular factor vaccine. Vet Rec. 2001;148(15):473-7.

Enfermidades pelo Gênero *Actinobacillus* 11

Márcio Garcia Ribeiro

Definição

As enfermidades causadas por bactérias do gênero *Actinobacillus* caracterizam-se pela formação de nódulos e abscessos cutâneo-linfáticos, em tecidos moles da cavidade bucal e em órgãos de animais.

Sinonímias: actinobacilose, língua de madeira, língua de pau, doença do potro sonolento, pleuropneumonia suína, septicemia dos potros e poliartrite dos potros.

Etiologia

Em 1901, McFadyean descreveu uma bactéria isolada de septicemia e nefrite em potros, denominada à época, *Bacillus nephritis equi*. No ano seguinte, Lignières e Spitz descreveram um microrganismo que causava lesões em cavidade bucal, semelhante ao *Actinomyces bovis*, em bovinos na Argentina. Microrganismo similar foi relatado posteriormente em outras espécies domésticas, como suínos e ovinos, e recebeu denominações como *Bacterium pyosepticum viscosum equi* e *Shigella viscosum equi*. Em 1934, Haupt propôs a denominação do gênero *Actinobacillus*, descrevendo a primeira espécie como *Actinobacillus equuli*.

A actinobacilose é causada por bactérias da família *Pasteurellaceae*, do gênero *Actinobacillus*. Atualmente são conhecidas 18 espécies do gênero *Actinobacillus*. As principais espécies patogênicas para animais são representadas por *Actinobacillus lignieresii* (*A. lignieresii*), *Actinobacillus pleuropneumoniae* (*A. pleuropneumoniae*), *Actinobacillus equuli* (*A. equuli*) e *Actinobacillus suis* (*A. suis*).

A. equuli foi recentemente classificado nas subespécies *equuli* e *haemolyticus*.

Outras espécies menos comuns do gênero são *Actinobacillus seminis* (*A. seminis*), *A. capsulatus* (*A. capsulatus*) e *Actinobacillus actinomycetemcomitans*, esta última proposta recentemente como *Aggregatibacter actinomycetemcomitans* (*A. actinomycetemcomitans*). Bactérias do gênero *Actinobacillus* são anaeróbias facultativas, embora sejam isoladas em condições de aero e microaerofilia (5 a 10% de CO_2). O isolamento é obtido em meios convencionais, como o ágar suplementado com sangue ovino ou bovino (a 5%), desfibrinado. Entre 24 e 48 h, a 37°C, são observadas colônias com cerca de 1 mm de diâmetro, não hemolíticas, de coloração branco-acinzentada, lisas, úmidas, de aspecto pegajoso e aderidas ao meio na maioria das espécies. *A. lignieresii*, *A. equuli* e *A. suis* também são isoladas em ágar MacConkey, das quais *A. equuli* e *A. suis* são lactose-positivas.

Microscopicamente, a bactéria apresenta-se em formato de cocobacilos gram-negativos (0,5 a 1,0 μm). Ademais, são imóveis e não formam esporos. A maioria das espécies patogênicas é positiva para oxidase e urease.

As linhagens virulentas da bactéria são, em geral, providas de cápsula e fímbrias, além de produzirem citotoxinas (citolisinas). *A. pleuropneumoniae* apresenta vários sorotipos e produz citotoxinas (Apx) relacionadas com a patogenicidade da bactéria na pleuropneumonia dos suínos (a doença em suínos por *A. pleuropneumoniae* será abordada no capítulo Pleuropneumonia Suína).

Técnicas de biologia molecular, hibridização de fragmentos de DNA e sequenciamento de RNA (16s rRNA) possibilitaram a reclassificação de certas espécies do gênero *Actinobacillus* e a diferenciação de outros microrganismos semelhantes, da mesma família, dos gêneros *Pasteurella* e *Haemophilus*. A caracterização molecular de *A. lignieresii* tem mostrado diferenças entre as linhagens isoladas de bovinos e equinos, propondo a classificação de variantes genéticas (genoespécies). Nesse contexto, isolados de *A. lignieresii* obtidos de lesões em equinos têm se mostrado fenotipicamente similares, mas genotipicamente diferentes dos encontrados em bovinos. Esses isolados de equinos têm sido recentemente denominados *Actinobacillus* genoespécie 1.

Epidemiologia

A actinobacilose é de ocorrência esporádica em animais domésticos, embora seja de distribuição mundial.

Bovinos e pequenos ruminantes são as espécies mais suscetíveis. Menos frequentemente, a doença é observada em equinos, suínos, animais silvestres e selvagens, enquanto em cães a doença é rara. No Brasil, a actinobacilose predomina em bovinos.

A doença ocorre independentemente de idade e raça dos animais. O gênero *Actinobacillus* tem como *habitat* as mucosas de animais domésticos. *A. lignieresii* pode ser encontrado na mucosa das cavidades oral, ruminal e intestinal de ruminantes domésticos, enquanto *A. equuli* tem sido isolado dos tratos reprodutivo e entérico de equinos jovens e adultos. *A. suis* é encontrado no trato respiratório alto de suínos e equinos, enquanto *A. seminis* é isolado da região prepucial de carneiros. O estabelecimento da infecção está associado a traumatismos na mucosa da orofaringe, geralmente provocados por ingestão de corpos estranhos, pastos ressecados e forragens grosseiras, fibrosas ou pontiagudas. Em regiões do Brasil com clima seco e baixa pluviosidade, que reduzem a qualidade e a disponibilidade de pasto e forrageiras, observa-se certa sazonalidade na actinobacilose em ruminantes.

Lesões na língua e linfadenopatia em região da face por *Actinobacillus* spp. são encontradas em até 3% de bovinos em abatedouros no Brasil. Em frigoríficos da região sul do país, as lesões causadas por actinobacilose ocorrem em aproximadamente 1% dos bovinos abatidos. Nas linhas de inspeção, quando observadas lesões típicas de actinobacilose na língua ou nos linfonodos da região cervical, recomendam-se a condenação da cabeça e a liberação do restante da carcaça para consumo.

À semelhança da actinomicose, a erupção dos dentes e as inflamações periodontais podem favorecer o estabelecimento do microrganismo na cavidade bucal. A presença de lesões ou soluções de continuidade em tecido cutâneo ou subcutâneo, decorrentes de traumatismos por objetos perfurocortantes, predispõe à manifestação cutânea da actinobacilose. Deficiências de minerais, como o cobre, que provocam depravação do apetite, têm sido associadas à actinobacilose na cavidade oral em ruminantes.

Em bovinos e ovinos, a actinobacilose pode assumir comportamento endêmico ou ocorrer em surtos, acometendo 25% ou mais do plantel. Nas demais espécies, a doença costuma ser observada em casos isolados. Na região sul do Brasil foram descritos surtos da doença em bezerros e novilhas, com acometimento, principalmente, de linfonodos da região da cabeça (retrofaríngeos, parotídeos e submandibulares). Esses surtos foram relacionados com o consumo de pastos ressecados e forragens pontiagudas ou, até mesmo, com o histórico de pastoreio dos animais em restos de plantações de soja e arroz (restevas) que, após a colheita, apresentam talos grosseiros dos cultivares, os quais podem determinar lesões na cavidade oral.

Nos animais de companhia, os casos cutâneos estão relacionados com mordeduras por outros animais e veiculação da bactéria pela saliva. Já em potros, a infecção umbilical é a principal via de ingresso do microrganismo, particularmente em animais nas primeiras semanas de vida, que não ingeriram quantidades adequadas de colostro (hipogamaglobulinêmicos).

Os suínos, de todas as faixas etárias, são acometidos por pleuropneumonia causada por *A. pleuropneumoniae*. O microrganismo é eliminado por aerossóis e tem alta capacidade de disseminação nos criatórios. A pleuropneumonia está relacionada com deficiências de manejo nos plantéis e fatores predisponentes específicos, que incluem introdução de animais infectados, alta densidade populacional, deficiências na nutrição e no controle do conforto térmico, umidade e ventilação. *A. suis* pode ser encontrado no trato respiratório de porcas. Os leitões, principalmente até 3 meses de idade, podem ser infectados via aerossóis ou abrasões na pele, embora animais adultos também sejam acometidos.

A. equuli pode infectar o feto de éguas por via sistêmica e causar abortamentos ou provocar contaminação umbilical após o nascimento dos animais, levando à mortalidade neonatal. O microrganismo é encontrado na microbiota genital e intestinal de éguas, favorecendo a infecção de animais neonatos por via intrauterina ou após o parto. Outras vias menos comuns de infecção em potros e equinos são a oral e a aerógena. Parasitas intestinais podem favorecer a enterite por *A. equuli* em equinos jovens e adultos.

Apresentações atípicas da actinobacilose, em ruminantes domésticos e equinos, incluem flebite e inflamações na região do muflo, causadas, respectivamente, pela contaminação de agulhas na venopunção e pela colocação de argolas nas narinas. A contaminação de feridas pós-cirúrgicas também é descrita na transmissão iatrogênica da bactéria para animais.

O gênero *Actinobacillus* apresenta pouca resistência às condições adversas do ambiente, mantendo-se viável poucas horas na presença de luz solar direta e até 1 semana em feno e palha.

Patogenia

A patogenicidade do microrganismo nos animais domésticos está relacionada com a presença de certos fatores de virulência das linhagens e com a indução de reação granulomatosa.

As linhagens virulentas comumente apresentam cápsula. Essa estrutura, constituída por polissacarídios e proteínas, dificulta a fagocitose do microrganismo. A infecção de células epiteliais está relacionada com a presença de fímbrias, que possibilitam a adesão bacteriana às células-alvo. Além disso, as citolisinas promovem a formação de poros nas membranas das células, levando à destruição celular.

Os microrganismos do gênero *Actinobacillus* são encontrados na mucosa bucal de ruminantes domésticos. O estabelecimento da doença na cavidade bucal está intimamente relacionado com o comportamento oportunista da bactéria e a presença de ferimentos nos sulcos da língua, do palato, do esôfago e da pele. Menos frequentemente, inflamações nos dentes podem favorecer a invasão bacteriana, determinando lesão periodontal.

Após a infecção por *Actinobacillus* spp., inicia-se a reação inflamatória intensa nos diferentes tecidos, que evolui para processo granulomatoso. A disposição celular clássica das reações actinogranulomatosas consiste na presença da bactéria no centro da lesão, circundada por macrófagos modulados em células epitelioides e formações em clava dispostas de modo radiado, constituídas por microcolônias da bactéria. No granuloma da actinobacilose, também se encontra contingente variável de linfócitos, plasmócitos, células gigantes e neutrófilos, delimitado por cápsula fibrosa.

A infecção pelo gênero *Actinobacillus* estimula a produção de linfócitos e a ativação de macrófagos. A quimiotaxia do microrganismo por neutrófilos estabelece a formação de lesões abscedantes e fístulas em certos locais de infecção. Já a produção de citolisinas e a degranulação dos fagócitos determinam a destruição tecidual. Ademais, a bactéria pode disseminar-se pelos linfonodos regionais e acometer diferentes órgãos dos animais por via linfo-hemática.

A manifestação disseminada ou visceral ocorre após infecções umbilicais ou pela circulação linfo-hemática, geralmente secundária às lesões de cavidade oral ou cutânea. O microrganismo pode acometer vários órgãos, causando pneumonia, meningoencefalite, poliartrite, nefrite, hepatite, peritonite e enterite.

A infecção mamária por *Actinobacillus* spp. é comum em suínos e causa destruição do parênquima mamário, formação de fístulas e redução da capacidade funcional da glândula mamária.

Em animais de produção, a actinobacilose na cavidade oral ou nos tecidos cutâneo, linfático, mamário e epidídimo costuma progredir com formação de fístulas, que drenam pus de coloração branco-amarelada, com ou sem grumos (clavas).

➤ Clínica

O período de incubação é variável, podendo durar de 2 dias a várias semanas. O principal sinal clínico da doença é representado pela formação de nódulos e abscessos em cavidade oral, seguida, em menor frequência, de lesões cutâneas e linfáticas (linfangite), disseminando-se para outros órgãos.

Lesões na cavidade oral

A. lignieresii está associado a lesões na cavidade bucal de ruminantes domésticos. Na manifestação oral, nódulos e abscessos ocorrem, preferencialmente, na língua e, menos frequentemente, no palato, nas bochechas, nas mucosas das narinas, na faringe, no esôfago, na pele e nos linfonodos da região da cabeça. Ao exame clínico, observa-se endurecimento, em especial da base da língua. O enrijecimento da língua dificulta a alimentação e a deglutição, resultando em sinais de intensa salivação, movimentos mastigatórios e emagrecimento. A língua mostra-se extremamente firme, edemaciada e sensível à palpação, podendo apresentar corpos estranhos ou lacerações.

A infecção na cavidade oral pode progredir para linfadenopatia regional, formação de fístulas (internas ou externas) na musculatura das ganachas e da face, ulcerações nas narinas e lacrimejamento, incluindo-se a drenagem de pus espesso com pequenos grumos.

Ruminantes com lesões na cavidade bucal podem desenvolver, ocasionalmente, nódulos em pré-estômagos e enterite. As infecções na cavidade oral são, usualmente, sucedidas por envolvimento dos linfonodos submandibulares, parotídeos e retrofaríngeos, que apresentam aumento de volume, consistência firme e mostram-se indolores à palpação. Também apresentam fístulas com secreção purulenta e grumos. A linfadenopatia dos retrofaríngeos intensifica a dificuldade de deglutição (disfagia) e pode determinar dispneia. Já a formação de nódulos no esôfago pode resultar em sinais de timpanismo.

Lesões cutâneas e linfáticas

A. lignieresii é a principal espécie do gênero associada às lesões cutâneas e linfáticas em ruminantes domésticos.

As manifestações cutânea e linfática caracterizam-se pela presença de nódulos e abscessos em tecido cutâneo ou subcutâneo, linfangite e linfadenopatia regional. Em bovinos, as lesões cutâneas ocorrem, principalmente, na face (narinas, pálpebras e região periocular), na região torácica e nos membros. Nos ovinos, predominam lesões cutâneas na região da mandíbula, bem como na comissura labial, nas narinas e na pele da cabeça, com fístulas que drenam pus viscoso, de coloração branco-amarelada, contendo pequenos grumos.

A manifestação cutânea da actinobacilose, em ovinos, não costuma vir acompanhada de lesões na cavidade bucal. O aumento dos linfonodos submandibulares, retrofaríngeos e parotídeos pode causar dificuldades na deglutição e na respiração dos ovinos. Lesões cutâneas em animais de companhia podem ocorrer, ocasionalmente, após mordeduras.

Mastite

A. lignieresii é causa incomum de mastite em ovelhas.

A infecção mamária caracteriza-se pela formação de nódulos, abscessos e fístulas nas mamas das porcas, resultante de lesões no tecido mamário provocadas pelos dentes dos leitões. A actinobacilose mamária nas porcas determina a queda da produção de leite e a recusa da fêmea em amamentar os leitões, em virtude do aumento da sensibilidade das mamas afetadas, resultando no aleitamento inadequado e na desuniformidade da leitegada. As infecções por *A. suis*, em suínos, estão associadas a casos de septicemia e artrite em leitões, além de pneumonia e pericardite em animais adultos.

Outras manifestações clínicas

A doença sistêmica ou disseminada em leitões é causada principalmente por *A.suis* caracterizada por febre, dificuldade respiratória, prostração, movimentos de pedalagem e mortalidade em 30% ou mais dos animais jovens. Na manifestação disseminada da actinobacilose em suínos, são encontrados nódulos e abscessos em pulmões, fígado, meninges e articulações. Metrite, miocardite e abortamentos também são observados em suínos acometidos por *A. suis*. Lesões de pele em suínos adultos por *A. suis* têm sido ocasionalmente descritas, semelhantes à erisipela.

A. equuli subespécie *equuli* e *A. equuli* subespécie *haemolyticus* causam septicemia, artrite e enterite em potros, leitões e bezerros, além de abortamentos e peritonite esporádicos em éguas. Ambas subespécies causam meningite em potros, também conhecida como doença do potro sonolento, em razão do estado febril e da apatia manifestada pelos animais, que comumente evoluem para morte entre 1 e 2 dias. A doença inicia-se com sinais de inapetência e diarreia, progredindo, poucos dias depois, para complicações graves, como pneumonia, poliartrite, nefrite e meningite.

A. equuli e *A. suis* são as principais causas de poliartrite em potros, usualmente secundárias à infecção umbilical. Os potros com infecção umbilical por essas espécies de *Actinobacillus* tendem a desenvolver doença disseminada, que se manifesta por poliartrite, febre (41°C), enterite, dificuldade respiratória, taquicardia e/ou nefrite, de evolução fatal na maioria dos casos.

Em ovinos, *A. seminis* e *A. actinomycetemcomitans* causam epididimite e poliartrite. *A. seminis* é encontrado na microbiota do prepúcio e determina a infecção do epidídimo, via ascendente, pela uretra. A infecção leva à formação de abscessos e fístulas no epidídimo, provocando acúmulo de secreção purulenta na bolsa escrotal. Evidências têm aventado também a participação das ovelhas como carreadoras do microrganismo para os machos.

Em cães e gatos, a actinobacilose é considerada doença incomum. Nos cães, *A. equuli* tem sido descrito causando abscessos e nódulos cutâneos.

A coinfecção do gênero *Actinobacillus* com outros patógenos, como *Staphylococcus aureus*, *Trueperella* (*Arcanobacterium*) *pyogenes*, *Actinomyces bovis*, *Streptococcus* spp. e enterobactérias, pode propiciar condições de disponibilidade de O_2 e CO_2, requeridas para a multiplicação de *Actinobacillus* spp., o que favorece o estabelecimento da doença.

Diagnóstico

O diagnóstico de rotina da actinobacilose é fundamentado nos exames microbiológicos, citológicos e histopatológicos, em virtude de manifestações clínicas similares às infecções causadas por outras bactérias.

No exame clínico de bovinos e equinos com actinobacilose mandibular constata-se, comumente, a presença de nódulos endurecidos, principalmente na base da língua. Ocasionalmente, também são observadas lesões nodulares em esôfago, faringe, gengivas, palato e mucosa das narinas. Aumento dos linfonodos submandibulares, parotídeos e retrofaríngeos, bem como lesões nodulares ou abscedantes na pele da região da cabeça, frequentemente acompanha as lesões na cavidade bucal. Já nos suínos, a doença manifesta-se pela formação de nódulos fistulosos em mamas.

A leucocitose por neutrofilia e a anemia são os principais achados hematológicos em animais domésticos com actinobacilose. No entanto, alguns animais infectados podem acusar valores hematológicos considerados normais.

O exame microbiológico é considerado o método de rotina para o diagnóstico da actinobacilose. Secreção proveniente de nódulos e abscessos (na cavidade oral), de fístulas ou de lesões cutâneas e de mamas, além de líquido sinovial, lavado transtraqueal ou fragmentos de órgãos, como pulmões e fígado (manifestação disseminada), são os materiais de eleição para o cultivo microbiano. Esses espécimes clínicos devem ser encaminhados em temperatura de refrigeração (4 a 8°C), em até 48 h.

Alternativamente, é possível isolar o microrganismo em secreções, linfonodos e órgãos mantidos congelados (-20°C). O cultivo microbiológico de rotina é realizado em meio de ágar suplementado com sangue ovino ou bovino (a 5%), desfibrinado, e ágar MacConkey. Colônias de 1 mm de diâmetro, isoladas entre 24 e 48 h, não hemolíticas, branco-acinzentadas, lisas, úmidas, parcialmente aderidas ao meio, cujos microrganismos apresentam-se como cocobacilos gram-negativos, são sugestivas do gênero *Actinobacillus.*

No meio de MacConkey, *A. lignieresii* é lactose-negativo e *A. equuli* e *A. suis* são lactose-positivos. A confirmação microbiológica das espécies é baseada em características fenotípicas, que incluem multiplicação em meios de cultura, teste de CAMP (Christie, Atkins e Munch-Petersen) e uso de diferentes substratos (Tabela 11.1).

Em razão da semelhança entre as características microbiológicas e manifestações clínicas da actinobacilose e as infecções por *Actinomyces* spp., *Nocardia* spp. e *S. aureus*, torna-se necessário o diagnóstico diferencial desses microrganismos (consulte o Capítulo Enfermidades pelo gênero *Nocardia*).

A bacterioscopia da secreção de linfonodos abscedados e a citologia aspirativa de nódulos e linfonodos corados pelos métodos de Gram, Giemsa ou Panótico revelam cocobacilos

Tabela 11.1 Características fenotípicas utilizadas para o diagnóstico diferencial entre as principais espécies do gênero *Actinobacillus* de importância veterinária.

Microrganismo	*A. lignieresii*	*A. pleuropneumoniae*	*A. equuli*	*A. suis*
Hemólise em ágar-sangue	–	+	V[a]	+
Aderência da colônia ao meio	Colônias pegajosas, aderidas ao meio	Colônias não aderidas	Colônias pegajosas, aderidas ao meio	Colônias pegajosas, aderidas ao meio
Teste de CAMP com *S. aureus*	–	+	–	–
Isolamento em ágar MacConkey	+	–	+	+
Lactose	(+)	–	+	+
Catalase	+	V	V	+
Oxidase	+	V	+	+
Urease	+	+	+	+
Hidrólise da esculina	–	–	–	+
Arabinose	V	–	–	+
Maltose	+	+	+	+
Manitol	+	V	+	–
Sacarose	+	+	+	+
Trealose	–	–	+	+

V = reação variável; V[a] = *A. equuli* subespécie *haemolyticus* são hemolíticos; + = reação positiva; (+) = positiva tardia; – = reação negativa.
Adaptada de Quinn PJ, Markey BK, Leonard FC, Fitzpatrick ES, Fanning S, Hartigan PJ. *Actinobacillus* species. In: Veterinary microbiology and microbial disease. 2.ed. Chichester: Wiley-Blackwell; 2011. p. 385-95.

gram-negativos. Exames histopatológicos corados por hematoxilina e eosina mostram intenso processo inflamatório, com predomínio de tecido de granulação. O achado histopatológico mais evidente na actinobacilose, em animais domésticos, consiste na presença de clavas, dispostas de modo radiado nas lesões, circundadas por células epitelioides e menor contingente de células gigantes, plasmócitos, neutrófilos e linfócitos, envoltos por cápsula fibrosa. A coloração de Gram dos linfonodos e tecidos lesionados revela organismos gram-negativos, principalmente próximos às clavas.

Em ruminantes e equinos, as principais lesões *post mortem* por actinobacilose em região bucal são nódulos de consistência firme na língua, estendendo-se, ocasionalmente, para esôfago e palato.

A manifestação cutânea caracteriza-se pela presença de abscessos, principalmente na região da cabeça, no tórax e nos membros. Na manifestação disseminada, observam-se pneumonia com áreas de consolidação, congestão acentuada e áreas de consolidação crônica acinzentadas, com presença de nódulos e abscessos lobulares, linfadenopatia mediastínica, além de nódulos e abscessos em fígado e epidídimo. Na manifestação septicêmica ou disseminada, constatam-se petéquias, sufusões e microabscessos em serosas e órgãos (coração, pulmões e rins), além de enterite. Nas infecções articulares, identifica-se aumento do tamanho da cápsula, bem como presença de líquido sinovial de aspecto turvo e destruição da superfície articular.

Em potros com acometimento hepático, observam-se icterícia e focos necróticos no parênquima do órgão. Na manifestação entérica, são encontradas hemorragias intestinais, congestão de mucosas e serosas, bem como linfadenopatia mesentérica.

Tratamento

O tratamento da actinobacilose apresenta eficácia variável, pois os fármacos dificilmente alcançam concentrações terapêuticas no interior dos focos granulomatosos. Os animais com lesões abscedadas devem ser isolados dos demais do plantel ao longo do período de tratamento.

Antimicrobianos, isoniazida e iodetos são indicados ao tratamento. A tetraciclina (20 mg/kg, por via intramuscular, a cada 24 h) é recomendada por 5 a 10 dias. Ademais, a penicilina benzatina (20.000 UI/kg, por via intramuscular, a cada 4 a 5 dias, com duas ou três repetições), a sulfadoxina/trimetoprima (30 a 50 mg/kg, por via intravenosa ou subcutânea, a cada 24 h) ou a estreptomicina (5 g, por via intramuscular, a cada 24 h, por 3 a 5 dias) também são indicadas.

Alternativamente, a isoniazida (10 a 20 mg/kg, por via oral, a cada 24 h, por 30 a 60 dias) tem sido utilizada isoladamente ou associada aos antimicrobianos para tratamento da actinobacilose em animais de produção.

O iodeto de potássio (6 a 10 g, por via oral, a cada 24 h, por 7 a 10 dias) e o iodeto sódico (1 g/12 kg de peso vivo, ou 70 mg/kg, em solução a 10%, por via intravenosa, administrado uma ou duas vezes com intervalos de 7 a 10 dias) foram utilizados por muitas décadas, mas podem causar reações orgânicas indesejáveis, como salivação excessiva, anorexia, diarreia, taquicardia, dificuldade respiratória, inquietude e abortamentos em vacas e ovelhas. Na presença de qualquer reação adversa, o tratamento deve ser interrompido.

Recomenda-se o tratamento tópico das fístulas por infusão de soluções antissépticas à base de iodo ou iodo-povidona (1 a 5%).

O prognóstico da actinobacilose é desfavorável nos casos de disseminação sistêmica da bactéria. O tratamento tem maiores chances de sucesso nos casos de lesões exclusivamente cutâneas ou restritas à língua.

Profilaxia e controle

A baixa ocorrência da doença e a localização do microrganismo no trato respiratório e nas mucosas bucal, intestinal e prepucial de animais domésticos dificultam a adoção de medidas específicas de controle.

Fornecer alimentos de boa qualidade pode evitar lesões na cavidade bucal por forragens grosseiras ou pontiagudas, que poderiam predispor ao estabelecimento da doença. Além disso, o monitoramento das porcas recém-paridas é fundamental, a fim de observar lesões nas mamas causadas pelos leitões, as quais possam favorecer a veiculação mamária do microrganismo.

Em éguas próximas ao período de parto, a higiene da região posterior e da cauda é recomendada em criatórios com ocorrência de abortamentos e actinobacilose em potros.

A assepsia umbilical (iodo a 1 a 5%) em animais recém-nascidos evita a contaminação umbilical e o desenvolvimento da manifestação disseminada da actinobacilose.

Como medida de proteção, animais com actinobacilose devem ser isolados e tratados em local separado dos demais do plantel.

Estudos experimentais têm desenvolvido vacinas contra a actinobacilose em animais de produção. A profilaxia vacinal da pleuropneumonia suína será comentada no capítulo específico sobre a doença.

Saúde Pública

A actinobacilose é esporádica em humanos. *A. lignieresii*, *A. suis* e *A. equuli* têm provocado lesões tegumentares ocasionais em humanos, veiculados pela saliva de animais após mordedura. *A. hominis* e *A. ureae* estão presentes na microbiota do trato respiratório alto de humanos e associam-se, respectivamente, a casos de pneumonia e meningite. *A. actinomycetemcomitans* causa, principalmente, gengivite e doença periodontal em pacientes jovens e adultos, bem como outras infecções oportunistas, como endocardite, osteomielite, artrite e meningite.

Bibliografia

Corrêa WM, Corrêa CNM. Enfermidades infecciosas dos mamíferos domésticos. 2.ed. Rio de Janeiro: Medsi; 1992. p. 351-4.

Graevenitz A, Zbinden R, Mutters R. Actinobacillus, Capnocytophaga, Eikenella, Kingella, Pasteurella, and other fastidious or rarely encountered Gram-negative rods. In: Murray PR, Baron EJ, Jorgensen JH, Landry ML, Pfaller MA. Manual of clinical microbiology. 9.ed. Washington: ASM Press; 2007. p. 621-35.

Köller B. Actinobacilose. In: Beer J. Doenças infecciosas em animais domésticos. v.2. São Paulo: Roca; 1998. p. 149-55.

Méndez MDC. Actinobacilose. In: Riet-Corrêa F, Schild AL, Méndez MDC, Lemos RAA. Doenças de ruminantes e equinos. São Paulo: Varela; 2001. p. 172-6.

Miniats OP, Spinato MT, Sanford SE. Actinobacillus suis septicaemia in mature swine: two outbreaks resembling erysipelas. Can Vet J. 1989;30(12):943-7.

Mondadori AJ, Riet-Corrêa F, Carter GR, Mendez MDC. Actinobacilose em bovinos no Rio Grande do Sul. Cienc Rural. 1994; 24(3):571-7.

Nelson KM, Darien BJ, Konkle DM, Hartmann FA. Actinobacillus suis septicaemia in two foals. Vet Rec. 1996;138(2):39-40.

Quinn PJ, Carter ME, Markey B, Carter GR. Clinical veterinary microbiology. London: Wolfe; 1994. Actinobacillus species; p. 248-53.

Quinn PJ, Markey BK, Carter ME, Donnelly WJ, Leonard FC. Microbiologia veterinária e doenças infecciosas. Porto Alegre: Artmed; 2005. Gênero Actinobacillus; p. 138-42.

Quinn PJ, Markey BK, Leonard FC, FitzPatrick ES, Fanning S, Hartigan PJ. Veterinary microbiology and microbial diseases. Chichester: Wiley-Blackwell; 2011. Actinobacillus species; p.385-91.

Radostits OM, Gay CC, Hinchcliff KW, Constable PD. Veterinary medicine: a textbook of the diseases of cattle, horses, sheep, pigs, and goats. 10.ed. Philadelphia: Saunders; 2007. p. 1046-8.

Rycroft AN, Garside LH. Actinobacillus species and their role in animal disease. Vet J. 2000;159(1):18-36.

Smith GW. Actinobacillosis. In: Kahn CM. The Merck veterinary manual. 10.ed. Duluth: Merck & Co; 2010. p. 539-40.

Steinberg J, Del Rio C. Other Gram-negative and Gram-variable bacilli. In: Mandell GL, Bennett JE, Dolin R. Principles and practices of infectious diseases. 6.ed. Philadelphia: Elsevier; 2005. p. 2751-68.

Enfermidades pelo Gênero *Actinomyces* 12

Márcio Garcia Ribeiro

Definição

O gênero *Actinomyces* caracteriza-se pela formação de abscessos e lesões nodulares, piogranulomatosas, na cavidade bucal e em órgãos de animais domésticos.

Sinonímias: actinomicose e mandíbula nodular.

Etiologia

Em 1845, Langenbeck descreveu organismos de aspecto fúngico, filamentosos, em paciente humano que, provavelmente, é a primeira referência de infecção por *Actinomyces* spp. Em 1877, Bollinger relatou a presença de material purulento, contendo grânulos amarelados, em bovino com lesão mandibular supurada. No mesmo ano, Harz observou lesões semelhantes em bovino, atribuindo o nome *Actinomyces bovis* ao organismo de aspecto fúngico identificado no interior dos grânulos (drusas), em virtude da disposição radiada do microrganismo. Em 1878, Israel descreveu microrganismo gram-positivo filamentoso, anaeróbico, que causava lesões em humanos, o qual passou a ser chamado, posteriormente, de *Actinomyces israelii*.

O gênero *Actinomyces* pertence à ordem *Actinomycetales*, família *Actinomycetaceae*. Mais comumente conhecidos como actinomicetos, este grupo complexo de bactérias oportunistas de importância veterinária inclui os gêneros *Mycobacterium*, *Corynebacterium*, *Rhodococcus*, *Dermatophilus*, *Actinobaculum* e *Crossiella*.

Actinomyces sp. são bactérias microaerófilas (5 a 10% de CO_2) ou anaeróbias. O isolamento microbiano é obtido em meios convencionais, como o ágar acrescido de sangue ovino ou bovino (a 5%), desfibrinado, e o ágar nutriente ou, ainda, ágar-cérebro e coração. O microrganismo apresenta colônias pequenas, entre 0,5 e 1 mm de diâmetro, esbranquiçadas, circulares, de aspecto úmido ou ressecado, geralmente entre 48 e 72 h de incubação a 37°C, embora certas espécies formem colônias típicas somente após 5 a 7 dias de cultivo.

Microscopicamente, o gênero *Actinomyces* é representado por bactérias gram-positivas, de 0,5 a 2,0 μm de diâmetro, em formato cocoide ou dispostas em filamentos curtos. São bactérias imóveis que não formam esporos, tampouco apresentam acidorresistência nas colorações de Kinyoun ou Ziehl-Neelsen modificado.

As espécies mais patogênicas aos animais domésticos são *Actinomyces bovis* (*A. bovis*), *Actinomyces viscosus* (*A. viscosus*), *Actinomyces canis* (*A. canis*), *Actinomyces bowdenii* (*A. bowdenii*), *Actinomyces odontolyticus* (*A. odontolyticus*), *Actinomyces coleocanis* (*A. coleocanis*), *Actinomyces catuli* (*A. catuli*), *Actinomyces hordeovulneris* (*A. hordeovulneris*), *Actinomyces denticolens* (*A. denticolens*), *Actinomyces meyeri* (*A. meyeri*), *Actinomyces turicensis* (*A. turicensis*) e *Actinomyces naeslundii* (*A. naeslundii*), enquanto *Actinomyces israelii* (*A. israelii*) é mais comum em humanos.

A. bovis apresenta colônias pequenas (1 mm de diâmetro), não hemolíticas, de coloração esbranquiçada, rugosas ou lisas, aderidas ao meio de cultura. *A. viscosus* pode formar colônias pequenas, rugosas e ressecadas (0,5 mm de diâmetro) ou grandes, lisas, convexas e brilhantes (1 mm de diâmetro). Ambas as espécies não são hemolíticas. *A. hordeovulneris* produz colônias grandes (2 mm de diâmetro) de tonalidade esbranquiçada, com presença de sulcos, firmemente aderidas ao meio. Halo discreto de hemólise pode ser observado após 7 dias de cultivo.

A patogenicidade da bactéria em animais está relacionada com a formação de reações piogranulomatosas e abscessos em cavidade bucal, mandíbula, tecidos cutâneo e subcutâneo ou órgãos.

Epidemiologia

A actinomicose é reconhecida como doença não contagiosa, com tendência de evolução crônica, diagnosticada esporadicamente em animais e humanos em todo o mundo.

Nos animais, o gênero *Actinomyces* tem como *habitat* a mucosa bucal, a faringe, as tonsilas e a região periodontal.

A. bovis pode ser isolado da orofaringe de bovinos sem sinais clínicos da doença. *A. hordeovulneris*, *A. viscosus*, *A. canis*, *A. bowdenii*, *A. coleocanis*, *A. odontolyticus*, *A. israelii* e *A. naeslundii* têm sido isolados de saliva e placa dental de cães. *A. coleocanis* já foi isolado da microbiota vaginal de fêmeas caninas. *A. viscosus*, *A. denticolens* e *A. hordeovulneris* têm sido isolados da microbiota bucal (gengiva) de gatos.

A infecção natural por microrganismos do gênero *Actinomyces* vem sendo relatada em todos os animais domésticos, apesar do maior número de registros em bovinos, suínos e cães. Em ovinos, caprinos, coelhos e animais silvestres, a doença é incomum. Camundongos e *hamsters* são suscetíveis à infecção experimental por *Actinomyces* spp.

A doença ocorre independentemente de sexo, idade e raça em herbívoros. Nos períodos secos do ano, com escassez de alimentos, o número de casos em animais de produção pode aumentar, em virtude da baixa qualidade dos alimentos e do seu ressecamento, o que predispõe lesões na cavidade bucal. Não existem transmissores, tampouco vetores especiais, associados à ocorrência da doença em animais.

Em bovinos, equinos, búfalos, ovinos, caprinos, suínos, cães e gatos, as lesões na cavidade bucal são provocadas, principalmente, por lesões causadas pela ingestão de corpos estranhos e certos alimentos ressecados ou pontiagudos, além de infecções gengivais e dentárias.

Em cães, a doença parece predominar em animais de porte médio e grande, entre 1 e 7 anos (média de 5 anos), particularmente em raças de caça, que têm livre acesso ao ambiente externo do domicílio e contato com capim, grama ou matas nativas. Nesse grupo de animais, a inalação e a ingestão acidental de folhas ou talos cortantes, bem como traumatismos em tecido cutâneo ou subcutâneo por plantas pontiagudas, são consideradas as principais vias de transmissão da doença.

Em gatos, comparativamente aos cães, a doença é menos frequente. Nos felinos domésticos, a actinomicose está intimamente associada à inoculação do microrganismo após ferimentos provocados por mordeduras, em especial nas situações de disputa por território ou por fêmeas em determinados períodos reprodutivos. Assim, a doença clínica, nessa espécie, é mais comum em machos.

A actinomicose em bovinos, ocorre em casos isolados e, eventualmente, em surtos. Nessa espécie, o desenvolvimento das lesões está relacionado com o consumo de pasto, forragens, plantas cactáceas ou alimentos fibrosos, grosseiros e cortantes, que induzem a formação de lesões ou pequenas soluções de continuidade na cavidade bucal, geralmente na gengiva e no palato. A ingestão de corpos estranhos com o alimento também pode determinar lesões na cavidade bucal ou no trato intestinal, propiciando o estabelecimento da doença.

Em bezerros, a infecção periodontal por *Actinomyces* spp. ocorre no período de erupção dos dentes. Inflamações dentárias na troca ou na queda de dentes também propiciam condições de estabelecimento da actinomicose na cavidade bucal em animais domésticos. A disseminação sistêmica do microrganismo a partir da cavidade bucal resulta na infecção de órgãos parenquimatosos.

A actinomicose cutânea (em cães) e peniana (em bovinos) está associada à veiculação percutânea da bactéria por objetos perfurocortantes ou lesões traumáticas locais.

Em suínos, a infecção mamária por *Actinomyces* spp. ocorre pela transmissão da bactéria por pequenos ferimentos no tecido glandular mamário, provocados pelos dentes dos leitões no período de amamentação, visto que o microrganismo tem como *habitat* a microbiota bucal dos suínos. A presença de cama de palha, dura ou ressecada, pode favorecer lesões nas mamas das porcas, bem como a infecção pela saliva dos leitões, no momento da amamentação.

Já em animais silvestres e selvagens, a doença é considerada rara e caracteriza-se, também, por lesões na cavidade bucal.

O gênero *Actinomyces* não apresenta grande resistência à luz solar direta, à dessecação e aos desinfetantes e antissépticos convencionais.

Patogenia

A patogenicidade de *Actinomyces* spp. é influenciada pela espécie do microrganismo, bem como pela suscetibilidade e pela higidez dos animais.

Como mencionado, o microrganismo tem como *habitat* as mucosas bucal e faríngea dos animais domésticos. O estabelecimento da infecção depende, geralmente, da formação de soluções de continuidade na mucosa bucal, bem como de doença periodontal e de lesões traumáticas em tecidos (corpos estranhos) ou mordeduras. As lesões, comumente, são restritas ao local de infecção inicial, embora possa ocorrer, em animais imunossuprimidos, por disseminação hemolinfática, em razão do comportamento oportunista da bactéria.

Infecções intra-abdominais ocorrem secundariamente à perfuração de esôfago, pré-estômagos e intestinos por corpos estranhos ou alimento grosseiro.

O desenvolvimento da actinomicose nos animais está relacionado com a coinfecção por outros microrganismos anaeróbios facultativos, microaerófilos ou aeróbios tolerantes, que também têm como *habitat* a microbiota da orofaringe de animais, como *Pasteurella multocida*, *Trueperella* (*Arcanobacterium*) *pyogenes*, *Staphylococcus aureus* e os gêneros *Bacteroides*, *Corynebacterium*, *Peptostreptococcus*, *Prevotella* e *Streptococcus*.

A infecção simultânea por *Actinomyces* spp. e por outros microrganismos que consomem o oxigênio local favorece as condições de anaerobiose ou microaerofilia requeridas para a multiplicação das espécies de *Actinomyces*, contribuindo, assim, para o estabelecimento da actinomicose. Em contraste, ensaios de infecção experimental, somente com a inoculação de *Actinomyces* spp. em animais domésticos, não costumam obter êxito na reprodução da doença.

Na cavidade bucal ou em outros tecidos, após a infecção por *Actinomyces* spp., desenvolve-se reação piogranulomatosa, cuja disposição celular peculiar consiste na presença do microrganismo no centro da lesão, imerso em massa caseosa, circundado por macrófagos modulados em células epitelioides e formações em clava, também denominadas drusas, que são constituídas de microcolônias da bactéria. No interior do piogranuloma actinomicótico, também se identifica contingente variável de linfócitos, eosinófilos, plasmócitos, células gigantes e neutrófilos, delimitado por cápsula fibrosa.

A infecção por *Actinomyces* spp. induz alta quimiotaxia por neutrófilos, ativação de macrófagos e estimulação de linfócitos B. A produção de enzimas proteolíticas e a degranulação dos fagócitos determinam a destruição tecidual, incluindo estruturas ósseas, o que favorece a progressão da lesão para tecidos adjacentes.

Em infecções nas cavidades bucal, torácica e abdominal, o microrganismo tem grande potencial de disseminação para outros órgãos por contiguidade ou, até mesmo, por via linfo-hemática, podendo acometer, ainda, o tecido ósseo e o sistema nervoso central.

Com a progressão do processo inflamatório para a cronicidade, é comum haver formação de fístulas e extravasamento de material serossanguinolento a francamente purulento, contendo pequenas estruturas branco-amareladas, de 0,5 a 1 mm de diâmetro, também conhecidas como grânulos de enxofre, que são constituídas de drusas, dispostas radialmente em formato de clavas. As drusas são compostas de microcolônias agrupadas do microrganismo. Essas estruturas resultam da interação de mucopolissacarídios da parede bacteriana com componentes polipeptídicos dos leucócitos. Postula-se que a disposição circular claviforme – ou em formato de clavas – das drusas de matriz hialina representaria o mecanismo de defesa da bactéria no interior do piogranuloma.

Em bovinos e suínos, o microrganismo está restrito, principalmente, ao tecido de infecção inicial. No entanto, ocasionalmente, *A. bovis* pode disseminar-se por contiguidade da mandíbula para os ossos nasais, resultando em abscessos, empiema e destruição dos cornetos nasais. A invasão óssea pela bactéria, em bovinos, provoca grave osteomielite deformante.

Nos cães, ao contrário, frequentemente se observa a disseminação de *A. viscosus* por via linfo-hemática para vários órgãos, causando pneumonia, piotórax, peritonite, hepatite e nefrite.

Nas infecções mamárias pelo gênero *Actinomyces*, em suínos, observam-se formação de nódulos com tendência à fistulização, destruição do parênquima mamário e redução da capacidade funcional glandular, o que pode comprometer o desenvolvimento da leitegada.

A imunidade à bactéria, desenvolvida pelos animais suscetíveis, é preferencialmente de origem celular, enquanto a imunidade humoral parece apresentar pouca efetividade contra o patógeno.

Clínica

O período de incubação da actinomicose em animais domésticos é variável, podendo levar várias semanas, com predomínio entre 2 e 4 semanas. A doença é caracterizada, clinicamente, por nódulos (simples ou múltiplos) na cavidade bucal de bovinos e equinos, bem como nas mamas de porcas, havendo sinais tegumentares e generalizados em cães. Os nódulos em região bucal e nas mamas tendem à fistulização, dos quais flui secreção purulenta abundante, de odor fétido, com pequenos grumos (grânulos de enxofre).

Bovinos

Nos bovinos, a principal manifestação clínica da doença é representada pela formação de nódulos nas mandíbulas, no maxilar, nas gengivas, no palato e na região periodontal, particularmente no dente molar central e nos pré-molares, causada, principalmente, por *A. bovis*. As lesões são endurecidas, imóveis e, geralmente, pouco doloridas nos estágios iniciais, passando ao aumento de sensibilidade à palpação nos casos crônicos.

As lesões na cavidade bucal tornam-se visíveis 2 a 4 semanas após a infecção. Com a cronicidade do processo, notam-se ulceração da pele e trajetos fistulosos que drenam pus denso, amarelado, fétido, com pequenos grânulos endurecidos (grânulos de enxofre).

Em animais que evoluem para processos crônicos, observam-se, também, emagrecimento, emaciação e debilidade geral, em virtude da dificuldade de apreensão e mastigação dos alimentos, provocada pela dor à mastigação com os dentes afetados ou mesmo pela perda dos dentes envolvidos no processo inflamatório.

Em lesões nos pré-estômagos de bovinos, constata-se diminuição dos movimentos ruminais. É incomum a linfadenopatia regional nas infecções mandibulares. A actinomicose em tecidos moles pode envolver esôfago, palato, traqueia, pré-estômagos, estômago e intestinos. Em abatedouros, a frequência da actinomicose mandibular em bovinos é baixa, não superando 0,1 a 0,5% dos animais.

A. viscosus causa abortamentos esporádicos em bovinos. *A. bovis* tem sido isolado, esporadicamente, de lesões abscedantes secundárias aos procedimentos de descorna cirúrgica. Casos incomuns de actinomicose testicular e peniana foram descritos em touros.

Suínos

Nas porcas, a actinomicose mamária pode acometer até 10% dos animais. As mamas mostram grandes massas ou nódulos endurecidos e hiperêmicos. Os nódulos tendem a apresentar várias fístulas, que drenam material purulento de tonalidade amarelada ou esbranquiçada, contendo grânulos. Abscessos e nódulos também são descritos na actinomicose cutânea em suínos.

A. naeslundii tem sido isolado de abortamentos em porcas.

Cães e gatos

A. viscosus, *A. canis*, *A. bowdenii*, *A. odontolyticus*, *A. catuli*, *A. turicensis* e *A. hordeovulneris* estão associados à actinomicose em cães, enquanto *A. viscosus*, *A. meyeri* e *A. bowdenii* têm sido isolados de gatos.

A actinomicose em cães e gatos apresenta, classicamente, lesões cutâneas em região cervicofacial ou manifestação disseminada em órgãos, representada por piotórax, pneumonia, artrite, infecções viscerais e encefálicas.

Em cães, as lesões cervicofaciais provocam aumentos de volume da cabeça ou do pescoço, notadamente nas regiões submandibular e maxilar. As lesões são caracterizadas por nódulos endurecidos, com ou sem pontos flutuantes, e fístulas que drenam material serossanguinolento a purulento, contendo pequenos grumos branco-amarelados (grânulos de enxofre). Raramente são observadas úlceras tegumentares.

As lesões cutâneas e/ou subcutâneas em cães constituem-se de nódulos e abscessos de tamanho variado, isolados ou múltiplos, firmes ou endurecidos, principalmente nas regiões da cabeça e do pescoço, na porção lateral do tórax e no abdome, geralmente acompanhando lesões na cavidade bucal ou na região cervicofacial e linfadenite regional. Comumente drenam pus viscoso contendo grânulos. Podem ocorrer, ainda, lesões nos músculos envolvidos na mastigação.

Em cães, a manifestação disseminada da actinomicose caracteriza-se por piotórax, pneumonia e encefalite. Nos casos de envolvimento pulmonar, os animais apresentam dispneia, tosse e hemoptise. Os animais com encefalite manifestam alterações de comportamento, diminuição da consciência, ataxia, tetraparesia, reflexos anormais e convulsões.

A actinomicose em gatos é incomum. Nessa espécie, piotórax e sinais de pneumonia são as manifestações clínicas mais comuns da doença. Lesões na cavidade bucal, intra-abdominais e nos tecidos cutâneo e subcutâneo também são observadas, com secreção purulenta contendo grânulos.

Pequenos ruminantes

Em ovinos e caprinos, a actinomicose é incomum. A doença está restrita, principalmente, a relatos associados às manifestações de lesão bucal, linfadenite, osteomielite e encefalopatias.

Equinos

A. viscosus causa abscessos de pele em equinos. *A. bovis* tem sido isolado do conteúdo purulento de fístulas de cernelha.

Infecções disseminadas

As infecções disseminadas que envolvem as cavidades torácica ou abdominal em animais domésticos costumam evoluir para sinais crônicos de emagrecimento progressivo, emaciação, inapetência e febre. Na actinomicose pulmonar, observam-se sinais de dispneia e taquicardia.

A infecção pulmonar por *Actinomyces* spp. em cães determina a formação de nódulos, abscessos e consolidação pulmonar. Outras manifestações de actinomicose disseminada em animais incluem piotórax, peritonite e pericardite, que geralmente apresentam grandes coleções purulentas. O material aspirado de derrames pleurais, abdominais e torácicas mostra coloração marrom a avermelhada (estrias de sangue), contendo, também, granulações.

Infecções intestinais, hepáticas, renais e/ou esplênicas resultam em grande distensão abdominal. Em geral, são secundárias ao derrame local constituído de secreção purulenta. Observa-se, com menos frequência, osteomielite vertebral, manifestada por paresia e paralisia. A infecção encefálica é rara, caracterizada por ataxia, paresia, reflexos anormais e convulsões. A encefalite actinomicótica pode surgir como sequela de infecções generalizadas ou na coluna vertebral. Em cães, actinomicose encefálica tem sido descrita em animais com otite média ou interna.

➤ Diagnóstico

O diagnóstico de rotina da actinomicose em animais é fundamentado em exames microbiológicos, citológicos e histopatológicos, visto que outros microrganismos podem determinar manifestações clínicas similares às infecções pelo gênero *Actinomyces*.

O exame clínico de bovinos, búfalos, equinos e pequenos ruminantes com actinomicose mandibular revela, usualmente, a presença de nódulos endurecidos na região da mandíbula (Figura 12.1), ao redor dos dentes e na gengiva. Nos suínos, a doença costuma manifestar-se como nódulos fistulosos nas mamas.

A actinomicose nos cães caracteriza-se pelo desenvolvimento de lesões cutâneas supuradas, pneumonia e abscessos em órgãos. Os animais com pneumonia revelam, à auscultação, aumento de murmúrio vesicular, sibilos, crepitações e áreas de silêncio pulmonar. Nessa espécie, a actinomicose pulmonar deve ser diferenciada da cinomose, da tosse dos canis e da nocardiose.

Leucocitose por neutrofilia com desvio à esquerda, discreta monocitose e anemia moderada são os principais achados hematológicos em bovinos, suínos e cães com actinomicose.

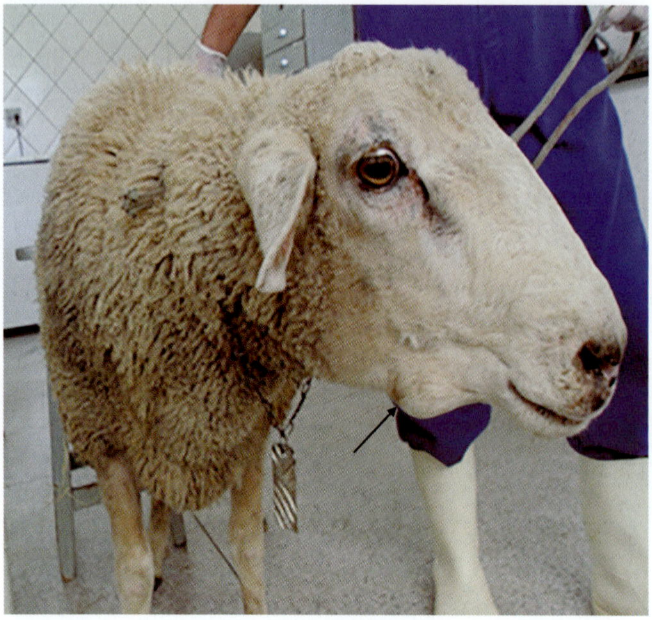

Figura 12.1 Actinomicose mandibular em ovino por *A. bovis*. Notar o aumento de volume no terço médio do ramo horizontal da mandíbula direita (seta). Fonte: Arquivo da Disciplina de Enfermidades Infecciosas dos Animais, FMVZ/Unesp, Botucatu, SP.

O exame do liquor de cães com actinomicose encefálica apresenta aumento da proteína e celularidade. O conteúdo de derrames torácicos e abdominais de cães mostra líquido com elevação da proteína (3 g/dℓ) e células inflamatórias, com aspecto serossanguinolento, contendo grânulos amarelados.

Exames radiográficos de lesões mandibulares em bovinos, equinos e pequenos ruminantes revelam estrutura óssea de aspecto esponjoso, em virtude da rarefação óssea provocada pelo processo inflamatório. Em cães, exames radiográficos de tórax e abdome identificam massas ou nódulos em órgãos ou grande coleção de líquidos em cavidades.

Em cães com actinomicose pulmonar, os exames de diagnóstico por imagem da cavidade torácica mostram áreas pulmonares radiopacas, com padrão broncointersticial ou broncoalveolar, além de aumento dos linfonodos mediastínicos, consolidação lobular, derrame e presença de massas ou nódulos nos lobos pulmonares. Nas infecções ósseas em cães, o exame radiográfico revela neoformações ósseas e osteomielite em casos crônicos. Em infecções intra-abdominais, observa-se coleção de líquido contendo grumos e corpos estranhos.

O exame microbiológico é o principal método de rotina para o diagnóstico da actinomicose. No entanto, o gênero *Actinomyces* é considerado microrganismo fastidioso no isolamento microbiano. O material coletado de lesões na região da mandíbula, secreções de fístulas e abscessos, lesões cutâneas, lavado transtraqueal, leite, fragmentos de órgãos ou, ainda, aspirado por citologia com agulha fina ou biopsia (e mesmo os grânulos de enxofre) é submetido ao cultivo microbiológico em meio de ágar-sangue ovino ou bovino ou meio de tioglicolato, em condições de anaerobiose ou microaerofilia (5 a 10% de CO_2). *A. bovis*, *A. israelii* e *A. meyeri* são anaeróbios estritos, enquanto as demais espécies são anaeróbias facultativas e isoladas, preferencialmente, em condições de microaerofilia. *A. viscosus* tolera condições de aerobiose no isolamento microbiano. Em razão da presença de espécies anaeróbias estritas e outras facultativas, recomenda-se o envio de material suspeito em duplicata, em condições de aero e anaerobiose.

Colônias diminutas, com tonalidade branca a opaca e cerca de 0,5 mm de diâmetro, esbranquiçadas, circulares ou convexas, de aspecto úmido ou ressecado, comumente aderidas ao meio (Figura 12.2), isoladas entre 48 e 72 h, a 37°C, cujos organismos mostram-se, à microscopia, pleomórficos, cocoides ou ramificados, gram-positivos (Figura 12.3) e não acidorresistentes, são sugestivas do gênero *Actinomyces*. Algumas espécies, entretanto, são isoladas entre 5 e 7 dias; outras, após 2 semanas.

Em virtude da semelhança entre as características microbiológicas e manifestações clínicas das infecções por *A. viscosus* e por *A. hordeovulneris* e o gênero *Nocardia*, em cães, torna-se necessário o diagnóstico diferencial entre esses microrganismos (Tabela 12.1). De maneira similar, a actinomicose mandibular em bovinos, equinos e pequenos ruminantes deve ser diferenciada da actinobacilose, da nocardiose e das infecções por *S. aureus* (botriomicose) (ver Capítulo Enfermidades pelo gênero *Nocardia*).

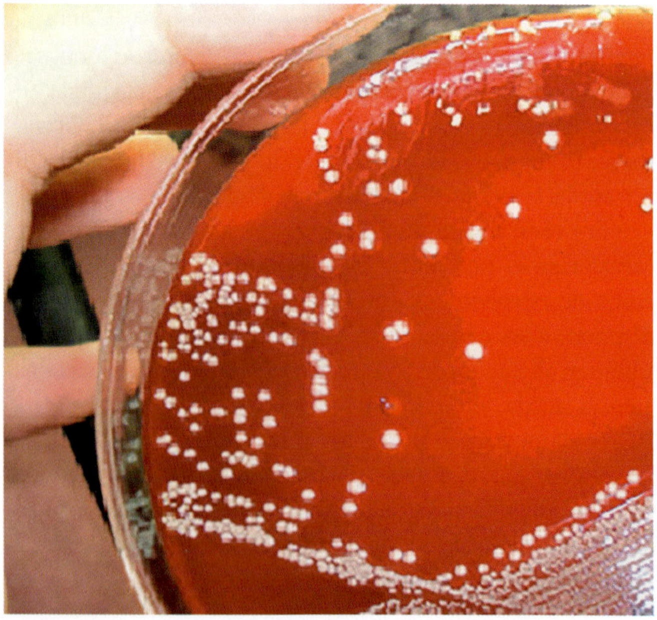

Figura 12.2 Detalhe do isolamento de *A. bovis* em meio de ágar-sangue ovino, em condições de anaerobiose, a 37°C, com 48 h de incubação. Notar a presença de colônias esbranquiçadas, não hemolíticas, circulares, ressecadas e aderidas ao meio. Fonte: Arquivo da Disciplina de Enfermidades Infecciosas dos Animais, FMVZ/Unesp, Botucatu, SP.

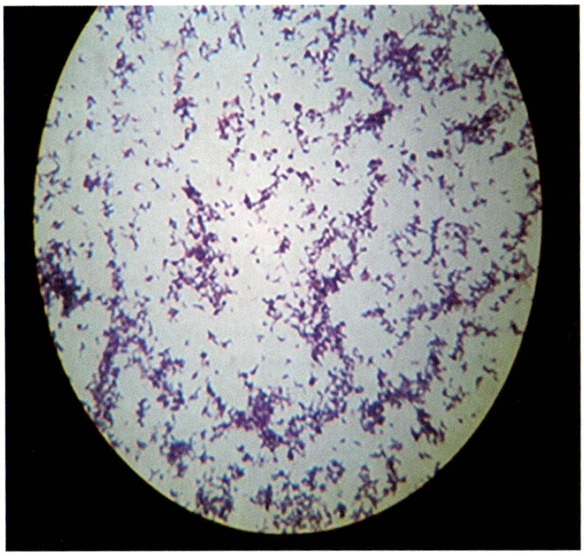

Figura 12.3 Formas cocoides, pleomórficas e gram-positivas de *A. bovis* isolado de ovino com lesão mandibular (Gram, 1.000×). Fonte: Arquivo da Disciplina de Enfermidades Infecciosas dos Animais, FMVZ/Unesp, Botucatu, SP.

Actinomyces spp. pode ser isolado em associação a outros microrganismos que também são encontrados na mucosa da orofaringe dos animais (*S. aureus*, *P. multocida* e os gêneros *Corynebacterium*, *Bacillus* e *Streptococcus*), o que dificulta sobremaneira o diagnóstico microbiológico.

A bacterioscopia da secreção purulenta de lesões e a citologia aspirativa com agulha fina dos nódulos devem ser consideradas no plano diagnóstico da actinomicose em animais. O material aspirado de lesões cutâneas, fístulas ou derrames (em cães), nódulos mandibulares (em bovinos e equinos) e lesões mamárias (em suínos) apresenta-se, geralmente, seroso, purulento ou serossanguinolento, contendo grânulos.

A observação citológica do material pelos métodos tintoriais clássicos (Gram, Giemsa, Panótico), particularmente dos grânulos de enxofre, revela organismos gram-positivos, filamentosos e densamente agrupados, circundados por grande contingente de fagócitos, não acidorresistentes, sugestivos do gênero *Actinomyces*.

Recentemente, a análise do fragmento genômico 16S rRNA possibilitou o diagnóstico molecular das espécies do gênero *Actinomyces*, bem como a reclassificação taxonômica do microrganismo. No entanto, o diagnóstico da bactéria em animais por meio de métodos moleculares ainda não é realizado na rotina, ficando restrito a poucos laboratórios com fins de taxonomia e pesquisa.

Na actinomicose mandibular em animais domésticos, os principais achados macroscópicos à necropsia são nódulos endurecidos, de aspecto piogranulomatoso, nas regiões maxilar e mandibular (Figura 12.4), bem como na gengiva e na região periodontal, apresentando rarefação e abscessos nos ossos mandibular e maxilar. São observadas, também, fístulas que drenam material serossanguinolento a purulento, de coloração branco-amarelada, contendo pequenos grumos e, ocasionalmente, estrias de sangue.

Em casos crônicos de actinomicose mandibular em bovinos e equinos, os animais podem apresentar destruição dos septos nasais, em virtude da progressão por contiguidade do processo infeccioso.

Na actinomicose pulmonar em cães e gatos, observam-se pneumonia em fase de hepatização vermelha a cinzenta, nódulos e abscessos lobulares, consolidação pulmonar, linfadenopatia mediastínica e piotórax. Nas manifestações viscerais, são encontrados nódulos e abscessos em fígado, baço e rins, além de linfadenopatia mesentérica, congestão entérica e conteúdo serossanguinolento a purulento em cavidade peritoneal. Raramente se observam inflamações em

Tabela 12.1 Principais características microbiológicas utilizadas para o diagnóstico diferencial entre espécies do gênero *Actinomyces* e outros actinomicetos de importância veterinária.

Microrganismo	Aspecto à microscopia	Catalase	Exigência de oxigênio para o isolamento	Presença de grãos de enxofre	Hemólise em ágar-sangue	Teste de CAMP (*S. aureus*)
A. bovis	Formas filamentosas, pouco agregadas	–	Anaerobiose	+	–	–
A. viscosus	Formas filamentosas	+	Aeróbio tolerante Microaerofilia (5 a 10% de CO_2)	+	–	–
A. hordeovulneris	Formas filamentosas	+	Anaerobiose ou microaerofilia (5 a 10% de CO_2)	–	–/+	–
Nocardia spp.	Formas filamentosas, ramificadas, fortemente agregadas. Fragmentação	+	Aerobiose	–	–	–
Trueperella pyogenes	Pleomórfico e formas curtas (corineforme)	_	Microaerofilia (5 a 10% de CO_2) Aeróbio tolerante	–	+	+

+ = positivo; – = negativo; –/+ = halo discreto de hemólise com 7 dias de incubação.
Adaptada de Quinn PJ, Carter ME, Markey B, Carter GR. Clinical veterinary microbiology. London: Wolfe; 1994. The Actinomycetes; p.144-79.

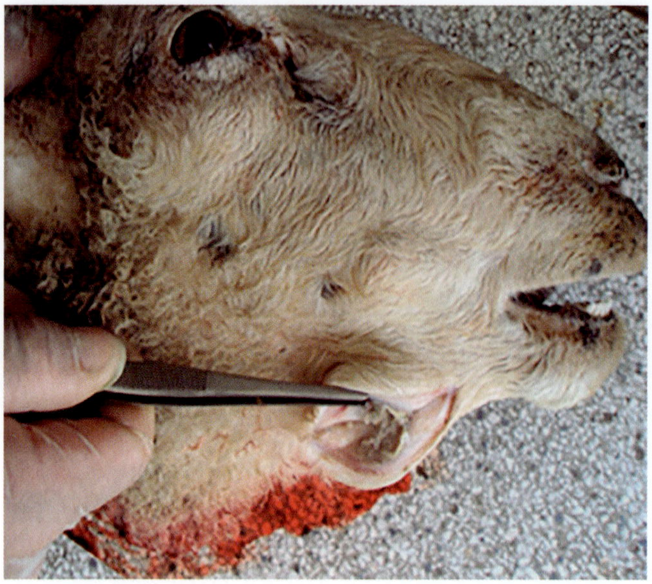

Figura 12.4 Aspecto piogranulomatoso de lesão nodular em região mandibular ao exame *post mortem* de ovino com actinomicose por *A. bovis*. Fonte: Arquivo da Disciplina de Enfermidades Infecciosas dos Animais, FMVZ/Unesp, Botucatu, SP.

vértebras e abscessos encefálicos. A presença dos grânulos de enxofre é um achado característico da acti-nomicose.

Em exames histopatológicos de animais com actinomicose, geralmente se utiliza coloração por hematoxilina e eosina, que revela intenso processo inflamatório, com tendência à inflamação piogranulomatosa.

A presença dos grânulos de enxofre (30 a 3.000 μm de diâmetro) nas lesões, envoltos por células epitelioides e neutrófilos, contendo microrganismos filamentosos densamente agrupados, diferencia a inflamação actinomicótica de processos granulomatosos clássicos, como os causados por *Mycobacterium* sp. na tuberculose e nas micobacterioses.

Na actinomicose mandibular em bovinos e equinos, verifica-se intensa reação periosteal piogênica, bem como formação de tecido de granulação, manifestada por osteíte, osteomielite, osteoporose e osteofibrose deformantes.

Tratamento

Em animais, o tratamento da actinomicose apresenta eficácia incerta, tendo em vista a dificuldade de obter concentrações terapêuticas dos fármacos no interior dos focos piogranulomatosos. No tratamento de animais domésticos, recomenda-se aliar antimicrobianos por via parenteral, procedimentos cirúrgicos e infusão de soluções antissépticas nas lesões.

A debridação ou extirpação cirúrgica dos nódulos é, em geral, combinada ao tratamento tópico com soluções antissépticas, utilizando iodo ou iodopovidona (1 a 5%). A drenagem cirúrgica é recomendada a abscessos e derrames (torácica, abdominal e cardíaca), enquanto a remoção cirúrgica de abscessos ou nódulos é indicada a casos de lesões solitárias em órgãos. A crioterapia com nitrogênio líquido constitui método alternativo ao tratamento tópico de lesões localizadas nos tecidos cutâneo e subcutâneo.

A penicilina benzatina (20 a 40.000 UI/kg, por via intramuscular – IM – a cada 4 a 5 dias) é o antimicrobiano mais utilizado para o tratamento parenteral de animais de produção. Já a oxitetraciclina (10 mg/kg, IM, a cada 12 h) e a sulfadoxina/trimetoprima (30 a 50 mg/kg, por via intravenosa – IV – ou subcutânea – SC, a cada 24 h) são fármacos indicados ao tratamento da actinomicose em bovinos e equinos.

Ao tratamento de cães e gatos, recomendam-se clindamicina (5 mg/kg, SC, a cada 12 h), eritromicina (10 mg/kg, por via oral – VO, a cada 8 h), amoxicilina (20 a 40 mg/kg, IM ou SC, a cada 6 h), minociclina (5 a 25 mg/kg, IV ou VO, a cada 6 h) e cloranfenicol (50 mg/kg, VO, IV, SC ou IM, a cada 8 h para cães e a cada 12 h para gatos). Já a rifampicina (10 mg/kg, VO, a cada 12 h) é preconizada, em geral, para cães.

Altas doses de penicilina G (100.000 UI/kg, IM ou SC, de 6 a 8 h) também são indicadas ao tratamento da actinomicose em animais de companhia, em virtude da dificuldade de difusão do fármaco no piogranuloma.

O tratamento costuma ser prolongado em animais domésticos, variando de 2 a 8 semanas, ao critério do médico veterinário. A infusão de fármacos com efeito antisséptico nas lesões, ou mesmo produtos ácidos, associados a antimicrobianos (estreptomicina), também tem sido considerada em ensaios experimentais para o tratamento da actinomicose bovina.

A isoniazida (10 a 20 mg/kg, VO, a cada 24 h, por 4 a 8 semanas) é outra opção de fármaco indicada isoladamente ou em associação a antimicrobianos no tratamento da doença em animais de produção.

Alternativamente, a terapia antimicrobiana tem sido aliada ao iodeto de sódio ou ao potássio no tratamento da actinomicose em animais de produção, com a mesma posologia recomendada à actinobacilose (ver Capítulo Enfermidades pelo Gênero *Actinobacillus*).

O prognóstico da actinomicose é reservado nos animais com disseminação sistêmica do microrganismo.

Profilaxia e controle

Não existem medidas específicas para o controle e a profilaxia da actinomicose em animais domésticos, em virtude da baixa ocorrência da doença clínica e da presença do microrganismo na microbiota bucal dos animais.

Recomenda-se evitar o fornecimento de capim e forrageiras grosseiras, ressecadas e pontiagudas, bem como a presença de plantas cactáceas, no ambiente dos animais, que possam favorecer traumatismos na cavidade bucal.

Em criatórios de suínos, indica-se o uso de cama de boa qualidade para as porcas, evitando traumatismos e lesões nas mamas, que poderiam facilitar a infecção do microrganismo pela saliva dos leitões no momento da amamentação.

Animais com actinomicose devem ser isolados e tratados em local separado dos demais contactantes.

Saúde Pública

Em humanos, a actinomicose é causada principalmente por *A. israelii*, embora *A. viscosus*, *A. odontolyticus* e *A. naeslundii* também sejam isolados de doença periodontal e cárie.

As manifestações clínicas da doença, em humanos, incluem lesões piogranulomatosas, com formação de abscessos cervicofaciais (cavidade bucal e linfonodos regionais), torácicos, vaginais e abdominais. A ruptura dos abscessos e fístulas drena denso material serossanguinolento a purulento, contendo pequenos grânulos. A disseminação por via linfo-hemática determina graves infecções piogênicas pulmonares e encefálicas.

O estabelecimento da infecção está associado, quase invariavelmente, à ocorrência de lesões traumáticas (corpo estranho) ou cirúrgicas (extração dentária) nos tecidos da cavidade bucal ou, então, a traumatismos nos tecidos cutâneo e subcutâneo dos pacientes.

A transmissão da actinomicose entre humanos é pouco provável. Também se considera rara a transmissão do microrganismo de animais para humanos, embora estejam descritos casos de actinomicose em indivíduos após mordeduras de animais, provavelmente por veiculação da bactéria pela saliva dos animais.

A penicilina e a amoxicilina são os antimicrobianos de eleição para o tratamento de humanos. No entanto, eritromicina, tetraciclinas, clindamicina, ciprofloxacino, imipeném e cefalosporinas também são preconizados no tratamento.

Bibliografia

Antunes JMAP, Almeida ACS, Ribeiro MG, Amorim RL, Hussni CA, Listoni FJP *et al.* Actinomicose mandibular em ovino: relato de caso. Arq Inst Biol. 2012;79(3):405-9.

Conville PS, Frank GW. Nocardia, Rhodococcus, Gordonia, Actinomadura, Streptomyces, and other aerobic actinomycetes. In: Murray PR, Baron EJ, Jorgensen JH, Landry ML, Pfaller MA. Manual of clinical microbiology. 9.ed. Washington: ASM Press; 2007. p. 515-42.

Corrêa WM, Corrêa CNM. Enfermidades infecciosas dos mamíferos domésticos. 2.ed. Rio de Janeiro: Medsi; 1992. p. 351-4.

Fuchs HW. Actinomicose. In: Beer J. Doenças infecciosas em animais domésticos. v. 2. São Paulo: Roca; 1998. p. 290-3.

Kirpensteijn J, Fingland RB. Cutaneous actinomycosis and nocardiosis in dogs: 48 cases (1980-1990). J Am Vet Med Assoc. 1992; 201(6):917-20.

Quinn PJ, Carter ME, Markey B, Carter GR. Clinical veterinary microbiology. London: Wolfe; 1994. The Actinomycetes; p. 144-79.

Quinn PJ, Markey BK, Carter ME, Donnelly WJ, Leonard FC. Microbiologia veterinária e doenças infecciosas. Porto Alegre: Artmed; 2005. Actinomicetos; p. 74-82.

Quinn PJ, Markey BK, Leonard FC, FitzPatrick ES, Fanning S, Hartigan PJ. Veterinary Microbiology and Microbial Diseases. Chichester: Wiley-Blackwell; 2011. Actinobacteria; p. 244-58.

Radostits OM, Gay CC, Hinchcliff KW, Constable PD. Veterinary medicine: a textbook of the diseases of cattle, horses, sheep, pigs, and goats. 10.ed. Philadelphia: Saunders; 2007. p. 1045-6.

Riet-Correa F. Actinomicose. In: Riet-Correa F, Schild AL, Méndez MDC, Lemos RAA. Doenças de ruminantes e equinos. São Paulo: Varela; 2001. p. 177-8.

Russo TA. Agents of Actinomycosis. In: Mandell GL, Bennett JE, Dolin R. Principles and practices of infectious diseases. 6.ed. Philadelphia: Elsevier; 2005. p. 2924-34.

Silva LA, Fioravanti MC, Oliveira KS, Atayde IB, Andrade MA, Jayme VS *et al.* Local utilization of metacresolsulfonic acid combined with streptomycin in the treatment of actinomycosis. Ann N Y Acad Sci. 2004;1026:273-6.

Sykes JE. Actinomycosis. In: Greene CE. Infectious diseases of the dog and cat. 4.ed. St. Louis: Elsevier Sanders; 2012. p. 485-90.

Enfermidades pelo Gênero *Brachyspira* em Suínos

13

Aline de Marco Viott e Geraldo Camilo Alberton

Disenteria suína

Definição

Disenteria suína é uma enfermidade infectocontagiosa que acomete, principalmente, suínos de recria e terminação, caracterizada por diarreia muco-hemorrágica, emagrecimento dos animais e lesões fibrino-hemorrágicas no ceco e no cólon, causada por *Brachyspira hyodysenteriae*.

Sinonímia: diarreia de sangue dos suínos.

Etiologia

O agente da disenteria suína foi inicialmente descrito em 1921, por Whiting *et al.*, embora o agente etiológico somente tenha sido isolado e bem caracterizado fenotipicamente em 1971, por Taylor e Alexander.

São conhecidas cinco espécies do gênero *Brachyspira*, bem caracterizadas microbiologicamente: *B. hyodysenteriae*, *B. pilosicoli*, *B. innocens*, *B. intermedia* e *B. murdochii*. As duas primeiras espécies são mais patogênicas para os suínos, enquanto *B. intermedia* é ocasionalmente isolada de colite em suínos.

Recentemente, na Suécia, na Dinamarca e em países nórdicos, foi descrita espiroqueta hemolítica em fezes de suínos, a qual foi chamada de *B. suanatina*. Outra espiroqueta hemolítica de suínos, ainda em fase de caracterização nos EUA, recebeu a denominação provisória *Novel Strong Hemolytic Brachyspira* (*NHS-Brachyspira*).

B. hyodysenteriae é uma bactéria gram-negativa, com formato espiralado (espiroqueta) e anaeróbia, embora tolere oxigênio até 1%. É constituída de um cilindro protoplasmático com envelope trilaminar de aproximadamente 8 μm de extensão e 0,4 μm de diâmetro. Além disso, tem de 16 a 24 flagelos periplasmáticos inseridos em cada extremidade que envolve o centro da célula. A presença dos flagelos confere mobilidade de aspecto serpentino à bactéria em meio semissólido.

O cultivo de *B. hyodysenteriae* em meio sólido é fastidioso, exigindo diferentes antibióticos e atmosfera especial de anaerobiose. Produz, também, colônias com halo de beta-hemólise em ágar acrescido de sangue.

O microrganismo é sensível a altas temperaturas e a pH ácido. Ademais, não se mantém viável por longos períodos fora do hospedeiro quando exposto à luz solar. No ambiente, quando envolvido por fezes, pode sobreviver até 112 dias.

A patogenicidade de *B. hyodysenteriae* parece estar relacionada com a presença de hemolisina, lipoproteínas e endotoxinas ou lipopolissacarídios (LPS). São conhecidos 11 sorogrupos e diferentes genótipos de *B. hyodysenteriae*, embora ainda não esteja totalmente esclarecido o impacto dos sorotipos e dos distintos genótipos na virulência dos isolados.

Epidemiologia

Além dos suínos, outros animais podem ser infectados, disseminando *B. hyodysenteriae*. A bactéria já foi isolada de emas, ratos, gaivotas e patos Mallard. Camundongos são frequentemente usados como modelos experimentais e também podem ser infectados naturalmente, eliminando *B. hyodysenteriae* por mais de 120 dias. Estudos realizados com javalis demonstraram que esses animais são portadores naturais da bactéria, apesar de não manifestarem a doença.

A infecção de suínos por *B. hyodysenteriae* não desencadeia, necessariamente, a doença. Não estão totalmente esclarecidas as condições que levam à disenteria suína, embora a ocorrência da doença seja influenciada por fatores como estresse, alimentação rica em polissacarídios não amiláceos (fibra) ou deficiente em selênio e vitamina E, instalações frias e úmidas, além de mudanças bruscas da dieta, retirada de medicação da ração, movimentação e superpopulação de baias.

A composição da microbiota do intestino grosso parece ser fator decisivo para o desencadeamento da doença, provavelmente ligado à digestibilidade da dieta. Quando se utilizam dietas altamente digestíveis, como farelo de arroz, a doença é inibida. Em contraste, quando a dieta é rica em fibras, ocorre aumento da viscosidade do alimento e proliferação de outras bactérias anaeróbicas, com ação sinérgica com *B. hyodysenteriae*.

A morbidade varia, geralmente, entre 30 e 40%, podendo chegar a 90% em propriedades endêmicas, enquanto a mortalidade ocorre entre 5 e 15% dos animais, podendo alcançar 30%, dependendo da precocidade e da adequação do tratamento.

A disenteria suína tem ampla distribuição mundial. É endêmica em muitos países da Europa, da América do Sul e da Ásia. No Brasil, a doença está bastante difundida e, nos últimos anos, os episódios têm aumentado em algumas regiões, com expressão na criação de suínos. O aumento da prevalência da doença pode estar ligado à proibição recente do uso de carbadox para o controle da enfermidade, fato que tem sido reportado, também, em alguns estados norte-americanos.

Suínos de todas as faixas etárias podem ser infectados. A doença, porém, é mais comum em animais de recria e terminação, como mencionado, notadamente suínos recém-liberados da creche.

A transmissão ocorre, principalmente, pela ingestão de material fecal proveniente de animais infectados. A bactéria pode ser encontrada nas fezes até 70 dias após os primeiros sinais clínicos. O microrganismo dissemina-se por água (particularmente lâmina de água) e alimentos contaminados, além de fômites, como botas e roupas sujas e contaminadas por fezes.

Novos surtos de disenteria suína costumam ocorrer após a introdução de animais portadores no rebanho ou após o fornecimento de alimento contaminado. Veículos contaminados ou visitantes que tiveram contato com suínos infectados também devem ser levados em consideração quando da introdução da bactéria em criatórios indenes.

Porcas e marrãs portadoras podem infectar leitões, que começam a apresentar sinais clínicos, geralmente, apenas ao desmame. Leitões provenientes de granjas endêmicas podem ser infectados de modo subclínico e disseminar o patógeno para granjas indenes após a comercialização.

Dentre os fatores de risco para a introdução da doença nos rebanhos, destacam-se: ausência de quarentenário; acesso de visitantes sem troca de roupa e calçado; entrada de caminhão na área limpa da granja sem a passagem por arco de desinfecção; presença de ratos e outros animais (cães, gatos e aves) na granja; ausência de cerca perimetral telada; e aquisição de reprodutores com infecções subclínicas ou em fase de incubação da doença.

B. hyodysenteriae é resistente em condições frias e úmidas, embora seja muito sensível ao calor e à dessecação. Em fezes diluídas em água, a bactéria mantém-se viável 48 dias entre 0 e 10°C, 7 dias a 25°C e mais de 24 h a 37°C. Desse modo, a remoção constante de fezes das baias é uma maneira de reduzir a pressão de infecção em rebanhos endêmicos.

Em termos econômicos, a disenteria suína é uma das doenças que mais impactam negativamente a suinocultura, em razão de perdas por morte, custos com medicamentos, atraso no crescimento, piora na conversão alimentar e perda de uniformidade do lote. O somatório desses custos provoca prejuízos de aproximadamente R$ 40,00 por animal.

Em sistemas de integração que erradicaram a doença no Brasil, observou-se grande aumento da eficiência alimentar dos suínos, demonstrando que a doença, mesmo quando subclínica, afeta significativamente a conversão alimentar. A experiência de criadores em sistemas de integração revela que o convívio com a disenteria suína é inviável, e a erradicação é uma meta necessária, a fim de não inviabilizar a atividade da granja.

Patogenia

A patogênese da disenteria suína é complexa e ainda não está completamente entendida. Várias bactérias da microbiota intestinal, além da influência da dieta na densidade e na composição da microbiota, parecem exercer sinergismo com *B. hyodysenteriae*, favorecendo a colonização do intestino grosso.

Após a ingestão de água ou alimentos contaminados, *B. hyodysenteriae* é protegida da acidez estomacal pelo muco das fezes diarreicas. Em seguida, o microrganismo chega ao intestino grosso e invade as criptas da mucosa, multiplicando-se ativamente.

Apesar da presença do microrganismo no interior de células epiteliais e na lâmina própria intestinal, evidências suportam que as lesões sejam causadas pela ação da hemolisina liberada durante a multiplicação bacteriana, bem como sejam decorrentes dos LPS de superfície de outras bactérias gram-negativas da microbiota local. Essas endotoxinas rompem as junções celulares e favorecem a invasão de espiroquetas e outros microrganismos oportunistas na lâmina própria.

Os lipo-oligossacarídios (LOS) também são endotoxinas características das bactérias do gênero *Brachyspira*. Essas endotoxinas estão presentes na parede celular das espiroquetas e são semelhantes ao LPS de outras bactérias gram-negativas. Os LOS são tóxicos às células, em razão das atividades endotóxica e quimiotática para os fagócitos, contribuindo para a inflamação e o desenvolvimento da lesão.

As proteínas de membrana externa de *B. hyodysenteriae* incluem proteínas variáveis de superfície (Vsp – *variable surfaceprotein*) e lipoproteínas como a SmpA e a SmpB (*membrane protein types A and B*), que parecem estar envolvidas na evasão do sistema imune.

Na disenteria suína, a diarreia é resultante da má absorção causada pela falência dos canais transportadores de íons epiteliais, que normalmente transportam íons sódio e cloreto do lúmen intestinal para o sangue. Nos animais infectados, os níveis de monofosfato cíclico de adenosina (cAMP, do inglês *cyclic adenosine monophosphate*) e monofosfato cíclico de guanosina (cGMP, do inglês *cyclic guanosine monophosphate*) na mucosa do cólon são normais, mas a resposta aos estímulos está significativamente reduzida.

B. hyodysenteriae tem um agente de transferência gênica (GTA, do inglês *gene transfer agent*) semelhante a um prófago, denominado VSH-1 (vírus da *Serpulina hyodysenteriae*), que está envolvido na transferência natural de genes e na recombinação de espécies. A real importância dessa troca de material genético não está totalmente esclarecida, pois inclui a transferência aleatória de fragmentos de 7,5 kb de DNA entre as bactérias. Como a resistência aos antimicrobianos é semelhante entre as espécies, acredita-se que o GTA esteja envolvido na transferência de genes de resistência a determinados antimicrobianos.

A ação de *B. hyodysenteriae* induz grande produção de muco no lúmen intestinal, em razão da hiperplasia das células caliciformes do epitélio intestinal. Com a progressão da doença, desenvolvem-se inflamação catarro-hemorrágica e edema de mucosa, passando à presença de fibrina e áreas de necrose. Os animais infectados podem manifestar atrofia de vilosidades e perda da área funcional lesada, acarretando prejuízos ao seu desenvolvimento.

A produção de imunoglobulinas séricas é observada entre 1 e 10 semanas pós-infecção, podendo perdurar cerca de 20 semanas, embora a produção de imunoglobulinas não esteja diretamente relacionada com a imunidade duradoura. No entanto, animais convalescentes podem permanecer protegidos cerca de 15 semanas. O desenvolvimento da resposta imune efetiva contra o agente parece estar relacionado com os LOS e é sorotipo-específico.

➤ Clínica

O período de incubação varia de 10 a 14 dias, embora possa durar até 6 semanas antes dos primeiros sinais clínicos.

A principal manifestação clínica da doença é a diarreia muco-hemorrágica, ocasionalmente com presença de fibrina, estando relacionada com anorexia e morte em poucos dias após o surgimento dos sinais clínicos, quando os animais não são adequadamente medicados.

A doença acomete, inicialmente, poucos animais do lote. Os casos isolados de diarreia podem representar a única manifestação clínica da doença (Figura 13.1), mascarando o caráter infeccioso. Com o aumento da pressão de infecção, o número de animais acometidos amplia-se progressivamente, com diferentes níveis de gravidade, assumindo, inclusive, aspecto de surto.

A doença pode acometer os animais de modo hiperagudo, agudo ou crônico.

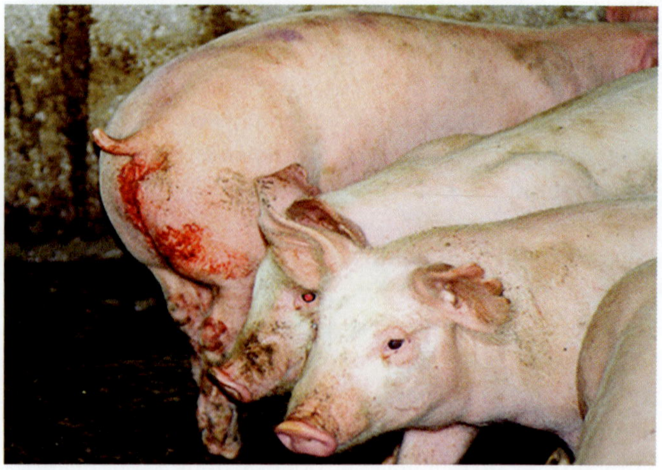

Figura 13.1 Animal de recria com disenteria suína. É possível notar o períneo recoberto por fezes de aspecto sanguinolento. Fonte: Arquivo da Disciplina Doenças dos Suínos, da Universidade Federal do Paraná.

Manifestação hiperaguda

Os animais acometidos pelo estado hiperagudo da doença podem evoluir para óbito em até 24 h, apresentando, geralmente, apenas sinais de diarreia. Após 48 a 72 h do início da diarreia, as fezes de aspecto mucossanguinolento adquirem coloração marrom (chocolate) e podem conter fragmentos de material esbranquiçado e mucofibrinoso.

Os animais afetados têm rápida perda da condição corporal, olhos aprofundados na órbita, costelas salientes, pele áspera, bem como sujidades e sangue na região perineal. Comumente os animais se recuperam, mas com perda significativa da conversão alimentar e do ganho de peso.

Manifestação aguda

Trata-se da apresentação clínica mais comum da doença. *B. hyodysenteriae* causa colite grave que cursa com diarreia sanguinolenta (Figura 13.2), febre (40°C), anorexia, retração dos flancos do abdome e emagrecimento.

Manifestação crônica

Na manifestação crônica, *B. hyodysenteriae* causa diarreia não sanguinolenta, inapetência, depressão e queda do ganho de peso diário.

A morte dos animais ocorre por desidratação, acidose metabólica, choque endotóxico e/ou séptico.

A disenteria suína é incomum em porcas gestantes e em animais adultos. Leitões em lactação podem sofrer episódios de diarreia sem presença de sangue.

➤ Diagnóstico

O diagnóstico de rotina da disenteria suína é baseado em achados clínico-epidemiológicos, diagnóstico microbiológico e exames anatomopatológicos.

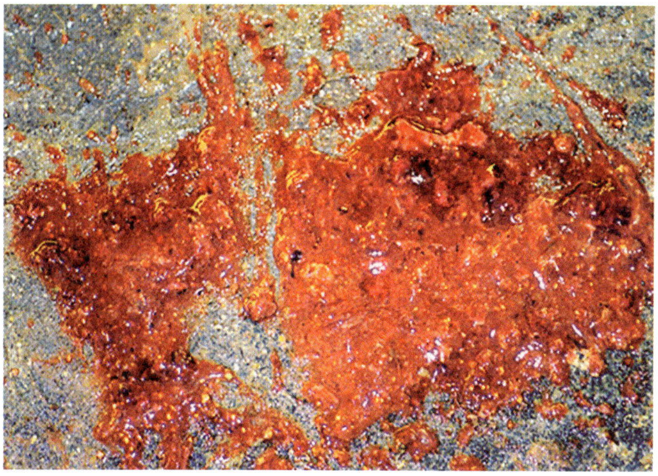

Figura 13.2 Detalhe do aspecto das fezes de suíno infectado por *B. hyodysenteriae*. É possível notar grande quantidade de sangue e aspecto brilhante em razão de muco e fibrina entremeados às fezes. Fonte: Arquivo da Disciplina Doenças dos Suínos, da Universidade Federal do Paraná.

Achados clinico-epidemiológicos

A ocorrência de disenteria com sangue, de início súbito, em suínos – principalmente de recria e terminação – é sugestiva de infecções por *B. hyodysenteriae*. O histórico recente de animais introduzidos sem a devida permanência em quarentenário, originários de granjas e/ou regiões endêmicas, o oferecimento de água e alimentos contaminados e o acesso de pessoal e veículos estranhos ao serviço devem ser investigados quando da introdução do microrganismo em plantéis livres.

Bacterioscopia

Esfregaços da mucosa ou das fezes de animais suspeitos, observados em microscópio de campo escuro, contraste de fase ou corados por safranina mostram aumento do número de espiroquetas. Essa identificação tem a vantagem de não requerer cultivo microbiano. No entanto, os resultados da bacterioscopia de fezes ou da visualização direta não são adequados para firmar inequivocamente o diagnóstico.

Diagnóstico microbiológico

O diagnóstico pode ser firmado por isolamento e identificação bioquímica de *B. hyodysenteriae*. O isolamento é reconhecido como padrão ouro para a identificação do agente, visto que é sensível e capaz de detectar até uma bactéria quando a amostra for bem acondicionada e rapidamente inoculada em ágar.

B. hyodysenteriae pode ser isolado de material fecal dos suínos ou de fragmentos intestinais, utilizando-se ágar acrescido de sangue ovino e antibióticos, em condições de anaerobiose a 42°C, incubado por, no mínimo, 3 dias.

A diferenciação bioquímica (fenotípica) entre *B. hyodysenteriae* e outras espécies pode ser obtida por produção de hemólise (total ou parcial), reação de indol e hidrólise do hipurato (Tabela 13.1). Apesar de eficiente, o isolamento do agente é fastidioso. Ademais, o diagnóstico definitivo pode levar até 2 semanas para ser obtido, o que prejudica o controle e a erradicação da doença no plantel. No entanto, a necessidade de isolamento é enaltecida quando se procura estudar a sensibilidade *in vitro* de espécies de *Brachyspira* aos antimicrobianos ou tipificar os isolados.

A presença de múltiplas espécies do gênero *Brachyspira* no mesmo plantel e até no mesmo animal pode dificultar a identificação bioquímica dos isolados. Em virtude dessas limitações de classificação fenotípica por métodos bioquímicos, tem-se recomendado, recentemente, a técnica *restriction fragment length polymorphism* (polimorfismo do comprimento dos fragmentos de restrição – RFLP), que produz padrões de peso espécie-específicos para as cinco espécies de *Brachyspira* de suínos.

Diagnóstico molecular

O teste de PCR (do inglês, *polymerase chain reaction*) vem sendo amplamente utilizado como técnica de diagnóstico, pois apresenta boa especificidade e sensibilidade, além de garantir a precocidade no diagnóstico. O teste de PCR *duplex* é capaz de detectar, simultaneamente, *B. hyodysenteriae* e *B. pilosicoli*. Esse método apresenta bons resultados quando aplicado em DNA extraído de amostras fecais.

Tabela 13.1 Propriedades bioquímicas e de cultivo microbiano utilizadas para diferenciação fenotípica de espécies de *Brachyspira* identificadas em animais.

	Propriedades fenotípicas		
Espécies de *Brachyspira*	**Tipo de hemólise**	**Hidrólise do hipurato**	**Reação de indol**
B. hyodysenteriae	Total (forte)	Negativa	Positiva
B. pilosicoli	Parcial (fraca)	Positiva	Negativa
B. innocens	Parcial (fraca)	Negativa	Negativa
B. murdochii	Parcial (fraca)	Negativa	Negativa
B. intermedia	Parcial (fraca)	Negativa	Positiva

Adaptada de Fellstrom C, Pettersson B, Thomson J, Gunnarsson A, Persson M, Johansson KE. Identification of Serpulina species associated with porcine colitis by biochemical analysis and PCR. J Clin Microbiol, 1997;35(2):462-7; e de Quinn PJ, Markey BK, Leonard FC, Fitzpatrick ES, Fanning S, Hartigan PJ. Veterinary Microbiology and Microbial Disease. 2.ed. Chichester: Wiley-Blackwell; 2011. 1231p.

A PCR em tempo real também tem sido desenvolvida para o diagnóstico e possibilita, além da identificação molecular de *B. hyodysenteriae*, a quantificação do número de microrganismos.

Outras técnicas diagnósticas

A hibridização fluorescente *in situ* (FISH, do inglês *fluorescence in situ hybridization*), que tem como alvo o RNA ribossômico do agente, vem sendo utilizada como técnica promissora para a detecção de *Brachyspira* sp. em amostras teciduais fixadas em formol. Tem como vantagens a facilidade e o acesso à síntese de sondas específicas marcadas com fluorocromos. Além disso, possibilita detectar somente bactérias viáveis nos tecidos lesionados no momento da fixação.

Não há testes sorológicos específicos disponíveis para análise das espiroquetas patogênicas do gênero *Brachyspira*, que determinem os títulos de anticorpos de animais que tenham sido expostos. Os testes de ELISA desenvolvidos até o momento, com o uso de proteína recombinante externa como antígeno para a detecção de *B. hyodysenteriae*, demonstram baixa eficiência, provavelmente em virtude de reações cruzadas com outras espécies do gênero *Brachyspira* de baixa patogenicidade, como *B. innocens*. O diagnóstico sorológico com LOS mostrou que esse antígeno é sorogrupo-específico e pouco sensível.

Achados anatomopatológicos macroscópicos

Os animais mortos apresentam emaciação significativa, períneo sujo de fezes e desidratação acentuada. As lesões macroscópicas limitam-se ao intestino grosso, quase sempre evidentes na junção ileocecal.

A alteração macroscópica mais característica da doença é a enterite muco-hemorrágica ou fibrino-hemorrágica. A mucosa apresenta-se edematosa, congesta e hiperêmica (Figura 13.3), recoberta por muco, fibrina e traços de sangue, com focos de necrose superficial e áreas de lesões mais extensas e graves, formando uma pseudomembrana mucofibrinosa. O conteúdo do lúmen intestinal varia de amolecido a fluido, com presença de muco e sangue e, por vezes, membranas fibrinonecróticas. Linfadenopatia mesentérica pode ser observada.

Achados anatomopatológicos microscópicos

As lesões histológicas significativas estão restritas a ceco, cólon e reto. As lesões agudas típicas incluem espessamento da mucosa e da submucosa, em virtude de congestão vascular e extravasamento de fluidos e leucócitos. Há hiperplasia das células caliciformes e epiteliais na base das criptas, que podem se apresentar alongadas e hipercoradas.

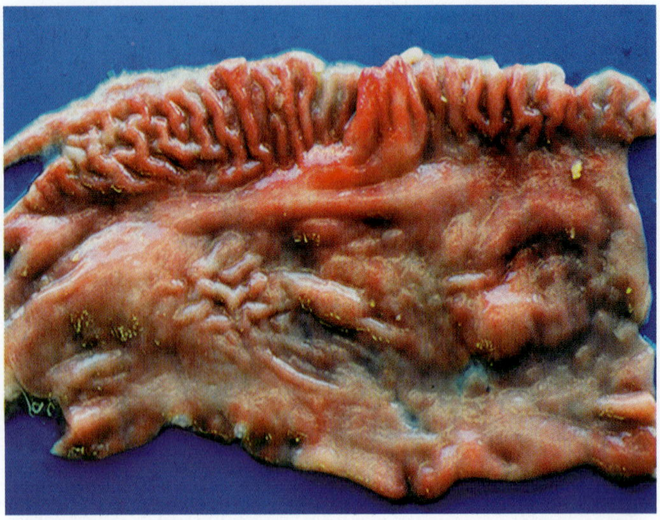

Figura 13.3 Exame *post mortem* de suíno com intensa colite hemorrágica por *B. hyodysenteriae*. É possível notar edema, congestão e intensa hiperemia da mucosa do cólon. Fonte: Arquivo da Disciplina Doenças dos Suínos, da Universidade Federal do Paraná.

Como consequência da perda de conectividade dos enterócitos, ocorrem necrose e desprendimento do epitélio. Observa-se, também, aumento do infiltrado inflamatório na lâmina própria com acúmulo excessivo de neutrófilos, principalmente ao redor de capilares sanguíneos próximos ao lúmen intestinal. Ocorre, ainda, hemorragia ao redor das áreas de ulceração, as quais comumente são invadidas por bactérias secundárias.

Nas lesões crônicas, evidencia-se acúmulo de grandes quantidades de fibrina, muco e debris celulares sobre a mucosa intestinal e no interior das criptas. Hemorragia e edema são menos pronunciados. A necrose superficial pode ser intensa, mas não ocorrem ulcerações profundas. Grandes aglomerações de espiroquetas no interior das criptas e das células caliciformes também podem ser observadas. As espiroquetas somente estão presentes na lâmina própria nas fases mais avançadas da doença.

Diagnóstico histopatológico

A visualização de *Brachyspira* sp. patogênica é possível por coloração à base de prata ou imunoistoquímica, utilizando-se anticorpos monoclonais específicos ou policlonais. No entanto, esses anticorpos não estão comumente disponíveis no mercado.

Diagnóstico diferencial

O diagnóstico diferencial da disenteria suína deve considerar, em especial, outros agentes infecciosos que causam enterite, ocasionalmente com sangue, como *Lawsonia intracellularis*, *Salmonella* spp., circovírus suíno tipo II, colite espiroquetal, *Trichuris suis* e colite não específica, aparentemente associada à granulação da ração.

Tratamento

Embora estejam disponíveis, no mercado, antimicrobianos eficientes para o tratamento e o controle da doença, os fármacos, em geral, são de custo elevado. Adicionalmente, tem-se observado redução da eficiência desses antimicrobianos em isolados de campo, provavelmente pela pressão seletiva em razão do seu uso contínuo ou não racional.

Desse modo, granjas endêmicas devem adotar rigorosas medidas de higiene, para que a pressão de infecção mantenha-se baixa. Essas medidas, quando associadas ao uso de pulsos de medicamentos estratégicos, tornam o controle efetivo. O convívio com a disenteria suína é antieconômico, pois a recidiva dos casos é constante. Por esse motivo, muitas granjas optam por programas de erradicação.

Os animais doentes devem ser tratados com medicação parenteral ou fornecida na água, devendo-se evitar a medicação via ração, pois a doença provoca acentuada redução da ingestão de alimentos, diferentemente do consumo de água, que se mantém relativamente constante, mesmo em animais doentes. A medicação via ração deve ser escolhida somente para medicar todo o lote, como medida preventiva.

Os fármacos mais frequentemente utilizados são valnemulina (5 a 12 mg/kg, por via oral), tiamulina (9 a 12 mg/kg, por via intramuscular ou oral), tilosina (20 a 30 mg/kg, por via intramuscular) e lincomicina (15 a 25 mg/kg, por via intramuscular ou oral).

No Brasil, determinadas empresas têm utilizado produtos fitoterápicos via ração, tanto de modo preventivo como curativo, com sucesso. Dentre os fitoterápicos utilizados, merecem destaque os elaborados à base de tomilho, alfarroba ou orégano.

Profilaxia e controle

A erradicação da disenteria suína sem o despovoamento tem sido empregada em muitos plantéis, inclusive no Brasil. A chance de sucesso é de 90%, em média, e depende exclusivamente das estratégias utilizadas no programa. O retorno financeiro do programa de erradicação costuma ocorrer entre 6 meses e 1 ano. Adicionalmente, há ganhos indiretos com a melhoria dos programas de biosseguranças e a redução da mão de obra com medicações.

O programa de erradicação baseia-se em vários procedimentos (Quadro 13.1), embora seja fundamentado em três pilares: eliminar o agente do ambiente, eliminar a bactéria dos animais e repor o plantel com animais livres da doença. Quando vários rebanhos da região estão acometidos, o programa de erradicação deve ser aplicado em todos os plantéis positivos. Do contrário, a recontaminação pode ocorrer rapidamente, pois *B. hyodysenteriae* é disseminada por veículos, insetos, roedores e pessoas.

Quadro 13.1 Procedimentos recomendados na erradicação da disenteria suína por *B. hyodysenteriae* em granjas de suínos.

Deve-se interromper as coberturas por 2 a 3 semanas, cerca de 100 dias antes da primeira semana do programa medicamentoso. Essa ação facilitará a medicação dos animais da granja, pois não haverá partos, tampouco leitões a serem medicados na maternidade
É preciso roçar e limpar os arredores da granja, a fim de eliminar criadouros de roedores e outros vetores
É necessário implantar rigoroso programa para combate de roedores, insetos e outros vetores
É preciso retirar da granja animais com idade inferior a 10 meses, 3 semanas antes de começar a medicação. Esses animais podem ser terminados em outras granjas ou em instalações externas à granja acometida
É necessário esvaziar, limpar e desinfetar a maternidade, a creche e a recria/terminação
É importante transferir os animais restantes para uma área específica da granja (área suja)
Deve-se aumentar a frequência de remoção das fezes de baias
É preciso limpar, desinfetar e secar á área despovoada da granja (área limpa)
Deve-se iniciar a medicação coletiva para todos os animais do plantel, conforme recomendação veterinária
É necessário lavar e transferir os animais para área limpa 2 semanas após o início da medicação
Não se deve proceder à reposição de animais antes de findado o programa de erradicação na propriedade
É importante evitar a entrada de pessoal, veículos e animais estranhos na granja
Deve-se adquirir animais somente de granjas livres, bem como submeter novos animais a período mínimo de 30 dias no quarentenário antes de colocá-los em contato com os animais residentes da granja

Adaptado de Guedes RM, Barcellos D. Disenteria suína. In: Sobestiansky J, Barcellos D. Doenças dos Suínos, 2.ed. Goiânia: Cânone; 2012. p.128-34.

Para eliminar *B. hyodysenteriae* dos animais, é preciso usar fármacos que inativem a bactéria no intestino dos suínos. A tiamulina e a valnemulina são os antimicrobianos mais utilizados para a erradicação, aplicando-se doses terapêuticas, por um período de 3 a 4 semanas, em todos os animais da granja.

Ademais, para reduzir os custos com medicação e facilitar o manejo dos animais durante o programa de erradicação, é imprescindível diminuir a lotação das granjas, descartar matrizes, transferindo ou vendendo os animais de creche, recria e terminação, além de interromper os partos por 3 a 4 semanas. A interrupção dos partos deve ser programada antecipadamente, para que o período sem partos ocorra nos períodos mais quentes do ano, facilitando a inativação de *B. hyodysenteriae*.

A eliminação de *B. hyodysenteriae* do meio ambiente deve ser realizada com muito cuidado, pois a bactéria é muito resistente a locais úmidos e frios. Geralmente, a desinfecção do ambiente, a fim de eliminar *B. hyodysenteriae*, é recomendada nos meses mais quentes e secos, quando a bactéria não oferece tanta resistência ao ambiente e às instalações.

Além da limpeza e da desinfecção da granja e do entorno, deve-se proceder ao combate de insetos e roedores. A entrada de outros animais possivelmente envolvidos na transmissão, como cães, gatos, pássaros e aves domésticas ou selvagens, deve ser impedida por barreiras físicas.

Colite espiroquetal

Definição

Colite espiroquetal é uma enfermidade infectocontagiosa caracterizada por diarreia com muco, perda de peso e redução da conversão alimentar, causada pela infecção do intestino grosso de leitões e animais adultos por *Brachyspira pilosicoli* (*B. pilosicoli*).

Sinonímia: espiroquetose intestinal.

Etiologia

A bactéria *B. pilosicoli* foi descrita em 1980. As espiroquetas aderem-se à extremidade do epitélio da mucosa intestinal, paralelamente uma a outra, formando, no lúmen, aspecto piloso ou de falsa borda em escova.

Em comparação com *B. hyodysenteriae*, *B. pilosicoli* é mais curta e fina, medindo, aproximadamente, 6 μm de extensão e 0,3 μm de diâmetro. Tem, ainda, de oito a dez flagelos periplasmáticos. É isolada em condições de anaerobiose, em temperatura de 37 a 42°C, e causa fraca hemólise em meio sólido enriquecido com sangue.

Existe grande variedade de genótipos de *B. pilosicoli*. Estudos sobre a ocorrência da doença têm identificado mais de dez genótipos da bactéria em uma mesma granja, que podem refletir diferenças na patogenicidade dos isolados.

Os fatores de virulência de *B. pilosicoli* não estão completamente esclarecidos, mas parecem estar relacionados com a presença de adesina e citotoxina (hemolisina).

Epidemiologia

A colite espiroquetal está amplamente disseminada em países nos quais a criação de suínos é expressiva. Nas duas últimas décadas, os casos diagnosticados dessa doença têm aumentado, provavelmente pelo avanço dos métodos de diagnóstico e pela redução do uso de promotores de crescimento (antimicrobianos) na ração.

B. pilosicoli pertence à microbiota entérica normal de javalis. Além dos suínos, outras espécies podem ser infectadas naturalmente e desenvolver a doença. Isolados da bactéria obtidos de suínos, cães, primatas não humanos, aves e humanos são muito próximos geneticamente, sendo possível a infecção interespécies. A bactéria foi descrita, também, em roedores e marsupiais.

No caso dos suínos, a doença é introduzida nos rebanhos por animais portadores, tanto domésticos como selvagens. Entretanto, tendo em vista as evidências de que cães e aves domésticas ou selvagens podem carrear a bactéria, esses animais também devem ser considerados possíveis vias de introdução da doença nos plantéis.

A transmissão do patógeno entre os animais ocorre por via fecal/oral. Os animais portadores eliminam a bactéria pelas fezes de maneira contínua ou intermitente, por algumas semanas. *B. pilosicoli* é relativamente resistente no ambiente. Em locais úmidos e frios, a bactéria pode sobreviver até 100 dias. Em solo com material fecal, resiste mais de 200 dias.

O comportamento da doença varia conforme o plantel. Em alguns criatórios, a incidência é alta em toda a criação. Em outras granjas, a doença está confinada a algumas baias. Esse fato está ligado às condições predisponentes para a doença em cada plantel ou à diferença de patogenicidade entre os isolados presentes nos rebanhos.

No Brasil, a alimentação dos animais com rações não medicadas (sem antimicrobianos) tem sido o principal fator de risco para o estabelecimento da doença. Ainda, o fornecimento de ração com alto teor de polissacarídios não amiláceos, pouco digeridos no intestino delgado, viabiliza o substrato para a multiplicação de *B. pilosicoli* no intestino grosso.

O impacto econômico da doença varia muito entre os criatórios, de acordo com as medidas adotadas para seu controle. Geralmente, o impacto é baixo, mas, em algumas situações, a diarreia persiste muito tempo, acarretando grande perda por queda na conversão do lote e redução do ganho de peso diário.

Patogenia

A patogenia da colite espiroquetal ainda é pouco entendida. A presença da hemolisina de *B. pilosicoli* não foi, até o momento, determinada, portanto não se sabe o potencial dessa citotoxina como fator de virulência.

A patogenicidade de *B. pilosicoli* parece estar intimamente associada à capacidade de adesão da bactéria ao muco que recobre o glicocálix dos enterócitos do intestino grosso, influenciada pela viscosidade e pelos constituintes da alimentação do animal. Evidências suportam que a lipoproteína mglB seja um fator de virulência para *B. pilosicoli*. Essa lipoproteína pode mediar o mecanismo de estabelecimento de *B. pilosicoli* na superfície epitelial, auxiliando na adesão e na patogenicidade da bactéria.

Após íntima adesão aos enterócitos, ocorre a colonização da superfície epitelial, com formação de uma falsa borda em escova, de aspecto piloso, o que serviu de base para o nome da espécie da bactéria (*B. pilosicoli*). A adesão induz a reorganização do citoesqueleto e a perda das microvilosidades do enterócito, resultando em diarreia por má absorção.

Em razão da alta capacidade funcional do intestino grosso, nem todos os animais infectados apresentam diarreia, permanecendo na condição subclínica da doença, com piora da taxa de conversão alimentar, mas havendo manutenção do apetite. A absorção reduzida de líquidos pode diminuir o tempo de passagem do alimento no intestino grosso, levando à queda da produção e à absorção de ácidos graxos voláteis.

Clínica

O período de incubação pode variar de poucos dias (2 dias em animais inoculados experimentalmente) a 3 semanas.

O sinal característico da doença é a diarreia pastosa de cor acinzentada, semelhante a cimento fresco. Alguns animais podem apresentar, também, diarreia de aspecto mucoide, brilhante, de coloração amarelada. A diarreia geralmente é autolimitante, perdurando 2 a 14 dias. Além disso, febre pode ser observada em alguns animais.

A maioria dos animais continua a alimentar-se. Aqueles com quadros mais graves de diarreia manifestam acentuada perda de peso, podendo tornar-se refugos. Animais tratados ou convalescentes podem apresentar diarreia novamente.

A doença costuma ocorrer após o desmame (18 a 21 dias) ou em leitões recentemente agrupados na recria (60 a 70 dias) e submetidos a uma nova dieta. Também pode acometer animais na terminação ou adultos.

A perda de peso e a piora da conversão alimentar são evidentes, bem como a desuniformidade ou heterogeneidade de lotes em propriedades nas quais a doença ocorre de modo endêmico.

Diagnóstico

O diagnóstico de rotina da colite espiroquetal baseia-se em achados clínico-epidemiológicos, além de exames microbiológicos e anatomopatológicos. Ademais, histórico de introdução recente de suínos e da presença de javalis, cães ou aves nas proximidades das granjas deve ser levado em consideração à anamnese.

Clinicamente, os primeiros sinais da infecção consistem em discreta perda da condição corporal e diarreia mucoide ou pastosa acinzentada, semelhante a cimento fresco (Figura 13.4).

O microrganismo pode ser isolado em ágar-sangue ovino, em condições de anaerobiose, mostrando hemólise parcial (fraca) ao redor das colônias. *B. pilosicoli* é negativa para indol, fortemente positiva para hipurato e não apresenta atividade de betaglucosidade, que são propriedades fenotípicas consideradas na diferenciação de outras espécies do gênero *Brachyspira* (ver Tabela 13.1). Em razão da característica anaeróbica do microrganismo, a coleta de material e o uso de meios de transporte são críticos para o sucesso do isolamento microbiano.

Outras técnicas de diagnóstico

Técnicas de imunoistoquímica, sorológicas e moleculares – como PCR (detecção dos segmentos 16S ou 23S), PCR *multiplex*, RFLP e hibridização fluorescente *in situ* com sondas de DNA marcadas com fluoresceína – têm sido utilizadas experimentalmente no diagnóstico, inclusive no diferencial de *B. hyodysenteriae* e *B. pilosicoli*, embora ainda estejam restritas à pesquisa.

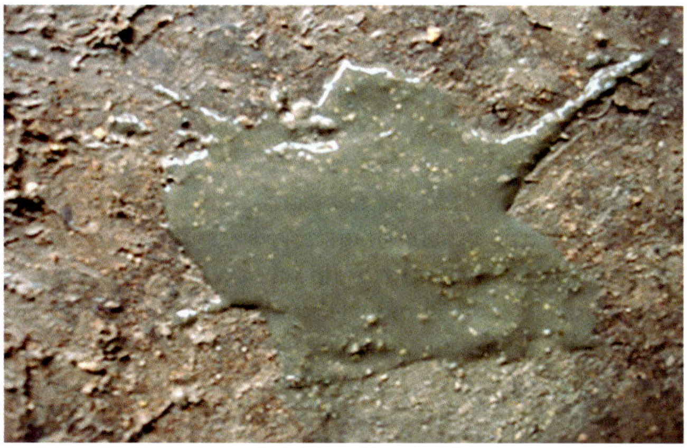

Figura 13.4 Detalhe do aspecto das fezes de suíno com colite espiroquetal. É possível notar que as fezes apresentam aspecto de cimento fresco, em virtude da grande quantidade de muco entremeado ao material fecal. Fonte: Arquivo da Disciplina Patologia Veterinária Especial, da Universidade Federal do Paraná.

Achados anatomopatológicos macroscópicos

Macroscopicamente, a colite espiroquetal pode apresentar níveis variados de lesões, conforme a gravidade da doença. Em geral, é caracterizada por parede intestinal flácida, com conteúdo mucoso, bem como por presença de fluido acinzentado no ceco e no cólon, havendo acúmulo de muco em casos mais acentuados.

A mucosa apresenta-se edematosa, com regiões hiperêmicas ou hemorrágicas em menor grau e, ocasionalmente, ulcerações. Também são encontradas erosões focais superficiais coalescentes, com depósito de fibrina, aderidas à mucosa, incluindo-se material necrótico, fezes e partículas de ração, tendo o aspecto de "calçamento de paralelepípedos". Geralmente, não há alterações na serosa, mas, em lesões crônicas, observa-se edema acentuado, com aspecto gelatinoso e translúcido por toda a superfície da serosa.

Achados anatomopatológicos microscópicos

As principais lesões microscópicas da colite espiroquetal são as criptas alongadas, dilatadas e preenchidas com muco em excesso, além da presença ocasional de espiroquetas. Em alguns animais, observam-se restos celulares e células inflamatórias, formando-se microabscessos. Há, também, hiperplasia acentuada das células caliciformes, tanto das criptas quanto da superfície da mucosa, resultando em aumento da produção de muco.

A degeneração epitelial causada pelas espiroquetas induz aumento da taxa de mitose das células das criptas, com consequente alongamento dessas células, além da produção de epitélio imaturo, que apresenta característica cuboide ou escamosa. Ocorre necrose epitelial associada à discreta erosão e à descamação na superfície do lúmen.

Diagnóstico histopatológico

O achado histológico característico consiste na colite ulcerativa ou erosiva, catarral, multifocal, presente na mucosa e na submucosa da superfície do ceco e do cólon, com grande número de espiroquetas, unidas por uma extremidade ao epitélio, formando uma figura definida como falsa borda em escova (Figuras 13.5 e 13.6).

As espiroquetas também podem ser encontradas no interior das células das criptas, assim como entre as células epiteliais descamadas e em multiplicação ativa dentro de macrófagos. *B. pilosicoli* pode ser identificada nas células por colorações à base de prata ou imunoistoquímica.

Observam-se, também, dilatação das criptas, grande quantidade de muco no lúmen intestinal, hiperplasia das células caliciformes e número significativo de neutrófilos.

Diagnóstico diferencial

Outros microrganismos que causam enterite em suínos devem ser considerados no diagnóstico diferencial, como *Lawsonia intracellularis*, *Salmonella* spp., *Escherichia coli*, circovírus suíno tipo II, *Trichuris suis*, *Brachyspira hyodysenteriae* e colite não específica, aparentemente associada à granulação da ração.

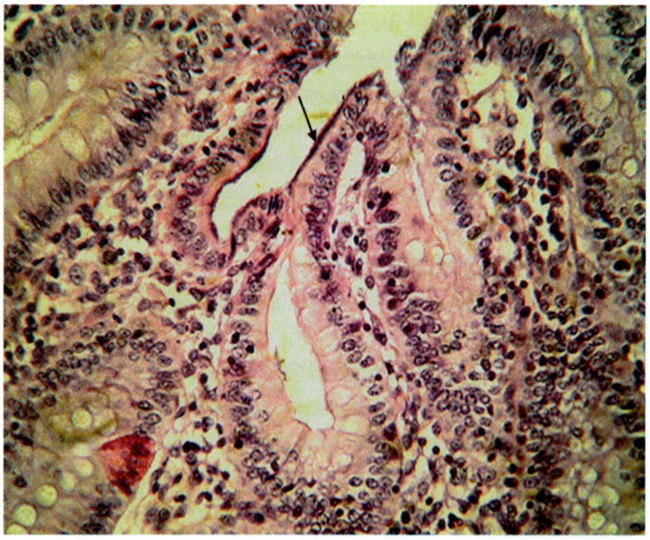

Figura 13.5 Lesão microscópica de colite espiroquetal. É possível notar inúmeras bactérias (*B. pilosicoli*) aderidas aos enterócitos (seta) na região do cólon, formando falsa borda em escova (HE, 40×). Fonte: Arquivo da Disciplina Patologia Veterinária Especial, da Universidade Federal do Paraná.

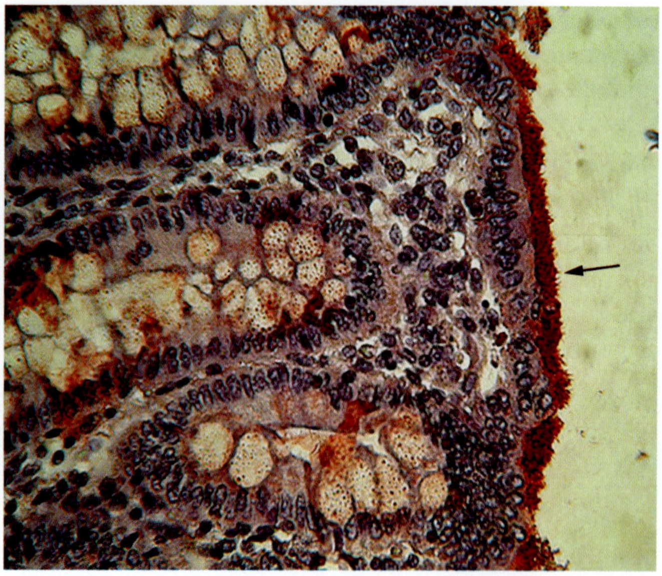

Figura 13.6 Lesão histológica de colite espiroquetal (*B. pilosicoli*). É possível notar marcação imunoistoquímica positiva (vermelho) nas bactérias aderidas à mucosa intestinal (seta; IHQ, 40×). Fonte: Arquivo da Disciplina Patologia Veterinária Especial, da Universidade Federal do Paraná.

Tratamento

O tratamento da colite espiroquetal segue os mesmos princípios do tratamento da disenteria suína por *B. hyodysenteriae*. A tiamulina e a valnemulina são os fármacos de eleição para o tratamento, por via parenteral ou oral, na água ou na ração.

Profilaxia e controle

Assim como na disenteria suína, cuidados de biossegurança e higiene devem ser seguidos para evitar a introdução da doença e/ou manter a profilaxia e o controle. Em rebanhos infectados, a limpeza diária das baias, com o uso de utensílios de limpeza e calçados exclusivos para áreas afetadas, é uma medida útil para impedir a disseminação entre locais da granja.

A administração de antimicrobianos para leitões em transição – da creche para o crescimento – deve ser realizada com cautela, visto que a mudança abrupta da ração medicada para a (ração) não medicada associa-se ao desencadeamento da doença pela retirada da medicação.

Como o impacto econômico da doença é relativamente baixo, exceto em casos de surtos ou propriedades endêmicas, não se justifica a implantação de um programa de erradicação, à semelhança da disenteria suína, pois a doença pode ser controlada com medidas de higiene, isolamento e tratamento dos animais doentes.

Em propriedades endêmicas, pode-se adotar o despovoamento da granja a longo prazo, aliado a medidas de higiene e medicação da ração.

Saúde Pública

Duas espécies do gênero *Brachyspira* são isoladas de humanos: *B. aalborgi* e *B. pilosicoli*. A doença é transmitida aos humanos por contato direto com as fezes de animais infectados. Maior incidência da doença por essas espécies de *Brachyspira* tem sido relatada em pacientes imunossuprimidos, homossexuais do sexo masculino, aborígenes australianos e crianças da África, da Índia e do Oriente Médio.

A infecção de humanos por *B. pilosicoli* é conhecida como espiroquetose intestinal. Essas espécies de *Brachyspira* causam diarreia crônica, dores abdominais e melena, em razão do desenvolvimento de colite grave.

Bibliografia

Argenzio RA. Glucose-stimulated fluid absorption in the pig small intestine during the early stage of swine dysentery. Am J Vet Res. 1980;41(12):2000-6.

Boye M, Baloda SB, Leser TD, Møller K. Survival of Brachyspira hyodysenteriae and B. pilosicoli in terrestrial microcosms. Vet Microbiol. 2001;81(1):33-40.

Duhamel GE. Comparative pathology and pathogenesis of naturally acquired and experimentally induced colonic spirochetosis. Anim Health Res Rev. 2001;2(1):3-17.

Fellström C, Gunnarsson A. Phenotypical characterisation of intestinal spirochaetes isolated from pigs. Res Vet Sci. 1995;59(1):1-4.

Fellström C, Pettersson B, Johansson KE, Lundeheim N, Gunnarsson A. Prevalence of Serpulina species in relation to diarrhea and feed medication in pig-rearing hers in Sweden. Am J Vet Res. 1996;57(6):807-11.

Fellström C, Pettersson B, Thomson J, Gunnarsson A, Persson M, Johansson KE. Identification of Serpulina species associated with porcine colitis by biochemical analysis and PCR. J Clin Microbiol. 1997;35(2):462-7.

Glock RD, Harris DL, Kluge JP. Localization of spirochetes with the structural characteristics of Treponema hyodysenteriae in the lesions of swine dysentery. Infect Immun. 1974;9(1):167-78.

Guedes RMC, Barcellos D. Colite espiroquetal. In: Sobestiansky J, Barcellos D. Doenças dos suínos. 2.ed. Goiânia: Cânone Editorial; 2012. p. 122-37.

Guedes RMC, Barcellos D. Disenteria suína. In: Sobestiansky J, Barcellos D. Doenças dos suínos. 2.ed. Goiânia: Cânone Editorial; 2012. p. 128-34.

Hampson DJ, Atyeo RF, Combs BG. Swine dysentery. In: Hampson DJ, Stanton TB, editor. Intestinal spirochaetes in domestic animals and humans. Wallingford, Oxon: CAB International; 1997. p. 175-210.

Hampson DJ. Brachyspiral colitis. In: Zimmerman JJ, Karriker LA, Ramirez A, Schwartz KJ, Stevenson GW. Diseases of swine. 10.ed. Ames, Iowa: Wiley-Blackwell; 2012. p. 680-96.

Hampson DJ, Trott DJ. Spirochetal diarrhea/porcine intestinal spirochetosis. In: Straw BE, Zimmerman JJ, D'Allaire S, Taylor DE, editors. Diseases of swine. 9.ed. Ames, Iowa: Blackwell Publishing; 2006. p. 553-62.

Harris DL, Hampson DJ, Glock RD. Swine dysentery. In: Straw BE, Zimmerman JJ, D'Allaire S, Taylor DE, editors. Diseases of swine. 9.ed. Ames, Iowa: Blackwell Publishing; 2006. p. 579-600.

Hommez J, Castrycka F, Haesebrouckb F, Devriese LA. Identification of porcine Serpulina strains in routine diagnostic bacteriology. Vet Microbiol. 1998;62(2):163-9.

Hyatt DR, Huurne AA, Van Derzejist BA, Joens LA. Reduced virulence of *Serpulina hyodysenteriae* hemolysin-negative mutants in pigs and their potential to protect pigs 44 against challenge with a virulent strain. Infect Immun. 1994;62(6):2244-8.

Jacobson M, Fellström C, Lindberg R, Wallgren P, Jensen-Waern M. Experimental swine dysentery: comparison between infection models. J Med Microbiol. 2004;53(Pt 4):273-80.

Kennedy MJ, Rosnick DK, Ulrich RG, Yancey Junior RJ. Association of Treponema hyodysenteriae with porcine intestinal mucosa. J Gen Microbiol. 1988;134(6):1565-76.

La T, Phillips ND, Hampson DJ. Development of a duplex PCR assay for detection of Brachyspira hyodysenteriae and Brachyspira pilosicoli in pig feces. J Clin Microbiol. 2003;41(7):3372-5.

La T, Phillips ND, Hampson DJ. Evaluation of recombinant Bhlp29.7 as an ELISA antigen for detecting pig herds with swine dysentery. Vet Microbiol. 2009;133(1-2):98-104.

Mikosza ASJ, Hampson DJ. Human intestinal spirochetosis: Brachyspira aalborgi and/or Brachyspira pilosicoli? Anim Health Res Rev. 2001;1:101-10.

Motro Y, La T, Bellgard MI, Dunn DS, Phillips ND, Hampson DJ. Identification of genes associated with prophage-like gene transfer agents in the pathogenic intestinal spirochaetes Brachyspira hyodysenteriae, Brachyspira pilosicoli and Brachyspira intermedia. Vet Microbiol. 2009;134(3-4):340-5.

Neves SMN. Avaliação das técnicas de isolamento, reação em cadeia da polimerase e hibridização fluorescente in situ para diagnóstico de Brachyspira sp. em suínos [dissertação]. Belo Horizonte: Escola de Veterinária da Universidade Federal de Minas Gerais; 2012.

Nibbelink SK, Sacco RE, Wannemuehler MJ. Pathogenicity of Serpulina hyodysenteriae: in vivo induction of tumor necrosis factor and interleukin-6 by a serpulinal butanol/water extract (endotoxin). Microb Pathog. 1990;23(3):181-7.

Paulovich FB, Borowski SM, Driemeier D, Razia LE, Coutinho TA, Prates ABH *et al.* Avaliação da patogenicidade de amostras de Brachyspira pilosicoli através de técnicas histopatológicas convencionais e por imuno-histoquímica. Pesq Vet Bras. 2004;24(2):144-8.

Quinn PJ, Markey BK, Leonard FC, Fitzpatrick ES, Fanning S, Hartigan PJ. Veterinary microbiology and microbial disease. 2.ed. Chichester: Wiley-Blackwell; 2011.

Råsbäck T, Fellström C, Gunnarsson A, Aspán A. Comparison of culture and biochemical tests with PCR for detection of Brachyspira hyodysenteriae and Brachyspira pilosicoli. J Microbiol Methods. 2006;66(2):347-53.

Sobestiansky J, Barcellos DESN. Clinica veterinária em sistemas intensivos de produção de suínos e relatos de casos clínicos. Goiânia: Art 3; 2001.

Sobestiansky J, Barcellos DESN, editores. Doenças de suínos. Goiânia: Cânone Editorial; 2007.

Taylor DJ, Alexander, TJL. The production of dysentery in swine by feeding cultures containing a spirochaete. British Vet J. 127:58-61, 1971.

Taylor DJ, Simmons JR, Laird HM. Production of diarrhoea and dysentery in pigs by feeding pure cultures of a spirochaete differing from Treponema hyodysenteriae. Vet Rec. 1980;106(15):326-32.

Thomson JR, Smith WJ, Murray BP. Investigations into field cases of porcine colitis with particular reference to infection with Serpulina pilosicoli. Vet Rec. 1998;142(10):235-9.

Thomson JR, Smith WJ, Murray BP. Pathogenicity of three strains of Serpulina pilosicoli in pigs with a naturally acquired intestinal flora. Infect Immun. 1997;65(9):3693-700.

Townsend KM, Giang VN, Stephens C, Scott PT, Trott DJ. Application of nox-restriction fragment length polymorphism for the differentiation of Brachyspira intestinal spirochetes isolated from pigs and poultry in Australia. J Vet Diagn Invest. 2005;17(2):103-9.

Trott DJ, Alt DP, Zuerner RL, Wannemuehler MJ, Stanton TB. The search for Brachyspira outer membrane proteins that interact with the host. Anim Health Res Rev. 2001;2(1):19-30.

Trott DJ, Huxtable CR, Hampson DJ. Experimental infection of newly weaned pigs with human and porcine strains of Serpulina pilosicoli. Infect Immun. 1996;64(11):4648-54.

Whiting RA, Doyle LP, Spray RS. Swine dysentery. Purdue Univ Agric Exp Stn Bull. 1921;257:3-15.

Zhang P, Cheng X, Duhamel GE. Cloning and DNA sequence analysis of an immunogenic glucose-galactose MglB lipoprotein homologue from Brachyspira pilosicoli, the agent of colonic spirochetosis. Infect Immun. 2000;68(8):4559-65.

Clostridioses 14

Jane Megid

Definição

Clostridioses são infecções, intoxicações ou toxinfecções de caráter agudo, superagudo ou hiperagudo, causadas por diferentes espécies do gênero *Clostridium*. São os microrganismos de maior importância em animais de produção como causa primária de doença.

Histórico

Os clostrídios são bactérias descritas há décadas. Antes da Primeira Guerra Mundial, já eram relacionados com casos de gangrena gasosa em humanos, sendo reconhecidos como agentes etiológicos de caráter anaeróbico, embora a identificação não fosse adequada em virtude das limitações dos métodos de isolamento.

O mesmo agente etiológico recebia várias denominações; muitas vezes, diferentes agentes eram considerados uma única espécie. A manqueira, por exemplo, foi identificada em 1879, e o agente anaeróbico recebeu o nome de *Bacterium chauvoei* (atualmente, *Clostridium chauvoei* ou *C. chauvoei*).

Koch, em 1891, procedeu à infecção experimental, identificando o agente do edema maligno como *Oedembazillus*. Posteriormente, estabeleceu-se que a gangrena gasosa e o edema maligno eram as mesmas enfermidades. Somente alguns anos depois, entretanto, especificou-se o caráter infeccioso de *C. chauvoei*, considerado patogênico apenas para animais, enquanto a gangrena gasosa e o edema maligno eram manifestações clínicas semelhantes, causadas por várias espécies de clostrídios, alguns dos quais acometiam, também, humanos. Os únicos dois agentes reconhecidos adequadamente, que produziam toxinas muito potentes observadas em animais, eram *C. tetani* e *C. botulinum*.

Durante a Primeira Guerra Mundial, em razão da necessidade de identificar adequadamente os agentes envolvidos nos casos de gangrena nos soldados, iniciaram-se estudos mais aprofundados, os quais foram auxiliados pelo desenvolvimento da jarra de McIntosh e Fields para anaerobiose, que facilitou o correto isolamento e a identificação das várias colônias de agentes anaeróbicos presentes nos processos das doenças. Os resultados desses estudos possibilitaram o reconhecimento das diversas espécies de clostrídios e das diferentes morfologias de colônias isoladas de humanos, animais e vegetais.

Esse grupo de microrganismos é composto por agentes que costumam ser a causa primária de enfermidades em animais de produção; raramente são agentes secundários. Além disso, os clostrídios produzem potentes toxinas, que são responsáveis, em grande parte, pela patogenicidade da bactéria.

Todas as espécies formam endósporos e apresentam metabolismo altamente fermentativo. A maioria dos clostrídios não se multiplica em condições de aerobiose, e as células vegetativas são destruídas na presença de oxigênio. No entanto, os esporos mantêm-se viáveis por longos períodos expostos ao ar.

Os clostrídios são encontrados em praticamente todos os ambientes que contêm matéria orgânica, incluindo solos, sedimentos aquáticos e, até mesmo, o trato intestinal dos animais.

As diferentes enfermidades causadas por esses agentes são telúricas, visto que se originam de solo contaminado por esporos altamente resistentes à dessecação, a desinfetantes e ao calor, persistindo no local longos períodos. São, portanto, enfermidades infecciosas, porém não contagiosas.

Os esporos são encontrados, principalmente, em camadas superficiais do solo (ricas em substâncias orgânicas), poeira, água e conteúdo intestinal de humanos e animais sadios. No canal digestivo, determinadas espécies de clostrídios, como *C. perfringens* tipo A, apresentam-se em elevada concentração, sem causar nenhum dano a pessoas sadias e animais.

A desproporção entre a ampla presença de clostrídios patogênicos e as escassas infecções causadas por eles justifica-se pela reduzida capacidade de invasão da bactéria. Para a instalação da doença, são necessárias várias condições ou fatores predisponentes. Potencial reduzido de oxigenação na porta de entrada é o requisito prévio essencial para que se estabeleça a doença, favorecido pela presença de sujidades, bem como corpos estranhos ou resíduos necróticos de feridas, coinfecção com outras bactérias no local da lesão e aporte sanguíneo deficiente do tecido.

A característica mais importante dos clostrídios patogênicos é a produção de exotoxinas. Cada espécie de clostrídio produz determinadas toxinas com propriedades letais, necrosantes e hemolíticas.

Este capítulo enfatiza diferentes enfermidades causadas por clostrídios, de importância em medicina veterinária. As doenças abordadas podem apresentar diferentes mecanismos patogênicos, como descrito nos tópicos a seguir.

Enfermidades com edema gasoso

Tratam-se de infecções em feridas, que se caracterizam por formação moderada de gás, edema, hemorragia, necrose e secreção fétida no tecido afetado. Pela ação de toxinas e enzimas, aliada à infecciosidade do clostrídio, a inflamação estende-se com velocidade variável a partir da porta de entrada, disseminando-se em poucas horas para todo o organismo, principalmente se o agente causal for *C. perfringens*.

A ação de toxinas e substâncias tóxicas resultantes da destruição tecidual leva a complicações circulatórias. Os agentes etiológicos envolvidos nessas enfermidades são *C. chauvoei*, *C. perfringens*, *C. novyi* e *C. septicum* (ver capítulos específicos para cada enfermidade).

Enterotoxemias

São enfermidades que acometem animais jovens ou adultos, geralmente de modo epidêmico, e costumam originar-se de fatores alimentares específicos (discutidos no capítulo Enterotoxemias).

As bactérias presentes no conteúdo intestinal multiplicam-se rapidamente e produzem toxinas, o que aumenta a permeabilidade da parede intestinal, havendo penetração das toxinas na corrente sanguínea. Ocasionalmente, pouco antes da morte, os animais desenvolvem septicemia. As enterotoxemias são produzidas por *C. perfringens* A, B, C, D e E ou, excepcionalmente, por *C. sordellii*.

Intoxicações

A ação da toxina produzida no organismo animal ou, então, pré-formada e ingerida leva a intoxicações, como o botulismo e o tétano (discutidos detalhadamente em seus capítulos específicos).

Outras manifestações

Além das manifestações clínicas resultantes de infecção por determinados clostrídios, são conhecidas outras, como miosite fatal, hepatite fatal (em cordeiros) e enterite com diarreia hemorrágica (em bezerros), causadas por *C. sordellii*, além de morte súbita (em cordeiros) e enterite hemorrágica (em cães), provocadas por *C. perfringens*, e enterocolite (em equinos e potros), causada por *C. sordellii*, *C. perfringens* e *C. difficile*.

Etiologia

O gênero *Clostridium* é constituído de um grupo complexo de bactérias que caracteristicamente se apresentam bacilos gram-positivos e anaeróbicos (alguns são facultativamente microaerófilos), que têm a capacidade de formar endósporos termoestáveis.

São bacilos relativamente grandes, que medem de 0,3 a 2,0 μm de diâmetro e 1,5 a 20 μm de comprimento, no caso de longos filamentos. A forma vegetativa pode ser reta ou encurvada, com bordas arredondadas. Podem apresentar-se isolados, aos pares ou em cadeias, enquanto alguns também se apresentam paralelamente a outros.

Todos os clostrídios produzem esporos, mas a ocorrência de esporulação depende de certas condições e do tempo. Clostrídios patogênicos formam esporos no corpo de animais, com exceção de *C. perfringens*, que raramente induz a formação de esporos em animais ou humanos infectados.

A germinação dos esporos também depende de vários fatores. Em condições de laboratório, a germinação de *C. perfringens* ocorre em pH 6,0 e temperatura de 30°C, sendo necessária uma ativação prévia com temperatura de 75°C por 20 min.

De acordo com o formato e a posição dos esporos, eles são classificados em equatoriais e subterminais, bem como em ovais terminais e esféricos terminais. No entanto, essa divisão nem sempre é exata, pois os clostrídios que produzem esporos subterminais formam, eventualmente, esporos terminais; assim, pode ser difícil diferenciar um esporo oval subterminal de outro esférico. Ademais, a posição do esporo confere ao clostrídio diferentes morfologias, caracterizando-se o pleomorfismo do gênero.

Com exceção de *C. perfringens*, os clostrídios são móveis, por meio de flagelos peritríquios. Cultivos jovens são caracterizados por período de multiplicação de 6 a 24 h, sendo os mais indicados à observação da motilidade do clostrídio.

C. butyricum e *C. perfringens* são as únicas espécies que apresentam cápsula, observada em animais infectados por *C. perfringens* e, eventualmente, em meio de cultura.

Todas as espécies se coram com corantes básicos, porém existe grande variabilidade na intensidade da coloração, principalmente em cultivos com mais de 1 ou 2 dias de incubação. Cultivos jovens são, geralmente, gram-positivos, embora várias espécies percam essa característica, apresentando-se gram-negativas na coloração, com o envelhecimento.

Características de cultivo

Clostrídios são capazes de fermentar diversos compostos orgânicos, o que resulta na produção de ácidos butírico e acético, butanol, acetona e grande quantidade de gases (CO_2 e H_2), pela fermentação dos açúcares, ocasionando, também, odor ácido em virtude da fermentação bacteriana.

Além do processo fermentativo, os clostrídios produzem ampla gama de enzimas extracelulares que degradam proteínas, lipídios, colágeno, celulose, entre outros produtos biológicos. Nas infecções anaeróbicas, essas enzimas (associadas às toxinas) determinam a invasão e a patogenicidade do agente.

O isolamento em meio sólido é relativamente lento e, em algumas ocasiões, observado como um véu fino, dificilmente diferenciado do meio. Ademais, *C. septicum* e *C. tetani* tendem a apresentar, no isolamento primário, forma espraiada no meio de cultura, também como um véu muito fino que pode não ser observado. Alguns clostrídios produzem colônias fluorescentes em luz ultravioleta. A morfologia da colônia varia de acordo com o meio de cultura utilizado e a espécie de clostrídio, podendo ou não ser observada hemólise em ágar-sangue.

Originalmente, acreditava-se que o isolamento dos clostrídios exigia condições estritas de anaerobiose. Na atualidade, porém, sabe-se que, apesar de o oxigênio livre inibir o isolamento e inativar as formas não esporuladas, os clostrídios também são isolados na presença de oxigênio, desde que ele favoreça baixo potencial de oxidorredução no meio. Essa condição é obtida pela presença de substâncias como sulfitos, compostos redutores de ferro, ácidos graxos insaturados, glicose alcalina, cisteína, glutationa, ácidos ascórbico e tioglicólico etc.

Os clostrídios são isolados em ágar-sangue bovino ou ovino, ágar contendo gema de ovo (para evidenciação da lecitinase), meio de Tarozzi contendo fragmentos de fígado e, ainda, caldo de tioglicolato, em condições estritas de anaerobiose. Após 48 h no meio de ágar-sangue, em condições de anaerobiose, observa-se a formação de colônias de 1 a 3 mm de diâmetro, arredondadas ou levemente irregulares, elevadas, granulares, transparentes ou translúcidas.

Ágar com infusão de coração (*cooked meat medium*) favorece o isolamento da maioria das espécies nas quais se observa turvação do caldo e produção de gás. Nesse meio, os clostrídios proteolíticos escurecem a carne e a digerem com odor rançoso característico, enquanto os sacarolíticos não alteram a cor da carne, não a digerem nem emitem odor rançoso. Mesmo em condições de aerobiose, esse meio favorece o isolamento dos anaeróbicos, pois contém ácidos graxos insaturados que retiram o oxigênio, produzindo as condições necessárias de baixo potencial de oxidorredução.

A identificação fenotípica bacteriana é feita com base na morfologia das colônias, na presença de hemólise, na coloração de Gram e nas provas bioquímicas, que incluem catalase e oxidase (ambas negativas), além de motilidade positiva, com exceção de *C. perfringens*. Já as espécies são identificadas por meio de provas, como fermentação do leite tornassol (acidificação, coagulação e produção de gás), hidrólise de gelatina, reação de indol, fermentação de açúcares (glicose, maltose, lactose e sacarose), produtos de metabolismo bacteriano (ácidos acético, butírico, isobutírico, propiônico, isovalérico, valérico e isocaproico), bem como produção de lipase e de lecitinase em ágar com gema de ovo (Tabela 14.1).

Os clostrídios são identificados, também, por técnicas de imunofluorescência direta ou imunoistoquímica (utilizando-se anticorpos específicos para cada espécie do gênero) e, mais recentemente, pela técnica de PCR. Esses métodos podem ser aplicados tanto a tecidos animais como a colônias bacterianas. A identificação é possível, ainda, com base nas toxinas produzidas por testes de neutralização de toxina em camundongos e por *enzyme-linked immunosorbent assay* (ELISA).

Tabela 14.1 Principais características observadas na diferenciação fenotípica das espécies de clostrídios de importância em animais.

Espécies	Tolerância ao oxigênio	Dupla hemólise	Esporos terminais	Motilidade	Produtos de metabolismo	Outros
C. botulinum	–	–	–	+	A, (P), (IB), (B), (IV), IC	Positivo para lipase
C. difficile	–	–	–	+	A, IB, B, IV,IC	–
C. novyi	–	–	–	+	A, P, B	–
C. perfringens	–	+	–	–	A, (P), B	Esporos raramente observados
C. septicum	–	–	–	+	A, B	Negativo para sacarose
C. sordellii	–	–	–	+	A, (P), (IB), (IV), IC	Positivo para urease e indol
C. tetani	–	–	+	+	A, (P), B	A maioria apresenta-se gram-negativa

A = ácido acético; B = ácido butírico; IB = ácido isobutírico; IC = isocapróico; P = ácido propiônico; IV = ácido isovalérico; letras entre parênteses = reação variável.
Adaptada de Koneman EW. Diagnóstico microbiológico: texto e atlas colorido. 5.ed. São Paulo: Medsi; 2001.

Resistência bacteriana

A forma vegetativa é destruída por desinfetantes e calor, já a forma esporulada apresenta resistência variável a temperatura, dessecação e desinfetantes. Os esporos de *C. botulinum* resistem à fervura por 3 a 4 h, não sendo possível garantir, inclusive, destruição completa a 105°C por 100 min. *C. novyi* é menos resistente que *C. botulinum*, enquanto os esporos de *C. perfringens* são destruídos por fervura em menos de 5 min.

Em geral, os esporos resistem longos períodos no esterco, no solo e em carcaças enterradas ou expostas no ambiente. Os esporos mantêm-se viáveis em água do mar até 6 meses. São inativados por formol a 3% em 15 min. As formas esporuladas são destruídas em autoclave a 121°C por 20 min ou após ebulição por 2 h. Desinfetantes, como hipoclorito em solução alcoólica e glutaraldeído, são eficientes na desinfecção hospitalar, enquanto iodóforos e desinfetantes fenólicos são menos eficazes.

Estrutura antigênica

A estrutura antigênica dos clostrídios apresenta-se nos flagelos e no corpo celular, assim como nos filtrados de sobrenadantes de cultivo caracterizando as toxinas produzidas pelas diferentes espécies e tipos clostridiais, estando estes últimos envolvidos, também, na patogenicidade bacteriana.

Os clostrídios têm antígenos flagelares (H) e termoestáveis (O), que servem de base para classificá-los em grupos e tipos. Também apresentam, nos esporos, antígenos diferentes de O e H.

Fatores de patogenicidade

Embora mais de 100 espécies de clostrídios sejam reconhecidas, menos de 20 são patogênicas. Os clostrídios produzem quantidade de toxinas superior à produzida por outros gêneros bacterianos.

Antigamente, as primeiras letras do alfabeto grego eram usadas para intitular essas toxinas. Assim, toxinas produzidas por diferentes espécies de clostrídios, apesar de receberem a mesma denominação, apresentavam propriedades biológicas diferentes.

A patogenicidade da bactéria está relacionada com a toxigenicidade e a invasividade, isoladamente ou em associação. Embora os esporos não estejam diretamente ligados à patogenicidade, garantem a sobrevivência bacteriana em condições adversas. Outros fatores de virulência são representados pelas adesinas, que possibilitam a adesão do microrganismo às células. A cápsula impede a fagocitose bacteriana pelos neutrófilos.

A invasividade é outra característica de virulência, mas os anaeróbios, geralmente, não são invasivos. Na mionecrose, observa-se invasão por contiguidade com lesão grave tecidual. As exotoxinas são as principais responsáveis pelas lesões constatadas nas diferentes manifestações clínicas das clostridioses.

Com base nas características de patogenicidade, os clostrídios podem ser classificados em: neurotrópicos (*C. botulinum* e *C. tetani*); histotóxicos (*C. chauvoei*, *C. septicum*, *C. novyi* tipo A, *C. sordellii* e *C. novyi* tipo B); enteropatogênicos e produtores de enterotoxina (*C. perfringens* tipos A até E) (Figura 14.1).

Considerando, ainda, as manifestações clínicas, os clostrídios podem ser classificados, adicionalmente, da seguinte maneira:

1. Clostrídios que causam alterações neurológicas: *C. botulinum* e *C. tetani*, responsáveis, respectivamente, por botulismo e tétano.
2. Clostrídios que afetam o trato intestinal e os órgãos parenquimatosos: *C. perfringens* é o agente etiológico da enterotoxemia e da gangrena gasosa, enquanto *C. difficile*, espécie reconhecidamente patogênica para

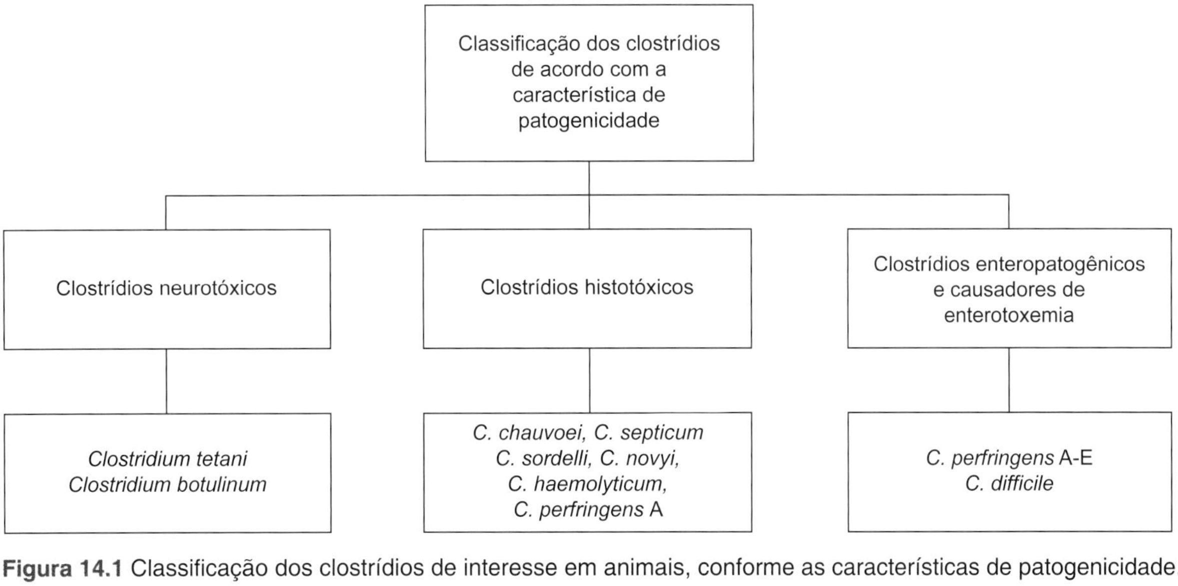

Figura 14.1 Classificação dos clostrídios de interesse em animais, conforme as características de patogenicidade.

humanos, também se associa a doenças entéricas em equinos, suínos e cães.

3. Clostrídios que determinam mionecrose, também conhecidos como histotóxicos: *C. chauvoei*, *C. septicum*, *C. haemolyticum*, *C. novyi* e *C. sordellii*, causadores de carbúnculo sintomático (manqueira), edema maligno e gangrena gasosa.

Trabalhos realizados recentemente indicam que o agente de mionecrose isolado com mais frequência no Brasil é *C. chauvoei*, seguido por *C. septicum*. Observam-se, também, associações menos frequentes de *C. chauvoei* e *C. sordellii*, bem como de *C. chauvoei* e *C. novyi*, demonstrando a grande predominância de *C. chauvoei* e *C. septicum*.

A condição básica para o estabelecimento da enfermidade por clostrídios é a queda do potencial de oxigenação local, decorrente da presença de sujidades, corpos estranhos e bactérias aeróbicas, que favorecem a produção de enzimas e toxinas pela forma vegetativa.

Espécies de clostrídios, produção de toxinas e mecanismo de ação

Clostridium perfringens

É causador de gangrena gasosa e doenças gastrintestinais em humanos. Nos animais, é responsável por quadros de gangrena gasosa, enterotoxemia e gastrenterites.

Apresenta ampla disseminação, ocorrendo no solo, no esterco e na água, bem como no trato intestinal de humanos e animais de sangue quente. Não é encontrado no estômago, mas está presente, em número reduzido, na forma vegetativa e em esporos nos intestinos delgado e grosso da maior parte das espécies.

C. perfringens produz quatro toxinas letais (α, β, ε, ι), de maior ação patogênica, que servem de base para classificar o agente nos tipos A, B, C, D e E (Tabela 14.2). Além destas toxinas, cada um desses tipos produz toxinas menos patogênicas (menos letais).

As toxinas podem ser produzidas isoladamente ou em associação, conforme o tipo de *C. perfringens* e a virulência. A análise do genoma de *C. perfringens* demonstrou que essa espécie não apresenta muitas das enzimas necessárias à síntese de aminoácidos; assim, utiliza-se do hospedeiro para obter os elementos essenciais ao metabolismo pela ação de enzimas e toxinas que produz durante o processo infeccioso.

Tabela 14.2 Classificação de *C. perfringens* com base na produção de diferentes tipos de toxina.

Tipo	α	β	ε	ι
A	+	–	–	–
B	+	+	+	–
C	+	+	–	–
D	+	–	+	–
E	+	–	–	+

A, C e D = enterotoxina.
Adaptada de Coetzer JAW. Infectious diseases of livestock with special reference to southern Africa. Londres: Oxford University Press; 1994. 2 v; e de Morris WE, Fernandez-Miyakawa ME. Toxinas de Clostridium perfringens. Rev Argent Microbiol. 2009;41:251-60.

Clostridium septicum

É responsável por várias enfermidades em animais e humanos, geralmente fatais. Está associado a processos mionecróticos não traumáticos ou decorrentes de lesões (edema maligno e gangrena gasosa), apresentando evolução aguda e fatal em humanos e animais. Causa, também, enterite necrótica, que evolui para óbito.

Em ovinos, é o agente etiológico de uma enfermidade conhecida como Braxy ou Bradsot, secundária à invasão do agente no abomaso, a qual evolui para bacteremia de curso fatal. Em humanos, tem sido descrito em síndrome urêmica hemolítica causada por *Escherichia coli* O157:H7, levando ao desenvolvimento de enterocolite necrótica ou gangrena. *C. septicum* produz várias toxinas, das quais α é a mais patogênica.

Clostridium sordellii

É encontrado no meio ambiente e, ocasionalmente, no trato intestinal de humanos e animais. A enfermidade por *C. sordellii* caracteriza-se por edema local grave, ausência de hemólise ou hemólise de baixa intensidade, produção variável de gás, hipotenção grave e choque. Em humanos, o agente é causador de gangrena e mionecrose; esporadicamente, é relatado em enfermidades decorrentes de lesão pós-parto, endometrites ou abortamento.

Recentemente, *C. sordellii* tem sido relatado em choque tóxico fatal caracterizado por hipotensão irreversível, ausência de febre, hiperproteinemia, leucocitose, hemoconcentração, derrames pleurais e ascite com conteúdo serossanguinolento.

Em ovinos, o agente é responsável por mionecrose, gangrena e abomasite enfisematosa; já em ovinos e bovinos, por surtos de enterotoxemia; em bovinos, potros e ovinos, por casos esporádicos de enterite necrótica e hemorrágica; apenas em bovinos, por síndrome da morte súbita, quadro que ainda não apresenta muitas informações relativas à patogenicidade.

O agente acomete ruminantes, equinos e suínos, enquanto carnívoros raramente são afetados. Em equinos, está associado a casos de onfalite, com morte de potros de 12 a 21 dias de idade. Pode levar, ainda, a edema maligno caracterizado por exsudato seroso e celulite ou à gangrena gasosa com destruição extensa do tecido muscular e grande produção de gás. A enfermidade manifesta-se por síndrome tóxica rápida e fatal, decorrente da ação de toxinas.

C. sordellii tem vários fatores de virulência, como toxinas letal e hemorrágica (β), fosfolipases, proteases extracelulares, hemolisinas, desoxirribonucleases e citotoxinas, sendo a toxina letal a mais patogênica.

Clostridium haemolyticum

C. haemolyticum, assim como *C. novyi* (anteriormente chamado de *C. oedematiens*), é uma espécie de clostrídio oxigênio-lábil e de difícil isolamento em meios de cultura, o que, provavelmente, justifica os poucos relatos de sua ocorrência em humanos. É responsável por hemoglobinúria bacilar em bovinos e por hepatite necrótica em ovinos.

Clostridium difficile

C. difficile, anteriormente denominado *Bacillus difficilis*, foi isolado, a princípio, do mecônio de neonatos. Apesar de produzir potente toxina, não era considerado um patógeno importante, pois humanos acometidos eram assintomáticos. Nos últimos 30 anos, *C. difficile* tem sido a principal causa de diarreia associada a antibióticos em humanos e, similarmente, em animais.

Agente etiológico de uma enfermidade denominada CDAD (do inglês *C. difficile associated disease* ou doenças associadas a *C. difficile*), o *C. difficile* produz duas toxinas importantes, A e B. A toxina A é uma potente enterotoxina, enquanto a B, embora demonstre atividade citotóxica *in vitro*, apresenta pouca atividade *in vivo* em mucosas íntegras, atuando, portanto, na presença de lesões prévias. Ambas as toxinas agem sinergicamente; a toxina A causa uma lesão disseminada na mucosa, possibilitando à toxina B exercer a citotoxicidade nas células epiteliais.

Clostridium novyi

É um dos agentes etiológicos da gangrena gasosa em animais e humanos, classificado de A a D, conforme o perfil das toxinas produzidas. A toxina α, considerada a mais importante de *C. novyi*, é produzida pelos tipos A e B, mas somente o tipo A é capaz de estabelecer a enfermidade em humanos. Ela é considerada uma exotoxina com atividade letal, responsável por edema grave. Em cultivo celular, é citotóxica, levando à alteração da morfologia, com destruição dos microfilamentos do citoesqueleto.

Em *C. novyi*, essa toxina apresenta 48% de homologia com as toxinas A e B de *C. difficile* e 34% de homologia com a toxina letal de *C. sordellii*. As principais características da toxina α encontram-se na Tabela 14.3, comparativamente às toxinas de *C. difficile* e *C. sordellii*.

Sensibilidade antimicrobiana

A sensibilidade antimicrobiana varia conforme a espécie de clostrídio. *C. perfringens* e *C. septicum* são altamente sensíveis à benzilpenicilina, mas essa sensibilidade não é observada em *C. difficile*. Tem-se observado, também, resistência dos isolados de acordo com a região geográfica de isolamento.

Amoxicilina, carbenicilina e flucloxacilina apresentam eficácia decrescente contra os clostrídios. Antibióticos β-lactâmicos, cefalosporinas, cefamicinas e monobactâmicos são menos eficientes contra os clostrídios.

Tabela 14.3 Características das toxinas de *C. novyi*, *C. difficile* e *C. sordellii*.

Características	Toxina de *C. novyi*	Toxinas de *C. difficile*		Toxinas de *C. sordellii*	
	α	A	B	β-hemorrágica	Letal
Peso molecular	200.000	308.000	269.000	300.000	260.000
Estabilidade	4°C	4°C e 37°C	4°C e 37°C	4°C	4°C
Estabilidade pH	5,8 a 6,0	5,3 a 5,7	4,2	–	–
Inativação por agentes oxidantes	Não	Não	Não	Não	Não
Inativação por agentes redutores	Alguma	Alguma	Alguma	Alguma	Alguma
Inativação por detergentes	Não	Não	Não	Não	Não
Inativação por proteases	Sim	Resistente à tripsina	Sim	–	–
Dose mínima para citotoxicidade	100 ng	10 ng	1 ng	15 ng	1,6 ng
Efeito citotóxico	Arredondamento celular	Arredondamento celular	Arredondamento celular	Arredondamento celular	Arredondamento celular
Dose letal mínima	5 a 10 ng	50 ng	50 ng	75 ng	5 ng
Enterotoxicidade	–	+	–	+	–
Aumento da permeabilidade vascular	+	+	+	+	+
Atividade hemaglutinante	–	–	–	+	–

+ = presente; – = ausente; ng = nanograma.
Adaptada de Ball DW, van Tassell RL, Roberts MD, Hahn PE, Lyerly DM, Wilkins TD. Purification and characterization of alpha-toxin produced by Clostridium novyi type A. Infect Immun. 1993;61(7):2912-8.

Por fim, imipeném e carbapeném são efetivos *in vitro*, já quinolonas, em geral, têm baixa eficácia.

Normalmente, metronidazol, cloranfenicol, benzilpenicilinas e eritromicina são as escolhas iniciais para o tratamento, seguidos por tetraciclina, clindamicina e, menos frequentemente, aminoglicosídeos.

Clostrídios como agentes zoonóticos

Apesar de os clostrídios acometerem humanos, não são considerados agentes zoonóticos, uma vez que é rara a transmissão de animais para humanos. *C. botulinum*, *C. tetani*, *C. septicum*, *C. sordellii* e *C. novyi* causam, respectivamente, em humanos, botulismo, tétano, edema maligno, mionecrose e gangrena gasosa.

C. chauvoei, não considerado responsável por enfermidades em humanos, foi recentemente identificado como causador de gangrena gasosa fatal. O paciente em questão apresentava uma pequena lesão no braço, decorrente da manipulação de barra de ferro, mas não foi observado ferimento aberto que justificasse essa porta de entrada, levantando a hipótese de infecção não traumática ou intrínseca, visto que *C. chauvoei* pode ser encontrado transitoriamente na flora entérica humana.

Todas essas enfermidades, no entanto, estão associadas à penetração de esporos, em virtude de seu caráter telúrico, e não à transmissão do agente pelos animais.

A rara ocorrência de clostridioses em humanos por transmissão do agente por animais está associada, geralmente, ao consumo de alimentos contaminados por *C. perfringens* e *C. difficile*, além de *C. botulinum*. Os fatores determinantes, no caso, são a manipulação e a conservação inadequadas dos alimentos, especialmente carnes, favorecendo a germinação dos esporos e a multiplicação das células vegetativas. Ao serem consumidas, as células vegetativas esporulam-se no trato gastrintestinal e liberam toxinas, levando a quadros de diarreia.

Enfermidades específicas e de interesse veterinário causadas por clostrídios

Serão abordadas em capítulos específicos as seguintes clostridioses e os respectivos agentes etiológicos, de interesse em animais domésticos: carbúnculo sintomático (*C. chauvoei* – Capítulo 15), edema maligno e gangrena gasosa (*C. perfringens* A e C, *C. septicum*, *C. novyi*, *C. chauvoei* e *C. sordellii* – Capítulo 16), enterotoxemias (*C. perfringens* C, D e E – Capítulo 17), doenças associadas a *C. difficile* (Capítulo 18) e hemoglobinúria bacilar (*C. novyi* D – Capítulo 19).

A Tabela 14.4 sumariza as principais características dessas clostridioses.

➤ Clínica

Além das manifestações clínicas específicas, os clostrídios estão associados à ocorrência de mastite gangrenosa em bovinos. Os animais sofrem queda súbita da produção de leite, que passa a apresentar estrias de sangue durante a

Tabela 14.4 Características das principais clostridioses de interesse em animais domésticos.

Enfermidade	Etiologia	Espécies acometidas	Faixa etária acometida	Porta de entrada	Principal sinal clínico
Carbúnculo sintomático	*C. chauvoei*	Bovinos e ovinos	Bovinos de 6 meses a 3 anos; ovinos de todas as faixas etárias	Oral em bovinos; solução de continuidade, tosquia e castração em ovinos	Manqueira e crepitação
Edema maligno/ gangrena gasosa	*C. septicum*, *C. chauvoei*, *C. perfringens*, *C. sordellii* e *C. novyi*	Bovinos, suínos, equinos e ovinos	Todas as faixas etárias	Solução de continuidade na pele, tosquia, castrações, vacinações e vermifugações	Edema gelatinoso e expansivo (com ou sem gás), morte súbita, edemas com grande produção de gás e animais em posição de cavalete
Hemoglobinúria bacilar	*C. haemolyticum*	Principalmente bovinos; eventualmente ovinos, suínos e equinos	Todas as faixas etárias	Oral (fator predisponente: *Fasciola hepatica*)	Febre, hemoglobinúria e icterícia
Enterotoxemia	*C. perfringens*	Ruminantes, suínos e equinos	Jovens e adultos	Oral ou por multiplicação do clostrídio (flora normal)	Diarreia, convulsões, pedalagem e incoordenação motora
Enterotoxemia de ovinos (doença do rim polposo)	*C. perfringens* D	Ovinos; eventualmente caprinos; raramente bovinos	Principalmente jovens, exceto recém-nascidos	Alteração da dieta, poucas fibras e excesso de grãos	Morte súbita ou convulsões, opistótono, hiperestesia, ataxia, bruxismo, apoio de cabeça em obstáculos, nistagmo, paresia de membros posteriores, decúbito lateral, movimentos de pedalagem e morte
Doenças associadas a *C. difficile*	*C. difficile*	Suínos, equinos e principalmente potros	Suínos jovens; potros e equinos adultos	Antibioticoterapia e consequente desequilíbrio de flora	Diarreia e dificuldade respiratória em suínos; diarreia e cólica em equinos

ordenha, bem como diarreia intensa, melena, anorexia e timpanismo. A mastite ocorre, geralmente, por contaminação do teto do próprio ambiente ou por deficiências de antissepsia na terapia intramamária.

Também ocorrem casos de abomasite em bovinos, associados à contaminação do colostro, à utilização inadequada de antibioticoterapia e a condições impróprias de higiene. Nesses casos, os animais podem morrer subitamente, sem sintomatologia clínica anterior, ou apresentar quadro bastante agudo de depressão, timpanismo e ranger de dentes, evoluindo para anorexia e óbito entre 12 e 24 h, com presença de necrose em abomaso.

Em cães com múltiplas lesões de pele, observa-se quadro septicêmico grave, com hemorragia e, eventualmente, necrose de pele. Também se constata, em cães, diarreia hemorrágica grave. Os animais apresentam febre, taquicardia, taquipneia, fezes sanguinolentas e prostração, evoluindo para óbito em 24 h na ausência de tratamento. O hemograma revela leucopenia resultante da toxemia estabelecida. Na fase agônica, costuma haver invasão de clostrídios, que são encontrados em diversos órgãos após cultivo ou citologia direta, como resultado da septicemia (Figura 14.2).

Diagnóstico

Deve-se suspeitar da existência de clostridioses sempre que forem observados quadros agudos ou hiperagudos, animais em posição de cavalete, presença de sangue vivo (em pequenas quantidades) em cavidades naturais e odor butírico.

É preciso levar em consideração os aspectos epidemiológicos e clínicos, devendo-se proceder a diagnóstico diferencial entre outras enfermidades, como babesiose, leptospirose, intoxicação por cobre na hemoglobinúria bacilar, picada de cobra (nos casos de edema maligno), bem como intoxicações, botulismo, raiva, salmonelose e poliencefalomalacia (nos casos de enterotoxemia), entre outros.

A necropsia de animais com suspeita de infecção por clostrídios deve ser realizada rapidamente. Considera-se o tempo máximo de 6 h *post mortem* para a necropsia, em virtude da invasão de clostrídios pertencentes à flora normal após esse período, o que pode mascarar o diagnóstico laboratorial.

Em animais vivos, a punção do local lesado (em casos de manqueira, edema maligno e gangrena gasosa) possibilita a rápida visualização dos bacilos gram-positivos e, consequentemente, o diagnóstico de clostridiose. Em animais mortos, pode-se coletar fragmentos de músculos lesados, órgãos (especialmente fígado ou outros que apresentem lesão), assim como sangue cardíaco, para visualização microscópica e cultivo a fim de identificar o agente. Técnicas de PCR, PCR *multiplex* e PCR em tempo real garantem o rápido diagnóstico da enfermidade e a caracterização da espécie de clostrídio causadora da doença.

Em animais com enterotoxemia, o conteúdo intestinal deve ser coletado e enviado ao laboratório, em condições de refrigeração, o mais rapidamente possível, no máximo em 4 h, a fim de manter a viabilidade da toxina. Os clostrídios presentes no intestino do animal devem ser avaliados cuidadosamente, pois podem pertencer à flora; para que se caracterize a enfermidade, devem apresentar-se em elevada concentração, associados a sinais clínicos e epidemiologia compatíveis.

Em casos de enterotoxemia com suspeita de *C. perfringens* D, o cérebro, preservado em formol a 10%, também deve ser encaminhado para histopatologia.

É preciso enviar os materiais em refrigeração (4 a 8°C), quando destinados a cultivo e identificação do agente, ou em formol a 10%, quando destinados à histopatologia.

Tratamento

Em geral, os clostrídios são sensíveis aos antimicrobianos carbapenêmicos (imipeném, meropeném e ertapeném), além de metronidazol, cloranfenicol, eritromicina, tilosina e associação de penicilinas com inibidores de β-lactamase (ampicilina ou ticarcilina com clavulanato, amoxicilina com sulbactam, piperacilina com tazobactam, tigeciclina e clindamicina), embora se observem isolados resistentes, em taxas variáveis, aos diferentes fármacos.

A escolha do antimicrobiano depende da espécie, da facilidade de aplicação e do custo do produto. Em associação ao antimicrobiano, especialmente em animais de pequeno porte ou que tenham valor econômico, devem ser administrados analgésicos, anti-inflamatórios e soluções hidreletrolíticas, considerando-se, ainda, transfusão sanguínea (se necessário) e cuidados básicos em ferimentos, como debridação para retirada do material necrótico e/ou purulento, melhoria da circulação sanguínea e oxigenação tecidual.

O prognóstico das clostridioses é reservado ou desfavorável, mesmo sob antibioticoterapia, em virtude da toxemia. Em certos países, está disponível soro antitóxico que apresenta resultados favoráveis em determinadas situações, quando associado à antibioticoterapia e à terapia de suporte.

Profilaxia e controle

As clostridioses são enfermidades telúricas, portanto é impossível erradicá-las. A profilaxia inespecífica baseia-se em manejo adequado, condições de assepsia associada à específica que tem como base a vacinação rotineira com bacterinas e toxoides, de modo a desenvolver resposta imune ao agente e às toxinas.

É discutível a necessidade ou não dos diferentes tipos de clostrídio em vacinas polivalentes, assim como a qualidade desses imunógenos, uma vez que somente as vacinas contra carbúnculo sintomático e botulismo são avaliadas oficialmente quanto à potência. Adicionalmente, a resposta imune de caprinos à vacinação é inferior à resposta de ovinos.

Sabe-se também que, na manqueira, a imunidade induzida pós-vacinação contra *C. chauvoei* é a mais eficiente; já para *C. perfringens*, a resposta imune deve ser

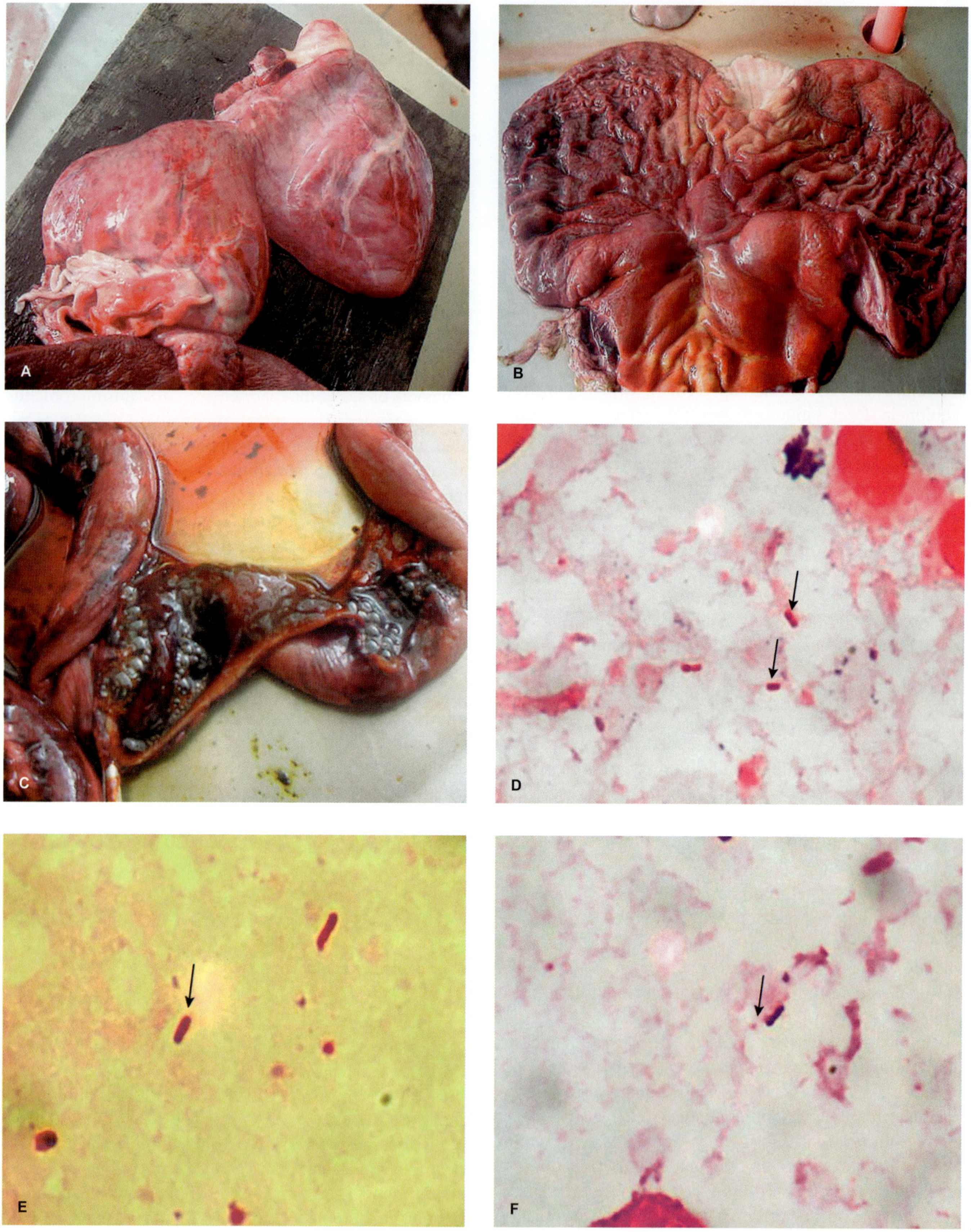

Figura 14.2 Lesões de necropsia e impressões de órgãos coradas por Giemsa em cão com enterite por *Clostridium* sp. **A.** Petéquias em epicárdio. **B.** Congestão e petéquias em mucosa gástrica. **C.** Enterite hemorrágica, em que o intestino apresenta conteúdo com bolhas de gás. **D.** Presença de *Clostridium* sp. em impressão de tecido pulmonar corado por Giemsa. **E.** Presença de *Clostridium* sp. em impressão de fígado corado por Giemsa. **F.** Presença de *Clostridium* sp. em impressão de baço corado por Giemsa.

direcionada às diferentes toxinas produzidas, sendo, portanto, essencial a presença dos diferentes tipos de toxoide nas vacinas. Para *C. septicum*, *C. novyi* e *C. sordellii*, a bacterina e os toxoides são fundamentais para a garantia de proteção.

No Brasil, em 2000, aproximadamente 130 milhões de vacinas contra clostridioses foram produzidas, das quais 78 milhões, em média, eram polivalentes, com diferentes associações entre *C. sordellii*, *C. chauvoei*, *C. septicum*, *C. novyi*, *C. perfringens* B, C e D, *C. tetani* e *C. botulinum* C e D (Tabela 14.5). Apenas *C. chauvoei* e toxoide botulínico, entretanto, são submetidos a controle oficial como citado.

Tabela 14.5 Constituição das principais vacinas polivalentes contra clostridioses disponíveis comercialmente no Brasil.

Vacina A	Constituição
Toxoides de *C. perfringens* B/C	> 10 UI de antitoxina β
Toxoides de *C. perfringens* D	> 5 UI de antitoxina ε
Toxoides de *C. septicum*	> 2,5 UI de antitoxina
Toxoides de *C. novyi*	> 3,5 UI de antitoxina
Toxoides de *C. tetani*	> 2,5 UI de antitoxina
Toxoides de *C. sordellii*	Desconhecida
Bacterina de *C. chauvoei*	Desconhecida
Vacina B	**Constituição**
Toxoides de *C. perfringens* A	12 UI
Toxoides de *C. perfringens* B e C	99 UI
Toxoides de *C. perfringens* D	100 UI
Toxoides de *C. septicum*	7 UI
Toxoides de *C. oedematiens* (*novyi*)	1.000 DL50
Toxoides de *C. sordellii*	2.000 DL50
Anacultura de *C. chauvoei*	$7 \cdot 10^8$ bactérias
Toxoides de *C. haemolyticum* D	75 UI
Vacina C	**Constituição**
Toxoides de *C. perfringens* B e C	≥ 10 UI de antitoxina β
Toxoides de *C. perfringens* D	≥ 5 UI de antitoxina ε
Toxoides de *C. septicum*	≥ 2,5 UI de antitoxina
Toxoides de *C. novyi*	≥ 3,5 UI de antitoxina
Toxoides de *C. tetani*	≥ 2,5 UI de antitoxina
Toxoides de *C. sordellii*	100%
Bacterina de *C. chauvoei*	≥ 87,5%
Bacterina de *C. haemolyticum*	≥ 87,5%
Vacina D	**Constituição**
Toxoides de *C. perfringens* A	≥ 0,5 UI
Toxoides de *C. perfringens* B	≥ 10 UI β
Toxoides de *C. perfringens* C	≥ 10 UI β
Toxoides de *C. perfringens* D	≥ 5 UI ε
Anacultura de *C. chauvoei*	Desconhecida
Toxoides de *C. novi*	≥ 3,5 UI
Toxoides de *C. septicum*	≥ 2,5 UI
Toxoides de *C. tetani*	≥ 2,5 UI
Toxoides de *C. sordellii*	≥ 1 UI
Toxoides de *C. haemolyticum*	Desconhecida

A eficácia das vacinas comerciais é bastante variável. Algumas vacinas garantem imunidade adequada, diferentemente de outros casos, em que se constata elevado percentual de animais vacinados não imunizados. Esse fato justifica a eventual ocorrência de casos clínicos de clostridioses em animais previamente vacinados, sendo necessário, nessas situações, o diagnóstico exato do agente etiológico, para avaliação da vacina a ser utilizada.

Bibliografia

Assis RA, Lobato FCF, Nascimento RAP, Maboni F, Pires PS, Silva ROS *et al.* Mionecroses clostridiais bovinas. Arq Inst Biol. 2010;77(2):331-4.

Azevedo EO, Lobato FCF, Abreu VLV, Maia JD, Nascimento RAP. Avaliação de vacinas contra Clostridium perfringens tipos C e D. Arq Bras Med Vet Zootec. 1998;50(3):239-42.

Baldassi L, Barbosa ML, Bach EE, Iaria ST. Toxigenicity characterization of Clostridium perfringens from bovine isolates. J Venom Anim Toxins. 2002;8(1):112-26.

Baldassi L. Clostridial toxins: potent poisons, potent medicines. J Venom Anim Toxins incl Trop Dis. 2005;11(4):391-411.

Ball DW, Van Tassell RL, Roberts MD, Hahn PE, Lyerly DM, Wilkins TD. Purification and characterization of alpha-toxin produced by Clostridium novyi type A. Infect Immun. 1993;61(7):2912-8.

Bender LC, Hall PB, Garner MM, Oaks JL. Bacillary hemoglobinuria in a free-ranging elk calf. J Zoo Wildl Med. 1999;30(2):293-6.

Brook I. Treatment of anaerobic infection. Expert Rev Anti Infect Ther. 2007;5(6):991-1006.

Carter GR, Chengappa BU. Essentials of veterinary bacteriology and mycology. 4.ed. Philadelphia: Lia & Febiger; 1991.

Coetzer JAW. Infectious diseases of livestock with special reference to southern Africa. 2 v. Londres: Oxford University Press; 1994.

Corrêa WM, Corrêa CNM. Enfermidades infecciosas dos mamíferos domésticos. 2.ed. Rio de Janeiro: Medsi; 1992.

De La Fe C, Rodriguez JM, Ramirez GA, Hervas J, Gil J, Poveda JB. Sudden death associated with Clostridium sordellii in captive lions (Panthera leo). Vet Pathol. 2006;43(3):370-6.

Dickinson C, Tillotson K, Traub-Dargatz J, Ellis R, Hyatt D, Morley P *et al.* Diarrhea in foals: equine neonatal enteric clostridiosis. v. 6. Fort Collins: Colorado State University Veterinary Diagnostic Laboratories; 2001.

Finnie JW. Pathogenesis of brain damage produced in sheep by Clostridium perfringens type D epsilon toxin: a review. Aust Vet J. 2003;81(4):219-21.

Flores-Díaz M, Alape-Girón A. Role of Clostridium perfringens phospholipase C in the pathogenesis of gas gangrene. Toxicon. 2003; 42(8):979-86.

Geny B, Khun H, Fitting C, Zarantonelli L, Mazuet C, Szatanik M *et al.* Clostridium sordellii lethal toxin kills mice by inducing a major increase in lung vascular permeability. Am J Pathol. 2007;170(3):1003-17.

Gomes MJP. Gênero Clostridium spp. Porto Alegre: Faculdade de Veterinária da Universidade Federal do Rio Grande do Sul; 2013. Disponível em: www.ufrgs.br/labacvet/files/Gênero%20Clostridium%204-2013-1.pdf. Acesso em 05/01/2014.

Keel MK, Songer JG. The comparative pathology of Clostridium difficile-associated disease. Vet Pathol. 2006;43(3):225-40.

Knapp O, Maier E, Mkaddem SB, Benz R, Bens M, Chenal A *et al.* Clostridium septicum alpha-toxin forms pores and induces rapid cell necrosis. Toxicon. 2010;55(1):61-72.

Koneman EW. Diagnóstico microbiológico: texto e atlas colorido. 5.ed. São Paulo: Medsi; 2001.

Lobato FCF, Assis RA, Salvarani FM. Principais clostridioses dos ruminantes domésticos. Rev Vet Zootec Minas. 2007;36-40.

Lobato FCF, Salvarani FM, Assis RA. Clostridioses dos pequenos ruminantes. Rev Port Ciên Vet. 2007;102(561-2):23-34.

Marks SL. Bacterial-associated diarrhoea in dogs and cats. In: Proceedings of the 32. Annual World Small Animal Veterinary Association Congress; 2007; Sidney, Australia.

Morris WE, Fernandez-Miyakawa ME. Toxinas de Clostridium perfringens. Rev Argent Microbiol. 2009;41:251-60.

Nagano N, Isomine S, Kato H, Sasaki Y, Takahashi M, Sakaida K *et al.* Human fulminant gas gangrene caused by Clostridium chauvoei. J Clin Microbiol. 2008;46(4):1545-7.

Niilo L. Clostridium perfringens in animal disease: a review of current knowledge. Can Vet J. 1980;21(5):141-8.

Odani JS, Blanchard PC, Adaska JM, Moeller RB, Uzal FA. Malignant edema in postpartum dairy cattle. J Vet Diag Invest. 2009;21:920-4.

Parker MT, Collier LH. Topley's & Wilson's principles of bacteriology, virology and immunity. v. 2. 8.ed. Philadelphia: B.C. Decker Inc.; 1990.

Petit L, Gilbert M, Popoff MR. Clostridium perfringens: toxinotype and genotype. Trends Microbiol. 1999;7(3):104-10.

Quinn JP, Markey BKK (Bryan K), Leonard FC, FitzPatrick ES, Fanning S, Hartigan PJ. Veterinary Microbiology and microbial diseases. 2.ed. Ames: Blackwell; 2004.

Sakurai J, Nagahama M, Oda M. Clostridium perfringens alpha-toxin: characterization and mode of action. J Biochem. 2004;136(5):569-74.

Sasaki Y, Kojima K, Aoki H, Ogikubo Y, Takikawa N, Tamura Y. Phylogenetic analysis and PCR detection of Clostridium chauvoei, Clostridium haemolyticum, Clostridium novyi types A and B, and Clostridium septicum based on the flagellin gene. Vet Microbiol. 2002;86(3):257-67.

Selzer J, Hofmann F, Rex G, Wilm M, Mann M, Just I *et al.* Clostridium novyi alpha-toxin-catalyzed incorporation of GlcNAc into Rho subfamily proteins. J Biol Chem. 1996;271(41):25173-7.

Songer JG, Anderson MA. Clostridium difficile: an important pathogen of food animals. Anaerobe. 2006;12(1):1-4.

Songer JG. Clostridia as agents of zoonotic disease. Vet Microbiol. 2010;140(3-4):399-404.

Songer JG. Clostridial enteric diseases of domestic animals. Clin Microbiol Rev. 1996;9(2):216-34.

Songer JG. The genus Clostridium: cosmopolitan pathogens. In: Proceedings of the Annual Meeting of the American College of Veterinary Pathologists and American Society for Veterinary Clinical Pathology; 2006; Tucson, Arizona.

Songer JG, Uzal FA. Clostridial enteric infections in pigs. J Vet Diagn Invest. 2005;17(6):528-36.

Tweten RK. Clostridium perfringens beta toxin and Clostridium septicum alpha toxin: their mechanisms and possible role in pathogenesis. Vet. Microbiol. 2001;82(1):1-9.

Uzal FA, Songer JG. Diagnosis of Clostridium perfringens intestinal infections in sheep and goats. J Vet Diagn Invest. 2008;20(3):253-65.

Vilei EM, Johansson A, Schlatter Y, Redhead K, Frey J. Genetic and functional characterization of the NanA sialidase from Clostridium chauvoei. Vet Res. 2011;42:2-9.

Carbúnculo Sintomático 15

Jane Megid

Definição

Carbúnculo sintomático é uma enfermidade aguda, infecciosa, não contagiosa, de caráter enfisematoso, causada por *Clostridium chauvoei*. Acomete bovinos jovens, geralmente até 2 anos de idade, podendo, eventualmente, ocorrer em animais até 3 anos de idade, bem como ovelhas, cabras e búfalos. Caracteriza-se por formação de edema gasoso em grandes grupos musculares, que crepitam à palpação.

Sinonímias: manqueira e *black leg*.

Etiologia

O agente etiológico da doença é *Clostridium chauvoei* (*C. chauvoei*), cujos fatores de patogenicidade estão ligados à produção de toxinas com atividade local e a fatores de disseminação extracelular. As toxinas produzidas por *C. chauvoei* são semelhantes às de *C. septicum*, embora não induzam proteção cruzada das espécies.

C. chauvoei é um bastonete reto com bordas arredondadas, gram-positivo no primoisolamento, tornando-se gram-variável com o envelhecimento das colônias. O microrganismo mede de 3 a 8 μm de comprimento e 0,6 μm de largura.

É pleomórfico, podendo apresentar-se isolado ou em cadeias curtas de três a cinco bactérias no exsudato peritoneal de cobaias inoculadas. Além disso, é móvel (com flagelos peritríquios) e estritamente anaeróbio, formando esporos ovais na presença de oxigênio. *C. chauvoei* é melhor isolado em meios que contenham fígado, pois necessita de cisteína. As colônias em ágar acrescido de sangue ovino (5%) são delicadas, esféricas, irregulares e compactas, com estreita faixa de hemólise ao redor. As culturas têm odor caracteristicamente rançoso.

C. chauvoei e *C. septicum* são similares e considerados, por alguns pesquisadores, membros da mesma espécie.

C. chauvoei é responsável pelo quadro de carbúnculo sintomático (ou manqueira), observado, principalmente, em bovinos e ovinos. As toxinas produzidas por esse microrganismo são:

1. Toxina alfa (toxina α): é oxigênio-estável e tem ação hemolítica, necrosante e letal. É a principal toxina associada aos quadros de mionecrose, sendo secretada como protoxina solúvel em água e ativada pela clivagem proteolítica, por ação de proteases presentes na superfície celular. A toxina leva à formação de poros e à lise osmótica celular, com perda de potássio e necrose celular. Nos eritrócitos, a formação de poros pela toxina α ocasiona permeabilização da membrana celular, com penetração de pequenos íons e hemólise. A atividade da toxina α está associada à presença de receptores específicos na superfície celular e, também, a outros fatores, como proteases responsáveis pela ativação da protoxina, justificando as diferentes sensibilidades das hemácias de várias espécies animais à ação da toxina α. Considera-se que eritrócitos de bovinos, ovinos e suínos são sensíveis, enquanto os de equinos, cães e cobaios não sofram lise pela ação da toxina α. É, também, uma neurotoxina, podendo causar dermonecrose e fibrinólise.
2. Toxina beta (toxina β): desoxirribonuclease que digere o DNA celular, levando à morte da célula.
3. Toxina gama (toxina γ): hialuronidase que atua no ácido hialurônico, diminuindo a viscosidade do tecido conjuntivo e facilitando a difusão tecidual da bactéria.
4. Toxina delta (toxina δ): neuraminidase ou sialidase que atua no ácido siálico presente na membrana celular. É uma hemolisina oxigênio-lábil que destrói as junções celulares de mucinas e glicoproteínas teciduais, facilitando a disseminação de bactérias e toxinas pelo tecido. Estudos experimentais demonstraram que anticorpos contra a sialidase foram capazes de neutralizar a atividade de *C. chauvoei*; com isso, eles poderiam constituir antígeno importante para elaboração de uma vacina contra o carbúnculo sintomático.

Epidemiologia

A enfermidade é frequente e ocorre em regiões consideradas carbunculosas, em virtude da escavação do solo e da contaminação ambiental por esporos. *C. chauvoei* é um dos clostrídios de maior frequência no solo, seguido por *C. perfringens*, *C. sordellii*, *C. novyi*, *C. tetani*, *C. septicum* e *C. botulinum*, em ordem decrescente de ocorrência. A persistência dos esporos no meio ambiente é requisito prévio para o estabelecimento da enfermidade nas regiões afetadas.

Bovinos de 6 meses a 3 anos de idade são suscetíveis. Em ovinos, a doença é incomum e já foi relatada em cervos e equinos, embora esta última espécie não seja considerada suscetível ao carbúnculo sintomático. Apesar de não acometer, comumente, os humanos, há pouco tempo foi relatado um caso de gangrena gasosa fulminante por *C. chauvoei*, demonstrando a infectividade de humanos (ver Capítulo 14).

A suscetibilidade de bovinos de 6 meses a 3 anos de idade está associada à queda de anticorpos colostrais. Nesse período, também ocorre a troca de dentes, acarretando uma porta de entrada, via oral, para os esporos. A infecção em bovinos mais velhos é menos frequente, em razão da imunidade naturalmente adquirida. Animais adultos, no entanto, se retirados de uma região livre de carbúnculo e transportados para a zona endêmica, podem adoecer.

Em ovinos, a enfermidade está relacionada com lesões decorrentes de pós-parto imediato ou procedimentos de rotina, como corte de cauda, tosquia, castração e vacinações, que favorecem a contaminação das feridas pelos esporos presentes no ambiente e não há predisposição por faixa etária.

Patogenia

Os esporos, viáveis no meio ambiente por anos, são ingeridos por via oral durante a alimentação dos animais. Parte dos esporos pode ser eliminada pelas fezes, mas grande parte chega à corrente sanguínea, disseminando-se na forma esporulada. Em seguida, os esporos são transportados por fagócitos até os tecidos (nos quais permanecem latentes), o fígado, os capilares do tecido subcutâneo e a musculatura.

Condições traumáticas predisponentes, como coices, quedas, traumatismos por objetos perfurocortantes e vacinas com adjuvantes, causam deficiência circulatória ou necrose local, que determinam hipoxia tecidual (condições de anaerobiose), favorecendo a mudança da forma esporulada para a vegetativa do microrganismo. Mediante essas condições teciduais de anaerobiose, a bactéria multiplica-se e inicia a produção de toxinas, agravando a lesão local e aumentando rapidamente a área lesada por contiguidade.

Também é conhecido outro tipo de carbúnculo sintomático, de acometimento visceral, que afeta principalmente o coração, embora a patogenia e a epidemiologia ainda não estejam bem esclarecidas. Recentemente, relatou-se a ocorrência de carbúnculo lingual e intestinal em novilhas com 2 anos de idade, com mortalidade de 7 entre 20 animais em um período de 24 h. Lesões macroscópicas caracterizadas por congestão de serosas e mucosa intestinal com distensão por presença de gás, úlceras em intestino e conteúdo hemorrágico foram observadas; no entanto, não foram observadas alterações em músculos esqueléticos ou coração. *C. chauvoei* foi detectado por imunofluorescência em língua e intestino. O surto não esteve associado à ocorrência de traumatismos nos animais, mas sim com a deposição no pasto, duas semanas antes, de camada de terra procedente de outro local, sugerindo a contaminação do pasto e subsequente ingestão dos esporos e desenvolvimento da enfermidade.

Músculos ricos em glicogênio propiciam a ativação dos esporos. Tal fato poderia justificar a ocorrência frequente de carbúnculo sintomático em animais com excelente peso e estado nutricional, por terem mais camada muscular, o que favorece as condições traumáticas.

As toxinas são as responsáveis pelas lesões observadas. A principal delas é a toxina α, que leva à formação de poros e à lise osmótica celular, com perda de potássio e necrose celular. Nos eritrócitos, a formação de poros pela toxina α aumenta a permeabilidade da membrana celular, com penetração de pequenos íons e hemólise. Apresenta, também, ação neurotóxica e pode causar dermonecrose e fibrinólise.

A δ toxina é uma sialidase que destrói as junções celulares por ação no ácido siálico de mucinas e glicoproteínas no tecido infectado, diminuindo a rigidez da superfície celular. Essa toxina facilita a motilidade, tornando o local mais vulnerável à disseminação da bactéria e à produção das demais toxinas (responsáveis pela destruição celular tecidual e das células polimorfonucleares). A produção local de toxinas agrava a lesão tecidual e impede a defesa do organismo (toxina β, desoxirribonuclease), destruindo o ácido hialurônico, com consequente redução da viscosidade do tecido conjuntivo (toxina γ, hialuronidase), facilitando a difusão tecidual.

As toxinas e enzimas dos clostrídios fermentam o glicogênio muscular, produzindo gases e outras substâncias, como os ácidos butírico e acético. Ocasionam, ainda, necrose muscular, edema e hemorragia, manifestados por edema gasoso, que pode se estender rapidamente para grandes massas musculares. Os produtos da decomposição tecidual e as toxinas da bactéria provocam febre, bem como alteração das atividades cardíaca e respiratória. Septicemia pré-mortal pode ser observada em alguns animais (Figura 15.1).

Em ovinos, os esporos invadem pequenas soluções de continuidade. Ferimentos mais profundos e contaminados favorecem condições de anaerobiose, facilitando a vegetação dos clostrídios, com produção de toxinas e enzimas. Esses fatores de virulência resultam em necrose, produção de gás, edema e hemorragia, culminando com a morte dos animais por absorção de catabólitos teciduais e toxemia pelas toxinas bacterianas.

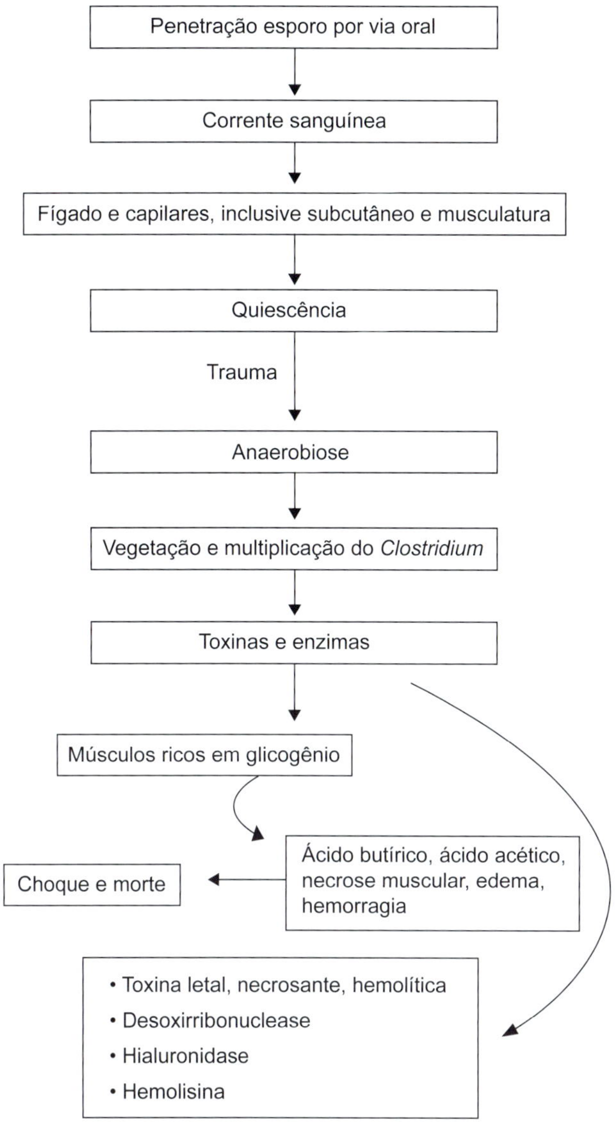

Figura 15.1 Patogenia do carbúnculo sintomático.

Embora a doença esteja associada a soluções de continuidade na pele, a ocorrência de carbúnculo sintomático em ovinos sem histórico de lesões, procedimentos cirúrgicos ou vacinações tem sido relatada com envolvimento da musculatura esquelética e do músculo cardíaco.

Clínica

O período de evolução clínica é hiperagudo, entre 1 e 3 dias, estendendo-se, excepcionalmente, por 5 dias. Ademais, o início dos sinais clínicos é súbito. Os animais acometidos apresentam-se anoréticos, febris (41 a 43°C), apáticos e com claudicação. Os locais mais afetados são coxa, regiões lombar e escapular e, mais raramente, gradis costal e cervical, além de cabeça. Muitas vezes, o foco é mais extenso que o normal, levando à claudicação, embora não se observe aumento de volume. Lesões em tarso, carpo e rabo não têm sido relatadas.

À palpação, inicialmente o foco mostra-se quente, edematoso e doloroso, evoluindo para frio e ausência de dor no centro. Ao comprimir ou palpar a região lesada, percebe-se crepitação pela formação de bolhas de gás.

Os linfonodos regionais podem estar aumentados e endurecidos. Alterações sistêmicas graves, como apatia, desidratação, hiperemia de mucosas oculares, dificuldade respiratória e taquicardia, são constatadas. Na fase terminal, observam-se decúbito esternal, queda da temperatura corporal (35 a 37°C) e óbito do animal entre 12 e 60 h de evolução. Raramente os animais sobrevivem mais de 5 dias.

Estabelece-se o *rigor mortis* precoce entre 30 e 60 min após a morte. Os animais apresentam posição típica de cavalete, com as patas esticadas, e inchaço por putrefação do cadáver (Figura 15.2 A). Alguns animais manifestam hemorragias por cavidades naturais (principalmente na boca, nas narinas, na genitália e no ânus), com secreção de aspecto espumoso (Figura 15.2 B), além de hemorragias no tecido subcutâneo (Figura 15.2 C).

Em casos com tendência à cronicidade, identificam-se necrose de pele e fistulização em grandes grupos musculares (Figura 15.2 D), além de animais caquéticos (Figura 15.2 E).

Prognóstico

Geralmente, o prognóstico é desfavorável em virtude da rápida evolução da doença. Quando o tratamento é instituído na fase inicial dos sinais clínicos (até 24 h), o prognóstico é reservado.

Diagnóstico

O diagnóstico de carbúnculo sintomático é definido com base em dados epidemiológicos, associados a sinais clínicos. É importante evitar necropsias a campo.

Animais mortos devem ser encaminhados para necropsia, em universidades, no máximo até 6 h após a morte, em virtude da invasão de clostrídios entéricos. No entanto, mesmo na impossibilidade de envio nesse período, as carcaças devem ser encaminhadas para avaliação das lesões de necropsia, a qual, somada a sinais clínicos, dados epidemiológicos e resultados laboratoriais, possibilita o diagnóstico conclusivo.

Em animais vivos, pode-se proceder à punção de líquido do local da lesão com agulha de grosso calibre. Em animais mortos, é possível coletar, além dos músculos afetados, sangue cardíaco e, eventualmente, fígado (dependendo do período pós-morte).

Com esses materiais, são realizadas impressões em lâminas coradas com métodos tintoriais de rotina, como Gram, Giemsa ou panótico (somente diagnosticam a presença do clostrídio). Esse mesmo material pode ser submetido à imunofluorescência direta, prova utilizada rotineiramente em laboratórios especializados com conjugados específicos para *C. chauvoei*, *C. septicum*, entre outros, possibilitando identificar o agente etiológico de maneira rápida e específica.

Não sendo possível realizar a imunofluorescência direta, e visando à caracterização da espécie de clostrídio, o material deve ser cultivado em condições de anaerobiose e submetido, posteriormente, a provas de identificação bacteriana. Técnicas de PCR, PCR *multiplex* e PCR em tempo real vêm sendo utilizadas com elevadas sensibilidade e especificidade para diagnóstico e tipificação de clostrídios, o que facilita a identificação em tecidos e materiais contaminados com outros agentes bacterianos ambientais ou secundários ao processo infeccioso.

Lesões à necropsia

Os músculos afetados pelo *C. chauvoei* apresentam-se aumentados e, ao corte, observam-se derrame edematoso/gelatinoso no tecido subcutâneo, necrose e hemorragia da musculatura. Certos grupos musculares podem parecer cozidos ou muito escuros, sem brilho, com fibras separadas por exsudato sanguinolento e bolhas de gás que acometem o subcutâneo e outros tecidos (Figura 15.2 F, G, H e I). O odor é caracteristicamente rançoso ou butírico.

Na septicemia e na ação de toxinas sistêmicas, observam-se lesões necróticas no fígado, petéquias no epicárdio e no endocárdio, além de derrame serossanguinolento em pericárdio, pleura e peritônio. Em casos raros, os músculos psoas menores ou o diafragma podem ser afetados; nessas regiões, geralmente se constata pouco gás.

➤ Tratamento

O tratamento inclui administração de penicilina benzatina na dose de 20.000 UI/kg ou 40.000 UI/kg da associação de penicilinas (potássica, procaína e benzatina),

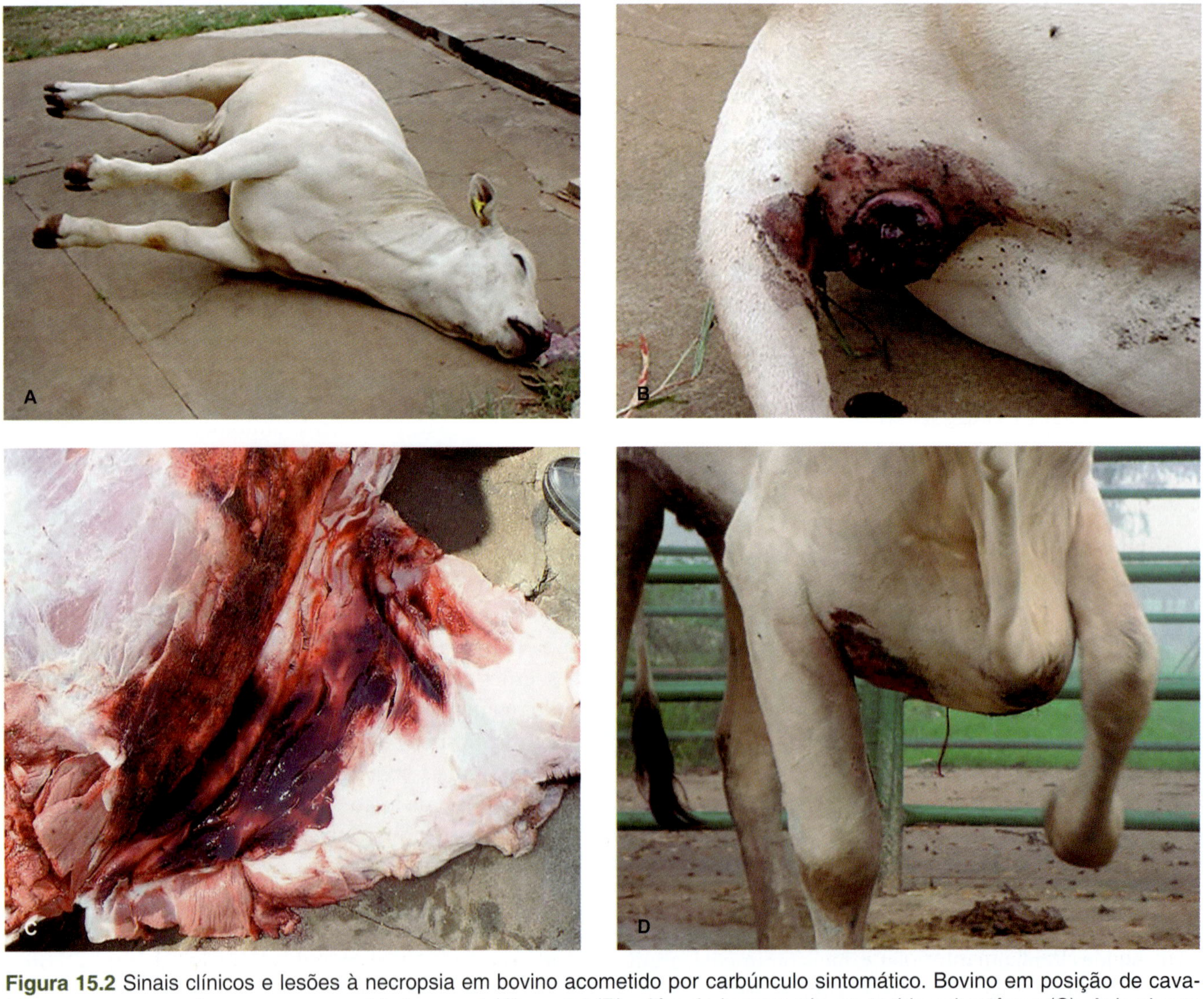

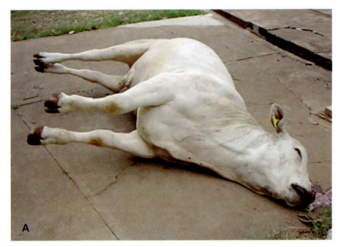

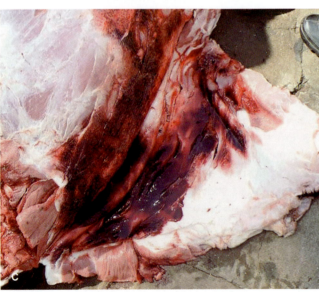

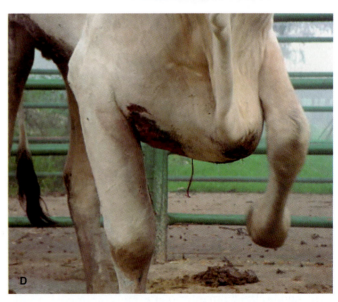

Figura 15.2 Sinais clínicos e lesões à necropsia em bovino acometido por carbúnculo sintomático. Bovino em posição de cavalete, com presença de sangue nas cavidades nasal (**A**) e retal (**B**), além de hemorragia em tecido subcutâneo (**C**). Animal com cronificação do processo, apresentando necrose de pele, fistulização (**D**) e caquexia por toxemia (**E**). Também é possível notar hemorragias em serosas (**F**), hemorragia em tecido subcutâneo com bolhas de gás (**G**), necrose muscular (músculo escurecido; **H**), bem como músculo com necrose, bolhas de gás e aspecto de cozido (**I**). (*continua*)

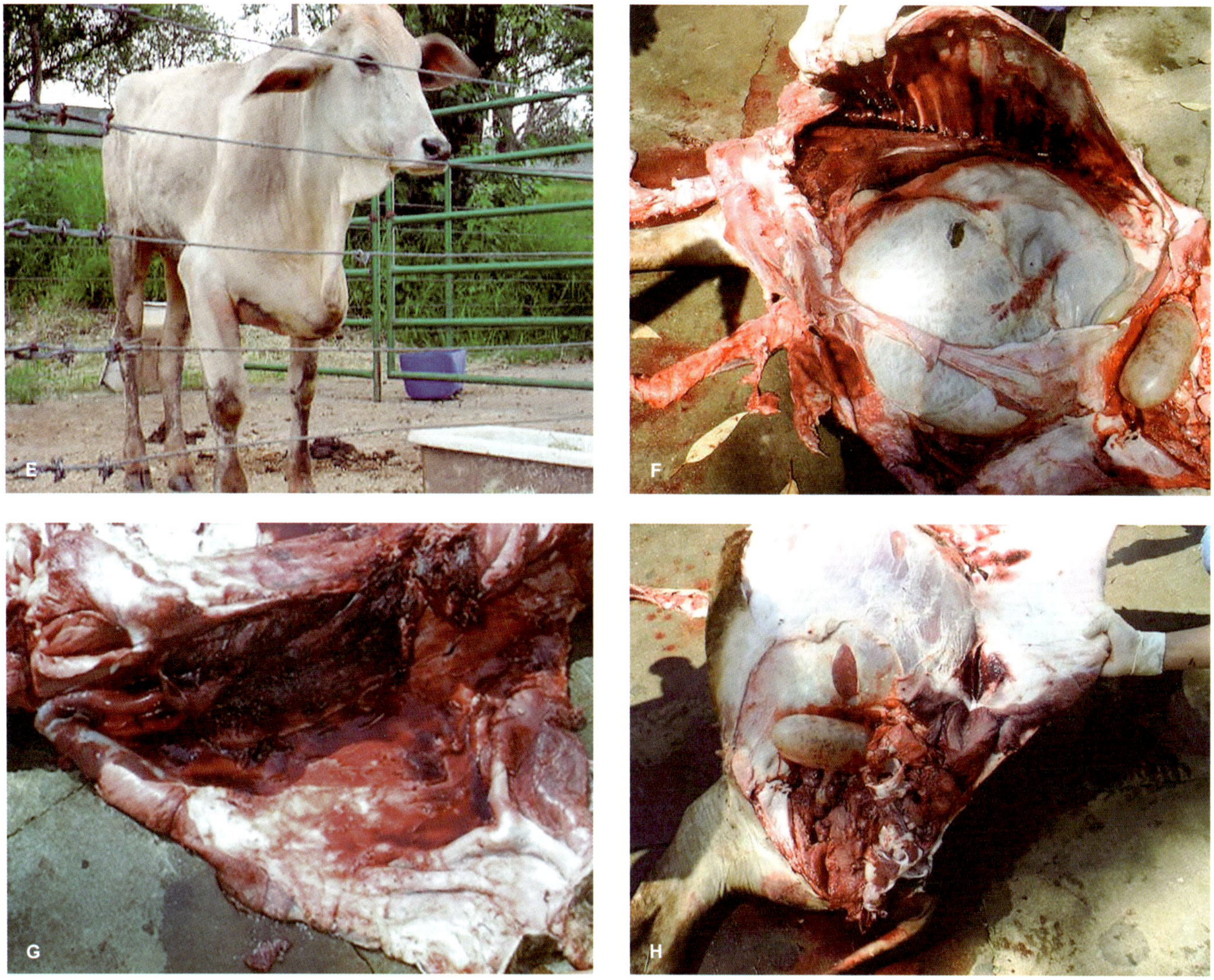

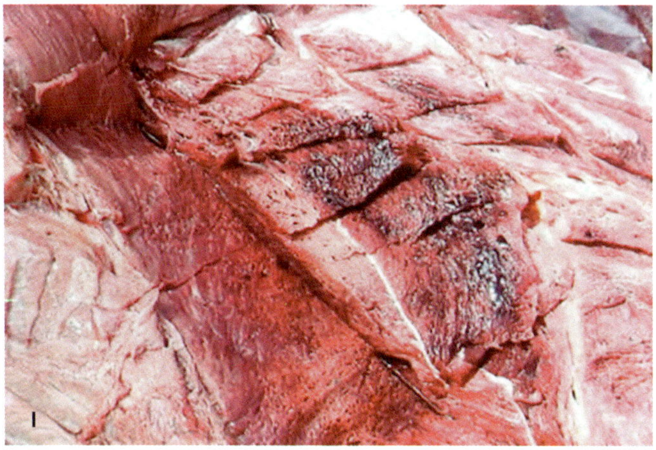

Figura 15.2 (*Continuação*) Sinais clínicos e lesões à necropsia em bovino acometido por carbúnculo sintomático. Bovino em posição de cavalete, com presença de sangue nas cavidades nasal (**A**) e retal (**B**), além de hemorragia em tecido subcutâneo (**C**). Animal com cronificação do processo, apresentando necrose de pele, fistulização (**D**) e caquexia por toxemia (**E**). Também é possível notar hemorragias em serosas (**F**), hemorragia em tecido subcutâneo com bolhas de gás (**G**), necrose muscular (músculo escurecido); (**H**), bem como músculo com necrose, bolhas de gás e aspecto de cozido (**I**).

por via intramuscular. A dose deve ser repetida após 3 a 5 dias, se necessário. Tratamento de suporte pode ser realizado, a fim de manter o equilíbrio hidreletrolítico e energético do animal.

O prognóstico é bastante reservado, uma vez que as alterações sistêmicas são decorrentes de toxemia. Esse protocolo terapêutico, realizado logo no surgimento dos primeiros sinais clínicos, pode ser eficaz em eliminar *C. chauvoei* e impedir a produção de toxinas pelo agente. Constatam-se, no entanto, sinais de toxemia decorrentes da absorção de toxinas pré-formadas e metabólitos celulares tóxicos que interferem no quadro geral do animal, levando à caquexia e à cronificação do processo, acarretando, ainda, necrose e fistulização no local da lesão.

Em bovino com manqueira, foi relatado sucesso do tratamento com antimicrobianos, nos casos em que os primeiros sinais clínicos ocorreram em, no máximo, 24 h. O tratamento incluía administração de penicilina procaína (dose de 20.000 UI/kg, a cada 24 h, por 7 dias), associada a aplicações alternadas de penicilina benzatina (dose de 10.000 UI/kg, via intramuscular, no 1º, 4º e 7º dias), além de ampicilina (dose de 10 mg/kg, a cada 12 h, nos primeiros dias de evolução da enfermidade) e glicose (50 g, a cada 12 h, nos dois primeiros dias de evolução da doença).

Após 3 dias de tratamento, houve diminuição do edema no membro anterior, o que possibilitou a delimitação da área de mionecrose, a abertura e a limpeza da lesão (água oxigenada), a retirada do tecido necrosado e a aplicação de curativo local com tintura de iodo a 2%. Após 1 mês de evolução, as lesões não tinham tecido necrosado e apresentavam abundante tecido de granulação. A cura do animal foi confirmada após 6 meses. Esse tratamento, no entanto, foi realizado em um animal que recebeu a segunda dose da vacina em torno de 10 a 15 dias antes dos primeiros sinais clínicos, aspecto que deve ser considerado para constatação da cura.

É preciso avaliar, também, a viabilidade e o custo do protocolo terapêutico a ser instituído, considerando a possibilidade de tratamento em rebanhos afetados ou em animais isolados e de valor econômico.

➤ Profilaxia e controle

Diferentemente de outras vacinas contra clostridioses, constituídas de toxoides, as vacinas comerciais contra carbúnculo sintomático são bacterinas formalinizadas. Bovinos devem ser vacinados entre 3 e 6 meses de idade, com reforço 30 dias depois, e revacinados após 1 a 2 anos. Essa recomendação de imunoprofilaxia vacinal é específica para carbúnculo sintomático; não protege o animal, portanto, de outras clostridioses. Resultados eficientes foram observados também com vacinação dos bezerros aos 4 meses de idade e reforço vacinal à desmama (8 meses de idade). A vacinação de fêmeas gestantes no último mês de gestação garante imunidade passiva aos bezerros até os 3 meses de idade.

De modo geral, os animais devem ser vacinados anualmente, com vacinas polivalentes contendo bacterina e toxoides dos diferentes clostrídios, visando à proteção contra as diversas espécies da bactéria, além de fornecer anticorpos colostrais aos bezerros. Ovinos devem ser vacinados aos 3 meses de idade, sendo revacinados com 1 ano e, depois, anualmente. Já as ovelhas devem ser revacinadas 1 mês antes do parto. Em caso de primovacinação, devem ser aplicadas duas doses da vacina, intercaladas em 30 dias, devendo a segunda dose ser aplicada 2 semanas antes do parto. Existem vacinas comerciais associadas a anti-helmínticos, a fim de facilitar o tratamento dos rebanhos. No entanto, a vacinação recomendada contra clostridioses difere do protocolo de vermifugação, devendo-se proceder, portanto, ao protocolo de vermifugação estratégica nos períodos subsequentes à vacinação contra carbúnculo sintomático.

Em casos de surtos em propriedades, os animais doentes devem ser tratados, preferencialmente, aos primeiros sinais clínicos, incluindo vacinação ou revacinação de todo o rebanho. Uma vez que se trata de bacterina, não existe interferência do tratamento antimicrobiano na vacinação.

É importante ressaltar que, na primovacinação, existe um período conhecido como janela imunológica ou período negativo da vacina, que perdura 10 a 14 dias, no qual os animais podem apresentar a doença mesmo após a vacinação, em virtude de não haver tempo hábil para a produção ativa de imunoglobulinas que confiram proteção nesse ínterim.

A proteção contra as clostridioses induzida pelas vacinas comerciais é bastante variável e pouco estudada. É relativamente comum a ocorrência da enfermidade em rebanhos vacinados, aspecto que deve ser sempre considerado pelo médico veterinário e esclarecido aos proprietários. Falhas vacinais devem ser consideradas, porém não excluem de forma alguma a necessidade de vacinação e revacinação dos animais.As carcaças devem ser removidas do ambiente, queimadas ou enterradas em valas profundas (2 m), aplicando-se camadas de cal abaixo e acima delas.

➤ Bibliografia

Araujo RF. Reposta sorológica de bovinos vacinados contra o Clostridium chauvoei avaliada pelos testes de aglutinação em placa e ELISA [Dissertação]. Faculdade de Ciências Agrárias e Veterinárias, Jaboticabal-Unesp; 2009. Disponível em www.fcav.unesp.br/download/pgtrabs/mvp/m/3693.pdf. Acessado em 06/01/2015.

Azevedo EO, Lobato FCF, Abreu VLV, Maia JD, Nascimento RAP. Avaliação de vacinas contra Clostridium perfringens tipos C e D. Arq Bras Med Vet Zootec. 1998;50(3):239-42.

Baldassi L, Barbosa ML, Bach EE, Iaria ST. Toxigenicity characterization of Clostridium perfringens from bovine isolates. J Venom Anim Toxins. 2002;8(1):112-26.

Baldassi L. Clostridial toxins: potent poisons, potent medicines. J Venom Anim Toxins incl Trop Dis. 2005;11(4):391-411.

Ball DW, Van Tassell RL, Roberts MD, Hahn PE, Bender LC, Hall PB *et al.* Bacillary hemoglobinuria in a free-ranging elk calf. J Zoo Wildl Med. 1999;30(2):293-6.

Ball DW, Van Tassell RL, Roberts MD, Hahn PE, Lyerly DM, Wilkins TD. Purification and characterization of alpha-toxin produced by Clostridium novyi type A. Infect Immun. 1993;61(7):2912-8.

Brook I. Treatment of anaerobic infection. Expert Rev Anti Infect Ther. 2007;5(6):991-1006.

Carter GR, Chengappa BU. Essentials of veterinary bacteriology and mycology. 4.ed. Philadelphia: Lia & Febiger; 1991.

Coetzer JAW. Infectious diseases of livestock with special reference to southern Africa. London: Oxford University Press; 1994. 2 v.

Corrêa WM, Corrêa CNM. Enfermidades infecciosas dos mamíferos domésticos. 2.ed. Rio de Janeiro: Medsi; 1992.

De La Fe C, Rodriguez JM, Ramirez GA, Hervas J, Gil J, Poveda JB. Sudden death associated with Clostridium sordellii in captive lions (Panthera leo). Vet Pathol. 2006;43(3):370-6.

Dickinson C, Tillotson K, Traub-Dargatz J, Ellis R, Hyatt D, Morley P *et al.* Diarrhea in foals: equine neonatal enteric clostridiosis. v. 6. Fort Collins: Colorado State University Veterinary Diagnostic Laboratories; 2001.

Finnie JW. Pathogenesis of brain damage produced in sheep by Clostridium perfringens type D epsilon toxin: a review. Aust Vet J. 2003;81(4):219-21.

Flores-Díaz M, Alape-Girón A. Role of Clostridium perfringens phospholipase C in the pathogenesis of gas gangrene. Toxicon. 2003;42(8): 979-86.

Geny B, Khun H, Fitting C, Zarantonelli L, Mazuet C, Szatanik M *et al.* Clostridium sordellii lethal toxin kills mice by inducing a major increase in lung vascular permeability. Am J Pathol. 2007;170(3):1003-17.

Gomes MJP. Gênero Clostridium spp. Porto Alegre: Faculdade de Veterinária da Universidade Federal do Rio Grande do Sul; 2013. In: www.ufrgs.br/labacvet/files/Gênero%20Clostridium%204-2013-1.pdf.Acessado em 06/01/2014.

Gregory L, Della Libera AMM, Birgel Junior EH, Pogliani FC, Birgel DB, Benesi FJ *et al.* Carbúnculo sintomático: ocorrência, evolução clínica e acompanhamento da recuperação de bovino acometido de "manqueira". Arq Inst Biol. 2006;73(2):243-6.

Harwood DG, Higgins RG, Agget DJ. Outbreak of intestinal and lingual Clostridium chauvoei infection in two year-old Friesian heifers. Veterinary record, 2007;161:307-8.

Keel MK, Songer JG. The comparative pathology of Clostridium difficile-associated disease. Vet Pathol. 2006;43(3):225-40.

Knapp O, Maier E, Mkaddem SB, Benz R, Bens M, Chenal A *et al.* Clostridium septicum alpha-toxin forms pores and induces rapid cell necrosis. Toxicon. 2010;55(1):61-72.

Koneman EW. Diagnóstico microbiológico: texto e atlas colorido. 6.ed. Lippincott Williams & Wilkins; 2006.

Lobato FCF, Assis RA, Salvarani FM. Principais clostridioses dos ruminantes domésticos. Rev Vet Zootec Minas. 2007;36-40.

Lobato FCF, Moro E, Umehara O, Assis RA, Martins NE, Gonçalves LCB. Avaliação da resposta de antitoxinas beta e épsilon de Clostridium perfringens induzidas em bovinos e coelhos por seis vacinas comerciais no Brasil. Arq Bras Med Vet Zootec. 2000;52(4):313-8.

Lobato FCF, Salvarani FM, Assis RA. Clostridioses dos pequenos ruminantes. Rev Port Ciên Vet. 2007;102(561-2):23-34.

Marks SL. Bacterial-associated diarrhoea in dogs and cats. In: Proceedings of the 32 nd. Annual World Small Animal Veterinary Association Congress; 2007; Sidney, Australia.

Morris WE, Fernandez-Miyakawa ME. Toxinas de Clostridium perfringens. Rev Argent Microbiol. 2009;41:251-60.

Morris WE, Uzal F, Fattorini FR, Terzolo H. Malignant oedema associated with blood-sampling in sheep. Aust Vet J. 2002;80(5): 280-1.

Nagano N, Isomine S, Kato H, Sasaki Y, Takahashi M, Sakaida K *et al.* Human fulminant gas gangrene caused by Clostridium chauvoei. J Clin Microbiol. 2008;46(4):1545-7.

Niilo L. Clostridium perfringens in animal disease: a review of current knowledge. Can Vet J. 1980;21(5):141-8.

Odani JS, Blanchard PC, Adaska JM, Moeller RB, Uzal FA. Malignant edema in postpartum dairy cattle. J Vet Diag Invest. 2009; 21:920-4.

Oliveira DM, Pimentel LA, Pessoa AF, Dantas AFM, Uzal F, Riet-Correa F. Focal symmetrical encephalomalacia in a goat. J Vet Diagn Invest. 2010;22(5):793-6.

Parker MT, Collier LH. Topley's & Wilson's principles of bacteriology, virology and immunity. v. 2. 8.ed. Philadelphia: B.C. Decker. 1990.

Petit L, Gilbert M, Popoff MR. Clostridium perfringens: toxinotype and genotype. Trends Microbiol. 1999;7(3):104-10.

Sakurai J, Nagahama M, Oda M. Clostridium perfringens alpha-toxin: characterization and mode of action. J Biochem. 2004; 136(5):569-74.

Selzer J, Hofmann F, Rex G, Wilm M, Mann M, Just I *et al.* Clostridium novyi alpha-toxin-catalyzed incorporation of GlcNAc into Rho subfamily proteins. J Biol Chem. 1996;271(41):25173-7.

Silva TMD, Dutra IS, Castro RN, Döbereiner J. Ocorrência e distribuição de esporos de Clostridium botulinum tipos C e D em áreas de criação de búfalos na Baixada Maranhense. Pesq Vet Bras. 1998;18(3-4):127-31.

Songer JG, Anderson MA. Clostridium difficile: an important pathogen of food animals. Anaerobe. 2006;12(1):1-4.

Songer JG. Clostridia as agents of zoonotic disease. Vet Microbiol. 2010;140(3-4):399-404.

Songer JG. Clostridial enteric diseases of domestic animals. Clin Microbiol Rev. 1996;9(2):216-34.

Songer JG. The genus Clostridium: cosmopolitan pathogens. In: Proceedings of the Annual Meeting of the American College of Veterinary Pathologists and American Society for Veterinary Clinical Pathology; 2006; Tucson, Arizona.

Songer JG, Uzal FA. Clostridial enteric infections in pigs. J Vet Diagn Invest. 2005;17(6):528-36.

Takagi M, Yamato O, Sasaki Y, Mukai S, Fushimi F, Yoshida T *et al.* Successful treatment of bacillary hemoglobinuria in Japanese Black cows. J Vet Med Sci. 2009;71(8):1105-8.

Tweten RK. Clostridium perfringens beta toxin and Clostridium septicum alpha toxin: their mechanisms and possible role in pathogenesis. Vet. Microbiol. 2001;82(1):1-9.

Uzal FA, Kelly WR, Morris WE, Bermudez J, Baisón M. The pathology of peracute experimental Clostridium perfringens type D enterotoxemia in sheep. J Vet Diagn Invest. 2004;16(5):403-11.

Uzal FA, Songer JG. Diagnosis of Clostridium perfringens intestinal infections in sheep and goats. J Vet Diagn Invest. 2008;20(3):253-65.

Uzal FA. Evidence-based medicine concerning efficacy of vaccination against Clostridium chauvoei infection in cattle. Vet Clin North Am Food Anim Pract. 2012 ;28:71-7.

Vine N, Fayers J, Harwood D. Bacillary haemoglobinuria in dairy cows. Vet Rec. 2006;159(5):160.

Edema Maligno e Gangrena Gasosa 16

Jane Megid

Definição

Edema maligno e gangrena gasosa são enfermidades que, embora já tenham sido vistas como quadros clínicos individualizados, diferem na etiologia e no caráter invasivo, bem como na produção de gás observada na gangrena. No entanto, como as diferenças são mínimas, costumam ser abordadas como uma única doença. Dessa maneira, as enfermidades serão apresentadas de modo comum, destacando-se as diferenças específicas para cada uma.

Etiologia

Em geral, os agentes envolvidos na ocorrência de edema maligno são *Clostridium septicum* ou *C. novyi*; já na gangrena gasosa podem estar envolvidos *C. perfringens* A e C, *C. septicum*, *C. novyi* A, *C. chauvoei* e *C. sordellii*, associados ou isoladamente. A gangrena gasosa tem como características diferenciais a alta invasividade dos agentes e a intensa produção de gás.

Clostridium septicum

C. septicum mede 2 a 10 μm de comprimento e 0,4 a 1 μm de largura, podendo formar filamentos longos ou curtos. Nos tecidos, apresenta-se pleomórfico, com esporos ovais (terminais ou subterminais); também é móvel, por meio de flagelos peritríquios. Ademais, é gram-positivo quando jovem, tornando-se Gram-variável com o passar do tempo.

Anaeróbio estrito, é capaz de crescer em meios comuns, com adição de glicose. As colônias em meio sólido são, inicialmente, arredondadas e semitransparentes, mas logo se tornam maiores, de coloração acinzentada e irregulares. *C. septicum* produz hemólise em meio de ágar-sangue com hemácias de equinos. A cultura, por sua vez, tem odor rançoso. *C. septicum* produz várias toxinas, das quais a alfa (α) é a mais patogênica.

A toxina α é formadora de poros em células de animais, com ação letal, hemolítica e necrosante. É a principal toxina de *C. septicum*, codificada pelo gene CSA, fundamental para a patogenicidade e a única de caráter letal. É produzida como protoxina e ativada por proteases celulares, como furinas, formando uma fração peptídica e monômeros que se ligam ao complexo glicosilfosfatidilinositol (GPI), considerado um dos receptores da toxina.

A ativação leva à inserção da toxina na membrana plasmática celular e a uma rápida alteração na polaridade da membrana celular, com formação de poros, perda de potássio intracelular, depleção de ATP e necrose celular, caracterizada por núcleos de pequenos tamanhos, condensação de cromatina na periferia do núcleo (sem fragmentação de DNA) e vacuolização citoplasmática.

A toxina α procede à lise dos eritrócitos de diferentes espécies animais em graus variáveis, em função das especificidades do GPI de cada espécie; assim, a atividade hemolítica observada nas diversas espécies animais varia nos processos de doença.

A administração pura da toxina em animais de laboratório leva a edema inicial em patas, que se desenvolve 2 h após a inoculação, seguido por seu escurecimento, indicando processo de necrose e isquemia 4 a 6 h depois; queda do estado é observada após 8 h. As alterações histopatológicas caracterizam o processo de necrose, com evidente ausência de células brancas no local.

De modo geral, a toxina α causa grande perda de líquidos teciduais, mionecrose, choque e morte aguda. Seu mecanismo de ação é similar ao da toxina α de *C. chauvoei*. Considera-se que ela tenha efeito primário sobre o endotélio vascular, o que resulta em perda de fluidos do sistema circulatório e choque. Uma vez que é liberada como protoxina, sua meia-vida pode aumentar significativamente, o que justifica a ineficácia antimicrobiana nas infecções por *C. septicum*, pois, mesmo que a infecção possa ser eliminada pelos fármacos, o efeito sistêmico da toxina persiste, resultando em morte dos animais por choque tóxico. Anticorpos contra a toxina α protegem animais experimentais, demonstrando a importância desse toxoide na constituição de vacinação.

Além da toxina α, *C. septicum* produz outras que, embora não sejam letais, contribuem para a patogenicidade da bactéria, facilitando a invasão tecidual e a mionecrose, bem como reduzindo o fluxo sanguíneo nos vasos de pequeno calibre:

1. Toxina beta (β): desoxirribonuclease e leucocidina.
2. Toxina gama (γ): hialuronidase; degrada o ácido hialurônico presente nos tecidos e fluidos. O ácido hialurônico é encontrado em vários tecidos e fluidos, incluindo cartilagem, cérebro e músculos. É o principal componente da matriz extracelular principalmente do tecido conjuntivo. Do total de ácido hialurônico encontrado no corpo, 50% estão presentes na pele. Sua principal ação consiste em reduzir a viscosidade tecidual, favorecendo a disseminação de bactérias e toxinas no tecido conjuntivo.
3. Toxina delta (δ), denominada septicolisina: hemolisina oxigênio-lábil, sorologicamente relacionada com a toxina δ de *C. chauvoei*, porém não idêntica. Sua ação se dá no colesterol celular, levando à formação de grandes poros e consequente lise celular por mecanismo osmótico.
4. Colagenase: o colágeno é constituinte do tecido conjuntivo e está amplamente distribuído no organismo animal. A destruição do colágeno pelas colagenases resulta em perda de integridade e necrose tecidual e favorece a penetração de toxinas bacterianas em camadas mais profundas do tecido.
5. Neuraminidase ou sialidases. Também conhecidas como neuraminidases, são enzimas-chave para o catabolismo do ácido siálico; atuam nos resíduos de ácido siálico presentes em proteínas e lipídios, favorecendo à colonização e ligação da toxina bacteriana à célula.

Clostridium sordellii

Consiste em bastonetes gram-positivos, que medem de 1 a 1,5 μm de diâmetro por 3 a 4 μm de comprimento. *C. sordellii* apresenta esporos ovais e subterminais, além de flagelos peritríquios. É responsável por liquefazer a gelatina, digerir a caseína do leite, produzir indol, reduzir os níveis de nitrato, fermentar a glicose e produzir gás a partir da peptona.

É encontrado no meio ambiente e, ocasionalmente, no trato intestinal de humanos e animais. A enfermidade por *C. sordellii* caracteriza-se por edema local grave, ausência de hemólise ou hemólise de baixa intensidade, produção variável de gás, hipotensão grave e choque.

Em humanos, o agente é causador de gangrena e mionecrose, sendo relatado, esporadicamente, em enfermidades decorrentes de lesão pós-parto, endometrites ou abortamento. Recentemente, também foi descrito em casos de choque tóxico fatal caracterizado por hipotensão irreversível, ausência de febre, hemoconcentração e hiperproteinemia, leucocitose, derrames pleurais e ascite com conteúdo serossanguinolento.

Em animais, o agente é responsável por mionecrose, gangrena e abomasite enfisematosa em ovinos, por surtos de enterotoxemia em ovinos e caprinos, por casos esporádicos de enterite necrótica e hemorrágica em bovinos, potros e ovinos e por síndrome de morte súbita em bovinos, quadro que ainda não apresenta muitas informações relativas à patogenicidade.

O agente acomete ruminantes, equinos e suínos, enquanto carnívoros raramente são afetados. Em equinos, está associado a casos de onfalite, com morte de potros de 12 a 21 dias de idade. Pode levar, ainda, a edema maligno caracterizado por exsudato seroso e celulite ou à gangrena gasosa com destruição extensa do tecido muscular e grande produção de gás. A enfermidade manifesta-se por síndrome toxica rápida e fatal, decorrente da ação de toxinas.

C. sordellii produz vários fatores de virulência, como toxinas letal e hemorrágica (β), fosfolipases, proteases extracelulares, hemolisinas, desoxirribonucleases e citotoxinas, sendo a toxina letal a mais patogênica.

1. Toxina letal: também conhecida como toxina produtora de edema, é a responsável pela morte dos animais. Considerada uma das mais potentes toxinas, porém inferior às botulínicas e tetânicas, é uma citotoxina de ação intracelular. Leva ao arredondamento celular e à despolimerização do citoesqueleto de actina. Atua preferencialmente em pulmão e coração, ocasionando extravasamento de grande quantidade de sangue para a cavidade torácica, em virtude do aumento da permeabilidade vascular por lesão em células endoteliais pulmonares. É responsável por edema gelatinoso grave, choque e morte súbita (observada em animais e, também, em humanos).
2. Toxina hemorrágica (β) e dermonecrótica: quando inoculada por via intradérmica, causa edema generalizado, com pequenas áreas de hemorragia subcutânea e intramuscular, e morte em 24 a 36 h. Contrariamente, quando aplicada por via intraperitoneal, causa edema leve, mas com áreas confluentes de hemorragia na pele, as quais podem se propagar a outros tecidos.

A infecção por *C. sordellii* foi relatada em cinco leões (*Panthera leo*) de um zoológico da Espanha, como consequência da ingestão de água contaminada com o agente. Os animais apresentaram depressão, letargia, perda de apetite e prostração, evoluindo para óbito 24 a 36 h após os primeiros sinais clínicos.

A necropsia demonstrou edema de serosas, áreas de hemorragia em mucosa de duodeno e jejuno, além de conteúdo hemorrágico intestinal; indicou, também, hemorragia e edema de tecido adiposo cardíaco e mesentérico, com congestão grave de fígado, pulmões, rins e glândulas adrenais. O agente foi isolado de estômago, intestino, fígado e rins, constatando-se a invasão bacteriana.

Clostridium novyi

C. novyi é um bastonete grande, de 3 a 10 μm de comprimento e 0,8 a 1 μm de largura. Os esporos são ovais e podem estar localizados na porção terminal ou subterminal. Apresenta flagelos peritríquios e é móvel em condições de anaerobiose. Também é gram-positivo quando jovem, mas se torna gram-variável com o passar do tempo.

Anaeróbio estrito, apresenta colônias achatadas com bordas irregulares e hemólise após 24 a 72 h de incubação. De maneira similar a *C. perfringens*, é possível observar reação de Nagler (observa-se precipitado esbranquiçado em meio contendo gema de ovo, em virtude da produção de lecitinase).

C. novyi é um dos agentes etiológicos da gangrena gasosa em animais e humanos. Classifica-se nos tipos A a D, de acordo com o perfil das toxinas produzidas. A toxina α, considerada a mais importante de *C. novyi*, é produzida pelos tipos A e B, mas somente o tipo A é capaz de estabelecer a enfermidade em humanos. Ela é uma exotoxina com atividade letal, responsável por edema grave; em cultivo celular, é citotóxica, levando à alteração da morfologia, com destruição dos microfilamentos do citoesqueleto.

Em *C. novyi*, essa toxina apresenta 48% de homologia com as toxinas A e B de *C. difficile* e 34% de homologia com a toxina letal de *C. sordellii*. Essas toxinas têm, como característica em comum, peptídios repetidos em sua porção C-terminal; estes peptídios parecem estar envolvidos na ligação ao receptor celular por uma pequena região hidrofóbica intermediária, que provavelmente participe da translocação da toxina ao citoplasma da célula. A porção N-terminal é responsável pela atividade biológica intracelular comum a todas essas toxinas, sendo caracterizada por citotoxicidade, com destruição do sistema de microfilamentos.

A toxina α de *C. novyi* é uma monoglicosiltransferase que catalisa a incorporação de proteínas-alvo envolvidas na regulação do citoesqueleto de actina. Similarmente às toxinas de *C. difficile* e *C. sordellii*, a toxina α causa arredondamento celular e aumento da permeabilidade vascular, sendo esta sua principal atividade, de longa duração, conhecida como atividade produtora de edema.

Além de α, *C. novyi* é integrado por várias outras toxinas, cujas atividades são apresentadas na Tabela 16.1.

Tabela 16.1 Tipos e características das toxinas produzidas por *C. novyi*.

Toxina	Atividade	*C. novyi* A	*C. novyi* B	*C. novyi* C
α	Necrosante, edema letal	+	+	–
β	Lecitinase, necrosante, letal, hemolítica	–	+	–
γ	Lecitinase, necrosante, hemolítica	+	–	–
δ	Hemolisina oxigênio-lábil	+	–	–
ε	Lipase	+	–	–
ζ	Hemolisina	–	+	–
η	Tropomiosinase	–	+	–

Adaptada de Baldassi L. Clostridial toxins: potent poisons, potent medicines. J Venom Anim Toxins incl Trop Dis. 2005;11(4):391-411.

Clostridium perfringens

C. perfringens é gram-positivo, mas se torna gram-variável com os subcultivos. Mede, basicamente, 0,8 a 1,5 μm de diâmetro e 2 a 4 μm de comprimento, com extremidades arredondadas. Os esporos são ovais e pequenos; em geral, não deformam a parede celular. Dificilmente se observa esporulação nos tecidos. O agente também não apresenta flagelos.

Em ágar, *C. perfringens* apresenta colônias achatadas, rugosas, translúcidas e circundadas por um halo estreito de hemólise completa e um halo externo de hemólise incompleta. Em meio com 5 a 10% de gema de ovo, observa-se reação de Nagler pela ação da fosfolipase C. Ademais, fermenta a glicose, produzindo grande quantidade de gás, e liquefaz a gelatina rapidamente.

É capaz de crescer em meio com infusão de músculo cardíaco (*cooked meat medium*) ou Tarozzi, produzindo gás em grande quantidade. Fragmentos de carne ou fígado tornam-se róseos, não digeríveis e apresentam odor desagradável. *C. perfringens* produz ácido e gás a partir de glicose, levulose, galactose, manose, maltose, lactose, sacarose, xilose, trealose, rafinose, amido, glicogênio e inositol, além de ácidos acético e butírico por fermentação.

C. perfringens produz quatro toxinas letais (α, β, ε, ι), de maior ação patogênica, que servem de base para classificar o agente nos tipos A, B, C, D e E. Cada um desses tipos produz toxinas menos patogênicas (menos letais) que atuam associadamente na patogenia das enfermidades (θ,δ,κ,μ).

As toxinas podem ser produzidas isoladamente ou em associação, conforme o tipo de *C. perfringens* e a virulência. A análise do genoma de *C. perfringens* demonstrou que essa espécie não apresenta muitas das enzimas necessárias à síntese de aminoácidos; assim, utiliza-se do hospedeiro para obter os elementos essenciais ao metabolismo pela ação de enzimas e toxinas que produz durante o processo infeccioso.

1. A toxina α de *C. perfringens* é o principal fator de virulência da gangrena gasosa e da enterite necrótica. Tem atividade enzimática de fosfolipase C e de esfingomielinase. Essa toxina é levemente termoestável e antigênica, portanto pode ser utilizada como toxoide na produção de vacinas. Hidrolisa fosfolipídios, especialmente esfingomielina e lecitina, e promove desorganização da membrana celular. Sua principal atividade biológica é representada por necrose de pele, quando injetada em doses subletais, intradermicamente, em cobaias e coelhos.

A atividade da fosfolipase C é evidenciada pela reação de Nagler. Leucócitos de bovinos e camundongos são mais suscetíveis à ação da toxina α.

Essa toxina apresenta, também, ação hemolítica, dermonecrótica e letal, que influencia o desenvolvimento de gangrena. O diacilglicerol resultante da hidrólise da lecitina pela toxina α ativa a proteinoquinase C, estimulando as fosfolipases celulares e a cascata do ácido araquidônico, que promove a síntese e a liberação de mediadores pró-inflamatórios, como leucotrienos, tromboxanos, fatores de ativação plaquetários e prostaciclinas. Esses mediadores induzem a contração de vasos sanguíneos, o aumento da permeabilidade vascular, a agregação plaquetária e a disfunção miocárdica, contribuindo para manifestações locais e sistêmicas, como choque profundo e morte nas enfermidades em que este agente está envolvido.

Todos os tipos de *C. perfringens* produzem a toxina α, mas a quantidade varia.

2. Já as toxinas β e $\beta 2$ induzem necrose hemorrágica da mucosa intestinal em inoculações experimentais. Apresentam atividade citotóxica decorrente, acredita-se, da formação de poros na membrana celular, podendo funcionar como neurotoxinas e resultar em vasoconstrição arterial.

   A toxina β é o principal fator de virulência de *C. perfringens* tipos B e C. É facilmente degradada pela tripsina e apresenta termolabilidade, perdendo 75% da atividade após 5 min a 50°C. Animais recém-nascidos ou que sofrem deficiências nutricionais são os mais suscetíveis à infecção por *C. perfringens* tipos B e C.

   A toxina ε é a mais potente, depois das toxinas botulínica e tetânica. É produzida como protoxina e ativada por proteases, como tripsina e quimiotripsina, além de uma zincometaloprotease produzida por *C. perfringens* no trato gastrintestinal. Exerce ação na membrana celular e não é internalizada na célula, levando a edema, à vacuolização, fragmentação e lise celular. Além disso, atua na formação de poros nas células e determina o desequilíbrio de eletrólitos, bem como a perda de ATP celular e a ativação da proteinoquinase. A toxina ε ocasiona rápida necrose celular e, secundariamente, perda de ATP, permeabilização da membrana celular e difusão iônica.

3. A principal atividade biológica da toxina ε é o edema. Ela é letal e dermonecrótica, mas não hemolítica. Seus efeitos são constituídos por elevação da pressão sanguínea, aumento da permeabilidade vascular e intestinal, lesão renal e contração do íleo em ratos. Pode penetrar a barreira hematencefálica e alojar-se no cérebro. Causa lesão e edema em vários órgãos, como pulmão, coração, rim e encéfalo, por aumento da permeabilidade vascular e alterações na união das células endoteliais.

   No cérebro, lesões e alterações nervosas estão associadas a edemas perivasculares e possível interação com os neurônios do hipocampo, o que leva a uma excessiva liberação de glutamato. Estudos experimentais demonstraram, ainda, aumento da permeabilidade do intestino delgado, facilitando a absorção da própria toxina e sua disseminação na corrente circulatória, além do acúmulo de líquidos no intestino.

4. Por fim, a toxina ι é binária e exige remoção proteolítica do fragmento propeptídico para ligar-se à membrana celular. Determina a formação de poros, com saída de íons Na e K, e a penetração da toxina na célula, que despolimeriza os filamentos da actina, levando à destruição celular. A ativação da toxina ι ocorre por efeito de proteases do trato intestinal. Ela é dermonecrótica, citotóxica e enterotóxica, induzindo lesão no trato intestinal.

5. Adicionalmente, a enterotoxina, produzida pelo *C. perfringens*, apresenta atividade letal, citotóxica e enterotóxica, sendo responsável por diarreias em suínos, ovinos, bovinos, equinos, aves e caninos.

   É uma toxina formadora de poros, a qual aumenta a secreção de fluidos e íons no lúmen intestinal, reduz a absorção de glicose e leva à descamação das células epiteliais da mucosa intestinal. Essa enterotoxina é produzida no momento da esporulação, mostrando-se resistente a enzimas proteolíticas.

   A enterotoxina liga-se ao receptor proteico, incluindo proteínas da família das claudinas (responsáveis por junções das membranas plasmáticas celulares); em seguida, forma com as ocludinas (proteínas de junção intercelular) complexos proteicos maiores que 155 kDa, que se inserem na membrana e são responsáveis pela formação de poros nas células das microvilosidades intestinais. O mecanismo de morte celular depende da concentração de toxina e de íons extracelulares, como o cálcio. Trabalhos sugerem que, em baixas concentrações de toxina, a morte celular ocorre por apoptose; já em altas concentrações, o mecanismo seria a necrose celular. A rápida perda de pequenas moléculas (água, íons, nucleotídios e aminoácidos) através dos poros é responsável pela inibição da síntese proteica celular.

6. Toxina teta (θ). Essa toxina liga-se ao colesterol e causa hemólise das hemácias por formação de oligômeros que, subsequentemente, formam poros na membrana celular. Unida à toxina α, dificulta a migração de neutrófilos ao local de infecção e a desregulação das células endoteliais. A lesão causa edema e isquemia, com redução do fornecimento de oxigênio, o que favorece a multiplicação de *C. perfringens*.

   Também conhecida como perfringolisina O, induz a liberação de histamina e o aumento da permeabilidade vascular, além de provocar a lise de eritrócitos de várias espécies animais, tendo ação letal, necrosante e cardiotóxica.

7. Toxina delta (δ). Trata-se de toxina hemolítica e citolítica, que se liga seletivamente às células que expressam gangliosídios GM2, levando à formação de poros. Embora a toxina se ligue ao receptor, não invade a célula. É letal, imunogênica, não necrosante e hemolítica para ovinos, bovinos, caprinos e suínos. Apesar de ser produzida por *C. perfringens* tipo C, não tem envolvimento na patogenicidade da enterotoxemia.
8. Toxina kappa (κ). Essa toxina tem atividade de colagenase e gelatinase, catalisando a região não polar da molécula de colágeno. É produzida por todos os tipos toxigênicos, apresentando ação letal e necrosante. Quando administrada por via parenteral em cobaias, causa destruição extensiva do tecido conectivo e hemorragia pulmonar.

   Na gangrena gasosa, leva ao amolecimento do tecido muscular, facilitando a disseminação da toxina α e promovendo a invasividade dos clostrídios.
9. Toxina mu (μ). Trata-se de uma hialuronidase, termolábil, produzida pelos tipos A, B e certas linhagens dos tipos C e D de *C. perfringens*. Promove a liberação de glucosamina por meio do ácido hialurônico e contribui para o rápido desenvolvimento das lesões de gangrena gasosa, bem como para sua gravidade e expansão.
10. Toxina nu (ν). Consiste em uma desoxirribonuclease produzida por todas as linhagens de clostrídios. Tem ação letal, hemolítica e citotóxica. Destrói, ainda, o núcleo das células polimorfonucleares e das células musculares na gangrena gasosa, impedindo a presença de leucócitos nas lesões.

➤ Epidemiologia

A enfermidade acomete bovinos, suínos, equinos e ovinos de qualquer idade. O agente penetra – por soluções de continuidade – na pele contaminada por solo e fezes. Eventualmente, pode ocorrer penetração por via oral, uma vez que não se encontram lesões em determinadas situações.

Castrações, vacinações, injeções, mordeduras, tosquia, auxílio a parto com as mãos sujas e uso de instrumentos não esterilizados são fatores predisponentes de edema maligno/gangrena gasosa.

A amplitude e a profundidade das lesões, bem como o tipo e o formato da lesão tissular, a disposição das bordas, a hemorragia e a formação de bolsas profundas, são fatores que influenciam a ocorrência da enfermidade. Além disso, a presença de tecidos mortos, corpos estranhos e bactérias aeróbicas (que consomem oxigênio, diminuem o potencial de oxidorredução local e aumentam o pH tecidual, com alcalinização e decomposição de substâncias proteicas) é decisiva para a ocorrência da enfermidade, pois fornece condições de anaerobiose que propiciam a germinação dos esporos e a proliferação dos clostrídios e de suas toxinas e enzimas.

Observa-se maior frequência da doença em associação a procedimentos maciços, como vacinação, coleta de sangue e, em ovinos, tosquia, castração e cortes de cauda. Surtos de gangrena gasosa após a vacinação de bovinos, ovinos e caprinos foram relatados na Bahia (ovinos e caprinos), em consequência de reuso da agulha de vacinação, sem assepsia, em todo o plantel de ovinos e caprinos na Bahia (1.000 a 1.200 animais). Foram descritas mortes de 60 a 70 ovinos e caprinos após o início dos sintomas, em um período de 24 h a 3 dias após a vacinação.

Posteriormente, outro surto (30 caprinos e 40 ovinos mortos em um rebanho de 800 e 400 caprinos e ovinos, respectivamente) ocorreu, na Bahia, após vacinação contra clostridiose seguida por revacinação 1 mês depois, com uso da mesma agulha em todos os animais, tanto na vacinação como na revacinação. No surto que acometeu bovinos, a mesma agulha foi utilizada em 40 animais, sem realização de assepsia; nesse rebanho (plantel de 500 animais), o quadro iniciou-se 30 dias após a vacinação, com morte de 50 animais 24 h após os primeiros sintomas. Todos os animais afetados (ovinos, caprinos e bovinos) apresentavam lesões na área de aplicação da vacina.

Embora pouco relatada, a doença é considerada relativamente frequente, em virtude não só de sua alta letalidade, mas de erros de manejo, o que acarreta prejuízos econômicos significativos aos proprietários, especialmente pelo fato de haver vários surtos decorrentes de procedimentos cirúrgicos ou vacinações de grande número de animais.

A mionecrose em equinos ocorre pela infecção por *C. perfringens*, predominantemente, ou *C. septicum*, isoladamente ou em associação a vários clostrídios. A doença está relacionada com injeções nas regiões cervical, glútea e jugular (com escape perivascular do medicamento), além de lesões e lacerações após auxílio a parto.

Há relato da enfermidade por *C. sordellii*, em potros, em virtude da penetração de esporos no cordão umbilical que, ao ser cortado, favorece a redução de oxigênio local e, por conseguinte, a proliferação do clostrídio.

Ademais, miosite por *C. perfringens* tipo A foi relatada em elefante indiano (*Elephas maximus*), com quadro fatal de mionecrose.

➤ Patogenia

A infecção de lesões ocorre, geralmente, por esporos do meio ambiente. Ao infectar uma ferida, e havendo condições de anaerobiose, o clostrídio passa para a forma vegetativa, multiplica-se e, assim, começa a produzir enzimas e toxinas que atuam inicialmente no local da ferida, podendo disseminar-se e provocar extensas lesões, com ou sem produção de gás, dependendo do agente envolvido e levando ao quadro de edema maligno ou gangrena gasosa. Em função das características de cada enfermidade os aspectos de patogenia e clínica serão apresentados de modo individualizado.

Edema maligno

O edema maligno é causado por *C. septicum* ou *C. novyi* ou ambos associados, podendo também haver o envolvimento do *C. chauvoei*. Várias toxinas são produzidas por *C. septicum*, sendo α a mais patogênica.

Quando o processo é causado por *C. septicum* (edema maligno), com ou sem a presença de *C. chauvoei*, os esporos penetram nas lesões mucosas, em ferimentos profundos, favorecendo a condição de anaerobiose, a proliferação do clostrídio e a produção de toxinas.

Observa-se, inicialmente, a produção da toxina α, responsável por mionecrose, lesão de células endoteliais, hemorragia intersticial, estase vascular, edema e colapso microvascular. Além dela, são produzidas as toxinas δ (hemólise), desoxirribonucleases (que destroem o DNA celular e que, juntamente com as leucocidinas, são responsáveis pela destruição e pela disfunção de polimorfonucleares e outras células de defesa) e por hialuronidases (que auxiliam na disseminação do agente e das toxinas, agravando e favorecendo a disseminação da lesão).

Desenvolve-se necrose local e, por ação da hialuronidase, ocorre difusão das toxinas, o que gera extensos edemas e hemorragias, em geral com pouco ou nenhum gás. Com a evolução da enfermidade, por ação de enzimas e toxinas, observa-se expansão da lesão local, acometendo as regiões contíguas. A toxina α atua no endotélio vascular, ocasionando perda de fluidos do sistema circulatório e choque. Desenvolve-se, também, choque toxêmico; septicemia ocorre na fase agônica ou pouco antes da morte. No *post mortem*, os clostrídios se multiplicam, formando longos filamentos sobre as membranas serosas, que podem ser visualizados por colorações de Giemsa ou Panótico.

Foi relatada, ainda, miosite em gorila (*Gorillla gorilla gorilla*), causada por *C. septicum*, com histórico de lesões por mordidas. O animal apresentou quadro súbito de depressão, anorexia e hemiparesia; ao exame clínico, observou-se lesão necrosante e enfisematosa, além de quadro sistêmico de choque toxêmico, resultando em eutanásia do animal. As lesões de necropsia demonstraram edema pulmonar grave com presença de fibrina nas vias respiratórias, hemorragia em órgãos, miosite necrótica, celulite e enfisema na área afetada, com grande número de bacilos gram-positivos ao redor das fibras musculares necróticas, resultando positivo para imunofluorescência específica para *C. septicum*.

Clínica

O período de incubação é de 15 a 24 h até 3 dias após a lesão. Observam-se edemas de rápida progressão em grandes massas musculares e partes baixas do abdome, que podem crepitar em caso de pressão. No início, os edemas são quentes e dolorosos; posteriormente, tornam-se frios e indolores. A lesão é, com frequência, similar à provocada por manqueira, principalmente se houver produção de gás.

Os animais se isolam e podem apresentar febre, taquipneia e cianose de mucosa, evoluindo para óbito entre 1 e 3 dias.

Em bovinos e equinos com edema maligno pós-parto ou por auxílio ao parto, os sinais clínicos surgiram 1 a 3 dias após o parto, evidenciados por edema vulvar, febre e depressão, com morte 24 h após o início dos sintomas. Em ovinos, constata-se edema maligno pós-parto; o período de evolução é de 2 a 5 dias. Os lábios vulvares estão tumefeitos, com presença de secreção vaginal fétida e vermelho-amarronzada. Em suínos, o edema maligno ocorre, geralmente, por via oral. Os animais apresentam inapetência, rápida queda do estado geral e morte. Na manifestação superaguda, ocorrem convulsões e morte.

A necropsia de bovinos com edema maligno pós-parto, causado por *C. septicum* isoladamente, demonstrou edema gelatinoso hemorrágico grave e difuso nas regiões perianal, perivulvar e perivaginal, estendendo-se, também, para musculaturas e tecidos subcutâneos adjacentes. Exsudato fibrinoso e membranas fetais necróticas aderidas foram observados em alguns casos, bem como petéquias e equimoses em mucosas, congestão e edema pulmonar.

Essas mesmas lesões foram identificadas em uma égua com edema maligno por infecção originada no auxílio de tratadores ao parto, com evolução fatal em 24 h. No animal vivo, constatou-se edema hemorrágico gelatinoso vulvar e, após a necropsia, observou-se conteúdo hemorrágico em cavidade uterina.

Na histopatologia de bovinos mortos por *C. septicum*, identificaram-se necrose e úlcera das mucosas vulvar, vaginal e uterina, com grande quantidade de edema e hemorragia; também se observaram trombos em capilares, vasculite necrosante, bem como degeneração e necrose de fibras musculares e congestão vascular em musculatura esquelética. *C. septicum* estava presente em útero, tecido subcutâneo e musculatura esquelética, em razão da proximidade da lesão, o que caracteriza a disseminação local e por contiguidade.

Gangrena gasosa

Vários clostrídios (*C. perfringens* A e C, *C. septicum*, *C. novyi* A, *C. chauvoei* e *C. sordellii*) podem estar envolvidos na ocorrência de gangrena gasosa, devendo haver ferimento prévio que favoreça as condições de anaerobiose, como acontece no edema maligno.

A enfermidade caracteriza-se por alta invasividade dos clostrídios e grande produção de gás. *C. perfringens* é o patógeno mais amplamente disseminado na natureza e está associado a 90% dos casos de gangrena gasosa.

A patogenia da gangrena gasosa está associada aos fatores de virulência dos clostrídios envolvidos na gangrena gasosa. Deste modo, será abordada individualizadamente a patogenicidade decorrente da ação de toxinas e enzimas produzidas por cada espécie de clostrídio seguida por uma visão geral do processo envolvendo a associação dos agentes. A toxina α de *C. perfringens*, produzida por todas as cepas desse clostrídio, é o principal fator de virulência da gangrena gasosa e da enterite necrótica. Tem atividade enzimática de fosfolipase C e de esfingomielinase, hidrolisa fosfolipídios, especialmente esfingomielina e lecitina, e promove desorganização da membrana celular. É responsável pela necrose de pele (dermonecrose)e apresenta, também, ação hemolítica e letal, essencial para o desenvolvimento da gangrena. O diacilglicerol, resultante da hidrólise da lecitina pela toxina α, ativa a proteinoquinase C, estimulando as fosfolipases celulares e a cascata do ácido araquidônico, que promove a síntese e a liberação de mediadores pró-inflamatórios, como leucotrienos, tromboxanos, fatores de ativação plaquetários e prostaciclinas. Esses mediadores induzem a contração de vasos sanguíneos, o aumento da permeabilidade vascular, a agregação plaquetária e a disfunção miocárdica, contribuindo para manifestações locais e sistêmicas, como choque profundo e morte.

Além disso, é responsável por necrose tecidual, inibição da migração de células polimorfonucleares ao local de lesão e formação de trombose. A trombose é o fator mais importante para a patogenia da gangrena gasosa, pois, reduzindo a tensão de oxigênio tecidual, fornece condições ambientais para a vegetação e a multiplicação bacteriana, com consequente produção adicional de toxina α, além de outras toxinas (Figura 16.1).

Dependendo do *C. perfringens* envolvido na gangrena gasosa, podem ser produzidas, além da toxina α, as toxinas β e β2, que induzem necrose hemorrágica da mucosa intestinal, podem ter ação neurotóxica e levar à vasoconstrição arterial.

Já a toxina θ (ou perfringolisina) é responsável por hemólise e, juntamente com a toxina α, dificulta a migração de neutrófilos ao local de infecção e a desregulação das células endoteliais. A lesão causa edema e isquemia, com redução do fornecimento de oxigênio, o que favorece a multiplicação de *C. perfringens*. Induz, ainda, a liberação de histamina e o aumento da permeabilidade vascular, além de causar hemólise, lesão também decorrente da ação da toxina δ. Outra toxina produzida é a κ, que tem atividade de colagenase e gelatinase, ação letal e necrosante e, na gangrena gasosa, leva ao amolecimento do tecido muscular, facilitando a disseminação da toxina α e promovendo a invasividade dos clostrídios. O *C. perfringens* produz também a toxina μ, uma hialuronidase, que contribui para o rápido desenvolvimento das lesões de gangrena gasosa, bem como para sua gravidade e expansão. Por fim, a toxina ν, uma desoxirribonuclease, produzida por todas as linhagens de clostrídios, tem ação letal, hemolítica e citotóxica; destrói o núcleo dos polimorfonucleares e das células musculares na gangrena gasosa, impedindo a presença de leucócitos nas lesões.

O *C. sordellii*, quando presente, causa edema local grave, com ausência de hemólise ou hemólise branda, produção variável de gás, hipotensão grave, levando ao choque toxêmico, rápido e fatal, sendo toxemia a causa principal de morte. A toxina letal, também conhecida como toxina produtora de edema, é a responsável pela morte dos animais. É uma citotoxina de ação intracelular, que tem atividade preferencial em pulmão e coração, ocasionando extravasamento de grande quantidade de sangue para a cavidade torácica, em virtude do aumento da permeabilidade vascular por lesão em células endoteliais pulmonares.

É responsável por edema gelatinoso grave, choque e morte súbita. Considera-se que a morte por toxina letal ocorre por aumento da permeabilidade vascular, principalmente em pulmão, como consequência de alterações das células endoteliais. O extravasamento de fluido na cavidade pleural resulta em anoxia e falência cardiorrespiratória. Além da toxina letal, *C. sordellii* produz a toxina β, hemorrágica e dermonecrótica, que agrava o processo de hemorragia e necrose tecidual.

O *C. novyi* produz a toxina α, considerada a mais importante; é produzida pelos tipos A e B e apresenta atividade letal, sendo responsável por edema grave. Causa aumento da permeabilidade vascular, sendo esta sua principal atividade, de longa duração, conhecida como atividade produtora de edema.

Quando *C. septicum*, produtor da toxina α, está presente no processo infeccioso, observa-se grande perda de líquidos teciduais, bem como mionecrose, choque e morte aguda. Seu mecanismo de ação é similar ao apresentado pela toxina α de *C. chauvoei*.

Além da toxina α, *C. septicum* produz desoxirribonuclease, leucocidina, hialuronidase, hemolisina, colagenase, neuraminidase, quitinase e lipase. Todos esses fatores associados agravam a lesão, favorecendo mais condições de anaerobiose e facilitando a disseminação dos clostrídios, toxinas e enzimas, o que leva a choques séptico, hipovolêmico e toxêmico, evoluindo para óbito dos animais.

De modo geral, a penetração dos esporos em lesões profundas e com baixa oxigenação por estase sanguínea cria condições para a transformação dos esporos na forma vegetativa, com sua consequente multiplicação e a produção de várias exotoxinas pelos clostrídios (fosfolipase,

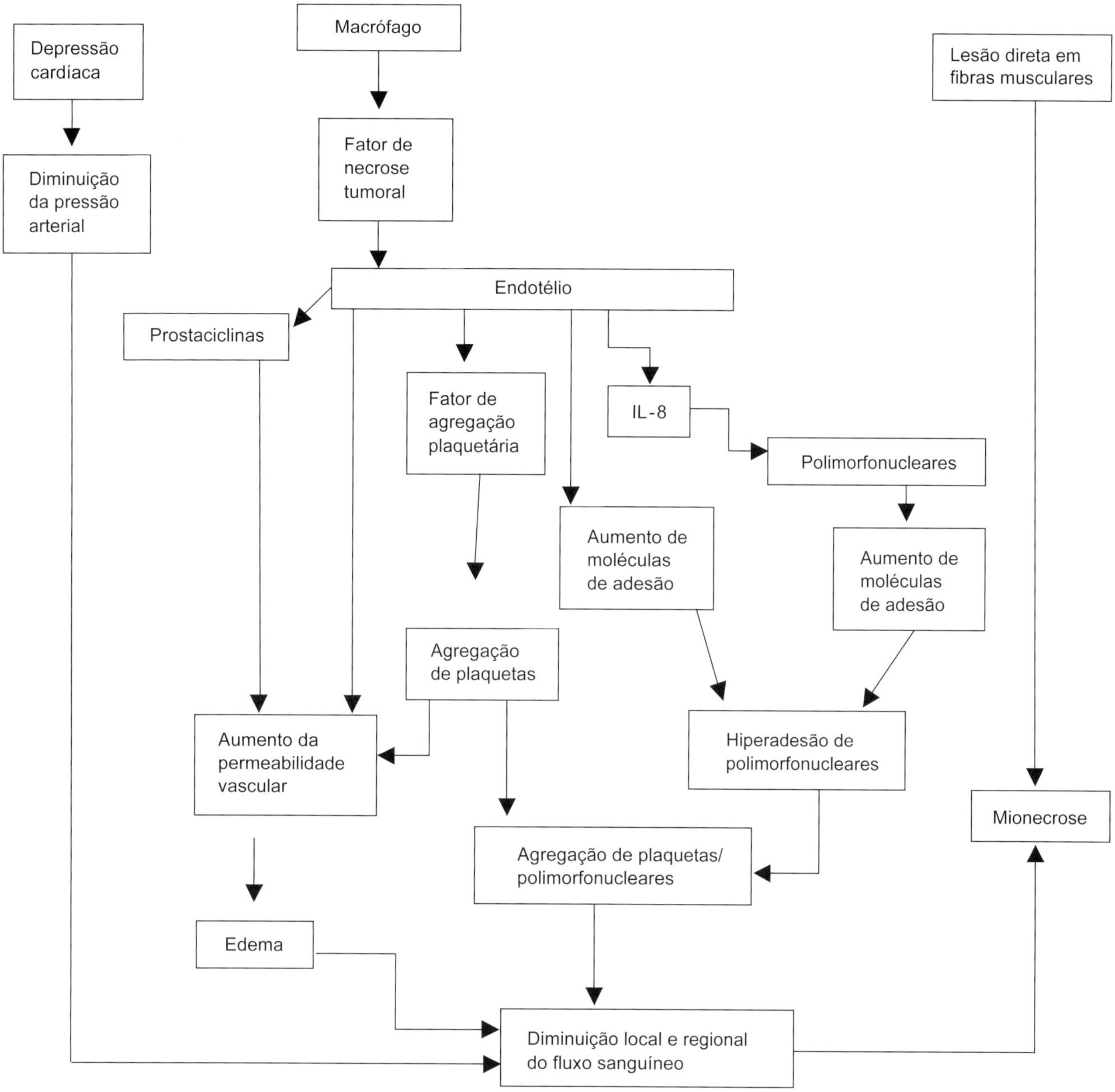

Figura 16.1 Ação da fosfolipase C de *C. perfringens*.

dermonecrose, toxinas com ação citolítica, cardiotóxica ou letal, desoxirribonuclease, hialuronidase e hemolisina).

No estágio inicial da infecção, em que as células fagocitárias migram para a lesão, o *C. perfringens* é capaz de escapar do fagossomo e persistir no citoplasma do macrófago mesmo em condições aeróbicas, sendo observadas sua multiplicação e a produção de toxinas poucas horas após o estabelecimento das condições anaeróbicas.

A toxina α de *C. perfringens* é responsável por necrose tecidual, inibição da migração de células polimorfonucleares ao local de lesão e formação de trombose. A trombose é o fator mais importante para a patogenia da gangrena gasosa, pois, reduzindo a tensão de oxigênio tecidual, fornece condições ambientais para a vegetação e a multiplicação bacteriana, com consequente produção adicional de toxina α, além de outras toxinas. A toxina θ (ou perfringolisina) causa hemólise e, com a toxina α, dificulta a migração de neutrófilos ao local de infecção e a desregulação das células endoteliais.

A ausência de polimorfonucleares também é favorecida pela produção da toxina ν, uma desoxirribonuclease que tem ação letal, hemolítica e citotóxica. Destrói o núcleo das células polimorfonucleares e musculares na gangrena gasosa, impedindo a presença de leucócitos nas lesões. A lesão causa edema e isquemia, com redução do fornecimento de oxigênio, o que favorece a multiplicação de *C. perfringens*. As toxinas liberadas nos tecidos levam à formação de um foco edematoso-hemorrágico e necrosante, com odor gangrenoso, havendo, geralmente, grande produção de gás, que se expande com a evolução do processo.

O quadro é agravado pela produção de hialuronidases, dos vários clostrídios envolvidos, o que contribui para o rápido desenvolvimento das lesões de gangrena gasosa, bem como para sua gravidade e expansão. Por ação das várias toxinas, além da mionecrose, observa-se lise de células endoteliais, neutrófilos e plaquetas, com produção de mediadores intracelulares e moléculas de adesão, levando à trombose e favorecendo ainda mais a condição de anaerobiose.

Constata-se, ainda, extravasamento de sangue na cavidade torácica, resultante de aumento da permeabilidade vascular pulmonar, muitas vezes decorrente das toxinas letal e β de *C. sordellii*, seguido por falência cardiorrespiratória. Os músculos apresentam-se descoloridos e edematosos, com exsudato fétido e bolhas de gás decorrentes da fermentação bacteriana.

As toxinas dos vários clostrídios envolvidos na ação de colagenase, gelatinase e hialuronidase levam ao amolecimento do tecido muscular, facilitando a disseminação da toxina α e promovendo a invasividade dos clostrídios. Com a evolução do processo, os clostrídios se multiplicam, aumentando as áreas lesadas e necróticas, bem como produzindo mais toxinas localmente, as quais são absorvidas pela corrente sanguínea, o que ocasiona toxemia grave e morte por choques tóxico, hipovolêmico e septicêmico.

Histopatologicamente, a gangrena gasosa caracteriza-se por ausência de leucócitos no tecido mionecrótico, os quais passam a acumular-se nos vasos sanguíneos que irrigam as bordas das áreas necróticas das lesões, o que é observado no início do processo (2 a 4 h pós-infecção).

Em torno de 8 a 12 h depois, verificam-se extensão da necrose tecidual, acumulação intravascular de leucócitos e trombose. Os agentes invadem, geralmente, a corrente sanguínea, ocasionando hemorragia visceral e derrames serosos, serofibrinosos e serossanguinolentos em cavidades, além de edema e hemorragia pulmonar com grande quantidade de gás, necrose hepática e presença de bolhas de gás. A infecção evolui para toxemia, hipotensão, choque, falência múltipla de órgãos e morte (Figura 16.2).

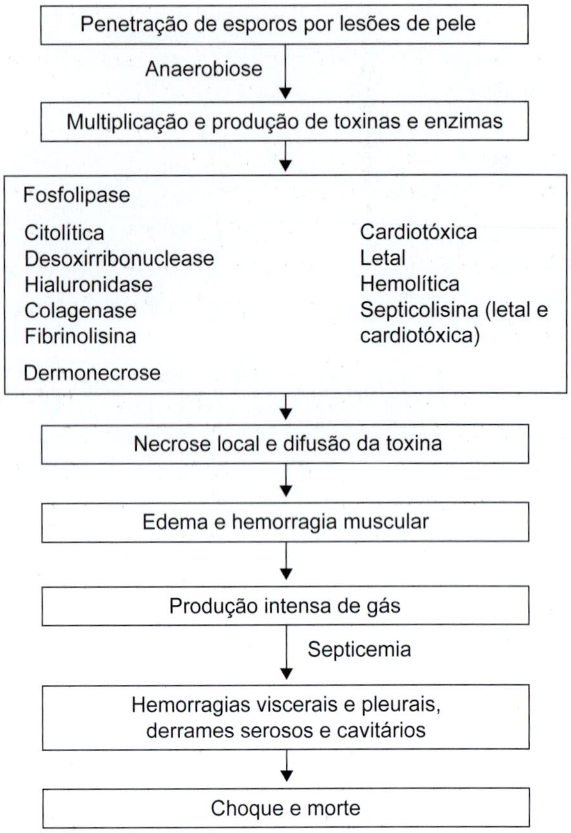

Figura 16.2 Patogenia de edema maligno e gangrena gasosa.

Clínica

A enfermidade tem evolução aguda e hiperaguda, podendo levar à morte subitamente ou em até 3 dias. Os animais apresentam febre, anorexia, apatia, linfonodos aumentados, mucosas hiperêmicas, movimentos ruminais diminuídos, congestão de vasos da esclera, taquicardia, taquipneia, estertores pulmonares e dispneia, isolando-se dos demais.

Observa-se foco edematoso-hemorrágico na musculatura, geralmente no local da lesão correspondente à porta de entrada dos esporos, aliado à produção de gás, que se expande com a evolução do processo. Assim como na manqueira, inicialmente as lesões são quentes e dolorosas e, com a evolução do processo, apresentam-se frias e indolores. Podem ocorrer tremores, quedas, convulsões e morte em poucos dias. Em alguns casos, os animais são encontrados mortos, inchados e em posição de cavalete, sem sintomatologia prévia.

Ovinos afetados apresentam febre elevada (41,4 a 42,2°C), depressão, taquicardia, tremores musculares, rigidez de membros, além de edema e enfisema subcutâneos, associados a lesões locais dolorosas e edemaciadas, observando-se necrose em alguns casos. Animais prenhes apresentam edema vulvar com fluidos de coloração vermelho-amarronzada. Os animais morrem em 12 a 48 h após o início dos sintomas.

Existe, ainda, uma manifestação clínica específica de ovinos, denominada *big head* ou cabeça inchada, relatada em carneiros cujo tecido subcutâneo das regiões da cabeça e do pescoço (e áreas próximas) sofreu traumatismo por brigas, visto que essas lesões podem ser a porta de entrada para os esporos da bactéria.

Lesões à necropsia

Em lesões causadas por *C. septicum*, em casos de edema maligno pós-parto, observa-se edema gelatinoso hemorrágico perianal, perivulvar e perivaginal difuso, acometendo, também, musculatura e tecido subcutâneo adjacente. Exsudato fibrinoso em corpos uterinos, vulvar, vaginal e cervical pode ser observado. Também se evidenciam petéquias e equimoses em serosas e órgãos internos, líquido serossanguinolento em cavidades, edema e hemorragia pulmonar, além de degeneração hepática.

Essas mesmas lesões são identificadas em outros tecidos, de acordo com a porta de entrada. Quando mais de um agente produtor de gás está envolvido, as lesões são similares, mas se observa grande quantidade de gás ao corte dos órgãos (como fígado, coração e pulmão). A necropsia de animais vítimas de gangrena gasosa, nos casos em que vários agentes estão envolvidos, especialmente *C. perfringens*, demonstra petéquias e sufusões em pericárdio, peritônio e superfície de órgãos como pulmão, fígado, coração, baço e rins, bem como congestão e hemorragia pulmonar, congestão renal, áreas de necrose hepática, além de líquido serossanguinolento em cavidades abdominal e peritoneal.

O agente é detectado por colorações aplicadas no local de penetração e nos vários órgãos e tecidos, o que indica o caráter invasivo e a septicemia da enfermidade. A Figura 16.3 apresenta as alterações macroscópicas evidenciadas em um bovino com quadro de gangrena gasosa decorrente de lesão perianal.

Diagnóstico

O diagnóstico de edema maligno e gangrena gasosa é estabelecido com base em dados epidemiológicos, associados a sinais clínicos e presença de lesões que possam caracterizar a porta de entrada. Dados relativos a manejo prévio são importantes, embora nem sempre estejam disponíveis. Deve-se evitar a realização de necropsias a campo.

Ao hemograma, observam-se leucocitose com neutrofilia (com desvio à esquerda) e anemia por hemólise; ademais, o perfil bioquímico, quando passível de ser realizado em animal enfermo, demonstra aumento de creatinina quinase e aspartato-aminotransferase (AST).

Animais mortos devem ser encaminhados para necropsia, em universidades, no máximo até 6 h após a morte, em virtude da invasão de clostrídios entéricos. No entanto, mesmo na impossibilidade de envio nesse período, os animais devem ser encaminhados para avaliação das lesões de necropsia, a qual, somada a sinais clínicos e, eventualmente, a resultados laboratoriais, possibilita o diagnóstico conclusivo.

Assim como na manqueira, em animais vivos, pode-se proceder à punção de líquido do local da lesão com agulha de grosso calibre. Havendo suspeita de gangrena gasosa, com base no caráter septicêmico da enfermidade, pode ser realizada, adicionalmente, coleta de sangue para pesquisa dos agentes.

Em animais mortos, é possível coletar, além dos músculos afetados, sangue cardíaco e órgãos como fígado, pulmão e baço (dependendo do período pós-morte). Esse material é submetido a impressões em lâminas com colorações Gram, Giemsa ou Panótico (somente diagnosticam a presença do clostrídio).

Também pode ser adotada imunofluorescência direta com conjugados específicos para *C. chauvoei*, *C. septicum*, *C. perfringens*, *C. novyi* e *C. sordellii*, que garante a correta identificação dos agentes etiológicos de maneira rápida e específica. Não sendo possível realizar a imunofluorescência direta, e visando à caracterização da espécie de clostrídio, o material pode ser cultivado em condições de anaerobiose e submetido, posteriormente, a provas de identificação bacteriana.

Tratamento

Similarmente aos casos de manqueira, o tratamento envolve administração de penicilina benzatina na dose de 20.000 UI/kg ou 40.000 UI/kg em associação a penicilinas (potássica, procaína e benzatina) por via intramuscular. A dose deve ser repetida após 3 a 5 dias, se necessário. Tratamento de suporte, quando possível, deve ser realizado, a fim de manter o equilíbrio hidreletrolítico do animal. O prognóstico, no entanto, é bastante reservado, uma vez que as alterações sistêmicas são decorrentes de toxemia; assim, o quadro é bastante agudo, impedindo, na maior parte das vezes, a terapia no animal.

Equinos nos quais a enfermidade tenha sido diagnosticada precocemente (e apresente *C. perfringens* como agente etiológico) têm melhor prognóstico quando submetidos à terapia intensiva específica por via intravenosa, incluindo-se limpeza e curativo local.

Profilaxia e controle

A profilaxia para edema maligno e gangrena gasosa baseia-se na vacinação de ruminantes e suínos, com vacinas polivalentes contendo bacterina e toxoides dos diferentes clostrídios, a fim de proteger os animais contra as diversas espécies de clostrídios e induzir a produção de anticorpos colostrais, visando à proteção de animais recém-nascidos.

Bovinos, ovinos e caprinos devem ser vacinados entre 3 e 4 meses de idade, sendo revacinados 1 mês depois e anualmente, a fim de manter a imunidade, visto que animais de todas as faixas etárias podem ser acometidos.

Os animais primovacinados devem ser imunizados 1 mês e meio antes do parto. Existem vacinas comerciais para ovinos associadas a anti-helmínticos, o que otimiza o tratamento nos criatórios. É importante ressaltar que o protocolo vacinal difere do protocolo de vermifugação, devendo-se proceder à vermifugação estratégica nos períodos subsequentes à vacinação.

A eficácia das vacinas contra clostridioses é bastante discutida. Embora existam normas a respeito dos critérios mínimos para a produção de vacinas contra clostridioses, somente são submetidas a controle oficial as vacinas contra manqueira e botulismo.

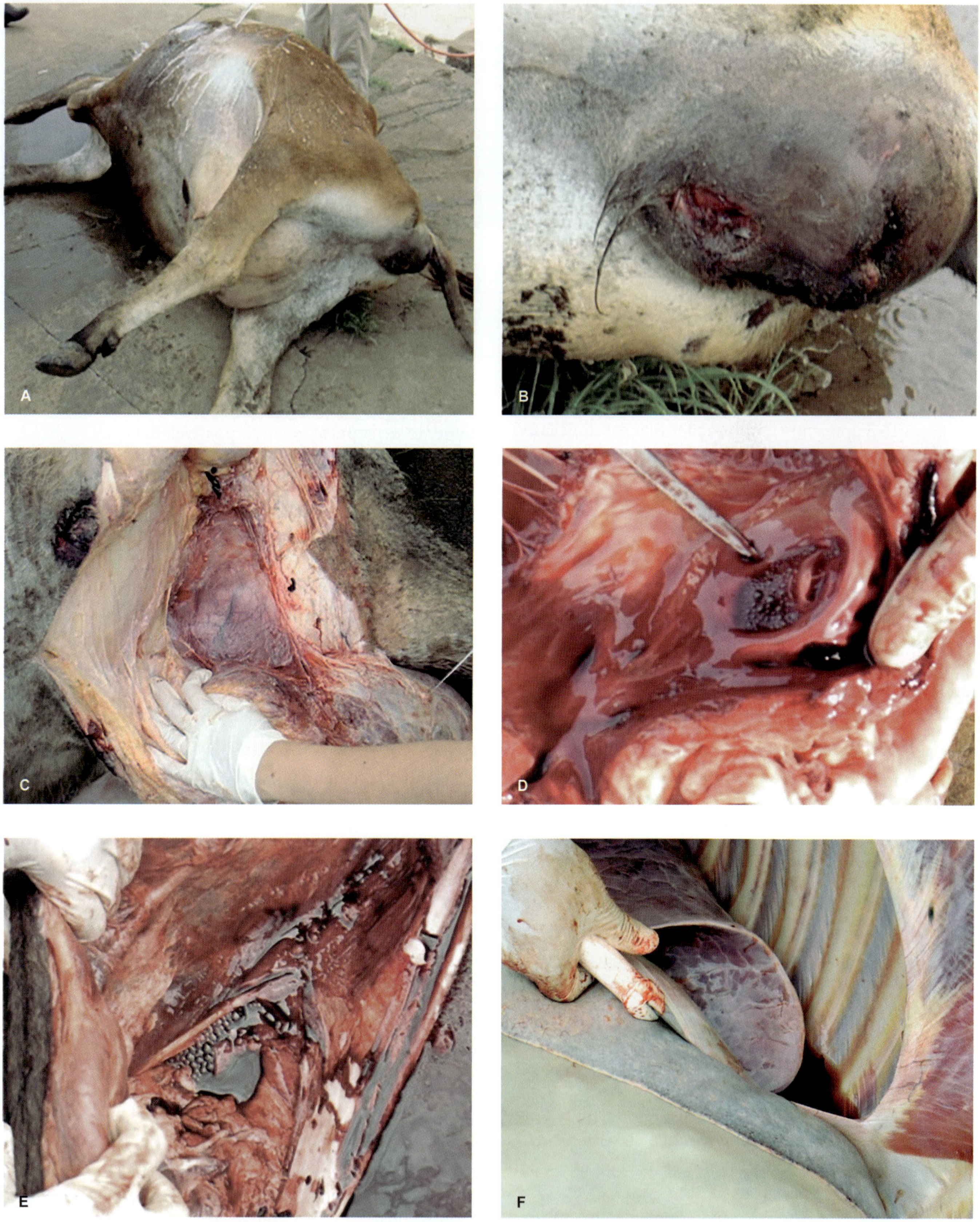

Figura 16.3 Alterações macroscópicas evidenciadas em um bovino com gangrena gasosa decorrente de lesão perianal. **A.** Animal em posição de cavalete. **B.** Porta de entrada caracterizada por lesão perianal com edema gelatinoso hemorrágico. **C.** Região de úbere com edema gelatinoso hemorrágico contíguo à porta de entrada. **D.** Sangue cardíaco com bolhas de gás. **E.** Músculo com sangue com bolhas de gás. **F.** Líquido serossanguinolento em cavidade torácica. **G.** Conteúdo hemorrágico em útero. **H.** Edema pulmonar. **I.** Petéquias em pulmão. **J.** Bolhas de gás em fígado com áreas de degeneração. **K.** Líquido serossanguinolento em saco pericárdico (*continua*).

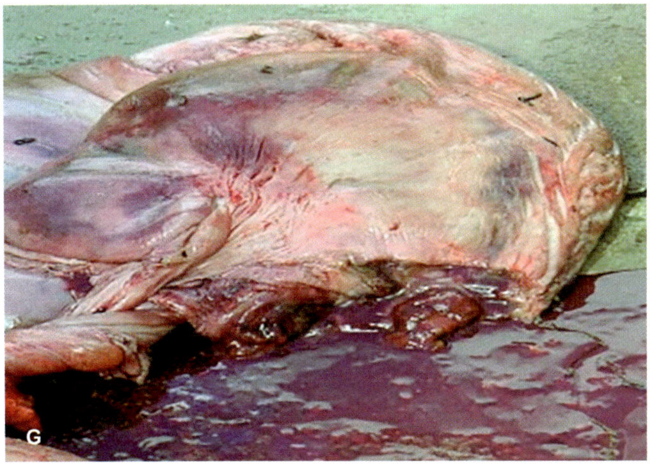

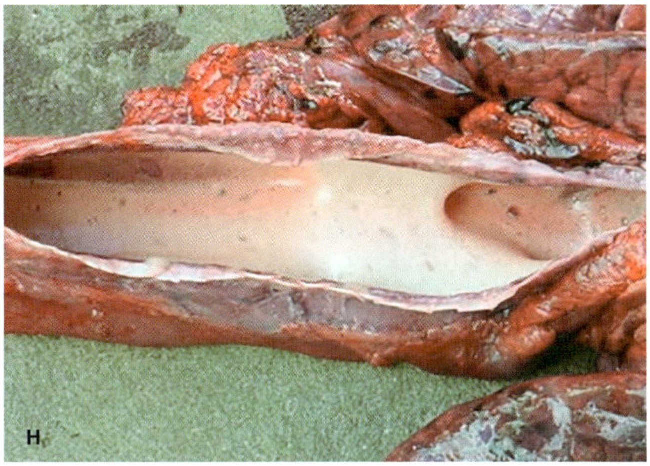

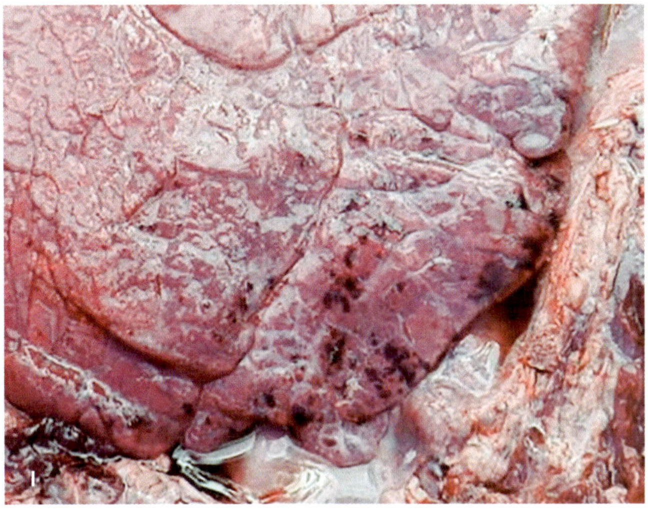

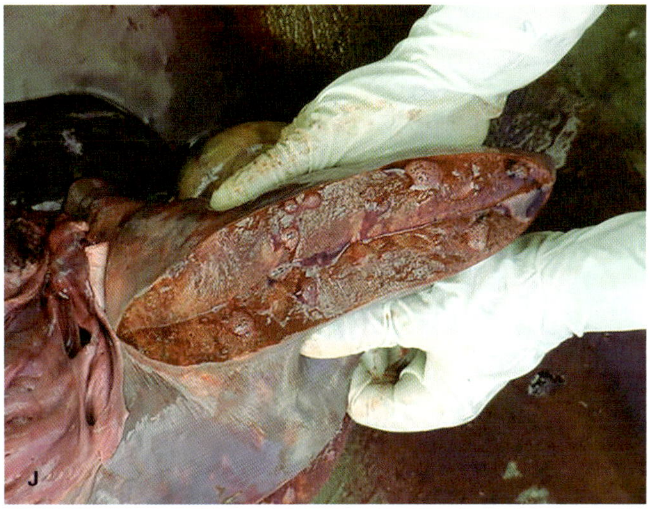

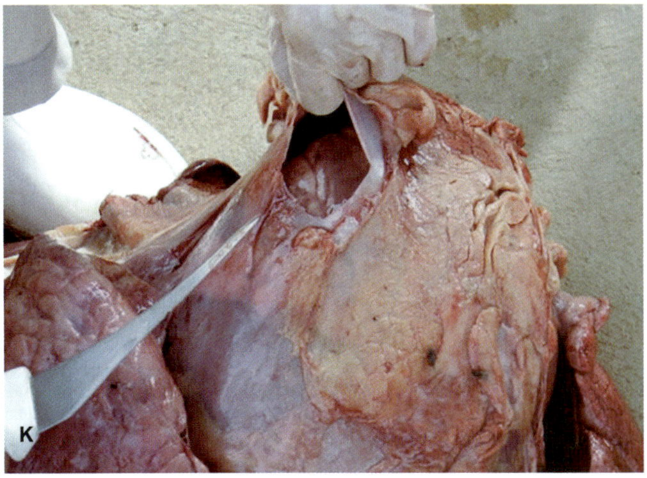

Figura 16.3 Alterações macroscópicas evidenciadas em um bovino com gangrena gasosa decorrente de lesão perianal. **A.** Animal em posição de cavalete. **B.** Porta de entrada caracterizada por lesão perianal com edema gelatinoso hemorrágico. **C.** Região de úbere com edema gelatinoso hemorrágico contíguo à porta de entrada. **D.** Sangue cardíaco com bolhas de gás. **E.** Músculo com sangue com bolhas de gás. **F.** Líquido serossanguinolento em cavidade torácica. **G.** Conteúdo hemorrágico em útero. **H.** Edema pulmonar. **I.** Petéquias em pulmão. **J.** Bolhas de gás em fígado com áreas de degeneração. **K.** Líquido serossanguinolento em saco pericárdico (*continuação*).

Assim, há casos de animais vacinados contra clostridioses (por vacinas polivalentes) que foram a óbito por enfermidades associadas a clostrídios. Trabalhos experimentais demonstraram, por meio de amostras-padrão de clostrídios, que diversas vacinas comerciais são pouco imunogênicas e não protegem o animal do agente. Por esse motivo, é essencial avaliar criteriosamente a vacina a ser utilizada e a prevalência da enfermidade.

Conduta com relação ao rebanho

Em casos de surtos em propriedades, os animais devem ser tratados com penicilina, no protocolo anteriormente citado, em especial quando surgirem os primeiros sinais clínicos, sendo necessário vacinar ou revacinar todo o rebanho.

Como se trata de bacterina, não existe interferência do tratamento na vacinação. Na primovacinação, é importante lembrar que existe um período de janela imunológica, de 10 a 14 dias, em que os animais podem apresentar a doença, mesmo que tenham sido vacinados.

As carcaças devem ser retiradas e queimadas ou, então, enterradas em valas, aplicando-se camadas de cal abaixo e acima das carcaças.

➤ Bibliografia

Assis RA, Lobato FCF, Nascimento RAP, Maboni F, Pires PS, Silva ROS *et al.* Mionecroses clostridiais bovinas. Arq Inst Biol. 2010; 77(2):331-4.

Assis RA, Lobato FC, Martins NE, Souza Júnior MF, Lima AC, Nascimento RA *et al.* Clostridial myonecrosis in sheep after caseous lymphadenitis vaccination. Vet Rec. 2004;154(12):380.

Azevedo EO, Lobato FCF, Abreu VLV, Maia JD, Nascimento RAP. Avaliação de vacinas contra Clostridium perfringens tipos C e D. Arq Bras Med Vet Zootec. 1998;50(3):239-42.

Baldassi L, Barbosa ML, Bach EE, Iaria ST. Toxigenicity characterization of Clostridium perfringens from bovine isolates. J Venom Anim Toxins. 2002;8(1):112-26.

Baldassi L. Clostridial toxins: potent poisons, potent medicines. J Venom Anim Toxins incl Trop Dis. 2005;11(4):391-411.

Ball DW, Van Tassell RL, Roberts MD, Hahn PE, Lyerly DM, Wilkins TD. Purification and characterization of alpha-toxin produced by Clostridium novyi type A. Infect Immun. 1993;61(7):2912-8.

Brook I. Treatment of anaerobic infection. Expert Rev Anti Infect Ther. 2007;5(6):991-1006.

Carter GR, Chengappa BU. Essentials of veterinary bacteriology and mycology. 4.ed. Philadelphia: Lia & Febiger; 1991.

Cihan H, Yalcin E, Mecitoglu Z, Senturk S. Outbreak of malignant oedema in sheep following vaccination with a multivalent clostridial bacterin-toxoid. Tierarztl Prax G Grosstiere Nutztiere. 2010;38:165-7.

Coetzer JAW. Infectious diseases of livestock with special reference to southern Africa. London: Oxford University Press; 1994. 2 v.

Corrêa WM, Corrêa CNM. Enfermidades infecciosas dos mamíferos domésticos. 2.ed. Rio de Janeiro: Medsi; 1992.

De La Fe C, Rodriguez JM, Ramirez GA, Hervas J, Gil J, Poveda JB. Sudden death associated with Clostridium sordellii in captive lions (Panthera leo). Vet Pathol. 2006;43(3):370-6.

Dickinson C, Tillotson K, Traub-Dargatz J, Ellis R, Hyatt D, Morley P *et al.* Diarrhea in foals: equine neonatal enteric clostridiosis. Fort Collins: Colorado State University Veterinary Diagnostic Laboratories; 2001. v. 6.

Flores-Díaz M, Alape-Girón A. Role of Clostridium perfringens phospholipase C in the pathogenesis of gas gangrene. Toxicon. 2003;42(8):979-86.Fontenot DK, Terrell SP, Miller M, Robbins PK, Stetter M, Weber M. Clostridium septicum myositis in a western lowland gorilla (Gorilla gorilla gorilla). J Zoo Wildl Med. 2005;36(3):509-11.

Garcia A, Ayuso D, Benitez JM, Garcia L, Martinez R, Sanchez S. Clostridium novyi infection causing sow mortality in an Iberian pig herd raised in an outdoor rearing system in Spain. J Swine Health Prod. 2009;17(5):264-8.

Geny B, Khun H, Fitting C, Zarantonelli L, Mazuet C, Szatanik M *et al.* Clostridium sordellii lethal toxin kills mice by inducing a major increase in lung vascular permeability. Am J Pathol. 2007;170(3): 1003-17.

Gomes MJP. Gênero Clostridium spp. Porto Alegre: Faculdade de Veterinária da Universidade Federal do Rio Grande do Sul; 2013. Disponível em www.ufrgs.br/labacvet/files/Gênero%20Clostridium%204-2013-1.pdf. Acesso em 28/01/2015.

Goossens, E, Verherstraeten, S, Timbermont, L, Valgaeren, BR, Pardon B, Haesebrouck, F *et al.* Clostridium perfringens strains from bovine enterotoxemia cases are not superior in in vitro production of alpha toxin, perfringolysin O and proteolytic enzymes BMC Veterinary Research 2014, 10:32 Disponível em http://www.biomedcentral.com/1746-6148/10/32. Acesso em 29/01/2015.

Guttenberg G, Papatheodorou P, Genisyuerek S, Lü W, Jank T, Einsle O *et al.* Inositol hexakisphosphate-dependent processing of Clostridium sordellii lethal toxin and Clostridium novyi alpha-toxin. J Biol Chem. 2011;286(17):14779-86.

Hang'ombe MB, Kohda T, Mukamoto M, Kozaki S. Relationship between Clostridium septicum alpha-toxin activity and binding to erythrocyte membranes. J Vet Med Sci. 2005;67(1):69-74.

Hickey MJ, Kwan RY, Awad MM, Kennedy CL, Young LF, Hall P *et al.* Molecular and cellular basis of microvascular perfusion deficits induced by Clostridium perfringens and Clostridium septicum. PLoS Pathog. 2008;4(4):1-9.

Knapp O, Maier E, Mkaddem SB, Benz R, Bens M, Chenal A *et al.* Clostridium septicum alpha-toxin forms pores and induces rapid cell necrosis. Toxicon. 2010;55(1):61-72.

Koneman EW. Diagnóstico microbiológico: texto e atlas colorido. 5. ed. São Paulo: Medsi; 2001.

Lima CGRD, Salvarani FM, Gomes AM, Silva DFM, Assis RA, Costa JN *et al.* Surto de gangrena gasosa em rebanho de ovinos e caprinos. Ciênc Vet Tróp. 2006;9(2-3):106-9.

Lobato FCF, Assis RA, Balsamão GM, Abreu VLV, Nascimento RAP, Neves RD. Eficácia de vacinas comerciais contra clostridioses frente ao desafio com Clostridium sordellii. Cienc Rural. 2004;34:439-42.

Lobato FCF, Assis RA, Salvarani FM. Principais clostridioses dos ruminantes domésticos. Rev Vet Zootec Minas. 2007;36-40.

Lobato FCF, Dias LD, Salvarani FM, Martins NE, Nascimento RAP, Assis RA. Avaliação da potência de vacinas contra Clostridium septicum comercializadas no Brasil. Arq Inst Biol. 2008;75:225-8.

Lobato FCF, Moro E, Umehara O, Assis RA, Martins NE, Gonçalves LCB. Avaliação da resposta de antitoxinas beta e épsilon de Clostridium perfringens induzidas em bovinos e coelhos por seis vacinas comerciais no Brasil. Arq Bras Med Vet Zootec. 2000;52(4): 313-8.

Lobato FCF, Salvarani FM, Assis RA. Clostridioses dos pequenos ruminantes. Rev Port Ciên Vet. 2007;102(561-2):23-34.

Lobato FCF, Salvarani FM, Pires PS, Lima CGRD, Silva ROS, Assis RA. Surto de gangrena gasosa em ruminantes [Internet]. 2007. Disponível em: http://www.sovergs.com.br/conbravet2008/anais/cd/resumos/R1056-3.pdf. Acesso em 10/11/2014.

Morris WE, Fernandez-Miyakawa ME. Toxinas de Clostridium perfringens. Rev Argent Microbiol. 2009;41:251-60.

Morris WE, Uzal F, Fattorini FR, Terzolo H. Malignant oedema associated with blood-sampling in sheep. Aust Vet J. 2002;80(5):280-1.

Niilo L. Clostridium perfringens in animal disease: a review of current knowledge. Can Vet J. 1980;21(5):141-8.

Odani JS, Blanchard PC, Adaska JM, Moeller RB, Uzal FA. Malignant edema in postpartum dairy cattle. J Vet Diag Invest. 2009;21:920-4.

Ortega J, Daft B, Assis RA, Kinde H, Anthenill L, Odani J *et al.* Infection of internal umbilical remnant in foals by Clostridium sordellii. Vet Pathol. 2007;44(3):269-75.

Parker MT, Collier LH. Topley's & Wilson's principles of bacteriology, virology and immunity. v. 2. 8.ed. Philadelphia: B.C. Decker; 1990.

Peek SF, Semrad SD, Perkins GA. Clostridial myonecrosis in horses (37 cases 1985-2000). Equine Vet J. 2003;35(1):86-92.

Petit L, Gilbert M, Popoff MR. Clostridium perfringens: toxinotype and genotype. Trends Microbiol. 1999;7(3):104-10.

Rahman H, Chakraborty A, Rahman T, Sharma R, Shome BR, Shakuntala I. Clostridial myonecrosis clinically resembling black quarter in an Indian elephant (Elephas maximus). Rev Sci Tech. 2009;28(3):1069-75.

Sakurai J, Nagahama M, Oda M. Clostridium perfringens alpha-toxin: characterization and mode of action. J Biochem. 2004;136(5): 569-74.

Schirmer J, Aktories K. Large clostridial cytotoxins: cellular biology of Rho/Ras-glucosylating toxins. Biochim Biophys Acta. 2004;1673(1-2):66-74.

Selzer J, Hofmann F, Rex G, Wilm M, Mann M, Just I *et al.* Clostridium novyi alpha-toxin-catalyzed incorporation of GlcNAc into Rho subfamily proteins. J Biol Chem. 1996;271(41):25173-7.

Titball RW. Clostridium perfringens vaccines. Vaccine. 2009;27(Suppl 4):D44-7.

Tweten RK. Clostridium perfringens beta toxin and Clostridium septicum alpha toxin: their mechanisms and possible role in pathogenesis. Vet. Microbiol. 2001;82(1):1-9.

Enterotoxemias 17

Jane Megid

Definição

Enterotoxemias são enfermidades ocasionadas por absorção, pelo trato intestinal, de toxinas produzidas por *Clostridium perfringens* (*C. perfringens*). Acometem grande variedade de animais domésticos de interesse zootécnico e, também, animais selvagens. Nos herbívoros, constituem uma das manifestações mais frequentes de clostridioses.

Etiologia

C. perfringens são gram-positivos, mas se tornam gram-variáveis com os subcultivos. Medem, geralmente, de 0,8 a 1,5 μm de diâmetro e 2 a 4 μm de comprimento, com extremidades arredondadas. Os esporos são ovais e pequenos; ademais, não costumam deformar a parede celular – dificilmente se observa esporulação nos tecidos. O microrganismo também não apresenta flagelos.

Em ágar, *C. perfringens* apresenta colônias achatadas, rugosas e translúcidas, circundadas por um halo estreito de hemólise completa e um halo externo de hemólise incompleta. Em meio com 5 a 10% de gema de ovo, observa-se precipitado esbranquiçado decorrente de atividade da lecitinase (fosfolipase C), processo conhecido como reação de Nagler. Ainda, fermenta a glicose, com grande quantidade de gás, e liquefaz a gelatina rapidamente.

Além disso, é capaz de crescer em meio de carne cozida ou Tarozzi, produzindo grande quantidade de gás. Fragmentos de carne ou fígado tornam-se róseos, não digeríveis e apresentam odor desagradável. *C. perfringens* produz, ainda, ácido e gás por meio de glicose, levulose, galactose, manose, maltose, lactose, sacarose, xilose, trealose, rafinose, amido, glicogênio e inositol, bem como ácidos acético e butírico por fermentação.

C. perfringens produz quatro toxinas letais (α, β, ε, ι), de maior ação patogênica, que servem de base para classificar o agente nos tipos A, B, C, D e E. Cada um desses tipos produz toxinas menos patogênicas (menos letais).

As toxinas podem ser produzidas isoladamente ou em associação, conforme o tipo de *C. perfringens* e a virulência. A análise do genoma de *C. perfringens* demonstrou que essa espécie não apresenta muitas das enzimas necessárias à síntese de aminoácidos; assim, utiliza-se do hospedeiro para obter os elementos essenciais ao metabolismo pela ação de enzimas e toxinas que produz durante o processo infeccioso.

A toxina α de *C. perfringens* é o principal fator de virulência da gangrena gasosa e da enterite necrótica. Tem atividade enzimática de fosfolipase C e de esfingomielinase. Essa toxina é levemente termoestável e antigênica, portanto pode ser utilizada como toxoide na produção de vacinas.

Hidrolisa fosfolipídios, especialmente esfingomielina e lecitina, e promove desorganização da membrana celular. Sua principal atividade biológica é representada por necrose de pele, quando injetada em doses subletais, intradermicamente, em cobaias e coelhos. A atividade da fosfolipase C é evidenciada pela reação de Nagler. Leucócitos de bovinos e camundongos são mais suscetíveis à ação da toxina α.

Essa toxina apresenta, também, ação hemolítica, dermonecrótica e letal, que influencia o desenvolvimento de gangrena. O diacilglicerol resultante da hidrólise da lecitina pela toxina α ativa a proteinoquinase C, estimulando as fosfolipases celulares e a cascata do ácido araquidônico, que promove a síntese e a liberação de mediadores pró-inflamatórios, como leucotrienos, tromboxanos, fatores de ativação plaquetários e prostaciclinas. Esses mediadores induzem a contração de vasos sanguíneos, o aumento da permeabilidade vascular, a agregação plaquetária e a disfunção miocárdica, contribuindo para manifestações locais e sistêmicas, como choque profundo e morte nas enfermidades envolvidas.

Todos os tipos de *C. perfringens* produzem a toxina α, mas a quantidade varia.

Já as toxinas β e β2 induzem necrose hemorrágica da mucosa intestinal em inoculações experimentais. Apresentam atividade citotóxica decorrente, acredita-se, da formação de poros na membrana celular, podendo funcionar como neurotoxinas e resultar em vasoconstrição arterial. A toxina β é o principal fator de virulência de *C. perfringens* tipos B e C. É facilmente degradada pela tripsina e apresenta termolabilidade, perdendo 75% da atividade após 5 min a 50°C. Animais recém-nascidos ou que sofrem deficiências nutricionais são os mais suscetíveis à infecção por *C. perfringens* tipos B e C.

A toxina ε é a mais potente, depois das toxinas botulínica e tetânica. É produzida como protoxina e ativada por proteases, como tripsina e quimiotripsina, além de uma zincometaloprotease produzida por *C. perfringens* no trato gastrintestinal. Exerce ação na membrana celular e não é internalizada na célula, levando a edema, vacuolização, fragmentação e lise celular. Além disso, atua na formação de poros nas células e determina o desequilíbrio de eletrólitos, bem como a perda de ATP celular e a ativação da proteinoquinase. A toxina ε ocasiona rápida necrose celular e, secundariamente, perda de ATP, permeabilização da membrana celular e difusão iônica.

A principal atividade biológica da toxina ε é o edema. Ela é letal e dermonecrótica, mas não hemolítica. Seus efeitos são constituídos por elevação da pressão sanguínea, aumento da permeabilidade vascular e intestinal, lesão renal e contração do íleo em ratos. Pode penetrar a barreira hematencefálica e alojar-se no cérebro. Causa lesão e edema em vários órgãos, como pulmão, coração, rim e encéfalo, por aumento da permeabilidade vascular e alterações na união das células endoteliais.

No cérebro, lesões e alterações nervosas estão associadas a edemas perivasculares e possível interação com os neurônios do hipocampo, o que leva a uma excessiva liberação de glutamato. Estudos experimentais demonstraram, ainda, aumento da permeabilidade do intestino delgado, facilitando a absorção da própria toxina e sua disseminação na corrente circulatória, além do acúmulo de líquidos no intestino.

Por fim, a toxina ι é binária e exige remoção proteolítica do fragmento propeptídico para ligar-se à membrana celular. Determina a formação de poros, com saída de íons Na e K, e a penetração da toxina na célula, que despolimeriza os filamentos da actina, levando à destruição celular. A ativação da toxina ι ocorre por efeito de proteases do trato intestinal. Ela é dermonecrótica, citotóxica e enterotóxica, induzindo lesão no trato intestinal.

A enterotoxina apresenta atividade letal, citotóxica e enterotóxica, sendo responsável por diarreias em suínos, ovinos, bovinos, equinos, aves e caninos.

É uma toxina formadora de poros, a qual aumenta a secreção de fluidos e íons no lúmen intestinal, reduz a absorção de glicose e leva à descamação das células epiteliais da mucosa intestinal. Essa enterotoxina é produzida no momento da esporulação, mostrando-se resistente a enzimas proteolíticas.

A enterotoxina liga-se ao receptor proteico, incluindo proteínas da família das claudinas (responsáveis por junções das membranas plasmáticas celulares); em seguida, forma com as ocludinas (proteínas de junção intercelular) complexos proteicos maiores que 155 kDa, que se inserem na membrana e formam poros nas células das microvilosidades intestinais. O mecanismo de morte celular depende da concentração de toxina e de íons extracelulares, como o cálcio. Trabalhos sugerem que, em baixas concentrações de toxina, a morte celular ocorre por apoptose; já em altas concentrações, o mecanismo seria a necrose celular. A rápida perda de pequenas moléculas (água, íons, nucleotídios e aminoácidos) através dos poros é responsável pela inibição da síntese proteica celular.

A toxina θ se liga ao colesterol e causa hemólise das hemácias por formação de oligômeros que, subsequentemente, constituem poros na membrana celular. Unida à toxina α, dificulta a migração de neutrófilos ao local de infecção e a desregulação das células endoteliais. A lesão causa edema e isquemia, com redução do fornecimento de oxigênio, o que favorece a multiplicação de *C. perfringens*. Também conhecida como perfringolisina O, induz a liberação de histamina e o aumento da permeabilidade vascular, além de provocar a lise de eritrócitos de várias espécies animais, tendo ação letal, necrosante e cardiotóxica.

A toxina δ é hemolítica e citolítica; liga-se seletivamente às células que expressam gangliosídios GM2, levando à formação de poros. Embora a toxina se ligue ao receptor, não invade a célula. É letal, imunogênica, não necrosante e hemolítica para ovinos, bovinos, caprinos e suínos. Apesar de ser produzida por *C. perfringens* tipo C, não tem envolvimento na patogenicidade da enterotoxemia.

A toxina κ tem atividade de colagenase e gelatinase, catalisando a região não polar da molécula de colágeno. É produzida por todos os tipos toxigênicos, apresentando ação letal e necrosante. Quando administrada por via parenteral em cobaias, causa destruição extensiva do tecido conectivo e hemorragia pulmonar.

Epidemiologia

A Tabela 17.1 apresenta os principais tipos de *C. perfringens* e as enterotoxemias correspondentes.

A ocorrência da enfermidade depende da suscetibilidade dos animais e das condições de manejo e alimentação. Predomina, em ordem decrescente, em pequenos ruminantes, grandes ruminantes, equinos, coelhos, galinhas e suínos.

Tabela 17.1 Tipos toxigênicos de *C. perfringens* relacionados com enterotoxemia em animais domésticos.

Tipo toxigênico de *C. perfringens*	Espécies acometidas por enterotoxemia
A	Bezerros (enterites graves) e leitões (enterite branda)
B	Potros, ovinos e caprinos (enterotoxemia), além de cordeiros (disenteria)
C	Ovinos (enterotoxemia), potros e bezerros (enterotoxemia hemorrágica neonatal)
D	Ovinos, caprinos e bovinos (enterotoxemia)
E	Bovinos (enterotoxemia)

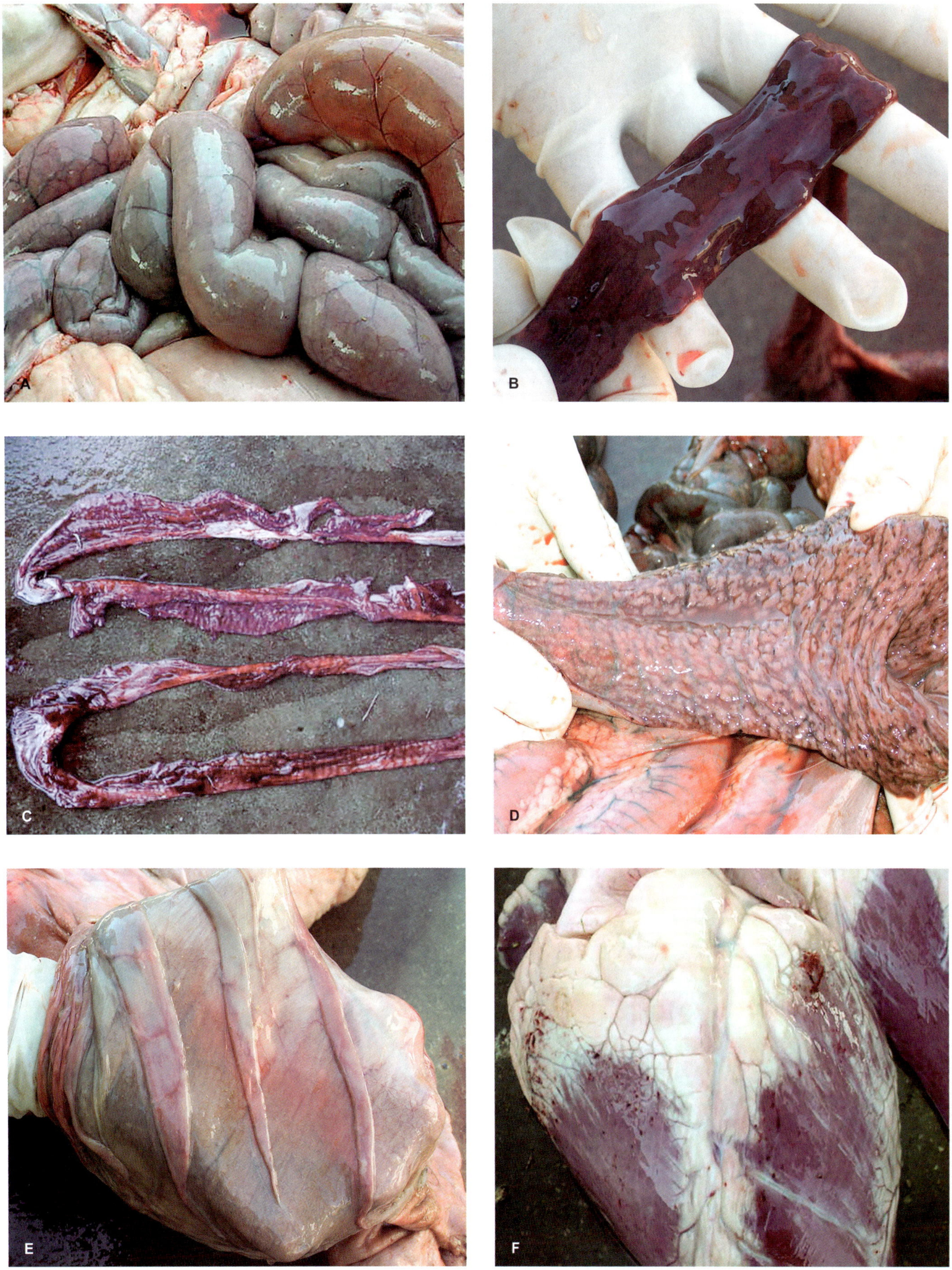

Figura 17.2 Quadro macroscópico de enterotoxemia em bovinos. **A.** Congestão grave em intestino delgado. **B** e **C.** Hemorragia intestinal. **D.** Espessamento e congestão intestinal. **E.** Congestão gástrica. **F.** Petéquias em epicárdio.

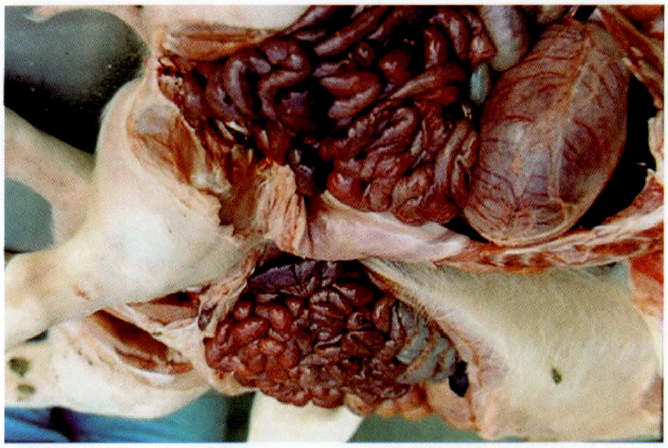

Figura 17.3 Quadro macroscópico de enterotoxemia em suínos; grave congestão intestinal em dois leitões com 2 meses de idade.

lado, favorece a estase intestinal e, por outro, resulta em excesso de amido no intestino delgado.

Esses substratos são utilizados pelos clostrídios, que proliferam e tão logo se multiplicam, produzindo a protoxina, que é rapidamente digerida por tripsina e quimiotripsina, transformando-se no tipo ativado da toxina ε, que se acumula no intestino.

Surtos de enterotoxemia em ovinos e caprinos vêm sendo relatados no Brasil, o que demonstra a importância da enfermidade nessas espécies.

Patogenia

O desequilíbrio da flora, em razão dos fatores predisponentes, acarreta multiplicação de *C. perfringens* D e produção de toxinas, principalmente a toxina ε, que aumenta a permeabilidade da mucosa intestinal, favorecendo sua própria absorção e disseminação pela corrente sanguínea. Por ser uma toxina endoteliotóxica, liga-se à superfície do endotélio dos capilares das alças de Henle e aos túbulos renais, bem como aos sinusoides hepáticos e aos capilares dos pulmões, do coração e do cérebro, levando a aumento de permeabilidade vascular, o que resulta em edema cerebral.

O edema renal causado pela toxina, que leva ao processo de nefrose, define o nome da doença (do rim polposo), embora essa lesão não seja frequentemente encontrada nos animais. O rim passa por um processo bastante rápido de autólise, evidenciado especialmente em cordeiros.

A toxina ε liga-se especificamente às células epiteliais dos túbulos renais distais, levando à degeneração do epitélio tubular, e também se liga à superfície luminal dos túbulos proximais, demonstrando a ocorrência de filtração de toxina pelos glomérulos. A alteração renal ocasiona glicosúria, encontrada nos processos de enterotoxemia e decorrente, provavelmente, de uma resposta hiperglicêmica mediada por mobilização de glicogênio hepático subsequente à lesão endotelial vascular causada pela toxina ε.

O cérebro é o segundo órgão no qual a toxina ε se acumula maciçamente. Essa toxina é capaz de alterar a permeabilidade da barreira hematencefálica e atravessá-la. No cérebro, reconhece células específicas. Quando grande quantidade da toxina é absorvida, ocorrem comprometimento grave da barreira hematencefálica e rápido extravasamento de fluidos (e, eventualmente, de proteínas plasmáticas e eritrócitos) no parênquima.

A ação da toxina no encéfalo leva a edema vasogênico difuso que, somado ao edema cerebral e ao aumento da pressão intracraniana, resulta em morte rápida. Nesses casos, as lesões cerebrais são somente microscópicas. Se o edema cerebral for menos intenso, pode haver distorção, desvio e herniação do cérebro. O edema vasogênico ocorre na substância branca.

Quando baixas concentrações de toxina são absorvidas ou os ovinos apresentam imunidade parcial, observam-se lesões cerebrais macroscópicas de EFS, o que se caracteriza por um processo de necrose decorrente da obstrução de vasos por microtrombos de plaquetas, como resultado de lesão endotelial com consequente colapso e estase capilar, ocasionando deficiência de perfusão local e hipoxia isquêmica local.

O edema cerebral, com extravasamento de proteínas e líquidos, é observado mais frequentemente em gânglio basal, cápsula interna, tálamo, substância negra, hipocampo, pedúnculos cerebrais e substância branca subcortical. Também conhecido como edema perivascular proteináceo eosinofílico ou microangiopatia, é considerado característico da enterotoxemia por *C. perfringens* D, embora não seja observado, necessariamente, em todos os casos.

Adicionalmente, a toxina ε atua no cérebro, estimulando a liberação de glutamato, neurotransmissor excitatório do sistema nervoso central. A liberação excessiva de glutamato é, provavelmente, a principal causa dos sintomas neurológicos de excitação observados na enterotoxemia.

As lesões focais no início da enfermidade são hemorrágicas ou apresentam-se como áreas mais amolecidas ou gelatinosas; com a evolução do processo, tendem a ficar amarelo-acinzentadas. A necrose precede a liquefação e a remoção de debris celulares por macrófagos.

Na manifestação subaguda ou crônica da enfermidade, as lesões são representadas por focos de necrose e hemorragia – que podem ser decorrentes da lesão de vasos sanguíneos cerebrais, levando a edema vasogênico e perfusão reduzida dos tecidos com consequente hipoxia e necrose – ou por destruição neuronal e de outras células por ação direta da toxina ε.

A Figura 17.4 traz uma representação esquemática da distribuição da toxina ε de *C. perfringens* no processo de enterotoxemia.

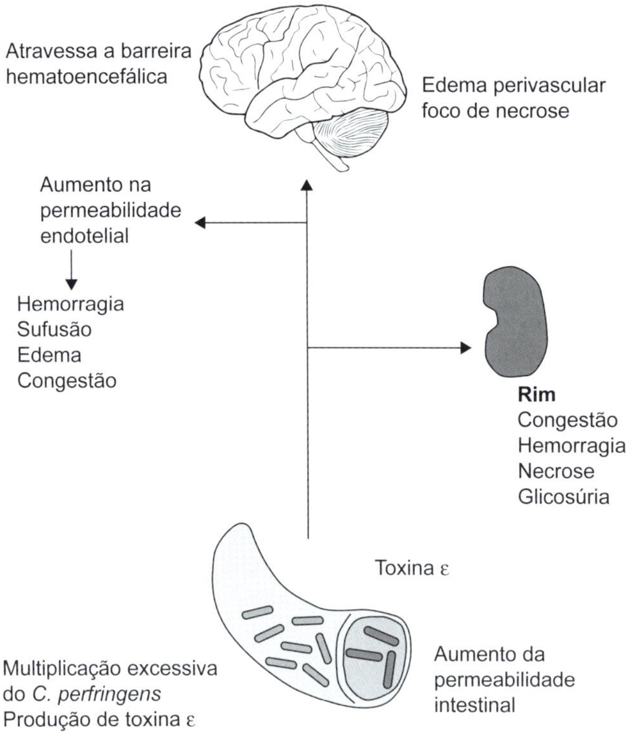

Figura 17.4 Representação esquemática da ação da toxina ε na patogenia da enterotoxemia.

Clínica

A enfermidade em ovinos não imunes é bastante aguda, com morte, geralmente, em menos de 2 h até, no máximo, 12 h. A temperatura pode ser normal ou elevada.

Muitos ovinos vão a óbito sem sinais clínicos prévios ou, então, morrem após episódios convulsivos graves, com duração de minutos. Em animais que sobrevivem poucas horas, observam-se diarreia, tenesmo, ptialismo, resposta exagerada a estímulos, opistótono, hiperestesia, convulsão e coma, que constitui a manifestação aguda da EFS.

Ovinos que desenvolvem EFS crônica podem sobreviver entre 5 e 14 dias, apresentando diarreia e sinais neurológicos, tais como cegueira, ataxia, bruxismo, apoio de cabeça em paredes, nistagmo, paresia de membros posteriores, decúbito lateral, opistótono, movimentos de pedalagem e morte.

Bovinos experimentalmente inoculados desenvolveram dispneia e letargia, com diminuição dos movimentos ruminais, ataxia progressiva, decúbito, opistótono, hiperestesia, cegueira com perda de reflexo pupilar, estrabismo, bruxismo, tônus muscular reduzido, hipersalivação e convulsões.

Os sinais clínicos são comuns a bovinos, ovinos e caprinos, incluindo-se, geralmente, incoordenação motora, dificuldade de locomoção, opistótono e movimentos de pedalagem. São frequentes, também, manifestações respiratórias, como dispneia e eliminação de espuma pelas narinas. Em caprinos, observa-se, ainda, diarreia.

Surto de enterotoxemia por *C. perfringens* D em caprinos foi relatado no Rio Grande do Sul. Os animais afetados eram encontrados mortos ou apresentavam evolução aguda em 2 a 3 h com acentuada depressão, além de cólicas abdominais e diarreia profusa com fibrina. Em duas propriedades, relataram-se casos com evolução em até 12 h. Posteriormente, na Paraíba, relatou-se outro surto que acometeu animais de várias faixas etárias, com identificação de sinais neurológicos de EFS, o que demonstra a similaridade da enfermidade em ambas as espécies, caprina e ovina.

Necropsia

À necropsia, observam-se edema e congestão pulmonar, com presença de espuma na traqueia e nos brônquios, fluido nas cavidades abdominal e torácica e no saco pericárdico, além de petéquias em rins e coração, edema cerebral, conteúdo intestinal líquido e congestão de mucosa intestinal.

A Figura 17.5 indica alterações macroscópicas observadas em ovinos com quadro agudo de enterotoxemia decorrente de mudança brusca na alimentação; os animais apresentaram sintomatologia nervosa e morte em 12 h.

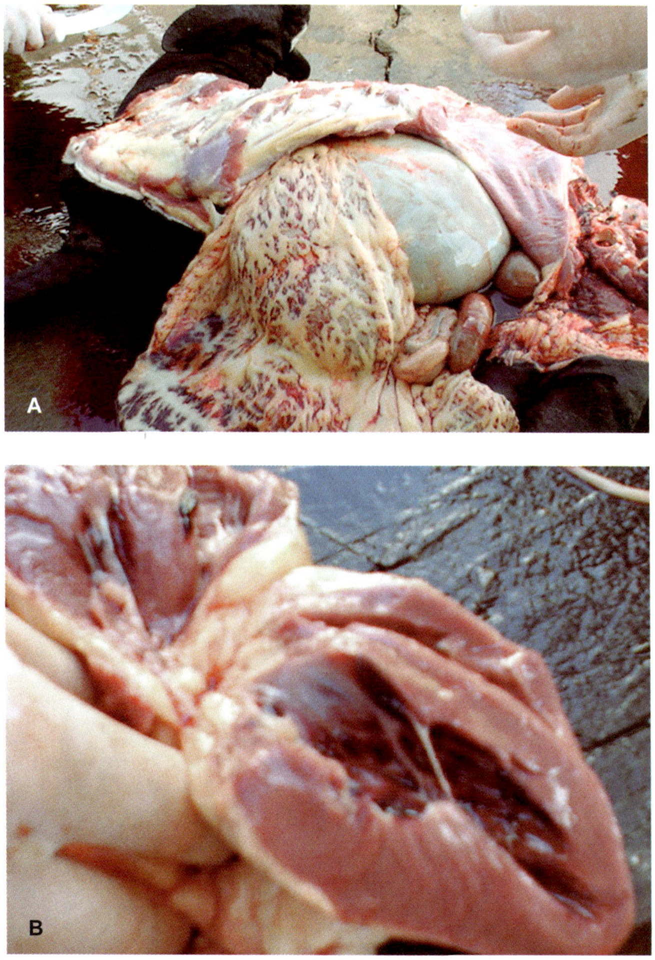

Figura 17.5 Quadro macroscópico de enterotoxemia em ovinos (doença do rim polposo). **A.** Congestão intestinal, com presença de líquido sanguinolento em cavidade abdominal. **B.** Hemorragia endocárdica.

Em caprinos, detectou-se aumento de líquidos nas cavidades abdominal, torácica e pericárdica, bem como congestão e hiperemia de serosa e mucosa do intestino, conteúdo do cólon líquido com fibrina, além de hemorragias de serosa e fibrina. Em um animal, constatou-se microangiopatia cerebral caracterizada por acúmulo de material homogêneo e eosinofílico no espaço perivascular.

Bovinos apresentaram edema pulmonar com material gelatinoso em septo interlobular, secreção traqueal e bronquial, líquido pericárdico com presença de fibrina, conteúdo líquido em intestino, petéquias em jejuno, além de linfonodos mesentéricos congestos e edemaciados. Embora, macroscopicamente, não tenha sido observada alteração cerebral, a histopatologia demonstrou edema perivascular proteináceo localizado, especificamente, em substância branca de *corpus striatum*, mesencéfalo, cerebelo e pedúnculo cerebelar, similar ao observado em ovinos, considerado significativo para o diagnóstico de enterotoxemia por *C. perfringens* D.

Diagnóstico

A suspeita clínica de enterotoxemia está associada a dados epidemiológicos e sinais clínicos, assim como a achados laboratoriais e de necropsia. Deve ser diferenciada de raiva, botulismo e polioencefalomalacia, entre outras enfermidades.

Contrariamente a outras clostridioses, a simples detecção de clostrídios no trato intestinal dos animais não firma o diagnóstico da enfermidade. O diagnóstico definitivo das enterotoxemias depende da detecção de toxinas no conteúdo intestinal do animal afetado, por meio da neutralização de toxinas em camundongos ou de ELISA.

Reações de PCR, que detectam a presença dos genes codificadores de toxina de *C. perfringens*, possibilitam a caracterização do tipo de *C. perfringens* envolvido no caso ou surto. Para a detecção, o conteúdo gástrico (refrigerado ou congelado) deve ser encaminhado. Além disso, fragmentos de intestino delgado ou conteúdo intestinal refrigerado devem ser enviados para cultivo, identificação e PCR.

Em casos de enterotoxemia por *C. perfringens* tipo D, é imprescindível a realização de histopatologia do cérebro, concomitantemente ao diagnóstico da toxina ε. A Tabela 17.2 lista os materiais a serem encaminhados para análise e seu significado no diagnóstico da enterotoxemia por *C. perfringens* em ovinos, caprinos e outras espécies domésticas.

Em casos de diarreia e botulismo, raiva e intoxicação, deve-se proceder ao diagnóstico diferencial entre outros agentes, especialmente nas situações com sintomatologia nervosa em animais adultos.

Tratamento

A enterotoxemia deve ser tratada de maneira massal no rebanho ou na granja acometida, utilizando-se antibióticos na água ou na ração. Recomenda-se a administração de tetraciclina a 100 g/t de ração, bacitracina a 250 g/t ou virginiamicina a 50 g/t de ração por 5 a 7 dias.

Para porcas, preconiza-se antibioticoterapia profilática 2 semanas pré-parto.

Ademais, em casos de surto ou de animais individualmente acometidos, em que se constate início de sintomatologia clínica, recomenda-se administração oral e individualizada de tetraciclina (10 a 20 mg/kg/animal, a cada 12 h, por 5 a 7 dias).

Tabela 17.2 Amostras e seu acondicionamento para envio, além dos testes recomendados e sua importância para o diagnóstico da enfermidade em ovinos, caprinos e outras espécies suscetíveis à enterotoxemia.

Amostra	Acondicionamento e envio	Teste diagnóstico	Significado do diagnóstico
Cérebro	Formol tamponado a 10%	Histopatologia	Confirmatório na presença de edema perivascular proteináceo ou encefalomalacia focal simétrica; ausência não exclui a possibilidade diagnóstica
Cólon	Formol tamponado a 10%	Histopatologia	Altamente sugestivo de enterotoxemia em caprinos (manifestações subaguda e crônica)
Esfregaços de mucosa intestinal	Secos à temperatura ambiente	Coloração de Gram	Sugestivo de todas as espécies, desde que haja grande número de clostrídios
Conteúdo de intestino delgado (50 mℓ)	Refrigerado ou congelado, retirado do lúmen intestinal	Detecção de toxina	Toxina α: compatível para tipo A Toxinas β e ε: confirmatórias para tipo B Toxina β: confirmatória para tipo C Toxina ε: confirmatória para tipo E Toxina ι: confirmatória para tipo E
Esfregaço de intestino delgado ou conteúdo intestinal	Refrigerado	Cultivo anaeróbico seguido por tipificação (PCR ou provas bioquímicas)	Confirmatório para enterotoxemia nos casos de isolamento em elevada concentração dos tipos B, C ou D; Compatível com isolamento em elevada concentração do tipo A

Adaptada de Uzal FA, Songer JG. Diagnosis of Clostridium perfringens intestinal infections in sheep and goats. J Vet Diagn Invest. 2008;20(3):253-65; e de Lobato FCF, Salvarani FM, Assis RA. Clostridioses dos pequenos ruminantes. Rev Port Cien Vet. 2007;102(561-2):23-34.

Animais com quadro neurológico sugestivo de encefalomalacia devem receber, adicionalmente, terapia de suporte com soluções hidreletrolíticas, vitamina B1 (10 a 20 mg/kg) e dexametasona por via intravenosa (0,2 mg/kg) a cada 12 h.

Profilaxia e controle

A profilaxia das enterotoxemias baseia-se em medidas inespecíficas que visam reduzir a possibilidade de multiplicação de *C. perfringens* intestinal. Consistem, principalmente, em mudança gradual da alimentação e dieta com mais fibras e menos grãos.

Já a profilaxia específica abrange a vacinação anual dos animais – com vacina polivalente contendo toxoides (citada anteriormente em outras manifestações clínicas da enfermidade) – e a vacinação de fêmeas prenhes 1 mês antes do parto, para conceder imunidade passiva aos neonatos. Fêmeas gestantes que nunca foram vacinadas devem ser imunizadas 4 e 2 semanas antes do parto.

A proteção induzida pelas vacinas comerciais é bastante discutida, por sua variação, justificando, muitas vezes, a ocorrência da enfermidade em animais vacinados. Considera-se, no entanto, que filhotes de mães vacinadas são protegidos pelo colostro por 3 a 4 meses após o nascimento, devendo a primovacinação ser realizada após esse período.

Bibliografia

Azevedo EO, Lobato FCF, Abreu VLV, Maia JD, Nascimento RAP. Avaliação de vacinas contra Clostridium perfringens tipos C e D. Arq Bras Med Vet Zootec. 1998;50(3):239-42.

Baldassi L, Barbosa ML, Bach EE, Iaria ST. Toxigenicity characterization of Clostridium perfringens from bovine isolates. J Venom Anim Toxins. 2002;8(1):112-26.

Baldassi L. Clostridial toxins: potent poisons, potent medicines. J Venom Anim Toxins incl Trop Dis. 2005;11(4):391-411.

Brook I. Treatment of anaerobic infection. Expert Rev Anti Infect Ther. 2007;5(6):991-1006.

Carter GR, Chengappa BU. Essentials of veterinary bacteriology and mycology. 4.ed. Philadelphia: Lia & Febiger; 1991.

Coetzer JAW. Infectious diseases of livestock with special reference to southern Africa. 2 v. London: Oxford University Press; 1994.

Colodel EM, Driemeier D, Schmitz M, Germer M, Nascimento RAP, Assis RA *et al.* Enterotoxemia em caprinos no Rio Grande do Sul. Pesq Vet Bras. 2003;23(4):173-8.

Corrêa WM, Corrêa CNM. Enfermidades infecciosas dos mamíferos domésticos. 2.ed. Rio de Janeiro: Medsi; 1992.

Dickinson C, Tillotson K, Traub-Dargatz J, Ellis R, Hyatt D, Morley P *et al.* Diarrhea in foals: equine neonatal enteric clostridiosis. v. 6. Fort Collins: Colorado State University Veterinary Diagnostic Laboratories; 2001.

Filho EJ, Carvalho AU, Assis RA, Lobato FF, Rachid MA, Carvalho AA *et al.* Clinicopathologic features of experimental Clostridium perfringens type D. Vet Pathol. 2009;46(6):1213-20.

Finnie JW. Pathogenesis of brain damage produced in sheep by Clostridium perfringens type D epsilon toxin: a review. Aust Vet J. 2003;81(4):219-21.

Flores-Díaz M, Alape-Girón A. Role of Clostridium perfringens phospholipase C in the pathogenesis of gas gangrene. Toxicon. 2003; 42(8): 979-86.

Gomes MJP. Gênero Clostridium spp. Porto Alegre: Faculdade de Veterinária da Universidade Federal do Rio Grande do Sul; 2013 [acesso em 28 jan. 2015]. Disponível em: www.ufrgs.br/labacvet/files/Gênero%20Clostridium%204-2013-1. pdf.

Keel MK, Songer JG. The comparative pathology of Clostridium difficile-associated disease. Vet Pathol. 2006;43(3):225-40.

Koneman EW. Diagnóstico microbiológico: texto e atlas colorido. 5. ed. São Paulo: Medsi; 2001.

Lobato FCF, Assis RA, Salvarani FM. Principais clostridioses dos ruminantes domésticos. Rev Vet Zootec Minas. 2007;36-40.

Lobato FCF, Lima CGRD, Assis RA, Pires PS, Silva ROS, Salvarani FM et al. Potency against enterotoxemia of a recombinant Clostridium perfringens type D epsilon toxoid in ruminants. Vaccine. 2010;28(38):6125-7.

Lobato FCF, Moro E, Umehara O, Assis RA, Martins NE, Gonçalves LCB. Avaliação da resposta de antitoxinas beta e épsilon de Clostridium perfringens induzidas em bovinos e coelhos por seis vacinas comerciais no Brasil. Arq Bras Med Vet Zootec. 2000; 52(4):313-8.

Lobato FCF, Salvarani FM, Assis RA. Clostridioses dos pequenos ruminantes. Rev Port Ciên Vet. 2007;102(561-2):23-34.

Marks SL, Kather EJ. Bacterial-associated diarrhea in the dog: a critical appraisal. Vet Clin North Am Small Anim Pract. 2003;33:1029-60.

Miyashiro S, Nassar AFC, Daniel GT, Shinzaki FS, Nogueira AHC, Del Fava C. Enterotoxemia em ovinos: isolamento de Clostridium perfringens tipo A associado a lesões histopatológicas. 6. Feira Internacional de Caprinos e Ovinos; 10-14 mar 2009; São Paulo, SP. Disponível em: http://www.sheepembryo.com.br/files/artigos/156.pdf.

Morris WE, Fernandez-Miyakawa ME. Toxinas de Clostridium perfringens. Rev Argent Microbiol. 2009;41:251-60.

Niilo L. Clostridium perfringens in animal disease: a review of current knowledge. Can Vet J. 1980;21(5):141-8.

Oliveira DM, Pimentel LA, Pessoa AF, Dantas AFM, Uzal F, Riet-Correa F. Focal symmetrical encephalomalacia in a goat. J Vet Diagn Invest. 2010;22(5):793-6.

Parker MT, Collier LH. Topley's & Wilson's principles of bacteriology, virology and immunity. v. 2. 8.ed. Philadelphia: B.C. Decker; 1990.

Petit L, Gilbert M, Popoff MR. Clostridium perfringens: toxinotype and genotype. Trends Microbiol. 1999;7(3):104-10.

Popoff MR. Epsilon toxin: a fascinating pore-forming toxin. FEBS J. 2011;278(23):4602-15.

Sakurai J, Nagahama M, Oda M. Clostridium perfringens alpha-toxin: characterization and mode of action. J Biochem. 2004;136(5):569-74.

Songer JG. Clostridial enteric diseases of domestic animals. Clin Microbiol Rev. 1996;9(2):216-34.

Songer JG, Uzal FA. Clostridial enteric infections in pigs. J Vet Diagn Invest. 2005;17(6):528-36.

Teixeira LM, Almeida AC, Silva BM, Geraseev LC, Duarte ER. Surto de enterotoxemia em ovinos na região de Montes Claros. Anais do 18. Congresso Nacional de Zootecnia; 2008; João Pessoa, PB. João Pessoa: Universidade Federal da Paraíba, Associação Brasileira de Zootecnistas; 2008. Disponível em: file:///C:/Users/Jane/Downloads/ztc2008_002_0358_ 700025731.pdf.

Tweten RK. Clostridium perfringens beta toxin and Clostridium septicum alpha toxin: their mechanisms and possible role in pathogenesis. Vet Microbiol. 2001;82(1):1-9.

Uzal FA, Kelly WR, Morris WE, Bermudez J, Baisón M. The pathology of peracute experimental Clostridium perfringens type D enterotoxemia in sheep. J Vet Diagn Invest. 2004;16(5):403-11.

Uzal FA, Songer JG. Diagnosis of Clostridium perfringens intestinal infections in sheep and goats. J Vet Diagn Invest. 2008;20(3): 253-65.

Van Asten AJAM, Nikolaou GN, Gröne A. The occurrence of cpb2-toxigenic Clostridium perfringens and the possible role of the beta2-toxin in enteric disease of domestic animals, wild animals and humans. Vet J. 2010;183(2):135-40.

Doenças Associadas ao *Clostridium difficile* 18

Jane Megid

Definição

Clostridium difficile (*C. difficile*), antigamente denominado *Bacillus difficilis*, foi isolado, a princípio, do mecônio de neonatos. Apesar de produzir uma toxina muito potente, não era considerado um patógeno importante, pois humanos mostravam-se assintomáticos em sua presença. Nos últimos 30 anos, *C. difficile* tem sido a principal causa de diarreia associada a antibióticos em humanos e, similarmente, em animais. Atualmente, é reconhecido como agente importante de enfermidade em animais de produção, especialmente suínos, mas se encontra relacionado, também, com diarreia em potros, equinos adultos, cães e gatos. Em suínos, no entanto, o agente é responsabilizado por surtos da enfermidade.

Etiologia

Agente etiológico de enfermidades em humanos e animais (doenças associadas a *C. difficile* – CDAD, do inglês *C. difficile associated diseases*), *C. difficile* produz duas toxinas importantes, A e B. A toxina A é uma potente enterotoxina, enquanto a B, embora demonstre atividade citotóxica *in vitro*, apresenta pouca atividade *in vivo* em mucosas íntegras, atuando, portanto, na presença de lesões prévias. Ambas as toxinas agem sinergicamente; a toxina A causa uma lesão disseminada pela mucosa, possibilitando à toxina B exercer a citotoxicidade nas células epiteliais.

Os receptores da toxina A encontram-se nas bordas das células epiteliais intestinais, podendo estar, ainda, em outros locais. O receptor da toxina B não foi definido, mas se localiza, acredita-se, na região basolateral das células epiteliais, permanecendo escondido quando a mucosa está intacta.

O receptor da toxina A inicia o processo de endocitose por meio das vesículas, com consequente fusão com os lisossomos. A acidificação dos endolisossomos produz uma alteração conformacional da toxina, o que estimula sua ativação e seu escape para o citoplasma celular, no qual ela inativa, especificamente, as proteínas da família Rho, entre outras, relacionadas com a apoptose e a regulação dos filamentos de actina. Isso resulta em destruição do contato célula-célula, aumento de permeabilidade celular em mucosas, arredondamento e morte celular.

Além desses efeitos, as toxinas A e B agem diretamente nas células epiteliais da mucosa, ativando a cascata inflamatória e resultando, assim, em aumento de lesão tecidual e extravasamento de fluido.

Estirpes de *C. difficile* podem ser diferenciadas em *toxinotypes* de acordo com as diferenças na região que codifica as toxinas A e B. A classificação *toxinotypes*, no entanto, não é muito utilizada. A principal classificação utilizada para estudos epidemiológicos é a ribotipagem por reação em cadeia pela polimerase (PCR), que permite comparar tamanhos de fragmentos amplificados, correspondentes a regiões de RNA ribossômico, obtidos por este método. O padrão de bandas obtido define um determinado ribotipo, que facilmente é comparado entre centros de estudo.

Em humanos, mais de 300 ribotipos são reconhecidos, enquanto em animais o número de ribotipos é muito inferior.

Epidemiologia

Em animais assintomáticos, a presença de *C. difficile* é rara em potros e equinos adultos, podendo estar ausente em potros e variar até 4,3% em equinos adultos; já em animais com diarreia, esse percentual é de 12,7 a 90% em equinos adultos e de 16,7 a 63% em potros. Em hospitais veterinários, cerca de 20 a 25% das diarreias em equinos são diagnosticadas como causas de *C. difficile*.

Em gatos sadios, a prevalência varia de 10 a 40%, embora várias linhagens isoladas sejam consideradas não toxigênicas. Esses resultados são observados, similarmente, em cães, com percentuais de isolamento em animais sadios que variam de 20 a 40%, dos quais 50% não são toxigênicos.

A partir de 2000, *C. difficile* passou a ser considerado a causa emergente de enterite neonatal em suínos, podendo estar isolado ou associado a outros agentes, como *C. perfringens* A, *Escherichia coli* ou rotavírus. Ninhadas afetadas apresentam queda de produtividade decorrente de perda de peso ao desmame em torno de 10 a 15%.

A suscetibilidade varia de acordo com a idade e a espécie afetada. Equinos adultos e potros são suscetíveis; estes últimos podem desenvolver CDAD nos primeiros dias de vida. Em suínos, ao contrário, a doença acomete especificamente animais jovens, em geral com 5 dias de vida, podendo variar de 1 a 14 dias de vida.

Antibioticoterapia é o principal fator predisponente de CDAD na maior parte das espécies. Em equinos, a hospitalização também é considerada fator de risco. O mecanismo básico é similar ao observado nas enterotoxemias, caracterizado por desequilíbrio da flora em virtude da utilização excessiva de antibioticoterapia e da multiplicação de *C. difficile*.

No Brasil, o *C. difficile* foi detectado em 3 (6,5%) fezes de 46 quatis (*Nasua nasua*) de vida livre analisados. Das 3 amostras isoladas, 2 eram amostras produtoras de toxinas e apresentavam mesmo perfil das amostras isoladas em humanos, demonstrando que essa espécie pode albergar o *C. difficile*.

Patogenia

Os principais fatores de virulência de *C. difficile* são as toxinas A e B, respectivamente, potentes enterotoxina e citotoxina. Embora sejam altamente ativas *in vitro*, têm baixa atividade *in vivo*, sendo dependentes de lesão prévia em epitélio de mucosa para exercer a citotoxicidade. Como explicado anteriormente, essas toxinas agem sinergicamente. A toxina A causa lesão disseminada pela mucosa, possibilitando à toxina B produzir lesão nas células epiteliais.

A ação das toxinas resulta em perda de junção celular, aumento de permeabilidade da mucosa e morte celular. Adicionalmente, desenvolve-se processo inflamatório em mucosa intestinal, com lesão tecidual e exsudação de fluidos. As toxinas atuam, paralelamente, em neurônios secretórios motores do plexo da submucosa, levando a aumento de água e eletrólitos no lúmen intestinal. Recentemente, outra toxina produzida por *C. difficile* foi caracterizada, conhecida como CDT (do inglês, *cytolethal distending toxin*), que é uma ADP-ribosiltransferase que atua especificamente nos filamentos de actina, levando a despolimerização e desestruturação do citoesqueleto.

Em bezerros, *C. difficile* e suas toxinas foram detectados, respectivamente, em 25,3 e 22,9% das amostras fecais de animais diarreicos. Embora o agente e suas toxinas também tenham sido detectados em animais não diarreicos, o percentual foi inferior ao observado em animais com diarreia. Na maioria dos casos, o isolamento positivo estava associado à produção de toxina.

Histopatologicamente, bezerros nos quais se detectou a toxina apresentaram degeneração de vilosidade em jejuno e íleo, além de erosão superficial de mucosa no cólon. Nas áreas com erosão, observaram-se exsudato fibrinoso, infiltrado inflamatório neutrofílico e eosinofílico, bem como infiltrados na lâmina própria de jejuno, íleo e cólon. Ademais, toxinas foram identificadas no íleo e no cólon, assim como a presença do clostrídio.

As CDAD bovinas neonatais afetam, principalmente, ceco e cólon, mas alterações em alças intestinais podem ser constatadas, também, em alças duodenais com acúmulo de neutrófilos e fibrina, além da presença moderada de células epiteliais necróticas; já edema e hemorragia são observados na lâmina própria.

A enfermidade ocasiona diarreia, principalmente em bezerros com 1 a 2 semanas de idade. A inoculação das toxinas purificadas leva à lesão tecidual, com acúmulo de fluido e infiltração neutrofílica (achados similares aos observados *in vivo*).

Ainda existem dúvidas quanto à necessidade de outros agentes infecciosos associados, como *E. coli*, *Cryptosporidium* e *Salmonella*, para o desenvolvimento de quadro clínico. No contexto atual, porém, já se considera que os bezerros podem, no mínimo, atuar como multiplicadores do agente infeccioso, representando, portanto, possíveis fontes de infecção.

Clínica

A enfermidade é observada em suínos entre 1 e 7 dias de idade. O principal sinal clínico é a diarreia, que se inicia subitamente. Já foi relatada, em certos casos, a ocorrência de edema facial e escrotal, dificuldade respiratória por hidrotórax e morte súbita.

Alguns animais apresentam sinais sistêmicos de depressão leve, perda de apetite, caquexia, anorexia sem desenvolverem diarreia; outros se recuperam rapidamente, mas a ausência de amamentação costuma resultar em agalaxia nas porcas. Nessa situação, o diagnóstico de CDAD somente é realizado por meio da detecção de toxinas no ceco e no cólon e da presença de tiflocolite compatível com CDAD.

Suínos inoculados experimentalmente apresentaram diarreia 48 h após a inoculação, a qual se iniciou com coloração amarronzada, mudando para amarelada e aquosa, típica de infecção por *C. difficile*. A gravidade da doença depende da dose e da idade do animal no momento da inoculação. Doses mais elevadas de esporos produzem doença mais grave e fatal; doses menores levam à manifestação branda e crônica da enfermidade.

A manifestação mais grave da enfermidade foi observada em animais mais jovens, que apresentaram quadro grave de dispneia, seguido por fraqueza, letargia e anorexia 3 a 7 dias após a infecção. Animais que receberam doses menores de esporos apresentaram diarreia branda a moderada e crônica que se manteve por, no mínimo, 15 dias (que foi o período do experimento).

Em potros, a doença ocorre logo após o nascimento, com alta mortalidade mesmo sob tratamento intensivo. Os sinais clínicos iniciais são apatia, diarreia ou cólica. A progressão da doença é bastante rápida. Os potros apresentam orelhas caídas e cabeça baixa, com impossibilidade de iniciar a mamada. Os sinais evoluem para cólica com ou sem diarreia, ranger de dentes e distensão abdominal. Em função da dor, os animais rolam no chão repetidamente. Quando presente, a diarreia pode ser aquosa ou mais pastosa, de coloração alaranjada e enegrecida, contendo sangue vivo com odor forte. A presença de cólica e diarreia sanguinolenta caracteriza prognóstico reservado e necessidade de terapia intensiva.

Cães e gatos são pouco afetados. Nessas espécies, o sinal clínico consiste em diarreia hemorrágica, grave e fatal. O agente foi relatado como responsável por 5% dos casos de diarreia em gatos. Tem-se relatado diarreia persistente crônica em cães, após o término do protocolo terapêutico com metronidazol, e em gatos, quando submetidos a metronidazol, tendo como causa o *C. difficile*.

Necropsia

A distribuição e a gravidade das lesões variam conforme a suscetibilidade das espécies. De qualquer modo, as lesões são observadas no cólon, no ceco e, eventualmente, no íleo.

Em suínos, observam-se edema de mesocólon com presença de conteúdo líquido a pastoso, de coloração amarelada, e enterite fibrinonecrótica recoberta por pseudomembrana, com líquidos nas cavidades abdominal e torácica. Pequenas úlceras com extravasamento de fibrina e neutrófilos ao lúmen intestinal, bordas elevadas ao redor de uma cratera central, denominadas úlceras de volcano, são visualizadas microscopicamente.

Em equinos adultos, as lesões são observadas em ceco e cólon ascendente; caracterizam-se por edema e erosões ou úlceras nas áreas afetadas. Em casos graves, é evidente tiflocolite hemorrágica necrótica.

Contrariamente aos adultos, os potros desenvolvem lesões graves no intestino delgado (bem como no cólon), que se mostra hemorrágico ou apresenta úlceras e erosões em mucosa, com exsudação de fibrina, podendo ser observada aderência de alimentos ingeridos.

A suspeita diagnóstica de *C. difficile* deve ocorrer em todos os casos de enterite necrótica, especialmente quando as áreas afetadas forem as porções distais do trato gastrintestinal e, eventualmente, as áreas mais craniais, como no caso de potros.

➤ Diagnóstico

O diagnóstico baseia-se em sinais clínicos e histórico associados a resultados laboratoriais. O isolamento do agente é obtido por meio de *swabs* retais em infusão (ou ágar) de cérebro e coração (BHI, do inglês *brain heart infusion*) por 24 h a 37°C, em condições de anaerobiose, sendo identificado por meio de coloração, morfologia e série bioquímica.

O conteúdo das amostras fecais ou do intestino deve ser refrigerado ou acondicionado em meio de transporte em condições de anaerobiose, a menos que possam ser entregues ao laboratório bacteriológico no prazo máximo de 24 horas.

Reações de PCR são utilizadas para a determinação do agente, assim como para a detecção das toxinas A e B, que também podem ser identificadas por meio de testes de ELISA. A positividade para toxinas está relacionada com a ocorrência de diarreia nos animais, uma vez que a simples presença do agente não é significativa.

A utilização das técnicas moleculares nos estudos epidemiológicos relativos ao *C. difficile* é muito útil para sua caracterização. Essas técnicas incluem restrição genômica, amplificação por PCR e estudo sequencial de determinadas regiões dos genes do sequenciamento. O método de referência é a ribotipagem por amplificação por PCR, que possibilita comparar tamanhos de fragmentos obtidos por este método, correspondentes a regiões de RNA ribossômico. O padrão de bandas obtido define um determinado ribotipo, que facilmente é comparado entre diferentes centros de estudo e faculta estudos epidemiológicos moleculares.

➤ Tratamento

Potros com cólica e diarreia ou cães afetados devem ser submetidos à terapia intensiva com restrição alimentar, soluções hidreletrolíticas de suporte, antibióticos por vias sistêmica e oral, antiácidos, protetores gástricos, analgésicos e cuidados de manejo adequados.

Se necessário, deve ser realizada transfusão sanguínea. Mesmo sob tratamento intensivo, a letalidade esperada é elevada, podendo acometer 54% dos animais afetados. Cães devem ser submetidos aos mesmos cuidados indicados aos equinos.

Os antibióticos recomendados são metronidazol e vancomicina (para cães: dose de 50 mg/kg/dia, e de 15 mg/kg, a cada 8 h, respectivamente; para equinos: dose de 25 mg/kg, 2 vezes/dia, e de 40 mg/kg, 2 vezes/dia, respectivamente).

Em suínos, a administração de tiamulina, virginiamicina e tilosina na alimentação das porcas reduz a colonização e a eliminação do agente. A leitões, indica-se tilosina por via parenteral, de modo profilático ou terapêutico.

➤ Profilaxia e controle

As medidas de controle são inespecíficas. Caracterizam-se, em equinos, por tratamento perinatal adequado e práticas de higiene, como lavagem do úbere, da parte interna das coxas e da parte posterior da égua, antes da amamentação do potro.

A construção de estábulos com materiais não porosos, que facilitem a limpeza, é indicada. Esses materiais devem ser lavados adequadamente, com água e sabão, antes da introdução de diferentes potros. Não há vacinas disponíveis para CDAD.

Saúde Pública

C. difficile pode ser encontrado como um comensal ou como agente patogênico nos tratos intestinais da maioria dos mamíferos, e diversas aves e répteis. No meio ambiente, incluindo solo e água, *C. difficile* pode estar presente. Alimentos processados de carne, peixe e legumes também podem conter *C. difficile*. Apesar disto, até este momento, a transmissão de *C. difficile* a partir de animais e alimentos para humanos não foi comprovada, porém não deve ser desconsiderado o risco do *C. difficile* ser agente zoonótico.

Bibliografia

Baldassi L. Clostridial toxins: potent poisons, potent medicines. J Venom Anim Toxins incl Trop Dis. 2005;11(4):391-411.

Brook I. Treatment of anaerobic infection. Expert Rev Anti Infect Ther. 2007;5(6):991-1006.

Carter GR, Chengappa BU. Essentials of veterinary bacteriology and mycology. 4.ed. Philadelphia: Lia & Febiger; 1991.

Coetzer JAW. Infectious diseases of livestock with special reference to southern Africa. 2 v. London: Oxford University Press; 1994.

Dickinson C, Tillotson K, Traub-Dargatz J, Ellis R, Hyatt D, Morley P *et al.* Diarrhea in foals: equine neonatal enteric clostridiosis. v. 6. Fort Collins: Colorado State University Veterinary Diagnostic Laboratories; 2001.

Hammitt MC, Bueschel DM, Keel MK, Glock RD, Cuneo P, DeYoung DW *et al.* A possible role for Clostridium difficile in the etiology of calf enteritis. Vet Microbiol. 2008;127(3-4):343-52.

Janezic S, Zidaric V, Pardon B, Indra A, Kokotovic,B, Blanco JL *et al.* International Clostridium difficile animal strain collection and large diversity of animal associated strains. BMC Microbiol. 2014; v 14: 173. Disponível em: http://www.biomedcentral.com/1471-2180/14/173.

Keel MK, Songer JG. The comparative pathology of Clostridium difficile-associated disease. Vet Pathol. 2006;43(3):225-40.

Keel MK, Songer JG. The distribution and density of Clostridium difficile toxin receptors on the intestinal mucosa of neonatal pigs. Vet Pathol. 2007;44(6):814-22.

Koneman EW. Diagnóstico microbiológico: texto e atlas colorido. 5.ed. São Paulo: Medsi; 2001.

Lobato FCF, Assis RA, Salvarani FM. Principais clostridioses dos ruminantes domésticos. Rev Vet Zootec Minas. 2007;36-40.

Lobato FCF, Salvarani FM, Assis RA. Clostridioses dos pequenos ruminantes. Rev Port Ciên Vet. 2007;102(561-2):23-34.

Lomba Viana, H. Clostridium difficile: infeção e ribotipos. GE Porto J Gastroenterol. 2013;20:240-2.

Parker MT, Collier LH. Topley's & Wilson's principles of bacteriology, virology and immunity. 8.ed. Philadelphia: B.C. Decker. 1990. v. 2.

Silva RO, Ribeiro de Almeida L, Oliveira Junior CA, Magalhães Soares DF, Pereira PL, Rupnik M *et al.* Carriage of Clostridium difficile in free-living South American coati (Nasua nasua) in Brazil. Anaerobe; 2014; 30:99-101.

Songer JG, Anderson MA. Clostridium difficile: an important pathogen of food animals. Anaerobe. 2006;12(1):1-4.

Songer JG. Clostridial enteric diseases of domestic animals. Clin Microbiol Rev. 1996;9(2):216-34.

Songer JG. The genus Clostridium: cosmopolitan pathogens. In: Proceedings of the Annual Meeting of the American College of Veterinary Pathologists and American Society for Veterinary Clinical Pathology; 2006; Tucson, Arizona.

Songer JG, Uzal FA. Clostridial enteric infections in pigs. J Vet Diagn Invest. 2005;17(6):528-36.

Steele J, Feng H, Parry N, Tzipori S. Piglet models for acute or chronic Clostridium difficile illness. J Infect Dis. 2010;201(3):428-34.

Uzal FA, Songer JG. Diagnosis of Clostridium perfringens intestinal infections in sheep and goats. J Vet Diagn Invest. 2008;20(3):253-65.

Hemoglobinúria Bacilar 19

Jane Megid

Definição

Hemoglobinúria bacilar é uma enfermidade causada por *Clostridium haemolyticum* (ou *C. haemolyticum*, anteriormente denominado *C. novyi* D), uma toxemia de manifestação aguda a superaguda, fatal para bovinos, mas que raramente acomete ovinos, suínos e equinos. A doença já foi relatada em cervos (*Cervus elaphus roosevelti*).

Etiologia

C. haemolyticum é maior do que outros clostrídios. Mede 1 a 1,3 μm de diâmetro por 3 a 5,6 μm de comprimento. Pode apresentar-se isolado ou em cadeias curtas, tanto em cultivos como em tecidos. Os esporos são ovais e de localização subterminal. É gram-positivo e móvel quando jovem, mas perde a capacidade de manter a coloração à medida que envelhece. Não produz gás ou produz em pequena quantidade. Ademais, causa hemólise bastante intensa.

Trata-se de uma espécie de clostrídio oxigênio-lábil e de difícil isolamento em meios de cultura, o que justifica, provavelmente, os poucos relatos de sua ocorrência em humanos. É responsável por hemoglobinúria bacilar em bovinos e hepatite necrótica (*black disease*) em ovinos.

Clinicamente, a enfermidade manifesta-se por febre elevada, hemoglobinúria e icterícia. A principal toxina de *C. haemolyticum* é a β, uma fosfolipase com peso molecular de 32.000 Da. Tem ação hemolítica (levando à destruição de eritrócitos circulantes), hepatotóxica e letal, determinando necrose de hepatócitos, hemólise e lesão no endotélio capilar, o que resulta em hemoglobinúria e perda de fluidos vasculares em tecidos e cavidades.

A toxina β hidrolisa a fosfatidilcolina, originando fosfocolina (presente na lecitina) e diglicerídios. Mostra-se estável quando aquecida a 50°C por 60 min, sendo rapidamente inativada pela tripsina. É sorologicamente idêntica à toxina β de *C. novyi* B, mas difere das fosfolipases de *C. novyi* A e *C. perfringens* A.

Epidemiologia

A doença é incomum; ocorre somente em regiões onde existam, de modo endêmico, o parasita *Fasciola hepatica* (Figura 19.1) e o microrganismo *C. haemolyticum*. Predomina nos meses de verão e outono, em regiões irrigadas e de solo alcalino.

No Brasil, as áreas mais atingidas por *F. hepatica* são Santa Catarina, Paraná, São Paulo, Minas Gerais, Rio de Janeiro e Goiás. *F. hepatica* tem alta frequência, ainda, no Rio Grande do Sul, especialmente no sul e no sudeste do estado, onde a fasciolose é endêmica.

Hemoglobinúria bacilar secundária à necrose hepática e decorrente de *Fusobacterium necrophorum* foi relatada no Canadá. Essa bactéria foi o fator predisponente para a ocorrência de hemoglobinúria bacilar, por ter favorecido condições de anaerobiose que possibilitaram a proliferação de *C. haemolyticum* e o desenvolvimento da doença.

A porta de entrada é oral, pela ingestão de água e alimentos contaminados por esporos do clostrídio.

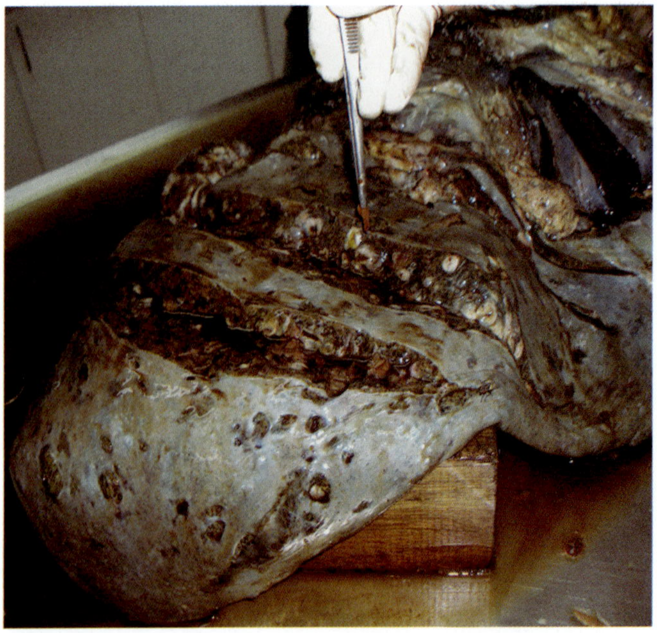

Figura 19.1 Fígado com grave infestação de *Fasciola hepatica*.

Patogenia

Assim como outros clostrídios, os esporos de *C. haemolyticum* podem sobreviver no solo. São encontrados no trato intestinal dos animais, sendo disseminados pelas fezes entre os animais de fazenda.

Após a ingestão oral, os esporos alcançam o trato gastrintestinal e chegam à corrente sanguínea, na qual sofrem fagocitose por células do sistema mononuclear fagocitário, sendo, então, transportados a vários órgãos, como fígado, rim e medula óssea, nos quais permanecem latentes.

A infecção no fígado é ativada por lesão decorrente, em geral, da migração de larvas imaturas de *F. hepatica*, favorecendo as condições de anaerobiose e a multiplicação da bactéria, com produção de toxinas. A toxina β ocasiona lise e citotoxicidade em hepatócitos e tem ação hemolítica, desencadeando hemólise intravascular e lesão endotelial, com anemia, hemoglobinemia e hemoglobinúria, além de extravasamento de fluidos vasculares para as cavidades torácica e abdominal.

Os animais evoluem para hipoxia, toxemia e óbito 24 a 36 h após os primeiros sinais clínicos. A morte ocorre, provavelmente, por anoxia resultante da destruição de hemácias (Figura 19.2).

Em função da similaridade de nucleotídios e aminoácidos entre as toxinas β (de *C. haemolyticum*) e α (de *C. perfringens*), considera-se, também, que a toxina β pode levar à ativação da proteinoquinase, resultando em desregulação dos níveis de cálcio celular e ativação da cascata do ácido araquidônico, com presença de inflamação, edema, agregação de plaquetas, contração muscular e aumento da permeabilidade vascular, o que contribui para a patogenia da hemoglobinúria bacilar.

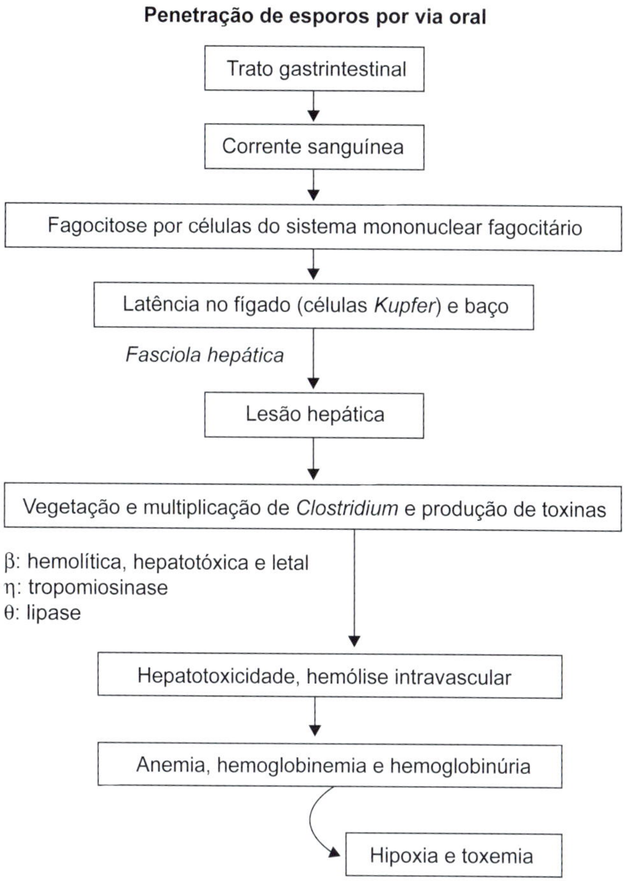

Figura 19.2 Patogenia da hemoglobinúria bacilar.

Clínica

A evolução costuma ser superaguda. Bovinos e ovinos são, geralmente, encontrados mortos no pasto, sem manifestações prévias da doença.

Clinicamente, os animais podem, entretanto, manifestar anorexia, apatia, febre, atonia ruminal, anemia, icterícia, urina avermelhada e fezes sanguinolentas. Com a evolução da enfermidade, os animais tornam-se hipotérmicos, toxêmicos e evoluem para óbito.

A enfermidade é verificada em situações isoladas, embora possam ocorrer surtos, como o caso identificado na Índia, em ovinos, com acometimento de 60 animais em um rebanho de 110.

Em equinos, observam-se sudorese intensa, cólica, icterícia, febre, aumento das frequências respiratória e cardíaca, toxemia e hemoglobinúria terminal.

Necropsia

Os achados de necropsia incluem icterícia, degeneração hepática, estase biliar (vesícula biliar repleta), sangue aquoso e fígado com áreas de necrose focal (0,1 μm a 2 cm de diâmetro). As áreas de necrose caracterizam-se por lesões enegrecidas no parênquima hepático, contendo focos pálidos centrais, firmes, bem-delimitados e mais elevados na superfície da cápsula hepática. Hemorragias endocárdicas em serosas e líquido sanguinolento em cavidades também são observados.

Em suínos infectados por *C. novyi* que tiveram morte súbita, constataram-se, à necropsia, carcaças distendidas pela presença de gás, edema subcutâneo generalizado, odor rançoso à abertura da carcaça, linfonodos congestos e aumentados, fluido serossanguinolento nas cavidades pleural, pericárdica e peritoneal, hemorragias serosas e esplenomegalia, bem como fígado congesto, friável, escurecido e com bolhas de gás, estando o clostrídio presente em coração, pulmões, rins, baço e fígado, o que demonstra a disseminação do agente.

Diagnóstico

No hemograma, observam-se anemia grave, leucocitose variável, diminuição dos valores de hemoglobina e hematócrito. Exames bioquímicos revelam aumento da bilirrubina total e das enzimas hepáticas [aspartato aminotransferase (AST) e gamaglutamil transferase (GGT)]. Na urinálise, constata-se elevação do pH urinário (9), além da presença de urobilinogênio, sangue oculto, corpos cetônicos, glicose e proteína.

Deve-se proceder ao diagnóstico diferencial entre babesiose, leptospirose, hematúria enzoótica, intoxicação por cobre em ovinos e intoxicação por plantas tóxicas. Ademais, dados epidemiológicos, evolução da enfermidade e sintomatologia clínica devem ser considerados à suspeita diagnóstica.

Animais mortos devem passar por necropsia para observação das lesões, com ênfase na coinfecção por *F. hepatica*. Os órgãos coletados à necropsia, particularmente o fígado, devem ser encaminhados resfriados (4 a 8°C) ou congelados (-20°C), dependendo do período *post mortem*, visando à realização de impressão de órgãos e à visualização do agente, bem como ao cultivo microbiano.

O agente pode ser detectado por impressões de tecidos coradas por Gram, Giemsa ou coloração Panótico e, ainda, por imunofluorescência direta, com conjugado para *C. haemolyticum* e isolamento bacteriano. As condições e os cuidados relacionados a esses procedimentos foram citados em enfermidades anteriores causadas por clostrídios.

Os materiais para histopatologia devem ser encaminhados em formol a 10%, nos quais, além das alterações histopatológicas, pode ser realizada imunofluorescência direta.

Tratamento

A doença é extremamente fatal; assim, a eficácia terapêutica depende da rápida instituição do tratamento e dos níveis de antibióticos bactericidas presentes no sangue. Indica-se a aplicação de soro antitóxico, não disponível no Brasil, associado à penicilina em doses elevadas (40.000 UI/kg, via intramuscular). No entanto, essa prática, em geral, é pouco efetiva, em virtude da evolução extremamente aguda da doença.

Resultados favoráveis foram observados na administração de cefazolina (10 mg/kg, via intravenosa, a cada 24 h) associada à ampicilina (10 mg/kg, via intramuscular, a cada 12 h) por 3 a 4 dias. Transfusão de sangue, se necessária, e tratamento com solução de Ringer, glicose e complexos nutricionais devem ser administrados com os fármacos específicos.

Ademais, é importante integrar aos antibióticos e à terapia de suporte a administração de vermífugos, como triclabendazol, com indicação a *F. hepatica*.

Profilaxia e controle

Similarmente a outras clostridioses, a profilaxia específica da hemoglobinúria bacilar baseia-se na aplicação rotineira de vacinas polivalentes contendo bacterina de *C. haemolyticum*. Trabalhos relatam, no entanto, a imunogenicidade da toxina β, capaz de induzir anticorpos que neutralizam a ação dessa toxina em cobaias, o que sugere a necessidade do toxoide (toxina β) na formulação das vacinas com indicação profilática à hemoglobinúria bacilar. Ressalta-se, também, que a vacinação deve ser semestral para ovinos, bem como para bovinos de locais com elevada ocorrência de hemoglobinúria bacilar.

Além da vacinação, deve-se proceder à vermifugação periódica do rebanho, considerando-se a eficácia contra *F. hepatica*. Os vermífugos geralmente indicados ao controle da fasciolose em ovinos são closantel, resorantel, niclosamida e triclabendazol (a eficácia varia de acordo com a fase de desenvolvimento de *F. hepatica*). Também é preciso controlar a infestação por moluscos ambientais, o que pode ser feito pelo uso de moluscicidas (niclosamida) ou pelo controle biológico (p. ex., a inclusão de patos, que se alimentam de caracóis).

Para bovinos, podem ser utilizados triclabendazol, rafoxanida e nitroxinil. Albendazol, em doses elevadas, também é eficiente. É preciso avaliar cuidadosamente a utilização de vermífugo nas vacas em lactação, em virtude da eliminação de resíduos do produto pelo leite.

Bibliografia

Baldassi L. Clostridial toxins: potent poisons, potent medicines. J Venom Anim Toxins incl Trop Dis. 2005;11(4):391-411.

Bender LC, Hall PB, Garner MM, Oaks JL. Bacillary hemoglobinuria in a free-ranging elk calf. J Zoo Wildl Med. 1999;30(2):293-6.

Brook I. Treatment of anaerobic infection. Expert Rev Anti Infect Ther. 2007;5(6):991-1006.

Carter GR, Chengappa BU. Essentials of veterinary bacteriology and mycology. 4.ed. Philadelphia: Lia & Febiger; 1991.

Coetzer JAW. Infectious diseases of livestock with special reference to southern Africa. 2 v. London: Oxford University Press; 1994.

Corrêa WM, Corrêa CNM. Enfermidades infecciosas dos mamíferos domésticos. 2.ed. Rio de Janeiro: Medsi; 1992.

Hauer PJ, Yeary TJ, Rosenbusch RF. Cloning and molecular characterization of the beta toxin (phospholipase C) gene of Clostridium haemolyticum. Anaerobe. 2004;10(4):243-54.

Hauer PJ, Yeary TJ, Rosenbusch RF. Evidence of the protective immunogenicity of native and recombinant Clostridium haemolyticum phospholipase C (beta toxin) in guinea pigs. Vaccine 2006; 24:124-32

Janzen ED, Orr JP, Osborne AD. Bacillary hemoglobinuria associated with hepatic necrobacillosis in a yearling feedlot heifer. Can Vet J. 1981;22(12):393-4.

Koneman EW. Diagnóstico microbiológico: texto e atlas colorido. 5.ed. São Paulo: Medsi; 2001.

Lobato FCF, Assis RA, Salvarani FM. Principais clostridioses dos ruminantes domésticos. Rev Vet Zootec Minas. 2007;36-40.

Lobato FCF, Salvarani FM, Assis RA. Clostridioses dos pequenos ruminantes. Rev Port Ciên Vet. 2007;102(561-2):23-34.

Oaks JL, Kanaly T, Fisher TJ, Besser T. Apparent Clostridium haemolyticum/Clostridium novyi infection and exotoxemia in two horses. J Vet Diagn Invest. 1997;9(3):324-5.

Randhawa SS, Sharma DK, Randhawa CS, Gill BS, Brar RS, Singh J. An outbreak of bacillary haemoglobinuria in sheep in India. Trop Anim Health Prod. 1995;27(1):31-6.

Selzer J, Hofmann F, Rex G, Wilm M, Mann M, Just I *et al.* Clostridium novyi alpha-toxin-catalyzed incorporation of GlcNAc into Rho subfamily proteins. J Biol Chem. 1996;271(41):25173-7.

Shinozuka Y, Yamato O, Hossain MA, Higaki T, Ishikawa I, Ichiba S *et al.* Bacillary hemoglobinuria in Japanese black cattle in Hiroshima, Japan: a case study. J Vet Med Sci. 2011;73(2):255-8.

Songer JG. Clostridial enteric diseases of domestic animals. Clin Microbiol Rev. 1996;9(2):216-34.

Takagi M, Yamato O, Sasaki Y, Mukai S, Fushimi F, Yoshida T *et al.* Successful treatment of bacillary hemoglobinuria in Japanese black cows. J Vet Med Sci. 2009;71(8):1105-8.

Vine N, Fayers J, Harwood D. Bacillary haemoglobinuria in dairy cows. Vet Rec. 2006;159(5):160.

Enfermidades pelo Gênero *Corynebacterium* 20

Ana Luiza Mattos-Guaraldi,
Thereza Cristina Ferreira Camello e Cassiano Victória

Definição

O gênero *Corynebacterium* compreende um grupo complexo de bactérias gram-positivas pleomórficas, relacionadas com diferentes afecções em animais e humanos.

Etiologia

O gênero *Corynebacterium* pertence à família *Corynebacteriaceae*. Consiste em bactérias gram-positivas irregulares (BGPI), em formatos cocoides, clavas, bacilares ou com aspecto de letra chinesa (Figura 20.1). São microrganismos imóveis, não esporulados, negativos para oxidase e positivos para catalase.

O isolamento microbiano pode ser obtido em meios convencionais, como ágar acrescido de sangue ovino ou bovino (5%), desfibrinado, em condições de aerofilia ou microaerofilia, a 37°C. Após 48 a 72 h de incubação, são observadas colônias de aspecto irregular, com 0,5 a 1 mm de diâmetro, de coloração que varia de branca (Figura 20.2), amarela a acinzentada. Algumas espécies são hemolíticas, como *Corynebacterium pseudotuberculosis* (*C. pseudotuberculosis*).

Em razão do grande número de espécies de corinebactérias e da similaridade com outros gêneros, a classificação fenotípica é complexa, baseada em métodos bioquímicos e de assimilação de substratos (Tabela 20.1), com ênfase em fermentação de açúcares (glicose e maltose), hidrólise da ureia, esculina e gelatina, redução do nitrato, oxidase, desoxirribonuclease, provas de catalase e oxidase, teste de CAMP e pesquisa da enzima pirazinacarboxilamidase.

Algumas corinebactérias são preocupantes tanto na medicina humana como na medicina veterinária, pela gravidade das infecções ou pela queda da produção de leite ou carne.

C. diphtheriae é considerada a principal corinebactéria da família *Corynebacteriaceae* para os humanos. Consiste no agente causal da difteria, doença de disseminação mundial que promove alterações sistêmicas pela ação da toxina diftérica, podendo levar à morte, particularmente de crianças.

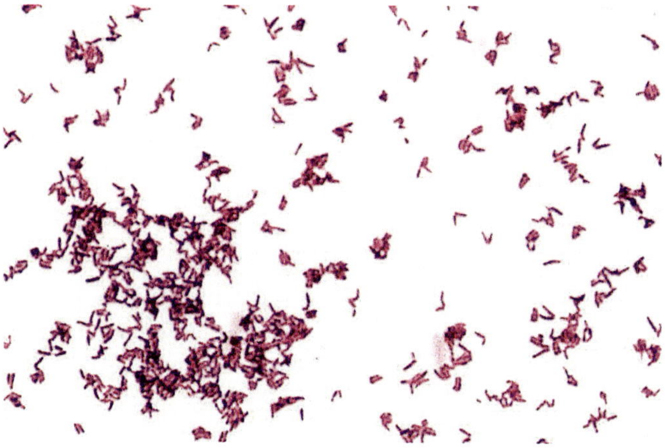

Figura 20.1 *C. bovis* corados por Gram, mostrando células gram-positivas, pleomórficas e agrupamentos de formato semelhante ao de caracteres da escrita chinesa.

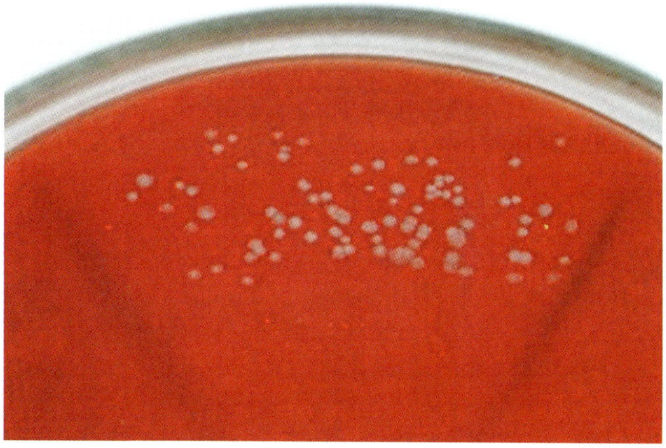

Figura 20.2 Colônias brancas com aspecto irregular de *C. bovis* em ágar-sangue, isoladas de amostras de leite após 48 h de incubação.

Tabela 20.1 Comportamento bioquímico de gêneros de bastonetes gram-positivos aeróbios isolados, de interesse médico.

Gênero	Catalase	Metabolismo oxidativo/ fermentativo	Mobilidade	Nitrato	Ureia	Esculina	Glicose	Maltose	Sacarose	Manitol	Xilose	Outras
Arcanobacterium	-	F	-	-	-	V	+	V	V	V	V	–
Arthrobacterium	+	O	V	V	V	V	V	V	V	-	-	–
Aureobacterium	V	O	V	V	V	V	+	+	V	V	V	–
Brevibacterium	+	O	-	V	-	-	V	V	V	-	-	Odor de queijo
Cellulomonas	+	F	V	+	-	+	+	+	+	V	+	–
Corynebacterium	+	V	(-)	V	V	(-)	V	V	V	(-)	(-)	–
Dermabacter	+	F	-	-	-	-	+	+	+	-	V	Bacilos pequenos
Gardnerella	-	F	-	-	-	-	+	+	V	-	-	Gram-lábil
Microbacterium	V	F	V	V	-	+	+	+	+	+	V	–
Oerskovia	+	F	V	+	-	+	+	+	+	-	+	Penetração em ágar
Rothia	V	F	-	+	-	+	+	+	+	-	-	Aderência em ágar

F = fermentativo; O = oxidativo; + = positivo; (-) = frequentemente negativo; - = negativo; V = variável.

Outro importante membro dessa família é *C. renale* que pode ser classificado fenotipicamente em três tipos (I, II e III). Com base nas características das colônias, na multiplicação e no uso de diferentes substratos, essa corinebactéria pode ser classificada como grupo *C. renale*, subdividida nas espécies *C. renale*, *C. pilosum* e *C. cystitidis*.

Em medicina veterinária, as espécies de maior importância são *C. pseudotuberculosis* (agente da linfadenite caseosa ovina e caprina), *C. bovis* (agente da mastite bovina) e *C. renale* (agente de pielonefrites, cistites, abscessos renais e balanopostites em ruminantes domésticos).

Os principais fatores de virulência do gênero *Corynebacterium* são representados pela localização intracelular de certas espécies da bactéria, produção de exotoxinas (p. ex., a toxina diftérica por *C. diphtheriae* e a fosfolipase D por *C. pseudotuberculosis*), presença de lipídios na parede celular e fímbrias por *C. renale*.

Outras BGPI, como *C. pseudotuberculosis*, *Rhodococcus equi (R. equi)* e *Trueperella* (*Arcanobacterium*) *pyogenes*, serão abordadas em capítulos específicos, enquanto *Arcanobacterium haemolyticum (A. haemolyticum)* será comentada no capítulo Mastite em Animais Domésticos.

➤ Epidemiologia

Corinebactérias são microrganismos ubíquos, distribuídos praticamente em todo o mundo. Multiplicam-se facilmente em solos ricos em matéria orgânica, principalmente fezes de animais. Já foram identificados na superfície de rochas e em cascas de árvores. No entanto, em geral, são encontrados na pele e na superfície de mucosas e conjuntivas de animais e humanos. Invadem os tecidos cutâneo e subcutâneo, por traumatismos locais, causando abscessos. São encontrados, também, na mucosa geniturinária de ruminantes.

C. bovis é considerado um dos agentes contagiosos das mastites bovinas, transmitido, principalmente, por via ascendente pelo canal do teto, no momento da ordenha (pelas mãos do ordenhador, pela pele do úbere e tetos ou pelo equipamento de ordenha). Apesar de esse microrganismo manter-se viável na natureza, encontrou *habitat* ideal para sua manutenção e desenvolvimento na pele do úbere, nos tetos e no interior da glândula mamária de várias espécies de ruminantes de produção.

Nas últimas décadas, tem-se observado aumento da frequência de isolamento dessa espécie, a partir do leite de vacas, principalmente com mastite subclínica, aguda ou crônica, isoladamente ou em associação com outros microrganismos, especialmente dos gêneros estafilococos e estreptococos. Acredita-se que o aumento da frequência de isolamento desse patógeno esteja relacionado com falhas de manejo, em especial no que se refere à limpeza e à desinfecção dos tetos dos animais e dos equipamentos e utensílios de ordenha, antes, no decorrer e, principalmente, depois da ordenha.

C. renale é encontrado na microbiota urogenital de vacas e no prepúcio de touros e ovinos. Por via ascendente do canal da uretra, pode causar cistite, pielonefrite e balanopostite em ruminantes domésticos. Condições estressantes do periparto predispõem à infecção urinária em vacas.

C. kutscheri é frequentemente encontrado na microbiota da pele e em membranas mucosas de ratos, camundongos e porquinhos-da-índia. Em roedores de laboratório, também está associado à presença de abscessos cutâneos e hepáticos em pulmões e linfonodos.

C. ulcerans, *C. diphtheriae* e *C. urealyticum* (Centers for Disease Control and Prevention – grupo D2) são comumente identificados em humanos e animais. *C. ulcerans* pertence à microbiota da faringe de humanos e já foi descrito em mastite de vacas. *C. diphtheriae* é encontrado na pele e em mucosas de humanos. *C. urealyticum* também é encontrado na pele e em mucosas de humanos, predominantemente em áreas perigenitais femininas e, ocasionalmente, detectado em animais.

Outros exemplos de corinebactérias frequentemente isoladas em humanos são: *C. jeikeium, C. striatum, C. xerosis, C. minutissimum, C. pseudodiphtheriticum, C. afermentas* e *C. amycolatum*.

Patogenia

As infecções pelo gênero *Corynebacterium* variam de acordo com a espécie da bactéria, a presença de fatores de virulência e a higidez do animal suscetível. A maioria das infecções por corinebactérias em animais e humanos é consequência do comportamento oportunista da bactéria.

O mecanismo de patogenicidade desse grupo de microrganismos é baseado na localização intracelular de certas espécies (como *C. pseudotuberculosis*), na produção de exotoxinas (toxina diftérica por *C. diphtheriae*, que causa infecções mais graves em humanos), e fosfolipase D por *C. pseudotuberculosis* (que provoca infecções mais graves em pequenos ruminantes), bem como na presença de lipídios na parede celular e de fímbrias (associadas a *C. renale*).

Em humanos, *C. diphtheriae* forma uma pseudomembrana e produz exotoxinas que têm predileção por sistema nervoso, miocárdio, rins e suprarrenais. Evidências sugerem que a gravidade da infecção por essa espécie está relacionada com a maior absorção de toxinas, em razão do tamanho e da localização da pseudomembrana (regiões muito vascularizadas).

A potente exotoxina diftérica produzida por *C. diphtheriae* tem atividade inibitória da síntese proteica das células eucarióticas. A toxina diftérica, de natureza proteica, uma vez liberada no ambiente extracelular, é capaz de inibir o fator de alongamento da síntese proteica das células-alvo, em razão da atividade do fragmento A. O fragmento B liga-se à membrana celular do hospedeiro, possibilitando a internalização do fragmento A no citoplasma da célula, resultando na morte celular do tecido cardíaco e do sistema nervoso. Apesar disso, o fato de determinados isolados (clones) bacterianos estarem relacionados com epidemias de difteria sugere que outros fatores de virulência, além da toxina diftérica, possam estar envolvidos na patogênese das corinebacterioses.

C. renale é um patógeno das vias geniturinárias de bovinos e ovinos. Essa espécie de corinebactéria produz urease (hidrolisando a ureia), o que possibilita sua manutenção e multiplicação nas vias geniturinárias de ruminantes domésticos. No prepúcio de touros, e por via ascendente pela uretra, pode acometer a vesícula urinária e os rins, causando infecções piogênicas.

Após a multiplicação inicial do agente na porta de entrada do animal suscetível, ocorrem, geralmente, afluxo de células polimorfonucleares e formação de lesões abscedantes. *C. renale* promove aderência às células do trato urinário, mediada por fímbrias. A presença de lipídios na parede celular dificulta a fagocitose por mecanismos de imunidade celular convencionais. *C. pseudotuberculosis* e *C. ulcerans* também podem produzir toxina diftérica, embora a participação dessa toxina não esteja totalmente esclarecida na patogenicidade em animais.

A patogenicidade de *C. bovis* nas mastites bovinas ainda é objeto de divergência entre os pesquisadores. Determinado grupo de especialistas afirma que, ao invadir a glândula mamária, o microrganismo provoca um processo inflamatório leve, com afluxo moderado de neutrófilos e aumento discreto na contagem de células somáticas, o que conferiria proteção à glândula mamária contra eventual invasão por microrganismos de maior patogenicidade. Outra linha de pesquisadores, mais aceita na atualidade, refere que o microrganismo é capaz de produzir processo inflamatório grave, com comprometimento do parênquima glandular e alterações nas características físico-químicas do leite (reduzindo lactose, gordura e proteína), e aumentando consideravelmente a contagem de células somáticas.

Recentemente, *C. ulcerans* passou a ser considerada espécie distinta de *C. diphtheriae*, responsável por promover processos infecciosos, algumas vezes fatais, em animais e humanos. Esse microrganismo tem sido mais comumente relacionado com casos de mastite bovina. Em humanos, pode causar quadros infecciosos diversos, particularmente em indivíduos que tiveram contato prévio com animais de fazendas ou que ingeriram produtos e derivados de origem animal.

Além dos quadros de difteria em humanos, *C. ulcerans* tem sido isolado em pacientes com quadros respiratórios, incluindo faringite e pneumonia. *C. ulcerans*, assim como *C. pseudotuberculosis*, pode ser carreador do bacteriófago cujo DNA codifica a expressão de toxina antigenicamente homóloga à toxina diftérica.

C. urealyticum é considerado patógeno oportunista do trato urinário de humanos, causando, por via ascendente da uretra, quadros de cistite, pielouretrite e pielonefrite. Também tem sido relacionado com septicemias, endocardites, osteomielites e infecções de feridas em humanos.

Clínica

As apresentações clínicas das corinebacterioses variam conforme a espécie animal acometida. Podem manifestar-se como mastites, faringites, abscessos cervicais e renais, pielonefrites, pneumonias, broncopneumonias supurativas, balanopostites e linfangites ulcerativas.

As mastites por *C. bovis* ocorrem, principalmente, de modo subclínico. Nos casos clínicos, a glândula mamária apresenta discreto edema, com pequeno aumento de volume do úbere e da glândula mamária, além de redução da produção de leite.

O grupo *C. renale* provoca quadros de cistite, pielonefrite e abscessos renais em bovinos, ovinos e caprinos, além de balanopostite em touros. Os sinais clínicos da pielonefrite em ruminantes domésticos incluem febre, inapetência/anorexia, disúria, diminuição da produção de leite, inquietação, coices no abdome, posição de cifose e presença de sangue na urina.

Em humanos, os principais sinais clínicos da difteria são representados por febre, disfagia, lesões cutâneas, dor de garganta, fraqueza, linfadenopatia cervical, cefaleia, secreção nasal e dificuldade respiratória. Nos casos mais graves, a bactéria pode acometer o sistema nervoso central (causando meningites) e o coração (provocando endocardites), o que culmina, ocasionalmente, com o óbito dos pacientes.

Diagnóstico

O reconhecimento de infecções causadas por BGPI depende muito da experiência dos laboratórios humanos e veterinários na identificação das espécies. A identificação microbiológica segura do agente etiológico é fundamental para que não se estabeleçam ou se agravem os quadros infecciosos. Além disso, em muitos laboratórios, a relevância do isolamento desses microrganismos não tem sido considerada, resultando em atraso no início do tratamento.

Os cuidados na coleta, no transporte e na procedência dos espécimes clínicos (leite, urina, secreção de abscessos, linfonodos e fragmentos de órgãos), associados a informações sobre a evolução do quadro clínico e intervenções ao paciente, auxiliam consideravelmente no diagnóstico.

Uma das limitações do diagnóstico microbiológico das BGPI é que aproximadamente 40% das linhagens não pertencem ao gênero *Corynebacterium*. As frequentes modificações taxonômicas, aliadas ao crescente número de novas espécies incluídas no gênero *Corynebacterium*, dificultam a identificação das BGPI isoladas de material clínico. Poucos laboratórios dispõem de recursos materiais e de profissionais qualificados para a caracterização fenotípica e/ou genotípica de BGPI, particularmente nos países em desenvolvimento.

As BGPI devem ser identificadas quanto à espécie nas seguintes situações: isolamento do mesmo microrganismo em várias oportunidades; visualização da bactéria na coloração de Gram, presença de leucócitos nos espécimes clínicos; e isolamento em cultura pura ou em associação com microrganismos de baixo potencial patogênico.

No Brasil, são escassos os estudos voltados para a caracterização de corineformes em processos infecciosos de humanos e animais. Os principais testes bioquímicos utilizados na identificação das espécies de corinebactérias, de maior relevância clínica em medicina humana e veterinária, são apresentados na Tabela 20.2.

A identificação das corinebactérias inicia-se pela análise da morfologia da colônia, seguida da coloração pelo método de Gram, na qual se observam formas pleomórficas semelhantes a letras chinesas. No diagnóstico bioquímico, são considerados, principalmente, produção de pigmento, testes de motilidade, lipofilia, produção de catalase, desoxirribonuclease, redução de nitrato, hidrólise de ureia, esculina e gelatina, além da pesquisa de fator CAMP.

Exames hematológicos e urinálise de ruminantes domésticos com cistite e pielonefrite por corinebactérias acusam leucocitose por neutrofilia e presença de sangue na urina.

Nos últimos anos, o desenvolvimento de técnicas mais sofisticadas, como a cromatografia de ácidos micólicos, líquido-gasosa e de amplificação molecular, tem auxiliado no diagnóstico e na identificação de novas espécies, embora não sejam realizadas rotineiramente nos laboratórios em razão do custo elevado e da necessidade de profissionais treinados.

O teste de fluorescência, utilizado para a pesquisa de produção de porfirina, elimina cerca de 75% das BGPI contaminantes. Ademais, testes bioquímicos de fermentação de açúcares (glicose e maltose), hidrólise de ureia e redução do nitrato, bem como a pesquisa da enzima pirazinacarboxilamidase, confirmam cerca de 90% das linhagens fluorescentes de bacilos diftéricos.

Tratamento

Nas últimas décadas, a despeito dos avanços da terapia antimicrobiana, a incidência de infecções por corinebactérias multirresistentes vem dificultando, principalmente, o tratamento de infecções nosocomiais. A ampla variabilidade do perfil de resistência aos antimicrobianos em espécies de *Corynebacterium*, de origem animal e humana, é motivo de preocupação na área médica. Embora tenham sido realizados estudos relativos aos perfis de sensibilidade das diferentes espécies de corinebactérias aos antimicrobianos, ainda não foi possível estabelecer critérios de padronização para os testes de sensibilidade pelo National Committee for Clinical Laboratory Standards (NCCLS).

Em animais, cefalosporinas, penicilinas, fluoroquinolonas e macrolídios mostram certa ação *in vitro*. No entanto, o tratamento *in vivo* costuma ser ineficaz, pois os fármacos dificilmente alcançam concentrações terapêuticas no interior dos focos piogênicos. Em contraste, o tratamento de infecções mamárias em vacas por *C. bovis* comumente resulta na cura dos animais, tanto na lactação quanto no período seco, em especial com o uso de cefalosporinas, penicilinas e certos derivados betalactâmicos.

Em humanos, em virtude da ampla variação de comportamento dos agentes em relação aos antimicrobianos e da frequente multirresistência das corinebactérias, re-

Tabela 20.2 Características bioquímicas das principais espécies de corinebactérias de relevância em medicina humana e veterinária.

	Produção de ácido															Hidrólise de								
	Glicose	Arabinose	Xilose	Ramnose	Frutose	Galactose	Manose	Lactose	Maltose	Sacarose	Trealose	Rafinose	Salicina	Dextrina	Amido	Esculina	Hipurato	Ureia	Tirosina	Caseína	Fosfatase	Piramidase	Vermelho de metil	Nitrato reduzido a nitrito
C. amycolatum	+	–	–	–	+	–	+	–	(+)	d	d	–	–	ND	–	–	d	d	–	–	ND	ND	+	ND
C. bovis	+	d	–	–	+	+	–	d	+	–	d	–	–	d	–	–	+	+	–	–	+	+	–	–
C. callunae	+	–	–	–	+	–	+	–	+	+	+	–	+	–	–	–	+	+	ND	–	ND	ND	+	–
C. cystitidis	+	–	+	–	+	–	–	–	+	–	+	–	–	+	+	–	+	+	–	–	–	+	–	–
C. diphtheriae	+	–	–	+	+	+	+	–	+	(+)	–	d	+	+	d	–	–	–	–	–	–	–	+	+
C. flavescens	+	–	–	–	+	+	+	–	–	–	–	–	–	–	–	ND	–	–	ND	ND	–	–	+	–
C. glutamicum	+	–	–	–	+	–	+	–	+	+	+	–	–	–	–	–	+	+	ND	–	ND	ND	+	+
C. jeikeium	+	–	ND	–	–	+	–	–	d	–	–	–	–	–	–	–	ND	–	–	–	–	ND	–	–
C. kutscheri	+	–	–	–	+	–	+	–	+	+	d	–	+	+	+	–	+	+	–	–	–	+	–	+
C. matruchotti	+	–	–	–	+	–	+	–	+	+	–	d	+	+	–	+	+	d	ND	ND	–	+	–	+
C. minutissimum	+	ND	–	ND	+	ND	d	–	+	+	–	–	ND	ND	–	ND	+	–	ND	–	+	+	–	–
C. mycetoides	+	–	–	ND	ND	–	–	–	–	ND	d	–	ND	–	ND	–	ND	–	ND	ND	+	ND	–	–
C. paurometabolum	+	–	–	–	–	–	–	–	–	–	–	–	–	–	–	+	–	–	–	–	+	+	–	–
C. pilosum	+	–	–	–	+	–	+	–	+	–	+	–	–	+	+	–	+	+	–	–	–	+	–	+
C. pseudodiphtheriticum	+	–	–	–	–	–	–	–	–	–	–	–	–	–	–	–	+	+	–	–	–	+	–	+
C. pseudotuberculosis	+	d	–	–	+	+	+	–	+	d	–	–	–	d	–	–	–	+	–	–	–	–	+	d
C. renale	+	–	–	–	+	–	+	–	d	–	d	–	–	+	–	–	+	+	–	+	–	+	–	–
C. striatum	+	–	–	–	+	d	+	d	+	–	d	–	–	+	+	–	+	–	+	–	+	ND	+	–
C. vitarumem	+	ND	ND	ND	+	+	+	–	+	+	+	ND	+	ND	–	+	–	+	ND	ND	–	+	+	+
C. xerosis	+	–	–	–	+	+	+	–	–	+	–	–	+	–	–	–	+	–	–	–	–	+	–	+

+ = 90% ou mais das estirpes são positivas; (+) = 80 a 89% das estirpes são positivas; d = 21 a 79% das estirpes são positivas; – = 90% ou mais das estirpes são negativas; ND = não determinado.
Adaptada de Holt JG, Krieg NR, Sneath PHA, Staley JT, Williams ST. Bergey's manual determinative bacteriology. 9.ed. Baltimore: Williams & Wilkins; 1993.

comenda-se a vancomicina como antimicrobiano de escolha para o tratamento das infecções causadas por esses microrganismos.

Nas infecções causadas por *C. diphtheriae* toxinogênico, o tratamento antimicrobiano é capaz de limitar a produção de toxina e inativar o microrganismo, além de reduzir o risco de transmissão, embora não substitua o uso da imunoterapia com antitoxina diftérica. A penicilina e a eritromicina são os fármacos de escolha para o tratamento do bacilo diftérico. A eritromicina, considerada a substituta natural da penicilina G, é o antimicrobiano de eleição para o tratamento do bacilo diftérico em portadores e pacientes com difteria. Também é utilizada para o tratamento de portadores assintomáticos e profilaxia de contactantes não imunes. A antitoxina, produzida em equinos, evita a ação da toxina circulante, sendo a principal medida específica do tratamento de pacientes com difteria.

Profilaxia e controle

Em razão da ampla distribuição da bactéria, a profilaxia e o controle das afecções pelo gênero *Corynebacterium* são desafios constantes tanto para a medicina veterinária quanto para a medicina humana.

Em animais, de maneira geral, as ações de profilaxia e controle envolvem, principalmente, a manutenção de medidas rígidas de higiene nas instalações e nos ambientes. Na mastite por *C. bovis*, devem ser considerados procedimentos de controle e profilaxia para o grupo de agentes contagiosos, como higiene do ordenhador, manutenção do equipamento de ordenha, pós-*dipping* e terapia da vaca seca.

Nas infecções por *C. pseudotuberculosis* em ruminantes domésticos, a detecção precoce e a remoção dos animais doentes, associadas aos cuidados na aquisição de novos animais, são medidas fundamentais para o controle e a profilaxia da enfermidade nos rebanhos (descritos no capítulo sobre linfadenite caseosa ovina e caprina). Para o controle de *C. diphtheriae*, a vacinação e a higiene pessoal são de extrema importância para a interrupção do ciclo de transmissão da doença.

Saúde Pública

Nos últimos anos, elevado número de casos de difteria têm sido registrados em diferentes regiões do mundo, particularmente na China e na Índia. Na extinta União Soviética, entre 1991 e 1998, foram registrados mais de 157.000 casos de difteria humana, com aproximadamente 5.000 óbitos.

No Brasil, a difteria incide de modo endêmico, com ocorrência de surtos epidêmicos esporádicos. Prevalência de bacilo diftérico fermentador de sacarose foi observada no Rio de Janeiro, na década de 1980, o que o difere das estirpes clássicas da maioria dos outros países, que são negativas para sacarose.

C. diphtheriae tem sido considerado o agente etiológico de infecções diversas em humanos, mesmo em indivíduos previamente submetidos à vacinação. Em 2000, foi descrito, no Rio de Janeiro, o primeiro caso de difteria em adolescente, que evoluiu para quadro de endocardite mitral fatal, apesar do tratamento com penicilina.

Das 59 espécies do gênero *Corynebacterium*, 36 já foram descritas como pertencentes à microbiota da pele e do trato respiratório superior de humanos. Em alguns casos, é difícil distinguir colonização de infecção. As principais espécies de corinebactérias reconhecidas como verdadeiros patógenos em humanos encontram-se descritas na Tabela 20.3.

Desde 1970, alguns autores discutem as infecções graves causadas por BGPI. Naquela década, a maioria das infecções estava associada a quadros de bacteremia e endocardite em pacientes acometidos por neoplasias ou em tratamento com fármacos imunossupressores. As infecções humanas por corinebactérias podem acometer tanto pacientes imunocomprometidos quanto imunocompetentes.

Dentre as espécies de maior importância em humanos, merece destaque *C. diphtheriae*, que é objetivo de constante preocupação em Saúde Pública para diferentes países. A infecção por esse agente consiste em um processo infeccioso agudo, muitas vezes fatal, caracterizado por inflamação local, com formação de pseudomembrana na orofaringe e linfadenopatia cervical, podendo ocorrer, ainda, lesões cardíacas e neurológicas.

Tabela 20.3 Quadros clínicos e fatores predisponentes de infecções humanas relacionadas com *Corynebacterium* spp.

Microrganismos	Quadros clínicos principais
*C. diphtheriae** e *C. ulcerans*	Difteria, úlceras cutâneas, septicemia e endocardite
*C. jeikeium*MR	Infecção de ferida cirúrgica e prótese, septicemia, pneumonia, peritonite e endocardite
*C. urealyticum*MR*	Infecção urinária (cistite) e de ferida cirúrgica, septicemia, pneumonia, endocardite, peritonite e osteomielite
*C. striatum**	Pneumonia e meningite
*C. amycolatum*MR	Infecções em sítios intravenosos
C. afermentans	Infecções em sítios intravenosos e endocardite
*C. minutissimum*MR*	Eritrasma, abscesso mamário, septicemia e endocardite
*C. pseudodiphtheriticum**	Pneumonia e endocardite
*C. xerosis**	Infecção de ferida cirúrgica, endoftalmite, septicemia, endocardite e osteomielite
Fatores predisponentes	
Neoplasia, idade avançada, transplante, AIDS, diabetes, neutropenia, hospitalização e/ou antibioticoterapia por período prolongado, além de procedimento invasivo (cateterismo, implantes e válvulas)	

* = espécies que podem ser encontradas na colonização de superfícies cutaneomucosas de portadores assintomáticos; MR = maioria das estirpes multirresistente aos antimicrobianos.

C. jeikeium causa infecções graves, particularmente em ambiente hospitalar. Esse microrganismo coloniza as superfícies cutaneomucosas de indivíduos hospitalizados e integrantes do corpo clínico. O isolamento da bactéria de diversos materiais clínicos ocorre, principalmente, a partir de feridas cirúrgicas, sangue e fluido cerebrospinal. É frequente, também, a transmissão nosocomial.

C. amycolatum é uma espécie não lipofílica que apresenta parede celular desprovida de ácidos micólicos. Exibe comportamento bioquímico semelhante ao das espécies pertencentes aos complexos *C. minutissimum*, *C. xerosis* e *C. striatum*. Casos de endocardites por *C. amycolatum* foram associados ao uso de dispositivos intravasculares.

Em razão das espécies *C. minutissimum*, *C. xerosis* e *C. striatum* apresentarem características bioquímicas similares recomenda-se, atualmente, a diferenciação dessas espécies com base em análise genotípica.

C. minutissimum tem sido relacionado com quadros de eritrasma, abscessos, infecção oftalmológica, pielonefrite e infecções intravenosas, associados ao uso de dispositivos intravasculares em pacientes portadores de neoplasias. Casos de bacteremias também foram relatados em pacientes imunocompetentes.

C. xerosis é uma corinebactéria não lipofílica cujas colônias podem apresentar aspecto ressecado (*xeros* = seco). Essa espécie da bactéria tem sido isolada em casos de endocardite e feridas cirúrgicas. À semelhança de *C. minutissimum* e *C. xerosis*, *C. striatum* também está entre os microrganismos presentes na microbiota da pele, transmitidos para outros indivíduos no ambiente hospitalar. *C. striatum* tem sido relacionado com quadros de endocardite, com discreta reatividade ao teste de CAMP.

C. pseudodiphtheriticum (*C. hofmannii*) é frequentemente encontrado na nasofaringe e orofaringe de humanos. Tem sido relacionado com quadros de infecções do trato respiratório inferior em pacientes imunocomprometidos, incluindo portadores do HIV, diabéticos, transplantados, portadores de tumores malignos e doenças coronarianas, notadamente em ambiente hospitalar. O microrganismo também foi identificado em processos infecciosos do trato respiratório inferior em indivíduos imunocompetentes.

O estabelecimento do potencial patogênico de *C. pseudodiphtheriticum* é baseado em critérios adotados para outros patógenos do trato respiratório superior, incluindo sinais e sintomas clínicos, presença de BGPI e de células inflamatórias na bacterioscopia direta, número absoluto de microrganismos na cultura, patogenicidade de outros microrganismos isolados em associação e número de espécimes clínicos utilizados para o diagnóstico de BGPI.

C. afermentans subesp. *afermentans* (CDC grupo ANF-l) são bactérias não lipofílicas, presentes na microbiota da pele. Têm sido isoladas, principalmente, de hemoculturas. Aproximadamente 60% das estirpes isoladas de humanos são positivas para o teste de CAMP. Já *C. afermentans* subesp. *lipophilum* é a única espécie lipofílica que apresenta reação positiva a este teste. Em humanos, as estirpes são isoladas, em geral, de sangue e feridas cutâneas superficiais.

A imunidade contra difteria é mediada por anticorpos, primariamente contra a toxina. O tipo de anticorpo produzido após infecção natural ou imunização ativa é da classe IgG, o qual pode ser induzido por infecção clínica assintomática, no estado portador e, mais efetivamente, após imunização com o toxoide diftérico. Mesmo em populações vacinadas, o ressurgimento da difteria em adultos pode ser justificado por baixos níveis de IgG antitoxina diftérica entre esses indivíduos.

A precocidade do diagnóstico da difteria é de suma importância, já que o prognóstico da doença está intimamente relacionado com o tempo decorrente entre o início do quadro clínico e o emprego de terapêutica específica.

Na rotina médica, o diagnóstico em humanos é realizado com base em achados epidemiológicos, manifestações clínicas, isolamento de *C. diphtheriae* em meios de cultura e constatação de toxicidade da linhagem.

No Brasil, geralmente se utiliza o teste de fluorescência sob luz ultravioleta em meio B de King (Figura 20.3), aliado aos testes bioquímicos de fermentação dc açúcares (glicose e maltose) e hidrólise de ureia em meio duplo açúcar/ureia (DAU) (Figura 20.4) no diagnóstico de *C. diphtheriae*.

O tratamento das corinebacterioses em humanos deveria ser respaldado em testes *in vitro* de sensibilidade microbiana. No entanto, em razão da gravidade da doença, comumente os resultados dos exames laboratoriais não são aguardados para que o tratamento seja iniciado. A maioria das estirpes de *C. pseudodiphtheriticum* tem apresentado sensibilidade *in vitro* aos aminoglicosídios e vancomicina, além de demonstrar resistência aos fármacos clindamicina, eritromicina, tetraciclina e quinolonas.

C. afermentans subesp. *afermentans* e *C. afermentans* subesp. *lipophilum* costumam ser sensíveis aos antimicrobianos do grupo dos beta-lactâmicos. Linhagens multir-

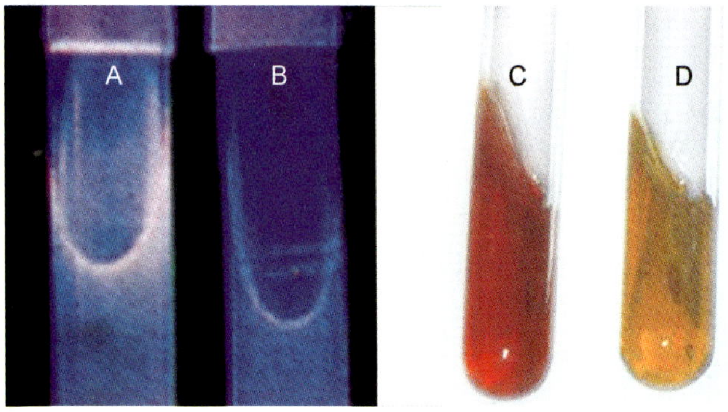

Figura 20.3 Esquema de triagem King/DAU. Resultado positivo nos testes de (**A**) fluorescência em meio B de King e (**C**) DAU indicativo de *C. diphtheriae*. Controles negativos (**B** e **D**).

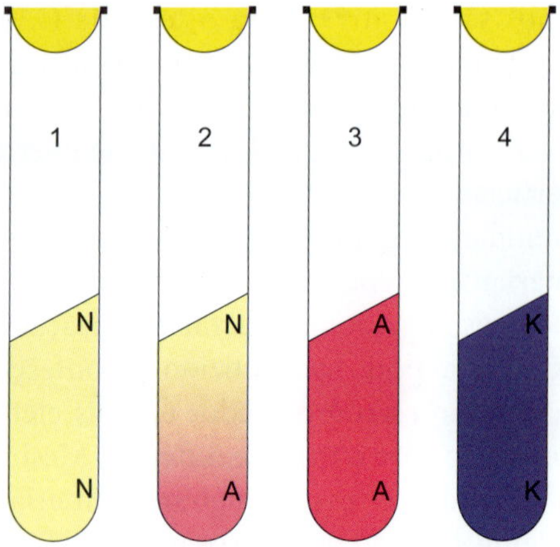

Figura 20.4 Esquema representativo do meio DAU. Tubo 1: resultado negativo para glicose, maltose e ureia; tubo 2: resultado positivo para glicose; tubo 3: resultado positivo para glicose e maltose; tubo 4: resultado positivo para ureia. N = reação neutra; A = reação ácida; K = reação alcalina.

resistentes de *C. jeikeium* e *C. amycolatum* têm sido relatadas, mostrando sensibilidade somente para vancomicina. Foram descritas, ainda, estirpes de *C. striatum* resistentes a macrolídeos, lincosaminas e quinolonas.

A ingestão de leite cru ou pasteurizado inadequadamente deve ser considerada na transmissão de *C. bovis* para humanos. Foram relatados seis casos de infecções humanas por *C. bovis,* dos quais um paciente evoluiu para óbito por endocardite.

C. kutscheri, por ser comum em ratos, camundongos e porquinhos-da-índia, apresenta riscos em Saúde Pública, pois essas espécies animais são adotadas, por vezes, como de estimação, havendo estreita proximidade com humanos, particularmente crianças, bem como profissionais que lidam com esses animais diariamente, como é o caso de técnicos de laboratório e de biotérios.

➤ Bibliografia

Barksdale L, Linder R, Sulea IT, Pollice M. Phospholipase D activity of Corynebacterium pseudotuberculosis (Corynebacterium ovis) and Corynebacterium ulcerans, a distinctive marker within the genus Corynebacterium. J Clin Microbiol. 1981;13(2):335-43.

Camello TCF, Mattos-Guaraldi AL, Formiga LCD, Marques EA. Nondiphtherial Corynebacterium species isolated from clinical specimens of patients in a university hospital, Rio de Janeiro, Brazil. Bras J Microbiol. 2003;34:39-44.

Collins MD, Bernard KA, Hutson RA, Sjöden B, Nyberg A, Falsen E. Corynebacterium sundsvallense sp. nov., from human clinical specimens. Int J Syst Bacteriol. 1999;49(Suppl 2):361-6.

Domingues PF, Langoni H. Manejo sanitário animal. Rio de Janeiro: Epub, 2001.

Efstratiou A, Engler KH, Dawes CS, Sesardic D. Comparison of phenotypic and genotypic methods for detection of diphtheria toxin among isolates of pathogenic corynebacteria. J Clin Microbiol. 1998;36(11):173-7.

Foley JE, Spier SJ, Mihalyi J, Drazenovich N, Leutenegger CM. Molecular epidemiologic features of Corynebacterium pseudotuberculosis isolated from horses. Am J Vet Res. 2004;65(12):1734-7.

Formiga LCD, Camello TCF. Quando, por que e como devemos identificar os corineformes. Rev Bras Pat Clin. 1987;23:116-8.

Formiga LCD. Diagnóstico microbiológico da difteria. Rev Bras Patol Clin. 1986; 22:52-8, 90-3, 122-30.

Freney J, Duperron MT, Courtier C, Hansen W, Allard F, Boeufgras JM *et al.* Evaluation of API Coryne in comparison with conventional methods for identifying coryneform bacteria. J Clin Microbiol. 1991;29(1):38-41.

Funke G, Bernard KA. Coryneform Gram-positive rods. In: Murray PR, Baron EJ, Jorgensen JH, Pfaller MA, Yokel RH, editors. Manual of clinical microbiology. 8.ed. Washington, DC: American Society for Microbiology; 2003. p. 502-31.

Galazka A. The changing epidemiology of diphtheria in the vaccine era. J Infect Dis. 2000;181(Suppl 1):S2-9.

Hadfield TL, McEvoy P, Polotsky Y, Tzinserling VA, Yakovlev AA. The pathology of diphtheria. J Infect Dis. 2000;181(Suppl 1):S116-20.

Hasselhorn H, Nübling M, Tiller FW, Hofmann F. Factors influencing immunity against diphtheria in adults. Vaccine. 1998;16(1): 70-5.

Hiroshi N, Popovic T. Development of a rapid ribotyping method for Corynebacterium diphtheriae by using PCR single conformation polymorphism: comparison with standard ribotyping. J Microbiol Methods. 1998;31:127-34.

Holt JG, Krieg NR, Sneath PHA, Staley JT, Williams ST. Bergey's manual determinative bacteriology. 9.ed. Baltimore: Williams & Wilkins; 1993.

Janda WM. The corynebacteria revisited new species, identification kits, and antimicrobial susceptibility testing. Clin Microbiol Newslett. 1999;21(Suppl 22):175-82.

Johnson WD, Kaye D. Serious infections caused by diphtheroids. Am N Y Acad Sci. 1970;174(2):569-76.

Lagrou K, Verhaegen J, Janssens M, Wauters G, Verbist L. Prospective study of catalase-positive coryneform organisms in clinical specimens: identification, clinical relevance and antibiotic susceptibility. Diagn Microbiol Infect Dis. 1998;30(1):7-15.

Martínez-Martínez L, Suárez AI, Ortega MC, Perea EJ. Comparative in vitro activities of new quinolones against coryneform bacteria. Antimicrob Agents Chemother. 1994;38(6):1439-41.

Mattos-Guaraldi AL, Formiga LCD. Bacteriological properties of a sucrose-fermenting Corynebacterium diphtheriae strain isolated from a case of endocarditis. Curr Microbiol. 1998;37(3):156-8.

Mattos-Guaraldi AL, Formiga LCD, Camello TCF, Pereira GA, Hirata Júnior R, Halpern M. Corynebacterium diphtheriae threats in cancer patients. Rev Argent Microbiol. 2001;33(2):96-100.

Mattos-Guaraldi AL, Moreira LO, Damasco PV, Hirata Júnior R. Diphtheria remains a threat to health in the developing world: an overview. Mem Inst Oswaldo Cruz. 2003;98(8):987-93.

Pallen MJ, Hay AJ, Puckey LH, Efstratiou A. Polymerase chain reaction for screening clinical isolates of corynebacteria for the production of diphtheria toxin. J Clin Pathol. 1994;47(4):353-6.

Pappenheimer Júnior AM. Diphtheria toxin. Annu Rev Biochem. 1977;46:69-94.

Quinn PJ, Carter ME, Markey BK, Carter GR. Clinical veterinary microbiology. London: Wolfe Publishing; 1994. p. 137-43.

Quinn PJ, Markey BK, Carter ME, Donnelly WJ, Leonard FC. Microbiologia veterinária e doenças infecciosas. Porto Alegre: Artmed; 2005. p. 67-70.

Riegel P. Les Corynébactéres, aspects bactériologiques et cliniques. Ann Biol Clin. 1998;56(3):285-96.

Riegel P, Ruimy R, Christen R, Monteil H. Species identities and antimicrobial susceptibilities of corynebacteria isolated from various clinical sources. Eur J Clin Microbiol Infect Dis. 1996; 15(8):657-62.

Sewell DL, Coyle MB, Funke G. Prosthetic valve endocarditis caused by Corynebacterium afermentans subsp. lipophilum (CDC coryneform group ANF-1). J Clin Microbiol. 1995;33(3):759-61.

Soriano F, Zapardiel J, Nieto E. Antimicrobial susceptibilities of Corynebacterium species and other non-spore-forming gram positive bacilli to 18 antimicrobial agents. Antimicrob Agents Chemother. 1995;39(1):208-14.

Trabulsi LR, Alterthum F, Gompertz OF, Candeias JAN. Microbiologia. 3.ed. São Paulo: Atheneu; 1999.

Enfermidades pelo Gênero *Nocardia* 21

Márcio Garcia Ribeiro e Larissa Anuska Zeni Condas

Definição

Nocardiose é a designação da doença causada por bactérias do gênero *Nocardia*, oportunistas, de potencial zoonótico, caracterizada por lesões piogranulomatosas em diferentes tecidos, manifestada principalmente por dermatites, abscessos, linfadenite, pneumonia e mastite em animais.

Sinonímia: farcinose.

Etiologia

O gênero *Nocardia* pertence ao grupo dos actinomicetos aeróbicos, classificados na ordem *Actinomycetales*. Esses microrganismos constituem um conjunto complexo de bactérias, no qual os gêneros *Nocardia*, *Mycobacterium*, *Rhodococcus*, *Actinomyces* e *Dermatophilus* são reconhecidamente patogênicos para animais e humanos.

A denominação *Nocardia* foi atribuída a esse gênero de bactérias em homenagem ao microbiologista veterinário Edmond Nocard que, em 1888, teve a primazia de descrever microrganismo filamentoso aeróbico em bovinos que apresentavam nodulações cutâneas fistulosas de caráter purulento, linfangite e linfadenite regional, intitulado, à época, *Nocardia farcinica*. Em 1890, Eppinger relatou microrganismo similar, reconhecido como o primeiro caso de nocardiose em paciente humano, acometido por abscesso cerebral.

As características morfológicas e as propriedades de isolamento em meios convencionais das espécies de *Nocardia* são semelhantes para fungos micelianos e leveduras. Por esse motivo, o microrganismo foi considerado fungo por décadas, causando equívocos no diagnóstico e controvérsia entre os taxonomistas.

As espécies do gênero *Nocardia* são aeróbicas, mas toleram microaerofilia (5 a 10% de CO_2), multiplicando-se em ampla variação de temperatura (10 a 42°C), embora o isolamento seja ideal a 37°C. O isolamento microbiano é obtido em meios convencionais, como ágar acrescido de sangue ovino ou bovino (5%), desfibrinado, ou ágar nutriente, em condições de aerobiose, a 37°C. Entre 48 e 72 h, a bactéria mostra colônias entre 1 e 2 mm de diâmetro, secas ou úmidas, convexas, aderidas ao meio, de aspecto pulverulento (ou pó de giz), com enrugamento no centro das colônias e coloração comumente branca (Figura 21.1). Conforme a espécie bacteriana ou o envelhecimento das culturas, as espécies do microrganismo podem apresentar, também, outras tonalidades (do amarelo ao alaranjado, castanho, vermelho ou róseo).

No meio de ágar Sabouraud-dextrose, em condições de aerobiose a 37°C, são observadas colônias entre 3 e 5 dias, de aspecto circular ou cerebriforme, convexas, úmidas ou ressecadas, com formação de sulcos ou enrugamento no centro das colônias (Figura 21.2), em tonalidades semelhantes às observadas em meio de ágar-sangue.

Morfologicamente, *Nocardia* sp. apresenta-se grampositiva, 0,5 a 2 μm de diâmetro, com formato cocoide, em bastonetes delicados ou pleomórficos. Após algumas horas de multiplicação, o microrganismo sofre fragmentação,

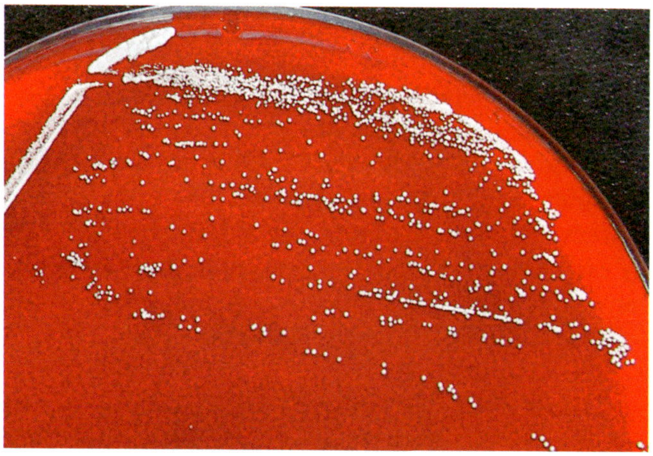

Figura 21.1 Aspecto ressecado de colônias do gênero *Nocardia*, aderidas ao meio, de tonalidade esbranquiçada, com 48 h de incubação em aerobiose no meio de ágar-sangue ovino, isoladas de vaca com mastite.

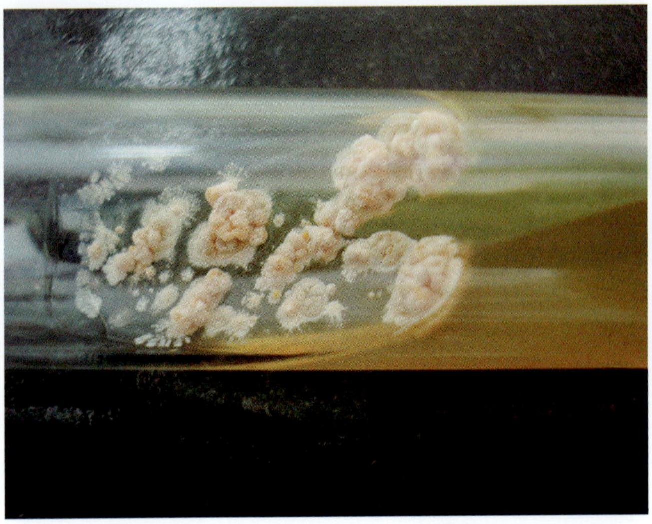

Figura 21.2 Detalhe de isolamento de *N. nova* em ágar Sabouraud-dextrose, após 72 h de incubação em aerobiose, mostrando aspecto ressecado e coloração amarelada, com formação de sulcos (enrugamento) no centro das colônias.

modulando-se em organismos caracteristicamente filamentosos ou ramificados, que lembram raízes de árvores. Esse processo, conhecido como fragmentação bacteriana e formação de micélios aéreos ou pseudo-hifas, é responsável pelo aspecto macroscópico pulverulento (pó de giz) das colônias, frequentemente confundido com o isolamento de fungos micelianos ou leveduras. Em colorações citológicas, como Giemsa, Panótico, Faraco e Grocott, as bactérias do gênero *Nocardia* também apresentam aspecto ramificado, de modo isolado ou em grandes grupos de microrganismos.

Essas bactérias são imóveis, não esporuladas e positivas para catalase e oxidase. O microrganismo é parcialmente acidorresistente, em razão da presença de ácido micólico na parede bacteriana. Essa propriedade possibilita a caracterização do gênero por métodos tintoriais, como Kinyoun ou Ziehl-Neelsen modificado. Após passagens sucessivas em meios de cultura, o microrganismo pode perder a característica de acidorresistência parcial.

Até as últimas décadas, a classificação microbiológica de rotina da bactéria foi objeto de divergência entre os taxonomistas, baseada em características fenotípicas, incluindo a utilização de diferentes substratos e perfil de sensibilidade a determinados antimicrobianos. Entre esses substratos, destacam-se a hidrólise da caseína, xantina, hipoxantina e tirosina, e assimilação dos carboidratos glicose, glicerol, galactose, inositol, adonitol e trealose.

Recentemente, a identificação bacteriana das espécies de *Nocardia* tem sido baseada na avaliação molecular do fragmento genômico conservado 16S rRNA, por PCR e RFLP (análise de restrição de fragmentos polimórficos), sequenciamento molecular e análise filogenética. Essas técnicas moleculares têm possibilitado a detecção de novas espécies da bactéria, a reclassificação taxonômica de espécies e a identificação direta do patógeno em espécimes clínicos.

O gênero *Nocardia* compreende mais de 90 espécies. Destas, mais de 30 espécies já foram descritas em infecções oportunistas em humanos e cerca de 30 espécies acometendo animais. Muitas espécies da bactéria são saprófitas do ambiente e não apresentam patogenicidade para animais domésticos ou humanos. Em razão da coexistência de classificação fenotípica e molecular, as espécies da bactéria descritas por ambos métodos serão referidas no capítulo.

Classificação fenotípica

As espécies mais patogênicas para animais domésticos, classificadas com base fenotípica, são representadas por complexo *Nocardia asteroides* (*N. asteroides*), *Nocardia brasiliensis* (*N. brasiliensis*), *Nocardia pseudobrasiliensis* (*N. pseudobrasiliensis*), *Nocardia transvalensis* (*N. transvalensis*), *Nocardia otitidiscaviarum* (*N. otitidiscaviarum*) e *Nocardia africana* (*N. africana*). O complexo *N. asteroides* foi subdividido nos tipos I, II, III, IV, V e VI. Os tipos III e V foram denominados, respectivamente, *N. nova* e *N. farcinica*. Já *N. otitidiscaviarum* substituiu a denominação anterior *N. caviae*.

N. asteroides, *N. nova*, *N. farcinica* e *N. brasiliensis* foram descritas nas últimas décadas – com base na classificação fenotípica – como as principais espécies que acometem animais de produção e de companhia.

Classificação molecular

Recentes estudos moleculares, fundamentados na detecção da fração 16S rRNA, reclassificaram ou introduziram espécies do gênero *Nocardia*. Com base nessa nova classificação por técnicas moleculares, *N. asteroides*, *N. farcinica* e *N. nova* têm sido relatadas como as principais espécies da bactéria envolvidas na casuística da nocardiose em animais domésticos. *N. otitidiscaviarum* e *N. africana* foram descritas, recentemente, em gatos. No entanto, tanto na classificação fenotípica quanto na molecular (ou com base genética), *N. asteroides* é considerada a espécie mais patogênica para a maioria dos animais domésticos.

A patogenicidade da bactéria é atribuída à capacidade de manutenção intracelular em fagócitos (neutrófilos e macrófagos), à constituição da parede bacteriana, à inibição da formação do fagolisossomo, à resistência aos mecanismos enzimáticos dos fagócitos (incluindo produtos ácidos e oxidativos) e à resistência aos antimicrobianos convencionais.

A presença de ácido micólico, arabinose, galactose e lipopolissacarídios, compondo uma camada espessa no peptidioglicano da parede bacteriana, confere à bactéria grande resistência ao processo de fagocitose. A produção do superóxido dismutase e da catalase pelo microrganismo dificulta a atividade microbicida dos fagócitos no interior do fagolisossomo. O ácido micólico confere às espécies do gênero *Nocardia* a característica de acidorresistência parcial.

Classicamente, as infecções por espécies do gênero *Nocardia* em animais induzem a reações piogranulomatosas, de difícil resolução tecidual, com tendência ao desenvolvimento de processos inflamatórios de evolução crônica.

Epidemiologia

A nocardiose apresenta distribuição mundial. Em animais domésticos, a infecção natural por *Nocardia* spp. foi relatada em cães, gatos, bovinos, suínos, equinos, ovinos, búfalos, além de aves, peixes, cervídeos e cetáceos. A doença em animais domésticos geralmente é esporádica e não contagiosa.

O microrganismo é ubíquo, encontrado no solo, na água (doce e salgada), nas plantas e em matéria orgânica em decomposição. Não existem vetores, tampouco transmissores especiais, envolvidos na transmissão da nocardiose em animais domésticos, posto que a bactéria está amplamente distribuída no ambiente.

Em animais domésticos, as infecções ocorrem, preferencialmente, pelas vias transcutânea, mamária ascendente, aerógena e digestória. Em equinos e bovinos, a infecção periodontal e/ou a ingestão de alimentos grosseiros, pontiagudos e contaminados com a bactéria podem ocasionar lesões na cavidade bucal (gengiva e palato), que tendem a evoluir para inflamações ósseas na região de mandíbula. Em vacas e pequenos ruminantes, o microrganismo desenvolve inflamações mamárias por contaminação ascendente pelo canal do teto ou por lesões traumáticas no tecido da glândula mamária e nos tetos.

A ocorrência da doença e a infectividade das diferentes espécies pode variar geograficamente, influenciada por procedimentos de manejo, bem como fatores ambientais, que incluem condições de umidade, temperatura e vento.

No Brasil, Corrêa e Corrêa relataram o gênero *Nocardia* em várias espécies de animais na região de Botucatu, SP. Nocardiose mamária com presença de fístulas, causada por *N. brasiliensis*, foi descrita em 1971. No mesmo ano, os autores registraram, em suínos, linfadenite de aspecto tuberculoso por *N. asteroides*. Em 1974, relataram diagnóstico histológico do gênero *Nocardia* em fígado de coelho, de aspecto granulomatoso, além de nocardiose óssea em mandíbula de égua, em 1979, e mastite em vaca leiteira por *N. asteroides*, em 1980.

Cães e gatos

Em cães e gatos, a nocardiose é transmitida, predominantemente, pela via transcutânea, por penetração de corpos estranhos, vulnerações ou traumatismos na pele. Em gatos domésticos, a transmissão está relacionada com as disputas por território ou fêmeas no período reprodutivo, o que leva à inoculação percutânea da bactéria pelas unhas ou mesmo por mordeduras em brigas envolvendo animais da mesma espécie. Verificou-se isolamento de *Nocardia* spp. da região subungueal de cães e gatos, fato que favorece a infecção transcutânea da bactéria nessas espécies.

A inalação de aerossóis também deve ser considerada na cadeia epidemiológica da doença em cães e gatos, particularmente em ambientes contaminados, excessivamente secos, que favoreçam a aerossolização, ou em locais de grande fluxo de animais, como hospitais veterinários, canis, gatis, *pet shops* e feiras de comércio e exposição de animais.

Parece haver maior frequência da nocardiose em cães machos com até 2 anos de idade. Nos EUA, estudo clínico-epidemiológico em 53 casos de nocardiose, em cães, revelou que a doença foi três vezes mais frequente em machos que em fêmeas, e 82,7% dos animais tinham menos de 2 anos de idade.

A nocardiose em cães e gatos está intimamente relacionada com as doenças infecciosas imunossupressoras, notadamente a cinomose em cães, e a imunodeficiência e leucemia em felinos. O estado de debilidade orgânica determinado por essas doenças imunossupressoras favorece o comportamento oportunista do microrganismo.

No Brasil, a primeira notificação detalhada de nocardiose canina ocorreu, provavelmente, na Bahia, na década de 1960, em animal com grave infecção pulmonar por *N. asteroides*. Subsequentemente, em 1973, foi relatada, na região de Botucatu, SP, nocardiose em cão coinfectado com o vírus da cinomose, no qual a gravidade da infecção pulmonar e a refratariedade à terapia foi ressaltada, assim como a disseminação hepática e esplênica do microrganismo.

Em 10 cães com nocardiose coinfectados com o vírus da cinomose, identificados em 2002, no estado de São Paulo, evidenciou-se isolamento de *N. asteroides* em animais que apresentavam lesões cutâneas e linfadenopatia, principalmente nas regiões cervicofacial e inguinal. Somente um dos animais manifestou sinais de pneumonia.

Estudo realizado em 2008, em nove cães com nocardiose, no estado de São Paulo, por Ribeiro *et al.*, revelou que *N. asteroides*, *N. otitidiscaviarum* e *N. nova* foram as principais espécies da bactéria (diagnosticadas por métodos fenotípicos), identificadas, preferencialmente, em animais jovens, coinfectados com o vírus da cinomose, apresentando lesões cutâneas e em linfonodos da região cervical. Ainda no estado de São Paulo, foi relatado, em 2011, caso incomum de meningoencefalite por *N. asteroides* em cão coinfectado com o vírus da cinomose, evoluindo rapidamente para óbito, apesar da instituição de terapia antiviral e antimicrobiana.

Os sinais clínicos relatados em gatos são similares aos observados em cães, embora com menor prevalência. Em felinos, predomina a manifestação cutânea, incluindo formação de abscessos, celulite, úlceras e nódulos, com tendência à fistulização de conteúdo purulento, particularmente na extremidade dos membros e nas áreas inguinal e cervical ventral. A disseminação da bactéria em gatos determina quadros graves de pleurite, peritonite, pneumonia e piotórax.

A revisão dos principais aspectos clínico-epidemiológicos de 17 casos de nocardiose em felinos, por Malik *et al.*, em 2006, revelou que a doença foi causada, em especial, por *N. nova*, com lesões predominantemente cutâneas e progressão para quadros sistêmicos. A doença ocorreu mais comumente em felinos imunossuprimidos, dos quais três animais submetidos à terapia prolongada com corticoides, três acometidos pelo vírus da imunodeficiência felina e um transplantado renal.

No Brasil, Farias *et al.*, em 2012, descreveram infecção por *N. africana*, diagnosticada por métodos moleculares em gato da região de Curitiba, PR. O animal apresentava grave osteomielite mandibular e celulite.

Infecções mamárias em ruminantes

As infecções da glândula mamária constituem-se na principal manifestação da nocardiose em ruminantes domésticos, particularmente em vacas e cabras. *Nocardia* spp. são considerados microrganismos de origem ambiental na casuística da mastite em animais domésticos. Esse grupo de bactérias tem o solo (principalmente terra) como *habitat* e costuma promover a infecção da glândula mamária no ambiente contaminado, onde são mantidos os animais nas entre-ordenhas.

As propriedades que apresentam animais com nocardiose mamária, comumente, têm histórico de acúmulo de barro, fezes e matéria orgânica em decomposição próxima à sala de ordenha, além de contaminação da água utilizada na sala de ordenha e em soluções de pré e pós-*dipping*. Casos e surtos de nocardiose mamária em vacas têm sido associados, também, à contaminação de cânulas durante o tratamento intramamário na lactação ou da vaca seca.

No Brasil, desde 1987, casos de mastite bovina, principalmente por *N. asteroides* e *N. brasiliensis*, têm sido registrados. Em 1998, o exame microbiológico de 20.310 amostras de leite de quartos mamários oriundos de 5.216 vacas, em especial dos estados de São Paulo e Minas Gerais, acusou isolamento do gênero *Nocardia* em 6,6% dos isolados.

A etiologia da mastite bovina em 91 vacas em lactação e 47 secas revelou isolamento de *Nocardia* spp. em 4,55% e 2,15%, respectivamente, em animais em lactação e no período seco. Apesar do isolamento de outras espécies de *Nocardia* em vacas, *N. asteroides* parece ser a espécie mais prevalente nos casos de mastite bovina.

Em 2008, *N. otitidiscaviarum* foi relatado pela primeira vez no Brasil por Ribeiro *et al.* como agente de mastite bovina, em animais provenientes do estado de São Paulo. Nesse estudo, *N. asteroides* e *N. otitidiscaviarum* foram às espécies mais frequentes nos casos de nocardiose mamária, diagnosticados com base em métodos fenotípicos.

Estudo baseado em técnicas moleculares, conduzido em 2013 por Condas *et al.*, com isolados de várias espécies animais – principalmente nos estados de São Paulo e Rio Grande do Sul –, identificou maior prevalência de *N. nova* e *N. farcinica* em vacas com mastite, bem como *N. nova* e *N. farcinica* em cães e gatos com celulite, nódulos cutâneos, pneumonia e lesões neurológicas. No mesmo estudo, foi descrita a ocorrência incomum de *N. veterana* em afecções cutâneas em cães e gatos, *N. puris* e *N. arthritidis* em vacas com mastite, *N. farcinica* em cabra com mastite e *N. nova* em equino com pneumonia.

Equinos

A nocardiose equina é uma doença esporádica, em geral associada com animais acometidos por doenças imunossupressivas. A maioria dos casos são relatados em equinos com distúrbios da glândula pituitária e na imunodeficiência de potros da raça Árabe.

Farcinose

A formação de nódulos cutâneos por inflamação dos vasos linfáticos (linfangite), de evolução crônica e ocorrência esporádica em bovinos, causada por *N. farcinica* (*N. asteroides* tipo V), também é conhecida como farcinose.

➤ Patogenia

A patogenicidade é influenciada pela virulência e espécie de *Nocardia*, pelo local de infecção, pela suscetibilidade da espécie animal, pelo *status* imune do animal acometido e pelo desenvolvimento de inflamação piogranulomatosa. A evolução e gravidade dos casos estão relacionadas com a habilidade da linhagem de *Nocardia* de resistir à fagocitose inicial por neutrófilos e macrófagos ativados, além de outros mecanismos de imunidade mediada por células.

Os microrganismos do gênero *Nocardia* são tipicamente oportunistas. Após o ingresso da bactéria nos animais domésticos pela pele, por via oral ou respiratória, ocorre fagocitose ativa do microrganismo por neutrófilos e, mais tardiamente, por macrófagos. A resposta imune em animais diante das infecções por *Nocardia* é essencialmente mediada por células. A presença de ácido micólico, lipídios, ácidos, enzimas (catalase e superóxido dismutase) e outros componentes da parede bacteriana confere resistência ao organismo no interior do fagolisossomo dos neutrófilos e macrófagos, dificultando a inativação da bactéria por mecanismos convencionais de defesa imunológica do animal. Ademais, certas toxinas têm sido recentemente descritas em linhagens de *Nocardia*, que podem contribuir na virulência da bactéria. Os neutrófilos são pouco efetivos contra a bactéria, mas retardam o processo infeccioso até que linfócitos citotóxicos e macrófagos ativados possam combater o agente. A presença de grande número de bactérias no interior do citoplasma determina a morte dos fagócitos.

O microrganismo pode ficar restrito ao local de infecção ou disseminar-se, por contiguidade, para órgãos adjacentes, ou pela via linfo-hemática, para outros órgãos parenquimatosos.

Decorridas 2 a 3 semanas da infecção, os órgãos afetados desenvolvem reação piogranulomatosa, cujo arcabouço celular peculiar é constituído pelo microrganismo caracteristicamente filamentoso no interior da lesão – livre ou no interior do citoplasma de fagócitos –, circundado por macrófagos modulados em células epitelioides, neutrófilos e, eventualmente, células gigantes. Secundariamente, o piogranuloma apresenta contingente variável de outras células, como linfócitos e plasmócitos, delimitado externamente por cápsula fibrosa. A arquitetura clássica dos piogranulomas é característica de infecções causadas por certos microrganismos refratários (como os actinomicetos), cuja resposta tecidual visa circundar o microrganismo em contingente celular diverso, delimitado por cápsula fibrosa, a fim de impedir a disseminação do agente. Em virtude da manutenção intracitoplasmática do organismo em fagócitos, a imunidade desenvolvida contra a bactéria, pelo animal suscetível, é preferencialmente de origem celular, enquanto a imunidade humoral (mediada por linfócitos B) parece apresentar pouca efetividade no combate à bactéria.

Nas infecções mamárias, a bactéria determina reações piogranulomatosas com grave destruição do parênquima mamário e da capacidade funcional glandular, o que costuma levar à perda das mamas e/ou inviabilizar a manutenção dos animais no plantel.

Nas infecções em região da mandíbula, em equinos e bovinos, o microrganismo determina grave reação periosteal e osteomielite.

Clínica

Mastite, lesões em tecido cutâneo e subcutâneo, abscessos em órgãos e pneumonia são as manifestações clínicas mais comuns da nocardiose em animais domésticos.

Animais de companhia

A nocardiose em animais de companhia é caracterizada por lesões tegumentares, linfadenite, pneumonia e abscessos em órgãos, também conhecidas como manifestações linfocutânea, pulmonar e disseminada.

N. asteroides, N. brasiliensis, N. otitidiscaviarum e *N. nova* são as espécies mais frequentemente relatadas em cães e gatos, diagnosticadas por métodos fenotípicos. Mais recentemente, *N. africana, N. elegans* e *N. tenerifensis* foram relatadas em gatos e *N. abscessus* em cão, identificadas por métodos moleculares.

Nos cães, a doença geralmente se manifesta por lesões cutâneas e subcutâneas, por abscessos, nódulos (Figura 21.3), úlceras e linfadenopatia, em especial nas regiões cervicofacial e inguinal. As lesões de pele são flutuantes, podendo fistular e drenar conteúdo purulento, com presença de pequenos grumos (grânulos de enxofre).

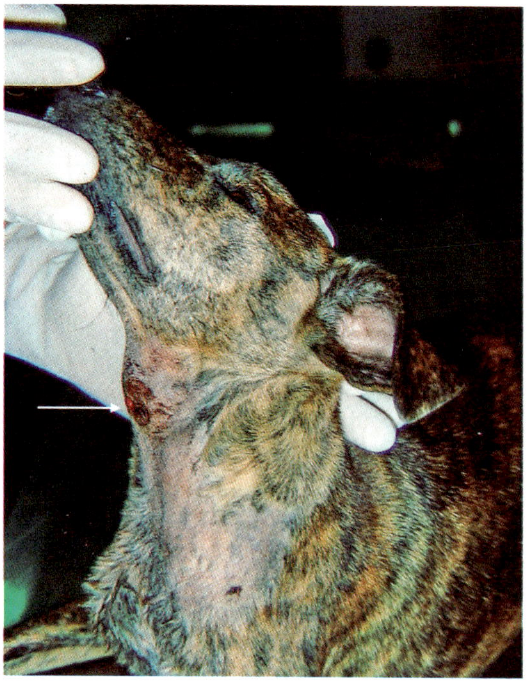

Figura 21.3 Lesão nodular cutânea causada por *N. asteroides*, de consistência endurecida, flutuante, na região do pescoço de cão (seta) coinfectado com o vírus da cinomose.

A disseminação da bactéria pelos tecidos cutâneo e subcutâneo determina grave celulite exsudativa, com fistulização do tecido desvitalizado. Menos comumente se observa pneumonia. Nos EUA, a avaliação retrospectiva de 48 cães com lesões cutâneas e/ou pulmonares, sugestivas de nocardiose ou actinomicose, revelou predominância de lesões cutâneas/subcutâneas e linfadenopatia na região cervicofacial.

Em animais de companhia, as principais complicações clínicas da doença resultam da disseminação do microrganismo da pele e dos linfonodos para os órgãos parenquimatosos. Nos casos de envolvimento pulmonar em cães e gatos, observam-se sinais de febre, diminuição do apetite, hemoptise, dificuldade respiratória e descarga nasal mucopurulenta, podendo evoluir para óbito em poucos dias. Ocasionalmente, pode haver disseminação da bactéria para o sistema nervoso central, determinando casos de meningoencefalite e hidrocefalia em cães e gatos.

Raramente o agente acomete ossos, coração, trato urinário, articulações, bexiga, baço e medula óssea de animais de companhia. No entanto, osteomielite por *N. africana* foi relatada em gato atendido por Farias *et al.*, em Curitiba, PR, em 2012, com aumento de volume facial, linfadenopatia regional e fistulização de conteúdo purulento. Nos casos de osteomielite, os animais apresentam lise e rarefação óssea, com intensa reação periosteal, particularmente em membros, face e coluna vertebral.

A disseminação do agente em cães e gatos está associada à presença de abscessos em órgãos (como fígado, rins, linfonodos mesentéricos), bem como ao desenvolvimento de piotórax, pleurite e peritonite.

A manifestação pulmonar e cutânea em cães está intimamente associada à coinfecção pelo vírus da cinomose. A manifestação disseminada da nocardiose em cães acomete órgãos internos e, usualmente, ocorre em animais com menos de 12 meses, período que coincide com a alta infecção pelo vírus da cinomose nessa espécie.

A infecção gastrintestinal em cães e gatos causa gengivite, úlceras na cavidade nasal e halitose. Em gatos, as infecções pelo gênero *Nocardia* são manifestadas, principalmente, por linfadenite, linfangite, lesões cutâneas, febre, anorexia e emagrecimento. Os felinos com infecções cutâneas e/ou linfáticas apresentam propensão à disseminação da bactéria, determinando quadros de piotórax e peritonite. A propagação do microrganismo pode causar a formação de abscessos em fígado, rim e linfonodos das cavidades torácica e abdominal.

Nocardiose em ruminantes

A mastite é a principal manifestação da nocardiose em animais de produção. Menos comumente causa, nessas espécies, lesões cutâneas, linfadenite, infecções de feridas, onfalopatias, pneumonia e abscessos em órgãos.

N. asteroides, N. nova, N. otitidiscaviarum e *N. farcinica* são as espécies mais comumente descritas na mastite em ruminantes domésticos (particularmente vacas e cabras), diagnosticados por métodos fenotípicos. Em 2013, *N. nova* e *N. farcinica* foram as espécies mais frequentemente detectadas por Condas *et al.*, com base em técnicas moleculares (gene 16S rRNA), em 80 casos de mastite bovina no Brasil. No mesmo estudo, foram identificadas outras espécies incomuns nesse tipo de afecção, como *N. puris, N. veterana, N. cyriacigeorgica, N. arthritidis* e *N. africana.*

A nocardiose mamária costuma ocorrer de modo clínico, de evolução predominantemente crônica, com baixa resposta ao tratamento antimicrobiano convencional por via intramamária. Ao exame clínico se observa formação de abscessos, nódulos ou necrose, tendendo à fistulização, particularmente em vacas e cabras. *Nocardia* spp. pode acometer uma ou mais glândulas mamárias. Comumente, está restrita a poucos animais no rebanho. No entanto, na Itália e no Canadá, foram descritos surtos ocasionais de nocardiose mamária.

O leite apresenta aspecto e coloração alterados, podendo conter pequenos grumos (grãos ou grânulos de enxofre) e pus. A mastite pelo gênero *Nocardia* pode ocorrer em qualquer fase da lactação e no período seco. Os animais com mastite clínica apresentam elevação da contagem de células somáticas. São incomuns sinais sistêmicos (febre, anorexia, dificuldade respiratória e taquicardia) relacionados com as infecções mamárias em vacas, cabras e ovelhas.

As descrições de nocardiose mamária em vacas têm aumentado notoriamente em vários países. No Brasil, os registros de infecções mamárias em vacas têm enfatizado as deficiências de manejo e higiene nas propriedades acometidas, a gravidade das lesões glandulares e a refratariedade da bactéria aos tratamentos intramamários com antimicrobianos convencionais.

A nocardiose mamária em ruminantes domésticos fica restrita principalmente ao tecido mamário, não ocorrendo disseminação para outros órgãos. A infecção mamária pelo microrganismo resulta em fibrose e perda funcional do parênquima glandular. O prognóstico é desfavorável nos casos de envolvimento mamário.

Em equídeos e bovinos, o desenvolvimento de grandes nódulos endurecidos, principalmente nas regiões da mandíbula e da face é outra manifestação clínica observada na doença (Figura 21.4).

Farcinose

A farcinose é uma apresentação clínica particular da nocardiose em bovinos, causada pela infecção por *N. farcinica*. Ocasionalmente, *Mycobacterium farcinogenes* e *Mycobacterium senegalense* foram isolados de lesões similares.

A doença ocasiona linfangite crônica e linfadenite regional e, em geral, está restrita a animais criados em países de clima tropical. As lesões iniciam-se como pequenos nódulos que, com a evolução do processo, coalescem, formando grandes nódulos (10 a 15 cm) distribuídos ao longo dos vasos linfáticos, localizados particularmente na face medial dos membros e no pescoço. Raramente os nódulos ulceram,

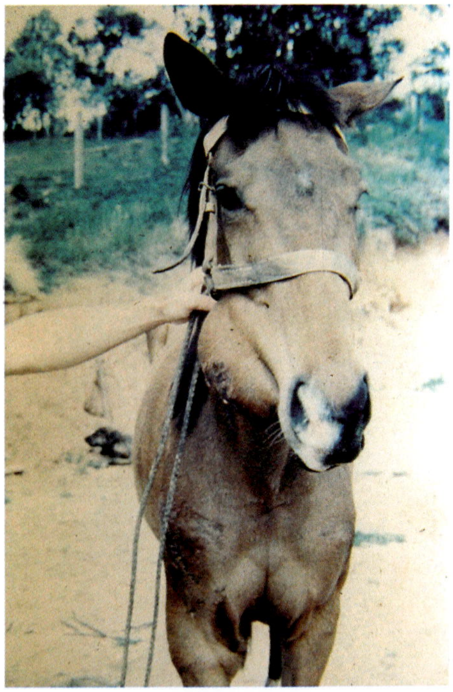

Figura 21.4 Lesão de consistência endurecida, em região mandibular de equino, causada por inoculação traumática de *Nocardia* spp.

mas podem apresentar aspecto de rosário. Ocasionalmente, *N. farcinica* pode disseminar-se para órgãos internos, causando lesões que se assemelham às da tuberculose.

Nocardiose em equídeos

As infecções por *Nocardia* em equídeos são incomuns. *N. asteroides* e *N. brasiliensis* são as principais espécies relatadas, diagnosticadas com base em técnicas fenotípicas. Mais recentemente, *N. nova* foi descrita no Brasil causando obstrução recorrente das vias aéreas de equino, diagnosticada com técnicas moleculares.

Pneumonia, pleurite, abscessos em órgãos, lesões cutâneas e micetomas são as principais manifestações clínicas em equídeos.

A nocardiose sistêmica é causada pela disseminação hematógena do patógeno, geralmente manifestada por abscessos em órgãos. A nocardiose pulmonar é caracterizada pelo aumento da frequência e da dificuldade respiratória e pela secreção nasal. As lesões tegumentares são secundárias à introdução traumática do patógeno em qualquer local da pele, causando piodermite, nódulos e celulite, que podem ulcerar drenando conteúdo purulento, não fétido, de coloração branco-acinzentada. Os micetomas são outro tipo de manifestação cutânea, caracterizado por nódulos crônicos na pele, que drenam conteúdo purulento a necrótico.

Os abortamentos pelo gênero *Nocardia* são raros. Dois casos são relatados, um em égua da raça Árabe (isolamento de *N. asteroides*) e outro em égua mestiça, em fêmeas com histórico de falha em manter a gestação a termo. A necropsia dos fetos revelou lesões piogranulomatosas em pulmões e fígado.

Outras manifestações clínicas

Em suídeos, o microrganismo tem sido isolado de linfonodos em animais no abate, principalmente dos submandibulares, mesentéricos e mediastínicos, com lesões macroscópicas que se assemelham à linfadenite por *Mycobacterium* spp. e *Rhodococcus equi*.

Abortamentos esporádicos foram descritos em vacas e porcas por *N. asteroides* e *N. farcinica*.

A nocardiose em animais selvagens e peixes é incomum e se manifesta por pneumonia e abscessos em órgãos.

O prognóstico da nocardiose em animais de companhia é desfavorável, particularmente nos casos de pneumonia em cães com cinomose e de piotórax e peritonite em gatos coinfectados com o vírus da leucemia ou imunodeficiência felina. Em animais de produção, a doença tende à cronicidade. Para lesões mandibulares em ruminantes domésticos e equídeos, o prognóstico também é desfavorável.

➤ Diagnóstico

O diagnóstico de rotina da nocardiose em animais é baseado em achados clínico-epidemiológicos e exames microbiológicos, citológicos e histopatológicos. Alternativamente, outras técnicas têm sido utilizadas para o diagnóstico, como técnicas sorológicas, microscopia eletrônica e biologia molecular.

Epidemiologia e clínica

Em animais de companhia, a doença clínica é mais comum em animais até dois anos idade, em geral coinfectados com doenças imunossupressivas. Os casos de mastite ocorrem predominantemente isolados, em propriedades com problemas de higiene na ordenha e nos ambientes da pré e pós-ordenha.

Clinicamente, a doença em cães e gatos é caracterizada por lesões cutâneas abscedantes com tendência à fistulização, linfadenopatia nas regiões cervicofacial e inguinal e, mais raramente, pneumonia.

O exame clínico de animais com pneumonia por *Nocardia* spp. acusa aumento de murmúrio vesicular, sibilos e crepitações.

Nos casos clínicos de nocardiose mamária, a inspeção das mamas revela presença de nódulos firmes à palpação e edema, os quais podem fistular conteúdo purulento, contendo pequenos grumos. O teste da caneca telada de fundo escuro (Tamis) indica leite de aspecto e coloração alterados (amarelado ou com estrias de sangue), contendo pequenos grumos, grânulos ou pus.

O diagnóstico da mastite subclínica por *Nocardia* spp. é realizado com base no método clássico *California Mastitis Test* (CMT), em escores que variam de 1 a 3+. A celularidade do leite nos tanques de expansão, em casos de surtos, e nos tetos de animais com mastite clínica por *Nocardia* spp. costuma exceder, respectivamente, 500.000 células somáticas/mℓ e 1.000.000 células somáticas/mℓ.

Exames hematológicos

Exames hematológicos revelam leucocitose por neutrofilia com desvio à esquerda, monocitose, discreta anemia e hiperproteinemia.

Diagnóstico por imagem

Em cães e gatos com nocardiose, exames de diagnóstico por imagem (radiografia e ultrassonografia) da cavidade torácica revelam áreas pulmonares radiopacas, com padrão broncointersticial ou broncoalveolar, além de consolidação lobular, derrame e aumento dos linfonodos mediastínicos e mesentéricos. São evidenciados, também, empiema, massas ou nódulos solitários nos lobos pulmonares.

Citologia

A citologia aspirativa com agulha fina tem sido eficiente no diagnóstico presuntivo da doença, já que possibilita o isolamento microbiano e o diagnóstico citológico do microrganismo a partir de material aspirado de lesões cutâneas e nodulares ou linfonodos de animais domésticos.

Esse material é corado, principalmente, pelos métodos de Gram, Giemsa e Panótico. O exame citológico mostra organismos caracteristicamente filamentosos, gram-positivos (Figura 21.5), isolados ou agrupados e circundados por grande contingente de fagócitos.

As colorações de Kinyoun ou Ziehl-Neelsen modificada revelam organismos parcialmente acidorresistentes.

Cultivo e identificação microbiológica

O exame microbiológico é o método mais prático e fidedigno de diagnóstico. O material coletado de lesões cutâneas, linfonodos, leite, lavado transtraqueal, fragmentos de tecidos ou órgãos parenquimatosos é submetido, comumente, a cultivo microbiológico em meio de ágar acrescido de sangue ovino ou bovino (5%), desfibrinado, em aero ou microaerofilia, a 37°C, mantido 2 a 7 dias. No entanto, algumas espécies de *Nocardia* podem requerer mais de uma semana para o isolamento. Alternativamente, os espécimes clínicos podem ser cultivados em ágar Sabouraud, mantido em aerobiose, a 25°C, até 7 dias. O lavado transtraqueal e o isolamento microbiano são recomendados para diagnóstico da nocardiose em cães e gatos com dificuldade respiratória, tosse e secreção nasal.

Colônias com aspecto de pó de giz, sem odor característico, aderidas ao meio, lisas ou rugosas, com várias tonalidades (branca, amarelada, alaranjada, vermelha, rosa), isoladas a partir de 48 a 72 h, com presença de microrganismos ramificados, gram-positivos e parcialmente acidorresistentes (colorações de Kinyoun ou Ziehl-Neelsen), são sugestivas do gênero *Nocardia*. Em geral, as linhagens patogênicas de *Nocardia* spp. são isoladas em cultura pura dos espécimes clínicos. Em virtude da característica ubíqua do microrganismo no ambiente, o isolamento de pequeno número de organismos deve ser interpretado com cautela, associado com os sinais clínicos e demais métodos de diagnóstico. Ainda, em razão do aspecto similar a certos fungos micelianos e leveduras no isolamento primário, o diagnóstico microbiológico de *Nocardia* deve ser priorizado em laboratórios especializados.

A caracterização fenotípica clássica das espécies de *Nocardia* avalia o uso dos substratos xantina, hipoxantina, tirosina e caseína pelos isolados. *N. brasiliensis* utiliza caseína e tirosina. *N. (caviae) otitidiscaviarum* utiliza somente xantina, enquanto *N. asteroides* não usa nenhum desses substratos.

O emprego recente de *kits* comerciais no diagnóstico presuntivo das espécies tem possibilitado a avaliação rápida de vários substratos por isolados de *Nocardia,* como glicose, glicerol, galactose, glicosamina, inositol, adonitol e trealose. Outros substratos, como arilsulfatase e acetamida, bem como a liquefação da gelatina, também têm sido utilizados para classificação fenotípica.

Microscopia eletrônica

A microscopia eletrônica de transmissão e de varredura são métodos confirmatórios no diagnóstico, utilizados para fins de pesquisa e experimentação, em virtude do custo elevado e da necessidade de laboratórios especializados. Possibilitam a visualização de formas filamentosas características (Figura 21.6) e a localização da bactéria no interior de fagócitos.

Exames moleculares

O emprego de técnicas moleculares na identificação de *Nocardia* pela avaliação de fragmentos genômicos (16S rRNA, *hsp65*), proteínas (*sec*A1), girase B (*gyr*B), além do uso de técnicas de hibridização de DNA e sequenciamento, têm permitido a reclassificação taxonômica, a identificação de

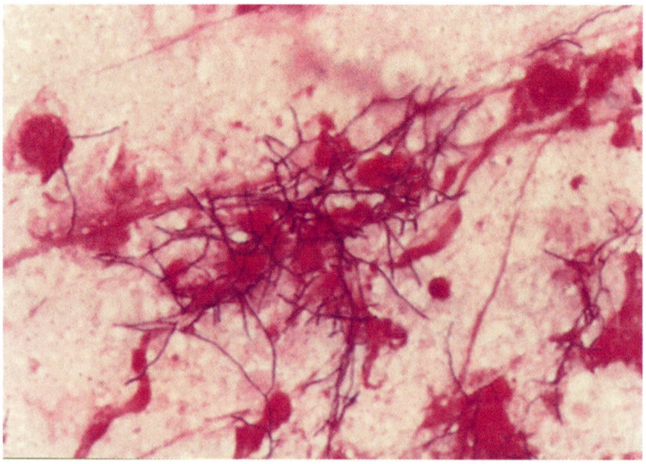

Figura 21.5 Microrganismos gram-positivos de aspecto filamentoso ou ramificado, entremeados a infiltrado inflamatório, sugestivos do gênero *Nocardia*, revelados por citologia aspirativa com agulha fina de lesão nodular cutânea em cão (Gram, 1.000×).

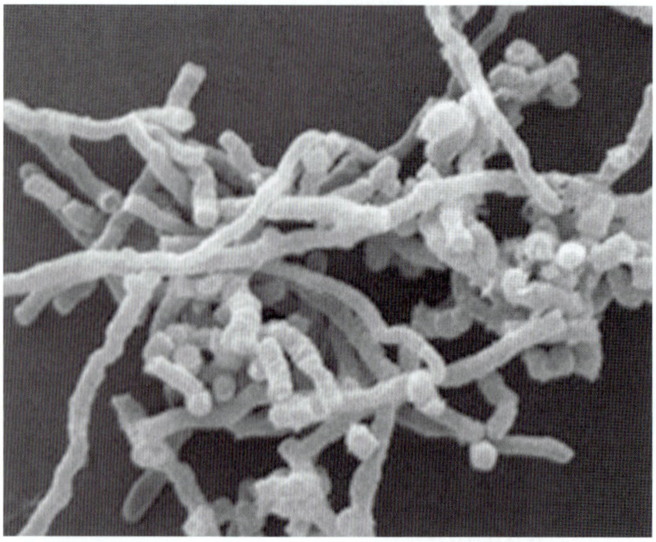

Figura 21.6 Microscopia eletrônica de varredura em linhagem de *N. veterana*, isolada de vaca com mastite, evidenciando aspecto filamentoso ou ramificado da bactéria (magnitude: 17.000×).

novas espécies da bactéria, a caracterização de fatores de virulência do patógeno, bem como a detecção direta do agente em diferentes espécimes clínicos.

Outros métodos de diagnóstico

Diferentes técnicas sorológicas (imunodifusão, fixação de complemento e ELISA), além de reação de hipersensibilidade cutânea foram desenvolvidos, experimentalmente, para o diagnóstico da nocardiose em animais. No entanto, os animais infectados não desenvolvem resposta humoral ou reação de hipersensibilidade específica, limitando o uso dessas técnicas.

Exames anatomopatológicos

Em cães e gatos, os principais achados de necropsia na nocardiose são representados por abscessos de pele e linfadenopatia. Nos pulmões, observam-se congestão, pneumonia (hepatização vermelha a cinzenta), consolidação pulmonar, áreas focais de necrose e nódulos que eliminam material caseoso-purulento. Em gatos, a nocardiose pode evoluir para piotórax e peritonite, com presença de grande coleção de líquido contendo sangue e pus.

Em equinos, bovinos e, ocasionalmente, felinos com lesões ósseas, constatam-se reação periosteal, osteomielite, rarefação óssea e periodontite nas lesões da face. A nocardiose mamária em vacas e cabras revela, à necropsia, formação de múltiplos nódulos de conteúdo purulento no parênquima mamário.

Histologicamente, as infecções por *Nocardia* spp. caracterizam-se por piogranulomas, caracterizados por inflamação supurativa e necrose tecidual no centro da lesão – geralmente contendo o microrganismo –, com células epitelioides, neutrófilos e macrófagos, seguidos, em menor frequência, de linfócitos, plasmócitos e células gigantes, circundados por cápsula fibrosa. Ocasionalmente, pode-se observar nas lesões a presença de grânulos de enxofre que, microscopicamente, são agrupados de colônias do microrganismo.

Diagnóstico diferencial

Deve-se proceder ao diagnóstico diferencial da nocardiose em cães para *Actinomyces viscosus*, em virtude da semelhança, à microscopia, com o gênero *Nocardia* (Tabela 21.1) e da similaridade das manifestações clínicas. A nocardiose pulmonar deve ser diferenciada de tosse dos canis, toxoplasmose, cinomose e afecções fúngicas pulmonares em cães. Em felinos com nocardíose pulmonar, as pneumonias de origem bacteriana, fúngica e parasitária devem ser aventadas no diagnóstico diferencial.

A linfadenite em suínos, javalis e outros suídeos pelo gênero *Nocardia* deve ser diferenciada de *Rhodococcus equi* e micobactérias (*M. avium*), que têm alta ocorrência nas infecções de linfonodos nessas espécies.

Em equinos e bovinos, a nocardiose em região mandibular deve ser diferenciada de actinomicose, actinobacilose e botriomicose (Tabela 21.2). A coleta de material para exames microbiológicos, citológicos e/ou histopatológicos possibilita o diagnóstico diferencial entre essas bactérias.

Nas infecções mamárias, espécies do gênero *Streptomyces* também devem ser consideradas no diagnóstico diferencial.

Na farcinose bovina, deve-se realizar o diagnóstico diferencial de *N. farcinica* e micobactérias (*M. farcinogenes* e *M. senegalense*), em virtude do isolamento desses microrganismos em lesões típicas de linfangite crônica em bovinos.

Tratamento

O tratamento da nocardiose em cães e gatos apresenta eficácia moderada ou baixa, tendo em vista que poucos antimicrobianos alcançam concentrações terapêuticas no interior dos focos lesionais piogranulomatosos.

Tabela 21.1 Principais características fenotípicas consideradas no diagnóstico diferencial entre nocardiose e actinomicose em cães e gatos.

Características diferenciais	*Nocardia* spp.	*Actinomyces viscosus*
Aspecto do microrganismo à microscopia (coloração de Gram)	Cocoide, bacilos e formas ramificadas pouco agregadas (gram-positivo)	Formas ramificadas e fortemente agregadas (gram-positivo)
Características de isolamento	Isolamento usual e em cultura pura	Fastidioso e isolado em associação com outros microrganismos
Acidorresistência parcial (colorações de Kinyoun ou Ziehl-Neelsen modificada)	+	–
Exigência da tensão de O_2 para o isolamento	Aeróbio. Certas espécies toleram microaerofilia (5 a 10% de CO_2)	Microaerófilo (5 a 10% de CO_2)
Isolamento em ágar Sabouraud	+	–
Sensibilidade *in vitro* à penicilina G	–	+
Presença de grânulos de enxofre	Incomum	Comum

+ = positivo; – = negativo.
Adaptada de Quinn PJ, Markey BK, Leonard FC, FitzPatrick ES, Fanning S, Hartigan PJ. Veterinary Microbiology and Microbial Diseases. London: Wiley-Blackwell; 2011. Actinobacteria; p.244-58.

Tabela 21.2 Principais características fenotípicas consideradas no diagnóstico diferencial de nocardiose, actinomicose, actinobacilose e botriomicose em animais de produção.

Características diferenciais	Nocardiose	Actinomicose	Actinobacilose	Botriomicose
Agente etiológico	*Nocardia* spp.	*Actinomyces bovis*	*Actinobacillus lignieresii*	*Staphylococcus aureus*
Aspecto do microrganismo à microscopia (coloração de Gram)	Cocoide. Bacilos e formas ramificadas, pouco agregadas (gram-positivo)	Formas ramificadas e fortemente agregadas (gram-positivo)	Formas cocoides e bacilares (gram-negativo)	Cocos, diplococos e agrupados em cachos de uva (gram-positivo)
Características de isolamento	Isolamento usual e em cultura pura	Fastidioso	Isolado em associação com outros microrganismos	Isolamento usual
Acidorresistência parcial (colorações de Kinyoun ou Ziehl-Neelsen modificada)	+	–	–	–
Exigência da tensão de O_2 para o isolamento	Aeróbio e microaerófilo (5 a 10% de CO_2)	Anaeróbio e microaerófilo (5 a 10% de CO_2)	Anaeróbio facultativo e microaerófilo (5 a 10% de CO_2)	Anaeróbio facultativo e aeróbio-tolerante
Isolamento em ágar Sabouraud	+	–	–	–
Sensibilidade *in vitro* à penicilina G	–	+	–	V
Presença de grânulos de enxofre ou clavas	Grânulos de enxofre (incomum)	Grânulos de enxofre (comum)	Clavas (comum)	Clavas (comum)
Isolamento em ágar MacConkey	–	–	+	–

V = variável; + = positivo; – = negativo.

De maneira geral, o tratamento da nocardiose em animais deve ser, idealmente, respaldado em testes *in vitro* de sensibilidade microbiana (antibiograma), priorizando antibióticos ou quimioterápicos de amplo espectro – ou a associação de fármacos –, com boa penetração celular. O tempo de tratamento é prolongado, podendo durar entre 1 e 6 meses.

O manual internacional padrão para testes de sensibilidade *in vitro* de microrganismos, conhecido como *Clinical and Laboratory Standards Institute* (CLSI) aprovou recentemente método de microdiluição para o teste *in vitro* de linhagens do gênero *Nocardia*, embora modificações do método de difusão com discos também sejam utilizados na rotina ou experimentalmente.

Além do tratamento antimicrobiano, recomendam-se – em casos de lesões cutâneas, linfonodais fistuladas e osteomielite – antissepsia local, infusão de antissépticos tópicos (iodopovidona a 0,5 a 1%) e debridação cirúrgica das feridas.

As linhagens de *Nocardia* spp. isoladas de animais domésticos mostram ampla variação de sensibilidade *in vitro* aos antimicrobianos. Os isolados do gênero *Nocardia* obtidos de animais domésticos têm demonstrado maior sensibilidade *in vitro* a sulfonamidas/trimetoprima, aminoglicosídios e cefalosporinas. O uso combinado de amicacina e sulfonamidas, amicacina e imipiném ou amicacina e cefalosporinas (cefotaxime ou ceftriaxone) tem sido proposto para o tratamento em animais. Em contraste, observa-se resistência em linhagens de *Nocardia* spp. isoladas de animais domésticos, principalmente diante dos derivados de betalactâmicos, fluoroquinolonas e macrolídios.

Nos EUA foi descrito, em 1982, tratamento de sete casos de nocardiose em animais com lesões cutâneas, pneumonia, encefalite, osteomielite e/ou artrite, tendo surtido efeito em somente um animal.

Em 2002, no Brasil, estudo realizado em dez cães infectados por *N. asteroides*, no interior do estado de São Paulo, revelou que os isolados foram mais sensíveis *in vitro* a ceftiofur (100%), gentamicina (88,9%) e amicacina (85,7%). No entanto, nove, dentre os dez animais, foram a óbito, mesmo com a pronta instituição do tratamento com base nos resultados do antibiograma.

Os fármacos sulfametoxazol/trimetoprima (50 mg/kg, por via intravenosa, subcutânea, intramuscular ou oral, a cada 12 h), amicacina (10 mg/kg, por via intravenosa, intramuscular ou subcutânea, a cada 8 h), ampicilina (22 mg/kg, por via intravenosa ou subcutânea, a cada 8 h), cefotaxima (50 mg/kg, por via intravenosa ou intramuscular, a cada 6 h), eritromicina (10 mg/kg, por via oral, a cada 8 h) e amoxicilina/ácido clavulânico (22 mg/kg, por via oral, a cada 8 h), isoladamente ou em associação, têm sido recomendados ao tratamento da nocardiose em cães e gatos, por períodos prolongados de terapia, que variam de 4 a 12 semanas. Entre 7 e 10 dias do início do tratamento, os animais devem mostrar melhora do estado clínico.

Outros fármacos, como imipeném, minociclina, linezolida, claritromicina, doxiciclina, ofloxacino e eritromicina também têm sido propostos para o tratamento de animais.

O tratamento dos casos de mastite por *Nocardia* spp. em ruminantes domésticos é considerado pouco efetivo. Os fármacos recomendados ao tratamento da nocardiose mamária em vacas, cabras, ovelhas e búfalas são aminoglicosídios, sulfonamidas/trimetoprima e cefalosporinas.

Em 2008, estudo do perfil de sensibilidade microbiana *in vitro* de 19 linhagens de *N. asteroides*, *N. otitidiscaviarum*, *N. nova* e *N. farcinica*, isoladas de casos de mastite bovina (clínica e subclínica), no estado de São Paulo, revelou maior sensibilidade das linhagens para amicacina, ceftiofur, gentamicina e sulfa/trimetoprima. Em contraste, resistência múltipla a três ou mais e a cinco ou mais antimicrobianos foi observada em, respectivamente, 35,7 e 10,7% dos isolados, particularmente diante da cloxacilina, cefoperazona e ampicilina. No entanto, esses princípios ativos de cefalosporinas e derivados beta-lactâmicos compõem os principais antimastíticos comercializados no país para o tratamento intramamário da mastite bovina, fato que reforça a necessidade de tratamento com respaldo em testes *in vitro* de sensibilidade microbiana.

Animais de produção com nocardiose mamária devem ser retirados da linha de ordenha e esgotados manualmente, ou ordenhados ao final da ordenha. Recomenda-se infusão, após antissepsia dos tetos afetados, de cinco a sete doses de antimicrobianos por via intramamária, a cada 12 h. A animais com nodulações nas glândulas mamárias e fístulas, indica-se ablação química dos quartos mamários afetados ou descarte da fêmea. Na presença de nódulos isolados nas mamas, é possível realizar infusão de antissépticos, como iodo (0,1 a 0,5%). Além do tratamento antimicrobiano, recomendam-se duchas frias nas glândulas afetadas e o uso de anti-inflamatórios não esteroides.

A baixa efetividade do tratamento de animais domésticos infectados por *Nocardia* spp. é creditada à instituição da terapia sem respaldo do antibiograma, à dificuldade de ação dos antimicrobianos em concentrações terapêuticas no interior do piogranuloma, à localização intracelular da bactéria nos fagócitos, à refratariedade do microrganismo aos antimicrobianos convencionais e/ou à coinfecção (em cães e gatos) com doenças infecciosas imunossupressoras ou debilitantes.

A mortalidade em animais com nocardiose é atribuída, principalmente, a descontinuidade do tratamento, a ausência de respaldo do tratamento em testes *in vitro* de sensibilidade microbiana, diagnóstico tardio e animais acometidos por condições imunossupressivas.

Profilaxia e controle

Não existem medidas específicas para o controle e a profilaxia da nocardiose em cães e gatos, em virtude da ampla distribuição do microrganismo no ambiente. Medidas gerais de higiene do ambiente e de manejo tendem a evitar a doença nessas espécies. Em animais de companhia, condições debilitantes ou coinfecções com microrganismos imunossupressivos devem ser investigadas.

Em propriedades rurais de exploração leiteira que tenham animais com nocardiose mamária, recomenda-se a instituição de procedimentos de profilaxia e controle direcionados aos microrganismos ambientais, que incluem: retirada do excesso de matéria orgânica do ambiente das entreordenhas, orientação quanto à ordenha higiênica dos animais, troca periódica da cama de animais estabulados, adição de cloro à água utilizada na sala de ordenha, limpeza e troca diária da solução antisséptica dos recipientes de pré e pós-*dipping*, fornecimento de alimento na pós-ordenha e cuidados na antissepsia do canal do teto antes do tratamento intramamário.

Indica-se, também, a realização de testes diagnósticos periódicos, como prova de Tamis, CMT, contagem de células somáticas (CCS) e cultivo microbiológico do leite. Constatando-se elevação da CCS na propriedade ou, ainda, havendo animais com mastite clínica não responsiva aos tratamentos, sugere-se exame microbiológico de todos os quartos com mastite clínica e subclínica (CMT escore 3+).

Em virtude da baixa eficácia do tratamento nos casos de mastite, a segregação dos animais acometidos, a secagem química dos quartos afetados, ou mesmo o descarte dos animais, devem ser considerados como ações de controle.

Saúde Pública

A nocardiose em humanos é reconhecida como doença oportunista, que acomete tanto indivíduos hígidos como imunossuprimidos. Nas últimas décadas, tem-se verificado aumento do número de registros de nocardiose em humanos. No entanto, em razão da similaridade das colônias de *Nocardia* com certos fungos micelianos e leveduras, e de certa fragmentação do conhecimento do agente, estima-se subnotificação ou certa negligência no registro dos casos humanos.

N. asteroides, *N. brasiliensis*, *N. farcinica*, *N. otitidiscaviarum* e *N. nova* são as principais espécies descritas em humanos, com base em métodos fenotípicos. Mais recentemente, *N. cyriacigeorgica*, *N. asteroides*, *N. farcinica*, *N. pseudobrasiliensis*, *N. brasiliensis*, *N. nova*, *N. transvalensis* e *N. otitidiscaviarum* têm sido descritas com base em técnicas moleculares.

Os casos clínicos de nocardiose estão intimamente relacionados com determinados grupos de vulnerabilidade (denominados, anteriormente, grupos de risco), os quais compreendem indivíduos imunocomprometidos, incluindo acometidos por neoplasias (linfoma e linfossarcoma), cirrose, diabetes, hepatopatias, tuberculose, tratados por períodos prolongados com corticoides ou fármacos imunossupressores (transplantados), alcoólatras e, especialmente, infectados pelo vírus da AIDS.

Nos EUA, de 1.000 casos de nocardiose humana, 384 foram descritos em indivíduos sem histórico de imunossupressão, fato que reforça a nocardiose também como doença primária em humanos. Os casos têm ocorrido, preferencialmente, em homens entre 30 e 40 anos, causados, possivelmente, por riscos de ordem ocupacional, relacionados com a exposição ao microrganismo no ambiente de trabalho e com traumatismos de pele.

A nocardiose não costuma apresentar comportamento contagioso em humanos. No entanto, têm sido frequentes os registros de transmissão transcutânea de *Nocardia* spp. para pessoas, secundária a arranhaduras ou mordeduras de felinos e mordeduras de cães.

Apesar de certa similaridade entre as espécies de *Nocardia* que acometem os humanos e animais, o ambiente é o reservatório primário do patógeno para as infecções nessas espécies. A doença é transmitida aos humanos principalmente por traumatismos causados por objetos perfurocortantes ou fômites contaminados. A transmissão ocorre, ainda, por inalação da bactéria em ambientes contaminados, excessivamente secos, que favorecem a aerossolização. Até o momento, não existem descrições de transmissão da nocardiose entre humanos.

A via digestória também deve ser levada em consideração na cadeia epidemiológica de transmissão da nocardiose para os humanos. A termorresistência – em condições experimentais – foi observada em oito linhagens de *N. asteroides* isoladas do leite de vacas, considerando o binômio tempo/temperatura empregado nos processos usuais de pasteurização lenta (65°C/30 min) e rápida (75°C/20 s). Nessas condições, as oito linhagens foram resistentes à pasteurização lenta e sete resistiram à pasteurização rápida.

Estudo experimental, realizado em 2011, investigou a termorresistência de 95 linhagens de *Nocardia* spp. à fervura do leite, isoladas de animais domésticos e de humanos. Observou-se reisolamento de 84,21% dos isolados quando o leite chegou a 100°C. Ainda, 50,52% das linhagens foram reisoladas após 1 min de fervura e em 2,10% dos isolados após 5 min de fervura do leite. O consumo de leite cru e a preparação de derivados lácteos sem tratamento térmico, aliados à termorresistência do gênero *Nocardia*, são fatores de risco para a infecção de humanos (por via oral) pela bactéria.

Clinicamente, as manifestações da nocardiose caracterizam-se por pneumonia, linfadenite, linfangite, lesões em tecido cutâneo e/ou subcutâneo (micetomas) e encefalite. A infecção pulmonar leva à formação de abscessos (piogranulomas). Os pacientes manifestam febre, inapetência, tosse, dispneia, linfadenopatia, emagrecimento, além de secreção nasal e orofaríngea mucopurulenta. Por via aerógena ou hemolinfática, a bactéria pode disseminar-se para órgãos parenquimatosos, resultando em encefalite, miocardite, artrite, hepatite e nefrite.

As infecções cutâneas (micetomas) localizam-se em membros causando celulite, com nodulações eritematosas ou supurativas, firmes, e drenagem de material serossanguinolento a purulento, acompanhadas, também, de linfangite e/ou linfadenite regional. A encefalite por *Nocardia* spp. provoca forte cefaleia, episódios de vômito, letargia e estado comatoso.

No Brasil, micetomas e pneumonia são as apresentações clínicas mais frequentes da nocardiose em humanos. A doença é causada, em especial, por *N. asteroides* e *N. brasiliensis*, notadamente em pacientes imunossuprimidos pelo vírus da AIDS.

O tratamento de humanos com nocardiose requer, basicamente, os mesmos fármacos recomendados para animais. A terapia é prolongada – 3 a 6 meses – e o sucesso terapêutico depende da virulência da linhagem, dos órgãos acometidos, do tempo de evolução e da higidez do suscetível. A combinação de amicacina, sulfonamidas/trimetoprima e ceftriaxone (ou imipeném) tem sido usada no tratamento da doença em humanos. Nos casos de disseminação sistêmica, o prognóstico é desfavorável.

Não existem medidas específicas para o controle da doença em humanos. No entanto, deve-se evitar o contato de pacientes debilitados ou imunossuprimidos com solo ou material orgânico proveniente de ambientes de animais domésticos, além de evitar o consumo de leite cru (ou não pasteurizado) e o contato direto com animais infectados.

Bibliografia

Acha PN, Szyfres B. Zoonosis y enfermedades transmisibles comunes al hombre y a los animales. 3.ed. Washington: Organización Panamericana de la Salud; 2003. Nocardiosis; p. 212-6.

Ackerman N, Grain Junior E, Castleman W. Canine nocardiosis. J Amer Anim Hosp Ass. 1982;18:147-53.

Baio PV, Ramos JN, dos Santos LS, Soriano MF, Ladeira EM, Souza MC *et al.* Molecular identification of Nocardia isolates from clinical samples and an overview of human nocardiosis in Brazil. PLoS Negl Trop Dis. 2013;7(12):e2573.

Bawa B, Bai J, Whitehair M, Purvis T, Debey BM. Bovine abortion associated with Nocardia farcinica. J Vet Diagn Invest. 2010;22(1):108-11.

Beaman BL, Beaman L. Nocardia species: host-parasite relationships. Clin Microbiol Rev. 1994;7(2):213-64.

Bolon B, Buergelt CD, Cooley AJ. Abortion in two foals associated with Nocardia infection. Vet Pathol. 1989;26(3):277-8.

Bottei E, Flaherty JP, Kaplan LJ, Duffee-Kerr L. Lymphocutaneous Nocardia brasiliensis infection via cat scratch: a second case. Clin Infect Dis. 1994;18(4):649-50.

Bradney IW. Vertebral osteomyelitis due to Nocardia in a dog. Aust Vet J. 1985;62(9):315-6.

Castelli L, Zlotnik H, Ponti R, Vidotto V. First reported Nocardia otitidiscaviarum infection in an AIDS patient in Italy. Mycopathologia. 1994;126(3):131-6.

Castro LG, Belda Júnior W, Salebian A, Cucé LC. Mycetoma: a retrospective study of 41 cases seen in São Paulo, Brazil, from 1978 to 1989. Mycoses. 1993;36(3-4):89-95.

Chedid MB, Chedid MF, Porto NS, Severo CB, Severo LC. Nocardial infections: report of 22 cases. Rev Inst Med Trop São Paulo. 2007;49(4):239-46.

Condas LAZ. Caracterização fenotípica, genotípica e termorresistência à fervura em linhagens de Nocardia spp. isoladas de animais domésticos e humanos [dissertação]. Botucatu: Faculdade de Medicina Veterinária e Zootecnia da Universidade Estadual Paulista; 2011.

Condas LA, Ribeiro MG, Yazawa K, de Vargas AP, Salerno T, Giuffrida R *et al.* Molecular identification and antimicrobial susceptibility of Nocardia spp. isolated from bovine mastitis in Brazil. Vet Microbiol. 2013;167(3-4):708-12.

Conville PS, Witebsky FG. Current issues pertaining to the Nocardia species. Clin Microbiol Newslett. 2004;26:57-62.

Corrêa WM, Corrêa CNM. Enfermidades infecciosas dos mamíferos domésticos. Rio de Janeiro: Medsi; 1992. Nocardioses; p. 355-60.

Corti ME, Villafañe-Fioti MF. Nocardiosis: a review. Int J Infect Dis. 2003;7(4):243-50.

Costa EO, Macedo MM, Coutinho SD, Castilho W, Teixeira CM, Benesi JF. Isolamento de actinomicetales aeróbios do gênero Nocardia de processos infecciosos dos animais domésticos. Rev Fac Med Vet Univ Sao Paulo. 1987;24(1):17-21.

Costa EO, Ribeiro AR, Ribeiro MG, Silva EOTR, Venzon P. Nocardia sp. strains isolated from clinical and subclinical bovine mastitis: evaluation of the thermic resistance on the milk pasteurization (temperature/time). In: Proceedings of the 19. World Buiatrics Congress; 1996; Edinburgh. p. 206-7.

Costa EO, Ribeiro AR, Watanabe ET, Melville PA. Infectious bovine mastitis caused by environment organisms. Zbl Veterinarmed B. 1998;45:65-71.

Costa EO, Ribeiro AR, Watanabe ET, Pardo RB, Silva JB, Sanches RB. An increased incidence of mastitis caused by Prototheca species and Nocardia species on a farm in São Paulo, Brazil. Vet Res Commun. 1996;20(3):237-41.

Costa MDM. Nocardia asteroides isolada de pulmão de cão. Bol Inst Biol. 1960-61;5(1):63-9.

Farias MR, Werner J, Ribeiro MG, Rodigheri SM, Cavalcante CZ, Condas LAZ *et al.* Uncommon mandibular osteomyelitis in a cat caused by Nocardia africana. BMC Vet Res. 2012;8:239.

Kageyama A, Mikami Y. Taxonomy and phylogenetic analysis of infectious Nocardia strains isolated from clinical samples. Nihon Ishinkin Gakkai Zasshi. 2007;48(2):73-8.

Kirpensteijn J, Fingland RB. Cutaneous actinomycosis and nocardiosis in dogs: 48 cases (1980-1990). J Am Vet Med Assoc. 1992; 201(6):917-20.

Kiska DL, Hicks K, Pettit DJ. Identification of medically relevant Nocardia species with an abbreviated battery of test. J Clin Microbiol. 2002;40(4):1346-51.

Koehne G, Giles RC. Nocardia asteroides abortion in swine. J Am Vet Med Assoc. 1981;179(5):478-9.

Lara GHB, Ribeiro MG, Leite CQF, Paes AC, Guazzelli A, Silva AV *et al.* Occurrence of Mycobacterium spp and other pathogens in lymph nodes of slaughtered swine and wild boars (Sus scrofa). Res Vet Sci. 2011;90(2):185-8.

Luque I, Astorga R, Tarradas C, Huerta B, Lucena R, Ginel P *et al.* Nocardia otitidiscaviarum infection in a cat. Vet Rec. 2002;151(16):488.

Malik R, Krockenberger MB, O'Brien CR, White JD, Foster D, Tisdall PL *et al.* Nocardia infections in cats: a retrospective multi-institutional study of 17 cases. Aust Vet J. 2006;84(7):235-45.

Mangia SH, Martinho APV, Perroti IBM, Condas LAZ, Ribeiro MG, Listoni FJP *et al.* Meningoencefalite canina causada por Nocardia sp.: relato de caso. In: Anais do 5º Simpósio de Neurologia Veterinária [CD-ROM]; 2011. Florianópolis, SC.

Marino DJ, Jaggy A. Nocardiosis: a literature review with selected case reports in two dogs. J Vet Intern Med. 1993;7(1):4-11.

Petrillo VF, Severo LC, Londero AT, Porto NS. Pulmonary nocardiosis report of the first two Brazilian cases. Mycopathologia. 1978;66(1-2):17-20.

Quinn PJ, Carter ME, Markey BK, Carter GR. Clinical veterinary microbiology. London: Wolfe; 1994. The Actinomycetes; p. 144-55.

Quinn PJ, Markey BK, Leonard FC, FitzPatrick ES, Fanning S, Hartigan PJ. Veterinary Microbiology and Microbial Diseases. UK: Wiley-Blackwell; 2011. Actinobacteria; p.244-258.

Radostits OM, Gay CC, Hinchcliff KW, Constable PD. Veterinary medicine: a textbook of the diseases of cattle, horses, sheep, pigs, and goats. 10.ed. Philadelphia: Saunders, Elsevier; 2007. Diseases of the mammary gland; p. 673-762.

Ribeiro MG, Aguiar DM, Paes AC, Megid J, Giuffrida R, Nardi Júnior G *et al.* Nocardiose cutânea associada à cinomose em cães: relato de dez casos. Clin Vet. 2002;7(39):34-42.

Ribeiro MG. Nocardiosis. In: Kahn CM. The Merck veterinary manual. 10.ed. Duluth, Georgia: Merck; 2010. p. 72-5.

Ribeiro MG, Salerno T, Mattos-Guaraldi AL, Camello TCF, Langoni H, Siqueira AK *et al.* Nocardiosis: an overview and additional report of 28 cases in cattle and dogs. Rev Inst Med Trop Sao Paulo. 2008;50(3):177-85.

Sachs MK. Lymphocutaneous Nocardia brasiliensis infection acquired from a cat scratch: case report and review. Clin Infect Dis. 1992;15(4):710-1.

Saubolle MA, Sussland D. Nocardiosis: review of clinical and laboratory experience. J Clin Microbiol. 2003;41(10):4497-501.

Sykes JE. Actinomycosis and nocardiosis. In: Greene CE. Infectious diseases of the dog and cat. 4.ed. St. Louis, Missouri: Elsevier; 2012. p. 485-95.

Takeda K, Kang Y, Yazawa K, Gonoi T, Mikami Y. Phylogenetic studies of Nocardia species based on gyrB gene analysis. J Med Microbiol. 2010;59(Pt 2):165-71.

Tilgner SL, Anstey SI. Nocardial peritonitis in a cat. Aust Vet J. 1996;74(6):430-2.

Enfermidades pelos Gêneros *Pasteurella* e *Mannheimia* 22

Tatiana Salerno e Antonio Carlos Paes

Definição

As infecções pelos gêneros *Pasteurella* e *Mannheimia* causam enfermidades infectocontagiosas agudas em animais domésticos. Em ruminantes caracterizam-se por manifestações septicêmico-hemorrágicas, pneumonia e mastite e, ocasionalmente, encefalite e paniculite fibrogranulomatosa proliferativa.

Sinonímias: em bovídeos e ovinos, as infecções pelo gênero *Pasteurella* são conhecidas também por pasteurelose, septicemia hemorrágica (ou barbona) e febre do transporte ou do embarque. No Rio Grande do Sul, a paniculite fibrogranulomatosa bovina é chamada de lechiguana. Em coelhos, a doença é denominada *snuffles* ou rinite purulenta. As infecções pelo gênero *Mannhemia* em animais também recebem o nome de mannheimiose.

Etiologia

No final de 1870, na Alemanha, Bollinger descreveu a ocorrência de septicemia hemorrágica em animais selvagens e bovinos. No entanto, a enfermidade que levava diversos animais a óbito por septicemia já era conhecida antes mesmo do século 19, popularmente chamada de peste.

Em 1885, Kitt isolou pela primeira vez o agente causal da septicemia hemorrágica bovina e, no ano seguinte, Coze e Feltz reproduziram experimentalmente a doença em coelhos. Nas décadas seguintes, Davaine, Vulpian, Bouley, Toussaint, Pasteur e Koch, entre outros pesquisadores, interessaram-se por estudar as septicemias hemorrágicas em diversas espécies de animais domésticos.

Com o avanço dos estudos, verificou-se que a doença manifestada em diversas espécies animais era causada pelo mesmo agente bacteriano. Assim, Trevisan, em 1887, definiu pioneiramente o nome *Pasteurella* em homenagem ao cientista francês Louis Pasteur, para designar microrganismos bacterianos de aspecto bipolar, causadores de septicemia hemorrágica em animais.

Em 1890, a septicemia hemorrágica em ovinos também foi atribuída ao microrganismo *Pasteurella* e, em 1898, Lignièris descreveu vários casos de pasteurelose ovina na Argentina. A partir daquele momento, os agentes causais da septicemia hemorrágica em animais receberam o nome *Pasteurella*, seguido do nome em latim da espécie animal acometida, como *Pasteurella boviseptica* e *Pasteurella oviseptica*.

Entre 1937 e 1938, foi proposta a unificação das espécies, renomeadas como *Pasteurella multocida* (*P. multocida*), para designar o agente responsável pelas septicemias hemorrágicas. Atualmente, com o avanço das técnicas moleculares, são conhecidas diversas espécies do gênero *Pasteurella*, das quais muitas foram reclassificadas em outros gêneros, denominados *Mannheimia* e *Bibersteinia*, que também são responsáveis por septicemias hemorrágicas e outras manifestações em animais domésticos (Tabela 22.1). Na última década, *Pasteurella haemolytica* (*P. haemolytica*) foi renomeada como *Mannheimia haemolytica* (*M. haemolytica*), com base em propriedades fenotípicas e moleculares (gene 16S rRNA).

Os agentes causadores de pasteurelose e mannheimiose pertencem à família *Pasteurellaceae*. Os gêneros *Pasteurella* e *Mannheimia* compreendem bactérias gram-negativas, que se apresentam como bacilos ou cocobacilos bipolares (coloração de Gram ou tecidos infectados corados por Giemsa), com 0,2 × 1 a 2 μm de diâmetro, imóveis, aeróbios e anaeróbios facultativos. São oxidase-positivos e a maioria das espécies são catalase-positivos. Apresentam como *habitat* o trato respiratório superior de animais domésticos.

Esses microrganismos, são isolados em meios de ágar suplementados com sangue ou soro e permanecem viáveis por poucos dias nas placas de culturas. Podem ser identificados por características fenotípicas, com base na morfologia das colônias bacterianas, por aspectos tintoriais observados pelos métodos de coloração, bem como por reações bioquímicas (Tabela 22.2).

Tabela 22.1 Espécies de *Pasteurella* e *Mannheimia* de importância clínica em animais domésticos.

Espécies	Hospedeiros	*Habitat* e/ou manifestações clínicas
P. aerogenes	Suínos	Microbiota do intestino Abortamento (raro)
P. caballi	Equinos	Microbiota da cavidade oral Pneumonia, ocasional peritonite e infecção de ferida
P. canis	Cães	Microbiota da cavidade oral Infecção ocasional de feridas
P. dagmatis	Cães e gatos	Microbiota da cavidade oronasal Infecção de feridas
P. lymphangitidis	Bovinos	Linfangite
P. mairii	Suínos	Raramente associado a abortamentos e sepse em filhotes
P. multocida	Bovinos (tipo A)	Pneumonia, pneumonia enzoótica de bezerros e mastite
	Ovinos (tipo A)	Pneumonia e mastite
	Suínos (tipo A)	Pneumonia e rinite atrófica
	Coelhos (tipo A)	Rinite purulenta (*snuffle*), otite, abscessos e broncopneumonia
	Cães e gatos	Comensal da cavidade oronasal Faringite, tonsilite e otite (raro)
P. multocida tipo B	Bovinos e bubalinos	Septicemia hemorrágica (continente asiático)
P. multocida tipo D	Suínos	Pneumonia e rinite atrófica
	Coelhos	Septicemia
P. multocida tipo E	Bovinos e bubalinos	Septicemia hemorrágica (continente africano)
P. pneumotropica	Roedores (gerbilo, *hamster*, chinchila e porquinho-da-índia)	Microbiota do trato respiratório superior Pneumonia, septicemia e abscessos em casos de mordedura
P. stomatitis	Cães e gatos	Microbiota do trato respiratório
P. trehalose (atual: *Bibersteinia trehalosi)*	Ovinos	Septicemia em cordeiros jovens (5 a 12 meses de idade)
M. glucosida	Bovinos e ovinos	Microbiota do trato respiratório superior
M. granulomatis	Bovinos	Paniculite fibrogranulomatosa e mastite
M. haemolytica	Bovinos	Pneumonia
	Ovinos	Septicemia em cordeiros com menos de 3 meses de idade Pneumonia e mastite gangrenosa
	Cabras	Septicemia
M. ruminalis	Bovinos e ovinos	Microbiota do rúmen
M. varigena	Bovinos	Comensal do trato respiratório superior, do rúmen e intestino Pneumonia, mastite, meningite e septicemia
	Suínos	Microbiota do trato respiratório superior Pneumonia, enterite e septicemia

Adaptada de Quinn PJ, Markey BK, Leonard FC, FitzPatrick ES, Fanning S, Hartigan PJ. Veterinary microbiology and microbial diseases. Chichester: Wiley-Blackwell; 2011.Pasteurella species, Mannheimia haemolytica and Bibersteinia trehalosi; p.396-409.

As colônias de *P. multocida* apresentam-se arredondadas, de coloração cinza, brilhantes, não produtoras de hemólise em ágar acrescido de sangue ovino (Figura 22.1) ou bovino e com discreto odor adocicado. *P. multocida* comumente não é isolada em meio de MacConkey. Diferentemente, as colônias de *M. haemolytica* (antiga *P. haemolytica* biotipo A) e *Bibersteinia trehalosi* (antiga *P. haemolytica* biotipo T e, posteriormente, *P. trehalose*) são beta-hemolíticas, acinzentadas e inodoras em ágar acrescido de sangue ovino (Figura 22.2) ou bovino (5%), desfibrinado, e apresentam colônias puntiformes avermelhadas em ágar MacConkey.

As colônias de *M. granulomatis* (antiga *P. granulomatis*) são semelhantes às de *M. haemolytica*, mas a hemólise observada em ágar-sangue ovino ou bovino é menos evidente quando comparada à beta-hemólise produzida pelas colônias de *M. haemolytica*.

Tabela 22.2 Diferenciação fenotípica entre as principais espécies de *Pasteurella* e *Mannheimia* associadas a doenças em animais domésticos.

Características	*P. multocida*	*P. pneumotropica*	*M. granulomatis*	*M. haemolytica*
Hemólise em ágar-sangue ovino	–	–	+	+
Isolamento em ágar MacConkey	–	V	V	+
Catalase	+	+	+	+
Presença de odor	+	–	–	–
Produção de indol	+	+	–	–
Ornitina descarboxilase	+	+	–	–
Urease	–	+	–	–
Acidificação dos açúcares				
D-trealose	V	+	–	–
D-xilose	V	V	V	+
L-arabinose	V	–	–	–
Lactose	–	V	(+)	+
Maltose	–	V	(+)	+
Manitol	+	–	V	+
Sacarose	+	+	+	+

+ = maioria das linhagens positivas; (+) = maioria das linhagens positivas em 3 a 14 dias; – = maioria das linhagens negativas; V = reação variável.
Adaptada de Quinn PJ, Markey BK, Leonard FC, FitzPatrick ES, Fanning S, Hartigan PJ. Veterinary microbiology and microbial diseases. Chichester: Wiley-Blackwell; 2011.Pasteurella species, Mannheimia haemolytica and Bibersteinia trehalosi; p.396-409.

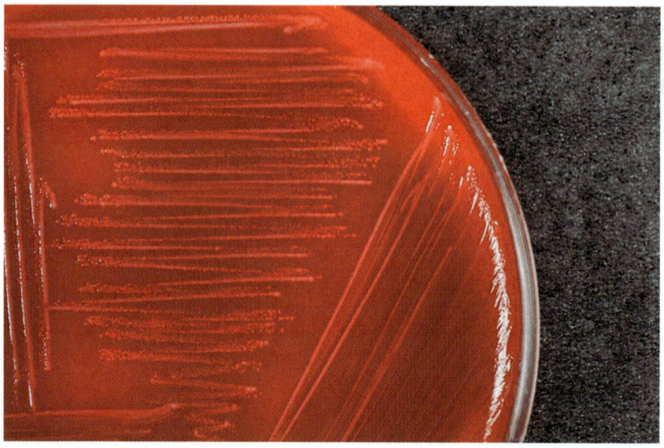

Figura 22.1 Colônias de *P. multocida*, em meio de ágar-sangue ovino, com 24 h de incubação, em condições de aerobiose, a 37°C, isoladas de mastite clínica bovina.

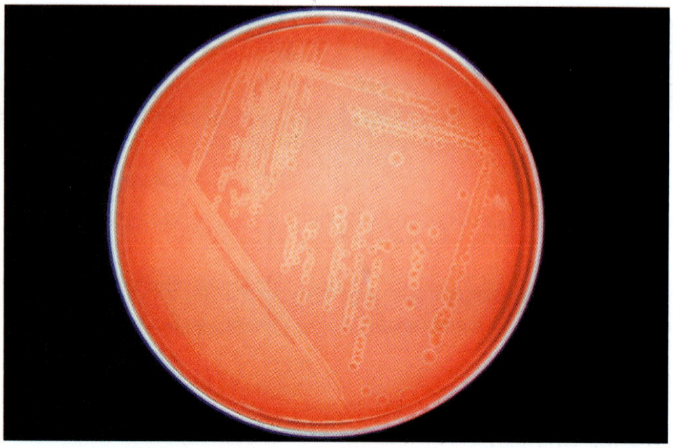

Figura 22.2 Colônias beta-hemolíticas de *M. haemolytica*, em meio de ágar-sangue ovino, com 48 h de incubação, em condições de aerobiose, a 37°C, isoladas de pneumonia em ovino.

As linhagens de *P. multocida* também podem ser diferenciadas por biotipagem e sorotipagem, enquanto as de *M. haemolytica* são distinguidas por sorotipagem. *P. multocida* pode ser identificada por sorotipagem, com base nas diferenças dos polissacarídios capsulares, e classificada em tipos ou sorogrupos (A, B, D, E e F). Os sorotipos de *M. haemolytica* e *Bibersteinia trehalosi* (*B. trehalosi*) são identificados com base em antígenos da membrana externa bacteriana.

Cada sorotipo pode ser classificado por métodos de hemaglutinação passiva ou teste de aglutinação rápida em placa. Atualmente, são conhecidos 17 sorotipos, dos quais 3, 4, 10 e 15 são definidos como *B. trehalosi*, enquanto os demais pertencem à espécie *M. haemolytica*, exceto o sorotipo 11, que foi reclassificado como *M. glucosida*.

Com base na caracterização de biotipos, três subespécies de *P. multocida* são reconhecidas: *P. multocida* subesp. *multocida*, *P. multocida* subesp. *septica* e *P. multocida* subesp. *gallicida*. A biotipagem tem sido utilizada em estudos epidemiológicos de certas apresentações clínicas das infecções por *Pasteurella* em animais. No entanto, em muitas espécies não é possível reconhecer os biotipos, o que limita o uso da biotipagem no diagnóstico de rotina.

Epidemiologia

As enfermidades causadas pelos gêneros *Pasteurella* e *Mannheimia* apresentam-se difundidas pelo mundo, com elevada ocorrência em regiões de climas frio e temperado. Não têm predileção por sexo, acometendo indistintamente machos e fêmeas de diversas espécies. Manifestam-se, porém, com mais frequência e gravidade em animais jovens.

A maioria das infecções por *P. multocida, B. trehalosi* e *M. haemolytica* são endógenas, pois esses patógenos são encontrados na microbiota do trato respiratório superior de várias espécies animais. Infecções exógenas ocorrem por contato direto ou indireto e por aerossóis. Essas bactérias ingressam no organismo principalmente pelas vias oral e nasal ou após a infecção de feridas ou por via ascendente na glândula mamária, multiplicando-se nesses locais.

Bovinos, pequenos ruminantes e coelhos podem adoecer após situações estressantes determinadas por embarques, longas viagens, nutrição inadequada e procedimentos de manejo que condicionem situações imunossupressoras. São também considerados fatores predisponentes da doença oscilações bruscas de temperatura, com diminuição da resistência pulmonar, que pode ser agravada por infecções concomitantes ocasionadas por outros microrganismos.

Em coelhos, *P. multocida* coloniza o palato mole e os ossos turbinados nasais. Pode disseminar-se para a traqueia e os pulmões, bem como para o ducto nasolacrimal até a conjuntiva e da tuba auditiva para os ouvidos médio e interno, as meninges e o cérebro. O acometimento do aparelho reprodutor e de outros órgãos ocorre por disseminação do agente pela via hematógena.

A ocorrência de mastite em bovinos (por *P. multocida*) e em pequenos ruminantes (por *M. haemolytica*) é atribuída à amamentação, visto que o patógeno está presente na cavidade oral de bezerros e cordeiros. O agente costuma invadir o canal do teto por via ascendente ou por ferimentos provocados pelos dentes dos lactentes, com posterior multiplicação e colonização bacteriana no tecido glandular mamário. Bezerros e borregos com pasteurelose e mannheimiose, respectivamente, apresentam grande quantidade dos agentes na orofaringe, favorecendo a infecção mamária no momento da amamentação.

Os prejuízos ao produtor estão relacionados com elevada mortalidade, baixas taxas de crescimento, diminuição da produção de carne e leite, descarte precoce de animais, condenação de carcaças em abatedouros, custos com mão de obra especializada, tratamento de animais doentes e morte de animais.

A pasteurelose em cães e gatos é pouco frequente, ocorrendo em casos isolados. Em animais de companhia, a infecção está associada, principalmente, à inoculação do microrganismo em tecido lesionado por mordeduras e/ou arranhaduras, em razão de disputas por território ou fêmeas durante períodos reprodutivos. Faringite, tonsilite e otite também podem ser observadas, secundárias a outras enfermidades causadas por estafilococos, estreptococos, entre outros patógenos, que se instalam na faringe desses animais. A pasteurelose pode acometer também cães jovens que apresentem baixa imunidade.

➤ Patogenia

P. multocida e *M. haemolytica* colonizam a nasofaringe e as tonsilas de animais domésticos e desencadeiam processos inflamatórios, principalmente no trato respiratório, por meio de diferentes fatores de virulência. No entanto, infecções por contaminação do ambiente podem ocorrer em casos de mastite e lesões de pele. Não está completamente esclarecido se existem diferenças na virulência entre os isolados da microbiota dos animais (infecção endógena) e as estirpes adquiridas do ambiente (infecção exógena). Os quadros clínicos respiratórios podem evoluir para septicemia, com aumento da permeabilidade vascular e exsudação tecidual, desenvolvendo processos supurativos, acompanhados de hemorragias e fibroses.

No aparelho respiratório, o patógeno causa lesões em diferentes graus, desde rinites até grave pneumonia, podendo disseminar-se por via sistêmica para outros órgãos, como o encéfalo.

Os fatores de virulência associados a esses microrganismos são representados por cápsula, fímbrias, hemolisinas, neuraminidase, endotoxinas e leucotoxinas.

P. multocida, particularmente as linhagens do tipo A, apresenta fímbrias que promovem sua aderência à mucosa e facilitam o processo de colonização, além de cápsula com ação antifagocitária.

As estirpes de *M. haemolytica* e *B. trehalosi* (*P. trehalosi*) são dotadas de fímbrias e enzimas proteolíticas denominadas neuraminidases, que promovem a aderência do patógeno às células-alvo, viabilizando a colonização. A cápsula polissacarídica dessas bactérias tem como função inibir a destruição do microrganismo pela fagocitose e impedir a formação do fagolisossomo, aumentando a quimiotaxia de neutrófilos. Diferenças na composição da cápsula são observadas nos diferentes sorotipos de *P. multocida* e *M. haemolytica.*

Além desses fatores de virulência, esses agentes liberam endotoxinas que alteram as funções dos leucócitos e são tóxicas para as células endoteliais. Também apresentam leucotoxinas que inativam leucócitos (especialmente neutrófilos) e plaquetas. No decorrer do processo infeccioso, são liberadas enzimas lisossomais, bem como mediadores inflamatórios de células lesionadas, que contribuem para a exacerbação da inflamação e a necrose tecidual.

A hemolisina produzida por *M. haemolytica* induz a formação de poros nas hemácias, com consequente hemólise, havendo liberação do íon ferro, necessário ao metabolismo bacteriano.

➤ Clínica

As principais manifestações clínicas da pasteurelose e mannheimiose em animais domésticos são septicemia hemorrágica, pneumonia, mastite, encefalite, paniculite fibrinogranulomatosa proliferativa e rinite purulenta. A rinite atrófica dos suínos será abordada em capítulo específico.

Septicemia hemorrágica

Essa enfermidade pode ser aguda e fatal. Acomete, preferencialmente, búfalos e bovinos. *P. multocida* tipo B2 é o patógeno responsável pela septicemia hemorrágica na Ásia, no Oriente Médio e em alguns países do sul da Europa, enquanto na África há isolamento do tipo E2. No Brasil, diversos casos da doença em bovinos têm sido confirmados mediante o isolamento de *P. multocida*, embora sejam escassas as informações quanto aos tipos bacterianos envolvidos.

A septicemia hemorrágica é considerada doença primária, de caráter agudo e epidêmico, com grande importância em regiões endêmicas e de notificação obrigatória em alguns países. Acomete animais de várias faixas etárias. No entanto, bovinos e bubalinos que habitam regiões endêmicas comumente apresentam a enfermidade entre 6 e 24 meses de idade. Bubalinos, em geral, são mais suscetíveis à doença que bovinos.

Em cordeiros, a septicemia hemorrágica é causada por *M. haemolytica* e acomete animais com menos de 3 meses. Em ovinos mais velhos (5 a 12 meses de idade), a doença é ocasionada por *B. trehalosi* (*P. trehalosi*).

Os surtos em animais ocorrem após períodos de estresse, aglomerações, mudanças climáticas e manejo inadequado. Animais em más condições corporais e submetidos a trabalho intenso estão mais propensos à doença clínica. Animais mais velhos desenvolvem imunidade contra os patógenos, em razão de exposições prévias aos agentes. No entanto, são considerados importantes portadores latentes, por albergarem os patógenos em tonsilas e mucosas do aparelho respiratório alto (nasofaringe).

Esses microrganismos são eliminados periodicamente por secreções nasais, saliva e outras excreções, o que possibilita a transmissão para animais sadios mediante inalação ou ingestão de alimentos contaminados. As taxas de morbimortalidade oscilam entre 50 e 100%. O período de incubação varia entre 2 a 4 dias.

A doença caracteriza-se por súbito estabelecimento de febre (41 a 42°C), salivação profusa, presença de petéquias em submucosas e depressão, com morte em 24 h por endotoxemia. Podem ocorrer tumefações quentes e dolorosas no tecido subcutâneo das regiões da garganta, da barbela e do peito.

Pneumonia bovina e ovina (febre do transporte)

A doença ocorre em ovinos, bovinos e, mais raramente, em caprinos. *M. haemolytica* sorotipo A1 é reconhecida como o principal agente etiológico, embora as infecções causadas pelo sorotipo A6 venham aumentando significativamente. Com menos frequência, *P. multocida* tipo A, presente na microbiota do trato respiratório superior de ruminantes, também pode ser isolada de processos pneumônicos em ovinos e bovinos.

A presença concomitante de vírus respiratórios – como herpesvírus bovino tipo 1, parainfluenza tipo 3 e vírus respiratório sincicial bovino – pode predispor à invasão de outros microrganismos, como *Chlamydophila* sp., *Haemophilus somnus*, *Mycoplasma* spp. e *Salmonella* spp., agravando os quadros de pneumonia por *P. multocida* e *M. haemolytica*.

Cerca de 5% dos ovinos acometidos, que apresentam boas condições físicas, podem morrer abruptamente. Os surtos iniciam-se com morte súbita de alguns animais e dificuldade respiratória aguda em outros.

A doença é transmitida pela inalação de aerossóis contendo os patógenos eliminados por portadores assintomáticos ou animais doentes. Os surtos ocorrem, preferencialmente, em épocas frias ou após situações de estresse que favorecem a colonização e a multiplicação da bactéria.

Os animais acometidos apresentam broncopneumonia grave e pleurisia, com manifestações clínicas agudas, febre, anorexia, depressão, taquipneia, tosse, corrimento nasal mucopurulento e áreas de silêncio pulmonar à auscultação.

Mastite

No Brasil, as mastites por *P. multocida* e *M. haemolytica* são pouco frequentes em bovinos e pequenos ruminantes, respectivamente, criados a pasto. No entanto, em outros países de clima frio, a pasteurelose e a mannheimiose mamárias são mais comuns, provavelmente em razão do estresse térmico e da maior aglomeração de animais em baias ou confinamentos, o que favorece a infecção por essas bactérias.

A pasteurelose e a mannheimiose mamárias acometem animais criados a pasto, sob regime de ordenha, com bezerro ou cordeiro ao pé, em virtude de lesões nos tetos causadas pelo vigoroso ato de sugar. A presença de *P. multocida* e *M. haemolytica* na boca e na faringe de bezerros e cordeiros propicia a transmissão dessas bactérias (por via ascendente) pelo canal do teto, durante a amamentação dos animais. Alternativamente, essas bactérias podem contaminar a glândula mamária por via ascendente a partir do solo, da cama, ou mesmo da orofaringe de bezerros ou cordeiros com pneumonia por pasteurelose ou mannheimiose, ou após infecções sistêmicas.

Em ovinos, a doença leva a grandes perdas econômicas e pode ser responsável pela morte de cordeiros por inanição, pelo descarte precoce e, ocasionalmente, pela morte de borregos. A infecção mamária em ovelhas é causada principalmente por *M. haemolytica*. Ocorre mais frequentemente entre a terceira e a quarta semana após o parto (embora possa ocorrer em qualquer fase da lactação), caracterizada por grave mastite gangrenosa necrosante. Com menos frequência, *P. multocida* também pode ser isolada de infecções mamárias em pequenos ruminantes.

Usualmente, a mastite em ovelhas é unilateral, com febre alta, anorexia, dispneia, aumento da glândula mamária e claudicação ipsilateral da mama afetada. O úbere encontra-se quente e sensível ao toque, com presença de leite de aspecto aguado. Após 24 h, o úbere torna-se frio, e podem ser visualizados grumos no leite. Entre 2 e 4 dias, a temperatura regride ao normal, mas a ovelha apresenta agalaxia e pode ir a óbito por toxemia em 3 a 7 dias após a infecção.

Os animais que sobrevivem costumam manifestar nodulações à palpação de certos pontos da mama, com subsequente desenvolvimento de abscessos e drenagem de pus espesso. Somados aos surtos de mastite em ovelhas por *M. haemolytica*, podem ser observados casos de pneumonia e mortalidade em cordeiros.

A pasteurelose mamária em bovinos é causada, principalmente, por *P. multocida* e ocorre de modo esporádico, sem óbito dos animais acometidos. A inflamação da glândula mamária deve-se, principalmente, às lesões provocadas nos tetos, decorrentes do ato de mamar vigoroso dos bezerros. Em geral, os casos de mastite por *P. multocida* em vacas são clínicos, com o úbere edemaciado e o leite alterado (presença de grumos, flocos e aspecto aguado) devido à intensa congestão, hemorragia e formação de abscessos no parênquima glandular (Figura 22.3). *M. haemolytica* e *M. granulomatis* raramente são isoladas da glândula mamária de vacas em lactação. A coinfecção com outros microrganismos oportunistas, como *Staphylococcus aureus*, *Trueperella* (*Arcanobacterium*) *pyogenes*, *Streptococcus* e anaeróbios, pode agravar os quadros clínicos de mastite por *P. multocida* e *M. haemolytica*.

Vacas com mastite por *P. multocida* podem apresentar febre, aumento acentuado do úbere e secreção láctea anormal, com evolução para agalaxia, fibrose e atrofia dos tetos afetados.

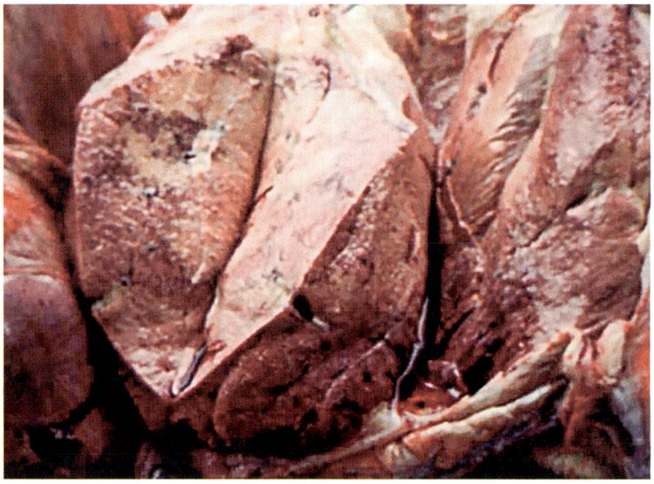

Figura 22.3 Hemorragia e congestão no parênquima mamário de vaca com mastite clínica por *P. multocida*.

Ovinos e bezerros que mamam em vacas infectadas com *M. haemolytica* e *P. multocida* podem desenvolver quadros de pneumonia.

Encefalite

A encefalite por *P. multocida* raramente é observada em animais domésticos, mas já foi descrita em bovinos, ovinos, bubalinos e coelhos.

Os animais acometidos apresentam sialorreia, secreção nasal purulenta, pneumonia e sinais neurológicos, como tremores, agressividade, decúbito lateral, opistótono, movimentos de pedalagem e incoordenação.

Paniculite fibrogranulomatosa proliferativa

A paniculite fibrogranulomatosa, também conhecida como lechiguana, é causada pela bactéria *M. granulomatis*. Estudos epidemiológicos têm demonstrado a participação de larvas de *Dermatobia hominis* na etiologia, na transmissão e no desenvolvimento da doença em bovinos.

A doença foi descrita, primeiramente, no Rio Grande do Sul e relatada, posteriormente, em bovinos provenientes dos estados de Santa Catarina, Paraná, Minas Gerais e São Paulo. Recentemente, também foi diagnosticada em países como Dinamarca e Austrália.

A lechiguana acomete machos e fêmeas de diferentes faixas etárias, desenvolvendo grandes massas subcutâneas (geralmente na região escapular e adjacências) de consistência firme, esbranquiçada, com pontos amarelados, de crescimento rápido e progressivo. Pode levar o animal a óbito entre 3 e 12 meses, caso não receba tratamento adequado.

Clinicamente, observa-se, também, aumento de linfonodos regionais, acompanhado de emagrecimento progressivo. A pele que recobre a lesão pode apresentar-se espessa, alopécica e conter crostas ou ulcerações.

Rinite purulenta em coelhos

A rinite purulenta (*snuffles*) é comum em coelhos. A enfermidade é causada, principalmente, por linhagens de *P. multocida* sorotipo A e, em menor frequência, pelo sorotipo D. Recentemente, *P. multocida* sorotipo F foi detectada pela primeira vez em linhagens obtidas de coelhos. *Bordetella bronchiseptica* pode causar manifestação clínica similar em coelhos.

P. multocida é comensal do trato respiratório de animais portadores saudáveis. A infecção propaga-se por aerossóis e pelo contato direto com animais infectados ou fômites contaminados. As fêmeas também podem infectar os filhotes durante a amamentação.

A doença pode ser subclínica e desencadeada após situações de estresse, como transporte dos animais, disputas por fêmeas em períodos reprodutivos ou brigas por território, aumento populacional, queda de temperatura, infecções concorrentes e má ventilação ambiental (elevação das taxas de amônia).

Os sinais clínicos surgem de modo agudo, com presença de febre, secreção nasal mucopurulenta, tosse, espirros, dificuldade respiratória, anorexia, letargia, otite média e abscessos em articulações, dentes e tecido subcutâneo, contendo exsudato espesso, caseoso e de coloração esbranquiçada. Coelhos jovens podem manifestar quadro de broncopneumonia.

A presença de abscessos no espaço retrobulbar pode resultar em exoftalmia, seguida por infecção ocular e úlceras de córnea. A obstrução do ducto nasolacrimal ocasiona conjuntivite e intensa secreção ocular.

Sinais neurológicos, como torcicolo e nistagmo, são observados em casos de otite, infecções de meninges e cérebro, por vezes secundários a infecções pulmonares. Febre e morte súbita resultam da septicemia causada por *P. multocida* sorotipo D. A enfermidade deve ser diferenciada de outras rinites e sinusites bacterianas, como as causadas por *Bordetella bronchiseptica*.

Diagnóstico

O diagnóstico de rotina da pasteurelose e da mannheimiose é realizado com base em histórico de doença aguda, com elevada mortalidade, geralmente após exposição dos animais a fatores estressantes (transporte) e mudanças bruscas de temperatura, associada à presença de sinais clínicos, isolamento microbiano e achados de necropsia.

Esfregaços de tecidos e sangue corados pelos métodos de Giemsa ou Panótico revelam grandes quantidades de cocobacilos com aspecto bipolar.

A punção de abscessos e o cultivo de materiais (órgãos afetados, sangue, lavados traqueais, tecido pulmonar, leite, liquor, material purulento encefálico, exsudato conjuntival e de seios nasais) em ágar-sangue ovino ou bovino, desfibrinado (5%), e em ágar MacConkey, incubados em condições de aerobiose, a 37°C, por 24 a 72 h, propiciam o isolamento do agente causal.

O diagnóstico pode ser confirmado com base em características de cultivo, morfologia das colônias isoladas (ver Figuras 22.1 e 22.2), aspectos observados em técnicas de coloração e provas bioquímicas (ver Tabela 22.2).

Exames radiológicos do crânio de coelhos com rinite purulenta podem indicar acúmulo de exsudato na cavidade nasal e nos seios paranasais. Os métodos sorológicos, embora pouco utilizados na rotina, podem auxiliar no diagnóstico da doença. O teste de ELISA detecta anticorpos contra *P. multocida* e é útil na identificação de animais portadores subclínicos. A hemaglutinação indireta pode indicar exposição recente do animal ao patógeno. A sorotipagem dos microrganismos, aliada às provas moleculares baseadas no gene 16S rRNA (como PCR, RFLP e ribotipagem), tem contribuído em estudos de epidemiologia molecular, de virulência e na caracterização das biovariantes.

Nos casos de septicemia hemorrágica, observam-se, à necropsia, hemorragias petequiais difusas sob as serosas, além de edema e pneumonia com extensas áreas de congestão, hemorragias e consolidação (Figura 22.4). Também estão presentes fluido sanguinolento na cavidade pleural e no saco pericárdico, petéquias cardíacas (Figura 22.5), enterite e abomasite hemorrágicas (Figura 22.6). Em ovinos acometidos por septicemia pode-se observar – além das lesões supracitadas – hemorragia da serosa vesical (Figura 22.7).

A pasteurelose bovina deve ser diferenciada de outros processos, como pleuropneumonia contagiosa, leptospirose aguda e carbúnculo sintomático (ou manqueira).

Achados necroscópicos em animais com pasteurelose ou mannheimiose pulmonar revelam grave pleuropneumonia fibrinosa, com congestão e edema pulmonar, consolidação ventral do lobo cranial dos pulmões, bem como derrames pleurais e pericárdicos. Congestão encefálica, grande coleção purulenta nas meninges, na região cortical e na área medular cerebral, além de lesões supurativas pulmonares, encefálicas e em seios nasais frontais são os principais achados necroscópicos em animais que manifestam sinais neurológicos.

Microscopicamente, a lesão observada na paniculite fibrogranulomatosa apresenta proliferação focal de tecido conjuntivo fibroso, rica em fibras colágenas, com infiltrado por plasmócitos, eosinófilos, linfócitos e neutrófilos. Os vasos linfáticos encontram-se repletos de eosinófilos. Alguns abscessos são circundados por células epitelioides, formando pequenos granulomas com bactérias na região central.

O diagnóstico diferencial da pasteurelose e da mannheimiose pulmonar em ruminantes domésticos deve ser realizado para abscessos pulmonares, pleuropneumonia bovina contagiosa, rinotraqueíte bovina, pneumonias verminóticas, diarreia viral bovina, febre catarral maligna, entre outras doenças que acometem o sistema respiratório de ruminantes.

A pasteurelose encefálica deve ser diferenciada de outras doenças que causam alterações neurológicas, como raiva, listeriose, encefalite herpética bovina, polioencefalomalacia, encefalite espongiforme bovina e meningoencefalite tromboembólica, além de distúrbios neurológicos secundários a traumatismos, neoplasias, carências nutricionais por magnésio ou ingestão de plantas tóxicas.

Os casos de mastite por *P. multocida*, *M. haemolytica* e *M. granulomatis* devem ser diferenciados de infecções mamárias causadas por outros microrganismos, como *Staphylococcus aureus*, *Trueperella (Arcanobacterium) pyogenes* e *Streptococcus* spp.

Tratamento

O tratamento das pasteureloses e mannheimioses em animais domésticos deve ser respaldado no isolamento microbiano, seguido por antibiograma.

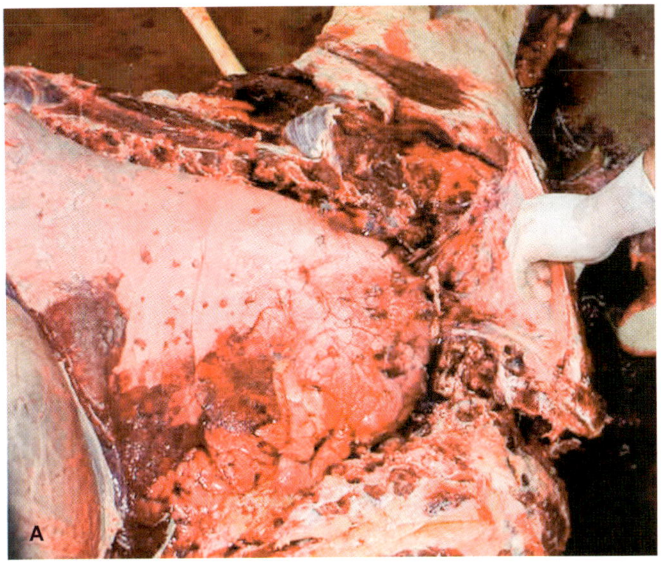

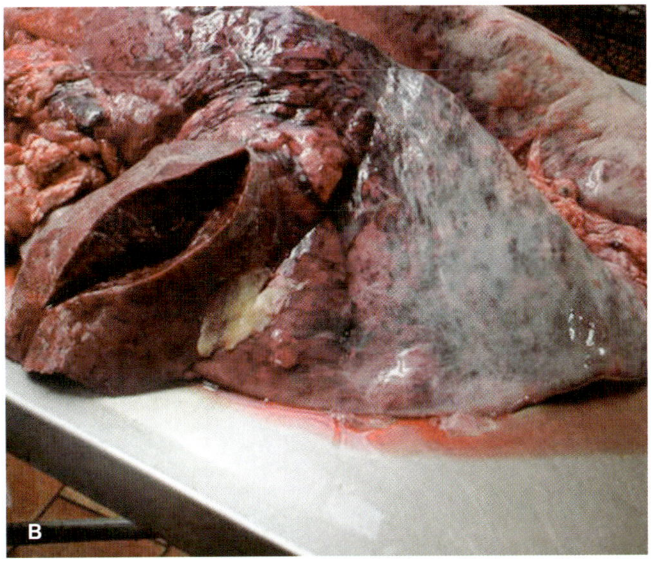

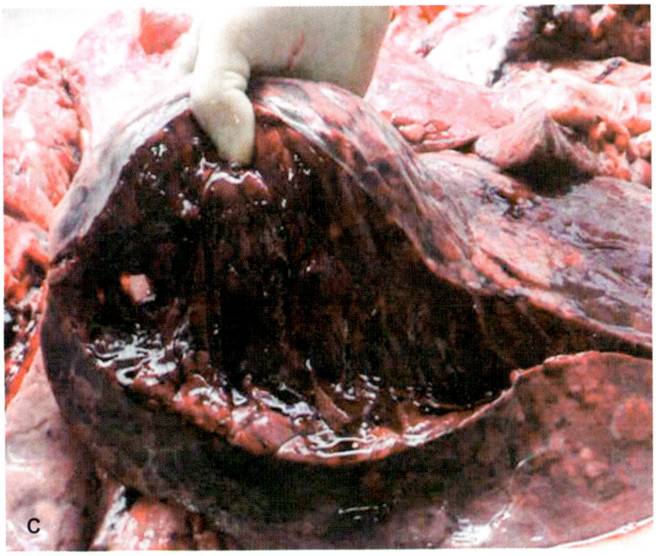

Figura 22.4 A. Septicemia hemorrágica em vaca da raça Nelore por *P. multocida*. **B.** Pneumonia e pleurisia. **C.** Pneumonia intersticial com hemorragia pulmonar em bovino.

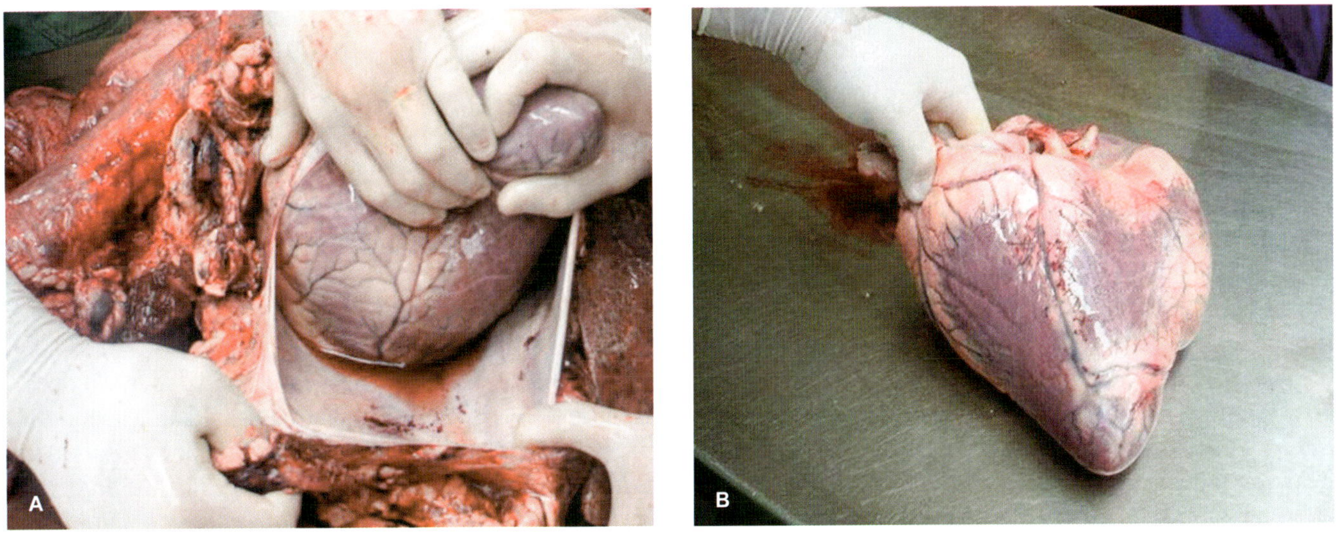

Figura 22.5 A. Derrame sanguinolento em saco pericárdico de bovino acometido por *P. multocida*. **B.** Presença de petéquias cardíacas.

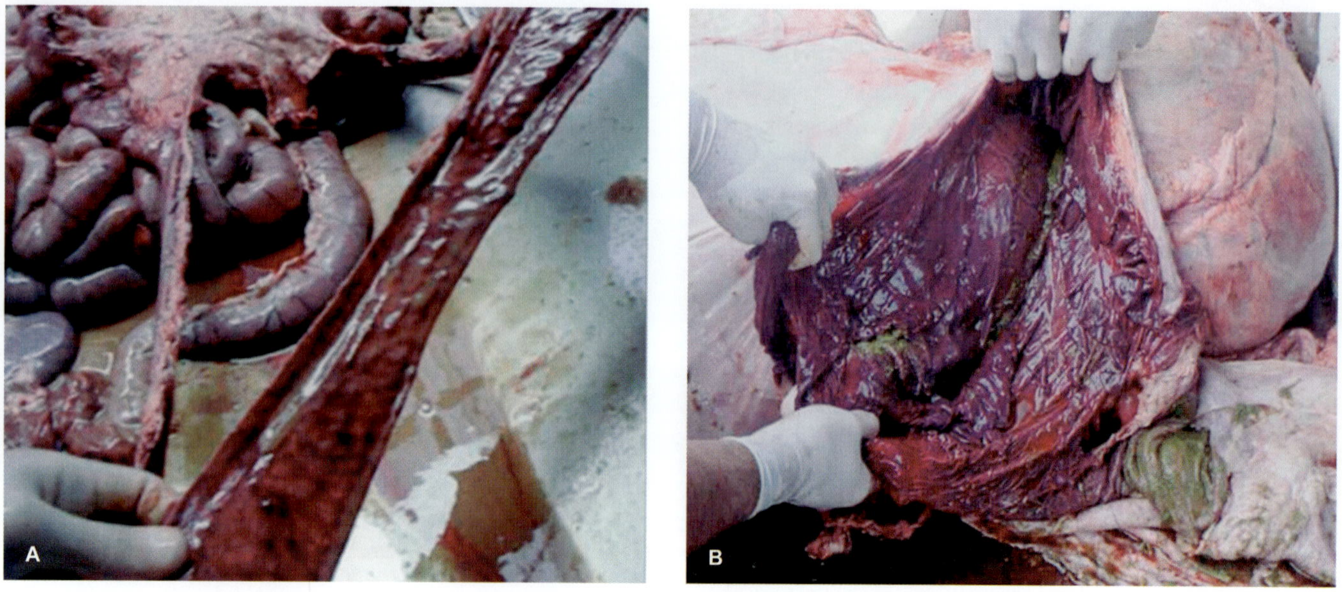

Figura 22.6 A. Enterite hemorrágica por *P. multocida* em bovino. **B.** Abomasite hemorrágica.

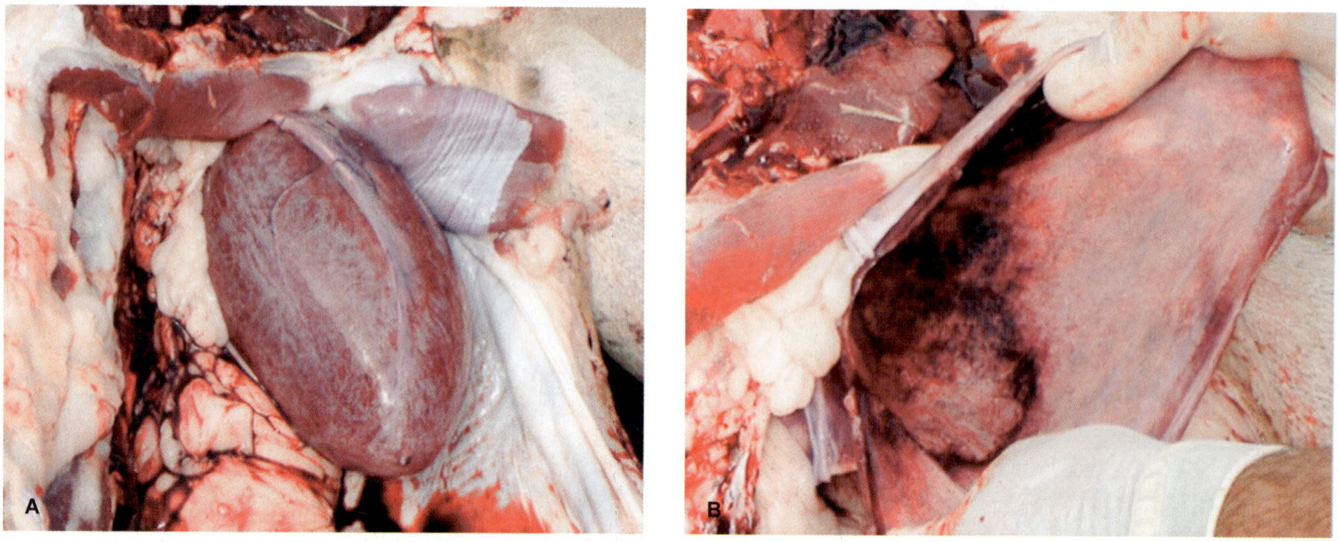

Figura 22.7 A. Hemorragia em serosa vesical de ovino acometido por *M. haemolytica*. **B.** Hemorragia em mucosa vesical de ovino.

O uso de antimicrobianos no início do estágio febril costuma ser efetivo. Penicilinas (dose de 30.000 a 40.000 UI/kg, calculada na fração benzatínica a cada 5 dias em três aplicações) ou tetraciclinas de longa ação (10 a 20 mg/kg) a cada 48 h são administradas por via intramuscular com frequência no tratamento dessas doenças. No entanto, estudos recentes indicaram elevada resistência microbiana *in vitro* de linhagens de *P. multocida* e *M. haemolytica* à penicilina e às tetraciclinas. A resistência a esses antimicrobianos deve-se, provavelmente, ao uso intensivo, há décadas, desses fármacos para tratamento de diversas afecções em ruminantes domésticos.

Sulfonamidas e ampicilina também são indicadas ao tratamento dessas doenças. Florfenicol (20 mg/kg, via intramuscular, a cada 24 h, por 3 dias) também tem demonstrado bom efeito terapêutico quando utilizado precocemente no tratamento.

Aos casos de encefalite, recomenda-se a administração de fármacos por via intravenosa, a fim de transpassar a barreira hematencefálica. As fluorquinolonas (enrofloxacino, ciprofloxacino, marbofloxacino) são outra opção de fármacos para o tratamento de animais domésticos com pasteurelose ou mannheimiose.

Na mastite clínica aguda, recomenda-se o uso de antimicrobianos de amplo espectro, respaldados no antibiograma, preferencialmente associados por via parenteral e intramamária. O tratamento de ovelhas durante a secagem pode ser uma alternativa para eliminar infecções subclínicas no rebanho, assim como para a profilaxia de infecções na lactação subsequente.

Coelhos com rinite purulenta podem ser tratados mediante administração de enrofloxacino (5 a 10 mg/kg, via oral, a cada 12 h), mas a utilização desse fármaco por via subcutânea ou intramuscular é restrita, em virtude do risco de necrose tecidual no local da aplicação. Também se obteve sucesso com a administração subcutânea de penicilina G benzatina e procaína (40.000 UI/kg, a cada 24 h, por 2 semanas e, em seguida, a cada 48 h, por mais 2 semanas), embora também possa causar reações adversas no ponto de inoculação nessa espécie.

Abscessos subcutâneos devem passar por excisão cirúrgica, enquanto abscessos mandibulares ou articulares precisam ser debridados. A limpeza das feridas deve ser realizada diariamente até a completa cicatrização, podendo-se infundir antissépticos, como iodopovidona (3 a 5%).

Profilaxia e controle

O controle e a profilaxia da doença baseiam-se na adoção de medidas que minimizem fatores estressantes, aliada a boas práticas de manejo das criações. Dentre esses fatores, incluem-se fornecimento de alimentação balanceada, condições adequadas de transporte dos animais, e o controle das condições de temperatura e ventilação em sistemas fechados de criação.

O programa de vacinação em rebanho bovino e ovino auxilia na profilaxia e no controle das enfermidades, evitando maiores prejuízos ao produtor. A imunoprofilaxia inclui administração de vacina comercial ou autógena (2 mℓ) por via subcutânea. Todas as fêmeas bovinas devem ser vacinadas no oitavo mês de gestação, enquanto os bezerros precisam receber a primeira dose vacinal, em geral, com 15 a 20 dias de idade, incluindo-se reforço 21 a 30 dias após a primovacinação. Todos os animais do rebanho deverão ser revacinados anualmente.

A aplicação de uma dose da vacina nos animais, 3 semanas antes de serem transportados, tem demonstrado bons resultados. Vacinas para *M. haemolytica* que incorporam leucotoxinas modificadas e antígenos de superfície induzem boa proteção.

O exame clínico da glândula mamária, e a realização dos testes da caneca de fundo escuro e *California mastitis test* (CMT) durante a ordenha, aliados ao descarte de animais com úberes afetados, reduzem os casos de mastite e, consequentemente, a presença de reservatórios no rebanho.

Até o momento, não há vacinas comerciais para a prevenção de pasteurelose em coelhos. Assim, a eliminação de fatores estressantes, associada ao rápido diagnóstico e tratamento dos animais enfermos, constitui a principal medida profilática em cunicultura.

Saúde Pública

Diversas espécies de *Pasteurella* podem infectar humanos. No entanto, esse patógeno costuma ser transmitido aos humanos de modo oportunista, por lambeduras, mordeduras e arranhaduras de animais domésticos, como cães e gatos (*P. multocida* e *P. dagmatis*).

Raramente a pasteurelose humana é secundária a acidentes ou contato com equinos (*P. caballi*), suínos (*P. aerogenes*) e frangos (*P. gallinarum*). *P. bettyae* pode estar relacionada com doença ulcerosa genital em humanos, bacteremia subsequente ao parto, além de pneumonias e derrames pleurais em pacientes com AIDS. *P. pneumotropica* e *M. haemolytica* raramente causam infecções em humanos.

Clinicamente, a pasteurelose humana é caracterizada por sinais de pneumonia e abscessos em órgãos.

Entre as espécies de *Pasteurella*, *P. multocida* é o patógeno mais comumente isolado em humanos. Os sinais clínicos surgem, em até 24 h após a ocorrência de mordida ou arranhadura de cães e gatos, com rápido desenvolvimento de lesões eritematosas, febre e formação de abscessos com exsudato purulento. As complicações das infecções tegumentares incluem artrite séptica próxima à mordida ou arranhadura, além de celulite e osteomielite.

O diagnóstico de rotina das pasteureloses em humanos é realizado com base no histórico de mordeduras ou arranhaduras de animais domésticos e nos sinais clínicos. Ainda, fundamenta-se no cultivo do material e em provas sorológicas, com o intuito de diferenciar o agente de outros patógenos oportunistas também presentes na cavidade oral de cães e gatos. Técnicas moleculares têm sido opções rápidas, sensíveis e específicas para análise de infecções pelo gênero *Pasteurella* em humanos.

Bibliografia

Al-Haddawi MH, Jasni S, Zamri-Saad M, Mutalib AR, Zulkifli I, Son R *et al*. In vitro study of Pasteurella multocida adhesion to trachea, lung and aorta of rabbits. Vet J. 2000;159(3):274-81.

Biester HE, Schwarte LH, Packer RA. Studies on sheep with demonstration of Pasteurella localized in the central nervous system. Am J Vet Res. 1942;3:268-73.

Birgel Júnior EH, Ollhoff RD, Benesi FJ, Viana RB, Schalch UM, Pacheco JCG *et al*. Ocorrência de Lechiguana (paniculite fibrogranulomatosa proliferativa) em bovino criado no estado de São Paulo. Arq Inst Biol. 1999;66(Supl):130.

Blackall PJ, Bojesen AM, Christensen H, Bisgaard M. Reclassification of [Pasteurella] trehalosi as Bibersteinia trehalosi gen. nov., comb. nov. Int J Syst Evol Microbiol. 2007;57(Pt 4):666-74.

Blum S, Freed M, Zukin N, Shwimmer A, Weissblit L, Khatib N *et al*. Bovine subclinical mastitis caused by Mannheimia granulomatis. J Vet Diagn Invest. 2010;22(6):995-7.

Catry B, Opsomer G, Decostere A, Feyen B, Kruif A, Haesebrouck F. Fatal meningitis in a calf caused by Mannheimia varigena. Res Vet Sci. 2004;77(3):187-8.

Chen S, Quesenberry KE. Coelhos. In: Birchard SJ, Sherding RG. Manual Saunders: clínica de pequenos animais. 3.ed. São Paulo: Roca; 2008.

Corrêa WM, Corrêa CNM. Enfermidades infecciosas dos mamíferos domésticos. 2.ed. Rio de Janeiro: Medsi; 1992.

Dziva F, Muhairwa AP, Bisgaard M, Christensen H. Diagnostic and typing options for investigating diseases associated with Pasteurella multocida. Vet Microbiol. 2008;128(1-2):1-22.

Goto M, Itakura C. Lesions of central nervous system in a calf due to a Pasteurella organism. Nihon Juigaku Zasshi. 1975;37(5):303-6.

Greene CE. Infectious diseases of the dog and cat. 4.ed. St. Louis: Elsevier Saunders; 2012.

Jaglic Z, Kucerova Z, Nedbalcova K, Hlozek P, Bartos M. Identification of Pasteurella multocida serogroup F isolates in rabbits. J Vet Med B Infect Dis Vet Public Health. 2004;51(10):467-9.

Jaglic Z, Kucerova Z, Nedbalcova K, Kulich P, Alexa P. Characterisation of Pasteurella multocida isolated from rabbits in the Czech Republic. Vet Med. 2006;51:278-87.

Kaiser RM, Garman RL, Bruce MG, Weyant RS, Ashford DA. Clinical significance and epidemiology of NO-1, an unusual bacterium associated with dog and cat bites. Emerg Infect Dis. 2002;8(2):171-4.

Kehrenberg C, Salmon SA, Watts JL, Schwarz S. Tetracycline resistance genes in isolates of Pasteurella multocida, Mannheimia haemolytica, Mannheimia glucosida and Mannheimia varigena from bovine and swine respiratory disease: intergeneric spread of the tet(H) plasmid pMHT1. J Antimicrob Chemother. 2001;48(5):631-40.

Kimura R, Hayashi Y, Takeuchi T, Shimizu M, Iwata M, Tanahashi J *et al.* Pasteurella multocida septicemia caused by close contact with a domestic cat: case report and literature review. J Infect Chemother. 2004;10(4):250-2.

Ladeira S, Gomes FR, Vidor T, Portiansky EL, Gimeno EJ. Efeito da Mannheimia granulomatis sobre cultivo de fibroblastos. Arq Bras Med Vet Zootec. 2008;60(2):509-12.

Ladeira S, Riet-Correa F, Bonel-Raposo J, Pacheco CC, Gimeno EJ, Portiansky EL. Lechiguana em bovinos: aspectos patogênicos. Cienc Rural. 2010;40(4):944-9.

Lima KC, Nardi Júnior G, Ribeiro MG, Paes AC, Megid J, Listoni FJP. Encefalite bovina por Pasteurella multocida: relato de caso. Arq Inst Biol. 2000;67:135-8.

Lockwood PW, Hass V, Katz T, Varma KJ. Eficácia clínica do florfenicol no tratamento da síndrome respiratória bovina nos Estados Unidos. H Vet. 1997;16:45-8.

Pereira DIB, Riet-Correa F, Ladeira SL. Estudos complementares da infecção por Mannheimia granulomatis (Lechiguana) em bovinos. Pesq Vet Bras. 2000;20(3):91-6.

Quinn PJ, Markey BK, Carter ME, Donnelly WJ, Leonard FC. Microbiologia veterinária e doenças infecciosas. Porto Alegre: Artmed; 2005.

Quinn PJ, Markey BK, Leonard FC, FitzPatrick ES, Fanning S, Hartigan PJ. Veterinary Microbiology and Microbial Diseases. Chichester: Wiley-Blackwell; 2011. Pasteurella species, Mannheimia haemolytica and Bibersteinia trehalosi; p.396-409.

Radostits OM, Gay CC, Hinchcliff KW, Constable PD. Veterinary medicine: a textbook of the disease of cattle, horses, sheep, pigs, and goats. 10.ed. Philadelphia: Saunders Elsevier; 2007.

Rao PVR. Cerebral pasteurellosis in a buffalo. Indian Vet J. 1971; 48(4):423-6.

Ribeiro MG, Lara GHB, Fernandes MC, Paes AC, Motta RG, Siqueira AK *et al.* Mastite bovina por Pasteurella multocida: estudo de nove casos. Arq Bras Med Vet Zootec. 2010;62(4):985-8.

Riet-Correa F, Ladeira SL, Andrade GB, Carter GR. Lechiguana (focal proliferative fibrogranulomatous panniculitis) in cattle. Vet Res Commun. 2000;24(8):557-72.

Smith BP. Medicina interna de grandes animais. 3.ed. Barueri: Manole; 2006.

Tavares W. Manual de antibióticos e quimioterápicos anti-infecciosos. 3.ed. São Paulo: Ateneu; 2001.

Weekley LB, Veit HP, Eyre P. Bovine pneumonic pasteurellosis. Part II. Clinical presentation and treatment. Comp Cont Educ Pract Vet. 1998;20(2):56-60.

Winn Junior WC, Allen SD, Janda WM, Koneman EW, Procop G, Schreckenberger PC *et al.* Koneman diagnóstico microbiológico: texto e atlas colorido. 6.ed. Rio de Janeiro: Guanabara Koogan; 2008.

Enfermidades pelo Gênero *Pseudomonas* 23

Amanda Keller Siqueira e Márcio Garcia Ribeiro

Definição

Enfermidades infectocontagiosas, piogênicas e de clínica variada em animais domésticos, causadas pelo gênero *Pseudomonas.*

Sinonímias: piocianose dos cães e podridão da lã dos ovinos.

Histórico

Desde o século 19, cirurgiões passaram a observar que o pus de certas feridas e abscessos apresentava coloração azulada ou esverdeada. Em 1850, o cirurgião francês Sedillot demonstrou que as manchas verde-azuladas de feridas e curativos pós-operatórios eram transmissíveis. Em 1860, Fordos extraiu o pigmento piocianina de microrganismos em formato de bacilos. Gessard, em 1862, isolou pela primeira vez o microrganismo em cultura pura, atribuindo-lhe o nome *Bacillus pyocyaneus.* Lücke, em 1882, confirmou que a coloração verde-azulada de lesões e abscessos era provocada por pequenas bactérias móveis. Gessard estudou a bactéria até 1925, a qual, posteriormente, foi renomeada como *Pseudomonas aeruginosa.* Os termos *pyocyaneus* e *aeruginosa* referem-se à coloração verde-azulada observada nas culturas em virtude da produção do pigmento piocianina.

Etiologia

O gênero *Pseudomonas* pertence aos bacilos gram-negativos não fermentadores de glicose. Esse grupo de bactérias é aeróbio estrito e não forma esporos. Além disso, não utiliza carboidratos como fontes de energia tampouco degrada esses substratos por metabolismo fermentativo. Os principais bacilos gram-negativos de importância veterinária – não pertencentes às enterobactérias – são representados pelos gêneros *Acinetobacter, Alcaligenes, Bordetella, Burkholderia, Moraxella* e *Pseudomonas.* Outros bacilos gram-negativos não fermentadores e exigentes no isolamento primário, que acometem animais e/ou humanos, pertencem aos gêneros *Brucella, Neisseria* e *Francisella.*

Diferentemente da família *Enterobacteriaceae,* bacilos gram-negativos não fermentadores de glicose são agrupados em famílias distintas. *Bordetella* pertence à família *Alcaligenaceae,* assim como *Alcaligenes* e *Acinetobacter,* enquanto *Moraxella* faz parte da família *Moraxellaceae.* Já os microrganismos do gênero *Pseudomonas* enquadram-se na família *Pseudomonadaceae,* enquanto os do gênero *Burkholderia* compõem a família *Burkholderiaceae.* Esses grupos de microrganismos produzem ácidos mais fracos do que aqueles produzidos pelos fermentadores. Assim, não têm capacidade de alterar o indicador de pH dos testes bioquímicos convencionais para fermentação de glicose e outros carboidratos.

Certas linhagens do gênero *Pseudomonas* produzem pigmentos hidrossolúveis, como pioverdina (amarelo-esverdeado), piocianina (azul), piorrubina (vermelho) e piomelanina (marrom ou enegrecido), modificando a cor dos meios de cultura (Figuras 23.1 e 23.2). No entanto, somente *Pseudomonas aeruginosa* (*P. aeruginosa*) produz piocianina. O pigmento pioverdina é originalmente amarelo, mas em associação com a produção de piocianina (azul), apresenta coloração esverdeada.

O gênero *Pseudomonas* também é conhecido como pseudomônada. Consiste em bacilos gram-negativos, retos ou ligeiramente curvos e, também, móveis por um ou mais flagelos polares. Metabolizam glicose e outros carboidratos por via oxidativa.

As espécies do gênero *Pseudomonas* são divididas em vários grupos, com base em características fenotípicas: grupo fluorescente (*P. aeruginosa, P. fluorescens* e *P. putida*), grupo *stutzeri* (*P. stutzeri, P. mendocina* e Vb-3), grupo *alcaligenes* (*P. alcaligenes, P. pseudoalcaligenes* e *Pseudomonas* sp. do grupo 1) e grupo do pigmento amarelo (*P. luteola* e *P. oryzihabitans*) (Tabela 23.1).

P. aeruginosa é a espécie mais patogênica do gênero, isolada de diferentes afecções clínicas em animais e humanos. Assim, este capítulo enfatizará, fundamentalmente, as infecções em animais domésticos por *P. aeruginosa.*

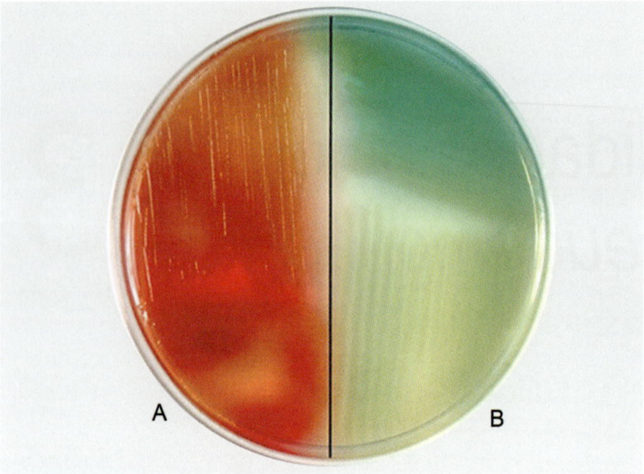

Figura 23.1 Produção de pigmentos em linhagens do gênero *Pseudomonas* isoladas de otite canina. **A.** *P. aeruginosa* produzindo o pigmento piorrubina (vermelho). **B.** *P. aeruginosa* produzindo pioverdina (verde). Fonte: Arquivo da Disciplina de Enfermidades Infecciosas dos Animais da FMVZ/Unesp, Botucatu, SP.

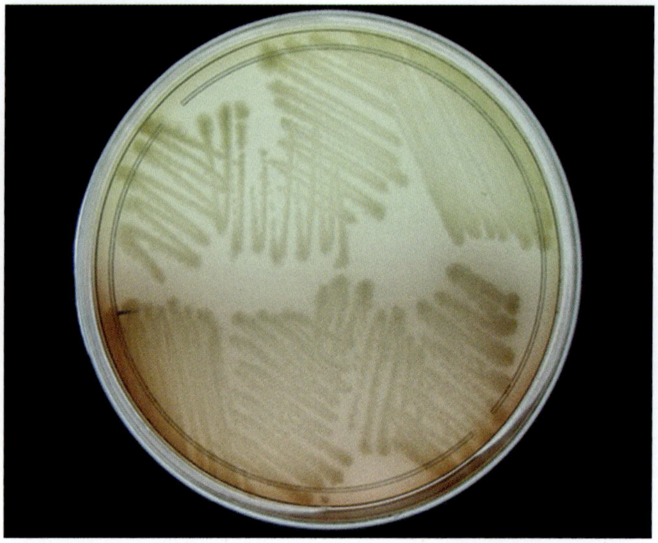

Figura 23.2 Presença de piomelanina (pigmento marrom ou enegrecido) em *P. aeruginosa* isolada de mastite bovina. Fonte: Arquivo da Disciplina de Enfermidades Infecciosas dos Animais da FMVZ/Unesp, Botucatu, SP.

Tabela 23.1 Propriedades utilizadas para o diagnóstico fenotípico das principais espécies do gênero *Pseudomonas*, de interesse em animais e humanos.

	Oxidase	Motilidade	Pioverdina	Amarelo	Glicose	Maltose	Lactose	Manitol	Arginina	Lisina	NO_3 NO_2	NO_3 N_2	Ureia	Polimixina B
Grupo fluorescente														
P. aeruginosa	+	+	+	–	+	V	–	V	+	–	+	V	V	S
P. fluorescens	+	+	+	–	+	V	–	+	+	–	V	–	V	S
P. putida	+	+	+	–	+	V	–	V	+	–	–	–	V	S
Grupo *stutzeri*														
P. stutzeri	+	+	–	–	+	+	–	V	–	–	+	+	V	S
P. mendocina	+	+	–	–	+	–	–	–	+	–	+	+	V	S
Grupo Vb–3	+	+	–	–	+	+	–	+	+	–	+	+	V	S
Grupo *alcaligenes*														
P. alcaligenes	+	+	–	–	–	–	–	–	–	–	V	–	V	S
P. pseudoalcaligenes	+	+	–	–	–	–	–	–	V	–	+	–	–	S
Pseudomonas sp. do grupo 1 RNAr	+	+	–	–	–	–	–	–	V	–	+	+	–	S
Grupo do pigmento amarelo														
P. luteola	–	+	–	+	+	+	–	+	V	–	V	–	V	S
P. oryzihabitans	–	+	–	+	+	+	–	+	–	–	–	–	V	S

+ = 90% ou mais de linhagens positivas; – = 90% ou mais de linhagens negativas; V = variável (11 a 89% de linhagens positivas); S = sensível. Reações mais importantes para o diagnóstico estão sombreadas.
Adaptada de Winn Júnior WC, Allen SD, Janda WM, Koneman EW, Procop G, Schreckenberger PC et al. Diagnóstico microbiológico: texto e atlas colorido. 6.ed. Rio de Janeiro: Guanabara Koogan; 2008.

Esse gênero de microrganismos é considerado ubíquo, isolado principalmente da água e de ambientes ou superfícies úmidas, além de solo, vegetais, alimentos e dos mais diversos equipamentos e ambientes hospitalares. Em meio de ágar acrescido de sangue ovino ou bovino (5%), desfibrinado, mostra colônias acinzentadas, com 1 a 2 mm de diâmetro, mucoides, iridescentes, irregulares e, frequentemente, beta-hemolíticas entre 24 e 48 h de incubação (Figura 23.3).

A temperatura ótima de isolamento da bactéria é 37°C, embora possa se multiplicar em ampla variação de temperatura (4 a 42°C). A multiplicação a 42°C é utilizada para diferenciar o gênero *Pseudomonas* de outras bactérias. As

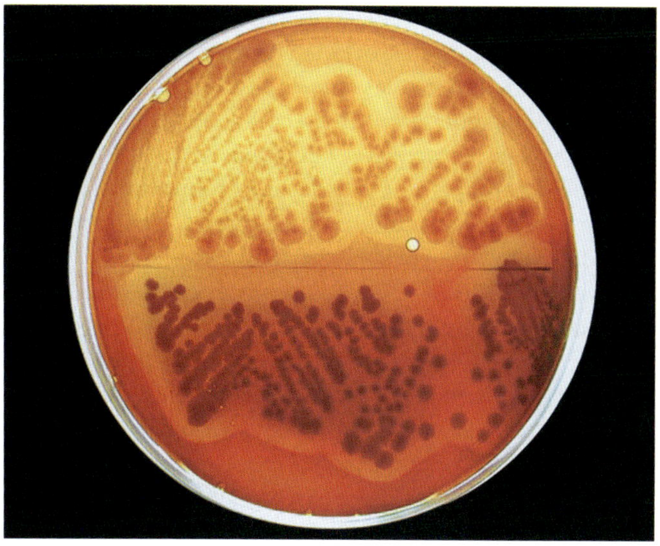

Figura 23.3 Colônias irregulares, acinzentadas, com halo hemolítico, cultivadas em meio de ágar suplementado com sangue ovino (5%), com 48 h de incubação, em linhagens de *P. aeruginosa* isoladas de mastite bovina. Fonte: Arquivo da Disciplina de Enfermidades Infecciosas dos Animais, FMVZ/Unesp, Botucatu, SP.

colônias exibem brilho metálico, com produção de pigmento, odor frutado ou de uva. O microrganismo apresenta reação positiva para oxidase em aproximadamente 10 s.

Em ágar MacConkey, é classificada como lactose negativa, com impregnação de pigmentos facilmente visualizados em ágar após 24 h de incubação. A formação de uma camada de aspecto mucoide em meios de cultura líquidos ou sólidos, denominada *slime*, é uma propriedade marcante, determinada pelo desenvolvimento de biofilme.

A patogenicidade do gênero *Pseudomonas* é atribuída ao comportamento oportunista, à ampla distribuição do microrganismo no ambiente e à presença de fatores de virulência estruturais da parede bacteriana, como os lipopolissacarídios (LPS), além de fímbrias, adesinas não fimbriais, produção de pigmentos, alginato (*slime*), hemolisina, proteases, fosfolipase, produção de biofilme, sideróforos e multirresistência aos antimicrobianos.

Epidemiologia

A pouca exigência nutricional e a resistência às condições adversas do ambiente, incluindo a multiplicação entre 4 e 42°C e a viabilidade na presença de certos desinfetantes, caracterizam *P. aeruginosa* como um dos microrganismos mais patogênicos entre as espécies bacterianas de interesse em animais e humanos. *Pseudomonas* spp. apresenta grande capacidade de adaptar-se a vários nichos ecológicos, podendo ser encontrada no solo, água, matéria orgânica em decomposição e plantas. Transitoriamente, pode ser encontrada na microbiota da pele de animais, mucosas e fezes de animais sadios. Apesar da ampla dispersão de *Pseudomonas* spp. no ambiente, a água tem sido a principal via de transmissão do microrganismo. Em vacas e/ou pequenos ruminantes, a veiculação hídrica da bactéria ocorre pela água de lavagem dos insufladores, água de uso geral no equipamento de ordenha, ou mesmo contaminando as soluções de pré e pós-*dipping*, o que determina casos de mastite de origem ambiental. A veiculação hídrica da bactéria pode ocorrer, também, por via oral, por infecções umbilicais e pela contaminação de feridas, utensílios de manejo dos animais ou instrumental cirúrgico.

Em cães, e menos comumente em gatos, a otite pelos gêneros *Pseudomonas* e *Proteus* é causada, principalmente, pelo acúmulo de umidade no pavilhão auricular. É mais frequente em algumas raças com excesso de pelo no interior do conduto auditivo, de orelhas longas e condutos sinuosos, e em certas raças que têm o hábito de adentrar rios, lagos ou represas, como o labrador.

A infecção pelo gênero *Pseudomonas* ocorre em todas as espécies animais, independentemente de sexo, raça, idade e estações do ano.

Outros fatores considerados predisponentes são descritos nas infecções por *P. aeruginosa* em animais. A utilização incorreta de pistolas dosificadoras de anti-helmínticos em ovinos pode causar lesões bucais e favorecer a infecção na cavidade oral. A alimentação de ruminantes domésticos com forragens grosseiras, pontiagudas ou ressecadas, principalmente no inverno, também provoca lesões na cavidade oral, o que contribui para a infecção por bactérias oportunistas, como *P. aeruginosa*.

Ocasionalmente, o microrganismo pode ser encontrado viável em paletas congeladas de sêmen bovino e equino.

P. aeruginosa é muito resistente aos procedimentos de desinfecção com fármacos convencionais. O microrganismo pode resistir a desinfetantes como amônia quaternária e soluções iodadas. No entanto, compostos fenólicos e com betaglutaraldeído mostram ação bactericida em *Pseudomonas* spp. São sensíveis à fervura, à pasteurização e à dessecação. *P. aeruginosa* tem sido isolada de recipientes utilizados no pré e no pós-*dipping* em vacas, inadequadamente higienizados, os quais, geralmente, contêm soluções de cloro, clorexidina ou iodo, mostrando a resistência do microrganismo à ação desses compostos químicos.

Patogenia

As espécies do gênero *Pseudomonas* que acometem animais e humanos são essencialmente oportunistas.

Em geral, *P. aeruginosa* não causa infecções em animais e humanos hígidos. Usualmente, requer alterações nos mecanismos de defesa do hospedeiro – resultantes da quebra da barreira cutânea ou de mucosas (excesso de umidade, traumatismos, queimaduras, cirurgias, diálises, uso prolongado de cateteres) – e no estado de imunossupressão fisiológica (prematuros, neonatos e idosos), medicamentosa (uso prolongado de corticoides e antimicrobianos) ou clínica (diabetes, neoplasias e imunodeficiências).

P. aeruginosa apresenta grande variedade de fatores de virulência, tanto intrínsecos da parede celular (LPS) quanto de produção extracelular (citocinas, exoenzimas, proteases), bem como relacionados com fatores de colonização (fímbrias e adesinas). Os genes codificadores dos fatores de virulência são encontrados no cromossomo bacteriano e em plasmídios (material genético extracromossômico).

A patogênese depende dos fatores de virulência da linhagem. Ocorre em etapas subdivididas em adesão e colonização bacteriana, invasão local e infecção. Diferentes componentes estruturais estão envolvidos na virulência de *P. aeruginosa*. As fímbrias ou pilis (tipo IV) são responsáveis pela adesão às células epiteliais, enquanto as adesinas não fimbriadas auxiliam na fixação ao muco e são importantes para a colonização. O flagelo polar é responsável pela motilidade das linhagens.

O LPS de membrana do gênero *Pseudomonas* – comum às bactérias gram-negativas – é composto pelo lipídio A e pelas cadeias de polissacarídios (antígeno O ou somático). A presença do lipídio A induz a liberação de potentes citocinas pró-inflamatórias pelos linfócitos, o que resulta em quadros de choque endotóxico. O polissacarídio O é altamente antigênico e imunogênico, utilizado para caracterização de sorogrupos e variantes sorológicas da bactéria, bem como para produção de vacinas. O alginato (*slime*) é um polissacarídio importante no estabelecimento da infecção em diferentes órgãos, atuando como fator de adesão e antifagocitário, além de dificultar a ação dos antimicrobianos.

Os fatores de virulência extracelulares compreendem exoenzimas, toxinas (exotoxina A, fosfolipase C) e proteases (elastase), cuja principal função é dificultar a fagocitose da bactéria por neutrófilos e macrófagos e promover a invasão bacteriana. A exotoxina A é extremamente tóxica, causando morte celular de maneira semelhante à toxina diftérica. Após a internalização celular, a exotoxina A bloqueia a síntese proteica e determina a morte da célula infectada. A bactéria também produz proteases que causam lesões de pele e em outros tecidos, provocando hemorragias e necrose. A protease chamada elastase degrada a elastina presente em grande quantidade nas paredes vasculares e no tecido pulmonar, provocando lesões nos pulmões e nos vasos sanguíneos, o que facilita a disseminação do microrganismo. A fosfolipase C tem ação hemolítica e determina lise celular. Um glicolipídio que contém ramnose (ramnolipídio) é responsável pela solubilização e pela destruição da substância surfactante, causando atelectasia pulmonar e lesão às membranas celulares. A liberação de toxinas e proteases são responsáveis por edema, hemorragia e necrose em diferentes tecidos infectados por *P. aeruginosa*.

Os exopigmentos fenazínicos (principalmente a piocianina) impedem uma nova epitelização da epiderme, bem como a proliferação de linfócitos e de outras bactérias (bacteriocinas), além de interferir com a função mucociliar epitelial. A produção de piocianina por linhagens de *P. aeruginosa* está associada à liberação de radicais de oxigênio tóxicos a células infectadas. Os sideróforos têm alta afinidade por ferro, quelando esse íon, necessário aos processos metabólicos bacterianos. A produção de biofilme – composto de matriz hidrofóbica formada por alginato – protege as colônias bacterianas, facilita a disseminação da bactéria pelo hospedeiro e confere resistência aos antimicrobianos, além de favorecer o intercâmbio de material genético e dificultar a ação dos fagócitos.

Complexos sistemas genéticos e bioquímicos estão envolvidos na regulação da expressão gênica dos fatores de virulência de *P. aeruginosa*. Esses sistemas compreendem fatores ambientais (concentração de ferro, osmolaridade e nível de nitrogênio) e moleculares (*quorum sensing* ou sinalização célula-célula). Os sistemas de sinalização célula-célula são formados por um autoindutor análogo de hormônio e uma proteína R ativadora da transcrição. Quando o complexo se liga à região promotora de um gene-alvo, ativa a transcrição por toda a população bacteriana presente (como na produção de biofilme), expressando simultaneamente os genes específicos requeridos.

P. aeruginosa tem resistência intrínseca e adquirida a diversos grupos de antimicrobianos de uso em medicina veterinária e humana, expressos individualmente ou de maneira combinada (multirresistência), aumentando a preocupação clínica com a bactéria. Os principais mecanismos de resistência bacteriana são a produção de betalactamases e de enzimas que modificam aminoglicosídios, a baixa expressão de proteínas de membrana, a indução de alterações na estrutura das membranas, a ocorrência de mutações em topoisomerases, a formação de biofilme, a ação das bombas de efluxo e a aquisição de plasmídios de resistência.

➤ Clínica

Os sinais da infecção por *P. aeruginosa* dependem do local, do órgão acometido e da espécie animal. Em bovinos, comumente se observam casos de mastite, metrite, pneumonia e lesões de pele. Em pequenos ruminantes predominam manifestações de mastite, lesões podais, pneumonia e lesões otológicas. Em suínos, a bactéria é identificada principalmente em casos de pneumonia, infecções urinárias e otológicas, enquanto nos equinos são frequentes manifestações reprodutivas, oculares e pneumonia. Em cães e gatos, é encontrada em úlceras corneanas, otites (externa, média e interna), osteomielite, infecções urinárias, sepse e bacteremia.

P. fluorescens é isolada esporadicamente de mastite em vacas e septicemia em peixes.

Infecções otológicas

A otite – inflamação do canal do ouvido – é subdividida em externa, média e interna, podendo ter manifestação aguda ou crônica. A otite causada pelo gênero *Pseudomonas* ocorre, predominantemente, de modo crônico. Ocasionalmente, o microrganismo pode ser isolado do conduto auditivo de animais clinicamente sadios.

Em animais, as infecções otológicas por *Pseudomonas* spp. são graves, caracterizadas por prurido uni ou bilateral, meneios de cabeça, arranhaduras e eritema das orelhas. Tipicamente, observa-se secreção purulenta de coloração azul-esverdeada ou verde-amarelada. Estudo com 734 casos de otite em cães, cuja secreção auricular foi encaminhada ao Serviço de Diagnóstico Microbiológico da FMVZ/Unesp, em Botucatu, SP, identificou 11,4% dos isolados como *P. aeruginosa*.

As otites média e interna são causadas pela extensão da otite externa. Os sinais clínicos da otite média por *Pseudomonas* spp. são semelhantes aos da otite externa. No entanto, alguns animais podem apresentar paralisia de nervos faciais (síndrome de Horner). Em casos crônicos de otite por *P. aeruginosa*, a infecção pode ascender à orelha interna, causando sinais clínicos neurológicos, como nistagmo horizontal (com a fase rápida para o lado oposto do ouvido acometido), inclinar de cabeça (*head tilt*) para o lado da infecção e ataxia assimétrica.

Bacteremia

A bacteremia por *Pseudomonas* spp. indica a presença da bactéria na corrente sanguínea. A suspeita clínica baseia-se nas manifestações clínicas e pode ser confirmada por hemocultura. Cateteres intravenosos, urinários ou respiratórios, biopsias percutâneas e feridas cirúrgicas servem como porta de entrada para a bactéria na circulação sanguínea. A evolução clínica da bacteremia pode levar ao desenvolvimento de septicemia (multiplicação na corrente sanguínea) e choque endotóxico. Os animais com bacteremia apresentam letargia, anorexia, alterações gastrintestinais (vômitos e diarreia) e febre, bem como dores musculares e articulares. Falência de órgãos e choque endotóxico podem ocorrer em pacientes em septicemia. Trato gastrintestinal, fígado, rins e pulmões são os órgãos mais acometidos. Ocasionalmente, esses animais podem manifestar endocardite e encefalite.

Osteomielite

As osteomielites são causadas, comumente, por bactérias gram-positivas, particularmente estafilococos e estreptococos. No entanto, *Pseudomonas* spp. também tem sido isolada de afecções ósseas. A osteomielite em animais por *P. aeruginosa* é causada por contaminação bacteriana de feridas, necrose e sequestro ósseo, instabilidade de fraturas, implantação traumática de corpo estranho, contaminação de pinos intramedulares ou alterações locais da resposta imune ou do metabolismo tecidual. Os sinais clínicos variam de acordo com o tipo e a duração da infecção. Casos agudos de osteomielite por essa bactéria provocam dor local, eritema e inflamações dos tecidos moles. Os sinais sistêmicos incluem letargia, febre e inapetência.

Infecções pulmonares

Pseudomonas spp. é agente oportunista de pneumonias bacterianas, ocorrendo isoladamente ou em associação com outros microrganismos. Os animais apresentam tosse produtiva, febre, dispneia, descarga nasal mucopurulenta, inapetência, emaciação e sinais de desidratação. Gatos com pneumonia manifestam sinais clínicos mais discretos, com predomínio de tosse e secreção nasal uni ou bilateral.

Infecções do trato urinário

As infecções do trato urinário (ITU) são causadas pela colonização microbiana de rins, ureteres, vesícula urinária e uretra proximal. Os microrganismos gram-negativos mais frequentemente isolados são *Escherichia coli* e os gêneros *Pseudomonas*, *Proteus*, *Klebsiella* e *Enterobacter*. O estabelecimento de ITU costuma ser secundário a alterações da microbiota residente do sistema urinário e também do hospedeiro. Em animais domésticos e de companhia, os sinais clínicos de ITU por *Pseudomonas* spp. incluem disúria, polaquiuria e incontinência urinária. Com o desenvolvimento de pielonefrite, podem ser observados sinais sistêmicos como febre, perda de peso, anorexia, depressão e dor abdominal.

Infecções genitais

A piometra em animais domésticos caracteriza-se por hiperplasia cística do endométrio com estímulo pela progesterona, supressão da atividade do miométrio e acúmulo de secreção, com consequente desenvolvimento de ambiente favorável à multiplicação bacteriana. Em estudo retrospectivo (1999-2004) da etiologia bacteriana de 79 amostras de piometra em cães, realizado pelo Serviço de Diagnóstico Microbiológico da FMVZ/Unesp, Botucatu, SP, 4% dos espécimes clínicos foram identificados como *P. aeruginosa*.

A endometrite infecciosa em éguas é a principal causa de infertilidade e abortamentos nessa espécie animal. A infecção ocorre quando os mecanismos de defesa uterinos falham em impedir o estabelecimento e a multiplicação de microrganismos patogênicos. Os fatores predisponentes dessa afecção são representados por monta natural, parto, inseminação artificial ou exames e manipulação uterina sem higiene adequada. *P. aeruginosa* pode ser introduzida durante a monta natural por meio do esmegma prepucial de machos portadores, pela inseminação com sêmen contaminado ou por manipulações genitais. Os sinais clínicos na égua incluem infertilidade, endometrite recorrente, descarga vaginal mucopurulenta e acúmulo de fluidos no útero. Infusões uterinas repetidas com antimicrobianos em éguas têm sido associadas ao aumento de infecções uterinas por *Pseudomonas* spp.

Em animais domésticos, a placentite por *P. aeruginosa* causa abortamento, em geral, no terço final da gestação. Classicamente, tem manifestação aguda e pode ser focal ou difusa. Clinicamente, os animais podem apresentar descarga vaginal e produção prematura de leite. Após o abortamento ou nascimento prematuro, os sinais de placentite crônica são evidentes. Na placentite aguda, a infecção pode ficar restrita à placenta e aos fetos, ou progredir para septicemia na fêmea.

As orquites e epididimites por *Pseudomonas* spp. são transmitidas ao trato reprodutor masculino dos animais por via ascendente pela uretra, após traumatismos locais, ou por via hematógena. *P. aeruginosa* é uma das bactérias mais comumente isoladas das epididimites em garanhões.

Os sinais clínicos mais frequentes de orquite e epididimite incluem dor intensa, edema e hiperemia local. Animais com infecção crônica podem apresentar cólicas. Com a ruptura do epidídimo, ocorrem periorquite, aderências peritesticulares e formação de piogranulomas nos túbulos espermáticos, além de azoospermia ou necrospermia. Os ejaculados costumam revelar oligospermia e grande taxa de defeitos espermáticos, além de alta contagem de neutrófilos. *P. aeruginosa* também pode ser isolada em casos de vesiculite seminal, embora as infecções nas glândulas acessórias de garanhões sejam relativamente incomuns.

Lesões oculares

Em equinos, *P. aeruginosa* também tem sido relatada em casos de ceratite (queratite) e úlceras de córnea pós-traumáticas. As ceratites bacterianas e os abscessos no estroma corneal podem ser causados pela quebra da barreira epitelial ou pela inoculação de *P. aeruginosa* diretamente no estroma por objetos perfurocortantes.

Lesões cutâneas

Pseudomonas spp. coloniza, rapidamente, tecidos que perderam a barreira cutânea por queimaduras, lesões de pele e inoculação percutânea traumática da bactéria. Bovinos de certas raças de pele despigmentada, criados extensivamente com grande exposição aos raios ultravioleta (sem sombreamento adequado) ou que apresentem lesões cutâneas após queimaduras por fogo, são mais suscetíveis às infecções tegumentares por *P. aeruginosa*. As lesões são graves, geralmente doloridas e mostram edema, hiperemia e desvitalização do tecido. As lesões localizam-se, principalmente, nas áreas dorsal e lateral em animais de produção. Em ovinos, *P. aeruginosa* é frequentemente isolada de lesões cutâneas. A dermatite exsudativa denominada podridão da lã dos ovinos (*fleecerot*) é causada por linhagens toxigênicas da bactéria, produtoras de fosfolipase C e piocianina, que provocam dermatite grave e coloração azul-esverdeada ou enegrecida do pelame. A doença é relatada principalmente na Austrália, na África do Sul e na Nova Zelândia, associada, em especial, a condições que propiciem alta umidade da pele dos animais. Após a tosquia, há maior penetração da água e maceração da superfície cutânea, resultando em dermatite.

Mastite

A infecção mamária por *Pseudomonas* spp. está intimamente relacionada com a água contaminada utilizada na lavagem de tetos, insufladores e canos do equipamento de ordenha. Ainda, ocorre por contaminação do conteúdo reutilizável das soluções de pré ou pós-*dipping*, ou mesmo por cânulas contaminadas durante a terapia intramamária.

Pseudomonas spp. causa mastite clínica aguda ou crônica. Os casos podem evoluir para lesões mamárias necrosantes e sinais gerais de choque endotóxico. Uma ou mais mamas podem estar afetadas. Ocasionalmente são documentados surtos de mastite por *P. aeruginosa* em vacas, em geral, refratários aos tratamentos. Os surtos ocorrem principalmente em períodos de maior pluviosidade, em propriedades com problemas de manejo geral das vacas.

Em ovelhas e cabras, a infecção mamária por *P. aeruginosa* determina mastite gangrenosa. Essa manifestação especial da mastite em pequenos ruminantes domésticos ocorre, principalmente, nas primeiras semanas pós-parto, de modo clínico, acometendo uma ou as duas metades mamárias. A lesão pode evoluir para necrose das metades mamárias. Outros microrganismos, como *Staphylococcus aureus*, *Clostridium perfringens* e *Escherichia coli*, também estão envolvidos na gênese da mastite gangrenosa em pequenos ruminantes. A glândula mamária afetada mostra-se edemaciada, endurecida e quente à palpação, com coloração enegrecida ou esverdeada. O leite apresenta aspecto seroso ou sanguinolento e frequentemente contém grumos, além de acusar elevadas contagens celulares.

Em 2009, foi descrito, no interior do estado de São Paulo, surto de mastite em 36 vacas, das quais 30 com mastite clínica e seis subclínicas. Houve isolamento de *P. aeruginosa* de 16 animais com mastite clínica e três com mastite subclínica.

Abscessos

A formação de abscessos por *P. aeruginosa* é frequente em equinos, mas incomum em cães e gatos. No Brasil, surto de abscesso mandibular por *P. aeruginosa* em ovelhas da raça Bergamácia foi descrito em 2011 no município de Botucatu, SP. Em um rebanho composto de 120 animais, 35 apresentaram nódulos em mandíbula, de consistência firme e com diferentes tamanhos, fistulados ou não, sem evidências de inflamação em tecidos moles adjacentes. Material de ovelhas acometidas, coletado por punção aspirativa do conteúdo de nódulos não fistulados, revelou isolamento de *P. aeruginosa*.

Infecções em animais silvestres e selvagens

Em animais silvestres e selvagens, *P. aeruginosa* também causa infecções oportunistas, de clínica variada, descritas geralmente em relatos de casos. Pneumonia hemorrágica e septicemia por *Pseudomonas* sp. têm sido relatadas em Mink.

Pseudomonas spp. é comumente isolada da cavidade oral de serpentes, causando estomatite necrótica em animais de cativeiro criados em condições precárias.

Estudo da microbiota da cavidade oral, da cloaca e do veneno de cascáveis (*Crotalus durissus terrificus*) alocadas no Centro para Estudos de Venenos e Animais Peçonhentos (CEVAP) da Unesp, em Botucatu, SP, identificou *P. aeruginosa*, *Proteus vulgaris* e *Morganella morganii* como os microrganismos mais frequentes. Em acidentes ofídicos, tanto em animais de companhia como de produção, *P. aeruginosa* determina graves infecções secundárias no local da picada.

➤ Diagnóstico

O isolamento e a identificação microbiana de *Pseudomonas* spp. são os principais métodos na rotina de diagnóstico das diferentes afecções causadas pelo microrganismo em animais. O material clínico para fins de diagnóstico depende do local ou do órgão acometido e inclui urina, leite, sêmen, fezes, conteúdo de abscessos, lavados traqueobrônquicos, secreções uterinas, oculares e do conduto auditivo, além de fragmentos de órgãos.

Microbiológico

A identificação microbiológica presuntiva do gênero *Pseudomonas* é facilitada pela produção típica de pigmento e pelo odor característico das colônias. A bactéria é isolada em meios de cultura convencionais, como ágar suplementado com sangue ovino ou bovino (5%), desfibrinado (ágar-sangue), e ágar MacConkey. O ágar cetrimide é seletivo para *P. aeruginosa*, que altera sua coloração âmbar clara para azul ou azul-esverdeado no isolamento da bactéria.

O isolamento em ágar-sangue revela colônias irregulares, de 1 a 2 mm de diâmetro, acinzentadas, tipicamente com a produção de pigmentos. *P. aeruginosa* apresenta produção de beta-hemólise entre 24 e 48 h de incubação. Em ágar MacConkey, as colônias também são irregulares, lactose-negativas, mostrando, nitidamente, diferentes tonalidades nas linhagens produtoras de pigmentos. As principais propriedades fenotípicas utilizadas no diagnóstico das diferentes espécies de *Pseudomonas* estão sumarizadas na Tabela 23.1. *P. fluorescens* é a principal espécie que requer diagnóstico microbiológico diferencial com *P. aeruginosa* em infecções nos animais domésticos. Neste contexto, para a diferenciação dessas espécies na rotina diagnóstica, as linhagens de *P. aeruginosa* apresentam colônias com odor frutado (uva), são isoladas em temperatura de 42°C, produzem piocianina e são resistentes à canamicina. Ao contrário, as estirpes de *P. fluorescens* não apresentam colônias com odor frutado, não produzem piocianina, tampouco são isoladas a 42°C, e são sensíveis à canamicina.

Para as linhagens que não produzem pigmentos, utilizam-se, para diagnóstico, testes bioquímicos, *kits* diagnósticos comerciais, métodos automatizados ou mesmo técnicas moleculares (reação em cadeia pela polimerase).

Sistemas comerciais de identificação têm sido usados em muitos laboratórios para identificar as espécies de *Pseudomonas*. São divididos em sistemas manuais, automatizados e métodos computadorizados.

Os sistemas manuais provêm identificação acurada de diversos microrganismos. No entanto, apresentam limitações quando utilizados para não fermentadores, como no caso de resultados falso-negativos com microrganismos que exibem reações bioquímicas fracas ou tardias, demonstrando-se inconclusivos para muitas espécies bacterianas não fermentadoras. Os sistemas automatizados são utilizados por médios e grandes laboratórios. Muitos não possibilitam a identificação definitiva de *P. aeruginosa* e necessitam de testes adicionais, principalmente para as outras espécies do gênero *Pseudomonas*. Os métodos computadorizados são programas que identificam microrganismos por provas bioquímicas tabuladas em planilhas, que serão comparadas com bases de dados publicadas na literatura.

Outros métodos para afecções específicas

No eritrograma das infecções pelo gênero *Pseudomonas*, são observadas anemias normocítica e normocrômica, além de trombocitopenia. Alterações na bioquímica sérica são comuns e incluem hipoalbuminemia, aumento da fosfatase alcalina e hipoglicemia. A bacteremia pode ser diagnosticada pela presença de *Pseudomonas* spp. em leucócitos no esfregaço sanguíneo.

O diagnóstico clínico das otites média e interna é realizado por meio da avaliação dos condutos auditivos médio e interno, após sedação, com o uso de otoscópio. Exames radiológicos podem elucidar a extensão e a gravidade das lesões. A coleta de material para cultivo microbiológico e antibiograma deve ser realizada após a limpeza do conduto auditivo, utilizando-se *swabs* esterilizados, introduzidos em cones e guiados pelo otoscópio.

Em animais com infecções sistêmicas, o diagnóstico de *P. aeruginosa* pode ser obtido, também, por hemocultura. O leucograma de animais com osteomielite aguda por *P. aeruginosa* acusa, comumente, leucocitose por neutrofilia. Leucopenia com desvio à esquerda, degenerativa, é observada no leucograma de animais com choque endotóxico por *P. aeruginosa*.

A osteomielite crônica é uma doença localizada, com menor manifestação sistêmica. O diagnóstico baseia-se em história clínica e exames físico, radiológico e microbiológico.

Exames radiográficos auxiliam na determinação do local e do tipo de lesão óssea. Outros exames de diagnóstico por imagem, como a tomografia computadorizada, a ressonância magnética e a cintilografia, são valiosos no diagnóstico da osteomielite em animais, embora tenham como limitações o custo elevado e o reduzido número de laboratórios que dispõem desses equipamentos. O exame citológico do exsudato contribui no diagnóstico, apesar de a cultura microbiológica ser definitiva para a identificação da bactéria.

A auscultação de animais com pneumonia por *P. aeruginosa* revela sons pulmonares anormais. O exame físico também pode mostrar taquipneia e intolerância ao exercício. O diagnóstico é firmado com base em histórico e exame físico, confirmado por exames hematológicos, radiografia torácica, além de exames citológicos e microbiológicos de lavado traqueobrônquico ou pulmonar. Leucocitose por neutrofilia com desvio à esquerda é frequentemente observada no hemograma completo, mas pode estar presente, em baixa frequência, nos cães. O exame radiológico pode revelar padrão alveolar caracterizado por aumento da densidade pulmonar.

A endocardite pelo gênero *Pseudomonas* em animais domésticos é incomum. A auscultação cardíaca revela sons anormais, com ou sem arritmias.

O diagnóstico das infecções do trato urinário por *P. aeruginosa* é firmado com base na cultura da urina, coletada, preferencialmente, por cistocentese. A urinálise revela a presença de bactérias no sedimento urinário.

A confirmação diagnóstica das endometrites por *Pseudomonas* spp. requer citologia endometrial e cultura da secreção uterina. A biopsia uterina é indicada como procedimento auxiliar no diagnóstico da bactéria.

As úlceras oculares causadas pelo microrganismo são caracterizadas pela presença de lesões perfurantes na córnea. A observação do estroma indica lesões mais profundas. O teste de fluoresceína possibilita a visualização das úlceras. Ainda, é utilizado para a avaliação da eficácia do tratamento. O exame oftalmológico de animais com abscessos por *P. aeruginosa* revela pus branco-amarelado no estroma. A córnea mostra-se intensamente vascularizada, podendo evoluir para uveíte. O diagnóstico de rotina das lesões oculares é firmado pela combinação de exame clínico oftalmológico, citologia e cultivo microbiológico da secreção ocular.

A mastite por *P. aeruginosa* em animais de produção é diagnosticada, de rotina, pelo teste da caneca telada de fundo escuro (Tamis), por CMT e por cultivo microbiológico do leite (conforme o capítulo Mastite em Animais Domésticos).

Métodos moleculares

Os métodos moleculares desenvolvidos nas últimas décadas são mais específicos que as técnicas fenotípicas convencionais de identificação das espécies do gênero *Pseudomonas*. A técnica de análise do polimorfismo dos fragmentos de restrição do DNA genômico (RFLP) baseia-se na hidrólise e na separação, por eletroforese, do DNA genômico da bactéria, com posterior formação de padrões de restrição característicos das espécies ou dos fatores de virulência bacterianos. A eletroforese em gel de campo pulsante (PFGE, do inglês *pulsed field gel eletrophoresis*) é uma técnica empregada para separar cadeias longas de DNA bacteriano submetidas a campos elétricos pulsantes em duas direções, em gel de agarose. Produz fragmentos de tamanho maior e utiliza enzimas de restrição.

A reação em cadeia pela polimerase (PCR) é a técnica molecular mais utilizada para diagnóstico de *P. aeruginosa*, pelo método clássico, modificado ou associado a outros métodos, como RAPD, tipagem sequencial de *multilocus* (MLST, do inglês *multilocus sequence typing*), *nested* PCR e *hot start* PCR. Diferentes genes têm sido investigados nas últimas décadas no diagnóstico de *P. aeruginosa* (*gyr*B, *tox*A, 16S-23S rDNA, ITS, 16S rDNA, *opr*I, *opr*L, *ecfx*, ETA, algDGDP), em linhagens obtidas de grande variedade de espécimes clínicos de origem humana e animal, mostrando boa sensibilidade e alta especificidade.

Tratamento

O tratamento das infecções por *Pseudomonas* spp. deve ser baseado no tipo de afecção clínica, preferencialmente com respaldo em testes de sensibilidade microbiana *in vitro*, como o teste de difusão com discos ou a concentração inibitória mínima. Em animais domésticos, *P. aeruginosa* é considerada uma das bactérias com maiores taxas de resistência aos antimicrobianos convencionais, fato que causa grande preocupação entre os profissionais de saúde e dificulta a abordagem terapêutica.

A polimixina B e a colistina (polimixina E) são antimicrobianos desenvolvidos há décadas, utilizados para tratamento de *P. aeruginosa* em medicina humana. No entanto, o uso desses fármacos foi associado à nefrotoxicidade, resultando na substituição por carbenicilina e gentamicina. A carbenicilina foi a primeira penicilina que apresentou efetividade contra *P. aeruginosa*, mas rapidamente foram observadas linhagens resistentes, fato que culminou, também, com a substituição do fármaco pela ticarcilina.

A carbenicilina e a ticarcilina têm custo elevado. São necessárias altas doses para o tratamento, administradas por via parenteral. O uso clínico desses antimicrobianos é impraticável para o tratamento parenteral da maioria das infecções por *Pseudomonas* spp. em animais. Esses fármacos têm sido reservados para o tratamento de infecções, em animais domésticos, causadas por linhagens multirresistentes de *P. aeruginosa*, observadas, geralmente, em otites, ceratites, metrites e infecções do trato urinário.

Com a emergência da resistência de linhagens de *Pseudomonas* spp., além de outras bactérias com resistência múltipla aos antimicrobianos convencionais, a indús-

Deschaght P, Van Daele S, De Baets F, Vaneechoutte M. PCR and the detection of Pseudomonas aeruginosa in respiratory samples of CF patients: a literature review. J Cyst Fibros. 2011;10(5):293-7.

Divers TJ, Peek SF. Rebhun's diseases of dairy cattle. 2.ed. Philadelphia: Saunders Elsevier; 2008.

Fernandes MC, Ribeiro MG, Siqueira AK, Salerno T, Lara GHB, Listoni FJP. Surto de mastite bovina causada por linhagens de Pseudomonas aeruginosa multirresistentes aos antimicrobianos. Arq Bras Med Vet Zootec. 2009;61(3):745-8.

Ferreira Júnior RS, Siqueira AK, Campagner MV, Salerno T, Soares TCS, Lucheis SB *et al.* Comparison of wildlife and captivity rattlesnakes (Crotalus durissus terrificus) microbiota. Pesq Vet Bras. 2009;29(12):999-1003.

Greene CE. Infectious diseases of the dog and cat. 4.ed. St. Louis, Missouri: Elsevier Saunders; 2012.

Martin CL. Ophthalmic disease in veterinary medicine. London: Manson Publishing; 2010.

Murray PR, Baron EJO, Jorgensen JH, Landry ML, Pfaller MA. Manual of clinical microbiology. v.2. 9.ed. Washington: ASM Press; 2007.

Quinn PJ, Carter ME, Markey B, Carter GR. Clinical veterinary microbiology. London: Wolfe; 1994.

Quinn PJ, Markey BK, Carter ME, Donnely WJ, Leonard FC. Microbiologia veterinária e doenças infecciosas. Porto Alegre: Artmed; 2005.

Quinn PJ, Markey BK, Leonard FC, Fitzpatrick ES, Fanning S, Hartigan PJ. Veterinary microbiology and microbial diseases. Chichester: Wiley-Blackwell; 2011.

Radostits OM, Gay CC, Hinchcliff KW, Constable PD. Veterinary medicine: a textbook of the disease of cattle, horses, sheep, pigs, and goats. 10.ed. Philadelphia: Saunders Elsevier; 2007.

Ribeiro MG. Princípios terapêuticos na mastite em animais de produção e de companhia. In: Andrade SF. Manual de terapêutica veterinária. 3.ed. São Paulo: Roca; 2008. p. 759-71.

Ribeiro MG, Lara GHB, Bicudo SD, Souza AVG, Salerno T, Siqueira AK *et al.* An unusual gangrenous goat mastitis caused by Staphylococcus aureus, Clostridium perfringens and Escherichia coli coinfection. Arq Bras Med Vet Zootec. 2007;59(3):810-2.

Ribeiro MG, Siqueira AK, Langoni H, Paes AC, Victória C, Silva AV *et al.* Modified E-test by the addition of EDTA-Tris and dimethyl sulfoxide on the potentiation of the effects of some antimicrobials in Pseudomonas aeruginosa strains isolated from bovine mastitis. Arq Bras Med Vet Zootec. 2004;56(5):676-8.

Santos MV, Fonseca LFL. Estratégias para controle de mastite e melhoria da qualidade do leite. Barueri: Manole; 2007.

Schild A, Riet-Correa FR, Mendez MC, Lemos RA. Doenças de ruminantes e equinos. 2.ed. São Paulo: Varela; 2002.

Scott PR. Sheep medicine. London: Manson Publishing; 2007.

Sellon D, Long M. Equine infectious diseases. Philadelphia: Saunders Elsevier; 2007.

Siqueira AK, Salerno T, Fernandes MC, Ribeiro MG, Lopes MD, Prestes NC. Etiologia e perfil de sensibilidade de microrganismos isolados de afecções gênito-urinárias em cães. In: Anais do 6. Congresso Paulista de Clínicos Veterinários de Pequenos Animais; 2006; São Paulo, SP. p. 201.

Songer JG, Post KW. Veterinary Microbiology. Bacterial and Fungal Agents of Animal Disease. St Louis: Elsevier Saunders; 2005.

Souza AVG, Salerno T, Siqueira AK, Ribeiro MG, Paes AC, Listoni FJP. Etiologia e perfil de sensibilidade microbiana em 734 casos de otite em cães. In: Anais do 6. Congresso Paulista de Clínicos Veterinários de Pequenos Animais; 2006; São Paulo, SP. p. 202.

Souza AVG, Salerno T, Siqueira AK, Ribeiro MG, Paes AC, Listoni FJP. Perfil de sensibilidade microbiana em 135 linhagens de Pseudomonas aeruginosa isoladas de cães com otite. In: Anais da 19. Reunião Anual do Instituto Biológico de São Paulo [CD-ROM]; 2006; São Paulo, SP.

Souza AVG, Salerno T, Siqueira AK, Ribeiro MG, Paes AC, Listoni Tanaka EM *et al.* Tris-EDTA no teste de sensibilidade antimicrobiana in vitro em amostras de Pseudomonas aeruginosa. Arq Bras Med Vet Zootec. 2002;54(3):331-4.

Wiedmann M, Weilmeier D, Dineen SS, Ralyea R, Boor KJ. Molecular and phenotypic characterization of Pseudomonas spp. isolated from milk. Appl Environ Microbiol. 2002;66(5):2085-95.

Winn Júnior WC, Allen SD, Janda WM, Koneman EW, Procop G, Schreckenberger PC *et al.* Diagnóstico microbiológico: texto e atlas colorido. 6.ed. Rio de Janeiro: Guanabara Koogan; 2008.

Enfermidades por *Erysipelothrix rhusiopathiae* 24

Sérgio José de Oliveira

Definição

Erisipela é uma doença infectocontagiosa hemorrágica, caracterizada por lesões cutâneas, articulares e cardíacas ou septicemia em animais e humanos, causada por bactérias do gênero *Erysipelothrix*.

Sinonímias: ruiva e erisipela suína.

Etiologia

Erysipelothrix rhusiopathiae (*E. rhusiopathiae*), anteriormente denominado *E. insidiosa*, consiste em bastonetes gram-positivos, não esporulados, imóveis, retos ou encurvados, medindo de 0,2 a 0,4 μm por 0,5 a 2,5 μm. Pode apresentar-se na forma filamentosa (Figura 24.1), com 4 a 15 μm de comprimento, compondo colônias rugosas.

Trata-se de bactérias positivas para catalase e oxidase, que não apresentam acidorresistência. Esses microrganismos são anaeróbios facultativos e aeróbio-tolerantes, mas a multiplicação em laboratório é otimizada em condições de microaerofilia.

As colônias em meio sólido são pequenas, de tonalidade acinzentada, e medem entre 0,5 e 1 mm de diâmetro, considerando-se 24 h de incubação em aerobiose, preferencialmente a 37°C. No entanto, a bactéria multiplica-se em ampla variação de temperatura, de 5 a 42°C. Podem formar colônias lisas, intermediárias ou, ainda, rugosas. As colônias lisas formam um halo estreito de hemólise (incompleta) em ágar acrescido de sangue ovino (Figura 24.2), semelhantemente à alfa-hemólise de *Streptococcus* sp. Apresentam, também, vários sorotipos.

Multiplicam-se melhor em soro equino (5%) adicionado a meios de cultura sólidos ou líquidos. O isolamento em meio líquido de caldo triptose ou BHI (*brain heart infusion*) com soro mostra sedimento semelhante a nuvens de pó, quando agitado. Em meio sólido de Packer, aparecem colônias pequenas, convexas e translúcidas. *E. rhusiopathiae* não é isolado em meio de MacConkey.

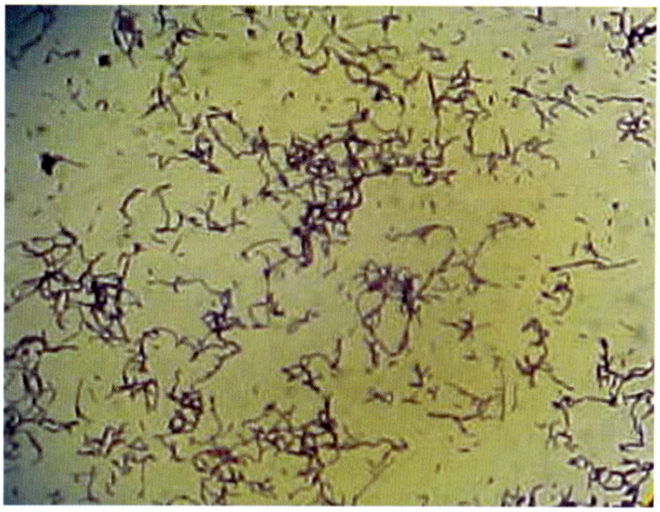

Figura 24.1 Forma filamentosa de *Erysipelothrix* spp., corada pelo método de Gram (1.000×).

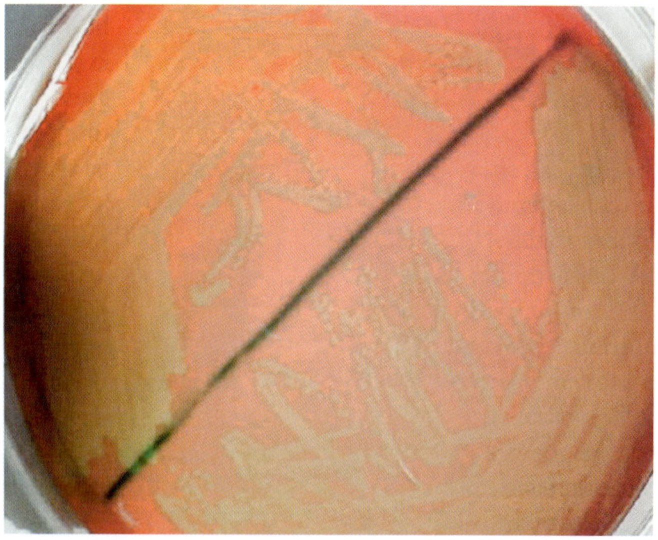

Figura 24.2 Detalhe de hemólise em culturas de *Erysipelothrix* spp. de duas estirpes isoladas de tonsilas de suínos, em meio de ágar acrescido de sangue ovino, após 48 h de incubação em aerobiose, a 37°C.

Com base em estudos sorológicos – visando à identificação de sorotipos – e em técnicas recentes de hibridização de DNA (principalmente na região hipervariável do gene *spa*A), o gênero *Erysipelothrix* foi reclassificado em quatro espécies: *E. rhusiopathiae* (sorotipos 1a, 1b, 2a, 2b, 4, 5, 6, 8, 9, 11, 12, 15, 16, 17, 19, 21 e N), *E. tonsillarum* (sorotipos 3, 7, 10, 14, 20, 22 e 23), *E. rhusiopathiae* (sorotipo 13) e *E. rhusiopathiae* (sorotipo 18).

São reconhecidos 32 sorotipos. Desses, aproximadamente 15 têm sido identificados com mais frequência em suínos. Os sorotipos 1 e 2 de *E. rhusiopathiae* são os mais prevalentes na doença em suínos em várias partes do mundo. Tem sido descrita, também, infecção de javalis (*Sus scrofa*) pelos sorotipos 1 e 2.

A estrutura antigênica do gênero *Erysipelothrix* é complexa. Existem antígenos termolábeis, comuns à maioria das estirpes bacterianas, e antígenos termoestáveis, nos quais se baseia a diferenciação sorológica. Certas estirpes não apresentam antígenos termoestáveis, sendo classificadas como linhagens N.

A classificação das bactérias em sorotipos é importante do ponto de vista imunológico, pois somente algumas estirpes do gênero *Erysipelothrix* apresentam características imunogênicas apropriadas à produção de vacinas, visto que diferentes sorotipos têm características peculiares na relação com o hospedeiro, considerando-se as diferentes manifestações clínicas da doença.

O microrganismo resiste várias semanas na água e no solo em pH alcalino, além de manter-se viável diversos meses em matéria orgânica em putrefação. É sensível, entretanto, aos desinfetantes comuns.

E. rhusiopathiae não produz toxinas, mas contém hialuronidase e neuraminidase. A função da hialuronidase na patogenicidade das estirpes é controversa, pois isolados que produzem essa enzima em pequena quantidade são tão patogênicos quanto os que a produzem em maior quantidade.

A neuraminidase é produzida durante a fase exponencial da multiplicação bacteriana e parece estar envolvida na aderência às células endoteliais. Verificou-se que estirpes patogênicas produzem mais neuraminidase do que isolados não patogênicos. Acredita-se que a neuraminidase remova o ácido siálico presente na superfície celular das células-alvo do hospedeiro, favorecendo a infecção bacteriana. A presença de cápsula bacteriana nas estirpes de *E. rhusiopathiae* confere maior resistência à fagocitose, sendo considerada outro importante fator de virulência da bactéria.

E. rhusiopathiae também produz hemolisina, cujo mecanismo de ação está intimamente relacionado com a captação de ferro exógeno, utilizado na multiplicação bacteriana.

Epidemiologia

As espécies do gênero *Erysipelothrix* infectam grande variedade de aves, peixes e mamíferos, incluindo humanos. Embora não sejam patogênicas para peixes, podem sobreviver por longo período na superfície de mucosas dessas espécies. Roedores e aves silvestres também podem servir como fontes de infecção.

Diferentes fatores são considerados predisponentes na ocorrência da erisipela suína, como idade dos animais, virulência e carga infectante bacteriana, nível de anticorpos séricos contra o agente, intensidade de contaminação ambiental, estresse térmico, mudanças bruscas na alimentação, protocolo vacinal inadequado, introdução de animais no plantel e coinfecção com outras doenças infecciosas (como a circovirose suína tipo 2, a peste suína clássica e a síndrome reprodutiva e respiratória dos suínos).

A infecção natural pode ocorrer por ingestão de água ou alimentos contaminados ou por ferimentos na pele. O microrganismo tem importância econômica como agente causal da doença em animais domésticos como perus, galinhas, ovinos e suínos. Bovinos, equinos, cães e gatos são acometidos com menos frequência.

A erisipela suína apresenta grande impacto na suinocultura mundial, determinando prejuízos em virtude da condenação de carcaças de animais doentes (principalmente por casos de disseminação e artrite) e dos gastos com medicamentos e vacinas.

Suínos de todas as idades são suscetíveis, embora a doença clínica seja mais prevalente em leitões acima de 3 meses de idade e em animais adultos. Leitões com menos de 3 meses de idade são mais resistentes por adquirirem imunidade decorrente da ingestão de colostro.

Suínos podem ser portadores de *Erysipelothrix* spp. em tonsilas e outros tecidos linfoides. O microrganismo tem sido isolado em cerca de 20 a 50% das tonsilas de suínos abatidos e em 10% de animais saudáveis nas granjas, caracterizando, assim, o estado de portador, que favorece a disseminação da doença nos criatórios.

Os suínos eliminam a bactéria por fezes, urina, saliva e secreções nasais, contaminando solo, alimentos e água. Em ovinos, a infecção pode ocorrer por via umbilical.

O microrganismo sobrevive até 1 mês no solo. Na Austrália, *E. rhusiopathiae* foi isolado de *swabs* colhidos da superfície de carcaças, articulações, pisos das baias e efluentes das granjas. *E. rhusiopathiae* mantém-se viável até 60 meses congelado e meses na carne. Apesar disso, as estirpes do gênero *Erysipelothrix* geralmente são sensíveis aos desinfetantes dos grupos dos fenóis e cresóis.

Fatores estressantes, como mudanças na alimentação e na temperatura ambiente, superlotação e transporte, podem predispor os animais à erisipela suína.

A erisipela suína foi identificada na Europa, na Ásia, no Canadá, nos EUA e no México. A doença tem sido diagnosticada com menor incidência em países como Jamaica, Guatemala, Guiana, Suriname, Chile, Peru e Brasil. A poliartrite em ovinos por *E. rhusiopathiae* tem sido relatada em várias regiões do mundo.

Nos EUA, em 2001, foi descrito surto de erisipela em suínos, com cerca de 4.000 condenações de carcaças e graves prejuízos aos criadores.

Embora *E. rhusiopathiae* (sorotipos 1 e 2 com seus subtipos) tenha sido descrito em javalis (*Sus scrofa*), essa espécie não é considerada um reservatório para a doença em suínos.

No Brasil, a doença em suínos foi descrita pela primeira vez em 1957, em materiais coletados de abatedouro. No mesmo ano, foi identificada em animais provenientes de granjas. Em estudos sorológicos realizados no país com estirpes isoladas de amígdalas, baço e fezes de suínos, em animais doentes e sadios, predominaram os sorotipos 1a, 1b, 2b, 3, 4, 5, 9, 10, 11, 12, 13, 14 e N. Em outra investigação, no país, que envolvia o diagnóstico diferencial de artrites infecciosas e não infecciosas em suínos de abatedouro, *E. rhusiopathiae* foi isolado em 14% dos casos de artrite infecciosa. Nesse estudo, o sinal clínico que mais diferenciou os tipos de artrite foi a presença ou ausência de reatividade nos linfonodos regionais. Nos animais com artrite infecciosa em membros posteriores, os linfonodos ilíacos mediais e laterais estavam reativos, o mesmo ocorrendo com os linfonodos axilares da região da primeira costela, quando a artrite acometeu os membros anteriores.

Em ovinos, a erisipela manifesta-se por poliartrite que progride para anquilose. São raros os casos de infecções cutâneas, endocardites, abortamentos e septicemia nessa espécie animal. A infecção em cordeiros instala-se após castração ou caudectomia. Os principais sinais clínicos são a dificuldade de locomoção e o atraso no desenvolvimento. Em bovinos, tem sido observada artrite em terneiros, embora o microrganismo seja isolado de amígdalas de bovinos adultos sadios.

Em aves, *E. rhusiopathiae* costuma causar septicemia. Tanto aves domésticas quanto silvestres são suscetíveis, mas a doença é mais frequente em perus. As principais manifestações clínicas na espécie são representadas por debilidade geral, diarreia e cianose, predominantemente em machos. A doença pode levar à morte súbita de perus em razão da enterite hemorrágica.

Em suínos provenientes de granjas não vacinadas, a morbidade e a mortalidade podem acometer, respectivamente, 75% e 10 a 30% dos animais.

➤ Patogenia

A capacidade do gênero *Erysipelothrix* de desenvolver doença clínica tem sido atribuída à presença de cápsula, neuraminidase, hialuronidase e hemolisina em certos sorotipos.

A infecção natural em suínos ocorre, frequentemente, pela ingestão de água ou alimentos contaminados. Também pode ocorrer por ferimentos na pele. É provável que as bactérias invadam os animais pelas tonsilas ou pelo tecido linfoide ao longo do aparelho digestório.

Na inoculação experimental de *E. rhusiopathiae* em suínos, observa-se, inicialmente, invasão da corrente sanguínea, com posterior septicemia ou bacteremia e acometimento de diversos órgãos pela bactéria, principalmente coração, baço, rins e articulações, entre 1 e 7 dias após a infecção. A bacteremia, nesse caso, é transitória.

A infecção natural por *E. rhusiopathiae* em suínos é caracterizada por septicemia, lesões cutâneas e poliartrite, além de lesões nas válvulas cardíacas. Não está completamente esclarecido se as lesões articulares são causadas pela ação direta do microrganismo na cápsula articular ou pela intensa reação imune aos antígenos da bactéria. Estudos recentes têm demonstrado aumento dos níveis de imunoglobulinas das classes IgM e IgG no líquido sinovial de suínos com poliartrite por *E. rhusiopathiae*. Discoespondilite pode ser observada em suínos com poliartrite. Além disso, porcas em gestação podem abortar. Em machos, ocorrem lesões no testículo e nas glândulas acessórias.

Estudos que investigaram a patogenicidade de diferentes estirpes de *E. rhusiopathiae* revelaram diferenças entre isolados do sorotipo 2. É provável que as estirpes patogênicas presentes nas tonsilas sejam fontes potenciais de infecção ao suíno, enquanto os isolados avirulentos, como *E. tonsillarum*, estejam presentes apenas nas tonsilas. No entanto, comprovou-se a virulência em camundongos, de várias estirpes e diferentes sorotipos, isolados das tonsilas de suínos assintomáticos, sugerindo que, em condições propícias ao desenvolvimento da infecção, grande número de sorotipos considerados não patogênicos poderia atuar como agente primário da doença.

A inoculação experimental de diferentes estirpes de *Erysipelothrix* sp., em camundongos e suínos, revelou que o sorotipo 10 de *E. tonsillarum* também provoca septicemia nos animais. Em estudo similar, concluiu-se que os sorotipos 10 e 23 de *E. tonsillarum* são patogênicos para suínos. Ademais, *Erysipelothrix* sp. foi isolado de dois suínos com suspeita de septicemia por erisipela, os quais apresentavam esplenomegalia, lesões de endocardite e exsudato não purulento em articulações. Embora não apresentassem lesões cutâneas, três estirpes de *E. tonsillarum* sorotipo 10 foram isoladas da pele.

Já o sorotipo 7 de *E. tonsillarum* é patogênico para cães, provocando, ocasionalmente, endocardite.

E. tonsillarum foi recentemente reclassificado. Assim, são necessários mais estudos que possam avaliar a patogenicidade dessa espécie do gênero *Erysipelothrix* em animais domésticos.

➤ Clínica

O período de incubação da erisipela suína oscila entre 1 e 7 dias. Os sinais clínicos manifestam-se de modo agudo, hiperagudo e crônico.

Na manifestação hiperaguda, a morte é súbita, ocorrendo poucas horas após os primeiros sinais clínicos. Os suínos são encontrados em agonia, com temperatura elevada (42ºC), ou mortos. São acometidos, principalmente, animais em fase de terminação e, ocasionalmente, porcas.

A doença aguda tem período de incubação de 1 a 7 dias. Caracteriza-se por febre elevada (até 42°C), prostração, letargia, anorexia, conjuntivite, dispneia, episódios ocasionais de vômito e andar cambaleante, com letalidade variável. A partir do segundo dia de infecção, podem tornar-se visíveis lesões cutâneas (eritemas) que lembram o formato de losango, de 2 a 5 mm de diâmetro, localizadas, em geral, nas regiões abdominal e torácica, além de pescoço e orelhas. São áreas salientes da pele, de coloração púrpura, facilmente visíveis em animais de pelagem clara, consideradas patognomônicas para a doença.

As lesões podem regredir em 4 a 7 dias ou originar áreas de necrose que persistem por várias semanas, complicadas por infecções secundárias. Essas lesões necróticas tornam-se escuras, secas e endurecidas, desprendendo-se do tecido adjacente. Apesar de as lesões de pele serem características, nem todos os animais apresentam sinais cutâneos. A mortalidade é variável, podendo alcançar 75% dos animais acometidos. Na manifestação aguda, porcas gestantes podem abortar, e é possível isolar o microrganismo do feto.

Podem ocorrer lesões cutâneas típicas generalizadas por ocasião de abate em frigorífico (Figura 24.3). Representam agudização da doença e são desencadeadas pelo transporte de animais ou, então, resultam do agrupamento de animais de diversas origens no período que antecede o abate.

Na manifestação crônica, predomina a ocorrência de artrite, com aumento das articulações, dor e elevação da temperatura à palpação, o que resulta em dificuldade na caminhada e diminuição da conversão de peso, causando grande prejuízo aos criadores. Considera-se que a artrite por *E. rhusiopathiae* é a segunda causa mais frequente de insuficiência cardíaca em suínos, superada somente por artropatias por *Streptococcus suis*. As artrites por erisipela são proliferativas e não supurativas, podendo progredir no suíno vivo, mesmo na ausência de bactérias na articulação.

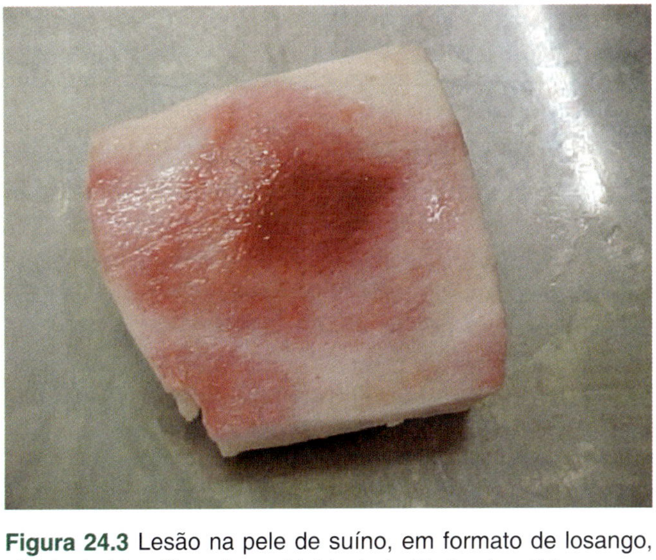

Figura 24.3 Lesão na pele de suíno, em formato de losango, obtida de frigorífico, da qual foi isolado *E. rhusiopathiae*.

Também pode ocorrer, na manifestação crônica, infecção cardíaca. Nesse caso, os animais morrem subitamente ou apresentam emaciação, congestão ou cianose de mucosas, além de indisposição ao exercício, observada, principalmente, na movimentação dos animais.

A proliferação de tecido granular nas válvulas cardíacas causa endocardite vegetativa, com insuficiência cardíaca em suínos. As lesões valvulares iniciam-se com inflamação vascular e infarto no miocárdio resultante de obstrução pelas bactérias. Esses processos, somados à exsudação de fibrina, provocam destruição valvular. *E. rhusiopathiae* já foi descrito como causa de endocardite vegetativa em equinos.

Porcas em gestação podem abortar na manifestação crônica ou, ainda, gerar fetos prematuros e fracos, enquanto os machos apresentam infertilidade temporária. Em granjas endêmicas para erisipela suína, tem-se observado a presença de descargas vulvares nas porcas, cerca de 1 a 2 dias antes e nas primeiras semanas após o parto, além de redução das taxas de parição e do número de leitões vivos por leitegada.

Em 2007, foi relatada, no Rio Grande do Sul, a ocorrência de abortamento em suíno por *E. rhusiopathiae*, com presença de áreas esbranquiçadas ao redor dos olhos, da face e da escápula, bem como nos membros posteriores do feto.

Diagnóstico

O diagnóstico de rotina da erisipela suína baseia-se em achados epidemiológicos, sinais clínicos e exame microbiológico. Exames hematológicos revelam leucocitose (manifestação aguda), seguida por leucopenia e monocitose (manifestação crônica).

Exame bacteriológico

Para isolar a bactéria de sangue, órgãos, fezes, líquido sinovial, secreções vulvares de porcas ou outros humores orgânicos dos animais, utiliza-se meio de cultura seletivo, que consiste na inoculação de caldo BHI ou caldo triptose, acrescido de soro equino (5 %) e antibióticos: canamicina (400 μg/mL), gentamicina (25 μg/mL) e vancomicina (25 μg/mL). Após 48 a 72 h de incubação do caldo em aerobiose a 37°C, deve-se inoculá-lo em ágar acrescido de sangue ovino (8%), com adição de soro equino, ou em meio sólido de Packer com azida sódica e cristal violeta, incubando-o novamente por 48 h à mesma temperatura.

A morfologia de *E. rhusiopathiae* pode variar de acordo com a fase da doença. Na erisipela aguda, o microrganismo apresenta-se, preferencialmente, como cocos gram-positivos, enquanto na fase crônica tem aspecto filamentoso.

A hemocultura tem valor diagnóstico em suínos, mas deve ser realizada em vários animais e, preferencialmente, com coletas sucessivas, em virtude da bacteremia transitória.

A multiplicação em meio contendo gelatina, semeado em profundidade, é característica da bactéria e serve como um teste simples para a identificação fenotípica. Após incubação a 20°C, por 3 a 5 dias, a semeadura no meio em picada irradia-se por todas as direções, lembrando uma escova de lavar tubos, o que resultou na expressão *test tube brush*. No entanto, *E. rhusiopathiae* não liquefaz a gelatina.

A caracterização fenotípica revela provas negativas de catalase, oxidase, esculina, indol e nitrato, além de reações positivas de fermentação de glicose, lactose, sacarose, maltose e manose. As estirpes produzem H_2S, revelando coloração escura (negra) em meio TSI (do inglês *triple sugar iron*, que significa: triplo açúcar/ferro) apenas na linha de semeadura (Figura 24.4). A produção de neuraminidase em estirpes de *E. rhusiopathiae* e o teste de sacarose positivo para *E. tonsillarum* são diferenças clássicas consideradas no diagnóstico diferencial fenotípico dessas espécies.

A Tabela 24.1 resume as principais características fenotípicas observadas no diagnóstico diferencial de *E. rhusiopathiae* e *E. tonsillarum*. No entanto, a diferenciação de *E. rhusiopathiae* e *E. tonsillarum* somente por métodos fenotípicos não é totalmente conclusiva, podendo ser confirmada por métodos moleculares.

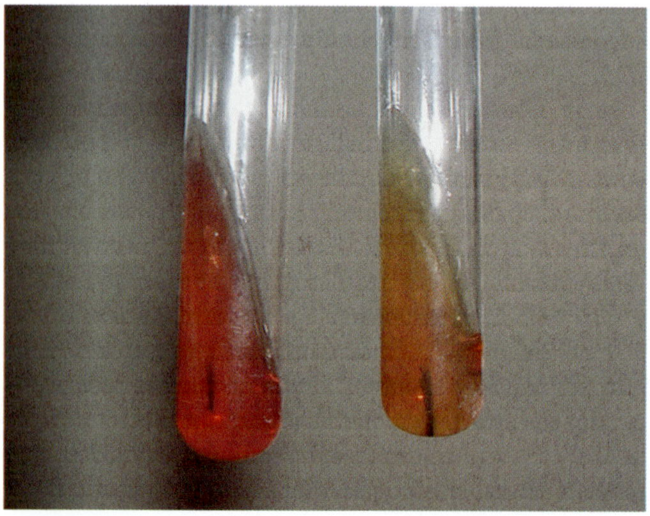

Figura 24.4 Produção de H_2S por duas estirpes de *E. rhusiopathiae* na linha de semeadura (cor negra) em meio TSI.

Tabela 24.1 Diferenças na utilização de açúcares por *E. rhusiopathiae* e *E. tonsillarum*.

Testes	*E. rhusiopathiae*	*E. tonsillarum*
Manose	+	D
Sacarose	-	+

D = variável.

Inoculação em camundongos

Nesse método de diagnóstico, fragmentos de baço, tonsilas ou linfonodos são triturados em gral, com adição de salina estéril. Escarifica-se uma das orelhas de dois camundongos, com uso de agulha. Em seguida, *swabs* são umedecidos no inóculo e friccionados contra as orelhas escarificadas. Os camundongos evoluem para óbito entre 3 e 5 dias, e o sangue é coletado por punção cardíaca para inoculação em meios de cultura.

Igualmente, camundongos podem ser inoculados após incubação prévia do material em meio líquido, a 37°C, por 24 h.

Testes sorológicos

ELISA indireto, aglutinação em látex e fixação de complemento são provas laboratoriais utilizadas para sorodiagnóstico da doença. No entanto, a diferenciação dos títulos de vacinas e da doença por meio dessas provas – bem como a interpretação individual de animais infectados – pode ser difícil, enfatizando-se a avaliação do *status* da granja com relação à doença.

O teste de imunodifusão em gel é usado na sorotipagem das espécies do gênero *Erysipelothrix*. O antígeno é obtido de colônias isoladas em ágar com sangue ovino, inoculando-se tubo com meio líquido (BHI com soro equino). Após 24 h, a 37°C, centrifuga-se o antígeno a 13.000 rpm, por 15 min. Em seguida, o material é lavado com salina fisiológica e suspendido em água destilada na proporção de um terço do volume inicial. A suspensão bacteriana é autoclavada a 121°C/1 h.

O material permanece em temperatura ambiente até esfriar. Em seguida, é clarificado por centrifugação. O líquido sobrenadante constitui-se no antígeno, que é preparado de cada isolado das bactérias, para classificação mediante soros hiperimunes, que representam cada um dos sorotipos de *Erysipelothrix* spp., classificados no teste de imunodifusão dupla em gel de agarose.

No teste de imunodifusão em gel, depositam-se antígenos (que são produzidos por meio de estirpes bacterianas) e antissoros, reagindo com cada um dos sorotipos das bactérias. Anticorpos precipitantes são observados entre 3 e 5 dias, pela formação de linha esbranquiçada resultante da reação antígeno-anticorpo.

Diagnóstico molecular

Os testes moleculares têm contribuído para o diagnóstico de erisipela suína, embora ainda estejam restritos às pesquisas. Teste de PCR com *primers* específicos foi desenvolvido para detectar o gênero *Erysipelothrix*, sem distinção de espécies.

Após a definição dos sorotipos 13 e 18 de *E. rhusiopathiae* como duas novas espécies, o teste de PCR foi aprimorado, sendo capaz de identificar cada uma das quatro espécies do gênero *Erysipelothrix*. Assim, é utilizado para diagnóstico de suínos doentes, diretamente a partir de tecidos e para diferenciação de isolados.

Recentemente, foi desenvolvido no Brasil teste de *nested* PCR específico para detecção de *E. rhusiopathiae*.

Diagnóstico diferencial

A infecção por *E. rhusiopathiae* em suínos deve ser diferenciada de outras doenças causadas pelo vírus da peste suína clássica, pela *Salmonella choleraesuis* e pelo *Streptococcus suis*. Os dois primeiros causam sinais de septicemia, enquanto o último determina artrite e endocardite. Outros diagnósticos diferenciais (doença de Glasser e micoplasmose) devem ser aventados em suínos com suspeita de erisipela.

Achados de necropsia

Em suínos, os principais achados observados à necropsia, na fase aguda, são lesões eritematosas em formato de losango, determinadas pelo desenvolvimento de microtrombos cutâneos e estase sanguínea por danos em capilares, com detecção de bactérias e células inflamatórias. Em abatedouros, podem ser verificadas carcaças congestas com certa descoloração da pele. Nessa manifestação, os animais em que a bactéria se dissemina apresentam esplenomegalia, hepatomegalia, hemorragias petequiais em epicárdio, pleura, peritônio e córtex renal, além de linfonodos aumentados e hemorrágicos.

Nas infecções crônicas, predominam artropatias (em membros e coluna vertebral). A cápsula articular mostra-se aumentada, com elevação da quantidade de líquido sinovial, que se torna mais viscoso e de tonalidade amarelada. Observam-se, também, com menor frequência, lesões cardíacas, manifestadas por infarto do miocárdio, aumento das válvulas (com ou sem obstrução) e presença de fibrina.

Em aves, constatam-se, à necropsia, congestão e hemorragias em órgãos internos, hemorragias nos músculos do peito e das pernas, hepatomegalia e esplenomegalia.

Histologicamente, são identificadas lesões inespecíficas de congestão, bem como edema e trombose.

Tratamento

Testes de sensibilidade aos antimicrobianos *in vitro* têm revelado que os sorotipos de *Erysipelothrix* spp. isolados de suínos são, geralmente, sensíveis aos fármacos penicilina G, ampicilina, eritromicina, cefalosporina e ciprofloxacino, com sensibilidade variável a cloranfenicol e tetraciclinas.

Observou-se, ainda, resistência dos isolados a aminoglicosídios, polimixinas, ácido nalidíxico, novobiocina, vancomicina e sulfonamidas. Isolados obtidos no Japão revelaram maior sensibilidade aos fármacos ampicilina, cloxacilina, penicilina benzatina, ceftiofur, tilosina, enrofloxacino e danofloxacino. Em casos de erisipela septicêmica aguda, verificou-se resistência à oxitetraciclina e à di-hidroestreptomicina.

Estudos no Brasil revelaram sensibilidade de estirpes de *Erysipelothrix* spp. isoladas de suínos aos fármacos amoxicilina, ceftiofur, cefalexina, penicilina G, clindamicina e florfenicol. No mesmo estudo, observou-se alta resistência dos isolados aos antimicrobianos oxitetraciclina (19%), tiamulina (19%), doxiciclina (20,6%) e lincomicina (15,8%) que são, curiosamente, de uso frequente em granjas de suínos.

Em suínos, o uso de penicilina procaína (50.000 UI/kg, via intramuscular) durante 3 dias tem sido eficiente no tratamento das manifestações agudas. Alternativamente, penicilina benzatina pode ser administrada em dose única (20.000 UI/kg, via intramuscular) em suínos doentes.

Embora se reconheça a sensibilidade variável da bactéria às tetraciclinas, esse fármaco pode ser adicionado à água (1 g/10 ℓ) durante 5 dias, e fornecido a todo o plantel acometido. Os casos de artrite e endocardite não respondem favoravelmente ao tratamento.

Profilaxia e controle

Medidas gerais

As seguintes medidas gerais são recomendadas à profilaxia e ao controle da doença em suínos: administrar nutrição adequada, proporcionar a ingestão de colostro pelos leitões, realizar antissepsia umbilical, evitar a superpopulação, controlar temperatura, umidade e ventilação nas granjas, adotar quarentena, proceder à remoção total dos lotes aliada ao vazio sanitário das instalações (sistema todos dentro, todos fora – *all in, all out*), além de executar isolamento e tratamento de animais doentes em baias específicas.

Desinfetantes à base de hipoclorito de sódio, fenóis ou cresóis são recomendados à desinfecção periódica das granjas de suínos, pois têm boa ação residual e atividade em presença de matéria orgânica.

Em outros países, está disponível soro antierisipela (5 a 20 mℓ, via parenteral), indicado a situações de surtos, para profilaxia de animais contactantes. Em propriedades endêmicas, o soro tem sido utilizado em leitões até as primeiras 6 semanas de idade, quando se inicia a vacinação.

Medidas específicas

Como medida específica para profilaxia da erisipela em granjas endêmicas recomenda-se a primovacinação de leitões na idade entre 6 e 10 semanas, com reforço 2 a 4 semanas depois. Leitoas e porcas devem ser vacinadas antes da cobertura. Em leitoas de reposição, devem ser aplicadas duas doses da vacina, uma na chegada à granja e outra 20 dias depois. Porcas são vacinadas, geralmente,

8 dias após o parto. Já machos adultos são vacinados a cada 6 meses. Leitões de porcas já vacinadas devem receber a vacina após 90 dias do nascimento.

Os sorotipos 2 de *E. rhusiopathiae* e 10 de *E. tonsillarum* são as sorovariedades mais comumente encontradas nas vacinas contra erisipela em suínos. As vacinas utilizadas com mais frequência são as bacterinas (bactéria inativada), acrescidas de adjuvante (hidróxido de alumínio). Em geral, aplica-se vacina polivalente a suínos contendo antígenos para profilaxia conjunta de erisipela, leptospirose e parvovirose. No entanto, animais vacinados podem continuar portadores de *E. rhusiopathiae* nas tonsilas. A imunidade conferida pelas bacterinas dura somente cerca de 6 meses.

Vacinas atenuadas (vivas) têm sido adotadas no Japão contra erisipela suína. Nesse país, observou-se que não existe interferência na vacinação com cepas atenuadas e o uso dos antimicrobianos oxitetraciclina, tilosina e virginiamicina, administrados na ração. As vacinas atenuadas conferem maior imunidade, mas podem provocar reações cutâneas no ponto de inoculação (pele atrás da orelha, axilas ou flanco) e abortamentos em porcas.

A imunoprofilaxia vacinal tem sido eficiente contra surtos de erisipela aguda. Somente a vacinação, entretanto, não é suficiente para evitar a manifestação crônica da erisipela em suínos, sendo necessário agregar à vacinação um conjunto de outras ações gerais de profilaxia/controle.

Saúde Pública

Humanos são infectados acidentalmente por *E. rhusiopathiae*, como veterinários (pela realização de necropsia e uso de vacinas atenuadas), magarefes (no abate e manuseio de carcaças em matadouros) e pescadores (pela manipulação de peixes e crustáceos).

E. rhusiopathiae já foi isolado de carne suína, aves domésticas e peixes do mar (como arenque e bacalhau), com predomínio do sorotipo 2. Em países da Europa, o microrganismo foi isolado de músculos e órgãos internos de suínos com lesões cutâneas, servindo de alerta para o risco de condenação parcial das carcaças de animais com lesões exclusivamente cutâneas.

A doença em humanos, na manifestação cutânea, também é conhecida como erisipeloide humana, uma zoonose profissional. O período de incubação varia entre 1 e 7 dias. A erisipeloide localiza-se com mais frequência em mãos e dedos. Consiste em lesões eritematosas da pele, de coloração violácea ao redor de uma ferida (ponto de inoculação). Pode haver artrite nas articulações dos dedos e prurido intenso.

O curso da doença nos pacientes costuma ser benigno, com cura entre 2 e 4 semanas. Há casos esporádicos de generalização, com a ocorrência de septicemia, osteomielite e endocardite, de evolução fatal. O tratamento envolve administração de penicilina, mas, em pacientes alérgicos, podem ser aplicadas cefalosporinas.

Bibliografia

Alberton GC, Bandarra EP, Pereira MAC, Yamamoto MT, Piffer IA, Mores MAZ. Diagnóstico diferencial entre artrite infecciosa e não infecciosa no abatedouro. In: Anais do 10. Congresso Brasileiro de Veterinários Especialistas em Suínos; 2001; Porto Alegre, RS. p. 77-8.

Albuquerque J. Notas sobre erisipela suína (ruiva). Bol. DIPAM. 1957; 10:19-22.

Barcellos DESN, Oliveira SJ, Borowski SM. Classificação sorológica de amostras de Erysipelothrix rhusiopathiae, isoladas de suínos no estado do Rio Grande do Sul, Brasil. Rev Microbiol. 1984;15(2):45-7.

Coutinho TA, Imada Y, Barcellos DE, Oliveira SJ, Moreno AM. Genotyping of Brazilian Erysipelothrix spp. strains by amplified fragment length polymorphism. J Microbiol Methods. 2011;84(1):27-32.

Crocco A. Primeiros casos de erisipela em suínos autóctones no Brasil. Arquivos do IPVDF. 1957;2:70-6.

Lunge VR, Rodrigues PRC, Oliveira SJ. Erisipela suína: desenvolvimento de teste de PCR para a detecção de Erysipelothrix rhusiopathiae. In: Anais do 12. Congresso Brasileiro da ABRAVES; 2005; Fortaleza, CE. p.70-1.

Makino S, Okada Y, Maruyama T, Ishikawa K, Takahashi T, Nakamura M *et al.* Direct and rapid detection of Erysipelothrix rhusiopathiae DNA in animals by PCR. J Clin Microbiol. 1994;32(6): 1526-31.

Oliveira SJ. Erisipela suína: sempre importante à suinocultura. Acta Sci Vet. 2009;37(Supl 1):97-104.

Oliveira SJ. Microbiologia veterinária: guia bacteriológico prático. 3. ed. Canoas: Ulbra; 2012.

Oliveira SJ, Rodrigues PC, Lunge VR , Silva Junior VB. Erisipela suína: isolamento de Erysipelothrix spp. de amígdalas de animais de abate e realização de testes de suscetibilidade a antimicrobianos. Veterinária em Foco. 2005;3(1):5-10.

Oliveira SJ, Rodrigues PC, Okatani AT, Lunge VR. Monitoria da erisipela suína por análises bacteriológicas e moleculares em suínos de abate de granjas no Rio Grande do Sul. Arq Inst Biol. 2009;76(4):689-92.

Oliveira SJ, Sobestiansky J. Erisipela. In: Sobestiansky J, Barcellos DESN. Doenças dos suínos. Goiânia: Cânone Editorial; 2007. p. 117-21.

Quinn PJ, Carter ME, Markey B, Carter GR. Clinical veterinary microbiology. London: Wolfe; 1994. Erysipelothrix rhusiopathiae, p. 175-7.

Radostits OM, Gay CC, Hinchcliff KW, Constable PD. Veterinary medicine: a textbook of the diseases of cattle, horses, sheep, pigs, and goats. 10.ed. Philadelphia: Saunders; 2007.

Sobestiansky Y, Barcellos DESN, Mores N, Oliveira SJ, Carvalho, LF. Clínica e patologia suína. 2.ed. Goiânia: Art 3 Impressos; 1999.

Takahashi T, Fujisawa T, Benno Y, Zarkasie K, Maruana S, Sumadi M *et al.* Erysipelothrix tonsillarum sp. nov. isolated from tonsils of apparently healthy pigs. Int J Syst Bacteriol. 1987; 37:166-8.

Takeshi K, Makino S, Ikeda T, Takada N, Nakashiro A, Nakanishi K. Direct and rapid detection by PCR of Erysipelothrix sp. DNAs prepared from bacterial strains and animal tissues. J Clin Microbiol. 1999;37(12):4093-8.

Enfermidades por *Escherichia coli* 25

Márcio Garcia Ribeiro, Domingos da Silva Leite e Amanda Keller Siqueira

Definição

Doenças infectocontagiosas causadas pela bactéria *Escherichia coli* caracterizadas pela complexidade dos fatores de virulência e por afecções entéricas e extraentéricas em animais domésticos e em humanos.

Sinonímias: colibacilose, curso branco, doença do edema, diarreia neonatal, diarreia pós-desmame dos leitões e colissepticemia.

Etiologia

Em 1885, Theodor Escherich isolou, pioneiramente, a bactéria *Escherichia coli* (*E. coli*) das fezes de crianças, tendo sido denominada, à época, *Bacterium coli*. Yensen, em 1893, relacionou pela primeira vez o microrganismo com a disenteria em bezerros. Subsequentemente, diferentes afecções em animais foram atribuídas ao microrganismo. Atualmente, *E. coli* figura entre as bactérias mais estudadas em medicina humana e veterinária.

O microrganismo pertence à família *Enterobacteriaceae*, que compreende 42 gêneros e 176 espécies de bactérias bem-definidas, muitas das quais são patogênicas para humanos e animais.

O gênero *Escherichia* divide-se em seis espécies: *E. coli*, *E. blattae*, *E. albertii*, *E. fergusonii*, *E. hermannii* e *E. vulneris*. Entre as seis espécies do gênero, somente *E. coli* tem importância clínica para as afecções em humanos e animais. No entanto, *E. hermannii* e *E. vulneris* já foram isoladas de infecções extraintestinais (feridas) em humanos (adultos), enquanto *E. albertii* foi descrita como causa de diarreia em recém-nascidos.

Os microrganismos do gênero *Escherichia* apresentam-se no formato de cocobacilos gram-negativos, entre 0,5 e 1,5 μm, com ou sem cápsula. São anaeróbios facultativos, não formam esporos e podem produzir hemolisinas.

E. coli é a espécie predominante da microbiota entérica normal da maior parte dos mamíferos. O microrganismo pode ser isolado das fezes de animais e de humanos. Apresenta moderada resistência às condições do meio ambiente, de maneira que o isolamento da bactéria em água e alimentos é indicativo de contaminação fecal recente.

As manifestações clínicas relacionadas com o microrganismo dependem de diferentes propriedades ou fatores de virulência. A virulência da bactéria é reconhecida como fenômeno multifatorial. As estirpes patogênicas de *E. coli* dispõem de diferentes mecanismos de virulência que atuam em conjunto no estabelecimento de infecções em animais e humanos. A maioria das estirpes de *E. coli* são de baixa virulência e podem ser recuperadas como comensais do trato intestinal de animais e humanos. No entanto, mesmo estirpes de baixa virulência podem causar infecções extraintestinais de modo oportunista. Ainda, as estirpes relacionadas com distúrbios entéricos nem sempre pertencem à microbiota entérica de animais e humanos. Nesses casos, em geral, são oriundas do contato com animais ou humanos com doença clínica (ou subclínica), ou da ingestão de alimentos e água contaminados.

Os fatores de virulência são representados, principalmente, por endotoxinas (componentes intrínsecos da estrutura bacteriana) e exotoxinas (citotoxinas). Assim como as demais enterobactérias, *E. coli* são bactérias gram-negativas e apresentam LPS ou endotoxinas ancorados na parede bacteriana, compostos de lipídio A (interno) e polissacarídio O (externo).

Quando a fração lipídica é liberada na corrente circulatória, ativa mediadores pró-inflamatórios (prostaglandinas e citocinas) que determinam quadro de choque endotóxico. O polissacarídio O (antígeno O) é altamente antigênico, utilizado na caracterização dos diferentes sorogrupos do microrganismo.

As exotoxinas (enterotoxinas, verotoxinas, hemolisinas e fator necrosante citotóxico) são os principais mecanismos efetores da virulência das linhagens de *E. coli*, além das enterotoxinas. A ação das toxinas determina diferentes alterações no metabolismo da célula, levando, por vezes, à morte celular. O microrganismo dispõe de outros fatores de virulência, como a multiplicação em meios com restrição de ferro ou a captação de ferro exógeno (sideróforos e aerobactina).

Classificação dos antígenos O, K e H

Em 1947, Kauffmann propôs nova diferenciação das linhagens de *E. coli*, com base nos antígenos de superfície bacteriana denominados O (somáticos), K (capsulares) e H (flagelares). A caracterização desses antígenos bacterianos possibilitou a classificação de *E. coli* em diferentes grupos ou sorogrupos (determinação somente do antígeno O) e sorotipos (determinação dos antígenos O e H) (Figura 25.1). A classificação sorológica resultou de extrema utilidade para os estudos epidemiológicos e de virulência de *E. coli*, tornando possível a diferenciação de estirpes virulentas e avirulentas.

A classificação dos antígenos O e H (sorotipos) é realizada *in vitro*, com base em antissoros específicos direcionados aos antígenos de *E. coli*, utilizando a técnica de aglutinação. Já para a identificação do antígeno K, recomenda-se a técnica de contraimunoeletroforese.

Até o momento, são conhecidos 177 antígenos somáticos ou O, 72 antígenos capsulares ou K e 53 antígenos flagelares ou H, os quais, convencionalmente, são designados por números arábicos. No entanto, a inclusão de novos antígenos O, K e H é frequentemente proposta pela comunidade científica. Existem diversas associações desses antígenos ou sorotipos (O:K:H), embora somente determinadas combinações sejam frequentes em estirpes patogênicas.

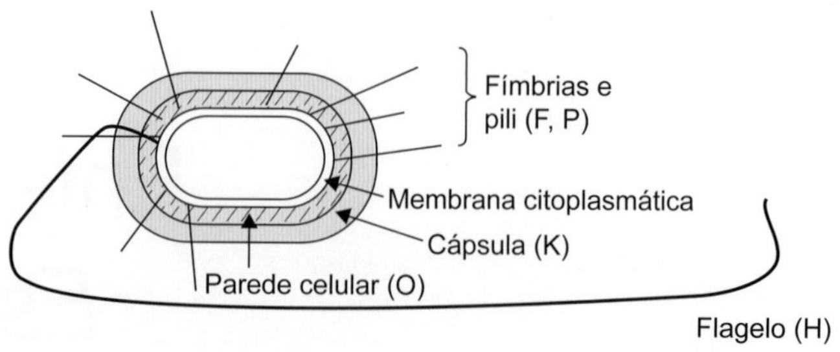

Figura 25.1 Representação esquemática dos principais constituintes bacterianos utilizados na caracterização sorológica de *E. coli* em sorogrupos e sorotipos.

A identificação dos antígenos O, K e H tem utilidade na associação epidemiológica dos diferentes sorotipos e sorogrupos de *E. coli*, na determinação da virulência do microrganismo e na relação com as diferentes manifestações clínicas entéricas e extraentéricas em animais e humanos (Tabelas 25.1 e 25.2).

Tabela 25.1 Principais sorogrupos e sorotipos de *E. coli* envolvidos em infecções extraintestinais em humanos e animais domésticos.

Humanos		Cães	Gatos	Bovinos	Suínos	Bovinos	Ovinos
ITU e septicemia	Meningite	ITU	ITU	Septicemia		Mastite	Septicemia
O1:H1,H7,H45,H-	O1:K1	O2:K1:H6	O1	O8	O1	O1:H55	O15
O2:H1,H4,H5,H6,H-	O6:K1	O4:H5	O2	O9:K30	O6	O2:H-	O26
O4:H1,H5,H9,H16,H55,H-	O7:K1	O4:H-	O4:H5	O11	O8	O4	O35
O5:H6	O16:K1	O6:K13:H1	O4:H-	O15	O9	O5:H-	O78:K80
O6:H1,H31,H-	O18:K1:H7	O6:K53:H1	O6:H1	O20	O11	O6:H48	O86
O7:H6,H-	O83:K1	O6:K14:H-	O6:H31	O21	O15	O8	O115
O8:H9,H19		O6:H31	O7	O26	O17	O13	O117
O9:H4,H-		O7	O11	O35	O18	O40:H32	O119
O11:H15		O8:H12	O15	O45	O20	O40:H55	O137
O12:H-		O9:H4	O18	O55	O45	O40:H-	
O14:H1,H31,H-		O9:H32	O21	O78:K80	O60	O65:H30	
O15:H1,H18		O9:K34:H-	O25	O86	O78	O65:H-	
O16:H6,H-		O22:H1	O76	O115	O83	O74	
O17:H18		O25	O82	O117	O93	O104	
O18:H7,H14,H-		O45	O103	O137:K79	O101	O107:H-	
O19:H4		O75:K5:H5		O153	O112	O109	
O20:H-		O83:H31			O115	O113:H-	
O21:H4,H14		O101			O116	O117:H-	
O22:H1		O106			O141	O120:H-	
O23:H-		O126			O147	O130:H-	
O25:H1		O147				O138:H8	
O50						O146:H21	
O73:H18,H-						O150	
O75:H5,H7,H-						O151:H10	
O78						O151:H-	
O83:H31						O154:H-	
O84						O157	
O86:H2,H-							
O92							
O117:H31							
O132							

H = antígeno flagelar; H- = linhagem imóvel; ITU = infecções do trato urinário; K = antígeno capsular; O = antígeno somático.

Tabela 25.2 Principais sorogrupos e sorotipos de *E. coli* diarreiogênicas para animais.

Suínos	Bovinos	Cães	Bovinos e ovinos
E. coli* enterotoxigênica e *E. coli* entero-hemorrágica	***E. coli* entero-hemorrágica**	***E. coli* enterotoxigênica**	***E. coli* enterotoxigênica**
O8:K85:H2	O5:H-	O4	O8:K25,K85,K208
O8:K87	O8:H8,H9	O5	O9:K30,K35,K37
O8:K201:H6,H9,H14	O20:H19	O6	O20:K?
O8:K-:H11	O26:H11	O8	O64:K-
O8:K48:H31	O103:H2	O17	O101:K27,K28,K30
O9:K103:H-	O111:H8,H11,H-	O20	K32,K103,K-
O9:K?:H-	O118:H16	O23	
O20:K101:H-	O145	O25	
O45		O42:H37	
O64:K-:H-		O70:H-	
O101:K30:H9		O105	
O101:K-:H9		***E. coli* enteropatogênica**	
O101:K103			
O138:K81:H14,H-		O45	
O139:K82:H1		O49:H10	
O141:K85:H4,H-		O115	
O141:K87		O118:H-	
O147:K87		O119	
O147:K89			
O149:K89			
O149:K91:H10,H19			
O157:K-:H7,H43			

H = antígeno flagelar; H- = linhagem imóvel; K = antígeno capsular; K- = antígeno capsular ausente; K? = antígeno capsular não tipável; O = antígeno somático.
*Determinadas linhagens (sorogrupos O138, O139 e O141) são enterotoxigênicas e produtoras de verotoxina.

Antígeno somático (O)

O antígeno O é composto de polissacarídio termoestável (estável a 121°C/2 h), pertencente ao LPS da membrana externa da parede bacteriana. Apesar do reconhecimento de vários sorogrupos O, somente um número restrito é comprovadamente patogênico para animais e humanos. Assume-se, também, que estirpes detentoras de determinados grupos O apresentariam vantagens no carreamento de material genético relacionado com a codificação de certos fatores de virulência, incluindo a produção de citotoxinas.

Flagelos (H)

Cerca de 70% das linhagens de *E. coli* têm motilidade mediada por flagelos. A função dos antígenos flagelares não está totalmente esclarecida na patogenia, embora estejam relacionados com certas estirpes patogênicas. Os flagelos (H) são termolábeis, de modo que são inativados por aquecimento a 100°C/30 min.

Cápsula (K)

A cápsula bacteriana (K) está presente em certas estirpes de *E. coli*. Essa estrutura circunda a bactéria e é constituída por polissacarídios e proteínas, além de envolver a parede celular e recobrir o antígeno O. A cápsula dificulta a fagocitose, bem como inibe a aglutinação e a ativação do sistema complemento e/ou a opsonização bacteriana, auxiliando na proteção do microrganismo contra a ação do sistema imune.

São conhecidos dois grupos de antígenos K, que correspondem às variedades K(A) e K(L). Os antígenos K(L) são inativados após aquecimento a 100°C/1 h, enquanto a variedade K(A) é inativada somente após exposição a 121°C/2 h. A variedade K(A) está presente nas linhagens dos sorogrupos O8, O9, O20 e O101.

Aderência bacteriana

A capacidade de exercer efeito patogênico, da maioria das linhagens de *E. coli*, está intimamente associada ao fenômeno de aderência ou adesão bacteriana, que ocorre mediante interação da bactéria com as células eucarióticas, particularmente as de origem epitelial.

A aderência possibilita a liberação de diferentes toxinas, a invasão das células e/ou a disseminação pelo hospedeiro. É mediada por finos filamentos de natureza proteica (100 a 1.000 por célula) denominados fímbria (F), *pili* (P), fatores de colonização ou adesinas, que se projetam da superfície bacteriana. Esses filamentos consistem em estruturas proteicas rígidas (5 a 7 nm de diâmetro) ou flexíveis (2 a 3 nm) constituídas por, em média, 1.000 subunidades estruturais repetidas e número reduzido (menos de 10) de subunidades menores funcionais.

As estruturas responsáveis pela aderência situam-se, geralmente, na extremidade da fímbria. Sem as adesinas, as bactérias enterotoxigênicas seriam eliminadas pelo fluxo exercido pelos movimentos peristálticos do intestino delgado e não causariam diarreia, apesar de sua capacidade de produzir enterotoxinas no lúmen intestinal. Após a aderência, as exotoxinas ou citotoxinas bacterianas também necessitam encontrar receptores na célula-alvo para que sejam internalizadas e exerçam efeitos patogênicos.

Em determinadas estirpes de *E. coli*, são encontradas, ainda, adesinas afimbriais.

As adesinas, em sua maioria, são capazes de hemaglutinar eritrócitos de diferentes espécies animais. São subdivididas em adesinas que hemaglutinam somente na ausência de manose – também denominadas manose-sensíveis (HMS ou hemaglutinação manose-sensível) – e em adesinas que hemaglutinam na presença de manose, conhecidas como manose-resistentes (HMR ou hemaglutinação manose-resistentes). As adesinas HMS estão associadas às fímbrias tipo 1, encontradas em 75% ou mais das linhagens de *E. coli* (patogênicas e não patogênicas), enquanto as HMR são expressadas por várias fímbrias específicas de linhagens patogênicas.

Estirpes de *E. coli* que determinam infecções em humanos e animais compartilham certos fatores de virulência. No entanto, de maneira geral, os isolados de humanos e animais correspondem a diferentes sorotipos e detêm fímbrias que predominam em certos hospedeiros. Com efeito, as linhagens patogênicas para humanos não costumam causar infecções em animais. Similarmente, poucos isolados de *E. coli* obtidos de animais são patogênicos para humanos.

No entanto, está comprovado que determinadas espécies de animais domésticos, selvagens e silvestres podem atuar como reservatórios ou portadores de estirpes patogênicas de *E. coli* para humanos. Nesse contexto, as linhagens de *E. coli* produtoras de verotoxinas que causam colite hemorrágica e insuficiência renal em humanos (sorotipo O157:H7), pertencem à microbiota intestinal de bovinos, principalmente, nos quais se comportam como comensais.

As fímbrias K88 e K99 foram descritas, originalmente, como fatores de virulência de origem capsular (K) e identificadas, subsequentemente, como fímbrias ou fatores de colonização. No entanto, a tendência atual é de substituição da nomenclatura K88 e K99, respectivamente, por F4 e F5.

As principais fímbrias ou *pili* associados aos distúrbios entéricos por *E. coli* em bezerros são K99 (F5), F41 e F17. Em leitões, a colibacilose dos recém-nascidos está relacionada com as linhagens que contêm fímbrias ou *pili* K88 (F4), 987P (F6), K99 (F5) e F42. As fímbrias K88 (F4) e F18 estão intimamente relacionadas com diarreia do pós-desmame em suínos, enquanto na doença do edema em suínos, se observa predomínio de linhagens que contêm fímbrias F18.

Em potros, borregos e cabritos, a fímbria K99 (F5) é a mais frequente, embora também sejam observados quadros de enterite por linhagens obtidas de potros contendo F41 e em isolados de cabritos e borregos detentores de F17.

A produção de diferentes fatores de virulência bacterianos (incluindo fatores de colonização) e de toxinas, assim como a resistência aos antimicrobianos, é regulada pelo genoma celular e, principalmente, por plasmídios (constituídos por material genético extracromossômico), que podem ser transmitidos a outras linhagens de *E. coli* e, até mesmo, para outros microrganismos.

Classificação dos grupos ou classes de *E. coli*

As linhagens de *E. coli* relacionadas com afecções entéricas e extraentéricas foram convencionalmente classificadas, nas últimas décadas, em diferentes grupos, patotipos, classes, ou categorias: enterotoxigênicas (ETEC, do inglês *enterotoxigenic E. coli*), enteropatogênicas (EPEC, do inglês *enteropathogenic E. coli*), enteroinvasoras (EIEC, do inglês *enteroinvasive E. coli*), entero-hemorrágicas (EHEC, do inglês *enterohemorrhagic E. coli*) ou verotoxigênicas (VTEC, do inglês *verocytotoxigenic E. coli*), enteroagregativas (EAEC, do inglês *enteroaggregative E. coli*), com aderência difusa (DAEC, do inglês *diffusely adherent E. coli*), uropatogênicas (UPEC, do inglês *uropathogenic E. coli*) e septicêmicas.

Os diferentes grupos foram classificados com base na produção de toxinas, na capacidade de invasão celular e nas manifestações clínicas particulares em hospedeiros. Em geral, esses grupos ou classes apresentam mecanismos de patogênese específicos nas células-alvo eucarióticas (Figura 25.2), sorotipos diferentes e estão associados a infecções e síndromes comumente distintas. No entanto, nem todas as linhagens de *E. coli* obedecem rigorosamente a essa classificação, podendo exibir características típicas de mais de um grupo ou classe.

Na última década, as linhagens de *E. coli* também foram divididas filogeneticamente em quatro grupos clássicos, denominados A, B1, B2 e D. Os isolados pertencentes aos grupos B2 e D são comumente patogênicos para animais e humanos, enquanto os pertencentes aos grupos A e B1 são considerados comensais, com base na detecção dos genes *chuA*, *yjaA* e *arpA*.

E. coli enterotoxigênica

O grupo das ETEC é caracterizado por linhagens produtoras de enterotoxinas, implicadas na diarreia em humanos e animais (bezerros, leitões, potros, cordeiros e cabritos), por diferentes sorogrupos e sorotipos (ver Tabela 25.2).

As linhagens ETEC podem produzir, isoladamente ou em conjunto, dois tipos principais de enterotoxinas, denominadas LT ou toxinas termolábeis (LT, do inglês *heat-labile* ou *labile toxin*, também chamadas de *heat-labile*) e ST ou termoestáveis (ST, do inglês *stable toxin*, também chamadas de *heat-stable*).

A toxina LT é inativada a 60°C/30 min, enquanto a termoestabilidade de ST é definida como a manutenção da atividade da toxina a 100°C/30 min. A produção dessas toxinas é mediada por plasmídios. Estudos direcionados à purificação de ST mostraram que essa enterotoxina que acomete humanos, suínos e bovinos tem estrutura comum.

São reconhecidos dois tipos de enterotoxinas LT (LTI e LTII), geralmente implicados em distúrbios entéricos em humanos e suínos. A ST é subdividida em STa e STb, também relacionadas com afecções entéricas em animais

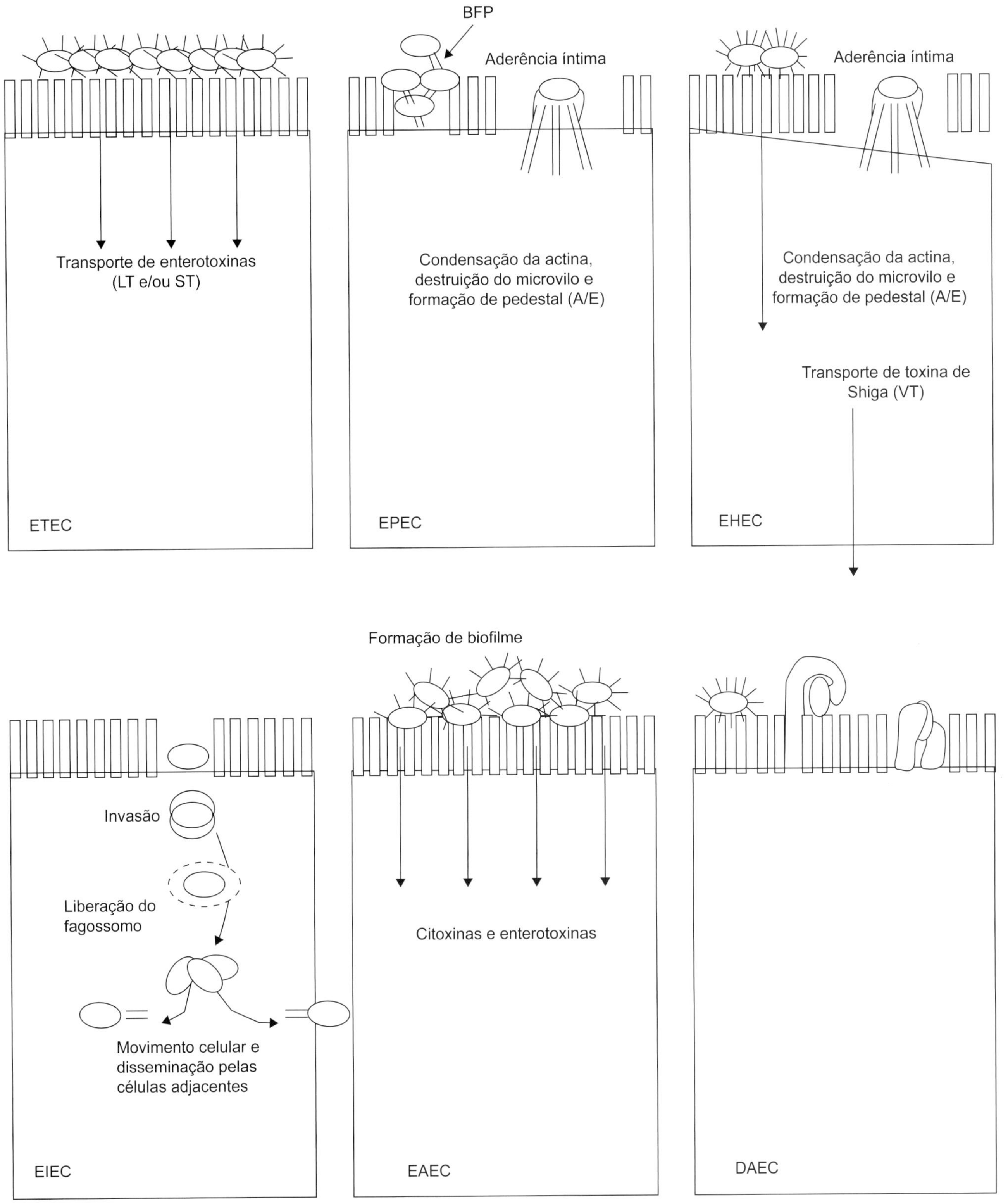

Figura 25.2 Representação esquemática de classes ou grupos de *E. coli* diarreiogênicos quanto às características peculiares de interação com células eucarióticas. ETEC adere ao enterócito do intestino delgado e induz diarreia aquosa pela secreção de enterotoxina termolábil (LT) e/ou termoestável (ST). EPEC adere aos enterócitos do intestino delgado, sendo mediada por fímbrias (BFP, do inglês *bundle-forming pilus* ou *pili* formador de feixes), aderindo intimamente, destruindo as microvilosidades e induzindo a formação de pedestal (A/E). O desarranjo do citoesqueleto é acompanhado de resposta inflamatória e diarreia. EHEC ou VTEC induzem a formação de pedestal no intestino delgado e no cólon, produzindo verotoxinas e causando colite hemorrágica. As toxinas absorvidas sistemicamente podem causar complicações renais. EIEC invade as células epiteliais do cólon, infecta as células adjacentes e determina rearranjo dos filamentos de actina. EAEC adere de modo agregado ao epitélio do intestino delgado e ao cólon, forma biofilme e secreta enterotoxinas e citotoxinas. DAEC adere difusamente e induz modificações na célula epitelial do intestino. A célula-alvo emite estrutura que se projeta da membrana celular para envolver a bactéria.

e humanos. STa é considerada a principal enterotoxina na ocorrência de diarreia em ruminantes domésticos nas primeiras 4 semanas de idade.

O grupo das ETEC caracteriza-se pela necessidade de aderência das bactérias ao epitélio intestinal. A colonização dos enterócitos por ETEC é superficial, mediada por fatores de colonização ou fímbrias. Após a internalização, as enterotoxinas STa e LT determinam, respectivamente, aumento do monofosfato de guanosina (GMP, do inglês *guanosine monophosphate*) cíclico e do monofosfato de adenosina (AMP, do inglês *adenosine monophosphate*) cíclico, que atuam como mediadores bioquímicos na secreção de fluidos e sais minerais (bicarbonato) para o lúmen intestinal, culminando com diarreia e acidose metabólica.

As linhagens produtoras de STa causam diarreia nas espécies bovina, suína, caprina, ovina e, ainda, em humanos, enquanto STb está intimamente associada a distúrbios entéricos em suínos. As linhagens LTI estão relacionadas com infecções entéricas em humanos (semelhante ao vibrião colérico), enquanto LTII acometem, preferencialmente, humanos e suínos.

E. coli enteropatogênica

As linhagens EPEC, também denominadas enteropatogênicas clássicas, são os principais patógenos na ocorrência de distúrbios entéricos em crianças até 1 ano de idade, apresentando alta letalidade nessa faixa etária.

A virulência de EPEC está intimamente relacionada com a capacidade de aderência bacteriana a ponto específico do enterócito (aderência localizada) e com a destruição das microvilosidades, promovendo modificações na constituição (condensação dos filamentos de actina no local de aderência) e no metabolismo celular, além de alterações na capacidade de absorção dos enterócitos.

O fenômeno de adesão das EPEC aos enterócitos determina a formação peculiar de saliências ou pedestais, que recebem a denominação *attachment and effacement* (A/E). A aderência das EPEC é regulada, principalmente, pelo plasmídio EAF (EPEC *adherence factor*, fator de aderência EPEC) e pela proteína de aderência intimina, codificada por gene cromossômico (*eae – attaching-effacing gene*).

O mecanismo da diarreia por linhagens EPEC não está completamente esclarecido, tampouco sua relevância como patógeno para animais. A destruição e a atrofia das microvilosidades, seguidas por morte dos enterócitos, além da atrofia das vilosidades, são apontadas como responsáveis pelos distúrbios entéricos. Em animais, as linhagens EPEC têm sido descritas em distúrbios entéricos em leitões, coelhos, cordeiros e, particularmente, em cães com distintos sonogrupos (ver Tabela 25.2).

E. coli enteroinvasora

O grupo das EIEC está associado a infecções intestinais em crianças e adultos. A patogenicidade das linhagens EIEC é regulada por genes cromossômicos e plasmidiais. Consiste na invasão de células epiteliais e na infecção de células adjacentes, pelo espaço intercelular.

As infecções causadas por EIEC têm similaridade clínica com distúrbios gastroentéricos em humanos causados pelo gênero *Shigella*, em virtude da presença de diarreia com sangue e necrose na mucosa do cólon. Apresentam, ainda, mecanismo de patogenicidade peculiar, visto que, após a infecção do enterócito (endocitose), impedem a formação do fagolisossomo, invadem as células epiteliais adjacentes e se disseminam, ultrapassando o espaço intercelular. No entanto, à semelhança de EPEC, as EIEC não têm patogenicidade definida na ocorrência de distúrbios entéricos em animais.

E. coli enteroagregativa

As estirpes EAEC, também conhecidas como EaggEC ou AaggEC, recebem essa denominação em virtude do padrão agregativo (empilhamento) de infecção do microrganismo, visualizado nas células entéricas.

A patogenicidade das linhagens enteroagregativas parece estar relacionada com a presença de fator específico de colonização – com formação de biofilme – e com a produção de verotoxinas. Evidências suportam que determinadas linhagens classificadas anteriormente como EPEC teriam características de patogenicidade semelhantes às estirpes enteroagregativas.

A ocorrência de enterite pelas linhagens EAEC está associada à destruição das microvilosidades dos enterócitos, à erosão epitelial e à deformidade das vilosidades. No entanto, não está esclarecida a patogenicidade das linhagens EAEC em infecções nos animais.

E. coli de aderência difusa

As linhagens DAEC apresentam-se dispersas na infecção dos enterócitos, e a aderência é mediada por adesinas.

Após a invasão dos enterócitos por linhagens DAEC, observa-se prolongamento das microvilosidades da célula, as quais acabam envolvendo a bactéria. No entanto, ainda permanece incerta a patogenicidade das linhagens DAEC nas afecções entéricas em animais domésticos.

E. coli entero-hemorrágica

Nas últimas décadas, linhagens EHEC têm sido identificadas nas fezes de animais domésticos. O sorotipo O157:H7 é aparentemente o mais patogênico dessa classe, em virtude das manifestações clínicas entéricas e renais em humanos.

A patogenicidade de EHEC está intimamente relacionada com a produção de citotoxinas que causam efeito citopático em células Vero (abreviação de *verda reno*, que significa rim verde, em esperanto), denominadas verotoxinas (VT). Duas toxinas imunologicamente distintas, intituladas VT1 e VT2, são produzidas pela linhagem EHEC, isoladamente ou em associação. Em razão da similaridade de estrutura e atividade biológica das VT e da toxina produzida por *Shigella dysenteriae* (ST), VT1 e VT2 são conhecidas, também, como *Shiga-like* toxina 1 (SLT1) e *Shiga-like* toxina 2 (SLT2), respectivamente. Subsequentemente, foram renomeadas como Stx1 (VT1 ou SLT1), Stx2 (VT2 ou SLT2) e, recentemente, STEC.

As verotoxinas são constituídas por subunidades A e B. A ação dessas toxinas em células de animais e humanos ocorre pela interação inicial da subunidade B com receptores celulares de natureza glicolipídica. Subsequentemente, a subunidade A é carreada para o interior celular e reduzida enzimaticamente à subfração A1, que se liga aos ribossomos 60S, inibindo a síntese proteica de células eucarióticas e determinando morte celular, com graves reflexos na função renal. Os danos causados pelas verotoxinas podem estar associados à presença de receptores nas células para esse tipo de citotoxina.

As EHEC determinam alterações vasculares em razão da citotoxicidade dessas toxinas no endotélio vascular. Essas linhagens promovem aderência íntima aos enterócitos, produzindo o mesmo efeito A/E observado em EPEC.

A EHEC sorotipo O157:H7 foi registrada pela primeira vez em estirpes isoladas de bovinos com diarreia. Em seguida, o sorotipo O157:H7 foi identificado nas fezes de vários animais domésticos, com e sem sinais entéricos. O isolamento do sorotipo O157:H7 em bezerros tem sido associado à grande diversidade de genes relacionados com a patogenicidade (*eae*, *hly*, *stx*1 e *stx*2).

Em inoculação experimental de *E. coli* sorotipo O157:H7 em bovinos, não foram observados sinais entéricos na maioria dos animais. O sorotipo inoculado foi recuperado exclusivamente do intestino delgado e dos linfonodos mesentéricos. Foi constatada, também, reduzida proteção dos animais à reinfecção pelo mesmo sorotipo.

Os bovinos são considerados, epidemiologicamente, as principais fontes de infecção de EHEC. Nessa espécie, o sorotipo O157:H7 tem sido detectado em cerca de 1% das linhagens isoladas de fezes. Linhagens verotoxigênicas também são identificadas na doença do edema em suínos, nas enterites hemorrágicas em bezerros e na diarreia pós-desmame em leitões.

O sorotipo O157:H7 tem sido isolado do leite de vacas com e sem mastite, embora pareça não representar agente causal primário de infecções na glândula mamária. A presença do sorotipo O157:H7 de *E. coli* no leite está associada, provavelmente, à contaminação do produto no momento da ordenha ou nas fases subsequentes de processamento. As estirpes verotoxigênicas, em geral, não produzem enterotoxinas ST ou LT. Outras estirpes verotoxigênicas identificadas em animais e humanos são, usualmente, dos sorogrupos O5, O26, O103 e O111.

No Brasil, o sorotipo O157:H7 foi descrito pela primeira vez em 1999, em três estirpes isoladas das fezes de bovinos, provenientes de 197 animais de abatedouro sem sinais entéricos, dos quais dois de exploração leiteira e um de corte. Estudo realizado em 2006, no Brasil, com 120 *E. coli* isoladas de casos de mastite clínica e subclínica em vacas, não acusou a presença do sorotipo O157:H7, apesar da identificação de isolados verotoxigênicos.

A doença do edema é uma manifestação clínica particular de *E. coli* em leitões, associada às estirpes produtoras de VT2 ou Stx2 (variedade Stx2e) e fímbria F18 (F107). Os isolados relacionados com a doença do edema costumam pertencer aos sorogrupos O138, O139 e O141. A Stx2e é produzida no intestino de leitões, em geral, no período do desmame. A toxina é absorvida pelo intestino e, na circulação sanguínea, provoca alterações hemodinâmicas que determinam edema pronunciado nos animais.

A diarreia pós-desmame nos leitões também é causada por *E. coli* Stx2e, além de estirpes enterotoxigênicas produtoras de STa, STb e LT, contendo, usualmente, as fímbrias K88 (F4) e F18. Estirpes necrotoxigênicas também têm sido evidenciadas em leitões com diarreia pós-desmame. Outras fímbrias, como F107 e 2134P, têm sido descritas, ocasionalmente, em surtos de diarreia pós-desmame em suínos. Os sorogrupos O8, O138, O139, O141 e O149 são frequentemente identificados em isolados provenientes de leitões com diarreia pós-desmame.

O impacto das EHEC como agentes causais de diarreia em cães ainda não está esclarecido, assim como há pouca informação sobre o sorotipo O157:H7 como causa da doença na espécie canina. Em cães das raças Greyhound e Dogue Alemão, há reconhecimento de uma afecção semelhante à síndrome urêmica hemolítica em humanos, denominada vasculopatia glomerular renal e cutânea (ou *Alabama rot*). É causada por *E. coli* toxigênicas, mostrando evolução aguda e letal. Manifesta-se por lesões cutâneas (crostas e úlceras) em cerca de 75% dos animais acometidos, dos quais 25% podem apresentar falência renal.

Além das propriedades de virulência particulares das estirpes ETEC, EPEC, EIEC, EHEC, EAEC e DAEC, são reconhecidos outros mecanismos de patogenicidade da bactéria, que incluem produção de hemolisinas, entero-hemolisinas e sideróforos, fator necrosante citotóxico e multiplicação em meios com restrição de ferro. Vários desses fatores de virulência estão associados às infecções extraentéricas em animais e humanos, visto que a manutenção e a expressão da patogenicidade fora do ambiente intestinal requerem mecanismos adicionais de virulência (Quadro 25.1).

Sideróforos, lactoferrinas, aerobactina, hemolisinas e entero-hemolisinas

O íon ferro é elemento essencial no metabolismo da maioria das bactérias, sendo utilizado, principalmente, na síntese proteica. Em animais e humanos, o ferro encontra-se nas células sob a forma de ferritina ou hemina, ou em fluidos celulares associados a proteínas (como transferrina e lactoferrina).

Quadro 25.1 Fatores de virulência de *E. coli* relacionados com infecções extraentéricas em animais domésticos e em humanos.

Fatores de virulência comuns a linhagens patogênicas de origem humana e animal
Sideróforos e aerobactina para a captação de ferro
Resistência à atividade lítica do soro e à fagocitose
Associação com proteínas da membrana externa e determinados antígenos O e K (especialmente K1)
***E. coli* de infecções urinárias, septicemias e meningites em humanos**
Fímbrias P (pap): associadas a linhagens causadoras de pielonefrites
Fímbrias S (sfa): associadas a linhagens causadoras de septicemia e meningites. Também são frequentes em linhagens uropatogênicas
Adesinas afimbriais afal e relacionadas (adesinas Dr ou OX75)
Fímbrias P, S e adesinas afimbriais causam hemaglutinação manose-resistente
Outras citotoxinas: fator necrosante citotóxico tipo 1 e α-hemolisina (*hly*)
***E. coli* de infecções urinárias e septicemias em cães e gatos**
Presença de fímbrias P, fator necrosante citotóxico tipo 1 e α-hemolisina (*hly*)
***E. coli* de septicemia neonatal em ruminantes domésticos (bovinos, búfalos, ovinos e caprinos)**
Fímbrias F17a (FY ou Att25), F17b (Vir), F17c (20K) e F17d (F111), frequentemente identificadas em *E. coli* enterotoxigênicas isoladas de bezerros com diarreia e de vacas com mastite
Adesinas afimbriais CS31A (associadas à fímbria F17c) e afaVIII
Fator necrosante citotóxico tipo 2
***E. coli* de septicemia neonatal em suínos**
Fímbria F165

Como determinadas linhagens de *E. coli* são capazes de competir pelo ferro e disponibilizar o íon de células, fluidos ou humores orgânicos e, até mesmo, permanecer viáveis em baixas concentrações de ferro, assume-se que esses mecanismos favoreçam o estabelecimento da bactéria nas infecções em animais e humanos, notadamente nas manifestações extraentéricas.

Diferentes mecanismos de captação do íon ferro são reconhecidos em isolados que acometem animais e humanos, incluindo a produção de exoproteínas (sideróforos, aerobactina, enterobactinas e citotoxinas) com potencial hemolítico (hemolisinas e entero-hemolisinas).

Os sideróforos são exoproteínas que apresentam alta afinidade pelo íon ferro. Esse complexo é captado por *E. coli* pelos receptores localizados na parede bacteriana. A capacidade de quelar o ferro exógeno, demonstrada por essas exoproteínas, é superior à de determinados complexos orgânicos, como a lactoferrina, que reduz a disponibilidade de ferro em fluidos teciduais. A lactoferrina é uma glicoproteína produzida em altas concentrações na glândula mamária infectada e no período que precede a secagem das fêmeas domésticas de produção. A síntese da lactoferrina é considerada mecanismo de defesa inato de fêmeas lactantes, por reduzir a disponibilidade do íon ferro para as bactérias no tecido glandular mamário.

A aerobactina é um transportador de íon ferro identificado em *E. coli* de animais, particularmente de origem aviária, comumente em linhagens envolvidas com quadros de colissepticemia, salpingite e celulite em aves. Também é frequentemente identificado em *E. coli* isoladas de animais domésticos e humanos com pielonefrite, cistite e bacteremia, denotando a participação desse fator de virulência no estabelecimento de infecções do trato urinário.

As hemolisinas são reconhecidas como exoproteínas, citotoxinas ou citolisinas liberadas por isolados de *E. coli* que, em altas concentrações, determinam a formação de poros na membrana celular de hemácias e, em concentrações menores, são líticas também para neutrófilos, monócitos, linfócitos T e células epiteliais.

A produção de hemólise em *E. coli* está associada à expressão do gene *hly*. A capacidade de produzir hemolisinas é considerada um mecanismo de virulência, principalmente para estirpes causadoras de manifestações extraintestinais em animais – particularmente no trato geniturinário –, que necessitam da captação de ferro exógeno para o estabelecimento das infecções. No entanto, a presença de estirpes hemolíticas isoladas das fezes de animais domésticos não tem relação direta com a ocorrência de distúrbios entéricos.

As entero-hemolisinas são genética e sorologicamente distintas das alfa-hemolisinas. As enterro-hemolisinas foram identificadas, originalmente, em estirpes EPEC isoladas de crianças com diarreia. Posteriormente, a presença dessas hemolisinas foi observada em estirpes produtoras de verotoxinas, isoladas das fezes de humanos, bem como de bovinos (com e sem sinais entéricos).

E. coli entero-hemolíticas estão restritas, em geral, aos sorogrupos O26 e O111. Ademais, a presença de *E. coli* produtoras de hemolisinas ou entero-hemolisinas não tem mostrado relação direta com infecções da glândula mamária em animais domésticos.

O efeito *in vitro* de hemólise das estirpes entero-hemolíticas é observado em ágar suplementado com sangue ovino ou bovino, somente entre 18 e 24 h, ao contrário da alfa-hemolisina, que manifesta efeito lítico para as hemácias a partir de 4 h. A entero-hemolisina é considerada instável em meio externo. Apresenta halos de menor nitidez no meio de ágar-sangue e, ainda, requer lavagens sucessivas das hemácias (para retirada de fatores anti-hemolíticos) utilizadas em meio *in vitro*. Ainda, requer a adição de $CaCl_2$, a fim de estabilizar a entero-hemolisina no meio de cultivo.

Fator necrosante citotóxico

O fator necrosante citotóxico (CNF, do inglês *cytotoxic necrotising factor*) consiste em uma citolisina relacionada com grande variedade de afecções em animais e humanos. Em geral, as linhagens de *E. coli* produtoras de CNF têm fímbrias específicas e hemolisina (*hly*). A produção de CNF e a presença de fímbrias e de hemolisina são reguladas por plasmídios e podem ser transmitidas entre estirpes de *E. coli*.

Classicamente, o CNF é subdividido em CNF1 e CNF2, produzidos por expressão dos genes *cnf*-1 e *cnf*-2, respectivamente. Em 2007, foi descrito CNF3 em isolados de pequenos ruminantes.

CNF1 é codificado nos cromossomos, enquanto CNF2 por plasmídio transmissível conhecido como Vir. A ação do CNF em células Vero determina a formação de células gigantes e multinucleadas, além de morte celular.

Em animais, o efeito citotóxico de CNF foi descrito, inicialmente, em ovinos e equinos e, subsequentemente, em suínos, cães e gatos. Em bovinos, as linhagens necrotoxigênicas são isoladas de animais com e sem diarreia. Linhagens CNF1 e CNF2 também são identificadas em isolados de mastite bovina, em geral associadas à presença do gene *hly*.

A produção de CNF1 tem sido relatada em *E. coli* isoladas de casos de enterite, septicemia e nefrite em humanos, diarreia em vacas e suínos, septicemia em touros, bem como em casos de septicemia e infecção do trato urinário em cães e gatos. Estudos em animais têm revelado predomínio de UPEC produtoras de CNF1 em afecções geniturinárias (20 a 30%) em detrimento de isolados provenientes das fezes (1 a 5%).

Estirpes produtoras de CNF2 são identificadas na doença do edema e na diarreia pós-desmame em leitões, assim como nas enterites hemorrágicas em bezerros entre 1 e 90 dias de idade. Isolados de *E. coli* que produzem simultaneamente CNF, hemolisinas e sideróforos têm sido encontrados em casos de mastite em vacas, piometra e infecções do trato geniturinário em cães.

A infecção de animais experimentais (coelhos) com extratos da toxina determina necrose cutânea, diarreia, infecções urinárias, septicemia e lesões neurológicas (edema, hemorragia e necrose encefálica).

Infecções extraintestinais

As infecções extraintestinais por *E. coli* ocorrem em humanos e animais de todas as faixas etárias, podendo acometer diversos órgãos e sistemas. Dentre as infecções extraintestinais típicas, podem ser citadas: infecções do trato urinário (ITU), genital (piometra em cadelas e vacas), meningite (em neonatos e em complicações neurocirúrgicas), infecções intra-abdominais, pneumonia (particularmente em humanos hospitalizados), infecções intravasculares, bem como osteomielite e afecções em tecidos moles.

As linhagens patogênicas de *E. coli* que determinam infecções extraintestinais são conhecidas como ExPEC (do inglês *extraintestinal pathogenic E. coli*). São epidemiológica e filogeneticamente distintas das comensais e patogênicas do intestino. Aparentemente, as ExPEC são incapazes de causar doença entérica, colonizando o trato intestinal de modo estável em animais e humanos saudáveis.

Linhagens uropatogênicas

As infecções do trato urinário figuram entre as manifestações clínicas mais frequentes nos animais em todo o mundo. *E. coli* é o principal agente etiológico de infecções urinárias primárias e recorrentes em cães e gatos, bem como em animais com urolitíase.

A ocorrência de ITU por UPEC em cães e gatos é tão elevada como em humanos. Em ambos os casos, os patógenos urinários derivam, tipicamente, de estirpes específicas, contendo diferentes fatores de virulência. Essas bactérias têm como reservatórios o intestino e a região perianal. Ingressam pelo sistema urinário, via ascendente, pela uretra.

As UPEC pertencem a número restrito de sorogrupos, que estão epidemiologicamente associados a quadros clínicos de cistites e pielonefrites. Os principais fatores de virulência expressos por essas estirpes são adesinas, toxinas e proteínas fixadoras de ferro, além dos antígenos O e K.

E. coli isoladas de cães e gatos com ITU são similares, fenotípica e geneticamente, às obtidas de pacientes humanos. Esses achados indicam que pode existir risco de infecção cruzada entre isolados patogênicos provenientes de animais de companhia e de seus proprietários.

Assim como nos processos entéricos, as ITU requerem a aderência de *E. coli* ao epitélio do hospedeiro, mediante interação de adesinas da bactéria com receptores no tecido, que desencadeiam o processo infeccioso. As primeiras barreiras contra infecções do trato urinário são representadas pelos mecanismos inatos de defesa (ou inespecíficos), que incluem fluxo urinário, esfoliação de células epiteliais, secreção da proteína Tamm-Horsfall (THP, do inglês Tamm-Horsfall *protein*) e interleucina 8.

A proteína THP também recebe o nome de proteína uromucoide, responsável pela interferência na colonização bacteriana. É composta de 25 a 30% de resíduos de carboidratos, que também são encontrados em receptores análogos para certas adesinas de *E. coli*. Ao ligar-se com a THP, a bactéria não consegue aderir ao uroepitélio, o que facilita a eliminação pelo fluxo urinário.

Os fatores de virulência das UPEC estão inseridos no cromossomo, geralmente em regiões instáveis (regiões móveis de DNA), denominadas ilhas de patogenicidade (PAI, do inglês *pathogenicity islands*), próximos (ou incluídos) aos genes do RNA transportador. A transferência horizontal de PAI é um importante mecanismo de disseminação dos fatores de virulência de UPEC.

As adesinas mais comumente relacionadas com UPEC são as fímbrias H, P e S, além da família Dr de adesinas. Os receptores para adesinas são observados nas células epiteliais, nos eritrócitos e no glicocálix urinário. Essas adesinas se ligam aos componentes da matriz extracelular, como fibronectina, laminina ou colágeno.

Fímbrias e adesinas

A fímbria tipo 1 – ou *pili* tipo 1 – é a adesina mais frequentemente codificada por UPEC, embora também seja identificada em *E. coli* isoladas de outras afecções. Cerca de 80% das linhagens codificam essa fímbria. Estruturalmente, apresenta-se como haste helicoidal, com 7 ηm de diâmetro e entre 0,5 e 2 μm de comprimento, constituída por proteínas de subunidade principal (fimA) e três proteínas de subunidades menores (fimF, fimG e fimH).

Adesinas fimbriais mostram especificidade diferente quanto aos seus receptores, presentes em eritrócitos de diversas espécies animais. Bactérias com a expressão da fímbria tipo 1 aderem a diferentes células, principalmente as do epitélio bucal humano, bem como as intestinais, vaginais, uretrais e de vasos sanguíneos. A fímbria tipo 1 reconhece como receptora celular a manose presente em uma glicoproteína secretada pelo epitélio da vesícula urinária, denominada uroplaquina, classificada como adesina fimbrial sensível à manose.

A fímbria tipo 1 também é considerada uma invasina, pois sua ligação com a uroplaquina provoca a endocitose de UPEC. Depois da internalização, a bactéria prolifera-se no vacúolo endocítico, invadindo o epitélio do trato urinário. Esse mecanismo pode ser considerado de evasão bacteriana, visto que a UPEC não será eliminada pelo fluxo urinário. A própria endocitose protege, ainda, o microrganismo da ação de imunoglobulinas e antimicrobianos.

A subunidade menor fimH é responsável pela invasão bacteriana no tecido do hospedeiro, atuando propriamente como adesina. A subunidade fimA, sem a expressão de fimH, não tem capacidade de aderência.

Estudos recentes demonstraram que algumas variantes de fimH podem mediar contato entre bactérias, estimulando a autoagregação bacteriana e formação de biofilme. Essas propriedades conferem maior resistência bacteriana às defesas do hospedeiro e contra a ação de determinados antimicrobianos. A formação de biofilme, mediada por fímbria tipo 1, também confere às linhagens UPEC a capacidade de colonizar cateteres urinários e outros instrumentos médicos, causando infecções em pacientes humanos hospitalizados.

Fímbria P

De maneira similar à fímbria tipo 1, a fímbria P é composta de subunidades que constituem uma fibrila pequena e flexível. Grande parte de sua massa é formada pela subunidade papA. Essa fibrila contém uma adesina distalmente localizada, conhecida como papG, em associação com três outras subunidades (papE, papF e papK). A proteína papA é necessária à formação da fímbria, mas não à aderência. A adesina papG reconhece receptores expressos por eritrócitos e por células presentes no rim de animais e humanos.

A subunidade papG apresenta três variantes distintas, conhecidas como GI, GII e GIII. O gene *papGI* é associado a estirpes de *E. coli* obtidas de fezes. O *papGII* está relacionado com os isolados recuperados de pielonefrite, enquanto *papGIII* com as estirpes obtidas de cistite.

O receptor da fímbria P encontra-se associado a certo grupo de ceramidas ancoradas na membrana de eritrócitos e células epiteliais. Esses receptores são observados, em geral, em eritrócitos de suínos, pombos, caprinos, ovinos, caninos, humanos e, ainda, em células uroepiteliais.

Fímbria S (*pili* S)

A fímbria S está relacionada com meningites causadas por *E. coli*. Também foi encontrada em *E. coli* isolada de infecções do trato urinário e sepse.

É composta de uma subunidade maior (sfaA), associada a três subunidades menores (sfaG, sfaH e sfaS). A subunidade sfaS está localizada na extremidade distal da fímbria e possibilita interações da bactéria com resíduos de ácido siálico expressos por receptores em células do epitélio renal e do endotélio dos vasos. Essa adesina facilita a disseminação da bactéria pelos tecidos do hospedeiro, favorecendo, também, infecções na vesícula urinária de humanos.

Adesinas Dr

A família Dr inclui adesinas fimbriais e não fimbriais ou afimbriais (afaI, afaII, afaIII, afaIV, nfaI, DrII e O75X). Todas essas adesinas têm como receptor o antígeno do grupo sanguíneo Dr, denominado DAF (do inglês *deccay accelerating factor* ou fator de decaimento da aceleração), que é uma glicoproteína regulatória do sistema complemento. Esse receptor é amplamente distribuído em superfícies epiteliais do trato gastrintestinal, da pelve renal, da uretra, da vesícula urinária e da mucosa uterina de humanos e animais.

A presença de adesinas da família Dr facilita a ascensão e a colonização bacteriana, bem como o desenvolvimento de infecção intersticial crônica no trato urinário. Ao contrário da fímbria P, as adesinas Dr estão mais frequentemente relacionadas com as cistites, comparativamente às pielonefrites.

Estudos indicaram o aumento do risco de infecções recorrentes no trato urinário, no qual as estirpes UPEC apresentaram adesinas da família Dr, visto que esses fatores de virulência promoveram maior persistência da bactéria no sistema urinário. No entanto, ainda são escassos os estudos da influência das adesinas Dr na virulência de *E. coli* isoladas de animais.

Proteína uropatogênica

A proteína específica uropatogênica ou usp (do inglês *uropathogenic specific protein*), reconhecida em *E. coli*, tem a capacidade de aumentar a infectividade da bactéria. É encontrada, predominantemente, em PAI de UPEC.

A participação da proteína usp como fator de virulência nas infecções em animais ainda é incerta. Em estudo de fatores de virulência de *E. coli* isoladas de 51 casos de ITU em cães, 52 casos de piometra e 55 linhagens obtidas das fezes de cães sem sinais entéricos, provenientes da região de Botucatu, SP, o gene *usp* foi detectado em 17 (33,3%) estirpes de ITU, 36 (69,2%) de piometra e em nenhum isolado de fezes, evidenciando a detecção deste gene em *E. coli* isoladas em infecções geniturinárias nessa espécie animal.

Antígeno 43

O antígeno 43 (ag43) é uma proteína encontrada em grande quantidade na membrana de *E. coli*. Estirpes detentoras do gene *ag43* têm capacidade enteroagregativa, que poderia favorecer a formação de biofilmes e a sobrevivência à fagocitose por células polimorfonucleares. Em humanos, o gene *ag43* tem sido encontrado, com muita frequência, em linhagens UPEC.

Estudo recente em humanos verificou que, dentre 118 *E. coli* isoladas de 47 crianças com infecções recorrentes ou esporádicas do trato urinário, *ag43* foi detectado em 55 (65%) isolados. Ainda, observou-se a associação estatisticamente significante com infecções recorrentes, indicando relação dessa adesina com ITU e persistência intracelular.

Estudo conduzido em equinos, em 2013, avaliando 80 potros com diarreia e 26 sem sinais entéricos, até os 3 meses de idade, criados no interior do estado de São Paulo, detectou 64 estirpes de *E. coli*, das quais *ag43* foi detectado em 33 (51,6%) isolados. Destes, 25 isolados eram provenientes de potros com diarreia, enquanto oito de animais sem sinais entéricos. No entanto, ainda são escassas as investigações do envolvimento de *ag43* em infecções de animais domésticos.

Afecções intrauterinas

E. coli associadas a distúrbios uterinos (metrite) em vacas têm sido denominadas IUPEC (do inglês *intrauterine pathogenic E. coli*), relacionadas, principalmente, com a presença do gene *fim*H, bem como de outros genes.

Estudos recentes têm detectado os genes *fim*H, *ast*A, *cdt, kps*MII, *ibe*A e *hly*A em *E. coli* isoladas de vacas com metrite, em especial nos primeiros 3 dias após o parto.

Nos EUA, a inter-relação de infecções por *E. coli*, *Trueperella pyogenes* (*T. pyogenes*) e *Fusobacterium necrophorum* (*F. necrophorum*) na ocorrência de metrite verificou que estirpes de *E. coli* – detentoras dos genes associados à virulência citados anteriormente –, provavelmente colonizem o útero nos primeiros 3 dias pós-parto, produzindo mudanças no ambiente uterino que favoreçam a infecção subsequente por anaeróbios ou microaerófilos como *F. necrophorum* e *T. pyogenes*.

Em cães, estudo dos principais fatores associados à virulência em 158 *E. coli* isoladas de 51 casos de ITU, 52 casos de piometra e 55 isolados recuperados das fezes de animais sem sinais entéricos, da região de Botucatu, SP, detectou predomínio dos genes *cnf*-1, *hly*A, *sfa*S, *pap*C, *pap*GII, *pap*GIII e *usp* nas linhagens obtidas de piometra, quando comparadas às obtidas de ITU e fezes de cães.

Outros genes associados à virulência

Pelo fato de a patogenicidade de *E. coli* ser bastante complexa, somente alguns fatores de virulência foram abordados no presente capítulo. No entanto, outros genes com ação de adesinas (*sfa*DE, *iha*, *ecp*A, *afa*BC), toxinas (*sat*, *vat*, *ehx*A, *cdt*), sideróforos (*iro*N, *irp*2, *iuc*D, *ire*A, *sit*A), mecanismos de resistência ao soro (*tra*T) e invasinas (*ibe*, *omp*A, *kps*MT II) têm sido investigados em linhagens entéricas e extraentéricas isoladas de animais e/ou de humanos.

Multirresistência aos antimicrobianos

A multirresistência aos antimicrobianos é outro mecanismo que deve ser considerado na patogenicidade de linhagens de *E. coli*. A resistência aos antimicrobianos por linhagens de *E. coli* ocorre por fenômenos de mutação espontânea e recombinação de genes, resultando em variabilidade genética, na qual atua a seleção dos isolados mais aptos. O uso indevido ou não racional de antimicrobianos no tratamento de afecções em animais, incluindo as causadas por *E. coli*, aumenta a pressão seletiva para as estirpes multirresistentes.

Os plasmídios são segmentos de DNA extracromossômicos que se multiplicam independentemente do cromossomo bacteriano, podendo conter várias informações genéticas de propriedades bacterianas, incluindo a resistência aos antimicrobianos, sendo também chamados de plasmídios de resistência (plasmídios R ou fator R).

Esses segmentos de DNA podem ser transmitidos para outras linhagens de *E. coli* e, ocasionalmente, para outros microrganismos. Podem, ainda, ser transmitidos por transposons, compostos de pequena sequência de DNA capaz de se movimentar no genoma, também conhecidos como genes saltadores.

Os isolados de *E. coli* podem apresentar resistência cromossômica em virtude de mutação espontânea ou transferência de material genético e plasmídios de uma bactéria a outra por transdução (transferência de genes por bacteriófagos), transformação (incorporação de material genético solúvel liberado por bactérias), conjugação (transferência por plasmídios por ponte citoplasmática) ou transposição (transposons incorporam-se ao cromossomo ou plasmídio, multiplicam-se e são transmitidos entre bactérias).

Epidemiologia

As infecções por *E. coli* têm distribuição mundial. Humanos, além de animais domésticos, silvestres e selvagens, são suscetíveis. Consistem nas principais causas de diarreia e de morbimortalidade em animais de produção (bovinos, suínos, equinos, búfalos, ovinos e caprinos) nas primeiras semanas de vida. Determinam, também, sérios prejuízos nas criações intensivas de aves e coelhos.

As fontes de infecção são os próprios animais que eliminam *E. coli* pelas fezes para o ambiente, posto que o microrganismo pertence à microbiota entérica das espécies animais.

As principais vias de transmissão para animais domésticos são água, alimentos e utensílios contaminados. Em virtude da ampla distribuição no ambiente e do comportamento oportunista de *E. coli*, várias portas de entrada são possíveis para o estabelecimento da infecção, como as vias oral, genital, urinária, respiratória, umbilical, transcutânea, mamária ascendente e conjuntival, além do conduto auditivo. Destas, a via oral é a principal porta de entrada da bactéria em animais domésticos e humanos. Em ambientes excessivamente contaminados com fezes e matéria orgânica, a via umbilical também assume relevância na infecção de animais domésticos.

Os principais fatores predisponentes para infecções por *E. coli* em animais domésticos são representados por: (1) excesso de fezes, dejetos e matéria orgânica no ambiente (piquetes, baias, galpões, salas de ordenha, canis e gatis), (2) ingestão deficiente de colostro pelos neonatos (hipogamaglobulinêmicos), (3) baixa habilidade materna, (4) ausência de piquete-maternidade nas propriedades, (5) mudanças bruscas do regime alimentar e/ou desmame, (6) deficiências na antissepsia umbilical, (7) extremos de temperatura, vento e umidade, (8) criação conjunta de animais de diferentes idades e categorias, (9) deficiências na desinfecção do ambiente de criação dos recém-nascidos, (10) uso abusivo e indevido de antimicrobianos e (11) coinfecção com outros enteropatógenos. Em todas as espécies de animais domésticos, a ocorrência de infecções por *E. coli* aumenta nos sistemas intensivos de criação ou confinamentos.

Acúmulo de fezes e matéria orgânica

A desinfecção dos ambientes de criação e a remoção de matéria orgânica realizadas de modo deficiente contribuem para o excesso de contaminação fecal no ambiente dos neonatos por enteropatógenos.

Colostro e habilidade materna

Em animais de produção, a transferência de imunoglobulinas – particularmente da subclasse IgG_1 – pelo colostro das fêmeas, nas primeiras horas de vida, é fundamental para a proteção dos neonatos (imunidade passiva). Animais hipogamaglobulinêmicos são altamente suscetíveis a doenças infecciosas nos primeiros meses de vida, particularmente por agentes causais relacionados com afecções entéricas e respiratórias, inclusive por *E. coli*. A transferência dessa imunidade passiva depende da produção de colostro pela fêmea, da ingestão de volume adequado de colostro nas primeiras horas de vida e da eficiente absorção de imunoglobulinas pela mucosa intestinal.

O colostro é absorvido nas primeiras 24 h em bezerros e nas primeiras 48 h em suínos, embora a maior eficiência de absorção das imunoglobulinas seja observada entre 1 e 6 h após o nascimento, declinando gradativamente depois desse período. Estima-se que a proteção de bezerros contra infecções neonatais exija a absorção de cerca de 80 a 150 g de IgG_1 de colostro.

A ausência de piquete-maternidade (que propicia o acompanhamento dos neonatos nas primeiras semanas) e a baixa habilidade materna das fêmeas primíparas (que resistem a amamentar as crias) reduzem a ingestão de quantidades adequadas de colostro nas primeiras horas de vida do animal neonato.

Mudanças bruscas no regime alimentar e desmame contribuem para o desequilíbrio da microbiota entérica e a multiplicação desordenada de enteropatógenos, favorecendo o estabelecimento de distúrbios entéricos em bezerros, suínos, potros e pequenos ruminantes. O desencadeamento da doença do edema em suínos está intimamente relacionado com o desmame (ao redor de 21 dias), que representa a troca de alimentação líquida por sólida. O histórico de animais com mais de 3 semanas de idade que manifestam a doença do edema revela, em geral, mudanças bruscas na quantidade ou na composição da ração.

A habilidade materna está intimamente relacionada com a ingestão de colostro pelos animais recém-nascidos. As fêmeas de primeira cria podem apresentar dificuldade de permitir o aleitamento dos animais recém-nascidos nas primeiras horas de vida (baixa habilidade materna), dificultando a ingestão de colostro pelos neonatos (hipogamaglobulinêmicos).

Antissepsia umbilical

A antissepsia umbilical inapropriada também favorece a invasão, via umbilical, por enteropatógenos como *E. coli* ou por microrganismos da microbiota da pele da região umbilical.

Condições de temperatura, umidade e ventilação

Extremos de temperatura, umidade e vento predispõem à ocorrência de diarreia por *E. coli* em animais jovens, em razão do desconforto térmico e da consequente imunossupressão dos neonatos nas primeiras semanas de idade. O controle desses fatores é considerado crítico, principalmente na criação de leitões e aves. Em geral, as infecções por *E. coli* podem ocorrer independentemente de clima e estações do ano. No entanto, em períodos de alta pluviosidade, observa-se aumento dos casos de infecções entéricas e da glândula mamária pelo microrganismo.

Agrupamento de animais

O agrupamento de animais em baias, apriscos ou capris em dias mais frios e a superlotação de piquetes, baias ou locais de confinamento de animais de produção aumentam a contaminação ambiental e, consequentemente, o risco de infecções por enteropatógenos bacterianos, bem como por microrganismos de eliminação aerógena. A manutenção de animais recém-nascidos no mesmo ambiente ocupado por animais mais velhos também favorece a veiculação de *E. coli* e outros enteropatógenos para os mais jovens, visto que os animais adultos são considerados reservatórios do patógeno.

Piquetes-maternidade

A ausência de piquetes-maternidade dificulta ações de auxílio no parto, bem como a avaliação da ingestão de colostro pelos neonatos nas primeiras horas de vida.

Sexo dos animais

As infecções do trato urinário são mais frequentes nas fêmeas, em virtude da proximidade do reto com as vias urinárias (uretra). As fêmeas de ruminantes domésticos são propensas à ocorrência de mastite por *E. coli.*

Transmissores

Não existem transmissores especiais relacionados com as infecções por *E. coli*, embora moscas e outros insetos possam veicular o microrganismo para a água e os alimentos, além de ferimentos, utensílios de uso geral, instrumental cirúrgico, pele, mucosas e conjuntivas dos animais.

Idade dos animais

As infecções por *E. coli* ocorrem, predominantemente, em animais jovens. Em bezerros e suínos, as ETEC acometem animais entre 1 e 30 dias de idade, em especial nos primeiros 3 dias de vida. No entanto, a colibacilose pode ocorrer tão precocemente quanto nas primeiras 24 h do nascimento.

Investigações epidemiológicas da ocorrência de colibacilose em bezerros por ETEC K99$^+$ (F5) revelaram que, em 80% dos casos, os animais tinham até 4 dias de idade. A infecção por *E. coli* em animais domésticos com poucas horas ou dias de vida é creditada à colonização precoce do trato intestinal dos animais – cerca de 2 a 6 h após o nascimento – ou a mudanças no epitélio intestinal depois da primeira semana de idade.

Evidências suportam que as infecções entéricas de bezerros por *E. coli* K99$^+$ (F5), nas primeiras 2 semanas de idade, estão intimamente associadas a coinfecções com rotavírus. As infecções entéricas por *E. coli* em animais adultos são raras e, nesses casos, geralmente a bactéria está associada a outros enteropatógenos.

Morbidade e mortalidade

A morbidade e a mortalidade são variáveis nas infecções entéricas por *E. coli* em animais. A doença pode manifestar-se em casos isolados ou em surtos, e a mortalidade pode acometer 30 a 50% dos animais. A letalidade depende da virulência da linhagem, bem como de espécie, idade e higidez do animal.

Resistência de *E. coli*

E. coli mantêm-se viáveis por várias semanas em fezes, ambientes ao abrigo de luz solar direta e água contaminada. No entanto, não resistem a desinfetantes comuns, como hipoclorito de sódio, hipoclorito de cálcio, iodo, amônio quaternário, fenol, cresóis e lisofórmio, em concentrações que variam de 3 a 5%.

O microrganismo é inativado em condições de tempo e temperatura empregadas nos processos usuais de pasteurização do leite, pelas técnicas lenta, rápida e UHT. Também não resiste à fervura do leite, embora produza toxinas termoestáveis que mantenham sua estrutura e viabilidade até 100°C/30 min.

Fatores predisponentes a infecções específicas por *E. coli*

Doença do edema em suínos

A doença do edema é observada em suínos recém-desmamados, associada à presença de linhagens VTEC, que geralmente pertencem à própria microbiota entérica dos suínos. As manifestações clínicas ocorrem, predominantemente, entre 4 e 12 semanas, que coincidem com o período de desmame (mudança de alimentação líquida para sólida) ou mudanças bruscas no regime alimentar (introdução de rações com diferentes composições ou excesso de proteína).

Outros fatores predisponentes, que determinam certo grau de imunossupressão, também relacionados com a doença do edema nos suínos, incluem: transporte, superlotação, reagrupamento de leitegadas, introdução de animais no plantel, extremos de temperatura, ventilação deficiente ou excessiva e infecções simultâneas com outros enteropatógenos. Comumente, a doença do edema apresenta-se em surtos que perduram 1 a 2 semanas, com altas taxas de letalidade e tendência à disseminação para outros lotes do mesmo criatório. A maioria dos casos está associada ao fornecimento súbito de ração *ad libitum*.

Diarreia pós-desmame

A diarreia pós-desmame costuma ocorrer 3 a 10 dias depois que se separam, em definitivo, os leitões das porcas. A doença tem rápida progressão dentro da mesma baia ou no criatório.

O início das manifestações clínicas está relacionado com fatores estressantes, que incluem perda do contato com a porca, introdução de novos animais no plantel, reagrupamento de leitegadas, mudanças abruptas no regime alimentar, deficiências nas condições higiênico-sanitárias da granja ou do criatório, extremos de temperatura e baixa imunidade passiva dos leitões, adquirida via colostro.

Mastite em animais de produção

E. coli é reconhecida como bactéria ambiental na ocorrência de mastite. Animais de produção são infectados por via ascendente, pelo canal do teto, após contaminação dos ambientes de pré e pós-ordenha, principalmente nas entreordenhas, bem como dos utensílios de manejo da ordenha (insufladores), da água contida nas soluções antissépticas de uso no úbere antes (pré-*dipping*) e após a ordenha (pós-*dipping*), ou mesmo da água utilizada nos procedimentos de limpeza do úbere e da ordenhadeira mecânica.

A mastite por coliformes (*E. coli*, *Klebsiella* spp. e *Enterobacter* spp.) é mais frequente em propriedades com deficiências no manejo higiênico-sanitário da ordenha ou, em contraste, com controle adequado de microrganismos contagiosos (estafilococos e estreptococos).

Infecções do trato urinário e piometra em cadelas

E. coli é considerado o principal agente causal de ITU em animais e humanos. Essas infecções envolvem rins, pelve renal, ureteres, vesícula urinária e/ou uretra, além de estruturas adjacentes, como próstata e epidídimo.

A ITU em cadelas, assim como em outras espécies de fêmeas domésticas, é favorecida por uma condição anatômica, pois a genitália está próxima do reto e da região perianal. Bactérias da microbiota local, como *E. coli*, podem invadir a uretra por via ascendente, causando infecções urinárias e pielonefrite.

E. coli é responsável por 30 a 60% de ITU e pielonefrite em humanos e animais de companhia, notadamente cães. Determinadas *E. coli* isoladas de ITU em cães e gatos apresentam virulência similar à de estirpes obtidas de infecções urinárias em humanos. Estima-se que 14% dos cães e 3% dos gatos desenvolvem ITU pelo menos uma vez na vida, principalmente fêmeas e animais velhos.

Piometra

A piometra (acúmulo de pus no útero) afeta, comumente, as cadelas. Assim como acontece na ITU, a proximidade da genitália e do reto favorece a invasão ascendente do útero por enterobactérias como *E. coli*. Acomete, principalmente, cadelas adultas, geralmente na fase luteal, provocada por aumento das concentrações de progesterona. Em contraste, a piometra em gatas é incomum.

Em vacas, a metrite também é causada por *E. coli*. Estudos recentes descreveram que *E. coli* causa infecção uterina em vacas na primeira semana pós-parto. Após esse período, é sucedida por coinfecções, como *T. pyogenes* e *F. necrophorum*.

Patogenia

E. coli é reconhecida como bactéria oportunista, que apresenta amplo espectro de infecciosidade, podendo acometer qualquer sistema ou órgão dos animais.

As infecções por *E. coli* em animais estão intimamente relacionadas com os fatores de virulência da linhagem, particularmente com a capacidade de produção de toxinas e invasão dos tecidos. Espécie, idade e *status* imune dos animais também estão associados ao estabelecimento da infecção.

Determinadas estirpes de *E. coli* manifestam a patogenicidade em humanos e animais por infecções entéricas (diarreia, colite hemorrágica, síndrome hemolítico-urêmica e doença do edema), ou extraentéricas (ITU, piometra, septicemia, meningite, peritonite, mastite, onfalopatias, pneumonia, otite e dermatite). No entanto, o desenvolvimento de distúrbios entéricos é o principal efeito da patogenicidade de *E. coli* em animais.

Após a ingestão de água e alimentos contaminados, as linhagens ETEC colonizam o intestino delgado de animais domésticos e se proliferam – em geral nos primeiros 3 a 4 dias de idade –, com certa predisposição para estabelecimento em jejuno e íleo.

A eliminação de líquidos para o lúmen intestinal, e a má absorção dos alimentos no tubo entérico, resultam em diarreia e graus variados de desidratação nos animais acometidos. A eliminação do íon bicarbonato pelo processo de diarreia causa acidose metabólica, notadamente acentuada em animais com menos de 7 dias de idade.

Animais recém-nascidos com colibacilose desenvolvem hipopotassemia (deficiência de potássio) que, nas manifestações graves, resulta em bradicardia. Hiponatremia (deficiência de sódio) também é observada em animais com diarreia por *E. coli*, contribuindo para o desequilíbrio hidreletrolítico de animais recém-nascidos.

O alimento deficientemente digerido no intestino estimula o peristaltismo e a perda de fluidos dos enterócitos para o lúmen intestinal. Simultaneamente, ocorre hipoglicemia, em virtude das deficiências de absorção de glicose no lúmen intestinal. O mecanismo alternativo de absorção de glicose anaeróbica, ativado nos animais com diarreia, aumenta a produção de ácido láctico, contribuindo para o processo de acidose metabólica. Os episódios recorrentes de diarreia e a perda expressiva de líquidos pelos animais culminam com a desidratação e o estabelecimento de choque hipovolêmico.

As ETEC, em geral, ficam restritas ao intestino. No entanto, alguns isolados de outras classes de *E. coli* são capazes de invadir linfonodos mesentéricos, lâmina própria, vasos linfáticos e sanguíneos locais. Pela via linfo-hemática, chegam à circulação sanguínea e determinam septicemia e/ou choque endotóxico. Essas estirpes resistem ao efeito bactericida do complemento, à ação opsonizante das imunoglobulinas absorvidas pelo colostro e à fagocitose por neutrófilos e macrófagos.

Determinados sorotipos de *E. coli*, como O115:H165, podem causar tanto enterite como septicemia. Bezerros e leitões com níveis deficientes de imunoglobulinas nas primeiras semanas de idade são altamente suscetíveis ao estabelecimento de septicemia por *E. coli*, secundária à invasão intestinal.

A disseminação e a multiplicação do microrganismo na corrente sanguínea – processo também conhecido como colissepticemia – levam à infecção de outros órgãos dos animais. Artrite e pneumonia são as principais complicações decorrentes da septicemia por *E. coli* em bezerros, leitões, potros e cordeiros. A invasão dos vasos umbilicais por *E. coli*, principalmente em bezerros e potros, também resulta em septicemia e outras complicações, como artrite, pneumonia e encefalite.

Nos animais em que o microrganismo se dissemina pela corrente sanguínea, há desenvolvimento de choque endotóxico ou endotoxemia. Na circulação sanguínea, a liberação da fração lipídica (lipídio A) do LPS de membrana ocorre após a multiplicação bacteriana ou é secundária à morte da bactéria. O lipídio A interage principalmente com leucócitos, estimulando a liberação de potentes mediadores pró-inflamatórios (prostaglandinas e citocinas), promovendo lesão endotelial, coagulação vascular disseminada e efeito pirogênico.

A liberação desses medidores da inflamação determina sinais sistêmicos hiperagudos de choque endotóxico, os quais cursam inicialmente com febre, dificuldade respiratória e taquicardia. Decorridas poucas horas, os animais manifestam distúrbios na circulação periférica, hipotonia ou atonia ruminal, hipotermia, decúbito e morte.

Em bezerros, casos letais de choque endotóxico são observados, principalmente, em animais até 5 dias de idade. Os pulmões são gravemente comprometidos pela ação da fração lipídica do LPS, em virtude da grande quantidade de musculatura lisa no órgão, tornando-o particularmente sensível aos efeitos das prostaglandinas liberadas na circulação, o que resulta em congestão, edema, atelectasia, pneumonia e consolidação pulmonar. As fímbrias F11 e F165 de certas estirpes de *E. coli* estão intimamente relacionadas com os quadros de choque endotóxico em bezerros. A ação do LPS bacteriano favorece, também, a septicemia por *E. coli*.

Bovinos

Em bezerros, distúrbios entéricos estão mais frequentemente relacionados com infecções por linhagens de *E. coli* na primeira semana de vida. Esses isolados caracterizam-se pela presença dos fatores de colonização K99 (F5) e F41, das enterotoxinas STa e da verotoxina VT1. Certos isolados podem apresentar, também, a adesina F17 (FY ou Att25).

A alta patogenicidade das ETEC nessa faixa etária, em bezerros, é justificada pela perda dos receptores de enterócitos para as fímbrias e adesinas depois da primeira semana de idade. Após a adesão mediada por fímbrias, a enterotoxina STa ativa a produção de guanilato-ciclase, que estimula a produção de GMP cíclico, alterando significativamente o metabolismo celular e promovendo a eliminação de fluidos e eletrólitos (principalmente bicarbonato e potássio) para o lúmen intestinal.

Em vacas, estudos recentes têm identificado os genes *fim*H, *ast*A, *cdt*, *kps*MII, *ibe*A e *hly*A de *E. coli* na ocorrência de distúrbios uterinos (metrite), em especial nos primeiros 3 dias pós-parto.

Nos EUA, a inter-relação das infecções por *E. coli*, *T. pyogenes* e *F. necrophorum* na ocorrência de metrite foi investigada em 111 vacas, entre 1 e 3, 8 e 10 e 34 e 36 dias pós-parto. Observou-se que a infecção por linhagens de *E. coli*, detentoras principalmente do gene *fim*H, predominou nos distúrbios uterinos entre 1 e 3 dias pós-parto, enquanto estirpes de *T. pyogenes* e *F. necrophorum* foram significativamente associadas aos distúrbios uterinos entre 8 e 36 dias pós-parto. Esses resultados suportam a evidência de que *E. coli* coloniza, inicialmente, o útero (nos primeiros 3 dias pós-parto), produzindo mudanças no ambiente uterino que favorecem a infecção secundária, oportunista, por anaeróbios e microaerófilos, como *F. necrophorum* e *T. pyogenes*, respectivamente.

Na mastite em vacas por *E. coli*, tem-se encontrado, em todo o mundo, grande variação de fatores de virulência. Com base em métodos fenotípicos, em estudo com 117 isolados de *E. coli* obtidos de vacas com mastite, na Alemanha, observou-se que, entre 117 isolados, sete (6%) apresentaram efeito citopático em cultura de células compatível com LT. No mesmo estudo, em nenhum isolado foi detectado STa. Já na Bélgica, a presença de linhagens necrotoxigênicas em isolados de *E. coli* de mastite revelou sete (24,1%) isolados positivos para CNF, dentre 29 hemolíticos, dos quais seis foram caracterizados como CNF-1 e um como CNF-2.

Na Holanda, a fímbria F17 foi detectada em quatro (20%) linhagens de *E. coli* isoladas de mastite clínica em vacas, enquanto o CNF-1 foi encontrado em apenas uma (0,5%) linhagem. Na Suíça, dentre 145 isolados de mastite bovina, quatro (2,8%) foram produtores de VT. Em 274 estirpes de *E. coli* recuperadas de mastite, na Finlândia e em Israel, foram identificados CNF-2, multiplicação em meio com restrição de ferro, CNF-1 e fímbrias F17c e F17b em, respectivamente, 10, 8, 5, 2 e 1% dos isolados.

No Brasil, investigação dos fatores de virulência e do sorotipo O157:H7, em 80 *E. coli* de mastite clínica e 40 de mastite subclínica em vacas, revelou a presença de sideróforos, alfa-hemolisina, VT, STa e CNF em, respectivamente, 11 (9,2%), 8 (6,7%), 5 (4,2%), 2 (1,7%) e 1 (0,8%) isolados, além de multirresistência a dois ou mais antimicrobianos em 24 (20%) das estirpes.

Utilizando métodos moleculares, em 155 casos clínicos de mastite por *E. coli* na Finlândia, foi evidenciada, nos casos graves, associação estatística com a detecção das fímbrias S e P, e das citotoxinas CNF-1 e CNF-2, além de isolados produtores de sideróforos e presença da fímbria F17. Nos EUA, constatou-se maior prevalência do gene *cnf*-2 em 123 isolados de *E. coli* identificados em vacas com mastite clínica, obtidos, respectivamente, de 7 (12,3%) casos leves, 3 (7,9%) moderados e 2 (7,1%) graves.

As infecções mamárias por *E. coli* em ruminantes domésticos determinam, em geral, processo de inflamação clínica, frequentemente exteriorizado com alterações macroscópicas no leite, sinais na glândula mamária e/ou manifestações sistêmicas nos animais. A invasão do epitélio mamário provoca grande quimiotaxia por neutrófilos (elevação da celularidade), aumento da permeabilidade vascular local (em virtude da liberação de substâncias vasoativas por eosinófilos e basófilos, com leve alcalinização do leite decorrente da mistura com o sangue), além de grande descamação epitelial e redução abrupta da produção de leite.

A liberação do LPS bacteriano após a infecção mamária pode provocar, também, sinais sistêmicos graves nos animais, o que inclui aumento das frequências cardíaca e respiratória, alterações na temperatura corporal, distúrbios da coagulação e diminuição da atividade ruminal.

Suínos

Em leitões, a ocorrência de colibacilose neonatal é atribuída à adesão mediada pelas fímbrias K88 (F4), K99 (F5), 987P (F6) e F41, produtoras das enterotoxinas LT, STa e/ou STb. As estirpes detentoras de fímbrias K88 (F4) produzem, predominantemente, a enterotoxina LT, enquanto os isolados que contêm fímbrias K99 (F5) e 987P (F6) produzem, em geral, STa. Ainda, determinadas estirpes de suínos produzem STb. *E. coli* alfa-hemolíticas estão intimamente relacionadas com a presença de LT e K88 (F4).

Na diarreia dos leitões, em geral se constatam enterotoxinas e verotoxinas (VT2), em isolados ETEC ou VTEC, com presença de adesina afimbrial F107 (F18ab). As linhagens enterotoxigênicas alteram o fluxo hidreletrolítico celular. A enterotoxina LT ativa a adenilciclase e induz o aumento do AMP cíclico, levando a alterações nas trocas iônicas celulares, com eliminação de líquidos e eletrólitos para o lúmen intestinal, o que resulta, clinicamente, em diarreia.

A diarreia pós-desmame em suínos está associada à presença de linhagens detentoras de fímbrias K88 (F4) e F18, produtoras de Stx2e, LT e ST. A ação de *E. coli* no intestino delgado induz a perda de fluidos e eletrólitos pelo animal, causando sinais de enterite, seguidos por acidose metabólica, desidratação e outras alterações em órgãos vitais, podendo evoluir para óbito dos animais.

A patogenicidade da doença do edema está intimamente relacionada com a capacidade da fímbria F18 (F107) de encontrar receptores na mucosa entérica do intestino delgado em suínos hipo ou agamaglobulinêmicos. Após a aderência das *E. coli*, ocorre a produção da toxina Stx2e, que é absorvida por meio de interação com receptores nos enterócitos. As linhagens associadas à doença do edema não são invasivas, embora estejam estreitamente ligadas à produção de hemolisinas (gene *hly*). A toxina Stx2e promove lesões nos enterócitos e, após absorção e disseminação pela corrente sanguínea do animal, provoca alterações hemodinâmicas, determinando aumento da permeabilidade vascular, edema perivascular e escrotal.

As lesões entéricas causadas pela toxina também podem provocar diarreia e acidose metabólica. Mudanças bruscas no regime alimentar provavelmente desencadeiam a multiplicação desordenada das linhagens de *E. coli* Stx2e, F18^{+}, que costumam estar presentes na microbiota entérica dos leitões.

Ovinos e caprinos

E. coli isoladas de ovinos e caprinos com enterite produzem, usualmente, enterotoxina ST, detentora de fímbrias K99 (F5) e F17, com diversidade de sorogrupos/sorotipos. Em pequenos ruminantes, particularmente cabritos, têm sido descritas, também, estirpes não verotoxigênicas, que determinam lesões entéricas tipo A/E. Nessas espécies, a diarreia por *E. coli* tem apresentado taxas variáveis de morbidade e mortalidade.

Equinos

Em potros, grande diversidade de sorogrupos e sorotipos é descrita em animais com e sem sinais entéricos. As ETEC não são consideradas de alta patogenicidade para potros, apesar de evidências do predomínio de isolados do sorogrupo O101, contendo antígenos capsulares K87, detentores de fímbrias K99 ou F41 em equinos jovens. Estirpes de *E. coli* isoladas de potros com colissepticemia têm revelado genes codificadores de aerobactina e multirresistência aos antimicrobianos.

Estudo realizado em 2012 com 56 linhagens de *E. coli* isoladas de potros com diarreia, até os 3 meses de idade, criados no interior do estado de São Paulo, detectou o gene *fim*H em 26 (40,6%) isolados e o gene *pap*C em cinco (7,8%).

Cães e gatos

Em cães com diarreia, foi descrito o envolvimento de enterotoxinas STa e STb, com presença de hemolisinas e adesina K99 (F5), em *E. coli* do sorotipo O42:H37.

A maioria das ITU em cães e gatos é causada por ascensão das bactérias pela uretra, provenientes das microbiotas cutânea, perianal e intestinal dos animais ou, até mesmo, de cateterização vesical. Com a infecção estabelecida na vesícula urinária, os microrganismos podem colonizar ureteres e rins. A higidez do animal suscetível, a carga infectante bacteriana e a presença de fatores de virulência do isolado influenciam diretamente o estabelecimento da infecção.

Idade e sexo do animal, características da urina, anatomia normal do trato urinário e resposta inflamatória local são reconhecidos como mecanismos de defesa contra as infecções urinárias. A proximidade da genitália das fêmeas com a região perianal favorece a infecção do trato urinário por enterobactérias. A aderência da bactéria ao epitélio do trato urinário – mediada por fímbrias e adesinas – impede que o próprio fluxo de urina carreie os microrganismos pela uretra para fora da vesícula urinária.

E. coli é considerado o microrganismo mais frequente e patogênico na piometra em cadelas. Linhagens da bactéria isoladas do útero de cadelas com piometra têm sido comparadas com estirpes obtidas das fezes de animais e da vesícula urinária. Esses estudos mostraram que as linhagens são bioquímica e geneticamente semelhantes, confirmando que a infecção uterina e do trato urinário ocorrem por bactérias de origem entérica.

Estudo realizado em 2009, o qual comparava os principais fatores de virulência em isolados de *E. coli* obtidos de infecção do trato urinário, piometra e fezes de cães provenientes da região de Botucatu, SP, constatou maior frequência de genes associados à virulência (*pap*C, *pap*GII, *pap*GIII, *sfa*S, *hly*A, *cnf*-1, *iuc*D e *usp*) em estirpes obtidas do trato geniturinário, comparativamente aos isolados entéricos.

Clínica

Diferentes manifestações clínicas entéricas e extraentéricas são observadas nas infecções por *E. coli* em animais de produção.

Bovinos e equinos

Diarreia neonatal

Diarreia neonatal é a manifestação clínica mais frequente em bezerros e potros, predominantemente entre as primeiras horas de vida até 3 semanas de idade. Os animais apresentam vários episódios de diarreia profusa, líquida e de coloração branco-amarelada. Ocasionalmente, é possível observar estrias de sangue e coágulos lácteos (leite não digerido) nas fezes.

As fezes ficam, comumente, retidas na cauda e na região posterior dos animais com diarreia. Com a progressão do quadro, são constatados sinais de desidratação, letargia, inapetência ou anorexia, hipotermia e distensão abdominal. Em potros, também se verificam cauda levantada e alopecia na região posterior, em virtude dos episódios frequentes de diarreia.

Infecções extraintestinais

Na manifestação septicêmica ou hiperaguda, observam-se taquicardia, dificuldade respiratória, hipotonia ou atonia ruminal, anorexia, pulso fraco, extremidades frias, ausência de reflexo de sucção, vasos episclerais injetados, afundamento do globo ocular (enoftalmia) e sinais de desidratação, com ou sem episódios frequentes de diarreia.

Os animais apresentam febre nas primeiras 12 a 48 h, seguida de hipotermia. Nesses casos, a doença apresenta letalidade em cerca de 50% dos animais nas primeiras horas de vida até 3 ou 4 dias de idade. Em bezerros e potros, a manifestação septicêmica pode acometer um ou mais animais.

Nos casos convalescentes da fase entérica e/ou com disseminação sistêmica do microrganismo (septicemia), várias complicações clínicas graves são descritas em bezerros e potros, incluindo artrite ou poliartrite, pneumonia, peritonite, endocardite, osteomielite e encefalite.

Os sinais neurológicos da manifestação septicêmica de *E. coli* incluem opistótono, convulsões, tremores e hiperestesia, estando relacionados com índices de 80% ou mais de letalidade. Outras apresentações extraentéricas consistem em conjuntivite, mastite, metrite, cistite, pielonefrite, otite, piodermite e abortamentos.

Mastite

A mastite clínica em bovinos por *E. coli* pode acometer os animais ao longo de toda a lactação. É possível a ocorrência de casos repetidos, com duração entre 10 e 30 dias, ao longo da mesma lactação. Os casos subclínicos são menos frequentes. Em relação à gravidade clínica, os casos podem ser subdivididos em escores: 1 ou leves (somente alterações no leite), 2 ou moderados (alterações no leite e sinais clínicos na glândula mamária) e 3 ou graves (alterações no leite, sinais clínicos na glândula mamária e sinais sistêmicos). Os animais podem apresentar queda abrupta na produção láctea, leite de aspecto alterado (aquoso, dessorado, com presença de grumos, pus e estrias de sangue), edema, congestão e áreas de necrose no tecido glandular. As manifestações clínicas hiperagudas ocorrem com 12 a 24 h, em geral nas primeiras semanas pós-parto. Nesses animais, são observados anorexia, taquicardia, dificuldade respiratória, diminuição dos movimentos ruminais a atonia ruminal, hipotermia, decúbito e morte poucas horas após os primeiros sinais clínicos. A maioria dos casos apresenta recuperação espontânea, poucos dias (ou semanas) após o início dos sinais clínicos.

Apesar da maioria dos estudos em diferentes países acusarem que a maioria dos casos de mastite bovina por *E. coli* são leves ou grau 1 (cerca de 50% ou mais), não está totalmente esclarecido o impacto dos diferentes fatores de virulência do patógeno na doença, particularmente quanto à gravidade dos casos, que tem sido atribuída, em parte, à ação patogênica do LPS de membrana, às diferenças de imunidade dos animais ou mesmo à característica oportunista do agente. Diante da complexidade dos fatores de virulência identificados nos estudos com isolados de *E. coli* obtidos de vacas com mastite, investigações mais recentes têm procurado estabelecer perfis moleculares dos genes mais frequentemente detectados nos diferentes graus de gravidade clínica (leves, moderados e graves).

Colissepticemia

A septicemia por *E. coli* (colissepticemia) é mais comum em bovinos, embora também seja descrita em potros e pequenos ruminantes. A infecção ocorre principalmente por via umbilical em animais hipogamaglobulinêmicos. Em geral, o curso é agudo e fatal, em virtude do efeito patogênico dos choques séptico e endotóxico. Os animais manifestam febre, anorexia, taquicardia e taquipneia na fase inicial, evoluindo para hipotermia e prostração horas antes da morte. Sistema nervoso central, pulmões e articulações são órgãos comumente acometidos. Ovelhas podem apresentar diarreia cerca de três dias antes dos sinais septicêmicos.

Pequenos ruminantes

Em borregos e cabritos, predomina a manifestação septicêmica da doença (1 a 2 dias de idade), embora a entérica também seja observada em animais entre 3 e 8 semanas de idade. Os casos septicêmicos em ovinos e caprinos tendem a progredir para pneumonia, artrite ou encefalite (hiperestesia e convulsões), associados à alta letalidade.

A doença conhecida como boca aguada é descrita em ovinos com mais de 3 dias de idade, geralmente criados em sistema de confinamento, estando relacionada com a infecção sistêmica por *E. coli*. Os animais costumam apresentar salivação abundante, perda de apetite e distensão abdominal. A morbidade é estimada em cerca de 10 a 20% dos animais, embora a letalidade seja elevada, atribuída às complicações do choque endotóxico.

E. coli, *Staphylococcus aureus* e *Clostridium* spp. são agentes envolvidos na mastite gangrenosa em ovinos e caprinos. Nesses animais, desenvolve-se mastite clínica grave, com tendência à gangrena e à necrose de uma ou das duas metades mamárias.

Suínos

Em suínos, são descritas três manifestações clínicas associadas às infecções por *E. coli*, denominadas diarreia neonatal (colibacilose), doença do edema e diarreia pós-desmame.

Diarreia neonatal (colibacilose)

A manifestação mais comum das infecções por *E. coli*, em suínos, é a diarreia neonatal, que costuma acometer vários animais na primeira semana de idade, com predomínio no terceiro dia de vida. Os animais apresentam fezes de consistência pastosa à líquida e coloração que varia de amarela a acinzentada. Além disso, subitamente, perdem o interesse em mamar. Com a evolução do quadro entérico, os animais mostram sinais progressivos de desidratação, anorexia e hipotermia, que evoluem para decúbito e movimentos de pedalagem.

A manifestação septicêmica, causada por complicação da diarreia neonatal, é incomum em suínos. Nos casos septicêmicos, a doença acomete vários animais da leitegada, geralmente com 1 a 2 dias de idade, evoluindo para estado comatoso, letargia, cianose e hipotermia, com altas taxas de letalidade.

Doença do edema

A doença do edema é uma apresentação clínica particular das infecções por *E. coli* em suínos. Acomete animais entre 4 e 12 semanas de idade, geralmente com início súbito (6 a 36 h). Caracteriza-se por edema pronunciado da pálpebra ou da região supraorbital, que pode se estender para orelhas e região frontal da face, além de edema em região abdominal, prepúcio e articulações dos membros.

São encontrados, também, sinais de diminuição da acuidade visual, incoordenação, dificuldade para permanecer em estação, deambulação, tremores, flacidez muscular e episódios convulsivos. Alguns animais podem ser encontrados mortos sem sinais clínicos pregressos. Animais que se recuperam podem apresentar sequelas neurológicas. Ao contrário da diarreia neonatal em leitões, sinais entéricos não são comuns na doença do edema.

Diarreia pós-desmame

A diarreia pós-desmame é outra apresentação clínica peculiar em suínos nas infecções por *E. coli*. Ocorre, principalmente, 1 a 2 semanas após o desmame. Os animais apresentam diarreia profusa de coloração branco-amarelada, febre e redução drástica do consumo de alimentos e da conversão alimentar. Poucos dias após o início da diarreia, observam-se desidratação acentuada e perda da condição corporal.

O curso da doença varia entre 7 e 10 dias, e a maioria dos animais com sinais entéricos evolui para óbito em cerca de 5 dias. No início da doença no plantel, um ou mais animais em bom estado corporal são encontrados mortos, sem sinais prodrômicos. Animais convalescentes tendem a se tornar refugos na leitegada ou no plantel.

Cães e gatos

Em animais de companhia, diferentes manifestações clínicas são observadas nas infecções por *E. coli*, com predomínio de afecções entéricas e geniturinárias. As ITU em animais de companhia são, por vezes, assintomáticas e, em razão da ausência de sinais clínicos, acabam subdiagnosticadas.

Infecções do trato urinário

Cães e gatos com ITU por *E. coli* manifestam disúria e polaquiúria. A urina pode mostrar-se hemorrágica, turva e fétida. Grande quantidade de sangue no início da micção sugere hemorragia da vesícula urinária. Já a hematúria no final da micção indica infecção prostática. Hematúria ao longo de todo o processo de micção indica lesão renal. Ao exame clínico, pode-se constatar dor à palpação abdominal e espessamento da parede da vesícula urinária.

Pielonefrite

A pielonefrite bacteriana em cães e gatos ocorre, em geral, em associação com outros problemas do trato urinário. Caracteriza-se, clinicamente, por febre, anorexia e falência renal. Entre os sinais gastrintestinais, destacam-se episódios de vômito.

A manifestação crônica de pielonefrite pode ser assintomática ou representada por poliúria e polidipsia. A relação anatômica entre a uretra e a vesícula urinária resulta, usualmente, na inflamação concomitante dos rins e da vesícula urinária.

Piometra

As principais manifestações clínicas observadas em cadelas com piometra são anorexia, vômito, febre, polidipsia, poliúria e letargia, além de sinais de desidratação. Nos casos de piometra com cérvix aberta, verifica-se secreção vaginal de aspecto purulento.

Ao exame clínico, o útero de cadelas e gatas com cérvix fechada é facilmente palpável. A complicação mais frequente dos casos de piometra em cadelas e gatas é a evolução para septicemia e endotoxemia, as quais se manifestam por febre, anorexia, debilidade geral e aumento das frequências cardíaca e respiratória.

Diagnóstico

As enterites por *E. coli* em animais devem ser diagnosticadas como síndromes, em virtude da complexidade etiológica, das infecções simultâneas pelos diferentes enteropatógenos que acometem os animais domésticos e, até mesmo, da similaridade de manifestações clínicas.

O diagnóstico é fundamentado na associação de achados clínico-epidemiológicos e exames laboratoriais subsidiários.

Epidemiologia e clínica

Na anamnese, os principais fatores predisponentes são espécie animal, idade, condições higiênico-sanitárias de criação, ambiente e manejo nutricional.

Diarreia é a manifestação clínica mais comum das infecções por *E. coli* em animais domésticos recém-nascidos. Em geral, apresenta-se de modo profuso, líquido, de coloração branco-amarelada e, ocasionalmente, com estrias de sangue em animais de produção (Figura 25.3 A). Várias manifestações extraentéricas são observadas nas infecções por *E. coli*, incluindo poliartrite, pneumonia, endocardite, osteomielite, encefalite, conjuntivite, mastite, metrite (piometra), cistite, pielonefrite, otite e piodermite, causadas por infecções primárias ou mesmo complicações dos quadros entéricos.

Na doença do edema, deve-se levar em consideração a presença característica de edema em região palpebral (Figura 25.3 B), face e prepúcio, comumente após o desmame dos animais.

Ao exame clínico, animais de produção com colibacilose entérica apresentam graus variáveis de desidratação. Em animais com 8% de desidratação, 5 a 10 segundos são necessários para o retorno da pele à posição normal, enquanto em graus de desidratação entre 10 e 12%, 30 segundos ou mais são requeridos para o retorno da pele após o pinçamento.

Em vacas, cabras e ovelhas com mastite por *E. coli*, podem se observar desde alterações somente no leite até manifestações clínicas hiperagudas (12 a 24 h) e, ocasionalmente, choque endotóxico. O teste da caneca telada de fundo escuro (Tamis) acusa leite de aspecto alterado (aquoso, com presença de estrias) nos casos clínicos. Os casos subclínicos são menos frequentes. À palpação, o úbere pode apresentar edema e congestão. À inspeção dos casos graves, identificam-se animais prostrados ou em decúbito. Ainda, animais com sinais sistêmicos manifestam hipotermia, dificuldade respiratória, taquicardia e hipotonia ou atonia ruminal. A contagem de células somáticas nos tetos acusa, em geral, valores elevados, superiores a 1.000.000 células/mℓ.

Exames clínicos complementares

A coleta de urina por cistocentese é o método recomendado para o diagnóstico microbiológico da ITU em cães e gatos. Na urinálise, os achados no sedimento urinário, característicos de ITU por *E. coli*, são hematúria, piúria e bacteriúria.

Em animais de produção com colibacilose, os exames hematológicos costumam revelar leucocitose por neutrofilia, aumento do fibrinogênio e anemia moderada. Em cadelas com piometra, os exames hematológicos acusam leucocitose, neutrofilia com desvio à esquerda degenerativo, presença de neutrófilos tóxicos, anemia normocítica, trombocitopenia e monocitose.

Nas infecções urinárias em cães e gatos, pode-se observar leucocitose por neutrofilia. Em animais de companhia, verifica-se aumento de ureia e creatinina em casos de pielonefrite, enquanto a densidade urinária pode apresentar valores superiores a 1.030.

Cultivo microbiológico

As fezes são o material de eleição para o diagnóstico das infecções por *E. coli* em animais com manifestações entéricas. Recomenda-se que sejam coletadas diretamente do reto, em média 50 g, utilizando-se luvas de palpação, após a estimulação manual da ampola retal. O material deve ser mantido em condições de refrigeração (4 a 8°C) e encaminhado para o diagnóstico laboratorial simultâneo dos principais enteropatógenos de origem bacteriana, parasitária e viral.

Geralmente se realiza, de imediato, a cultura microbiológica para os enteropatógenos bacterianos, além dos exames parasitológicos. Uma alíquota do material pode ser mantida estocada e congelada (–20 a –80°C) ou processada, simultaneamente, para o diagnóstico virológico.

A coleta de fezes do reto por meio de *swabs* também possibilita o isolamento de bactérias entéricas. Esse material deve ser mantido em refrigeração no máximo por 48 h, até o processamento. Esse tipo de coleta é indicada, frequentemente, a cães, gatos ou outros animais de pequeno porte. No entanto, a pequena quantidade de material contida no *swab* limita o diagnóstico simultâneo de vários enteropatógenos (bacterianos, virais e parasitários).

Nas infecções extraentéricas, diferentes espécimes clínicos são considerados no cultivo microbiano, tais como leite, liquor, sangue, urina, lavado transtraqueal, líquido sinovial, raspados de pele, órgãos, secreção de conduto auditivo, uterina ou outras secreções.

No diagnóstico microbiológico de rotina de *E. coli*, semeiam-se os materiais suspeitos em meio de ágar suplementado com sangue ovino ou bovino (5%), desfibrinado, e em meio seletivo de MacConkey, em condições de aerobiose, a 37°C. Outros meios, como Levine, XLD (xilose-lisina-desoxicolato) e ágar verde brilhante, também são seletivos para enterobactérias. A presença de cloreto de sódio na maioria dos meios seletivos impede a multiplicação de bactérias gram-positivas. Ainda, podem ser utilizados meios cromogênicos, nos quais as colônias de *E. coli* apresentam coloração diferenciada.

O meio de ágar-sangue revela colônias de 1 mm de diâmetro, branco-acinzentadas, de bordas irregulares, após 18 a 24 h de incubação a 37°C, em aerobiose. Determinadas estirpes são hemolíticas (Figura 25.3 C). O meio de MacConkey, com 24 h de incubação, em condições de aerobiose a 37°C, mostra colônias positivas para lactose, de tonalidade rósea (Figura 25.3 D), em virtude do consumo de lactose e da acidificação do meio, acusada pelo indicador de pH. Em meio de XLD, as colônias apresentam tonalidade amarelada (acidificação do meio). Já em ágar verde brilhante, observa-se coloração amarelo-esverdeada (acidificação do meio).

Meios especiais são utilizados para o diagnóstico preliminar de linhagens de *E. coli* do sorotipo O157:H7. Em ágar MacConkey sorbitol, *E. coli* sorotipo O157:H7 produz colônias incolores, de 1 mm de diâmetro, após 24 h de incubação em condições de aerobiose, a 37°C, visto que não fermentam o sorbitol. Ao contrário, as demais linhagens de *E. coli* revelam colônias de tonalidade rósea, decorrentes da fermentação do sorbitol e da acidificação do meio.

Caracterização bioquímica

O microrganismo é caracterizado definitivamente com base em exames bioquímicos. As linhagens de *E. coli* são positivas para lactose e negativas para oxidase.

No meio EPM, o qual inclui as provas de glicose, gás, LTD (triptofano-desaminase), H_2S e urease, os isolados utilizam glicose e produzem gás, mas acusam urease, H_2S e LTD-negativos. Já em meio de MILi (motilidade, indol e lisina), as estirpes são positivas para indol e lisina, e cerca de 70% dos isolados apresentam motilidade positiva. No meio citrato de Simmons, acusam reação negativa.

Diferentes propriedades bioquímicas (Tabela 25.3) e reações em meios seletivos são consideradas na classificação fenotípica de *E. coli* e na diferenciação de outras enterobactérias patogênicas envolvidas em infecções em animais e humanos.

Sorogrupos e sorotipos

A caracterização de sorogrupos (antígenos somáticos ou O) e sorotipos (antígenos flagelares ou H) pode ser obtida pela reação de aglutinação, utilizando-se antígenos específicos (Figura 25.3 E).

Os principais antissoros para os sorogrupos de EPEC, ETEC, EIEC e EHEC estão disponíveis comercialmente para o diagnóstico pela técnica de aglutinação em lâmina. No entanto, deve-se considerar a presença de reações cruzadas dos antígenos O e K de *E. coli* e outros gêneros de bactérias gram-negativas no uso desses antissoros.

Fatores de virulência

Diferentes técnicas estão disponíveis para a caracterização dos fatores de virulência de *E. coli*.

Teste de Dean

Por décadas, a produção da enterotoxina STa em *E. coli* foi identificada por meio do teste clássico de Dean (ou do camundongo recém-nascido). Nesse teste, sobrenadantes de culturas de *E. coli* cultivadas em agitação, com adição de corante azul de Evans, são inoculados por via oral (Figura 25.3 F) ou intragástrica em grupos de camundongos recém-nascidos, com até 4 dias.

Após 4 h, procede-se à eutanásia dos animais, aferindo a relação entre o peso do intestino e o peso da carcaça. As linhagens que acusam valores iguais ou superiores a 0,07 são consideradas produtoras de STa, em virtude da elevada produção de líquido intestinal (Figura 25.3 G). No entanto, as técnicas que utilizam animais de experimentação para detecção de fatores de virulência têm sido substituídas por métodos de cultura celular e de diagnóstico molecular.

Cultivo celular

O cultivo *in vitro* de células Vero possibilita o diagnóstico de estirpes necrotoxigênicas. A presença de fator necrosante citotóxico (CNF) induz a formação de células gigantes e multinucleadas, bem como a perda de viabilidade celular, enquanto isolados verotoxigênicos induzem a formação de alongamento, a desorganização e a perda de viabilidade do tapete celular.

Tabela 25.3 Propriedades bioquímicas das principais enterobactérias de interesse em animais domésticos e em humanos.

Testes bioquímicos / Microrganismos	Lactose	Gás de glicose	H_2S (TSI)	Urease	LTD	Motilidade	Indol	Lisina	Citrato	VM	VP
Escherichia coli	+	+	–	–	–	V	+	+	–	+	–
Klebsiella pneumoniae	+	+	–	+	–	–	–	+	+	V	+
K. oxytoca	+	+	–	+	–	–	+	+	+	V	+
Enterobacter cloacae	(V)	+	–	V	–	+	–	–	+	–	+
E. agglomerans	V	V	–	V	V	V	V	–	V	V	V
E. aerogenes	+	+	–	–	–	+	–	+	+	–	+
Serratia rubidaea	+	V	–	V	–	V	–	(V)	V	V	+
S. marcescens	–	V	–	V	–	+	–	+	+	V	+
S. liquefaciens	V	V	–	V	–	+	–	(V)	+	V	V
Salmonella spp.	–	+	+	–	–	+	–	+	V	+	–
Shigella spp.	–	–	–	–	–	–	V	–	–	+	–
S. sonnei	–	–	–	–	–	–	–	–	–	+	–
Proteus vulgaris	–	V	+	+	+	+	+	–	V	+	–
P. mirabilis	–	+	+	V	+	+	–	–	V	+	V
Citrobacter freundii	(V)	+	+	V	–	+	–	–	+	+	–
C. diversus	V	+	–	V	–	+	+	–	+	+	–
Yersinia enterocolitica	–	–	–	+	–	V	V	–	–	+	V
Y. pseudotuberculosis	–	–	–	+	–	V	–	–	–	+	–
Y. pestis	–	–	–	–	–	V	–	–	–	+	–
Hafnia alvei	V	+	–	–	–	+	–	+	V	V	V
Edwardsiella tarda	–	+	+	–	–	+	+	+	–	+	–
Providencia stuartii	–	–	–	V	+	V	+	–	+	+	–
P. rettgeri	–	V	–	+	+	+	+	–	+	+	–
P. alcalifaciens	–	V	–	–	+	+	+	–	+	+	–
Arizona spp.	V	+	+	–	–	+	–	+	+	+	–
Morganella morganii	–	V	–	+	+	V	+	–	–	+	–

LTD = L-triptofano desaminase; VM = vermelho de metila; VP = Voges-Proskauer; TSI = *triple sugar iron* (triplo açúcar/ferro); + = 90% ou mais de positividade em 48 h; – = menos de 10% de positividade em 48 h; V = 10 a 89,9% de positividade em 48 h; (V) = mais de 50% de positividade em 48 h e mais de 90% de positividade entre 3 e 7 dias. Adaptada de Trabulsi LR, Alterthum F, Gompertz OF, Candeias JAN. Microbiologia. 3.ed. São Paulo: Atheneu; 1999.

Técnicas sorológicas

Antígenos fimbriais ou adesinas podem ser identificados por meio de *kits* comerciais, com base nas técnicas de ELISA e aglutinação em látex. Anticorpos monoclonais também são utilizados para diagnóstico de enterotoxinas de *E. coli*.

Diagnóstico molecular

Nas últimas décadas, a adoção de técnicas de biologia molecular, como a reação em cadeia pela polimerase (PCR), tem possibilitado o diagnóstico rápido, acurado e simultâneo (PCR *multiplex*) de vários fatores de virulência de *E. coli*. As técnicas moleculares usadas no diagnóstico evitam a inconveniente necessidade de animais de laboratório, requeridos nas provas clássicas.

O uso de sondas específicas de DNA e sequenciamento tem possibilitado a detecção de toxinas e outros fatores de virulência. O reconhecimento das características de virulência de *E. coli* pelas técnicas moleculares tem possibilitado avanços no conhecimento da epidemiologia, da patogenicidade e do diagnóstico do microrganismo.

Achados anatomopatológicos

Nos casos de infecções entéricas em bezerros, leitões, cordeiros, borregos e potros recém-nascidos, os principais achados *post mortem* são enterite catarral (fibrinosa a hemorrágica), congestão de serosa intestinal e linfadenite mesentérica. Áreas fibrinonecróticas são observadas em infecções por *E. coli* produtoras de CNF.

Em animais com disseminação sistêmica ou infecções extraentéricas, observam-se, também, pneumonia (hepatização vermelha a cinzenta e consolidação pulmonar), piometra (com grande coleção de líquido sero-hemorrágico a purulento), cistite (congestão, petéquias e sufusões em mucosa) e mastite (congestão, edema, necrose do parênquima e leite aquoso). Nos casos de choque endotóxico, os pulmões revelam áreas de congestão, edema e atelectasia.

Na colibacilose neonatal em leitões, os principais achados, à necropsia, são leite não digerido no estômago, linfadenite mesentérica e enterite catarral com grande quantidade de fezes aquosas. Na diarreia pós-desmame em suínos, os achados necroscópicos entéricos são semelhantes aos da diarreia neonatal.

Na doença do edema em suínos, os achados à necropsia incluem edema nas regiões supraorbital e frontal da face, no abdome, no prepúcio e nas articulações. Em geral, o estômago não contém alimento, mas apresenta edema da mucosa e, eventualmente, leite não totalmente digerido (coágulos de leite). Musculatura pálida e líquido nas cavidades pleural, peritoneal e pericárdica são encontrados, também, nos leitões. No encéfalo, verificam-se congestão de vasos e meninges, hemorragia, edema, encefalomalacia e necrose de artérias e arteríolas. Edema de cólon também é observado. Histologicamente, os principais achados da doença do edema são representados por edema, degeneração hialina e necrose de vasos e artérias.

Em animais domésticos, nos casos extraentéricos de disseminação sistêmica, podem ser constatados abscessos em pulmões, fígado, baço, rins e encéfalo, além de petéquias e sufusões cardíacas.

Em cadelas com piometra, a necropsia mostra útero aumentado, com petéquias, sufusões, congestão e grande acúmulo de líquido purulento a sero-hemorrágico (Figura 25.3 H). Na cistite, a mucosa revela petéquias e sufusões, enquanto na pielonefrite, observam-se sufusões, aderência da cápsula e congestão (Figura 25.3 I).

O diagnóstico diferencial entre enterites por *E. coli* em animais de produção, principalmente em bovinos e suínos, deve ser realizado com vários enteropatógenos de origem bacteriana, viral e parasitária, levando em consideração a faixa etária de predomínio dos enteropatógenos (Tabela 25.4).

➤ Tratamento

O tratamento de animais domésticos com infecções entéricas é fundamentado no uso de antimicrobianos e na reposição hidreletrolítica e energética. Recomenda-se, inicialmente, a retirada da alimentação oral por 48 h, que deve ser suprida por via parenteral.

Reposição hidreletrolítica e energética

É essencial repor as necessidades hidreletrolíticas e energéticas (manutenção e compensação de perdas), utilizando, geralmente, soluções de Ringer lactato ou soluções isotônicas (NaCl a 0,9%), com adição de glicose (5%).

Em animais domésticos de grande e médio porte, com sinais de desidratação grave (10 a 12%), recomenda-se o uso de 100 mℓ/kg de solução por via intravenosa nas primeiras 2 h, para reposição de fluidos, seguido por manutenção com cerca de 140 mℓ/kg nas 8 a 10 h seguintes. Nos casos moderados (6 a 8%), preconiza-se hidratação intravenosa com 50 mℓ/kg nas primeiras 2 h, seguida por manutenção com 140 mℓ/kg nas 8 a 10 h seguintes.

A administração de fluidos deve respeitar a velocidade de 50 a 80 mℓ/kg/h. Em animais de grande porte, o uso de soluções hipertônicas, como NaCl (7,2%) ou expansores plasmáticos (dextrana a 6%), tem se mostrado efetivo no tratamento do choque hipovolêmico, na dose de 4 a 5 mℓ/kg em infusão rápida (5 min), seguido por manutenção com soluções isotônicas.

Apesar do pH básico da solução de Ringer lactato, a correção da acidose metabólica é mais adequadamente realizada utilizando soluções intravenosas de bicarbonato de sódio. Em condições a campo, ou mesmo em hospitais veterinários, como não é possível controlar a acidez por hemogasometria em todos os animais, a solução de bicarbonato de sódio (10%) pode ser indicada na dose de 0,5 a 1 mℓ/kg, em infusão lenta, diluída em solução fisiológica (0,9%), até que as frequências respiratória e cardíaca se restabeleçam.

Antimicrobianos

O tratamento antimicrobiano dos animais deve ser respaldado em testes de sensibilidade microbiana *in vitro*, com base em técnicas de difusão com discos ou de concentração inibitória mínima, em virtude da crescente multirresistência de *E. coli* isoladas de diferentes afecções em animais domésticos. Ainda, tem sido objeto de preocupação em saúde animal e Saúde Pública (*One Health*), a ocorrência de estirpes de *E. coli* resistentes a beta-lactamases de espectro estendido isoladas de animais e humanos. Aumento da resistência de isolados de *E. coli* de origem animal tem sido crescentemente descrita com fármacos do grupo das fluoroquinolonas.

Em ruminantes e equinos, os antimicrobianos indicados ao tratamento devem apresentar bom espectro de ação para *E. coli* e/ou para microrganismos gram-negativos, além de custo acessível e possibilidade de administração intravenosa, oral e/ou intramamária.

Por via parenteral, o ceftiofur (2 a 5 mg/kg, por via intramuscular, a cada 24 h) ou a associação sulfametoxazol/trimetoprima (20 mg/kg, por via intravenosa ou intramuscular, a cada 12 a 24 h), por 5 a 10 dias, são indicados ao tratamento de afecções por *E. coli* em bezerros, potros, borregos e cabritos. O enrofloxacino (2,5 a 5 mg/kg, por via intramuscular ou subcutânea, a cada 24 h, por 5 a 7 dias) é considerado fármaco alternativo ao tratamento da colibacilose em bezerros e leitões.

A duração do tratamento antimicrobiano depende do restabelecimento das condições orgânicas dos animais.

Em casos graves, pode perdurar 2 semanas. Outro fármaco indicado para enterite a ruminantes domésticos é o florfenicol (20 mg/kg, por via intramuscular, a cada 24 h, por 7 a 10 dias).

A administração de antimicrobianos por via oral ou em formato de *bolus* (oxitetraciclina, tetraciclina, neomicina, sulfametazina e amoxicilina) é prática comum em vários países nos quais existem restrições ao tratamento antimicrobiano por via parenteral em animais neonatos.

Em suínos, o tratamento com antimicrobianos é realizado, preferencialmente, por via oral na ração ou, alternativamente, na água. Ampicilina (200 a 250 ppm/t), amoxicilina (20 a 40 ppm/t) oxitetraciclina (300 ppm/t), doxiciclina (200 ppm/t), florfenicol (20 a 40 ppm/t) e tiamulina (100 ppm/t) são antimicrobianos introduzidos na ração de suínos durante o tratamento de infecções bacterianas entéricas ou respiratórias (5 a 10 dias) ou usados, ainda, para promover o crescimento.

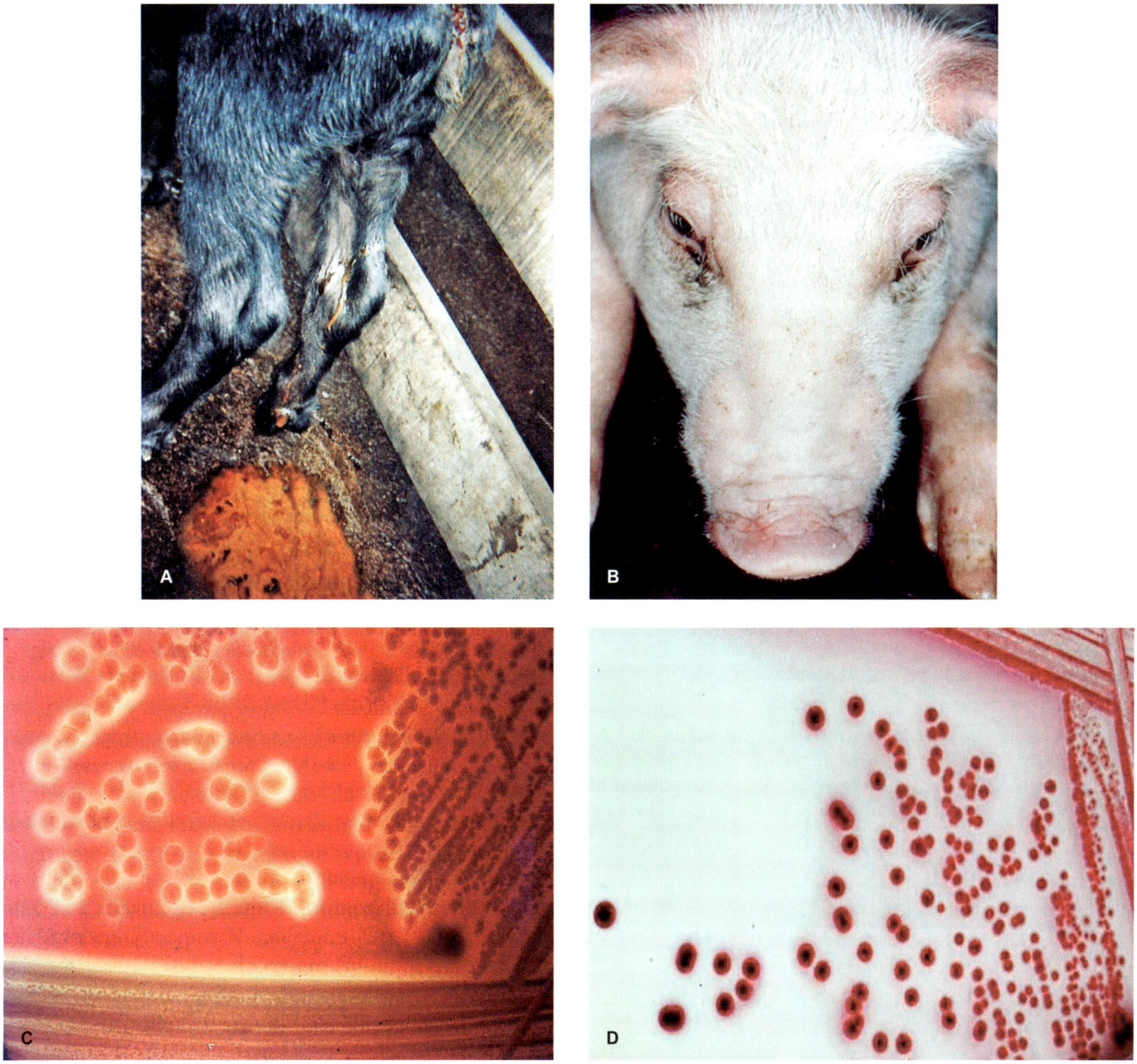

Figura 25.3 Características clínicas e de diagnóstico laboratorial de infecções por *E. coli* em animais domésticos. **A.** Diarreia profusa com estrias de sangue em bezerro búfalo. **B.** Edema pronunciado de pálpebra e focinho na doença do edema em leitão. **C.** Isolamento de *E. coli*: notar colônias acinzentadas, com 1 mm de diâmetro, hemolíticas, em meio de ágar-sangue ovino, com 24 h de incubação, a 37°C, em aerobiose. **D.** Detalhe de colônias positivas para lactose em ágar MacConkey. **E.** Soroaglutinação positiva para o sorogrupo O157. **F.** Inoculação oral de camundongo em teste de Dean para o diagnóstico da enterotoxina STa. **G.** Relação peso do intestino/peso da carcaça em camundongos para produção de enterotoxina STa (negativos à esquerda e positivos à direita). **H.** Acúmulo de conteúdo purulento em piometra em cadela. **I.** Petéquias e sufusões nas regiões cortical e medular renal em cão com pielonefrite (*continua*).

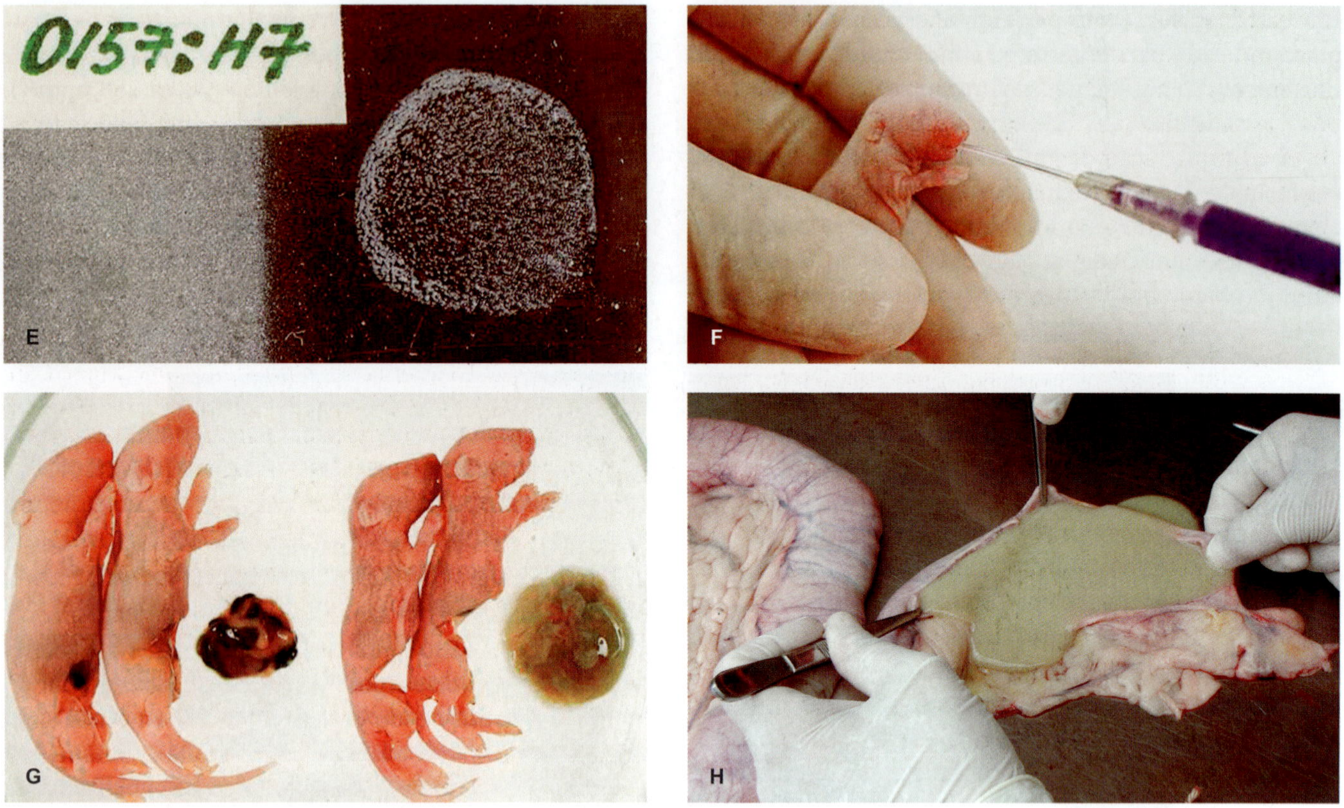

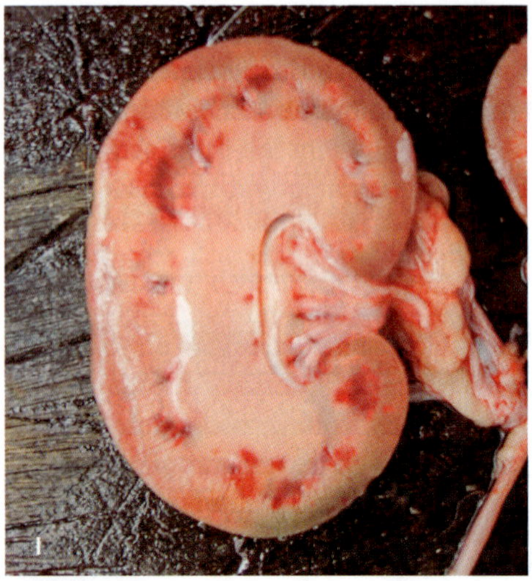

Figura 25.3 (*Continuação*) Características clínicas e de diagnóstico laboratorial de infecções por *E. coli* em animais domésticos. **A.** Diarreia profusa com estrias de sangue em bezerro búfalo. **B.** Edema pronunciado de pálpebra e focinho na doença do edema em leitão. **C.** Isolamento de *E. coli*: notar colônias acinzentadas, com 1 mm de diâmetro, hemolíticas, em meio de ágar-sangue ovino, com 24 h de incubação, a 37°C, em aerobiose. **D.** Detalhe de colônias positivas para lactose em ágar MacConkey. **E.** Soroaglutinação positiva para o sorogrupo O157. **F.** Inoculação oral de camundongo em teste de Dean para o diagnóstico da enterotoxina STa. **G.** Relação peso do intestino/peso da carcaça em camundongos para produção de enterotoxina STa (negativos à esquerda e positivos à direita). **H.** Acúmulo de conteúdo purulento em piometra em cadela. **I.** Petéquias e sufusões nas regiões cortical e medular renal em cão com pielonefrite.

Tabela 25.4 Faixa etária mais acometida pelos principais enteropatógenos de bovinos e suínos.

Enteropatógenos	Espécie animal	Idade
E. coli (diarreia ou colibacilose neonatal)	Bovinos e suínos	< 7 dias
E. coli (doença do edema)	Suínos	3 semanas
E. coli (diarreia pós-desmame)	Suínos	3 a 4 semanas
Rotavírus	Bovinos e suínos	5 a 15 dias
Coronavírus	Bovinos	5 a 21 dias
Salmonella spp.	Bovinos e suínos	5 a 60 dias
Cryptosporidium parvum	Bovinos	5 a 40 dias
Clostridium perfringens (tipos B e C)	Bovinos	5 a 20 dias
Eimeria spp.	Bovinos	> 30 dias
Giardia spp.	Bovinos	> 10 dias

Adaptada de Radostits OM, Gay CC, Hinchcliff KW, Constable PD. Veterinary medicine: a textbook of the disease of cattle, horses, sheep, pigs, and goats. 10.ed. Philadelphia: Saunders Elsevier; 2007.

Outros procedimentos terapêuticos

O uso de plasma hiperimune por via intravenosa é desejável como procedimento adicional ao tratamento da colibacilose em animais de produção, embora a disponibilidade comercial dessa solução seja limitada, além de o custo ser proibitivo para certos sistemas de criação.

Em animais com sinais de endotoxemia ou choque endotóxico, recomendam-se anti-inflamatórios não hormonais (flunixino-meglumina, 1,1 mg/kg, por via intravenosa, a cada 24 h, por 3 dias), no intuito de limitar os efeitos da liberação de prostaglandinas e citocinas decorrentes da presença de LPS na corrente circulatória.

Tratamento de afecções específicas

A abordagem terapêutica aos casos de mastite endotóxica por *E. coli* deve ser emergencial. Recomenda-se o uso de antimicrobianos por via intravenosa e intramamária (o mesmo fármaco ou sinérgico), como sulfametoxazol/trimetoprima, aminoglicosídeos (gentamicina), fluoroquinolonas (enrofloxacino) e cefalosporinas (ceftiofur). São indicados, também, anti-inflamatórios não esteroides, fluidoterapia e ordenhas sucessivas, além da aplicação de duchas frias na glândula mamária, 3 a 4 vezes/dia, por 10 a 15 min.

No tratamento de ITU em cães e gatos, são comumente utilizados os seguintes antimicrobianos: ampicilina (22 mg/kg, por via subcutânea, intramuscular ou intravenosa, a cada 6 a 8 h, 7 a 10 dias), amoxicilina/clavulanato de potássio (12,5 mg/kg, por via oral, a cada 12 h, por 7 dias), ceftiofur (2,2 a 4,4 mg/kg, por via subcutânea, de 12 a 24 h, 5 a 14 dias), ceftriaxona (25 a 50 mg/kg, por via intramuscular, de 12 a 24 h, 7 a 14 dias), enrofloxacino (5 a 10 mg/kg, por via oral, intramuscular ou subcutânea, a cada 24 h, 7 a 14 dias), ciprofloxacino (10 a 20 mg/kg, por via oral ou intravenosa, a cada 24 h, 7 a 14 dias) gentamicina (5 mg/kg, por via subcutânea, intramuscular ou intravenosa, a cada 24 h, 7 a 10 dias), amicacina (10 a 30 mg/kg, por via subcutânea, intramuscular ou intravenosa, a cada 24 h, 7 a 10 dias) ou sulfametoxazol/trimetoprima (15 a 30 mg/kg, por via oral, subcutânea ou intravenosa, 7 a 14 dias). O tratamento dos animais de companhia deve ser mantido por, no mínimo, 5 dias ou até a remissão dos sinais clínicos.

Na piometra em cadelas e gatas, geralmente se recomenda a ovariossalpingo-histerectomia (OSH), aliada à terapia antimicrobiana e à fluidoterapia.

O prognóstico das infecções por *E. coli* é reservado em casos de enterite com elevado grau de desidratação (10 a 12%) e choque endotóxico, além de casos extraentéricos e complicações de quadros entéricos, como pneumonia, encefalite, peritonite, osteomielite, poliartrite e endocardite.

Profilaxia e controle

Considerando a ampla difusão da bactéria no ambiente e sua presença na microbiota entérica dos animais, bem como a complexidade dos fatores de virulência de *E. coli*, não é possível erradicar o microrganismo de propriedades rurais ou criatórios de animais de companhia. Assim, devem ser adotadas medidas de profilaxia e controle que minimizem a contaminação desses ambientes pela bactéria.

O controle das infecções por *E. coli* baseia-se em medidas gerais e específicas. As medidas gerais incluem práticas higiênico-sanitárias e de manejo na criação dos animais, tais como ingestão adequada de colostro nas primeiras horas de vida, desinfecção do ambiente, manejo adequado de dejetos, antissepsia do umbigo, além de controle da temperatura, da umidade e da ventilação no ambiente em que vivem animais. Já as medidas específicas de controle e profilaxia são fundamentadas, principalmente, na aplicação de vacinas.

Medidas gerais

Colostro

O consumo adequado de colostro por bezerros, cordeiros, borregos, potros e leitões, nas primeiras 12 h de vida, é fundamental para sua correta absorção, conferindo imunidade aos animais nas primeiras semanas de vida. A ingestão inadequada de colostro nesse período é a principal causa de aumento da suscetibilidade de ruminantes jovens a doenças entéricas de origem infecciosa.

Animais de produção devem ingerir, no mínimo, 3 a 4 ℓ de colostro nas primeiras 12 a 24 h de vida. No entanto, a absorção máxima de imunoglobulinas ocorre entre 1 e 2 h de vida em ruminantes domésticos, suínos e potros.

Bezerros precisam ingerir 100 g de imunoglobulinas (IgG_1) nas primeiras horas de vida ou 10 g/ℓ, a fim de que adquiram imunidade passiva, pelo colostro, suficiente para sua proteção até o desenvolvimento da imunidade ativa contra os diferentes patógenos. Cordeiros necessitam de cerca de 200 mℓ de colostro/kg durante as primeiras 18 a 24 h. Em ovelhas e cabras primíparas com partos gemelares, muitas vezes é preciso suprir a necessidade de colostro ou a baixa quantidade de imunoglobulinas no colostro da fêmea. Nesses casos, recomenda-se que uma das crias mame em outra fêmea recém-parida com grande quantidade de colostro.

Em criatórios cujo manejo de bezerros recém-nascidos é deficiente, a falha na transferência de imunoglobulinas pelo colostro é observada em 10 a 40% dos animais, notadamente nos nascidos de fêmeas primíparas e/ou com baixa habilidade materna.

Recomenda-se, ainda, manter banco de colostro nas propriedades rurais, visando ao seu fornecimento para animais nascidos de fêmeas com pouco leite e baixa concentração de IgG, acometidas por agalaxia ou mastite aguda, ou para crias que perderam a mãe nas primeiras horas de idade.

O colostro deve ser mantido em temperatura de congelamento (–20°C) por, no máximo, 6 meses. A pasteurização do colostro armazenado (62°C/30 min) minimiza a contaminação por microrganismos do grupo das enterobactérias (*E. coli*, *Salmonella* spp.), estafilococos, estreptococos, micobactérias, micoplasmas, vírus da leucose bovina enzoótica, entre outros patógenos, embora haja prejuízo na concentração de IgG transferida aos recém-nascidos.

Piquete-maternidade

A manutenção de fêmeas em piquetes-maternidade, nas semanas anteriores à data prevista do parto, é medida adicional ao controle da colibacilose em animais de produção. Possibilita o acompanhamento dos animais nessa fase crucial da gestação, bem como a intervenção imediata no parto em casos complicados e o monitoramento da ingestão de colostro nas primeiras horas de idade dos recém-nascidos, particularmente para fêmeas primíparas ou com baixa habilidade materna.

Em éguas mantidas em piquetes-maternidade, recomenda-se prender a cauda para, então, higienizar a região do períneo, no intuito de minimizar a contaminação fecal no momento do parto. Nas matrizes suínas mantidas em baias individuais, é possível lavar a genitália externa com solução antisséptica fraca, a fim de diminuir, também, a contaminação de leitões recém-nascidos por microrganismos residentes na região perineal ou no ambiente.

Segregação de animais por idade

Para bezerros, potros, cordeiros e cabritos, o ambiente deve ser concebido de maneira que segregue, minimamente, os animais recém-nascidos (até 30 dias) de outras crias com idade superior, reduzindo os riscos de transmissão de patógenos dos animais mais velhos para os recém-nascidos.

Controle das condições do ambiente

Extremos ou mudanças bruscas de temperatura, umidade e ventilação podem determinar estado de imunossupressão nos animais recém-nascidos e favorecer a infecção por patógenos entéricos. Assim, o controle desses fatores não deve ser negligenciado na criação de animais recém-nascidos. Leitões, bezerros, cordeiros e cabritos neonatos são particularmente sensíveis às mudanças bruscas de temperatura e ao excesso de umidade.

O conforto térmico e o controle da ventilação são exigências fundamentais para o dimensionamento da criação de suínos. Cordeiros e cabritos são altamente suscetíveis a variações de ventilação e extremos de temperatura. Assim, indica-se que animais com até 60 dias de idade sejam mantidos em apriscos e capris no período noturno, em virtude da redução da temperatura à noite.

Instalações

O ambiente de animais recém-nascidos deve ser adequadamente dimensionado para essa categoria animal, evitando improvisações. Ademais, recomenda-se que o ambiente de animais jovens seja seco e receba luz solar direta.

Em bezerreiros, apriscos e capris, indica-se o uso de pisos ripados e suspensos, para evitar acúmulo de matéria orgânica. Para leitões recém-nascidos e desmamados, são preconizados pisos vazados de plástico, que proporcionam mais conforto térmico e menos contato com a matéria orgânica depositada no ambiente. Em baias que mantêm potros recém-nascidos, preconiza-se o uso de camas orgânicas (maravalha) ou de areia que possam ser removidas periodicamente.

Em bezerreiros individuais, indica-se, também, o uso de comedouros e bebedouros separados e suspensos, evitando o contato da água e dos alimentos com sujidades, fezes ou matéria orgânica. Comedouros e bebedouros devem ser limpos e higienizados regularmente e, após a lavagem, mantidos expostos à luz solar direta. O excesso de alimento nos comedouros deve ser removido diariamente, antes do fornecimento de nova porção de alimento ou ração. Independentemente do sistema de criação, fezes e sujidades devem ser removidas diariamente.

Desinfecção do ambiente

A desinfecção dos criatórios de animais jovens é fundamental para controle e profilaxia de infecções entéricas, particularmente para animais domésticos até 60 dias de idade. A desinfecção física (vassoura de fogo) deve ser realizada inicialmente, sendo combinada, em seguida, com a desinfecção química (desinfetantes).

Amônio quaternário, fenol, hipoclorito de sódio, lisofórmio, hipoclorito de cálcio e cresol são produtos amplamente utilizados na desinfecção de instalações, em concentrações que variam de 1 a 5%. Os desinfetantes são mantidos em contato com o ambiente por 6 a 24 h. Posteriormente, deve-se proceder ao enxágue abundante do local com água corrente, para retirada do excesso de produto químico. Recomenda-se, então, o vazio sanitário, entre 7 e 14 dias, que é altamente efetivo em ambientes com alto fluxo de animais, particularmente baias de leitões recém-nascidos e desmamados, dependências de hospitais veterinários, canis e gatis.

Antissepsia do cordão umbilical

Deve-se proceder à antissepsia do cordão umbilical de animais domésticos recém-nascidos, nas primeiras horas após o nascimento, utilizando produtos à base de iodo, iodopovidona (5 a 10%) ou solução de álcool (70%) iodada (5 a 10%), para evitar o ingresso de patógenos por via umbilical.

O procedimento consiste na imersão total do umbigo em recipiente que contenha o antisséptico, por 3 a 5 min. Na prática, a imersão do umbigo em solução antisséptica deve ser realizada 1 ou 2 vezes/dia até o ressecamento e a queda natural do coto do umbigo. Esse processo evita a infecção umbilical por *E. coli* e outras bactérias, e o desenvolvimento de pneumonia, poliartrite e septicemia.

Desmame

O desmame dos animais deve ser gradual e progressivo, de maneira que não haja mudança brusca do regime alimentar (de líquido para sólido), o que poderia favorecer o desequilíbrio da microbiota entérica e a multiplicação desordenada de patógenos entéricos.

Sistema *all in, all out*

Na criação de suínos em confinamento, a manutenção de lotes de animais ao longo das fases de criação (creche à terminação) – ou sistema *all in, all out* (todos dentro, todos fora) – minimiza o risco de introdução de animais infectados no grupo, bem como situações estressantes de disputas pela hierarquia do lote.

Após o desmame, o mesmo lote de animais deve ser mantido, no mínimo, 2 semanas, preferencialmente, antes de novos reagrupamentos ou formação de novo lote de animais.

Medidas específicas

Isolamento de animais com diarreia

Animais que apresentam diarreia precisam ser removidos do convívio com outros contactantes e tratados em ambiente de isolamento. Material fecal deve ser enviado para análise, a fim de diagnosticar as causas da enterite.

Os convalescentes devem ser reintroduzidos em plantel com animais acima de 60 dias de idade, pois, acima dessa idade, são menos suscetíveis a contrair diarreia de origem infecciosa, minimizando a perpetuação ou o efeito multiplicador da doença nos criatórios.

Controle de outros enteropatógenos

O controle de outros enteropatógenos também é fundamental, visto que esse grupo de microrganismos costuma atuar em conjunto (coinfecções) no estabelecimento de infecções entéricas.

A vermifugação dos animais e o uso de vacinas específicas contra outros enteropatógenos de ruminantes (rotavírus e coronavírus) e animais de companhia (parvovírus e coronavírus) otimizam o controle e a profilaxia da colibacilose em animais domésticos.

Vacinas

Nos ruminantes domésticos, a vacinação das fêmeas contra a colibacilose mostra-se útil como método específico de controle. Essa prática é recomendada a criatórios em que a doença curse endemicamente e a adoção de medidas gerais de profilaxia não surta efeito desejável.

As fímbrias e adesinas de *E. coli* são de natureza proteica e constituem-se em antígenos passíveis de reconhecimento pelo sistema imune das fêmeas domésticas. Grande parte das linhagens enterotoxigênicas que acometem os ruminantes domésticos apresenta número restrito de fímbrias associadas à patogenicidade.

As vacinas comerciais são indicadas, preferencialmente, a fêmeas de animais de produção (vacas, búfalas, cabras, ovelhas e porcas), em duas aplicações, entre 6 e 2 semanas antes da previsão do parto. Determinadas vacinas comerciais contra colibacilose em vacas estão associadas a outros antígenos (rotavírus e/ou coronavírus).

Para vacas, ovelhas e cabras, as vacinas são elaboradas com células totais (bacterinas) ou contêm fímbria K99 (F5). Para porcas, as vacinas são compostas de K88 (F4), K99 (F5) e 987P (F6).

A vacina induz a produção de imunoglobulinas (que são transferidas aos recém-nascidos pelo colostro), as quais atuam na opsonização das fímbrias ou *pili* de *E. coli* (particularmente ETEC) no intestino dos animais, impedindo a adesão e a consequente internalização das toxinas. No entanto, existe especificidade pela produção de opsoninas contra as fímbrias homólogas. Assim, bezerros ou suínos vacinados, mas infectados por estirpes que contenham outras fímbrias (heterólogas), como F1, F41 e F42, estarão suscetíveis ao desenvolvimento da doença.

A vacinação de bezerros entre 1 e 3 dias de idade, incluindo reforço após 14 dias, com vacina comercial contendo a cepa J5 de *E. coli*, tem mostrado resultados variáveis, em razão da interferência da imunidade passiva (conferida pelo colostro), no desenvolvimento da imunidade ativa induzida pela vacina. No entanto, é uma alternativa profilática, em propriedades endêmicas, à diarreia e à mastite por *E. coli*.

Vacinas elaboradas com a toxina STx2e têm sido utilizadas experimentalmente na profilaxia da doença do edema em suínos. Além disso, vacina contendo linhagens de *E. coli* K88 (F4) e LT foi aplicada, de modo experimental, na profilaxia da diarreia pós-desmame em suínos.

Plasma e soro hiperimune

Em bezerros, a administração oral de plasma hiperimune contendo imunoglobulina contra *E. coli* K99$^+$, nas primeiras 12 h de vida, tem revelado resultados satisfatórios na redução de casos fatais por linhagens enterotoxigênicas, bem como na gravidade dos sinais de desidratação e dos episódios de diarreia. Já a administração de plasma hiperimune (5 mℓ/kg, por via subcutânea) contendo imunoglobulina contra *E. coli* (cepa J5), em bezerros de 2 dias de idade, tem mostrado efetividade moderada na colibacilose. Ainda, soro contendo IgG anti-Stx2e tem sido utilizado na doença do edema em suínos.

Saúde Pública

A presença de *E. coli* em alimentos tem servido de parâmetro de qualidade microbiológica desde 1892, na Austrália, e 1895, nos EUA.

Gradativamente, a avaliação quantitativa de *E. coli* foi introduzida como indicadora de contaminação fecal, usada na análise das condições de higiene dos processos de fabricação de alimentos. Os microrganismos indicadores de contaminação fecal devem apresentar como *habitat* exclusivo o trato intestinal, ocorrer em número mais elevado nas fezes, apresentar alta resistência ambiental, além de possibilitar o diagnóstico rápido e por técnicas padronizadas.

Nas últimas décadas, a identificação e a quantificação de coliformes totais e fecais (termotolerantes) são indicadoras da qualidade de alimentos em todo o mundo. O grupo dos coliformes totais é constituído por microrganismos anaeróbicos facultativos, não formadores de esporos, capazes de fermentar a lactose com produção de gás (incubados a 35°C, por 48 h). *E. coli* é o principal representante desse grupo, além dos gêneros *Enterobacter*, *Klebsiella* e *Citrobacter*. Somente *E. coli* tem como *habitat* primário o intestino de animais de sangue quente e humanos, visto que os demais são encontrados, também, em certos vegetais e no solo, nos quais se mantêm viáveis por longos períodos.

Assim, a presença dos gêneros *Enterobacter*, *Klebsiella* e *Citrobacter* em alimentos não significa, necessariamente, contaminação fecal recente. No entanto, a presença de coliformes fecais em alimentos processados evidencia contaminação pós-sanitização ou no processamento industrial, indicando práticas inadequadas de higiene e manipulação dos alimentos.

Coliformes fecais são coliformes totais que fermentam a lactose com produção de gás, quando incubados em temperatura de 44 a 45°C (termotolerantes). Cerca de 90% das linhagens de *E. coli* fermentam lactose nessas condições, enquanto poucas linhagens de *Enterobacter* spp. e *Klebsiella* spp. conseguem multiplicar-se em condições similares.

A presença de coliformes fecais (ou termotolerantes) tem servido de base para definir a qualidade dos principais produtos de origem animal (Tabela 25.5).

Estima-se que *E. coli* seja o agente causal de 630.000.000 de casos de diarreia em humanos, em todo o mundo, dos quais cerca de 775.000/ano evoluem para óbito. O microrganismo acomete, principalmente, a população infantil de países em desenvolvimento ou emergentes.

À semelhança dos animais, as estirpes de *E. coli* estão associadas às infecções intestinais e diferentes manifestações extraintestinais em humanos. O microrganismo é reconhecido como uma das principais causas de morbimortalidade por diarreia neonatal em crianças nos primeiros anos de vida, bem como está associado às infecções entéricas em adultos. Paralelamente, ampla variedade de infecções extraintestinais ocorre em humanos, em razão do comportamento oportunista do patógeno, como septicemias do recém-nascido, meningite, osteomielite, pneumonia, celulite, peritonite, artrite e afecções do trato geniturinário.

Fatores de virulência, como CNF, hemolisinas, sideróforos, adesinas e diferentes toxinas têm sido identificados em *E. coli* isoladas de humanos. *E. coli* necrotoxigênicas foram detectadas, originalmente, em crianças com infecções entéricas e, posteriormente, em manifestações extraintestinais (septicemia e infecções do trato urinário). As linhagens produtoras de CNF estão intimamente relacionadas com a presença de hemolisinas e sideróforos.

Recentemente, evidenciou-se que linhagens de *E. coli* produtoras de CNF-1, isoladas de humanos e suínos, pertencem ao mesmo sorogrupo, sinalizando a possibilidade de infecção cruzada para determinados sorogrupos.

O estreito contato entre humanos e animais domésticos propicia condições para a transmissão de *E. coli* patogênicas de animais para humanos, assim como do ambiente dos criatórios de animais. Nesse contexto, as crianças são mais suscetíveis à infecção do que os adultos, pois estabelecem relações estreitas com cães e gatos, mantêm hábitos precários de higiene e, também, estão consideravelmente expostas ao ambiente contaminado.

A similaridade de certos fatores de virulência entre os isolados de *E. coli* de humanos e animais de companhia tem reforçado a preocupação com as espécies domésticas, que podem atuar como reservatórios de linhagens patogênicas para os humanos, particularmente pela presença comum de papGIII em isolados obtidos de infecções do

Tabela 25.5 Padrões para coliformes fecais (termotolerantes) em alimentos de origem animal.

Grupo de alimentos	Amostra indicativa (limites)	Amostra representativa			
		n	c	m	M
Leite de bovinos e de outros mamíferos e derivados	4	5	1	1	5×10^3
Carne e produtos cárneos	10^2	5	2	10	10^5
Ovos e derivados	1	5	2	1	10
Pescado e produtos de pesca	5×10	5	2	10	10^3

n = número de unidades da amostra representativa a serem coletadas e analisadas individualmente; c = número aceitável de unidades da amostra representativa que podem ter como resultado valores entre m e M; m = limite inferior (mínimo) aceitável (é o valor que separa a qualidade satisfatória da qualidade marginal; valores abaixo do limite m são desejáveis); M = limite superior (máximo) aceitável (valores acima de M não são aceitos).
Fonte: Brasil. Agência Nacional de Vigilância Sanitária (ANVISA). Regulamento técnico sobre padrões microbiológicos para alimentos. Resolução RDC nº 12, 02 de janeiro de 2001. 48p.

trato urinário em humanos, cães e gatos, bem como de genes ligados à multirresistência aos antimicrobianos.

As diferentes classes de *E. coli* entéricas estão envolvidas nas infecções em crianças e adultos. As manifestações clínicas dependem da presença de vários fatores de virulência de *E. coli* (Quadro 25.2). Diferentemente dos animais domésticos, nos quais predominam infecções por linhagens enterotoxigênicas, as seis classes de *E. coli* e número variado de sorotipos (Tabela 25.6) têm sido descritos em humanos, tanto em manifestações entéricas quanto extraentéricas, com maior ou menor gravidade.

Escherichia coli enterotoxigênica

As infecções por linhagens ETEC representam cerca de 10% da casuística de diarreia, tanto em crianças como em adultos. Nestes últimos, recebe a denominação diarreia dos viajantes. A transmissão da bactéria está comumente associada à ingestão de água e alimentos contaminados.

No Brasil, os distúrbios entéricos por ETEC são mais frequentes em segmentos da população com baixo poder aquisitivo, que apresentam condições inadequadas de saneamento básico e/ou hábitos precários de higiene.

As linhagens enterotoxigênicas que acometem os humanos pertencem, a vários sorogrupos (Tabela 25.6), podendo produzir as enterotoxinas ST e LT. O período de incubação das infecções por ETEC varia de poucas horas a 2 dias. São observados sinais de diarreia líquida e profusa, que persiste 3 a 5 dias. Geralmente, não são observados sinais de febre, vômito e sangue nas fezes.

Quadro 25.2 Peculiaridades de fatores de virulência de *E. coli* diarreiogênicas para humanos.

EPEC
Adesina BFP codificada no plasmídio EAF
Locus cromossômico LEE (*locus enterocyte effacement*) com os genes *eae, tir, esp* e *sep*
ETEC
Fatores de colonização (CFA/I, II, III e IV)
Enterotoxinas termolábil LT e termoestável STa. Tanto os CFA (*colonization factor antigen*) como as enterotoxinas são codificados em plasmídios
EIEC
Plasmídio de alto peso molecular (140 MDa)
VTEC ou EHEC
Verotoxinas (VT1 e VT2) ou toxinas *Shiga-like* (Stx1 e Stx2) codificadas em prófagos
Locus cromossômico LEE com genes *eae, tir, esp* e *sep*
Plasmídio de 60 MDa, que codifica entero-hemolisina (EntHly) e adesina fimbrial, provavelmente relacionada com a colonização intestinal
EAEC
Adesão agregativa a células HEp-2, mediada pelas fímbrias AAF/I e AAF/II
DAEC
Adesão difusa a células HEp-2, mediada pela fímbria F1845
Proteína da membrana externa de 100 kDa, denominada AIDA-I (adhesin involved in diffuse adherence)

E. coli enteropatogênica

A diarreia por linhagens EPEC em humanos acomete, predominantemente, crianças com até 1 ano de idade. Estima-se que entre 20 e 40% da mortalidade neonatal em crianças, por distúrbios entéricos, sejam atribuídos às infecções por *E. coli* enteropatogênicas clássicas, em geral pertencentes aos sorogrupos O26, O55, O86, O111, O114, O119, O126, O127, O128 e O142.

Caracteristicamente, a virulência das linhagens EPEC está associada ao efeito A/E nos enterócitos e à presença de intimina e *pili* BFP. A transmissão de linhagens EPEC também está relacionada com o consumo de água e alimentos contaminados, e com os precários hábitos de higiene das crianças, assim como pode ocorrer por contato direto com a bactéria em ambientes hospitalares. Os pacientes acometidos manifestam diarreia líquida, dor abdominal, episódios de vômito e febre moderada.

E. coli enteroinvasora

As linhagens EIEC costumam acometer crianças maiores de 2 anos e adultos. Assim como as linhagens ETEC e EPEC, a transmissão de EIEC também está relacionada com a ingestão de água e alimentos contaminados.

Em humanos, os distúrbios entéricos por EIEC são causados, principalmente, pelos sorogrupos O28, O29, O112, O121, O124, O135, O136, O143, O144, O152, O164, O167 e O173. A patogenicidade dessa classe é associada à capacidade de invasão do enterócito, à evasão do fagolisossomo e à disseminação do microrganismo entre as células adjacentes pelo citoplasma.

Clinicamente, as infecções por EIEC são similares às causadas pelo gênero *Shigella*, manifestadas por sinais de febre, mal-estar geral, diarreia líquida, disenteria (com ou sem sangue) e fortes dores abdominais.

E. coli de aderência difusa

E. coli DAEC tem sido pontualmente identificada em crianças e adultos, com e sem sinais entéricos. A manifestação entérica perdura 7 a 14 dias e costuma ser branda, com exceção dos pacientes com algum grau de imunossupressão. A patogenicidade das linhagens desse grupo não está completamente esclarecida.

E. coli enteroagregativa

Estirpes enteroagregativas têm sido reconhecidas como causa emergente de diarreia em humanos. A patogenicidade dessa classe não está completamente elucidada, mas tem sido relacionada com o padrão agregativo de infecção no epitélio intestinal. Essa classe de *E. coli* tem sido obser-

Tabela 25.6 Sorotipos de *E. coli* diarreiogênicas em humanos.

EPEC	ETEC	EIEC	VTEC	EAEC	DAEC
O26:H11,H-	O6:H16,H51,H-	O28:H-	O1:H7,H-	O3:H2,H3,H21	O1:H45
O55:H6,H7,H-	O8:H9,H-	O29:H-	O2:H5	O7:H-	O2:H4,H10
O86:H2,H34,H-	O9:H21	O73:H18	O8:H2,H-	O9:H10	O6:H5
O111:H2,H12,H21,H-	O11:H27	O112:H-	O9:H21	O15:H1,H18,H-	O8:H21
O114:H2,H-	O15:H11,H-	O115:H-	O15:H-	O17:H18	O11:H-
O119:H6,H-	O20:H21,H-	O121:H-	O22:H8	O21:H21	O14:H19
O125:H21	O25:H42,H-	O124:H7,H30,H-	O25:H-	O25:H9,H18,H19	O16:H4
O126:H12,H27,H-	O27:H7,H20,H-	O135:H-	O26:H11,H-	O44:H18	O17:H34
O127:H6,H9,H-	O29:H-	O136:H-	O55:H-	O51:H11	O20:H34
O128:H2,H7	O49:H-	O143:H-	O76:H19	O77:H18	O21:H5,H21,H-
O142:H6	O63:H12,H-	O144:H25,H-	O77:H41	O78:H2,H10	O35:H11
O158:H23	O77:H18,H45	O152:H-	O84:H2	O85:H10	O36:H4
	O78:H11,H12,H-	O153:H-	O91:H14,H21,H-	O86:H2,H11,H18,H21,H27	O44:H18
	O85:H7	O159:H2,H-	O98:H-	O92:H33	O75:H5
	O114:H21,H49,H-	O164:H-	O103:H2,H7,H25	O104:H?	O117:H27
	O115:H21,H40,H51	O167:H4,H5, H-	O104:H21	O111:H21	O147:H4
	O126:H9	O171:H-	O111:H2,H8,H-	O125:H9,H21	
	O128:H7,H12,H21,H27,H49	O173:H-	O113:H4,H21,H32	O127:H2	
	O139:H28		O117:H4,H7	O153:H2	
	O148:H8,H28		O118:H2,H12,H16		
	O149:H4,H10		O121:H19		
	O153:H45		O128:H2,H-		
	O159:H4,H20,H21,H34,H-		O129:H-		
	O166:H27		O145:H28,H-		
	O167:H5		O146:H21,H28		
	O169:H41,H-		O150:H-		
	O173:H-		O153:H21,H33,H-		
			O157:H7,H-		
			O165:H25		
			O166:H28		
			O174:H-		

H = antígeno flagelar; H-: linhagem imóvel; O = antígeno somático.; H?: antígeno H não tipável.

vada em casos isolados ou surtos de enterite em crianças e adultos, viajantes e pacientes acometidos pelo vírus da AIDS.

As infecções por EAEC são representadas por diarreia crônica em indivíduos oriundos de países desenvolvidos e, em contraste, manifestam-se de modo agudo em indivíduos de países em desenvolvimento ou emergentes. Clinicamente, os pacientes têm sinais de cólica, diarreia líquida, hematoquezia e presença de muco nas fezes.

E. coli entero-hemorrágica

A classe EHEC é reconhecida como causa de uma das doenças emergentes em humanos na última década.

Em 1983, o sorotipo O157:H7 de EHEC foi considerado, pela primeira vez, agente causal de doença em humanos, em razão de surto de enterite por consumo de hambúrgueres preparados com carne bovina contaminada, em grande rede de *fast-foods* dos EUA. Nesse surto, cerca de 700 pessoas de quatro diferentes estados norte-americanos foram infectadas, 200 acabaram hospitalizadas, 51 pacientes manifestaram síndrome urêmica hemolítica e quatro foram a óbito, principalmente crianças.

Em 1996, grande surto alimentar de *E. coli* O157:H7, envolvendo mais de 10.000 pessoas, foi relatado no Japão, vitimando 12 pacientes. Em 2000, no Canadá, outro grande surto foi atribuído a esse sorotipo entero-hemorrágico, o qual resultou em sete mortes. Em 2011, surto de doença alimentar foi notificado em nove países da Europa, envolvendo 1.500 pessoas, das quais 470 evoluíram para complicações renais e 18 foram a óbito, principalmente na Alemanha. Nesse surto, foi detectado *E. coli* O104:H4 que continha genes peculiares das classes entero-hemorrágica e enteroagregativa, além de multirresistência dos isolados aos antimicrobianos convencionais.

As infecções em humanos por linhagens EHEC do sorotipo O157:H7 foram associadas, inicialmente, ao consumo de carne bovina malpassada ou crua. Subsequentemente, a doença foi diagnosticada – em casos isolados ou em surtos – estando relacionada com grande variedade de alimentos. Desde então, a transmissão para os humanos tem sido atribuída ao consumo de carne de várias espécies domésticas (bovinos, aves, suínos, ovinos e caprinos), além de grande diversidade de gêneros alimentícios, incluindo leite e derivados (crus ou pasteurizados), verduras (alface), frutas (suco de maçã e melancia), embutidos (salame), batata, maionese e água.

A transmissão entre pessoas é possível e pode ser favorecida pela baixa carga bacteriana necessária à infecção, estimada em menos de 100 bactérias do sorotipo O157:H7. A detecção do sorotipo O157:H7 em *E. coli* isoladas das fezes de cães desperta a preocupação com essa espécie de animal de companhia como fonte de infecção de estirpes entero-hemorrágicas para os humanos, em razão do estreito contato entre proprietários e cães.

Indivíduos infectados com o sorotipo O157:H7 apresentam, inicialmente, forte dor abdominal, acompanhada ou não por estado febril, disenteria, hematoquezia, vômito e sinais de desidratação. Grande parte dos pacientes evolui para grave complicação renal, denominada síndrome urêmica hemolítica, em virtude da absorção de verotoxinas produzidas no intestino. Lesões entéricas, vasculares e renais são atribuídas à inibição da síntese proteica celular pela ação das verotoxinas (citotoxinas), que culminam com a morte celular.

Em crianças com idade inferior a 10 anos, as complicações renais são mais graves, com letalidade entre 3 e 5%. Dentre os pacientes que se recuperam da fase aguda, cerca de 10 a 25% podem apresentar insuficiência renal crônica, hipertensão e sequelas neurológicas.

Manifestações entéricas em crianças com até 4 anos também têm sido relacionadas com outras linhagens entero-hemorrágicas, não pertencentes ao sorotipo O157:H7. Ademais, outros sorogrupos (O116) e sorotipos (O103:H2) têm sido diagnosticadas em pacientes com colite hemorrágica e síndrome urêmica hemolítica, bem como em bovinos e ovinos com sinais de enterite hemorrágica.

Estirpes EHEC do sorotipo O157:H7 têm sido registradas como causa de doença entérica e renal em humanos, na América do Sul. No Brasil, ainda não se tem a dimensão real do impacto do sorotipo O157:H7 como doença em humanos, apesar da descrição desse sorotipo de *E. coli* e de estirpes verotoxigênicas em pacientes no país.

Em vários países, somente cerca de 1% dos bovinos eliminam *E. coli* O157:H7 pelas fezes. Estudos têm revelado, também, que as EHEC parecem não representar importância epidemiológica como agentes primários de mastite em vacas e que, provavelmente, a presença de *E. coli* entero-hemorrágicas no leite ocorre por contaminação cruzada do produto em propriedades com problemas higiênico-sanitários no procedimento de ordenha ou pós-ordenha.

Cozimento ou fritura de carne (68,3°C) bovina e de outras espécies, pasteurização do leite e de sucos de frutas, consumo de água tratada ou clorada e hábitos adequados de higiene (particularmente para crianças) são medidas recomendadas à profilaxia de infecções pelo sorotipo O157:H7.

E. coli O157:H7 é reconhecida como causa emergente de doença em humanos, levando a infecções de extrema gravidade, justificando ações oficiais de vigilância epidemiológica e de diagnóstico de maneira continuada nos países, a fim de instituir medidas voltadas à profilaxia e ao controle da doença.

Bibliografia

Acha PN, Szyfres B. Zoonosis y enfermedades transmisibles comunes al hombre y a los animales. 3.ed. Washington: Organización Panamericana de la Salud; 2001.

Bicalho MLS, Machado VS, Oikonomou G, Gilbert RO, Bicalho RC. Association between virulence factors of Escherichia coli, Fusobacterium necrophorum, and Arcanobacterium pyogenes and uterine diseases of dairy cows. Vet Microbiol. 2012;157(1-2):125-31.

Brasil. Agência Nacional de Vigilância Sanitária (ANVISA). Regulamento técnico sobre padrões microbiológicos para alimentos. Resolução RDC nº 12, 02 de janeiro de 2001. 48p.

Cerqueira AMF, Tibana A, Guth BEC. High occurrence of Shiga-like toxin-producing strains among diarrheagenic Escherichia coli isolated from raw beef products in Rio de Janeiro city, Brazil. J Food Prot. 1997;60(2):177-80.

Corrêa WM, Corrêa CNM. Enfermidades infecciosas dos mamíferos domésticos. 2.ed. Rio de Janeiro: Medsi; 1992. p. 175-87.

Greene CE. Infectious disease of dog and cat. 4.ed. St. Louis: Elsevier Saunders; 2012.

Gyles CL. Escherichia coli cytotoxins and enterotoxins. Can J Microbiol. 1992;38(7):734-46.

Kaper JB, Nataro JP, Mobley HL. Pathogenic Escherichia coli. Nat Rev Microbiol. 2004;2(2):123-40.

Lucas TM. Ocorrência e investigação de fatores de virulência em enteropatógenos de origem bacteriana em potros até os três meses de idade, com e sem diarreia, criados no interior do estado de São Paulo [dissertação]. São Paulo: Faculdade de Medicina Veterinária e Zootecnia da Universidade Estadual Paulista; 2012.

Mandell GL, Bennett JE, Dolin R. Principles and practice of infectious diseases. v. 2. 6.ed. Philadelphia: Elsevier Churchill Livingstone; 2005.

Martinez MB, Trabulsi LR. Enterobacteriaceae. In: Trabulsi LR, Alterthum F. Microbiologia. 5.ed. São Paulo: Atheneu; 2008. p. 271-80.

Murray PR, Baron EJO, Jorgensen JH, Landry ML, Pfaller MA. Manual of clinical microbiology. 2 v. 9.ed. Washington: ASM Press; 2007.

Nataro JP, Kaper JB. Diarrheagenic Escherichia coli. Clin Microbiol Rev. 1998;11(1):142-201.

Quinn PJ, Markey B, Carter ME, Donnelly WJ, Leonard EC. Microbiologia veterinária e doenças infecciosas. Porto Alegre: Artmed; 2005.

Quinn PJ, Markey B, Leonard FC, Hartigan P, Fainning S, Fitzpatrick ES. Veterinary microbiology and microbial disease. Oxford: Willey-Blackwell; 2011. Enterobacteriaceae, 341-74.

Radostits OM, Gay CC, Hinchcliff KW, Constable PD. Veterinary medicine: a textbook of the disease of cattle, horses, sheep, pigs, and goats. 10.ed. Philadelphia: Saunders Elsevier; 2007.

Ribeiro MG, Costa EO, Leite DS, Langoni H, Garino Júnior F, Victória C *et al.* Fatores de virulência em linhagens de Escherichia coli isoladas de mastite bovina. Arq Bras Med Vet Zootec. 2006;58(5):724-31.

Ribeiro MG, Silva EOTRE, Pinto JPAN. Escherichia coli O157:H7: de hambúrguer, leite e outros gêneros alimentícios à colite hemorrágica e síndrome urêmica hemolítica. Rev Hig Alim. 1999;13(66-67):88-99.

Salvadori MR, Valadares GF, Leite DS, Blanco JE, Yano T. Virulence factors of Escherichia coli isolated from calves with diarrhea in Brazil. Braz J Microbiol. 2003;34:230-5.

Santos MV, Fonseca LFL. Qualidade do leite e controle de mastite. Barueri: Manole; 2007.

Silva AS, Valadares GF, Penatti MP, Leite DS. Escherichia coli strains from edema disease: O serogroups, and genes for Shiga toxin, enterotoxins, and F18 fimbriae. Vet Microbiol. 2001;80(3):227-33.

Siqueira AK, Ribeiro MG, Leite DS, Tiba MR, Moura C, Lopes MD *et al.* Virulence factors in Escherichia coli strains isolated from urinary tract infection and pyometra cases and from feces of healthy dogs. Res Vet Sci. 2009;86(2):206-10.

Sussman M. Escherichia coli: mechanisms of virulence. Cambridge: Cambridge University Press; 1997.

Tarr PI. Escherichia coli O157:H7: clinical, diagnostic, and epidemiological aspects of human infection. Clin Infect Dis. 1995;20(1):1-10.

Trabulsi LR, Alterthum F, Gompertz OF, Candeias JAN. Microbiologia. 3.ed. São Paulo:Atheneu; 1999.

Veronesi RF. Tratado de infectologia. 3.ed. São Paulo: Atheneu; 2005.

Winn Júnior WC, Allen SD, Janda WM, Koneman EW, Procop G, Schreckenberger PC *et al.* Diagnóstico microbiológico: texto e atlas colorido. 6.ed. Rio de Janeiro: Guanabara Koogan; 2008.

Enfermidades por *Lawsonia intracellularis* 26

Roberto Maurício Carvalho Guedes e Juliana Saes Vilaça de Oliveira

➤ Definição

Lawsonia intracellularis causa a enteropatia proliferativa, uma doença infectocontagiosa entérica, que acomete várias espécies animais, particularmente suínos e equinos.

Sinonímias: enterite proliferativa, ileíte, enteropatia proliferativa hemorrágica, adenomatose intestinal e enterite necrótica.

➤ Etiologia

Lawsonia intracellularis (*L. intracellularis*) pertence à subdivisão delta da classe *Proteobacteria*. A amplificação e o sequenciamento do DNA ribossômico (rDNA 16S) revelaram que a bactéria pertence a uma nova espécie, da família *Desulfovibrionaceae*, com morfologia e fisiologia distintas de outras espécies da mesma família.

A bactéria apresenta-se em formato de bastonetes curvos ou sigmoides, gram-negativos, de 1,25 a 1,75 µm de comprimento e 0,25 a 0,43 µm de largura. A parede celular compreende um envelope externo trilaminar. Um flagelo único e unipolar foi observado por microscopia eletrônica em isolados de cultura de tecido. O sequenciamento completo do genoma de *L. intracellularis* demonstrou que o microrganismo contém um cromossomo pequeno (1,45 Mb) e três plasmídios, além de produzir energia por metabolismo respiratório.

O cultivo microbiológico de *L. intracellularis* em meios convencionais é extremamente dispendioso e limitado em virtude da característica intracelular obrigatória e do isolamento fastidioso da bactéria. Adicionalmente, o microrganismo tem como *habitat* o trato entérico dos animais e é eliminado pelas fezes, um ambiente rico em outros patógenos, o que pode comprometer o isolamento microbiano de *L. intracellularis*.

Após décadas da primeira descrição da doença, a bactéria finalmente foi isolada e propagada *in vitro*, utilizando-se uma linhagem de enterócitos de ratos (IEC-18, do inglês *intestinal epithelial cells*) e ambiente constituído de nitrogênio (82,2%), dióxido de carbono (8,8%) e oxigênio (8%).

➤ Epidemiologia

L. intracellularis é o agente causal da enteropatia proliferativa (EP), doença largamente difundida em propriedades produtoras de suínos em todo o mundo, com prevalência que varia de 30 a 100%. A EP também tem sido descrita de modo crescente em equinos.

Apesar de mais frequente em suínos, equinos e *hamsters*, a doença já foi relatada em várias espécies, incluindo cobaios, ratos, furões, raposas, cães, coelhos, avestruzes, macacos Rhesus, camundongos, bovinos, porcos-espinho e girafas.

O microrganismo é transmitido por via orofecal. Em suínos, a bactéria é eliminada nas fezes de 1 até 12 semanas pós-infecção, de maneira intermitente. Suínos com a manifestação subclínica da doença não apresentam sinais de diarreia, mas são fontes importantes de infecção para o restante do plantel. No caso de equinos, o ciclo da infecção ainda é pouco conhecido.

L. intracellularis foi detectada, por meio da técnica *nested*-PCR, em membranas mucosas intestinais de roedores oriundos de propriedades produtoras de suínos. A técnica PCR quantitativa em tempo real, aplicada em ratos e camundongos experimentalmente infectados, demonstrou que os animais eliminam a bactéria nas fezes durante 14 a 21 dias e, ainda, que esses roedores são potenciais fontes de infecção.

A bactéria *L. intracellularis* pode sobreviver em condições extracelulares e permanecer infectante por até 2 semanas em temperatura ambiente. A utilização de pisos ripados em baias de leitões que se encontram no período pós-desmame é um fator de risco para a disseminação da bactéria, em virtude da higienização inadequada. Suínos de reposição também são reconhecidos como fontes de infecção. Já a nutrição dos animais, o sistema de fornecimento de água e o tipo de instalações não são identificados como fatores de risco. A dieta não peletizada não influencia o número de *L. intracellularis* na microbiota total do íleo.

Patogenia

Os mecanismos patogênicos mais importantes de *L. intracellularis* consistem na invasão de enterócitos e na indução de hiperplasia celular. Não está totalmente esclarecido, entretanto, o mecanismo pelo qual a bactéria induz a proliferação de enterócitos.

A aderência de *L. intracellularis* aos enterócitos ocorre na superfície apical das células e requer interação da bactéria com o hospedeiro. Somente 3 h após o primeiro contato das bactérias com as culturas de enterócitos *in vitro*, o microrganismo pode ser visualizado em vacúolos intracitoplasmáticos delimitados por membranas.

Nesse mesmo período, já é possível observar a ruptura das membranas vacuolares e a liberação de bactérias livres no citoplasma das células infectadas. De 2 a 6 dias após a inoculação, observa-se a multiplicação de microrganismos no citoplasma celular. Após 6 dias, verificam-se grupos de bactérias em protrusões balonosas citoplasmáticas e, subsequentemente, a liberação de bactérias no ambiente extracelular.

A infecção de células suscetíveis não depende da viabilidade da bactéria, uma vez que bactérias vivas (tratadas com oxigênio ou neomicina) ou mortas (que passaram por formolização) são internalizadas por células viáveis. A inibição do processo de entrada de bactérias nas células induzido pela citocalasina D sugere que a infecção é dependente de polimerização da actina, ou seja, de viabilidade da célula hospedeira.

Estudo da patogênese *in vivo* por imunoistoquímica revelou a presença de bactérias, 12 h pós-infecção, em células epiteliais no ápice de vilosidades de suínos experimentalmente infectados e na lâmina própria celular. Na lâmina própria, a maioria das bactérias localizava-se no interior das células, embora pequenos focos de bactérias livres, isoladas, também tenham sido visualizados. No quinto dia pós-infecção, as bactérias foram visualizadas, principalmente, nas junções vilosidade-cripta e na lâmina própria adjacente a essas áreas, o que poderia ser justificado pela migração de células epiteliais das criptas infectadas, contendo novas bactérias, para a mucosa.

O tropismo de *L. intracellularis* por células imaturas das criptas pode ser reflexo dos requerimentos fisiológicos do microrganismo. Essas células dividem-se e migram para o epitélio. O crescimento contínuo de células infectadas consiste no mecanismo pelo qual o epitélio é colonizado pela bactéria.

A ausência de bactérias na superfície celular, ou a não visualização da transferência de bactérias entre células, indica que o microrganismo se move no epitélio, no interior dos enterócitos. Assim, enterócitos em divisão favorecem a proliferação de *L. intracellularis* pela contínua multiplicação e migração, bem como facilitam a colonização do epitélio pela bactéria.

Estudos morfológicos realizados em *hamsters* e suínos indicaram que a hiperplasia de enterócitos é precedida pela presença de *L. intracellularis*. A hiperplasia relacionada com EP inicia-se simultaneamente ao aumento do número de *L. intracellularis* nos enterócitos. Da mesma maneira, a resolução das lesões está associada ao desaparecimento da bactéria do epitélio acometido.

Foi identificado em *L. intracellularis*, recentemente, um gene que codifica translocase (ATP/ADP), uma enzima que catalisa a conversão específica de ADP (adenosina difosfato) bacteriano em moléculas de ATP (adenosina trifosfato) do hospedeiro. Assim, o microrganismo beneficia-se do metabolismo energético do animal, em um processo conhecido como parasitismo energético. Partindo desse pressuposto, uma molécula da superfície de *L. intracellularis* pode desencadear a infecção. Ademais, LsaA (do inglês *Lawsonia surface antigen A*) estaria envolvida na aderência e na invasão da célula hospedeira.

A doença foi reproduzida com sucesso em suínos que apresentavam microbiota intestinal normal, mas não em animais gnotobióticos, indicando que a biota intestinal pode influenciar a capacidade de colonização e desenvolvimento de lesões proliferativas de *L. intracellularis*. Coinfecções com outros enteropatógenos já foram descritas em suínos criados de modo convencional, sugerindo que a presença de outro patógeno entérico pode modificar a resposta imune e predispor o animal à infecção.

Criptas infectadas e hiperplásicas do íleo têm quantidade significativamente maior de células apoptóticas do que criptas normais, comprovando que a proliferação celular característica do microrganismo não está relacionada com a redução da apoptose.

Antígeno de *L. intracellularis* foi observado no intestino de suínos experimentalmente inoculados entre 3 e 5 dias pós-infecção. Lesões microscópicas foram visíveis a partir de 11 dias pós-infecção, enquanto lesões macroscópicas foram observadas depois de 12 dias. A partir do 29º dia pós-infecção, não foram detectadas mais lesões, apesar de haver marcação positiva de antígeno pela imunoistoquímica. Além disso, não se constatou antígeno fora do intestino, dos linfonodos e das tonsilas. Assim, aparentemente, a infecção é limitada a enterócitos, e os antígenos encontrados na lâmina própria e nos linfonodos mesentéricos foram carreados por macrófagos.

Em curso mais adiantado da doença, pode haver infecção dos enterócitos do intestino grosso e do reto. O intestino delgado é infectado precocemente, ao que parece, e as bactérias liberadas nesse local colonizam as porções mais aborais do trato gastrintestinal.

Clínica

Os sinais clínicos da EP em animais domésticos consistem em manifestações entéricas, com ou sem a presença de sangue. A doença clínica é mais frequente em suínos e equinos.

Suínos

Em suínos, são reconhecidas duas manifestações de EP: aguda e crônica.

Os casos de EP aguda hemorrágica são mais frequentes em animais de 4 a 12 meses de idade. Essa manifestação da doença é repentina, sem uma fase prodrômica. O quadro clínico é de anemia aguda. Fezes enegrecidas ou sanguinolentas representam o primeiro sinal clínico, podendo ter consistência normal, amolecida ou aquosa. A região perineal pode conter sangue ou fezes. Alguns animais, entretanto, evoluem para óbito sem anormalidades nas fezes, apresentando somente leve palidez corporal.

O exame *post mortem* desses animais revela lesões hemorrágicas no íleo e no cólon. A mortalidade de animais com sintomatologia clínica é de 50%. Entre os que sobrevivem, porém, alguns recuperam-se rapidamente, sem grande perda de peso corporal, enquanto outros apresentam retardo no crescimento. Fêmeas gestantes com sinais clínicos podem abortar em até 6 dias após o início da sintomatologia clínica.

Já os sinais clínicos da EP crônica são mais frequentemente observados em leitões pós-desmame, com idade entre 6 e 20 semanas. Os sinais são discretos e caracterizam-se, principalmente, pela dificuldade em ganhar peso, independentemente da oferta de alimento. Alguns animais podem sofrer anorexia, com recusa alimentar, ainda que manifestem interesse pelo alimento. O comportamento varia de clinicamente normal a apático, embora não responsivo. Quando presente, a diarreia é moderada, com fezes amolecidas, de coloração variada (Figura 26.1).

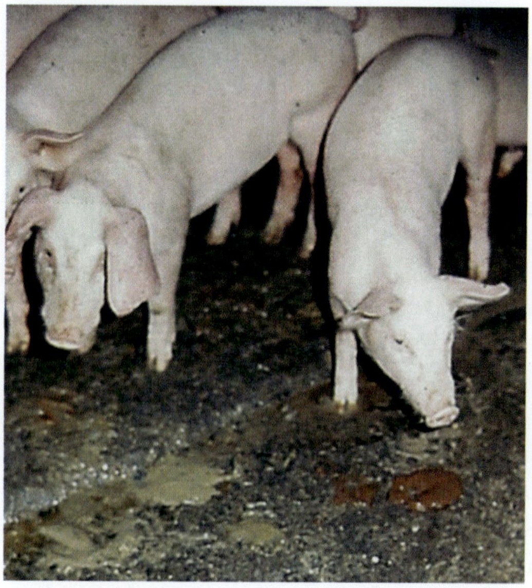

Figura 26.1 Suínos em fase de crescimento com diarreia pastosa, de coloração acinzentada a amarronzada, compatível com quadros crônicos de enteropatia proliferativa causada por *L. intracellularis*.

Quando há suspeita de EP em um lote ou plantel, recomenda-se a identificação de animais que apresentem dificuldade para ganhar peso, anorexia e diarreia intermitente. Até 15% dos animais afetados podem encontrar-se magros e desidratados, com a pelagem seca e sem brilho.

Equinos

Em equinos, os sinais clínicos são variados e manifestam-se, principalmente, por anorexia, letargia, depressão, perda de peso e emaciação (em casos subagudos e crônicos), bem como diarreia aquosa profusa (em casos agudos) com curso de 2 a 10 dias e óbito de animais não tratados. Também se verificam sinais de febre (acima de 38°C), desidratação leve a grave e anemia discreta.

Diagnóstico

O diagnóstico de rotina da EP em animais domésticos, particularmente em suínos e equinos, baseia-se em exames histopatológicos e imunoistoquímica. Recentemente, exames sorológicos e moleculares (PCR) têm sido incorporados como métodos alternativos às técnicas diagnósticas de rotina.

Suínos

É possível suspeitar de EP pela detecção de lesões macroscópicas, mas a confirmação tem sido fundamentada em exame histopatológico e/ou imunoistoquímica e, mais recentemente, em PCR. Diferentes exames sorológicos também têm sido utilizados, mais recentemente, no diagnóstico de *L. intracellularis*.

Em cortes de coloração por hematoxilina e eosina, é possível identificar lesões graves pela proliferação de enterócitos. No entanto, para a visualização do agente etiológico, são necessárias colorações especiais, como Warthin-Starry e Ziehl-Neelsen (consideradas inespecíficas), ou, ainda, imunoistoquímica (Figura 26.2), reconhecida como padrão ouro para o diagnóstico da bactéria em cortes histológicos.

Uma sonda fluorescente de oligonucleotídios para RNA ribossômico foi desenvolvida recentemente, sendo utilizada com sucesso na técnica de hibridização *in situ* fluorescente FISH (do inglês *fluorescent in situ hibridization*) em tecidos fixados em formol. Essa técnica, entretanto, assim como o exame histopatológico e a imunoistoquímica, só pode ser realizada *post mortem*.

Os testes sorológicos disponíveis para a identificação de IgG contra *L. intracellularis* são, principalmente, IFAT (do inglês *indirect fluorescent antibody test*, que significa: teste indireto de anticorpos fluorescentes), ELISA (ensaio imunoenzimático para detecção de

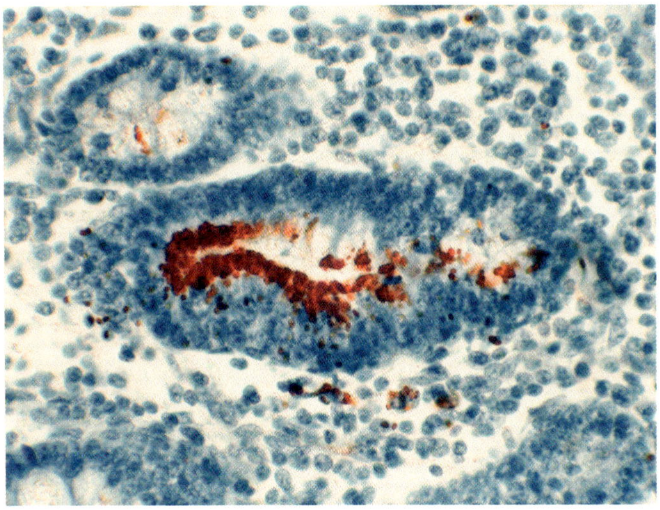

Figura 26.2 Detalhe de criptas intestinais hiperplásicas de suínos, com marcações vermelhas no citoplasma de enterócitos hiperplásicos, identificando a bactéria *L. intracellularis* (imunoistoquímica, 400×).

anticorpos) e IPMA (do inglês *immunoperoxidase monolayer assay*, que significa: ensaio de imunoperoxidase em monocamada).

A limitação dos testes sorológicos atuais é a necessidade de manutenção da bactéria *in vitro* como fonte de antígeno. Além disso, número restrito de laboratórios obtiveram sucesso em propagar *L. intracellularis in vitro*. Enquanto a PCR é indicada à detecção de bactérias nas fezes de animais infectados, a sorologia determina se houve contato prévio dos animais com o antígeno de *L. intracellularis*.

As técnicas sorológicas proporcionam diagnóstico rápido e de baixo custo. São usadas para avaliar o *status* de sanidade e a soroepidemiologia da doença nos sistemas de produção de suínos. Esses testes fornecem informações relevantes para a otimização do uso de vacinas e antimicrobianos em propriedades suinícolas.

Vários tipos de ELISA foram descritos na literatura, incluindo os que empregam antígenos de célula inteira "sonicada" e o LPS-ELISA indireto. Ademais, ELISA de bloqueio está comercialmente disponível para o diagnóstico da doença em suínos, apresentando sensibilidade de 96,5% e especificidade de 98,7%.

IPMA é um imunoensaio enzimático frequentemente utilizado para o diagnóstico de infecções virais. A concordância de 98,6% entre os testes de imunofluorescência indireta e IPMA foi obtida no diagnóstico da EP em suínos experimentalmente infectados, demonstrando que a sorologia é um método de alta acurácia para a identificação de contato prévio com a bactéria. O teste de IPMA foi validado com especificidade de 100% e sensibilidade próxima de 90%, sendo considerado apropriado para triagem no diagnóstico de EP. Esse teste tem sido utilizado na rotina diagnóstica da doença na Escola de Veterinária da Universidade Federal de Minas Gerais (UFMG).

Equinos

O diagnóstico presuntivo de equinos infectados por *L. intracellularis* baseia-se em sinais clínicos e achados epidemiológicos, além de exames hematológicos e bioquímicos, com destaque, nestes últimos, para a presença de hipoproteinemia. Na rotina, entretanto, o diagnóstico é firmado, principalmente, pelo exame *post mortem* dos casos suspeitos de EP, associado a achados histopatológicos de lesões em áreas do intestino delgado, coloração pela prata (Warthin-Starry, Levaditi ou Young modificado) ou imunoistoquímica.

Em equinos, sinais de cólica com graus variados de dor abdominal e edema subcutâneo ventral (decorrente de hipoproteinemia), podem ocorrer antes do início da diarreia.

Exames hematológicos em equinos infectados revelam leucocitose por neutrofilia, linfocitose e hiperfibrinogenemia. O perfil bioquímico sérico resulta, comumente, em hipocloremia, hiponatremia, azotemia, marcante hipoproteinemia e acidose metabólica na hemogasometria (HCO_3 e pH). Além disso, a concentração sérica de creatinocinase (CK) pode sofrer aumento, com grande atividade enzimática de aspartato-aminotransferase (AST) e lactato-desidrogenase (LDH).

O principal achado laboratorial é a hipoproteinemia, que pode ser atribuída a alterações patológicas no trato gastrintestinal, provavelmente por má absorção e perda de proteínas para o lúmen intestinal. Outras alterações, como aumento da concentração sérica de CK e da atividade enzimática de AST e LDH, podem indicar lesão muscular consequente ao catabolismo proteico ou à hipoxia, em razão do decúbito prolongado associado à hipovolemia.

O aumento da concentração de creatinina pode ser atribuído ao estado catabólico dos animais afetados. Já a elevação dos valores da ureia sanguínea pode estar associada à redução da perfusão renal em virtude de desidratação e aumento do catabolismo proteico. A diarreia profusa, manifestada pelos animais doentes, pode explicar a hiponatremia e a hipocloremia. A anemia pode ser causada pela deficiência de ferro, resultante de má absorção.

Ultrassonografia abdominal pode revelar espessamento anormal das paredes do intestino delgado (4 a 8 mm; valor de referência igual a 3 mm ou menos), do cólon e do ceco.

São necessários métodos *ante mortem* eficientes na detecção de EP em equinos, pois possibilitam o diagnóstico precoce e a definição do tratamento. Testes sorológicos, tais como imunofluorescência indireta e IPMA, demonstraram alta sensibilidade (89%) em animais. Técnicas moleculares, como PCR (considerada excelente para confirmar a infecção), podem ser empregadas em amostras de fezes de equinos.

Achados anatomopatológicos

Suínos

A manifestação aguda da doença, conhecida como enteropatia proliferativa hemorrágica (PHE, do inglês *proliferative hemorrhagic enteropathy*), caracteriza-se por aparecimento rápido de disenteria grave, com altos índices de mortalidade. Os suínos afetados geralmente evoluem para óbito dentro de 24 h após o surgimento dos sinais clínicos.

A mucosa do íleo terminal encontra-se extremamente espessa e corrugada, enquanto o lúmen fica repleto de sangue (Figura 26.3). As lesões incluem edema do mesentério adjacente à porção afetada do íleo e derrame intraperitoneal abundante. O lúmen do intestino contém fluido sanguinolento, enquanto a mucosa apresenta hiperemia difusa.

Aproximadamente 12 h após os primeiros sinais clínicos, a mucosa apresenta-se coberta por uma membrana fibrinosa que sobrepõe coágulos sanguíneos frescos. Essa condição progride até que, com 24 h, o lúmen intestinal encontre-se preenchido com sangue, e, ainda, uma camada de fibrina e restos celulares recubram todo o epitélio.

As alterações histológicas são restritas à mucosa da região afetada. Há acúmulo extensivo de fluido proteináceo no interstício e nos vasos linfáticos da lâmina própria nas extremidades das vilosidades, com hemorragia discreta e infiltrado inflamatório acentuado. Após 24 h, o número de células inflamatórias diminui significativamente, mas a congestão e a hemorragia aumentam extensivamente, levando à hemorragia no lúmen intestinal. Observam-se, também, criptas de Lieberkühn revestidas de epitélio hiperplásico e pouco diferenciado.

A coloração de Warthin-Starry constata bactérias no citoplasma apical de células epiteliais, dentro de vasos e livres no interstício da lâmina própria e da submucosa. Os organismos são mais abundantes em áreas com menos hemorragia e exsudação aparentes.

Adenomatose intestinal porcina (PIA, do inglês *porcine intestinal adenomatosis*) é a manifestação crônica e mais comum da EP. Em suínos, as lesões são mais comuns no íleo e mais raras no cólon. As áreas afetadas apresentam edema multifocal na túnica serosa e focos fibrino-necróticos na superfície da mucosa, que se encontra espessa (Figura 26.4).

Em casos mais brandos, o espessamento da mucosa ocorre em pequenas áreas mais elevadas e opacas, entremeadas por epitélio normal. À medida que a doença se agrava, as lesões tornam-se coalescentes, hiperêmicas, com o surgimento de uma superfície irregular, nodular (pregas) ou corrugada e necrótica (Figura 26.5). No cólon, as lesões podem assemelhar-se às do íleo ou apresentar-se como nódulos polipoides de tamanhos variados.

Histologicamente, verifica-se que o espessamento da mucosa se deve à expansão e ao alongamento das criptas de Lieberkühn. Essas criptas alteradas são caracterizadas por células epiteliais imaturas proliferadas, com núcleos vesiculares ou alongados. Figuras de mitose são frequentes. Nota-se, ainda, ausência de células caliciformes, resultado da não diferenciação celular do epitélio (Figura 26.6).

As criptas proliferadas podem ramificar-se e estender-se até a superfície da mucosa, substituindo as vilosidades normais do epitélio. Não se observa infiltrado inflamatório significativo nessa manifestação da doença. As células proliferadas encontram-se, muitas vezes, restritas à camada superficial da mucosa. Ocasionalmente, entretanto, podem invadir a lâmina própria ou a *muscularis mucosae*. Nesses locais, as células não formam glândulas verdadeiras. São formados cordões de células infiltrativas. Os linfonodos

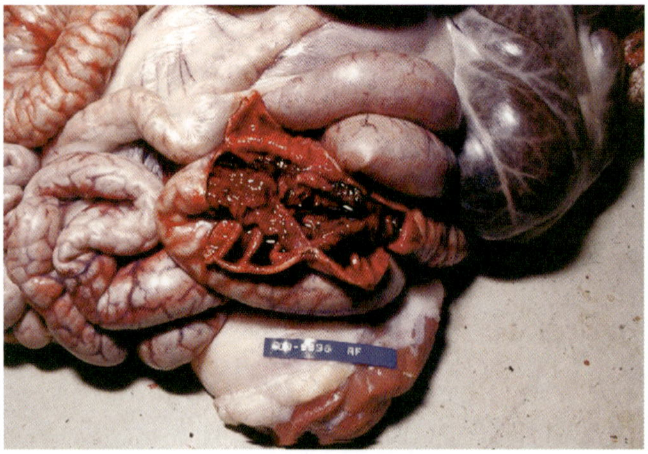

Figura 26.3 Intestinos delgado e grosso de suíno com enteropatia proliferativa hemorrágica causada por *L. intracellularis*. É possível notar intestino delgado com serosa corrugada e hiperêmica, parede intestinal espessa e conteúdo sanguinolento. O intestino grosso apresenta conteúdo de coloração negra, indicando presença de sangue digerido.

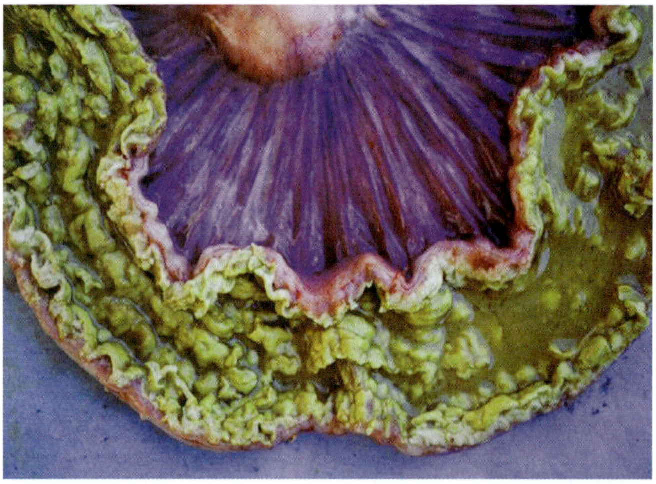

Figura 26.4 Aspecto da manifestação grave de adenomatose intestinal suína causada por *L. intracellularis*. É possível notar mesentério congesto e edemaciado, presença de membrana fibrinonecrótica recobrindo a mucosa e espessamento da parede intestinal.

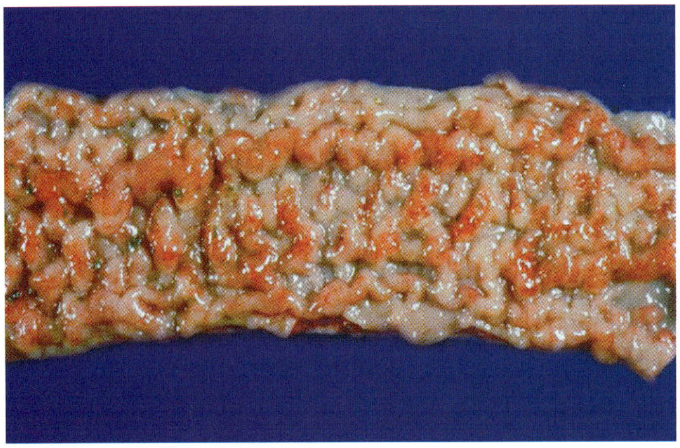

Figura 26.5 Detalhe do intestino de suíno com adenomatose por *L. intracellularis*. É possível notar mucosa intestinal espessa, hiperêmica e corrugada, com evidenciação de pregas da mucosa.

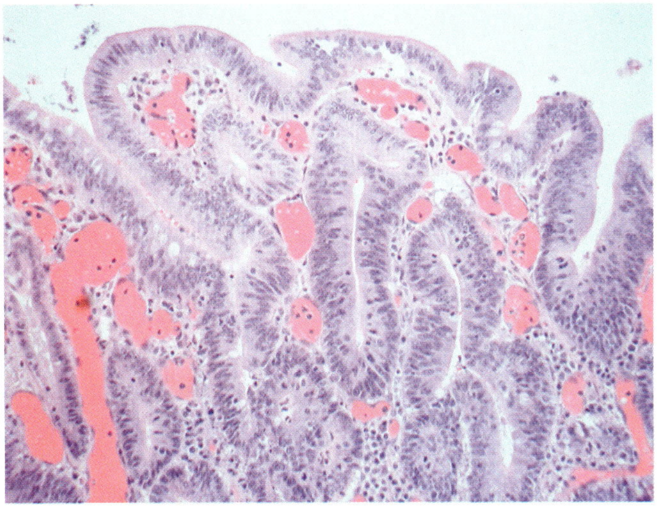

Figura 26.6 Secção histológica do íleo de suíno com enteropatia proliferativa hemorrágica causada por *L. intracellularis*. É possível notar hiperplasia intensa e difusa de enterócitos imaturos, ausência de células caliciformes e congestão de lâmina própria (hematoxilina-eosina, 200×).

mesentéricos raramente apresentam alterações específicas, mas podem conter estrutura similar àquela das lesões intestinais, com bactérias intracelulares.

A doença pode manifestar-se de outras duas maneiras: enterite necrótica (NE, do inglês *necrotic enteritis*) e ileíte regional (RI, do inglês *regional ileitis*), as quais ocorrem quando uma lesão proliferativa é acometida por nova infecção.

A enterite necrótica na EP é caracterizada por necrose de coagulação extensiva do epitélio, o que resulta em óbito rapidamente, enquanto a RI acomete animais que sobreviveram a um episódio de NE. A mucosa lesada é substituída por tecido de granulação, com hipertrofia das camadas musculares, resultando em espessamento acentuado da parede intestinal. O intestino afetado tem aspecto de mangueira de jardim.

Equinos

Poucos casos de EP foram confirmados em equinos. Por esse motivo, as informações disponíveis sobre lesões patológicas de EP nessa espécie são escassas. Além disso, na maioria dos casos, as lesões macroscópicas estão restritas ao intestino.

Dentre as lesões macroscópicas observadas nessa espécie, destaca-se o espessamento difuso da mucosa do duodeno, do jejuno e do íleo, atribuído à hiperplasia de criptas da mucosa e ao edema transmural. As regiões afetadas podem conter, ainda, focos de ulcerações confluentes cobertas por fibrina. Ademais, o cólon distal e o reto podem conter fezes pastosas e fétidas.

Em equinos, as lesões histopatológicas estão restritas, geralmente, ao intestino delgado. À semelhança dos suínos, há marcante encurtamento das vilosidades intestinais. O epitélio das criptas encontra-se espesso, caracterizado por enterócitos colunares imaturos com citoplasma basofílico vacuolizado e núcleo vesicular com nucléolo proeminente. A lâmina própria pode estar moderadamente expandida por infiltrado inflamatório predominantemente histiocitário. No entanto, o duodeno é o segmento do intestino delgado menos lesado.

Tratamento, profilaxia e controle

Suínos

No Brasil, a maioria das granjas apresenta uma combinação de infecções por microrganismos respiratórios – representados, principalmente, por *Mycoplasma hyopneumoniae* – e agentes bacterianos secundários, associados aos enteropatógenos. Assim, os antimicrobianos a serem utilizados na prevenção de doenças, em suínos, devem ter espectro de ação contra microrganismos respiratórios e entéricos, o que dificulta o êxito dos programas.

Em programas medicamentosos utilizando antimicrobianos para o controle de problemas entéricos (isoladamente ou em associação com problemas respiratórios) na recria e na terminação de suínos, um dos principais agentes entéricos é *L. intracellularis*. Essa conduta é justificada pela frequência de problemas em suínos nessas fases, bem como pela manifestação clínica variada da bactéria, que inclui desde sinais subclínicos ou inaparentes até o estado agudo, seguido de morte por quadro de diarreia hemorrágica.

Dois procedimentos básicos são adotados para o controle da enteropatia proliferativa suína. O mais tradicional é fundamentado na aplicação de antimicrobianos com ação preventiva, em doses terapêuticas. Os fármacos são administrados em pulsos de 2 a 3 semanas, iniciando-se na entrada da recria, intercalados com janela sem medicação (3 a 4 semanas), visando à exposição controlada dos animais à bactéria. Esse programa é mais eficiente quando realizado posteriormente à avaliação de soroperfil do rebanho.

Com a triagem sorológica, é possível determinar o início da soroconversão. Nesse caso, a medicação deve ser administrada em pulso único, 3 a 4 semanas antes da soroconversão. Os testes sorológicos, contudo, não estão amplamente disponíveis no Brasil, o que restringe a adoção desse procedimento.

Vários antimicrobianos apresentam ação contra *L. intracellularis*. Os fármacos tradicionalmente administrados em suínos são: tilosina, tiamulina, lincomicina, valnemulina e clortetraciclina, além da eficácia confirmada em estudos recentes da leucomicina e tilvalosina. O florfenicol, apesar de ser indicado ao controle de enteropatia proliferativa a campo, ainda não teve a eficácia testada em experimentos controlados.

As janelas (ou períodos sem medicação), entre os pulsos medicamentosos, constituem importante estratégia que possibilita a exposição dos animais a isolados selvagens (de campo) da bactéria sem, contudo, haver quadro clínico evidente.

A exposição controlada impede que o uso contínuo de medicação nas fases de recria, início e meio da terminação induza o desenvolvimento de manifestação aguda hemorrágica da doença, em animais próximos à idade de abate, que se encontram totalmente suscetíveis quando da interrupção do tratamento medicamentoso.

Atualmente, as janelas são consideradas, também, no período da creche, por 10 a 14 dias, para que a exposição ocorra mais precocemente.

Outro procedimento utilizado é a vacinação do plantel. Nesse caso, considera-se vacina comercial com o microrganismo atenuado, recomendada para animais de 5 semanas de idade ou mais velhos.

Estudos com suínos vacinados têm demonstrado ganho de peso médio de 30 g/dia no grupo de animais vacinados. No entanto, com a presença da bactéria atenuada (viva) na vacina, é necessário interromper a administração de antimicrobianos na ração ou na água durante um período de 7 dias, três antes e três depois do dia da administração da vacina na água.

No Brasil, a vacina é administrada a alguns rebanhos, na fase de maternidade, a animais entre 4 e 9 dias de idade. A justificativa para esse procedimento é a elevada carga medicamentosa utilizada na creche. Além disso, a descontinuidade do uso de antimicrobianos é motivo de receio, pois pode favorecer o estabelecimento de infecções, particularmente nos tratos entérico e respiratório.

A faixa etária ideal para aplicação da vacina pode ser definida com base no perfil sorológico do plantel. A administração da vacina tem como objetivo expor os animais suscetíveis às linhagens apatogênicas de *L. intracellularis*, antes que sejam expostos aos isolados virulentos de campo.

A vacinação é recomendada 4 a 5 semanas antes da data estimada de contato com os isolados virulentos das granjas, a qual é determinada pelo início da soroconversão (que ocorre entre 2 e 4 semanas após a exposição). Assim, a vacinação deve ser realizada entre 6 e 9 semanas antes da soroconversão.

A introdução inicial da vacina não deve ser acompanhada por redução imediata do programa de medicação em ração ou água. No entanto, pode-se reduzir a administração dos antimicrobianos de uso profilático ao verificar que o programa é efetivo.

Equinos

O início precoce do tratamento, com o antimicrobiano apropriado, influencia positivamente a taxa de recuperação de potros afetados por EP, especialmente se for associado à terapia de suporte. Podem ser necessárias fluidoterapia intravenosa (para reverter os sinais de desidratação) e transfusão de plasma (para corrigir a perda de proteínas).

Anti-inflamatórios como flunexin meglumine (0,25 mg/kg, via intravenosa, 3 vezes/dia), dexametasona (40 mg, via oral, diariamente, por 14 dias) ou prednisona (1 mg/kg, via oral, diariamente, por 14 dias) podem ser utilizados para controlar a inflamação. No entanto, corticosteroides são benéficos somente nas fases iniciais, pois o tratamento prolongado com esse fármaco pode agravar a doença. Protetores de mucosa, como cimetidina (5 mg/kg, via intravenosa, a cada 6 h), podem ser usados.

Em virtude da localização intracelular de *L. intracellularis*, a terapia deve incluir antimicrobiano com perfusão na membrana celular. A administração oral de eritromicina (25 mg/kg, a cada 6 h) associada à rifampicina (7 a 10 mg/kg, a cada 12 h), também por via oral, é o tratamento de escolha para *L. intracellularis* em equinos, visto que ambos os fármacos alcançam concentrações intracelulares elevadas. Essa associação é utilizada com sucesso, também, no tratamento de rodococose em equinos.

Outros fármacos, como cloranfenicol (50 mg/kg, via oral, a cada 6 h), doxiciclina (10 mg/kg, via oral, a cada 12 h), claritromicina (7,5 mg/kg, via oral, a cada 12 h) e azitromicina (10 mg/kg, via oral, a cada 12 h), também são eficazes no tratamento de potros afetados. Sulfato de gentamicina (5 mg/kg, via intravenosa, a cada 12 h), penicilina procaína (22.000 UI/kg, via intramuscular, a cada 12 h) e oxitetraciclina (6,6 mg/kg, via intramuscular, a cada 12 h) não se mostraram eficazes na remissão dos sinais clínicos em equinos infectados por *L. intracellularis*.

Bibliografia

Al-Ghamdi G. Characterization of proliferative enteropathy in horses [teshis PhD]. Minnesota, USA: College of Veterinary Medicine, University of Minnesota; 2003.

Atherton RP, McKenzie HC. Alternative antimicrobial agents in the treatment of proliferative enteropathy in horses. J Equine Vet Sci. 2006;26:535-41.

Bihr TP. Protein-losing enteropathy caused by Lawsonia intracellularis in a weanling foal. Can Vet J. 2003;44(1):65-6.

Boutrup TS, Boesen HT, Boye M, Agerholm JS, Jensen TK. Early pathogenesis in porcine proliferative enteropathy caused by Lawsonia intracellularis. J Comp Pathol. 2010;143(2-3):101-9.

Boye M, Jensen TK, Moller K, Leser TD, Jorsal SE. Specific detection of Lawsonia intracellularis in porcine proliferative enteropathy inferred from fluorescent rRNA in situ hybridization. Vet Pathol. 1998;35(2):153-6.

Chang WL, Wu CF, Wu Y, Kao YM, Pan MJ. Prevalence of Lawsonia intracellularis in swine herds in Taiwan. Vet Rec. 1997;141(4):103-4.

Chiriboga AEC, Guimarães WV, Vanetti MCD, Araújo EF. Detection of Lawsonia intracellularis in faeces of swine from the main production regions in Brazil. Can J Microbiol. 1999;45(3):230-4.

Collins AM, Fell S, Pearson H, Toribio JA. Colonisation and shedding of Lawsonia intracellularis in experimentally inoculated rodents and in wild rodents in pig farms. Vet Microbiol. 2011;150(3-4): 384-8.

Collins AM, Love RJ, Pozo J, Smith SH, McOrist S. Studies on the ex vivo survival of Lawsonia intracellularis. Swine Health Prod. 2000;8(5):211-5.

Cooper DM. Diagnosis of proliferative enteritis in frozen and formalin-fixed, paraffin-embedded tissues from a hamster, horse, deer, and ostrich using a Lawsonia intracellularis-specific multiplex PCR assay. Vet Microbiol. 1997;54(1):47-62.

Duhamel GE, Wheeldon EB. Intestinal adenomatosis in a foal. Vet Pathol. 1982;19(4):447-50.

Elwell MR, Chapman AL, Frenkel JK. Duodenal hyperplasia in a guinea pig. Vet Pathol. 1981;18(1):136-9.

Ericksen K, Landsverk T, Bratberg B. Morphology and immunoperoxidase studies of intestinal adenomatosis in the blue fox, Alopex lagopus. J Comp Pathol. 1990;102(3):265-78.

Fox JG, Lawson GHK. Campylobacter-like omega intracellular antigen in proliferative colitis in ferrets. Lab Anim Sci. 1988;38(1):34-6.

Frank N, Fishman CE, Gebhart CJ, Levy M. Lawsonia intracellularis proliferative enteropathy in a weanling foal. Equine Vet J. 1998;30(6):549-52.

Friedman M, Bednár V, Klimes J, Smola J, Mrlík V, Literák I. Lawsonia intracellularis in rodents from pig farms with the occurrence of porcine proliferative enteropathy. Lett Appl Microbiol. 2008;47(2):117-21.

Gebhart CJ, Barns SM, McOrist S, Lin GF, Lawson GHK. Ileal symbiont intracellularis, an obligate bacterium of porcine intestine showing a relationship to Desulfovibrio species. Int J Syst Bacteriol. 1993;43(3):533-8.

Gebhart CJ, Guedes RMC. Lawsonia intracellularis. In: Gyles CL, Prescott JF, Songer JG, Thoen CO, editors. Pathogenesis of bacterial infections in animals. Ames: Wiley-Blackwell; 2010. p. 503-12.

Gebhart CJ, Kapur V. 2006. Whole genome sequence PHE/MN1-00. Disponível em http://www.ncbi.nlm.nih.gov/sites/entrez. Search: Genome for Lawsonia intracellularis. Acesso em 10/01/2012.

Guedes RMC, França SA, Machado GS, Blumer MA, Cruz Júnior ECC. Use of tylvalosin-medicated feed to control porcine proliferative enteropathy. Vet Rec. 2009;165(12):342-5.

Guedes RMC, Gebhart CJ, Armbruster GA, Roggow BD. Serologic follow-up of a repopulated swine herd after an outbreak of proliferative haemorrhagic enteropathy. Can J Vet Res. 2002;66(4):258-63.

Guedes RMC, Gebhart CJ, Deen J, Winkelman NL. Validation of an immunoperoxidase monolayer assay as a serologic test for porcine proliferative enteropathy. J Vet Diagn Invest. 2002;14(6):528-30.

Guedes RMC, Gebhart CJ. Evidence of cell-mediated immune response and specific local mucosal immunoglobulin (Ig) A production against Lawsonia intracellularis in experimentally infected swine. Can J Vet Res. 2010;74(2):97-101.

Guedes RMC, Gebhart CJ. Onset and duration of fecal shedding, cell-mediated and humoral immune responses in pigs after challenge with a pathogenic isolate or attenuated vaccine strain of Lawsonia intracellularis. Vet Microbiol. 2003;91(2-3):135-45.

Guedes RMC, Gebhart CJ. Preparation and characterization of polyclonal and monoclonal antibodies against Lawsonia intracellularis. J Vet Diagn Invest. 2003;15(5):438-46.

Guedes RMC, Gebhart CJ, Winkelman NA, Mackie-Nuss R. A comparative study of an indirect fluorescent antibody test and an immunoperoxidase monolayer assay for the diagnosis of porcine proliferative enteropathy. J Vet Diagn Invest. 2002;14(5):420-3.

Guedes RMC, Gebhart CJ, Winkelman NA, Mackie-Nuss R, Marsteller TA, Deen J. Comparison of different methods for diagnosis of porcine proliferative enteropathy. Can J Vet Res. 2002;66(2):99-107.

Guedes RMC. Porcine proliferative enteropathy: diagnosis, immune response and pathogenesis [thesis PhD]. Minnesota, USA: College of Veterinary Medicine, University of Minnesota; 2002.

Herbst W, Hertrampf B, Schmitt T, Weiss R, Baljer G. Diagnosis of Lawsonia intracellularis using the polymerase chain reaction (PCR) in pigs with and without diarrhea and other animal species. Dtsch Tierarztl Wochenschr. 2003;110(9):361-4.

Holyoake PK, Emery D, Gonsalves J, Donahoo M, Collins A. Prevalence of antibodies to Lawsonia intracellularis in pig herds in Australia. Aust Vet J. 2010;88(5):186-8.

Hotchkiss CHE, Shames B, Perkins SE, Fox JG. Proliferative enteropathy of rabbits: the intracellular Campylobacter-like organism is closely related to Lawsonia intracellularis. Lab Anim Sci. 1996;46(6):623-7.

Jacoby RO. Transmissible ileal hyperplasia of hamsters. Am J Pathol. 1978;91(3):433-50.

Jordan DJ, Knittel JP, Schwartz KJ, Roof MB, Hoffman LJ. Lawsonia intracellularis transmission study using a pure culture inoculated seeder-pig sentinel model. Vet Microbiol. 2004;104(1-2):83-90.

Kim O, Kim B, Chae C. Prevalence of Lawsonia intracellularis in selected pig herds in Korea as determined by PCR. Vet Rec. 1998;143(21):587-9.

Klein EC, Gebhart CJ, Duhamel GE. Fatal outbreaks of proliferative enteritis caused by Lawsonia intracellularis in young colony-raised rhesus macaques. J Med Primatol. 1999;28(1):11-8.

Kroll JJ, Roof MB, Hoffman LJ, Dickson JS, Harris DL. Lipopolysaccharide-based enzyme-linked immunosorbent assay for experimental use in detection of antibodies to Lawsonia intracellularis in pigs. Clin Diagn Lab Immunol. 2005;12(6):693-9.

Ladinig A, Sommerfeld-Stur I, Weissenbock H. Comparative evaluation of diagnostic methods for Lawsonia intracellularis infection in pigs, with emphasis on cases lacking characteristic lesions. J Comp Pathol. 2009;140(2-3):140-8.

Lavoie JP, Drole R, Parsons D, Leguillette R, Sauvageau R, Shapiro J *et al.* Proliferative enteropathy in foals: a cause of colic, diarrhea, and protein-losing enteropathy. In: 29. Proceedings of American Association of Equine Practitioners; 1998; Quebec, Canada. Quebec: AAEP; 1998. v. 44, p. 134-5.

Lawson GHK, Gebhart CJ. Proliferative enteropathy: review. J Comp Pathol. 2000;122:77-100.

Lawson GHK, Mackie RA, Smith DGE, McOrist S. Infection of cultured rat enterocytes by ileal symbiont intracellularis depends on host cell function and actin polymerization. Vet Microbiol. 1995;45(4):339-50.

Lawson GHK, McOrist S, Jasni S, Mackie RA. Intracellular bacteria of porcine proliferative enteropathy: cultivation and maintenance in vitro. J Clin Microbiol. 1993;31(5):1136-42.

Lawson GHK, McOrist S, Rowland AC, McCartney E, Roberts L. Serological diagnosis of the porcine proliferative enteropathies: implications for aetiology and epidemiology. Vet Rec. 1988;122(23):554-5.

Leblanc B, Fox JG, Le Net JL, Masson MT, Picard A. Hyperplastic gastritis with intraepithelial Campylobacter-like organism in a beagle dog. Vet Pathol. 1993;30(4):391-4.

Love DN, Love RJ. Pathology of proliferative haemorrhagic enteropathy in pigs. Vet Pathol. 1979;16(1):41-8.

McCluskey J, Hannigan J, Harris JD, Wren B, Smith DGE. LsaA, an antigen involved in cell attachment and invasion, is expressed by Lawsonia intracellularis during infection in vitro and in vivo. Infect Immun. 2002;70(6):2899-907.

McOrist S, Gebhart CJ, Boid R, Barns SM. Characterization of Lawsonia intracellularis gen. nov., sp. nov., the obligately intracellular bacterium of porcine proliferative enteropathy. Int J Syst Bacteriol. 1995;45(4):820-5.

McOrist S, Gebhart CJ. In vitro testing of antimicrobial agents for proliferative enteropathy (ileitis). Swine Health Prod. 1995;3(4):146-9.

McOrist S, Jasni S, Mackie RA, Berschneider HM, Rowland AL, Lawson GHK. Entry of the bacterium ileal symbiont intracellularis into cultured enterocytes and its subsequent release. Res Vet Sci. 1995;59(3):255-60.

McOrist S, Jasni S, Mackie RA, MacIntyre N, Neef N, Lawson GHK. Reproduction of porcine proliferative enteropathy with pure cultures of ileal symbiont intracellularis. Infect Immun. 1993;61(10):4286-92.

McOrist S, Mackie RA, Lawson GHK. Antimicrobial susceptibility of ileal symbiont intracellularis isolated from pigs with porcine proliferative enteropathy. J Clin Microbiol. 1995;33(5):1314-7.

McOrist S. Obligate intracellular bacteria and antibiotic resistance. Trends Microbiol. 2000;8(11):483-6.

Molbak L, Johnsen K, Boye M, Jensen TK, Johansen M, Moller K *et al.* The microbiota of pigs influenced by diet, texture and severity of Lawsonia intracellularis infection. Vet Microbiol. 2008;128(1-2):96-107.

Nodelijk G, Wensvoort G, Kroese B, Van Leengoed L, Colijn E, Verheijden J. Comparison of a commercial ELISA and an immunoperoxidase monolayer assay to detect antibodies directed against porcine respiratory and reproductive syndrome virus. Vet Microbiol. 1996;49(3-4):285-95.

Roberts L, Lawson GHK, Rowland AC. Porcine intestinal adenomatosis: epithelial dysplasia and infiltration. Gut. 1980;21(12):1035-40.

Rowland AC, Lawson GHK. Intestinal adenomatosis in the pig: a possible relationship with a haemorrhagic enteropathy. Res Vet Sci. 1975;18(3):263-8.

Sampieri F, Hinchcliff KW, Toribio RE. Tetracycline therapy of Lawsonia intracellularis enteropathy in foals. Equine Vet J. 2006;38(1):89-92.

Schmitz-Esser S, Haferkamp I, Knab S, Penz T, Ast M, Kohl C *et al.* Lawsonia intracellularis contains a gene encoding a functional rickettsia-like ATP/ADP translocase for host exploitation. J Bacteriol. 2008;190(17):5746-52.

Schumacher J, Schumacher J, Rolsma M, Brock KV, Gebhart CJ. Surgical and medical treatment of an Arabian filly with proliferative enteropathy caused by Lawsonia intracellularis. J Vet Int Med. 2000;14(6):630-2.

Smith DGE, Lawson GHK. Lawsonia intracellularis: getting inside the pathogenesis of proliferative enteropathy. Vet Microbiol. 2001;82(4):331-45.

Smith DGE, Mitchell SC, Nash T, Rhind S. Gamma interferon influences intestinal epithelial hyperplasia caused by Lawsonia intracellularis infection in mice. Infect Immun. 2000;68(12):6737-43.

Smith SH, McOrist S, Green LE. Questionnaire survey of proliferative enteropathy on British pig farms. Vet Res. 1998;142(25):690-3.

Vandenberghe J, Verheyen A, Lauwers S, Geboes K. Spontaneous adenocarcinoma of the ascending colon in Wister rats: the intracytoplasmic presence of a Campylobacter-like bacterium. J Comp Pathol. 1985;95(1):45-55.

Ward GE, Winkelman NL. Recognizing the three forms of proliferative enteritis in swine. Vet Med. 1990;85(2):197-203.

Williams NM, Harrison LR, Gebhart CJ. Proliferative enteritis in a foal caused by Lawsonia intracellularis like bacteria. J Vet Diagn Invest. 1996;8(2):254-6.

Wuersch K, Huessy D, Koch C, Oevermann A. Lawsonia intracellularis proliferative enteropathy in a filly. J Vet Med A Physiol Pathol Clin Med. 2006;53(1):17-21.

Enfermidades por *Trueperella* (*Arcanobacterium*) *pyogenes* 27

Márcio Garcia Ribeiro

➤ Definição

Doença infectocontagiosa caracterizada por lesões piogênicas em animais domésticos, de clínica variada, causada pela bactéria *Trueperella* (*Arcanobacterium*) *pyogenes*.

Sinonímia: piobacilose.

➤ Etiologia

Em 1850, o médico-veterinário Thiessen descreveu, pela primeira vez, microrganismo pleomórfico no leite de vacas com mastite, na Europa. Em 1880, Kitt investigou bactéria pleomórfica similar, gram-positiva, que causava pneumonia abscedante em suínos. Lucet, entre 1883 e 1893, descreveu com mais detalhes a bactéria, enquanto Poels, em 1897, notificou microrganismo semelhante causador de artrite em bezerros, o qual, na oportunidade, recebeu a denominação *Bacillus polyarthritis*. Subsequentemente, o microrganismo foi renomeado *Bacillus pyogenes* e identificado como causa de pneumonia em suínos, abscessos em vacas e lesões piogênicas em outros órgãos de animais domésticos. Em 1981, Eberson reclassificou a bactéria como *Corynebacterium pyogenes*.

Nas últimas décadas, o microrganismo passou a ser conhecido como *Actinomyces pyogenes* e, desde 1997, é denominado *Arcanobacterium pyogenes* (*A. pyogenes*). Em 2011, com base em estudos filogenéticos (gene 16S rRNA), composição de fosfolipídios e presença de menaquinona (vitamina K2), foi proposto novo gênero, denominado *Trueperella*. Assim, das nove espécies conhecidas do gênero *Arcanobacterium*, foram mantidas somente quatro: *A. haemolyticum*, *A. hippocoleae*, *A. phocae* e *A. pluranimalium*. As demais foram agrupadas no novo gênero *Trueperella*, denominadas *T. abortisuis*, *T. bernardiae*, *T. bialowiezensis*, *T. bonasi* e *T. pyogenes*.

A título de descrição, neste capítulo, a nomenclatura em fase de adaptação *Trueperella* (*Arcanobacterium*) *pyo-*[illegible]rá descrita de acordo com a nova grafia, *Truepe-*[illegible]s).

T. pyogenes são bactérias gram-positivas, pleomórficas, com formas bacilares finas, claviformes, ou formato de letras chinesas, com 1 a 4 μm de tamanho. São anaeróbias facultativas, embora sejam isoladas, na rotina laboratorial, em condições de microaerofilia (5 a 10% de CO_2). Toleram, também, aerobiose no isolamento primário.

O isolamento microbiano é obtido em meios convencionais, como ágar acrescido de sangue ovino ou bovino (5%), desfibrinado, ágar nutriente ou infusão de cérebro e coração (BHI). Em meio de ágar-sangue ovino ou bovino (5%), o microrganismo apresenta colônias pequenas, com aproximadamente 0,5 mm de diâmetro, branco-acinzentadas, circulares, entre 24 e 48 h de incubação a 37°C. Após 48 h de incubação, desenvolve-se halo completo de hemólise ao redor das colônias (Figura 27.1). A bactéria não é isolada em meio de MacConkey ou similares, seletivos para enterobactérias.

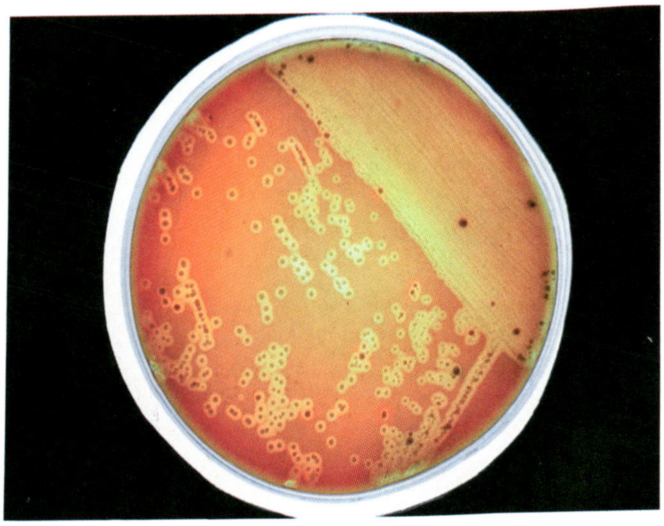

Figura 27.1 Colônias hemolíticas, com 0,5 mm de diâmetro, de *T. pyogenes* em meio de ágar-sangue ovino, após 48 h de incubação em microaerofilia, isoladas de vaca com mastite clínica.

O microrganismo é negativo na reação de catalase. Apresenta teste de CAMP positivo (formação de ponta de seta) na intersecção da semeadura com colônias de *Staphylococcus aureus*, utilizando meio de ágar-sangue ovino ou bovino (Figura 27.2).

Os testes de CAMP e catalase possibilitam a diferenciação fenotípica de *T. pyogenes* da maioria das corinebactérias de interesse veterinário. *T. pyogenes* são bactérias imóveis, não formadoras de esporos. Liquefazem a gelatina e são negativas para urease. Também não reduzem nitratos a nitrito e não fermentam a esculina.

A virulência da bactéria é atribuída, principalmente, à produção de piolisina (gene *plo*), também denominada exotoxina ou citolisina, que tem ação lítica para fagócitos. A presença de neuraminidases (genes *nan*H e *nan*P), proteínas ligadas ao colágeno (gene *cbp*A) e fímbrias (*fim*A, *fim*C, *fim*E e *fim*G), está associada à aderência íntima da bactéria às células-alvo, em especial células uterinas e da glândula mamária.

Outros fatores, como proteases e formação de biofilme, também estão relacionados com a virulência. *T. pyogenes* tem comportamento oportunista e a patogenicidade da bactéria está relacionada com a formação de reações piogênicas em diferentes órgãos e tecidos dos animais.

Epidemiologia

As infecções por *T. pyogenes* ocorrem esporadicamente em animais domésticos, silvestres e selvagens de todo o mundo.

O microrganismo pode ser encontrado na microbiota da mucosa bucal de ruminantes domésticos e suínos, na vagina e na cérvix de vacas, no prepúcio e no sêmen de touros, assim como nas fezes e na pele dos animais.

T. pyogenes pode ser isolado de solo e água parada, contaminando equipamentos e utensílios de uso geral nos animais (cordas, raspadeiras de crina, arreios, pinças de casco, agulhas, insufladores de ordenha, cânulas para tratamento intramamário) e instrumental cirúrgico.

A infecção natural por *T. pyogenes* tem sido relatada em todos animais domésticos, apesar do maior número de registros em bovinos, pequenos ruminantes e suínos. Em cães, gatos e humanos as infecções por *T. pyogenes* são raras, provavelmente em razão do microrganismo não pertencer a microbiota de pele e mucosas dessas espécies.

A doença ocorre independentemente de sexo e raça dos animais. Nos períodos quentes e chuvosos do ano – propícios à proliferação de moscas –, amplia-se o número de casos, em virtude da veiculação mecânica da bactéria por moscas ou mesmo por picada de insetos. Em vacas, com o aumento das infecções mamárias nesses períodos, a doença também é denominada mastite de verão.

Em razão do comportamento oportunista e da ampla possibilidade de localização da bactéria, várias portas de entrada e vias de transmissão são possíveis nas infecções por *T. pyogenes*.

A manifestação cutânea da infecção por *T. pyogenes* é relativamente comum em bezerros, potros e leitões, embora as lesões cutâneas possam ocorrer em qualquer faixa etária. Em bezerros, abscessos cutâneos e celulite estão associados à presença de miíases. Em leitões, as lesões cutâneas estão relacionadas com soluções de continuidade resultantes de pisos abrasivos ou irregulares. A infecção cutânea também é causada por picadas de insetos na pele.

A infecção por via umbilical é comum, particularmente em bezerros, potros, suínos, borregos e cabritos. *T. pyogenes* é considerado microrganismo frequente na gênese das infecções umbilicais em animais de produção (Figura 27.3). Nessa manifestação clínica, o microrganismo pode ser veiculado para o interior do conduto umbilical

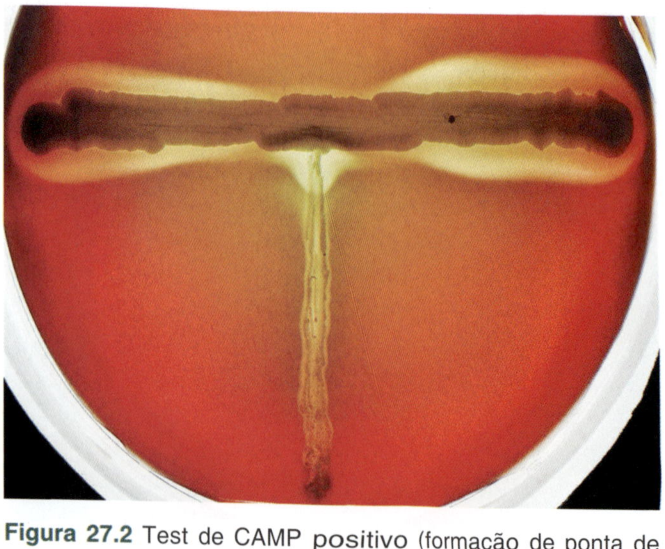

Figura 27.2 Test de CAMP positivo (formação de ponta de seta), na intersecção de semeadura de *S. aureus* (horizontal) e *T. pyogenes* (vertical), em razão do sinergismo do efeito hemolítico, em meio de ágar-sangue ovino, com 48 h de incubação.

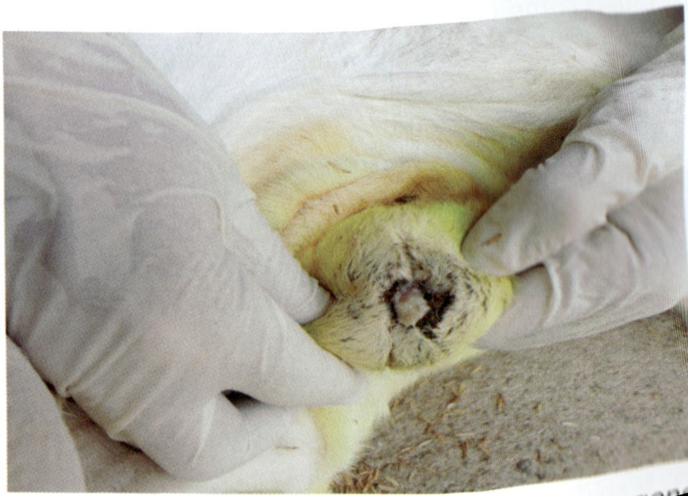

Figura 27.3 Detalhe de infecção umbilical por *T. pyogenes* em bezerro recém-nascido. Imagem ced[illegible] Henrique Batista Lara.

pela própria microbiota da pele local ou, até mesmo, por contaminação do umbigo no ambiente do animal recém-nascido. As onfalopatias podem evoluir para manifestações disseminadas em outros órgãos.

A infecção oral em bovinos está relacionada com o consumo de água contaminada ou com pasto, forragens e alimentos fibrosos, grosseiros ou cortantes, que induzem a formação de lesões ou pequenas soluções de continuidade na cavidade bucal, geralmente na gengiva e no palato. A ingestão de corpos estranhos com o alimento também pode determinar lesões na cavidade bucal ou no trato intestinal, propiciando o estabelecimento da doença.

Em bezerros, a infecção periodontal por *T. pyogenes* ocorre, principalmente, no período de erupção dos dentes. Inflamações dentárias na troca ou na queda de dentes em ruminantes e suínos também propiciam condições de estabelecimento da doença na cavidade bucal, visto que o microrganismo é isolado da microbiota bucal nessas espécies. A disseminação sistêmica do microrganismo por infecções na cavidade bucal resulta no estabelecimento da infecção em outros órgãos.

A infecção por via respiratória também é considerada na transmissão, principalmente em ruminantes domésticos, embora ocorra com pouca frequência. Nesses casos, a veiculação do agente advém, provavelmente, da inalação de aerossóis formados no ambiente de criatórios excessivamente contaminados.

Animais com infecções por via umbilical e, com menos frequência, pelas vias digestória e aerógena, costumam progredir para manifestações disseminadas de infecção, representadas, principalmente, por poliatrite, pneumonia e formação de abscessos em órgãos (pulmões, rins, fígado e cérebro), geralmente de evolução fatal. A disseminação bacteriana por via linfo-hemática pode determinar, ocasionalmente, abortamentos em animais de produção.

A mastite por *T. pyogenes* é pouco frequente em vacas, exceto em propriedades sem controle adequado de moscas ou com deficiências na higiene de ordenha, nas quais podem ocorrer surtos de mastite.

A infecção da glândula mamária ocorre pela veiculação do microrganismo, via ascendente, para o orifício dos tetos por moscas, por contaminação de cânulas no tratamento intramamário ou por contaminação do equipamento de ordenha (insufladores). Ocorre, também, por contaminação das mamas no próprio ambiente de pré e pós-ordenha ou do tecido mamário, diretamente, por lesões no úbere e nos tetos causadas por objetos perfurocortantes.

Os casos de mastite por *T. pyogenes* são observados, principalmente, em criatórios com excesso de matéria orgânica no ambiente (lama, terra e dejetos), em especial nos ambientes de pré e pós-ordenha. Na Grã-Bretanha e em países como a Irlanda, nos casos de mastite de verão, tem-se observado coinfecção de *T. pyogenes* com certos anaeróbios, como *Peptostreptococcus indolicus*.

T. pyogenes é reconhecido como um dos principais agentes de mastite em novilhas, assim como estafilococos coagulase-negativa. O hábito de as novilhas mamarem umas nas outras constitui um meio de transmissão comum nessa categoria animal. Sugere-se que o microrganismo seja veiculado da microbiota bucal das novilhas para o orifício do teto de outras fêmeas no ato de mamar.

Em ovinos, *T. pyogenes* é isolado em associação com os gêneros *Fusobacterium* e *Dichelobacter* em lesões podais de caráter piogênico e necrosante.

Infecções iatrogênicas são relacionadas com procedimentos como castração, corte de cauda, abscessos após injeções com agulhas contaminadas e outros procedimentos cirúrgicos com instrumental contaminado. São comuns, também, as sinusites secundárias à contaminação de cirurgias de descorna em bovinos. A infecção de feridas pós-cirúrgicas pode ocorrer no próprio ambiente, por contaminação de instrumental cirúrgico ou da veiculação da bactéria por moscas.

Orquite e infecções fetais, uterinas e de glândulas acessórias do aparelho reprodutor masculino (vesícula seminal) são observadas, ocasionalmente, em bovinos, equídeos, suídeos e bubalinos. *T. pyogenes* tem sido isolado, eventualmente, do sêmen de touros das espécies bovina e bubalina.

Em animais de companhia, a doença é incomum. A presença do microrganismo na pele dos animais e a veiculação por moscas e no próprio ambiente dos criatórios propiciam otite e infecções de pele e do trato geniturinário.

Em animais silvestres e selvagens, a doença é considerada rara. Geralmente, é descrita em relatos de casos, também caracterizada por lesões piogênicas em órgãos. Estão descritos, inclusive, casos de abscessos cerebrais em cervos.

O isolamento de *T. pyogenes* e *Prevotella melaninogenica* tem sido observado em bovinos com lesões periodontais (cara inchada) em certas regiões do Brasil, ocorrendo, particularmente, em locais de desmatamento recente ou criatórios com deficiências no fornecimento de sal mineral para os animais (contendo proporções inadequadas de macro e/ou microelementos).

A causa da cara inchada é incerta. Acredita-se que essas lesões periodontais sejam determinadas pela produção de toxinas e enzimas por esses microrganismos. A doença predomina na fase de erupção dos dentes molares e pré-molares em bovinos. Tem morbidade variável e mortalidade baixa, com exceção das manifestações disseminadas ou septicêmicas.

T. pyogenes apresenta relativa resistência, no interior de secreções purulentas, à exposição da luz solar direta, à dessecação e aos desinfetantes e antissépticos convencionais. É inativado pelos processos de pasteurização lenta (62 a 65°C/30 min) e rápida (72 a 75°C/15 a 20 s), fervura do leite e pasteurização UHT (*ultra high temperature*). Desinfetantes convencionais, como iodo, amônio quaternário, fenol, cresol e hipoclorito de sódio, inativam o microrganismo, em concentrações que variam entre 2 e 5%.

➤ Patogenia

A patogenicidade de *T. pyogenes* está relacionada, principalmente, com a produção de piolisina (exotoxina ou citolisina), biofilme, proteases, hemolisina, neuraminidases, proteína ligada ao colágeno e, também, com a presença de fímbrias.

A expressão da piolisina (gene *plo*) é referida como fator essencial para a patogenicidade da bactéria, apresentando efeito tóxico para os leucócitos (neutrófilos e macrófagos). Essa toxina forma poros na membrana das hemácias, que resultam em hemólise e liberação do íon ferro, necessário para o metabolismo bacteriano.

A fímbria tipo 1 – ou pili tipo 1 – é uma adesina frequentemente codificada por linhagens de *Escherichia coli* (*E. coli*) uropatogênicas. Estruturalmente, apresenta hastes helicoidais, constituídas de proteína de subunidade principal (gene *fim*A) e proteínas de subunidades menores. Nas infecções por *T. pyogenes* em animais domésticos, observa-se predomínio de fimA, seguida pelas subunidades fimC, fimE e fimG. As neuraminidases (genes *nan*H e *nan*P), assim como a proteína ligada ao colágeno (gene *cbp*A), estão relacionadas com a aderência bacteriana às células epiteliais do hospedeiro. O conjunto desses fatores de virulência está associado aos efeitos piogênico, dermonecrosante e de morte celular nos tecidos infectados por *T. pyogenes*.

Em 2012, estudo realizado com 89 linhagens de *T. pyogenes* isoladas de mastite bovina clínica, na Polônia, detectou o gene *fim*A na totalidade dos isolados, seguido por *fim*E (91%), *fim*C (88%) e, em menor proporção, *fim*G. No mesmo estudo, foram detectados simultaneamente os genes *nan*H e *nan*P (produção de neuraminidases) em 31,5% dos isolados, com identificação de *nan*H e *nan*P em, respectivamente, 20,2 e 12,4% dos isolados. O gene *cbp*A, de produção de colágeno, também foi detectado em 21% dos isolados, evidenciando a influência desses fatores de virulência na aderência de *T. pyogenes* às células mamárias.

Na Universidade de Cornell, nos EUA, investigou-se em 2012, a inter-relação de *E. coli*, *T. pyogenes* e *Fusobacterium necrophorum* (*F. necrophorum*) na patogenia da metrite em vacas, após o parto. Foram avaliadas 111 vacas nos períodos de 1 a 3, 8 a 10 e 34 a 36 dias pós-parto. Constatou-se que a infecção por linhagens de *E. coli* – detentoras, principalmente, do gene *fim*H – predomina significativamente nos distúrbios uterinos entre 1 e 3 dias pós-parto, enquanto estirpes de *T. pyogenes* (detentoras de *fim*A) e *F. necrophorum* (detentoras de leucotoxina associada ao gene *lkt*A) foram significativamente associadas a distúrbios uterinos nos períodos de 8 a 10 e 34 a 36 dias pós-parto.

Esses resultados sugerem que, provavelmente, *E. coli* colonize o útero nos primeiros 3 dias pós-parto, produzindo mudanças no ambiente uterino que favoreçam a infecção por anaeróbios estritos (*F. necrophorum*) ou facultativos oportunistas (*T. pyogenes*).

As linhagens de *T. pyogenes* produzem, também, o biofilme, que consiste em agregados celulares (microcolônias bacterianas) distribuídos ao longo da matriz exopolissacarídica. Acredita-se que as linhagens bacterianas com potencial de produção de biofilme apresentem fator de virulência adicional, estando o microrganismo protegido, principalmente, da ação de antimicrobianos convencionais (pela inativação do fármaco no interior do biofilme ou pelas baixas taxas de multiplicação da bactéria no interior da matriz exopolissacarídica).

O microrganismo pode manter-se viável no interior de células epiteliais e fagócitos, dificultando a resposta imune humoral. A viabilidade da bactéria no citoplasma de neutrófilos e macrófagos indica que a imunidade celular é mais efetiva na resolução das infecções pelo patógeno.

As infecções são influenciadas por espécie e higidez do animal suscetível. O comportamento oportunista e a presença da bactéria na microbiota da pele e nas mucosas dos animais, no ambiente de criatórios e nos utensílios usados para o manejo dos animais propiciam infecções em praticamente todos os órgãos de espécies domésticas, principalmente de produção.

Após a invasão da pele, da glândula mamária, do cordão umbilical ou de outros tecidos e órgãos, o microrganismo induz grande quimiotaxia por neutrófilos, o que resulta, invariavelmente, em lesões altamente piogênicas. A reação piogênica intensa leva à circunscrição da reação inflamatória por tecido conectivo (cápsula), no intuito de limitar o processo infeccioso, resultando no desenvolvimento de abscessos (que variam em número e tamanho), ocasionalmente confluentes ou formando lesões cavitárias (pulmões).

No interior dos abscessos, encontra-se, ainda, contingente variável de linfócitos, plasmócitos e macrófagos, além da bactéria livre ou no interior do citoplasma de fagócitos. Os linfonodos que drenam a região afetada podem estar aumentados. O microrganismo determina a destruição do tecido, com edema, substituição do tecido acometido por tecido conectivo, necrose e morte celular.

O microrganismo pode ficar restrito ao local inicial de infecção (via cutânea, oral ou mamária) ou disseminar-se por via linfo-hemática para outros tecidos e órgãos, levando à manifestação disseminada ou septicêmica da doença.

Vários órgãos podem ser acometidos na manifestação disseminada, embora lesões articulares e pneumonia sejam mais frequentes. Inflamações ou abscessos em órgãos são observados, incluindo fígado (Figura 27.4), baço

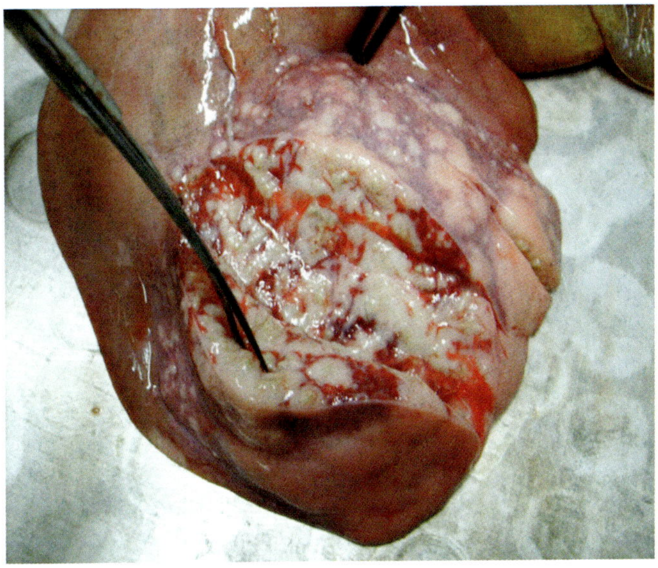

Figura 27.4 Detalhe de múltiplos abscessos hepáticos, de diferentes tamanhos, causados por *T. pyogenes* em equino.

peritônio, intestino, linfonodos, endocárdio, coluna vertebral (osteomielite) e encéfalo. Na manifestação septicêmica, o curso da infecção geralmente é fatal, em virtude da toxemia (resultante da disseminação e da multiplicação sistêmica da bactéria) ou do comprometimento de órgãos vitais, como pulmões, rins, fígado e cérebro.

Em vacas e pequenos ruminantes, a mastite caracteriza-se por intenso infiltrado neutrofílico, formação de nódulos e abscessos com grande coleção purulenta, havendo substituição do tecido glandular mamário por conectivo.

Nos casos de lesão em cavidade bucal, o microrganismo pode disseminar-se, por contiguidade, para as estruturas ósseas adjacentes (mandíbula e maxilar), causando osteomielite e rarefação óssea.

Coinfecções de *T. pyogenes* com os gêneros *Fusobacterium* e *Dichelobacter* têm sido descritas em doenças podais em ruminantes domésticos.

Clínica

Diferentes manifestações clínicas são observadas nas infecções por *T. pyogenes* em animais domésticos. Em estudo retrospectivo de 144 casos de infecções por *T. pyogenes* em animais domésticos, a partir de diferentes espécimes clínicos, encaminhados ao laboratório de microbiologia da FMVZ/Unesp/Botucatu, SP, entre 2002 e 2012, foi observado predomínio de mastite (45,1%), abscessos (18%), pneumonia (11,1%) e linfadenite (9%). As principais espécies acometidas foram bovinos (62,5%), ovinos (19,4%), caprinos (9%) e suínos (3,5%). Em contraste, foram identificados somente dois (1,4%) casos em cães.

Em lesões cutâneas, observam-se abscessos isolados ou múltiplos, principalmente nas regiões cervical, abdominal e pélvica dorsal. Casos cutâneos são associados, geralmente, à presença de miíases. Os abscessos supurados drenam conteúdo branco-amarelado, espesso, comumente de odor desagradável, fétido ou pútrido. O pus não apresenta grânulos, diferentemente da actinomicose. Casos cutâneos complicados evoluem para formação de celulite.

As infecções umbilicais são propensas a progredir de modo disseminado, causando lesões articulares (poliartrite) ou pneumonia. As lesões umbilicais são caracterizadas por aumento de volume e endurecimento da região, com secreção purulenta local.

As artropatias por *T. pyogenes* acometem um ou mais membros. As articulações apresentam-se aumentadas e doloridas, e os animais relutam em caminhar. Animais com pneumonia mostram sinais de tosse e secreção nasal, além de inapetência e emagrecimento progressivo.

Em lesões da cavidade oral, observa-se aumento de volume local, em região mandibular ou maxilar, com ou sem a formação de fístulas. Em lesões bucais, verificam-se, à palpação, hiperemia e endurecimento da região (alternado com pontos flutuantes de abscessos), com e sem fistulização. Nessas situações, o microrganismo pode disseminar-se, por contiguidade, para o tecido ósseo adjacente, levando à osteomielite. Nos casos de cara inchada em bovinos, observam-se aumento de volume (principalmente na região da mandíbula), periodontite, perda dos dentes pré-molares, halitose e emaciação.

As infecções mamárias por *T. pyogenes* são mais comuns em bovinos e, secundariamente, em caprinos e ovinos. Em bovinos, acometem, principalmente, novilhas e vacas no período seco e, menos frequentemente, vacas em lactação.

Vacas são acometidas, principalmente, nas primeiras semanas pós-parto. Clinicamente, apresentam mastite em uma ou mais mamas. À palpação, a glândula mostra sinais de edema (que pode se estender para a região ventral), abscessos e/ou nódulos firmes, que progridem para pontos flutuantes (abscessos), isolados ou múltiplos, fistulados ou não, que drenam pus espesso e fétido.

As infecções mamárias podem ocorrer isoladamente ou em vários animais por meio de surtos. Os abscessos mamários podem expandir-se para tecidos adjacentes, principalmente para a pele da região abdominal.

O leite mastítico apresenta conteúdo francamente purulento, de odor desagradável, com ou sem estrias de sangue, coloração amarelada, observada comumente no teste da caneca telada de fundo escuro (Tamis).

São encontrados, também, ruminantes domésticos com mastite subclínica, que varia de escores 1+ a 3+ no *California Mastitis Test* (CMT). Ocasionalmente, são identificados animais com sinais sistêmicos de mastite, manifestando febre, anorexia, emagrecimento e agalaxia.

Surto de mastite por *T. pyogenes* foi descrito em 2011, em propriedade leiteira no interior do estado de São Paulo, acometendo 26 vacas. Os altos índices pluviométricos favoreceram o acúmulo de barro nas imediações da sala de ordenha. A propriedade apresentava deficiências no manejo de ordenha, além de grande quantidade de moscas no entorno da sala de ordenha. Os animais eram ordenhados mecanicamente. As vacas apresentavam nódulos ou abscessos na glândula, com e sem fístulas (Figura 27.5), além de alterações macroscópicas no leite (pus, grumos e estrias de sangue). Dos 26 animais, 10 foram diagnosticados com mastite clínica na prova de Tamis e 16 com mastite subclínica no CMT (escores 1+ a 3+).

Em ovinos e caprinos, *T. pyogenes* causa linfadenite caseosa. Essa lesão é indistinguível clinicamente da linfadenite causada por *Corynebacterium pseudotuberculosis*, com exceção do odor pútrido do pus de *T. pyogenes*, comumente não observado nas infecções por *C. pseudotuberculosis*.

Em bovinos e suínos, são identificados abscessos na coluna e, esporadicamente, abscessos encefálicos. Os abscessos de coluna ocorrem por disseminação hemática ou são secundários à migração de parasitas na região vertebral. Já os encefálicos decorrem de disseminação linfo-hemática ou complicações de otite média ou interna. Nesses animais, podem-se observar paresia, paralisia, deambulação e incoordenação motora.

Em suínos, predominam infecções cutâneas, pneumonia, onfalopatias, endometrites, mastite, artrites e abscessos após procedimentos de manejo (castração, corte de cauda e dentes).

T. pyogenes tem sido relatado em distúrbios uterinos em vacas, principalmente entre a primeira e quarta semanas pós-parto, e em casos de subfertilidade e infertilidade em ovelhas. O isolamento de *T. pyogenes* de vacas no período pós-parto está intimamente relacionado com a ocorrência de endometrite, metrite, descargas vaginais purulentas, retenção de placenta, aumento de tempo do primeiro serviço, número elevado de serviços para a concepção e maior quantidade de vacas descartadas por subfertilidade ou infertilidade.

Abortamentos em vacas e, ocasionalmente, em outras fêmeas domésticas ocorrem em qualquer fase gestacional. A infecção experimental por *T. pyogenes* em vacas, no início

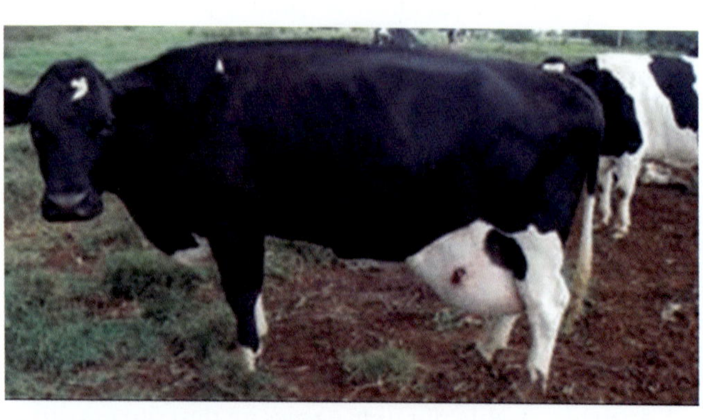

Figura 27.5 Abscesso mamário em surto de mastite bovina por *T. pyogenes*, em criatório do interior do estado de São Paulo, diagnosticado em 2011. Imagem cedida pelo Dr. Rodrigo Garcia Motta.

e no terço médio da gestação, resultou em abortamento dos animais. A ocorrência de abortamentos é baixa e não costuma superar 5% da casuística em vacas. Os fetos apresentam-se autolisados ou com abscessos em órgãos.

T. pyogenes foi isolado em linfonodos de suínos e javalis (*Sus scrofa*), com e sem lesões, abatidos no interior do estado de São Paulo, em 2011. A análise revelou, na linha de abate, lesões indistinguíveis, macroscopicamente, das causadas por outros microrganismos mais frequentes na linfadenite em suídeos, como *Mycobacterium* spp. e *Rhodococcus equi*.

As infecções por *T. pyogenes* em cães e gatos são raras e estão praticamente restritas a relatos de casos. Também se manifestam por lesões piogênicas, principalmente na pele (abscessos, celulite), otite e infecções do trato geniturinário.

Nas manifestações disseminadas nos animais de produção e de companhia, predominam infecções em pulmões, articulações, fígado, intestino, peritônio, rins, endocárdio, baço e linfonodos mediastínicos e mesentéricos. As lesões disseminadas são menos frequentes em coluna vertebral (osteomielite) e encéfalo.

Em razão do comportamento oportunista de *T. pyogenes*, o microrganismo ainda pode causar infecções clínicas em outros locais, incluindo bursite, tendinite, orquite, vesiculite seminal, pericardite, empiema e flegmão.

Diagnóstico

O diagnóstico das infecções por *T. pyogenes* fundamenta-se no isolamento e na identificação da bactéria, além de achados epidemiológicos e sinais clínicos.

O cultivo microbiológico é considerado o método de rotina para o diagnóstico da bactéria. Material purulento coletado de lesões cutâneas e umbilicais, líquido sinovial, leite, lavado transtraqueal, fragmentos de órgãos e outros espécimes clínicos são submetidos a cultivo microbiológico em meio de ágar-sangue ovino ou bovino, preferencialmente em condições de microaerofilia (5 a 10% de CO_2). O isolamento de colônias pequenas, com 0,5 mm de diâmetro, esbranquiçadas e circulares, após 48 h de incubação a 37°C, envoltas em halo hemolítico, é sugestivo de *T. pyogenes*.

A coloração de Gram revela bactérias gram-positivas e pleomórficas. Nas colorações de Giemsa e Panótico em aspirados de tecidos, podem ser observados organismos pleomórficos no interior de fagócitos. As reações de catalase negativa e de CAMP positiva (com *S. aureus*) são testes fenotípicos confirmatórios no diagnóstico de *T. pyogenes*.

Alternativamente, a identificação microbiológica pode ser obtida pelo uso de *kits* diagnósticos, os quais possibilitam o diagnóstico fenotípico de maneira rápida, prática e acurada, submetendo os isolados a vários substratos.

Clinicamente, as lesões em animais domésticos caracterizam-se por processos piogênicos em diferentes órgãos, com predileção por pele, região umbilical, glândula mamária e articulações.

Os principais achados hematológicos são leucocitose por neutrofilia, discreta monocitose, hiperglobulinemia e anemia moderada.

Exames radiográficos de lesões mandibulares em bovinos, equinos e pequenos ruminantes revelam estrutura óssea de aspecto esponjoso, em virtude da rarefação óssea provocada pelo processo inflamatório. Exames radiográficos de tórax e abdome identificam massas, nódulos e abscessos em órgãos ou grande coleção de líquidos em cavidades de animais jovens. Na infecção do trato respiratório, exames de diagnóstico por imagem da cavidade torácica revelam áreas pulmonares radiopacas, aumento de linfonodos mediastínicos e presença de abscessos ou nódulos nos lobos pulmonares.

Recentemente, o diagnóstico molecular das linhagens de *T. pyogenes* com base na amplificação de 16S rRNA possibilitou a reclassificação da bactéria (denominada, anteriormente, *Arcanobacterium pyogenes*) e, ainda, mostra-se promissor no diagnóstico do microrganismo e de certos fatores de virulência. Apesar da alta especificidade, as técnicas moleculares têm sido utilizadas em situações específicas de pesquisa em isolados obtidos de animais ou em infecções graves por *T. pyogenes* em humanos.

No Brasil, estudo dos genes associados à virulência em 41 linhagens de *T. pyogenes* isoladas principalmente em Botucatu, SP, e região, detectou os genes *fim*A (97,6%), *plo* (87,9%), *nan*P (82,9%), *fim*E (78,1%), *nan*H (68,3%), *fim*C (56,1%) e *cbp*A (12,2%) em diferentes afecções em bovinos, caprinos, ovinos, equino e cão.

Em animais de produção, as manifestações clínicas associadas a infecções pelos gêneros *Corynebacterium*, *Nocardia*, *Actinomyces* e *Actinobacillus* são semelhantes. Assim, é necessário proceder ao diagnóstico diferencial de *T. pyogenes* desse grupo de microrganismos (ver Capítulo Enfermidades pelo Gênero *Actinomyces*).

Em bovinos, deve-se realizar diagnóstico diferencial de *T. pyogenes* para *Mycobacterium bovis* e outras micobactérias, particularmente nos abscessos em órgãos e na pneumonia cavitária, em virtude da similaridade das lesões causadas por essas bactérias.

C. pseudotuberculosis é o principal agente da linfadenite caseosa caprina e ovina. No entanto, a bacterioscopia da secreção dos linfonodos e as lesões clínicas provocadas por essa bactéria são indistinguíveis das causadas por *T. pyogenes*. Assim, é fundamental proceder ao diagnóstico diferencial desses agentes por cultivo microbiológico e confirmação por métodos bioquímicos.

A citologia aspirativa com agulha fina (corada por Gram, Giemsa ou Panótico) de linfonodos de pequenos ruminantes possibilita diferenciar microrganismos corineformes (*C. pseudotuberculosis*, *T. pyogenes* e outras corinebactérias) de outros patógenos também envolvidos na linfadenite caseosa caprina e ovina (estafilococos, estreptococos, enterobactérias, *Nocardia* spp., *Mannheimia haemolytica*).

Exames histopatológicos de animais infectados por *T. pyogenes* são realizados, principalmente, com coloração de hematoxilina e eosina, revelando processo inflamatório com intenso infiltrado de neutrófilos, secundariamente de macrófagos, além de material purulento, debris celulares e microrganismos pleomórficos livres ou no interior de fagócitos, circundado por cápsula fibrosa. Nas lesões mandibulares, em bovinos e equinos, observam-se reação periosteal piogênica e formação de tecido de granulação, determinando osteíte, osteomielite, osteoporose e/ou osteofibrose deformantes.

Os principais achados de necropsia incluem abscessos (isolados ou múltiplos) que drenam pus denso e fétido, principalmente na pele, na região umbilical, nos pulmões (Figura 27.6), no rim, no fígado, no peritônio, nos linfonodos e no baço. Em animais com artrite, observa-se aumento das articulações, com alteração do aspecto do líquido sinovial (turvo e espesso) e destruição da superfície articular.

Tratamento

O tratamento das infecções por *T. pyogenes* apresenta efetividade variável, tendo em vista que os fármacos dificilmente alcançam concentrações terapêuticas nos focos piogênicos.

O perfil de sensibilidade microbiana *in vitro* de *T. pyogenes* foi investigado, em 2011, em 54 linhagens obtidas de diferentes afecções em animais domésticos (lavados traqueais, infecções umbilicais, exsudatos de feridas cirúrgicas, abscessos prepuciais, leite, lesões interdigitais, abscessos cutâneos e secreção uterina), isoladas na região de Presidente Prudente, SP. Verificou-se que os antimicrobianos mais efetivos foram ceftriaxona (83,33%), penicilina (79,63%), amoxicilina (74,7%), ampicilina (74,7%) e gentamicina (74,7%). Em contraste, os isolados apresentaram

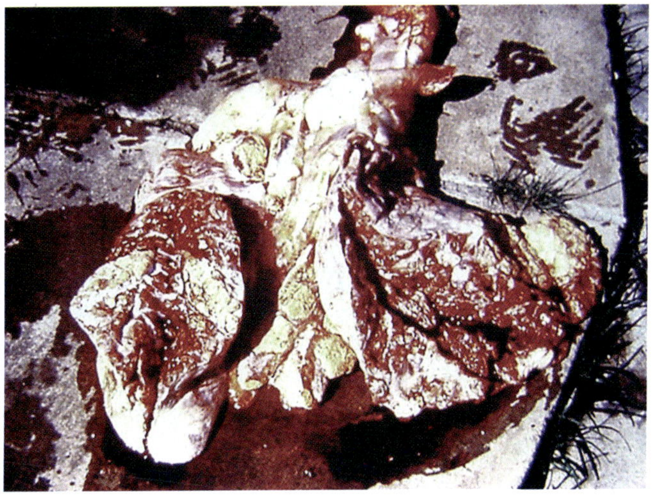

Figura 27.6 Grandes abscessos pulmonares em bovino causados por *T. pyogenes*.

maior resistência a sulfonamidas (62,96%), estreptomicina (50%), norfloxacino (35,19%), florfenicol (33,33%) e tetraciclina (31,48%).

A sensibilidade microbiana *in vitro* de 26 linhagens de *T. pyogenes* obtidas de vacas em surto de mastite, em 2011, no interior do estado de São Paulo, mostrou que os antimicrobianos mais efetivos foram florfenicol (96,2%), cefoperazona (92,3%), cefalexina (84,6%) e ceftiofur (84,6%), enquanto os maiores índices de resistência das linhagens foram observados para neomicina (27%) e enrofloxacino (17,4%).

Embora vários antimicrobianos apresentem efetividade *in vitro*, notadamente o grupo de penicilinas, cefalosporinas e aminoglicosídios, o tratamento *in vivo* é, geralmente, ineficaz.

A penicilina benzatina (20.000 UI/kg, por via intramuscular) é o antimicrobiano mais utilizado para tratamento parenteral de afecções por *T. pyogenes* em bovinos, equinos e pequenos ruminantes. São indicadas 3 a 4 repetições do antimicrobiano, em intervalos de 4 a 5 dias. As penicilinas também têm sido consideradas no tratamento por via intramamária, com resultados variáveis.

As cefalosporinas constituem o grupo de antimicrobianos mais efetivo nos testes *in vitro* contra os isolados de *T. pyogenes*, obtidos de diferentes espécimes clínicos. Ceftiofur, cefoperazona e cefalexina são exemplos de cefalosporinas disponíveis comercialmente para o tratamento de vacas por via intramamária (5 a 7 aplicações, a cada 12 a 24 h).

Nos casos clínicos complicados de mastite (formação de abscessos e nódulos) ou com tendência à disseminação, recomenda-se aliar a via parenteral ao tratamento intramamário. Nesses casos, indica-se o uso de ceftiofur, na dose de 2 a 5 mg/kg, por via intramuscular, a cada 24 h, por 7 a 10 dias. No entanto, em virtude da refratariedade da bactéria aos tratamentos com antimicrobianos convencionais, recomenda-se instituir a terapia com respaldo nos testes de sensibilidade microbiana *in vitro*.

A tilosina e as tetraciclinas são antimicrobianos utilizados na ração de suínos criados comercialmente, a fim de evitar infecções respiratórias. O uso contínuo desses antimicrobianos na ração pode aumentar a pressão de seleção para linhagens multirresistentes de *T. pyogenes* isoladas de suínos, bem como de outros microrganismos de origem bacteriana.

A abordagem cirúrgica é indicada aos casos de abscessos cutâneos ou formação de nódulos, promovendo a ruptura dos abscessos e a drenagem do conteúdo purulento (Figura 27.7). Após a drenagem, recomenda-se a infusão de soluções antissépticas à base de iodo, iodopovidona (1 a 5%) ou antimicrobianos tópicos. A retirada cirúrgica de abscessos em órgãos não costuma ser bem-sucedida.

Para tratamento de cara inchada em bovinos, tem-se utilizado espiramicina ou virginiamicina na ração, em virtude da necessidade de terapia de grande número de animais.

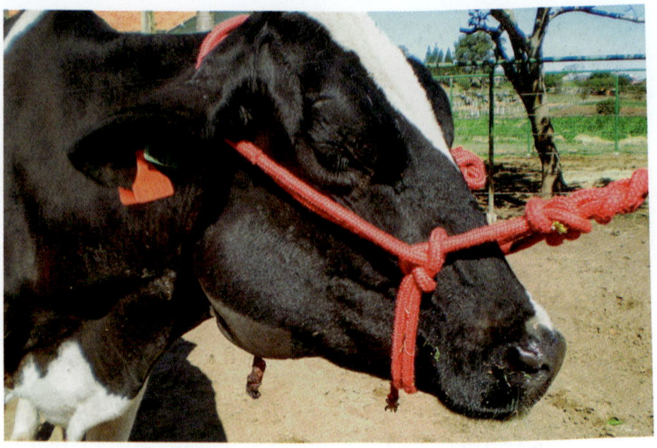

Figura 27.7 Lesão em região mandibular e introdução cirúrgica de dreno em vaca infectada com *T. pyogenes*.

Experimentalmente, têm sido aliados antimicrobianos e soluções permeantes de membranas biológicas, como o dimetil-sulfóxido (a 10%), na infusão mamária em vacas e em abscessos na pele, visando aumentar os índices de cura.

O prognóstico da doença é variável em casos cutâneos e desfavorável em infecções articulares, umbilicais, mamárias e disseminadas em órgãos.

Profilaxia e controle

A doença acomete principalmente animais de produção, em criatórios com deficiências quanto às medidas gerais de manejo e/ou de higiene.

Não existem medidas específicas para o controle e a profilaxia das infecções por *T. pyogenes*, em virtude do comportamento oportunista do patógeno, da presença da bactéria na microbiota da orofaringe, na pele e nas mucosas dos animais, além da ampla distribuição do microrganismo no ambiente.

Recomenda-se realizar a antissepsia do umbigo de animais recém-nascidos, com solução à base de iodo (5%), até a secagem completa e o descolamento do coto umbilical. Além disso, deve-se evitar o fornecimento de capim e forrageiras grosseiras, ressecadas ou pontiagudas, que possam favorecer traumatismos na cavidade bucal em animais de produção.

Em criatórios de ruminantes de leite, indicam-se o controle de moscas e o tratamento de miíases. Recomendam-se, também, o uso de cama de boa qualidade, cerca de arame liso nos piquetes de animais de leite e a retirada de objetos pontiagudos do pasto, a fim de evitar traumatismos e lesões nas mamas.

Nos casos de mastite, indicam-se secagem abrupta do leite das fêmeas, ablação química (secagem das mamas) ou mesmo descarte do animal com mais de uma mama acometida. Também é importante considerar ações gerais de profilaxia e controle da mastite, assim como a profilaxia da mastite em novilhas (ver capítulo Mastite em Animais Domésticos). O leite de animais infectados não deve ser fornecido a outros animais.

Animais infectados devem ser isolados e tratados em local separado dos demais. Qualquer tipo de secreção purulenta deve ser submetido à desinfecção ou incinerado (queimado), evitando o acesso de moscas.

Apesar de a patogenia ainda não estar totalmente esclarecida, tem-se indicado a disponibilização de sal mineral contendo concentrações adequadas de macro e microelementos como medida profilática contra casos de cara inchada em bovinos.

Deve-se realizar, periodicamente, a desinfecção física e química das instalações de animais de produção e de companhia, bem como a retirada diária de fezes e dejetos do ambiente, a higienização de utensílios e a desinfecção de instrumental cirúrgico utilizado para manejo de animais.

Vacinas comerciais e experimentais (bacterinas e toxoides) foram utilizadas em certos países, com efetividade variável. No entanto, esses imunógenos ainda não são indicados à rotina de profilaxia/controle da doença. Estudos recentes têm referido que a piolisina é o fator de virulência mais promissor para a produção de vacinas.

Saúde Pública

São raros os casos de acometimento de humanos por *T. pyogenes*. Ao contrário do que ocorre com animais de produção, o microrganismo não tem sido isolado da microbiota de mucosas, da pele ou das fezes de humanos hígidos.

As infecções por *T. pyogenes* costumam ser descritas em indivíduos que têm contato com animais domésticos ou com ambiente rural, após infecções hospitalares – em pacientes com doenças debilitantes (diabetes, neoplasias) ou imunossupressoras – e, ainda, secundariamente à inoculação traumática da bactéria na pele por objetos perfurocortantes. Pneumonia, artrite, endocardite, lesões cutâneas (úlceras nas pernas), espondilite, além de abscessos na musculatura e em órgãos abdominais, são as principais manifestações clínicas em humanos.

No Brasil, foi relatado, em 2009, caso de septicemia, pneumonia abscedante cavitária e hepatoesplenomegalia por *T. pyogenes* em paciente que habitava em região rural da Amazônia.

Algumas medidas gerais para a prevenção de infecções por *T. pyogenes* em humanos consistem em evitar o contato manual com secreções piogênicas de animais e atentar aos cuidados na desinfecção do ambiente e do instrumental cirúrgico de hospitais.

Bibliografia

Bicalho MLS, Machado VS, Oikonomou G, Gilbert RO, Bicalho RC. Association between virulence factors of Escherichia coli, Fusobacterium necrophorum, and Arcanobacterium pyogenes and uterine diseases of dairy cows. Vet Microbiol. 2012;157(1-2):125-31.

Billington SJ, Post KW, Jost BH. Isolation of Arcanobacterium (Actinomyces) pyogenes from cases of feline otitis externa and canine cystitis. J Vet Diagn Invest. 2002;14(2):159-62.

Caffaro KA, Hussni, CA, Risseti RM, França DQ, Franco MMJ, Machado VMV *et al.* Deforming mandibular osteomyelitis in a cow caused by Trueperella pyogenes. Cienc Rural. 2014;44:2035-38.

Corrêa WM, Corrêa CNM. Enfermidades infecciosas dos mamíferos domésticos. 2.ed. Rio de Janeiro: Medsi; 1992. p. 139-42.

Costa EO, Ribeiro AR, Watanabe ET, Silva JAB. Mastite por Arcanobacterium pyogenes: surto em rebanho de gado de corte. Rev Napgama. 2000;1:8-12.

Curcio BR, Gomes FR, Melo DM, Raffi MB, Riet-Correa F, Ladeira SRL. Isolamento de Arcanobacterium pyogenes de granuloma actinomicoide em bovino. Cienc Rural. 2002;32(5):885-9.

Domingues PF, Ferreira BLS, Galdino MC, Carneiro DMVF. Mastite em bezerra por Arcanobacterium pyogenes: relato de caso. Vet Zootec. 2008;15(2):257-62.

Giuffrida R, Bignarde PC. Perfil de sensibilidade microbiana in vitro de linhagens de Arcanobacterium pyogenes isoladas de diferentes afecções em bovinos. Vet Zootec. 2011;18(2):222-5.

Jost BH, Billington SJ. Arcanobacterium pyogenes: molecular pathogenesis of an animal opportunist. Antonie Van Leeuwenhoek. 2005;88(2):87-102.

Kielstein P. Infecções por Corynebacterium sp. In: Beer J. Doenças infecciosas em animais domésticos. v. 2. São Paulo: Roca; 1998. p. 34-47.

Lara GHB, Ribeiro MG, Leite CQF, Paes AC, Guazzelli A, Silva AV *et al.* Occurrence of Mycobacterium spp. and other pathogens in lymph nodes of slaughtered swine and wild boars (Sus scrofa). Res Vet Sci. 2011;90(2):185-8.

Levy CE, Pedro RJ, Von Nowakonski A, Holanda LM, Brocchi M, Ramos MC. Arcanobacterium pyogenes sepsis in farmer, Brazil. Emerg Infect Dis. 2009;15(7):1131-2.

Meyer DK, Reboli AC. Other coryneform bacteria and Rhodococcus. In: Mandell GL, Bennett JE, Dolin R. Principles and practices of infectious diseases. 6.ed. Philadelphia: Elsevier; 2005. p. 2470-1.

Motta RG, Ribeiro MG, Perrotti IBM, Domingues PF, Lucas TM, Zamprogna TO *et al.* Surto de mastite bovina causada por Arcanobacterium pyogenes. Arq Bras Med Vet Zootec. 2011;63(3):736-40.

Nagib S, Rau J, Sammra O, Lämmler C, Schlez K *et al.* Identification of Trueperella pyogenes isolated from bovine mastitis by fourier transform infrared spectroscopy. PLoS ONE 2014; 9(8): e104654.

Plamondon M, Martinez G, Raynal L, Touchette M, Valiquette L. A fatal case of Arcanobacterium pyogenes endocarditis in a man with no identified animal contact: case report and review of the literature. Eur J Clin Microbiol Infect Dis. 2007;26, n.(9):663-6.

Quinn PJ, Carter ME, Markey B, Carter GR. Clinical veterinary microbiology. London: Wolfe; 1994. The Actinomycetes; p. 144-55.

Quinn PJ, Markey BK, Carter ME, Donnelly WJ, Leonard FC. Microbiologia veterinária e doenças infecciosas. Porto Alegre: Artmed; 2005. Actinomicetos; p. 74-82.

Radostits OM, Gay CC, Hinchcliff KW, Constable PD. Diseases associated with Corynebacterium, Actinobaculum, and Arcanobacterium species. Veterinary medicine: a textbook of the diseases of cattle, horses, sheep, pigs, and goats. 10.ed. Philadelphia: Saunders; 2007. p. 787-8.

Ribeiro MG, Belotta AF, Fernandes MC, Guena RO, Nardi Júnior G, Lara GHB *et al.* Citologia aspirativa no diagnóstico da linfadenite em ovinos. Pesq Vet Bras. 2011;31(10):839-43.

Ribeiro MG, Risseti RM, Bolaños CA, Caffaro KA, Morais ABC *et al.* Trueperella pyogenes multispecies infections in domestic animals: a retrospective study of 144 cases (2002 to 2012). Vet Q. 2015;35(2):82-7.

Risseti RF. Genes associados a virulência e multirresistência aos antimicrobianos em linhagens de Trueperella pyogenes isoladas de mastite bovina e outras afecções em animais domésticos [dissertação]. Botucatu: Universidade Estadual Paulista Júlio de Mesquita Filho; 2015.

Yassin AF, Hupfer H, Siering C, Schumann P. Comparative chemotaxonomic and phylogenetic studies on the genus Arcanobacterium Collins *et al.* 1982 emend. Lehnen *et al.* 2006: proposal for Trueperella gen. nov. and emended description of the genus Arcanobacterium. Int J Syst Evol Microbiol. 2011;61(Pt 6):1265-74.

Zastempowska E, Lassa H. Genotypic characterization and evaluation of an antibiotic resistance of Trueperella pyogenes (Arcanobacterium pyogenes) isolated from milk of dairy cows with clinical mastitis. Vet Microbiol. 2012;161(1-2):153-8.

Epidermite Exsudativa dos Leitões 28

Roberto Maurício Carvalho Guedes e
João Marcelo Azevedo de Paula Antunes

Definição

Epidermite exsudativa dos leitões é uma dermatite infecciosa, localizada ou generalizada, caracterizada pela formação de vesículas, pústulas e crostas, causada pela bactéria *Staphylococcus hyicus*.

Sinonímias: piodermite exsudativa, eczema úmido e doença do suíno gorduroso.

Etiologia

Staphylococcus hyicus (*S. hyicus*) são bactérias gram-positivas da família *Staphylococcaceae*, dispostas em formato de cocos, com aspecto de cachos de uva. Trata-se de microrganismos anaeróbios facultativos (fermentativos), não invasivos, imóveis, variáveis para coagulase, positivos para catalase e nitrato-redutase, negativos para oxidase, termoestáveis para desoxirribonuclease, positivos para lipase e hialuronidase, além de negativos para manitol e acetoína.

S. hyicus tem como *habitat* pele, mucosas e conjuntivas de várias espécies de animais. Pode ser isolado de tonsilas, vagina, cavidade nasal e pele intacta de suínos sadios (portadores). Após 24 h de cultivo em ágar-sangue de ovinos ou bovinos, as colônias mostram-se não hemolíticas, o que pode diferenciar, fenotipicamente, *S. hyicus* de outros estafilococos. As colônias apresentam bordas circulares e coloração branca. São colônias opacas, lisas, não hemolíticas, ligeiramente convexas e com diâmetro de 1 a 2 mm após 24 h de incubação.

Os principais fatores de virulência das linhagens de *S. hyicus* são coagulase, proteína A, estafiloquinase, lipase, metaloprotease, epidermolisina esfoliativa e catalase. Os mecanismos de ação e funções encontram-se descritos a seguir:

- Coagulase: entre 24 e 56% das linhagens de *S. hyicus* produzem coagulase, uma proteína que se liga à protrombina para formar um complexo chamado estafilotrombina, que transforma o fibrinogênio em fibrina, protegendo *S. hyicus*, no coágulo, contra as defesas do hospedeiro
- Proteína A: aproximadamente 80% dos isolados de *S. hyicus* de suínos apresentam proteína A, que se liga ao fragmento Fc das imunoglobulinas G, impedindo a opsonização dos macrófagos
- Estafiloquinase: cerca de 50% dos isolados de origem suína produzem estafiloquinase, que se liga ao plasminogênio, convertendo-o em plasmina. A plasmina tem ação fibrinolítica, que ajuda na disseminação do patógeno, e ação proteolítica, que disponibiliza aminoácidos úteis para a multiplicação
- Lipase: tem atividade enzimática em lipídios e fosfolipídios, mas sua ação na patogenia da doença ainda não é bem conhecida
- Metaloproteases: *S. hyicus* sintetiza duas metaloproteases, ShpI e ShpII, cuja função ainda permanece indefinida na patogenicidade, mas podem ser implicadas na citotoxicidade
- Catalase: a produção de catalase por *S. hyicus* inativa o peróxido de hidrogênio e dificulta a eliminação da bactéria pelos fagócitos, posto que algumas células do sistema imune produzem peróxido de hidrogênio com ação antimicrobiana
- Epidermolisinas esfoliativas: as linhagens isoladas de suínos produzem epidermolisinas esfoliativas, com peso molecular entre 27 e 30 kDa, denominadas ExhA (Ex de esfoliatina e h de *hyicus*), ExhB, ExhC e ExhD, descritas na Dinamarca. A toxina ExhA é uma metaloproteína com zinco. A toxina ExhB, uma metaloproteína com cobre ou cobalto. Os genes codificadores da toxina ExhB encontram-se em um plasmídio, enquanto a toxina ExhA é codificada em genes cromossômicos. Em leitões, a inoculação das toxinas ExhA ou ExhB por via subcutânea provoca lesões em epiderme. As linhagens toxigênicas de *S. hyicus* apresentam toxinas com ação

proteolítica, denominadas SHETA e SHETB. Foram descritas pela primeira vez no Japão e têm homologia com as toxinas ETA, ETB e ETD de *Staphylococcus aureus*. A formação de lesões esfoliativas na pele de suínos está associada, principalmente, à clivagem da desmogleína suína (Dsg1) por essas epidermolisinas, que se ligam e digerem os domínios extracelulares da desmogleína, inativando a função adesiva e levando à perda de adesão entre os queratinócitos.

As linhagens de *S. hyicus* relacionadas com a epidermite exsudativa subdividem-se em virulentas (produzem toxinas esfoliativas) e avirulentas. Animais doentes podem apresentar linhagens produtoras de mais de um tipo de toxina esfoliativa.

Estudos que investigaram o potencial toxigênico das linhagens de *S. hyicus*, obtidas de suínos com epidermite exsudativa, têm revelado que entre 26 e 28% dos isolados não são produtores de toxinas. Em contraste, estudo na Dinamarca revelou que, dentre 314 casos de epidermite exsudativa, 20% dos isolados eram produtores de toxina esfoliativa do tipo A, 33% do tipo B, 18% do tipo C e 22% do tipo D.

Epidemiologia

A epidermite exsudativa dos leitões tem distribuição mundial. No Brasil, já foi descrita em todos os estados e regiões, em especial na criação de suínos.

Leitões lactentes ou desmamados, com idade inferior a 6 semanas, são a faixa etária mais acometida, embora leitões de 1 semana de idade sejam bastante afetados. Raramente a epidermite exsudativa ocorre em suínos mais velhos, com cerca de 3 meses de idade. Quando a doença acomete uma leitegada, grande número de animais é afetado, e a bactéria pode disseminar-se para todos os leitões.

Como *S. hyicus* não é capaz de invadir a pele intacta, a instalação da bactéria ocorre por soluções de continuidade. Assim, as principais lesões que podem servir como portas de entrada para o microrganismo são: lesões por marcação, castração, caudectomia e mossa, bem como por brigas entre os leitões ou causadas pelo manejo geral dos animais, infecções umbilicais e ferimentos em virtude de pisos abrasivos. Ainda, são provocadas pela falta de corte dos dentes caninos, picadas de piolho (*Haematopinus suis*) e sarna sarcóptica (*Sarcoptes* sp.).

O isolamento de linhagens toxigênicas de *S. hyicus* é quatro vezes maior em suínos com epidermite exsudativa, em comparação com suínos saudáveis.

A morbidade varia de 5 a 100%. Em casos graves, a letalidade da epidermite exsudativa varia de 50 a 75%. Granjas com grande número de suínos, que tenham elevada densidade animal e pratiquem desmame precoce, além de apresentar ambiente úmido e higienização deficiente, têm maior incidência da doença.

Como a bactéria se instala na pele dos suínos, o desenvolvimento da doença depende de alguns fatores predisponentes, tais como: condições de higiene das granjas e ambientes contaminados, estresse dos animais (transporte, formação de novos lotes, extremos de temperatura e umidade, deficiências de ventilação), lesões de pele por mordeduras (em virtude de brigas ou disputas por hierarquia e dominância dos lotes), agalactia da porca, deficiência de zinco, tratamento tardio da doença e infecções intercorrentes (circovírus suíno e parvovírus). A infecção pelo vírus da síndrome respiratória e reprodutiva suína (PRRS), ainda não foi diagnosticada no Brasil, embora seja relatada como fator predisponente em outros países.

As marrãs ou matrizes adultas parecem ser portadoras assintomáticas da bactéria. Os surtos de epidermite exsudativa podem iniciar-se nas granjas após a introdução de animais portadores assintomáticos, em associação com fatores predisponentes, que favorecem o desenvolvimento da doença.

Surtos de epidermite exsudativa são mais frequentes após a introdução de marrãs carreadoras em rebanhos não imunes, resultando em maior número de leitegadas afetadas, principalmente de matrizes suscetíveis. Esses surtos são autolimitantes, com resolução dos episódios da doença em cerca de 3 meses. A ocorrência de surtos entre leitões desmamados está relacionada com a mistura de animais carreadores imunes e animais suscetíveis.

S. hyicus é extremamente resistente ao meio ambiente, podendo sobreviver por semanas em criatórios, superfícies de baias, cochos e gaiolas de fêmeas. Outras espécies animais têm pouca relevância como fontes de infecção para suínos.

Durante um surto de epidermite exsudativa, a produtividade da granja pode sofrer redução de até 35%, em virtude dos gastos com alimentação e honorários veterinários. As manifestações mais graves da doença, com elevada mortalidade de leitões, são observadas em animais com até 1 semana de idade. Em leitões de até 10 semanas de idade, as manifestações clínicas são mais brandas, com poucas lesões e disseminação reduzida nas granjas. A epidermite exsudativa predispõe leitões recém-nascidos a infecções secundárias, fato observado com relativa frequência em criações intensivas, em associação com condições precárias de higiene.

As principais fontes de infecção são as marrãs ou porcas, que podem ser portadoras assintomáticas. Como o *habitat* comensal de *S. hyicus* é a microbiota da pele de suínos, o microrganismo tem sido isolado, com frequência, de suínos sadios. O agente já foi isolado da vagina de marrãs, sendo possível a infecção da leitegada após o parto. A mesma linhagem isolada de porcas foi identificada na pele de leitões recém-nascidos. O microrganismo também já foi isolado do ar, em instalações que mantinham suínos acometidos por epidermite exsudativa.

S. hyicus é encontrado, também, em lesões de pele em bovinos, equinos e asininos.

Patogenia

A primeira alteração observada após a invasão do microrganismo na pele é a formação de eritema, que está associado à multiplicação da bactéria nas lamelas de queratina da camada córnea e ao desenvolvimento de microcolônias. Ocorrem, então, espessamento da camada córnea e infiltração de neutrófilos, seguidos por hiperplasia da epiderme e pequenas erosões. O estrato germinativo fica desorganizado e forma projeções para a derme superficial.

S. hyicus invade a derme e pode aderir-se à fibronectina, mediado por receptores específicos. Após a infecção da pele, *S. hyicus* multiplica-se no sangue, disseminando-se por rins, fígado, articulações e sistema nervoso.

As linhagens de *S. hyicus* podem ser divididas em virulentas e avirulentas, de acordo com a capacidade toxigênica e de causar sinais clínicos. Os dois tipos de linhagens, entretanto, podem ser isolados de suínos doentes. Embora a epidermite exsudativa se apresente como uma inflamação local, a enfermidade parece mais sistêmica do que localizada, pois o microrganismo apresenta fatores de virulência com atividade citotóxica comprovada em cultivo de queratinócitos de suínos.

Epidermolisinas esfoliativas, epidermolisinas estafilocócicas ou toxinas esfoliativas são exotoxinas produzidas por espécies de estafilococos que causam lesões na pele de humanos e animais. São as principais toxinas causadoras da epidermite exsudativa dos suínos.

Após infectar a pele do animal e aderir às células epiteliais, *S. hyicus* multiplica-se, formando colônias na epiderme e causando inflamação, com aumento da espessura da pele, o que leva à separação da epiderme entre as camadas de células, resultando em esfoliação. Excesso de secreção sebácea e exsudato seroso acompanham a esfoliação cutânea.

A bactéria pode ser encontrada em grande quantidade na pele, bem como em linfonodos regionais e no sangue. Os macrófagos são a primeira linha de defesa ativa contra a infecção. No entanto, várias linhagens patogênicas de *S. hyicus* apresentam fatores que evitam a ação dos fagócitos, como a proteína A, que se liga à porção Fc de imunoglobulinas, e a cápsula, que inibe a fagocitose por neutrófilos e macrófagos. A coagulação do plasma de suínos e a produção de catalase são outros fatores de virulência da bactéria.

Linhagens toxigênicas de *S. hyicus* produtoras das toxinas SHETA e SHETB, com ação proteolítica, e de outras epidermolisinas esfoliantes, como ExhA, ExhB, ExhC e ExhD, estão associadas a lesões de pele causadas pela clivagem da desmogleína suína por meio dessas epidermolisinas.

O animal evolui para óbito por desidratação, septicemia e perda da função renal, em razão do acúmulo de restos celulares em ureteres, os quais bloqueiam o fluxo normal da urina. Com a obstrução, os ureteres podem estar aumentados e o rim, cístico. Também pode haver perda da função renal por acúmulo de toxinas, principalmente em leitões com menos de 10 dias. Leitões mais velhos apresentam o corpo coberto de exsudato, mas podem se recuperar.

As lesões são caracterizadas por erosões focais do estrato córneo, formação de exsudato marrom e dermatite. Disseminam-se rapidamente, tornando-se generalizadas, o que resulta em um exsudato malcheiroso sobre pele de tonalidade avermelhada, em virtude da infecção secundária. Quando o leitão sobrevive, o exsudato sofre dessecação, manifestando rachaduras e fissuras.

Clínica

São conhecidas duas manifestações clínicas da doença: generalizada e localizada. A generalizada acomete, mais frequentemente, leitões lactentes. A localizada afeta, principalmente, animais no pós-desmame ou adultos.

Na manifestação generalizada, lesões descamativas e exsudativas aparecem, inicialmente, nas axilas e na região inguinal. A pele da região apresenta-se avermelhada ou acobreada. Em 3 a 5 dias, as lesões disseminam-se por todo o corpo, passando a ter coloração escura e textura oleosa (Figura 28.1 A, B e C), com odor desagradável. As lesões podem, ainda, estender-se para as pálpebras e para a comissura labial, causando também ulceração.

Em casos graves, verifica-se separação da parte córnea do casco. A amplitude das lesões pode variar entre leitegadas. A recuperação da leitegada é lenta, podendo ocorrer infecções secundárias, que agravam o quadro clínico e retardam o crescimento dos leitões. Ademais, não existe prurido nem febre. Anorexia e desidratação são comuns na doença. Animais gravemente afetados perdem peso rapidamente e podem evoluir para óbito em 24 h. Todavia, a mortalidade é observada entre 3 e 10 dias após o início do quadro clínico.

A manifestação localizada ocorre, geralmente, poucas semanas pós-desmame ou após a engorda precoce. Clinicamente, caracteriza-se por crostas circulares, de 1 a 2 cm de diâmetro, fáceis de remover, podendo disseminar-se por todo o corpo (Figura 28.1 D), embora sejam mais numerosas na região da cabeça e do pescoço. A doença não é acompanhada por prurido e evolui, na maioria dos casos, para recuperação, mesmo sem tratamento. A manifestação localizada pode ocorrer em leitoas e porcas, principalmente na glândula mamária.

Nas duas manifestações da doença, quando a exsudação cessa, a hiperemia é reduzida, as crostas secam e o animal evolui para cura. Na mesma leitegada, bem como em leitões saudáveis, é possível observar as duas manifestações da doença. Alguns leitões continuam com lesões crônicas, de evolução longa, em pequenas áreas localizadas do corpo, caracterizadas por espessamento, enrugamento e formação de crostas, ocorrendo rachaduras ao longo das linhas de flexão do corpo do animal.

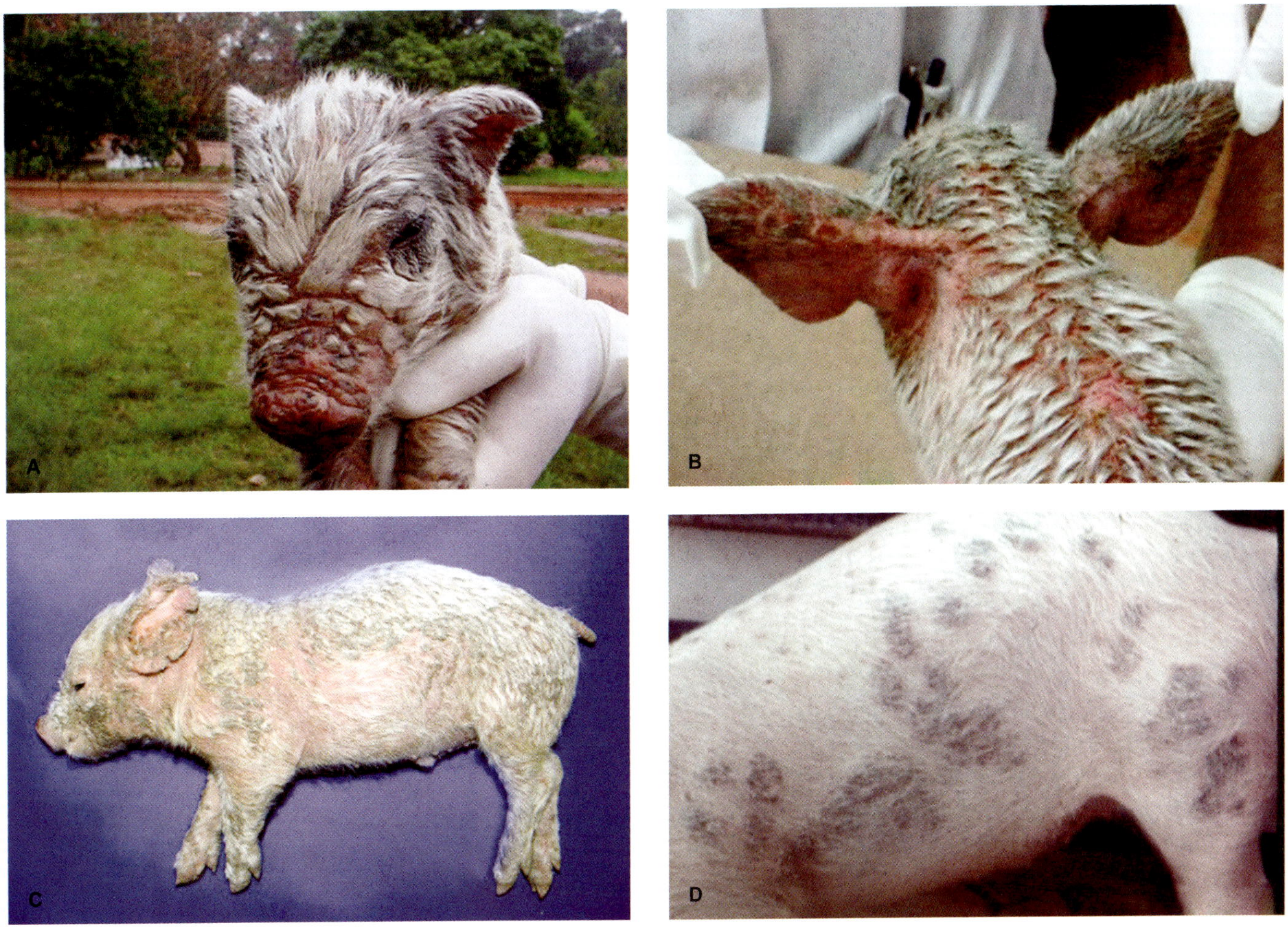

Figura 28.1 Epidermite exsudativa em suínos por *S. hyicus*. É possível notar a formação de crostas, fissuras e hiperemia da pele na região da cabeça (**A** e **B**) ou distribuídas por todo o corpo de modo generalizado (**C**). De modo localizado, observam-se pequenas lesões circunscritas (**D**), principalmente na face, no pescoço e nas regiões torácica e/ou abdominal. Fontes: arquivo pessoal do Prof. Dr. Márcio Garcia Ribeiro, FMVZ/Unesp (**A** e **B**); do Prof. David Driemeier, do Setor de Patologia Veterinária da UFRGS, e da Dra. Márcia Cristina da Silva, do Centro de Diagnóstico de Sanidade Animal (**C**).

Em relação ao curso da epidermite exsudativa, a doença pode ser hiperaguda (morte em 3 a 5 dias), aguda (morte entre 4 e 8 dias) ou subaguda. Na apresentação hiperaguda, mais comum em leitões com poucos dias de idade, as lesões são visualizadas repentinamente. Observam-se, também, conjuntivite com lesões perioculares recobertas de secreção marrom ou acinzentada (que mantém as pálpebras fechadas), dermatite pustulosa na região da face, nas narinas e nos lábios, além de lesões erosivas na coroa dos cascos.

Ainda se podem detectar, na manifestação hiperaguda, máculas em abdome ventral e face medial de membros. O tegumento pode estar eritematoso, coberto de exsudato oleoso, com crostas marrons. A gengiva e a língua também podem estar acometidas.

Na manifestação aguda da epidermite exsudativa, que acomete leitões de 3 a 10 semanas de idade, o padrão de disseminação das lesões permanece idêntico ao da manifestação hiperaguda, porém a pele mostra-se mais enrugada, espessa e sem prurido. O exsudato gorduroso evolui para formação de crostas espessas e de cor castanha, principalmente na região da cabeça e nos pavilhões auriculares. Nesse curso da doença, as crostas podem ser retiradas, tornando visível a pele normal de cor rosa.

Na manifestação subaguda, o exsudato seca, formando crostas acastanhadas ao redor dos olhos e atrás das orelhas. A maioria dos animais acometidos pela manifestação hiperaguda morre. Os leitões que apresentam a condição menos grave da epidermite exsudativa sobrevivem após tratamento. Existem relatos de abortamentos, metrite e vaginite associados à enfermidade. Os principais sinais clínicos da epidermite exsudativa em suínos estão descritos na Tabela 28.1.

S. hyicus causa, ocasionalmente, poliartrite séptica, abortamentos, septicemia, lesões necróticas em orelhas e pneumonia em suínos. Em outras espécies, o microrganismo tem sido descrito como causa de lesões de pele similares à epidermite exsudativa em equídeos (equinos, muares e asininos), mastite subclínica em bovinos e osteomielite em novilhas.

Tabela 28.1 Principais sinais clínicos das manifestações localizada e generalizada da epidermite exsudativa dos suínos por *S. hyicus*.

Manifestação	Localizada	Generalizada
Características clínicas	Caracteriza-se por apatia, emagrecimento, desidratação, diarreia, mudança na coloração da pele, vesículas sem exsudato, vesículas com exsudato gorduroso, hiperemia, crostas marrom-escuras, pele intumescida, secreção cutânea com infecção secundária que evolui para necrose com odor fétido, rachaduras e fissuras na pele, claudicação (podendo haver desprendimento do epitélio da almofada plantar). A pele, nas áreas afetadas, está espessa, e os linfonodos que drenam a região encontram-se aumentados	Pequenas lesões cutâneas circunscritas e recobertas de crostas escamosas, principalmente nas regiões dorsal e lateral do pescoço, ventral inguinal e escapular, bem como periocular, no focinho e no pavilhão auricular
Localização das lesões	Regiões dorsal e lateral do pescoço, ventral inguinal, escapular, periocular, bem como focinho e pavilhão auricular	Todo o corpo do animal
Principais sinais clínicos	Pequenas lesões cutâneas circunscritas e recobertas de crostas escamosas	Escurecimento da coloração da pele, formação de vesículas com e sem exsudato gorduroso, hiperemia, crostas marrom-escuras, intumescimento e espessamento da pele, evoluindo para necrose, rachaduras e fissuras cutâneas, com odor fétido
Outros sinais	–	Claudicação, desprendimento do coxim plantar e linfadenopatia regional

Adaptada de L'Ecuyer C, Jericho K. Exudative epidermitis in pigs: etiological studies and pathology. Can J Comp Med Vet Sci. 1966;30(4):94-101; e de Wegener HC, Skov-Jensen EW. Exudative epidermitis. In: Straw BE, Zimmerman JJ, D'Allaire S, Taylor DJ. Diseases of swine. 9.ed. Oxford: Blackwell, Ames; 2006. p. 675-80.

➤ Diagnóstico

O diagnóstico baseia-se em dados epidemiológicos da granja e na ocorrência de casos anteriores, havendo grande probabilidade de acerto no diagnóstico clínico, quando observadas as principais características da epidermite exsudativa.

Recomenda-se a confirmação do diagnóstico em laboratório, por meio de exame bacteriológico das amostras coletadas da pele lesionada ou de exame *post mortem* (histopatologia), utilizando fragmentos de fígado, baço, linfonodos superficiais e rins. O microrganismo já foi isolado de líquido articular de suínos com claudicação. Nos casos de artropatias, deve-se coletar o líquido sinovial, visando ao diagnóstico microbiológico.

O isolamento microbiano pode ser realizado em ágar acrescido de sangue ovino ou bovino, desfibrinado, em condições de aerobiose a 37°C. Após 24 h, observa-se a formação de colônias não hemolíticas, circulares, brancas e lisas, entre 1 e 2 mm de diâmetro, sugestivas de *S. hyicus*. Em amostras contaminadas, indica-se o cultivo em meios seletivos (sais de Manitol e ágar Columbia) ou que contenham Tween 80.

O isolamento de *S. hyicus* também pode ser efetuado em ágar tríptico de soja com sangue ovino, em aerobiose a 37°C. No entanto, a identificação da bactéria fundamenta-se em características morfológicas, de cultivo e bioquímicas, considerando-se, ainda, a origem da amostra e os sinais clínicos dos animais. Ausência de febre ou prurido, presença de lesões crostosas com exsudato gorduroso e idade dos animais acometidos (leitões até 6 semanas) são sugestivas no diagnóstico clínico de epidermite exsudativa.

No isolamento em laboratórios, *S. hyicus* pode ser confundido com outros estafilococos negativos para coagulase ou mesmo com *S. aureus*, visto que *S. hyicus* apresenta colônias não hemolíticas e não pigmentadas. Apesar da ausência de hemólise (em razão da característica de coagulase variável), *S. hyicus* também pode ser positivo para coagulase, como *S. aureus*.

Staphylococcus chromogenes é outra espécie do gênero que também pertence à microbiota da pele de suínos, bovinos e aves, tendo sido associada, com menos frequência, a casos de epidermite exsudativa. Essa espécie de estafilococos é toxigênica (toxina esfoliativa do tipo B) e deve, portanto, ser diferenciada de *S. hyicus* em suínos.

Recentemente, a análise do gene 16S do RNA ribossômico ou do gene *nuc* (termonuclease) pela PCR tem sido considerada na confirmação diagnóstica de *S. hyicus*. O teste de PCR multíplex para a detecção dos genes das toxinas esfoliativas ExhA, ExhB, ExhC e ExhD de *S. hyicus* também é utilizado no diagnóstico, embora ainda restrito à pesquisa. Outros testes, como ELISA e *immunoblotting*, podem ser úteis para detecção das toxinas esfoliativas de *S. hyicus*.

Com o envio de amostras para diagnóstico, recomenda-se descrever o histórico da granja, os sinais clínicos apresentados pelos animais, a taxa de mortalidade e a idade dos animais no início das manifestações clínicas, além de eleger animais com sinais clínicos que não tenham recebido medicação.

Na coleta de materiais, deve-se retirar a crosta da lesão com lâmina estéril, após prévia assepsia, selecionando, preferencialmente, uma área de cor rosa. É importante friccionar a lesão com *swab* estéril, acondicionando o material, em seguida, em frasco estéril e refrigerado (não se deve congelar), até o envio ao laboratório de referência, em isopor com gelo reciclável, visando ao cultivo e ao isolamento microbiológico.

Para o diagnóstico histopatológico, recomenda-se a coleta de fragmentos de lesões ou órgãos (fígado, rins). Esse material deve ser acondicionado em formol (10%) até o envio para o laboratório.

No exame *post mortem*, as principais lesões macroscópicas são visualizadas, principalmente, ao redor dos olhos, no pavilhão auricular, no focinho, no omento, na região escapular e na face medial das coxas, disseminando-se para as porções ventrais do tórax e do abdome. Rins e linfonodos subcutâneos podem estar aumentados. Ureteres podem estar dilatados. A medula renal pode conter cristais de urato.

São visualizados, ainda, acúmulo de líquido mucoide em pelve renal, pielonefrite e rins policísticos, além de ureterite e obstrução por restos celulares no sistema urinário, o que produz hidronefrose. Também é possível encontrar acúmulo de pus na pelve renal. Ademais, leitões podem apresentar glossite e estomatite ulcerativa leve.

Histologicamente, as lesões restringem-se à pele e ao sistema urinário. As lesões microscópicas são caracterizadas por dermatite vesicular e pustulosa, com ou sem acantólise, hiperqueratose paraqueratótica com crostas serocelulares e colônias bacterianas, além de hiperplasia da epiderme com espongiose de camada espinhosa e pústulas. Na derme superficial, verifica-se infiltração de neutrófilos perivascular a difusa. No epitélio renal, são observadas alterações degenerativas e podem ser detectadas ureterite grave e pielonefrite.

As principais doenças que devem ser consideradas no diagnóstico diferencial da epidermite exsudativa são: febre aftosa, doença vesicular, microsporidiose, varíola, paraqueratose por deficiência de zinco, pitiríase rósea, sarna sarcóptica, necrose por abrasão, dermatofitose (tinha), lesões por brigas entre leitões, granuloma ulcerativo, erisipela, além de epidermite exsudativa por *S. aureus* e por outros estafilococos. Essas enfermidades causam, em comum, lesões cutâneas e/ou vesiculares que afetam a leitegada na maternidade e no começo da fase de creche.

O exame clínico detalhado dos leitões, com a devida atenção para o tipo de lesão e sua distribuição, idade do animal e tipo de exsudato, aliado a raspados de pele, cultivo e biopsia, é recomendado para auxiliar o diagnóstico diferencial.

Tratamento

O tratamento é bastante eficaz quando instituído nos estágios iniciais da doença, assim que as lesões se tornam visíveis. Em suínos adultos, a limpeza e a lavagem das lesões localizadas com sabão desinfetante possibilitam, na maioria dos casos, a cura do animal.

Em grande parte dos suínos com epidermite exsudativa, as linhagens são sensíveis a penicilinas, tilosina, amoxicilina, ampicilina, neomicina, novobiocina, cloxacilina e lincomicina (Tabela 28.2). Outra alternativa ao tratamento é o uso tópico de cloxacilina (10.000 UI/g) em solução de lanolina, combinada com hidrocortisona (1%), associado à administração parenteral de cloxacilina. O tratamento antimicrobiano é mais eficaz em suínos acima de 10 dias de idade.

Na prática, para o tratamento dos animais, geralmente recomenda-se antimicrobianos com base, entre outros fatores, no sucesso de procedimentos terapêuticos similares, no custo, no espectro de ação e/ou na disponibilidade do fármaco. No entanto, o ideal seria respaldar a instituição do tratamento em testes *in vitro* de sensibilidade aos antimicrobianos (antibiograma). Para o tratamento de lotes inteiros de leitões afetados, sugere-se o uso de amoxicilina na ração, durante 1 a 2 semanas (Tabela 28.2).

Novobiocina é o antimicrobiano de escolha em vários países para o tratamento da epidermite exsudativa. Apesar de simples e eficaz, pode haver resistência a esse fármaco entre as linhagens de *S. hyicus*.

A resistência aos antimicrobianos é relatada em granjas da Alemanha, da Dinamarca e do Japão, em virtude de elementos genéticos móveis, como plasmídeos e transposons. Genes de resistência a cloranfenicol (acetiltransferase) e trimetoprima (di-hidrofolato-redutase) têm sido descritos em linhagens de *S. hyicus* isoladas de suínos. Linhagens de *S. hyicus* resistentes aos fármacos metici-

Tabela 28.2 Posologia dos principais fármacos utilizados para tratamento da epidermite exsudativa dos leitões.

Antimicrobianos	Doses	Vias de administração	Intervalos de administração/ tempo de tratamento*
Penicilina G cristalina	20.000 a 40.000 UI/kg	IM	4 a 6 h/6 dias
Penicilina G procaína	20.000 a 40.000 UI/kg	IM	12 a 24 h/6 dias
Penicilina G benzatina	20.000 a 40.000 UI/kg	IM	72 h/6 dias
Tilosina	9 mg/kg	IM	12 a 24 h/6 dias
Amoxicilina (injetável)	20 a 30 mg/kg	IM	8 a 12 h/6 dias
Amoxicilina a 50%	300 a 400 ppm/t de ração	VO	1 a 2 semanas

*A critério do médico-veterinário, o tempo de tratamento pode ser estendido. IM = intramuscular; ppm = partes por milhão; UI = unidades internacionais; VO = via oral. Adaptada de Wegener HC, Watts L, Salmon SA, Yancey RJ. Antimicrobial susceptibility of Staphylococcus hyicus isolated from exudative epidermitis in pigs. J Clin Microbiol. 1994;32(3):793-5.

lina e vancomicina também são relatadas em casos de tratamentos ineficazes. Além do uso de antimicrobianos sistêmicos, a reposição intravenosa de fluidos pode ser aventada em animais com sinais graves da manifestação generalizada, apesar da baixa praticidade desse procedimento na espécie suína.

Profilaxia e controle

O controle da epidermite exsudativa está baseado em medidas gerais de higiene das instalações e manejo dos leitões, bem como em procedimentos específicos, como o uso de vacinas.

Dentre as medidas gerais de profilaxia e controle, recomenda-se que as instalações sejam lavadas com água e desinfetadas com glutaraldeído e/ou hipoclorito de sódio. Um vazio sanitário de, no mínimo, 2 dias deve ser mantido antes da introdução de novos animais na instalação. Indica-se, também, o sistema todos-dentro-todos-fora dos lotes, diminuindo o contato entre animais de diferentes leitegadas e/ou lotes.

Leitões acometidos devem ser separados da marrã ou porca, evitando a disseminação da doença. Animais doentes devem ser tratados para evitar a propagação da epidermite exsudativa na leitegada. É preciso, ainda, evitar novas infecções e reinfecções, por meio do tratamento de todos os animais doentes da leitegada, inclusive os aparentemente sadios.

Fatores predisponentes devem ser evitados, adotando-se procedimentos de manejo (sanitário ou cirúrgico) que evitem a formação da porta de entrada, o que inclui cuidados no corte dos dentes e fornecimento de cama macia. Leitões mortos devem ser removidos da granja, e as marrãs ou porcas devem ser lavadas com sabão desinfetante. A pré-colonização da pele de leitões com linhagens avirulentas de *S. hyicus* é relatada, experimentalmente, como medida profilática da epidermite exsudativa.

Outra ação de profilaxia consiste no banho das porcas com solução ou sabonete desinfetante antes de sua entrada na maternidade, sendo alojadas em baias limpas e desinfetadas. Como *S. hyicus* pode persistir semanas em baias e superfícies, recomenda-se respeitar o vazio sanitário.

Na prática, tem-se considerado, ainda, para prevenção e controle da doença em lotes de leitões, o fornecimento de amoxicilina a 50% (200 ppm) por tonelada de ração, durante 1 a 2 semanas, ainda que se reconheça que o uso contínuo de antimicrobianos em animais possa aumentar a pressão seletiva para linhagens resistentes de *S. hyicus*. Tanto na creche como nas fases de crescimento e terminação, o uso de amoxicilina na ração é preconizado antes do início dos sinais clínicos.

A aplicação de vacinas (que contenham bacterinas autógenas) em porcas, antes do parto, é adotada como medida específica no controle e na profilaxia da epidermite exsudativa. No entanto, sugere-se que as vacinas sejam elaboradas com isolados de propriedade que apresente casos da doença (vacina autóctone). A fabricação deve ser realizada por laboratórios aprovados pelo Ministério da Agricultura, Pecuária e Abastecimento, no Brasil.

Para conferir maior imunidade, as vacinas autóctones devem conter linhagens de *S. hyicus* produtoras de diferentes tipos de toxinas esfoliativas, os quais podem ser detectados por técnicas moleculares.

Saúde Pública

Em humanos, foram descritos dois casos de infecção por *S. hyicus*, ambos associados à lesão prévia de pele e ao contato dos pacientes com a criação de suínos. As manifestações clínicas e histopatológicas da epidermite exsudativa são semelhantes às observadas na síndrome da pele escaldada estafilocócica (SPEE) em humanos.

O primeiro caso relatado foi decorrente de mordida de um muar, enquanto, o outro, secundário a uma fratura. No entanto, *S. hyicus* nunca foi isolado como agente primário de infecções em humanos. Pode causar septicemia como agente oportunista em pessoas imunocomprometidas. Assim, é considerado patógeno pouco comum em humanos, embora possa causar infecções de modo oportunista, particularmente em indivíduos que mantêm contato com criatórios de suínos.

Bibliografia

Ahrens P, Andresen LO. Cloning and sequence analysis of genes encoding Staphylococcus hyicus exfoliative toxin types A, B, C, and D. J Bacteriol. 2004;186(6):1833-7.

Andresen LO, Ahrens P. A multiplex PCR for detection of genes encoding exfoliative toxins from Staphylococcus hyicus. J Appl Microbiol. 2004;96(6):1265-70.

Andresen LO, Ahrens P, Daugaard L, Bille-Hansen V. Exudative epidermitis in pigs caused by toxigenic Staphylococcus chromogenes. Vet Microbiol. 2005;105(3-4):291-300.

Andresen LO. Development and evaluation of an indirect ELISA for detection of exfoliative toxin ExhA, ExhB or ExhC produced by Staphylococcus hyicus. Vet Microbiol. 1999;68(3-4):285-92.

Carvalho LFOS, Moreno AM, Sobestiansky J, Barcellos DESN. Doenças da pele. In: Sobestiansky J, Barcellos DESN, editores. Doenças dos suínos. Goiânia: Cânone Editorial; 2007. p. 395-9.

Casanova C, Iselin L, Von Steiger N, Droz S, Sendi P. Staphylococcus hyicus bacteremia in a farmer. J Clin Microbiol. 2011;49(12):4377-8.

Chen S, Wang Y, Chen F, Yang H, Gan M, Zheng SJ. A highly pathogenic strain of Staphylococcus sciuri caused fatal exudative epidermitis in piglets. PLoS One. 2007;2(1):e147.

Conceição LG, Santos RL. Sistema tegumentar. In: Santos RL, Alessi AC, editores. Patologia veterinária. São Paulo: Roca; 2011. p. 476.

Devriese LA. Isolation and identification of Staphylococcus hyicus. Am J Vet Res. 1977;38(6):787-92.

Freney J, Kloos WE, Hajek V, Webster JA, Bes M, Brun Y *et al.* Recommended minimal standards for description of new staphylococcal species. Int J Syst Bacteriol. 1999;49(Pt 2):489-502.

Fudaba Y, Nishifuji K, Andresen LO, Yamaguchi T, Komatsuzawa H, Amagai M *et al.* Staphylococcus hyicus exfoliative toxins selectively digest porcine desmoglein 1. Microb Pathog. 2005;39(5-6):171-6.

Hermans K, Devriese LA, Haesebrouck F. Staphylococcus. In: Gyles CL, Prescott JF, Songer JG, Thoen CO. Pathogenesis of bacterial infections in animals. 4.ed. Ames: Wiley-Blackwell; 2010. p. 75-90.

Lämmler C, De Freitas JC, Chhatwal GS, Blobel H. Interactions of immunoglobulin G, fibrinogen, fibronectin with Staphylococcus hyicus and Staphylococcus intermedius. Zentralbl Bakteriol Mikrobiol Hyg A. 1985;260(2):232-7.

L'Ecuyer C, Jericho K. Exudative epidermitis in pigs: etiological studies and pathology. Can J Comp Med Vet Sci. 1966;30(4):94-101.

Maddux RL, Koehne G. Identification of Staphylococcus hyicus with the API staph strip. J Clin Microbiol. 1982;15(6):984-6.

Motta AP, Biondo N, Sato JPH, Barcellos DESN. Epidermite exsudativa em suínos. Hora Vet. 2011;181:62-7.

Nishifuji K, Fudaba Y, Yamaguchi T, Iwasaki T, Sugai M, Amagai M. Cloning of swine desmoglein 1 and its direct proteolysis by Staphylococcus hyicus exfoliative toxins isolated from pigs with exudative epidermitis. Vet Dermatol. 2005;16(5):315-23.

Osterlund A, Nordlund E. Wound infection caused by Staphylococcus hyicus subspecies hyicus after a donkey bite. Scand J Infect Dis. 1977;29(1):95.

O'Sullivan T, Friendship R, Blackwell T, Pearl D, McEwen B, Carman S. Microbiological identification and analysis of swine tonsils collected from carcasses at slaughter. Can J Vet Res. 2011;75(2):106-11.

Phillips WE, King RE, Kloos WE. Isolation of Staphylococcus hyicus subsp. hyicus from a pig with septic polyarthritis. Am J Vet Res. 1980;41(2):274-6.

Quinn PJ, Carter ME, Markey B, Carter GR. Clinical veterinary microbiology. Edinburgh: Mosby; 1999. Staphylococcus species; p. 118-26.

Radostits OM, Gay CC, Hinchcliff KW, Constable PD. Veterinary medicine: a textbook of the disease of cattle, horses, sheep, pigs, and goats. 10.ed. Philadelphia: Saunders Elsevier; 2007. p. 784-7.

Roberson JR, Fox LK, Hancock DD, Gay JM, Besser TE. Prevalence of coagulase-positive staphylococci, other than Staphylococcus aureus, in bovine mastitis. Am J Vet Res. 1996;57(1):54-8.

Rosander A, Guss B, Pringle M. An IgG-binding protein A homolog in Staphylococcus hyicus. Vet Microbiol. 2011;149(1-2):273-6.

Sasaki T, Tsubakishita S, Tanaka W, Sakusabe A, Ohtsuka M, Hirotaki S *et al.* Multiplex-PCR method for species identification of coagulase-positive staphylococci. J Clin Microbiol. 2010;48(3):765-9.

Sato H, Watanabe K, Higuchi K, Teruya K, Ohtake A, Murata Y *et al.* Chromosomal and extrachromosomal synthesis of exfoliative toxin from Staphylococcus hyicus. J Bacteriol. 2000;182(14):4069-100.

Sompolinsky D. De l'impetigo contagiosa suis et du Micrococcus hyicius n. sp. Schweiz Arch Tierheilkd. 1953;95:302-9.

Takeuchi S, Kobayashi Y, Morozumi T, Mori Y. Protein A in Staphylococcus hyicus subsp. hyicus isolated from pigs, chickens and cows. Nihon Juigaku Zasshi. 1988;50(1):153-7.

Wegener HC, Andresen LO, Bille-Hansen V. Staphylococcus hyicus virulence in relation to exudative epidermitis in pigs. Can J Vet Res. 1993;57(2):119-25.

Wegener HC, Skov-Jensen EW. Exudative epidermitis. In: Straw BE, Zimmerman JJ, D'Allaire S, Taylor DJ. Diseases of swine. 9.ed. Oxford: Blackwell, Ames; 2006. p. 675-80.

Wegener HC, Watts L, Salmon SA, Yancey RJ. Antimicrobial susceptibility of Staphylococcus hyicus isolated from exudative epidermitis in pigs. J Clin Microbiol. 1994;32(3):793-5.

Werckenthin C, Cardoso M, Martel JL, Schwarz S. Antimicrobial resistance in staphylococci from animals with particular reference to bovine Staphylococcus aureus, porcine Staphylococcus hyicus, and canine Staphylococcus intermedius. Vet Res. 2001;32(3-4):341-62.

Zoric M, Nilsson E, Lundeheim N, Wallgren P. Incidence of lameness and abrasions in piglets in identical farrowing pens with four different types of floor. Acta Vet Scand. 2009;51:1-9.

Estafilococcias 29

Nilson Roberti Benites, Priscilla Anne Melville e
Márcio Garcia Ribeiro

Definição

Estafilococcias são doenças infecciosas ou infectocontagiosas, frequentemente piogênicas, que apresentam múltiplas manifestações clínicas, causadas por diferentes espécies de bactérias do gênero *Staphylococcus*.

Sinonímias: estafilococoses e infecções estafilocócicas.

Etiologia

Os estafilococos pertencem à família *Micrococcaceae*, que inclui cocos gram-positivos, aeróbios e anaeróbios facultativos. Os seguintes gêneros pertencem a essa família: *Staphylococcus*, *Jeotgalicoccus*, *Macrococcus*, *Nosocomiicoccus* e *Salinicoccus*.

Mais de 50 espécies e subespécies do gênero *Staphylococcus* já foram descritas. Com base no teste da coagulase, o gênero tem sido dividido em estafilococos coagulase-positivos (ECP) e estafilococos coagulase-negativos (ECN). Diversas são as espécies de importância em veterinária, podendo-se citar: *Staphylococcus aureus* (*S. aureus*), *Staphylococcus epidermidis* (*S. epidermidis*), *Staphylococcus pseudintermedius*, *Staphylococcus hyicus* subesp. *hyicus* (*S. hyicus*), entre outras (Tabelas 29.1 e 29.2).

Consistem em células esféricas entre 0,5 e 1,5 μm de diâmetro (estafilococos patogênicos) ou maiores que 1,5 μm (estafilococos saprófitas). Os estafilococos são cocos gram-positivos (Figura 29.1) e tendem a formar agrupamentos em arranjos semelhantes a cachos de uva, mas podem aparecer como cocos isolados. A denominação tem origem no grego: *staphylé* (cachos de uva) e *kokkos* (grão ou semente).

Os estafilococos dividem-se por fissão binária, processo no qual ocorre a duplicação do DNA, seguida por divisão da célula-mãe em duas células-filhas. Essa divisão acontece em virtude da formação de um septo que começa a crescer para o interior da célula a partir da superfície da parede celular. Nos casos em que o septo não se rompe totalmente, as bactérias permanecem ligadas, desenvolvendo agrupamentos em formato de cachos de tamanho variável.

Os estafilococos, em sua maioria, são anaeróbios facultativos, mas toleram aerobiose no isolamento microbiano. São catalase-positivos (somente *S. aureus* subesp. *anaerobius* e *S. saccharolyticus* são catalase-negativos), imóveis e não formadores de esporos.

Não são exigentes quanto às necessidades nutricionais, multiplicando-se bem em meios simples, como caldo nutriente. O isolamento pode ser obtido em meios de cultura contendo ágar suplementado com sangue desfibrinado, ovino ou bovino (5%). Para materiais muito contaminados, podem ser utilizados meios seletivos, como ágar sal-manitol.

Pode-se observar rápido isolamento de estafilococos em meios convencionais, não seletivos, incubados por 24 h em aerobiose entre 35 e 37°C, período após o qual se verifica apenas aumento do diâmetro das colônias. As colônias são circulares, convexas, lisas e brilhantes, podendo ter coloração branca, amarelada (Figura 29.2) ou amarelo-ouro. Apresentam isolamento ótimo em pH 7 e temperatura de 37°C.

Algumas linhagens são hemolíticas em ágar-sangue. A hemólise resulta da ação de uma ou mais hemolisinas distintas produzidas pela bactéria.

Em animais de produção, *S. aureus* é considerado o principal patógeno da espécie, embora outros estafilococos (*S. epidermidis* e *S. hyicus*) estejam associados a diferentes infecções em bovinos, búfalos, ovinos, caprinos, equinos e suínos.

Em cães e gatos, *S. pseudintermedius*, *S. aureus* e *S. schleiferi* subesp. *coagulans* são as espécies mais frequentemente isoladas. *S. intermedius*, anteriormente considerada uma das espécies mais patogênicas para animais de companhia, é vista como rara atualmente. Acredita-se que as afecções por *S. intermedius* nessas espécies, descritas antigamente, tenham sido causadas por *S. pseudintermedius*.

Estrutura bacteriana

Os estafilococos apresentam diferentes componentes estruturais, como peptidioglicano, ácidos teicoicos e li-

Tabela 29.1 Espécies de *Staphylococcus* coagulase-positivos, isoladas das principais doenças e da microbiota de animais.

Espécie	Hospedeiros	Doenças	*Habitat*
S. aureus	Bovinos	Mastite, endometrite, abortamento, dermatite, pneumonia e impetigo no úbere	Tonsilas, sêmen, rúmen e pele
	Ovinos	Mastite, piemia pelo carrapato, foliculite, dermatite, pneumonia, infecções urinárias, linfadenite, artrite e endometrite	Mucosa nasal, trato genital e trato respiratório
	Bubalinos	Mastite	Sêmen, trato genital feminino e mucosas conjuntival, prepucial e nasal
	Caprinos	Mastite, dermatite, pneumonia, endometrite e linfadenite	Trato respiratório superior
	Suínos	Botriomicose da glândula mamária, endometrite, impetigo no úbere, dermatite, abortamento e septicemia	Trato urinário, tonsilas e vias respiratórias superiores
	Equinos	Botriomicose do cordão espermático, mastite, dermatite, artrite, enterite e abortamento	Mucosa nasal, cérvice e pele
	Cães	Piodermite, urolitíase, infecção urinária, endometrite, pneumonia, cistite, otite e discoespondilite	Pele e mucosas nasal, oral, conjuntival e vaginal
	Gatos	Dermatite, infecção urinária, otite e rinite	Pele e conduto auditivo
	Camelos	Cistite, infecções cutâneas e mastite	Mucosa nasal
	Coelhos	Dermatite, mastite, conjuntivite e pododermatite	Pele
	Galinhas	Artrite, osteomielite, septicemia, pododermatite e onfalite	Pele e mucosa nasal
	Psitacídeos	Septicemia, infecção cutânea	–
	Asininos	–	Tonsilas, mucosa nasal e cavidade oral
	Golfinhos	Pneumonia	Trato respiratório superior
S. aureus subesp. *anaerobius*	Ovinos	Abscesso e linfadenite	–
S. delphini	Golfinhos	Processos supurativos da pele	–
S. intermedius	Pombos	–	Narinas
S. pseudintermedius	Cães	Piodermite, dermatite, piometra, infecções do trato respiratório, infecção ocular, artrite e otite	Narinas
	Gatos	Piodermite	–
	Equinos	Infecção cutânea	–
S. hyicus	Suínos	Epidermite exsudativa, artrite, metrite, vaginite e cistite	Pele, vagina e mucosa nasal
	Cães	Piodermite e mastite	–
	Bubalinos	Mastite	–
	Bovinos	Mastite e dermatite	–
	Equinos	Infecção cutânea	–
	Caprinos	Mastite e dermatite	–
	Ovinos	Mastite	Narinas e pele
	Galinhas	Conjuntivite	Narinas e pele
	Perus	Conjuntivite	–
S. schleiferi subesp. *coagulans*	Cães	Otite externa	Conduto auditivo e pele

Adaptada de Quinn PJ, Markey BK, Carter ME, Donnelly WJ, Leonard FC. Microbiologia veterinária e doenças infecciosas. Porto Alegre: Artmed; 2005.

Tabela 29.2 Espécies de *Staphylococcus* coagulase-negativos isoladas das principais doenças e microbiota de animais.

Espécie	Hospedeiros	Doenças	*Habitat*
S. arlettae	Caprinos	–	Pele e narinas
	Aves domésticas	–	Pele
	Bubalinos	Mastite	–
S. auricularis	Gatos	–	Mucosa conjuntival
	Bubalinos	Mastite	–
S. capitis subesp. *capitis*	Cães	Piodermite	Mucosa conjuntival e pele
	Gatos	Infecção urinária	–
	Bovinos Bubalinos	Mastite	Pele do úbere e tetos
	Suínos	–	Vias respiratórias superiores
	Equinos	–	Sêmen e mucosa nasal
S. caprae	Caprinos	Dermatite e mastite	–
S. caseolyticus	Bovinos Bubalinos	Mastite	–
	Ovinos	Abscesso	–
S. chromogenes	Bovinos	Mastite e infecção cutânea	Tonsilas
	Bubalinos	Mastite	–
	Ovinos	Mastite e impetigo	–
	Suínos	Dermatite, epidermite exsudativa	–
	Caprinos	Mastite	Pele do úbere e teto
	Equinos	Dermatite	–
	Cães	Dermatite	–
	Gatos	Dermatite	–
	Aves domésticas	Dermatite	–
S. cohnii subesp. *cohnii*	Bubalinos Bovinos Caprinos	Mastite	–
	Cães	Dermatite	–
	Suínos	–	Vias respiratórias superiores
	Ovinos	–	Conteúdo ruminal
S. epidermidis	Caprinos	Mastite, pneumonia, abortamento, dermatite e endometrite	Conteúdo ruminal
	Ovinos	Mastite e pneumonia	Conteúdo ruminal e mucosa nasal
	Bubalinos	Mastite e endometrite	Sêmen
	Bovinos	Mastite, endometrite, discoespondilite e infecção cutânea	Tonsilas, sêmen, útero, conteúdo ruminal, pele e prepúcio
	Asininos	Empiema da bolsa gutural e artrite	–
	Suínos	Infecções puerperais e epidermite exsudativa	Pele e mucosa do trato genital
	Cães	Infecções urinárias, otite, pneumonia, piodermite, discoespondilite e infecções pós-traumáticas	Mucosas conjuntival, oral, nasal e traqueal
	Equinos	Infecções pós-traumáticas	Mucosa genital e sêmen
	Gatos	Abortamento, otite, dermatite e infecção urinária	Mucosa conjuntival
	Coelhos	Otite, conjuntivite, rinite, enterite, artrite, dermatite e pneumonia	Mucosa nasal e fezes
	Galinhas	Infecções cutâneas	Mucosa nasal e pele
	Dromedários	Pneumonia	–
	Camelos	Endometrite e cistite	Vagina
	Tilápias	Septicemia	–
	Pandas	–	Vagina
	Bisões	–	Conteúdo ruminal
	Baleias-brancas (belugas)	–	Mucosa anal

(*continua*)

Tabela 29.2 (*Continuação*) Espécies de *Staphylococcus* coagulase-negativos isoladas das principais doenças e microbiota de animais.

Espécie	Hospedeiros	Doenças	*Habitat*
S. equorum	Caprinos	Mastite	–
	Gatos	Rinite	–
	Suínos	–	Vias respiratórias superiores
	Equinos	–	Pele
S. felis	Gatos	Otite externa, infecção interdigital, dermatites, conjuntivite, infecção urinária e rinite	Mucosa conjuntival
S. gallinarum	Aves domésticas	Dermatite	–
	Caprinos	Infecção cutânea	Conteúdo ruminal
	Bubalinos	Mastite	–
	Gatos	Infecção urinária	–
	Ovinos	–	Conteúdo ruminal
	Bovinos	–	Tonsilas e conteúdo ruminal
	Suínos	–	Tonsilas
S. haemolyticus	Bovinos Bubalinos Ovinos Caprinos	Mastite	–
	Gatos	Infecção urinária	–
	Cães	–	Mucosa conjuntival
	Ratos de laboratório	Otite média	–
	Equinos	–	Sêmen
S. hominis subesp. *hominis*	Bovinos Bubalinos	Mastite	Pele
	Cães	Piodermite	Pele
S. kloosii	Bubalinos	Mastite	–
S. lentus	Caprinos Ovinos	Dermatites	–
	Bovinos Ovinos	Mastite	–
	Suínos	Dermatite	Vagina
	Gatos	Infecção urinária	–
	Equinos	–	Sêmen e mucosa nasal
	Pombas	–	Mucosa nasal
S. piscifermentans	Cães	–	Fezes
S. saccharolyticus	Caprinos	Mastite	–
	Bovinos	Mastite	–
	Cães	Doença periodontal	–
S. saprophyticus subesp. *saprophyticus*	Cães	Piodermite	Mucosa conjuntival
	Bovinos	Mastite e endometrite	Conteúdo ruminal e mucosa retal
	Caprinos	Dermatite	–
	Bubalinos	Mastite	–
	Ovinos	–	Conteúdo ruminal e mucosa nasal
	Gatos	–	Pele e mucosa conjuntival
	Humanos	Infecção do trato urinário	–
	Suínos	–	Pele, vagina e vias respiratórias superiores
	Galinhas	–	Mucosa nasal e pele

(*continua*)

Tabela 29.2 (*Continuação*) Espécies de *Staphylococcus* coagulase-negativos isoladas das principais doenças e microbiota de animais.

Espécie	Hospedeiros	Doenças	*Habitat*
S. schleiferi subesp. *schleiferi*	Cães	Piodermite e otite	Pele e conduto auditivo
	Bubalinos	Mastite	–
S. sciuri subesp. *sciuri*	Gatos	Dermatite, infecção urinária e rinite	–
	Bovinos	Mastite	Conteúdo ruminal
	Bubalinos	Mastite	Conteúdo ruminal
	Ovinos	Mastite	–
	Caprinos	Mastite e dermatite	–
	Equinos	Mastite	Mucosa genital, pele e mucosa nasal
	Suínos	Epidermite exsudativa	Vagina
	Galinhas		Mucosa nasal e pele
S. simulans	Bovinos	Mastite	Tonsilas
	Caprinos	Mastite e infecção cutânea	–
	Ovinos	Mastite	–
	Cães	Dermatite e mastite	Mucosa conjuntival
	Gatos	Dermatite e infecção urinária	Mucosa conjuntival
	Suínos	–	Pele
	Cervos	–	Conteúdo ruminal
S. vitulus	Bovinos Ovinos Suínos	–	Pele
S. warneri	Bovinos	Mastite	Conteúdo ruminal
	Bubalinos	Mastite	–
	Ovinos	Mastite	Conteúdo ruminal
	Caprinos	Dermatite	–
	Suínos	–	Pele
	Cervos	–	Conteúdo ruminal
	Trutas	Úlcera cutânea e exoftalmia	–
	Bisões	–	Conteúdo ruminal
S. xylosus	Bovinos	Mastite e endometrite	Conteúdo ruminal, mucosa nasal e pele
	Bubalinos	Mastite	–
	Ovinos	Mastite	Conteúdo ruminal
	Caprinos	Dermatite e mastite	–
	Camundongos	Dermatite e abscessos em linfonodos, pulmões, músculos e ossos	Pele
	Gatos	Infecção urinária	–
	Equinos	–	Pele, sêmen e mucosa nasal
	Suínos	–	Pele e vias respiratórias superiores
	Cervos	–	Conteúdo ruminal
	Bisões	–	Conteúdo ruminal
S. lutrae	Lontra	Infecção no fígado, na glândula mamária e no baço	–

Adaptada de Quinn PJ, Markey BK, Carter ME, Donnelly WJ, Leonard FC. Microbiologia veterinária e doenças infecciosas. Porto Alegre: Artmed; 2005.

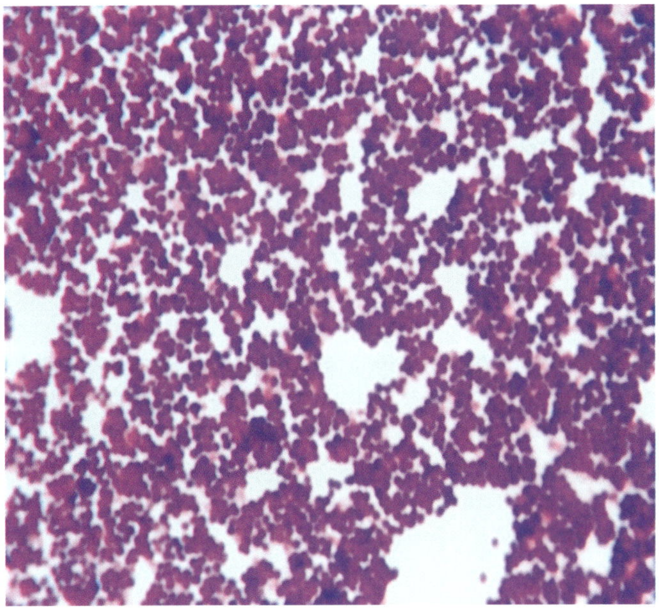

Figura 29.1 Aspecto microscópico de *S. aureus*, mostrando disposição característica em formato de cachos de uva (Gram, 1.000×).

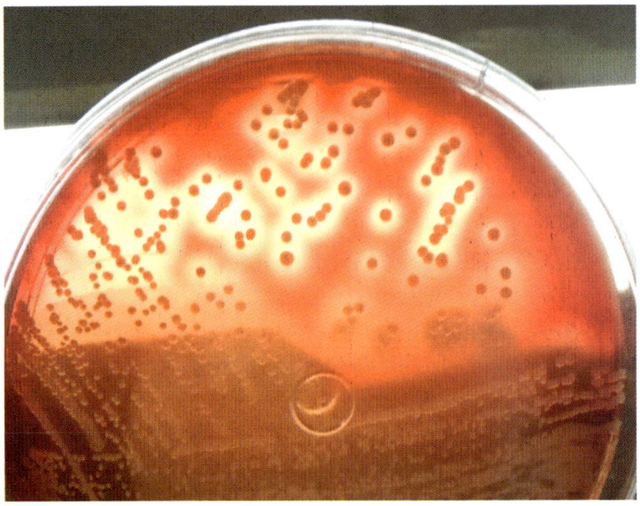

Figura 29.2 Colônias amareladas, alfa-hemolíticas, de *S. aureus*, em meio de ágar-sangue ovino, após 24 h de incubação, isoladas do leite de vaca com mastite.

poteicoicos, proteínas de superfície, proteína A, cápsula e camada limosa (Figura 29.3), cujas funções são descritas a seguir:

- Peptidioglicano: principal componente da parede celular estimula a ativação da via alternativa do sistema complemento, bem como a produção de interleucina-1 e a agregação de polimorfonucleares
- Ácidos teicoicos: importantes componentes da parede celular estimulam a resposta humoral e parecem estar envolvidos na aderência, pois podem ligar-se à fibronectina
- Ácidos lipoteicoicos: assim como os ácidos teicoicos, também são importantes constituintes da parede celular. Estimulam a ativação da via alternativa do sistema complemento
- Proteínas de superfície (ligadas ao peptidioglicano): atuam como adesinas, denominadas, em conjunto, MSCRAMM (do inglês *microbial surface components recognizing adhesive matrix molecules*, que significa: componentes da superfície microbiana reconhecedoras de moléculas adesivas). Essas proteínas podem ligar-se ao fibrinogênio (fator *clumping*), ao colágeno e à fibronectina
- Proteína A ou SpA (do inglês *Staphylococcal protein A*): encontra-se na superfície celular da maioria das estirpes de *S. aureus*, estando ligada à camada de peptidioglicano ou à membrana citoplasmática. Trata-se de uma proteína liberada ao meio de cultura durante a multiplicação bacteriana. É capaz de ligar-se à porção Fc das imunoglobulinas de diferentes espécies animais, inibindo, assim, a opsonização e atuando, também, na ativação do complemento
- Cápsula: tem natureza polissacarídica e encontra-se ao redor da parede celular. Atua na proteção contra a fagocitose e inibe a quimiotaxia. Está presente na maior parte das linhagens de *S. aureus*
- Camada limosa: constituída por monossacarídios e proteínas. É produzida em quantidades variáveis pela maioria dos estafilococos. Consiste em um tipo de envoltório da célula bacteriana que auxilia na aderência à célula do hospedeiro e cuja estrutura, ao contrário da cápsula, é pouco aderida à parede celular.

Fatores de virulência

Diversos fatores de virulência dos estafilococos já foram relatados. A maior parte das propriedades de virulência tem sido descrita em linhagens de *S. aureus*, embora vários dos fatores também sejam encontrados em outras espécies de estafilococos, incluindo ECN. Os fatores de virulência são codificados por genes cromossômicos e elementos genéticos extracromossômicos (bacteriófagos e ilhas genômicas), e incluem componentes estruturais, toxinas e algumas enzimas (Figura 29.3).

Podem ser classificados em: (1) fatores de adesão (proteínas de superfície MSCRAMM e camada limosa), (2) mecanismos envolvidos na persistência do agente (biofilmes), (3) mecanismos de evasão ou de destruição das defesas do organismo (cápsula, proteína A e leucocidinas), (4) mecanismos envolvidos na invasão/penetração (enzimas), (5) fatores de lesão celular (toxinas, peptidioglicano, ácidos teicoicos e enzimas).

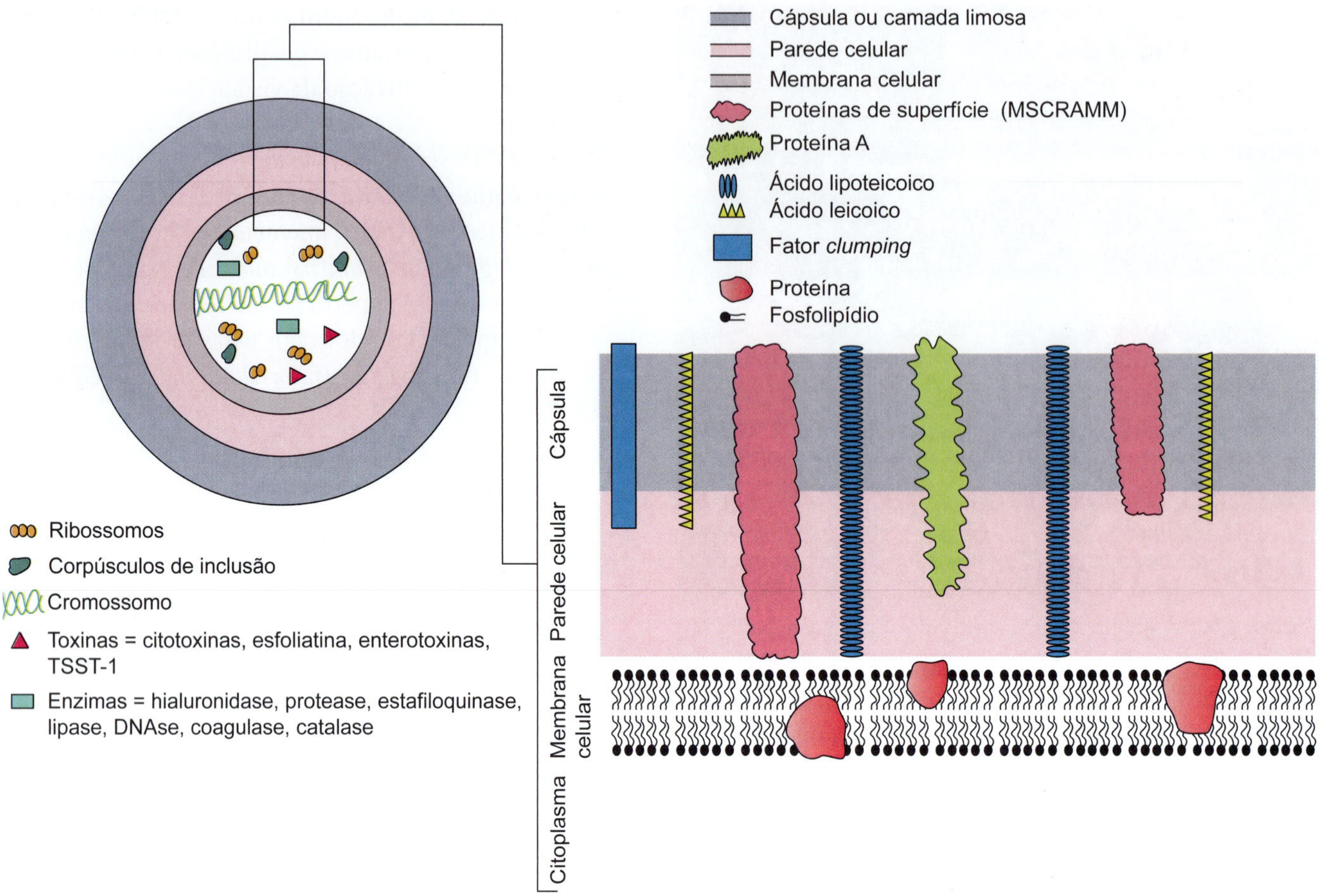

Figura 29.3 Representação esquemática da estrutura celular e dos principais fatores de virulência dos estafilococos.

Toxinas

O gênero *Staphylococcus* caracteriza-se pela produção de várias toxinas, dentre as quais merecem destaque as toxinas alfa, beta, delta e gama, além de leucocidina, toxina esfoliativa, enterotoxinas estafilocócicas e toxina 1 da síndrome do choque tóxico, abordadas a seguir:

- Citotoxinas: causam danos à membrana de diferentes tipos celulares. Dentre as citotoxinas, são conhecidas a leucocidina e quatro tipos de hemolisinas (alfa, beta, gama e delta). As hemolisinas são antigênica e bioquimicamente distintas. As linhagens de estafilococos variam na capacidade de produzir as diferentes hemolisinas. *S. aureus* e *S. pseudintermedius* produzem, em geral, hemolisinas alfa e beta
- Citotoxina alfa: forma poros na membrana celular de leucócitos, promovendo a ruptura da membrana. Produz hemólise incompleta ou parcial de eritrócitos em ágar-sangue ovino ou bovino (hemólise total)
- Citotoxina beta: é uma esfingomielinase C tóxica para eritrócitos, leucócitos e fibroblastos. Promove lise completa de hemácias em ágar-sangue ovino ou bovino, levando à formação de uma zona clara e ampla ao redor da colônia bacteriana (hemólise parcial)
- Citotoxina delta: tem ação surfactante. Apresenta efeitos diretos e indiretos na atividade de neutrófilos e monócitos, estimulando a reação inflamatória
- Citotoxina gama: estimula a degranulação de células fagocitárias. Tem atividade hemolítica, embora seu efeito não possa ser visualizado em ágar-sangue ovino ou bovino, já que é inibida pelo ágar e, também, pelo colesterol
- Leucocidina: estimula a degranulação de neutrófilos e macrófagos
- Toxina esfoliativa (esfoliatina, epidermolisina): certas estirpes de *S. aureus* produzem um tipo de protease cujo alvo é uma proteína de adesão intercelular, a desmogleína 1, presente na epiderme. A ação dessa protease induz um processo de esfoliação ou descamação generalizada. Em humanos, essa toxina está associada à síndrome da pele escaldada. *S. hyicus* produz toxina esfoliativa (esfoliatina) relacionada com a dermatite exsudativa em suínos, caracterizada por esfoliação e secreção sebácea generalizada
- Enterotoxinas estafilocócicas (SE, do inglês *Staphylococcal enterotoxins*): causam gastrenterite em humanos, mas não apresentam patogenicidade aparente para animais. Em fêmeas bovinas com mastite estafilocócica, essas toxinas podem ser liberadas no leite, tornando o produto e seus derivados tóxicos para humanos. Essas toxinas são

produzidas por grande parte das estirpes de ECP, particularmente *S. aureus* e *S. pseudintermedius*. Existem diferentes tipos de enterotoxinas (SEA, SEB, SEC_{1-3}, SED, SEE, SEG e SEH), que atuam como superantígenos. São proteínas termoestáveis e resistem à ação das enzimas intestinais. Em anos recentes, tem-se dado atenção aos ECN produtores de enterotoxinas, isolados do leite e derivados de animais domésticos
- Toxina 1 da síndrome do choque tóxico (TSST-1, do inglês *toxic shock syndrome toxin*-1): trata-se de um superantígeno capaz de promover a liberação de citocinas (linfocinas) que provocam choque tóxico, principalmente em mulheres no período menstrual. Linhagens de *S. aureus* de origem humana e bovina produzem TSST-1, embora o efeito dessa toxina em animais não esteja completamente esclarecido.

Além da TSST-1, são reconhecidos, atualmente, 23 tipos de SE, enterotoxinas-*like* (SE-*like*) e seus respectivos genes (*se*). Os tipos A (*sea*), B (*seb*), C_{1-3} (*sec*), D (*sed*) e E (*see*) são toxinas estafilocócicas clássicas, com atividade emética, geralmente associadas a episódios ou surtos de intoxicação alimentar, produzidas tanto por ECP quanto ECN.

As enterotoxinas sem atividade emética e que atuam como superantígenos são as SE-*like* (ou SEl), exceto SElG (*seg*), SElH (*seh*) e SElI (*sei*), que já demonstraram esta atividade. As demais SE-*like* compreendem SElJ (*sej*), SElK (*sek*), SElL (*sel*), SElM (*sem*), SElN (*sen*), SElO (*seo*), SElP (*sep*), SElQ (*seq*), SElR (*ser*), SElS (*ses*), SElT (*set*), SElU (*seu*) e SElV (*sev*), descritas recentemente.

Enzimas

Os estafilococos podem desencadear doenças em virtude da capacidade de multiplicação da bactéria, que se dissemina amplamente nos tecidos, aliada à produção de muitas substâncias extracelulares, tais como as enzimas. São diversas as enzimas extracelulares produzidas por esse microrganismo:

- Hialuronidase: hidrolisa o ácido hialurônico da matriz intracelular, facilitando a disseminação do microrganismo
- Proteases: hidrolisam proteínas
- Estafiloquinase ou fibrinolisina: estimula a transformação do plasminogênio em plasmina, que dissolve coágulos de fibrina
- Lipases: hidrolisam lipídios, possibilitando a sobrevivência do microrganismo em regiões com maior concentração da bactéria, como pele e mucosas
- Desoxirribonuclease: hidrolisa o DNA das células infectadas
- Coagulase: proteína que promove a coagulação do plasma. São conhecidas duas enzimas, coagulase ligada e coagulase livre. A coagulase ligada à parede celular converte diretamente o fibrinogênio em fibrina, enquanto a coagulase livre reage com a protrombina, formando um complexo denominado estafilotrombina, que catalisa a conversão de fibrinogênio em fibrina. O papel dessa enzima na virulência do agente ainda não está devidamente esclarecido, mas se acredita que esteja associada à formação de fibrina que, ao recobrir a célula bacteriana, torna os estafilococos resistentes à opsonização, dificultando sua destruição pelas células fagocitárias
- Catalase: transforma o peróxido de hidrogênio em oxigênio e água. Acredita-se que contribua para a sobrevivência da bactéria após a fagocitose, ao inativar o peróxido de hidrogênio no interior dos fagócitos.

Produção de biofilme

O biofilme consiste em agregados de células bacterianas interligadas, mediados por polissacarídios produzidos pelas próprias bactérias, formando camadas bacterianas aderidas à superfície de um biomaterial. Esse agregado bacteriano confere proteção contra a ação de antimicrobianos e certos mecanismos de defesa do organismo.

Epidemiologia

Os estafilococos são ubíquos, amplamente distribuídos na superfície corporal de humanos e animais. São encontrados na microbiota da pele, na conjuntiva e nas mucosas genital e da orofaringe.

Podem ser isolados de cavidade bucal, glândulas mamárias e pele, bem como dos tratos respiratório superior, gastrintestinal e geniturinário, entre outros (ver Tabelas 29.1 e 29.2). Transitoriamente, podem ser encontrados no trato digestório de animais e humanos, bem como em água, equipamentos, utensílios e solo do ambiente de criatórios de animais.

Todas as espécies de animais são suscetíveis aos estafilococos. As estafilococcias, em geral, independem de idade, sexo dos animais e estações do ano. Não há transmissores, tampouco vetores especiais. A morbidade e a mortalidade variam de acordo com a espécie e a virulência da bactéria, a espécie animal e o tipo de afecção.

Os estafilococos são microrganismos oportunistas, contagiosos, relacionados com infecções piogênicas em humanos e animais. Traumatismos, imunossupressão e infecções intercorrentes debilitantes (bacterianas, virais e parasitárias), além de distúrbios alérgicos, endócrinos e metabólicos, são fatores predisponentes às estafilococcias em animais e humanos.

As infecções estafilocócicas podem ser causadas por bactérias próprias do organismo do indivíduo ou animais (infecções endógenas), bem como adquiridas de outros pacientes e animais doentes ou de portadores sãos (infecções exógenas). Podem ser transmitidas por contato direto ou indireto (fômites).

S. pseudintermedius pode ser isolado entre 31 a 68% de cães saudáveis, particularmente da pele e das mucosas oral, nasal e perineal. *S. aureus* tem sido isolado de cães e gatos saudáveis, entre 12 e 14% e entre 4,3 e 20%, respectivamente, principalmente da pele e do conduto auditivo.

Dentre os ECN, *S. xylosus*, *S. epidermidis* e *S. sciuri* têm representado as principais espécies isoladas da microbiota cutânea, cavidade oral, faringe, conjuntiva e trato intestinal de cães. *S. felis*, *S. haemolyticus*, *S. epidermidis*, *S. simulans* e *S. saprophyticus* são as principais espécies de ECN isoladas de gatos, particularmente de saliva, pele e mucosa genital das fêmeas. Apesar da ampla disseminação do microrganismo na microbiota dos animais de companhia, somente pequeno número de animais desenvolve doença clínica, geralmente associada a fatores predisponentes.

Os estafilococos estão entre os microrganismos não formadores de esporos mais resistentes, suportando desidratação por longos períodos. São relativamente resistentes ao calor (60°C por 30 min), além de tolerar ampla variação de pH (4 a 9,5) e concentrações de cloreto de sódio de até 7,5%. São capazes de multiplicar-se em temperaturas que variam de 18 a 40°C. Essas características possibilitam a manutenção e a multiplicação do microrganismo na microbiota dos animais, no ambiente, em equipamentos e em produtos de origem animal. Apesar disso, são sensíveis a diversos desinfetantes, antimicrobianos e sais biliares.

Patogenia

As estafilococcias podem ser classificadas em superficiais, profundas e tóxicas. As infecções superficiais acometem a pele e/ou o tecido celular subcutâneo, como em abscessos cutâneos e infecções em feridas. Na manifestação profunda, os estafilococos causam pneumonia, osteomielite, endocardite, septicemia, entre outros processos decorrentes de bacteremias que se originam nos focos de infecções superficiais ou em pneumonias por aspiração. Os quadros tóxicos são manifestados por intoxicação alimentar e síndrome do choque tóxico, ambas em humanos.

A patogenicidade do agente depende da combinação de vários fatores relativos ao animal (presença de traumatismos, *status* imune) e à linhagem bacteriana (capacidade de produzir toxinas e enzimas, resistência aos antimicrobianos). De modo geral, a patogênese das estafilococcias é multifatorial.

Em certas infecções estafilocócicas, existem relações entre as estirpes isoladas e a expressão de fatores de virulência específicos, indicando a participação desses mecanismos nas afecções. A atuação de um ou mais fatores de virulência presentes no microrganismo ou produzidos pelas diferentes linhagens desencadeia a doença e determina seu curso. Em resposta às alterações no ambiente do hospedeiro, a bactéria pode utilizar-se de alguns fatores de virulência, a fim de aumentar suas chances de sobrevivência. Esses fatores estão envolvidos na aderência da bactéria e em sua persistência no foco infeccioso. São reconhecidos, também, mecanismos de evasão ou destruição das defesas do organismo, fatores envolvidos na invasão/penetração e fatores de lesão.

A produção dos fatores de virulência é regulada por um sistema complexo e eficiente, que resulta em resposta coordenada da bactéria diante das alterações ambientais durante o curso da doença. A viabilidade de *S. aureus* no interior de fagócitos dificulta a resolução dos processos infecciosos causados por essa bactéria.

O processo infeccioso tem início com a presença da bactéria em determinado local (pele ou mucosas). Em seguida, adesinas bacterianas, como as MSCRAMM, ligam-se às proteínas extracelulares, tais como fibrinogênio, colágeno e fibronectina. As adesinas, o peptidioglicano e os ácidos lipoteicoicos presentes na parede celular bacteriana podem estimular uma reação do hospedeiro, traduzida por processo inflamatório. Nesse momento, a sobrevivência e a multiplicação da bactéria no hospedeiro dependem da resistência da linhagem à opsonização e à fagocitose – mediada por proteína A, cápsula, leucocidinas e/ou produção de biofilme –, bem como da quantidade de microrganismos no foco de infecção.

Após a adesão e a multiplicação do microrganismo, constata-se aumento da população e da colonização bacterianas, bem como intensificação do processo de invasão tecidual, mediado por enzimas (proteases, lipases e hialuronidases) e toxinas.

Os estafilococos exercem grande quimiotaxia por leucócitos, particularmente neutrófilos e macrófagos. As linhagens capsuladas são mais resistentes à fagocitose e à resposta imune celular do hospedeiro, mediada por complemento. As estirpes não capsuladas são, em geral, mais sensíveis à fagocitose e à inativação no interior do fagolissosomo, bem como à ação do complemento.

A ação do microrganismo resulta em estado inflamatório, com aumento da permeabilidade local e formação de processos supurativos ou abscessos, característicos de estafilococcias. Em animais que evoluem para cura, a resolução dos processos ocorre entre 7 e 15 dias.

Ocasionalmente, o microrganismo pode disseminar-se do foco inicial da lesão para outros órgãos, formando micro ou grandes abscessos e causando pepticemia.

Clínica

As estafilococcias são infecções comuns em animais, havendo diferentes tipos de manifestações clínicas, de importância em medicina veterinária. Certas afecções ocorrem de maneira indistinta nas diversas espécies animais, enquanto outras predominam em determinadas espécies.

Entre as manifestações clínicas mais frequentes em animais domésticos, merecem destaque: mastite, piodermite, otite, endometrite, infecções do trato geniturinário, endocardite, botriomicose, epidermite exsudativa, bem como infecções oculares e de feridas cutâneas. No entanto, o patógeno pode invadir qualquer órgão ou tecido de animais e humanos.

S. aureus é um dos principais patógenos envolvidos na mastite em animais domésticos, embora outras espécies de estafilococos sejam isoladas de infecções mamárias. *S. pseudintermedius* é o principal agente das piodermites em cães e, em menor frequência, em gatos.

O comportamento oportunista e a ampla difusão em pele e mucosas, além da diversidade de fatores de virulência, fazem dos estafilococos microrganismos com vasto espectro de infecciosidade em animais (ver Tabelas 29.1 e 29.2).

Diagnóstico

Com exceção da epidermite exsudativa em suínos e da piemia pelo carrapato, causadas, principalmente, por *S. hyicus* e *S. aureus*, respectivamente, as estafilococcias causam, em geral, processos supurativos e abscessos.

O diagnóstico de rotina das estafilococcias é realizado por meio de isolamento e identificação da bactéria em diferentes espécimes clínicos.

O material a ser coletado e encaminhado ao laboratório depende da manifestação clínica apresentada pelo hospedeiro, podendo-se, assim, considerar secreções purulentas, *swabs* de superfícies de lesões, leite, punção de abscessos, sangue, urina, entre outros. Todas essas amostras devem ser coletadas de maneira asséptica e em recipientes (tubos, frascos, seringas) apropriados e estéreis.

Identificação

Isolamento e caracterização macroscópica

O isolamento do microrganismo pode ser obtido em meios de cultura convencionais, como ágar enriquecido com sangue desfibrinado, ovino ou bovino (5%). Os estafilococos são cultivados, usualmente, em aerobiose a 37°C. As colônias podem ter coloração branca, amarelada ou amarelo-ouro. São circulares, convexas, lisas, brilhantes ou opacas. Apresentam 1 a 4 mm de diâmetro após 24 h de incubação.

A avaliação macroscópica consiste em observar o tamanho da colônia, o tipo de pigmentação, bem como a presença e o tipo de hemólise.

Muitas espécies produzem hemolisinas, cujos efeitos sobre as hemácias promovem diferentes perfis em ágar-sangue ovino ou bovino: a alfa-hemolisina produz halo de hemólise (zona de clareamento) total ao redor da colônia (ver Figura 29.2). A beta-hemolisina produz hemólise parcial – pois os eritrócitos não são completamente lisados –, resultando em uma área esverdeada no ágar ao redor da colônia. Este efeito hemolítico é denominado modo inverso nos estreptococos, nos quais a beta-hemólise é total e a alfa-hemólise é parcial.

Caracterização microscópica

Esfregaços de colônias suspeitas ou de espécimes clínicos corados pelo método de Gram revelam cocos gram-positivos agrupados em formato de cachos (ver Figura 29.1), em pares ou isolados, distribuídos pelo campo de observação.

Diferenciação entre gêneros de cocos gram-positivos

Os principais gêneros de cocos gram-positivos, de interesse em medicina veterinária, podem ser diferenciados com base em alguns testes fenotípicos (Tabela 29.3).

Testes bioquímicos ou de utilização de substratos

As espécies de ECP e ECN podem ser identificadas com base em uma grande variedade de provas fenotípicas (bioquímicas e de utilização de substratos), como pode ser observado nas Tabelas 29.4 e 29.5, que listam as principais espécies patogênicas de interesse em medicina veterinária. Dentre os testes, os mais utilizados na rotina de diagnóstico são as provas da coagulase, produção de desoxirribonuclease (DNAse), urease, fermentação de açúcares, prova de Voges-Proskauer (VP) e catalase.

- Produção de coagulase: essa prova pode ser realizada de duas maneiras distintas, em lâmina ou em tubo, pelas quais é possível avaliar a produção da enzima coagulase. A prova em lâmina possibilita a detecção do fator de aglutinação (fator *clumping*) ou da coagulase

Tabela 29.3 Diferenciação fenotípica dos principais gêneros de cocos gram-positivos de importância em medicina veterinária.

Gênero do microrganismo	Multiplicação em anaerobiose	Catalase	Multiplicação em presença de 6,5% de NaCl	Teste da oxidase modificada	Sensibilidade à bacitracina (0,04 U)	Sensibilidade à furazolidona (100 μg)
Staphylococcus	+[a]	+[b]	+	–[c]	R	S
Micrococcus	–	+	+	+	S	R
Streptococcus	+	–	–[d]	–	V	S
Enterococcus	+	–	+	–	R	S

+ = 90% ou mais das estirpes são positivas; – = 90% ou mais das estirpes são negativas; a = com exceção de *S. kloosii*, *S. equorum*, *S. arlettae*, *S. vitulus* e *S. hominis*; b = com exceção de *S. aureus* subesp. *anaerobius* e *S. saccharolyticus*; c = com exceção de *S. sciuri*, *S. lentus* e *S. vitulus*; d = com exceção de certas estirpes de *S. agalactiae*; V = variável; R = resistente; S = sensível.

Tabela 29.4 Diferenciação de espécies de *Staphylococcus* coagulase-positivos, de importância em medicina veterinária.

Prova bioquímica ou de assimilação de substratos										Fermentação de açúcares						
Microrganismo	**Pigmento da colônia**	**Anaerobiose**	**Fator *clumping***	**Hemólise**	**Nuclease termoestável**	**Urease**	**Produção de acetoína (Voges-Proskauer)**	**Resistência à polimixina B**	**β-galactosidase (ONPG)**	**Trealose**	**Lactose**	**Maltose**	**Manitol**	**Sacarose**	**Xilose**	**Manose**
S. aureus subesp. *aureus*	+	+	+	+	+	V	+	+	+	+	+	+	+	+	–	+
S. aureus subesp. *anaerobius*	–	(+)	–	+	+	ND	–	ND	–	–	–	+	ND	+	–	–
S. delphini	–	(+)	–	+	–	+	–	ND	ND	–	+	+	(+)	+	–	+
S. hyicus	–	+	–	–	+	V	–	+	–	+	+	–	–	+	–	+
S. intermedius	–	(+)	V	+	V	+	(+)	–	+	+	v	(+)	V	+	–	+
S. pseudintermedius	–	(+)	–	+	+	+	+	–	+	+	+	+	(+)	+	–	+
S. lutrae	–	+	–	+	(+)	+	–	ND	+	+	+	+	V	ND	+	+
S. schleiferi subesp. *coagulans*	–	+	–	+	+	ND	+	ND	ND	–	V	–	V	–	–	+

\+ = 90% ou mais das estirpes são positivas; – = 90% ou mais das estirpes são negativas; (+) = 90% das estirpes são positivas, mas com reação fraca e tardia; V = variável, sendo 11 a 89% das estirpes positivas; ND = não determinado.

Adaptada de Quinn PJ, Markey BK, Carter ME, Donnelly WJ, Leonard FC. Microbiologia veterinária e doenças infecciosas. Porto Alegre: Artmed; 2005; e de Bannerman TL, Peacock SJ. *Staphylococcus*. In: Murray PR, Baron EJ, Jorgensen JH, Landry ML, Pfaller MA, editors. Manual of clinical microbiology. 9.ed. Washington: ASM Press; 2007.

Tabela 29.5 Diferenciação de espécies de *Staphylococcus* coagulase–negativos, de importância em medicina veterinária.

Prova bioquímica ou de assimilação de açúcares									Fermentação de açúcares						
Microrganismo	**Pigmento da colônia**	**Anaerobiose**	**Hemólise**	**Urease**	**Produção de acetoína (Voges-Proskauer)**	**Resistência à novobiocina**	**Hidrólise da esculina**	**Oxidase**	**Lactose**	**Maltose**	**Manitol**	**Manose**	**Sacarose**	**Trealose**	**Rafinose**
S. arlettae	+	–	–	–	–	+	–	–	+	+	+	+	+	+	+
S. auricularis	–	(+)	–	–	–	–	–	–	–	(+)	–	–	V	(+)	–
S. capitis subesp. *capitis*	–	(+)	V	–	ND	–	–	–	–	–	+	+	(+)	–	–
S. caprae	–	(+)	V	+	+	–	–	–	+	V	V	+	–	(+)	–
S. caseolyticus	V	+	–	–	–	–	–	–	–	+	–	–	–	–	ND
S. chromogenes	+	+	–	+	–	–	–	–	+	V	V	+	+	+	–
S. cohnii subesp. *cohnii*	–	V	V	–	ND	+	–	–	–	V	V	V	–	+	–
S. epidermidis	–	+	V	+	+	–	–	–	V	+	–	(+)	+	–	–
S. equorum	–	–	V	+	–	+	V	–	V	V	+	+	+	+	–
S. felis	–	+	V	+	–	–	ND	–	+	–	+	+	V	+	–
S. gallinarum	V	(+)	V	+	–	+	+	–	V	+	+	+	+	+	+
S. haemolyticus	V	(+)	(+)	–	+	–	–	–	V	+	V	–	+	+	–
S. hominis subesp. *hominis*	V	–	–	+	ND	–	–	–	V	+	–	–	(+)	V	–
S. kloosii	V	–	V	V	ND	+	V	–	V	V	+	–	(+)	+	–
S. lentus	V	(+)	–	–	–	+	+	+	V	V	+	(+)	+	+	+
S. piscifermentans	–	+	–	+	–	–	V	–	V	V	V	–	V	+	–
S. saccharolyticus[a]	–	+	–	ND	ND	–	ND	–	–	–	–	(+)	–	–	–
S. saprophyticus subesp. *saprophyticus*	V	(+)	–	+	+	+	–	–	V	+	V	–	+	+	–
S. saprophyticus subesp. *bovis*	+	+	–	+	ND	+	–	–	–	+	+	–	+	+	–
S. schleiferi subesp. *schleiferi*[b]	–	+	(+)	–	+	–	–	–	–	–	–	+	–	d	–
S. sciuri subesp. *sciuri*	V	(+)	(+)	–	–	+	+	+	V	V	+	V	+	+	–
S. simulans	–	+	V	+	ND	–	–	–	+	(+)	+	V	+	V	–
S. vitulus	+	–	–	–	–	+	V	+	–	–	+	–	+	V	–
S. warneri	V	+	V	+	+	–	–	–	V	(+)	V	–	+	+	–
S. xylosus	V	V	–	+	ND	+	V	–	V	+	+	+	+	+	–

\+ = 90% ou mais das estirpes são positivas; – = 90% ou mais das estirpes são negativas; (+) = 90% das estirpes são positivas, mas com reação tardia; V = variável, sendo 11 a 89% das estirpes positivas; ND = não determinado; a = catalase–negativo; b = única espécie de *Staphylococcus* coagulase–negativo que produz fator *clumping* e nuclease termoestável.

Adaptada de Bannerman TL, Peacock SJ. *Staphylococcus*. In: Murray PR, Baron EJ, Jorgensen JH, Landry ML, Pfaller MA, editors. Manual of clinical microbiology. 9.ed. Washington: ASM Press; 2007.

ligada à superfície bacteriana, que reage com o fibrinogênio presente no plasma e produz aglutinação das células bacterianas. A colônia bacteriana é misturada ao plasma de coelho em uma lâmina. No teste positivo, as células bacterianas aglutinam-se em até 2 min, formando agregados em razão da presença do fator *clumping*. Na prova em tubo, detecta-se a presença da coagulase livre, que é secretada pela bactéria. A colônia bacteriana é misturada ao plasma de coelho em um tubo. A reação positiva é indicada pela formação de coágulo no tubo após incubação em aerobiose por 4 a 24 h, a 37°C

- Produção de desoxirribonuclease (enzima capaz de hidrolisar ácidos nucleicos): o teste é realizado pela semeadura do microrganismo em superfície de ágar desoxirribonuclease. Depois de 24 h de incubação e da adição de HCl 1N, forma-se um halo claro ao redor da colônia, indicando a presença da enzima desoxirribonuclease (DNAse)
- Produção de urease: a urease hidrolisa a ureia, com formação de amônia. O teste é realizado por semeadura em meio com ureia. Na reação positiva, observa-se coloração vermelho-rosada no meio
- Fermentação de açúcares: o microrganismo é semeado em meio que contém um tipo de açúcar e um indicador de pH, como o vermelho de fenol. Quando ocorre fermentação dos açúcares, há produção de ácidos, que promovem a redução do pH e o aparecimento de coloração amarela. Pode-se utilizar grande variedade de açúcares, como trealose, rafinose, lactose, maltose, sacarose, manitol, xilose, entre outros
- Prova de Voges-Proskauer (VP): a fermentação de glicose resulta na formação de ácido pirúvico, que pode ser metabolizado por diferentes vias. Uma dessas vias resulta na formação de acetoína, a qual, na presença de oxigênio e de hidróxido de potássio a 40%, é convertida em diacetil que, em contato com α-naftol, produz coloração avermelhada
- Prova da catalase: visa identificar a capacidade de transformação do peróxido de hidrogênio em oxigênio e água. Os estafilococos são, em geral, catalase-positivos. Essa prova diferencia estafilococos de estreptococos, outro gênero importante de cocos gram-positivos que são catalase-negativos
- Outras provas: resistência à novobiocina, produção de fosfatase alcalina e produção de β-galactosidase (ONPG – orto-nitrofenil-β-D-galactosidase) são exemplos de provas utilizadas na classificação de certas espécies de estafilococos. Para a confirmação das espécies e subespécies de ECP e ECN têm sido utilizadas, ainda, as provas de multiplicação em condições de anaerobiose em caldo tioglicolato, redução de nitrato, fermentação de β-D-frutose e resistência à novobiocina e à polimixina B.

Existem *kits* de identificação bioquímica disponíveis comercialmente, bem como métodos automatizados.

Exames hematológicos

O leucograma dos animais revela, em geral, leucocitose por neutrofilia. A monocitose ocorre em animais com sinais crônicos.

Métodos moleculares

Para identificação das espécies de estafilococos e toxinas, tem-se utilizado, nos últimos anos, a técnica de PCR, bem como as técnicas de sequenciamento de ácidos nucleicos para detecção de genes espécie-específicos. No entanto, esses métodos são mais adotados em pesquisas e laboratórios de referência.

Testes de sensibilidade *in vitro* aos antimicrobianos

Paralelamente à identificação do microrganismo, deve-se proceder a testes de sensibilidade *in vitro* dos isolados a diferentes antimicrobianos, que poderão ser indicados ao tratamento da afecção em curso. Na prática, em medicina veterinária, utilizam-se o método de difusão com discos e, menos frequentemente, a concentração inibitória mínima (CIM).

Tratamento

Os principais antimicrobianos indicados ao tratamento das estafilococcias em animais pertencem ao grupo das penicilinas e cefalosporinas, além de enrofloxacino, lincomicina, clindamicina, eritromicina, gentamicina, cloranfenicol, azitromicina e sulfa associada à trimetoprima (Tabela 29.6).

Em contraste, certas espécies de estafilococos têm demonstrado elevado índice de resistência aos antimicrobianos convencionais. Esse fenômeno ocorre em razão da capacidade desses microrganismos de desenvolver resistência aos fármacos por mutação de genes e/ou aquisição de genes de resistência. O uso indiscriminado e/ou inadequado de antimicrobianos pode aumentar a pressão seletiva para linhagens multirresistentes, reforçando a importância da realização de testes de sensibilidade *in vitro* antes do tratamento ou concomitantemente (em casos graves) à instituição do antimicrobiano.

Em razão do elevado índice de resistência dos estafilococos às penicilinas, esse grupo de fármacos deve ser usado somente nos casos em que o microrganismo apresentar sensibilidade nos testes *in vitro*. Nos casos em que o isolado apresenta resistência à penicilina G, são indicadas cefalosporinas ou, ainda, oxacilina, ampicilina, amoxacilina, nafcilina e meticilina.

Tabela 29.6 Principais antimicrobianos utilizados em estafilococcias em animais.

Antimicrobiano	Via	Dose	Intervalo (horas)
Amoxicilina	VO IM IMM	20 a 30 mg/kg 20 a 30 mg/kg 62,5 mg	8 a 12 8 a 12 12
Ampicilina	IV IM VO	10 a 20 mg/kg 10 a 20 mg/kg 20 a 30 mg/kg	6 a 8 6 a 8 8
Cloxacilina	VO IM IMM	40 a 60 mg/kg 40 a 60 mg/kg 200 mg	8 8 24
Oxacilina	VO IM	40 a 60 mg/kg 40 a 60 mg/kg	8 8
Penicilina G cristalina	IM, IV	20.000 a 40.000 UI	4 a 6
Penicilina G procaína	IM	20.000 a 40.000 UI	12 a 24
Penicilina G benzatina	IM	40.000 UI	72
Penicilina V	VO	10 mg/kg	6 a 8
Cefalotina	IV, IM	20 a 40 mg/kg	6 a 8
Cefalexina	VO IM IMM	10 a 30 mg/kg 10 a 15 mg/kg 200 mg	6 a 8 12 a 24 24
Cefoxitina	IV, IM	20 a 40 mg/kg	6 a 8
Cefotaxima	IV, IM	20 a 40 mg/kg	8 a 12
Cefoperazona	IV, IM	30 a 50 mg/kg	8 a 12
Ceftiofur	IM	2 a 5 mg/kg	24
Eritromicina Cães e gatos Ruminantes Equinos Suínos	 VO IM VO IM	 10 a 20 mg/kg 2,2 a 8,8 mg/kg 25 mg/kg 2 a 20 mg/kg	 8 a 12 24 6 a 8 12 a 24
Azitromicina Cães Gatos Equinos	 VO VO VO	 10 mg/kg 5 mg/kg 10 mg/kg	 24 24 24 a 48
Lincomicina Cães e gatos Ruminantes Suínos	 VO, IM, IV IM IM	 10 a 20 mg/kg 5 a 10 mg/kg 10 mg/kg	 12 a 24 12 a 24 24
Clindamicina Cães e gatos	 VO, SC, IM, IV	 5 a 11 mg/kg	 12 a 24
Ciprofloxacino Cães e gatos Pássaros	 VO VO	 5 a 15 mg/kg 20 a 40 mg/kg	 12 12
Enrofloxacino Cães e gatos Ruminantes Suínos Pássaros	 VO IM IM, VO VO	 2,5 a 5 mg/kg 2,5 a 5 mg/kg 2,5 mg/kg 20 a 40 mg/kg	 12 a 24 24 24 24
Norfloxacino Cães e gatos Suínos	 VO VO	 22 mg/kg 7 mg/kg	 12 24
Neomicina	VO IMM	4 a 12 mg/kg 300 mg	24
Sulfadiazina + trimetoprima Cães e gatos Bovinos Equinos Suínos	 VO, IV IV VO, IV VO	 15 mg/kg 15 a 60 mg/kg 15 a 30 mg/kg 15 mg/kg	 12 24 12 12
Gentamicina	SC, IV, IM IMM	4 a 6 mg/kg 250 mg	24 24

IM = intramuscular; IMM = intramamário; IV = intravenosa; VO = via oral; SC = subcutânea.

Na presença de abscessos e empiemas, deve-se proceder à drenagem das lesões. Em afecções cutâneas, podem ser utilizadas aplicações tópicas de antissépticos. O tratamento sistêmico deve ser considerado, particularmente, em casos graves ou em processos teciduais nos quais dificilmente os fármacos alcançam concentrações terapêuticas no foco infeccioso (piogranulomas). Em geral, as mastites são tratadas por via intramamária. Contra epidermite exsudativa em suínos, tem-se administrado cloxacilina pelas vias tópica e parenteral.

Profilaxia e controle

Tendo em vista que a maior parte das espécies de *Staphylococcus* pertence à microbiota da pele e às mucosas dos animais ou, ainda, pode contaminar equipamentos, instalações e utensílios para o manejo de animais, não se recomendam medidas específicas de profilaxia e controle, exceto nos casos de mastite, epidermite exsudativa e piodermite, tratadas em capítulos específicos. Assim, a profilaxia e o controle das estafilococcias consistem em ações gerais de higiene e manejo dos animais.

Saúde Pública

O consumo de leite e derivados lácteos contaminados com estafilococos pode constituir risco à Saúde Pública, pois essa bactéria e/ou suas toxinas estão relacionadas com manifestações clínicas localizadas ou sistêmicas em humanos.

Particularmente importantes são as intoxicações estafilocócicas em humanos, as quais se manifestam por meio de gastrenterites e podem, também, estar associadas à ingestão de leite e/ou derivados lácteos contaminados por enterotoxinas produzidas por estafilococos (ECP e ECN) causadores de mastite em bovinos, bubalinos, ovinos ou caprinos.

Os sinais clínicos da intoxicação surgem entre 1 e 6 h após a ingestão de alimentos que contenham a toxina. Caracterizam-se por náuseas, vômitos, dor abdominal e diarreia. O diagnóstico de intoxicação alimentar é obtido pela pesquisa de enterotoxinas nos alimentos ingeridos e no vômito, bem como pela pesquisa da bactéria no alimento.

Existem, ainda, relatos de casos esporádicos de estafilococcias em humanos, associadas ao contato com animais infectados por *Staphylococcus*, particularmente cães com piodermite.

A resistência à meticilina por linhagens de estafilococos é considerada, por profissionais de saúde em todo o mundo, um problema emergente. Esse fármaco foi introduzido na prática médica em 1959, para o tratamento de infecções estafilocócicas. O primeiro relato de *S. aureus* resistente à meticilina (MRSA) data de 1961. A resistência à meticilina é codificada pelo gene *mec*A, localizado em ilha de patogenicidade (*staphylococcal cassette chromosome* mec – SCC*mec*), e pode ser transmitida para outras espécies de estafilococos. O gene *mec*A codifica uma proteína ligadora de penicilina alternativa (PBP, PBP'2 ou PBP2a), com baixa afinidade à oxacilina e a outros betalactâmicos. O tratamento de humanos infectados por linhagens *Staphylococcus* resistentes à meticilina resulta em longos períodos de hospitalização e alta mortalidade.

Diferentes países têm registrado a emergência de *Staphylococcus* resistentes à meticilina em humanos e animais, bem como a preocupação com os riscos de transmissão – de animais para humanos – dessas linhagens. Em cães e gatos, tem-se identificado, respectivamente, até 3,3 e 4% de animais saudáveis portadores de *S. aureus* resistente à meticilina.

Doenças específicas

Os estafilococos causam determinadas afecções que, conforme a frequência, a gravidade ou as peculiaridades clínicas, merecem ser consideradas em tópicos específicos. Assim, mastite, epidermite (piodermite) exsudativa dos leitões e piodermite canina serão temas de capítulos específicos, enquanto a botriomicose será abordada a seguir.

Botriomicose

A botriomicose é uma enfermidade crônica incomum causada por *S. aureus*, caracterizada pela presença de nódulos – com ou sem fistulização –, em geral múltiplos, em animais domésticos.

Bollinger, em 1870, ao estudar tumores pulmonares em equinos descreveu estruturas peculiares, às quais atribuiu o nome *zoogloea pulmonis equi*. O provável agente causal foi descrito como *botryomices*, fato que originou o nome da doença: botriomicose.

Todas as espécies de animais domésticos são suscetíveis, embora maior número de casos seja descrito em equinos e bovinos. As descrições são, geralmente, restritas a relatos de casos, e a letalidade é reduzida.

A infecção por *S. aureus* pode ocorrer pelas vias transcutânea (equinos e bovinos), mamária ascendente (suínos e bovinos) ou iatrogênica, em contaminações de procedimentos cirúrgicos, como castrações em animais de produção (equinos e bovinos).

A multiplicação local da bactéria leva à formação de massas ou nódulos fibrosos. Histologicamente, a lesão caracteriza-se como piogranulomas. No centro da lesão, constata-se a presença do microrganismo e de células epitelioides, constituindo um conjunto denominado zoogleia (formação de clavas de disposição radiada, acidófilas na coloração de hematoxilina e eosina), além de contingente variável de macrófagos, neutrófilos, linfócitos e plasmócitos, circundado por cápsula fibrosa.

Observa-se, com frequência, fistulização das lesões. Em muitos casos, o processo estende-se por meses, alternando a cicatrização e a formação de nódulos. Ocasionalmente, o microrganismo pode acometer os linfonodos regionais.

Clinicamente, verifica-se formação crônica de nódulos (1 a 30 cm), geralmente múltiplos. À palpação, os nódulos são endurecidos, com centro flutuante, e tendem à fistulização de conteúdo purulento, com pequenos grãos esbranquiçados (0,5 a 1 mm de diâmetro). Leucograma dos animais acusa leucocitose por neutrofilia.

O cultivo de material purulento das lesões e dos grãos possibilita o isolamento de *S. aureus* em meios convencionais, como ágar-sangue, nas condições anteriormente descritas para as estafilococcias. Citologia direta dos grãos revela a presença de cocos agrupados (Giemsa ou Panótico) gram-positivos (coloração de Gram). Diagnóstico diferencial deve ser procedido para nocardiose e actinomicose (conforme capítulos específicos). A histopatologia pode ser uma alternativa no plano diagnóstico, mostrando a estrutura peculiar das zoogleias, com presença de clavas dispostas de modo radiado.

O tratamento deve ser realizado com base no teste de sensibilidade microbiana *in vitro*, em virtude da resistência crescente de *S. aureus* aos antimicrobianos convencionais. Ademais, tendo em vista a raridade de casos, são escassas as experiências de tratamento descritas na literatura.

Penicilina benzatina (20.000 UI/kg, via intramuscular, a cada 5 dias) tem sido o fármaco mais utilizado. Cefalosporinas e tetraciclinas também devem ser consideradas no tratamento, aliadas a permeantes de membranas biológicas (dimetilsulfóxido – DMSO), com o intuito de favorecer a perfusão dos antimicrobianos no foco infeccioso.

A infusão de nódulos fistulizados pode ser realizada com antissépticos à base de iodo (iodopovidona). Não existem medidas específicas de profilaxia e controle indicadas à doença, exceto cuidados de antissepsia na execução de procedimentos cirúrgicos que envolvam animais.

➤ Bibliografia

Bannerman TL, Peacock SJ. Staphylococcus. In: Murray PR, Baron EJ, Jorgensen JH, Landry ML, Pfaller MA, editors. Manual of clinical microbiology. 9.ed. Washington: ASM Press; 2007. p. 390-411.

Corrêa WM, Corrêa CNM. Enfermidades infecciosas dos mamíferos domésticos. 2. ed. Rio de Janeiro: Medsi; 1992. p. 91-103.

Dego OK, Van Dijk JE, Nederbragt H. Factors involved in the early pathogenesis of bovine Staphylococcus aureus mastitis with emphasis on bacterial adhesion and invasion: a review. Vet Q. 2002; 24(4):181-98.

Donlan RM, Costerton JW. Biofilms: survival mechanisms of clinically relevant micro-organisms. Clin Microbiol Rev. 2002;15(2): 167-93.

Fischetti VA, Novick RP, Ferretti JJ, Portnoy DA, Rood JI, editors. 2.ed. Gram-positive pathogens. Washington: ASM Press; 2006.

Iorio NLP, Ferreira RBR, Schuenck RP, Malvar KL, Brilhante AP, Nunes AP *et al.* Simplified and reliable scheme for species-level identification of Staphylococcus clinical isolates. J Clin Microbiol. 2007;45(8):2564-9.

Quinn PJ, Carter ME, Markey B, Carter GR. Clinical veterinary microbiology. London: Wolfe; 1994. Staphylococcus species; p. 118-26.

Quinn PJ, Markey BK, Carter ME, Donnelly WJ, Leonard FC. Microbiologia veterinária e doenças infecciosas. Porto Alegre: Artmed; 2005. Gênero Staphylococcus; p. 55-60.

Quinn PJ, Markey BK, Leonard FC, Fitzpatrick ES, Fanning S, Hartigan PJ. Veterinary microbiology and microbial disease. 2.ed. United Kingdom: Wiley-Blackwell; 2011. p. 219-30.

Radostits OM, Gay CC, Blood DC. Veterinary medicine: a textbook of the disease of cattle, sheep, pigs, goats, and horses. 9.ed. Philadelphia: Saunders; 2000. p. 603-700.

Sneath PHA, Mair NS, Sharpe ML, Holt JG, editors. Bergey's manual of systematic bacteriology. Baltimore: Williams & Wilkins; 1984. v. 2, p. 999-1035.

Spinosa HS, Górniak SL, Bernardi MM, editores. Farmacologia aplicada à medicina veterinária. Rio de Janeiro: Guanabara Koogan; 2002.

Von Eiff C, Peters G, Heilmann C. Pathogenesis of infections due to coagulase-negative staphylococci. Lancet Infect Dis. 2002;2(11): 677-85.

Weese JS. Staphylococcus infections. In: Greene CE. Infectious diseases of the dog and cat. 4. ed. St. Louis: Elsevier; 2012. p. 340-8.

Zhu XY, Hester PY. The etiology of staphylococcosis. J Poultry Avian Biol Rev. 2002;11:97-112.

Estreptococcias 30

Priscilla Anne Melville, Nilson Roberti Benites e Márcio Garcia Ribeiro

Definição

Estreptococcias são doenças infecciosas ou infectocontagiosas, frequentemente piogênicas, que apresentam múltiplas manifestações clínicas, causadas por diferentes espécies de bactérias do gênero *Streptococcus*.

Sinonímias: estreptococoses e infecções estreptocócicas.

Etiologia

O gênero *Streptococcus* pertence à família *Streptococcaceae*, que inclui cocos gram-positivos, catalase-negativos, e anaeróbios facultativos. A essa família também pertencem os gêneros *Lactococcus* e *Lactovum*. Foram descritas ao menos 90 espécies e subespécies, isoladas de amostras provenientes de humanos, animais e ambiente. Diversas são as espécies de importância em medicina veterinária, podendo-se citar: *S. agalactiae*, *S. dysgalactiae*, *S. equi* subesp. *equi*, *S. equi* subesp. *zooepidemicus*, *S. uberis*, entre outras.

Estreptococos são células esféricas, ovoides ou, eventualmente, bastonetes muito curtos que apresentam até 1 a 2 μm de diâmetro. São cocos gram-positivos (Figura 30.1) em culturas recentes e tendem a perder coloração.

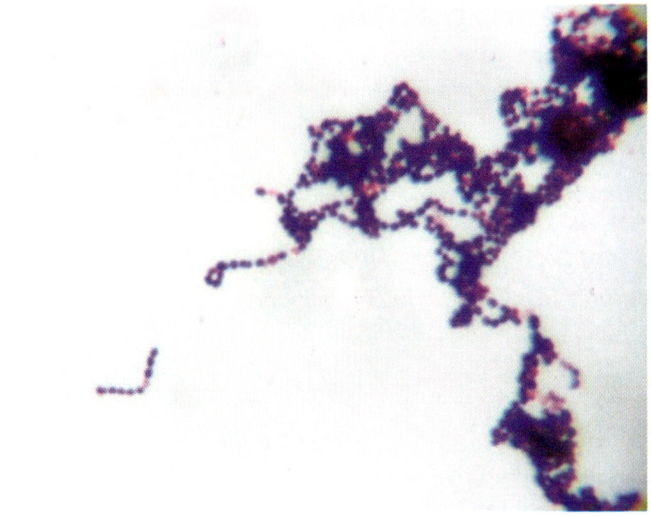

Figura 30.1 Aspecto microscópico de *S. agalactiae* típico dos estreptococos com formações em cadeias (Gram, 1.000×).

A parede celular dos estreptococos assemelha-se à de outras bactérias gram-positivas, constituída de uma camada espessa de peptidioglicano ao redor da membrana citoplasmática, na qual estão inseridos ácidos teicoicos e lipoteicoicos, carboidratos e proteínas de superfície.

Esses microrganismos dividem-se por fissão binária, processo no qual ocorre a duplicação do DNA, seguida por divisão da célula-mãe em duas células-filhas. Essa divisão acontece em virtude da formação de um septo que começa a crescer para o interior da célula a partir da superfície da parede celular. Nos casos em que o septo não se rompe totalmente, as bactérias permanecem ligadas, desenvolvendo cadeias de tamanho variável, motivo pelo qual receberam a denominação estreptococos (do grego *streptus* – cadeia flexível – e *coccus* – grão ou semente), que significa cocos dispostos em cadeias.

Os estreptococos não formam esporos. O metabolismo é fermentativo (a fermentação da glicose e de outros carboidratos resulta na formação de ácido láctico). São imóveis e anaeróbios facultativos. Algumas espécies requerem uma atmosfera enriquecida com dióxido de carbono para o isolamento.

De modo geral, são exigentes em relação às necessidades nutricionais, requerendo suplementação de sangue desfibrinado de origem ovina, bovina ou, então, soro/glicose ao meio de cultura. Pode-se observar multiplicação ideal de estreptococos em meios incubados em aerobiose a 37°C, após 24 h. Depois desse período, verifica-se apenas aumento do diâmetro das colônias.

As colônias podem variar de coloração (de cinza a branco), são translúcidas ou transparentes e, às vezes, mucoides, pois algumas espécies (como *S. equi* subesp. *equi*) produzem cápsula. São circulares, convexas, lisas e brilhantes, de 0,5 a 1 mm de diâmetro após 24 h de isolamento. Certas linhagens são hemolíticas em ágar-sangue ovino ou bovino (5%) e a hemólise é resultante da ação de uma ou mais hemolisinas distintas (Figura 30.2).

Os estreptococos podem ser classificados com base em diferentes sistemas de classificação, o que, muitas vezes, torna difícil a identificação. Esses sistemas fundamentam-se em propriedades hemolíticas, sorológicas e/ou bioquímicas.

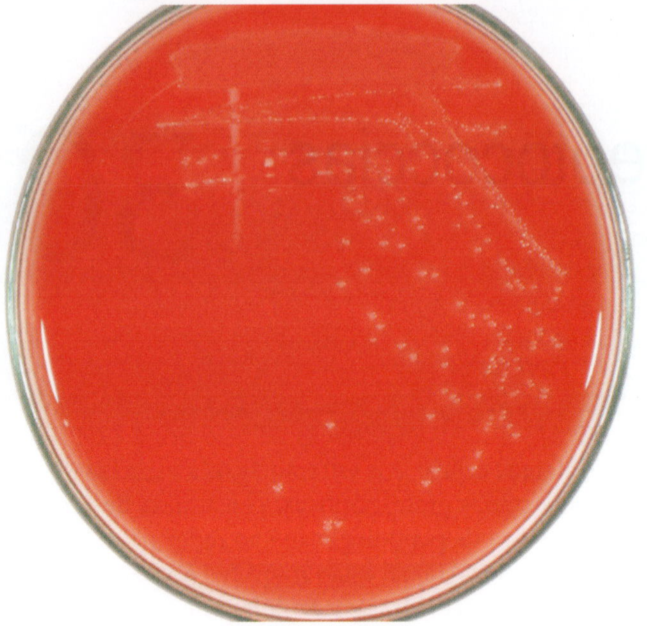

Figura 30.2 Colônias pequenas, transparentes e com estreita zona de beta-hemólise, de *S. agalactiae*, em ágar-sangue ovino após 24 h de incubação, isoladas do leite de vaca com mastite.

Estrutura bacteriana

Os estreptococos apresentam diferentes componentes estruturais, como antígenos e proteínas da parede celular, ácidos teicoico e lipoteicoico, peptidioglicano, proteínas M, F, X e C, além de adesinas e cápsula.

Antígeno grupo-específico de parede celular

Trata-se de um polissacarídio complexo constituído de L-ramnose e cadeias terminais de N-acetil-D-glicosamina, presente na parede de *S. pyogenes*. Além desses dois componentes, também a galactose é encontrada na parede de *S. agalactiae*.

Esses polissacarídios (denominados carboidratos C) formam a base do grupamento sorológico proposto por Lancefield. A participação desses antígenos como fatores de virulência ainda não foi devidamente esclarecida, embora já se tenha demonstrado atividade biológica de L-ramnose e galactose na indução de febre, necrose dérmica e cardíaca, bem como lise de eritrócitos e plaquetas em animais.

Ácidos teicoico e lipoteicoico

Promovem aderência a diferentes tipos celulares e induzem a liberação de citocinas. *S. pneumoniae* apresenta dois tipos de ácido teicoico, o polissacarídio C (não é aquele relacionado com o carboidrato grupo-específico), que se encontra exposto na superfície celular e tem a capacidade de precipitar na presença de cálcio, e o antígeno F, um polissacarídio ligado aos lipídios da membrana plasmática, capaz de reagir de modo cruzado com o antígeno de Forssman nas células de mamíferos.

Peptidioglicano

Principal componente da parede celular. Promove agregação de polimorfonucleares e estimula a produção de citocinas.

Proteínas presentes na superfície celular bacteriana

A maioria das proteínas presentes na superfície bacteriana é capaz de ligar-se a diferentes moléculas encontradas nas secreções do organismo, como IgG, IgA, albumina, fibronectina e fibrinogênio. Em geral, cada uma dessas proteínas apresenta duas ou mais funções distintas, que indicam a dimensão da complexidade da estrutura celular.

Proteína M

Essa proteína apresenta estrutura de dupla hélice, ligada à membrana citoplasmática, que atravessa a parede celular e se projeta para fora da superfície da célula bacteriana. Existem mais de 80 sorotipos reconhecidos de proteína M. A variabilidade antigênica responsável pela existência desses inúmeros sorotipos está associada ao terminal amino.

A proteína M constitui uma adesina que se liga ao fibrinogênio e interfere na ingestão pelas células fagocitárias. Tem efeito tóxico para polimorfonucleares e plaquetas, conferindo imunidade tipo-específica.

Proteína F

Encontra-se ligada ao peptidioglicano e constitui uma adesina que interage com a fibronectina presente na superfície da célula do hospedeiro.

Proteína X

Localiza-se em linhagens de *S. agalactiae* isoladas de casos de mastite bovina. Sua ação na patogênese é desconhecida.

Proteína C ou antígeno C

Das proteínas de superfície de *S. agalactiae*, a mais comum é a C (ou antígeno C). É antigênica e atua, principalmente, como adesina. O antígeno C também está relacionado com a resistência à fagocitose.

Adesina A

Trata-se de uma lipoproteína com função de adesina.

Proteínas que se ligam à colina

As proteínas CBP (do inglês *choline binding proteins*) ligam-se à colina dos ácidos teicoicos e atuam como adesinas.

Outras proteínas com função de adesina

Diversas outras proteínas dos estreptococos atuam como adesinas, dentre as quais merecem destaque: G (liga-se à imunoglobulina IgG); fnbA, fnbB, Fnz e Sfb (todas se ligam à fibronectina); proteína semelhante à M (liga-se ao fibrinogênio) ou SeM e SzPSe; e MRP.

Cápsula

Trata-se de um polissacarídio de composição variável que confere resistência à fagocitose, presente em algumas espécies de estreptococos. Em *S. pyogenes*, é composta de ácido hialurônico, substância com características químicas similares às da substância fundamental do tecido conjuntivo, sendo, portanto, não imunogênica. As cápsulas também são importantes fatores de virulência de *S. agalactiae*. Algumas linhagens apresentam ácido siálico, que pode inibir a via alternativa do sistema complemento.

Fatores de virulência

Os estreptococos têm várias propriedades que contribuem para a virulência. Os mecanismos de virulência de *S. pyogenes* e *S. agalactiae* estão entre os mais conhecidos (Figura 30.3).

Os fatores de virulência dos estreptococos são codificados por genes cromossômicos e elementos genéticos extracromossômicos, como bacteriófagos e ilhas de patogenicidade. Entre seus componentes estruturais, encontram-se toxinas e algumas enzimas que, direta ou indiretamente, inibem a fagocitose, participam da aderência à célula hospedeira ou induzem a liberação de citocinas.

Os fatores mais estudados e esclarecidos são a cápsula, a proteína M e as exotoxinas pirogênicas, embora outros mecanismos também participem da patogenicidade. A Tabela 30.1 lista as espécies de estreptococos de importância em medicina veterinária, bem como os fatores de virulência conhecidos para algumas espécies.

Toxinas

Os estreptococos caracterizam-se pela produção (principalmente) de exotoxinas pirogênicas (SPE, do inglês *streptococcal pyrogenic exotoxin*). Essas toxinas atuam como superantígenos, induzindo a liberação de citocinas pró-inflamatórias por macrófagos e linfócitos.

Hemolisinas

Há diferentes tipos de hemolisinas (citotoxinas), como a estreptolisina O, que é oxigênio-lábil, antigênica e capaz de proceder à lise de eritrócitos, plaquetas e leucócitos. Também é conhecida a estreptolisina S, que é oxigênio-estável e não antigênica.

A hemolisina de *S. agalactiae* forma poros nas membranas celulares de diferentes células. A hemolisina de *S. pneumoniae* recebe o nome pneumolisina, a qual consiste em uma citotoxina similar à estreptolisina O.

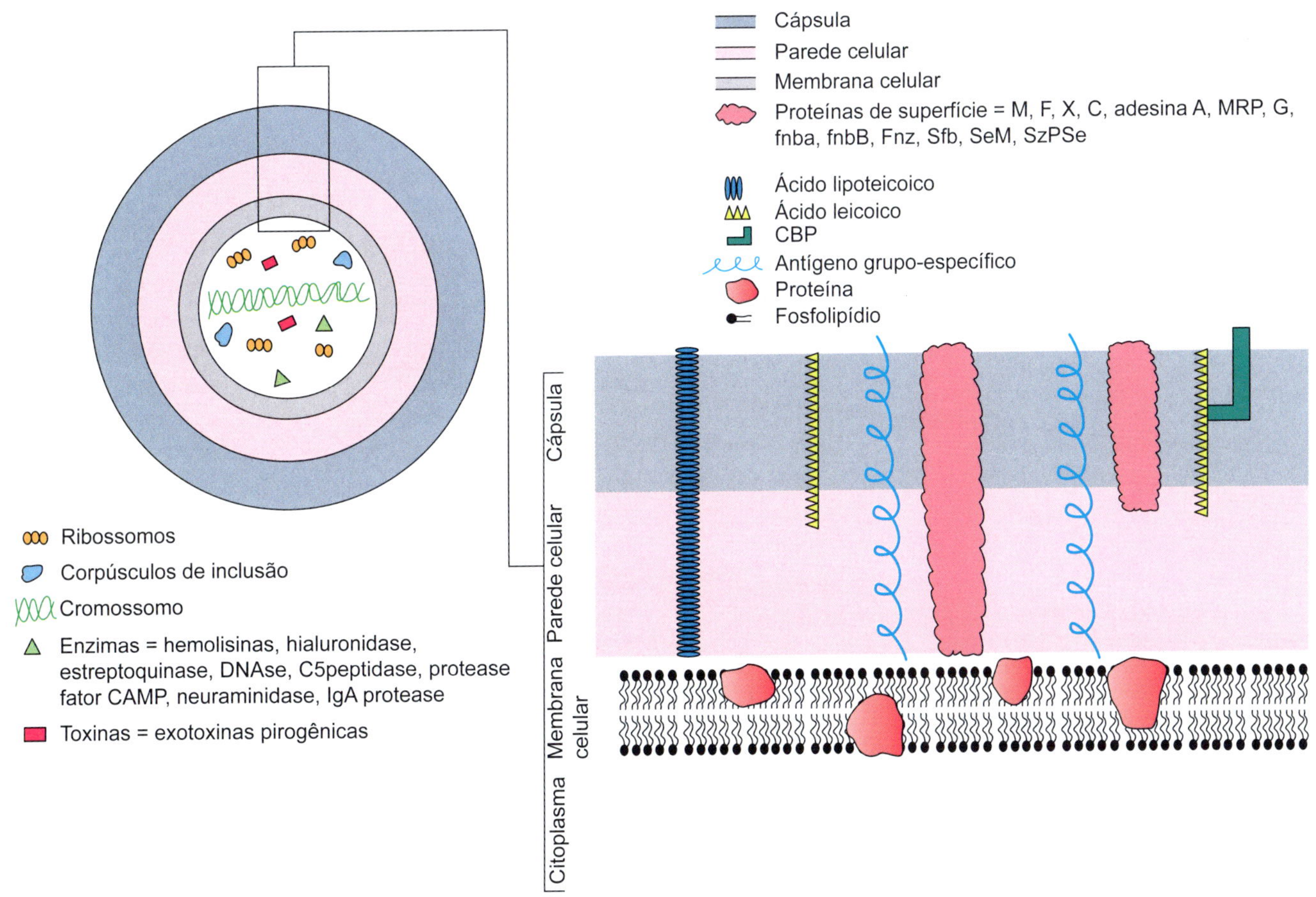

Figura 30.3 Representação esquemática da estrutura celular e dos principais fatores de virulência dos estreptococos.

Tabela 30.1 Espécies do gênero *Streptococcus* de interesse veterinário, fatores de virulência bacterianos*, hospedeiros, principais doenças relacionadas e localização preferencial nos animais.

Espécie	Fatores de virulência*	Hospedeiros	Doenças	*Habitat*
S. agalactiae	Cápsula; proteínas X e C; fator CAMP; hialuronidase; peptidase C5; protease CspA; proteases; neuraminidase; hemolisina	Bovinos	Mastite, enterite e endometrite	Pele
		Ovinos, caprinos e bubalinos	Mastite	–
		Humanos	Pneumonia, septicemia, meningite, doença neonatal, endometrite, conjuntivite, otite e infecção do trato urinário	Vagina e trato respiratório superior
		Cães	Septicemia neonatal e endocardite	Vagina
		Gatos	Infecções renais, endometrite e peritonite	–
		Asininos	–	Tonsilas
		Bubalinos	–	Trato genital feminino, sêmen e mucosa nasal
S. alactolyticus	ND	Suínos e frangos	–	Trato gastrintestinal
S. bovis	ND	Bovinos	Afecções gástricas	Trato intestinal e cavidade oral
		Humanos	Endocardite e meningite	–
S. canis	Proteína M; estreptolisina O	Cães	Metrite, vaginite, abortamento, septicemia neonatal, poliartrite, fascite necrosante e síndrome do choque tóxico	Vagina, mucosa anal e pele
		Gatos	Metrite, vaginite, infecções de pele e feridas, abscessos em linfonodo mandibular, onfaloflebite, septicemia, conjuntivite e sinusite	Membranas mucosas
		Bovinos	Mastite	–
S. cricetus	ND	*Hamsters* e ratos selvagens	–	Cavidade oral e placa dentária
S. didelphis	ND	Gambás	Septicemia e dermatite	–
S. downei	ND	Macacos	–	Cavidade oral e placa dentária
S. dysgalactiae subesp. *dysgalactiae*	Hialuronidase; estreptoquinase; estreptodornase; proteínas F, G, fnbA e fnbB; proteína semelhante à M; exotoxina pirogênica	Bovinos	Mastite	Mucosa oral, vagina, pele e tonsilas
		Bubalinos	Mastite	–
		Caprinos	Mastite e artrite	–
		Ovinos	Mastite, artrite, onfalite e pleurite	–
		Equinos	Mastite	–
		Galinhas	Dermatite	–
S. dysgalactiae subesp. *equisimilis*	Hialuronidase; estreptoquinase; estreptodornase; estreptolisinas S e O	Equinos	Abscessos, endometrite, cervicite, linfadenite, abortamento e mastite	Pele, tonsilas e vagina
		Suínos	Artrite supurativa e abortamento	Vagina
		Cães	Pneumonia	–
		Bovinos e pássaros	Processos supurativos	–
S. equi subesp. *equi*	Cápsula; estreptolisina S; exotoxinas pirogênicas; estreptoquinase; proteases; proteínas M, SzPSe, SeM e Fnz	Equinos	Garrotilho, púrpura hemorrágica, mastite e processos supurativos	Trato respiratório superior, tonsilas e bolsa gutural

(*continua*)

Tabela 30.1 (*Continuação*) Espécies do gênero *Streptococcus* de interesse veterinário, fatores de virulência bacterianos*, hospedeiros, principais doenças relacionadas e localização preferencial nos animais.

Espécie	Fatores de virulência*	Hospedeiros	Doenças	*Habitat*
S. equi subesp. *zooepidemicus*	Cápsula; estreptoquinase; hialuronidase; proteases; estreptolisina S; proteínas de superfície F, Fnz, SeM e SzPSe	Equinos	Mastite, endometrite, cervicite, abortamento, pneumonia secundária, epididimite, infecções umbilicais (relacionadas com onfaloflebite, bacteremia e/ou poliartrite) e infecções em feridas	Pele, mucosa do trato respiratório superior, tonsilas, vagina, sêmen e tecido linfoide da faringe
		Bovinos	Mastite, metrite, artrite, septicemia e processos supurativos	–
		Ovinos	Pleurite, pericardite, pneumonia, septicemia e processos supurativos	–
		Caprinos	Mastite	–
		Cães	Pneumonia e septicemia	–
		Galinhas	Septicemia e endocardite	–
		Golfinhos	Septicemia	–
		Suínos	Septicemia, artrite e abortamento	Pele e mucosas
		Humanos	Bacteremia, meningite, artrite, pneumonia, endocardite, osteomielite e faringite	–
S. equinus	ND	Equinos	Processos supurativos	Trato gastrintestinal
S. ferus	ND	Ratos selvagens	–	Cavidade oral e placa dentária
		Suínos	–	Tonsilas e mucosa nasal
S. gallolyticus	ND	Veados	Septicemia	–
		Pássaros	Septicemia	–
		Galinhas	Endocardite	–
		Pombos	Septicemia	–
S. hyointestinalis	ND	Suínos	–	Intestino
S. hyovaginalis	ND	Suínos	–	Vagina
S. iniae	ND	Golfinhos de água doce	Abscessos subcutâneos	–
		Humanos	Meningite e septicemia	–
		Trutas e tilápias	Meningoencefalite e septicemia	–
S. macacae	ND	Macacos	–	Cavidade oral e placa dentária
S. orisratti	ND	Ratos	–	Placa dentária
S. phocae	ND	Focas	Infecções pleuropulmonares, abortamento e septicemias	–
		Salmões	Doenças respiratórias	–
S. pneumoniae	Cápsula; neuraminidase; hialuronidase; pneumolisina; protease IgA; proteínas F e CBP; adesina A; proteínas que se ligam à fibronectina	Humanos	Septicemia, meningite, broncopneumonia, otite e sinusite	Tonsilas e mucosa do trato respiratório superior
		Bovinos	Septicemia, mastite, meningite, artrite e broncopneumonia	Mucosa do trato respiratório superior
		Equinos	Bronquiolite e pneumonia	–
		Ovinos e caprinos	Mastite e septicemia	Mucosa do trato respiratório superior
		Cobaias e ratos de laboratório	Processos supurativos e pneumonia	–
S. porcinus	Proteína M; estreptoquinase	Suínos	Linfadenite submandibular e abscesso mandibular	Mucosas e tonsilas

(*continua*)

Tabela 30.1 (*Continuação*) Espécies do gênero *Streptococcus* de interesse veterinário, fatores de virulência bacterianos*, hospedeiros, principais doenças relacionadas e localização preferencial nos animais.

Espécie	Fatores de virulência*	Hospedeiros	Doenças	*Habitat*
S. pyogenes	Cápsula; proteínas M F e Sfb; estreptolisinas S e O; hialuronidase; estreptoquinase; estreptodornase; peptidase C5; proteases; exotoxinas pirogênicas; antígeno grupo-específico de parede celular	Humanos	Escarlatina, faringite, piodermite, erisipela, fasciite necrosante, choque tóxico estreptocócico, febre puerperal, glomerulonefrite e febre reumática	Trato respiratório superior humano
		Bovinos	Mastite, endometrite, meningoencefalite e pneumonia	–
		Equinos	Linfangite	–
		Roedores	Faringotonsilite, piodermite, glomerulonefrite e febre reumática	–
		Caprinos	Mastite, linfadenite, endometrite e pneumonia	Trato genital e mucosa nasal
		Ovinos	Linfadenite, artrite, pneumonia e endometrite	Trato genital
		Cães	Otite externa e piodermite	Tonsilas e vagina
S. shiloi	ND	Trutas e tilápias	Meningoencefalite	–
S. suis	Cápsula; proteína MRP	Suínos	Septicemia, meningoencefalite, artrite, broncopneumonia, endocardite e abscessos	Tonsilas e mucosa nasal
		Bovinos, ovinos, equinos e gatos	Processos supurativos	–
		Humanos	Septicemia, meningite, artrite e endocardite	–
S. ratti	ND	Ratos de laboratório	–	Cavidade oral e placa dentária
		Suínos	–	Tonsilas e mucosa nasal
S. uberis	Hialuronidase	Bovinos	Mastite	Pele, vagina, intestino, rúmen, lábios e tonsilas
		Ovinos	Mastite	–

* = todas as espécies apresentam peptidioglicano, ácidos teicoico e lipoteicoico; ND = não determinado.
Adaptada de Quinn PJ, Markey BK, Carter ME, Donnelly WJ, Leonard FC. Microbiologia veterinária e doenças infecciosas. Porto Alegre: Artmed; 2005.

É liberada quando o microrganismo sofre lise celular, com ação tóxica para todos os tipos celulares, pois forma poros em cada um deles, ocasionando lise da membrana celular.

Enzimas

À semelhança dos estafilococos, os estreptococos podem estabelecer processos infecciosos em virtude da capacidade de produzir diferentes tipos de enzimas, que auxiliam no processo de captação das substâncias necessárias ao metabolismo bacteriano e à disseminação nos tecidos.

Dentre essas enzimas, merecem destaque: hialuronidase, estreptoquinase, desoxirribonucleases, peptidase C5, fator CAMP (iniciais dos pesquisadores Christie, Atkins e Munch-Petersen, que descreveram pioneiramente a técnica), neuraminidase e proteases IgA e CspA (entre outras proteases).

Hialuronidase

Essa enzima dissolve o ácido hialurônico do tecido conjuntivo, auxiliando na disseminação do microrganismo.

Estreptoquinase (fibrinolisina)

Essa enzima dissolve coágulos de fibrina, pois atua na clivagem do plasminogênio, com liberação de plasmina, que atua na fibrina. Com esse mecanismo, o microrganismo consegue disseminar-se pelo tecido do hospedeiro.

Estreptodornases ou desoxirribonucleases A, B, C e D

Hidrolisam o DNA presente no pus, facilitando a disseminação do microrganismo. Auxiliam, ainda, na redução da viscosidade de fluidos que contêm DNA.

Peptidase C5

Degrada o componente C5a do sistema complemento responsável pelo recrutamento e pela ativação de células fagocíticas.

Fator CAMP

É uma proteína que potencializa a ação da esfingomielinase estafilocócica (toxina beta), capaz de ligar-se à região Fc das imunoglobulinas G e M. Acredita-se que tenha efeito citotóxico sobre o tecido mamário (Figura 30.4).

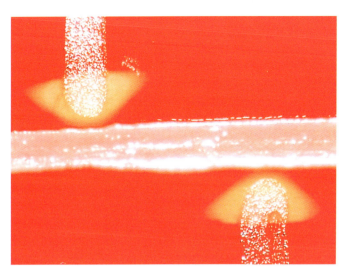

Figura 30.4 Detalhe de teste de CAMP positivo, com formação de ponta de seta na intersecção das semeaduras das linhagens de *S. agalactiae* (vertical) e *S. aureus* (horizontal).

Neuraminidase

Cliva as moléculas dos ácidos siálico e neuramínico (os quais compõem a estrutura da mucina), bem como as moléculas de glicolipídios e glicoproteínas, o que leva à modificação da superfície celular do hospedeiro, aumentando a capacidade de aderência dessas bactérias.

Protease IgA

Degrada IgA, contribuindo para as infecções de superfícies mucosas.

Protease CspA

Cliva o fibrinogênio, possibilitando a aderência da bactéria à célula hospedeira. Além disso, impede a fagocitose.

Outras proteases

Hidrolisam proteínas diversas do hospedeiro.

Epidemiologia

Os estreptococos apresentam distribuição mundial, podendo ser encontrados nos mais diferentes ambientes. Grande parte desses microrganismos é integrante da microbiota normal do organismo de humanos e animais, particularmente das vias respiratórias superiores e dos tratos gastrintestinal e geniturinário. São encontrados, também, na pele e nas mucosas oral e conjuntiva.

Certas espécies estão associadas a doenças clássicas (como *S. equi* subesp. *equi*, agente causal do garrotilho, descrito em capítulo específico) e outras podem ser consideradas essencialmente oportunistas. Transitoriamente, os microrganismos são encontrados, ainda, em água, alimentos, solo, equipamentos e utensílios de uso em animais, contaminando-os.

As estreptococcias podem ser causadas por bactérias presentes no próprio organismo do indivíduo ou animais (infecções endógenas), bem como adquiridas de outros doentes ou portadores sãos (infecções exógenas). As infecções podem ser transmitidas por contato direto ou indireto.

Todas as espécies de animais são potencialmente suscetíveis aos estreptococos. Em geral, as estreptococcias ocorrem independentemente de idade, sexo dos animais e estações do ano. As taxas de morbidade são variáveis, embora a mortalidade dependa da espécie e da virulência da linhagem bacteriana, da espécie animal envolvida e do tipo de afecção.

A infecção do hospedeiro pode ocorrer pelas vias respiratória superior (por inalação) e oral (por ingestão), pelo coito, por via congênita ou ascendente (pelo canal do teto) e, ainda, indiretamente (por manipulação ou fômites).

Em animais, as septicemias neonatais ocorrem, geralmente, por infecção do trato genital materno. Pneumonia e artrite em ruminantes jovens podem ser causadas por infecções umbilicais.

Diferentes fatores são considerados predisponentes à ocorrência de estreptococcias em animais, como doenças intercorrentes (bacterianas, virais e parasitárias), traumatismos, nutrição inadequada, debilidade orgânica geral e imunossupressão. Suínos criados em condições intensivas, com deficiências de ventilação, variações de temperatura e superlotação, estão sujeitos a infecções por *S. suis*.

Os estreptococos são sensíveis à dessecação e, em geral, sobrevivem por curtos períodos fora do hospedeiro. São inativados em temperaturas entre 55 e 60°C por 30 min e, também, em temperaturas baixas (10°C). A maioria das espécies de estreptococos pode ser inibida por cloreto de sódio a 6,5%. Muitas espécies sobrevivem longo tempo em solo, camas de animais, teteiras de ordenhadeiras mecânicas e alimentos.

Patogenia

Existe grande variedade de manifestações clínicas associadas às estreptococcias, conforme a ação patogênica da bactéria. As estreptococcias estão frequentemente relacionadas com a formação de abscessos, processos supurativos ou septicemias. As infecções podem ser de natureza primária (como no garrotilho) ou secundária (complicações, como pneumonias), após coinfecções bacterianas ou virais.

A patogênese das estreptococcias é multifatorial e determinada pela ação conjunta dos fatores de virulência dos estreptococos.

Em geral, o desencadeamento da doença – independentemente da porta de entrada – está associado à capacidade do microrganismo em aderir à superfície da célula hospedeira (diferentes adesinas podem atuar simultaneamente na aderência), à habilidade de evitar a opsonização e evadir dos mecanismos de destruição das células fagocitárias, à capacidade de colonização e invasão das células, bem como de produção de enzimas e toxinas que possibilitam sua disseminação pelo organismo. Outras espécies, como *S. agalactiae*, são capazes de proceder à manutenção intracelular em fagócitos na glândula mamária.

Os estreptococos estimulam reação inflamatória que, geralmente, resulta em aumento da permeabilidade local, processos supurativos ou formação de abscessos, de modo semelhante às estafilococcias. As diferentes espécies bacterianas induzem grande quimiotaxia por neutrófilos e macrófagos.

Linhagens capsuladas (*S. pyogenes*, *S. pneumoniae* e *S. equi*) são mais resistentes à fagocitose e à resposta imune mediada por fixação de complemento. Já linhagens não capsuladas são menos resistentes à fagocitose e à destruição da bactéria no interior do fagolisossomo, bem como à ação da cascata do complemento. A proteína M de certas linhagens de *S. pyogenes* e *S. equi* também apresenta ação antifagocitária.

Os estreptococos beta-hemolíticos costumam ser mais patogênicos que os alfa-hemolíticos e não hemolíticos. A hemólise libera o íon ferro, utilizado em processos metabólicos da bactéria.

Em animais que evoluem para cura, a recuperação ocorre em cerca de 1 a 2 semanas. Em geral, as estreptococcias têm caráter localizado, como infecções de pele e otites. No entanto, pode haver bacteremia com disseminação de focos de infecção (micro ou grandes abscessos) por vários locais do organismo. Nesses casos, surgem complicações graves, como endocardite, pneumonia, encefalite, abortamentos, osteomielite, artrite e nefrite.

Clínica

As estreptococcias são infecções muito frequentes em animais. Certas afecções ocorrem indistintamente, enquanto outras são observadas de modo específico, como o garrotilho (em equídeos), a mastite por *S. agalactiae* (em bovinos) e as estreptococcias por *S. suis* (em suínos).

Podem manifestar-se por infecções do trato respiratório superior e linfadenite (garrotilho), infecções respiratórias e septicemias neonatais, infecções respiratórias secundárias ou piogênicas em geral (mastite, artrite, afecções de pele, conjuntivite e otite), infecções do trato urinário (cistite e pielonefrite) e genitais (endometrite, vesiculite seminal, orquite e epididimite). Ainda, podem ser secundárias à disseminação sistêmica (complicações) (ver Tabela 30.1).

S. agalactiae é um dos principais agentes da mastite bovina de origem contagiosa, embora outras espécies de estreptococos estejam relacionadas com a gênese da mastite em animais domésticos.

S. suis causa sinais graves de meningite, endocardite, artrite e pneumonia, decorrentes de septicemia em suínos. O desenvolvimento de meningite costuma ser fatal, e os sinais incluem febre, incoordenação motora, convulsões, opistótono e coma, podendo provocar, também, abortamentos e mortalidade neonatal.

Linhagens beta-hemolíticas de *S. canis* acometem principalmente cães e gatos manifestando pneumonia, endocardite, septicemia neonatal, pericardite, síndrome do choque tóxico, dermatite, osteomielite, linfadenite, poliartrite, infecções umbilicais, meningoencefalites, mastite, abortamentos, infecções do trato urinário e abscessos em órgãos. Ademais, observam-se infecções respiratórias, abscessos, septicemia e endocardites, em animais de companhia, por *S. equi* subesp. *zooepidemicus*.

Na síndrome do choque tóxico, os cães apresentam hipotensão, coagulopatias (trombocitopenia ou coagulação intravascular disseminada), falha renal e hepática (elevação dos níveis de alanina-aminotransferase, aspartato-aminotransferase e creatinina), edema pulmonar, necrose de tecidos moles (miosite e gangrena) e *rash* eritematoso cutâneo.

O comportamento oportunista da bactéria, sua presença na microbiota de mucosas e conjuntivas, bem como a diversidade de fatores de virulência contribuem para o grande espectro de infecciosidade dos estreptococos em animais e humanos, podendo, potencialmente, acometer qualquer órgão ou tecido.

Diagnóstico

Histórico de doença, aspectos epidemiológicos e sinais clínicos podem ser indicativos de estreptococcias, particularmente quando consideradas as afecções clássicas, como o garrotilho. No entanto, o diagnóstico de rotina das estreptococcias é obtido com base no isolamento e na identificação da bactéria em diferentes espécimes clínicos.

Similarmente às estafilococcias, as infecções estreptocócicas podem ser consideradas, principalmente, quando da presença de processos supurativos e abscessos. O tipo de material a ser coletado e encaminhado ao laboratório depende da manifestação clínica do hospedeiro, podendo-se, assim, considerar secreções e punção de abscessos, fragmentos de tecidos ou fetos, *swabs* de lesões, leite, entre outras secreções e excreções (urina, sêmen, liquor, líquido sinovial e secreção do conduto auditivo). Todos os espécimes clínicos devem ser coletados de maneira asséptica e em recipientes (tubos, frascos, seringas) apropriados e estéreis.

Deve-se atentar para o fato de que os estreptococos são muito sensíveis à dessecação e, portanto, *swabs* de exsudato seroso ou purulento devem ser processados imediatamente ou acondicionados em meios de transporte (Stuart) e mantidos sob refrigeração (4 a 8°C).

Leucograma de animais acometidos acusa, geralmente, leucocitose por neutrofilia.

Identificação

Isolamento e características macroscópicas

O isolamento do microrganismo pode ser realizado em meios de cultura convencionais, como ágar suplementado com sangue desfibrinado ovino ou bovino (5%), com incubação em aerobiose a 37°C por 24 a 48 h, o que garante comumente o isolamento do agente. Formam-se colônias pequenas – geralmente acinzentadas, translúcidas ou transparentes – e, dependendo da espécie, mucoides. Deve-se observar presença e tipo de hemólise.

Caracterização microscópica

Esfregaços de colônias suspeitas com coloração de Gram revelam cocos gram-positivos isolados, aos pares ou agrupados em cadeias. Em geral, os cocos apresentam-se em cadeias curtas, quando visualizados em espécimes clínicos, e em cadeias longas, quando cultivados em meios de cultura líquidos.

Classificação dos estreptococos

A identificação dos estreptococos é relativamente complexa. Existem diferentes sistemas de classificação, baseados em propriedades hemolíticas, sorológicas ou bioquímicas.

Propriedades hemolíticas

De acordo com o tipo de hemólise observado ao redor das colônias em ágar-sangue ovino ou bovino, os estreptococos podem ser classificados em beta-hemolíticos (hemólise completa, formando-se uma área de clareamento total ao redor da colônia), alfa-hemolíticos (causam lise parcial das hemácias, ou seja, os eritrócitos não são completamente lisados, deixando a colônia bacteriana circundada por uma área de coloração esverdeada no ágar) e gama-hemolíticos ou não hemolíticos (ausência de hemólise detectável no ágar).

Propriedades sorológicas

Em 1933, Rebecca Lancefield desenvolveu um método de sorotipagem para diferenciar os estreptococos, o qual ficou conhecido como sistema de agrupamento de Lancefield. Esse sistema distingue as espécies de estreptococos com base na composição antigênica de polissacarídios (carboidratos C) presentes na parede celular.

As diferentes características dos carboidratos C possibilitaram a classificação dos estreptococos em 20 grupos sorológicos (grupos de Lancefield), designados pelas seguintes letras (maiúsculas) do alfabeto: A, B, C, D, E, F, G, H, K, L, M, N, O, P, Q, R, S, T, U e V.

Dentre os métodos sorológicos utilizados na classificação dos estreptococos, os mais comuns são a precipitação em tubo capilar, a aglutinação em látex e coaglutinação, detalhados a seguir.

Teste de precipitação em tubo capilar. Nesse teste, o carboidrato C da parede celular é extraído por aquecimento ou pelo uso de ácidos e aplicado sobre antissoros específicos em diferentes tubos capilares. A ocorrência de precipitação em forma de anel branco, no ponto de contato entre o extrato do antígeno e o antissoro, indica positividade da reação, tornando possível a identificação do grupo do microrganismo.

Teste de aglutinação em látex. Os antígenos da parede celular são extraídos enzimaticamente e acondicionados em uma placa na qual são misturados a diferentes suspensões látex/antissoros específicos. A ocorrência de aglutinação indica reação positiva.

Coaglutinação. O extrato antigênico é misturado a células de *S. aureus* sensibilizadas com antissoros grupo-específicos. A ocorrência de reação de aglutinação com determinado antissoro é indicativa do grupo ao qual pertence o estreptococo testado. Podem ser encontrados, comercialmente, sistemas compactos para coaglutinação.

Propriedades bioquímicas ou fisiológicas

Essas propriedades podem ser avaliadas por diferentes testes bioquímicos ou fisiológicos, podendo-se utilizar sistemas de identificação rápida disponíveis no mercado.

A diferenciação de *Streptococcus* e *Enterococcus* – os principais gêneros de cocos gram-positivos, catalase-negativos, de importância em veterinária – pode ser realizada por várias provas, que incluem tolerância ao cloreto de sódio, hidrólise da esculina, temperatura de multiplicação e produção de pirrolidonil-arilamidase (Tabela 30.2).

Outro estreptococo de menor ocorrência, anaeróbio, denominado *Peptostreptococcus indolicus*, pode ser observado em coinfecções com *Trueperella* (*Arcanobacterium*) *pyogenes* nas mastites de verão em vacas.

Prova de tolerância ao cloreto de sódio (6,5%). Os enterococos multiplicam-se em infusão de cérebro e coração acrescida de 6,5% de NaCl, o que possibilita sua diferenciação dos estreptococos. Muitas estirpes de *S. agalactiae* multiplicam-se na presença de NaCl (6,5%). Essas estirpes podem ser diferenciadas dos enterococos pelo teste de CAMP, no qual os isolados de *S. agalactiae* são positivos.

Prova de hidrólise da esculina. Algumas espécies de estreptococos – assim como os enterococos – são capazes de hidrolisar a esculina em esculetina, formando um precipitado negro.

Tabela 30.2 Métodos simples para diferenciação dos principais gêneros de cocos gram-positivos, catalase-negativos, de importância em medicina veterinária.

Prova fisiológica ou bioquímica / Microrganismo	Multiplicação em presença de 6,5% de NaCl	Hidrólise da esculina	Multiplicação a 10°C	Multiplicação a 45°C	Produção de pirrolidonil-arilamidase
Streptococcus	–[a]	V	–[b]	–	–[c]
Enterococcus	+	+	+	+	+

+ = 90% ou mais das estirpes são positivas; – = 90% ou mais das estirpes são negativas; a = com exceção de várias estirpes de *S. agalactiae*; b = com exceção de *S. uberis*; c = com exceção de *S. pyogenes*; V = variável.

Prova de temperatura de multiplicação. Pode-se testar a capacidade de multiplicação do microrganismo a 45 e 10°C em um período de 24 a 48 h.

Prova de produção de pirrolidonil-arilamidase. O microrganismo é semeado em um caldo contendo L-pirrolidonil-β-naftilamida e incubado a 35°C por 4 h. Em seguida, deve-se adicionar um reagente específico e, em caso de hidrólise do substrato pela pirrolidonil-arilamidase, observa-se coloração vermelha.

Testes fenotípicos

CAMP, hidrólise da esculina, fermentação de açúcares, tolerância ao cloreto de sódio, hidrólise do hipurato, sensibilidade à bacitracina e sulfametoxazol-trimetoprima são os testes fenotípicos mais utilizados no diagnóstico de estreptococos de interesse em animais domésticos (Tabela 30.3).

Teste de CAMP

S. agalactiae, *S. porcinus* e *S. iniae* secretam uma proteína termoestável denominada fator CAMP, que interage com a beta-hemolisina produzida por *S. aureus*, ocorrendo sinergismo na lise de hemácias. Esse efeito é demonstrado pelo aumento da área de hemólise, com formação de uma ponta de seta na interseção das semeaduras de *S. aureus* e do estreptococo testado.

Nessa prova, uma estirpe de *S. aureus* é semeada em uma única estria no centro de uma placa contendo ágar-sangue ovino, devendo-se, então, estriar o estreptococo a ser identificado em sentido perpendicular à estria do estafilococo, tomando-se cuidado para não encostar na semeadura de *S. aureus*. A placa é incubada a 37°C por 18 a 24 h em aerobiose, quando, então, se observa reação positiva de CAMP (ver Figura 30.4).

Prova de hidrólise da esculina

Algumas espécies de estreptococos são capazes de hidrolisar a esculina.

Fermentação de açúcares

O microrganismo é semeado em meio contendo determinado açúcar e um indicador de pH, como o vermelho de fenol. Quando ocorre a fermentação dos açúcares, há produção de ácidos que promovem a redução do pH e o aparecimento de coloração amarela. Grande variedade de açúcares pode ser considerada, como trealose, rafinose, lactose, maltose, sorbitol, manitol, salicina, inulina, entre outros.

Prova de tolerância ao cloreto de sódio (6,5%)

Distingue algumas estirpes de *S. agalactiae* de outros estreptococos.

Prova de hidrólise do hipurato

O microrganismo é semeado em meio contendo hipurato de sódio e incubado a 35°C durante 18 a 24 h. Algumas espécies produzem uma enzima, a hipuricase, que promove hidrólise do hipurato, com formação de ácido benzoico e glicina. Após a incubação, o caldo é centrifugado. Em seguida, retira-se o sobrenadante, ao qual se adiciona cloreto férrico. A reação positiva é indicada pela formação de precipitado.

Sensibilidade à bacitracina (0,04 unidade)

Certas espécies são sensíveis à bacitracina.

Sensibilidade a sulfametoxazol-trimetoprima

Distingue *S. pyogenes* e *S. agalactiae* (resistentes) de outros estreptococos (sensíveis).

Métodos moleculares

Para identificação das espécies de estreptococos, tem-se utilizado, nos últimos anos, a técnica reação em cadeia pela polimerase (PCR), bem como os métodos de sequenciamento de ácidos nucleicos para detecção de genes espécie-específicos. No entanto, essas técnicas ainda estão restritas a pesquisas e laboratórios de referência.

Testes de sensibilidade *in vitro* aos antimicrobianos

Paralelamente à identificação do microrganismo, deve-se proceder a testes de sensibilidade *in vitro* dos isolados a diferentes antimicrobianos, que poderão ser administrados no tratamento da afecção em curso.

Achados anatomopatológicos

A necropsia de animais acometidos revela abscessos isolados ou múltiplos em órgãos e tecidos. Histologicamente, observa-se intenso processo inflamatório, com grande quantidade de pus, além de infiltrado neutrofílico e presença do agente no interior de fagócitos.

➤ Tratamento

A realização de testes de sensibilidade *in vitro* – prévia ou concomitantemente à instituição da antibioticoterapia – é fundamental, pois possibilita uma orientação terapêutica mais adequada, particularmente nos quadros persistentes.

Assim como nas estafilococcias, os fármacos de eleição para o tratamento de estreptococcias são a penicilina G e as cefalosporinas. Eritromicina e trimetoprima, associadas a sulfametoxazol, são alternativas terapêuticas.

Deve-se ressaltar a necessidade de respeitar a terapia prescrita, pois o não cumprimento dessa conduta pode contribuir para o aumento da tolerância ou da resistência bacteriana aos antimicrobianos. Além disso, a disseminação de estirpes resistentes pode inviabilizar tratamentos com antibióticos e quimioterápicos, inclusive retardando a cura ou agravando o quadro clínico.

Os estreptococos tornam-se resistentes em virtude de mutações de genes ou aquisição de genes de resistência. O uso não racional de antimicrobianos pode aumentar a

Tabela 30.3 Principais provas utilizadas na diferenciação fenotípica de espécies do gênero *Streptococcus* isoladas de animais.

Prova fisiológica ou bioquímica / Microrganismo	Grupo de Lancefield	Hemólise	Teste de CAMP	Hidrólise da esculina	Multiplicação em NaCl a 6,5%	Sensibilidade à bacitracina (0,04 unidade)	Produção de acetoína (Voges-Proskauer)	Hidrólise do hipurato de sódio	Fermentação de açúcares							
									Inulina	Lactose	Manitol	Rafinose	Ribose	Salicina	Sorbitol	Trealose
S. pyogenes	A	β	–	v	–	S	–	–	–	+	–	–	–	+	–	+
S. agalactiae	B	β (α, γ)	+	–	v	R	–	+	–	v	–	–	+	v	–	+
S. dysgalactiae subesp. *dysgalactiae*	C/L	α (β, γ)	–	–	–	R	–	–	–	+	–	–	+	v	–	+
S. dysgalactiae subesp. *equisimilis*	A/C/G/L	β	–	v	–	R	–	–	–	v	–	–	+	+	–	+
S. equi subesp. *equi*	C	β	–	v	–	R	–	–	–	–	–	–	–	+	–	–
S. equi subesp. *zooepidemicus*	C	β	–	v	–	R	ND	–	–	+	–	–	ND	+	+	v
S. suis	S/T/R	α/β	–	v	–	R	–	–	+	+	–	v	–	v	–	+
S. porcinus	E/P/U/V/NC	β	+	+	+	R	+	v	–	v	+	–	ND	+	+	+
S. canis	G	β	v	+	–	R	–	–	–	+	–	–	+	ND	–	v
S. uberis	NC	α, γ	–	+	v	ND	+	+	+	+	+	–	+	+	+	+
S. pneumoniae	NC	α	–	v	–	R	–	–	v	+	–	+	–	ND	–	v
S. iniae	NC	β	+	+	–	S	–	–	–	–	v	–	+	+	–	+
S. bovis	D	α, γ	–	+	–	R	+	–	+	+	v	+	ND	+	–	v
S. equinus	D	α, γ	–	+	–	R	+	–	+	–	–	+	ND	+	–	v
S. gallolyticus	D	ND	ND	+	–	ND	+	–	+	+	+	+	–	+	–	+
S. phocae	C/F	β	–	–	–	S	–	–	–	–	–	–	ND	–	–	v
S. cricetus	NC	α, γ	ND	+	v	S	+	–	+	+	+	+	ND	+	+	+
S. ratti	NC	γ	ND	+	–	R	+	ND	+	+	+	+	ND	ND	+	+
S. ferus	NC	γ	ND	+	–	S	v	ND	–	ND	+	+	ND	ND	+	ND
S. downei	NC	ND	ND	–	ND	S	+	ND	+	ND	+	–	ND	ND	–	ND
S. macacae	NC	ND	ND	+	–	S	ND	+	–	ND	+	+	–	ND	+	+
S. hyovaginalis	NC	α	ND	–	–	ND	+	+	–	+	+	–	v	+	+	+
*S. didelphis**	NC	β	–	–	ND	R	–	+	–	v	–	v	+	–	–	+
S. shiloi	NC	β	ND	+	ND	ND	–	–	–	–	+	–	+	+	–	+
S. hyointestinalis	NC	α	ND	+	–	ND	+	–	–	+	+	v	–	+	–	+
S. alactolyticus	NC	ND	ND	v	–	ND	+	+	ND	–	v	+	–	+	–	–
S. orisratti	A	α	ND	+	–	ND	–	–	+	+	–	+	+	ND	+	+

NC = não classificado; + = 90% ou mais das estirpes são positivas; – = 90% ou mais das estirpes são negativas; v = 11 a 89% das estirpes são positivas; ND = não determinado; * = catalase-positivo; S = sensível; R = resistente.
Adaptada de Facklam R. What happened to the streptococci: overview of taxonomic and nomenclature changes. Clin Microbiol Rev. 2002;15(4):613-30; e de Spellerberg B, Brandt C. Streptococcus. In: Murray PR, Baron EJ, Jorgensen JH, Landry ML, Pfaller MA, editors. Manual of clinical microbiology. 9.ed. Washington: ASM Press; 2007.

pressão seletiva para a ocorrência de linhagens multirresistentes, reforçando a importância de instituir tratamento respaldado em testes *in vitro* de sensibilidade, por prova de difusão com discos ou concentração inibitória mínima.

Os abscessos podem ser drenados, com infusão de antissépticos, como iodo povidona (1%). O tratamento sistêmico deve ser considerado, particularmente, em casos graves, complicados ou sistêmicos, assim como quando o processo está inacessível no interior do organismo. Em geral, as mastites podem ser tratadas por via intramamária.

Profilaxia e controle

Tendo em vista que muitas das espécies de *Streptococcus* pertencem às mucosas e à microbiota dos tratos respiratório superior, digestório e genital ou, ainda, podem ser encontradas, transitoriamente, em alimentos, água, utensílios e equipamentos utilizados no manejo de animais, é complexa a recomendação de medidas específicas de profilaxia e controle para estreptococcias em animais. Com efeito, a profilaxia e o controle das estreptococcias consistem em ações gerais de higiene e manejo dos animais.

As medidas de profilaxia e controle indicadas a doenças particulares, como garrotilho (em equídeos) e mastite por estreptococos são comentadas em capítulos específicos.

Experimentalmente, vacinas contra estreptococcias específicas têm sido produzidas, mas ainda não há repercussão sobre disponibilidade comercial.

Saúde Pública

Embora diversas espécies de estreptococos possam acometer animais e humanos (geralmente com manifestações clínicas distintas), pode-se considerar que as estreptococcias humanas causadas por *S. suis* constituem o maior dos problemas no tocante à Saúde Pública.

Indivíduos que mantêm contato próximo com suínos infectados ou produtos contaminados (derivados de suínos) podem desenvolver manifestações clínicas que incluem febre, náuseas e vômitos, seguidos por sinais nervosos, hemorragia subcutânea, choque séptico e coma, em casos graves. A doença por *S. suis* tem sido relatada em casos esporádicos. No entanto, surtos já foram registrados, principalmente na China, país no qual, somente em 2005, 204 pessoas foram infectadas e 38 foram a óbito.

Existem, ainda, relatos esporádicos de estreptococcias em humanos, associados ao contato com cavalos acometidos por infecções causadas por *Streptococcus* sp. ou ao consumo de produtos lácteos e derivados não pasteurizados contaminados por esses microrganismos.

Em humanos, os principais reservatórios de *S. pyogenes* são as faringes e a tonsila, causando faringite, dermatite, escarlatina e febre reumática. Casos graves de septicemia estão relacionados com endocardite, pneumonia, síndrome do choque tóxico e abscessos em órgãos.

S. pneumoniae acomete quase exclusivamente humanos, podendo desenvolver pneumonia, otite, endocardite e meningite.

O consumo de leite e derivados crus – não pasteurizados ou fervidos – pode ser uma via de transmissão de estreptococos patogênicos para os humanos.

Cães e gatos são reservatórios de *S. canis*, e as infecções de humanos por essa espécie de estreptococos advêm, provavelmente, do contato estreito com animais de companhia.

Bibliografia

Facklam R. What happened to the streptococci: overview of taxonomic and nomenclature changes. Clin Microbiol Rev. 2002;15(4):613-30.

Fischeti VA, Novick RP, Ferreti JJ, Portnoy DA, Rood JI, editors. Gram-positive pathogens. Washington: ASM Press; 2006.

Greene CE. Infectious diseases of the dog and the cat. 4.ed. St. Louis: Elsevier; 2012. p. 325-33.

Lun ZR, Wang QP, Chen XG, Li AX, Zhu XQ. Streptococcus suis: an emerging zoonotic pathogen. Lancet Infect Dis. 2007;7(3):201-9.

Nobbs AH, Lamont RJ, Jenkinson HF. Streptococcus adherence and colonization. Microbiol Mol Biol Rev. 2009;73(3):407-50.

Poulin M, Boivin G. A case of disseminated infection caused by Streptococcus equi subspecies zooepidemicus. Can J Infect Dis Med Microbiol. 2009;20(2):59-61.

Quinn PJ, Markey BK, Carter ME, Donnelly WJ, Leonard FC. Microbiologia veterinária e doenças infecciosas. Porto Alegre: Artmed; 2005. p. 61-6.

Quinn PJ, Markey BK, Leonard FC, Fitzpatrick ES, Fanning S, Hartigan PJ. Veterinary microbiology and microbial disease. 2.ed. Chichester: Wiley-Blackwell; 2011. p. 232-42.

Radostits OM, Gay CC, Hinchcliff KW, Constable PD. Veterinary medicine: a textbook of the disease of cattle, sheep, pigs, goats, and horses. 10.ed. Philadelphia: Saunders; 2007.

Sneath PHA, Mair NS, Sharpe ML, Holt JG, editors. Bergey's manual of systematic bacteriology. Baltimore: Williams & Wilkins; 1984. v. 2, p. 1043-71.

Spellerberg B, Brandt C. Streptococcus. In: Murray PR, Baron EJ, Jorgensen JH, Landry ML, Pfaller MA, editors. Manual of clinical microbiology. 9.ed. Washington: ASM Press; 2007. p. 412-29.

Stevens DL, Kaplan EL. Streptococcal infections: clinical aspects, microbiology, and molecular pathogenesis. New York: Oxford University Press; 2000. p. 180-237.

Timoney JF. The pathogenic equine streptococci. Vet Res. 2004; 35(4): 397-409.

Trigo G, Ferreira P, Ribeiro N, Dinis M, Andrade EB, Melo-Cristino J *et al.* Identification of immunoreactive extracellular proteins of Streptococcus agalactiae in bovine mastitis. Can J Microbiol. 2008; 54(11):899-905.

Garrotilho 31

Márcio Garcia Ribeiro e Agueda Castagna de Vargas

Definição

Garrotilho é uma doença infectocontagiosa, caracterizada por linfadenite e infecção do trato respiratório superior em equídeos, causada pela bactéria *Streptococcus equi* (*S. equi*).

Sinonímia: adenite equina.

Etiologia

Estreptococos são bactérias da família *Streptococcaceae*, gram-positivas, em forma de cocos dispostos em cadeias, que se dividem em apenas um plano. São anaeróbios facultativos, imóveis e negativos para catalase (propriedade que diferencia os estreptococos dos estafilococos).

São reconhecidas 37 espécies de estreptococos envolvidas em diversas doenças (que acometem animais domésticos e humanos) e isoladas do ambiente. Estreptococos e estafilococos constituem os principais grupos de microrganismos da microbiota da cavidade oronasal, da pele, das mucosas e das conjuntivas de animais e humanos.

Rebecca Lancefield, bacteriologista norte-americana, realizou, em 1928, estudo sobre a composição química, a antigenicidade e a capacidade de produção de hemolisinas dos estreptococos. Em 1933, a mesma pesquisadora idealizou a classificação dos estreptococos (grupos de A a V de Lancefield), com base na produção de anticorpos precipitantes contra a bactéria em solução. Essa classificação ainda é utilizada na diferenciação fenotípica dos estreptococos.

No grupo A, encontra-se *S. pyogenes*, espécie mais patogênica para humanos. No grupo B, situa-se *S. agalactiae*, patógeno de mastite bovina. O grupo C compreende bactérias de interesse em medicina equina, que incluem *S. equi* subesp. *equi* e *S. equi* subesp. *zooepidemicus*, envolvidas no garrotilho e em outras afecções em equídeos. No grupo D, encontra-se *S. faecalis*, de relevância em humanos, reclassificado como *Enterococcus faecalis*. Outros estreptococos do grupo de Lancefield, de importância em animais e humanos, estão descritos no capítulo sobre Estreptococcias. Estudos moleculares recentes têm realocado certas espécies dos grupos de Lancefield com base na classificação genética.

O garrotilho é causado por *S. equi* subesp. *equi* (*S. equi*). Ocasionalmente, sinais similares da doença podem ser provocados por *S. equi* subesp. *zooepidemicus*. A primeira descrição de *S. equi* foi realizada por Jordanus Ruffus, em 1251. Postula-se que *S. equi* subesp. *equi* tenha derivado ou evoluído (biotipo ou genótipo) de *S. equi* subesp. *zooepidemicus*.

Em equídeos, as espécies de estreptococos mais frequentemente isoladas são do grupo C, representadas por *S. equi* subesp. *equi*, *S. equi* subesp. *zooepidemicus* e *S. dysgalactiae* subesp. *equisimilis*. Destas, *S. equi* subesp. *equi* é a mais patogênica para equídeos.

S. equi subesp. *equi* e *S. equi* subesp. *zooepidemicus* são bastante similares quanto às propriedades fenotípicas. Essas espécies de estreptococos produzem colônias de 0,5 a 1 mm de diâmetro, caracterizadas por beta-hemólise e tonalidade dourada ou cor de mel (Figura 31.1), após 18 a 24 h de cultivo em ágar acrescido de sangue ovino ou bovino (5%), em condições de aerobiose, a 37°C. A cápsula é hidrolisada pela hialuronidase produzida pelas linhagens de *S. equi* subesp. *equi* durante o cultivo, o que resulta em colônias de aspecto mucoide. A diferenciação laboratorial

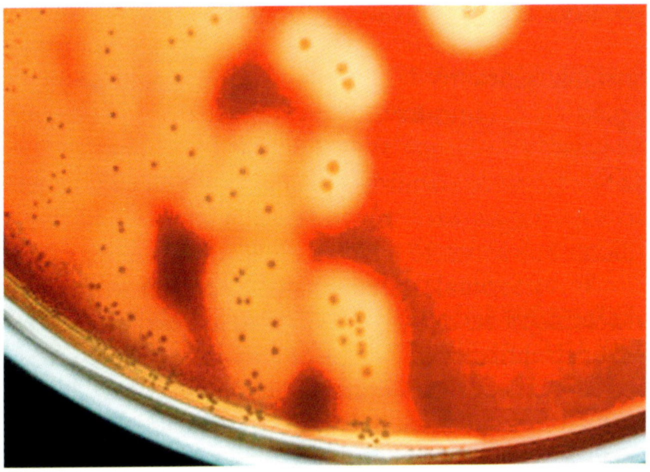

Figura 31.1 Detalhe de colônias beta-hemolíticas de *S. equi* subesp. *equi* em meio de ágar-sangue ovino, com 24 h de incubação, em condições de aerobiose a 37°C, isoladas da secreção de linfonodo de equino com garrotilho.

dessas espécies é baseada na fermentação de lactose, sorbitol e trealose. *S. equi* subesp. *equi* não fermenta nenhum desses carboidratos, enquanto *S. equi* subesp. *zooepidemicus* fermenta lactose e sorbitol. São encontradas, porém, linhagens atípicas de *S. equi* subesp. *equi* fermentadoras de trealose, sorbitol e/ou lactose, dificultando a caracterização dessas espécies exclusivamente por métodos fenotípicos.

Os fatores de virulência de *S. equi* subesp. *equi* incluem a presença de cápsula de ácido hialurônico, hialuronidase, estreptolisina, estreptoquinase S, proteínas receptoras para a região Fc de imunoglobulinas da classe IgG, peptidioglicano, proteína M antifagocitária, hemolisinas e leucotoxinas. Evidências recentes indicam a presença de uma proteína ligadora ao colágeno na parede celular de *S. equi*, conhecida como CNE (do inglês *collagen binding protein*, que significa proteína ligadora ao colágeno), que também desempenha papel na virulência do microrganismo.

Recentemente, foram identificadas duas proteínas bacterianas extracelulares que se ligam à fibronectina (denominadas *cell surface bound fibronectin binding protein* e *secreted fibronectin binding protein*), também consideradas fatores de virulência, visto que estão relacionadas com a capacidade de aderência do microrganismo às células do hospedeiro.

As linhagens de *S. equi* subesp. *equi* apresentam atividade mitogênica e pirogênica, em razão da presença de exotoxinas pirogênicas (SePE-I, SePE-H, SePE-K e SePE-L), que induzem a liberação de citocinas pró-inflamatórias, contribuindo para a virulência da bactéria. Essas toxinas de *S. equi* subesp. *equi* são análogas às produzidas por *S. pyogenes*.

A cápsula de ácido hialurônico, um polímero de alto peso molecular, é reconhecida também como fator de virulência, pois linhagens com níveis diferentes de expressão de cápsula apresentam variações na patogenicidade *in vivo*. Culturas recentes de *S. equi* subesp. *equi* têm maior quantidade de cápsula e são significativamente mais virulentas que culturas mais velhas da bactéria. As linhagens capsuladas de *S. equi* subesp. *equi* inibem a capacidade de fagocitose dos neutrófilos. A cápsula é codificada pelo gene *hap* e também é requerida para a atividade antifagocitária da proteína M dos estreptococos.

As linhagens de estreptococos podem apresentar alfa-hemolisinas e beta-hemolisinas, que produzem, respectivamente, zonas (halos) de hemólise parcial e total ao redor das colônias, determinadas pela ação da estreptoquinase S. Existem, ainda, linhagens não hemolíticas (Figura 31.2).

As hemolisinas servem de base para a classificação fenotípica do gênero. Consistem em citotoxinas que promovem a formação de poros nas membranas dos eritrócitos, resultando em hemólise. Como consequência, ocorre liberação do íon ferro, importante cofator na multiplicação e no metabolismo bacteriano. As espécies de estreptococos mais virulentas para animais e humanos são beta-hemolíticas.

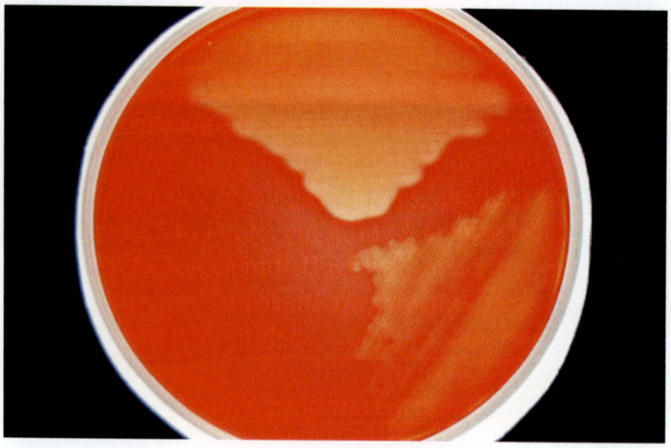

Figura 31.2 Produção de hemolisinas em linhagens de estreptococos. Linhagem beta-hemolítica (acima) de *S. equi* subesp. *equi*, linhagem alfa-hemolítica (abaixo, à direita) e linhagem não hemolítica (abaixo, à esquerda).

Dentre os vários fatores de virulência dos estafilococos, merece destaque a proteína M, de 58 kDa, codificada pelo gene *seM*. *S. equi* tem dois tipos de proteínas M, SeM e SzPSe. A proteína SeM é dominante, produzida por *S. equi* subesp. *equi*, enquanto SzPSe é homóloga, encontrada nos isolados de *S. equi* subesp. *zooepidemicus*. Linhagens de *S. equi* subesp. *equi* sem expressão do gene *seM* geralmente apresentam, em equídeos, perda de virulência.

Acreditava-se que a sequência do gene da proteína M fosse altamente homogênea entre os isolados de *S. equi* subesp. *equi*. Evidências recentes identificaram região variável no gene, considerada promissora para estudos de variabilidade, distribuição geográfica e para elaboração de vacinas. A proteína M tem atividade antifagocitária e de aderência às células do trato respiratório superior de equídeos, visto que se projeta da superfície da parede celular bacteriana, semelhantemente a uma fímbria. A ação antifagocitária da proteína M resulta de sua ligação com o fibrinogênio e com moléculas de IgG, inibindo a ativação das vias clássica e alternativa da cascata do complemento.

Recentemente, outras proteínas de superfície, como Se 18.9 (fator H antifagocitário ligado a proteínas de *S. equi*) e IdeE (IgG-endopeptidase), foram descritas como fatores bacterianos também responsáveis pela resistência à fagocitose. Essas outras proteínas de superfície foram observadas nas infecções por *S. equi* subesp. *equi*, até então atribuída à cápsula de ácido hialurônico e à proteína M.

Epidemiologia

O garrotilho figura entre as doenças mais frequentes na criação de equídeos em todo o mundo. Equinos, muares e asininos são suscetíveis.

Os prejuízos relacionados com a doença nos criatórios são atribuídos à interrupção do trabalho de animais destinados a transporte ou tração, à queda na performance em treinamentos (salto, corrida ou outras práticas esportivas e de entretenimento), bem como a gastos com medicamentos, honorários veterinários, impacto estético negativo pelo enfartamento e abscedação de linfonodos, além de morte ocasional de animais.

A doença acomete equídeos entre 1 e 5 anos, com predomínio em animais com cerca de 1 ano de idade, o que coincide com a faixa etária de desmame dos potros.

A morbidade é extremamente variável, podendo acometer 10 a 30% dos animais do plantel, chegando a 100% em surtos. A mortalidade ocorre em até 10% dos animais não tratados e/ou com diagnóstico tardio e entre 1 e 2% dos casos, mesmo com a instituição de tratamento apropriado, em virtude do desenvolvimento de complicações clínicas nos animais.

A ocorrência da doença em criatórios (casos isolados ou surtos) associa-se, geralmente, ao ingresso recente de animais com doença clínica e à transmissão da bactéria por portadores assintomáticos ou animais do próprio plantel, que foram reintroduzidos sem o período adequado de quarentena. Os casos e surtos também têm sido relacionados com a transmissão indireta da bactéria por fômites ou veiculada por cordas, arreios, raspadeiras de crina, tesouras e outros utensílios de manejo dos animais, além de calçados e vestimentas dos tratadores ou do pessoal que mantêm contato com os animais.

Criatórios com histórico de surtos são, comumente, locais com alta aglomeração e fluxo de animais (como haras, hípicas), que mantêm animais de salto, corrida, hipismo e polo, além dos hospitais veterinários. Na ocorrência de surtos, os grupos considerados de alto risco são potros, animais recém-desmamados (sobreano) e/ou equídeos não expostos previamente às linhagens virulentas da bactéria. Em contraste, os grupos de baixo risco são equídeos adultos hígidos expostos anteriormente à bactéria, além de animais vacinados.

As fontes de infecção do garrotilho são os próprios equídeos doentes ou portadores que eliminam a bactéria pelo trato respiratório superior. Diferentemente de outros estreptococos, não é consenso entre os especialistas que *S. equi* seja pertencente à microbiota normal do trato respiratório dos equídeos, apesar do isolamento da bactéria nessa região de alguns animais.

A transmissão pode ocorrer de maneira direta e indireta. A transmissão direta ocorre pelo contato entre os animais, após a inalação de aerossóis que contenham o microrganismo eliminado pelos equídeos infectados. Por via indireta, as secreções nasais e o conteúdo de linfonodos e abscessos contaminam água, ração, pasto, fômites e utensílios de manejo geral (corda, sela, arreio, cabresto, tesoura, aparador de crina) ou mesmo roupas e sapatos dos tratadores e médicos-veterinários. No ambiente, *S. equi* subesp. *equi* pode manter-se viável até 3 meses, sob abrigo da luz solar direta, e até 2 meses na vegetação.

A transmissão da bactéria por equídeos portadores inaparentes é objeto recente de estudos. Estima-se que cerca de 20% dos equídeos convalescentes possam albergar de maneira assintomática, por meses, linhagens virulentas na microbiota do trato respiratório superior, localizadas, principalmente, na faringe, na laringe, na bolsa gutural e, eventualmente, nos condroides. Cerca de 10% dos animais infectados podem tornar-se portadores sadios da bactéria na bolsa gutural.

Animais portadores – sem sinais aparentes da doença – constituem fontes de infecção potenciais para o plantel e dificultam, sobremaneira, as ações de controle e profilaxia nos criatórios endêmicos. A introdução de animais portadores em rebanhos indenes pode resultar na ocorrência de surtos da doença.

A reinfecção pode ocorrer entre 10 e 20% dos animais que apresentaram manifestações clínicas, denotando que a imunidade pós-infecção não ocorre na totalidade dos animais expostos.

Patogenia

A virulência das linhagens de *S. equi* subesp. *equi* em equídeos é atribuída, principalmente, à presença de cápsula, proteína M de superfície, enzimas (estreptolisina) e citotoxinas (leucotoxina e estreptoquinase).

Após o ingresso no equídeo suscetível, por via oral ou nasal, a bactéria adere às células das mucosas nasal e bucal, e em seguida se multiplica. A proteína M possibilita a aderência da bactéria às células dos epitélios nasal, oral e faríngeo, das tonsilas e dos linfonodos, além de apresentar efeito antifagocitário.

A proteína M é o principal mecanismo bacteriano de evasão do sistema imune. Essa proteína se liga ao fibrinogênio e à fração C3b do complemento, inibindo as vias alternativa (C3) e clássica (C5) da cascata do complemento, dificultando a fagocitose por neutrófilos e macrófagos. Variações na estrutura da proteína M estão intimamente relacionadas com a diminuição da virulência de linhagens de *S. equi* subesp. *equi* e com o não estabelecimento de doença clínica.

Poucas horas após a infecção da cavidade oronasal, o microrganismo é levado para os linfonodos regionais (retrofaríngeos e submandibulares), nos quais se multiplica no meio extracelular. O peptidioglicano da parede bacteriana ativa a fração C3b do complemento, atraindo neutrófilos para o local. Essa fase do processo inflamatório é caracterizada pela tentativa de fagocitose da bactéria pelos neutrófilos. A ação conjunta da cápsula (atividade antifagocitária) e da proteína M impede a fagocitose pelos neutrófilos e a destruição da bactéria. As linhagens com cápsula de ácido hialurônico são mais resistentes à fagocitose, enquanto isolados desprovidos de cápsula geralmente não estabelecem doença clínica.

A presença de beta-hemolisinas (estreptoquinase) determina a hemólise e a liberação do íon ferro, que é captado de modo exógeno, utilizado nos principais processos de metabolismo bacteriano. *S. equi* subesp. *equi* libera, também, a enzima estreptolisina, que promove maior afluxo de neutrófilos, destruição da parede das células-alvo e morte celular, o que resulta em processo altamente piogênico nos focos de infecção.

A presença do microrganismo nos linfonodos regionais determina quimiotaxia de neutrófilos, aumento da permeabilidade vascular local, edema e formação de abscessos com acúmulo de grande coleção purulenta, que pode ser eliminada, em alguns animais, após a abscedação dos linfonodos, principalmente os submandibulares e retrofaríngeos. Processo similar ocorre na região da nasofaringe, levando à secreção nasal purulenta. Esses processos são acompanhados por aumento do fibrinogênio e contagem leucocitária total, particularmente em virtude de neutrofilia.

As exotoxinas pirogênicas (SePE-I, SePE-H, SePE-K e SePE-L) produzidas pela bactéria durante a multiplicação interagem com linfócitos T, estimulando a liberação de citocinas pró-inflamatórias, o que leva à fase aguda da inflamação, determinando febre, neutrofilia e aumento do fibrinogênio. A elevação da temperatura corporal dos animais infectados (39,5°C), observada entre 3 e 14 dias pós-infecção, resulta da ação das exotoxinas pirogênicas. Esse efeito pode ser neutralizado por anticorpos específicos direcionados às exotoxinas pirogênicas, produzidos durante a fase de convalescência da doença ou por animais previamente imunizados.

Em 80 a 90% dos casos, o processo é benigno, ocorrendo cura clínica dos animais com ou sem a instituição de tratamento. No entanto, entre 10 e 20% dos casos ocorrem complicações da doença como resultado da disseminação linfo-hemática do microrganismo, podendo haver septicemia, abscessos em órgãos, reações imunomediadas, miosites e empiema da bolsa gutural.

Aproximadamente 80% dos animais infectados desenvolvem imunidade duradoura após a exposição ao microrganismo. O restante dos animais é suscetível às reinfecções semanas a meses após a infecção inicial, provavelmente por deficiências na resposta humoral, principalmente na superfície de mucosas do trato respiratório superior.

A imunidade à bactéria está intimamente relacionada com a produção de imunoglobulinas na mucosa oronasal contra a proteína M do microrganismo. A infecção natural de equídeos por *S. equi* induz grande produção de IgA e IgGb, tanto nas mucosas quanto na circulação sanguínea.

Clínica

O garrotilho – ou adenite – é a doença infecciosa mais comum do trato respiratório superior de equídeos, particularmente em animais recém-desmamados ou com cerca de 1 ano.

O período de incubação é variável entre 1 e 3 semanas. Classicamente, os principais sinais clínicos da doença são início abrupto de febre (39 a 41°C), linfadenopatia (submandibular e retrofaríngea), descarga nasal (inicialmente mucosa, progredindo para mucopurulenta), inapetência e tosse, bem como dificuldade respiratória e de deglutição. A gravidade da doença depende intimamente do *status* imune do animal. Animais adultos desenvolvem quadro brando da doença, caracterizado por descargas nasais, febre transitória e linfadenopatia submandibular e retrofaríngea.

O sinal clínico que caracteriza a doença é o enfartamento de linfonodos na região da cabeça do animal (submandibulares, retrofaríngeos e parotídeos), em virtude da instalação de processo inflamatório local que determina obstrução do fluxo linfático, edema e intumescimento dos linfonodos. As lesões em linfonodos podem ser uni ou bilaterais.

Os linfonodos submandibulares e retrofaríngeos são acometidos, em geral, de maneira equivalente. O nome popular garrotilho advém, historicamente, de equídeos acometidos e não tratados que apresentavam aspecto garroteado ou sufocado, em razão da extrema dificuldade respiratória provocada pela obstrução da faringe, por intumescimento dos linfonodos que drenam a região cervical.

As descargas nasais e de material purulento dos linfonodos (Figura 31.3) ocorrem poucos dias após o início do pico febril nos animais, variando entre 3 e 14 dias pós-infecção. A secreção dos linfonodos é espessa, apre-

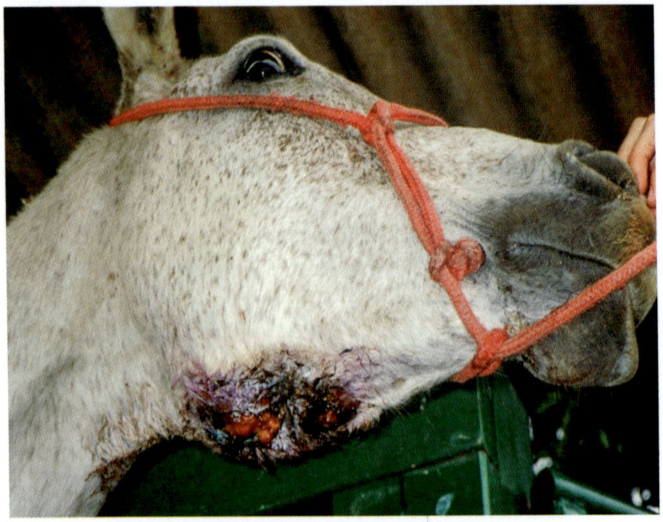

Figura 31.3 Secreção purulenta em linfonodo submandibular de equino com garrotilho.

senta coloração amarelada e contém grande quantidade de bactérias viáveis que contaminam pasto, água, comedouros e utensílios usados no manejo dos animais. A linfadenopatia é acompanhada por faringite e laringite.

Alguns animais podem apresentar, também, conjuntivite e descargas oculares, nas quais é possível isolar *S. equi* subesp. *equi*. O enfartamento do linfonodo retrofaríngeo e a faringite podem causar obstrução da orofaringe, levando à disfagia e à dificuldade respiratória.

Em propriedades endêmicas, com grande número de equídeos infectados e elevada contaminação ambiental, os animais podem apresentar pequenos ou grandes abscessos, principalmente na cabeça (particularmente na região periorbital e no pescoço), secundários à contaminação cutânea pelo microrganismo, após pequenas lesões traumáticas ou soluções de continuidade. Esses abscessos drenam material purulento, semelhante ao observado nos linfonodos, que contaminam os utensílios e o ambiente dos animais. Manifestações cutâneas são causadas tanto por *S. equi* subesp. *equi* quanto por *S. equi* subesp. *zooepidemicus*.

A tosse não é um sinal clínico comum de garrotilho. Em animais que apresentam essa manifestação clínica, a tosse é mais frequente e produtiva à medida que a doença se agrava.

O curso clínico da doença perdura 2 a 4 semanas, com recuperação espontânea da maioria dos animais, com ou sem supuração dos abscessos. Nos casos graves ou crônicos, os animais podem permanecer com sinais clínicos até 3 meses. Em animais convalescentes, as descargas nasais cessam 3 a 7 semanas após a fase aguda.

A mortalidade não supera, habitualmente, 10% do total de casos e está diretamente relacionada com as complicações clínicas da doença.

Complicações clínicas do garrotilho

As principais complicações clínicas do garrotilho são representadas por disseminação sistêmica do microrganismo dos linfonodos para diferentes órgãos, empiema da bolsa gutural, reação imunomediada (púrpura hemorrágica), além de miosites, agalaxia e formação de condroides. Estima-se que 10% dos animais infectados apresentem algum tipo de complicação da manifestação linfonodal da doença. Os casos complicados tendem a cronicidade ou à evolução fatal.

Manifestação disseminada ou septicêmica

Apesar da presença de estreptococos na microbiota de mucosas, conjuntivas e pele, o comportamento oportunista de *S. equi* subesp. *equi* possibilita o estabelecimento de linhagens virulentas da bactéria em qualquer órgão ou tecido dos equídeos.

Não estão completamente esclarecidas as causas que levam à disseminação da bactéria a partir dos linfonodos, embora se avente que esteja relacionada com a virulência da linhagem, a suscetibilidade e higidez do animal, a fatores genéticos e a instituição tardia ou inadequada do tratamento.

A disseminação do microrganismo leva à formação de abscessos em órgãos abdominais, torácicos e no encéfalo, condição denominada garrotilho espúrio, bastardo ou metastático. Nesses casos, os animais podem desenvolver pneumonia, artrite, tendinite, nefrite, celulite, panoftalmite, linfadenite mesentérica, encefalite e miocardite. No entanto, a infecção das vias respiratórias inferiores por disseminação hemolinfática ou aspiração de conteúdo purulento dos linfonodos (submandibulares e retrofaríngeos), com consequente desenvolvimento de pneumonia, parece representar a principal manifestação disseminada do garrotilho. O quadro pulmonar pode acometer 30 a 50% dos casos complicados, resultando, comumente, na morte do animal.

Quando a bactéria se dissemina pelos órgãos, os animais passam a apresentar febre, inapetência, perda gradual de peso e indisposição para o exercício ou trabalho. Ruptura de linfonodos mesentéricos e abscessos na cavidade abdominal determinam sinais agudos de peritonite, manifestados por febre, decúbito, prostração e morte em poucas horas por choque séptico.

Empiema da bolsa gutural

A ruptura do linfonodo retrofaríngeo, com disseminação da bactéria para a bolsa gutural, determina quadro grave de empiema, com tendência à cronicidade da infecção. Nos equídeos, as duas bolsas guturais são estruturas localizadas na região da cabeça, delimitadas anatomicamente pela base das orelhas, próximas à faringe. Acredita-se que a função das bolsas guturais seja resfriar o sangue das artérias carótidas para o cérebro, principalmente em animais expostos a atividades de grande esforço físico, como em situações de corrida.

Empiema é definido como o acúmulo de secreção purulenta em cavidades naturais. Clinicamente, os equídeos com empiema da bolsa gutural apresentam secreção nasal profusa (purulenta) e perda de peso. Essa condição pode acometer entre 5 e 30% dos casos complicados de garrotilho. Com a progressão do quadro, pode haver formação de fístulas e abscedação externa do conteúdo da bolsa gutural, com eliminação de grande quantidade de secreção purulenta em vários pontos fistulados abaixo da base das orelhas.

Número variável de animais pode progredir para casos crônicos do empiema da bolsa gutural, desenvolvendo condroides (massas que podem ser únicas ou múltiplas, de tamanhos variados, geralmente diagnosticadas com o auxílio de endoscopia). Do interior dos condroides é possível isolar linhagens viáveis de *S. equi* subesp. *equi*, representando, portanto, local de persistência do microrganismo em animais com evolução crônica da doença.

Púrpura hemorrágica

Outra complicação grave do garrotilho é representada pelo desenvolvimento de reação imunomediada, popularmente denominada púrpura hemorrágica. Embora a patogênese desse mecanismo imunomediado não esteja completamente esclarecida, sugere-se que seja secundária à resposta imune exacerbada dos animais após contato com linhagem virulenta, levando a acúmulo de complexos imunes (anticorpos ligados à proteína M bacteriana) na parede dos vasos sanguíneos. Estudos recentes suportam essa evidência, visto que animais com sinais de púrpura hemorrágica apresentam altos títulos séricos de IgA antiproteína M (anti-SeM). Essa deposição de complexo imune no endotélio vascular resulta em processo de vasculite e aumento da permeabilidade vascular.

Clinicamente, os animais manifestam dificuldade respiratória, taquicardia, edema (cabeça, membros e abdome), petéquias e equimoses em mucosas, conjuntivas e serosas de órgãos (pulmões), evoluindo para morte ocasional dos animais. Em casos graves, os animais podem manifestar, também, sinais de cólica por vasculite no trato digestório, além de desprendimento da pele na região acima dos cascos.

Os sinais clínicos podem iniciar precocemente, 2 a 6 dias após as manifestações clássicas do garrotilho ou, até, após a administração da vacina. Esporadicamente, ocorrem de modo tardio, 3 semanas após o início da doença clínica. A doença acomete, mais frequentemente, animais convalescentes e, raramente, animais vacinados.

Outras complicações clínicas

A disseminação do microrganismo para o sistema nervoso central é rara e resulta em encefalite, manifestada clinicamente por hiperestesia, apoio de cabeça em obstáculos, andar em círculos, tremores, excitação, ataxia, rigidez na região da nuca, deambulação e paralisia dos membros. A compressão ou lesão do nervo laríngeo, secundária ao enfartamento dos linfonodos da região da cabeça (submandibulares, retrofaríngeos e poplíteos), pode levar à hemiplegia laríngea, exacerbando a dificuldade respiratória dos animais.

Outra complicação de origem imunomediada descrita no garrotilho é a rabdomiólise, reconhecida como síndrome muscular, observada mais comumente na raça Quarto de Milha, manifestada por atrofia muscular progressiva por interação da miosina com as imunoglobulinas anti-SeM. Alguns animais apresentam, também, miosite, que se manifesta por atrofia muscular, principalmente na musculatura da região glútea dos equídeos.

Glomerulonefrite e miocardite também são relatadas como complicações clínicas de infecções por *S. equi* subesp. *equi*.

S. equi subesp. *equi* e *S. equi* subesp. *zooepidemicus* têm sido isolados do leite de éguas com e sem sinais de mastite. Os casos clínicos mamários incluem sinais de edema, hiperemia e sensibilidade à palpação das mamas, bem como leite de coloração e aspecto alterados (presença de pus e grumos). A égua recusa-se a amamentar o potro. Em casos graves de mastite, observam-se agalaxia, febre, anorexia e letargia, principalmente em éguas recém-paridas.

Apesar das várias complicações clínicas do garrotilho, a maioria dos animais apresenta somente aumento dos linfonodos – com ou sem abscedação – e cura clínica em poucas semanas, mesmo sem auxílio terapêutico.

Diagnóstico

Achados clínico-epidemiológicos

O diagnóstico de rotina do garrotilho é fundamentado em achados clínico-epidemiológicos e apoiado em exames subsidiários. Classicamente, os criatórios apresentam histórico de animais doentes 1 a 2 semanas após a introdução de novos equídeos ou após a reintrodução de animais do próprio plantel.

A doença clínica ocorre, predominantemente, em potros na fase de desmame, manifestada por sinais de febre, inapetência ou anorexia, enfartamento de linfonodos cervicais e secreções nasais purulentas. À palpação, os linfonodos que drenam a região da cabeça estão intumescidos, quentes e sensíveis ao toque (doloridos).

Exames hematológicos

Os achados hematológicos em equídeos doentes revelam leucocitose por neutrofilia e aumento do fibrinogênio. Graus variáveis de anemia podem ocorrer em razão do interesse reduzido por alimento ou da ação das hemolisinas dos estreptococos. Hiperproteinemia (secundária à hipergamaglobulinemia) é observada nos casos crônicos. Aumento sérico de creatinoquinase pode ser constatado em animais que desenvolvem miopatias.

Cultivo e identificação microbiológica

O exame microbiológico é considerado o principal método de rotina para o diagnóstico da doença, em virtude da praticidade, do resultado acurado e do custo acessível. O isolamento de *S. equi* é obtido de material purulento coletado de linfonodos, secreções nasais e bolsa gutural, de lavados nasais ou de órgãos após a necropsia (pulmões, fígado, rins, linfonodos mesentéricos e mediastínicos).

Em meio de ágar acrescido de sangue ovino ou bovino (5%), *S. equi* subesp. *equi* e *S. equi* subesp. *zooepidemicus* apresentam colônias beta-hemolíticas, mucoides, de 0,5 a 1 mm de diâmetro, a partir de 24 h em condições de aerobiose, a 37°C. À microscopia, observam-se cocos arranjados em cadeias, gram-positivos (Figura 31.4).

A diferenciação fenotípica (bioquímica) de *S. equi* subesp. *equi* e *S. equi* subesp. *zooepidemicus* é possível pela fermentação de lactose e sorbitol. *S. equi* subesp. *equi*

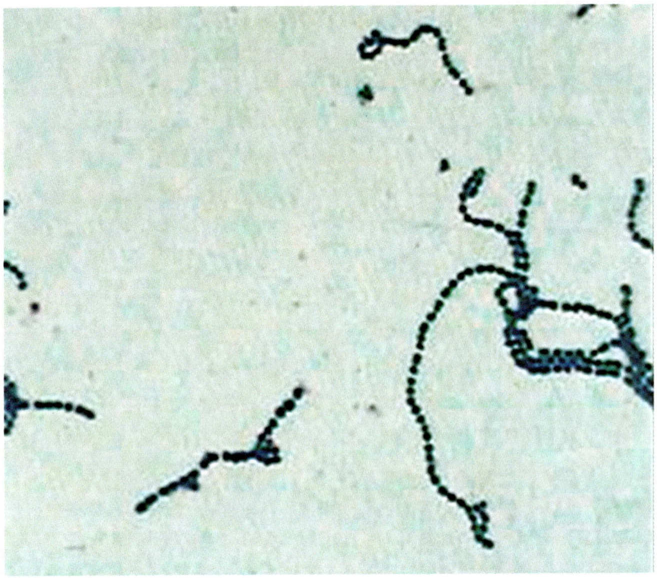

Figura 31.4 Cocos em cadeias, gram-positivos, identificados em material purulento de linfonodo de equino com garrotilho por *S. equi* subesp. *equi* (Gram, 1.000×).

não fermenta nenhum desses substratos, enquanto *S. equi* subesp. *zooepidemicus* fermenta ambos. Meios especiais para o isolamento de estreptococos, como o meio Colúmbia CNA (que contém impedientes como colistina e ácido nalidíxico), favorecem o isolamento seletivo de *S. equi*.

Os abscessos nas vias respiratórias e nos linfonodos da região da cabeça podem apresentar contaminação por *S. dysgalactiae* subesp. *equisimilis* e por outros estreptococos e estafilococos da microbiota local, o que dificulta o diagnóstico. O isolamento de *S. equi* do material obtido de lavados nasais também deve ser avaliado com cautela, em virtude da presença de estreptococos na microbiota local.

Citologia e biopsia

A citologia aspirativa com agulha fina de linfonodos não supurados possibilita a visualização de cocos em cadeias (colorações Panótico e Giemsa), gram-positivos (coloração de Gram), e o isolamento microbiano a partir do material aspirado.

A biopsia de animais com alterações musculares revela intenso infiltrado macrofágico e linfocitário, atrofia muscular e vasculite.

Sorodiagnóstico

Os testes sorológicos comerciais para avaliação sorológica do garrotilho baseiam-se na proteína M (antígeno SeM), considerada o principal fator de virulência e o antígeno bacteriano mais imunogênico. Foram idealizados testes de *enzyme-linked immunosorbent assay* (ELISA) com o intuito de avaliar a produção de imunoglobulinas anti-SeM.

Na prática, o sorodiagnóstico tem sido utilizado para determinar a resposta sérica de animais vacinados, animais em fase crônica ou com púrpura hemorrágica. Sorologia pareada com intervalos entre 21 e 30 dias possibilitam monitorar ou indicar o *status* da infecção nos animais do plantel. No entanto, o teste de ELISA não distingue animais infectados de vacinados. Os títulos máximos em animais vacinados são observados 2 semanas após a vacinação e permanecem detectáveis por 6 meses, à semelhança do que ocorre com animais naturalmente infectados.

Apesar da praticidade do teste de ELISA, os métodos sorológicos têm sido úteis em situações específicas no diagnóstico da doença.

Métodos moleculares

Nos últimos anos, a técnica de PCR tem mostrado resultados promissores no diagnóstico do garrotilho. A associação da PCR e do cultivo microbiológico é o procedimento mais eficaz para o diagnóstico atual da doença. O diagnóstico molecular utiliza, geralmente, sequências específicas do gene *seM* bacteriano, considerado relativamente conservado e, também, o principal fator de virulência do microrganismo.

A PCR tem sido adotada em programas de controle e profilaxia do garrotilho em propriedades endêmicas, no controle de surtos ou em criatórios de animais de elite. A técnica apresenta boa sensibilidade e elevada especificidade, possibilitando a detecção de animais portadores assintomáticos. No entanto, a PCR pode resultar positiva mesmo na ausência de bactérias viáveis, fato que recomenda seu uso simultâneo com o cultivo microbiológico convencional.

Diagnóstico por imagem

O enfartamento dos linfonodos retrofaríngeos pode ser inaparente ao exame clínico, havendo a necessidade de exames radiográficos, com auxílio da endoscopia. O diagnóstico de empiema da bolsa gutural (não supurado) e de condroides só é possível, na prática, por endoscopia.

Achados anatomopatológicos

A necropsia é realizada principalmente nos casos complicados, em virtude da evolução fatal em animais com disseminação sistêmica. No exame *post mortem* de animais com septicemia por *S. equi* subesp. *equi* os achados mais frequentes são pneumonia purulenta a necrótica, pleurite, hepatite, nefrite, linfadenite, artrite e miocardite. Comprometimento encefálico e ósseo é incomum. A peritonite costuma ser secundária à disseminação da bactéria a partir dos linfonodos mesentéricos ou da ruptura de abscessos em órgãos da cavidade abdominal. Em asininos, são observadas, em geral, calcificação e presença de conteúdo purulento nos linfonodos mesentéricos.

Nos casos disseminados, exames histopatológicos revelam intenso processo inflamatório, com evidente infiltração de polimorfonucleares (neutrófilos), debris celulares e material purulento contendo o microrganismo. Em animais com púrpura hemorrágica, são observadas petéquias e equimoses em mucosas, conjuntivas e serosas, além de edema pulmonar.

Diagnóstico diferencial

O diagnóstico diferencial do garrotilho em potros até 6 meses de idade é preconizado para rodococose e influenza equina. Em animais adultos, devem ser diferenciadas doenças como arterite viral equina, herpesvírus equino (tipos 1 e 4), influenza e mormo.

Tratamento

A abordagem terapêutica em casos de garrotilho depende dos sinais clínicos e do estágio ou da gravidade da doença. Na prática, a doença tem curso benigno na maioria dos equídeos. Além disso, a alocação dos animais em ambiente isolado, com disponibilidade de alimento de boa qualidade, fácil acesso à água e possibilidade de descanso, em geral, é suficiente para a recuperação dos animais.

Apesar da boa eficácia dos antimicrobianos no tratamento do garrotilho, o uso desses fármacos é indicado somente a equídeos com infecção recente e em animais com linfonodos abscedados. Assim, a abordagem do tratamento será diferenciada em animais com infecção inicial, em animais com linfadenopatia e em casos de surtos.

Tratamento antimicrobiano de animais com infecção inicial

Animais com quadro inicial de infecção (inapetência, depressão, hipertermia ou febre) devem ser submetidos a tratamento antimicrobiano, por 3 a 5 dias, dependendo da evolução do caso e do fármaco utilizado.

No início da infecção, os índices de cura bacteriológica são superiores aos de animais com linfadenite. Postula-se, contudo, que animais tratados na fase aguda da doença podem estar sujeitos à reinfecção por não desenvolverem proteção adequada, visto que a morte precoce da bactéria impede o estabelecimento de imunidade efetiva.

Tratamento antimicrobiano de animais com linfadenopatia

O tratamento antimicrobiano de animais com linfadenite pronunciada pode levar à melhora clínica temporária. No entanto, hipoteticamente, o uso de antimicrobianos seria contraindicado a esses animais, pois somente retardaria a potencial supuração dos linfonodos, prolongando o estado de doença nos animais e os riscos de transmissão nos criatórios. Sugere-se que a ação do antimicrobiano em animais com linfadenite suprima a patogênese de *S. equi* subesp. *equi* apenas até a descontinuação do tratamento.

A equídeos com linfadenopatia, recomendam-se tratamento tópico e drenagem dos linfonodos, além de monitoramento diário dos parâmetros clínicos dos animais. Podem ser utilizadas compressas ou bolsas de água quente para favorecer a ruptura de linfonodos e abscessos. Em animais com linfonodos abscedados, indica-se a lavagem diária do interior dos linfonodos com água esterilizada, solução salina (0,9%) ou líquido de Dakin, a fim de retirar o excesso de material purulento. Em seguida, recomenda-se a infusão de solução de iodo (3 a 5%) até a cicatrização completa.

A critério do médico-veterinário pode-se realizar incisão cirúrgica na porção ventral do linfonodo, visando à lavagem e à antissepsia de linfonodos que não se romperam espontaneamente.

A animais com linfadenopatia pronunciada que progride para quadros graves de anorexia, depressão, taquicardia, febre constante e, principalmente, dispneia (como resultado da obstrução das vias respiratórias superiores), recomenda-se instituir tratamento com antimicrobianos por via parenteral.

Tratamento de animais em casos de surtos

Na vigência de surtos de garrotilho, indica-se tratamento antimicrobiano imediato de animais com infecção inicial, mesmo na ausência de linfadenopatia, com o intuito de reduzir os riscos de propagação dos casos para os animais contactantes. O tratamento dos demais equídeos com linfadenite, supurada ou não, deve ser avaliado individualmente, de acordo com as recomendações supracitadas.

Apesar da divisão didática das modalidades de tratamento citadas (animais com infecção inicial, linfadenopatia e casos de surtos) a critério do médico-veterinário, a abordagem terapêutica pode ser modificada, com base nos custos do tratamento, na avaliação individual dos casos, na gravidade dos sinais clínicos, no valor econômico dos equídeos e no número de animais acometidos.

Antimicrobianos de escolha

A penicilina é, historicamente, o antimicrobiano de escolha para o tratamento do garrotilho. A fração procaína da penicilina é indicada na dose de 20.000 UI/kg, por via intramuscular, a cada 12 h, no mínimo 7 dias. As penicilinas potássica e sódica também são indicadas na dose de 20.000 UI/kg, por via intramuscular, a cada 6 h, no mínimo 7 dias. O uso das penicilinas procaína, potássica e sódica nas dosagens indicadas resulta em boas taxas de cura, embora haja o inconveniente de várias aplicações dos fármacos.

Alternativamente, pode-se administrar penicilina benzatina (20.000 UI/kg, por via intramuscular, em dose única, seguida por um ou dois reforços, com intervalos de 4 a 5 dias). A penicilina benzatina também apresenta boa eficácia, reduzindo o número de aplicações e o custo do tratamento. No entanto, o uso de penicilina há décadas em equídeos com garrotilho tem reduzido a eficácia do fármaco, em virtude do aumento da pressão seletiva para linhagens de *S. equi* resistentes.

Nos EUA, o ceftiofur foi lançado comercialmente, nos últimos anos, para uso em equinos. Esse fármaco pode ser utilizado na dose de 2 a 5 mg/kg, por via intramuscular, a cada 24 h, 5 a 7 dias, com boa eficácia. Alternativamente, o ceftiofur tem sido indicado na dose de 6,6 mg/kg, por via intramuscular, em duas aplicações, com 4 dias de intervalo.

Outros antimicrobianos com ação em bactérias gram-positivas, como ampicilina, eritromicina e azitromicina, têm sido utilizados alternativamente no tratamento. As sulfonamidas potencializadas pela trimetoprima têm mostrado alta efetividade *in vitro* nas linhagens de *S. equi* subesp. *equi*, embora resultem em eficácia baixa a moderada no tratamento *in vivo*. De maneira geral, as linhagens de *S. equi* subesp. *equi* mostram resistência aos aminoglicosídeos.

A interrupção do tratamento antimicrobiano deve ser baseada na remissão dos principais sinais clínicos, que incluem febre, anorexia, secreção nasal e linfadenomegalia. Animais em tratamento devem ser isolados em baias ou em piquetes até a remissão completa das manifestações clínicas.

A escolha do antimicrobiano para o tratamento dos animais deve ser respaldada em testes de sensibilidade microbiana *in vitro*, em virtude da crescente multirresistência das linhagens de estreptococos isoladas de equídeos com garrotilho.

Outros fatores que merecem ser considerados na eleição do antimicrobiano – previamente à instituição do tratamento – incluem efetividade em bactérias gram-positivas, administração por via intravenosa (animais que evoluem para manifestação disseminada), possibilidade de associação com outros fármacos, custo acessível e apresentação comercial para equídeos.

Tratamento de suporte e em complicações clínicas

O tratamento de suporte inclui a reposição hidreletrolítica e energética dos animais, bem como o uso de anti-inflamatórios não esteroides (flunixina meglumina, 1,1 mg/kg, por via intravenosa, a cada 24 h, 3 a 5 dias).

O empiema da bolsa gutural requer tratamento cirúrgico – com drenagem do material purulento por acesso à região da faringe, lavagem local e aplicação de antisséptico – aliado ao uso de antimicrobianos por via parenteral (penicilina benzatina ou ceftiofur, nas dosagens citadas).

Outra possibilidade de tratamento do empiema consiste em lavagens sucessivas da bolsa com soluções salinas isotônicas e sucção do conteúdo da bolsa, guiada por endoscópio, em animal sedado. Alternativamente, recomenda-se o uso de penicilina benzatina por via intramuscular, aliado à aplicação local (na bolsa gutural), de mistura contendo penicilina e gelatina. A instilação da mistura gelatina e penicilina tem sido realizada com cateter, por via nasal, guiada por endoscópio. A instilação tópica de acetilcisteína (20%), guiada por endoscopia, também tem sido preconizada nos casos de empiema da bolsa gutural, a fim de facilitar a drenagem do conteúdo da bolsa pelas narinas.

Em casos graves – aumento dos linfonodos da região da cabeça ou empiema da bolsa gutural –, a respiração do animal pode ser obstruída, requerendo traqueostomia. Nesses animais, recomenda-se o uso de antimicrobianos para evitar infecções do trato respiratório inferior, secundárias à manobra cirúrgica da traqueostomia.

Casos de púrpura hemorrágica podem ser tratados com corticoides (dexametasona, na dose de 0,1 a 0,2 mg/kg, via intravenosa, 7 dias, incluindo mais 7 dias de tratamento com metade da dose inicial) e antimicrobianos, além de reposição hidreletrolítica e energética.

Profilaxia e controle

O controle e a profilaxia do garrotilho iniciam-se pela investigação detalhada dos prováveis fatores predisponentes ou de risco da doença em criatórios.

À anamnese, devem-se obter informações referentes à identificação dos animais afetados, bem como histórico da doença na propriedade, idade e condições de desmame dos potros, fluxo de animais, periodicidade de aquisição e reintrodução de animais no plantel, características de alojamento, concentração de animais por piquete, formação de lotes, distribuição de categorias de animais, condições climáticas da propriedade e programa vacinal. Esses dados podem subsidiar a implementação de estratégias de controle e profilaxia direcionadas às condições da propriedade ou, até mesmo, indicar a extensão do problema.

As principais estratégias de controle e profilaxia do garrotilho em criatórios – livres ou endêmicos – consistem em controle do fluxo de equídeos, cuidados sanitários na aquisição de animais, adoção de quarentenário, isolamento e tratamento de animais doentes, cuidados na formação de lotes de animais no pós-desmame, higiene e desinfecção de instalações e utensílios de manejo dos animais, exames clínicos e laboratoriais periódicos nos equídeos do plantel e adoção de profilaxia vacinal em propriedades endêmicas.

Medidas gerais de manejo e profilaxia incluem antissepsia umbilical com solução de iodo (2 a 5%) após o nascimento dos potros, remoção diária de dejetos, desinfecção periódica de estábulos e baias, rodízio de locais de potreiros e redondéis para minimizar a aerossolização, vermifugação de animais, nutrição adequada e controle das condições de temperatura, umidade e ventilação de baias e piquetes. Esse conjunto de procedimentos é válido não somente para a profilaxia do garrotilho, mas para outras doenças infecciosas de equídeos. Deve-se evitar, também, adquirir animais de criatórios endêmicos ou com histórico de casos de garrotilho.

O monitoramento da ingestão de colostro pelos potros, nas primeiras horas de vida, é fundamental para a otimização da imunidade passiva nos animais recém-nascidos, particularmente pela transferência de IgGb e IgA.

A desinfecção de utensílios de uso geral (tesouras, pinças de casco, raspadeiras de crina) deve ser realizada com produtos à base de fenol (2 a 5%), os quais mantêm boa atividade mesmo na presença de matéria orgânica. Recomenda-se atenção especial para evitar a contaminação de roupas, calçados e outras vestimentas de tratadores e do pessoal que tem contato estreito com os animais, bem como de cordas, cabrestos, mantas, arreios, barrigueiras, entre outros utensílios de uso comum no manejo dos animais do plantel.

A adoção de local específico para a quarentena e a manutenção dos equídeos por período de 30 a 40 dias no quarentenário, para animais recém-adquiridos ou a serem reintroduzidos no plantel, são de extrema validade para a profilaxia do garrotilho, visto que o período de incubação da doença é inferior ao de manutenção indicado aos animais em quarentena. No período de quarentena, o cultivo microbiológico de material nasal e/ou PCR (três amostras intercaladas semanalmente) é recomendado a criatórios endêmicos e de elite. No entanto, criatórios com alto fluxo de entrada de equídeos ou com grande movimentação e mistura de animais durante a estação de monta limitam a eficácia de estratégias profiláticas contra o garrotilho.

Na presença de manifestações clínicas compatíveis com o garrotilho, todos os animais do plantel devem ser submetidos a exame clínico minucioso, com ênfase à palpação de linfonodos (Figura 31.5) e ao exame do trato respiratório. Clinicamente, os animais devem ser monitorados quanto à elevação de temperatura e à ocorrência de linfadenopatia, inapetência e secreções nasais.

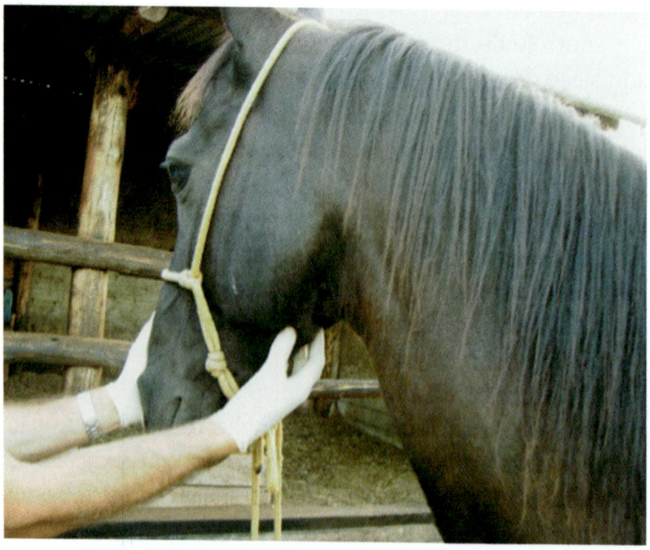

Figura 31.5 Palpação de linfonodo submandibular de equino em exame clínico preventivo de garrotilho. Imagem cedida pelo Prof. Dr. Geraldo de Nardi Júnior.

Recomenda-se, também, a realização de exames subsidiários, que incluem hemograma e leucograma completos, bem como cultivo microbiano de secreções dos linfonodos e das vias respiratórias superiores. Quando disponíveis, ainda são recomendados exames sorológicos e de diagnóstico molecular (PCR), da secreção respiratória ou de linfonodos. Os *swabs* ou fluidos obtidos de lavado nasotraqueal ou nasofaríngeo poderão ser coletados semanalmente para o cultivo microbiológico e PCR, visando ao diagnóstico individual (doentes ou portadores) ou ao monitoramento da evolução da doença nos criatórios.

Equídeos com diagnóstico confirmado devem ser submetidos a tratamento e monitorados clinicamente até a remissão completa das manifestações clínicas. No período do tratamento, devem permanecer isolados em piquetes ou em baias, separados dos animais sadios.

Conforme o número de animais infectados, a gravidade dos casos, a disponibilidade econômica e as técnicas diagnósticas, um conjunto de ações de controle e profilaxia pode ser recomendado, particularmente em propriedades com histórico da doença ou ocorrência de surtos (Tabela 31.1).

O diagnóstico de animais portadores merece atenção especial nos criatórios. Assim, pode-se proceder a lavagens nasais periódicas dos animais ou à biopsia da bolsa gutural e dos condroides (guiada por endoscópio), visando ao diagnóstico microbiológico, preferencialmente aliado à PCR.

Vacinas

Cerca de 70 a 80% dos equídeos desenvolvem sólida imunidade após o contato com *S. equi*. A base imunológica de resistência à doença não está completamente esclarecida, embora se acredite que seja, em parte, resultado de estímulos de imunidade dos tipos celular e humoral, em nível sérico e de mucosas, contra o antígeno SeM de *S. equi* subesp. *equi*.

Apesar da baixa mortalidade do garrotilho e da boa imunidade desenvolvida pelos animais naturalmente infectados, a vacinação tem sido recomendada à profilaxia da doença em propriedades endêmicas, com grande número de casos crônicos, com alta rotatividade de animais e/ou em criatórios de equídeos de raças de elite. No entanto, é objeto de discussão a eficiência massal da vacina.

As taxas variáveis de proteção têm sido atribuídas à inadequada estimulação antigênica e à interferência da imunidade passiva materna (conferida pelo colostro), quando do uso da vacina em potros nas primeiras semanas de idade. Ainda, refere-se que a proteção dos equídeos seria mediada, principalmente, pela presença de imunoglobulinas na mucosa nasofaríngea, em detrimento de anticorpos séricos induzidos por vacinas parenterais. Partindo desse pressuposto, as vacinas contra garrotilho apresentariam maior eficácia se administradas por via nasal.

Diferentes vacinas estão disponíveis para a profilaxia da doença, como imunógenos por via parenteral (intramuscular e subcutânea) e intranasal, utilizando bactérias inativadas

Tabela 31.1 Metas e medidas recomendadas à profilaxia e controle do garrotilho em equídeos de propriedades endêmicas.

Metas	Medidas
Evitar a disseminação da infecção por *S. equi* para outros locais do criatório e a introdução de novos casos	Deve-se cessar imediatamente qualquer movimentação de equinos dentro e fora da área afetada. É preciso segregar os animais do plantel em grupos e alocá-los em áreas contaminadas (animais positivos para *S. equi*) ou livres (animais negativos para *S. equi*). Animais com garrotilho e seus contatos devem ser mantidos em área demarcada como contaminada ou em áreas de quarentena
Monitorar os equídeos convalescentes após a recuperação clínica	É preciso realizar, no mínimo, três lavagens ou coletar *swabs* nasofaríngeos, com intervalos semanais, de todos os animais convalescentes e contactantes. Deve-se diagnosticar *S. equi* por cultura microbiana e PCR. Equídeos consistentemente negativos podem retornar para a área livre
Investigar todos os equídeos saudáveis recém-introduzidos nos quais a doença tenha sido diagnosticada	É importante proceder à endoscopia do trato respiratório superior e das bolsas guturais
Eliminar a infecção por *S. equi* da bolsa gutural	Deve-se considerar a combinação de drenagem, lavagem e aspiração com salina, incluindo remoção de condroides com auxílio de endoscopia. É preciso proceder à administração tópica e sistêmica de antimicrobianos contra *S. equi*
Evitar a infecção indireta por *S. equi* de equídeos da área contaminada para as áreas livres	Tratadores devem utilizar vestimenta de proteção quando manejarem animais doentes, além de não atender, simultaneamente, animais suscetíveis. Equídeos doentes devem ser isolados para tratamento. É preciso prover vestimentas e equipamentos distintos para cada área, além de antissépticos e desinfetantes para uso pessoal e nos ambientes. É necessário readequar as instalações, visando à segregação de animais por categorias e à previsão de setor de isolamento. É preciso proceder à remoção diária de material orgânico, à desinfecção dos estábulos e à compostagem de fezes e sobras de alimentação dos animais infectados em local específico. Recomenda-se executar descanso das pastagens que mantiveram animais doentes por, no mínimo, 4 semanas (vazio sanitário). Deve-se realizar desinfecção periódica de bebedouros e comedouros na ocorrência de surtos, bem como limpeza e desinfecção de veículos utilizados para transportar os animais

S. equi = *S. equi* subesp. *equi*.
Adaptada de Sellon DC. Streptococcal infections. In: Sellon DC, Long MT. Equine infectious diseases. St. Louis: Saunders Elsevier; 2007. p. 244-57.

(bacterinas), atenuadas, ou vacinas de subunidades. As vacinas geralmente contêm a proteína M ou subfrações.

Vacinas inativadas (bacterinas) comerciais, de aplicação intramuscular ou subcutânea, utilizam o hidróxido de alumínio como adjuvante. São elaboradas por extração ácida ou com detergentes, baseadas na antigenicidade da proteína M (SeM). Esses imunógenos podem causar linfadenopatia regional, edema e dor no ponto de aplicação. Após a primovacinação, por via intramuscular ou subcutânea, as bacterinas induzem resposta humoral entre 7 e 10 dias. As bacterinas diminuem a gravidade e a frequência dos casos naturais, mas não impedem a infecção de todos os animais do plantel. Também se utilizam vacinas autóctones (autovacinas) para a profilaxia, mas são restritas aos locais em que a obtenção de vacinas comerciais é limitada. A produção desse tipo de imunógeno (autovacinas) pelos laboratórios requer autorização oficial do serviço de saúde animal.

As vacinas inativadas não conferem proteção total aos animais, pois não induzem estímulo antigênico adequado de imunidade local na nasofaringe, reconhecida como a principal porta de entrada do microrganismo. A proteína M (SeM) de *S. equi* subesp. *equi* é caracterizada por elevada homologia, mostrando pouca variação antigênica entre as linhagens da mesma região ou até de países diferentes, fato que possibilita o uso da mesma vacina comercial em vários países.

Vacinas inativadas produzidas com base no antígeno SeM, entretanto, apresentam moderados índices de proteção, sugerindo que, provavelmente, o uso desse imunógeno por via parenteral não seja totalmente adequado para a indução de imunidade protetora em infecções na mucosa nasal por *S. equi* subesp. *equi*, indicando a necessidade de indução da imunidade por estimulação local da mucosa nasal.

Na imunoprofilaxia com bacterinas, geralmente se recomenda a vacinação de potros acima de 3 a 4 meses de idade, com reforço 20 a 30 dias depois e revacinações a cada 6 ou 12 meses, de acordo com o histórico da doença na propriedade, o fluxo de animais, entre outros fatores de risco citados.

A imunidade passiva adquirida pelos potros por ingestão de colostro – provinda de éguas vacinadas – pode perdurar 4 meses. Esse fato contraindica a vacinação de potros antes dos 4 meses de idade, visto que a presença de anticorpos de origem materna impede a formação de imunidade ativa adequada antes desse período (fenômeno conhecido como interferência de imunidade), fato que impõe a aplicação de vacinas em potros após 4 meses de idade, visando ao desenvolvimento de proteção satisfatória.

A animais adultos – primovacinados ou com histórico vacinal desconhecido –, recomenda-se a vacinação, seguida por reforço 20 a 30 dias depois. A vacinação não é indicada a equídeos que apresentem sinais clínicos da doença, tampouco a animais convalescentes. Na ocorrência de surtos, devem-se revacinar somente os equídeos sem sinais clínicos e que não tiveram contato com animais doentes nem com suas secreções.

Nas propriedades endêmicas e/ou com alta rotatividade de animais (haras, jóqueis-clube, hípicas, hospitais veterinários), recomenda-se a vacinação de éguas gestantes, com duas doses de vacina bacterina, 60 e 30 dias antes do parto previsto.

Em 1998, foi lançada, mundialmente, a primeira vacina de aplicação intranasal contra garrotilho, contendo cepa de *S. equi* atenuada (cepa 707–27), mutante, desprovida de cápsula e SeM, com baixa patogenicidade para os animais, quando administrada pela mucosa nasal. Essa vacina tem a vantagem de não produzir os efeitos adversos causados pela administração de vacinas por via intramuscular ou subcutânea, bem como apresenta maior eficácia que as vacinas de uso parenteral.

A aplicação por via intranasal visa, fundamentalmente, elevar a produção de IgA e IgGb na mucosa local, bem como a produção de IgGb sérica contra *S. equi*. No entanto, revelou-se que o uso de vacina por via intranasal pode induzir até 5% de reações indesejáveis nos animais imunizados (secreção nasal e vasculite). A vacina intranasal é recomendada somente a animais hígidos, não febris e sem sinais de descarga nasal. Esse tipo de vacina não é indicada a éguas prenhes. Recomenda-se a primovacinação a potros a partir dos 4 meses, com reforço 2 a 3 semanas depois e revacinações anuais. A vacina atenuada intranasal é contraindicada a surtos da doença, com exceção de equídeos que não tiveram nenhum contato com animais doentes. A administração inadvertida desse imunógeno por via parenteral pode causar febre, edema e abscesso local. Não existem evidências de reversão natural de virulência da cepa atenuada utilizada na vacina intranasal.

As vacinas de subunidades têm sido objeto de investigação recente, demonstrando resultados promissores. Também utilizam a proteína M como principal antígeno, obtida por extração ácida ou por tratamento de células íntegras de *S. equi* com mutanolisina (enzima hidrolítica da parede celular).

Pesquisas recentes identificaram pequena região variável no gene *seM* que codifica a proteína M, principal antígeno de *S. equi*. Essa evidência motivou estudos dessa região variável como candidata ao desenvolvimento de imunógenos, bem como estudos de distribuição geográfica dos isolados.

Controle de surtos

Nos surtos de garrotilho, são recomendadas várias ações de controle, que devem ser adequadas a cada situação epidemiológica dos criatórios (ver Tabela 31.1). Os animais doentes devem ser tratados até a remissão completa dos sinais clínicos. Todos os animais do plantel que não tiveram contato com os doentes devem ser revacinados.

Recomenda-se, ainda, que animais com manifestações clínicas compatíveis com a doença e contactantes sejam submetidos a exame clínico diário, a diagnóstico microbiológico (lavagens nasais semanais e análise do conteúdo de secreções de linfonodos e/ou nasais) e, se possível, à técnica PCR. Animais positivos e em tratamento devem ser mantidos em local específico da propriedade (área contaminada), distantes dos demais do plantel (área livre).

Pastos, piquetes, potreiros e baias em que tenham sido identificados animais positivos devem ser mantidos em vazio sanitário, no mínimo, 4 semanas até nova reposição de equídeos. É preciso remover dejetos e promover a desinfecção de baias e estábulos com grande número de animais. A desinfecção de utensílios de uso comum merece atenção especial na profilaxia, bem como os cuidados com roupas e sapatos de tratadores e demais pessoas que mantêm contato estreito com equídeos infectados.

Sugere-se, também, impedir a entrada e a saída de animais ao longo do período de surto, assim como aumentar o rigor sanitário no período de quarentena e na aquisição de animais, evitando a compra de animais de regiões ou propriedades endêmicas. O diagnóstico por endoscopia deve ser estimulado para animais doentes e convalescentes, em virtude de complicações como empiema da bolsa gutural e formação de condroides.

O controle efetivo do garrotilho exige a adoção conjunta de procedimentos, que incluem desde ações gerais de higiene das instalações e cuidados sanitários básicos com recém-nascidos até a administração sistemática de vacinação. Estudos recentes têm apontado que as vacinas atenuadas ou de subunidades, que induzem imunidade em mucosas, conferem, potencialmente, maior proteção aos animais vacinados. A utilização sistemática de vacinas atenuadas ou de subunidades desponta como promissora entre as ações para controle e profilaxia efetivos dessa prevalente doença em equídeos.

Infecções por *Streptococcus equi* subesp. *zooepidemicus*

S. equi subesp. *zooepidemicus* pertence ao grupo C de Lancefield. O microrganismo apresenta a proteína SzPse, considerada o principal antígeno dessa espécie de estreptococos. A maioria das linhagens é desprovida de cápsula.

Tem como *habitat* a mucosa da orofaringe e do trato respiratório superior de equídeos, podendo desenvolver sinais clínicos de garrotilho semelhantes aos evidenciados em infecções por *S. equi* subesp. *equi*. O microrganismo é identificado, também, em infecções oportunistas no trato genital de éguas (endometrite, abortamentos, placentite) e nas articulações.

S. equi subesp. *zooepidemicus* é frequentemente isolado de potros entre 3 e 4 meses de idade, com sinais de pneumonia. Os procedimentos de tratamento e as ações de profilaxia/controle são semelhantes aos indicados para *S. equi* subesp. *equi*. Vacinas experimentais contendo o microrganismo têm reduzido as taxas de endometrite em éguas em propriedades endêmicas.

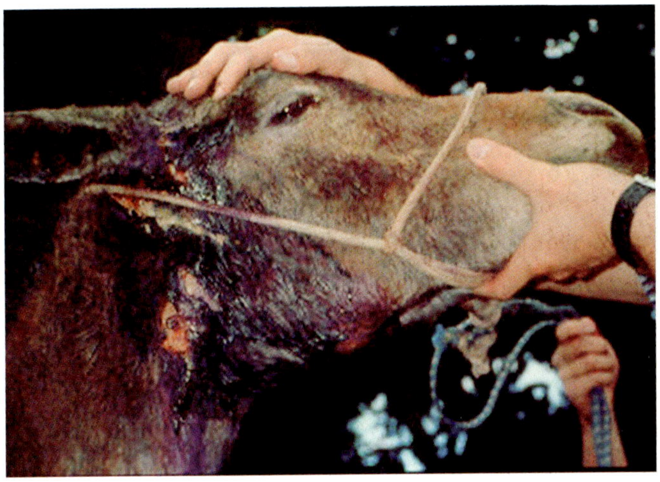

Figura 31.6 Supuração de empiema da bolsa gutural e abscessos de pele em muar acometido por *S. equi* subesp. *equi*.

Saúde Pública

Infecções por *S. equi* subesp. *equi* e *S. equi* subesp. *zooepidemicus* raramente têm sido documentadas em humanos. São descritos casos de bacteremia, abscessos, artrite, nefrite e meningite. Os indivíduos acometidos têm estreita relação com a atividade ocupacional, visto que as infecções acometem médicos-veterinários, patologistas, tratadores e criadores de equinos, bem como indivíduos debilitados.

A transmissão ocorre por inalação de aerossóis ou por contato com material purulento dos equídeos. Assim, recomenda-se evitar o manuseio ou mesmo o exame clínico, sem luvas, de equídeos que apresentem supuração de linfonodos, empiema de bolsa gutural e abscessos (Figura 31.6). Ainda, devem-se tomar as precauções devidas para a prática de necropsia de animais com garrotilho e comprometimento sistêmico, no intuito de minimizar os riscos de infecção em humanos por *S. equi*.

Bibliografia

Ainsworth DM, Biller DS. Sistema respiratório. In: Reed SM, Bayly WM. Medicina interna equina. Rio de Janeiro: Guanabara Koogan; 2000. p. 229-30.

Chanter N, Talbot NC, Newton R, Henson D, Verheyen K. Streptococcus equi with truncated M-proteins isolated from outwardly healthy horses. Microbiology. 2000;146(Pt 6):1361-9.

Chanter N, Ward CL, Talbot NC, Flanagan JA, Binns M, Houghton SB *et al.* Recombinant hyaluronate associated protein as a protective immunogen against Streptococcus equi and Streptococcus zooepidemicus challenge in mice. Microb Pathog. 1999;27(3): 133-43.

Corrêa WM, Corrêa CNM. Enfermidades infecciosas dos mamíferos domésticos. 2. ed. Rio de Janeiro: Medsi; 1992. Estreptococcias em geral; p. 105-15.

Flock M, Jacobsson K, Frykberg L, Hirst TR, Franklin A, Guss B *et al.* Recombinant Streptococcus equi proteins protect mice in challenge experiments and induce immune response in horses. Infect Immun. 2004;72(6):3228-36.

Harrington DJ, Sutcliffe IC, Chanter N. The molecular basis of Streptococcus equi infection and disease. Microbes Infect. 2002;4(4): 501-10.

Holden MT, Heather Z, Paillot R, Steward KF, Webb K, Ainslie F *et al.* Genomic evidence for the evolution of Streptococcus equi: host restriction, increased virulence, and genetic exchange with human pathogens. PLoS Pathog. 2009;5(3):e1000346.

Jacobs AA, Goovaerts D, Nuijten PJ, Theelen RP, Hartford OM, Foster TJ. Investigations towards an efficacious and safe strangles vaccine: submucosal vaccination with a live attenuated Streptococcus equi. Vet Rec. 2000;20(147):563-7.

Kirinus JK, Pötter L, Gressler LT, Leite FL, Vargas APC. Perfil fenotípico e susceptibilidade antimicrobiana de Streptococcus equi isolados de equinos da região Sul do Brasil. Pesq Vet Bras. 2011;31(3):231-8.

Moraes C, Vargas APC, Nogueira CEW, Gil-Turnes C. Adenite equina: sua etiologia, diagnóstico e controle. Cienc Rural. 2009;39: 1944-52.

Motta RG, Nardi Júnior G, Perroti IBM, Ribeiro MG. Mastite infecciosa equina: uma visão geral da doença. Arq Inst Biol. 2011;78(4): 629-35.

Pusterla N, Watson JL, Affolter VK, Magdesian KG, Wilson WD, Carlson GP. Purpura haemorrhagica in 53 horses. Vet Rec. 2003;4(153):118-21.

Quinn PJ, Carter ME, Markey B, Carter GR. Clinical veterinary microbiology. London: Wolfe; 1994. The Streptococci and related cocci; p. 127-35.

Quinn PJ, Markey BK, Carter ME, Donnelly WJ, Leonard FC. Microbiologia veterinária e doenças infecciosas. Porto Alegre: Artmed; 2005. Estreptococos; p. 61-6.

Quinn PJ, Markey BK, Leonard FC, FitzPatrick ES, Fanning S, Hartigan PJ. Veterinary Microbiology and Microbial Diseases. UK: Wiley-Blackwell; 2011. Streptococci; p.232-243.

Radostits OM, Gay CC, Hinchcliff KW, Constable PD. Veterinary medicine: a textbook of the diseases of cattle, horses, sheep, pigs, and goats. 10.ed. Philadelphia: Saunders; 2007. p. 769-75.

Schild AL. Infecção por Streptococcus equi (garrotilho). In: Riet-Corrêa F, Schild AL, Méndez MDC, Lemos RAA. Doenças de ruminantes e equinos. São Paulo: Varela; 2001. p. 265-9.

Sellon DC. Streptococcal infections. In: Sellon DC, Long MT. Equine infectious diseases. St. Louis: Saunders Elsevier; 2007. p. 244-57.

Silva MS, Vargas AC. Adenite equina: aspectos clínicos, agente etiológico e métodos de diagnóstico. Arq Inst Biol. 2006;73(4): 493-8.

Sweeney CR, Timoney JF, Newton JR, Hines MT. Streptococcus equi infections in horses: guidelines for treatment, control, and prevention of strangles. J Vet Intern Med. 2005;19(1):123-34.

Timoney JF, Artiushin SC, Boschwitz JS. Comparison of the sequences and functions of Streptococcus equi M-like proteins SeM and SzPSe. Infect Immun. 1997;65(9):3600-5.

Timoney JF, Qin A, Muthupalani S, Artiushin S. Vaccine potential of novel surface exposed and secreted proteins of Streptococcus equi. Vaccine. 2007;25(30):5583-90.

Timoney JF. The pathogenic equine streptococci. Vet Res. 2004; 35(4):397-409.

Vargas APC, Silva MS, Costa MM, Barretta C, Groff ACM, Botton SA. Phenotypical assays and partial sequencing of the hsp60 gene for identification of Streptococcus equi. Curr Microbiol. 2007;54(5):331-4.

Waller A, Jolley KA. Getting a grip on strangles: recent progress towards improved diagnostics and vaccines. Vet J. 2007;173(3):492-591.

Wilson WD. Infecção por Streptococcus equi (garrotilho). In: Smith BP. Medicina interna de grandes animais. 3. ed. São Paulo: Manole; 2006. p. 1394-5.

Helicobacteriose em Cães e Gatos

32

Pedro Luiz de Camargo e Ana Paula Frederico Rodrigues Loureiro Bracarense

Definição

Helicobacteriose é uma enfermidade caracterizada por gastrite crônica, causada por bactérias do gênero *Helicobacter*.

Histórico do gênero *Helicobacter*

A presença de bactérias espiraladas na mucosa gástrica de humanos foi descrita pela primeira vez por Bottcher, em 1874. Em animais, bactérias espiraladas foram relatadas em 1881, por Rappin, e em 1893, por Bizzozero. Em 1896, Salomon evidenciou achado semelhante em fragmentos da mucosa gástrica de ratos, gatos e cães. Em 1906, Krienits *et al.* descreveram, novamente, a presença de bactérias similares no estômago de humanos.

Por conta da morfologia semelhante à de *Campylobacter jejuni* (*C. jejuni*) e por sua presença, principalmente, na região do piloro (em humanos), essas bactérias espiraladas foram inicialmente denominadas *C. pyloridis*, nome posteriormente alterado para *C. pylori*.

Passados quase 100 anos dos primeiros relatos, não se estabeleceu relação direta entre a presença de *C. pylori* e a ocorrência de gastropatias em humanos ou animais. Em 1981, porém, o médico australiano Barry Marshall observou bactérias espiraladas em paciente com gastrite e tratou-o com tetraciclina, o que resultou na eliminação das bactérias e na cura do paciente.

Até então, o insucesso em se cultivar *C. pylori* limitava a evolução do conhecimento sobre a participação dessas bactérias nas doenças gástricas. Em 1982, todavia, em virtude do feriado prolongado de Páscoa, uma placa de cultivo foi mantida inadvertidamente em estufa por 5 dias, tempo maior do que o usual. Esse fato incidental resultou no primeiro isolamento de *C. pylori*. O cultivo microbiológico possibilitou análises detalhadas de *C. pylori* e o reconhecimento de diferenças importantes entre essa espécie e bactérias do gênero *Campylobacter*. Por conta disso, em 1989 foi proposto o gênero *Helicobacter*.

Com a obtenção de cultura pura de bactérias, foi possível realizar um experimento que iniciou uma revolução na gastroenterologia médica. Dr. Marshall ingeriu, voluntariamente, uma suspensão com bactérias cultivadas, reproduzindo nele mesmo um quadro de gastrite. Assim, foram reproduzidos os postulados de Koch, comprovando a capacidade infectante e patogênica de *C. pylori*.

A cura da gastrite pela erradicação da infecção e a reprodução experimental da doença em humanos desencadearam vários outros estudos, que comprovaram a participação de *C. pylori* no desenvolvimento de doenças gástricas. Estabeleceu-se, assim, a relação da infecção também com neoplasias gástricas, motivo pelo qual, em 1994, a Agência Internacional para o Estudo do Câncer classificou o então denominado *Helicobacter pylori* como agente carcinógeno grau 1.

Em humanos, a relação da infecção por *H. pylori* com inflamações, ulcerações e neoplasias gástricas, como adenocarcinomas e linfomas do tipo MALT (do inglês *mucosa associated lymphoid tissue*, que significa tecido linfoide associado à mucosa), mudou profundamente as abordagens terapêutica e diagnóstica às doenças gástricas, visto que estas alcançaram, em algumas circunstâncias, a condição de doenças infectocontagiosas, tornando fundamental o conhecimento dos meios de transmissão e da existência de fontes de infecção ou reservatórios animais.

Etiologia

As bactérias do gênero *Helicobacter* que colonizam a mucosa gástrica de cães e gatos são gram-negativas, grandes (5 a 12 μm), espiraladas, móveis e flageladas (com flagelos apicais uni ou bipolares e/ou periplasmáticos). Essas características morfológicas variam entre as diferentes espécies. Produzem a enzima urease, são microaerófilas estritas, de isolamento lento e muito exigentes quanto aos meios e às condições de cultivo microbiológico.

Dos meios utilizados para o isolamento da bactéria, pode-se destacar o caldo ou ágar *Brucella*, suplementado com soro fetal bovino e antibióticos (vancomicina e trimetoprima). A adição de ácido clorídrico é necessária para a obtenção de pH próximo a 5. Algumas espécies de helicobactérias, como *Helicobacter heilmannii* (*H. heilmannii*), raramente são isolados em cultivo, sendo consideradas, assim, não cultiváveis.

O gênero *Helicobacter* inclui mais de 20 espécies já classificadas (Tabela 32.1), das quais *H. felis*, *H. heilmannii*, *H. bizzozeronii* e *H. salomonis* correspondem às espécies descritas com maior frequência na colonização da mucosa gástrica de cães e gatos. Também existem relatos de infecção por *H. canis* e *H. pylori* (apenas em gatos), mas são raros. Ao contrário do que se observa em humanos, as infecções por mais de uma espécie da bactéria são comuns em cães e gatos.

➤ Epidemiologia

As bactérias do gênero *Helicobacter*, tanto as espécies que infectam animais como *H. pylori*, têm distribuição cosmopolita. Estima-se que pelo menos 50% da população humana mundial seja infectada por *H. pylori*.

As helicobactérias gástricas são amplamente distribuídas na natureza. A ocorrência dessas bactérias é descrita em grande variedade de espécies animais, tanto selvagens como domésticas e exóticas, dentre as quais figuram cães e gatos, furões, gerbilos da Mongólia, coelhos, várias espécies de grandes e pequenos felídeos e de canídeos selvagens, primatas não humanos e, até mesmo, mamíferos aquáticos, como baleias e golfinhos.

Tabela 32.1 Relação de espécies de *Helicobacter* e seus hospedeiros naturais.

Espécies de *Helicobacter*	Hospedeiros naturais
H. suis	Suínos, macacos e mandris
H. felis	Cães, gatos, coelhos e guepardos
H. bizzozeronii	Cães e gatos
H. salomonis	Cães, gatos e coelhos
Candidatus Helicobacter heilmannii	Cães, gatos, felídeos selvagens e primatas não humanos
H. baculiformis	Gatos
H. cynogastricus	Cães
Candidatus Helicobacter bovis	Bovinos
H. mustelae	Furões
H. aurati	*Hamsters* sírios
H. nemestrinae	Macacos
H. acinonychis	Guepardos e tigres
H. cetorum	Baleias e golfinhos
H. muridarum	Camundongos

Adaptada de Haesebrouck F, Pasmans F, Flahou B, Chiers K, Baele M, Meyns T et al. Gastric helicobacters in domestic animals and nonhuman primates and their significance for human health. Clin Microbiol Rev. 2009;22(2):202-23.

Em virtude das características de colonização dessas bactérias, a via de infecção é oral. O contato oral entre pessoas (horizontal) é, aparentemente, o meio mais importante de transmissão. Mesmo assim, a infecção pode ocorrer por ingestão de água e alimentos contaminados, bem como por saliva, vômito e fezes.

Cães e gatos podem contrair a infecção das mães ainda durante a fase de amamentação, quando a fêmea infectada lambe seus filhotes. Os filhotes também podem transmitir a doença aos outros animais da ninhada durante a fase de socialização. A transmissão que acontece da mãe infectada para o filho também é possível em humanos, mas não é o único modo de acometimento de pessoas, tampouco (provavelmente) de cães e gatos, pois filhotes de cães que foram mantidos com a mãe portadora de *Helicobacter* spp. até os 60 dias de idade resultaram negativos para a infecção aos 90 dias de idade.

Condições sanitárias e de higiene, bem como a aglomeração, influenciam as taxas de infecção em humanos, visto que o percentual de indivíduos infectados, tanto por *H. pylori* como por espécies de origem animal, é menor nos países desenvolvidos do que naqueles em desenvolvimento. Assim, os relatos de infecção em humanos por *H. pylori* variam de 20 a 95%. Já pelas espécies oriundas de animais, os relatos variam – entre países desenvolvidos e em desenvolvimento – de 0,01%, na Itália, a 2%, na zona rural da República Tcheca. Em países em desenvolvimento, como a China, a infecção varia de 1,9 a 2,68% até 6,2%, na Tailândia. Esses fatores parecem ter menor influência sobre as taxas de infecção em cães e gatos, as quais são igualmente altas em países com diferentes níveis de desenvolvimento.

A origem dos animais parece interferir significativamente nas taxas de infecção. Em animais de estimação, as taxas de infecção variam de 67 a 100%, enquanto em animais de criatórios comerciais, laboratórios de pesquisa ou abrigos, variam de 56 a 91%.

No Brasil, à semelhança de vários outros países, *H. pylori* parece estar disseminado pela população humana, enquanto as outras espécies de helicobactérias também estão presentes, aparentemente, na maioria dos animais domésticos.

O primeiro estudo realizado na América do Sul sobre a infecção de cães e gatos por helicobactérias envolveu animais oriundos da região norte do Paraná. Os autores observaram que, de 56 cães assintomáticos oriundos de fontes aleatórias, 53 (94,6%) estavam infectados e, de 45 gatos de estimação, domiciliados e assintomáticos, 43 (95,5%) albergavam *Helicobacter* spp.

Esses dados confirmam a alta frequência de infecção observada em outros países, tanto em animais mantidos em agrupamentos como os de estimação, que são criados de maneira mais individualizada. Além disso, a identificação de espécies pela técnica de PCR, com *primers* espécie-específicos e clivagem enzimática, revelou que esses animais albergavam *H. felis*, *H. heilmannii*, *H. bizzozeronii* e *H. salomonis*, curiosamente as mesmas espécies verificadas em cães e gatos nos EUA e em países da Europa e da Ásia.

Algumas espécies de helicobactérias que colonizam primariamente o intestino de aves e suínos, como *H. pametensis* ou *H. rappini*, identificadas, em geral, em ovelhas, cães, humanos e ratos, têm sido isoladas esporadicamente da mucosa gástrica de gatos e cães. Em felídeos selvagens da fauna brasileira, a presença de *H. heilmannii* na mucosa gástrica não induziu sinais clínicos nem alterações histológicas significativas, sugerindo que, nesses animais, as bactérias são comensais ou, ainda, patógenos oportunistas.

Patogenia

Em razão das características morfofisiológicas do gênero *Helicobacter*, essas bactérias adaptam-se às condições inóspitas do estômago para efetivar a colonização bacteriana. A microaerofilia confere a essas bactérias a capacidade de sobrevivência no interior do muco gástrico, ambiente protegido do ácido clorídrico e das enzimas proteolíticas. Ademais, a forma espiralada possibilita o deslocamento no muco. Do mesmo modo, o desdobramento da ureia em amônia (pela enzima urease), alcaliniza o meio, o que também é um importante fator de proteção.

Na infecção de humanos por *H. pylori*, essa espécie coloniza, principalmente, a região do piloro, mantendo-se no muco da superfície da mucosa, enquanto as espécies que infectam cães e gatos colonizam desde a superfície da mucosa até regiões profundas das glândulas gástricas, sendo encontradas até mesmo no interior de células da mucosa. Além disso, colonizam todas as regiões do estômago, embora com frequência e/ou intensidade de colonização menor no canal antral.

O potencial patogênico de *H. pylori* em humanos está relacionado com a produção de urease, de citotoxinas e de fatores de adesão que desencadeiam a produção de mediadores de inflamação, além de alterações no eixo secretório gástrico em virtude da interferência nos níveis séricos de gastrina, secundária à atuação da urease. Ademais, a infecção desencadeia respostas imune, humoral e celular, que participam do processo inflamatório e de dano à mucosa gástrica. Apesar disso, nem todas as pessoas infectadas desenvolvem doença gástrica.

Infecções por *Helicobacter* spp. têm sido associadas ao desenvolvimento de doenças em diversas espécies animais. A infecção por *H. mustelae*, a título de exemplo, foi relacionada com a ocorrência de linfoma gástrico, enquanto por *H. hepaticus*, com tumores hepáticos em furões. *H. heilmannii* foi envolvido na ocorrência de úlcera de *pars esophagea* em suínos. A infecção do fígado por *H. canis* foi associada, em um cão, à hepatite necrosante multifocal, o que levou à sugestão de que essa bactéria poderia ser a causa de hepatites idiopáticas em mamíferos. A infecção por *H. acynonix* em grandes felídeos foi relacionada, também, com gastrite e ulceração, mas o envolvimento de helicobactérias em doenças gástricas de cães e gatos ainda não está esclarecido.

Embora a inoculação de *H. felis* em cães e de *H. pylori* em cães e gatos tenha resultado em colonização e formação de infiltrado celular inflamatório, a relação da infecção com o desenvolvimento de doenças ainda não é clara.

Pesquisas que investigaram a correspondência entre a infecção e a ocorrência de sinais clínicos, como infiltrado inflamatório da mucosa gástrica, com presença de mediadores de inflamação, ou, ainda, que analisaram se a presença das bactérias interferia na função secretória gástrica, falharam em estabelecer essa relação. No entanto, em gatos, a infecção por *H. heilmannii* foi associada a alterações na proliferação celular do epitélio gástrico e ao desenvolvimento de linfoma gástrico. Acredita-se que a inflamação crônica decorrente da presença de helicobactérias pode levar, secundariamente, a alterações no DNA celular, além de modular a transformação neoplásica.

Apesar disso, há relatos de casos clínicos envolvendo animais, nos quais a resolução dos sinais clínicos e da gastrite foi alcançada pela eliminação das bactérias, o que sugere que existam mecanismos patogênicos ainda desconhecidos, provavelmente ligados à espécie infectante e à relação bactéria-hospedeiro. Reforça essa ideia o fato de que a inoculação de *H. pylori* e *H. heilmannii* em ratos determinou resposta imune humoral semelhante à que ocorre em pessoas infectadas por *H. pylori*, da mesma maneira que a infecção por bactérias oriundas de animais, como *H. felis* ou *H. heilmannii*, pode resultar em gastrite aguda, crônica e até em linfoma associado ao tecido linfoide da mucosa gástrica (tipo MALT), também em humanos.

Clínica

Em cães e gatos, a infecção gástrica por bactérias do gênero *Helicobacter* spp. não resulta em sinais típicos, e muitos dos animais infectados são assintomáticos. Caso desenvolvam gastrite, os sinais serão vagos e inespecíficos, como os observados em gastrites de outra etiologia, que acometem animais de estimação.

Se a infecção resultar em doença, a evolução será, em geral, crônica, com sinais insidiosos e/ou intermitentes, embora também possa haver evolução aguda. Assim, cães e gatos acometidos podem apresentar variações de apetite – ora com ingestão aumentada de alimentos, ora diminuída –, bem como apetite caprichoso e seletivo, consumo de grama e outros tipos de plantas, assim como ingestão exagerada de água. Sinais de náuseas e vômito sem relação com a ingestão de alimentos também podem surgir com a ocorrência da doença.

Diagnóstico

O diagnóstico da infecção pode ser estabelecido por meio de métodos invasivos, que se baseiam na avaliação de fragmentos da mucosa gástrica, e de métodos não invasivos, como a pesquisa de anticorpos contra *Helicobacter* no soro, além do teste respiratório de atividade da urease e outras provas que utilizem fezes, saliva, vômito ou suco gástrico do animal suspeito.

Apesar de práticos, os testes sorológicos ainda não possibilitam a discriminação da infecção ativa de contato prévio tampouco a diferenciação das espécies infectantes. Assim, são de pouca utilidade na rotina clínica e se prestam, principalmente, a estudos epidemiológicos.

O teste respiratório para pesquisa da atividade da urease requer equipamento específico de alto custo e pouco prático para uso em animais. Além disso, não substitui a avaliação feita pelos métodos invasivos. Portanto, a principal utilidade desse teste fica restrita ao acompanhamento da terapia de erradicação da infecção em humanos, quando substitui a endoscopia.

O cultivo microbiológico pode ser uma alternativa não invasiva de diagnóstico, pois é realizado por coleta de saliva, fezes, vômitos ou mesmo suco gástrico (coletado por sonda nasogástrica). No entanto, por conta das características e exigências dessas bactérias, o cultivo apresenta, em geral, baixa sensibilidade, além de ser laborioso e de custo elevado para uso em rotina clínica.

As técnicas moleculares, como a PCR, são bastante sensíveis e específicas, podendo ser realizadas, também, com os espécimes clínicos utilizados no cultivo microbiológico. No Brasil, contudo, o uso de técnicas moleculares ainda é restrito à pesquisa.

As provas não invasivas, como o teste respiratório para detecção da urease e as provas sorológicas, não possibilitam a identificação da espécie. Para a identificação das espécies bacterianas, os testes que utilizam fragmentos da mucosa gástrica, apesar de invasivos, tornam possível o estudo das bactérias, assim como a avaliação histopatológica da mucosa gástrica.

Mesmo ainda pouco difundida no Brasil, a avaliação gástrica por endoscopia é o melhor procedimento diagnóstico disponível, pois possibilita não só a inspeção direta do estômago, como a coleta de amostras da mucosa gástrica para o diagnóstico histológico e da infecção.

Essas amostras gástricas podem ser utilizadas em provas simples e sensíveis para o diagnóstico da infecção, como o teste da urease e colorações histológicas especiais: impregnação pela prata (Warthin-Starry), Giemsa, May-Grünwald-Giemsa, Gram histológico, azul de toluidina e Diff-Quick. Essas colorações podem, ainda, ser utilizadas em material obtido por escovação da mucosa ou fragmentos de biopsia impressos diretamente sobre lâminas de vidro. Em razão do tamanho e da forma característica, as helicobactérias, muitas vezes, podem ser visualizadas mesmo nos cortes histológicos corados por hematoxilina e eosina.

Por meio da avaliação histológica de amostras da mucosa coradas pela prata, por exemplo, podem-se visualizar, facilmente, bactérias longas e fortemente espiraladas, distribuídas por toda a superfície da mucosa até o interior das glândulas. A observação da morfologia típica das helicobactérias de origem animal (Figura 32.1) possibilita a diferenciação de *H. pylori*, que é levemente encurvado ou em forma de S (Figura 32.2), pequeno (3 a 5 μm), predominantemente, na superfície da mucosa e da fóvea das glândulas gástricas.

Apesar do custo financeiro do procedimento e da necessidade de manter o paciente sob anestesia geral, a inspeção direta do estômago e a obtenção de fragmentos da mucosa – a fim de realizar o teste da urease e a avaliação histológica – são fundamentais para o estabelecimento de diagnóstico preciso.

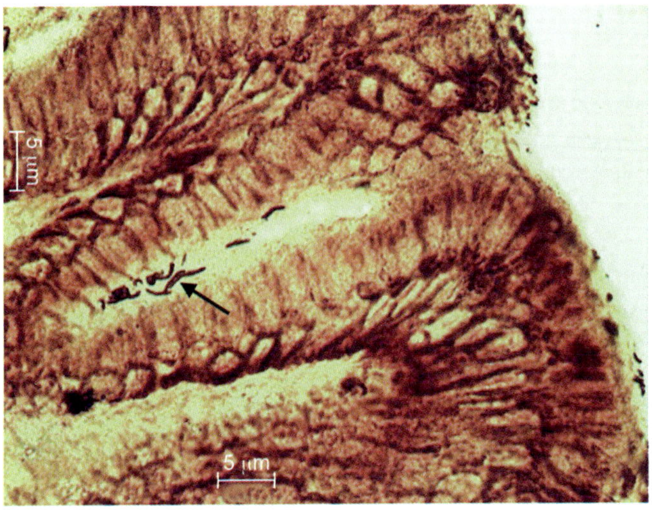

Figura 32.1 Fotomicrografia de *H. heilmannii*. Bactérias longas e espiraladas. Coloração de Warthin-Starry (objetiva de 100×).

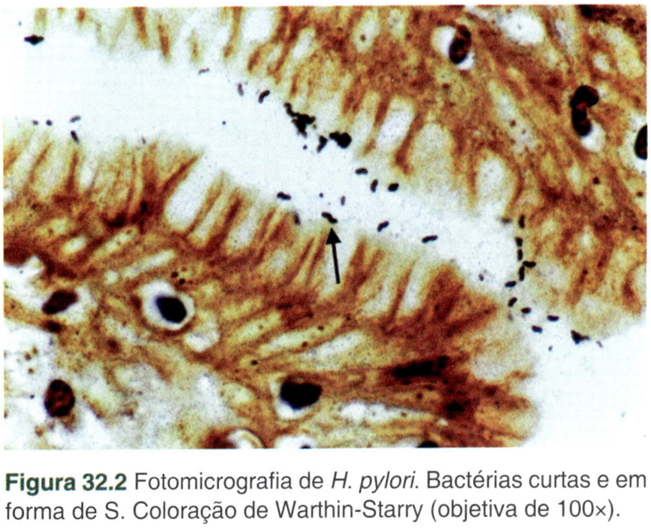

Figura 32.2 Fotomicrografia de *H. pylori*. Bactérias curtas e em forma de S. Coloração de Warthin-Starry (objetiva de 100×).

O teste da urease é de baixo custo e de fácil realização, pois o reagente pode ser preparado facilmente em laboratórios minimamente equipados. Esse teste baseia-se na capacidade das helicobactérias gástricas em produzir a enzima urease. A urease desdobra a ureia presente no reagente em amônia, alcalinizando o meio. O indicador de pH (vermelho de fenol) do reagente acusa alteração de pH pela mudança de coloração. Assim, no teste positivo, a cor da solução passa de amarela ou laranja a púrpura (Figura 32.3).

Ademais, o teste da urease é bastante sensível e específico, amplamente utilizado em medicina humana, sendo, portanto, também adequado ao diagnóstico na rotina clínica de medicina veterinária.

Na avaliação histológica da mucosa gástrica de animais infectados por *Helicobacter* spp., o achado mais frequente é o infiltrado inflamatório composto de células mononucleares, notadamente linfócitos e plasmócitos, o qual caracteriza o processo como gastrite crônica linfocítica-plasmocitária. Esse achado, porém, deve ser interpretado cautelosamente, visto que é uma alteração comum em animais infectados e não infectados, assim como em sintomáticos e assintomáticos. Além disso, outras doenças ou alterações também podem resultar nesse tipo de infiltrado. Mesmo assim, a análise histológica da mucosa gástrica de cães e gatos é fundamental para que se estabeleça o diagnóstico de outras causas dos sinais clínicos, como neoplasias.

Após firmar o diagnóstico da infecção gástrica, é importante considerar que a maioria dos cães e gatos, sintomáticos e assintomáticos, é portadora de *Helicobacter* spp.

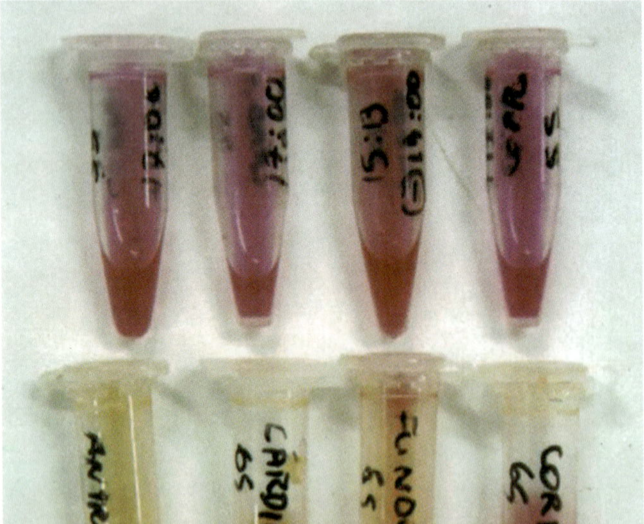

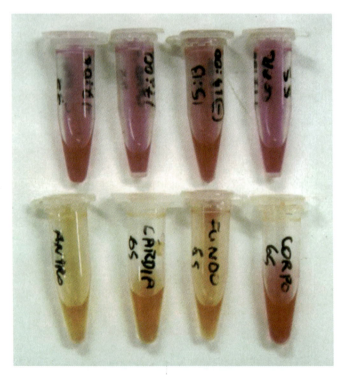

Figura 32.3 Teste da urease. Amostras positivas (cor púrpura) e negativas (cor amarela) para *Helicobacter* spp.

Por conta disso, devem-se descartar outras causas, gástricas e extragástricas de gastrite, como alergia a componentes da dieta, gastrites inflamatórias idiopáticas (eosinofílica ou linfocítica plasmocitária), doenças renal e hepática, além de alterações metabólicas e neoplasias (adenocarcinoma ou gastrinoma), entre outras. Descartadas as possíveis causas de gastrite, e em presença de infecção por *Helicobacter* spp., assume-se que a causa dos sinais é a infecção pela bactéria, instituindo-se, então, terapia apropriada.

➤ Tratamento

Como abordagem inicial, deve-se considerar a investigação das possíveis causas de gastrite. Definida a helicobacteriose como causa de inflamação da mucosa gástrica, a terapia recomendada consiste na associação de antibióticos e antiácidos:

- Amoxicilina (20 mg/kg, a cada 12 h, via oral, por 14 dias) associada a metronidazol (20 mg/kg, a cada 12 h, via oral, por 14 dias) e famotidina (0,5 mg/kg, a cada 12 h, via oral, por 14 dias)
- Amoxicilina (20 mg/kg, via oral, a cada 8 h) ou azitromicina (5 mg/kg para gatos e 10 mg/kg para cães, a cada 24 h) em associação com omeprazol (7 mg/kg, via oral, a cada 24 h) por 14 dias
- Metronidazol (10 mg/kg, via oral, a cada 8 h) pode ser associado a um dos tratamentos anteriores por 7 a 14 dias.

Limitações da terapia

As bactérias rapidamente desenvolvem resistência ao tratamento antimicrobiano em monoterapia (um fármaco). Em cães e gatos, a erradicação é difícil. Logo, frequentemente há recrudescimento ou reinfecção.

➤ Profilaxia e controle

A erradicação da bactéria pelo tratamento da população humana portadora já foi aventada como meio de evitar a infecção, mas tal medida foi descartada por ser impraticável. A prevenção da doença por vacinação tem sido foco importante de estudos em medicina humana. Entretanto, em razão de fatores econômicos e pela dificuldade em se desenvolver uma vacina eficiente, essa proposta de profilaxia ainda parece longe de ser alcançada.

Com relação aos animais de estimação, até o momento não são preconizadas medidas específicas de manejo sanitário, higiene ou outras que visem à prevenção da infecção.

➤ Saúde Pública

A infecção natural de gatos por *H. pylori* sugeriu que essa espécie pudesse servir como fonte de infecção para humanos. No entanto, a raridade de relatos desse modo de infecção e o fato de ainda não haver descrições que envolvam cães afastam essa hipótese. Além disso, demonstrou-se que *H. pylori* tem alta especificidade pelo hospedeiro humano, visto que, apesar de colonizar cães e gatos infectados experimentalmente, não infecta esses animais em condições naturais.

Apesar disso, pessoas eventualmente são infectadas por grandes helicobactérias vistas tipicamente em animais. Considerando-se as altas taxas de infecção por *Helicobacter* spp. em cães e gatos, o meio de transmissão e o convívio próximo entre pessoas e animais de estimação, a origem zoonótica da infecção sempre é aventada e, ainda, motivo de controvérsia.

Embora as taxas de infecção de humanos por *Helicobacter* spp. de origem animal sejam baixas, variando de 0,01%, na Itália, a 6,2%, na Tailândia, o tema é de suma importância, pois esse tipo de infecção não tem sido inócuo. *H. felis* foi relacionado com gastrite aguda, enquanto *H. heilmannii* esteve implicado na ocorrência de gastrite, ulceração gastroduodenal, carcinoma e linfoma do tipo MALT.

Contrariamente, os dados de um estudo de tipificação de helicobactérias (encontradas em humanos e animais) sugerem que o risco de transmissão da infecção por animais de estimação é pequeno, visto que albergavam, principalmente, *H. heilmannii* tipos 2 e 4, enquanto nas pessoas avaliadas predominava *H. heilmannii* do tipo 1. Ainda assim, evidências circunstanciais em casos clínicos parecem indicar origem zoonótica da infecção. Em um dos relatos, a remissão permanente da infecção (e da gastrite) no paciente só foi alcançada após o tratamento de seu cão de estimação (para erradicação da helicobactéria), sugerindo que, para evitar recidivas no paciente humano, pode ser necessário investigar a origem animal da infecção e erradicar as bactérias também presentes nos animais.

Apesar disso, excetuando-se os cuidados comuns que devem ser adotados para pessoas imunocomprometidas ou com maior suscetibilidade de contrair qualquer doença infecciosa, não existem, até o momento, indícios definitivos de que cães e gatos de estimação – no tocante à infecção por helicobactérias gástricas – representem um risco para seus proprietários.

➤ Bibliografia

Bridgeford EC, Marini RP, Feng Y, Parry NM, Rickman B, Fox JG. Gastric Helicobacter species as a cause of feline gastric lymphoma: a viable hypothesis. Vet Immunol Immunopathol. 2008;123(1-2):106-13.

Buckley MJ, O'Morain CA. Helicobacter biology: discovery. Br Med Bull. 1998;54(1):7-16.

Camargo PL, Alfieri AA, Bracarense AP, Menoli R, Spinosa SR, Hagiwara MK. Use of polymerase chain reaction and enzymatic cleavage in the identification of Helicobacter spp. in gastric mucosa of human beings from North Paraná, Brazil. Mem Inst Oswaldo Cruz. 2003;98(2):265-8.

Camargo PL, Bracarense AP, Alfieri AA, Hagiwara MK. Helicobacter spp. in dogs and cats from South Brazil. In: Proceedings of the 27. World Veterinary Congress; 2002; Tunis. Tunis; 2002. p. 255.

Camargo PL. Identificação das espécies de Helicobacter spp. presentes na mucosa gástrica de cães, gatos e seres humanos, e sua correlação com as alterações da mucosa [tese]. São Paulo: Universidade de São Paulo; 2002.

Camargo PL, Uenaka SA, Motta MB, Adania CH, Yamasaki L, Alfieri AA *et al.* Gastric Helicobacter spp. infection in captive neotropical brazilian feline. Braz J Microbiol. 2011;42(1):290-7.

Cinque SM, Queiroz DM, Rocha GA, Soares TF, Nogueira AM, Faria AM *et al.* Cellular immune responses in Helicobacter heilmannii infection: evaluation of the role of the host and the bacterium. Dig Dis Sci. 2002;47(4):823-30.

Dieterich C, Wiesel P, Neiger R, Blum A, Corthésy-Theulaz I. Presence of multiple "Helicobacter heilmannii" strains in an individual suffering from ulcers and in his two cats. J Clin Microbiol. 1998;36(5):1366-70.

Erdman SE, Correa P, Coleman LA, Schrenzel MD, Li X, Fox JG. Helicobacter mustelae-associated gastric MALT lymphoma in ferrets. Am J Pathol. 1997;151(1):273-80.

Ernst PB, Gold BD. The disease spectrum of Helicobacter pylori: the immunopathogenesis of gastroduodenal ulcer and gastric cancer. Annu Rev Microbiol. 2000;54:615-40.

Foschini MP, Pieri F, Cerasoli S, Accardo P, Formica G, Biasiucci A *et al.* Helicobacter heilmannii: anatomo-clinical study of 14 new cases. Pathologica. 1999;91(1):18-24.

Fox JG, Batchelder M, Marini R, Yan L, Handt L, Li X *et al.* Helicobacter pylori-induced gastritis in the domestic cat. Infect Immun. 1995;63(7):2674-81.

Fox JG, Dangler CA, Sager W, Borkowski R, Gliatto JM. Helicobacter mustelae-associated gastric adenocarcinoma in ferrets (Mustela putorius furo). Vet Pathol. 1997;34(3):225-9.

Fox JG, Drolet R, Higgins R, Messier S, Yan L, Coleman BE *et al.* Helicobacter canis isolated from a dog liver with multifocal necrotizing hepatitis. J Clin Microbiol. 1996;34(10):2479-82.

Ghil HM, Yoo JH, Jung WS, Chung TH, Youn HY, Hwang CY. Survey of Helicobacter infection in domestic and feral cats in Korea. J Vet Sci. 2009;10(1):67-72.

Haesebrouck F, Pasmans F, Flahou B, Chiers K, Baele M, Meyns T *et al.* Gastric helicobacters in domestic animals and nonhuman primates and their significance for human health. Clin Microbiol Rev. 2009;22(2):202-23.

Handt LK, Fox JG, Dewhirst FE, Fraser GJ, Paster BJ, Yan LL *et al.* Helicobacter pylori isolated from domestic cat: public health implications. Infect Immun. 1994;62(6):2367-74.

Jalava K, On SL, Vandamme PA, Happonen I, Sukura A, Hänninen ML. Isolation and identification of Helicobacter spp. from canine and feline gastric mucosa. Appl Environ Microbiol. 1998;64(10):3998-4005.

Konno M, Fujii N, Yokota S, Sato K, Takahashi M, Sato K *et al.* Five-year follow-up study of mother-to-child transmission of Helicobacter pylori infection detected by a random amplified polymorphic DNA fingerprinting method. J Clin Microbiol. 2005;43(5):2246-50.

Lavelle JP, Landas S, Mitros FA, Conklin JL. Acute gastritis associated with spiral organisms from cats. Dig Dis Sci. 1994;39(4):744-50.

Lee A, Krakowka S, Fox JG, Otto G, Eaton KA, Murphy JC. Role of Helicobacter felis in chronic canine gastritis. Vet Pathol. 1992;29(6):487-94.

Marshall BJ, Armstrong JA, McGechie DB, Glancy RJ. Attempt to fulfils Koch's for pyloric campylobacter. Med J Aust. 1985;142(8):436-7.

Marshall BJ. The Campylobacter story. Scand J Gastroenterol Suppl. 1988;146:58-66.

Munson L, Nesbit JW, Meltzer DG, Colly LP, Bolton L, Kriek NP. Diseases of captive cheetahs (Acinonyx jubatus jubatus) in South Africa: a 20-year retrospective survey. J Zoo Wildl Med. 1999;30(3):342-7.

Neiger R, Dieterich C, Burnens A, Waldvogel A, Corthésy-Theulaz I, Halter F *et al.* Detection and prevalence of Helicobacter infection in pet cats. J Clin Microbiol. 1998;36(3):634-7.

Neiger R, Simpson KW. Helicobacter infection in dogs and cats: facts and fiction. J Vet Intern Med. 2000;14(2):125-33.

Priestnall SL, Wiinberg B, Spohr A, Neuhaus B, Kuffer M, Wiedmann M *et al.* Evaluation of "Helicobacter heilmannii" subtypes in the gastric mucosas of cats and dogs. J Clin Microbiol. 2004;42(5):2144-55.

Queiroz DM, Rocha GA, Mendes EN, Moura SB, Oliveira AM, Miranda D. Association between helicobacter and gastric ulcer disease of the pars esophagea in swine. Gastroenterology. 1996;111(1):19-27.

Radin MJ, Eaton KA, Krakowka S, Morgan DR, Lee A, Otto G *et al.* Helicobacter pylori gastric infection in gnotobiotic Beagle dogs. Infect Immun. 1990;58(8):2606-12.

Simpson K, Neiger R, DeNovo R, Sherding R. The relationship of Helicobacter spp. infection to gastric disease in dogs and cats. J Vet Intern Med. 2000;14(2):223-7.

Simpson KW, Strauss-Ayali D, Scanziani E, Straubinger RK, McDonough PL, Straubinger AF *et al.* Helicobacter felis infection is associated with lymphoid follicular hyperplasia and mild gastritis but normal gastric secretory function in cats. Infect Immun. 2000;68(2):779-90.

Strauss-Ayali D, Simpson KW. Gastric Helicobacter infection in dogs. Vet Clin North Am Small Anim Pract. 1999;29(2):397-414.

Svec A, Kordas P, Pavlis Z, Novotný J. High prevalence of Helicobacter heilmannii-associated gastritis in a small, predominantly rural area: further evidence in support of a zoonosis? Scand J Gastroenterol. 2000;35(9):925-8.

Takemura LS, Camargo PL, Alfieri AA, Bracarense AP. Helicobacter spp. in cats: association between infecting species and epithelial proliferation within the gastric lamina propria. J Comp Pathol. 2009;141(2-3):127-34.

Thomson MA, Storey P, Greer R, Cleghorn GJ. Canine-human transmission of Gastrospirillum hominis. Lancet. 1994;343(8913):1605-7.

Van Den Bulck K, Decostere A, Baele M, Driessen A, Debongnie JC, Burette A *et al.* Identification of non-Helicobacter pylori spiral organisms in gastric samples from humans, dogs, and cats. J Clin Microbiol. 2005;43(5):2256-60.

Wiinberg B, Spohr A, Dietz HH, Egelund T, Greiter-Wilke A, McDonough SP *et al.* Quantitative analysis of inflammatory and immune responses in dogs with gastritis and their relationship to Helicobacter spp. infection. J Vet Intern Med. 2005;19(1):4-14.

Yali Z, Yamada N, Wen M, Matsuhisa T, Miki M. Gastrospirillum hominis and Helicobacter pylori infection in Thai individuals: comparison of histopathological changes of gastric mucosa. Pathol Int. 1998;48(7):507-11.

Yang H, Goliger JA, Song M, Zhou D. High prevalence of Helicobacter heilmannii infection in China. Dig Dis Sci. 1998;43(7):1493.

Infecções pelo Gênero *Campylobacter* 33

Rogerio Giuffrida

Definição

Enfermidades infectocontagiosas causadas por bactérias do gênero *Campylobacter* caracterizadas por sinais entéricos e da esfera reprodutiva.

Sinonímia: campilobacteriose.

Etiologia

O gênero *Campylobacter* compreende 23 espécies e oito subespécies (Tabela 33.1). São bactérias pertencentes à família *Campylobacteraceae*, classe *Epsilonproteobacteria*, gram-negativas, não esporuladas, espiraladas ou com formato de asa de gaivota. São microrganismos relativamente pequenos (0,2 a 0,9 μm × 0,2 a 5 μm) e com grande mobilidade conferida por flagelo presente em uma das extremidades. À microscopia, apresentam movimento de cambalhota.

Metabolicamente, *Campylobacter* é quimiorganotrófico, assacarolítico, positivo para oxidase e catalase-variável. Consiste em bactérias fastidiosas e que exigem, para o isolamento, meios de cultura ricos ou seletivos, com incubação em atmosfera de microaerofilia (5 a 10% de O_2 e 1 a 10% de CO_2).

Algumas espécies multiplicam-se na ausência de oxigênio (*C. rectus* e *C. curvus*). A maioria forma colônias de morfologia plana, arredondadas ou convexas, de cor acinzentada ou translúcida. As espécies não produzem hemólise em ágar suplementado com sangue ovino ou bovino (5%). Certas estirpes podem apresentar isolamento confluente ao longo da linha de semeadura em meios sólidos. A maior parte dos isolados não produz colônias pigmentadas, exceto *C. mucosalis* e *C. hyointestinalis*. Algumas espécies são isoladas em ágar MacConkey.

Com o desenvolvimento de técnicas de biologia molecular, diversas espécies classificadas como *Campylobacter* foram agrupadas em outros gêneros, como *Arcobacter* e *Helicobacter*. Estudos recentes sugerem que *C. sputorum* deve ser dividido em três biovares (*C. sputorum* biovar Sputorum, *C. sputorum* biovar Fecalis e *C. sputorum* biovar Paraureolyticus), em vez de duas subespécies. Recentemente, propôs-se a divisão da espécie *C. lari* em duas subespécies (*C. lari* subesp. *lari* e *C. lari* subesp. *concheus*).

Os principais métodos fenotípicos utilizados na classificação das espécies e subespécies de *Campylobacter* são oxidase, catalase, produção de H_2S, multiplicação a 25 e 42°C, multiplicação em 3,5% de NaCL e em 1% de glicina, e sensibilidade *in vitro* à cefalotina e ao ácido nalidíxico.

Em presença de oxigênio ou em culturas velhas, o gênero *Campylobacter* assume formato cocoide que, apesar de viável, não é cultivável em meios usuais para o microrganismo. São bactérias muito sensíveis ao pH ácido, oxigênio ambiental e armazenamento prolongado. *C. jejuni* é capaz de sobreviver por vários meses em esterco animal não tratado. Fervura, pasteurização e exposição a desinfetantes comuns destroem o agente em poucos minutos. Em culturas puras, *C. jejuni* é inativado por congelamento (-15°C) em menos de 3 dias. No entanto, em alimentos congelados, como carne de frango, pode persistir meses. *Campylobacter* spp. não sobrevive em pH < 4,9 e > 9.

Em razão da maior relevância das infecções entéricas e genitais em animais domésticos pelo gênero *Campylobacter*, essas afecções serão abordadas individualmente.

Infecções entéricas

Epidemiologia

As espécies de *Campylobacter* que se desenvolvem em meios de cultura a temperaturas de até 46°C são denominadas termofílicas (*C. jejuni*, *C. coli*, *C. lari* e *C. upsaliensis*) e, em geral, associam-se a sinais entéricos em animais e humanos. Esse grupo de agentes é adaptado ao sistema digestório de aves e mamíferos, que constituem

Tabela 33.1 *Habitat* e manifestações clínicas das principais espécies e subespécies de *Campylobacter* para animais e humanos.

Microrganismo	Espécie	*Habitat* ou manifestação clínica
C. avium	Perus e frangos	Comensal do ceco
C. canadensis	Grou americano	Comensal do ceco
C. coli	Suínos, aves, bovinos e ovinos	Gastrenterites, septicemias e abortamentos
C. concisus	Humanos	Periodontites e inflamações intestinais crônicas
C. cuniculorum	Coelhos	Comensal do ceco
C. curvus	Humanos	Periodontites e inflamações intestinais crônicas
C. fetus subesp. *fetus*	Ovinos e bovinos	Abortamentos
C. fetus subesp. *venerealis*	Bovinos	Abortamentos, infertilidade e endometrites
C. gracilis	Humanos	Periodontites e abscessos
C. helveticus	Cães e gatos	Gastrenterites
C. hominis	Humanos	Comensal do intestino
C. hyointestinalis subesp. *hyointestinalis*	Suínos e bovinos	Gastrenterites
C. hyointestinalis subesp. *lawsonii*	Suínos	Comensal do estômago
C. insulaenigrae	Mamíferos marinhos	Desconhecido
C. jejuni subesp. *doylei*	Humanos	Gastrenterite e septicemias
C. jejuni subesp. *jejuni*	Aves, suínos, ruminantes, cães, gatos e humanos	Gastrenterites
C. lanienae	Humanos	Comensal
C. lari subesp. *concheus*	Desconhecido	Desconhecido
C. lari subesp. *lari*	Desconhecido	Desconhecido
C. mucosalis	Suínos	Enterite proliferativa
C. rectus	Humanos	Periodontites
C. showae	Humanos	Periodontites
C. sputorum biovar Fecalis	Ovinos e bovinos	Provável comensal
C. sputorum biovar Paraureolyticus	Bovinos e humanos	Enterites
C. sputorum biovar Sputorum	Humanos, bovinos, ovinos e suínos	Abscessos e gastrenterites
C. subantarcticus	Aves da região antártica	Desconhecido
C. upsaliensis	Cães e humanos	Gastrenterite
C. ureolyticus	Humanos	Gastrenterite
C. volucris	Aves aquáticas	Comensal do ceco

os principais reservatórios. Espécies não termofílicas – como *C. concisus*, *C. gracilis*, *C. rectus* e *C. showae* – também são associadas a quadros entéricos em animais e humanos.

Cerca de 80% das campilobacterioses entéricas em animais domésticos e humanos são causadas pela espécie *C. jejuni*, que tem como principais reservatórios aves domésticas e selvagens, que eliminam o microrganismo por via fecal. No entanto, bovinos, suínos, ovinos, caninos e gatos também eliminam o agente pelas fezes.

A infecção de animais domésticos ocorre, em geral, por ingestão de água e alimentos contaminados pelas fezes.

Os principais reservatórios de *C. coli* são os suínos. O agente pode contaminar produtos processados durante as etapas de abate e manipulação da carne. *C. coli* eventualmente é isolado do conteúdo fecal de outras espécies domésticas, como bovinos, cães e aves. *C. upsaliensis* é associado a quadros de enterites em cães jovens que podem veicular o agente para humanos. *C. lari* é comumente isolado do sistema digestório de aves domésticas e selvagens, moluscos marinhos comestíveis e de água poluída.

A espécie canina é a mais comumente afetada pelas campilobacterioses entéricas. *C. jejuni* tem sido isolado em 21 e 29% de cães e gatos, respectivamente, com diarreia. Entre 20 e 50% dos cães sadios podem excretar o gênero *Campylobacter* por via fecal, sugerindo-se que o agente possa causar infecções subclínicas ou assintomáticas nesses animais.

Em cães, as infecções primárias são mais comuns em animais jovens (até 1 ano) ou com algum tipo de debilidade orgânica. *C. jejuni* tem sido isolado com muita frequência de cães que se alimentam de carne crua. Estudos recentes têm observado alta coinfecção dos gêneros *Campylobacter* e *Helicobacter* em cães e gatos, sugerindo uma via comum de infecção por essas bactérias em animais de companhia.

Em outras situações, o microrganismo atua como agente secundário, agravando afecções gastroentéricas em animais coinfectados por outros agentes, como *Giardia* spp. e infecções entéricas virais.

Patogenia

C. jejuni é ingerido com alimentos capazes de protegê-lo da ação do pH estomacal. Ao ingressar no lúmen intestinal, a mobilidade conferida pelos flagelos possibilita ao agente invadir a linha superficial de muco presente nas criptas intestinais. Nesse local, fica protegido da ação de substâncias deletérias e sucos digestivos. A migração para o muco é, possivelmente, decorrente de quimiotaxia pela mucina.

A partir do muco, a bactéria migra para a superfície das células epiteliais intestinais, na qual adere a diversas estruturas celulares superficiais por meio de receptores, como a proteína ligante de fibronectina, a lipoproteína A, a proteína Peb1A, a flagelina, as fímbrias e os lipopolissacarídios. A adesão celular é essencial para que a bactéria possa resistir aos mecanismos naturais de depuração intestinal, como a renovação do muco superficial e o peristaltismo.

Após a aderência, a bactéria é internalizada pelas células intestinais via endocitose e, posteriormente, translocada para tecidos mais internos, alcançando a lâmina própria intestinal. Nessa fase, a bactéria pode ser encontrada no interior de granulócitos, células parenquimatosas e células mononucleares, especialmente macrófagos. A sobrevivência no interior dos macrófagos é conferida, entre outros fatores, pela expressão de uma microcápsula com ação antifagocitária, característica inerente às linhagens virulentas do microrganismo.

Em seguida, a bactéria produz a toxina citoletal distensiva (CDT), composta de três subunidades proteicas e codificada pelos genes *cdt*A, *cdt*B e *cdt*C. A fração proteica codificada pelo gene *cdt*B atua no interior do núcleo celular, causando fragmentações na fita dupla de DNA, o que resulta no bloqueio da fase G2/M do ciclo de mitose celular. As células afetadas apresentam distensão citoplasmática que as leva à morte, com formação de pequenas úlceras na mucosa. O processo inflamatório agudo no intestino, associado à ação das toxinas, determina manifestações entéricas.

Além da CDT, as espécies termofílicas de *Campylobacter* produzem toxina similar às enterotoxinas ativadoras da adenilciclase celular, produzidas por *E. coli* enterotoxigênica, que causam aumento do AMP cíclico celular e desequilíbrios nos mecanismos de absorção e secreção de eletrólitos para o lúmen intestinal, resultando em diarreia profusa e aquosa.

Clínica

Clinicamente, a doença caracteriza-se, em animais e humanos, por diarreia aquosa a mucoide, ocasionalmente hemorrágica, com desidratação e vômitos. Na maioria das vezes, as infecções são autolimitantes, e complicações (como septicemias) são raras.

Cães

Em cães, a doença clínica geralmente é observada em animais com menos de 6 meses de idade. Os animais, em sua maioria, são assintomáticos, servindo como carreadores da bactéria. Os sinais clínicos podem ser mais evidentes em animais hospitalizados, coinfectados com outras doenças entéricas, gestantes, ou com debilidades orgânicas.

A diarreia em cães pode variar de quadros brandos e intermitentes a episódios frequentes (5 a 15 dias), de modo profuso, contendo estrias de sangue e muco. Outros sinais encontrados em filhotes são vômito, febre, anorexia e desidratação. Raramente ocorrem complicações, como cistite e hepatite.

Gatos

Em gatos, os sinais clínicos da campilobacteriose são pouco documentados. Manifestações entéricas predominam em animais com menos de 6 meses. Os principais sinais clínicos consistem em diarreia, anorexia e desidratação. Raramente se observa sangue nas fezes. Com frequência, os animais estão coinfectados com os gêneros *Giardia* e *Isospora*.

Diagnóstico

Amostras fecais de animais que apresentem sinais clínicos compatíveis com campilobacterioses devem ser armazenadas em meios de transporte como Cary-Blair, sob refrigeração (4 a 8°C), imediatamente após a coleta. A cultura fecal é o método clássico para diagnóstico das campilobacterioses entéricas. São empregadas bases ricas, como ágar Skirrow, suplementadas com antibióticos e antifúngicos seletivos (vancomicina, cefoperazona e anfotericina B), e o material fecal cultivado em condições de microaerofilia, a 37°C, por cerca de 5 dias.

Uma alternativa para a cultura fecal direta é a filtração de amostras previamente diluídas em solução fisiológica por membranas com poros de 0,65 micra de diâmetro, que possibilitam a passagem seletiva do agente. Os filtrados podem ser semeados em meios ricos, sem a necessidade de adição de antibióticos ou outros impedientes.

Técnicas moleculares têm sido utilizadas na detecção de cadeias de DNA amplificadas por meio da reação em cadeia pela polimerase, com base na sequência 16S rDNA do genoma bacteriano de *C. jejuni*. Essas técnicas são consideradas sensíveis e específicas, podendo ser realizadas diretamente com amostras fecais. Alternativas ao método PCR são os ensaios PCR multiplex, capazes de diferenciar as espécies termofílicas do agente. Além disso, a técnica PCR em tempo real possibilita quantificar indiretamente a população de bactérias nas amostras clínicas.

Em cães com enterites, amostras fecais diluídas podem ser consideradas na elaboração de esfregaços em lâminas coradas pela técnica de Gram, observadas em microscopia de imersão, para pesquisa de bactérias morfologicamente compatíveis com o gênero. Os resultados, no entanto, podem ser inconclusivos, visto que microrganismos fecais do gênero *Arcobacter* podem apresentar formato espiralado similar ao do gênero *Campylobacter*.

Os principais achados de necropsia em cães e gatos são fezes aquosas (ocasionalmente com estrias de sangue), linfadenite mesentérica, hiperplasia das placas de Peyer, congestão e edema da mucosa intestinal. Microscopicamente, observam-se congestão, edema e hemorragia do epitélio intestinal, infiltrado inflamatório e destruição do epitélio.

Em cães, o diagnóstico diferencial da campilobacteriose deve ser considerado entre parvovirose, cinomose, coronavirose, *Ancylostoma caninum*, *Toxocara canis*, *Escherichia coli* e, ainda, para os gêneros *Salmonella*, *Isospora* e *Giardia*. Em gatos, deve-se proceder ao diagnóstico diferencial, principalmente, helicobacteriose e entre os gêneros *Toxocara*, *Salmonella*, *Isospora* e *Giardia*.

➤ Tratamento

O tratamento de cães e gatos com campilobacteriose entérica é indicado a casos mais graves, como enterites hemorrágicas ou animais imunossuprimidos. Macrolídios são os fármacos de eleição. Recomenda-se eritromicina (10 a 12 mg/kg, via oral, 8 a 12 h) ou azitromicina (5 a 10 mg/kg, via oral, a cada 24 h). O tratamento deve ser realizado por 1 a 3 semanas. Entre 50 e 75% dos animais respondem favoravelmente à terapia. Como alternativas aos macrolídios, podem ser utilizadas as fluoroquinolonas, como o enrofloxacino (5 a 10 mg/kg, via oral ou subcutânea, a cada 12 a 24 h). No entanto, estudos recentes têm demonstrado aumento da resistência de linhagens de *Campylobacter* ao enrofloxacino, em razão do uso indiscriminado em animais de produção. Ademais, cães jovens medicados com esse antimicrobiano podem manifestar problemas nas cartilagens.

Cloranfenicol (25 a 50 mg/kg, via oral ou subcutânea, a cada 8 h), sulfonamidas/trimetoprima (15 a 30 mg/kg, via oral, 12 a 24 h), ampicilina ou amoxicilina (20 mg/kg, via oral ou subcutânea, a cada 8 h), também são recomendados ao tratamento de cães e gatos, além de metronidazol, tetraciclina, gentamicina, tilosina e cefalosporinas.

O tratamento pode apresentar falhas em casos de estirpes com resistência múltipla ou de diagnóstico incorreto.

➤ Profilaxia e controle

As principais medidas profiláticas e de controle para as campilobacterioses entéricas em animais domésticos incluem a restrição de contato com material fecal de aves e de outras espécies animais, uso de água de bebida clorada, assim como controle de roedores e insetos transmissores. O uso de antimicrobianos na ração como profilaxia de doenças – como a campilobacteriose – em aves e suínos tem sido proibido em muitos países. No entanto, a contaminação da carne de frango durante o abate pode ser reduzida por irradiação das carcaças ou desinfecção com ácidos fracos, além de desinfecção de utensílios e superfícies.

Cães e gatos não devem ser alimentados com carne ou vísceras cruas de aves ou de outras espécies animais.

O uso de vacinas na profilaxia da campilobacteriose está praticamente restrito para animais de produção.

Campilobacteriose genital bovina

➤ Epidemiologia

Trata-se de enfermidade infectocontagiosa, de transmissão venérea, causada por bactérias do gênero *Campylobacter*, caracterizada por morte embrionária, retorno do cio e infertilidade temporária das vacas. A campilobacteriose genital bovina também é conhecida como vibriose bovina.

As campilobacterioses que acometem o trato reprodutivo de bovinos são causadas por *C. fetus*, que é dividida em duas subespécies: *C. fetus* subesp. *venerealis* e *C. fetus* subesp. *fetus*. Ambas apresentam 99,9% de homologia genética e várias características antigênicas e fenotípicas em comum.

A subespécie *venerealis* é de transmissão venérea e associa-se a diversos transtornos reprodutivos em bovinos. Já a subespécie *fetus* causa abortamentos esporádicos em bovinos e ovinos após processos septicêmicos que ocorrem a partir do sistema digestório. *C. jejuni* também pode causar abortamentos em ovelhas. *C. fetus* subesp. *fetus* é encontrado nas fezes de bovinos e ovinos, enquanto *C. jejuni* pode estar presente nas fezes de vários mamíferos e pássaros. A campilobacteriose genital bovina foi descrita pela primeira vez em 1919, por pesquisadores que isolaram o agente de amostras de feto bovino abortado. No Brasil, *C. fetus* subesp. *venerealis* foi isolado inicialmente em 1956, a partir de feto bovino abortado.

A doença é mais comum em rebanhos de corte criados de maneira extensiva e com sistema de monta natural o ano inteiro. Em animais com períodos fixos para a estação de monta, a infecção é menos frequente.

A campilobacteriose genital predomina em países tradicionalmente produtores de carne bovina, como Brasil, Austrália e Argentina, onde acarreta baixas taxas de concepção e aumento da reposição de reprodutores reduzindo, consequentemente, a produtividade das fazendas.

No Brasil, a doença é endêmica em vários estados, como São Paulo, Rio Grande do Sul, Minas Gerais, Paraná, Bahia, Goiás, Rio de Janeiro, Mato Grosso do Sul e Tocantins, com prevalência que varia de 8 a 46,9% para fêmeas e de 16,7 a 52,3% para machos.

A introdução de reprodutores infectados é o principal meio de ingresso da doença em rebanhos livres. Os principais veiculadores são os touros, que portam o agente assintomaticamente no muco existente nas criptas prepuciais, na porção distal da uretra e na mucosa da glande. A transmissão para as fêmeas ocorre durante a cópula (via venérea), quando o esmegma prepucial veicula a bactéria para a cérvix e o fundo de saco vaginal das vacas.

Touros com mais de 4 anos de idade têm criptas prepuciais mais profundas e numerosas. Assim, a probabilidade de portarem o agente no sistema reprodutor é maior. A colonização da cavidade prepucial nesses animais é vitalícia, possivelmente em decorrência da variabilidade molecular dos antígenos de superfície da bactéria, o que possibilita ao microrganismo evadir-se da resposta imune local. Poucos touros são capazes de eliminar o agente espontaneamente. Touros mais novos podem tornar-se portadores do agente apenas por algumas semanas e, ainda assim, transmitir a bactéria na monta natural.

Fêmeas portadoras também podem transferir mecanicamente o agente para os touros durante a cópula, especialmente as novilhas. Ao contrário dos machos, as fêmeas infectadas desenvolvem imunidade e eliminam o agente espontaneamente após apresentarem cerca de três períodos de estros consecutivos ou depois de 180 dias de repouso sexual. Infecções persistentes podem ocorrer se o agente permanecer no fundo de saco vaginal, de modo a perpetuar a infecção dos machos durante a próxima estação de monta.

A infecção tem sido registrada mais em rebanhos de corte do que em rebanhos de exploração leiteira, em que o controle dos índices reprodutivos é mais frequente. Outro fator de risco para a disseminação da campilobacteriose genital bovina é a prática de escolha de touros de repasse para cobrir vacas que não emprenharam após a inseminação artificial. Como, em geral, esses touros cobrem fêmeas de baixa fertilidade, a probabilidade desses machos se infectarem pela bactéria é maior. Ainda, quando se tornam portadores, agem como amplificadores eficientes da infecção em rebanhos.

O sêmen resfriado ou congelado (-196°C) utilizado para a inseminação de vacas, proveniente de centrais de inseminação, apesar de contaminar-se com facilidade durante a coleta, dificilmente transmite o agente, visto que as centrais mantêm controle rigoroso da campilobacteriose genital bovina em touros doadores, além do que a maioria utiliza antimicrobianos nas partidas coletadas.

Fômites, tais como vaginas artificiais, vaginoscópios, pipetas de inseminação reutilizáveis e espéculos vaginais podem servir como vias de transmissão se forem utilizados sem a devida higienização. Raramente os touros são infectados após manter contato com cama contaminada pelo agente.

Fêmeas afetadas apresentam diferentes transtornos de ordem reprodutiva, os quais acarretam graves prejuízos aos produtores, em virtude da redução do número de bezerros nascidos na fazenda, da produção de lotes de bezerros desuniformes, dos gastos com o tratamento de animais doentes, do descarte precoce de animais improdutivos e da queda na produção de carne e leite.

Nas infecções de ovelhas por *C. fetus* subesp. *fetus* e *C. jejuni*, a transmissão ocorre por ingestão de água e alimentos contaminados. A campilobacteriose genital em ovelhas é causa comum de abortamentos em muitos países.

Patogenia

Machos portadores não apresentam lesões penianas, no prepúcio ou nas glândulas acessórias, tampouco queda de fertilidade e da qualidade do sêmen.

Nas fêmeas infectadas após a cópula, o agente é depositado na vagina durante a fase estrogênica, que se caracteriza por grande quantidade de células fagocitárias na mucosa vaginal. No entanto, *C. fetus* subesp. *venerealis* contém antígenos superficiais proteicos de alto peso molecular e estrutura cristalina, presentes na superfície da parede celular bacteriana, denominados SAP (do inglês *surface array proteins*), os quais sofrem rearranjos e não possibilitam a fixação correta da fração opsonizante C3b do complemento. Esse mecanismo impede a depuração do agente no vestíbulo vaginal.

A microcápsula de natureza glicoproteica também confere resistência à fagocitose. Com a mobilidade proporcionada pelos flagelos, o agente consegue invadir o epitélio vaginal, determinando vestibulite e cervicite, com exsudação de secreção catarral a purulenta.

Após 12 dias, durante a fase luteínica da gestação, *C. fetus* subesp. *venerealis* migra da cérvix para o útero, no qual os lipopolissacarídios bacterianos induzem inflamação local caracterizada por infiltrações linfocitária, plasmocitária e neutrofílica na região periglandular uterina. A inflamação afeta os receptores responsáveis pelo processo de nidação dos embriões que, se implantados, degeneram e são eliminados. Em razão da morte embrionária precoce, as vacas infectadas retornam ao cio em intervalos irregulares, em geral entre 28 e 35 dias. Se o microrganismo migrar para as tubas uterinas, pode causar salpingite e infertilidade permanente. No entanto, é mais comum infertilidade temporária, entre 3 e 5 meses após a infecção uterina.

Na impossibilidade de a bactéria invadir o útero nas fases iniciais da gestação, pode permanecer confinada ao fundo de saco vaginal e à cérvix e, em fases mais tardias, migrar para o útero e acometer o feto. Nessa etapa, os lipopolissacarídios bacterianos determinam reações de hipersensibilidade que resultam em placentite necrótico-supurativa focal, vasculite e edema dos placentomas.

Após a disseminação da bactéria para o útero, as fêmeas infectadas desenvolvem imunidade humoral com produção local de IgA, que imobiliza a bactéria e facilita sua expulsão no estro seguinte. Aumenta-se, também, a quantidade de IgG 1, que apresenta atividade opsonizante não mediada por complemento, o que facilita a remoção do agente por neutrófilos e células mononucleares. Assim, a maioria das vacas cura-se espontaneamente após três estros consecutivos.

C. fetus subesp. *fetus* causa abortamentos esporádicos em bovinos. Durante a gestação, a vaca pode desenvolver bacteremia seguida por invasão dos tecidos placentários e abortamento.

Na infecção de ovelhas, após a ingestão de água e alimentos contaminados por *C. fetus* subesp. *fetus* ou *C. jejuni*, o microrganismo dissemina-se pela via hemolinfática (bacteremia) do trato intestinal e localiza-se na placenta e nos fetos, levando a abortamento por placentite necrótica.

Clínica

A principal manifestação clínica da campilobacteriose em vacas é representada por taxas elevadas de retorno ao estro ou cio (em razão da morte embrionária precoce), bem como infertilidade temporária, estros prolongados ou em intervalos irregulares e anestros. As fêmeas apresentam, ainda, redução das taxas de concepção, aumento do número de serviços por concepção, endometrites e abortamentos. Ocasionalmente, as fêmeas manifestam secreção vaginal acinzentada.

Abortamentos são incomuns e ocorrem, geralmente, no terço médio da gestação (4º e 6º mês). À semelhança da tricomonose, os fetos expulsos por campilobacteriose genital em vacas são pequenos, e podem passar despercebidos nas propriedades ou consumidos por predadores (Figura 33.1). Observam-se, raramente, fetos mumificados.

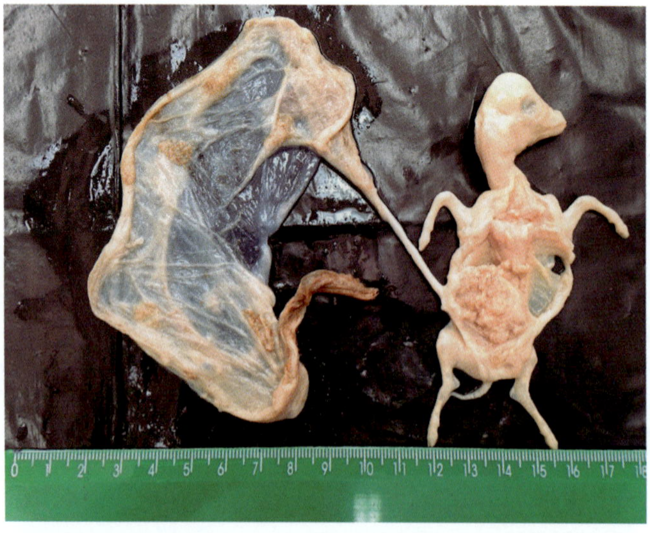

Figura 33.1 Feto abortado de vaca entre 3 e 4 meses de gestação, de propriedade com histórico de constante retorno ao cio das vacas, baixos índices reprodutivos do rebanho e uso de monta natural.

Algumas vacas infectadas podem levar a gestação a termo, em que concebem normalmente, mas permanecem como portadoras nos rebanhos.

Em alguns países, tem se descrito até 20% de abortamentos em ovelhas.

Diagnóstico

Em geral, fazendas mais estruturadas, que mantêm registros do desempenho reprodutivo de seus animais, têm condições de verificar anomalias nos índices e nas taxas reprodutivas do rebanho, especialmente no que tange a reduções das taxas de concepção e aumento do número de coberturas para emprenhar as vacas.

Assim, a doença é subdiagnosticada por muitos produtores, que não controlam os indicadores reprodutivos do plantel ou, então, percebem o problema apenas quando as fêmeas manifestam taxas marginais de fertilidade ou abortamentos. A repetição de cio é mais comum em novilhas e pode ocorrer em intervalos superiores a 20 ou 21 dias.

O diagnóstico é baseado, principalmente, na identificação da bactéria no esmegma de touros com suspeita de infecção. Há vários métodos de coleta, como uso de lavados prepuciais com produtos preservantes (como tioglicolato de sódio), *swabs* da cavidade prepucial, aspiração do material das criptas com pipetas ou raspagem da mucosa prepucial. Preferencialmente, devem ser investigados os machos mais velhos e os touros de repasse do rebanho.

Antes de proceder à coleta de secreção prepucial, os touros devem permanecer em repouso sexual por 2 semanas, a fim de elevar a quantidade de esmegma. É recomendável que o prepúcio externo seja tricotomizado e higienizado com detergente neutro e água limpa. Durante o procedimento, o animal deve urinar para eliminar a microbiota da uretra, evitando a contaminação do material coletado.

Para realizar o lavado prepucial, utiliza-se solução de tioglicolato de sódio (ou outro meio preservante líquido), infundida via óstio prepucial. Depois, procede-se à massagem da porção externa do prepúcio por 5 min, para que o líquido retenha o conteúdo das criptas. O líquido resultante pode ser aspirado com seringa estéril ou depositado em funil.

Se a coleta for feita com solução fisiológica, recomenda-se mantê-la em descanso para sedimentação por 15 a 20 min. Em seguida, deve-se retirar 1 mℓ do sobrenadante para deposição em meios preservantes contendo antibióticos, como os meios de Lander, Clark e Duffy, Weybridge e Cary-Blair, que dispensam refrigeração.

Lavados contaminados com urina ou fibras vegetais, ou excessivamente turvos, podem ser desprezados e o animal, submetido à outra coleta. Desde que o lavado apresente boas condições, há 90% de probabilidade de identificar um animal positivo somente com uma amostra.

Em geral, o touro é considerado negativo após três exames prepuciais intervalados de 1 semana. Alguns pesquisadores recomendam remover o esmegma superficial com o auxílio de escovas estéreis, para melhorar o acesso às criptas prepuciais, antes de realizar o lavado.

Fêmeas com problemas reprodutivos podem ser submetidas à coleta de muco cervicovaginal por aspiração com pipeta de inseminação descartável, lavados da cavidade vaginal (com 20 a 30 mℓ de tampão fosfato) ou uso de absorvente feminino, que pode ser depositado no fundo de saco vaginal e retirado após 20 min. Os materiais coletados devem ser depositados em frascos refrigerados contendo os meios preservantes supracitados, mantidos sob refrigeração (4 a 8°C).

Fetos abortados inteiros, restos placentários e órgãos fetais (como cérebro, fígado, pulmão e baço, além de conteúdo abomasal), refrigerados ou inoculados em meio de transporte, podem ser enviados aos laboratórios de diagnóstico.

No laboratório, as amostras mantidas em meios preservantes são incubadas em estufa a 37°C por 4 dias. Os meios são diluídos em 2 a 3 mℓ de solução fisiológica, e o fluido obtido é centrifugado. O sobrenadante resultante é purificado por filtração em membrana com poros de 0,65 micra, o que possibilita a passagem seletiva de *C. fetus* para meios de cultura, como ágar com tioglicolato de sódio enriquecido com sangue bovino, ágar suplementado com sangue ovino ou ágar *Brucella*. As amostras são incubadas a 37°C em atmosfera de microaerofilia (10% de CO_2, 5% de O_2 e 85% de N_2).

Alternativamente, a semeadura sem filtração pode ser realizada diretamente em meios com suplementos antibióticos, para inibir a microbiota contaminante, como ágar Skirrow ou meio seletivo de tioglicolato. É importante diferenciar, por métodos bioquímicos ou moleculares, as subespécies *venerealis* e *fetus*. O conteúdo abomasal de fetos abortados pode ser observado entre lâmina e lamínula em microscopia de contraste de fase, em que se visualiza a bactéria com movimentação característica do gênero.

A imunofluorescência direta (IFD) está disponível em alguns centros diagnósticos para o diagnóstico do agente em lavados prepuciais de touros ou muco vaginal das vacas. Apresenta sensibilidade estimada de 92,59% e especificidade de 88,89%. O teste é positivo a partir de 10^4 unidades formadoras de colônia da bactéria por mℓ (UFC/mℓ) de lavado prepucial. A IFD não diferencia as subespécies *fetus* e *venerealis*, apresenta subjetividade na interpretação e pode resultar negativa quando há baixa concentração de microrganismos.

Ademais, a produção de anticorpos séricos é muito baixa em touros portadores. O teste de ELISA direcionado para IgA produzidas localmente ou IgG sistêmicas pode ser empregado para identificar fêmeas portadoras. Já a técnica de mucoaglutinação cervicovaginal para detecção de anticorpos locais está em desuso, pois apresenta inúmeras desvantagens, como resultados falso-negativos, em razão da produção tardia de anticorpos aglutinantes no muco vaginal (em média, após 60 dias pós-infecção), e resultados falso-positivos, decorrentes da presença de sangue ou pus no muco. Testes sorológicos raramente estão disponíveis comercialmente no Brasil.

Outra alternativa de diagnóstico é a detecção de cadeias de DNA amplificadas pela técnica de PCR, que apresenta limiar de detecção estimado entre 3 e 10^2 UFC/mℓ, sendo capaz de diferenciar as duas subespécies de *C. fetus*. Resultados falso-negativos ocorrem quando há tecidos vegetais, partículas de solo e urina na amostra coletada.

O diagnóstico diferencial da campilobacteriose genital bovina deve ser considerado entre tricomonose bovina, leptospirose, rinotraqueíte infecciosa bovina e complexo diarreia viral bovina/enfermidade das mucosas, além de causas não infecciosas de retorno ao estro e abortamentos.

Os achados de necropsia dos fetos abortados de vacas são, geralmente, inespecíficos, mas é possível observar hepatite fetal, edema e petéquias na placenta. Nos fetos de ovelhas, podem-se observar placentite necrótica e lesões hepáticas circulares, de centro necrótico, com cerca de 2 cm de diâmetro.

Tratamento

Atualmente, o tratamento da doença em touros infectados é desaconselhado por vários pesquisadores, que relataram baixo sucesso na inativação do agente na mucosa prepucial dos animais. O descarte de touros positivos é, portanto, uma das opções mais racionais para o controle da enfermidade. O tratamento é indicado apenas a casos excepcionais, como em touros de elevado valor genético/econômico que serão utilizados como doadores de sêmen, desde que sejam vacinados.

O tratamento dos machos consiste na higienização da cavidade prepucial com água oxigenada em diluição terapêutica, seguida por infusão de 5 g de estreptomicina em solução fisiológica e massagem por 5 min. O procedimento deve ser repetido 1 vez/dia, durante 5 dias consecutivos, aliado à aplicação de estreptomicina (20 a 25 mg/kg, via intramuscular) no primeiro e no terceiro dia do tratamento prepucial. Os animais são considerados curados (apesar da possibilidade de recidiva) após três exames negativos de lavados prepuciais, intervalados entre 1 e 2 semanas.

O uso de antimicrobianos em lotes de fêmeas infectadas demanda alto custo e apresenta baixa relação custo/benefício. Nessa categoria animal, portanto, tem-se optado por repouso sexual em vez de tratamento.

Fêmeas com sinais clínicos de endometrites ou que abortaram podem ser tratadas com 1 g de estreptomicina associado a 1 milhão de UI (unidades internacionais) de penicilina G (cristalina), dissolvidas em 50 a 100 mℓ de soro fisiológico e aplicadas sob infusão no útero. O tratamento pode ser repetido 48 h depois.

Profilaxia e controle

A principal medida profilática para evitar a propagação da doença é a inseminação artificial, apesar de propiciar resultados apenas a longo prazo e exigir um período de adaptação no manejo reprodutivo dos animais. Os efeitos da inseminação artificial são limitados se a fazenda utilizar touros de repasse para vacas com problemas de fertilidade. Recomenda-se, caso necessário, o uso de touros virgens para cobrir as vacas inseminadas. No entanto, não se recomenda encorajar o uso de machos para repasse de fêmeas inseminadas.

Deve-se evitar o empréstimo de touros para fazendas sem controle da campilobacteriose genital bovina. A promiscuidade entre lotes deve ser evitada, com atenção especial à integridade de cercas que separam fazendas vizinhas. Touros que cobriram vacas em outras fazendas precisam ser examinados após regressarem à propriedade de origem.

Recomenda-se não reutilizar pipetas de inseminação artificial. Devem-se adotar cuidados de antissepsia de vaginas artificiais ou outros fômites utilizados nas biotécnicas de reprodução. Os testes de prenhez devem ser realizados em tempo hábil para detecção de animais com problemas de fertilidade. A implantação de estações de monta curtas (90 dias) pode reduzir o risco de transmissão em rebanhos endêmicos.

Recomenda-se, também, não adquirir touros de propriedades endêmicas, tampouco de criatórios sem rígido controle de doenças da esfera reprodutiva. Touros adquiridos recentemente devem ser mantidos em quarentenário e avaliados antes de serem escolhidos para a monta natural em vacas da propriedade ou para o congelamento de sêmen.

Ademais, touros aptos à reprodução com finalidade de monta natural, inseminação artificial ou outra biotécnica de reprodução devem ser submetidos uma vez ao ano, no mínimo, ao diagnóstico de campilobacteriose genital no material prepucial. Touros de uso comunitário devem ser evitados.

As partidas de sêmen congelado, coletadas de touros doadores que resultaram positivos para o gênero *Campylobacter* nos testes, devem ser descartadas, posto que a bactéria não é totalmente inativada pelos antimicrobianos empregados no preparo das paletas, sendo capaz de sobreviver aos processos de congelamento em nitrogênio líquido (-196°C) e descongelamento.

Em virtude da baixa eficácia do tratamento, touros diagnosticados como positivos, ou cronicamente infectados, devem ser considerados para descarte, com reposição de touros virgens.

A Instrução Normativa 48, do Ministério da Agricultura, Pecuária e Abastecimento do Brasil, sancionada em junho de 2003, regulamentou os requisitos mínimos para a produção e a comercialização de sêmen bovino e bubalino nos Centros de Coleta e Processamento de Sêmen (CCPS). No período de quarentenário (28 dias) dos CCPS, os touros serão examinados para que se obtenha, no mínimo, o diagnóstico de brucelose, tuberculose, tricomonose, diarreia viral bovina/enfermidade das mucosas e campilobacteriose genital bovina.

Quanto à campilobacteriose genital, antes do ingresso de qualquer animal no rebanho residente dos CCPS, deverão constar, no quarentenário, três testes negativos de cultivo de material coletado de prepúcio, com intervalo mínimo de 7 dias. Ainda, em se tratando da campilobacteriose genital bovina, a Instrução Normativa 48 determina, também, que touros residentes nos CCPS devem apresentar resultado negativo para o cultivo da bactéria a partir de material prepucial dos animais, no mínimo uma vez ao ano.

Recomenda-se manter as vacas por três cios consecutivos ou em repouso sexual de, no mínimo, 180 dias para eliminação do agente. No entanto, algumas fêmeas podem permanecer portadoras até a próxima estação de monta, enquanto outras se tornam permanentemente inférteis em decorrência de salpingites.

Vacinas compostas de bacterinas e adjuvantes oleosos estão disponíveis no mercado, para vacas, em formulações polivalentes, sendo alternativas à profilaxia da doença para fazendas que não podem implantar programa de inseminação artificial a curto prazo.

Deve-se optar por vacinas que contenham antígenos capsulares bacterianos, considerados importantes para a indução de anticorpos opsonizantes. Ademais, há proteção cruzada das duas subespécies de *C. fetus*. As vacinas conferem proteção entre 70 e 90% das vacas vacinadas. Recomenda-se vacinar fêmeas a partir de 18 meses de idade, 30 a 120 dias antes da cobertura ou do início da estação de monta. Novilhas devem ser revacinadas 30 dias após a primeira dose. Touros podem ser vacinados com duas doses intervaladas de 4 a 6 semanas. O rebanho deve receber reforço anual.

Vacinas inativadas (bacterinas) estão disponíveis para ovelhas em alguns países contendo *C. fetus* subesp. *fetus* e *C. jejuni*.

O estímulo imunológico conferido pela vacina parece eliminar *C. fetus* das criptas prepuciais de touros e da cavidade vaginal de vacas portadoras, com taxas de cura que oscilam entre 70 e 100%. No entanto, outros estudos devem ser realizados para investigar o uso terapêutico das vacinas, que podem ser alternativas interessantes ao emprego de antimicrobianos. As vacinas não devem ser utilizadas isoladamente, mas com as medidas de controle/profilaxia citadas.

Saúde Pública

Nos países desenvolvidos, as espécies de *Campylobacter* termofílicas são responsáveis pelas infecções entéricas mais comuns em humanos. A transmissão da doença para os humanos ocorre, principalmente, por ingestão de alimentos como carne de frango crua ou malcozida, contaminada durante as etapas de abate, leite cru contaminado com excretas de bovinos e, ainda, vegetais adubados com esterco animal. Ingestão de água contaminada também constitui importante via de transmissão.

Os animais de companhia podem servir como fontes de infecção da bactéria para os humanos, visto que estudos moleculares têm identificado a mesma estirpe de *C. jejuni* e *C. upsaliensis* nos cães e em seus proprietários. Parece, porém, que o consumo de frango cru, malcozido ou frito, contaminado por *C. jejuni*, constitui o principal meio de infecção para humanos.

A campilobacteriose pode ser considerada doença ocupacional para veterinários, criadores de animais ou outros profissionais que mantêm contato estreito com animais.

Clinicamente, a diarreia em humanos pode ser branda ou grave, com estrias de sangue. Os pacientes apresentam, também, febre, vômitos e desconforto abdominal. *C. jejuni* pode causar complicações, como artrite, miocardite, meningite, cistite e abortamentos.

No Brasil, a bactéria raramente é relatada em humanos. Cães jovens são considerados reservatórios importantes para os humanos. *C. fetus* subesp. *fetus* é associada a quadros septicêmicos nos pacientes.

A profilaxia da campilobacteriose em humanos inclui evitar o consumo de carne crua ou malcozida de origem animal, assim como leite cru, ovos, vegetais e água com riscos de contaminação fecal. O consumo de água tratada (ou clorada) também constitui medida importante de profilaxia.

Bibliografia

Ballabene NC, Terzolo HR. Evaluation of antimicrobial drugs and atmospheres for the isolation of Campylobacter fetus subspp. from the bovine genital tract. Rev Argent Microbiol. 1992;24(3-4):113-25.

Bondurant RH. Venereal diseases of cattle: natural history, diagnosis, and the role of vaccines in their control. Vet Clin North Am Food Anim Pract. 2005;21(2):383-408.

Brasil. Ministério da Agricultura, Pecuária e Abastecimento. Instrução normativa nº 48, de 17 de junho de 2003. Requisitos sanitários mínimos para a produção e comercialização de sêmen bovino e bubalino no país. Diário Oficial da União. 20/06/2003;Seção 1:6-7.

Chen SS, Redwood DW, Ellis B. Control of Campylobacter fetus in artificially contaminated bovine semen by incubation with antibiotics before freezing. Br Vet J. 1990;146(1):68-74.

Cipolla AL, Casaro AP, Terzolo HR, Estela ES, Brooks BW, Fernández H. Campylobacter y campylobacteriosis: una mirada desde América del Sur. Rev Peru Med Exp Salud Publica. 2011;28(1):121-7.

Figueiredo JF, Pellegrin AO, Fóscolo CB, Machado RP, Miranda KL, Lage AP. Evaluation of direct fluorescent antibody test for the diagnosis of bovine genital campylobacteriosis. Rev Latinoam Microbiol. 2002;44(3-4):118-23.

Fox JG. Enteric bacterial infections: Campylobacter infections. In: Greene CE. Infectious diseases of the dog and cat. 4.ed. St. Louis, Missouri: Elsevier; 2012. p. 370-4.

Garcia MM. Persistence of Campylobacter fetus subspecies venerealis in experimentally infected heifers. Vet Rec. 1994;134(24):628.

Garcia MM, Ruckerbauer GM, Eaglesome MD, Boisclair WE. Detection of Campylobacter fetus in artificial insemination bulls with a transport enrichment medium. Can J Comp Med. 1983;47(3):336-40.

Genovez ME. Campilobacteriose genital bovina. Rev Bras Reprod Anim. 1997;21(3):48-52.

Genovez ME, Scarcelli E, Rojas S. Campilobacteriose genital: proposta de diagnóstico mais sensível em touros. Arq Inst Biol. 1989;56(1-2):5-7.

Genovez ME, Scarcelli E, Rojas S, Giorgi W, Kaneto CN. Isolamentos bacterianos de fetos abortados bovinos examinados no Instituto Biológico de São Paulo, no período de 1985 a 1992. Braz J Vet Res Anim Sci. 1993;30(2):107-12.

Hum S, Quinn K, Brunner J, On SL. Evaluation of a PCR assay for identification and differentiation of Campylobacter fetus subspecies. Aust Vet J. 1997;75(11):827-31.

Janssen R, Krogfelt KA, Cawthraw SA, Van Pelt W, Wagenaar JA, Owen RJ. Host-pathogen interactions in Campylobacter infections: the host perspective. Clin Microbiol Rev. 2008;21(3):505-18.

Jesus VLT, Trés JE, Jacob JCF, Latorre LBLM, Santos Júnior JCB. Campilobacteriose genital bovina: ocorrência nos estados do Rio de Janeiro e Minas Gerais. Rev Bras Cienc Vet. 1999;6(3):133-6.

Lage AP, Pellegrin AO, Costa GM, Martins NE, Silva N, Gomes LI *et al.* Campilobacteriose genital bovina: diagnósticos realizados na Escola de Veterinária da UFMG de 1976 a 1996. Rev Bras Reprod Anim. 1997;21(2):164-6.

Leite RC, Reis R, Rivera FEB. Controle da vibriose bovina através da vacinação. Arq Esc Vet UFMG. 1980;32(2):259-64.

Lin J. Novel approaches for Campylobacter control in poultry. Foodborne Pathog Dis. 2009;6(7):755-65.

McFadden AM, Heuer C, Jackson R, West DM, Parkinson TJ. Investigation of bovine venereal campyloacteriosis in beef cow herds in New Zealand. N Z Vet J. 2004;53(1):45-52.

Modolo JR, Giuffrida R. Campylobacter upsaliensis isolated from young dogs with and without diarrhea. Rev Soc Bras Med Trop. 2004;37(1):72-3.

Monke HJ, Love BC, Wittum TE, Monke DR, Byrum BA. Effect of transport enrichment medium, transport time, and growth medium on the detection of Campylobacter fetus subsp. venerealis. J Vet Diagn Invest. 2002;14(1):35-9.

Pellegrin AO. A campilobacteriose e a tricomonose são doenças reemergentes? Rev Bras Reprod Anim. 1999;23(4):523-31.

Pellegrin AO, Lage AP, Sereno JRB, Ravaglia E, Costa MS, Leite RC. Bovine genital Campilobacteriosis in Pantanal, Mato Grosso do Sul State, Brazil. Rev Elev Med Vet Pays Trop. 2002;55(3):169-173.

Quinn PJ, Markey BK, Leonard FC, FitzPatrick ES, Fanning S, Hartigan PJ. Veterinary microbiology and microbial diseases. UK: Wiley-Blackwell; 2011. Campylobacter and Helicobacter species; p.460-471.

Stynen APR, Pellegrin AO, Fóscolo CB, Figueiredo JF, Canella Filho C, Leite RC *et al.* Campilobacteriose genital bovina em rebanhos leiteiros com problemas reprodutivos da microrregião de Varginha – Minas Gerais. Arq Bras Med Vet Zootec. 2003;55(6):766-9.

Suchodolski JS. Companion animals symposium: microbes and gastrointestinal health of dogs and cats. J Anim Sci. 2000;89(5):1520-30.

Thompson SA. Campylobacter surface-layers (S-layers) and immune evasion. Ann Periodontol. 2002;7(1):43-53.

Vargas AC, Costa MM, Groff ACM, Viana LR, Krewer CC, Spricigo DA *et al.* Susceptibilidade antimicrobiana de Campylobacter fetus subsp. venerealis isolado de bovinos. Pesq Vet Bras. 2005;25(1):1-3.

Leptospirose Canina

34

Antonio Carlos Paes

Definição

Leptospirose canina é uma enfermidade infectocontagiosa de caráter agudo, com apresentação clínica complexa e grande variedade de sinais clínicos, como febre, icterícia, insuficiência (lesão) renal aguda, hemorragias pulmonares letais, vômitos e diarreia. O quadro clínico reflete lesões dos principais órgãos envolvidos na patogênese da enfermidade, como pulmões, intestinos, fígado e rins. A doença apresenta elevada letalidade dos animais acometidos, sendo de grande preocupação em Saúde Pública em razão do potencial zoonótico.

Sinonímias: doença de Weil e enfermidade de Stuttgart.

Histórico

Em 1800, Rarrey, no Cairo, fez a primeira descrição clínica da leptospirose em humanos. Já o primeiro relato da doença em cães foi realizado por Hafer, em 1850. Na Alemanha, em 1858, foi descrita epizootia em cães, denominada, à época, enfermidade de Stuttgart. Ainda na Alemanha, Weil, em 1886, referiu síndrome febril com hemorragias e icterícia em humanos.

Em 1907, nos EUA, Stimson visualizou espiroquetas em preparações de rins de humanos coradas pela prata, atribuindo-lhes o nome *Spirochaeta icterohaemorrhagiae*. Naquela oportunidade, em razão do desenvolvimento de icterícia, os pacientes acometidos foram considerados, equivocadamente, vítimas de febre amarela.

Entre 1914 e 1915, Inada *et al.*, no Japão, isolaram espiroquetas de cobaio inoculado com sangue de indivíduo acometido pela doença de Weil, considerada a primeira reprodução experimental da doença, provocada por *Spirochaeta icterohaemorrhagiae*. Em 1915, Uhlenhut e Fromme, na Alemanha – não conjuntamente –, descreveram vários casos da doença de Weil e tiveram sucesso na transmissão experimental da doença para cobaias.

No Japão, em 1918, Noguchi propôs a denominação do gênero *Leptospira*. Ainda nesse país, quase contemporaneamente, Ido identificou o agente da febre dos sete dias, atribuindo-lhe o nome *Leptospira hebdomadis*. O mesmo pesquisador já havia proposto a denominação *Leptospira icterohaemorrhagiae* para o agente da doença de Weil. Coincidentemente, em 1918, na Alemanha, Uhlenhut e Fromm descobriram, em separado, que o agente da icterícia infecciosa de cães era uma espiroqueta, enquanto Lukes, em 1923, fez a mesma descoberta com relação ao tifo canino.

Em 1923, na Indonésia, foi identificado o sorovar Pyrogenes. Já em 1925, no Japão, foi descrito o agente da febre de outono, denominado sorovar Autumnalis. Ainda na Indonésia, em 1926, foi descrito o sorovar Bataviae.

Na Holanda, Klarenbeek e Schuffner identificaram, em 1931, um sorotipo canino diferente, que foi intitulado sorovar Canicola. Entre 1935 e 1937, Awrorov e Suskow concluíram, na Rússia, que a icterícia infecciosa de verão em vacas era causada por leptospiras. Em 1957, Dawis, na Inglaterra, identificou em cães a predominância dos sorovares Canicola e Icterohaemorrhagiae.

No Brasil, Azevedo realizou, em 1945, o diagnóstico de leptospirose, enquanto Guida *et al.*, em 1948, identificaram cães com leptospirose pelos sorovares Canicola e Icterohaemorrhagiae. Em 1962, Santa Rosa, Pestana de Castro e Caldas referiram o isolamento do sorovar Icterohaemorrhagiae em cães. Em 1980, Yasuda, Santa Rosa, Myers e Yanaguita isolaram e tipificaram estirpes dos sorovares Canicola, Copenhageni e Pomona em cães capturados pelo Centro de Controle de Zoonoses da Prefeitura Municipal de São Paulo.

Etiologia

A leptospirose é causada por bactérias da ordem *Spirochaetales*, família *Leptospiraceae*, gênero *Leptospira*. Etiologicamente, o termo leptospira deriva do grego *leptós* (delgado) e do latim *spira* (espiral), que originou o termo espiral delgada.

O gênero *Leptospira* apresenta forma peculiar espiralada ou helicoidal (espiroquetas), flexível, com 0,1 a 0,2 μm de diâmetro por 6 a 12 μm de comprimento, com extremidades similares a pontos de interrogação, o que lhe valeu a denominação *Leptospira interrogans*.

Consiste em microrganismos móveis por flagelos (endoflagelos) localizados no interior do espaço periplasmático, os quais lhes conferem grande mobilidade. Essas bactérias giram ao redor do próprio eixo e executam movimentos de flexão e extensão, o que provoca um deslocamento aparentemente caótico, quando da observação em microscopia de campo escuro ou contraste de fase.

As leptospiras apresentam estrutura de parede celular típica de bactérias gram-negativas, embora não se corem por métodos convencionais de anilina, como Gram e Giemsa, nem por corantes à base de Romanowsky. A parede celular das leptospiras apresenta envoltório externo rico em mucopeptídio e lipopolissacarídios (LPS), cuja variabilidade determina os distintos sorovares (unidade taxonômica de classificação sorológica) e a produção de anticorpos por parte dos hospedeiros.

Em virtude dessas peculiaridades na estrutura das leptospiras – particularmente os altos teores de lipídios da membrana celular –, são exigidas para a visualização dessas bactérias colorações especiais à base de sais de prata, nas quais a bactéria assume coloração enegrecida. Como tais métodos de coloração são laboriosos, opta-se, na rotina de diagnóstico, por exames diretos em microscopia de contraste de fase ou campo escuro, bem como pelo isolamento do agente por cultivo em meios especiais, seguido de tipificação das estirpes isoladas com o emprego de soros específicos.

Classificação atual do gênero *Leptospira*

A classificação do gênero *Leptospira* é complexa e objeto de discussão entre taxonomistas nos últimos tempos. Até a década de 1990, classicamente as leptospiras eram classificadas em sorogrupos e sorotipos com base em determinantes antigênicos da bactéria, subdivididas em duas espécies: *Leptospira interrogans* (*sensu lato*) e *Leptospira biflexa* (*sensu lato*). A primeira reunia estirpes patogênicas, enquanto a segunda, saprófitas.

Atualmente, a classificação é baseada em determinantes genéticos (genoespécies ou genomoespécies). Ambas as classificações reconhecem espécies patogênicas e saprófitas.

Classificação antigênica

Com base na diferenciação dos antígenos de superfície das espécies de *Leptospira*, foi adotada, ao longo das últimas décadas, a classificação antigênica, na qual o sorovar é a unidade taxonômica básica do gênero. Sorovares com antígenos comuns são categorizados em sorogrupos. São conhecidos 24 sorogrupos, contendo cerca de 250 sorovares. Desses sorogrupos, cerca de 10 são relevantes para animais de companhia.

Na classificação antigênica, determinado sorovar pode ser encontrado em várias espécies. Ainda, sorovares do mesmo sorogrupo podem apresentar reatividade cruzada, o que causa reações inespecíficas entre esses sorovares, levando à certa dificuldade no diagnóstico sorológico (coaglutinação).

Embora, atualmente, a classificação dos sorotipos por métodos antigênicos não tenha mais respaldo taxonômico, nos casos em que a bactéria não pode ser isolada, tampouco classificada geneticamente, a determinação dos sorogrupos e sorotipos por métodos antigênicos ainda tem valor clínico e epidemiológico.

Classificação genética

Estudos recentes da homologia do DNA estabeleceram alterações taxonômicas marcantes em relação à classificação antigênica, de modo que o gênero *Leptospira* passou a ser classificado em genoespécies (genomoespécies). Atualmente, são reconhecidas 20 espécies por homologia de DNA e, em cada espécie, são identificados vários sorovares. Essas diferentes espécies são classificadas em não patogênicas, intermediárias e patogênicas. As principais são elencadas a seguir:

- Espécies não patogênicas: *L. biflexa* (*sensu stricto*), *L. meyeri* e *L. wolbachii*
- Espécies intermediárias ou oportunistas: *L. inadai*, *L. fainei* e *L. broomii*
- Espécies patogênicas: *L. interrogans*, *L. borgpetersenii*, *L. alexanderi*, *L. kirschneri*, *L. noguchii*, *L. santarosai*, *L. weilii* e *L. alstonii*.

Sorovares patogênicos e não patogênicos podem pertencer à mesma genoespécie.

A homologia do ácido nucleico (classificação genética) não tem relação direta com a classificação por antígenos de superfície (classificação antigênica) e, portanto, determinado sorovar pode ser encontrado em várias espécies.

Na leptospirose canina, *L. interrogans* é a espécie patogênica mais importante e prevalente, pois alberga os sorogrupos Icterohaemorrhagiae e Canicola, os quais contêm os sorovares que, em geral, acometem cães (*L. interrogans* sorogrupo Icterohaemorrhagiae sorovar Icterohaemorrhagiae e *L. interrogans* sorogrupo Canicola sorovar Canicola).

Cultivo e isolamento de bactérias do gênero *Leptospira*

Métodos especiais são empregados para o isolamento de leptospiras, como o meio líquido de Korthof, o semissólido de Fletcher e os meios de Stuart e EMJH (Ellinghausen, MacCullough, Johnson e Harris). Esses meios contêm os elementos adequados à multiplicação e isolamento das leptospiras. As respectivas composições e os protocolos de preparação encontram-se nos manuais técnicos correspondentes.

Na primeira semana de infecção, durante a fase de leptospiremia, as leptospiras podem ser isoladas por hemocultura. Após essa etapa, contudo, o agente pode ser isolado em amostras de urina (leptospirúria). À necropsia de animais que forem a óbito sem tratamento com antimicrobianos, as leptospiras são encontradas, geralmente, em derrames cavitários, fígado, rins e pulmões.

Culturas destinadas ao isolamento de leptospiras devem ser incubadas em temperatura de 28 a 30°C, por 6 semanas, e examinadas semanalmente em microscopia de campo escuro para verificação de possível crescimento das espiroquetas. Em meios semissólidos, a multiplicação das leptospiras é visualizada macroscopicamente pela formação de um anel de turvação, localizado entre 0,5 e 1 cm da superfície do meio, conhecido como anel de Dinger. A multiplicação das leptospiras é ótima em pH entre 7,2 e 7,4.

Estirpes de leptospiras isoladas em cultivo microbiológico devem ser enviadas a laboratórios de referência, para que se proceda à identificação. A caracterização de sorogrupos é realizada por aglutinação cruzada com antissoros policlonais. Em isolados de *L. interrogans* (*sensu stricto*), o sorovar pode ser identificado pelas técnicas moleculares de eletroforese em campo pulsado (PFGE, do inglês *pulsed field gel eletrophoresis*) ou de número variável de repetições em tandem (VNTR, do inglês *variable number of tandem repeats*). Para isolados de outras espécies, o sorovar é identificado pela aglutinação com conjuntos de anticorpos monoclonais ou pela prova de absorção de aglutininas.

Fatores de patogenicidade das leptospiras

As leptospiras apresentam diferentes fatores de patogenicidade associados à invasão dos hospedeiros e à lesão nos tecidos dos animais, incluindo a presença de endoflagelos, fibronectina, esfingomielinase H, peptidioglicanos, LPS de membrana e ácidos graxos não saturados.

Endoflagelo

Possibilita a motilidade da bactéria em meios viscosos, o que facilita sobremaneira a invasão e a disseminação após a infecção inicial.

Fibronectina

Proteína de membrana que interage com o tecido do hospedeiro, promovendo a aderência inicial das leptospiras às mucosas que serão invadidas.

Esfingomielinase H

Proteína formadora de poros nas células do hospedeiro, favorecendo a penetração celular e agravando as lesões celulares no organismo hospedeiro.

Peptidioglicanos

Ativam diretamente as células endoteliais vasculares, aumentando a adesividade de neutrófilos e causando inflamação sistêmica do endotélio vascular.

Lipopolissacarídios

Os LPS estimulam a aderência de neutrófilos às células endoteliais vasculares e promovem a ativação plaquetária. São potentes ativadores de macrófagos e estimulam a secreção de interleucinas 1 (IL-1) e 10 (IL-10), bem como a liberação do fator de necrose tumoral alfa (TNF-α). A ação patogênica dos LPS interfere no metabolismo celular do hospedeiro, causando lesões teciduais, e no endotélio vascular, resultando em vasculite. A vasculite promove a redução do fluxo sanguíneo para os tecidos e órgãos afetados, com aumento significativo da permeabilidade vascular, trombocitopenia e coagulação intravascular disseminada.

Ácidos graxos não saturados

Estão presentes na fração glicolipídica das leptospiras e inibem, especificamente, a adenosina trifosfatase de sódio e potássio (Na^+K^+ATPase e ATPase), potencializando, assim, o déficit de potássio urinário observado em animais com leptospirose. Ocorre, também, inibição de Na^+K^+ATPase em nível cardíaco, o que provoca anomalias ao eletrocardiograma.

Resistência ambiental das leptospiras

As leptospiras não resistem à dessecação nem à luz solar direta, tampouco ao aquecimento a 60°C, à fervura ou a pH fora da neutralidade. No entanto, em água parada, estando protegidas da luz solar direta e com pH próximo ao neutro, resistem até 1 ano. Podem, ainda, permanecer viáveis muitos meses em solo úmido. Sobrevivem ao frio e ao congelamento cerca de 100 dias, a -20°C.

O microrganismo não se multiplica fora do organismo hospedeiro. Em virtude da composição da membrana celular, apresenta baixa resistência aos desinfetantes comuns. É inativado pelo hipoclorito de sódio (água de lavadeira) em concentrações de 3 a 5%, após poucos minutos de exposição. As leptospiras podem ser liofilizadas e são particularmente sensíveis a produtos ácidos.

Epidemiologia

A leptospirose canina tem distribuição mundial. É mais frequente em países ou regiões tropicais e subtropicais, em razão da elevada pluviosidade. Nessas localidades, a doença tende a apresentar variação sazonal, com alta ocorrência nas estações do ano com os maiores índices pluviométricos, como no verão.

A doença acomete cães sem distinção de sexo, raça e faixa etária. Em contraste, gatos apresentam grande resistência à enfermidade e níveis baixos de soroconversão.

Apesar da distribuição mundial, observa-se certa limitação de distribuição geográfica ou regionalização de alguns sorovares em países ou localidades.

A leptospirose em cães é transmitida direta e indiretamente. A manifestação direta ocorre, em geral, por contato com urina e, ocasionalmente, com sangue de animais doentes, bem como por transmissão venérea, via placentária ou, ainda, por ingestão de tecidos contaminados (predação).

A transmissão indireta ocorre por exposição prolongada dos suscetíveis a solo úmido e água ou mesmo por contaminação de alimentos. O risco de transmissão indireta aumenta consideravelmente em ambientes favoráveis à manutenção de leptospiras, particularmente em coleções de água com pouca movimentação. Essa transmissão indireta da doença é comum em humanos. Nas grandes cidades, após períodos de enchentes, e em locais com baixas condições de infraestrutura em saneamento básico, os riscos de transmissão indireta aumentam para animais e humanos.

Não existem vetores ou transmissores especiais relacionados com a transmissão, apesar da identificação do microrganismo em invertebrados.

As leptospiras são eliminadas pela urina de cães doentes ou portadores inaparentes e infectam outros cães suscetíveis pelas vias oral, nasal e conjuntival.

Fora do hospedeiro, as leptospiras não se multiplicam, mas podem permanecer viáveis semanas a meses no ambiente, particularmente no solo e em ambientes aquáticos, quando eliminadas pela urina. A sobrevivência no solo é maior na presença de pH próximo ao neutro ou levemente alcalino e em ampla faixa de temperatura, que varia de 0 a 25°C. Apesar de eliminadas na urina, sobrevivem transitoriamente em condições ácidas da urina (pH 5 a 5,5).

Ademais, as leptospiras podem atravessar a pele íntegra, especialmente quando muito umedecida por condições de chuvas e inundações, embora esse modo de infecção provavelmente seja mais importante para os humanos.

Os cães são os principais hospedeiros de manutenção de *L. interrogans* sorogrupo Canicola sorovar Canicola. Esses animais comportam-se como portadores convalescentes, mantendo o agente nos túbulos renais e eliminando-o na urina por período prolongado.

No ambiente, a bactéria infecta outros cães por contato direto ou, então, contamina água, alimentos e fômites. Os cães têm o hábito de cheirar a genitália de outros cães, o que facilita a infecção por via direta (pela via nasal). Cães errantes em fase de leptospirúria ou com infecções subclínicas podem servir como grandes disseminadores da doença. No entanto, esses animais podem ser infectados com outros sorovares.

Paralelamente, os cães têm sido considerados hospedeiros incidentais, principalmente dos sorovares Icterohaemorrhagiae, Grippotyphosa, Pomona e Bratislava, ou seja, esses sorovares têm sido relatados como causa da doença em cães domésticos. O sorovar Canicola pode causar doença, inclusive, em bovinos e suínos.

L. interrogans sorogrupo Icterohaemorrhagiae sorovar Icterohaemorrhagiae e *L. interrogans* sorogrupo Icterohaemorrhagiae sorovar Copenhageni apresentam como principais hospedeiros de manutenção os roedores sinantrópicos. Desses animais, a ratazana de esgoto (*Rattus norvegicus*) ocupa posição de destaque, embora o rato-preto, ou rato-do-telhado (*Rattus rattus*), e o camundongo ou rato doméstico (*Mus musculus*) também possam eliminar leptospiras patogênicas para os cães. Esses roedores são resistentes à doença clínica e atuam como portadores sadios. Albergam o agente nos túbulos renais e eliminam a bactéria no meio ambiente pela urina, contaminando a água e os alimentos oferecidos aos cães, além de utensílios usados no manejo dos animais (bebedouros, comedouros).

Nos roedores, a leptospirúria pode durar cerca de 30 meses, ou seja, mais da metade da vida desses animais. O sorovar Icterohaemorrhagiae acomete a maioria dos animais domésticos e, também, os humanos (hospedeiros incidentais). É importante destacar que a possibilidade de proteção cruzada dos anticorpos produzidos pelos sorovares Icterohaemorrhagiae e Copenhageni tem sido objeto de controvérsia.

O sorovar Grippotyphosa tem os roedores como hospedeiros de manutenção e, além dos cães, pode acometer bovinos, suínos e equinos. Suínos e bovinos são os hospedeiros de manutenção do sorovar Pomona, que pode acometer, além de cães, equinos e suínos. Já o sorovar Hardjo tem bovinos, cervos e ovinos como hospedeiros de manutenção e pode acometer humanos.

Tanto ratos como cães portadores apresentam leptospirúria intermitente. Outro importante meio de contaminação dos cães é a predação de roedores, causando, geralmente, manifestação clínica grave da doença.

No Brasil, inquéritos sorológicos que avaliam a prevalência da leptospirose canina em áreas urbanas têm encontrado valores situados entre 18 e 20% para diferentes sorovares, com predomínio de Icterohaemorrhagiae e Canicola, apesar da relativa variação ou regionalização de certos sorovares.

O sorovar Copenhageni tem incidência considerável em grandes capitais, como no município de São Paulo, enquanto o sorovar Pyrogenes assume importância no interior do estado de São Paulo. Ambos os sorovares, Copenhageni e Pyrogenes, estão relacionados principalmente com acometimento hepático e, secundariamente, renal de cães. No entanto, outros sorovares – como Grippotyphosa, Pomona, Tarassovi, Autumnalis, Hardjo e Castellonis – foram identificados em estudos de soroprevalência da leptospirose em cães no país. É importante ressaltar que a maioria das investigações sorológicas tem registrado a soroconversão de cães portadores convalescentes, e não o número de animais acometidos pela doença clínica.

Paralelamente, outros países, como EUA e Alemanha, têm experimentado elevação da prevalência de sorovares considerados não usuais em cães doentes, como Pomona, Grippotyphosa, Bratislava e Autumnalis.

O aumento da ocorrência desses sorovares pode ser justificado pelo controle da doença com o uso massal de vacina bivalente contendo os sorovares clássicos (Canicola e Icterohaemorrhagiae) ou pelo contato ou pela coabitação de cães e outras espécies domésticas ou animais silvestres.

Alta prevalência de vários sorovares tem sido observada em criatórios com condições inadequadas de higiene na criação dos animais ou em locais com alto fluxo de cães, como hospitais veterinários, canis, feiras, exposições ou lojas de animais de companhia.

Nos casos de leptospirose aguda em cães, a letalidade pode ser influenciada pela patogenicidade do sorovar envolvido, pela carga bacteriana infectante, pelo estado imune do hospedeiro, pelo tempo hábil de atendimento e pela intervenção terapêutica correta, que pode garantir a preservação da função renal.

Patogenia

As leptospiras podem invadir as mucosas das vias digestória, respiratória e genital, assim como a pele íntegra ou lesada. Após o ingresso no animal suscetível, a bactéria dissemina-se pela circulação sanguínea e multiplica-se ativamente no endotélio dos vasos, no sistema linfático, no liquor e em diferentes órgãos parenquimatosos (rim, fígado, pulmões, baço, olhos, trato geniturinário e sistema nervoso central), caracterizando o quadro agudo ou sistêmico da doença, denominado leptospiremia (Figura 34.1).

O período de incubação, até o início dos primeiros sinais clínicos, costuma perdurar 5 a 10 dias. A resposta sérica do animal suscetível ocorre cerca de 7 dias pós-infecção, mediante a produção de anticorpos, promovendo o *clearance* das leptospiras do organismo, embora a bactéria possa permanecer em locais de difícil acesso do sistema imune, como nas células dos túbulos renais.

Nas células dos túbulos renais, as leptospiras não sofrem resposta adequada do sistema imune nem da ação dos antimicrobianos, fato conhecido como estratégia exitosa de sobrevivência, pois poucos antimicrobianos conseguem alcançar o interior das células tubulares renais. De maneira similar, os anticorpos (que são proteínas) e, principalmente, os fagócitos têm dificuldade de transpassar a barreira glomerular, o que promove um vazio imunológico nessa área, resultando em longa permanência dos microrganismos no sistema renal.

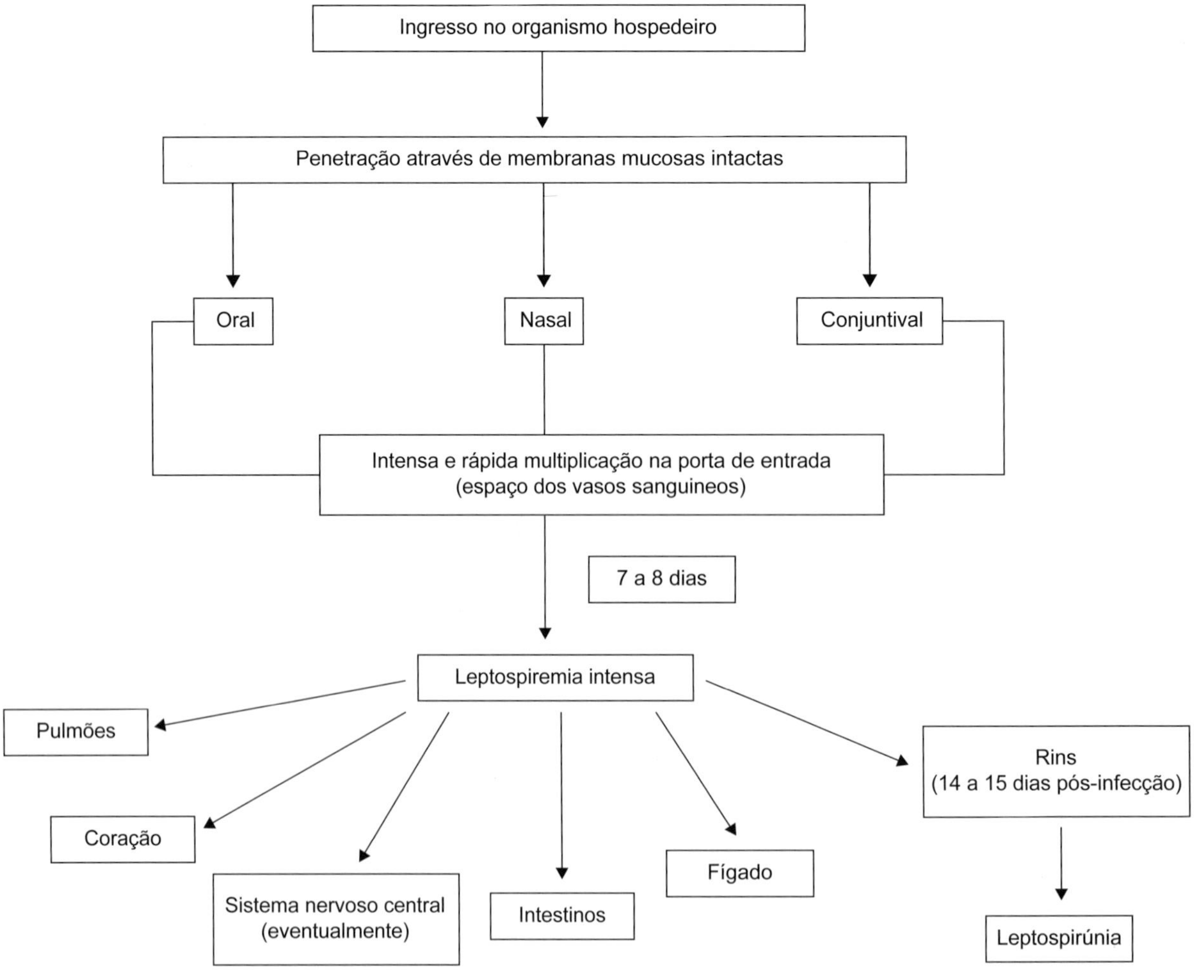

Figura 34.1 Representação esquemática da patogenia das leptospiras em cães.

Tipicamente, o portador renal crônico não apresenta lesão renal, embora o exame histopatológico dos rins de alguns animais portadores possa indicar lesões de nefrite intersticial, as quais são atribuídas a reações de hipersensibilidade do tipo III, decorrentes da deposição de imunecomplexos nos tecidos.

A bactéria pode ser eliminada pela urina várias semanas, de maneira intermitente (leptospirúria). A eliminação renal do microrganismo ocorre desde 72 h após a infecção até semanas a meses em animais domésticos e por toda a vida em roedores.

A aderência de fagócitos, a liberação de citocinas e a agregação plaquetária induzidas pela presença de LPS de membrana da bactéria, somadas à multiplicação ativa do agente no endotélio vascular, determinam quadros de hemorragia, edema, congestão e vasculite generalizada nos animais infectados por leptospiras.

A colonização renal determina lesões nas células do epitélio tubular e edema do parênquima, com consequente diminuição da perfusão renal, o que resulta em insuficiência renal aguda. As toxinas produzidas pelo microrganismo desencadeiam disfunção hepática e, por conseguinte, hepatite ativa crônica. O grau de icterícia apresentado pelos animais infectados por *Leptospira* spp. depende da necrose hepática e do sorovar infectante, ocorrendo com maior intensidade em cães acometidos pelo sorovar Icterohaemorrhagiae.

As leptospiras promovem vasculite e hemorragia nos pulmões. Uveíte e meningite são incomuns na leptospirose em cães. Podem ocorrer, também, trombos nos capilares, evoluindo para hipoxia, morte celular e, ainda, infartos renais hemorrágicos e anêmicos. Raramente se observa infarto do miocárdio, embora tal lesão tenha sido constatada em dois cães atendidos ao longo dos últimos 20 anos no serviço de diagnóstico ambulatorial de Enfermidades Infecciosas dos Animais, na FMVZ/Unesp, em Botucatu, SP.

A recuperação dos animais está intimamente relacionada com os níveis de imunoglobulinas circulantes nos primeiros 7 dias pós-infecção. Cães com baixos títulos de imunoglobulinas anti-*Leptospira* (IgM e IgG) tendem a desenvolver doença clínica renal e/ou hepática grave (na dependência do sorovar infectante). Já animais com moderados níveis de imunoglobulinas anti-*Leptospira* apresentam infecções subclínicas, moderada leptospiremia e baixa (ou ausência de) leptospirúria. Animais com altos títulos de imunoglobulinas geralmente não desenvolvem sinais clínicos e eliminam o microrganismo poucos dias após o início da infecção.

Relação entre os sorovares de leptospira e a preferência por tecidos

O fígado e os rins são os órgãos parenquimatosos mais comprometidos na leptospirose canina, apresentando grande número de leptospiras. Os sorovares Canicola e Grippotyphosa acarretam lesões renais mais graves do que as hepáticas, enquanto os sorovares Icterohaemorrhagiae, Copenhageni, Pyrogenes e Pomona causam lesões hepáticas mais graves que as renais.

Órgãos acometidos e lesões

Pulmões

Na leptospirose canina, os pulmões são os órgãos com o menor número de leptospiras. A lesão pulmonar aguda ocorre como resultado da ação mecânica das leptospiras nas células endoteliais de revestimento dos vasos do tecido pulmonar. Esse fato pode ser confirmado pela demonstração do antígeno bacteriano no endotélio vascular pulmonar, pela ação lesiva das glicoproteínas de membrana e dos LPS das espiroquetas, que promovem agressão dos vasos pulmonares, causando vasculite difusa dos pequenos vasos.

A trombocitopenia causada pela doença é fator coadjuvante no processo de lesão vascular pulmonar, podendo levar à diátese hemorrágica. A gravidade dos danos pulmonares influencia diretamente o prognóstico do animal, embora o grau de comprometimento renal e/ou hepático seja fator preponderante na sobrevida do animal com leptospirose. Ademais, muitos animais evoluem para óbito por edema pulmonar agudo e hemorragias pulmonares em consequência de vasculite, pneumonia, hemorragia alveolar e insuficiência respiratória aguda.

Outro fator que pode levar a óbito ou provocar manifestações pulmonares de extrema gravidade é a resposta imune exacerbada do hospedeiro, que resulta em quadro grave de hemorragia pulmonar, já que elevados níveis de citocinas (TNF-α) estão presentes nos casos mais complexos de comprometimento pulmonar. Esses quadros pulmonares sérios também têm sido registrados no Brasil em humanos infectados pelo sorotipo Icterohaemorrhagiae.

Ao longo das últimas três décadas de atendimento no serviço de Enfermidades Infecciosas dos Animais, na FMVZ/Unesp, em Botucatu, SP, foram observados diversos cães com comprometimento pulmonar por leptospirose, manifestado por pneumonia bilateral em fase de hepatização vermelha e hemorragias subpleurais. A congestão pulmonar e as hemorragias são achados histopatológicos comuns na leptospirose canina. Ocorrem infiltração de monócitos e neutrófilos nos espaços alveolares, edema pulmonar, deposição de fibrina, reação proliferativa fibroblástica, formação de membranas hialinas e danos alveolares difusos. Nas colorações à base de sais de prata, as leptospiras podem ser visualizadas nas células endoteliais e nos septos interalveolares.

Leptospiras também foram detectadas por imunoistoquímica na superfície luminal do endotélio e no citoplasma das células endoteliais dos capilares septais. Embora a quantificação de antígenos das leptospiras não seja relacionada com a intensidade das lesões, a detecção de leptospiras intactas e de material antigênico granular em células endoteliais capilares é indicativa de que a lesão pulmonar seja diretamente desencadeada pela espiroqueta.

A fibrina é observada no interior dos capilares septais e alvéolos, caracterizando danos alveolares difusos.

Nos pulmões, não há evidência de trombos nem de coagulação intravascular disseminada, mas se observa necrose fibrinoide de vasos sanguíneos. Cães acometidos por leptospirose devem ser monitorados constantemente, em razão do risco de agravamento do quadro pulmonar por ação de enterobactérias, como *Escherichia coli* e *Klebsiella pneumoniae*, ou, ainda, de outras bactérias oportunistas, como *Staphylococcus aureus*, *Streptococcus* spp. e *Pseudomonas aeruginosa*.

Coração

Na leptospirose canina, o coração pode sofrer vasculite, que se manifesta por petéquias e sufusões em epicárdio e endocárdio, além de derrame serossanguinolento no saco pericárdico. Quadro de miocardite e pericardite, com inflamação da aorta e das coronárias, também pode ser observado. Raramente são descritos infartos do miocárdio.

No coração de cães com leptospirose, a lesão celular predominante é a miocardite intersticial, com envolvimento do epicárdio e do endocárdio. Miocárdio, válvulas, artérias coronárias e aorta apresentam infiltração de células inflamatórias. No tecido cardíaco, as leptospiras podem ser visualizadas em cortes histológicos corados por métodos de sais de prata. Ademais, os antígenos da bactéria podem ser detectados por imunoistoquímica nesses locais.

Intestinos

As leptospiras multiplicam-se na parede intestinal, desenvolvendo enterite catarral ou catarro-hemorrágica com gravidade variável.

Sistema nervoso central

Apesar de incomum, o sistema nervoso central dos cães pode ser invadido pelas leptospiras. Nesses animais, ocorre, geralmente, meningite benigna.

Olhos

Na infecção natural de cães, a leptospirose pode, ocasionalmente, causar uveíte, manifestação crônica resultante da persistência das leptospiras na câmara anterior do olho. Esse tipo de infecção determina reação de hipersensibilidade do tipo III, como consequência da deposição de imunocomplexos nos tecidos.

Rins

Na leptospirose canina, os rins são os órgãos mais afetados, apresentando o maior número de leptospiras. A fisiopatologia da insuficiência renal aguda na leptospirose é bastante discutida. A hipótese mais aceita é que as lesões sejam decorrentes da ação direta das leptospiras, aliada à resposta imune do hospedeiro.

A insuficiência renal aguda não apresenta, na leptospirose, oligúria com níveis séricos de potássio diminuídos, provavelmente em virtude da lesão do túbulo proximal e da resistência do ducto coletor medular à vasopressina. A lesão do túbulo proximal determina a diminuição da reabsorção tubular de sódio. Já a resistência do ducto coletor medular à vasopressina menor concentração urinária, acarretando poliúria. O aumento da secreção de potássio no túbulo distal é determinado pelo fluxo urinário mais intenso e pelo elevado aporte de sódio ao túbulo distal.

Em humanos, a hipopotassemia por insuficiência renal aguda está fortemente associada à ocorrência de leptospirose. Em contraste, tal associação não deve ser feita com relação à leptospirose canina, posto que, nessa espécie, o comprometimento renal é acompanhado de hipopotassemia ou normopotassemia, sem estado oligúrico.

Em cães com leptospirose, a hiperpotassemia desenvolve-se somente na presença de falha renal oligúrica terminal. Assim, a hipopotassemia e a ausência de oligúria, características da insuficiência renal aguda na leptospirose, são justificadas pela ação direta de glicoproteínas das leptospiras, levando à queda da absorção de sódio e bicarbonato nos túbulos proximais. Tal mecanismo de lesão renal se deve à ação de uma glicoproteína isolada de estirpes virulentas de leptospiras, capaz de inibir a Na^+K^+ATPase, principalmente nos túbulos renais, o que resultaria na hipopotassemia encontrada nos casos de insuficiência renal aguda não oligúrica. O elevado aporte desses íons nas porções tubulares distais leva ao aumento da secreção de potássio, com consequente hipopotassemia e acidose.

Em 2007, Yang descreveu o mecanismo de lesão celular tubular renal causado pelas leptospiras. A membrana externa da bactéria tem uma lipoproteína chamada $LipL_{32}$ (muito antigênica), que, em contato com as células tubulares renais, se liga ao receptor *Tool-like* 2 (TRL-2). Após esse evento, ocorre a ativação do fator nuclear capa beta ou κB (NFKB, do inglês *factor nuclear kappa B*), que expressa genes inflamatórios a partir de RNA mensageiro, aumentando a produção de óxido nítrico indutor de sintetase, proteínas com quimiotaxia a monócitos (MCP, do inglês *monocytes chemotactic proteins*) e TNF-α, estimulando, também, a secreção de interleucina 1 (IL-1). Em casos de leptospirose grave, o óxido nítrico é o maior mediador da disfunção endotelial.

A quimiocina CCL2/MCP-1 é um dos fatores mais importantes no início da infiltração de células monocíticas na nefrite intersticial, enquanto TNF-α (citocina inflamatória) é mediador de endotoxemia. A elevação dos níveis dos fatores citados acarreta lesão celular por recrutamento de células inflamatórias, o que culmina em nefrite tubulointersticial.

A lesão renal na leptospirose é descrita, geralmente, como uma combinação de lesões tubulares agudas e nefrite intersticial. A necrose tubular aguda reflete não só os efeitos tóxicos dos LPS da membrana celular das leptospiras e da lipoproteína $LipL_{32}$ (mais envolvida em lesões renais), mas também os efeitos indiretos de desidratação, hipovolemia e isquemia por perdas iônicas e a incapacidade dos rins em concentrar a urina.

As leptospiras invadem os capilares renais e o interstício do órgão, multiplicam-se e persistem nas células epiteliais tubulares, resultando em leptospirúria. As lesões levam à insuficiência renal aguda, que resulta em decréscimo da filtração glomerular por edema ou tumefação, prejudicando a perfusão sanguínea renal.

De maneira similar aos demais órgãos, os rins sofrem um processo de vasculite. As lesões endoteliais causadas nos pequenos vasos resultam em isquemia do parênquima renal, com consequente necrose celular e infartos renais anêmicos e isquêmicos. No processo patológico renal da leptospirose canina, ocorrem necrose tubular aguda, nefrite intersticial, pielonefrite e glomerulonefrite por depósito de imunocomplexos nos vasos glomerulares. O quadro de uremia, originado pelo decréscimo da filtração glomerular, potencializa o quadro de vasculite e as consequentes hemorragias.

Em cães com leptospirose e comprometimento renal, observa-se intensa elevação das taxas de creatinina sérica, alcançando 4 a 8 mg/dℓ, já que os níveis normais encontram-se entre 0,9 e 1,5 mg/dℓ. Eventualmente, em processos graves de cães com lesão renal, atendidos no setor ambulatorial de Enfermidades Infecciosas dos Animais, na FMVZ/Unesp, em Botucatu, SP, foram detectados níveis de creatinina sérica de até 23 mg/dℓ.

Creatinina é um produto do metabolismo da creatina e da fosfocreatina musculares. A produção de creatinina e sua liberação pelo tecido muscular são constantes. Após a liberação pelo músculo, a creatinina é excretada exclusivamente pelos rins, em que a quantidade filtrada é igual à excretada, pois é filtrada livremente, uma vez que não se liga a proteínas nem é reabsorvida pelos túbulos renais. Logo, o *clearance* de creatinina reflete a filtração dos glomérulos e, em qualquer situação de queda da atividade glomerular, ocorrem acúmulo da substância e elevação da concentração sérica. Como consequência das lesões hepáticas, há grande liberação de pigmentos biliares na circulação, os quais são potencialmente nefrotóxicos, complicando ainda mais o quadro de disfunção renal.

Níveis elevados de bilirrubina são comuns na manifestação grave da leptospirose canina e estão associados à gravidade da insuficiência renal. Níveis séricos de bilirrubina superiores a 20 mg/dℓ determinam aumento da natriurese e diminuição da taxa de filtração glomerular, que se associam ao agravamento da insuficiência renal aguda, comumente observados nos quadros mais graves de leptospirose. Como consequência, sobrevêm falência renal e morte do animal.

Estudos desenvolvidos recentemente demonstraram que cães com leptospirose e icterícia apresentavam maior taxa de mortalidade. Diante do exposto, pode-se afirmar que a sobrevida do cão com leptospirose é determinada pela preservação da função renal.

Em humanos com a manifestação grave da leptospirose identificam-se dois padrões distintos, denominados tríade de Weil (insuficiência renal aguda, icterícia e diátese hemorrágica) e síndrome hemorrágica sérica pulmonar. Em cães, costuma-se observar a combinação dessas manifestações clínicas.

Fígado

É o segundo órgão parenquimatoso mais afetado pelas leptospiras, superado apenas pelos rins, inclusive no quesito número de bactérias presentes no órgão. Essa ocorrência, todavia, pode inverter-se quando os cães são acometidos por estirpes de leptospiras do sorogrupo Icterohaemorrhagiae, que se multiplicam ativamente no tecido hepático, causando quadro patológico muito grave nesse órgão.

Disfunções hepáticas graves ocorrem por lesões vasculares, que determinam hemorragias, formação de trombos e infartos. Outros acometimentos do órgão incluem lesões hepatocelulares graves, com alteração da circulação sanguínea hepática e exacerbação dos quadros de hemorragias sistêmicas, pela incapacidade do fígado em sintetizar os fatores de coagulação. Ocorre, ainda, hipoglicemia na falência hepática. O grau de icterícia observado na leptospirose canina corresponde à gravidade do quadro de necrose hepática.

Em cães com leptospirose são observadas sequelas, como hepatite crônica ativa e evolução para cirrose hepática. A lesão hepatocelular inicial e a persistência do microrganismo no fígado (especialmente quando o tratamento não é realizado adequadamente) podem resultar em alterações circulatórias e fibrose que evolui, por vezes, para cirrose hepática, comumente incompatível com a vida do animal. Esses animais apresentam sinais crônicos, com meses de evolução, além de manifestar ascite, diarreia, vômito, emagrecimento e desconforto abdominal.

Rabdomiólise

Embora pouco estudada em cães com leptospirose, a rabdomiólise é uma síndrome que envolve a ruptura de células do músculo esquelético, com extravasamento de creatinaquinase e mioglobina para o plasma. A mioglobina é filtrada pelos glomérulos, resultando em lesões na membrana basal glomerular. Ademais, a reabsorção de água aumenta a concentração de mioglobina que, na presença de urina em pH ácido, precipita-se e obstrui os túbulos renais. A fração heme da mioglobina induz a formação de radicais livres, causando danos isquêmicos nos túbulos renais.

➤ Clínica

Em cães com leptospirose, a sintomatologia e a gravidade dos sinais clínicos dependem da virulência do sorovar infectante, do estado imune do hospedeiro, do *status* vacinal e da idade. Animais jovens e velhos são mais suscetíveis à doença de maior gravidade e, em ambas as faixas etárias, o prognóstico é reservado. Outros fatores preponderantes na gravidade do quadro são a precocidade de diagnóstico e o comprometimento renal e/ou hepático apresentado pelo animal quando do atendimento e do início do tratamento.

O período de incubação é, em média, 5 a 7 dias. No início da doença, as manifestações clínicas são inespecíficas e incluem sinais de apatia, anorexia, letargia, mialgia ou tremores musculares, febre (39,5 a 40°C), diarreia branda e urina de aspecto mais escuro. Após 2 a 3 dias de evolução, os animais apresentam pulso rápido e irregular, bem como episódios frequentes de vômitos (amarelados, com conteúdo biliar).

A esclera e as mucosas conjuntival, oral, peniana ou vaginal, além de áreas mais claras da pele, particularmente na parte abdominal e nos pavilhões auriculares, podem apresentar aspecto amarelado (subicterícia ou icterícia) (Figura 34.2). Podem ser observadas, também, petéquias e sufusões em conjuntivas e mucosas. A icterícia decorre de colestase hepática e pode ser acompanhada de enterite acinzentada. Com a evolução da doença, os animais apresentam outros sinais clínicos, que incluem hematoquezia, melena, conjuntivite, uveíte, hematêmese e epistaxe.

A urina adquire coloração escura (ou popularmente denominada "com aspecto de refrigerante à base de cola") (Figura 34.3). Verifica-se, ainda, diminuição da frequência de micções.

À palpação abdominal, o animal apresenta marcada sensibilidade dolorosa (em razão de hepatite) e, também, sensibilidade à palpação na região renal.

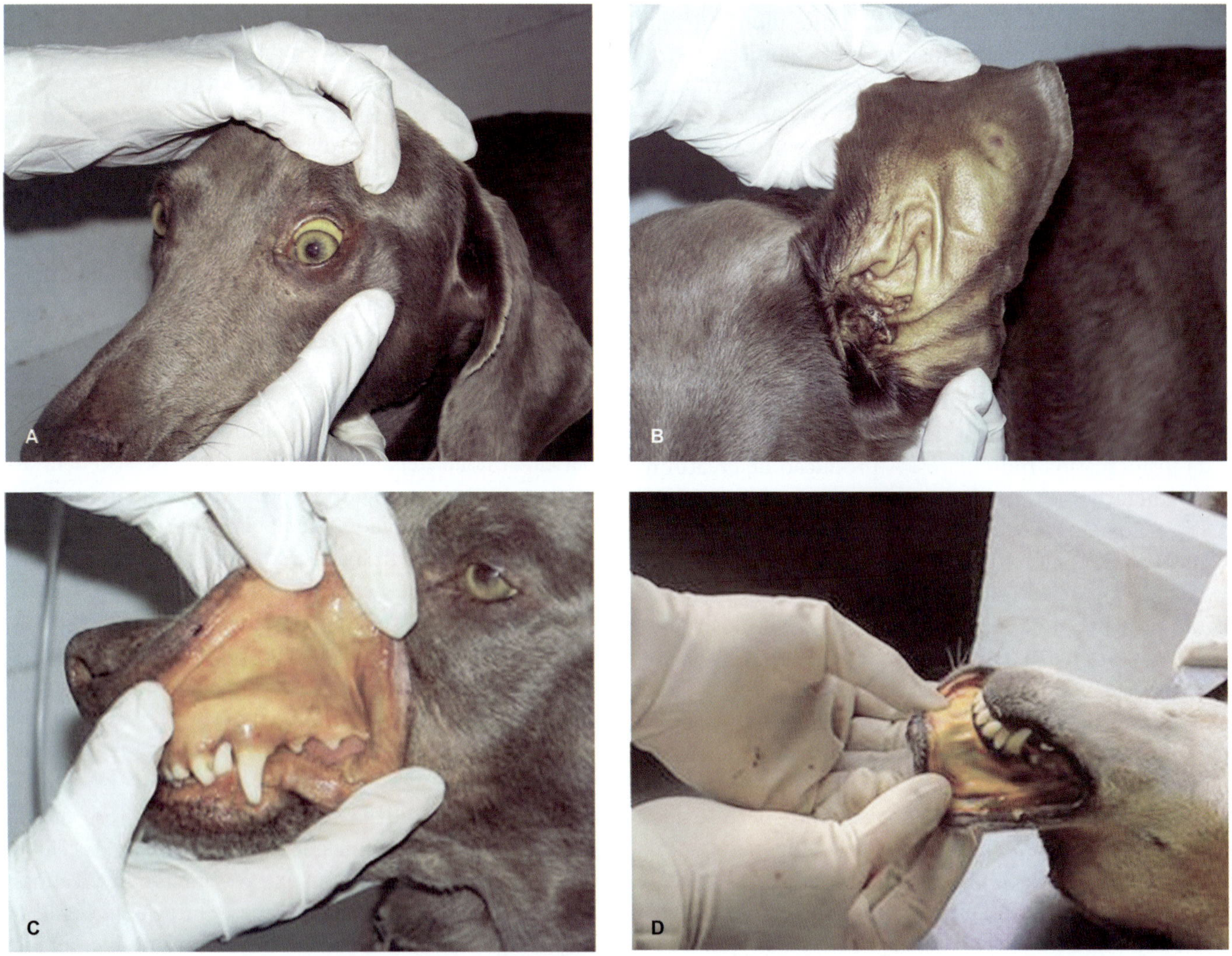

Figura 34.2 Exame clínico de cão com leptospirose. É possível notar intensa icterícia de esclera (**A**), pavilhão auricular (**B**) e mucosa bucal (**C** e **D**).

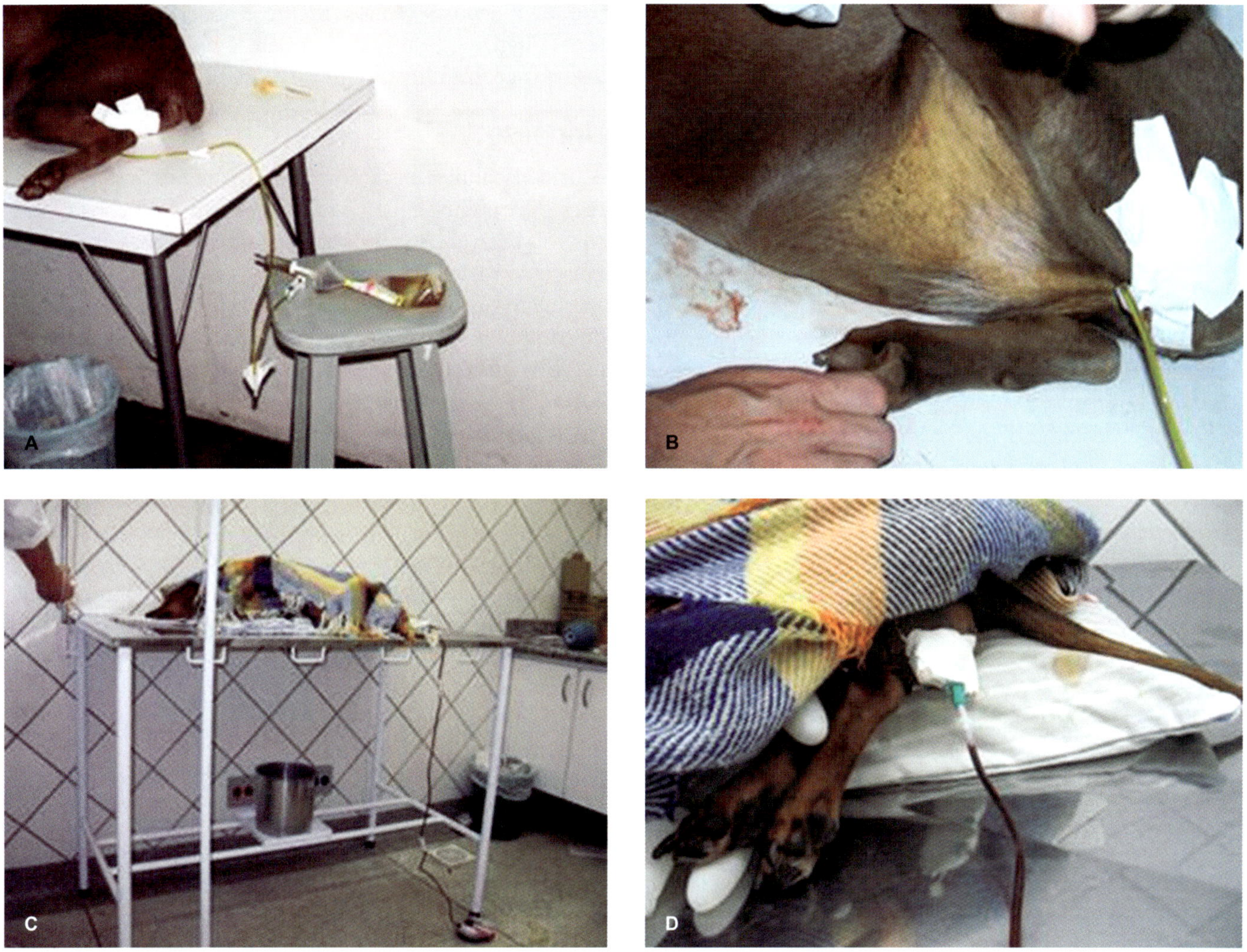

Figura 34.3 Cão sondado com diagnóstico de leptospirose. É possível notar urina de coloração escura, semelhante a refrigerante à base de cola, em razão de bilirrubinemia (**A** a **D**).

A auscultação pulmonar revela os mais diversos graus de envolvimento, como áreas de silêncio, estertores úmidos, crepitações e ruídos de roce pleural, indicando presença de pneumonia e pleurite. A hiperfonese acentuada das bulhas cardíacas indica congestão de edema pulmonar, que se manifesta por corrimento nasal seroso ou serossanguinolento, taquipneia e intenso desconforto respiratório.

Em animais com mais de 7 dias de evolução clínica, podem surgir úlceras na mucosa oral e na língua, características do quadro de uremia. A icterícia torna-se muito mais avançada, e os animais podem apresentar manifestações neurológicas, com convulsões decorrentes de encefalopatia hepática e/ou urêmica. Em seguida, instala-se estado de torpor, evoluindo para coma e morte.

Os primeiros sinais clínicos são acompanhados por febre. Na ausência de tratamento e/ou com o agravamento do quadro clínico, resultante de comprometimento hepático e renal, o animal pode entrar em estado de hipotermia, com queda da temperatura corporal para valores subnormais (34 a 35°C). Em qualquer fase da manifestação clínica, os animais apresentam os mais diversos graus de desidratação.

Em linhas gerais, os achados clínicos mais característicos da doença em cães são icterícia generalizada, urina escura e quadro pneumônico, semelhantemente à doença em humanos (tríade de Weil), marcada por síndrome hemorrágica pulmonar grave.

Diagnóstico

Histórico do animal, exame clínico cuidadoso, achados de patologia clínica e sorologia levam à suspeita de leptospirose na rotina de diagnóstico. Outros exames, como achados necroscópicos e histopatológicos – e, recentemente, achados de diagnóstico molecular –, podem confirmar o diagnóstico.

Sinais de febre, icterícia, vômito, diarreia, insuficiência renal aguda e manifestações pulmonares em cães sem histórico vacinal ou que vivam em ambientes nos quais existam roedores são sugestivos da doença.

Patologia clínica

Em geral, cães com leptospirose apresentam leucocitose por neutrofilia, trombocitopenia e anemia moderada.

A contagem de leucócitos pode apresentar valores entre 18.000 e 45.000 células/μℓ, mas frequentemente são registrados casos em que a contagem leucocitária ultrapassa 60.000 células/μℓ, com predominância de neutrófilos na forma de bastonetes e segmentados.

Outro aspecto relevante do hemograma é a trombocitopenia, com contagens de plaquetas inferiores a 40.000 células/μℓ e, em alguns casos, com valores ≤ 10.000 células/μℓ, dependendo da extensão e da gravidade do quadro de vasculite. Lesões nas paredes dos vasos provocam hemorragias nos órgãos. Ademais, altas taxas de ureia podem exacerbar as lesões vasculares e aumentar ainda mais o consumo de plaquetas.

Na leptospirose canina aguda, as plaquetas não apresentam destruição imunomediada por autoanticorpos, e os mecanismos de consumo se devem à vasculite, à coagulação intravascular disseminada e à uremia, pois, nos casos de extrema gravidade, a trombocitopenia é inversamente proporcional aos níveis séricos de ureia.

Provas de função hepática

O exame de função hepática apresenta elevação acentuada da enzima alanina aminotransferase (ALT), que alcança valores superiores a 400 até 500 UI/ℓ, superando cerca de 10 vezes os valores normais (4,8 a 24 UI/ℓ), o que indica destruição de hepatócitos.

Os níveis de bilirrubina total alcançam, frequentemente, valores superiores a 20 mg/dℓ, muito acima dos valores normais, entre 0,1 e 0,3 mg/dℓ. Tanto a bilirrubina direta como a indireta encontram-se em níveis acima dos valores normais, que se situam, respectivamente, entre 0,06 e 0,12 mg/dℓ e entre 0,01 e 0,49 mg/dℓ, embora os valores da bilirrubina direta superem os da indireta em animais doentes. Níveis elevados de bilirrubina no soro prejudicam a filtração glomerular em razão dos efeitos nefrotóxicos.

Prova de função renal

As lesões renais se refletem na elevação dos níveis de ureia e creatinina. Em cães, valores normais situam-se, respectivamente, entre 21 e 59 mg/dℓ e entre 0,5 e 1,5 mg/dℓ. Na leptospirose canina, o comprometimento renal é constatado pela elevação dos níveis de ureia sérica. Na fase inicial da infecção, podem ser registradas taxas de ureia que variam de 100 a 150 mg/dℓ, embora, em casos graves, possam alcançar valores entre 300 e 400 mg/dℓ.

A elevação da creatinina resulta em diminuição da filtração glomerular. A creatinina pode alcançar níveis entre 5 e 10 mg/dℓ, mas já foram registrados valores ≥ 20 mg/dℓ em cães portadores de insuficiência renal aguda oligúrica, em estado terminal de leptospirose.

Dosagem sérica de eletrólitos

Cães com leptospirose aguda e insuficiência renal aguda não oligúrica apresentam hiponatremia, hipocloremia, hiperfosfatemia e hipopotassemia.

A hiperpotassemia somente é observada na falência renal oligúrica terminal. Também é possível observar cilindrúria e grande número de leucócitos.

Urinálise

A urinálise indica elevação da densidade urinária, proteinúria e bilirrubinúria, bem como presença de corpos cetônicos, sais biliares, cristais de bilirrubina, glicosúria e coloração que pode variar do amarelo-escuro ao marrom-escuro. Se a urina for examinada em microscopia de contraste de fase ou campo escuro, poderão ser observadas leptospiras com movimentos característicos. No entanto, alguns cães, como portadores convalescentes, podem apresentar leptospirúria. Assim, a presença de leptospiras na urina deve ser avaliada com cautela.

Além disso, apenas detectar leptospiras não é suficiente para firmar o diagnóstico de leptospirose aguda. Um exame positivo em microscopia de campo escuro ou de contraste de fase é fundamental para o diagnóstico da leptospirose aguda, caso o material analisado tenha sido sangue de cão com leptospiremia ou, ainda, derrames cavitários ou macerados de órgãos de cães mortos recentemente, não submetidos a tratamento.

Microscopia de campo escuro

A microscopia de campo escuro é um método tradicional de diagnóstico da leptospirose em animais, em que se procede à visualização direta da espiroqueta na urina de animais suspeitos (até 1 h após a coleta do material). No entanto, em virtude da necessidade de microscópio adequado, operador treinado e quantidade mínima de bactérias viáveis (10^5 leptospiras/mℓ), o método apresenta entre 30 e 60% de sensibilidade e cerca de 60 a 80% de especificidade.

A centrifugação do material antes da microscopia pode favorecer o diagnóstico. Leptospirúria intermitente e animais em fase inicial de infecção (leptospiras liberadas na urina a partir de 4 a 10 dias pós-infecção) são exemplos de limitações do teste, que podem resultar em diagnóstico falso-negativo. Em contraste, a presença de outras espiroquetas na urina pode produzir resultados falso-positivos, caso o teste seja executado por operadores não adequadamente treinados.

Isolamento do agente

O isolamento de leptospiras e a identificação do sorogrupo/sorovar envolvido são definitivos para firmar o diagnóstico. Alguns fatores, entretanto, limitam o uso do cultivo microbiológico das leptospiras, como a necessidade de pessoal treinado e de meios seletivos, a contaminação dos espécimes clínicos, a eliminação transitória da bactéria pela urina e a interferência no isolamento em animais tratados.

Sangue, derrames cavitários, urina, fígado e rins são indicados para o isolamento em meios seletivos, como o meio líquido de Fletcher. No entanto, em razão da facilidade de contaminação do meio de Fletcher, as amostras devem ser encaminhadas ao laboratório sob refrigeração (4 a 8°C) no máximo até 6 h após a coleta. As culturas são avaliadas semanalmente por até 6 semanas. Nos casos positivos, observa-se formação de anel opalescente de multiplicação logo abaixo do limite superior dos tubos no meio líquido de Fletcher, denominado anel de Dinger.

O tratamento de animais com antimicrobianos, ainda que somente por 1 dia, pode prejudicar o isolamento microbiano. Cães desenvolvem leptospiremia nos primeiros 10 dias pós-infecção e, depois, a eliminação pela urina torna-se reduzida, exceto em animais portadores renais crônicos, o que limita o sucesso do isolamento da bactéria nas primeiras semanas de infecção. A urina deve ser coletada assepticamente por cistocentese para o cultivo, em virtude da contaminação de amostras coletadas por sonda uretral.

Como não se pode esperar várias semanas para o isolamento das leptospiras visando ao início do tratamento, não se recomenda ter o cultivo microbiológico como único método de diagnóstico. Ainda, em animais que evoluíram para óbito, sem tratamento anterior, o isolamento positivo de leptospiras não invalida a hipótese de o animal ter sido portador assintomático, vitimado por outra causa.

Diagnóstico sorológico

O teste de soroaglutinação microscópica (SAM) com antígenos vivos é indicado pela Organização Mundial da Saúde ao diagnóstico sorológico da leptospirose em humanos e animais. É uma técnica laboriosa que requer leptospiras vivas, a fim de compor um antígeno com base em anticorpos investigados no soro de animais com suspeita da doença. A "bateria" (ou painel) dos diferentes sorovares de leptospiras é mantida por repiques semanais nos laboratórios em meio específico de EMJH (Ellinghausen-McCullough-Johnson-Harris). O teste é realizado em duas etapas. Inicialmente, procede-se à triagem de soros suspeitos contra a bateria de diferentes sorogrupos (sorovares) do laboratório, de interesse para a espécie-alvo, na diluição 1:100. Os soros que reagirem na diluição 1:100 devem ser novamente testados em diluições de série geométrica na razão 2 (1:200, 1:400, 1:800, 1:1.600 e assim por diante). Conceitualmente, o título do soro é considerado a recíproca da maior diluição que aglutinar 50% ou mais dos microrganismos testados.

SAM apresenta boa sensibilidade e especificidade, além de detectar imunoglobulinas das classes IgM e IgG, embora a IgM seja mais eficiente na aglutinação. Reações falso-negativas podem ocorrer em animais com infecção inicial ou quando a bateria de antígenos utilizados na SAM não for representativa dos sorogrupos/sorovares circulantes na região.

Na maioria dos países, os sorovares mais testados em cães, na SAM, são Canicola, Icterohaemorrhagiae, Pomona, Grippotyphosa, Autumnalis, Bratislava e Hardjo, embora possa haver variações geográficas.

Cães podem apresentar títulos negativos até o 10º dia da manifestação aguda da doença. O clínico, portanto, não deve se valer desse teste para a tomada de decisão quanto ao tratamento, pois o resultado pode ser falso-negativo no período inicial da doença.

O diagnóstico da leptospirose aguda pode ser firmado por sorologia pareada, que consiste em examinar duas amostras de soro coletadas em intervalos de 7 a 21 dias. O aumento $\geq$ 4 vezes entre o título final e o inicial, nos dois exames sorológicos, é considerado indicativo de doença.

Títulos de anticorpos revelados por SAM alcançam os valores máximos por volta de 3 semanas de infecção e podem persistir em níveis elevados até 3 meses, quando passam a declinar. Animais recentemente vacinados podem apresentar, no teste de SAM, persistência de anticorpos de origem vacinal cerca de 3 meses após a vacinação. Em geral, títulos 800 de anticorpos são encontrados em cães recentemente vacinados, embora possam chegar a títulos 3.200 em alguns animais.

É importante destacar que o teste de SAM é sorogrupo-específico. Quando o animal apresenta reações positivas para mais de um sorovar do mesmo sorogrupo, admite-se como mais provável causa de infecção o sorovar que tenha o maior título em exames individuais ou a maior variação de título entre as coletas, no caso de sorologia pareada. Assim, é mais apropriado, na SAM, interpretar reações para os sorogrupos do que para os sorovares individualmente.

A título de exemplo, um cão naturalmente infectado pelo sorovar Grippotyphosa apresenta altos títulos, na SAM, para o sorovar Pomona, que é do mesmo sorogrupo. Quando os títulos são $\geq$ 3.200 para vários sorovares do mesmo sorogrupo (homólogos), diz-se que ocorre reação mista, em razão do compartilhamento de epítopos nas leptospiras do mesmo sorogrupo. No entanto, quando a resposta é maior para sorogrupos heterólogos, podem ocorrer reações paradoxais, que dificultam a interpretação da SAM em animais vacinados, em virtude da presença de títulos para os sorogrupos Autumnalis e Bratislava (não presentes nas vacinas) em animais vacinados com o sorogrupo Pomona.

Em cães, altos títulos (na SAM) são observados em animais doentes ou convalescentes. Títulos entre 400 e 800 podem indicar estado de portador renal subclínico. Títulos $\geq$ 800 para sorovares patogênicos para cães – em animais com sinais clínicos compatíveis com leptospirose, que apresentem alterações em exames subsidiários (hemograma, leucograma e provas de função renal e/ou hepática), não vacinados recentemente (< 4 meses) – podem ser indicativos da doença. Adicionalmente, a magnitude ou a variação de títulos não estão diretamente associadas à gravidade da doença.

Títulos $\geq$ 800 são encontrados, também, em cães portadores renais subclínicos. As infecções subclínicas costumam acometer cães parcialmente protegidos pela vacinação ou animais infectados por leptospiras não patogênicas, exceto o sorovar Canicola, adaptado aos cães, o qual, após a infecção de alguns animais, pode apresentar títulos ≤ 400, com eliminação do patógeno pela urina.

Animais precoce ou adequadamente tratados favorecem a redução da magnitude dos títulos. Em linhas gerais, animais que se recuperam após o tratamento apresentam diminuição dos títulos para 200 entre 1 e 4 meses após o início do tratamento.

Outras técnicas sorológicas

Outras técnicas sorológicas, como ELISA, aglutinação em látex e imunofluorescência indireta, têm sido utilizadas para diagnóstico. A técnica de ELISA detecta anticorpos anti-*Leptospira* das classes IgM e IgG. Os anticorpos de classe IgM detectados por esse teste apresentam títulos 1 semana pós-infecção, alcançando título máximo em 2 semanas, enquanto no mesmo teste para a classe IgG, os títulos são observados entre 2 e 3 semanas, com pico em 4 semanas.

A técnica de ELISA também é sorogrupo-específica. Apesar da boa sensibilidade, poucos laboratórios têm adotado essa técnica na rotina de diagnóstico da leptospirose em cães. Em geral, o teste de SAM reúne melhor combinação de sensibilidade e especificidade do que a técnica de ELISA.

Diagnóstico por imagem

Radiografia e ultrassonografia não são utilizadas para o diagnóstico definitivo da doença, mas podem auxiliar a avaliar a extensão de lesões, particularmente em animais com graves lesões renais, hepáticas ou pulmonares.

A radiografia pulmonar pode acusar alterações por vasculite e hemorragias. Já a ultrassonografia detecta anormalidades do sistema urinário que ocorrem na leptospirose, como acúmulo de fluido perirrenal ou aumento da ecogenicidade cortical e da banda medular (de ecogenicidade) por necrose renal e hemorragias.

Técnicas de biologia molecular

Técnicas de biologia molecular, como a PCR, têm sido desenvolvidas para a rápida detecção de sorogrupos de leptospiras em animais. Sangue cardíaco, urina, derrames cavitários, fígado e rins têm sido considerados no diagnóstico molecular, mesmo em animais submetidos a tratamento com antimicrobianos.

Nos cães em fase de leptospiremia ou leptospirúria, a bactéria está presente inicialmente no sangue e, posteriormente, na urina, respectivamente. Por esse motivo, recomenda-se submeter sangue e urina do mesmo animal para o diagnóstico molecular.

Na PCR, reações falso-positivas ocorrem em animais infectados com leptospiras não patogênicas ou portadores crônicos subclínicos. Assim, reações positivas na PCR devem ser interpretadas com achados epidemiológicos, sinais clínicos e resultados de exames clinicolaboratoriais e/ou sorológicos. A técnica PCR em tempo real tem mostrado maior especificidade na detecção de animais doentes, com menor ocorrência de falso-positivos em amostras contaminadas.

Exames *post mortem*

A necropsia de cães com leptospirose mostra lesões características pulmonares, hepáticas e renais, com presença de icterícia, as quais, associadas ao quadro clínico, são sugestivas de leptospirose.

A visualização de leptospiras em cortes histopatológicos corados por métodos à base de sais de prata (Warthin-Starry, Levaditi, argentametamina de Gomori e Fontana-Tribondeau) pode confirmar o diagnóstico clínico.

Anatomia patológica macroscópica

Cães que evoluem para óbito por leptospirose apresentam lesões muito características, que auxiliam no diagnóstico. No exame macroscópico *post mortem*, o achado mais significativo é a icterícia, em geral bastante grave, em todas as mucosas aparentes, na esclera e na pele do abdome e dos pavilhões auriculares. Embora não sejam comuns, sufusões e equimoses podem ser observadas em diversos locais da pele.

Na abertura das cavidades torácica e abdominal, a icterícia é francamente manifesta em todo o tecido subcutâneo que, ocasionalmente, apresenta sinal de edema gelatinoso e hemorrágico. Pode-se observar icterícia na mucosa oral, na língua, no esôfago, na traqueia e na glote, bem como nos grandes vasos e nas serosas dos órgãos das cavidades torácica e abdominal (Figura 34.4). Também podem ser constatados derrames cavitários serossanguinolentos nas cavidades torácica e abdominal.

Nos pulmões, verificam-se icterícia, pneumonia bilateral em fase de hepatização vermelha (Figura 34.5 A) e extensas hemorragias pulmonares e subpleurais (Figura 34.5 B). Pleurisia e edema pulmonar com grande coleção de líquido espumoso sanguinolento são achados típicos (Figura 34.5 C).

Na abertura do saco pericárdico, pode ser encontrada coleção de líquido serossanguinolento (Figura 34.6 A). O coração pode exibir petéquias e sufusões no epicárdio e no endocárdio, associadas à presença de icterícia na artéria aorta, na veia cava, nas artérias pulmonares, nas válvulas e nas cordoalhas tendíneas (Figura 34.6 B).

Em alguns casos, podem ser identificadas áreas de infarto do miocárdio, causado por obstrução de pequenos vasos no processo de vasculite. No entanto, em razão da circulação coronariana peculiar dos cães, os infartos, em geral, não constituem a *causa mortis* dos animais.

Em casos mais graves de leptospirose canina, a laringe, a traqueia e o esôfago apresentam-se completamente ictéricos. O baço mostra-se bastante aumentado, com polpa branca evidente e icterícia de omento (Figura 34.7).

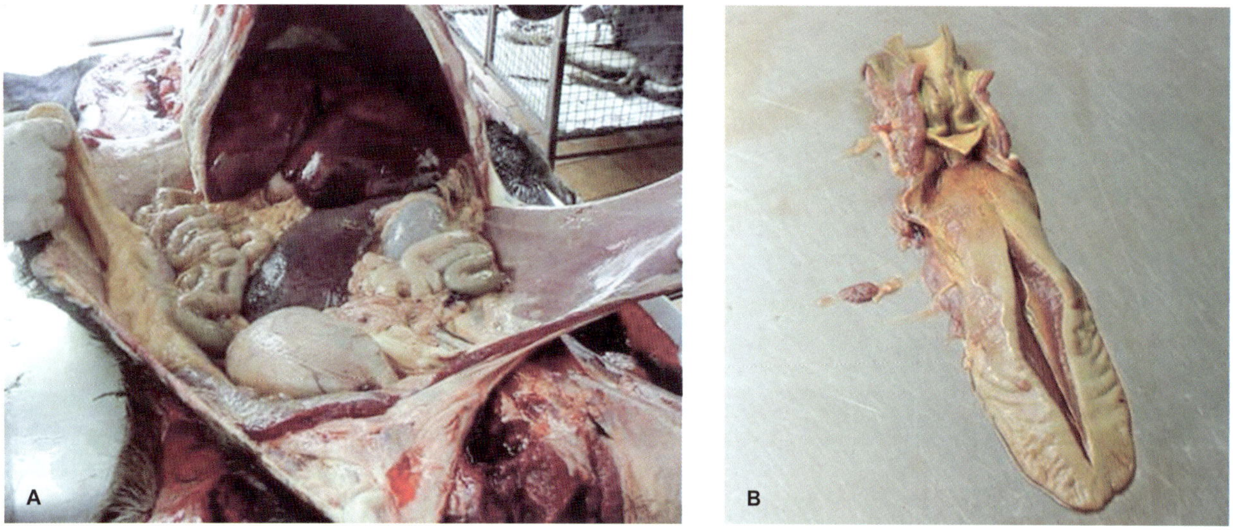

Figura 34.4 Exame *post mortem* de cães com leptospirose. À abertura da cavidade abdominal, é possível notar intensa icterícia de serosas de órgãos (**A**). Detalhe de congestão e icterícia da língua (**B**).

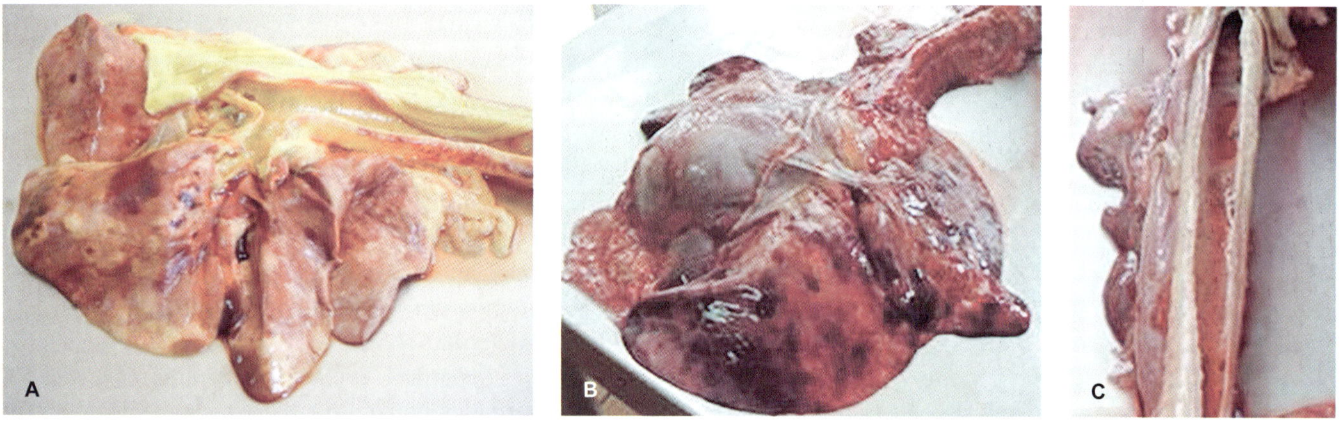

Figura 34.5 Exame *post mortem* de cães com leptospirose. É possível notar icterícia de pulmões, traqueia e esôfago, além de pneumonia bilateral em fase de hepatização vermelha (**A**), extensa hemorragia pulmonar e subpleural (**B**), bem como edema pulmonar com grande coleção de líquido na traqueia (**C**).

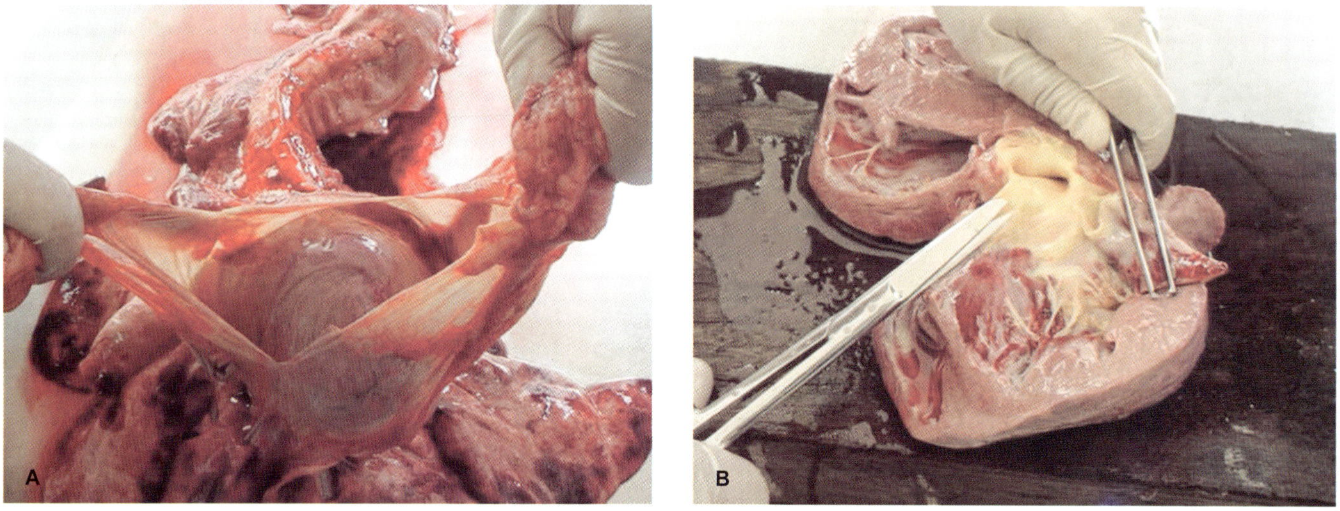

Figura 34.6 Exame *post mortem* de cães com leptospirose. É possível notar acúmulo de líquido serossanguinolento no saco pericárdico (**A**), icterícia de válvulas cardíacas e hemorragias do endocárdio (**B**).

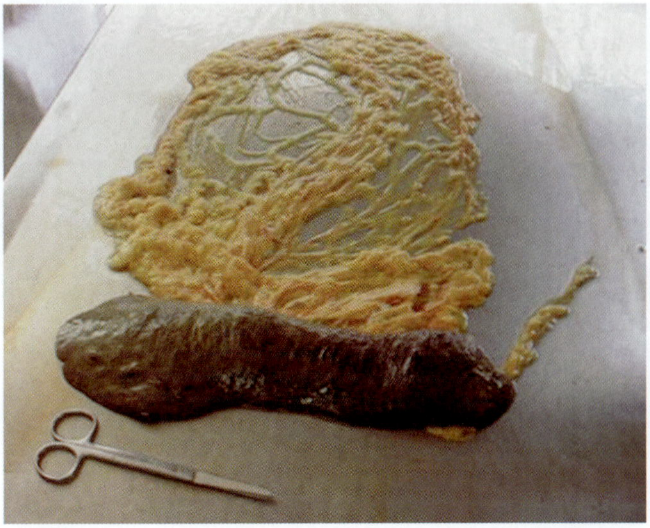

Figura 34.7 Exame *post mortem* de cão com leptospirose. É possível notar esplenomegalia e icterícia do omento.

O fígado apresenta-se congesto, aumentado, com bordas rombas e focos hemorrágicos (Figura 34.8 A), além de ter extensas áreas de congestão passiva crônica, degeneração por todo o parênquima hepático e aspecto de noz-moscada (Figura 34.8 B). Muitas vezes, na presença de lesão dos colédocos, o órgão encontra-se esverdeado em virtude de retenção biliar.

As serosas do esôfago, do estômago e do intestino apresentam-se ictéricas. Em animais com uremia, a mucosa do esôfago (Figura 34.9 A) e do estômago (Figura 34.9 B) apresenta hemorragias, edema e úlceras de diferentes tamanhos, além de icterícia. No intestino, pode-se observar icterícia das serosas e enterite catarral ou francamente catarro-hemorrágica com gravidade variável (Figura 34.9 C).

Os rins apresentam petéquias e sufusões subcapsulares, com coloração que varia de verde-escura a enegrecida, em razão da intensa impregnação por pigmentos biliares. Ao corte dos rins, observam-se degeneração, estrias marcantes na região cortical, halo corticomedular evidente e congestão da região medular renal (Figura 34.10 A e B), indicando início de hidronefrose.

Aderência de cápsula é observada em quase todos os casos de envolvimento renal. O trato corticomedular apresenta sinais de glomerulonefrite por deposição de imunocomplexos nos vasos glomerulares. Frequentemente, também se verificam infartos renais anêmicos ou hemorrágicos no parênquima renal (Figura 34.10 C). Na rotina do ambulatório de Enfermidades Infecciosas dos Animais, da FMVZ/Unesp, em Botucatu, SP, constatam-se, à necropsia de cães vitimados por leptospirose, muitos casos de infartos renais anêmicos e hemorrágicos.

A vesícula urinária mostra-se ictérica, com petéquias e sufusões na serosa e na mucosa. A urina apresenta coloração escura, variando de tons verdes até negro-esverdeado ou aspecto de "refrigerante à base de cola" (Figura 34.11).

Histopatologia

As lesões observadas em cães com leptospirose são compatíveis com o quadro de vasculite generalizada. Nos pulmões, detectam-se congestão, hemorragias, vasculite capilar, necrose fibrinoide de vasos sanguíneos, edema pulmonar, infiltração de neutrófilos e monócitos nos espaços alveolares, deposição de fibrina e formação de membranas hialinas em alvéolos. Pequeno número de leptospiras é constatado em cortes histopatológicos corados por métodos de sais de prata.

As lesões hepáticas revelam hemorragias, necrose focal e centrolobular, bem como dissociação de hepatócitos, com perda de orientação das trabéculas hepáticas, além de cilindros biliares nos canalículos. Grande número de leptospiras é observado em cortes corados por métodos de sais de prata.

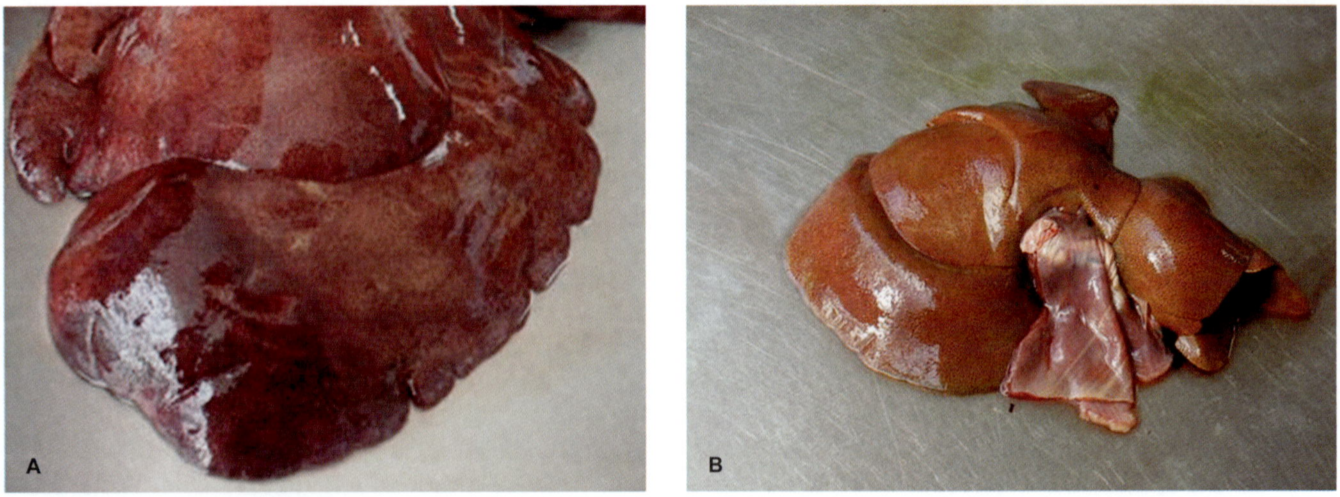

Figura 34.8 Exame *post mortem* de cães com leptospirose. É possível notar congestão, aumento de volume do fígado, que apresenta bordas rombas, focos hemorrágicos (**A**), degeneração por todo o parênquima hepático e aspecto de noz-moscada (**B**).

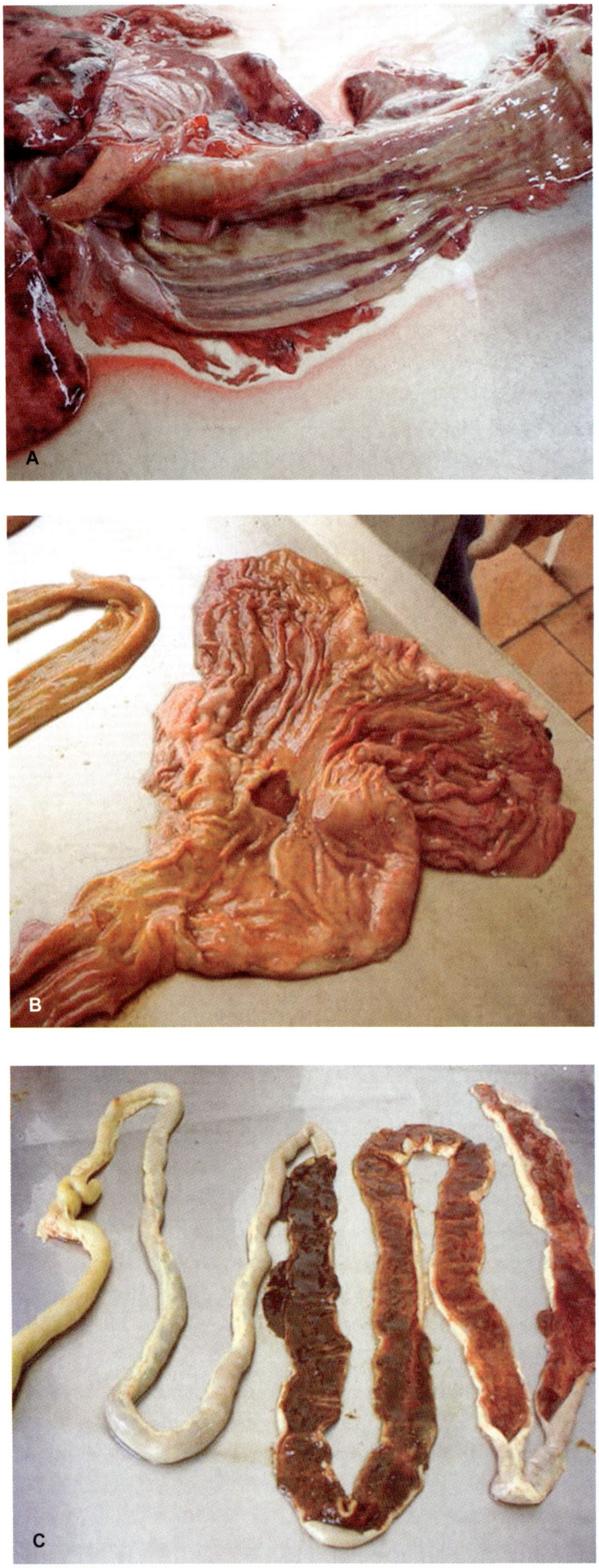

Figura 34.9 Exame post mortem de cães com leptospirose. É possível notar icterícia, hemorragia e úlceras na mucosa do esôfago (**A**) e do estômago (**B**), bem como icterícia de serosa e enterite catarro-hemorrágica (**C**).

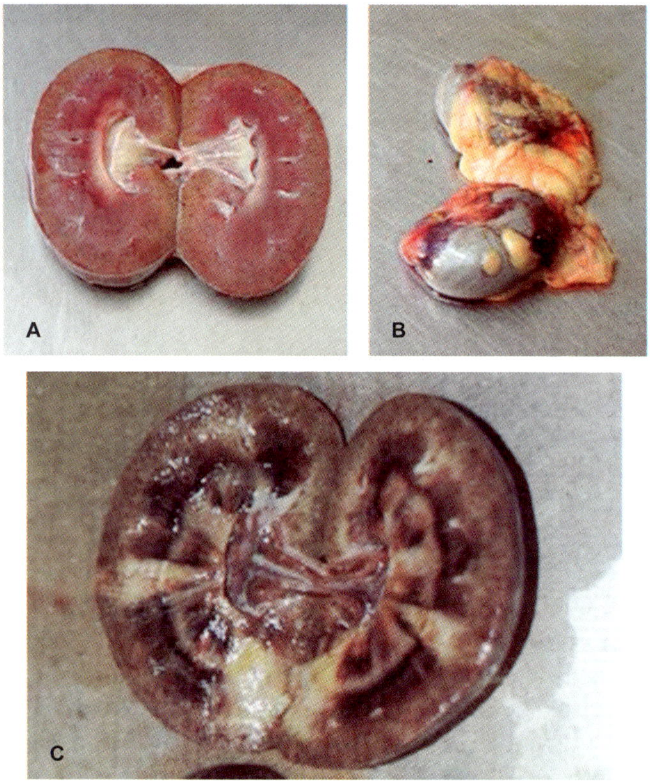

Figura 34.10 Exame *post mortem* de cães com leptospirose. É possível notar congestão da região medular, degeneração e estrias na região cortical (**A** e **B**) e infartos renais (**C**).

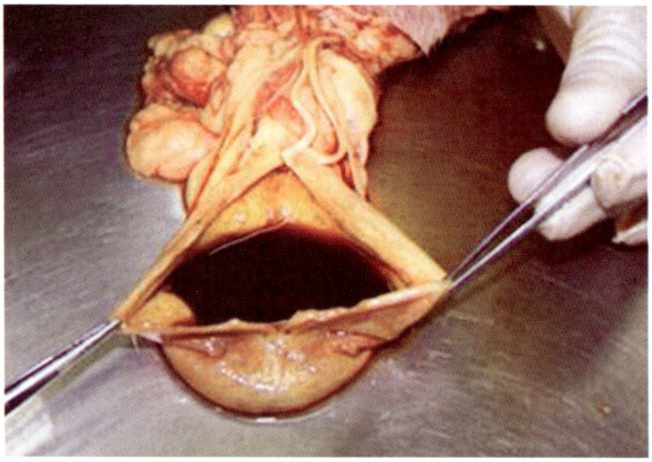

Figura 34.11 Exame *post mortem* de cão com leptospirose. É possível notar coloração escura da urina à abertura da vesícula urinária, com aspecto de refrigerante à base de cola.

Os rins apresentam inflamação intersticial grave na junção corticomedular, nefrite tubulointersticial (infecção da pelve renal propagada para o interstício tubular), infiltração de neutrófilos, degeneração e necrose de células epiteliais tubulares (por ação tóxica direta das leptospiras), além de infiltração de macrófagos, linfócitos e plasmócitos. Grande número de leptospiras é observado em cortes histológicos corados pelos métodos de sais de prata (Figura 34.12).

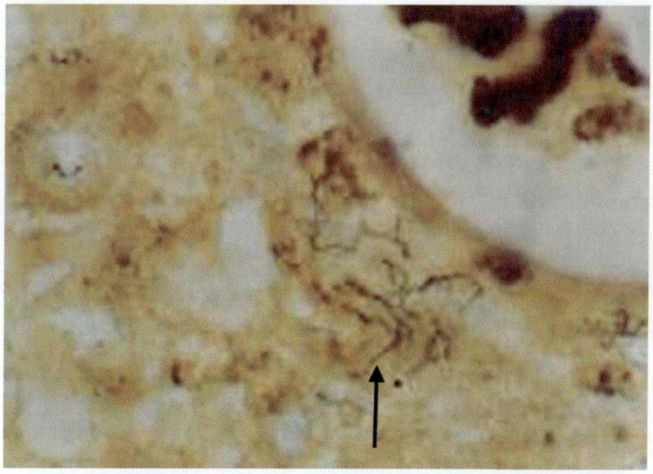

Figura 34.12 Leptospiras no interstício de túbulos renais de cão com leptospirose. É possível notar formato espiralado característico da bactéria e coloração enegrecida (seta) em virtude do acúmulo de sais de prata (Warthin-Starry,100×).

As leptospiras nos tecidos podem ser visualizadas em cortes histológicos, com o emprego de diferentes corantes à base de sais de prata. No entanto, esses métodos não são de rotina, pois requerem laboratórios equipados e técnicos especializados. Os sais de prata impregnam os lipídios da membrana celular das leptospiras, que se coram em negro, o que possibilita a visualização da morfologia característica da espiroqueta.

Diagnóstico diferencial

Em virtude do quadro polissistêmico, diferentes doenças devem ser levadas em consideração no diagnóstico diferencial da leptospirose canina, particularmente intoxicações, babesiose, ehrlichiose, neoplasias e anemias autoimunes.

Intoxicação por dicumarínico

Nas intoxicações por dicumarínico, os sinais clínicos têm início abrupto, incluindo hemorragias, diarreia sanguinolenta e vômitos (muitas vezes com sangue).

Quaisquer procedimentos de punção venosa ou aplicações de medicamento por via subcutânea levam a grandes áreas de hemorragia. O tempo de coagulação, nos casos de intoxicação por dicumarínico, é extremamente aumentado. Além disso, os animais apresentam mucosas ictéricas em virtude da intensa hemólise. No hemograma, não se constatam alterações similares às da leptospirose (pois não há trombocitopenia nem leucocitose), somente anemia moderada.

Babesiose

Cães acometidos por *Babesia canis* apresentam mucosas ictéricas por hemólise intravascular, mas não sofrem alterações das funções hepática e renal, tampouco leucocitose por neutrofilia, embora se observem discreta trombocitopenia e urina de coloração escura.

O curso da doença é mais brando e prolongado do que o da leptospirose. Esfregaço de sangue corado pelo método de Giemsa possibilita o diagnóstico por meio da visualização do agente em formato piriforme, no interior de grande número de hemácias.

Ehrlichiose canina

Embora a ehrlichiose canina seja considerada, por alguns autores, no diagnóstico diferencial, a ehrlichiose e a leptospirose em cães dificilmente são confundidas.

Na ehrlichiose canina, os animais não apresentam icterícia. Há, contudo, histórico de parasitismo por carrapatos, e as mucosas aparentes estão anêmicas ou perláceas. O hemograma evidencia marcada anemia, leucopenia e trombocitopenia (pancitopenia).

Anemia hemolítica autoimune

Essa condição também determina quadro de icterícia e urina de coloração escura, em virtude da destruição de eritrócitos. No hemograma, porém, não se encontra trombocitopenia, tampouco leucocitose acentuada, como na leptospirose.

A anemia hemolítica autoimune tem início súbito e pode ser diagnosticada pelos testes de aglutinação em salina ou pela prova de antiglobulina de Coombs. Nos esfregaços de sangue, observam-se esferócitos e eritrofagocitose.

Neoplasias hepáticas

Cães acometidos por neoplasias hepáticas apresentam apatia, icterícia e hepatomegalia, mas o curso é prolongado. Pode haver, ainda, anemia por espoliação. As alterações leucocitárias são discretas ou ausentes, havendo trombocitopenia em razão da síndrome paraneoplásica. As provas de função hepática apresentam grande elevação de ALT, gamaglutamil transferase (GGT) e dos níveis de bilirrubina direta. O exame ultrassonográfico revela formações neoplásicas no órgão.

Em geral, o prognóstico da leptospirose canina é sempre reservado. Os fatores que contribuem para a piora do prognóstico são: idade avançada do animal, acometimento pulmonar grave, insuficiência renal oligúrica e tratamento iniciado após 5 a 7 dias do estabelecimento do quadro clínico.

Tratamento

A eficácia do tratamento de animais com leptospirose canina depende do diagnóstico precoce da doença. A instituição de terapia na fase inicial da doença traz resultados satisfatórios.

No tratamento da leptospirose canina, três objetivos fundamentais devem ser alcançados: inativação do agente patogênico, manutenção ou reestabelecimento da função hepática e manutenção da integridade da função renal.

Antimicrobianos

O antimicrobiano fundamental para o tratamento da leptospirose é a penicilina, que apresenta excelente ação contra as leptospiras e ótima difusão pulmonar, entérica, hepática e, também, no parênquima renal. No entanto, a penicilina não consegue penetrar as células tubulares renais, nas quais as leptospiras persistem e se multiplicam, levando o animal ao estado de portador renal e causando, ainda, leptospirúria prolongada.

O tratamento com penicilina ou ampicilina (que é uma penicilina de amplo espectro de ação) parece diminuir as manifestações clínicas e a gravidade da lesão renal aguda, desde que seja iniciado até o 7º dia de evolução das manifestações clínicas.

No atendimento de cão com leptospirose, recomenda-se a imediata aplicação de penicilina cristalina na dose de 40.000 UI/kg de peso vivo, por via intravenosa. Logo a seguir, aplica-se a mesma dose (40.000 UI/kg de peso vivo) de penicilina benzatina por via subcutânea ou intramuscular.

A penicilina cristalina aplicada pela via intravenosa será excretada por via renal em 6 h na totalidade da dose, caso a filtração glomerular esteja preservada. Já a penicilina benzatina apresentará níveis terapêuticos por 5 a 7 dias, caso a taxa de filtração glomerular esteja dentro da normalidade. Depois da primeira aplicação, a penicilina benzatina pode ser administrada novamente após 5 dias. Se a perfusão renal e a consequente filtração glomerular estiverem reduzidas, a meia-vida da penicilina aumentará, mas sem consequências nocivas para o animal em tratamento, mesmo com o acúmulo do antimicrobiano no organismo.

Existem compostos com múltiplas penicilinas (cristalina, sódica, potássica e benzatínica), mas com adição de estreptomicina na formulação. Desse modo, deve-se evitar o uso desses compostos, pois a estreptomicina é um antimicrobiano pertencente ao grupo dos aminoglicosídios, bastante nefrotóxico, e seria fatal em caso de insuficiência renal aguda na leptospirose. Com a recuperação da função renal, entretanto, a estreptomicina é o antimicrobiano de eleição para eliminar as leptospiras do interior das células tubulares renais, evitando-se, assim, o estabelecimento do estado de portador convalescente com leptospirúria, que tornaria o animal fonte de infecção para outros cães e para os humanos.

Embora a doxiciclina seja citada como alternativa de antimicrobiano para a eliminação de leptospiras dos túbulos renais, a estreptomicina é muito mais efetiva. Vários estudos *in vivo* em modelos experimentais demonstraram que a estreptomicina é mais efetiva na eliminação das leptospiras de todos os tecidos, particularmente das células tubulares renais, podendo anular o estado de portador renal com uma dose. No entanto, em animais que são tratados e se recuperam, recomenda-se, para a eliminação do agente dos túbulos renais, a aplicação de estreptomicina na dose de 5 a 10 mg/kg, a cada 24 h, durante 3 dias, por via subcutânea ou intramuscular.

Uma grande preocupação no tratamento da leptospirose canina é a complicação do quadro pulmonar por bactérias oportunistas, tornando-o ainda mais grave. Para evitar esse processo, devem ser utilizados antimicrobianos de amplo espectro, como as cefalosporinas de terceira geração, bastante ativas contra a ampla gama de bactérias envolvidas no agravamento do quadro pulmonar, sendo efetivas, também, contra as leptospiras. Ainda, as cefalosporinas alcançam o interior das células tubulares renais, eliminando o estado de portador renal do animal tratado.

Ceftiofur é uma cefalosporina de terceira geração – de uso restrito em Medicina Veterinária – que constitui a melhor opção para combater bactérias oportunistas e leptospiras dos túbulos renais de cães. Esse fármaco é recomendado na dose de 7,5 mg/kg, a cada 24 h, por via subcutânea ou intramuscular. A ceftriaxona é outro exemplo de cefalosporina de terceira geração, de uso veterinário, indicada por via intravenosa na dose de 25 mg/kg, a cada 24 h. A duração do tratamento com as cefalosporinas fica a critério do clínico e depende da gravidade da doença e do grau de comprometimento pulmonar.

Se o tratamento específico com administração de antimicrobianos não for realizado corretamente, os animais que se recuperarem podem tornar-se portadores convalescentes, além de desenvolver nefrite intersticial crônica com poliúria e polidipsia ou, ainda, hepatite crônica ativa, que terá como consequências a perda acentuada de peso e a ascite.

Reposição de fluidos e eletrólitos

A manutenção da integridade e/ou a recuperação da função renal requerem manutenção ou estímulo da filtração glomerular, para que os metabólitos tóxicos (como creatinina, ureia e bilirrubina) sejam excretados do organismo do animal. Além do estímulo à filtração glomerular, a reposição de fluidos e eletrólitos é necessária, em virtude das perdas decorrentes de diarreia e vômitos em cães com leptospirose.

Deve-se proceder à reposição das deficiências de volemia já nas primeiras 4 a 6 h (se possível), pois o intuito é obter rápida melhora da perfusão renal. O fluido de escolha para o procedimento de reidratação é um cristaloide, como a solução simples de Ringer com adição de 3 a 5% de solução de glicose a 50%. Nesse período, quando se realiza o procedimento de reidratação, o animal deve ser submetido a cuidadoso acompanhamento, para evitar o desenvolvimento de edema pulmonar. Durante a reidratação, o animal deve receber sonda uretral, que será fixada para aferir a produção de urina (mℓ/kg/h), a fim de que os fluidos sejam administrados com precisão.

Em caso de insuficiência renal aguda não oligúrica, com desidratação e hipovolemia grave, recomenda-se utilizar solução de Ringer simples (cristaloide), pois animais nessas condições apresentam-se hipopotassêmicos (até 90 mℓ/kg/h), sendo necessário monitorá-los, com constante mensuração da diurese.

Na leptospirose canina, o maior problema é o estabelecimento de insuficiência renal aguda oligoanúrica, que não responde ao tratamento convencional supracitado. A oligúria é caracterizada por volume urinário inferior a 2 mℓ/kg/h ou, segundo alguns autores, por volume urinário inferior a 0,27 mℓ/kg/h. Já a anúria caracteriza-se por débito urinário inferior a 0,08 mℓ/kg/h ou pela não produção de urina.

Tanto a oligúria como a anúria representam risco de morte para o animal com insuficiência renal aguda. Quando a insuficiência renal aguda progride para oligúria, com retenção de solutos, hiperidratação, hiperpotassemia e acidose metabólica, coloca em risco a vida dos animais. Assim, a oligúria deve ser tratada para sua reversão.

A administração de fluidos e medicamentos é problemática em animais oligúricos ou anúricos, apesar da necessidade contínua dessas terapias. As principais consequências da manutenção de fluidoterapia em animais oligúricos ou anúricos são sobrecarga hídrica, hipertensão, insuficiência cardíaca congestiva e edema pulmonar.

A promoção de diurese, requerida em animais oligúricos ou anúricos, leva ao uso, por vezes empírico, de diuréticos (como manitol e furosemida) e vasodilatadores (como dopamina). Se adiado por poucas horas após a fase inicial da lesão renal, o uso de diuréticos pode alterar o curso e piorar o quadro de insuficiência renal aguda. Frequentemente, todavia, esses riscos são superados pela necessidade de combater outras complicações mais graves decorrentes da hipovolemia.

Diuréticos

Manitol

Manitol é a primeira opção de diurético. Trata-se de um fármaco osmótico, filtrado livremente nos glomérulos, que promove expansão do líquido extracelular, aumento do fluxo sanguíneo renal e da taxa de filtração glomerular, diminuição do edema das células tubulares renais e elevação do fluxo tubular, ajudando a evitar o colapso tubular.

O aumento da pressão osmótica impede que a água seja reabsorvida nos túbulos renais. Além disso, o manitol tem efeito nefroprotetor, pois evita que as toxinas se acumulem no líquido tubular. Também aumenta o fluxo sanguíneo renal e a filtração glomerular (como mencionado), por causar dilatação arteriolar, diminuindo a resistência vascular e a viscosidade sanguínea. O manitol é administrado por via intravenosa, em concentração de 10 a 20%, na dose de 500 mg/kg até 1 g/kg, em infusão lenta, por período de 15 a 20 min.

O débito urinário após a administração de manitol deve aumentar em 1 h. Se ocorrer diurese, o tratamento pode ser repetido a cada 6 h. Caso contrário, o uso deve ser interrompido imediatamente, pois o manitol é contraindicado a pacientes hiperidratados e em anúria, uma vez que o aumento do volume intravascular, resultante do processo, pode desencadear edema pulmonar.

Dopamina

Se houver falha na terapêutica com manitol para obtenção de diurese osmótica, deve-se optar pela utilização de dopamina, uma catecolamina endógena precursora imediata da norepinefrina, que, em doses de 0,5 a 2 μg/kg/min, dilata os leitos capilares renais, mesentéricos, coronários e intracerebrais. Dopamina é um fármaco de uso em humanos, mas pode ser aplicado em cães.

No tratamento de cães com insuficiência renal aguda oligúrica por leptospirose, para o preparo da solução na dose citada anteriormente, deve-se diluir um frasco de 200 mg de dopamina de 5 mℓ (40 mg/mℓ) em 1 ℓ de solução salina, que resultará em concentração aproximada de 200 μg/mℓ ou 3,3 μg/gota.

Essa solução deve ser utilizada apenas em bombas de infusão, para que cada animal receba a dose adequada por minuto, de acordo com o peso corporal. A diluição de 200 mg de dopamina em 1 ℓ de solução salina foi a título de exemplo. Cada animal pode ser tratado com diluições diferentes, mantendo-se a dose e o uso das bombas de infusão. A dopamina é contraindicada em casos de feocromocitoma e fibrilação ventricular. Se houver extravasamento de dopamina pelo cateter intravenoso, podem ocorrer flebite e necrose do tecido ao redor do vaso.

Em cães com insuficiência renal aguda oligúrica, as doses usuais variam de 0,5 a 3 μg/kg/min. Alguns autores recomendam a associação de dopamina e furosemida, a fim de aumentar o fluxo urinário, mas os efeitos na filtração glomerular são discutíveis.

Furosemida

Na literatura sobre medicina veterinária, não estão disponíveis estudos randomizados que tenham avaliado a eficácia da furosemida em animais com insuficiência renal aguda estabelecida. Estudos em animais sadios mostraram que a furosemida é capaz de aumentar o débito urinário, mas não é possível extrapolar esses resultados para animais com insuficiência renal aguda.

A furosemida bloqueia a reabsorção de cloreto e sódio na alça ascendente de Henle, resultando em natriurese e diurese osmótica, com aumento da excreção de potássio no tubo distal. Esse fármaco também aumenta a excreção renal de água, sódio, cloreto, cálcio, magnésio, amônia e bicarbonato. Provoca pequena vasodilatação renal e aumento transitório do volume de filtração glomerular.

Embora a associação de furosemida e dopamina seja indicada à insuficiência renal aguda de cães com leptospirose, a combinação desses fármacos é contraindicada a animais com anúria. Nos casos de insuficiência renal aguda com uremia, recomenda-se furosemida na dose de 2 mg/kg após a correção da volemia, por via intravenosa. Se não ocorrer diurese após 1 h, a furosemida deve ser novamente administrada, por via intravenosa, na dose de 4 mg/kg, sempre associada à dopamina, com monitoramento dos animais. Vale destacar, no entanto, que a ação da furosemida ainda é discutível (se melhora o quadro de insuficiência renal aguda ou se acelera a recuperação).

Em medicina humana, a utilização de furosemida nos casos de insuficiência renal aguda acarreta mais riscos ao paciente do que melhora do quadro clínico. Assim, não há, até o momento, indicação ao uso de furosemida em animais com insuficiência renal aguda não oligúrica, exceto em casos de hiperidratação e hiperpotassemia.

Em geral, na rotina do tratamento de cães com insuficiência renal aguda por leptospirose, recomenda-se manitol como primeira opção para produção de diurese.

Outras medidas de tratamento

No tratamento da leptospirose canina, também podem ser utilizados corticoides nos quadros de pneumonia grave e edema pulmonar. Observa-se melhora clínica após a administração de hidrocortisona, por via intravenosa, com dose que varia de 1 a 5 mg/kg, a fim de estabilizar o quadro respiratório. Deve-se lembrar, porém, que o acometimento pulmonar grave é ligado à exacerbação da resposta imune, apresentando prognóstico reservado de sobrevida.

A diálise peritoneal e, preferivelmente, a hemodiálise são procedimentos que garantem maiores taxas de recuperação e sobrevida de cães com insuficiência renal aguda por leptospirose. Os resultados da hemodiálise são superiores aos de qualquer outro tipo de tratamento.

Animais tratados que se recuperam devem receber alimentação com baixos teores de sódio, sem gordura e rica em energia, por um período de 2 a 3 semanas. Em animais que apresentem episódios de vômito, a alimentação oral deve ser descontinuada. Nessas situações, podem ser administrados antieméticos, como metoclopramida ou, em casos mais graves, ranitidina.

Em casos extremos de anemia e trombocitopenia em cães com leptospirose, pode haver necessidade de transfusão sanguínea. Ainda em casos graves de pneumonia, a oxigenoterapia (ventilação assistida) é medida de suporte ao tratamento.

➤ Profilaxia e controle

Medidas gerais

Recomenda-se, como medida profilática geral, combater os roedores, para que não infectem diretamente os cães nem contaminem a água e os alimentos indiretamente, pela urina. Esse combate fundamenta-se no uso de rodenticidas e armadilhas, bem como no estoque adequado e seguro de alimentos e na adequação de instalações. Ademais, a drenagem e a canalização de esgotos, o tratamento e a canalização de cursos d'água, além do destino correto de lixo e entulho, são medidas gerais de saneamento que possibilitam o controle de roedores.

A remoção diária de restos de comida e água, assim como a higienização periódica de comedouros e bebedouros dos animais, tende a diminuir o acesso de roedores aos alimentos fornecidos aos cães.

Além disso, é importante evitar que cães domiciliados tenham contato com cães de rua, especialmente com a urina desses animais.

A desinfecção do ambiente em que permanecem os cães pode ser realizada com solução de hipoclorito (5%), deixando o produto agir por 30 a 60 min. Em seguida, é preciso remover o desinfetante com água corrente abundante.

Também é necessário instituir quarentena para animais recém-adquiridos em canis. Recomenda-se, ainda, isolar e tratar animais doentes, bem como proceder à sorologia de cães que tiveram contato com animais doentes.

Medidas específicas

Cães portadores

A prevenção e o controle da leptospirose canina envolve o tratamento com antimicrobianos dos cães que sejam portadores renais de leptospiras, que apresentem leptospirúria por longos períodos e que atuem como principais fontes de infecção para cães, outros animais e também para humanos.

Vacinação

A vacinação é reconhecida como recurso profilático específico, sendo fundamental contra a leptospirose canina, a qual também reduz o impacto da doença na Saúde Pública. No entanto, a vacinação deve ser instituída com as demais medidas gerais de profilaxia e controle.

Vacinas comerciais contra leptospirose canina são efetivas em reduzir a ocorrência da doença e a gravidade dos sinais clínicos. Em geral, porém, não impedem a infecção nem o estabelecimento de animais portadores.

Existem vacinas disponíveis comercialmente, contendo bacterinas, e vacinas constituídas por cultivos de leptospiras inativadas por formol e calor, que diluem a suspensão liofilizada de vacinas polivalentes destinadas à imunização de cães jovens.

Os principais sorovares de leptospiras incluídos na formulação de vacinas para cães são Canicola, Icterohaemorrhagiae, Pomona e Grippotyphosa. As vacinas comerciais não induzem imunidade cruzada total para os sorogrupos Autumnalis, Bratislava e Sejroe. No entanto, vacinas comerciais que contêm os sorovares Grippotyphosa e Pomona podem, curiosamente, aumentar os títulos para Autumnalis e Bratislava na SAM, tornando confusa a interpretação do diagnóstico sorológico.

Ademais, estão disponíveis, no mercado, bacterinas contra leptospirose com hidróxido de alumínio e sem adjuvantes.

As bacterinas contra leptospirose destinadas à imunização de cães induzem a produção de baixos níveis de anticorpos aglutinantes, revelados pela técnica de SAM com antígenos vivos. A proteção, contudo, é conferida por anticorpos neutralizantes, revelados somente por testes de soroneutralização ou por provas de desafio que, segundo a regulamentação aceita internacionalmente, devem ser efetuadas em *hamsters*.

Bacterinas anti-*Leptospira* podem proteger os animais contra a doença clínica, mas não são totalmente efetivas contra a infecção e o estabelecimento do estado de portador renal. No entanto, cães que recebem três doses da vacina ainda filhotes, ou mesmo cães adultos, caso não tenham sido vacinados quando jovens, mas que recebam revacinações anuais, adquirem boa proteção contra as leptospiras, principalmente se as demais medidas profiláticas, já comentadas, forem rigidamente instituídas.

Também estão disponíveis vacinas compostas apenas de sorovares de leptospiras, as quais podem ser administradas seis meses após a administração da vacina anual (popularmente conhecidas como V8, V10 e V12), nas áreas de alto risco da doença. Esses locais incluem áreas expostas a inundações, alagadiços ou ambientes com excesso de cães errantes ou abandonados e com falta de infraestrutura básica de limpeza urbana que leva à proliferação de roedores.

Outras vacinas – contra os diversos sorovares de leptospiras envolvidos na doença em cães – têm sido elaboradas com base em técnicas de biotecnologia moderna. Como exemplo, têm-se as vacinas de subunidades, nas quais a bactéria é fracionada e o imunógeno contém apenas o envoltório externo do microrganismo, no qual se encontram os epítopos importantes para a indução de imunidade, utilizando-se como antígeno a fração do envoltório externo da bactéria, que é o local de ação dos anticorpos e do complemento.

As vacinas compostas de frações de bactérias são preparadas com componentes da membrana externa, por meio da tecnologia OMC (do inglês *outer membrane complex*, que significa: complexo de membrana externa), que extrai antígenos altamente imunogênicos das células de *L. interrogans* dos sorovares Icterohaemorrhagiae, Canicola, Grippotyphosa e Pomona. Existem vacinas desenvolvidas com a biotecnologia OMC que apresentam como antígenos apenas quatro sorovares, devendo ser administradas como reforço anual em regiões endêmicas.

Em cães com leptospirose, deve-se optar por vacinas cuja tecnologia garanta maior concentração antigênica e induza proteção tanto contra a doença clínica como contra o estabelecimento do estado de portador.

Ademais, cães devem ser vacinados a partir de 45 dias de vida, caso as cadelas não tenham sido vacinadas. Ao contrário, em filhotes de cadelas com histórico de revacinação, o protocolo vacinal pode ser iniciado aos 60 dias de idade.

É desejável que as vacinas contra leptospirose sejam produzidas com biotecnologia OMC e que os animais sejam vacinados com uma dose de reforço aos 90 dias de idade, incluindo revacinação aos 120 dias de vida.

As vacinas consideradas na profilaxia da leptospirose canina são múltiplas (V8, V10 ou V12), contendo antígenos contra cinomose, parvovirose, coronavírus e adenovirose caninas, as quais são administradas anualmente durante toda a vida do animal. Animais que frequentam áreas de risco, com ocorrência frequente da doença, devem ser vacinados anualmente (com vacina cujos antígenos sejam apenas sorovares de leptospiras).

Em virtude do potencial zoonótico das leptospiras, a prevenção da leptospirose em cães consiste em medida de extrema importância para evitar a doença em humanos.

Saúde Pública

A leptospirose figura entre as zoonoses mais frequentes e preocupantes em todo o mundo, em razão do amplo espectro de infecção da leptospira e da disseminação da bactéria por todos os continentes. A doença ocorre em casos isolados ou surtos, principalmente em países de clima tropical.

Os sorovares que mais acometem humanos são Icterohaemorrhagiae e Canicola. As fontes de infecção para humanos são os roedores sinantrópicos (portadores sadios), bem como os cães doentes e os portadores convalescentes que apresentam leptospirúria intermitente.

A bactéria é transmitida dos animais para os humanos de maneira direta ou indireta, pelo contato com a urina de roedores, animais domésticos ou silvestres, bem como pelo consumo de água e alimentos contaminados. Assume-se que os cães representam importante elo na cadeia epidemiológica de transmissão da leptospirose para os humanos, em virtude do contato com urina ou sangue de animais doentes ou portadores.

Em humanos, a doença apresenta sinais inespecíficos, iniciando-se com febre e dores musculares. Outros sinais clínicos incluem cefaleia, episódios de vômito e mal-estar geral, que simula estado gripal. Conjuntivite e petéquias cutâneas ocorrem com menos frequência. Com a evolução da doença, estabelece-se vasculite sistêmica, que facilita a migração das leptospiras para vários órgãos e tecidos, causando hepatite, nefrite, meningite e/ou encefalite. A lesão vascular aguda causa hemorragia pulmonar e pneumonia graves, além de edema pulmonar.

A patogenicidade pulmonar das leptospiras em humanos é determinada por mecanismo mediado pela ação da bactéria nas células do endotélio vascular e/ou pela resposta imune do hospedeiro. O quadro de vasculite causa isquemia do córtex renal, necrose de células epiteliais

leptospiras dos tecidos por fagocitose. Muitas vezes, a morte é consequência das sequelas desses efeitos, apesar da resposta imune instalada.

Em animais que sobrevivem à fase aguda, as leptospiras persistem em pequena quantidade em certos tecidos protegidos dos anticorpos, principalmente na luz dos túbulos renais proximais, no cérebro, na câmara anterior dos olhos e no trato genital. Nos rins, as leptospiras migram pelos espaços intersticiais e entre as células epiteliais renais, instalando-se na superfície dos túbulos. Em seguida, são excretadas pela urina de modo intermitente. Na urina, há anticorpos específicos contra leptospiras, mas não fagócitos, o que possibilita a sobrevivência e a multiplicação dos microrganismos nos túbulos contornados renais, nos quais formam microcolônias e são excretados (leptospirúria) por dias, meses ou anos.

Essas leptospiras podem estar cobertas de polissacarídios ou proteínas de origem hospedeira, o que as torna não aglutináveis ao anticorpo homólogo. Essa condição explica a existência de portadores renais e/ou genitais assintomáticos, que exercem papel importantíssimo na epidemiologia da leptospirose.

A imunidade na leptospirose, até recentemente, era considerada predominantemente humoral, principalmente pela ação de anticorpos sorovar-específicos contra LPS, os quais promovem rápida fagocitose por macrófagos e neutrófilos. IgM é a primeira imunoglobulina a ser detectada no soro, decrescendo por volta de 30 dias. IgG, principalmente IgG_1, é detectada sorologicamente entre 7 e 10 dias pós-infecção, com pico em cerca de 3 semanas. Em 3 meses pós-infecção, IgG corresponde a 80% dos resultados sorológicos observados na soroaglutinação microscópica (SAM).

A reinfecção pelo mesmo sorovar parece improvável, mesmo quando os níveis sorológicos detectáveis pela reação de SAM (prova diagnóstica de referência) são baixos.

Estudos atuais apontam para a importante participação da imunidade inata na resposta imune contra a bactéria em virtude da diferença na expressão gênica para citocina entre hospedeiro resistente e suscetível. Há também diferenças na dinâmica da infecção durante a apresentação e no processamento de antígenos, assim como na forma aguda e crônica da leptospirose.

Fatores de virulência expressos em leptospiras patogenicas como lipopolissacaridios, lipoproteínas, glicoproteína, proteínas de superfície formadoras de poros, adesinas e enzimas de degradação (colagenase, hemolisina, fosfolipase e esfingomielinase, hemeoxigenase) são identificados como relacionados com interações com o hospedeiro: macrófago-leptospira, leptospira–matriz celular. Entre estas, destacam-se Loa22, LipL32 e as proteínas da família Lig (*Leptospiral immunoglobulin-like protein*).

Clínica

Bovinos e bubalinos

Os bovinos são hospedeiros de manutenção de *L. borgpetersenii* sorovar Hardjo (estirpe Hardjobovis) e *L. interrogans* sorovar Hardjo (estirpe Hardjoprajitno). No Brasil, os sorovares Hardjo e Wolfii têm sido os mais frequentemente detectados no sorodiagnóstico, seguidos por Grippotyphosa, Icterohaemorrhagiae e Pomona, os quais têm sido associados à ocorrência de abortamentos. Os bubalinos, salvo em algumas regiões específicas do Brasil, acompanham os bovinos no tocante às sorovariedades prevalentes.

O sorovar Hardjo tem sido evidenciado em todo o mundo, com variáveis aspectos de patogenicidade, dependendo da estirpe envolvida (Hardjobovis ou Hardjoprajitno). Em alguns países, como Austrália, Nova Zelândia e Holanda, o sorovar Hardjo, embora disseminado no rebanho bovino, parece não interferir nas taxas reprodutivas. Em outros, a infecção pela estirpe Hardjobovis pode determinar infertilidade, abortamentos, natimortos, nascimento de animais prematuros, bezerros fracos ou aparentemente normais (mas infectados) e portadores renais. Nesses casos, a infertilidade pelo sorovar Hardjo está geralmente associada à infecção ovariana e uterina, levando ao aumento do intervalo entre parto e concepção e entre partos, em consequência da morte embrionária.

Bovinos leiteiros apresentam mastite flácida, com diminuição brusca da produção de leite, processo conhecido como síndrome da queda do leite (*milk drop syndrome*) que dura 2 a 10 dias, cujo leite se encontra amarelado, com consistência de colostro, grumos grosseiros e elevada contagem de células somáticas, ou, ainda, agalaxia, com pequena quantidade de secreção sanguinolenta excretada pelo teto.

A síndrome da queda do leite pode ocorrer de modo epizoótico, em cerca de metade dos animais de um rebanho ainda não exposto, persistindo 2 ou mais meses. Também pode acometer rebanhos endêmicos (mais comum) nas duas primeiras lactações. O retorno à produção leiteira nessa lactação ocorre por volta de 10 dias, mas não se alcançam os mesmos níveis produtivos anteriores.

No Brasil, apesar de a leptospirose bovina apresentar elevada soroprevalência (entre 60 e 70%, dependendo da região), com reações predominantes para o sorovar Hardjo, os relatos de isolamento desse sorovar são escassos. Inclusive, seu efeito sobre a esfera reprodutiva ainda não está totalmente elucidado. Em rebanhos de corte e manejo extensivo, não se observou impacto sobre as taxas reprodutivas, independentemente do estágio de infecção, mas as taxas reprodutivas foram elevadas com o descarte progressivo de animais infectados e a introdução de vacinação. Em rebanhos leiteiros, o sorovar Hardjo mostrou interferência negativa nas taxas de prenhez e parição. De qualquer maneira, a infecção por esse sorovar deve ser motivo de preocupação e constante avaliação, principalmente pelo risco de exposição humana.

Em bovinos jovens, os sorovares patogênicos determinam surtos graves, cujos sinais clínicos incluem febre alta, anemia hemolítica, hemoglobinúria, icterícia, congestão pulmonar, meningite (ocasionalmente) e morte. Animais que sobrevivem apresentam retardo no crescimento e baixo ganho de peso, com significantes lesões renais, as quais condenam a carcaça no abate, sendo essa observação importante para o rastreamento de focos de leptospirose nos rebanhos.

Em bovinos adultos, a infecção por leptospiras pode ser totalmente inaparente ou manifestar-se de modo sistêmico, em geral determinada por sorovares incidentais. Pode, ainda, manifestar-se como enfermidade reprodutiva, caracterizada por abortamentos, infertilidade, esterilidade ou nascimento de animais fracos e debilitados. Durante a fase de leptospiremia, há invasão placentária entre 14 e 60 dias pós-infecção. Os fetos são, geralmente, expelidos em processo de autólise 24 a 48 h após a morte.

A morte fetal, na leptospirose bovina, é causa de baixo desempenho reprodutivo e diminuição da atividade pecuária, em virtude da reduzida produção de carne e leite, levando a prejuízos sanitários e econômicos.

Suínos

A leptospirose afeta suínos de todas as idades. Animais jovens apresentam febre, anorexia, prostração, conjuntivite, icterícia, hemoglobinúria e distúrbios neurológicos. Não raramente, evoluem para óbito. Em animais adultos e fêmeas não prenhes, a infecção costuma ser benigna e inaparente.

Em abatedouros, os rins de suínos infectados podem apresentar manchas brancas (*kidney white spots*). O exame histológico dessas lesões revela hemorragias subcapsulares e lesões degenerativas, além de nefrite glomerular e tubular. Contudo, o abortamento é a mais frequente manifestação clínica da leptospirose suína, afetando significativamente a economia da propriedade rural, podendo, em surtos epidêmicos, ocasionar a perda de 100% dos nascimentos.

Na fase de leptospiremia das fêmeas suínas infectadas durante a gestação, as leptospiras atravessam a placenta e chegam ao feto, o que pode resultar em infecção não letal, que persiste após o nascimento, ou em morte fetal e abortamento, com fetos degenerados e mumificados.

A evolução da leptospirose suína depende, sobretudo, do estágio de gestação e do sorovar envolvido. A maioria dos sorovares pode infectar suínos, mas Pomona, Icterohaemorrhagiae, Canicola, Tarassovi, Bratislava e Grippotyphosa têm sido os mais frequentes em inquéritos sorológicos realizados em animais dessa espécie no Brasil.

Ovinos e caprinos

Em ovinos e caprinos, a descrição de casos de leptospirose é um evento raro. Nos registros efetuados, porém, as manifestações clínicas foram, em especial, da esfera reprodutiva, semelhante ao observado em bovinos.

Na infecção aguda, constatam-se anorexia, dificuldade respiratória, anemia hemolítica, icterícia, urina de coloração vermelho-escura e febre.

Em inquéritos sorológicos efetuados no Brasil, os sorovares mais frequentemente observados nos ovinos foram: Hardjo, Wolfii, Icterohaemorrhagiae e Hebdomadis. Nos caprinos, os mais frequentes foram Icterohaemorrhagiae, Pyrogenes e Hardjo.

Equinos

Nos equinos, manifesta-se tanto como doença sistêmica quanto enfermidade da esfera reprodutiva, na dependência do sorovar infectante. Os sinais aparecem 4 a 5 dias pós-infecção e incluem, principalmente, prostração, apatia, perda de apetite, emagrecimento, febre por até 3 dias, conjuntivite e lacrimejamento, além de mucosas pálidas ou ictéricas, com petéquias.

Potros podem apresentar hemorragia pulmonar, hematúria (principalmente na fase aguda, que perdura cerca de 10 dias) e, ainda, sinais neurológicos e de irritabilidade, decorrentes de encefalite. Tanto os animais adultos quanto os jovens podem apresentar o corpo arqueado em razão da dor. Na leptospirose equina, o quadro hemático inclui anemia hemolítica, aumento da velocidade de hemossedimentação, leucocitose com neutrofilia ou linfocitose. A leptospirúria perdura 10 semanas e constitui alto risco zoonótico.

Equinos que sobrevivem à infecção aguda por leptospiras podem apresentar alterações oculares decorrentes de uma reação de hipersensibilidade localizada, do tipo III, que se caracteriza por blefaroespasmo, fotofobia, dor e intenso lacrimejamento por conta da iridociclite, além de uveíte e panoftalmia periódica. Esses sinais aparecem em períodos alternados de quiescência clínica e recidiva. Como consequência, independentemente de terem sido tratados, os animais podem evoluir para cegueira com calcificação da córnea, atrofia do globo ocular e glaucoma. Esses sintomas podem surgir até 2 anos após a infecção sistêmica por leptospiras, principalmente pelo sorovar Pomona, embora existam relatos similares em animais infectados pelo sorovar Grippotyphosa. As patologias oculares são de natureza imunomediada e não patognomônicas de leptospirose equina, pois outros agentes também podem causá-las. Porém, constitui a principal causa de cegueira em equinos.

Em fêmeas prenhes infectadas por leptospiras, tem sido registrada a ocorrência de abortamentos, bem como nascimento de animais fracos e prematuros, portadores renais e, portanto, excretores de leptospiras, que podem ser isoladas de urina, anexos e tecidos fetais, inclusive do humor aquoso ocular.

Em inquéritos sorológicos realizados em equinos, no Brasil, Icterohaemorrhagiae é o sorovar predominante, estando mais relacionado com casos clínicos graves. No entanto, também têm sido encontrados plantéis de equinos com predomínio de reações sorológicas pelos sorovares Pomona, Grippotyphosa e Bratislava.

Diagnóstico

O diagnóstico da leptospirose não é uma tarefa fácil, pois os sinais clínicos são variados e as informações epidemiológicas conduzem apenas a suspeita clínica. Os testes laboratoriais diretos, que detectam o agente etiológico, e os indiretos, que demonstram os anticorpos produzidos pelos mecanismos de defesa do hospedeiro, são a base do diagnóstico da leptospirose.

Métodos diretos

1. Exame a fresco por meio da observação da morfologia e motilidade característica das leptospiras em microscopia de campo escuro ou contraste de fase de suspensões de tecidos e urina.
2. Exames histopatológicos a partir de amostras conservadas em formol, coradas por hematoxilina-eosina (HE) ou por sais de prata tais como os metodos de Levaditi ou Warthin Starry.
3. Exames microscópicos a partir de cortes de tecidos expostos a anticorpos conjugados fluorescentes ou imunoenzimáticos.
4. Isolamento e identificação de leptospiras por meio do cultivo e/ou inoculação em animais de laboratório. As leptospiras são cultiváveis em meios especificamente desenvolvidos para seu metabolismo. O pequeno percentual de isolamentos, em contraste com o número elevado de casos clínicos descritos e também de reações sorologicamente positivas, dizem respeito às condições de colheita e preservação dos materiais encaminhados aos laboratórios de diagnóstico. Embora seja o exame fundamental para o esclarecimento da epidemiologia da leptospirose, as exigências nutricionais e as dificuldades das leptospiras se manterem viáveis em material biológico ou mesmo no meio ambiente fazem do cultivo uma prova de sucesso relativo. Após o isolamento, a estirpe necessita ser identificada e tipificada frente a uma bateria de antissoros policlonais específicos (reação de aglutinação com absorção cruzada), ou por meio de anticorpos monoclonais ou ainda por técnicas moleculares como *restriction endonuclease analysis* e *pulsed-field gel electrophoresis*, ribotipagem, *insertion sequences* (IS), *randomly amplified polymorphic DNA* (RAPD), *arbitrarily primed polimerase chain reaction* (AP-PCR) e *amplified fragment length polymorphism* e sequenciamento do DNA.
5. Técnicas moleculares para detecção de DNA bacteriano por meio da reação em cadeia pela polimerase (PCR) e suas variações têm sido empregadas com sucesso a partir de qualquer material clínico com o propósito de se identificar o DNA bacteriano de forma específica, com elevada sensibilidade e em curto período de tempo. A PCR é uma ferramenta fundamental quando as leptospiras não estão viáveis para o isolamento ou diante de material clínico muito contaminado como frequentemente ocorre com fetos abortados.

Métodos indiretos

A investigação de anticorpos humorais produzidos pelos animais infectados por leptospiras tem sido a principal metodologia aplicada à rotina diagnóstica da leptospirose em animais e humanos.

Testes gênero-específicos, como a reação de aglutinação macroscópica, o teste de ELISA (*enzyme-linked immunosorbent assay*) e outros mais modernos, baseados em proteínas recombinantes, foram avaliados como métodos de triagem, mas não alcançaram valores de sensibilidade e especificidade que justificassem a substituição da reação de soroaglutinação microscópica – SAM (Figura 35.3), considerada a prova padrão-ouro, recomendada pela Organização Mundial da Saúde Animal.

A SAM emprega como antígeno uma coleção de cultivos de leptospiras, devendo haver pelo menos uma estirpe por sorogrupo descrito. Um amplo número de sorogrupos deve estar presente, incluindo os de ocorrência regional. O título sorológico (ponto de corte) aceito para que um animal seja considerado reagente é, em geral, 100. Títulos inferiores (25 ou 50) podem ser empregados em rebanhos bovinos, para análise do impacto reprodutivo da infecção provocada pelo sorovar Hardjo, principalmente em novilhas.

Para definir o número de amostras sorológicas necessárias à investigação diagnóstica ou epidemiológica, é preciso seguir critérios relativos ao número de animais do rebanho, à prevalência estimada e ao nível de significância. A análise do resultado deve considerar a proporção de animais sororreagentes em relação ao total examinado, o que indica o grau de associação daquela população com determinado sorovar. O provável sorovar infectante é aquele que aparece em maior frequência e com maior título. Por causa do compartilhamento de antígenos, os sorovares de um mesmo sorogrupo (como ocorre frequentemente com Hardjo e Wolffi) podem apresentar reações cruzadas.

Amostras clínicas para análise laboratorial

- Animal vivo: sangue (colhido no pico febril), urina e sêmen
- Fetos abortados: se o abortamento ocorrer até o quinto mês de gestação é conveniente enviar o feto inteiro para exames laboratoriais. No entanto, se o abortamento ocorrer após o quinto mês de gestação (em virtude do tamanho fetal), para a correta preservação dos

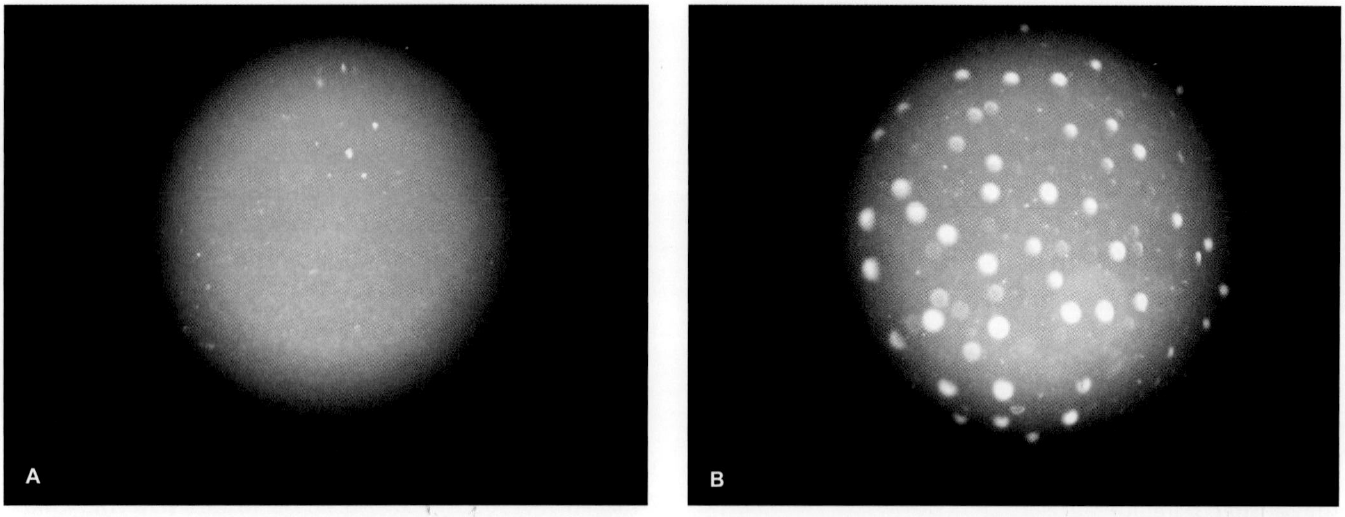

Figura 35.3 Reação de teste de soroaglutinação microscópica (SAM): visualização em microscópico óptico com condensador de campo escuro seco, com lente objetiva Epiplan 10×/0,20 e ocular 10 (100×), diluição 1:100. **A.** Não reagente. **B.** Reagente.

órgãos e anexos, é conveniente que seja previamente submetido à necropsia por médico-veterinário, que deverá observar as lesões macroscópicas e proceder à necropsia com a máxima assepsia. No feto, os materiais indicados ao diagnóstico são: rins, fragmentos de fígado, pulmões, baço e cérebro; conteúdo abomasal (em seringa estéril), exsudato abdominal e/ou torácico, além da placenta

- Animais de experimentação ou silvestres: valem as mesmas considerações recomendadas aos fetos abortados
- Soro sanguíneo: as amostras de soro sanguíneo materno e fetal e, eventualmente, de exsudato torácico e abdominal podem ser submetidas aos testes sorológicos. Deverão ser colhidas assepticamente e encaminhadas ao laboratório de diagnóstico livres de coágulos, não hemolisadas ou lipêmicas, mantidas congeladas e transportadas em caixas isotérmicas com gelo reciclável.

Amostras sorológicas pareadas, colhidas com intervalo de 20 a 30 dias, melhoram muito a interpretação dos resultados. Animal negativo que soroconverte ou animal reagente que apresenta quatro vezes o aumento do título indicam infecção em curso. Porém, a análise individual de animais de rebanho/grupo/lote pode conduzir a erros de diagnóstico. Em caso de surto de leptospirose em um rebanho de animais de produção, recomenda-se proceder ao exame sorológico de uma amostra representativa da população de animais por ocasião do início dos sinais, incluindo-se as diferentes categorias zootécnicas (Figura 35.4).

Muitos animais assintomáticos, portadores renais e/ou genitais, podem não reagir na SAM. No entanto, esses animais podem eliminar leptospiras pela urina, sêmen ou secreções cervicovaginais.

Todas as amostras clínicas devem ser coletadas com a máxima assepsia, embaladas, identificadas, mantidas em condições indicadas de refrigeração, congelamento ou uso de conservantes e enviadas ao laboratório de diagnóstico no menor tempo possível, em caixas isotérmicas com gelo reciclável. Devem ser acompanhadas por ficha técnica contendo as informações da amostra clínica (data da coleta, método de conservação, dados de necropsia), assim como a identificação da propriedade e sua localização e do proprietário. Ainda, devem conter informações do rebanho, como espécie animal, número de animais, aptidão, aspectos clínicos (incluindo sinais, sintomas e lesões), dados epidemiológicos e de manejo sanitário e zootécnico.

A associação de métodos laboratoriais como a histopatologia, e a pesquisa direta e indireta do agente são complementares e de grande importância para a confirmação do diagnóstico da leptospirose. Auxiliam também

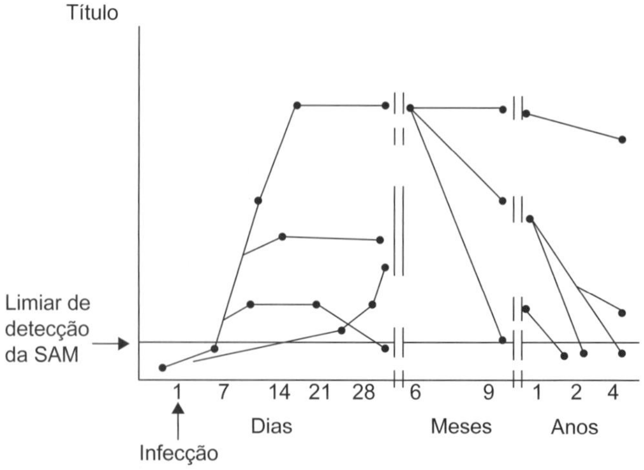

Figura 35.4 Evolução sorológica da leptospirose animal detectada pela reação de soroaglutinação microscópica (SAM). Adaptada de Turner LH. Leptospirosis. II. Serology. Trans R Soc Trop Med Hyg. 1968;62(6):880-99.

no diagnóstico diferencial entre leptospirose e as demais doenças do trato reprodutivo, causadoras de abortamento e infertilidade.

Tratamento

Na fase aguda de um foco de leptospirose em rebanhos bovino, suíno, ovino e caprino tem sido preconizado o emprego de di-hidrestreptomicina, na dose diária de 25 mg/kg, por via intramuscular, durante 3 a 5 dias consecutivos. Com esse procedimento, espera-se eliminar os sinais clínicos, principalmente os abortamentos, como também o estado de portador renal e genital. Variações desse protocolo têm sido referidas com diferentes resultados, dependendo da fase da infecção e da virulência da estirpe infectante.

Alternativamente, os fármacos oxitetraciclina (por via intramuscular, na dose de 20 a 40 mg/kg, uma ou duas vezes, com 10 dias de intervalo) e amoxicilina (duas doses de 15 mg/kg, com intervalo de 48 h) também têm sido preconizados para a eliminação do estado de portador renal ou genital, mas os resultados são pouco confiáveis.

Para os suínos, pode-se administrar oxitetraciclina (na dose de 20 a 40 mg/kg/dia, durante 3 a 5 dias), oxitetraciclina (na dose de 500 g/t de ração), ou clortetraciclina (na dose de 400 g/t de ração), para evitar o abortamento.

Para a panoftalmia periódica em equinos, a antibioticoterapia apresenta pouco efeito no curso da doença. A associação de corticosteroide subconjuntival na fase crônica pode auxiliar no alívio do incômodo do lacrimejamento contínuo, assim como o uso de colírio de atropina, 3 vezes ao dia, para manter a pupila dilatada.

A relação custo/benefício da antibioticoterapia deve levar em conta o valor dos animais, o destino do rebanho e o tipo de criação. Vale ressaltar, contudo, que o tratamento com antimicrobianos sempre é recomendável quando houver risco de transmissão aos humanos.

Profilaxia e controle

Para o controle da leptospirose animal, deve-se reduzir a prevalência da infecção pelos sorovares mantidos naquela população, além de diminuir o grau de associação ecológica das estirpes mantidas por hospedeiros de vida livre.

Na prática veterinária, recomendam-se as seguintes medidas preventivas gerais: não introdução de animais no rebanho sem a realização de exames prévios (sorologia pareada, cultivo e/ou PCR de urina e sêmen), remoção e destino adequado de excretas e fetos abortados e anexos, fornecimento de água e alimentos de boa qualidade, drenagem de pastos sujeitos a acúmulo de água durante os períodos chuvosos, limpeza e desinfecção das instalações (estábulo, sala de ordenha, pocilga, baia, maternidade, canil), bem como promoção de desratização e antirratização sistemáticas.

É preciso separar o lote infectado do sadio por pelo menos 6 meses da última ocorrência. Animais doentes, reagentes, ou que sofreram soroconversão devem ser isolados e tratados com antibióticos.

Ademais, o lote de fêmeas prenhes deve ser separado do restante e monitorado. Só serão introduzidos novos animais no rebanho 6 meses após o término do surto.

A antibioticoterapia preventiva constitui o procedimento de escolha quando da introdução de novos animais no rebanho, de doadores nas centrais de inseminação artificial e de transferência de embriões, assim como as receptoras.

Para touros doadores de sêmen em centrais de inseminação artificial, o Ministério da Agricultura, Pecuária e Abastecimento (MAPA) determina o tratamento do extensor acrescido ao sêmen bovino com um destes protocolos: A – Gentamicina (250 μg), tilosina (50 μg) e lincomicina/espectinomicina (150/300 μg) por mℓ de sêmen, ou, B – Penicilina (500 UI), estreptomicina (500 UI) e lincomicina/espectinomicina (150/300 μg) por mℓ de sêmen.

Para inseminação artificial, deve-se sempre utilizar sêmen de animais comprovadamente livres de enfermidades, seguindo-se as normas sanitárias internacionais, tendo-se o mesmo cuidado com fêmeas doadoras e receptoras de embriões. Os cuidados implantados devem garantir a ausência de patógenos ou reduzir o risco de infecção dos descendentes a um nível aceitável.

As normas sanitárias estabelecidas apoiam-se nos informes dos registros de vigilância epidemiológica obtidos a campo e fundamentadas na pesquisa científica e estão definidas no Código Zoossanitário Internacional da World Organisation for Animal Health (OIE) e pelo Subcomitê da Sociedade Internacional de Transferência de Embriões (IETS).

Vacinas estão disponíveis comercialmente e são formadas por cultivos de células bacterianas íntegras (bacterinas) inativadas. São, ainda, polivalentes, pois reúnem a suspensão de diferentes estirpes, representantes de até 10 sorovares, com base na soroprevalência regional e atendendo à necessidade de proteção sorovar-específica. A diversidade de epítopos de LPS confere proteção sorovar-específica das bacterinas, havendo pouca ou nenhuma proteção cruzada dos diversos sorovares.

Um programa de vacinação sistemático, semestral ou anual, conforme as recomendações do fabricante deve ser instituído e os animais monitorados sorologicamente. Bezerros recebem a primeira dose aos 4 meses de idade. Vacas em gestação devem ser vacinadas 2 meses antes do parto. As bacterinas comerciais conferem proteção contra a doença clínica, diminuindo ou limitando os surtos de abortamento e as perdas produtivas. As bacterinas comerciais apresentam como maior limitação a incapacidade de conter a excreção renal e/ou genital dos animais assintomáticos. Neste caso, a antibioticoterapia está indicada.

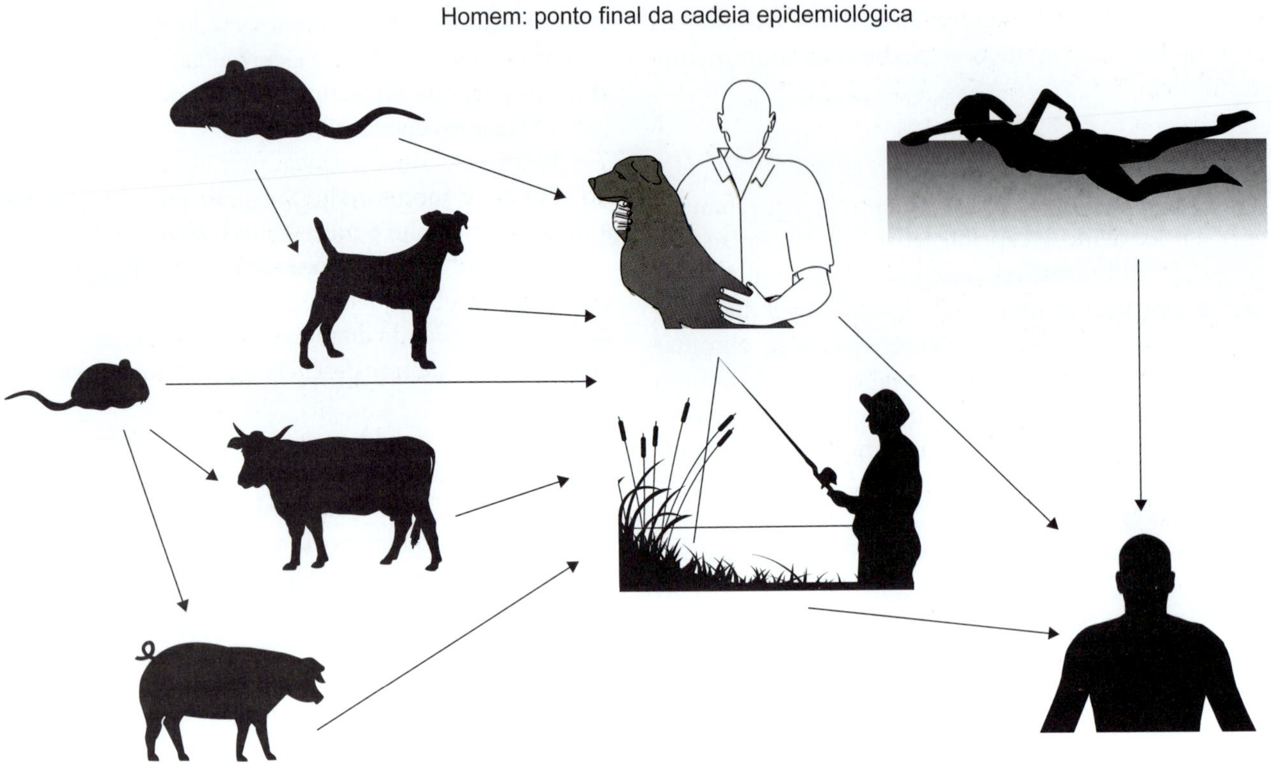

Figura 35.5 Epidemiologia da leptospirose. Os humanos são infectados pelo contato indireto com hospedeiros de manutenção ou acidentais, pela exposição por atividade profissional, recreação ou acidental.

Destaca-se que nos primeiros 6 meses após a aplicação da bacterina ocorre a interferência nos testes sorológicos diagnósticos, não sendo possível a diferenciação de títulos vacinais daqueles oriundos da infecção em curso ou pregressa.

Algumas proteínas de membrana externa e lipoproteínas ativadas durante a infecção (OmpL1, LipL41, LipL32 e LigA e LigB), tiveram seus genes clonados, sequenciados e expressos em vetores, e foram testadas como propostas de novas vacinas. Entretanto, apresentam limitações quanto à proteção gênero-especifica.

➤ Saúde Pública

Em humanos, a leptospirose caracteriza-se, frequentemente, como doença ocupacional. Granjeiros, magarefes, médicos-veterinários, tratadores de animais e outros profissionais podem ser infectados por contato direto com animais. Atualmente, o principal grupo de risco, em âmbito mundial, é o que lida diretamente com animais de produção, principalmente rebanhos bovinos leiteiros e granjas de suínos, em razão do contato com excretas, carcaças e fetos abortados.

Trabalhadores que atuam em esgotos, canaviais e arrozais, bem como mineiros (primeiros profissionais reconhecidamente infectados com o sorovar Icterohaemorrhagiae), adquirem a infecção por contato com ambiente contaminado pela urina de roedores sinantrópicos ou animais silvestres. Acidentalmente, a leptospirose acomete humanos em atividades recreativas como pescarias, natação em águas naturais, próximas às zonas rurais, em que coabitam animais domésticos e silvestres (Figura 35.5).

Nos grandes centros urbanos, em meses com altos índices pluviométricos – especialmente após episódios de enchentes –, humanos podem ser infectados por contato com água ou solo contaminado pela urina de roedores, principais portadores dos sorovares Icterohaemorrhagiae e Copenhageni. No Brasil, surtos epidêmicos são registrados, anualmente, na época das chuvas, 80% dos quais provocados por *L. interrogans* sorovar Copenhageni.

➤ Bibliografia

Adler B, Moctezuma AP. Leptospira and leptospirosis. Vet Microbiol. 2010;140(3-4):287-96.

Ahmed A, Engelberts MFM, Boer KR, Ahmed N, Hartskeerl RA. Development and validation of real-time PCR for detection of pathogenic Leptospira species in clinical materials. PLoS One. 2009;4(9):e7093.

Bharti AR, Nally JE, Ricaldi JN, Matthias MA, Diaz MM, Lovett MA *et al*. Leptospirosis: a zoonotic disease of global importance. Lancet Infect Dis. 2003;3(12):757-71.

Brasil. Ministério da Agricultura, Pecuária e Abastecimento [homepage na Internet]. Brasília, DF: Esplanada dos Ministérios; 2014 [atualizado em 17 dez 2014]. Disponível em: http://www.agricultura.gov.br/. Acesso em 17/12/2014.

Cerqueira GM, Picardeau M. A century of Leptospira strain typing. Infect Genet Evol. 2009;9(5):760-8.

Cullen PA, Haake DA, Adler B. Outer membrane proteins of pathogenic spirochetes. FEMS Microbiol Rev. 2004;28(3):291-318.

Dhaliwal GS, Murray RD, Dobson H, Montgomery J, Ellis WA. Reduced conception rates in dairy cattle associated with serological evidence of Leptospira interrogans serovar Hardjo infection. Vet Rec. 1996;139(5):110-4.

Faine S, Adler B, Bolin C, Perolat P. Leptospira and Leptospirosis. Melbourne: MediSci; 1999.

Genovez ME, Fava C, Castro V, Gregory L, Ferrari CIL, Lança Neto, P *et al.* Effect Of Leptospira spp. serovar Hardjo infecction on reprocuction of two beef Nelore herds with different serological status. In: XXIV World Buiatric Congress, 2006, Nice. Proceedings. Nice: Wbc2006, 2006.

Genovez ME, Del Fava C, Castro V, Gotti TB, Dib CC, Pozzi CR *et al.* Leptospirosis outbreak in dairy cattle due to Leptospira spp. serovar Canicola: reproductive rates and serological profile after treatment with streptomycin sulfate. Arq Inst Biol. 2006;73:389-93.

Genovez ME. Diagnóstico laboratorial de la leptospirosis animal. In: Cachione RA, Durlach R, Largui OP, Martino P. Temas de Zoonosis III. Buenos Aires: Asociacíon Argentina de Zoonosis; 2006. p. 170-82.

Genovez ME, Oliveira JC, Castro V, Del Fava C, Ferrari CIL, Pituco EM *et al.* Desempenho reprodutivo de um rebanho Nelore de criação extensiva com leptospirose endêmica: estudos preliminares. Rev Bras Reprod Anim. 2001;25(2):244-6.

Genovez ME, Oliveira JC, Castro V, Ferrari CIL, Scarcelli E, Cardoso MV *et al.* Elevação na taxa de parição de rebanho Nelore com leptospirose endêmica pelo descarte progressivo e vacinação. Rev Bras Reprod Anim. 2003;27:539-41.

Genovez ME, Oliveira JC, Castro V, Ferrari CIL, Scarcelli E, Cardoso MV *et al.* Serological profile of a Nelore herd presenting endemic leptospirosis and submitted to vaccination. Arq Inst Biol. 2004;71(4):411-5.

Guerreiro H, Croda J, Flannery B, Mazel M, Matsunaga J, Galvão Reis M *et al.* Leptospiral proteins recognized during the humoral immune response to leptospirosis in humans. Infect Immun. 2001;69(8): 4958-68.

Guitian J, Trumond MC, Hietala SK. Infertility and abortion among first-lactation dairy cows seropositive or seronegative for Leptospira interrogans serovar hardjo. J Am Vet Med Assoc. 1999;215(4): 515-8.

Haake DA, Chao G, Zuerner RL, Barnett JK, Barnett D, Mazel M *et al.* The leptospiral major outer membrane protein LipL32 is a lipoprotein expressed during mammalian infection. Infection and Immunity. 2000; 68:2276-85.

Haake DA, Mazel MK, McCoy AM, Milward F, Chao G, Matsunaga J *et al.* Leptospiral outer membrane proteins OmpL1 and LipL41 exhibit synergistic immunoprotection. Infect Immun. 1999;67(12):6572-82.

Levett PN. Leptospirosis. Clin Microbiol Rev. 2001;14(2):296-326.

Lilenbaum W, Santos MRC. Leptospirose em reprodução animal: III. Papel do serovar hardjo nas leptospiroses bovinas no estado do Rio de Janeiro, Brasil. Rev Latino-am Microbiol. 1995;37(2):87-92.

Lin X, Chen Y, Yan J. Recombinant multiepitope protein for diagnosis of leptospirosis. Clin Vaccine Immunol. 2008;15(11):1711-4.

Madruga CR, Diederichsen W, Schenk MAM. Efeito da infecção natural da Leptospira interrogans sobre o desempenho reprodutivo de vacas Nelore. In: Comunicado técnico do 15. Embrapa Gado de Corte; 1982.

Manual Veterinário de Colheita e Envio de Amostras. Manual Técnico. Cooperação Técnica. MAPA/OPAS-PANAFTOSA para Fortalecimento dos Programas de Saude Animal do Brasil. Rio de Janeiro: PANAFTOSA-OPA/OMS,2010. 218 p.

Marinho M, Langoni H, Oliveira SL, Lima VMF. Role of cytokines, NO, and H2O2 on the immunopathology of leptospirosis in genetically selected mice. J Venom Anim Toxins Incl Trop Dis. 2005;11(2):198-212.

Murray GL, Ellis KM, Lo M, Adler B. Leptopsira interrogans requires a functional hemeoxigenase to scavenge iron from hemoglobin. Microbes Infect. 2008;10:791-97.

Murray GL, Srikram A, Henry R, Hartskeerl RA, Sermswan RW, Adler B. Mutations affecting Leptopira interrogans lipopolysaccharide attenuate virulence. Mol Microbiol. 2010;78:701-9.

Nardi Júnior G, Genovez ME, Ribeiro MG, Castro V, Jorge AM. Interference of vaccinal antibodies on serological diagnosis of leptospirosis in vaccinated buffalo using two types of commercial vaccines. Braz J Microbiol. 2007;38:363-8.

Nascimento AL, Ko AI, Martins EA, Monteiro-Vitorello CB, Ho PL, Haake DA *et al.* Comparative genomics of two Leptospira interrogans serovars reveals novel insights into physiology and pathogenesis. J Bacteriol. 2004; 186(7):2164-72.

Nascimento AL, Verjovski-Almeida S, Van Sluys MA, Monteiro-Vitorello CB, Camargo LEA, Digiampietri LA *et al.* Genoma features of Leptospira interrogans serovar Copenhageni. Braz J Med Biol Res. 2004;37(4):459-77.

Palaniappan RU, McDonough SP, Divers TJ, Chen CS, Pan MJ, Matsumoto M *et al.* Immunoprotection of recombinant leptospiral immunoglobulin-like protein A against Leptospira interrogans serovar Pomona infection. Infect Immun. 2006; 74(3):1745-50.

Ren SX, Fu G, Jiang XG, Zeng R, Miao YG, Xu H *et al.* Unique physiological and pathogenic features of Leptospira interrogans revealed by whole-genome sequencing. Nature. 2003;422:888-93.

Silva EF, Medeiros MA, McBride AJ, Matsunaga J, Esteves GS, Ramos JG *et al.* The terminal portion of leptospiral immunoglobulin-like protein LigA confers protective immunity against lethal infection in the hamster model of leptospirosis. Vaccine. 2007;25(33): 6277-86.

Stoddard RA, Gee JE, Wilkins PP, McCaustland K, Hoffmaster AR. Detection of pathogenic Leptospira spp. through TaqMan polymerase chain reaction targeting the LipL32 gene. Diagn Microbiol Infect Dis. 2009;64(3):247-55.

Turner LH. Leptospirosis. II. Serology. Trans R Soc Trop Med Hyg. 1968;62(6):880-99.

World Organization for Animal Health. Disponível em: http://www.oie.int/international-standard-setting/terrestrial-code/access-online/. Acesso em 30/01/2015.

Xue F, Zhao X, Yang Y, Yang J, Yang Y, Cao Y *et al.* Responses of murine human macropages to leptospiral infection: A study using Comparative Array analyzis. PLoS Negl Trop Dis. 2013; 7(10):2477.

Yan W, Faisal SM, McDonough SP, Divers TJ, Barr SC, Pan MJ *et al.* Immunogenicity and protective efficacy of recombinant Leptospira immunoglobulin-like protein B (rLigB) in a hamster challenge model. Microbes Infect. 2009;11(2):230-7.

Yasuda PH, Steigerwalt AG, Sulzer KR, Kaufmann AF, Rogers F, Brenner DJ. Deoxyribonucleic acid relatedness between serogroups and serovars in the family Leptospiraceae with proposals for seven new Leptospira species. Int J Syst Bacteriol. 1987;37:407-15.

Linfadenite Caseosa Ovina e Caprina

36

Márcio Garcia Ribeiro e Rinaldo Aparecido Mota

Definição

Linfadenite caseosa é uma doença infectocontagiosa crônica de ovinos e caprinos, caracterizada por inflamação dos linfonodos, abscessos cutâneos e em órgãos, causada pela bactéria *Corynebacterium pseudotuberculosis*.

Sinonímias: caroço, mal do caroço, falsa tuberculose, síndrome da ovelha magra e síndrome do caprino definhado.

Etiologia

A linfadenite caseosa de ovinos e caprinos é causada por *Corynebacterium pseudotuberculosis* (*C. pseudotuberculosis*), que recebeu várias denominações anteriores, como bacilo de Preisz-Nocard, *Bacillus pseudotuberculosis ovis*, *Bacillus pseudotuberculosis*, *Actinomyces pseudotuberculosis* e *Corynebacterium ovis*.

C. pseudotuberculosis consistem em bactérias intracelulares facultativas pertencentes aos actinomicetos da família *Mycobacteriaceae*. Apresentam-se em formato de pequenos bacilos pleomórficos, gram-positivos, medindo de 0,5 a 0,6 μm por 1 a 3 μm, não esporulados e desprovidos de cápsula. São microrganismos anaeróbios facultativos, embora sejam cultivados, preferencialmente, em microaerofilia e tolerem aerobiose no isolamento. Ademais, determinadas linhagens têm flagelos.

Nas colorações de Gram, Giemsa e Panótico o microrganismo apresenta morfologia pleomórfica, assemelhando-se a letras chinesas. Nas provas bioquímicas de identificação, essas bactérias são positivas para urease, glicose e maltose, mas negativas para sacarose. Não hidrolisam esculina nem caseína. Além disso, são positivas para catalase e negativas para oxidase.

São reconhecidos dois biovares ou biotipos, denominados *ovis* e *equi*, que são diferenciados, classicamente, com base em características bioquímicas (redução do nitrato). O biovar *ovis* acomete, predominantemente, ovinos e caprinos, e não reduz o nitrato a nitrito (nitrato negativo). Em contraste, o biovar *equi* é observado em lesões de equinos e bovinos, e comumente reduz o nitrato a nitrito.

O uso recente de técnicas moleculares – como a reação em cadeia pela polimerase e ERIC-PCR (*Enterobacterial Repetitive Intergenic Consensus*) – tem auxiliado na classificação taxonômica do microrganismo, na detecção de genótipos e na diferenciação dos biovares, além da identificação da bactéria em espécimes clínicos.

A bactéria pode ser isolada em meios convencionais, como ágar-sangue ovino ou bovino (5%), desfibrinado, preferencialmente em condições de microaerofilia, a 37°C. A partir de 48 h, são observadas colônias diminutas (0,5 mm de diâmetro), com estreito halo de beta-hemólise, ressecadas, aderidas ao meio e de coloração esbranquiçada ou opaca, assumindo, com o envelhecimento das culturas, tonalidade amarelada.

As linhagens de *C. pseudotuberculosis* apresentam diferentes fatores de virulência, incluindo exotoxinas e componentes da estrutura da parede bacteriana, que determinam a permanência do microrganismo no interior do citoplasma de fagócitos e a indução de reações inflamatórias piogranulomatosas.

C. pseudotuberculosis tem várias exotoxinas (fosfolipase D, esfingomielinase, dermonecrotoxinas e hemolisinas). A capacidade de manter-se viável no interior de fagócitos (neutrófilos e macrófagos) é atribuída à elevada concentração de lipídios da parede bacteriana, à presença de ácido micólico e glicoproteínas, que dificultam a fagocitose.

A enzima difusível fosfolipase D é responsável pela lise de eritrócitos. A ação dessa exoenzima ou citolisina resulta na destruição das fosfolipases da membrana dos eritrócitos, levando à liberação do íon ferro, importante cofator de multiplicação para a maioria das bactérias. A produção de fosfolipase D pode ser observada no teste clássico de CAMP (Christie, Atkins, Munch e Petersen), uma das provas confirmatórias do diagnóstico fenotípico da bactéria. O teste consiste em semear perpendicularmente o isolado suspeito de *C. pseudotuberculosis* e cepa-padrão de *Rhodococcus equi* em meio de ágar-sangue ovino. Após 48 h de incubação, em aerofilia ou microaerofilia, a 37°C, a reação de CAMP positiva resulta em formação de ponta de seta na intersecção das semeaduras, em virtude do efeito de hemólise sinérgica entre a fosfolipase D de *C. pseudotuberculosis* e as enzimas fosfolipase C e colesterol oxidase de *R. equi*. Ao contrário, *C. pseudotuberculosis* apresenta reação de CAMP negativa diante de *Staphylococcus aureus* beta-hemolítico.

Estão disponíveis *kits* comerciais de diagnóstico que possibilitam a diferenciação de espécies e biovares do gênero *Corynebacterium*. Nesses testes, as linhagens são avaliadas com base em mais de 15 diferentes substratos, compreendidos em testes enzimáticos e de fermentação de açúcares.

Epidemiologia

Entre as doenças infecciosas que afetam a criação de pequenos ruminantes, a linfadenite caseosa merece posição de destaque. A doença ocorre em caprinos e ovinos de praticamente todo o mundo, notadamente em países com criação expressiva de pequenos ruminantes, como Austrália, Nova Zelândia e África do Sul, e em alguns países da Europa, Ásia e Américas. No Brasil, a caprinocultura e a ovinocultura são atividades desenvolvidas em todo o país, embora mais concentradas nas regiões Nordeste e Sul.

Ovinos e caprinos são as espécies domésticas mais suscetíveis. A linfadenite caseosa em pequenos ruminantes apresenta ocorrência variável nos diferentes países. No Brasil, estima-se frequência da doença entre 2 e 50% em rebanhos, com alta prevalência de casos clínicos da doença, principalmente na região Nordeste.

Os prejuízos com a linfadenite caseosa nos rebanhos são creditados a comprometimento estético e funcional, depreciação de pele e lã, condenação de carcaças, diminuição da produção de leite e carne, descarte precoce, aumento das taxas de reposição de animais, baixo peso de borregos ou cabritos a desmama, gastos com tratamentos e honorários profissionais, bem como morte ocasional de animais com a manifestação disseminada da doença.

As espécies do gênero *Corynebacterium* estão presentes nas membranas mucosas de animais, embora também possam manter-se viáveis no ambiente dos criatórios.

A principal fonte de infecção de *C. pseudotuberculosis* para os pequenos ruminantes são os próprios animais infectados, que eliminam o microrganismo em secreções de abscessos localizados na pele e em secreções purulentas oronasais ou de linfonodos, contaminando abundantemente o ambiente. A bactéria é eliminada, também, por fezes e leite.

No pasto, nas fezes e no solo (ao abrigo da luz solar direta ou em locais úmidos), o microrganismo pode manter-se viável por 4 a 8 meses. Na água estagnada dos fossos de banhos de imersão, mantém sua capacidade infectante 4 a 5 meses. Ainda, permanece viável 2 meses em fômites, equipamentos e utensílios de uso comum em animais.

A transmissão da bactéria ocorre, principalmente, por lesões ou soluções de continuidade na pele, que facilitam a invasão do microrganismo pela via transcutânea, com material proveniente do ambiente contaminado. Das lesões de pele em ovinos e caprinos, merecem destaque aquelas provocadas por plantas com espinhos (como mandacaru, xiquexique e outras plantas cactáceas), presentes na região semiárida do Nordeste do Brasil.

O microrganismo também pode ser veiculado traumaticamente para a pele do animal, por contaminação pela superfície pontiaguda de espinhos. Os espinhos são contaminados, provavelmente, pelo vento ou pela aerossolização em ambientes excessivamente secos, contendo o microrganismo no solo ou nas fezes eliminadas pelos animais. No entanto, evidências apontam que a bactéria poderia invadir mucosas ou mesmo a pele íntegra de pequenos ruminantes. Ademais, *C. pseudotuberculosis* é transmitido pelo contato direto de animais sadios com aerossóis eliminados por animais com pneumonia. Picadas de insetos também são consideradas na transmissão do patógeno. Paralelamente, a ingestão de água e alimentos contaminados deve ser considerada na transmissão da bactéria em criatórios.

A glândula mamária infectada, com consequente eliminação do microrganismo no leite, representa a via de transmissão particular para borregos e cabritos no período de amamentação. Pequenos ruminantes nascidos em ambientes altamente contaminados podem contrair a doença por via umbilical e desenvolver manifestação grave septicêmica e/ou visceral da doença.

Diferentes fatores predisponentes ou de risco estão associados à ocorrência de linfadenite caseosa em criações de pequenos ruminantes, incluindo: elevada concentração de animais (capris, apriscos, estábulos, confinamentos), fornecimento de alimentação grosseira ou fibrosa, equipamentos (tesouras, máquinas de tosquia) ou instalações (cercas, canzis, troncos) que possam promover traumatismos, realização de tosquia e banhos de imersão, grande quantidade de matéria orgânica e umidade no ambiente, excesso de movimentação de animais (exposições e leilões), negligência do período de quarentena, aquisição de animais de regiões endêmicas e criação de raças mais suscetíveis (em virtude das características da pele e da lã).

O estado de São Paulo experimentou, recentemente, aumento significativo da ovinocultura. A aquisição de animais de outras regiões ou países acometidos pela doença – especialmente em leilões e exposições – sem os devidos cuidados de saúde, aliada à negligência do período de quarentena e ao comportamento crônico da linfadenite caseosa, favoreceram o aumento da incidência de casos da doença nesse estado.

A linfadenite caseosa é prevalente em ovinos ou caprinos mais velhos, comparativamente aos animais jovens, provavelmente pelo maior risco de exposição ao agente no ambiente ou pelo contato com outros animais infectados. Além disso, todas as raças são suscetíveis. No entanto, a raça Merino e as mestiças apresentam pele fina e dobras cutâneas, que favorecem lesões e a infecção pelo microrganismo.

Para ovinos, os principais fatores de risco da doença são representados por tosquia, banhos de imersão e procedimentos como caudectomia ou aplicação de brincos. Os banhos de imersão – que visam ao controle de ectoparasitas – são apontados como o principal meio de transmissão da bactéria nos criatórios, em virtude da contaminação da solução de imersão por conteúdo purulento de abscessos de pele e linfonodos abscedados, principalmente se o procedimento for realizado após a tosquia dos animais.

Estima-se que um linfonodo abscedado seja suficiente para contaminar todo o conteúdo de um fosso de banho de imersão e, ainda, que sejam necessários cerca de 25 a 30 microrganismos viáveis/mℓ na solução de imersão para desencadear lesões cutâneas. A exteriorização de lesões cutâneas após a contaminação da pele nos banhos de imersão pode ocorrer poucos dias ou até meses depois do banho.

A contaminação das máquinas de tosquia é outro modo frequente de disseminação do microrganismo em criatórios de ovinos. A tosquia causa lesões ou pequenas soluções de continuidade na pele dos animais, as quais facilitam a invasão do tegumento pela bactéria.

Utensílios de uso comum em animais, tais como tesouras, aparelhos de colocação de brinco, pinças de casco, lâminas de bisturi, agulhas ou qualquer outro objeto perfurocortante que possa determinar agravos aos tecidos cutâneo e subcutâneo, devem ser considerados na transmissão de *C. pseudotuberculosis*. A contaminação de ferimentos após práticas cirúrgicas de rotina, como castração, corte de cauda e descorna, também está associada à linfadenite caseosa em ovinos e caprinos.

Para caprinos, os banhos de imersão têm menos impacto como vias de transmissão do patógeno, comparativamente aos ovinos, com exceção de caprinos da raça Angorá, que apresentam boa cobertura de lã. O predomínio de linfadenite na região da cabeça, no pescoço e na escápula sugere que, em caprinos, a infecção oral e os traumatismos locais representam as principais portas de entrada de *C. pseudotuberculosis*.

A ingestão de alimentos grosseiros por caprinos criados em regiões de clima árido pode promover microlesões na cavidade bucal, as quais facilitam a infecção e a disseminação da bactéria para linfonodos regionais, notadamente na região da cabeça (linfonodos submandibular, retrofaríngeo e parotídeo). Ingerir água contaminada por *C. pseudotuberculosis* também pode causar a infecção de caprinos.

O hábito de os caprinos se alimentarem diariamente em instalações providas de canzil pode resultar em abrasões na região da escápula, na altura do contato com o canzil, promovendo infecção local da pele e subsequente disseminação do microrganismo para linfonodos regionais (pré-escapulares).

A não remoção de dejetos, a manutenção da cama de ovinos e caprinos por período prolongado, a deficiente exposição de apriscos à luz solar direta, o excesso de umidade e a alta lotação animal são fatores que aumentam a contaminação ambiental nos criatórios e, consequentemente, os riscos de infecção decorrentes da contaminação de alimentos, água, equipamentos e/ou utensílios.

Em equinos e bovinos, *C. pseudotuberculosis* causa linfangite, além de abscessos tegumentares e viscerais. A transmissão da bactéria para equinos e bovinos está relacionada com traumatismos na pele, contaminação de utensílios de uso comum no manejo dos animais e veiculação por moscas. A infecção dessas espécies por *C. pseudotuberculosis* parece não apresentar relação direta com a doença em pequenos ruminantes, provavelmente pela predileção do biovar *equi* por equinos e bovinos, ao contrário do biovar *ovis*, que predomina em ovinos e caprinos.

Patogenia

Quando a bactéria invade a pele ou as mucosas, ocorre a fagocitose do microrganismo por neutrófilos, poucas horas do início da infecção. A presença de lipídios, glicoproteínas e ácido micólico na parede de *C. pseudotuberculosis* dificulta a inativação da bactéria por mecanismos convencionais de fagocitose dos neutrófilos. Subsequentemente, o microrganismo sofre fagocitose por macrófagos locais, que também não conseguem eliminar a bactéria – que resiste às enzimas lisossomais –, resultando na manutenção intracitoplasmática nos fagócitos. A presença de grande número de bactérias no interior do citoplasma determina a morte do fagócito.

As exotoxinas fosfolipase D e esfingomielinase hidrolisam, respectivamente, a lisofosfatidilcolina e a esfingomielina presentes na estrutura da parede celular das células endoteliais, aumentando a permeabilidade vascular local. A fosfolipase D determina necrose e trombose de vasos linfáticos, além de impedir a ativação da cascata do sistema complemento. Promove, também, hemólise por degradação dos fosfolipídios da membrana dos eritrócitos, visando à captação exógena do íon ferro utilizado na multiplicação bacteriana. Ainda, essa exotoxina favorece a disseminação da bactéria por via linfo-hemática para outros órgãos.

Dependendo da virulência e da carga infectante, da espécie e/ou da higidez do animal, o microrganismo pode ficar restrito aos tecidos cutâneo e subcutâneo, migrar para os linfonodos regionais e/ou se disseminar pelos órgãos. Poucos dias após a infecção natural, as linhagens virulentas são encontradas nos linfonodos regionais.

Estudos sobre infecção cutânea experimental em pequenos ruminantes demonstraram a formação de microabscessos em tecido linfoide regional 1 dia pós-infecção, bem como formação de piogranuloma entre 3 e 10 dias, enquanto a inoculação por via parenteral resultou na formação de múltiplos abscessos em órgãos e linfadenite semanas após a infecção.

A disseminação do microrganismo por via linfo-hemática resulta no acometimento de vários órgãos do animal, determinando diferentes manifestações clínicas. O pulmão é o principal órgão-alvo após a disseminação da bactéria a partir dos linfonodos regionais. Menos frequentemente, outros órgãos também são acometidos, como fígado, rins, baço, coração, encéfalo, intestino e peritônio, além de linfonodos mesentéricos e mediastínicos, nos quais se desenvolvem abscessos após a disseminação linfo-hemática ou a manifestação visceral.

A manifestação visceral da doença apresenta, em geral, baixa morbidade e alta mortalidade, com tendência à evolução para casos crônicos, incompatíveis com a manutenção dos animais acometidos no plantel. A manifestação disseminada ou visceral pode acometer até 20% dos animais inspecionados no abate, em propriedades nas quais a doença cursa de modo endêmico. A disseminação sistêmica da bactéria é incomum em pequenos ruminantes jovens, com exceção das infecções umbilicais.

Decorridas 2 a 3 semanas da infecção natural, os órgãos afetados desenvolvem reação inflamatória piogranulomatosa, cuja disposição celular é representada pela bactéria no interior da lesão – livre ou no interior do citoplasma de fagócitos –, imersa em grande quantidade de *caseum*, circundada por macrófagos modulados em células epitelioides, neutrófilos e, eventualmente, células gigantes. Secundariamente, o piogranuloma apresenta contingente variável de outras células, como macrófagos, linfócitos e plasmócitos, delimitado externamente por cápsula fibrosa.

Essa arquitetura peculiar dos piogranulomas é característica de infecções causadas por microrganismos refratários à resolução do processo infeccioso por mecanismos convencionais de resposta inflamatória, dentre os quais se incluem as infecções por actinomicetos, como *C. pseudotuberculosis*. A reação piogranulomatosa circunda o patógeno com arcabouço celular específico, delimitado por cápsula fibrosa, a fim de impedir a disseminação sistêmica e/ou por contiguidade. Em algumas situações, o processo resulta em fístulas que eliminam secreção purulenta contendo a bactéria.

A transmissão pelas vias oral (pelo consumo de água ou alimentos contaminados) e respiratória (secundária à inalação de aerossóis) leva à infecção transitória da mucosa da orofaringe, com consequente drenagem do microrganismo para os linfonodos regionais da região da cabeça (submandibular, retrofaríngeo e parotídeo). À semelhança da infecção cutânea, a bactéria pode ficar restrita aos linfonodos regionais ou se disseminar pelo organismo, resultando na formação de abscessos em órgãos.

Em virtude da manutenção intracitoplasmática da bactéria em fagócitos (neutrófilos e macrófagos), a imunidade desenvolvida pelo animal suscetível ao microrganismo é, preferencialmente, do tipo celular, enquanto a imunidade humoral parece conferir menos proteção contra *C. pseudotuberculosis*.

Clínica

Ovinos e caprinos

Em ovinos e caprinos, as manifestações clínicas da linfadenite caseosa são causadas, preferencialmente, pelo biovar *ovis*. O sinal clínico característico é a linfadenite que, inclusive, denomina a doença. Comumente, são afetados os linfonodos submandibulares, parotídeos, retrofaríngeos, pré-escapulares, pré-femorais, supramamários e poplíteos (Figura 36.1).

A principal complicação dos casos de linfadenite caseosa consiste na disseminação da bactéria dos linfonodos regionais para diferentes órgãos (manifestação visceral da doença), que se caracteriza pela formação de abscessos em pulmões, rins, fígado e intestino.

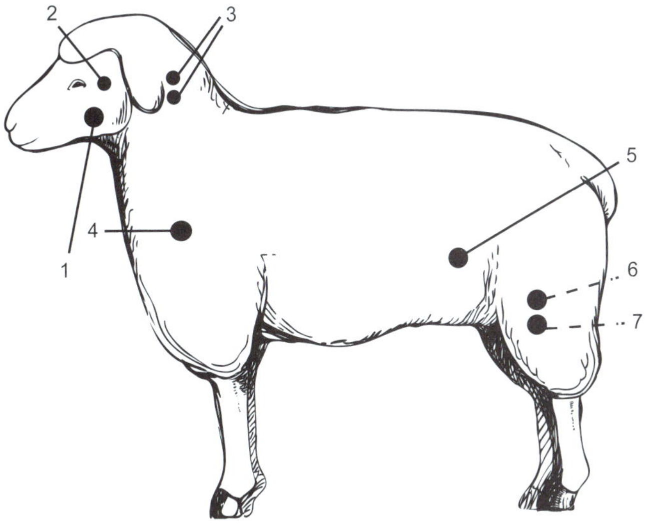

Figura 36.1 Localização dos principais linfonodos regionais palpáveis acometidos por linfadenite caseosa em pequenos ruminantes. 1. Submandibular. 2. Parotídeo. 3. Retrofaríngeos. 4. Pré-escapular. 5. Pré-femoral. 6. Poplíteo. 7. Supramamário.

Na manifestação disseminada da infecção, o acometimento dos órgãos viscerais é acompanhado pela reação dos linfonodos locais, resultando em linfadenite mediastínica, mesentérica e pré-hepática, quando da infecção, respectivamente, de pulmões, intestino e fígado. No entanto, os animais podem apresentar infecção sistêmica de órgãos e tecidos sem haver, necessariamente, aumento de linfonodos palpáveis externamente.

Caprinos apresentam linfonodos aumentados, predominantemente na região da cabeça e na escápula, processo decorrente, principalmente, de traumatismos na boca provocados pela ingestão de alimentos grosseiros, lesões na pele determinadas por espinhos de plantas ou abrasões do canzil no momento da alimentação.

A ruptura de abscessos no interior da cavidade torácica ou abdominal leva à ocorrência de piotórax ou peritonite, que culmina com o óbito dos animais de maneira hiperaguda, em razão do desenvolvimento de choque séptico, após início abrupto de febre, anorexia, dificuldade respiratória, taquicardia, atonia ruminal, prostração e decúbito.

O acometimento de órgãos internos na manifestação crônica (pulmões, fígado, rins, intestino e útero) pode resultar em perda de peso, tosse recorrente, dificuldade respiratória, intolerância ao exercício, emaciação e debilidade progressiva. O conjunto desses sinais clínicos também é conhecido como síndrome da ovelha magra ou síndrome do caprino definhado. Essa infecção disseminada aparentemente é mais prevalente em ovinos do que em caprinos.

Em propriedades endêmicas, o ambiente, os equipamentos, os utensílios e as instalações estão significativamente contaminados, aumentando os riscos de infecção umbilical em animais recém-nascidos, que geralmente são afetados pelo quadro visceral da doença. Nessas propriedades, número variável de animais também desenvolve abscessos de pele, notadamente na região da cabeça e do pescoço, aliados à linfadenite regional.

Observa-se, ocasionalmente, alopecia na região das infecções tegumentares. Clinicamente, o pus proveniente dos abscessos de pele e linfonodos abscedados apresenta aspecto denso, pastoso, de tonalidade branco-amarelada a creme-esverdeada, sem odor. Os abscessos em linfonodos raramente evoluem para necrose.

Sinais neurológicos, como ataxia, paresia e paralisia de membros, deambulação e pressão da cabeça contra obstáculos, são incomuns. Nesses animais, os sinais neurológicos em infecções por *C. pseudotuberculosis* são reflexo, geralmente, da infecção direta do encéfalo ou secundários ao estabelecimento de abscessos na coluna vertebral.

C. pseudotuberculosis não tem predileção por órgãos da esfera reprodutiva de pequenos ruminantes, embora, na disseminação sistêmica, a bactéria possa acometer qualquer órgão ou tecido, incluindo útero, além de feto e placenta em fêmeas gestantes, resultando em falha na concepção das fêmeas e morte do feto. A orquite purulenta em pequenos ruminantes é incomum.

A infecção mamária em ovinos e caprinos ocorre tanto por disseminação sistêmica do microrganismo como por via ascendente, pelo canal do teto. A mastite por *C. pseudotuberculosis* acomete propriedades com ambiente altamente contaminado. Manifesta-se, predominantemente, de modo clínico, sem sinais sistêmicos, com formação de nódulos e abscessos palpáveis no parênquima das metades mamárias, presença de leite com grumos ou pus e aumento do linfonodo supramamário.

Bovinos

Em bovinos, a infecção por *C. pseudotuberculosis* (biovar *equi*) causa linfangite ulcerativa, que se caracteriza pela presença de nódulos e úlceras fistuladas ao longo do trajeto dos vasos linfáticos, principalmente nos membros dos animais, que drenam pus esverdeado, com ou sem presença de sangue, sem odor fétido. A doença é mais comum na África, nas Américas e na Índia. Nesses casos, a transmissão do patógeno ocorre, em geral, por picadas de insetos e por ferimentos na pele.

Equinos

Em equinos, a infecção é causada principalmente pelo biovar *equi*, resultando na formação de lesões cutâneas piogênicas, predominantemente em pescoço, face e membros, sendo também conhecida como dermatite pustulosa ou acne do cavalo. Ocasionalmente, apresenta-se como grande abscesso encapsulado na região peitoral, denominado abscesso peitoral crônico ou peito de pombo.

Diagnóstico

O diagnóstico de rotina da linfadenite caseosa em ovinos e caprinos é fundamentado em achados clínico-epidemiológicos, apoiados em exames laboratoriais subsidiários, principalmente microbiológicos.

Achados clínico-epidemiológicos

À anamnese, é importante observar dados sobre idade dos animais, raça, tipo de exploração (corte, leite, lã, dupla aptidão), histórico e procedência de animais recém-adquiridos, uso do quarentenário, frequência de participação em eventos (exposições e leilões), regime de criação, lotação dos animais nos piquetes, qualidade da alimentação e manejo geral dos animais.

Para ovinos, os principais riscos de linfadenite caseosa estão associados a procedimentos de banho e tosquia, entre outras práticas de manejo geral (corte de cauda, casqueamento, descorna), ou a instalações inadequadas (cercas de arame farpado, troncos ou seringas mal dimensionadas), forragens ou vegetação espinhosa, que possam induzir traumatismos na pele, favorecendo a infecção local.

Em caprinos, a ocorrência da doença está intimamente associada ao fornecimento de alimentos fibrosos ou de baixa qualidade, à presença de plantas pontiagudas ou cactáceas e ao uso de canzil na alimentação, bem como a outras práticas e inadequações em instalações, que possam favorecer traumatismos na pele.

Ao exame clínico dos animais, o principal sinal observado é a linfadenite, particularmente nos linfonodos submandibulares, parotídeos, retrofaríngeos, pré-escapulares, pré-femorais, inguinais e poplíteos (Figura 36.2). Em propriedades endêmicas, também se observam abscessos na pele dos animais. Muitos ovinos ou caprinos do plantel podem apresentar disseminação sistêmica da bactéria a partir dos linfonodos regionais, bem como sinais de pneumonia, debilidade geral, emaciação, emagrecimento progressivo e, mais raramente, encefalite. A mastite por *C. pseudotuberculosis* ocorre, geralmente, de modo clínico, com nódulos e abscessos (fistulados ou não) palpáveis nas metades mamárias.

Pneumonia é a complicação mais frequente da disseminação do microrganismo a partir dos linfonodos regionais. Ao exame clínico, os animais que desenvolvem pneumonia apresentam secreção nasal purulenta (uni ou bilateral), febre, inapetência, dificuldade respiratória, taquicardia e emagrecimento. O acometimento de órgãos viscerais não se associa, necessariamente, às lesões em linfonodos regionais ou palpáveis ao exame clínico, fato que pode retardar o diagnóstico inicial da doença.

A cápsula fibrosa, que envolve os piogranulomas pulmonares, pode limitar a auscultação de crepitações e outras alterações do padrão respiratório, dificultando ou retardando o diagnóstico da manifestação pulmonar.

As secreções nasais e outras provenientes de linfonodos e abscessos de pele fluem pus denso, de tonalidade branco-amarelada a creme-esverdeada, contendo grande quantidade de microrganismos. Caracteristicamente, *C. pseudotuberculosis* apresenta pus inodoro, peculiaridade de que o diferencia clinicamente da secreção purulenta eliminada nas linfadenites por *Trueperella* (*Arcanobacterium*) *pyogenes*, em pequenos ruminantes, a qual apresenta odor pútrido ou desagradável.

Exames hematológicos

Exames hematológicos dos animais acometidos revelam leucocitose por neutrofilia, linfocitose e aumento do fibrinogênio, além de hipergamaglobulinemia. Anemia e monocitose são observadas nos casos de linfadenite com tendência à evolução crônica. Animais acometidos pela manifestação visceral podem, entretanto, apresentar resultados hematológicos dentro de padrões considerados normais para pequenos ruminantes.

Exame microbiológico

O exame microbiológico é o método mais utilizado na rotina de diagnóstico da doença. *C. pseudotuberculosis* é isolado de material purulento obtido de secreções nasais, de linfonodos e abscessos de pele, bem como de leite, fezes ou fragmentos de órgãos coletados à necropsia (pulmões, rins, fígado, linfonodos mesentéricos e mediastínicos).

O cultivo microbiológico do material obtido de lavagem transtraqueal é indicado a animais com suspeita de pneumonia. Já o isolamento do microrganismo de material proveniente do ambiente, de alimentos, da água, de equipamentos e de utensílios possibilita avaliar os riscos de contaminação em propriedades endêmicas.

Os diferentes espécimes clínicos são comumente cultivados em meio de ágar suplementado com sangue desfibrinado ovino ou bovino (5%), a 37°C, em condições de microaerofilia (preferencialmente) ou aerofilia. Após 48 h, o cultivo revela colônias beta-hemolíticas, de 0,5 mm de diâmetro, ressecadas, aderidas ao meio, de coloração esbranquiçada e com halo estreito de beta-hemólise (Figura 36.3). Com o envelhecimento das culturas, as

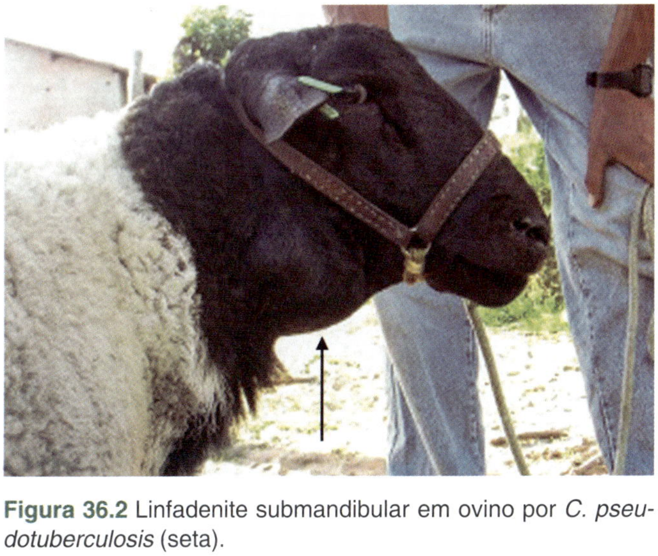

Figura 36.2 Linfadenite submandibular em ovino por *C. pseudotuberculosis* (seta).

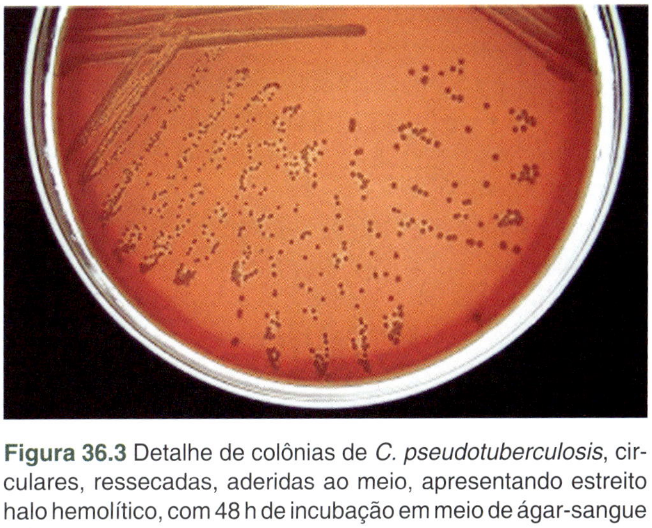

Figura 36.3 Detalhe de colônias de *C. pseudotuberculosis*, circulares, ressecadas, aderidas ao meio, apresentando estreito halo hemolítico, com 48 h de incubação em meio de ágar-sangue ovino.

colônias assumem tonalidade amarelada. A coloração de Gram revela organismos pleomórficos e gram-positivos.

Para confirmar a presença do microrganismo, submete-se o isolado a diferentes testes bioquímicos, como reações de catalase e oxidase, utilização de substratos – ureia, glicose, maltose, sacarose, hidrólise da esculina e caseína (Tabela 36.1) –, bem como ao teste de CAMP, que acusa sinergismo (CAMP-positivo) de efeito hemolítico com *Rhodococcus equi*. Distinções no uso de substratos pelo microrganismo possibilitam diferenciar o biotipo *ovis* (nitrato-negativo) do biotipo *equi* (nitrato-positivo).

Determinadas bactérias, vírus e parasitas, entre outros microrganismos, apresentam sinais clínicos que se assemelham às infecções por *C. pseudotuberculosis* em ovinos e caprinos. Assim, é necessário proceder ao diagnóstico diferencial da bactéria em relação a outros patógenos (Tabela 36.2).

Citologia

Desde 2003, a citologia aspirativa com agulha fina (CAAF) tem sido utilizada para admissão de ovinos em eventos ranqueados da Associação Paulista de Criadores de Ovinos (ASPACO), visando à triagem de animais com linfadenite caseosa. No Brasil, com a finalidade do diagnóstico da linfadenite caseosa em pequenos ruminantes, a CAAF foi utilizada pela primeira vez por Ribeiro *et al.*, em 2001, em 11 caprinos com sinais de linfadenite, procedentes de criatório da região de Jaú, SP. Desses animais, sete apresentaram, à CAAF, microrganismos pleomórficos de aspecto corineforme, confirmados como *C. pseudotuberculosis* após o isolamento microbiano e a caracterização bioquímica da bactéria de material aspirado dos linfonodos.

Tabela 36.1 Principais propriedades bioquímicas de *C. pseudotuberculosis* consideradas no diagnóstico microbiológico.

Produção de ácido		Hidrólise ou reação enzimática	
Dextrina	V	Caseína	–
Frutose	+	Catalase	+
Galactose	+	Esculina	–
Glicose	+	Fosfatase	+
Lactose	–	Hipurato	–
Maltose	+	Nitrato (biovar *ovis*)	–
Manose	+	Nitrato (biovar *equi*)	+
Rafinose	–	Oxidase	–
Ramnose	–	Pirazinamidase	–
Sacarose	V	Tirosina	–
Salicilina	–	Ureia	+
Trealose	–	Vermelho de metila	+
Xilose	–		

+ = positivo (≥ 90%); – = negativo (≥ 90% são negativos ou resistentes); V = variável (21 a 89% são positivos).
Adaptada de Quinn PJ, Carter ME, Markey B, Carter GR. Clinical veterinary microbiology. London: Wolfe; 1994 e de Dorella FA, Pacheco LGC, Oliveira SC, Miyoshi A, Azevedo V. Corynebacterium pseudotuberculosis: microbiology, biochemical properties, pathogenesis and molecular studies of virulence. Vet Res. 2006;37(2):201-18.

Tabela 36.2 Diagnóstico diferencial entre afecções por *C. pseudotuberculosis* e outros patógenos em ovinos e caprinos.

Afecção clínica	Diagnóstico diferencial
Linfadenite e abscessos de pele	*Trueperella* (*Arcanobacterium*) *pyogenes*, *Streptococcus* spp., *Staphylococcus aureus*, *Staphylococcus* spp., *Escherichia coli* e *Pasteurella multocida*
Mastite	*Staphylococcus aureus*, *Staphylococcus* spp., *Nocardia* spp., *Mannheimia haemolytica*, *Pseudomonas aeruginosa* e *Escherichia coli*
Pneumonia	Micoplasmose, tuberculose (*Mycobacterium bovis* subesp. *caprae*), melioidose (*Burkholderia pseudomallei*), lentiviroses de pequenos ruminantes (artrite-encefalite caprina e Maedi-Visna), *Trueperella* (*Arcanobacterium*) *pyogenes* e *Chlamydophila* spp.
Emagrecimento progressivo	Helmintoses, tuberculose (*Mycobacterium bovis* subesp. *caprae*) e paratuberculose
Encefalite	Lentiviroses de pequenos ruminantes (artrite-encefalite caprina e Maedi-Visna), raiva, *scrapie* e *Listeria monocytogenes*

O método citológico é de fácil execução, tem baixo custo e reduzida agressão tecidual, possibilitando o diagnóstico acurado em 80% ou mais dos casos de linfadenite caseosa. O material aspirado geralmente é corado pelos métodos de Gram, Giemsa e Panótico. Havendo organismos corineformes após a CAAF de linfonodos aumentados, os animais são impedidos de entrar ou permanecer nos recintos em que acontecem os eventos.

Trueperella pyogenes (*T. pyogenes*), anteriormente denominada *Arcanobacterium pyogenes*, é a bactéria que mais se assemelha ao *C. pseudotuberculosis* na bacterioscopia direta após a CAAF, fato que poderia limitar o uso da técnica. No entanto, *T. pyogenes* apresenta reduzida ocorrência como agente de linfadenite caseosa em ovinos e caprinos no Brasil, e a secreção desse microrganismo, caracteristicamente, tem odor fétido. A despeito dessas diferenças, o diagnóstico diferencial entre *C. pseudotuberculosis* e *T. pyogenes* deve ser fundamentado em exames microbiológicos (Tabela 36.3).

Exames sorológicos

Vários métodos sorológicos têm sido propostos, em diferentes países, para o diagnóstico da linfadenite caseosa em caprinos e ovinos. Dessas técnicas, podem ser destacadas imunodifusão em gel de ágar, hemaglutinação indireta, inibição da hemólise sinérgica, fixação de complemento, ELISA e soroneutralização.

Em certos países, os testes sorológicos são utilizados em programas oficiais de erradicação da doença. No entanto, a maioria dessas provas sorológicas apresenta limitações quanto à sensibilidade e à especificidade, particularmente no que tange ao diagnóstico individual de animais infectados, visando ao descarte individualizado de ovinos e caprinos positivos dos plantéis.

Imunodiagnóstico

No Brasil, tem aumentado o diagnóstico de tuberculose em pequenos ruminantes, causada, principalmente, por *Mycobacterium bovis* sp. *caprae*. Clinicamente, esses animais manifestam sinais de aumento de linfonodos, pneumonia, emaciação e perda progressiva de peso.

O diagnóstico *in vivo* diferencial entre a linfadenite e tuberculose tem sido ensaiado, experimentalmente, com base na adaptação do método de tuberculinização – preconizado para bovinos e búfalos –, utilizando-se a prova cervical comparada (administração intradérmica de *Mycobacterium bovis* e *Mycobacterium avium*). No entanto, diferentemente de bovinos e búfalos, são considerados positivos para tuberculose os pequenos ruminantes com valores iguais ou superiores a 2,5 mm na cutimetria, resultante da diferença entre a leitura final dos PPD (*purified protein derivative*) bovino e aviário.

Recomenda-se que ovinos e caprinos positivos sejam submetidos à eutanásia e o diagnóstico confirmado por exames microbiológicos, histopatológicos e/ou por técnicas moleculares. A similaridade de sinais clínicos e lesões da linfadenite caseosa e da tuberculose, à necropsia, requer que essas doenças sejam diferenciadas nos rebanhos.

Diagnóstico molecular

Diferentes técnicas moleculares – como a PCR – têm sido utilizadas nos últimos anos para o diagnóstico de *C. pseudotuberculosis*, com base principalmente na detecção dos genes *rpo*B e *pld*. A secreção purulenta de linfonodos tem sido considerada no diagnóstico molecular da doença em pequenos ruminantes. Em 2014, foram investigados os genótipos, pela técnica de ERIC-PCR, de 99 linhagens de *C. pseudotuberculosis* obtidas de humanos e de animais (búfalos, equinos, ovinos, bovinos, caprinos, lhamas, camelos), oriundos de 12 países. A ERIC 1+2-PCR detectou 35 genótipos diferentes, mostrando-se valiosa para estudos de caracterização genotípica da bactéria de origem animal e humana.

Apesar da grande variedade de métodos sorológicos disponíveis e do avanço recente de técnicas moleculares, o diagnóstico de rotina da linfadenite caseosa, na prática, ainda é realizado com base em achados epidemiológicos, manifestações clínicas da doença, isolamento e identificação microbiológica da bactéria.

Achados anatomopatológicos

À necropsia, o principal achado da linfadenite caseosa em pequenos ruminantes é o aumento dos linfonodos superficiais, torácicos e/ou abdominais. Ao corte, os linfonodos estão reativos ou apresentam aspecto de cebola (reação piogranulomatosa), contendo secreção purulenta.

Outras lesões encontradas são pneumonia em fase de hepatização vermelha ou cinzenta e áreas de consolidação pulmonar. Observam-se, também, linfadenite mediastínica, lesões abscedantes ou coalescentes em órgãos (rins e fígado), abscessos cutâneos e mastite purulenta, com nódulos no parênquima mamário. Menos frequentemente, encontram-se peritonite, pleurisia, encefalite, enterite e linfadenite mesentérica.

Histopatologicamente, as lesões apresentam padrão de reação inflamatória piogranulomatosa, contendo *caseum*, células epitelioides, macrófagos, neutrófilos e menor contingente de outras células. As lesões evoluem, ocasionalmente, para fibrose dos tecidos.

➤ Tratamento

C. pseudotuberculosis é sensível *in vitro* a grande variedade de antimicrobianos, como ampicilina, cefalosporinas (ceftiofur, cefalexina e ceftriaxona), sulfonamidas/trimetoprima, enrofloxacino, florfenicol, gentamicina e tetraciclinas. Quando instituído, o tratamento é recomendado por período prolongado, entre 30 e 60 dias, por via parenteral ou oral. O tratamento *in vivo* resulta, em geral, na cura clínica, mas se obtém em poucos casos a cura bacteriológica, e os sinais clínicos recrudescem semanas após a descontinuidade da administração dos antimicrobianos.

A baixa efetividade do tratamento antimicrobiano nas infecções por *C. pseudotuberculosis* pode ser atribuída à capacidade de manutenção intracelular da bactéria em fagócitos e à formação de lesão piogranulomatosa,

Tabela 36.3 Diagnóstico diferencial entre *C. pseudotuberculosis* e *Trueperella* (*Arcanobacterium*) *pyogenes*, segundo características morfotintoriais, bioquímicas e o teste de CAMP.

Microrganismo	Coloração de Gram e morfologia	Hemólise em ágar-sangue (48 h)	Catalase	Teste de CAMP com *S. aureus*	Teste de CAMP com *R. equi*
C. pseudotuberculosis	Gram-positivo pleomórfico	+	+	–	+
Trueperella (*Arcanobacterium*) *pyogenes*	Gram-positivo pleomórfico	+	–	+	–

que dificulta aos fármacos convencionais o alcance de níveis terapêuticos adequados no interior do foco infeccioso, que contém grande quantidade de pus e debris celulares. Em virtude da baixa eficiência do tratamento, recomenda-se o descarte gradual dos animais acometidos, com exceção dos animais de alto valor econômico, que justificariam a tentativa de instituição do tratamento.

Alternativamente, antimicrobianos com boa penetração celular, como rifampicina, eritromicina e azitromicina – indicados ao tratamento de outros microrganismos intracelulares que também induzem reações piogranulomatosas, como *Rhodococcus equi* –, têm mostrado resultados satisfatórios no tratamento de alguns casos de linfadenite caseosa.

Na presença de lesões restritas ao tecido cutâneo ou linfonodos abscedados, recomenda-se proceder à antissepsia tópica, infundindo soluções de iodo (2 a 5%) ou clorexidina (2 a 3%), após drenar o conteúdo dos abscessos em bolsas plásticas ou outro recipiente de boca larga (Quadro 36.1), para evitar a contaminação ambiental. Em contraste, é contraindicada a extirpação cirúrgica de linfonodos superficiais aumentados – com fins estéticos –, visto que os linfonodos se constituem em órgãos de defesa regionais, com a função de conter a disseminação de microrganismos por via linfo-hemática.

O prognóstico da linfadenite caseosa por *C. pseudotuberculosis* é bom nas infecções exclusivamente cutâneas, reservado no acometimento de linfonodos regionais e desfavorável em animais com disseminação sistêmica do microrganismo para órgãos torácicos, abdominais e/ou encéfalo.

➤ Profilaxia e controle

As ações de controle e profilaxia da linfadenite caseosa são baseadas em medidas gerais de manejo e em ações específicas, como a vacinação.

Quadro 36.1 Sequência de procedimentos para o tratamento tópico de abscessos de pele ou linfonodos abscedados em ovinos e caprinos.

1. Isolar os animais doentes
2. Utilizar luvas
3. Cortar pelo da região afetada
4. Realizar a antissepsia local (iodo a 2 a 5%)
5. Cortar o local utilizando lâmina de bisturi, com incisão na porção inferior do nódulo ou abscesso. Em seguida, retirar o material purulento e depositá-lo em bolsas plásticas ou recipientes de boca larga. Incinerar o material retirado do animal em recipiente apropriado
6. Infundir 20 a 50 mℓ de antisséptico na lesão (iodo a 5 a 10%, clorexidina a 2 a 3% ou 10 a 25 mℓ de formalina a 10%)
7. Aplicar produtos repelentes na lesão
8. Imergir o material cirúrgico utilizado em solução antisséptica

Medidas gerais

Recomenda-se dimensionar adequadamente a lotação dos pastos ou os ambientes de confinamento dos ovinos e caprinos, com base nas exigências de cada categoria animal, evitando a superlotação de piquetes, apriscos e capris.

A alimentação fornecida aos animais deve ser de boa qualidade, evitando pastos grosseiros ou fibrosos, sujos e que apresentem plantas com espinhos, que possam promover lesões na pele e na cavidade bucal de pequenos ruminantes. Deve-se evitar, também, cercas de arame farpado nas instalações, que favoreçam traumatismos na pele dos animais.

O uso de canzil na alimentação, especialmente para caprinos, deve ser dimensionado de acordo com a altura e o tamanho dos animais, de modo a evitar abrasões de contato da região da escápula com o equipamento, que possam predispor à contaminação local pelo microrganismo. Recomenda-se, ainda, a retirada diária de dejetos dos apriscos, além da desinfecção periódica das instalações.

A antissepsia do umbigo de borregos e cabritos com solução de iodo (1 a 2%) nos primeiros dias após o nascimento evita a disseminação do microrganismo por via umbilical e o consequente desenvolvimento da manifestação visceral, de alta letalidade em animais recém-nascidos.

Os banhos de imersão contra ectoparasitas representam o principal meio de transmissão do microrganismo para ovinos, principalmente quando são realizados após a tosquia dos animais. Indica-se a substituição periódica da solução de imersão, minimizando a saturação do conteúdo do fosso de imersão com sujidades, fezes ou mesmo secreções purulentas de pele e linfonodos.

Indicam-se, adicionalmente, o esvaziamento e a desinfecção periódica do fosso de banho dos animais. No momento dos banhos de imersão, preconiza-se que os animais jovens sejam conduzidos primeiro, seguidos por ovelhas e, por último, por animais mais velhos e machos. Deve-se evitar a passagem pelo fosso de imersão de animais com lesões sugestivas da doença.

Em propriedades endêmicas ou na ocorrência de surtos, atenção especial deve ser dada à higiene pessoal, das vestimentas e dos calçados de tratadores ou do pessoal que mantém contato estreito com os animais, bem como à desinfecção de utensílios de uso comum no manejo de animais, incluindo cordas, cabrestos, mantas e raspadeiras de pelo.

Procedimentos cirúrgicos ou práticas de manejo que determinem qualquer solução de continuidade na pele dos animais devem ser realizados com cuidados de antissepsia. Do mesmo modo, instrumentais e utensílios devem passar por rigorosa desinfecção (lâminas de bisturi, agulhas, tesouras, pinças de casco, alicates de tatuagem, máquinas de tosquia).

A excisão cirúrgica de linfonodos palpáveis afetados não deve ser estimulada, ainda que por motivos estéticos. Em contraste, a lavagem dos abscessos com infusão de soluções antissépticas é indicada, a fim de diminuir a contaminação ambiental e de equipamentos, contanto que sejam tomadas as devidas precauções no descarte do material purulento de abscessos, com desinfecção adequada do instrumental cirúrgico.

Métodos sorológicos podem ser utilizados no monitoramento da doença em plantéis, bem como em programas de controle, em propriedades endêmicas ou episódios de surtos, apesar das limitações dessas provas no diagnóstico individual dos animais, visando ao descarte de infectados. Nessas situações, recomenda-se o descarte de animais soropositivos, com reposição de animais sem lesões aparentes, oriundos de propriedades livres e/ou regiões não endêmicas.

O abate de animais positivos e de baixo escore corporal deve ser acompanhado nos abatedouros, a fim de observar lesões macroscópicas sugestivas da doença no plantel. Indica-se, também, o acompanhamento periódico do abate de animais sadios como procedimento de vigilância epidemiológica de doenças nos rebanhos, incluindo a linfadenite caseosa.

Após a necropsia de animais positivos, ou mesmo na presença de lesões sugestivas da doença em abatedouros, é importante enviar material para cultivo microbiológico e confirmação diagnóstica. Lesões de pele e em linfonodos devem ser aspiradas na propriedade e enviadas, também, para o diagnóstico microbiológico.

Animais doentes devem ser isolados e, se possível, descartados. Caso o descarte imediato não seja possível, indica-se a formação de um lote de animais com linfadenite, em piquete específico ou distante dos demais, visando ao descarte gradual dos animais doentes. Animais recém-adquiridos ou que retornaram de eventos (exposições, leilões e feiras) devem permanecer, no mínimo, 30 a 40 dias em quarentena, evitando o contato imediato com o restante do plantel.

Em situações de importação, recomenda-se adquirir animais de países ou regiões livres da doença. Na pré-importação, no país de origem, os animais devem ser submetidos a testes sorológicos. Ainda, é importante manter os animais recém-importados em ambiente de quarentena, antes de introduzi-los nos rebanhos.

Medida específica (vacinação)

A vacina é considerada medida específica na profilaxia da linfadenite caseosa. Estão disponíveis comercialmente bacterinas (com células inteiras ou somente parede celular), toxoides, complexos bacterina/toxoide e vacinas atenuadas. A ação imunizante de toxoides e vacinas contendo a bactéria são fundamentadas, principalmente, na presença da exotoxina fosfolipase D, que apresenta bom efeito antigênico e imunogênico.

A prática da vacinação não impede a infecção, tampouco a exteriorização clínica da doença (abscessos e linfadenite). Diminui, contudo, a frequência e a gravidade das lesões, assim como o número de animais que evoluem para a manifestação visceral, reduzindo o impacto negativo da doença no plantel. A vacinação não é recomendada como prática isolada, mas deve ser adotada em conjunto com as demais medidas gerais preconizadas para o controle e a profilaxia da doença nos plantéis.

A imunidade passiva contra *C. pseudotuberculosis* transmitida pelo colostro de ovelhas e cabras perdura 6 a 8 semanas em borregos e cabritos. Com o intuito de evitar a interferência da imunidade passiva (transferida pelo colostro) no desenvolvimento da imunidade ativa (conferida pelas vacinas), recomenda-se que a vacinação contra linfadenite caseosa seja efetuada a partir de 3 a 4 meses de idade em borregos e cabritos, com reforço vacinal 30 dias depois, além de revacinações semestrais ou anuais, na dependência do fluxo de animais ou da situação da doença no plantel.

A propriedades endêmicas, com surtos recentes ou que apresentem alta rotatividade de animais, indicam-se revacinações semestrais. A proteção conferida após a revacinação com bacterinas é de, aproximadamente, 8 a 10 meses. Fêmeas prenhes podem ser estrategicamente revacinadas antes do parto, visando à transferência de imunoglobulinas para os recém-nascidos, pelo colostro.

Animais adultos, recém-adquiridos, e que nunca foram submetidos à profilaxia vacinal devem ser imunizados com, no mínimo, duas doses de bacterina, intercaladas com 30 dias. A profilaxia vacinal é menos efetiva para a espécie caprina comparativamente à ovina, embora os motivos para a baixa resposta à vacina pelos caprinos não estejam bem esclarecidos na literatura.

No Brasil, está disponível comercialmente bacterina contra a linfadenite caseosa, que contém, ainda, endectocida e antígenos para a profilaxia de clostridioses e tétano. Borregos e cordeiros devem ser vacinados a partir de 8 semanas de vida, com reforço 4 a 6 semanas depois. O mesmo protocolo é válido para animais que nunca foram vacinados. Revacinações são indicadas anualmente ao plantel. Essa vacina é recomendada, também, para ovelhas 3 semanas antes do parto. O inconveniente dessa bacterina é a associação de vários antígenos bacterianos e endectocida, os quais, por vezes, não apresentam as mesmas indicações no tocante aos períodos estratégicos de uso, de reforços e de revacinações para as diferentes doenças.

No país, também se encontra disponível vacina atenuada para pequenos ruminantes, recomendada por via subcutânea a animais entre 3 e 4 meses de idade, com reforço 21 a 30 dias depois e revacinações anuais. Refere-se que essa vacina induz 80% de proteção e diminuição significativa da sintomatologia clínica no rebanho. No entanto, apresenta como limitação o tempo reduzido de estoque do imunógeno.

Outra vacina atenuada disponível no Brasil é indicada a pequenos ruminantes, por via subcutânea, a partir de 3 meses de idade, com reforço após 30 dias e revacinações anuais. Alguns animais vacinados podem apresentar linfadenite transitória ou reação inflamatória no ponto de inoculação. Não devem ser vacinados animais, no mínimo, 21 dias antes do abate.

Independentemente da opção de imunógeno (inativado ou atenuado), não devem ser vacinados ovinos ou caprinos com linfadenite, animais debilitados, convalescentes ou com doenças intercorrentes. Além disso, é importante observar as precauções dos fabricantes antes do uso das vacinas em criatórios.

Vacinas inativadas e atenuadas contra linfadenite caseosa não apresentam efeito curativo. São indicadas, portanto, à profilaxia e ao controle da doença. Ocasionalmente, têm sido relatadas reações inflamatórias (abscessos) no ponto de inoculação das vacinas inativadas ou atenuadas em pequenos ruminantes. De modo geral, as vacinas atenuadas conferem mais proteção, visto que induzem resposta imune celular, requerida para microrganismos intracelulares, como *C. pseudotuberculosis*.

Saúde Pública

A infecção de humanos por *C. pseudotuberculosis* é considerada ocasional. A doença é caracterizada como zoonose ocupacional de caprino e ovinocultores, magarefes ou profissionais ligados à criação dessas espécies.

A bactéria pode ser transmitida para os humanos por contato manual ou inalação de material purulento procedente de abscessos de pele, linfonodos abscedados e secreções respiratórias ou, ainda, pelo manuseio de equipamentos ou utensílios contaminados (de uso comum em animais, como tesouras e máquinas de tosquia, pinças de casco, instrumentos cirúrgicos e cordas).

A ingestão de leite contaminado de pequenos ruminantes também deve ser considerada na transmissão da bactéria para os humanos. Os sinais de infecção por *C. pseudotuberculosis* são, em geral, benignos nos pacientes, restringindo-se à formação de abscessos na mão, além de gastrenterite secundária à ingestão de leite cru ou não submetido a tratamento térmico. Casos graves são raros e manifestam-se por linfadenite regional, linfangite ulcerativa e pneumonia.

Bibliografia

Abreu SRO, Mota RA, Pinheiro Junior JWP, Rosinha GMS, Castro RS. Perfil de sensibilidade antimicrobiana in vitro de isolados de Corynebacterium pseudotuberculosis de caprinos e ovinos com linfadenite caseosa no sertão de Pernambuco, Brasil. Vet Zootec. 2008;15(3):502-9.

Almeida CAS. Avaliação do teste cervical comparativo no diagnóstico imunoalérgico da tuberculose em caprinos (Capra hircus) [dissertação]. São Paulo: Faculdade de Medicina Veterinária e Zootecnia da Universidade de São Paulo; 2009.

Baird GJ, Fontaine MC. Corynebacterium pseudotuberculosis and its role in ovine caseous lymphadenitis. J Comp Pathol. 2007;137(4):179-210.

Batey RG. Pathogenesis of caseous lymphadenitis in sheep and goats. Aust Vet J. 1986;63(9):269-71.

Corrêa WM, Corrêa CNM. Enfermidades infecciosas dos mamíferos domésticos. 2.ed. Rio de Janeiro: Medsi; 1992. Linfadenite caseosa; p. 147-9.

Dorella FA, Pacheco LGC, Oliveira SC, Miyoshi A, Azevedo V. Corynebacterium pseudotuberculosis: microbiology, biochemical properties, pathogenesis and molecular studies of virulence. Vet Res. 2006;37(2):201-18.

Dornelles EM, Santana JÁ, Ribeiro D, Dorella FA, Guimarães AS, Moawad MS *et al.* Evaluation of ERIC-PCR as genotyping Method for Corynebacterium pseudotuberculosis isolates. Plos One 2014; 9, e98758.

Langenegger H, Langenegger J. Monitoramento sorológico e alérgico da infecção por Corynebacterium pseudotuberculosis em caprinos. Pesq Vet Bras. 1991;11(1-2):1-7.

Motta RG, Cremasco ACM, Ribeiro MG. Infecções por Corynebacterium pseudotuberculosis em animais de produção. Vet Zootec. 2010;17(2):200-13.

Oliveira MAG. Punção aspirativa aumenta o controle sanitário da linfadenite caseosa em exposições de ovinos no estado de São Paulo. O Ovelheiro. 2009;13(78):11.

Pacheco LGC, Pena RR, Castro TLP, Dorella FA, Bahia RC, Carminati R *et al.* Multiplex PCR assay for identification of Corynebacterium pseudotuberculosis from pure cultures and for rapid detection of this pathogen in clinical samples. J Med Microbiol. 2007; 56(4):480-6.

Pugh DG. Clínica de ovinos e caprinos. São Paulo: Roca; 2005. p. 232-3.

Quinn PJ, Carter ME, Markey B, Carter GR. Clinical veterinary microbiology. London: Wolfe; 1994. Corynebacterium species and Rhodococcus equi; p. 137-43.

Quinn PJ, Markey BK, Leonard FC, Fitzpatrick ES, Fanning S, Hartigan PJ. Veterinary microbiology and microbial disease. 2.ed. United Kingdom: Wiley-Blackwell; 2011.

Radostits OM, Gay CC, Hinchcliff KW, Constable PD. Veterinary medicine: a textbook of the diseases of cattle, horses, sheep, pigs, and goats. 10.ed. Philadelphia: Saunders; 2007. p. 795-8.

Ribeiro MG, Dias Júnior JG, Paes AC, Barbosa P, Nardi Júnior G, Listoni FJP. Punção aspirativa com agulha fina no diagnóstico de Corynebacterium pseudotuberculosis na linfadenite caseosa caprina. Arq Inst Biol. 2001;68(1):23-8.

Ribeiro OC, Silva JAH, Maia PCC, Campos WG. Avaliação de vacina contra linfadenite caseosa em caprinos mantidos em regime extensivo. Pesq Vet Bras. 1988;8(1-2):27-9.

Ribeiro OC, Silva JAH, Pereira Filho M. Incidência da linfadenite caseosa no semiárido baiano. Rev Bras Med Vet. 1988;10(2):23-4.

Riet-Correa F. Linfadenite caseosa. In: Riet-Correa F, Schild AL, Méndez MDC, Lemos RAA. Doenças de ruminantes e equinos. São Paulo: Varela; 2001. p. 284-8.

Smith BP. Medicina interna de grandes animais. 3.ed. Barueri: Manole; 2006.

Torres LFC, Ribeiro MG, Ribeiro D, Hirata Jr R, Pacheco LGC, Souza MC *et al.* Multiplex polymerase chain reaction to identify and determine the toxigenicity of Corynebacterium spp with zoonotic potential and an overview of human and animal infections. Mem Inst Osw Cruz. 2013; 108, 272-279.

Unanian MM, Silva AEF, Pant KP. Abscess and caseous lymphadenitis in goats in tropical semi-arid north-east Brazil. Trop Anim Health Prod. 1985;17(1):52-62.

Williamson LH. Caseous lymphadenitis in small ruminants. Vet Clin North Am Food Anim Pract. 2001;17(2):359-71.

Windsor PA. Control of caseous lymphadenitis. Vet Clin North Am Food Anim Pract. 2011;27(1):193-202.

Linfadenite Granulomatosa dos Suínos 37

José Soares Ferreira Neto e
Eugênia Márcia de Deus Oliveira (*in memoriam*)

› Definição

Linfadenite granulomatosa é uma doença crônica que acomete suínos, caracterizada por lesões caseosas localizadas nos linfonodos do trato digestório, principalmente mesentéricos e submandibulares.

Sinonímias: linfadenite caseosa dos suínos, micobacteriose atípica, pseudotuberculose e infecção por micobactérias não tuberculosas.

› Etiologia

Os suínos são suscetíveis às infecções por *Mycobacterium bovis*, *Mycobacterium tuberculosis* e micobactérias atípicas ou oportunistas, dentre as quais se destacam as pertencentes ao complexo *Mycobacterium avium* (MAC, do inglês *Mycobacterium avium complex*).

Em relação à terminologia, convencionou-se adotar o termo tuberculose para as infecções causadas por micobactérias do complexo *M. tuberculosis*, notadamente por *M. bovis* ou *M. tuberculosis*. As demais infecções são referidas como micobacterioses – seguidas pelo nome da espécie do agente implicado – ou micobacterioses atípicas. As micobactérias pertencentes ao MAC são as principais responsáveis por micobacterioses em suínos, no Brasil e em outros países.

As micobactérias são bacilos álcool-ácido resistentes (BAAR) do gênero *Mycobacterium*, o único da família *Mycobacteriaceae*, pertencente à ordem dos *Actinomicetales*. O MAC é composto de bactérias de multiplicação lenta, classificadas sorologicamente em 28 sorovares e pertencentes a duas espécies, *M. avium* e *M. intracellulare*.

O gênero *Mycobacterium* é composto de microrganismos em formato de bacilos não formadores de esporos, aeróbios estritos e imóveis. Não são corados adequadamente pelo método de Gram. Necessitam de coloração específica de Ziehl-Neelsen, na qual a fucsina se liga fortemente aos lipídios da parede celular e não é removida pelo descorante álcool-ácido, resultando na visualização de microrganismos álcool-ácido resistentes, de tonalidade avermelhada. As micobactérias apresentam alto teor lipídico na parede celular, o que torna esses microrganismos resistentes ao meio ambiente e aos desinfetantes comuns.

Mycobacterium spp. é isolado em meios enriquecidos contendo amido, gema de ovo e asparagina, além de verde malaquita, para evitar contaminantes. Para o isolamento de micobactérias de origem animal, são utilizados, principalmente, os meios Lowenstein-Jensen e Stonebrink-Lesslie.

Até os anos 1950, as lesões granulomatosas em suínos eram causadas, predominantemente, por *M. tuberculosis* e *M. bovis*. Com a evolução dos programas de controle da tuberculose em humanos e bovinos, além da tecnificação e da melhoria dos padrões sanitários de suinocultura, o isolamento dessas duas espécies em suínos tornou-se raro. Por essa razão, provavelmente, as infecções por micobactérias atípicas, com absoluto destaque para o MAC, passaram a predominar. Atualmente, na suinocultura industrial em todo o mundo, o MAC é o principal responsável pela condenação de carcaças de suínos em abatedouros, em virtude de lesões granulomatosas. Ademais, acredita-se que os microrganismos pertencentes ao MAC sejam ubiquitários, pois são frequentemente isolados de água, plantas e solo.

As micobactérias são extremamente resistentes ao meio ambiente, podendo sobreviver vários meses em instalações habitadas pelos animais e por vários anos no solo. *M. avium* pode manter-se viável na maravalha por mais de 1 ano, em temperaturas entre 20 e 30°C.

Estudos constataram que as micobactérias do MAC podem multiplicar-se no ambiente de baias, aumentando, portanto, o desafio para animais suscetíveis, desde que existam condições ideais de temperatura, umidade e nutrientes. Desinfetantes à base de hipoclorito de sódio, cresóis, fenóis e aldeídos apresentam ação bactericida contra as micobactérias.

Epidemiologia

A linfadenite granulomatosa em suínos, provocada por micobactérias do MAC, tem sido relatada em diversos países, e as lesões observadas variam bastante entre os abatedouros. A prevalência da doença em muitos países, inclusive no Brasil, em suínos abatidos sob inspeção veterinária, tem sido inferior a 2%. Em determinados rebanhos infectados, entretanto, alguns lotes de abate podem apresentar até 100% de animais com lesões.

Em suínos, as fontes de infecção por micobactérias do MAC incluem aves domésticas ou silvestres, que têm acesso às instalações dos suínos ou à fábrica de rações e aos próprios suínos portadores, que eliminam o agente nas fezes. Além disso, é importante destacar que as micobactérias pertencentes ao MAC são consideradas ubiquitárias.

A transmissão ocorre, principalmente, por ingestão do MAC presente em água de bebida, solo, camas de serragem, maravalha, palha ou qualquer outro elemento do ambiente no qual o suíno é criado. A transmissão do MAC também é possível por contato com fezes contaminadas. No entanto, o grande modulador do problema, ou seja, o fator mais importante na determinação do número de animais condenados por lesões granulomatosas em abatedouros, parece ser o meio ambiente. As micobactérias do MAC são frequentemente isoladas do ambiente de baias. Caso o ambiente seja favorável à sobrevivência e, até mesmo, à multiplicação do microrganismo, as doses de desafio dos suscetíveis serão mais elevadas e, portanto, o número de infectados será maior.

Estudos realizados na Região Sul do Brasil indicaram a existência de sazonalidade na ocorrência de linfadenite granulomatosa em suínos abatidos, com maior prevalência nos meses de maio a outubro. Considerando que as lesões causadas por MAC tornam-se visíveis macroscopicamente somente 3 a 4 meses após a infecção e que os suínos da região Sul do Brasil são abatidos, em média, aos 153 dias (5,1 meses), conclui-se que o período de maior transmissão encontra-se entre os meses de janeiro a março, em razão da elevação da temperatura e da umidade ambiental. Essa constatação – aliada ao fato de que as condenações mencionadas ocorrem, porém, com menos frequência, em todos os meses do ano – sugere que bactérias pertencentes ao MAC estão presentes nas granjas-problema. Ainda, nos períodos mais quentes e úmidos, o patógeno multiplica nesse mesmo ambiente, utilizando a matéria orgânica disponível (fezes, urina, restos de ração), o que aumenta a dose de exposição e, consequentemente, a transmissibilidade.

O prolongamento das condenações, que perduram até outubro, pode ser explicado pela alta resistência das micobactérias no meio ambiente, além da tendência de redução das temperaturas a partir do mês de abril. Assim, as micobactérias multiplicam-se no ambiente durante o verão e são preservadas no período invernal subsequente, mantendo altas doses de exposição.

Patogenia

A infecção por MAC em suínos ocorre, principalmente, por via oral. Depois de ingeridas, as bactérias penetram na mucosa do trato digestório e são drenadas para os linfonodos regionais, nos quais podem desencadear as lesões. O desenvolvimento de lesão depende da dose infectante, da habilidade de sobrevivência e multiplicação da bactéria nos macrófagos e, naturalmente, da resistência do hospedeiro.

Após a infecção, os suínos eliminam o agente nas fezes por, aproximadamente, 35 a 65 dias. A quantidade de bacilos eliminados e o período de excreção podem variar em razão da virulência e da dose infectante. Após esse período, a lesão tende à resolução e os animais param de eliminar o agente pelas fezes.

A virulência das micobactérias está relacionada com os constituintes da parede celular. Micosídios, fosfolipídios e sulfolipídios protegem o bacilo dos fagócitos. Já os glicolipídios são responsáveis pela formação granulomatosa e favorecem a sobrevivência de micobactérias que sofreram fagocitose, por impedirem a formação de fagolisossoma. As várias tuberculoproteínas induzem a reação de hipersensibilidade tardia, detectada no teste de tuberculina.

As micobactérias não produzem nenhuma toxina ou enzima conhecida que lesione diretamente os tecidos infectados. Considera-se que a resposta imune do hospedeiro é a principal causa de lesão tecidual. A lesão por MAC torna-se visível para o inspetor de carnes em abatedouros depois de 3 a 4 meses da infecção. Antes disso, embora o animal esteja infectado, a lesão não é grande o suficiente para que seja detectada ao exame macroscópico.

Clínica

A infecção em suínos comumente não leva a sinais clínicos, sendo detectada somente ao abate, pelo serviço de inspeção de carnes. Dificilmente se detecta o complexo primário na inspeção macroscópica. Contudo, microscopicamente, podem-se observar tubérculos nas mucosas da faringe e do intestino delgado, enquanto as lesões macroscópicas são vistas mais frequentemente nos linfonodos cervicais e mesentéricos. Outros órgãos raramente são acometidos.

Macroscopicamente, as lesões granulomatosas, de natureza proliferativa, apresentam-se como áreas caseosas, de coloração branco-amarelada, variando de pequenos focos com poucos milímetros a lesões difusas, que podem acometer todo o linfonodo. Microscopicamente, caracterizam-se por proliferação de células epitelioides, podendo ocorrer necrose e calcificação. Os linfonodos encontram-se aumentados e com consistência firme.

Diagnóstico

Os métodos utilizados para o diagnóstico da linfadenite granulomatosa podem ser divididos em diretos e indiretos. No entanto, o diagnóstico definitivo da infecção por micobactérias atípicas em suínos só é possível por meio do isolamento e da identificação do agente, os quais devem ser realizados, idealmente, por uma combinação de métodos clássicos (isolamento em meios de cultura) e moleculares (identificação).

Dentre os métodos indiretos, merece destaque a observação de lesões granulomatosas (consulte o tópico Clínica), por ocasião da inspeção de carcaças ao abate ou à necropsia. Além disso, pode-se utilizar o teste tuberculínico comparativo, com PPD (*purified protein derivative*) mamífero e aviário, assim como cortes histológicos corados por hematoxilina e eosina ou testes de ELISA para pesquisa de anticorpos. Estes últimos encontram-se, ainda, em fase experimental de desenvolvimento.

O teste tuberculínico, que pesquisa a imunidade celular desencadeada por reação de hipersensibilidade do tipo IV, deve ser utilizado, em suínos, com a finalidade precípua de constatar infecção por *M. bovis* ou *M. tuberculosis*, sendo pouco significativa a detecção de animais reagentes ao PPD aviário. Esse teste é mais comumente executado inoculando-se 0,1 mℓ de cada PPD, aviário e bovino, respectivamente, na pele da base das orelhas direita e esquerda, que é o local de inoculação preferencial. No entanto, também são referidas inoculações na região lombar e na vulva. Os critérios de interpretação variam muito, não havendo consenso entre os especialistas.

Os métodos indiretos são apenas presuntivos, visto que as principais evidências de infecção são as lesões granulomatosas identificadas ao abate, com a subsequente condenação das carcaças afetadas.

Dentre os métodos diretos de diagnóstico, merece destaque o isolamento do agente em meios de cultura (Figura 37.1) e a identificação do isolado por meio de métodos moleculares (PCR, PCR-PRA e RFLP). Ademais, pode-se recorrer à observação de cortes histológicos corados por Ziehl-Neelsen ou imunoperoxidase.

Na suinocultura moderna, o indicador mais eficiente da presença de infecção por micobactérias em granjas suínas consiste na observação de lesões granulomatosas em carcaças de animais abatidos em matadouro (Figuras 37.2 e 37.3), não obstante sua baixa sensibilidade e especificidade individuais, já que animais procedentes de rebanhos infectados podem albergar o agente nos linfonodos sem, no entanto, apresentar lesões macroscópicas. O exame

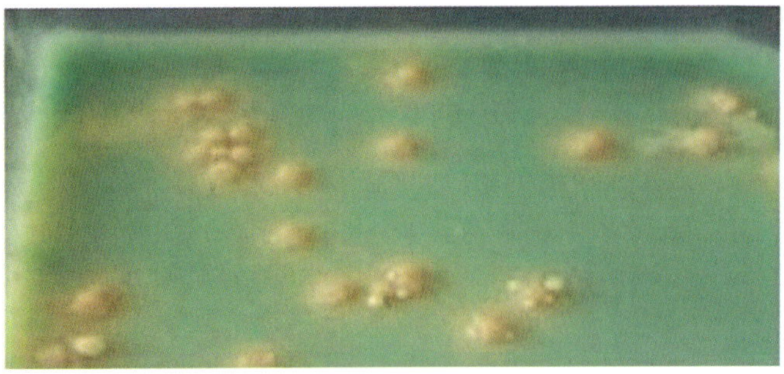

Figura 37.1 Aspecto do isolamento de *M. avium* tipo 1 no meio de Lowenstein-Jensen, mostrando colônias amareladas e irregulares, com aproximadamente 35 dias de incubação, em condições de aerobiose a 37°C. Imagem cedida pelo Dr. Gustavo Henrique Batista Lara.

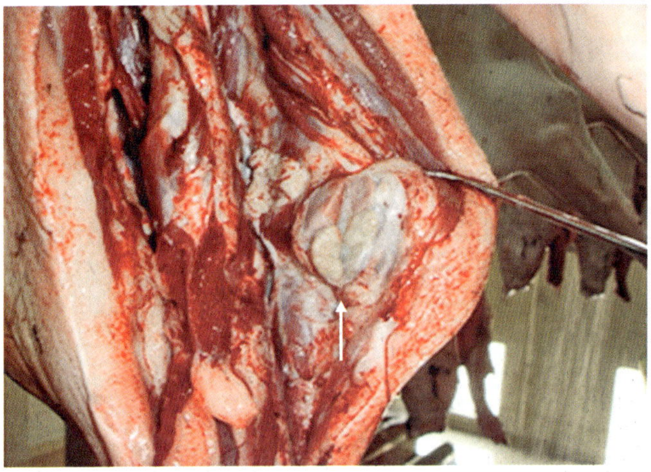

Figura 37.2 Linfadenite submandibular em suíno (seta) observada na linha de abate. Imagem cedida pelo Dr. Gustavo Henrique Batista Lara.

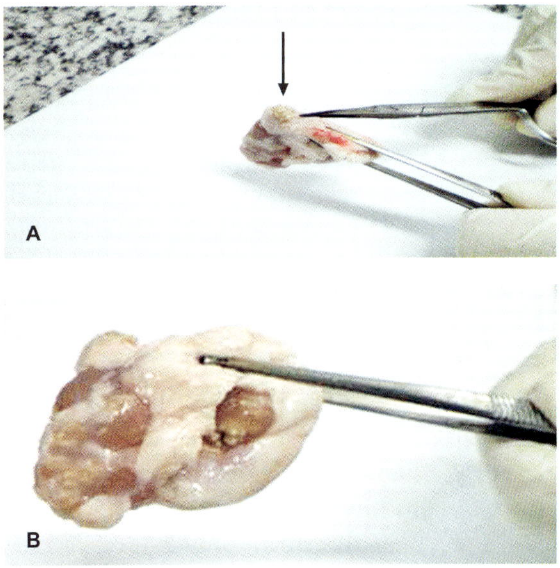

Figura 37.3 Linfadenite suína. **A.** Detalhe de lesão granulomatosa isolada (seta) em linfonodo submandibular causada por *M. avium*. **B.** Múltiplos granulomas causados por *M. avium* em linfonodo mesentérico. Imagem cedida pelo Dr. Gustavo Henrique Batista Lara.

post mortem, realizado pelo serviço de inspeção de carnes, é eficiente na identificação da lesão granulomatosa, ou seja, uma vez constatada a lesão, é alta a probabilidade de se tratar de infecção por micobactérias.

O diagnóstico diferencial da linfadenite granulomatosa suína deve ser realizado, principalmente, entre *Rhodococcus equi* e, secundariamente, os gêneros *Staphylococcus*, *Streptococcus*, *Nocardia*, enterobactérias e *Trueperella* (*Arcanobacterium*) *pyogenes*. As lesões macroscópicas causadas por *R. equi* são indistinguíveis das originadas pelo gênero *Mycobacterium* na linha de abate.

Tratamento

Não há tratamento para as linfadenites granulomatosas dos suínos, sendo a intervenção limitada à profilaxia e ao controle.

Profilaxia e controle

As estratégias de controle em larga escala têm sido desenvolvidas com base em estudos observacionais, geralmente do tipo caso-controle, que buscam individualizar os fatores de risco. Esses fatores, uma vez suprimidos, reduzem as condenações em matadouro e os prejuízos econômicos.

A grande vantagem dos estudos de fatores de risco é que possibilitam uma intervenção racional, sendo possível avançar no controle da doença, com grande economia de custos. A maior desvantagem é a impossibilidade de extrapolação dos resultados de uma região para outra, em virtude das características peculiares de cada zona de criação.

Estudo realizado em criações intensivas e confinadas de suínos, no sul do Brasil, identificou que o fator de risco para a ocorrência de condenações em matadouro por linfadenite granulomatosa consistia na higiene inadequada. O problema foi solucionado com a implementação de programa de higiene e desinfecção, utilizando-se produtos com comprovada ação sobre o MAC, como o hipoclorito de sódio ou derivado fenólico. Existe certa limitação quanto à utilização do hipoclorito de sódio em granjas de suínos, pois esse produto oxida instalações e equipamentos de metal.

Na Noruega, o controle foi obtido com a adoção de programa de higiene e desinfecção, além da instalação de telas e barreiras, para evitar o acesso de aves silvestres às criações. Existem relatos de granjas que controlaram a situação ao substituir a cama de maravalha e, também, evitaram a utilização de cama profunda (*deep litter*).

Ações gerais de profilaxia contra micobacterioses suínas incluem higienização mecânica diária das instalações e desinfecção periódica das baias, utilizando produtos com comprovada ação sobre micobactérias. As fases iniciais de criação, principalmente a creche, merecem especial atenção nos programas de controle ou prevenção. O acompanhamento do abate de animais e o envio de lesões em linfonodos para o diagnóstico laboratorial são importantes instrumentos de vigilância.

As infecções de suínos por *M. bovis* podem ser evitadas ao impedir o contato direto ou indireto de bovinos e suínos, sobretudo em relação à coabitação e ao aproveitamento de subprodutos da indústria de lácteos para a alimentação de suínos. Já as infecções por *M. tuberculosis* podem ser evitadas ao monitorar a saúde dos trabalhadores que atuam na criação de suínos. Ainda, não se deve ofertar aos suínos restos da alimentação de humanos.

Saúde Pública

Não existe nenhuma evidência de que o suíno infectado por MAC constitua uma fonte de infecção de micobacterioses para humanos. Vale lembrar que a carcaça com lesões granulomatosas deve sempre ser condenada, pois é impossível distinguir macroscopicamente as lesões provocadas pelo MAC daquelas desencadeadas pelo *M. bovis* ou *M. tuberculosis*, agentes da tuberculose zoonótica e da tuberculose humana, respectivamente.

Bibliografia

Abbas AK, Lichtman AH. Imunologia celular e molecular. 2.ed. Rio de Janeiro: Elsevier; 2008.

Balian SC, Ribeiro P, Vasconcellos SA, Pinheiro SR, Ferreira Neto JS, Guerra JL *et al.* Linfadenites tuberculoides em suínos abatidos no estado de São Paulo, Brasil: aspectos macroscópicos, histopatológicos e pesquisa de micobactérias. Rev Saúde Pública. 1997; 31(4):391-7.

Lara GHB, Ribeiro MG, Guazzelli A, Fernandes MC. Linfadenite infecciosa em suínos: etiologia, epidemiologia e aspectos de saúde pública. Arq Inst Biol. 2009;76(2):317-25.

Lara GHB, Ribeiro MG, Leite CQF, Paes AC, Guazzelli A, Silva AV *et al.* Occurrence of Mycobacterium spp. and other pathogens in lymph nodes of slaughtered swine and wild boars (Sus scrofa). Res Vet Sci. 2011;90(2):185-8.

Leão SC, Briones MP, Sircili SC, Balian SC, Mores N, Ferreira Neto JS. Identification of two novel Mycobacterium avium allelic variants in pig and human isolates from Brazil by PCR-restriction enzyme analysis. J Clin Microbiol. 1999;37(8):2592-7.

Martins LS, Homem VSF, Leão SC, Morés N, Silva SV, Dutra V *et al.* Estudo da sazonalidade de micobacterioses em suínos no sul do Brasil. Arq Inst Biol. 2004;71(2):143-6.

Martins LS, Leão SC, Morés N, Silva VS, Dutra V, Pinheiro SR *et al.* Epidemiologia e controle das micobacterioses em suínos no sul do Brasil: estimativa do impacto econômico. Arq Inst Biol. 2002;69(1):39-43.

Mitscherlich E, Marth EH. Microbial survival in the environment. Berlin: Springer-Verlag; 1984.

Morés N, Martins LS, Silva VS, Amaral AL, Ferreira Neto JS. Estimativa do impacto econômico da linfadenite granulomatosa em suínos na Região Sul do Brasil. Comunicado Técnico do Centro Nacional de Pesquisa de Suínos e Aves, Concórdia, SC; 2002. v. 314.

Morés N, Silva VS, Dutra V. Linfadenite tuberculoide em suínos: o que pode ser feito para seu controle. Instrução técnica para o suinocultor. Embrapa-CNPSA, Concórdia, SC; 1997. n. 4.

Morés N, Silva VS, Dutra V, Ventura L, Silva RAM, Leão SC *et al.* Controle das micobacterioses suínas no sul do Brasil: identificação e correção dos fatores de risco. Concórdia, SC: Comunicado Técnico Embrapa Suínos e Aves; 2000. v. 249, p. 1-4.

Morés N, Ventura L, Dutra V, Silva VS, Bariono Júnior W, Oliveira SR *et al.* Linfadenite granulomatosa em suínos: linfonodos afetados e diagnóstico patológico da infecção causada por agentes do complexo Mycobacterium avium. Pesq Vet Bras. 2007;27(1):13-7.

Oliveira EMD. Estudo da transmissão horizontal de Mycobacterium avium em suínos [tese]. São Paulo: Faculdade de Medicina Veterinária e Zootecnia da Universidade de São Paulo; 2005.

Oliveira EMD, Morais ZM, Tabata R, Dias RA, Leão SC, Morés N *et al.* Avaliação da virulência em hamsters (Mesocricetus auratus) de estirpes de Mycobacterium avium presentes na população de suínos do sul do Brasil. Braz J Vet Res Anim Sci. 2002;39(4): 202-7.

Oliveira EMD, Rodrigues CAR, Leão SC, Amaku M, Ferreira Neto JS. Estudo da dinâmica da infecção por Mycobacterium avium em uma população suína através de modelagem matemática. Arq Inst Biol. 2006;73:409-14.

Oliveira RS, Sircili MP, Oliveira EMD, Balian SC, Ferreira Neto JS, Leão SC. Identification of Mycobacterium avium genotypes distinctive traits by combination of IS1245-based restriction fragment length polymorphism and restriction analysis of hsp65. J Clin Microbiol. 2003;41(1):44-9.

Oliveira SJ, Borowsky SM, Barcellos DSN, Ramos ET. Etiologia de lesões tuberculoides em suínos no Rio Grande do Sul. Arq Fac Vet UFRGS. 1995;23:112-6.

Radostits OM, Gay CC, Hinchcliff KW, Constable PD. Veterinary medicine: a textbook of the diseases of cattle, horses, sheep, pigs, and goats. 10. ed. Philadelphia: Saunders Elsevier; 2007.

Silva VS, Morés N, Ferreira F, Dias RA, Balian SC, Dutra V *et al.* Identificação dos fatores de risco associados à ocorrência de micobacterioses no sul do Brasil: estudo caso-controle. Arq Inst Biol. 2001;68(2):19-22.

Thoen CO. Tuberculosis. In: Straw BE, Zimmerman JJ, D'Allaire S, Taylor DJ. Diseases of swine. 9.ed. Oxford: Blackwell Publishing; 2006.

Listeriose 38

Carla Lopes de Mendonça e José Augusto Bastos Afonso

Definição

Listeriose é uma enfermidade causada por bactérias do gênero *Listeria*, assumindo maior importância clínica *Listeria monocytogenes*. Acomete diversas espécies de animais, particularmente ruminantes (bovinos, caprinos e ovinos), podendo manifestar-se clinicamente com sinais neurológicos (meningoencefalite), septicêmicos (abscessos em fígado e baço) e abortamentos. Ocasionalmente, as espécies *Listeria ivanovii* e *Listeria innocua* estão envolvidas em casos clínicos acometendo, respectivamente, ruminantes e ovinos.

Sinonímias: doença do andar em círculos, doença do girar e doença da silagem.

Etiologia

A primeira observação de *Listeria* em animais foi realizada, provavelmente, por Hülphers, no ano de 1911, na Suécia, que isolou uma bactéria de focos necróticos de fígado de coelho, denominada, primariamente, *Bacillus hepatis*. No ano de 1926, Murray *et al.*, durante epizootia entre coelhos e cobaias, no biotério da Universidade de Cambridge, isolaram a bactéria *Bacterium monocytogenes*, que recebeu esse nome por se tratar de agente que causava intensa monocitose.

Na África do Sul, Pirie, estudando epizootia em roedores selvagens, isolou uma bactéria que, em homenagem a Joseph Lister, recebeu o nome *Listerella hepatolytica*. No entanto, como apresentava características similares ao agente isolado por Murray *et al.*, foi renomeada como *Listerella monocytogenes*. Na Nova Zelândia, em 1931, Gill isolou o mesmo agente de Cambridge em ovelhas. Em 1940, o microrganismo foi caracterizado definitivamente, por Pirie, como *Listeria monocytogenes*.

No Brasil, os primeiros relatos, em ruminantes, datam do início da década de 1960, no estado do Pará, onde *L. monocytogenes* foi isolada de três bovinos a partir de hemoculturas, que foram mantidas a 37°C por 5 meses. Nos anos seguintes, foram registrados isolamentos de *L. monocytogenes* de diferentes espécies, havendo predomínio de relatos em ruminantes.

O agente apresenta-se no formato de pequenos bastonetes ou cocobacilos gram-positivos, medindo 0,4 a 0,5 μm de diâmetro e 0,5 a 2 μm de comprimento. São observados, também, formatos em paliçada (V ou Y), em cadeias de três a cinco organismos ou filamentos.

As espécies são aeróbias ou anaeróbias facultativas, embora se multipliquem adequadamente em microaerofilia (10% de CO_2). São positivas para catalase e negativas para oxidase, além de fermentar certos açúcares e hidrolisar a esculina. A temperatura ideal de multiplicação situa-se entre 30 e 37°C, mas pode multiplicar-se em ampla variação de temperatura, entre -0,4 e 45°C. Ademais, não formam esporos e são desprovidas de cápsula, mas são resistentes a congelamento, dessecamento e aquecimento. É um dos poucos patógenos com capacidade de multiplicar-se em concentração superior a 10% de cloreto de sódio.

O agente é móvel em temperatura de 20 a 25°C por meio de flagelos peritríquios, mas não a 37°C. A mobilidade é caracterizada por aspecto de guarda-chuva, quando a bactéria é cultivada em meio semissólido.

O microrganismo é isolado em ágar-sangue ovino (5%), ágar nutriente ou em meios seletivos (ágar Listeria). Após 48 h de cultivo, *L. monocytogenes* produz colônias pequenas, lisas e planas, com tonalidade acinzentada em meio de ágar-sangue.

Em cultivos com 3 a 6 h de incubação, predominam os formatos cocoides. Em ágar triptose (ou outro meio incolor), as colônias são translúcidas e, quando iluminadas (com a luz incidindo obliquamente), exibem coloração azul-esverdeada (*Henry's lamp technique*).

L. monocytogenes é um patógeno intracelular facultativo, podendo multiplicar-se no interior de macrófagos e monócitos. O agente é capaz de invadir a célula e evadir-se da formação do fagossomo, multiplicando-se no interior do citoplasma e disseminando-se entre as demais células.

Acredita-se que o principal fator de virulência seja uma hemolisina termolábil antigênica e letal para camundongos, conhecida como listeriolisina O (LLO), que age rompendo as membranas dos vacúolos fagocíticos e dos lipossomos, contribuindo para a sobrevivência intracelular da bactéria, bem como para a captação do íon ferro, elemento considerado essencial para o metabolismo da maioria das bactérias. Na superfície da bactéria encontram-se, também, as internalinas A e B (InlA e InlB), proteínas de superfície que interagem com as células epiteliais do hospedeiro no momento da infecção.

Durante anos, o gênero *Listeria* foi representado somente pela espécie *L. monocytogenes*. Nas últimas décadas, com base em análises filogenéticas, foram caracterizadas sete espécies, que apresentam 16 sorotipos (também referidos como sorovares em alguns artigos), não espécie-específicos: *L. monocytogenes*, *L. ivanovii*, *L. innocua*, *L. welshimeri*, *L. seeligeri*, *L. grayi* e *L. murrayi*. As espécies *L. monocytogenes*, *L. ivanovii* e *L. innocua* são patogênicas para os ruminantes e, com exceção de *L. innocua*, apresentam características hemolíticas. A maioria das infecções por *L. monocytogenes* em animais e humanos é causada pelos sorotipos 1/2a, 1/2b, 4a e 4b.

Epidemiologia

Inicialmente, a listeriose foi considerada uma enfermidade que acometia animais de produção que ingeriam silagem. Somente na década de 1980 foi reconhecida como uma das principais doenças transmitidas pelos alimentos para a espécie humana.

L. monocytogenes está amplamente disseminada na natureza, com características que possibilitam sua sobrevivência e multiplicação em diferentes condições ambientais.

L. monocytogenes já foi relatada em mais de 42 espécies de mamíferos, incluindo os humanos, 17 espécies de aves, além de identificada em peixes, crustáceos, animais selvagens e insetos. Ocorre em todas as espécies domésticas, embora seja mais comum em ruminantes, particularmente em ovinos, caprinos e bovinos. Com menos frequência, acomete coelhos e cães e, mais raramente, equinos e suínos.

O microrganismo está disseminado mundialmente, sendo mais frequente nos países de clima temperado. Pode haver certo efeito sazonal nos meses mais frios do ano, em alguns países, provavelmente pela estabulação dos animais e pelo oferecimento de suplementação alimentar contaminada, como silagem.

No Brasil, *L. monocytogenes* tem sido mais frequentemente isolada de ruminantes com processos patológicos no sistema nervoso central, predominando o sorovar 4b, assim como nas fezes de portadores assintomáticos (sorotipos 4a e 4b). Os sorotipos 1a e 1b foram identificados em amostras de fígado e de feto bovino, respectivamente.

A morbidade e a letalidade variam conforme a apresentação da enfermidade, a espécie animal acometida e a intervenção terapêutica. A espécie ovina é a mais suscetível, havendo alta letalidade nas manifestações nervosa e septicêmica. Os índices de morbidade em ruminantes acometidos por *L. monocytogenes* variam entre 0,2 e 8%. Em ovelhas que ingeriram silagem contaminada, os índices de mortalidade variaram entre 3,1 e 12,2%, com letalidade próxima a 100% em animais não tratados.

A bactéria pode estar presente em solo, água, matéria vegetal decomposta, silagem, efluentes de esgotos e fezes de vários animais (galinhas, patos, bovinos e porcos), aparentemente sadios, servindo como fontes de contaminação ambiental. Estudo realizado no Japão identificou o microrganismo em 0,9% das fezes de cães, mas não encontrou o patógeno nas fezes de gatos. Além da ampla distribuição, as bactérias apresentam certa resistência às condições ambientais, o que possibilita sua sobrevivência e disseminação.

L. innocua é frequentemente isolada de solo, plantas e fezes de animais e pessoas sadias. No entanto, já foi isolada de amostras do sistema nervoso central de ovino e do conteúdo estomacal de feto bovino.

A ocorrência da doença tem sido associada à alimentação com silagem malconservada, que favorece a multiplicação bacteriana. A bactéria tolera condições de pH que variam de 5,5 a 9,6, fato que influencia sua manutenção em alimentos contaminados, particularmente silagens. O microrganismo pode multiplicar-se na silagem em pH acima de 5 a 5,5. Em silagens de boa qualidade, a produção de ácido durante a fermentação inibe a multiplicação do microrganismo. Acredita-se que os altos teores de ferro disponíveis nas silagens possam favorecer a multiplicação de linhagens patogênicas de *L. monocytogenes*. Há, ainda, relatos de animais doentes alimentados apenas com feno ou pastagem. Casos foram registrados, também, em animais provenientes de áreas alagadiças, em que o alto teor de pH do solo foi o achado mais consistente.

Em cães e gatos, a listeriose é incomum e está relacionada com a ingestão de carne ou derivados contaminados.

Em equinos, a doença é esporádica, acometendo, geralmente, potros até 5 meses e animais adultos. Nessa espécie, a transmissão ocorre pelo consumo de alimentos contaminados por fezes contendo a bactéria, embora também possa ocorrer pelas mucosas nasal e conjuntival, assim como por contaminação de feridas. Ocasionalmente, o patógeno pode ser transmitido pelo leite, pelas vias umbilical e transplacentária.

Na Alemanha, estudo revelou que aproximadamente 5% dos equinos eliminavam *L. monocytogenes* pelas fezes. À semelhança dos bovinos, estudo na Islândia descreveu associação entre a listeriose equina e o consumo de silagem, apesar de, em muitos casos, a via de transmissão não ser determinada nessa espécie.

Os casos de doença clínica em equinos são mais frequentes em animais com algum tipo de imunossupressão, como gestação, coinfecções e expostos a extremos de temperatura. Sinais da doença foram descritos em potro árabe com imunodeficiência. Ainda, observou-se ceratite em equino tratado por período prolongado com corticoide. Fetos podem ser infectados, pela via transplacentária, por fêmeas que sofrem bacteremia ou no conduto do parto, no momento do nascimento.

No Brasil, diferentemente de outros países, a maioria dos casos de meningoencefalite por *L. monocytogenes* em ruminantes ocorre nos meses mais quentes do ano e, na maioria das vezes, sem relação com a ingestão de alimento com silagem (ao menos, não há comprovação definitiva do envolvimento desse alimento na transmissão da doença).

Patogenia

Animais domésticos são acometidos, principalmente, por via oral, quando expostos a alimentos contaminados pelo microrganismo, especialmente silagem, água e, possivelmente, secreções e excreções de animais doentes.

O microrganismo pode disseminar-se nos animais por terminações nervosas na região da cabeça ou após invadir a mucosa intestinal (células M nas placas de Peyer) e, ainda, multiplicar-se por via hematógena, acometendo vários órgãos no interior do citoplasma dos fagócitos por via hemolinfática, com predileção por sistema nervoso central e placenta. Microrganismos do gênero *Listeria* podem acometer células fagocíticas e epiteliais, mas têm tropismo pelos tecidos nervoso e reprodutivo, bem como pelas células intestinais.

A internalina, proteína de superfície de *L. monocytogenes*, interage com as células epiteliais e favorece a penetração da bactéria. No interior das células, a listeriolisina O possibilita que a bactéria possa evadir da fagocitose em macrófagos e neutrófilos, impedindo a formação de fagolisossoma. A listeriolisina O tem ação lítica para fagócitos, além de possibilitar a captação do íon ferro de maneira exógena pela bactéria. Ainda, essa hemolisina apresenta efeito tóxico para o tecido cardíaco, particularmente nos nódulos sinoatrial e atrioventricular, contribuindo para o efeito letal da bactéria em casos septicêmicos.

No interior do citoplasma, a bactéria utiliza microfilamentos da célula infectada para formar estruturas semelhantes a caudas (*tails*), que conferem mobilidade ao agente. O microrganismo pode disseminar-se entre as células sem se expor aos mecanismos de resposta humoral. As linhagens móveis produzem estruturas semelhantes à pseudópodes, que se projetam da superfície celular, favorecendo a infecção das células adjacentes.

Na manifestação encefálica da listeriose, o agente invade os ramos nervosos através de lesões na mucosa oral, no focinho e na narina, provocadas por forragens grosseiras, abrasões, troca ou perda de dentes. A bactéria presente no alimento ascende às vias dos nervos cranianos trigêmeo e hipoglosso, alcançando o tronco encefálico, no qual se multiplica e se estende para medula, ponte e outros locais do sistema nervoso central. A reação inflamatória acarreta sérios danos aos neurônios e às fibras nervosas, caracterizando-se pela formação de microabscessos. Ocasionalmente, observa-se quadro de meningite aliado à encefalite focal.

Na manifestação septicêmica, o agente acarreta lesões focais em fígado, baço, pulmões, rins, glândula mamária e placenta. O útero das fêmeas prenhes é altamente sensível à infecção por *Listeria*, ocorrendo placentite que resulta em morte fetal, abortamento, nascimento de fetos fracos e natimortos. No entanto, em animais convalescentes, o futuro reprodutivo não fica comprometido, apesar da presença do microrganismo nas secreções uterinas por 1 mês ou mais, enquanto o animal estiver em recuperação clínica. Essa manifestação de listeriose, de baixa morbidade em caprinos e ovinos, é sugestiva de que muitos dos animais apresentam infecção passageira e subclínica.

Maior suscetibilidade à infecção tem sido observada em animais com debilidade quanto à imunidade mediada por células ou em períodos de imunossupressão fisiológica, como ruminantes em estágios finais de gestação.

Clínica

A listeriose em animais domésticos tem clínica variada e pode apresentar-se de cinco maneiras: manifestação encefálica, abortamentos, manifestação septicêmica, mastite e/ou manifestação ocular (uveíte/ceratoconjuntivite).

Em geral, os sinais clínicos ocorrem isoladamente, mas também podem ser observados em associação. São mais comuns casos isolados. Os surtos costumam relacionar-se com o consumo de silagem ou outro alimento comum contaminado. Em animais jovens, existe certo predomínio de sinais septicêmicos, enquanto nos adultos prevalecem os sinais neurológicos. O óbito, na maioria das espécies domésticas, ocorre entre 3 e 15 dias.

L. monocytogenes está associada a casos de encefalite, principalmente em ruminantes domésticos e, ocasionalmente, em equinos e animais de companhia.

Abortamentos por *L. monocytogenes* têm sido descritos mais comumente em bovinos, ovinos e caprinos e, mais raramente, em cães, gatos, equinos e suínos.

A manifestação septicêmica dessa espécie é observada, em geral, em ruminantes, suínos e pássaros.

A manifestação ocular é verificada, em especial, em bovinos, caprinos e ovinos.

A inflamação da glândula mamária ocorre, ocasionalmente, em vacas.

Em equinos, as infecções por *L. monocytogenes* são incomuns, embora casos esporádicos de encefalite, abortamentos, diarreia, septicemia e doença ocular já tenham sido relatados, como sinais isolados ou em conjunto, em vários países.

Em cães (Figura 38.1), predomina a manifestação neurológica por *L. monocytogenes*, com sinais de opistótono e giro cervical (torcicolo), enquanto em coelhos são observadas, mais frequentemente, as manifestações neurológicas e septicêmica (Figura 38.2).

Em suínos, constatam-se, principalmente, febre e sinais neurológicos em leitões (giro cervical, tremores, paraparesia e paraplegia).

L. innocua raramente tem sido causa de encefalite em ovinos, enquanto *L. ivanovii* é responsável por abortamentos em vacas e ovelhas.

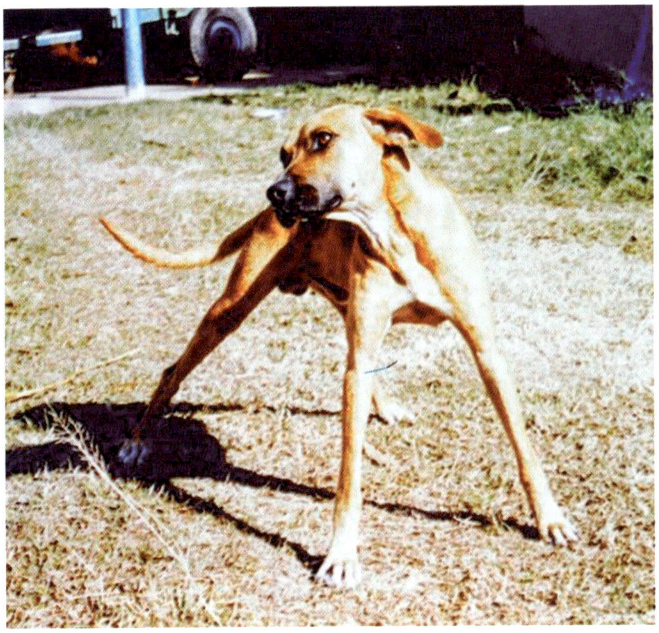

Figura 38.1 Listeriose em cão. É possível notar abertura anormal de membros em razão da dificuldade de se manter em estação. Fonte: Arquivo da Disciplina Enfermidades Infecciosas dos Animais, FMVZ/Unesp, Botucatu, SP.

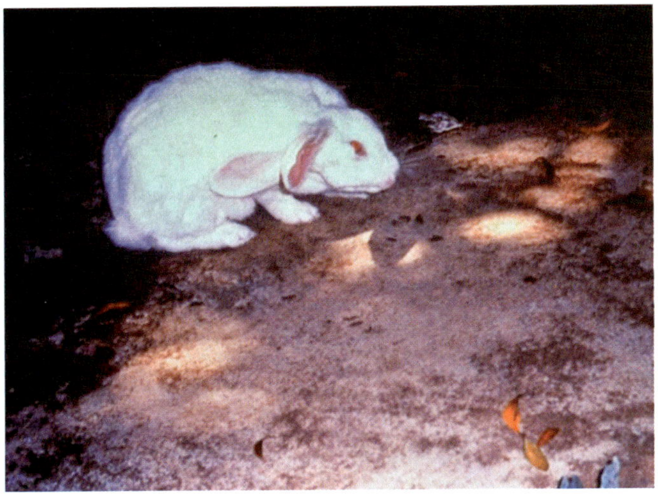

Figura 38.2 Listeriose em coelho. É possível notar pronunciado giro ortotônico cervical (torcicolo). Fonte: Arquivo da Disciplina Enfermidades Infecciosas dos Animais, FMVZ/Unesp, Botucatu, SP.

Manifestação encefálica (neurológica)

É a apresentação clínica mais comum em animais domésticos. O período de incubação varia entre 2 e 3 semanas, podendo ser mais demorado, particularmente nos casos neurológicos, quando comparados aos casos septicêmicos e abortamentos.

Os sinais clínicos variam conforme a localização e a extensão da lesão cerebral. Em geral, as manifestações clínicas são unilaterais, refletindo o comprometimento dos nervos cranianos.

A manifestação neurológica – popularmente conhecida como doença do andar em círculo, em virtude do quadro de encefalite –, é o tipo mais observado em ruminantes, particularmente em caprinos e ovinos. Os animais costumam apresentar sinais neurológicos que refletem a disfunção ocorrida no tronco encefálico, nos pedúnculos cerebelares e na medula espinhal. A temperatura retal permanece normal ou, em alguns casos, observa-se hipertermia (> 40°C). Os animais apresentam, ainda, anorexia, apatia, paralisia unilateral da face e, como consequência, a cabeça é distendida e/ou torcida (torcicolo) para o mesmo lado da lesão, caracterizando giro ortotônico cervical (Figuras 38.2 e 38.3).

Os animais também podem pressionar a cabeça contra objetos, além de apresentar hemiparesia e hemiataxia, andando em círculos ou caindo para o lado acometido. Em muitos casos, verifica-se flacidez dos lábios, e o ramo da mandíbula apresenta acúmulo do bolo alimentar na bochecha (boca torta), excessiva salivação (pela dificuldade de ingerir o alimento) e, às vezes, regurgitação de conteúdo ruminal, provocada pela paralisia parcial da faringe.

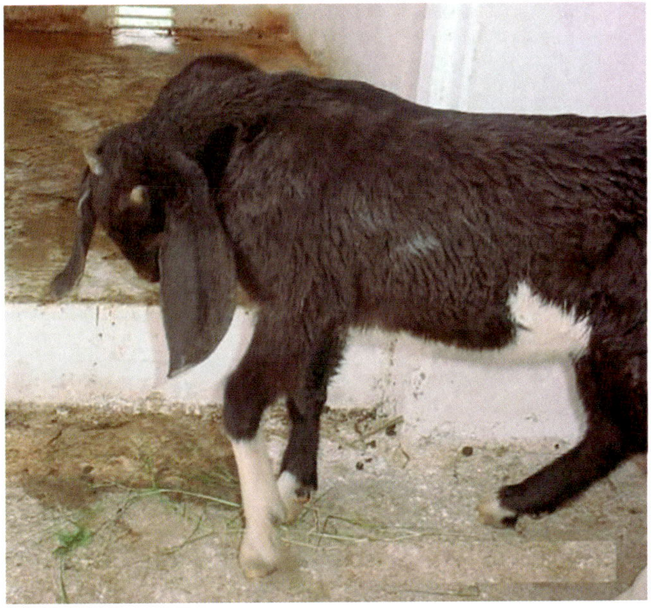

Figura 38.3 Listeriose caprina, manifestada por inclinação de cabeça e pescoço. Fonte: Arquivo da Clínica de Bovinos, *campus* Garanhuns da Universidade Federal Rural de Pernambuco.

Com a disfunção do nervo facial, há ptose da pálpebra e inclinação da orelha para baixo. Bovinos com a manifestação neurológica, na maioria dos casos, tendem a ficar em decúbito lateral, apresentando movimentos de pedalagem, podendo morrer com a evolução da doença entre 1 e 2 semanas, se não forem tratados.

Em ovinos e caprinos, a manifestação encefálica é a mais comum, embora a septicêmica tenha sido relatada. Nessas espécies, a evolução da encefalite é rápida, com morte, em geral, entre 1 e 4 dias. Em raros casos, a paraplegia dos membros pélvicos pode ocorrer em razão da mielite provocada por *Listeria* (Figura 38.4). Essa apresentação clínica é observada mais frequentemente em ovinos jovens. O comportamento sensorial e o apetite são mantidos em alguns dos animais acometidos, mas podem estar mais comprometidos em outros. Os sinais clínicos da listeriose em animais variam de acordo com o nervo cranial envolvido (Tabela 38.1).

Em cães e gatos, os sinais neurológicos podem estar acompanhados por febre, diarreia e vômito. Encefalomielite em gato foi relatada em animal coinfectado com FeLV (vírus da leucemia felina).

Abortamentos

Abortamentos e partos prematuros por *L. monocytogenes* ocorrem esporadicamente, geralmente entre o 6º e o 9º mês de gestação, respondendo por 1 a 2% dos casos de abortamento em bovinos. Em ovinos e cadelas, o abortamento também é mais comum no final da gestação, seguido por secreção vaginal marrom-escura e retenção de placenta.

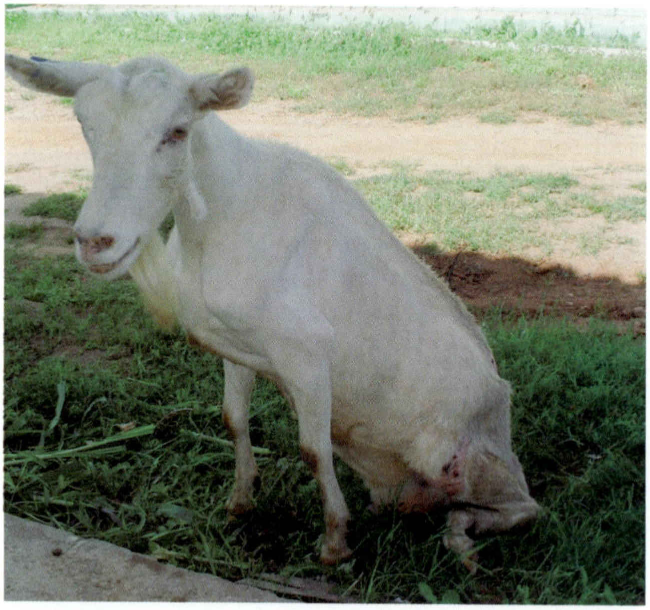

Figura 38.4 Listeriose caprina. Animal com paralisia total dos membros posteriores (posição de cão sentado). Fonte: arquivo do Hospital Veterinário da Universidade Federal Rural do Semiárido. Imagem cedida pelo Dr. Antônio Carlos Lopes Câmara.

Tabela 38.1 Relação dos principais sinais clínicos da listeriose em animais domésticos e os pares de nervos cranianos comprometidos.

Sinais clínicos	Pares de nervos cranianos
Disfagia, pseudoptialismo, mandíbula caída e paralisia facial	V
Estrabismo medial do olho oposto	VI
Ptose de lábio ou pálpebra, ausência de reflexo palpebral e ceratite	VII
Rotação e desvio da cabeça, andar em círculo e nistagmo	VIII
Paresia de faringe, disfagia e estertor	IX e X
Paresia unilateral da língua e disfagia	XII

Adaptada de Divers TJ, Peek SF. Rebhun's diseases of dairy cattle. 2.ed. St. Louis: Saunders; 2008.

O óbito pode ocorrer como consequência de metrite e septicemia. Ainda, observa-se nascimento de animais fracos, que morrem poucas horas ou dias (5 a 6 dias) após o nascimento, com sinais neurológicos, pneumonia e diarreia.

L. ivanovii também é citada como causa de abortamento em ovinos e vacas, porém com menos frequência.

Manifestação septicêmica

A manifestação septicêmica é pouco frequente, sendo mais recorrente em ovinos neonatos, como continuidade da infecção uterina e, secundariamente, em animais jovens (potros e leitões), aves domésticas e pombos.

É caracterizada por apatia, inapetência, febre e diarreia, podendo levar a óbito em 24 h. Em animais adultos, causa depressão, febre e diarreia. Fêmeas prenhes abortam alguns dias após o início da doença. Os animais podem morrer em poucos dias ou, então, permanecem doentes por algumas semanas.

Manifestação ocular

A manifestação ocular ou oftálmica está frequentemente associada à ingestão de silagem e à provável contaminação da córnea pela bactéria no momento da alimentação. Outro envolvimento ocular está relacionado com a ceratite de exposição, em decorrência da disfunção do VII nervo craniano, resultando na incapacidade do animal em piscar.

Mastite

Os casos clínicos de mastite por *L. monocytogenes* são pouco frequentes. No entanto, apresentam reflexos em Saúde Pública, em virtude da eliminação da bactéria pelo leite. No Brasil, *L. monocytogenes* foi isolada de casos clínicos e subclínicos de mastite em vacas.

Outras apresentações clínicas

Eventualmente, o microrganismo é identificado como causa de abscessos em órgãos, como fígado, baço e pulmões. Peritonite foi relatada em gato.

Diagnóstico

O diagnóstico da listeriose em animais é realizado com base em dados epidemiológicos, sinais clínicos, isolamento do agente e achados anatomopatológicos. A doença pode ser diagnosticada laboratorialmente pela cultura do microrganismo, pela detecção da resposta imune específica (métodos sorológicos) ou por lesões histológicas na manifestação encefálica.

O exame hematológico de animais doentes revela, geralmente, leucocitose por neutrofilia e monocitose.

O diagnóstico bacteriológico consiste no isolamento do microrganismo e na avaliação das características morfotintoriais (coloração de Gram). O isolamento microbiano pode ser obtido em meio de ágar-sangue ovino (microaerofilia) ou em meios seletivos, incubados a 37°C. Após 24 a 48 h, são observadas colônias diminutas, lisas e planas, com coloração acinzentada em meio de ágar-sangue e de tonalidade azul-esverdeada quando iluminadas obliquamente, circundadas por estreito halo de beta-hemólise.

Estreptococos beta-hemolíticos e *Trueperella (Arcanobacterium) pyogenes* produzem colônias semelhantes, respectivamente, com 24 e 48 h em ágar-sangue, mas são negativos para catalase. A hemólise de *L. ivanovii* tende a ser mais pronunciada do que a observada em *L. monocytogenes*. Microscopicamente, *Listeria* spp. é semelhante a *Erysipelothrix rhusiopathiae*, embora este último seja negativo para catalase e imóvel.

Alternativamente, pode-se utilizar o enriquecimento pelo frio para o cultivo seletivo de *L. monocytogenes*, no qual fragmentos de encéfalo de animais suspeitos são homogeneizados em ágar nutriente (10%). Essa suspensão é mantida em refrigeração a 4°C e subcultivada em ágar-sangue, semanalmente, até 12 semanas, visto que essa espécie se multiplica em baixa temperatura.

Para o isolamento microbiano, são considerados diferentes espécimes clínicos, como fragmentos de órgãos (fígado, baço e rins), encéfalo, liquor, fezes, leite, secreções oculares, placenta, conteúdo estomacal e órgãos fetais. O isolamento microbiano tem sido obtido com maior sucesso do liquor, se comparado a fragmentos de encéfalo.

Bioquimicamente, realizam-se os exames de catalase (positivos) e oxidase (negativos), a hidrólise positiva de esculina, o teste de CAMP com *Staphylococcus aureus* e *Rhodococcus equi* para detectar a presença de hemolisina, bem como a produção de ácidos a partir de vários substratos (Tabela 38.2). Atualmente, estão disponíveis *kits* comerciais com diferentes substratos para a diferenciação fenotípica das espécies do gênero *Listeria*. Para a determinação antigênica dos sorogrupos e sorotipos, são utilizados antissoros somáticos e flagelares policlonais.

Na análise do líquido cefalorraquidiano (LCR), em casos de encefalite, pode-se observar elevação dos níveis de proteína e do número de leucócitos, com predomínio de células mononucleares. Avaliação citológica do LCR pode revelar organismos em formato de cocobacilos no interior do citoplasma de macrófagos e neutrófilos. A cultura do LCR é pouco efetiva no isolamento da bactéria.

Recomenda-se, nos casos de septicemia, coletar amostras de fígado, baço e pulmões para os exames bacteriológico e histopatológico. Fragmentos de órgãos (fígado, baço e pulmões) para o diagnóstico histopatológico devem ser encaminhados em formol a 10%.

Nos casos de abortamento, indica-se a coleta de placenta, conteúdo estomacal, fígado, baço e pulmões dos fetos, visando ao diagnóstico microbiológico. Na manifestação nervosa, recomenda-se a coleta total do encéfalo, com o propósito de aumentar as chances de diagnóstico histopatológico, visto que as lesões geralmente são assimétricas.

A imunofluorescência e a imunoistoquímica têm sido descritas como métodos sensíveis de detecção do microrganismo. Refere-se que a imunoistoquímica é mais sensível que o cultivo bacteriológico. Recentemente, as técnicas moleculares têm sido utilizadas de modo promissor, como a reação em cadeia pela polimerase (PCR), as sondas de DNA e o recurso de *fingerprint* para diagnóstico e pesquisa da listeriose em animais, particularmente em virtude da dificuldade de isolamento microbiano nos espécimes clínicos.

As lesões macroscópicas não são comuns na manifestação encefálica, mas é possível observar hiperemia das leptomeninges e turvamento do líquido cefalorraquidiano. Em cortes transversais do tronco encefálico, verificam-se focos de malacia castanho-amarelados. Nos casos septicêmicos, constatam-se focos necróticos hepáticos, esplenomegalia, enterite, linfadenite mesentérica e, ocasionalmente, pneumonia, petéquias epicárdicas e derrame pleural.

Tabela 38.2 Principais métodos utilizados para diferenciação fenotípica das espécies patogênicas do gênero *Listeria* para animais domésticos.

Espécies	Beta-hemólise em ágar-sangue	Teste de CAMP		Produção de ácido		
		R. equi	*S. aureus*	D-manitol	L-ramnose	D-xilose
L. monocytogenes	+	–	+	–	+	–
L. ivanovii	++	+	–	–	–	+
L. innocua	–	–	–	–	v	–

+ = reação positiva; ++ = hemólise mais pronunciada; – = reação negativa; v = reação variável.

Os achados histopatológicos consistem em microabscessos, manguitos mononucleares nos espaços de Virchow-Robin, degeneração axônica e presença de células Gitter. Essas lesões se distribuem de modo assimétrico, principalmente no bulbo e na ponte, mas podem ocorrer em qualquer local do tronco encefálico, desde o tálamo até a medula espinhal cervical. Neurite com infiltrados neutrofílico e linfocitário intrafascicular e perineural (em um ou mais nervos cranianos e no gânglio do nervo trigêmeo) é um achado histológico relativamente comum em casos de meningoencefalite por *L. monocytogenes*.

Na manifestação septicêmica, observam-se múltiplos e pequenos abscessos distribuídos nos órgãos internos, além de abomaso-enterite mucofibrinosa a hemorrágica. Nos fetos abortados, visualizam-se, com frequência, focos de necrose e abscessos em fígado, baço e/ou pulmões.

O diagnóstico diferencial da listeriose e de outras causas infecciosas em bovinos deve ser considerado, principalmente, entre encefalites bacterianas, raiva, polioencefalomalacia, rinotraqueíte infecciosa bovina e encefalopatia espongiforme bovina. Em pequenos ruminantes, deve-se diferenciar a listeriose de encefalites bacterianas, raiva, artrite encefalite caprina, *scrapie*, toxoplasmose e *Chlamydophila* sp. Em equinos, o diagnóstico diferencial deve ser considerado entre raiva, *Sarcocystis neurona* (mieloencefalite protozoária equina), neosporose, encefalomielite viral, leucoencefalomalacia, herpesvírus equino e encefalites bacterianas.

Em cães, os sinais neurológicos devem ser diferenciados de raiva, cinomose, toxoplasmose e neosporose, enquanto os reprodutivos de brucelose e herpesvirose. Em suínos, deve-se considerar o diagnóstico diferencial entre raiva, *Streptococcus suis* e doença de Aujeszky. Em coelhos, o diagnóstico diferencial da listeriose deve ser procedido para *Pasteurella multocida* e outras bactérias oportunistas.

Tratamento

Estudos *in vitro* têm revelado que *L. monocytogenes* é sensível a fármacos como penicilina, ampicilina, amoxicilina, rifampicina, cefalotina, cloranfenicol, tetraciclinas, eritromicina, sulfonamidas/trimetoprima e aminoglicosídios (gentamicina, tobramicina e amicacina). Quinolonas são pouco efetivas.

A animais de produção, recomenda-se a administração de penicilina benzatina (44.000 UI/kg, por via intramuscular, a cada 5 dias) ou oxitetraciclina de longa duração (20 mg/kg, por via intramuscular, a cada 48 h). A duração do tratamento depende da gravidade do quadro clínico, mas deve ser considerada por 2 a 3 semanas. Muitos animais, mesmo com a melhora clínica, requerem a continuidade do tratamento, uma vez que existe o risco de recrudescimento dos sinais clínicos.

Ao tratamento de cães e gatos, recomenda-se rifampicina, sulfonamidas/trimetoprima ou a associação de gentamicina e ampicilina, visto que os dois primeiros são indicados ao tratamento de bactérias intracelulares. Alternativamente, podem-se administrar tetraciclinas e derivados em animais de companhia. Em casos de surtos em animais de produção e coelhos, deve-se considerar a oferta de antimicrobianos na ração ou na água.

A animais com lesões oculares, recomenda-se instilar antimicrobianos por via ocular (tobramicina, gentamicina e cloranfenicol) ou subconjuntival.

A aplicação de doses elevadas de antimicrobianos é justificada pela característica intracelular facultativa da bactéria e pela dificuldade apresentada pela maioria dos fármacos em difundir-se em concentrações terapêuticas na barreira hematencefálica.

A maior parte dos animais que se encontram em decúbito e/ou com disfagia, mostrando sinais de desidratação, necessita de reposição hidreletrolítica, que pode ser corrigida ao se administrar soro e soluções eletrolíticas. A administração oral de fluido ruminal, oriundo de animais sadios, também é benéfica.

Animais doentes devem ser mantidos em local limpo, com alimento e água de boa qualidade, principalmente os que se encontram em decúbito, sendo necessário mudá-los de lado 2 vezes/dia, evitando complicações gastrentéricas e pneumonia por hipostase.

O prognóstico na fase inicial da doença é bom, caso as medidas recomendadas sejam realizadas. Em contraste, é reservado em animais com septicemia, sinais neurológicos pronunciados e/ou que permanecem em decúbito e não se levantam após alguns dias de tratamento. Animais convalescentes da manifestação neurológica podem permanecer com sequelas, como giro cervical, incoordenação, cegueira e andar cambaleante.

Profilaxia e controle

O controle da listeriose é complexo, em razão da característica ubíqua do agente e da dificuldade em encontrar metodologias apropriadas para detectar a bactéria no ambiente dos criatórios, além do limitado conhecimento dos principais fatores de risco da doença.

Recomenda-se oferecer silagem de boa qualidade e conservada adequadamente, bem como suspender o uso de silagem em surtos. Animais doentes que estejam em tratamento devem ser isolados.

Fragmentos de encéfalo e outros órgãos de animais que foram a óbito devem ser encaminhados para diagnóstico microbiológico, histopatológico e/ou molecular. Indica-se, também, o destino adequado das carcaças de animais, as quais devem ser queimadas ou enterradas, assim como cobertas com cal virgem em covas profundas. Ainda, é importante submeter fetos, leite, órgãos ou outros espécimes clínicos de animais suspeitos ao diagnóstico microbiológico ou outros métodos, como imunofluorescência, imunoistoquímica e técnicas moleculares.

O desenvolvimento de vacinas contra *L. monocytogenes* ainda é incipiente, dada a característica intracelular do microrganismo. Vacinas atenuadas já foram testadas em ovinos na Noruega, com eficácia moderada.

Saúde Pública

L. monocytogenes é predominantemente veiculada por alimentos, tanto em animais como em humanos. Nos últimos anos, *L. monocytogenes* tem sido isolada de alimentos processados, como carne, frutos do mar, vegetais e produtos lácteos. É considerada uma saprozoonose, podendo haver, em algumas situações, transmissão direta e/ou indireta do microrganismo de fontes animais (particularmente de ruminantes) para os humanos.

A listeriose tornou-se uma preocupação no Brasil e no mundo a partir da década de 1980, quando ocorreram surtos, sobretudo na América do Norte. É reconhecida como doença de origem alimentar, já tendo sido isolada de vários alimentos, como embutidos, crustáceos, verduras, leite e derivados.

Nos últimos anos, observa-se crescente interesse, sobretudo das indústrias alimentícias, na pesquisa de *L. monocytogenes*, tendo em vista a comprovada relevância como patógeno emergente de origem alimentar associado às doenças transmitidas por alimentos. A bactéria é transmitida para os humanos principalmente por leite cru, pasteurizado e derivados (queijo), além de carne bovina e de frango (salsicha), legumes e verduras contaminadas com as fezes de animais.

A caracterização fenotípica de linhagens de *L. monocytogenes* isoladas durante os anos de 1969 a 2000, em várias regiões do Brasil, identificou o sorotipo 4b como o mais frequente (60,3%), seguido pelo sorotipo 1/2a (29%).

O período de incubação da listeriose em humanos pode variar de 1 a 90 dias. No início, a listeriose pode assemelhar-se a estado febril, com sinais e sintomas inespecíficos, comuns em viroses e bacterioses, como dor de cabeça, mal-estar, náuseas, vômitos e febre, que pode durar de 4 a 10 dias. Quando a bactéria chega ao sistema nervoso central, podem ocorrer dores de cabeça, confusão mental, perda de equilíbrio, hemi ou tetraparesia e convulsões. Na manifestação mais grave, pode haver meningite exsudativa, falência múltipla de órgãos e abortamentos durante os primeiros meses de gestação.

A enfermidade acomete, principalmente, pessoas imunossuprimidas, crianças, idosos, portadores de doenças crônico-degenerativas e gestantes. Do grupo de vulneráveis, as gestantes são o principal motivo de preocupação.

O patógeno pode ser transmitido ao feto humano por meio da placenta, podendo levar a partos prematuros, abortamento espontâneo, nascimento de natimortos ou, ainda, acarretar graves problemas aos recém-nascidos, como meningite e septicemia.

Indivíduos ligados ao setor agropecuário e magarefes são mais suscetíveis à infecção, podendo haver dermatite com pústulas e pápulas nos braços de veterinários após o manuseio de partos distócicos e fetos abortados. Há, inclusive, relato de quadro de conjuntivite em pessoas que manuseiam animais infectados. A enfermidade pode ser evitada ao empregar práticas preventivas, visando ao rigoroso controle bacteriológico da matéria-prima e do ambiente durante a manipulação e o processamento dos alimentos.

As espécies do gênero *Listeria* têm ampla distribuição e apresentam certa resistência às condições impostas pelo ambiente, o que favorece sua sobrevivência e veiculação para novos hospedeiros. Embora *L. monocytogenes* seja um microrganismo bastante estudado em alguns países, ainda são necessárias, no Brasil, mais pesquisas, a fim de elucidar os diversos fatores ligados à epidemiologia, bem como os fatores de virulência e os sorotipos que possam influenciar na patogenicidade, relacionados ao hospedeiro e ao ambiente. A carência dessas informações no país reforça a necessidade de intensificar os estudos com o patógeno, principalmente pela sua importância no contexto da Saúde Pública, para melhor elucidar a relação entre a ocorrência do microrganismo na espécie animal, particularmente em ruminantes, e os casos clínicos registrados na espécie humana.

Bibliografia

Braun U, Stehle C, Ehrensperger F. Clinical findings and treatment of listeriosis in 67 sheep and goats. Vet Rec. 2002;150(2):38-42.

Câmara AC, Lima PM, Batista JS, Feijó FM, Soto-Blanco B. Pathology in practice: Myelitis in a goat caused by Listeria monocytogenes. J Am Vet Med Assoc. 2012;240(3):269-71.

Cooper J, Walker RD. Listeriosis. Vet Clin North Am Food Anim Pract. 1998;14(1):113-25.

Corrêa WM, Corrêa CNM. Enfermidades infecciosas dos mamíferos domésticos. 2.ed. Rio de Janeiro: Medsi; 1992. Listeriose; p. 367-73.

Divers TJ, Peek SF. Rebhun's diseases of dairy cattle. 2.ed. St. Louis: Saunders; 2008. Listeriosis; p. 512-7.

Farber JM, Peterkin PI. Listeria monocytogenes, a food-borne pathogen. Microbiol Rev. 1991;55(3):476-511.

George LW. Listeriosis. In: Smith BP. Large animal internal medicine. 3.ed. St. Louis: Mosby; 2002. p. 946-8.

Greene CE, Prescott JF. Listeriosis. In: Greene CE. Infectious diseases of the dog and cat. 4.ed. St. Louis: Saunders Elsevier; 2012. p. 336.

Hines MT. Listeriosis. In: Sellon DB, Long MT. Equine infectious diseases. St. Louis: Saunders Elsevier; 2007. p. 276-77.

Hofer E, Reis CMF. Espécies e sorovares de Listeria isolados de animais doentes e portadores no Brasil. Pesq Vet Bras. 2005;25(2):79-83.

Hofer E, Reis CMF, Hofer CB. Serovars of Listeria monocytogenes and related species isolated from human clinical specimens. Rev Soc Bras Med Trop. 2006;39(1):32-7.

Hofer E, Ribeiro R, Feitosa DP. Species and serovars of the genus Listeria isolated from different sources in Brazil from 1971 to 1997. Mem Inst Oswaldo Cruz. 2000;95(5):615-20.

Hülphers, G. Liver necrosis in rabbits caused by a hitherto undescribed bacterium. Sv Vet Tidskr. 1911;5:265-75.

Langoni H, Fonseca THP. Participação da Listeria monocytogenes na mastite bovina: importância para a saúde pública. Rev Hig Alim. 1997;11(50):36-8.

Low JC, Donache W. A review of Listeria monocytogenes and Listeriosis. Vet J. 1997;153(1):9-29.
McLauchlin J. Animal and human listeriosis: a shared problem? Vet J. 1997;153(1):3-5.
Murray EGD, Webb RA, Swann MBR. A disease of rabbits characterised by a large mononuclear leukocytosis, caused by a hitherto undescribed bacillus Bacterium monocytogenes (n. sp.). J Pathol Bacteriol. 1926;29:407-39.
Oevermann A, Zurbriggen A, Vandevelde M. Rhombencephalitis caused by Listeria monocytogenes in humans and ruminants: a zoonosis on the rise? Interdiscip Perspect Infect Dis. 2010. 22p.
Quinn PJ, Carter ME, Markey B, Carter GR. Clinical veterinary microbiology. London: Mosby; 1994. 648p.
Quinn PJ, Markey BK, Carter ME, Donnelly WJ, Leonard FC. Microbiologia veterinária e doenças infecciosas. Porto Alegre: Artmed; 2005. 512p.
Radostits OM, Gay CC, Hinchcliff KW, Constable PD. Veterinary medicine. 10.ed. London: W.B. Saunders; 2007. 2156p.
Rissi DR, Kommers GD, Marcolongo-Pereira C, Schild AL, Barros CSL. Meningoencefalite por Listeria monocytogenes em ovinos. Pesq Vet Bras. 2010;30(1):51-6.
Rissi DR, Rech RR, Barros RR, Kommers GD, Langohr IM, Pierezan F *et al.* Forma nervosa de listeriose em caprinos. Pesq Vet Bras. 2006;26:14-20.
Rocourt J, Schrettenbrunner A, Seeliger HPR. Differenciation biochimique des groupes genomiques de Listeria monocytogenes (sensu lato). Ann Inst Pasteur Microbiol. 1983;134A(1):65-71.
Sanches AWD, Langohr IM, Stigger AL, Barros CSL. Doenças do sistema nervoso central em bovinos no sul do Brasil. Pesq Vet Bras. 2000;20:113-8.
Schweizer G, Ehrensperger F, Torgerson PR, Braun U. Clinical findings and treatment of 94 cattle presumptively diagnosed with listeriosis. Vet Rec. 2006;158(17):588-92.
Seeliger HPR. Listeriosis. 2.ed. New York: Hafner; 1961. 308p.
Sergeant ESG, Love SCJ, McInnes A. Abortions in sheep due to L. ivanovii. Aust Vet J. 1991;68(1):39.
Stober M. Listeriosis. In: Dirksen G, Grunder HD, Stober M. Medicina interna y cirugía del bovino. Buenos Aires: Inter-Médica; 2005. p. 1119-24.
Summers BA, Cummings JF, De Lahunta A. Veterinary neuropathology. Baltimore: Mosby; 1995. 527p.
Vazquez-Boland JA, Kuhn M, Berche P, Chakraborty T, Dominguez-Bernal G, Goebel W *et al.* Listeria pathogenesis and molecular virulence determinants. Clin Microbiol Rev. 2001;14(3):584-640.
Walker JK, Morgan JH, McLauchlin J, Grant KA, Schallcross JA. Listeria innocua isolated from a case of ovine meningoencephalitis. Vet Microbiol. 1994;42(2-3):245-53.

Micobacterioses e Tuberculose em Cães e Gatos

39

Cássia Yumi Ikuta e José Soares Ferreira Neto

Definição

Tuberculose e micobacterioses são doenças infectocontagiosas piogranulomatosas, de caráter crônico, causadas por diferentes grupos de micobactérias. A tuberculose é causada pelos membros do complexo *Mycobacterium tuberculosis*, enquanto as micobacterioses são causadas por diversas espécies de micobactérias não tuberculosas, atípicas ou oportunistas.

Sinonímias: pneumonia tuberculosa, micobacteriose cutânea atípica, dermatite micobacteriana e granulomatose.

Etiologia

As micobactérias integram a ordem *Actinomycetales*, família *Mycobacteriaceae* e gênero *Mycobacterium*, o qual compreende patógenos estritos e oportunistas que afligem tanto humanos quanto animais. Historicamente, essas bactérias foram subdivididas em diversos grupos e espécies, de acordo com características fenotípicas, bioquímicas, genéticas e de virulência. Atualmente, são reconhecidas mais de 130 espécies. Aproximadamente 90 das espécies de micobactérias já foram associadas a condições mórbidas em animais e humanos.

Esse grupo de bactérias apresenta-se em formato de bacilos, sem mobilidade, aeróbios, não esporulados, não capsulados e não flagelados, medindo de 0,3 a 0,6 μm de largura por 1 a 10 μm de comprimento. Do ponto de vista tintorial, são bacilos álcool-ácido resistentes (BAAR) e não se coram pela técnica de Gram, apesar da estrutura de parede semelhante à das bactérias gram-positivas.

Apresentam crescimento lento (> 7 dias) ou rápido (< 7 dias) em meios de cultura. Ademais, todas as espécies podem causar doença granulomatosa ou piogranulomatosa, variando de granuloma localizado a disseminado com bacteremia. *Mycobacterium leprae* não é isolado em meios artificiais de cultura.

O complexo *Mycobacterium tuberculosis* (*M. tuberculosis*) consiste em um grupo de patógenos obrigatórios, ou seja, que necessitam de hospedeiro. Ainda, exigem longo tempo de incubação em estufa a 37°C para o surgimento das primeiras colônias. Compreendem as seguintes espécies: *M. tuberculosis*, *M. bovis*, *M. caprae*, *M. africanum*, *M. microti* e *M. pinnipedii*. Recentemente, tem-se proposto a inclusão de *M. canettii* no complexo *M. tuberculosis*.

As micobactérias não tuberculosas são ubiquitárias e podem ser encontradas no solo, bioaerossóis e em diferentes fontes de água, incluindo água tratada de torneira e sistemas de água quente. O principal representante desse grupo de bactérias é o complexo *M. avium* (MAC, do inglês *M. avium complex*), micobactérias não tuberculosas oportunistas, de crescimento lento, que provocam a formação de granulomas, principalmente na pele e nos tratos digestório e respiratório.

O crescimento lento de *M. avium* em meios artificiais de cultura torna essas bactérias similares às tuberculosas. Outras micobactérias atípicas, associadas a infecções em cães e gatos, são *M. kansasii*, *M. genavense*, *M. simiae* e o grupo *M. terrae*, que inclui *M. terrae*, *M. nonchromogenicum* e *M. triviale*. Esse grupo de micobactérias também apresenta crescimento lento e características fenotípicas similares às do MAC.

Quando comparadas a outras bactérias patogênicas não esporuladas, as micobactérias estão entre os microrganismos mais resistentes à desinfecção química e física. No entanto, todos os processos de pasteurização e UHT, além dos desinfetantes à base de fenóis, cresóis e hipocloritos, inativam as micobactérias, assim como o álcool no ambiente ambulatorial.

Epidemiologia

Os humanos são os mais importantes hospedeiros-reservatórios de *M. tuberculosis*. Apesar de os programas oficiais terem reduzido a frequência da tuberculose em humanos, o controle da doença tem sido dificultado pelo uso de drogas ilícitas e pela coinfecção com o vírus da imunodeficiência humana (HIV/AIDS).

Além disso, o uso irregular dos fármacos recomendados para o tratamento de humanos tem contribuído para o aumento da resistência dos bacilos a diversos medicamentos. Mesmo quando utilizados de acordo com os protocolos estabelecidos, os fármacos podem se tornar ineficazes, em razão de mutações genéticas ocorridas na multiplicação e na evolução das linhagens micobacterianas. Animais submetidos a contato com humanos infectados, particularmente cães, gatos, bovinos e suínos, podem infectar-se por *M. tuberculosis*.

M. bovis tem ampla gama de hospedeiros e apresenta disseminação mundial. Na maioria dos países industrializados, a tuberculose bovina tem sido controlada por programas bem-estruturados. Em países em desenvolvimento ou emergentes, a doença tem se propagado, aumentando o risco de exposição de humanos e outros animais domésticos.

Cães e gatos são suscetíveis a infecções tanto por *M. tuberculosis* quanto por *M. bovis*. A infecção por *M. tuberculosis* é mais frequente em cães do que em gatos, mas ambos eliminam bacilos por secreções respiratórias (esputo) quando apresentam pneumonia tuberculosa. A transmissão ocorre pela inalação de aerossóis contaminados com partículas entre 3 e 5 μm, provenientes de tosse e espirros de pessoas infectadas. Partículas infecciosas contaminam o ambiente e os fômites, podendo, também, significar risco de exposição para cães e gatos.

A porta de entrada mais comum para as infecções por *M. bovis* é o trato gastrintestinal, por meio do consumo de leite ou carne contaminados.

A infecção por *M. bovis* é mais frequente em gatos do que em cães, provavelmente em razão da ingestão rotineira de leite não pasteurizado ou fervido, contendo bacilos viáveis, além do consumo de carne e vísceras não cozidos de bovinos infectados. Além disso, o leite é considerado um meio ideal para o organismo, pois tampona o ácido gástrico, que evita a colonização do trato gastrintestinal baixo pelo bacilo.

Cães e gatos podem estar envolvidos na manutenção da tuberculose bovina em fazendas, disseminando a doença quando o bacilo se localiza, preferencialmente, nos tratos intestinal e respiratório. Em decorrência da porta de entrada e, consequentemente, da localização das lesões, os gatos costumam excretar o organismo pelas fezes, enquanto os cães geralmente eliminam o bacilo pelo esputo.

M. bovis permanece viável no ambiente por longo período (meses a anos), quando protegido da luz solar direta e misturado à matéria orgânica, como fezes ou carcaças.

A infecção por *M. microti* tem sido observada na Grã-Bretanha, predominantemente em gatos de ambiente rural com comportamento de caça (predação), tendo nas presas a fonte de infecção mais provável. Também há relato de peritonite em cão, causada por essa espécie.

Os integrantes do MAC estão amplamente distribuídos pelo ambiente, pois, além do solo e das fontes naturais de água, são encontrados em tecidos, fezes de aves e mamíferos, produtos lácteos e biofilmes que revestem a superfície interna de canos, tubulações e tanques de armazenamento de água tratada. Já foram isolados de sistemas de recirculação de água, comuns em hospitais. Há inúmeros relatos de infecção por MAC em determinadas raças de cães (Basset Hound e Schnauzer miniatura) e gatos (Siamês e Abissínio), induzindo, nesses animais, a formação de granulomas em tecidos profundos e órgãos parenquimatosos, os quais são indistinguíveis daqueles causados na tuberculose.

O local da lesão indica o tipo de exposição. A maioria dos granulomas cutâneos resulta do contato da bactéria com soluções de continuidade da pele, ou da inoculação traumática do patógeno na pele por objetos perfurocortantes. Infecções do trato gastrintestinal ou de linfonodos intra-abdominais são causadas, mais frequentemente, por ingestão. Pneumonia geralmente é o resultado da inalação de aerossóis contaminados. Em caso de doença disseminada, é difícil identificar a porta de entrada.

Outras micobactérias de crescimento lento, como *M. kansasii*, *M. simiae*, *M. genavense* e *M. terrae*, podem causar doença em hospedeiros imunocomprometidos, mas também foram isoladas de esputo ou dejetos de animais clinicamente saudáveis, o que indica exposição sem o estabelecimento de doença.

M. ulcerans, agente da úlcera de Burili em humanos que vivem em áreas úmidas de climas tropical ou subtropical, já foi relatado como causador de lesões de pele ulceradas em cães e gatos.

Dentre as micobactérias de crescimento rápido, complexo *M. chelonae-abscessus*, *M. fortuitum*, *M. smegmatis*, *M. thermorresistible*, *M. alvei* e *M. phlei* já foram relatadas como causadoras de várias afecções em cães e gatos.

Patogenia

Os bacilos têm como porta de entrada os tratos respiratório e digestório ou, ainda, a pele. A multiplicação inicial do bacilo pode ocorrer no local de penetração (local de infecção primária) e no linfonodo regional, dependendo da via de exposição. As lesões granulomatosas que se desenvolvem no local de penetração e no linfonodo regional formam o complexo primário completo, representando uma tentativa de o organismo hospedeiro conter a infecção.

As micobactérias podem restringir-se ao interior desse complexo primário, em uma situação de equilíbrio, ou disseminar-se pelas vias hematógena e linfática, ou, também, por contiguidade, podendo colonizar qualquer órgão ou tecido.

O termo complexo primário incompleto refere-se à presença de lesão granulomatosa apenas no linfonodo, mais comum em gatos, nos quais há frequente comprometimento de amígdalas e linfonodos mandibulares ou ileocecais, sendo estes últimos os locais mais comuns de presença e eliminação de *M. bovis* nesses animais.

Gatos com lesões mucocutâneas causadas por *M. tuberculosis* ou microrganismos do grupo MAC desenvolvem infiltrado piogranulomatoso com diferentes graus de necrose, presença de células gigantes e infiltrado linfocitário. As características das lesões não possibilitam a identificação da espécie de micobactéria envolvida, o que somente é possível por meio do isolamento e da identificação do agente.

O curso da doença é resultado do tipo de exposição, da espécie de micobactéria, da dose infectante, da patogenicidade e da virulência da cepa, bem como da resistência do hospedeiro.

As infecções não tuberculosas causadas pelo MAC iniciam, em geral, pela ingestão do organismo a partir do ambiente ou de alimento contaminado. Na maioria dos casos, a infecção restringe-se à porta de entrada e é auto-limitante. Condições de estresse e imunossupressão em cães e gatos, porém, desencadeiam a disseminação de microrganismos do MAC para tecidos linfoides e vários órgãos, sem indicações de granuloma primário no local de entrada. Apesar de a imunossupressão representar um fator desencadeante, não foi relatada associação direta entre a infecção por retrovírus felino (vírus da imunodeficiência felina/vírus da leucemia felina – FIV/FeLV) e as micobacterioses.

A infecção de humanos saudáveis por micobactérias de crescimento rápido tende a ser contida pela resposta imunológica, que a mantém localizada, como paniculite e linfadenite. A doença disseminada tende a ocorrer em hospedeiros imunossuprimidos, sendo rara em animais.

As Figuras 39.1 e 39.2 sumarizam a patogenia das micobactérias em animais de companhia.

Clínica

A tuberculose e as micobacterioses em animais de companhia caracterizam-se por um complexo de manifestações clínicas, que envolvem, principalmente, os sistemas respiratório e gastrintestinal, a pele e os anexos. Os principais sinais clínicos da tuberculose e das micobacterioses em cães e gatos, conforme a espécie de *Mycobacterium*, o sistema acometido e os órgãos afetados, estão listados na Tabela 39.1.

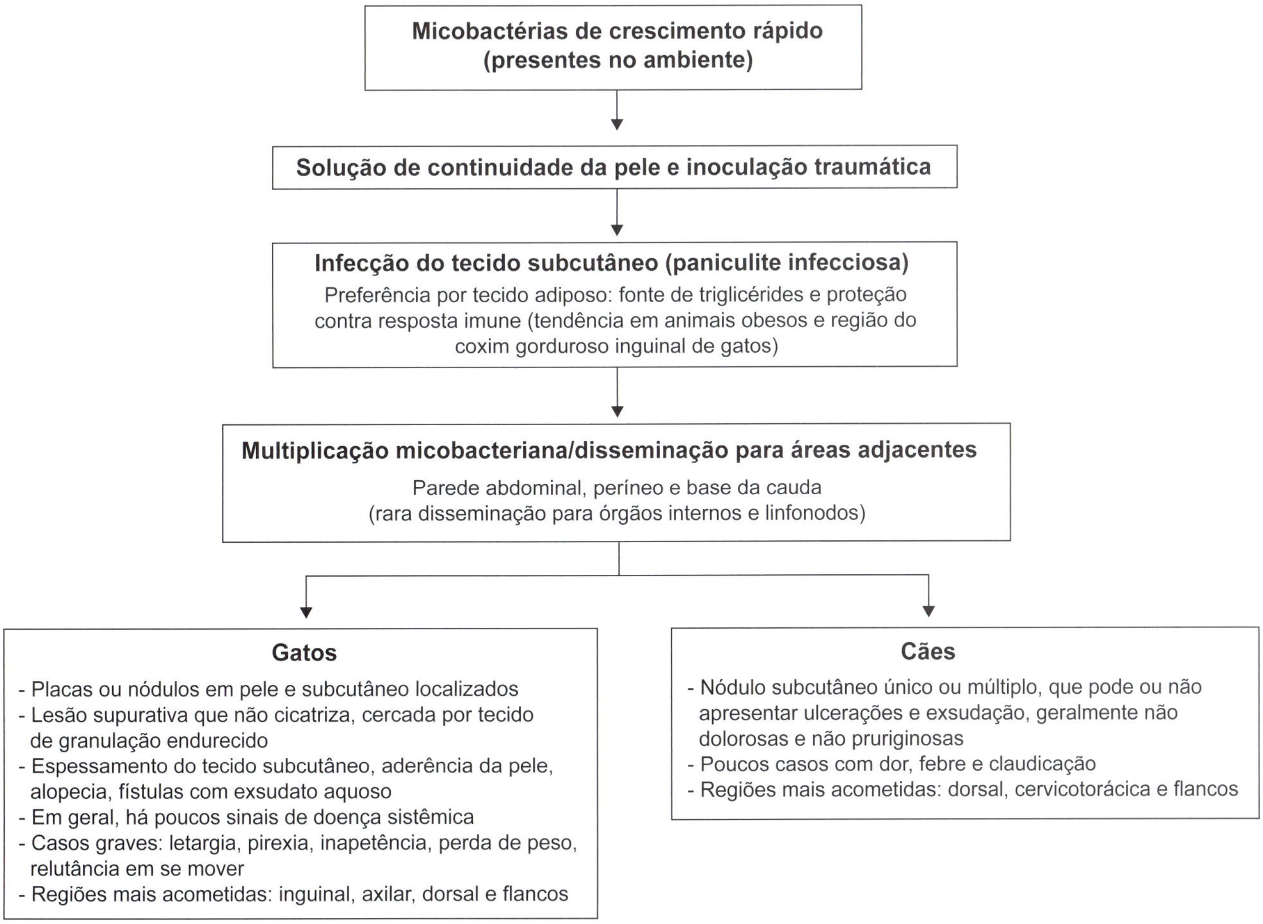

Figura 39.1 Representação esquemática da patogenia das micobacterioses em animais de companhia (infecção pela pele).

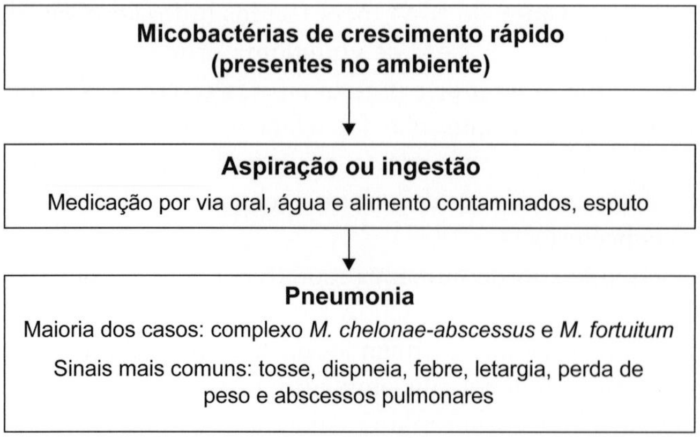

Figura 39.2 Representação esquemática da patogenia das micobacterioses em animais de companhia (infecção por via oral ou aerógena).

Diagnóstico

O diagnóstico de rotina da tuberculose e das micobacterioses em cães e gatos é firmado com base em achados clínico-epidemiológicos e apoiado em exames laboratoriais subsidiários.

Epidemiologia e clínica

À anamnese, é sugestivo o histórico de cães e gatos com sinais respiratórios, entéricos e/ou tegumentares que vivam em ambiente rural, com acesso às instalações de animais de produção, e que consumam leite e derivados de origem animal, carne crua ou não tratada termicamente ou, ainda, tenham o hábito de predação. A presença de proprietário com tuberculose no ambiente domiciliar é forte indício, também, da transmissão do bacilo de humanos para cães (pelo esputo).

Nos quadros cutâneos, frequentemente há histórico de traumatismo na área envolvida, semanas a meses antes do início das lesões, enquanto nas manifestações generalizadas, na maioria das vezes, existe relato de evolução crônica e sinais relacionados com os órgãos acometidos.

Achados hematológicos

Em geral, os resultados de exames hematológicos são inespecíficos, apresentando leucocitose por neutrofilia (moderada), monocitose e anemia. Níveis séricos de albumina acusam valores normais a reduzidos e hiperglobulinemia. Hipercalcemia pode estar presente em virtude de inflamação granulomatosa.

Nas infecções por MAC, os cães apresentam anemia, leucocitose, linfopenia e aumento das enzimas hepáticas (ALT e AST), enquanto os gatos manifestam anemia, leucocitose neutrofílica e hiperglobulinemia.

Tuberculinização

O teste alergocutâneo com tuberculina, uma proteína purificada derivada (PPD) de *M. tuberculosis*, tem sido utilizado para detecção e diagnóstico da tuberculose humana e, também, na avaliação da hipersensibilidade tardia em animais.

Há inconsistência nos relatos de tuberculinização por meio de PPD em cães. Apesar disso, cães infectados mostraram-se responsivos ao teste com o bacilo Calmette-Guérin (BCG), que é usado como vacina em humanos. PPD ou BCG são inoculados, por via intradérmica, na área medial da região proximal do membro pélvico ou na superfície interna do pavilhão auricular. A reação positiva é indicada por aumento e endurecimento da área, seguidos de edema necrótico entre 48 e 72 h após a injeção. Gatos não reagem fortemente à tuberculina e, aparentemente, são necessárias altas doses.

Diagnóstico por imagem

A radiografia e a ultrassonografia podem auxiliar na visualização de massas em vários órgãos e na avaliação da extensão das lesões. Nas imagens torácicas, observam-se linfadenomegalia traqueobrônquica, infiltrados intersticiais pulmonares e lesões pulmonares calcificadas, podendo haver fluido nas cavidades pleural ou pericárdica.

Em caso de lesões ósseas, verificam-se osteopatia pulmonar hipertrófica, discoespondilite e/ou osteomielite vertebral. No abdome, a radiografia pode revelar aumento de órgãos parenquimatosos (como fígado e baço), ou massas abdominais, assim como linfonodos mesentéricos calcificados. Pode haver fluido na cavidade abdominal.

Exame baciloscópico

Em animais de companhia, na maioria dos casos, o diagnóstico inicial é baseado na observação dos agentes causadores da doença. A coloração de BAAR é o método mais simples e de rotina para o diagnóstico presuntivo de infecção pelo gênero *Mycobacterium*. Os espécimes clínicos devem ser obtidos do material aspirado de linfonodo/órgão ou da impressão do tecido retirado na biopsia ou na necropsia. As micobactérias podem ser coradas com carbol e fucsina ou corantes fluorescentes, como auramina e rodamina.

O método de coloração mais utilizado é o Ziehl-Neelsen, que possibilita a retenção do corante primário, a fucsina, mesmo após a exposição ao álcool acidificado. É necessário, entretanto, ter cautela quanto a outros microrganismos com propriedade similar (acidorresistência parcial), como os integrantes dos gêneros *Rhodococcus*, *Nocardia* e *Corynebacterium*, além de *Legionella micdadei* e oocistos dos gêneros *Cryptosporidium*, *Isospora* e *Cyclospora*.

Cultivo microbiano

O cultivo microbiológico ainda é considerado o padrão de referência em diagnóstico. Para o isolamento, as amostras

Tabela 39.1 Principais sinais clínicos de tuberculose e micobacterioses em cães e gatos, conforme a espécie de *Mycobacterium*, o sistema e os órgãos acometidos.

Localização	Sinais clínicos	Animais
Micobactérias tuberculosas		
M. tuberculosis no trato respiratório	Broncopneumonia, formação de nódulo pulmonar, linfadenomegalia hilar, febre, perda de peso, anorexia e tosse forte não produtiva	Cães
	Dispneia e tosse leve	Gatos
	Lesões orofaríngeas ulceradas: disfagia, êmese, hipersalivação e hipertrofia tonsilar	Cães e gatos
	Derrame pleural ou pericárdico: dispneia, cianose e insuficiência cardíaca direita	Cães e gatos
M. bovis no trato gastrintestinal	Perda de peso, anemia, êmese, diarreia, linfonodos mesentéricos edemaciados e ocasional derrame abdominal	Cães e gatos
M. microti e *M. bovis* em infecções cutâneas	Granulomas no local do ferimento e linfadenomegalia regional	Cães e gatos (mais comum em gatos)
M. tuberculosis, *M. microti* e *M. bovis* em infecções disseminadas	Linfadenomegalia generalizada, anorexia, perda de peso, febre e morte súbita, com presença de massas ou aumento de órgãos abdominais (especialmente fígado e baço), hemoptise, hematúria e icterícia	Cães e gatos
	Nódulos cutâneos e úlceras supuradas que não cicatrizam	Cães e gatos (mais comum em gatos)
M. bovis em infecção disseminada	Coroidite tuberculosa e descolamento de retina	Gatos
Micobactérias não tuberculosas de crescimento lento		
Complexo *M. avium*	Doença granulomatosa em baço, fígado, intestino e linfonodos mesentéricos, perda de peso, letargia, êmese, anorexia, febre, diarreia, hematoquezia, hiperestesia paraespinal, paresia, claudicação, edemas subcutâneos, uveíte anterior e dificuldade respiratória	Cães
	Aumento dos linfonodos regionais e intestinais, edemas subcutâneos (cabeça e face), perda de peso, anorexia, febre, espessamento das alças intestinais, hepatomegalia e esplenomegalia	Gatos
M. genavense	Sinais de infecção pulmonar e disseminada	Cães e gatos (no caso de gatos, quando infectados por FIV)
M. kansasii	Pneumonia, formação de abscessos pulmonares e piotórax	Cães
Complexo *M. terrae*	Lesões cutâneas	Gatos
M. xenopi	Granuloma traqueal, tosse produtiva e dispneia	Gatos
M. simiae	Linfadenopatia disseminada, envolvimento pulmonar e lesões cutâneas e oculares	Gatos
M. ulcerans	Lesões cutâneas ulcerativas e inflamação piogranulomatosa	Cães e gatos
Micobactérias não tuberculosas de crescimento rápido		
Tecido cutâneo (paniculite infecciosa)	Placas ou nódulos localizados, lesões supurativas que não cicatrizam cercadas por tecido de granulação endurecido, espessamento do tecido subcutâneo, aderência da pele, alopecia e fístulas com exsudato aquoso. Quadro grave: letargia, pirexia, inapetência, perda de peso e relutância em se mover	Gatos
	Lesões não dolorosas e não pruriginosas, nódulo subcutâneo único ou múltiplo (com ou sem ulcerações e exsudação, consistência macia a firme, aderido ou não) e, ocasionalmente, febre e claudicação	Cães
Trato respiratório (pneumonia piogranulomatosa)	Tosse, dispneia, febre, letargia e perda de peso	Cães e gatos
M. fortuitum	Febre, letargia, claudicação bilateral de membros pélvicos e edema de tarsos Diagnóstico por imagem: lesões semelhantes à osteopatia hipertrófica e presença de massas pulmonares	Cães
M. thermorresistible	Abscesso pulmonar e pleurite	Gatos

Adaptada de Greene CE, Gunn-Moore DA, O'Brien CR, Fyfe JA, Malik R. Mycobacterial infections. In: Greene CE. Infectious diseases of the dog and cat. 4.ed. St. Louis, Missouri: Elsevier; 2012.

devem ser armazenadas e transportadas sob refrigeração (4 a 8°C) por até 48 h ou congeladas a -20°C (> 48 h de armazenamento).

As micobactérias têm crescimento lento, em comparação com outras bactérias. As espécies do complexo *M. tuberculosis* requerem de 15 a 90 dias de incubação, em meio sólido, a 37°C. Quando as amostras não são coletadas de modo estéril ou provêm de ambiente contaminado, é necessário realizar a descontaminação antes de semeá-las em meios de cultura. Dentre os protocolos utilizados, destacam-se o método de Petroff (hidróxido de sódio a 4%), o HPC (cloreto de 1-hexadecil-piridínio) e o ácido oxálico a 5%. Consideram-se amostras não estéreis: materiais provenientes de esputo, fezes, biopsia ou amostras de tecido, aspirado brônquico, lavado broncoalveolar, lavado gástrico e secreções purulentas.

Amostras coletadas assepticamente podem ser homogeneizadas e semeadas diretamente em meios de cultura. As amostras consideradas estéreis são representadas por sangue, medula óssea, liquor, urina (cistocentese) e líquidos pleural, ascítico, sinovial, pericárdico e peritoneal.

A identificação dos isolados pode ser realizada por testes bioquímicos, associados às características fenotípicas (morfologia e pigmentação das colônias, tempo e temperatura ótima de crescimento), e por métodos moleculares.

A maioria dos laboratórios recomenda o uso de meios à base de ágar (B83, Middlebrook 7H10 e 7H11) e de ovos (Stonebrink-Lesslie e Löwenstein-Jensen). O glicerol, presente nos meios Middlebrook e Löwenstein-Jensen, é fonte de carbono para todas as micobactérias, com exceção de *M. bovis*, que deve ser substituído por piruvato de sódio, presente nos meios Stonebrink-Lesslie e B83.

Métodos radiométricos automatizados para cultura em caldo têm diminuído o tempo de detecção de isolamento para 10 a 13 dias.

Inicialmente, a incubação é realizada a 37°C, pois a temperatura ótima para a maioria das micobactérias é entre 35 e 37°C. Em seguida, espécies como *M. marinum*, *M. ulcerans*, *M. chelonae* e *M. haemophilum*, cuja temperatura ótima de crescimento é mais baixa, devem ser inoculadas em meio de cultura e incubadas entre 25 e 33°C. A maioria das espécies é aeróbia, mas algumas crescem melhor em condições de microaerofilia, como *M. bovis* e *M. genavense*.

Métodos moleculares

Os métodos moleculares podem ser aplicados à colônia isolada ou aos diferentes espécimes clínicos. A identificação é realizada por meio da reação em cadeia pela polimerase (PCR) convencional ou pela PCR multiplex, seguida por análise de restrição enzimática ou sequenciamento.

Achados anatomopatológicos

Em cães e gatos, a principal característica observada macroscopicamente à necropsia é emagrecimento. Ademais, granulomas multifocais, branco-acinzentados a amarelados, bem delimitados, podem ser encontrados em vários órgãos. Em cães, os locais primários de lesões são, em geral, os pulmões e os linfonodos bronquiais (transmissão aerógena), enquanto, nos gatos, são os linfonodos ileocecais e mesentéricos (transmissão oral).

A manifestação generalizada é mais comum em cães do que em gatos, podendo ocorrer lesões em pleura, pericárdio, fígado, rim, coração, intestino e sistema nervoso central. Em gatos, é mais frequente o envolvimento de linfonodos mesentéricos, baço e pele. As lesões metastáticas costumam ser pequenas e multifocais ou se apresentam como grandes aglomerados de tubérculos aderidos em vários órgãos. Lesões ósseas, articulares e genitais são raras.

Para o exame histológico, as amostras teciduais são fixadas em solução de formalina (10%) e inclusas em parafina. Cortes de 5 μm podem ser corados por hematoxilina e eosina e, também, pelo método de Ziehl-Neelsen. As lesões granulomatosas consistem em áreas de necrose focal circundadas por infiltrados de células plasmáticas e macrófagos, em que podem ser detectados BAAR intracelularmente.

Evidência de encapsulação ocorre quando camadas periféricas de fibroblastos são empacotadas em uma cápsula fina e fibrosa de tecido conectivo. Ocasionalmente, há calcificação do granuloma. Raramente a porção central na qual ocorreu necrose sofre liquefação.

Nas infecções por *M. genavense* e MAC, os organismos no interior dos macrófagos são mais numerosos do que nas infecções por *M. bovis* e *M. tuberculosis*. As infecções por *M. tuberculosis* são caracterizadas por bacilos intra e extracelulares.

No Brasil, há somente três casos relatados de infecções pelo gênero *Mycobacterium* em cães. Em 1994, a doença foi diagnosticada no estado do Paraná, com base em achados radiográficos e na presença de BAAR no exame histológico. Esse animal tinha histórico de contato com 14 pessoas da mesma família, as quais apresentaram reação intradérmica positiva. Em outro relato, no estado de Minas Gerais, em 2001, *M. bovis* foi identificado, por métodos fenotípicos, em cão de ambiente rural sem sinais clínicos aparentes, com histórico de coabitação com búfalos positivos na prova de tuberculinização. Em 2013, infecção disseminada incomum por *M. tuberculosis* foi descrita no estado de São Paulo, em cão com sinais de febre, dispneia, tosse, perda de peso progressiva, linfadenomegalia, melena, epistaxe e êmese, apresentando histórico de contato com o proprietário, vitimado recentemente por tuberculose pulmonar. Nesse cão, o diagnóstico foi firmado por achados clínicos, epidemiológicos e hematológicos em associação com diagnóstico por imagem (Figura 39.3), achados de necropsia (Figura 39.4), exame histopatológico e cultivo microbiológico, além de PCR com análise de restrição enzimática.

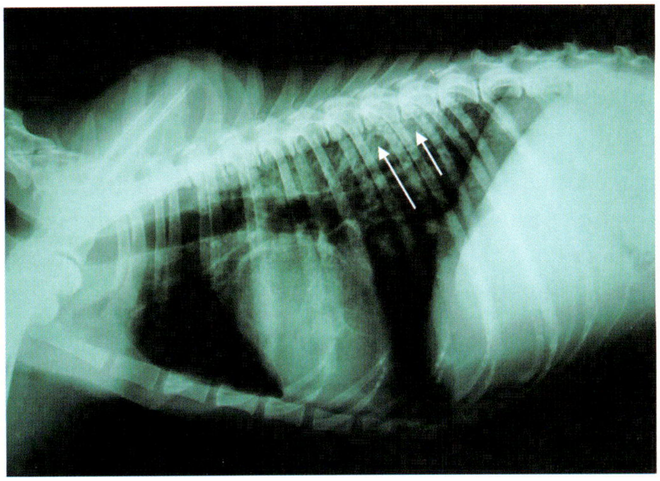

Figura 39.3 Radiografia torácica (lateral) de cão com infecção disseminada por *M. tuberculosis*. É possível notar áreas radiopacas difusas nos lobos dorsal e caudal (setas), indicando consolidação pulmonar e formação de granulomas. Fonte: Arquivo da Disciplina de Enfermidades Infecciosas dos Animais da FMVZ/Unesp, Botucatu, SP.

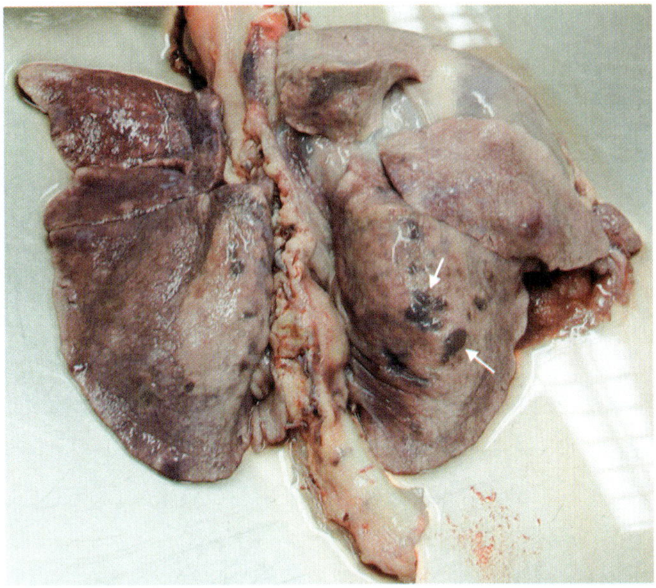

Figura 39.4 Necropsia de cão com infecção disseminada por *M. tuberculosis*. É possível notar pneumonia, congestão e áreas de necrose (setas) nos lobos pulmonares. Fonte: Arquivo da Disciplina de Enfermidades Infecciosas dos Animais da FMVZ/Unesp, Botucatu, SP.

Diagnóstico diferencial

Em razão da diversidade de sinais e órgãos acometidos, várias enfermidades devem ser consideradas no diagnóstico diferencial entre infecções pelo gênero *Mycobacterium* em cães e gatos. Dentre essas doenças, podem ser destacadas: pneumonias bacterianas e virais, micoses pulmonares, sarcoidose, neoplasias, doenças linfoproliferativas, panesteatites, nocardiose, prototecose, dermatofitose, criptococose, actinomicose, abscessos (crônicos, secundários ou causados por corpos estranhos), esporotricose, micetomas, pseudomicetomas dermatofíticos, infecções bacterianas crônicas, demodicose generalizada, paniculite nodular estéril e complexo granuloma eosinofílico.

Tratamento

Em virtude do tempo requerido para o isolamento e a identificação das micobactérias, notadamente as de crescimento lento, o tratamento é baseado no diagnóstico baciloscópico, histológico e/ou molecular.

A instituição do tratamento de cães e gatos com tuberculose ou micobacterioses é objeto de divergência entre os especialistas, mas, de maneira geral, não é recomendável, em razão dos riscos de infecção de humanos e outros animais. Na hipótese de tratamento, o procedimento deve ser amplamente discutido com o proprietário, tendo em vista os riscos de eliminação do bacilo no ambiente domiciliar. Nessa situação, o ideal seria que o animal em tratamento fosse mantido sob a supervisão de médico veterinário, em local apropriado e isolado de outros animais contactantes e humanos.

Em caso de infecção ativa por *M. tuberculosis*, o tratamento envolve a combinação de pelo menos dois fármacos, por período mínimo de 6 a 9 meses. No Brasil, o acesso aos fármacos de primeira escolha, específicos para o tratamento da tuberculose (isoniazida, rifampicina, pirazinamida e etambutol), é restrito ao Ministério da Saúde, o que limita as opções veterinárias de tratamento.

Em humanos, a combinação isoniazida/etambutol/rifampicina tem sido efetiva no combate à tuberculose, mas a resistência antimicrobiana das espécies de *Mycobacterium* tem aumentado. Assim, especialistas têm discutido se o tratamento de animais infectados – com os mesmos fármacos de uso em humanos – pode contribuir para o aumento de linhagens multirresistentes.

M. bovis é naturalmente resistente à pirazinamida. Ademais, o uso de rifampicina em monoterapia tem potencial de induzir o aumento da pressão seletiva para isolados resistentes.

A excisão cirúrgica, seguida por administração de antimicrobianos, tem sido indicada ao tratamento de lesões cutâneas que não cicatrizam, processo mais comum em gatos.

Para o tratamento de micobactérias de crescimento rápido, a identificação e o teste de sensibilidade microbiana *in vitro* têm grande impacto na escolha do antimicrobiano, pois cada espécie apresenta particularidades quanto à resistência. Enquanto o grupo *M. smegmatis* é sensível à ampla gama de antimicrobianos utilizados no tratamento de infecções crônicas, o grupo *M. fortuitum*, em geral, apresenta resistência a um ou vários fármacos e, quando sensível, a dosagem terapêutica é alta. O grupo *M. chelonae-abscessus* tende a ser resistente a todos os antimicrobianos convencionais disponíveis para administração oral, exceto claritromicina e linezolida. A Tabela 39.2 reúne a posologia dos principais fármacos antimicobacterianos recomendados em cães e gatos.

Ao estabelecer o protocolo de tratamento, é importante considerar a toxicidade de cada fármaco, pois o tratamento é de longa duração (Tabela 39.3). Há necessidade de utilizar terapia de suporte, em virtude das reações adversas observadas em animais tratados, e considerar as condições orgânicas do animal (senilidade, hepatopatias, caquexia) na tomada de decisão sobre a instituição do tratamento.

Profilaxia e controle

Considerando o risco de cães e gatos atuarem como reservatórios de *M. tuberculosis*, *M. bovis*, *M. microti* e espécies pertencentes ao MAC, é importante dar a devida atenção a essas doenças em animais de companhia.

Ao constatar infecção por *M. tuberculosis* em humanos ou por *M. bovis* em bovinos, os animais de estimação contactantes também devem ser avaliados. Recomenda-se evitar o fornecimento de leite cru, não pasteurizado, ou de carne crua, vísceras de outros animais e mesmo restos

Tabela 39.2 Posologia dos principais fármacos antimicobacterianos indicados ao tratamento de cães e gatos.

Espécie	Antimicrobiano	Animal	Dose (mg/kg)	Via de aplicação	Intervalo (horas)	Duração (semanas)
M. tuberculosis, *M. bovis*, *M. microti*, grupo *M. terrae*, *M. simiae*	Isoniazida (profilaxia)	Cães e gatos	10 a 20	Oral	24	24 a 48
	Isoniazida (tratamento)	Cães	10	Oral	24	24 a 36
	Rifampicina	Cães e gatos	10 a 20	Oral	12 a 24	24 a 36
	Etambutol	Cães e gatos	10 a 25	Oral	24	24 a 36
	Di-hidroestreptomicina	Cães e gatos	15	Intramuscular	24	24 a 36
	Pirazinamida	Cães e gatos	15 a 40	Oral	24	24 a 36
	Claritromicina	Cães e gatos	5 a 15	Oral	12	24 a 36
	Azitromicina	Cães e gatos	5 a 7	Oral	24	24 a 36
	Enrofloxacino	Cães e gatos	5	Oral	24	24 a 36
	Marbofloxacino	Cães e gatos	2,7 a 5,5	Oral	24	24 a 36
	Orbifloxacino	Cães e gatos	2,5 a 7,5	Oral	24	24 a 36
Complexo *M. avium*	Claritromicina	Cães e gatos	7,5 a 15	Oral	12	24 a 36
	Clofazimina	Cães	4 a 8	Oral	24	24 a 36
		Gatos	8 a 12	Oral	24	24 a 36
	Rifampicina	Cães	10 a 15	Oral	24	24 a 36
		Gatos	10 a 20	Oral	24	24 a 36
	Doxiciclina	Cães e gatos	5 a 10	Oral	12	24 a 36
Micobactérias de crescimento rápido	Gentamicina	Cães	9 a 14	Subcutânea, intramuscular, intravenosa	24	2 a 4
		Gatos	5 a 8	Subcutânea, intramuscular, intravenosa	24	2 a 4
	Amicacina	Cães	15 a 20	Subcutânea, intramuscular	24	2 a 4
		Gatos	10 a 14	Subcutânea, intramuscular	24	2 a 4
	Doxiciclina	Cães e gatos	5 a 10	Oral	12	12 a 52
	Trimetoprima/sulfonamidas	Cães	15 a 30	Oral	12	4 a 6
	Ciprofloxacino	Gatos	10	Oral	12	4
		Cães e gatos	10 a 20	Oral	12	12 a 52
	Enrofloxacino	Cães	5 a 15	Oral	24	12 a 52
		Gatos	5	Oral	24	12 a 52
	Clofazimina	Cães	4 a 8	Oral	24	12 a 52
		Gatos	8 a 12	Oral	24	12 a 52
	Claritromicina	Cães e gatos	10 a 15	Oral	12	12 a 52

Adaptada de Greene CE, Gunn-Moore DA, O'Brien CR, Fyfe JA, Malik R. Mycobacterial infections. In: Greene CE. Infectious diseases of the dog and cat. 4.ed. St. Louis: Elsevier; 2012.

Tabela 39.3 Características de toxicidade dos fármacos antimicobacterianos de uso em cães e gatos.

Fármaco	Toxicidade
Isoniazida	Hepatotóxica: causa convulsões, insuficiência renal aguda e neurite periférica
Rifampicina	Hepatotóxica: causa eritema cutâneo e descolore fluidos corporais
Etambutol	Causa neurite óptica
Di-hidroestreptomicina	Ototóxica
Pirazinamida	Hepatotóxica: leva a sinais gastrintestinais e artralgia
Claritromicina	Hepatotóxica: leva a sinais gastrintestinais, eritema cutâneo e reações alérgicas
Azitromicina	Hepatotóxica: provoca sinais gastrintestinais
Enrofloxacino	Toxicidade retinal: provoca êmese, artropatia e convulsões
Marbofloxacino	Toxicidade retinal: provoca êmese, artropatia e convulsões
Orbifloxacino	Toxicidade retinal: provoca êmese, artropatia e convulsões
Clofazimina	Hepatotóxica: tinge fluidos corporais de cor laranja e leva a sinais gastrintestinais e fotossensibilização
Doxiciclina	Causa êmese e esofagite

Adaptada de Greene CE, Gunn-Moore DA, O'Brien CR, Fyfe JA, Malik R. Mycobacterial infections. In: Greene CE. Infectious diseases of the dog and cat. 4.ed. St. Louis: Elsevier; 2012.

de alimentação humana para animais de companhia. A infecção por *M. microti* em gatos é atribuída ao comportamento de caça. Portanto, a única medida preventiva seria restringir essa atividade.

Há tentativas experimentais de se controlar a tuberculose em cães com vacinas vivas modificadas, mas a proteção é baixa, desencorajando o uso dessa estratégia. Além disso, a adoção desse tipo de protocolo vacinal também pode interferir nas tentativas de diagnóstico imunoalérgico da tuberculose nessa espécie.

Cães e gatos infectados por micobactérias não tuberculosas representam risco potencial para a saúde de humanos, particularmente imunocomprometidos.

No ambiente, as micobactérias podem ser inativadas pelo calor (≥ 65°C/≥ 30 min e pela luz solar direta ou ultravioleta. A desinfecção química pode ser realizada com hipoclorito de sódio (5%), fenol (5%), formaldeído (3%) e cresol (5%), mas a matéria orgânica deve ser removida antes da aplicação do desinfetante. Para a desinfecção de instrumentos, podem ser utilizados glutaraldeído (2%), iodóforos (0,005 a 0,01%), etanol (70 a 90%), cloro (0,1%) ou peróxido de hidrogênio (6%). É contraindicado usar água de torneira no último enxágue para remover os desinfetantes, em razão do risco de recontaminação do ambiente.

Saúde Pública

A tuberculose ainda é um dos maiores problemas de saúde para a população humana.

O tratamento de cães e gatos infectados por *M. tuberculosis* ou *M. bovis*, em geral, não é recomendado, pois esses animais podem eliminar os agentes, principalmente por secreções respiratórias e fezes, contaminando o ambiente e expondo humanos e outros animais ao risco de infecção. Assim, a recomendação, nesses casos, é a eutanásia.

As micobactérias não tuberculosas, principalmente *M. microti* e as pertencentes ao grupo MAC, são os agentes mais frequentemente envolvidos em infecções de cães e gatos na rotina da prática clínica.

Mycobacterium avium subespécie *paratuberculosis* tem sido comumente encontrado em biopsias intestinais de humanos com doença de Crohn, em cães com doenças intestinais, bem como em tecidos e fezes de diversas aves e mamíferos de vida livre, que habitam as proximidades das áreas de produção animal.

Apesar de as infecções por micobactérias de crescimento rápido não serem consideradas zoonóticas, é prudente adotar precauções de higiene ao manipular animais infectados, além de medidas de biossegurança em laboratórios, notadamente quando existir a possibilidade de contato com humanos imunocomprometidos.

Bibliografia

Baral RM, Metcalfe SS, Krockenberger MB, Catt MJ, Barrs VR, McWhirter C *et al.* Disseminated Mycobacterium avium infection in young cats: overrepresentation of Abyssinian cats. J Feline Med Surg. 2006;8(1):23-44.

Beccati M, Peano A, Gallo MG. Pyogranulomatous panniculitis caused by Mycobacterium alvei in a cat. J Small Anim Pract. 2007; 48(11):664.

Bennett AD, Lalor S, Schwarz T, Gunn-Moore DA. Radiographic findings in cats with mycobacterial infections. J Feline Med Surg. 2011;13(10):718-24.

Bonovska M, Tzvetkov Y, Najdenski H, Bachvarova Y. PCR for detection of Mycobacterium tuberculosis in experimentally infected dogs. J Vet Med B Infect Dis Vet Public Health. 2005;52(4):165-70.

Brown-Elliott BA, Wallace Junior RJ. Mycobacterium: clinical and laboratory characteristics of slowly growing mycobacteria. In: Murray PR, editor. Manual of clinical microbiology. 9.ed. Washington: ASM; 2007. p. 589-600.

Bryden SL, Burrows AK, O'Hara AJ. Mycobacterium goodii in a dog with concurrent hyperadrenocorticism. Vet Dermatol. 2004; 15(5):331-8.

Calfee T, Manning TO. Nonhealing subcutaneous wounds in the cat and proposed surgical management techniques. Clin Tech Small Anim Pract. 2002;17(4):162-7.

Couto SS, Artacho CA. Mycobacterium fortuitum pneumonia in a cat and the role of lipid in the pathogenesis of atypical mycobacterial infections. Vet Pathol. 2007;44(4):543-6.

Deforges L, Boulouis HJ, Thibaud JL, Boulouha L, Sougakoff W, Blot S *et al.* First isolation of Mycobacterium microti (Llama-type) from a dog. Vet Microbiol. 2004;103(3-4):249-53.

Dietrich U, Arnold P, Guscetti F, Pfyffer GE, Spiess B. Ocular manifestation of disseminated Mycobacterium simiae infection in a cat. J Small Anim Pract. 2003;44(3):121-5.

Elsner L, Wayne J, O'Brien CR, McCowan C, Malik R, Hayman JA *et al.* Localized Mycobacterium ulcerans infection in a cat in Australia. J Feline Med Surg. 2008;10(4):407-12.

Foster SF, Martin P, Davis W, Allan GS, Mitchell DH, Malik R. Chronic pneumonia caused by Mycobacterium thermorresistible in a cat. J Small Anim Pract. 1999;40(9):433-8.

Greene CE, Gunn-Moore DA, O'Brien CR, Fyfe JA, Malik R. Mycobacterial infections. In: Greene CE. Infectious diseases of the dog and cat. 4.ed. St. Louis: Elsevier; 2012. p. 495-521.

Gunn-Moore DA, Gaunt C, Shaw DJ. Incidence of Mycobacterial infections in cats in Great Britain: estimate from feline tissue samples submitted to diagnostic laboratories. Transbound Emerg Dis. 2013;60(4):338-44.

Henderson SM, Baker J, Williams R, Gunn-Moore DA. Opportunistic mycobacterial granuloma in a cat associated with a member of the Mycobacterium terrae complex. J Feline Med Surg. 2003;5(1):37-41.

Horn B, Forshaw D, Cousins D, Irwin PJ. Disseminated Mycobacterium avium infection in a dog with chronic diarrhea. Aust Vet J. 2000;78(5):320-5.

Horne KS, Kunkle GA. Clinical outcome of cutaneous rapidly growing mycobacterial infections in cats in the south-eastern United States: a review of 10 cases (1996-2006). J Feline Med Surg. 2009;11(8): 627-32.

Hughes MS, Ball NW, Love DN, Canfield PJ, Wigney DI, Dawson D *et al.* Disseminated Mycobacterium genavense infection in a FIV-positive cat. J Feline Med Surg. 1999;1(1):23-9.

Irwin PJ, Whithear K, Lavelle RB, Parry BW. Acute bronchopneumonia associated with Mycobacterium fortuitum infection in a dog. Aust Vet J. 2000;78(4):254-7.

Jassies-Van Der Lee A, Houwers DJ, Meertens N, Van Der Zanden AG, Willemse T. Localized pyogranulomatous dermatitis due to Mycobacterium abscessus in a cat: a case report. Vet J. 2009;179(2):304-6.

Kipar A, Schiller I, Baumgärtner W. Immunological studies on felines cutaneous and (muco)cutaneous mycobacteriosis. Vet Immunol Immunopathol. 2003;91(3-4):169-82.

Knippel A, Hetzel U, Baumgärtner W. Disseminated Mycobacterium avium-intracellulare infection in a Persian cat. J Vet Med B Infect Dis Vet Public Health. 2004;51(10):464-6.

Malik R, Shaw SE, Griffin C, Stanley B, Burrows AK, Bryden SL *et al.* Infections of the subcutis and skin of dogs caused by rapidly growing mycobacteria. J Small Anim Pract. 2004;45(10):485-94.

Malik R, Wigney DI, Dawson D, Martin P, Hunt GB, Love DN. Infection of the subcutis and skin of cats with rapidly growing mycobacteria: a review of microbiological and clinical findings. J Feline Med Surg. 2000;2(1):35-48.

Martinho APV, Franco MMJ, Ribeiro MG, Perrotti IB, Mangia SH, Megid J *et al.* Disseminated Mycobacterium tuberculosis infection in a dog. Am J Trop Med Hyg. 2013;88(3):596-600.

Megid J, Bracarense APFRL, Reis ACF, Sturion DJ, Martin LMM, Pinheiro SR. Tuberculose canina e sua importância em saúde pública. Rev Saúde Pública. 1994;28(4):309-10.

Moravkova M, Slany M, Trcka I, Havelkova M, Svobodova J, Skoric M *et al.* Human-to-human and human-to-dog Mycobacterium tuberculosis transmission studied by IS6110 RFLP analysis: a case report. Vet Med. 2011;56(6):314-7.

Mota PMPC, Lobato FCF, Assis RA, Lage AP, Parreiras PM. Isolamento de Mycobacterium bovis de cão. Arq Bras Med Vet Zootec. 2001;53:410-2.

O'Brien CR, McMillan E, Harris O, O'Brien DP, Lavender CJ, Globan M *et al.* Localized Mycobacterium ulcerans infection in four dogs. Aust Vet J. 2011;89(12):506-10.

Parsons SD, Warren RM, Ottenhoff TH, Gey Van Pittius NC, Van Helden PD. Detection of Mycobacterium tuberculosis infection in dogs in a high-risk setting. Res Vet Sci. 2012;92(3):414-9.

Pfyffer GE. Mycobacterium: general characteristics, laboratory detection, and staining procedures. In: Murray PR, Baron EJ, Jorgensen JH, Landry ML, Pfaller MA. Manual of clinical microbiology. 9.ed. Washington: ASM; 2007. p. 543-72.

Posthaus H, Bodmer T, Alves L, Oevermann A, Schiller I, Rhodes SG *et al.* Accidental infection of veterinary personnel with Mycobacterium tuberculosis at a necropsy: a case study. Vet Microbiol. 2011;149(3-4):374-80.

Rastogi N, Legrand E, Sola C. The mycobacteria: an introduction to nomenclature and pathogenesis. Rev Sci Tech. 2001;20(1):21-54.

Schrenzel MD. Molecular epidemiology of mycobacteriosis in wildlife and pet animals. Vet Clin North Am Exot Anim Pract. 2012;15(1): 1-23.

Shrikrishna D, De La Rua-Domenech R, Smith NH, Colloff A, Coutts I. Human and canine pulmonary Mycobacterium bovis infection in the same household: re-emergence of an old zoonotic threat? Thorax. 2009;64(1):89-91.

Turinelli V, Ledieu D, Guilbaud L, Marchal T, Magnol JP, Fournel-Fleury C. Mycobacterium tuberculosis infection in a dog from Africa. Vet Clin Pathol. 2004;33(3):177-81.

Une Y, Mori T. Tuberculosis as a zoonosis from a veterinary perspective. Comp Immunol Microbiol Infect Dis. 2007;30(5-6):415-25.

Vincent V, Gutiérrez MC. Mycobacterium: laboratory characteristics of slowly growing mycobacteria. In: Murray PR, editor. Manual of clinical microbiology. 9.ed. Washington: ASM; 2007. p. 573-88.

Wilkins MJ, Bartlett PC, Berry DE, Perry RL, Fitzgerald SD, Bernardo TM *et al.* Absence of Mycobacterium bovis infection in dogs and cats residing on infected cattle farms: Michigan, 2002. Epidemiol Infect. 2008;136(12):1617-23.

Mormo 40

Rinaldo Aparecido Mota e Márcio Garcia Ribeiro

Definição

Mormo é uma doença infectocontagiosa, piogranulomatosa, caracterizada por lesões respiratórias, linfáticas e cutâneas em equídeos, causada pela bactéria *Burkholderia mallei*.

Sinonímias: catarro de burro, catarro de mormo, lamparão, garrotilho atípico e cancro nasal.

Histórico

Mormo é uma das doenças mais antigas de que se tem conhecimento, citada, provavelmente, por Hipócrates, entre 450 e 425 a.C.

Em 1862, Loeffler e Schutz isolaram o microrganismo em cultura pura e conseguiram reproduzir a infecção em animais. O agente etiológico do mormo, conhecido atualmente como *Burkholderia mallei* (*B. mallei*), foi descrito com mais detalhes em 1882, por pesquisadores franceses radicados na Alemanha.

Desde a sua descrição, o agente causal da doença tem sido motivo de divergências entre os taxonomistas, recebendo várias denominações, como *Pfeifferella mallei*, *Loefflerella mallei*, *Malleomyces mallei*, *Bacillus mallei* e *Actinobacillus mallei*. Em 1966, o agente foi enquadrado como bactéria do gênero *Pseudomonas* e, em 1980, denominado *Pseudomonas mallei*, na *Approved Lists of Bacterial Names*, por especialistas do Comitê Internacional de Bacteriologia, reclassificado com base em características fenotípicas e de utilização de substratos.

Na última década, o microrganismo foi renomeado como *Burkholderia mallei*, considerando a determinação de fragmentos moleculares (RNAr) em constituintes lipídicos e ácidos graxos da parede bacteriana.

Acredita-se que o mormo tenha vitimado tropas inteiras de equinos na Europa, na Primeira Guerra Mundial. O uso de equinos para montaria pelas tropas militares e o contato de animais provenientes de vários países foram determinantes para a ocorrência dos maiores surtos conhecidos da doença. Durante aquele período (1914 a 1918), a bactéria foi utilizada como arma biológica contra equinos dos EUA, da Romênia, da Espanha e da Noruega. Na década de 1940, os países mais afetados pelo mormo em equídeos foram Romênia, Polônia e Rússia.

Nas décadas subsequentes, a ocorrência da doença diminuiu, estando restrita, atualmente, a países do norte da África, do leste da Europa, da Ásia e do Oriente Médio, particularmente Índia, Paquistão, Iraque, Irã, Turquia, Egito, China e Itália, enquanto na Mongólia ainda é reconhecida como endêmica. Nos EUA, na Inglaterra e na Austrália, a doença é considerada erradicada. Existem notificações recentes da doença em equídeos no Brasil e nos Emirados Árabes. Apesar de a enfermidade em equídeos limitar-se, geograficamente, a certos países, *B. mallei* ainda é temido como agente em potencial para ações de bioterrorismo.

No Brasil, acredita-se que a doença tenha sido introduzida pela ilha de Marajó, em 1811, por equinos importados da região do Porto, em Portugal. Naquele mesmo ano, foram registrados, na Ilha de Marajó, os primeiros casos da doença, referidos como catarro e cancro nasais. Em 1896, ocorreu grande surto na Companhia Paulista de Viação, que utilizava equídeos para tração dos bondes, culminando com o primeiro isolamento (de que se tem registro) do microrganismo no país.

Entre 1908 e 1909, foi descrita epidemia no exército brasileiro, a qual acometeu grande número de animais e humanos. Curiosamente, o avanço do mormo no Brasil confunde-se com a história da medicina veterinária no país. Esse episódio de epidemia da doença em animais do exército brasileiro alavancou a fundação, em 1910, da primeira escola de veterinária do país (Escola de Veterinária do Exército), no Rio de Janeiro, pelo tenente-coronel João Muniz Barreto de Aragão, com o objetivo de estudar e conter os casos de mormo em animais do exército, o que lhe rendeu, anos depois, a nomeação de patrono brasileiro da medicina veterinária.

Ao longo do século 19, foram relatados casos da doença em animais e humanos no Brasil, principalmente no Rio de Janeiro, em Salvador e em São Paulo, geralmente relacionados com animais de unidades militares e companhias de bondes, que eram usados em transporte e tração. Em 1950, foram registrados casos raros da doença em equídeos no país.

Após os últimos registros de mormo em equídeos no Brasil – em 1960, no município de Campos, no Rio de Janeiro, em 1967, no Instituto Vital Brasil, também no Rio de Janeiro e, em 1968, no município de São Lourenço da Mata, em Pernambuco –, a doença foi considerada praticamente erradicada ou extinta. Nos 30 anos subsequentes, não constam notificações oficiais de casos.

Em 1999, os professores Rinaldo Aparecido Mota (da disciplina de doenças infecciosas) e Fernando Leandro dos Santos (da disciplina de patologia), ambos do Departamento de Medicina Veterinária da Universidade Federal Rural de Pernambuco, atenderam vários casos graves de doença infecciosa que levava a quadros de linfangite, lesões cutâneas purulentas e pneumonia abscedante em equídeos (principalmente muares), provenientes de engenhos de cana-de-açúcar da Zona da Mata, particularmente nos municípios de Cortes e Sirinhaém, ambos do estado de Pernambuco, e São José da Laje, em Alagoas.

A doença apresentava evolução altamente letal, particularmente em animais velhos utilizados no transporte da cana. Apesar de considerado erradicado no país, o mormo foi aventado, na oportunidade, como causa da doença, em virtude da sintomatologia clínica dos animais e da dificuldade de isolamento do microrganismo em meios de cultura convencionais. Na ocasião, *B. mallei* foi isolada de secreções purulentas dos equídeos em ágar batata glicerinado, e o agente causal foi confirmado em laboratório de referência da Organização Mundial da Saúde Animal (OIE), na Europa.

Após a notificação oficial, para a OIE, de mormo no Brasil, em 1999, foram determinadas várias sanções ao trânsito e ao comércio de equídeos provenientes do Brasil, fato que culminou com a normatização de medidas de controle da doença e a erradicação de focos pelo serviço de defesa animal oficial do país. A doença vitimou centenas de animais nos surtos e casos ocorridos em 1999 e, também, nos anos subsequentes, nos estados de Pernambuco, Alagoas, Sergipe, Ceará, Piauí e Maranhão.

Em 2007, a doença foi considerada endêmica na Região Nordeste, particularmente nos estados de Pernambuco e Alagoas. Subsequentemente, outros casos suspeitos e positivos foram registrados no país, como em 2004, no estado de Santa Catarina, e em 2007, no Paraná.

Em 3 de setembro de 2008, foi oficializado o primeiro foco da doença no estado de São Paulo, no município de Santo André, em equino que habitava terreno baldio com mais de 30 animais e era mantido em baia improvisada. A fixação de complemento acusou positiva, e o animal foi encaminhado a hospital veterinário privado em São Bernardo do Campo. A comprovação diagnóstica por maleinização determinou a interdição do hospital veterinário para o trânsito de equídeos até o saneamento do foco. Na oportunidade, foram testados mais 135 animais no perifoco, que acusaram resultado soronegativo. Estado de vigilância sanitária emergencial da doença foi instituído no estado de São Paulo, com obrigatoriedade de sorologia negativa para toda movimentação de equídeos. Foram testados cerca de 50.000 animais nos 6 meses subsequentes, todos com resultados negativos, o que resultou na desobrigação da sorologia para o transporte de equinos no estado.

Em 2012, foram registrados novos casos em Minas Gerais e na Bahia. No mesmo ano, em dezembro, no setor de enfermidades infecciosas dos animais do hospital veterinário da FMVZ/Unesp, em Botucatu, SP, isolou-se fêmea positiva na fixação de complemento, a qual foi atendida com sinais de fraqueza, anemia, edema peitoral e icterícia. Na ocasião, esse episódio levou à interdição do local, embora, após dois testes de maleinização, em intervalo de cerca de 60 dias, não tenha sido confirmada a positividade da doença.

No dia 10 de abril de 2013, a doença foi novamente diagnosticada no estado de São Paulo, em equino de centro de treinamento em Araçariguama, o qual manteve contato por cerca de 5 meses com dois equinos provenientes do Nordeste, resultando em nova exigência de teste de fixação de complemento negativo para a movimentação dos animais no estado. Subsequentemente, surgiram novos casos suspeitos no estado, nos municípios de Cruzália, Arandu, Tatuí, Atibaia e Itapetininga, não confirmados pela maleinização.

No mesmo período, no município de Avaré, foram encontrados dois animais soropositivos que adentraram o recinto de exposições da cidade (o qual continha mais de 1.500 equinos da raça Quarto de Milha). Nenhum desses animais resultou positivo no primeiro teste de maleinização, considerado confirmatório no país. No entanto, na ocasião, em razão da impossibilidade de manutenção desse grande número de animais para nova prova de maleinização (com intervalo mínimo de 45 dias), visando à confirmação do resultado negativo, e considerando o diagnóstico da doença em outros países com somente um teste de maleinização, a legislação oficial foi alterada, desobrigando a segunda prova de maleinização para a confirmação de casos negativos (Instrução Normativa nº 14, de 26 de abril de 2013).

Em 2014, foram confirmados casos da doença em equinos da Polícia Montada da cidade de São Paulo.

Atualmente, o mormo é considerado endêmico no Nordeste e diagnosticado de modo preocupante em praticamente todos os estados brasileiros. No entanto, segundo a OIE, o Brasil é considerado atualmente endêmico para a doença. Desde o diagnóstico oficial da doença, em 1999, em Pernambuco, além dos registros da doença em outros estados do Nordeste e, subsequentemente, nos estados de

Santa Catarina, Paraná, Minas Gerais e Bahia, outros estados também foram incluídos na lista nacional de notificação de casos suspeitos ou focos, como Amazonas, Pará, Rio Grande do Norte, Paraíba, Brasília, São Paulo, Rio de Janeiro, Roraima, Rondônia, Espírito Santo, Mato Grosso do Sul e no Rio Grande do Sul (Figura 40.1). No Brasil, em 2013, 2014 e 2015, houve, respectivamente, 189, 202 e 266 casos de mormo em equídeos registrados oficialmente. O aumento mais recente do número de casos da doença, em todo país, tem sido atribuído, principalmente, à circulação intensa desses animais destinados à reprodução, a práticas de modalidades esportivas e de entretenimento.

Etiologia

As bactérias do gênero *Burkholderia* pertencem à família *Burkholderiaceae*. São conhecidas várias espécies do gênero *Burkholderia* de importância em medicina humana, incluindo *B. cepacia*, *B. multivorans*, *B. cenocepacia*, *B. stabilis*, *B. vietnamiensis*, *B. dolosa*, *B. ambifaria*, *B. anthina* e *B. pyrrocinia*.

B. mallei apresenta-se como coco gram-negativo, irregular, isolado ou em pequenas cadeias, com 2 a 5 μm de comprimento por 0,5 μm de espessura. Consiste em bactérias desprovidas de flagelos (imóveis), que não formam esporos. O microrganismo cora-se fracamente pela coloração de Gram e é visualizado mais facilmente pelo método tintorial azul de metileno de Loeffler.

O patógeno é considerado fastidioso, havendo certa dificuldade para o isolamento em meios convencionais. Em ágar acrescido de sangue ovino (5%), desfibrinado, a bactéria pode ser isolada em 48 h, em condições de aerobiose, a 37°C, mostrando colônias de 1 mm de diâmetro, irregulares, mucoides, brilhantes, não hemolíticas e de tonalidade branco-acinzentada.

O isolamento microbiano é facilitado ao utilizar ágar batata glicerinado (1%), mantendo o material cultivado em condições de aerobiose, a 37°C. Após 48 h de incubação, são observadas colônias úmidas, viscosas, lisas e confluentes, de 1 mm de diâmetro, amareladas ou cor de mel, assumindo, com 72 h, tonalidade achocolatada. A suplementação dos meios de cultura com polimixina, bacitracina e actidiona é recomendada para o isolamento da bactéria em espécimes clínicos contaminados.

B. mallei são bactérias oxidase-positivas, indol-negativas e reduzem o nitrato a nitrito.

Diferentes fatores de virulência são atribuídos ao microrganismo, incluindo a viabilidade no interior de fagócitos (intracelular facultativo), a presença de constituintes lipídicos ou endotoxinas (lipopolissacarídios – LPS) na parede bacteriana e a produção de exotoxinas. A cápsula polissacarídica é essencial à virulência do microrganismo em algumas espécies animais, incluindo equídeos, *hamsters* e camundongos.

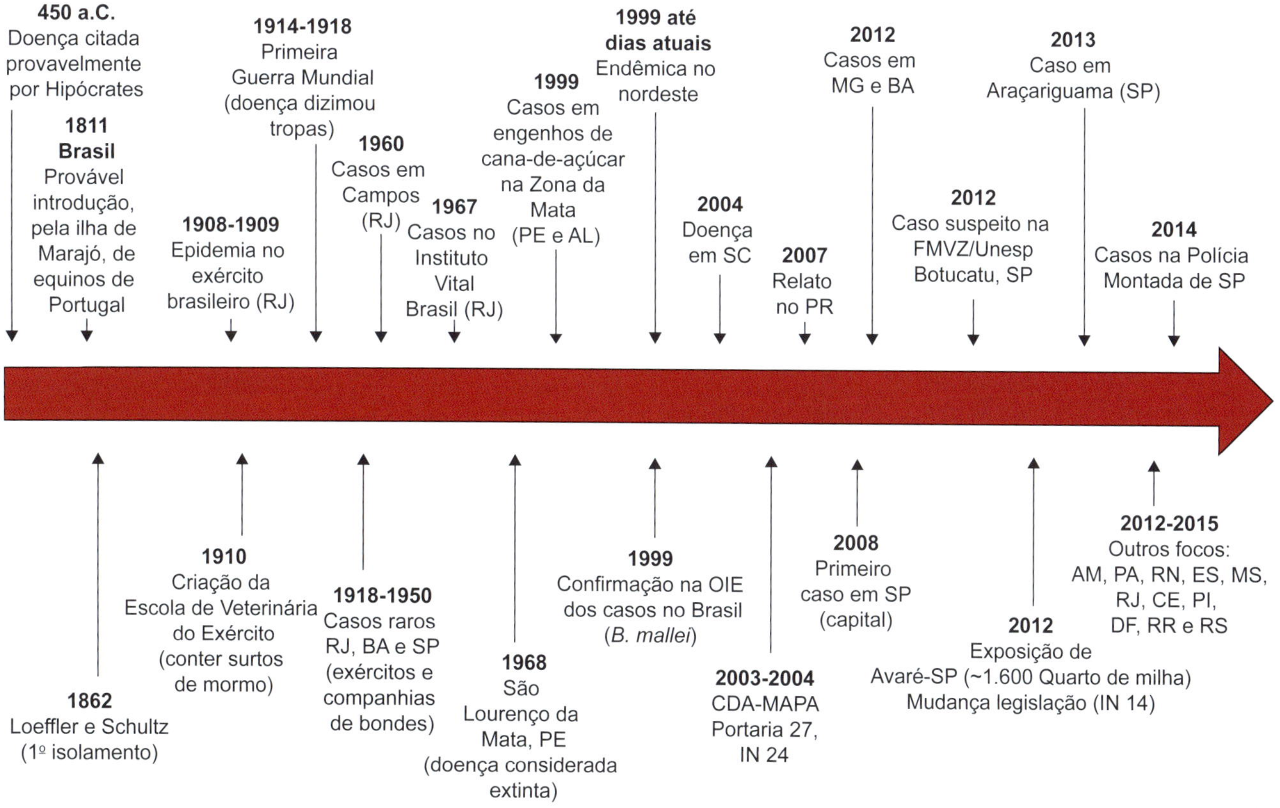

Figura 40.1 *Timeline* do mormo em equídeos, com ênfase nos principais eventos que marcaram a evolução da doença no Brasil.

Epidemiologia

Os equídeos (equinos, muares e asininos) são as espécies domésticas mais suscetíveis à doença clínica. Muares e asininos são, aparentemente, mais predispostos que os equinos. Ocasionalmente, o mormo pode acometer ovinos, caprinos, cães e gatos, enquanto bovinos, suínos e aves são considerados resistentes. A doença também tem sido descrita em animais silvestres e selvagens (camelídeos e leões). Já em humanos, é considerada acidental.

Em equídeos, a doença ocorre independentemente de sexo, raça e estação do ano. Não são conhecidos vetores, tampouco transmissores especiais do patógeno.

Na região Nordeste do Brasil, as manifestações clínicas da doença são mais evidentes em equídeos velhos ($\geq$ 10 anos) submetidos a trabalho intenso e estressante, particularmente envolvendo o transporte de cana-de-açúcar.

Os grandes engenhos de cana-de-açúcar do Nordeste ainda utilizam equídeos – especialmente muares e asininos – como força de tração, pois as propriedades apresentam terrenos montanhosos e plantios de encosta, o que limita a mecanização da colheita e do transporte de cana. Nessas grandes propriedades de exploração canavieira, que mantêm equídeos velhos em regime intenso de trabalho, criados em grupos de animais com contato permanente, acredita-se que a doença foi pouco frequente nas últimas décadas, embora tenha possibilitado a manutenção e a perpetuação do microrganismo nos animais e no ambiente de criatórios. A doença também é mais frequente em criatórios cujos animais recebem dieta deficiente, em especial quanto aos teores de proteínas.

O treinamento excessivo de animais (destinados à prática de hipismo, corrida, salto, provas de laço, tambor ou outras modalidades esportivas e/ou de entretenimento) e atividades que propiciem a aglomeração de animais têm sido aventados como fatores de risco para a ocorrência da doença. Ainda, condições impróprias de higiene nos criatórios e animais acometidos por intenso parasitismo intestinal têm sido apontados como fatores predisponentes da doença em outros países.

As fontes de infecção são representadas por animais doentes ou reservatórios (subclínicos) que eliminam o microrganismo em secreções nasais purulentas, por aerossóis (espirros, relinchos e tosse), bem como em lesões cutâneas e/ou linfáticas. No entanto, as secreções nasais parecem constituir a principal via de eliminação bacteriana para o ambiente e outros animais. Ocasionalmente, o microrganismo pode ser eliminado por fezes e urina.

Secreções que contêm grande quantidade da bactéria contaminam pasto, água, alimentos e utensílios de uso geral ou de montaria dos animais (cordas, cabrestos, arreios, selas, raspadeiras de crina e utensílios utilizados no casqueamento dos animais).

A via oral (digestória) é reconhecida como a principal porta de entrada da bactéria em equídeos, embora a infecção também possa ocorrer pelas vias transcutânea e respiratória. Ambientes secos, com alta concentração de animais, favorecem a aerossolização e a transmissão da bactéria por via aerógena. Além disso, animais de companhia e certas espécies selvagens de hábito predatório podem contrair a doença ao ingerir carcaças de animais infectados.

O uso de cochos e bebedouros coletivos contribui para a contaminação dos alimentos e da água por secreções nasais e orais eliminadas pelos animais doentes. A introdução de animais no plantel – provenientes de regiões endêmicas ou que não apresentem controle da doença – e a aglomeração de animais em eventos (vaquejadas, cavalgadas, provas do laço e tambor, feiras, exposições e leilões) figuram, também, como fatores de risco preocupantes na cadeia epidemiológica de transmissão da doença.

Em equídeos, o agente tem grande capacidade de disseminação nos criatórios. A morbidade da doença é variável, mas a letalidade é invariavelmente alta, em particular nos animais velhos, podendo alcançar a totalidade de animais clinicamente acometidos no plantel.

Animais convalescentes do quadro agudo de mormo, particularmente equinos, podem tornar-se portadores do microrganismo, mantendo e perpetuando a doença em áreas geográficas específicas.

Patogenia

O ingresso do microrganismo ocorre, principalmente, por via oral, mediante o consumo de água e alimentos contaminados. A bactéria chega aos linfonodos da região da cabeça e mesentéricos. Em seguida, dissemina-se pelo animal por via linfo-hemática (septicemia), localizando-se em pulmões, rins, baço, fígado e articulações, causando a manifestação aguda da doença, com inflamações de caráter purulento (piogranulomas) em vários órgãos, particularmente nas vias respiratórias de equídeos (Figura 40.2). A infecção por via oral pode causar, também, úlceras bucais.

A disseminação de *B. mallei* por via linfática leva ao desenvolvimento de linfangite e à formação de nódulos palpáveis ao longo da cadeia linfática, em particular nos membros, popularmente conhecido como rosário.

A inalação do microrganismo em ambientes secos e excessivamente contaminados ou decorrente do contato direto com equídeos que apresentam infecção respiratória resulta no sequestro da bactéria para os linfonodos que drenam a orofaringe e no desenvolvimento de rinite purulenta, linfadenite mediastínica e pneumonia abscedante. Após a infecção das vias respiratórias superiores e inferiores, o microrganismo pode disseminar-se para outros órgãos parenquimatosos por via linfo-hemática.

A infecção transcutânea por *B. mallei* também deve ser considerada na patogenia do mormo em equídeos. Na infecção tegumentar, o microrganismo é introduzido

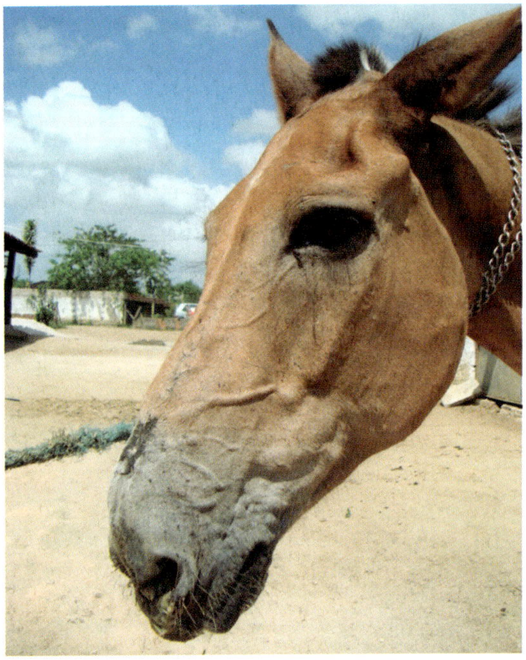

Figura 40.2 Muar com diagnóstico positivo de mormo apresentando secreção nasal.

na pele por traumatismos cutâneos causados por objetos perfurocortantes (cercas de arame farpado, pregos) ou utensílios contaminados de uso rotineiro nos animais (tesouras, raspadeiras de crina, equipamento para casqueamento dos animais) em propriedades endêmicas e/ou com ambiente excessivamente contaminado. Nessa via de infecção por *B. mallei*, a bactéria costuma ficar restrita ao tecido cutâneo ou subcutâneo (formação de nódulos e abscessos), embora possa se disseminar para linfonodos regionais, causando linfangite e linfadenite.

Em propriedades nas quais a doença cursa de maneira endêmica, alguns animais podem apresentar cura clínica aparente, evoluindo para a manifestação crônica e permanecendo como fontes de infecção no plantel. Nos animais que sobrevivem da manifestação aguda da infecção, observam-se cicatrizes em formato de estrela nas mucosas nasal e bucal ou na pele. No entanto, acredita-se que a maioria dos animais infectados permanecem assintomáticos, representando fontes de infecção no plantel.

Após a infecção, os neutrófilos e macrófagos realizam a fagocitose da bactéria. A infecção por *B. mallei* induz nos tecidos a formação de processo piogranulomatoso, que apresenta grande quantidade de secreção purulenta e necrose ao centro – contendo o microrganismo –, circundado predominantemente por macrófagos modulados em células epitelioides e neutrófilos, com menor número de plasmócitos e linfócitos. Todo esse contingente celular é envolto por cápsula fibrosa.

A resposta imune mais efetiva contra a bactéria é de origem celular, embora os fagócitos tenham dificuldade em inativar completamente o patógeno no fagossomo e debelar a infecção. Apesar da presença de plasmócitos e da produção de imunoglobulinas nos focos infecciosos, a imunidade humoral parece ser pouco efetiva na resposta imune contra o agente. Ainda, cerca de 14 meses pós-infecção ocorre o declínio de anticorpos séricos, fato que pode dificultar o sorodiagnóstico da doença.

Clínica

O período de incubação do mormo é variável, de poucas semanas a vários meses. A doença pode evoluir de maneira hiperaguda, aguda ou crônica. A manifestação hiperaguda é incomum, mas, nesses casos, os animais morrem em até 72 h dos primeiros sinais clínicos. Já na manifestação aguda, os animais evoluem para óbito em 2 semanas ou mais do surgimento dos sinais clínicos. Animais que evoluem para a manifestação crônica podem permanecer infectados vários anos, mantendo a doença nos criatórios. Os animais com doença crônica podem se apresentar assintomáticos, ou mesmo com sinais clínicos mais brandos (febre, inapetência, infecções respiratórias), embora possam acusar reações positivas nos testes de diagnóstico.

Muares e asininos apresentam, em geral, as manifestações hiperaguda e aguda da doença, comumente letais (mas podem evoluir para a crônica). Já a manifestação crônica (subclínica) predomina em equinos. A doença clínica parece apresentar-se de modo mais grave em muares.

Os principais sinais clínicos do mormo são representados por febre (41°C), úlceras e cicatrizes em mucosas, além de linfangite, intolerância a exercício ou atividade de trabalho, secreção nasal, dificuldade respiratória, perda de peso progressiva, diarreia e edemas. No entanto, sob o aspecto clínico, o mormo pode ser dividido nas manifestações nasal, pulmonar e cutânea, as quais podem ocorrer isolada ou simultaneamente no mesmo animal.

Manifestação nasal

Nessa manifestação clínica, os animais apresentam secreção nasal – uni ou bilateral – francamente purulenta e espessa (Figura 40.3), com ou sem estrias de sangue, além de secreção ocular purulenta, linfadenite submandibular e dificuldade respiratória. Observa-se, também, formação de úlceras na cavidade nasal (em pequenos nódulos de tonalidade amarelada, solitários ou múltiplos, por vezes confluentes, considerados sinais patognomônicos por alguns autores). Esses sinais clínicos são reflexos de extenso processo inflamatório local, com presença de pus, hemorragias e necrose das mucosas e do septo nasal.

Manifestação pulmonar

Caracteriza-se por febre (≥ 40°C), tosse, dificuldade respiratória (dispneia), respiração ruidosa, inapetência, emagrecimento progressivo e intolerância a exercício ou

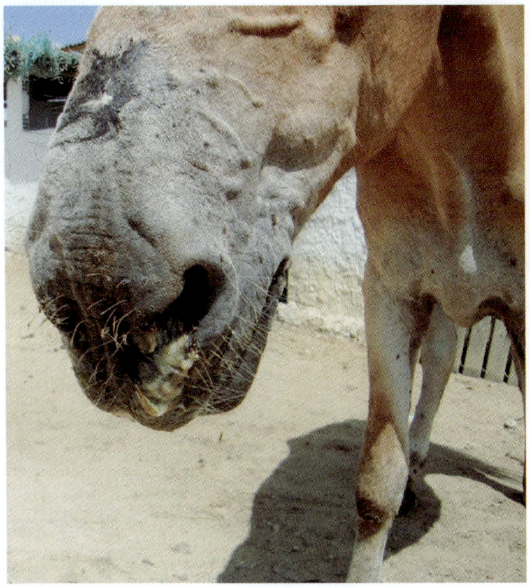

Figura 40.3 Detalhe de secreção nasal purulenta e espessa em muar com mormo.

atividade de trabalho. A alta letalidade da doença em equídeos está relacionada com o desenvolvimento da manifestação pulmonar.

Manifestação cutânea

Na manifestação cutânea, comumente se observam múltiplos abscessos (Figura 40.4) e úlceras na pele, predominantemente na região torácica e na face medial dos membros. As lesões cutâneas podem drenar conteúdo seroso a purulento, resultando em áreas alopécicas. Em alguns animais, é possível observar cicatrizes cutâneas em formato de estrela.

Os vasos linfáticos mostram-se enfartados (linfangite), com nódulos ao longo de seu trajeto, popularmente conhecidos como rosário, vergões ou lamparões, acompanhados por linfadenite regional e eventual drenagem de conteúdo seroso a purulento. Nesses animais, observam-se ulcerações, principalmente nos membros posteriores.

Outras manifestações clínicas

Outro sinal identificado consiste em edema na região do abdome, no prepúcio (Figura 40.5), nos testículos e nos membros. São encontrados também, menos frequentemente, sinais de caquexia, artrite e claudicação, principalmente nos membros posteriores, ou, ainda, manutenção do membro acometido semiflexionado.

O prognóstico é reservado para equídeos com lesões exclusivamente cutâneas. A evolução é desfavorável em animais com lesões oronasais, linfáticas, pulmonares e na manifestação disseminada, acometendo diferentes órgãos.

Diagnóstico

O diagnóstico do mormo em equídeos é realizado, em diferentes países, com base em achados clínico-epidemiológicos, apoiados em métodos sorológicos, microbiológicos e histopatológicos, bem como no imunodiagnóstico (maleinização).

Achados clínico-epidemiológicos

No Brasil, à anamnese de equídeos, são indicativos da doença animais adultos ou com idade avançada oriundos de regiões endêmicas, submetidos a trabalho ou exercício intenso, com deficiências no manejo nutricional ou histórico de participação em atividades reprodutivas ou eventos de equídeos com alto fluxo de animais. Clinicamente, são sugestivas lesões cutâneas (abscessos), bem como sinais respiratórios (tosse e secreção nasal purulenta ou com sangue), linfangite (aspecto de rosário), úlceras e cicatrizes oronasais (formato de estrela), emagrecimento progressivo, artrite e/ou edemas (em membros, prepúcio e abdome), em associação com a alta letalidade, mesmo em animais submetidos a tratamento com antimicrobianos.

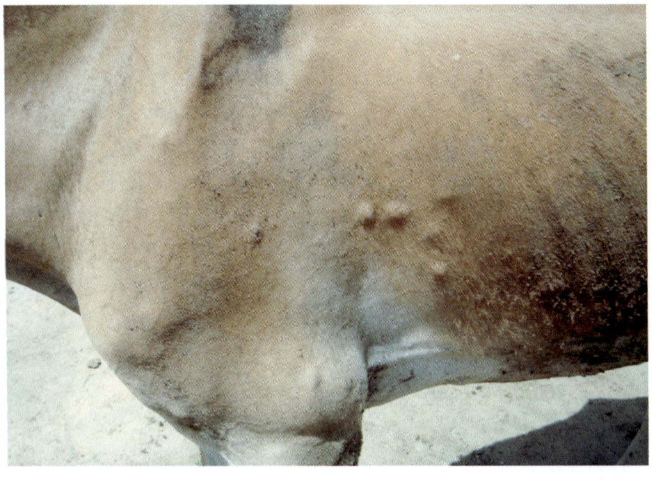

Figura 40.4 Nódulos (abscessos) na região torácica de muar com manifestação cutânea de mormo.

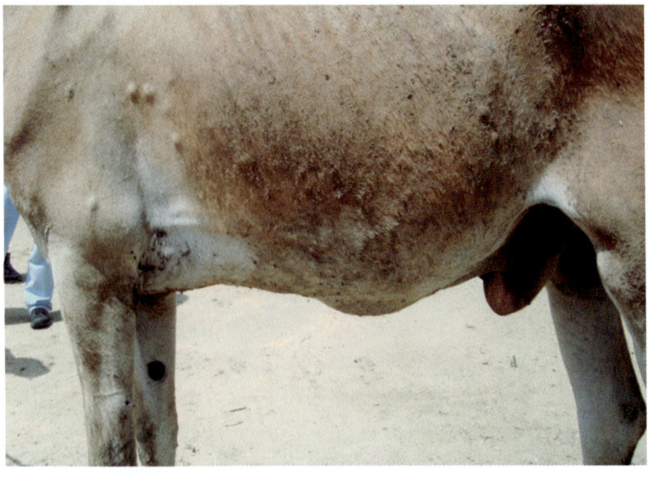

Figura 40.5 Detalhe de edema na região abdominal e no prepúcio em muar com mormo.

Exames hematológicos

No mormo em equídeos, os achados hematológicos não são característicos, mas revelam, geralmente, leucocitose por neutrofilia e desvio à esquerda regenerativo, monocitose, hipergamaglobulinemia e graus variados de anemia.

Diagnóstico microbiológico

No diagnóstico microbiológico, o espécime clínico de eleição para o isolamento de *B. mallei* é o material purulento obtido de lavados transtraqueais, nódulos cutâneos ou linfonodos – colhidos assepticamente por punção aspirativa – ou, ainda, fragmentos de órgãos obtidos à necropsia. O cultivo microbiológico também pode ser realizado com o conteúdo purulento obtido de secreções nasais.

Recomenda-se, para o isolamento microbiano, o cultivo do material em ágar batata glicerinado (1%), mantido em condições de aerobiose, a 37°C. Após 48 h de incubação, observam-se colônias de 1 a 2 mm de diâmetro, úmidas, confluentes e de tonalidade amarelada (mel), assumindo, em 72 h, tonalidade achocolatada. Alternativamente, o cultivo microbiano pode ser realizado em ágar acrescido de sangue ovino (5%) ou bovino desfibrinado, em aerobiose a 37°C, durante 48 h, embora a presença de microrganismos da microbiota da pele ou da cavidade oronasal possa interferir no isolamento de *B. mallei* nesse meio de cultura.

Em razão do risco de infecção humana no procedimento de coleta dos diferentes espécimes clínicos obtidos de equídeos com doença clínica – ou mesmo suspeitos – e da contaminação no próprio ambiente laboratorial, recomenda-se que o material dos animais seja coletado com cautela – preferencialmente sob a supervisão de médicos-veterinários do serviço oficial do país – e encaminhado para laboratórios com biossegurança nível ≥ 3 ou com reconhecida experiência no isolamento do microrganismo.

Pode-se proceder à confirmação do isolamento microbiano pela prova (reação) de Strauss, que consiste na inoculação por via subcutânea ou, preferencialmente, intraperitoneal de cobaios machos, utilizando o conteúdo de abscessos de pele, nódulos linfáticos, linfonodos ou fragmentos de órgãos. Nessa prova, os cobaios são observados por 2 semanas. Animais positivos apresentam edema pronunciado da bolsa escrotal e abscessos no ponto de inoculação. À necropsia dos cobaios, verificam-se peritonite e abscessos em órgãos como pulmões e fígado, dos quais é possível novo isolamento da bactéria. No entanto, outros microrganismos, como *Pseudomonas aeruginosa* e *Corynebacterium pseudotuberculosis*, podem induzir reações similares, quando inoculados nos cobaios.

Outras técnicas de diagnóstico

No Brasil, segundo a legislação vigente, somente os testes de fixação de complemento e maleinização são recomendados para o diagnóstico oficial. No entanto, a critério do serviço oficial, outras técnicas podem ser introduzidas no diagnóstico.

Em outros países, diferentes técnicas têm sido utilizadas no diagnóstico do mormo em equídeos (além da fixação de complemento e maleinização), como aglutinação com Rosa Bengala, imunodifusão, hemaglutinação indireta, contraimunoeletroforese, ELISA e *Western blotting* (WB).

O WB é uma técnica de alta sensibilidade e especificidade, baseada na detecção de proteínas do patógeno, com base na ligação de anticorpos específicos em proteínas, imobilizadas sobre uma membrana. Estudos em outros países têm revelado que o WB tem capacidade de identificar equídeos cronicamente infectados, com clínica inaparente e/ou com reações anticomplementares. O ELISA indireto é outra técnica que tem sido utilizada no diagnóstico da doença em outros países. Apresenta sensibilidade equivalente ou superior a fixação de complemento. ELISA com proteínas recombinantes tem elevada sensibilidade e especificidade. Recentemente, tem sido testado, no Brasil, ELISA produzido com cepas de *B. mallei* isoladas no Nordeste. Acredita-se que o WB ou, ainda, o ELISA possam substituir o teste de maleinização na confirmação – como método oficial no Brasil – de casos positivos ou inconclusivos (reações anticomplementares) na fixação de complemento.

A reação em cadeia pela polimerase (PCR), baseada na identificação de sequências genéticas específicas (16S RNA), tem se mostrado promissora na confirmação diagnóstica do agente. Apesar de reconhecidas no diagnóstico, essas técnicas citadas (WB, ELISA e PCR) necessitam de validação da OIE para uso oficial e para o trânsito internacional de animais, como a fixação de complemento.

Achados anatomopatológicos

No Brasil, animais que forem a óbito pela doença ou submetidos à eutanásia devem ser submetidos à necropsia, sob supervisão do serviço de defesa animal do estado. À inspeção dos animais antes do início da necropsia, podem-se observar linfangite, linfadenite, lesões de pele (nódulos e abscessos), secreção nasal purulenta, úlceras e cicatrizes profundas na pele e nas mucosas nasal e/ou bucal. Ao exame *post mortem* das vias respiratórias superiores e inferiores, encontram-se áreas de pneumonia e múltiplos abscessos, bem como áreas de hemorragias e necrose nos lobos pulmonares. Essas áreas abscedadas podem coalescer – formando cavidades – e drenar pus espesso de cor amarelo-acinzentada. As fossas e os seios nasais mostram úlceras, abscessos e cicatrizes em formato de estrela. Ocasionalmente, ocorre destruição do septo nasal.

Na abertura da cavidade abdominal, podem ser observados nódulos ou abscessos em órgãos como fígado, baço e rins, além de petéquias e equimoses na pleura visceral. No sistema linfático, verificam-se nódulos firmes ou flutuantes ao longo do trajeto linfático, particularmente na região da cabeça, no pescoço, no abdome e nos membros. Linfadenopatia é encontrada principalmente nos linfonodos submandibulares, pré-crurais, mesentéricos e mediastínicos. Em casos crônicos, os linfonodos apresentam-se aderidos à pele. Observa-se, também, destruição ou rarefação óssea do epitélio nasal. Os pulmões contêm áreas de congestão, consolidação, focos hemorrágicos e necróticos, grandes áreas com material purulento, além de fibrina inter e intralobular. Linfonodos, rins, fígado e baço revelam graus variáveis de congestão, hemorragia, necrose e infiltração piogranulomatosa multifocal.

O diagnóstico histopatológico é valioso na confirmação da doença, pois *B. mallei* induz reação piogranulomatosa nos animais. Os principais achados histopatológicos incluem presença de grande quantidade de material purulento e áreas de necrose contendo o microrganismo disperso, circundadas por macrófagos modulados em células epitelioides, neutrófilos e, em menor quantidade, linfócitos e plasmócitos, delimitados por cápsula fibrosa.

Diagnóstico diferencial

Deve-se proceder ao diagnóstico diferencial entre o mormo e outras doenças infecciosas que acometem o trato respiratório e/ou linfático de equídeos (de caráter piogênico) ou que determinam quadros debilitantes, como adenite equina (garrotilho), influenza equina, linfangite ulcerativa (*C. pseudotuberculosis*), linfangite epizoótica (*Histoplasma capsulatum* variedade *farciminosum*), melioidose (*Burkholderia pseudomallei*), esporotricose (*Sporothrix schenckii*), arterite viral e anemia infecciosa equina.

A melioidose é causada pela bactéria *Burkholderia pseudomallei*. Trata-se da doença que apresenta manifestações clínicas mais semelhantes ao mormo em equídeos. *B. mallei* tem certas propriedades bioquímicas similares observadas em *B. pseudomallei* e *Pseudomonas aeruginosa* (Tabela 40.1).

Diagnóstico oficial no Brasil

No Brasil, o mormo pertence às doenças passíveis de ações oficiais de defesa sanitária animal desde 1934 (Decreto nº 24.548, de 3 de julho de 1934) e integra o Programa Nacional de Sanidade dos Equídeos (PNSE), que é fundamentado, principalmente, na Instrução Normativa (IN) nº 24, de 5 de abril de 2004, do Ministério da Agricultura, Pecuária e Abastecimento (MAPA). Porém, em 17 de dezembro de 2014, foi disponibilizada consulta pública da portaria nº 379 pelo MAPA, propondo modificações da legislação vigente de vigilância do mormo, particularmente quanto a indicação e uso dos testes de diagnóstico (rotina e confirmatórios), ao critério do departamento de saúde animal. No entanto, neste capítulo será adotada como base a IN nº 24, de 2004.

O serviço de defesa oficial do MAPA preconiza os seguintes métodos de diagnóstico do mormo em equídeos: provas de fixação de complemento (método de rotina ou triagem) e maleinização (teste confirmatório). No entanto, entre 2013 e 2015, vários proprietários, de diferentes estados do Brasil, têm obtido liminares judiciais impedindo a eutanásia de equídeos reagentes nas provas oficiais do Brasil (questionando a eficácia dos testes), fato que tem dificultado a erradicação de focos e fomentado a reavaliação dos métodos de diagnóstico da doença no país.

Tabela 40.1 Principais características fenotípicas consideradas no diagnóstico diferencial de *B. mallei*, *B. pseudomallei* e *P. aeruginosa*.

Propriedades de cultivo e de utilização de substratos	*B. mallei*	*B. pseudomallei*	*P. aeruginosa*
Características das colônias	Úmidas, confluentes, de cor de mel a achocolatada com o envelhecimento	Lisas a mucoides, rugosas a opacas, de cor marrom a amarelada com o envelhecimento	Grandes, irregulares e de bordas serrilhadas, de cor acinzentada
Hemólise em ágar-sangue ovino/bovino	Ausente	V^a	Presente
Isolamento em ágar MacConkey	V^b	Presente	Presente
Produção de pigmentos difusíveis no meio	Ausente	Ausente	Presente
Odor das colônias	Ausente	Mofado	Frutado (uva)
Multiplicação a 42°C	Ausente	Presente	Presente
Motilidade	Ausente	Presente	Presente
Produção de oxidase	V^c	Presente	Presente
Utilização de glicose	Presente	Presente	Presente
Utilização de lactose	Ausente	Presente	Ausente
Redução de NO_3	Ausente	Presente	V^d

V^a = variável (40% das linhagens ou mais podem apresentar hemólise); V^b = variável (75% das linhagens isoladas em meio de MacConkey); V^c = variável (25% das linhagens negativas); V^d = variável (11 a 89% das linhagens positivas).

Adaptada de Quinn PJ, Markey BK, Carter ME, Donnelly WJ, Leonard FC. Microbiologia veterinária e doenças infecciosas. Porto Alegre: Artmed; 2005.

Fixação de complemento

A fixação de complemento apresenta elevada especificidade (≥ 95%), detectando precocemente imunoglobulinas das classes IgM e IgG, com período de melhor eficácia do método entre 4 e 12 semanas pós-infecção.

Em razão da elevada especificidade, as reações falsopositivas na fixação de complemento ocorrem em baixa frequência (< 1%). No entanto, apresenta baixa sensibilidade após o período inicial de infecção, fato que pode levar a resultados falso-negativos (inconclusivos ou reações anticomplementares). Muares ou equídeos na fase crônica e éguas prenhes também podem acusar reações falso-negativas.

O teste de fixação de complemento é realizado exclusivamente em laboratório oficial do MAPA ou credenciados. Para a remessa do soro, é necessário preencher a ficha de requerimento (resenha) oficial do diagnóstico da doença. A coleta de sangue é realizada por médico-veterinário oficial, ou habilitado (credenciado), no serviço oficial.

O resultado negativo da fixação de complemento tem validade por 60 dias (a partir da data de coleta) para a movimentação de animais (transporte). A certificação de propriedades monitoradas para o mormo é objeto de regulamentação específica, ainda em fase de avaliação pelo MAPA.

Resultados positivos na fixação de complemento devem ser imediatamente encaminhados pelos laboratórios ao serviço de sanidade animal da Unidade Federativa onde se encontra o animal reagente.

Animais reagentes ou inconclusivos (reação anticomplementar) à fixação de complemento deverão ser submetidos a teste confirmatório de maleinização ou novos testes que venham a ser implementados pelo MAPA.

Maleinização

No Brasil, o teste de maleinização é realizado exclusivamente por médicos-veterinários oficiais do estado ou do serviço de defesa animal do MAPA. A maleinização é realizada em equídeos positivos na fixação de complemento e sem manifestações clínicas.

A critério do serviço oficial, animais negativos na fixação de complemento, mas que apresentam sinais clínicos compatíveis com o mormo podem ser submetidos à maleinização. Não se procede ao teste confirmatório em animais reagentes à fixação de complemento e que manifestem sinais clínicos da doença (cuja prova sorológica é considerada conclusiva) ou em animais de propriedades reincidentes, que serão imediatamente submetidas ao regime de saneamento.

O antígeno da maleína é composto de derivado proteico purificado ou PPD (do inglês, *purified protein derivative*) de *B. mallei* inativado pelo calor, que apresenta como principal componente antigênico o LPS bacteriano. O princípio imunológico do teste é baseado na estimulação de linfócitos T de memória, o que resulta em resposta de hipersensibilidade local à aplicação do antígeno.

A maleinização apresenta alta especificidade e baixa sensibilidade, acusando, respectivamente, número reduzido de reações falso-positivas, mas risco de resultados falso-negativos.

O método de aplicação preconizado no Brasil consiste na administração, por via intradérmica, de 0,1 mℓ do antígeno da maleína na mucosa da pálpebra inferior do olho do equídeo (Figura 40.6). Os animais são mantidos em isolamento e a leitura é realizada com 24 e 48 h. Após 48 h da aplicação de maleína, os animais considerados positivos manifestam aumento da temperatura retal (≥ 40°C), blefaroespasmo (fotossensibilidade) e conjuntivite pronunciada (com ou sem secreção purulenta). Marcante edema palpebral e intraorbital também pode ser observados nos animais que reagem à maleína (Figura 40.7). Já os equídeos negativos não apresentam manifestações significativas no local de aplicação da maleína.

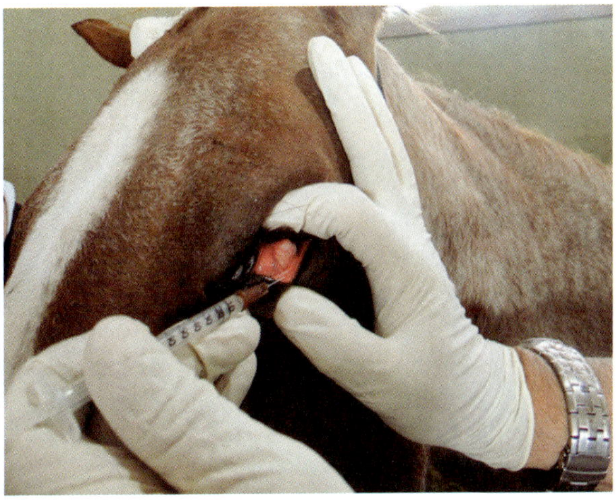

Figura 40.6 Aplicação de maleína na pálpebra inferior de equino positivo para mormo na prova de fixação de complemento. Fonte: Arquivo da Disciplina de Enfermidades Infecciosas dos Animais, FMVZ/Unesp, Botucatu, SP.

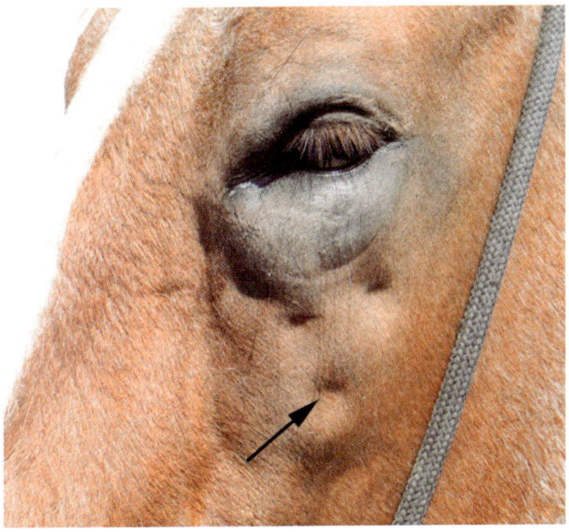

Figura 40.7 Detalhe de edema infraorbital e sinal de Godet positivo (seta) no teste de maleinização em equino. Fonte: Arquivo da Disciplina de Enfermidades Infecciosas dos Animais, FMVZ/Unesp, Botucatu, SP.

Animais anérgicos podem resultar falso-negativos no teste. A leitura e a interpretação do teste de maleinização são de competência do médico-veterinário representante do PNSE no estado, com a presença de veterinário oficial da Federação designado pelo MAPA.

O atestado negativo de maleinização é emitido em formulário oficial e tem validade de 120 dias. Durante esse período, os animais inoculados não poderão ser submetidos a nova maleinização, visto que acusarão resultados falso-negativos (período de dessensibilização do teste).

Por força da Instrução Normativa nº 14, publicada pelo MAPA em 26 de abril de 2013, somente uma prova de maleinização é necessária para confirmar como positivos ou negativos os animais soropositivos na fixação de complemento, revogando determinação anterior, que obrigava a realização de dois testes de maleinização, com intervalo mínimo de 45 dias, para a confirmação dos resultados sorológicos. A notificação de animais positivos na fixação de complemento e na maleinização é compulsória (obrigatória) ao serviço de defesa animal do estado e/ou do MAPA. Os casos de mormo confirmados no Brasil são oficialmente notificados, também, para a OIE.

Em outros países, a maleinização tem sido realizada alternativamente, com a aplicação do antígeno no pescoço dos equídeos, sendo aceita como teste de validade internacional, visando ao trânsito de animais.

A Figura 40.8 sumariza o fluxograma das provas de diagnóstico do mormo no Brasil. No entanto, em muitos estados do Brasil, a maleinização não tem sido mais utilizada na confirmação dos casos, em razão do período de transição na legislação no país e de certa contestação da eficácia do teste.

Tratamento

Os isolados de *B. mallei* apresentam sensibilidade *in vitro* a certos grupamentos de antimicrobianos, como sulfonamidas/trimetoprima, imipeném, cloranfenicol, cefotaxima, doxiciclina, rifampicina e eritromicina. No entanto, o tratamento de equídeos com mormo é contraindicado, em razão da viabilidade intracelular do microrganismo em fagócitos e da dificuldade apresentada pelos antimicrobianos em alcançar concentrações terapêuticas no interior dos focos piogranulomatosos, além dos riscos de transmissão do patógeno de equídeos para humanos ou mesmo para outros animais do plantel, que mantenham contato com animais infectados.

Em infecções naturais ou experimentais, muitos animais tratados recuperam-se clinicamente, mas não chegam à cura bacteriológica, mantendo-se portadores no plantel. Diante dessa condição – incompatível com os objetivos de controle e erradicação da doença – e considerando o risco de infecção de humanos que mantêm contato com os equídeos, o MAPA do Brasil proíbe o tratamento do mormo em equídeos.

Profilaxia e controle

A profilaxia e o controle do mormo em equídeos abrangem medidas gerais e específicas.

Medidas gerais

As medidas gerais de profilaxia e controle consistem em evitar a aglomeração de animais, o uso de cochos e bebedouros coletivos e o treinamento ou trabalho excessivo dos equídeos, particularmente de animais em idade

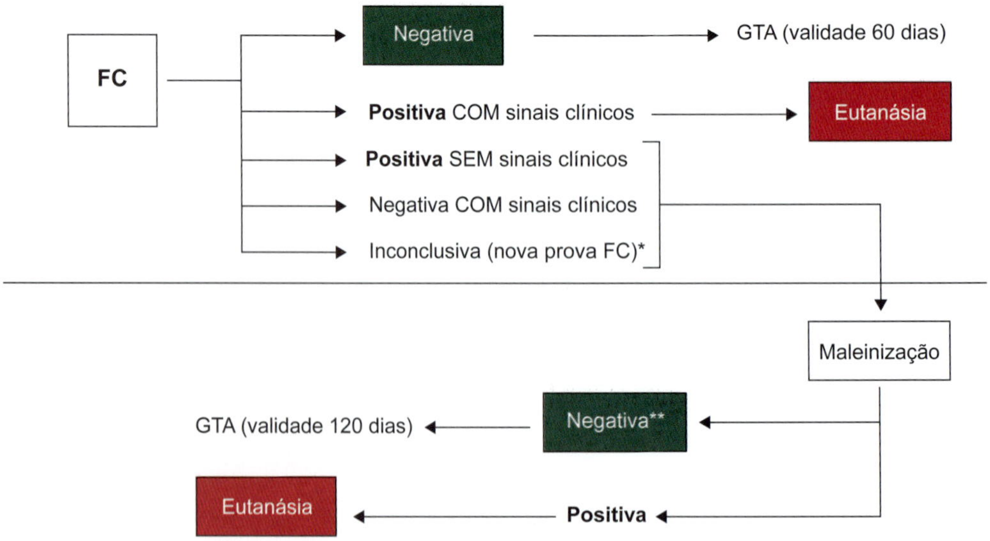

Figura 40.8 Representação esquemática do fluxograma das provas de fixação de complemento e maleinização para diagnóstico e/ou erradicação de focos de mormo em equídeos no Brasil.
Fonte: Instrução Normativa nº 24, de 05 de abril de 2004; * Portaria CDA nº 34, de 27 de maio de 2013 (teste em laboratório de referência do MAPA), ** Instrução Normativa nº 14, de 26 de abril de 2013. Ministério da Agricultura, Pecuária e Abastecimento, MAPA, Brasil. FC = fixação de complemento; GTA = guia de trânsito animal.

avançada ou malnutridos. Indica-se, também, fornecer alimentação adequada e condições de higiene na criação dos animais.

Recomenda-se instituir quarentena para animais recém-adquiridos ou que retornaram de exposições, feiras, leilões ou outros eventos hípicos, bem como evitar adquirir animais de regiões endêmicas. São preconizados, também, cuidados gerais na desinfecção de instalações (produtos à base de iodo, hipoclorito de sódio ou formol) e de utensílios de uso comum no manejo de equídeos (raspadeiras de crina, tesouras e instrumental de casqueamento).

Não se deve transpor barreiras interestaduais nem transportar animais sem a Guia de Trânsito Animal (GTA), particularmente em estados confrontantes que exigem a sorologia negativa para o mormo.

Medidas específicas

No Brasil, as medidas específicas de profilaxia e controle envolvem a realização periódica do teste de fixação de complemento, como prova de rotina (triagem) para o transporte de animais, e de testes confirmatórios, além das medidas de erradicação de focos.

Não estão disponíveis vacinas comerciais para a profilaxia da doença em equídeos.

Erradicação de focos no Brasil

Diferentes medidas são adotadas para erradicação de focos de mormo (Quadro 40.1). Considera-se foco a presença de um ou mais animais diagnosticados como positivos nas provas oficiais. As ações de erradicação de focos devem ser supervisionadas por médico-veterinário representante do PNSE no estado, com a presença de veterinário oficial da Federação designado pelo MAPA.

Propriedades ou locais onde se encontram animais suspeitos ou positivos devem ser notificados ao serviço de defesa animal (estadual) e MAPA (federal), e submetidos a regime de saneamento, posto que a Instrução Normativa nº 50 (de 24 de setembro de 2013) considera o mormo doença que requer notificação imediata de qualquer caso, ainda que suspeito, ao serviço de defesa animal do estado e da federação.

Criatórios com animais reagentes devem permanecer interditados até o saneamento (lavrando-se o auto de interdição oficial), principalmente para evitar, temporariamente, o fluxo (ingresso e egresso) de equídeos. Também é preciso preencher o Formulário de Ocorrência de Doenças Infecciosas (FORM-IN) e dar início a processo administrativo de controle/erradicação da doença, em nome do proprietário, no Escritório de Defesa Agropecuária (EDA) regional.

Animais positivos na fixação de complemento e/ou maleínização devem ser submetidos ao abate sanitário (eutanásia) de imediato, ou em até 10 dias da notifica-

Quadro 40.1 Principais ações do regime de saneamento para erradicação dos focos de mormo em equídeos, no Brasil.

1. Todas as ações de erradicação de foco em propriedades ou locais em regime de saneamento, com animais confirmadamente positivos, são realizadas sob a responsabilidade de médico-veterinário do serviço de defesa animal do estado, com a presença de médico-veterinário oficial do MAPA
2. É necessário notificar aos serviços de defesa animal regional, estadual e federal os animais positivos
3. Deve-se interditar temporariamente a movimentação (ingresso e egresso) de equídeos em propriedade ou local com animais positivos, lavrando-se termo de interdição pelo serviço veterinário oficial
4. Animais positivos nos testes de fixação de complemento e confirmatórios devem ser submetidos ao abate sanitário na propriedade de origem no momento imediato (preferencialmente) ou em até 10 dias da notificação do proprietário. Não existe indenização ao proprietário
5. É preciso preencher formulário próprio oficial de ocorrência de doenças infecciosas e abrir processo administrativo no Escritório de Defesa Agropecuária (EDA) regional contra o proprietário
6. Após a eutanásia, é necessário incinerar ou enterrar os animais em aterro sanitário na mesma propriedade, em local sem acesso a outros animais do plantel, em vala profunda e com colocação de cal (carbonato de cálcio) abaixo e acima do animal. Na presença de vários animais positivos, pode ser realizada a destruição sanitária, que consiste na eutanásia e na alocação de vários animais – também em vala profunda com cal –, cavada na propriedade de origem. Simultaneamente, deve-se proceder à desinfecção de instalações e utensílios, bem como eliminar materiais contaminados (cama dos animais e alimentos)
7. É preciso realizar a sorologia dos animais contactantes na mesma propriedade ou local com animais positivos, além da eutanásia de novos casos positivos
8. Deve-se proceder à inspeção clínica de todo o efetivo de equídeos em propriedades com diagnóstico de fixação de complemento positivo ou inconclusivo (reação anticomplementar)
9. É necessário estabelecer área perifocal, conforme recomendação do serviço veterinário oficial do estado, a fim de realizar a sorologia de outros equídeos em propriedades circunvizinhas e, na presença de novos animais positivos, iniciar os mesmos procedimentos de regime de saneamento
10. Deve-se isolar animais suspeitos (reação anticomplementar ou inconclusiva na fixação de complemento) e/ou com clínica compatível até o diagnóstico sorológico (fixação de complemento) e confirmatório (maleinização ou outro método que venha a ser implementado)
11. É necessário rastrear epidemiologicamente os casos positivos, a fim de avaliar a movimentação recente dos animais
12. A suspensão da interdição (desinterdição) será autorizada pelo serviço veterinário oficial do estado e comunicada ao proprietário e ao MAPA somente após a eutanásia de todos os animais positivos e mediante a negatividade de todo o efetivo de equídeos das propriedades ou local em regime de saneamento, em duas provas de fixação de complemento, com intervalo de 45 a 90 dias

Fonte: Brasil. Ministério da Agricultura, Pecuária e Abastecimento, Secretaria de Defesa Agropecuária. Instrução normativa nº 24, de 5 de abril de 2004. Normas para o controle e erradicação do mormo. Diário Oficial da União. 12 abr. 2004; Brasil. Ministério da Agricultura, Pecuária e Abastecimento, Secretaria de Defesa Agropecuária. Instrução normativa nº 14, de 26 de abril de 2013. Diário Oficial da União. 30 abr. 2013; Seção 1.

ção do diagnóstico da doença. O descumprimento desse prazo é passível de apreensão e sacrifício sanitário do animal positivo. Não existe previsão de indenização aos proprietários. O abate sanitário (eutanásia) dos animais positivos será realizado por profissional do serviço veterinário oficial do estado, na presença de duas testemunhas idôneas.

Após a eutanásia, os animais devem ser incinerados ou enterrados, preferencialmente em aterro sanitário na mesma propriedade, em local sem acesso a outros animais do plantel, com abertura de vala profunda (cerca de 2 m) e colocação de cal (carbonato de cálcio) abaixo e acima do animal. Após a eutanásia, deve-se proceder à desinfecção de instalações e utensílios, bem como à eliminação de materiais contaminados (cama dos animais e alimentos), sob a supervisão do serviço oficial.

Equídeos contactantes da propriedade ou do local onde se encontram animais positivos e de criatórios do entorno (perifoco) devem ser testados pela prova de fixação de complemento em laboratório oficial ou credenciado pelo MAPA, visando à vigilância epidemiológica da doença. A área perifocal para os testes de fixação de complemento nas propriedades circunvizinhas é delimitada pelo médico-veterinário oficial, com base na presença de equídeos, na movimentação desses animais e em outros fatores de risco de propagação da doença.

Entende-se como local onde se encontram os animais não apenas as propriedades rurais, mas também hípicas, haras, centros de treinamento, unidades militares, jóqueis-clubes, hospitais ou clínicas veterinárias privadas, hospitais veterinários de universidades e outros locais que alberguem equídeos. Propriedades ou locais perifocais investigados pelo serviço de defesa oficial estão sujeitos às mesmas sanções oficiais de controle da doença e erradicação de focos.

A suspensão de interdição da propriedade (ou local no qual estão os animais positivos) e a liberação do fluxo de animais são autorizadas pelo serviço de defesa animal do estado após a eutanásia de todos os animais positivos e mediante a negatividade de todos os equídeos do plantel, após a realização de dois exames sorológicos sucessivos de fixação de complemento, com intervalo de 45 a 90 dias. A desinterdição da propriedade em saneamento é comunicada ao proprietário (ou responsável) e ao MAPA pelo serviço de defesa animal do estado.

Os exames para o diagnóstico de mormo são custeados pelos proprietários dos animais, exceto aqueles realizados com fins de investigação epidemiológica do perifoco, vigilância epidemiológica da doença no país ou outros de interesse do serviço oficial.

Para a requisição da GTA, visando ao transporte municipal ou interestadual de equídeos em regiões endêmicas ou que apresentem casos confirmados de mormo, é necessário apresentar exame negativo de fixação de complemento (dentro do prazo de validade de 60 dias) e certificar a ausência de sinais clínicos compatíveis com o mormo. Também é preciso apresentar atestado veterinário da ausência de manifestações clínicas de doenças infecciosas, atestado de vacinação contra influenza equina (validade de 360 dias) e resultado negativo para anemia infecciosa equina.

Reações anticomplementares ou inconclusivas na prova de fixação de complemento

Diante da ocorrência de reações anticomplementares ou inconclusivas na prova de fixação de complemento, a Coordenadoria de Defesa Agropecuária do MAPA sancionou a Portaria CDA nº 34, de 27 de maio de 2013, regulamentando o assunto.

Na notificação dessas reações ao serviço veterinário oficial, a propriedade será interditada, procedendo-se ao isolamento do(s) equídeo(s), à inspeção clínica de todo o efetivo de equídeos da propriedade, ao preenchimento de formulário oficial de ocorrência de doenças infecciosas e à abertura de processo administrativo.

Simultaneamente, sangue do animal com reação anticomplementar (inconclusiva) será colhido por veterinário oficial e enviado a laboratório de referência do serviço de defesa animal do estado. A propriedade será desinterditada caso o sorodiagnóstico no laboratório de referência oficial seja negativo. Do contrário, havendo nova reação sorológica anticomplementar (inconclusiva) ou positiva, o animal será submetido a teste confirmatório de maleinização. A confirmação do animal na prova de maleinização resultará na realização das mesmas ações supracitadas de regime de saneamento de focos. Resultados inconclusivos ou discrepantes na fixação de complemento podem ser influenciados pelo *status* (prevalência) da doença na região, uso de antígenos de outros países (heterólogos), necessidade de padronização do teste entre laboratórios e o tipo de inativação do soro, pois, aparentemente, a inativação a frio aumenta a sensibilidade do teste.

➤ Saúde Pública

O mormo é de notificação compulsória para a OIE, em virtude do impacto da doença em saúde animal e dos reflexos em Saúde Pública. A doença é reconhecida como zoonose grave, de curso geralmente fatal em humanos com diagnóstico e/ou instituição tardia de tratamento.

Atualmente, apesar de não haver registros oficiais de mormo em humanos no Brasil, ocorreram no século 20 diversos casos seguidos de morte, principalmente em integrantes do exército brasileiro que mantinham contato com equinos.

A profilaxia e o controle da doença em equídeos e outros animais parecem representar a principal maneira de evitar a transmissão de *B. mallei* para os humanos.

B. mallei pode ser transmitido para os humanos mediante inalação de aerossóis (em criatórios de equídeos com excesso de contaminação ambiental) ou inoculação traumática do microrganismo. A transmissão pode ocorrer, ainda, pela via inalatória, por laboratoristas que manipulam material contaminado ou culturas do microrganismo. O contato de mucosas e conjuntivas de humanos com material purulento proveniente de secreções respiratórias, cutâneas e/ou linfáticas de animais também propicia a transmissão. Assim, laboratoristas, médicos-veterinários, criadores e outros profissionais que mantêm contato estreito com criatórios de equídeos estão expostos ao risco de contrair a doença, notadamente em regiões endêmicas.

O período de incubação da doença é variável em humanos, podendo perdurar vários meses. As manifestações clínicas são similares às observadas em equídeos, representadas por tosse, dispneia, abscessos em órgãos (fígado e baço) e, menos frequentemente, lesões cutâneas e dos vasos linfáticos. O isolamento de pacientes acometidos é recomendado em virtude do risco de transmissão do microrganismo entre pessoas. Diagnóstico diferencial deve ser realizado entre tuberculose e outras causas de pneumonia infecciosa em humanos.

O potencial zoonótico do microrganismo para humanos, a capacidade de dispersão aerógena e no meio ambiente, bem como a indução de lesões de difícil tratamento com antimicrobianos convencionais, causam apreensão, há décadas, de que *B. mallei* seja estocado com a finalidade de bioterrorismo por países envolvidos em conflitos e guerras.

Estudos recentes têm investigado o desenvolvimento de vacina, visando à profilaxia da doença em humanos que vivem em regiões endêmicas.

Bibliografia

Brasil. Decreto nº 24.548, de 3 de julho de 1934. Aprova o regulamento do Serviço de Defesa Sanitária Animal. Diário Oficial da União. 14 jul. 1934; Seção1:14250.

Brasil. Ministério da Agricultura, Pecuária e Abastecimento, Coordenadoria de Defesa Agropecuária do Estado de São Paulo. Nota técnica: mormo no estado de São Paulo. Nota técnica CDA, de 9 de maio de 2013.

Brasil. Ministério da Agricultura, Pecuária e Abastecimento, Secretaria de Defesa Agropecuária. Instrução normativa nº 14, de 26 de abril de 2013. Diário Oficial da União. 30 abr. 2013.

Brasil. Ministério da Agricultura, Pecuária e Abastecimento, Secretaria de Defesa Agropecuária. Instrução normativa nº 24, de 5 de abril de 2004. Normas para o controle e erradicação do mormo. Diário Oficial da União. 12 abr. 2004.

Brasil. Ministério da Agricultura, Pecuária e Abastecimento, Coordenadoria de Defesa Agropecuária. Instrução normativa nº 50, de 24 de setembro de 2013. Doenças de notificação obrigatória ao serviço veterinário oficial, composto pelas unidades do MAPA e pelos órgãos estaduais de defesa sanitária animal. Diário Oficial da União. 25 set. 2013;Seção 1:47.

Brasil. Ministério da Agricultura, Pecuária e Abastecimento, Coordenadoria de Defesa Agropecuária. Portaria CDA nº 34, de 27 de maio de 2013. Procedimentos a serem adotados perante notificação de resultado inconclusivo ou anticomplementar no teste de fixação de complemento para mormo.

Brasil. Ministério da Agricultura, Pecuária e Abastecimento, Secretaria de Defesa Agropecuária. Portaria em consulta pública nº 379, de 17 de dezembro de 2014. Normas para a vigilância do mormo. Diário Oficial da União. 29 dez. 2014.

Corrêa WM, Corrêa CNM. Enfermidades infecciosas dos mamíferos domésticos. 2. ed. Rio de Janeiro: Medsi; 1992. p. 423-4.

Currie BJ. Burkholderia pseudomallei and Burkholderia mallei: melioidosis and glanders. In: Mandell GL, Bennett JE, Dolin R. Principles and practices of infectious diseases. 6. ed. Philadelphia: Elsevier; 2005. p. 2622-32.

Dvorak GD, Spickler AR. Glanders. J Am Vet Med Assoc. 2008; 233(4):570-7.

Ilner F. Infecção por Loefflerellas. In: Beer J. Doenças infecciosas em animais domésticos. São Paulo: Roca; 1998. v. 2, p. 142-8.

Mota RA, Brito MF, Castro FJC, Massa M. Mormo em equídeos da Zona da Mata nos estados de Pernambuco e Alagoas. Pesq Vet Bras. 2000;20(4):155-9.

Mota RA, Oliveira AAF, Pinheiro Júnior JW, Silva LBG, Brito MF, Rabelo SSA. Glanders in donkeys (Equus asinus) in the state of Pernambuco, Brazil: a case report. Braz J Microbiol. 2010;41(1):146-9.

Mota RA, Silva LBG, Cunha AP, Nascimento Sobrinho ES, Pinheiro Júnior JW, Rabelo SSA *et al.* Alterações clínicas em cobaias (Cavia porcellus) inoculados experimentalmente com isolados de campo de Burkholderia mallei de equídeos com mormo. Med Vet. 2008;2(1):1-9.

Mota RA, Silva LBG, Silva KPC, Silva Neto JB, Cunha AP, Nascimento Sobrinho ES. Caracterización bioquimica y perfil de sensibilidad antimicrobiana in vitro de muestras de Burkholderia mallei aisladas de équidos de la region nordeste de Brasil. Arq Inst Biol. 2005;72(1):7-11.

Nicoletti PL. Glanders. In: Sellon DC, Long MT. Equine infectious diseases. St. Louis: Saunders Elsevier; 2007. p. 345-8.

Quinn PJ, Carter ME, Markey B, Carter GR. Clinical veterinary microbiology. London: Wolfe; 1994. Pseudomonas species; p. 237-42.

Quinn PJ, Markey BK, Carter ME, Donnelly WJ, Leonard FC. Microbiologia veterinária e doenças infecciosas. Porto Alegre: Artmed; 2005. Pseudomonas aeruginosa e espécies de Burkholderia; p. 131-4.

Rabelo SSA, Soares PC, Silva LBG, Cunha AP, Nascimento Sobrinho ES, Pinheiro Júnior JW *et al.* Indicadores clínicos em muares naturalmente infectados pela Burkholderia mallei. Vet Zootec. 2006;13:54-62.

Radostits OM, Gay CC, Hinchcliff KW, Constable PD. Veterinary medicine: a textbook of the diseases of cattle, horses, sheep, pigs, and goats. 10.ed. Philadelphia: Saunders; 2007. p. 1083-5.

Santos FL, Manso Filho HC, Mendonça CL. Mormo. In: Riet-Correa F, Schild AL, Méndez MDC, Lemos RAA. Doenças de ruminantes e equinos. São Paulo: Varela; 2001. p. 318-27.

Schmoock G, Ehricht R, Melzer F, Rassbach A, Scholz HC, Neubauer H *et al.* DNA microarray-based detection and identification of Burkholderia mallei, Burkholderia pseudomallei and Burkholderia spp. Mol Cell Probes. 2009;23(3-4):178-87.

Silva KPC, Mota RA, Cunha AP, Silva LBG, Leal NC, Cavalcante YV *et al.* Caracterização fenotípica e molecular de amostras de Burkholderia mallei isoladas na Região Nordeste do Brasil. Pesq Vet Bras. 2009;29:439-44.

Paratuberculose 41

Eliana Roxo

Definição

Paratuberculose é uma doença infectocontagiosa em animais, caracterizada por enterite granulomatosa crônica, causada pela bactéria *Mycobacterium avium* subesp. *paratuberculosis*.

Sinonímia: doença de Johne.

História

Em 1894, o médico alemão Johne e o cientista americano visitante Frothingham examinavam órgãos de uma vaca (do interior da Alemanha) que havia morrido após apresentar sinais de diarreia e perda de peso, com suspeita de tuberculose intestinal, apesar de ser negativa ao teste tuberculínico. À necropsia, notaram aumento de espessura da mucosa intestinal e dos linfonodos regionais. Ao corte histológico, observaram intenso infiltrado celular rico em bacilos álcool-ácido resistentes (BAAR), semelhantes aos agentes causais das tuberculoses bovina e aviária, propondo-se o nome da doença, à época, de enterite pseudotuberculosa, que posteriormente foi renomeada paratuberculose.

Nos anos subsequentes, essa enfermidade foi descrita em diversas espécies de animais domésticos e silvestres, em diferentes continentes, com impacto econômico na produtividade dos rebanhos e no comércio internacional. O agente foi nomeado, a princípio, *Mycobacterium johnei*, em homenagem a Johne, que registrou pioneiramente o microrganismo.

Etiologia

Mycobacterium avium subesp. *paratuberculosis*, também denominado abreviadamente *Mycobacterium paratuberculosis* (*M. paratuberculosis*) ou Map, consiste em bactérias intracelulares, com mais de 99% de similaridade genética com *M. avium*.

M. paratuberculosis apresenta multiplicação bastante lenta em meios de cultura, exigindo, frequentemente, para o primoisolamento, um agente quelante de ferro no meio, como a micobactina. Em meio de Herrold, as colônias costumam ser pequenas e rugosas, esbranquiçadas ou ligeiramente amareladas. Em geral, colônias amareladas são observadas em amostras provenientes de ovinos.

São conhecidos dois tipos (I e II) de *M. paratuberculosis*, divididos pela técnica de *restriction fragment length polymorphism* (RFLP). O tipo I predomina em isolados de ovinos, enquanto o tipo II é recuperado de ampla variedade de espécies. Estudos moleculares têm indicado alta heterogeneidade entre isolados obtidos de ovinos, enquanto análises por RFLP (IS*900*) têm demonstrado que é indistinguível a estirpe que acomete bovinos, caprinos e coelhos.

O microrganismo apresenta-se em formato de pequenos bacilos, medindo 0,5 a 1,5 μm, os quais são corados em vermelho pelo método de Ziehl-Neelsen (como BAAR). A virulência de *M. paratuberculosis* está associada à estrutura da parede celular, visto que não se tem identificado a produção de toxinas ou outros fatores de virulência bacterianos. A parede celular – semelhante à de outras micobactérias, composta de lipídios complexos e polissacarídios – confere à *M. paratuberculosis* a capacidade de sobrevivência e multiplicação no interior de macrófagos no intestino. Antígenos glicolipídicos de superfície podem induzir a formação de anticorpos específicos, utilizados no estudo da sorotipagem dos isolados.

A resistência da bactéria aos agentes físicos e químicos é similar à de outras micobactérias. *M. paratuberculosis* pode suportar luz solar direta por mais tempo que *Mycobacterium bovis* (*M. bovis*). Pasteurização experimental de *M. paratuberculosis* a 63°C/30 min inativou 90% dos isolados. Em contraste, tem-se demonstrado que a pasteurização a 72°C/15 s não é totalmente efetiva contra a bactéria.

À semelhança de *M. bovis*, desinfetantes fenólicos e cresólicos parecem ser efetivos na neutralização de *M. paratuberculosis*. Assim como *M. avium*, *M. paratuberculosis* apresenta mais resistência à ação do cloro ativo do que outras micobactérias. Ainda, pode sobreviver em pastos úmidos até 1 ano.

Epidemiologia

A paratuberculose em animais tem sido relatada em todos os continentes. Estudos têm revelado que a paratuberculose pode acometer 15% ou mais dos rebanhos em alguns países. A doença é endêmica em muitos países da Europa.

Em inquérito conduzido nos EUA, em 2007, estimou-se que 68,1% dos rebanhos leiteiros estavam infectados. Países desenvolvidos que lograram sucesso no combate à tuberculose bovina enfrentam, atualmente, sérios problemas com a paratuberculose. No Brasil, a paratuberculose tem sido registrada, em geral, em baixa ocorrência, particularmente em relatos de casos. No entanto, o conceito histórico de que a doença é considerada exótica no país, provavelmente leve ao subdiagnóstico e à não adoção de medidas oficiais de combate à doença. A introdução da doença no Brasil provavelmente tenha ocorrido em vaca Holandesa importada da Bélgica para o estado do Rio de Janeiro, em 1915. No mesmo estado, em 1956, outro animal importado da raça Flamenga foi registrado, reafirmando a importação de animais como fator de risco para a doença no país.

Em geral, os casos relatados no Brasil estão associados a animais importados (ou descendentes de animais importados), de países nos quais a doença cursa de maneira endêmica. A doença já foi registrada no Brasil em bovinos, búfalos, ovinos e caprinos, em 12 estados (RJ, SC, RS, MG, MS, SP, PB, GO, PA, PE, MA e ES) em todas as regiões do país.

M. paratuberculosis infecta diversas espécies de animais domésticos e silvestres. A doença clínica é mais comum em ruminantes, particularmente bovinos e ovinos, embora já tenha sido descrito infecções em caprinos, cervídeos, bisões e búfalos, além de lhamas, guanacos, alpacas, doninhas, raposas e coelhos. Raramente infecta suínos, equinos, carnívoros, aves e primatas não humanos. A bactéria pode multiplicar-se em equídeos, que servem como disseminadores assintomáticos de *M. paratuberculosis.*

Em ruminantes domésticos, a suscetibilidade à doença é influenciada pela idade dos animais. Em bovinos e búfalos, o período de maior risco de infecção é observado até os 6 meses de idade (provavelmente por certa imaturidade do sistema imune nesta faixa etária), embora a infecção nessas espécies possa ocorrer até 2 anos de idade. Em pequenos ruminantes, a infecção ocorre, em geral, até um ano de idade. Desse modo, neonatos e animais jovens são mais suscetíveis à infecção por *M. paratuberculosis.* No entanto, a doença clínica é observada com mais frequência em animais adultos, entre 3 e 5 anos, que sofreram infecção principalmente nas primeiras semanas de idade.

Animais adultos provenientes de áreas livres da doença são mais resistentes à infecção, embora a doença tenha sido reproduzida experimentalmente em animais adultos por inoculações sucessivas da bactéria.

Nos países em que a doença não é endêmica ou se manifesta ocasionalmente, os casos são relatados mais comumente em animais importados.

Água ou pastos contaminados com as fezes de animais doentes são considerados as principais vias de transmissão para ruminantes domésticos. Animais infectados podem eliminar o microrganismo pelas fezes 15 a 18 meses antes de apresentar os primeiros sinais clínicos. Animais com diarreia eliminam maior quantidade da bactéria no ambiente se comparados aos animais sem sinais clínicos aparentes. É incomum a identificação de *M. paratuberculosis* nas fezes de animais com menos de 2 anos de idade.

O colostro e o leite de vacas infectadas constituem outras importantes vias de infecção de *M. paratuberculosis*, especialmente para animais jovens. Estima-se que até 45% das vacas infectadas possam eliminar o microrganismo pelo leite. *M. paratuberculosis* já foi identificado no colostro e no leite de vacas com mastite clínica e subclínica. No entanto, não está completamente esclarecido se a contaminação do leite ocorre por via externa (por fezes do ambiente, da ordenhadeira ou da mão do ordenhador) ou se a glândula mamária é infectada após a disseminação linfo-hematógena da bactéria.

A transmissão da bactéria entre espécies domésticas e silvestres/selvagens foi comprovada. A doença foi reproduzida em ovinos por infecção experimental com isolado obtido de bovinos e cervídeos. Experimentalmente, cepas isoladas de ovinos infectaram bovinos, e estirpes oriundas de bovinos infectaram caprinos.

A bactéria tem sido isolada de sêmen, útero e embriões de ruminantes, embora a transmissão pela monta natural ou por biotécnicas de reprodução pareça ser de baixa frequência. É possível, também, a transmissão transplacentária, principalmente em animais em estágios avançados da doença e com grande eliminação fecal do microrganismo. Em ovelha infectada experimentalmente foi possível isolar *M. paratuberculosis* do baço do feto.

Fatores estressantes – como má nutrição, transporte, doenças intercorrentes (diarreia bovina a vírus/enfermidade das mucosas) e gestação ou parto – podem favorecer a ocorrência de sinais clínicos. Animais confinados são mais suscetíveis à infecção, em virtude do contato estreito com as fezes de outros animais.

A principal porta de entrada é a mucosa do trato digestório. A eliminação do bacilo pelas fezes é intermitente no início da infecção, tornando-se mais intensa com a evolução da doença. Águas cálidas, com pH baixo, têm sido associadas a altos níveis de manutenção de *M. avium* no ambiente. A bactéria sobrevive em pastos úmidos até 1 ano, principalmente em locais de grande aglomeração de animais. Em propriedades endêmicas, os pastos podem permanecer contaminados vários meses. Certos fatores, tais como baixa drenagem do solo, pH ácido, altos níveis de ferro e molibdênio, deficiências de cobre e selênio, além da baixa incidência de luz solar direta nas pastagens, podem aumentar a sobrevivência do bacilo no ambiente, apesar da impossibilidade de multiplicação da bactéria fora do organismo animal.

Alguns animais podem se tornar portadores após a infecção inicial, eliminando a bactéria de modo intermitente pelas fezes, o que favorece a manutenção da doença nos rebanhos.

A doença é mais comum em vacas de leite e animais confinados, em virtude da proximidade dos animais, que favorece a infecção por *M. paratuberculosis* proveniente das fezes. Em propriedades endêmicas, a proximidade de animais adultos e bezerros (principalmente no período pós-parto), fêmeas que amamentam mais de um bezerro, bem como precárias condições de higiene das instalações, nutrição deficiente e doenças debilitantes intercorrentes são considerados fatores de risco. Ainda, a ingestão de água de açudes comuns e a permanência de animais em áreas alagadas, ou mesmo dentro dos açudes – como búfalos –, também devem ser levados em consideração como fatores predisponentes à infecção.

A taxa de mortalidade em rebanhos de ruminantes é baixa (1%), mas pode alcançar 10% do plantel. A letalidade é, praticamente, de 100% dos animais.

Os prejuízos com a doença nos rebanhos incluem mortalidade de animais doentes, sacrifício de animais infectados, baixa eficiência reprodutiva, maior taxa de reposição de animais e grande perda de proteínas nas fezes, determinando redução da fertilidade e queda da produção de leite e carne.

Patogenia

Em geral, o bacilo ingressa nos animais suscetíveis por via oral, por meio da ingestão de água e alimentos contaminados com as fezes de animais infectados. Com menos frequência, a infecção é transmitida por leite, sêmen ou pela via transplacentária.

São conhecidos três níveis de infecção (ou grupos de animais infectados). O primeiro, que compreende animais resistentes, debela a infecção e, provavelmente, não elimina o microrganismo pelas fezes. O segundo grupo de animais, também denominado intermediário, mantém a infecção por períodos variáveis e pode eliminar a bactéria pelas fezes. O terceiro grupo, reconhecidamente de menor frequência, é composto de animais que apresentam sinais clínicos e eliminam a bactéria no ambiente dos criatórios.

A infecção ocorre, provavelmente, por células M. Após 1 a 3 meses de infecção, o bacilo multiplica-se na mucosa intestinal, no interior dos macrófagos, na lâmina própria e nas placas de Peyer. *M. paratuberculosis* apresenta mecanismos de evasão que impedem a formação de fagossomo e sua destruição no interior dos macrófagos.

Em ruminantes domésticos, *M. paratuberculosis* induz a ativação de macrófagos, com reação de hipersensibilidade tardia do tipo IV, ativação de linfócitos (CD4 e CD8) e liberação de citocinas pró-inflamatórias. Paralelamente, os animais produzem anticorpos contra o microrganismo, os quais podem ser identificados por provas sorológicas, com exceção de animais resistentes, que não produzem imunoglobulinas detectáveis em testes sorológicos convencionais.

Em bezerros infectados experimentalmente, identificou-se a produção de imunoglobulinas 134 dias após a infecção, na técnica de ELISA. A progressão de animais com infecções subclínicas para o estado de doença parece estar relacionada com a diminuição da produção de interferon-gama sérico pelas células mononucleares no local da infecção.

A paratuberculose em animais assemelha-se à hanseníase em humanos (em diversos aspectos de patogenia e imunidade). Ambas são micobacterioses que incluem as manifestações hiper-reativa (hanseníase tuberculoide) e anérgica (hanseníase lepromatosa), bem como a fase intermediária (*borderline*), com decréscimo progressivo das respostas celular e humoral.

O foco primário da infecção localiza-se, em geral, na porção ileocecal do intestino. Em seguida, o microrganismo é sequestrado para os linfonodos mesentéricos. A lesão intestinal provoca diarreia líquida a pastosa, crônica, com ou sem sangue, aliada à má absorção de nutrientes. A perda de proteínas em bovinos está associada a sinais de edema, emaciação, fraqueza e perda de massa muscular. Mais raramente, fígado, baço e outros linfonodos podem ser afetados. A bactéria pode ser carreada, também, pelos macrófagos, para a glândula mamária, o feto e o útero.

O processo inflamatório caracteriza-se por infiltrado mononuclear difuso, com a presença de células gigantes de Langhans, além de BAAR no interior das células, semelhantemente às lesões lepromatosas na hanseníase.

Dependendo da resistência natural do hospedeiro, a infecção pode evoluir para cura ou manifestação crônica, levando os animais a emagrecimento, emaciação, caquexia e morte.

Alguns animais tornam-se portadores e albergam o agente na mucosa intestinal e nos linfonodos mesentéricos, eliminando-o esporadicamente pelas fezes. Animais portadores podem passar à condição de doentes, com a disseminação do bacilo por todo o organismo, acometendo o aparelho reprodutivo, o que pode levar à infecção uterina e, posteriormente, do feto, bem como à eliminação do agente pelo sêmen dos touros (Figura 41.1).

Clínica

A maioria dos animais infectados não desenvolve sinais clínicos, podendo permanecer vários anos assintomáticos, apesar da eliminação do bacilo pelas fezes e leite. Em geral, os animais que não desenvolvem doença clínica são resistentes ou não foram infectados quando jovens.

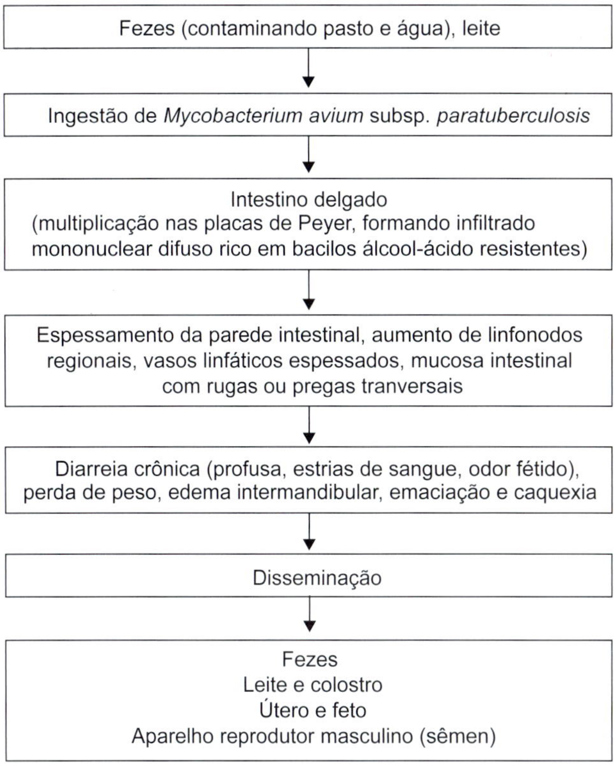

Figura 41.1 Representação esquemática da patogenia de *M. avium* subesp. *paratuberculosis* nas afecções em animais domésticos.

O estabelecimento da infecção e o desenvolvimento dos sinais clínicos dependem, principalmente, da carga bacteriana infectante, reinfecções, *status* imunológico, idade e espécie animal acometida. O curso da infecção pode variar entre 3 e 6 meses, dependendo da espécie animal.

São descritos, didaticamente, quatro estágios da paratuberculose em animais: silencioso, subclínico, clínico e avançado, observados principalmente em bovinos e ovinos.

Infecção silenciosa

O estágio silencioso acomete, preferencialmente, bezerros, novilhas e bovinos até 2 anos de idade. Os animais não apresentam sinais clínicos e não são detectados em testes sorológicos. No entanto, o microrganismo pode ser identificado em fezes e tecidos no exame *post mortem*, por cultura microbiológica ou técnicas moleculares.

Doença subclínica

O estágio subclínico costuma acometer animais adultos, acima de 2 anos de idade, e também não são observados sinais clínicos característicos ou evidentes, com exceção de mastite, subfertilidade ou infertilidade. Em até 25% desses animais, o microrganismo é detectado nas fezes em testes microbiológicos ou moleculares. Esses animais também não resultam positivos em testes sorológicos, mas podem evoluir para manifestações clínicas.

Doença clínica

O estágio clínico da doença raramente excede 5% dos animais do plantel. Para cada caso clínico identificado, estimam-se mais 15 a 25 animais infectados em estágios diferentes, entre 4 e 8 casos subclínicos e 10 a 14 com infecção silenciosa.

O período de incubação é extremamente variável e, por vezes, longo, em razão do grande período de eliminação da bactéria pelas fezes antes dos primeiros sinais clínicos. Em ruminantes domésticos, a paratuberculose clínica tem evolução crônica, que se manifesta por episódios frequentes de diarreia, com aspecto pastoso e coloração esverdeada. Em geral, a temperatura corporal é normal. A despeito do interesse pelo alimento (ou mesmo aumento do apetite), os animais apresentam perda progressiva de peso. Observa-se, também, queda da produção de leite em vacas. Os sinais do estágio clínico iniciam-se ou são mais pronunciados após o parto, geralmente em animais adultos entre 3 e 5 anos.

Doença avançada

As manifestações avançadas da doença caracterizam-se por emaciação, edema intermandibular ou submandibular, caquexia e morte dos animais. Nessa fase, a diarreia pode ser profusa, com estrias de sangue, eventualmente com odor fétido.

Sinais particulares em outras espécies

Ao contrário dos bovinos, em pequenos ruminantes a diarreia é menos marcante ou incomum, podendo apresentar somente aspecto amolecido. Em ovinos e caprinos predominam sinais de emaciação e emagrecimento progressivo, que perduram semanas a meses. Ainda, são descritos abortamentos, nascimento de fetos fracos, dificuldade respiratória e alterações na pelagem.

Suínos que convivem com bovinos podem desenvolver linfadenite granulomatosa mesentérica.

Em cervídeos, podem ocorrer sinais de enterite, emagrecimento e morte poucas semanas após os primeiros sinais clínicos.

➤ Diagnóstico

Na anamnese de casos suspeitos de paratuberculose, deve-se considerar o histórico de animais (acima de 2 anos) com diarreia crônica e perda progressiva de peso, não responsivos a tratamentos convencionais de causas de enterites. Em muitas situações, relata-se, à anamnese, histórico de diarreia intermitente por até 1 ano, com evolução do quadro para sinais graves de emaciação e caquexia.

No Brasil, o histórico de importação de animais deve ser considerado na anamnese de animais suspeitos.

A escolha dos métodos de diagnóstico deve se pautar nas diferentes fases da doença e na resposta imune dos animais, o que inclui animais com doença clínica e subclínica que eliminam o microrganismo, além de animais infectados que não eliminam a bactéria em quantidades suficientes para a cultura microbiológica. Ademais, a decisão pelo teste diagnóstico deve considerar certa reação paradoxal dos animais nas diferentes fases da doença, visto que a infecção subclínica é caracterizada por baixa resposta humoral apesar de forte reação celular, que pode ser detectada por testes imunoalérgicos e de proliferação de linfócitos. Em contraste, animais com doença clínica apresentam altos níveis de anticorpos, que podem ser detectados por testes sorológicos, embora apresentem baixa resposta aos testes que avaliam a resposta celular, como o teste imunoalérgico.

Em animais com doença clínica, há grande eliminação da bactéria pelas fezes. Assim, recomenda-se o uso de cultura microbiológica e técnicas moleculares para o diagnóstico do agente no material fecal. Em razão dessas nuances de resposta celular e humoral ao longo das fases de infecção, nenhum teste isoladamente é eficaz o suficiente para um programa de controle e erradicação. Portanto, recomenda-se a associação de métodos sorológicos, imunoalérgico, anatomopatológico, cultivo microbiológico e/ou identificação molecular.

Diagnóstico direto

O diagnóstico direto é realizado por meio de isolamento da bactéria (fezes, leite, tecidos), baciloscopia e/ou técnicas moleculares.

O primoisolamento de *M. paratuberculosis* em meios de cultura requer a adição de quelantes de ferro, como a micobactina. O cultivo microbiológico é considerado um dos principais métodos de diagnóstico em animais vivos, apresentando sensibilidade que varia entre 50 e 70%. Em contraste, apresenta como desvantagem o tempo requerido para o diagnóstico, em razão da multiplicação lenta da bactéria (isolada somente entre 6 e 12 semanas), além da menor sensibilidade para animais em fase subclínica, que eliminam pouca quantidade de microrganismos pelas fezes. Técnicas de descontaminação e concentração do material têm sido utilizadas para melhorar a sensibilidade do cultivo microbiológico, embora seja comum a presença de contaminantes nas culturas.

O isolamento do bacilo nas fezes ainda é o teste de referência para o diagnóstico da paratuberculose em vários países, pois apresenta elevada especificidade, ainda que a sensibilidade possa ser afetada por fatores como estágio da doença, quantidade de bacilos eliminados e conservação da amostra. Para o isolamento, podem ser submetidos, também, leite e fragmentos de mucosa entérica, de linfonodos mesentéricos ou outros órgãos.

Após a cultura microbiológica, as primeiras colônias podem ser visualizadas entre 5 e 14 semanas de incubação, especialmente em meio de Herrold, com e sem micobactina. São observadas colônias pequenas, de bordas regulares e tonalidade parda. As culturas não devem ser consideradas negativas antes de 20 semanas de incubação.

As principais características de diferenciação fenotípica inicial entre *M. paratuberculosis* e outras micobactérias consistem na dependência de micobactina apresentada pela bactéria e no isolamento extremamente lento em meios de cultura.

O cultivo microbiológico do leite de vacas tem sido realizado em rebanhos suspeitos e apresenta maior sensibilidade em animais com alta eliminação fecal da bactéria. Amostras de tecidos devem ser congeladas e enviadas ao laboratório em temperatura de refrigeração (4 a 8°C). Contudo, as fezes não devem ser conservadas em substâncias químicas. Os tecidos podem ser descontaminados com cloreto de hexadecil-cetil piridium, cloreto de benzalcônio ou ácido oxálico.

O isolamento em sistemas automatizados modificado para *M. paratuberculosis* tem sido considerado em alguns países, a fim de obter maior rapidez no diagnóstico. No entanto, o custo elevado e a necessidade de radioisótopos dificultam a utilização desse método na rotina diagnóstica.

A baciloscopia direta das fezes, corada por Ziehl-Neelsen, é um método rápido utilizado na triagem dos casos ou no exame *post mortem*, mas resulta positiva em pequena proporção de animais que estejam eliminando o microrganismo, que aparecem agrupados nos esfregaços. Esse método de diagnóstico é mais sensível nos estágios avançados da doença. A simples presença de BAAR nos espécimes clínicos não possibilita firmar em definitivo o diagnóstico de paratuberculose, em virtude de outras micobactérias no solo, que também podem ser eliminadas pelas fezes dos animais.

O diagnóstico molecular tem sido realizado com sondas de DNA ou na PCR, com base na amplificação do segmento de inserção IS*900* a partir de fezes, leite ou sangue, o que produz um fragmento de 1451 pb, presente em 15 a 20 cópias no genoma de *M. paratuberculosis*.

Algumas dessas técnicas estão disponíveis em *kits* comerciais para diagnóstico molecular. Mais modernamente, outras sequências têm sido consideradas especificamente para *M. paratuberculosis*, como f57, em segmento de 620 pb, presente apenas em *M. paratuberculosis*. De maneira semelhante, IS*Mav2* e IS*Map02* têm sido utilizadas para diferenciar *M. paratuberculosis* de outras micobactérias.

Diagnóstico indireto

Os métodos indiretos de diagnóstico da paratuberculose em animais são fundamentados nos testes sorológicos e imunoalérgico. A hipersensibilidade tardia ao *M. paratuberculosis* pode ser detectada nos primeiros estágios da infecção, antes dos anticorpos, podendo permanecer em casos subclínicos. Em estágios clínicos, pode não haver reação alérgica cutânea, enquanto os títulos de anticorpos parecem aumentar com a progressão das lesões. No entanto, anticorpos podem estar presentes, também, em infecções por *M. bovis*, *M. avium* e micobactérias ambientais, determinando resultados falso-positivos.

Animais vacinados desenvolvem resposta tanto celular quanto humoral. Apesar disso, animais com baixa taxa de infecção podem não apresentar reação diagnóstica.

Teste imunoalérgico

O teste imunoalérgico (ou alergodiagnóstico) serve como triagem da doença nos rebanhos e é realizado com Johnina (obtida de cultura de *M. paratuberculosis*), inoculando-se 0,1 mℓ por via intradérmica, no terço médio da tábua do pescoço, após a realização de cutimetria da região. Os animais devem ser considerados positivos caso a leitura da espessura da prega de pele acuse reação $\geq$ 2 mm após 72 h de inoculação.

Alternativamente, o teste pode ser realizado com PPD aviário em substituição à Johnina. Infecções por micobactérias ambientais podem resultar em reações falso-positivas no alergodiagnóstico com Johnina ou PPD aviário. No Brasil, não se recomenda o teste de Johnina, visto que a doença é considerada incomum no país.

Testes sorológicos

O teste de fixação de complemento tem sido utilizado como método-padrão para o diagnóstico de paratuberculose, inclusive para fins de liberação da importação e da exportação de animais em vários países. Apresenta, entretanto, especificidade relativa, notadamente para animais em fase inicial de infecção e subclínicos, fato que limita o uso desse teste em rebanhos para o descarte individual de animais. Sugere-se que animais positivos na fixação de complemento sejam confirmados por cultura microbiana ou identificação molecular.

O método de ELISA adsorvido com *Mycobacterium phlei*, desenvolvido na década de 1980, está disponível em *kits* comerciais e é considerado o teste sorológico que reúne maior sensibilidade e especificidade. Em geral, o ELISA é indicado ao monitoramento da doença nos rebanhos. Esse teste, contudo, é mais eficaz em estágios avançados da doença, quando da presença de grande quantidade de bactérias eliminadas pelas fezes, mostrando-se limitado para a detecção de animais em estágios iniciais da doença ou em fase subclínica. Reações falso-positivas no teste de ELISA podem ocorrer com outras micobactérias, *Corynebacterium pseudotuberculosis* e *Nocardia* sp., por causa da similaridade de estrutura da parede dessas bactérias.

Estudo mostrou a relação entre a infecção por micobactérias ambientais (diagnosticada utilizando o PPD aviário) e a detecção de anticorpos anti-*M. paratuberculosis* no teste de ELISA. O ponto de corte do ELISA em protocolos comerciais resultou em especificidade de 97%, sendo o teste mais utilizado nos diferentes países para estimar a prevalência de rebanhos infectados por *M. paratuberculosis*.

O teste de interferon-gama baseia-se na detecção de hipersensibilidade tardia por reação enzimática com anticorpo contra interferon-gama em teste de ELISA, disponível comercialmente. Esse teste é mais eficaz nos estágios iniciais da infecção.

Na imunodifusão em gel de ágar, podem-se empregar diferentes antígenos para diagnóstico de suspeitas clínicas em bovinos, ovinos e caprinos. Esse teste caracteriza-se como prova de alta especificidade, com resultados em até 48 h, sendo recomendado a animais com sinais clínicos da doença. No entanto, apresenta reações cruzadas em animais com tuberculose.

Diagnóstico necroscópico e histopatológico

À necropsia, os animais apresentam parede intestinal espessa ou ondulada, geralmente na região ileocecocólica, assemelhando-se a circunvoluções cerebrais, além de hiperemia ou hemorragia. O espessamento da parede intestinal resulta da reação inflamatória local, comprometendo a vascularização, drenagem linfática e absorção de nutrientes. A mucosa apresenta a formação de rugas ou pregas transversais. Não se observa associação direta entre a gravidade dos sinais clínicos e a extensão das lesões intestinais. Os linfonodos mesentéricos estão aumentados e reativos. Os vasos linfáticos do intestino de bovinos e búfalos ficam espessados e tortuosos.

Em pequenos ruminantes, as lesões intestinais são menos pronunciadas. Pode ocorrer linfadenomegalia mesentérica e em outros linfonodos.

Os cortes histológicos da parede intestinal e dos linfonodos fixados em formol (10%) podem ser examinados por coloração de hematoxilina e eosina ou Ziehl-Neelsen. As lesões consideradas patognomônicas consistem em infiltrados de células epitelioides e macrófagos na lâmina própria, placas de Peyer, vasos linfáticos e linfonodos regionais, que podem ser ricos em BAAR, com presença de células gigantes (tipo Langhans) que também contêm BAAR, caracterizando processo de enterite granulomatosa. As lesões histológicas com poucos bacilos (paucibacilar), em geral predominam nos animais em início de infecção – como resultado de intensa resposta celular –, enquanto se observa grande quantidade de bacilos (multibacilar) principalmente em animais em estágios avançados de infecção, em razão de intensa resposta humoral.

Em ovinos e caprinos, podem ser observadas lesões caseosas ou calcificadas no intestino e nos linfonodos regionais.

A imunoistoquímica é outra alternativa de diagnóstico da paratuberculose. Essa técnica tem se mostrado eficaz em estudos com bovinos de abatedouro, mesmo em animais subclínicos. No entanto, também apresenta reações falso-positivas com certos actinomicetos.

Diagnóstico diferencial

No diagnóstico diferencial da paratuberculose bovina, devem ser consideradas as causas de enterite associadas à diarreia crônica, que incluem tuberculose, salmonelose, parasitoses gastrintestinais (euritrematose e coccidioses), diarreia viral bovina (BVD), deficiências de cobre e, menos comumente, abscessos hepáticos, pielonefrite e linfossarcomas. No Brasil, para o diagnóstico diferencial da tuberculose em bovinos e búfalos, os animais devem ser submetidos à tuberculinização. Deve-se proceder à eutanásia de animais positivos, conforme as normas do Programa Nacional de Controle e Erradicação da Brucelose e Tuberculose Animal (PNCEBT), com acompanhamento do abate e encaminhamento de fezes, linfonodos mesentéricos e outros órgãos para cultura microbiológica e técnicas moleculares.

Ao contrário da tuberculose, animais com paratuberculose geralmente não apresentam reação nos linfonodos mediastínicos e na região de cabeça. Ademais, na tuberculose, as lesões histológicas costumam revelar necrose caseosa. O diagnóstico diferencial entre parasitoses intestinais e salmonelose pode ser realizado, respectivamente, por exames parasitológicos e cultura de fezes.

A paratuberculose em pequenos ruminantes deve ser diferenciada dos parasitas intestinais de ovinos e caprinos, da tuberculose, da manifestação visceral de infecção por *Corynebacterium pseudotuberculosis* e das lentiviroses.

Em suínos, a linfadenite mesentérica por *M. paratuberculosis* deve ser diferenciada da causada por outras micobactérias e *Rhodococcus equi.*

➤ Tratamento

Não se recomenda o tratamento da paratuberculose, visto que *M. paratuberculosis* apresenta elevada resistência *in vitro* aos antimicrobianos convencionais. Além disso, os animais infectados podem manter-se portadores e, assim, eliminar o bacilo nas fezes, mantendo a contaminação ambiental.

➤ Profilaxia e controle

O controle da paratuberculose em ruminantes domésticos é considerado um desafio em medicina veterinária, em razão da grande viabilidade do agente no ambiente, do longo período de incubação da bactéria em animais infectados, da presença de animais em fase silenciosa e subclínica da doença nos rebanhos, da ausência de protocolo de tratamento efetivo e da dificuldade apresentada pelos testes diagnósticos em identificar acuradamente os animais infectados nas diferentes fases da doença.

As estratégias de erradicação da doença, que incluem a eliminação de animais doentes e substituição por animais sadios são, em geral, economicamente impraticáveis. Assim, os programas nos diferentes países são pautados em medidas gerais e específicas de profilaxia e controle da doença.

Os proprietários devem ser informados sobre as características peculiares da paratuberculose e as dificuldades de controle da doença nos rebanhos, a médio e longo prazo. Estima-se que a redução da prevalência em níveis mínimos leve 3 a 7 anos, a eliminação de animais doentes 2 a 5 anos e a erradicação, até 15 anos.

Medidas gerais

Dentre as medidas gerais adotadas em profilaxia/controle, deve-se evitar a introdução de novos animais no rebanho sem testes diagnósticos, de origem não certificada e/ou procedentes de regiões ou países endêmicos. Os animais recém-adquiridos – particularmente os importados – devem ser mantidos em locais de quarentena até que se proceda aos testes diagnósticos. Ainda, não adquirir animais de regiões ou países endêmicos para a doença.

Cuidados com a higiene dos tetos das vacas – particularmente quanto à presença de material fecal – podem reduzir os riscos de infecção em animais lactentes.

A retirada periódica e o destino correto das fezes, impedindo a contaminação de pastos, água e/ou ambiente, são importantes para evitar a disseminação do bacilo, particularmente no ambiente de ordenha, nos bezerreiros e em ambientes de confinamento. Recomenda-se, também, evitar a adubação do pasto com fezes dos animais da propriedade, evitando a dispersão da bactéria nos piquetes. A adoção de vazio sanitário para pastos contaminados é indicada, mas pode estender-se por 1 ano ou mais. O controle da qualidade da água oferecida aos animais, particularmente com a finalidade de evitar a contaminação com material fecal, também é recomendado à profilaxia. Os comedouros e bebedouros devem estar elevados, evitando a contaminação com material fecal, principalmente em confinamentos.

A separação de animais jovens e adultos, além dos cuidados com a contaminação pelas fezes ou pela amamentação de animais lactentes (colostro e leite), é fundamental para evitar a infecção de animais jovens.

A sorologia periódica de animais adultos é recomendada à vigilância epidemiológica da doença nas propriedades.

Medidas específicas

Dentre as ações específicas, recomendam-se o isolamento, o diagnóstico e a eliminação de animais doentes, confirmados em testes diagnósticos. Bezerros filhos de vacas infectadas podem ser separados da mãe ao nascimento e amamentados com colostro (banco de colostro) e, posteriormente, com o leite pasteurizado de outras vacas.

A combinação de testes microbiológicos, sorológicos, anatomopatológicos, moleculares e/ou imunoalérgico é indicada ao diagnóstico individual, assim como o monitoramento de rebanhos e a eliminação de animais doentes. Em regiões endêmicas, recomenda-se realizar a estimativa de prevalência nos rebanhos, geralmente por meio do teste de ELISA, a cada 6 a 12 meses, principalmente em animais acima de 2 anos. Animais confirmados como doentes devem ser eliminados do rebanho.

Estão disponíveis para imunoprofilaxia, em alguns países, vacinas inativadas e atenuadas (que contêm cepa de *M. paratuberculosis* em adjuvante oleoso). Os países que adotam a vacinação utilizam esses imunógenos sob rígido controle de vigilância. Em virtude da possível associação de *M. paratuberculosis* com a doença de Crohn, além dos riscos de disseminação da cepa vacinal nos rebanhos, alguns países, como EUA (cepa 18) e Holanda, utilizam vacina inativada. No entanto, a utilização de vacinas tem sido associada à ocorrência de reações adversas no local de aplicação.

A vacinação é recomendada para bezerros com 1 mês de idade e estes não devem ser revacinados. A eficácia da vacinação é questionada, porém considera-se que pode atenuar os sinais clínicos e reduzir a eliminação do bacilo, embora animais infectados possam persistir de maneira subclínica. Ademais, a vacinação contra paratuberculose estimula a produção de anticorpos que reagem em testes diagnósticos, bem como induz reação de hipersensibilidade, que interfere no teste imunoalérgico da tuberculose. Bovinos vacinados reagem cruzadamente com a tuberculinização e no teste com Johnina, principalmente até a 5ª semana pós-vacinal, com desaparecimento completo das reações falso-positivas após 18 meses da vacinação. Com efeito, aconselha-se, em animais vacinados, proceder ao cultivo microbiológico e a técnicas moleculares como recursos diagnósticos, visto que não sofrem interferência da vacina.

Apesar da disponibilidade de vacinas comerciais, o uso de imunógenos tem sido desencorajado em programas de controle e erradicação da paratuberculose, visto que a vacina sensibiliza os animais para a prova de tuberculinização, resultando em reações falso-positivas nessa prova.

A vacina Mycopar™, licenciada nos EUA, parece apresentar eficácia em rebanhos altamente infectados, reduzindo a ocorrência de doença clínica e a eliminação fecal do agente. No Brasil, não estão disponíveis vacinas comerciais para a profilaxia da paratuberculose em animais de produção.

Desde 1993, os EUA adotam programa de controle da paratuberculose, o qual inclui diversas ações nas propriedades (certificação voluntária de propriedades livres), educação e treinamento de pessoal, uso combinado de testes diagnósticos, genotipagem de isolados de *M. paratuberculosis*, uso e desenvolvimento de vacinas e estudos do impacto da bactéria no contexto de Saúde Pública. Países como Nova Zelândia e Austrália também têm programas oficiais ou voluntários para o controle da paratuberculose em bovinos e ovinos. Dinamarca e França adotaram, recentemente, programas não governamentais de combate, suportados por indústrias dos países. Irlanda, Grécia, Luxemburgo, Noruega, Suíça, Suécia e Espanha reconhecem a paratuberculose como doença notificável.

No Brasil, não existe programa oficial de combate à paratuberculose em ruminantes domésticos. O Ministério da Agricultura, Pecuária e Abastecimento declara a paratuberculose como doença de ocorrência rara no país, devendo todos os casos e materiais de animais suspeitos ser enviados ao Laboratório de Referência Nacional (LANAGRO/MG) para confirmação diagnóstica.

Saúde Pública

Atualmente, ainda permanece a suspeita de que *M. paratuberculosis* seja o agente causal da doença de Crohn em humanos. Essa doença caracteriza-se como uma enterite inflamatória granulomatosa crônica – principalmente nas regiões do jejuno e íleo – que acomete humanos, particularmente adolescentes e adultos jovens. A hipótese de relação entre *M. paratuberculosis* e doença de Crohn é suportada pelo isolamento da bactéria de fezes e sangue de humanos com sinais clínicos da doença.

A infecção ocorre, provavelmente, pelo consumo de água, leite e derivados (queijo) crus ou pasteurizados e outros alimentos (como carne), contaminados por fezes de animais infectados. Clinicamente, a doença é caracterizada por colite crônica, perda de peso progressiva, indisposição, dor abdominal, diarreia, constipação intestinal, vômito e, eventualmente, fezes com sangue. Os pacientes acometidos apresentam ulcerações e fístulas na mucosa intestinal.

A Organização Mundial da Saúde Animal lista a paratuberculose como uma doença de notificação obrigatória. No entanto, ainda que *M. paratuberculosis* seja identificado em leite cru e pasteurizado de vacas, bem como em outros produtos de origem animal, o potencial zoonótico da bactéria é objeto de discussão entre os pesquisadores. Diferentes relatos em humanos têm referido tanto ausência como presença da bactéria em pacientes com doença de Crohn. Estudo recente identificou *M. paratuberculosis* em mais de 80% dos pacientes com doença de Crohn, aliando técnicas moleculares e de cultivo microbiológico no diagnóstico. Mais recentemente, tem-se investigado isolados de origem animal e humana, com base em técnicas moleculares e sequenciamento, a fim de estabelecer o real impacto dos animais na ocorrência da doença em humanos.

Apesar de a Organização Mundial da Saúde Animal considerar necessário o controle da paratuberculose para efeito de comércio internacional de animais e alimentos de origem animal, o Brasil ainda não tem programa oficial de controle da doença.

Bibliografia

Brito, MF, Mota, RA, Yamasaki EM. Paratuberculose. Perguntas e respostas. Recife: Editora da Universidade Federal Rural de Pernambuco. 2014.

Chacon O, Bermudez LE, Barletta RG. Johne's disease, inflammatory bowel disease, and Mycobacterium paratuberculosis. Annu Rev Microbiol. 2004;58:329-63.

Cocito C, Gilot P, Coene M, Kesel M, Poupart P, Vannuffel P. Paratuberculosis. Clin Microbiol Rev. 1994;7(3):328-45.

Driemeier D, Cruz CEF, Gomes MJP, Corbellini G, Loretti AP, Colodel EM. Aspectos clínicos e patológicos da paratuberculose em bovinos no Rio Grande do Sul. Pesq Vet Bras. 1999;19(3-4):109-15.

Gomes MJP, Driemeier D, Ribeiro VR, Wunder Júnior EA, Asanome W, Fredericklanzon L *et al.* Doença de Johne: isolamento do Mycobacterium avium subsp. paratuberculosis (Map) em um rebanho leiteiro infectado na região sul do Brasil. Acta Sci Vet. 2002;30(2):113-8.

Grant IR, Kirk RB, Hitchings E, Rowe MT. Comparative evaluation of the MGIT and BACTEC culture systems for the recovery of Mycobacterium avium subsp. paratuberculosis from milk. J Appl Microbiol. 2003;95(1):196-201.

Harris NB, Barletta RN. Mycobacterium avium subsp. paratu-berculosis in veterinary medicine. Clin Microbiol Rev. 2001;14(3):489-512.

Manning EJB, Collins MT. Mycobacterium avium subsp. paratuberculosis: pathogen, pathogenesis and diagnosis. Rev Sci Tech. 2001;20(1):133-50.

Mota PMPC, Pires PS, Assis RA, Salvarani FM, Leite RMH, Dias LD *et al.* Paratuberculosis in a dairy Gyr herd in the State of Paraíba, Brazil. Pesq Vet Bras. 2009;29(9):703-6.

Portugal MASC, Pimentel JN, Saliba AM, Baldassi L, Sandoval EFD. Ocorrência de paratuberculose no estado de Santa Catarina. Biológico. 1979;45(1-2):19-24.

Quinn PJ, Markey BK, Carter ME, Donnelly WJ, Leonard FC. Microbiologia veterinária e doenças infecciosas. Porto Alegre: Artmed; 2005. p. 106-14.

Radostits OM, Gay CC, Hinchcliff KW, Constable PD. Veterinary medicine: a textbook of the diseases of cattle, horses, sheep, pigs, and goats. 10.ed. Philadelphia: Saunders Elsevier; 2007. p. 1017-44.

Stabel JR, Bannantine JP. Development of a nested PCR method targeting a unique multicopy element, ISMap02, for detection of Mycobacterium avium subsp. paratuberculosis in fecal samples. J Clin Microbiol. 2005;43(9):4744-50.

Strommenger B, Stevenson K, Gerlach GF. Isolation and diagnostic potential of ISMav2, a novel insertion sequence-like element from Mycobacterium avium subspecies paratuberculosis. FEMS Microbiol Lett. 2001;196(1):31-7.

United States Department of Agriculture, Animal and Plant Health Inspection Service. Johne's disease on U.S. Dairies, 1991–2007. Fort Collins; 2008. Disponível em: http://www.aphis.usda.gov/animal_health/nahms/dairy/downloads/dairy07/Dairy07_is_Johnes.pdf. Acesso em 25/12/2014.

Vansnick E, De Rijk P, Vercammen F, Geysen D, Rigouts L, Portaels F. Newly developed primers for the detection of Mycobacterium avium subspecies paratuberculosis. Vet Microbiol. 2004;100(3-4):197-204.

Vary PH, Andersen PR, Green E, Hermon-Taylor J, McFadden JJ. Use of highly specific DNA probes and the polymerase chain reaction to detect Mycobacterium paratuberculosis in Johne's disease. J Clin Microbiol. 1990;28(5):933-7.

World Organization for Animal Health. Terrestrial manual. 2014. Paratuberculosis (Johne's disease); p. 1-16. Disponível em: http://www.oie.int/fileadmin/Home/eng/Health_standards/tahm/2.01.11_PARATB.pdf. Acesso em 25/12/2014.

Piodermite Canina 42

Marconi Rodrigues de Farias e Suzana Evelyn Bahr Solomon

Definição

Piodermite canina é uma infecção bacteriana que acomete epiderme, óstio e epitélio folicular e/ou derme papilar e reticular, comumente causada por *Staphylococcus pseudintermedius* (*S. pseudintermedius*), *Staphylococcus* spp. e, eventualmente, por *Escherichia coli* e os gêneros *Pseudomonas*, *Acinetobacter*, *Proteus* e *Enterobacter*.

Etiologia

Das mais de 30 espécies pertencentes ao gênero *Staphylococcus*, *S. pseudintermedius* (anteriormente classificada como *S. intermedius*) é a mais frequentemente isolada das piodermites caninas, seguida por *S. aureus*, *S. epidermidis*, *S. haemolyticus*, *S. simulans*, *S. saprophyticus* e *S. schleiferi*.

Pertencentes à família *Micrococcaceae*, essas bactérias são gram-positivas, imóveis e em formato de cocos, medindo de 0,5 a 1 μm de diâmetro. São encontradas isoladas, aos pares ou, mais caracteristicamente, como cachos de uva. Apresentam parede celular de peptidioglicano constituída de mureína, ácido teicoico e polissacarídios. Em razão de sua membrana simples, após a coloração de Gram, as bactérias adquirem tonalidade roxa. Ademais, são microrganismos anaeróbios facultativos ou aeróbios tolerantes e positivos para catalase, podendo ser isolados em meios de cultura convencionais, como ágar acrescido de sangue ovino ou bovino (5%), desfibrinado, após 24 h, a 37°C. As colônias patogênicas são brancas, amareladas ou alaranjadas, com aproximadamente 1 a 3 mm de diâmetro.

Os principais fatores de virulência são representados por cápsula, hemolisina, ácido teicoico, proteína A, enterotoxinas e exotoxinas. Outros detalhes da estrutura bacteriana e dos fatores de virulência do microrganismo estão descritos no capítulo Estafilococcias.

Epidemiologia

Os estafilococos primariamente isolados da pele de cães com infecções cutâneas não são, necessariamente, virulentos. No entanto, anormalidades cutâneas de origem metabólica, infectoparasitária, disqueratótica ou imunológica são causas subjacentes de piodermites, pois incidem de modo significativo na rotina clínica de animais de companhia, embora não se conheça descrição de predisposição por gênero ou raça.

Patogenia

A aderência bacteriana é um processo complexo influenciado pelo hospedeiro e pelo microrganismo, sendo o principal pré-requisito para a colonização e a infecção cutânea. Os estafilococos têm moléculas de aderência celular, tais como o ácido teicoico e a proteína A, que se ligam aos receptores do hospedeiro, como a fibronectina e a vitronectina.

Certos fatores predisponentes do hospedeiro são necessários para que a infecção ocorra, levando a quadros de piodermites. Na ausência de coinfecções que justifiquem a infecção bacteriana, a piodermite é considerada primária ou idiopática. A ocorrência da doença pode estar associada a quadros de imunodeficiência, de ordem primária ou adquirida.

De acordo com a doença concomitante do hospedeiro, fatores diferentes compõem a patogenia das piodermites. Cães com dermatite atópica apresentam função reduzida da barreira epidérmica e queda da produção de peptídios antimicrobianos, o que facilita a colonização e a aderência bacteriana. Já nas doenças hiperproliferativas (como a disqueratose primária), maior número de bactérias adere à epiderme, pois há mais locais conectivos disponíveis. Ainda, ocorre alcalinização do pH tegumentar, além de defeitos foliculares e epidérmicos que favorecem a invasão bacteriana. Dermatofitose e demodiciose causam inflamação e lesão na unidade pilossebácea, que contribuem para aderência e colonização bacterianas. Obstrução, degeneração ou atrofia folicular podem ocorrer concomitantemente a distúrbios seborreicos, adenite sebácea, displasias foliculares e congênitas dos folículos, além de endocrinopatias.

Clínica

A apresentação clínica da piodermite canina varia de acordo com a localização na pele, como abordam os tópicos a seguir.

Piodermite de superfície

Consiste na infecção superficial da epiderme, subdividida em piodermite das dobras cutâneas (intertrigo) e dermatite úmida aguda ou piotraumática.

Piodermite das dobras cutâneas

Trata-se de dermatite produzida pela fricção de duas superfícies cutâneas de regiões pregueadas ou com dobras, decorrentes de predisposição racial (Bulldog e Shar Pei), anomalias anatômicas adquiridas ou congênitas, obesidade ou inflamação cutânea (Figura 42.1 A). O atrito causa inflamação, e a maceração cutânea é favorecida pela má circulação do ar nesses locais, em associação com umidade, secreções sebáceas, lágrimas, saliva ou urina.

A multiplicação de *Malassezia pachydermatis* nas áreas lesionadas causa inflamação tecidual e odor desagradável, em razão da quebra de sebo e das secreções em subprodutos.

Dermatite piotraumática

É uma dermatopatia autoinduzida, secundária à lambedura ou à arranhadura de uma superfície específica, em associação com o prurido tegumentar. Picadas de artrópodes, ectoparasitas, dermatopatias alérgicas, distúrbios dos sacos anais, produtos irritantes, corpos estranhos, dores musculoesqueléticas ou distúrbios psicogênicos são exemplos de fatores desencadeantes.

As lesões produzidas pelo traumatismo intenso e contínuo podem desenvolver-se em poucas horas e se caracterizam por alopecia, tonsura, eritema, exsudação e dor (Figura 42.1 B).

Piodermite superficial

Consiste na infecção bacteriana da epiderme e do epitélio folicular. Está subdividida em impetigo, foliculite superficial e piodermite mucocutânea.

O impetigo é caracterizado por pústulas subcorneais não foliculares em regiões inguinais e axilares. Colarinhos epidérmicos e crostas melicéricas surgem após o rompimento das pústulas (Figura 42.2). Essa afecção é causada por bactérias gram-positivas, podendo afetar animais sadios ou atuar secundariamente a quadros de parasitismo, imunodeficiências virais, baixo peso ou más condições de higiene, mas o curso é autolimitante. Impetigo pruriginoso tem sido observado em cães com dermatopatias alérgicas concomitantes, enquanto o impetigo bolhoso é comumente associado a doenças endócrinas, principalmente hiperadrenocorticismo natural e iatrogênico.

A foliculite bacteriana superficial é causada pela invasão de bactérias (estafilococos) na porção superficial dos folículos pilosos em virtude de traumatismos, má condição do pelame, ectoparasitos, disqueratose, irritações da pele e doenças hormonais ou alérgicas. Causa infecção local, levando ao aparecimento de pápulas e finas pústulas foliculocêntricas, com uma haste de pelo central em protrusão (Figura 42.3 A). Em seguida, surgem escoriações com prurido, além de colarinhos epidérmicos (Figura 42.3 B), crostas melicéricas ou hemáticas, alopecia e hiperpigmentação. São comuns, também, lesões em alvo caracterizadas por áreas anulares de alopecia, eritema, descamação, hiperpigmentação central e crostas. A foliculite superficial pode progredir para foliculite profunda, furunculose e celulite.

A piodermite mucocutânea ocorre nas regiões perioral e labial de cães (Figura 42.4 A). A etiologia é desconhecida, apresentando-se como edema e eritema nas comissuras labiais, além de queilite ventral e em dobras labiais. Essa infecção caracteriza-se por exsudação, odor desagradável e prurido.

Piodermite profunda

O quadro é estabelecido quando infecções bacterianas aprofundam-se no folículo piloso e rompem o epitélio folicular, afetando a derme e o tecido subcutâneo. As

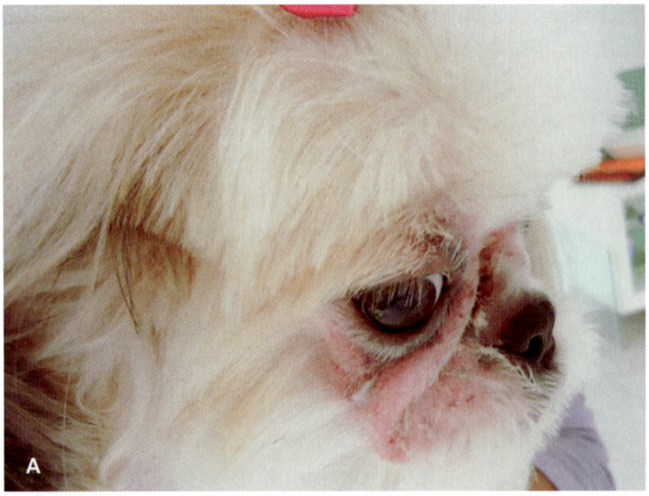

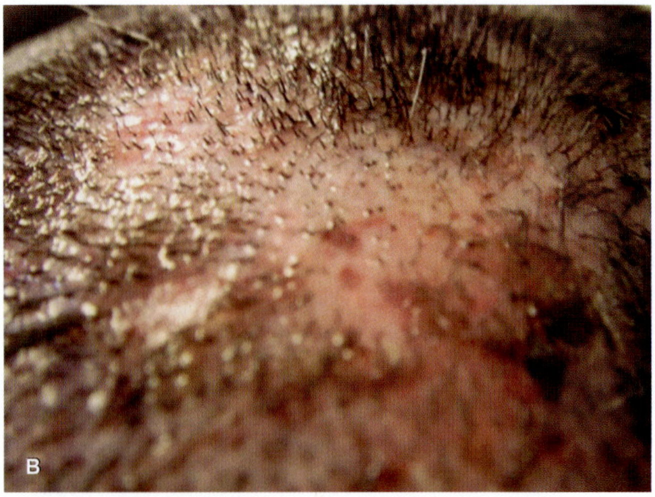

Figura 42.1 A. Piodermite das dobras cutâneas na região periocular e no focinho de cão da raça Shih Tzu. **B.** Detalhe de dermatite piotraumática em região lombossacral de cão com dermatite alérgica à saliva da pulga.

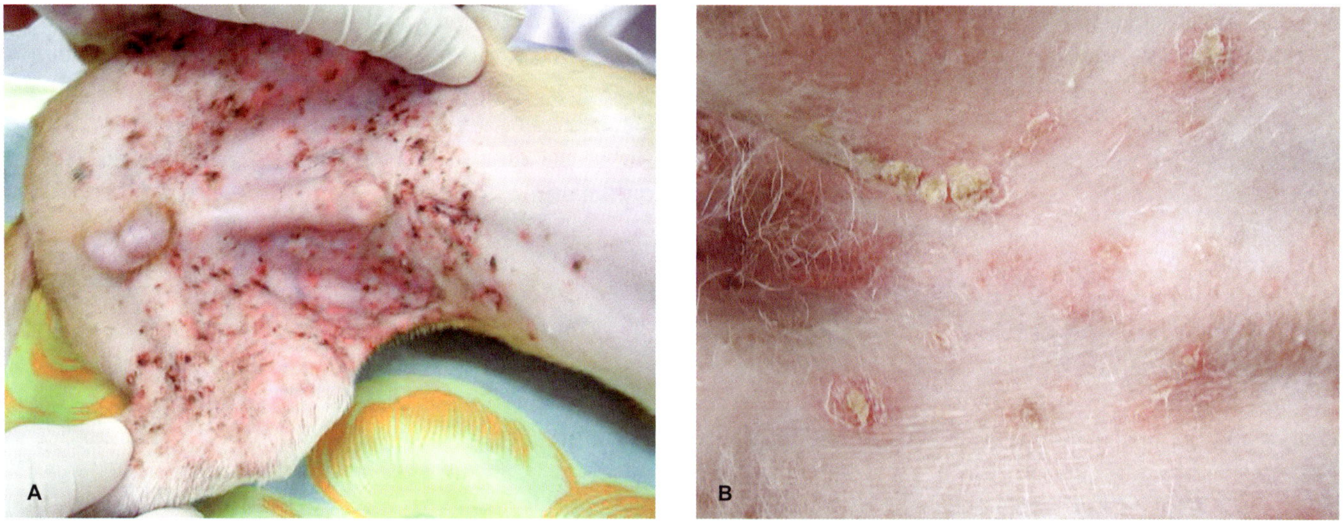

Figura 42.2 A. Impetigo juvenil caracterizado por pústulas, pápulas e crostas em cão de 6 meses de idade com cinomose. **B.** Pápulas, pústulas e colarinhos epidérmicos margeando crostas melicéricas em cão com impetigo estafilocócico secundário à dermatite atópica.

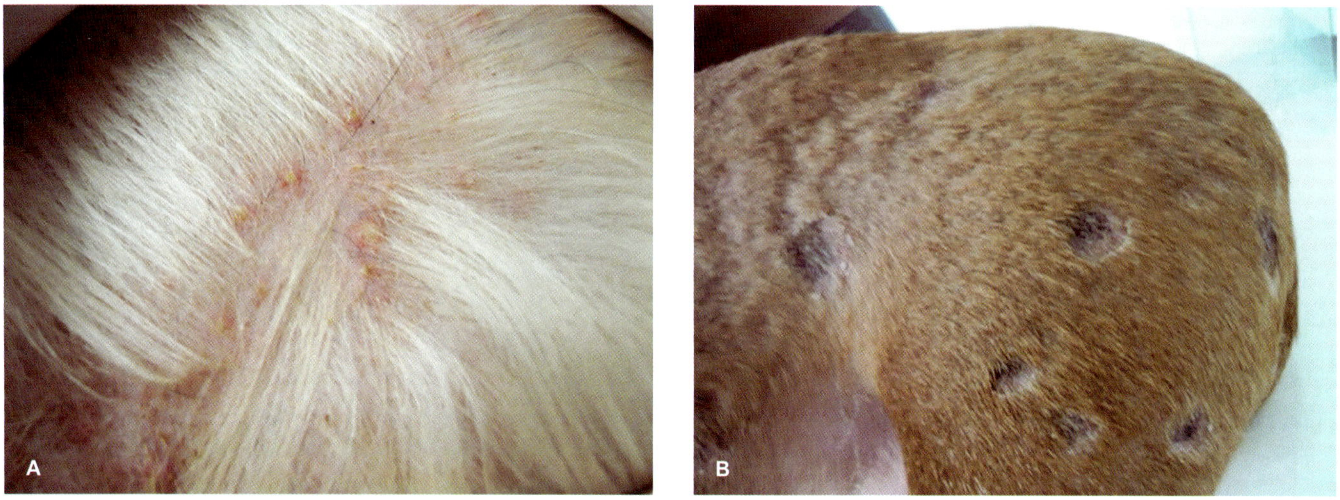

Figura 42.3 A. Pápulas e pústulas foliculocêntricas em região dorsotorácica de cão com foliculite estafilocócica. **B.** Colarinhos epidérmicos, alopecia circunscrita e tonsura pilosa em flanco e membro pélvico de cão com foliculite estafilocócica.

áreas afetadas podem estender-se até a superfície, produzindo fístulas, úlceras e seios drenantes. Ainda, podem estender-se para o tecido adiposo, causando celulite e paniculite.

Foliculite profunda, furunculose e celulite

Foliculites superficiais bacterianas, fúngicas ou por ácaros do gênero *Demodex* costumam originar a piodermite profunda, quando o rompimento do folículo piloso expõe fragmentos de pelos aos mecanismos de defesa da derme, acarretando uma reação de corpo estranho. Clinicamente, caracteriza-se por alopecia, edema, eritema e vesículas hemorrágicas, que ulceram centralmente, resultando em crostas hematomelicéricas (Figura 42.4 B). Com a evolução da lesão, ocorrem fístulas que exsudam secreção purulenta para a superfície (Figura 42.5).

Algumas áreas amplamente afetadas apresentam necrose antes de fistular, adquirindo aspecto violáceo. As lesões podem ocorrer em qualquer local que contenha folículos pilosos, mas são mais comuns nos pontos de apoio crônico, na região mentoniana, nas patas e no tronco. Comumente, as culturas microbiológicas resultam no isolamento de *S. pseudintermedius*. Infecções profundas, porém, são propícias para isolamento de *E. coli* e dos gêneros *Pseudomonas* e *Proteus*.

➤ Diagnóstico

O diagnóstico da piodermite canina baseia-se na associação de epidemiologia, avaliação clínica e exames complementares (exame citológico, cultura e antibiograma).

A coleta de material para análise citológica varia de acordo com o tipo de piodermite. O material deve ser disposto em uma lâmina de vidro e, após secagem, submetido à coloração rápida, como Giemsa e Panótico, que oferece praticidade ao clínico.

Nas piodermites de superfície, a transferência do exsudato para a lâmina pode ser realizada por impressão com *swab* ou pelo método da fita adesiva. Citologicamente, observa-se um cenário de colonização bacteriana, caracterizado por grande número de neutrófilos (muitos dos quais degenerados) e bactérias no meio extracelular.

Nas piodermites superficiais, a coleta deve ser realizada, preferencialmente, de pústulas intactas, a fim de excluir microrganismos contaminantes da epiderme. Com o auxílio de uma agulha fina, a pústula é rompida. Em seguida, uma lâmina de vidro é pressionada sobre a secreção. A imagem citológica é de invasão tecidual bacteriana, retratada por neutrófilos degenerados (aumentados, descoloridos, hipersegmentados e picnóticos), com quantidade variável de microrganismos fagocitados (Figura 42.6). Bactérias no meio extracelular são observadas em quantidade relativamente abundante. Já nas piodermites profundas, a amostra é coletada por *swabs* ou aspiração por agulha fina. O exame citológico revela neutrófilos fagocitando cocos ou bacilos, além de eventuais eosinófilos e macrófagos na presença de reação piogranulomatosa.

Não é de rotina a solicitação de cultura e antibiograma nos casos de piodermites não complicadas, visto que *S. pseudintermedius*, o principal patógeno isolado dessas infecções, é sensível aos antimicrobianos convencionais. No entanto, casos de infecções graves, persistentes ou

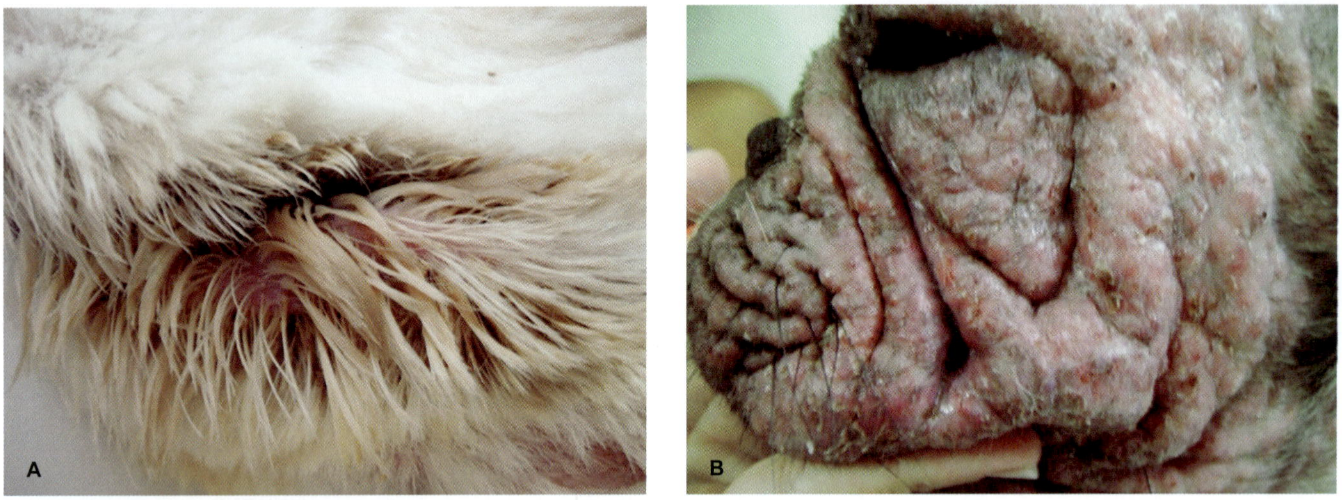

Figura 42.4 A. Queilite caracterizada por eritema, edema, prurido e odor desagradável associado à piodermite mucocutânea em região oral de cão, com exsudação e secreção purulenta. **B.** Piodermite profunda caracterizada por alopecia, edema, eritema, crostas, vesículas hemorrágicas e pústula em cão com foliculite, furunculose e celulite estafilocócica secundária à demodiciose.

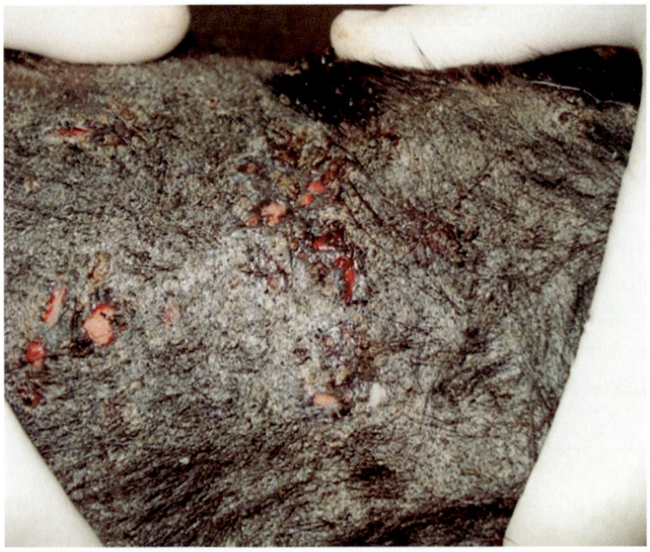

Figura 42.5 Úlceras e seios drenantes associados à exsudação sanguinopurulenta em cão com celulite estafilocócica secundária à demodiciose.

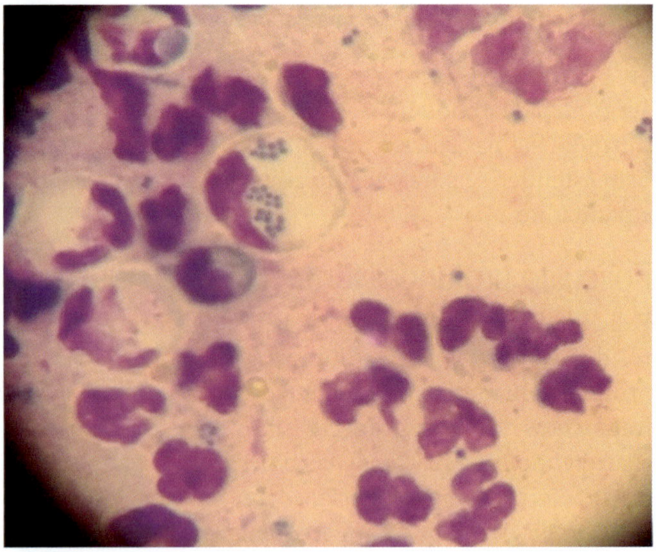

Figura 42.6 Citologia de pústula intacta em piodermite superficial em cão, com neutrófilos degenerados, contendo cocos fagocitados no citoplasma.

crônicas, não responsivas aos antimicrobianos convencionais, requerem a realização de cultura e antibiograma, em virtude da emergência de estirpes de estafilococos multirresistentes.

O método de coleta de material varia conforme o tipo de piodermite. Em afecções de superfície, pode-se utilizar *swab* estéril em movimentos de rolamento. Pústulas são observadas em piodermites superficiais. Após o rompimento dessas lesões com agulha fina, a secreção é coletada também com *swab* estéril. Piodermites profundas desenvolvem exsudação purulenta e, quando drenam, possibilitam a coleta de material diretamente das fístulas.

Os antimicrobianos rotineiramente testados no antibiograma são amoxicilina/ácido clavulânico, azitromicina, cefalexina, cefadroxila, cefovecina, ciprofloxacino, clindamicina, cloranfenicol, doxiciclina, enrofloxacino, gentamicina, marbofloxacino, mupirocina, ceftiofur, oxacilina e sulfonamidas/trimetoprima.

➤ Tratamento

A piodermites de superfícies, recomenda-se a limpeza diária com soluções ou xampus adstringentes e antissépticos (Tabela 42.1). Esses produtos costumam ser eficazes e, entre 7 e 10 dias, deve-se observar melhora substancial. Em caso de prurido intenso, glicocorticoides orais, como prednisolona, podem ser necessários ao tratamento (dose de 0,5 mg/kg, 2 vezes/dia, durante 7 dias).

O tratamento da piodermite superficial consiste no uso de xampus antissépticos associado à antibioticoterapia parenteral (Tabela 42.2). Inicialmente, o tratamento sem antibiograma pode ser adotado de modo racional, escolhendo-se o fármaco economicamente viável e que seja eficaz contra estafilococos. O tempo de administração varia entre 2 e 3 semanas. A piodermites profundas indica-se tricotomia ao redor das lesões, associada a banhos com antissépticos a cada 3 dias. A antibioticoterapia deve ser estendida por 15 dias após a resolução clínica das lesões, com média de 4 a 6 semanas.

Em casos de reinfecções ou ocorrência de novas lesões, apesar da antibioticoterapia corrente, ajustes no fármaco devem ser realizados, com respaldo da cultura e do antibiograma. Não é incomum, durante o tratamento, surgirem mudanças na sensibilidade do patógeno, à medida que estirpes resistentes são selecionadas.

Outra opção terapêutica em infecções recorrentes consiste na antibioticoterapia profilática, com base na pulsoterapia, com administração de fármacos por 2 ou 3 dias na semana.

Tabela 42.1 Principais xampus antissépticos utilizados no tratamento de piodermites.

Xampu	Concentração (%)	Descrição
Clorexidina	0,5 a 4	Efetivo contra bactérias gram-positivas e negativas, exceto *Pseudomonas* spp. e certas enterobactérias (*Serratia* spp.)
Peróxido de benzoíla	2 a 3	Metabolizado em ácido benzoico na pele. Diminui o pH, rompendo membranas celulares. Tem ação oxidante, liberando oxigênio nascente na pele e alterando a permeabilidade celular das bactérias. Pode causar eritema, irritação e prurido
Etil-lactato	10	Ação similar à do peróxido de benzoíla. É hidrolisado na pele por etanol e ácido láctico, acidificando a epiderme. Auxilia o tratamento com imunoterapia e antibióticos. Raramente causa irritação, eritema e prurido

Tabela 42.2 Posologia de antimicrobianos recomendados à piodermite superficial de cães.

Nome	Espectro de ação	Atividade	Dose
Ceftiofur	Bactérias gram-positivas e gram-negativas	Bactericida	2 mg/kg, a cada 24 h
Cefalexina	Bactérias gram-positivas e negativas; certos anaeróbios	Bactericida	22 a 30 mg/kg, a cada 12 h
Amoxicilina e ácido clavulânico	Bactérias gram-positivas, gram-negativas e anaeróbios	Bactericida	22 mg/kg, a cada 12 h
Sulfa e trimetoprima	Bactérias gram-positivas e negativas	Bactericida	15 mg/kg, a cada 12 h
Clindamicina	Bactérias gram-positivas	Bacteriostática (bactericida em altas concentrações)	10 mg/kg, a cada 12 h
Enrofloxacino	Bactérias gram-positivas e negativas	Bactericida	5 a 10 mg/kg, a cada 12 a 24 h
Marbofloxacino	Bactérias gram-positivas e negativas	Bactericida	5 mg/kg, a cada 12 a 24 h

Adaptada de May ER. Bacterial skin diseases: current thoughts on pathogenesis and management. Vet Clin North Am Small Anim Pract. 2006;36(1):185-202.

Saúde Pública

A multirresistência bacteriana *in vitro* tem sido considerada em estirpes resistentes a pelo menos três diferentes classes de antimicrobianos, em adição aos betalactâmicos. A resistência *in vitro* à meticilina (ou oxacilina) tem sido utilizada como marcador para a alta resistência de *S. aureus* isolados em infecções hospitalares.

Em isolados de *S. aureus* resistentes à meticilina (MRSA, do inglês *methicillin-resistant S. aureus*), a multirresistência se deve à presença do gene *mec*A, que codifica uma ligação proteica (PBP2a), conferindo baixa afinidade aos antimicrobianos betalactâmicos. Quatro diferentes alelos de *mec*A já foram identificados em isolados de *S. pseudintermedius* resistentes à meticilina (MRSP, do inglês *methicillin-resistant S. pseudintermedius*) obtidos de cães nos EUA e na Europa.

Nos últimos anos, a multirresistência dos estafilococos tem sido amplamente discutida por profissionais da área médica, em virtude da emergência de estirpes multirresistentes de *S. pseudintermedius* de origem humana e animal. Existem evidências de transmissão de *S. aureus* e *S. pseudintermedius* entre animais de estimação e os proprietários, incluindo estirpes resistentes à meticilina. É possível que a pressão seletiva para esses microrganismos ocorra pelo uso intensivo de antimicrobianos em cães.

Bibliografia

Carlotti DN, Jasmin P, Gardey L, Sanquer A. Evaluation of cephalexin intermittent therapy (weekend therapy) in the control of recurrent idiopathic pyoderma in dogs: a randomized, double-blinded, placebo-controlled study. Vet Dermatol. 2004;15:8-9.

Coombs GW, Nimmo GR, Bell JM, Huygens F, O'Brien FG, Malkowski MJ *et al.* Genetic diversity among community methicillin-resistant Staphylococcus aureus strains causing outpatient infections in Australia. J Clin Microbiol. 2004;42(10):4735-43.

Curtis CF, Lamport AI, Lloyd DH. Masked, controlled study to investigate the efficacy of a Staphylococcus intermedius autogenous bacterin for the control of canine idiopathic recurrent superficial pyoderma. Vet Dermatol. 2006;17(3):163-8.

DeBoer DJ, Marsella R. The ACVD task force on canine atopic dermatitis (XII): the relationship of cutaneous infections to the pathogenesis and clinical course of canine atopic dermatitis. Vet Immunol Immunopathol. 2001;81(3-4):239-49.

DeBoer DJ, Moriello KA, Thomas CB, Schultz KT. Evaluation of a commercial staphylococcal bacterin for management of idiopathic recurrent superficial pyoderma in dogs. Am J Vet Res. 1990;51(4):636-9.

Faires C, Traverse M, Tater KC, Pearl DL, Weese JS. Methicillin-resistant and -susceptible Staphylococcus aureus infections in dogs. Emerg Infect Dis. 2010;16(1):69-75.

Farias MR. Dermatite atópica canina: da fisiopatologia ao tratamento. Clín Vet. 2007;69:48-62.

Fitzgerald JR. The Staphylococcus intermedius group of bacterial pathogens: species re-classification, pathogenesis and the emergence of meticillin resistance. Vet Dermatol. 2009;20(5-6):490-5.

Foster AP. Immunomodulation and immunodeficiency. Vet Dermatol. 2004;15(2):115-26.

Fulham KS, Lemarie SL, Hosgood G, Dick HLN. In vitro susceptibility testing of meticillin-resistant and meticillin-susceptible staphylococci to mupirocin and novobiocin. Vet Dermatol. 2010;22(1):88-94.

Gross TL, Ihrke PJ, Walder EJ, Affolter EK. Skin diseases of the dog and cat: clinical and histopathologic diagnosis. 2. ed. Ames: Blackwell; 2005. p. 4-71;406-44.

Larsson Júnior CE. Estudo comparativo da eficácia da imunoterapia com bacterina e de dois esquemas de pulsoterapia antibiótica no manejo de piodermites superficiais idiopáticas recidivantes caninas [dissertação]. São Paulo: Faculdade de Medicina Veterinária e Zootecnia da Universidade de São Paulo; 2008.

Lloyd DH. Microbial diseases secondary to allergic skin disease: clinical significance and control. Eur J Companion Anim. 2009;19:254-60.

Loeffler A, Linek M, Moodley A, Guardabassi L, Sung JM, Winkler M *et al.* First report of multiresistant, mecA-positive Staphylococcus intermedius in Europe: 12 cases from a veterinary dermatology referral clinic in Germany. Vet Dermatol. 2007;18(6):412-21.

Manian FA. Asymptomatic nasal carriage of mupirocin-resistant, methicillin-resistant Staphylococcus aureus (MRSA) in a pet dog associated with MRSA infection in household contacts. Clin Infect Dis. 2003;36(2):26-8.

Marsella R, Samuelson D. Unravelling the skin barrier: a new paradigm for atopic dermatitis and house dust mites. Vet Dermatol. 2009;20(5-6):533-40.

May ER. Bacterial skin diseases: current thoughts on pathogenesis and management. Vet Clin North Am Small Anim Pract. 2006;36(1): 185-202.

Morgan M. Methicillin-resistant Staphylococcus aureus and animals: zoonosis or humanosis? J Antimicrob Chemother. 2008;62(6):1181-7.

Morris DO, Rook KA, Shofer FS, Rankin SC. Screening of Staphylococcus aureus, Staphylococcus intermedius, and Staphylococcus schleiferi isolates obtained from small companion animals for antimicrobial resistance: a retrospective review of 749 isolates (2003-04). Vet Dermatol. 2006;17(5):332-7.

Mueller RS. How I approach pyotraumatic dermatitis ('hot spots'). Waltham Focus. 2000;10(1):2.

Olivry T, DeBoer DJ, Favrot C, Jackson HA, Mueller RS, Nuttall T *et al.* Treatment of canine atopic dermatitis: 2010 clinical practice guidelines from the International Task Force on Canine Atopic Dermatitis. Vet Dermatol. 2010;21(3):233-48.

O'Mahony R, Abbott Y, Leonard FC, Markey BK, Quinn PJ, Pollock PJ *et al.* Methicillin-resistant Staphylococcus aureus (MRSA) isolated from animals and veterinary personnel in Ireland. Vet Microbiol. 2005;109(3-4):285-96.

Penna B, Varges R, Medeiros L, Martins GM, Martins RR, Lilenbaum W. In vitro antimicrobial susceptibility of staphylococci isolated from canine pyoderma in Rio de Janeiro, Brazil. Braz J Microbiol. 2009;40(3):490-4.

Performance standards for antimicrobial susceptibility testing; nineteenth informational supplement: M100-S19. Clinical and Laboratory Standards Institute. Pennsylvania, USA 2009; 29(3).

Scott DW, Miller Junior WH, Griffin CE, editors. Muller and Kirk's small animal dermatology. 6.ed. Philadelphia: W.B. Saunders; 2001. Bacterial skin diseases; p. 274-335.

Scott DW, Miller Junior WH. Juvenile impetigo in dogs: a retrospective study of 65 cases (1976-2005). J Vet Clin Sci. 2008;1:5-10.

Van Duijkeren E, Wolfhagen MJ, Box AT, Heck ME, Wannet WJ, Fluit AC. Human-to-dog transmission of methicillin-resistant Staphylococcus aureus. Emerg Infect Dis. 2004;10(12):2235-7.

Wael MK, Husein MG. Diagnosis of recurrent pyoderma in dogs by traditional and molecular based diagnostic assays and its therapeutic approach. J Am Sci. 2011;7(3):120-34.

Weese JS, Dick H, Willey BM, McGeer A, Kreiswirth BN, Innis B *et al.* Suspected transmission of methicillin-resistant Staphylococcus aureus between domestic pets and humans in veterinary clinics and in the household. Vet Microbiol. 2006;115(1-3):148-55.

Weese JS. Staphylococcus infections. In: Greene CE. Infectious diseases of the dog and cat. 4.ed. St. Louis: Elsevier; 2012. p. 340-8.

Willemse T. Dermatologia clínica de cães e gatos. 2.ed. São Paulo: Manole; 1998. Doenças parasitárias; p. 32-3.

Pleuropneumonia Suína 43

Jalusa Deon Kich e Anne Caroline de Lara

Definição

Pleuropneumonia é uma doença respiratória, infectocontagiosa, que acomete áreas do pulmão e da pleura adjacente dos suínos, causada por *Actinobacillus pleuropneumoniae*.

Sinonímia: batedeira.

Etiologia

Actinobacillus pleuropneumoniae (*A. pleuropneumoniae*) pertence à família *Pasteurellaceae*. Caracteriza-se como bactéria em formato de cocobacilo pequeno e pleomórfico, gram-negativo, hemolítico, anaeróbio facultativo, isolado em condições de microaerofilia (5% de CO_2). É positivo para o teste de CAMP, em razão do efeito de hemólise sinérgica com *Staphylococcus aureus* (*S. aureus*). Produz urease, além de fermentar glicose, sacarose, manitol e D-xilose, mas não fermenta arabinose, trealose e rafinose. Acusa reações de indol e esculina negativas.

Conforme a necessidade de nicotinamida-adenina-dinucleotídio (NAD) para a multiplicação, *A. pleuropneumoniae* é dividido em dois biotipos (1 e 2). O biotipo 1 depende da presença de NAD para a multiplicação, apresentando satelitismo quando semeado com a estria de *S. aureus*, que fornece NAD. O biotipo 2 não depende de NAD, mas necessita de precursores (piridinas) para a biossíntese de NAD.

Em meio de ágar-sangue com estria de *S. aureus*, após 24 h de cultivo, a 37°C em microaerofilia, observam-se satelitismo e beta-hemólise, que são sugestivos do isolamento de *A. pleuropneumoniae*. Para a confirmação, uma colônia característica, mucoide, iridescente, de 0,5 a 1 mm, é subcultivada em meio suplementado com NAD e submetida a provas bioquímicas. A tipificação sorológica depende do isolamento da bactéria e da extração do antígeno para fins de teste contra soros dos diferentes sorotipos por imunodifusão.

Até 1986, foram descritos 12 sorotipos, classificados por antígenos capsulares, para o biotipo 1. Com as evidências de que isolados do biotipo 2 continham os mesmos antígenos do biotipo 1, Nielsen *et al.*, em 1997, propuseram a integração do sistema de sorotipificação, desconsiderando o requerimento de NAD para o isolamento bacteriano. Desse modo, os sorotipos 13 e 14 (independentes de NAD) foram incluídos no esquema de tipificação sorológica. Em 2002, Blackall *et al.* descreveram o sorotipo 15 (dependente de NAD) em isolados australianos.

A diferença entre os sorotipos é determinada pela composição polissacarídica da cápsula que recobre a parede celular de *A. pleuropneumoniae*. As reações cruzadas entre os sorotipos são decorrentes das similaridades entre a estrutura lipopolissacarídica do antígeno somático (O). Essas reações cruzadas ocorrem entre os sorotipos 3, 6 e 8, entre os sorotipos 1, 9 e 11, bem como entre os sorotipos 4 e 7. Foram observadas reações cruzadas entre o sorotipo 15 e os sorotipos 7 e 13, bem como entre os sorotipos 13 e 14, embora a estrutura dos antígenos não tenha sido definida.

A. pleuropneumoniae produz toxinas com ação hemolítica e citotóxica, as quais são secretadas pelos diferentes sorotipos em várias combinações. Essas toxinas pertencem à família das toxinas RTX (do inglês *repeats in the structural toxin*), formadoras de poros nas membranas das células, denominadas Apx.

São conhecidas quatro Apx (I, II, III e IV). ApxI é fortemente hemolítica e citotóxica, produzida pelos sorotipos mais virulentos (1, 5, 9, 10, 11 e 14). ApxII produz hemólise e citotoxicidade moderada. É secretada por todos os sorotipos, exceto 10 e 14. ApxIII é fortemente citotóxica e não hemolítica, produzida pelos sorotipos 2, 4, 6, 8 e 15. ApxIV é moderadamente hemolítica, produzida por todos os 15 sorotipos. A produção de ApxIV foi observada somente após a infecção de suínos, não sendo verificada *in vitro*.

Essas toxinas são imunogênicas, mas não específicas, posto que também são produzidas por *A. rossi*, *A. suis* e *A. porcitonsillarum*, com exceção de ApxIV, específica de *A. pleuropneumoniae*, proposta recentemente como antígeno para testes sorológicos, como ELISA.

Epidemiologia

A pleuropneumonia suína é distribuída mundialmente, embora seja mais prevalente em regiões de produção intensiva. As perdas econômicas estão relacionadas com aumento da mortalidade, piora no ganho de peso, gastos com programas de controle (medicamentos e vacinas) e condenação de vísceras e carcaças no abatedouro.

A distribuição dos sorotipos e a virulência dos isolados variam entre as regiões. No Brasil, Piffer e Morés, em 1995, reproduziram a doença com inoculação do sorotipo 3, considerado de baixa virulência em alguns países. Entre 55 isolados brasileiros sorotipificados por Piffer *et al.*, em 1997, os sorotipos 5 (30/55), 3 (15/55) e 7 (7/55) foram os mais prevalentes, enquanto outros foram identificados esporadicamente, como 1, 9 e 12.

Em 2007, Kuchiishi *et al.*, avaliando 399 isolados provenientes de diferentes regiões do Brasil, obtidos entre 1993 e 2006, relataram os sorotipos 1, 3, 4, 5, 6, 7, 8, 10, 11 e 12 em 228 isolados (Tabela 43.1). Até então, a ocorrência dos sorotipos 4, 8 e 11 não havia sido relatada no Brasil. Nesse mesmo estudo, observou-se grande número de isolados não sorotipáveis (n = 171; 42,8%). Esse resultado pode ser creditado ao fato de que alguns isolados perdem a capacidade de produzir cápsula, por limitação da técnica de imunodifusão utilizada no diagnóstico ou, ainda, pela presença de sorotipos não descritos.

Na avaliação de isolados tipados sorologicamente no Brasil, tem-se constatado que outros sorotipos passaram a ser mais frequentes, como 6, 8 e 10. Tal fato demonstra a dinâmica da distribuição dos sorotipos (influenciada pelo trânsito e pelo comércio de animais entre regiões), bem como confirma que diferentes sorotipos podem ocorrer em uma mesma granja.

O primeiro surto brasileiro foi descrito por Locatelli *et al.*, em 1981, no estado de Santa Catarina, com isolamento do sorotipo 5. Nesse surto, a morbidade foi de 70%, e a mortalidade de 10%, embora esses dados não possam ser generalizados, uma vez que a apresentação clínica da doença é multifatorial.

A intensidade da doença depende da virulência dos isolados, da pressão de infecção, da imunidade do rebanho e das condições de manejo e ambiente a que os animais estão submetidos. Rebanhos não vacinados, sem contato prévio com o agente, são mais suscetíveis, e a infecção endêmica pode ocorrer após a recuperação dos animais e/ou pela presença de portadores. Nesses casos, a doença pode agravar-se após situações estressantes.

Condições de ambiente e manejo adversas, como ventilação insuficiente, alta umidade do ar, grandes oscilações térmicas, superlotação, mistura de lotes e transporte, podem desencadear o início dos sinais clínicos da pleuropneumonia suína. Os programas de medicação, amplamente utilizados no sistema de produção de suínos, contribuem para manter a doença controlada. A doença aguda pode acometer reprodutores jovens, no ingresso em granjas contaminadas, visto que esses animais sem imunidade são submetidos ao estresse do transporte e desafiados pelo agente potencialmente patogênico.

Suínos de todas as idades são suscetíveis, embora os mais afetados sejam os animais de crescimento e terminação. O estabelecimento de imunidade no rebanho com passagem de anticorpos pelo colostro pode explicar a fase de início dos sinais clínicos. Até 8 a 9 semanas, é possível detectar resquícios de imunidade materna.

O suíno portador é a principal fonte de infecção dos rebanhos, uma vez que *A. pleuropneumoniae* não causa doença em outras espécies animais. O comércio e o trânsito de animais são os principais meios de disseminação do agente entre rebanhos. Por não apresentar boa resistência ao meio ambiente, o agente resiste ape-

Tabela 43.1 Caracterização de sorotipos de *A. pleuropneumoniae* isolados de suínos de diferentes regiões do Brasil.

Anos/ sorotipos	1993	1994	1995	1996	1997	1998	1999	2000	2001	2002	2003	2004	2005	2006	Total
1	–	2	–	–	–	–	2	–	3	–	–	–	–	–	7
2	–	–	–	–	–	–	–	–	–	–	–	–	–	–	0
3	2	10	18	1	2	1	–	–	–	–	1	–	4	16	55
4	–	–	–	8	–	–	–	1	1	1	–	–	2	–	13
5	27	7	1	–	–	–	–	1	–	5	7	7	3	1	59
6	–	–	–	–	–	–	–	–	–	–	5	18	2	1	26
7	5	–	2	–	–	–	–	2	1	1	–	1	–	8	20
8	–	–	–	–	–	–	–	–	–	–	–	12	–	–	12
9	–	–	–	–	–	–	–	–	–	–	–	–	–	–	0
10	–	–	–	–	–	–	–	–	–	3	–	8	11	7	29
11	–	1	–	–	–	–	–	–	1	–	–	–	–	–	2
12	–	–	3	2	–	–	–	–	–	–	–	–	–	–	5
Total	34	20	24	11	2	1	2	4	6	10	13	46	22	33	228

Adaptada de Kuchiishi SS, Kich JD, Ramenzoni MLF, Spricigo D, Klein CS, Fávero MBB *et al.* Sorovares de Actinobacillus pleuropneumoniae isolados no Brasil de 1993 a 2006. Acta Sci Vet. 2007;35(1):79-82.

nas alguns dias, quando protegido por matéria orgânica. Outros meios de transmissão são considerados menos importantes.

A principal via de transmissão é a aerógena (por contato direto), mediante a disseminação do patógeno por aerossóis, favorecida por divisórias vazadas entre baias. A porta de entrada é a via respiratória. *A. pleuropneumoniae* coloniza as tonsilas e adere ao epitélio alveolar. O período de incubação é variável. Grande quantidade de bactérias virulentas pode levar o animal a óbito em poucas horas.

Em 1995, Gutiérrez *et al.* testaram a atividade de 23 desinfetantes e seis formulações comerciais diante de *A. pleuropneumoniae* sorotipo 1 em diferentes condições, com e sem matéria orgânica, *in vitro* e *in vivo*. *A. pleuropneumoniae* foi sensível a glutaraldeído, cloramina T e mercurocromo em todas as condições *in vitro*. Dentre os desinfetantes utilizados na suinocultura, observou-se ação negativa da matéria orgânica sobre a eficácia do fenol e do hipoclorito. O iodofor não apresentou efetividade quando utilizado em baixa concentração (0,1% de iodina disponível). O cloreto de benzalcônio foi efetivo em suspensão, mas não conseguiu inativar *A. pleuropneumoniae* em superfície seca.

Diferenças de ação foram encontradas entre as formulações comerciais derivadas da amônia quaternária. Verificou-se, também, alta eficácia da cloramina T, que apresenta forte propriedade bactericida não reduzida pela matéria orgânica, boa solubilidade em água e odor fraco, além de não ser irritante nem corrosiva e ter baixa toxicidade residual.

Patogenia

A. pleuropneumoniae invade as vias respiratórias por contato direto e aerossóis. A aderência ao tecido do hospedeiro é considerada pré-requisito para a colonização e a manifestação da virulência. Já foi demonstrada a capacidade de *A. pleuropneumoniae* em aderir ao epitélio de tonsilas, traqueia, bronquíolos, alvéolos e eritrócitos.

Várias estruturas bacterianas servem como adesinas. O lipopolissacarídio (LPS) de membrana liga-se ao epitélio traqueal, ao endotélio vascular e ao mesênquima pulmonar. A proteína da membrana externa (OMP, do inglês *outer membrane protein*), de 55 kDa, foi descrita como adesina do epitélio alveolar. A habilidade de *A. pleuropneumoniae* em ligar-se fortemente ao colágeno pulmonar está relacionada com uma OMP de 60 kDa. O colágeno participa de 60% do parênquima conectivo do pulmão, sendo alvo conhecido de outras bactérias patogênicas por adesinas específicas. Outras estruturas, como carboidratos, também podem agir como adesinas. Além disso, *A. pleuropneumoniae* pode utilizar diferentes estruturas para garantir a aderência e a posterior multiplicação no tecido pulmonar.

Após a aderência, a capacidade de multiplicação em condições restritas de nutrientes é outra característica de patogenicidade. *A. pleuropneumoniae* tem um complexo de genes responsável por codificar proteínas que ligam e internalizam o ferro. Os isolados sem capacidade de quelar o íon ferro não são virulentos. Ademais, o níquel também é necessário por participar da atividade de urease, mecanismo de aquisição de nitrogênio.

A bactéria que não é eliminada pelo sistema mucociliar alcança o trato respiratório inferior e os alvéolos. Nesses locais, pode ser eliminada pela ação de macrófagos alveolares, intersticiais e intravasculares por fagocitose e lise. *A. pleuropneumoniae* pode sobreviver em macrófagos por cerca de 90 min, tempo suficiente para produzir toxinas (Apx) e causar a lise do fagócito. Vários fatores contribuem para essa sobrevivência, como a resistência do agente, o efeito de produtos oxigenados e a atividade da amônia, inibindo a ação do complexo fagolisossoma pelo aumento do pH ou diminuindo a hidrólise ácida.

Por ação da cápsula e dos LPS, a bactéria é resistente ao soro. A ligação dos anticorpos anticapsulares ocorre distante da membrana celular, limitando a deposição do complexo de ataque à cápsula. Além disso, *A. pleuropneumoniae* apresenta resistência à ação do complemento. Essas são propriedades conhecidas de evasão da bactéria dos mecanismos de defesa do hospedeiro, que influenciam a virulência de *A. pleuropneumoniae*.

As lesões nos tecidos são decorrentes de efeito direto (citotóxico) ou indireto (estimulação e liberação de mediadores pró-inflamatórios por ação das toxinas). As toxinas e os LPS ativam fortemente os macrófagos alveolares e intravasculares, liberando metabólitos oxigenados tóxicos e enzimas proteolíticas, além de citocinas pró-inflamatórias e quimioatrativas. Ativam, também, o sistema complemento, aumentando os mediadores inflamatórios com vasodilatação e constrição das vias respiratórias.

As toxinas lesionam as células endoteliais por ativação de plaquetas, produção de microtrombos, hemorragia e necrose (Figura 43.1). Essa interação de fatores de virulência tem sido estudada para o entendimento das lesões causadas por *A. pleuropneumoniae*.

O processo inflamatório inicia-se nos alvéolos e bronquíolos, difundindo-se pelo tecido conjuntivo peribronquiolar e propagando-se, por via linfática, aos septos interlobulares e à pleura.

Três fases são observadas na evolução da doença: (1) circulatória (com exsudação serofibrinosa, trombose vascular e linfática, necrose coagulativa e hemorragia em até 24 h pós-infecção), na qual moderada exsudação celular já é constatada; (2) celular, com infiltrado mononuclear até 5 dias pós-infecção; e (3) fibrótica (a partir do 3º dia pós-infecção, com o estabelecimento de cápsula fibrótica ao redor da necrose pulmonar).

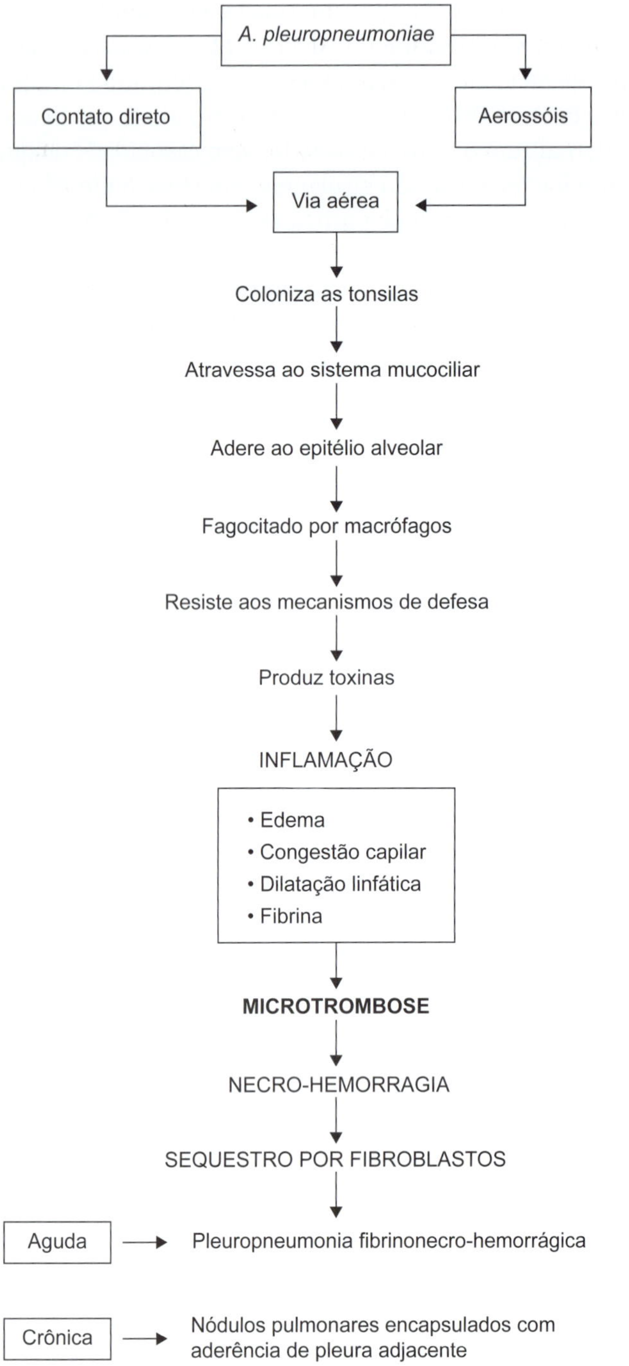

Figura 43.1 Representação esquemática da patogenia de *A. pleuropneumoniae* na pleuropneumonia suína.

As lesões são restritas à cavidade torácica, principalmente na região dorsocranial do pulmão (Figura 43.2). Na manifestação aguda, verificam-se coleção de líquido serossanguinolento na cavidade e deposição de fibrina em áreas de consolidação pulmonar, com aspecto hemorrágico e firme ao corte. O pericárdio também pode estar envolvido.

Na convalescença, essas áreas pulmonares são sequestradas por fibroblastos, e o líquido é reabsorvido, resultando em nódulos pulmonares encapsulados com aderência da pleura, encontrados na manifestação crônica e nas inspeções de abate. Nos casos de pleuropneumonia suína, a principal lesão *post mortem* é a pleuropneumonia exsudativa fibrino-hemorrágica, não purulenta, com necrose do parênquima e fibroplasia.

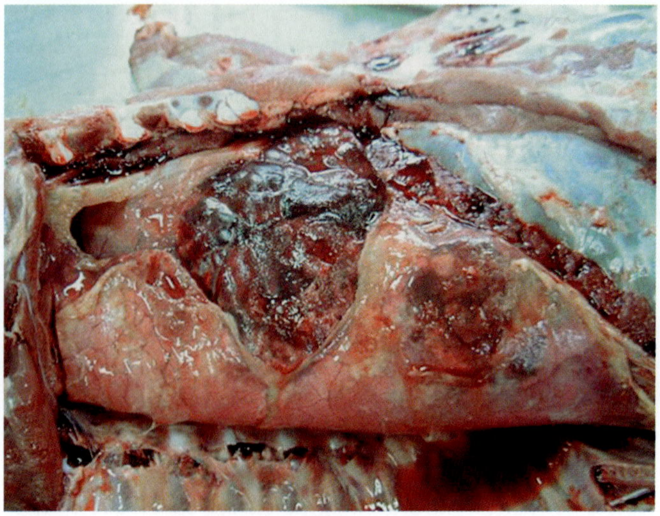

Figura 43.2 Pleuropneumonia exsudativa fibrino-hemorrágica em lobo cranial pulmonar de suíno, causada por *A. pleuropneumoniae*. Imagem cedida por Nelson Morés.

Clínica

A apresentação clínica depende da virulência do sorotipo, da imunidade do plantel e das condições ambientais. A manifestação da pleuropneumonia suína pode ser superaguda, aguda ou crônica.

Manifestação superaguda

Nessa manifestação, os suínos apresentam febre (41°C), apatia, anorexia e extremidades cianóticas. Na fase terminal, apresentam dispneia grave e adotam posição de cão sentado. Além disso, a temperatura corporal diminui. Paralelamente, podem ser encontrados suínos mortos, com eliminação de sangue pelas narinas e pela boca.

Manifestação aguda

Os sinais respiratórios são mais evidentes, com marcada dispneia, além de tosse, epistaxe e cianose, acompanhados por febre (40,5 a 41°C) e anorexia.

Manifestação crônica

Essa manifestação ocorre, geralmente, após a recuperação do quadro agudo, cursando com tosse esporádica, piora dos dados de desempenho do lote e registros de condenação de pulmões e carcaças por aderência da pleura ao abate. Com frequência, esses animais permanecem como portadores silenciosos de *A. pleuropneumoniae* nas tonsilas, na cavidade nasal e nas lesões pulmonares focais, servindo como fonte de infecção para outros suínos.

As diferentes manifestações podem ocorrer no mesmo lote. Os sinais clínicos podem ser exacerbados na presença de outra doença ou situação estressante de manejo e ambiente.

Diagnóstico

A suspeita de pleuropneumonia suína é aventada pela apresentação clínica, que varia de morte súbita a sinais de dispneia, tosse, febre e anorexia, somados a achados de necropsia. Lesões macroscópicas de pleuropneumonia exsudativa fibrino-hemorrágica são indicativas da doença. Nos casos crônicos, verificam-se aderência da pleura adjacente aos nódulos pulmonares e pericardite. Condenação de carcaças no abatedouro por pleurisia e presença de nódulos firmes no pulmão também são compatíveis com a doença.

O diagnóstico etiológico é obtido pelo isolamento do agente em lesões pulmonares. Fragmento do pulmão deve ser coletado assepticamente, enviado ao laboratório sob refrigeração e processado em até 24 h. *A. pleuropneumoniae* é isolado em 24 h (37°C) em meio de ágar-sangue e semeado perpendicularmente à colônia de *S. aureus* fornecedora de NAD. As características de isolamento e hemólise são indicativas do isolamento de *A. pleuropneumoniae*, o qual deve ser confirmado por testes bioquímicos.

Pode-se solicitar a determinação do sorotipo e do perfil de sensibilidade antimicrobiana *in vitro*, dependendo do interesse e da orientação do médico veterinário. Na doença crônica, o isolamento é mais difícil, devendo-se enviar ao laboratório o nódulo pulmonar refrigerado. A pleura com aderência seca não é um bom material para o isolamento da bactéria.

A técnica de PCR pode ser utilizada para confirmar as estirpes já isoladas, determinar o perfil de toxinas e identificar o microrganismo em portadores (na cavidade nasal e nas tonsilas). A biopsia de tonsila, embora mais difícil de ser realizada em campo, pode melhorar a sensibilidade da técnica.

Estão disponíveis no mercado *kits* com iniciadores específicos, mas é necessário contatar o laboratório para certificar-se de que é possível detectar a bactéria no espécime clínico do animal, pois os *kits* comerciais são baseados em diferentes genes-alvo, como a proteína de membrana externa e o gene ApxIV.

Paralelamente ao exame microbiológico, é recomendável a coleta de uma porção da lesão pulmonar, disposta em formol (10%) tamponado, visando ao exame histopatológico. Microscopicamente, observam-se células mononucleares, trombose dos vasos sanguíneos e linfáticos, bem como grandes áreas de necrose coagulativa. É possível utilizar a técnica de imunoistoquímica, embora seja restrita a certos laboratórios em razão da diversidade de sorotipos da bactéria.

A sorologia pode ser utilizada como técnica para confirmar a infecção. É indicada a estudos sobre a dinâmica da infecção e à definição do perfil sorológico. Essas ações precedem a elaboração de programas de tratamento ou vacinação. Também é considerada no monitoramento da compra e da introdução de animais em rebanhos. Nesses casos, os resultados precisam ser interpretados com cautela, uma vez que o valor preditivo de qualquer teste sorológico diminui conforme diminui a prevalência.

Já foi demonstrada a ocorrência de reações positivas em teste de ELISA baseado em antígenos de LPS com isolados de *Actinobacillus* não patogênicos. Por isso, o uso da toxina ApxIV, que é um antígeno de alta especificidade para os sorotipos patogênicos de *A. pleuropneumoniae*, tem sido proposto no teste de ELISA. A sorologia por teste de ELISA e a análise de PCR a partir de tonsilas podem ser combinadas para determinação da infecção crônica e estudo de portadores. É possível identificar os sorotipos que circulam na granja por meio de *kits* de ELISA sorotipo-específico.

No diagnóstico diferencial da apresentação superaguda, devem ser consideradas doenças que cursam com septicemia, como erisipela e infecções por *Streptococcus* sp. Lesões pulmonares hemorrágicas podem ser causadas por membros da família *Pasteurellaceae*, como *Pasteurella multocida*, e outras espécies de *Actinobacillus* produtoras de toxinas.

Alguns isolados de *Pasteurella multocida* causam pneumonia necro-hemorrágica, muito semelhante às lesões causadas por *A. pleuropneumoniae*. Essa lesão foi reproduzida experimentalmente e, nesses casos, é importante realizar o diagnóstico diferencial com base no isolamento bacteriológico e na análise microscópica da lesão, a qual apresenta infiltrado inflamatório predominante de neutrófilos. Outras bactérias piogênicas podem causar abscessos pulmonares, como *Trueperella* (*Arcanobacterium*) *pyogenes* e *Staphylococcus* sp. A exsudação de fibrina e a aderência da pleura são lesões características da doença de Glässer, causada por *Haemophilus parasuis*.

Tratamento

A. pleuropneumoniae é sensível a vários grupos de antimicrobianos, como derivados da penicilina, quinolonas, aminoglicosídios, macrolídios, combinações com sulfas e florfenicol. Com a emergência de estirpes multirresistentes e o desenvolvimento de novas moléculas, a melhor maneira de escolher o antimicrobiano é pelo isolamento do agente etiológico e realização do teste de sensibilidade *in vitro*. Esse procedimento é recomendável, uma vez que antimicrobianos são utilizados como promotores de crescimento em doses profiláticas na suinocultura, o que aumenta a pressão de seleção para isolados multirresistentes.

A suínos com apresentação clínica, indica-se terapia com antimicrobianos por via parenteral, por 5 a 7 dias. Para o restante do lote, os fármacos devem ser administrados pela água ou ração. A associação de princípios ativos, que aumenta o espectro de ação, é bastante comum na suinocultura. O produto pode ser administrado em pulsos, durante 10 a 15 dias, suspenso 1 semana e administrado por mais 10 a 15 dias. A medicação na água também é indicada, mas muitas granjas ainda não estão bem estruturadas para esse tipo de fornecimento do fármaco.

Diferentes antimicrobianos estão disponíveis para o tratamento da pleuropneumonia suína por via oral ou parenteral (Tabela 43.2). É importante selecionar um fármaco que alcance altos níveis nos pulmões. A quantidade do produto, em ppm (partes por milhão) na ração, deve considerar o consumo de ração no período do tratamento, o qual aumenta de acordo com o tamanho e a idade dos animais do lote. Deve-se respeitar o período de carência do antimicrobiano antes do abate, para evitar resíduos na carne.

As principais limitações observadas no tratamento da pleuropneumonia suína são o desenvolvimento de resistência bacteriana e a descontinuidade da terapia.

➤ Profilaxia e controle

As medidas de profilaxia e controle da pleuropneumonia suína são baseadas em ações gerais e específicas, considerando-se granjas livres e endêmicas.

Medidas gerais

Em granjas livres, o objetivo é evitar a entrada do agente nos criatórios. Portanto, o suíno portador deve ser alvo de controle. A compra de animais de granjas livres e a adoção de quarentena são medidas imprescindíveis. Antes do ingresso de animais na granja, é importante coletar material para análise por PCR e sorologia, a fim de verificar portadores sadios. Para evitar a entrada do agente por vetores, devem ser adotadas regras de biossegurança, como isolamento da granja com cerca perimetral e controle da entrada de pessoal, incluindo banho, troca de roupa e fumigação do material.

Em granjas endêmicas, o objetivo é evitar a doença e as consequentes perdas econômicas. Como a pleuropneumonia é uma doença multifatorial, as condições de ambiente e manejo propiciam a apresentação clínica. As medidas recomendadas são: controle de temperatura e ventilação pelo manejo das cortinas, principalmente em regiões de muita amplitude térmica; adequação da lotação de baias e do volume de ar por animal (para evitar a superpopulação); criação em lotes com sistema todos dentro/todos fora e um bom programa de limpeza, desinfecção e vazio sanitário.

A utilização de antimicrobianos, em doses preventivas, é uma prática corrente, mas deve ser avaliada e discutida com o médico-veterinário. A escolha do produto deve ser racionalizada, levando em consideração o efeito sobre a seleção de isolados resistentes, os produtos de eleição para terapia, o prazo de retirada pré-abate e o uso na clínica humana. Essas práticas podem sofrer restrições legais a qualquer momento, principalmente na produção destinada à exportação.

Medidas específicas

A vacinação representa a medida específica de profilaxia e controle. Diversas vacinas estão disponíveis no mercado. As bacterinas devem conter os sorotipos mais patogênicos e prevalentes em determinadas áreas. Para a escolha da bacterina, é importante confirmar se o sorotipo

Tabela 43.2 Principais princípios ativos de antimicrobianos para o tratamento da pleuropneumonia suína por via oral ou parenteral.

Princípio ativo	Via de administração	Dose	Intervalo de uso	Tempo de tratamento (em dias)
Ceftiofur	Intramuscular	1 a 3 mg	24 h	3 a 5
Tiamulina	Intramuscular Oral	15 mg/kg 100 ppm/t	24 h	3 a 5 10 a 14
Amoxicilina	Oral Intramuscular	10 a 30 mg/kg 4 a 7 mg/kg	Depende da formulação	5 a 10
Florfenicol	Oral Intramuscular	20 a 40 ppm/t 15 mg/kg	 48 h	7 a 14 Duas aplicações
Ampicilina	Oral	200 a 250 ppm/t	–	5 a 10
Tilmicosina	Oral	200 a 400 ppm/t	–	14 a 21
Oxitetraciclina	Oral	300 ppm/t	–	Depende da fase
Valnemulina	Oral	75 ppm/t	–	10 a 14
Doxiciclina	Oral	200 ppm/t	–	Curativo: 5 dias Depende da fase
Norfloxacino	Intramuscular Oral *160 g/kg *500 g/kg	5 a 7 mg/kg 1.000 a 1.500 ppm/t 350 ppm/t	24 h	3 a 5

* = concentração do produto; ppm = partes por milhão; t = tonelada.

que está causando a doença na granja é contemplado na composição básica da vacina ou sorotipos que tenham reação cruzada.

Outras vacinas, constituídas por toxinas e proteína de membrana externa, protegem o animal, a princípio, de todos os sorotipos. O programa de vacinação pode ser baseado no perfil sorológico do rebanho, observando-se a janela imunológica e o início da imunidade ativa, bem como o provável momento da infecção.

A vacinação deve ser realizada 15 dias antes de os animais serem expostos ao agente. Os programas de vacinação indicam duas vacinações em leitões (30 e 50 dias de idade) e em primíparas (70 e 90 dias de gestação). A partir do segundo parto, indica-se somente uma dose aos 90 dias de gestação. O programa pode ser adequado ao manejo, a exemplo das primíparas, que podem receber a primeira dose antes da cobertura (com a vacinação contra parvovirose e leptospirose) e a segunda dose aos 90 dias de gestação, facilitando o manejo, por estabelecer uma regra para todas as gestantes.

➤ Bibliografia

Baltes N, Tonpitak W, Gerlach GF, Hennig-Pauka I, Hoffmann-Moujahid A, Ganter M *et al.* Actinobacillus pleuropneumoniae iron transport and urease activity: effects on bacterial virulence and host immune response. Infect Immun. 2001;69(1):472-8.

Blackall PJ, Klaasen HLBM, Van Den Bosch H, Kuhnert P, Frey J. Proposal of a new serovar of Actinobacillus pleuropneumoniae: serovar 15. Vet Microbiol. 2002;84(1-2):47-52.

Bossé JT, Gilmour HD, MacInnes JI. Novel genes affecting urease activity in Actinobacillus pleuropneumoniae. J Bacteriol. 2001;183(4):1242-7.

Costa G, Oliveira S, Torrison J, Dee S. Evaluation of Actinobacillus pleuropneumoniae diagnostic tests using samples derived from experimentally infected pigs. Vet Microbiol. 2011;148:246-51.

Cruijsen TL, Van Leengoed LA, Dekker-Nooren TC, Schoevers EJ, Verheijden JH. Phagocytosis and killing of Actinobacillus pleuropneumoniae by alveolar macrophages and polymorphonuclear leukocytes isolated from pigs. Infect Immun. 1992;60(11):4867-71.

Dreyfus A, Schaller A, Nivollet S, Segers RPAM, Kobisch M, Mieli L *et al.* Use of recombinant ApxIV in serodiagnosis of Actinobacillus pleuropneumoniae infections, development and prevalidation of the ApxIV ELISA. Vet Microbiol. 2004;99(3-4):227-38.

Frey J. Virulence in Actinobacillus pleuropneumoniae and RTX toxins. Trends Microbiol. 1995;3(7):257-61.

Gottschalk M, Broes A, Mittal KR, Kobisch M, Kuhnert P, Frey J. Non-pathogenic Actinobacillus isolates antigenically and biochemically similar to Actinobacillus pleuropneumoniae: a novel species? Vet Microbiol. 2003;92(1-2):87-101.

Gutiérrez CB, Barbosa JIR, Suárez J, González OR, Tascón RI, Ferri EFR. Efficacy of a variety of disinfectants against Actinobacillus pleuropneumoniae serotype 1. Am J Vet Res. 1995;56(8):1025-9.

Kuchiishi SS, Kich JD, Ramenzoni MLF, Spricigo D, Klein CS, Fávero MBB *et al.* Sorovares de Actinobacillus pleuropneumoniae isolados no Brasil de 1993 a 2006. Acta Sci Vet. 2007;35(1):79-82.

Locatelli JC, Machado A, Sá e Silva A, Barcellos DESN. Ocorrência de pleuropneumonia suína causada pelo Haemophilus pleuropneumoniae. In: Anais do 6º Congresso Estadual de Medicina Veterinária; 1981; Gramado, Rio Grande do Sul. Gramado: Sociedade Veterinária do Rio Grande do Sul e Associação de Clínicos Veterinários de Pequenos Animais; 1981. p. 36-7.

Mores N, Souza RHG. Estudo experimental da pleuropneumonia suína causada por Haemophilus pleuropneumoniae (Hpp). 1. Patogenicidade e evolução das lesões anatomopatológicas. Arq Bras Med Vet Zootec. 1984;36(6):679-93.

Nielsen R, Andresen LO, Plambeck T, Nielsen JP, Krarup LT, Jorsal SE. Serological characterization of Actinobacillus pleuropneumoniae biotype 2 strains isolated from pigs in two Danish herds. Vet Microbiol. 1997;54(1):35-46.

Nielsen R. Serological characterization of Actinobacillus pleuropneumoniae strains and proposal of a new serotype: serotype 12. Acta Vet Scand. 1986;27(3):453-5.

Paradis SE, Dubreuil D, Rioux S, Gottschalk M, Jacques M. High molecular-mass lipopolysaccharides are involved in Actinobacillus pleuropneumoniae adherence to porcine respiratory tract cells. Infect Immun. 1994;62(8):3311-9.

Piffer IA, Klein C, Fávero MBB, Figueiredo JO. Caracterização bioquímica e sorológica de amostras de Actinobacillus pleuropneumoniae isoladas no Brasil. Arq Bras Med Vet Zootec. 1997;49(1):123-9.

Rayamajhi N, Shin SJ, Kang SG, Lee DY, Ahn JM, Yoo HS. Development and use of a multiplex polymerase chain reaction assay based on Apx toxin genes for genotyping of Actinobacillus pleuropneumoniae isolates. J Vet Diagn Invest. 2005;17(4):359-62.

Savoyea C, Jobert JL, Berthelot-Hérault F, Keribin AM, Cariolet R, Morvan H *et al.* A PCR assay used to study aerosol transmission of Actinobacillus pleuropneumoniae from samples of live pigs under experimental conditions. Vet Microbiol. 2000;73(4):337-47.

Schaller A, Djordjevic SP, Eamens GJ, Forbes WA, Kuhn R, Kuhnert P *et al.* Identification and detection of Actinobacillus pleuropneumoniae by PCR based on the gene apxIVA. Vet Microbiol. 2001;79(1):47-62.

Van Overbeke I, Chiers K, Charlier G, Vandenberghe I, Ducatelle R, Haesebrouck F. Characterization of the in vitro adhesion of Actinobacillus pleuropneumoniae to swine alveolar epithelial cells. Vet Microbiol. 2002;88(1):59-74.

Verdugo IE, Guerrero AL, Serrano J, Godínez D, Rosales JL, Tenorio V *et al.* Adherence of Actinobacillus pleuropneumoniae to swine-lung collagen. Vet Microbiol. 2004;150(Pt 7):2391-400.

Rodococose 44

Márcio Garcia Ribeiro e Agueda Castagna de Vargas

Definição

Rodococose é uma doença infectocontagiosa, piogranulomatosa, causada pela bactéria *Rhodococcus equi*, caracterizada por pneumonia, enterite, linfadenite e lesões abscedantes em animais e humanos.

Sinonímias: pneumonia abscedante dos potros e pneumonia purulenta dos potros.

Etiologia

Rhodococcus equi (*R. equi*), anteriormente denominado *Corynebacterium equi*, é reconhecido como bactéria oportunista, intracelular facultativa, pertencente taxonomicamente à ordem *Actinomycetales*, que reúne bactérias que acometem animais e humanos, como os gêneros *Mycobacterium*, *Nocardia*, *Gordonia*, *Corynebacterium*, *Actinomadura*, *Dietzia* e *Streptomyces*.

R. equi apresenta-se em formato de cocos ou pequenos bacilos pleomórficos, gram-positivos, entre 1 e 5 mm, não esporulados, desprovidos de flagelos (imóvel) e fracamente acidorresistentes. Bioquimicamente, o microrganismo caracteriza-se como positivo para catalase, lipase e urease (>18 h), além de reduzir nitrato a nitrito. Ainda, é negativo para oxidase e não utiliza glicose, maltose nem sacarose como substratos, bem como não hidrolisa esculina, visto que apresenta baixa reatividade bioquímica. Existem aproximadamente 43 espécies reconhecidas do gênero, mas somente *R. equi* apresenta importância como patógeno para animais e humanos.

O isolamento microbiano pode ser obtido em meios convencionais, como ágar acrescido de sangue ovino ou bovino (5%), desfibrinado, em condições de aerobiose, entre 48 e 72 h. A temperatura ótima de isolamento é de 30°C, embora o patógeno é isolado na rotina em meios convencionais a 37°C.

Meios especiais, como NANAT (ácido nalidíxico, novobiocina, ciclo-hexamida e telurito de potássio), CAZ-NB (ágar ceftazidima, novobiocina e ciclo-hexamida), TVP (trimetoprima, vancomicina, polimixina B e telurito de potássio) e TCP (trimetoprima, cefoperazona, ciclo-hexamida, telurito de potássio e polimixina B), são recomendados ao isolamento seletivo da bactéria em material contaminado, como solo e fezes. *R. equi* também suporta os inibidores de meios específicos para outros microrganismos, como Lowenstein-Jensen, utilizado para o isolamento de *Mycobacterium* spp. *R. equi* não é isolado no meio de MacConkey, seletivo para enterobactérias.

As colônias de *R. equi* em meio de ágar-sangue são tipicamente mucoides, brilhantes, não hemolíticas, branco-acinzentadas, com 1 a 2 mm de diâmetro em 48 h de incubação (Figura 44.1). Após 72 h, coalescem e assumem tonalidade salmão.

Virulência

Diferentes mecanismos conferem virulência ao microrganismo, incluindo presença de cápsula, composição da parede bacteriana, produção de exoenzimas e presença de plasmídios. O microrganismo é subdividido em vários

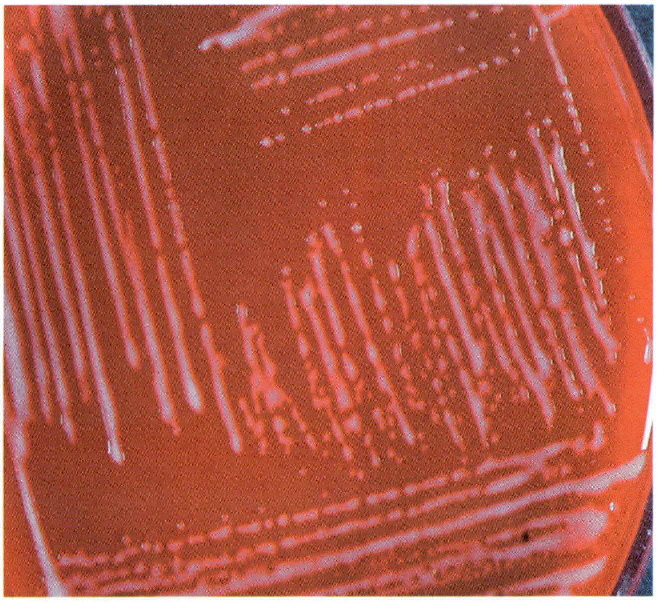

Figura 44.1 Detalhe de colônias de *R. equi* em meio de ágar-sangue ovino, com 48 h de incubação em aerobiose, isoladas de potro com pneumonia. É possível notar colônias isoladas e coalescentes, de aspecto mucoide e tonalidade branco-acinzentada, além da ausência de hemólise.

sorotipos, mas a caracterização recente da patogenicidade das linhagens está relacionada, principalmente, com a presença de plasmídios.

A presença de cápsula e de ácido micólico na parede bacteriana dificulta a fagocitose por neutrófilos e macrófagos. As enzimas difusíveis colesterol oxidase e fosfolipase C são responsáveis pela lise de eritrócitos. A ação dessas enzimas promove a destruição de fosfolipases da membrana dos eritrócitos e a liberação do íon ferro, importante cofator de multiplicação bacteriana.

A produção dessas enzimas pode ser observada no teste clássico de CAMP (Christie, Atkins, Munch-Petersen), utilizado na confirmação do diagnóstico fenotípico. A semeadura perpendicular de *R. equi* e linhagem beta-hemolítica de *Staphylococcus aureus* (*S. aureus*) resultam em reação positiva no teste de CAMP, em meio de ágar-sangue ovino ou bovino (5%), desfibrinado, mostrando aspecto de ponta de seta – em razão do efeito de hemólise sinérgica –, visualizada a partir de 48 h de incubação, em condições de aerobiose, a 37°C (Figura 44.2).

Virulência associada aos plasmídios

Nas últimas décadas, foram identificados plasmídios relacionados com virulência, os quais redirecionaram os estudos de patogenicidade do microrganismo. Esses plasmídios codificam proteínas associadas à virulência, também conhecidos com Vap (*virulence-associated protein*), recentemente renomeado VAP. Até o momento, eram conhecidos três níveis de virulência, classificando as estirpes em virulentas ou pVAPA (VapA), de virulência intermediária ou pVAB (VapB) e avirulentas. Recentemente, foi proposto novo tipo de plasmídio denominado pVAPN (VapN). A virulência de *R. equi* está intimamente associada à habilidade do patógeno de sobreviver no interior de macrófagos.

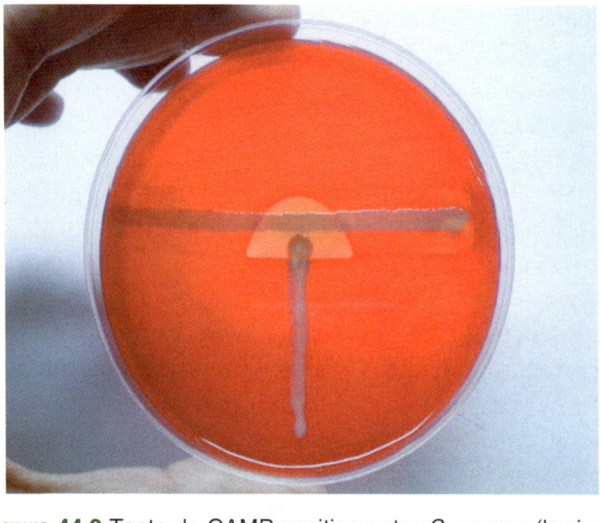

Figura 44.2 Teste de CAMP positivo entre *S. aureus* (horizontal) e *R. equi* (vertical) em meio de ágar-sangue ovino, com 48 h de incubação. É possível notar formação de ponta de seta na intersecção da semeadura de *S. aureus* e *R. equi*, em razão do efeito de hemólise sinérgica.

São conhecidos vários genes associados à virulência de *R. equi*, incluindo *vap*A, *vap*B, *vap*C, *vap*D, *vap*E, *vap*G e *vap*H, identificados primeiramente, bem como outros genes/pseudogenes detectados posteriormente (*vap*F, I, X, J, K1, K2, L, M) em uma ilha de patogenicidade.

O gene *vap*A parece ser o mais importante, em virtude de sua relevância na patogenicidade para a maioria das espécies animais e para humanos, assim como pela provável ação regulatória dos demais genes. A regulação dos genes de *R. equi* apresenta mecanismo complexo e é influenciada pela disponibilidade de íon ferro e magnésio, além de fatores ambientais, com expressão favorecida em temperatura de 37°C e pH 6,5. Tais condições ambientais de pH do solo e temperatura podem influenciar a endemicidade da doença em certas regiões e criatórios.

Estirpes virulentas ou pVAPA (VapA)

Nas estirpes classificadas como virulentas, foram reconhecidos grandes plasmídios (85 a 90 kilobases ou kb), contendo genes responsáveis pela expressão de proteínas (antígenos) de 15 a 17 kDa, denominadas pVAPA (VapA), relacionadas com infecções em potros e, menos frequentemente, em humanos. As estirpes virulentas ou pVAPA (VapA) são reconhecidas como a principal causa de broncopneumonia supurativa em equídeos e, menos frequentemente, de colite e linfadenite mesentérica em equídeos e infecções em humanos.

Atualmente, são descritos 11 tipos clássicos de pVAPA, subdivididos em 85 kb (tipos ou variantes I, II, III e IV), 87 kb (tipos I e II) e 90 kb (tipos I, II, III, IV e V). Até o momento, nas estirpes encontradas em equinos nas Américas, na Austrália e na Europa, predominam 85 kb tipo I e 87 kb tipo I. Na França, são encontradas linhagens 85 kb tipo II, enquanto nos EUA, 85 kb tipos III e IV. Isolados contendo os plasmídios 87 kb tipo II e 90 kb tipos I, II, III, IV e V foram detectados somente no Japão.

No Brasil, foi investigada a virulência de 41 linhagens de *R. equi* isoladas principalmente do pulmão de potros no estado de São Paulo, por Ribeiro *et al.*, em 2005. Nesse estudo, foram detectados 33 isolados contendo pVAPA (VapA) 87 kb tipo I, seis 85 kb tipo I e duas estirpes sugeridas como variantes.

Estirpes de virulência intermediária ou pVAPB (VapB)

As estirpes pVAPB (VapB) também apresentam grandes plasmídios (79 a 100 kb), contendo genes responsáveis pela expressão de proteínas de 20 kDa. Isolados pVAPB são encontrados em linfonodos (com e sem lesões) de suínos domésticos, outros suídeos (javalis) e, principalmente, em humanos acometidos por doenças de base imunossupressoras, particularmente indivíduos infectados com o vírus HIV.

Nas estirpes pVAPB são descritos mais de 20 tipos ou variantes, representados por números cardinais. Desde 1996, Takai *et al.*, no Japão, têm demonstrado o predomínio de estirpes pVAPB em suínos e humanos. A avaliação do perfil de virulência de *R. equi* isolados de linfonodos de suínos, na Hungria, por Makrai *et al.*, em 2005, detectou *R. equi* pVAPB dos tipos 1, 4, 5, 6, 7 e 21. Estudo subsequente, em 2008, também na Hungria, pelo mesmo grupo de pesquisadores, detectou os tipos 1, 5 e 21 em isolados pVAPB de *R. equi* obtidos de linfonodos de javalis (*Sus scrofa*).

No Brasil, estudo conduzido por Ribeiro *et al.*, em 2011, em abatedouros do estado de São Paulo, investigou pioneiramente no país o perfil de virulência de *R. equi* em estirpes obtidas de suínos e javalis, encontrando isolados avirulentos e de pVAPB) dos tipos 1, 8, 10 e 29, com predomínio do tipo 8 em ambas as espécies. Em 2012, Sakai *et al.*, no Japão, referiram o predomínio dos tipos 1, 2 e 4 em isolados de *R. equi* de pVAPB obtidos de linfonodos submandibulares de javalis. Em 2013, Vargas *et al.*, no Brasil, detectaram pneumonia por *R. equi* pVAPB tipo 8 em dois javalis. A infecção natural de equinos por pVAPB não tem sido documentada, embora os potros possam adoecer após infecção experimental com linhagens de virulência intermediária.

Assume-se que estirpes detentoras de plasmídios virulentos apresentem maior habilidade em se manter viáveis no interior de fagócitos – resistindo ao processo de fagocitose –, o que resulta, portanto, em infecções crônicas graves.

Estirpes pVAPN (VapN)

Recentemente, foi proposta a inclusão de um novo tipo de plasmídio relacionado com a virulência de *R. equi* denominado pVAPN. Esse plasmídio (120 kb) linear, diferentemente de pVAPA e pVAPB, que são circulares, tem sido identificado em linfonodos mediastínicos e mesentéricos de bovinos (denominado também plasmídio tipo bovino), bem como em humanos. A identificação de pVAPN em estirpes de *R. equi* obtidas de bovinos causa preocupação no contexto de Saúde Pública.

Estirpes avirulentas

Essas estirpes são isoladas da superfície do solo e das fezes do ambiente de criação dos animais (principalmente equídeos, bovinos e suínos). São conhecidas como avirulentas, pois são desprovidas de plasmídios que contêm genes associados à virulência (ausência de *vap*A, *vap*B e *vap*N). As estirpes avirulentas também têm sido isoladas do ambiente de áreas de entretenimento humano, como solo e areia de parques, praças e jardins. Além disso, estirpes avirulentas têm sido identificadas em humanos com rodococose, com e sem AIDS.

Epidemiologia

O primeiro registro de rodococose (ainda como *Corynebacterium equi*) em animais domésticos data de 1923, na Suíça, em casos de pneumonia piogranulomatosa em potros. A doença apresenta distribuição mundial, predominando em países de clima tropical.

O equino é a principal espécie suscetível. A rodococose é ocasional em humanos e suínos. É considerada incomum em animais de companhia, ruminantes domésticos (bovinos, bubalinos, ovinos e caprinos), animais silvestres e selvagens.

Em equinos, a doença ocorre com mais frequência em potros com idade entre 2 semanas e 6 meses, principalmente entre 45 e 60 dias de idade. A alta ocorrência da doença nesse período é atribuída ao declínio da imunidade passiva adquirida pelo colostro, assim como por certa imaturidade do sistema imune dos potros em debelar a infecção nessa faixa etária.

A doença em equinos adultos é rara, embora manifeste sinais similares aos observados em potros, em geral associada à coinfecção com microrganismos que induzem condições imunossupressivas nos suscetíveis, como herpesvírus equino.

R. equi tem o solo como *habitat*, multiplicando-se ativamente no ambiente de criação de animais de produção, particularmente em criatórios de equinos, bovinos e suínos, tendo como exigências condições nutricionais mínimas (ácidos orgânicos, como propionato, acetato e butirato), temperatura e umidade, obtidas comumente no solo e nas fezes de herbívoros. O microrganismo multiplica-se em ampla variação de temperatura (15 a 40°C), mas principalmente em períodos quentes do ano, fato que justificaria a alta prevalência da doença em países de clima tropical.

As variações sazonais da rodococose em equinos, ao longo dos anos, podem ser creditadas às oscilações nas condições climáticas, que influenciam a multiplicação da bactéria, principalmente em criatórios de equinos.

R. equi pode multiplicar-se no solo dos criatórios, principalmente na presença de material fecal de equinos, bovinos e pequenos ruminantes. O microrganismo é encontrado em grande quantidade na superfície do solo. No entanto, em profundidades de 30 cm ou mais, *R. equi* dificilmente é isolado.

Ademais, a multiplicação é favorecida em solos com pH próximo ao neutro (6,5 a 7,3) e temperaturas quentes. Esses fatores poderiam contribuir para a sazonalidade ou a elevada ocorrência da doença em certos criatórios, cujas condições de temperatura local e pH do solo favoreçam a multiplicação no ambiente. Entretanto, estudos têm mostrado que não existe associação direta entre a presença de linhagens VapA no solo e a alta ocorrência da doença em criatórios, evidenciando que outros fatores participam do estabelecimento da doença em potros.

A multiplicação da bactéria não é possível em temperaturas inferiores a 10°C. Além disso, a multiplicação é reduzida em solos com pH < 5,5, limitando, provavelmente, a ocorrência da doença em países de clima frio ou em criatórios com solos ácidos.

A colonização intestinal por linhagens de *R. equi* em potros ocorre no primeiro mês de vida dos animais. *R. equi* pode ser encontrado precocemente nas fezes de potros, a partir de 5 dias de idade. Nos potros, o microrganismo multiplica-se ativamente no intestino até por volta do 3º mês de idade, chegando a 10^4 a 10^5 bactérias/g de fezes, declinando gradativamente após esse período, provavelmente em razão da competição imposta por bactérias da microbiota entérica. Em equinos adultos, *R. equi* também pode ser isolado das fezes (10^2 a 10^3 bactérias/g de material fecal).

A bactéria não é considerada pertencente à microbiota intestinal de animais e humanos, embora seja isolada de ampla variedade de herbívoros e onívoros, incluindo equinos, suínos, bovinos, ovinos e caprinos. Raramente é isolada das fezes de humanos, cães e aves. Até o momento, não foi isolada das fezes de gatos.

R. equi pode ser isolado, também, das vias respiratórias superiores (traqueia e laringe) de potros e de equinos adultos sem sinais de pneumonia, principalmente em propriedades com solo excessivamente contaminado e/ou nas quais a doença ocorra de maneira endêmica.

As principais fontes de infecção são os animais doentes e reservatórios, que eliminam o microrganismo pelas fezes. Potros são considerados a principal via de contaminação ambiental e de manutenção do microrganismo nos plantéis, eliminando linhagens pVAPA pelas fezes. O microrganismo é eliminado, predominantemente por fezes e, secundariamente, por secreções respiratórias em animais de produção, contaminando o ambiente para outros animais.

R. equi mostra elevada resistência às condições adversas do ambiente (dessecação e exposição à luz solar), mantendo-se viável por até 12 meses nas instalações e no solo dos criatórios. O excesso de fezes e de matéria orgânica em ambientes secos favorece a formação de aerossóis, contendo o microrganismo.

Equídeos

A aerossolização é considerada o principal meio de transmissão da bactéria para potros. As partículas que contêm microrganismos, suspensas em ambientes excessivamente secos, são inaladas pelos potros. Essas partículas contaminam a água e os alimentos dos animais, predispondo, também, à infecção por via oral.

Apesar de a via digestória ser considerada na transmissão, é menos comum que animais infectados exclusivamente por essa via desenvolvam a doença clínica. No entanto, o hábito de coprofagia dos potros favorece a infecção por via oral de linhagens pVAPA provenientes das fezes. A deglutição do esputo por potros com pneumonia possibilita a infecção intestinal e dos linfonodos mesentéricos. Raramente os equinos são infectados após a inoculação traumática do microrganismo pelo tegumento.

No Brasil, a maior ocorrência da doença em potros concentra-se nos meses de clima quente do ano (novembro a maio), provavelmente em virtude da alta frequência de nascimento de potros da maioria das raças nesse período (preestabelecido pelo regime das estações de monta, que prioriza o nascimento dos animais em períodos de temperaturas mais quentes do ano).

Em criatórios de equinos nos quais a doença cursa de maneira endêmica, comumente são observadas certas condições de ambiente e/ou deficiências nas práticas de manejo dos animais, consideradas de risco para a infecção. Dentre os fatores predisponentes, merecem destaque a ingestão tardia e/ou deficiente de colostro pelo potro, a remoção deficiente de esterco das instalações, o excesso de poeira, a proximidade de instalações (baias, piquetes) de categorias distintas contendo animais de faixas etárias diferentes, a alta rotatividade de equídeos e a superpopulação de éguas e potros, os pastos sujos, o clima seco e as altas temperaturas.

A morbidade dos potros com rodococose é variável, podendo acometer 30% ou mais dos animais em propriedades endêmicas. A mortalidade é extremamente elevada, alcançando 50% dos animais acometidos, principalmente nos casos de diagnóstico e/ou instituição tardia do tratamento.

Suídeos

Os suínos são a segunda espécie mais acometida por *R. equi*. Nessa espécie, a doença manifesta-se, predominantemente, por linfadenite, embora o microrganismo possa ser isolado de linfonodos aparentemente normais.

Não está completamente esclarecido o mecanismo de transmissão para os suínos. Sugere-se que a via oral seja a principal via de contágio, mediante o consumo de água e alimentos contaminados. O aspecto macroscópico da linfadenite por *R. equi* em suínos é indistinguível do de outros microrganismos que também causam linfadenite ou lesões tuberculoides na espécie, representados, principalmente, por *Mycobacterium avium* (tipos 1 e 2) e outras micobactérias, seguidos, em menor frequência, por *Trueperella* (*Arcanobacterium*) *pyogenes*, estafilococos, estreptococos e enterobactérias.

Estudo da etiologia bacteriana de lesões tuberculoides no Rio Grande do Sul revelou, em 25 linfonodos de suínos com lesões macroscópicas (linfadenite), a presença de quatro isolados de *Mycobacterium bovis*, 15 do grupo MAIS (*Mycobacterium avium*, *Mycobacterium intracellulare* e *Mycobacterium scrofulaceum*) e seis linhagens de *R. equi*. Estudo similar realizado por Lara *et al.*, em 2011, envolvendo 378 suínos e javalis, com e sem linfadenite, em abatedouros no interior do estado de São Paulo, identificou que os agentes mais prevalentes foram *Mycobacterium* spp. (principalmente *M. avium* tipos 1 e 2) e *R. equi*, seguidos, em menor frequência, por *Streptococcus* spp. beta-hemolítico, *Corynebacterium* spp., *Trueperella* (*Arcanobacterium*) *pyogenes*, *Staphylococcus* spp. e enterobactérias.

Linhagens de *R. equi* pVAPB tipo 8 foram descritas no Brasil por Vargas *et al.* (2013) e Lara *et al.* (2015) em javalis com broncopneumonia e no conteúdo intestinal de suínos, respectivamente.

Animais de companhia

Em animais de companhia, as vias respiratória (por inalação da bactéria) e transcutânea parecem representar os principais meios de transmissão de *R. equi*. O comportamento territorial, por vezes agressivo, dos gatos, em virtude das disputas por ambiente e/ou por fêmeas no cio, favorece a invasão da bactéria por via transcutânea após brigas (unhadas e mordeduras) ou secundariamente à penetração traumática de corpos estranhos na pele. Acredita-se que o microrganismo possa permanecer na pele ou mesmo na região subungueal de gatos que habitam ambientes rurais, fato que favoreceria as infecções após processos de inoculação traumática no tegumento.

Em felinos domésticos, o desenvolvimento da rodococose está intimamente associado à coinfecção com agentes causadores de doenças imunossupressoras, notadamente imunodeficiência e leucemia dos felinos. Em 2003, Takai *et al.* conduziram estudo com nove gatos e nove cães com rodococose provenientes dos EUA, Canadá, Nova Zelândia e Brasil, dos quais cinco gatos e um cão apresentaram isolados pVAPA 85 kb tipo I ou 87 kb tipo I.

No Brasil, estudo conduzido por Farias *et al.*, em 2007, registrou pela primeira vez a piogranulomatose cutânea em gato, causada por linhagem virulenta de *R. equi* (pVAPA), contendo plasmídio 87 kb tipo I, cujo padrão de virulência é semelhante ao encontrado em potros no país. O animal coabitava com vários gatos em propriedade rural de criação de equinos e bovinos, evidenciando provável veiculação transcutânea do microrganismo a partir do ambiente contaminado, por traumatismos na pele, ou mesmo veiculação secundária a arranhaduras ou mordeduras de outros gatos.

Animais silvestres e selvagens

Em animais silvestres e selvagens, a doença é incomum. A infecção por *R. equi* nesses animais está praticamente restrita aos relatos de casos, já tendo sido notificada em crocodilo, jacaré, camelídeos, ursos, foca, coala, sagui, cervo, cobaia, cobras, pássaros silvestres e selvagens.

➤ Patogenia

Diferentes fatores concorrem para o desenvolvimento e a gravidade da rodococose, incluindo espécie e higidez do animal suscetível, virulência e dose infectante do isolado, via de infecção, além de condições do ambiente e de criação dos animais. A patogenicidade de *R. equi*, entretanto, está intimamente relacionada com a capacidade da bactéria em permanecer viável e multiplicar-se em macrófagos, monócitos e neutrófilos. Apesar disso, o mecanismo pelo qual as estirpes virulentas de *R. equi* se mantêm viáveis nos fagócitos ainda não está completamente esclarecido. Estirpes avirulentas (ausência de pVAPA ou pVAPB) parecem incapazes de se multiplicar nos macrófagos de potros e ratos, não determinando doença clínica nessas espécies.

R. equi interage com receptores celulares da superfície dos fagócitos e é internalizado por fagocitose, mantido em fagossomo no citoplasma celular. O microrganismo apresenta mecanismos de evasão da fusão fagolisossomal, impedindo os processos enzimáticos de destruição dos microrganismos no interior do fagossomo, como oxidação e acidificação. A presença das proteínas associadas à virulência (Vap) parece não alterar a capacidade de fagocitose dos macrófagos e neutrófilos, visto que estirpes pVAPA, pVAPB, pVAPN e avirulentas são fagocitadas. No entanto, as estirpes pVAPA conseguem se multiplicar no interior do fagossomo, ao contrário das avirulentas.

Evidências recentes sugerem que ocorra bloqueio da acidificação no interior dos fagolisossomas após a fagocitose de estirpes virulentas. A opsonização da bactéria na circulação e nos tecidos, a ativação do sistema complemento e dos macrófagos, bem como a produção de citocinas, são importantes mecanismos de defesa contra a bactéria. A imunidade celular parece ser mais efetiva contra *R. equi*, em razão da presença intracelular da bactéria nos fagócitos, apesar de se reconhecer, também, a importância da imunidade humoral em animais que não desenvolvem a doença clínica.

Em condições naturais, praticamente todos os equídeos são expostos a infecções por *R. equi* em algum momento da vida, embora a maioria dos animais não desenvolva doença clínica.

Em potros, a exposição ao microrganismo ocorre nos primeiros dias de vida. Evidências sugerem que os potros que manifestam pneumonia tenham níveis circulantes ≤ 3 na relação entre linfócitos T dos tipos CD4/CD8. Em animais adultos, nos quais a doença clínica é incomum, a proteção contra a infecção por *R. equi* é conferida, predominantemente, pela imunidade celular (altos níveis de linfócitos T CD4/CD8) e, secundariamente, pela humoral (IgG anti-*R. equi*). Potros que desenvolveram pneumonia por *R. equi* entre 2 e 4 semanas de vida apresentaram menor relação CD4/CD8 e quantidade significativamente menor de neutrófilos, em comparação com potros sadios.

Estudos recentes referem que os linfócitos CD4+, representados por linfócitos T auxiliares (*helper*) 1 e 2, seriam os mais efetivos na resposta imune diante de *R. equi*, embora também se reconheça a participação na resposta celular por linfócitos CD8+. Os linfócitos T auxiliares do tipo 1 seriam responsáveis por debelar o microrganismo nos animais infectados pela produção de interferon γ (potente ativador da atividade microbicida de macrófagos), enquanto os linfócitos T auxiliares do tipo 2 atuariam mediante a produção de interleucinas (IL-4, IL-5 e IL-13), potencializadoras da resposta humoral. Os linfócitos T CD8 contribuem para a inativação do microrganismo (por produção de interferon γ), bem como no reconhecimento e na lise de fagócitos infectados.

Ademais, evidências suportam, também, o papel da imunidade humoral na proteção contra *R. equi*, posto que os períodos de maior frequência da doença em potros coincidem com a queda da imunidade passiva de origem colostral, além do uso de plasma hiperimune na profilaxia da doença por alguns haras. A imunidade humoral parece exercer função mais ativa nos estágios iniciais da infecção.

A infecção natural por *R. equi* em equinos adultos eleva significativamente os níveis de imunoglobulinas da classe IgG, principalmente dos subtipos IgGa e IgGb, caracterizados pela ação de opsonização e fixação de complemento. Estudos *in vitro* têm demonstrado que a opsonização da bactéria, mediada por anticorpos, aumenta a inativação do patógeno no fagolisossoma de macrófagos alveolares. Contudo, a resposta humoral parece não ser suficiente para a completa inativação do agente.

Em potros, após a inalação, *R. equi* é ativamente fagocitado por neutrófilos e macrófagos alveolares (Figura 44.3). A opsonização da bactéria, em associação com a resposta imune mediada por anticorpos, a ativação da cascata do sistema complemento e a fagocitose, pode ser suficiente para conter a infecção inicial em animais hígidos – nas vias áreas superiores, no parênquima pulmonar e/ou nos linfonodos mediastínicos –, não resultando em estado de doença. Em contraste, a ação conjunta dos diferentes fatores de virulência da bactéria e a capacidade

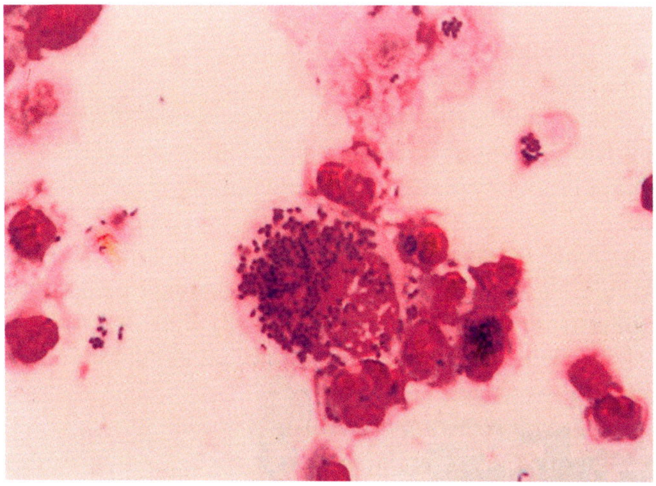

Figura 44.3 Citologia de macrófago alveolar contendo numerosos organismos no interior do citoplasma, de aspecto cocoide, gram-positivos, em potro com pneumonia por *R. equi* (Gram, 1.000×).

de evasão do sistema imune, que inclui a presença de cápsula e ácido micólico na parede bacteriana, a produção de enzimas citolíticas (colesterol oxidase e fosfolipase C) e os mecanismos de captação de ferro e plasmídios associados à virulência, são, provavelmente, os fatores que determinam a patogenicidade em animais que evoluem para o estado clínico de rodococose.

A captação do íon ferro pelas enzimas colesterol oxidase e fosfolipase C (também chamadas de fator equi) favorece a multiplicação de *R. equi*, posto que esse íon é fundamental no metabolismo bacteriano. A presença do ácido micólico na parede bacteriana induz a formação do piogranuloma, enquanto a cápsula dificulta a fagocitose da bactéria.

A presença de pVAPA aumenta a capacidade citotóxica de *R. equi* para macrófagos de ratos. Isolados pVAPA são altamente citotóxicos para macrófagos de animais de laboratório, enquanto estirpes pVAPB mostram menor citotoxidade. A incapacidade da ação lítica do patógeno no fagolisossoma dos macrófagos alveolares está intimamente ligada à ocorrência de pneumonia em potros por linhagens virulentas. A lesão nas vias respiratórias costuma manifestar-se por graves sinais de pneumonia piogranulomatosa crônica, com formação de abscessos, microabscessos focais ou extensas áreas com grandes abscessos (cavitárias), em toda a superfície pulmonar. As estirpes consideradas avirulentas apresentam capacidade limitada de manter-se no interior dos fagócitos, ocasionando, em geral, manifestações brandas ou subclínicas nos animais.

A infecção intestinal é comum em potros com pneumonia. O microrganismo pode ser veiculado para o trato intestinal pela deglutição de esputo com a bactéria. Em ambientes severamente contaminados, a ingestão de alimentos e água contendo isolados virulentos de *R. equi* pode levar a graves infecções entéricas. No trato intestinal, o microrganismo é levado para os linfonodos mesentéricos e, à semelhança da infecção pulmonar, a bactéria é fagocitada por neutrófilos e macrófagos.

Isolados virulentos podem manter-se viáveis no interior dos fagócitos locais e desenvolver grave processo de colite ulcerativa e linfadenite mesentérica, principalmente no intestino delgado e no ceco, com eliminação do microrganismo pelas fezes. Ocasionalmente, em razão da infecção respiratória e/ou intestinal, *R. equi* pode determinar bacteremia e o subsequente estabelecimento de abscessos em outros órgãos, incluindo fígado, rins, tecido subcutâneo, ossos, articulações e órgãos da esfera reprodutiva.

As sinovites e artrites por *R. equi* também são importantes entidades nosológicas em potros, podendo ser divididas em imunomediadas e sépticas. As artropatias imunomediadas são mais prevalentes e ocorrem pela deposição de complexo antígeno-anticorpo nas articulações. Estudos recentes têm demonstrado a presença de imunoglobulinas da classe IgG e de fator reumatoide no líquido sinovial de potros com artropatias imunomediadas. Menos frequentemente, as artropatias podem ocorrer pela bacteremia por *R. equi*. Nesses casos, o microrganismo instala-se nas articulações, visto que utiliza o líquido sinovial como substrato para a multiplicação.

Com o impedimento da lise da bactéria no interior do fagolisossoma em macrófagos e neutrófilos, além da elevada quimiotaxia para neutrófilos, as lesões por *R. equi* em animais e humanos caracterizam-se pela formação de piogranulomas, de difícil resolução tecidual, tendendo à cronicidade. A estrutura dos piogranulomas é peculiar. Consiste na presença do microrganismo livre ou no interior de fagócitos, com grande quantidade de neutrófilos, macrófagos modulados em células epitelioides e grande quantidade de material purulento, além de outras células, como linfócitos e plasmócitos, circundadas por cápsula fibrosa.

Em cães e gatos, as infecções ocorrem pelas vias respiratória e transcutânea. Após inoculação traumática da pele, o microrganismo pode ficar restrito ao tegumento ou acometer os linfonodos regionais e se disseminar, por via linfo-hemática, para outros órgãos, levando à formação de piogranulomas.

➤ Clínica

Equídeos, suídeos e animais de companhia são as principais espécies domésticas que apresentam manifestações clínicas da rodococose.

Equídeos

O equino é a principal espécie-alvo que manifesta a doença clínica. Em potros, a doença acomete, predominantemente, animais até 6 meses de idade. Até o início dos sinais clínicos, o curso da doença é insidioso, com incubação por várias semanas.

Apesar de a doença tender à evolução crônica, o início dos sinais clínicos geralmente é agudo, pois o equino é capaz de compensar as infecções nas vias respiratórias inferiores. Ademais, a infecção pode permanecer subclínica em alguns animais. Em outros, manifesta-se esporadicamente de modo hiperagudo, havendo morte abrupta dos animais, com sinais respiratórios e febre. Inicialmente, os potros acometidos manifestam sinais inespecíficos, que incluem inapetência, elevação da temperatura (40 a 41°C), letargia e relutância em mamar, o que pode dificultar o diagnóstico precoce da doença.

A broncopneumonia é o principal sinal clínico em potros, ocorrendo isoladamente ou em associação com outras manifestações clínicas, em cerca de 60 a 70% dos casos. Outras manifestações incluem infecções entéricas, articulares e na cavidade abdominal, bem como lesões abscedantes em órgãos e tecidos diversos.

Após os sinais inespecíficos (febre, diminuição do apetite e indisposição ao exercício), os animais podem apresentar perda de peso e dificuldade respiratória.

Manifestação pulmonar

Pneumonia é a manifestação clínica mais evidente nos equídeos. Não é comum haver secreções nasais e tosse (produtiva ou não), embora possam se manifestar ocasionalmente, com aspecto mucopurulento. Os sinais mais comuns da afecção pulmonar são a taquipneia e a dificuldade respiratória, notadas pelo esforço abdominal (respiração abdominal) que acompanha os movimentos torácicos respiratórios. A doença acomete animais com boa condição corporal, mas, com a cronicidade dos casos, os animais tendem ao emagrecimento. Com a progressão da doença, os potros apresentam anorexia, decúbito, intolerância ao exercício, taquicardia e cianose, evoluindo para óbito em 50% ou mais dos casos diagnosticados e/ou tratados tardiamente.

A *performance* atlética de potros acometidos pela rodococose pode estar comprometida, visto que animais com pneumonia têm menos probabilidade de sucesso em provas de corrida, salto ou outras modalidades esportivas.

Sinais entéricos

Os sinais entéricos são menos frequentes, em geral associados aos respiratórios, em cerca de 30% dos casos. Menos de 5% dos potros apresentam sinais exclusivamente entéricos. Sinais de diarreia (com muco e estrias de pus), desidratação, inapetência, cólica, ascite, perda de condição corporal e atraso no crescimento são as principais manifestações clínicas em potros acometidos por grave enterocolite ulcerativa, tiflite e linfadenite mesentérica por *R. equi*.

Artropatias

As artropatias imunomediadas são causadas pela deposição de imunocomplexos (antígeno e anticorpo) nas articulações e ocorrem em cerca de 20 a 30% dos casos de rodococose em equinos, geralmente secundárias à infecção respiratória e, menos frequentemente, por infecções entéricas.

Nas sinovites e artrites imunomediadas, observa-se aumento do volume articular, principalmente nas articulações tibiotársicas, embora, menos comumente, todas as articulações dos membros possam estar comprometidas, com graus variáveis de lesão. Apesar do aumento de volume local, a articulação não se mostra dolorida à palpação, e os potros não costumam relutar em movimentar-se. Em animais com artropatia imunomediada, em geral não se observam sinais de laminite.

A artrite séptica manifesta-se por aumento de volume em qualquer articulação, com predomínio nos membros, e é consequência, comumente, de infecções por via umbilical ou pulmonares. Nos casos sépticos, os animais podem manifestar laminite, dificuldade de locomoção e abscedação articular.

Doença em equídeos adultos

A rodococose em equinos adultos é rara. Os animais apresentam, principalmente, manifestações respiratórias, mas também há relatos de enterocolite, pleurite, linfadenite e osteomielite. Em geral, a rodococose em animais adultos está associada a doenças debilitantes ou à coinfecção com microrganismos imunossupressores. As linhagens isoladas usualmente são virulentas (pVAPA).

Suídeos

Os suínos são a segunda espécie doméstica com maior prevalência de infecções por *R. equi*. Nesses animais, entretanto, a doença não é progressiva, restringindo-se, principalmente, ao sistema linfático, manifestada por linfadenite. O enfartamento ocorre, em especial, nos linfonodos submandibulares e, menos frequentemente, mediastínicos e da cadeia mesentérica. Comumente os animais são assintomáticos.

Ocasionalmente pode ser observada pneumonia em suídeos por *R. equi*.

O diagnóstico da rodococose em suínos costuma ser realizado pela presença de linfadenite, identificada na linha de abate, em animais entre 120 e 150 dias de idade. O microrganismo também é identificado em linfonodos aparentemente normais. Além dos suínos domésticos, *R. equi* tem sido isolado de linfonodos de outros suídeos (como javalis, javaporcos e *feral pigs*), bem como investigado, mais recentemente, em Tayassuídeos (catetos, queixada, caititu).

Animais de companhia

Em animais de companhia a rodococose é rara, embora os relatos sejam mais comuns em gatos do que em cães. As lesões de pele são observadas com maior frequência. Em gatos, as lesões de pele caracterizam-se por aumento de volume, principalmente nas extremidades dos membros, contendo lesões (como fístulas ou úlceras) de aspecto gomoso, que drenam material seropurulento.

Nos casos exclusivamente tegumentares, as lesões não são pruriginosas, e os animais comumente não apresentam febre, tampouco anorexia. A presença de dor no local da lesão não é um sinal clínico frequente. Linfadenomegalia regional da lesão cutânea pode ser observada. As apresentações clínicas derivadas da disseminação sistêmica do microrganismo em cães e gatos são pneumonia, pleurite, piotórax, linfadenite (mediastínica e mesentérica), linfangite, osteomielite, miosite e abscessos em órgãos. Distensão abdominal e presença de líquido à palpação do abdome são sinais de infecções hepáticas. Piotórax geralmente é acompanhado por sinais de febre, anorexia, dispneia e perda de peso, principalmente em gatos.

Ruminantes

Em bovinos, búfalos, ovinos e caprinos, a rodococose é reconhecida como doença incomum. Nessas espécies, também predominam manifestações de pneumonia e enterite. Menos frequentemente, têm sido relatadas linfadenite, linfangite, piometra, mastite, nefrite, hepatite, abortamentos e abscessos em órgãos, decorrentes da doença. Particularmente em bovinos, a linfadenite (submandibular, mesentérica e mediastínica) parece ser a principal manifestação clínica. Pneumonia é o principal sinal clínico em caprinos.

Sinais clínicos de menor frequência

Outros sinais de rodococose em equinos são representados por abscessos subcutâneos e em órgãos acessórios do aparelho reprodutor masculino. Sinais oculares, como uveíte, panoftalmite e hipópio, têm sido relatados em até 10% dos potros gravemente acometidos. A celulite tem sido associada à inoculação traumática da bactéria no tegumento ou a lesões na pele causadas pelos estágios larvais de *Strongyloides westeri*.

Esporadicamente, verifica-se osteomielite vertebral, que se manifesta clinicamente por ataxia, paralisia de membros e decúbito. A osteomielite pode ou não acompanhar casos de artropatias de origem séptica por *R. equi*. Animais com osteomielite apresentam dificuldade de locomoção e dor à palpação lombar nos estágios iniciais. Com a progressão do quadro, são observados sinais de paresia, paralisia e ataxia.

Raramente *R. equi* é descrito como causa de abortamentos, endometrite e placentite em éguas. Em 2014, entretanto, Gressler *et al.*, no Brasil, descreveram caso incomum de coinfecção por *Klebsiella oxytoca* e estirpe avirulenta de *R. equi*, causando abortamento e placentite em égua.

Animais selvagens e silvestres

Em animais silvestres e selvagens, a rodococose é considerada rara, ficando praticamente restrita aos relatos de casos. Pneumonia e abscessos em cervos, pneumonia e rinite em marmotas e coalas, linfangite e abscessos em focas, septicemia fulminante em crocodilos e *alligators*, e infecção oral em jiboia já foram relatados.

➤ Diagnóstico

Na prática clínica, o diagnóstico da rodococose em animais fundamenta-se na associação de achados clínico-epidemiológicos e resultados de exames subsidiários hematológicos, microbiológicos, citológicos e/ou histopatológicos. A acurácia e a rapidez do diagnóstico influenciam diretamente o prognóstico dos potros. Recentemente, os métodos moleculares foram propostos para o diagnóstico.

Achados clínico-epidemiológicos

Na anamnese dos potros, destaca-se maior ocorrência em animais entre 45 e 60 dias de idade. Em haras ou criações nas quais a doença é endêmica, a ocorrência de pneumonia pela bactéria supera as demais causas de distúrbios respiratórios. No Brasil, o pico sazonal da doença nos meses quentes do ano é atribuído à abundância de nascimentos nesse período, em que as condições climáticas são propícias à multiplicação do microrganismo e à presença de poeira, favorecendo a transmissão entre os animais.

Em criatórios endêmicos para rodococose, é comum haver histórico de problemas de manejo e higiene do ambiente (considerados predisponentes à infecção), com destaque para a insuficiente ingestão de colostro pelos potros, o excesso de poeira e fezes no ambiente, além da superpopulação e/ou aglomeração de animais de diferentes idades e categorias.

Clinicamente, os potros com infecção por *R. equi* podem distinguir-se dos demais com base em idade, presença de febre, escassez de descarga nasal e sons pulmonares anormais à auscultação, como sibilos, estertores, aumento do murmúrio vesicular ou áreas de silêncio (consolidação pulmonar), principalmente nos lobos apicais pulmonares. Os sinais e ruídos à auscultação pulmonar são variáveis, não sendo possível definir claramente a gravidade da infecção.

O comportamento insidioso da infecção pulmonar, aliado à habilidade dos potros em compensar discretamente a perda progressiva de função pulmonar, torna difícil o diagnóstico clínico precoce. Para a auscultação torácica em potros com sinais compatíveis com rodococose, utiliza-se manobra clínica de tampar a abertura nasal com a mão por 10 a 15 segundos, induzindo o potro à respiração profunda, facilitando, assim, a auscultação de sons anormais após a abertura das narinas.

Nas demais espécies, *R. equi* deve ser considerado no diagnóstico da linfadenite em suínos e em lesões cutâneas supurativas ou septicêmicas em animais de companhia.

Cultivo e identificação microbiológica

O exame microbiológico é o método mais prático e fidedigno no diagnóstico de rotina da rodococose. Em potros, recomenda-se o isolamento microbiano em materiais de lavado traqueobrônquico ou brônquico, abscessos, líquido sinovial, sangue e órgãos afetados, coletados durante a necropsia (pulmões e linfonodos). A coleta de material por meio de *swabs* nasais não é indicada, visto que a bactéria pode ser isolada da cavidade nasal e da traqueia em equinos assintomáticos. O isolamento de *R. equi* da cavidade nasal deve ser avaliado com cautela, pois não prediz, necessariamente, infecção pulmonar.

A hemocultura de potros tem mostrado resultados variáveis de isolamento da bactéria, embora seja material de eleição na doença em humanos. Lavados traqueobrônquicos são considerados o principal espécime clínico para o isolamento de *R. equi* de potros com pneumonia. Acima de 80% dos potros com lesões por *R. equi* em exames *post-mortem* revelam isolamento microbiológico do patógeno *ante-mortem* no lavado traqueobrônquico. Lavados bronquiais para cultura microbiológica podem ser obtidos por endoscopia ou cateter de polietileno esterilizado. Alternativamente, aspirados traqueobrônquicos podem ser obtidos por aspiração transtraqueal, visto que o procedimento de lavagem brônquico é invasivo e de baixa praticidade no ambiente dos criatórios. Assim, diversos materiais como liquor, sangue, conteúdo de abscessos, fragmentos de órgãos, líquido sinovial e fezes podem ser utilizados para diagnóstico microbiológico em animais.

R. equi é isolado das fezes da maioria dos animais de produção, especialmente potros e suínos. Apesar de a bactéria ser frequentemente deglutida em potros com sinais respiratórios, em menos de 20% dos potros confirmados com pneumonia é possível isolar a bactéria das fezes. Assim, o uso da cultura fecal de animais para o diagnóstico precoce da doença ou a pesquisa do microrganismo por grama de fezes deve ser realizado semanalmente. A otimização do isolamento de *R. equi* de material fecal de animais, ou mesmo do solo e areia de ambientes, pode ser obtido com meios seletivos como NANAT, TVP, TCP e CAZ-NB (Figura 44.4).

A presença de cocos ou cocobacilos pleomórficos, gram-positivos, nos aspirados é sugestiva de infecção por *R. equi*. É prudente, contudo, confirmar o diagnóstico pelo isolamento microbiano do organismo, que se caracteriza por colônias mucoides, brilhantes, não hemolíticas, com 48 a 72 h em meio de ágar-sangue ovino ou bovino (5%), em condições de aerobiose, entre 30 e 37°C, mostrando colônias branco-acinzentadas, coalescentes, com tendência a assumir tonalidade salmão com o envelhecimento das culturas. Em espécimes clínicos cultivados de animais tratados com antimicrobianos, o isolamento microbiano pode demorar até 7 dias de incubação. Visando avaliar aspectos de virulência, é recomendada a incubação a 30°C, que preserva os fatores de virulência dos isolados.

É preciso respeitar as boas condições de assepsia durante a coleta dos materiais citados. Os diferentes espécimes clínicos devem ser enviados em condições de refrigeração (4 a 8°C) para os laboratórios.

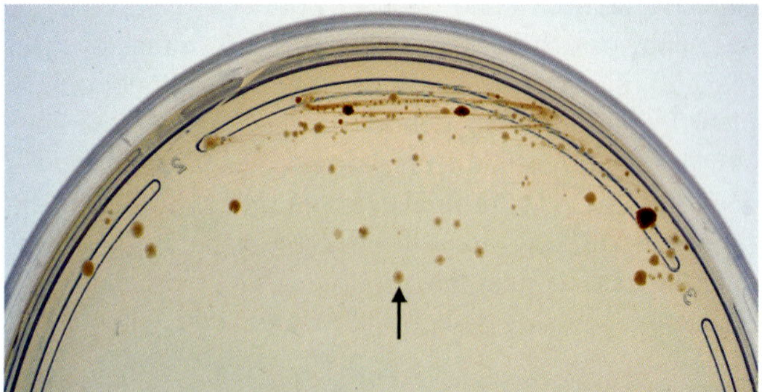

Figura 44.4 Detalhe de colônias acinzentadas de *R. equi* no meio seletivo de CAZ-NB (seta), após 96 h de incubação, em condições de aerobiose a 37°C, isoladas das fezes de suínos.

Exames citológicos

Exames citológicos diretos de abscessos, órgãos, do lavado transtraqueal e/ou do líquido sinovial são métodos alternativos para o diagnóstico. Em cães com lesões cutâneas, a citologia aspirativa com agulha fina possibilita o diagnóstico presuntivo do microrganismo no interior de fagócitos (cocos ou cocobacilos pleomórficos, de tonalidade azulada nas colorações de Giemsa ou Panótico e fortemente gram-positivos na coloração de Gram). O material citoaspirado possibilita, também, o isolamento microbiano de *R. equi*. A identificação preliminar de *R. equi* com base na citologia deve ser avaliada com cautela, pois poucas bactérias podem estar presentes em alguns espécimes clínicos. Ainda, o patógeno pode ser identificado na cavidade nasal de animais assintomáticos.

Exames hematológicos

Exames hematológicos de potros revelam leucocitose por neutrofilia e, ocasionalmente, monocitose.

A elevação dos níveis de fibrinogênio (> 400 mg/dℓ) em potros até os 6 meses de idade – com ou sem sinais de pneumonia – é a alteração hematológica mais consistente nas infecções por *R. equi*. No entanto, níveis normais podem ser encontrados no curso da infecção em potros. O aumento das frações totais de globulinas (hiperglobulinemia) também tem sido evidenciado em potros infectados.

O monitoramento da concentração total de células brancas (WBC, do inglês *white blood cell*) é útil para a detecção precoce de potros infectados em propriedades com alta prevalência de pneumonia por *R. equi*. A contagem de leucócitos totais (WBC), adotando-se ponto de corte de 15.000 células/mℓ, revela sensibilidade e especificidade de, respectivamente, 78,6 e 90,8%. Derrames torácicos e abdominais são usualmente exsudatos e revelam aumento de proteínas e de células inflamatórias (neutrófilos e linfócitos).

Em cães e gatos, os exames hematológicos revelam, também, leucocitose por neutrofilia, com desvio à esquerda.

Durante os períodos subclínicos – que precedem os sinais de pneumonia –, muitos potros infectados podem ser diagnosticados pela avaliação simultânea dos níveis de fibrinogênio plasmático, pela auscultação pulmonar de rotina dos animais (semanalmente) após exercício respiratório vigoroso e pelo aumento da temperatura corporal (duas aferições diárias). Mesmo com esses procedimentos de monitoramento ou diagnóstico precoce, alguns potros infectados apresentam infecção subclínica até o desenvolvimento abrupto de pneumonia.

Diagnóstico por imagem

A radiografia torácica é útil para detectar infecções respiratórias em potros, pequenos ruminantes e animais de companhia, representadas por inflamação pulmonar broncointersticial, abscessos, consolidação pulmonar e, ocasionalmente, formações cavitárias e nódulos. A linfadenopatia mediastínica é outro sinal radiográfico em pneumonia por *R. equi*. Esses achados radiológicos são importantes para determinar o prognóstico em animais doentes.

A ultrassonografia é utilizada, preferencialmente, quando a área acometida for periférica, uma vez que os abscessos podem estar localizados no parênquima pulmonar. Além disso, essa técnica de diagnóstico deve ser interpretada com cautela, visto que outros microrganismos podem causar pneumonia em potros com lesões semelhantes às observadas nos casos de rodococose.

Em potros e animais de companhia, a ultrassonografia torácica é útil para avaliar a extensão das lesões pulmonares, apresentando boa concordância com a radiografia convencional.

Técnicas mais sofisticadas de diagnóstico por imagem, como tomografia computadorizada, ressonância magnética e cintilografia, têm uso restrito em animais. São utilizadas pontualmente para confirmação da rodococose em infecções extrapulmonares em animais e, mais comumente, para diagnóstico da doença em humanos.

Exames sorológicos

Técnicas sorológicas também têm sido aventadas no plano diagnóstico da rodococose em potros, com destaque para imunodifusão em gel de ágar, inibição da hemólise sinérgica, imunodifusão radial e ELISA. Até o momento, a utilidade dos testes sorológicos reside mais na capacidade de monitorar a exposição dos criatórios do que para o diagnóstico individual de animais infectados.

Diferentes estudos apontam que os métodos sorológicos disponíveis, executados isoladamente ou pareados, não se mostraram seguros para confirmar ou excluir o diagnóstico de pneumonia por *R. equi* em potros. As técnicas sorológicas apresentam como vantagens a praticidade, o baixo custo e a relativa eficiência em animais em estágios avançados de infecção. No entanto, têm como inconvenientes as reações falso-positivas (anticorpos de origem materna) e falso-negativas (animais em início de infecção). Recentemente, foi idealizado método de ELISA para o sorodiagnóstico em potros, baseado em antígenos Vap, com o intuito de melhorar a eficácia dos testes sorodiagnósticos para *R. equi*. Esse teste é capaz de diferenciar animais expostos às linhagens virulentas e não virulentas do microrganismo, mas seu valor diagnóstico é discutível, visto que muitos potros saudáveis apresentam anticorpos (de memória) contra linhagens virulentas, resultando em reações falso-positivas. Assim, foi proposto o uso de anticorpos monoclonais direcionados aos antígenos pVAPA e pVAPB no diagnóstico, com resultados promissores.

As limitações das técnicas sorológicas têm sido atribuídas às diferenças na preparação dos antígenos, interferência de anticorpos de origem colostral e exposição contínua ao patógeno nos criatórios, incluindo estirpes virulentas.

Ainda, potros com infecção subclínica podem desenvolver anticorpos e se mostrar reagentes, enquanto potros em estágios precoces da infecção podem não ter desenvolvido anticorpos em níveis detectáveis. Ademais, é comum a falta de disponibilidade comercial de testes sorológicos padronizados, comprovadamente de boa sensibilidade e especificidade.

Métodos moleculares

Embora o isolamento bacteriano permaneça como o método de maior aplicabilidade no diagnóstico laboratorial de rotina, o uso combinado, nos últimos anos, de técnicas de *immunoblotting*, anticorpos monoclonais e reação em cadeia pela polimerase (PCR) possibilitou avanço significativo do diagnóstico, bem como estudos epidemiológicos e de virulência do microrganismo. Várias técnicas moleculares foram propostas para amplificar o material genético cromossomal e de plasmídios de *R. equi*, usando, principalmente, *primers* direcionados aos genes *vap*A, *vap*B e *vap*N. Estudos de comparação das técnicas convencionais de isolamento microbiano e PCR têm mostrado resultados variáveis. No entanto, os protocolos de PCR necessitam de poucos microrganismos (entre 10 e 100 bactérias, não necessariamente viáveis) para acusarem reações positivas.

A utilização da PCR para detecção de linhagens virulentas de *R. equi* em material obtido de lavados bronquiais garante o diagnóstico rápido e preciso da pneumonia em potros. Recentemente, foi utilizada, também, a técnica de PCR em tempo real, que detecta e quantifica linhagens de *R. equi* virulentas, com eficiência comparável à cultura microbiana. Já a técnica de PCR *multiplex* possibilita, na mesma reação, o diagnóstico simultâneo de linhagens de *R. equi* e a detecção dos genes de virulência da família Vap.

A detecção dos genes da família Vap e dos plasmídios associados à virulência é extremamente valiosa para estudos epidemiológicos, bem como para detecção de virulência e de novas variantes (ou tipos) em linhagens de *R. equi* isoladas de animais, humanos e do ambiente. No entanto, em virtude do custo e do pequeno número de laboratórios capacitados para o diagnóstico molecular, as análises genética e de virulência têm sido utilizadas predominantemente com o intuito de pesquisa.

Diagnóstico diferencial

O diagnóstico diferencial da rodococose em potros com sinais respiratórios deve abordar outras doenças infecciosas respiratórias de equinos, que incluem agentes como *Streptococcus equi*, influenzavírus equino, herpesvírus equino 1 e 4, além do vírus da arterite viral equina (Tabela 44.1).

As infecções por *S. equi* (agente da adenite equina ou do garrotilho) predominam em equinos entre 1 e 2 anos, após a faixa etária na qual tipicamente ocorrem as infecções por *R. equi*. Já o herpesvírus equino (1 e 4) e o vírus da *influenza* equina podem acometer potros e animais adultos. A infecção pelo gênero *Salmonella* em potros até 1 ano de idade pode resultar em lesões pulmonares, intestinais e artropatias, similares às produzidas por *R. equi*, representando um dos principais patógenos no diagnóstico diferencial.

Os quadros entéricos por *R. equi* em potros também devem ser diferenciados de parasitas (*Strongyloides westeri*), vírus (coronavírus e rotavírus) e bactérias entéricas (*Escherichia coli*, *Clostridium perfringens* e *Clostridium difficile*). A linfangite (ulcerativa), que raramente é causada por *R. equi*, deve ser diferenciada de infecções por *Corynebacterium pseudotuberculosis*, *Histoplasma* spp., *Sporothrix schenckii* e *Burkholderia mallei*. A artrite séptica por *R. equi* deve ser diferenciada, principalmente, da causada por *Salmonella* sp. e *Streptococcus equi*.

Em suínos, *R. equi* causa lesões piogranulomatosas semelhantes às da tuberculose ou das micobacterioses (linfadenite crônica). *Mycobacterium avium* e *R. equi* são, aparentemente, os principais agentes causais da linfadenite em suídeos (suínos, javalis, javaporcos e *feral pigs*), diagnosticados, em geral, ao abate.

O gênero *Mycobacterium* acomete, principalmente, os linfonodos mesentéricos, enquanto *R. equi*, os linfonodos cervicais, particularmente os submandibulares. No entanto, ambos os microrganismos também são isolados de linfonodos aparentemente normais de suídeos. Assim, faz-se necessário o diagnóstico diferencial dos processos de linfadenite em suídeos por *R. equi* e *Mycobacterium* spp. e, menos frequentemente, por outros agentes, como *Trueperella* (*Arcanobacterium*) *pyogenes*, *Nocardia* sp., estafilococos, estreptococos e enterobactérias. Recentemente, esses microrganismos também têm sido investigados nos linfonodos de tayassuídeos.

Infecções por *R. equi* em bovinos, bubalinos, ovinos e caprinos são incomuns. Casos de mastite por *R. equi* em bubalinos devem ser diferenciados da infecção por *Dietzia maris*. Em cães e gatos, a doença também é considerada rara. Nessas espécies, os principais sinais clínicos observados são lesões cutâneas (abscessos), pneumonia e linfadenites. A rodococose cutânea em animais de companhia deve ser diferenciada de nocardiose, leishmaniose e micobacterioses.

Achados anatomopatológicos

Na rodococose em animais domésticos, as lesões à necropsia são observadas, comumente, em pulmões, intestinos e linfonodos. Em equinos, as lesões pulmonares predominam nos lobos cranioventrais. Nos pulmões de potros, constatam-se graus variáveis de edema, congestão, atelectasia, pneumonia (hepatização vermelha a cinzenta) e consolidação, além de linfadenite mediastínica. Apesar disso, a formação de microabscessos ou de grandes lesões abscedantes (com ou sem cavitações) é o achado mais frequente em rodococose equina.

Tabela 44.1 Achados clínico-epidemiológicos e métodos de diagnóstico das principais doenças infecciosas dos tratos respiratórios superior e inferior de equídeos, no Brasil.

Doença	Etiologia	Achados epidemiológicos (período de incubação, meios de transmissão, sazonalidade, fatores de risco e taxas de morbidade e mortalidade)	Manifestações respiratórias	Outras manifestações clínicas	Métodos de diagnóstico
Arterite viral equina	Arterivírus	Incubação de 1 a 6 dias. Inalação de aerossóis. Contaminação de instalações com secreções nasais. Entrada recente de animais no plantel. Mortalidade baixa em potros e animais adultos. Abortamentos podem acometer 50% das éguas do plantel	Tratos respiratórios superior e inferior. Secreção nasal serosa e, ocasionalmente, purulenta. Tosse e dispneia	Linfadenite e conjuntivite. Abortamentos (fetos com petéquias e sufusões). Edema em membros e abdome, além de problemas reprodutivos em machos	Hematologia: leucopenia. Isolamento do vírus de sangue, secreção nasal e sêmen. Fixação de complemento, soroneutralização e ELISA
Garrotilho	*S. equi* subesp. *equi*	Incubação de 4 a 8 dias. Inalação de aerossóis e contaminação de água e alimentos. Maior ocorrência em animais entre 1 e 2 anos. Entrada recente de equinos no plantel. Sazonal (inverno). Rápida disseminação no plantel. Alta morbidade e baixa mortalidade	Trato respiratório superior Dificuldade respiratória	Linfadenite (retrofaríngea e submandibular). Complicações clínicas: pneumonia, empiema da bolsa gutural, púrpura hemorrágica, condromas, septicemia (nefrite, artrite, linfadenite mesentérica, peritonite e abscessos em órgãos)	Hematologia: leucocitose por neutrofilia. Cultivo microbiano e PCR de secreção nasal, de linfonodos e de bolsa gutural
Influenza	Influenza vírus subtipo 1 – H7N7 e subtipo 2 – H3N8	Incubação de 2 a 5 dias. Acomete qualquer idade. Maior prevalência entre 1 e 2 anos. Transmissão por aerossóis e alta disseminação no plantel. Sazonal (inverno). Entrada recente de equinos. Alta morbidade e baixa mortalidade	Trato respiratório superior Secreção nasal serosa a purulenta (infecção bacteriana secundária)	Indisposição para exercício e queda na *performance*. Linfadenopatia (submandibular). Lacrimejamento, inapetência e anorexia	Hematologia: leucopenia e neutropenia. Fixação de complemento e hemaglutinação
Mormo	*Burkholderia mallei*	Incubação variável de poucas semanas a vários meses. Ingestão de água e alimentos contaminados por pus. Maior prevalência em equídeos adultos submetidos a trabalho ou exercício intenso. Alta mortalidade	Tratos respiratórios superior e inferior. Secreção nasal purulenta. Tosse e dificuldade respiratória	Úlceras e cicatrizes em formato de estrela nas mucosas nasal e oral. Linfangite (rosário), linfadenopatia, emagrecimento, edema de membros, artrite e dermatite	Hematologia: leucocitose por neutrofilia. Cultivo microbiológico em ágar-batata das secreções. Fixação de complemento (triagem) e maleinização (confirmatória). PCR, ELISA e *Western blot* como outras opções
Rinopneumonite	Herpesvírus equino (tipos 1 e 4)	Incubação de 2 a 3 dias. Inalação de aerossóis. Acomete animais jovens e adultos. Entrada recente de equinos no plantel. Alta morbidade	Trato respiratório superior Secreção nasal serosa a purulenta e tosse (potros)	Linfadenite e conjuntivite Abortamento (tipo 4) no terço final de gestação. Fêmeas assintomáticas	Hematologia: leucopenia. Corpúsculos de inclusão intranucleares em hepatócitos. ELISA e PCR
Rodococose	*Rhodococcus equi*	Incubação de poucos dias a semanas. Inalação de aerossóis e contaminação de água e alimentos. Maior ocorrência em potros entre 1 e 6 meses (alta prevalência entre 45 e 60 dias). Sazonal (verão e outono). Alta mortalidade	Trato respiratório inferior Dificuldade respiratória	Diarreia e colite. Artrite imunomediada (deposição de complexos antígeno-anticorpo; cápsula articular preservada) e artrite séptica (multiplicação no líquido sinovial e destruição da cápsula articular). Abscessos em órgãos, dermatite e abortamentos	Hematologia: leucocitose, neutrofilia, aumento do fibrinogênio. Cultivo microbiológico de lavados traqueobrônquicos, fezes, líquido sinovial. Imunodifusão e PCR

As lesões pulmonares ocorrem por meio de focos em determinados lobos ou são disseminadas em todo o parênquima pulmonar. Por vezes, são cavitárias (Figura 44.5), uni ou bilaterais. Com a evolução do processo, ocorre comprometimento do parênquima pulmonar e, ocasionalmente, necrose caseosa.

As lesões intestinais ocorrem em cerca de 30% dos potros infectados e costumam acompanhar processos de pneumonia. Os animais podem exibir enterocolite ulcerativa multifocal com conteúdo purulento nas fezes (Figura 44.6), tiflite e linfadenite mesentérica. À abertura do intestino, as placas de Peyer estão reativas ao longo de todo o trato intestinal, sendo possível observar secreção purulenta nas fezes. Aliadas às lesões intestinais, peritonite e aderências do omento também podem ser verificadas. Nos casos de septicemia, são encontrados abscessos em diferentes órgãos, como rins, fígado, baço, útero, placenta e glândulas acessórias do aparelho reprodutor masculino, bem como na coluna vertebral.

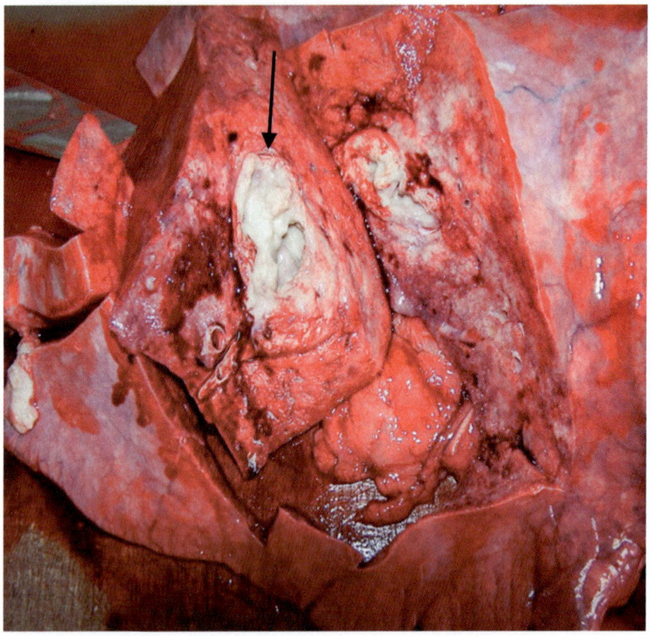

Figura 44.5 Necropsia de potro com pneumonia por *R. equi*. É possível notar congestão pulmonar e abscessos cavitários (seta) em lobo pulmonar.

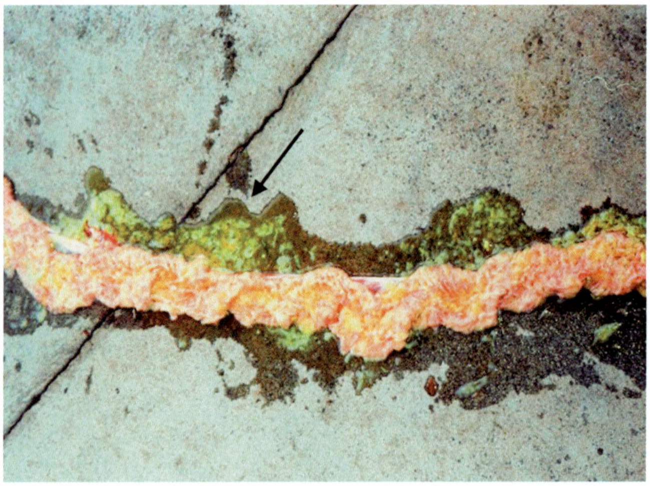

Figura 44.6 Lesão ulcerativa intestinal e conteúdo fecal purulento (seta) à necropsia de potro com enterocolite por *R. equi*.

As artropatias imunomediadas e as sépticas por *R. equi* são indistinguíveis macroscopicamente nos potros. A necropsia das artropatias por deposição de imunocomplexos revela aumento da cápsula articular, embora a superfície articular esteja preservada. A produção de líquido sinovial está aumentada, mas com pouca alteração na viscosidade e na coloração.

O exame citológico do líquido sinovial nas artropatias imunomediadas apresenta estado inflamatório com predomínio de fagócitos, linfócitos e plasmócitos, constatando-se ausência do microrganismo. Ainda nessas artropatias, o microrganismo não é isolado do líquido sinovial, visto que a lesão é causada pela deposição de complexo antígeno-anticorpo na superfície articular e pela sinóvia.

Em contraste, à necropsia dos casos de artropatias sépticas, observam-se destruição da superfície articular, alteração da coloração (amarelada a turva) e aumento da quantidade e viscosidade do líquido sinovial. Nesses casos sépticos, é possível isolar o microrganismo do líquido sinovial.

Em animais de companhia, os principais achados à necropsia são representados por abscessos, úlceras e celulites nos tecidos cutâneo e subcutâneo, próximo à região dos membros, além de linfadenites, pneumonia, piotórax e abscessos em órgãos.

Exame histopatológico

O exame histopatológico pode ser realizado com fragmentos de órgãos remetidos em formalina tamponada a 10%. O achado histopatológico predominante nas infecções por *R. equi* em animais e humanos é a formação de piogranulomas (contendo focos de necrose) e abscessos (contendo o microrganismo) no interior do citoplasma de fagócitos, particularmente em macrófagos alveolares.

Diferentes métodos tintoriais são utilizados para a caracterização do processo inflamatório e a visualização da bactéria no interior das células fagocíticas, tanto nos exames histopatológicos como nos citológicos. Dentre as diversas colorações, destacam-se hematoxilina e eosina, Panótico, Giemsa e Gram histológico. A técnica de imunoistoquímica apresenta ótimos resultados no diagnóstico *post mortem* em tecidos lesados. O padrão lesional dos piogranulomas revela *R. equi* no interior do citoplasma de macrófagos e neutrófilos, presença de macrófagos modulados em células epitelioides, grande quantidade de conteúdo purulento e debris celulares, além de linfócitos e plasmócitos em menor número, presença ocasional de células gigantes, circundados por cápsula fibrosa. Também podem ser observados focos necróticos.

Reação histológica similar é observada nas infecções piogranulomatosas por *Trueperella* (*Arcanobacterium*) *pyogenes*, *Nocardia* spp., *Corynebacterium pseudotuberculosis* e nas reações granulomatosas por *Mycobacterium* spp., posto que esses microrganismos apresentam certa similaridade na constituição da parede bacteriana (lipídios e ácido micólico), o que induz a formação de reações pio ou granulomatosas, com tendência à cronicidade.

O padrão histológico das lesões de cães e gatos assemelha-se ao de equinos e bovinos. Piogranulomas com focos necróticos e grandes contingentes de neutrófilos e macrófagos, contendo a bactéria fagocitada no citoplasma, são os principais achados em animais de companhia.

➤ Tratamento

O tratamento da rodococose fundamenta-se na administração de antimicrobianos aliada à terapia de suporte. Os antimicrobianos lipofílicos são preferíveis para o tratamento, pois alcançam altas concentrações no interior celular e no foco piogênico.

R. equi é sensível a diversos antimicrobianos *in vitro*, mas a viabilidade intracelular do patógeno e a indução de reação piogranulomatosa reduzem a eficácia *in vivo* da maioria dos antimicrobianos convencionais. Em geral, o microrganismo é sensível *in vitro* à rifampicina, a macrolídeos (azitromicina, eritromicina, claritromicina), aminoglicosídios (lincomicina, gentamicina) e imipeném. Entretanto, *R. equi* comumente é refratário ao tratamento antimicrobiano *in vivo*. O sucesso dos protocolos de tratamento são muito variáveis entre as diferentes espécies domésticas.

Equídeos

A combinação de rifampicina e eritromicina é considerada de eleição no tratamento da rodococose em potros desde a década de 1980. O uso combinado desses fármacos produz efeito sinérgico, com excelente penetração em macrófagos (principalmente os alveolares) e neutrófilos, mostrando taxas de cura que variam de 60 a 90% dos casos.

Recomenda-se rifampicina na dose de 5 mg/kg, a cada 12 h, ou 10 mg/kg, a cada 24 h, aliada à eritromicina (estolato, estearato, etil-succinato ou lactobionato) na dose de 25 mg/kg, a cada 8 h, ou 37,5 mg/kg, a cada 12 h, ambas por via oral.

O tratamento deve ser mantido por 4 a 8 semanas e tem custo relativamente elevado. Em animais com osteomielite, peritonite ou extensos abscessos, mais de 8 semanas de tratamento com esses antimicrobianos podem ser requeridas. Os animais devem ser isolados em local que facilite o monitoramento clínico diário. A manutenção do tratamento deve ser continuada até a remissão completa dos sinais clínicos e o retorno aos níveis normais dos parâmetros clínicos, radiológicos e hematológicos (eritrograma, leucograma e níveis plasmáticos de fibrinogênio).

Recentemente, os macrolídios claritromicina e azitromicina têm sido utilizados, com bons resultados, como alternativas de associação à rifampicina para tratamento de potros, em substituição à eritromicina. Claritromicina e azitromicina apresentam melhor biodisponibilidade na administração por via oral do que eritromicina. Ainda, são mais estáveis e alcançam elevadas concentrações em fagócitos.

A azitromicina é indicada na dose de 10 mg/kg, a cada 24 h, por via oral, em geral por 5 dias contínuos, seguida de mais 3 a 5 doses em dias alternados. A monoterapia com azitromicina na dosagem supracitada também tem sido proposta em potros, por via oral, por 14 dias ou mais. No entanto, são escassos os estudos sobre a eficácia e os efeitos adversos do uso prolongado da azitromicina em potros.

A claritromicina é recomendada na dosagem de 7,5 mg/kg, a cada 12 h, também por via oral. Estudos recentes *in vivo* apontaram que a combinação de claritromicina e rifampicina tem mostrado eficácia superior à associação de azitromicina e rifampicina ou de eritromicina e rifampicina, em casos de pneumonia por *R. equi* em potros. O tratamento por via oral com os antimicrobianos citados, oferecidos na ração dos potros, pode ser uma limitação a eficácia terapêutica, visto que alguns animais podem apresentar inapetência ou anorexia, e não consumirem a quantidade recomendável diária dos fármacos. Nesses casos, recomenda-se a administração dos antimicrobianos por sonda nasogástrica, ou alternativas por via parenteral. Na prática, o ideal seria a elaboração de pastas contendo esses antimicrobianos para o tratamento por via oral.

Potros podem desenvolver intolerância à eritromicina nos primeiros dias de administração ou ao longo de tratamentos por via oral durante períodos prolongados, havendo episódios de diarreia em até um terço dos animais tratados. Nesses casos, recomenda-se substituir a eritromicina por fármacos alternativos, como azitromicina ou claritromicina. Outros efeitos adversos, associados ao uso de eritromicina em potros são inapetência, hipertermia, cólica leve, aumento da frequência respiratória e bruxismo.

Outros antimicrobianos têm sido utilizados na monoterapia ou em associação com a rifampicina, como sulfa/trimetoprima, ceftiofur, penicilinas, enrofloxacino e gentamicina, com taxas variáveis de cura clínica e bacteriológica. No entanto, o uso de enrofloxacino em potros tem sido associado ao desenvolvimento de laminite, artropatias e lesões em cartilagens. Premafloxacino, uma nova quinolona de amplo espectro, tem mostrado eficácia *in vitro*.

De maneira geral, tem-se observado resistência das linhagens de *R. equi* quando os antimicrobianos são utilizados em monoterapia (incluindo os fármacos de eleição rifampicina e eritromicina), resultando em complicações clínicas nos animais tratados, obtenção somente de cura clínica e não bacteriológica ou, mesmo, culminando com a morte dos animais.

Cães e gatos

Ao tratamento de cães e gatos, indica-se monoterapia à base de amoxicilina/ácido clavulânico (12,5 mg/kg, a cada 12 h, por via oral), gentamicina (2 a 5 mg/kg, a cada 12 h, por via subcutânea), lincomicina (20 mg/kg, a cada 12 h, por via oral), eritromicina (15 mg/kg, a cada 12 h, por via oral) ou rifampicina (5 mg/kg, a cada 12 h, por via oral) ou, ainda, associações de fármacos, como lincomicina e gentamicina nas doses citadas. O tratamento é recomendado por 10 a 14 dias, com resultados efetivos nos casos não septicêmicos. A excisão cirúrgica de áreas lesionadas, a drenagem de abscessos e a infusão de soluções antissépticas (iodopovidona) são procedimentos recomendados às lesões tegumentares em cães e gatos.

Terapia de suporte

Drenagem cirúrgica de abscessos e debridamento são procedimentos indicados a alguns casos de lesões cutâneas. As lesões cutâneas abscedadas, recomenda-se a infusão local de antissépticos à base de iodo (2 a 5%).

A terapia de suporte dos potros é baseada na reposição e na manutenção intravenosa do equilíbrio hidreletrolítico e energético, aliadas aos complexos vitamínicos. A gasometria arterial de potros com dificuldade respiratória pode ser necessária para determinar se os animais requerem reposição de oxigênio ou equilíbrio acidobásico. Broncodilatadores, como aminofilina, albuterol e clembuterol, auxiliam na recuperação clínica dos sinais respiratórios em potros. O uso de anti-inflamatórios não hormonais é indicado aos casos de sinovite e/ou artrite (flunixina meglumina, na dose de 1,1 mg/kg, a cada 24 h, durante 3 dias, por via intravenosa).

Causas de insucesso do tratamento

As limitações do tratamento de animais com rodococose incluem instituição tardia de terapia, uso de fármacos convencionais de baixa efetividade contra o microrganismo, registro crescente de linhagens resistentes à rifampicina e/ou à eritromicina, desenvolvimento de resistência ao longo do tratamento, descontinuidade de terapia ou dificuldade de penetração intracelular e/ou no foco piogranulomatoso apresentada por certos fármacos.

O prognóstico é reservado em animais com infecções septicêmicas, em potros entre 45 e 60 dias e em animais com diagnóstico e/ou instituição tardia do tratamento. Em geral, mesmo com a instituição de tratamento antimicrobiano adequado, respaldado em testes de sensibilidade *in vitro* dos isolados, a doença apresenta entre 10 e 40% de letalidade. Alta mortalidade tem sido observada em potros com elevada taquicardia (> 100 bpm), grande dificuldade respiratória e extensas áreas de comprometimento pulmonar reveladas no diagnóstico por imagem.

Profilaxia e controle

O controle e a profilaxia da rodococose em potros fundamentam-se em medidas gerais (que incluem adequação do manejo e das condições do ambiente dos criatórios) e em procedimentos específicos, como diagnóstico precoce, uso de plasma hiperimune e imunoprofilaxia vacinal.

Medidas gerais

A exposição ao microrganismo no ambiente influi, em parte, o nível de desafio ao qual os animais são expostos. Assim, práticas que minimizem a carga microbiana no ambiente, particularmente dos potros, podem contribuir para reduzir a ocorrência da doença nos criatórios. Nesse contexto, recomenda-se segregar os animais por idade e categoria, bem como evitar a superlotação de animais e o acúmulo de dejetos em baias e piquetes. Os criatórios nos quais a doença cursa de maneira endêmica têm, comumente, grande número de éguas e potros, o que favorece a contaminação ambiental pelas fezes. Essas excreções contêm o microrganismo e elementos (ácidos e lipídios) que propiciam a multiplicação da bactéria.

A limpeza e o corte das pastagens, o rodízio dos piquetes de criação dos potros (potreiros), a manutenção de camada uniforme de grama nos piquetes e o aguamento dos corredores (passeios) dos potros tendem a diminuir a carga microbiana ambiental e a aerossolização nesses ambientes. Ademais, o descanso dos potreiros possibilita a recomposição das pastagens. Recomenda-se atentar para a adequação do módulo mínimo de criação, a fim de reduzir a concentração de potros ou da relação égua/potros (compor grupos com 10 pares ou menos de potros e éguas).

Fomentar a ingestão de colostro nas primeiras horas de vida do potro é fundamental para conferir imunidade passiva ao neonato nas primeiras semanas de vida, principalmente contra doenças entéricas e respiratórias, como a rodococose.

Recomendam-se, também, o isolamento de potros que retornaram de criações endêmicas e a priorização da parição de éguas em períodos do ano de temperatura mais amena, posto que o estresse térmico induz estado de imunossupressão e favorece a ocorrência de doenças, principalmente em animais jovens.

O reconhecimento precoce dos potros infectados possibilita o início do tratamento e reduz a mortalidade nos criatórios.

Medidas específicas

Diagnóstico precoce

Diferentes ações são recomendadas ao diagnóstico precoce da doença em potros nos primeiros meses de vida, as quais incluem diagnóstico sorológico (imunodifusão) e diagnóstico por imagem. O monitoramento mensal da contagem leucocitária total (> 13.000 células/mℓ) e da dosagem do fibrinogênio (> 400 mg/dℓ) também é proposto para o diagnóstico precoce. Às criações em que a doença ocorre de maneira endêmica, indica-se exame clínico dos potros 2 vezes/semana, com ênfase à auscultação pulmonar (após o exercício). No entanto, o início insidioso da doença, a capacidade dos potros de compensar as lesões respiratórias e as reações inespecíficas nos testes sorológicos são fatores que podem limitar o diagnóstico precoce.

A segregação dos animais doentes e a instituição de tratamento com antimicrobianos de boa penetração celular reduzem as taxas de morbimortalidade e evitam, ainda, a disseminação de estirpes virulentas.

Plasma hiperimune

Profilaticamente, também se preconiza a administração de plasma hiperimune, com o intuito de elevar os níveis de imunoglobulinas anti-*R. equi*, particularmente da classe IgG. Esse procedimento reduz a gravidade dos casos pulmonares e as taxas de mortalidade nos criatórios. Além das imunoglobulinas, o plasma hiperimune contém outros elementos que podem auxiliar na proteção contra *R. equi*, como interferon, citocinas, fibronectina e fatores do sistema complemento. A administração de plasma diminui a gravidade dos casos clínicos, embora não seja reconhecido como procedimento de tratamento, ou para reduzir o curso da doença. A administração de plasma hiperimune após 7 dias de evolução da doença em equinos infectados, experimentalmente, mostrou pouca eficácia no tratamento, reforçando que o uso do plasma apresenta melhor efeito profilático do que terapêutico. Assim, a eficácia do plasma hiperimune está diretamente associada ao uso antes da exposição ao patógeno.

Recomenda-se administrar 1 ℓ de plasma hiperimune (ou 20 mℓ de plasma/kg de peso vivo do potro), por via intravenosa. O protocolo ótimo de administração do plasma em potros ainda é objeto de controvérsia na literatura. Em geral, é indicado aos primeiros 60 dias de idade dos potros, com dose inicial que varia entre 1 e 10 dias de idade e eventual reforço entre 30 e 50 dias. Contudo, em razão do constante desafio dos potros ao agente no ambiente, a primeira dose do plasma é, provavelmente, a mais efetiva na proteção. Em contraste, postula-se que a administração precoce do plasma em potros possa interferir na proteção passiva adquirida pela ingestão de colostro.

O plasma hiperimune é produzido mediante hiperimunização de equinos sadios, com duas a três doses de vacina comercial contra *R. equi*, por via subcutânea, intercaladas em 15 dias de aplicação. Após 7 a 14 dias da última aplicação da vacina (ideal após 10 dias), o sangue é coletado do animal hiperimunizado, por venopunção, em bolsas específicas. Cada equino pode doar, em média, 6 a 8 ℓ de sangue, ou 1,5 a 2% do peso vivo, a cada 45 dias, sem sequelas (em situações emergenciais, o sangue pode ser coletado a cada 30 dias).

As bolsas devem ser acondicionadas em refrigeração (4 a 8°C) imediatamente após a coleta, por 24 a 48 h, visando à hemossedimentação por gravidade. Alternativamente, após 2 a 4 h de refrigeração, as bolsas podem ser centrifugadas em equipamento específico, a fim de separar o plasma dos elementos celulares do sangue em bolsas satélites. Recomenda-se que as bolsas de plasma tenham capacidade de 1 ℓ, para facilitar a administração aos potros e, também, reduzir os riscos de rupturas de bolsas com volumes maiores. Ademais, as bolsas devem ser estocadas congeladas (-20°C), podendo ser mantidas nessa temperatura por até 1 ano, embora se indique, preferencialmente, que sejam utilizadas em até 6 meses.

A administração de 1 ℓ de plasma de boa qualidade eleva entre 100 e 200 mg/dℓ os níveis circulantes de IgG. Estudo *in vitro* demonstrou que a opsonização de *R. equi* por IgG melhora a apreensão da bactéria pelos macrófagos, com consequente inativação do patógeno, fato que reforça a indicação de plasma hiperimune a potros.

Animais doadores de sangue – para obtenção de plasma – devem ser equinos sadios, de temperamento dócil, preferencialmente machos castrados, acima de 450 kg, da mesma raça dos receptores, com o intuito de minimizar as reações adversas transfusionais (geralmente associadas aos subgrupos sanguíneos Aa e Qa). Devem ser negativos para doenças infecciosas e submetidos previamente a testes sorológicos, em especial para doenças de notificação oficial no Brasil, como anemia infecciosa e mormo. Alternativamente, éguas nulíparas podem servir como doadoras.

O plasma hiperimune tem sido preconizado, também, a potros com sinais inespecíficos sugestivos de rodococose, como febre e anorexia, e que apresentem aumento de fibrinogênio e reação positiva na prova de imunodifusão contra *R. equi*.

Imunoprofilaxia vacinal

A maioria dos potros desafiados com estirpes virulentas de *R. equi* desenvolvem resposta imune protetora e prolongada, indicando que a vacinação é um procedimento valioso na profilaxia. Em contraste, a infecção de animais muito jovens (poucas semanas de idade), a interferência de anticorpos colostrais e a necessidade de vacina que induza imunidade celular (em razão da localização intracelular de *R. equi*) são fatores limitantes da imunoprofilaxia vacinal na rodococose equina.

A vacinação tem sido aventada na imunoprofilaxia de potros e éguas, com resultados variáveis. O uso de bacterinas ou vacinas autóctones (autovacinas) em potros tem baixa efetividade, visto que, tecnicamente, a primovacinação deveria ser preconizada a animais com 30 dias, seguida por reforço aos 60 dias de idade dos animais. Essa segunda dose vacinal (reforço), entretanto, coincide com o período de maior ocorrência da doença em potros (45 a 60 dias de idade), não havendo tempo hábil para o desenvolvimento de imunidade ativa nos primeiros 2 meses de idade (imaturidade imunológica), o que limita a eficácia da profilaxia vacinal nessa faixa etária. Outra limitação da vacinação dessa categoria animal seria a interferência da imunidade passiva do potro, advinda do colostro, na profilaxia vacinal (imunidade ativa).

A imunoprofilaxia com bacterinas ou vacinas autóctones em éguas, 60 e/ou 30 dias antes do parto previsto, tem sido utilizada com o objetivo de aumentar a produção de imunoglobulinas transferíveis para o feto, pelo colostro. No entanto, estudos com bacterinas e vacinas produzidas com linhagens pVAPA em éguas não demonstraram boa efetividade para potros filhos de éguas vacinadas expostos à infecção natural. Ainda, a baixa efetividade de bacterinas nas éguas pode encontrar justificativa no fato de que vacinas com bactérias inativadas não induzem resposta celular adequada, limitando sua eficácia a microrganismos intracelulares, como *R. equi*.

Estudos recentes têm investigado diferentes tipos de vacinas em cuja composição se encontram exoenzimas (colesterol oxidase e fosfolipase C) e antígenos solúveis de pVAPA, além de vacinas de subunidades. A vacinação experimental com peptídios presentes no antígeno pVAPA induziu forte resposta imune em mucosas do trato respiratório de animais vacinados. Além disso, vacinas de DNA que contêm o gene *vap*A mostraram-se, experimentalmente, imunogênicas para potros. A imunização com vacinas compostas de genes responsáveis pela expressão de proteínas virulentas é especialmente interessante para *R. equi*, pois ativa tanto a imunidade celular quanto a humoral. A eficiência da vacina de DNA foi comprovada pela administração em camundongos, nos quais se observaram aumento da eliminação de *R. equi* do fígado e produção de anticorpos anti-VAPA. A administração de vacina oral atenuada contendo pVAPA induziu aumento de imunoglobulinas anti-VAPA e anti-VAPC em potros.

A imunização experimental de equinos com cepas avirulentas não induziu proteção, indicando que as proteínas associadas à virulência são essenciais à montagem da resposta imune efetiva dos potros.

Mais recentemente, os estudos com *R. equi* estão direcionados a investigar as bases genéticas da família Vap, o perfil de virulência dos plasmídios (pVAPA, pVAPB e pVAPN), a resposta imune dos potros e a produção de imunógenos [com o uso de antígenos VAP, cepas mutantes, *transposons*, vacinas de DNA, vacinas recombinantes com bacilo Calmette-Guérin (BCG) e cepas atenuadas da bactéria].

Saúde Pública

Em 1967, foi notificado o primeiro caso de rodococose em paciente humano acometido por abscesso pulmonar. Nos 15 anos subsequentes, a infecção de humanos por *R. equi* foi considerada incomum, sendo descritos cerca de 15 casos. Nas últimas décadas, porém, houve aumento significativo dos registros de rodococose humana, os quais coincidem com o crescente número de transplantes de órgãos e com a primeira descrição de AIDS nos EUA, em 1981, pelo *Center for Disease Control and Prevention* (CDC) de Atlanta, em cinco pacientes com pneumonia. Na atualidade, a rodococose em humanos é considerada doença emergente em muitos países.

Desde o final da década de 1960, quando foi registrado o primeiro caso em humano, aventa-se que as principais vias de transmissão de *R. equi* para os indivíduos seriam por inoculação traumática da bactéria na pele, pelo contato dos pacientes (trabalhadores rurais) com solo e esterco de animais de produção (principalmente equinos), ou por inalação de aerossóis contendo a bactéria no ambiente rural. Ainda não está completamente esclarecido, entretanto, o real impacto dos animais domésticos na transmissão da doença para humanos, visto que a fonte de infecção para muitos casos nem sempre é determinada, pois muitos pacientes alegam ausência de contato com animais ou ambiente rural. A transmissão entre pacientes parece pouco provável.

Em geral, a rodococose humana apresenta comportamento ocupacional, acometendo principalmente homens, entre 30 e 50 anos de idade. As infecções estão intimamente relacionadas com certos grupos de vulnerabilidade (ou de risco), notadamente pacientes imunossuprimidos por diversas doenças de base, incluindo indivíduos acometidos por hepatopatias, nefropatias e neoplasias (leucemia e linfoma), bem como alcoólatras, transplantados, tratados por períodos prolongados com fármacos imunossupressores e, em especial, infectados pelo HIV. No entanto, a doença em pacientes imunocompetentes também é relatada.

Levantamento detalhado do perfil de 18 casos de rodococose descreveu que oito pacientes tinham histórico de contato recente com animais (principalmente equinos) ou ambiente rural. Estudo retrospectivo de casos de rodococose humana indicou que 12 dentre 32 pacientes tinham histórico de contato com animais domésticos ou seu ambiente de criação.

Investigação similar da epidemiologia de 12 casos de rodococose em humanos, nos EUA, revelou que seis pacientes vivendo com HIV/AIDS, dos quais dois tinham contato com equinos, um com cão doméstico e outro com ambiente rural. Até o momento, apesar do histórico de contato dos pacientes com ambiente rural e animais das espécies equina e bovina, as linhagens de *R. equi* detectadas em humanos apresentam, paradoxalmente, plasmídios do tipo pVAPB (virulência intermediária), padrão observado predominantemente em suídeos. Menos comumente, são identificados humanos infectados por linhagens pVAPA, que é o mesmo perfil de virulência observado em isolados de equinos.

Na Tailândia, o perfil de virulência de 69 casos de rodococose humana, entre 1993 e 2001 (dos quais 50 pacientes vivendo com HIV-AIDS), constatou que 17 (24,7%) linhagens eram avirulentas e 52 (75,3%) apresentavam plasmídios pVAPB, dos tipos 4, 7, 13, 14, 15 e 16, com predomínio do tipo 4. O perfil plasmidial de 20 linhagens de *R. equi* obtidas de suínos, também na Tailândia, detectou 15 isolados pVAPB dos tipos 1, 7, 13 e 15, mostrando certa similaridade entre os tipos de plasmídios da bactéria detectados em humanos e suínos nesse país. Na Tailândia, curiosamente, o consumo de carne suína é maior do que o de carne bovina, diferentemente do Brasil.

A similaridade do perfil plasmidial de *R. equi* em isolados de casos humanos e de suínos – ambos com predomínio de pVAPB –, sem histórico de contato dos pacientes com suínos ou suas criações, sugere que o contágio humano proveniente de suínos poderia ocorrer pelo consumo de carne crua ou inadequadamente cozida. Outra hipótese de transmissão seria o consumo de carne suína abatida clandestinamente ou sem fiscalização sanitária, em que ocorreria contaminação cruzada da carne pelo conteúdo das fezes ou dos linfonodos dos animais, posto que, nos suínos, a infecção por *R. equi* praticamente está restrita ao trato linfático.

No Brasil, a virulência de *R. equi* em humano foi notificada, pela primeira vez, em indivíduo com pneumonia, coinfectado pelo HIV, no qual foi caracterizado isolado de virulência intermediária (pVAPB). Relatos subsequentes têm sido registrados, no país, em pacientes com e sem diagnóstico de AIDS, e que apresentam, principalmente, pneumonia, além de outras manifestações, como abscessos hepáticos, lesões cutâneas e sinais de insuficiência renal crônica.

Estudo descrito em 2011 por Ribeiro *et al.*, no Brasil, investigou o perfil de virulência de dois indivíduos assintomáticos e de 18 pacientes infectados com *R. equi*, principalmente com pneumonia (9 pacientes vivendo com HIV-AIDS), dos estados de São Paulo, Rio Grande do Sul, Rio de Janeiro e Minas Gerais. Os indivíduos assintomáticos eram do estado do Rio Grande do Sul, portadores da bactéria nas microbiotas nasal e subungueal, e residiam em criatórios de equinos da região. Desses 20 indivíduos, 11 tinham histórico de contato com ambiente rural ou com animais de produção (bovinos e equinos). Nenhum dos pacientes relatou contato com suínos ou criatórios de suínos. O perfil de virulência plasmidial detectou cinco isolados pVAPB, quatro pVAPA e 11 avirulentos. Dentre as estirpes pVAPA, três eram 87 kb tipo I e uma era 85 kb tipo I, resultado que coincide com o perfil plasmidial identificado em potros nos estados de São Paulo e Rio Grande do Sul. Dois pacientes com estirpes pVAPA tinham contato com equinos. As cinco estirpes pVAPB foram identificadas em pacientes vivendo com HIV-AIDS, exclusivamente do tipo 8. Curiosamente, esse mesmo perfil plasmidial (pVAPB tipo 8) foi predominante em isolados de *R. equi* obtidos dos linfonodos de suínos e javalis abatidos no estado de São Paulo, bem como em descrição recente de broncopneumonia em javalis no Brasil.

Paralelamente, estudo em 2013, conduzido por Lara, também no estado de São Paulo, identificou 40 estirpes de *R. equi* em 150 amostras de fezes de suínos (26,6%), das quais dois isolados eram pVAPB tipo 8 e os demais avirulentos. Esses achados reforçam a hipótese de transmissão de *R. equi* para os humanos por consumo de carne suína contaminada – no momento do abate ou no processamento –, a partir do conteúdo de linfonodos ou das fezes dos animais, e, poderiam justificar, em parte, a infecção de humanos que não têm histórico de contato com suídeos ou outros animais domésticos e ambiente rural.

Em humanos infectados com *R. equi*, em outros países e no Brasil, estirpes avirulentas (ausência dos genes *vap*A e *vap*B) também têm sido identificadas em pacientes com e sem diagnóstico de AIDS. Esse achado sugeria que, nesses pacientes, a localização intracelular da bactéria, a indução de reações piogranulomatosas, a resistência aos antimicrobianos convencionais e a presença de cápsula e exoenzimas seriam suficientes para determinar a patogenicidade dos isolados. Mais recentemente, a proposta de novo tipo de plasmídio (pVAPN ou tipo bovino) por Valero-Rello *et al.*, em 2015, identificado em humanos com rodococose e em linfonodos de bovinos, pode denotar provável risco de infecção por via oral de humanos pelo consumo de carne bovina contaminada com conteúdo de linfonodos ou de fezes no abate comercial ou clandestino de bovinos. Ainda, poderia justificar certos casos da doença em pacientes humanos sem histórico de contato com animais de produção ou seus criatórios, infectados com estirpes identificadas como avirulentas e que possivelmente possam conter plasmídios pVAPN.

O perfil plasmidial de 23 linhagens de *R. equi* isoladas da areia de parques públicos e privados, investigado por Fernandes *et al.* em 2013, no interior do estado de São Paulo, revelou que todos os isolados eram avirulentos. Investigação similar no Japão, em 1966, também identificou isolados avirulentos em praças e jardins, embora não tenha sido investigado pVAPN.

Um estudo sobre rodococose em nove cães e nove gatos oriundos de vários países – dos quais um gato do Brasil – revelou linhagens pVAPA em cinco gatos e em um cão, mostrando maior ocorrência de linhagens virulentas em gatos comparativamente aos cães, assim como a preocupação em relação ao convívio desses animais com humanos imunossuprimidos, especialmente pacientes vivendo com HIV-AIDS.

Pneumonia cavitária crônica com derrame pleural, febre, tosse e dores no peito são as principais manifestações clínicas da rodococose em humanos. Os quadros extrapulmonares são menos frequentes e incluem diarreia, caquexia, pleurisia, hepatopatias, nefropatias, peritonite, artrite séptica e abscessos em órgãos.

À semelhança dos animais, o diagnóstico de rotina da doença em humanos é firmado com base na cultura microbiológica, preferencialmente do esputo, secreção de lavados traqueobrônquicos (ou outras secreções) e biopsias. Ao contrário dos animais, o sangue é considerado de eleição para o isolamento da bactéria em humanos. Exames de diagnóstico por imagem ajudam a esclarecer a extensão do comprometimento de órgãos. Auxiliam, ainda, na decisão quanto à remoção cirúrgica das áreas lesionadas.

Os principais antimicrobianos utilizados – isolados ou associados – no tratamento são rifampicina, eritromicina, vancomicina, imipeném, sulfonamidas/trimetoprima, gentamicina, amicacina, ciprofloxacino e enrofloxacino. Os pacientes são tratados por várias semanas, até a remissão completa dos sinais e após culturas microbianas negativas, embora recidivas e complicações clínicas sejam comuns, com índices variáveis de mortalidade. A doença é letal em cerca de 50% dos pacientes com rodococose coinfectados com HIV.

Não existem recomendações práticas ou específicas de profilaxia e controle da rodococose em humanos. Como o microrganismo acomete várias espécies domésticas e tem ampla difusão no ambiente dos criatórios de animais de produção (especialmente de equinos e ruminantes), além de estar presente no solo e na areia de parques e praças de entretenimento humano, seria prudente evitar o contato estreito de pacientes que apresentem qualquer grau de imunossupressão (particularmente pessoas vivendo com HIV-AIDS) com animais domésticos e o ambiente dos criatórios. Recomenda-se, também, evitar o consumo de carne e subprodutos de suídeos e bovinos abatidos sem fiscalização oficial ou tratamento térmico adequado.

➤ Bibliografia

Coetzer JAW, Thomson GR, Tustin RC. Infectious disease of Livestock: with special reference to Southern Africa. Oxford University; 1994. v. 2.

Cohen ND, O'Conor MS, Chaffin MK, Martens RJ. Farm characteristics and management practices associated with development of Rhodococcus equi pneumonia in foals. J Am Vet Med Assoc. 2005;226(3):404-13.

Conville PS, Witebsky FG. Nocardia, Rhodococcus, Gordonia, Actinomadura, and other aerobic actinomycetes. In: Murray PR, Baron EJ, Jorgensen JH, Landry ML, Pfaller MA. Manual of clinical microbiology. v. 1. 9.ed. Washington: ASM Press; 2007. p. 515-42.

Costa MM, Machado SA, Krewer CC, Fighera RA, Ilha MRS, Graça DL *et al.* Pathogenicity of Rhodococcus equi isolates from human, horse clinical and environment in immunodeficient mice. Pesq Vet Bras. 2006;26:167-70.

Dawson TRMY, Horohov DW, Meijer WG, Muscatello G. Current understanding of the equine immune response to Rhodococcus equi: an immunological review of R. equi pneumonia. Vet Immunol Immunopathol. 2010;135(1-2):1-11.

De Los Santos-Fortuna E, Mastroianni CM, Lichtner M, Mengoni F, Vullo VV, Caterino-de-Araújo A. Search of virulence-associated antigens of Rhodococcus equi in strains isolated from patients with acquired immunodeficiency syndrome. Braz J Infect Dis. 1999;3(5):184-8.

Doig C, Gill MJ, Church DL. Rhodococcus equi: an easily missed opportunistic pathogen. Scand J Infect Dis. 1991;23(1):1-6.

Farias MR, Takai S, Ribeiro MG, Fabris VE, Franco SRVS. Cutaneous pyogranuloma in a cat caused by virulent Rhodococcus equi containing an 87 kb type I plasmid. Aust Vet J. 2007;85(1-2):29-31.

Fernandes MC, Ribeiro MG, Takai S, Leite DS, Pinto JPAN, Brandão PE *et al.* Identification of pathogens and virulence profile of Rhodococcus equi and Escherichia coli strains obtained from sand of parks. Braz J Microbiol. 2013;44(2):485-91.

Giguère S, Prescott JF. Clinical manifestations, diagnosis, treatment, and prevention of Rhodococcus equi infections in foals. Vet Microbiol. 1997;56(3-4):313-34.

Girardini LK, Gressler LT, Costa MM, Botton SA, Pellegrini DCP, Vargas AC. Perfil de susceptibilidade antimicrobiana e presença do gene vapA em Rhodococcus equi de origem humana, ambiental e equina. Pesq Vet Bras. 2013;33(6):735-40.

Greene CE, Prescott JF. Rhodococcus equi infection. In: Greene CE. Infectious diseases of the dog and cat. 4.ed. St. Louis: Elsevier Saunders; 2012. p. 334-5.

Gressler LT, Kowalski AP, Balzan C, Tochetto C, De Avilla Botton S, Ribeiro MG, De Vargas AC. Coinfection by avirulent Rhodococcus equi and Klebsiella oxytoca as a cause of atypical abortion in a thoroughbred mare. JMM Case Reports 2014;1: e001768-e001768.

Hines TH. Rhodococcus equi. In: Sellon DC, Long MT. Equine infectious diseases. Missouri: Saunders, Elsevier; 2007. p. 281-95.

Krewer CC, Spricigo DA, De Avila BS, Costa MM, Schrank I, Vargas APC. Molecular characterization of Rhodococcus equi isolates of horse breeding farms from an endemic region in south of Brazil, by multiplex PCR. Braz J Microbiol. 2008;39(1):188-93.

Lara GHB. Ocorrência e identificação molecular de espécies do gênero Mycobacterium e marcadores de virulência em linhagens de Rhodococcus equi isoladas de linfonodos e das fezes de suínos de abatedouro [tese de doutorado]. Botucatu: Faculdade de Medicina Veterinária e Zootecnia da Universidade Estadual Paulista; 2013.

Lara GHB, Ribeiro MG, Leite CQF, Paes AC, Guazzelli A, Silva AV *et al.* Occurrence of Mycobacterium spp. and other pathogens in lymph nodes of slaughtered swine and w4ild boars (Sus scrofa). Res Vet Sci. 2011;90(2):185-8.

Lara GHB, Takai S, Yukako S, Kakuda T, Listoni FJP, Risseti RM *et al.* VapB type 8 plasmids in Rhodococcus equi isolated from the small intestine of pigs and comparison of selective culture media. Letters Appl Microbiol. 2015;61(3):306-10.

Letek M, Ocampo-Sosa AA, Sanders M, Fogarty U, Buckley T, Leadon DP *et al.* Evolution of the Rhodococcus equi vap pathogenicity island seen through comparison of host-associated vapA and vapB virulence plasmids. J Bacteriol. 2008;190(17):5797-805.

Makrai L, Kobayashi A, Matsuoka M, Sasaki Y, Kakuda T, Dénes B *et al.* Isolation and characterization of Rhodococcus equi from submaxillary lymph nodes of wild boars (Sus scrofa). Vet Microbiol. 2008;131:318-23.

Makrai L, Takayama S, Dénes B, Hajtós I, Sasaki Y, Kakuda T *et al.* Characterization of virulence plasmids and serotyping of Rhodococcus equi isolates from submaxillary lymph nodes of pigs in Hungary. J Clin Microbiol. 2005;43(3):1246-50.

Meyer DK, Reboli AC. Coryneform and Rhodococcus. In: Mandel GL, Bennet JE, Dolin R. Principles and practices of infectious diseases. v. 2. 6.ed. Philadelphia: Elsevier; 2005. p. 2465-78.

Monego F, Maboni F, Krewer C, Vargas A, Costa M, Loreto E. Molecular characterization of Rhodococcus equi from horse-breeding farm by multiplex PCR for vap gene family. Curr Microbiol. 2009;58(4):399-403.

Nerren JR, Martens RJ, Payne S, Murrell J, Butler JL, Cohen ND. Age-related changes in cytokine expression by neutrophils of foals stimulated with virulent Rhodococcus equi in vitro. Vet Immunol Immunopathol. 2009;127(3-4):212-9.

Oliveira AF, Ferraz LC, Brocchi M, Roque-Barreira MC. Oral administration of a live attenuated Salmonella vaccine strain expressing the VapA protein induces protection against infection by Rhodococcus equi. Microbes Infect. 2007;9(3):382-90.

Oliveira SJ, Borowski SM, Barcellos DSN, Ernani TR. Etiologia de lesões tubercuoloides em suínos no Rio Grande do Sul. Arq Fac Vet UFRGS. 1995;23:112-6.

Prescott JF. Rhodococcus equi: an animal and human pathogen. Clin Microbiol Rev. 1991;4(1):20-34.

Quinn PJ, Carter ME, Markey B, Carter GR. Clinical veterinary microbiology. London: Wolfe; 1994. Corynebacterium species and Rhodococcus equi; p. 137-43.

Quinn PJ, Markey BK, Carter ME, Donnelly WJ, Leonard FC. Microbiologia veterinária e doenças infecciosas. Porto Alegre: Artmed; 2005. Rhodococcus equi; p. 71-3.

Radostits OM, Gay CC, Hinchcliff KW, Constable PD. Veterinary medicine: a textbook of the diseases of cattle, horses, sheep, pigs, and goats. 10.ed. Philadelphia: Saunders; 2007. Rhodococcus equi pneumonia of foals; p. 800-5.

Ribeiro MG. Overview of rhodococcosis. In: Aiello SE. Merck Veterinary Manual. 11.ed. Duluth: Wiley; 2015.

Ribeiro MG, Seki I, Yasuoka K, Kakuda T, Sasaki Y, Tsubaki S *et al.* Molecular epidemiology of virulent Rhodococcus equi from foals in Brazil: virulence plasmids of 85-kb type I, 87-kb type I, and a new variant, 87-kb type III. Comp Immunol Microbiol Infect Dis. 2005;28(1):53-61.

Ribeiro MG, Takai S, Guazzelli A, Lara GHB, Silva AV, Fernandes MC *et al.* Virulence genes and plasmid profiles in Rhodococcus equi isolates from domestic pigs and wild boars (Sus scrofa) in Brazil. Res Vet Sci. 2011;91(3):478-81.

Ribeiro MG, Takai S, Vargas AC, Mattos-Guaraldi AL, Camello TCF, Silva AV. Identification of virulence associated plasmids in Rhodococcus equi from humans with and without acquired immune deficiency syndrome in Brazil. Am J Trop Med Hyg. 2011;85(3):510-3.

Sakai M, Ohno R, Higuchi C, Sudo M, Suzuki K, Sato H *et al.* Isolation of Rhodococcus equi from wild boar (Sus scrofa) in Japan. J Wildelife Dis. 2012;48:815-7.

Severo LC, Londero AT. Rodococoses. In: Veronesi R, Focaccia R. Tratado de infectologia. 2 v. São Paulo: Atheneu; 1996. p. 1032-3.

Severo LC, Ritter P, Petrillo VF, Dias CAG, Porto NS. Infecção pulmonar por Rhodococcus equi: relato dos dois primeiros casos brasileiros. J Pneumol. 2001;27(3):158-62.

Takai S. Epidemiology of Rhodococcus equi infections: a review. Vet Microbiol. 1997;56:167-76.

Takai S, Fukunga N, Ochiai S, Imai Y, Sasaki Y, Tsubaki S *et al.* Identification of intermediately virulent Rhodococcus equi isolates from pigs. J Clin Microbiol. 1996;34(4):1034-7.

Takai S, Fukunga N, Ochiai S, Sakai T, Sasaki Y, Tsubaki S. Isolation of virulent and intermediately virulent Rhodococcus equi from soil and sand on parks and yards in Japan. J Vet Med Sci. 1996;58(7): 669-72.

Takai S, Martens RJ, Julian A, Ribeiro MG, Farias MR, Sasaki Y *et al.* Virulence of Rhodococcus equi isolated from cats and dogs. J Clin Microbiol. 2003;41(9):4468-70.

Takai S, Tharavichitkul P, Takarn P, Khantawa B, Tamura M, Tsukamoto A *et al.* Molecular epidemiology of Rhodococcus equi of intermediate virulence isolated from patients with and without acquired immune deficiency syndrome in Chiang Mai, Thailand. J Infect Dis. 2003;188(11):1717-23.

Valero-Rello A, Hapeshi A, Anastasi E, Alvarez S, Scortti M, Meijer WG *et al.* An invertron-like linear plasmid mediates intracellular survival and virulence in bovine isolates of Rhodococcus equi. Infect Immun. 2015;83(7):2725-37.

Vargas AC. Infecções por Rhodococcus equi. In: Riet-Correa F, Schild AL, Mendez AMC, Lemos RAA. Doenças de ruminantes e equinos. 2.ed. São Paulo: Varela; 2001.

Vargas AC, Monego F, Gressler LT, Botton SA, Costa MM, Ecco R *et al.* Bronchopneumonia in wild boar (Sus scrofa) caused by Rhodococcus equi carrying the VapB type 8 plasmid. BMC Res Notes. 2013;6:111.

Verville TD, Huycke MM, Greenfield RA, Fine DP, Kuhls TL, Slater LN. Rhodococcus equi infections in humans. Medicine. 1994;73:119-32.

Enfermidades pelo Gênero *Salmonella* 45

Tatiane Alves da Paixão, José Paes de Almeida Nogueira Pinto e Renato de Lima Santos

Definição

Doenças infectocontagiosas de potencial zoonótico causada por diferentes sorotipos do gênero *Salmonella*, caracterizada por sinais entéricos e septicêmicos em animais e humanos.

Sinonímia: salmonelose.

Etiologia

O gênero *Salmonella* inclui bactérias gram-negativas pertencentes à família *Enterobacteriaceae*. Esses microrganismos intracelulares facultativos têm formato de bacilos (0,5 a 1,5 µm), são móveis por flagelos, capsulados ou não, além de não formarem esporos. As condições ótimas de isolamento são temperatura de 37°C e pH entre 6,5 e 7,5.

Salmonelas são bactérias aeróbias isoladas de afecções extraentéricas em meios de cultura convencionais, como ágar suplementado com sangue ovino ou bovino (5%), mostrando colônias acinzentadas, não hemolíticas, com 1 mm de diâmetro, após 24 de incubação a 37°C. É mais comum, todavia, proceder ao isolamento seletivo com meios específicos em amostras de origem fecal.

O isolamento das fezes de animais é realizado em condições de aerobiose, em meios especiais para enterobactérias ou específicos para o gênero *Salmonella*, como ágar MacConkey, ágar *Salmonella-Shigella*, ágar verde brilhante, ágar sulfito de bismuto, ágar Levine e ágar XLD, geralmente subcultivados previamente por 12 a 48 h, em meios líquidos seletivos, como caldo tetrationato, caldo selenito ou Rappaport.

São conhecidos mais de 2.500 sorotipos de salmonela, classificados com base na identificação sorológica dos antígenos somáticos (O), flagelares (H) e capsulares (Vi). Todos os sorotipos pertencem a apenas duas espécies: *Salmonella enterica* (*S. enterica*) e *Salmonella bongori* (*S. bongori*). *S. enterica* tem cerca de 2.400 sorotipos, em sua maioria patogênicos para animais e humanos, enquanto *S. bongori* contém 20 sorotipos. Embora se considere, para efeito deste capítulo, apenas as duas espécies clássicas de salmonela, recentemente foi proposta uma nova espécie pertencente ao gênero, denominada *Salmonella subterranea* (*S. subterranea*).

A espécie *S. enterica* é dividida em seis subespécies, denominadas *enterica*, *salamae*, *arizonae*, *diarizonae*, *houtenae* e *indica*, numeradas como I, II, IIIa, IIIb, IV e VI, respectivamente. Todos os sorotipos que infectam animais de sangue quente pertencem à subespécie I. A maioria dos sorotipos de interesse veterinário pertence à *S. enterica* subesp. *enterica*.

A grafia completa do sorotipo Typhimurium, sob a óptica taxonômica, seria *S. enterica* subesp. *enterica* sorotipo Typhimurium (o sorotipo não é grafado em itálico e somente a primeira letra é maiúscula). No entanto, tem sido consagrada pelo uso, e pela maioria dos microbiologistas, a grafia simplificada, que denomina o agente de *S.* Typhimurium (ficando ocultas a espécie *enterica* e a subesp. *enterica*), a qual será adotada neste capítulo.

S. enterica é capaz de infectar grande número de espécies de hospedeiros. Alguns sorotipos, como Typhimurium, infectam amplo espectro de hospedeiros, enquanto outros, como Dublin e Choleraesuis, são hospedeiro-adaptados ou apresentam certa seletividade por espécies animais, infectando, preferencialmente, bovinos e suínos, respectivamente, embora esses dois sorotipos mantenham a capacidade de infectar outras espécies, como os humanos.

Outros sorotipos adaptados são Abortusequi (em equinos), Abortusovis (em ovinos), Pullorum e Gallinarum (em aves). Os sorotipos Newport, Anatum, Enteritidis, Agona e Montevideo têm sido isolados com certa frequência em animais, mas não têm preferência por espécies. Typhi e Paratyphi são sorotipos que infectam, preferencialmente, os humanos, causando, respectivamente, febre tifoide e paratifo. Os demais sorotipos mostram baixa (ou ausência de) especificidade por hospedeiros e podem infectar indistintamente animais e humanos.

Apesar da maior frequência de isolamento dos sorotipos adaptados, nas diferentes espécies animais citadas, o sorotipo Typhimurium é o mais prevalente na maioria dos animais. Assim, as manifestações clínica e patológica das infecções por salmonela dependem da espécie do hospedeiro e do sorotipo envolvido.

Os principais fatores de virulência das estirpes de salmonela são representados por presença de cápsula (K), flagelo (H), *pili* ou adesinas (P), lipopolissacarídios de membrana (LPS), enterotoxinas e plasmídios. As estirpes ou sorotipos mais patogênicos parecem ser capazes de se multiplicar intracelularmente. Evidências recentes apontam que certos isolados de salmonela produzem enterotoxina termolábil, associada à ocorrência de diarreia.

Epidemiologia

A salmonelose figura entre as mais importantes doenças infectocontagiosas, em razão do elevado número de espécies animais que acomete, assim como por seus reflexos na saúde humana, em virtude do potencial zoonótico de vários sorotipos.

A epidemiologia da salmonelose é extremamente complexa, dada a variedade de espécies animais envolvidas, bem como os diferentes sorotipos do patógeno e o papel dos alimentos e da água na veiculação da bactéria, tornando difíceis as ações de profilaxia e controle.

Salmonela tem distribuição cosmopolita. Cerca de 2.500 sorotipos já foram descritos em diferentes países. Em sua maioria, não são hospedeiro-específicos. Assim, diferentes espécies animais podem albergá-los e intercambiá-los, muitos dos quais associados às várias manifestações entéricas e extraentéricas. Da totalidade dos sorotipos descritos, cerca de 70 a 80 são reconhecidos como os mais patogênicos, todos pertencentes à espécie *S. enterica* subesp. *enterica*.

Historicamente, têm-se observado variações na patogenicidade entre os sorotipos na etiologia da salmonelose, embora S. Typhimurium e, recentemente, S. Enteritidis estejam entre os mais frequentes, tanto em humanos como em animais.

A doença entérica e septicêmica é mais comum em animais jovens, até 1 ano de idade, apesar de predominar em bezerros, potros, suínos e cães com menos de 4 meses de idade. Animais velhos ou imunossuprimidos, entretanto, também desenvolvem doença clínica.

Na ocorrência da doença, não existe predileção por sexo dos animais, exceto nos casos de piometra em cadelas. Efeito sazonal pode ser observado em períodos de maior pluviosidade em certas regiões ou países, em razão do maior acúmulo de sujidades e umidade, o que pode favorecer as infecções pela bactéria em animais domésticos.

A fonte de infecção principal consiste nos próprios animais, que eliminam a bactéria pelas fezes. Muitos animais são considerados hospedeiros de manutenção, que mantêm o microrganismo e o eliminam pelas fezes para o ambiente.

O reconhecimento desses hospedeiros de manutenção é fundamental para os estudos epidemiológicos de rastreamento de casos ou surtos, bem como para a adoção de ações de controle e profilaxia. No entanto, muitos animais podem albergar o agente na mucosa do íleo, no ceco, no cólon e nos linfonodos mesentéricos, sem aparentar sinais clínicos, embora eliminem o microrganismo por cerca de 6 semanas ou mais pelas fezes. A bactéria pode manter-se viável no ambiente 6 a 9 meses, fato que propicia a transmissão e, consequentemente, dificulta o controle.

A infecção de animais e humanos ocorre, em geral, pela via oral, por ingestão de água e alimentos contaminados por fezes (carne, frutas e verduras), que representam as principais vias de transmissão da bactéria. Fômites e utensílios de uso comum em animais (comedouros e bebedouros) também podem servir como veiculadores do patógeno nos criatórios.

Em razão da característica oportunista da bactéria, outras portas de entrada, além da via oral (digestória), são observadas na infecção por salmonela em animais, como as vias geniturinária, umbilical, cutânea, conjuntival e transplacentária. Ocasionalmente, a infecção pode ocorrer pela via respiratória em ambientes excessivamente contaminados ou em laboratórios, em virtude da formação de aerossóis. Particularmente nas aves, os sorotipos Enteritidis, Pullorum e Gallinarum podem infectar os ovários e são veiculados, por vezes, para os ovos.

O estabelecimento da doença depende de alguns fatores, como espécie animal, dose infectante do patógeno, sorotipo envolvido, virulência do agente, higidez do hospedeiro e condições de criação dos animais. Dentre as condições de manejo e criação dos animais, considera-se que animais criados sob confinamento estão mais sujeitos à infecção, pois há maior proximidade dos animais, acúmulo de matéria orgânica e, consequentemente, facilidade de disseminação do agente nesse tipo de ambiente. Mesmo não desenvolvendo a doença clínica, muitos desses animais servem como reservatórios e continuam eliminando o agente pelas fezes, recontaminando o ambiente e perpetuando condições propícias para novas infecções.

Além disso, a baixa ingestão de colostro (hipogamaglobulinêmicos) predispõe os animais domésticos, nas primeiras semanas de vida, ao desenvolvimento de infecções respiratórias e entéricas, particularmente a salmonelose.

O excesso de matéria orgânica em ambientes como baias, salas de ordenha, capris, apriscos, bezerreiros, canis, gatis ou outros locais de alto fluxo e concentração de animais favorece a ocorrência da doença. A contaminação de aguadas e bebedouros por fezes de animais é outro fator que deve ser levado em consideração na ocorrência da doença.

Deficiências na limpeza e na antissepsia do umbigo de animais domésticos recém-nascidos estão associadas à infecção por via umbilical e ao desenvolvimento de doença sistêmica, como septicemia, artrite e pneumonia.

Ademais, mudanças bruscas no regime alimentar, extremos de temperatura, superlotação, transporte e prenhez são fatores estressantes que podem favorecer a multiplicação do microrganismo no ambiente entérico.

O consumo de carne crua por animais domésticos (principalmente cães e gatos), silvestres ou selvagens (zoológicos e centros de recuperação de animais) pode facilitar a transmissão da bactéria pelo alimento cru ou sem tratamento térmico. Nos EUA, estudos têm apontado a contaminação de rações comerciais para animais de companhia ou suplementos alimentares que utilizam carne ou subprodutos mal cozidos ou crus.

A proximidade da genitália das fêmeas com o reto possibilita a invasão do útero por certas estirpes de salmonela, pela via ascendente – particularmente em cadelas – resultando em quadros de piometra.

O trânsito de pessoas e veículos também é outro fator que deve ser considerado na disseminação do patógeno, além da presença de roedores, animais silvestres e outras espécies domésticas no ambiente de criação.

A doença em animais de produção causa grandes prejuízos, em razão da ocorrência de diarreia, emagrecimento, infecções sistêmicas (pneumonia, artrite e septicemia) e morte ocasional. Há prejuízos associados, ainda, à redução da produção de leite, carne e lã, assim como ao desenvolvimento de ninhadas desuniformes em suínos. A salmonelose é motivo de preocupação, também, em animais de companhia, seja por quadros clínicos graves, ou pelo fato de essas espécies atuarem como reservatórios do patógeno para humanos.

➤ Patogenia

A patogenicidade das linhagens e dos diferentes sorotipos do gênero *Salmonella* depende fortemente da capacidade da bactéria de invadir células epiteliais do hospedeiro, sobreviver e se multiplicar na circulação e no interior de células fagocíticas dos suscetíveis (Figura 45.1), assim como de se disseminar pelos vários órgãos dos animais.

Salmonela tem vários mecanismos de patogenicidade. Dentre os mecanismos relacionados com a virulência bacteriana, devem ser considerados, cápsula (K), flagelo (H), *pili* (P) ou adesinas, lipopolissacarídios de membrana (LPS), enterotoxinas e plasmídios.

A cápsula presente em certas estirpes dificulta a fagocitose por neutrófilos e macrófagos, enquanto os flagelos possibilitam a mobilidade bacteriana. As adesinas, ou *pili*, são responsáveis pela aderência da bactéria aos enterócitos e a outras células suscetíveis. O antígeno somático (O),

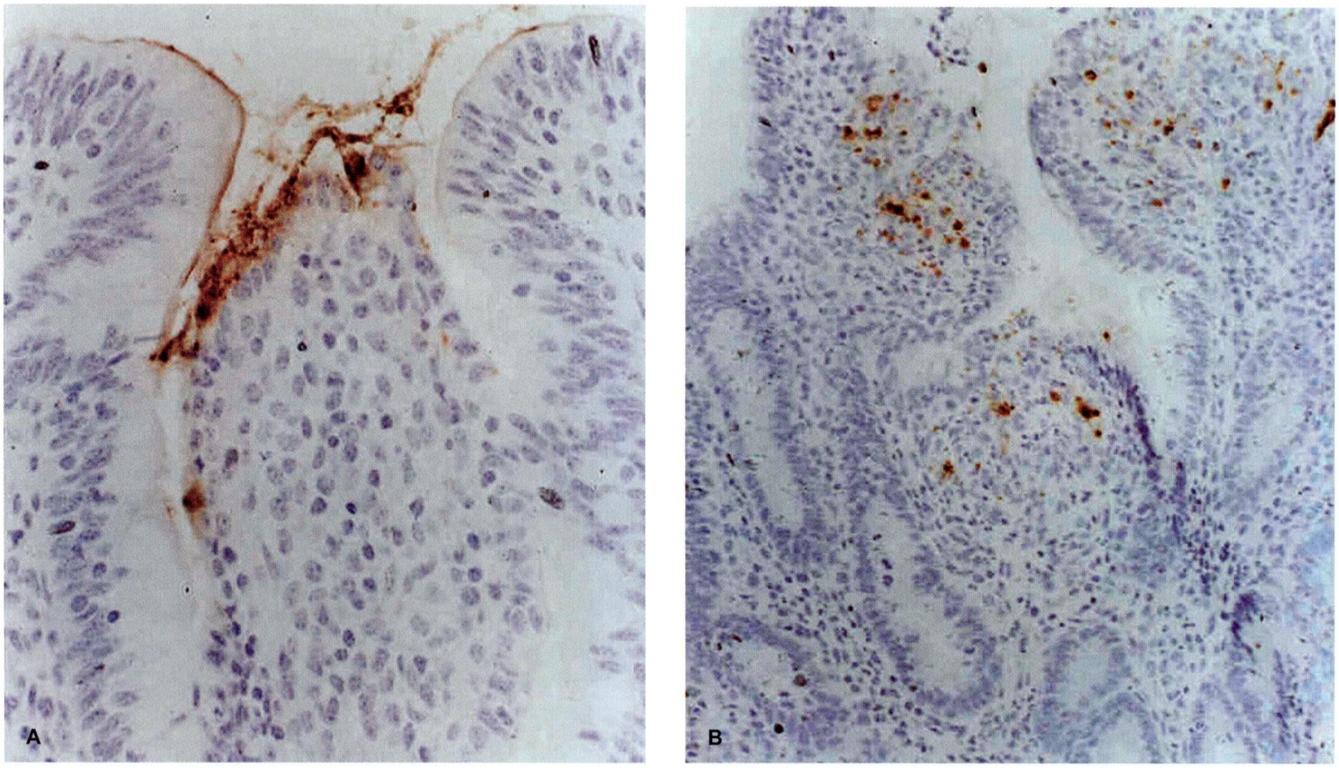

Figura 45.1 Imunomarcação de *S. enterica* sorotipo Typhimurium na mucosa ileal de bezerro infectado experimentalmente. **A.** Intensa imunomarcação de salmonela, 15 min após inoculação, associada à superfície apical do epitélio intestinal. **B.** Imunomarcação da bactéria localizada profundamente na lâmina própria 2 h após a infecção.

localizado na parede celular, apresenta LPS em sua estrutura (lipídio A e polissacarídio), cuja porção lipídica está relacionada com os processos de choque endotóxico. Os plasmídios têm DNA extracromossômico, transmissível entre as estirpes, que carreiam fatores de virulência associados à resistência aos antimicrobianos e à produção de toxinas.

Salmonela invade células não fagocíticas do hospedeiro por um processo muito semelhante à fagocitose. As células-alvo infectadas são, primariamente, as células M das placas de Peyer e, no caso dos bovinos, também os enterócitos (Figura 45.2). Ao entrar em contato com a superfície apical das células epiteliais do hospedeiro, a bactéria transfere proteínas bacterianas efetoras para o interior do citoplasma da célula-alvo. Esse processo é determinado por mecanismo de secreção do tipo III, codificado pela ilha de patogenicidade 1 de salmonela (ou SPI, do inglês *Salmonella pathogenicity island*). Esse sistema transfere proteínas bacterianas com ação de quinases, fosfatases ou com afinidade pelo citoesqueleto da célula, resultando em alteração das vias de sinalização intracelular e do citoesqueleto. Esse processo resulta na polimerização de actina e na indução de um fenômeno semelhante à fagocitose, que possibilita a internalização do microrganismo na célula não fagocítica do hospedeiro.

Estirpes mutantes, com o sistema de secreção do tipo III afuncional, são incapazes de invadir as células do hospedeiro. Além disso, estudos recentes identificaram cinco proteínas bacterianas efetoras (que são transferidas para o citoplasma da célula do hospedeiro), consideradas essenciais para a capacidade de invasão do gênero *Salmonella*. A estrutura do sistema de secreção do tipo III da SPI-1 também foi estudada em detalhes, resultando na identificação de uma estrutura semelhante a uma agulha de injeção, de 80 nm de comprimento, constituída por várias proteínas bacterianas.

Estudos realizados no início da década de 1990 demonstraram as características morfológicas e a dinâmica de interação da salmonela com as células epiteliais intestinais. Imediatamente após o contato inicial com a célula do hospedeiro, formam-se projeções citoplasmáticas, com alteração do citoesqueleto da região adjacente. Essas projeções envolvem a bactéria, que é internalizada em um vacúolo revestido de membrana. Esse processo tem início cerca de 40 s após o contato da bactéria com a superfície apical do enterócito, e a internalização da bactéria completa-se em menos de 30 min.

Essas alterações morfológicas da célula do hospedeiro incluem a ação de proteínas efetoras bacterianas, que interferem nas moléculas de sinalização da célula do hospedeiro, como as GTPases (do inglês, *guanosine triphosphate hydrolase*) Rho (Cdc42 e Rac-1). Esse mecanismo leva a alterações do citoesqueleto, incluindo o recrutamento e a polimerização de seus componentes, como a actina, o que resulta na formação de projeções e na indução de processo semelhante à fagocitose.

Salmonela é sensível a estímulos ambientais, como concentração de oxigênio, osmolaridade e pH. Assim, o microrganismo consegue reconhecer o ambiente do lúmen intestinal, o que determina a expressão de genes bacterianos responsáveis pela invasão. Com o microrganismo internalizado no citoplasma da célula do hospedeiro, as condições ambientais são alteradas, o que resulta em mudança no perfil da expressão gênica da bactéria, passando-se a reprimir a expressão de genes necessários à invasão e a induzir genes necessários à sobrevivência intracelular.

Apesar de a invasão intestinal pela bactéria depender fortemente do mecanismo ativo citado, há também um modo alternativo de invasão, mediado por células dendríticas ($CD18^+$), as quais apresentam projeções citoplasmáticas que

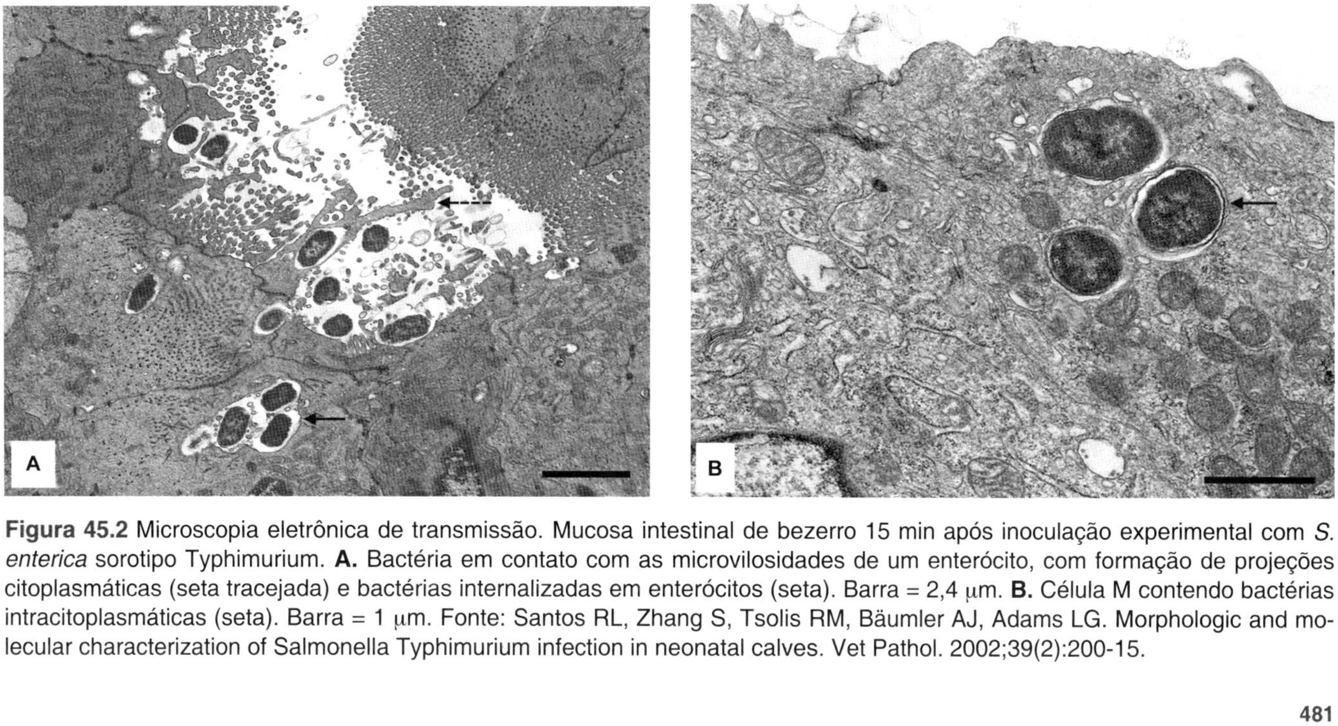

Figura 45.2 Microscopia eletrônica de transmissão. Mucosa intestinal de bezerro 15 min após inoculação experimental com *S. enterica* sorotipo Typhimurium. **A.** Bactéria em contato com as microvilosidades de um enterócito, com formação de projeções citoplasmáticas (seta tracejada) e bactérias internalizadas em enterócitos (seta). Barra = 2,4 μm. **B.** Célula M contendo bactérias intracitoplasmáticas (seta). Barra = 1 μm. Fonte: Santos RL, Zhang S, Tsolis RM, Bäumler AJ, Adams LG. Morphologic and molecular characterization of Salmonella Typhimurium infection in neonatal calves. Vet Pathol. 2002;39(2):200-15.

chegam à superfície apical do epitélio, possibilitando a internalização da bactéria sem a necessidade de o microrganismo atravessar a barreira epitelial. Não está totalmente esclarecido, contudo, o significado dessa rota alternativa de invasão na patogênese da diarreia induzida pelas estirpes do patógeno.

Outro aspecto importante na patogenia é a capacidade de sobrevivência de salmonela, bem como de multiplicação no interior de células fagocíticas e não fagocíticas do hospedeiro. Diversos genes bacterianos são associados a esse mecanismo de virulência, mas a ilha de patogenicidade 2 tem papel extremamente importante na sobrevivência intracelular do patógeno. Essa ilha codifica outro sistema de secreção do tipo III que, à semelhança do descrito anteriormente, é responsável pelo transporte de proteínas bacterianas efetoras para o citoplasma da célula do hospedeiro. No entanto, nesse caso, tais proteínas são essenciais para a sobrevivência da bactéria no interior da célula do hospedeiro.

Assim que o patógeno invade o ambiente intracelular, ocorre uma mudança no perfil de expressão gênica da bactéria, visto que é sensível aos sinais que caracterizam o ambiente intracelular. Esse processo resulta em indução da expressão de genes essenciais para a sobrevivência intracelular, incluindo a ilha de patogenicidade 2. Um dos principais sinais ambientais para essa mudança no perfil de expressão gênica é a baixa concentração de Mg^{2+}, que sensibiliza um sistema regulatório de dois componentes, chamado de PhoP-PhoQ. A proteína PhoQ, localizada na superfície da bactéria, é alterada pelos sinais ambientais e pela fosforila PhoP, ativando a expressão de vários genes que favorecem a sobrevivência intracelular, ao mesmo tempo que reprime a expressão de genes envolvidos nos mecanismos de invasão de células não fagocíticas.

Certos patógenos, capazes de sobreviver e multiplicar-se nas células do hospedeiro, tal como o gênero *Salmonella*, conseguem evadir-se da formação do fagossomo, localizando-se no citoplasma da célula-alvo. A maioria dos microrganismos que sobrevivem em células do hospedeiro, contudo, apresenta vacúolos revestidos de membrana.

Os microrganismos providos de vacúolos podem ser separados em três grupos: (a) organismos que residem em vacúolos que não se fundem com nenhuma organela da cascata endocítica, (b) organismos seletivamente fusogênicos (como salmonela, cujo vacúolo é modificado por fusão seletiva) e (c) completamente fusogênicos, que seguem as vias normais de maturação do fagolisossomo. Em macrófagos, o vacúolo que contém estirpes de salmonela sofre acidificação rápida, que resulta na inativação da maior parte dos organismos fagocitados. Os microrganismos sobreviventes influenciam ativamente a maturação do vacúolo, que adquire, seletivamente, marcadores de maturação, os quais podem ser incorporados ou excluídos. Tal modificação do tráfego intracelular requer a ação do sistema de secreção do tipo III, codificado pela ilha de patogenicidade 2 e, particularmente, de uma proteína efetora chamada SpiC.

A explosão respiratória, dependente da oxidase NADPH (nicotinamida-adenina-dinucleótido-fosfato), é um dos mecanismos bactericidas mais importantes do macrófago. O patógeno é capaz de se evadir desse mecanismo, por impedir que os componentes da oxidase NADPH sejam recrutados para a membrana do vacúolo que contém o microrganismo. Nessas condições, a preservação do vacúolo que contém *Salmonella* favorece a sobrevivência e a replicação do microrganismo. Interessantemente, uma das proteínas efetoras de salmonela, a SifA, atua na manutenção da integridade da membrana do vacúolo. Esses mecanismos também são dependentes do sistema de secreção do tipo III, codificado pela ilha de patogenicidade 2.

Outro aspecto importante da patogênese da salmonela é capacidade da bactéria de induzir morte celular em macrófagos, mediada, nesse caso, pela caspase 1 (também chamada de ICE, do inglês *interleukin-1 converting enzyme*), que tem como substratos as interleucinas IL-1β e IL-18, citocinas fortemente pró-inflamatórias, que são clivadas e ativadas pela ação da caspase 1. Esse fator é dependente do sistema de secreção do tipo III da ilha de patogenicidade 1, que secreta flagelina para o interior do citoplasma de macrófagos. A flagelina é reconhecida pelo receptor citoplasmático Ipaf, desencadeando a ativação da caspase 1 e a morte celular do macrófago. Esse mecanismo recebeu o nome piroptose (em contraste à apoptose, que ocorre na ausência de inflamação), em virtude da natureza pró-inflamatória desse processo.

À semelhança do que ocorre nos macrófagos, salmonela também é capaz de sobreviver e multiplicar-se em células dendríticas.

De maneira geral, após a infecção dos animais por via oral, as células epiteliais do intestino constituem a primeira barreira a ser transposta pelo microrganismo. Dada a importância do sistema de secreção do tipo III, codificado pela ilha de patogenicidade 1, na invasão de células epiteliais, as estirpes mutantes da bactéria – nas quais esse sistema se encontra inativado – são praticamente apatogênicas para a mucosa intestinal.

As células epiteliais do intestino desempenham função importante na indução da resposta inflamatória do hospedeiro, uma vez que produzem mediadores de inflamação, particularmente quimiocinas da classe CXC (como IL-8), que são quimiotáxicos para neutrófilos, induzindo, assim, a infiltração e a migração transepitelial de neutrófilos para o lúmen intestinal.

A infiltração de neutrófilos acontece rapidamente após a invasão da mucosa intestinal por *Salmonella* sp. A secreção de IL-8 ocorre somente no sentido basolateral do epitélio intestinal, sendo responsável, primariamente, pelo recrutamento de neutrófilos do compartimento intravascular para a lâmina própria. Ademais, outros fatores quimiotáxicos (como a hepoxilina A3) são secretados no sentido apical do epitélio, os quais induzem a migração transepitelial e o acúmulo intraluminal de neutrófilos.

Além de IL-8, várias outras quimiocinas e citocinas pró-inflamatórias são produzidas durante a invasão da mucosa intestinal pela salmonela. A produção de mediadores inflamatórios por células epiteliais é estimulada pelo reconhecimento, por parte das células do hospedeiro, de padrões moleculares de patógenos, mediado por receptores do tipo *toll* (TLR, do inglês *toll-like receptors*). Exemplo desse processo é a resposta à flagelina, mediada por TLR-5, que se localiza na membrana basolateral do enterócito, mas não na membrana apical. Assim, a flagelina somente contribui para o desencadeamento da resposta inflamatória após a invasão pela bactéria, evitando a indução de inflamação por organismos flagelados que, mesmo em condições normais, habitam o lúmen intestinal.

O resultado da forte resposta pró-inflamatória induzida por *Salmonella* sp. é um processo inflamatório agudo, grave, predominantemente neutrofílico. O grande afluxo de neutrófilos resulta em lesão tecidual e necrose superficial da mucosa, com extravasamento de grande quantidade de líquido rico em proteína (exsudato) para o lúmen intestinal (Figura 45.3). Esse processo caracteriza a enteropatia induzida por salmonela como diarreia primariamente exsudativa. Embora a inflamação intestinal possa ser vista como a primeira linha de defesa do hospedeiro, a enterite induzida pelo patógeno favorece a disseminação do microrganismo no ambiente e, portanto, a transmissão da doença.

A adaptação da bactéria ao ambiente intestinal inflamado é tamanha que o processo inflamatório leva à expressão de peptídios antibacterianos, como a lipocalina 2, que suprimem a microbiota entérica, enquanto o patógeno resiste a esse efeito supressivo do lúmen intestinal, potencializando, portanto, a transmissão.

Estudos recentes apontaram que certas linhagens de salmonela produzem uma enterotoxina termolábil, a qual ativa a adenilciclase nos enterócitos, resultando na perda de fluidos e eletrólitos para o lúmen intestinal, em mecanismo semelhante ao observado em estirpes de *Escherichia coli* enterotoxigênicas.

O conjunto desses fatores patogênicos provoca, nos animais, diarreia aguda, profusa, contendo ou não estrias de sangue. Além dos fluidos, os animais perdem grande quantidade de eletrólitos, particularmente bicarbonato, que resulta em acidez metabólica.

Em alguns animais infectados por via entérica, o microrganismo pode atingir os linfonodos mesentéricos e, posteriormente, disseminar-se para outros órgãos, levando ao desenvolvimento, principalmente, de pneumonia e (poli)artrite. A multiplicação do microrganismo ou mesmo a ação do sistema imune podem expor, na circulação, a fração lipídica do LPS bacteriano (lipídio A), que interage fortemente com os mediadores inflamatórios, resultando em sinais de choque endotóxico (febre, taquicardia, taquipneia, atonia ruminal e anorexia), de curso fatal em muitos animais. Além disso, animais que desenvolvem bacteremia persistente, ou mesmo septicemia, geralmente apresentam comprometimento da resposta imune.

Os bezerros têm servido como modelos experimentais da salmonelose, infectados, particularmente, por sorotipos não tifoides de salmonela, como Typhimurium. Além da infecção oral, foi desenvolvido modelo de infecção em segmentos ligados (isolados) de íleo. Apesar da artificialidade, esse modelo de ligadura intestinal possibilitou a investigação de fenômenos que ocorrem durante as fases iniciais da interação do patógeno com o hospedeiro. Análises por microscopia eletrônica nesse modelo demonstraram que salmonela induz projeções de membrana em células do epitélio intestinal do bezerro, à semelhança do observado em cultivo celular. Verificou-se, também, detalhadamente, a cinética de invasão da mucosa intestinal pelo patógeno (Figura 45.4), que invade não

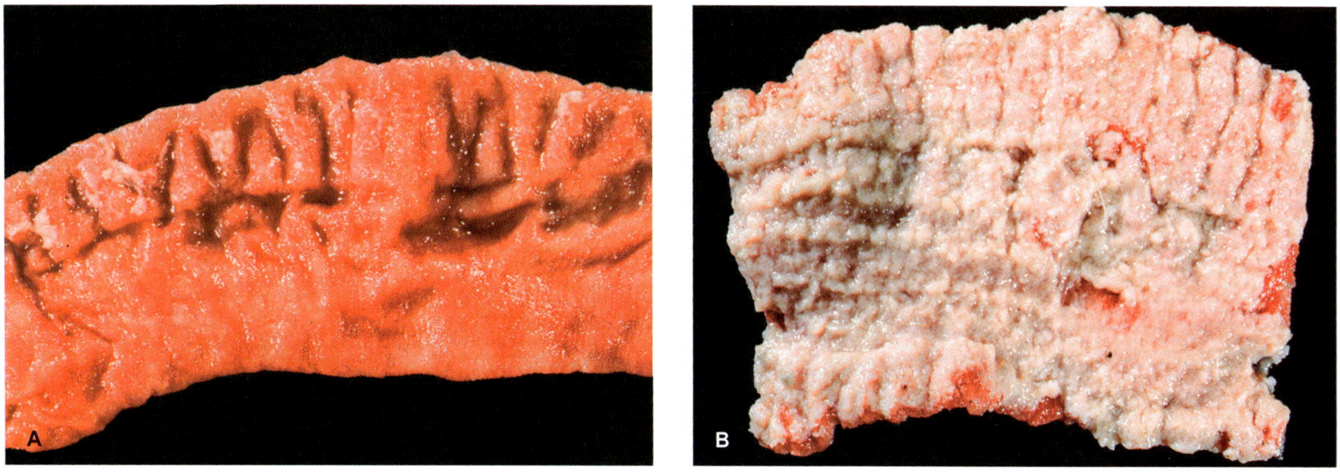

Figura 45.3 Íleo bovino. **A.** Mucosa ileal normal. **B.** Mucosa ileal 12 h após infecção experimental por *S. enterica* sorotipo Typhimurium, com enterite necrosante fibrinopurulenta acentuada e formação de pseudomembrana. Fonte: Santos RL, Zhang S, Tsolis RM, Kingsley RA, Adams LG, Bäumler AJ. Animal models of Salmonella infections: gastroenteritis vs. typhoid fever. Microbes Infect. 2001;3(14-15):1335-44.

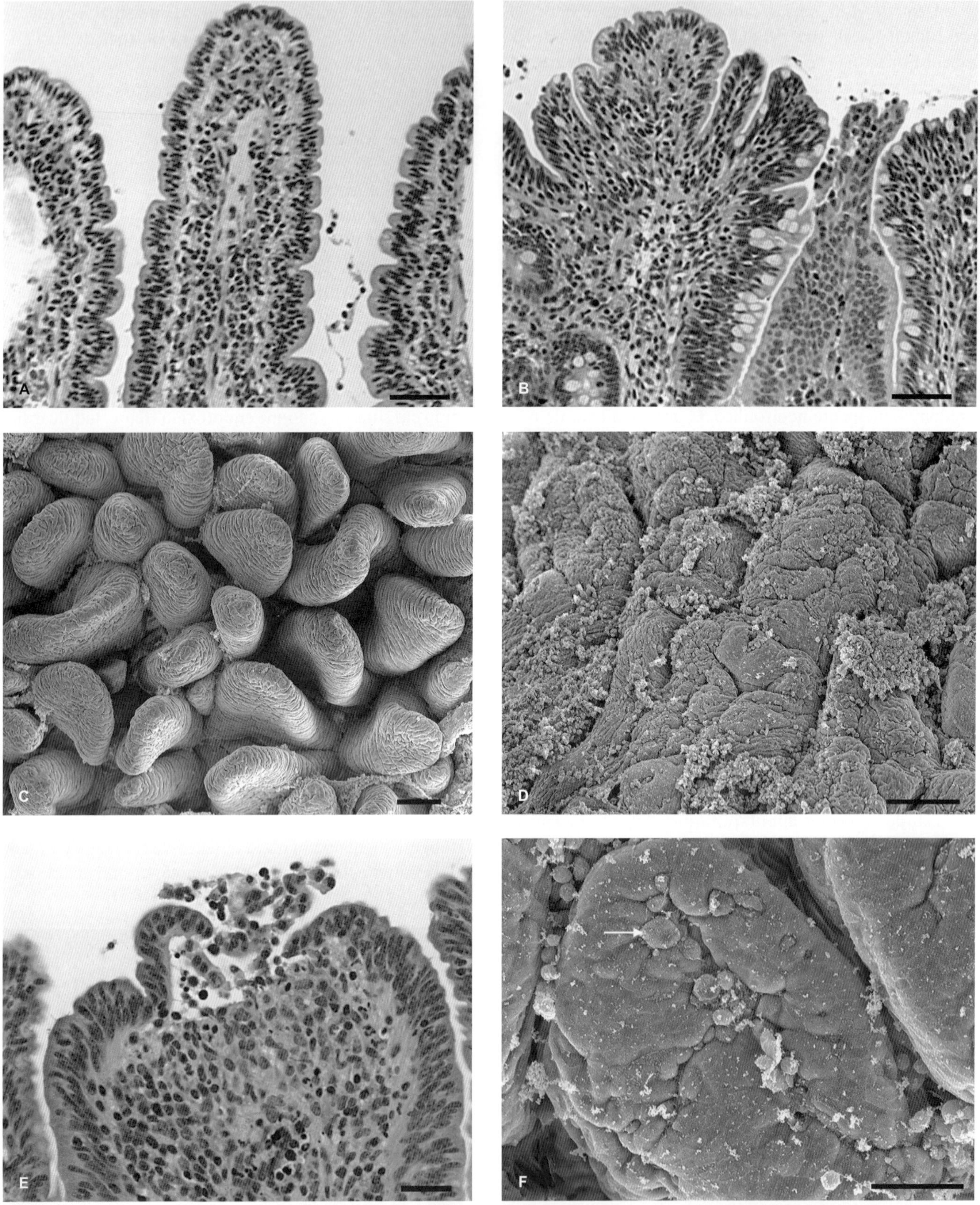

Figura 45.4 A. Mucosa intestinal normal de um bezerro. Barra = 50 μm. **B.** Intestino 2 h após a infecção por *S. enterica* sorotipo Typhimurium, com retração acentuada das vilosidades. Barra = 50 μm. **C.** Microscopia eletrônica de varredura da mucosa intestinal normal na placa de Peyer – mesmo segmento de A. Barra = 100 μm. **D.** Mucosa intestinal 3 h após a infecção – mesmo segmento de B. Barra = 100 μm. **E.** Mucosa intestinal 3 h após a infecção, com desprendimento de enterócitos e erosão na extremidade da vilosidade. Barra = 30 μm. **F.** Microscopia de varredura do mesmo segmento de E, mostrando erosão das vilosidades (seta). Barra = 30 μm. Fonte: Santos RL, Zhang S, Tsolis RM, Bäumler AJ, Adams LG. Morphologic and molecular characterization of Salmonella Typhimurium infection in neonatal calves. Vet Pathol. 2002;39(2):200-15.

somente as células M das placas de Peyer, mas também enterócitos (ver Figura 45.2) e até, eventualmente, células caliciformes. Constatou-se que a bactéria inicia a invasão das células epiteliais do intestino 15 min após a inoculação e, após 1 h, já é possível observar o microrganismo na lâmina própria do intestino, principalmente no interior de macrófagos residentes da lâmina própria.

➤ Clínica

Clinicamente, a doença pode ser dividida em manifestações entéricas e extraentéricas (principalmente septicêmicas). Os sinais entéricos caracterizam-se por diarreia, inapetência/anorexia, febre, perda de peso e quadros de desidratação, que perduram 7 a 10 dias. Na manifestação septicêmica, muitos animais podem morrer em até 48 h por choque endotóxico. As principais complicações da manifestação septicêmica ou da disseminação bacteriana por via hemolinfática são pneumonia, artrite e meningite.

Considerando que diversas espécies de animais domésticos podem ser infectadas por diferentes sorotipos, as várias manifestações clínicas das infecções pelo patógeno (Tabela 45.1) serão descritas, a seguir, de acordo com o hospedeiro.

Tabela 45.1 Principais sorotipos do gênero *Salmonella* e afecções em animais domésticos e humanos.

Sorotipos	Comumente suscetíveis	Afecções
Typhimurium	Domésticos em geral e humanos	Enterite e diversas afecções extraentéricas (septicemia, poliartrite, pneumonia, hepatite, nefrite e endocardite)
Enteritidis	Domésticos em geral e humanos	Enterite e diversas afecções extraentéricas (septicemia, poliartrite, pneumonia, hepatite, nefrite e endocardite)
Dublin	Bovinos	Enterite, septicemia, poliartrite e pneumonia Ocasionalmente, encefalite, abortamentos e osteomielite
Abortusequi	Equinos	Abortamentos
Newport, Agona e Anatum	Equinos	Enterite, cólica (fezes esverdeadas e diarreia profusa), poliartrite e pneumonia
Abortusovis e Brandenburg	Ovinos	Abortamentos
Choleraesuis	Suínos	Enterite, septicemia, pneumonia, hepatite e encefalite
Pullorum	Aves jovens	Enterite
Gallinarum	Aves adultas	Tifo aviário
Arizonae	Perus	Enterite

Adaptada de Quinn PJ, Markey BK, Carter ME, Donnelly WJ, Leonard FC. Microbiologia veterinária e doenças infecciosas. Porto Alegre: Artmed; 2005.

Bovinos

Vários sorotipos de *S. enterica* podem infectar bovinos, mas a maioria das infecções é causada pelos sorotipos Typhimurium e Dublin. O sorotipo Dublin é considerado o mais frequente e adaptado aos bovinos, embora possa infectar outras espécies, inclusive humanos. Apesar disso, o principal responsável por morbimortalidade de bezerros, nos EUA, é o sorotipo Typhimurium.

Em bezerros jovens, os sorotipos Dublin e Typhimurium causam doenças com manifestações clínicas indistinguíveis, caracterizadas, principalmente, por diarreia. Em contraste, o sorotipo Dublin apresenta maior potencial para disseminação sistêmica, podendo resultar em meningoencefalite, poliartrite, osteomielite ou pneumonia, eventualmente sem diarreia. Infecções experimentais demonstraram que o sorotipo Typhimurium, comparado ao Dublin, tem maior potencial para induzir mediadores de inflamação aguda no intestino.

Outra manifestação clínica nos casos de infecção pelo sorotipo Dublin são os abortamentos, em vacas ou novilhas, mesmo na ausência de qualquer outro sinal clínico.

Após a infecção, pela via oral, com o sorotipo Typhimurium, bezerros desenvolvem sinais clínicos entre 12 e 48 h. As infecções incluem sinais clínicos bastante variados e podem manifestar-se de três maneiras distintas: superaguda, aguda e crônica. A manifestação superaguda apresenta sinais clínicos de evolução rápida, culminando com a morte em poucas horas ou menos de 2 dias. Na manifestação aguda, observam-se diarreia, anorexia, febre, sinais de desidratação, prostração e morte. Nesses animais, a taxa de mortalidade depende da precocidade de instituição do tratamento, variando de 10 a 60%. Na manifestação crônica é mais comum em bezerros de 6 a 8 meses de idade e nem sempre está associada à diarreia.

Bezerros infectados pelo sorotipo Typhimurium tendem a sofrer desidratação mais acentuada, quando comparados a bezerros que apresentam outras doenças diarreicas neonatais.

Suínos

Os sorotipos mais comumente associados à doença em suínos são Choleraesuis (considerado adaptado à espécie) e Typhimurium, afetando, principalmente, leitões em crescimento até 5 meses de idade.

A salmonelose suína causada pelo sorotipo Choleraesuis pode apresentar-se, clinicamente, de modo localizado (manifestação entérica) e/ou generalizado (manifestação septicêmica). O período de incubação é de 2 dias a semanas.

A manifestação entérica caracteriza-se por diarreia aquosa, amarelada e fétida, por 3 a 7 dias, podendo tornar-se recorrente. Sangue e muco podem ou não estar presentes nas fezes. Além da diarreia, o animal manifesta sinais de desidratação, febre, anorexia e redução do ganho de peso. Nesses casos, a mortalidade é baixa.

Já a manifestação disseminada envolve sinais de comprometimento septicêmico. Os animais que sobrevivem à septicemia apresentam bacteremia relacionada com pneumonia, enterocolite, hepatite ou meningoencefalite. Os sinais clínicos, nesse caso, são representados por dispneia, anorexia, letargia, febre alta, relutância em mover-se, tosse e cianose das extremidades. Porcas gestantes podem abortar. Quando ocorre envolvimento do sistema nervoso central, há sinais de tremor, fraqueza, paralisia e convulsão. Diarreia aquosa e amarelada está presente apenas a partir do terceiro ou quarto dia do início da doença. A mortalidade é elevada, principalmente quando o sistema nervoso central é acometido, com morte entre 2 e 4 dias.

Infecções por *S.* Typhimurium, mais frequentes em sistemas de criação intensiva, causam, geralmente, enterocolite aguda em leitões ou animais debilitados. Clinicamente, os animais manifestam diarreia aquosa, amarelada, com ou sem presença de estrias de sangue. Febre, inapetência e desidratação também são observadas. Os animais podem desenvolver, tardiamente, emagrecimento crônico e constrição anal por fibrose decorrente de proctite ulcerativa. A mortalidade é considerada baixa, observada, nos casos em que a diarreia persiste, por muitos dias.

Equídeos

Os equídeos, particularmente potros até 1 ano de idade, são altamente suscetíveis às infecções por salmonela. Os equinos são, em geral, infectados por *S.* Typhimurium, embora outros sorotipos, como Newport, Anatum, Arizona e Agona, tenham sido descritos na espécie. Animais com salmonelose podem ser portadores assintomáticos ou apresentar diferentes quadros clínicos, como diarreia aguda, septicemia e abortamentos.

Nessa espécie, a manifestação mais comum da doença é representada pela enterocolite aguda, caracterizada por diarreia aquosa intensa ou profusa, de odor fétido e coloração esverdeada, associada a sinais como febre, cólica, anorexia e desidratação. Acomete, geralmente, potros e animais adultos hospitalizados ou debilitados. Em neonatos, a infecção resulta em septicemia e morte superaguda ou bacteremia com infecção extraintestinal (pneumonia, artrite séptica ou meningite).

Septicemia é o quadro disseminado da salmonelose, mais comum em potros, em virtude da imunossupressão, podendo ocorrer sem sinais de enterocolite. Outros animais apresentam laminite como sequela da endotoxemia. Em infecções discretas, a doença é autolimitante e manifesta-se por febre, perda de peso e diarreia leve. Dilatação gástrica e diarreia crônica por várias semanas são consideradas manifestações clínicas atípicas.

O sorotipo Abortusequi está associado a abortamentos em éguas. Outros sinais clínicos em equinos com salmonelose incluem fístulas de cernelha, orquite e artrite.

Cães e gatos

A salmonelose clínica em animais de companhia é, provavelmente, mais frequente do que se tem relatado. A frequência de isolamento da bactéria das fezes de cães e gatos, aparentemente saudáveis, varia de 1 a 36% e entre 1 e 18%, respectivamente. Apesar de o diagnóstico clínico da doença não ser tão comum, esses animais servem como portadores assintomáticos do agente. A doença acomete, principalmente, filhotes e animais adultos coinfectados com doenças debilitantes. Os gatos são, aparentemente, mais resistentes que os cães ao desenvolvimento da doença clínica. A mortalidade por salmonelose em cães e gatos é baixa, geralmente menos de 10%.

Em cães, a manifestação entérica é o quadro clínico mais comum, caracterizada por febre (40 a 41°C), vômito e diarreia após 3 a 5 dias da infecção. A diarreia é aquosa, podendo conter sangue e muco. A fase aguda da doença dura 4 a 10 dias, mas a diarreia intermitente pode persistir até 4 semanas.

Em quadros clínicos não complicados, a doença é autolimitante, mas os cães podem tornar-se portadores crônicos. Em animais com quadro clínico persistente, observam-se anorexia, perda de peso e sinais de desidratação poucos dias após o início da diarreia. Nos casos de disseminação da bactéria, com bacteremia e septicemia, verificam-se taquicardia, taquipneia, palidez de mucosas, icterícia, depressão e hipotermia, evoluindo para tosse, dispneia e sinais neurológicos (incoordenação, hiperexcitabilidade e convulsões), dependendo dos órgãos envolvidos.

Outra manifestação clínica observada em cães é a ocorrência de sinais da esfera reprodutiva, como abortamentos e piometra. As fêmeas apresentam secreção vaginal purulenta, havendo abortamentos na fase final da gestação ou nascimento de fetos fracos e emaciados.

No interior do estado de São Paulo, foram investigados os principais sorotipos de salmonela nas fezes de 32 cães (30 com enterite e dois sem sinais entéricos), bem como 14 cães com infecções sistêmicas (septicemia, infecção do trato urinário, piometra e conjuntivite), entre 1997 e 2007. Nesse estudo, constatou-se que os casos de enterite ocorreram, principalmente, em animais com menos de 4 meses de idade (87,5%), enquanto as infecções sistêmicas foram observadas em qualquer idade, com predomínio dos sorotipos Typhimurium e Enteritidis.

Em gatos, a salmonelose caracteriza-se por gastrenterite, letargia, febre, vômito, diarreia (com ou sem sangue), episódios de vômito e hipersalivação. Alguns gatos apresentam doença febril crônica, sem sinais de gastrenterite, ou quadro de diarreia intermitente crônica, com 3 a 4 semanas de duração. Conjuntivite e linfadenopatia têm sido identificadas em gatos com eliminação crônica da bactéria pelas fezes. Outros animais podem desenvolver bacteremia e lesões extraintestinais, como metrite, abortamento, artrite, infarto em diversos órgãos, trombose e coagulação intravascular disseminada.

Pequenos ruminantes

Em ovinos e caprinos, também são observados quadros entéricos, pneumonia, septicemia e artrite por salmonela. Os sorotipos Abortusovis e Brandenburg estão relacionados com a ocorrência de abortamentos em ovinos.

Outros sinais clínicos da infecção pelo patógeno em animais domésticos incluem piotórax, otite, conjuntivite, cistite, pielonefrite, meningite e osteomielite.

Diagnóstico

O diagnóstico presuntivo da doença fundamenta-se em dados epidemiológicos, além de achados clínicos e de necropsia. No entanto, o diagnóstico de rotina é firmado com base no isolamento e na identificação de *Salmonella*, bem como na caracterização dos sorotipos.

Achados clínico-epidemiológicos

A salmonelose acomete, principalmente, animais domésticos jovens (4 a 6 meses) e potros de até 1 ano. A doença clínica é observada, comumente, em propriedades rurais, hospitais veterinários, canis e gatis com deficiências na higienização do ambiente e nas medidas de manejo, incluindo acúmulo de matéria orgânica, contaminação de água e alimentos com a bactéria e assepsia inadequada do umbigo de animais recém-nascidos.

Animais com salmonelose apresentam, principalmente, manifestação septicêmica, diarreia aguda ou crônica. A manifestação clínica é dependente de espécie e idade dos animais, presença de condições predisponentes, sorotipo envolvido e carga infectante bacteriana.

A septicemia costuma ocorrer em bezerros, leitões e potros neonatos, bem como em suínos com 4 a 5 meses (em surtos causados por *S.* Choleraesuis). O quadro de enterite associado à diarreia aguda é observado em bezerros jovens e, menos comumente, em animais adultos. Diarreia crônica ocorre, em geral, em suínos e bovinos. Em cães e gatos, predominam os casos de diarreia, septicemia e piometra em cadelas.

Exames clinicolaboratoriais

Ao contrário da maioria das infecções bacterianas em animais domésticos que revelam leucocitose por neutrofilia, o principal achado laboratorial, relatado na maioria dos animais com salmonelose é a leucopenia por neutropenia, na manifestação aguda da doença. Hipoproteinemia é outra alteração marcante, em razão da perda de proteínas pelo intestino. Acidose metabólica, hiponatremia e hipopotassemia são frequentes, em virtude da perda de eletrólitos pela diarreia.

Os bezerros infectados com o sorotipo Typhimurium desenvolvem leucopenia por neutropenia durante os estágios iniciais da infecção, seguida de neutrofilia nos estágios mais tardios da doença. Outra alteração bioquímica durante a infecção consiste na diminuição das concentrações plasmáticas de sódio e cloreto, bem como das concentrações de proteína total e albumina, apesar da desidratação. Em contraste, as concentrações séricas de ureia e potássio estão, geralmente, elevadas. Durante a infecção aguda, bezerros com diarreia frequentemente desenvolvem acidose metabólica, com pH sanguíneo $\leq 7,0$.

Em equinos, os achados hematológicos revelam, predominantemente, neutropenia e linfopenia. Em casos graves de endotoxemia, o leucograma apresenta neutropenia com desvio à esquerda e neutrófilos tóxicos. Entretanto, neutrofilia pode ser detectada em estágios mais tardios da infecção nessa espécie. A concentração de fibrinogênio é extremamente variável, estando baixa na presença de coagulopatia ou elevada nos casos de inflamação marcante. Inicialmente, há hiperalbuminemia por desidratação e, posteriormente, hipoalbuminemia por perda de proteína pelo intestino lesionado. Trombocitopenia e coagulação intravascular disseminada podem ocorrer em casos mais graves.

Em cães com infecções sistêmicas e evolução para choque endotóxico, observam-se leucopenia por neutropenia, linfopenia, anemia e trombocitopenia. Nesses animais, faz-se necessário o diagnóstico diferencial para parvovirose em animais até um ano de idade, em virtude da similaridade de sinais clínicos e achados hematológicos.

Isolamento e identificação microbiológica

O diagnóstico definitivo da infecção com o gênero *Salmonella* é baseado na cultura de fezes e outros espécimes clínicos suspeitos (líquido sinovial, secreções de abscessos, sangue, fragmentos de tecidos, lavado transtraqueal, secreção vaginal, urina e liquor). Em animais com diarreia, o ideal é considerar fezes frescas coletadas diretamente do reto dos animais, com *swabs* ou luvas de palpação. O material deve ser refrigerado (4 a 8°C) e enviado imediatamente ao laboratório.

O isolamento da bactéria de espécimes clínicos de origem extraentérica é forte indício de salmonelose clínica. No entanto, o simples isolamento das fezes deve ser avaliado com cautela, já que alguns animais podem servir como portadores inaparentes do microrganismo.

Os protocolos de isolamento microbiológico de salmonela para amostras de animais não são padronizados, havendo certa diferença entre os laboratórios. Ademais, os sorotipos da bactéria apresentam diferenças de tolerância aos componentes dos meios seletivos. Ainda, as linhagens podem ser eliminadas de modo intermitente e/ou em concentrações subótimas para o isolamento nas fezes.

O conjunto desses fatores pode dificultar o isolamento microbiano. Assim, recomenda-se a associação de diferentes meios, a fim de otimizar o isolamento microbiológico.

O isolamento do gênero *Salmonella* em amostras de fezes de animais é realizado em meios seletivos. O material fecal deve ser cultivado em duplicata (amostras 1 e 2). Inicialmente, a amostra 1 é cultivada diretamente em ágar MacConkey, ágar verde brilhante ou ágar XLD, mantida por 24 h, a 37°C, em aerobiose. Simultaneamente, o mesmo material (amostra 2) é cultivado em aerobiose, a 37°C, em caldos como selenito ou Rappaport-Vassiliadis (24 a 48 h) ou, ainda, em caldo tetrationato por 12 h. Esse mesmo material (amostra 2) é subcultivado nos mesmos meios e condições iniciais (aerobiose, a 37°C, por 24 h) considerados no cultivo direto (amostra 1) ou, então, em outros meios seletivos, como ágar *Salmonella-Shigella* (SS).

Colônias suspeitas nos meios seletivos cultivados (amostras 1 ou 2), com centro enegrecido no ágar SS (Figura 45.5) ou bactérias lactose negativas no ágar MacConkey são submetidas a testes bioquímicos e uso de substratos como: descarboxilação de lisina, uso da glicose, citrato, produção de gás, urease, fenilalanina desaminase (LTD), H_2S, motilidade e reação no indol ou, ainda, a ágar TSI (*triple sugar iron*, que significa: tríplice açúcar/ferro). Na classificação fenotípica, com base nas provas supracitadas, salmonela acusa produção de gás e utilização de glicose, além de positividade para H_2S, lisina, citrato e motilidade. Em contraste, acusa reação negativa para urease, indol e LTD (consulte a tabela completa de diferenciação bioquímica de enterobactérias no capítulo Enfermidades por *Escherichia coli*).

Reações bioquímicas positivas para o gênero *Salmonella* são confirmadas por aglutinação em lâmina, utilizando soros polivalentes comerciais. Em amostras de alimentos, o material pode ser pré-enriquecido com água peptonada, antes do cultivo direto inicial. É importante salientar que uma cultura negativa não exclui infecção. Em amostras de fezes obtidas de potros suspeitos de salmonelose, recomenda-se o cultivo sequencial de três amostras de fezes, intercalado em 48 h, para maximizar a possibilidade de isolamento da bactéria. Outros autores, entretanto, indicam três cultivos de fezes, intercalados em 7 dias, visando ao isolamento da bactéria nas fezes. Os linfonodos mesentéricos e o conteúdo do íleo são as amostras de escolha para os casos entéricos.

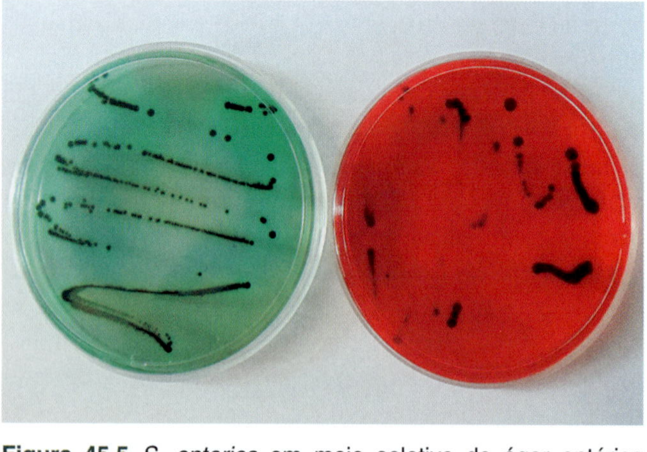

Figura 45.5 *S. enterica* em meio seletivo de ágar entérico Hektoen (verde) e ágar XLT4 (vermelho).

O isolamento pode ser realizado, também, por meio de fragmentos de tecidos de animais ou fetos submetidos à necropsia. Nos fetos, o conteúdo estomacal e intestinal, os linfonodos mesentéricos, os pulmões e o fígado são indicados ao isolamento da bactéria em abortamentos.

Após a confirmação bioquímica e por aglutinação com soro polivalente, a identificação definitiva dos sorotipos é realizada com base na composição de seus antígenos O (somático), Vi (capsular) e H (flagelar). Outras provas, como fagotipagem, tipagem por resistência aos antimicrobianos, caracterização plasmidial, mapeamento da proteína de membrana externa e análise de DNA, auxiliam na definição do sorotipo isolado. No Brasil, os sorotipos são caracterizados somente em laboratórios de referência, como Instituto Adolfo Lutz, em São Paulo, e Fundação Oswaldo Cruz, no Rio de Janeiro.

Certos sorotipos de salmonela são reconhecidos mais pela classificação por fagos do que pela sorologia, como *S.* Typhimurium DT104 (fagotipo), agente causal de surtos da doença principalmente em humanos e, por vezes, em animais.

Outros métodos diagnósticos

Ensaios com diferentes métodos sorológicos estão disponíveis na literatura, visando ao diagnóstico e a inquéritos soroepidemiológicos da doença. No entanto, considerando a possibilidade do estado de carreador e do contato de animais com a bactéria no ambiente (sem o desenvolvimento de doença clínica), as técnicas sorológicas são pouco empregadas no diagnóstico individual da bactéria em animais.

Técnicas moleculares têm sido aplicadas, recentemente, no diagnóstico de salmonela em animais, utilizando, principalmente, material fecal, com boa sensibilidade e especificidade. Diferentes genes têm servido como alvos da bactéria. No entanto, resultados positivos em PCR e negativos no cultivo microbiológico devem ser avaliados com cautela, em razão da possibilidade de contaminação nas técnicas moleculares.

Achados anatomopatológicos

Os principais achados *post mortem*, à necropsia de bovinos com salmonelose, são caquexia, congestão e distensão com acúmulo de líquido no intestino delgado, bem como enterite fibrinopurulenta ou fibrinonecrótica (íleo e porção aboral do jejuno), pseudomembrana aderida à superfície da placa de Peyer (ver Figura 45.3), linfadenomegalia mesentérica e depleção linfoide acentuada das placas de Peyer e de outros órgãos linfoides.

À necropsia de suínos, observam-se enterite, colite e tiflite fibrinonecrótica focal ou difusa, aguda ou crônica, representada por úlceras botonosas (Figura 45.6), além de linfadenomegalia acentuada e edema dos linfonodos mesentéricos da região ileocecal.

Na manifestação generalizada, os suínos apresentam cianose de orelhas, pés, cauda e abdome, assim como hepatoesplenomegalia, necrose miliar hepática, congestão e infarto da mucosa gástrica na região fúndica, linfadenomegalia mesentérica, broncopneumonia, hemorragia e edema pulmonar, enterite serosa a necrótica, além de hemorragias petequiais no epicárdio, adrenais e serosas.

Em equinos, verificam-se, à necropsia, enterite e colite (ulcerativa a fibrinonecrótica), principalmente no ceco e no cólon ascendente, linfadenomegalia e hemorragia dos linfonodos mesentéricos, bem como petéquias e equimoses adrenais, na serosa intestinal e no epicárdio.

Em cães e gatos com salmonelose entérica, identificam-se congestão intestinal, principalmente em ceco e cólon, linfadenite mesentérica, fezes amolecidas e com sangue, além de palidez de mucosas. Nos casos de bacteremia e septicemia, encontram-se petéquias, sufusões, líquido serossanguinolento em cavidades e pontos de necrose em órgãos. Focos puntiformes de necrose hepática e em outros órgãos são observados ocasionalmente em animais domésticos, sendo denominados nódulos paratíficos.

Outros achados *post mortem*, que podem ser observados em animais domésticos com salmonelose, incluem sinais de piotórax, endocardite, miocardite, nefrite, cistite, encefalite e osteomielite.

Microscopicamente, as infecções entéricas por salmonela revelam necrose, atrofia de vilosidades e intenso infiltrado, predominantemente neutrofílico, na lâmina própria. Exsudato fibrinonecrótico pode estar presente no lúmen intestinal. Ocorrem, também, lesões endoteliais e trombos em vasos sanguíneos da lâmina própria, resultando em isquemia e ulceração da mucosa. Na fase aguda, ocorre necrose das placas de Peyer, seguida de hiperplasia linfoide. As lesões mais graves envolvem íleo, ceco e cólon.

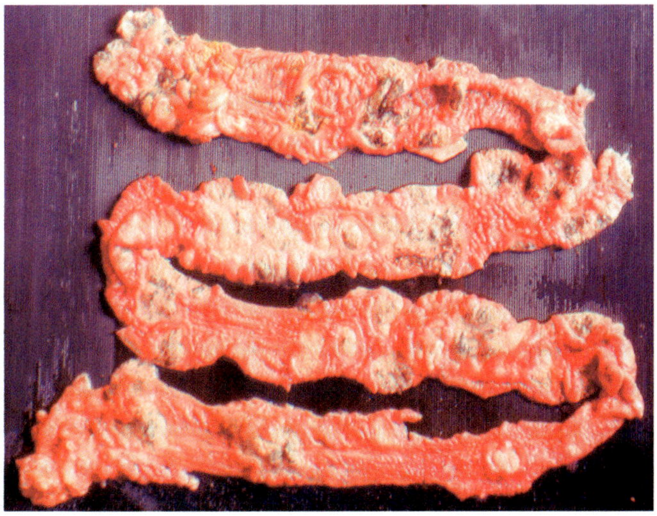

Figura 45.6 Salmonelose entérica em suíno. Colite necrosante e ulcerativa causada por *Salmonella* sp., caracterizada por múltiplas úlceras botonosas. Imagem cedida pelo Prof. Ernane Fagundes do Nascimento.

Diagnósticos diferenciais

As principais doenças consideradas no diagnóstico diferencial da salmonelose estão listadas na Tabela 45.2. É importante salientar que, frequentemente, os enteropatógenos acometem animais domésticos de maneira associada. Assim, é fundamental que, nos distúrbios entéricos em animais domésticos, o diagnóstico seja abordado como síndrome, investigando-se, simultaneamente, os principais enteropatógenos de origem bacteriana, viral e parasitária, incluindo o gênero *Salmonella*.

Tratamento

O tratamento é recomendado a quadros clínicos entéricos graves ou casos disseminados (septicemia, pneumonia e artrite). Baseia-se em tratamento de suporte e no uso de antimicrobianos, administrados por via oral ou parenteral, a fim de controlar a infecção intestinal e evitar a disseminação da bactéria.

O tratamento com antimicrobianos deve ser instituído, idealmente, com o respaldo de testes *in vitro* de sensibilidade microbiana. A antibioticoterapia em animais domésticos é indicada no início da manifestação clínica da doença.

Tabela 45.2 Principais doenças consideradas no diagnóstico diferencial da salmonelose entérica, conforme as diferentes espécies domésticas.

Espécie	Diagnóstico diferencial
Bovinos	Colibacilose, paratuberculose, campilobacteriose, clostridioses, coccidiose, criptosporidiose, eimeriose, diarreia viral bovina, rotavirose e coronavirose
Equinos	*Clostridium difficile*, *Clostridium perfringens* (colite X), infecções entéricas por *Rhodococcus equi*, colibacilose, *Lawsonia intracellularis*, criptosporidiose, *Strongyloides westeri*, erliquiose monocítica, rotavírus, coronavírus e intoxicação por metais pesados
Suínos	Colibacilose, *Lawsonia intracellularis* (enteropatia proliferativa), criptosporidiose, rotavirose, peste suína e circovirose
Cães	Colibacilose, *Ancylostoma caninum*, criptosporidiose, giardíase, *Toxocara canis*, parvovirose e coronavirose
Gatos	Colibacilose, criptosporidiose, giardíase, toxocaríase, ancilostomíase e coronavirose

Adaptada de Radostits OM, Gay CC, Hinchcliff KW, Constable PD. Veterinary medicine: a textbook of the disease of cattle, horses, sheep, pigs, and goats. 10.ed. Philadelphia: Saunders Elsevier; 2007. p.896-920; e de Greene CE. Infectious diseases of the dog and cat. 4.ed. St. Louis: Elsevier; 2012.

Uma vez que *Salmonella* é um agente intracelular, recomenda-se utilizar antimicrobianos lipossolúveis, com boa perfusão nas células. Em ruminantes domésticos de produção e equinos, os antimicrobianos mais amplamente utilizados, por via parenteral, são sulfadiazina/trimetoprima (20 mg/kg, a cada 12 a 24 h), ceftiofur (2 a 5 mg/kg, a cada 12 a 24 h) e fluoroquinolonas (enrofloxacino, 5 a 10 mg/kg, por via intramuscular, subcutânea ou intravenosa, a cada 24 h).

As fluoroquinolonas devem ser evitadas em potros, em razão dos efeitos adversos em cartilagens. Alternativamente, tem-se recomendado, a essas espécies, a associação de ampicilina e aminoglicosídios (gentamicina).

Em suínos, os antimicrobianos podem ser administrados por via oral, na água dos animais (sulfametazina, na dose de 75 mg/ℓ de água). Em equinos com sinais entéricos, o tratamento com antimicrobianos é controverso, visto que animais tratados podem permanecer como portadores. No entanto, ainda se recomendam os antimicrobianos a essa espécie, em razão do risco de septicemia.

Em cães e gatos, os antimicrobianos de escolha são amoxacilina/ácido clavulânico (25 mg/kg, via oral, a cada 12 h), sulfonamidas/trimetoprima (30 mg/kg, por via oral, a cada 12 h) e cloranfenicol (50 mg/kg, por via subcutânea ou intravenosa, a cada 8 a 12 h). Outras alternativas, em animais de companhia, são cefalosporinas (cefotaxima, ceftriaxona e ceftiofur) e aminoglicosídios (gentamicina e amicacina), apesar da restrição destes últimos em animais com insuficiência renal.

O tratamento de animais com antimicrobianos tem duração variada: 7 a 10 dias para casos entéricos e 15 dias ou mais para casos septicêmicos ou disseminados.

A multirresistência de salmonela isoladas de animais domésticos aos antimicrobianos, tem sido motivo de preocupação crescente entre os profissionais da área médica, com sérias implicações em Saúde Pública e na escolha do fármaco na terapia clínica.

Além dos antimicrobianos, preconiza-se terapia de suporte com anti-inflamatórios não esteroides, como flunixina meglumina para animais de produção (1,1 mg/kg, por via intravenosa, a cada 12 h, no máximo três aplicações) e meloxicam para cães (inicialmente, 0,2 mg/kg; depois, 0,1 mg/kg, a cada 24 h, por via oral ou intravenosa, até 14 dias) e gatos (inicialmente, 0,1 mg/kg; depois, 0,05 mg/kg, a cada 24 h, por via oral ou intravenosa, até 4 dias), a fim de reduzir a dor e as alterações hemodinâmicas decorrentes da endotoxemia.

A reposição hidreletrolítica e energética por via parenteral também é essencial para corrigir a desidratação e o desequilíbrio eletrolítico. Em animais de companhia com sinais entéricos graves, recomenda-se não fornecer água nas primeiras 48 h, evitando maior desidratação pelos episódios de vômito.

Em animais de companhia com sinais entéricos, são indicados antieméticos, como metoclopramida (0,2 a 0,4 mg/kg, por via subcutânea, a cada 8 h), e protetores hepáticos, como ranitidina (2 a 4 mg/kg, por via subcutânea ou intravenosa, a cada 8 h). Em animais com choque hipovolêmico, podem ser utilizadas soluções hipertônicas, como NaCl a 7,5% (4 mℓ/kg, por via intravenosa, em infusão rápida) ou (hidro)dexametasona (5 a 10 mg/kg, por via intravenosa, em infusão rápida).

Profilaxia e controle

A profilaxia da salmonelose em animais domésticos deve ser baseada em ações que reduzam a contaminação ambiental, incluindo cuidados com a alimentação dos animais e medidas de manejo específicas.

No ambiente dos criatórios, recomenda-se limitar a exposição a material fecal, remover diariamente os materiais orgânicos dos ambientes de alto fluxo e evitar a concentração de animais (baias, canis, gatis, apriscos, capris, salas de ordenha). Também é preciso realizar a limpeza e a desinfecção química de instalações, comedouros, bebedouros e outros fômites, com desinfetantes à base de fenol, cloro ou iodo (concentrações de 3 a 5%), após a desinfecção física de instalações com vassoura de fogo.

Água de qualidade, de origem controlada, preferencialmente clorada, deve ser fornecida aos animais. É necessário, ainda, controlar possíveis vetores, como roedores e pássaros. Indica-se, também, manter ambiente seco, ventilado e com exposição à luz solar para os animais, evitando umidade em excesso. No caso de suínos, após a desinfecção química do ambiente das granjas, recomenda-se a adoção de vazio sanitário das baias (14 dias) antes da introdução de novos lotes.

Animais de companhia devem ser alimentados exclusivamente com ração comercial, evitando-se comida caseira. Para animais de companhia e de zoológicos, é importante evitar fornecer carne crua ou de procedência desconhecida, além de mudanças bruscas no regime alimentar.

Dentre as medidas voltadas especificamente para os animais, recomendam-se o monitoramento da ingestão de colostro nas primeiras horas de vida e a antissepsia adequada do cordão umbilical com soluções de iodo, bem como a segregação dos animais por idade, com local específico para recém-nascidos.

Animais infectados e portadores devem ser isolados para tratamento com o uso racional de antimicrobianos. Deve-se evitar o contato entre animais infectados e saudáveis, principalmente neonatos, imunossuprimidos e velhos. Não se recomenda adquirir animais de propriedades endêmicas. É importante realizar exames de saúde nos animais a serem introduzidos no plantel. Indica-se, também, o controle de outros enteropatógenos, com a aplicação de vacinas e vermífugos. Além disso, é necessário minimizar fatores estressantes, oferecendo conforto aos animais nas instalações ou durante o transporte.

A vacinação é indicada somente a surtos da doença em rebanhos bovinos, suínos e equinos. Estão disponíveis comercialmente bacterinas e vacinas atenuadas (sorotipos Typhimurium, Dublin e Choleraesuis) para profilaxia e controle da doença em certas espécies animais, embora os níveis de proteção sejam moderados.

Estudo de vacina intranasal foi conduzido em pôneis com resultados satisfatórios, apesar de ainda insuficientes para sua comercialização. Ainda, estudos com vacinas atenuadas para bovinos, suínos e aves demonstraram que a resposta imune mediada por células é responsável por conferir imunidade contra infecções por *Salmonella* sp.

Saúde Pública

Os diferentes sorotipos de salmonela que acometem diversas espécies animais, causando doença clínica ou não, têm reflexo significativo na saúde humana. Água e alimentos (especialmente os de origem animal) contaminados pela bactéria representam os principais veículos de transmissão do patógeno aos humanos.

A salmonelose ocorre esporadicamente em humanos, afetando poucos indivíduos, ou em grandes surtos, envolvendo milhares de pessoas. Estima-se que somente nos EUA, em 2008, tenha ocorrido cerca de 1,4 milhão de casos de salmonelose humana, com prejuízo estimado de U$ 2,6 bilhões, incluindo perda de produtividade no trabalho, gastos com a investigação dos surtos e prejuízos aos produtores e distribuidores. Na União Europeia, também em 2008, foram confirmados 131.468 casos da enfermidade, com taxa média de notificação de 26,4 casos/100.000 habitantes.

No Brasil, a exemplo de outros países, salmonela também tem sido apontada como o principal agente etiológico das doenças transmitidas por alimentos (DTA), tendo sido responsável, no período entre 1999 e 2009, por 42,5% dos surtos em regiões específicas. Todos esses dados, todavia, são considerados subestimados, posto que muitos casos e surtos não são notificados aos órgãos de saúde responsáveis pela vigilância epidemiológica das DTA.

Vários são os fatores apontados como determinantes da participação dos alimentos de origem animal como veículos de salmonela para os humanos, a saber: o grande número de espécies animais que podem atuar como reservatórios do patógeno; a existência de muitos sorotipos não hospedeiro-específicos que podem, indistintamente, infectar tanto espécies animais como humanos (tornando seu controle extremamente difícil); o surgimento de linhagens multirresistentes aos antimicrobianos, com sérias implicações na terapêutica clínica humana e animal; práticas intensivas de criação animal, possibilitando a ampla disseminação do agente ainda na produção primária, especialmente em suínos, aves de corte e de postura, além de bovinos de corte criados sob confinamento.

No caso de animais destinados à produção de carne e produtos derivados, a entrada de lotes infectados nos matadouros frigoríficos leva, invariavelmente, ao fornecimento de produtos contaminados pelo patógeno ao mercado consumidor, a despeito dos avanços tecnológicos observados, nas últimas décadas, em operações de abate e processamento, além da inspeção mais rigorosa por parte dos órgãos oficiais e da instituição de programas de autocontrole pelas empresas.

No abate de animais de produção, a contaminação por salmonela é crítica em aves durante os processos de escaldagem, depenagem, evisceração e pré-resfriamento com água clorada e gelo, realizados nos chamados *spin chillers*. Para os suínos, a escaldagem e a depelagem, além da evisceração, também é preocupante. Nos bovinos, a contaminação é particularmente significativa nos processos de retirada do couro e evisceração.

O tratamento térmico, mesmo aquele realizado em condições caseiras (fervura, fritura ou cocção), geralmente elimina salmonela das carcaças de aves e de cortes cárneos provenientes de bovinos e suínos. Assim, casos e surtos de salmonelose oriundos do consumo desses alimentos ocorrem, em geral, por tratamento térmico insuficiente, ficando os alimentos expostos a temperaturas inadequadas por longos períodos de tempo, e por contaminação cruzada. Neste último caso, o patógeno é transferido do alimento cru para outros já prontos para consumo por meio das mãos do manipulador, das superfícies de corte e de equipamentos e talheres, considerados fatores determinantes para a ocorrência da salmonelose em humanos.

Em relação aos ovos, cuidados especiais devem ser tomados, visto que têm sido rotineiramente implicados em grandes surtos de salmonelose. No Brasil, os ovos são considerados os principais alimentos envolvidos em DTA pelo gênero *Salmonella*. A contaminação do produto pode ocorrer no momento da postura, pelo contato com as fezes de aves portadoras de salmonela, ou por via transovariana, ainda na formação do ovo. Na via transovariana, *S.* Enteritidis tem sido particularmente frequente, dada a capacidade desse sorotipo de colonizar o aparelho reprodutor das aves, com amplos reflexos na Saúde Pública.

Apesar do número reduzido (< 0,001%) de ovos contaminados em relação ao total produzido, trata-se de ingrediente bastante usado em diversas preparações culinárias, como maionese caseira e bolos servidos em festas, casamentos, almoços e outras confraternizações, contendo número expressivo de bactérias, incluindo *Salmonella*, o que pode levar a casos esporádicos ou surtos da doença.

Ovos destinados ao consumo devem estar íntegros, sem rachaduras na casca e limpos, nunca devendo ser ingeridos *in natura*. Receitas que levam ovos crus e/ou que não serão submetidos a nenhum tratamento térmico posterior (maionese, bolos) devem ser sempre evitadas, em virtude do risco de contaminação pelo patógeno. Nesse caso, recomenda-se a escolha de produtos pasteurizados, nas formas líquida ou desidratada (clara, gema e ovo integral).

Salmonela não é agente frequente como causa de mastite em animais domésticos. No entanto, a contaminação do leite pode ocorrer de modo cruzado com as fezes, ou no processamento dos produtos. A maioria dos registros de transmissão da bactéria pelo leite e derivados associa-se ao consumo do produto não pasteurizado (ou cru), especialmente queijos de massa mole e frescais.

Cuidados também são necessários para evitar a recontaminação do produto após o tratamento térmico. Um dos maiores surtos de salmonelose em humanos foi descrito nos EUA, justamente por consumo de leite já processado e distribuído a vários estados norte-americanos. A contaminação ocorreu na abertura de uma válvula, por descuido de um funcionário da indústria de laticínios, em virtude da mistura de produto pasteurizado com leite cru contaminado por *S.* Typhimurium. Estima-se que mais de 160.000 pessoas tenham sido afetadas, com sete óbitos. No Brasil, a contaminação por *Salmonella* sp. tem sido verificada, especialmente, em queijos artesanais, não sendo frequente em amostras de leite fluido.

Apesar da ampla variedade de sorotipos da bactéria já identificados, todos são potencialmente patogênicos aos humanos. A doença é causada por cerca de 70 a 80 sorotipos, pertencentes à subespécie *enterica*. No Brasil, *S.* Enteritidis e *S.* Typhimurium têm se revelado particularmente patogênicos nos casos de salmonelose em humanos.

Historicamente, *S.* Typhimurium é considerado o sorotipo mais patogênico para humanos e animais, embora, nas últimas décadas, seja crescente a descrição de casos por *S.* Enteritidis em humanos. A emergência de *S.* Enteritidis teve início na Europa e nos EUA a partir de 1980 e, no Brasil, especialmente a partir de 1993. Registros do Instituto Adolfo Lutz, em São Paulo, um dos centros de sorotipagem de *Salmonella* no Brasil, revelaram que, entre 1991 e 1995, o número de isolamentos de *S.* Enteritidis passou de 1,2 para 64,9%, no caso de estirpes provenientes de humanos, e de 0 para 40,7%, no caso de isolados não humanos (ovos, aves e amostras do meio ambiente).

São fortes os indícios de que as estirpes virulentas de *S.* Enteritidis tenham sido introduzidas no Brasil pela importação de material genético avícola contaminado, disseminando-se rapidamente por plantéis avícolas e pelo ambiente em geral. Nesses criatórios, as estirpes contaminaram não somente alimentos de origem avícola, mas a cadeia agroalimentar como um todo, com reflexos significativos em saúde humana. Atualmente, *S.* Enteritidis é o sorotipo mais preocupante envolvido na doença em humanos, embora em proporção menor do que a verificada desde o início dos anos 2000.

Surtos de salmonelose em humanos e animais por *S.* Typhimurium DT104 (fagotipo), têm sido identificados em vários países, desde 1990. O aumento da ocorrência de casos da doença pelo fagotipo *S.* Typhimurium DT104 está diretamente relacionado com a emergência de linhagens da bactéria resistentes ao cloranfenicol, visto que esse fagotipo é reconhecidamente resistente a esse fármaco. Na América do Norte, tem sido observada a emergência de linhagens multirresistentes aos antimicrobianos do sorotipo Newport, bem como a preocupação do contato de indivíduos com equinos, em virtude da ocorrência desse sorotipo nessa espécie animal.

S. Typhi, agente causal da febre tifoide em humanos, e outros sorotipos podem ficar albergados na vesícula biliar dos indivíduos, assumindo reflexos significativos em Saúde Pública, particularmente em manipuladores de alimentos, pois se constituem em portadores crônicos da bactéria.

Os principais sinais clínicos das infecções alimentares por salmonela em humanos, são diarreia, dor abdominal, febre, náuseas, mialgia, sinais de desidratação e episódios de vômito. Em alguns indivíduos, principalmente imunocomprometidos, o microrganismo pode disseminar-se por via linfática a partir dos linfonodos mesentéricos e, também, por via hemática, localizando-se em vários órgãos, o que leva, principalmente, a quadros de hepatite, endocardite, pneumonia e nefrite.

Linhagens de *Salmonella* resistentes aos diferentes antimicrobianos são motivo de preocupação constante entre os profissionais da área de saúde. Segundo dados do Centro de Controle e Prevenção de Doenças (CDC, do inglês *Center for Disease Control and Prevention*), em Atlanta, EUA, dos 10 sorotipos mais comumente isolados de infecções humanas, oito apresentam pelo menos uma estirpe resistente a cinco ou mais antimicrobianos.

O impacto à saúde humana torna-se ainda mais evidente quando se verifica o elevado número de surtos de salmonelose humana associado a linhagens com perfil de multirresistência, originárias de animais infectados. No ano 2000, em New Jersey, EUA, em surto ocorrido por consumo de leite contaminado com *S.* Typhimurium, a estirpe era resistente a cinco diferentes antimicrobianos convencionais: ampicilina, canamicina, estreptomicina, sulfametoxazol e tetraciclina. Em outro surto, também nos EUA, 47 pessoas foram afetadas em cinco estados norte-americanos pelo consumo de produtos cárneos contaminados por *S.* Newport. Dentre os isolados, três eram resistentes a nove antimicrobianos: amoxicilina/ácido clavulânico, ampicilina, cefoxitina, ceftiofur, cefalotina, cloranfenicol, estreptomicina, sulfametoxazol e tetraciclina. Dois isolados ainda mostraram resistência à canamicina e sensibilidade reduzida à ceftriaxona.

De maneira geral, para evitar a contaminação de alimentos por salmonela são requeridas ações em todas as fases da cadeia produtiva, desde a produção primária até as etapas de industrialização, comercialização, conservação e preparo dos alimentos pelo consumidor. Todos os elos da cadeia produtiva devem estar integrados. Esse conceito deu origem ao lema *from farm to table* (da fazenda à mesa), criado pelos norte-americanos, devendo ser o objetivo de todos que almejam a produção de alimentos seguros.

A literatura tem registrado, além dos alimentos, o envolvimento frequente de animais de estimação na veiculação da bactéria para humanos. Diversas espécies de animais domésticos, silvestres e selvagens – como gatos, cães, equinos, peixes, porquinhos-da-índia, *hamsters*, roedores, coelhos, lagartos, cobras e tartarugas – podem albergar diferentes sorotipos do gênero *Salmonella*, manifestando sinais clínicos ou não.

A primeira associação da doença a répteis foi descrita em meados de 1950, tornando-se frequente, desde então, especialmente em lagartos, cobras e tartarugas. Estima-se que mais de 90% dos répteis possam manter e eliminar estirpes de salmonela para o ambiente.

Ademais, o contato estreito de cães e gatos com humanos, particularmente com crianças, idosos e pessoas imunossuprimidas, tem sido fator de risco na ocorrência da infecção nesse grupo populacional, mais suscetível ao desenvolvimento de doença clínica.

Nos EUA, estima-se que 10 a 94% da população de cães e gatos albergue, respectivamente, linhagens do gênero *Salmonella*. No Brasil, os sorotipos Enteritidis e Typhimurium, reconhecidamente patogênicos para humanos, já foram descritos em animais de companhia, em infecções entéricas e extraentéricas (infecção renal), reforçando a necessidade de práticas de posse responsável e de profilaxia de doenças em cães e gatos, a fim de minimizar o risco de veiculação de zoonoses, como a salmonelose, por esses animais.

➤ Bibliografia

Alcaine SD, Warnick LD, Wiedmann M. Antimicrobial resistance in nontyphoidal Salmonella. J Food Prot. 2007;70(3):780-90.

Bell C, Kyriakides A. Salmonella: a practical approach to the organism and its control in foods. Oxford: Blackwell Science; 2002.

Brenner FW, Villar RG, Angulo FJ, Tauxe R, Swaminathan B. Salmonella nomenclature. J Clin Microbiol. 2000;38(7):2466-7.

Campos LC. Salmonella. In: Trabulsi LR, Alterthm F, Gompertz OF, Candeias JAN. Microbiologia. 3.ed. São Paulo: Atheneu; 1999. p. 229-34.

Ekperigin HE, Nagaraja KV. Microbial food borne pathogens. Salmonella. Vet Clin North Am Food Anim Pract. 1998;14(1):17-29.

Freitas Neto OC, Penha Filho RAC, Barrow P, Berchieri Júnior A. Sources of human non-typhoid salmonellosis: a review. Braz J Poultry Sci. 2010;12(1):1-11.

Gibbons DF. Equine salmonellosis: a review. Vet Rec. 1980;106(16): 356-9.

Greene CE. Infectious diseases of the dog and cat. 4.ed. St. Louis: Elsevier; 2012. Salmonellosis; p. 383-9.

Mead G, Lammerding AM, Cox N, Doyle MP, Humbert F, Kulikosvskiy A *et al.* Scientific and technical factors affecting the setting of Salmonella criteria for raw poultry: a global perspective. J Food Prot. 2010;73(8):1566-90.

Murray MJ. Salmonellosis in horses. J Am Vet Med Assoc. 1996; 209(3):558-60.

Quinn PJ, Markey BK, Carter ME, Donnelly WJ, Leonard FC. Microbiologia veterinária e doenças infecciosas. Porto Alegre: Artmed; 2005. p. 122-7.

Quinn PJ, Markey BK, Leonard FC, FitzPatrick ES, Fanning S, Hartigan PJ. Veterinary Microbiology and Microbial Diseases. UK: Wiley-Blackwell; 2011. Enterobacteriaceae; p.341-74.

Radostits OM, Gay CC, Hinchcliff KW, Constable PD. Veterinary medicine: a textbook of the disease of cattle, horses, sheep, pigs, and goats. 10. ed. Philadelphia: Saunders Elsevier; 2007. p. 896-920.

Ribeiro MG, Brito CJC, Paes AC, Megid J, Pinto JPAN, Listoni FJP. Infecção do trato urinário em cão por Salmonella enterica sorotipo Enteritidis: relato de caso. Clín Vet. 2003;8(43):30-7.

Ribeiro MG, Fernandes MC, Paes AC, Siqueira AK, Pinto JPA, Borges AS. Caracterização de sorotipos em linhagens do gênero Salmonella isoladas de diferentes afecções em animais domésticos. Pesq Vet Bras. 2010;30(2):155-60.

Rings DM. Salmonellosis in calves. Vet Clin North Am Food Anim Pract. 1985;1(3):529-39.

Santos RL, Bäumler AJ. Cell tropism of Salmonella enterica. Int J Med Microbiol. 2004;294(4):225-33.

Santos RL, Raffatellu M, Bevins CL, Adams LG, Tükel C, Tsolis RM *et al.* Life in the inflamed intestine, Salmonella style. Trends Microbiol. 2009;17(11):498-506.

Santos RL, Tsolis RM, Bäumler AJ, Adams LG. Hematologic and serum biochemical changes in Salmonella serovar Typhimurium-infected calves. Am J Vet Res. 2002;63(8):1145-50.

Santos RL, Tsolis RM, Bäumler AJ, Adams LG. Pathogenesis of Salmonella-induced enteritis: a review. Braz J Med Biol Sci. 2003; 36(1):3-12.

Santos RL, Zhang S, Tsolis RM, Bäumler AJ, Adams LG. Morphologic and molecular characterization of Salmonella Typhimurium infection in neonatal calves. Vet Pathol. 2002;39(2):200-15.

Santos RL, Zhang S, Tsolis RM, Kingsley RA, Adams LG, Bäumler AJ. Animal models of Salmonella infections: gastroenteritis vs. typhoid fever. Microbes Infect. 2001;3(14-15):1335-44.

Schwartz KJ. Salmonellosis. In: Straw BE, D'Allaire SD, Mengeling WL, Taylor DJ. Diseases of swine. 8.ed. Ames: Iowa State University Press; 1999. p. 535-51.

Silva EN, Duarte A. Salmonella Enteritidis em aves: retrospectiva no Brasil. Rev Bras Cienc Avic. 2002;4(2):85-100.

Spier SJ. Salmonellosis. Vet Clin North Am Equine Pract. 1993; 9(2):385-97.

Traub-Dargatz JL, Besser TE. Salmonellosis. In: Sellon DB, Long MT. Equine infectious diseases. St. Louis: Saunders Elsevier; 2007. p. 331-45.

Tsolis RM, Xavier MN, Santos RL, Bäumler AJ. How to become a top model: impact of animal experimentation on human Salmonella disease research. Infect Immun. 2011;79(5):1806-14.

Willard MD, Sugarman B, Walker RD. Gastrointestinal zoonoses. Vet Clin North Am Small Anim Pract. 1987;17(1):145-78.

Zhang S, Kingsley RA, Santos RL, Andrews-Polymenis H, Raffatellu M, Figueiredo J *et al.* Molecular pathogenesis of Salmonella enterica serotype typhimurium-induced diarrhea. Infect Immun. 2003;71(1):1-12.

Tétano 46

Antonio Carlos Paes

➤ Definição

Tétano é uma enfermidade toxinfecciosa, não contagiosa, que acomete muitas espécies de animais domésticos e, também, humanos, sendo desencadeada pela neurotoxina tetanospasmina, produzida por *Clostridium tetani*. Essa toxina faz parte da tríade das mais poderosas toxinas biológicas (tetanospasmina, toxina diftérica e toxina botulínica), suplantada, em neurotoxidade, somente pela toxina botulínica. Em animais, as principais manifestações resultantes da ação da tetanospasmina são paralisia espástica e hiperestesia.

➤ Histórico

Os sinais e sintomas característicos do tétano foram descritos no Egito há mais de 3.000 anos. A doença assolou a população humana em toda a sua história, particularmente soldados feridos nas guerras, como ilustra o quadro com um soldado com tétano, pintado por volta de 1808, por *sir* Charles Bell, atualmente exposto em Edimburgo, Escócia.

Em 1884, Carle e Rattone obtiveram as primeiras informações médicas sobre o tétano e, então, reproduziram a doença experimentalmente em coelhos. Em 1885, Nicolaier reproduziu e confirmou as pesquisas anteriores. Ademais, observou em feridas contaminadas o bacilo causador do tétano, afirmando, ainda, que o mesmo microrganismo, esporulado, podia ser encontrado em amostras de solo.

No ano de 1889, Tizzoni e Catani obtiveram o isolamento de *Clostridium tetani* (*C. tetani*) em cultura pura. Emil von Behring e Shibasaburo Kitasato, em 1892, descobriram um método de imunização eficaz contra o tétano, o qual utilizava a toxina tetanospasmina envelhecida que, assim, perdia as características de patogenicidade, mas mantinha a antigenicidade e a imunogenicidade.

Em 1925, Gaston Ramon e Descombey detoxificaram a toxina tetânica pela ação da formalina, atribuindo-lhe o nome anatoxina, que é o toxoide tetânico utilizado até hoje para a imunização de animais e humanos.

Gaston Ramon, médico-veterinário francês, foi o primeiro profissional do ramo a tornar-se diretor do Instituto Pasteur de Paris. Trabalhou na produção do toxoide diftérico e foi diretor do Office International des Epizooties (OIE, Organização Mundial da Saúde Animal).

➤ Etiologia

A toxina causadora do quadro de tétano, denominada tetanospasmina, é produzida durante o crescimento vegetativo de *C. tetani*. Essa bactéria tem formato bacilar, é gram-positiva, anaeróbica estrita e desprovida de cápsula, além de formar esporos na presença de oxigênio.

Como todo clostrídio, apresenta formato de fuso (tradução do termo grego *closter* – que significa fuso – e que deu origem ao gênero de bactéria clostrídio). Mede 2,5 a 5 μm de comprimento por 0,4 a 0,6 μm de largura e apresenta esporos terminais que lhe conferem, à microscopia, o formato característico de palito de fósforo.

Para o isolamento microbiológico de *C. tetani* em tecidos necróticos (de ferimentos e castrações) ou outros locais infeccionados, o material deve ser cultivado em anaerobiose estrita, em meios como ágar acrescido de sangue ovino ou bovino, desfibrinado a 5%, ou meios seletivos contendo tioglicolato, com incubação a 37°C durante 72 h. Em meio de ágar-sangue, o microrganismo forma colônias hemolíticas que, observadas à lupa, apresentam aspecto rizoide.

C. tetani pertence à microbiota intestinal normal de equinos, ruminantes, cães, gatos, aves e, também, da espécie humana. O solo é contaminado constantemente por fezes de animais, o que torna o ambiente o maior reservatório de esporos de *C. tetani*. Solos agricultáveis que passam por adubação orgânica são reservatórios mais ricos em esporos, o que levou alguns autores a considerarem o tétano uma doença telúrica.

Embora a forma vegetativa de *C. tetani* seja muito sensível ao calor e aos desinfetantes, os esporos desenvolvidos na presença de oxigênio são extremamente resistentes ao meio ambiente e ao calor, suportando, durante 10 a 15 min, temperatura de 121°C em autoclave. No solo, permanecem viáveis até um século.

São conhecidas 11 cepas de *C. tetani* em todo o mundo, classificadas com base em antígenos flagelares. Embora as cepas difiram entre si conforme tal classificação, todas produzem tetanospasmina, variando apenas na capacidade de produzir maiores ou menores quantidades da toxina. A produção de toxina na célula bacteriana é mediada por plasmídios, o que explica a existência de cepas mais ou menos toxigênicas. Todos os isolados de *C. tetani* produzem duas toxinas, denominadas tetanospasmina e tetanolisina.

Tetanolisina

É uma toxina insignificante para a patogenia do tétano e, se não fosse produzida, a ocorrência da enfermidade não seria afetada. Provoca danos às membranas celulares no foco de infecção, o que leva ao aumento da área de anaerobiose.

Tetanospasmina

É corretamente denominada toxina tetânica, uma das mais potentes toxinas biológicas conhecidas. Essa neurotoxina lipoproteica é produzida pelas células bacterianas em multiplicação, mas liberada somente na lise celular (apenas uma fração mínima é liberada antes da lise). Não apresenta nenhuma função ou utilidade para a bactéria, sendo considerada, por alguns autores, uma anomalia natural, pois exerce seus efeitos no sistema nervoso central, local ao qual *C. tetani* não tem acesso. É termolábil, destruída em 5 min a 56°C e, quando purificada e tratada com formalina a 0°C, sofre rápida conversão a toxoide.

A tetanospasmina consiste em um composto lipoproteico, dímero, cujo peso molecular é de aproximadamente 150 kD. A toxina é formada por uma cadeia polipeptídica chamada de toxina progenitora inativa, que sofre clivagem no meio extracelular pela ação de proteases bacterianas (produzidas pelas bactérias aeróbicas que contaminam as feridas). O processo de clivagem libera a tetanospasmina para que exerça seus efeitos neurotóxicos.

A tetanospasmina também apresenta duas cadeias ligadas por pontes de dissulfeto: a cadeia pesada, cujo peso molecular é de 100 kD, e a cadeia leve, cujo peso molecular é de 50 kD. A metade carboxiterminal da cadeia pesada é responsável pela ligação neuroespecífica, pois tem grande afinidade por terminais nervosos, enquanto a metade aminoterminal é responsável pela internalização da tetanospasmina nas células nervosas.

Após a penetração da neurotoxina nas células nervosas, a metade carboxiterminal realiza seu transporte axonal retrógrado. A cadeia leve da tetanospasmina impede a liberação de neurotransmissores inibidores específicos, que levam aos sinais clínicos característicos do tétano, como rigidez muscular por paralisia espástica e hiperestesia.

A ligação da tetanospasmina ao tecido nervoso e a capacidade de internalização dessa toxina no citoplasma neuronal são fatores que devem ser levados em consideração para justificar a maior ou menor resistência de diferentes espécies animais ao tétano.

A quantidade de toxina necessária para o estabelecimento da doença clínica é variável entre os animais e humanos. Tomando como base a quantidade de tetanospasmina necessária ao desenvolvimento de doença clínica em equinos (espécie mais suscetível), seria preciso uma quantidade três vezes maior da toxina para o estabelecimento da enfermidade em humanos. Já em ruminantes, a quantidade deveria ser três a quatro vezes maior, enquanto em caninos 600 vezes maior, em felinos 7.200 vezes maior e, em aves, 360.000 vezes maior.

Epidemiologia

A doença apresenta disseminação mundial, pois tem como reservatório do agente o solo constantemente contaminado por fezes de animais.

C. tetani tem como *habitat* o intestino de equídeos, ruminantes, cães, gatos, roedores, aves e, também, da espécie humana, fazendo parte da microbiota entérica normal. Eliminado nas fezes, esporula na presença de oxigênio, mantendo, assim, os solos constantemente contaminados.

O ingresso do agente no organismo hospedeiro ocorre por feridas contaminadas por fezes ou terra. Ocorre também por objetos perfurocortantes, como agulhas e cercas de arame, ou por colocação de ferradura, além de caudectomias e vacinações.

A ocorrência de tétano não depende de sexo, raça, estação do ano nem clima. A idade também não exerce grande influência, embora se verifique elevada frequência de neonatos com quadro de tétano, por contaminação pelo cordão umbilical, em fazendas com manejo sanitário inadequado.

Em relação à espécie, equídeos (equinos, muares e asininos) são os animais domésticos mais suscetíveis ao tétano. Ao longo dos últimos 30 anos de atendimento ambulatorial no serviço de Enfermidades Infecciosas dos Animais da FMVZ/Unesp, em Botucatu, SP, foram recebidos mais de 150 equinos com tétano. Bovinos, bubalinos, caprinos, ovinos e suínos são menos suscetíveis, mas também se observa número acentuado de ocorrências.

Em cães, embora a quantidade de toxina tetânica deva ser 600 vezes superior à necessária para causar a doença em equinos, foram atendidos mais de 60 cães com tétano no mesmo setor ambulatorial, em Botucatu, SP, nos últimos 30 anos. Contrariamente, a doença é muito rara em gatos domésticos. Somente um caso de tétano foi atendido nessa espécie no serviço de Enfermidades Infecciosas dos Animais da FMVZ/Unesp.

A letalidade do tétano é muito elevada, o que demonstra a gravidade da doença, estando diretamente relacionada com o período de incubação. Assim, quanto mais curto o período de incubação, maior a letalidade dos animais acometidos. Deduz-se, com isso, que a gravidade do quadro clínico do tétano é inversamente proporcional ao período de incubação.

Fatores ligados ao período de incubação

O período de incubação é influenciado por diversos fatores, como contaminação do ferimento por cepas de *C. tetani* de elevado poder toxigênico, dimensão e grau de necrose (com consequente aumento da área de anaerobiose), áreas teciduais com baixa oxidorredução e títulos de anticorpos contra tetanospasmina circulantes no hospedeiro.

O setor ambulatorial de Enfermidades Infecciosas dos Animais da FMVZ/Unesp, em Botucatu, SP, atendeu, no mesmo dia, dois casos de tétano em equinos: uma égua de 8 anos sem nenhum ferimento aparente e um potro com 10 dias de vida, que apresentava ferida contaminada evidente no cordão umbilical. Apesar de terem sido submetidos ao mesmo tratamento, além de limpeza cirúrgica do cordão umbilical, o potro evoluiu para óbito em 48 h, enquanto a égua recebeu alta após 2 semanas. Essa situação exemplifica como os fatores citados influenciam na evolução da doença, em animais da mesma espécie.

➤ Patogenia

Na patogenia do tétano não ocorrem lesões estruturais. Nessa doença, ocorrem lesões bioquímicas nas células.

A infecção ocorre, geralmente, por contaminação de ferimentos (causados por objetos perfurocortantes) ou feridas cirúrgicas (de castrações, descornas, caudectomias e casqueamento) com terra, fezes e outras sujidades que contenham esporos de *C. tetani* e bactérias piogênicas, como *Staphylococcus* spp., *Streptococcus* spp. e *Trueperella pyogenes*. As bactérias piogênicas estabelecem áreas de necrose com consequente anaerobiose, ambiente ideal, pela ausência de oxigênio, para que os esporos de *C. tetani* passem da forma esporulada para a vegetativa, multiplicando-se nesse local e levando, assim, à produção de tetanospasmina e tetanolisina.

Com a ação da porção carboxiterminal da cadeia pesada, a tetanospasmina liga-se às terminações nervosas periféricas do local do ferimento. A porção aminoterminal age, promovendo a internalização da tetanospasmina na célula nervosa, alcançando o citoplasma neuronal. Nesse local, a ligação de dissulfeto é quebrada e a cadeia leve, liberada.

Após ligar-se às terminações nervosas periféricas, a toxina penetra os axônios dos nervos motores, na placa neuromuscular terminal. A partir desse local, ocorre o transporte retrógrado, com a tetanospasmina avançando pelos axônios motores, entre 75 e 250 nm/dia, até alcançar o corpo celular neuronal da medula espinal. Com isso, tem-se a ascensão bilateral da toxina no sentido cranial, acometendo áreas do tronco encefálico.

A cadeia leve da tetanospasmina é uma metaloprotease zincodependente que cliva a sinaptobrevina, proteína necessária à liberação de neurotransmissores inibidores. Nos interneurônios inibitórios, a cadeia leve da tetanospasmina impede a liberação dos neurotransmissores glicina e GABA (ácido gama-aminobutírico), o que resulta em descarga excitatória sustentada por neurônios alfamotores, com consequente manifestação de sinais clínicos, como rigidez e espasmos musculares. Assim, pode-se afirmar, claramente, que a principal função da tetanospasmina é impedir a ação de neurotransmissores inibidores.

A glicina é um aminoácido liberado pelos interneurônios inibidores da medula espinal, conhecidos como células de Renshaw. Esse aminoácido bloqueia a excitação e a liberação de acetilcolina na placa motora terminal, responsável pelo relaxamento muscular. Não havendo liberação de glicina, inexistem sinais inibitórios, com consequente liberação constante de acetilcolina nas fibras musculares, o que resulta em contração muscular sustentada, paralisia espástica e hiperestesia.

Com a inibição do neurotransmissor pós-sináptico GABA no tronco cerebral, pela cadeia leve da tetanospasmina, os alfaneurônios motores pós-sinápticos não são mais inibidos, sendo ativados ininterruptamente ativados por impulsos nervosos descontrolados, o que leva ao quadro de tetania característico da doença.

O quadro de paralisia espástica grave ocorre em razão do bloqueio inibitório irreversível de neurônios, que evitam a contração de um músculo ou grupo muscular caso os seus antagonistas estejam contraídos. A hiperestesia observada no tétano é uma resposta exacerbada por parte do animal a estímulos mecânicos, sonoros e luminosos.

A ligação neuronal da tetanospasmina no tecido nervoso é irreversível, e a recuperação funcional requer a formação de novos terminais nervosos, processo que demanda um período variável de semanas a meses.

Na patogenia do tétano, um aspecto pouco conhecido e abordado envolve neurônios autônomos pré-ganglionares na coluna lateral da substância cinzenta e nos centros parassimpáticos, que são afetados por um mecanismo de ação similar ao da tetanospasmina, mas com cinética retardada, da mesma maneira como os neurônios motores inferiores da corda espinal são acometidos, causando disfunção autonômica. As disfunções autonômicas, entretanto, ocorrem dias após o início da paralisia espástica, provavelmente pelo transporte relativamente mais lento da tetanospasmina nos nervos autônomos.

Também são manifestações do tétano o aumento basal das atividades simpáticas e os episódios de intensa hiperatividade que envolvem receptores alfa-adrenérgicos e beta-adrenérgicos, quando há grande elevação da concentração de catecolaminas circulantes, podendo ocorrer hipertensão e/ou taquicardia nos animais. Apesar disso, a bradicardia associada ao quadro de tétano resulta, provavelmente, da hiperatividade parassimpática vagal.

A tetanospasmina também bloqueia neurotransmissores do centro inibitório parassimpático cardíaco e do núcleo ambíguo, levando a aumento da atividade vagal, com pronunciada bradiarritmia. Esses eventos podem resultar em morte súbita dos animais, particularmente equinos, por parada cardíaca.

Morte súbita por parada cardíaca foi descrita em equinos com quadros graves de tétano, após 4 a 5 dias de tratamento, mesmo com quadro clínico estabilizado.

Tétano ascendente e descendente

É interessante esclarecer as denominações ascendente e descendente, as quais, embora empregadas corretamente, são pouco explicadas e ocasionam muitas dúvidas.

A título de exemplo, se um equino apresentar grande ferimento por cepa altamente toxigênica de *C. tetani*, haverá grande produção de tetanospasmina. Com isso, parte da toxina penetra os axônios dos nervos motores da região, enquanto outra porção alcança a circulação sanguínea e penetra os axônios de nervos motores distantes da lesão, como os centros motores da cabeça e do pescoço, que têm fibras curtas.

Assim, parte da tetanospasmina alcança o sistema nervoso central antes da parte que é conduzida por transporte axonal retrógrado, por meio da ferida contaminada. Nesse caso, os sinais de tétano iniciam-se na cabeça e no pescoço, em grupos musculares distantes da área onde se encontra o ferimento contaminado. Esse processo denomina-se tétano descendente. Contrariamente, quando os sinais clínicos se iniciam nos grupos musculares da área do ferimento, o processo é conhecido como tétano ascendente.

➤ Clínica

Em animais, as manifestações clínicas clássicas do tétano são paralisia espástica característica, hiperestesia grave, trismo mandibular, cauda em bandeira, orelhas em tesoura e protrusão da terceira pálpebra.

Equinos

Após um período variável de incubação, observam-se dificuldade de locomoção e rigidez dos membros, ocasionando andar envarado característico. Já no início da manifestação clínica, a base da cauda mostra-se enrijecida e eleva-se para um dos lados, sinal clínico comumente conhecido como cauda em bandeira (Figura 46.1 A).

As orelhas ficam enrijecidas (orelhas em tesoura) e, ainda, é possível encontrar, nessa fase, fácies de tétano, em que o animal apresenta pálpebras muito abertas e narinas dilatadas pela angústia respiratória (Figura 46.1 B).

O processo pode evoluir, havendo paralisia da musculatura facial e da mandíbula, também chamada de trismo mandibular. Essa paralisia complica bastante os quadros de tétano, pois dificulta ou impede totalmente a deglutição. Em seguida, desenvolvem-se sinais graves de hiperestesia, com resposta exacerbada aos estímulos mecânicos, sonoros e luminosos. Um simples toque no corpo do animal, principalmente no músculo esternocleidomastóideo, ou o som emitido pelo bater de mãos desencadeiam quadro imediato de hiper-reflexia, que pode derrubar o animal, geralmente acompanhado de protrusão da terceira pálpebra ou da membrana nictitante (Figura 46.1 C).

Os animais sofrem elevação da temperatura corporal, que pode chegar a 40 ou 41°C. Observam-se, também, taquicardia e taquipneia, visto que, com a intensa contração muscular, há consumo excessivo de glicogênio, acúmulo de ácido láctico e, ainda, estabelecimento de acidose metabólica e sudorese extrema, colaborando para a desidratação do animal.

Com a evolução do quadro clínico, os membros tornam-se mais rígidos e praticamente impossibilitam a locomoção do animal. Nos casos mais graves, o animal não consegue se manter em estação, evoluindo para decúbito lateral com pronunciado opistótono.

Em animais que evoluem para decúbito (Figura 46.1 D), o quadro que se estabelece é de extrema gravidade, com prognóstico muito desfavorável, pois se constatam enrijecimento de todos os grupos musculares, hiperestesia grave, opistótono, sudorese extrema, taquicardia, taquipneia e sofrimento atroz, até a morte por exaustão ou por paralisia dos músculos respiratórios intercostais.

O posicionamento de animais em decúbito propicia, também, o desenvolvimento de pneumonia secundária e cólica, fatores que complicam o prognóstico.

No ambulatório de Enfermidades Infecciosas dos Animais da FMVZ/Unesp, em Botucatu, SP, foi realizado estudo retrospectivo de 48 casos de tétano em equinos. A doença acometeu, principalmente, animais entre 3 e 10 anos, no período do inverno. Em 27 animais (56,2%), encontraram-se lesões, ferimentos cirúrgicos ou histórico de procedimentos de manejo considerados de risco para o estabelecimento da doença. Rigidez muscular, contrações tetânicas, tremores musculares, taquicardia e taquipneia foram constatados em todos os animais. Outros sinais observados na maioria dos animais incluem hipersensibilidade a estímulos externos (96%), protrusão da terceira pálpebra (54,5%) e cauda em bandeira (48%).

Bovinos, bubalinos e pequenos ruminantes

Bovinos, bubalinos, caprinos e ovinos são menos suscetíveis à ação da tetanospasmina que os equinos. O tétano, nessas espécies, costuma acometer neonatos, principalmente por contaminação de cordão umbilical mal higienizado.

A doença pode ocorrer, entretanto, em animais de qualquer faixa etária, em razão de ferimentos em geral, lesões bucais por alimentos grosseiros, feridas cirúrgicas (após procedimentos de descorna em bovinos, caudectomias em ovinos, contaminação do conduto ginecológico no pós-parto e, principalmente, em decorrência de castrações realizadas por pessoas despreparadas e/ou em precárias condições de higiene).

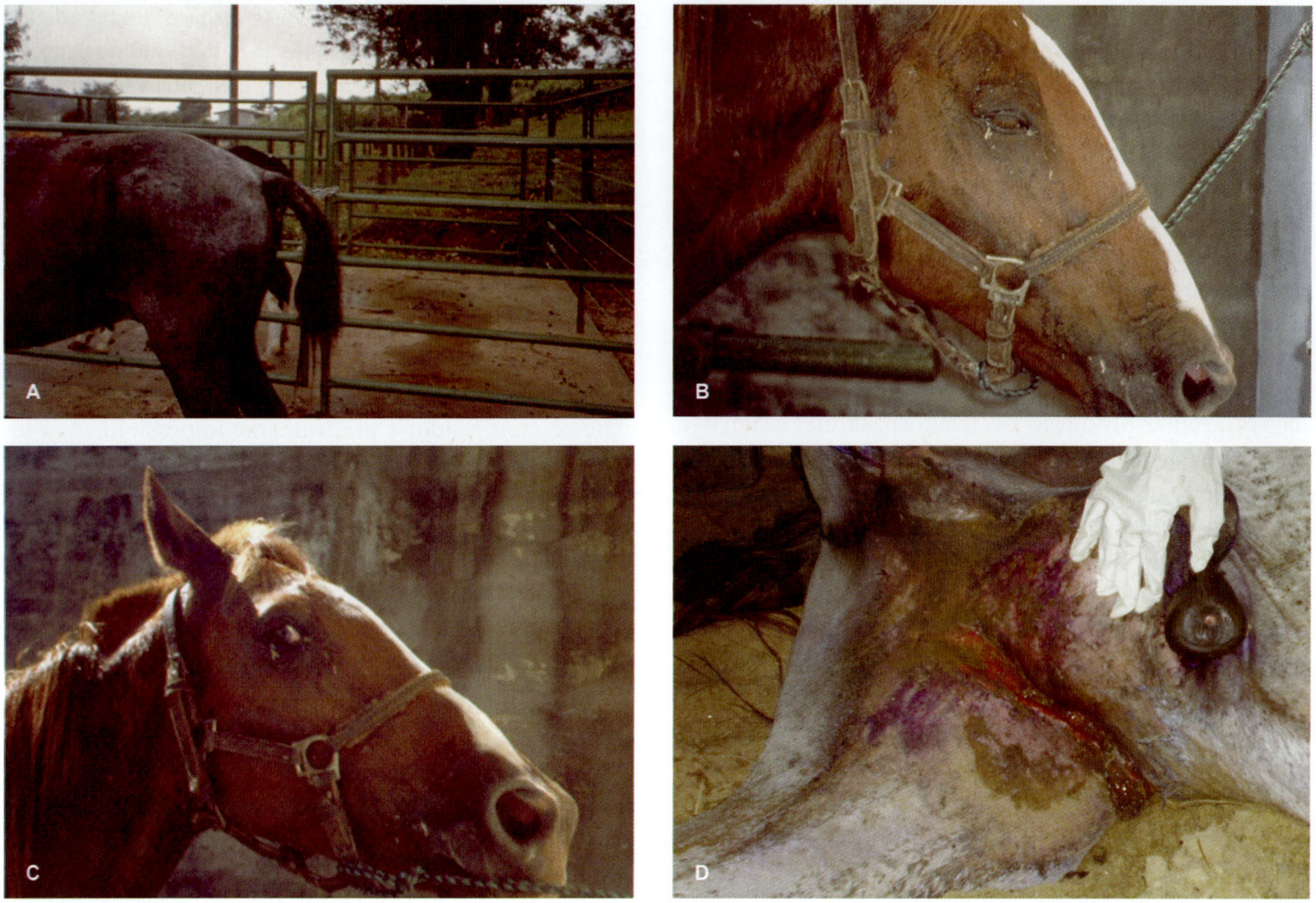

Figura 46.1 Tétano em equinos. **A.** Cauda em bandeira. **B.** Fácies de tétano. **C.** Protrusão da terceira pálpebra ou membrana nictitante e narinas dilatadas. **D.** Equino em decúbito com ferimento na região da virilha como provável local de infecção por *C. tetani.*

Pode haver, ainda, grande número de casos de tétano em bovinos e bubalinos após a administração de vacinas com agulhas contaminadas ou em virtude de higienização inadequada da pele, na área de aplicação da vacina.

Na região de Belém do Pará, foram observados quatro casos de tétano em búfalos após vacinação contra raiva. No ano de 2009, 24 surtos de tétano foram descritos no sul do Rio Grande do Sul, após procedimentos de vacinação e aplicação de vermífugo em 24 propriedades de 11 municípios. Foram vacinados e vermifugados 14.745 bovinos, dos quais 242 foram a óbito por tétano.

O período de incubação é similar ao identificado em equinos, podendo variar de 4 dias a 4 semanas, sendo o prognóstico reservado e a gravidade do quadro clínico, do mesmo modo, inversamente proporcional ao período de incubação.

Como nas outras espécies animais, a principal manifestação clínica do tétano em bovinos, bubalinos, caprinos e ovinos é a paralisia espástica generalizada, além de grave hiperestesia com resposta exacerbada a estímulos mecânicos, sonoros e luminosos. Os animais apresentam rigidez dos membros, o que ocasiona andar rígido ou envarado, cauda elevada para um dos lados (cauda em bandeira), rigidez da musculatura auricular (orelhas em tesoura), rigidez cervical e trismo mandibular, em consequência da paralisia espástica dos músculos faciais, o que impede a ingestão de água e alimentos.

A respiração é dificultosa, pelo comprometimento da musculatura intercostal, e as narinas ficam dilatas, bem como as pálpebras muito abertas, caracterizando a fácies de tétano. Ao toque do músculo esternocleidomastóideo, que se encontra muito enrijecido, os animais apresentam resposta hiperestésica exacerbada e respondem a estímulos sonoros também com hiperestesia e protrusão da terceira pálpebra.

Nos casos de maior gravidade, observa-se rigidez da musculatura cervical, que causa pronunciado opistótono (Figura 46.2 A). Animais que não conseguem permanecer em estação evoluem para decúbito lateral, com os membros rígidos, assumindo posição de cavalete (Figura 46.2 B). Animais que evoluem para decúbito raramente se recuperam e, muitas vezes, há necessidade de recomendar a eutanásia para evitar o sofrimento angustiante dos animais e mesmo tratamentos impraticáveis, cujo custo supera o valor comercial dos animais.

Embora seja necessária uma quantidade três a quatro vezes maior de tetanospasmina para que se estabeleça o tétano em ruminantes (em relação aos equinos), houve aumento do número de ovinos e caprinos atendidos no

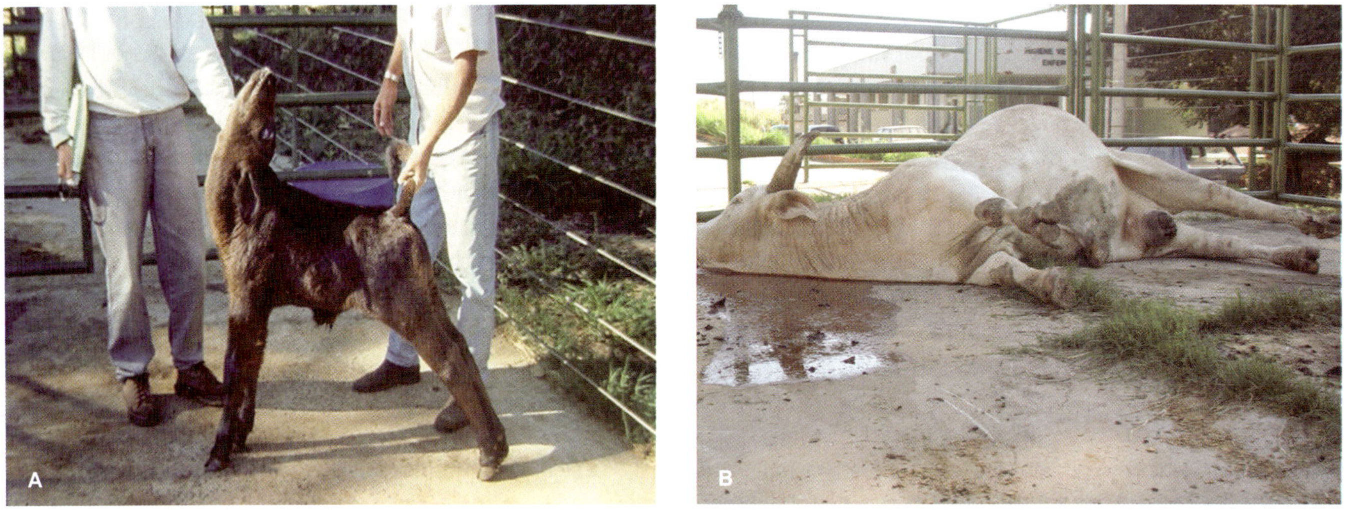

Figura 46.2 Tétano em bovinos. **A.** É possível notar rigidez muscular e marcado opistótono em bezerro. **B.** Espasticidade muscular com posição de cavalete em touro com infecção por *C. tetani* após castração.

setor ambulatorial de Enfermidades Infecciosas dos Animais da FMVZ/Unesp, em Botucatu, SP.

No referido setor, entre os anos de 1998 e 2008, foram atendidos 11 casos de tétano em pequenos ruminantes, sendo oito em ovinos e três em caprinos. Os casos ocorreram, predominantemente, em animais entre 5 dias e 2 anos de idade (63%), em especial no inverno (72%), com histórico recente de lesões ou procedimentos cirúrgicos (72%), como infecções umbilicais, distúrbios de periparto, cirurgias e procedimentos de rotina (caudectomia, castração e descorna). O período de incubação variou entre 7 e 21 dias.

As manifestações clínicas observadas foram rigidez muscular de membros anteriores e/ou posteriores (54,5%), dificuldade de locomoção (54,5%), taquipneia/dispneia (54,5%), orelhas em tesoura (45,4%), trismo mandibular (36,3%), sialorreia (36,3%), posição de cavalete (27,2%), protrusão da terceira pálpebra (27,2%), opistótono (27,2%) (Figura 46.3 A), cauda em bandeira (18,1%) e hiperestesia a estímulos externos (18,1%). A principal complicação clínica foi a pneumonia. Ademais, a hospitalização não excedeu 2 dias e, com a progressão dos sinais clínicos, os animais apresentaram dificuldade para manter-se em pé (Figura 46.3 B) e evoluíram para decúbito. A letalidade foi de 100%.

Cães

A ocorrência de tétano em cães não é comum, visto que se requer uma quantidade 600 vezes maior de tetanospasmina do que a encontrada em equinos para o desencadeamento da doença.

No setor ambulatorial de Enfermidades Infecciosas dos Animais da FMVZ/Unesp, em Botucatu, SP, foram atendidos cerca de 70 cães com tétano em 30 anos.

No histórico de tétano em cães, os fatores predisponentes observados são ferimentos em geral, lesões na cavidade oral (periodontite, ferimentos por alimentos grosseiros), cirurgias, castrações, injeções de medicamentos ou vacinas com equipamento contaminado. Ferimentos próximos à região da cabeça ou na própria cabeça estão mais associados ao rápido surgimento de sinais de tétano generalizado do que os observados em lesões de membros. Em média, 5 a 10 dias após a ocorrência de ferimentos, lesões ou outros

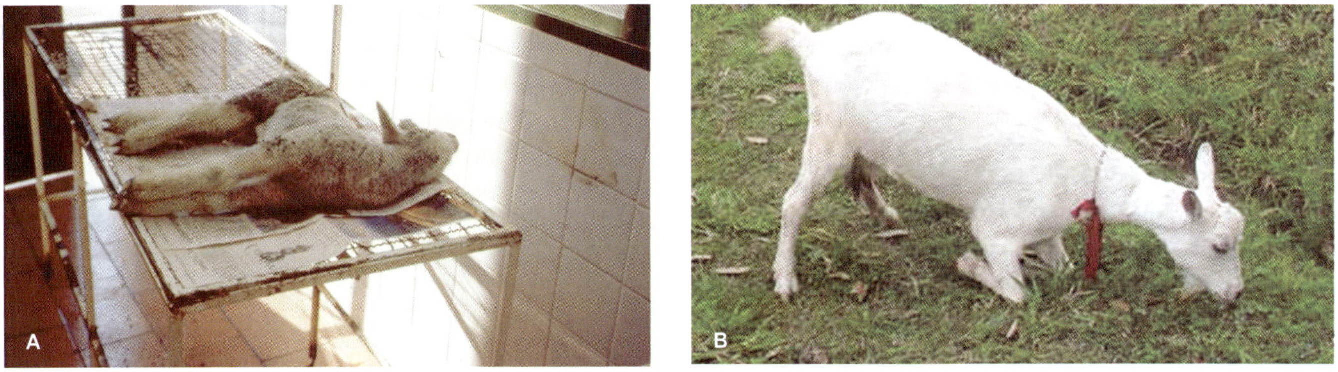

Figura 46.3 Tétano em pequenos ruminantes. **A.** É possível notar rigidez muscular e marcado opistótono em ovino. **B.** Caprino com dificuldade para se manter em estação.

fatores predisponentes, verificam-se os primeiros sinais clínicos característicos de espasticidade muscular (Figura 46.4 A), rigidez dos membros e hiperestesia (Figura 46.4 B e C).

Os animais começam a apresentar dificuldade de locomoção em virtude da rigidez dos membros, além de cauda enrijecida, com a base elevada e voltada para um dos lados do corpo (cauda em bandeira). As orelhas mostram-se eretas e enrijecidas (orelhas em tesoura) (Figura 46.4 D) e, em razão da paralisia espástica dos músculos faciais, estabelece-se trismo mandibular, que impede os animais de ingerirem água e alimentos, provocando sialorreia moderada a profusa.

Além disso, verifica-se dificuldade respiratória por espasticidade dos músculos intercostais, o que leva a fácies de tétano (Figura 46.4 D), com olhos muito abertos e narinas dilatadas, demonstrando o desconforto respiratório. Ocorre resposta exacerbada a estímulos mecânicos, sonoros e luminosos, com evidente protrusão da terceira pálpebra.

Também se constatam taquicardia, taquipneia e temperatura corporal superior a 40°C, em razão do processo de espasticidade muscular. Com a evolução do quadro clínico, os cães já não conseguem permanecer em estação e evoluem para decúbito lateral, pois a rigidez muscular intensa não possibilita o decúbito esternal. Ademais, a rigidez da musculatura cervical provoca grave opistótono.

Na posição de decúbito lateral, fica evidente o grau de espasticidade muscular. Os animais assumem posição de cavalete, na qual os membros em posição superior estão totalmente afastados daqueles em posição inferior. Com o agravamento do quadro clínico, pode haver morte por exaustão, asfixia (por paralisia espástica dos músculos intercostais) ou parada cardiorrespiratória, semelhantemente ao que ocorre em equinos.

Cães em decúbito podem ser sedados e manipulados mais facilmente, alterando-se a posição de decúbito 4 a 5 vezes/dia, o que lhes dá maior chance de sobrevida. Embora se acredite que haja um bom prognóstico de sobrevida para cães com tétano, esse fato está diretamente relacionado com a infecção por cepas de *C. tetani* altamente toxigênicas e com o atendimento dos animais logo após os primeiros sintomas.

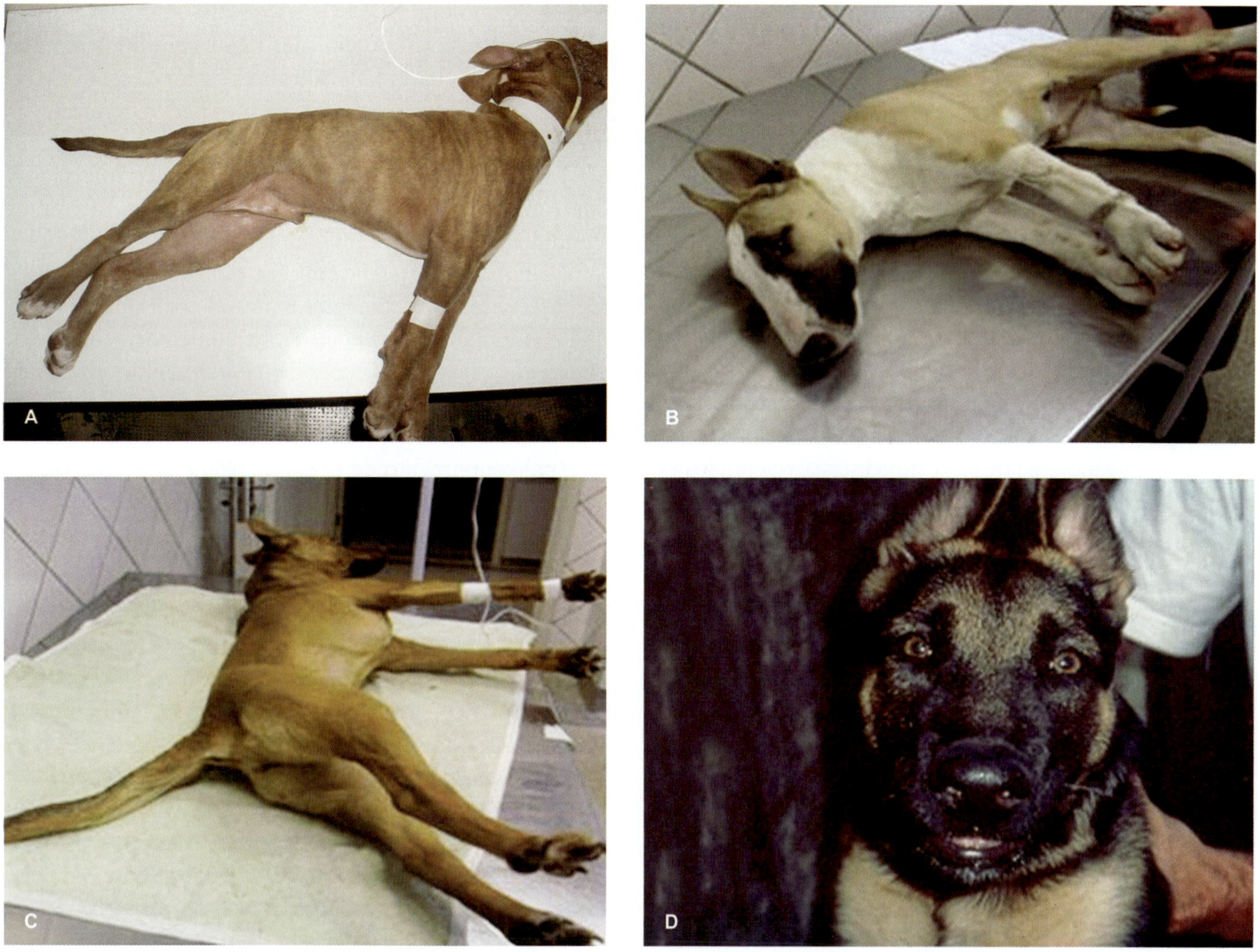

Figura 46.4 Tétano em cães. **A.** Espasticidade muscular. **B** e **C.** Hiperestesia, espasticidade muscular e rigidez dos membros. **D.** Orelhas em tesoura e fácies de tétano.

Entre 1992 e 1998, foram investigados os principais achados clínicos e epidemiológicos em sete casos de tétano em cães, no setor ambulatorial de Enfermidades Infecciosas dos Animais da FMVZ/Unesp, em Botucatu, SP. Desses animais, três eram machos e quatro, fêmeas. Ademais, quatro tinham entre 3 e 7 meses de idade e o restante, mais de 30 meses de idade. Dos sete animais, cinco habitavam residências em região urbana e dois eram provenientes de meio rural.

Ferimentos em geral – como lesão na região lombossacral, deiscência de pontos após cesariana, ferimento abscedante na base da orelha e lesão cutânea – foram observados em quatro animais (57,1%), com período de incubação variando de 7 a 28 dias.

O período entre os primeiros sinais clínicos e a hospitalização oscilou de 1 a 7 dias. As manifestações clínicas observadas foram hipersensibilidade a estímulos sonoros, visuais ou táteis (87,5%), orelhas em tesoura (85,7%), trismo mandibular (71,4%), rigidez muscular de membros anteriores e/ou posteriores (71,4%), protrusão da terceira pálpebra (57,1%), opistótono (42,9%), taquipneia (42,9%), cauda em bandeira (42,9%), sialorreia (28,6%), miose bilateral (14,3%) e estrabismo divergente (14,3%). Mesmo com tratamento intensivo, somente dois animais (28,6%) evoluíram para cura, recuperando-se completamente após 21 dias de tratamento. A alta letalidade nesse grupo de animais foi atribuída à demora na busca por tratamento, o que levou à evolução do quadro.

Gatos

Em 2003, o serviço ambulatorial de Enfermidades Infecciosas dos Animais da FMVZ/Unesp, em Botucatu, SP, recebeu uma fêmea felina adulta com sinais característicos de paralisia espástica, hiperestesia e opistótono. Mesmo submetida a tratamento intensivo, evoluiu para óbito. Foi o único caso de tétano em gato atendido pelo serviço, posto que, nessa espécie, a doença é muito rara.

Suínos

O tétano em suínos é decorrente, em geral, de contaminação umbilical ou ferimentos. Os animais apresentam os mesmos sinais clínicos descritos para as outras espécies.

➤ Diagnóstico

É consenso que o diagnóstico de tétano fundamenta-se, essencialmente, em sinais e sintomas clínicos da enfermidade. Com os dados de anamnese desde o início do caso e de evolução do quadro clínico até o atendimento por médico-veterinário, somados ao exame clínico, têm-se todos os elementos necessários para o estabelecimento do diagnóstico.

Diagnóstico diferencial

Em bovinos, a hipocalcemia da vaca leiteira, também chamada de febre vitular da vaca ou hipocalcemia pós-parto, confere sinais clínicos de rigidez muscular, mas de menor intensidade que no tétano e com menos hiperexcitabilidade. Se houver diagnóstico incorreto de tétano, confundido com hipocalcemia, a administração de cálcio aumentará consideravelmente a produção de tetanospasmina por *C. tetani*, podendo causar a morte do animal.

A hipocalcemia pós-parto em cadelas, ou tetania em cadelas, também pode ser confundida com o tétano, mas a rigidez muscular e a hiperexcitabilidade são menos graves, e consta histórico de parto há mais de 10 dias, com cria numerosa.

Adicionalmente, diferentes autores citam, no diagnóstico diferencial, a intoxicação de cães por estricnina, veneno que bloqueia a liberação de glicina pelos neurônios de Renshaw, o que desencadeia grave quadro de hiperestesia ao menor estímulo sonoro, mecânico ou luminoso. O início do quadro de intoxicação é, porém, absolutamente abrupto. Nesse caso, como a rigidez muscular não é intensa, deve-se sedar o animal para evitar morte por exaustão.

Achados de necropsia

Não são observadas lesões anatomopatológicas macroscópicas nem microscópicas, havendo apenas alterações bioquímicas no organismo dos animais.

Prognóstico

O prognóstico nas diferentes espécies animais é diretamente influenciado pelo potencial toxigênico da cepa de *C. tetani*, pelo período de incubação, pelo tempo de atendimento e hospitalização, pela rapidez do diagnóstico, pela instituição imediata de tratamento adequado e, por fim, pelo correto manejo dos animais acometidos.

➤ Tratamento

A seguir, são abordados tratamentos de equídeos, bovinos, bubalinos, pequenos ruminantes e animais de companhia.

Equídeos

No tratamento de equídeos com tétano, diferentes medidas são recomendadas: (1) propiciar relaxamento muscular, para evitar asfixia mecânica e reduzir a acidose metabólica, (2) diminuir o estado de hiperestesia, (3) manter o animal hidratado e em estação, (4) manter o equilíbrio acidobásico, (5) eliminar o foco de infecção, extinguindo *C. tetani* do local e interrompendo a produção de tetanospasmina, (6) neutralizar a tetanospasmina circulante, (7) propiciar ambiente calmo, escuro e silencioso, (8) colocar o animal em baia com paredes acolchoadas, para evitar traumatismos em caso de quedas (Figura 46.5), (9) manter o animal em estação sobre piso adequado, para evitar a ocorrência de laminite. As baias devem ter equipamentos

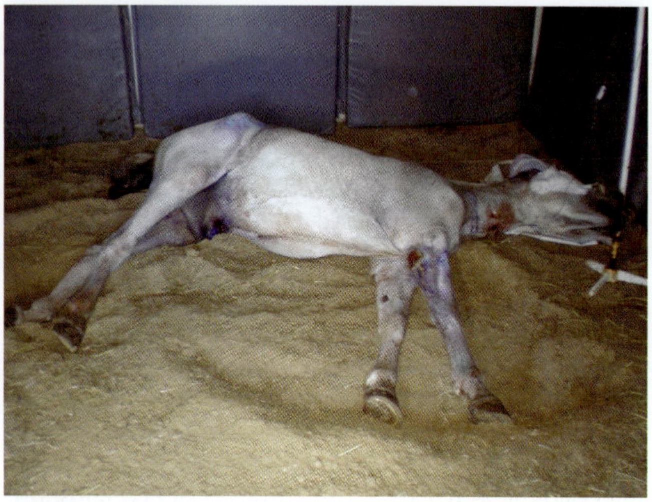

Figura 46.5 Baia acolchoada e piso de areia para acomodação de equino em decúbito por tétano.

para sustentação e manutenção dos animais em estação e piso profundo preenchido com areia limpa.

É imprescindível evitar que grandes animais, particularmente equídeos, entrem em decúbito, pois, nesse caso, o prognóstico torna-se francamente desfavorável. Quando os animais não conseguem se manter em estação por seus próprios meios, é preciso auxiliá-los, amparando-os com aparelhos adequados, para que possam ficar em pé.

Tranquilização e relaxamento muscular

Para tranquilizar os animais, são recomendados benzodiazepínicos na dose de 0,05 a 0,1 mg/kg, por via intravenosa ou intramuscular, em intervalos de 12 h. Esse grupo de fármacos, antagonista adrenérgico, tem ação sedativa e de relaxamento muscular. Na dose indicada, verifica-se melhora do quadro de hiperestesia, e os animais permanecem em estação. No entanto, o relaxamento muscular obtido com essa dosagem do fármaco é muito pequeno, pois a tetania estabelecida é intensa e demanda muitos dias de tratamento.

Os fármacos que conferem tranquilização e relaxamento muscular devem ser administrados repetidamente até a remissão do quadro clínico. Nesse contexto, os benzodiazepínicos têm grande potencial de acumular-se no organismo animal, podendo causar depressão respiratória e do sistema nervoso central, devendo ser utilizados com cautela em tratamentos prolongados. No entanto, no serviço de atendimento de Enfermidades Infecciosas dos Animais da FMVZ/Unesp, em Botucatu, SP, a dose de 1 mg/kg, a cada 12 h, mostra-se adequada para o tratamento. Para animais em recuperação, principalmente aqueles que não apresentam trismo mandibular, essa dose pode ser reduzida à metade ou, até mesmo, suspensa após 1 semana.

Para auxiliar o relaxamento muscular, recomendam-se medicamentos miorrelaxantes, como tiocolchicosídeo, na dose de 4 mg/80 a 100 kg/24 h, por 3 a 5 dias, via intramuscular.

Outros autores indicam a administração de clorpromazina, por via intravenosa ouintramuscular, na dose de 0,4 a 1 mg/kg, em intervalos de 12 h (podendo ser reduzidos para 6 h, se o quadro clínico for muito grave. A clorpromazina é, também, um antagonista adrenérgico que pode ajudar a suprimir a hiperatividade autonômica, pois apresenta ação sedativa e de relaxamento muscular.

Acepromazina é outro fármaco que atua como sedativo, relaxante muscular e antagonista adrenérgico. É indicada por via intravenosa ou intramuscular, na dose de 0,02 a 0,1 mg/kg, em intervalos de 6 a 12 h, variando-se a dose e o intervalo entre aplicações conforme a gravidade do quadro clínico.

Hidratação e combate à acidose

Muitos equídeos não conseguem ingerir água em razão do trismo mandibular ou, simplesmente, da paralisia que acomete a musculatura cervical, a qual os impede de abaixar a cabeça para alcançar os bebedouros. A intensa sudorese que se estabelece também intensifica o quadro de desidratação.

Para repor a volemia, deve-se utilizar solução de Ringer lactato, a qual repõe, também, eletrólitos perdidos. Essa solução fornece lactato que, no fígado, durante o ciclo de Cori, é transformado em bicarbonato, auxiliando o controle da acidose metabólica, embora de maneira insuficiente. Para o controle total da acidose metabólica, deve-se adicionar, à solução de Ringer lactato, bicarbonato de sódio a 10%.

Nas atividades de campo e, por vezes, em hospitais veterinários, como não é possível controlar a acidose metabólica por hemogasometria, a solução de bicarbonato de sódio a 10% pode ser indicada na dose de 0,5 a 1 mℓ/kg em infusão lenta, diluída na solução de Ringer lactato, até que as frequências cardíaca e respiratória normais se restabeleçam.

No fornecimento de substrato energético aos equídeos, deve-se adicionar 5% de solução de glicose a 50% na solução de Ringer lactato, ou seja, 50 mℓ de glicose a 50% em cada 500 mℓ da solução de Ringer lactato. A fluidoterapia intravenosa deve persistir até que o animal possa se alimentar normalmente, o que torna o tratamento mais prolongado em animais com trismo mandibular.

A fluidoterapia é, obviamente, mais benéfica aos equídeos com tétano do que a introdução de sonda nasogástrica, em razão do estado de hiperexcitabilidade e rigidez muscular, que acarreta risco aos animais.

No período de recuperação, quando o animal começa a se alimentar, é preciso fornecer apenas capim ou volumoso. Caso contrário, um processo de diarreia ou cólica pode ser desencadeado, o que seria potencialmente fatal para equinos em recuperação dos quadros de tétano.

Neutralização da toxina circulante

A toxina circulante é neutralizada pela administração de soro antitetânico, que contém anticorpos contra tetanospasmina obtidos do soro sanguíneo de equinos hiperimunizados contra tétano.

O soro antitetânico é administrado por via intravenosa, em infusão lenta, em dose única. A dose indicada a equinos adultos é de 200.000 a 250.000 UI. A potros, indica-se a dose de 100.000 UI, podendo chegar a 200.000 UI, dependendo do tamanho do animal.

Alguns autores indicam doses menores, tanto por via intravenosa como por via intramuscular ou subcutânea, diariamente, durante 3 a 5 dias. Acredita-se, entretanto, que a administração de uma alta dose em aplicação única de soro antitetânico neutralize a toxina circulante por inteiro, e o soro permanece ativo no organismo por 2 a 3 semanas, garantindo que, se ainda houver produção de tetanospasmina, será neutralizada caso adentre a circulação sanguínea, embora o tratamento com antimicrobianos deva combater *C. tetani* no foco da infecção.

O uso de soro antitetânico tem sido associado à necrose hepática aguda, complicação que pode ocorrer entre 4 e 10 semanas após a administração. Esse fenômeno, todavia, é raro.

Eliminação de *Clostridium tetani*

Ao exame clínico de muitos equídeos com tétano, nem sempre se localizam a lesão ou o ferimento e, por consequência, o foco de infecção. Em equinos ferrageados, é recomendável retirar as ferraduras em busca de eventuais lesões no casco, a fim de proceder à higienização.

Nos casos em que é possível visualizar o foco de infecção, a lesão deve ser debridada, drenada e tratada com peróxido de hidrogênio (água oxigenada) 10 volumes. Em seguida, deve-se realizar a desinfecção com tintura de iodo a 5%. Esses procedimentos são eficazes para eliminar *C. tetani* e outras bactérias aeróbicas presentes no foco de infecção, as quais consomem o oxigênio local, favorecendo o estabelecimento de anaerobiose e a consequente multiplicação de *C. tetani*.

O antimicrobiano de escolha para o tratamento do tétano é a penicilina, que apresenta ação eficaz contra as bactérias do gênero *Clostridium* e tem elevada capacidade de difusão. São considerados, ainda, compostos comerciais com múltiplas penicilinas de ação rápida e lenta, que contenham na formulação as penicilinas cristalina, procaína, potássica e benzatina.

O fármaco deve ser administrado unicamente por via intramuscular profunda, na dose de 40.000 UI/kg de peso vivo, calculada com base na fração benzatínica. Essa dose propicia níveis terapêuticos de penicilina benzatina por até 7 dias no organismo animal. Recomenda-se, porém, nova administração após 5 dias. Se o ferimento causador da produção de tetanospasmina não for encontrado, indicam-se apenas duas aplicações de penicilina. Se o foco estiver presente, contudo, o número de aplicações dependerá da gravidade e da extensão da lesão.

Nos equídeos acometidos por tétano, em tratamento, uma complicação clínica extremamente preocupante é o desenvolvimento de pneumonia, causada por bactérias patogênicas oportunistas, que se estabelecem estresse orgânico provocado pela doença primária. As infecções pulmonares secundárias ao tétano, em hospitais veterinários, são denominadas pneumonias nosocomiais.

O tratamento do tétano exige cuidados e monitoramento diários, pois a penicilina apresenta espectro de ação muito limitado e não age efetivamente contra bactérias patogênicas causadoras de pneumonia. Por isso, ao iniciar o tratamento de equinos com tétano, pode-se administrar, além da penicilina, ceftiofur por via intramuscular profunda, na dose de 7,5 mg/kg de peso vivo, em intervalos de 24 h. Esse antimicrobiano, uma cefalosporina de terceira geração (de uso exclusivo em medicina veterinária), é muito eficaz contra bactérias gram-positivas e gram-negativas aeróbicas e, também, contra *C. tetani*.

Caso seja possível monitorar os animais, pode-se manter o tratamento-padrão para quadros de tétano e, em caso de pneumonia, instituir tratamento específico. Além do ceftiofur, outras opções de antimicrobianos estão disponíveis para o tratamento da pneumonia nosocomial.

A cefquinoma, cefalosporina de quarta geração (de uso veterinário), pode ser utilizada na dose de 5 mg/kg de peso vivo, por via intramuscular profunda, em intervalos de 24 h. A ceftriaxona, também de uso veterinário, pode ser administrada por via intravenosa ou intramuscular, na dose de 20 mg/kg de peso vivo, em intervalos de 24 h. Outra alternativa de tratamento é a ampicilina, na dose de 20 mg/kg de peso vivo, por via intravenosa ou intramuscular, em intervalos de 8 h.

A duração do tratamento depende da gravidade do processo pneumônico. Nos casos mais graves, pode-se reforçar o processo terapêutico com antimicrobianos do grupo dos aminoglicosídios, os quais têm ação sinérgica em associação com penicilina e cefalosporinas. Os aminoglicosídios utilizados são gentamicina (na dose de 5 mg/kg, por via intravenosa ou intramuscular, em intervalos de 12 h) ou amicacina (na dose de 10 mg/kg, por via intravenosa ou intramuscular, em intervalos de 12 h).

Bovinos e pequenos ruminantes

Assim como em equinos, o tratamento de bovinos, ovinos e caprinos tem como objetivos a eliminação de *C. tetani*, a neutralização da toxina circulante, o relaxamento muscular, a diminuição da hiperestesia, o combate à acidose, a manutenção da volemia e o fornecimento de substrato energético.

Quando os procedimentos de tranquilização, relaxamento muscular, hidratação e combate à acidose forem necessários, devem obedecer aos mesmos princípios citados para equinos, com as devidas adequações de doses.

Ferimentos precisam ser debridados, drenados e desinfetados com peróxido de hidrogênio (10 volumes) e tintura de iodo (5%). Além disso, animais tratados devem ser mantidos em ambiente tranquilo, com acesso restrito e pouca incidência de iluminação.

Ruminantes em decúbito apresentam prognóstico desfavorável, particularmente bovinos, que são de maior porte. Deve-se alterar a posição de decúbito 2 a 3 vezes/dia, o que é mais fácil em bezerros, ovinos e caprinos. Em animais de grande porte, esse procedimento é bastante trabalhoso, e o decúbito causa acúmulo de gás no rúmen, podendo levar ao empanzinamento.

Tranquilização e relaxamento muscular

Para diminuir a hiperestesia, preconiza-se o uso de benzodiazepínicos na dose de 1 a 2 mg/kg de peso vivo, por via intravenosa, em intervalos de 12 h, sempre procurando evitar o decúbito de bovinos adultos, visto que, ao contrário de bezerros, caprinos e ovinos, são manejados com mais dificuldade.

Hidratação e combate à acidose

Para repor a volemia, recomenda-se administrar solução de Ringer lactato, com adição de 5% de glicose a 50%, ou seja, 50 mℓ de glicose a 50% em cada frasco de 500 mℓ de solução de Ringer lactato.

Embora a acidose metabólica não tenha a mesma gravidade observada em equinos, também se recomenda administrar bicarbonato de sódio a 10%, na dose de 0,5 a 1 mℓ/kg de peso vivo, em infusão lenta, até a normalização das frequências cardíaca e respiratória.

Neutralização da toxina circulante

Para neutralizar a tetanospasmina circulante, deve-se administrar soro antitetânico na dose de 200 a 250.000 UI, para bovinos e bubalinos adultos, e 100.000 UI, para bezerros, ovinos e caprinos de qualquer idade, por via intravenosa, em infusão lenta, diluído em solução de Ringer lactato.

Eliminação de *Clostridium tetani*

Indica-se o uso de compostos de múltiplas penicilinas (cristalina, potássica, sódica e benzatina). A dose deve ser de 40.000 UI/kg de peso vivo, com base na fração benzatina, e administrada por via intramuscular profunda, repetindo-se a aplicação após 5 dias. Se necessário, deve-se administrar uma terceira dose, obedecendo ao mesmo intervalo.

Em bovinos e pequenos ruminantes com tétano, o desenvolvimento de pneumonia secundária é uma complicação clínica frequente. Em virtude do limitado espectro de ação das penicilinas, recomenda-se associar esse fármaco a outros antimicrobianos de amplo espectro para tratamento da pneumonia, como ceftiofur, cefquinoma, ceftriaxona e ampicilina, nas doses e nos intervalos de aplicação citados no tratamento de equinos.

Para o tratamento da pneumonia secundária, em bovinos e pequenos ruminantes, pode-se considerar outro antimicrobiano muito eficaz (que não é utilizado em equídeos), o florfenicol, na dose de 20 mg/kg de peso vivo, por via intramuscular profunda, em intervalos de 24 h.

Mesmo com a instituição de tratamento adequado, o prognóstico é reservado, caso bovinos e pequenos ruminantes apresentem trismo mandibular, pneumonia secundária, extrema hiperestesia, opistótono e decúbito.

Antes de dar início ao tratamento de bovinos e pequenos ruminantes, sempre é preciso levar em conta a relação custo/benefício, pois o gasto com medicamentos pode exceder o valor do animal a ser tratado.

Bovinos e pequenos ruminantes com ferimentos ou castrados, que apresentam hiperestesia grave e opistótono, devem ser muito bem examinados antes de instituir tratamento, pois, em alguns casos, a eutanásia pode ser cogitada, evitando gastos incompatíveis com o valor dos animais, bem como sofrimento desnecessário para animais com improvável chance de sobrevida.

Animais de companhia

Na presença de ferimentos em cães e gatos, a lesão deve ser debridada, drenada e submetida à desinfecção com água oxigenada (10 volumes) e, em seguida, com tintura de iodo a 5%.

Animais em tratamento devem ser mantidos em ambiente tranquilo, com acesso restrito de pessoal e pouca incidência de iluminação. Deve-se, ainda, alterar a posição de decúbito 3 a 4 vezes/dia, para evitar congestão pulmonar e pneumonia por hipostase.

Tranquilização e relaxamento muscular

Em cães e gatos, a primeira medida a ser tomada no tratamento do tétano é a sedação, a fim de tranquilizar os animais e promover relaxamento muscular, com diminuição do opistótono e da hiperestesia. Para cães, o fármaco de escolha é a clorpromazina, cuja dose varia de 0,5 a 2 mg/kg, por via intravenosa, preferencialmente, sendo a variação da dose e a redução do intervalo de aplicação dependentes da gravidade do quadro clínico.

Benzodiazepínicos são uma alternativa ao uso de clorpromazina, na dose de 2 a 5 mg/kg, por via intravenosa, preferencialmente em intervalos de 6 h. A variação da dose e o número de aplicações também dependem, nesse caso, da gravidade do quadro clínico e do grau de hiperexcitabilidade. Ainda se pode considerar o midazolam, na dose de 0,1 a 0,2 mg/kg, por via intravenosa ou intramuscular, em intervalos de 4 h.

Para cães, outra possibilidade é o miorrelaxante tiocolchicosídeo, na dose de 2 mg/40-50 kg/24 h, por 3 a 5 dias.

Hidratação e controle da acidose metabólica

A reposição da volemia deve ser realizada com solução de Ringer lactato, obedecendo às necessidades de hidratação dos animais. Para o suprimento energético, devem-se adicionar 50 mℓ de solução de glicose a 50% em cada frasco de 500 mℓ da solução de Ringer lactato.

Quando há manifestações de taquicardia e taquipneia, pode-se administrar bicarbonato de sódio (10%), na dose de 0,5 a 1 mℓ/kg, em infusão lenta, por via intravenosa, diluído na solução de Ringer lactato.

Neutralização da toxina circulante

Para neutralizar a tetanospasmina circulante, em cães e gatos, indica-se a aplicação de até 50.000 UI de soro antitetânico, por via intravenosa, embora alguns autores recomendem 20.000 UI.

No setor ambulatorial de Enfermidades Infecciosas dos Animais da FMVZ/Unesp, em Botucatu, SP, utilizam-se 50.000 UI de soro antitetânico, sem ocorrência de reações adversas, por via intravenosa, em infusão lenta, com duração superior a 10 min. A literatura registra reações de hipersensibilidade poucos minutos após a administração de soro antitetânico por via intravenosa, com sinais de dispneia, taquicardia e vômito.

Eliminação de *Clostridium tetani*

Para eliminar *C. tetani*, deve-se utilizar penicilina cristalina, por via intravenosa, na dose de 40.000 UI/kg. Em seguida, recomenda-se administrar composto de múltiplas penicilinas (sódica, procaína e benzatina), por via intramuscular ou subcutânea, na dose de 40.000 UI/kg, ajustada com base na fração benzatina. A aplicação desse composto deve ser repetida em intervalos de 5 dias. Caso o foco de infecção esteja presente, pode haver necessidade de uma terceira aplicação, obedecendo ao mesmo intervalo de tempo.

Pneumonia é uma complicação grave, muitas vezes fatal, em cães com tétano. Ao iniciar o tratamento, portanto, pode-se associar às penicilinas um antimicrobiano de amplo espectro, que atue eficazmente contra os microrganismos causadores de pneumonia. Os mais indicados são ceftiofur (na dose de 7,5 mg/kg, por via intramuscular ou subcutânea, em intervalos de 24 h) ou ceftriaxona (na dose de 25 mg/kg, por via intravenosa, também em intervalos de 24 h). São opções, ainda, ciprofloxacino (na dose de 10 mg/kg, por via intramuscular ou subcutânea, em intervalos de 12 h) ou cloranfenicol (na dose de 50 mg/kg, por via intravenosa, a cada 8 h). Não se recomendam antimicrobianos cuja administração seja por via oral.

➤ Profilaxia e controle

Equídeos

O controle e a profilaxia do tétano em equinos exigem cuidados com o manejo sanitário em haras e demais criações, evitando, ao máximo, ferimentos. Também é preciso manter cuidados na limpeza e na desinfecção do cordão umbilical. Castrações devem ser realizadas apenas por médicos-veterinários, seguindo criteriosamente os processos de assepsia antes, durante e depois do ato cirúrgico. Medidas de higiene devem ser obedecidas em qualquer outro procedimento cirúrgico e no ferrageamento de animais.

Equinos submetidos à castração ou que sofrerem ferimento, e que não tenham sido vacinados contra o tétano, devem receber, de imediato, 10.000 UI de soro antitetânico por via intravenosa ou intramuscular. Caso tenham sido adequadamente vacinados, devem receber uma vacinação de reforço.

A vacina aplicada em equídeos é composta de tetanospasmina, detoxificada com formalina, que apresenta boa antigenicidade e constitui-se em toxoide tetânico. Todos os haras e criatórios devem adotar protocolo de vacinação antitetânica. O ideal é vacinar os equinos já no primeiro semestre de vida.

Potros, filhos de éguas não vacinadas, devem receber a primeira dose da vacina aos 3 meses de idade, enquanto os filhos de éguas vacinadas são imunizados mais tarde, aos 6 meses de idade. A segunda dose deve ser administrada após um intervalo de 30 dias. Ressalta-se, ainda, que títulos protetores de anticorpos são obtidos cerca de 14 dias após a aplicação do reforço vacinal.

É importante que todos os potros recebam a terceira dose da vacina ao completar 1 ano de idade. Animais assim vacinados podem permanecer com imunidade ativa até 5 anos, quando devem ser revacinados. A partir de então, os equinos devem ser revacinados a cada 5 anos. Porém, caso sejam submetidos a procedimentos cirúrgicos ou sofram ferimentos, devem ser imediatamente revacinados.

Éguas prenhes também podem ser vacinadas contra o tétano 4 a 6 semanas antes do parto previsto. Tal procedimento confere aos potros neonatos excelente imunidade passiva colostral, que pode durar até 6 meses. Animais adultos nunca vacinados devem receber duas doses de vacina, com 1 mês de intervalo entre cada aplicação. Se for conveniente, os machos podem receber reforço após 6 meses. Já as fêmeas devem ser revacinadas a cada gestação.

Bovinos, ovinos e caprinos

Nessas espécies, a profilaxia e o controle do tétano baseiam-se em medidas de manejo sanitário dos rebanhos, incluindo a antissepsia do cordão umbilical e de feridas acidentais e cirúrgicas. Na ocorrência de ferimentos, deve-se aplicar 10.000 UI de soro antitetânico por via intravenosa e, ainda, administrar profilaticamente duas doses de compostos de penicilinas, em intervalo de 5 dias.

Embora não exista recomendação de esquema vacinal para bovinos e pequenos ruminantes, muitas vacinas polivalentes contra clostridioses contêm toxoide tetânico. Ademais, a vacinação semestral ou anual dos rebanhos propicia excelente proteção contra o tétano.

Cães e gatos

A profilaxia e o controle do tétano em animais de companhia incluem a antissepsia do cordão umbilical, bem como de ferimentos acidentais, feridas cirúrgicas e lesões na cavidade oral.

Em caso de lesões ou procedimentos cirúrgicos, recomenda-se administrar de 5.000 a 10.000 UI de soro antitetânico com compostos de penicilinas, conforme descrito para outras espécies.

➤ Bibliografia

Almeida ACS, Ribeiro MG, Paes AC, Megid J, Oliveira VB, Franco MMJ. Tétano em pequenos ruminantes: estudo retrospectivo dos principais achados clínico-epidemiológicos em 11 casos. Arq Bras Med Vet Zootec. 2012;64(4):1060-4.

Baldassi L. Clostridial toxins: potent poisons, potent medicines. J Venom Anim Toxins Incl Trop Dis. 2005;11(4):391-411.

Barbosa JD, Duarte MD, Oliveira CMC, Silveira JAS, Albernaz TT, Cerqueira VD. Surto de tétano em búfalos (Buballus bubalis) no estado do Pará. Pesq Vet Bras. 2009;29(3):263-5.

Berne RM, Levy MN, Koeppen BM, Stanton BA. Fisiologia. 5.ed. Rio de Janeiro: Elsevier; 2004.

Caleo M, Schiavo G. Central effects of tetanus and botulinum neurotoxins. Toxicon. 2009;54(5):593-9.

Corrêa WM, Corrêa CNM. Clostridioses. In: Corrêa CNM. Enfermidades infecciosas dos mamíferos domésticos. Rio de Janeiro: Medsi; 1993. p. 291-315.

Costa SF, Aguiar DM, Giuffrida R, Farias MR, Neto RT. Tétano em um gato. Braz J Vet Res Anim Sci. 2002;39(3):160-2.

Greene CE. Infectious disease of dog and cat. 4.ed. St. Louis: Elsevier Saunders; 2012. Tetanus; p. 423-31.

Grumelli C, Verdeiro C, Pozzi D, Rossetto O, Montecucco C, Matteoli M. Internalization and mechanism of action of clostridial toxins in neurons. Neurotoxicology. 2005;26(5):761-7.

Gyles CL, Prescott JF, Songer JG, Thoen CO. Pathogenesis of bacterial infections in animals. 3.ed. Iowa: Blackwell Publishing Professional; 2004.

Humeau Y, Doussau F, Grant NJ, Poulain B. How botulinum and tetanus neurotoxins block neurotransmitter release. Biochimie. 2000;82(5):427-46.

Lalli G, Bohnert S, Deinhardt K, Verastegui C, Shiavo G. The journey of tetanus and botulinum neurotoxins in neurons. Trends Microbiol. 2003;11(9):431-7.

Mackay RJ. Tetanus. In: Sellon DC, Long MT. Equine infectious disease. 9.ed. St. Louis: Elsevier; 2007. p. 376-80.

McKee WM. What is your diagnosis? J Small Anim Pract. 1994; 35:144.

Quevedo PS, Ladeira SRL, Soares MP, Marcolongo-Pereira C, Sallis ESV, Grecco FB *et al.* Tétano em bovinos no sul do Rio Grande do Sul: estudo de 24 surtos. Pesq Vet Bras. 2011;31(12):1066-70.

Quinn PJ, Carter ME, Markey BK, Carter GR. Clinical veterinary microbiology. London: Mosby; 1994.

Quinn PJ, Markey BK, Carter ME, Donnelly WJC, Leonard FC, Maguire D. Microbiologia veterinária e doenças infecciosas. Porto Alegre: Artmed; 2005.

Radostits OM, Gay CC, Hinchcliff KW, Constable PD. Veterinary medicine: a textbook of disease of cattle, horses, sheep, pigs, and goats. 10.ed. Philadelphia: Saunders Elsevier; 2007.

Reichmann P, Lisboa JAN, Araújo RG. Tetanus in equids: A review of 76 cases. J Equine Vet Sci. 2008;28(9):518-23.

Ribeiro MG, Megid J, Paes AC, Brito RJC. Tétano canino: estudo clínico-epidemiológico. Rev Bras Med Vet. 2000;22(2):58-62.

Traqueobronquite Infecciosa Canina 47

Adriana Falco de Brito

Definição

Traqueobronquite infecciosa canina (TIC) consiste em um quadro agudo e altamente transmissível de doença respiratória, que afeta a laringe, a traqueia e os brônquios de cães. Eventualmente, pode afetar o trato respiratório inferior.

Sinonímia: tosse dos canis.

Etiologia

Muitos agentes bacterianos e virais estão implicados na patogênese da TIC, e os patógenos envolvidos podem não ser os mesmos a cada surto. O microrganismo *Bordetella bronchiseptica* (*B. bronchiseptica*), o vírus da parainfluenza canina (CPIV, do inglês *canine parainfluenza virus*) e o adenovírus canino do tipo 2 (CAV-2, do inglês *canine adenovirus type 2*) são os agentes mais frequentemente associados à enfermidade.

B. bronchiseptica é um cocobacilo curto (0,2 a 0,5 × 0,5 a 1 μm), gram-negativo e estritamente aeróbio, mostrando-se positivo para catalase e oxidase. É isolado em meios de ágar-sangue e MacConkey, quando incubado a 37°C, por 24 a 48 h. Ademais, algumas estirpes podem ser hemolíticas.

Outras bactérias que podem estar presentes em casos de TIC são *Pasteurella* spp., estreptococos beta-hemolíticos (especialmente *S. equi* subesp. *zooepidemicus*), *Pseudomonas* sp. e vários coliformes. Em geral, esses agentes são considerados secundários, mas podem causar complicações graves, como pneumonia e sepse. Além disso, micoplasmas e ureaplasmas são comumente isolados do trato respiratório superior de cães e gatos saudáveis e enfermos.

O CPIV é um vírus de RNA, de cadeia simples, que pertence à família *Paramyxoviridae*. Já o CAV-2 é um vírus de DNA, pertencente à família *Adenoviridae*. O adenovírus canino do tipo 1 (CAV-1) também pode causar infecção respiratória.

Membro da família *Alphaherpesvirinae*, o herpesvírus canino (CHV, do inglês *canine herpesvirus*) tem sido isolado de cães com doença respiratória, embora sua função permaneça incerta. Em infecção experimental, induz sinais leves, mas há relatos de TIC grave e óbitos causados exclusivamente por infecção pelo CHV.

Desde 2000 tem sido descrita doença respiratória associada ao coronavírus canino. O coronavírus respiratório canino (CRCV, do inglês *canine respiratory coronavirus*) é um vírus de RNA, envelopado, classificado como coronavírus de grupo 2. É genética e antigenicamente distinto do coronavírus entérico canino.

Nos EUA, desde 2004, há relatos de casos de TIC com isolamento de influenzavírus canino do tipo A. A estirpe canina mostrou semelhança com o H3N8 equino. Até o momento, não há vacina disponível nem indícios de infecção humana. Infecção de cães por influenzavírus também já foi descrita na Coreia.

Epidemiologia

A TIC tem distribuição mundial e é uma das infecções mais prevalentes em cães. Em geral, há mais de um agente infeccioso envolvido.

A principal fonte de infecção é o próprio cão infectado, que pode ou não apresentar sinais clínicos. O período de transmissibilidade pode chegar a 2 semanas pós-infecção para agentes virais e até 3 meses para *B. bronchiseptica*. A transmissão ocorre por contato direto dos animais ou pela via aerógena, por secreções respiratórias. Não há predisposição por raça, sexo ou idade, embora cães mais jovens possam ser gravemente afetados.

Em canis de alta rotatividade de animais, a doença costuma ser endêmica, interferindo diretamente nas chances de adoção dos animais. O principal fator de risco é a permanência dos animais em canis. Surtos são muito comuns em lojas de animais, canis de várias categorias e hospitais veterinários, podendo, facilmente, evoluir para epizootias, caso os animais estejam em alta densidade. O período de incubação varia de 3 a 10 dias, em média.

Alguns autores relatam a ocorrência de infecção em gatos por *B. bronchiseptica*, quando criados em locais próximos a canis. Nesse caso, verifica-se relação epidemiológica entre os surtos de TIC e a doença respiratória do trato respiratório superior de gatos, com indícios de que os gatos, nessa situação, podem servir como reservatórios do agente.

Patogenia

A seguir, são abordados os principais agentes relacionados com a patogenia de TIC em animais:

- CPIV: é o vírus mais comumente isolado de cães com doença respiratória superior. Após exposição ao aerossol contaminado, o vírus replica-se na mucosa nasal traqueal, bem como na mucosa de brônquios e bronquíolos. Os sinais clínicos manifestam-se a partir do 9º dia pós-infecção e costumam ser sutis e de curta duração (< 6 dias), se o agente for único. Há infiltrado leucocitário nas mucosas afetadas, e a destruição do epitélio ciliado é evidente. Em cães com títulos séricos de anticorpos contra o vírus da parainfluenza, os sinais respiratórios são menos frequentes
- CAV-2: replica-se nos epitélios da mucosa nasal, da faringe, das tonsilas, da traqueia e dos brônquios. Em cães hígidos (imunocompetentes), a infecção é, em geral, autolimitante. Os sinais respiratórios são proporcionais aos danos causados às mucosas, considerando-se, ainda, a presença de outros agentes virais e de infecção bacteriana secundária
- *B. bronchiseptica*: a lesão causada por infecção viral geralmente facilita a invasão bacteriana, mas *B. bronchiseptica* pode ser o agente primário. A bactéria é capaz de causar cilioestase e aderir ao epitélio ciliar. Também produz a enzima adenilato ciclase, que diminui a capacidade fagocitária dos macrófagos alveolares. Os sinais clínicos iniciam-se por volta do 3º ou 4º dia pós-infecção e duram, em média, 10 dias. A recuperação corresponde ao aparecimento de IgA nas secreções respiratórias e à redução da quantidade de bactérias. A eliminação total do agente pode demorar, em média, de 6 a 14 semanas, resultando em estado de portador inaparente
- CHV: após infecção sintomática ou assintomática, os cães mantêm latência viral por período variável, de meses a anos. A reativação pode ser causada por estresse ou uso de fármacos imunossupressores.

Adicionalmente, o sinergismo patogênico entre CPIV e *B. bronchiseptica* é notório quando existe infecção conjunta. Os sinais clínicos são mais graves e de maior duração (18 dias, aproximadamente). O animal pode desenvolver, ainda, broncopneumonia aguda.

Clínica

Duas manifestações de TIC têm sido descritas. A variação dos sinais ocorre de acordo com o(s) agente(s) envolvido(s), o ambiente do animal, o estado geral e a idade do cão.

Manifestação não complicada

É a manifestação mais comum, caracterizada por tosse seca súbita, seguida por ânsia de vômito. A tosse é prolongada, com aspecto de ronco, sendo causada por laringite e edema das cordas vocais. A produção de secreção mucosa é comum, e o animal pode tentar eliminá-la após os acessos de tosse, dando ao proprietário a impressão de que o animal está engasgado. Rinite e conjuntivite leves também podem ocorrer.

Os cães, em sua maioria, continuam a alimentar-se normalmente, permanecendo alertas e ativos durante o curso da infecção. Cães afetados costumam apresentar histórico de vacinação contra outras enfermidades. Essa manifestação é, em geral, causada por infecção primária viral e pode ser autolimitante, resolvendo-se em 2 semanas ou menos.

Manifestação complicada

Essa manifestação acomete animais não vacinados, imunocomprometidos e filhotes. Infecção bacteriana secundária complica o processo viral na maioria das vezes. A tosse é acompanhada por descarga mucosa, podendo haver descarga nasal e/ou ocular. O quadro ainda pode evoluir para broncopneumonia, manifestada por dificuldade respiratória, perda de peso, febre, letargia e apetite diminuído, levando a óbito.

Diagnóstico

O diagnóstico de TIC baseia-se em sinais clínicos e no histórico de contato recente do animal com outros cães. Exames laboratoriais encontram-se, em geral, dentro dos parâmetros de referência, em quadros sem complicações. No entanto, esses exames são fundamentais para a avaliação geral do animal e para o diagnóstico diferencial de outras possibilidades, como cinomose e infecções concomitantes, como erliquiose.

Avaliação radiográfica de tórax e lavado traqueal são úteis em casos complicados ou recorrentes e, ainda, na diferenciação de tosse cardíaca e alérgica. Eventualmente, é necessário proceder a diagnóstico mais específico, como cultivo microbiológico de *B. bronchiseptica*.

Tratamento

Antimicrobianos

Em casos não complicados, a instituição de antimicrobianos é controversa, mas pode ser importante na prevenção de pneumonia secundária. Se o quadro pulmonar já estiver instalado, passa a ser fundamental. Para a escolha, é preciso levar em consideração a capacidade de difusão do fármaco em secreções respiratórias, a idade do animal, a possibilidade de gestação e a presença de enfermidades associadas (insuficiência renal ou erliquiose).

Os antimicrobianos de escolha são sulfas, associadas à trimetoprima, e amoxicilina potencializada (Tabela 47.1). *B. bronchiseptica* pode desenvolver resistência a antimicrobianos. Alguns autores relatam 100% de resistência das estirpes testadas à ampicilina e a cefalosporinas de primeira e terceira geração. No mesmo estudo, resistência dos isolados tem sido incomum para enrofloxacino, gentamicina e tetraciclinas, e nenhuma estirpe mostrou-se resistente à associação de sulfa e trimetoprima. Outros autores sugerem que os antimicrobianos de primeira escolha sejam tetraciclina ou doxiciclina, amoxicilina/clavulanato ou, ainda, enrofloxacino.

Antivirais

Não há fármacos antivirais indicados para combater os agentes implicados na TIC.

Anti-inflamatórios

O uso de anti-inflamatórios é indicado, por 3 a 7 dias, para reduzir o processo inflamatório e o edema das vias respiratórias, minimizando os acessos de tosse. Anti-inflamatórios não esteroides (Tabela 47.1) são mais seguros, mas, em casos não complicados, podem ser utilizados corticoides em doses anti-inflamatórias.

Broncodilatadores

O uso de broncodilatadores é indicado a animais que apresentem dispneia grave, pois facilitam a ventilação.

Expectorantes e mucolíticos

São úteis para facilitar a secreção do muco brônquico e o *clearence* mucociliar. Devem ser utilizados, preferencialmente, por nebulização com solução fisiológica que também tem ação expectorante, mas também podem ser administrados por outras vias (Tabela 47.1).

Antitussígenos

Os antitussígenos podem ser necessários para interromper o ciclo de estímulo à tosse. Podem, ainda, estar associados à broncodilatadores.

Os antitussígenos de ação central têm melhor efeito em TIC. São contraindicados a animais com complicações pulmonares e tosse produtiva, em virtude do acúmulo de secreção. Devem ser utilizados com cautela, se não for possível a avaliação radiológica do animal.

Tratamento de suporte

Animais que não se alimentam devem receber fluidoterapia e/ou alimentação parenteral para manutenção do equilíbrio hidreletrolítico.

Em alguns canis, dependendo do tipo de manejo adotado, pode ser necessário proceder à eutanásia de cães afetados para o controle de surtos, pela alta transmissibi-

Tabela 47.1 Posologia do tratamento da traqueobronquite infecciosa canina.

Princípios ativos	Dose	Observações
Antimicrobianos		
Amoxicilina + clavulanato	12,5 a 25 mg/kg; VO; 2 vezes/dia	Verificar infecção conjunta, idade, gestação e possibilidade de realização de antibiograma
Sulfa + trimetoprima	15 mg/kg; VO, IM ou SC; 2 vezes/dia	
Doxiciclina	5 mg/kg; VO; 2 vezes/dia	
Enrofloxacino	5 a 10 mg/kg; VO, IM, SC ou IV; 2 vezes/dia	
Anti-inflamatórios		
Meloxicam	0,2 mg/kg; VO; 1 vez/dia	–
Nimesulida	0,7 a 7 mg/kg; VO; 2 vezes/dia	–
Antitussígenos		
Codeína	1 a 2 mg/kg; 3 vezes/dia	Contraindicados se houver comprometimento pulmonar e tosse produtiva
Dextrometorfano	2 mg/kg; 3 a 4 vezes/dia	
Broncodilatadores		
Aminofilina	10 mg/kg; VO, IM ou IV; 3 vezes/dia	–
Fenoterol	1 a 2 gotas/5 kg, diluídas em 10 mℓ de solução fisiológica	Nebulização 2 a 3 vezes/dia
Expectorantes		
Acetilcisteína	½ a 1 ampola, diluída em igual volume de solução fisiológica	Nebulização
Bromexina	1 a 5 mℓ/dia/animal; VO, IM, SC ou IV	–

IM = via intramuscular; IV = via intravenosa; SC = via subcutânea; VO = via oral.

lidade e redução na taxa de adoções. O custo e disponibilidade de medicamentos e vacinas devem ser levados em consideração nessa situação.

Profilaxia e controle

A principal medida de profilaxia consiste na administração de vacinas que contêm agentes selecionados (CAV-2, CPIV e *B. bronchiseptica*). No entanto, é importante ressaltar que essa medida nem sempre é eficaz na prevenção de surtos, pois pode haver outros agentes envolvidos no processo. Os frequentes relatos de agentes emergentes alertam para a necessidade de vigilância constante e atenção às medidas básicas de profilaxia como redução de densidade e manejo sanitário adequado.

A vacinação não evita a infecção, mas reduz a gravidade dos sinais clínicos. Após a exposição aos agentes de TIC, a produção de IgA e os mecanismos locais de defesa constituem as barreiras mais eficientes contra a enfermidade. Os títulos séricos de IgG protegem contra doenças sistêmicas, mas não têm ação local.

Um programa de vacinação regular é a maneira mais eficiente de combater os surtos e controlar a gravidade da enfermidade em canis. Estudos indicam que a vacinação intranasal ou parenteral apenas induz proteção contra a doença, mas que o uso de ambas no manejo sanitário de rotina em populações de alto risco aumenta o grau de proteção. A aplicação rotineira de vacinação parenteral polivalente – com reforço anual e administração de uma dose intranasal estratégica – pode controlar surtos em canis com alta rotatividade de animais, quando aliada a medidas ambientais de desinfecção e ventilação. Ainda, animais recém-introduzidos nos criatórios devem ser vacinados de imediato.

As vacinas intranasais são atenuadas e incluem CPIV, CAV-2 e *B. bronchiseptica*. Mostram-se úteis na prevenção do aumento de casos durante surtos em canis e na proteção de animais hospitalizados. Podem ser aplicadas em filhotes com 2 ou 3 semanas de idade, pois estimulam a produção de IgA e IgG, não sendo afetadas por anticorpos colostrais. Há indícios de que as vacinas intranasais possam diminuir a eliminação dos agentes em animais doentes e portadores, mas a literatura a respeito é controversa. Ainda, induzem imunidade a partir de 72 h da aplicação e, por isso, podem ser administradas de maneira programada, caso haja exposição de animais que não foram previamente vacinados. Em estudo realizado em canil humanitário, a adoção de vacinas intranasais reduziu entre 20,7 e 24,4% os sinais de tosse.

Estão disponíveis vacinas parenterais em que os agentes da TIC estão associados a outros patógenos de cães e, também, vacinas exclusivas para TIC. Para vacinas associadas (que contêm também o vírus da cinomose e parvovirose), recomendam-se duas ou três doses iniciais, em intervalo de 21 dias e reforço anual ou trienal. Nessas, dependendo da fórmula, estão presentes o CPIV e o CAV-2, na forma atenuada.

As vacinas parenterais exclusivas contra TIC podem conter somente antígenos contra *B. bronchiseptica* ou, então, conter também CPIV inativado. Esse tipo de vacina deve ser utilizado de modo estratégico, anualmente, para prevenção de surtos. Vacinas parenterais sofrem influência da concentração de anticorpos colostrais.

Em associação com o programa de vacinação, a TIC pode ser controlada pela redução da densidade populacional e pela ventilação adequada do ambiente. Em surtos hospitalares, a aplicação de uma dose intranasal em cães tem se mostrado útil, particularmente a animais que devem permanecer internados por mais de 24 h.

O isolamento de animais doentes (produtores de aerossóis infectantes) também é fundamental para o controle de surtos, assim como a quarentena de animais recém-introduzidos, por um período de 2 semanas. Limpeza e desinfecção de fômites e mãos, que podem veicular a infecção, são essenciais. A desinfecção de rotina pode ser realizada com água sanitária (hipoclorito de sódio a 5,6%).

Saúde Pública

Apesar da alta prevalência de TIC em cães, a infecção por *B. bronchiseptica* em humanos é incomum. A maioria dos casos envolve pacientes imunocomprometidos.

No entanto, certos estudos têm mostrado o aumento da prevalência em humanos, provavelmente em virtude da exposição natural ao agente após contato com animais infectados. Ainda, a prevalência tem aumentado em indivíduos que trabalham em ambientes de laboratório, em pacientes HIV-positivos e transplantados.

De qualquer maneira, o risco de transmissão do agente aos humanos por animais de estimação é considerado baixo, especialmente se os cães forem saudáveis e regularmente vacinados. Pessoas com distúrbios imunológicos devem evitar ambientes com grande concentração de animais, que oferecem risco potencial.

Bibliografia

Anderton TL, Maskell DJ, Preston A. Ciliostasis is a key early event during colonization of canine tracheal tissue by Bordetella bronchiseptica. Microbiology. 2004;150(Pt 9):2843-55.

An DJ, Jeoung HY, Jeoung W, Chae S, Song DS, Oh JS *et al.* A serological survey of canine respiratory coronavirus and canine influenza virus in Korean dogs. J Vet Med Sci. 2010;72(9):1217-9.

Buonavoglia C, Martella V. Canine respiratory viruses. Vet Res. 2007;38:355-73.

Carmichael LE. Canine viral vaccines at a turning point: a personal perspective. Adv Vet Med. 1999;41:289-307.

Chalker VJ, Brooks HW, Brownlie J. The association of Streptococcus equi subsp. zooepidemicus with canine infectious respiratory disease. Vet Microbiol. 2003;95(1-2):149-56.

Chalker VJ, Toomey C, Opperman S, Brooks HW, Ibuoye MA, Brownlie J *et al.* Respiratory disease in kenneled dogs: serological responses to Bordetella bronchiseptica lipopolysaccharide do not correlate with bacterial isolation or clinical respiratory symptoms. Clin Diagn Lab Immunol. 2003;10(3):352-6.

Decaro N, Martella V, Buonavoglia C. Canine adenoviruses and herpesvirus. Vet Clin North Am Small Anim Pract. 2008;38(4):799-814.

Edinboro CH, Ward MP, Glickman LT. A placebo-controlled trial of two intranasal vaccines to prevent tracheobronchitis (kennel cough) in dogs entering a humane shelter. Prev Vet Med. 2004;62(2): 89-99.

Ellis JA, Haines DM, West KH, Burr JH, Dayton A, Townsend HG *et al.* Effect of vaccination on experimental infection with Bordetella bronchiseptica in dogs. J Am Vet Med Assoc. 2001;218(3):367-75.

Ellis J. Infectious disease update. Newsmag Vet Med. 2006;37:39.

Englund L, Jacobs AA, Klingeborn B, Chriél M. Seroepidemiological survey of Bordetella bronchiseptica and canine parainfluenza-2 virus in dogs in Sweden. Vet Rec. 2003;152(9):251-4.

Erles K, Dubovi EJ, Brooks HW, Brownlie J. Longitudinal study of viruses associated with canine infectious respiratory disease. J Clin Microbiol. 2004;42(10):4524-9.

Erles K, Toomey C, Brooks HW, Brownlie J. Detection of a group 2 coronavirus in dogs with canine infectious respiratory disease. Virology. 2003;310(2):216-23.

Florida Departament of Agricultural and Consumer Services. Canine influenza virus emerges in Florida. J Am Vet Med Assoc. 2005;227:1216.

Foley JE, Rand C, Bannasch MJ, Norris CR, Milan J. Molecular epidemiology of feline bordetellosis in two animal shelters in California, USA. Prev Vet Med. 2002;54(2):141-56.

Ford RB. Canine infectious tracheobronchitis. In: Greene CE. Infectious diseases of the dog and cat. 4.ed. St. Louis: Elsevier; 2012. p. 55-65.

Goldberg JD, Kamboj M, Ford R, Kiehn TE, Gilhuley K, Perales MA. 'Kennel cough' in a patient following allogeneic hematopoietic stem cell transplant. Bone Marrow Transplant. 2009;44(6):381-2.

Gore T, Headley M, Laris JGH, Bergman JG, Sutton D, Horspool LJ *et al.* Intranasal kennel cough vaccine protecting dogs from experimental Bordetella bronchiseptica challenge within 72 hours. Vet Rec. 2005;156(15):482-3.

Hagiwara MK, Rodrigues AMA, Brito AF. Imunizações e vacinas. In: Andrade SF. Manual de terapêutica veterinária. 3.ed. São Paulo: Roca; 2008. p. 773-800.

Kawakami K, Ogawa H, Maeda K, Imai A, Ohashi E, Matsunaga S *et al.* Nosocomial outbreak of serious canine infectious tracheobronchitis (kennel cough) caused by canine herpesvirus infection. J Clin Microbiol. 2010;48(4):1176-81.

Knesl O, Allan FJ, Shields S. The seroprevalence of canine respiratory coronavirus and canine influenza virus in New Zealand. N Z Vet J. 2009;57(5):295-8.

Mochizuki M, Yachi A, Ohshima T, Ohuchi A, Ishida T. Etiologic study of upper respiratory infections of household dogs. J Vet Med Sci. 2008;70(6):563-9.

Ner Z, Ross LA, Horn MV, Keens TG, MacLaughlin EF, Starnes VA *et al.* Bordetella bronchiseptica infection in pediatric lung transplant recipients. Pediatr Transplant. 2003;7(5):413-7.

Nogueira RMB, Duarte RR, Junqueira JRC. Terapêutica do sistema respiratório. In: Andrade SF. Manual de terapêutica veterinária. 3.ed. São Paulo: Roca; 2008. p. 249-74.

Speakman AJ, Dawson S, Corkill JE, Binns SH, Hart CA, Gaskell RM. Antibiotic susceptibility of canine Bordetella bronchiseptica isolates. Vet Microbiol. 2000;71(3-4):193-200.

Strasser A, May B, Teltscher A, Wistrela E, Niedermüller H. Immune modulation following immunization with polyvalent vaccines in dogs. Vet Immunol Immunopathol. 2003;94(3-4):113-21.

Tuberculose em Animais de Produção

48

Antonio Carlos Paes e Marília Masello Junqueira Franco

➤ Definição

Tuberculose é uma enfermidade infectocontagiosa, granulomatosa crônica, de caráter progressivo em animais de produção, constituindo-se em grave zoonose. Acomete, particularmente, bovinos, bubalinos, caprinos e suínos. A doença é rara em ovinos e de extrema raridade em equídeos.

➤ Histórico

Os primeiros registros de tuberculose são muito antigos, tanto que a doença é considerada a mais velha companheira da humanidade, a tal ponto de alguns autores se referirem ao bacilo da tuberculose como patógeno profissional de humanos, ou seja, é o patógeno – que acomete humanos – de maior impacto na história, um real castigo.

Costumava-se acreditar que a espécie humana, ao tornar-se sedentária, na transição de caçadora para coletora, com o desenvolvimento da agricultura e a domesticação de animais, adquiriu a tuberculose por convivência e do contato com os animais. Essa crença, no entanto, foi invalidada de modo inapelável.

Com o advento da biologia molecular e seu emprego em estudos de paleontologia, foram descobertos importantes detalhes evolucionários e históricos da tuberculose. A idéia de que a tuberculose tivesse origem nos bovinos, acometendo, em seguida, os humanos (quando da domesticação dos bovinos) foi desmistificada com base em técnicas de sequenciamento de DNA e genoma comparativo entre espécies do complexo *Mycobacterium tuberculosis* (*M. tuberculosis*).

As espécies de micobactérias do complexo *M. tuberculosis* são geneticamente similares. Apresentam 99,9% de homologia e sequência idêntica do gene 16S rRNA, embora apresentem diferenças fenotípicas, epidemiológicas e de patogenicidade.

Estudos revelaram níveis estritos de variação dos nucleotídios homólogos, o que indica desmembramento evolucionário recente das espécies, há cerca de 40.000 anos. O maior número de deleções genômicas ou regiões de diferenciação foi identificado no genoma de *Mycobacterium bovis* (*M. bovis*), principalmente na linhagem clássica dos bovinos, o que deixa evidente o surgimento mais tardio dessa espécie.

Uma bactéria ancestral comum teria dado origem à espécie *M. tuberculosis*, sendo *M. bovis* a última espécie a surgir na escala evolucionária. Estima-se que *M. tuberculosis* exista há mais de dois milhões de anos, enquanto *M. bovis* pode ter surgido há cerca de 67.000 anos. Assim, os humanos provavelmente padecessem de tuberculose antes da domesticação de bovinos e da disseminação da enfermidade entre animais. Ao contrário do que se acreditava, não foi *M. bovis* que se adaptou à espécie humana e originou *M. tuberculosis*. As técnicas de sequenciamento de DNA indicam, na atualidade (com total segurança), que *M. tuberculosis* originou *M. bovis* por mutações e deleções. Consequentemente, a doença evoluiu da espécie humana para os bovídeos.

Tais descobertas foram possíveis graças à constatação paleontológica mais antiga de que se tem notícia sobre a tuberculose, descrita por Rothschild *et al.*, em 2001, em ossos de bisão-americano de chifre longo (espécie morta há 17.870 anos), em caverna subterrânea de uma planície que serviu como armadilha, a qual corresponde ao atual estado de Wyoming, nos EUA. Esses ossos de bisão, do período Pleistoceno, contribuíram para o estudo da tuberculose na América, tendo sido identificado DNA do complexo *M. tuberculosis* em fragmentos ósseos da região metacarpal desse animal. O material genético indicou uma etapa intermediária de evolução do complexo *M. tuberculosis*, mais similar às espécies atuais, e a disseminação da doença naquele período, indicando que a tuberculose foi carreada por hominídeos e bovídeos para a América pelo Estreito de Bering.

Doença similar em fósseis de carneiros de chifre longo e de boi-almiscarado sugere que os organismos do complexo *M. tuberculosis* tenham sido disseminados em bovídeos e alcançaram o continente americano ao atravessar o atual Estreito de Bering, no período final do Pleistoceno.

A tuberculose acometeu significativamente as primeiras civilizações. A doença foi detectada em múmias egípcias de cerca de 4.000 anos a.C., particularmente a tuberculose óssea (doença de Pott). Cerca de 25% de todos os egípcios mumificados eram comprovadamente tuberculosos. Nesses indivíduos mumificados, foi identificado, por provas de biologia molecular, material genético de *M. tuberculosis* e *Mycobacterium africanum* (*M. africanum*), mas nenhuma evidência de *M. bovis*.

Os mais antigos fósseis humanos encontrados, porém, nos quais se comprovou a presença de tuberculose, datam de 9.000 anos. Trata-se dos corpos de uma mulher e de uma criança, encontrados submersos no Mediterrâneo Ocidental em Haifa, Israel, o que evidenciou a presença da doença no período Neolítico. Há cerca de 1.500 anos a.C., nos Vedas, textos sagrados da Índia, a tuberculose era chamada de *rajayaksman*, que significa o rei das doenças.

Textos médicos chineses de 2.700 anos a.C. fazem referência a uma doença similar à tuberculose. Tal doença é citada, ainda, na Bíblia, no Antigo Testamento, provavelmente escrito cerca de 1.300 anos a.C., denominada pelos hebreus de *schachelpheth*. Textos sânscritos referiam-se à tuberculose, há milhares de anos, como *sosha*. A tuberculose em humanos também se encontra descrita no Código de Hamurabi, datado de mais de 2.000 anos a.C., acometendo pulmões.

Estudos de paleopatologia detectaram a doença em restos humanos (que remontavam a 5.000 anos a.C.) na região da atual Alemanha. Já na atual Suécia, bem como na Dinamarca e na Itália, identificaram-se achados similares, datados de, aproximadamente, 3.000 anos a.C.

Na Grécia, em 460 a.C., Hipócrates descreveu lesões claramente compatíveis com a tuberculose em pulmões e vértebras, atribuindo à enfermidade o nome *phthisis*, cujo significado é tísica ou consumição, termo adotado para referenciar a tuberculose até poucas décadas atrás, tanto que os médicos especializados nessa doença eram chamados de tisiologistas. Na mesma época, na Grécia, o filósofo Aristóteles considerava a tísica uma enfermidade contagiosa.

No Império Romano, Plínio, o Velho, Cláudio Galeno e Areteu da Capadócia tomaram conhecimento da tuberculose, escrevendo sobre a doença por volta do ano 40 d.C. No cadáver de uma mulher (que viveu há 7.000 anos, no período Neolítico) da Hungria, foi detectada por biologia molecular a presença de *M. tuberculosis*, com alterações em costelas e cavitações em corpos vertebrais, em consequência de osteopatia hipertrófica.

No século 11, o médico árabe Avicena (Ibn Sina) acreditava ser a tuberculose uma enfermidade contagiosa. O médico italiano Girolamo Fracastoro (1478-1553) intuiu, no século 16, que a tuberculose podia ser transmitida pelas vias respiratórias, por um provável agente vivo eliminado pelos doentes. Recomendava, assim, o isolamento em sanatório para evitar o contágio. Fracastoro teve suas ideias combatidas, predominando, até meados do século 19 a ideia de que a tuberculose era transmitida por miasmas ou gases eliminados pelos pacientes.

Na América pré-colombiana, o DNA de *M. tuberculosis* foi identificado, por técnicas de biologia molecular, no músculo psoas de uma criança inca mumificada por volta de 700 anos a.C. Posteriormente, o DNA de *M. tuberculosis* também foi constatado em uma múmia datada de 1.100 a.C no Peru.

O esqueleto de um cão do século 16, encontrado em escavações no Neutral Iroquoian, em Ontário, no Canadá, em uma tribo de índios iroqueses, apresentava claramente osteopatia hipertrófica. Testes de biologia molecular detectaram a presença de DNA do complexo *M. tuberculosis*. É o mais antigo relato de tuberculose canina no mundo.

O primeiro registro de DNA de *M. bovis* em humanos remonta à Idade do Ferro, em um cemitério de Aymyrlyg, na região de Tuva, no sul da Sibéria, com antiga tradição de atividade de pastoreio. Em quatro esqueletos com lesões características de tuberculose, identificou-se o DNA de *M. bovis*. Presume-se que os esqueletos tenham, aproximadamente, 2 mil anos.

Em 1671, Sylvius atribuiu o nome *tubercles* às lesões pulmonares características da tuberculose humana. Nos anos iniciais do século 19, René Théophile Hyacinthe Laënnec expôs claramente a patologia da tuberculose, graças à vasta experiência adquirida em razão do grande número de necropsias que realizava, descrevendo a anatomia patológica da tuberculose e distinguindo, ainda, as formas miliar, caseosa e exsudativa. O moderno entendimento da tuberculose teve início, portanto, com Laënnec.

Em 1807, Gaspard Laurent Bayle foi responsável pela primeira descrição de lesões granulomatosas. Até a metade do século 19, contudo, essas lesões não haviam sido relacionadas com a tuberculose humana e animal. Em 1843, o médico Philipp Klenke, em Braunschweig, associou o consumo de leite de vaca cru à presença de escrófulas em humanos. Em 1844, Jacob Henle conjecturou que a tísica podia ser contagiosa, ao relatar a doença em um gato que, acreditava-se, teria contaminado a proprietária, embora tenha ocorrido exatamente o contrário.

Gurlt (1831), Hering (1849) e Fuchs (1859) consideravam a tuberculose pulmonar humana similar à doença em bovinos. Spinola (1855), Hausner (1862) e Gerlach (1869) também acreditavam que a tuberculose miliar (ou de pequenos nódulos) em humanos fosse similar à dos bovinos.

O eminente patologista Rudolf Virchow não admitia a existência de tuberculose em animais e, ainda, considerava a doença nessas espécies um sarcoma similar ao linfossarcoma em humanos. Em 1865, porém, o médico militar francês Jean Antoine Villemin provou, definitivamente, ao inocular coelhos e cobaias com material de tuberculose humana e bovina – reproduzindo a tuberculose nesses animais –, que a enfermidade era transmissível. Da mesma maneira, em 1868, Villemin estabeleceu que a escrófula, ou linfadenite cervical, e a tuberculose pulmonar em humanos eram diferentes manifestações da mesma enfermidade.

Finalmente, no dia 24 de março de 1882, Hermann Heinrich Robert Koch mudou drasticamente a história da tuberculose, ao realizar a famosa apresentação *Die Aetiologie der Tuberculose* (A Etiologia da Tuberculose) na Sociedade de Medicina de Berlim, ocasião em que apresentou o bacilo da tuberculose por ele isolado e identificado, além de estabelecer seu conhecido postulado (Postulado de Koch). No ano de 1890, Koch apresentou ao mundo a tuberculina.

Em 1896, Lehmann e Neumann definiram o nome *M. tuberculosis* para o bacilo isolado por Koch. Theobald Smith, médico nos EUA entre 1896 e 1898, descreveu e distinguiu os tipos humano, bovino e aviário do bacilo da tuberculose.

A Real Comissão Britânica de Tuberculose, no início do século 20, referia-se ao bacilo da tuberculose bovina como *M. bovis*. No entanto, tal nomenclatura somente foi legitimada para publicações científicas em 1970. Koch afirmava, porém, que a tuberculose bovina apresentava risco mínimo para a espécie humana e, assim, não recomendava nenhuma medida de combate à enfermidade em bovinos. Tais afirmações consistiam em um grande equívoco que perdurou mais de 15 anos. Durante todo o tempo, a teoria equivocada de Koch foi combatida por expoentes da medicina veterinária daquela época, como Edmond Nocard, Bernard Bang e Sir John Mc Fadyan, que trabalhavam para erradicar a tuberculose bovina, e acabaram provando estar certos.

Em 1900, Ravenel, médico da Carolina do Sul, nos EUA, relatou infecção acidental de três médicos-veterinários do estado da Pensilvânia, em razão de necropsias realizadas em bovinos tuberculosos. O mesmo médico obteve, em 1902, o primeiro isolamento de *M. bovis* da espécie humana. Ressalte-se que, em 1900, a tuberculose era a primeira causa de morte nos EUA, e 10% dos casos de tuberculose humana tinham como causa *M. bovis*. No entanto, entre os casos de tuberculose infantil, o bacilo bovino acometia 25% das crianças.

Bovinos criados em confinamento apresentavam incidência de tuberculose muito maior que animais mantidos em pastagens. Rebanhos confinados eram mais comuns nas proximidades de grandes cidades, o que acarretava maiores riscos de contaminação.

Na Inglaterra, no final do século 19 e início do século 20, no auge da Revolução Industrial, em virtude das condições de pobreza e higiene deficiente, a tuberculose humana difundiu-se de tal modo que o pregador John Bunyan a chamava "capitão da morte de todos os homens", pois, realmente, é a mais temível enfermidade contagiosa que a humanidade já enfrentou.

O médico Albert Calmette e o médico-veterinário Camille Guérin desenvolveram a vacina BCG (bacilo de Calmette-Guérin), uma medida não definitiva, mas que ajudou no combate à tuberculose em humanos. Entre 1908 e 1920, esses pesquisadores atenuaram a cepa de *M. bovis*, hoje conhecida como vacina *M. bovis* BCG, que por vários anos foi utilizada como vacina contra a tuberculose.

Após a descoberta da estreptomicina e da isoniazida, no final dos anos 1940, os primeiros tuberculosos foram tratados e curados. Em 1993, a tuberculose foi declarada, pela Organização Mundial da Saúde, uma emergência global, pois a doença ressurgiu em ampla escala, auxiliada pela epidemia de AIDS e pelo surgimento de bacilos multirresistentes aos antimicrobianos existentes.

Assim, após toda a trajetória da tuberculose em humanos e animais, o século 21 vive uma situação de recrudescimento e re-emergência da doença. A cada 3 min morre uma pessoa no mundo vitimada pela tuberculose, resultando na assombrosa estimativa de 150.000 óbitos/ano, com 800.000 casos novos/ano da doença.

A tuberculose bovina ainda é preocupante em países que a combatem há mais de um século, como Reino Unido e República da Irlanda. Na América do Norte, ainda existem alguns casos nos EUA. O México apresenta 16% do rebanho infectado, além de um índice relativamente elevado de tuberculose humana por bacilo bovino. O tópico Saúde Pública, no final deste capítulo, aborda aspectos da tuberculose bovina que refletem na Saúde Pública. *M. bovis* é agente da tuberculose de cunho zoonótico na Inglaterra, na França, na Holanda e em outros países europeus. Nesse contexto, nada mais atual que a frase publicada em livro, em 1905, por George Santayana: "aqueles que falham em aprender com a história estão condenados a repeti-la".

Histórico da tuberculose no Brasil

A tuberculose foi introduzida no Brasil durante a colonização portuguesa, no século 16, causando enorme mortalidade entre a população indígena brasileira. Cartas do padre José de Anchieta faziam referência à mortalidade significativa de índios catequizados, havendo descrição de magreza e tosse produtiva com sangue. Também é de conhecimento de todos que o padre Manuel da Nóbrega, catequizador jesuíta, foi, provavelmente, o primeiro (ou um dos primeiros) tuberculoso a ingressar no Brasil. Assim, pode ter sido uma das fontes de infecção da população indígena.

O aspecto mais importante da tuberculose consiste na Saúde Pública, pois *M. bovis* – agente da doença, principalmente em bovinos – acomete humanos, causando graves quadros de tuberculose, particularmente em crianças, idosos e pessoas imunossuprimidas. A transmissão do agente para humanos ocorre, principalmente, por ingestão de leite cru e derivados contaminados, por contato direto com animais (e, também, com suas secreções e excreções) e por consumo de carne contaminada. A doença resulta, ainda, em enorme prejuízo econômico à pecuária bovina produtora de leite, em razão da queda da produção e do sacrifício de animais positivos.

Esses fatos são conhecidos no Brasil há mais de um século, pois existem dados e comunicações sobre os riscos da doença para a produção bovina e a saúde humana. Dentre esses registros, destaca-se um libreto publicado pela Secretaria de Estado de Agricultura, Pecuária e Abastecimento de Minas Gerais, em 1912, intitulado Tuberculose nos Animais. Nesse documento, o médico-veterinário Epaminondas Alves Magalhães alertava, já naquela época, sobre a gravidade da tuberculose em bovinos e humanos. Ainda, relatava o grande número de bovinos condenados nos abatedouros da região de Juiz de Fora, MG, naquele período.

Ao longo do século 20 a doença foi diagnosticada e descrita por todo o Brasil. Textos científicos de grandes professores, como Walter Maurício Corrêa (FMVZ/Unesp, Botucatu, SP) e Osmane Hipólito (UFMG, Belo Horizonte, MG), este ainda nos anos 1940, alertavam sobre o perigo da tuberculose animal, seus prejuízos e riscos para a espécie humana.

Apesar disso, pouco foi feito para controlar e erradicar a tuberculose bovina. A primeira medida regulamentada, de fato, para essa finalidade foi estabelecida em 2001, com a deflagração do Programa Nacional de Controle e Erradicação da Brucelose e Tuberculose Animal (PNCEBT) pelo Ministério da Agricultura, Pecuária e Abastecimento (MAPA). Esse programa oficial passou a exigir o credenciamento de médicos veterinários para a realização de testes de diagnóstico da brucelose e da tuberculose e, também, para a compra de antígenos utilizados nos testes. Ainda, padronizou os testes utilizados em ambos os diagnósticos, tornou compulsória a comunicação de animais reagentes positivos para órgãos oficiais e, também, obrigou o abate sanitário de animais positivos, com o devido acompanhamento dos profissionais envolvidos.

O objetivo do PNCEBT é combater e/ou diminuir a incidência de ambas as enfermidades, de caráter zoonótico, tornando a pecuária bovina brasileira mais competitiva globalmente. Após 14 anos da implantação do programa, o Brasil elevou consideravelmente a exportação de carne bovina, tornando-se um dos maiores exportadores do mundo. Muito resta a ser realizado, todavia, quanto aos aspectos de saúde dos bovinos produtores de leite no país.

A instituição do PNCEBT foi, realmente, um marco importante no combate a essas enfermidades. Não se deve esquecer, porém, que programas governamentais de combate à tuberculose já haviam sido instituídos na Europa e na Austrália, no final do século 19, e nos EUA, no início do século 20, e, mesmo assim, muitos dos países em que vigoram programas desse tipo ainda não conseguiram erradicar a doença.

Este capítulo trata da tuberculose em animais de produção, com ênfase à doença na espécie bovina. A doença em suínos é abordada no capítulo Linfadenite Granulomatosa em Suínos.

Etiologia

O agente da tuberculose em bovinos, bubalinos e caprinos é *M. bovis*, bactéria classificada como pertencente à ordem *Actinomycetales*, família *Mycobacteriaceae*, gênero *Mycobacterium*. Na classificação atual, *M. bovis* foi incluído no chamado complexo *M. tuberculosis*, pois essas espécies são muito similares geneticamente, apresentando 99,9% de similaridade genética e sequência idêntica à do gene 16SrRNA, mas têm diferenças fenotípicas, epidemiológicas e patogênicas.

As espécies que compõem o complexo *M. tuberculosis* são descritas nos tópicos a seguir, com ênfase ao *M. bovis*.

Mycobacterium tuberculosis

M. tuberculosis é o principal agente da tuberculose humana, sendo, ainda, potencial causador de tuberculose em primatas não humanos, cães, gatos e suínos. Trabalhos na Tailândia e na Índia descreveram casos de tuberculose em elefantes asiáticos, cujo agente, identificado como *M. tuberculosis*, foi isolado e tipificado por provas de biologia molecular, transmitido pelo contato com humanos tuberculosos.

No que se refere a cães e gatos, os humanos constituem a principal fonte de infecção por *M. tuberculosis*. Recentemente, o ambulatório de Enfermidades Infecciosas dos Animais da FMVZ/Unesp, em Botucatu, SP, atendeu e diagnosticou (por métodos microbiológicos, histológicos, moleculares e de diagnóstico por imagem) caso incomum de cão com tuberculose generalizada por *M. tuberculosis*. O animal contraiu a enfermidade quando passou a morar com uma pessoa tuberculosa em tratamento.

Em relação a bovinos, *M. tuberculosis* pode causar doença autolimitante, ou seja, não progressiva, mas que torna animais afetados temporariamente positivos a testes de tuberculinização, o que pode levar ao sacrifício dos animais, causando perdas econômicas.

Mycobacterium bovis

M. bovis é o agente causal da tuberculose em bovinos, bubalinos e caprinos. Em ovinos, *M. bovis* pode causar, também, tuberculose, mas a doença é rara nessa espécie.

Também pode ser o agente da tuberculose em cães e gatos, principalmente em áreas rurais, onde os animais de companhia são alimentados com leite de vacas infectadas ou permanecem em ambientes contaminados. Ruminantes silvestres, como alces e veados, são infectados com esse agente e desenvolvem a enfermidade em várias regiões do mundo, como América do Norte, Europa e África.

Em estudos realizados por diversos pesquisadores na África do Sul, *M. bovis* foi identificado em bovinos, búfalo selvagem (*Syncerus caffer*), leões, leopardos, guepardos, impalas, gnus, antílopes da pradaria, rinocerontes, kudu, javali africano e geneta do Cabo (*Genetta tigrina*), um pequeno carnívoro da família *Viverridae*. Na Grã-Bretanha, um dos principais reservatórios de *M. bovis* é o texugo, animal silvestre onívoro da família *Mustelidae*, um dos responsáveis pela manutenção da doença na natureza e, também, pela introdução da tuberculose em muitos rebanhos bovinos. Ainda na Grã-Bretanha, *M. bovis* foi isolado de linfonodos de raposas que não apresentavam lesões tuberculosas. Foi identificado, também, em ruminantes silvestres, coelhos e ratos, além de esquilos, furões e de seis gatos domésticos.

M. bovis é potencialmente zoonótico e acomete humanos, causando graves quadros de tuberculose e, embora qualquer faixa etária possa ser afetada, crianças, idosos e pessoas imunossuprimidas são as principais vítimas. O quadro é particularmente mais grave em países muito pobres da África (como Quênia e Tanzânia), onde tanto a tuberculose bovina como a humana pelo bacilo bovino são endêmicas.

Bacilo de Calmette-Guérin (BCG)

BCG é a cepa de *M. bovis* atenuada no início do século 20 pelo médico Albert Calmette e pelo médico-veterinário Camille Guérin. Foi utilizada por muitos anos como vacina contra a tuberculose humana.

Mycobacterium africanum

M. africanum é causador de tuberculose humana em várias regiões da África.

Mycobacterium pinnipedii

M. pinnipedii é agente causal da tuberculose em leões-marinhos, mas também pode causar a doença em humanos.

Mycobacterium microti

M. microti causa tuberculose no roedor *Microtus agrestis*, uma espécie de ratazana.

Mycobacterium mungi

M. mungi é o mais recente agente patogênico introduzido no complexo *M. tuberculosis*. Foi isolado e tipificado de lesões tuberculosas de mangustos (*Mungos mungo*) da família *Viverridae*, em Botsuana, espécie na qual causa tuberculose de evolução rápida. Esses animais vivem em contato com restos de alimentos e lixo de humanos. Entre 2000 e 2010, ocorreram sete surtos, com longa duração e elevada taxa de mortalidade. Não há estudos, ainda, em relação ao envolvimento da espécie humana.

Mycobacterium caprae

M. caprae foi isolado e identificado pela primeira vez por Aranaz *et al.* (1999), na Espanha, tendo sido inicialmente denominado *M. bovis* subesp. *caprae*. Atualmente, é conhecido apenas como *M. caprae*. Afeta, principalmente, caprinos, mas há vários relatos de acometimento de bovinos. Em menor proporção, acomete ovinos, suínos domésticos e porcos selvagens. Ainda, há registro de isolamento em cervos e raposas.

Na Espanha, entre 1992 e 2009, foram realizados 791 isolamentos, com identificação de *M. caprae*, sendo 542 em cabras, 229 em bovinos, 2 em suínos e 2 em ovinos, entre outros. Além da Espanha, *M. caprae* foi registrado como causa de tuberculose na Áustria, além de França, Alemanha, Hungria, Itália, Eslovênia, República Tcheca e Bósnia Herzegovina. Em todos esses locais, sabe-se que ruminantes silvestres constituem-se em reservatórios do agente. Em Portugal, há registro de que *M. caprae* acomete bovinos, caprinos e ovinos, embora em pequenas proporções em relação a *M. bovis*.

Ainda, *M. caprae* apresenta-se como causador de zoonoses, acometendo humanos. Na Alemanha, entre 1999 e 2001, dentre 176 pacientes com tuberculose de origem animal, 55 foram afetados por *M. caprae* e 121 por *M. bovis*. Na Espanha, entre 2004 e 2007, de 110 pacientes com tuberculose de origem animal, 21 foram acometidos por *M. caprae* e 89 por *M. bovis*. Na Croácia, em um rebanho bovino pequeno de 14 animais, dois foram positivos no teste de tuberculinização. Após o abate, *M. caprae* foi isolado nos dois bovinos. Ademais, um menino de 13 anos que tinha contato com bovinos foi diagnosticado com tuberculose cervical, tendo sido *M. caprae* isolado dos linfonodos acometidos.

Também há registro de tuberculose por *M. caprae* em zoológico na Eslovênia, acometendo camelos e bisões, que foram sacrificados após reação positiva em teste de tuberculinização intradérmica. No Brasil, até o momento, a ocorrência de *M. caprae* em animais não foi registrada na literatura científica.

Mycobacterium canetti

M. canetti é o agente etiológico da tuberculose humana na região conhecida como Chifre da África, no Djibouti, tendo sido isolado pelo médico francês Georges Canetti, mas ainda não incluído no complexo *M. tuberculosis*. Trata-se de uma micobactéria diferente, pois cresce mais rapidamente no isolamento em meios de cultura, produzindo colônias esbranquiçadas e apresentando superfície extremamente lisa.

A estrutura de *M. canetti* apresenta uma organização peculiar, havendo diferenças no número de cópias do IS1018, quase ausência de deleções gênicas e 26 sequências espaçadoras exclusivas, ausentes em todas as outras espécies do complexo *M. tuberculosis*. Apresenta, ainda, diversos polimorfismos em alguns genes-referência, o que indica mutações por longos períodos, ou seja, o tempo de evolução dessa espécie é maior. Estima-se que *M. canetti* começou a diferenciar-se das demais há três milhões de anos, por meio de um ancestral comum do complexo *M. tuberculosis*. Pode-se afirmar, portanto, que a tuberculose e a espécie humana surgiram conjuntamente no continente africano.

Propriedades gerais de *Mycobacterium bovis*

M. bovis é uma bactéria de formato bacilar, delgada e alongada, que mede aproximadamente 4 μm de comprimento por 0,5 μm de largura. Não é visualizada por métodos tintoriais convencionais, como as colorações de Gram, Giemsa e Leishman.

Para a visualização de *M. bovis*, é necessário empregar o método de coloração de Ziehl-Neelsen, no qual a micobactéria mantém a coloração vermelha resultante da fucsina fenicada (Figura 48.1). Nesse método de coloração de micobactérias, procede-se ao tratamento das lâminas com álcool 70° e H_2SO_4 1N.

Os bacilos da tuberculose (de origem bovina e humana) são conhecidos como BAAR (bacilos álcool-ácido resistentes). A dificuldade de coloração da bactéria por métodos tradicionais é reflexo da grande resistência da membrana celular de *M. bovis* ao meio ambiente e aos desinfetantes comuns. Além disso, *M. bovis* é imóvel, desprovido de cápsula e não forma esporos, sendo extremamente resistente à lise intrafagocitária.

Isolamento de *Mycobacterium bovis*

Para o isolamento de *M. bovis*, são utilizados meios especiais que contêm gema de ovo, amido, asparagina e piruvato. O meio rotineiro para esse caso é o de Stonebrink.

No laboratório de microbiologia da FMVZ/Unesp, em Botucatu, SP, as culturas são preparadas, rotineiramente, em garrafas plásticas, estéreis, utilizadas para cultura celular, o que evita ressecamento e desgaste do meio diante do longo período de incubação (Figura 48.2). As garrafas são incubadas em estufa de aerobiose, pois *M. bovis* é bactéria aeróbia estrita, em temperatura de 37°C. O período de incubação varia entre 60 e 90 dias, embora seja possível observar crescimento significativo após 45 dias de incubação. Nenhuma garrafa de cultura com crescimento negativo deve ser descartada antes de 90 dias de incubação.

Até a década de 1990, para a classificação bioquímica de *M. bovis*, o agente era submetido, após o isolamento, a testes específicos e de difícil realização, restritos a laboratórios equipados. Atualmente, após o isolamento, o patógeno é submetido a provas de biologia molecular, como PCR, que garantem a identificação em cerca de 3 dias.

Apesar dos avanços das técnicas moleculares, o diagnóstico microbiológico ainda é considerado padrão ouro no diagnóstico. Assim, ressalta-se que, após a necropsia de bovino, bubalino ou caprino (que apresente lesões granulomatosas características, com conteúdo caseoso) e o cultivo desse material em meio específico, com consequente isolamento de micobactéria (cerca de 60 dias de incubação), certamente se trata de *M. bovis*, o único agente causal da tuberculose nessas espécies no Brasil.

Parede celular de *Mycobacterium bovis*

O termo micobactéria significa fungo-bactéria, em razão da estrutura de sua parede celular, cujo conteúdo lipídico corresponde a 60% do peso seco da célula

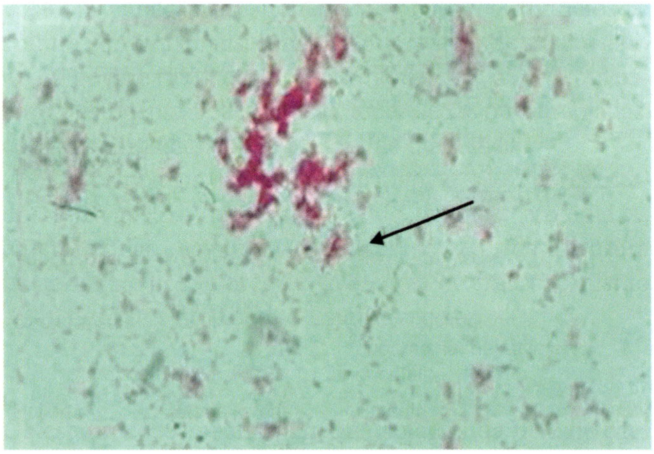

Figura 48.1 BAAR (seta) em isolado de *M. bovis* (Ziehl-Neelsen, 1.000×). Fonte: Arquivo da Disciplina de Enfermidades Infecciosas dos Animais, da FMVZ/Unesp, Botucatu, SP.

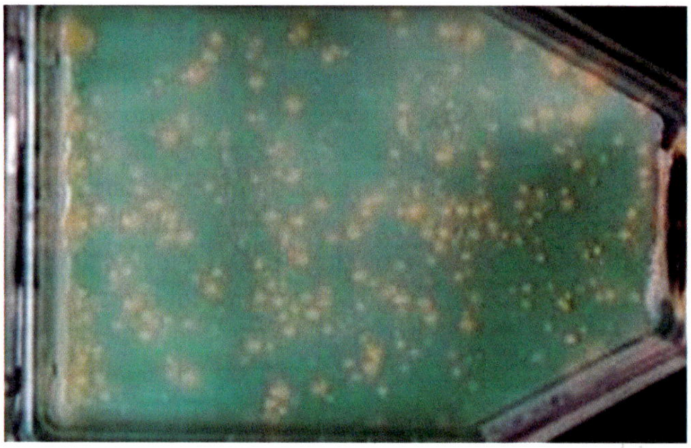

Figura 48.2 Coloração amarelada de colônias de *M. bovis* (cepa AN-5) em meio de Stonebrink, após 60 dias de isolamento. Fonte: Arquivo da Disciplina de Enfermidades Infecciosas dos Animais, da FMVZ/Unesp, Botucatu, SP.

micobacteriana. A parede celular de *M. bovis* é constituída pelas seguintes camadas: mureína (ou peptidioglicano), arabinogalactana (arabinose e galactose), ácido micólico (maior componente da membrana celular, responsável pela espessura da mesma e pela retenção de corantes) e lipídios superficiais, como a cera D e o fator corda ou trealose 6,6-dimicolato.

Os componentes da parede celular de *M. bovis* propiciam à bactéria extrema resistência ao meio ambiente e a muitos desinfetantes comuns, constituindo-se em seus fatores de patogenicidade.

Resistência de *Mycobacterium bovis* aos desinfetantes

A bactéria é resistente a desinfetantes comuns. Para sua destruição em ambientes contaminados, é preciso utilizar fenol orgânico a 3%. São considerados, nesse caso, os compostos ortobenzil-paraclorofenol e p-terciário-butilfenol em solução a 3%, a qual deve ser aplicada com bomba de aspersão nas paredes e no piso das instalações, após a total remoção de dejetos.

A solução orgânica deve ser removida com água corrente abundante após 1 ou 2 h. Ademais, os responsáveis por pulverizar a referida solução precisam ser muito bem orientados quanto ao manuseio e ao potencial tóxico do fenol orgânico.

Troncos e bezerreiros também devem ser desinfetados. Comedouros de madeira e de alvenaria, particularmente os de alvenaria porosa, devem ser removidos, destruídos e substituídos por material plástico liso, que não apresenta soluções de continuidade, podendo ser lavado e desinfetado com fenol (após sua limpeza com água corrente, não restarão resíduos). Ainda, pisos de estábulos e salas de ordenha devem ser bem pavimentados e não apresentar soluções de continuidade.

Resistência de *Mycobacterium bovis* ao meio ambiente

O tempo de sobrevivência do agente da tuberculose bovina fora de seu organismo hospedeiro é fator determinante da disseminação da doença e de sua manutenção na natureza. Havendo exposição direta à luz solar, a radiação ultravioleta destrói o patógeno em, aproximadamente, 12 h. Já ao abrigo da luz solar, o agente pode resistir e permanecer viável no meio ambiente por até 332 dias ou, até mesmo, por 2 anos. Enterrado no solo, em áreas de sombra, em fezes, urina ou sangue, *M. bovis* permanece viável por até 2 anos. Ainda, pode conservar-se viável tanto em solo seco como úmido. À sombra, em elevadas temperaturas (até 34°C), mantém-se viável por até 8 meses.

O agente resiste por 30 dias em carcaças enterradas e por até 10 meses em carcaças abandonadas a pasto. Em água corrente, *M. bovis* pode sobreviver até 400 dias e até 1 ano em águas paradas. No interior de fezes contaminadas, em grande volume de material fecal, pode permanecer viável entre 2 e 6 meses.

Assim, é preciso atentar para as instalações de propriedades de criação de gado, as quais são, realmente, o foco do problema, já que em estábulos, bezerreiros, salas de ordenha e troncos cobertos, *M. bovis* pode permanecer viável até 2 anos. Desse modo, apenas o descarte de animais positivos não é suficiente para combater a tuberculose, caso as instalações não sejam submetidas a uma rigorosa desinfecção.

Resistência de *Mycobacterium bovis* ao calor

Embora *M. bovis* não resista à pasteurização (o que garante o consumo seguro de leite pasteurizado), pode resistir em autoclave até 20 min e em temperatura de fervura até 5 min.

Em propriedades que tenham animais acometidos por tuberculose bovina ou caprina, o leite a ser consumido pelas pessoas deve ser fervido em recipiente com um objeto em seu interior (já que o patógeno é resistente à fervura), o que evita ebulição, prolongando a fervura por 5 min ou mais.

Epidemiologia

Tuberculose bovina

A tuberculose pode ser considerada de distribuição global e, embora seja um problema grave na África, na Ásia e na América Latina, persiste, também, na Europa Continental, no Reino Unido e na América do Norte, apesar dos intensos esforços para controle e erradicação da doença.

De acordo com dados da Organização Mundial da Saúde Animal, 128 de 155 países-membros relataram a ocorrência de infecção por *M. bovis* e/ou doença clínica na população de bovinos durante o período de 2005 a 2008. A título de reflexão, entre 2002 e 2013, 12 rebanhos bovinos da Califórnia foram diagnosticados com infecção por *M. bovis*. Nesses rebanhos, as fontes de infecção foram animais recentemente adquiridos, animais silvestres e exposição a humanos infectados. Cervos selvagens, criados em cativeiro nessas regiões, também são fontes de infecção e reservatórios de *M. bovis*. Ainda, em outras regiões dos EUA, há registro de ocorrência de tuberculose bovina, como no estado do Texas, nos anos 1990, e em Roseau County, estado de Minnesota, em 2005.

No México, aproximadamente 16% dos bovinos do país estão infectados com *M. bovis*, com grave acometimento da população humana e entrada de doentes nos EUA. No Reino Unido (Inglaterra, País de Gales, Escócia e Irlanda do Norte) e na República da Irlanda, a tuberculose bovina tem rígido controle, mas é diagnosticada, frequentemente, em rebanhos bovinos. Nesses países, a doença mantém-se em animais silvestres, ruminantes e, principalmente, entre os texugos, que são muito sensíveis a desenvolver quadro de tuberculose por *M. bovis*. Registros de 1994 referiram que a população de texugos no Reino Unido e na República da Irlanda era composta de, em média, 250.000 animais. Desses, cerca de 20% (aproximadamente 55.000) estavam infectados com *M. bovis*.

Na Alemanha, na República Tcheca e em outros países da Europa Central, bem como na Espanha e em Portugal, existem focos de tuberculose bovina e caprina por *M. bovis*, apesar do notável acometimento de espécies animais e, também, humanos por *M. caprae*.

A tuberculose bovina dissemina-se seriamente por Gana, Uganda, Etiópia, Tanzânia, Nigéria e muitos outros países pobres do continente africano, com numerosa casuística na espécie humana. Na África do Sul, existe grande número de relatos de tuberculose em leões pelo bacilo bovino. No entanto, em todo o continente africano, *M. bovis* acomete, também, tigres, leopardos e búfalos-africanos (*Syncerus caffer*). Nas demais regiões do mundo, acometem, além dos texugos, macacos, elefantes, girafas, camelos, raposas, lhamas, alpacas, lebres, javalis, antílopes, gazelas, cervos, gambás, porcos selvagens, roedores selvagens, lontras, bisões, esquilos, doninhas, toupeiras, martas, furões e focas.

No Brasil, os animais de produção acometidos por *M. bovis* são, principalmente, bovinos, bubalinos, caprinos e, eventualmente, suínos.

Particularmente em relação aos bovinos, a doença não depende de sexo dos animais, estação do ano, nem de clima, pois ocorre em qualquer época do ano, do extremo norte ao sul do país. No serviço de Enfermidades Infecciosas dos Animais da FMVZ/Unesp, em Botucatu, SP, ao longo dos últimos 30 anos, já foram realizados exames necroscópicos em animais diagnosticados como positivos em diferentes provas de tuberculinização intradérmica (cervical simples, cervical comparativa, prega anocaudal e Stormont), cuja idade variava de 2 meses a 15 anos.

Quanto à raça, embora seja corrente afirmar que bovinos *Bos taurus* (gado europeu) sejam mais suscetíveis à tuberculose que *Bos taurus indicus* (Zebu), o confinamento propicia maior contato e promiscuidade à criação de animais, tendo havido sensível aumento da tuberculose entre as raças zebuínas. Ademais, tem-se observado que o gado Gir e mestiços, para produção de leite, é altamente suscetível à enfermidade.

Na década de 1990, no Brasil, estimava-se prevalência da doença entre 5 e 7,1% em rebanhos com animais positivos ao teste de tuberculinização. Esses dados também indicavam variação da prevalência de animais positivos de 0,85 a 1,3%. Apesar disso, trabalho de Belchior *et al.*, em 2000, apontava que, em rebanhos produtores de leite, com algum grau de tecnificação, 15% dos animais apresentavam resultados positivos ao teste de tuberculinização.

No Brasil, em estudo realizado pela coordenadoria do PNCEBT, do MAPA, concluído em 2014, em alguns estados do país, foi investigada a prevalência da tuberculose bovina – com base na tuberculinização com provas intradérmicas –, segundo modelo estatístico de amostragem. Os dados revelaram que a prevalência de focos da doença em propriedades nos estados de Rondônia, Bahia, Mato Grosso, Paraná e São Paulo foi, respectivamente, 2,3%, 1%, 1,2%, 2,3% e 8,6%. No mesmo estudo, o número de animais positivos, nesses estados, foi, respectivamente, 0,1%, 0,1%, 0,1%, 0,4% e 1,6%. Apesar desses resultados, acredita-se que os níveis de morbidade ainda sejam elevados no país, pois, ao longo de mais de três décadas, identificaram-se rebanhos leiteiros com elevados níveis de positividade – particularmente no estado de São Paulo –, a ponto de algumas propriedades terem seus rebanhos integralmente submetidos a abate sanitário. Tal prevalência da doença em rebanhos foi reflexo da falta de controle da produção e da comercialização de tuberculinas (cujo uso não era restrito a médicos-veterinários). Ademais, não havia normatização de testes de tuberculinização e, ainda, ocorriam falhas na comunicação de casos positivos aos órgãos oficiais de defesa animal.

Em 2001, em razão do aumento da prevalência de casos da doença e, também, das exigências de saúde para rebanhos impostas pelo mercado internacional, o MAPA instituiu, o PNCEBT, no qual se normatizaram os testes de tuberculinização intradérmica e os equipamentos para a realização dos testes. Foi estabelecido, também, o credenciamento/habilitação para médicos veterinários, a fim de que pudessem realizar testes e adquirir antígenos, bem como a obrigatoriedade de comunicação dos animais positivos aos órgãos oficiais e de abate dos animais positivos.

Após 14 anos da criação do PNCEBT, a produção de tuberculinas no país é satisfatória. Os cursos de credenciamento/habilitação apresentam, também, procura regular. Houve melhora das condições sanitárias dos rebanhos, com melhor tecnificação. Além disso, tem-se registrado redução da prevalência em alguns estados, como Santa Catarina, que está em fase de erradicação. No entanto, muito ainda precisa ser realizado para o aperfeiçoamento das condições de saúde da pecuária nacional, particularmente no que tange às ações de combate à tuberculose bovina, em comparação com outros países.

No Brasil, *M. bovis* tem como reservatórios e fontes de infecção bovinos, bubalinos e caprinos, espécies que apresentam doença clínica. Ainda, merecem ser considerados, na cadeia epidemiológica da doença, os animais infectados que ainda não manifestaram sinais da enfermidade, ou seja, os portadores inaparentes, que são os grandes responsáveis pela contaminação ambiental e pela manutenção da doença na natureza. Na verdade, os portadores assintomáticos são verdadeiras bombas-relógio nas propriedades, que requerem grande esforço da classe veterinária e das autoridades governamentais – em todos os níveis – para identificação e eliminação desses animais. O papel da espécie humana como fonte de infecção de *M. bovis* para bovinos, bubalinos e caprinos é irrelevante e, em geral, apenas acidental.

Na contaminação de rebanhos, animais doentes e portadores inaparentes eliminam *M. bovis* para o meio ambiente por aerossóis e gotículas de secreção do aparelho respiratório. Essa é a principal via de eliminação do bacilo da tuberculose entre os animais, visto que 70% de todos os casos de tuberculose em bovinos são pulmonares. As gotículas em aerossol, contendo o bacilo, transmitem a enfermidade de maneira aerógena, ampliando a disseminação do patógeno.

Estudo da pesquisadora inglesa Linda Johnson *et al.*, em 2007, demonstrou que baixas doses infectantes de *M. bovis* podem causar doença clínica. Inóculos variando de 100 a 1.000 unidades formadoras de colônia (UFC), dispersos por via aerógena, causaram graves quadros de tuberculose. No entanto, no mesmo estudo, comprovou-se que apenas 1 UFC pode causar tuberculose pulmonar em bovinos.

As secreções do aparelho respiratório também contaminam a água e os alimentos, possibilitando que *M. bovis* ingresse no organismo de outros bovinos VO, causando tuberculose no sistema digestório.

Trabalhadores que mantêm contato com secreções respiratórias dos aerossóis expelidos por bovinos contaminados também podem contrair a enfermidade. O hábito de conter vacas com os dedos nas narinas, bem como tocar as secreções e depois levar as mãos à boca, pode, eventualmente, causar contágio humano.

O leite e o colostro de vacas com tuberculose clínica e subclínica contêm o bacilo da tuberculose, mesmo na ausência de lesões mamárias. Esses animais são fontes de infecção para bezerros lactentes e para pessoas que o consomem *in natura*, ou que produzem queijos artesanais e outros derivados lácteos.

Animais com tuberculose nos linfonodos do mesentério eliminam o agente pelas fezes, que contaminam o meio ambiente, a água e os alimentos, possibilitando a disseminação do bacilo nas propriedades rurais. Já a urina e o sêmen são de menor potencial para a contaminação do ambiente e de outros animais, particularmente o sêmen, pois a tuberculose genital é muito rara.

Pelo exposto, o ingresso de *M. bovis* no bovino suscetível ocorre, principalmente, pela via respiratória (ou aerogênica) e, em menor grau, pela via digestória.

A transmissão entre os animais depende de vários fatores, que incluem frequência da excreção do bacilo, vias de infecção, dose infectante (extremamente baixa para bovinos), densidade da população de animais, manejo e instalações, assim como estabulação de grande número de animais em confinamentos.

Patogenia

A tuberculose em bovinos é o melhor e mais adequado modelo de doença granulomatosa crônica natural. É altamente contagiosa e tem como regra o caráter progressivo nessa espécie. Ingressa nos rebanhos por animais portadores, nos quais a enfermidade se encontra de modo subclínico, embora sejam contaminantes para os contactantes, pois eliminam *M. bovis* pelas secreções, particularmente do aparelho respiratório, principalmente as gotículas, que se difundem pelo ar nas instalações (posto que 70% dos casos de tuberculose bovina são pulmonares).

O colostro e o leite também são importantes veiculadores do bacilo da tuberculose bovina, contaminando bezerros lactentes e humanos, se houver ingestão de leite *in natura* ou de derivados do leite. Além disso, em animais com a manifestação digestória da enfermidade, *M. bovis* é eliminado para o meio ambiente por meio das fezes, contaminando-o, bem como os alimentos e a água, contribuindo para a disseminação do patógeno em rebanhos. Deve-se considerar, também, que as secreções do aparelho respiratório, além de atuarem no contágio direto dos animais, têm papel no contágio indireto, já que se depositam na água, nos alimentos e nos fômites.

A transmissão da tuberculose em rebanhos bovinos, bubalinos ou caprinos depende de certas circunstâncias, tais como:

- Frequência de excreção do bacilo
- Suscetibilidade do hospedeiro, lembrando que bovinos, bubalinos e caprinos são muito suscetíveis
- Período de comunicabilidade entre animais sãos e animais portadores do bacilo
- Densidade populacional (eleva o contato, particularmente na criação de gado de leite, pois existe grande número de animais em contato direto nas salas de ordenha e nos estábulos. Com os confinamentos, a promiscuidade entre os animais aumentou significativamente, contribuindo para a difusão da tuberculose bovina)
- Dose infectante (em qualquer enfermidade, quanto maior o número de microrganismos a infectar o hospedeiro, maior é a chance de estabelecimento da doença).

Recentemente, tanto em razão de manifestações clínicas como infecções experimentais, chamou a atenção o fato de as tonsilas constituírem local de infecção por *M. bovis*. Verificaram-se lesões tuberculosas nas tonsilas de um número significativo de bovinos (mais de 20%) naturalmente infectados com *M. bovis*. Também houve isolamento de *M. bovis* em tonsilas palatinas de bovinos sem nenhuma lesão tuberculosa.

A inalação constitui a rota mais comum de ingresso do agente no organismo hospedeiro, resultando em lesões na faringe e no trato respiratório baixo, incluindo pulmões e linfonodos associados. Após a ingestão de água, pastagens e alimentos contaminados, o bacilo provoca lesões nos linfonodos do mesentério.

Em seguida, no local de ingresso de *M. bovis* no organismo hospedeiro (local de entrada), há um rápido aporte de leucócitos, principalmente neutrófilos, que apresentam grande capacidade de fagocitose, mas são incapazes de destruir o agente. Assim, o bacilo pode ser transportado para diversos locais do organismo hospedeiro. Os grandes responsáveis, entretanto, pela defesa contra *M. bovis* são os macrófagos, que fagocitam bacilos livres, mesmo aqueles que já sofreram fagocitose pelos neutrófilos.

O processo de fagocitose de *M. bovis* pelos macrófagos é mediado por receptores de manose e TLR (do inglês *toll-like receptors*) de membrana, particularmente TLR-2. Os receptores TLR formam uma família de 10 membros (TLR-1 a TLR-10), presentes em todas as células de resposta imunitária inata. Localizam-se na membrana citoplasmática (TLR-1, 2, 4, 5, 6 e 10) e em vesículas intracitoplasmáticas (TLR-3, 7, 8 e 9).

Com o ingresso de *M. bovis* no macrófago, ocorre o que pode ser chamado de contradição dos macrófagos, pois, embora constituam as células de defesa principais contra a tuberculose, não conseguem destruir a micobactéria, em virtude da ação de diversos fatores de patogenicidade presentes na espessa membrana celular e lipoproteica do patógeno. A virulência de *M. bovis* está, assim, relacionada com a capacidade de sobrevivência e multiplicação da micobactéria no interior dos macrófagos, processo que ocorre a cada 25 a 32 h.

Após a fagocitose de *M. bovis* pelos macrófagos, tem-se a formação de fagossomo. No entanto, a formação de fagolisossomo é inibida, com a consequente sobrevivência da micobactéria e sua multiplicação no citoplasma dos fagócitos. O macrófago, célula fundamental no sistema imunitário, torna-se um veículo de transporte de *M. bovis*.

A inibição da formação do fagolisossomo é um processo ativo, no qual os íons cálcio não são liberados, havendo bloqueio da mobilização e da associação de proteínas mediadoras da fusão de fagossomo e lisossomo.

Além do processo de inibição dessa fusão, *M. bovis* (agente causal da doença em bovinos) e *M. tuberculosis* (agente da doença em humanos e animais de laboratório) produzem grandes quantidades de amônia (por meio da enzima glutamina sintetase, liberada nos fagossomos), que alcaliniza o meio no lisossomo (cujo pH normalmente oscila entre 4 e 5), diminuindo, assim, a potência das enzimas lisossomais. Além disso, caso ocorra a fusão de fagossomo e lisossomo, o ambiente do fagolisossomo será modificado, tornando-se favorável à sobrevivência do agente.

Outra maneira de retardar a fusão do fagolisossomo, que possibilita a elisão (fuga) de *M. bovis* (caso haja formação tardia de fagolisossomo), envolve o acesso do patógeno ao ferro intracelular. Esse mecanismo é possível porque existe afinidade entre os sideróforos de *M. bovis* e os íons ferro (Fe^{3+}). O patógeno transfere o ferro para a micobactina, que realiza a quelação desses íons, aproveitados pela micobactéria (e não mais pelo macrófago), que utiliza os íons (Fe^{3+}) como cofatores de mecanismos bactericidas. A diminuição dos íons de ferro nos macrófagos leva à perda da capacidade bactericida, à restrição da maturação do fagossomo e ao consequente retardo na formação de fagolisossomo, garantindo, então, a elisão de *M. bovis* para o citoplasma do macrófago.

Outro mecanismo do bacilo que impede a formação de fagolisossomo inclui a ação de lipídios sulfatados ou sulfolipídios da membrana celular. Após a liberação de derivados sulfatados a partir da glicoproteína da parede celular (trealose-2-sulfato), a proteína é retida no fagossomo primário pelo patógeno e impede a fusão com os lisossomos maduros. Os lipídios sulfatados, além de impedirem a formação de fagolisossomo, também inibem a fosforilação oxidativa de mitocôndrias dos macrófagos, o que acarreta prejuízos à capacidade fagocitária dessas células.

O fator corda (ou trealose 6,6-dimicolato), componente da parede celular de *M. bovis*, também favorece sua sobrevivência intramacrofágica, sendo considerado um dos mecanismos de hipervirulência da micobactéria. O fator corda inibe a formação de fagolisossomo induzida pelos íons de cálcio (Ca^{2+}), retarda a acidificação do lisossomo, inibe a respiração e a fosforilação oxidativa dos macrófagos (por ação direta sobre as mitocôndrias) e diminui a produção de citocinas e óxido nítrico pelos macrófagos. Adicionalmente, deve-se considerar na sobrevivência intramacrofágica de *M. bovis*, a liberação pelas cepas mais virulentas de catalase, peroxidase e superóxido dismutase, as quais inativam o peróxido e protegem o bacilo dos efeitos tóxicos de radicais livres de oxigênio produzidos durante a reação oxidativa dos macrófagos. Esses radicais livres seriam capazes de penetrar a espessa membrana celular do agente e causar sua destruição.

Ainda, a sobrevivência de *M. bovis* no meio intramacrofágico é favorecida pelos glicolipídios fenólicos e pelo fosfatidil-inositol (componentes da membrana celular do bacilo), que inibem os mecanismos bactericidas dos macrófagos, bem como a proliferação dessas células e dos linfócitos. Na inoculação experimental de animais de laboratório, é possível observar nitidamente, por microscopia eletrônica, que os bacilos da tuberculose separam-se do conteúdo do lisossomo, potencialmente tóxico.

No DNA de *M. tuberculosis* e *M. bovis*, existe uma proteína denominada ESAT-6, que contribui para a virulência dessas micobactérias, processo já demonstrado em modelos animais. Trata-se de mediadores da lise celular que inibem a produção de interleucina 12 (IL-12) por macrófagos. Afetam, também, a sinalização dos receptores de células TCD4+ e TCD8+, além de impedirem a secreção de interferon-gama (IFN-γ), o que aumenta sobremaneira as lesões tuberculosas.

Para que a infecção por *M. bovis* leve ao quadro de tuberculose ativa, é fundamental que o agente sobreviva e se multiplique nos macrófagos do hospedeiro. Pelo exposto, denota-se a imensa disponibilidade de recursos da micobactéria para evasão do sistema de defesa celular, o que explica a gravidade da tuberculose em bovinos, bubalinos e caprinos, bem como o caráter progressivo da doença.

Imunidade

A imunidade contra a tuberculose não se define por uma ação específica, mas exige um processo complexo, que envolve múltiplos elementos e interações celulares que abrangem os macrófagos e os linfócitos T.

Os macrófagos alveolares talvez constituam o principal mecanismo celular de defesa, visto que, nos bovinos, a maioria dos casos de tuberculose é pulmonar. As células desse sistema não atuam diretamente na bactéria, mas por moléculas (linfocinas, citocinas e interleucinas). As linfocinas não têm função imunológica direta, pois agem por meio dos macrófagos. As linfocinas atraem essas células ao local de ingresso de *M. bovis* e ativam os macrófagos, para que possam destruir a micobactéria. Cabe aos macrófagos, portanto, mediados pela ação dos linfócitos T, destruir o patógeno. Por isso, são considerados as principais células de defesa contra a tuberculose.

O interior dos macrófagos é um ambiente hostil para a micobactéria, a começar pelo pH muito baixo, além da produção de peróxido de hidrogênio e óxido nítrico. No entanto, conforme já exposto, na patogênese da tuberculose bovina, *M. bovis* tem imensa quantidade de mecanismos de patogenicidade, os quais tornam a ação dos macrófagos extremamente limitada.

Os linfócitos TCD4+ e TCD8+ são as células mais potentes na ativação de macrófagos contra *M. bovis*, pois reconhecem os antígenos e outros constituintes do bacilo. Assim, produzem as citocinas que ativam os macrófagos. Na infecção por *M. bovis*, é grande o recrutamento de linfócitos TCD4+ e T_{h1} ($T_{helper1}$), que produzem IFN-γ e IL-12, considerados potentes ativadores de macrófagos.

Ainda, outras citocinas são produzidas, tais como:

- IL-2: a mais potente citocina ativadora de macrófagos, pois recruta linfócitos T e atua em associação com IFN-γ
- IL-4 e IL-5: ativam macrófagos
- IL-6: participa da fase aguda da infecção, em geral associada a TNF-α
- Fator de necrose tumoral alfa (TNF-α): participa da formação do granuloma tuberculoso, regula o processo inflamatório e estimula os macrófagos a impedirem a multiplicação de *M. bovis*. Animais com deficiência de TNF-α são altamente suscetíveis a desenvolver tuberculose ativa. A glicoproteína lipoarabinomanana (da membrana celular de *M. bovis*) mobiliza o sistema de células T e ativa a produção de TNF-α e IFN-γ, que ativam os macrófagos
- IFN-γ: tem participação intensa na proteção contra o bacilo. É encontrado no sangue de pacientes humanos ou de animais tuberculosos em proporção inversa à gravidade das lesões. Impede a dispersão de bacilos fagocitados pelos neutrófilos e participa, também, da formação do granuloma.

Animais com deficiência de IFN-γ (por mutação de seu gene codificador) sofrem processo de tuberculose disseminada por *M. bovis*, ou seja, ocorre à chamada generalização precoce, que origina a tuberculose de pequenos nódulos, difusos por todas as serosas e órgãos dos animais afetados.

Em humanos imunocompetentes, aproximadamente 90% das infecções são controladas pela resposta imune inicial e por linfócitos TCD4+ específicos e ativados, além de macrófagos ativados, que eliminam o bacilo da tuberculose ou controlam a multiplicação da bactéria por anos ou décadas, fenômeno conhecido como tuberculose latente. Consequentemente, apenas uma pequena proporção de humanos infectados desenvolve tuberculose ativa. A latência, entretanto, não é considerada em bovinos, bubalinos e caprinos infectados por *M. bovis*, o que torna a tuberculose, nessas espécies, de caráter progressivo.

A infecção experimental de bovinos com estirpes virulentas de *M. bovis* elicia resposta imune celular muito forte, com produção de IFN-γ e TNF-α. A imunidade celular é essencial para a proteção contra a tuberculose. Humanos e bovinos parecem bastante similares no tocante aos mecanismos primários antimicobacterianos, mas é preciso ressaltar que, nos bovinos, o sistema imune não é capaz de conter a infecção, o que resulta em doença progressiva, sem o fenômeno de latência.

Estudos recentes levantaram a hipótese (ainda não comprovada) de que alguns bovinos, com reação positiva em testes de tuberculinização intradérmica, poderiam estar com infecção latente. Essa hipótese foi baseada na falha em detectar lesões tuberculosas em órgãos e linfonodos e, também, na ausência de isolamento de *M. bovis* desses tecidos em sucessivas culturas. Além disso, bovinos infectados com *M. tuberculosis* jamais desenvolvem tuberculose ativa ou progressiva, ocorrendo apenas enfermidade autolimitante. No entanto, os bovinos infectados com *M. tuberculosis* são positivos aos testes de tuberculinização intradérmica (por período de tempo ainda não determinado) e devem ser encaminhados ao abate sanitário, apesar de não apresentarem lesões detectáveis.

Evolução da tuberculose bovina

Infecção por via respiratória

Após o ingresso no organismo hospedeiro pela via respiratória, *M. bovis* provoca infecção no parênquima pulmonar e sofre fagocitose pelos macrófagos alveolares, que falham em destruir o patógeno, mas transportam a bactéria pela circulação linfática até os linfonodos do mediastino, nos quais se estabelece novo foco de infecção. Essa infecção inicial constitui o complexo primário completo, caracterizado por lesão tuberculosa em órgão parenquimatoso e seus linfonodos satélites, processo que, na medicina humana, recebe o nome de complexo de Ghon.

Infecção por via digestória

Ingressando por via oral, *M. bovis* pode multiplicar-se e causar lesões tuberculosas nos linfonodos da orofaringe após a ingestão. Em seguida, dissemina-se pelo interior dos macrófagos e alcança os linfonodos do mesentério. Nesses linfonodos, desenvolvem-se lesões tuberculosas. No entanto, mesmo que *M. bovis* possa multiplicar-se na mucosa intestinal (pela constante renovação epitelial), não ocorre, nesse local, nenhum tipo de lesão tuberculosa. Assim, esse tipo de complexo primário é referido como incompleto.

Transcorridos 7 a 10 dias da infecção, *M. bovis* já está se multiplicando ativamente nos linfonodos satélites. Após 15 dias da infecção, tem início o processo de sensibilização de linfócitos $TCD4^+$ e $TCD8^+$. Mediado por esse fenômeno, 6 a 8 semanas pós-infecção, o organismo dos animais já está suficientemente sensibilizado para responder positivamente aos testes de tuberculinização intradérmica. O conhecimento desse mecanismo imune possibilita o diagnóstico precoce (conforme o tópico Diagnóstico deste capítulo), impedindo a disseminação da doença para outros rebanhos, em grande escala.

No serviço ambulatorial de Enfermidades Infecciosas dos Animais da FMVZ/Unesp, em Botucatu, SP, foram testadas seis bezerras com idade entre 70 e 80 dias (com o teste cervical intradérmico duplo comparativo). Observou-se que todos os animais foram positivos, pois haviam nascido em fazenda com animais sabidamente tuberculosos. Após o abate sanitário – previsto no PNCEBT – os seis animais apresentaram lesões tuberculosas características pequenas (0,5 cm de diâmetro, em média), das quais quatro nos pulmões e duas nos linfonodos do mesentério (Figura 48.3). Em todas as lesões identificadas, houve isolamento de *M. bovis*, com confirmação por exame de PCR das colônias. Naquela oportunidade, impediu-se o ingresso das bezerras no rebanho de outra fazenda, já que haviam sido adquiridas com a prévia condição de ingressarem na nova propriedade apenas após os testes. Ainda, nesse caso, os animais foram submetidos ao abate sanitário antes que a doença evoluísse, impedindo que se tornassem fontes de infecção para outros bovinos.

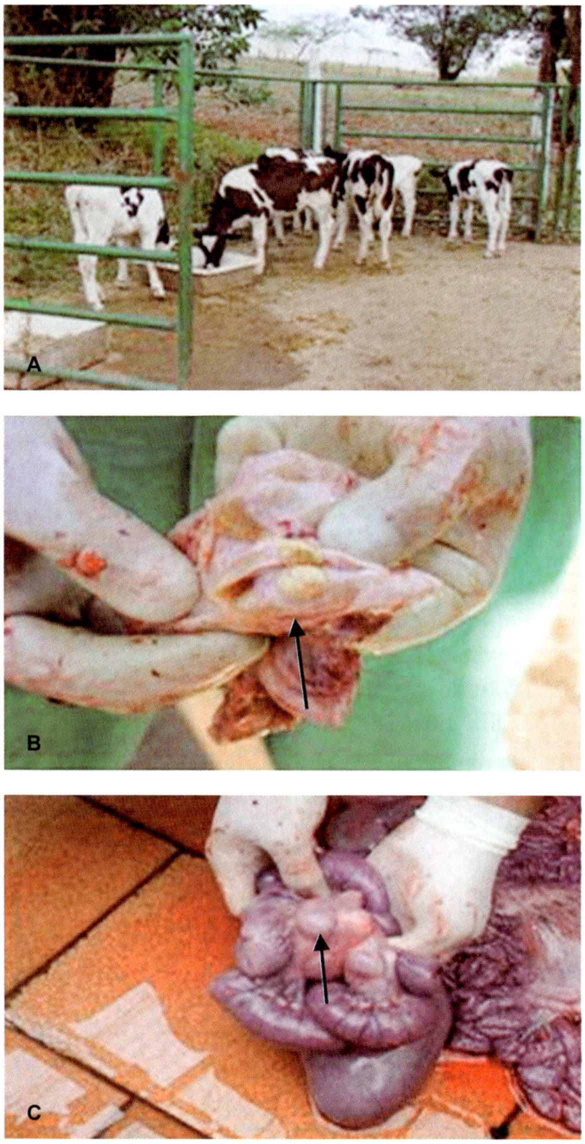

Figura 48.3 Tuberculose em bezerras. **A.** Bezerras entre 70 e 80 dias positivas para o teste de tuberculinização intradérmica dupla comparativa. **B.** Detalhe de granuloma (seta) em lobo pulmonar de bezerra positiva para o teste de tuberculinização intradérmica dupla comparativa. **C.** Detalhe do aumento de linfonodos mesentéricos (seta) em bezerra positiva para o teste de tuberculinização intradérmica dupla comparativa. Fonte: Arquivo da Disciplina de Enfermidades Infecciosas dos Animais, da FMVZ/Unesp, Botucatu, SP.

Generalização precoce

Se a resposta imune inicial for ineficaz (resultante de baixa produção de TNF-α e/ou IFN-γ, imunossupressão, condições estressantes por doenças intercorrentes ou dose infectante muito elevada), *M. bovis* pode escapar do foco primário em virtude da erosão de pequenos vasos sanguíneos e linfáticos (pelo crescimento de pequenos tubérculos nesses locais), ocorrendo difusão linfática e hematógena maciça do bacilo por todo o organismo do hospedeiro, processo conhecido como generalização precoce. Esse mecanismo de patogenicidade resulta em tuberculose de pequenos nódulos, a qual acomete as membranas serosas de todos os órgãos (Figura 48.4) e, por via hematógena, invade, principalmente, os parênquimas pulmonar e hepático. O parênquima da glândula mamária também é invadido, estabelecendo-se lesões tuberculosas por toda a estrutura desse órgão. Essas lesões constituem a mais perigosa manifestação da doença, pois o leite pode infectar bezerros lactentes e humanos (ao consumirem leite cru e seus derivados).

Animais acometidos por tuberculose generalizada evoluem para estado de caquexia com graves problemas respiratórios, o que acarreta morte em período de tempo que varia de um a alguns meses. Nesse período, os animais representam grande fonte de infecção para os demais do rebanho e para os proprietários ou indivíduos com os quais mantêm contato estreito.

Ao exame necroscópico de animais com tuberculose generalizada, encontra-se quantidade significativa de pequenos focos com conteúdo de pus caseoso (*caseum*) (Figura 48.5), medindo entre 0,5 e 2 cm de diâmetro, apresentando coloração que varia de amarelo-esbranquiçada a cinza nas superfícies serosas, como pleura, pericárdio e peritônio, além da superfície dos pulmões, do fígado e do baço. Ainda, observam-se essas lesões em todo o parênquima desses órgãos.

Os pequenos tubérculos lembram milhetes ou sorgos, fato que explica a antiga denominação tuberculose miliar. Alguns autores também consideram as lesões semelhantes a pérolas, resultando na denominação tuberculose perlácea. Essas denominações, entretanto, caíram em desuso, pois adotar muitos nomes para a mesma doença pode causar confusão. Atualmente, essa manifestação da enfermidade é chamada de tuberculose de pequenos nódulos.

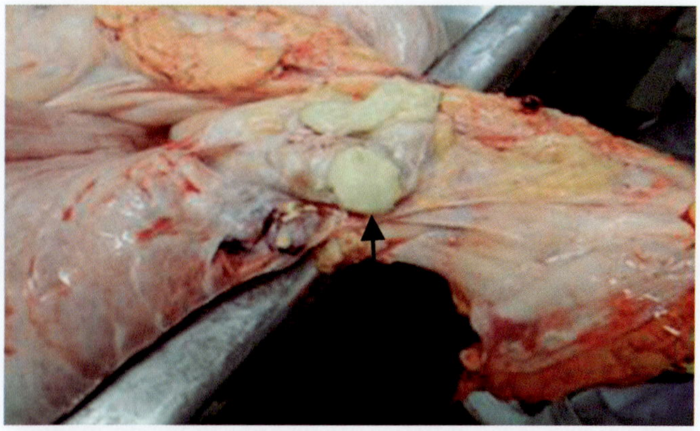

Figura 48.5 Detalhe de inflamação caseosa (seta) no parênquima pulmonar à necropsia de vaca. Fonte: Arquivo da Disciplina de Enfermidades Infecciosas dos Animais, da FMVZ/Unesp, Botucatu, SP.

A tuberculose generalizada, ou generalização precoce, acomete bovinos principalmente, sendo incomum em outras espécies de ruminantes domésticos.

No setor ambulatorial de Enfermidades Infecciosas dos Animais da FMVZ/Unesp, em Botucatu, SP, foi atendido caso incomum de evolução da tuberculose, em vaca com sinais neurológicos e caquexia. À necropsia, o animal apresentava tuberculose de pequenos nódulos nas meninges e no córtex cerebral. Em outra oportunidade, o mesmo setor recebeu uma vaca Nelore com tuberculose generalizada de pequenos nódulos, a qual apresentava lesões tuberculosas ósseas nas costelas e na sua junção com o osso esterno. Vale destacar que a tuberculose com comprometimento neurológico e ósseo (Figura 48.6) constitui apresentação clínica rara em bovinos.

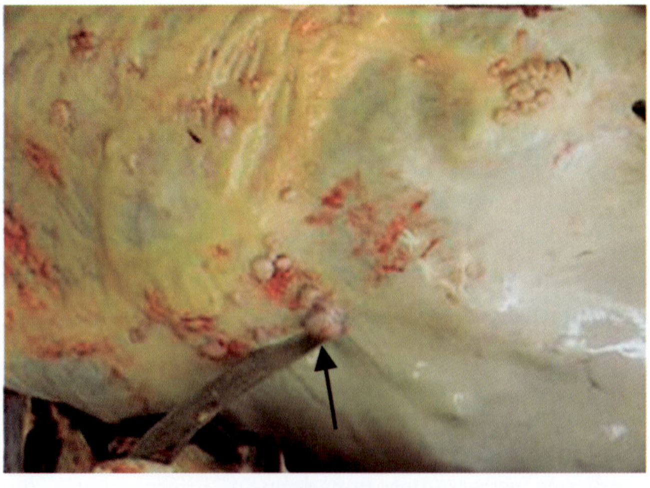

Figura 48.4 Detalhe de granulomas (seta) na serosa do rúmen de vaca com tuberculose generalizada. Fonte: Arquivo da Disciplina de Enfermidades Infecciosas dos Animais, da FMVZ/Unesp, Botucatu, SP.

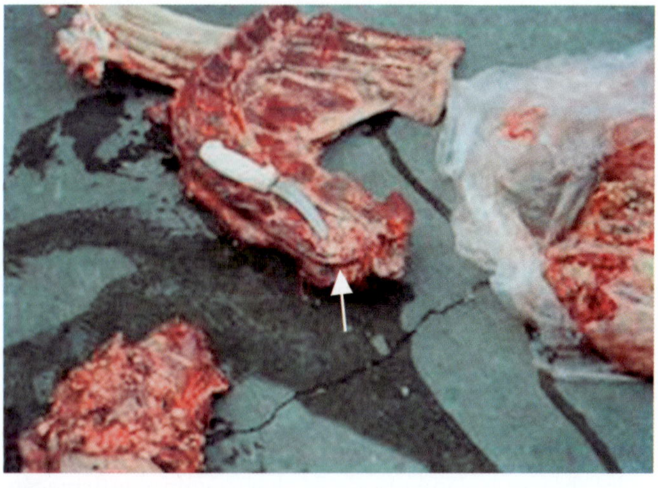

Figura 48.6 Presença de granulomas (seta), à necropsia, em caso raro de tuberculose óssea bovina. Fonte: Arquivo da Disciplina de Enfermidades Infecciosas dos Animais, da FMVZ/Unesp, Botucatu, SP.

Evolução orgânica crônica da tuberculose

Não ocorrendo generalização precoce, estabelece-se a evolução orgânica crônica da doença, que é o processo de maior ocorrência na tuberculose bovina.

Na tuberculose pulmonar, há progressão do processo patológico, pois, embora a resposta imune celular evite que a lesão se estenda para outros órgãos, é incapaz de deter a disseminação da tuberculose pelos canais anatômicos preexistentes nos pulmões, como espaços alveolares, brônquios e bronquíolos. Essa difusão broncogênica provoca lesões tuberculosas difusas no parênquima dos pulmões e, enquanto os danos teciduais progridem, as lesões teciduais aumentam com a evolução do processo.

Ao exame necroscópico de animais com evolução crônica da doença, observam-se lesões tuberculosas de diferentes tamanhos por todo o parênquima pulmonar, algumas com 10 a 15 cm de diâmetro, outras menores, com 4 a 5 cm de diâmetro e, ainda, outras, mais recentes, com 1 a 2 cm de diâmetro. São lesões granulomatosas típicas que, ao corte, mostram-se repletas de pus caseoso característico. A denominação caseosa deriva do latim *caseum*, que significa queijo, em razão do aspecto dessas lesões.

Deve-se ressaltar que, ao corte de tubérculos maiores à necropsia, com maior tempo de evolução, pode-se observar, no centro, processo de liquefação do pus caseoso. Essas lesões tipicamente rangem ao corte, em virtude da presença de cálcio na estrutura do tubérculo. Tubérculos menores também apresentam *caseum* no seu interior e cápsula fibrosa mais fina, mas, em geral, não rangem ao corte.

Na tuberculose do aparelho digestório, as lesões de evolução orgânica crônica apresentam-se nos linfonodos do mesentério e podem alcançar o parênquima hepático e os linfonodos pré-hepáticos. Essas lesões têm diferentes tamanhos e conteúdo de pus caseoso, como observado na manifestação pulmonar.

Fenômeno da hipersensibilidade

Decorridos 15 dias pós-infecção, elementos da membrana celular de *M. bovis* iniciam o processo de sensibilização dos linfócitos TCD4+ e TCD8+, o qual se completa entre 6 e 8 semanas, tornando os animais reagentes aos testes de tuberculinização intradérmica. Esse é outro aspecto que aumenta a complexidade do processo imune contra o patógeno, pois os linfócitos T são responsáveis por ações antagônicas, visto que reagem a vários componentes das micobactérias e estabelecem estado de defesa favorável ao hospedeiro. No entanto, reagem, também, a certas proteínas da bactéria, determinando estado de hipersensibilidade. Essa reação orgânica pode ser aferida pela resposta à tuberculina.

A hipersensibilidade pode ser considerada prejudicial por agravar o quadro de tuberculose, tanto humana quanto bovina, mas, nos bovinos, esse fenômeno é fundamental para o diagnóstico, pois animais tuberculosos não podem ser mantidos nos rebanhos, devendo ser eliminados dos plantéis.

O binômio imunidade-hipersensibilidade é responsável pela evolução da tuberculose. Existem fortes evidências de que, em humanos infectados com *M. tuberculosis*, o risco de desenvolver doença clínica é maior em indivíduos que reagem fortemente à tuberculina e tanto maior quanto mais intensa for a reação. Essa característica é um dos aspectos que podem explicar o fato de a tuberculose bovina apresentar caráter progressivo, já que essa espécie é fortemente reatora aos testes de tuberculinização, ou seja, apresenta hipersensibilidade preponderante.

Formação de granuloma tuberculoso

O granuloma tuberculoso é uma tentativa, por parte do organismo hospedeiro, de conter o processo infeccioso, a fim de possibilitar a atuação dos mecanismos de defesa que buscam eliminar *M. bovis* e, simultaneamente, restringir a ocorrência de danos aos tecidos periféricos e de lesões por reação inflamatória, o que seria uma ação paradoxal do sistema imune. Morfologicamente, o granuloma da tuberculose bovina é bastante similar ao da tuberculose humana.

Em ambos os granulomas (bovino e humano), os bacilos da tuberculose estão presentes em pequeno número, caracterizando a chamada tuberculose paucibacilar, ou seja, tuberculose com presença de poucas micobactérias.

Na espécie humana, mais de 90% das infecções evoluem para o estado de tuberculose latente, sem evolução para doença clínica. Ao contrário, em bovinos e outros ruminantes, há evolução para a forma progressiva da doença.

O granuloma tuberculoso apresenta arquitetura peculiar. É caracterizado por material caseoso central, circundado por infiltrado de macrófagos modificados que envolvem o foco necrótico, conhecidos como células epitelioides (semelhantes às células epiteliais), além de células gigantes multinucleadas do tipo Langerhans (macrófagos que se fundem) e linfócitos. Todo esse contingente celular é circundado por cápsula fina de tecido fibroso.

O nível de encapsulamento fibroso varia conforme a taxa de desenvolvimento e a cronicidade da infecção. Em geral, as lesões mais crônicas apresentam elevado grau de fibrose, na tentativa de prover uma barreira física para evitar a disseminação de *M. bovis*. Na fase mais crônica, os granulomas mostram marcante neovascularização e desenvolvem extensa cápsula fibrosa. Assim, a lesão clássica tecidual na infecção por *M. bovis* caracteriza-se pela formação de granuloma, em resposta aos fatores de virulência do agente em estímulo antigênico crônico, também responsável pela persistência da infecção.

O recrutamento de sucessivas ondas de células para a formação do granuloma causa certa confusão na ordem de citocinas e quimiocinas que foram inicialmente produzidas pelos macrófagos infectados. O TNF-α é a citocina dominante nessa resposta e aumenta, também, a produção de quimiocinas, que regulam o recrutamento de novas células de defesa. No granuloma tuberculoso, além dos macrófagos, participam os linfócitos TCD4+ e TCD8+.

A principal função dos linfócitos TCD4+ na organização do granuloma é eliciar a produção de duas importantes citocinas: TNF-α e INF-γ. TNF-α participa da formação do granuloma, regula o processo inflamatório e estimula macrófagos, a fim de impedir a multiplicação de *M. bovis*. Além disso, em associação com a lipoarabinomanana (lipídio da parede celular de *M. bovis*), induz necrose de caseificação no centro do granuloma tuberculoso.

Ao contrário do que possa parecer, a necrose de caseificação serve para a contenção de *M. bovis*, em razão do ambiente anaeróbico que se instala no granuloma. No entanto, a necrose caseosa em bovinos é instável, principalmente nos pulmões, havendo tendência à liquefação. Assim, ocorre disseminação bacilar pela árvore brônquica, o que leva a novos focos em outras regiões dos pulmões, determinando difusão broncogênica e formação de novos granulomas.

Diferentemente do que ocorre na maioria dos casos de tuberculose humana (em que a imunidade se sobrepõe à hipersensibilidade, resultando em evolução favorável), nos bovinos prevalece o processo de hipersensibilidade, que torna o organismo mais sensível aos efeitos tóxicos dos elementos da parede celular de *M. bovis*, incluindo o ácido tuberculoesteárico. Com isso, tem-se o esgotamento da necrose de caseificação, em que o *caseum* se liquefaz e o bacilo prolifera, resultando na progressão da doença.

Ao longo desse processo, também há produção de INF-γ, que impede a dispersão de bacilos fagocitados, parecendo exercer papel importante na tuberculose humana. Nos bovinos, como a tuberculose é caracteristicamente progressiva e, por vezes, ocorre generalização precoce, sugere-se que a deficiência dessa citocina esteja envolvida nesse processo. Experimentalmente, tuberculose generalizada foi induzida em animais de laboratório, com deficiência de INF-γ (por mutação do gene codificador).

➤ Clínica

Bovinos

Generalização precoce

Em bovinos, observa-se rápida evolução dos sinais clínicos, com febre discreta e inconstante, apatia, alteração do apetite, rápido emagrecimento e evolução para caquexia e morte. Em geral, há comprometimento pulmonar. Ao exame clínico, constatam-se tosse frequente, estertores, crepitação, roce pleural e áreas de silêncio.

Evolução orgânica crônica

Na manifestação digestória, o único sinal evidente é o emagrecimento progressivo, mas o animal alimenta-se normalmente. Diarreia não é sinal comum.

Na manifestação respiratória, observam-se emagrecimento, intolerância ao exercício e/ou trabalho e cansaço após esforços mínimos, além de linfonodos retrofaríngeos e supraescapulares aumentados. À auscultação pulmonar, identificam-se extensas áreas de silêncio, estertores, roce pleural, tosse crônica e descarga nasal mucopurulenta. Aumento dos linfonodos retrofaríngeos pode causar, em alguns casos, obstrução da faringe. Em outros animais, pode-se observar meteorismo crônico. Os animais lactantes apresentam queda da produção de leite.

Mastite tuberculosa

A mastite por *M. bovis* não é frequente, embora seja preocupante, em razão dos riscos aos humanos (caso haja consumo de leite *in natura* e seus derivados) e aos bezerros, que podem ser infectados com o aleitamento. Além de *M. bovis*, outras micobactérias podem acometer a glândula mamária de vacas.

A principal característica da mastite tuberculosa é a hipertrofia, com endurecimento da glândula mamária, que ocorre, inicialmente, na região superior do úbere. À palpação, observam-se aumento de volume e endurecimento típico das lesões granulomatosas. A redução da produção é muito variável entre os animais acometidos. No início do processo tuberculoso mamário, o leite não apresenta alterações visíveis. Com a progressão da doença, porém, flocos finos aparecem no final da ordenha com fluido de coloração âmbar.

O quadro clínico da tuberculose em ruminantes domésticos, apesar de infrequente, é bastante característico e, associado ao histórico pregresso do rebanho, pode sugerir a ocorrência da doença. No entanto, o diagnóstico definitivo deve ser firmado em obediência às normativas vigentes.

Um rebanho de bovinos com tuberculose na fase clínica está inevitavelmente comprometido, pois, em razão da significativa contaminação do ambiente e das instalações comuns, grande número de animais com infecção subclínica evolui para a fase clínica em virtude do caráter progressivo da doença. Em diversos atendimentos e consultorias do setor de Enfermidades Infecciosas dos Animais da FMVZ/Unesp, em Botucatu, SP, recomendou-se, muitas vezes, o abate da totalidade dos animais de muitos rebanhos, pela falha básica no manejo sanitário.

Búfalos

A evolução clínica nessa espécie é similar à observada em bovinos, apesar da menor incidência.

Equinos

A tuberculose é rara nessa espécie, não havendo casos descritos no Brasil. Em raros casos descritos em outros países, observam-se quadro clínico pulmonar e lesões granulomatosas nas vértebras cervicais, com dificuldade de movimentação e inapetência.

Caprinos e ovinos

O quadro clínico nessas espécies é muito similar ao de bovinos e bubalinos. Em caprinos, a manifestação pulmonar também é a mais frequente, com grave pneumonia, tosse e intensa dispneia. Os animais apresentam emagrecimento e, em geral, vão a óbito pela evolução do quadro respiratório.

Na manifestação digestória, os animais apresentam, também, emagrecimento, diarreia ocasional e aumento dos linfonodos mesentéricos.

Já em ovinos, embora a doença seja rara, o quadro clínico é similar ao de caprinos.

➤ Diagnóstico

As espécies bovina e bubalina serão consideradas na abordagem do diagnóstico.

Achados clínico-epidemiológicos

Em propriedades com controle sanitário deficiente, a presença de animais com apatia, emagrecimento progressivo, linfadenopatia, tosse, secreção nasal, meteorismo crônico e queda da produção de leite é sugestiva da doença.

Exame necroscópico

Esse tipo de exame, embora individual, mostra-se viável para o diagnóstico da tuberculose em bovinos, bubalinos, suínos e pequenos ruminantes.

À necropsia, podem-se observar, inicialmente, granulomas e pus caseoso na traqueia (Figura 48.7) e na cavidade torácica (Figura 48.8). Ao corte dos pulmões (Figura 48.9) e linfonodos mediastínicos (Figura 48.10) de bovinos e, menos frequentemente, de búfalos e pequenos ruminantes, verificam-se lesões granulomatosas características, de diferentes tamanhos, as quais, ao corte, apresentam conteúdo de pus caseoso característico. Lesões similares podem ser observadas na abertura da cavidade abdominal (Figura 48.11), no linfonodo hepático (Figura 48.12), no fígado (Figura 48.13), nos linfonodos mesentéricos (Figura 48.14) e na glândula mamária (Figura 48.15).

Fragmentos de órgãos de animais necropsiados submetidos a exames histopatológicos (em lâminas coradas por hematoxilina e eosina) apresentam lesões características da tuberculose, como envoltório fibroso, necrose caseosa central, macrófagos modificados em células epitelioides, células gigantes de Langerhans e infiltrado de linfócitos. Ainda, cortes histopatológicos corados pelo método de Ziehl-Neelsen revelam bacilos corados em vermelho nos tecidos pela retenção da fucsina de Ziehl.

Diagnóstico microbiológico

Consiste no diagnóstico padrão ouro, obtido pela cultura de material após descontaminação. Amostras como leite, fragmentos de órgãos, conteúdo de granulomas e *caseum* são utilizadas no diagnóstico microbiológico. Como *M. bovis* não é isolado em meios que contenham glicerol, deve-se

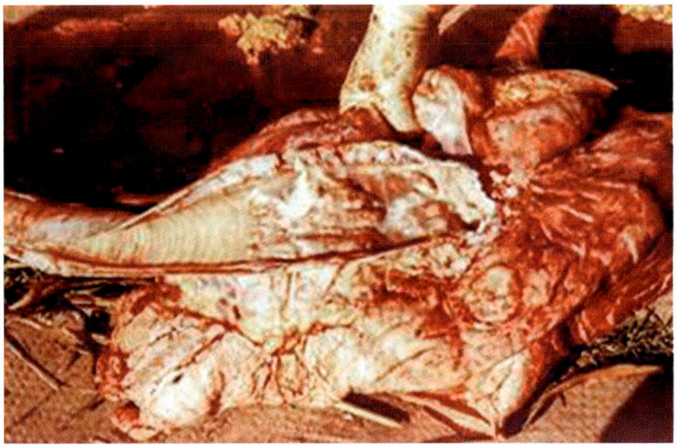

Figura 48.7 Granuloma na traqueia de vaca com sinais de tuberculose submetida à necropsia. Fonte: Arquivo da Disciplina de Enfermidades Infecciosas dos Animais, da FMVZ/Unesp, Botucatu, SP.

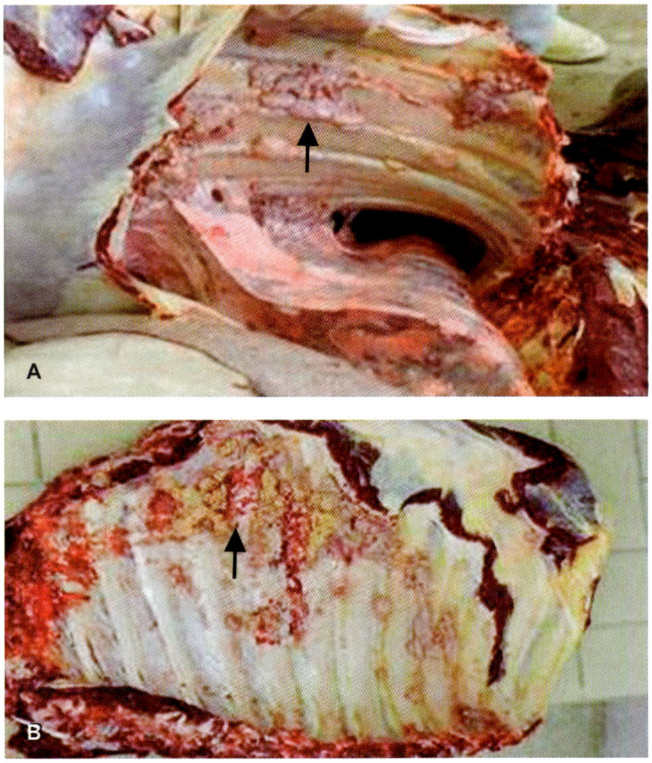

Figura 48.8 A. Diversos granulomas (seta) nas pleuras parietal e visceral à necropsia de bovino com tuberculose. **B.** Detalhe de granulomas (seta) em cavidade torácica à necropsia de bovino. Fonte: Arquivo da Disciplina de Enfermidades Infecciosas dos Animais, da FMVZ/Unesp, Botucatu, SP.

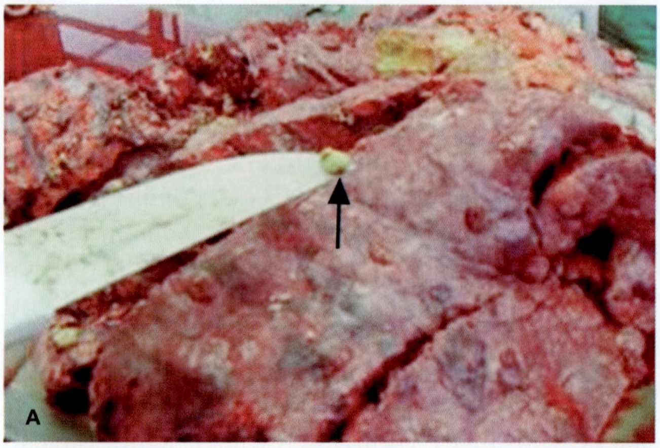

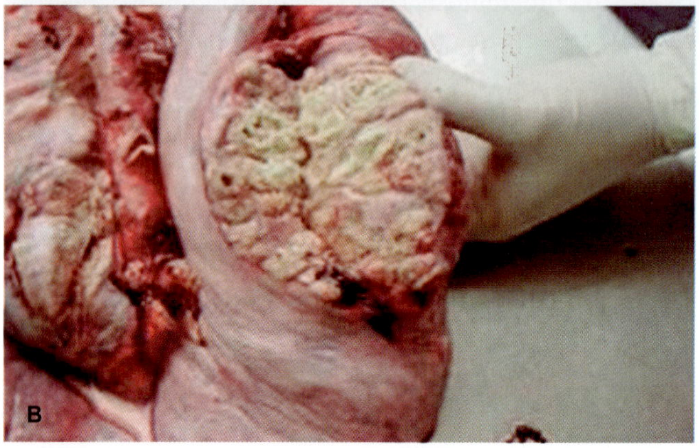

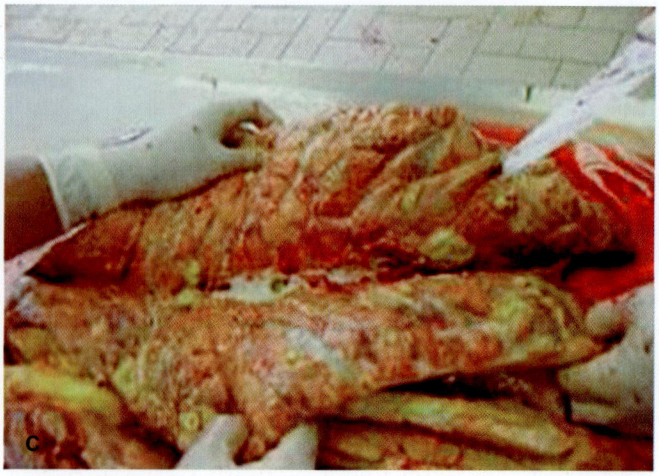

Figura 48.9 A. Detalhe de granuloma (seta) no parênquima pulmonar à necropsia de bovino com tuberculose. **B.** Lesão granulomatosa com pus caseoso no parênquima pulmonar à necropsia de bovino com tuberculose. **C.** Extenso comprometimento do parênquima pulmonar à necropsia de bovino com tuberculose por *M. bovis*. Fonte: Arquivo da Disciplina de Enfermidades Infecciosas dos Animais, da FMVZ/Unesp, Botucatu, SP.

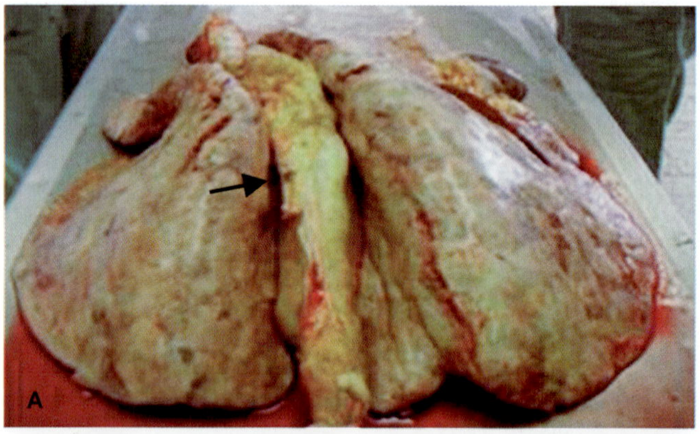

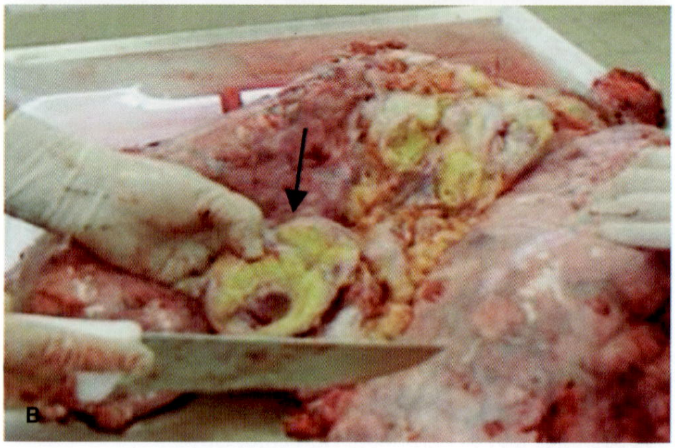

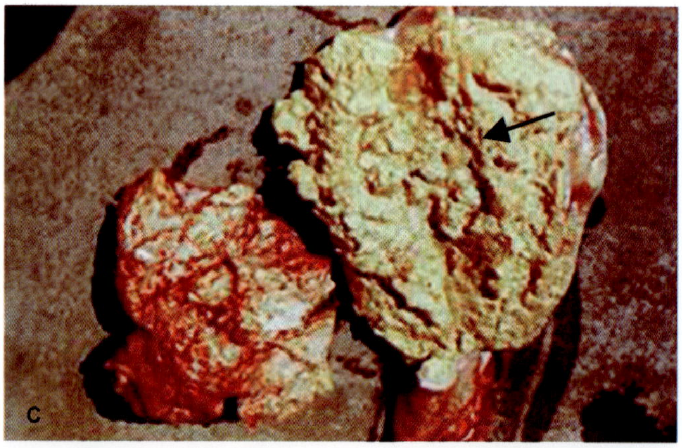

Figura 48.10 A. Marcante aumento do linfonodo mediastínico (seta) à necropsia de vaca com tuberculose por *M. bovis*. **B.** Detalhe de lesão granulomatosa (seta) em corte do linfonodo mediastínico à necropsia de vaca com tuberculose por *M. bovis*. **C.** Extenso comprometimento do linfonodo mediastínico com necrose de liquefação (seta) à necropsia de vaca com tuberculose. Fonte: Arquivo da Disciplina de Enfermidades Infecciosas dos Animais, da FMVZ/Unesp, Botucatu, SP.

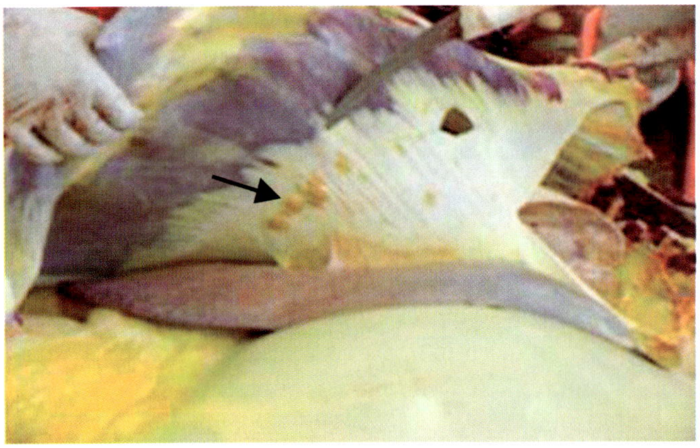

Figura 48.11 Granulomas (seta) na superfície do diafragma à necropsia de vaca com tuberculose. Fonte: Arquivo da Disciplina de Enfermidades Infecciosas dos Animais, da FMVZ/Unesp, Botucatu, SP.

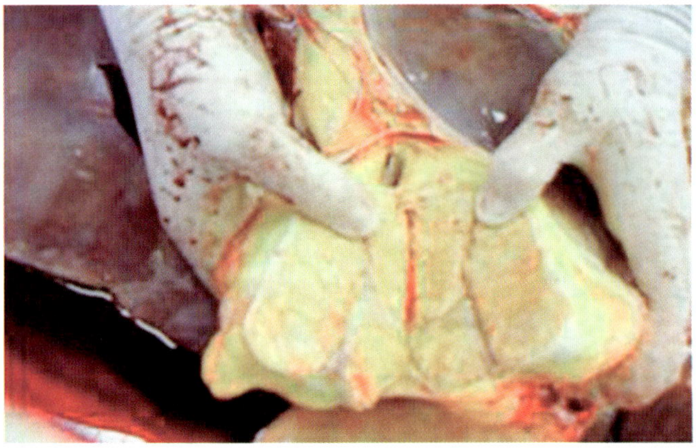

Figura 48.12 Detalhe de lesão granulomatosa em linfonodo hepático à necropsia de vaca com tuberculose generalizada por *M. bovis*. Fonte: Arquivo da Disciplina de Enfermidades Infecciosas dos Animais, da FMVZ/Unesp, Botucatu, SP.

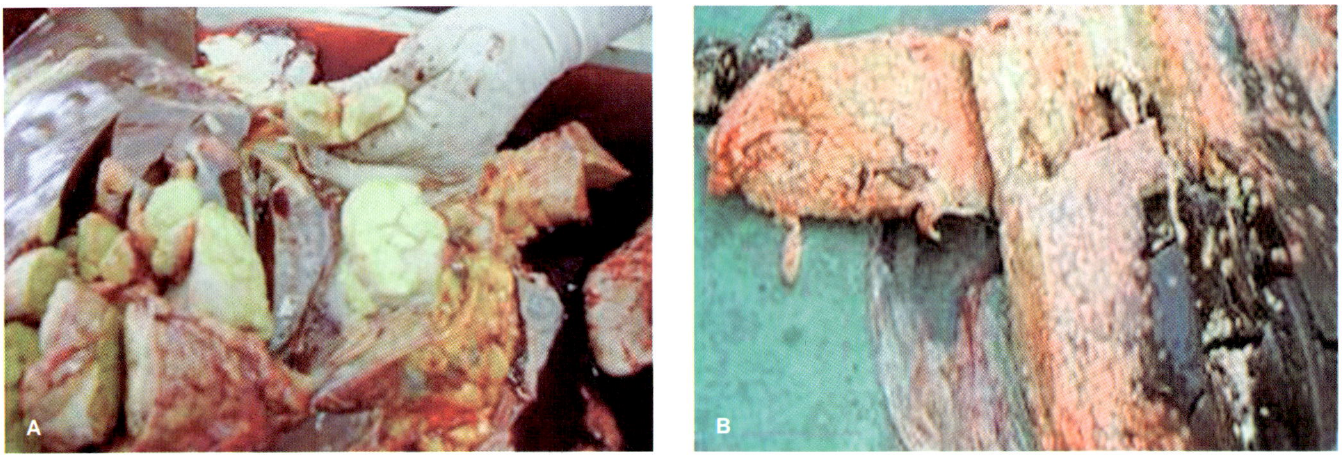

Figura 48.13 A. Comprometimento do parênquima hepático e do linfonodo regional à necropsia de vaca com tuberculose generalizada por *M. bovis*. **B.** Extenso comprometimento do parênquima hepático à necropsia de vaca com tuberculose generalizada por *M. bovis*. Fonte: Arquivo da Disciplina de Enfermidades Infecciosas dos Animais, da FMVZ/Unesp, Botucatu, SP.

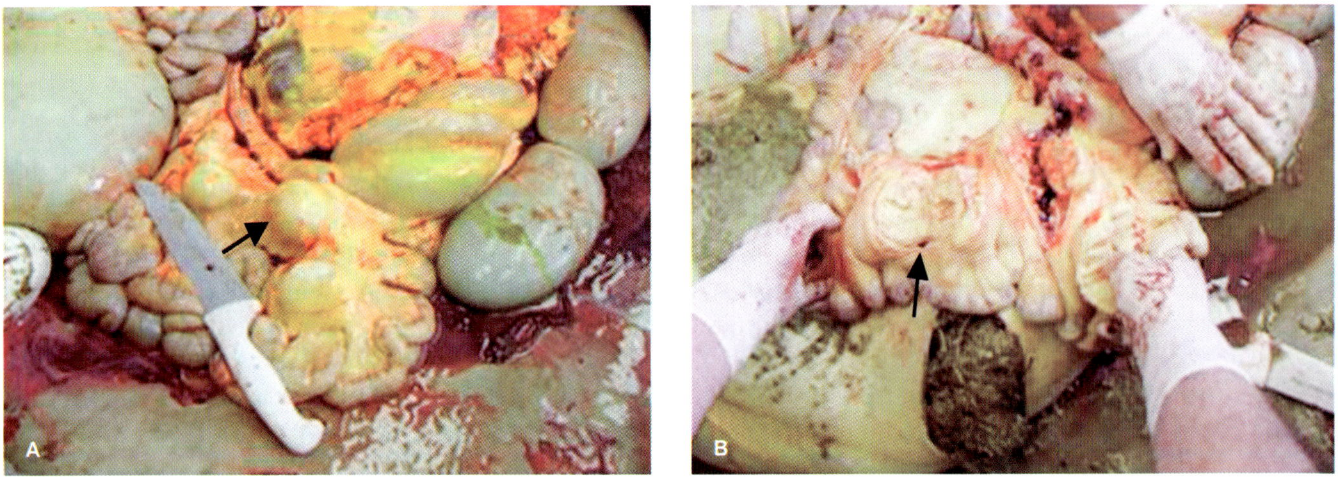

Figura 48.14 A. Enfartamento pronunciado de linfonodos mesentéricos (seta) à necropsia de vaca com tuberculose generalizada por *M. bovis*. **B.** Detalhe de lesão granulomatosa à abertura do linfonodo mesentérico (seta) em vaca com tuberculose generalizada por *M. bovis*. Fonte: Arquivo da Disciplina de Enfermidades Infecciosas dos Animais, da FMVZ/Unesp, Botucatu, SP.

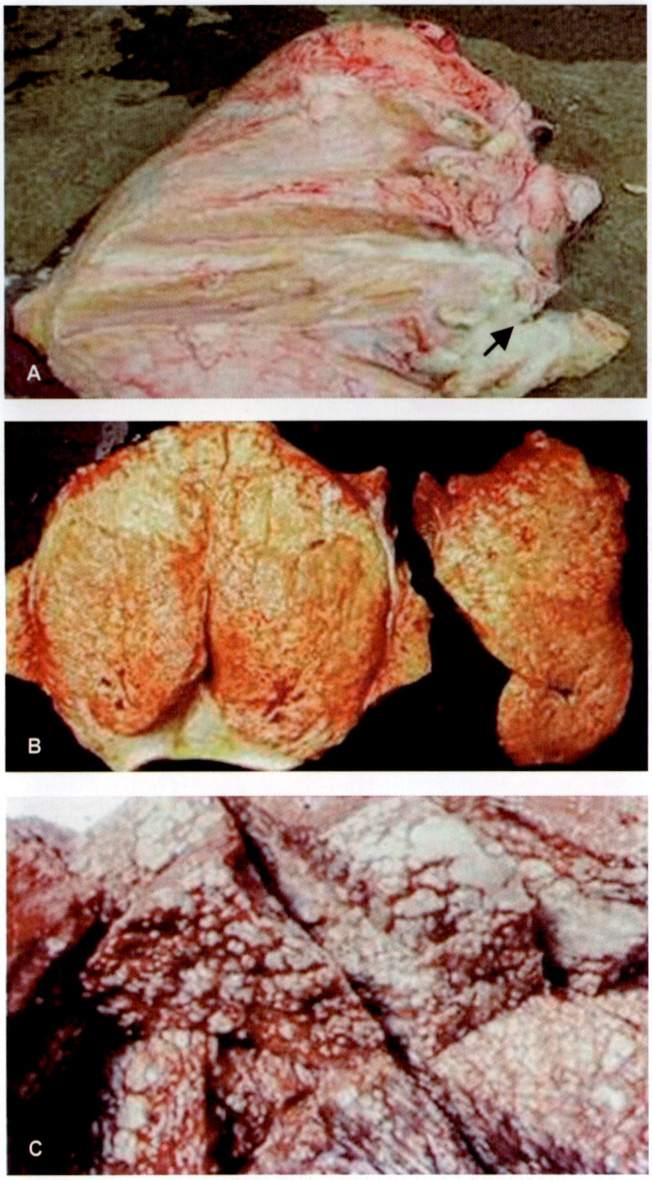

Figura 48.15 **A.** Presença de *caseum* (seta) à abertura da glândula mamária em vaca com mastite tuberculosa. **B.** Lesões granulomatosas à necropsia de vaca com mastite tuberculosa. **C.** Extenso comprometimento do parênquima glandular mamário (granulomas) à necropsia de vaca com mastite tuberculosa. Fonte: Arquivo da Disciplina de Enfermidades Infecciosas dos Animais, da FMVZ/Unesp, Botucatu, SP.

evitar o uso do meio Lowenstein-Jensen. Assim, recomenda-se o cultivo das amostras, para isolamento de *M. bovis*, em meios que contenham piruvato, como o Stonebrink.

Para a cultura, recomendam-se pequenas garrafas plásticas transparentes (originalmente destinadas à cultura celular ou de tecidos), com tampa de rosca (bem vedadas), que se prestam perfeitamente a essa finalidade. Não se indica o uso de placas de Petri, pois, em razão do longo período de incubação, haveria desgaste e ressecamento do meio, inviabilizando o isolamento de *M. bovis*. Ainda, as placas de Petri não possibilitam a vedação completa do conteúdo cultivado.

O material cultivado é incubado em atmosfera de aerobiose a 37°C durante 90 dias. Alguns isolados necessitam, por vezes, de até 90 dias para o isolamento adequado. Assim, não se recomenda o descarte das culturas antes de 90 dias. Após o isolamento, procede-se à identificação inicial do agente em lâminas coradas pelo método Ziehl-Neelsen, o que possibilita a visualização de bacilos corados, caracteristicamente, em vermelho (BAAR).

A visualização de BAAR já seria suficiente para firmar o diagnóstico de rotina, visto que apenas *M. bovis* é causador da tuberculose em bovinos, bubalinos e caprinos. No entanto, atualmente, o ideal é que o diagnóstico definitivo seja firmado por técnicas moleculares (como a reação em cadeia pela polimerase – PCR), que garantem resultados em somente 3 dias, com custo acessível. Número razoável de laboratórios no país já disponibiliza o diagnóstico de micobactérias por técnicas moleculares.

Diagnóstico molecular

O longo tempo requerido para o isolamento microbiano e para a execução de testes bioquímicos de identificação fenotípica das micobactérias tem estimulado, nas últimas décadas, o desenvolvimento de técnicas moleculares para o diagnóstico do microrganismo de origem humana e animal.

As novas técnicas moleculares têm possibilitado o incremento da vigilância epidemiológica da doença e do diagnóstico de surtos, bem como estudos quanto à virulência, estrutura clonal da bactéria, distribuição de isolados em diferentes áreas geográficas e evolução do patógeno. Ainda, tem possibilitado a reclassificação taxonômica e a identificação de novas espécies, contribuindo para a adoção de ações de controle/profilaxia nos animais acometidos.

Nesse contexto, algumas técnicas têm apresentado grande utilidade para o diagnóstico. Para a identificação do agente, o PCR convencional pode ser baseado em vários alelos e regiões repetitivas, mutações associadas à resistência aos fármacos e elementos de transposição. Uma particularidade das micobactérias obtida após a evolução da bactéria são regiões genômicas deletadas (RD), as quais viabilizam a identificação entre as espécies dentro do complexo *M. tuberculosis*.

Um dos métodos de diagnóstico molecular aplicado as micobactérias denominado PRA (*polymerase chain reaction-restriction analysis*), baseia-se no PCR do gene que codifica a proteína de choque térmico de 65 kDa (*hsp*65) com análise da restrição pelas enzimas BstEII e HaeII (utilizando o *site* http://app.chuv.ch/prasite/index.html), o qual permite a classificação do microrganismo como pertencente do complexo ou a identificação das espécies não tuberculosas.

Uma vez identificada, a micobactéria do complexo *M. tuberculosis* pode ser submetida à genotipagem, que possibilita a tipificação das estirpes e estudo de dispersão geográfica. Entre esses métodos, encontram-se o *spoligotyping* (*spacer oligonucleotide typing*) e a análise de MIRU-VNTR (*mycobacterial interspersed repetitive unit – variable number tandem repeats*).

O *spoligotyping* consiste em identificar polimorfismos com base na presença ou ausência de pequenas sequências espaçadoras de 34 a 41 pares de base (pb) que, intercaladas com pequenas sequências repetidas de 36 pb, constituem o *locus* denominado região de repetição direta (*direct repeat* – DR). Os resultados podem ser apresentados em uma forma binária padronizada, obtidos com base em banco de dados (http://www.mbovis.org/spoligodatabase/intro.htm).

A tipificação pelo VNTR é realizada com base no polimorfismo pela mudança na sequência dos nucleotídeos e pela variação no número de sequências repetitivas organizadas em tandem, encontradas nas regiões intergênicas e não intergênicas no genoma. *Loci* específicos do genoma de micobactérias foram identificados e denominados unidades micobacterianas repetitivas (MIRU), que variam em tamanho de 46 a 101 pb, e repetições exatas em tandem (ETR), de 53 a 79 pb. Para esse diagnóstico, a PCR é realizada com oligonucleotídeos iniciadores destinados a amplificar individualmente os *loci* de repetição em sequência selecionados, e os tamanhos dos produtos determinam os números de cópias das VNTR amplificadas. Uma vez determinado o perfil de alelos para cada isolado, os dados são analisados empregando aplicativo web MIRU-VNTRplus (http://www.miru-vntrplus.org).

Diagnóstico da tuberculose em rebanhos

Os métodos descritos para o diagnóstico da tuberculose em animais, convencionais ou mais recentes, fornecem diagnóstico exato, mas individual das micobactérias. Deve-se considerar, entretanto, que a tuberculose é uma doença com grande capacidade de propagação em rebanhos. Assim, é fundamental adotar métodos de diagnóstico da doença para vários animais, que possibilitem a identificação de infecção subclínica, pois, ainda que não apresentem sinais da doença, podem eliminar o bacilo no ambiente, constituindo-se, também, em fontes infecção para outros animais.

A identificação e o abate desses animais são ações fundamentais adotadas em muitos países que participam de programas de erradicação da tuberculose em rebanhos. Manter rebanhos e regiões livres é essencial para o controle e a erradicação da doença.

Vale ressaltar que o diagnóstico da tuberculose em rebanhos considera somente testes de tuberculinização intradérmica que, apesar de antigos, ainda não contam com substitutos, sendo imprescindíveis ao controle e à erradicação da tuberculose em muitos países.

Imunodiagnóstico da tuberculose

O imunodiagnóstico é obtido por testes permitidos (em cada país) de tuberculinização intradérmica, sendo também conhecido como diagnóstico alérgico-cutâneo. Baseia-se em uma reação imunológica cutânea de hipersensibilidade tardia do tipo IV.

Os testes de tuberculinização intradérmica têm sido utilizados ao longo de várias décadas e apresentam limitações. No entanto, ainda constituem a base dos programas de controle e erradicação em todo o mundo, pois apresentam boa sensibilidade e especificidade, sendo considerados, pela Organização Mundial da Saúde Animal, testes de referência para o diagnóstico da tuberculose bovina.

O antígeno de escolha para o teste de tuberculinização é a tuberculina, uma proteína obtida de caldos de cultura de *M. bovis* e de *M. avium*, de acordo com a técnica de Seibert, de 1934, e de Green, de 1946. As referidas proteínas são separadas do meio de cultura por precipitação com sulfato de amônio ou ácido tricloroacético e purificadas por lavagens com ácidos e fosfatos diluídos na concentração ideal para uso nos testes. Essa tuberculina recebe o nome PPD (do inglês *purified protein derivative*, que significa: derivado proteico purificado), utilizada em testes regulamentares no Brasil e em outros países.

Diferentes testes intradérmicos têm sido adotados em todo o mundo, incluindo o da prega anocaudal, o intradérmico cervical simples, o intradérmico cervical duplo comparativo e o Stormont.

No Brasil, os testes da prega anocaudal e intradérmico cervical simples são realizados com o PPD bovino, obtido da cepa-padrão de *M. bovis*, denominada AN5. O teste intradérmico cervical duplo comparativo utiliza, simultaneamente, os PPD bovino e aviário, este último obtido da cepa-padrão de *M. avium*, denominada D4.

O PPD bovino contém 1 mg de tuberculina/mℓ (ou 32.500 UI/mℓ). Durante os testes, como se inocula 0,1 mℓ por via intradérmica, cada animal recebe 0,1 mg de tuberculina contendo 3.250 UI. O PPD aviário contém 0,5 mg de tuberculina/mℓ (ou 25.000 UI/mℓ), ou seja, o animal recebe 0,05 mg de tuberculina contendo 2.500 UI.

Os frascos de tuberculina devem ser sempre mantidos em geladeira e não podem ser utilizados fora do prazo de validade, que é de 1 ano após a data de fabricação. Não devem ser congelados nem expostos à luz solar. Recomenda-se que, na realização dos testes de tuberculinização a campo, os frascos de tuberculina sejam mantidos em caixa de isopor com gelo, devidamente tampados.

Também é aconselhável que os frascos de tuberculina sejam utilizados uma única vez e, se houver sobra, o conteúdo deve ser descartado, mantendo-se apenas o frasco para a identificação de fabricante, número de partida e data de vencimento, pois esses dados são inseridos nos relatórios de compra de antígenos e diagnóstico de animais, exigidos na legislação oficial do Brasil.

As tuberculinas apresentam coloração distinta, para que sejam facilmente identificadas. O PPD bovino tem coloração branco-acinzentada; enquanto o PPD aviário, avermelhada.

Aspectos históricos da tuberculina

A tuberculina foi obtida, inicialmente, em 1890, por Hermann Heinrich Robert Koch, em caldos de cultura de *M. tuberculosis*, tendo sido denominada OT (do inglês *old tuberculin* – tuberculina velha de Koch). Robert Koch afirmou, à época, que a tuberculina tinha ação curativa sobre o bacilo, o que resultou, porém, na morte de muitos pacientes, pela reativação dos focos de tuberculose nos indivíduos tratados. Esse episódio levou o pesquisador a mudar seu conceito sobre a tuberculina, que passou a ser utilizada para o diagnóstico de tuberculose humana. No entanto, diferentemente das aplicações atuais (via intradérmica), as inoculações em humanos eram subcutâneas ou intramusculares, o que, em poucas horas, causava, nos pacientes portadores do bacilo, um quadro febril com vômitos e diarreia, persistindo horas.

Em 1890, a técnica foi adaptada para os bovinos, nos quais se observava a chamada resposta térmica, após algumas horas da inoculação subcutânea de 0,2 a 0,5 mℓ de tuberculina. Após a inoculação SC, era necessário avaliar frequentemente a temperatura, o que tornava o teste laborioso. Como a tuberculose bovina era disseminada por toda a Europa, o abate de animais reagentes positivos e o exame de carcaças confirmaram o diagnóstico em 90 a 95% dos animais.

No final do século 19, a tuberculinização foi amplamente utilizada por Bang (na Dinamarca), McFadyan (no Reino Unido), Nocard (na França) e Pearson (nos EUA). Entre 1909 e 1918, o teste de tuberculinização subcutânea e o abate dos reagentes positivos, no Distrito de Colúmbia, nos EUA, reduziram a incidência de tuberculose bovina de 18,87 para 0,84%. Em 1908, Moussu e Mantoux realizaram a primeira descrição de teste intradérmico em bovinos, na prega anocaudal, com êxito, em razão da alta incidência de tuberculose bovina.

A adoção do teste intradérmico na prega anocaudal foi motivada pela praticidade e pela economia de tempo. Tornou-se, assim, o teste oficial nos EUA, em 1920. Já o teste intradérmico cervical simples tornou-se o mais utilizado na Europa, sendo oficial na Finlândia, em 1910. O teste cervical duplo comparativo com a utilização de PPD bovino e aviário foi introduzido no Reino Unido, em 1942, após extensas triagens pelo Ministério da Agricultura Britânico. Segundo Monaghan *et al.*, "houve uma padronização um tanto arbitrária de interpretação, sendo o teste utilizado e modificado na luz da experiência". A padronização final desse teste ocorreu em 1960, embora já fosse, em 1958, o teste oficial da República da Irlanda, tendo apresentado a melhor especificidade em rebanhos conhecidos e livres de tuberculose.

Os testes de tuberculinização na região cervical são preferíveis, em relação ao teste de tuberculinização da prega anocaudal, porque a pele do pescoço de bovinos apresenta-se 20 vezes mais reativa do que a pele na região da prega anocaudal. Tal fenômeno é justificado pelo fato de a pele da região cervical, nesses animais, ter muitas células dendríticas de Langerhans (que são distintas das células gigantes do granuloma tuberculoso), as quais são capazes de apresentar antígenos aos linfócitos T, o que reforça a resposta de hipersensibilidade tardia do tipo IV nos testes de tuberculinização intradérmicos cervicais.

As células dendríticas de Langerhans são ativas na fagocitose. Foram identificadas em minucioso estudo anatômico da pele bovina, realizado por Paul Langerhans, em 1868. Derivam de progenitores mieloides da medula óssea e migram através da circulação para locais periféricos, nos quais exercem o papel de células apresentadoras de antígenos.

A preocupação em combater a tuberculose bovina é muito antiga. As primeiras medidas efetivas começaram a ser adotadas no final do século 19 na Europa, nos EUA e na Austrália, contrariando a opinião de muitos médicos (incluindo Robert Koch), que consideravam a tuberculose bovina inócua para a espécie humana. Muitos veterinários de renome combateram conceitos médicos equivocados e, no início do século 20, a Real Comissão Britânica de Tuberculose afirmou que a enfermidade em bovinos era grave para humanos, afetando mais intensamente pessoas idosas (debilidade orgânica) e crianças (em virtude da necessidade de leite na alimentação diária).

No Sexto Congresso Internacional de Veterinária, realizado em Berna, em 1895, foi aprovada, unanimemente, a resolução que declarava a tuberculina um meio valioso de mensuração de diagnóstico da tuberculose bovina.

Em contraste, no Brasil, nenhuma medida oficial foi adotada para combater a tuberculose bovina, apesar do conhecimento da doença e do alerta sobre seu impacto em saúde animal, descritos em artigos e livros por renomados professores e pesquisadores nacionais. Ao longo de muitos anos, sequer havia produção suficiente de tuberculina no país, para que criadores e médicos-veterinários (esclarecidos sobre a importância da tuberculose em rebanhos bovinos) pudessem realizar os testes necessários, a fim de identificar e eliminar animais positivos.

No ano de 2001, o MAPA deflagrou o PNCEBT que, dentre outras medidas, normatizou os testes de tuberculinização para imunodiagnóstico da tuberculose no Brasil e promoveu a normatização dos equipamentos necessários à realização dos testes (cutímetro e pistolas dosificadoras padronizadas). Ainda, instituiu a obrigatoriedade do credenciamento de médicos-veterinários para realização dos exames de diagnóstico de tuberculose (e brucelose), bem como liberou a aquisição de antígenos para exames somente por esses profissionais.

Conforme o programa, animais reagentes positivos devem ser marcados. Ademais, os resultados dos testes precisam ser encaminhados à autoridade sanitária local por profissionais credenciados, que encaminharão (com o auxílio do profissional de campo), também, os animais para o abate sanitário. Atualmente, o programa desenvolve-se de maneira adequada, com a padronização de testes para animais de leite ou corte, abate sanitário de positivos e produção de tuberculina, segundo as necessidades do rebanho nacional.

Testes de tuberculinização regulamentados no Brasil

No Brasil, os testes indiretos de diagnóstico da tuberculose são voltados para bovinos e búfalos com idade igual ou superior a 6 semanas, sendo realizados por médico veterinário habilitado em cursos oficiais e cadastrado nos Escritórios de Defesa Regionais, para a compra de antígenos e a emissão de relatórios de diagnóstico. Além disso, são exigidos para o diagnóstico cutímetro, equipamento de tricotomia, agulhas intradérmicas (22 G × 3-4 mm de comprimento) e seringas multidoses específicas (calibradas para 0,1 mℓ) para tuberculinização.

Teste da prega anocaudal

Esse teste pode ser realizado apenas em rebanhos bovinos de corte, para fins de triagem. Utiliza tuberculina PPD bovina, na dose de 0,1 mℓ, inoculada por via intradérmica, entre 6 e 10 cm da base da cauda, na junção das regiões com e sem pelos da cauda (ou junção da pele pilosa e da glabra) (Figura 48.16). O local de inoculação deve ser limpo previamente à inoculação do PPD. Na região em que a tuberculina foi inoculada, forma-se uma pequena pápula, indicando que o procedimento foi realizado de modo correto. Ao realizar o teste em muitos animais, é preciso aplicar o antígeno sempre no mesmo lado da prega anocaudal.

Transcorridas 72 h (± 6 h) da aplicação do antígeno, deve-se proceder à leitura do teste por visualização (comparando com a mesma região do lado oposto) e palpação (no teste da prega anocaudal, não se efetua a leitura com cutímetro, como nos demais testes intradérmicos descritos mais adiante).

Pelas normas do PNCEBT, qualquer aumento na espessura da pele é indicativo de animal reagente. Reações fortemente positivas caracterizam-se por aumento de volume da pele da prega anocaudal (Figura 48.17). A região mostra-se pastosa, quente e dolorosa à palpação. No entanto, essa mensuração é bastante subjetiva, em virtude da ausência de medida numérica da espessura da pele.

Animais positivos podem ser encaminhados para abate sanitário ou, conforme a lei nacional vigente, submetidos, após 60 dias, a teste confirmatório, denominado intradérmico cervical duplo comparativo. Caso o resultado se repita, os animais serão submetidos ao abate sanitário. Porém, se o resultado for negativo, os animais serão reintroduzidos no rebanho.

Além da intepretação bastante subjetiva, o teste da prega anocaudal é limitado pelo fato de a região caudal mostrar-se cerca de 20 vezes menos sensível que a pele da região cervical. Essa característica resulta na falha em identificar animais infectados mais recentemente (com 6 a 8 semanas pós-infecção), se comparado a outros testes, que podem detectar infecções mais recentes. O teste anocaudal, portanto, apresenta grande número de resultados falso-negativos, praticamente impossibilitando a erradicação da tuberculose. Ainda, pode apresentar resultados falso-positivos, mas em proporção inferior aos falso-negativos.

Teste cervical simples

É o teste de rotina para bovinos e bubalinos, com PPD bovino. A inoculação é por via intradérmica (0,1 mℓ) na região cervical, no terço médio do pescoço, a uma dis-

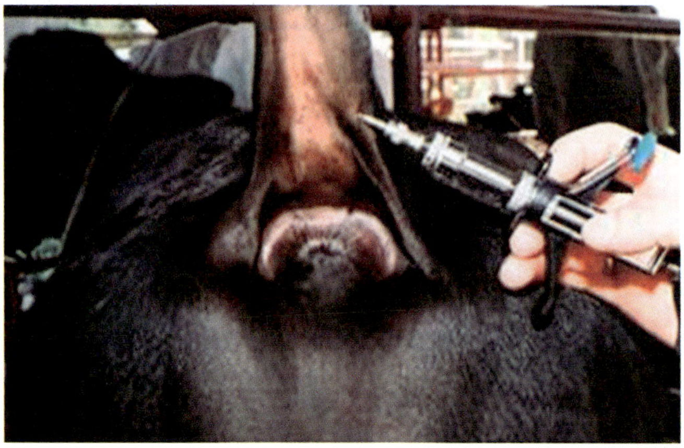

Figura 48.16 Aplicação de tuberculina no teste intradérmico da prega anocaudal. Fonte: Arquivo da Disciplina de Enfermidades Infecciosas dos Animais, da FMVZ/Unesp, Botucatu, SP.

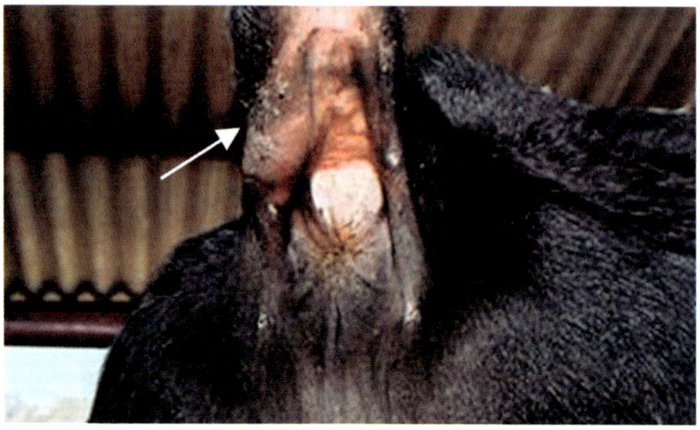

Figura 48.17 Aumento de volume no local de aplicação do antígeno (seta), após 72 h, no teste intradérmico da prega anocaudal. Fonte: Arquivo da Disciplina de Enfermidades Infecciosas dos Animais, da FMVZ/Unesp, Botucatu, SP.

tância igual das bordas superior e inferior do pescoço. Ainda, pode ser realizado na região escapular (na espinha da escápula) e a 20 cm da cernelha. Ao testar vários animais, não importa a quantidade, é preciso aplicar a tuberculina sempre no mesmo lado do pescoço, em todos os animais, evitando locais com lesões, cicatrizes ou nódulos de parasitos. Antes da inoculação da tuberculina, deve-se demarcar o local por meio de tricotomia. A área tricotomizada pode ser pequena, desde que em local facilmente identificável.

Antes de aplicar a tuberculina, deve-se medir a espessura da pele com o cutímetro e registrar (medida B_1) em folha padronizada, na qual os animais testados estarão identificados. Em seguida, inocular a tuberculina logo abaixo da área em que foi feita a tricotomia, observando a formação de uma pápula no local de aplicação. Após 72 h (± 6 h), procede-se a nova medida (B_2) da pele no local da inoculação, com registro do segundo valor de espessura da pele na folha padronizada.

O aumento da espessura da pele será calculado pela subtração da medida da pele 72 h (± 6 h) após a inoculação (B_2) da medida obtida no momento da inoculação (B_1) (ou $B_2 - B_1$). O resultado será interpretado de acordo com os critérios definidos no PNCEBT (Tabela 48.1).

Animais positivos (caso haja consenso entre o veterinário e o proprietário) devem ser descartados para abate sanitário ou esses, mais os inconclusivos, podem ser submetidos, após 60 dias, ao teste cervical duplo comparativo, indicado oficialmente pelo PNCEBT para confirmação do diagnóstico. Tanto inconclusivos como positivos, se repetirem o resultado anterior, devem ser imediatamente sacrificados. Porém, caso não sejam mais reagentes, serão liberados para reintegração ao rebanho. Animais inconclusivos e positivos no teste cervical simples devem ficar totalmente isolados dos demais enquanto se aguarda o teste confirmatório.

O teste cervical simples pode apresentar elevada taxa de falso-positivos, caso os animais tenham contato prévio com *M. avium* e micobactérias MOTT (do inglês *mycobacteria other than tuberculosis*, que significa: micobactérias não tuberculosas), que não são patogênicas para os animais, mas provocam, no local de inoculação da tuberculina, aumento de volume por reação não específica. Assim, esse teste falha na sensibilidade (pois não é capaz de identificar todos os animais doentes) e na especificidade, já que não identifica corretamente animais sadios.

Em razão da necessidade de isolamento dos animais inconclusivos e positivos nesse teste (enquanto se aguarda o teste confirmatório), é importante que médicos-veterinários, ao testarem rebanhos, priorizem o teste cervical duplo comparativo, pois, apesar de mais laborioso e de maior custo (em razão do uso de duas tuberculinas), é mais eficiente.

Teste cervical duplo comparativo

Esse teste utiliza PPD bovino e aviário, sendo considerado confirmatório pelo PNCEBT para animais reagentes aos testes da prega anocaudal e cervical simples. É recomendado também como teste de rotina para criatórios com histórico de reações inespecíficas, propriedades certificadas como livres e criações de búfalos. Animais reagentes positivos devem ser sacrificados de imediato. Já os inconclusivos no teste cervical duplo comparativo podem ser testados novamente após 60 dias. No reteste, se os animais forem negativos, podem ser reintroduzidos no rebanho. No entanto, se apresentarem reação positiva ou resultado novamente inconclusivo, serão imediatamente sacrificados.

No teste cervical comparativo, o PPD aviário será inoculado via intradérmica (0,1 mℓ) cranialmente na região cervical dos animais, enquanto o PPD bovino será aplicado caudalmente, respeitando-se uma distância de, aproximadamente, 20 cm das duas inoculações. A tricotomia e a inoculação das tuberculinas por via intradérmica são realizadas nos moldes descritos para o teste anterior. A espessura da pele deve ser mensurada com cutímetro antes de cada inoculação do PPD aviário (A_1) e PPD bovino (B_1) de tuberculina, no momento inicial (ou momento zero), anotando-se as medidas em folha padronizada (Figura 48.18).

O PPD aviário será inoculado na junção do terço anterior e do terço médio, com igual distância das bordas superior e inferior do pescoço. Já o PPD bovino será inoculado na junção do terço médio e do terço posterior do pescoço, respeitando-se a mesma distância em relação às bordas superior e inferior do pescoço, caudalmente à aplicação do PPD aviário (Figura 48.19). As inoculações devem ser do mesmo lado do pescoço em todos os animais testados.

Tabela 48.1 Interpretação do teste cervical simples em bovinos – características da reação.

Resultado* (milímetros)	Sensibilidade	Consistência	Outras alterações	Interpretação
0 a 1,9	–	–	–	Negativo
2 a 3,9	Pouca dor	Endurecida	Delimitada	Inconclusivo
2 a 3,9	Muita dor	Macia	Necrose	Positivo
≥ 4	–	–	–	Positivo

* Subtração da medida da espessura da pele bovina final (B_2) menos a bovina inicial (B_1).
Adaptada de: Brasil. Ministério da Agricultura, Pecuária e Abastecimento. Programa Nacional de Controle e Erradicação da Brucelose e da Tuberculose Animal (PNCEBT). Brasília, DF: Ministério da Agricultura, Pecuária e Abastecimento, Secretaria de Defesa Agropecuária, Departamento de Saúde Animal; 2006.

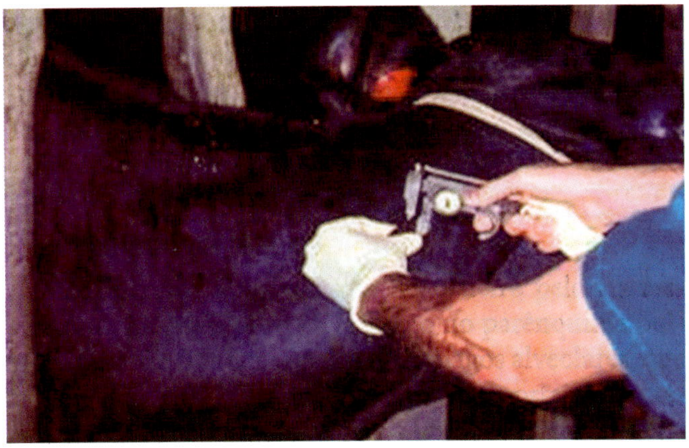

Figura 48.18 Medida da espessura da pele com cutímetro no teste intradérmico cervical comparativo. Fonte: Arquivo da Disciplina de Enfermidades Infecciosas dos Animais, da FMVZ/Unesp, Botucatu, SP.

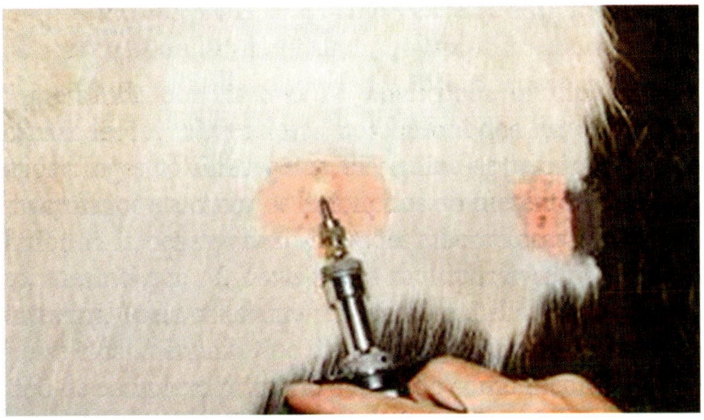

Figura 48.19 Aplicação de PPD bovino por via intradérmica (caudalmente ao PPD aviário) no teste cervical comparativo. Fonte: Arquivo da Disciplina de Enfermidades Infecciosas dos Animais, da FMVZ/Unesp, Botucatu, SP.

Após 72 h (± 6 h), realiza-se nova medida (cutimetria) do local das inoculações do PPD aviário (A_2) e PPD bovino (B_2), lançando os números obtidos na mesma folha. Da medida da espessura da pele aferida 72 h (± 6 h) após a inoculação do PPD aviário (A_2) subtrai-se a medida da espessura da pele na inoculação inicial (A_1), ou momento zero, obtendo-se o valor da aviária final (A_f). Em seguida, da medida da espessura da pele aferida 72 h (± 6 h) após a inoculação do PPD bovino (B_2) subtrai-se a medida da espessura da pele na inoculação inicial (B_1), ou momento zero, obtendo-se o valor da bovina final (B_f). A diferença de aumento da espessura da pele provocada pela inoculação dos PPD bovino ($B_2 - B_1 = B_f$) e aviário ($A_2 - A_1 = A_f$) será calculada pela subtração $B_f - A_f$. Os resultados dessas diferenças serão interpretados de acordo com os critérios do regulamento técnico do PNCEBT (Tabela 48.2). Animais reagentes apresentam aumento da espessura da pele no local de aplicação dos antígenos (Figura 48.20) e, ocasionalmente, podem manifestar linfangite local, secreção e até necrose no ponto de inoculação.

Tabela 48.2 Interpretação do teste cervical duplo comparativo em bovinos.

Bovina final (B_f) – Aviária final (A_f)	Resultado (mm)	Interpretação
$B_f < 2$	–	Negativo
$B_f < A_f$	< 0	Negativo
$B_f \geq A_f$	0 a 1,9	Negativo
$B_f > A_f$	2 a 3,9	Inconclusivo
$B_f \geq A_f$	4	Positivo

mm = milímetros; B_f = bovina final ($B_2 - B_1$); A_f = aviária final ($A_2 - A_1$).
Adaptada de: Brasil. Ministério da Agricultura, Pecuária e Abastecimento. Programa Nacional de Controle e Erradicação da Brucelose e da Tuberculose Animal (PNCEBT). Brasília, DF: Ministério da Agricultura, Pecuária e Abastecimento, Secretaria de Defesa Agropecuária, Departamento de Saúde Animal; 2006.

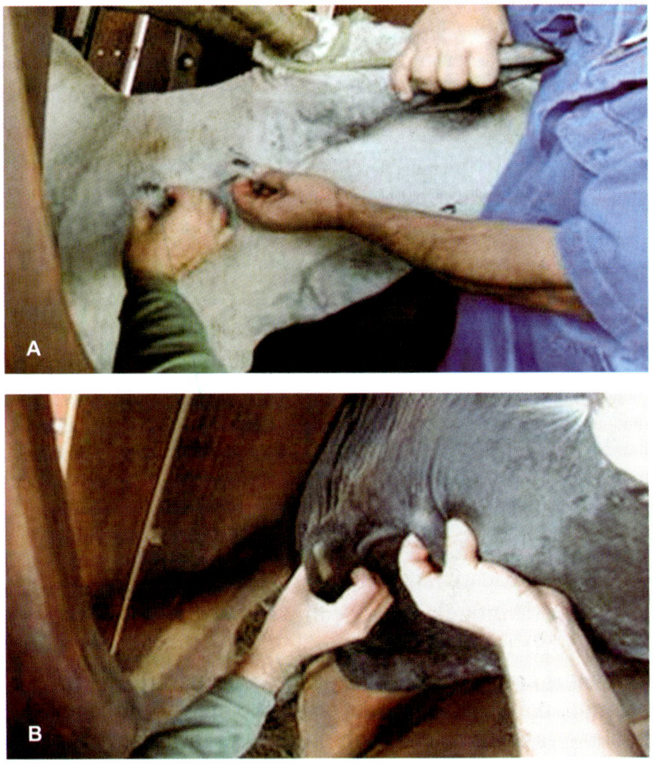

Figura 48.20 **A.** Aumento da espessura da pele no local de aplicação de PPD bovino e aviário no teste cervical comparativo. **B.** Detalhe da palpação da pele nos locais de aplicação de PPD bovino e aviário no teste cervical comparativo. Fonte: Arquivo da Disciplina de Enfermidades Infecciosas dos Animais, da FMVZ/Unesp, Botucatu, SP.

O teste cervical comparativo é, seguramente, o melhor dos três métodos de tuberculinização permitidos pela legislação brasileira. Evita a alta ocorrência de falso-positivos observada no teste cervical simples, pois a reação ao PPD aviário equilibra a resposta do teste. Apresenta, também, boa sensibilidade (identifica corretamente animais doentes) e boa especificidade (não reage em animais sadios).

É, ainda, o melhor teste a ser aplicado em rebanhos nos quais a doença é endêmica, pois identifica corretamente animais positivos (alta sensibilidade). Também apresenta ótimos resultados em rebanhos já controlados, visto que identifica adequadamente os animais sãos (elevada especificidade), em virtude da pequena quantidade de falso-positivos.

O intervalo entre os testes de tuberculinização deve ser de 60 dias, para que termine o período de dessensibilização, fenômeno no qual um bovino tuberculoso apresenta resultado negativo no teste de tuberculinização, pois seu organismo ainda contém resquícios de tuberculina do teste anterior. O médico-veterinário precisa estar atento a esse fenômeno pois, do contrário, incorrerá em equívocos no diagnóstico, que podem resultar na perda do credenciamento, estando sujeito a processos legais.

Outra possibilidade de resposta negativa a um teste de tuberculinização pelo animal tuberculoso consiste no fenômeno da anergia, que ocorre quando o caso clínico é muito avançado e o sistema de imunidade deteriora-se totalmente. A anergia não deve ser considerada um problema nos programas de controle e erradicação, pois animais nessa condição se encontram na fase terminal da doença, sendo identificados pelos sinais clínicos compatíveis com a doença e deterioração do estado geral.

Diferentes reações falso-negativas podem ocorrer nos testes intradérmicos de diagnóstico da tuberculose, incluindo:

- Infecção recente: organismo não sensibilizado
- Anergia: doença clínica terminal
- Dessensibilização: quando não se respeita o intervalo adequado entre dois testes
- Tuberculina de baixa potência
- Contaminação bacteriana no frasco de tuberculina
- Pistola de inoculação descalibrada e quantidade insuficiente de tuberculina inoculada
- Período pós-parto ou pré-parto: não se devem realizar testes de tuberculinização 4 semanas antes ou depois do parto
- Desnutrição dos animais.

Não existe teste de tuberculinização que apresente 100% de sensibilidade e de especificidade. No entanto, os testes permitidos pelo PNCEBT, se utilizados com rigor científico e técnico, podem sanear muitos rebanhos com tuberculose. A título de exemplo, o teste cervical duplo comparativo em vacas de leite, a cada 6 meses, garante resultados eficientes no controle da doença em rebanhos.

Não devem ser adquiridos animais de propriedades desconhecidas ou com histórico de ocorrência de tuberculose. Todos os animais comprados devem permanecer isolados dos demais durante 60 dias (em local específico de quarentena). Ao final desse período, devem ser testados e agregados ao rebanho, se não forem reagentes.

Apesar de não haver recomendação oficial do teste cervical duplo comparativo para pequenos ruminantes, essa técnica foi usada recentemente na FMVZ/USP, em São Paulo, para o diagnóstico de caprinos com sinais sugestivos de tuberculose. A necropsia de animais reagentes revelou granulomas e pus caseoso em parênquima pulmonar (Figura 48.21) e linfonodos mesentéricos.

Mecanismo de resposta à tuberculina

Trata-se de um processo mediado pela hipersensibilidade tardia do tipo IV. Quando a tuberculina é injetada na pele de animal que não teve contato com o bacilo da tuberculose, não ocorre resposta aparente. No entanto, a aplicação de tuberculina na pele de bovino tuberculoso determina resposta de hipersensibilidade tardia e, nesses animais, observa-se aumento de volume no local da aplicação (Figura 48.22), o qual se apresenta pastoso, quente e dolorido à palpação.

O processo inflamatório tem início 12 a 24 h após a inoculação, alcançando maior intensidade em 72 h. Pode persistir muitos dias, até semanas, e, em seguida, diminui gradualmente. Em reações mais intensas, podem ocorrer necrose e destruição tecidual no local da inoculação. A lesão apresenta predomínio de infiltrado de células mo-

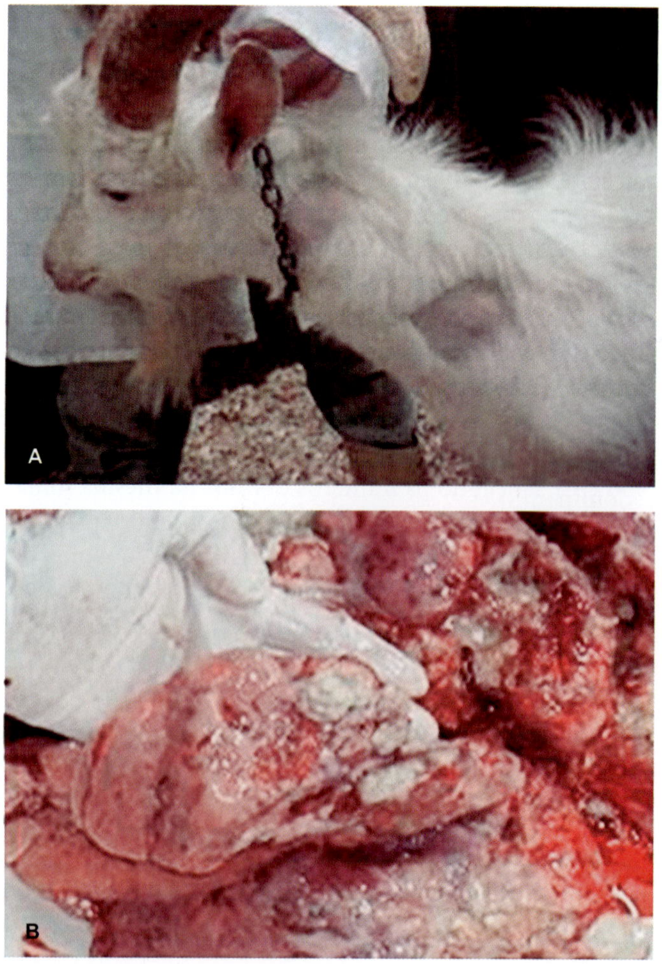

Figura 48.21 A. Teste cervical duplo comparativo em caprinos com sinais de tuberculose. **B.** Granulomas e lesão caseosa no parênquima pulmonar causados por *M. caprae*, à necropsia de caprino. Imagens cedidas pela Profa. Dra. Sônia Regina Pinheiro.

nonucleares (linfócitos e macrófagos). Os neutrófilos são observados apenas nas primeiras horas após a aplicação da tuberculina.

A reação à tuberculina é mediada por linfócitos T. Quando os bovinos são infectados, *M. bovis* é fagocitado pelos macrófagos, e alguns desses microrganismos (por meio de seus antígenos) desencadeiam a resposta de linfócitos T_{h1}, que produzem células de memória. As células T de memória respondem à injeção do antígeno de *M. bovis* (nesse caso, a tuberculina), podendo permanecer muito tempo no organismo dos animais.

Quando a tuberculina é inoculada por via intradérmica, passa a ser captada pelas células de Langerhans, que são apresentadoras de antígenos. Essas células migram para o linfonodo regional e, nesse local, apresentam o antígeno aos linfócitos T de memória que, em resposta, originam linfócitos T_{h1} efetores.

As células T_{h1} circulantes reconhecem o antígeno da tuberculina no local de inoculação na pele e acumulam-se ao redor do local onde o antígeno foi depositado. Nos bovinos, após aproximadamente 12 h, o local de inoculação do antígeno sofre infiltração por linfócitos T. Outros linfócitos T_{h1} e macrófagos são recrutados para o foco. Os linfócitos T_{h1} secretam IFN-γ, IL-2 e IL-16. Os dois primeiros atuam nas células endoteliais, aumentando a expressão de moléculas de aderência, enquanto IL-2 estimula a produção de quimiocinas – que atraem e ativam mais linfócitos T – e IL-16 atrai linfócitos $TCD4^+$.

Os macrófagos também liberam serotonina e quimiocinas, que atraem basófilos para o local, os quais liberam histamina, que intensifica a inflamação, aumentando a migração de células mononucleares para a região.

As quimiocinas derivadas de linfócitos T provocam inflamação, atraindo, consequentemente, mais linfócitos T, embora poucos desses linfócitos (cerca de 5%) são realmente específicos para o antígeno. Por volta de 72 h, predominam no foco linfócitos $TCD4^+$ e $TCD8^+$. Os macrófagos acumulados na lesão são ativados por INT-γ. Esse processo leva a graus variados de lesão na pele, desde reação clássica de inflamação, com área de edema pastoso, quente e dolorida, até necrose tecidual no local de inoculação da tuberculina (Figura 48.23).

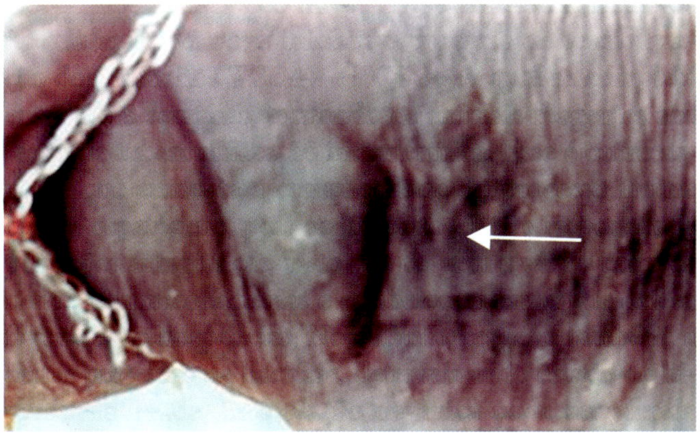

Figura 48.22 Intensa reação intradérmica na região cervical de bovino após a aplicação de PPD bovino (seta). Fonte: Arquivo da Disciplina de Enfermidades Infecciosas dos Animais, da FMVZ/Unesp, Botucatu, SP.

Resposta positiva ao teste de tuberculinização em bovinos

O fluxograma de diagnóstico da tuberculose em bovinos e búfalos reagentes, inconclusivos e negativos nos testes da prega anocauda, cervical simples e cervical duplo comparativo deve ser interpretado de acordo com a normativa do PNCEBT (Figura 48.24).

Tratamento

O PNCEBT não recomenda o tratamento dos bovinos e búfalos com tuberculose, em virtude dos riscos em Saúde Pública das pessoas envolvidas com os animais, bem como do consumo de produtos dessas espécies infectados com a bactéria.

Profilaxia e controle

Diferentes medidas sanitárias são indicadas a rebanhos tuberculosos:

- Descarte de todos os animais positivos (abate sanitário) em frigoríficos inspecionados, realizando-se o mesmo procedimento para os inconclusivos, caso os positivos sejam em grande número ou os inconclusivos tenham baixo valor zootécnico
- Encaminhamento dos funcionários que mantiveram contato com animais doentes, para cuidados médicos e orientação de Saúde Pública
- Proibição do consumo de leite cru e da fabricação de queijos e outros derivados de animais do rebanho
- Fervura do leite a ser consumido, sem que ocorra a ebulição, a fim de preservar o estado de fervura por, no mínimo, 5 min
- Desinfecção de troncos, currais, bezerreiros, estábulos, salas de ordenha (exceto ordenhadeiras) e qualquer instalação com piso de alvenaria, usando, para isso, fenol orgânico em solução de 3%, procedendo-se à remoção dos animais e à lavagem das instalações para eliminar todos os dejetos. O fenol orgânico deve ser aplicado nas paredes (até a altura de 1,80 m) e por todo o piso, devendo atuar por 1 ou 2 h antes de sua remoção com água corrente abundante. Após esse procedimento de segurança, os animais podem ser reinstalados
- Escolha de um ou mais trabalhadores aptos à realização de desinfecção, explicando que o fenol orgânico é um produto tóxico (mesmo em baixas concentrações) e, portanto, exige o uso de equipamentos de proteção, como luvas, gorro, máscara, óculos e capa impermeável, para não haver intoxicação

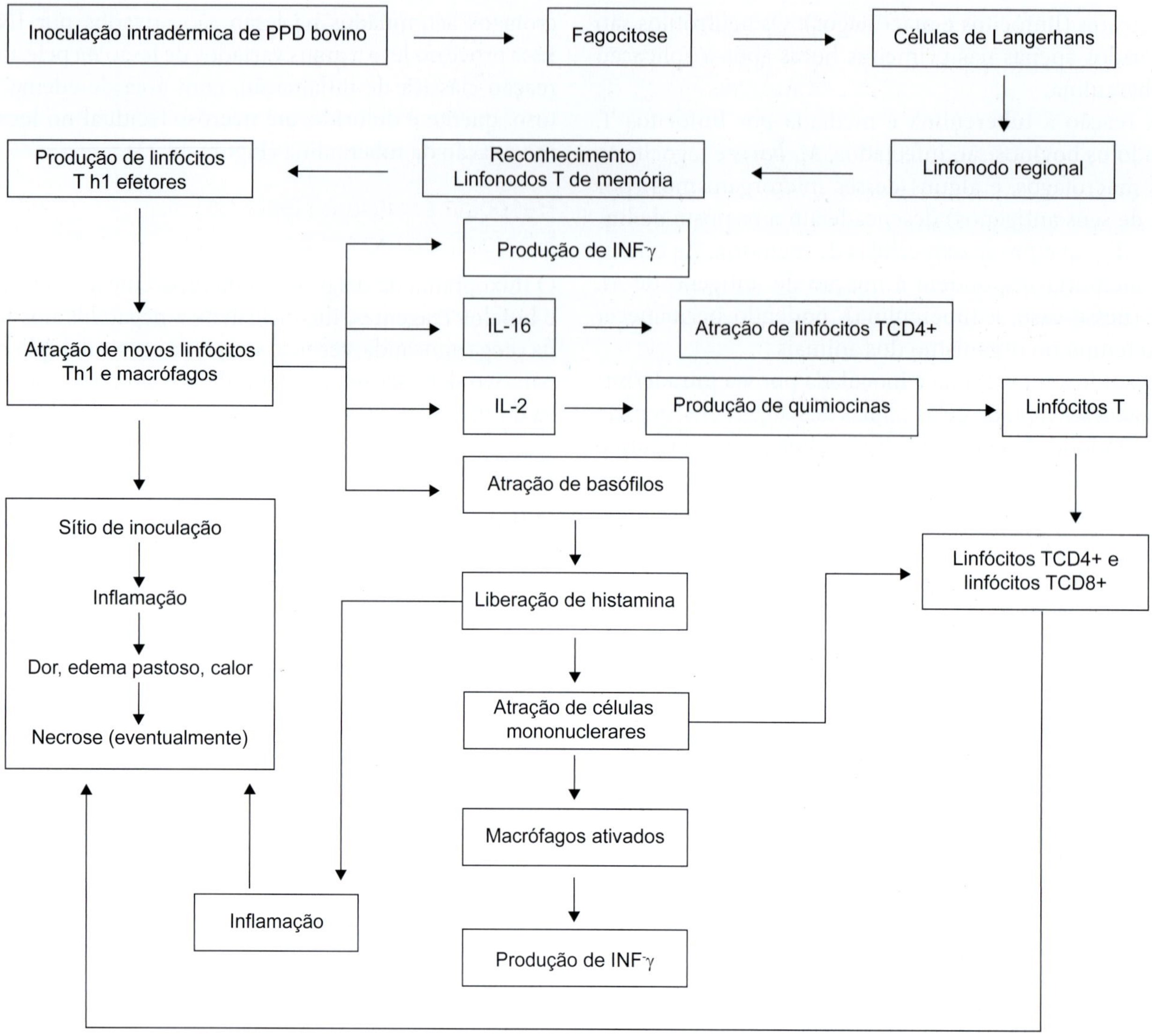

Figura 48.23 Mecanismo de resposta a tuberculina em bovinos.

- Vedação de qualquer solução de continuidade de pisos e paredes, para evitar acúmulo de material infectante
- Destruição de cochos de madeira ou de alvenaria porosos, devendo ser substituídos por cochos de plástico (não porosos) que possam ser lavados e desinfetados, sem que permaneça qualquer resíduo
- Avaliação de todos os animais da propriedade (acima de 2 meses até os mais velhos) por meio do teste de tuberculinização cervical duplo comparativo, a cada 4 meses. Se forem identificados animais positivos, deve-se proceder novamente à desinfecção com fenol orgânico a 3%. Após dois testes consecutivos sem animais reagentes positivos, pode-se voltar ao processo rotineiro de testes de tuberculinização semestrais, sempre realizando o teste cervical duplo comparativo.

Os procedimentos indicados são eficientes para erradicar a tuberculose de um rebanho, embora sejam de execução trabalhosa. É importante enfatizar, porém, a necessidade de desinfecção. Caso esse procedimento não seja realizado de maneira adequada, a tuberculose não será erradicada, mesmo com o descarte de animais positivos.

➤ Saúde Pública

Em humanos, o grande risco de acometimento por tuberculose bovina consiste na ingestão de leite cru e seus derivados, além de carne contaminada, principalmente em abates clandestinos, nos quais os mesmos utensílios usados para limpar a carne são empregados na separação da carne comercializada ilegalmente (esse segundo tipo de contágio é acidental).

A despeito de muitos conceitos médicos equivocados do final do século 19 e início do século 20, a tuberculose bovina é considerada, há muito tempo, grave zoonose, com consequências importantes para humanos acometidos que desencadeiam doença clínica.

Na Grã-Bretanha, a Real Comissão Britânica de Tuberculose foi formada para revisar os conhecimentos so-

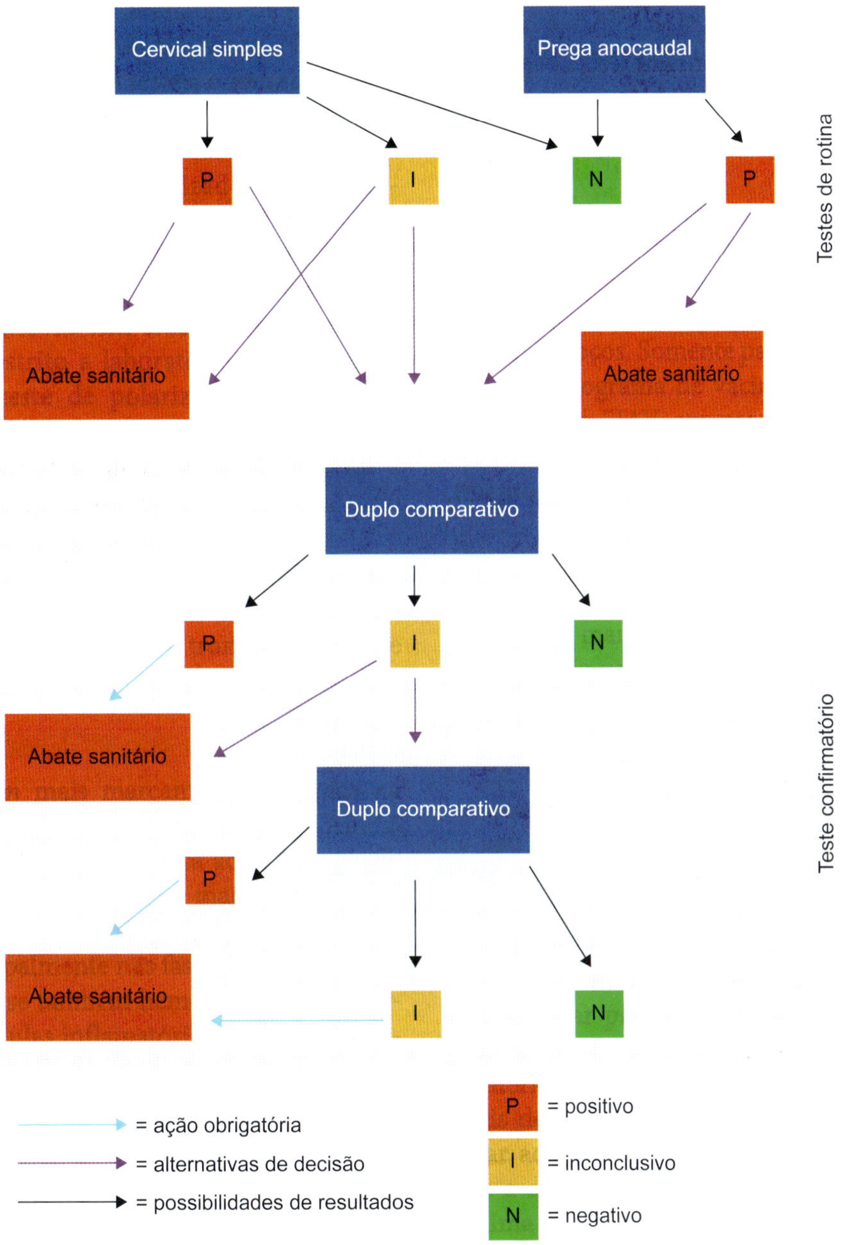

Figura 48.24 Fluxograma de diagnóstico da tuberculose em bovinos e búfalos pelas provas de tuberculinização exigidas no Brasil. Adaptada de Brasil. Ministério da Agricultura, Pecuária e Abastecimento (MAPA). Programa Nacional de Controle e Erradicação da Brucelose e Tuberculose Animal (PNCEBT). Brasília, DF, 2006.

bre tuberculose, em 1907. Um dos principais membros dessa comissão, o médico-veterinário e cientista Sir John Mc Fadyan, deixou claro, em seu relatório, que Robert Koch estava equivocado, afirmando que os fatos indicam que uma grande proporção dos casos de tuberculose causados por ingestão é atribuída ao bacilo, que tem como fontes os bovinos. Uma quantidade considerável de casos da doença e mortes, especialmente entre os jovens, deve ser atribuída ao consumo de leite de vacas tuberculosas. Os resultados claramente apontam a necessidade de medidas mais rigorosas do que as atuais para proibir a venda e o consumo desse tipo de leite. Já em 1900, Ravenel, médico-veterinário do estado da Carolina do Sul, nos EUA, relatou infecção acidental (por inoculação na pele) de três médicos-veterinários do estado da Pensilvânia, em razão de necropsias realizadas em bovinos tuberculosos. No ano de 1902, o mesmo médico isolou, pela primeira vez, *M. bovis* de um paciente humano.

Entre 1903 e 1904, na cidade de São Paulo, o médico Epiphanio Pedrosa orientou a aplicação de tuberculina em vacas produtoras de leite na fazenda do médico Arnaldo Vieira de Carvalho e, tendo detectado alguns animais reagentes ao teste, indicou o abate. Carvalho recusou tal medida. A polêmica alcançou a imprensa e envolveu os médicos Clemente Ferreira, Emílio Ribas e Adolfo Lutz, todos em defesa de Epiphanio Pedrosa e da Saúde Pública.

Inclusive, Adolfo Lutz deixou São Paulo em razão das pressões que sofria, tendo ido para o Rio de Janeiro a convite do famoso Oswaldo Cruz. Esse fato ilustra como, no Brasil, o conhecimento científico da tuberculose bovina foi mais defasado em relação aos demais países.

Em trabalho publicado no Brasil, em 1974, Corrêa *et al.*, da FMVZ/Unesp, em Botucatu, SP, isolaram *M. bovis* de material encaminhado pela Faculdade de Medicina de Botucatu e por hospitais de São Paulo e São José dos Campos, SP. Foram sete amostras de *M. bovis*, sendo cinco de tuberculose pulmonar em crianças de 4, 5, 7, 11 e 12 anos, respectivamente, e dois casos de tuberculose renal, também em duas crianças, cujas idades não constam no trabalho. Uma das amostras de *M. bovis* era resistente aos fármacos isoniazida, estreptomicina, ácido paraminossalicílico e canamicina. Outra apresentou resistência à isoniazida, estreptomicina e ao ácido paraminossalicílico, o que, nos moldes atuais, classificaria ambas as amostras como multirresistentes.

Mesmo com a deflagração do PNCEBT e a importância dada à tuberculose em humanos, não é possível estabelecer de maneira clara, no Brasil, ao contrário de outros países, o impacto da tuberculose por *M. bovis* em pacientes atendidos na rede de saúde. Embora os pacientes sejam diagnosticados por exames clínicos, radiográficos, teste de Mantoux e baciloscopia do escarro, recebendo os medicamentos necessários, observa-se uma falha nesse processo. Secreções orais e nasais, lavados bronquiais ou urina são cultivados em meio de Lowenstein-Jensen (rico em glicerol), no qual *M. bovis* não é isolado. Em outros países, o cultivo também se dá em meios que identificam o bacilo bovino.

Grange, em 2001, mostrou que na Inglaterra e no País de Gales, entre 1962 e 1966, ocorreram 65 casos de tuberculose pulmonar em humanos pelo bacilo bovino, 25 do aparelho geniturinário, 6 linfonodais, 4 ósseas e 2 casos de meningite. O mesmo estudo revela que, anteriormente, entre 1901 e 1932, foram observados 553 casos de tuberculose óssea pelo bacilo bovino e 265 casos encefálicos. O decréscimo observado dos casos de humanos infectados com *M. bovis* é resultado do controle da tuberculose bovina. O mesmo estudo de Grange, porém, demonstra que houve novo aumento de casos entre 1990 e 1997. A tuberculose pulmonar pelo bacilo bovino acometeu 94 pessoas, sendo observados, também, 53 casos geniturinários, 53 osteoarticulares e 8 casos de meningite. Esse aumento deve-se ao fato de o último estudo abranger casos ao longo de 13 anos, enquanto o primeiro, apenas 4 anos. Cosivi *et al.* identificaram, entre 1977 e 1990, na Inglaterra, 232 casos de tuberculose em humanos por *M. bovis*, perfazendo 1,2% dos casos de tuberculose da Grã-Bretanha. Os números são muito interessantes, pois, na Alemanha, entre 1975 e 1980, foram diagnosticados 236 casos em humanos pelo bacilo bovino (4,5% dos casos totais). Na Austrália, entre 1970 e 1994, foram identificados 240 casos em humanos (3,1% dos casos totais). Já na Suécia, entre 1983 e 1992, foram detectados 96 casos (2% dos casos totais), enquanto na Suíça, em 1994, 18 casos (2,6% do total).

No século 21, a tuberculose humana pelo bacilo bovino ainda persiste. Entre os anos 2000 e 2005, na França, foram identificadas 13 pessoas com tuberculose de origem bovina, perfazendo 2% dos casos de tuberculose do país, uma alta incidência, segundo as autoridades sanitárias francesas. Na Argentina, dados recentes indicam que, nas províncias com grandes criações de bovinos produtores de leite (como Santa Fé e Córdoba), a tuberculose humana pelo bacilo bovino representa 8% de todos os casos de tuberculose.

No México, a tuberculose bovina tem prevalência estimada de 16%. Nesse país, faltam leis para práticas sanitárias para a produção de leite, bem como programas de pasteurização. Além disso, o consumo de leite cru e queijos, que são veículos de infecção para humanos, é muito comum. Ainda no México, entre 2006 e 2007, em áreas endêmicas de tuberculose bovina, foram estudadas 526 amostras de pacientes sintomáticos. Destes, 218 eram trabalhadores de fazendas e 93 de abatedouros, sendo identificado *M. bovis* em 34% dos casos.

Muitos dos trabalhadores mexicanos do sul da Califórnia entraram nos EUA já infectados por *M. bovis*, disseminando a doença por esse país. Nos EUA, a incidência de tuberculose humana pelo bacilo bovino é muito baixa. Cerca de 3% dos casos se encontram no sul da Califórnia, na fronteira mexicana.

Pelo exposto, deduz-se que a ação dos médicos-veterinários no Brasil é fundamental para o controle da tuberculose. Esse profissional deve conhecer amplamente a doença e diagnosticá-la corretamente em rebanhos, já que esses profissionais têm participação ativa no controle de enfermidades zoonóticas.

➤ Bibliografia

Ábalos PE, Retamal PI. Tuberculosis: ¿Una zoonosis re-emergente? Lab Vet Avedila. 2005;33:583-91.

Abrahao RMCM. Tuberculose humana causada pelo Mycobacterium bovis: considerações gerais e a importância dos reservatórios animais [tese]. Faculdade de Saúde Pública. São Paulo: Universidade de São Paulo; 1998.

Aimé B, Lequen L, Balageas A, Haddad N, Maugein J. Infections à M. bovis et M. caprae en Aquitaine: étude clinico-épidémiologique de 15 cas. Pathol Biol. 2012;60(3):156-9.

Alexander KA, Laver PN, Michel AL, Williams M, Van Helden PD, Warren RM *et al.* Novel Mycobacterium tuberculosis complex pathogen, M. mungi. Emerg Infect Dis. 2010;16(8):1296-9.

Angkawanish T, Wajjwalku W, Sirimalaisuwan A, Mahasawangkul S, Kaewsakhorn T, Boonsri K *et al.* Mycobacterium tuberculosis infection of domesticated Asian elephants, Thailand. Emerg Infect Dis. 2010;16(12):1949-51.

Antunes JLF. Tuberculose e leite: elementos para a história de uma polêmica. Hist Ciênc Saúde. 2002;9(3):609-23.

Aranaz A, Liébana E, Gómez-Mampaso E, Galán JC, Cousins D, Ortega A *et al.* Mycobacterium tuberculosis subsp. caprae subsp. nov.: a taxonomic study of a new member of the Mycobacterium tuberculosis complex isolated from goats in Spain. Int J Syst Bacteriol. 1999;49(3):1263-73.

Bathurst RR, Barta JL. Molecular evidence of tuberculosis induced hypertrophic osteopathy in a 16th-century Iroquoian dog. J Archaeol Sci. 2004;31(7):917-25.

Benesi FJ, Pinheiro SR, Maiorka PC, Sakamoto SM, Roxo E, Benites NR *et al.* Relato de caso: tuberculose em caprino (Capra hircus). Arq Inst Biol. 2008;75(2):217-20.

Besirović H, Alié A, Spicić S, Cvetnić Z, Prasović S, Velić L. Bovine tuberculosis in Bosnia and Herzegovina caused by Mycobacterium caprae. Vet Arhiv. 2012;82(4):341-9.

Bose M. Natural reservoir, zoonotic tuberculosis & interface with human tuberculosis: an unsolved question. Indian J Med Res. 2008;128(1):4-6.

Brasil. Ministério da Agricultura, Pecuária e Abastecimento, Vera Cecília Ferreira de Figueiredo, José Ricardo Lôbo, Vitor Salvador Picão Gonçalves, organizadores. Programa Nacional de Controle e Erradicação da Brucelose e da Tuberculose Animal -(PNCEBT). -Brasília, DF: Ministério da Agricultura, Pecuária e Abastecimento, Secretaria de Defesa Agropecuária, Departamento de Saúde Animal; 2006.

Cisneros LF, Valdivia AG, Waldrup K, Díaz-Aparicio E, Martínez-de-Anda A, Cruz-Vázquez CR *et al.* Surveillance for Mycobacterium bovis transmission from domestic cattle to wild ruminants in a Mexican wildlife-livestock interface area. Am J Vet Res. 2012;73(10):1617-25.

Corrêa CNM, Corrêa WM. Tuberculose humana por bacilo bovino em São Paulo, Brasil. Arq Inst Biol. 1974;41(3):131-4.

Corrêa WM, Corrêa CNM. Enfermidades infecciosas dos mamíferos domésticos. Rio de Janeiro: Medsi; 1992.

Cosivi O, Grange JM, Daborn CJ, Raviglione MC, Fujikura T, Cousins D *et al.* Zoonotic tuberculosis due to Mycobacterium bovis in developing countries. Emerg Infect Dis. 1998;4(1):59-70.

Cousins DV, Bastida R, Cataldi A, Quse V, Redrobe S, Dow S *et al.* Tuberculosis in seals caused by a novel member of the Mycobacterium tuberculosis complex: Mycobacterium pinnipedii sp. nov. Int J Syst Evol Microbiol. 2003;53(5):1305-14.

Cvetnic Z, Katalinic-Jankovic V, Sostaric B, Spicic S, Obrovac M, Marjanovic S *et al.* Mycobacterium caprae in cattle and humans in Croatia. Int J Tuberc Lung Dis. 2007;11(6):652-8.

Delahay RJ, De Leew AN, Barlow AM, Clifton-Hadley RS, Cheeseman CL. The status of Mycobacterium bovis infection in UK wild mammals: a review. Vet J. 2002;164(2):90-105.

Domingo M, Vidal E, Marco A. Pathology of bovine tuberculosis. Res Vet Sci. 2014;97(Suppl):S20-9.

Duarte EL, Domingos M, Amado A, Botelho A. Spoligotype diversity of Mycobacterium bovis and Mycobacterium caprae animal isolates. Vet Microbiol. 2008;130(3):415-21.

Galagan JE. Genomic insights into tuberculosis. Nat Rev Genet. 2014;15(5):307-20.

Garre A, López NO, Pérez R, Molina M *et al.* Tuberculosis pleural y peritoneal por Mycobacterium bovis. Enfermedades Infecciosas y Microbiología Clínica, 2014. DOI: 10.1016/j.eimc.2014.07.002

Gómez I, Prat J, Souza SM. Prehistoric tuberculosis in America: adding comments to a literature review. Mem Inst Oswaldo Cruz. 2003;98(Suppl 1):151-9.

Grange JM. Mycobacterium bovis infection in human beings. Tuberculosis. 2001;81(1 a 2):71-7

Gutiérrez Reyes JA, Casanova LG, Torres CR, Gallegos SL, Alarcón GJ, Pezzat MM *et al.* Population structure of Mycobacterium bovis isolates from cattle in Mexico. Prev Vet Med. 2012;106(1):1-8.

Hlokwe TM, Van Helden P, Michel AL. Evidence of increasing intra and intersspecies transmission of Mycobacterium bovis in South Africa: are we losing the battle? Prev Vet Med. 2014;115(1 a 2): 10-7.

Johnson L, Dean G, Rhodes S, Hewinson G, Vordermeier M, Wangoo A. Low-dose Mycobacterium bovis infection in cattle results in pathology indistinguishable from that of high-dose infection. Tuberculosis. 2007;87(1):71-6.

Karthik K. Tuberculosis goes wild: emphasis on elephants. J Vet Adv. 2012;2(11):534-8.

Keet DF, Michel AL, Bengis RG, Becker P, Van Dyk DS, Van Vuuren M *et al.* Intradermal tuberculin testing of wild African lions (Panthera leo) naturally exposed to infection with Mycobacterium bovis. Vet Microbiol. 2010;144(3):384-91.

Kubica T, Rüsch-Gerdes S, Niemann S. Mycobacterium bovis subsp. caprae caused one-third of human M. bovis-associated tuberculosis cases reported in Germany between 1999 and 2001. J Clin Microbiol. 2003;41(7):3070-7.

Laniado-Laborín R, Muñiz-Salazar R, García-Ortiz RA, Vargas-Ojeda AC, Villa-Rosas C, Oceguera-Palao L. Molecular characterization of Mycobacterium bovis isolates from patients with tuberculosis in Baja California, Mexico. Infect Genet Evol. 2014;27:1-5.

Lantos A, Niemann S, Mezösi L, Sós E, Erdélyi K, Dávid S *et al.* Pulmonary tuberculosis due to Mycobacterium bovis subsp. caprae in captive Siberian tiger. Emerg Infect Dis. 2003;9(11):1462-4.

Leipig M, Naumann L, Schramme C, Hermanns W. Investigation of an outbreak of bovine tuberculosis caused by Mycobacterium caprae in a Bavarian Flock. J Comp Pathol. 2009;141(4):295.

Maciel MS, Mendes PD, Gomes AP, Siqueira-Batista R. A história da tuberculose no Brasil: os muitos tons (de cinza) da miséria. Rev Bras Clin Med. 2012;10(3):226-30.

Majoor CJ, Magis-Escurra C, Van Ingen J, Boeree MJ, Van Soolingen D. Epidemiology of Mycobacterium bovis disease in humans, The Netherlands, 1993-2007. Emerg Infect Dis. 2011;17(3):457-63.

Masson M, Molnár E, Donoghue HD, Besra GS, Minnikin DE, Wu HH *et al.* Osteological and biomolecular evidence of a 7000-year-old case of hypertrophic pulmonary osteopathy secondary to tuberculosis from neolithic hungary. PLoS One. 2013;8(10):e78252.

Matos F, Cunha MV, Canto A, Albuquerque T, Amado A, Botelho A. Snapshot of Mycobacterium bovis and Mycobacterium caprae infections in livestock in an area with a low incidence of bovine tuberculosis. J Clin Microbiol. 2010;48(11):4337-9.

McCluskey B, Lombard J, Strunk S, Nelson D, Robbe-Austerman S, Naugle A *et al.* Mycobacterium bovis in California dairies: a case series of 2002-2013 outbreaks. Prev Vet Med. 2014;115(3):205-16.

Melo LEH, Mota RA, Maia FCL, Fernandes ACC, Silva TIB, Leite JEB *et al.* Ocorrência e caracterização da tuberculose em caprinos leiteiros criados no estado de Pernambuco. Pesq Vet Bras. 2012;32(9):831-7.

Michel AL, Bengis RG, Keet DF, Hofmeyr M, Klerk LM, Cross PC *et al.* Wildlife tuberculosis in South African conservation areas: implications and challenges. Vet Microbiol. 2006;112(2):91-100.

Michel AL, Coetzee ML, Keet DF, Maré L, Warren R, Cooper D *et al.* Molecular epidemiology of Mycobacterium bovis isolates from free-ranging wildlife in South African game reserves. Vet Microbiol. 2009;133(4):335-43.

Michel AL, Müller B, Van Helden PD. Mycobacterium bovis at the animal-human interface: a problem, or not? Vet Microbiol. 2010;140(3):371-81.

Michel AL, Venter L, Espie IW, Coetzee ML. Mycobacterium tuberculosis infections in eight species at the National Zoological Gardens of South Africa, 1991-2001. J Zoo Wildl Med. 2003; 34(4):364-70.

Mignard S, Pichat C, Carret G. Mycobacterium bovis infection, Lyon, France. Emerg Infect Dis. 2006;12(9):1431-3.

Milián-Suazo F, Pérez-Guerrero L, Arriaga-Díaz C, Escartín-Chávez M. Molecular epidemiology of human cases of tuberculosis by Mycobacterium bovis in Mexico. Prev Vet Med. 2010; 97(1):37-44.

Moda G, Daborn CJ, Grange M, Cosivi O. The zoonotic importance of Mycobacterium bovis. Tuberc Lung Dis. 1996;77(2):103-8.

Monaghan ML, Doherty ML, Collins JD, Kazda JF, Quinn PJ. The tuberculin test. Vet Microbiol. 1994;40(1):111-24.

Muñoz Mendoza M, Juan LD, Menéndez S, Ocampo A, Mourelo J, Sáez JL *et al.* Tuberculosis due to Mycobacterium bovis and Mycobacterium caprae in sheep. Vet J. 2012;191(2):267-9.

Ocepek M, Pate M, Zolnir-Dovc M, Poljak M. Transmission of Mycobacterium tuberculosis from human to cattle. J Clin Microbiol. 2005;43(7):3555-7.

Palmer MV, Waters W. Bovine tuberculosis and the establishment of an eradication program in the United States: role of veterinarians. Vet Med Int. 2011;2011:816345.

Pandolfi JR, Malaspina AC, Santos ACB, Suffys PN, Oellemann MAC, Valentini SR *et al.* Tuberculose e o estudo molecular da sua epidemiologia. Rev Ciênc Farm Básica Apl. 2009;28(3):251-7.

Pate M, Svara T, Gombac M, Paller T, Zolnir-Dovc M, Emersic I *et al.* Outbreak of tuberculosis caused by Mycobacterium caprae in a zoological garden. J Vet Med B Infect Dis Vet Public Health. 2006;53(8):387-92.

Pesciaroli M, Alvarez J, Boniotti MB, Cagiola M, Di Marco V, Marianelli C *et al.* Tuberculosis in domestic animal species. Res Vet Sci. 2014;97(Suppl):S78-85.

Prodinger WM, Brandstätter A, Naumann L, Pacciarini M, Kubica T, Boschiroli ML *et al.* Characterization of Mycobacterium caprae isolates from Europe by mycobacterial interspersed repetitive unit genotyping. J Clin Microbiol. 2005;43(10):4984-92.

Rodríguez E, Sánchez LP, Pérez S, Herrera L, Jiménez MS, Samper S *et al.* Human tuberculosis due to Mycobacterium bovis and M. caprae in Spain, 2004-2007. Int J Tuberc Lung Dis. 2009;13(12): 1536-41.

Rodríguez S, Bezos J, Romero B, De Juan L, Álvarez J, Castellanos E *et al.* Mycobacterium caprae infection in livestock and wildlife, Spain. Emerg Infect Dis. 2011;17(3):532-5.

Rodwell TC, Kapasi AJ, Moore M, Milian-Suazo F, Harris B, Guerrero LP *et al.* Tracing the origins of Mycobacterium bovis tuberculosis in humans in the EUA to cattle in Mexico using spoligotyping. Int J Infect Dis. 2010;14(Suppl 3):e129-35.

Rodwell TC, Moore M, Moser KS, Brodine SK, Strathdee SA. Tuberculosis from Mycobacterium bovis in binational communities, United States. Emerg Infect Dis. 2008;14(6):909-16.

Rosemberg J. Mecanismo imunitário da tuberculose: síntese e atualização. Bol Pneumol Sanit. 2001;9(1):35-59

Rothschild BM, Martin LD, Lev G, Bercovier H, Bar-Gal GK, Greenblatt C *et al.* Mycobacterium tuberculosis complex DNA from an extinct bison dated 17,000 years before the present. Clin Infect Dis. 2001;33(3):305-11.

Russell DG. Who puts the tubercle in tuberculosis? Nat Rev Microbiol. 2006;5(1):39-47.

Smith RM, Drobniewski F, Gibson A, Montaque JD, Logan MN, Hunt D *et al.* Mycobacterium bovis infection, United Kingdom. Emerg Infect Dis. 2004;10(3):539-41.

Stone MJ, Brown TJ, Drobniewski FA. Human Mycobacterium bovis infections in London and Southeast England. J Clin Microbiol. 2012;50(1):164-5.

Sunder S, Lanotte P, Grodeuil S, Martin C, Boschiroli ML, Besnier JM. Human-to-human transmission of tuberculosis caused by Mycobacterium bovis in immunocompetent patients. J Clin Microbiol. 2009;47(4):1249-51.

Supply P, Allix C, Lesjean S, Cardoso-Oelemann M, Rüsch-Gerdes S, Willery E *et al.* Proposal for standardization of optimized mycobacterial interspersed repetitive unit-variable-number tandem repeat typing of Mycobacterium tuberculosis. J Clin Microbiol. 2006;44(12): 4498-510.

Taylor GM, Murphy E, Hopkins R, Rutland P, Chistov Y. First report of Mycobacterium bovis DNA in human remains from the Iron Age. Microbiology. 2007;153(4):1243-9.

Telenti A, Marchesi F, Balz M, Bally F, Botrger EC, Bodmer T. Rapid identification of mycobacteria to the species level by polymerase chain reaction and restriction enzyme analysis. J Clin Microbiol. 1993;31(2):175-8.

Tenguria RK, Khan FN, Quereshi SS, Pandey A. Epidemiological study of zoonotic tuberculosis complex (ZTBC). World J Sci Technol. 2011;1(3):31-56.

Thoen C, Lobue P, Kantor I. The importance of Mycobacterium bovis as zoonosis. Vet Microbiol. 2006;112(2 a 4):339-45.

Tsao K, Robbe-Austerman S, Miller RS, Portacci K, Grear DA, Webb C. Sources of bovine tuberculosis in the United States. Infect Genet Evol. 2014;28:137-43.

Valdés MAS, Pérez RP, Hernández YYA, Samón MC. Adenitis tuberculosa por Mycobacterium bovis: reporte de caso. Medwave. 2012;12(9):e5535.

Waters WR, Maggioli MF, McGill JL, Lyashchenko KP, Palmer MV. Relevance of bovine tuberculosis research to the understanding of human disease: historical perspectives, approaches, and immunologic mechanisms. Vet Immunol Immunopathol. 2014;159(3): 113-32.

Waters WR, Palmer MV, Thacker C, Davis WC, Sreevatsan S, Coussens P *et al.* Tuberculosis immunity: opportunities from studies with cattle. Clin Dev Immunol. 2011;2011:768542.

Zink AR, Molnár E, Motamedi M, Pálfy G, Marcsik A, Nerlich AG. Molecular history of tuberculosis from ancient mummies and skeletons. Int J Osteoarchaeol. 2007;17(4):380-91.

Zumla A, Mwaba P, Huggett J, Kapata N, Chanda D, Grange J. Reflections on the white plague. Lancet Infect Dis. 2009;9(3):197-202.

Seção 2 | Vírus

Anemia Infecciosa Equina

49

Jenner Karlisson Pimenta dos Reis e Rômulo Cerqueira Leite

Definição

Doença causada por um lentivírus que afeta exclusivamente equídeos, caracterizada por infecção persistente, trombocitopenia e sinais clínicos de febre (associada à viremia), anemia, edema e debilidade geral.

Sinonímias: AIE, febre dos pântanos, febre petequial dos cavalos, febre das montanhas, mal do cochilo, cochilão. Tem sido atribuído erroneamente o termo "AIDS equina" para AIE. Apesar de o agente etiológico ser do mesmo grupo do vírus HIV, a patogenia da AIE é bastante diferente, pois não causa imunossupressão com depleção de linfócitos.

Etiologia

A análise das características físico-químicas e biológicas do vírus da anemia infecciosa equina (*equine infectious anemia virus*, EIAV), como RNA de alto peso molecular com duas fitas não complementares, envelope fosfolipídico externo com glicoproteínas de superfície (SU) e transmembrana (TM), associação à enzima transcriptase reversa e composição polipeptídica similar à de outros retrovírus, contribuiu para sua inclusão na família *Retroviridae* e subfamília *Lentivirinae* durante as décadas de 1970 e 1980.

De acordo com a classificação mais recente, a subfamília passou a ser denominada *Orthoretrovirinae*, apesar de ser mantido o gênero *Lentivirus*. Na microscopia eletrônica, a partícula viral se mostra pleomórfica, variando de esférica a ovalada, com diâmetro médio de 115 nm (90 a 200 nm). No núcleo viral, encontra-se a proteína p26, interna e conservada, principal antígeno dos testes sorológicos. Em sua membrana externa, encontram-se as glicoproteínas de superfície (gp45 e gp90), em projeções de cerca de 7 nm. As glicoproteínas externas ou de superfície têm regiões variáveis e estão associadas a mutações e variabilidade viral. O EIAV possui três enzimas principais (transcriptase reversa, integrase e protease), necessárias à replicação viral. A enzima transcriptase reversa, característica desse grupo de vírus, possui a peculiaridade de gerar DNA a partir do RNA viral.

O EIAV afeta somente membros da família *Equidae*, que incluem equinos, pôneis, asininos e muares. Foi identificado em 1904 como um agente filtrável, tornando a AIE a primeira doença animal de etiologia viral.

A descoberta de que os lentivírus animais têm características genéticas e antigênicas comuns às do vírus da síndrome da imunodeficiência adquirida nos humanos (HIV) incrementou os estudos em relação a esse grupo viral.

As lentiviroses induzem infecção persistente em seus hospedeiros naturais, que é atribuída a variações antigênicas nas proteínas de superfície do vírus. As mutações e a variabilidade viral permitem o escape do sistema imunológico do hospedeiro e, aliadas à integração do vírus ao genoma da célula-alvo, são consideradas os principais obstáculos para o desenvolvimento de vacinas.

Outro fator importante que contribui para a persistência viral é a habilidade do EIAV em produzir DNA a partir do RNA, que é integrado ao genoma das células hospedeiras: células endoteliais (em infecções experimentais), monócitos e macrófagos teciduais (em infecções experimentais e naturais), células da derme equina (ED), células fetais de rim equino (FEK) e células fetais da derme de asinino (FDD) (em infecções *in vitro* com cepas adaptadas a linhagens celulares). O ácido nucleico do vírus torna-se parte do genoma dessas células infectadas e, toda vez que a célula se multiplica, o material genômico do vírus também se multiplica, embora o vírus possa permanecer em estado de latência.

A presença do envelope fosfolipídico externo torna o vírus pouco resistente ao ambiente e aos desinfetantes químicos comuns ou disponíveis comercialmente.

O vírus da AIE é antigenicamente relacionado com os retrovírus de felinos e de pequenos ruminantes.

Epidemiologia

O primeiro relato da doença ocorreu provavelmente em 1843 na França. Mais de 100 anos depois, em 1952, Manete admitiu a ocorrência da doença no Brasil. No entanto, somente em 1967, no Jockey Club do Rio de Janeiro, Dupont relatou o primeiro caso no país em exame *post mortem* de equino. No mesmo ano, a doença também foi relatada no estado de São Paulo. Em 1984, Montagnier observou que o soro de equinos positivos para AIE reconhecia proteínas de vírus de pacientes com linfadenopatia persistente (AIDS) e descreveu a relação antigênica entre as doenças.

A AIE possui distribuição mundial. É uma enfermidade cuja morbidade e mortalidade são variáveis. Os dados oficiais da AIE em todo o mundo provavelmente não refletem a real situação da prevalência da enfermidade, uma vez que são utilizados dados provenientes de soros encaminhados aos exames laboratoriais realizados para o trânsito intermunicipal ou interestadual e/ou participação em eventos agropecuários controlados pelos serviços oficiais de defesa sanitária animal em cada país. No Brasil, o diagnóstico, as ações de profilaxia/controle, a erradicação de focos, o controle de trânsito de animais e outras providências estão amparados, fundamentalmente, na Instrução Normativa 45 (IN 45), de 15 de junho de 2004, do Ministério da Agricultura, Pecuária e Abastecimento (MAPA).

Estima-se que menos de 10% da população equídea tem sido testada para AIE. A maior parte do efetivo equídeo testado pertence a plantéis de alto valor zootécnico, nos quais a doença está controlada e, em muitos casos, o mesmo animal é testado mais de uma vez durante um curto período. Em contraste, o grande número de animais no campo que não são submetidos ao diagnóstico representa risco potencial para a manutenção e a disseminação da doença, principalmente nos plantéis com baixo investimento em tecnificação e infraestrutura, ou de menor valor zootécnico.

Fatores que facilitam a difusão e aumentam a taxa de infecção são influenciados por condições ecológicas e população de insetos hematófagos, bem como a densidade demográfica de equídeos, geralmente havendo maior morbidade em locais com grande quantidade de insetos e de equídeos. Tais fatores justificam a maior prevalência da doença em regiões tropicais e subtropicais em todo o mundo, onde a população de insetos hematófagos é abundante. Apesar de o EIAV poder induzir doença grave, a maioria dos animais infectados naturalmente apresenta quadro clínico menos hostil, denominado portador inaparente.

O equídeo infectado é o principal elo da cadeia epidemiológica, e a transmissão envolve a transferência de sangue do animal infectado para outro suscetível. No meio natural, a maneira mais comum de transmissão ocorre mediante a alimentação interrompida (repasto sanguíneo) de insetos hematófagos. Os artrópodes relacionados com o mecanismo de transmissão da AIE são da ordem Diptera, como *Stomoxys calcitrans* e os gêneros *Tabanus*, *Chrysops* e *Hybromitra*. O grande tamanho desses insetos permite carrear quantidade significativa de sangue no aparelho bucal. Os tabanídeos (*Tabanus* sp.) parecem ser os principais vetores para a transmissão da doença. Condições de temperatura e umidade que favoreçam a proliferação desses vetores influenciam diretamente na sazonalidade da doença, ou na ocorrência endêmica em determinadas regiões ou países. No Brasil, o Vale do Ribeira, no estado de São Paulo, e o Pantanal mato-grossense são exemplos de regiões caracterizadas por altas temperaturas e umidade, que favorecem a ocorrência enzoótica da doença. A introdução de animais nos plantéis provindos de regiões endêmicas e a movimentação ou a concentração de equídeos em eventos são consideradas fatores de alto risco na disseminação da doença.

O EIAV não se replica nos insetos ou em linhagens celulares de artrópodes. A transmissão via inseto é puramente mecânica, fato que caracteriza esses insetos como vetores. A eficiência da transmissão depende do número e dos hábitos dos insetos, da densidade equídea, do número de vezes que o inseto realiza o repasto sanguíneo no mesmo animal, além da quantidade de sangue transferido entre os cavalos e da quantidade de vírus no sangue do cavalo infectado, do qual o sangue foi primeiramente ingerido pelo vetor. O EIAV permanece infectante no interior dos insetos vetores por período que varia de 30 min até 4 h, de modo que o inseto deve completar o repasto sanguíneo interrompido rapidamente em outro animal para que ocorra a transmissão. Estudos revelaram que esses vetores realizam o repasto sanguíneo no máximo a 183 metros entre os equídeos. Essa distância diminui a probabilidade de transmissão via insetos hematófagos, uma vez que o vetor tenderá a completar o repasto no mesmo animal ou em contactantes próximos. A informação de distância máxima do repasto do vetor hematófago é fundamental na determinação da área de quarentena para animais recém-ingressos em propriedades, no estabelecimento da área perifocal na abordagem de surtos e da localização do isolamento nas propriedades para animais suspeitos.

O uso comum de materiais contaminados com sangue infectado, como equipamentos cirúrgicos, trocarte, grosa dentária, arreios, pinças de casco, tatuadores, esporas e outros fômites (utensílios inanimados que podem gerar soluções de continuidade e extravasamento de sangue), mas principalmente agulhas, é um meio efetivo de transmissão, já que o vírus pode manter sua capacidade infectante em agulhas por até 96 h. O uso da mesma agulha hipodérmica em vários animais por técnicos e criadores tem sido responsável por causar surtos da doença, já que o volume transferido em agulhas é cerca de 1.000 a 10.000 vezes superior ao veiculado pelo inseto hematófago. Assim, considera-se que cirurgias, transfusões sanguíneas, utilização múltipla de agulhas em vários animais (coleta de sangue, vacinações) e uso comum de fômites seriam maneiras de transmissão iatrogênica do EIAV nos criatórios.

A transmissão do vírus pode ocorrer via colostro e leite para os potros. Ainda, é transmitido pela placenta em éguas com altos títulos de vírus que infectam o feto no momento do nascimento. A resposta fetal à infecção transplacentária é variável. Os fetos podem ser abortados ou podem nascer como potros "vírus positivos" ou portadores "soropositivos". Desde que o vírus foi detectado no sêmen de garanhões com sinais agudos, a transmissão venérea é teoricamente possível, apesar de não ter sido documentado nenhum caso de transmissão natural em éguas expostas a garanhões infectados. Portanto, embora a transmissão transplacentária seja possível, o contato no canal do parto e a via venérea parecem não representar importância epidemiológica.

A transmissão do EIAV ocorre independentemente de idade, raça e sexo dos animais. Contudo, os asininos (*Equus asinus*) demonstraram, em infecções experimentais com cepas patogênicas do vírus, maior resistência à replicação viral e, consequentemente, menor ocorrência de sinais clínicos.

O EIAV é resistente à tripsina e sensível ao éter. Apresenta viabilidade alterada quando submetido a pH ácido ou alcalino. É muito estável a baixas temperaturas, podendo ser estocado durante anos sem perder a infectividade. Resiste à temperatura de 100°C até 15 min antes de ser inativado e por várias horas, se exposto à luz solar direta. A termorresistência viral é fator importante a ser considerado na desinfecção por fervura de materiais cirúrgicos e outros utensílios de metal, de uso comum nos animais.

O EIAV é inativado quando submetido a uma variedade de desinfetantes comuns, como hidróxido de sódio, hipoclorito de sódio, compostos fenólicos orgânicos e clorexidina.

Os principais prejuízos com a ocorrência da doença nos criatórios estão relacionados com a diminuição da capacidade de trabalho dos animais, a proibição da participação em eventos, o embargo na importação e exportação de animais e a eutanásia ou morte dos equídeos acometidos.

Patogenia

As manifestações clínicas e patológicas da AIE são bastante variáveis e dependem, em grande parte, do estágio do processo da doença. A maior parte do efeito patogênico do vírus está intimamente relacionada com a replicação viral, a morte de fagócitos (macrófagos) e a deposição de proteína C_3 do complemento em células (hemácias e plaquetas) e, também, com os altos níveis de viremia durante os ciclos recorrentes da fase crônica. Altas concentrações de vírus são encontradas no fígado, em linfonodos, na medula óssea e no baço dos animais nas fases aguda e crônica da doença. Rins, plexo coroide e células mononucleares do sangue periférico também possuem vírus durante a fase aguda, mas em concentrações bem menores.

Os retrovírus aderem à superfície das células-alvo por meio de determinantes antigênicos encontrados na superfície do envelope, que encontram receptores nas células suscetíveis. Após a adesão e a fusão da superfície externa do vírus e da membrana celular, o vírus insere seu material genético (RNA) e enzimas, das quais três são fundamentais para a replicação viral: transcriptase reversa, integrase e protease. No citoplasma da célula infectada, a enzima transcriptase reversa inicia a produção de DNA a partir do RNA viral. Esse mecanismo é peculiar aos retrovírus, visto que, nas células em geral, costuma ocorrer o inverso, com produção de RNA a partir do DNA. O DNA viral produzido no citoplasma migra para o núcleo e é integrado ao genoma da célula por ação da enzima integrase, podendo permanecer em estado latente por meses ou anos. Esse DNA viral integrado é denominado provírus. Não estão completamente esclarecidos os mecanismos que influenciam a permanência ou não no estado de latência, embora situações imunossupressivas, de várias origens, possam contribuir para a reativação do provírus latente no núcleo das células infectadas. Uma vez integrado o DNA viral ao material genético nuclear da célula-alvo, o animal suscetível permanecerá infectado permanentemente. Após a reativação, o vírus passa a controlar o metabolismo celular, produzindo longas cadeias de RNA viral no núcleo da célula-alvo, utilizando como base o DNA viral integrado ao núcleo. As longas cadeias de RNA viral são quebradas no citoplasma em cadeias menores por ação da enzima protease. Além do RNA viral genômico, proteínas virais são sintetizadas e novas partículas virais são montadas no citoplasma contendo RNA viral, as enzimas supracitadas e as glicoproteínas de superfície. Esses novos vírus são eliminados por brotamento da célula infectada. No processo de brotamento, as novas partículas virais incorporam na sua superfície externa porções de membrana da célula-alvo, dificultando o reconhecimento pelo sistema imune do animal suscetível. Ainda, as glicoproteínas de superfície (gp45 e gp90) das novas partículas virais podem sofrer alterações em sua estrutura ao longo do processo de replicação, assumindo novas conformações, dificultando também o reconhecimento do sistema imune (Figura 49.1).

A anemia nos animais infectados é consequência de dois mecanismos. Ocorre hemólise de natureza imunológica, mediada por anticorpos específicos contra as glicoproteínas da superfície viral que se encontram ligadas aos eritrócitos, associada à fração C_3 do complemento. Observa-se também inibição da eritropoese (efeito supressivo na medula óssea) por citocinas liberadas por macrófagos infectados, especialmente o fator de necrose tumoral alfa (TNF-alfa) e o fator beta de transformação do crescimento (TGF-beta). O conjunto desses efeitos reduz a vida média das hemácias de 130 para cerca de 40 dias.

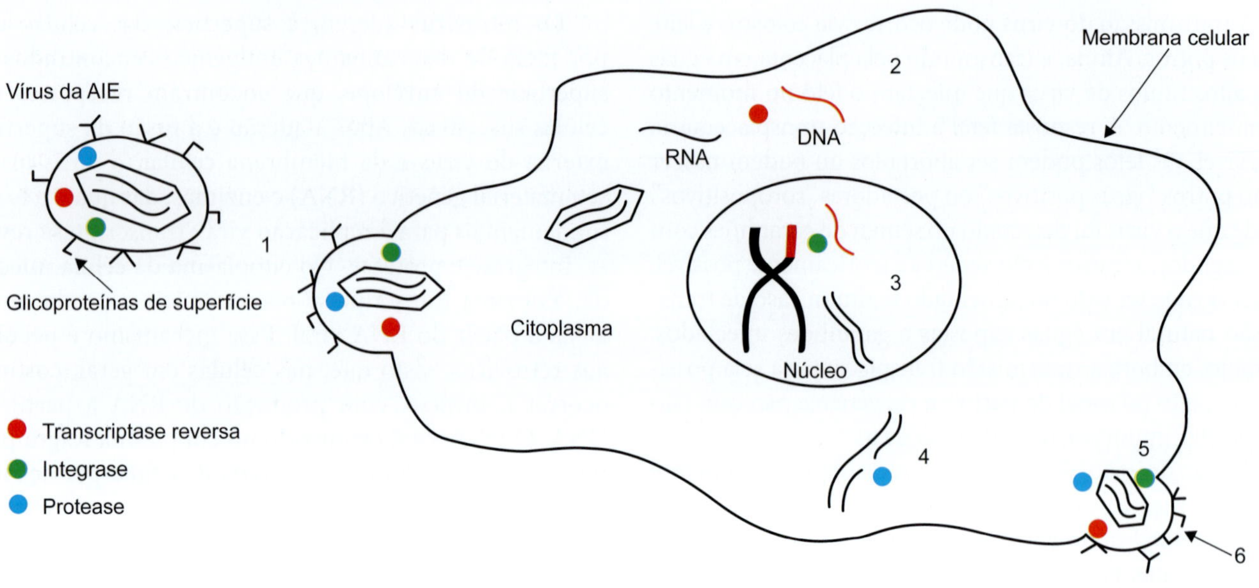

Figura 49.1 Representação esquemática da replicação do lentivírus em macrófago na anemia infecciosa equina (AIE). 1. O vírus adere ao macrófago e insere o material genético e as enzimas necessárias à replicação. 2. No citoplasama celular, por ação da enzima transcriptase reversa, é produzido DNA a partir do RNA viral. 3. No núcleo celular, o DNA viral é incorporado ao DNA da célula-alvo por ação da enzima integrase. O vírus altera o metabolismo da célula infectada, que passa a produzir cadeias de RNA viral. 4. As longas cadeias de RNA viral são liberadas para o citoplasma e são quebradas em cadeias menores por ação da proteinase. 5. Liberação do vírus por brotamento. As novas partículas virais incorporam porções da membrana da célula-alvo, que dificulta o reconhecimento pelo sistema imune do aimal suscetível. 6. Glicoproteínas de superfície (gp45 e gp90) podem sofrer variações de estrutura ao longo do processo de replicação.

A trombocitopenia é o achado mais comum durante os episódios febris, contribuindo para as hemorragias petequiais observadas durante as fases aguda e crônica. Os mecanismos que induzem a diminuição do número de plaquetas são os mesmos que provocam a anemia, seja por inibição da eritropoese pelo TNF-alfa e TGF-beta, seja pelo envolvimento imunológico comprovado pelo elevado número de plaquetas associadas à IgG e IgM em lavados de plaquetas de animais infectados. A hepatoesplenomegalia observada na necropsia também é um achado consistente, com processo inflamatório desencadeado pela deposição de imunocomplexos e subsequente destruição das plaquetas e dos eritrócitos por macrófagos hepáticos.

Alguns animais podem apresentar leucopenia com discreta linfocitose e um aumento do número de monócitos circulantes.

O EIAV apresenta diferentes mecanismos de evasão do sistema imune representados pela integração viral ao genoma celular, latência, replicação viral no interior de fagócitos ou células apresentadoras de antígenos (macrófagos), incorporação de porções da membrana das células-alvo infectadas na liberação das partículas virais, além da variabilidade antigênica (gp45 e gp90). O conjunto desses fatores de virulência dificulta o estabelecimento de estratégias de profilaxia e de controle específico – como a elaboração de vacinas –, assim como de tratamento dos animais.

Clínica

O período de incubação varia de 3 a 70 dias, embora geralmente perdure entre 2 e 4 semanas.

O curso clínico da AIE é variável. Depende da dose infectante, virulência da amostra viral e da suscetibilidade individual do hospedeiro. Podem ser distinguidas três fases da doença: aguda, crônica e assintomática ou inaparente (Tabela 49.1).

Tabela 49.1 Principais alterações clínicas, hematológicas e soroconversão observadas durante as fases aguda, crônica e inaparente da AIE.

Alterações clínicas e hematológicas	Fases da AIE		
	Aguda	Crônica	Inaparente
Febre	+	+	-
Anorexia	+	+	-
Hemorragia	+	+	-
Edema	-	+	-
Letargia	+	+	-
Anemia	-	+	-
Trombocitopenia	+	+	-
Leucopenia	-	+	-
Viremia	+	+	-
Sorologia	-	+	+
Neuropatologia	+	+	-

Adaptada de Montelaro RC, Ball JM, Rushlow KE. Equine retroviruses. In: Levy JA, editor. The retroviridae. 2.ed. New York: Plenum Press; 1993. p. 257-359.

Fase aguda

A fase aguda possui curso que varia entre 10 e 30 dias. Essa fase é caracterizada por febre de até 41°C, anorexia, sinais de debilidade geral, hemorragias e petéquias nasal e sublingual, resultantes de pronunciada viremia e da intensa replicação do vírus em macrófagos periféricos ou teciduais. No início dessa fase, os animais podem ser soronegativos por 14 a 60 dias (a IN 45 do MAPA determina os testes dos equídeos em quarentena com 30 e 60 dias, visando a identificar estes animais em início de infecção). A fase aguda regride em alguns dias, embora pequena porcentagem dos animais (< 5%) desenvolva uma manifestação grave e frequentemente fatal da AIE, caracterizada por viremia prolongada, grave anemia e persistência de altos títulos de vírus na maioria dos tecidos. Alguns animais podem desenvolver infecção inaparente, e aproximadamente 95% progridem para a fase crônica.

Fase crônica

A fase crônica pode durar de meses até aproximadamente 1 ano e é caracterizada por ciclos recorrentes de viremia associados a febre, anorexia, leucopenia, anemia, trombocitopenia, hemorragia, diarreia, glomerulonefrite, letargia, intolerância ao exercício e emagrecimento (Figura 49.2).

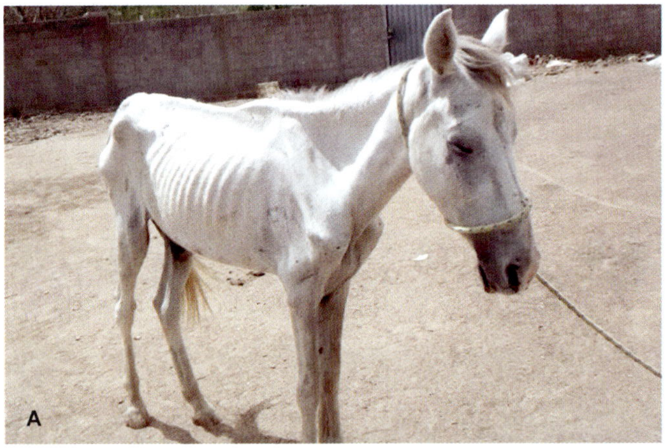
A

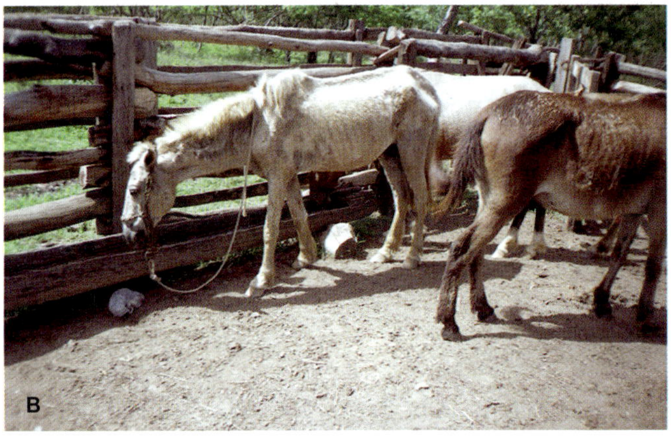
B

Figura 49.2 Equinos positivos para a AIE em más condições corporais com histórico de emagrecimento progressivo, letargia e intolerância ao exercício.

Cada episódio clínico persiste entre 3 e 5 dias, e o intervalo entre os ciclos é irregular, variando de semanas a meses. A frequência e a gravidade dos episódios da doença, declinam gradualmente e terminam no primeiro ano de infecção. Nesse período, a maioria dos equinos (> 90%) torna-se portador inaparente, fato único entre as infecções por lentivírus, que, em geral, evoluem da forma inaparente para a aguda, de maneira similar ao observado na artrite-encefalite caprina (CAE), na imunodeficiência felina (FIV) e na imunodeficiência humana adquirida (AIDS).

Outros sinais clínicos também observados na fase aguda ou crônica são inapetência, emagrecimento, linfadenopatia, abortamento e ataxia. São observados também, em alguns animais, subicterícia ou icterícia e edema em regiões peitoral e/ou abdominal (Figura 49.3).

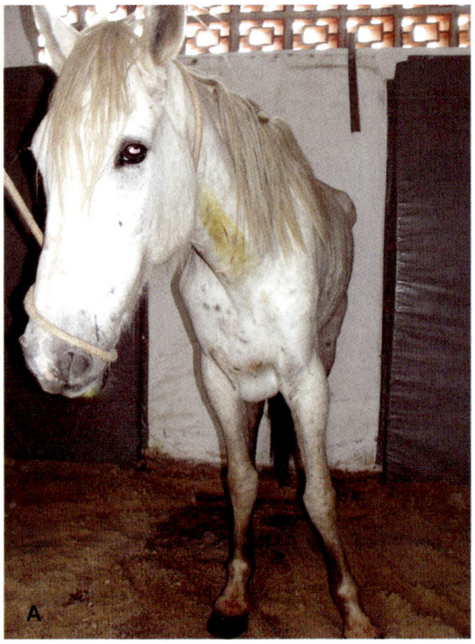
A

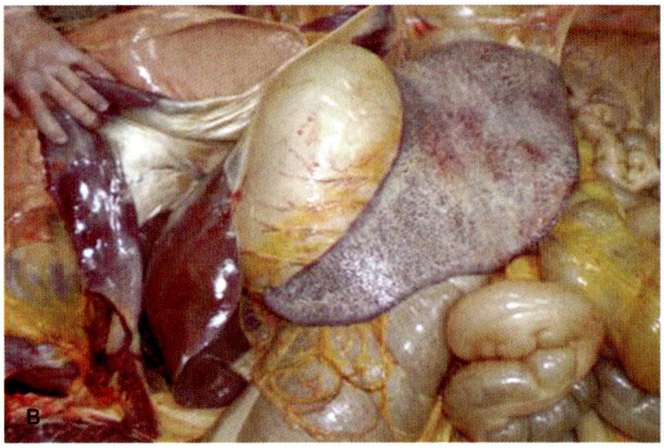
B

Figura 49.3 Anemia infecciosa equina (AIE). **A.** Equino positivo para o vírus da AIE com sinais evidentes de magreza e edema em região peitoral. **B.** Necropsia de equino positivo para AIE mostrando esplenomegalia, icterícia, petéquias e sufusões nas serosas e parênquima dos órgãos. Fonte: Arquivo da Disciplina de Enfermidades Infecciosas dos Animais, da FMVZ/Unesp, Botucatu, SP.

Fase assintomática (inaparente)

A maioria dos equídeos naturalmente infectados pelo EIAV encontra-se na fase assintomática. Esses animais não apresentam sinais clínicos e têm baixíssimos níveis de viremia. Enquanto não forem identificados, permanecem com sua atividade normal nos criatórios, podendo servir como mantenedores do vírus nos plantéis, fato que dificulta sobremaneira o controle. Em alguns portadores assintomáticos, a fase de viremia e, consequentemente, o recrudescimento dos sinais clínicos pode ser induzido por situações de estresse ou administração de fármacos imunossupressores, como os corticosteroides, mesmo depois de anos de latência viral. Alguns animais podem apresentar morte súbita decorrente de esforço prolongado. Animais em fase inaparente têm a replicação viral e a doença sob controle imunológico ativo, apesar dos mecanismos de evasão do vírus do sistema imune.

À semelhança das outras lentiviroses, uma vez infectados pelo EIAV, os equídeos permanecerão infectados pelo resto de suas vidas e, apesar do baixo nível de viremia apresentado pelo portador inaparente, quando comparado com um animal em estado febril na fase aguda ou crônica, o animal representa uma fonte de infecção, mesmo em condições de campo.

› Diagnóstico

O diagnóstico da AIE é baseado em dados epidemiológicos, sinais clínicos e exames laboratoriais.

Achados clínico-epidemiológicos

A introdução de equinos de regiões endêmicas ou de origem desconhecida, o alto fluxo de movimentação de animais, as condições climáticas locais, a presença de vetores e as situações de manejo que propiciem riscos de transmissão iatrogênica (fômites) são fatores que devem ser levados em consideração na anamnese dos casos.

Os sinais clínicos da AIE não são específicos e podem regredir espontaneamente em alguns animais. No entanto, sinais de anemia, debilidade, edema, intolerância ao exercício e emagrecimento são sugestivos da doença. Assim, o diagnóstico laboratorial é uma medida fundamental para identificar os animais infectados.

Diagnóstico laboratorial

Até a década de 1960, o diagnóstico laboratorial era realizado por testes hematológicos que pesquisavam a presença de sideroleucócitos circulantes (macrófagos contendo hemossiderina) e pela inoculação do sangue de animal suspeito em equino sadio que era monitorado até o início dos sinais clínicos característicos da AIE, procedimento considerado um dos testes mais sensíveis, porém pouco prático na rotina diagnóstica. Após a década de 1960, com a introdução das técnicas de culturas de células equinas (leucócitos e fibroblastos renais), tornou-se possível o isolamento viral e a preparação de antígenos para uso em técnicas sorológicas.

Vários testes foram desenvolvidos visando ao diagnóstico sorológico da doença, como fixação de complemento (direto e indireto), soroneutralização, imunofluorescência, inibição da hemaglutinação e hemaglutinação indireta. Grande avanço no diagnóstico da AIE ocorreu em 1970, quando Coggins e Norcross descreveram um teste sorológico confiável denominado imunodifusão em gel de ágar (IDGA).

A IDGA baseia-se na migração do antígeno e do anticorpo presente no soro animal, em um meio semissólido (ágar gel), com a formação de uma linha de precipitação visível a olho nu (Figura 49.4). Esse teste baseia-se na identificação de anticorpos contra a proteína interna p26 conservada do vírus. Apresenta boa sensibilidade e ótima especificidade. No entanto, é pouco reativo no início da infecção, com resultado positivo geralmente a partir de 45 dias pós-infecção. Conhecido como teste de Coggins, é a prova qualitativa reconhecida como o método laboratorial oficial em vários países por apresentar alta relação com a infecção pelo EIAV. Ainda, a IDGA é recomendada pela *World Organisation for Animal Health* (OIE). No Brasil, é adotado o teste de IDGA com base na IN 45 do MAPA, enquanto outras portarias oficiais regem o credenciamento e a acreditação dos laboratórios de diagnóstico destinados ao exame de AIE (ABNT-NBR – ISO 17.025).

Testes mais sensíveis, como o *enzyme linked immunosorbent assay* (ELISA), recentemente permitido no Brasil, são utilizados como método de triagem da AIE em virtude da alta sensibilidade e são comercializados em alguns países. A combinação de testes mais sensíveis – como o ELISA – com testes mais específicos –

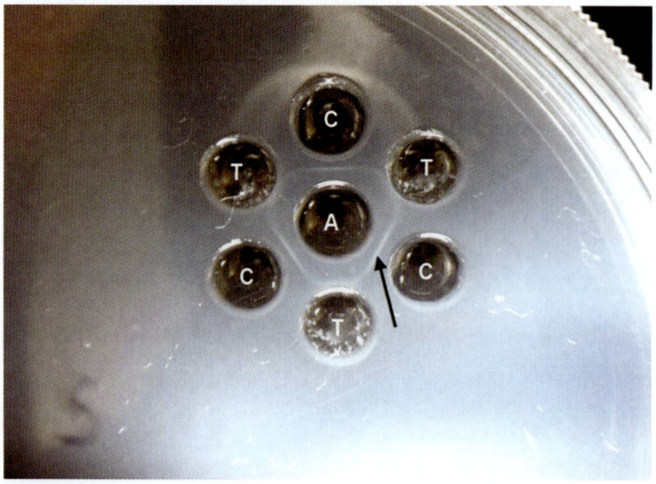

Figura 49.4 Imunodifusão em gel de ágar (IDGA). **C.** Local de deposição do soro controle positivo. **T.** Local de deposição dos soros testes. **A.** local de deposição do antígeno. A seta indica linha de precipitação (identidade) formada entre o soro controle e o antígeno p26 do vírus da anemia infecciosa equina.

como o IDGA – tem diminuído as chances de encontrar resultados falso-negativos e falso-positivos. Nos casos de discordância entre esses dois testes, o *imunoblot* tem sido utilizado com sensibilidade e especificidade superiores a ambos. No entanto, o *imunoblot* ainda não está disponível comercialmente e só é realizado em laboratórios de referência dos EUA. A vantagem do *imunoblot* é a detecção de anticorpos contra múltiplos antígenos do EIAV. Testes moleculares, como a reação em cadeia da polimerase (PCR), também têm sido descritos, porém seu uso ainda está restrito a laboratórios de pesquisa. Mais recentemente, teste de polarização fluorescente tem sido validado nos EUA para o diagnóstico da AIE, com sensibilidade e especificidade igual ou superior a 98% quando comparado ao IDGA.

Exames hematológicos

Exames hematológicos nos equídeos infectados acusam anemia, leucopenia (período agudo), trombocitopenia e hiperglobulinemia.

Lesões anatomopatológicas

As lesões *post-mortem* mais marcantes observadas na AIE são linfadenopatia e hepatoesplenomegalia. Ainda, observa-se arquitetura lobular hepática acentuada como resultado da infiltração de linfócitos e macrófagos na região periporta e nos lóbulos hepáticos levando a hepatite não supurativa, principalmente nas fases aguda e crônica da doença. Verificam-se também hemorragias decorrentes do infiltrado de células inflamatórias em áreas intersticiais e corticais dos órgãos alvos da replicação viral, líquido serossanguinolento em cavidades, edema de tecido subcutâneo, sub ou icterícia e hiperplasia da medula óssea. Os rins de animais cronicamente infectados em geral apresentam espessamento dos vasos glomerulares por proliferação de células mesangiais e endoteliais.

Lesões neurológicas decorrentes de meningite e encefalomielite não supurativas também podem ser encontradas, levando a ataxia. Essas lesões são resultantes da infiltração de células inflamatórias em algumas regiões do sistema nervoso central (SNC) e medula espinal.

As alterações microscópicas consistem em infiltração de células linfoides em quase todos os órgãos e tecidos, principalmente no fígado e no baço, assim como a presença de grânulos de hemossiderina nos macrófagos (sideroleucócitos).

Diagnóstico diferencial

No diagnóstico diferencial da AIE, devem-se considerar causas infecciosas como babesiose, ehrlichiose equina e púrpura hemorrágica, além de helmintoses, problemas nutricionais, anemia hemolítica autoimune, hepatite e falência renal.

Tratamento

Ainda não existe tratamento que consiga eliminar o vírus ou mesmo prevenir a infecção.

Profilaxia e controle

Poucos países utilizam vacinas para a profilaxia da AIE. Com a ausência de tratamento ou vacinas eficazes, as ações contra a doença são realizadas com base em medidas gerais de profilaxia, ou específicas de controle e erradicação de focos. Somente países como China e Cuba têm realizado programa de vacinação baseado em amostras atenuadas do EIAV, que parecem proteger apenas contra amostras homólogas do vírus ou evitam somente o aparecimento de sinais clínicos da doença.

Medidas gerais de profilaxia

Entre as ações de profilaxia, são recomendadas boas práticas de manejo, como a desinfecção de fômites ou utensílios de uso comum nos equídeos, a utilização de agulhas descartáveis e a desinfecção ou fervura por mais de 15 min de instrumental cirúrgico ou de metal usado no manejo dos animais (pinças de casco, tesouras, bisturis, agulhas). Recomenda-se também a utilização de agulhas descartáveis nos procedimentos de punção venosa ou transfusões, com materiais individuais para cada animal.

O controle dos tabanídeos, especialmente em países tropicais, é bastante difícil de ser realizado, embora seja possível telar portas e janelas de baias, usar repelentes, drenar regiões alagadiças e evitar o acúmulo de dejetos e material fecal, reduzindo a multiplicação de insetos em locais de alto fluxo de animais. Recomenda-se também evitar adquirir animais de regiões ou países endêmicos para a doença. É importante considerar que a distância mínima de 183 metros entre os animais portadores ou suspeitos e animais negativos pode evitar a transmissão pelo vetor, dificultando o repasto sanguíneo de novos animais suscetíveis. No entanto, a ausência de espaço ou local adequado pode ser um fator limitante para o isolamento de animais suspeitos.

Outra importante medida viável é a quarentena de animais recém-introduzidos ou que foram utilizados em atividades esportivas, de entretenimento ou reprodução, submetendo esses animais ao teste sorológico no quarentenário. Para ser efetiva, a quarentena deve dispor de baia telada ou piquetes que se distanciem mais de 200 metros entre os animais recém-introduzidos e os animais da propriedade, até que seja constatada a negatividade dos animais mediante a realização de dois exames sorológicos negativos consecutivos (IDGA) intercalados entre 30 e 60 dias (artigo 1º, item XV da IN 45). Os animais geralmente apresentam títulos indetectáveis de anticorpos específicos para o EIAV no período inicial da doença e alguns podem apresentar baixos títulos por longos períodos. Nesses casos, testes mais sensíveis, como o ELISA, podem ser bastante úteis.

Medidas oficiais no Brasil

No Brasil, é exigida oficialmente a realização de testes sorológicos (IDGA e ELISA indireto) para toda e qualquer situação de transporte de equídeos. O ELISA indireto foi aprovado recentemente pela Portaria n. 378, de dezembro de 2014, do MAPA. As amostras positivas no ELISA (maior sensibilidade) devem ser confirmadas no IDGA (maior especificidade). No caso de discordância entre os testes, prevalece o resultado da IDGA. Os resultados do *kit* diagnóstico devem ser analisados em leitor de microplaca de ELISA. A adoção de testes sorológicos periódicos nos animais do plantel é outra medida importante na profilaxia da doença. A coleta de material e a resenha dos animais são realizadas em formulário próprio do MAPA e são de responsabilidade exclusiva dos médicos veterinários, inscritos e atuantes no conselho regional da profissão. A realização de exames de anemia infecciosa exige o credenciamento oficial do laboratório e a habilitação do médico veterinário em prova oficial do MAPA. Os laboratórios credenciados devem atender às exigências específicas do MAPA de equipamentos, estrutura física, localização, fluxo de material biológico e de pessoal. Os exames negativos de IDGA possuem validade de 60 dias para transporte ou participação em eventos e 180 dias para as propriedades controladas, contados a partir da data da coleta do sangue.

Na presença de resultado positivo de AIE no teste sorológico, o proprietário e o médico veterinário responsável pelo animal podem requerer a contraprova até 8 dias depois de cientes do comunicado de resultado positivo, para ambos, pelo laboratório credenciado. A contraprova é realizada no mesmo laboratório que identificou o animal positivo. Nesse período, o animal suspeito deve ser isolado (baia telada ou piquete a no mínimo 200 metros dos demais equídeos). No caso de confirmação do resultado positivo, o proprietário, o médico veterinário responsável e o Serviço de Defesa Animal regional são comunicados para que sejam realizadas as ações oficiais de controle e erradicação de foco. Na discordância de resultados, é possível requerer o reteste, cuja coleta de sangue é realizada por médico veterinário oficial, e o exame é realizado em laboratório de referência do Serviço de Defesa Animal do MAPA. O reteste tem validade pericial. Animais não reagentes no reteste são considerados negativos. Em contraste, os animais reagentes e a propriedade de origem serão submetidos às ações oficiais de controle e erradicação de foco.

Controle e erradicação de foco

As ações de controle e erradicação de foco são realizadas no Brasil exclusivamente por médicos veterinários oficiais. No país, considera-se foco um ou mais casos da doença, confirmados pela IDGA em laboratórios credenciados pelo MAPA. Na vigência de casos positivos, são adotadas várias medidas de contenção de foco (Quadro 49.1).

Quadro 49.1 Principais ações realizadas no controle e na erradicação de focos de anemia infecciosa em equídeos no Brasil.

1.	Notificação dos animais positivos ao Serviço de Defesa Animal regional, estadual e federal
2.	Interdição do trânsito de equídeos da propriedade (lavrado termo oficial) realizada pelo serviço oficial
3.	Os animais confirmados positivos no teste sorológico de imunodifusão em gel de ágar (IDGA) devem ser submetidos à eutanásia: "(abate sanitário), sempre sob supervisão do serviço oficial. O abate sanitário pode ser realizado na propriedade de origem, em até 30 dias, ou em abatedouros com Serviço de Inspeção Federal. Os equídeos positivos devem ser transportados em caminhão lacrado, acompanhados do termo de sacrifício sanitário, emitido pelo veterinário oficial". Ao proprietário dos animais não caberá indenização. Alternativamente, na presença de vários animais positivos, pode ser realizada a destruição sanitária, que consiste na eutanásia e alocação de vários animais em vala profunda cavada na propriedade de origem. É facultado ao proprietário do animal requerer exame da contraprova – no mesmo laboratório – no prazo máximo de 8 dias contados a partir do recebimento da notificação do resultado. Em caso de discordância entre os resultados, será realizado o reteste em laboratório de referência do Serviço de Defesa Animal
4.	Marcação de animais confirmados positivos com "A" (4 mm de espessura, contido em círculo de 80 mm de diâmetro × 3 mm de espessura), seguido da sigla da unidade federativa, na paleta do lado esquerdo
5.	Sorologia do efetivo equídeo restante na propriedade e eutanásia de novos casos positivos
6.	Estabelecimento de área perifocal para a realização de sorologia em outros equídeos localizados em propriedades circunvizinhas, ou proceder conforme item 3
7.	Isolamento de animais suspeitos ou com clínica compatível (> 200 m de distância de outros animais)
8.	Rastreamento do trânsito dos animais positivos, nos últimos 60 dias, objetivando a detecção de prováveis focos
9.	Potros filhos de éguas soropositivas podem ser isolados por 60 dias na propriedade de origem e considerados negativos desde que, após um período de isolamento de 60 dias, apresentem dois exames negativos consecutivos e intervalados de 30 a 60 dias
10.	A propriedade só é desinterditada após realização de dois exames com resultados negativos consecutivos para AIE, com intervalo de 30 a 60 dias, no efetivo equídeo restante do estabelecimento
11.	Na recusa do proprietário em acatar as ações oficiais de contenção do foco, o veterinário oficial pode contar com apoio policial

Adaptado de Instrução Normativa n. 45 de 15 de junho de 2004. MAPA, Brasil.

Controle de trânsito de animais

O transporte de equídeos no Brasil está condicionado à emissão pelo serviço oficial da Guia de Trânsito Animal (GTA) mediante a obtenção de resultado negativo dos animais em exame sorológico realizado em laboratório credenciado. Potros com 6 meses ou menos de idade estão isentos da realização do teste para fins de transporte desde que acompanhados da mãe com resultado sorológico negativo.

Bibliografia

Almeida VMA. Prevalência da anemia infecciosa eqüina, no rebanho de animais de serviço, em Minas Gerais [dissertação]: Belo Horizonte: Escola de Veterinária, Universidade Federal de Minas Gerais; 2005.

Brasil. Ministério da Agricultura, Pecuária e Abastecimento. Secretaria de Defesa Agropecuária. Departamento de Defesa Animal. Normas para o credenciamento e monitoramento de laboratórios de diagnóstico de anemia infecciosa equina. Métodos. Portaria n. 378, de 17 de dezembro de 2014.

Brasil. Ministério da Agricultura, Pecuária e Abastecimento. Secretaria de Defesa Agropecuária. Departamento de Defesa Animal. Normas para a Prevenção e o Controle da Anemia Infecciosa Equina – A.I.E. Instrução Normativa n. 45, de 15 de junho de 2004.

Craigo JK, Montelaro RC. Equine infectious anemia vírus. In: Encyclopedia of virology. v. 2. 3.ed. Amsterdam: Elsevier; 2008. p. 167-74.

Cook RF, Cook SJ, Issel CJ. Equine infectious anemia. In: Mair TS, Hutchinson RE. Infectious diseases of the horse. Cambridgeshire: Equine Veterinary Journal; 2009. p. 56-71.

Cook RF, Issel CJ, Montelaro RC. Equine infectious anemia. In: Studdert MJ, editors. Virus Infect Vertebr. Amsterdam: Elsevier Science; 1996. p. 295-323.

Leroux C, Cadoré JL, Montelaro RC. Equine infectious anemia virus (EAIV): what has HIV's country cousin got to tell us? Vet Res. 2004;35:1-9.

Mealey RH. Equine infectious anemia. In: Sellon DB, Long MT. Equine infectious diseases. St. Louis: Saunders/Elsevier, 2007; p. 213-19.

Montelaro RC, Ball JM, Rushlow KE. Equine retroviruses. In: Levy JA, editor. The retroviridae. 2.ed. New York: Plenum Press; 1993. p. 257-359.

Sellon DC, Fuller FJ, McGuire TC. The immunopathogenesis of equine infectious anemia virus. Virus Res. 1994;32:111-38.

Williams DL, Issel CJ, Steelman CD, Adams WV Jr, Benton CV. Studies with equine infectious anemia virus: transmission attempts by mosquitoes and survival of virus on vector mouthparts and hypodermic needles, and in mosquito tissue culture. Am J Vet Res. 1981;42(9):1469-73.

Arterite Viral Equina

50

Marcos Bryan Heinemann, Maria do Carmo Custódio de Souza Hunold Lara, Elenice Maria Sequetin Cunha e Eliana Monteforte Cassaro Villalobos

Definição

Enfermidade infecciosa de origem viral, causada pelo vírus da arterite dos equinos (VAE), caracterizada por inflamação nas arteríolas que causa uma grande variação de manifestações clínicas, como doença respiratória e abortamento.

Sinonímia: arterite viral.

Etiologia

A arterite viral dos equinos é uma enfermidade infecciosa causada por um vírus do gênero *Arterivirus*, membro da família *Arteriviridae*, ordem *Nidovirales*. O agente etiológico é um vírus RNA de fita única positiva que apresenta as seguintes características: é um vírus pequeno em relação a outros membros da ordem, medindo entre 50 e 74 nm com média de 54 nm; tem formato esférico ou ovalado; é envelopado; tem antígenos fixadores de complemento e neutralizantes, não possuindo hemaglutininas. Os principais epitopos neutralizantes estão localizados na glicoproteína 5 (G5) do envelope viral, na região hipervariável desta proteína. O genoma mede entre 12.704 e 12.731 pares de base dependendo da amostra viral, codificando 13 proteínas não estruturais (nsp1-12, incluindo nsp7α/β), sendo 3 proteases virais e 8 estruturais, 7 são proteínas do envelope e uma nucleoproteína. As células primárias de replicação para o vírus da arterite equina são os macrófagos, embora o receptor ainda precise ser determinado. No entanto, para o vírus da síndrome respiratória e reprodutiva dos suínos, outro membro desse gênero, foi determinado que o vírus liga-se a receptores de ácido siálico por meio das proteínas G5 e M (proteína de membrana).

O VAE possui somente um sorotipo, apesar de apresentar variações genéticas entre os diversos isolados. O agente pode ser isolado em culturas celulares de rim de coelho, equino e macaco, como RK-13, E-dermal e Vero.

O agente é sensível aos solventes de lipídios, como o éter e o clorofórmio, ou desinfetantes como amônia quaternária, formalina, permanganato de potássio e hipoclorito de sódio. O vírus é relativamente estável, podendo permanecer viável em baixas temperaturas por vários anos.

O VAE é considerado específico dos animais da família *Equidae*, restringindo-se aos equídeos.

Epidemiologia

A transmissão do vírus de um animal infectado para um equino suscetível, durante a fase aguda da doença, ocorre por via respiratória, sendo esta a principal via de transmissão durante o surto da doença. A transmissão pela via respiratória se dá principalmente pelas secreções nasais dos animais infectados, por aerossóis, fômites, água e alimentos contaminados. A duração da excreção do vírus nessas secreções é em torno de 16 dias. Os maiores títulos virais estão entre o 7º ao 14º dia pós-infecção. O VAE também pode ser transmitido por urina ou outras secreções na forma de aerossóis.

Outra importante via de transmissão é a venérea, em que garanhões portadores do VAE são capazes de infectar as éguas durante a cobertura, pois podem se tornar carreadores inaparentes do vírus, albergando o agente no sêmen por vários anos. Estima-se que entre 30 e 60% dos garanhões infectados tornam-se persistentemente infectados. A persistência viral parece estar relacionada com os hormônios sexuais (testosterona). A inseminação artificial também é uma via de transmissão eficiente (Figura 50.1). O vírus também pode ser transmitido por transferência de embriões ao utilizar sêmen contaminado com VAE para fertilizar os óvulos.

A transmissão transplacentária do VAE também pode ocorrer. Os potros que nascem a termo, em geral, desenvolvem pneumonia intersticial fulminante.

A mortalidade em potros e animais adultos é rara, mas, nos casos de abortamentos, a incidência pode chegar a 50% das fêmeas infectadas.

Levantamentos epidemiológicos têm demonstrado a ocorrência da infecção em equinos pelo VAE em países da América do Norte, Europa, África, Oriente Médio e Oceania (Austrália). O primeiro surto de arterite viral equina ocor-

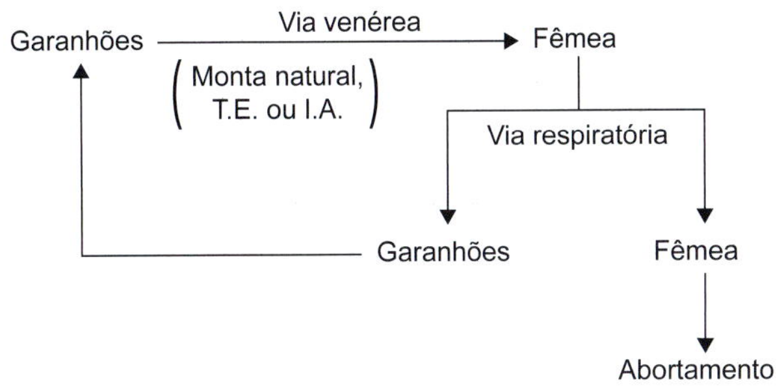

Figura 50.1 Vias de transmissão do vírus da arterite equina. I.A. = inseminação artificial; T.E. = transferência de embriões.

reu nos EUA em 1953, em uma propriedade em Bucyrus, Ohio, EUA, quando se caracterizou um vírus como sendo o responsável por casos de abortamento e quadro respiratório.

No Brasil, o primeiro surto de arterite viral equina ocorreu no município de Ibiúna, SP, em uma propriedade de criação de animais da raça Mangalarga Paulista, onde foi observado abortamento em uma égua que estava no 5º mês de gestação. Outros 11 animais apresentaram corrimento nasal e ocular, blefaroedema, alguns deles com edema de ventre e membros, além de orquite em dois machos que compunham o grupo.

Vários inquéritos sorológicos têm demonstrado a presença da infecção pelo vírus da arterite em várias regiões do mundo, com prevalência bastante variada. Em alguns países onde a criação de equinos e seu trânsito para realização de provas hípicas é intenso, a prevalência apresenta números significativos, como nos EUA, com prevalência de 13,6%; na França, de 18,5%; na Argentina, de 11,9%; e na Alemanha, de 8,7%.

Levantamentos sorológicos realizados no Brasil demonstram que a infecção pelo vírus da arterite ocorre na população de equídeos dos estados de São Paulo, Paraná, Minas Gerais e Rio Grande do Sul, e que há circulação viral entre os equinos brasileiros, o que reflete o potencial desse agente em perdas econômicas (Tabela 50.1).

Patogenia

No início da infecção pela via respiratória, a replicação do vírus ocorre no trato respiratório superior de macrófagos alveolares e, a partir de 48 h, o vírus já pode ser encontrado nos linfonodos regionais, especialmente os bronquiais. No terceiro dia após a infecção, desenvolve-se viremia e o vírus dissemina-se amplamente por todos os tecidos e fluidos do

Tabela 50.1 Frequência de anticorpos antivírus da arterite equina detectada pela reação de soroneutralização em microplacas, em soro sanguíneo de equídeos, agrupados segundo a procedência dos animais no Brasil.

Autores	% de positivos	Nº de animais testados	Localidade
Fernandes e Souza[a]	10,34	58	SP
Souza *et al.*[b]	1,04	289	SP (Vale do Paraíba)
Lara *et al.*[c]	18,2	659	SP
Heinemann *et al.*[d]	0	92	PA
Lara *et al.*[e]	0,3	1.341	SP (Noroeste)
Lara *et al.*[f]	2,9	70	PR (Curitiba)
Bello *et al.*[g]	0,85	826	MG
Diel *et al.*[h]	2,2	1.506	RS
Lara *et al.*[i]	0	97	PR (Curitiba)
Aguiar *et al.*[j]	0	176	RO
Cunha *et al.*[k]	0	163	SP (Vale do Ribeira)
Lara *et al.*[l]	20	85	SP (Alta Mogiana)
Braga[m]	5,7	1.400	SP (Bragança Paulista, Jundiaí, Amparo, Campinas, Mogi Mirim)

Fontes: [a]Fernandes WR, Souza MCC. Determinação sorológica da arterite viral equina em equinos hígidos, com abortamento e com sintomas de alteração do sistema respiratório. Rev Bras Cienc Vet. 1999;6:147-50. [b]Souza MCC, Souza MCAM, Cunha SEM, Gregory L. Pesquisa de anticorpos contra o vírus da arterite dos equinos em cavalos criados no Vale do Paraíba. Arq Inst Biol. 1999;66:40. [c]Lara MCCSH, Fernandes WR, Birgel EH. Prevalência de anticorpos antivírus da arterite dos equinos em cavalos criados no Estado de São Paulo. Arq Bras Med Vet Zootec. 2002;54:223-7. [d]Heinemann MB, Cortez A, Souza MCC, Gotti T, Ferreira F, Homem VSF *et al.* Soroprevalência da anemia infecciosa eqüina, da arterite viral dos eqüinos e do aborto eqüino a vírus no município de Uruará, PA, Brasil. Braz J Vet Res Anim Sci. 2002;39:50-3. [e]Lara MCCSH, Barros Filho I, Viana F, Gregory L, Cunha SEM, Castro AF *et al.* Pesquisa de anticorpos contra o vírus da arterite dos eqüinos (VAE) e herpes eqüino tipo 1 (HVE-1) em cavalos criados em Curitiba, PR. Hora Vet. 2003;23:51-3. [e]Lara MCCSH, Cunha MS, Villalobos EMC, Cunha EMS, Nassar AFC, Mori E *et al.* Ocorrência da infecção pelo vírus da arterite dos equinos em asininos. Dados preliminares. In: 36º Congresso Brasileiro de Medicina Veterinária, 2009. Porto Seguro. Anais do 36º Congresso Brasileiro de Medicina Veterinária, 2009, p. 10-11. [f]Lara MCCSH, Cunha EMS, Ferrari CIL, Gregory L, Nassar AFC, Silva LHQ *et al.* Ocorrência da infecção pelo vírus da arterite dos eqüinos em cavalos criados na região de Araçatuba, SP. Vet Not. 2003;9:52-5. [g]Bello ACPP, Cunha AP, Braz GF, Lara MCSH, Reis JKP, Haddad JPH *et al.* Frequency of equine viral arteritis in Minas Gerais State, Brazil. Arq Bras Med Vet Zootec. 2007;59:1077-9. [h]Diel DG, Almeida SR, Weiblen R, Frandoloso R, Anziliero D, Kreutz LC *et al.* Prevalência de anticorpos contra os vírus da influenza, da arterite viral e herpesvírus em eqüinos do Estado do Rio Grande do Sul, Brasil. Cienc Rural. 2006;36:1467-73. [i]Lara MCCSH, Furman KE, Barros Filho IB, Villalobos EMC, Cunha SEM, Deconto I *et al.* Detection of antibodies against equine viral arteritis virus (EVAV) and equine herpesvirus type 1 (EHV-1) in cart horses from Curitiba and surroundings, southern Brazil. Arch Vet Sci. 2006;11:11-4. [j]Aguiar DM, Cavalcante GT, Lara MCCSH, Villalobos EMC, Cunha EMS, Okuda LH *et al.* Prevalência de anticorpos contra agentes virais e bacterianos em eqüídeos do município de Monte Negro, Rondônia. Amazônia Ocidental Brasileira. Braz J Vet Res Anim Sci. 2008;45:269-76. [k]Cunha EMS, Villalobos EMC, Nassar AFC, Lara MCCSH, Peres NF, Palazzo JPC *et al.* Prevalência de anticorpos contra agentes virais e bacterianos em equídeos no sul do Estado de São Paulo. Arq Inst Biol. 2009;76:165-71. [l]Lara MCCSH, Cunha MS, Villalobos EMC, Cunha EMS, Nassar AFC, Mori E *et al.* Ocorrência da infecção pelo vírus da arterite dos equinos em asininos. Dados preliminares. In: 36º Congresso Brasileiro de Medicina Veterinária, 2009. Porto Seguro. Anais do 36º Congresso Brasileiro de Medicina Veterinária, 2009, p. 10-11. [m]Braga PR, Lara MCCSH, Dias A, Cunha EMS, Villalobos EMC, Ribeiro MG *et al.* Soroprevalência da arterite equina em mesoregiões paulistas entre 2007 e 2008. Semina Ciências Agrárias. 2012;30:1501-6.

organismo (linfonodos bronquiais e mesentéricos, baço, fígado, rim, nasofaringe, pulmão, soro, fluido pleural, fluido abdominal e urina). Os principais locais de replicação do vírus são os macrófagos e o endotélio vascular (Figura 50.2). O período de incubação varia de 2 a 14 dias; após exposição venérea, é entre 6 e 8 dias.

O desenvolvimento das lesões vasculares características se evidencia inicialmente nos vasos sanguíneos pulmonares e, em seguida, nas pequenas artérias e veias de todo organismo. O dano endotelial e a infiltração de neutrófilos são seguidos por alterações na camada elástica das pequenas artérias, onde o vírus se localiza em vários locais epiteliais, particularmente no epitélio da glândula suprarrenal e das células epiteliais dos túbulos seminíferos, da tireoide e do fígado.

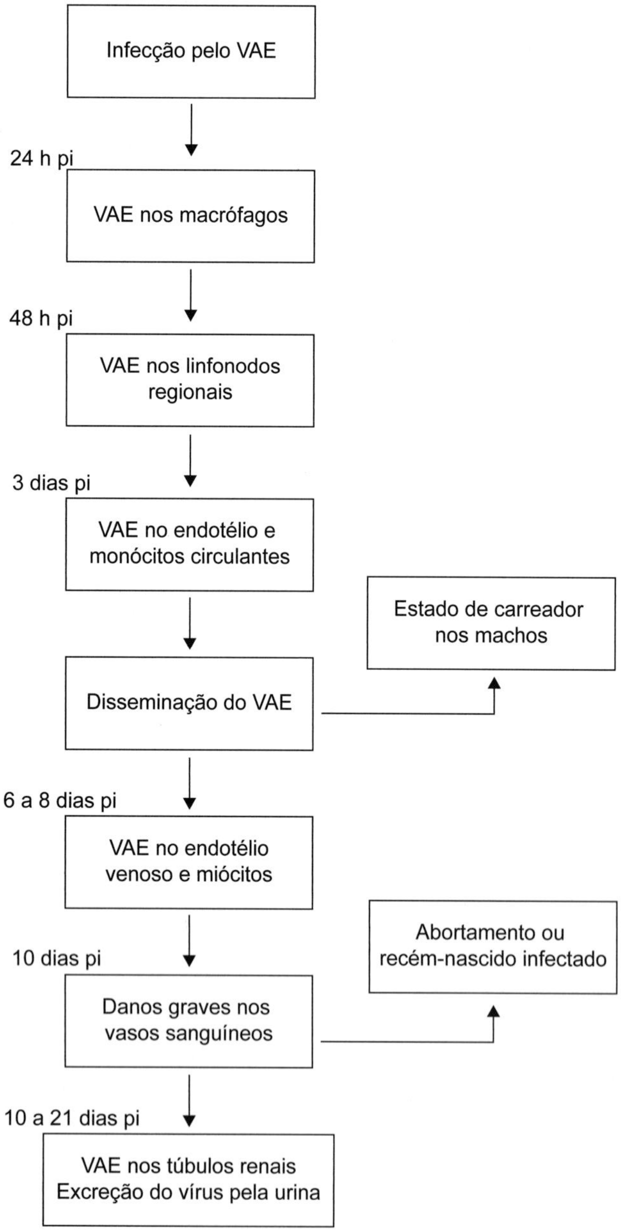

Figura 50.2 Patogenia do vírus da arterite viral equina (VAE). pi = pós-infecção.

Com exceção de órgãos do sistema reprodutivo em alguns potros ou garanhões, o vírus da arterite não é detectado nos fluidos e tecidos orgânicos por período muito longo, na maioria das vezes, até 28 dias após a entrada do agente etiológico. Estudos mostram que o vírus persiste em locais específicos do sistema reprodutivo, como a ampola e as glândulas acessórias, por até 180 dias em potros pré-púberes, por até 450 dias em potros na peripuberdade e por um período variável de meses ou anos em garanhões sexualmente maduros e ativos.

Estudos genéticos mostraram que há variação na suscetibilidade da infecção pelo VAE entre as diversas raças de cavalos. Esta variação na suscetibilidade está ligada à capacidade do vírus em replicar-se em linfócitos T CD3+. Foi demonstrado que o haplótipo associado à suscetibilidade está localizado no cromossomo 11 e que esta característica é ancestral, podendo ter sido segregada para várias raças modernas. As raças estudadas Puro Sangue Inglês, Standardbred, American Saddlebred e Quarto de Milha apresentavam associação positiva entre a presença da característica genética, suscetibilidade a infecção e positividade em títulos sorológicos, ou seja, quanto mais suscetíveis, maior a prevalência de anticorpos anti-VAE. A raça Puro Sangue Inglês apresentou apenas 30% dos animais com a característica de suscetibilidade, com prevalência de aproximadamente 5%. Já para a raça Standardbred, a suscetibilidade era de mais de 90% e, consequentemente, a prevalência foi maior que 80%, resultado semelhante ao obtido para a raça American Saddlebred. O haplótipo associado ao fenótipo de suscetibilidade foi definido pela presença dos nucleotídios GGGGAGGT.

As lesões macroscópicas mais significativas e representativas encontradas em necrópsias de equinos acometidos pela arterite viral são edema, congestão e hemorragia em vários órgãos. A distribuição e a extensão dessas lesões refletem amplamente a patologia vascular-mediada associada a esta infecção e os locais onde ocorre a replicação viral.

Nos casos de abortamento decorrente da infecção pelo VAE, os fetos abortados se apresentaram parcialmente autolisados já no momento da expulsão, podendo apresentar um grau variado de edema pulmonar interlobular. Também pode ocorrer pneumonia intersticial difusa, com excesso de fluido na pleura e no saco pericárdico, bem como edema, petéquias e equimoses multifocais na serosa e mucosa da parede do intestino delgado.

A lesão microscópica característica é uma vasculite envolvendo as pequenas artérias e, em menor extensão, as pequenas veias de todo o corpo. As alterações iniciais envolvem as células endoteliais da camada íntima das artérias, que se tornam arredondadas e com núcleos picnóticos. Essa etapa é seguida por necrose com depósito de fibrina, associada à infiltração linfocítica da túnica média, e por edema e infiltração da camada adventícia da artéria lesada. Entretanto, é rara a ocorrência de trombose resultante das referidas alterações vasculares, exceto nos pulmões e intestinos.

Nenhuma lesão macro ou microscópica característica foi descrita na maioria dos fetos abortados em casos clínicos. No entanto, lesões vasculares evidentes foram observadas na placenta, no cérebro, no fígado e no baço, como também alterações anatomopatológicas de menor extensão nos pulmões de casos clínicos de abortamento pelo VAE.

A morte fetal poderia ocorrer *in utero* durante a fase aguda da infecção, e o abortamento seria, provavelmente, consequente às lesões no útero determinadas por diminuição do suprimento sanguíneo destinado à placenta e ao feto, ou pela compressão mecânica exercida pelo edema no miométrio sobre os vasos sanguíneos, como também pela distensão tecidual, por perda da tonicidade do miométrio. Em alguns casos, há a infecção do feto, com consequente morte fetal e abortamento (Figura 50.3).

Os animais naturalmente infectados desenvolvem anticorpos neutralizantes, que podem ser detectados a partir de 1 a 2 semanas após a infecção, com pico entre 2 e 4 meses, podendo persistir por até 3 anos ou mais. O aparecimento dos anticorpos neutralizantes coincide com a diminuição seguida do desaparecimento do vírus nas secreções e tecidos. No entanto, garanhões persistentemente infectados podem excretar o vírus mesmo tendo altos títulos séricos de anticorpos neutralizantes. Os anticorpos transferidos pela égua aos potros pelo colostro são protetores e duram em média de 2 a 6 meses.

Clínica

Os sinais clínicos da arterite viral dos equinos variam de manifestação assintomática a severa, dependendo da amostra viral. As infecções subclínicas são comuns, com uma proporção de um caso clínico para cada seis infecções subclínicas. Cavalos muito jovens, velhos, debilitados e imunocomprometidos são os mais suscetíveis à doença grave.

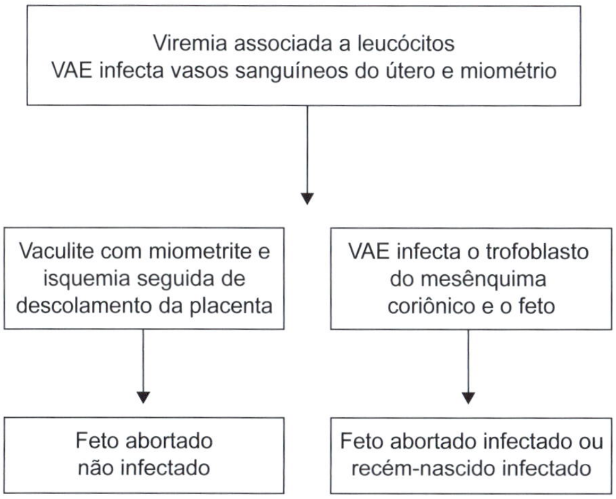

Figura 50.3 Patogenia do abortamento pelo vírus da arterite equina.

As manifestações clínicas apresentam os seguintes sinais: febre de até 41°C (pode persistir por 2 a 9 dias), apatia, depressão, anorexia, leucopenia, edema da porção distal dos membros, principalmente dos posteriores, secreção ocular e nasal, conjuntivite, rinite, edema da região periorbital ou supraorbital, edema do escroto e do prepúcio dos garanhões e de glândula mamária das éguas. Podem ocorrer lesões cutâneas urticariformes denominadas *rash* cutâneo, acompanhadas ou não por pápulas e eritemas localizados nas porções laterais do pescoço e da face ou generalizados por todo o corpo. Os sinais mais consistentes com a infecção por VAE são a febre e a leucopenia.

O abortamento em éguas é o principal sinal clínico nas fêmeas e pode ocorrer tanto na fase aguda da doença como logo no início da fase de convalescença ou em uma infecção subclínica (Figura 50.4). O período de abortamento pode variar do 3º ao 11º mês de gestação. A taxa de abortamento nos surtos pode variar de 10 a 70%.

Os garanhões podem permanecer temporariamente subférteis em razão da diminuição da libido, da motilidade e da concentração espermática. Além disso, na fase aguda, pode ocorrer aumento nos defeitos espermáticos. Essas alterações na fertilidade podem persistir por até 6 a 7 semanas pós-infecção. As alterações nos parâmetros de qualidade do sêmen são efeitos diretos do edema escrotal e da febre, independentemente do título viral. Nos animais persistentemente infectados, a qualidade do sêmen é normal, mesmo com altos títulos virais.

Diagnóstico

A infecção aguda pode ser investigada pelo diagnóstico direto do agente, como o isolamento viral, a reação em cadeia pela polimerase precedida pela reação de transcriptase reversa (RT-PCR) ou a PCR em tempo real (qRT-PCR), ou

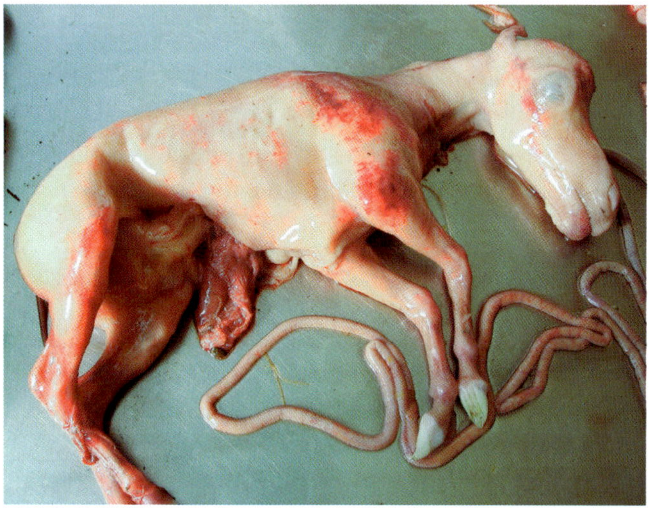

Figura 50.4 Lesões hemorrágicas na pele de feto equino abortado pelo vírus da arterite viral equina. Fonte: Arquivo da Disciplina de Enfermidades Infecciosas dos Animais, FMVZ/Unesp, Botucatu, SP.

pela demonstração da soroconversão em amostras de soro sanguíneo coletadas durante a fase aguda da doença e com um intervalo de 21 a 28 dias após (fase convalescente).

Durante a fase aguda da enfermidade, o vírus pode ser isolado a partir do sangue total colhido com anticoagulante, *swab* nasal ou lavado nasofaríngeo. Os *swabs* devem ser colocados em meio de transporte adequado e transportados refrigerados ou congelados até o laboratório. O sangue e o lavado nasofaríngeo devem ser transportados refrigerados.

No caso de abortamento, fragmentos do feto abortado, como pulmão, linfonodo, fígado, baço, rim e placenta, devem ser submetidos ao laboratório para o isolamento viral. Se remetido rapidamente (24 h), o material deverá ser resfriado. No entanto, se o tempo de remessa for maior, deverá ser congelado. O resultado final do isolamento em cultivo celular pode ser obtido entre 2 e 4 semanas.

Pode-se, ainda, utilizar a técnica de RT-PCR para a detecção do RNA viral. As técnicas moleculares são mais sensíveis. No entanto, às vezes, a qualidade do material enviado ao isolamento viral é imprópria, principalmente o material de feto abortado, dificultando o diagnóstico mesmo por técnicas moleculares.

Para detectar anticorpos específicos contra o VAE, utiliza-se a técnica de soroneutralização em microplacas. Apesar da padronização de outras técnicas, como ELISA, imunodifusão e fixação de complemento, a soroneutralização é o teste padrão e o único aceito internacionalmente para a autorização de comércio de animais (importação e exportação). O resultado dessa prova demora 4 dias e é considerado positivo quando o título for igual ou superior a 4.

No caso de garanhões soropositivos, deve-se determinar se são portadores ou não do vírus no sêmen (infecção persistente). O vírus pode ser detectado em amostras de sêmen por meio do isolamento viral ou da técnica de RT-PCR.

Diagnóstico diferencial

Deve-se proceder o diagnóstico diferencial para herpesvírus equino tipo 1 e 4 (abortamento e síndrome respiratória), adenovírus e influenza (síndrome respiratória).

Tratamento

O tratamento da arterite viral dos equinos é sintomático. Nos garanhões, deve-se tomar o cuidado para minimizar a gravidade e a duração da febre, que pode resultar em uma diminuição temporária da fertilidade. Podem ser utilizadas medicações anti-inflamatórias não esteroidais para o alívio da febre, e um diurético pode ajudar no controle do edema. Além disso, indica-se ao descanso dos animais, particularmente aos garanhões e aos cavalos em treinamento, para minimizar efeitos adversos no desempenho. A maioria dos cavalos recupera-se facilmente e se torna imune. Os potros nascidos de fêmeas soropositivas são imunes à infecção nos primeiros meses decorrente de anticorpos passivos, transferidos pelo colostro. Desse modo, a ingestão adequada de colostro é uma prática essencial para o controle e a profilaxia da infecção pelo vírus.

Profilaxia e controle

Não existe vacina oficialmente aprovada para a utilização no Brasil, assim como não são adotadas medidas de controle específicas para a arterite viral dos equinos. Um programa de controle da doença deve incluir a identificação dos garanhões persistentemente infectados e medidas específicas para prevenir a disseminação pela via venérea do vírus para as éguas, como, por exemplo, só cobrir éguas positivas com garanhões persistentemente infectados e criar os garanhões positivos separados dos demais. Todos os garanhões envolvidos na reprodução devem ser testados antes da estação de monta. Deve-se ressaltar que os garanhões carreadores do vírus são soropositivos, mas nem todos os soropositivos são portadores do vírus no sêmen.

Bibliografia

Aguiar DM, Cavalcante GT, Lara MCCSH, Villalobos EMC, Cunha EMS, Okuda LH *et al.* Prevalência de anticorpos contra agentes virais e bacterianos em eqüídeos do município de Monte Negro, Rondônia. Amazônia Ocidental Brasileira. Braz J Vet Res Anim Sci. 2008;45:269-76.

Balasuriya UBR. Equine viral arteritis. Vet Clin North Am: Equine Practice. 2014;30:543-60.

Bello ACPP, Cunha AP, Braz GF, Lara MCSH, Reis JKP, Haddad JPH *et al.* Frequency of equine viral arteritis in Minas Gerais State, Brazil. Arq Bras Med Vet Zootec. 2007;59:1077-9.

Braga PR, Lara MCCSH, Dias A, Cunha EMS, Villalobos EMC, Ribeiro MG *et al.* Soroprevalência da arterite equina em mesoregiões paulistas entre 2007 e 2008. Semina Ciências Agrárias. 2012;30:1501-6.

Campos JR, Breheney P, Araujo RR, Troedsson MHT, Squires EL, Timoney PJ *et al.* Semen quality of satallions challenged with the Kentucky 84 strain of equine arteritis virus. Theriogenology. 2014;82:1068-79.

Chirnside ED. Equine arteritis virus: an overview. Br Vet J. 1992; 148:181-97.

Cunha EMS, Ferrari CIL, Lara MCCSH, Silva LHQ. Presença de anticorpos contra o Herpesvírus equino 1 (HVE-1) em equinos do noroeste do Estado de São Paulo. Arq Inst Biol. 2002;69:1-5.

Cunha EMS, Villalobos EMC, Nassar AFC, Lara MCCSH, Peres NF, Palazzo JPC *et al.* Prevalência de anticorpos contra agentes virais em equídeos no sul do Estado de São Paulo. Arq Inst Biol. 2009;76:165-71.

Del Piero F. Equine viral arteritis. Vet Pathol. 2000;37:287-96.

Diel DG, Almeida SR, Weiblen R, Frandoloso R, Anziliero D, Kreutz LC *et al.* Prevalência de anticorpos contra os vírus da influenza, da arterite viral e herpesvírus em eqüinos do Estado do Rio Grande do Sul, Brasil. Cienc Rural. 2006;36:1467-73.

Doll ER, Knappenberger RE, Bryans JT. An outbreak of abortion caused by the equine arteritis virus. Cornell Vet. 1957;47:69-75.

Fernandes WR, Souza MCC. Determinação sorológica da arterite viral equina em equinos hígidos, com abortamento e com sintomas de alteração do sistema respiratório. Rev Bras Cienc Vet. 1999;6: 147-50.

Fernandes WR, Souza MCC, Timoney PJ, Vicenzi RC, Birgel EH. Ocorrência de surto de arterite viral dos eqüinos no Brasil. In: Conferência Anual da Sociedade Paulista de Medicina Veterinária,

1997. São Paulo. Anais da Conferência Anual da Sociedade Paulista de Medicina Veterinária, 1997, p. 14.

Glaser AL, de Vries AA, Rottier PJ, Horzinek MC, Colenbrander B. Equine arteritis virus: a review of clinical features and management aspects. Vet Quart. 1996;18:95-9.

Go YY, Bailey E, Cook DG, Coleman SJ, Macleod JN, Chen KC *et al.* Genome-wide association study among four horse breeds identifies a common haplotype associated with in vitro CD3+ T cell susceptibility/resistance to equine arteritis virus infection. Journal of Virology. 2011;85(24):13174-84.

Heinemann MB, Cortez A, Souza MCC, Gotti T, Ferreira F, Homem VSF *et al.* Soroprevalência da anemia infecciosa eqüina, da arterite viral dos eqüinos e do aborto eqüino a vírus no município de Uruará, PA, Brasil. Braz J Vet Res Anim Sci. 2002;39:50-3.

Huntington PJ, Ellis PM, Forman AJ, Timoney PJ. Equine viral arteritis. Aust Vet J. 1990;67(12):429-31.

Lara MCCSH, Barros Filho I, Viana F, Gregory L, Cunha SEM, Castro AF *et al.* Pesquisa de anticorpos contra o vírus da arterite dos eqüinos (VAE) e herpes eqüino tipo 1 (HVE-1) em cavalos criados em Curitiba, PR. Hora Vet. 2003;23:51-3.

Lara MCCSH, Cunha EMS, Ferrari CIL, Gregory L, Nassar AFC, Silva LHQ *et al.* Ocorrência da infecção pelo vírus da arterite dos eqüinos em cavalos criados na região de Araçatuba, SP. Vet Not. 2003;9:52-5.

Lara MCCSH, Cunha MS, Villalobos EMC, Cunha EMS, Nassar AFC, Mori E *et al.* Ocorrência da infecção pelo vírus da arterite dos equinos em asininos. Dados preliminares. In: 36º Congresso Brasileiro de Medicina Veterinária, 2009. Porto Seguro. Anais do 36º Congresso Brasileiro de Medicina Veterinária, 2009, p. 10-11.

Lara MCCSH, Fernandes WR, Birgel EH. Prevalência de anticorpos antivírus da arterite dos equinos em cavalos criados no Estado de São Paulo. Arq Bras Med Vet Zootec. 2002;54:223-7.

Lara MCCSH, Furman KE, Barros Filho IB, Villalobos EMC, Cunha SEM *et al.* Detection of antibodies against equine viral arteritis virus (EVAV) and equine herpesvirus type 1 (EHV-1) in cart horses from Curitiba and surroundings, southern Brazil. Arch Vet Sci. 2006;11:11-4.

Lima M, Osorio FA. Arteriviridae. In: Virologia veterinária. Santa Maria: Ed. UFSM; 2007. p. 639-55.

Office International Des Epizooties. Manual of diagnostic tests and vaccines for terrestrial animals. World Organisation for Animal Health. 5.ed. 2004. Disponível em: www.oie.int/fileadmin/Home/esp/Health_standards/tahc/2010/es_chapitre_1.12.9.htm. Acessado em: 21/10/2012.

Senne DA, Pearson JE, Carbrey EA. Equine viral arteritis: a standard procedure for the virus neutralization test and comparison of results of a proficiency test performed at five laboratories. Proceed U. S. Anim Health Assoc. 1985;89:29-34.

Souza MCC, Souza MCAM, Cunha SEM, Gregory L. Pesquisa de anticorpos contra o vírus da arterite dos equinos em cavalos criados no Vale do Paraíba. Arq Inst Biol. 1999;66,:40.

Timoney PJ, McCollum WH. Equine viral arteritis. Vet Clin North Am Equine Pract. 1993;2:295-309.

Cinomose 51

Simone Henriques Mangia e Antonio Carlos Paes

Definição

Doença infectocontagiosa causada por um *Morbillivirus*, que acomete os epitélios, o sistema imune e o sistema nervoso central de canídeos domésticos, podendo apresentar manifestações clínicas agudas, subclínicas e crônicas. Em cães, a doença é caracterizada por diarreia, pneumonia, hiperqueratose de coxins e plano nasal, secreção ocular e alterações neurológicas. A enfermidade é reconhecida por altas taxas de mortalidade na população canina.

Sinonímias: doença dos quartos, cimurro.

Etiologia

O vírus da cinomose é um *Morbillivirus*, pertencente à família *Paramyxoviridae*, ordem *Mononegavirales*.

O vírus da cinomose é um RNA vírus, fita simples contendo 15.690 nucleotídios, envolto por nucleocapsídio helicoidal, que consiste na nucleoproteína (NP), associado à proteína matriz e ao complexo polimerase, incluindo as proteínas P (fosfoproteína) e L (polimerase ou grande). A proteína de membrana (M) está localizada na face interna do envelope e exibe as duas glicoproteínas, hemaglutinina (HA) e proteína de fusão (F), que são responsáveis pela fixação do vírus na membrana dos plasmócitos, com um diâmetro variável de 150 a 250 nm.

A HA apresenta atividade de hemaglutinação, sendo responsável pela fixação do vírus na célula hospedeira e pelo tropismo celular. Atualmente, também é reconhecida por ter mais variações antigênicas. A proteína F proporciona a fusão da membrana celular do hospedeiro e o envelope viral e a formação de sincícios. Essas glicoproteínas são derivadas da membrana da célula hospedeira na formação de novos vírions.

A proteína matriz dos paramixovírus desempenha um papel crucial nos processos de montagem e produção de novas partículas virais. As proteínas P e L têm a função de transcrição e replicação viral, enquanto a NP encapsula o RNA viral e regula estes processos, e, consequentemente, é a primeira proteína exposta ao sistema imune que estimula a produção de anticorpos nos primeiros estágios da infecção.

Existe somente um sorotipo do vírus da cinomose, que apresenta variação antigênica na HA caracterizando diferentes amostras virais classificadas filogeneticamente em oito linhagens denominadas América I, América II, Ásia I, Ásia II, Europa-silvestre, Ártica, África do Sul, América do Sul/Europa e América do Sul II, de acordo com a localização geográfica. No Brasil, as amostras caracterizadas até o presente momento pertencem à linhagem América do Sul/Europa e América do Sul II.

As várias cepas produzem enfermidades com duração e sinais clínicos distintos: algumas causam enfermidade de mediana patogenicidade, enquanto outras provocam enfermidade aguda, altamente mortal, com ou sem encefalite aguda, e outras, ainda, encefalite tardia, após uma enfermidade branda, ou mesmo após a recuperação da enfermidade aguda. Há ainda aquelas que levam muito tempo para exteriorizar seus efeitos encefalitogênicos, como o que ocorre na encefalite do cão velho.

As amostras vacinais clássicas pertencem à linhagem América I. As estirpes Onderstepoort e Rockborn são as mais utilizadas em todo o mundo para a elaboração de vacinas contra o vírus da cinomose. A estirpe Snyder Hill, por apresentar grande potencial neurotrópico, é a mais utilizada em experimentos de inoculação intracerebral, tanto em estudos da patogênese viral quanto em desafio pós-vacinal.

O vírus da cinomose é pantrópico, porém, existem diversas cepas, algumas mais neurotrópicas e virulentas que outras, sendo as mais patogênicas a Snyder Hill e a R252, que são altamente neurotrópicas e imunossupressoras.

Evidências suportam que a diferença na patogenicidade das cepas virais não está relacionada com espaço geográfico, pois animais com sinais clínicos distintos podem ser originários da mesma região, ou seja, em uma mesma região observa-se grande variedade de cepas virais ou uma cepa com capacidade de causar a enfermidade de formas diferentes. Além da variedade da cepa, é importante ressaltar que o estado imune do hospedeiro está diretamente relacionado com o curso da doença.

O vírus é sensível ao éter e aos solventes lipídicos, instável a pH menor que 4,5 e inativado pelo calor em 1 h a 55°C e em 30 min a 60°C. Em climas quentes, não sobrevive nos canis após os animais enfermos terem sido retirados, pois é viável apenas por 1 h à temperatura de 20°C e por 20 min nos exsudatos. É inativado por formol a 0,5% em 4 h, fenol a 0,75% em 10 min (4°C), desinfetantes à base de amônio quaternário a 0,3% em 10 min e hipoclorito a 3% por 10 min.

➤ Epidemiologia

Enfermidade de ocorrência mundial que afeta animais das famílias *Canidae* (cão doméstico, coiote, dingo, guaxinim, raposa, lobo), *Mustelidae* (furão, vison, marta, glutão), *Hyaenidae*, *Procyonidae*, *Ailuridae*, *Viverridae*, *Felidae* (cheeta, leão, jaguar), *Ursidae* (urso panda gigante), *Phocidae*, *Mephitidae* (doninha), *Tayassuidae* (queixada, porco-do-mato) e *Cercopithecidae* (macacos). A patogenicidade da infecção pelo vírus da cinomose varia de acordo com a espécie e pode resultar em infecções inaparentes ou causar alta mortalidade.

A ocorrência da enfermidade vem sendo relatada há muitos anos em várias espécies de animais selvagens. Em 1955, uma grande quantidade de focas da espécie *Lobdon carcinophagus* morreu na proximidade de uma base na Antártica, onde havia uma matilha de cães não vacinados contra cinomose. Foi sugerido que os cães transmitiram a infecção para as focas. Desde a epizootia em focas nos anos de 1988 e 1989 no Mar do Norte da Europa, descobriu-se que os *Morbillivirus* podiam acometer mamíferos aquáticos. Entre 1987 e 1988, o vírus da cinomose foi responsável pela morte de 100 focas (*Phoca sibirca*) no lago Baikal na Rússia (Sibéria). O vírus da cinomose foi responsável pela morte de focas da espécie *Phoca caspica*, em junho de 1997, próximo ao Azerbaijão, ao leste no Mar Cápsio. Em 1992, diversas espécies de grandes felídeos morreram por cinomose nos zoológicos da América. Dois anos após, leões do Parque Nacional do Serengueti, na Tanzânia, morreram em grande número, e a cinomose foi identificada como causa.

A relação genética entre as cepas virais de diferentes partes do mundo pôde ser estabelecida por meio de técnicas de biologia molecular e permitiu traçar com mais certeza a origem de novos surtos. Vários estudos têm buscado diferenciar geograficamente linhagens distintas do vírus da cinomose que acomete animais domésticos e selvagens.

O vírus da cinomose acomete primatas não humanos, como a macaca mulata e a macaca fuscata. Em 2006, ocorreu grande surto de cinomose em macacos *rhesus* (*Macaca mulatta*) na China. Em uma criação em Guangxi Zhuang com 31.260 animais, cerca de 10 mil contraíram a doença e 4.250 evoluíram para óbito. Não havia a presença de cães na região. Nos macacos jovens, a morbidade foi de 60% e a letalidade de 30%, enquanto, nos animais adultos, a morbidade foi de 25% e a letalidade de 5%. A doença clínica cursou com febre, anorexia, erupções cutâneas, pneumonia e envolvimento neurológico, que progredia para estado comatoso e morte. A vacinação com suspensão do vírus inativado isolado dos pulmões e fígado dos animais mortos resultou no decréscimo da enfermidade, que acometeu entre 100 e 200 animais nos anos subsequentes (2007 e 2008).

Atualmente, a cinomose é rara em vários países por conta da vacinação, embora ainda seja considerada uma enfermidade importante por acometer várias espécies da família *Felidae*, bem como, eventualmente, cães vacinados.

Atualmente, o Brasil é considerado país endêmico para cinomose, e ainda ocorre grande número de mortes de cães vítimas da doença. No entanto, em grandes centros urbanos, tem se comportado como doença controlada e aparece como surtos. Além disso, tem sido considerada re-emergente em países onde já esteve controlada.

Embora a vacinação contra a cinomose venha sendo utilizada amplamente por várias décadas, a doença ainda é importante e surtos foram recentemente relatados em vários países, como Dinamarca, EUA, Japão, Finlândia e Alemanha.

Alguns fatores, como a persistência do vírus no ambiente e em animais portadores, o aparecimento de novas cepas e o desenvolvimento da doença mesmo em animais vacinados, têm contribuído para a manutenção do caráter enzoótico da cinomose e a ocorrência ocasional sob a forma de surtos.

A cinomose pode ocorrer em qualquer época do ano, mas, no inverno, há elevação na ocorrência da enfermidade. No serviço ambulatorial de Enfermidades Infecciosas dos Animais da FMVZ/Unesp, Botucatu, SP, tem sido observado aumento no número de casos atendidos nos meses de agosto e setembro dos últimos anos. Tal fato pode ser justificado, pois, no mês de agosto, é realizada a campanha de vacinação antirrábica pública no município, que favorece a aglomeração de cães, facilitando o contágio. O mês de setembro se caracteriza como início da primavera e está relacionado com o estro (cio) das cadelas, favorecendo também a mesma atitude dos cães. Esses 2 meses são marcados na região pela presença de cães soltos nas ruas e grandes aglomerações, além de eventos que causam estresse aos animais, facilitando, assim, a infecção pelo vírus da cinomose. De maneira geral, os cães tornam-se mais suscetíveis quando são submetidos a situações de estresse e entram em contato com maior quantidade de partículas virais.

O cão representa o principal reservatório para o vírus da cinomose e serve como fonte de infecção para animais selvagens. Não há diferença de suscetibilidade da infecção entre machos e fêmeas, ou mesmo entre raças.

A idade de maior incidência da cinomose nos cães coincide com a época em que diminui a taxa de anticorpos maternos passivamente transmitidos, isto é, entre 60 e 90 dias de idade, demonstrando a relação entre suscetibilidade e idade. No entanto, o vírus da cinomose pode acometer animais de qualquer faixa etária.

Mais de 50% das infecções são subclínicas ou com sinais clínicos moderados, ou seja, a taxa de infecção é maior do que o número dos animais que manifestam a enfermidade, estimando-se em até 75% de cães suscetíveis que eliminam o vírus sem qualquer sinal clínico da doença. Acima de 30% dos cães exibem sinais de envolvimento neurológico durante ou após a infecção sistêmica pelo vírus da cinomose e a maior parte dos carnívoros selvagens que morrem pela doença apresenta evidências de infecção no sistema nervoso central (SNC).

A transmissão ocorre principalmente por aerossóis e gotículas contendo o vírus, por meio de secreções respiratórias, fezes e urina. Pela baixa resistência do vírus ao ambiente, o contato direto entre o animal infectado e o suscetível é considerado o principal meio de infecção. Experimentalmente, o vírus é eliminado 7 dias após a infecção, sobretudo por aerossóis. Após a infecção, os animais podem eliminar o vírus por até 90 dias, embora a eliminação costume ser mais curta. No entanto, pode ser recuperado da maioria das secreções e excreções. Em fêmeas em fase de viremia, pode ocorrer a transmissão por via transplacentária.

O período de incubação varia de 1 a 4 semanas de acordo com a idade do animal, a resposta imune e a patogenicidade da amostra viral.

➤ Patogenia

Durante a exposição natural, o vírus da cinomose se propaga por gotas de aerossóis e entra em contato com o epitélio do trato respiratório superior. Em 24 h, as partículas virais se replicam nos macrófagos e se disseminam pela via linfática local, para tonsilas e linfonodos brônquicos. Após 2 a 4 dias pós-infecção, o número de partículas virais nas tonsilas e nos linfonodos retrofaríngeos e bronquiais aumenta, porém quantidade pequena de células mononucleares infectadas é encontrada em outros órgãos linfoides. No período de 4 a 6 dias, ocorre a replicação viral no sistema linfoide, na medula óssea, no timo, no baço, nos linfonodos mesentéricos, nas placas de Payer, nas células estomacais, nas células de Küpffer e nas células mononucleares ao redor dos vasos pulmonares e bronquiais. A ampla proliferação viral nos órgãos linfoides induz aumento inicial na temperatura corporal, entre o 2º e o 6º dia, ocorrendo leucopenia causada por danos virais nas células linfoides. Há disseminação do vírus no epitélio e nos tecidos do SNC no período de 8 a 10 dias pós-infecção, por via hematógena ou pelo líquido cefalorraquidiano (LCR), após viremia. No cão com níveis intermediários de resposta imune mediada por células e com títulos de anticorpos que aparecem tardiamente, após 9 a 14 dias, o vírus se dissemina pelos tecidos. Os sinais clínicos podem desaparecer com o aumento da titulação de anticorpos, e o vírus é eliminado da maioria dos tecidos assim que o título de anticorpos aumenta, podendo persistir por longos períodos em tecidos uveais, neurônios e tegumentos, como nos coxins plantares. A recuperação da infecção está associada à imunidade em longo prazo e à interrupção da replicação viral. A proteção pode ser comprometida se o cão for exposto à cepa altamente virulenta, com dose infectante elevada, ou sofrer imunossupressão (Figura 51.1).

Em nível celular, o mecanismo de fusão de membrana é caracterizado pela ação das glicoproteínas virais. A quebra e a ativação destas dependem de proteases teciduais específicas, que determinam o tropismo restringindo a fusão para tecidos selecionados. O processo de fusão começa com o contato do receptor celular com a proteína HA, a qual muda sua conformação transmitindo lateralmente um sinal para a proteína F, que sofre quebra e ativação, expondo o peptídio de fusão hidrofóbico e inserindo-o na membrana plasmática. O peptídio reduz o espaço entre a membrana e o envelope, promovendo a fusão.

A entrada específica do *Morbillivirus* em linfócitos é mediada pelo receptor universal SLAM (*Signaling Lymphocyte Activation Molecule*), determinante da imunossupressão. O SLAM é encontrado em células T, timócitos imaturos, células B, monócitos ativados e células dendrí-

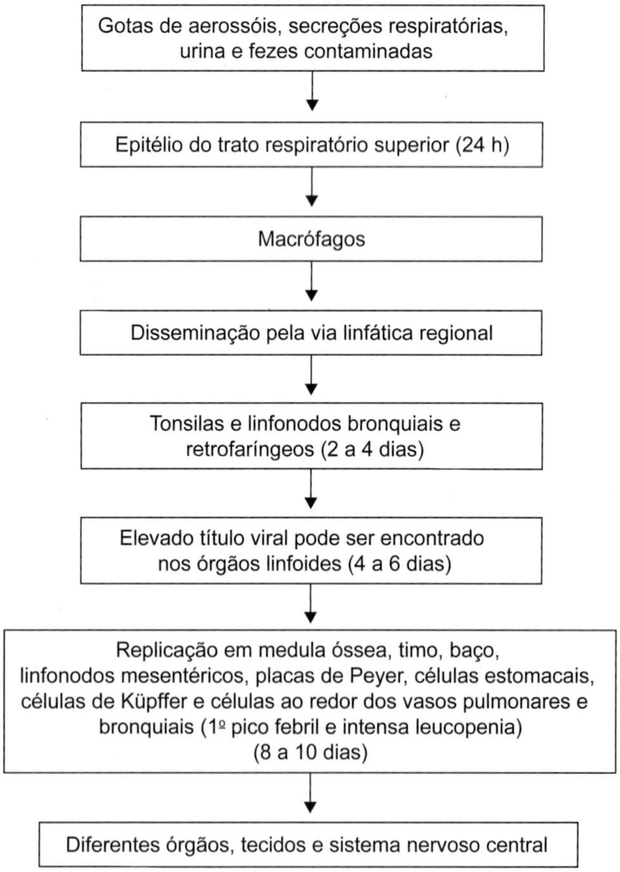

Figura 51.1 Representação esquemática da patogenia do vírus da cinomose.

ticas, permitindo a disseminação viral no sistema linfoide. A molécula de ativação e sinalização linfocitária ou SLAM é uma glicoproteína de membrana ou molécula de superfície presente em linfócitos B, linfócitos T CD4+, linfócitos T CD8+, células dendríticas ativadas e monócitos ativados. As funções do receptor SLAM é agir como molécula estimulatória para a ativação de células T e produzir aumento na produção de citocinas: interleucinas 4, 12 e 13, fator de necrose tumoral alfa, interferon gama e óxido nítrico. Nas células do sistema imune, o SLAM se torna receptor do vírus da cinomose.

A evolução da enfermidade depende da patogenicidade das diferentes amostras do vírus da cinomose e do estado imune do hospedeiro, particularmente quanto à capacidade de produzir anticorpos anti-*Morbillivirus* no momento da viremia. Dependendo do nível de resposta humoral, o animal suscetível pode desenvolver desde somente infecção subclínica até sinais neurológicos graves (Figura 51.2).

A infecção fatal pelo vírus da cinomose está associada à depleção sistêmica de áreas de linfócitos T e B. A infecção resulta em leucopenia por conta da linfopenia que se inicia 1 semana após a infecção e já pode ser observada 3 dias pós-infecção.

A causa da linfopenia em animais infectados pelo vírus da cinomose provavelmente decorre da habilidade do vírus em se replicar e destruir os tecidos linfoides. A replicação viral causa extenso período de imunossupressão, durante o qual podem ocorrer infecções oportunistas que agravam o quadro clínico. Simultaneamente, há a perda

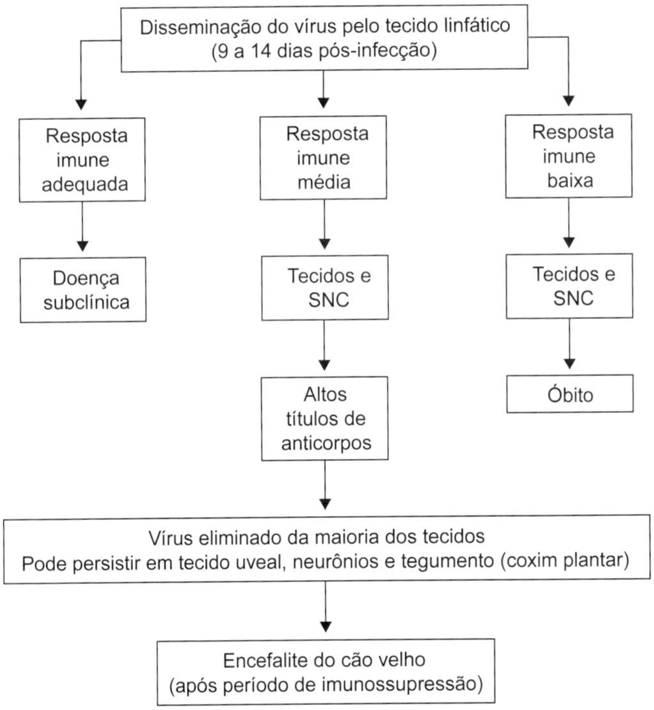

Figura 51.2 Evolução da cinomose segundo o estado imune do hospedeiro e o mecanismo de persistência viral. SNC = sistema nervoso central.

de resposta dos linfócitos aos agentes mitogênicos. A infecção pelo vírus *in vitro* e *in vivo* reduz drasticamente a habilidade dos macrófagos e monócitos de produzir IL-1 e aumenta a síntese de prostaglandina E_2 (PGE_2). A PGE_2 é um agente imunossupressor, com capacidade de inibir a produção de IL-2 e interferon gama (IFN-gama). Entretanto, estudos atuais têm observado que a cinética da infecção viral não está relacionada com a da depleção de linfócitos e a morte celular. No período de 3 a 6 dias após a infecção, há um aumento na apoptose, embora o vírus não seja detectável. Esses efeitos podem ser mediados pela produção de citocinas inflamatórias, que afetam a homeostasia dos linfócitos. Alternativamente, o mecanismo utilizado pela cepa Onderstepoort é a utilização de mediador de apoptose de células de mamíferos (caspase-3), o qual estimula uma cascata com transmissão de sinais proteolíticos levando à apoptose dessas células. Dessa maneira, a determinação do número de linfócitos tem valor prognóstico no desenvolvimento da doença.

Na cinomose aguda, as células Th1 e $TCD4^+$ representam o principal alvo para o vírus. A infecção lítica de células $TCD4^+$ pode ter inúmeras consequências, pois essa célula tem papel importante na indução e na regulação da resposta imune. A depleção de células $TCD4^+$ associada à atrofia de folículos secundários influencia no estado de imunossupressão. Como consequência da infecção, a arquitetura do baço e dos linfonodos é parcialmente destruída. Observa-se também drástica infecção nas placas de Peyer e tonsilas, sugerindo comprometimento da resposta de anticorpos da mucosa (IgA), que protege contra patógenos que atravessam barreiras epiteliais.

Neuropatogenia

Evidências recentes têm observado que a infecção do SNC ocorre precocemente, na fase sistêmica da doença. Nesse caso, a cinomose progride da doença sistêmica para neurológica, aparentemente por falha do sistema imune na invasão viral no cérebro e na medula espinal.

A diferença entre o tipo de lesão desenvolvida por filhotes e adultos pode ser tênue, e embora possa haver maior frequência de desmielinização em filhotes, deve-se levar em consideração que os animais jovens também desenvolvem lesões crônicas, assim como cães adultos podem desenvolver lesões agudas.

A difusão viral depende do grau de resposta imune sistêmica do hospedeiro e da presença de anticorpos antivirais. Além disso, a deposição de imunocomplexos pode facilitar a sua difusão no endotélio vascular do SNC. Livre ou associado às plaquetas ou aos linfócitos, o vírus penetra nas células endoteliais vasculares das meninges, nas células do plexo coroide do quarto ventrículo e nas células ependimárias lineares do sistema ventricular. A frequente ocorrência de lesões periventriculares e subpiais, e o fato de o vírus ser encontrado facilmente nas células do plexo coroide e do epêndima, sugerem que o vírus invada os tecidos cerebrais pelo LCR, no qual o agente pode ser encontrado em células mononucleares fundidas com células ependimárias.

O sistema matriz metaloproteases (MMP) está envolvido na patogênese da desmielinização, por aumentar a permeabilidade da barreira hematencefálica pela quebra de componentes da membrana basal, favorecendo a migração de células inflamatórias para o interior do SNC, desencadeando a liberação de fator de necrose tumoral (TNF-alfa), que desintegra a bainha de mielina.

A reconstituição da matriz extracelular ocorre sob o controle do fator de crescimento, por equilibrar a secreção de MMP e seus inibidores teciduais (TIMP). O desequilíbrio entre MMP e TIMP resulta no início e na progressão das lesões. A redução de TIMP nas lesões crônicas com aumento do nível de expressão de MMP favorece a hipótese para a progressão das lesões na encefalite desmielinizante da cinomose. Essa alteração na regulação da expressão de MMP e TIMP ocorre em locais específicos, principalmente na região rostral do cérebro, córtex, hipocampo e hipotálamo. Concomitantemente, há um aumento da regulação ou indução de citocinas pró-inflamatórias, havendo uma relação entre a replicação viral no SNC, a produção de citocinas inflamatórias e a quantidade de MMP e TIMP. Sugere-se que a indução de citocinas inflamatórias é causada pela replicação viral, sendo responsáveis pela regulação de MMP e TIMP.

A infecção do epitélio do plexo coroide tem mostrado ser produtiva ao longo de todo o curso de infecção, com produção contínua de novas partículas virais. A propagação do vírus pelas vias do SNC provavelmente explica a precoce distribuição de lesões em áreas subependimárias, como o córtex cerebral (principalmente o lobo frontal), o trato óptico e os nervos, os pedúnculos cerebelares e a medula espinal. No entanto, estudo recente encontrou evidências de que o vírus penetra através do bulbo olfatório na infecção por via aerógena e se dissemina pela via olfatória até o SNC. Por proximidade anatômica, esta via justificaria o acometimento da via óptica com tanta frequência, porém não explicaria a grande maioria dos casos com alterações principalmente em tronco encefálico e cerebelo. Assim, é factível considerar que a invasão do vírus ocorre das duas maneiras supracitadas.

Encefalite aguda

A encefalite aguda, que ocorre inicialmente no curso da infecção em animais jovens ou imunossuprimidos, é caracterizada por lesão viral direta. O vírus causa lesão multifocal nas substâncias cinzenta e branca. Lesões na substância cinzenta são resultados de infecção neuronal e necrose, e podem levar a uma poliencefalomalácia predominante. Lesões na substância branca são caracterizadas por danos mielínicos e estão associadas à replicação viral nas células da glia. Mudanças inflamatórias são mínimas em virtude da imunodeficiência resultante de imaturidade fisiológica do sistema imune e/ou decorrente da imunossupressão viral induzida.

Nesses animais, a produção de anticorpos da classe IgM antivírus da cinomose ocorre nas duas primeiras semanas da infecção. Apesar da ausência de manguitos perivasculares, numerosas células $CD8^+$ são encontradas nas lesões agudas desmielinizantes e também distribuídas difusamente no parênquima cerebral, correlacionado de modo desigual com áreas de infecção viral. No LCR desses animais, altos títulos de IL-8 foram encontrados, indicando que a ativação inicial das células da micróglia serve como fator desencadeante para a invasão de células T no SNC.

Durante a fase inicial da encefalite, a expressão do RNA mensageiro (mRNA) e da proteína viral é alta nas áreas afetadas e, consequentemente, há um aumento da produção do TNF-alfa pelos astrócitos. A importância do vírus na progressão das lesões cerebrais nesta fase é a abundância do vírus em sua forma imunorreativa, encontrada nas lesões não inflamatórias, produzindo a desmielinização. O TNF-alfa tem sido evidenciado como causa da destruição de oligodendrócitos e perda de mielina.

O início das lesões desmielinizantes ocorre aproximadamente 3 semanas pós-infecção, durante o período de intensa imunossupressão e ausência de inflamação. A desmielinização coincide com a replicação viral nas células da glia, com predileção por determinadas regiões como cerebelo, sistema óptico e medula espinal.

A IL-1 é responsável por estimular a proliferação de astrócitos, que pode significar o início das lesões, como as encontradas na cinomose não inflamatória subaguda, que evidenciam frequentemente astrogliose reativa. Encontrada principalmente nos espaços perivasculares da inflamação subaguda e nas lesões crônicas, a IL-1 atua na evolução da doença.

As áreas de desmielinização aguda e sem inflamação são consideradas uma consequência da replicação viral no interior de oligodentrócitos levando à destruição celular e à perda de habilidade para manter a bainha de mielina. Contudo, em estudos de microscroscopia óptica, observou-se que a maioria das células infectadas são astrócitos e que a infecção de oligodentrócitos é rara na cinomose. Sugeriu-se, portanto, que o vírus causa uma infecção discreta nos oligodentrócitos, porém pode ser responsável pelo fenômeno de desmielinização dessas áreas.

Estudo ultraestrutural revelou microvacuolização e perda de organelas por degeneração de oligodentrócitos. As mudanças morfológicas são precedidas por disfunções metabólicas nessas células, com a diminuição drástica da atividade da cerebrosídeo-sulfotransferase (uma enzima específica de oligodentrócitos) após a infecção do vírus. É possível que a transcrição do vírus interfira nas funções especializadas dessas células, que são necessárias para a manutenção das membranas mielínicas. Outra hipótese na patogenia da desmielinização na encefalite aguda é a ativação das células da micróglia pelo vírus, por um aumento difuso da regulação do complexo de histocompatibilidade principal (MHC) na substância branca. A ativação dessas células libera fatores tóxicos que podem induzir a destruição da mielina.

A formação de radicais livres de oxigênio (ROS) pela micróglia pode alterar a transmissão sináptica e destruir diretamente os neurônios. Essa formação de ROS pode ser considerada responsável pela manifestação de convulsões em alguns animais.

Encefalite multifocal do cão adulto

A encefalite multifocal em cães adultos acomete frequentemente animais entre 4 e 6 anos, ou seja, animais com sistema imune desenvolvido aptos a produzir resposta imunológica frente ao vírus. O antígeno fica restrito a poucos astrócitos, e a expressão do MHC é proeminente em todas as células da micróglia, sendo responsável pela desmielinização contínua e disseminada da infiltração mononuclear perivascular. As alterações iniciam com hiperplasia dos astrócitos e proliferação microglial em estruturas subpiais e subependimárias na substância branca. Esta forma também está associada à concentração alta de anticorpos antimielínicos, podendo ser uma reação secundária ao processo inflamatório. Anticorpos contra os epítopos virais interagem com macrófagos infectados no SNC, causando sua ativação com liberação de ROS. Esta atividade pode levar à destruição de oligodendrócitos e bainha de mielina. O mecanismo de produção de ROS depende da expressão do antígeno viral na superfície de células infectadas marcadas com receptores Fc (receptor de anticorpos de alta afinidade) nos macrófagos. Os ROS degradam os fosfolipídios, destroem as proteínas da bainha de mielina e interferem na produção desta.

Nessa fase da doença, nos infiltrados perivasculares são encontrados $CD8^+$, $CD4^+$, linfócitos B e citocinas pró-inflamatórias, IL-1, IL-6 e IL-12, indicando uma resposta imunomediada.

A produção de TNF e também de IL-1 e IL-6 pelas células locais é importante na indução de moléculas de adesão endotelial, como pré-requisito para a migração de células inflamatórias para o SNC e a progressão das lesões no estágio crônico, caracterizado por inflamação grave. Além disso, a produção de TNF por células inflamatórias não é responsável apenas pelo processo de desmielinização pela destruição direta de oligodendrócitos resultando na perda de mielina, mas pode levar ao recrutamento de mais leucócitos.

A desmielinização crônica coincide com a recuperação do sistema imune 6 a 7 semanas pós-infecção. Manguitos perivasculares linfocitários, plasmócitos e monócitos ocorrem inicialmente nas lesões induzidas pelo vírus no cérebro. A reação inflamatória nas lesões desmielinizantes pode levar à progressão da destruição do tecido. Citocinas pró-inflamatórias estão aumentadas, mas as citocinas anti-inflamatórias permanecem em níveis normais. É possível que os astrócitos (célula-alvo do vírus) participem da amplificação dessa resposta imune.

O estágio crônico da doença está caracterizado por complicações imunológicas. A inflamação está associada à síntese de anticorpos citotóxicos-dependentes, que podem induzir a desmielinização por ação dos anticorpos antimielina. Contudo, as reações imunomediadas na cinomose são provavelmente um epifenômeno e não são primárias no processo de desmielinização. Os anticorpos antimielina são produzidos no local das lesões cerebrais inflamatórias e podem ser encontrados no LCR de cães infectados.

No entanto, existem outras descrições sobre a produção de anticorpos antimielina, como a fagocitose de fragmentos de mielina, principalmente por células da micróglia, menos por astrócitos e raramente por oligodendrócitos, induzindo a retirada desses fragmentos pelos macrófagos.

Evidências experimentais têm indicado que o vírus induz alterações nas funções de macrófagos. A produção de IL-1 por macrófagos *in vitro* pode diminuir e a prostaglandina E aumentar como resultado da infecção viral. A fagocitose, dependente ou independente de receptores Fc, assim como a habilidade de liberar ROS e a atividade procoagulante dos macrófagos, também é alterada após a infecção. Considerando a relação entre o sistema de coagulação e as funções inflamatórias, essas observações mostram que a infecção pelo vírus da cinomose pode desencadear o potencial destrutivo dos macrófagos, dando suporte à hipótese de que a desmielinização ocorra na cinomose crônica.

Mecanismo de persistência viral

O vírus persiste em áreas na camada branca, fora das lesões inflamatórias desmielinizantes, no desenvolvimento progressivo da doença crônica, caso a resposta imune seja mais lenta do que a replicação viral. A persistência viral é determinante para a patogênese das lesões crônicas.

É possível que o vírus reduza sua expressão nessas áreas do SNC, de maneira análoga à panencefalite subaguda esclerosante em humanos. A persistência está associada à diminuição da regulação dos genes que codificam proteínas de membrana e superfície, diminuindo, assim, a sua expressão na superfície celular. Essas células persistentemente infectadas continuam a sobreviver, pois a infecção é restrita e a difusão viral não provoca lise celular.

Foi descrita diferença entre as cepas Onderstepoort e A75/17 com relação à persistência viral. A cepa A75/17 foi capaz de diminuir a expressão de suas proteínas de superfície (H e F) em relação à Onderstepoort, possibilitando observar características distintas entre as cepas virais com relação à persistência viral.

Estudos recentes indicaram que a infecção de astrócitos pelo vírus da cinomose não inicia uma reação inflamatória. Ao contrário, ocorre por uma ação viral que limita o seu desenvolvimento, diminui a destruição celular e não libera proteínas virais e debris celulares no meio extracelular. A persistência do vírus nos casos de cinomose é favorecida pela estratégia do microrganismo, que se dissemina com impedimento ou retardamento da sua detecção pelo sistema imune.

Encefalite do cão velho

A encefalite do cão velho é comumente observada em cães com mais de 6 anos e se caracteriza por uma panencefalite. É uma forma rara, crônica, de caráter inflamatório progressivo na camada cinzenta dos hemisférios cerebrais e do tronco encefálico, resultante da persistência viral nos neurônios após infecção aguda pelo vírus da cinomose. Essa enfermidade acomete animais imunocompetentes e que apresentam a persistência viral no SNC, com lesões restritas e caracterizadas por infiltração perivascular disseminada de linfócitos e plasmócitos, proliferação difusa da micróglia, astrogliose, degeneração neuronal e neuronofagia. Essas lesões estão em todo o córtex cerebral e também no núcleo basal, tálamo e hipotálamo. A resposta imune é dominada por infiltrado de células T e aumento da regulação do MHC classe II.

➤ Clínica

Os cães clinicamente acometidos apresentam no histórico as seguintes características: falta de vacinação ou doses incompletas, vacinas inapropriadas, colostro da mãe com títulos inadequados de anticorpos, imunossupressão e exposição a cães infectados.

Podem ocorrer sinais clínicos digestórios, respiratórios ou neurológicos, isoladamente, em conjunto, ou de maneira alternada. No serviço ambulatorial de Enfermidades Infecciosas dos Animais da FMVZ/Unesp Botucatu, SP, é comum o atendimento de cães com sinais clínicos neurológicos concomitantes à presença de descamação de pele e secreção ocular, demonstrando o acometimento conjunto do SNC e do epitélio.

Após período de incubação de 6 dias ou mais, surge a primeira fase clínica da doença, que corresponde ao pico febril e à localização do vírus nos órgãos linfoides. Nessa fase inicial de infecção, que geralmente passa despercebida pelo proprietário, ocorrem hipertermia ou febre (até 41°C), anorexia, congestão discreta da conjuntiva e corrimento seroso ocular e nasal. Em animais com ausência ou baixos títulos de anticorpos neutralizantes, há progressão e disseminação para as células epiteliais. Após 2 a 3 dias, quando o animal não apresenta sinais clínicos, ocorre o segundo pico febril. Dependendo da resposta imune do animal e da cepa viral, podem ser observados sinais respiratórios, digestórios, epiteliais e/ou neurológicos.

Sinais respiratórios

Os principais sinais no sistema respiratório são rinite, conjuntivite, descarga nasocular serosa e mucopurulenta (Figura 51.3). Inicialmente, os animais desenvolvem pneumonia intersticial, podendo evoluir para broncopneumonia decorrente da infecção secundária, caracterizada por tosse estridente, úmida e produtiva, além de crepitações, estertores, roce pleural e áreas de silêncio na auscultação.

Sinais digestórios

No sistema digestório, ocorrem vômitos intermitentes, anorexia, diarreia pastosa a líquida, de coloração escura, com ou sem presença de sangue. Alguns animais podem apresentar sinais de desidratação.

Sinais epiteliais

É comum observar a presença de hiperqueratose de coxins palmares e plantares (Figura 51.4) e na região do plano nasal (Figura 51.3). Os animais com lesões de hiperqueratoses ou pústulas abdominais geralmente evoluem para sinais neurológicos.

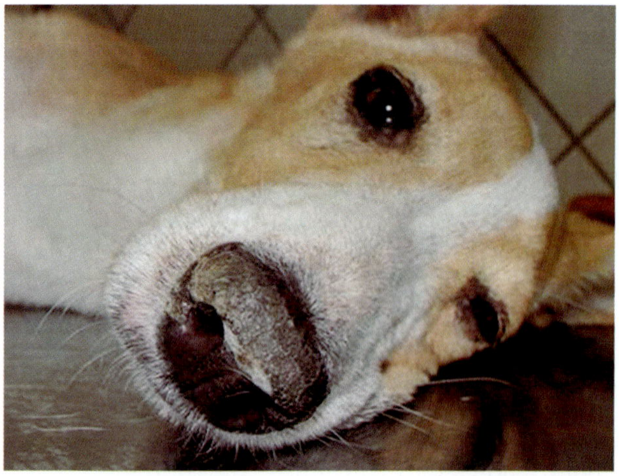

Figura 51.3 Cão com cinomose mostrando secreção nasal e hiperqueratose de plano nasal.

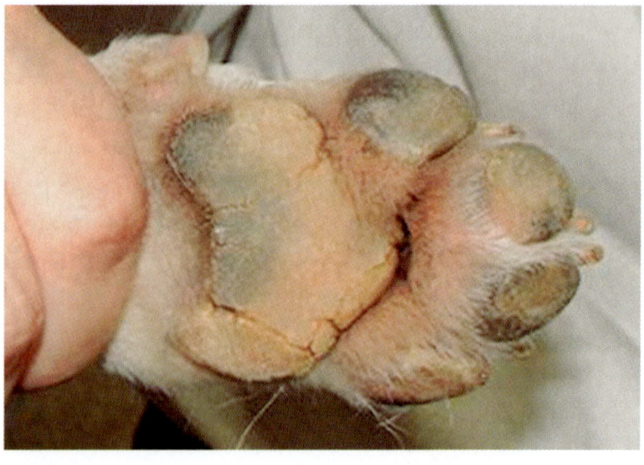

Figura 51.4 Hiperqueratose de coxins plantares em cão com cinomose.

As lesões pustulares costumam acometer a região abdominal, geralmente em animais jovens (Figura 51.5).

O vírus pode acometer também o epitélio do ducto lacrimal, causando edema e consequente ceratoconjuntivite seca. O aparecimento de secreção purulenta nesses animais ocorre por infecção bacteriana secundária. Nesses casos, não há associação com a enfermidade neurológica.

Sinais neurológicos

Os sinais neurológicos são múltiplos e resultantes da replicação viral em neurônios e células da glia, refletindo, portanto, as lesões no SNC. As manifestações neurológicas podem apresentar-se tardiamente, semanas, meses ou anos após a recuperação de infecções inaparentes, ou da fase sistêmica da cinomose. Na rotina de atendimento ambulatorial de Enfermidades Infecciosas dos Animais da FMVZ/Unesp, Botucatu, SP, tem-se observado que, na maior parte das vezes, os sinais clínicos se misturam, apresentando todos os sinais quase simultaneamente. Outros animais não chegam à fase neurológica, tendo apenas o acometimento respiratório e digestório. Com certa frequência, surgem animais que iniciam com a doença neurológica com progressão para pulmões e intestinos. Não é comum o aparecimento de sinais clínicos neurológicos após meses e anos.

De maneira similar às lesões microscópicas do encéfalo, também são encontradas lesões em córtex frontal, via óptica, cerebelo, tronco encefálico, tálamo e hipotálamo; a sintomatologia neurológica segue esse mesmo princípio. Assim, alguns sinais são comuns e mais frequentes, como déficits motores, déficits proprioceptivos, cegueira, síndrome vestibular (Figura 51.6) e cerebelar, alterações nos nervos cranianos (Figura 51.7) e de comportamento. É importante ressaltar que a cinomose, sendo uma doença inflamatória/infecciosa, causa sinais clínicos neurológicos inespecíficos, demonstrando uma lesão difusa ou multifocal.

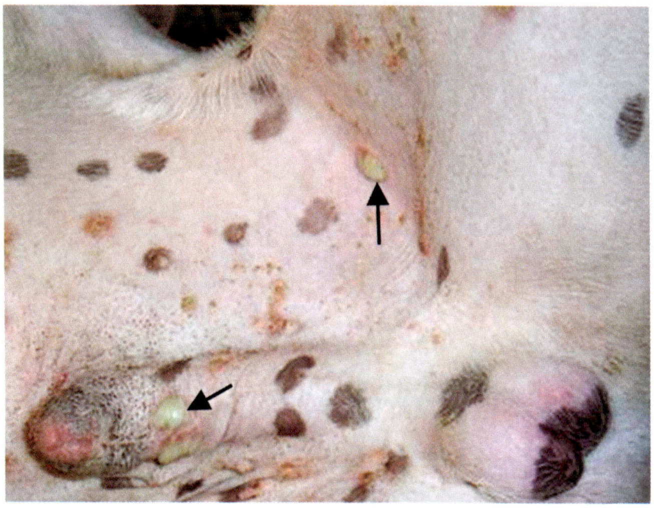

Figura 51.5 Pústulas abdominais (setas) em cão com cinomose.

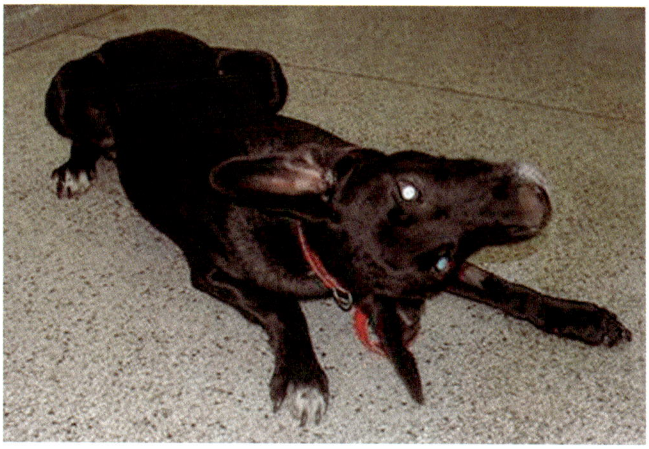

Figura 51.6 Síndrome vestibular em cão com cinomose. Notar desvio acentuado da cabeça.

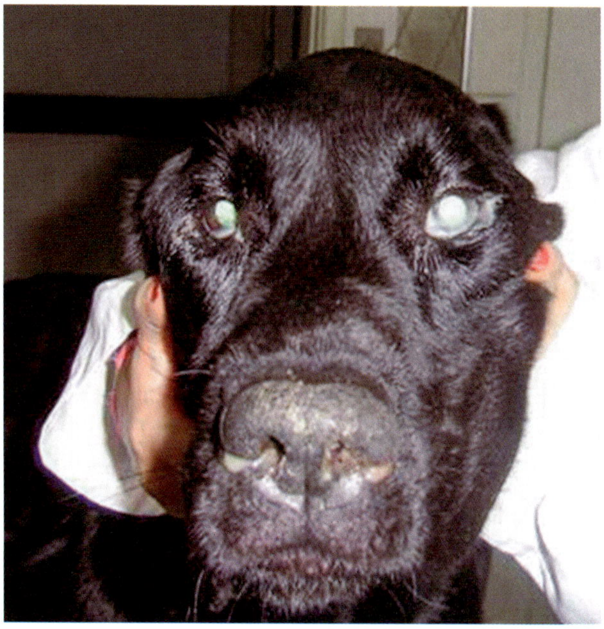

Figura 51.7 Visão frontal de cão com cinomose. Notar secreção nasal e ocular e atrofia de músculos temporais.

Hiperestesia e rigidez cervical e paraespinal podem ser encontradas em cães como resultado de inflamação das meninges, entretanto sinais de lesões encefálicas são predominantes quando comparados com os sinais meníngeos.

Quando há acometimento da medula espinal, sinais como paresia flácida, déficits proprioceptivos e incoordenação de membros são os únicos achados neurológicos (Figura 51.8). No entanto, o acometimento apenas da medula espinal não é comum na rotina clínica. Na maior parte das vezes, está associado a outras alterações neurológicas que podem ser sutis.

Alguns animais manifestam convulsões parciais ou generalizadas, porém a convulsão do tipo "goma de mascar", classicamente associada à infecção pelo vírus da cinomose, costuma ocorrer em cães que desenvolvem poliencefalomalácia nos lobos temporais.

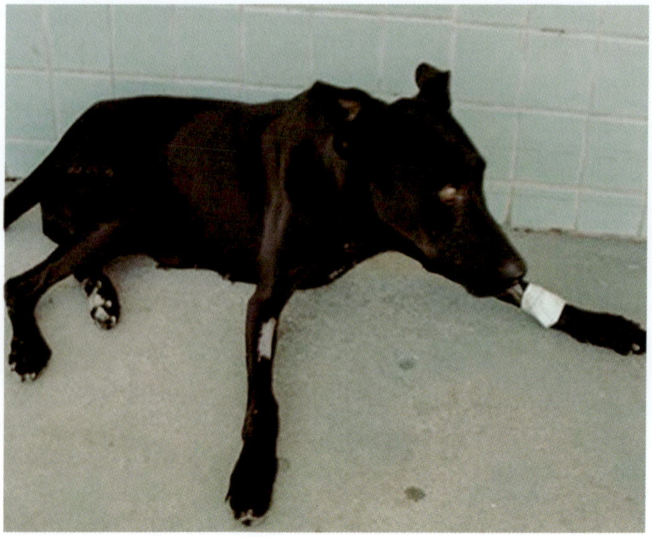

Figura 51.8 Cão com cinomose na fase neurológica apresentando postura anormal (base ampla em membros anteriores).

As mioclonias são sinais comuns da cinomose e podem estar presentes quando não há outros sinais neurológicos. Acometem um único músculo ou grupo de músculos, como auriculares, temporais, reto abdominal ou flexores dos membros. O mecanismo neural para as mioclonias se origina com irritação local de neurônios motores da medula espinal ou do núcleo do nervo craniano. Não há descrição na literatura sobre outras enfermidades que causem mioclonias em cães. Em humanos, as doenças causadas por príons e outras inflamatórias podem resultar em mioclonias. É importante ressaltar que a mioclonia é um sinal comum na cinomose, porém não é patognomônico.

Certos autores referem que as mioclonias são similares às contrações tônico-clônicas, mas estas são comumente chamadas na medicina veterinária como convulsão parcial ou focal, já que os animais não perdem a consciência, e tais contrações são ritmadas, porém sem a frequência e a intensidade encontradas na mioclonia.

A cinomose sempre deve ser considerada a primeira opção no estabelecimento dos diagnósticos diferenciais frente a um cão com mioclonia, já que até 38,4% dos cães podem apresentar esse sinal clínico.

Na encefalite do cão velho, o sinal neurológico mais comum é a diminuição visual. Essa apresentação clínica especial da cinomose é uma doença progressiva, acompanhada pelo desenvolvimento de depressão mental, andar compulsivo em círculos, mioclonias, hipercinesia e obstinada vontade de querer manter a cabeça pressionada contra paredes ou objetos. O animal afetado pode manifestar uma mudança marcante de comportamento e falha em reconhecer pessoas, objetos e outros animais.

Cães com sinais neurológicos podem desenvolver uveíte anterior, inflamação do nervo óptico e da retina. A neurite óptica resulta em pupilas dilatadas e diminuição da acuidade visual. A degeneração, a necrose e a atrofia de retina determinam lesões circunscritas, hiper-reflexivas no tapete (fundo ocular), denominadas "medalhões dourados".

Sinais dentários

Filhotes infectados antes da erupção dos dentes permanentes podem manifestar danos na dentição. O esmalte dentário e a dentina apresentam aspecto irregular (hipoplasia de esmalte), além de oligodentia, erupção parcial ou impactação dos dentes. A presença dessas alterações na dentição em cães adultos pode ser um achado clínico, considerado característico da doença, indicando infecção do animal quando filhote (Figura 51.9). A lesão dentária é causada por ação direta do vírus da cinomose nas células ameloblásticas produtoras do esmalte dentário.

Outros sinais

Infecções experimentais em cães com menos de 7 dias de idade têm resultado em cardiomiopatia, decorrente do desenvolvimento de degeneração miocárdica multifocal e necrose. Clinicamente, os animais manifestam dispneia, inapetência e intolerância ao exercício.

Lesões na medula e artrite reumatoide também têm sido relatadas em cães com cinomose. Nas lesões articulares, depósitos de complexo antígeno-anticorpo têm sido encontrados no líquido sinovial.

Infecção transplacentária

Filhotes infectados por via transplacentária podem desenvolver sinais neurológicos, secreção nasal e pneumonia ao nascimento, geralmente entre 4 e 6 semanas de vida. As cadelas geralmente apresentam infecções inaparentes (subclínica) ou sinais moderados. Dependendo do estágio da prenhez das cadelas, podem ser observados também abortamentos e nascimento de fetos fracos. Filhotes infectados intraútero podem permanecer imunossuprimidos por conta das lesões no tecido linfoide.

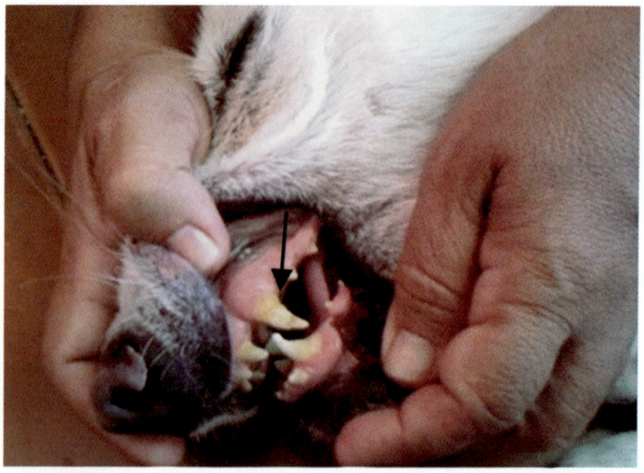

Figura 51.9 Hipoplasia de esmalte dentário (seta) em cão com cinomose.

Diagnóstico

O diagnóstico de rotina da cinomose é realizado com base no histórico do animal, nos sinais clínicos e nos exames subsidiários (hematológicos, bioquímicos, imunológicos e sorológicos). Recentemente, os métodos moleculares têm permitido o diagnóstico acurado da doença em animais doentes ou *post-mortem*.

Animais com histórico vacinal incorreto, que não tenham ingerido o colostro corretamente ou de mães não vacinadas, submetidos recentemente a situações de estresse, imunossuprimidos, acometidos por doença prévia ou coinfectados com agentes debilitantes, independentemente do sexo, raça e idade, estão predispostos a desenvolver cinomose. As aglomerações (feiras, exposições de animais, campanhas de vacinação), os ambientes de alto fluxo de animais (canis, hospitais e clínicas veterinárias, hospedagem para cães), o livre acesso à rua e o contato com cães errantes também favorecem a transmissão do vírus da cinomose por contato direto. No diagnóstico clínico, esses fatores são fundamentais para orientar as suspeitas clínicas.

A apresentação clínica da cinomose não tem grande valor no diagnóstico, já que a doença pode levar a sinais clínicos variados. Em alguns casos, a sintomatologia neurológica acontece após os sinais sistêmicos, favorecendo a rápida identificação da enfermidade. No entanto, no início, os sinais são inespecíficos, podendo iniciar com uma leve diarreia, devendo, portanto, ser feito o diferencial com verminose ou outros processos entéricos.

Quando há o aparecimento de alterações respiratórias, deve ser realizado o diagnóstico diferencial de pneumonias bacterianas e da traqueobronquite infecciosa canina (*Bordetella bronchiseptica*), comum em filhotes e sem a coinfecção com o vírus da cinomose. Entretanto, em adultos, as aglomerações e o livre acesso à rua são fatores que predispõem tanto à cinomose quanto à traqueobronquite infecciosa canina.

Os quadros neurológicos, quando acompanhados de sinais sistêmicos, como pneumonia, secreção ocular e diarreia, são sugestivos de cinomose. No entanto, em cães que iniciam ou apresentam apenas o quadro neurológico, é difícil firmar o diagnóstico da cinomose, que deve ser uma suspeita clínica como outras enfermidades inflamatórias e/ou infecciosas do SNC. Neste último caso, as informações do histórico, como vacinação e contato com outros cães, são importantes para fazer o diagnóstico diferencial.

Patologia clínica

A resposta hematológica na cinomose varia de animal para animal, bem como a fase da infecção viral.

A anemia pode ser atribuída ao aumento da destruição dos eritrócitos ou pela diminuição de sua produção. A destruição é determinada pela presença do vírus nos eritrócitos ou pela deposição de imunocomplexos na membrana destes. A queda da produção pode ser atribuída à falência da medula óssea decorrente do estresse desencadeado pela doença. Na maioria dos casos, os eritrócitos apresentam-se normocíticos e normocrômicos e não há sinais de regeneração medular, como hemácias nucleadas, policromasia, anisocitose ou corpúsculos de Howell-Jolly.

Os achados hematológicos frequentes são linfopenia, por vezes combinada com leucopenia ou leucocitose, anemia, monocitose e, raramente, trombocitopenia. O leucograma é a característica mais variável, e as infecções bacterianas oportunistas no trato digestório e respiratório podem ser observadas, justificando a leucocitose por neutrofilia e o desvio à esquerda. A linfopenia é uma característica consistente, mas pode estar ausente em alguns casos.

A linfopenia absoluta é causada pela depleção dos tecidos linfoides e depende de a cepa viral ser mais ou menos imunossupressora e ocorre, sobretudo, em cães jovens que desenvolvem rapidamente a enfermidade sistêmica ou sinais neurológicos precoces.

A trombocitopenia é frequente na infecção por *Morbillivirus*. Esse achado pode ser justificado pelo aumento de anticorpos antiplaquetas, sendo considerada uma trombocitopenia imunomediada com remoção das plaquetas pelo sistema retículo endotelial.

As inclusões citoplasmáticas denominadas corpúsculo de Lentz ou de Sinigaglia-Lentz são observadas ocasionalmente em estágios precoces da doença, principalmente em linfócitos, menos frequente em neutrófilos e hemácias. Esse achado possui particular relevância no diagnóstico clínico da cinomose. A ocorrência dessas inclusões evidencia a presença do vírus e seu efeito citopático sobre a célula, mas, quando não encontradas, têm pouco valor na determinação da ausência do vírus, já que são observadas somente na fase virêmica da doença. Essas inclusões são encontradas em aproximadamente 21% dos animais infectados, embora seja necessário realizar o diagnóstico diferencial com animais recentemente vacinados, já que os corpúsculos de Lentz podem ser observados na circulação desses animais até 2 semanas após a vacinação. Nas colorações como Giemsa, Panótico ou Leishman, são observados corpúsculos intracitoplasmáticos, de aspecto arredondado ou ovalado e coloração eosinofílica (Figura 51.10). Técnicas de imunofluorescência direta permitem detectar o corpúsculo mais precocemente e com bastante especificidade, sendo preferenciais às técnicas de coloração tradicionais.

No exame bioquímico, os achados não são específicos para a cinomose, porém pode ocorrer hipoalbuminemia ou hiperglobulinemia. Evidente hipoglobulinemia é encontrada em filhotes infectados antes de nascer ou neonatos com imunossupressão persistente causada pelo vírus.

Lesões no epitélio intestinal causadas pelo vírus, com consequente diarreia, além da apatia determinada pela doença, levam o animal a recusar o alimento. Dessa ma-

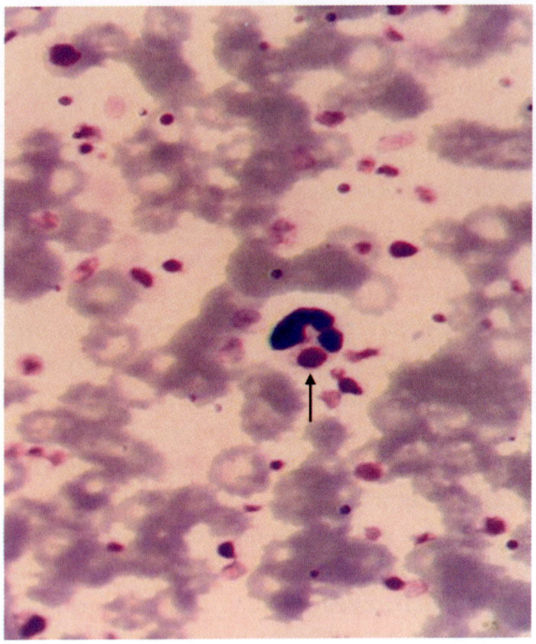

Figura 51.10 Corpúsculo de inclusão de Lentz (seta) em neutrófilo no esfregaço sanguíneo de cão com sinais sistêmicos de cinomose (Giemsa, 1000×).

neira, a diminuição da ingestão proteica e o comprometimento intestinal são fatores determinantes na redução dos níveis séricos da albumina na cinomose. A elevação plasmática das globulinas é frequente em várias reações inflamatórias e, em particular, o componente alfa 2 aumenta sobremaneira nas infecções bacterianas e virais, notadamente na cinomose.

A análise do LCR é um dos melhores métodos de diagnóstico das afecções do encéfalo e da medula espinal. O exame do LCR está indicado em todo paciente com doença neurológica na qual não há diagnóstico óbvio, incluindo casos com suspeita de origem inflamatória ou infecciosa, como na cinomose.

As características físico-químicas do LCR, como coloração, aspecto, densidade, pH e glicose, não apresentam alterações nas diferentes fases da cinomose. Contudo, o componente proteico e a celularidade liquórica mostram alterações importantes na presença de sinais neurológicos, mas apenas indicam um processo inflamatório inespecífico. Em lesões agudas, o LCR pode apresentar normalidade em todos os parâmetros. No estágio crônico com a inflamação, ocorre aumento de proteína, acima de 25 mg/dℓ, principalmente representado por IgG antivírus e aumento de células, mais que 10 células/μℓ, com predomínio de linfócitos. O exame do LCR pode sugerir cinomose, porém não tem valor no diagnóstico definitivo.

O aumento dos anticorpos antivírus no LCR oferece evidência da encefalite pela cinomose, pois esses anticorpos são produzidos no local, e o aumento não é encontrado em animais vacinados ou na cinomose sistêmica sem alterações neurológicas.

Lesões no tecido nervoso podem levar a um aumento na concentração liquórica de creatina fosfoquinase (CPK). Além disso, a degeneração da bainha de mielina pode ser responsável pela elevação de CPK. Estudo recente observou relação positiva entre os níveis de CPK no LCR e no soro, que pode estar associada a casos de convulsões ou por decúbito prolongado em virtude da paresia, quando ocorre aumento da atividade da CPK sérica.

Diagnóstico por imagem

A radiografia torácica demonstra uma pneumonia intersticial em fases iniciais. No padrão alveolar, pode ser encontrada infecção bacteriana secundária com aspecto de broncopneumonia em casos mais avançados ou crônicos.

Recentemente, a ressonância magnética tem se mostrado promissora na avaliação da extensão das lesões cerebrais em cães com cinomose na fase neurológica, mostrando focos de hiperintensidade e perda de contraste entre a substância branca e cinzenta, particularmente em áreas com desmielinização.

Métodos sorológicos

Os aumentos dos títulos de IgM e de IgG no soro de cães com cinomose geralmente são indicativos de animais em fase aguda e crônica da doença, respectivamente. Animais recentemente vacinados apresentam elevação mais significativa de IgM. A análise dos níveis de IgG anti-*Morbillivirus* no LCR pode ser usada para mensurar anticorpos na infecção do SNC, como a imunofluorescência indireta ou soroneutralização em cultura celular.

No intuito de elaborar novas técnicas de diagnóstico, tem-se utilizado a identificação da nucleoproteína viral que aparece nos estágios iniciais da infecção nas células hospedeiras e, em infecções naturais, há produção de anticorpos diretos. O desenvolvimento de ELISA com nucleoproteína recombinante foi superior aos outros métodos sorológicos, oferecendo alta reprodutibilidade, ausência de reação cruzada, facilidade de realização ao detectar anticorpos pela imunofluorescência indireta e não requer o cultivo viral. Pode ser utilizado para detectar o aumento do título de IgG ou níveis de IgM específico visando a monitorar a eficácia do programa de vacinação.

Isolamento viral

A técnica de isolamento viral em cultivo celular é específica, porém demorada e pode resultar em falso-negativo se o animal não estiver na fase aguda da doença, que apresenta maior eliminação viral. O isolamento viral é difícil na rotina de cultura celular. O sucesso da replicação viral ocorre durante o cultivo direto de tecidos infectados do hospedeiro. Culturas de macrófagos detectam o vírus em 24 a 48 h, porém foram substituídas pela cultura de linfócitos caninos para o isolamento do vírus. A formação de células gigantes é a característica citopática efetiva do vírus da cinomose em várias culturas de tecido, detectada com 2 a 5 dias, até que o microrganismo possa ser isolado por outras células.

Biologia molecular

A técnica da reação em cadeia pela polimerase precedida de transcrição reversa (RT-PCR) vem sendo empregada com sucesso na detecção do vírus da cinomose em diferentes tipos de amostras biológicas provenientes de cães com sinais clínicos sistêmicos e neurológicos. Em estudos recentes, foi possível detectar o ácido nucleico do vírus em urina de cães com encefalite (aguda ou crônica), evidenciando a virúria. Esses resultados demonstram que a técnica de RT-PCR é um método eficiente para realização do diagnóstico rápido, precoce e em animais vivos.

O RT-PCR é um método sensível e específico para o diagnóstico da infecção pelo vírus da cinomose em cães. Estudos demonstraram que o RNA viral foi encontrado em 86% das amostras de soro sanguíneo e em 88% de sangue circulante e LCR de cães, cujos dados foram confirmados pela imuno-histoquímica. O RNA viral não foi encontrado na imuno-histoquímica em animais antígeno-negativo ou em cães vacinados, sugerindo que a vacinação não causa resultados falso-positivos.

A degradação autolítica do RNA viral causada por RNAases endógenas deve ser considerada na possibilidade de resultado falso-negativo. No entanto, soro e sangue periférico não são amostras boas para a detecção do vírus da cinomose pelo RT-PCR quando o cão apresenta apenas distúrbios neurológicos sem envolvimento sistêmico da doença. A baixa celularidade do LCR pode ser insuficiente para a preparação da amostra, que pode causar um inadequado isolamento do RNA viral. Da mesma maneira, a urina diluída de cães em tratamento com fluidoterapia pode levar a falso-negativo pela baixa celularidade.

A maior vantagem da PCR em tempo real é a habilidade de quantificar partículas virais em amostras clínicas, ao contrário do RT-PCR convencional, que é uma análise qualitativa. Alta carga viral foi demonstrada em tecidos linfoides, como tonsilas, baço, linfonodos mesentéricos, vísceras, e na urina. No SNC, foi encontrada alta concentração viral no lobo frontal, indicando esta área como sensível para diagnóstico. Esse tipo de método não é muito utilizado na rotina clínica, porém é de extrema importância na pesquisa.

Diferentes amostras podem ser utilizadas para o diagnóstico molecular pela RT-PCR, incluindo sangue periférico, *swab* conjuntival, secreção nasal, urina, LCR, *swab* vaginal, além de tecidos pulmonares, gastrintestinais e urinários. Na rotina de atendimento ambulatorial de Enfermidades Infecciosas dos Animais da FMVZ/Unesp, Botucatu, SP, estudo recente com animais acometidos por cinomose revelou que a maior dificuldade do uso do *swab* conjuntival é a baixa sensibilidade da técnica de amostragem, já que pode acusar resultados falso-negativos pela baixa celularidade.

O *nested* PCR para diagnóstico da referida enfermidade vem sendo empregado nas amostras que apresentam baixa celularidade e podem levar ao falso-negativo na RT-PCR. A efetividade da técnica foi demonstrada em amostras clínicas incluindo sangue, urina, *swab* nasal e saliva. O *nested* PCR tem se mostrado adequado para detecção do vírus da cinomose em amostras clínicas, com alta sensibilidade e consistência no desempenho laboratorial. Comparado ao RT-PCR, mostrou positividade relevante em todas as amostras testadas.

Alguns autores demonstraram que o resultado tanto da RT-PCR quanto da reação de imunofluorescência direta foram positivos em cães poucos dias após a vacinação com vacina de vírus da cinomose vivo modificado. Portanto, o tempo mínimo entre a vacinação e o exame em cães doentes deve ser de 6 semanas para evitar os resultados falso-positivos. No mesmo estudo, a sensibilidade da imunofluorescência foi 50% menor que o *nested* PCR. Contudo, RT-PCR combinado com o *nested* PCR mostrou-se mais específico e sensível para diagnóstico *antemortem* da cinomose, especialmente nas formas subagudas e crônicas, quando o vírus não se encontra mais em mucosas e membranas, enquanto a reação de imunofluorescência foi negativa.

Imunofluorescência direta

O diagnóstico rotineiro do vírus da cinomose pela imunofluorescência usando anticorpos policlonais ou monoclonais é válido para várias amostras, incluindo *swab* conjuntival, nasal e vaginal. Esse teste não é sensível e só detecta o antígeno viral em infecções com 3 semanas, quando o vírus está presente em células epiteliais.

Imunoensaio cromatográfico para detecção do antígeno

Atualmente, o diagnóstico da cinomose, principalmente na fase sistêmica da doença, pode ser realizado de modo rápido e específico pelo método de imunoensaio cromatográfico, que detecta qualitativamente o antígeno do vírus da cinomose em mucosa nasal, saliva, conjuntiva, urina, soro e plasma. Os resultados divulgados pelo fabricante atingem 98,8% de sensibilidade e 97,7% de especificidade, não causando reação cruzada com outras infecções (Antigen Rapid CDV Ag Test Kit®, Bioesay©, Belo Horizonte, Minas Gerais, Brasil). A maior desvantagem desse teste é a possibilidade de falso-negativo, já que a amostra selecionada pode não conter o antígeno, sendo esta evidência encontrada quando relacionada com a fase da enfermidade, ocorrendo comumente na fase neurológica. No entanto, esse método não detecta o vírus vacinal, pela baixa titulação nas vacinas, do 1º ao 14º dia após a vacinação (Antigen Rapid CDV Ag Test Kit®, Bioesay©, Belo Horizonte, Minas Gerais, Brasil).

Imunoensaio cromatográfico para detecção de anticorpos contra o vírus da cinomose

É um método que realiza a detecção qualitativa de anticorpos IgG contra o vírus da cinomose em sangue, soro e plasma. Esse método tem as mesmas desvantagens de um método sorológico, podendo acusar reações inespecíficas em animais que já entraram em contato com o vírus, em animais vacinados ou imunossuprimidos. O teste disponível comercialmente no Brasil detecta os anticorpos de maneira semiquantitativa, tendo como resultado titulação alta, média e baixa. O representante comercial garante sensibilidade e especificidade de 100% (Antigen Rapid CDV Ab Test Kit®, Bioesay©, Belo Horizonte, Minas Gerais, Brasil).

Achados anatomopatológicos

No sistema respiratório, pode ser detectado um exsudato purulento ou catarral nas mucosas nasal e faríngea. Macroscopicamente, observam-se pneumonia em fase de hepatização vermelha ou cinzenta, consolidação pulmonar e pleuris (Figura 51.11).

Nas secções microscópicas, com frequência são observados corpúsculos de inclusão citoplasmáticos e intranucleares nas células associadas ao exsudato. No pulmão, as lesões podem se manifestar por broncopneumonia purulenta, com brônquios e alvéolos adjacentes repletos de neutrófilos, mucina e debris teciduais. O exsudato pode conter sangue, neutrófilos e células mononucleares que revestem as paredes alveolares. Em alguns casos, formam células gigantes multinucleadas no revestimento brônquico, nos septos alveolares e livremente nos alvéolos. São encontradas inclusões citoplasmáticas e, menos frequentemente, intranucleares nessas células gigantes, em células mononucleares e nas células epiteliais dos brônquios e bronquíolos. As lesões no pulmão são caracterizadas por bronquiolite necrosante, necrose em pneumócitos do tipo II, pneumonia intersticial e broncopneumonia supurativa. Em virtude da imunossupressão causada pelo vírus, é possível ocorrer coinfecções com as bactérias *Bordetella bronchiseptica*, *Staphylococcus* spp., *Streptococcus* spp., *Klebsiella pneumoniae* e *Escherichia coli*.

Na pele, particularmente no abdome, podem ocorrer dermatite vesicular e pustular. As vesículas e pústulas estão confinadas à camada de Malpighi da epiderme, mas é comum alguma congestão da derme subjacente, com infiltração ocasional por linfócitos. Corpúsculos de inclusão nucleares ou citoplasmáticos podem estar presentes no interior das células epiteliais, especialmente as das glândulas sebáceas. Nos coxins plantares, a intensa proliferação da camada de queratina da epiderme resulta em uma lesão clinicamente identificável e característica.

O epitélio do trato urinário, particularmente da pelve renal e da vesícula urinária, pode conter vasos congestos e corpúsculos de inclusão citoplasmáticos ou intranucleares. No serviço ambulatorial de Enfermidades Infecciosas dos Animais da FMVZ/Unesp, Botucatu, SP, cerca de 90% dos cães infectados pelo vírus da cinomose, submetidos à necropsia, apresentam a parede da vesícula urinária espessa e eritematosa (Figura 51.12), demonstrando sinais de cistite viral.

O estômago e os intestinos podem conter grande número de inclusões citoplasmáticas e intranucleares no epitélio de revestimento.

No intestino grosso, há excesso de exsudato mucoso, podendo demonstrar congestão e infiltração de linfócitos na lâmina própria.

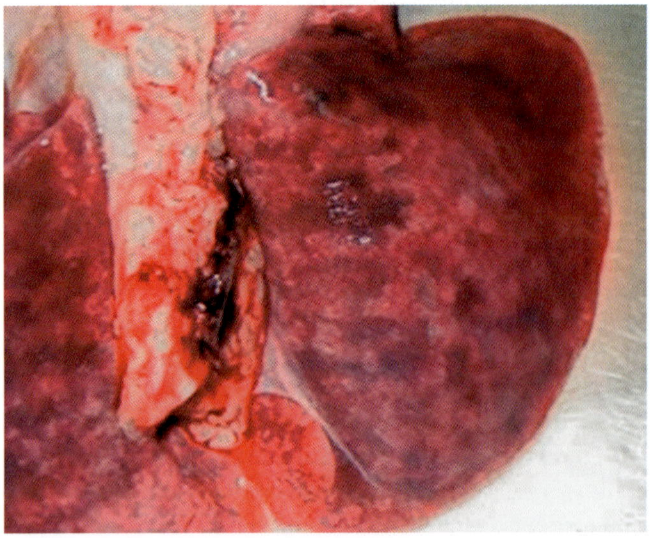

Figura 51.11 Lobo pulmonar de cão com cinomose apresentando pneumonia em fase de hepatização vermelha e pleuris.

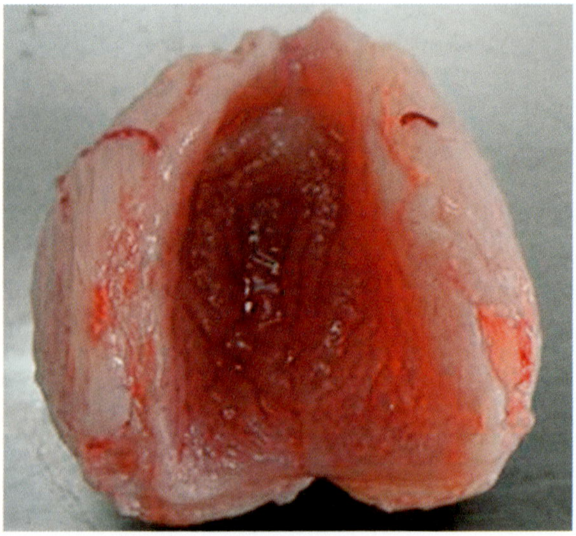

Figura 51.12 Vesícula urinária de cão com cinomose. Notar congestão e marcado espessamento da parede.

Macroscopicamente, o encéfalo apresenta edema e congestão de vasos, e as meninges podem estar espessas e hemorrágicas (Figura 51.13). No entanto, é possível que alguns animais com sinais neurológicos apresentem essas alterações macroscópicas à necropsia, reforçando a melhor eficácia dos exames microscópicos no diagnóstico.

No SNC, a substância branca subcortical do cérebro está habitualmente preservada e as lesões caracterizam-se por áreas de destruição com nítida delimitação, particularmente nos tratos mielinizados. Grande número de micróglias, astrócitos e linfócitos é encontrado nos espaços de Virchow-Robin em torno dos vasos e está associado ao aspecto esponjoso da camada branca. Ocasionalmente, células *gitter* estão reunidas em torno de áreas de necrose na substância branca. Essas grandes células fagocitárias são originadas da micróglia e têm citoplasma distendido com grânulos de lipídios, características de algumas lesões cerebrais com danos mielínicos. Inclusões intranucleares no interior dos astrócitos multinucleados e micróglias constituem um achado característico dessa lesão. É possível observar também inclusões intranucleares no interior de células da superfície ependimal. No entanto, raramente podem ser detectados nos neurônios corpúsculos de inclusão citoplasmáticos ou nucleares.

A característica microscópica mais notável da infecção viral no SNC é o aparente aumento de capilares. Essa alteração pode ser resultante da neovascularização ou, mais provavelmente, da distensão e da congestão de vasos sanguíneos e da perda do parênquima circundante, o que leva a vascularização a assumir um aspecto mais saliente.

Estudos com imuno-histoquímica têm referido que as lesões no cérebro de cães infectados são desmielinização e infiltrado de células gliais no cerebelo, nos pedúnculos cerebelares e no tronco encefálico. O antígeno viral pode estar presente nas camadas cinzenta e branca e no canal central da medula espinal.

Na cinomose aguda, lesões na camada branca são caracterizadas por alterações vacuolares, moderada microgliose e uma vasta inflamação mononuclear perivascular. As alterações subagudas são caracterizadas pelo aparecimento de moderada a grave desmielinização, malácia com infiltrado de células *gitter*, com variadas hipertrofias e hiperplasias de astrócitos, com poucos astrócitos e gemistócitos multinucleados e um mínimo a grave infiltrado linfoplasmático nos espaços perivasculares. As lesões crônicas são caracterizadas por uma ampla e densa proliferação de astrócitos e desmielinização com ou sem infiltrado linfoplasmático nos espaços perivasculares.

Por técnicas de imuno-histoquímica, o antígeno viral foi encontrado predominantemente na camada cinzenta do cerebelo, menos frequentemente no cérebro e na camada branca do cerebelo. O antígeno foi observado em astrócitos e neurônios, sendo também detectado em endotélio vascular, células da meninge e linfócitos.

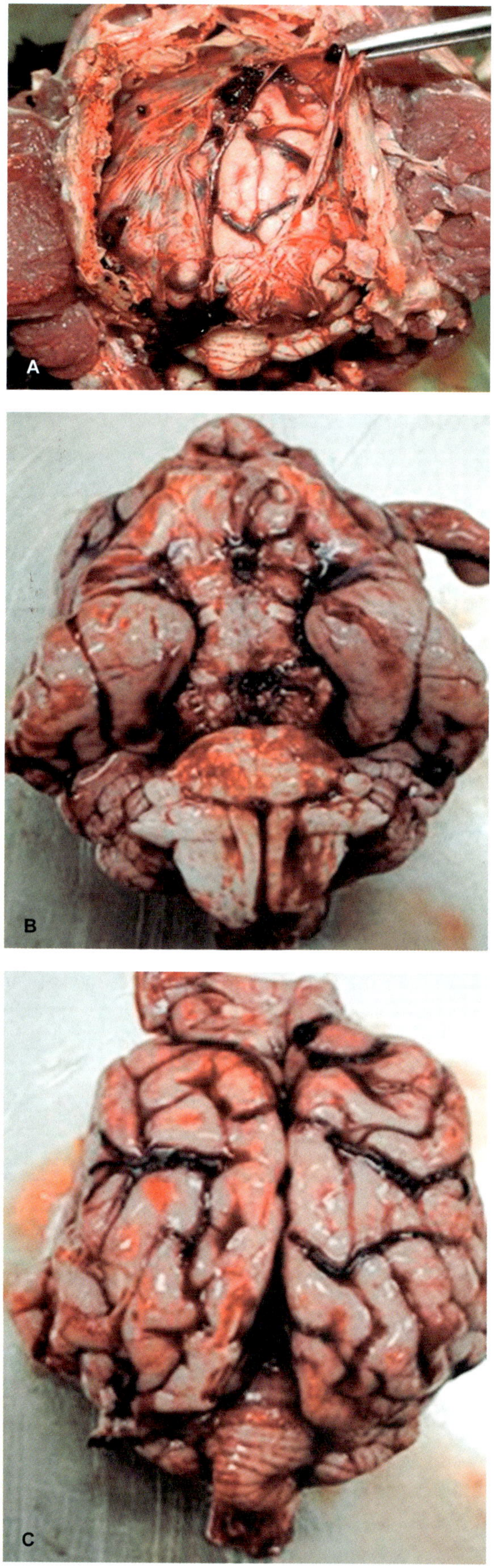

Figura 51.13 Lesões *post mortem* em cão com cinomose em fase neurológica. **A.** Congestão e hemorragias na dura-máter. Intensa congestão venosa cerebral. **B.** Visão ventral. **C.** Visão dorsal.

Também ocorrem alterações degenerativas nos neurônios, aparentemente resultantes da invasão primária viral e de lesões retrógradas secundárias à lesão no axônio. Ocorrem picnose, cromatólise, gliose e neuronofagia. Na maioria dos casos, pode estar presente uma leptomeningite, principalmente caracterizada pela infiltração de linfócitos.

Na retina, ocorrem congestão, edema, formação de manguitos perivasculares com linfócitos, degeneração de células ganglionares e gliose. Também podem estar presentes neurite do nervo óptico acompanhada de desmielinização e gliose. Estão presentes inclusões intranucleares na glia da retina e do nervo óptico. As lesões conduzem à atrofia retinal de todas as camadas. Também ocorrem tumefação e proliferação do epitélio pigmentar da retina, além de uveíte anterior, caracterizada pela infiltração de células mononucleares com células gigantes multinucleadas.

Na encefalite do cão velho, a lesão mais marcante no SNC é formação de manguitos perivasculares, quase exclusivamente por populações de linfócitos. Os manguitos, que são muito espessos, estão presentes tanto na substância cinzenta como na substância branca. Podem ocorrer desmielinização focal e necrose disseminada dos neurônios. São encontrados corpúsculos de inclusão intranucleares nas células gliais e nos neurônios.

A imuno-histoquímica é mais sensível na detecção de corpúsculos de inclusão, se comparada à histopatologia. Assim, recomenda-se que a imuno-histoquímica seja um complemento do diagnóstico histopatológico da cinomose em animais.

Diagnóstico diferencial

Em razão dos sinais clínicos pouco específicos ou da clínica polimorfa, diferentes causas infecciosas ou não devem ser consideradas no diagnóstico diferencial da cinomose (Tabela 51.1).

Tabela 51.1 Principais causas de diagnóstico diferencial da cinomose em cães.

Gastrenterite	Verminose (*Ancylostoma caninum, Toxocara canis*) *Isospora caninum* Parvovirose Coronavirose Gastrenterites bacterianas (*Escherichia coli, Salmonella* spp.)
Pneumonia	Traqueobronquite infecciosa canina (*Bordetella bronchiseptica*) Broncopneumonia bacteriana Influenza canina
Sinais neurológicos	Toxoplasmose Neosporose Meningoencefalomielite granulomatosa e necrosante Listeriose Doenças degenerativas de discos intervertebrais Meningoencefalomielite bacteriana Tumores cerebrais primários (tumor de células ependimárias) Tumores cerebrais metastáticos

➤ Tratamento

Ainda não está disponível protocolo de tratamento específico e efetivo para cinomose. Dessa maneira, recomenda-se o tratamento sintomático, tornando a cinomose uma das doenças mais preocupantes na infectologia veterinária.

Nutrição e hidratação

Alimentação, hidratação e medicamentos orais devem ser suspensos. Caso haja vômito e diarreia, são recomendados antieméticos parenterais, como o cloridrato de metoclopramida (0,2 a 0,5 mg/kg, a cada 6 ou 8 h, por via subcutânea ou intramuscular).

A hidratação é necessária em alguns animais. Deve ser realizada com solução de Ringer, visando a repor volume de líquido e, ao mesmo tempo, manter o equilíbrio eletrolítico. Em geral, é necessário repor 5% do peso animal, a cada 12 h, caso esteja muito desidratado. Recomenda-se adicionar 2,5 a 5% de glicose ao Ringer. Em animais anoréxicos, administrar glicose a 25% por via intravenosa, 2 vezes/dia, na dose de 5 mg/kg.

Antimicrobianos

Em razão do estado de imunossupressão induzido pelo vírus da cinomose na maioria dos cães, há risco de infecções secundárias, de modo que os antimicrobianos são recomendados em quase todos os casos.

Animais com infecção no trato respiratório superior ou pneumonia (frequentemente causadas por complicações bacterianas secundárias) devem ser tratados com antimicrobianos de amplo espectro. A terapia antimicrobiana pode ser alterada com base no antibiograma, realizado após o cultivo de lavado transtraqueal e o isolamento bacteriano, ou quando não há resposta ao antimicrobiano de escolha (Tabela 51.2). Essa terapia antimicrobiana pode ter períodos diferenciados para sua utilização, porém o mínimo deve ser de 7 dias. São indicados também expectorantes ou nebulização.

Nos casos de enterite, também devem ser utilizados antimicrobianos de amplo espectro e com boa distribuição no organismo, já que o paciente costuma apresentar imunossupressão.

Anticonvulsivantes

Os episódios convulsivos são comuns nos casos de cinomose em cães com lesões neurológicas. Os anticonvulsivantes como o fenobarbital são recomendados na dose de 2,5 mg/kg pelas vias intravenosa, intramuscular ou oral, a cada 12 h. Nas crises convulsivas, podem-se utilizar os benzodiazepínicos na dose de 1 a 2 mg/kg por via retal ou 0,5 a 1 mg/kg por via intravenosa. Nas convulsões parciais ou focais, pode-se utilizar a carbamazepina na dose de 200 a 400 mg/animal.

Tabela 51.2 Principais antimicrobianos de amplo espectro recomendados no tratamento da pneumonia e/ou diarreia em cães com cinomose.

Antimicrobianos	Dose	Via e intervalo de administração
Amoxicilina-ácido clavulânico	20 mg/kg	VO/8 h
Cloranfenicol	50 mg/kg	IV, SC, IM, VO/8 h
Azitromicina	10 mg/kg	VO/24 h
Levofloxacino	10 mg/kg	VO, IV/24 h
Ceftiofur	7,5 mg/kg	SC, IM/24 h
Ceftriaxona	25 mg/kg	IV, SC, IM/24 h
Ciprofloxacino	10 mg/kg	IV, VO/12 h
Enrofloxacino	7,5 mg/kg	SC, IM, VO/24 h

IM = intramuscular; IV = intravenoso; SC = subcutâneo; VO = via oral.

Corticosteroides

Corticosteroides como a dexametasona, na dose de 2,2 mg/kg, por via intravenosa, podem ser utilizados com base na imunopatologia das lesões neuronais e para reduzir o edema cerebral, mantendo a terapia com doses anti-inflamatórias. A imunossupressão causada pelos esteroides é a principal desvantagem, porque a resposta inflamatória é responsável pela retirada do vírus do organismo. A prednisona tem sido o glicocorticoide de primeira escolha na rotina de atendimento do serviço de Enfermidades Infecciosas dos Animais da FMVZ/Unesp, Botucatu, SP. Este fármaco é utilizado com cautela na dose de 0,5 mg/kg, a cada 12 h, por via oral, durante 7 dias, seguido de redução nas semanas subsequentes.

A terapia com glicocorticoides com dosagens anti-inflamatórias pode apresentar sucesso no controle na dilatação pupilar causada pela neurite óptica ou de alguns sinais associados à inflamação crônica da encefalite. Portanto, apenas são utilizados em animais que apresentam um quadro clínico estável e sem imunossupressão. No entanto, os glicocorticoides devem ser evitados em filhotes.

Complexos vitamínicos

Como os macrófagos e seus produtos (especialmente radicais livres de oxigênio) são importantes na indução da destruição do tecido nervoso na cinomose, antioxidantes como vitaminas E e C podem ser utilizados como auxiliares no tratamento de animais com sinais neurológicos.

A vitamina A pode ser utilizada na proteção e regeneração de epitélios. A vitamina C também apresenta ação como fator trófico dos tecidos mesenquimais, do reticuloendotélio e indiretamente do sistema imunopoiético. Vitaminas do complexo B são regeneradoras da fisiologia nervosa, para antialgia e mielopoiese, e estimulantes de apetite.

Soro hiperimune

A administração de soro hiperimune específico (gamaglobulinas específicas) deve ser realizada somente uma vez, distribuindo-o em vários locais por via subcutânea, visando à soroneutralização de partículas virais circulantes. O soro homólogo permanece ativo no animal por 15 a 30 dias, baixando o título gradativamente, seja por soroneutralização (formando complexos antígeno-anticorpo) ou por metabolização e eliminação progressiva. Em geral, os soros hiperimunes comercializados no Brasil indicam a dose de 5 mℓ/kg de peso vivo. Assim, deve-se estimar a dose para obter um possível excesso de anticorpos soroneutralizantes, evitando subdosagens.

O soro hiperimune é indicado principalmente para filhotes sem sinais neurológicos, ou animais que entraram em contato com cães sintomáticos, mas que não apresentem sinais clínicos e ainda não foram vacinados. Em animais adultos imunizados quando jovens, é preferível revacinar em vez de utilizar o soro hiperimune.

No entanto, quando há alterações do sistema nervoso, o soro hiperimune não impede o avanço da doença, pois apenas neutraliza os vírus circulantes, não atuando sobre as partículas virais que ultrapassaram a barreira hematencefálica.

Terapias antivirais

Alguns antivirais estão sendo utilizados experimentalmente no tratamento, por causa de resultados favoráveis em estudos clínicos *in vitro*.

A ribavirina tem sido estudada como um fármaco de escolha. É um antiviral, análogo à guanosina, inibidor da replicação *in vitro* de alguns RNA e DNA-vírus, incluindo herpesvírus, poxvírus, influenzavírus, parainfluenzavírus, reovírus, togavírus, paramixovírus e tumor RNA-vírus *in vivo*. O espectro antiviral é restrito, com ação contra herpesvírus, influenza, parainfluenza, paramixovírus do sarampo e adenovírus. Todos os paramixovírus são sensíveis à ribavirina, sendo o vírus do sarampo o mais sensível.

Em estudo *in vitro* publicado em 2007, a ribavirina mostrou-se altamente efetiva em prevenir a replicação do vírus da cinomose *in vitro* em baixas concentrações (6,5 a 12,5 mcg/mℓ), similar à descrita para a inibição do vírus do sarampo.

A administração da ribavirina em animais naturalmente infectados pelo vírus da cinomose foi realizada primeiro pelo serviço de Enfermidades Infecciosas dos Animais da FMVZ/Unesp, Botucatu, SP, que demonstrou que houve aumento na sobrevida dos animais que apresentavam a fase inicial dos sinais neurológicos da cinomose. O estudo utilizou a dose de 30 mg/kg, por via oral, a cada 24 h, durante 15 dias, verificando leucopenia e linfopenia após 15 dias de administração do fármaco. Quando associada ao dimetil-sulfóxido (DMSO), a ribavirina teve melhores resultados, com uma redução do processo inflamatório no LCR dos animais doentes.

A ribavirina apresentou efeito colateral causando anemia quando foi associada à prednisona no tratamento de cães naturalmente infectados com o vírus da cinomose.

O DMSO teve um papel importante nessa associação, minimizando esses efeitos colaterais. No entanto, novos estudos devem ser realizados para avaliar outros aspectos do uso do fármaco no tratamento da cinomose em cães.

Outras medidas terapêuticas

Na encefalite multifocal progressiva causadora de semicoma e incapacitação, a eutanásia é recomendada, adotando os preceitos éticos para tal prática e após o consentimento e a orientação do proprietário da gravidade dos sinais clínicos.

A mioclonia sempre foi considerada intratável e irreversível. Porém, tratamentos alternativos, como acupuntura, têm mostrado resultados positivos na redução da intensidade desses sinais. Ocasionalmente, casos com intensa mioclonia em vários grupos musculares, que pode incapacitar o animal de se alimentar e mesmo andar, podem resultar em eutanásia. Alguns animais podem desenvolver mudança de comportamento que leva à automutilação (podendo estar associado às mioclonias), levando, muitas vezes, à indicação de eutanásia nesses casos. É importante ressaltar que tratamentos alternativos como acupuntura e fisioterapia devem ser colocados como opção antes desse procedimento.

➤ Prognóstico

O prognóstico é reservado em animais que não apresentam sinais neurológicos, pois, com o tratamento de suporte, podem sobreviver e não desenvolver lesões neurológicas. Nos animais que desenvolvem a encefalite, o prognóstico é reservado a desfavorável, pois somente alguns animais respondem ao tratamento. No entanto, a maioria dos animais que desenvolve a encefalite evolui para óbito ou apresenta sequelas irreversíveis.

➤ Profilaxia e controle

Medidas gerais

Os anticorpos maternos contra o vírus da cinomose são transmitidos por via uterina e pelo colostro, sendo responsável pela proteção dos filhotes recém-nascidos. Esses anticorpos geralmente declinam entre 12 e 14 semanas de idade. Portanto, a vacinação deve ser iniciada entre 6 e 8 semanas de idade. No caso de filhotes que perderam a mãe no parto e não receberam o colostro, recomenda-se aplicar o soro hiperimune no primeiro dia (4 a 6 mℓ/kg), podendo repetir o soro 30 dias após, ou optar pela vacinação com vacina monovalente.

Após infecção natural, a imunidade adquirida pode perdurar por anos. Essa proteção pode falhar quando o animal for exposto a uma cepa extremamente virulenta, a alto título viral, a condição de estresse e/ou imunossupressão. Nesse caso, recomenda-se a vacinação anual mesmo em cães que tiveram a infecção natural.

O vírus da cinomose é extremamente sensível aos desinfetantes comuns, lembrando-se sempre de respeitar o tempo de exposição ao desinfetante. Lugares arejados e com luz solar direta permitem a inativação do vírus. Os fômites (utensílios de uso comum) podem ser submetidos a desinfetantes para evitar a contaminação de um animal para outro.

Cães que potencialmente podem ser infectados devem ser separados de cães saudáveis, mesmo não apresentando sinais clínicos. Os animais doentes devem ser internados como medida de segurança para reduzir a exposição de outros cães ao vírus, que será eliminado em grandes quantidades em secreções respiratórias no período de 1 a 2 semanas após o início dos sinais clínicos.

Medidas específicas

Na década de 1950, o vírus da cinomose foi cultivado pela primeira vez em células e foi atenuado como vírus vacinal para produção de vacinas com vírus vivo modificado. Vacinas produzidas com as amostras do vírus da cinomose, isoladas de cães naturalmente infectados, como as amostras Snyder Hill, Rockborn, Onderstepoort, adequadamente atenuadas em culturas de células, são eficientes em induzir imunidade nos animais vacinados, protegendo-os contra a infecção natural. Essas cepas atualmente são consideradas "velhas", conhecidas como "old CDV", enquanto as amostras novas, chamadas de "new CDV", foram isoladas nas últimas décadas em várias partes do mundo. Essas amostras novas contêm o gene e a proteína H com características diferentes.

A atual estratégia vacinal é baseada em múltiplas doses de vacina, administradas em intervalos de 3 a 4 semanas, por conta das dificuldades de mensurar os títulos de anticorpos do filhote rotineiramente. Após a administração da primeira dose de vacina, os cães já apresentam títulos de anticorpos em níveis protetores e, após a revacinação anual, os títulos perduram por mais de 12 meses. No entanto, em países onde a cinomose é endêmica, como no Brasil, é importante a revacinação anual de todos os cães.

Atualmente, a vacina utilizada é polivalente, administrada por via subcutânea ou intramuscular. Em filhotes que receberam colostro, deve ser iniciada com cerca de 60 dias de idade. Em filhotes que não receberam colostro ou não se conhece o histórico vacinal da mãe, a vacinação contra a cinomose deve ser iniciada mais precocemente, aos 45 dias de idade.

Em canis comerciais, é interessante vacinar anualmente todas as reprodutoras, visando à proteção dos filhotes.

Outra medida preventiva é a vacinação de cães cujo histórico vacinal é desconhecido 30 dias antes de introduzi-los em ambiente potencialmente contaminado. Nesse caso, se o cão for adulto, duas doses da vacina são suficientes para conferir imunidade adequada. Caso seja filhote (até 1 ano de idade), realizar as três doses como descrito anteriormente.

Vacinas

As vacinas inativadas contra o vírus da cinomose conferem baixa proteção em cães e têm sido descontinuadas pela maioria das empresas de imunógenos. No entanto, têm sido utilizadas em animais silvestres e selvagens suscetíveis a reações vacinais com amostras atenuadas.

Recentemente, a epidemiologia molecular tem sido utilizada para traçar a origem das amostras virais e investigar a dinâmica de circulação viral em animais suscetíveis. Foi descrito que a variação de aminoácidos entre as linhagens do vírus da cinomose foi maior que 4%. A maior variação (> 8%) foi observada entre as cepas de América-1, usadas no desenvolvimento de vacinas vivas modificadas atualmente comercializadas, e em todos os outros genótipos do vírus da cinomose. A partir da demonstração da variação antigênica, pode-se questionar a efetividade das vacinas utilizadas nos cães, que conferem proteção efetiva somente após administrações repetidas. É possível que a substituição de aminoácidos em certas porções da proteína H de cepas circulantes, ou seja, mutações na sua estrutura, pode determinar falha na resposta de anticorpos maternais em filhotes não vacinados.

As falhas vacinais podem ser geradas por múltiplos fatores, como interferência de anticorpos transmitidos passivamente, falhas individuais na resposta imune, qualidade, conservação e variabilidade antigênica do imunógeno e infecção anterior à vacinação.

No final dos anos 1990, epidemias de cinomose ocorreram em cães vacinados e a análise molecular do vírus isolado mostrou-se diferente das cepas vacinais. Esses achados sugerem a ineficácia das vacinas atuais contra o vírus da cinomose. Recentemente, tem-se desenvolvido novas vacinas contra a cinomose usando subunidades vacinais ou vacinas de DNA. Entretanto, a evolução da resposta por linfócitos T citotóxicos pode ser indispensável para confirmar a eficácia da vacina *in vivo*. A vacina de DNA pode induzir a produção de altos níveis de anticorpos neutralizantes e uma completa proteção contra o vírus da cinomose no hospedeiro natural.

As vacinas de vírus vivo atenuado induzem boa resposta em cães, porém podem induzir infecção virulenta em outras espécies. O gene da proteína H, quando aplicado no músculo, pode produzir anticorpos IgG1. Curiosamente, o DNA da proteína F produz resposta de IgG1 e IgG2a. Por isso, a vacina de DNA pode ser eficaz na estratégia vacinal de animais selvagens.

A maior desvantagem da vacina recombinante é a sua pequena duração da imunidade quando comparada com a vacina de vírus vivo atenuado convencional.

Em 1987, Max Appel referiu que "a erradicação do vírus da cinomose, como vem sendo sugerido pelos relatos com o vírus do sarampo em humanos, pode ser desejável, mas não será possível. Várias espécies de carnívoros selvagens que são suscetíveis ao vírus da cinomose representam uma constante fonte de infecção junto aos cães doentes que não foram apropriadamente vacinados".

Saúde Pública

A reação cruzada imunológica entre os vírus do sarampo e da cinomose foi descrita pela primeira vez em 1957. No mesmo ano, Polding *et al.* apresentaram evidências da relação imunológica entre a cinomose e a peste dos ruminantes. Em 1953, o soro e a gamaglobulina de um adulto humano apresentaram anticorpos específicos neutralizantes para o vírus da cinomose. Alterações citopáticas produzidas pelo vírus da cinomose em culturas celulares de fígado de cão eram semelhantes às causadas pelo vírus do sarampo. Em 1979, foi relatada por Stephenson e Meulen a relação antigênica entre os vírus do sarampo e da cinomose pela comparação entre a resposta imune de humanos e animais. As análises comparativas do polipeptídio L do vírus do sarampo e do vírus da cinomose mostravam reação cruzada antigênica. Essa reação cruzada entre os anticorpos contra cinomose e sarampo sugere cautela nas interpretações dos estudos epidemiológicos.

A esclerose múltipla e a panencefalite esclerosante subaguda (SSPE) são enfermidades de humanos, sendo a SSPE causada por uma infecção latente pelo vírus do sarampo. No entanto, ambas têm mecanismos imunológicos interferindo na sua progressão, assim como acontece na encefalite crônica de cinomose em cães. Alguns mecanismos de destruição do tecido nervoso pelo sistema imune servem como modelo experimental para muitos estudos, particularmente nos casos de desmielinização crônica com produção de anticorpos antimielina.

Poucos estudos mencionam a presença do antígeno do vírus da cinomose ou do RNA viral na medula óssea e suas lesões em cães infectados. Contudo, o RNA do vírus da cinomose tem sido demonstrado na doença de Paget em tecidos da medula óssea em humanos. Em cães, observa-se uma osteoesclerose de metáfises em 42% dos cães infectados com o vírus. Essa lesão foi encontrada em metáfises de úmero, rádio, ulna, fêmur, tíbia e fíbula, com aumento da densidade medular. As lesões variam de moderada a grave e são encontradas em animais com sintomatologia sistêmica ou neurológica.

Bibliografia

Alves CM, Vasconcelos AC, Martins AS, Puerto HL, Santos FGA, Nunes JES *et al.* Morphometric analysis of the thymus of pupies infected with the Snyder Hill strain of canine distemper virus. Arq Bras Med Vet Zootec. 2006;58(4):472-9.

Barrett T. Morbillivirus infections, with special emphasis on Morbillivirus of carnivores. Vet Microbiol. 1999;69:3-13.

Baumgärtner W, Boyce RW, Alldinger S, Axthelm MK, Weisbrode SE, Krakowka S *et al.* Metaphyseal bone lesions in young dogs with systemic canine distemper virus infection. Vet Microbiol. 1995;44:201-9.

Beineke A, Puff C, Seehusen F, Baumgärtner W. Pathogenesis and immunopathology of systemic and nervous canine distemper. Vet Immunol Immunopathol. 2009;127:1-18.

Biazzono L, Hagiwara MK, Corrêa AR. Avaliação da resposta imune humoral em cães jovens imunizados contra a cinomose com vacina de vírus atenuado. Braz J Vet Res An Sci. 2001;38(5):245-50.

Böhm M, Thompson H, Weir A, Hasted AM, Maxwell NS, Herrtage ME. Serum antibody titers to canine parvovirus, adenovirus and distemper virus in dog in the UK which had not been vaccinated for at least three years. Vet Rec. 2004;154:457-63.

Budaszewskia RB, Pinto LB, Weber MN, Caldart ET, Alves CD, Martella V *et al.* Genotyping of canine distemper virus strains circulating in Brazil from 2008 to 2012. Virus Res. 2014;180:76-83.

Bürge T, Griot C, Vandevelde M, Peterhans E. Antiviral antibodies stimulate production of reactive oxygen species in cultured canine brain cells infected with canine distemper virus. J Virol. 1989;63(6):2790-7.

Cherpillod P, Tipold A, Griot-Wenk M, Cardozo C, Schmid I, Fatzer R *et al.* DNA vaccine encoding nucleocapsid and surface proteins of wild type canine distemper virus protects its natural host against distemper. Vaccine. 2000;18(26):2927-36.

Corrêa CNM. Cinomose. In: Corrêa WM, Corrêa CNM, editores. Enfermidades infecciosas dos mamíferos domésticos. Rio de Janeiro: Medsi; 1992. p. 655-70.

Dahl L, Jensen TH, Gottschalck E, Karlskov-Mortensen P, Jensen TD, Nielsen L *et al.* Immunization with plasmid DNA encoding the hemagglutinin and the nucleoprotein confers robust protection against a lethal canine distemper virus challenge. Vaccine. 2004;22:3642-8.

Damián M, Morales E, Salas G, Trigo FJ. Immunohistochemical detection of antigens of distemper, adenovirus and parainfluenza viruses in domestic dogs with pneumonia. J Comp Pathol. 2005;133:289-93.

Elia G, Belloli C, Cirone F, Lucente MS, Caruso M, Martella V *et al.* In vitro efficacy of ribavirin against canine distemper virus. Antiviral Res. 2008;77:108-13.

Feitosa MM, Kohayagawa A, Feitosa FLF, Curi PR, Mogami SRK. Avaliação bioquímica do LCR de cães normais e de cães jovens portadores de encefalite por cinomose. Braz J Vet Res An Sci. 1997; 34(2):99-102.

Forsyth M, Kennedy S, Wilson S, Eybatov T, Barrett T. Canine distemper in Capsian seal. Vet Rec. 1998.

Frisk AL, König M, Moritz A, Moritz A, Baumgärtner W. Detection of canine distemper virus nucleoprotein RNA by reverse transcription-PCR using serum, whole blood, and cerebrospinal fluid from dogs with distemper. J Clin Microbiol. 1999;37(11):3634-43.

Gama FGV, Nishimori CT, Sobreira MR, Santana AE. Caracteres físico-químicos e citológicos do líquor de cães em diferentes fases da cinomose. Ciência Rural. 2005;35(3):596-601.

Gebara CMS, Wosiacki SR, Negrão FJ, Alfieri AA, Alfieri AF. Lesões histológicas no sistema nervoso central de cães com encefalite e diagnóstico molecular da infecção pelo vírus da cinomose canina. Arquivo Bras Med Vet Zootec. 2004;56(2):168-174.

Grachev MA, Kumarev VP, Mamev LV, Zorin VL, Baranova LV, Denikina NN *et al.* Distemper virus in Baikal seals. Nature. 1989;338:209.

Greene CE, Vandevelde M. Canine distemper. In: Greene CE. Infectious disease of the dog and cat. 4.ed. St. Louis: Elsevier Saunders; 2012. p. 25-42.

Gröne A, Alldinger S, Baumgärtner W. Interleukin-1β, -6, -12 and tumor necrosis factor-α expression in brains of dogs with canine distemper virus infection. J Neuroimmunol. 2000;110:20-30.

Haas L, Barrett T. Rinderpest and other animal morbilivirus infections: comparative aspects and recent developments. J Vet Med. 1996;43:411-20.

Hayden FG, Douglas RG Jr. Antiviral agents. In: Mandell GL, Douglas RG Jr, Bennett JE, editores. Principles and pratice of infectious disease. New York: Churchill Livingestone; 1990. p. 370-93.

Iwatsuki K, Miyashita N, Yoshida E, Gemma T, Shin YS, Hirayama N *et al.* Molecular and phylogenetic analyses of the haemagglutinin (H) proteins of field isolates of canine distemper virus from naturally infected dogs. J Gen Virol. 1997;78:373-80.

Jones TC, Hunt RD, King NW. Patologia veterinária. Barueri: Manole; 2000. p. 1415.

Józwik A, Frymus T. Comparison of the immunofluorescence assay with RT-PCR and Nested PCR in the diagnosis of canine distemper. Vet Res Commun. 2005;29:347-59.

Kajita M, Katayama H, Murata T, Kai C, Hori M, Ozaki H. Canine distemper virus induce apoptosis through caspase-3 and -8 activation in vero cells. J Vet Med. 2006;53:273-7.

Khuth S, Akaoka H, Pagenstecher A, Verlaeten O, Belin M, Giraudon P *et al.* Morbillivirus infections of the mouse central nervous system induces region-specific upregulation of MMPs and TIMPs correlated to inflammatory cytokine expression. J Virol. 2001;75(17):8268-82.

Kim D, Jeoung SY, Ahn SJ, Lee JH, Pak S, Kwon HM. Comparison of tissue and fluid samples for the early detection of canine distemper virus in experimentally infected dogs. J Vet Med Sci. 2006;68(8):877-9.

Kumagai K, Yamaguchi R, Uchida K, Tateyama S. Lymphoid apoptosis in acute canine distemper. J Vet Med Sci. 2004;66(2)175-81.

Lan NT, Yamaguchi R, Inomata A, Furuya Y, Uchida K, Sugano S *et al.* Comparative analyses of canine distemper viral isolates from clinical cases of canine distemper in vaccinated dogs. Vet Microbiol. 2006;115:32-42.

Latha D, Geetha M, Ramadass P, Narayanan RB. Development of recombinant nucleocapsid protein based IgM-ELISA for the early detection of distemper infections in dogs. Vet Immunol Immunopathol. 2007;119:278-86.

Liang CT, Chueh LL, Pang VF, Zhuo YX, Liang SC, Yu CK *et al.* A nonbiotin polymerized Horseradish-peroxidase method for the immunohistochemical diagnosis of canine distemper. J Comp Pathol. 2007;136:57-64.

Lyons C, Welsh MJ, Thorsen J, Ronal K, Rima BK. Canine distemper virus isolated from a captive seal. Veterinary Record. 1993;132:487-8.

Mangia SH. Avaliação do tratamento experimental de cães naturalmente infectados com o vírus da cinomose na fase neurológica com ribavirina, prednisona e DMSO através da RT-PCR. Botucatu, 2011. 282p. [tese]. Faculdade de Medicina Veterinária e Zootecnia da Universidade Estadual Paulista Campus Botucatu.

Mangia SH. Tratamento experimental de cães naturalmente infectados com o vírus da cinomose na fase neurológica com o uso da Ribavirina e Dimetil-Sulfóxido (DMSO). Botucatu, 2008. 152p. [dissertação]. Faculdade de Medicina Veterinária e Zootecnia da Universidade Estadual Paulista Campus Botucatu.

Mangia SH, Megid J, Martinho APV, Motta RG, Appolinário CM, Salcedo ES *et al.* Avaliação do perfil liquórico de caninos (Canis lupus familiaris) naturalmente infectados com o vírus da cinomose antes e após tratamento com ribavirina (Ribaviron C®). Rev Bra Ciên Vet. 2012;19(2):61-5.

Mangia SH, Moraes LF, Takahira RK, Motta RG, Franco MMJ, Megid J *et al.* Efeitos colaterais do uso da ribavirina, prednisona e DMSO em cães naturalmente infectados pelo vírus da cinomose. Pesq Vet Bras. 2014;34(5).

Mangia SH, Paes AC. Neuropatologia da cinomose. Vet Zoot. 2008; 15(3):416-7.

Markus S, Failing K, Baumgärtner W. Increase expression of pro-inflammatory cytokines and lack of up-regulation of anti-inflammatory cytokines in early distemper CNS lesions. J Neuroimmunol. 2002;125:30-41.

Martella V, Elia G, Lucente MS, Decaro N, Lorusso E, Banyai K *et al.* Genotyping canine distemper virus (CDV) by a heminested multiplex PCR provides a rapid approach for investigation of CDV outbreaks. Vet Microbiol. 2007;122:32-42.

Meertens N, Stoffel MH, Cherpillod P, Wittek R, Vandevelde M, Zurbriggen A. Mechanism of reduction of virus release and cell-cell fusion in persistent canine distemper virus infection. Acta Neuropathol. 2003;106:303-10.

Miao Q, Baumgärtner W, Failing K, Alldinger S. Phase-dependent expression of matrix metalloproteinases and their inhibitors in demyelinating canine distemper encephalitis. Acta Neuropathol. 2003;106:486-94.

Mochizuki M, Motoyoshi M, Maeda K, Kai K. Complement-mediated neutralization of canine distemper virus in vitro: cross-reaction between vaccine Onderstepoort and field KDK-1 strains with different hemagglutinin gene characteristics. Clin Diagn Labo Immunol. 2002;9(4):921-4.

Negrão FJ, Wosiacki SH, Alfieri AA, Alfieri AF. Perfil de restrição de um fragmento do gene da hemaglutinina amplificado pela RT-PCR a partir de estripes vacinais e selvagens do vírus da cinomose canina. Arq Bras Med Vet Zootec. 2006;58(6):1099-106.

Qui W, Zheng Y, Zhang S, Fan Q, Liu H, Zhang F *et al.* Canine distemper outbreak in Rhesus Monkeys, China. Emerg Infect Dis. 2011;17(8):1541-43.

Rudd PA, Cattaneo R, Von Messling V. Canine distemper virus uses both the anterograde and the hematogenous pathway for neuroinvasion. J Virol. 2006;80(19):9361-70.

Saito H, Masuda M, Miura R, Yoneda M, Kai C. Morbillivirus nucleoprotein possesses a novel nuclear localization signal and a CRM1-independent nuclear export signal. Virology. 2006;352:121-30.

Schobesberger M, Summerfield A, Doherr MG, Zurbriggen A, Griot C. Canine distemper virus-induced depletion of uninfected lymphocytes is associated with apoptosis. Vet Immunol Immunopathol. 2005;104:33-44.

Shin YJ, Cho KO, Cho HS, Kang SK, Kim HJ, Kim YH *et al.* Comparison of one-step RT-PCR and nested PCR for the detection of canine distemper virus in clinical samples. Aust Vet J. 2004;82(1-2):83-6.

Silva ING, Guedes MIF, Rocha MFG, Medeiros CMO, Oliveira LC, Moreira OC *et al.* Perfil hematológico e avaliação eletroforética das proteínas séricas de cães com cinomose. Arq Bras Med Vet Zootec. 2005; 57(1):136-9.

Silva LHQ, Morinishi CK, Nunes CM. Diagnóstico diferencial entre raiva e a cinomose em amostras de cérebro de cães examinadas no período de 1998-2001 na região de Araçatuba, SP, Brasil. Arq Inst Biol. 2004;71(3):317-21.

Silva MC, Fighera RA, Brum JS, Graça DL, Kommers GD, Irigoyen LF *et al.* Aspectos clinicopatológicos de 620 casos neurológicos de cinomose em cães. Pesq Vet Bras. 2007;27(5):215-20.

Stein VM, Baumgärtner W, Kreienbrock L, Zurbriggen A, Vandevelde M, Tipold A. Canine microglial cells: stereotypy in immunophenotype and specificity in function? Vet Immunol Immunopathol. 2006;113:277-87.

Stein VM, Czub M, Schreiner N, Moore PF, Vandevelde M, Zurbriggen A *et al.* Microglial cell activation in demyelinating canine distemper lesions. J Neuroimmunol. 2004;153:122-31.

Van Moll P, Alldinger S, Baumgärtner W, Adami M. Distemper in wild carnivores: an epidemiological, histological and immunocytochemical study. Vet Microbiol. 1995;44:193-9.

Vandevelde M, Zurbriggen A. Demyelination in canine distemper virus infection: a review. Acta Neuropathol. 2005; 109:56-68.

Von Messling V, Zimmer G, Herrler G, Haas L, Cattaneo R. The hemagglutinin of canine distemper virus determines tropism and cytopathogenicity. J Virol. 2001;75(14):6418-27.

Von Messling V, Cattaneo R. Amino-terminal precursor sequence modulates canine distemper virus fusion protein function. J Virol. 2002;76(9): 4172-80.

Von Messling V, Milosevic D, Cattaneo R. Tropism illuminated: Lymphocyte-based pathways blazed by lethal morbilivirus through the host immune system. Proc Nat Acad Sci USA. 2004;101(39):4216-21.

Von Messling V, Oezguen N, Zheng Q, Vongpunsawad S, Braun W, Cattaneo R. Nearby clusters of hemagglutinin residues sustain SLAM-Dependent canine distemper virus entry in peripheral blood mononuclear cells. J Virol. 2005;79(9):5857-62.

Wünchmann A, Alldinger S, Kremmer E, Baumgärtner W. Identification of CD4+ and CD8+ T cell subsets and B cells in the brain of dogs with spontaneous acute, subacute, and chronic-demyelinating distemper encephalitis. Vet Immunol Immunopath. 1999;67: 101-16.

Yanagi Y, Takeda M, Ohno S, Seki F. Measles virus receptors and tropism. Jpn J Infect Dis. 2006;59:1-5.

Circovirose Suína 52

Janice Reis Ciacci Zanella e Nelson Morés

Definição

A circovirose suína é reconhecida como um conjunto de síndromes causadas pelo circovírus suíno tipo 2 ou PCV2, vírus patogênico disseminado em rebanhos suínos do mundo todo. A doença é caracterizada por emagrecimento progressivo, anorexia, linfadenopatia, diarreia crônica e dispneia em leitões.

Sinonímias: síndrome multissistêmica do definhamento dos suínos, síndrome da refugagem multissistêmica, síndrome da refugagem pós-desmame.

Histórico

A circovirose suína foi diagnosticada pela primeira vez no Brasil em 2000, no Laboratório de Sanidade da Embrapa Suínos e Aves em Concórdia, SC. Apesar do primeiro registro em 2000, a circovirose suína foi diagnosticada em material biológico de arquivo datado de 1988, sugerindo que a infecção já estava presente no Brasil desde aquela época. Atualmente, é considerada uma doença endêmica em rebanhos suínos brasileiros. Questiona-se por que as doenças associadas ao PCV2 emergiram como a principal doença de importância econômica mundial para a suinocultura. São conhecidas seis manifestações clínicas ou síndromes relacionadas com a circovirose suína, das quais a síndrome multissistêmica do definhamento dos suínos (SMDS) é a mais frequente e bem caracterizada como manifestação clínica da infecção pelo PCV2.

Etiologia

Circovírus pertencem à família *Circoviridae*. São vírus pequenos com aproximadamente 17 nm, não envelopados, icosaédricos. O genoma é composto por DNA circular de fita simples, em torno de 1,76 kb, considerado um dos menores entre vírus animais.

A família dos circovírus em animais é composta atualmente por três membros: o vírus da anemia infecciosa das galinhas, o vírus da doença das penas e bicos dos psitacídeos e o circovírus suíno. Dois circovírus suínos já foram identificados: o circovírus suíno tipo 1 ou PCV1 é contaminante normal de células de rins de suínos (PK-15) e não causa sinais clínicos em suínos; em contraste, o circovírus suíno tipo 2 ou PCV2 tem sido associado à ocorrência da circovirose suína. Uma característica comum dessa família de vírus é a associação de doenças que causam lesões nos tecidos linfoides e a imunossupressão.

As sequências genômicas dos PCV1 e PCV2 se assemelham em menos de 80%. No entanto, análises do genoma de vários isolados de PCV2 da Europa, América do Norte, Sudeste Asiático e do Brasil concluíram que esses vírus são muito semelhantes, em média com 96% de homologia entre os isolados. Nos últimos anos, foram identificadas novas variantes do PCV2 e muitas foram relacionadas com maior patogenicidade, permitindo assim nova classificação do PCV2 em PCV2a, PCV2b e PCV2c. Os vírus PCV2a e PCV2b foram descritos na maior parte dos rebanhos suínos do mundo. Destes, o tipo PCV2c foi descrito somente em algumas regiões da Europa.

No genoma do PCV2, já foram identificadas três fases abertas de leitura (ORF), denominadas ORF1, ORF2 e ORF3. A ORF1 codifica uma proteína, a *Rep*, essencial para replicação do DNA viral, enquanto a ORF2 codifica uma proteína estrutural do capsídio viral, com massa molecular de 30 kDa. A ORF3 codifica uma proteína viral não essencial para replicação, mas com um papel importante na indução de apoptose (morte celular programada), em virtude da ativação de mecanismos das caspases 8 e 3, que induzem a morte celular.

O isolamento viral pode ser realizado em células de linhagem, como PK-15, ST (testículo suíno), SK-6 (rins de suíno). Contudo, o vírus replica preferencialmente naquelas células que estão em proliferação ativa, ou seja, na fase S do ciclo celular. O tratamento e a sincronização de células de cultivo com substâncias indutoras do ciclo celular, como a D-glucosamina, são úteis para se obter um título suficiente para o isolamento viral. O PCV2 não causa efeito citopático nessas células. Assim, é necessário que o isolamento seja comprovado por detecção de antígeno viral com anticorpos contra proteínas virais, utilizando testes como a imunofluorescência ou imunoperoxidase.

Estudos da ocorrência de lesões características de SMDS em suínos inoculados experimentalmente (com a presença de elevadas concentrações de antígeno viral) observaram que a detecção de DNA de PCV2 nas lesões, o isolamento de PCV2 de animais infectados e o desenvolvimento de anticorpos específicos para PCV2 indicaram que PCV2 é o agente de SMDS. Todavia, esses estudos de inoculação experimentais e de reprodução da doença mostraram que as lesões e a manifestação da doença somente ocorrem na presença do vírus, embora sejam mais brandas, pois faltam os cofatores infecciosos e não infecciosos para manifestação do quadro clínico observado no campo. Portanto, o PCV2 é necessário, mas não suficiente para causar a doença, o que sugere que a circovirose é uma doença multifatorial, diferente de outros agentes infecciosos clássicos, como o vírus da doença de Aujeszky e da peste suína clássica.

Epidemiologia

A SMDS foi diagnosticada inicialmente em rebanhos de elevado padrão sanitário no Canadá. Entretanto, os plantéis atingidos podem ser de ciclo completo, unidades produtoras de leitões de tamanhos variados (maiores que 50 matrizes) ou unidades de segundo e terceiro locais de produção, como os crechários e terminadores. Os suínos afetados estão entre 5 e 16 semanas de idade. A mortalidade e a morbidade variam de acordo com a fase em que o surto se inicia e o manejo empregado na criação. Cerca de 50% dos suínos afetados morrem em menos de 8 dias. Entre os que sobrevivem, a maioria evolui para definhamento extremo, sem possibilidade de recuperação. Os poucos que sobrevivem apresentam desempenho produtivo insuficiente.

O principal problema da SMDS é a duração do quadro clínico, que pode persistir por vários meses se medidas de controle adequadas não forem empregadas. Apesar de taxas de mortalidade elevadas, de 60%, terem sido observadas, a mortalidade geralmente permanece inferior a 25%. No entanto, nem todos os rebanhos com a SMDS apresentam essas taxas de mortalidade. Em média, ocorre aumento de três vezes nas taxas de mortalidade da creche e do crescimento-terminação e, em vários rebanhos, essas taxas retornam à normalidade em alguns meses.

Cofatores infecciosos e não infecciosos ou os fatores de risco causadores de estresse, como densidade elevada, variações térmicas acentuadas, frio, ar seco, baixa qualidade do ar e mistura de lotes de leitões com idades diferentes, podem exacerbar os sinais e a gravidade da doença. Nos países onde o vírus da síndrome reprodutiva e respiratória dos suínos (PRRSV) é endêmico, na maioria dos plantéis observa-se coinfecção do PCV2 com o PRRSV e, portanto, a SMDS é mais grave.

No Brasil, o PRRSV ainda não foi identificado e, portanto, não parece ser uma associação importante em rebanhos brasileiros. Contudo, vários outros agentes infecciosos causadores de doença em suínos, como *Haemophilus parasuis*, *Micoplasma hyopneumoniae*, *Mycoplasma suis*, *Escherichia coli*, *Salmonella cholera suis*, parvovírus suíno (PVS) e vírus da influenza suína (VIS), parecem exacerbar quadros patológicos associados ao PCV2 e passaram a ter maior importância após a ocorrência da circovirose.

O PCV2 pode ser transmitido de suínos infectados para não infectados de forma horizontal e vertical. No entanto, a forma horizontal, por via oronasal, é a mais frequente. Porcas infectadas podem transmitir o vírus aos fetos e ocasionar morte embrionária, mumificação e natimortos, dependendo do momento da gestação em que a infecção ocorreu. O PCV2 também é excretado pelas fezes, por até 13 dias, após a infecção. Pode ainda ser eliminado via secreção ocular, saliva, urina, leite (colostro) e sêmen.

Os circovírus são bastante resistentes às condições ambientais e aos desinfetantes. O contato com suínos infectados, instalações, equipamentos, pessoal contaminado e fômites é um fator provável da transmissão horizontal do vírus. O DNA do PCV2 pode ser encontrado no sêmen de machos infectados, podendo representar uma fonte potencial de disseminação da infecção, contanto que matrizes soronegativas sejam infectadas durante a prenhez. Tem sido demonstrado que porcas inseminadas com sêmen experimentalmente contaminado com PCV2 exibem falhas reprodutivas e os fetos tornam-se infectados. Entretanto, não está esclarecido se a quantidade de PCV2 eliminado naturalmente no sêmen de machos infectados seria suficiente para infectar a porca e os fetos. Não existe consenso entre os pesquisadores sobre a participação do PCV2 em falhas reprodutivas.

Estudos sobre a soroprevalência, o modo de transmissão, a excreção viral e o tropismo do vírus ainda estão em curso. No Brasil e em todo o mundo, esses estudos indicaram que anticorpos para PCV2 estão presentes na maioria dos rebanhos suínos (rebanhos *Specific Pathogen Free* – SPF), em unidades de terminação e em criações de "fundo de quintal"), e que essa soroconversão ocorre 3 a 4 semanas após o desmame.

Suídeos selvagens, como os javalis, também são suscetíveis à infecção pelo PCV2 e desenvolvem a SMDS quando submetidos a condições de manejo estressante e a fatores de risco para a manifestação da síndrome.

Patogenia

O PCV2 acomete suínos entre 5 e 16 semanas de idade por via oronasal. Em sua grande maioria, infecta células de sistema imune, como macrófagos, linfócitos e células dendríticas, e replica em vários tipos celulares, preferencialmente em células em divisão celular ativa. Após a replicação e a infecção de células do sistema imune, o PCV2 causa viremia e se dissemina pelo organismo do suíno. Em razão da debilidade do animal infectado para montar resposta imune satisfatória, o PCV2 pode infectar as células permissivas nos órgãos-alvo, causar lesões e agravar o quadro clínico. O desequilíbrio das substâncias mediadoras da imunidade, a morte celular de linfócitos e as falhas na reposição de células linfoides colaboram para a imunodeficiência. Ainda não está totalmente esclarecido por que alguns leitões adoecem e outros não, mesmo estando infectados. Sabe-se que animais com infecção subclínica têm menor carga viral e maior quantidade de AC neutralizantes contra o PCV2 do que aqueles com a SMDS.

Cofatores infecciosos e não infecciosos são responsáveis pelo aumento da replicação viral do PCV2 nos suínos com SMDS (Figura 52.1). No caso das infecções congênitas, tem sido demonstrado que o PCV2 infecta predominantemente o miocárdio e o sistema linfoide dos fetos, podendo culminar com abortamentos, mumificação ou natimortos.

Do ponto de vista clínico, sugerem-se três fatores básicos que poderiam explicar a grande variabilidade no número de animais afetados por lote: o efeito individual, de leitegada e o do manejo (fatores de risco). O efeito individual é decorrente da genética individual do suíno, da herança imunitária ou de sua capacidade de responder adequadamente às infecções. O efeito leitegada sugere importante papel da porca como possível reservatório do vírus e/ou na transferência de proteção passiva aos leitões em relação à doença, além de comprovadamente existirem linhas genéticas mais suscetíveis ao PCV2. O efeito manejo ou os fatores de risco são representados pela densidade elevada, ambiente inadequado, baixa qualidade do ar, da água e da ração, mistura de leitões com procedências e idades diferentes, falhas na limpeza/desinfecção e a não realização de vazio sanitário. Esses fatores do manejo são comprovadamente reconhecidos como causadores de estresse. Evitar esses fatores de risco ou a realização desses pontos auxilia no controle da SMDS.

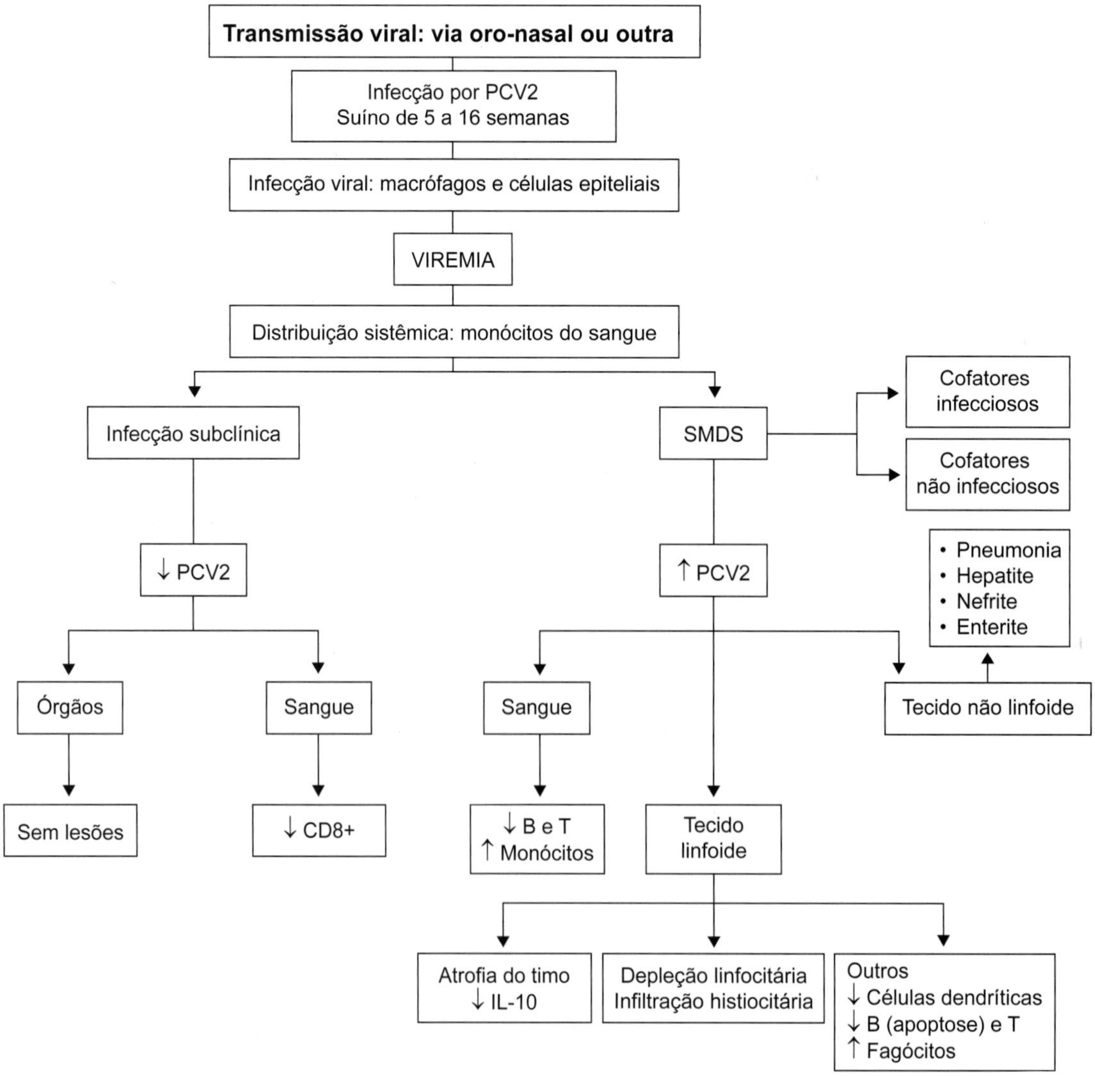

Figura 52.1 Patogenia da circovirose.

Clínica

A SMDS é a forma clínica mais importante causada pelo PCV2, mas o vírus também está relacionado a várias outras doenças. A SMDS é observada em suínos entre 8 e 16 semanas de idade, embora o período de transmissão ocorra entre 5 e 16 semanas. Os sinais mais importantes são o emagrecimento progressivo (Figura 52.2), a anorexia, o aumento de volume dos linfonodos (Figura 52.3), a diarreia crônica e a dispneia, os quais não regridem com tratamentos antimicrobianos convencionais. Palidez, icterícia e úlcera gástrica também são observadas. Outros sinais relacionados com infecções secundárias, como pneumonia enzoótica, colibaciloses, doença de Glässer, salmonelose e infecções da pele por *Staphylococcus* sp., podem estar presentes. Outras infecções causadas por vírus suínos, como o PVS, o VIS e o PRRSV, podem exacerbar a infecção causada pelo PCV2 e agravar os sinais e a taxa de mortalidade.

As lesões macroscópicas mais frequentemente encontradas incluem aumento no tamanho dos linfonodos (inguinais, submandibulares, mesentéricos e mediastínicos) (Figura 52.4), redução no tamanho do timo e ausência de colabamento pulmonar (Figura 52.5). Entretanto, essas lesões nem sempre estão presentes e, portanto, não podem ser utilizadas como indicadores da SMDS.

O enfartamento dos linfonodos representa estágios precoces da infecção. Posteriormente, regridem e podem aparecer de tamanho normal ou diminuído, em razão da proliferação de tecido fibroso em substituição ao tecido linfoide. Alguns linfonodos podem apresentar pequenas áreas multifocais de necrose (pontos branco-amarelados), provavelmente resultantes de infecções concomitantes. O fígado de animais ictéricos também pode apresentar redução no tamanho e áreas descoloridas. Pontos multifocais embranquiçados podem ser vistos na superfície e no parênquima dos rins, porém, no caso da SMDS, o aumento no tamanho dos rins pode ser apenas discreto.

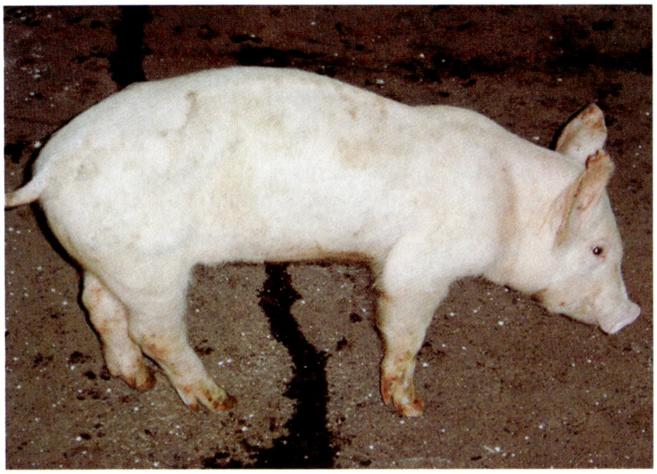

Figura 52.2 Leitão com circovirose: sinais de apatia, emagrecimento, palidez e icterícia.

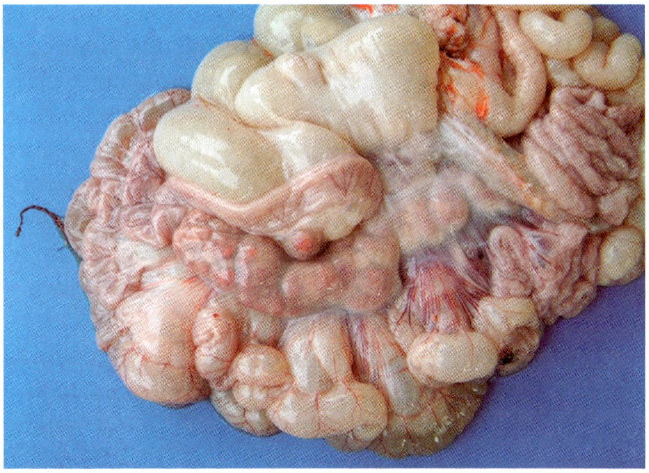

Figura 52.4 Suíno com circovirose: edema e aumento de volume dos linfonodos mesentéricos.

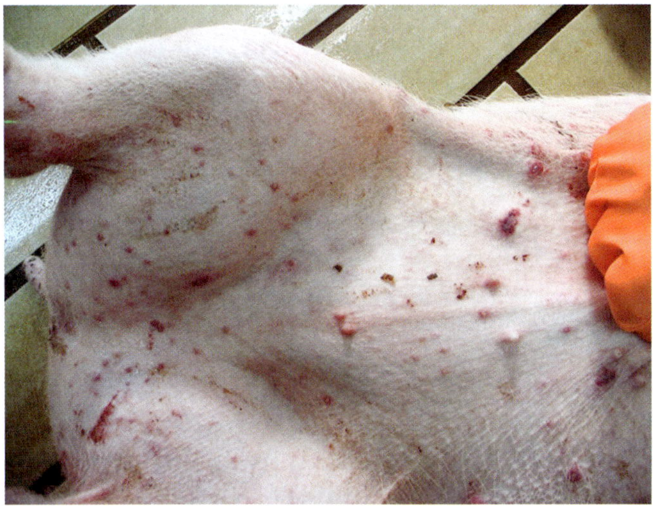

Figura 52.3 Suíno com circovirose: aumento de volume dos linfonodos inguinais e lesões marrom-avermelhadas na pele.

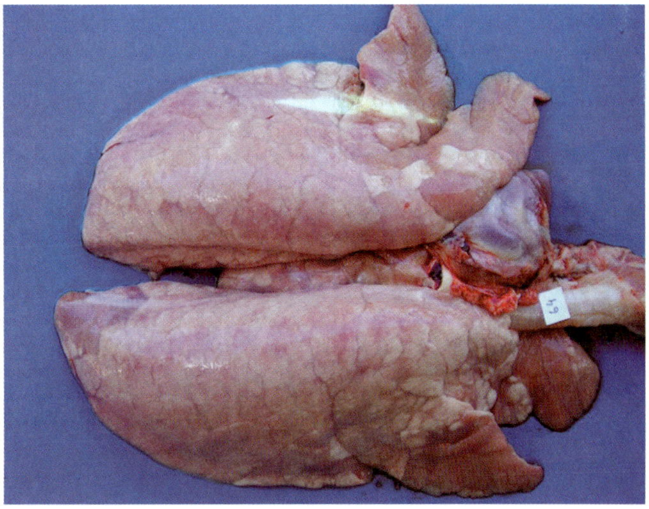

Figura 52.5 Pulmão não colabado com áreas de hepatização e edema na circovirose em suíno.

Lesões de pele (manchas avermelhadas) também podem ser observadas em alguns casos. Muitos animais com sinais de definhamento apresentam também úlceras gástricas da região glandular, responsável por hemorragias internas e pelo sinal de palidez da pele. Várias outras lesões, como polisserosite, hepatização pulmonar e colite, podem ser encontradas, dependendo das infecções intercorrentes. No Brasil, as polisserosites e as colites são as lesões concomitantes mais frequentes.

O PCV2 está associado à forma epidêmica da síndrome da dermatite e nefropatia suína (SDNS), pois pode ser identificado em tecidos de suínos afetados com essa síndrome. Geralmente, a SDNS é a primeira manifestação observada da infecção de um rebanho pelo PCV2, e é seguida da SMDS. No entanto, pode ocorrer isoladamente, acometendo sobretudo suínos acima de 3 meses de idade. Os sinais da SDNS são falta de apetite, edema subcutâneo ventrocaudal e lesões cutâneas, como placas eritematosas na pele dos membros pélvicos e na região perianal (Figura 52.6). Ainda não está clara a patogenia do PCV2 na SDNS. Nesta síndrome, além das lesões necróticas da pele, há lesões bilaterais nos rins que aparecem pálidos, com grave aumento de tamanho, aderência difusa da cápsula, irregularidade de superfície e, por vezes, petéquias generalizadas na cortical (Figura 52.7). Ao corte, notam-se estrias embranquiçadas que se prolongam do córtex até a medula renal. Em alguns casos, não são observadas lesões macroscópicas e são considerados como SDNS pela presença de vasculite necrótica sistêmica.

O PCV2 geralmente está envolvido com outros agentes patogênicos em infecções mistas. No entanto, pode ser o agente causal isolado de pneumonias, enterites e problemas reprodutivos. Essas infecções se caracterizam por pneumonia intersticial proliferativa e necrosante e enterite granulomatosa com ou sem refugagem. Causam também falhas reprodutivas que levam à ocorrência de abortamentos, natimortos, fetos mumificados e mortalidade de leitões pré-desmame com miocardite perinatal. O PCV2 é um dos agentes envolvidos no complexo da doença respiratória suína, juntamente com o vírus de influenza suína, o PRRSV e *Mycoplasma hyopneumoniae*.

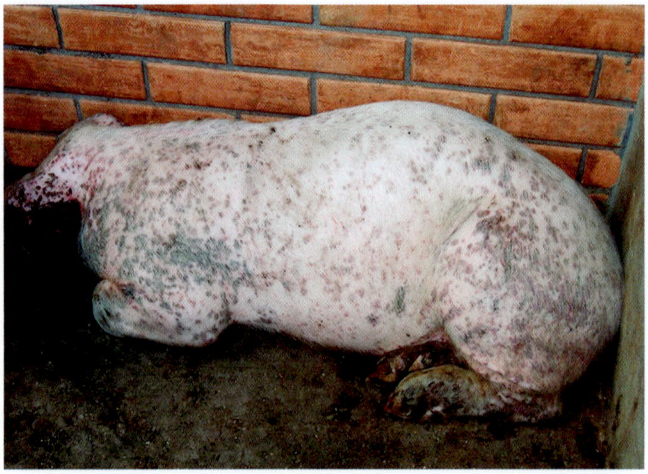

Figura 52.6 Suíno com síndrome dermatite-nefropatia na circovirose: notar lesões hemorrágicas circulares difusas na pele.

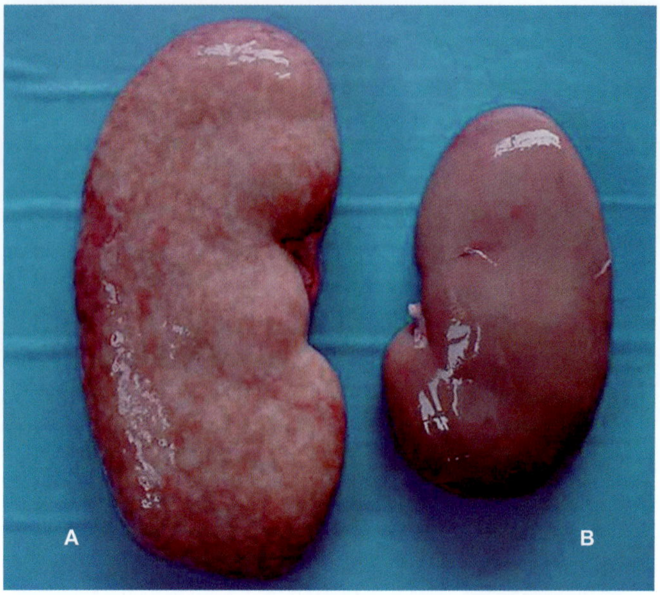

Figura 52.7 A. Rim de suíno com a síndrome dermatite-nefropatia na circovirose: volume aumentado, superfície irregular e com manchas embranquiçadas difusas na superfície. **B.** Rim normal.

➤ Diagnóstico

O diagnóstico da SMDS deve ser realizado com base na associação entre os sinais clínicos observados nas granjas, lesões patológicas (macro e microscópicas) e na detecção de antígeno ou ácido nucleico (DNA) de PCV2 nos tecidos lesionados. A imuno-histoquímica e a reação em cadeia pela polimerase (PCR) são frequentemente utilizadas para demonstrar a presença do PCV2 nos tecidos.

Como essa síndrome cursa com sinais variados e afeta o sistema imune, favorecendo a coinfecção com outros agentes, deve-se levar em consideração três fatores para o diagnóstico definitivo:

- Sinais clínicos: emagrecimento progressivo, problemas respiratórios e/ou diarreia
- Lesões macroscópicas: aumento de volume de linfonodos, redução no tamanho do timo e consolidação pulmonar com pulmões não colabados. Lesões microscópicas: depleção de linfócitos nos linfonodos e baço, infiltração de histiócitos ou células epitelioides e pneumonia intersticial (Figura 52.8). A presença de corpúsculos de inclusão basofílicos no citoplasma de macrófagos tem valor diagnóstico, mas aparece somente em cerca de 30% dos casos

- Detecção do agente nos tecidos lesionados pela identificação de antígenos do PCV2 ou do DNA viral por técnicas laboratoriais (imuno-histoquímica ou PCR, respectivamente).

A PCR em tempo real também tem sido amplamente utilizada para quantificar o PCV2 em vários tecidos, no soro ou no sêmen de suínos infectados naturalmente ou experimentalmente. Os limites de carga viral no soro suíno são de 10^7 cópias de DNA do PCV2/mℓ de soro, sugerido por alguns pesquisadores como o limite para se distinguir entre infecção clínica e subclínica.

A detecção de anticorpos no soro de suínos pode ser realizada por imunofluorescência indireta ou imunoperoxidase indireta. Anticorpos monoclonais específicos para PCV2 e PCV1 são utilizados em testes de imunoperoxidase em monocamada (IPMA) e em imuno-histoquímica. Testes de ELISA específico para PCV2 são utilizados para estudos de soroprevalência. No entanto, esses testes sorológicos não são recomendados para indicar a doença em potencial. O diagnóstico definitivo de SMDS é realizado por identificação do antígeno viral e/ou ácido nucleico associado ao quadro clínico patológico existente.

O diagnóstico diferencial deve ser realizado para alguns patógenos que também causam sinais clínicos semelhantes à SMDS, principalmente o definhamento, como a diarreia causada pelos gêneros *Lawsonia* e *Brachyspira*. Em virtude da coinfecção de PCV2 e PRRSV, muitas lesões atribuídas a PRRSV podem ser, de fato, causadas por PCV2, pois em muitos casos o antígeno de PRRSV não foi detectado nessas lesões ou o grau da lesão observada excede a quantidade de antígeno de PRRSV nos tecidos (miocárdio, pulmões e endotélio). Além disso, ainda não foi detectado antígeno de PRRSV em células sinciciais gigantes nos tecidos linfoides de suínos doentes, o que é um achado diagnóstico frequente em infecção por PCV2. No caso de problemas reprodutivos, além do diferencial com PRRSV, devem-se pesquisar outros agentes envolvidos em falhas reprodutivas, principalmente o PVS.

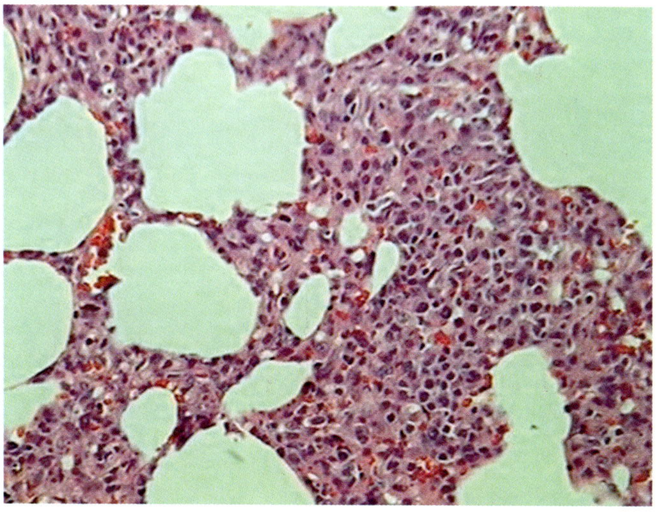

Figura 52.8 Pulmão de suíno com circovirose. Notar pneumonia intersticial, mostrando espessamento da parede dos alvéolos e infiltração inflamatória mononuclear e de macrófagos no parênquima pulmonar.

Tratamento

Não há tratamento específico para suínos com a SMDS. Recomenda-se a aplicação de antimicrobianos para combater as infecções secundárias, que devem ser selecionados com base nas doenças bacterianas mais frequentes em associação com a SMDS. Para os suínos afetados, recomenda-se segregá-los em baias-hospital no início dos sinais clínicos e, além da aplicação do antimicrobiano de eleição, fornecer água e alimento de fácil acesso, e terapia de suporte (soluções hidreletrolíticas, polivitamímicos, aminoácidos e energéticos).

Profilaxia e controle

O controle da circovirose baseia-se em vacinação, correção de fatores de risco e redução de fatores de estresse.

No Brasil, existem atualmente quatro vacinas comerciais contra o PCV2. A vacinação das porcas e leitoas de reposição aumenta o título de anticorpos no colostro e protege os leitões pelo menos até o fim da fase de creche. Todavia, na maioria das criações brasileiras, pela presença de muitos fatores de risco, parece necessária a vacinação dos leitões para protegê-los nas fases de crescimento/terminação.

Os leitões devem ser vacinados após 3 semanas de idade, quando diminuem os títulos de anticorpos passivos. Entretanto, estudos experimentais mostraram que as vacinas nos leitões reduzem o nível de viremia mesmo na presença de anticorpos maternais. Essas vacinas têm se mostrado eficientes em reduzir a mortalidade e melhorar o ganho de peso e a conversão alimentar dos leitões. Experimentalmente, tem sido demonstrado que os melhores resultados são obtidos associando a vacinação das porcas e leitões nas 3 semanas de idade. Em rebanhos com problemas de falhas reprodutivas associadas ao PCV2, a vacinação das porcas e dos machos deve ser considerada. No entanto, os melhores resultados no controle da SMDS são obtidos associando o programa de vacinação do rebanho contra o PCV2 com mudanças de manejo, baseadas nos 20 pontos de Madec, o que permite redução para taxas de mortalidade inferiores a 5% na creche. Atender as recomendações de Madec melhora a biosseguranca da granja e reduz o potencial infeccioso de outras doenças que afetam os suínos, especialmente as entéricas e as respiratórias.

Esses pontos podem ser resumidos em:

- Redução do estresse especialmente ambiental (variações de temperatura, correntes de ar e excesso de gases) e da densidade animal

- Contato limitado entre os suínos e restrição na mistura de leitões com idade e/ou origem diferentes, além de remoção dos doentes o mais rápido possível para baias-hospital
- Boa higiene e adotar o sistema "todos dentro, todos fora" ("*all in all out*"), com vazio sanitário entre lotes de forma rigorosa, utilizando desinfetantes eficazes para o PCV2, além de melhorar as medidas de biossegurança
- Boa nutrição: fornecimento da maior quantidade possível de colostro nas primeiras horas de vida e de nutrientes de boa qualidade para auxiliar o bom funcionamento do sistema imune (uso de antioxidantes)
- Autorreposição, adaptação das marrãs por pelo menos 6 semanas antes da cobertura e realização de programa de vacinação efetivo nas fêmeas. Ampliar a idade de desmame para acima de 25 dias.

Boas medidas de higiene, como limpeza e desinfecção com vazio sanitário, são prioritárias. Os circovírus são muito resistentes aos desinfetantes de maneira geral, principalmente por ficarem protegidos na matéria orgânica. Desse modo, é importante realizar a limpeza geral com uso de detergentes (antes do uso do desinfetante), utilizados na dosagem recomendada para inativação de vírus. Os desinfetantes mais eficazes para o PCV2 são aqueles à base de mistura de peroximonossulfato de potássio e cloreto de sódio, seguidos dos desinfetantes à base de hidróxido de sódio, de amônia quaternária, de hipoclorito de sódio e dos derivados fenólicos.

Recomenda-se também o uso do plasma *spray dried* na alimentação dos leitões na fase de creche até o primeiro mês do crescimento, em níveis de inclusão que variam de 0,5 a 6%. Essa prática tem se mostrado eficiente na redução dos casos clínicos da SMDS, no aumento do ganho de peso e na melhoria da conversão alimentar.

Para prevenir a entrada do PCV2 em granjas livres, devem-se adotar rigorosas medidas de biosseguranca. Essas medidas podem ser tanto externas (controle de visitantes, veículos, acesso de animais, introdução de suínos e sêmen), quanto internas (uso de desinfetantes, controle de vetores, manejo das instalações e redução de fatores de estresse). Estudos recentes apontam que o PCV2 está presente no sêmen de cachaços de centrais de inseminação artificial brasileiras, sendo necessários de cuidados redobrados com esse material genético.

Saúde Pública

Os circovírus suínos não oferecem riscos de infecção aos humanos.

Bibliografia

Chae C. A review of porcine circovirus 2-associated syndromes and diseases. Vet J. 2005;169:326-36.

Ciacci-Zanella JR, Mores N. Diagnostic of post-weaning multisystemic wasting syndrome (PMWS) in swine in Brazil caused by porcine circovirus type 2 (PCV2). Arq Bras Med Vet Zoot. 2003; 55:522-7.

Darwich L, Segalés J, Mateu E. Pathogenesis of postweaning multysistemic wasting syndrome caused by porcine circovirus 2: an immune riddle. Arch Virol. 2004;149:857-74.

Grau-Roma L, Fraile L, Segales J. Recent advances in the epidemiology, diagnosis and control of diseases caused by porcine circovirus type 2. Vet J. 2011;187(1):23-32.

Madec F, Eveno É, Morvan P, Hamon L, Morvan H, Albina E *et al.* La maladie de l'amaigrissement du porcelet (MAP) en France. 1. Aspects descriptifs, impact en élevage. Journées de la Recherche Porcine en France. 1999;31:347-54.

Royer RL. Susceptibility of porcine circovirus type 2 to commercial and laboratory disinfectants. J Swine Health Prod. 2001;9(5):281-4.

Segalés J, Allan G, Domingo M. In: Straw BE, Zimmerman JJ, D'Allaire S, Taylor DJ, editors. Diseases of swine. 9.ed. Ames: Blackwell Publishing; 2006. p.299-307.

Diarreia Viral Bovina e Enfermidade das Mucosas

53

Edviges Maristela Pituco

Definição

Doença infectocontagiosa causada por vírus do gênero *Pestivirus* que acomete principalmente ruminantes e suínos, caracterizada por febre, inapetência, diarreia, ulcerações no sistema gastrintestinal, síndrome hemorrágica, morte embrionária e abortamentos.

Etiologia

Dada a relevância econômica pelo comprometimento na produção de carne, a diarreia viral bovina (BVD) tem destaque como doença em todo o mundo. A denominação BVD remete à primeira descrição da doença relacionada com o acometimento entérico em bovinos. Posteriormente, infecções pelo vírus da diarreia viral bovina (BVDV) foram registradas nos sistemas reprodutivo, respiratório, circulatório, imunológico, linfático e musculoesquelético de suínos, ruminantes domésticos e selvagens.

O BVDV pertence à família *Flaviviridae*, gênero *Pestivirus*, que agrupa ainda dois outros vírus genética e antigenicamente relacionados: o vírus da peste suína clássica (CSFV) e o da doença da fronteira dos ovinos (*border disease*), que infectam exclusivamente animais.

Pestivirus são esféricos (40 a 60 nm de diâmetro), contêm nucleocapsídio icosaédrico, revestido externamente por envelope lipoproteico derivado das membranas da célula hospedeira. A replicação do vírus ocorre no citoplasma, com maturação em vesículas e liberação por exocitose. Em virtude da presença de envelope rico em lipídios, em geral são lábeis, sensíveis ao calor, detergentes e solventes orgânicos.

O genoma consiste em uma molécula de RNA, fita simples, polaridade positiva, de aproximadamente 12,5 kb (12.500 nucleotídios). Apresenta duas regiões não traduzidas (UTR) nas extremidades 5′ e 3′ e uma fase de leitura aberta (*open reading frame* – ORF). Esta região codifica uma poliproteína de aproximadamente 4.000 aminoácidos, processada por proteases virais e celulares em 11 proteínas maduras durante e após a tradução. Tais genes das proteínas são hipoteticamente arranjados na sequência N^{pro}-C-E^{rns}-E1-E2-p7-NS2/NS3-NS4A-NS4B-NS5A-NS5B. Destas, quatro são proteínas estruturais designadas E^{rns} (ribonuclease solúvel), E1, E2 (glicoproteínas do envelope) e a proteína do capsídio (C). A principal glicoproteína imunodominante, a E2 (gp53), induz anticorpos neutralizantes. N^{pro}, P7, NS2/3, NS4A, NS4B, NS5A e NS5B são proteínas não estruturais.

A presença de efeito lítico em culturas celulares (capacidade de afetar a integridade da célula cultivada) está relacionada com dois biotipos de BVD, denominados não citopáticos (ncp) e citopáticos (cp). Os isolados de vírus ncp são responsáveis pela maioria das infecções naturais e os únicos capazes de produzir infecção persistente (PI) em fetos. Por sua vez, vírus cp são raros e encontrados em bovinos com doença das mucosas, forma clínica incomum e fatal, que ocorre quando os dois biotipos estão presentes. O vírus citopático é gerado por mutações ou rearranjos genéticos com duplicações e inserções de genoma viral ou celular no vírus ncp. As alterações ocorrem na região do gene NS 2/3 e ativam a clivagem da proteína. Ambos os biotipos apresentam a proteína NS 2/3, mas somente nos vírus citopáticos ocorre a clivagem parcial gerando a proteína NS3 (80 KD).

De acordo com o Comitê Internacional de Taxonomia Viral (ICTV), estão descritas duas espécies causadoras da diarreia viral bovina (BVDV-1 e BVDV-2). Há relatos de outra espécie (BVDV-3) a qual é provisoriamente denominada *Hobi-like*. Esta nova espécie foi identificada na Europa, em 2004, a partir de soro fetal bovino importado do Brasil. Vários subgenótipos foram descritos no continente americano e na Europa (BVD-1ª, 1b, 1c, 1d, 1e, 1f, 1g, 1h, 1i, 1j, 1k e 1l) e (BVD-2a, 2b).

Essa classificação foi baseada em métodos moleculares que permitem sequenciar amostras e realizar análise filogenética para discriminar a espécie viral. Para a genotipagem de *Pestivirus*, diferentes fragmentos do genoma foram utilizados, embora o sequenciamento da região 5′ não traduzida do genoma viral e os genes N^{pro} ou proteínas E2 tenham sido os predominantes.

As técnicas moleculares utilizadas com fins de taxonomia têm sido utilizadas para complementar os métodos tradicionalmente empregados (nem sempre precisos), com base na espécie hospedeira da qual foram isolados (*Pestivirus* não demonstram especificidade restrita de hospedeiro), a apresentação clínica (pouco relevante, tendo em vista que infecções por espécies distintas de *Pestivirus* podem determinar quadros clínicos semelhantes) e a reatividade sorológica (todos os *Pestivirus* são antigenicamente relacionados). Ambas as espécies, BVDV1 e BVDV2, contêm isolados cp e ncp e produzem síndromes clínicas similares na espécie bovina.

Os vírus do genótipo BVDV1 representam a maioria dos isolados descritos, das cepas vacinais e dos vírus de referência. O BVDV2 foi identificado na década de 1990, a partir de material originário de animais que sofreram BVD aguda grave, causada por vírus geneticamente distinto, em surtos ocorridos na América do Norte. Posteriormente, foi demonstrado que esses episódios foram atribuídos à cepa de BVDV que, aparentemente, propagou-se rapidamente nos EUA. Vários relatos sobre a distribuição do BVDV2 em todo o mundo têm mencionado a ocorrência na Europa e na América do Sul, com manifestação clínica ou não. Os tipos virais mencionados têm sido detectados em vários países, inclusive no Brasil, onde muitos isolados apresentam diferenças significantes com as cepas americanas e europeias.

A análise antigênica de isolados, baseada na neutralização do vírus com anticorpos poli e monoclonais, tem mostrado que existem variações marcantes envolvendo alguns epítopos de BVDV. Embora todos os *Pestivirus* sejam antigenicamente relacionados, isolados de BVDV de diferentes genótipos podem conter epítopos antigênicos únicos, e são considerados *quasispecies*. Esta variabilidade genotípica contribui sobremaneira para a complexidade da classificação dos isolados de BVDV.

De outra parte, a peste suína clássica (PSC) infecta naturalmente apenas suínos e javalis, há relação direta das características genéticas com a ocorrência geográfica e distribuição mais restrita. Portanto, é possível classificar subgrupos pela tipagem genética, que é o procedimento-padrão para auxiliar os epidemiologistas a rastrearem a origem do PSC em caso de um novo surto. Ao contrário, tal procedimento não é possível no BVD. Por esse motivo, há necessidade de se avaliar o impacto da distribuição dos subgrupos no contexto da virulência e epidemiologia.

Epidemiologia

O BVDV infecta naturalmente bovídeos, caprinos, ovinos, suídeos, camelídeos e cervídeos de todas as idades. O vírus está amplamente disseminado no mundo. A soroprevalência em bovinos com idade superior de 3 anos situa-se entre 60 e 90%.

No Brasil, desde a década de 1960, há relatos de casos clínicos e de estudos soroepidemiológicos envolvendo a BVD. O primeiro isolamento do vírus no país foi descrito no Rio Grande do Sul, a partir do soro de um bezerro. Diferentes inquéritos soroepidemiológicos em vários estados brasileiros apontam que a infecção está difundida nos rebanhos bovinos – com prevalência variável –, havendo regiões com 50% ou mais de animais sororreagentes.

A principal fonte de infecção são os bovinos PI, considerados os responsáveis pela manutenção do vírus na natureza, cuja prevalência em uma população endêmica é de aproximadamente 1%. Os PI eliminam o vírus ncp pelas secreções e excreções em altas concentrações durante toda a vida e a transmissão ocorre pelo contato direto, resultando em alta taxa de infecção (acima de 60% de animais reagentes) nos rebanhos. Animais com infecção aguda ocasionalmente infectam hospedeiros suscetíveis, pois a excreção viral ocorre por poucos dias e com baixo título viral.

A transmissão pode ocorrer de modo horizontal, por contato direto (secreções oronasais, cópula, biotécnicas da reprodução e aerossóis) ou indireto (uso de agulhas hipodérmicas, imobilizador nasal, instrumentos usados para colocação dos brincos e para castrações, infusões orais, bem como durante palpação retal). Pode ocorrer também por via vertical (transplacentária).

No uso de biotécnicas da reprodução em bovinos, deve-se considerar a possibilidade de contaminação – pelo BVDV – da receptora, embrião, feto, oócitos, células do cumulus, do oviduto, fluido folicular e uterino, sêmen e soro fetal bovino utilizado nos meios de cultivo.

A taxa de morbidade da BVD aguda é alta e a mortalidade baixa. A infecção aguda grave ocorre particularmente em animais jovens, em geral na forma de surtos, podendo causar pneumoenterite por infecções associadas em razão do efeito imunossupressivo do vírus.

O potencial para transmissão indireta depende da estabilidade do vírus fora do hospedeiro. O BVDV é estável abaixo de 10°C e a variações de pH entre 3 e 9. As partículas virais podem permanecer viáveis em ambiente natural por 3 h a 35°C, 3 a 7 dias a 20°C e 3 semanas a 5°C.

Patogenia

Infecção pré-natal (embrionária e fetal)

A ooforite causada pelo BVDV compromete a fecundação, causando perdas embrionárias e fetais. Na infecção dos touros, o sêmen poderá ter a qualidade afetada (diminuição da densidade e motilidade e aumento de anormalidades dos espermatozoides).

Nas fêmeas gestantes primoinfectadas pelo BVDV, poderá ocorrer comprometimento do embrião ou feto que se infectam pela via placentária no período de viremia. Os animais acometidos produzem anticorpos duradouros e, posteriormente, voltam a ciclar e a conceber.

Ambos os biotipos (ncp e cp) são capazes de causar infecção transplacentária. Contudo, ncp é o mais frequente. As consequências ao concepto variam de acordo com o estágio da gestação. No primeiro terço, o feto é altamente suscetível ao vírus, podendo haver interrupção da gestação. A infecção persistente (PI) ocorre em fetos entre 40 e 120 dias de idade, exclusivamente por cepas ncp do vírus. Nesse período, o concepto ainda não apresenta sistema imune desenvolvido. Assim, reconhece o vírus como próprio (*self*), tornando-se imunotolerante, resultando no nascimento de animais PI. Em contraste, quando o concepto apresenta, ainda que parcialmente, resposta imunológica (variável de acordo com o indivíduo, pode iniciar aos 90 dias), as consequências podem ser as mais diversas, como abortamentos (na maioria até o 5º mês de gestação) e nascimentos de bezerros com anomalias congênitas (infecção ocorre entre 100 e 150 dias de gestação), que incluem hipoplasia cerebelar, micro e hidranencefalia, distúrbios oculares e bragnatismo. Nesses animais, tanto anticorpos anti-BVDV pré-colostrais como o vírus podem ser detectados no sangue.

No último trimestre da gestação, infecções transplacentárias pelo BVDV não resultam em doença fetal e as consequências são similares às infecções primárias pós-natal. Os fetos infectados produzem anticorpos duradouros e, em geral, nascem normais.

Infecções primárias pós-natal

A porta de entrada do BVDV são as mucosas oral, nasal, ocular e genital. O animal, em geral, se infecta pela via oronasal. O vírus se replica na mucosa local e atinge a corrente sanguínea, causando viremia. Altos títulos virais estão presentes na tonsila e nos linfonodos regionais. A soroconversão ocorre aproximadamente após 16 dias pós-infecção e os anticorpos podem persistir por muitos anos.

O BVDV infecta granulócitos, macrófagos, células mieloides apresentadoras de antígeno, linfócitos B, linfócitos T $CD4^+$ e $CD8^+$. Causa apoptose de leucócitos mononucleares, interfere na ação das citocinas, reduz a resposta de anticorpos e diminui o número de linfócitos B e T. Esses efeitos resultam em imunossupressão, que é responsável por potencializar uma variedade de coinfecções em bovinos, incluindo as causadas pelas bactérias *Mannheimia haemolytica*, *Pasteurella multocida*, *Histophilus somni*, *Staphylococcus* spp., *Streptococcus* spp., *Trueperella* (*Arcanobacterium*) *pyogenes*, *Pseudomonas aeruginosa*, *Escherichia coli*, *Salmonella* spp., e por outros vírus, como BoHV-1 (herpervirus bovino 1), rotavírus, coronavírus e o protozoário *Neospora caninum*.

Clínica

A maioria das infecções por BVDV é assintomática. Contudo, há cepas de alta virulência que produzem manifestações clínicas graves, principalmente quando há condições ambientais adversas, comprometimento da imunidade, má nutrição, entre outros fatores predisponentes.

Infecção pré-natal (embrionária e fetal)

A infecção transplacentária pelo BVDV pode causar morte embrionária (reabsorção) e fetal (4 a 6 meses) causando abortamento poucos dias a meses após a infecção (Figura 53.1). Defeitos congênitos podem ocorrer quando a infecção fetal se dá entre 100 e 150 dias de gestação e, frequentemente, são os únicos achados que sugerem a presença do vírus no rebanho. Entre essas anomalias congênitas, observam-se fetos com hipoplasia cerebelar, microcefalia, hidranencefalia, mielinização deficiente na medula espinal, atrofia ou displasia da retina, catarata, microftalmia, aplasia tímica, bragnatismo, artrogripose e hipotricose. A taxa de abortamento em rebanhos endêmicos costuma ser baixa (de 2 a 7%) e raramente ocorre no último trimestre de gestação.

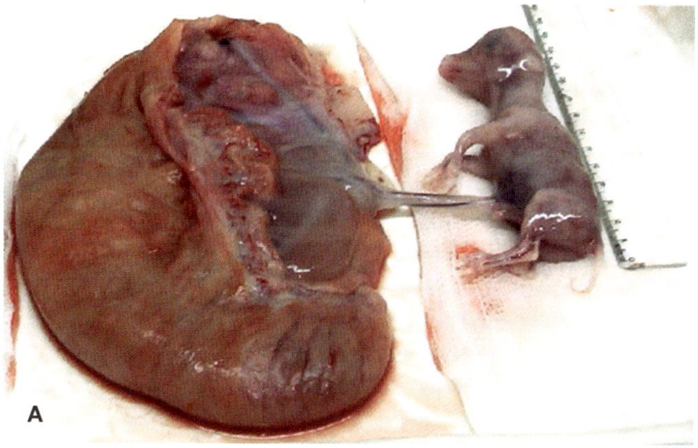

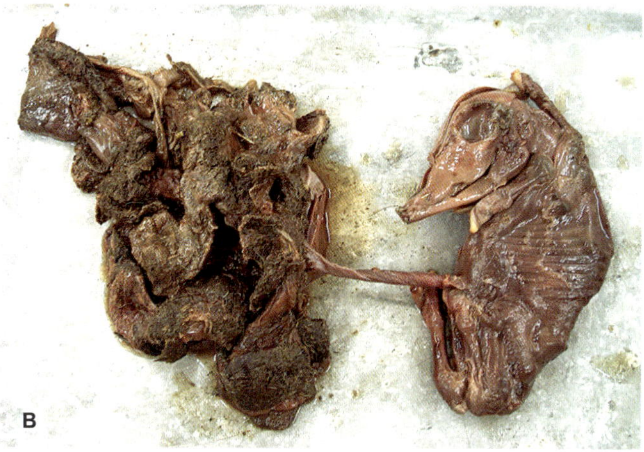

Figura 53.1 Fetos bovinos. **A.** Abortado com idade estimada de 4 meses. **B.** Mumificado com idade estimada de 7 meses, em rebanhos com diagnóstico positivo para BVDV. Imagens cedidas pelo Laboratório de Viroses de Bovídeos, Instituto Biológico de São Paulo.

Infecção pós-natal

Clinicamente, a infecção pós-natal pode ser subdividida em doença aguda transitória e doença das mucosas.

Doença aguda transitória

As infecções primárias pelo BVDV, em sua maioria (70 a 90%), são assintomáticas ou apresentam sinais discretos que podem ser identificados com criteriosa anamnese e exame clínico. O período de incubação varia de 5 a 7 dias. A viremia permanece até por volta de 14 dias e a soroconversão ocorre de 14 a 21 dias após o início da infecção.

As manifestações clínicas e a gravidade da doença variam de acordo com a suscetibilidade dos animais, genótipo ou cepa viral. Os sinais clínicos podem incluir hipertermia, inapetência, prostração, linfadenopatia, sinais de doença respiratória (corrimento nasal), diarreia aquosa e diminuição na produção de leite. A síndrome hemorrágica causada por BVDV por cepas ncp tem ocorrido em decorrência de trombocitopenia, que resulta em diarreia sanguinolenta, epistaxe e petéquias na boca, esclerótica e vagina. Ulcerações oronasais, na região interdigital e na coroa do casco, também podem ser observadas (Figura 53.2).

Episódios graves de pneumoenterite podem decorrer da imunossupressão provocada pelo BVDV, particularmente em animais jovens. A coinfecção do BVDV com outros patógenos contribui na exacerbação do quadro clínico, dificultando o diagnóstico. Animais PI (resultam de infecções de fetos entre 40 e 120 dias) podem não apresentar sinais clínicos. No entanto, a maioria não sobrevive além do 2º ano de vida, pois apresenta maior risco de sofrer infecções pulmonares e entéricas graves.

Doença das mucosas

Clinicamente muito semelhante à BVD aguda grave, a doença das mucosas (DM) caracteriza-se por acometer somente animais PI. Dessa maneira, apresenta ocorrência esporádica. Nesses animais, são detectados concomitantemente os biotipos cp e o ncp. Ocorre entre 6 meses e 2 anos de idade, quando os animais PI são coinfectados por biotipo cp homólogo, que surge por recombinação do vírus ncp endógeno ou exógeno, proveniente de outros animais. Os sinais característicos de DM aguda são diarreia aquosa escura, lesões erosivo-ulcerativas e depleção grave de todos os tecidos linfoides levando a óbito em poucos dias. Raramente, a DM pode evoluir para quadro crônico, levando o animal a óbito

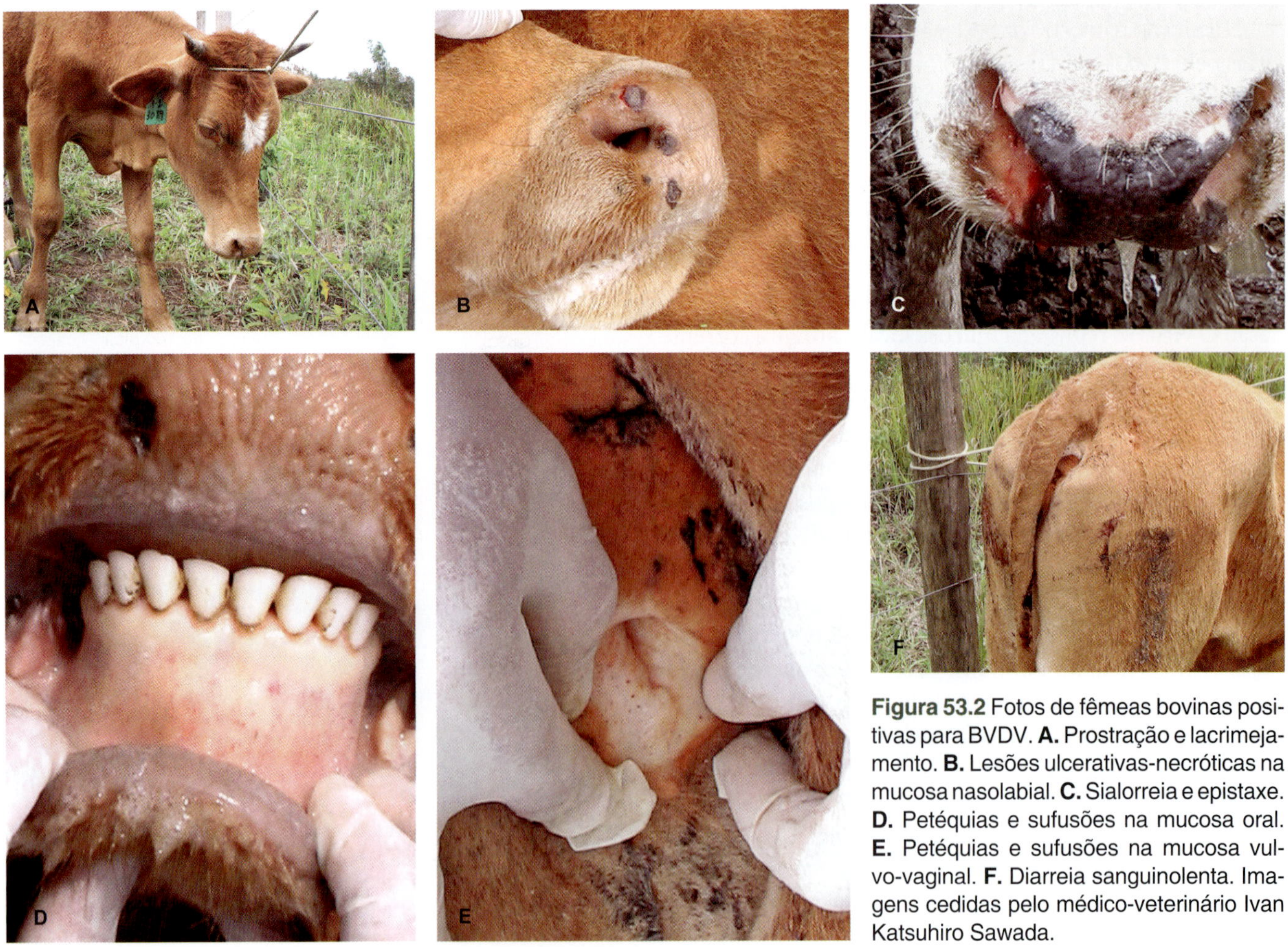

Figura 53.2 Fotos de fêmeas bovinas positivas para BVDV. **A.** Prostração e lacrimejamento. **B.** Lesões ulcerativas-necróticas na mucosa nasolabial. **C.** Sialorreia e epistaxe. **D.** Petéquias e sufusões na mucosa oral. **E.** Petéquias e sufusões na mucosa vulvo-vaginal. **F.** Diarreia sanguinolenta. Imagens cedidas pelo médico-veterinário Ivan Katsuhiro Sawada.

em semanas. Nesses animais, os sinais clínicos são inespecíficos e incluem inapetência, debilidade, diarreia contínua ou intermitente. Ocasionalmente, observam-se secreção nasal e ocular persistentes, erosões na boca e pele, além de áreas de alopecia e de hiperqueratinização na região cervical, laminite, necrose interdigital e deformação do casco.

As vias de transmissão e as possíveis consequências da infecção pelo BVDV em bovinos estão representadas na Figura 53.3.

➤ Diagnóstico

Para realizar o diagnóstico, há necessidade de se considerar os dados epidemiológicos, sinais clínicos, achados anatomopatológicos (macro e microscópicos) e confirmação por métodos diretos ou indiretos (soroconversão).

Suspeita-se de infecções pelo BVDV quando ruminantes e suínos apresentam sinais como hipertermia, prostração, anorexia, sialorreia, lacrimejamento, diarreia sanguinolenta profusa, desidratação, lesões ulcerativas na região oronasal, mamas e vulva.

A heterogeneidade das cepas do BVDV dificulta a identificação. Assim, requer a escolha de reagentes de amplo espectro (vírus, antissoros, anticorpos monoclonais) para utilização nos diferentes testes diagnósticos disponíveis. Os reagentes e meios de cultivo devem ser livres de BVDV, evitando a emissão de resultados falso-positivos em decorrência, principalmente, da utilização de soro fetal bovino contaminado com BVDV (ncp) do meio para propagação das células.

Exames hematológicos em animais com sinais clínicos revelam, em geral, leucopenia, linfopenia, anemia e trombocitopenia.

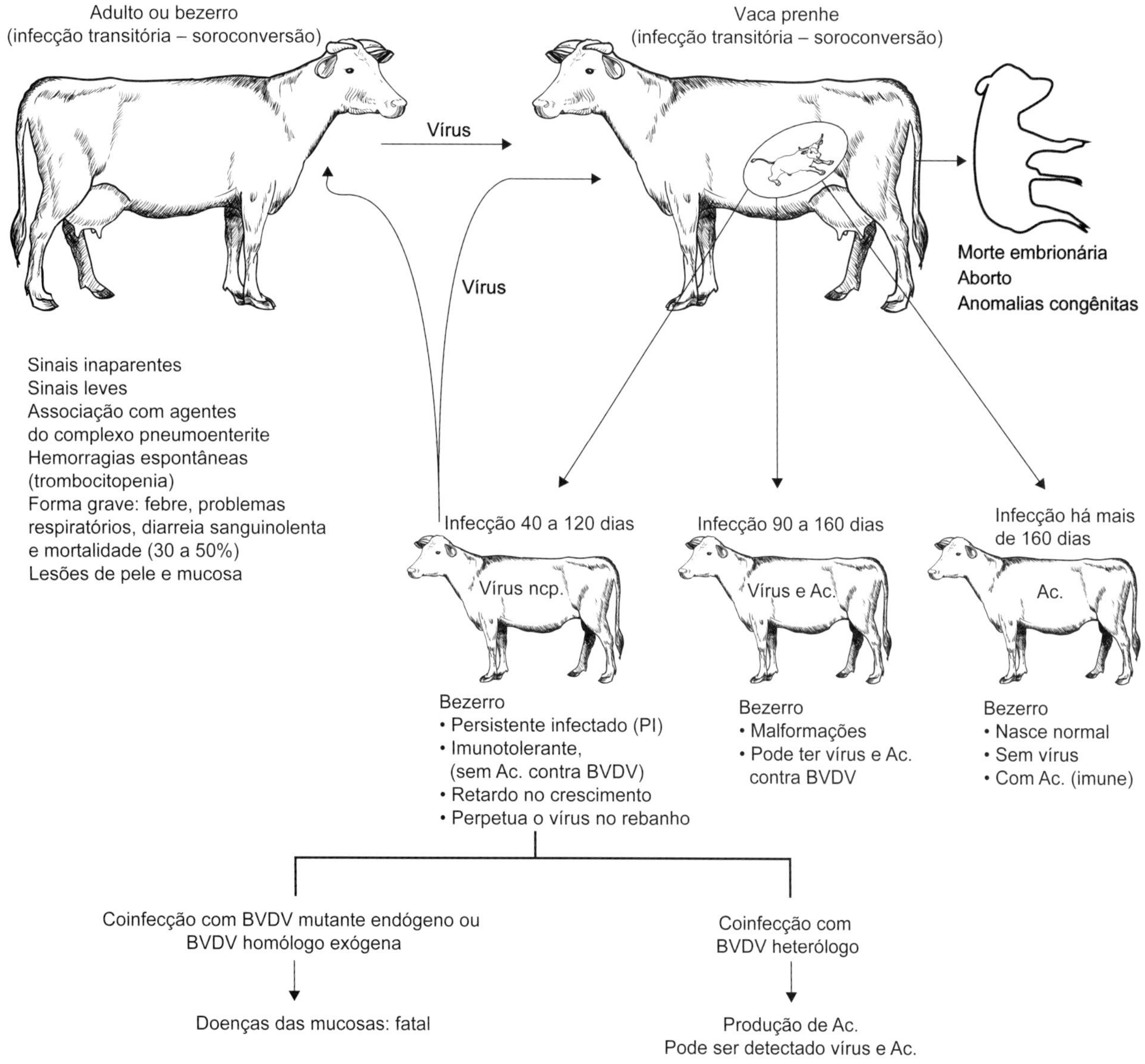

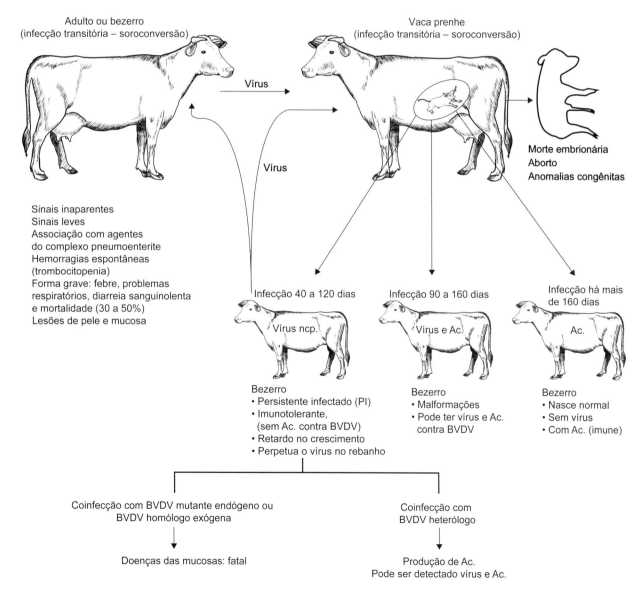

Figura 53.3 Representação esquemática das vias de transmissão e consequências da infecção pelo BVDV em bovinos. Ac = anticorpos, cp = amostra citopática; ncp = amostra não citopática.

Para detecção direta e indireta do BVDV, os materiais, para análise devem ser coletados, processados e transportados de acordo com as precauções de biossegurança padronizadas pela legislação e pelos programas de acreditação laboratorial.

Detecção viral (diagnóstico direto)

Os principais métodos para detecção do agente são ensaio biológico *in vitro* (isolamento em cultivo celular), imunodiagnóstico (Elisa para captura de antígeno) e por métodos moleculares.

Isolamento viral

O isolamento viral é um método confiável e amplamente utilizado para detectar BVDV, pois tem alta sensibilidade e especificidade quando comparado aos demais métodos. Contudo, necessita de cultivo celular, e também é laborioso, demorado e de alto custo.

Para o isolamento do BVDV, utilizam-se cultivos celulares de origem bovina, principalmente linhagem contínua (MDBK) ou cultivos primários de rim ou testículo bovino. Inocula-se o material suspeito na linhagem suscetível e mantém-se o ensaio por 7 dias em incubação a 37°C, em estufa de CO_2. Caso negativo, realizam-se três passagens consecutivas. A maioria dos isolados de BVDV não produz efeito citopático (destruição celular) e a positividade será confirmada por imunoperoxidase (IPX) (Figura 53.4), imunofluorescência direta (IFD), ELISA direto ou pela reação em cadeia pela polimerase (RT-PCR). Isolados citopáticos são raros e geralmente provenientes de casos de doenças das mucosas. Essas cepas de BVDV cp destroem as células entre 2 e 4 dias após a inoculação.

O isolamento viral pode ser realizado a partir de diferentes espécimes clínicos, geralmente relacionados com o sistema orgânico envolvido, como secreções, excreções, suspensão de órgãos, soro, sangue com anticoagulante (*buffy coat*) e sêmen. Na suspeita de abortamento por BVDV, o material de eleição para o diagnóstico laboratorial é o tecido linfoide do feto abortado, que inclui baço, placas de Peyer, linfonodos mesentéricos e timo. Outros órgãos também podem ser utilizados, como cérebro, pulmões, fígado, intestino e placenta.

Secreções nasais, oculares e genitais de animais com comprometimento dos sistemas respiratório e reprodutivo devem ser coletadas com auxílio de suabes e, no caso de comprometimento entérico, as fezes são o material de eleição. A coleta e o envio do material ao laboratório são etapas de extrema importância para identificação do agente ou dos anticorpos. É fundamental observar as seguintes recomendações: todo material deve ser mantido refrigerado ou congelado, os instrumentos devem ser estéreis e os procedimentos de coleta conduzidos com total assepsia, pois a contaminação bacteriana inviabiliza o isolamento viral.

Imunodiagnóstico

Permite a detecção direta e indireta do BVDV por métodos imunoenzimáticos e a possibilidade de conclusão dos resultados em poucas horas. Contudo, falso-negativos podem ocorrer se os reagentes dos *kits* comerciais não forem adequados às espécies de vírus presentes na região ou se a amostra clínica for mal conservada, provocando destruição do envelope viral, estrutura necessária para a ligação antígeno-anticorpo.

O teste de ELISA pode ser usado para pesquisa direta do antígeno em sangue total, soro, plasma e tecidos (Figura 53.5). Além desses materiais, pode-se identificar

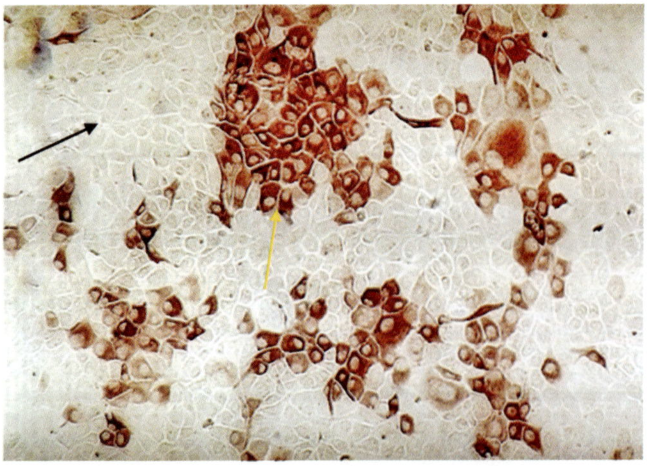

Figura 53.4 Imunoperoxidase (imunocitoquímica) para detecção do BVDV. Imagens microscópicas de células da linhagem MDBK com marcação positiva. Notar que a seta amarela indica células infectadas e marcadas na coloração carmim, enquanto a seta preta mostra células não infectadas, sem coloração (AEC 240 ×). Imagem cedida pelo Laboratório de Viroses de Bovídeos, Instituto Biológico de São Paulo.

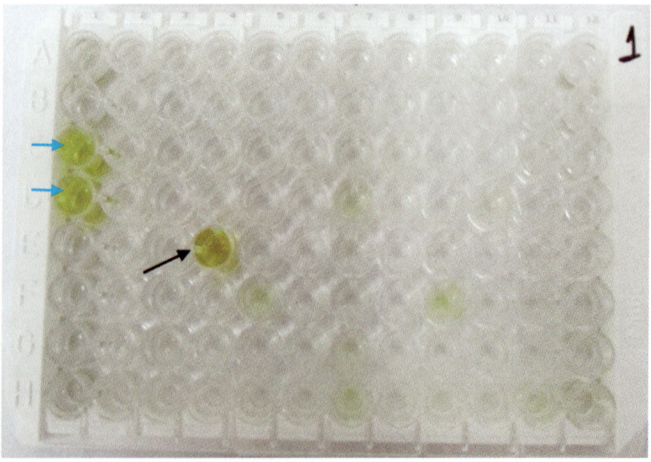

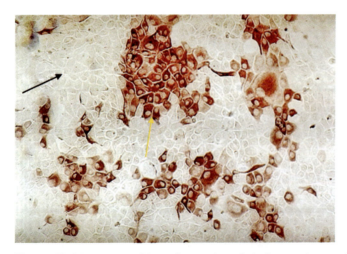

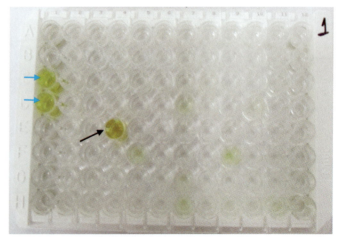

Figura 53.5 Placa de ELISA para captura de antígeno (adsorção de anticorpo monoclonal anti-BVDV – E^{rns}) exibindo resultados negativos e positivos. Setas azuis indicam controles positivos e a seta preta corresponde a amostra de soro bovino confirmado como PI (forte resposta em dois testes com intervalo de 15 dias, evidenciando alta carga viral). Imagem cedida pelo Laboratório de Viroses de Bovídeos, Instituto Biológico de São Paulo.

animais persistentemente infectados a partir de biopsias de pele (orelha), viabilizando o exame em grande número de bovinos em idade precoce, sem interferência dos anticorpos maternos. Em cortes congelados, o antígeno viral pode ser detectado nos tecidos por imunofluorescência direta (IFD) ou por imuno-histoquímica.

Métodos moleculares

A extração de ácidos nucleicos, seguida de métodos moleculares, permite análise qualitativa e quantitativa, sequenciamento e filogenia do vírus. A detecção do RNA viral após transcrição reversa (RT), pelas técnicas de reação em cadeia pela polimerase qualitativa (RT-PCR) e quantitativa (qRT-PCR em tempo real), tem sido mundialmente adotada para o diagnóstico de BVDV (Figura 53.6). Esses métodos têm como vantagem a rapidez na obtenção dos resultados e, quando devidamente padronizados, apresentam alta especificidade e sensibilidade. A qRT-PCR é, pelo menos, 10 vezes mais sensível do que o teste qualitativo. Outra vantagem da qRT-PCR é a utilização de sondas para o fragmento-alvo e a leitura pela captação de fluorescência, que aumentou a especificidade das reações. Além disso, possibilitou a automação do processo, tendo em vista que a amplificação e a detecção do DNA são realizadas simultaneamente em um sistema fechado, dispensando procedimentos adicionais como a corrida eletroforética dos produtos em gel de agarose e fotodocumentação. Ainda, reduz o risco de contaminação das amostras e resultados falso-positivos. A seleção dos *primers* ou oligonucleotídios é um ponto crítico no diagnóstico molecular desse grupo de vírus. A escolha adequada permite identificar todas as pestiviroses, bem como distinguir as três espécies (BVDV, vírus da doença da fronteira e da peste suína clássica) e discriminar os sorotipos de BVDV. As vantagens dessas metodologias em relação ao isolamento viral e imunodiagnóstico são a detecção de partículas virais ativas e inativas e a não interferência quando da presença de anticorpos neutralizantes nas amostras dos animais.

A análise molecular pode ser realizada em amostras de tecidos *in natura*, fixado em formol, ou diretamente do leite, sangue, plasma, soro e sêmen.

A escolha de reagentes e procedimentos laboratoriais é importante. Contudo, a condição das amostras influencia diretamente na qualidade e na quantidade dos ácidos nucleicos. Assim, a fase pré-analítica é de suma importância para a obtenção de resultados tecnicamente válidos. Apesar da alta sensibilidade e especificidade dos métodos moleculares, esses também estão sujeitos a falhas.

Detecção de anticorpos (diagnóstico indireto)

A detecção de anticorpos anti-BVDV pode ser realizada em soro sanguíneo e leite por vários métodos.

Teste de neutralização do vírus

É o mais comumente utilizado e permite quantificar a concentração de anticorpos. Em geral, são utilizadas cepas citopáticas de BVDV no teste de neutralização do vírus (VN), entre as quais NADL, Singer ou Oregon C24.

Vírus selvagens de BVDV apresentam diferenças antigênicas que podem resultar falso-negativos. Por esse motivo, é importante selecionar estirpes-padrão representativas do vírus prevalente no campo com espectro mais amplo de reatividade sorológica.

Animais infectados de modo agudo soroconvertem entre 14 e 21 dias após a infecção. Define-se soroconversão como análise, em um único teste, de amostras pareadas de soro sanguíneo, coletadas em intervalo de 2 a 3 semanas, com a finalidade de comparar o título de anticorpos na fase aguda da infecção e na convalescença. Considera-se soroconversão quando houver títulos de anticorpos iguais ou maiores a 4 vezes, entre a primeira e a última amostra, permitindo confirmar infecção recente.

Teste de *enzyme-linked immunosorbent assay*

Diferentes testes de ELISA para detecção de anticorpos anti-BVDV estão disponíveis comercialmente, mas há muita controvérsia quanto à especificidade e à sensibilidade. Tal fato alerta para a presença de estirpes com diferenças significativas entre regiões e a necessidade de desenvolver testes de ELISA com reagentes apropriados, contendo estirpes virais circulantes representativas da região em questão.

Interpretação dos resultados laboratoriais

Infecção pós-natal

O BVDV pode ser detectado durante o período de viremia por volta de 12 dias após infecção aguda. A presença do vírus em animal doente não implica necessariamente relação etiológica primária. Nesses casos, o histórico completo, os sinais clínicos e a interpretação cuidadosa dos resultados de laboratório são fundamentais para apontar a possível presença de outros patógenos.

O sorodiagnóstico nas infecções pelo BVDV visando à pesquisa de anticorpos com amostras únicas, não pareadas, tem valor diagnóstico limitado, pois, quando reagente, indica apenas que houve exposição prévia ao vírus.

Infecção persistente

Considera-se animal PI quando se detecta o BVDV em duas amostras coletadas com intervalo mínimo de 15 dias. Animais com infecção persistente têm altos títulos virais (10^6 TCID/mℓ) e, em geral, não possuem anticorpos no soro, por não apresentarem resposta imunológica às cepas homólogas do vírus persistente. No entanto, podem produzir anticorpos contra cepas heterólogas. Anticorpos

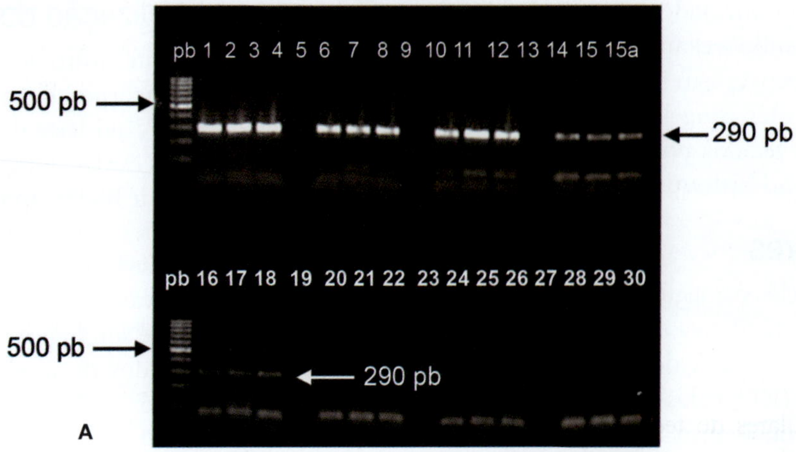

A

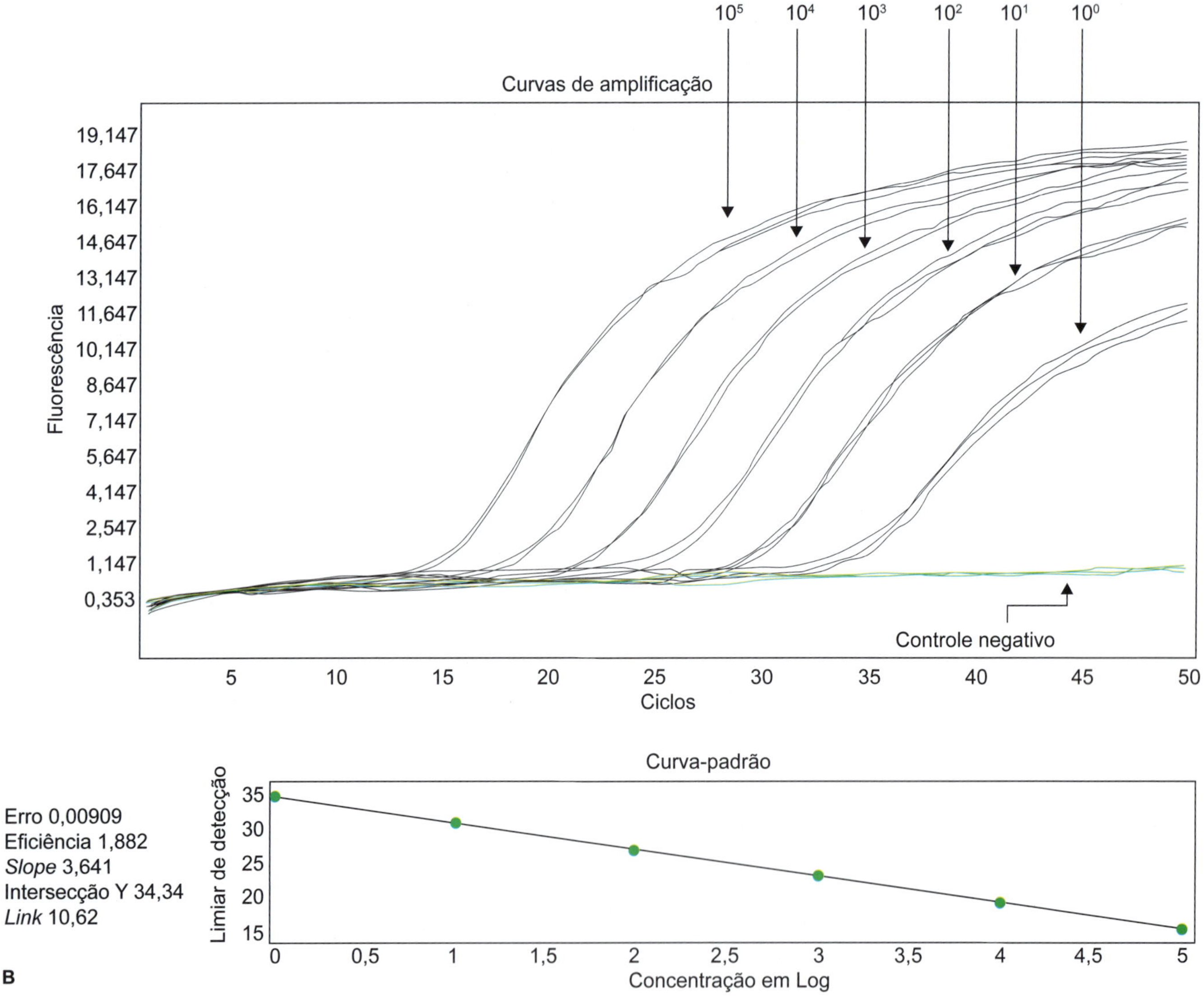

B

Figura 53.6 Análise da sensibilidade analítica de BVDV por eletroforese em gel de agarose a 1,5% dos produtos amplificados de 290 pb (positivos) e representação gráfica, em que as linhas curvas significam amostras positivas de diferentes diluições virais. **A.** RT-PCR convencional – pb: marcador molecular de 100 pb (DNA *ladder*); BVDV 10^5 canaletas 1 a 3; BVDV 10^4 canaletas 6 a 8; BVDV 10^3 canaletas 10 a 12; BVDV 10^2 canaletas 14 a 15a; BVDV 10^1 canaletas 16 a 18; BVDV 10^0 canaletas 20 a 22; BVDV 10^{-1} canaletas 24 a 26; controle negativo canaletas 28 a 30; brancos canaletas 4, 5, 9, 13, 19, 23, 27. **B.** qRT-PCR em tempo real – curvas de amplificação relativas as diluições seriadas na base 10 de BVDV realizada com sondas TaqMan® e ausência na amostra negativa (linha verde).

colostrais interferem no isolamento do vírus em animais até 3 meses de idade.

Exame *post mortem*

No exame anatomopatológico, o sistema digestório é o mais acometido pelo BVDV. Na BVD aguda, erosões multifocais bem delimitadas e úlceras na língua, gengiva, palato, esôfago, rúmen, abomaso, tetos, vulva, espaço interdigital e nas bandas coronárias dos cascos são encontradas. As lesões necróticas acometem a camada basal e espinhosa do epitélio escamoso estratificado. No intestino, observa-se enterite catarral ou hemorrágica e focos de necrose no epitélio. As regiões medulares foliculares do tecido linfoide intestinal (*gutassociated lymphoid tissue* – GALT) podem estar preenchidas por debris celulares e enterócitos mortos das vilosidades e criptas intestinais. As placas de Peyer e o epitélio estão edematosas, hemorrágicas, necróticas e recobertas por exsudato supurativo e fibrina. A histologia revela linfólise nos centros germinativos dos linfonodos e do baço (Figura 53.7).

Na DM, as alterações são mais graves, atingindo todo o trato gastrintestinal, mostrando lesão característica erosivo-ulcerativa, enquanto na BVD aguda grave predominam lesões na orofaringe, laringe e esôfago.

Bezerros infectados no útero podem apresentar hipoplasia cerebelar, catarata e microftalmia. Abortamentos, natimortos e fetos mumificados também podem ocorrer como resultado da infecção intrauterina. Os fetos abortados geralmente apresentam linfadenopatia.

Para o exame histopatológico, fragmentos de órgãos devem ser imersos em solução de formol tamponado 10% (volume de formol pelo menos 10 vezes maior que o volume de tecido a ser fixado).

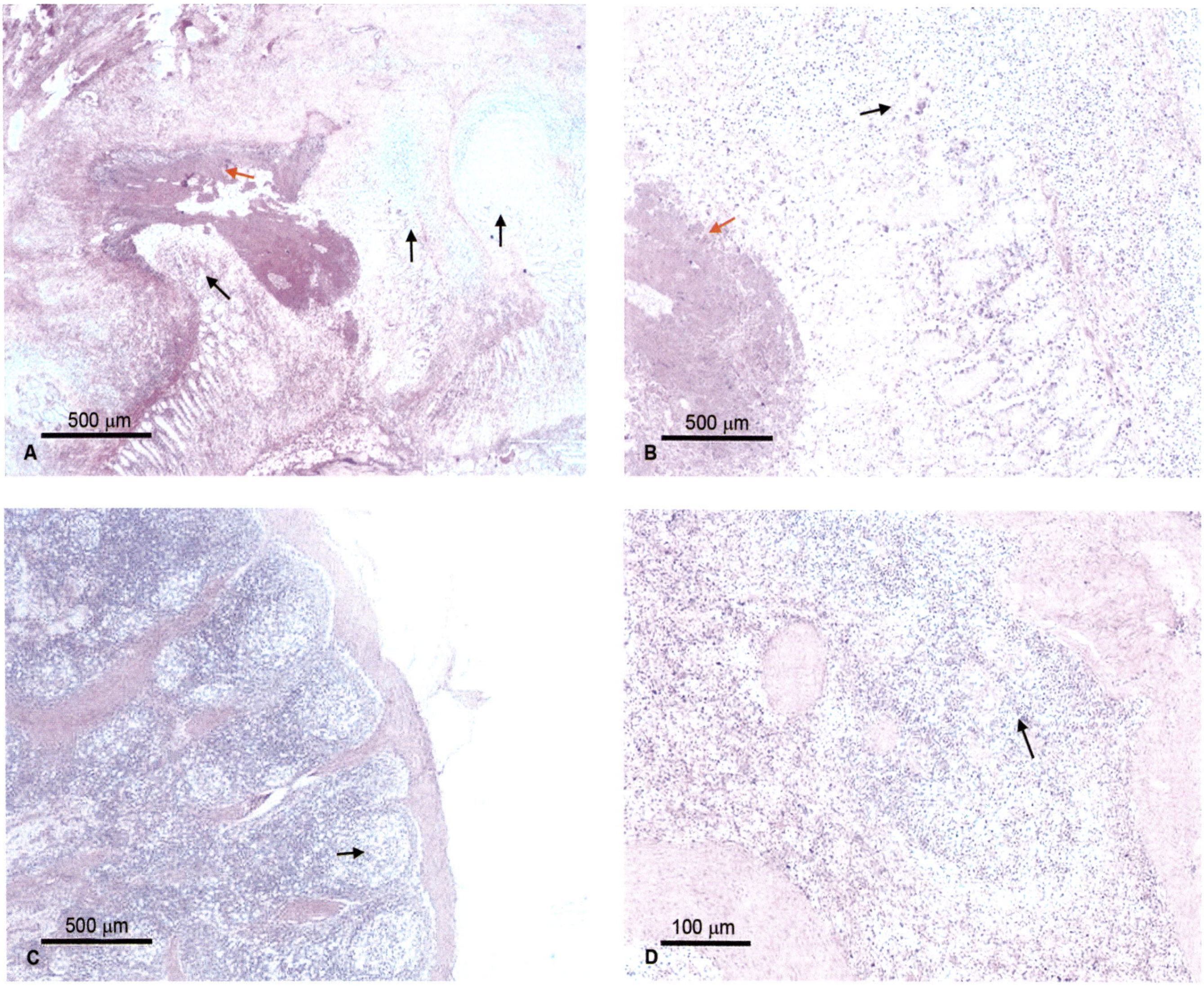

Figura 53.7 Fotomicrografia de íleo e linfonodo mesentérico de bovino com infecção aguda pelo BVDV. **A.** Placa de Peyer e epitélio sobrejacente (setas pretas – vilosidades intestinais e criptas do epitélio necrosadas), recobertas por exsudato fibrinoso purulento (seta vermelha), coloração HE, 25×. **B.** Imagem com aumento 100×. **C.** Necrose nos centros germinativos do linfonodo mesentérico (seta preta – rarefação de linfócitos), coloração HE, 40×. **D.** Necrose nos centros germinativos do baço (seta preta – rarefação de linfócitos), coloração HE, 100×. Imagens cedidas pela Dra. Claudia Del Fava.

Diagnóstico diferencial

O diagnóstico diferencial da BVD deve ser realizado para febre catarral maligna (lesões orais, erosivas ou ulcerativas, acompanhadas por diarreia), febre aftosa, estomatite vesicular, varíola bovina, rinotraqueíte infecciosa bovina/vulvovaginite pustular infecciosa (IBR/IPV) (lesões orais, no espaço interdigital e na coroa do casco, na ausência de diarreia), língua azul, brucelose, leptospirose, campilobacteriose, micoplasmose, ureaplasmose, neosporose (problemas reprodutivos como abortamentos e malformações), pasteurelose, vírus sincicial respiratório bovino e parainfluenza 3 (problemas respiratórios), salmonelose, colibacilose, rotavirose e coronavirose (problemas entéricos). A trombocitopenia deve ser diferenciada de outras enfermidades hemorrágicas, como as clostridioses e a intoxicação aguda por *Pteridium aquilinum*.

De modo geral, soro sanguíneo, sangue total com EDTA, lesões de pele e mucosas, feto abortado, placenta, secreção cervicovaginal, muco prepucial, sêmen e embriões degenerados são os principais materiais utilizados nos exames laboratoriais para diagnóstico diferencial. Se o abortamento ocorrer até o 5º mês de gestação, é conveniente enviar o feto inteiro para o laboratório. Ao contrário, se o abortamento ocorrer após esse período (visando à correta preservação dos órgãos e anexos em razão do tamanho do feto), o feto deve ser necropsiado por profissional, que deve observar e descrever as lesões macroscópicas. Na necropsia fetal, deve-se coletar o conteúdo abomasal, os fluidos das cavidades pleural e peritoneal, além de fragmentos de órgãos (pulmões, coração, fígado, baço, linfonodos, rins, sistema nervoso central e cotilédones placentários, especialmente com lesões). O material deve ser remetido ao laboratório acondicionado em caixas isotérmicas, devidamente identificadas, contendo gelo reciclável e no menor espaço de tempo possível. Fragmentos desses órgãos devem ser imersos em solução de formol tamponado (10%) para exames histopatológicos.

➤ Profilaxia e controle

Medidas gerais

O BVDV é uma das principais causas de pneumoenterite neonatal em bezerros com menos de 20 dias de idade. A manifestação da doença está associada a estresse térmico, nutrição inadequada, exposição a outros patógenos ou a combinação desses fatores. Por esse motivo, a prevenção é mais efetiva quando há adequação do fornecimento do colostro aos animais recém-nascidos, boas condições de manejo e higiene (retirada de esterco de baias, estábulos e piquetes) e conforto animal.

Medidas específicas

O controle e a erradicação do BVDV baseiam-se em identificar e eliminar os animais PI, que são a principal fonte de vírus, associados ou não com o uso de vacinas. Além disso, deve-se incluir entre as medidas de controle o isolamento dos animais recém-adquiridos (quarentena) e exames para diagnóstico do vírus (escolher o método diagnóstico adequado para cada fase do processo de controle e erradicação). Caso a propriedade tenha programa de inseminação artificial e transferência de embriões, certificar-se de que o material biológico seja livre do BVDV. Para garantir ausência de BVDV nesse tipo de material, são recomendadas duas condutas: uma relativa ao doador e outra aos procedimentos de coleta dos embriões. Para tanto, deve-se controlar o animal doador realizando a pesquisa de anticorpos e de vírus no momento da coleta e repeti-lo, após 2 a 4 semanas, para avaliar a soroconversão e a persistência viral. Outro procedimento indicado visa a testar amostras obtidas durante o processo de coleta de embriões (fluido da coleta e lavagem de embriões, oócitos e embriões degenerados) e sêmen.

A estratégia mais efetiva para bloquear o ciclo da infecção é imunizar as fêmeas antes da estação reprodutiva, para prevenir a infecção transplacentária. Na Europa e nos EUA, ambas as vacinas inativadas (mortas) e atenuadas (vivas) modificadas contra o BVDV estão disponíveis. Apesar de vacinas atenuadas modificadas induzirem resposta imune mais duradoura, as vacinas produzidas com vírus inativado são consideradas mais seguras, ainda que de eficácia questionável.

A heterogeneidade viral pode impactar negativamente o controle do vírus quando as vacinas contêm diferentes subgenótipos presentes em determinada região ou país. Assim, para a adoção de medidas eficazes, são fundamentais a vigilância sistemática e o conhecimento dos genótipos e subgenótipos do BVDV, além da avaliação da capacidade de proteção das vacinas licenciadas frente às diferentes cepas. Atualmente, a maioria das vacinas tem em sua composição os subgenótipos BVDV-1a (Singer, NADL, C 24V) e BVDV-2a (296 e 5912).

No Brasil, há relatos da presença dos genótipos de BVDV-1 e 2, além de amostras atípicas (BVDV-3). Essa diversidade genética pode ser responsável por falhas vacinais e de diagnóstico que acabam por comprometer as estratégias de controle. Apenas vacinas inativadas contra o BVDV são autorizadas no país e as disponíveis comercialmente são polivalentes (antígenos de *Leptospira* spp., BoHV-1, BRSV, PI3 e BVDV), a maioria importada da Europa e dos EUA. O risco de introdução do agente no rebanho é particular de cada propriedade e este é o fator que deve nortear a orientação técnica para a adoção ou não da vacinação. Altos títulos de anticorpos devem ser mantidos em rebanhos com risco de exposição ao vírus (alta rotatividade de animais). Deve-se considerar, ainda, a vacinação para rebanhos com histórico de doença e com confirmação virológica de BVDV. Se a opção for vacinar o rebanho, indica-se vacinar bezerros acima de 3 meses de idade; as novilhas e as vacas devem ser revacinadas 30 a 60 dias antes da estação reprodutiva. As iniciativas para o controle e a erradicação da BVD têm sido realizadas voluntariamente por grupos de pecuaristas em rebanhos leiteiros e em criações intensivas e semi-intensivas de corte. Destaca-se que essa vacina requer reforço vacinal após a primovacinação (*booster*) e, em geral, os pecuaristas relutam em administrar a segunda dose (por motivos econômicos), o que reduz a eficácia vacinal. Outro aspecto importante que merece destaque é a ausência de informações seguras sobre a eficácia vacinal frente aos genótipos e subgenótipos presentes no país.

Alguns países europeus têm desenvolvido e implementado programas oficiais de adesão voluntária, de modo sistemático, para o controle e a erradicação da BVD. No entanto, na maioria dos países não há diretrizes definidas para o combate da doença. Em geral, são implementadas ações pontuais de vacinação, por vezes descontinuadas, sem a preocupação de conhecer a ecologia viral e identificar as fontes de infecção e as vias de transmissão. A imunoprofilaxia vacinal é parte integrante das condutas para o controle da BVD, mas não é suficiente, se praticada de modo isolado, para eliminar os problemas causados pelo vírus. Assim, outras ações deverão ser adotadas, em particular o isolamento dos animais doentes e a eliminação dos persistentemente infectados. Contudo, a decisão para combater o BVDV, erradicar e manter o rebanho livre do vírus deve ser tomada com base na análise da relação custo-benefício, avaliando a viabilidade das ações de profilaxia e controle.

➤ Bibliografia

Ahn BC, Walz PH, Kennedy GA, Kapil S. Biotype, genotype, and clinical presentation associated with bovine viral diarrhea virus (BVDV) isolates from cattle. Intern J Appl Res Vet Med. 2005;3(4):319-25.

Baker JC. The clinical manifestations of bovine viral diarrhea infection. Vet Clin North Am Food An Prac. 1995;11(3):425-45.

Bielefeldt-Ohmann H, Tolnay AE, Reisenhauer CE, Smirnova N, Van Campen H. Transplacental infection with non-cytopathic bovine viral diarrhoea virus types 1b and 2: Viral spread and molecular neuropathology. J Comp Pathol. 2008;138(2-3):72-85.

Bolin SR, Grooms DL. Origination and consequences of bovine viral diarrhea virus diversity. Veterinary Clinics of North America – Food Animal Practice. 2004;20:51-68.

Brock KV. Bovine viral diarrhea virus: persistence is the key. Vet Clin North Am Food An Prac. 2004;20(1):284.

Cortez A, Heinemann MB, Castro AMMG, Soares RM, Pinto AMV, ALFIERI AA *et al.* Genetic characterization of Brazilian bovine viral diarrhea virus isolates by partial nucleotide sequencing of the 5′-UTR region. Pesq Vet Bras. 2006;26(4):211-6.

Donis RO. Molecular biology of bovine viral diarrhea virus and its interactions with the host. Veterinary Clinics of North America. 1995;11(3):393-423.

Flores EF, Ridpath J, Weiblen R, Vogel FSF, Gil LHVG. Phylogenetic analysis of Brazilian bovine viral diarrhea virus type 2 (BVDV-2) isolates: evidence for a subgenotype within BVDV-2. Virus Res. 2002;87:51-60.

Flores EF, Weiblen R, Vogel FSF, Roehe PM, Alfieri AA, Pituco EM. A infecção pelo vírus da diarreia viral bovina (BVDV) no Brasil – histórico, situação atual e perspectivas. Pesquisa Veterinária Brasileira. 2005;25(3):125-34.

Fulton RW, Ridpath JF, Ore S, Confer AW, Saliki JT, Burge LJ *et al.* Bovine viral diahrroea virus (BVDV) subgenotypes in diagnostic laboratory accessions: Distribution of BVDV-1a, 1b, and 2a subgenotypes. Vet Microbiol. 2005;111:35-40.

Greiser-Wilke I. New pestivirus Species? Genotypes? Genetic typing of pestivirus isolates and a proposal for standardization of nomenclature. Biológico. 2007;69(2):55.

Houe H. Epidemiology of bovine viral diarrhoea virus. Veterinary Clinics of North America: Food Animal Practice. 1995;11:521-47.

Houe H, Lindberg A, Moennig V. Test strategies in bovine viral diarrhea virus control and eradication campaigns in Europe. Journal of Veterinary Diagnostic Investigation. 2006;18(5):427-36.

ICTVdB – The Universal Virus Data base of the International Committee on Taxonomy of Viruses. The Eighth Report of the International Committee on Taxonomy of Viruses. Disponível em: www.ictvdb.org/Ictv/fr-index.htm. Acessado em: 12/3/2011.

Liebler-Tenorio EM, Kenklies S, Greiser-Wilke I, Makoschey B, Pohlenz JF. Incidence of BVDV1 and BVDV2 infections in cattle submitted for necropsy in Northern Germany. Journal of Veterinary Medicine, series B. 2006;53(8):363-69.

Lindenbach BD, Thiel HJ, Rice CM. Flaviviridae: the viruses and their replication. In: Knipe DM, Howley PM, editores. Fields virology. 5.ed. Philadelphia: Lippincott-Raven, 2007.

Liu L, Xia H, Wahlberg N, Belák S, Baule C. Phylogeny, classification and evolutionary insights into pestiviruses. Virology. 2009; 385(2):351-7.

Loehr BI, Frey HR, Moennig V, Greiser-Wilke I. Experimental induction of mucosal disease: consequences of superinfection of persistently infected cattle with different strains of cytopathogenic bovine viral diarrhea virus. Arch Virol.1998;143(4):667-79.

McGavin MD, Zachary JF, editores. Bases da patologia em veterinária. 4.ed. Rio de Janeiro: Elsevier; 2009. 1476 p.

Moen AD, Sol JAN, Sampimon OTLIS. Indication of transmission of BVDV in the absence of persistently infected (PI) animals. Preventive Veterinary Medicine. 2005;72(1-2):93-8.

Olafson P, McCalum AD, Fox FH. An apparently new transmissible disease of cattle. Cornell Veterinary. 1946;36:205-13.

Opas-Panaftosa. Manual Veterinário de Colheita e Envio de Amostras. Manual Técnico. Cooperação Técnica. MAPA/OPAS-PANAFTOSA para Fortalecimento dos Programas de Saúde Animal do Brasil. Rio de Janeiro; 2010. 218 p.

Passler T, Walz PH. Bovine viral diarrhea virus infections in heterologous species. Animal Health Research Reviews. 2009;11(2):191-205.

Pituco EM. Untersuchungen über die antigene Diversität von Feldisolaten des Virus der Bovinen Virusdiarrhoe (BDV) aus den Jahren 1959 bis 1994 mittels monoklonaler Antikörper. (Tese de doutorado em Medicina Veterinária). Instituto de Virologia da Escola Superior de Medicina Veterinária de Hannover, TIHO, Alemanha; 1995.

Potgieter LND. Bovine respiratory tract disease caused by bovine viral diarrhea virus. Veterinary Clinics of North America: Food Animal Practice. 1997;13(3):471-81.

Ridpath JF, Bolin SR. Differentiation of types 1a, 1b and 2 bovine viral diarrhea virus (BVDV) by PCR. Mol Cell Probes. 1998;12:101-6.

Ståhl K, Kampa J, Alenius S, Persson Wadman A, Baule C, Aiumlamai S *et al.* Natural infection of cattle with an atypical 'HoBi'-like pestivirus-implications for BVD control and for the safety of biological products. Veterinary Research. 2007;38:517-23.

Vidor T. Isolamento e identificação do vírus da doença das mucosas no estado do Rio Grande do Sul. Bol Inst Pesq Vet Desid Finam. 1974;51-8.

Vilcek Š, Durkovic B, Kolesárová M, Greiser-Wilke I, Paton D. Genetic diversity of international bovine viral diarrhoea virus (BVDV) isolates: identification of a new BVDV-1 genetic group. Vet Res. 2004;35:609-15.

Yan L, Zhang S, Pace L, Wilson F, Wan H, Zhang M. Combination of reverse transcription real-time polymerase chain reaction and antigen capture enzyme-linked immunosorbent assay for the detection of animals persistently infected with Bovine viral diarrhea virus. Journal of Veterinary Diagnostic Investigation. 2011;23:16-25.

Doença de Aujeszky 54

Janice Reis Ciacci Zanella

Definição

A doença de Aujeszky (DA) é uma doença infectocontagiosa que causa graves prejuízos econômicos à suinocultura. A doença é causada por herpesvírus, sendo o suíno o reservatório natural e a única espécie em que o vírus estabelece infecção latente. A DA pode acometer fatalmente outros animais domésticos (bovinos, caninos, ovinos, felinos, caprinos) e animais silvestres (coelhos, ratos, gambás, camundongos, coiotes, cervos), embora os equinos e os humanos sejam refratários ao vírus.

Sinonímias: pseudorraiva, peste de coçar (bovinos).

Etiologia

O vírus da doença de Aujeszky (VDA) foi descoberto como causador da doença em 1902 por Aujeszky na Hungria. O VDA, vírus da pseudorraiva ou *suid herpesvirus 1*, pertence à família *Herpesviridae*, subfamília *Alphaherpesvirinae*. Nessa subfamília, estão agrupados os alfa-herpesvírus humanos: herpes simplex tipo 1 e 2 e o vírus da varicela-zóster, além de outros membros desta subfamília que infectam animais domésticos, como o herpesvírus bovino tipo 1 (ou vírus da rinotraqueíte infecciosa bovina) e herpesvírus equino tipo 1.

Alfa-herpesvírus são vírus DNA de cadeia dupla, com envelope, com várias propriedades biológicas em comum: infectam várias espécies animais, replicam rapidamente, causam efeito citopático para células de cultivo laboratorial e estabelecem infecções latentes em gânglios do sistema nervoso periférico. Por ser uma doença de notificação obrigatória, as autoridades sanitárias devem ser informadas e o diagnóstico oficial precisa ser realizado.

Epidemiologia

Após a infecção inicial em um rebanho suscetível, todos os suínos podem ser acometidos. Entretanto, depois de o surto ser controlado, a transmissão fica limitada ao plantel de reprodutores e, dependendo do acesso à exposição, aos suínos na terminação. Leitões na maternidade, na creche e em crescimento podem sobreviver à infecção primária, e o vírus pode estabelecer infecção latente nos gânglios do sistema nervoso. A introdução de leitoas com infecção latente pode disseminar o vírus por reativação da latência viral por conta das condições estressantes.

Os suínos são os hospedeiros naturais e reservatórios do vírus na natureza, servindo como fonte natural de infecção para outras espécies animais, como bovinos, caninos, felinos, ovinos, caprinos e leporinos, nos quais a doença é sempre fatal. Uma das principais características dos alfa-herpesvírus é a habilidade de estabelecer infecções latentes no hospedeiro. O estado de latência é caracterizado pela presença do DNA viral em neurônios, sem expressão gênica, replicação viral ou sinais clínicos. Dessa maneira, o vírus pode permanecer latente por longo tempo, provavelmente por toda a vida do animal, fora do alcance do sistema imunológico. No entanto, infecções latentes podem ser reativadas por situações de estresse, como transporte, parto, confinamento, infecções parasitárias, outras doenças e também pela administração de corticosteroides. Após a reativação, o vírus replica e é excretado ao meio ambiente, podendo ser transmitido para outros animais.

A transmissão pode ocorrer por via respiratória, sexual (coito ou inseminação artificial com sêmen contaminado) e transplacentária. Uma vez infectados, virtualmente todos os animais tornam-se portadores e fontes potenciais de disseminação do vírus. Essa habilidade dos herpesvírus em estabelecer e reativar a latência constitui-se no ponto-chave da epidemiologia dessas infecções e tem sido o maior obstáculo para o estabelecimento de medidas de controle e erradicação. Além disso, o VDA pode agravar infecções bacterianas em suínos, como as causadas por *Actinobacillus pleuropneumoniae*, *Pasteurella multocida* ou *Streptococcus suis*.

O principal meio de infecção dos animais de uma granja de suínos com o VDA é pela introdução de suídeos portadores sadios (forma latente). Contudo, o vírus também pode ser introduzido pelo sêmen contaminado ou por aerossóis em correntes de ar. A existência de uma propriedade infectada é um importante fator de risco para a infecção de suínos de outras granjas existentes a uma curta distância (até 500 m). Outros vetores, como felinos, caninos, humanos, insetos, roedores e até mesmo veículos, também são importantes na transmissão do vírus.

Suínos silvestres podem se infectar com o VDA e a população desses animais está crescendo em várias regiões do mundo, inclusive no Brasil. Suínos e outros animais domésticos podem se infectar com VDA após contato com suínos silvestres. A infecção de suínos domésticos pode gerar problemas sanitários graves, inclusive perda de mercado de reprodutores ou mesmo de exportação de carnes.

O VDA geralmente não sobrevive por muito tempo no meio ambiente e, quando presente em matéria seca, é sensível à luz solar. Assim, temperaturas elevadas e baixa umidade prejudicam a transmissão por aerossóis. Pela presença de envelope glicoproteico, o VDA é sensível ao éter e ao clorofórmio. É inativado pelo calor a 37°C por 30 min, porém é estável em pH 6 a 11, a 23°C. Persiste a 20°C por 6 h nas patas de moscas. Na temperatura de 25°C, protegido em secreções nasais e saliva, o VDA sobrevive por até 7 dias no solo rico em umidade e matéria orgânica. Mantém-se viável também até 4 dias na água não clorada e sobre diversos equipamentos e materiais (concreto, plástico, ferro, cama de maravalha e outros) existentes na granja. Persiste por até 3 dias no alimento peletizado e nas farinhas de carne, 2 dias em lagoas anaeróbicas e 1 dia sobre roupas e botas. Para a limpeza e desinfecção das instalações, recomenda-se realizar inicialmente limpeza seca (vassoura), seguida de uma limpeza úmida com detergente diluído em água morna. Vários desinfetantes são eficientes e podem ser usados, desde que seguidas as recomendações dos fabricantes quanto à diluição, ao volume aplicado e ao tempo de ação. Recomenda-se realizar duas desinfecções com intervalo de 2 semanas com desinfetantes diferentes, que podem ser à base de iodo, hipoclorito ou quaternário de amônio.

A DA ocorre em todo o mundo. No Brasil, foi diagnosticada primeiro em 1912 e, até agora, nos estados do RS, SC, PR, MG, SP, RJ, BA, CE, GO, MS e DF. No entanto, em regiões de suinocultura tecnificada e em áreas com elevada densidade de criações, o problema é mais grave. Em virtude dos impactos da DA no mercado exportador de carne suína, a Embrapa Suínos e Aves, em parceria com instituições ligadas à suinocultura e produtores, realizou entre 2001 e 2004 um projeto de erradicação da DA em Santa Catarina, que serviu como modelo para outros estados brasileiros.

O Programa Nacional de Sanidade Suídea (PNSS), do Ministério da Agricultura, Pecuária e Abastecimento (MAPA), conta com plano de contingência para o combate a DA, que contribui para orientar as ações e os procedimentos para a imediata notificação e confirmação de suspeitas, bem como para a implementação das medidas de defesa sanitária animal necessárias ao controle e à erradicação em todo o território nacional.

Patogenia

A patogenia do VDA varia dependendo da amostra viral, idade do suíno, dose viral infectante e via de transmissão. Após a infecção primária, durante a qual o vírus replica nas células das amígdalas, mucosa nasofaríngea ou genital, o microrganismo invade terminações nervosas e é transportado ao longo dos axônios até os corpos neuronais situados nos gânglios sensoriais ou autonômicos. Nos neurônios, o VDA pode replicar agudamente e causar morte celular ou estabelecer uma infecção latente, permanecendo protegido do sistema imune. Após a reativação, o vírus migra de volta aos locais da infecção primária, replica e é excretado ao meio ambiente, possibilitando a infecção de outros animais (Figura 54.1).

Clínica

A DA em suínos apresenta-se sob três formas: nervosa, combinada e reprodutiva. Os sinais clínicos variam de acordo com a idade do suíno afetado. A forma nervosa acomete leitões até a fase de creche. Os leitões com 1 a 4 dias de idade apresentam febre, apatia, salivação e deixam de mamar. Os leitões com 5 a 30 dias de idade manifestam excitação e convulsões, além dos mesmos sinais nervosos anteriores.

A forma combinada (nervosa e respiratória) está presente em leitões a partir dos 30 dias de idade até o crescimento e a terminação. Predominam sinais respiratórios, pois os sinais nervosos são pouco comuns. A forma reprodutiva acomete suínos adultos, sob a forma de febre, apatia, constipação intestinal, abortamentos, repetição de cio e aumento nas taxas de natimortos e fetos mumificados.

Diagnóstico

Durante o surto agudo da DA ou durante a reativação viral da latência, pode-se suspeitar da doença pela presença dos sinais clínicos característicos e do aparecimento de lesões detectadas durante a necropsia. Apesar de o VDA não causar alterações macroscópicas típicas, os achados de necropsia encontrados são a congestão das meninges, o aumento de volume do líquido cefalorraquidiano (LCR), hemorragias, congestão ou focos de necrose nas amígdalas, edema ou consolidação pulmonar e focos de necrose no fígado. Nesse caso, o médico veterinário pode enviar material (Tabela 54.1) e solicitar o diagnóstico laboratorial do VDA, que pode ser realizado pela detecção de antígenos virais pelos testes de imunofluorescência e da imunoperoxidase em tecidos de suínos, ou mesmo pelo isolamento viral em células

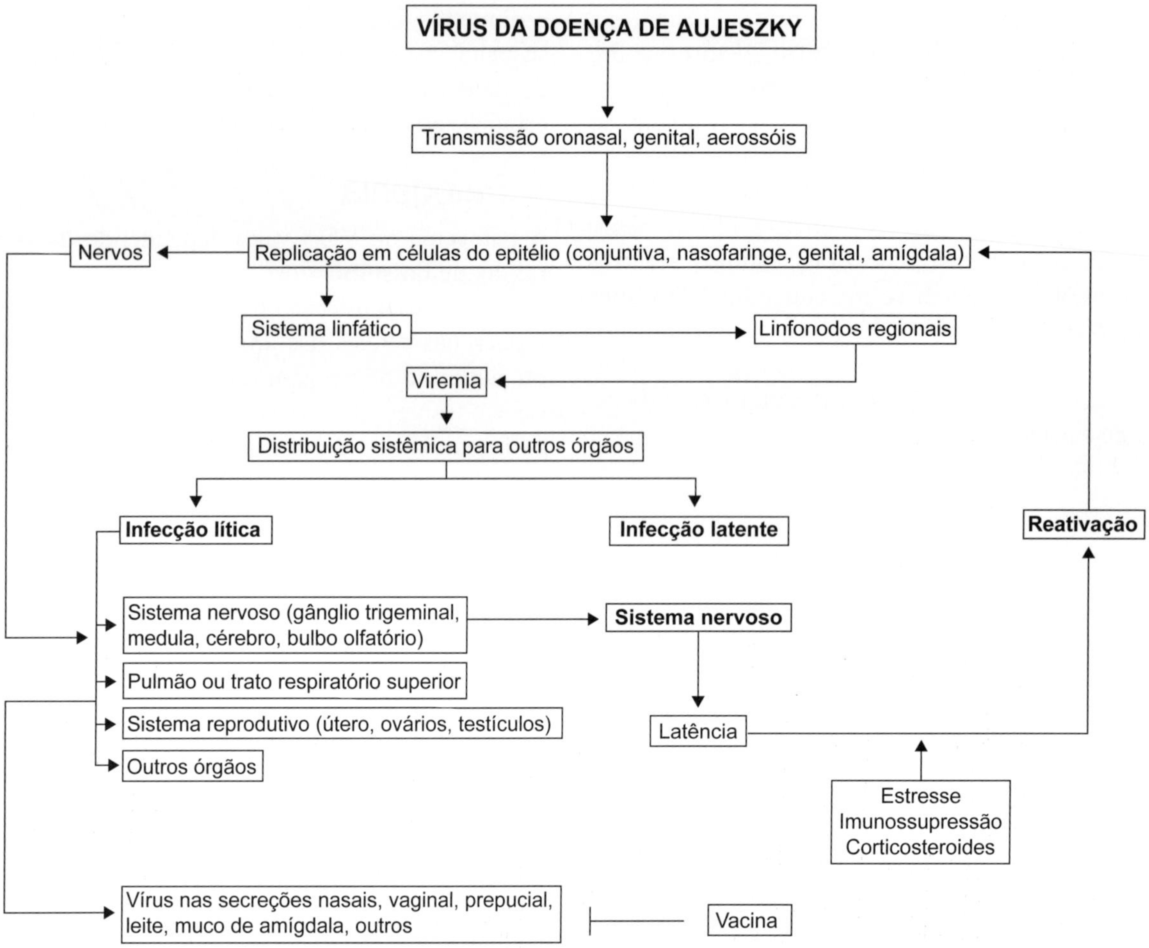

Figura 54.1 Patogenia do vírus da doença de Aujeszky.

Tabela 54.1 Diagnóstico de doença de Aujeszky.

Diagnóstico	Objetivo	Técnicas	Amostras para laboratório
Surtos	Observação de lesões patológicas	Necropsia e exame histopatológico	Leitão com sinais clínicos para coleta de fragmentos de amígdalas, pulmão e encéfalo ou remessa desses órgãos em formol a 10%
	Isolamento/identificação de vírus	Culturas celulares, imunofluorescência, imunoperoxidase	Leitão com sinais ou fragmentos de amígdalas, pulmão e encéfalo acondicionados em caixa de isopor com gelo
Infecção subclínica	Determinação de anticorpos no soro	ELISA (diferencial para detectar anticorpos para vírus de campo) e soroneutralização	Soro de suínos
Infecção latente	Determinação de DNA viral (VDA) latente em tecidos	Reação em cadeia pela polimerase (PCR)	Amígdalas e gânglio trigêmeo (congelados a −80°C) remetidos em gelo seco ou em nitrogênio líquido

de cultivo laboratorial suscetíveis, que apresentam efeito citopático (Figura 54.2). As lesões microscópicas podem ser observadas mais frequentemente no sistema nervoso central, que pode apresentar meningoencefalite não supurativa e ganglioneurite. No entanto, para se detectar a infecção latente do VDA, recomenda-se o uso de testes sorológicos. Muitos testes sorológicos podem ser utilizados, mas o teste de ensaio imunoenzimático (ELISA) é mais sensível, rápido e de custo acessível que o teste de soroneutralização, com a vantagem de se detectar, pelo teste de ELISA diferencial, anticorpos vacinais. Dessa maneira, é possível diferenciar entre suínos vacinados e infectados com vírus de campo (Figura 54.3 A), visando a eliminar do plantel os animais infectados (Figura 54.3 B). A infecção latente pode ser detectada pelos testes sorológicos, mas somente será comprovada a existência de DNA utilizando o teste de reação em cadeia pela polimerase (PCR).

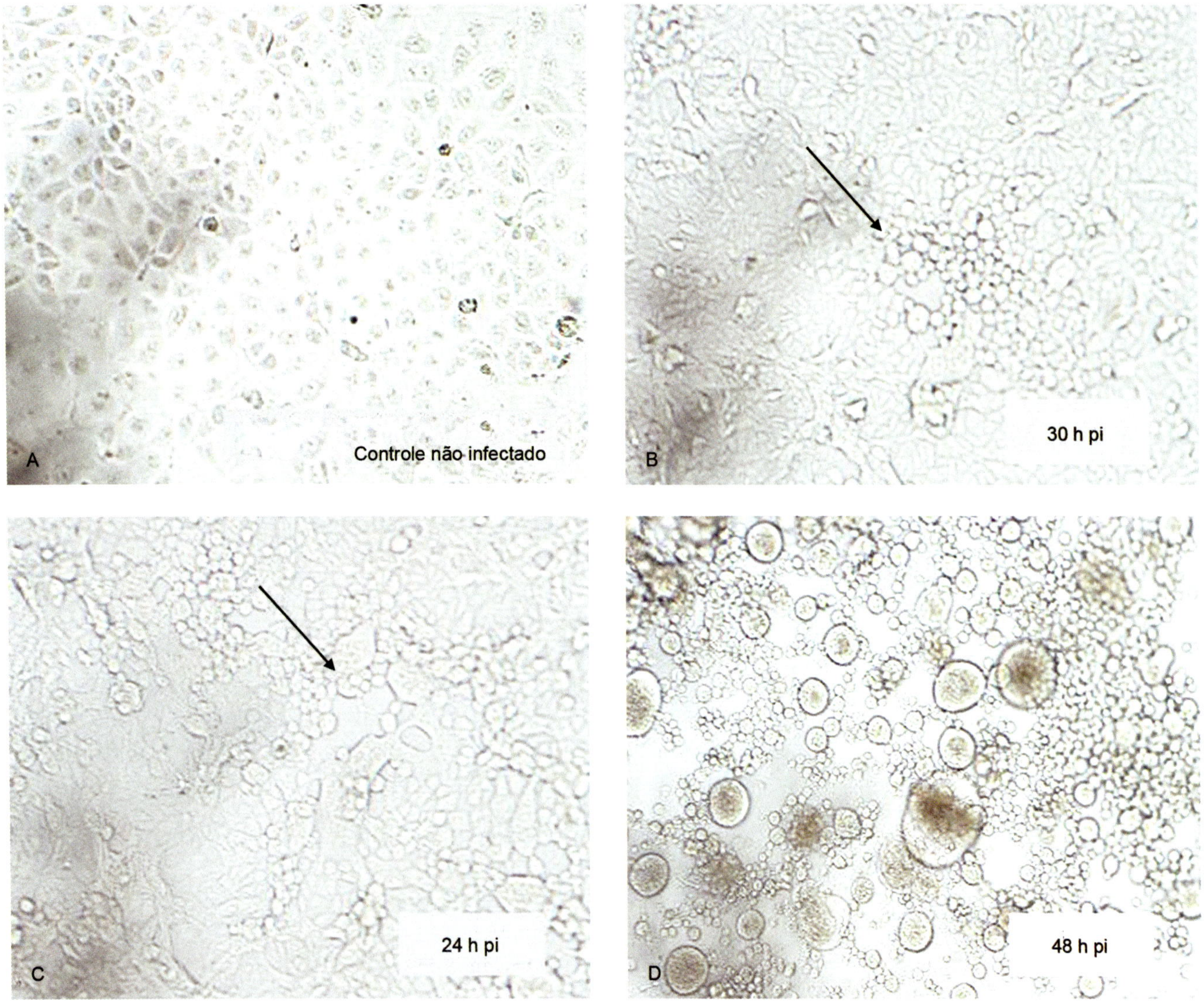

Figura 54.2 Cultivo celular de células de linhagem SK6 (fibroblasto de rins de suíno) infectadas com amostra isolada de suíno com sinais clínicos de VDA. As setas indicam focos de infecção no tapete celular. O tempo de infecção (h pi) indicado é de 24, 30 e 48 h após a infecção das células.

Tratamento

Não existe tratamento específico para doença de Aujeszky, apenas terapia de suporte para aliviar os sinais clínicos. Suplementos alimentares, como fornecimento de energia extra, vitamina E para melhoria da imunidade e outros fármacos para estimular o apetite e controlar a febre, são recomendados. Antimicrobianos para controlar infecções bacterianas secundárias também podem ser empregados. A vacinação é recomendada nos focos para diminuir a excreção viral pelos animais infectados e, consequentemente, a carga viral no ambiente, diminuindo a transmissão e a disseminação da infecção dentro e fora da propriedade.

Profilaxia e controle

O melhor método de controle da DA é a erradicação do vírus das criações. O controle dos sinais clínicos e da mortalidade pode ser alcançado pelo uso de vacinas.

Diferentes vacinas são utilizadas no controle das infecções pelo VDA, incluindo vacinas tradicionais e as deletadas ou diferenciais. As vacinas diferenciais são as mais usadas no mundo inteiro por possibilitar, pelo teste sorológico específico, a diferenciação de animais com anticorpos vacinais daqueles infectados com o vírus de campo. As vacinas deletadas disponíveis incluem as vacinas com vírus vivo atenuado, vírus inativado (morto) e subunidades virais. Uma grande limitação das vacinas tradicionais contra o VDA é a indução de imunidade humoral indistinguível da resposta humoral induzida em resposta à infecção com amostras de campo. Como, virtualmente, todos os animais infectados com alfa-herpesvírus tornam-se portadores da infecção latente, os animais soropositivos, sejam vacinados ou infectados naturalmente, são considerados portadores do vírus.

Nos últimos anos, a manipulação genética tem permitido a produção de vacinas com marcadores antigênicos contra o VDA, também chamadas de vacinas diferenciais.

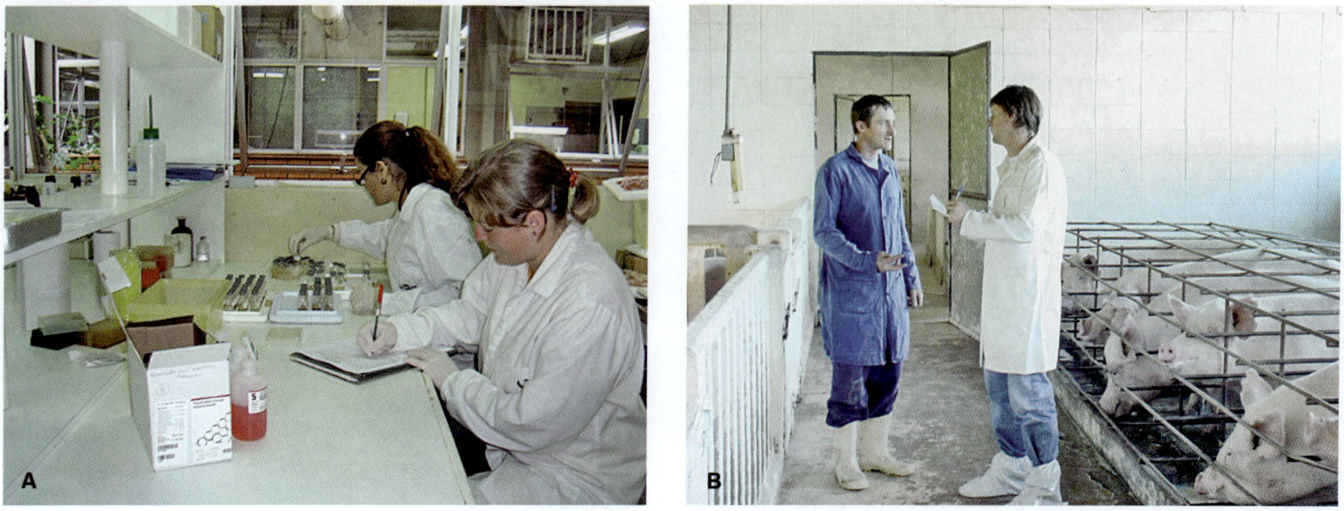

Figura 54.3 A. Exames laboratoriais como o ELISA diferencial auxiliam no controle e na erradicação da doença de Aujeszky por testes sucessivos e eliminação dos suínos positivos. B. A certificação de rebanhos e a não introdução de suínos reprodutores são essenciais para evitar a introdução do VDA nas granjas.

A utilização de vacinas com marcadores antigênicos representa um avanço notável no controle e na erradicação da doença de Aujeszky em diversos países. Assim, a maioria dos programas de erradicação de DA no mundo utiliza as vacinas com marcadores antigênicos, que não contêm a glicoproteína gE e os testes diferenciais para identificação dos animais infectados.

A vacina para DA aprovada atualmente pelo MAPA para uso no Brasil é uma vacina inativada deletada para a glicoproteína do envelope viral gE (também chamada G1). Com esse imunógeno, é possível identificar e diferenciar animais infectados com amostras de campo de animais vacinados, se realizado o teste de ELISA diferencial para a glicoproteína gE (ausente na vacina) (Figura 54.3 A). Todavia, em Santa Catarina, onde existia programa oficial de erradicação da doença de Aujeszky, desde 2001, foi permitido o uso de uma vacina com vírus vivo atenuado (com deleção no gene para a gE) apenas para suínos destinados ao abate.

Existem várias estratégias de erradicação da DA, como a eliminação total do rebanho, o teste de animais seguido de remoção dos soropositivos (com ou sem vacinação) ou a vacinação antes da remoção. Os fatores que influenciam qual opção escolher são, basicamente, a prevalência de animais infectados no rebanho e na região, a necessidade financeira e estratégica de eliminar o problema o mais rápido possível (barreiras para exportação de carnes ou rebanhos de reprodutores que ficam impedidos de vender animais para reprodução – Instrução Normativa nº 19 do MAPA) e o custo do programa.

Pela capacidade do VDA de estabelecer infecção latente nos suínos, sem a manifestação de sinais clínicos, o suíno infectado de forma subclínica é um disseminador potencial do vírus nos criatórios. Assim, torna-se cada vez mais importante que os suinocultores exijam a certificação sanitária oficial emitida pelo MAPA dos rebanhos que fornecem reprodutores para a sua criação (Figura 54.3 B).

Saúde Pública

Não existem relatos de infecção de humanos com o VDA.

Bibliografia

Carini A, Maciel J. La pseudorage ou paralysie bulbaire infectieuse ar Bresil. Bulletin de La Societe de Pathologie Exotique et de Ses Filiales. 1912;5:576-8.

Ciacci Zanella JR, Amaral AL, Ventura L, Mores N, Bortoluzzi H. Erradicação da doença de Aujeszky em Santa Catarina: importância da condição sanitária das leitoas de reposição. Cienc Rural. 2008;38:749-54.

Dambrós RMF, Ribeiro BM, Aguiar RWS, Schaeffer R, Esteves PA, Perecmanis S *et al.* Cloning and expression of Aujeszky's disease virus glycoprotein E (gE) in a baculovirus system. Braz J Microbiol. 2007;38:494-9.

Fenner FJ, Gibbs EPJ, Murphy FA, Rott R, Studdert MJ, White DO. Vet virology. 2.ed. San Diego: Academic Press; 1993. 666p.

Fonseca JR. AA, Camargos MF, DE Oliveira AM, Ciacci-Zanella JR, Patrício MAC, Braga AC *et al.* Molecular epidemiology of Brazilian pseudorabies viral isolates. Vet Microbiol. 2009;141:238-45.

Mores N, Amaral AL, Ventura L, Ciacci Zanella JR, Mori A, Dambrós J. A *et al.* Disseminação do vírus da doença de Aujeszky, envolvendo o comércio de reprodutores suínos de reposição. Arq Bras Med Vet Zootec. 2007;59:1382-87.

Romero CH, Rowe CA, Provenzano GI, Flores RMS, Brentano L, Marques JLL. Distribuição e prevalência de anticorpos precipitantes para o vírus da doença de Aujeszky em plantéis de suínos no estado de Santa Catarina. Pesq Vet Bras. 1984;4:123-7.

Sobestiansky J, Barcellos D. Doenças dos suínos. Goiânia: Canone Editorial; 2007. p. 228-38.

Zimmerman JJ, Karriker LA, Ramirez A, Schwartz KJ, Stevenson GW. Diseases of swine. 10.ed. Wiley-Blackwell; 2012. 1008p.

Encefalomielite Equina 55

Elenice Maria Sequetin Cunha,
Maria do Carmo Custódio de Souza Hunold Lara e
Eliana Monteforte Cassaro Villalobos

➤ Definição

A encefalomielite equina é uma doença infectocontagiosa, caracterizada por sinais neurológicos e causada por três tipos de vírus da família *Togaviridae*, gênero *Alphavirus*. Esses vírus têm potencial zoonótico e são mantidos na natureza em ciclos que envolvem mosquitos, pássaros e mamíferos. A doença pode, ocasionalmente, atingir os humanos e os equídeos, que, por esse motivo, são conhecidos como hospedeiros acidentais. O primeiro registro de encefalomielite em equinos ocorreu provavelmente em Massachusetts, EUA, em 1831, enquanto a primeira descrição de acometimento em humanos ocorreu no mesmo estado em 1838.

As três espécies de vírus que causam doença em equinos são: *Eastern equine encephalitis virus* (EEEV), *Western equine encephalitis virus* (WEEV) e *Venezuelan equine encephalitis virus* (VEEV), que foram assim denominados conforme a localização da primeira descrição. As doenças causadas por esses vírus são denominadas encefalomielite equina do leste (EEL), encefalomielite equina do oeste (EEO) e encefalomielite equina venezuelana (EEV), que serão abordadas separadamente neste capítulo.

Encefalomielite equina do leste

Sinonímias: encefalite equina do leste, encefalite do leste.

➤ Etiologia

A EEL é causada por RNA vírus pertencente à família *Togaviridae*, gênero *Alphavirus*, classificado anteriormente como grupo A dos arbovírus (*arthrope borne vírus* – vírus transmitidos por artrópodes).

O gênero *Alphavirus* possui genoma de fita simples, com peso molecular de $4{,}4 \times 10^6$, com polaridade positiva. Apresenta entre 60 e 70 nm de diâmetro, simetria icosaédrica e envelope lipoproteico e se replica no interior do citoplasma das células-alvo. Possui duas glicoproteínas (E1 e E2) imunodominantes, que induzem a produção de anticorpos neutralizantes. A glicoproteína E2 induz alta resposta de anticorpos neutralizantes (mono e policlonal) e propriedades hemaglutinantes nos animais infectados. Ambas as glicoproteínas têm sido utilizadas na diferenciação de tipos e variantes virais em todo o mundo.

O vírus pode ser isolado em vários tipos de sistema de cultivo de células, como as culturas primárias de células embrionárias de aves e as linhagens de células Vero (*african green monkey kidney*), RK-13 (*rabbit kidney*) ou (BHK-21, *baby hamster kidney*).

Apesar do conhecimento de um tipo de EEL, existem variantes distintas identificadas nas Américas, com certo grau de conservação entre os isolados. Estudos nas Américas do Norte e do Sul revelaram a presença de diferenças de genótipos, respectivamente, de 2% e 25% dos isolados.

O vírus da encefalomielite equina é sorologicamente relacionado aos demais vírus do gênero *Alphavirus*. Apesar do reconhecimento de alto grau de variabilidade de outros RNA vírus (como o vírus da imunodeficiência humana), o *Alphavirus* que acomete equinos e humanos tem baixa variabilidade. No entanto, tem capacidade de adaptação e mutação em novos hospedeiros, evidenciada em infecções experimentais em *hamsters*, indicando potencial de causar surtos em outros animais em regiões não endêmicas ou não habituais.

O vírus é inativado a 56°C por 10 min. É estável quando armazenado a -70°C, diferentemente de quando é estocado à temperatura de -20°C. É inativado em pH entre 1 e 3 e estável em pH de 7 a 9. É sensível ao tratamento com solventes lipídicos, detergentes, éter, tripsina, clorofórmio, formaldeído, calor e betapropiolactona. A infectividade é reduzida após exposição à irradiação. Duas variantes antigênicas foram descritas. Todas as linhagens isoladas na América do Norte e a maioria do Caribe pertencem à variante norte-americana, enquanto os isolados das Américas Central e do Sul compõem a variante sul-americana.

Epidemiologia

Equídeos, humanos, cães, suínos, bovinos, ovinos e ratitas são suscetíveis.

O ciclo básico da infecção ocorre entre aves silvestres residentes e migratórias, que são a principal fonte de infecção do vírus. A disseminação ocorre pela picada de artrópodes, principalmente mosquitos dos gêneros *Aedes*, *Culex* e *Mansonia*. Os artrópodes vetores realizam o repasto de sangue de aves virêmicas (Figura 55.1). Em seguida, o vírus se replica no intestino médio, invade a corrente sanguínea (viremia), atinge a glândula salivar e é transmitido para outra ave suscetível. Temperaturas altas favorecem a multiplicação do vírus nos mosquitos vetores, diferentemente do que ocorre em temperaturas baixas. A criação de equinos próximo a pântanos e matas nativas aumenta entre 2 e 4 vezes o risco de infecção.

Na América do Norte, o vetor principal do EEEV é o mosquito *Culiseta melanura*, embora *Aedes solicitans* e *Aedes vexans* também estejam envolvidos. No Brasil, as infecções em equinos são associadas principalmente a mosquitos do gênero *Culex*.

A doença em equinos geralmente independe de sexo ou raça dos animais. Todas as idades são suscetíveis, embora as manifestações neurológicas sejam mais pronunciadas em animais jovens e crianças, bem como em potros filhos de éguas não vacinadas. Dessa maneira, efeito sazonal é observado na ocorrência da doença em equídeos, em períodos mais quentes do ano e regiões úmidas, que favorecem a proliferação dos vetores.

A população de aves silvestres atua como reservatório do vírus em determinada área e, quando o vírus irrompe de seus focos naturais endêmicos para áreas adjacentes, origina-se novo ciclo entre aves e mosquitos locais. Nessa ocasião, o vírus pode infectar vetores que se alimentam tanto de sangue de aves como do de equinos e de humanos, resultando em surtos da enfermidade nessas espécies. A infecção produz baixa viremia nos humanos e nos equinos e, por esse motivo, considera-se que essas espécies não contribuem para a manutenção do agente, servindo como hospedeiros acidentais. Aves domésticas e sinantrópicas também podem servir como reservatórios do vírus.

As encefalites equinas (leste, oeste e venezuelana) ocorrem somente nas Américas. O EEEV tem sido isolado em Cuba, Argentina, Brasil, leste do Canadá, Colômbia, EUA, Equador, Suriname, Guatemala, Guiana, Haiti, Jamaica, México, Panamá, Peru, República Dominicana, Trinidad e Tobago e Venezuela.

Várias epidemias da doença já foram registradas em equinos no Brasil. O EEEV é endêmico na região amazônica. Em 1960, no Pará, foram isoladas duas amostras de vírus de equinos e três amostras de mosquitos *Aedes taeniorhynchus*. Estudo realizado no município de Uruará, PA, no ano de 1998, detectou alta prevalência tanto de equinos sororreagentes (27,37%) como de propriedades positivas (53,12%). Ainda na região da Amazônia ocidental brasileira, precisamente no município de Monte Negro, estudo soroepidemiológico em equídeos registrou 11,3% de animais reagentes. Em inquérito sorológico realizado em equinos do Pantanal brasileiro, foram detectados anticorpos em 6,7% dos animais.

No estado de São Paulo, o vírus tem causado epidemias desde 1937, quando foi reconhecido pela primeira vez. Na década de 1960, no município de Iporanga, SP, foi registrada epidemia da doença em equinos e, no período de

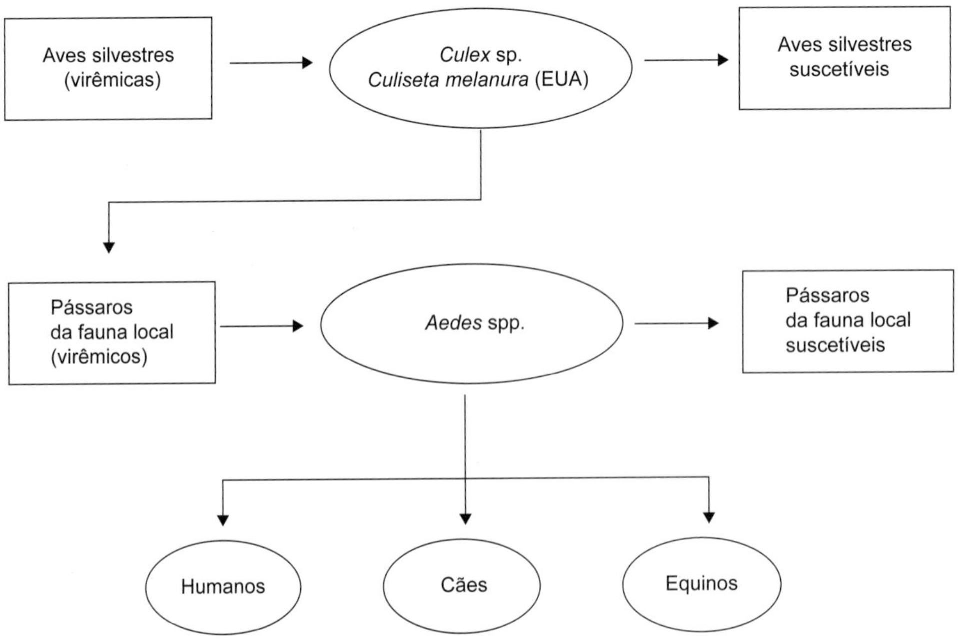

Figura 55.1 Ciclo de transmissão do vírus da EEL nas Américas.

1969 a 1971, o vírus foi isolado de mosquitos, animais sentinelas, mamíferos e aves silvestres em áreas florestais do município de Itapetininga, SP. Na década de 1980, o vírus foi isolado de dois equinos dos municípios de Amparo, SP, e Itapetininga, onde ocorria alta mortalidade de animais. Inquérito sorológico realizado em 16 municípios do sul do estado de São Paulo, parte no Vale do Ribeira e outra no litoral, detectou 16% de equinos e muares positivos. No sul do país, no estado do Paraná, foram detectados anticorpos neutralizantes em equinos. Em 2004, o EEEV foi detectado em dois cavalos provenientes de um surto de encefalite em equinos em Paraty, RJ. Em 2005, o vírus foi novamente identificado em equinos no estado de São Paulo.

Patogenia

A maior parte do conhecimento da patogenia do vírus da encefalomielite equina provém de estudos comparando as diferenças de patogenicidade entre isolados do VEEV provenientes de casos ou surtos enzoóticos e epizoóticos. Amostras de VEEV obtidas de episódios enzoóticos e epizoóticos têm a mesma capacidade de invadir o sistema nervoso central (SNC), mesmo quando inoculadas experimentalmente via intracerebral. As diferentes amostras, tipos e subtipos dos WEEV, EEEV e VEEV podem diferir em virulência para equídeos, humanos, pássaros e animais de laboratório. A patogenicidade nas infecções parece estar relacionada também a influências genéticas do hospedeiro, bem como na habilidade dos isolados de estimularem funções antivirais do suscetível.

EEEV e amostras epizoóticas (epidêmicas) do VEEV geralmente são mais neurotrópicas se comparadas às estirpes enzoóticas (endêmicas) de VEEV e do WEEV.

De maneira geral, após a infecção, o vírus da encefalomielite equina se replica nas células próximas à porta de entrada e nos linfonodos regionais, resultando em viremia primária. O vírus invade tecidos extraneurais, onde também se replica, e, por via hemática e/ou linfática, atinge o SNC. No entanto, a via hemática parece apresentar menor circulação viral, visto que, em animais com sinais clínicos, é improvável recuperar o vírus de amostras de sangue. O vírus não invade o SNC em todos os animais infectados, que podem apresentar, nesses casos, somente sinais de febre (infecção inaparente).

A encefalite causada por *Alphavirus* é atribuída à disseminação do vírus e à subsequente entrada no SNC, por uma ou várias vias. A invasão do SNC pode ocorrer por difusão passiva do vírus pelo endotélio capilar no SNC, pela replicação viral no endotélio vascular celular (via hemática) e no parênquima do SNC, por invasão do líquido cefalorraquidiano (LCR) pelo vírus, bem como pelo transporte de vírus nos linfonodos e monócitos (via linfática), os quais podem migrar para o parênquima do SNC. No SNC, o vírus replica-se sobretudo no córtex cerebral, particularmente na substância cinzenta.

A imunidade induzida pelos WEEV, EEEV e VEEV após infecções inaparentes ou clínicas é longa em todas as espécies.

Clínica

O período de incubação varia de 2 a 3 dias e raramente excede 3 semanas. Os sinais clínicos das infecções por EEEV e WEEV são similares. A sintomatologia clínica nos equídeos é de curso rápido e muito letal. Nos casos clínicos, a febre é a primeira manifestação observada (40 a 41°C). A enfermidade tem o primeiro pico febril entre 18 e 24 h após a infecção, que dura aproximadamente 1 dia. O segundo pico febril ocorre 4 a 6 dias após a infecção, com duração de 1 a 4 dias, quando aparecem os sinais nervosos. Infecções inaparentes em equinos podem ou não ser acompanhadas de febre. Nessa fase, o animal apresenta sinais de encefalomielite, com depressão mental (aspecto de sonolência), cabeça caída e apoiada em objetos, sinais de cegueira (animais trombam com objetos), paralisia facial ou labial e membros separados buscando apoio para manter-se em estação. Podem apresentar também hiperexcitabilidade ao toque e ao som. Observam-se ainda diarreia ou constipação intestinal, perda de peso, dificuldade para beber água, priapismo, andar em círculo, nistagmo, língua pendente e convulsões. Na fase terminal, ocorre paralisia generalizada, e o animal permanece em decúbito permanente.

O curso clínico perdura entre 2 e 14 dias, e a morte ocorre entre 5 e 10 dias do início dos sinais clínicos. A letalidade entre os equinos com sinais de encefalite é de aproximadamente 75 a 90%. A doença em equinos possui maior letalidade aparente em infecções pelo EEEV. Nos animais que sobrevivem, são comuns sequelas nervosas que os incapacitam para as atividades de trabalho, de entretenimento ou desportivas (Figuras 55.2 a 55.4).

A doença em equinos pode ser observada em surtos, acometendo vários animais da mesma propriedade ou região. Outras espécies animais, como suínos e ratitas, podem apresentar sinais clínicos.

Em suínos, o EEEV causa sinais de miocardite e encefalite em animais com menos de 2 semanas de idade, caracterizados por incoordenação, convulsões, perda de peso e retardo no crescimento em animais convalescentes.

O EEEV pode determinar depressão, sonolência, queda de postura e alta mortalidade em perus. Também pode causar morte em ratita (ave do gênero das ratitas, como a ema e o avestruz). Emas infectadas manifestam enterite hemorrágica, e os índices de morbidade e mortalidade superam 85% dos animais do criatório.

Diagnóstico

O diagnóstico clínico presuntivo pode ser realizado em animais não vacinados que apresentem estado mental deprimido (sonolência), observado geralmente durante o

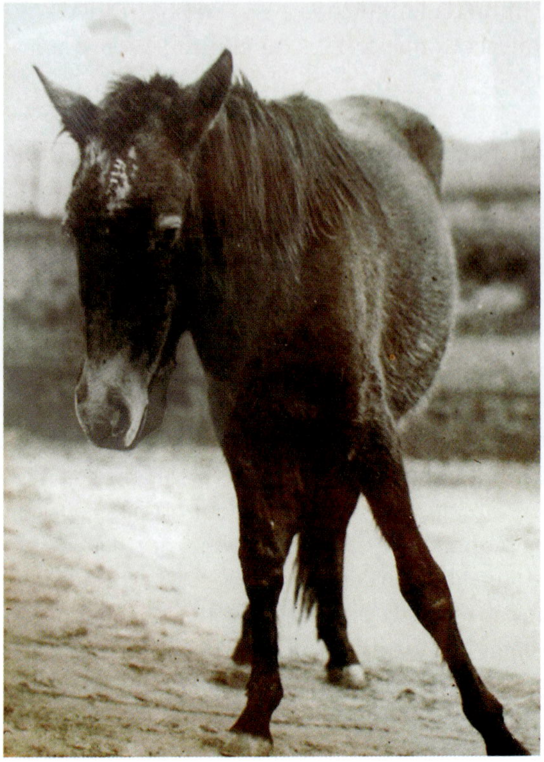

Figura 55.2 Animal com aspecto sonolento e posição anormal dos membros em decorrência da infecção pelo vírus da encefalomielite equina. Imagem cedida pelo Laboratório de Raiva e Encefalites do Instituto Biológico de São Paulo.

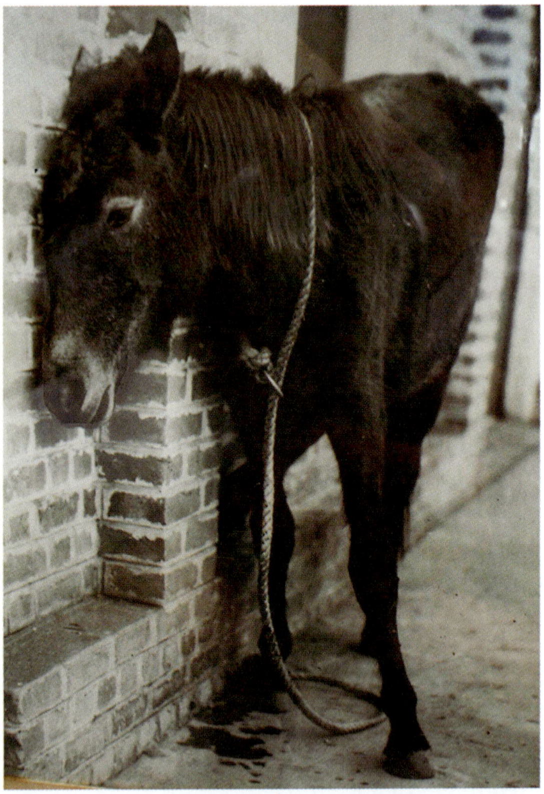

Figura 55.3 Animal com sinais pronunciados da encefalomielite equina. Dificuldade para se manter em estação: cabeça e corpo apoiados contra a parede. Imagem cedida pelo Laboratório de Raiva e Encefalites do Instituto Biológico de São Paulo.

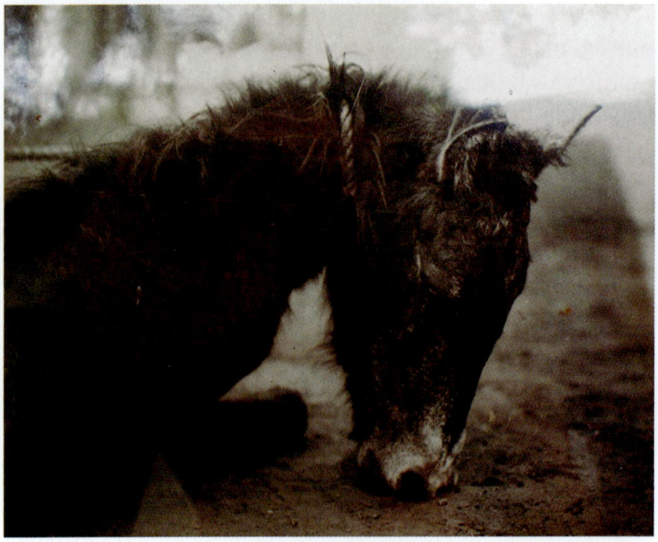

Figura 55.4 Animal na fase terminal da encefalomielite equina: decúbito esternal e apoio de cabeça no solo. Imagem cedida pelo Laboratório de Raiva e Encefalites do Instituto Biológico de São Paulo.

verão em climas temperados ou na estação chuvosa em climas tropicais e subtropicais, notadamente em regiões onde o mosquito vetor é abundante. A importação recente de animais de regiões ou países com histórico da doença deve ser considerada na anamnese. No entanto, outras enfermidades podem causar sinais clínicos semelhantes e a suspeita clínica deve ser confirmada laboratorialmente.

O leucograma em animais com sinais neurológicos pode apresentar leucopenia. Em geral, o líquido cefalorraquidiano (LCR) de animais com doença clínica acusa aumento moderado de células mononucleares e de proteína. O EEEV pode induzir aumento significativo de neutrófilos no LCR, que pode ser utilizado como parâmetro de prognóstico desfavorável nos animais infectados.

O diagnóstico específico pode ser realizado pelo isolamento do vírus a partir de fragmentos do cérebro de equinos mortos com sinais sugestivos da enfermidade. As amostras cerebrais devem ser preferencialmente coletadas em duplicata, uma conservada sob refrigeração para o isolamento do vírus e outra em formol (10%) para exame histopatológico. Amostras para isolamento do vírus devem ser enviadas ao laboratório no máximo 48 h após a coleta.

O vírus pode ser isolado em camundongos, em ovos embrionados e em cultura de células primárias ou linhagens contínuas (Vero, RK-13, BHK-21). A identificação do agente pode ser realizada por fixação do complemento, inibição da hemaglutinação, imunofluorescência direta e vírus neutralização.

Recentemente, o ácido nucleico do vírus tem sido detectado pelo método de transcrição reversa da reação em cadeia pela polimerase (RT-PCR) em tecidos de equídeos e mosquitos.

Em animais com sinais clínicos evidentes ou que sobrevivem à infecção, pode-se realizar o diagnóstico sorológico em amostras pareadas de soro, coletadas com 10 a 14 dias de intervalo, comparando o título de anticorpos na fase aguda da doença e na convalescença. Aumento de 4 vezes ou mais no título de anticorpos na última amostra é indicativo de doença. Em amostras isoladas de soro ou de LCR de equinos com sinais de encefalite, títulos ≥ 400 de IgM são indicativos de infecção recente. No entanto, anticorpos contra o EEEV podem persistir por vários anos em animais que se infectaram. São detectados também em animais vacinados e em potros filhos de éguas imunizadas. Equinos infectados com o EEEV geralmente apresentam títulos elevados de anticorpos na fase aguda da doença e, consequentemente, o diagnóstico presuntivo pode ser cogitado em animais não vacinados com sinais da doença. As provas sorológicas utilizadas são inibição da hemaglutinação (HI), fixação do complemento (FC), ensaio imunoenzimático (ELISA) e soroneutralização. Pode ocorrer reação cruzada entre anticorpos contra EEEV e WEEV, nas técnicas de FC e HI. Anticorpos fixadores de complemento contra EEEV e WEEV aparecem tardiamente e não são persistentes. Consequentemente, a técnica de FC é pouco utilizada para o diagnóstico sorológico da doença.

Lesões macroscópicas não são comuns, tampouco típicas à necropsia de equinos acometidos. Pode-se observar congestão cerebral e em meninges. Lesões microscópicas são encontradas no SNC e resultam da replicação viral. São observados necrose difusa com neuroniofagia, intensa infiltração inflamatória mononuclear intersticial e perivascular, edema intersticial e degeneração da substância cinzenta, notadamente no córtex cerebral, no tálamo e no hipotálamo. Infecções pelo EEEV podem determinar também lesões em miocárdio, intestino, estômago, vesícula urinária e baço. Em suínos, observam-se necrose do córtex cerebral, gliose e necrose multifocal do miocárdio. Exame imuno-histoquímico *post mortem* pode revelar o agente nos tecidos nervosos afetados.

Várias enfermidades podem acometer o sistema nervoso de equinos. Devem ser considerados no diagnóstico diferencial de causas infecciosas da EEL: EEO e EEV, raiva, herpesvírus equino, mieloencefalite por protozoários (EPM), encefalite pela migração de larvas de nematódeos (*Strongylus vulgaris*, *Habronema* sp.) e meningoencefalite bacteriana. Em outras causas infecciosas similares, como o botulismo, observam-se paralisia flácida e disfagia, embora os animais não apresentem sinais encefálicos, ao contrário do tétano, que causa paralisia espástica. Na leucoencefalomalácia causada pelo fungo *Fusarium moniliformis* – geralmente encontrado em milho ou ração mofados – a lesão ocorre principalmente na região de substância branca do córtex cerebral, diferentemente do vírus da encefalomielite equina, que está praticamente restrito à substância cinzenta. A febre do Nilo e a doença de Borna ocorrem principalmente na Europa, embora a primeira tenha sido detectada recentemente nas Américas. A encefalite japonesa está restrita aos países da Ásia.

As causas não infecciosas também devem ser consideradas no diagnóstico diferencial, como encefalopatia hepática (intoxicação por *Crotalaria* sp. e *Senecio* sp.), traumas encefálicos, intoxicações por produtos químicos, doenças degenerativas, abscessos e malformações encefálicas, assim como doenças metabólicas (tetania da lactação em éguas) e epilepsia idiopática da raça árabe.

Tratamento

Não existe tratamento específico, somente sintomático. O prognóstico é desfavorável para os equinos com sinais neurológicos. Pode-se indicar tratamento de suporte para alívio dos sinais clínicos. Anti-inflamatórios não esteroidais (flunexina meglumina, 1,1 mg/kg, via intravenosa, a cada 24 h, por 3 dias) são recomendados para o controle da febre e da inflamação. O uso de corticosteroides (prednisona 1 g/100 kg peso vivo) e manitol (0,25 a 2 g/kg, via intravenosa, a cada 24 h) é indicado para reduzir o edema cerebral em animais com sinais neurológicos. As convulsões podem ser controladas com o uso de fenobarbital e diazepam.

Recomenda-se que a baia de tratamento seja acolchoada, com piso de borracha ou areia. Caso o animal não se mantenha em estação, deve ficar suspenso por alguns períodos do dia, para evitar complicações como pneumonia e cólicas. Os animais em decúbito lateral devem ser levados para a posição esternal. A desidratação deve ser corrigida mediante reposição intravenosa de líquidos isotônicos e energéticos.

Profilaxia e controle

Medidas gerais

Medidas gerais de profilaxia incluem adoção de quarentena para animais recém-adquiridos – principalmente importados – ou que participaram de atividade recente fora do haras ou de criatórios, como exposições, provas de esporte, cobertura e coleta de embriões. Recomenda-se o controle de vetores nas propriedades, telando portas e janelas de baias, retirando dejetos de ambientes de alta circulação de animais e utilizando produtos repelentes. Sempre que possível, evitar a criação de equídeos próximo a aviários e matas nativas. Em regiões endêmicas nos EUA, nas quais se conhece a biologia dos vetores (*Culiseta melanura*), são adicionados produtos larvicidas na água de acesso aos vetores.

Medidas específicas

A profilaxia específica dos equinos é baseada no isolamento e na confirmação laboratorial da doença em animais suspeitos, na restrição de fluxo de animais e na imunoprofilaxia. Estão disponíveis comercialmente vacinas atenuadas e inativadas.

As vacinas inativadas podem ser monovalentes, bivalentes (EEEV e WEEV) e trivalentes (EEEV, WEEV e VEEV). Não há imunidade cruzada total entre os tipos virais. Dessa maneira, todos os tipos virais importantes na região, no país ou no continente devem estar presentes nas vacinas utilizadas na profilaxia. A vacinação minimiza os riscos de infecção em animais vacinados e previne a viremia pelo VEEV, já que o equino é considerado amplificador desse tipo de vírus e fonte potencial de infecção para mosquitos, outros equídeos e humanos.

No Brasil, é comercializada vacina inativada contendo EEEV e WEEV. A imunidade da vacina inativada dura cerca de 1 ano. A primovacinação é recomendada para potros, filhos de éguas não vacinadas, entre 2 e 4 meses, com reforço 30 dias após, seguida de revacinações semestrais ou anuais, dependendo do fluxo dos animais nos criatórios. Fêmeas prenhes podem ser imunizadas com vacinas inativadas, 4 a 6 semanas antes do parto previsto, visando à passagem de imunoglobulinas pelo colostro. Potros filhos de éguas vacinadas devem ser vacinados entre 6 e 8 meses, e revacinados com 1 ano de idade, visto que a imunidade humoral passiva (conferida pela vacina) de origem colostral perdura geralmente até o 6º ou 7º mês de idade. Adultos não vacinados devem receber duas doses, com intervalo de 30 dias entre as aplicações. Na vigência de surtos, recomenda-se revacinar todo o plantel.

➤ Saúde Pública

O EEEV causa doença grave em humanos, com alta mortalidade e ocorrência de sequelas nos convalescentes. Os casos em humanos acompanham surtos em equinos. A transmissão para os humanos ocorre pela picada de insetos, geralmente nas proximidades de criação de equinos ou em matas nativas. Equinos infectados com EEEV e WEEV não desenvolvem viremia suficiente para servir como fontes de infecção para humanos. No entanto, os equinos são reconhecidos como amplificadores do VEEV, particularmente de linhagens epizoóticas. Assim, medidas de proteção, restrição de fluxo e contato reduzido de equinos com humanos devem ser consideradas em regiões com casos confirmados de EEV.

O período de incubação é de 5 a 15 dias, e a doença se instala de forma súbita com febre, cefaleia, conjuntivite, vômito, dores musculares e letargia (semelhante a estado gripal), progredindo rapidamente para rigidez cervical, convulsões, coma e morte. Nos EUA, a taxa de infecção é baixa, enquanto nas Américas Central e do Sul, a doença é rara, fato que se atribui às características do vetor, predominantemente selvático, de atividade crepuscular, que geralmente não se introduz em residências.

Tratamento sintomático utilizando imunoglobulinas por via intravenosa tem sido utilizado em pacientes com sinais clínicos. A profilaxia em humanos é baseada na prevenção contra picadas de mosquitos (uso de roupas protetoras e repelentes) e a utilização de mosquiteiros e telas protetoras nas habitações. O controle de vetores também pode contribuir para diminuir a transmissão. Além disso, é importante haver um sistema de notificação da doença em equinos, visto que os casos clínicos nessa espécie animal geralmente precedem a infecção em humanos.

Encefalomielite equina do oeste

Sinonímias: encefalite equina do oeste, encefalite do oeste.

➤ Etiologia

O complexo EEO é um grupo relacionado aos vírus transmitidos por artrópodes do gênero *Alphavirus*, família *Togaviridae*, também classificado anteriormente como grupo A dos arbovírus. Há dois subtipos antigênicos mais patogênicos do WEEV, denominados de vírus clássico EEO e o vírus Highlands J (HJ). Embora considerado menos patogênico para animais, o vírus HJ tem sido identificado na encefalomielite em equinos e em encefalites em perus e outros pássaros silvestres. Outros subtipos menos patogênicos relacionados às infecções ocasionais em equinos da América do Norte são o Fort Morgan e Buggy Creek vírus. Uma variante do WEEV tem sido identificada na Rússia. As propriedades gerais do WEEV são semelhantes às descritas para o EEEV.

➤ Epidemiologia

Historicamente, o WEEV está associado à ocorrência de surtos envolvendo grande número de animais. Os reservatórios naturais do WEEV são aves e pássaros silvestres (Figura 55.5). A transmissão do WEEV é semelhante ao descrito para o EEEV. *Culex tarsalis* é o principal vetor no oeste dos EUA, bastante difundido em áreas agrícolas irrigadas e margens de lagos. Na primavera e no princípio do verão, o vetor é essencialmente ornitofílico, mas no decorrer dessa estação se alimenta com frequência em mamíferos.

Culex tarsalis pode veicular o vírus para os humanos e os equinos, os quais, se infectados, produzem baixa viremia, motivo pelo qual não são determinantes na cadeia de transmissão da doença (hospedeiros acidentais).

Nos EUA, a doença é observada quase que exclusivamente na costa oeste. Um surto nos EUA, no estado da Califórnia, em 1930, acometeu aproximadamente 6.000 animais. Na década seguinte a esse surto, estima-se que 300 mil equinos foram afetados no país, associados a vários casos em humanos.

Nas Américas, o WEEV tem sido isolado na Argentina, Brasil, Canadá, Guiana, Haiti, México e Uruguai, associado à mortalidade em equinos.

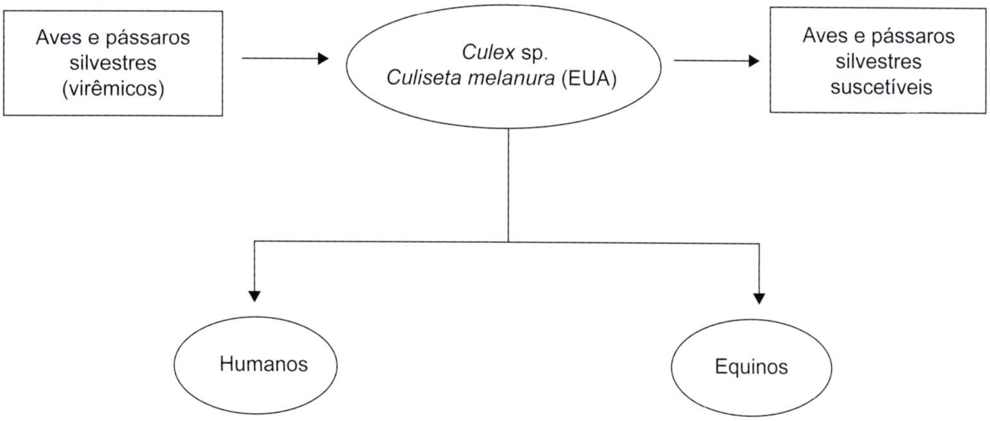

Figura 55.5 Ciclo de transmissão do vírus da EEO nas américas.

No Brasil, o WEEV foi isolado em equinos no Rio de Janeiro na década de 1960 e em aves silvestres da Amazônia. No município de Uruará, PA, na região amazônica, inquérito sorológico realizado em 1998 detectou 1,05% de equinos reagentes, distribuídos em 3,12% de propriedades. Inquérito sorológico em equinos do Pantanal brasileiro detectou 1,2% de sororreagentes.

Patogenia

As lesões cerebrais são menos graves que as observadas na infecção pelo EEEV. Geralmente são focais e apresentam infiltração linfocitária.

Clínica

Apesar de infectar vários hospedeiros, o WEEV só se manifesta clinicamente em equídeos. A sintomatologia clínica é de curso rápido e muito letal. O período de incubação varia de 1 a 3 semanas, quando se inicia febre que antecede o início dos sinais nervosos caracterizados por inquietude, incoordenação e estado mental deprimido (sonolência). O animal acometido perde o sentido de orientação, tropeça em obstáculos e anda em círculos compulsivamente. Na fase terminal da doença, os animais apresentam tetraparesia, decúbito lateral e morte entre 1 e 2 dias após o início dos sinais nervosos. São comuns sequelas nervosas nos animais que se recuperam. A letalidade entre os equinos com sinais de encefalite varia entre 20 e 30%, podendo chegar a 50%.

O WEEV pode determinar também doença e morte em ratita, enquanto emas infectadas manifestam enterite hemorrágica e taxas de morbidade e mortalidade acima de 85% dos animais do criatório.

Diagnóstico

É firmado com base no isolamento e na identificação do agente etiológico, na detecção do RNA viral pela técnica de RT-PCR e na soroconversão. O diagnóstico sorológico pareado consiste em aumento de 4 vezes ou mais do título de anticorpos na amostra final em relação à inicial. Como na EEL, o diagnóstico presuntivo pode ser cogitado em animais não vacinados com sinais clínicos da doença e com títulos de anticorpos. As técnicas diagnósticas, tanto de isolamento viral como sorológicas, são as mesmas utilizadas para o diagnóstico da EEL. As doenças consideradas para o diagnóstico diferencial também são as mesmas descritas para EEL.

Tratamento

Não existe tratamento específico para animais infectados por EEO. Pode-se indicar tratamento de suporte para alívio dos sinais clínicos com base em reposição hidreletrolítica e energética, antipiréticos e corticosteroides. Deve-se proteger o animal de traumas utilizando baias acolchoadas, com cama alta.

Profilaxia e controle

Seguem as mesmas orientações dadas à EEL.

Saúde Pública

Os casos em humanos são raros. O WEEV causa doença branda em adultos, mas os sinais clínicos podem ser graves em crianças. A mortalidade oscila entre 3 e 14%. A maior epidemia já registrada ocorreu em 1941, nos EUA, quando adoeceram mais de 3.000 pessoas. Na maioria das vezes, a infecção é inaparente. Estima-se que em pessoas com mais de 15 anos de idade ocorra um caso de encefalite para 1.150 infecções subclínicas.

O período de incubação é de 5 a 10 dias, e a doença se instala nos adultos de forma súbita, manifestada por febre, cefaleia, rigidez da nuca, letargia e confusão mental. Em crianças, além de febre e dor de cabeça, são comuns os sinais nervosos, como convulsões. As paralisias flácida e espástica também são mais observadas em crianças. O período febril dura de 7 a 10 dias. Os adultos geralmente se recuperam totalmente, enquanto em crianças são frequentes as sequelas nervosas. A prevenção da doença se baseia nas mesmas ações mencionadas para EEL.

Encefalomielite equina venezuelana

Sinonímias: encefalite equina venezuelana, encefalite venezuelana.

Etiologia

A EEV é causada por RNA vírus da família *Togaviridae*, gênero *Alphavirus*, classificado anteriormente como grupo A dos arbovírus. O complexo de VEEV compreende seis subtipos (I, II, III, IV, V e VI) e várias variantes (designadas por letras maiúsculas).

O subtipo I possui cinco variantes antigênicas (AB-F), das quais as variantes I-AB, I-C e I-E são altamente virulentas, denominadas "tipos epidêmicos" em razão da maior associação com epidemias da doença em equinos e, por vezes, em humanos. As estirpes enzoóticas incluem as variantes 1-D, 1-E e 1-F do subtipo I, subtipo II, quatro variantes antigênicas (A-D) do subtipo III e subtipos IV e V. Essas variantes enzoóticas são consideradas menos patogênicas para equinos e incluem I-D e I-F identificadas, respectivamente, na América Central e no Brasil. O tipo II (Everglades) foi identificado no estado da Flórida, EUA. Nas Américas (oeste da América do Norte, Brasil, Guiana Francesa, Peru e Trinidad e Tobago), foram identificadas também variantes do tipo III (Mucambo), do tipo IV (Pixuna), do tipo V (Cabassou) e do tipo VI. A variante Mucambo apresenta três subtipos potencialmente infectantes para equinos. Em 1933 e 1996, no México, o subtipo enzoótico I-E foi responsável por várias epizootias em equídeos.

No Brasil, a variante Pixuna (tipo IV) foi identificada em equinos apresentando febre.

As propriedades gerais do complexo de VEEV são semelhantes às descritas para o EEEV.

Epidemiologia

O VEEV possui dois ciclos definidos, denominados enzoótico (endêmico) e epizoótico (epidêmico). O ciclo enzoótico é perpetuado pela presença do vírus em roedores silvestres, além do provável envolvimento de morcegos e pássaros silvestres. No ciclo epizoótico, são acometidos humanos, equídeos (equinos, muares e asininos), cães, coelhos e pequenos ruminantes que podem desenvolver sinais de encefalite.

Mais de 100 espécies de pássaro (silvestres ou sinantrópicos) têm sido associadas à transmissão do VEEV, em razão das evidências de reações sorológicas e/ou identificação viral. O ciclo da infecção ocorre entre roedores, marsupiais e várias espécies de mosquitos do gênero *Culex* (Figura 55.6). A infecção em roedores é assintomática, com

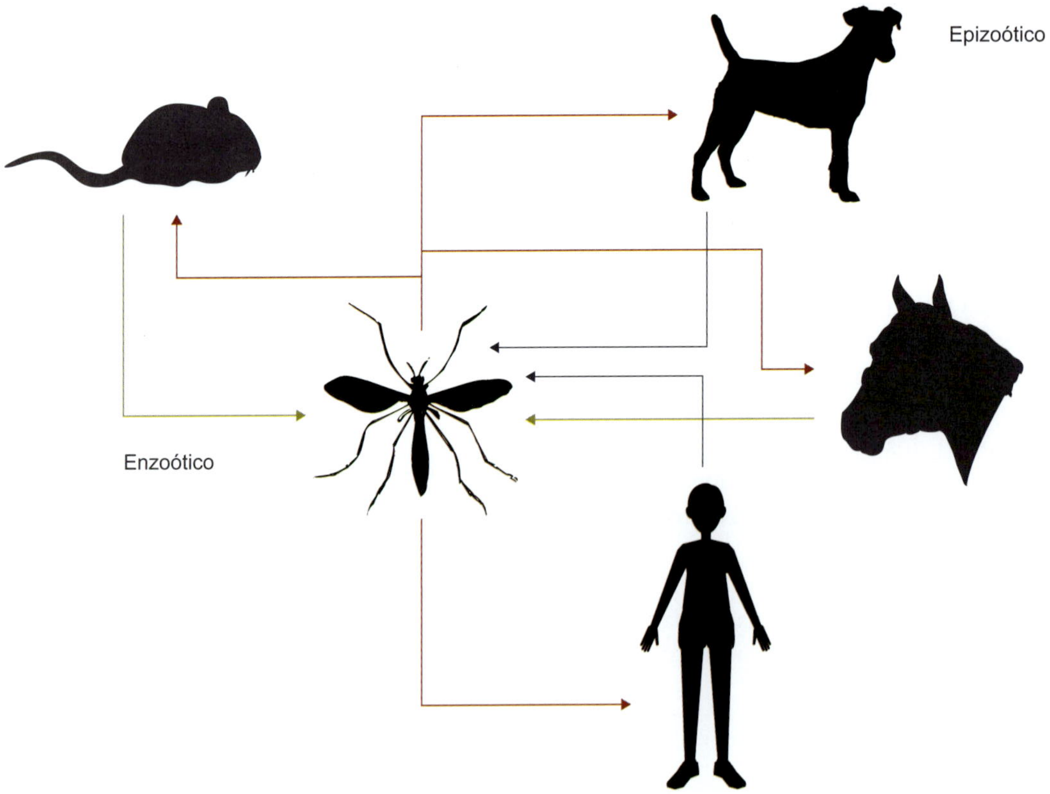

Figura 55.6 Ciclo enzoótico (endêmico) e epizoótico (epidêmico) da EEV nas Américas. Durante o ciclo enzoótico, o vírus é mantido em ecossistema selvático tendo roedores como reservatórios e mosquito (*Culex* spp.) como vetor. No ciclo epizoótico, vários vetores transmitem o vírus para equídeos, humanos e cães. A viremia nos equinos é alta o suficiente para que se tornem fonte de infecção. Outros mamíferos terrestres são suscetíveis à infecção e desenvolvem viremia.

necessidade de elevada viremia para infectar os vetores. Diferentemente da EEL e da EEO, na EEV os equinos são amplificadores do vírus e fonte de infecção para outros equídeos e humanos.

A atividade viral é mais pronunciada na estação chuvosa, apesar de também ocorrer com baixa intensidade em estações secas, o que permite a manutenção do ciclo. A baixa patogenicidade das variantes enzoóticas para equídeos pode explicar o comportamento não epidêmico dessas variantes virais.

Várias espécies de mosquito vetor (*Psorophora confinnis*, *Psorophora columbiae*, *Aedes aegypti*, *Aedes ollicitans*, *Ochlerotatus sollicitans*, *Ochlerotatus taeniorhynchus*, *Mansonia tittilans*, *Mansonia indubitans*, *Culex tarsalis* e *Aedes taeniorhynchus*) têm sido descritas nas Américas associadas à veiculação do VEEV. A interação entre o vetor e o hospedeiro influencia a manutenção do ciclo. O ciclo epizoótico se mantém entre os equídeos e várias espécies de mosquitos. As variantes epidêmicas (AB e C do subtipo I) acarretam viremia e produção de anticorpos com altos títulos nos equídeos. Os altos níveis de vírus na corrente sanguínea, por período que pode persistir por 4 ou 5 dias, permite que esses animais infectem número elevado de mosquitos, justificando o comportamento epidêmico dessas variantes.

Durante epidemias, os cães tornam-se infectados e podem servir como amplificadores do vírus. Carrapatos das espécies *Amblyomma cajennense* e *Hyalomma truncatum* também estão envolvidos na transmissão viral.

Não está completamente esclarecido como se originam os surtos em equinos, bem como não existem evidências de que as variantes virais do ciclo enzoótico coexistam no ciclo epizoótico. Postula-se que mutações dos vírus presentes no ciclo enzoótico sejam responsáveis pelo início das epizootias em equinos e outras espécies de mamíferos.

Nas últimas décadas, o VEEV tem sido associado à ocorrência de surtos envolvendo grande número de animais e humanos. O primeiro registro de surto ocorreu provavelmente na América do Sul, na Colômbia e na Venezuela, entre 1935 e 1936, embora se especule que a doença estivesse acometendo animais nesses países desde 1920. Em 1960, estimou-se que um surto vitimou entre 50 e 100 mil equídeos e 250 mil humanos foram infectados, com casos graves de encefalite. As epidemias pelo complexo de VEEV têm ocorrido desde o estado do Texas, nos EUA, até o Peru. Entre 1993 e 1996, a doença foi notificada no México, na Venezuela e na Colômbia. Na América tropical e subtropical, diferentes variantes antigênicas circulam entre vertebrados e mosquitos.

Na Amazônia brasileira, foram isolados os subtipos III (Mucambo) e IV (Pixuna) em macacos e mosquitos. Também na região amazônica brasileira, no município de Uruará, PA, estudo de prevalência do complexo de VEEV em equídeos revelou 3,4% de animais sororreagentes. No entanto, até o momento, foi confirmado somente estado febril em equinos no Brasil decorrente da infecção pela variante IV (Pixuna). O VEEV subtipo I-F foi isolado de mosquitos do gênero *Culex* (*Melanoconion*) e em morcego (*Carollia perspicillata*) no vale do Ribeira. Nessa mesma região, na década de 1990, anticorpos neutralizantes contra a variante I-F foram detectados em soros de soldados que haviam retornado de treinamento em área silvestre e de residentes da estação ecológica de Jureia-Itatins. Inquérito sorológico realizado no sul do estado de São Paulo, em 16 municípios localizados na região do Vale do Ribeira e parte no litoral, detectou 2,26% de equinos e muares positivos.

Patogenia

A replicação do VEEV em equinos determina depleção da medula óssea, baço e linfonodos, necrose pancreática e sinais de encefalite. Os animais apresentam viremia e leucopenia, mais acentuadas naqueles com sinais clínicos graves da doença.

Clínica

O período de incubação é de 1 a 3 dias. A sintomatologia em equídeos se caracteriza inicialmente por febre moderada, anorexia e depressão. Após 4 a 6 dias, são produzidos anticorpos neutralizantes e a maioria dos animais se recupera sem sequelas. Na maioria dos equídeos, a doença é benigna. No entanto, pode seguir curso mais grave e os animais podem apresentar encefalomielite. Nestes, observam-se febre alta, anorexia, perda de peso, depressão, ranger de dentes, diarreia ou constipação intestinal. A morte sobrevém dentro de 5 dias após o início dos sinais neurológicos. Os sinais de encefalite são semelhantes aos observados na EEL e na EEO. Os sinais clínicos do VEEV em burros e mulas parecem menos graves que os observados em equinos. A letalidade entre os equinos com sinais de encefalite pode chegar a 80%.

Diagnóstico

É realizado com base no isolamento e na identificação do agente etiológico, na detecção do RNA viral pela técnica de RT-PCR e na soroconversão. O vírus pode ser isolado do cérebro e de amostras de sangue na fase febril da doença. As técnicas de isolamento, identificação e pesquisa de anticorpos são as mesmas utilizadas para o diagnóstico da EEL. Animais com sinais neurológicos revelam leucopenia no leucograma. Para o diagnóstico diferencial, são consideradas as mesmas doenças descritas para EEL.

Tratamento

Deve seguir as mesmas recomendações que para EEL.

Profilaxia e controle

Em regiões ou países sujeitos a epidemias, a medida mais eficaz é a imunoprofilaxia sistemática dos equinos com vacina atenuada, utilizando cepa epizoótica (TC-83). Esse tipo de vacina é contraindicado em áreas onde a enfermidade não tenha ocorrido, pois, apesar de determinar baixa viremia em equinos, existe relato de amostra vacinal isolada de mosquitos. Essa mesma vacina pode ser utilizada em humanos. Contudo, apesar de ser bastante imunogênica, acarreta reações como febre, mialgia e leucopenia em alta porcentagem de indivíduos. Epizootias em equinos foram recentemente diagnosticadas após o uso da vacina atenuada contendo a linhagem I-AB. A vacina inativada, utilizando a mesma cepa, também pode ser utilizada em humanos com a vantagem de não oferecer os riscos apresentados pela vacina atenuada.

No controle de epidemias, recomenda-se também a proibição do trânsito de equinos com suspeita clínica da doença para evitar que o vírus se propague por outras áreas. Em regiões com surtos de EEV, é importante adotar vigilância epidemiológica permanente e, nesses casos, os equinos podem servir como sentinelas para a doença em humanos.

Saúde Pública

Os humanos se infectam com vírus de ciclos enzoóticos ao invadir locais com focos naturais de transmissão ou pelo contato estreito com equinos. A evidência de importância dos equinos como mantenedores e/ou amplificadores virais na infecção epizoótica é amparada pelo fato de que a doença causada pelo VEEV em humanos não ocorre sem a presença de casos em equinos. A sintomatologia da infecção pelo VEEV nos humanos, após período de incubação de 2 a 5 dias, pode variar desde febre até casos graves de encefalite, que são mais frequentes em crianças. A taxa de letalidade é baixa, estimada em 0,2 a 1% dos casos clínicos. Por outro lado, a taxa de infecções subclínicas é alta. Os subtipos enzoóticos do vírus podem causar casos esporádicos de febre e meningite. A prevenção da doença é baseada nas mesmas ações descritas para EEL.

Bibliografia

Acha PN, Szyfres B. Zoonosis y enfermedades comunes al hombre y a los animales: clamidiosis, ricketsiosis y virosis. Organización Panamericana de la Salud. 3.ed. Washington, D.C. 2003. 425p.

Aguiar DM, Cavalcante GT, Lara MCCSH, Villalobos EMC, Cunha EMS, Okuda LH *et al.* Prevalência de anticorpos contra agentes virais e bacterianos em equinos do município de Monte Negro, Rondônia, Amazônia Ocidental Brasileira. São Paulo, Brasil. Braz J Vet Res Ani Sci. 2008; 45:269-76, .

Brandão PE, Freitas PHB, Oliveira MVS, Jerez JA, Carrieri ML, Kotait I. Detection of eastern equine encephalitis virus (Togaviridae, Alphavirus) in an outbreak of encephalitis in horses. In: XV Nacional Meeting of Virology, 2003. São Pedro. Virus Reviews and Research. 2004; 9(supple1): 124.

Brandão PE, Freitas PHB, Jerez JA. Identification of eastern equine encephalitis virus (Togaviridae, Alphavirus) in the central nervous system of horses in São Paulo State, southern Brazil by nested-RT-PCR and DNA sequencing. In: XVI Nacional Meeting of Virology, 2003. Salvador. Virus Reviews and Research. 2005;10(supple1):89.

Calisher CH, Kinney RM, de Souza Lopes O, Trent DW, Monath TP, Francy DB. Identification of a new Venezuelan equine encephalitis virus from Brazil. Am J Trop Hyg. 1982;31:1260-72.

Carneiro V. A encefalomielite infecciosa dos equídeos do Brasil. Arq Inst Biol. 1937;8:115-34.

Cunha EMS, Villalobos EMC, Nassar AFC, Lara MCCSH, Peres NF, Palazzo JPC *et al.* Prevalência de anticorpos contra agentes virais em equídeos no sul do estado de São Paulo. Arq Inst Biol. 2009;76:165-71.

Fernández Z, Richartz R, Travassos da Rosa A, Soccol VT. Identificação do vírus causador de encefalomielite equina, Paraná, Brasil. Rev Saúde Pública. 2000;34:232-5.

Gibbs EP, Long MT. Equine alphaviruses. In: Sellon DB, Long MT. Equine infectious diseases. St. Louis: Saunders, Elsevier; 2007. p. 191-7.

Heinemann MB, Souza MCC, Cortez A, Ferreira F, Homem VSF, Ferreira-Neto JS *et al.* Soroprevalência da encefalomielite equina do leste e oeste no município de Uruará, PA, Brasil. Braz J Vet Res An Sc. 2006;43(suplemento):137-9.

Iversson LB, Coimbra TLM. Encefalite na região do Vale do Ribeira, São Paulo, Brasil, no período pós-epidêmico de 1978 a 1983. Rev Saúde Públ. 1984;32:323-32.

Iversson LB, Silva RA, da Rosa AP, Barros VL. Circulation of Eastern equine encephalitis, Western equine encephalitis, Ilhéus, Maguari e Tacaiuma viruses in equines of the Brazilian Pantanal, South America. Rev Inst Méd Trop São Paulo. 1993;33:355-59.

Iversson LB, Travassos da Rosa APA, Travassos da Rosa J. Estudos sorológicos para pesquisa de anticorpos de arbovírus em população humana na região do Vale do Ribeira. II. Inquérito em pacientes do Hospital regional de Pariquera Açu, 1980. Rev Saúde Públ. 1981;15:587-602.

Kotait I, Peixoto ZMP, Coimbra TLM, Cunha SEM, Queiroz LH, Macruz R. Isolamento e identificação do vírus da encefalomielite equina, tipo leste, em equinos do Estado de São Paulo, Brasil. Arq Inst Biol. 1992;59(1/2):37-41.

Nilsson MR, Sugay W. Ocorrência da encefalomielite equina em Itaporanga, estado de São Paulo. Arq Inst Biol. 1962;29:63-8.

OIE – World Organisation for Animal Health. Manual of standars for diagnostic tests and vaccines for terrestrial animals 2010. Disponível em: www.oie.int/en/international-standard-setting/terrestrial-manual/access-online/. Acessado em: 15/2/2011.

Radostits OM, Gay CC, Hinchcliff KW, Constable PD. Veterinary medicine: a textbook of the diseases of cattle, horses, sheep, pigs, and goats. 10.ed. Philadelphia: Saunders Elsevier, 2007. p.1368-77.

Romano-Lieber NS, Iversson LB. Inquérito soroepidemiológico para pesquisa de infecções por arbovírus em moradores de reserva ecológica. Rev Saúde Públ 2000;34(3):236-42.

Vasconcelos PFC, Travassos da Rosa JFS, Travassos da Rosa APA, Dégallier N, Ponheiro FP, Sá Filho GC. Epidemiologia das encefalites por arbovírus na Amazônia brasileira. Rev Inst Méd Trop. 1991;3(6):465-76.

Enfermidades por Coronavírus

56

Paulo Eduardo Brandão e José Antonio Jerez

➤ Definição

São enfermidades que acometem os sistemas digestório, respiratório, reprodutivo, nervoso, linfático e urinário de várias espécies de aves e mamíferos domésticos e silvestres, causadas por vírus da subfamília *Coronavirinae.*

➤ Etiologia

Ordem *Nidovirales*, família *Coronaviridae*, subfamília *Coronavirinae*, gêneros *Alphacoronavirus*, *Betacoronavirus*, *Gammacoronavirus* e *Deltacoronavirus*, antigamente denominados de grupos 1, 2 e 3, respectivamente (Tabela 56.1).

Os coronavírus são vírus altamente pleomórficos, com predominância de formas aproximadamente arredondadas, medindo de 60 até 220 nm de diâmetro. Apresentam envelope constituído por dupla camada, do qual emergem radialmente projeções regulares de aproximadamente 10 a 20 nm, que conferem à partícula viral o aspecto de coroa (latim = *corona*). O capsídeo é formado por capsômeros que obedecem à simetria do tipo helicoidal, em associação com a nucleoproteína N. O genoma é constituído por um RNA de fita simples não segmentado, de sentido positivo com 27 a 32 kb (quilobases). Dependendo da espécie viral, apresentam-se com 5 ou 6 proteínas estruturais (N, M, sM, HE, S e I). O principal domínio antigênico está relacionado à proteína S, sendo que algumas espécies apresentam atividade hemaglutinante quando se ligam às frações siálicas do ácido 9-O-acetil-neuramírico. É a região de maior hipervariabilidade e está relacionada com a produção de anticorpos neutralizantes. A proteína N confere estabilidade à estrutura do RNA; as proteínas M (sM) e E são responsáveis pela manutenção da estrutura do vírion; e as proteínas S e HE são responsáveis pela adsorção viral aos receptores de membrana.

Após a penetração que se segue à fusão de membranas, o RNA genômico é liberado no citoplasma e, sendo de sentido positivo, permite a síntese do complexo poliproteico codificado pela ORF1 (*open reading frames*) e que tem funções diversas na transcrição e na replicação de RNA, além de desempenhar um papel secundário na modulação da patogenia viral.

Tabela 56.1 Gêneros e espécies de *Coronavirinae* de importância em animais e humanos.

Alphacoronavirus	
TGEV	Vírus da gastrenterite transmissível dos suínos
FIPV	Vírus da peritonite infecciosa felina
FCoV	Coronavírus entérico felino
CCoV	Coronavírus canino
HCoV-229 E	Coronavírus humano 229 E
HCoV-NL63	Coronavírus humano NL63
PRCoV	Coronavírus respiratório suíno
PEDV	Vírus da diarreia suína epidêmica
Betacoronavirus	
BCoV	Coronavírus bovino
HCoV-OC43	Coronavírus humano OC-43
HEV	Vírus hemaglutinante da encefalomielite suína
MHV	Vírus da hepatite murina
RtCoV	Coronavírus de ratos
HCoV-SARS	Coronavírus da SARS
EqCoV	Coronavírus equino
CRCoV	Coronavírus respiratório canino
PV	Vírus da pufinose
SDAV	Vírus da sialodacrioadenite
Gammacoronavirus	
IBV	Vírus da bronquite infecciosa
PhCoV	Coronavírus de faisões
TCoV	Coronavírus de perus
Deltacoronavirus	
HKU 11	Coronavírus de *bulbuls*
HKU 12	Coronavírus de *thrushes*
HKU 13	Coronavírus de *munias*

Os coronavírus são sensíveis aos raios ultravioleta (UV), termossensíveis, estáveis em ampla faixa de pH (de 3 a 9), sensíveis aos solventes orgânicos (éter e clorofórmio), resistentes à ação da tripsina e sensíveis à maioria dos desinfetantes comerciais à base de formol, cloro, iodo e amônio quaternário.

➤ Epidemiologia

Fontes de infecção

As principais fontes de infecção são animais sintomáticos excretando partículas virais e reservatórios silvestres – no caso de coronavirose bovina. Animais adultos podem ser portadores, especialmente as matrizes de suínos e bovinos.

Vias de eliminação

Fezes e secreções respiratórias para todas as espécies, e secreções do trato geniturinário em espécies aviárias.

Vias de transmissão

Na maioria das espécies, a transmissão se dá por contágio direto, por meio de aerossóis, e contágio indireto por fômites, vetores mecânicos (moscas) e água, sobretudo em criações de bovinos com declive e criações de suínos com lâminas de água.

Portas de entrada

Trato respiratório e digestório para todas as espécies.

Animais suscetíveis

Animais neonatos e jovens. No caso de disenteria de inverno dos bovinos, coronaviroses suínas e bronquite infecciosa aviária, animais adultos também são suscetíveis.

➤ Patogenia e clínica

Bovinos

A diarreia neonatal acomete bezerros por volta da 3ª à 4ª semana de idade, frequentemente em associação com outros agentes de diarreia, como *Escherichia coli* enterotoxigênica, *Salmonella* sp., rotavírus e *Crypstosporidium parvum*.

A porta de entrada é a mucosa da cavidade oral, e o período de incubação é de aproximadamente 24 h. Replicam-se nos vilos das células absortivas do intestino delgado e em células não diferenciadas encontradas nas criptas do cólon, resultando em descamação, encurtamento dos vilos e diarreia mal-absortiva. Ocorre também perda em atividade das dissacaridases, que pode contribuir para agravar a acidose.

Bezerros por volta dos 3 meses de idade podem apresentar infecções do trato respiratório superior e broncopneumonia, o que levou à hipótese de que infecções respiratórias pudessem desencadear enterites por ingestão de partículas virais.

Vacas adultas apresentam uma doença entérica denominada disenteria de inverno (primeiramente descrita nos EUA e já detectada no Brasil) causada por coronavírus bovino (BCoV) (ver Tabela 56.1) similar ao encontrado na diarreia neonatal, sendo, entretanto, autolimitante, não havendo mortalidade tão evidente quanto aquela inerente à diarreia neonatal causada por esse vírus.

O BCoV também já foi isolado de amostras fecais de ruminantes silvestres de vida livre e de cativeiro, que podem se constituir em possíveis reservatórios para a coronavirose bovina.

Suínos

O vírus da gastrenterite transmissível dos suínos (TGEV) (ver Tabela 56.1) acomete leitões, causando diarreia grave sob a forma epidêmica que se dissemina rapidamente em rebanhos previamente livres do vírus. Em suínos adultos, a diarreia é menos grave e, em matrizes, pode causar agalactia.

O coronavírus respiratório suíno (PRCoV) (Tabela 56.1) é uma amostra de TGEV que emergiu na década de 1980 na Europa e já foi encontrada nos EUA. Acarreta enfermidades no trato respiratório superior e difere do TGEV por uma deleção no gene S, talvez a responsável pela perda do tropismo pelo epitélio entérico.

O vírus da diarreia suína epidêmica (PEDV) (Tabela 56.1) inicialmente detectado na Inglaterra, acomete suínos na fase de crescimento, causando enterite e diarreia.

O vírus hemaglutinante da encefalomielite suína (HEV) (ver Tabela 56.1) dissemina-se pelos nervos periféricos até o sistema nervoso central, causando encefalomielite e um mal conhecido como "doença do vômito e do desgaste", por acometimento do centro do vômito no encéfalo, sem envolvimento do sistema digestório. De todos os coronavírus suínos, esse é o único sobre o qual há relatos de ocorrência no Brasil.

Cães

O coronavírus canino (CCoV) (ver Tabela 56.1) replica-se nos enterócitos das vilosidades do intestino delgado, levando a enterite e diarreia moderada em cães neonatos e jovens. A intensa perda de epitélio intestinal estimula a mitose celular na região das criptas. Se houver coinfecção com parvovírus canino, que se replica nas células das criptas na fase da mitose celular, aumenta o número de células suscetíveis à sua propagação. As células infectadas por parvovírus não se diferenciam em enterócitos maduros e não ocorre a reposição do epitélio perdido em função do CCoV, de modo que tal sinergismo leva a uma enterite muito mais grave do que aquela observada em infecção por apenas um desses dois agentes.

Existem dois sorotipos (I e II) para esse tipo viral, sendo que ambos ocorrem no Brasil.

Recentemente identificado, o coronavírus respiratório canino (CRCoV) (ver Tabela 56.1) é capaz de causar infecções no trato respiratório superior e inferior que variam de brandas a graves, além de ter sido descrita, para o CCoV clássico, uma linhagem pantrópica e de alta virulência.

Gatos

O vírus da peritonite infecciosa felina (FIPV) infecta leucócitos, como monócitos e macrófagos, disseminando-se de modo virêmico e levando a uma serosite fibrinosa com grande acúmulo de fluido proteináceo nas cavidades do corpo, formações piogranulomatosas disseminadas, hipergamaglobulinemia e formação de imunocomplexos.

Os imunocomplexos são depositados em pequenos vasos sanguíneos, onde se fixam e ativam o sistema complemento e são fagocitados por macrófagos, os quais promovem reações teciduais imunomediadas pela interação de suas membranas celulares alteradas com anticorpos fixadores de complemento ou células T citotóxicas. A degeneração dos macrófagos infectados leva à liberação de novos vírus e componentes do complemento, gerando componentes quimiotáticos e atraindo neutrófilos, os quais liberam enzimas proteolíticas, levando a mais dano tecidual. Essas reações podem ser vistas como alterações degenerativas e proliferativas em paredes de vasos sanguíneos, particularmente nas camadas endoteliais e mediais de pequenas veias e artérias nas serosas peritoneal e pleural e no tecido conjuntivo intersticial de órgãos parenquimatosos.

Por sua vez, coronavírus entéricos (FCoV) ficam restritos ao sistema digestório, não conseguem penetrar pelo epitélio intestinal e linfonodos e causam somente enterite e diarreia suaves.

Sabe-se que 70% de todos os casos de peritonite infecciosa felina (PIF) ocorrem em gatos com menos de 12 meses. Contudo, a doença também pode ser observada em gatos idosos e 70% dos gatos com menos de 4 anos, com evidência circunstancial da ocorrência de infecções assintomáticas.

A infecção é particularmente comum em ambientes com mais de 6 gatos. Levantamentos soroepidemiológicos revelam que 80 a 90% dos gatos de gatis comerciais ou não e entre 10 e 50% dos gatos domésticos apresentam anticorpos para os coronavírus felinos. Como apenas 1 de cada 9 dos soropositivos morrem por PIF, acredita-se que a maioria dos gatos possa estar infectada com amostras avirulentas pertencentes ao biotipo FCoV e não FIPV.

O diagnóstico da PIF é dificultado porque os sintomas gerais são inespecíficos, como febre refratária a antibióticos, perda de peso, anorexia e letargia. As alterações clinicopatológicas também não auxiliam no diagnóstico diferencial, podendo-se observar linfopenia, neutrofilia, anemia arregenerativa leve a moderada, hiperproteinemia, hipergamaglobulinemia e hipoalbuminemia.

Na forma clássica (PIF efusiva), ocorre acúmulo de um fluido viscoso de coloração amarela no tórax e/ou abdome e, consequentemente, gradual distensão abdominal. Nessa forma, tais sintomas são acompanhados de uma gradual distensão abdominal, com um fluido ascítico amarelo e viscoso, também podendo ocorrer na cavidade torácica.

Existe também a PIF seca ou não efusiva, caracterizada por pouca ou nenhuma presença de exsudato. As alterações neurológicas e oculares presentes em uma infecção pelo vírus da PIF também são observados em infecções bacterianas e por vírus outros que não o FIPV.

Testes sorológicos não diagnosticam, necessariamente, uma infecção ativa, e ainda podem apresentar reações cruzadas com outros coronavírus. Outra opção é o emprego da reação em cadeia pela polimerase (PCR), que é capaz de identificar segmentos específicos do genoma do FIPV, aliando vantagens de um baixo limiar de detecção e rapidez de realização (24 a 48 h), facilidade de coleta de material biológico e aplicabilidade a estudos epidemiológicos.

Diagnóstico

Epidemiológico

A ocorrência de surto de diarreia em animais neonatos e a alta taxa de ataque no caso da disenteria de inverno (que pode atingir 100% dos animais em até 3 dias após o início dos primeiros sintomas) podem levar à suspeita de coronavirose entérica.

Clínico

Presença de sintomas como disenteria, diarreia moderada ou profusa e aquosa, vômito antecedendo a diarreia, queda grave de produção de leite em gado leiteiro (podendo chegar a 90%), atraso no crescimento e sinais respiratórios como tosse ou espirros em bovinos.

Anatomopatológico

Em coronaviroses entéricas, podem ser observadas emaciação, enterite mucosa a hemorrágica com congestão e hiperemia e áreas de necrose, principalmente em intestino delgado, com distensão de alças intestinais por acúmulo de gases e adelgaçamento de paredes intestinais. Em infecções de trato respiratório, podem ser visualizadas traqueíte e pneumonia.

Histopatologia

Atrofia de vilosidades intestinais, infiltração linfocitária, necrose e proliferação de fibroblastos em tecidos infectados.

Laboratorial

De maneira geral, o diagnóstico laboratorial das coronaviroses não segue a mesma linha da maioria das viroses, porque o cultivo para o isolamento é bastante incerto. Assim, o diagnóstico laboratorial é realizado por métodos que permitem evidenciar a presença de coronavírus no próprio material clínico ou então pela pesquisa de anticorpos específicos, desde que observada a soroconversão.

Os materiais devem ser enviados ao laboratório em condições de refrigeração para se preservar a integridade das partículas virais. No caso de coronaviroses entéricas, podem ser enviadas fezes coletadas diretamente do reto ou *swabs* ou, ainda, conteúdo entérico coletado sob necropsia. Nas coronaviroses respiratórias, pode ser enviado exsudato do trato respiratório superior ou fragmentos de traqueia ou pulmão, bem como *swabs*.

Entre os métodos diretos, a microscopia eletrônica não é a mais recomendável, em virtude do acentuado pleomorfismo dos coronavírus. Para contornar esse problema e para maior segurança, recomenda-se a imunomicroscopia eletrônica.

O BCoV pode ser detectado por hemaglutinação/inibição da hemaglutinação (HA/HI). A HA processa-se por meio da ligação das proteínas S e HE aos resíduos de ácidos siálicos (9-O-acetilneuramínico) presentes na superfície de hemácias de algumas espécies animais, como *hamster* e rato. Dada a possibilidade da ocorrência de hemaglutinação inespecífica, é necessária a confirmação com a HI.

O ELISA indireto é bastante utilizado para a maioria das coronaviroses, principalmente em casos de surtos, quando é necessário o processamento de grande número de amostras.

Isolamento em monocamada de cultura de células de linhagens é utilizado para coronavírus felinos (células CRFK) e caninos (células MDCK e A_{72}). O efeito citopático observado é do tipo sincicial.

A PCR tem sido aplicada à suspensão de material fecal, de tecidos ou órgãos e de soro de animais em fase de viremia. O uso de *primers* para o gene codificador da replicase permite realizar a triagem para a maioria das espécies do gênero, enquanto aqueles dirigidos aos genes codificadores das proteínas estruturais permitem diferenciar entre espécies e sorotipos/genótipos.

Diagnóstico diferencial

- Enterites virais por parvovírus, rotavírus, astrovírus, reovírus e adenovírus
- Colibacilose, salmonelose, clostridiose
- Enterites por protozoários (*Eimeria* sp., *Isospora* sp., *Cryptosporidium parvum*)
- Infestações por helmintos entéricos
- Micotoxicoses
- Pneumovirose aviária.

Tratamento

Não há tratamento específico, apenas tratamento de suporte para a correção do equilíbrio hidreletrolítico e energético em casos de coronavirose entérica.

Profilaxia e controle

Medidas gerais

As medidas profiláticas de ordem inespecíficas ainda são as mais importantes: separação de animais em grupos por idades; administração adequada de colostro nas primeiras 24 h pós-nascimento; retirada de esterco das instalações; e desinfecção rigorosa.

Medidas específicas

As medidas específicas baseadas em vacinação devem levar em conta a espécie animal e as características das vacinas, principalmente quanto à antigenicidade correta.

Existem vacinas atenuadas e inativadas para cães jovens (CCoV) e vacinas inativadas para reprodutoras prenhes (TGE e BCoV). Em se tratando de vírus da bronquite infecciosa (IBV), uma ampla variedade de vacinas com diferentes soro-tipos é disponível.

Saúde Pública

Em humanos, são reconhecidas oficialmente três espécies de coronavírus: HCoV-299E e HCoV-OC43, causadores de infecções brandas do trato respiratório superior e resfriados, e HCoV-SARS, causador da síndrome respiratória aguda grave. Este último é o coronavírus de maior implicação em Saúde Pública, dado seu confirmado potencial zoonótico. Entretanto, o fato de este ter emergido após recombinações entre coronavírus aviários e coronavírus de mamíferos deixa claro o risco da emergência de novas espécies de coronavírus com implicação em Saúde Pública.

Bibliografia

Appel MJ. Canine coronavirus. In: Appel MJ (ed.). Virus infections of carnivores. Amsterdam: Elsevier Science; 1987. p.115-22.

Brandão PE, Gregori F, Heinemann MB, Lima CHA, Rosales CAR, *et al*. Animal coronaviruses. Virus REV Res. 2001;1:7-13.

Di Fabio J, Villarreal LYB. Bronquite infecciosa das galinhas. In: Berchieri Jr. A, Silva EN, Di Fábio J, Sesti L, Zuanaze MAF. Doenças das aves. Campinas: FACTA; 2009. p. 631-50.

Erles K, Toomey C, Brooks HW, Brownlie J. Detection of a group 2 coronavirus in dogs with canine infectious respiratory disease. Virology. 2003;310:216-23.

Gunn-Moore DA, Gruffydd-Jones TJ, Harbour DA. Detection of feline coronaviruses by culture and reverse transcriptase-polymerase chain reaction of blood samples from healthy cats and cats with clinical feline infectious peritonitis. Vet Microbiol. 1998;62: 193-205.

Hartmann K. Feline infectious peritonitis. Vet Clin North Am Small Anim Pract. 2005;35:39-79.

Holmes KV, Lai MMC. Coronaviridae: the viruses and their replication. In: Fields BN, Knipe DM, Howley PM. Virology. Philadelphia: Lippincott-Raven; 1996. p. 1075-93.

Jerez JA, Brandão PE, Buzinaro MG, Gregori F, Rosales CAR, Ito FH, *et al*. Detecção de coronavírus e rotavírus em fezes de bezerros neonatos com diarreia criados em vários Municípios do Estado de São Paulo, Brasil. Arq Inst Biol (Sao Paulo). 2002;69:19-23.

Lai MCM, Cavanagh D. The molecular biology of coronaviruses. Adv Virus Res. 1997;48:1-100.

Masters PS. The molecular biology of coronaviruses. Adv Virus Res. 2006; 66:193-292.

Pensaert M, Callebaut P, Cox E. Enteric coronaviruses of animals In: Kapikian AZ. Viral infections of the gastrointestinal tract. 2.ed. New York: Marcel-Dekker Inc.; 1994. p. 627-96.

Pratelli A, Tempesta M, Roberto FP, Sagazio P, Carmichael L, Buonavoglia C. Fatal coronavirus infection in puppies following canine parvovirus 2b infection. J Vet Diagn Invest. 1999;11:550-3.

Villarreal LY, Sandri TL, Souza SP, Richtzenhain LJ, de Wit JJ, Brandão PE. Molecular epidemiology of avian infectious bronchitis in Brazil from 2007 to 2008 in breeders, broilers, and layers. Avian Dis. 2010; 54:894-8.

Enfermidades Causadas por Vírus Influenza 57

José Wilton Pinheiro Junior e Tomoe Noda Saukas

Definição

Doença infectocontagiosa respiratória aguda, produzida por vírus influenza A, B e C nos humanos e por vírus influenza A em suínos, equinos e cães, causando desde doença respiratória de curso agudo e infecção clinicamente inaparente, a manifestação respiratória e sistêmica grave e fatal.

Sinonímia: gripe.

Etiologia

Influenza ou gripe é conhecida desde a antiguidade, como doença respiratória, principalmente em humanos. *Haemophilus influenzae* e outras bactérias foram inicialmente incriminadas como agente causal da gripe. Em 1933, Smith *et al.* isolaram o vírus em furões e, na década de 1940, foi observada a propriedade de aglutinar hemácias, seguindo-se o descobrimento da capacidade de o vírus propagar-se em embriões de galinha. Outros vírus com propriedade hemaglutinante foram adicionados ao grupo, que, em 1970, foi dividido em duas famílias: *Orthomyxoviridae* e *Paramyxoviridae*, por apresentarem diferenças fundamentais.

Os gêneros influenza A, influenza B e influenza C estão classificados na família *Orthomyxoviridae*. Os vírus influenza A infectam os humanos e diversas espécies animais, sendo o gênero de interesse em veterinária, com relevância econômica em espécies suínas, equinas e aviárias. Na espécie humana, pode produzir surtos, epidemias e pandemias, com quadro clínico geralmente moderado e ocasionalmente grave.

Os vírus influenza B acometem a espécie humana, produzindo quadro clínico moderado, podendo ocasionar surtos e epidemias, enquanto os vírus influenza C também são considerados vírus específicos da espécie humana, determinando sintomatologia discreta, não havendo registros de epidemias ou pandemias provocadas por esse gênero em humanos. O influenza C pode infectar também suínos e cães.

Os vírus influenza A têm ácido ribonucleico (RNA) segmentado, disposto em fita helicoidal simples, em sentido negativo, envelope com três proteínas transmembrana – hemaglutinina (HA), neuraminidase (NA) e matriz 2 (M2) –, uma camada intermediária de matriz proteica (M1) e, internamente, nucleocapsídio constituído de RNA e nucleoproteína (NP). As partículas virais têm diâmetro médio de 80 a 120 nm, são altamente pleomórficas e a maioria tem forma esférica ou ovoide. As diferentes estirpes do vírus variam em sua tendência ao pleomorfismo, especialmente em formar filamentos, que é uma propriedade determinada pela matriz proteica viral.

A superfície externa da partícula viral consiste em um envelope lipídico, derivado da célula hospedeira. Da superfície do envelope estendem-se duas membranas glicoproteicas, produzindo projeções ou espículas, havendo dois tipos de glicoproteína: HA e NA. A proteína matriz M2 determina a formação de canais de íons, e a proteína matriz M1 forma a camada interna do envelope, dando estrutura ao vírus e encapsulando os complexos de ribonucleína e NP. Os vírus influenza A têm oito segmentos com 11 genes virais que codificam HA, NA, M1, M2, NP, proteína não estrutural 1 (NS1), proteína não estrutural 2 (NS2), proteína ácida polimerase, proteína básica polimerase 1, proteína básica polimerase 2 e proteína básica polimerase 1–F2.

Os gêneros do vírus influenza são classificados pelas características antigênicas da proteína M, localizada no envelope, e da nucleoproteína da partícula viral. Os subtipos dos vírus influenza A são identificados pela HA, que tem 16 subtipos classificados de H1 a H16, e pela NA, com nove subtipos de N1 a N9. De acordo com o sistema de taxonomia do vírus influenza introduzido em 1980, as estirpes são denominadas pelo gênero, espécie de hospedeiro, local de isolamento, número do isolado, ano de isolamento e subtipos antigênicos de HA e NA entre parênteses – p. ex., A/suíno/Wisconsin/1/84 (H1N1). Os subtipos possuem linhagens e sublinhagens. Isolados do mesmo subtipo podem ter diferenças nas características moleculares e genéticas, resultando em grande diversidade circulando em diferentes regiões e países, períodos e hospedeiros (Tabela 57.1).

Propriedade de virulência marcante ocorre nos vírus influenza, que permite ao vírus evadir do sistema imune e evoluir rapidamente, modificando sua identidade antigênica, de modo que a imunidade a uma infecção somente produza escassa ou inexistente proteção contra o próximo contágio.

Essa evolução ou modificação do vírus influenza pode ocorrer por dois mecanismos denominados *drift* e *shift*.

O *drift* antigênico ocorre pelo acúmulo de pontos de mutação pela variação natural, determinando erros na transcrição da polimerase durante a replicação viral. Esse mecanismo é responsável por alterações moleculares e antigênicas menores. Vírus mutantes também podem ser gerados pela pressão imunológica, com modificações nas duas principais glicoproteínas (HA e NA). Essas alterações também são consideradas mecanismo de *drift* antigênico. As modificações por *drift* antigênico ocorrem com elevada frequência e, em geral, as novas partículas virais modificadas não são reconhecidas por anticorpos produzidos pelo organismo suscetível contra as cepas anteriores do vírus influenza.

O "salto" ou *shift* antigênico está relacionado à natureza segmentada do genoma viral. Quando ocorre infecção por dois vírus geneticamente diferentes em uma mesma célula, esses vírus podem ser recombinados geneticamente para formar uma nova estirpe com um reordenamento ou rearranjo do genoma, contendo segmentos RNA ou genes derivados dos dois vírus. Esse evento resulta em nova estirpe viral com alterações importantes na antigenicidade e patogenicidade, bem como na emergência de surtos ou pandemias.

Estudo com vírus influenza H3N2 de suínos detectou estirpes com duplo arranjo, contendo genes de vírus influenza humano e suíno, além de isolados com triplo reordenamento de genes virais de origem humana, suína e aviária, ressaltando a evolução pelo mecanismo de *shift* antigênico e a importância do suíno como hospedeiro para essa combinação genética do vírus.

Tabela 57.1 Principais subtipos do vírus influenza A em animais domésticos e nos humanos.

Espécie	Subtipos (adaptado ao hospedeiro e transmissão intraespécie)
Humana	H1N1 sazonal, H2N2, H3N2, H1N1 pandêmica
Suína	H1N1 clássica e variantes: *avian-like* e *human-like* H1N2, H3N2
Equina	H7N7 (A Equi-1) H3N8 (A Equi-2) com linhagens americana e europeia
Aviária	H5N1, H7N7, H9N2
Canina	H3N8
Felina*	H5N1, H1N1, H3N2

*Evidência sorológica, infecção natural ou experimental.

As pandemias de gripe foram produzidas por vírus influenza humano que sofreram *shift* antigênico, como ocorreu com o vírus H1N1 da "gripe espanhola", que tinha genes virais de origem humana e aviária. Episódio de reemergência foi observado com o vírus H1N1 identificado inicialmente em 1918, que ressurgiu de forma endêmica em 1977. A ocorrência de epidemias em virtude do novo rearranjo genético foi observada na amostra H1N1 2009, que tem triplo reordenamento, com genes de vírus influenza humano, suíno e aviário. Os vírus influenza A aviários H5N1 e H9N2, responsáveis pelas recentes infecções humanas, detectados cocirculando entre aves domésticas, têm sugerido a possibilidade de rearranjo genético e modificações moleculares, levantando a possibilidade de se tornarem estirpes pandêmicas.

Os vírus influenza são sensíveis às condições do ambiente, inativados em poucas horas quando submetidos à dessecação, em 3 h a 56°C e em 30 min a 60°C. São sensíveis a agentes oxidantes, solventes de lipídios e a betapropriolactona, bem como aos desinfetantes comuns à base de formol e compostos iodados. Entretanto, as partículas virais podem sobreviver por longos períodos em tecidos, fezes e água, tendo sido observada resistência por 4 dias a 22°C e por 30 dias em água a 0°C.

Epidemiologia

No século 20, o surgimento repentino de estirpes antigenicamente distintas do vírus influenza A infectando a população humana ocorreu em três oportunidades, produzindo pandemias. A primeira grande pandemia de gripe ocorreu entre 1918 e 1919, denominada "gripe espanhola", produzida pelo vírus influenza A H1N1; entre 1957 e 1958, ocorreu a "gripe asiática", determinada pelo subtipo H2N2 do vírus influenza A. Já a pandemia de 1968 a 1969, conhecida como "gripe de Hong Kong", foi causada pelo subtipo H3N2. Nos intervalos dessas grandes pandemias ocorreram epidemias e surtos de gripe, determinados por mudanças graduais nos vírus influenza prevalentes, e surtos sazonais provocados anualmente por vírus influenza circulantes na população humana. Neste século, em 2009, a Organização Mundial da Saúde (OMS) decretou nova pandemia produzida por uma estirpe do vírus A H1N1, com características genéticas e moleculares diversas do vírus A H1N1 de 1918.

A transmissão direta do vírus influenza de aves para humanos era considerada improvável até o registro do primeiro caso em Hong Kong, em 1997, pela amostra aviária de alta patogenicidade (HPAI) H5N1, com infecção em 18 pessoas, das quais seis foram a óbito, durante um surto de influenza aviária. O vírus aviário H5N1 disseminou-se pela Ásia, provocando grandes surtos de 2004 a 2005 no Sudeste Asiático, atingindo milhões de aves e dezenas de pessoas, nas quais determinou taxa de letalidade em torno de 50%. Em seguida, houve disseminação em direção ao Oriente Médio, introduzindo-se no continente africano e europeu, atingindo mais de 60 países. Esses fatos graves alteraram o quadro epidemiológico conhecido há alguns anos e, na década de 1990, houve a adoção e a implantação do Programa Influenza Global pela OMS e pela Organização Mundial de Saúde Animal (OIE).

As aves silvestres, especialmente as aves aquáticas anseriformes, as aves costeiras e as gaivotas, são o reservatório dos vírus influenza na natureza, podendo ser detectados todos os subtipos nessas aves, com replicação no intestino e eliminação das partículas virais pelas fezes, em grande quantidade e por longos períodos. Estudos indicam que aves migratórias que se movem entre latitudes (rotas norte-sul) têm menor impacto na disseminação e evolução do vírus influenza. Em contraste, aves que migram longitudinalmente (rotas leste-oeste), parecem fundamentais na continuação do processo de evolução viral. Espécies que migram longas distâncias têm elevada prevalência de vírus influenza aviário, de baixa patogenicidade. A disseminação do vírus está relacionada à quantidade de vírus eliminado durante a migração e às condições ambientais, pois a principal via de transmissão é fecal-oral.

Aves domésticas, suínos, equinos, humanos e outras espécies suscetíveis à infecção pelo vírus influenza são hospedeiros intermediários, nos quais o vírus adquiriu determinantes moleculares que permitiram a adaptação à espécie e a transmissibilidade intraespécie, pelo acúmulo de mutação ou rearranjo genético. Entre as aves domésticas, a transmissão pode ocorrer por via aerógena, por aerossóis, por contato entre as aves e por via fecal-oral, facilitada nos sistemas de criações avícolas comerciais, pois o vírus é eliminado pelas secreções nasais e orais e fezes. A transmissão pode ocorrer também por materiais e equipamentos contaminados, bem como por roupas e sapatos do pessoal que trabalha nas granjas, veículos e materiais como engradados e bandejas de ovos que são enviados para o mercado e que retornam às granjas sem a devida desinfecção.

Entre suínos, a transmissão pode ocorrer de modo direto, por contato estreito entre os animais ou por aerossóis. É possível a transmissão de modo indireto por materiais, fômites e equipamentos contaminados. Essas vias de transmissão também ocorrem na disseminação do vírus influenza entre equinos.

Os atuais sistemas de criação de suínos e aves propiciam relacionamento estreito com os humanos, fator considerado relevante na transmissão dos vírus da influenza suína e aviária para a espécie humana, como no surto de 1997 em Hong Kong. Nos demais episódios ocorridos no extremo oriente, na Holanda e nos surtos ocorridos no Sudeste Asiático desde 2003, a transmissão foi favorecida, provavelmente, pelo estreito contato humano com aves infectadas nas criações e em mercados de aves vivas, além da promiscuidade das criações de aves e suínos em coabitação estreita com os humanos.

Na última década, foi detectada transmissão do vírus influenza em algumas espécies domésticas, como cães e gatos, e em animais selvagens, como tigres, leopardos e marta, considerados tradicionalmente refratários. Em 2004, foi isolada estirpe do vírus influenza H3N8, de origem equina, em cães Greyhound nos EUA. Esse isolado adaptou-se à espécie canina com capacidade de transmissão de cão para cão e posterior ocorrência de grandes surtos de influenza em cães nos EUA, transmitido particularmente pela via respiratória. No surto de influenza aviária pelo subtipo H5N1, ocorrido no Sudeste Asiático entre 2003 e 2004, houve infecção de tigres, leopardos e outros felídeos selvagens do Zoológico de Felídeos na Tailândia, alimentados com aves mortas, e também de gatos domésticos, que contraíram infecção pela ingestão de aves. Nos anos subsequentes, outros casos de infecção pelo vírus aviário H5N1 foram relatados em gatos domésticos na Alemanha e na Áustria, e houve evidência sorológica da doença pela amostra pandêmica A H1N1 em 2009, nos EUA, que provavelmente foi transmitida por contato estreito com humanos ou por aerossóis e perdigotos.

Vários subtipos do vírus influenza A foram isolados de focas, baleias, furão, marta e doninhas. As evidências indicam que esses vírus se originaram de aves aquáticas, produzindo surtos localizados nessas espécies animais, porém sem estabelecer linhagens permanentes.

A evolução e a transmissão dos vírus influenza podem ser afetadas por mudanças antropológicas, sociais e econômicas, incluindo aumento da população humana, uso da terra, intensificação da agropecuária, mudança climática, comércio globalizado e mudanças na tecnologia das vacinas. Apesar das restrições da barreira entre as espécies animais (inclusive a humana), modificações genéticas e moleculares têm sido observadas nos vírus influenza A que permitem a difusão do patógeno entre as espécies, com a possibilidade de surgimento de novas estirpes virais com potencial pandêmico, monitorado pela rede de vigilância global implantada pela OMS e pela OIE em todo o mundo.

Patogenia

A disseminação do vírus influenza em mamíferos ocorre principalmente por aerossóis. A via respiratória é reconhecida como a porta de entrada do vírus. Nas espécies aviárias domésticas, no entanto, a transmissão pode ocorrer tanto por via respiratória como por via fecal-oral, esta última considerada a principal via de infecção nas aves silvestres.

As células epiteliais de revestimento da traqueia na espécie humana contêm oligossacarídios com terminal ácido N-acetilneuramínico-2,6-galactose (NeuAcα2,6-Gal), favorecendo a ligação dos vírus influenza de origem humana, que realizam replicação no sistema respiratório. Nas aves, tanto as células epiteliais da mucosa respiratória como as da mucosa digestória possuem receptores com ácido

N-acetilneuramínicoα2,3-galactose (NeuAcα2,3-Gal). Em patos, esses receptores são abundantes na mucosa intestinal, fato que favorece a transmissão fecal-oral.

A célula-alvo do vírus é a célula epitelial de todo sistema respiratório, embora os padrões de infecção e o envolvimento do trato respiratório inferior pareçam variar com as características de patogenicidade da estirpe viral e o nível de replicação nessas células. Tal evidência foi verificada na ação de uma amostra suína de H1N1 com *drift* antigênico no gene HA, associada à patogênese alterada, produzindo pneumonia proliferativa e necrosante em suínos, de maneira similar às características do vírus H5N1 que emergiu em Hong Kong em 1997. As infecções pelo vírus influenza nos humanos e nos mamíferos domésticos, não complicados por outros agentes, são caracterizadas por início abrupto, febre, calafrios, perda do apetite, mialgias e sinais respiratórios. Histologicamente, revelam necrose das células epiteliais e processo inflamatório com infiltração neutrofílica no trato respiratório.

Há evidências de que as citocinas precoces, produzidas por células não imunes no local da infecção, medeiam muitas dessas manifestações clínicas e patológicas, e são responsáveis pelas reações inflamatórias locais e por alguns efeitos sistêmicos, desconhecendo-se os genes ou produtos virais responsáveis pela indução das citocinas (Figura 57.1). Os neutrófilos exercem ação importante na fisiopatologia da influenza, causando estreitamento da luz dos terminais broncobronquiolares. Em modelos experimentais animais, esse fenômeno está relacionado ao início da febre. Biopsias bronquiais e nasais de casos de influenza revelam degeneração e descamação das células epiteliais, havendo inicialmente uma marcante infiltração de neutrófilos nas vias respiratórias. Esses achados sugerem que, em humanos, os pulmões são mais suscetíveis ao vírus influenza do que o trato respiratório superior, de

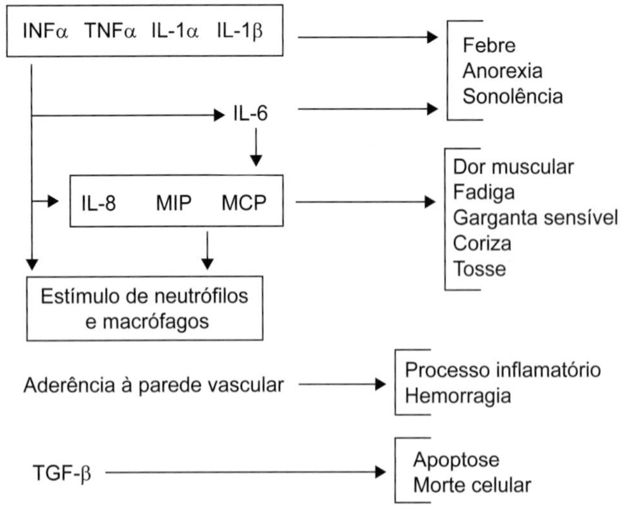

Figura 57.1 Representação esquemática da produção de citocinas e efeitos clínicos nas infecções pelo vírus influenza.

modo similar ao observado em outros estudos, que também descreveram a sequência de produção de citocinas e quimiocinas após infecção pelo vírus influenza.

Logo após a infecção, há produção de interferon-α (IFNα), fator de necrose tumoral-α (TNFα) e interleucina-1α e β (IL1α e β), que, teoricamente, estão muito próximos na cascata precoce das citocinas. Essa resposta imune é rapidamente seguida pela produção de interleucina-6 (IL6) e outras citocinas quimiotáticas – como a interleucina-8 (IL8) que atraem os neutrófilos – e quimiocinas para monócitos e macrófagos, como as proteínas inflamatórias de macrófagos (MIP) e as proteínas quimiotáticas de monócitos (MCP).

IFNα, TNFα, IL1 e IL6 são exemplos de citocinas com atividades multifuncionais, estando associadas clinicamente com febre, sonolência excessiva e anorexia. Tal reação foi verificada na infecção experimental com a amostra H1N1 em suínos gnotobióticos, que apresentaram altos níveis de IFNα, TNFα e IL1 no lavado broncoalveolar, um dia após a infecção, concomitantemente às manifestações de febre, anorexia, depressão, grave dispneia e broncopneumonia necrosante.

Em voluntários humanos, inoculados por via intranasal com os subtipos H1N1 e H3N2, o vírus influenza foi detectado nas secreções nasais 24 h após a infecção, com rápido aumento do número de partículas virais no segundo dia, não sendo mais detectado após 5 a 7 dias. A quantidade de vírus produzido mostrou associação temporal com o quadro típico de gripe, com manifestações de febre, dor muscular, fadiga, coriza e garganta sensível. Todas as citocinas (IFNα, TNFα, IL6, IL8, MIP1β e MCP-1) presentes no lavado nasal apresentaram pico entre 2 e 3 dias após a infecção, havendo associação direta entre os níveis das citocinas, títulos virais e sinais clínicos da doença. Os níveis plasmáticos das citocinas revelaram valores inferiores aos das secreções do trato respiratório, supondo-se que IFNα e IL6 sejam as principais responsáveis por muitos dos sinais precoces da gripe.

Outra citocina incriminada na patogênese da influenza é o fator α transformador de crescimento (TGFα), uma proteína regulatória do crescimento celular, que pode ser clivada diretamente pelo vírus influenza, induzindo a apoptose ou morte celular programada. Foi observado que galinhas infectadas com vírus influenza aviário, de baixa patogenicidade, não apresentavam aumento no nível de TGFα, tampouco de apoptose. Em contraste, aves inoculadas com amostra de alta patogenicidade apresentavam intensa atividade de TGFα e elevação do número de células apoptóticas nos pulmões e no septo nasal, com posterior aumento sistêmico de apoptose. Verificaram, ainda, que a apoptose também ocorre por ação de um peptídio derivado de PB-1 viral, que apresenta características incomuns quando comparado com outros produtos de genes do vírus influenza, como ausência em algumas estirpes virais de animais (particularmente de suínos), expressão variável nas células infectadas, rápida degradação e localização mitocondrial.

Em aves domésticas, a patogênese está estreitamente relacionada à característica da estirpe viral. Dessa maneira, o vírus influenza aviário de baixa patogenicidade (LPAI) tem capacidade restrita de replicação pelo fato de a clivagem da molécula de HA somente ser efetuada pela tripsina, existente em poucas regiões do organismo. Ao contrário, estirpes de alta patogenicidade (HPAI), cujo HA pode ser clivado por enzimas ubíquas presentes em todo organismo, proporcionam comportamento pantrópico, com replicação viral sistêmica e habilidade de produzir graves lesões inflamatórias, hemorrágicas e necróticas.

Embora sejam observadas diferenças entre as respostas imunes nas espécies animais e humana, os mecanismos gerais são similares. As respostas imunes não específicas para o vírus influenza incluem a produção de citocinas (particularmente IFN) e a ativação de células *natural killer* (NK). As células NK matam células infectadas, limitando a replicação e a disseminação do vírus no organismo. Os IFN são produzidos precocemente, principalmente o IFNγ, e reduzem a difusão viral no organismo por induzir um estado antiviral nas células hospedeiras, além de ativarem linfócitos T citotóxicos (CTL) e células NK.

Além desses mecanismos imunes não específicos, a resposta imune específica é processada pela produção de anticorpos específicos para o vírus influenza e por resposta mediada por célula. Os anticorpos ligam-se às células infectadas e reduzem a produção da progênie viral, pela atividade da célula-alvo (CT) ou pela neutralização do vírus (VN), ligando-se às partículas liberadas após replicação viral.

A maioria dos anticorpos produzidos é dirigida contra HA, NA, NP e proteínas M. Os anticorpos contra HA do vírus influenza são altamente efetivos na eliminação viral e na resistência à infecção e/ou doença por neutralizarem a partícula viral, havendo também a contribuição dos anticorpos anti-NA. No entanto, os anticorpos anti-NP e anti-M1 não têm atividade neutralizante.

O sinergismo entre as atividades CT e VN é a base da eficácia no combate à infecção por vírus influenza, enquanto os epítopos da molécula HA – que são reconhecidos pelos anticorpos VN – são as partes mais variáveis da partícula viral, sujeita frequentemente a *drifts* antigênicos.

Após a infecção viral primária, anticorpos da classe IgM são os primeiros a ser produzidos, seguidos de anticorpos das classes IgA e IgG. Os anticorpos IgM são altamente eficientes em agregar partículas do vírus influenza e mediar lise das células infectadas pela via clássica do complemento. Anticorpos IgA ligam-se a vírions liberados, formando agregados, promovendo fagocitose pela ação de neutrófilos e mediando ainda lise celular pela via alternativa do complemento. Anticorpos IgG podem ligar-se a vírus liberados, promovendo fagocitose por neutrófilos e macrófagos e também mediando lise celular pela via clássica do complemento, além de mediar citotoxicidade celular dependente de anticorpos (ADCC) por células NK.

A resposta imune celular à infecção por vírus influenza inclui a ação de células T auxiliares (T *helper* ou Th) vírus-específicas, que contribuem para debelar a infecção por estimular produção de anticorpos, citocinas e proliferação de CTL, que destroem células infectadas quando reconhecem peptídios virais.

Células secretoras de IgA e IgG vírus-específicas, bem como Th e CTL, estão presentes nos tecidos que revestem o trato respiratório e nos linfonodos regionais, constituindo a memória que reconhecerá o vírus em reinfecções, com resposta secundária rápida, localizada, mais forte e acurada.

A imunidade ao vírus influenza de origem humana é de longa duração, como verificado na pandemia de 1977 pelo vírus H1N1, que reapareceu na população, e pessoas que haviam sido infectadas na pandemia de 1918 ainda eram resistentes à infecção. Contudo, a imunidade é específica para o subtipo, ocorrendo graus variados de imunidade para variantes de um mesmo subtipo, permitindo episódios de infecção pelos diferentes subtipos e por variantes de um mesmo subtipo do vírus influenza em humanos e em animais.

➤ Clínica

Na maioria das espécies de animais domésticos, a influenza apresenta sinais clínicos súbitos, com período de incubação curto, entre 1 e 7 dias. Em geral, os principais sinais clínicos da doença nos animais domésticos são secreção nasal, tosse, febre, dispneia, inapetência ou anorexia, perda de peso, lacrimejamento e indisposição para atividades físicas. Nos suínos de granjas, vários animais são acometidos simultaneamente (por causa da proximidade nas baias) e os animais doentes podem manter-se agrupados. A grande maioria dos animais recupera-se em até 2 semanas. A morbidade pode ser elevada (surtos), mas a mortalidade é baixa, exceto nos casos de coinfecções com patógenos oportunistas.

➤ Diagnóstico

O diagnóstico clínico nas espécies animais está baseado nos achados clínico-epidemiológicos e anatomopatológicos, que variam nos animais e humanos, podendo diferir também com o subtipo e a patogenicidade da estirpe do vírus influenza.

O diagnóstico laboratorial direto é realizado pelo isolamento do vírus em diversos substratos celulares e animais de laboratório livres de agentes patogênicos e de anticorpos específicos. Para isolamento em ovos embrionados, comumente são utilizados embriões de galinha livres de agentes patogênicos específicos (SPF), inoculados via cavidade alantoide.

Em culturas celulares, são utilizados especialmente cultivos primários de fibroblastos, rins e fígado de embriões de galinha SPF, com ou sem tripsina, dependendo da estirpe viral. Após a adaptação a esses substratos, o vírus influenza pode ser mantido em culturas celulares, como a linhagem de células renais de cães Madin Darby (MDCK). A presença do vírus pode ser avaliada mediante o efeito citopatogênico (ECP), imunofluorescência (IF), titulação viral e teste de hemaglutinação.

O diagnóstico indireto é realizado por diversos testes sorológicos, como inibição da hemaglutinação (HI), inibição da neuraminidase (NI) – que determinam o subtipo viral –, bem como por neutralização do vírus (VN), imunodifusão em gel de ágar (IDGA) e reação de imunoabsorção ligada à enzima (ELISA).

Recentemente, tem-se utilizado a reação em cadeia pela polimerase (PCR) no diagnóstico viral, com as vantagens de alta sensibilidade, especificidade e de permitir o diagnóstico mesmo em espécimes clínicos nos quais o vírus não está mais viável para isolamento. Em amostras clínicas, pode ser realizado o teste de transcrição reversa da reação em cadeia pela polimerase (RT-PCR), que demonstrou ser um teste diagnóstico rápido, permitindo a caracterização viral com sensibilidade semelhante à do isolamento viral. É importante utilizar ferramentas genéticas e moleculares para determinar as características genéticas e o encadeamento de aminoácidos em determinados locais de proteínas internas e da HA, por vários métodos de PCR, possibilitando a avaliação do hospedeiro original, de estirpe adaptada ao novo hospedeiro e da patogenicidade do isolado.

➤ Tratamento

O tratamento da infecção por influenza, tanto em animais como em humanos, está baseado na utilização de medicamentos sintomáticos, dieta adequada, condições ambientais de ventilação e higiene. É indicada a utilização de antimicrobianos de largo espectro quando houver infecção bacteriana secundária.

Fármacos antivirais têm sido desenvolvidos para o tratamento da infecção por influenza humana, como a adamantana, amantadina, rimantadina, oseltamivir e zanamivir. Adamantana, amantadina e rimantadina são fármacos que atuam contra o vírus influenza A, bloqueando os canais de íons na membrana celular que se formam para a invasão do vírus na célula. Entretanto, estudos recentes revelaram que a maioria dos vírus do subtipo A H3N2 e uma porcentagem de amostras dos vírus A H1N1 e A H5N1 são resistentes a esses fármacos, e, em muitos países, esses antivirais não foram licenciados em razão dos efeitos colaterais adversos. Oseltamivir e zanamivir são os antivirais mais utilizados na atualidade, agindo como bloqueadores da ação da NA. No entanto, existem restrições para seu uso, especialmente quanto à faixa etária do paciente. Ainda, foram detectadas amostras do vírus influenza aviário H5N1 e do vírus influenza B resistentes a esses antivirais. Em animais, o emprego desses fármacos depende do valor do animal, principalmente no caso de equinos, sendo geralmente economicamente inviáveis nas criações de suínos e aves.

➤ Profilaxia e controle

Existem medidas específicas para cada espécie animal suscetível ao vírus influenza. No controle da infecção por influenza, há pontos estratégicos que devem ser analisados e pesquisados, a saber: identificar os determinantes moleculares do vírus influenza e do hospedeiro que permitem a transmissibilidade eficiente e potencial pandêmico; realizar a vigilância epidemiológica prospectiva em suínos aparentemente saudáveis; detectar determinantes moleculares de alta patogenicidade para aves, suínos e humanos; reconhecer as bases genéticas da suscetibilidade do hospedeiro; investigar a variabilidade antigênica; utilizar vacinas para profilaxia e controle da infecção por influenza; compreender o papel das aves silvestres como reservatório de vírus HPAI; identificar reações adversas em vacinas; compreender os efeitos da sazonalidade; identificar coinfecções; investigar a resistência do vírus influenza aos antivirais.

A OMS e a OIE implantaram o Programa Global de Controle e Vigilância da Influenza, que consiste em uma rede mundial de laboratórios oficiais e particulares credenciados para isolamento e identificação do vírus influenza, assim como o monitoramento sorológico na população humana e animal, com a finalidade de detectar novos subtipos ou variantes antigênicas de um subtipo circulante para modificação anual das vacinas e implementação de ações no caso de surgimento de estirpes com potencial pandêmico. No Brasil, na área de atuação veterinária, é obrigatória apenas a notificação de influenza aviária por exigência da OIE e do Ministério da Agricultura, Pecuária e Abastecimento (MAPA), que determinam aplicação de medidas específicas de controle, vigilância e erradicação do vírus influenza aviário no país, constantes no Programa Nacional de Sanidade Avícola (PNSA).

➤ Saúde Pública

A influenza é uma zoonose de grande impacto em Saúde Pública que teve sua importância ressaltada a partir de 1997 com o reconhecimento da transmissão direta do vírus da influenza aviária de alta patogenicidade (subtipo H5N1), de aves para humanos, causando os surtos de 2004 a 2005 no Sudeste Asiático, envolvendo dezenas de casos humanos e taxa de letalidade de cerca de 50%.

A pandemia de 2009, causada por uma amostra A H1N1 com triplo reordenamento genético, contendo genes de vírus influenza humano, suíno e aviário, e o conhecimento molecular de duplo reordenamento genético, com genes de vírus humano e aviário, da amostra A H1N1 de 1918, reforçaram a importância da detecção das características moleculares e genéticas do vírus influenza e o papel de um agente intermediário – possivelmente o suíno –, como hospedeiro para o rearranjo ou mistura genética de amostras do vírus influenza. A emergência constante de novas variantes antigênicas do vírus exige vigilância epidemiológica constante nas populações humana e animal, realizada pelo Programa Global de Controle e Vigilância para Influenza, da OMS e da OIE.

Influenza suína

Definição

A influenza suína é uma doença infectocontagiosa, que acomete suínos de todas as idades, causada pelo vírus influenza A, caracterizada por sinais respiratórios, evolução aguda, alta taxa de morbidade e baixa taxa de mortalidade, ocorrendo principalmente em leitões de áreas enzoóticas.

Sinonímias: gripe suína, gripe dos leitões.

Etiologia

A influenza suína foi descrita pela primeira vez nos EUA, contemporaneamente à pandemia em humanos entre 1918 e 1919. No mesmo período, foi relatada também na Hungria e na China, ressurgindo e difundindo-se em 1931. Subsequentemente, foi caracterizado o efeito imunizante da infecção e a estreita relação entre os agentes da influenza suína e humana, fato que foi confirmado em estudo sorológico retrospectivo, demonstrando que o subtipo H1N1 1918 do vírus influenza A ocasionou tanto a doença humana como a suína. Ademais, os estudos de sequenciamento genético indicaram que esse vírus se disseminou de humanos para suínos.

A influenza suína é produzida por vírus do gênero influenza A, da família *Orthomyxoviridae*, que possui ácido ribonucleico (RNA). Tem dimensões entre 80 e 120 nm, envelope lipídico, contendo duas importantes glicoproteínas: a hemaglutinina (HA), principalmente dos subtipos H1 e H3, e a neuraminidase (NA), com predomínio dos subtipos N1 e N2. As demais características químicas, morfológicas e biofísicas são similares às do gênero.

Os subtipos mais prevalentes na população suína mundial e que determinam a maioria dos surtos são H1N1, H3N2 e H1N2, com suas variantes *avian-like*, que contém genes virais aviários, e *human-like*, que contém genes do vírus influenza A humano. Ocorrem ainda amostras com variação na antigenicidade e na patogenicidade.

Estudos antigênicos e genéticos detectaram características distintas entre amostras europeias e americanas do vírus influenza A suíno H1N1. Os vírus H1N1 da América do Norte e da Ásia pertencem à linhagem suína clássica, geneticamente relacionada com o vírus H1N1 humano, responsável pela pandemia de 1918, enquanto os vírus H1N1 que circulam na Europa têm todos os oito genes filogeneticamente relacionados com a linhagem aviária, ou vírus *avian-like*. Na Grã-Bretanha, o vírus H1N1 *avian-like* está presente na população suína, embora o vírus mais comum nos criatórios seja do subtipo H1N2 reordenado, contendo genes derivados de linhagens humanas e aviárias, comumente associado a doença respiratória.

O vírus do subtipo H3N2 teve origem na Ásia, derivado de reordenamento de seis segmentos genômicos do vírus humano H2N2 da pandemia de 1957 e dois segmentos de um vírus de patos selvagens. Vírus desse subtipo circulavam na Ásia e na Europa desde a pandemia de 1968 a 1969, mas eram isolados com pouca frequência no continente americano. Em 1991, houve isolamento do vírus H3N2 no Canadá, com molécula da HA similar ao vírus humano A/Victoria/3/75. Em 1998, ocorreu grave surto de influenza suína no estado americano da Carolina do Norte e, após alguns meses, nos estados de Minnesota, Iowa e Texas pelo subtipo H3N2. A análise genética dos vírus isolados revelou diferentes genótipos, tendo a estirpe inicial da Carolina do Norte genes similares aos vírus da linhagem humana, enquanto as estirpes dos estados do meio-oeste continham genes virais de origem humana, suína e aviária.

O subtipo H1N2 do vírus influenza suíno, derivado do vírus clássico suíno H1N1 e do subtipo suíno H3N2, com genes do vírus humano, tem sido isolado no Japão, na França, na Grã-Bretanha e nos EUA, associado a epizootias. No entanto, novos subtipos têm sido isolados. Em plantel suíno no Canadá, foi isolado em 1999 o subtipo H4N6, considerado geneticamente de origem aviária. No Sudeste Asiático, foi verificada a introdução do subtipo H9N2 em suínos, similar ao vírus que foi transmitido de aves para humanos, embora seu potencial para disseminar e persistir em suínos permaneça desconhecido. Após a pandemia produzida pela amostra A H1N1 em 2009, a OIE tem apresentado em seus boletins alguns focos de influenza suína produzida pela estirpe pandêmica, o que leva a crer que essa estirpe tenha sido transmitida de humanos para suínos.

Epidemiologia

A influenza suína está disseminada em todo o mundo e é de grande relevância na cadeia epidemiológica do vírus influenza A. É uma das doenças respiratórias mais prevalentes em suínos nos EUA. No entanto, são escassos os registros de ocorrência no Brasil. Os três principais subtipos do vírus influenza circulantes nas populações suínas de todo mundo são H1N1, H3N2 e H1N2. Na Ásia, na América do Norte e na maior parte da Europa, os vírus do subtipo H1N1 são os mais comumente isolados, embora em algumas regiões dos EUA o subtipo H3N2 seja prevalente.

A ocorrência de surtos de influenza suína é mais comum em países de clima temperado, apresentando comportamento sazonal. A maioria dos surtos ocorre entre o outono e o inverno em razão do estresse produzido pelas flutuações da temperatura ambiente e de mudanças na alimentação, nas condições ambientais e na umidade relativa do ar. Tem-se observado maior frequência em criações com práticas deficientes de manejo e higiene, superpopulação e alojamento com ventilação inadequada. Em uma mesma região podem ocorrer, simultaneamente, surtos de influenza suína em várias criações (epizootia multicêntrica), independentemente da movimentação de animais, pela possibilidade de transmissão indireta.

O suíno é considerado o reservatório do vírus influenza humano, servindo ainda como possível hospedeiro intermediário, favorecendo a adaptação do vírus aviário para a espécie humana, além de permitir o reordenamento genético de amostras virais de diferentes origens.

O período de incubação da influenza suína varia, em média, de 1 a 7 dias, com taxa de morbidade, em plantéis suscetíveis, de até 100%. No entanto, a mortalidade é baixa, entre 1 e 4%, exceto nos casos de infecções bacterianas secundárias, atingindo animais de todas as idades. Nos criatórios com influenza enzoótica ou vacinados, a taxa de morbidade varia entre 25 e 30% dos animais, atingindo principalmente animais jovens.

O vírus se dissemina rapidamente entre os animais, sobretudo pela inalação de aerossóis e por contato direto entre os suínos, favorecido pela proximidade dos animais nos atuais sistemas comerciais de criação. A disseminação de partículas virais também pode ocorrer por poeira, materiais, equipamentos, roupas e sapatos contaminados. Nos plantéis infectados, o vírus parece persistir por causa de animais portadores que albergam e eliminam o agente durante cerca de 3 a 4 meses, perpetuando a circulação viral pela produção e/ou incorporação de suínos jovens suscetíveis. Os leitões são a categoria animal mais suscetível à infecção, caracterizando, em muitas criações, o quadro denominado gripe dos leitões.

Não existem evidências de que o vírus cause falha reprodutiva em porcas, assim como infecções experimentais em porcas prenhes não induziram a transmissão transplacentária do vírus.

Patogenia

O vírus da influenza suína ingressa nos animais principalmente por via nasal e pela orofaringe.

O microrganismo invade as células epiteliais do sistema respiratório ligando-se a receptores celulares siálicos. Nos suínos, existem receptores contendo ácido N-acetilneuramínico-α2,3-galactose – reconhecidos pela HA dos vírus influenza aviário e equino – e ácido N-acetilneuramínico-α2,6-galactose, que permite ligação aos vírus influenza humano, fato que poderia justificar a alta suscetibilidade dos suínos a diversos subtipos do vírus influenza.

Após replicação nas células epiteliais do sistema respiratório, as novas partículas virais formadas são eliminadas pelas secreções respiratórias por um período aproximado de 14 a 21 dias, podendo, em alguns casos, perdurar por 3 a 4 meses. Infecção pelo vírus influenza facilita o estabelecimento de infecções bacterianas secundárias, agravando o quadro clínico e dificultando o diagnóstico.

A infecção celular e a replicação viral induzem a produção de citocinas (IFNα, TNF, IL 1 e 6) precoces no local da infecção, que medeiam a inflamação e o aparecimento de sinais clínicos, havendo associação entre a quantidade de partículas virais produzidas, o nível de citocinas locais e os sinais clínicos. Essas alterações são perceptíveis 1 dia após a infecção, atingindo o ápice entre o segundo e o terceiro dia após a infecção, declinando entre o quinto e o sétimo dia da infecção.

A gravidade do quadro clínico e das alterações patológicas depende da dose infectante e da amostra viral. Embora o vírus se replique em todo o trato respiratório, os pulmões parecem ser o principal alvo, e a produção das partículas virais infecciosas em nível pulmonar determinam a gravidade da doença. O vírus influenza A, subtipo H1N1 clássico, geralmente determina lesões macroscópicas mínimas e pneumonia intersticial leve. Ao contrário, as estirpes H1N1 *avian-like* produzem lesões macroscópicas marcantes, e uma amostra com *drift* antigênico foi associada à patogênese alterada, com aparecimento de pneumonia proliferativa e necrosante.

Nas infecções pelo subtipo H3N2, ocorrem também quadros clínicos variando de leve a grave, embora as estirpes com duplo rearranjo, com genes humano e suíno, não se disseminem facilmente, enquanto as estirpes com triplo reordenamento contendo genes virais humano, suíno e aviário têm facilidade de disseminação, podendo ocasionar surtos graves.

Na patogenia da influenza suína, deve-se levar em consideração a interferência da imunidade passiva, de origem materna, que protege os animais de sinais clínicos graves, comumente até o início da fase de terminação, apesar de alguns animais poderem apresentar hipertermia de curta duração, atraso no crescimento e eliminação do vírus por período mais prolongado do que em leitões sem imunidade materna. Nas últimas décadas, a doença tem se apresentado como sério problema na suinocultura.

Na maioria dos casos, múltiplos agentes patogênicos estão envolvidos, resultando na denominação de complexo doença respiratória suína.

A resposta imune envolvida nas infecções por vírus influenza é celular e humoral. Imunoglobulinas da classe IgA na mucosa nasal atuam no mecanismo de proteção contra o vírus.

Complicações dos quadros respiratórios do vírus influenza em suínos ocorrem nas coinfecções com *Haemophilus parasuis*, *Pasteurella multocida*, *Actinobacillus pleuropneumoniae* e outras bactérias oportunistas.

Clínica

A influenza suína é uma doença que comumente acomete vários animais no plantel. Após período de incubação entre 1 e 7 dias, com predomínio de 1 a 3 dias, os sinais clínicos iniciam-se repentinamente, com surgimento de febre (variando de 40,5 a 41,7°C), depressão, anorexia, estertores, dispneia, tosse, espirro, fraqueza, lacrimejamento, congestão de conjuntivas, relutância em andar, prostração e descarga mucosa ocular e nasal. Ocasionalmente pode ocorrer diarreia. A evolução é rápida, com quadro clínico mais evidente entre o segundo e o terceiro dia do início dos sinais e recuperação entre o quinto e o sétimo dia, se não houver infecção bacteriana secundária. Nos animais com infecção bacteriana secundária, a evolução da doença é prolongada, com curso crônico, que determina parada no crescimento, diminuição do ganho de peso e retardo na terminação dos animais.

Diagnóstico

O diagnóstico da influenza suína é baseado na associação dos achados epidemiológicos e clínicos, subsidiado por exames laboratoriais.

Achados clínico-epidemiológicos

Nos surtos típicos, o diagnóstico presuntivo de influenza suína deve ser realizado levando-se em consideração os sinais clínicos de doença respiratória aguda, ocorrendo de forma súbita no plantel, com alta morbidade e baixa mortalidade, e curso médio entre 5 e 7 dias, além do histórico de introdução recente de animais. Nos casos isolados e em criações com influenza enzoótica, o diagnóstico clínico é limitado, sendo necessário utilizar o diagnóstico laboratorial para confirmação dos casos.

Exame hematológico

As alterações hematológicas indicam infecção viral, com quadro de leucopenia por linfopenia, que pode variar de leve a moderada. Nos casos de infecção bacteriana secundária, há modificação do quadro para leucocitose por neutrofilia.

Diagnóstico laboratorial

O diagnóstico laboratorial da influenza suína é importante não apenas para o diagnóstico definitivo mas principalmente para determinar o subtipo do vírus influenza, a análise epidemiológica e a evolução do vírus, exigindo laboratório de segurança nível II.

O isolamento do vírus é realizado a partir de secreção nasal, *swab* ou tecidos do sistema respiratório, principalmente pulmões, coletados 24 a 72 h após o início dos sinais clínicos, mantidos refrigerados (4 a 8°C) por no máximo 48 h ou congelados a -70°C. O material é inoculado em embriões de galinha, via cavidade alantoide ou amniótica, em culturas celulares de linhagem MDCK ou em culturas celulares primárias renais, testiculares, pulmonares ou traqueais de suíno. Nas culturas celulares, o vírus influenza não produz efeito citopático visível. Havendo presença de vírus hemaglutinante no líquido alantoide dos embriões inoculados ou no meio de cultura celular, a identificação pode ser realizada pelos testes de imunodifusão em gel de ágar (IDGA), hemólise radial, imunofluorescência (IF), inibição da neuraminidase (NI) e inibição da hemaglutinação (HI), sendo que esses dois últimos testes determinam o subtipo do isolado. A detecção e a identificação viral podem ser realizadas também por PCR. Recomenda-se, ainda, a avaliação genética da amostra para verificação da evolução do vírus e ocorrência de reordenamento genético.

O diagnóstico retrospectivo pode ser realizado demonstrando o aumento de título de anticorpos vírus-específico entre a fase aguda e a convalescença, utilizando testes sorológicos como HI, NI, IF indireta, IDGA e ELISA.

Análise de tecidos do sistema respiratório pode ser realizada por coloração histoquímica, IF e pela técnica de hibridação *in situ* usando anticorpo monoclonal específico conjugado a um corante, com resultados similares àqueles obtidos pelo isolamento viral e por PCR.

Achados de necropsia

As lesões da influenza suína não complicada usualmente estão restritas à cavidade torácica, observando-se hiperemia moderada nas mucosas do sistema respiratório e presença de exsudato mucoso ou mucopurulento nas vias respiratórias superiores. Nos pulmões, ocorrem áreas de pneumonia claramente demarcadas, colapsadas, de coloração vermelha ou púrpura, principalmente nos lobos apical e cardíaco, que podem ser extensas e confluentes nos lobos ventrais, contrastando com áreas não pneumônicas, pálidas e enfisematosas. Pode haver ainda grave edema pulmonar, especialmente no septo interlobular e pleurite serosa ou serofibrinosa. Os linfonodos regionais, brônquico e mediastínico estão edematosos e tumefeitos, mas raramente congestos.

No exame histopatológico, observa-se degeneração e necrose do epitélio dos brônquios e bronquíolos, presença de exsudato contendo células descamadas, neutrófilos e monócitos preenchendo a luz dos brônquios, bronquíolos e alvéolos. Observa-se também infiltrado inflamatório nas áreas peribronquiais e nos septos interlobulares, presença de histiócitos nos tabiques interalveolares e redes de fibrina com leucócitos sobre a pleura visceral.

Os quadros anatomopatológico e histopatológico sofrem alterações se houver infecção concomitante ou secundária por agentes bacterianos, ocorrendo modificação do quadro de pneumonia viral para pneumonia bacteriana.

A gravidade das lesões depende da estirpe viral infectante. O subtipo H1N1, com *drift* antigênico, determina pneumonia proliferativa e necrosante, enquanto o subtipo H1N1 clássico causa lesões macroscópicas mínimas e pneumonia intersticial. Em infecções naturais de suínos pelo subtipo H4N6, foi descrita broncopneumonia intersticial com bronquiolite necrosante e hiperplasia de pneumócitos tipo II.

O diagnóstico diferencial de influenza suína deve ser considerado para outras doenças que apresentam alterações respiratórias, especialmente da síndrome respiratória e reprodutiva (PRRS), pasteurelose, doença de Aujeszky, pleuropneumonia, infecções por coronavírus suíno, *Mycoplasma hyopneumoniae*, *Chlamydia suis* e *Haemophilus* sp. Os isolamentos bacterianos devem ser avaliados para determinar se as infecções são primárias ou secundárias à influenza suína.

➤ Tratamento

Não há tratamento específico para a influenza suína. Pode-se realizar tratamento sintomático utilizando antitérmicos, expectorantes e mucolíticos, além de antimicrobianos quando houver sinais de infecção bacteriana concomitante ou secundária. Não há viabilidade econômica para o tratamento com antivirais.

➤ Profilaxia e controle

Medidas gerais e específicas de manejo e biosseguranca são utilizadas no controle e prevenção da influenza suína. Entre as ações gerais, recomenda-se adotar o sistema de idade única (tudo dentro, tudo fora), realizar controle estrito de importação de animais de países, regiões ou estados com surtos de influenza suína, evitar a entrada de animais de outras criações com histórico de influenza e deixar os animais recém-adquiridos em quarentena antes de incorporá-los ao plantel. Deve-se realizar a desinfecção de veículos, evitar visitas na granja suína e instalar pedilúvio com desinfetante na entrada de cada galpão. Os tratadores devem usar roupas e sapatos limpos após a saída de cada lote. Também é necessário eliminar dejetos e resíduos, realizar a desinfecção dos ambientes dos animais, bem como de equipamentos, utensílios e engradados de remessa de animais, além de adotar o vazio sanitário antes da introdução de novo lote.

São recomendadas boas práticas de manejo, evitando alta densidade do plantel em locais com umidade elevada e poeira. Indica-se também proporcionar boa alimentação, higiene e ventilação adequadas que auxiliem na recuperação mais rápida e reduzam as perdas econômicas.

Uma das medidas preventivas específicas que podem ser adotadas nos países com influenza suína é a vacinação, utilizando vacinas inativadas ou de subunidades, contendo um ou múltiplos subtipos (H1N1 e H3N2). A escolha do subtipo deve refletir o perfil antigênico corrente do vírus de campo, com mudança dos subtipos e cepas de acordo com dados epidemiológicos e de vigilância. As vacinas são indicadas na 10ª semana de vida, com reforço após 3 a 4 semanas. Em reprodutoras, é recomendável a revacinação semestral. No Brasil, não há comercialização de vacina contra a influenza suína.

Em razão dos graves surtos e do aparecimento de variantes na última década, novas vacinas experimentais estão sendo pesquisadas, como vacinas inativadas contendo adjuvantes ou complexos moleculares, como micelas, lipossomas e imunoestimulantes. Tem-se investigado também vacina de DNA de plasmídios que codifica a hemaglutinina do vírus influenza suíno, e vacina com vírus vivo atenuado, mutante elastase-dependente, aplicada por via nasal. As vacinas inativadas reduzem a manifestação clínica da doença, mas não impedem a infecção, ainda que esta ocorra com menor nível de replicação e eliminação viral, além de baixa produção de citocinas pelos animais infectados. Em contraste, as vacinas com vírus vivo atenuado, aplicadas por via intranasal, resultam em completa proteção contra a infecção por vírus homólogo e parcial com subtipo heterólogo, induzindo resposta de IFN-γ específica e resposta com produção de anticorpos em nível sérico e na mucosa respiratória.

➤ Saúde Pública

Vírus influenza A humano são capazes de se perpetuar em suínos, especialmente após reordenamento genético viral, de modo que podem ser mantidos em suínos por longos períodos após o desaparecimento dos progenitores virais de seus hospedeiros naturais. Tal fato foi evidenciado com o vírus H1N1 após a pandemia de 1918 a 1919, que ressurgiu na população humana em 1977 após reordenamento genético. Nesse episódio, o suíno serviu como reservatório do vírus durante todo esse período, assim como observado no subtipo H3N2, que tem persistido nas populações suínas após a pandemia de 1968 a 1969, com o risco de reintrodução em humanos suscetíveis, com imunidade baixa ou ausente.

O suíno é fonte de vírus recombinantes, capazes de infectar a espécie humana. É reconhecido como o hospedeiro no qual se originaram os vírus que causaram as pandemias de 1957 (H2N2) e de 1968 (H3N2). O subtipo H2N2 surgiu antes de 1957, mediante rearranjo de cinco segmentos genômicos do vírus influenza A humano H1N1 e três segmentos de vírus aviário. A estirpe pandêmica H1N1 2009 possui triplo reordenamento genético, com genes dos vírus humano, suíno e aviário, desconhecendo-se, até o momento, quando, onde e em qual espécie de hospedeiro essa estirpe teve origem. Após a pandemia de influenza em 2009, a OIE detectou focos de influenza em suínos com a estirpe pandêmica, sugerindo, em todos os casos, que houve transmissão de humanos para suínos. Com efeito, o monitoramento e a vigilância da influenza suína com base em isolamento, identificação e mapeamento genético do vírus são procedimentos fundamentais para a epidemiologia e controle da influenza em nível mundial, que constam do Programa Global de Controle e Vigilância da Influenza.

Influenza equina

Definição

A influenza equina ou gripe dos cavalos é uma doença respiratória viral aguda, infectocontagiosa, produzida por vírus do gênero influenza A, caracterizada por febre, depressão, secreção nasal mucosa ou mucopurulenta, tosse e diminuição do desempenho produtivo, considerada uma das doenças respiratórias economicamente mais importantes dos cavalos, especialmente nas criações destinadas à reprodução e de animais de corrida.

Sinonímias: gripe dos cavalos, influenza dos potros, gripe dos potros.

Etiologia

A síndrome influenza dos equinos começou a ser elucidada na década de 1950, com o isolamento e a identificação da amostra A/equino/1/Praga/56 (H7N7), e na década de 1960, com a identificação da amostra A/equino/2/Miami/63 (H3N8). Outros agentes virais, como os vírus para influenza 3, rinovírus, rinopneumonia equina, arterite equina e adenovírus, além de agentes bacterianos como *Streptococcus equi*, *Burkholderia mallei* e outras espécies bacterianas, podem estar associados à infecção pelo vírus influenza A equino, sendo que agentes bacterianos podem ter importante papel como patógenos secundários.

A influenza equina é causada por vírus do gênero influenza A da família *Orthomyxoviridae*, com RNA disposto em hélice de sentido negativo. As características químicas, morfológicas e biofísicas são similares àquelas observadas no gênero.

Dois subtipos do vírus influenza A foram identificados no cavalo. O primeiro subtipo isolado foi A/equino/1/Praga/56 (H7N7), em 1956, na antiga Tchecoslováquia, também denominado vírus A equi-1. Esse vírus foi o agente causal dos surtos que ocorreram na Malásia em 1977 e na Índia em 1987. O último surto europeu produzido pelo subtipo A equi-1 foi na Itália em 1979, não tendo sido mais isolado de casos ou surtos de influenza em equinos. No entanto, estudos sorológicos têm demonstrado que esse subtipo ainda está circulante em baixos níveis na população equina da Ásia central e do leste da Europa.

O subtipo A equi-2, cuja amostra inicial foi isolada em Miami, nos EUA, em 1963, denominada A/equino/Miami/1/63 (H3N8), tem provocado surtos em todo o mundo. Nas duas últimas décadas, esse subtipo evoluiu em duas linhagens: americana e europeia.

As estirpes representativas da linhagem americana são os vírus A/equino/Newmarket/1/93 e A/equino/Kentucky/1/94. Todas as estirpes isoladas na Europa e na América do Norte durante o ano de 2004 e caracterizadas antigenicamente e/ou geneticamente pertenciam à linhagem norte-americana. Essa linhagem se disseminou globalmente, tendo sido constatadas modificações moleculares nos isolados em diferentes países, demonstrando que o vírus está evoluindo.

A linhagem europeia tem como representantes os vírus A/equino/Suffolk/89 e A/equino/Newmarket/2/93, que também evoluíram. Foram verificadas modificações em vários locais da partícula viral em uma estirpe francesa isolada em 1998, o que levantou a necessidade de incluir estirpes representativas das recentes variantes europeias na atualização das vacinas equinas.

Epidemiologia

A influenza equina é enzoótica em quase todo o mundo. Segundo a OIE, ocorreram epizootias em Cingapura em 1977, na República Sul-Africana em 1986, na Índia em 1987, na China em 1989 e em Hong Kong em 1992. Diversos surtos foram detectados em 2004, no continente europeu e americano, afetando equinos na Dinamarca, Croácia, Alemanha, Grécia, Hungria, Irlanda, Itália, Suécia, Reino Unido, Argentina, Chile, Canadá e EUA. Nesse mesmo ano, foi diagnosticado um surto disseminado na França, afetando cavalos vacinados e não vacinados. Em 2007, grandes surtos foram notificados na Austrália e no Japão. Surtos recentes foram descritos na África do Sul, Índia e China, onde aparentemente não havia circulação viral. A doença foi considerada como indene na Nova Zelândia e na Islândia.

Em uma população equina suscetível, o vírus difunde-se rapidamente pela emissão de aerossóis produzidos por episódios frequentes de tosse, pelo contato estreito entre os animais, indiretamente por materiais e fômites contaminados e no manuseio dos animais, especialmente em condições precárias de higiene.

O período de incubação é curto, de 1 a 3 dias, em média, e os animais infectados eliminam o vírus em grande quantidade 24 a 48 h após a infecção, mantendo a eliminação viral até o décimo dia da infecção. Em plantéis suscetíveis, a morbidade é alta (cerca de 20 a 40%), podendo atingir 100% do plantel. A taxa de letalidade é, em média, de 1 a 3%, e somente em casos extraordinários há alta mortalidade, como em um surto na China no qual morreram aproximadamente 20% dos equinos.

Equinos de todas as idades são suscetíveis, embora a doença clínica seja mais prevalente em animais entre 1 e 3 anos de idade e em período de treinamento. Em áreas enzoóticas, a doença é mais comum em animais entre 1 e 3 anos de idade em virtude de os animais mais velhos já terem sofrido infecções prévias ou serem vacinados. Apesar de a doença clínica ocorrer tipicamente nos equinos, os muares e asininos também podem ser acometidos pela influenza.

As epizootias ocorrem particularmente quando animais infectados, na fase aguda da doença, são introduzidos em uma criação indene ou em um grupo reunido para comércio de animais, exposições, treinamento, entretenimento, corrida ou provas equestres. O movimento internacional de equinos para competição, reprodução e leilões tem contribuído para a ocorrência global da influenza equina. O contato desses animais gera mudanças significativas na epidemiologia, propiciando mistura de vírus das linhagens americana e europeia, resultando no isolamento de vírus da linhagem europeia contendo genes do vírus da linhagem americana em surtos na Europa e vice-versa.

Além da movimentação de animais, deficiências na ingestão de colostro nas primeiras horas de vida, alimentação desbalanceada, extremos ou variações bruscas de temperatura, superpopulação de animais nos criatórios, aglomeração de equinos em ambientes fechados, criação em conjunto de diferentes categorias animais e coinfecções com outros agentes respiratórios são considerados como predisponentes da influenza equina.

Os vírus da influenza equina são considerados específicos para equinos, sendo pequena a possibilidade de transmissão aos humanos e às outras espécies animais. Contudo, o isolamento do vírus influenza de origem equina foi relatado em cães da raça Greyhound de um canil da Flórida com doença respiratória e mortalidade de 50%. O exame virológico detectou similaridade genética com a estirpe viral do surto ocorrido em cavalos no estado norte-americano de Wisconsin, em 2003. Esse fato abriu novas perspectivas na cadeia epidemiológica do vírus influenza equino, ampliando a possibilidade de outros hospedeiros.

Não há evidência de estado de portador para influenza em equinos, e a fonte do vírus em muitos surtos parece ser animais com imunidade parcial e manifestação clínica mínima da doença, mas com eliminação viral.

O vírus é sensível às condições do ambiente e aos desinfetantes comuns. Mantém-se viável por aproximadamente 72 h na água e 48 h em superfícies, roupas, veículos e equipamentos.

Patogenia

As principais portas de entrada do vírus da influenza equina são a mucosa nasal e a orofaringe. Os determinantes antigênicos virais (HA) encontram receptores de ácido siálico nas células epiteliais da mucosa do trato respiratório alto. Em seguida, a invasão dessas células é mediada pelas neuraminidases, que destroem as glicoproteínas do muco, os cílios e o glicocálice celular. O vírus é internalizado por endocitose celular, pela fusão das membranas celular e viral, e libera o material genético no citoplasma celular. As novas partículas virais são liberadas pelo trato respiratório, destroem a célula-alvo por indução da apoptose e levam a descamação celular do epitélio local e alteração da motilidade ciliar, que predispõem às infecções bacterianas secundárias. Nos casos não complicados, a reepitelização local ocorre após 3 semanas.

A replicação viral local induz infiltração celular inflamatória, mediada pela produção de citocinas pelas células do endotélio local, ocasionando inflamação das vias respiratórias superiores, com rápido progresso da infecção, atingindo o epitélio brônquico e bronquiolar.

A ação das citocinas produzidas localmente tem efeito sistêmico, determinando manifestações clínicas como febre, sonolência, anorexia e depressão. O processo inflamatório no sistema respiratório, deflagrado pela infecção viral, determina o aparecimento de tosse e dispneia.

Há uma fase virêmica passageira e ocorre progressão do processo inflamatório com produção de exsudato mucoso nas vias respiratórias anteriores e posteriores, podendo chegar a causar pneumonia, atelectasia e edema pulmonar. O processo pode ser complicado por infecções bacterianas, especialmente por *Streptococcus equi* subesp. *equi* (agente do garrotilho), ou outros agentes virais que têm papel na síndrome influenza dos equinos.

Algumas estirpes do vírus influenza A equino podem determinar alterações na patogenia, como no surto de influenza equina na província de Jilian, na China, em 1989, com mortalidade associada a pneumonia e enterite, e no surto ocorrido no Reino Unido em 2003, com relato de sinais graves incomuns em cavalos não vacinados, que desenvolveram sinais neurológicos decorrentes de encefalite viral não purulenta.

A pressão imunológica representada pelas exposições naturais frequentes ou vacinações regulares pode contribuir para a ocorrência de *drift* antigênico de certas estirpes do vírus influenza A equi-2, com o surgimento de mutantes do vírus com antigenicidade significativamente diferente das cepas em circulação ou mesmo contidas nas vacinas.

A resposta imune frente ao vírus nas mucosas do trato respiratório depende da produção de IgA, enquanto a resposta sérica pela produção de imunoglobulinas (Ig) depende da classe IgG, dos isótipos IgGa e IgGb. A imunidade natural de equinos infectados dura geralmente 1 ano. Animais reinfectados antes desse período pelo mesmo subtipo apresentam sinais clínicos inaparentes ou brandos.

Clínica

O período de incubação varia entre 2 e 5 dias. O curso da doença dura de 2 a 14 dias e o período de convalescença pode chegar a 3 ou 4 semanas, ocasionando prejuízos financeiros, especialmente em criações de cavalos de competição.

O início da doença ocorre de maneira brusca, com febre alta (39,5 a 41,5°C), inapetência, respiração e pulso acelerados nas primeiras 36 h, ou com oscilação nos primeiros dias. Um segundo pico de febre pode ser observado cerca de 7 dias após o início dos sinais clínicos. Os animais apresentam ainda fadiga, letargia ou prostração, depressão, hiperalgia dos músculos esqueléticos, linfadenopatia cervical e dispneia expiratória. Ocorrem episódios de tosse seca, áspera, não produtiva e paroxística nos estágios iniciais, podendo persistir por algumas semanas, principalmente se houver infecção bacteriana secundária. Com a evolução da doença, os animais apresentam anorexia, exsudato nasal e ocular, inicialmente escasso e seroso, evoluindo para profuso e mucopurulento, quando há infecção secundária, especialmente por estreptococos.

Os sinais clínicos costumam ser resolvidos entre 7 e 14 dias, mas a tosse pode persistir por até 3 semanas.

Em animais previamente infectados ou vacinados, os sinais clínicos são discretos, com leve hipertermia transitória e tosse ocasional, impossibilitando a diferenciação clínica de infecção por outros patógenos respiratórios. Pode ocorrer aumento de volume transitório dos linfonodos da cabeça e discreto edema de membros.

As principais complicações dos casos de influenza são pneumonia, miocardite, miosite, edema e, ocasionalmente, encefalite.

O quadro clínico e as alterações patológicas são mais graves nos casos de infecção com o vírus influenza A equi-2 e mais moderados nas infecções pelo vírus influenza A equi-1.

Diagnóstico

O diagnóstico da influenza equina é baseado na associação dos achados epidemiológicos e clínicos, subsidiado por exames laboratoriais. A presença de sinais respiratórios, de início súbito, febre e tosse em equinos entre 1 e 3 anos de idade, particularmente em propriedades com histórico de movimentação recente ou introdução de animais, é sugestivo da doença.

Clínico

O diagnóstico clínico da influenza equina, quando ocorre em um plantel indene, é característico, considerando o início súbito de sinais respiratórios, febre alta e tosse constante, seca e paroxística, alta morbidade e baixa mortalidade. No entanto, em casos isolados, o diagnóstico clínico é difícil, devendo-se diferenciar de outras infecções respiratórias de origem bacteriana e viral.

Exame hematológico

Os achados hematológicos são compatíveis com o quadro clínico de doenças causadas por vírus, com alterações marcantes em casos clínicos graves e com a ocorrência de infecções bacterianas secundárias. No hemograma, observa-se moderada anemia normocrômica e normocítica. O leucograma revela inicialmente leucopenia por neutropenia e linfopenia (3 a 5 dias de duração), seguido de monocitose na fase de convalescença. Nos casos de infecção bacteriana secundária, o quadro hematológico pode modificar-se para leucocitose por neutrofilia.

Diagnóstico laboratorial

A confirmação do diagnóstico clínico deve ser efetuada por exames laboratoriais, com isolamento e identificação do vírus e do subtipo viral, utilizando *swabs* ou lavado faríngeo, preferencialmente coletado no início da fase febril (24 a 48 h do início dos sinais clínicos). O isolamento e a manutenção do vírus influenza equino podem ser realizados em embriões de galinha ou em culturas celulares. A presença do vírus é detectada pela atividade hemaglutinante, e a identificação é realizada por testes sorológicos, como IH, NI, IDGA, IF, ELISA, hemólise radial, e por PCR. Em alguns casos, pode haver indicação para investigação das características genéticas e moleculares do isolado, que são realizadas principalmente por diferentes metodologias moleculares.

Em cortes histológicos, pode ser realizada a pesquisa do vírus por métodos histoquímicos de imunoperoxidase e de IF. O diagnóstico sorológico pode ser realizado em soros pareados coletados na fase aguda e na convalescença, confirmado pelo aumento do título de anticorpos em pelo menos duas vezes, utilizando técnicas como HI, NI, IDGA e ELISA. Para o diagnóstico rápido, pode ser utilizado o teste comercial humano para diagnóstico de influenza, porém adaptado para influenza equina, e PCR.

Achados de necropsia

As lesões observadas à necropsia não são características, com processo inflamatório catarral agudo nas mucosas do trato respiratório superior (mucosa nasal, faringe, laringe e traqueia), hiperemia e infiltração de leucócitos polimorfonucleares. Há descamação epitelial das mucosas respiratórias, bronquiolite e peribronquite, com engrossamento intersticial do parênquima pulmonar, e pode ocorrer pneumonia, atelectasia e edema pulmonar. Nos casos em que ocorrem reação linfo-histiocitária e hiperplasia dos folículos linfoides intrapulmonares, a regeneração tecidual é mais rápida. Nos casos complicados por bactérias, há processo inflamatório purulento na mucosa respiratória, broncopneumonia intersticial, edema pulmonar e periarterites, além de conjuntivite mucopurulenta. Apesar de rara, a infecção de éguas prenhes pode resultar em pneumonia fatal nos fetos.

O diagnóstico diferencial da influenza equina deve ser considerado principalmente para infecção por herpesvírus equino tipo 1 e 4, vírus parainfluenza 3, rinovírus, adenovírus e arterite viral equina, além de agentes bacterianos como *Streptococcus equi* e *Burkholderia mallei.*

Tratamento

O tratamento da influenza equina é sintomático. São utilizados antitérmicos, descongestionantes e mucolíticos. Antivirais como amantadina, rimantadina, oseltamivir e zanamivir podem ser utilizados, dependendo do valor do animal, pois são fármacos de alto custo e difíceis de serem obtidos. A amantadina foi utilizada em equinos (10 mg/kg, a cada 8 h IV), embora efeitos adversos sejam observados em animais com insuficiência renal, bem como ocorrência de sinais neurológicos. O tratamento deve ser iniciado nos dois primeiros dias de manifestação clínica. É possível que surjam variantes virais resistentes e de efeitos colaterais indesejáveis.

As infecções bacterianas secundárias, principalmente pelos estreptococos, que podem complicar o quadro de influenza, devem ser tratadas com base em testes de sensibilidade *in vitro* ou com antimicrobianos à base de penicilina ou ceftiofur (ver capítulo Garrotilho).

O uso de mucolíticos e o oferecimento de feno no chão podem favorecer a eliminação da secreção nasal.

Cuidados com higiene, manejo e alimentação são importantes para os cavalos em tratamento, que devem ser mantidos em locais limpos, secos e ventilados, ficando em repouso com boa alimentação. A completa recuperação do trato respiratório requer um mínimo de 3 a 4 semanas, sendo aconselhável seguir a regra de 1 semana de repouso para cada dia de febre que o animal apresentou. Esse procedimento é de grande importância para cavalos de esporte, pois o período inadequado de repouso ou reinício prematuro de treinamento geralmente implica diminuição da produtividade do animal em longo prazo, podendo comprometer a vida útil ou esportiva, em decorrência de doença pulmonar obstrutiva crônica e miocardite.

Os cavalos doentes devem ser mantidos isolados em quarentena até a remissão de todos os sinais clínicos da doença. Em um surto de influenza, os animais sadios devem ficar separados dos doentes, cuidando-se primeiro dos animais sadios e, em seguida, dos doentes, e tomando a precaução de não retornar ao primeiro grupo de animais sadios. Equipamentos e materiais não devem ser compartilhados com os dois grupos. Após a recuperação dos animais, os locais utilizados devem ser limpos e desinfetados, bem como todos os equipamentos, materiais e veículos de transporte utilizados.

Deve-se evitar a desidratação dos animais com influenza aguda e febril, dando acesso a suprimento de água e, se necessário, realizar a reposição hidreletrolítica e energética IV. A administração de anti-inflamatórios não esteroidais (flunixino meglumina, 1,1 mg/kg, a cada 24 h, por 3 dias IV) pode ser considerada em cavalos que apresentem febre alta e prolongada, depressão e mialgias.

Profilaxia e controle

Animais recém-adquiridos ou que se ausentaram do plantel para atividades reprodutivas ou equestres devem permanecer em quarentena (mínimo 4 semanas) antes de serem incorporados ao plantel, visto que o período de incubação da doença é curto, favorecendo a observação do início dos sinais clínicos no período de quarentena. Outra opção é manter os equinos importados ou de regiões enzoóticas em setor de isolamento e vacinar os animais antes de entrarem em contato com os demais do plantel. As medidas de biosseguranca devem ser respeitadas, com desinfecção de veículos procedentes de outras criações ou de regiões com surtos de influenza. Os tratadores devem usar roupas e calçados limpos e evitar visitas.

Em países ou áreas enzoóticas, recomenda-se a vacinação de equinos com vacina inativada contendo adjuvante. As vacinas devem conter linhagens dos vírus A equi-1 e A equi-2. Particularmente, o subtipo A equi-2 deve conter estirpes das linhagens europeia e americana. Segundo as recomendações da OIE, as vacinas devem conter pelo menos os vírus A/equi/Newmarket/2/93 (H3N8), da linhagem europeia, e A/equi/South África/4/2003 (H3N8), da linhagem americana. Entretanto, recomenda-se também que sejam realizadas avaliações dos isolados circulantes anualmente, com modificações nas estirpes contidas nas vacinas que reflitam o panorama das estirpes circulantes no país. As vacinas conferem proteção à doença clínica. Quando ocorre doença clínica em equídeos vacinados, os animais apresentam sinais leves ou moderados, com eliminação viral por tempo reduzido. A principal limitação das vacinas comerciais é não proporcionar imunidade em longo prazo, sendo necessárias revacinações.

Para imunização adequada com vacina inativada, os potros devem receber inicialmente, no mínimo, três doses de vacinas. Potros nascidos de éguas vacinadas devem receber a primeira vacina entre 4 e 6 meses de idade em razão da interferência de anticorpos maternos. Em geral, a imunidade maternal de origem colostral pode persistir por até 6 meses nos potros. Potros filhos de éguas não vacinadas devem receber a primeira vacina com 4 meses, com reforço 3 a 4 semanas depois. É desejável que a revacinação, após a segunda dose, não exceda 3 a 4 meses. Revacinações devem ser administradas a cada 6 meses até o segundo ano de idade e, posteriormente, anuais. No entanto, em cavalos de desempenho ou expostos a grande risco de infecção, pode-se recomendar revacinações a cada 3 ou 4 meses. Esse regime de três doses iniciais de vacinas nos potros, com intervalo de 1 mês entre a primeira e segunda vacina, e não mais que 3 a 4 meses entre a segunda e a terceira dose deve ser adotado independentemente de outras recomendações para prover imunidade adequada ao potro no primeiro ano de vida.

Éguas prenhes devem ser revacinadas de 2 a 6 semanas antes do parto ou do período de estação de monta a fim de aumentar os níveis de anticorpos transmitidos passivamente pelo colostro para o potro. Sempre que houver surto na região, deve-se realizar a revacinação de emergência em todo o plantel.

No Brasil, são comercializadas apenas vacinas inativadas contendo uma estirpe do vírus A equi-1 e duas estirpes do vírus A equi-2. Existem vacinas monovalentes contendo apenas vírus influenza, vacinas bivalentes contra influenza equina e contra infecção por herpesvírus equino tipos 1 e 4, além de vacinas trivalentes contra influenza equina, tétano, encefalomielite equina vírus leste e oeste. Em outros países, é comercializada vacina atenuada, recomendada com somente uma dose inicial e reforço com 6 meses.

Nos últimos anos, novas vacinas têm sido elaboradas e avaliadas: a) vacinas contendo adjuvante imunoestimulante; b) vacinas com vírus vivo atenuado ou modificado; c) vacina com vírus vivo geneticamente modificado para expressar genes para as duas linhagens do vírus A equi-2; d) vacinas de subunidades, principalmente vacinas DNA para administração por via parenteral, aplicação em mucosa ou na epiderme; e) vacinas vetorizadas, com potencial para incluir genes para citocinas específicas, utilizando como vetor principalmente o vírus da varíola do canário; f) vacina de subunidade com proteína não estrutural (NS1), obtida de vírus influenza equino vivo modificado.

Podem ser utilizadas também vacinas combinadas, especialmente vacinas contra influenza equina e herpesvírus equino ou vacinas trivalentes contra influenza equina, encefalomielite equina e com toxoide tetânico, ou vacinas polivalentes.

Não existe imunidade cruzada total entre os subtipos. Dessa maneira, os subtipos epidemiologicamente importantes em uma região, país ou continente devem estar contidos nas vacinas. Além disso, é preciso vigilância epidemiológica continuada para a necessidade de inclusão de novos subtipos ou variantes.

Podem ocorrer falhas na vacinação decorrentes do *drift* antigênico dos isolados de campo, pela utilização de vacinas polivalentes que não conferem resposta ótima para influenza, bem como em razão de fatores individuais de resposta imune, condição de estresse, práticas deficientes de manejo, estratégia vacinal, distribuição de idade dos cavalos no plantel e quando há maior chance de exposição por contato frequente com outros animais, como acontece com cavalos de corrida e de competições hípicas.

Saúde Pública

O vírus da influenza equina tem provocado infecção apenas em equinos e é considerado espécie-específico. Exceção a essa regra foi descrita recentemente em disseminação interespécie, com a identificação do vírus H3N8 (linhagem equina) em cães. Contudo, considera-se que o vírus tem pequena capacidade de ultrapassar a barreira entre as espécies.

Apesar dos registros de evolução do vírus da influenza equina, essas modificações têm sido antigênicas, provavelmente determinadas pela pressão imune das infecções prévias e vacinações dos plantéis suscetíveis, e variações na patogenicidade da estirpe, determinando quadros clínicos mais graves e com maior taxa de letalidade em equinos. Não há registro de transferência do vírus da influenza equina para humanos, pressupondo-se que esse fato não ocorreria facilmente ou que os equinos sejam considerados hospedeiros finais do vírus influenza A. No entanto, não há estudo molecular detalhado do vírus da influenza equina para avaliar essa hipótese, o que mantém a necessidade de vigilância epidemiológica de prováveis transmissões interespécies do vírus.

Influenza aviária

Definição

A influenza aviária é uma infecção altamente contagiosa que pode afetar as espécies aviárias, produzida por vírus do gênero influenza A, que se manifesta desde como infecção clinicamente inaparente, doença leve ou moderada até como doença aguda, grave e letal, dependendo da patogenicidade da estirpe e da espécie viral.

Sinonímia: gripe aviária.

Etiologia

A forma mais virulenta da influenza aviária ocorreu primeiramente na Itália há mais de 100 anos e foi denominada peste aviária. Em 1901, foi determinada a etiologia viral ou por agente filtrável e, em 1955, verificou-se que o agente etiológico era um vírus influenza. A designação de peste aviária foi substituída por influenza aviária e, na epizootia de 1983 a 1984, que ocorreu nos EUA, foram designados novos termos para descrever a patogenicidade das diferentes estirpes do mesmo subtipo, denominadas não patogênicas, de baixa patogenicidade (*low pathogenic avian influenza* – LPAI) e altamente patogênicas (*high pathogenic avian influenza* – HPAI).

A influenza aviária é produzida por vírus do gênero influenza A da família *Orthomyxoviridae*, com características químicas, morfológicas e biofísicas similares ao gênero. É importante avaliar a patogenicidade e as características genéticas e moleculares das estirpes em virtude das características de variabilidade do vírus influenza.

Todos os subtipos do vírus da influenza aviária podem ser isolados em aves silvestres, especialmente em palmípedes aquáticos selvagens, aves costeiras e gaivotas, nas quais o vírus não apresenta modificações genéticas ou moleculares, considerando que há estase evolucionária do vírus nessas espécies aviárias. No entanto, ao ser transmitido para aves domésticas, os vírus influenza sofrem evolução, sendo importante na atualidade a avaliação genética e molecular dos isolados.

Alterações moleculares na HA, especialmente a presença de aglomerados de aminoácidos básicos próximos à região de clivagem da HA e cadeias laterais de carboidratos próximos à região de inserção aos receptores celulares, aumentam a patogenicidade da estirpe e, possivelmente, facilitam a transmissão interespécies. Substituições de aminoácidos no complexo polimerase, especialmente no PB2, também são determinantes da amplitude de hospedeiros, facilitando a adaptação em hospedeiros mamíferos, sendo também determinantes da patogenicidade dos vírus HPAI H5N1 e H7N7. A substituição de aminoácidos em PBI-F2 pode induzir apoptose nas células infectadas, contribuindo para aumentar a patogenicidade do vírus HPAI H5N1, determinando infecção mais grave, aumento de título viral e produção de citocinas.

➤ Epidemiologia

O primeiro isolamento do vírus influenza em aves silvestres foi obtido em 1961 em andorinha marinha (*Sterna hirundo*) na África do Sul. No final do século 19 e começo do século 20, a peste aviária, como era denominada, era frequente em muitos países e provavelmente enzoótica. Na segunda metade do século 20, relativamente poucos surtos foram relatados, apesar do aumento da população avícola comercial. A partir da década de 1970, houve investigação sistemática em aves silvestres revelando enorme *pool* de vírus, consideradas atualmente como reservatório do vírus influenza na natureza, sugerindo que todos os vírus influenza existentes em todas as espécies animais e em humanos originaram-se de vírus aviários.

Em 1983, ocorreu epizootia por vírus influenza aviário do subtipo H5N2, no estado norte-americano da Pensilvânia, que afetou galinhas, perus e guinés, com sacrifício de 17 milhões de aves. Em 1997, ocorreu o surto em Hong Kong por vírus H5N1 e a confirmação da primeira transferência de um vírus aviário diretamente para a espécie humana provocando grave doença. Em 2003, nos Países Baixos, uma epizootia por vírus H7N7 determinou o sacrifício de 28 milhões de aves e acometeu dezenas de pessoas, apesar de ter causado apenas um óbito. Recentemente, surtos pelo subtipo LPAI H5N2 nos EUA e pelo vírus H7N3 no Canadá ocasionaram abate de 19 milhões de aves. Nos últimos anos, outros países, como Inglaterra, Irlanda, Escócia, Itália, Austrália, México e Chile, também apresentaram surtos de influenza aviária com graves perdas econômicas e restrições comerciais. Países asiáticos, principalmente da região sudeste, a partir dos surtos notificados em 2003 e 2004, do Oriente Médio e do continente africano continuam a registrar surtos com grave repercussão econômica na atividade avícola e na Saúde Pública.

No Brasil, pesquisa sorológica no Rio de Janeiro detectou animais reagentes para os subtipos H1N1 e H3N2, tanto em aves silvestres como em aves domésticas. Entretanto, até o momento, o vírus não foi isolado, sendo a doença considerada exótica no país, de notificação obrigatória ao MAPA e à OIE, havendo a preocupação para que não ocorra o ingresso do vírus no país, estando listada juntamente com a doença de Newcastle no PNSA.

O período de incubação pode variar de poucas horas a 18 dias, mas em média é de 3 a 7 dias. As taxas de morbidade e mortalidade podem variar de insignificantes até 100% das aves, dependendo de estirpe viral, dose, espécie e idade dos animais. As aves aquáticas, da ordem *Anseriforme*, particularmente patos, gaivotas, aves costeiras e marinhas, são consideradas os principais mantenedores dos vírus influenza entre as aves silvestres. Em geral, não desenvolvem a doença, mas têm infecção altamente produtiva na mucosa intestinal, excretando grande quantidade de vírus por longos períodos, facilitando a transmissão por contaminação de água, alimentos e outros materiais, propiciando a transmissão fecal-oral.

As aves migratórias têm importante papel na disseminação global dos vírus influenza de origem aviária, verificando-se que os sorotipos podem variar de uma estação a outra e que as migrações longitudinais (leste-oeste) são mais importantes na disseminação do vírus e no processo de evolução viral do que a migração em latitude (norte-sul). As aves migratórias em regiões tropicais eliminam menor quantidade de vírus comparada à das aves de regiões temperadas. Espécies que migram longas distâncias têm elevada prevalência de vírus da influenza aviária de baixa patogenicidade, e os fatores de maior risco de influenza aviária em aves silvestres estão relacionados à quantidade de vírus eliminado durante a migração, contato intra e interespécies, condições ambientais e superfícies aquosas.

Em criações comerciais, o vírus da influenza aviária é transmitido por contato direto entre aves infectadas e as sadias, por aerossóis ou por contato indireto, pela água, alimento, equipamentos contaminados ou pelas roupas e sapatos do pessoal da granja. A disseminação do vírus entre granjas ocorre principalmente por transferência mecânica de fezes e secreções infectantes, nas quais o vírus está presente em grande quantidade, podendo sobreviver por tempo variável dependendo das condições de temperatura, umidade e proteção em material orgânico. Os humanos são a causa mais importante dessa disseminação, representados por tratadores, granjeiros, profissionais, vendedores e visitantes, além de veículos, engradados e bandejas de ovos, movimentação de aves e caminhões de entrega de ração que percorrem mais de uma granja.

Outro fato importante para a continuidade de um surto e desfavorável ao controle são os mercados de aves vivas que existem em pequenas e grandes cidades, ficando as aves engaioladas ou alojadas em locais que em geral não são despovoados, limpos e desinfetados. A contínua reposição de aves torna o local um foco permanente do vírus, inclusive para a população humana, além de criações caseiras, criações de patos comerciais de vida livre e galos de briga.

Água de superfície usada como água de bebida contaminada por fezes de aves aquáticas, migratórias ou outras espécies de aves selvagens pode representar a fonte de infecção para aves domésticas, especialmente quando criadas em vida livre, que também possibilita contato mais estreito com as aves silvestres.

Na maioria dos países produtores de perus, tem havido relatos de influenza aviária. Nos EUA, em criações na Califórnia e em Minnesota, onde há maior concentração de aviários na rota de aves aquáticas migratórias, as infecções por vírus influenza têm sido regularmente observadas, inclusive dois surtos pelo subtipo H3N2, com sequência genética similar ao vírus influenza suíno. Tem-se observado, ainda, que subtipos patogênicos para perus podem não determinar doença em galinhas.

Nas criações comerciais de patos e gansos, a influenza aviária tem sido pouco estudada, apesar de essas espécies representarem elos intermediários entre aves silvestres e aves domésticas na disseminação do vírus da influenza aviária. Foram detectadas estirpes de vírus HPAI H5N1 na Ásia com modificações que as tornam capazes de produzir infecções respiratórias consistentes em patos, com replicação em órgãos internos e cérebro, excreção de grandes quantidades de vírus pelo sistema respiratório e em menor extensão pelo trato intestinal, produzindo alta mortalidade em patos jovens, com virulência dependente da idade.

Desde 1990, houve aumento no número de criações de avestruzes e outras ratitas, determinando grande movimento dessas aves ao redor do mundo. Há relatos de isolamento dos subtipos H3, H5, H7, H9 e H10 nessas aves, todos de baixa patogenicidade para galinhas. No entanto, alguns subtipos, como o H3N2 que circula entre suínos e humanos, foram isolados dessas espécies aviárias, supondo-se que possam ser epidemiologicamente importantes na transmissão. Em aves de estimação, há relatos de isolamento de vírus influenza, principalmente dos subtipos H3 e H4, em sua maioria em espécies passeriformes e, raramente, em psitacídeos, desconhecendo-se o papel dessas aves na epidemiologia da influenza aviária e na transmissão para humanos.

Patogenia

Em aves silvestres, a principal porta de entrada é o sistema digestório, enquanto em aves domésticas o vírus pode invadir o organismo pelo trato respiratório e pela conjuntiva. A gravidade da infecção depende do subtipo e patotipo viral, da dose infectante, da via de exposição e da espécie aviária, raramente ocorrendo manifestação da doença em aves aquáticas silvestres.

Para invadir as células e realizar o ciclo de replicação, o vírus da influenza aviária precisa inicialmente ligar-se a receptores da membrana celular com terminação de ácido siálico N-acetil ligado à galactose por ligação α-2,3 (NeuAc-α-2,3-Gal). Esses receptores são encontrados nas células epiteliais da mucosa respiratória, digestória e conjuntival das aves domésticas e silvestres, principalmente as aquáticas, bem como nas células epiteliais da mucosa intestinal.

A capacidade de produzir infecção sistêmica ou localizada depende do patotipo viral e das enzimas envolvidas no processo de clivagem da HA. Nas estirpes LPAI, a clivagem é efetuada pela tripsina ou por proteases com ação de tripsina presentes nos sistema respiratório e digestório, enquanto nas estirpes HPAI a clivagem da HA é realizada por proteases ubíquas, existentes em diversos tecidos de todo organismo. Vírus HPAI possuem aminoácidos múltiplos e cadeias de carboidratos no local de clivagem da HA, tornando-os sensíveis à ação de diversas proteases. Essa propriedade é considerada específica das amostras HPAI.

A principal diferença entre LPAI e HPAI refere-se à replicação local ou sistêmica. Vírus LPAI parecem ter capacidade restrita de produzir lesões nos tecidos e órgãos, embora infecções concorrentes com outros patógenos possam influenciar na gravidade dos sinais clínicos. Ao contrário, o vírus HPAI é pantrópico, com habilidade de replicar e produzir lesões graves que resultam em inflamação, hemorragia, necrose e morte celular na pele, sistemas respiratório e digestório, coração, cérebro, glândulas suprarrenais, baço, pâncreas e outros órgãos e tecidos.

O vírus é eliminado apenas pelas fezes, se a replicação ocorrer somente em nível intestinal, ou por todas as secreções e excreções, se a replicação ocorrer em diversos órgãos e sistemas.

Clínica

O quadro clínico pode variar de infecção clinicamente inaparente, doença moderada até grave. Nas infecções por vírus LPAI, os sinais variam amplamente, mas na maioria dos surtos em galinhas predominam os sinais respiratórios discretos, como tosse, espirro, corrimento nasal, lacrimejamento e sinusite, além de depressão, diminuição no consumo alimentar e retardamento do crescimento. Em poedeiras comerciais, ocorre ainda diminuição da produção e da qualidade dos ovos, podendo ser os únicos sinais da infecção.

Em perus na fase de crescimento, a infecção por LPAI pode ser subclínica ou grave, particularmente quando há infecção bacteriana secundária por *Pasteurella* sp., *Bordetella* sp. ou *Escherichia coli*. Em peruas poedeiras, a queda na produção e na qualidade dos ovos pode ser marcante e frequentemente está associada à coloração anormal da casca.

Na forma grave da influenza em galinhas produzida por vírus HPAI, o início é súbito, com curso curto e taxas de morbidade e mortalidade que podem atingir 100%. Pode haver morte súbita, principalmente no início do surto. Os frangos de corte apresentam grave depressão, inapetência, penas arrepiadas, edema de cabeça e pescoço, dispneia, espirro, corrimento nasal e ocular. Observa-se também diarreia inicialmente aquosa evoluindo para verde brilhante e, posteriormente, surgem sinais neurológicos, como torcicolo e ataxia.

Em poedeiras comerciais, ocorrem os mesmos sinais: dispneia, espirro e acúmulo variável de muco nas vias respiratórias, edema periorbital, conjuntiva congesta, edemaciada, ocasionalmente com hemorragia e descarga ocular. Os animais apresentam também diarreia inicialmente aquosa, evoluindo para coloração verde brilhante e, em seguida, quase totalmente branca, além de cristas e barbelas edemaciadas, frequentemente com cianose nas pontas da crista. Em crista e barbelas, observam-se áreas escuras de equimose e focos necróticos ou coloração cianótica púrpura, além de hemorragia difusa entre o jarrete e os pés. Os ovos estão sem casca no início da doença e antes da cessação total da postura. Nos casos terminais, ocorrem sinais neurológicos de ataxia, torcicolo e paralisia. As mortes podem ocorrer em 24 h, sendo mais frequentes em 48 h após o início dos sinais, e raramente levam 1 semana para o óbito.

Em perus, o quadro clínico da influenza por HPAI é similar ao das galinhas, com sinusite e desidratação proeminentes, e curso médio de 3 a 10 dias. Em patos e gansos domésticos, também há depressão, inapetência e diarreia, semelhante ao quadro observado nas galinhas. Frequentemente, os seios nasais estão edemaciados e as aves jovens também podem apresentar sinais neurológicos.

Nos surtos de HPAI, as taxas de morbidade e mortalidade podem chegar a 100%. O prognóstico é desfavorável. As aves que sobrevivem têm condição corporal ruim e as poedeiras só retornam à produção após muitas semanas, não atingindo o pico de produção.

Diagnóstico

A influenza aviária é exótica no Brasil. Os casos clínicos suspeitos de influenza aviária devem ser notificados ao MAPA e à OIE. A confirmação do diagnóstico é efetuada em laboratórios credenciados pela OIE e pela OMS, pertencentes à rede do Programa Global de Controle e Vigilância da Influenza.

O diagnóstico de campo da influenza aviária é difícil pela variação dos quadros clínicos, dependente da estirpe viral, da espécie hospedeira, do estado imune específico e inato, do estado nutricional e de doenças concomitantes, entre outros fatores. As infecções por vírus LPAI podem passar despercebidas clinicamente, podendo haver alterações apenas na diminuição do ganho de peso e do consumo alimentar. Em poedeiras comerciais, ocorre queda de postura e produção de ovos anômalos, com alterações na casca, podendo haver discretos sinais respiratórios. Nas infecções por vírus HPAI, suspeita-se da doença quando houver mortes súbitas, altas taxas de morbidade e de mortalidade, grande diminuição no consumo de ração, grave depressão, dispneia, espirro, corrimento nasal, diarreia, sinais neurológicos de ataxia, paralisia e torcicolo. Nas criações de poedeiras, há drástica redução da postura, presença de edema facial, cristas e barbelas edematosas e cianóticas, postura de ovos anômalos e grande queda na produção de ovos.

Os exames não são realizados rotineiramente nas criações avícolas.

Diagnóstico laboratorial

Métodos tradicionais são utilizados para o isolamento e a identificação do vírus da influenza aviária e a detecção de anticorpos específicos, enquanto novas tecnologias têm sido rapidamente padronizadas, sobretudo técnicas moleculares para detecção, patotipagem e caracterização filogenética em amostras clínicas, para diagnóstico em curto espaço de tempo.

Para o isolamento viral, devem-se coletar de várias aves *swabs* de traqueia e cloaca, fezes e órgãos internos após a necropsia, como traqueia, pulmões e baço, mantendo o material refrigerado ou congelado, acompanhado do histórico clínico e de informações sobre lesões macroscópicas e sobre o lote. Os espécimes clínicos devem ser enviados para o Laboratório Nacional de Agropecuária (Lanagro), localizado em Campinas, SP, do MAPA. Para exames sorológicos, devem ser remetidos sangue coagulado ou soro de várias aves do plantel.

O isolamento viral é realizado por inoculação em embriões de galinha com 9 a 11 dias de idade em cultivos celulares primários de fibroblastos, rins e fígado de embrião de pinto livre de agentes patogênicos específicos, ou em cultivos de órgãos, principalmente anéis de traqueia. A presença de agente hemaglutinante no líquido alantoide ou no meio de cultivo celular indica a possibilidade de se tratar de vírus influenza. Inicialmente, administram-se soro polivalente para determinar o gênero e, após confirmação, soros específicos para identificar os subtipos de HA e NA. Outros testes sorológicos podem ser utilizados, como hemólise radial, IDGA, IF e ELISA.

Nos soros das aves, a detecção de anticorpos específicos contra nucleoproteína do tipo A, para determinar o gênero do vírus, e contra os subtipos do vírus influenza aviário pode ser realizada por vários testes sorológicos, entre os quais HI, IDGA e ELISA.

Diagnóstico molecular utilizando PCR pode ser realizado para detecção de elementos do genoma do vírus da influenza aviária, pesquisando gene da NP e proteína matriz (M1 ou M2) para determinar o gênero do vírus. São utilizados também ensaios para detecção de sequências genômicas que codificam as glicoproteínas do envelope, HA e NA, para classificação do subtipo viral e para determinar características moleculares no local de clivagem e nas nucleoproteínas para avaliação da patogenicidade. O teste recomendado pela OIE e pelo PNSA para determinar a patogenicidade da estirpe é realizado pela inoculação em oito galinhas livres de agentes patogênicos específicos, considerando-se como amostra LPAI aquela que causa morte de 0 a 5 aves e amostra HPAI quando ocasiona morte de 6 ou mais aves.

Achados de necropsia

As lesões em galinhas e perus infectados com vírus LPAI geralmente consistem de discreta inflamação da traqueia, dos seios nasais e dos sacos aéreos, e variados graus de lesões congestivas, hemorrágicas e necróticas. Em poedeiras, frequentemente ocorre atresia ovariana e do oviduto. As lesões macroscópicas determinadas pelos vírus HPAI variam dependendo do curso. Na manifestação hiperaguda e em aves jovens, as lesões podem ser insignificantes, ocorrendo apenas grave congestão da musculatura e de órgãos internos, além de desidratação. Na manifestação aguda e em aves adultas, observa-se edema subcutâneo da cabeça e do pescoço, secreção excessiva nas narinas e na cavidade oral, conjuntiva intensamente congesta e, ocasionalmente, petéquias. A traqueia pode apresentar aspecto normal, exceto pelo conteúdo mucoso excessivo, sendo comum o aparecimento de traqueíte hemorrágica, que pode ser grave, e aerossaculite. Ocorrem ainda hemorragias petequiais na quilha do peito e em grande número na gordura abdominal, superfícies serosas e peritônio, rins com congestão grave e, às vezes, com depósito de uratos nos túbulos renais. No pró-ventrículo, são observadas hemorragias na mucosa, particularmente na região entre o pró-ventrículo e a moela, linhas da moela frequentemente com hemorragias e erosões. Observa-se também enterite hemorrágica, variando de catarral a fibrinosa, e tecidos e folículos linfoides do intestino com hemorragias focais. Em poedeiras, pode-se observar ainda ovário hemorrágico e degenerado, com áreas necróticas escuras, frequentemente ovoposição ectópica, que pode determinar o aparecimento de peritonite e, por contiguidade, aerossaculite e salpingite, com presença de exsudato no oviduto. Em perus e patos domésticos, as lesões macroscópicas são semelhantes àquelas observadas em galinhas, porém geralmente menos marcantes.

O diagnóstico diferencial da influenza aviária deve ser considerado para outras enfermidades com quadro clínico e patológico similares, principalmente da manifestação velogênica viscerotrópica da doença de Newcastle, cólera aviária, laringotraqueíte infecciosa, bronquite infecciosa, infecções por *Escherichia coli*, micoplasmoses e clamidiose.

Tratamento

Antivirais como amantadina, rimantadina, oseltamivir e zanamivir reduzem a mortalidade, as manifestações clínicas e a excreção viral. A ocorrência de estirpes do vírus influenza aviário, principalmente do vírus HPAI H5N1, resistentes a amantadina, rimantadina e oseltamivir, aliada ao alto custo do tratamento com esses fármacos e a interferência em medidas de controle, inviabiliza o tratamento da doença na avicultura comercial. Dessa maneira, se houver a suspeita clínica de influenza aviária, não é permitido o tratamento. Devem-se coletar materiais biológicos e enviá-los para o Lanagro-Campinas. A confirmação do diagnóstico determina a adoção de medidas de controle e erradicação prevista no PNSA.

Profilaxia e controle

O controle efetivo da influenza aviária deve incluir medidas recomendadas pela OIE e constantes no PNSA que buscam prevenir a exposição e realizar vigilância epidemiológica, diagnóstico, quarentena e despovoamento nas áreas com surtos ou epizootias. O controle da influenza aviária em áreas onde existem estirpes do vírus HPAI em circulação e com intensa atividade avícola é difícil e oneroso. Deve-se evitar a concentração de granjas avícolas geograficamente próximas. Em áreas intensamente povoadas, devem-se seguir as recomendações da OIE e do PNSA para a erradicação dos focos existentes. Entre essas ações, recomenda-se implementação de medidas de biossegurança e utilização de sistema de criação em idade única (tudo dentro, tudo fora). Após a saída de cada lote, efetuar limpeza, eliminação de resíduos e desinfecção nos aviários, equipamentos e veículos, utilizando substâncias detergentes para a lavagem e compostos fenólicos e à base de amônio quaternário para desinfecção. Outros desinfetantes à base de formaldeído e hipoclorito de sódio podem ser utilizados. Em ambientes fechados, pode-se proceder à desinfecção com vapor de peróxido de hidrogênio.

No caso de surto de influenza aviária, devem ser sacrificadas todas as aves doentes, suspeitas e expostas à infecção, dando destino adequado a carcaças, cama, fezes, resíduos de ração do lote infectado ou suspeito. Nas criações de poedeiras e matrizes, proceder à destruição dos ovos; proibir o trânsito de animais, cama de galinha, equipamentos e veículos (para dentro ou para fora do local infectado); e interditar o alojamento de novas aves por pelo menos 21 dias após a desinfecção geral. Na área de segurança perifocal, a movimentação de aves, de ovos comerciais e de ovos incubáveis deve ser restrita a um raio de 3 a 10 km. As aves devem ser mantidas em seus galpões, sendo proibido o mercado de aves vivas, feiras e espetáculos.

A vacinação contra vírus LPAI e HPAI protege as aves da manifestação clínica e da mortalidade, diminui a excreção viral e aumenta a resistência à infecção, embora o vírus de campo seja capaz de replicar em aves vacinadas. Programas de vacinação foram utilizados em alguns países com surtos ou epizootias de influenza aviária com resultados divergentes, pois apenas a vacinação não erradica a doença, podendo torná-la enzoótica. Quando a vacinação é adotada como única medida de controle, pode ocasionar transtornos comerciais se não houver possibilidade de diferenciar aves vacinadas de aves infectadas por estirpes de campo.

Estirpes do vírus da influenza aviária têm sido usadas na produção de vacinas inativadas com betapropriolactona, geralmente com isolados de vírus LPAI obtidos de surtos de campo, em emulsão oleosa e administração por via intramuscular. As vacinas inativadas homólogas são produzidas com estirpes com HA e NA do mesmo subtipo do vírus de campo. A utilização dessas vacinas não permite diferenciar sorologicamente as estirpes de vacinas dos isolados de campo. As vacinas heterólogas utilizam isolados de campo com o mesmo subtipo de HA e NA de outro subtipo, permitindo a diferenciação entre aves vacinadas de infectadas. As vacinas inativadas são produzidas com vírus inteiro, proporcionam níveis de anticorpos mais elevados e proteção cruzada mais ampla aos diversos isolados de campo. Apresentam como desvantagem a administração individual em cada ave (consumindo mais tempo) e são mais laboriosas e de maior custo para sua aplicação.

As vacinas com vírus vivo atenuado, utilizando subtipos H5 e H7 de vírus LPAI, não são recomendadas para uso em avicultura pela Organização Mundial de Alimentos e Agricultura (FAO) e pela OIE, pela possibilidade de mutação para vírus HPAI. A partir dos surtos de HPAI, foram elaboradas vacinas vivas utilizando diversas tecnologias, como vacina com vírus recombinante com proteína NS1 truncada, que não induz resposta sorológica a NS1 após vacinação, considerado marcador para o diagnóstico diferencial com infecção de campo. Têm sido ensaiados também sistemas de genética reversa em plasmídios que geram vírus influenza recombinantes atenuados com reordenamento genético, contendo genes codificadores das proteínas do envelope HA e/ou NA e genes internos de estirpes doadoras (tornando as vacinas mais seguras e eficientes). Ainda, têm-se desenvolvido vacinas NA-deficiente e com local de clivagem da HA atípico, especificando reconhecimento para elastase e resistente à ativação *in vitro* e vacinas atenuadas com modificação do local de clivagem da HA e eliminação do gene M2, permitindo crescimento viral eficiente em cultivos celulares e pobre em camundongos.

O vírus influenza tem limitado número de proteínas imunogênicas. As glicoproteínas do envelope, especialmente a HA, são alvo para indução de anticorpos neutralizantes. Com base nesse conhecimento, foram elaboradas vacinas DNA, de subunidade, inclusive expressas em plasmídios e vetoriadas. Diferentes vírus aviários são usados como vetor para expressar proteínas do vírus influenza aviário, como vírus da laringotraqueíte infecciosa, vírus da doença de Newcastle e poxvírus do canário, e outros vírus, como adenovírus humano, herpesvírus e baculovírus, além de bactérias, como *Salmonella* spp.

Apesar dos avanços na elaboração de vacinas para controle da influenza aviária, há a necessidade de vacina que reúna qualidades de eficiência, segurança e baixo custo para aplicação em massa e que permita diferenciação entre aves vacinadas e infectadas nos países com surtos de influenza aviária.

Nos últimos anos, há também pesquisas para a obtenção de linhagens aviárias geneticamente resistentes ao vírus da influenza aviária. A obtenção dessas linhagens deve também apresentar índices zootécnicos de ganho de peso e conversão alimentar compatíveis economicamente com a exploração avícola.

Saúde Pública

Reconhece-se a possibilidade de infecção da espécie humana por subtipos aviários, apesar de considerada rara, esporádica e autolimitante, causando principalmente conjuntivite. Nos últimos anos, esse conceito foi modificado pela análise do vírus influenza A H1N1, causador da pandemia de 1918 a 1919, denominada gripe espanhola, e a verificação da existência de genes do vírus influenza aviário nessa estirpe, levando à conclusão da origem aviária desse vírus. A análise genética da amostra pandêmica A H1N1 2009 revelou um triplo reordenamento genético, com genes de vírus influenza humano, suíno e aviário. A influenza aviária revestiu-se de grande importância para a Saúde Pública com a detecção da transmissão direta de vírus aviário de galinhas para a espécie humana em 1997 em Hong Kong, durante surto avícola de influenza, produzido pelo subtipo HPAI (H5N1). Seguiram-se outros casos de transmissão para a espécie humana em 1999 por vírus H9N2 em Hong Kong, e, em 2003, grave surto de influenza avícola por H7N7, que iniciou na Holanda e se difundiu para Bélgica e Alemanha, ocasionando mais de 80 casos humanos, mas com apenas um óbito.

Entre 2003 e 2004, outra séria epizootia de influenza aviária ocorreu na Ásia, afetando criações avícolas de Japão, Coreia do Sul, China (tanto na República Popular da China como em Taipei), Hong Kong, Cambodja, Laos, Tailândia, Indonésia, Malásia e Vietnã, com evidência de que o vírus H5N1 – de baixa patogenicidade – pode ter sofrido mutação para estirpe de alta patogenicidade. Em alguns desses países asiáticos, como Japão e Coreia do Sul, o surto foi contingenciado, mas, em outros países, como os do Sudeste Asiático, não se conseguiu o controle adequado, havendo o registro de transferência do vírus para a espécie humana, com mais de 100 casos com quadro clínico de doença respiratória grave e taxa de letalidade acima de 50%, principalmente em Vietnã, Camboja, Tailândia e Indonésia. O vírus H5N1 disseminou-se em direção à Índia, atingindo o Oriente Médio e, em seguida, os continentes africano e europeu. Focos da doença continuam a ser detectados e notificados pela OIE em criações avícolas e em aves silvestres de países asiáticos, do Oriente Médio, africanos e europeus pela OIE, com registro de casos humanos principalmente em países do Sudeste Asiático, do Oriente Médio e do norte da África pela OMS.

Outros casos isolados de infecção humana por vírus influenza de origem aviária têm sido registrados pela OMS, pelo Centro de Controle de Doenças (CDC) e pelo Centro para Pesquisa de Doenças Infecciosas (CIDRAP), ambos pertencentes ao governo norte-americano, embora sem a repercussão e a gravidade das ocorrências no Sudeste Asiático, como a infecção humana por vírus aviário H7N2 em Nova York e no Canadá, durante um surto avícola, e infecção por vírus aviário H10N7 no Canadá, em 2004.

Apesar da transmissão direta do vírus da influenza aviária, inclusive de estirpes HPAI H5N1 – que também apresentaram alta patogenicidade em humanos –, os vírus aviários ainda não adquiriram a capacidade de transmissibilidade entre humanos. Essa é uma preocupação da OMS, pela possibilidade de vírus aviários HPAI adquirirem tal capacidade e produzirem pandemia com alta taxa de mortalidade. A vigilância epidemiológica e molecular dos isolados de vírus influenza aviária, realizada pelo Programa Global de Controle e Vigilância da Influenza, é importante para detectar possível surgimento de estirpe com essas características, evitar sua disseminação e implantar medidas preventivas e de controle.

Influenza em cães e gatos

Definição

A influenza canina é uma doença infecciosa respiratória aguda, contagiosa, identificada recentemente, ocasionada por vírus do gênero influenza A. Em gatos, pode produzir infecção subclínica ou grave doença respiratória e sistêmica.

Etiologia

Em 2004, foi realizado o primeiro isolamento de vírus influenza em cães da raça Greyhound, no estado da Flórida, nos EUA, alojados próximos a cavalos com influenza. A análise molecular e antigênica dos isolados identificou o vírus influenza equino subtipo H3N8, da linhagem americana. Análises moleculares verificaram que o vírus da influenza canina forma um grupo monofilético consistente, com transferência interespécie, modificações moleculares na HA e alteração de 1 a 6 aminoácidos em cada segmento de gene. Esses achados sugeriram adaptação evolutiva no novo hospedeiro, que passou a ser denominado vírus da influenza canina, com capacidade de transmissão de cão para cão. Os subtipos H3N2 e H5N1 foram isolados em cães com grave doença respiratória na Coreia.

O subtipo H1N1 foi identificado em dois cães doentes na China. A análise genética revelou 99% de homologia com o vírus H1N1 humano, confirmando que os cães podem ter sido infectados na pandemia humana. Em Nova York, EUA, foi relatado o caso de um cão de 13 anos apresentando letargia, febre, anorexia, tosse e evidência radiográfica de pneumonia pelo subtipo H1N1 confirmada por PCR.

Nos últimos anos, a maioria dos relatos de influenza em cães e gatos tem sido relacionada ao subtipo H5N1, de provável origem aviária. No entanto, o subtipo H3N3, também de origem aviária, foi relatado em surto de infecção respiratória em cães na Coreia do Sul.

Infecções experimentais de vírus influenza A, B e C têm provido evidências de que esse vírus pode se replicar em cães, apesar dos sinais clínicos manifestados serem brandos, com conjuntivite, secreção nasal e febre variável.

A primeira verificação de infecção por vírus influenza em felídeos selvagens e domésticos foi efetuada no zoológico da Tailândia, durante surto de influenza aviária por vírus HPAI H5N1 no Sudeste Asiático em 2004 a 2005. Infecção pelo mesmo subtipo também foi verificada em gatos domésticos na Alemanha e na Áustria. Na década de 1970, investigações sorológicas utilizando a prova de inibição da hemaglutinação revelaram anticorpos séricos em gatos contra o subtipo H3N3. Estudo mais recente da soroprevalência para vírus influenza humano em gatos verificou presença de anticorpos em 21,8% dos soros de gatos para a estirpe pandêmica A H1N1 2009, e 41,9% e 25,6%, respectivamente, para os subtipos sazonais H1N1 e H3N2 do vírus influenza humano, indicando a infecção dos gatos por esses subtipos.

Infecção experimental de gatos pelo vírus influenza H5N1 resulta em grave doença respiratória, indicando a suscetibilidade da espécie para esse subtipo. Em 2006, surgiram os primeiros casos de infecção por H5N1 em gatos domésticos, durante surtos de influenza aviária.

Nos últimos anos, nos EUA, em casos separados, dois gatos de aproximadamente 13 anos, um de Iowa e outro de Utah, um gato de 8 anos da Califórnia e um gato de Oregon desenvolveram sinais respiratórios concomitantemente à doença respiratória de indivíduos da família. O gato de Iowa desenvolveu dispneia 6 dias após o início de doença no proprietário. Exames sorológicos e

PCR (realizada em um gato) revelaram infecção desses animais por vírus influenza A H1N1/2009.

Os subtipos do vírus influenza que ocorrem em cães e gatos têm as mesmas características físicas, químicas e morfológicas do gênero influenza A.

Epidemiologia

Nos surtos, casos clínicos e em infecção experimental de cães com vírus influenza A H3N8, foi verificado que os aerossóis são a principal via de transmissão, podendo ocorrer também pelo ambiente e por materiais contaminados, ou ainda por coabitação com equinos. Os surtos americanos de influenza canina ocorreram principalmente em canis, mas a transmissão do vírus pode ser facilitada em eventos que reúnam grandes quantidades de cães, como exposição e corrida.

Em felídeos selvagens e gatos, foi verificado que a transmissão do subtipo H5N1 do vírus influenza aviário HPAI ocorreu por ingestão de aves infectadas sem cozimento prévio. No entanto, infecções experimentais de cães com H5N1 mostraram que, apesar da suscetibilidade do cão a esse subtipo de origem aviária, os cães têm, provavelmente, pouco potencial de dispersão do vírus.

Em infecções experimentais, foi verificado que gatos domésticos podem se infectar pelas vias oral, respiratória e ocular. Nos casos de infecção dos gatos por vírus influenza humano, supõe-se que a infecção ocorra por via respiratória, principalmente por aerossóis, poeira, materiais contaminados e contato estreito com humanos. Recentemente, foi descrita a transmissão do vírus gato a gato.

Patogenia

Em cães, foi verificado que a transmissão do subtipo H3N8 ocorre por aerossóis, com penetração pelo trato respiratório superior. A presença de receptores NeuAca2,3-Gal nas porções proximal, medial e distal da traqueia e em brônquios primários e secundários permite a adsorção, penetração e replicação do vírus influenza e posterior liberação e excreção viral por secreções respiratórias.

Infecção experimental de cães com o subtipo do vírus aviário H5N1 não determinou aparecimento de quadro clínico, porém houve conversão sorológica em 100% dos animais aos 14 dias após a infecção e excreção viral pelas secreções respiratórias durante todo o período. Pela descrição dos quadros clínicos de cães infectados com vírus influenza, sugere-se que ocorre a cascata de produção de citocinas e quimiocinas sem disseminação sistêmica do vírus.

Estudo experimental realizado em gatos domésticos inoculados com o subtipo H5N1 do vírus influenza aviário HPAI, por via oculonasofaríngea e oral, foi verificado que, independentemente da via de infecção, houve disseminação sistêmica com viremia, podendo o vírus estar livre ou associado a células. Esse ensaio resultou em linfopenia, necrose hepática, aumento significativo nos níveis de aspartato aminotransferase (AST), alanina aminotransferase (ALT), creatinina fosfoquinase (CPK) e bilirrubina, pneumonia e excreção viral pela via respiratória coincidente com a manifestação clínica nos gatos. A infecção de gatos domésticos com estirpes do vírus influenza humano, tanto sazonal como pela linhagem pandêmica, provavelmente ocorre por via respiratória, com replicação no sistema respiratório e eliminação por secreções respiratórias, sem disseminação do vírus para outros sistemas, determinando provavelmente infecção clinicamente inaparente ou com leves a moderados sinais respiratórios.

Clínica

Nos casos naturais e experimentais de infecção de cães pelo vírus influenza A, os quadros clínicos observados são de doença respiratória grave, com início súbito de tosse, espirro, descarga nasal, letargia, fraqueza, perda de consciência, anorexia, aumento de temperatura corporal (≥ 39,5°C), podendo ocorrer morte quando a infecção é pelo subtipo H3N8, e infecção clinicamente inaparente pelo subtipo H5N1.

Em gatos domésticos, foram descritas desde infecções subclínicas a doença grave e fatal. Gatos infectados com vírus HPAI H5N1 podem apresentar anorexia, depressão, respiração laboriosa, letargia, febre alta (≥ 41,3°C), conjuntivite, sinais neurológicos de ataxia e andar em círculo, e morte rápida.

A infecção de gatos pelo vírus influenza humano, tanto pela linhagem pandêmica A H1N1 2009 como por subtipos sazonais H1N1 e H3N2, detectada via sorologia, provavelmente determina quadro clinicamente inaparente.

Diagnóstico

No Brasil, não há relatos de diagnóstico de influenza canina nem de infecções de gatos por vírus influenza A humano, ou por vírus influenza A aviário de alta patogenicidade (exótico no país). A suspeita clínica de influenza canina deve ser considerada quando houver sinais respiratórios marcantes, acompanhados de febre alta, em animais criados próximos a aviários ou com contato estreito com humanos infectados. Em gatos, suspeita-se de infecção pelo subtipo HPAI H5N1 quando há histórico de ingestão ou contato próximo com aves infectadas por esse subtipo, e quadro clínico com sinais respiratórios e sistêmicos graves.

Exames clinicolaboratoriais

Em cães, o exame hematológico revela apenas quadro inespecífico de infecção viral, com leucopenia e linfopenia. Gatos infectados com o subtipo aviário HPAI H5N1 do vírus influenza apresentam linfopenia no exame hematológico e alterações bioquímicas, com níveis elevados de AST, ALT, CPK e bilirrubina.

Diagnóstico laboratorial

A confirmação do diagnóstico é realizada pelo isolamento e a identificação do vírus em ovos embrionados de galinhas SPF, em culturas celulares primárias de fibroblasto, rim ou fígado de embrião SPF, utilizando testes sorológicos de HI e NI, que identificam o subtipo viral, de VN, IDGA, IF, ELISA ou por PCR. A avaliação sorológica pode ser efetuada em soros pareados, coletados no período agudo e no período de convalescença, utilizando testes sorológicos, considerando positivos os soros com aumento de pelo menos duas vezes no título.

Achados de necropsia

Em cães com influenza, as lesões são restritas ao sistema respiratório, com gravidade variável, ocorrendo traqueobronquite catarral a necrótica, broncoalveolite e áreas de pneumonia, sem alterações nos demais sistemas e órgãos. Em gatos infectados com o subtipo aviário HPAI H5N1, podem ser observadas necrose hepática, pneumonia e alterações vasculares, com congestão e/ou hemorragia em vários órgãos e sistemas.

A influenza canina deve ser diferenciada das infecções produzidas por vírus parainfluenza canino, adenovírus canino tipo 2, herpesvírus canino e da forma aguda da cinomose canina, além de infecções bacterianas por *Bordetella bronchiseptica*, *Mycoplasma* spp. e *Streptococcus* spp. As infecções por vírus influenza em gatos devem ser diferenciadas da rinotraqueíte felina, calicivirose felina, clamidiose felina e panleucopenia felina. As lesões vasculares de congestão e hemorragia podem ser confundidas com casos de intoxicação ou envenenamento, porém, nesses casos, o animal não apresenta hipertermia.

Tratamento

O tratamento da influenza canina é sintomático, com a utilização de antitérmicos, analgésicos, expectorantes e mucolíticos. Recomenda-se a aplicação de antibiótico de amplo espectro ou com base no antibiograma quando houver sinais de infecção bacteriana secundária.

Experimentalmente, têm sido administrados antivirais como o oseltamivir ou zanamivir nos primeiros dias do quadro clínico, com resultados variáveis.

Recomenda-se também oferecimento de dieta adequada, hidratação e manutenção do animal em ambiente limpo, ventilado, seco e protegido. Em gatos infectados com o subtipo H5N1, o curso é agudo ou superagudo e letal, não havendo tempo hábil para instituição do tratamento.

Profilaxia e controle

Em cães, deve-se evitar contato ou coabitação próxima com equinos acometidos por influenza. Animais de canis devem ser mantidos em ambiente limpo e desinfetado, ventilado e seco, evitando aglomeração. Também é indicado segregar animais doentes dos sadios, cuidando primeiro dos animais saudáveis e posteriormente dos animais doentes, não retornando ao primeiro grupo. Os materiais como comedouros e bebedouros utilizados pelos animais doentes não devem entrar em contato com animais sadios.

Para evitar a infecção de gatos com o subtipo aviário H5N1, não deve ser oferecida carne crua de aves mortas ou abatidas com sinais clínicos sugestivos de influenza, além de evitar o contato dos gatos com aves domésticas infectadas e também com aves silvestres.

Vacinas experimentais e comerciais têm sido utilizadas em cães e gatos em outros países, principalmente vacinas recombinantes vetoriadas com herpesvírus equino tipo 1 e com vírus da varíola do canário, respectivamente para cães e gatos, expressando HA dos subtipos de interesse para cada espécie, bem como vacina inativada associada a adjuvante.

Saúde Pública

O vírus da influenza canina, originário do vírus da influenza equina (H3N8), não apresenta até o momento evidências de transmissão dos cães para os humanos.

A infecção de gatos por vírus influenza A aviário de alta patogenicidade do subtipo H5N1 pode representar grande risco para a Saúde Pública se houver adaptação nesse hospedeiro, adquirindo capacidade de transmitir o vírus para humanos. O percentual relativamente alto de gatos sorologicamente positivos para vírus influenza A humano H1N1, tanto para amostras sazonais como para a amostra pandêmica de 2009, assim como para o subtipo humano H3N2, indica a infecção de gatos por esses subtipos humanos e postula que gatos domésticos possam ser fontes de infecção desses vírus para a espécie humana.

Veterinários devem relatar casos ou surtos de doença respiratória em animais domésticos (cães, gatos, equinos e suínos), sobretudo os que ocorrem concomitantemente a casos ou surtos de doença respiratória em humanos, em virtude do potencial de mutações e reordenamento do vírus influenza que possam resultar no surgimento de novos subtipos.

Bibliografia

Crawford PC, Dubovi EJ, Castleman WL, Stephenson I, Gibbs EP, Chen L *et al.* Transmission of equine Influenza virus to dogs. Science. 2005;310:482-5.

Cullinane A, Elton D, Mumford J. Equine Influenza – surveillance and control. Influenza Other Respi Viruses. 2010;4:339-44.

Forrest HL, Webster RG. Perspectives on Influenza evolution and the role of research. Anim Health Res Rev. 2010;11:3-18.

Garamszegi LZ, Moller AP. Prevalence of avian Influenza and host ecology. Proc Biol Sci. 2007;274:2003-12.

Landolt GA, Townsend HGG, Lunn DP. Equine Influenza infection. In: Sellon DB, Long MT. Equine infectious diseases. St. Louis: Saunders, Elsevier, 2007. p. 124-34.

McCullers JA, Van De Velde LA, Schultz RD, Mitchell CG, Halford CR, Boyd KL et al. Seroprevalence of seasonal and pandemic Influenza A viruses in domestic cats. Arch Virol, 2011;156:117-20.

Oliveira Jr. JG, Belluci MSP, Vianna JSM, Mazur C., Andrade CM, Fedullo LPL et al. Avaliação soroepidemiológica do vírus Influenza em aves domésticas e silvestres no Estado do Rio de Janeiro. Arq Bras Med Vet Zootec. 2001;53:299-302.

Poland GA, Jacobson RM, Ovsyannikova IG. Influenza virus resistance to antiviral agents: a plea for rational use. Clin Infect Dis. 2009;48:1254-6.

Radostits OM, Gay CC, Hinchcliff KW, Constable PD. Veterinary medicine: a textbook of the diseases of cattle, horses, sheep, pigs, and goats. 10.ed. Philadelphia: Saunders Elsevier, 2007. p. 1331-5.

Schultz-Cherry S, Swayne D. Examining the role of transforming growth factor--α and apoptosis in the pathogenesis of Hong Kong/156 in chickens. In: Symposium on Animal Influenza Viruses, 1999. Gent, Belgium. Proceedings of Symposium on Animal Influenza Viruses, 1999, p. 23-4.

Thiry E, Zicola A, Addie D, Egberink H, Hartmann K, Lutz H et al. Highly pathogenic avian Influenza H5N1 virus in cats and other carnivores. Vet Microbiol. 2007;122:25-31.

Vahlenkamp TW, Greene CE, Hartmann K. Influenza virus infections. In: Grene CE. Infectious diseases of the dog and the cat. 4.ed. St. Louis: Elsevier, 2012. p. 202-9.

Vahlenkamp TW, Teifke JP, Harder TC, Beer M, Mettenleiter TC. Systemic Influenza virus H5N1 infection in cats after gastrointestinal exposure. Influenza Other Respi Viruses. 2010;4:379-86.

Van Reeth K. Cytokines in the pathogenesis of Influenza. Vet Microbiol. 2000;74:109-16.

Webby RJ, Swenson SL, Krauss SL, Gerrish PJ, Goyal SM, Webster RG. Evolution of swine H3N2 Influenza viruses in the United States. J Virol. 2000;74:8243-51.

Enfermidades Causadas por *Orthopoxvirus* e *Parapoxvirus* 58

Erna Geessien Kroon, Zélia Inês Portela Lobato e
Maria Isabel Maldonado Coelho Guedes

Vaccínia bovina

Definição

A vaccínia bovina (VB) é uma doença zoonótica infectocontagiosa, caracterizada por lesões vesiculares ou ulcerativas nas tetas e nos úberes de vacas em lactação e nas mãos de ordenhadores, causada pelo *Vaccinia virus*.

Sinonímia: varíola bovina.

Etiologia

O *Vaccinia virus* (VACV) é o protótipo do gênero *Orthopoxvirus* (OPV) da família *Poxviridae*. Esse vírus foi usado no programa global de erradicação da varíola humana e tem amplo espectro de hospedeiros sob condições experimentais. Infecções naturais já foram descritas em bovinos, bubalinos, equinos, roedores, coelhos, primatas não humanos e humanos.

A origem do VACV é desconhecida, o que tem sido motivo para muitas especulações. Existem algumas teorias que tentam explicar o surgimento do VACV: seria um vírus híbrido entre o *Cowpox virus* (CPXV) e outro vírus do gênero OPV, como o *Variola virus* (VARV), após milhares de passagens seriadas, sob condições artificiais de multiplicação ou após adaptação em animais; ou seria um vírus advindo de laboratório originado de uma espécie extinta do gênero OPV. Apesar das diferentes teorias apresentadas, ainda não existe concordância nessa questão.

Os vírus do gênero OPV se apresentam como partículas virais de 250 × 300 nm, em formato de "tijolo", que se multiplicam no citoplasma. A partícula viral apresenta quatro estruturas distintas: cerne, corpúsculos laterais, membrana e envelope. O genoma do VACV é constituído por DNA de dupla fita linear de 190 kbp que codifica potencialmente 200 proteínas. As sequências de DNA localizadas na porção central do genoma são altamente conservadas entre diferentes espécies de OPV e amostras de VACV. Essa região é essencial para a multiplicação viral, codificando proteínas estruturais e enzimas envolvidas no metabolismo do ácido nucleico. Nas regiões localizadas nas duas extremidades do genoma, existem sequências idênticas denominadas regiões terminais invertidas (ITR), as quais são regiões variáveis que codificam genes responsáveis pelas interações vírus-hospedeiros e pelos mecanismos de patogênese e imunomodulação.

A multiplicação viral ocorre no citoplasma das células infectadas, diferentemente da maioria dos vírus de DNA, pois os poxvírus têm todas as enzimas necessárias para a transcrição, replicação do genoma viral e produção e modificação dos RNA mensageiros para síntese de suas proteínas. Os poxvírus utilizam mais de um receptor para iniciar a penetração, o que é uma vantagem evolutiva, aumentando a possibilidade de infectar diferentes tipos de células ou hospedeiros. Partículas virais com propriedades distintas são formadas durante o ciclo de multiplicação viral: o vírus imaturo (IV), o vírus maduro intracelular (IMV), o vírus envelopado intracelular (IEV), o vírus envelopado extracelular (EEV) e o vírus envelopado célula-associado (CEV).

Epidemiologia

Apenas países da América do Sul e a Índia têm relatos de casos de infecções naturais por VACV em humanos e animais. Os outros casos envolvendo VACV são restritos a acidentes ocorridos com pessoas que trabalham em laboratórios ao manipularem o vírus, ou decorrentes de reações vacinais adversas em pessoas vacinadas, como soldados e enfermeiros vacinados, e de infecções secundárias em outros indivíduos expostos a estas pessoas vacinadas.

A ocorrência de VB com envolvimento de bovinos e humanos tem sido relatada no Brasil desde a década de 1930, com registros de casos esporádicos entre as décadas de

1950 e 1970 nos estados da região Sudeste. Nas décadas de 1980 a 1990, foram descritos novos casos. Nesses primeiros casos, o diagnóstico foi baseado somente na sintomatologia clínica, isto é, lesões exantemáticas na pele das tetas e do úbere de vacas ou das mãos de ordenhadores, sem que houvesse o isolamento e a caracterização do(s) agente(s) envolvido(s) nos surtos. Contudo, desde 1999, houve aumento marcante do número de relatos de surtos de VB em diferentes regiões do país, comprometendo milhares de cabeças de bovinos e um grande número de ordenhadores.

Surtos de VB já foram descritos em vários estados brasileiros, como Bahia, Espírito Santo, Goiás, Maranhão, Mato Grosso, Mato Grosso do Sul, Minas Gerais, Pará, Pernambuco, Rio de Janeiro, Rondônia, São Paulo e Tocantins. Neles, o agente etiológico foi diagnosticado como o VACV e, desde os primeiros surtos, várias amostras virais foram isoladas e caracterizadas molecularmente, sendo denominadas de acordo com o município onde ocorreram os surtos de VB. Alguns exemplos dessas amostras são: *Cantagalo virus* (CTGV), *Araçatuba virus* (ARAV), *Passatempo virus* (PSTV), *Muriae virus* (MURV), *Guarani P2 virus* (GP2V), *Mariana virus* (MARV), *Serro-2 virus* (SV2), pertencentes ao grupo filogenético 1; e *Guarani P1 virus* (GP1V), *VACV Serro human virus 1/2011* (SH1V/2011), *VACV Serro human virus 2/2011*(SH2V/2011), *VACV Serro bovine 1/2011 (SB1V/2011)*, pertencentes ao grupo 2; entre outras amostras.

Os surtos em bovinos e humanos ocorriam com maior frequência de casos de maio a setembro. No entanto, nos últimos anos, tem-se observado que surtos de VB podem ocorrer ao longo de todo o ano. Os animais que apresentam lesões são as vacas em lactação e seus bezerros. A doença clínica ainda não foi relatada em novilhas, vacas secas e touros, mas o vírus já foi isolado do sangue desses animais. A taxa de ataque (número de vacas em lactação doentes/número total de vacas em lactação × 100) nas vacas em lactação é de 80 a 100% das vacas submetidas à ordenha manual e de 25 a 30% daquelas submetidas à ordenha mecânica. A apresentação clínica tende a ser mais frequente e mais grave em vacas de propriedades que utilizam a ordenha manual, mas casos de VB também têm sido observados em propriedades com ordenha mecânica.

Após a introdução do VACV nos rebanhos, a transmissão do vírus entre os animais ocorre principalmente pelas mãos dos ordenhadores ou equipamentos de ordenha mecânica. A penetração dos vírus se dá por soluções de continuidade em lesões preexistentes nas tetas e no úbere das vacas e nas mãos dos ordenhadores. Casos humanos concomitantemente a casos em bovinos são observados em mais de 80% das propriedades envolvidas em um surto de VB.

Não se conhece ao certo todas as formas de transmissão que ocorrem entre rebanhos. A introdução de animais infectados e a transmissão por ordenhadores que trabalham em diferentes propriedades são, provavelmente, as formas mais frequentes de disseminação da doença. A comercialização e o trânsito de animais já foram demonstrados como importantes fatores de disseminação do VACV. No entanto, há vários casos de surtos de VB em propriedades que não adquiriram novos animais por mais de 1 ano antes da ocorrência da doença e em que os ordenhadores trabalhavam somente nessas propriedades. Nesses casos, outros fatores devem ser considerados, como a manipulação de fômites contaminados com o vírus e a transmissão do VACV por roedores. A manipulação de latões de leite contaminados também já foi caracterizada como um fator de risco para a disseminação do VACV.

Em um estudo em que vacas foram experimentalmente infectadas com VACV nas tetas previamente escarificadas, os animais desenvolveram lesões compatíveis com a VB, e o DNA viral foi detectado no sangue e nas fezes dos animais mesmo após a resolução das lesões. A detecção do VACV nas fezes dos animais ocorreu de modo intermitente e prolongado até o último dia de coleta (67º dia pós-infecção), demonstrando que a infecção causada pelo VACV em bovinos é sistêmica e prolongada. Transmissão horizontal em camundongos foi demonstrada utilizando fezes dos mesmos animais contendo partículas virais infecciosas, as quais foram misturadas à serragem que servia de "cama" para os camundongos. A detecção de partículas virais infecciosas nas fezes e a transmissão horizontal de VACV para camundongos por meio delas sugerem que essa via de excreção seja um modo de disseminação do vírus no ambiente, podendo favorecer a transmissão do VACV dentro e entre propriedades, desempenhando um importante papel na epidemiologia da VB.

A presença do DNA viral e de partículas virais infecciosas no leite tanto de vacas naturalmente infectadas quanto daquelas experimentalmente infectadas com o VACV foi relatada. No estudo de infecção experimental, VACV foi detectado no leite a partir do primeiro dia pós-infecção (d.p.i.), sendo a detecção intermitente e durando até o 33º d.p.i. mesmo após a resolução das lesões, o que também sugere uma infecção persistente. No mesmo experimento, o leite ordenhado das vacas infectadas foi utilizado para fazer queijos. Das amostras testadas, 11% foram positivas.

Os principais prejuízos relatados pelos produtores referem-se à queda brusca na produção de leite, podendo chegar até a 80%, ocorrência de mastite e infecções mamárias por microrganismos oportunistas, gastos com medicamentos, afastamento temporário do ordenhador e contrato de um novo empregado, além do acometimento de bezerros que mamam nas vacas doentes, levando ao emagrecimento desses animais.

Surtos em equinos associados ao VACV já foram descritos em 2008, em Pelotas, RS, e em 2011, na região da Zona da Mata, MG, não ocorrendo casos de infecção de humanos em nenhum dos casos. No surto em

Pelotas, equinos de diversas idades e categorias desenvolveram lesões vesiculares e exantemáticas no focinho, nas gengivas e nas tetas. Já no surto de MG, as lesões exantemáticas concentravam-se nos lábios e na cavidade oral, principalmente gengiva e palato. Em ambos os casos, não havia presença de bovinos com lesões sugestivas de VB. Esses achados ressaltam que a vigilância para casos de infecção por VACV também deve abranger outras espécies.

Na Índia, a VB também ocorre em bovinos, mas os bubalinos são a principal espécie-alvo, em virtude do grande número de búfalos existentes no país. O vírus isolado desses surtos recebeu o nome de *Buffalopox virus*, o qual, após estudos moleculares, foi considerado uma subespécie do VACV.

A varíola bovina causada pelo *Cowpox virus* (CPXV) ocorre somente na Europa e em regiões adjacentes da Ásia. No Brasil, não há relatos de isolamento de CPXV em humanos e bovinos, ou qualquer outra espécie. Apesar do nome, infecções por CPXV em bovinos são raras e ocorrem com maior frequência em gatos domésticos. Humanos e animais de zoológico, como grandes felinos e elefantes, também podem se infectar com estes vírus. Os animais reservatórios são roedores silvestres.

Patogenia

O conhecimento que se tinha sobre a patogenia do VACV era fundamentado em estudos de infecção experimental em camundongos. Nesses estudos, foi observado que partículas virais invadem a pele lesada, se multiplicam no local de inoculação e causam hiperplasia da derme e infiltração leucocitária. Em seguida, observa-se disseminação linfática localizada causando linfadenopatia e estímulo da resposta imune. As células de Langerhans, presentes na pele, provavelmente transportam as partículas de VACV até os linfonodos regionais, apresentando os antígenos virais aos linfócitos T, gerando resposta imune celular e humoral.

O conhecimento sobre a patogenia da VB em bovinos foi ampliado após estudos de infecções experimentais em vacas secas e em lactação e, a partir dos resultados obtidos nestes estudos, foi sugerido um modelo de patogenia do VACV em bovinos. Depois da penetração do VACV no epitélio das tetas, a partir de uma solução de continuidade, ocorre a multiplicação primária com formação de lesões vesiculares e exantemáticas (pápulas, vesículas e úlceras). Após a multiplicação no local de entrada e com a penetração na derme, as partículas virais se disseminam a partir de vasos sanguíneos e linfáticos atingindo os linfonodos regionais, no caso os retromamários. Com o acometimento desses linfonodos regionais pela infecção de macrófagos e linfócitos, o vírus se dissemina para os linfonodos mesentéricos e para as placas de Peyer, células epiteliais e caliciformes localizadas no íleo, que, a partir da infecção deste, promoveriam a excreção de partículas virais nas fezes. Posteriormente, também poderia ocorrer a disseminação do VACV para outros tecidos linfoides, como baço, fígado, tonsila e outros linfonodos. A detecção do VACV em tecidos linfoides no 82º d.p.i. e a excreção prolongada do vírus nas fezes, mesmo após a resolução das lesões, indicam que ocorre disseminação sistêmica do VACV com uma infecção prolongada.

Clínica

O período de incubação da doença é curto, entre 2 e 5 dias. Uma vez introduzida no rebanho, a doença dissemina-se rapidamente para todas as vacas em lactação.

Em infecções naturais, a doença é caracterizada por lesões vesiculares ou ulcerativas nas tetas (Figura 58.1) e ocasionalmente no úbere de vacas leiteiras, além de lesões similares na mucosa oral, no focinho e na mucosa labial de bezerros que mamaram em vacas infectadas (Figura 58.2).

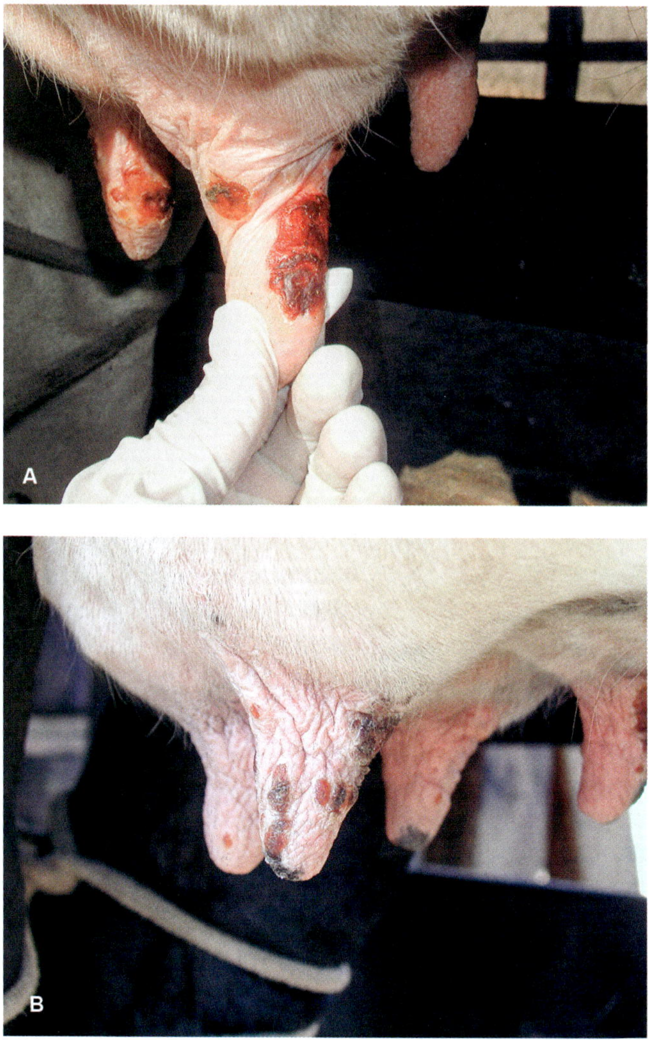

Figura 58.1 Lesões observadas em vacas acometidas por vaccínia bovina. **A.** Úlceras. **B.** Crostas.

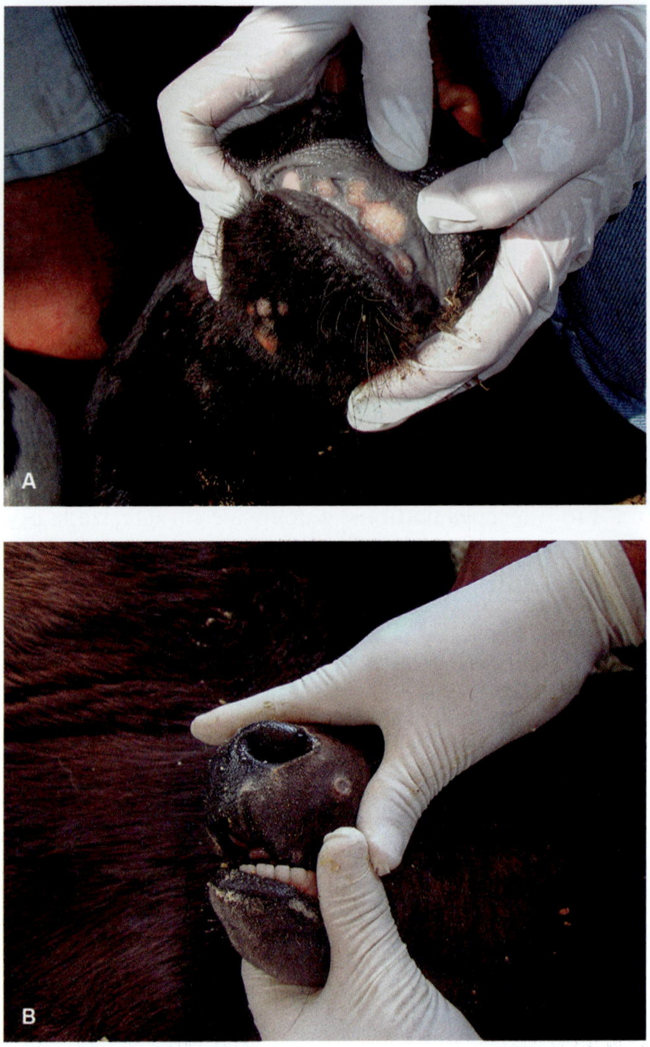

Figura 58.2 Lesões observadas em bezerros afetados por vaccínia bovina. **A.** Lesões ulceradas no lábio superior e na gengiva. **B.** Lesão ulcerada no focinho.

Inicialmente, observa-se eritema seguido de pápulas, vesículas e lesões ulcerativas que podem persistir por até 1 semana. As úlceras evoluem para lesões crostosas e, geralmente, 15 dias após infecção, a maioria dos animais entra no estágio de cicatrização, que pode demorar até 30 dias após o início dos sinais clínicos.

Os animais não apresentam febre. O aumento dos linfonodos mamários é frequentemente observado. As vacas apresentam intensa queda na produção de leite e aumento de contagem de células somáticas com quadro de mamite clínica e subclínica. Em alguns animais, foram observadas úlceras na mucosa oral. No hemograma, verificam-se neutrofilia e linfocitose, que podem estar associadas à infecção viral e mastite.

Imunidade

Em um estudo sobre a resposta imune humoral de vacas e seus bezerros naturalmente infectados pelo VACV, foi observado que o pico de anticorpos ocorre no 1º mês de infecção e que os títulos de IgG total, assim como de anticorpos neutralizantes, decaem, apesar de serem detectados por mais de 1 ano nos animais infectados.

Em vacas em lactação experimentalmente infectadas, os anticorpos da classe IgG foram detectados a partir do 10º dia após a infecção e por até 2 meses depois dela. A resposta imune celular foi estudada por citometria de fluxo e as vacas apresentaram, no 30º d.p.i., um aumento nas populações de linfócitos T CD4 e CD8, assim como da expressão dos marcadores CD25 (marcador de ativação de células T), WC1 (marcador de células T gamadelta) e CD45RO (marcador de células de memória).

➤ Diagnóstico

O diagnóstico clínico em bovinos é feito ao se observar lesões, de aparecimento súbito, nas tetas de vacas, na região oral e no focinho de bezerros e na mão dos ordenhadores. O histórico da introdução de bovinos no rebanho não é um fato consistente na maioria das propriedades acometidas. Amostras clínicas que devem ser coletadas para o diagnóstico laboratorial incluem crostas, *swabs* das lesões, líquido vesicular, soro, sangue total, leite e fezes. O diagnóstico é confirmado por isolamento e caracterização viral, ou por detecção do genoma viral por métodos moleculares. O diagnóstico laboratorial rápido pode ser feito pela microscopia eletrônica de espécime clínico coletado de vesícula ou crosta.

O isolamento pode ser feito em células Vero ou BSC-40 ou em ovos embrionados de galinhas, e a identificação é feita com a utilização de anticorpos ou por métodos moleculares.

Testes sorológicos como soroneutralização, ELISA e imunoperoxidase em monocamada celular (IPMC) podem ser usados, entretanto a identificação da espécie viral usando anticorpos não é possível, dada a similaridade antigênica das espécies de vírus do gênero OPV.

A presença de corpúsculos de inclusão basofílicos, intracitoplasmáticos, denominados corpúsculos de Guarnieri, pode ser observada à histopatologia das células epiteliais.

A técnica de PCR (reação em cadeia pela polimerase), utilizando material clínico (crostas ou *swabs* das lesões, sangue, leite e fezes) ou DNA extraído de cultivos celulares ou ovos embrionados de galinhas inoculados com material clínico, tem permitido o diagnóstico rápido, sensível e específico da doença. Vários genes, como *ha*, *vgf*, *ati*, *kg*, têm sido usados como alvo no diagnóstico molecular, tanto na PCR convencional como na PCR em tempo real. O gene *vgf*, que codifica a proteína *Vaccinia growth factor*, é exclusivo e altamente conservado entre os vírus do gênero OPV. Por esse motivo, o gene *vgf* é utilizado com frequência em diversos estudos de diagnóstico e caracterização viral dos isolados de VACV, inclusive nos surtos brasileiros de VB. Outro gene importante é o *ha*, que codifica a hemaglutinina (HA), uma glicoproteína de superfície presente em todos os OPV. Análises das sequências do gene *ha* de diferentes amostras de VACV isoladas durante surtos de VB no Brasil mostraram a existência da deleção de 18 nucleotídios na porção final do gene, e esta característica tem sido utilizada como marcador molecular para agrupar amostras brasileiras de VACV em dois grupos filogenéticos distintos. O sequenciamento de isolados virais com posterior análise filogenética tem permitido diferenciar o vírus do gênero OPV em espécie e caracterizar a diversidade genética de pelo menos dois grupos de VACV circulantes no Brasil. Desse modo, a caracterização molecular tem se tornado o método mais fidedigno para identificar e classificar os poxvírus.

O diagnóstico diferencial de BV deve considerar traumatismos, picadas de insetos, infecções bacterianas, doenças vesiculares como febre aftosa, estomatite vesicular, papilomas com traumatismos, lesões causadas pelos vírus *Pseudocowpox virus* (agente da pseudovaríola) e herpesvírus bovino tipo 2 (BHV-2, agente da mamilite herpética).

Tratamento

Não existe tratamento específico para a VB. O tratamento de suporte consiste na utilização de iodo com glicerina e pomadas epitelizantes nas lesões, além do uso de antimicrobianos na presença de infecções bacterianas secundárias. É importante salientar que não devem ser usados corticosteroides nas lesões, o que pode agravar o quadro.

Profilaxia e controle

Entre as medidas de controle que devem ser adotadas, destacam-se a higiene da ordenha e a segregação dos animais doentes, com adoção de linha de ordenha na qual os animais com a doença aguda sejam manejados e ordenhados por último. Para os ordenhadores que manejam as vacas doentes, o uso de luvas emborrachadas com área antiderrapante e a desinfecção das mãos são recomendados. O iodo com glicerina deve ser utilizado nas lesões, as quais devem ser mantidas sempre limpas.

Para a desinfecção das tetas das vacas e das mãos do ordenhador entre vacas ordenhadas, pode ser utilizada a "técnica dos três baldes", que consiste em lavar as tetas e as mãos com água e sabão, presentes no primeiro balde. Em seguida, lavar as tetas e as mãos com solução de água sanitária diluída (1 ℓ de água sanitária para 3 ℓ de água limpa), presente no segundo balde, e, finalmente, enxaguar as tetas e as mãos com água limpa presente no último balde. A solução de água sanitária deve ser trocada diariamente, pois a presença de matéria orgânica e a evaporação do cloro ativo diminuem a eficiência do produto para desinfecção.

A introdução de animais no rebanho deve ser acompanhada por rigorosa inspeção nas tetas dos animais buscando lesões compatíveis com a doença, além da adoção de período de quarentena com os animais recém-adquiridos. Devem ser minimizados os traumatismos nas tetas, pois estes podem servir como solução de continuidade para infecção viral. Durante a época da seca, se a pele se encontrar ressecada, aumentam os riscos de traumatismo. Depois que a doença já se disseminou no rebanho, é possível apenas minimizar as infecções secundárias e instituir tratamento de suporte aos animais.

Além dessas medidas, o trânsito de vacas em lactação e bezerros em aleitamento deve ser interrompido, até a completa cura de todo o rebanho, para evitar a disseminação da doença para outras propriedades.

Saúde Pública

A VB é uma zoonose ocupacional, e os ordenhadores são o maior grupo de risco. A infecção de pessoa a pessoa é pouco frequente, mas existem relatos de transmissão entre membros da mesma família, por contato direto.

Acredita-se que não seja comum ou viável a infecção de humanos por ingestão de leite contaminado ou produtos lácteos, pois, se essa via de transmissão fosse epidemiologicamente relevante, seria esperado maior número de pessoas infectadas nas regiões dos surtos de VB.

Em humanos, a infecção caracteriza-se pela presença de lesões localizadas, de aspecto ulcerativo e com formação de pústulas nas mãos (Figura 58.3 A), além de sintomas sistêmicos, como febre, linfadenopatia, linfangite (Figura 58.3 B), mal-estar, dor e irritação local. As lesões nas mãos são observadas em mais de 95% dos ordenhadores acometidos, mas também podem ocorrer em antebraço, braço, face e perna, muitas vezes por autoinoculação. O curso da doença se dá entre 15 e 30 dias.

Em estudos com pacientes vacinados com VACV, foi observado o aparecimento de uma pápula no local de vacinação, 2 a 5 dias após a administração percutânea da vacina. Após 2 a 3 dias, as lesões em forma de pápula se apresentam vesiculares, com evolução para úlceras, atingindo o diâmetro máximo entre o 9º e o 10º dia. A vesícula torna-se densa em virtude da infiltração de células inflamatórias. A lesão central é dura, dolorida e circundada por eritema. De 14 a 21 d.p.i., a lesão seca, da área central para a periferia, e forma uma crosta que se desprende após 3 semanas, deixando uma cicatriz na pele. Durante a fase de formação de vesículas, observam-se o aumento de volume dos linfonodos regionais e a ocorrência de febre na maioria dos pacientes.

Não existem relatos de fatalidades. Em casos de pacientes imunossuprimidos, há possibilidade de ocorrer infecção generalizada. Dessa maneira, recomenda-se isolar os pacientes acometidos para que não haja infecção de outros indivíduos, inclusive imunossuprimidos (pacientes transplantados, infectados com HIV, acometidos por neoplasias).

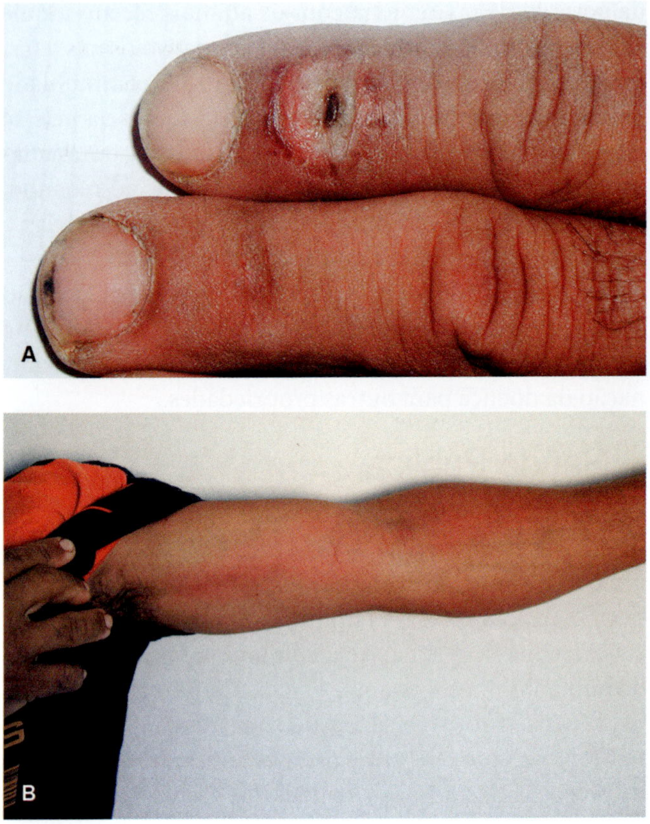

Figura 58.3 Lesões observadas em ordenhadores acometidos por vaccínia bovina. **A.** Lesão ulcerada no dedo. **B.** Linfangite secundária à ocorrência de lesões nas mãos.

Ectima contagioso

Definição

Doença zoonótica infectocontagiosa, comum em ovinos e caprinos em todo o mundo, caracterizada por lesões exantemáticas ao redor de narinas, olhos e boca dos animais infectados, causada pelo *Orf virus*, pertencente ao gênero *Parapoxvirus*.

Sinonímias: Orf, boqueira, dermatite pustular contagiosa, dermatite labial contagiosa.

Etiologia

Orf virus é o protótipo do gênero *Parapoxvirus* (PPV), da família *Poxviridae*. Infecta ovinos, caprinos e várias espécies de artiodátilos selvagens. Infecções pelo *Orf virus* em ovinos foram primeiro descritas em 1787, em caprinos em 1897, e em humanos em 1934.

Os vírus desse gênero têm forma ovoide, formando túbulos ou "novelos", e seu tamanho varia de 260 nm de comprimento por 160 nm de largura (*Orf virus*) a 300 nm por 190 nm (*Pseudocowpox virus*). A membrana externa tem estrutura tubular, formando um padrão em cruz característico do gênero, quando observado à microscopia eletrônica.

São vírus de simetria complexa, envelopados, sensíveis a éter, clorofórmio e outros solventes lipídicos, e muito resistentes à dessecação, permanecendo viáveis fora do animal por meses ou mesmo anos nas crostas. A exposição ao sol reduz o potencial infeccioso das crostas.

O genoma dos parapoxvírus é constituído por DNA de dupla fita com 135 kbp e um conteúdo de 63% de G+C. Os perfis de restrição de DNA de vírus do gênero PPV são mais heterogêneos do que os de DNA de vírus do gênero OPV. Entretanto, existe extensa similaridade de sequências de cerca de 80 kbp na região central do DNA dos vírus do gênero PPV.

Epidemiologia

O ectima contagioso é uma doença comum de ovinos e caprinos que ocorre em todo o mundo, principalmente no verão, mas casos são relatados ao longo do ano. A morbidade tende a ser alta em rebanhos indenes, mas geralmente é baixa em rebanhos endêmicos, sendo a mortalidade geralmente baixa. Os animais jovens são os mais acometidos, sobretudo entre 3 e 6 meses de idade. Casos precoces foram descritos em filhotes com 10 dias de idade. Complicações secundárias, principalmente associadas às infecções bacterianas, são frequentes, podendo atingir 20 a 50% do rebanho e até 100% dos filhotes. Os principais prejuízos econômicos estão relacionados com a redução na produção de leite e com o menor ganho de peso dos filhotes, em virtude das lesões nas tetas e no úbere e na comissura labial, respectivamente.

A transmissão pode ocorrer por contato direto ou indireto, via exposição a fômites ou pastagens contaminadas. O vírus está presente em grandes quantidades nas crostas e nos líquidos vesiculares, sendo altamente contagioso e, uma vez instalado, dissemina-se rapidamente pelo rebanho. Pela alta resistência do vírus no ambiente e pela facilidade de transmissão, principalmente em criações onde há aglomeração dos animais, a doença se dissemina rapidamente, podendo atingir 100% do rebanho. A vacinação de cordeiros e cabritos com vacinas vivas, não atenuadas, realizada em alguns países, pode levar à ocorrência de surtos de ectima contagioso em todo o rebanho e infecção de pessoas que entram em contato com esses animais.

Ovinos são suscetíveis às reinfecções. São observadas também nessa espécie infecções crônicas e persistentes. As lesões primárias em animais ou em humanos causam maior morbidade do que lesões adquiridas por reinfecção. Infecções repetidas em rebanhos decorrem da extensa viabilidade do vírus presente em crostas de lesões que caem no solo. A suscetibilidade dos animais à reinfecção e a resistência do vírus à dessecação justificam a dificuldade de erradicar o vírus após a introdução nos rebanhos.

O ectima contagioso pode acometer outras espécies de artiodátilos ou ungulados, como rena, boi almiscarado, cervos, camurça ou gazela.

Patogenia

A infecção pelo *Orf virus* ocorre por soluções de continuidade na pele. As lesões causadas por PPV são essencialmente proliferativas. Esses vírus codificam uma proteína homóloga ao fator de crescimento endotelial vascular, que parece ser a responsável pela intensa vascularização nas lesões. Nas células epiteliais infectadas, ocorre a formação de corpúsculos de inclusão intracitoplasmáticos (corpúsculos de Guarnieri). As lesões em ovinos e caprinos ocorrem na derme e na epiderme, que contêm grande quantidade de células dendríticas MHC-II positivas.

O vírus pode se multiplicar na pele, na mucosa bucal, no esôfago, nas orelhas, nas pálpebras, nas narinas, no úbere e no espaço interdigital. A multiplicação na epiderme leva ao aumento da produção de queratina, que resulta no aspecto crostoso das lesões.

Clínica

Em ovinos, o período de incubação é de 2 a 4 dias. As lesões se iniciam como máculas e eritema local, progredindo para pápulas, seguidas por pústulas, as quais ulceram em aproximadamente 3 a 7 dias após o início dos sinais, seguida pela formação de crostas espessas. Esse processo dura cerca de 3 a 4 semanas, quando as crostas, que são conhecidas como as principais fontes de infecção do vírus, se desprendem, sem deixar cicatrizes. Os animais infectados com *Orf virus* geralmente apresentam lesões somente em focinho, lábios e ao redor dos olhos. No entanto, também são observadas lesões na cavidade oral, afetando gengiva e língua, principalmente em cordeiros e cabritos, além de pálpebras, patas, tetas, úbere, esôfago, orelhas, região periocular e interdigital. As lesões no interior da boca podem dificultar ou impedir a alimentação do animal.

Os animais que se recuperam desenvolvem sólida imunidade por 2 a 3 anos.

Nos humanos, as lesões geralmente são localizadas e dolorosas, ocorrendo sobretudo nas mãos, havendo aumento dos linfonodos locais e recuperação em 2 a 3 semanas. Após o período de incubação, que pode durar de 3 a 14 dias, observa-se a formação de lesões maculopapulares, lembrando um "alvo", com o centro vermelho, anel branco ao redor e um halo vermelho externo. Em seguida, ocorre a formação de nódulos ulcerados, vascularizados, com uma depressão central ("umbigo"), que progridem para crostas. Geralmente, a lesão é isolada, de 1 a 3 cm de diâmetro, regredindo entre 4 e 9 semanas.

Diagnóstico

O diagnóstico é baseado em sinais clínicos e achados epidemiológicos, como histórico da doença no rebanho, uso de vacinas vivas não atenuadas, contato com animais infectados e introdução recente de animais no rebanho. O material clínico a ser enviado para diagnóstico laboratorial são crostas refrigeradas. Os testes para detecção viral incluem microscopia eletrônica para detecção de partículas em cortes ultrafinos das crostas; inoculação em membrana corioalantoide de ovos embrionados de galinha ou fibroblastos de embrião de galinha; e cultura de células de rim de macaco e testículo de caprinos (com observação de corpúsculos de inclusão e efeito citopático). O isolamento viral é mais difícil que o de vírus do gênero OPV, pois são necessários cultivos primários de células ovinas ou bovinas, e os PPV não produzem lesões nas membranas corioalantoides de ovos embrionados, fato que pode ser usado como método de diagnóstico diferencial. As técnicas de biologia molecular, como o perfil de restrição de DNA e o PCR empregando iniciadores do gene-alvo *B2L*, vêm sendo amplamente utilizadas para diagnóstico de ectima contagioso, assim como o sequenciamento e a análise filogenética das amostras isoladas. Essas análises têm permitido caracterizar molecularmente e classificar os isolados virais, inclusive no Brasil.

O diagnóstico diferencial deve ser realizado principalmente com febre aftosa, papilomatose, fotossensibilização, língua azul, prototecose e dermatite ulcerosa. As varíolas ovina e caprina apresentam lesões semelhantes ao ectima, embora sejam exóticas no Brasil.

Tratamento

Como na vaccínia bovina, não existe tratamento específico para o ectima contagioso. Comumente, as lesões regridem em 4 semanas e, durante esse período, recomenda-se manter os animais infectados isolados e facilitar a sua alimentação, pois as lesões a dificultam, já que se formam principalmente ao redor da boca.

As lesões devem ser mantidas limpas. Recomenda-se o uso local de antimicrobianos tópicos ou antissépticos para evitar infecções secundárias, como a solução de permanganato de potássio (3%) ou solução de iodo (10%) glicerinado. O uso de repelentes é indicado para evitar miíases. Penicilinas ou cefalosporinas podem ser utilizadas em animais com infecções bacterianas secundárias, principalmente na pele e na região bucal.

Profilaxia e controle

Rebanhos livres devem comprar animais apenas de rebanhos sem histórico da doença para evitar a introdução do vírus no plantel.

Os animais doentes devem ser separados dos sadios e tratados. Rebanhos com animais doentes não devem ser transportados ou vendidos.

As vacinas são eficientes na prevenção da doença. No entanto, são recomendadas em plantéis que já tiveram ou estão com animais com manifestações clínicas do ectima.

No Brasil, está disponível no momento apenas uma vacina comercial, atenuada (viva), produzida a partir de crostas virulentas coletadas de ovinos e caprinos. As vacinas são aplicadas na região interna da coxa por escarificação na pele, com posterior distribuição de 1 a 2 gotas da vacina com auxílio de uma haste flexível com algodão. Após a vacinação, forma-se uma lesão circunscrita no ponto de aplicação, semelhante às observadas no ectima ("pega"), a partir do 4º ou 5º dia. O esquema de vacinação recomendado pelo fabricante é de vacinar cordeiros (primovacinação) até 8 semanas de idade. Em regiões de baixo risco, uma dose de vacina é suficiente. Em regiões de alto risco, revacinar a cada 5 a 6 meses. A vacina é contraindicada para fêmeas 7 semanas antes do parto e fêmeas com cordeiros ao pé.

Vacinas autógenas vivas elaboradas a partir de crostas dos animais doentes dos próprios rebanhos são usadas há muitos anos, principalmente por conta da indisponibilidade de vacinas comerciais controladas. Entretanto, tais vacinas representam um risco, pela falta de controle na produção.

Nos animais recém-nascidos, os anticorpos transferidos via colostro permanecem em níveis protetores por 3 a 4 semanas. Por serem produzidas com vírus atenuados, essas vacinas são uma das principais responsáveis pela manutenção do vírus no rebanho e devem ser manuseadas com luvas pelos operadores, por causa do potencial zoonótico. Essas vacinas representam um risco de infecção para animais recém-nascidos e imunossuprimidos, os quais podem desenvolver lesões graves. Dessa maneira, vacinas vivas ou atenuadas podem introduzir o vírus nas propriedades indenes.

Saúde Pública

A doença é considerada uma zoonose ocupacional que eventualmente pode infectar pessoas que tenham contato contínuo com as lesões dos animais doentes. Fazendeiros, veterinários, açougueiros e outras pessoas que manipulam animais infectados ou seus produtos podem desenvolver lesões. Por se tratar de zoonose ocupacional, recomenda-se a profilaxia das pessoas que têm risco de adquirir a infecção durante a manipulação de animais infectados ou seus produtos, sempre com cuidado usando luvas, uma vez que o vírus está presente em altas concentrações nas lesões de ovinos e caprinos infectados.

Pseudovaríola

Definição

Doença zoonótica infectocontagiosa, de ocorrência mundial, caracterizada por lesões localizadas nos tetos e úberes de vacas em lactação, e causada pelo *Pseudocowpox virus*.

Sinonímias: paravaccínia, nódulo do ordenhador.

Etiologia

Pseudocowpox virus (PCPV) pertence ao gênero PPV e é geneticamente relacionado com o *Orf virus* e o *Bovine papular stomatitis virus* (BPSV), geralmente causando infecção em vacas leiteiras em todo o mundo.

Os vírus têm forma ovoide, de 300 nm de comprimento por 190 nm de largura. A membrana externa tem estrutura tubular, formando "padrão em cruz" característico do gênero, quando observado à microscopia eletrônica.

Epidemiologia

A pseudovaríola ocorre endemicamente em rebanhos leiteiros de várias partes do mundo. As lesões ocorrem em qualquer época do ano. A epidemiologia dessa doença parece indicar que a infecção pode ser enzoótica em bovinos e que persiste em pequenos rebanhos como problema crônico. As lesões são frequentes e relativamente benignas, ao contrário das infecções por VACV, que são esporádicas. Os modos de transmissão da doença são semelhantes ao VB.

A doença acomete o rebanho pela introdução de animais infectados. O vírus é transmitido entre os animais por contato direto ou indireto, pelas mãos do ordenhador ou por ordenhadeira mecânica, ou via transmissão mecânica por picada de insetos.

A imunidade parece ser de curta duração, pois períodos cíclicos de reinfecção podem ocorrer nos rebanhos, principalmente no outono e na primavera.

A doença leva à redução na produção de leite e pode facilitar o desenvolvimento de infecções secundárias, como a mastite, ambas causando prejuízo econômico para o produtor. A morbidade pode atingir 100% dos animais em um rebanho, mas geralmente acomete de 10 a 15% das vacas a cada surto.

No Brasil, existem alguns relatos de coinfecção entre o PCPV e o VACV, afetando bovinos e humanos, mas a real frequência dessas coinfecções ainda é desconhecida no país. Como a epidemiologia e a apresentação clínica das doenças causadas por esses vírus são bastante similares, e considerando que ambos os vírus possivelmente tenham uma alta prevalência nos rebanhos brasileiros, é provável que casos de coinfecção estejam subdiagnosticados.

Geralmente, a pseudovaríola é observada em vacas em lactação e seus bezerros. Entretanto, foi relatado um surto atípico da doença em 2011 no Rio Grande do Sul acometendo bovinos de corte. Quatorze de 17 animais (82%), todos machos, com idades entre 6 e 48 meses, alimentados a pasto, foram acometidos. Os animais apresentaram lesões exantemáticas na região do focinho, com um curso clínico de 10 a 15 dias. O diagnóstico foi feito por meio da visualização de partículas virais características de PPV nas crostas submetidas à microscopia eletrônica, assim como pelo teste de PCR usando os iniciadores do gene *B2L*. O sequenciamento mostrou similaridade de 97% com PCPV.

É importante ressaltar que existe uma doença, a estomatite papular bovina, também causada por um PPV estreitamente relacionado com o PCPV, que apresenta epidemiologia e sintomatologia muito similares à pseudovaríola e que já foi relatada no Brasil, inclusive em diagnóstico por PCR. A doença é uma zoonose causada pelo *Bovine papular stomatitis virus* (BPSV), que acomete bezerros e, ocasionalmente, vacas em lactação. Os bezerros apresentam lesões exantemáticas sobretudo em focinho, lábios, palato e mucosa oral, às vezes na língua, no esôfago e no pré-estômago. Com menor frequência, vacas podem apresentar lesões nos tetos e no úbere causadas pela infecção pelo BPSV. Um surto associado à infecção pelo BPSV em vacas em lactação foi relatado em 2012, em Goiás. Os animais apresentavam lesões exantemáticas nas tetas e pertenciam a quatro pequenas propriedades de ordenha manual. O diagnóstico foi confirmado por PCR e sequenciamento.

Patogenia

A infecção pelo PCPV também ocorre a partir de pequenas feridas ou abrasões na pele. No local de invasão, ocorre a infecção de células da epiderme e dos queratinócitos.

Clínica

A pseudovaríola, apesar de relativamente frequente, é uma doença benigna. A maior parte das perdas se deve à queda na produção de leite como resultado da dificuldade de ordenhar e do aumento na incidência de mastite.

Em rebanhos acometidos, a taxa de disseminação é relativamente lenta, porém a taxa de ataque atinge até 100%, com possibilidade de acometer a maioria das vacas na primoinfecção em rebanhos livres. Lesões graves podem ser observadas em animais introduzidos em rebanhos cronicamente infectados.

Em bovinos, o período de incubação da doença é de 3 a 6 dias. As lesões se desenvolvem inicialmente como pápulas, que evoluem para nódulos, os quais apresentam depressão central. Uma mesma teta pode ter várias lesões que coalescem, formando crostas lineares. Após alguns dias, aparecem pequenas cicatrizes de aparência anelar, de ferradura ou de círculo, que são consideradas patognomônicas por certos autores.

A formação de cicatriz é rara, e linfadenopatia não é frequentemente observada, ao contrário do que ocorre nas infecções por VACV.

As lesões em humanos se iniciam entre 5 e 7 dias pós-infecção e se apresentam como uma pápula vermelha e esférica. Essa lesão progride gradualmente para um nódulo firme, de coloração arroxeada, que pode atingir 2 cm de diâmetro, com uma depressão central no ápice do desenvolvimento. São altamente vascularizadas, não ulceram e desaparecem geralmente com 5 semanas.

Diagnóstico

O diagnóstico diferencial deve considerar traumatismos, picadas de insetos, infecções bacterianas, febre aftosa, estomatite vesicular, papilomas com traumatismos, lesões causadas por VACV, BHV-2 e BPSV. O material clínico a ser enviado para diagnóstico laboratorial são crostas refrigeradas. O diagnóstico laboratorial pode ser feito por microscopia eletrônica, cultivo celular e sorologia, além de técnicas de biologia molecular, levando-se em conta as considerações já descritas para o diagnóstico do ectima contagioso.

Tratamento

De maneira similar à VB e ao ectima contagioso, não existe tratamento específico para a pseudovaríola.

Profilaxia e controle

As mesmas medidas de profilaxia e controle recomendadas para a VB devem ser adotadas, como segregação dos animais doentes, adoção de linha de ordenha, higiene da ordenha e desinfecção das tetas e das mãos dos ordenhadores entre o manejo de diferentes vacas.

Saúde Pública

A pseudovaríola é considerada uma zoonose ocupacional, assim como a VB e o ectima contagioso. As pessoas que se infectam com o vírus desenvolvem o chamado "nódulo do ordenhador". Geralmente, as lesões são menos doloridas do que as causadas pelo VACV, mas são pruriginosas. A doença pode passar despercebida no rebanho e apresentar sintomatologia mais branda.

Bibliografia

Abrahão JS, Campos RK, Trindade GS, Guedes MI, Lobato ZI, Mazur C *et al.* Detection and phylogenetic analysis of *Orf virus* from sheep in Brazil: a case report. Virol J. 2009;6:47.

Abrahão JS, Drumond BP, Trindade GS, Da Silva-Fernandes AT, Ferreira JM, Alves PA *et al.* Rapid detection of Orthopoxvirus by seminested PCR directly from clinical specimens: a useful alternative for routine laboratories. J Med Virol. 2010;82:692-9.

Abrahão JS, Guedes MI, Trindade GS, Fonseca FG, Campos RK, Mota BF *et al.* One more piece in the VACV ecological puzzle: could peridomestic rodents be the link between wildlife and bovine vaccinia outbreaks in Brazil? PLoS One. 2009;4:e7428.

Abrahão JS, Lima LS, Assis FL, Alves PA, Silva-Fernandes AT, Cota MM *et al.* Nested-multiplex PCR detection of Orthopoxvirus and Parapoxvirus directly from exanthematic clinical samples. Virol J. 2009;6:140.

Abrahão JS, Oliveira TM, Campos RK, Madureira MC, Kroon EG, Lobato ZI. Bovine vaccinia outbreaks: detection and isolation of Vaccinia virus in milk samples. Foodborne Path Dis. 2009;6:1141-6.

Abrahão JS, Silva-Fernandes AT, Assis FL, Guedes MI, Drumond BP, Leite JA *et al.* Human Vaccinia virus and Pseudocowpox virus co-infection: clinical description and phylogenetic characterization. J Clin Virol. 2010;48:69-72.

Abrahão JS, Silva-Fernandes AT, Lima LS, Campos RK, Guedes MI, Cota MM *et al.* Vaccinia virus infection in monkeys, Brazilian Amazon. Emerg Infect Dis. 2010;16:976-9.

Abrahão JS, Trindade GS, Ferreira JM, Campos RK, Bonjardim CA, Ferreira PC *et al.* Long-lasting stability of Vaccinia virus strains in murine feces: implications for virus circulation and environmental maintenance. Arch Virol. 2009;154:1551-3.

Assis FL, Almeida GM, Oliveira DB, Franco-Luiz AP, Campos RK, Guedes MI *et al.* Characterization of a new Vaccinia virus isolate reveals the C23l gene as a putative genetic marker for autochthonous group 1 Brazilian Vaccinia virus. Plos One. 2012;7(11):e50413.

Assis FL, Borges IA, Ferreira PC, Bonjardim CA, Trindade GS, Lobato ZI *et al.* Group 2 Vaccinia virus, Brazil. Emerg Infect Dis. 2012;18(12):2035-8.

Assis FL, Borges IA, Mesquita VS, Ferreira PC, Trindade GS, Kroon EG *et al.* Vaccinia virus in household environment during bovine vaccinia outbreak, Brazil. Emerg Infect Dis. 2013;19(12):2045-7.

Brum MC, Anjos BL, Nogueira CE, Amaral LA, Weiblen R, Flores EF. An outbreak of Orthopoxvirus-associated disease in horses in southern Brazil. J Vet Diag Invest. 2010;22:143-7.

Campos RK, Brum MC, Nogueira CE, Drumond BP, Alves PA, Siqueira-Lima L *et al.* Assessing the variability of Brazilian Vaccinia virus isolates from a horse exanthematic lesion: coinfection with distinct viruses. Arch Virol. 2011;156:275-83.

Cargnelutti JF, Flores MM, Teixeira FR, Weiblen R, Flores EF. An outbreak of pseudocowpox in fattening calves in southern Brazil. J Vet Diagn Invest. 2012;24(2):437-41.

Costa GB, Moreno EC, De Souza Trindade G, Studies Group in Bovine Vaccinia. Neutralizing antibodies associated with exposure factors to Orthopoxvirus in laboratory workers. Vaccine. 2013;3(42):4706-9.

Damaso CR, Esposito JJ, Condit RC, Moussatché N. An emergent poxvirus from humans and cattle in Rio de Janeiro State: Cantagalo virus may derive from Brazilian smallpox vaccine. Virol. 2000;277:439-49.

D'Anunciação L, Guedes MI, Oliveira TL, Rehfeld I, Bonjardim CA, Ferreira PP *et al.* Filling one more gap: experimental evidence of horizontal transmission of Vaccinia virus between bovines and rodents. Vector Borne Zoonotic Dis. 2012;12(1):61-4.

Damon IK. Poxviruses. In: Knipe DM. Fields' Virology. vol. 2. 5.ed. Philadelphia: Lippincott William & Wilkins; 2007. p. 2947-75.

Da Fonseca FG, Trindade GS, Silva RL, Bonjardim CA, Ferreira PC, Kroon EG. Characterization of a Vaccinia-like virus isolated in a Brazilian forest. J Gen Virol. 2002;83(1):223-8.

De Oliveira TM, Rehfeld IS, Coelho Guedes MI, Ferreira JM, Kroon EG, Lobato ZI. Susceptibility of Vaccinia virus to chemical disinfectants. Am J Trop Med Hyg. 2011;85(1):152-7.

De Oliveira TM, Rehfeld IS, Siqueira JM, Abrahão JS, Campos RK, Dos Santos AK *et al.* Vaccinia virus is not inactivated after thermal treatment and cheese production using experimentally contaminated milk. Foodborne Pathog Dis. 2010;7:1491-6.

De Sant'ana FJ, Leal FA, Rabelo RE, Vulcani VA, Moreira Jr. CA, Cargnelutti JF *et al.* Coinfection by Vaccinia virus and an orf virus-like parapoxvirus in an outbreak of vesicular disease in dairy cows in midwestern Brazil. J Vet Diagn Invest. 2013;25(2):267-72.

De Sant'ana FJ, Rabelo RE, Vulcani VA, Cargnelutti JF, Flores EF. Bovine papular stomatitis affecting dairy cows and milkers in midwestern Brazil. J Vet Diagn Invest. 2012;24(2):442-5.

De Souza Trindade G, Da Fonseca FG, Marques JT, Nogueira ML, Mendes LC, Borges AS *et al.* Araçatuba virus: a vaccinialike virus associated with infection in humans and cattle. Emerg Infect Dis. 2003;9:155-60.

De Souza Trindade G, Drumond BP, Guedes MI, Leite JA, Mota BE, Campos MA *et al.* Zoonotic Vaccinia virus infection in Brazil: clinical description and implications for health professionals. J Clin Microbiol. 2007;45(4):1370-2.

De Souza Trindade G, Li Y, Olson VA, Emerson G, Regnery RL, Da Fonseca FG *et al.* Real-time PCR assay to identify variants of Vaccinia virus: implications for the diagnosis of bovine vaccinia in Brazil. J Virol Methods. 2008;152(1-2):63-71.

Drumond BP, Leite JA, Da Fonseca FG, Bonjardim CA, Ferreira PC, Kroon EG. Brazilian Vaccinia virus strains are genetically divergent and differ from the Lister vaccine strain. Microb Infect. 2008;10(2):185-97.

Ferreira JM, Abrahão JS, Drumond BP, Oliveira FM, Alves PA, Pascoal-Xavier MA *et al.* Vaccinia virus: shedding and horizontal transmission in a murine model. J Gen Virol. 2008;89:2986-91.

Ferreira JM, Drumond BP, Guedes MI, Pascoal-Xavier MA, Almeida-Leite CM, Arantes RM *et al.* Virulence in murine model shows the existence of two distinct populations of Brazilian Vaccinia virus strains. PLoS One. 2008;3:e3043.

Fonseca FG, Lanna MC, Campos MA, Kitajima EW, Peres JN, Golgher RR *et al.* Morphology and molecular characterization of the Poxvirus BeAn 58058. Arch Virol. 1998;143:1171-86.

Gerber PF, Matos AC, Guedes MI, Madureira MC, Silva MX, Lobato ZI. Validation of an immunoperoxidase monolayer assay for total anti-Vaccinia virus antibody titration. J Vet Diagn Invest. 2012;24(2):355-8.

Guedes MI, Rehfeld IS, De Oliveira TM, Assis FL, Matos AC, Abrahão JS *et al.* Detection of Vaccinia virus in blood and faeces of experimentally infected cows. Transbound Emerg Dis. 2013;60(6):552-5.

Guedes MIMC, Trindade GS, Kroon EG. Vaccinia virus strains in Brazil: emerging or reemerging viruses? Virus Rev Res. 2006;11(2):14-8.

Kroon EG, Mota BE, Abrahão JS, Da Fonseca FG, De Souza Trindade G. Zoonotic Brazilian Vaccinia virus: from field to therapy. Antiviral Res. 2011;92(2):150-63.

Knowles DP. Poxviridae. In: Maclachlan NJ, Dubovi EJ, editores. Fenner's veterinary virology. San Diego: Academic Press; 2010. p. 151-65.

Leite JA, Drumond BP, Trindade GS, Lobato ZIP, Da Fonseca FG, Dos Santos JR *et al.* Passatempo virus: a novel Vaccinia virus isolated during a zoonotic outbreak in Brazil. Emerg Infect Dis. 2005;11:1935-8.

Lobato ZIP, Trindade GS, Frois MCM, Ribeiro EBT, Dias GRC, Teixeira BM *et al.* Surto de varíola bovina causada pelo vírus Vaccinia na região da Zona da Mata Mineira. Arq Bras Med Vet Zootec. 2005;57(4):423-9.

Mazur C, Ferreira II, Rangel Filho FB, Galler R. Molecular characterization of Brazilian isolates of Orf virus. Vet Microbiol. 2000;73:253-9.

Megid J, Appolinário CM, Langoni H, Pituco EM, Okuda LH. Vaccinia virus in humans and catlle in Southwest Region of São Paulo State, Brazil. Am J Trop Med Hyg. 2008;79(5):647-51.

Megid J, Borges IA, Abrahão JS, Trindade GS, Appolinário CM, Ribeiro MG *et al.* Vaccinia virus zoonotic infection, São Paulo State, Brazil. Emerg Infect Dis. 2012;18:189-91.

Nagasse-Shugara TK, Kisielius JJ, Ueda-Ito M, Curtis SP, Figueiredo CA, Cruz AS *et al.* Human vaccinia-like virus outbreaks in São Paulo and Goias states, Brazil: virus detection, isolation and identification. Rev Instit Med Trop. 2004;46:315-22.

Oliveira DB, Assis FL, Ferreira PC, Bonjardim CA, De Souza Trindade G, Kroon EG *et al.* Group1 Vaccinia virus zoonotic outbreak in Maranhao State, Brazil. Am J Trop Med Hyg. 2013;89(6):1142-5.

Oliveira GP, Silva-Fernandes AP, Assis FL, Alves PA, Luiz APMF, Figueiredo LB *et al.* Intrafamilial transmission of Vaccinia virus during a bovine vaccinia outbreak in Brazil: a new insight in viral transmission chain. Am J Trop Med Hyg. 2014;13-0621.

Rehfeld IS, Guedes MI, Matos AC, De Oliveira TM, Rivetti JR AV, Moura AC *et al.* Clinical, hematological and biochemical parameters of dairy cows experimentally infected with Vaccinia virus. Res Vet Sci. 2013; 95(2):752-7.

Rivetti JR AV, Guedes MI, Rehfeld IS, Oliveira TM, Matos AC, Abrahão JS *et al.* Bovine vaccinia, a systemic infection: evidence of fecal shedding, viremia and detection in lymphoid organs. Vet Microbiol. 2013;162(1):103-11.

Schatzmayr HG, Lemos ER, Mazur C, Schubach A, Majerowicz S, Rozental T *et al.* Detection of poxvirus in cattle associated with human cases in the State of Rio de Janeiro: preliminary report. Mem Inst Oswaldo Cruz. 2000;95(5):625-7.

Silva-Fernandes AT, Travassos CE, Ferreira JM, Abrahão JS, Rocha ES, Viana-Ferreira F *et al.* Natural human infections with Vaccinia virus during bovine vaccinia outbreaks. J Clin Virol. 2009;44(4):308-13.

Trindade GS, Da Fonseca FG, Marques JT, Diniz S, Leite JA, De Bodt S *et al.* Belo Horizonte virus: a vaccinia-like virus lacking the A-type inclusion body gene isolated from infected mice. J Gen Virol. 2004;85:2015-21.

Trindade GS, Emerson GL, Carroll DS, Kroon EG, Damon IK. Brazilian vaccinia viruses and their origins. Emerg Infect Dis. 2007; 13(7):965-72.

Trindade GS, Guedes MI, Drumond BP, Mota BE, Abrahão JS, Lobato ZI *et al.* Zoonotic Vaccinia virus: clinical and immunological characteristics in a naturally infected patient. Clin Infect Dis. 2009;48(3):37-40.

Trindade GS, Lobato ZI, Drumond BP, Leite JA, Trigueiro RC, Guedes MI *et al.* Short report: Isolation of two Vaccinia virus strains from a single bovine vaccinia outbreak in rural area from Brazil: Implications on the emergence of zoonotic orthopoxviruses. Am J Trop Med Hyg. 2006; 75(3):486-90.

Estomatite Vesicular 59

Eliana De Stefano e Edviges Maristela Pituco

Definição

A estomatite vesicular (EV) é uma doença infectocontagiosa que afeta equinos, bovinos, suínos, mamíferos silvestres e humanos, caracterizada por lesões vesiculares na língua, gengiva, lábios, tetos, espaço interdigital e coroa do casco.

O impacto da EV em saúde animal deve-se principalmente à semelhança clínica com a febre aftosa, resultando em prejuízos socioeconômicos em razão de barreiras e quarentenas impostas, interferindo no intercâmbio comercial dos animais e seus produtos e subprodutos, como sêmen, embriões e produtos de biotecnologia, causando queda de produtividade.

Durante muitos anos, a EV esteve incluída na lista de doenças de notificação compulsória do OIE. Contudo, foi retirada da lista por não causar morbidade ou mortalidade significativa em todo o mundo e apresentar baixa prevalência de animais infectados e de gravidade dos sinais clínicos. No Brasil, é doença que acomete múltiplas espécies e que exige notificação obrigatória e imediata de qualquer caso suspeito.

Sinonímias: estomatite contagiosa, pseudoaftosa, febre de Indiana, úlcera bucal de bovinos e equinos.

Etiologia

O agente etiológico da estomatite vesicular (vírus da estomatite vesicular – VSV) pertence à ordem *Mononegavirales*, família *Rhabdoviridae*, gênero *Vesiculovirus*. Está classificado em dois sorotipos principais, Indiana (VSIV) e New Jersey (VSNJV), que incluem as espécies VSVNJ (*vesicular stomatitis New Jersey virus*),VSIV 1 (*vesicular stomatitis Indiana virus* – Indiana 1 – amostra clássica), VSIV 2 (Cocal – COCV – Indiana-2) e VSIV 3 (Alagoas – VSAV – Indiana-3).

Outras espécies são reconhecidas no gênero *Vesiculovirus*, incluindo *Carajas virus* e *Maraba virus* (isolados de *Lutzomyia*, mosquito-palha no Brasil), *Chandipura virus* (isolado de moscas e com anticorpos detectados em soro humano na Índia), *Isfahan virus* (isolado de humano e mosquito no Irã), *Piry virus* (isolado de gambá e humanos) e *Spring viraemia of carp virus* (isolado de peixes).

O vírus Indiana foi descrito pela primeira vez em 1926 no estado de Indiana, EUA. No ano seguinte, no mesmo país, em New Jersey, foi descrito vírus sorologicamente similar, recebendo a designação de vírus New Jersey, antigenicamente relacionados.

O vírus da estomatite vesicular tem a forma de um projétil, com o comprimento variando entre 100 e 430 nm e o diâmetro entre 45 e 100 nm. O ácido nucleico é constituído por uma fita simples de RNA (com polaridade negativa), não segmentado e com tamanho de 11.161 pares de base. O nucleocapsídio tem simetria helicoidal e é circundado por uma camada lipoproteica de onde partem projeções de 5 a 10 nm, que constituem a glicoproteína viral. Essa glicoproteína atua como receptora do vírus na superfície da membrana celular e induz a formação de anticorpos neutralizantes sorotipo-específicos.

O RNA viral codifica cinco proteínas estruturais: do nucleocapsídio (N), fosfoproteína (P), da matriz (M), a glicoproteína (G), a polimerase (L) e uma não estrutural (C). A proteína M está localizada no interior da membrana lipídica, unindo a proteína G com o nucleocapsídio viral. A proteína L e a fosfoproteína P constituem o complexo de transcrição do RNA viral, responsáveis pela síntese de RNA mensageiro e RNA de fita completa e sentido positivo, utilizado como modelo para a síntese de novas moléculas de RNA genômico. A proteína N se relaciona intimamente com o RNA, formando um molde ativo para transcrição e replicação.

O vírus é inativado quando exposto à luz ultravioleta, calor a 56°C por 30 min, hipoclorito de sódio (1%), ácido clorídrico a 0,4%, carbonato de sódio (4%), hidróxido de sódio (2%) e clorofórmio (1%). O microrganismo não sobrevive por longos períodos fora do hospedeiro, a menos que esteja protegido em áreas escuras e de baixas temperaturas. É estável em uma faixa de pH de 4 a 11.

Estudos *in vitro* evidenciam que o VSV pode ser uma alternativa no tratamento de doenças neoplásicas. Esse vírus infecta e inativa células cancerosas, não prejudicando as células saudáveis (rapidamente combatido por causa da alta sensibilidade do patógeno a interferon). Fatores como a biologia, genoma facilmente manipulável e replicação citoplasmática sem risco de transformação da célula hospedeira fazem do VSV um candidato promissor para tratamento de neoplasias. Além disso, o VSV tem sido utilizado como vetor de vacinas para gripe, sarampo e doença respiratória causada pelo vírus sincicial.

➤ Epidemiologia

Existem muitas questões a serem esclarecidas sobre a epidemiologia da EV. As primeiras descrições de doenças vesiculares em equinos causadas provavelmente pelo vírus da estomatite vesicular ocorreram no século 19, nos EUA e na América Central. Várias epizootias foram registradas nos EUA em 1862 e 1916, acometendo grande número de equinos, mulas e bovinos. Em 1926, foi descrito pela primeira vez em Indiana, EUA, o agente etiológico da EV, que recebeu o nome de vírus Indiana. No ano subsequente, no mesmo país, vírus sorologicamente similar foi relatado em Nova Jersey, recebendo o nome daquele estado.

A doença é restrita ao hemisfério ocidental, embora já tenha sido descrita na França e na África do Sul. É endêmica nas Américas, em países como Colômbia, Equador, Peru, Bolívia e Venezuela. Nesses países, os surtos são causados principalmente pelo sorotipo New Jersey. Nos EUA, surtos causados pelos sorotipos VSNJV e VSIV são esporádicos e ocorrem de maneira cíclica, principalmente nos meses de verão e outono. Foram descritas epidemias em cavalos e bovinos nos anos de 1982, 1983, 1984, 1995, 2004, 2006 e 2009.

No Brasil, o primeiro isolamento do vírus da estomatite associado à doença clínica ocorreu em equinos no estado de Alagoas, em 1964, e foi caracterizado como sorotipo Alagoas (VSAV). Em 1966, o tipo Cocal (COCV) foi identificado pela primeira vez também em cavalos, no estado de São Paulo. Dados do Ministério da Agricultura, Pecuária e Abastecimento (MAPA) de 2005 a 2013 indicaram que a EV é recorrente em algumas regiões do Brasil (incidência sazonal), causada principalmente pelo VSAV e, esporadicamente, pelo COCV. Nesse período, 169 focos foram registrados em vários estados da federação (Bahia, Ceará, Goiás, Pernambuco, Maranhão, Mato Grosso, Minas Gerais, Pará, Paraíba, Piauí, Rio Grande do Norte, Rio de Janeiro, São Paulo e Tocantins). Não há registros da doença pelos sorotipos VSNJV ou VSIV.

A doença acomete várias espécies de animais domésticos, como bovinos, equinos, mulas, burros, suínos e pequenos ruminantes. Existem evidências de que outras espécies são infectadas e participam da cadeia epidemiológica da doença, como camelídeos, pássaros, macacos, cervos, ratos, camundongos, morcegos e suínos selvagens.

Acredita-se que insetos possuem papel importante na introdução do vírus nos rebanhos e na transmissão a longas distâncias. Em virtude do curto período de viremia nas espécies suscetíveis, ainda não existem evidências suficientes da transmissão dos animais domésticos ou silvestres – tanto naturalmente como experimentalmente infectados – para os insetos vetores. Portanto, o conhecimento dos mecanismos de transmissão e manutenção do vírus na natureza é fundamental para a compreensão da epidemiologia, bem como para fornecer subsídios para as ações de profilaxia e controle da doença.

Diferentes estudos indicam o envolvimento dos insetos não só como vetores mas como possíveis reservatórios do vírus da EV. Várias características da doença sustentam a argumentação de que os insetos participam na transmissão. É uma enfermidade com limitação ecológica, de incidência sazonal, com maior ocorrência no verão em regiões de clima temperado e após períodos de chuvas em clima tropical. Geralmente não são observados focos em propriedades adjacentes às afetadas e, usualmente, os casos ocorrem após as chuvas, em locais com crescimento vegetativo exuberante, e diminuem durante as semanas quentes de verão, reaparecendo após as chuvas de outono.

O vírus foi isolado de mosquitos dos gêneros *Aedes*, *Simuliidae* e *Lutzomyia* e também demonstrou-se transmissão transovariana em *Lutzomyia* e *Simuliidae*. Além disso, deve ser considerada na cadeia epidemiológica a transmissão não sistêmica, em que a doença é transmitida de vetores infectados para não infectados sem que haja viremia do hospedeiro vertebrado. A transmissão horizontal do VSNJV por mosquitos do gênero *Simuliidae* a outros não infectados pode ocorrer quando estes se alimentam em hospedeiro não virêmico no mesmo local de repasto dos mosquitos infectados. Esse mecanismo poderia manter o vírus na natureza. Esse meio de transmissão estaria associado ao aparecimento de insetos em um local antes da doença clínica e a grande número de casos em um único rebanho.

Gafanhotos (*Melanoplus sanguinipis*) foram identificados como possíveis reservatórios e vetor mecânico do vírus da estomatite. Foi demonstrada a estabilidade do vírus na superfície das plantas, sugerindo a possibilidade de gafanhotos ingerirem o vírus a partir de plantas contaminadas e transmitirem aos animais.

Pesquisas com bovinos na Costa Rica, com a finalidade de verificar os efeitos da idade, raça e tempo de residência dos animais com diferentes regimes pluviométricos, temperatura e altitude em relação à presença da doença, mostraram que as variáveis climáticas estão associadas à presença de anticorpos para VSNJV. Esses achados indicaram que há dois ciclos diferentes de transmissão para esse vírus, dos quais um em altitudes elevadas de floresta tropical úmida e outro em floresta tropical seca, com médias pluviométricas menores do que 2.000 mm. Essas regiões provavelmente seriam habitadas por diferentes espécies de vetores que fazem parte de um complexo vírus-vetor específico que se mantém em ciclos ecológicos ou ecossistemas específicos e bem definidos. Verificou-se, ainda, o aumento da taxa de animais reagentes ao vírus da EV com o aumento da idade, sugerindo relação entre o tempo de residência em uma área endêmica e a presença de anticorpos. Nesse estudo, não houve associação de nenhum fator ambiental para a presença de anticorpos contra o vírus VSIV, sugerindo um ciclo de transmissão diferente para cada sorotipo.

A transmissão aos animais suscetíveis pode ocorrer por contato direto de pele e mucosas com lesões de animais infectados, por água ou alimentos contaminados, com secreção vesicular ou de vesículas rompidas, ou por ordenhadeiras.

Patogenia

Assim como os mecanismos de transmissão do vírus da estomatite vesicular não estão completamente esclarecidos, são escassas as informações sobre os fatores determinantes da patogenicidade e doença clínica, embora se saiba que o vírus não penetra na pele intacta.

Em bovinos infectados experimentalmente com o sorotipo VSNJV, por escarificação do epitélio da banda coronária do casco, demonstrou-se que a infecção é localizada, pois o vírus foi recuperado do local da inoculação e dos linfonodos regionais, e não do sangue. Exames *post mortem* não detectaram vírus nos órgãos internos, indicando que a infecção é restrita ao local da inoculação.

Na infecção natural, as lesões predominam em locais específicos, como patas, epitélio bucal ou tetos de vacas em lactação. Após a penetração no hospedeiro, o vírus se replica nos queratinócitos, resultando em pequenas vesículas que coalescem e formam vesículas maiores, de coloração esbranquiçada, contendo líquido incolor ou ligeiramente sanguinolento, com altas concentrações de vírus.

Anticorpos neutralizantes são detectados no soro a partir de 8 dias após a infecção e podem persistir por longos períodos, mas, mesmo na presença de anticorpos, os animais são suscetíveis a reinfecção pelo vírus homólogo.

Clínica

A maioria das infecções pelo VSV é inaparente e apenas 10 a 15% dos animais apresentam sinais clínicos. Raramente os animais evoluem para morte. Os sinais clínicos iniciam após um período de incubação de 24 a 72 h, podendo se estender até 15 dias. A salivação excessiva geralmente é a primeira manifestação clínica. Vesículas podem se formar na porção superior da língua, palato duro, lábios, gengivas, focinho, narinas, coroa do casco e tetos. Há aumento no consumo de água, redução no consumo de alimentos e, consequentemente, grave perda de peso e queda na produção.

Em bovinos, as lesões raramente ocorrem em mais de um local, diferentemente dos suínos, que podem apresentar lesões em várias regiões corpóreas, como lábios, focinho, banda coronária e espaço interdigital. Em bovinos de leite com lesões nos tetos, pode ocorrer mastite por infecções secundárias, ocasionando perda parcial ou total da função mamária. Ovinos e caprinos são relativamente resistentes, e é raro apresentarem sinais clínicos.

Doença clínica é geralmente observada em adultos. Em animais jovens de regiões endêmicas, a infecção geralmente ocorre sem sinais clínicos, provavelmente pela presença de anticorpos colostrais. Se não ocorrer infecção bacteriana secundária ou outras complicações, os animais se recuperam em cerca de 2 semanas.

Em equinos, é comum ocorrer laminite com graves lesões na coroa do casco, dificultando a locomoção, podendo resultar até em descolamento do casco.

Diagnóstico

Qualquer foco de enfermidade vesicular deve ser notificado às autoridades sanitárias oficiais locais, que devem colher material clínico e encaminhar aos laboratórios habilitados para realizar diagnóstico diferencial. A EV é doença de notificação imediata e requer diagnóstico rápido, principalmente quando ocorre em espécies suscetíveis à febre aftosa, por apresentar sinais clínicos semelhantes.

Algumas características da estomatite permitem diferenciá-la da febre aftosa. EV acomete equinos, tem difusão limitada, incidência esporádica e baixa morbidade. Apenas pequena porcentagem de animais tem lesões em mais de um local ao mesmo tempo. Também não se observa nenhuma lesão em órgãos internos durante a necropsia e é menos grave em animais jovens. Mesmo diante dessas características, o exame laboratorial é imprescindível para concluir o diagnóstico.

Métodos para pesquisa direta do vírus são isolamento do agente por inoculação do material suspeito em cultivo de células de rim de macaco-verde africano (Vero) (Figura 59.1), rim de filhote de *hamster* (BHK-21), rim de suíno (IB-RS-2), ovos embrionados ou inoculação em camundongos lactentes, por qualquer via, ou camundongos de 3 semanas, por via intracerebral.

Métodos moleculares podem ser empregados para detecção do ácido nucleico viral, como reação da transcriptase reversa seguida de reação em cadeia pela polimerase (RT-PCR) convencional e RT-PCR em tempo real, a partir de amostras de tecido epitelial, vesicular bucal, lingual, podal ou mamário de animais doentes. Estudos da epidemiologia molecular e da filogenia viral em diferentes surtos da doença em áreas enzoóticas têm revelado que são causados por várias linhagens distintas do vírus, que ocorrem simultaneamente na mesma região ou país. Em contraste, as epizootias em áreas não endêmicas resultam comumente de uma linhagem viral, com pequena ou nenhuma variabilidade genética. Esses achados sugerem que os surtos nas áreas enzoóticas decorrem da introdução de linhagens de áreas epizoóticas.

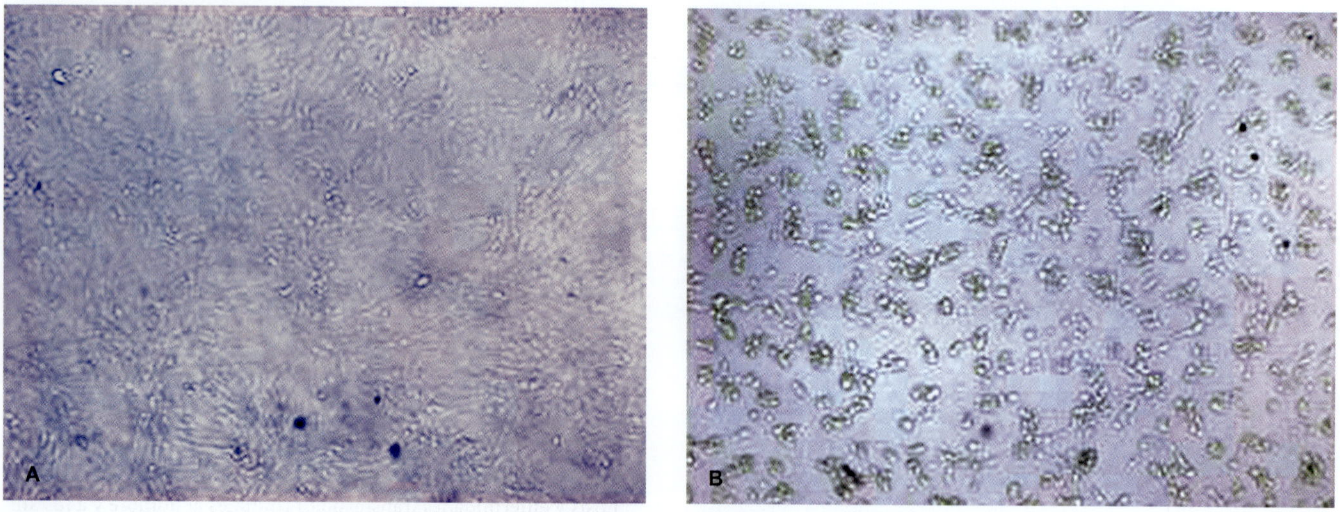

Figura 59.1 Monocamada de células Vero. **A.** Controle negativo, sem efeito citopático. **B.** Presença de efeito citopático (arredondamento, desprendimento celular) produzido pelo vírus da estomatite vesicular. Aumento 10×.

Anticorpos são produzidos cerca de 8 dias após a infecção e podem persistir por longos períodos. No sorodiagnóstico são empregados os testes de ELISA e vírus neutralização.

Existem algumas dificuldades na interpretação do sorodiagnóstico, uma vez que a resposta imune varia em intensidade e duração entre os animais. Ainda, os títulos de anticorpos oscilam na ausência de exposição contínua ao vírus (ausência de reservatório ou portador). A análise de amostras de soro pareadas, colhidas com intervalo de 14 a 21 dias, é o procedimento efetivo para confirmação do diagnóstico de modo indireto (pesquisa de anticorpo). Para considerar soroconversão, é necessário analisar as amostras pareadas na mesma reação, e considera-se infecção quando ocorrer um aumento de quatro vezes ou mais no título de anticorpos entre as amostras.

Nas áreas endêmicas, em que o vírus circula nas populações, é comum detectar animais reagentes aos testes sorológicos. Anticorpos neutralizantes persistem em bovinos por longos períodos, mas podem oscilar até mil vezes dentro de 1 mês, sugerindo reexposições periódicas às proteínas virais na ausência de reinfecção (estado de portador). Tal fato pode ser explicado por reativações, comprovada pela presença de ácido nucleico viral nos tecidos após recuperação da doença, que estimulam a resposta humoral na ausência de sinais clínicos, conforme demonstrado experimentalmente para o VSNJV.

Diagnóstico diferencial

Além da febre aftosa, a estomatite apresenta sinais clínicos semelhantes a outras doenças vesiculares, como exantema vesicular do suíno, registrado nos EUA entre 1932 e 1955. Desde então, não foi diagnosticado em nenhuma outra parte do mundo. Outra doença similar é a enfermidade vesicular do suíno, que é considerada exótica no continente americano. Além das causas infecciosas, devem ser consideradas no diagnóstico diferencial queimaduras químicas e térmicas. Portanto, a vigilância e o diagnóstico diferencial são necessários e de fundamental importância (Tabela 59.1).

Tratamento

Não há tratamento específico para a EV. Tratamento de suporte é importante para minimizar infecções secundárias, administrando-se antibióticos, anti-inflamatórios, soluções polivitamínicas que reponham eletrólitos e alimentação de fácil apreensão para facilitar a recuperação das lesões orais.

Tabela 59.1 Diagnóstico diferencial da estomatite vesicular de outras causas infecciosas, segundo diferentes espécies.

Doenças	Espécies					
	Bovino	Equino	Suíno	Ovino	Caprino	Humano
EV	+++	+++	+++	++	+	+
FA	+++	–	+++	++	+	–
IBR	+	–	–	–	–	–
BVD	++	–	+	+	+	
FCM	+	–	–	+	–	–
LA	++	–	–	+++	+	–
VC	++	++	–			++
EC	+	–	–	++	++	++
MHB	+	–	–	–	–	–
PB	+	–	–	–	–	–

EV = estomatite vesicular; FA = febre aftosa; IBR = rinotraqueíte infecciosa bovina; BVD = diarreia viral bovina; FCM = febre catarral maligna; LA = língua azul; VC = vaccínia; EC = ectima contagioso; MHB = mamilite herpética bovina; PB = peste bovina.

Adaptada de Organização Pan-Americana de Saúde-OPAS/OMS-PANAFTOSA. Manual de procedimentos para a atenção às ocorrências de febre aftosa e outras enfermidades vesiculares. (Série de Manuais Técnicos nº 9); 2007.

Profilaxia e controle

As medidas de controle devem ser voltadas principalmente para o controle dos insetos. Recomenda-se o uso de repelentes nos animais (nos locais de preferência de alimentação dos insetos) e minimizar o contato com os insetos.

Animais com sinais clínicos devem ficar isolados em quarentena por até 21 dias. Não deve haver movimentação na propriedade infectada. É preciso realizar a descontaminação das áreas onde há concentração de animais e de todos os equipamentos utilizados, como ordenhadeiras e bebedouros, utilizando desinfetantes como solução de hidróxido de sódio (2%), solução de carbonato de sódio (4%) e formalina (1%).

Como há possibilidade de infecção humana, devem ser reforçados os cuidados de assepsia e higiene por parte das pessoas que manipulam animais doentes. O leite pode ser consumido desde que seja processado no estabelecimento de origem, para inativação da possível contaminação viral.

Não há vacinas disponíveis comercialmente no Brasil. Vacinas bivalentes com os sorotipos Indiana e New Jersey (com adjuvante oleoso), administradas a cada 6 meses, têm reduzido a incidência da doença em alguns países da América do Sul. Em estudo experimental com vacina inativada, administrando duas doses com 30 dias de intervalo, obteve-se título elevado de anticorpos, mas que declinou para níveis insatisfatórios após 175 dias. Como os surtos de estomatite ocorrem em intervalos de vários anos, é questionável a relação custo-benefício do uso da vacina. Estudos têm demonstrado que mesmo altos títulos de anticorpos circulantes não protegem animais experimentalmente infectados, quando desafiados com vírus homólogo.

Saúde Pública

A EV é descrita principalmente em moradores de áreas onde há proliferação de insetos e pessoas que mantiveram contato com fluido vesicular ou saliva de animais infectados, ou que foram expostas ao vírus em laboratório. A infecção ocorre por via oral e nasal, lesões na pele ou aerossóis ao manipular o vírus no laboratório. Ainda, pode ocorrer por contato com animais infectados submetidos ao tratamento. É possível também a veiculação viral pela picada de insetos infectados. O risco de transmissão do vírus de um animal infectado aos humanos é maior se houver contato de secreções dos animais (espirros) com os olhos dos indivíduos ou secundário a lesões nas mãos ou braços. A infecção em geral é subdiagnosticada, pois as manifestações clínicas assemelham-se a gripe. Os humanos infectados produzem anticorpos contra o vírus. A doença se caracteriza pelo início da sintomatologia aproximadamente 48 h após a exposição ao vírus. A conjuntivite geralmente é a primeira manifestação da doença, seguida por febre, dores musculares (especialmente nas pernas e globo ocular), dor de cabeça, náuseas, vômitos e faringite. São incomuns lesões vesiculares e também são raros os casos de encefalite, embora possa ocorrer em crianças, principalmente residentes em áreas rurais próximas a rios.

Veterinários, ordenhadores e laboratoristas que manipulam animais doentes ou amostras de risco devem seguir as normas de biossegurança utilizando equipamentos de proteção individual, como macacão, óculos e luvas.

Bibliografia

Acha NP, Szyfres B. Estomatitis vesicular. In: Acha NP, Szyfres B. Zoonosis y enfermidades transmisibles comunes al hombre y a los animales. 2.ed. Washington (DC): Organización Panamericana de la Salud; 1986. p. 388-93. (OPAS – Publicación Cientifica, 503).

Andrade CM, Rosas CEE, Amorim LM , Mota JP, Teixeira EN, Dos Santos NF. Vesicular stomatitis in Brazil I – Isolation and identification of the Alagoas strain. An Microbiol. 1980;25:81-9.

Atwill ER, Rodrigues LL, Hird DW, Rojas O. Environmental and host factors associated with seropositivity to New Jersey and Indiana vesicular stomatitis viruses in Costa Rica cattle. Prev Vet Med. 1993; 15:303-14.

Brasil. Ministério da Agricultura, Pecuária e Abastecimento. Instrução Normativa nº 51, de 18/9/2002. Aprova os regulamentos técnicos de produção, identidade e qualidade do leite. Diário Oficial da União, Brasília, 20 set. 2002b. Seção I, p. 13-22.

Bridges VE, McCluskey BJ, Salman MD, Hurd HS, Dick J. Review of the 1995 vesicular stomatitis outbreak in the western United States. J Am Vet Med Assoc. 1997;211(5):556-60.

Drolet BS, Stuart MA, Derner JD. Infection of *Melanoplus sanguinipes* grasshoppers following ingestion of rangeland plant species harboring vesicular stomatitis virus. Appl Envirom Microbiol. 2009;75(10):3029-33.

Green SL. Vesicular stomatitis in the horse. Vet Clin North Am Equine Pract. 1993;9:349-53.

Hanson RP. The natural history of vesicular stomatitis. Bacteriol Vet. 1952;16:179-204.

Hastie E, Grdzelishvili VZ. Vesicular stomatitis virus as a flexible platform foroncolytic virotherapy against cancer. J Gen Virol. 2012; 93:2529-45.

Hayek AM, McCluskey BJ, Chavez GT, Salman MD. Financial impact of the 1995 outbreak of vesicular stomatitis on 16 beef ranches in Colorado. J Am Vet Med Assoc. 1998;212(6):820-3.

Hole K, Clavijo A, Pineda LA. Detection and serotype-specific differentiation of vesicular stomatitis virus using a multiplex, real-time, reverse transcription-polymerase chain reaction assay. J Vet Diagn Invest. 2006;18:139-46.

International Committee on Taxonomy of Viruses. ICTV Master Species List 2009. Disponível em: www.ictvonline.org/virusTaxonomy.asp?bhcp=1. Acessado em: 10/5/2011.

Letchworth GJ, Barrera JDC, Fishel JR, Rodriguez LL. Vesicular stomatitis New Jersey virus RNA persistis in cattle following convalescence. Virology. 1996;219(2):480-4.

Letchworth GJ, Rodriguez LL, Barrera JDC. Vesicular stomatitis. Vet J. 1999;157:239-60.

Lichty BD, Power AT, Stojdl DF, Bell JC. Vesicular stomatitis virus: re-inventing the bullet. Trends Mol Med. 2004;10(5): 210-6.

Lord CC, Tabachnick WJ. Influence of nonsystemic transmission on the epidemiology of insect borne arboviruses: a case study of vesicular stomatitis epidemiology in the Western United States. J Med Entomol. 2002;39(3):417-26.

Macêdo JTSA, Riet-Correa F, Simões SVD, Dantas AFM, Nobre VMT. Febre catarral maligna em bovinos na Paraíba. Pesq Vet Bras. 2007;27(7):277-81.

Madhavan HN, Goldsmith CS, Rao SK, Fogla R, Malathi J, Priya K. Isolation of a vesicular virus belonging to the family Rhabdoviridae from aqueous humor of a patient with bilateral corneal endotheliitis. Cornea. 2002;21(3):333-5.

Martinez I, Rodriguez LL, Jimenez C, Pauszek SJ, Wertz GW. Vesicular stomatitis virus glycoprotein is a determinant of pathogenesis in swine, a natural host. J Virol. 2003;77:8039-47.

Mason J. La epidemiologia de la estomatitis vesicular. Bol Cent Panam Fiebre Aftosa. 1978;29/30:13-33.

Mead DG, Gray EW, Noblet R, Murphy MD, Howerth EW, Stallknecht DE. Biological transmission of vesicular stomatitis virus (New Jersey serotype) by Simulium vittatum (Diptera: Simuliidae) to domestic swine (Sus scrofa). J Med Entomol. 2004;41(1):78-82.

Mead DG, Lovett KR, Murphy MD, Pauszek SJ, Smoliga G, Gray EW *et al.* Experimental transmission of vesicular stomatitis New Jersey virus from Simulium vittatum tocattle: clinical outcome is influenced by site of insect feeding. J Med Entomol. 2009;46(4): 866-72.

Organização Mundial de Saúde Animal. Terrestrial Animal Health Code. Disponível em: www.oie.int/index.php?id=169&L=0&htmfile=chapitre_1.1.2.htm. Acessado em: 12/5/2011.

Organização Pan-Americana de Saúde-OPAS/OMS-PANAFTOSA. Manual de procedimentos para a atenção às ocorrências de febre aftosa e outras enfermidades vesiculares. (Série de Manuais Técnicos No. 9); 2007.

Perez de Leon A, Tabachnick WJ. Transmission of vesicular stomatitis New Jersey virus to cattle by biting midge Culicoides sonorensis (Diptera Ceratopogonidae). J Med Entomol. 2006;43(2):323-9.

Pustiglione Netto L, Pinto AA, Suga O. Isolamento do vírus, identificação sorológica e levantamento epizootiológico de um surto de estomatite vesicular no Estado de São Paulo. Arq Inst Biol. 1967;34(2):69-72.

Quiroz E, Moreno N, Peralta PH, Tesh RB. A human case of encephalitis associated with vesicular stomatitis virus (Indiana serotype) infection. Am J Trop Med Hyg. 1988;39(3):312-4.

Reis Jr JL, Mead D, Rodriguez LL, Brown CC. Transmission and pathogenesis of vesicular stomatitis viruses. Bras J Vet Pathol. 2009;2(1):49-58.

Rodriguez LL. Emergence and re-emergence of vesicular stomatitis in the United States. Virus Research. 2002;85:211-9.

Rodriguez LL, Pauszek SJ, Bunch TA, Schumann KR. Full-length genome analysis of natural isolates of vesicular stomatitis virus (Indiana 1 serotype) from North, Central and South America. J Gen Virol. 2002;83:2475-83.

Rodriguez LL, Vernon S, Morales AI, Letchworth GJ. Serological monitoring of vesicular stomatitis New Jersey virus in enzootic regions of Costa Rica. Am J Trop Med Hyg. 1990; 42(3):272-81.

Scherer CF, O'Donnell V, Golde WT, Gregg D, Estes DM, Rodriguez LL. Vesicular stomatitis New Jersey virus (VSNJV) infects keratinocytes and is restricted to lesion sites and local lymph nodes in the bovine, a natural host. Vet Res. 2007;38:375-90.

Smith PF, Howerth EW, Carter D, Gray EW, Noblet R, Smoliga G *et al.* Domestic cattle as a non-conventional amplifying host of vesicular stomatitis New Jersey virus. Med Vet Entomol. 2011;25.

Sorenson DK, Chow TL, Kowalczyk T, Hanson RP, Brandly CA. Persistence in cattle of serum-neutralizing antibodies of vesicular stomatitis virus. Am J Vet Res. 1958;19:74-7.

Tesh RB, Boshell J, Modi GB, Morales A, Young DG, Corredor A *et al.* Natural infection of humans, animals, and phlebotomine sand flies with the Alagoas serotype of vesicular stomatitis virus in Colombia. Am J Trop Med Hyg. 1987;6(3):653-61.

Tesh RB, Chaniotis BN, Johnson KM. Vesicular stomatitis virus (Indiana serotype): transovarial transmission by Phlebotomine sandflies. Science. 1972;175:1477-9.

Trujillo CM, Rodriguez L, Rodas JD, Arboleda JJ. Experimental infection of Didelphys marsupiales with vesicular stomatitis New Jersey virus. J Wild Dis. 2010;46(1):209-17.

Wollmann G1, Davis JN, Bosenberg MW, van den Pol AN. Vesicular stomatitis virus variants selectively infect and kill human melanomas but not normal melanocytes. J Virol. 2013;87(12):6644-59.

Febre Aftosa 60

João Pessoa Araújo Junior

Definição

A febre aftosa (FA) é uma doença infectocontagiosa, de etiologia viral, que acomete animais domésticos e selvagens biungulados, particularmente bovinos, ovinos, caprinos, suínos e búfalos indianos. É caracterizada pela formação de lesões vesiculares (aftas), principalmente nas mucosas oral e nasal, na língua, na região coronária dos cascos e no espaço interdigital. A FA tem o potencial de disseminar-se rapidamente para populações suscetíveis e causar perdas econômicas significativas, sobretudo por restrições impostas à exportação de produtos de origem animal em regiões ou países com notificação da doença.

Sinonímia: glosopeda.

Histórico

Apesar de a primeira descrição da FA ter ocorrido na Itália em 1546 por um monge chamado Hieronymous Fracastorius, o conhecimento da doença e de seu agente causal teve início em 1898, com a publicação dos trabalhos de Friedrich Loeffler e Paul Frosch, que demonstraram, por experimentos de filtração, a etiologia viral da FA. Esse fato ocorreu após D. I. Ivanovski ter demonstrado, em 1892, que o agente do mosaico do tabaco poderia passar por filtros que retinham bactérias, antes de Beijerinck desenvolver, em 1908, o conceito de vírus filtrável, o qual denominou *contagium vivum fluidum*. Após essa descoberta, a pesquisa com o vírus da febre aftosa (VFA) ficou limitada, principalmente pela falta de modelos experimentais animais para estudar a doença. Entretanto, em 1920, Waldmann e Pape demonstraram que cobaias eram suscetíveis à inoculação intradermal na região plantar da pata, constituindo-se em importante modelo experimental da doença por muitos anos.

Experimentos com bovinos e suínos com a FA não eram frequentes, em razão da natureza altamente contagiosa do VFA e também da restrição de produtores ao desenvolvimento de estudos com a doença próximos às suas propriedades. Essas dificuldades levaram vários países a encontrarem locais isolados para as pesquisas, como ocorreu com a Alemanha, que destinou uma pequena ilha no mar Báltico para que Loeffler continuasse seus estudos em 1909. Os EUA escolheram Plum Island em 1954, que permanece até os dias atuais como um dos principais centros de estudos da FA, com o Laboratório de Referência Mundial para a FA localizado em Pirbright, na Inglaterra, instituído em 1958.

Na América do Sul, a FA foi reconhecida em 1870, quando ocorreram surtos simultâneos na província de Buenos Aires, na região central do Chile, no Uruguai e no Sul do Brasil. Logo nos primeiros casos da doença, por desconhecimento da epidemiologia e também por atitude passiva dos governos, a FA iniciou um processo de expansão que, até 1960, afetou toda a América do Sul, exceto Guiana, Suriname, Guiana Francesa e Patagônia Argentina. A ocorrência da doença no Brasil contribuiu para a criação do Ministério da Agricultura e Pecuária em 1909.

Após 1970, orientados pelo Plano Hemisférico de Erradicação da Febre Aftosa (PHEFA), fatores como as decisões políticas dos setores públicos e privados, as novas técnicas de diagnóstico, o uso da vacina com adjuvante oleoso e as estratégias regionais foram os instrumentos para a melhoria da situação epidemiológica ao longo da década de 1990. No entanto, a situação sanitária na América do Sul sofreu um revés nos anos 2000 e 2001 com o surgimento de surtos na Argentina, no Uruguai e no Sul do Brasil, em 2004 no Pará, e em 2005 no Mato Grosso do Sul.

Etiologia

O VFA é classificado na família *Picornaviridae*, gênero *Aphthovirus* e tem sete sorotipos imunologicamente distintos denominados: A (acesso ao *genebank* L11360, M10975); O (M35873, X00871); C (X00130, J02191); ASIA1 (U01207); SAT1 (Z98203); SAT2; e SAT3 (M28719). Vale ressaltar que a infecção ou a vacinação contra um sorotipo não confere proteção contra outro. Variações dentro de um mesmo sorotipo são frequentes e antigamente eram denominadas subtipos. Atualmente, são chamadas de cepas virais e podem apresentar diferenças tão marcantes que alteram sobremaneira o grau de proteção cruzada.

O VFA consiste em um capsídio não envelopado circundando um RNA de fita única positivo (RNAss +), que apresenta coeficiente de sedimentação 146S e densidade em CsCl de 1,43 a 1,45 g/cm^3. Na partícula viral madura, 60 cópias de cada uma das quatro proteínas estruturais (VP1-4) associam-se para formar um capsídio icosaédrico de 30 nm de diâmetro que protege o genoma enquanto o vírus está transitando entre hospedeiros. Outros nomes para as proteínas estruturais do vírus que se relacionam aos genes que as codificam são VP1 = 1D, VP2 = 1B, VP3 = 1C e VP4 = 1A.

A organização das proteínas estruturais é similar ao observado em outros picornavírus, em que as proteínas VP1 são localizadas ao redor do icosaedro no eixo de simetria 5, enquanto VP2 e 3 alternam ao redor do eixo de simetria 2 e 3. A proteína VP4 está localizada inteiramente no interior do capsídio. Uma alça entre 17 e 23 aa, denominada G-H, projeta-se da superfície de VP1 e é importante na imunogenicidade do vírus. O vírus da FA também apresenta na superfície um tripeptídio altamente conservado de arginina-glicina-ácido aspártico (RGD), importante para a ligação ao receptor na célula.

Os sorotipos do VFA apresentam, em média, 86% de identidade, embora VP1 seja significativamente mais variável. A integridade do capsídio é vulnerável a variações de pH. Em pH < 6,8, o capsídio se dissocia para subunidades pentaméricas 12S que apresentam epítopos diferentes daqueles encontrados no capsídio inteiro. Processo similar também ocorre em temperaturas altas.

O VFA tem uma molécula de RNA de fita única e sentido positivo (RNAss+), com cerca de 8,4 kb de extensão, que é infeccioso, ou seja, produz partículas virais quando transfectado em células permissivas. Todos os RNA do VFA apresentam o mesmo comprimento e nenhum RNA subgenômico é produzido durante a replicação. O genoma viral apresenta algumas similaridades com os mRNA da célula eucariota, pois contém apenas uma sequência de tradução (em inglês, *open reading frame* – ORF) com cerca de 7.000 nt de extensão, seguido por uma região 3′ que não é traduzida (UTR), de cerca de 100 nt, e uma cauda de poli-A. Entretanto, também contém características que são muito diferentes do mRNA celular. Tipicamente, um mRNA celular tem uma região 5′-UTR de cerca de 50 a 100 nt. Essa região no RNA do VFA tem cerca de 1.300 nt, maior até do que outros membros da família.

Outro aspecto importante da região 5′ do genoma é a ausência da estrutura do "cap" (importante para o reconhecimento do mRNA pela proteína do complexo de início de tradução eIF4F). No lugar do "cap", o RNA do VFA apresenta uma proteína codificada pelo vírus e ligada covalentemente à terminação 5′ denominada VPg (ou 3B). Entretanto, essa modificação é rapidamente perdida dentro da célula, uma vez que a maioria do RNA viral encontrado no interior das células apresenta a terminação 5′ livre. A região 5′-UTR é dividida em quatro regiões. A primeira, denominada fragmento S, está envolvida no processo de replicação do RNA e, principalmente, na manutenção da estabilidade do RNA. A segunda região, rica em C (amostras de campo têm cerca de 150 a 200 C) e pseudonós, é denominada poli-C. A função dessa região não está bem definida, mas foi demonstrado que participa da replicação viral. A terceira região, denominada elemento replicativo *cis*, apresenta uma estrutura secundária em forma de alça bastante estável e é fundamental para início da síntese de novas moléculas de RNA durante a replicação viral em associação com o VPg (1B). A última região, denominada local interno de entrada do ribossomo (IRES), é fundamental para a tradução das proteínas virais por permitir a ligação do complexo de início de tradução (parte do complexo ribossômico) independentemente do "cap". A região do ORF é dividida em quatro partes denominadas L, P1-2A, P2 e P3.

A adsorção aos receptores é o que determina o tropismo viral e, consequentemente, a patogenia da doença. O reconhecimento desses receptores para o VFA elucidou a predileção do vírus por células epiteliais e é fundamental para o entendimento do mecanismo de transmissão da doença e persistência viral. Para o VFA, foram reconhecidas duas classes de receptores. A primeira foi denominada *heparan sulfate proteoglycan* (HS) e pode ser encontrada em quase todos os tipos celulares. Estudos recentes indicaram que o uso dessa classe de receptores pelo VFA é importante para adaptação às culturas de células. Vírus que têm alta afinidade a esse receptor apresentam rápido crescimento em culturas e podem se replicar em células de diferentes hospedeiros. Entretanto, esses vírus apresentam menor virulência para bovinos. Dessa maneira, é importante estabelecer se a baixa afinidade continua a ocorrer *in vivo* ou se o VFA rapidamente começa a utilizar a outra classe de receptores denominada integrinas no decorrer da infecção. As integrinas são receptores de integração de moléculas presentes nas membranas das células. Esses receptores contribuem para uma variedade de funções celulares e têm duas subunidades transmembrana tipo 1 (α e β) que apresentam grandes domínios extracelulares e uma curta cauda citoplasmática. Vários membros da classe das integrinas adsorvem os ligantes pelo tripeptídio RGD e, como verificado anteriormente, esta é uma região conservada encontrada na superfície de todos os VFA. Para o VFA, as principais integrinas já identificadas como receptores são as alpha(V)beta(3) e alpha(V) beta(6).

O VFA penetra nas células suscetíveis no interior de endossomas, em que o processo de desnudamento é desencadeado pelo ambiente ácido desse compartimento celular. O capsídio do VFA é extremamente sensível a pH ácido, dissociando-se em unidades pentaméricas.

Logo que o RNA é liberado no citoplasma, serve como mRNA e inicia a tradução da poliproteína do único ORF. Como citado anteriormente, a região do ORF do RNA do VFA é dividida em quatro partes, denominadas L, P1-2A, P2 e P3. A região L codifica uma protease cuja função é clivar a própria proteína L do restante do polipeptídio na junção L/P1 e também clivar o fator de início de tradução eIF4 G. Como resultado, a síntese de proteínas da célula, que é dependente de "cap", é bloqueada. A região P1-2A codifica a proteína precursora do capsídio, que é clivada na porção carboxi por processo de autoclivagem da protease 2A. O processamento proteolítico da região P1-2A é realizado pela protease viral 3C e dá início às proteínas estruturais VP0 (VP2 e VP4 não clivado), VP3 e VP1. Estes são os componentes do capsídio vazio e 60 deles se organizam para formar a partícula viral. O empacotamento do RNA leva ao último processamento proteolítico para clivar VP0 em VP2 e VP4, mas não está claro qual é esse mecanismo. A região P2 codifica os precursores 2B e 2C, que são clivados pela protease 3C. Não está elucidada a função dessas proteínas. O precursor das proteínas da região P3 é clivado pela protease 3C em 3A, três cópias do 3B (VPg), a própria protease 3C e a proteína 3D (RNA polimerase RNA dependente – RpRd). Uma vez que todas as proteínas do VFA foram produzidas, a RpRd é requerida em dois processos. O primeiro deles é a transcrição do RNA genômico (positivo) para RNA negativo, que é usado como molde para a transcrição de novas fitas positivas infecciosas. Dentro das células, existe um excesso de fitas positivas em relação às negativas, indicando processos de reconhecimento e transcrição diferenciados. As fitas positivas serão traduzidas, formando mais proteínas, que produzirão mais RNA negativos, que transcreverão mais RNA positivos e, sucessivamente, formarão mais proteínas que montarão mais capsídios até levar a célula à exaustão. A célula infectada não mais produz proteínas e todo esse complexo leva invariavelmente à lise celular e liberação do VFA para infectar novos hospedeiros.

➤ Epidemiologia

A FA é considerada a enfermidade mais impactante sob o ponto de vista de defesa sanitária animal na pecuária bovina de corte e leite. Pertence ao Código Zoossanitário Internacional da Organização Mundial de Saúde Animal (OIE). Os países que não exercem rígido controle ou erradicaram a doença sofrem forte restrição no mercado internacional de carne e derivados de origem bovina, acumulando prejuízos drásticos relativos às perdas diretas e indiretas, impacto econômico das ações de controle e erradicação de focos, prejuízos à pecuária do país e impacto negativo perante a comunidade internacional.

A FA foi a primeira doença para a qual a OIE estabeleceu uma lista oficial de países e zonas livres. A OIE reconhece países ou zonas livres onde a vacinação não é praticada e países ou zonas livres com e sem vacinação, de acordo com o estabelecido no *Terrestrial Animal Health Code*. Esta publicação é atualizada constantemente de acordo com os surtos da doença e pode ser consultada no site www.oie.int.

A FA é enzoótica em muitas partes do mundo, enquanto outros países são tradicionalmente livres da doença, como Austrália, Nova Zelândia, Japão, além de países das Américas Central e do Norte, pequenas ilhas da Oceania, Islândia e Groenlândia. Está erradicada a mais de 130 anos nos EUA, enquanto o Canadá não apresenta casos desde 1952 e o México, desde 1954. No entanto, a doença ainda ocorre em certos países da Ásia, da África e da América do Sul.

Na América do Sul, é considerada erradicada no Chile. No entanto, em 2000, ocorreram focos pelo sorotipo O na Argentina, no Uruguai, na Colômbia e no Brasil. O sorotipo A foi o agente causal em 2001 de focos na Argentina, no Uruguai e no Brasil. Em 2002, ocorreram focos no Paraguai e na Venezuela causados pelo sorotipo O, enquanto em 2003 foram registrados focos na Bolívia, na Argentina e no Paraguai pelos sorotipos O e A. Em 2004, foram notificados focos no Peru pelo sorotipo A e na Colômbia pelo sorotipo O. No ano seguinte, foram descritos focos na Colômbia pelo sorotipo A, e no Equador e no Brasil pelo sorotipo O. Em 2006, foram notificados novos focos na Argentina (sorotipo A), no Equador (sorotipo O) e no Brasil (sorotipo O).

Particularmente no Brasil, em 1950, foram estabelecidas as primeiras normas oficiais de profilaxia e controle da FA. Na década de 1960, foi institucionalizada a campanha de combate da doença em todo o país, a implantação da estrutura laboratorial, o treinamento de pessoal para combate aos focos e surtos e a conscientização dos produtores. Nesse período, a FA foi observada em 2.748 municípios em todo o país, em contraste ao adotado atualmente, no qual são computadas as propriedades com focos da doença. Na década de 1970, foram marcantes o sistema de informação da doença e a implantação do controle da vacina e de sistema de vigilância e rastreamento de focos. Entre 1970 e 1979, foi registrado o maior número de propriedades com FA no país, com 66.114 rebanhos afetados. Na década de 1980, observou-se queda do número de focos (25.248 rebanhos acometidos), provavelmente pelo melhor aporte de recursos, pela qualidade da vacina e pela cobertura vacinal do rebanho. Na década de 1990, foi observada redução significativa do número de focos (7.550 rebanhos afetados). O ano de 1992 foi considerado um marco no combate à FA no país, pela deflagração do programa nacional de erradicação da doença. Em maio de 1998, os estados de Santa Catarina e Rio Grande do Sul foram reconhecidos internacionalmente como zonas livres sem vacinação. No entanto, em 2000, foi identificado foco da doença no município de Joia, RS, em propriedades de produção de leite do tipo familiar, poucas semanas após a notificação de bovinos positivos na Argentina, comprometendo a área livre sem vacinação do país. Somente nesse episódio em Joia, foram interditadas 1.719 propriedades, testadas 11.149 amostras de soro de bovinos, 1.605 ovinos e 41 caprinos, com sacrifício de vários animais positivos e contactantes, ao custo de US$ 2,950 milhões em indenizações e US$ 1,150 milhão em outros serviços.

Entre 1970 e 2002, o tipo A viral foi o mais frequente no Brasil, responsável por episódios irregulares de surtos a cada 6 anos. No mesmo período, o tipo O provocou epidemias a cada 4 a 5 anos, enquanto o tipo C foi o menos frequente, identificado em epidemias em 1972 e 1990.

Subsequentemente, outros focos foram observados no país, como em 2004 no município de Monte Alegre, PA, e Careiro da Várzea, próximo a Manaus, AM.

A doença acomete os animais biungulados. Os bovídeos (bovinos, búfalos e iaques), ovinos, caprinos, suínos, ruminantes selvagens e suídeos são os animais nos quais se observam lesões clínicas da FA. Os camelídeos (camelos, dromedários, lhamas e vicunhas) e os elefantes apresentam baixa suscetibilidade. Entre os animais domésticos, equídeos, cães e gatos são refratários à doença clínica.

A FA é provavelmente mais transmissível que qualquer outra doença animal ou humana conhecida, e o vírus se dissemina rapidamente caso medidas de controle não sejam adotadas de imediato após o diagnóstico. Como exemplo da capacidade de disseminação viral, o grande surto que acometeu o Reino Unido em 2001, causado pela cepa pan-Ásia sorotipo O, foi identificado primeiro em 1990 na Índia, atingiu a Arábia Saudita em 1994, Bulgária e Grécia em 1996, chegando a Coreia do Sul, China, Japão, Mongólia e região leste da Rússia entre 1999 e 2000.

O vírus da FA é eliminado por todas as secreções e excreções dos animais doentes, contaminando água, alimentos e fômites, em geral 24 h antes dos primeiros sinais clínicos. No leite, pode ser eliminado até 4 dias antes do início da sintomatologia. No entanto, a forma mais comum de disseminação do VFA é pelo contato entre animais infectados e suscetíveis. Os animais infectados eliminam grande quantidade de vírus durante a expiração. Bovinos e ovinos são particularmente suscetíveis à infecção por aerossóis. Os suínos são menos suscetíveis pela via aerógena e exigem maior quantidade de partículas virais em suspensão para a infecção. Entretanto, potencialmente todas as excreções e secreções de um animal infectado contêm vírus, e a infecção pode ocorrer pelo epitélio danificado ou VO. Embora menos suscetíveis do que ruminantes pela infecção por aerossóis, os suínos produzem até 3.000 vezes mais partículas virais em suspensão por dia durante o estágio agudo da doença. Em condições ambientais apropriadas, o vírus pode se disseminar por longas distâncias, particularmente se a infecção ocorrer em grandes propriedades de suínos. Estima-se que o vírus possa atingir até 10 km de dispersão da área de foco inicial, em condições de baixa temperatura, alta umidade e ventos moderados. Essa distância geralmente é adotada na erradicação de focos, embora, em determinadas circunstâncias, o perímetro possa ser ampliado, levando-se em consideração fatores peculiares geográficos, climáticos, da criação e fluxo de animais, para a determinação da área perifocal. Importante observar que, na FA, considera-se foco um ou mais animais infectados, em virtude da alta capacidade de dispersão viral e de morbidade da doença.

Quando um animal infectado é sacrificado ou abatido, toda a carne e órgãos contêm o vírus. Se a carcaça for congelada antes do *rigor mortis*, o vírus se manterá infectante para as espécies suscetíveis (particularmente suínos alimentados com restos de alimentos). Existem numerosos exemplos de surtos de FA iniciados após a ingestão de produtos infectados com o vírus. O VFA é bastante suscetível à inativação fora dos hospedeiros. Exposto a altas temperaturas, à dissecação e a ambientes com $pH < 6$ e > 10, o VFA perde rapidamente a infectividade. Quando a carcaça é maturada após o abate (2°C por 24 h), o ácido láctico inativa o vírus na carne por reduzir o pH. Entretanto, nenhuma inativação ocorre nos tecidos glandulares ou na medula óssea. Assim, como medida de segurança, recomenda-se o comércio de carne livre de ossos, desde que submetida ao processo de maturação.

O leite de animais infectados também contém grande quantidade de vírus viáveis potencialmente infectantes para bezerros ou leitões (se o leite for inadequadamente tratado pelo calor). O sêmen ou os ovócitos de bovinos também podem veicular o vírus.

É possível para o VFA manter-se viável dias ou semanas no ambiente, desde que esteja protegido da dissecação e em pH próximo ao neutro. Rios e riachos podem servir como fonte de disseminação viral pela contaminação por dessedentação de animais infectados.

Indivíduos que manipulam animais infectados podem contaminar-se pelas mãos, vestimentas, calçados ou vias respiratórias superiores com o VFA e carreá-lo mecanicamente para animais suscetíveis por contato direto.

Instrumentos cirúrgicos veterinários ou equipamento de inseminação artificial podem tornar-se contaminados e transmitir a infecção caso sejam inapropriadamente desinfetados ou esterilizados, conforme descrito em episódios da doença na Dinamarca (1982) e na Itália (1993). Veículos podem carrear material contaminado entre propriedades, embora seja preciso que o material entre em contato direto com um animal suscetível. Caminhões de leite foram implicados na disseminação do vírus em vários episódios, inclusive em grande epidemia da doença ocorrida na Inglaterra em 2001.

Bovinos, ovinos, caprinos e principalmente bubalinos, além de outras espécies de ruminantes que se recuperam da doença, bem como animais vacinados que entram em contato com o vírus, podem permanecer infectados por períodos variáveis, caracterizados como portadores do vírus. Pode-se isolar o vírus do palato mole e das células da faringe de bovinos por até 3 anos, ovinos por até 9 meses, suínos por 3 a 4 semanas, caprinos por até 4 meses e bubalinos por até 7 anos pós-infecção. Esses animais portadores apresentam altos títulos de anticorpos neutralizantes e, mesmo assim, permanecem com o vírus ativo, que pode ser detectado no muco esofágico-faríngeo (teste de Probang).

O mecanismo pelo qual o vírus é protegido do sistema imune ainda não é conhecido, assim como o risco que os animais portadores representam para o início da doença em animais suscetíveis. Evidências circunstanciais observadas em situações de campo incriminaram os animais portadores como fontes de infecção em surtos da doença. Tal episódio da doença ocorreu principalmente no Zimbábue, causado pelo sorotipo SAT2. Apesar do papel incerto como fonte de infecção, a existência de animais portando o vírus, associada à dificuldade em identificá-los, prejudica o comércio internacional de animais suscetíveis que se recuperaram da doença ou tenham sido vacinados contra a FA, incluindo suínos que não se tornam portadores, mas apresentam anticorpos contra o VFA.

Patogenia

O VFA replica-se na porta de entrada na mucosa e no tecido linfoide do trato respiratório superior ou na derme e epiderme em lesões cutâneas ou mucosas. O vírus atinge a circulação sanguínea, livre ou associado às células mononucleares. Em seguida, é distribuído para tecidos glandulares e locais de predileção no estrato espinhoso, onde ocorre a replicação secundária, como palato duro, língua, gengiva, espaço interdigital e tetos. As células do estrato espinhoso sofrem degeneração e, uma vez que as células se rompem e ocorre acúmulo de fluidos, as vesículas se desenvolvem para formar aftas e bolhas que caracterizam a FA. Essas lesões são observadas principalmente em animais não vacinados e suínos. As lesões se rompem e é comum a contaminação bacteriana secundária. Histologicamente, observa-se, no epitélio escamoso estratificado, o aumento na coloração eosinofílica citoplasmática das células e do edema intercelular. É interessante notar que nenhuma lesão é observada no palato mole e na parte dorsal da laringe, que contêm quantidade significativa de vírus, especialmente em suínos. No epitélio escamoso do rúmen, retículo e omaso de bovinos, podem se desenvolver lesões evidentes.

Em animais jovens, o vírus invade as células do miocárdio e áreas escurecidas macroscópicas podem ser observadas, particularmente na parede do ventrículo esquerdo, comumente chamado de "coração tigrado" da FA. Nesses animais, pode ocorrer miocardite linfo-histiocítica, levando ao óbito. Células do músculo esquelético podem sofrer degeneração hialina. Em animais adultos, quando não ocorre complicação secundária, a recuperação é, em geral, rápida, mas o vírus persiste por tempo variável, dependendo da espécie.

Clínica

Os sinais clínicos da FA são importantes para a suspeita diagnóstica, uma vez que o diagnóstico laboratorial definitivo é imprescindível.

O período de incubação, para o início dos primeiros sinais clínicos, é, em geral, de 2 a 14 dias em bovinos, de 3 a 8 dias em ovinos e caprinos, e de 1 a 9 dias em suínos. Entretanto, tais intervalos podem variar dependendo do sorotipo e da cepa infectantes, da via de infecção, da quantidade de vírus, da suscetibilidade individual, da idade e espécie do animal, do ambiente sob o qual o animal é mantido e até mesmo influenciado por vacinações prévias com cepas heterólogas que induzem imunidade parcial.

Os animais oriundos de propriedades onde não é realizada a vacinação e também de países onde a doença ocorre esporadicamente apresentam sinais clínicos significativos. Entretanto, em propriedades onde ocorre a vacinação e em áreas onde a FA é endêmica, os sinais clínicos geralmente são menos pronunciados e praticamente imperceptíveis. Os sinais clínicos são mais aparentes em bovinos leiteiros de alta produção e em suínos criados de modo intensivo, nos quais as lesões podem ser graves e debilitantes. Em ovinos e caprinos adultos, ocorre doença geralmente leve com sinais clínicos transitórios que podem passar despercebidos ou ser confundidos com outras doenças que apresentam lesões similares.

Bovinos

Em bovinos, ocorre inicialmente hipertermia de 40°C, que pode durar até 2 dias. Número variável de vesículas se desenvolve na língua, no palato duro, na gengiva, nos lábios, no focinho e no espaço interdigital. As vesículas também podem ser observadas nos tetos, principalmente em vacas lactantes. Ao exame clínico da língua, o epitélio local se desprende, expondo a musculatura e resultando em sangramento local (Figura 60.1). Bezerros, jovens cordeiros e cabritos podem evoluir para óbito antes do aparecimento das lesões, em razão da miocardite aftosa.

Durante a infecção aguda, os animais produzem descarga oral e nasal em grande quantidade, inicialmente mucosa e progredindo para mucopurulenta. A sialorreia profusa é o sinal clínico mais característico nessa fase. Com a evolução dos casos, as úlceras se tornam recobertas por pus e material necrótico. A cura das lesões vesiculares em geral é rápida, e as erosões são recobertas por fibrina, em que se observa áreas fibrosas róseas na língua sem a presença de papilas normais.

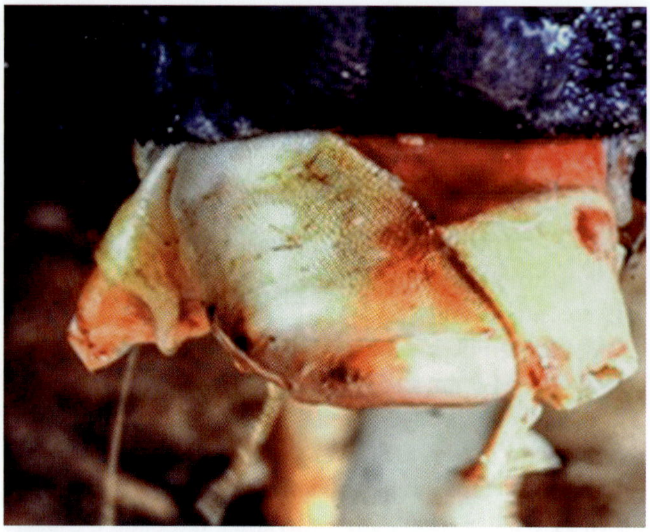

Figura 60.1 Intenso processo inflamatório em região bucal de bovino com febre aftosa. Notar o desprendimento do epitélio expondo a musculatura, resultando em sangramento local. Imagem cedida pelo Prof. Dr. Aramis A. Pinto.

As vesículas do espaço interdigital comumente sofrem contaminação secundária e podem resultar em claudicação crônica. No período anterior à indicação do abate sanitário dos animais infectados, era observado o "achinelamento" dos cascos, em virtude do crescimento exagerado. Nesse período, a dificuldade de locomoção, aliada a presença das úlceras bucais, dificultava a alimentação e a ingestão de água, causando grande debilidade nos animais.

Em vacas em lactação, observa-se a presença de vesículas e úlceras nos tetos, dificultando a amamentação dos bezerros, além de queda significativa na produção, que não se normaliza durante o restante da lactação. Mastite bacteriana secundária é comum.

Pequenos ruminantes

Em ovinos e caprinos, a claudicação é o sinal mais comum. Os animais apresentam também febre e se isolam do rebanho.

Suínos

Nos suínos, os sinais clínicos são mais evidentes, sobretudo em animais de alta produção. Os animais manifestam inicialmente sinais leves de claudicação. Sinais locais de inflamação, como calor e/ou dor, podem ser observados quando aplicada leve pressão no espaço interdigital dos animais suspeitos, mesmo antes do aumento de temperatura corporal, que pode atingir 39 a 40°C. No entanto, este sinal deve ser analisado com cautela, por ser inconsistente. Suínos afetados tornam-se letárgicos, costumam permanecer amontoados e têm pouco ou nenhum interesse pelo alimento. Lesões vesiculares são comuns na região do casco e focinho, podendo levar à queda da unha e debilidade do estado geral, principalmente em animais com coinfecções bacterianas secundárias. Em animais com infecções graves, pode-se observar intenso processo inflamatório e necrose na região da coronária e interdigital dos cascos (Figura 60.2).

Ilustrações de lesões em vários órgãos e em animais com diferentes idades podem ser observadas em publicação de 2009 denominada "Coletânea de imagens: lesões de febre aftosa e de outras doenças incluídas no Sistema Nacional de Vigilância de Doenças Vesiculares", disponível no site do Ministério da Agricultura, Pecuária e Abastecimento (MAPA), Brasil (www.agricultura.gov.br).

Diagnóstico

O diagnóstico laboratorial é fundamental no caso de suspeita de FA, por causa da capacidade de disseminação do agente, dos embargos internacionais em áreas de foco e porque é necessário diferenciar de enfermidades clinicamente indistinguíveis da FA (estomatite vesicular, exantema vesicular e doença vesicular dos suínos), bem como

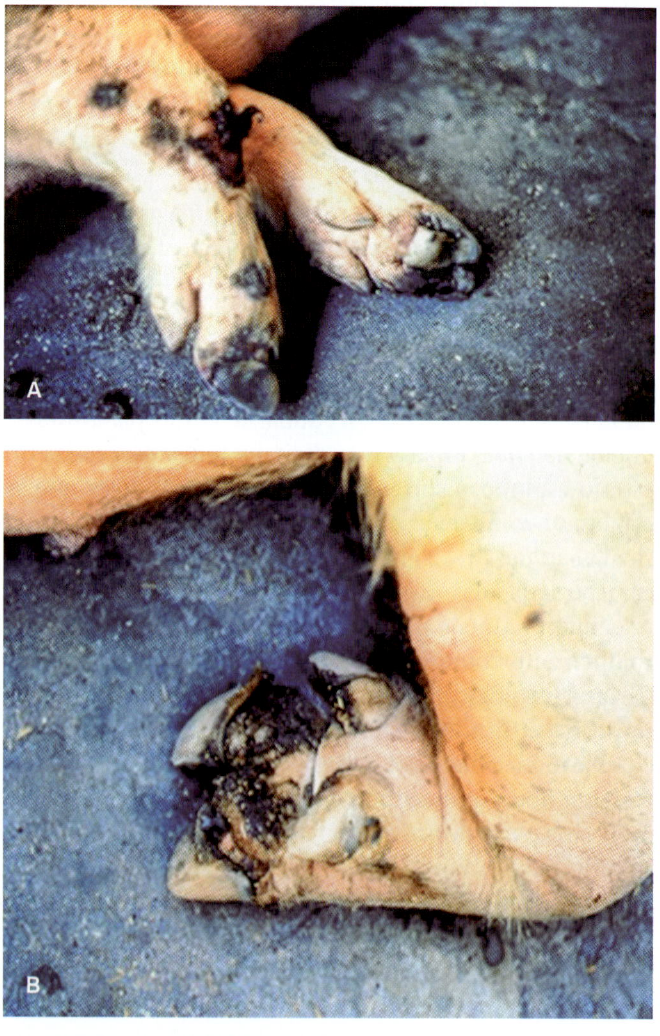

Figura 60.2 A. Suíno com lesão podal por febre aftosa. **B.** Detalhe de lesão de casco em suíno com febre aftosa. Notar o processo de necrose na região da coronária e interdigital dos cascos. Imagem cedida pelo Prof. Dr. Aramis A. Pinto.

de doenças que podem apresentar algum sinal clínico semelhante, como rinotraqueíte infecciosa bovina (IBR), língua azul e enfermidade das mucosas/diarreia viral bovina (EM/BVD). Pela natureza altamente contagiosa da FA, o diagnóstico laboratorial só deve ser realizado em laboratórios com estrutura de biossegurança nível 3, em regiões de determinado país ou países nos quais ainda possa ocorrer circulação viral. No Brasil, este diagnóstico está restrito a laboratórios oficiais nos estados de Pernambuco e Pará.

Na presença de suspeita da doença, os profissionais médicos veterinários do Serviço de Defesa Animal do Estado são imediatamente acionados para a coleta (utilizando proteção adequada) e envio de material, bem como adoção de medidas emergenciais na confirmação do foco previstas no Programa Nacional de Erradicação e Prevenção da Febre Aftosa (PNEFA) do MAPA, Brasil.

O diagnóstico laboratorial da FA é realizado principalmente por identificação do vírus em diferentes espécimes clínicos. O tecido de eleição para o diagnóstico é o epitélio de vesículas íntegras (mínimo 2 g ou tecido equivalente contendo quadrado de 2 cm de lado), ou que se romperam recentemente, acondicionado em líquido conservante (meio de Vallée a pH 7,6 ou tampão de glicerina fosfatada). Quando não é possível obter esse material em ruminantes, amostras de fluido esofágico-faríngeo, coletadas utilizando copo coletor apropriado, podem ser uma fonte alternativa de diagnóstico viral. Tecido de miocárdio pode ser submetido nos casos fatais, embora as vesículas permaneçam como o material de eleição. Outros espécimes clínicos utilizados no diagnóstico são fragmentos da glândula mamária e tecido podal.

Os locais de coleta de lesões são lavados abundantemente com água limpa, sem o uso de desinfetantes ou sabão. As amostras são acondicionadas em frascos apropriados, etiquetadas e identificadas e mantidas refrigeradas, segundo as recomendações do órgão oficial. É fundamental que as amostras biológicas de casos suspeitos sejam transportadas em condições seguras, de acordo com normas internacionais, e enviadas exclusivamente para laboratórios autorizados pelo MAPA. Os animais suspeitos são isolados e identificados pelo serviço oficial na propriedade de origem.

Os testes diagnósticos da FA que constam do PNEFA do MAPA são: tipificação viral: fixação de complemento e ELISA (*enzime-linked immunosorbent assay*) indireto; avaliação de anticorpos: ELISA e soroneutralização; detecção de anticorpos contra antígenos não estruturais: provas de VIAA, ELISA e EIBT (*enzyme linked immunoeletrotransfer blot*); pesquisa viral em líquido esofágico-faríngeo coletado pela técnica de Probang: inoculação em células BHK21, seguida de fixação de complemento.

A identificação do vírus pode ser iniciada por isolamento em culturas de células, principalmente em linhagens BHK e IB-RS-2, seguida de ELISA ou de identificação molecular. Entretanto, em amostras nas quais o vírus pode estar inativado, a detecção de antígenos virais por ELISA e/ou de RNA viral por PCR com transcrição reversa são as melhores opções. A PCR em tempo real com transcrição reversa (RT-qPCR) tem vantagens sobre a técnica convencional de PCR por ser mais rápida, apresentar melhor sensibilidade analítica e ser menos suscetível à contaminação.

Atualmente, a tipificação viral e a determinação da sequência de nucleotídios da proteína 1D são fundamentais para estudos de epidemiologia molecular e no rastreamento da provável origem dos surtos.

Outras técnicas, como os testes rápidos de imunocromatografia ou testes de fluxo lateral, os testes baseados em biossensores e os microarranjos de DNA, estão em fase de pesquisa e não são validadas até o momento para o diagnóstico oficial da FA.

A detecção de anticorpos humorais específicos também pode ser utilizada para diagnóstico. É utilizado o teste de ELISA desenvolvido com proteínas não estruturais, capaz de discriminar animais infectados de vacinados. A vacina é produzida a partir de suspensão de cultivo viral, inativado com aziridina ou etilenoimina binária (BEI), contendo adjuvante oleoso. Desde que não haja replicação do vírus no animal vacinado, também não ocorre expressão das oito proteínas não estruturais (NSP) e, consequentemente, não são formados anticorpos contra essas proteínas. Já nos animais infectados, ocorrem replicação viral e expressão dessas NSP. Com efeito, os animais que se recuperam da FA desenvolvem anticorpos não somente para as proteínas estruturais, mas também para as NSP. A presença de anticorpos contra NSP, em particular L, 2C, 3A, 3B, 3C e 3D, indicam que o animal se recuperou da infecção. Uma vez que a proteína 3D ou RNA polimerase RNA dependente (anteriormente conhecida como antígeno VIA ou antígeno associado à infecção) pode contaminar as vacinas o suficiente para induzir anticorpos, testes desenvolvidos para detectar a proteína 2C ou a poliproteína 3ABC são indicadores mais confiáveis da infecção prévia. É importante ressaltar que esses testes não são 100% sensíveis e específicos, visto que já foram identificados animais vacinados que entraram em contato com o vírus, tornaram-se portadores e não apresentaram replicação viral suficiente para induzirem anticorpos detectáveis contra as NSP.

A descrição detalhada das técnicas utilizadas para diagnóstico laboratorial da FA pode ser encontrada na página da OIE (www.oie.int).

Tratamento

Em virtude dos aspectos de morbidade e principalmente econômicos, são de vital importância o controle e a erradicação de qualquer foco de FA. Portanto, internacionalmente, é contraindicado o tratamento da doença, e os animais positivos devem ser submetidos ao abate sanitário.

➤ Profilaxia e controle

A profilaxia e o controle da FA são baseados em medidas gerais e específicas (vacinação, controle/erradicação de focos). No Brasil, as ações de controle/erradicação são fundamentadas no PNEFA do MAPA.

Vacinação

A melhor medida de prevenção da FA em regiões onde a doença ainda não foi erradicada é pela prática da vacinação.

O Brasil preconiza atualmente a estratégia de vacinação sistemática duas vezes ao ano para bovinos e bubalinos, utilizando vacinas contendo adjuvante oleoso, submetidas a rígido controle de qualidade dos órgãos governamentais. Animais com mais de 24 meses são vacinados apenas uma vez ao ano em todo o território nacional, exceto no estado de Santa Catarina, considerado zona livre sem vacinação. Vários países que adotaram procedimento vacinal similar obtiveram a erradicação da doença.

Em geral, as vacinas contendo adjuvante oleoso produzem imunidade com maior duração do que a das vacinas que utilizam como adjuvante o hidróxido de alumínio e a saponina. Cada região ou país elabora a composição dos tipos e das cepas virais que devem compor a vacina. No Brasil, as vacinas comercializadas são trivalentes, inativadas, com adjuvante oleoso, produzidas em laboratórios de alta segurança, contendo as seguintes cepas virais: O_1 Campos, A_{24} Cruzeiro e C_3 Indaial. O PNEFA do MAPA, Brasil, estabelece as normativas de vacinação e outros procedimentos para o controle da doença em todo o território nacional. Em linhas gerais, são realizadas duas campanhas vacinais anuais. Por exemplo, em maio de 2013, no estado de São Paulo, foram vacinados todos os bovinos e bubalinos com menos de 24 meses de idade. Em novembro do mesmo ano, todo o efetivo do rebanho foi vacinado indistintamente. No entanto, são observadas variações no calendário vacinal da Federação, exceto no estado de Santa Catarina, considerado livre da FA sem vacinação.

Recomenda-se que a vacina seja administrada na tábua do pescoço (terço médio) via IM nos animais adultos, ou via SC na primovacinação. Em geral, as vacinas protegem bovinos e bubalinos independentemente do tipo de criação e sob diversas condições epidemiológicas, ecológicas e climáticas.

Suínos, ovinos e caprinos também podem ser protegidos pela vacinação. Entretanto, esses animais não são incluídos no programa nacional de vacinação sistemática, visto que servem como sentinelas no caso de circulação do vírus. Tal prática pode ser realizada em virtude da ausência de infecção persistente ou em estado de portador nessas espécies. Entretanto, em regiões de alto risco ou áreas consideradas não livres, a vacinação é recomendada nessas espécies.

Controle/erradicação de focos

Para controle/erradicação de focos, várias estratégias devem ser empregadas para evitar a disseminação do vírus de propriedades com animais infectados para outras indenes. A FA é uma doença de notificação compulsória (obrigatória) e os focos/surtos devem ser comunicados à OIE até 48 h depois do início.

No Brasil, em 2009, o MAPA publicou o "Plano de ação para febre aftosa" em dois volumes, que podem ser adquiridos no site www.agricultura.gov.br. O primeiro volume, intitulado "Atendimento à notificação de suspeita de doença vesicular", contém informações e instruções para atuação frente a qualquer suspeita de doença vesicular. Inclui as fases de investigação e alerta, devendo ser de conhecimento e domínio de todos os médicos veterinários que atuam no serviço veterinário oficial. O segundo volume, intitulado "Declaração e gerenciamento do estado de emergência veterinária para febre aftosa", traz instruções específicas que devem ser adotadas frente à confirmação de ocorrência da FA. Refere-se às fases de emergência e conclusão, exigindo o treinamento específico da equipe de profissionais que deverá permanecer em constante prontidão para atuação nas ações de emergência veterinária.

Para o controle da FA em toda a América do Sul, deve-se consultar o Programa Hemisférico de Erradicação da Febre Aftosa (PHEFA) – Proposta de Plano de Ação 2011-2020, disponível no site do Centro Pan-americano de Febre Aftosa (new.paho.org/panaftosa/). Este programa tem como objetivo erradicar a FA das populações de animais suscetíveis dos países da América do Sul e estabelecer mecanismos de prevenção do risco de novo ingresso da doença nos países do continente.

Outras ações

As informações a seguir são para fins didáticos. Qualquer procedimento deve seguir as normativas descritas nos programas oficiais citados anteriormente.

As principais ações para controle e erradicação de focos de FA são: notificação oficial e interdição das propriedades contendo animais suspeitos/positivos pelas autoridades oficiais; interrupção imediata do tráfego de animais; abate sanitário de animais confirmados, contactantes e suscetíveis; incineração ou enterro das carcaças em valas profundas, em local apropriado; bloqueio de estradas e rodovias de acesso ao local; desinfecção de veículos; desinfecção das instalações; uso de desinfetantes em rodolúvios e pedilúvios; e adoção de medidas de quarentena.

A primeira medida para qualquer controle deve ser o absoluto isolamento das propriedades, impedindo o trânsito de qualquer animal ou produto, restringindo também o trânsito de pessoas.

Os maiores desafios para as autoridades são o abate sanitário (sacrifício) e a destruição (incineração ou enterro) de todos os animais infectados, recuperados e suscetíveis que entraram em contato com animais doentes. Este procedimento deve ser realizado na própria propriedade e em propriedades circunvizinhas. A avaliação da área de comprometimento do perifoco é de competência dos médicos veterinários oficiais, após a análise criteriosa das características da propriedade-alvo.

As estradas de acesso são bloqueadas e todos os equipamentos e veículos que deixarem a propriedade devem ser apropriadamente desinfetados com hidróxido de sódio, formalina (2%), carbonato de sódio (5%), carbonato de cálcio (4%) ou até mesmo ácido cítrico (2%).

Medidas de quarentena são essenciais e, quando todas as possíveis fontes de infecção estiverem destruídas, as propriedades devem ser mantidas livres de animais suscetíveis por, no mínimo, 6 meses, somente sendo reativadas quando animais sentinelas, especialmente suínos não vacinados, forem introduzidos e não se tornarem infectados.

A prevenção, o controle e até mesmo a erradicação da FA são alguns dos procedimentos mais complexos da doença, visto que, por vezes, implicações políticas superam os aspectos técnicos. Apesar dos esforços internacionais em conter a doença, inclusive no Brasil, tem-se observado que diversos fatores concorrem para o estabelecimento de novos casos, introdução do vírus em áreas indenes ou reintrodução em áreas controladas, fato que exige a manutenção das ações de profilaxia e intensa atividade de vigilância epidemiológica. Exemplos da complexidade de controle/erradicação da FA em todo o mundo podem ser elencados pela notificação de novos focos ou reintrodução do vírus no Japão e em Taiwan (livres da doença há quase 100 anos), no Reino Unido, na Holanda, na Argentina, no Uruguai e no Brasil.

Saúde Pública

A FA é considerada uma zoonose de baixa frequência ou zoonose "menor". Os humanos geralmente são hospedeiros acidentais do vírus, e a maioria não apresenta sinais clínicos evidentes. Pouco mais de 40 casos clínicos da FA em humanos foram descritos até o momento, em todo o mundo, principalmente na Europa, apesar da distribuição mundial da doença e dos riscos de exposição ao patógeno. Os casos têm sido relacionados sobretudo ao sorotipo O e, menos frequentemente, aos sorotipos A e C, geralmente após acidentes em laboratórios e com ordenhadores. A transmissão ocorre geralmente por contato direto com o conteúdo das vesículas. A ingestão de leite e carne de animais infectados deve ser considerada na transmissão. O período de incubação varia de 2 a 8 dias. Os principais sinais clínicos são febre, dor de cabeça, mialgias, inapetência, formação de vesículas e aftas na boca, nas mãos e nos pés. A evolução da doença costuma ser benigna, embora possa ocorrer contaminação bacteriana secundária das vesículas e aftas, complicando a resolução das lesões.

Bibliografia

Alexandersen S, Mowat N. Foot-and-mouth disease: host range and pathogenesis. Curr Top Microbiol Immunol. 2005;288:9-42.

Brasil. Ministério da Agricultura, Pecuária e Abastecimento. Secretaria de Defesa Agropecuária. Departamento de Saúde Animal. Manual de Legislação. Programas Nacionais de Saúde Animal do Brasil. Manual Técnico. Programa Nacional de Erradicação e Prevenção da Febre Aftosa. Brasília: Ministério da Agricultura, Pecuária e Abastecimento, 2009. p. 66-99.

Domingo E, Escarmi's C, Baranowski E, Ruiz-Jarabo CM, Carrillo E, Nunez JI *et al.* Evolution of foot-and-mouth disease virus. Virus Res. 2003;91:47-63.

Kitching RP. Global epidemiology and prospects for control of foot-and-mouth disease. Curr Top Microb Immunol. 2005;288:133-48.

Kitching RP. Identification of foot and mouth disease virus carrier and subclinically infected animals and differentiation from vaccinated animals. Rev Sci Tech (International Office Of Epizootics). 2002;21:531-38.

Kitching RP, Hutber AM, Thrusfield MV. A review of foot-and-mouth disease with special consideration for the clinical and epidemiological factors relevant to predictive modelling of the disease. Vet J. 2005;169:197-209.

Knowles NJ, Samuel AR. Molecular epidemiology of foot-and-mouth disease virus. Virus Res. 2003;91:65-80.

Lyra TMP, Silva JA. A febre aftosa no Brasil, 1960-2002. Arq Bras Med Vet Zootec. 2004;56(5): 565-76.

Longjan N, Deb R, Sarmah AK, Tayo T, Awachat VB, Saxena VK. A brief review on diagnosis of foot-and-mouth disease of livestock: Conventional to molecular tools. Vet Med Inter. 2011, 2011: 905768.

Mason PW, Grubman MJ, Baxt B. Molecular basis of pathogenesis of FMDV. Virus Res. 2003;91:9-32.

Office International des Epizooties (OIE). Terrestrial animal health code. 20.ed. Paris: OIE, 2011.

Paes AC, Salerno T, Troncarelli MZ. Febre aftosa, estomatite vesicular e leucose bovina. In: Pires AV. Bovinocultura de corte. v. 2. Piracicaba: FEALQ, 2010. p. 1051-81.

Radostits OM, Gay CC, Hinchcliff KW, Constable PD. Veterinary medicine – A textbook of the diseases of cattle, horses, sheep, pigs, and goats. 10.ed. Philadelphia: Saunders, 2007. 2156 p.

Saraiva V. Foot-and-mouth disease in the Americas: epidemiology and ecologic changes affecting distribution. Ann N Y Acad Sci. 2004; 1026:73-8.

Sobrino F, Domingo E. Foot and mouth disease: current perspectives. Madrid: Horizon Bioscience, 2004. 458 p.

Sutmoller P, Barteling SS, Casas Olascoaga R, Sumption KJ. Control and eradication of foot-and-mouth disease. Virus Res. 2003;91: 101-44.

Thomson GR. Foot and mouth disease: facing the new dilemmas. Revue Scientifique et Technique (International Office of Epizootics). 2002;21(3):498 p.

Tuthill TJ, Groppelli E, Hogle JM, Rowlands DJ. Picornaviruses. Curr Top Microbiol Immunol. 2010;343:43-89.

Zhang ZD, Kitching RP. The localization of persistent foot and mouth disease virus in the epithelial cells of the soft palate and pharynx. J Comp Pathol. 2001;124:89-94.

Febre Catarral Maligna

61

Tereza Cristina Cardoso

Definição

A febre catarral maligna (FCM) é uma doença infecciosa viral, com caráter pansistêmico, frequentemente fatal, caracterizada por linfoproliferação, inflamação, ulceração das mucosas e vasculite necrosante fibrinoide, principalmente em ruminantes domésticos e selvagens.

Etiologia

A doença é causada por vírus DNA de fita dupla, linear e/ou circular, dependendo da fase do ciclo de replicação viral, envelopado, de simetria icosaédrica, pertencente ao gênero *Rhadinovirus*, da família *Herpesviridae* e subfamília *Gamaherpesvirinae* (*γ-herpesvirinae*). Até o momento, são reconhecidos nove tipos virais, dos quais quatro tipos clássicos estão envolvidos na etiologia da FCM: *Alcelaphine herpesvirus* 1 (AIHV-1), também chamado de tipo africano ou gnu-associado; a forma ovino-associada (FCM-OA), causada pelo herpesvírus ovino-2 (OvHV-2); a forma clássica da FCM, que acomete os veados-de-cauda-branca (*Odocoileus virginianus*); tipo caprino-2 ou CpHV-2 descrito recentemente, endêmico em caprinos. Análises filogenéticas recentes sugerem que os vírus, classificados como pertencentes à subfamília *Gamaherpesvirinae*, deveriam ser divididos em três gêneros: *Rhadinovirus*, *Macavirus* (incluídos os AIHV-1 e OvHV-2 subtipos) e *Percavirus*.

Os gnus (*Conochaetes taurinus* e *Conochaetes gnu*) são considerados os reservatórios do vírus para a forma africana da doença (AIHV-1). Em continentes ou países que não possuem gnus, o principal tipo viral envolvido na doença é a forma ovino-associada (FCM-OA), visto que os ovinos são considerados portadores do herpesvírus ovino-2 (OvHV-2).

Como característica da família *Herpesviridae*, os hospedeiros naturais apresentam a forma de latência viral (genoma na forma circular), seguido de períodos de reativação e proliferação (genoma linear), quando ocorre a transmissão. Os animais naturalmente infectados albergam o vírus por toda a sua existência ou por longos períodos, após os sinais clínicos desaparecerem. A propriedade biológica mais característica do vírus da FCM é o desenvolvimento da forma clínica grave, geralmente fatal, nos hospedeiros considerados não naturais, porém suscetíveis à infecção.

Epidemiologia

Os principais aspectos relacionados à epidemiologia da FCM são reconhecidos a partir das duas principais apresentações da doença, também denominadas africana e não africana.

A forma africana da doença está intimamente relacionada aos animais selvagens biungulados (gnus, cervos, antílopes e outros ruminantes selvagens), de vida livre ou mantidos em cativeiros, reservas florestais e/ou parques zoológicos distribuídos pelo mundo. A coexistência de animais considerados reservatórios naturais e animais suscetíveis, dentro de um mesmo ambiente, leva ao aparecimento de surtos da forma clínica, geralmente aguda e fatal da FCM, descritos, sobretudo, no continente africano e nos EUA.

A forma não africana afeta animais de produção, como bovinos e ovinos, e ocasionalmente búfalos, suínos e equinos, e tem sido descrita na América do Norte, na América do Sul e em certos países da Europa. Nesse caso, em particular, OvHV-2 é o agente causal geralmente presente em ovinos jovens (idade ≥ 1 ano), que são criados em contato com bovinos. Esse contato decorre do pastoreio consorciado entre essas duas espécies, determinando o aparecimento de surtos esporádicos, com prejuízos econômicos significativos, descritos em diversas regiões do mundo. Em ovinos, caprinos e outros cervídeos da fauna local, a infecção geralmente é subclínica, e esses animais servem como portadores do vírus para os bovinos.

No Brasil, a doença é descrita desde 1924. A FCM em ruminantes domésticos já foi descrita em diversos estados do país, como Rio Grande do Sul, Rio Grande do Norte, Rio de Janeiro, Bahia, Sergipe, Paraná, Piauí, Mato Grosso, Paraíba e São Paulo. Em cervídeos de cativeiro, a doença foi descrita no Brasil nos estados do Mato Grosso e Rio de Janeiro. Além dos bovinos e animais selvagens, como cervídeos e búfalos de vida livre, também já foi descrita a forma clínica da FCM em equinos, no Brasil, e em suínos, nos EUA.

Nas duas formas, a transmissão ocorre principalmente por aerossóis provenientes de animais considerados reservatórios. O vírus pode ser eliminado também pelas fezes de animais infectados. Outro meio de transmissão que deve ser considerado é a ingestão de água e alimentos contaminados por descargas nasais, oculares e até mesmo pelas fezes de animais infectados. Na forma ovino-associada, as partículas virais são eliminadas também em colostro, leite e secreções genitais (parição) de ovelhas, o que pode contaminar o ambiente para os bovinos.

Por se tratar de um vírus envelopado, as condições climáticas limitam a viabilidade da partícula viral no meio ambiente, o que sugere a necessidade de contato estreito entre as espécies para que ocorra a transmissão. Nesse sentido, foi descrita relação entre os meses de parição de ovinos e a ocorrência de surtos da FCM em bovinos, fato que sugere uma contaminação do ambiente por secreções no momento do parto.

A transmissão horizontal é a mais frequente, embora evidências indiquem o envolvimento também da via vertical ou transplacentária. O aumento da densidade animal por hectare parece contribuir para esse contato entre espécies, o que torna a FCM uma doença emergente. O trânsito de animais dentro de um país, de um continente e até mesmo entre continentes distantes pode facilitar a disseminação dos vários tipos virais da FCM. Não existem evidências da transmissão entre os bovinos, tampouco entre os cervídeos, sendo esses animais considerados elos finais na cadeia de transmissão.

A doença ocorre com maior frequência em bovinos entre 2 e 4 anos de idade, embora sejam descritos casos em animais adultos ou jovens.

As taxas de morbidade da doença geralmente são baixas, enquanto a letalidade frequentemente é elevada, podendo atingir todos os animais acometidos.

Patogenia

A patogenia da FCM não está completamente esclarecida. Os animais infectados apresentam viremia, com localização do vírus nas células e lesões provocadas provavelmente por processos imunomediados. O quadro de vasculite generalizada sugere um distúrbio imunológico que determina diminuição da subpopulação de linfócitos $CD8^+$ (supressores), ocasionando o desequilíbrio no controle das citocinas liberadas por linfócitos infectados, resultando em reação em cadeia imunomediada. Um fato que sustenta essa hipótese é a dificuldade de se detectar material genético viral e/ou antígenos virais no foco das lesões linfoproliferativas. A perda da regulação funcional dos linfócitos supressores, aliada ao excesso de ação de células *natural killers* (NK) (destruição tecidual), determina, provavelmente, as principais ações do vírus na patogenia. Após a infecção inicial, segue-se estado de latência viral, embora não existam evidências de reativação viral e reagudização clínica nos animais latentes.

Em alguns relatos, foram caracterizados linfócitos considerados maiores que o normal, com o citoplasma granular, tidos como as células-alvo para infecção primária pelo OvHV-2. Essas células, denominadas *large granular lymphocytes* (LGL), provenientes de animais positivos para a infecção viral, podem ser mantidas em sistemas *in vitro* e apresentar atividade citotóxica, sugerindo ter uma semelhança fenotípica com o linfócito T citotóxico ou com a célula NK. Entretanto, exaustivas tentativas de demonstrar o vírus da FCM no interior dessas células não foram bem-sucedidas.

Recentemente, em estudos experimentais, foi demonstrado que diferentes tipos de células epiteliais são permissivas à replicação do OvHV-2 em sua fase lítica, durante a adsorção viral e sua liberação da célula hospedeira. Nesse contexto, pode-se afirmar que o OvHV-2 pode alterar o tropismo celular no momento em que invade o sistema respiratório dos hospedeiros assintomáticos, liberando partículas no meio ambiente pelas vias respiratórias superiores. Portanto, na fase de latência, o OvHV-2 se mantém nos linfócitos na sua conformação circular (fita dupla de DNA circular), principalmente até o momento em que são reativados e passam para a fase lítica de proliferação viral (DNA viral linear). Nessa fase, os bovinos criados próximos aos ovinos tornam-se suscetíveis à transmissão por aerossóis e podem desenvolver a forma clínica da FCM. Esse fenômeno também ocorre para AHIV-1, embora os animais suscetíveis sejam os cervídeos e outros ruminantes selvagens, como descrito anteriormente.

As lesões no epitélio e na camada íntima dos vasos, particularmente capilares e arteríolas, resultam em quadro de vasculite generalizada ou pansistêmica. Lesões vasculares nos animais que vieram a óbito são evidentes em pulmões, mucosas do trato respiratório, rins, mucosa oral, língua, intestinos, bexiga e globo ocular.

Clínica

O período de incubação médio é de 6 semanas, variando de 18 a 40 dias, podendo, em alguns animais, estender-se por até 4 meses. O curso da doença é agudo, entre 3 e 7 dias, e raramente os animais com sinais clínicos perduram por mais de 2 semanas, caracterizando a alta letalidade da doença. Em alguns animais, o curso pode ser superagudo, com morte em poucas horas, dificultando a identificação dos sinais clínicos.

As manifestações clínicas da FCM variam entre os animais suscetíveis, particularmente os ruminantes selvagens ou de vida livre, búfalos e cervídeos infectados por AHIV-1, e bovinos domésticos acometidos por OvHV-2 (Figuras 61.1 e 61.2 A).

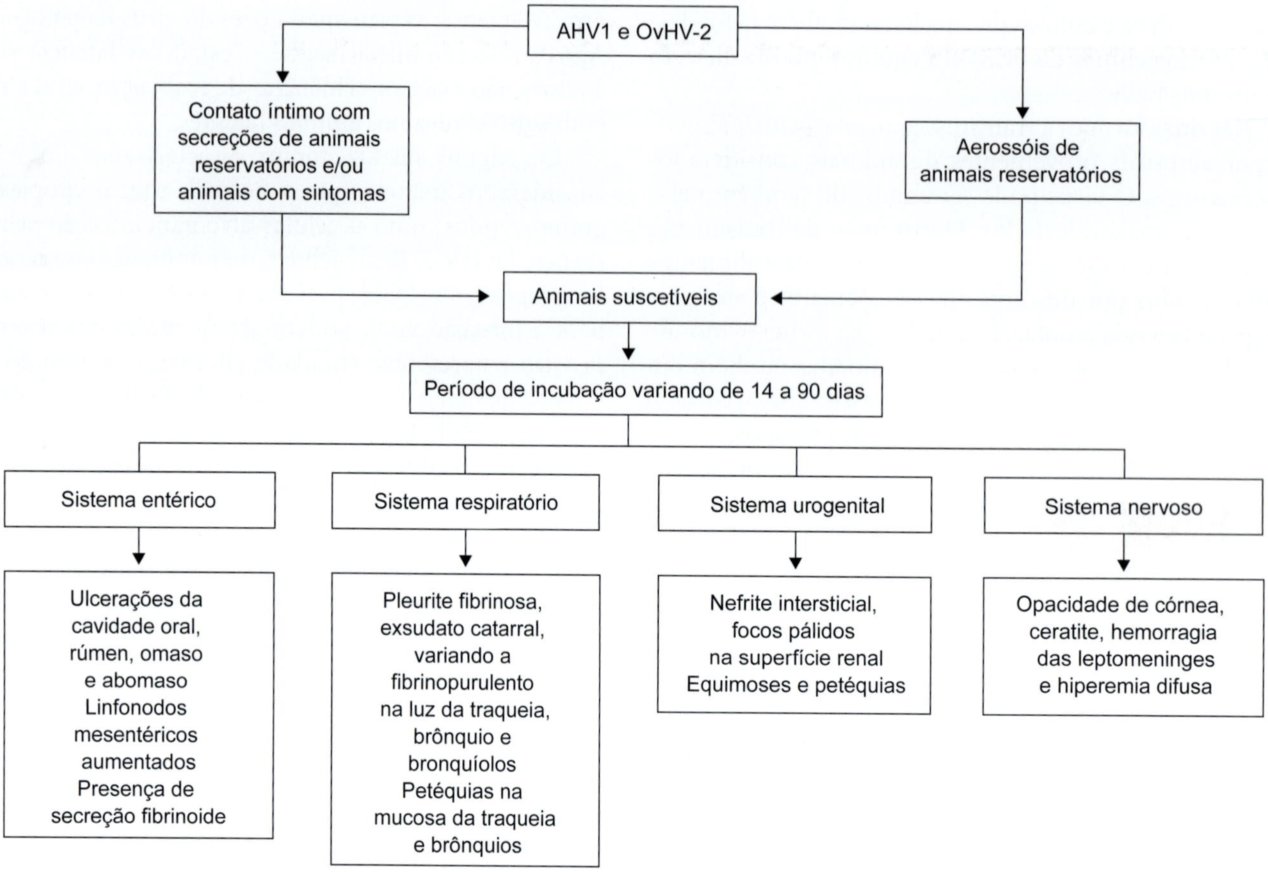

Figura 61.1 Esquema representativo da patogenia da FCM em afecções em animais domésticos e não domésticos.

Classicamente, as apresentações clínicas da doença podem ser chamadas de forma generalizada, digestória (entérica) e neurorrespiratória (ou cabeça e olho). No entanto, apesar dessa divisão didática, em muitos casos são observados sinais clínicos que envolvem mais de uma das formas supracitadas.

Forma generalizada

Na forma generalizada, observa-se anorexia, febre, redução na produção de leite ou agalaxia, secreção nasal, dispneia, diarreia com sangue e hematúria. Ocasionalmente, são observados sinais cutâneos e mudança de comportamento (vasculite cerebral).

Forma digestória ou entérica

Nos animais afetados por esta forma, observa-se inicialmente diarreia com muco de tonalidade esverdeada que, dias depois, evolui para diarreia profusa com estrias de sangue. O óbito destes animais geralmente ocorre até 4 dias depois do início dos sinais entéricos, com sinais graves de desidratação, emagrecimento, erosões em mucosa oral e em intestinos. O quadro clínico não é responsivo aos tratamentos convencionais para distúrbios entéricos. Apesar dos sinais entéricos, os animais acometidos também manifestam comprometimento renal, pulmonar e cerebral.

Forma neurorrespiratória (cabeça e olho)

Nessa forma clínica, os animais manifestam febre, ceratite e opacidade de córnea (Figura 61.2 B), evoluindo para cegueira, ulcerações na mucosa gengival (Figura 61.2 C), no espaço interdigital e borda superior da língua (Figura 61.2 D). Em alguns animais, pode-se observar salivação intensa e emagrecimento, evoluindo para o óbito. Outros sinais clínicos também descritos são secreção ocular, nasal e oral inicialmente serosa evoluindo para a forma catarral (Figura 61.3 A).

Na forma neurológica em bovinos jovens, foi relatada incoordenação motora, demência, tremores musculares, nistagmo, movimentos de "pedalagem", paralisia e convulsões. Observa-se também aumento dos linfonodos, principalmente os submandibulares e pré-escapulares.

Sinais clínicos menos frequentes ou ocasionais nas diferentes formas envolvem exantema cutâneo, desprendimento do epitélio nasal, dos focinhos e do casco, artropatia, exsudato fibrinonecrótico no prepúcio, edema de pálpebras, sialorreia e secreção vulvar.

➤ Diagnóstico

O diagnóstico da FCM é baseado na associação de sinais clínicos, achados epidemiológicos, exame histopatológico e sorológico e detecção de DNA viral, tanto em monóci-

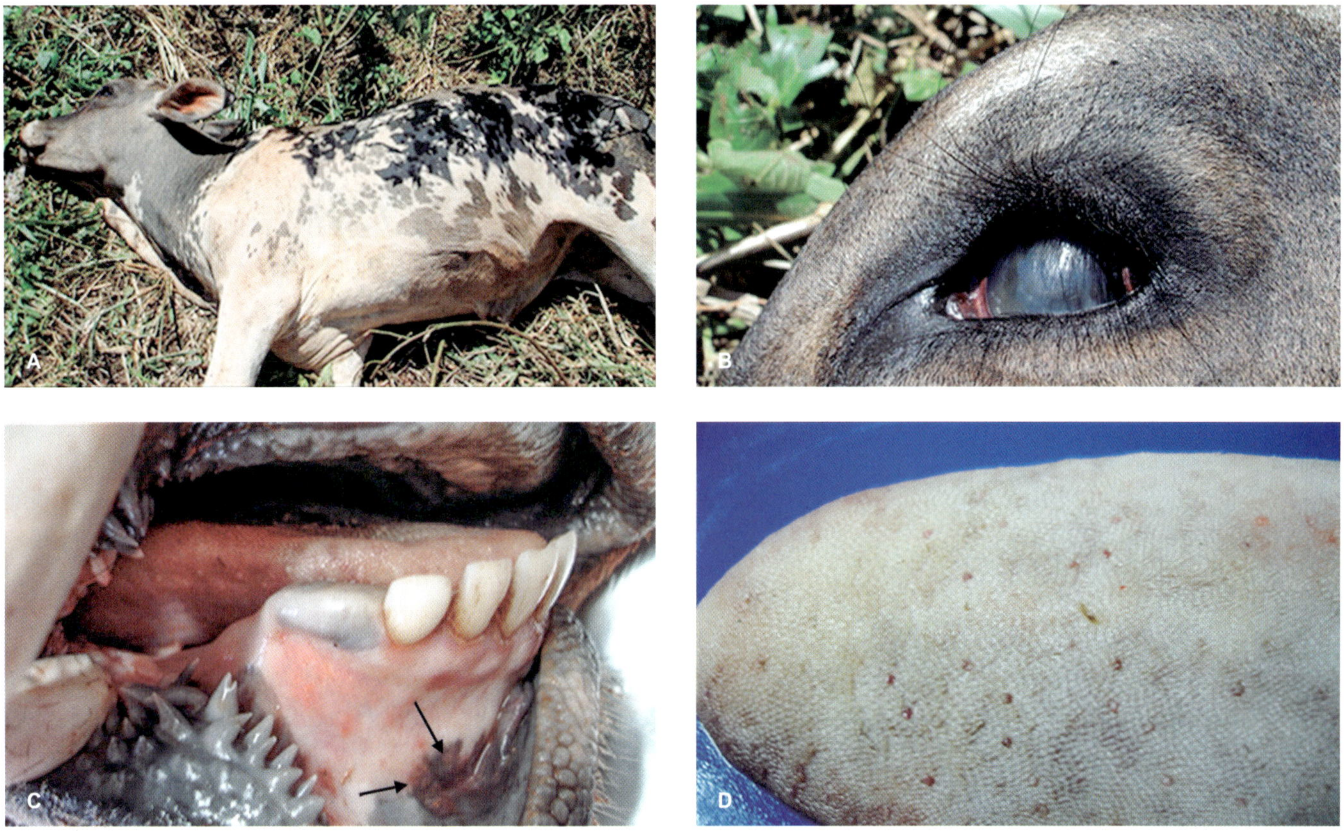

Figura 61.2 Febre catarral maligna em bovinos jovens naturalmente infectados no estado de São Paulo. **A.** Distúrbios neurológicos e morte de bovino jovem. **B.** Opacidade da córnea em caso espontâneo da FCM. **C.** Úlceras na mucosa gengival (setas). **D.** Úlceras na superfície da língua.

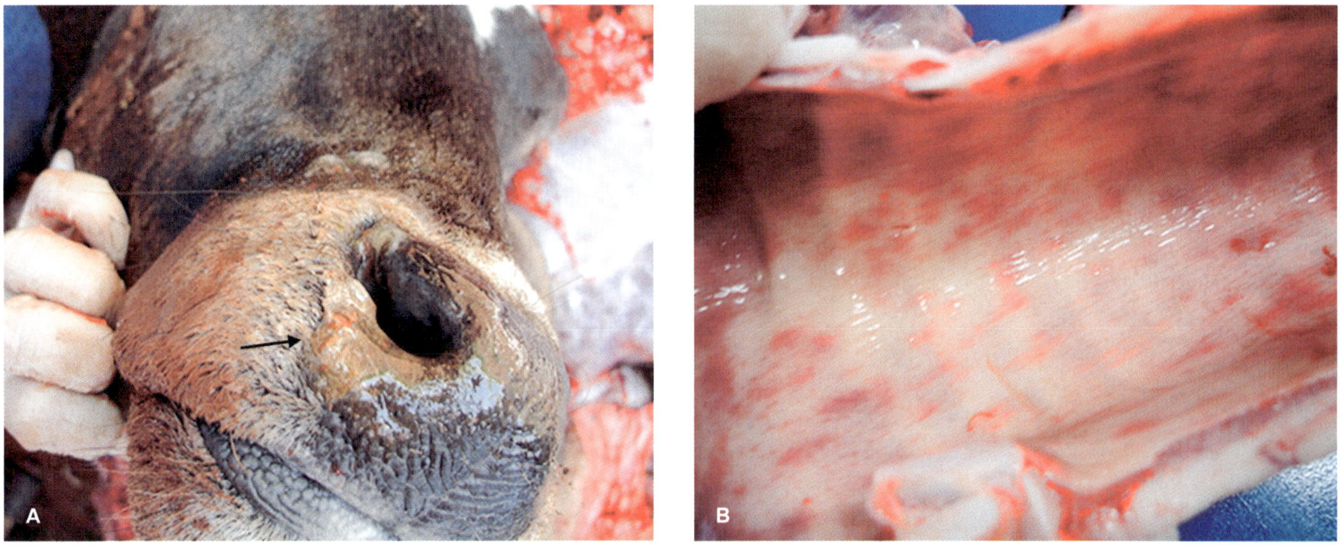

Figura 61.3 Febre catarral maligna em bovinos jovens naturalmente infectados no estado de São Paulo. **A.** Corrimento nasal mucopurulento. **B.** Focos hemorrágicos observados ao longo da traqueia.

tos circulantes como em tecidos com lesões compatíveis. Recentemente, as técnicas de biologia molecular têm auxiliado no diagnóstico e na classificação dos tipos virais da FCM. No Brasil, a presença de ovinos ou matas nativas com cervídeos é um dado que deve ser considerado na anamnese dos casos.

A similaridade dos sinais clínicos com outras doenças vesiculares ou distúrbios virais entéricos torna imprescindível a confirmação laboratorial da FCM. Exames hematológicos em animais com sinais clínicos, particularmente na forma generalizada, revelam leucopenia, anemia e trombocitopenia.

O isolamento viral já foi obtido em células da tireoide e do testículo de bezerros. No entanto, é um procedimento difícil em virtude da baixa eliminação viral em secreções e excreções dos animais.

A análise histopatológica com coloração de hematoxilina-eosina (H-E) é a técnica preconizada pela Organização Mundial da Saúde Animal (OIE) em decorrência da frequente presença de lesão linfoproliferativa em alguns órgãos. O material recomendado para o diagnóstico histopatológico, fixado em formalina (10%), são fragmentos de linfonodos, mucosa do trato digestório (esôfago, faringe, rúmen, intestinos), placas de Peyer, fígado, bexiga, rim e encéfalo (Figura 61.4). Nas diferentes formas clínicas da doença, observa-se a formação de manguitos vasculares ou vasculite necrosante (paredes de artérias e veias), com infiltrado de macrófagos e linfócitos perivasculares, degeneração, hiperplasia linfoide e necrose epitelial.

Alguns laboratórios têm adotado a imunofluorescência indireta para detecção de anticorpos circulantes para FCM.

Em razão das dificuldades de isolamento viral, a técnica de PCR foi recentemente padronizada para detectar sequências gênicas específicas dos tipos virais. A metodologia de PCR quantitativa (PCR em tempo real) tem sido utilizada em amostras clínicas como mais uma alternativa ao PCR convencional. A associação entre a técnica de *enzyme linked immunosorbent assay* (ELISA) e a técnica de PCR, tanto em animais suscetíveis quanto em animais reservatórios, é recomendada nos países onde a doença é considerada problema econômico grave. Estudos recentes com PCR permitiram evidenciar que bovinos convalescentes tornam-se portadores crônicos do vírus. Os materiais recomendados para o diagnóstico molecular são fragmentos de linfonodos, baço, pulmões, encéfalo, sangue (leucócitos) e tireoide.

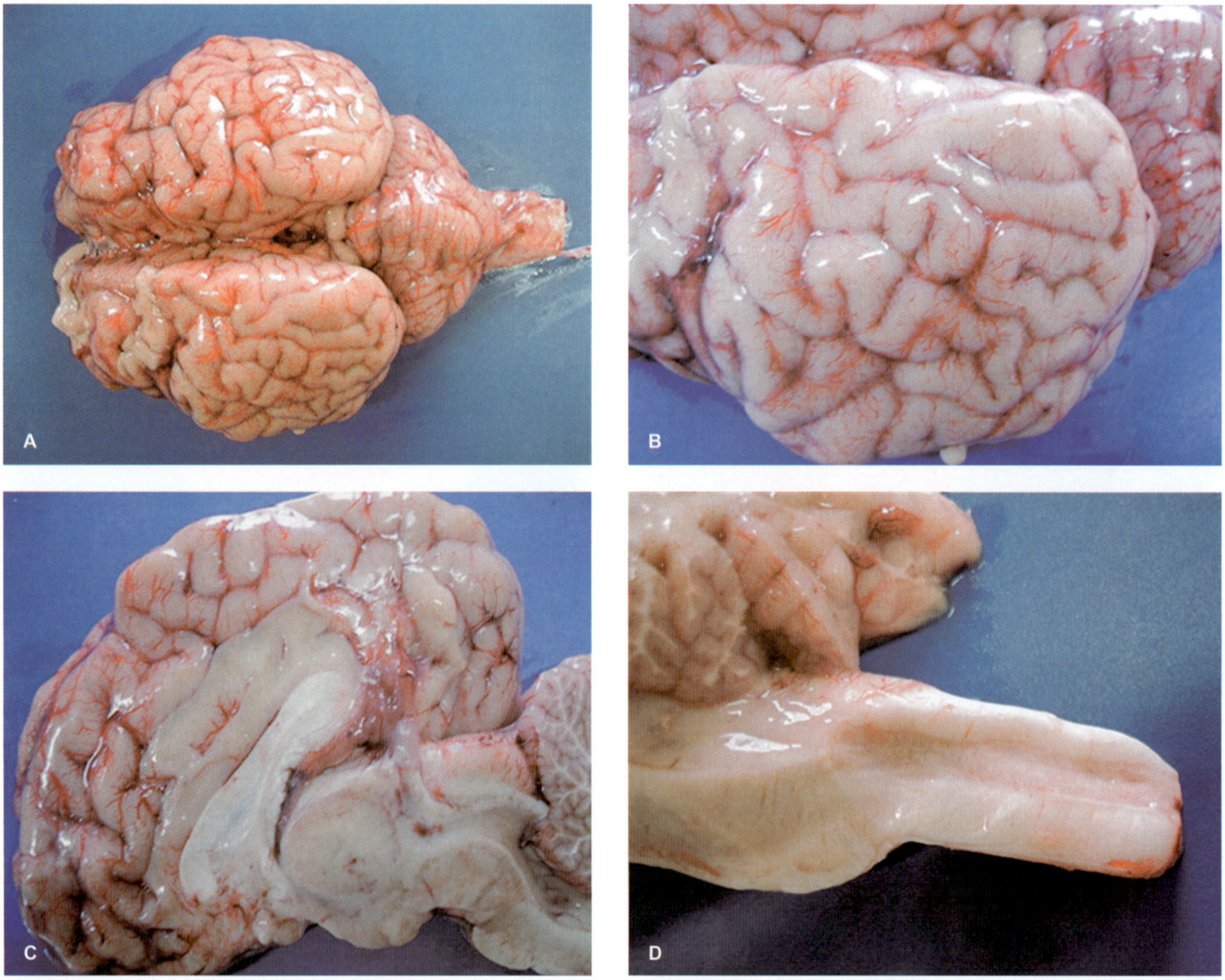

Figura 61.4 Febre catarral maligna em bovinos jovens naturalmente infectados no estado de São Paulo. **A.** Aspecto geral do sistema nervoso revelando intensa congestão, hemorragia e edema de maneira generalizada. **B.** Região do córtex parietal ilustrando a congestão e hemorragia. **C.** Corte transversal revelando áreas de congestão e edema no diencéfalo e mesencéfalo. **D.** Congestão e focos hemorrágicos na região da ponte e bulbo.

No diagnóstico diferencial da FCM com outras doenças infecciosas virais, deve-se considerar febre aftosa, estomatite vesicular, diarreia viral bovina (na forma de doença das mucosas), peste bovina (exótica no Brasil) e *blue tongue* (língua azul). Em regiões ou países onde há programa de controle e erradicação da febre aftosa, o diagnóstico da FCM torna-se fundamental como controle epidemiológico de doenças vesiculares.

O exame *post mortem* revela focos hemorrágicos ao longo da traqueia (ver Figura 61.3 B), erosões em muflo, gengiva, língua e intestinos (formação de úlceras), enterite catarro-hemorrágica e linfadenite mesentérica. No sistema nervoso central, observam-se intensa congestão e hemorragia em diversas áreas (ver Figura 61.4), além da bexiga. Petéquias e sufusões são encontradas na traqueia, cornetos nasais, pulmões e esôfago, além de congestão e edema de órgãos, hepatomegalia e áreas de infarto renal. Lesões macroscópicas também podem ser visualizadas nos rins, caracterizados por nódulos de vários tamanhos de coloração branca comumente na região cortical (Figura 61.5).

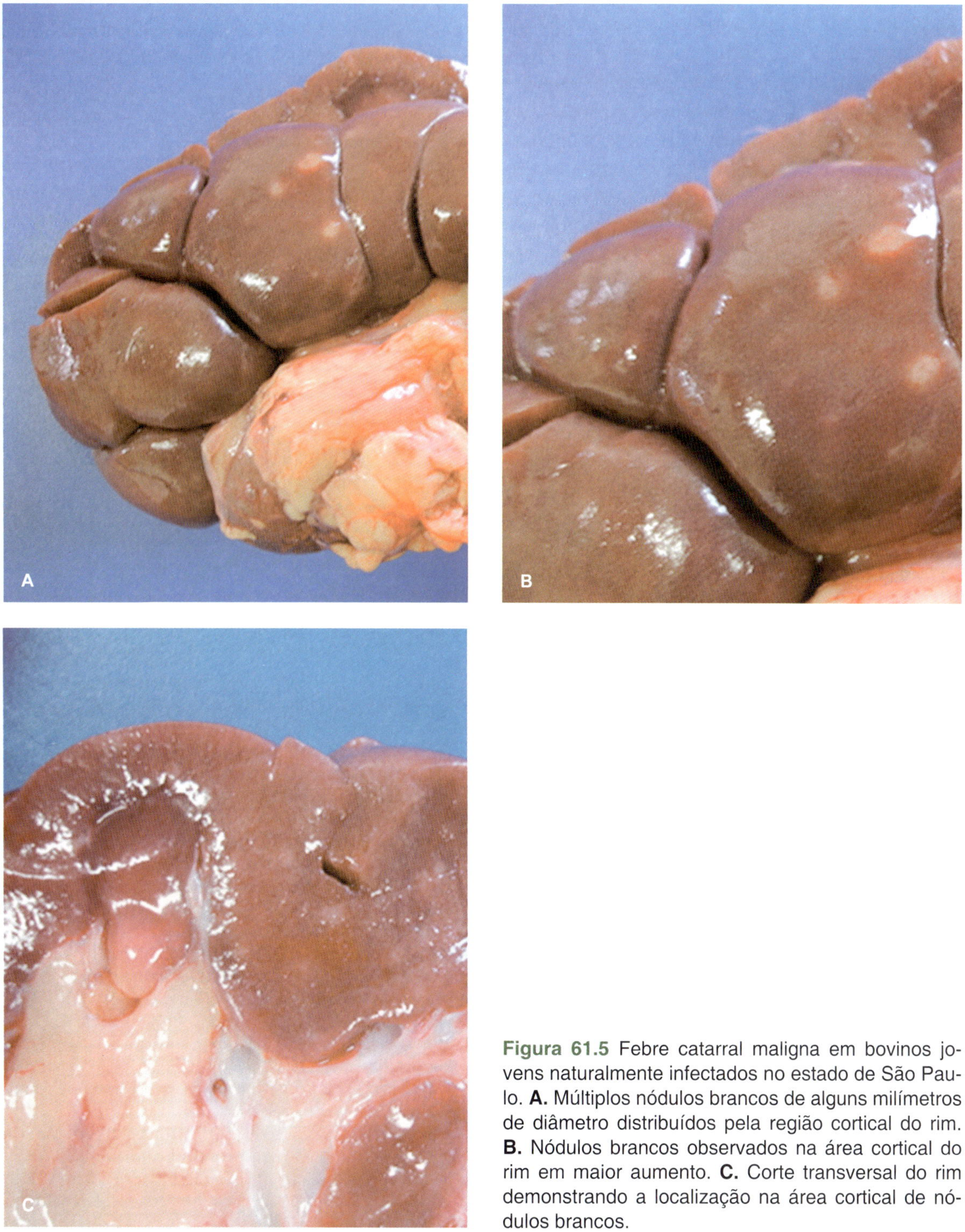

Figura 61.5 Febre catarral maligna em bovinos jovens naturalmente infectados no estado de São Paulo. **A.** Múltiplos nódulos brancos de alguns milímetros de diâmetro distribuídos pela região cortical do rim. **B.** Nódulos brancos observados na área cortical do rim em maior aumento. **C.** Corte transversal do rim demonstrando a localização na área cortical de nódulos brancos.

Tratamento

Não existe protocolo de tratamento efetivo contra a FCM. No entanto, há relatos descrevendo a recuperação espontânea de alguns animais ou em casos tratados com corticosteroides.

Profilaxia e controle

A FCM é uma doença infecciosa com vários aspectos ainda não elucidados, principalmente relacionados à transmissão, à apresentação esporádica e à patogênese. Diante desse contexto e da inexistência de tratamento efetivo contra a FCM, as medidas de controle devem ser adotadas com rigor para evitar a doença.

Os animais doentes devem ser removidos e isolados em espaços apropriados. Os animais reservatórios e os suscetíveis produzem anticorpos específicos para os principais antígenos da partícula viral da FCM. Assim, os testes sorológicos são os mais recomendados e destacam-se como uma importante ação para o diagnóstico de animais contactantes nas propriedades ou para estudos de vigilância epidemiológica da doença.

Recomenda-se, na medida do possível, não criar bovinos e ovinos em conjunto, ou mesmo manter proximidade entre ruminantes domésticos e ruminantes selvagens, como gnus e antílopes. Em países ou regiões endêmicas, uma alternativa de manejo seria separar ovinos e bovinos nos períodos de parição das ovelhas, minimizando o eventual contato dos bovinos com a placenta e as secreções genitais das fêmeas ovinas.

Da mesma maneira, medidas de defesa sanitária devem ser empregadas em exposições e/ou feiras agropecuárias, visto que foram observados surtos de FCM em outros países. Alguns relatos descrevem o tratamento com corticosteroides. Entretanto, os animais que se recuperam dos sinais clínicos, como os bovinos, permanecem como reservatórios do vírus da FCM por meses após o início da infecção, tornando-se fontes de infecção nos rebanhos.

Recomenda-se também a adoção, nas propriedades, de período de quarentena, particularmente para animais importados, bem como não adquirir animais de países e/ou regiões endêmicas, com casos comprovados da doença.

Animais que vierem a óbito devem ser submetidos à necropsia e o material deve ser enviado para confirmação diagnóstica. Após o exame *post-mortem*, as carcaças devem ser enterradas em local adequado na propriedade. Ambientes de alta circulação dos animais devem ser desinfetados.

Estudos experimentais com a vacinação de ovinos e bovinos apresentam respostas contraditórias à infecção pelo OvHV-2, dificultando a elaboração de vacina para uso comum em ruminantes domésticos, que poderia auxiliar na profilaxia/controle da doença.

Bibliografia

Ackermann M. Pathogenesis of gammaherpesvirus infections. Vet Microbiol. 2006;113:211-22.

Alcaraz A, Warren A, Jackson C, Gold J, McCoy M, Cheong SH *et al.* Naturally occurring sheep-associated malignant catarrhal fever in North American pigs. J Vet Diagn Invest. 2009;21:250-3.

Benetka V, Krametter-Froetscher R, Baumgartner W, Moestl K. Investigation of the role of Austrian ruminant wildlife in the epidemiology of malignant catarrhal fever viruses. J Wildlife Dis. 2009;45:508-11.

Bremer CW. The prevalence of ovine herpesvirus 2 in 4 sheep breeds from different regions in South Africa. J S Afr Vet Assoc. 2010;81:93-6.

Campolo M, Lucente MS, Mari V, Elia G, Tinelli A, Laricchiuta P *et al.* Malignant catarrhal fever in a captive American bison (Bison bison) in Italy. J Vet Diagn Invest. 2008;20:843-6.

Cooley AJ, Taus NS, Li H. Development of a management program for a mixed species wildlife park following an occurrence of malignant catarrhal fever. J Zoo Wildl Med. 2008;39:380-5.

Costa EA, Bomfim MR, da Fonseca FG, Drumond BP, Coelho FM, Vasconcelos AC *et al.* Ovine herpesvirus 2 infection in foal, Brazil. Emerg Infect Dis. 2009;15:844-5.

Cunha CW, Traul DL, Taus NS, Oaks JL, O'Toole D, Davitt CM *et al.* Detection of ovine herpesvirus 2 major capsid gene transcripts as an indicator of virus replication in shedding sheep and clinically affected animals. Virus Res. 2008;132:69-75.

Foyle KL, Fuller HE, Higgins RJ, Russell GC, Willoughby K, Rosie WG *et al.* Malignant catarrhal fever in sika deer (Cervus Nippon) in the UK. Vet Rec. 2009;10:445-7.

Franco AC, Roehe PM. Herpesviridae. In: Flores EF. Virologia veterinária. Santa Maria: Editora da UFSM; 2007. p. 435-85.

Jacobsen B, Thies K, von Altrock A, Förster C, König M, Baumgärtner W. Malignant catarrhal fever-like lesions associated with ovine herpesvirus-2 infection in three goats. Vet Microbiol. 2007;124:353-7.

Løken T, Bosman AM, Van Vuuren M. Infection with ovine herpesvirus 2 in Norwegian herds with a history of previous outbreaks of malignant catarrhal fever. J Vet Diagn Invest. 2009;21:257-61.

Luvizotto MCR, Ferrari HF, Cardoso TC. Malignant catarrhal fever-like lesions associated with ovine herpesvirus-2 infection in young calves (Bos indicus): a case report. J Venom Anim Toxins incl Trop Dis. 2010;16:178-85.

Macêdo JTSA, Riet-Correa F, Simões SVD, Dantas AFM, Nobre VMT. Febre catarral maligna em bovinos na Paraíba. Pesq Vet Bras. 2007; 27:277-81.

Meier-Trummer CS, Ryfr B, Ackermann M. Identification of peripheral blood mononuclear cells targeted by ovine herpesvirus-2 in sheep. Vet Microbiol. 2010;141:199-207.

Meier-Trummer CS, Rehrauer H, Franchini M, Patrignani A, Wagner U, Ackermann M. Malignant catarrhal fever of cattle is associated with low abundance of IL-2 transcript and a predominantly latent profile of ovine Herpesvirus gene expression. PLoS One. 2009;4:e6265.

Mendonça SF, Dória RGS, Schein FB, Freitas SH, Nakazato L, Boabaid FM *et al.* Febre catarral maligna em bovinos no Estado do Mato Grosso. Pesq Vet Bras. 2008;28:155-60.

Mitchell ESE, Scholes SFE. Unusual presentation of malignant catarrhal fever involving neurological disease in young calves. Vet Rec. 2011;164:240-2.

Moore DA, Kohrs P, Baszler T, Faux C, Sathre P, Wenz JR *et al.* Outbreak of malignant catarrhal fever among cattle associated with a state livestock exhibition. J Am Vet Med Assoc. 2010;237:87-92.

Nelson DD, Davis WC, Brown WC, Li H, O'Toole D, Oaks JL. CD8+/perforin+/WC1-$\gamma\delta$ T cells, not CD8+ $\alpha\beta$ T cells, infiltrate vasculitis lesions of American bison (Bison bison) with experimental sheep-associated malignant catarrhal fever. Vet Immunol Immunopathol. 2010;136:284-91.

Radostits OM, Gay CC, Blood DC, Hinchcliff KW. Veterinary medicine: a textbook of the diseases of cattle, horses, sheep, pigs and goats. 10.ed. Philadelphia: Sanders Elsevier, 2007. 2156p.

Russel GC, Stewart JP, Haig DM. Malignant catarrhal fever: a review. Vet J. 2009;179:324-35.

Salerno T, Siqueira AK, Paes AC, Troncarelli MZ. Febre catarral maligna. In: Pires AV. Bovinocultura de corte. Vol. II. Piracicaba: FEALQ, 2010. p.1106-09.
Taus NS, Herndon DR, Traul DL, Stewart JP, Ackermann M, Li H *et al.* Comparison of ovine herpesvirus 2 genomes isolated from domestic sheep (Ovis aires) and a clinically affected cow (Bos bovis). J Gen Virol. 2007;88:40-5.
Taus NS, Oaks JL, Gailbreath K, Traul DL, O'Toole D, Li H. Experimental aerosol infection of cattle (Bos Taurus) with ovine herpesvirus 2 using nasal secretion from infected sheep. Vet Microbiol. 2006;116:29-36.
Taus NS, Schneider DA, Oaks JL, Yan H, Gailbreath KL, Knowles DP *et al.* Sheep (Ovis aries) airway epithelial cells support ovine herpesvirus 2 lytic replication in vivo. Vet Microbiol. 2010; 145:47-53.
Traul DL, Taus NS, Lindsay Oaks J, O'Toole D, Rurangirwa FR, Baszler TV *et al.* Validation of nonnested and real time PCR for diagnosis of sheep-associated malignant catarrhal fever in clinical samples. J Vet Diagn Invest. 2007;19:405-8.
World Organization for Animal Health (OIE). Malignant catarrhal fever. In: OIE manual of diagnostic test and vaccines for terrestrial animal. 5.ed. France, 2008. p.570-9.

Hantavirose 62

Luiz Eloy Pereira

Definição

A hantavirose é uma zoonose transmitida por roedores silvestres causada por vírus do gênero *Hantavirus*. As infecções humanas pelos hantavírus ocorrem principalmente pela inalação de aerossóis de partículas virais formadas a partir de excretas de roedores infectados, manifestando-se clinicamente como febre hemorrágica com síndrome renal (FHSR) e síndrome cardiopulmonar por hantavírus (SCPH).

Etiologia

Os hantavírus são reconhecidos como um problema de Saúde Pública mundial. Na Eurásia, a FHSR surgiu a partir de 1951, envolvendo roedores da subfamília *Murinae*, ligada aos vírus *Hantaan*, *Saaremaa*, *Dobrava*, *Amur*, *Thailand*, *Sangassou* e *Seoul*, e roedores da subfamília *Arvicolinae*, associada aos vírus *Puumala*, *Tobetsu*, *Kamiiso*, *Topografov*, *Khabarovsk*, *Vladivostok*, *Tula*, *Prospect Hill*, *Bloodland Lake* e *Isla Vista*. Os vírus *Hantaan* e *Dobrava* causam FHSR grave, enquanto *Puumala* e *Seoul* provocam FHSR branda (Tabela 62.1). O vírus *Thailand* já foi encontrado infectando humanos e, em alguns casos, pode ser patogênico.

No continente africano, somente em 2006 foi descoberto o primeiro hantavírus na região de Sangassou, na Guiné. O vírus, denominado *Sangassou*, foi encontrado infectando roedores da espécie *Hylomyscus simus* (rato da madeira africano) e também pode causar infecções fatais em humanos.

Tabela 62.1 Distribuição geográfica e afecções de diferentes hantavírus associados a roedores das subfamílias *Murinae* (*Muridae*) e famílias *Muridae*, *Arvicolinae* e *Cricetidae*.

Vírus	Distribuição geográfica	Reservatório	Afecção
Hantavírus associados a roedores da subfamília *Murinae*, família *Muridae*			
Hantaan (HTNV)	Ásia, Europa Central e do Leste	*Apodemus agrarius* (*mantchuricus*)	FHSR (grave)
Saaremaa (SAAV)	Estônia e Dinamarca	*Apodemus agrarius* (*agrarius*)	FHSR
Dobrava (DOBV)	Bálcãs, Rússia, Estônia	*Apodemus flavicollis*	FHSR (grave)
Amur (AMRV)	Leste da Ásia	*Apodemus peninsulae*	FHSR
Thailand (THAIV)	Sudeste Asiático	*Bandicota indica*	Não determinada
Seoul (SEOV)	Mundial	*Rattus norvegicus*	FHSR (branda)
Sangassou	África (Sangassou, Guiné)	*Hylomyscus simus*	FHSR (grave)
Hantavírus associados a roedores da subfamília *Arvicolinae*, família *Cricetidae*			
Puumala (PUUV)	Escandinávia, Rússia e Bálcãs	*Cletryonomys glareolus*	FHSR (branda)
Tobetsu	Japão	*Cletrionomys glareolus*	Não determinada
Kamiiso	Leste da Rússia e Japão	*Cletrionomys rufocanus*	Não determinada
Topografov (TOPV)	Nordeste da Europa	*Lemmus sibiricus*	Não determinada
Khabarovsk (KBRV)	Rússia	*Microtus fortis*	Não determinada
Vladivostok (VLAV)	Oeste da Rússia	*Microtus fortis*	Não determinada
Tula (TULV)	Europa e Rússia	*Microtus arvalis*, *M. rossimeridionalis*	FHSR
Prospect Hill (PHV)	EUA e Canadá	*Microtus pennsylvanicus*	Não determinada
Bloodland Lake (BLLV)	EUA	*Microtus ochrogaster*	Não determinada
Isla Vista (ILV)	EUA	*Microtus californicus*	Não determinada

FHSR = febre hemorrágica com síndrome renal.

O vírus *Thottapalayam*, que não está associado a roedores como hospedeiros, foi identificado infectando o musaranho (*Suncus murinus*) na Índia, o único animal insetívoro que desempenha o papel de hospedeiro de hantavírus.

Os hantavírus que causam doença respiratória conhecida como SCPH emergiram a partir de 1993. A ocorrência está restrita ao continente americano em razão da associação desses vírus com os roedores reservatórios da subfamília *Sigmodontinae*, existentes apenas nas Américas.

Desde 1993, quando a SCPH foi primeiramente notificada no continente americano, diversos tipos de hantavírus foram descritos nas Américas do Norte, do Sul e Central. Os vírus associados à SCPH na América do Norte incluem *Sin Nombre*, *Monongahela*, *New York*, *Blue River*, *Limestone Canyon*, *Bayou*, *Black Creek Canal* e *Muleshoe*.

Na América do Sul, a SCPH está associada aos vírus *Caño Delgadito*, *Andes*, *Oran*, *Lechiguanas*, *Bermejo*, *HU39694*, *Pergamino*, *Maciel*, *Laguna Negra*, *Juquitiba*, *Araraquara*, *Castelo dos Sonhos*, *Anajatuba*, *Rio Mearim* e *Rio Mamore*, enquanto na América Central a doença está relacionada aos vírus *Choclo*, *Calabazo*, *El Moro Canyon* e *Rio Segundo* (Tabela 62.2).

Nas Américas, outros hantavírus também foram detectados, mas apenas infectando roedores, não associados à doença humana, como *Blue River*, *Rio Segundo*, *Caño Delgadito*, *Bloodland Lake*, *Prospect Hill*, *Isla Vista*, *Limestone Canyon*, *El Moro Canyon*, *Rio Mearim*, *Pergamino* e *Calabazo* (Tabela 62.2).

A SCPH foi primeiramente descoberta na América do Sul, em 1993, com a confirmação do primeiro caso fatal no município de Juquitiba, SP.

Tabela 62.2 Distribuição geográfica nas Américas e afecções causadas por diferentes hantavírus associados a roedores da subfamília *Sigmodontinae*, família *Cricitidae*.

Vírus	Distribuição geográfica	Reservatório	Afecção
Sin Nombre (SNV)	EUA e Canadá	*Peromyscus maniculatus*	SCPH
Black Creek Canal (BCCV)	EUA, Venezuela e Peru	*Sigmodon hispidus*	SCPH
Monongahela (MONV)	Canadá e Leste dos EUA	*Peromyscus maniculatus*	SCPH
New York (NYV)	Canadá e Leste dos EUA	*Peromyscus leucopus*	SCPH
Bayou (BAYV)	EUA (Louisiana)	*Oryzomys palustris*	SCPH
El Moro Canyon (ELMCV)	Oeste dos EUA e México	*Reithrodontomys megalotis*	Não determinada
Isla Vista	Califórnia, Oregon e México	*Microtus californicus*	Não determinada
Limestone Canyon	Oeste dos EUA	*Peromyscus boylii*	Não determinada
Bloodland Lake	Norte dos EUA	*Microtus ochrogaster*	Não determinada
Blue River	Centro dos EUA	*Peromyscus leucopus*	Não determinada
Muleshoe	Sudeste dos EUA	*Sigmodon hispidus*	SCPH
Rio Segundo (RSV)	Costa Rica	*Reithrodontomys mexicanus*	Não determinada
Caño Delgadito (CDV)	Venezuela	*Sigmodon alstoni*	Não determinada
Rio Mamore (RMV)	Bolívia e Peru	*Oligoryzomys microtis*	SCPH
Juquitiba (JUQV)	Sudeste do Brasil	*Oligoryzomys nigripes*	SCPH
Castelo dos Sonhos (CASV)	Norte do Brasil	*Oligoryzomys utiaritensis*	SCPH
Araraquara (ARAV)	Sudeste do Brasil	*Necromys lasiurus*	SCPH
Anajatuba (ANAJV)	Nordeste do Brasil	*Oligoryzomys fornesi*	SCPH
Laguna Negra (LNV) e *Laguna Negra-like*	Paraguai, Norte da Argentina, Bolívia e Brasil	*Calomys laucha*, *C. callosus* e *C. callidus*	SCPH SCPH
Andes (ANDV)	Argentina, Chile e Uruguai	*Oligoryzomys longicaudatus*	SCPH
Lechiguanas (LECV)	Argentina central	*Oligoryzomys flavescens*	SCPH
HU 39694	Argentina central	*Oligoryzomys flavescens*	SCPH
Central Plata	Uruguai	*Oligoryzomys flavescens*	SCPH
Choclo (CHOV)	Panamá	*Oligoryzomys fulvescens*	SCPH
Bermejo (BERV)	Noroeste da Argentina	*Oligoryzomys chacoensis*	SCPH
Oran (ORNV)	Nordeste da Argentina	*Oligoryzomys longicaudatus*	SCPH
Maciel (MACV)	Argentina central	*Necromys benefactus*	SCPH
Rio Mearim (RIMEV)	Nordeste do Brasil	*Holochilus sciureus*	Não determinada
Pergamino (PERV)	Argentina central	*Akodon azarae*	Não determinada
Calabazo	Panamá	*Zygodontomys brevicaudata*	Não determinada

SCPH = síndrome cardiopulmonar por hantavírus.

Nas Américas, o único hantavírus associado à FHSR é o vírus *Seoul,* que provavelmente foi introduzido juntamente com a ratazana (*Rattus norvegicus*), proveniente da Eurásia.

Assim, a filogenia dos hantavírus está intrinsecamente ligada aos seus respectivos roedores reservatórios e, portanto, é determinada pela distribuição geográfica. Os hantavírus formam um grupo monofilético, dividido em três linhagens principais. Um primeiro grupo está associado aos roedores muríneos como reservatórios da FHSR, com área de distribuição original na Eurásia. Outro ramo inclui os roedores arvicolíneos, também como hospedeiros da FHSR na Eurásia e na América do Norte (Tabela 62.1). O terceiro ramo, associado aos roedores sigmodontíneos, agrupa os hantavírus associados à SCPH, todos com ocorrência restrita ao continente americano (Tabela 62.2). A especificidade entre vírus e hospedeiros existentes para hantavírus e roedores sugere a existência de uma linhagem de hantavírus ancestral associada a uma espécie de insetívoro há aproximadamente 160 milhões de anos. A associação com roedores ocorreu posteriormente, há cerca de aproximadamente 30 milhões de anos, sugerindo a coespeciação e coevolução entre vírus e hospedeiro como um dos mecanismos para explicar a existência de numerosos hantavírus.

Os hantavírus são difíceis de ser isolados e de crescer em culturas de células. As células Vero (rim de macaco), particularmente a linhagem E6, são consideradas as mais suscetíveis e são as células comumente usadas para a cultura de hantavírus. Os vírus se replicam lentamente, alcançando a produção máxima da progênie entre 5 e 14 dias. O crescimento desses vírus produz pouco ou nenhum efeito citopático. O vírus pode ser isolado principalmente a partir de fragmentos dos pulmões, baço e rins, colhidos dos roedores reservatórios.

Os estudos de microscopia eletrônica mostram que partículas de hantavírus têm morfologia típica dos membros da família *Bunyaviridae,* com partículas de 80 a 120 nm de diâmetro, com forma predominantemente esférica ou ovoide. O hantavírus apresenta cobertura lipídica denominada envelope e seu genoma é constituído de fitas simples e polaridade negativa e é trissegmentado. Assim, apresenta três segmentos de RNA conhecidos como grande (L), de 6.500 nucleotídios; médio (M), de 3.600 a 3.800 nucleotídios; e pequeno (S), de 1.700 a 2.100 nucleotídios. O primeiro segmento codifica uma polimerase viral; o segundo, as glicoproteínas G1 e G2 do envelope; e o terceiro, a proteína M do nucleocapsídio.

Os hantavírus possuem um envelope de dupla camada lipoproteica, que é sensível a muitos detergentes e desinfetantes. Os vírus são inativados quando submetidos a produtos químicos com pH muito ácido ou alcalino, bem como a elevadas concentrações salinas. Entre esses produtos incluem-se as soluções de hipoclorito de sódio, lisol/amphyl (o-fenilfenol a 2,8%; o-benzila-p-clorofenol a 2,7%), álcool etílico a 70% e lisofórmio. Os hantavírus também são sensíveis à luz ultravioleta, sendo facilmente inativados quando expostos aos raios solares no meio ambiente.

Epidemiologia

Reservatórios

Os roedores associados à doença pertencem às famílias *Muridae* e *Cricetidae,* considerados os únicos hospedeiros naturais e reservatórios dos hantavírus. Registro fóssil evidenciou a presença de roedores da família *Cricetidae* há 20 milhões de anos na América do Norte e 3,5 milhões na América do Sul. Os murídeos e cricetídeos são encontrados em vários ambientes na Eurásia e nas Américas. Esses roedores se abrigam em buracos ou fendas no solo, em árvores caídas ou ocas, além de ninhos na superfície do solo, herbáceos e arbustos. Apesar do hábito principalmente noturno, certas espécies podem ser diurnas e, em geral, são ativas durante todo o ano. As fêmeas geram muitas ninhadas e a reprodução ocorre durante todos os meses nas regiões quentes do continente. A maioria das espécies vive cerca de 2 anos. No entanto, o potencial reprodutivo de algumas espécies (que criam em média quatro filhotes por ninhada) resulta no aumento numérico de indivíduos na população, sobretudo quando existe fartura de alimentos na natureza. Uma queda do número de indivíduos da população ocorre quando o suplemento de alimento é exaurido. Essa flutuação tem periodicidade anual de acordo com as estações climáticas, a frutificação da vegetação nativa e os tipos de cultura agrícola que servem de abrigo e fornecem alimentação para os roedores, entre os quais se destacam capim-braquiária (*Brachiaria decumbens*), capim-colonião (*Panicum maximum*), capim-elefante (*Pennisetum purpureum*), capim-gordura (*Melinis minutiflora*), cana-de-açúcar (*Saccharum officinarum*), milho (*Zea mays*), arroz (*Oryza sativa*), amendoim (*Arachis hipogaea*), mandioca (*Manihot esculenta*), batata-doce (*Ipomoea batatas*), trigo (*Triticum vulgare*), soja (*Gycine max*) e sorgo (*Sorghum vulgare*).

Dentro da família *Muridae*, apenas roedores das subfamílias *Murinae* foram identificados como reservatórios de hantavírus. Da mesma maneira, na família *Cricetidae*, somente foram identificados como reservatórios os roedores das subfamílias *Arvicolinae* e *Sigmodontinae.* Com relação à distribuição geográfica destes roedores, os muríneos são endêmicos na Eurásia, exceto as espécies *Rattus norvegicus, Rattus rattus e Mus musculus*, que foram introduzidas na América pelos colonizadores europeus. Os roedores da subfamília *Arvicolinae* apresentam ampla distribuição no hemisfério norte, ocorrendo da Eurásia até a América do Norte, enquanto os sigmodontíneos só ocorrem no continente americano.

Os arvicolíneos vivem principalmente em ambientes silvestres, assim como a maioria das espécies de roedores murídeos existentes na Eurásia, que também apresentam hábitos silvestres, com exceção das espécies *Rattus norvegicus, Rattus rattus* e *Mus musculus*, que se adaptaram aos ambientes urbanizados. Esse comportamento de urbanização também ocorreu quando os arvicolíneos murídeos foram introduzidos no continente americano, com adaptação de algumas populações de *Rattus rattus* e *Mus musculus* aos ambientes rurais e silvestres. Os roedores da subfamília *Sigmodontinae*, hospedeiros da SCPH, estão associados a ambientes silvestres e rurais, embora alguns sejam generalistas em relação a *habitat*, adaptando-se a diversas formações de vegetação, nativas ou agrícolas, remanescentes da expansão das cidades.

Relação entre vírus e roedores

A distribuição viral pode acontecer em toda a área de ocorrência da espécie reservatória ou pode ser restrita a uma pequena porção geográfica. Cada hantavírus está associado a uma única espécie de hospedeiro. Assim, a distribuição de uma espécie de roedor restringe a ocorrência de seu hantavírus específico, suportando a teoria da coevolução entre os vírus e seus reservatórios. Com exceção do vírus *Thottapalayan*, que tem como reservatório o animal insetívoro *Suncus murinus*, cada ramo da árvore filogenética dos hantavírus está associado a uma diferente subfamília de roedores. Desse modo, todos os hantavírus associados à SCPH, endêmicos no continente americano, têm como reservatórios roedores da subfamília *Sigmodontinae*. Todos os hantavírus da Europa responsáveis pela FHSR estão associados a roedores da subfamília *Murinae*, incluindo os vírus *Puumala* e *Tula*, que estão relacionados com roedores da subfamília *Arvicolinae*. Outros vírus não associados à doença humana, encontrados no hemisfério norte, estão associados à subfamília *Arvicolinae* (Tabela 62.1).

A infecção por hantavírus no seu roedor reservatório geralmente resulta em infecção crônica, aparentemente assintomática. Apesar da presença de anticorpos neutralizantes, o vírus persiste e é liberado em urina, fezes e saliva dos roedores. Entretanto, ainda é desconhecida a duração e o período máximo de infectividade das partículas virais no meio ambiente.

A transmissão horizontal, via aerossol, entre roedores mantidos em laboratório foi verificada. Entretanto, no *habitat* natural dos roedores, observa-se que a soroprevalência aumenta com o peso e, portanto, com a idade, destacando o papel predominante da transmissão horizontal na manutenção dos hantavírus na população dos reservatórios. A frequência de cicatrizes decorrentes de mordidas nas disputas por território ou para reprodução entre esses animais também demonstra relação com a soroprevalência de hantavírus em roedores, sugerindo a transmissão viral por mordidas. Filhotes de fêmeas infectadas demonstraram circulação de anticorpos maternos. No entanto, não existem evidências da transmissão vertical e, dessa maneira, a manutenção dos hantavírus no roedor reservatório ocorre pelas infecções adquiridas durante encontros agressivos intraespecíficos dos animais após a idade juvenil.

Sistemática de roedores

A identificação das espécies de roedores é muito complexa, já que muitas espécies são morfologicamente semelhantes. A taxonomia baseia-se em caracteres da morfologia externa, característica craniodentária, cariótipo e biologia molecular, variando de acordo com o grau de complexidade da espécie de roedor a ser identificada.

Os roedores pertencem à ordem *Rodentia*. De modo geral, são descritos como pequenos mamíferos terrestres, especializados em roer e com altas taxas de reprodução. Esses animais correspondem a 40% das espécies de mamíferos existentes no mundo, com aproximadamente 2.000 espécies conhecidas, embora diversas novas espécies sejam descritas anualmente. Essas espécies estão amplamente distribuídas em todo o mundo, com exceção da Nova Zelândia e da Antártida. Apresentam tamanhos que podem variar desde uma espécie de rato pigmeu africano (*Dendromus mesomelas*), com 5 g, até a capivara (*Hydrochaeris hydrochaeris*), com até 70 kg.

Apesar da grande diversidade ecológica, sistematicamente constituem um grupo monofilético, sustentado por diversas características morfológicas, como 1+1 pares de incisivos e 0+0 caninos, originando diastema longa (espaço entre os molares e os incisivos gerado pela ausência de caninos). Os incisivos são modificados para roer e não apresentam raiz. Sua região pterigoide é desenvolvida.

A ordem *Rodentia* é subdividida em duas subordens, *Sciurognathi* e *Histrigognathi*. Fazem parte da subordem *Sciurognathi* os roedores chamados ciuromorfos (esquilos e marmotas) e miomorfos (ratos e gerbils). Dentro da subordem *Histricognathi*, encontram-se os caviomorfos (capivara, preá, ouriço-cacheiro) e histricomorfos (porcos-espinho da Europa). A separação desses grupos é baseada na característica da mandíbula dos animais. Os roedores *Sciurognathi* apresentam o processo angular da mandíbula inferior alinhado ao plano dos incisivos, ao passo que, nos *Histricognathi*, esse processo é lateral ao plano da mandíbula.

Os roedores chamados miomorfos (subgrupo *Miomorpha*, dentro da subordem *Sciurognathi*) reúnem grande parte dos animais popularmente conhecidos como ratos. As principais famílias são a *Muridae, Cricetidae* (ratos), *Geomyoidae* (ratos-cangurus) e *Dipodoidae* (gerbils). Dentro desse grupo estão as famílias associadas aos hantavírus, como as famílias *Muridae* e *Cricetidae*.

A família *Muridae* é a maior família de mamíferos, com aproximadamente 650 espécies de roedores encontradas pela Eurásia, África e Austrália. Os roedores são

cosmopolitas, excetuando Antártida e Nova Zelândia, pela ausência desses animais. São mamíferos que vivem em todos os *habitats* terrestres naturais, áreas agrícolas e mesmo ambientes urbanizados. Sua origem data de 66 a 57 milhões de anos, no período paleoceno da Ásia Central. Atualmente, a família encontra-se subdividida em 6 subfamílias, entre as quais a *Murinae* (ratos da Europa) é a única que está envolvida na transmissão da hantavirose. *Cricetidae* é uma família de roedores pertencente à superfamília *Muroidea*, contendo 112 gêneros e cerca de 580 espécies. É reconhecida como a segunda maior família de mamíferos, incluindo cinco subfamílias, das quais somente a Arvicolinae (voles e lemingues) e a *Sigmodontinae* (ratos da América) estão relacionadas à transmissão de hantavírus. Partindo desse pressuposto, as famílias *Murinae* e *Arvicolinae* estão associadas aos casos de hantavírus da Europa, e *Sigmodontinae*, aos hantavírus da América.

A subfamília *Sigmodontinae* possui cerca de 80 gêneros e 423 espécies de roedores, distribuídos pelas Américas. Atualmente, essa subfamília é considerada um agrupamento monofilético, dividido em dois ramos, um grupo sul-americano e outro norte-americano. O monofiletismo da subfamília, assim como sua dicotomia em dois ramos, é evidenciado pela musculatura corpórea, glândulas acessórias do aparelho reprodutor masculino, estrutura complexa do pênis, ectoparasitas, morfologia do estômago e evidências zoogeográficas.

Na América do Sul, os sigmodontíneos são agrupados em nomes formais na categoria de tribo. Atualmente, são reconhecidas dez tribos, incluindo as norte-americanas *Peromyscini* e *Neotomini*, além de *Akodontini*, *Ichthyomyni*, *Oryzomyni*, *Oxymicterini*, *Phyllotini*, *Scapteromyni*, *Sigmodontini* e *Thomasomyni*.

Os roedores sigmodontíneos da América do Sul têm origem norte-americana, tendo se diferenciado dos roedores da subfamília *Cricetodontinae* da era oligocênica, aproximadamente há 37 milhões de anos, no período terciário. O grau de diferenciação e endemismo exibidos por esses roedores na América do Sul leva a supor que a diferenciação em gêneros e tribos é o resultado de um processo cladogenético, que pressupõe tempo evolutivo relativamente longo, suscetível de ter ocorrido a partir da época miocênica inferior do período terciário, há cerca de 22 milhões de anos. Esse processo deve ter iniciado na América do Sul, em distintos episódios cladogenéticos, que tiveram a Cordilheira dos Andes como área geográfica principal.

Os *Oryzomini* constituem a tribo mais primitiva da subfamília *Sigmodontinae* e, assim como os *Ichythyomyni*, diferenciaram-se originalmente nos Andes da Colômbia, Equador e Venezuela. As outras tribos, *Akodontini* e *Phyllotini*, diferenciaram-se em regiões mais centrais da Cordilheira dos Andes. Os *Sigmodontini* também se diferenciaram nos Andes Centrais, distribuindo-se em seguida para as regiões baixas do norte e do leste da América do Sul até a América do Norte, pela ponte panamenha. A partir de tais centros andinos, ocorreu uma dispersão ulterior das distintas tribos para as terras baixas da América do Sul, onde se haviam diferenciado gêneros endêmicos e a tribo dos *Scapteromyini*.

O histórico evolutivo dos roedores nas Américas permite entender a ampla distribuição dos hantavírus, associados à SCPH no continente, por sua coevolução.

Ecoepidemiologia e comportamento dos roedores reservatórios no Brasil

Para entender a epidemiologia dos hantavírus, é necessário estudar a ecologia e o comportamento dos roedores reservatórios. Os roedores sigmodontíneos distribuem-se e estão adaptados a todas as situações fitogeográficas das Américas.

No Brasil, as principais províncias fitogeográficas são cerrado, caatinga, floresta tropical atlântica e floresta equatorial amazônica, sendo que cada um desses *habitats* apresenta roedores característicos e adaptação específica para seu meio ambiente.

O cerrado é a forma de vegetação típica do Brasil central, distribuído por grande parte dos estados de São Paulo, Minas Gerais, Mato Grosso do Sul, Mato Grosso, Goiás, Tocantins e Bahia. A fauna local de roedores encontra-se adaptada a uma alimentação principalmente herbívora (*Calomys*, *Necromys*, *Akodon*). Algumas espécies apresentam adaptações à vida semifossorial (*Necromys lasiurus*), enquanto outras espécies estão adaptadas à vida arbórea e entre pedras (*Oligoryzomys* e *Rhipidomys*).

A caatinga é uma forma de vegetação xeromórfica, típica do nordeste brasileiro. A fauna de roedores é semelhante à encontrada no cerrado, com adaptações e comportamentos semelhantes. Um interessante endemismo é o do *Wiedomys pyrrhorhinos*, restrito à caatinga e ao cerrado, que vive e constrói tocas ao redor de cactos, extraindo dessa planta a água necessária para a vida. Essa é uma das poucas espécies com adaptações para vida nos ambientes secos e que possui uma alimentação herbívora.

A floresta tropical atlântica distribui-se do Rio Grande do Norte até o Rio Grande do Sul. Nesse tipo de floresta, são reconhecidas diversas características típicas de acordo com a área de ocorrência dessa floresta, como as florestas úmidas da Serra do Mar e as matas de araucária encontradas do interior do estado do Paraná até o município de Campos do Jordão, SP. Essa floresta apresenta uma alta diversidade de roedores, incluindo muitos gêneros endêmicos (*Thaptomys*, *Delomys*, *Rhagomys*, *Phaenomys*, *Abrawayaomys*, *Brucepattersonius* e *Blarinomys*). As espécies de roedores da Mata Atlântica estão adaptadas à vida fossorial (*Blarinomys*, *Oxymycterus* e *Thaptomys*), com alimentação do tipo insetívora, arborícola (*Oligoryzomys*, *Oecomys*) ou cursorial (*Oryzomys*, *Akodon*, *Delomys* e *Bibimys*), adaptadas a uma dieta onívora, constituída principalmente de grãos, insetos e frutas.

A floresta equatorial amazônica distribui-se pelos estados do Amazonas, Pará, Rondônia, Roraima, Acre e parte dos estados do Mato Grosso, Tocantins e Maranhão. Os rios da Bacia Amazônica sofrem cheias anuais, que ultrapassam as margens de seus leitos e alagam, temporariamente, outras regiões da floresta. As florestas inundáveis abrangem de 5 a 10% da Amazônia. O nível da água nessas regiões pode chegar a mais de 10 metros. Dessa maneira, plantas e animais presentes nesse ambiente possuem adaptações especiais para sobreviver durante o período de cheias.

As regiões que sofrem alagamento pelas águas pretas são denominadas florestas de igapó e permanecem inundadas por longos períodos. As regiões alagadas pelas águas brancas e claras são denominadas florestas de várzea e permanecem inundadas por um período menor. As árvores de regiões alagáveis apresentam, nos troncos e raízes, adaptações para respiração, já que permanecem submersas por longos períodos.

As plantas flutuantes, como a vitória-régia (*Victoria amazonica*), acompanham a variação do nível das águas. Áreas não atingidas pelas cheias dos rios são chamadas de florestas de terra firme e ocupam cerca de 90% da Amazônia. Essa região é composta por diferentes fisionomias vegetacionais, como a floresta de cipós e a floresta de montanha (nas porções mais elevadas). Nesse ambiente peculiar, a fauna de roedores é pobre em endemismos, ocorrendo menos espécies do que na Mata Atlântica, com poucos gêneros. No entanto, há de se destacar a grande diversidade dentro dos roedores arborícolas, que somam a grande maioria das espécies típicas (*Oligoryzomys, Oecomys, Rhipidomys, Oryzomys, Microryzomys*), que se alimentam, principalmente, de grãos, frutas e sementes. Existem poucas espécies cursoriais, com destaque para os gêneros *Akodon, Neacomys, Holochilus* e *Sigmodon*, com hábitos onívoros. É encontrada, ainda, uma forma adaptada à vida semiaquática e com dieta baseada em insetos aquáticos, pequenos crustáceos e peixes pequenos. *Nectomys squamipes* vive não apenas na região amazônica mas também nos ambientes de cerrado mais úmidos e na Mata Atlântica.

Estudo da dinâmica populacional mostra que o comportamento reprodutivo dos roedores é modulado por fatores climáticos e pelos determinantes da disponibilidade de alimento. O que se conhece para espécies de áreas temperadas da América do Norte e da região do pampa argentino é um período de reprodução longo, com baixa taxa reprodutiva (média de 3 a 4 filhotes), em todos os meses do ano.

No Brasil, em ambiente de cerrado e Mata Atlântica, observa-se que a reprodução dos roedores ocorre durante todo o ano, mas com nítida concentração nos meses da primavera e do verão, pois é no período entre essas estações que ocorre a maior incidência de machos ativos (com testículos escrotados) e fêmeas receptivas ao acasalamento. Nesse mesmo período, ocorre o pico de fêmeas com embriões, acima do esperado (média de 8 a 12 embriões), decorrente do aumento da oferta de alimentos em razão das chuvas. Esse modelo é conhecido como padrão reprodutivo unimodal, e a variação observável ao longo dos meses deve-se a variações climáticas que regulam a vegetação, disponibilidade de alimento, reprodução e superpopulação de roedores.

Entre as causas da superpopulação de roedores, pode-se citar o excesso de alimento disponível, representado pelas lavouras de cana-de-açúcar, arroz, milho e braquiária, além dos efeitos das ratadas, que são originárias do aumento da população de roedores, desencadeadas pela grande quantidade de alimento disponível. Diversas espécies de taquaras nativas apresentam ciclos longos de reprodução, florescem e produzem sementes somente a cada 12 ou 30 anos, dependendo da espécie. Quando esse ciclo ocorre, produzem enormes quantidades de sementes que se acumulam na mata, representando fonte de alimento adicional para diversas espécies de roedores. Certas culturas, como a do capim-braquiária, pelo fato de manterem no campo linhas remanescentes após a colheita (sementes e raízes), favorecem o restabelecimento da população de roedores, visto que esses remanescentes, conhecidos como leiras, oferecem abrigo e alimentação à população de roedores.

Considerando esses fatores antrópicos, pode-se perceber que as alterações humanas no ambiente natural e agrícola podem levar ao aumento da população de roedores silvestres e, por conseguinte, favorecem a transmissão de hantavírus, pela maior proximidade desses roedores das habitações humanas.

Deve-se considerar, também, que certas espécies de roedores silvestres conseguem adentrar residências e até mesmo viver ao redor dos humanos como comensais. Esses animais não são sinantrópicos, pois dependem da existência de ambientes naturais nas proximidades. São roedores oportunistas, como é o caso do *Oligoryzomys nigripes* e *Akodon* sp. na Mata Atlântica e *Necromys lasiurus* e *Calomys tener* no cerrado brasileiro.

A dinâmica da infecção dos hantavírus nos roedores mantidos na natureza está associada a fatores de idade e sexo dos animais, sendo mais comum nos roedores adultos e discretamente mais frequente nos roedores machos. A soroprevalência para hantavírus em roedores da natureza está intrinsecamente relacionada à presença de cicatrizes pelo fato de a transmissão do patógeno entre os roedores ocorrer secundariamente a mordeduras.

Transmissão para humanos

A infecção humana ocorre, principalmente, por inalação de partículas virais presentes em aerossóis formados a partir de urina, fezes e saliva de roedores infectados. A infectividade das partículas virais no meio ambiente, que determina a resistência ambiental do vírus, depende do meio em que o microrganismo está inserido. Os hantavírus mantêm-se mais ativos quando eliminados em fezes

e urina de roedores, aumentando ainda mais a infectividade quando são eliminados em locais fechados ou cobertos, livres da exposição aos raios ultravioleta e efeitos dispersivos de corrente de ar.

Outras vias mais raras de transmissão foram descritas, como ingestão de água e alimentos contaminados, mordeduras de roedores e contato do vírus com o tecido conjuntivo, mucosas da boca, olhos e nariz e lesões cutâneas.

Na Argentina, embora tenha sido considerada um evento raro, foi descrita a transmissão pessoa a pessoa pelo vírus *Andes*, inclusive com transmissão hospitalar. No Chile, levantou-se a hipótese de transmissão direta entre um casal associado também ao vírus *Andes*. Ressalva-se, no entanto, que a transmissão de pessoa para pessoa não foi associada em qualquer outro lugar do mundo, nem por qualquer outro hantavírus, seja da FHSR, seja SCPH.

No Brasil, em regiões de cerrado e da Mata Atlântica, verifica-se que a transmissão da SCPH aos humanos está associada a fatores e fenômenos ambientais variáveis na medida em que forçam deslocamentos de roedores no ambiente ou propiciam a proliferação das populações. São exemplos desses fenômenos inundações, desmatamento e queimadas, que desalojam as populações de roedores e forçam a procura de novos *habitat*s, ou a floração cíclica de certas espécies de taquaras silvestres, que disponibilizam grande quantidade de sementes como alimento, gerando o incremento populacional de roedores silvestres. Quando termina o período de floração das taquaras, observa-se o esgotamento das sementes no ambiente, gerando o deslocamento de grandes populações de roedores para novos territórios à procura de alimentos. Além de fatores naturais, o perfil agrícola e a ocupação desordenada do solo podem influenciar na dinâmica de transmissão de hantavírus.

As atividades agrícolas, domésticas ou de lazer que estejam direta ou indiretamente associadas à exposição aos roedores ou suas excretas constituem os principais fatores de risco para as infecções por hantavírus. As alterações na vegetação natural, nas quais os humanos introduzem plantas de interesse comercial, acabam fornecendo aos roedores existentes na natureza uma nova fonte de alimentação, propiciando o rápido aumento na densidade populacional de roedores silvestres, nas áreas de ocupação humana. Entre as principais culturas que atuam dessa maneira, destacam-se milho, soja, arroz, trigo, sorgo, aveia, capim-braquiária, capim-colonião, cana-de-açúcar, batata-doce, mandioca, pinheiro (*Pinus* sp.) e eucalipto (*Eucaliptus* sp.).

Construções inadequadas também têm contribuído para a ocorrência de infecções por hantavírus. Estão relacionados a construções de casas, silos, paióis, pocilgas, granjas, cocheiras, galpões, garagens e demais anexos domiciliares, inseridos no ambiente silvestre ou agropecuário, sem obedecer a uma distância mínima de 60 m. Desse modo, as construções humanas permitem a entrada esporádica de roedores, seja de maneira acidental, seja pela atração por meio de alimentos armazenados. A limpeza de silos, depósitos e locais abandonados frequentemente visitados por roedores também está associada à transmissão do vírus.

A dinâmica de transmissão de hantavírus aos humanos ocorre em dois grupos distintos. Existem casos associados à Mata Atlântica, que seguem certa sazonalidade quando há relação entre o número de casos humanos de hantavírus ocorridos mensalmente e soropositividade de *Oligoryzomys nigripes*. No entanto, não existe relação entre a sazonalidade da infecção humana e a de roedores da espécie *Necromys lasiurus* no cerrado, indicando que outros fatores, provavelmente antrópicos ou ambientais, atuam na dinâmica de transmissão.

Histórico dos hantavírus asiáticos

Os primeiros casos documentados da FHSR, provavelmente associados ao vírus *Hantaan*, ocorreram na Eurásia em 1913, na antiga União Soviética e na China. Em 1951, durante a Guerra da Coreia, 3.000 soldados dos EUA foram vitimados pela febre hemorrágica da Coreia, relacionada ao vírus *Hantaan*, com mortalidade de 10 a 15% da população atingida. Somente em 1976 o agente etiológico foi isolado de um roedor da espécie *Apodemus agrarius*, capturado às margens do Rio Han, que originou o nome de vírus *Hantaan* e o hantavírus.

O vírus *Hantaan* é encontrado em várias partes da China oriental, da Coreia e do extremo oriente da Rússia, sendo seu roedor reservatório *Apodemus agrarius mantchuricus*, que comumente é encontrado em campos agricultáveis desses países. A doença humana associada ao vírus *Hantaan* é a forma mais grave da FHSR. As pessoas das áreas rurais e silvestres (fazendeiros, trabalhadores rurais e florestais) estão sujeitas a maiores riscos de infecção. O pico do número de casos ocorre no outono, provavelmente por causa do aumento da população de roedores infectados, que coincide com a colheita das safras agrícolas e com o movimento dos roedores para o interior das casas, enquanto o inverno se aproxima. A maioria dos casos de FHSR foi descrita em indivíduos que se encontravam na faixa etária entre 20 e 50 anos de idade e, raramente, são observados casos em crianças com menos de 10 anos de idade. Provavelmente a FHSR relacionada ao vírus *Hantaan* é a mais importante na China, onde aproximadamente 100.000 casos são relatados todos os anos. Estima-se a ocorrência anual de 300 a 900 casos de FHSR na Coreia, e número semelhante de casos por ano na Rússia.

Em 1934, foram notificados na Escandinávia e no Leste Europeu os primeiros casos de nefropatia epidêmica e nefrite epidêmica, provavelmente associadas aos vírus *Puumala* e *Dobrava*, respectivamente.

A nefropatia epidêmica associada ao vírus *Puumala* é uma forma mais branda da FHSR e distribui-se em toda parte na Escandinávia e nos Montes Urais da Europa

ocidental, tendo como reservatório do vírus o roedor silvestre *Clethrionomys glareolus* da subfamília *Arvicolinae* (Tabela 62.1). A FHSR pelo vírus *Puumala* é a forma mais comum na Europa. Na Suécia e na Finlândia, o número de casos nas áreas rurais atinge o pico em novembro e janeiro. Em contraste, na zona urbana, o pico do número de casos ocorre em agosto em virtude dos acampamentos realizados em áreas rurais durante as férias de verão. Observa-se a proporção de casos de aproximadamente de 2:1 entre homens e mulheres. A doença é considerada rara em crianças. O surgimento das epidemias deve-se ao aumento da densidade da população de roedores silvestres *Clethrionomys glareolus*, que geralmente apresentam ciclo de periodicidade de 3 a 4 anos.

Outras epidemias também foram registradas na Europa. Em 1993, no sul da Bélgica, ocorreu uma grande epidemia causada pelo aumento da população de *Clethrionomys glareolus*. A doença por hantavírus na Bélgica, no nordeste da França e na Alemanha ocorre sobretudo no outono e na primavera, também pelo incremento da população de *Clethrionomys glareolus*. Em diversas áreas da Rússia Europeia, particularmente em Udmurtia e Bashkortostan, são registradas periodicamente epidemias associadas ao vírus *Puumala*.

No extremo da Rússia oriental e na ilha de Hokkaido, no Japão, foi identificado um vírus *Puumala-like*, geneticamente distinto do *Puumala*, em roedores silvestres *Clethrionomys rufocanus*. Atualmente, é denominado *Kamiiso*, e ainda não foi comprovado se esse vírus provoca doença humana.

Merecem destaque, também, outros hantavírus associados a espécies distintas de roedores da subfamília *Arvicolinae*, que ainda não foram associados a doença humana. Entre esses vírus, encontra-se o gênero *Topografov*, que foi identificado em pequenos roedores da espécie *Lemnus sibiricus* nas regiões árticas da Rússia, e os vírus *Khabarovsk*, *Vladivostok*, *Tula*, *Prospect Hill*, *Bloodland Lake*, *Prospect Hill-like* e *Isla Vista*, associados a vários roedores do gênero *Microtus* (*Arvicolinae*) da Europa e da América (Tabela 62.1).

A nefrite epidêmica relacionada ao vírus *Dobrava* apresenta-se como uma forma grave da FHSR nos Bálcãs e no sul da Europa. O principal roedor hospedeiro é *Apodemus flavicollis*, comum nessas regiões. Entretanto, mais ao norte, encontram-se roedores da espécie *Apodemus agrarius agrarius*, que hospedam uma linhagem distinta do vírus *Dobrava*. Esses roedores são abundantes nessa região e pertencem a uma subespécie distinta da espécie *Apodemus agrarius mantchuricus*, reservatória do vírus *Hantaan* na Ásia. A maioria dos casos de FHSR relacionados ao vírus *Dobrava* ocorre em áreas rurais, envolvendo trabalhadores rurais, florestais e militares que frequentam as áreas de circulação do vírus principalmente no final da primavera e no decorrer do verão, quando são mais intensas as atividades nas áreas rurais. A transmissão do vírus *Dobrava* para os humanos ocorre quando roedores naturalmente infectados entram em construções humanas à procura de alimentos, apesar de os roedores da espécie *Apodemus flavicollis* serem estritamente silvestres. As epidemias são desencadeadas nos Bálcãs quando essas regiões são ocupadas por tropas civis e militares no momento em que estão elevadas as populações de roedores. Provavelmente, ocorrem cerca de 200 casos de FHSR por ano na região. Taxas de soroprevalência de até 14% foram observadas nas regiões montanhosas no norte da Grécia ocidental. Os casos mais graves da doença foram descritos na França e em alguns países dos Bálcãs, recebendo o nome de nefropatia epidêmica ou nefrite dos Bálcãs.

Os casos de FHSR relacionados ao vírus *Seoul* desenvolvem doença mais branda em relação aos casos ligados ao vírus *Hantaan*. O vírus *Seoul* está associado à ratazana (*Rattus norvegicus*) e ao rato-do-telhado (*Rattus rattus*). A distribuição desse vírus é cosmopolita, considerado o único hantavírus que causa doença em áreas urbanas, em razão do hábito antropizado da ratazana (*Rattus norvegicus*), conhecido como o roedor hospedeiro principal do vírus. Provavelmente, a disseminação mundial do vírus e de seus roedores reservatórios foi favorecida pelo embarque e desembarque de mercadorias transportadas por navios internacionais. Na China, a maioria dos casos de FHSR relacionada ao vírus *Seoul* ocorre nas cidades, mas também são observados nas áreas rurais de algumas regiões do país. A maioria dos casos associados ao vírus *Seoul* ocorrem durante a primavera e o início do verão, diferindo da sazonalidade da FHSR relacionada com o vírus *Hantaan*, que ocorre no outono e no início do inverno. O número anual de casos é desconhecido e, por vezes, é difícil reconhecer a FHSR relacionada ao vírus *Seoul*. Entretanto, dados da vigilância epidemiológica chinesa indicaram que a ocorrência de FHSR pelo vírus *Seoul* nas áreas urbanas está aumentando desde o primeiro registro, em 1981.

Nas Américas, apesar da ausência de roedores nativos da subfamília *Murinae* (reservatórios responsáveis pela doença nos humanos), o vírus *Seoul* – hantavírus associado à FHSR –, provavelmente foi introduzido com os muríneos *Rattus norvegicus* e *Rattus rattus*, seus hospedeiros.

No Brasil, essa hipótese é sustentada por inquéritos sorológicos realizados com roedores urbanos entre 1982 e 1983, que indicaram a presença de anticorpos para hantavírus em 56% dos roedores peridomésticos capturados em Belém, PA; em 14% dos capturados na cidade de São Paulo, SP; e em 6% dos roedores pesquisados nas cidades de Recife e Olinda, PE, sem a presença de doença humana. Em outro estudo, obteve-se o isolamento do vírus *Seoul* em um exemplar de *Rattus norvegicus* em Belém, também sem ocorrência de doença humana. Em 1984, mais evidências

foram encontradas nos EUA, onde se relacionaram as altas incidências de doença crônica renal pela infecção do vírus *Seoul* em habitantes de Baltimore, Maryland, à alta prevalência do agente em *Rattus norvegicus*.

O vírus *Thailand* é encontrado nos roedores da espécie *Bandicota indica* na Tailândia, mas a doença humana associada a esse vírus foi descrita apenas em 2005, a partir de estudo de casos ocorridos entre 1999 e 2000.

Emergência dos hantavírus nas Américas

Em junho de 1993, um novo hantavírus denominado *Sin Nombre* foi responsabilizado por epidemia de doença respiratória grave na região do sudoeste dos EUA, representando o primeiro registro de SCPH no mundo. Sabe-se que essa epidemia foi desencadeada por desequilíbrio da população do roedor hospedeiro *deer mouse Peromyscus maniculatus* (Tabela 62.2). Após um período prolongado de chuvas, causado pelo fenômeno conhecido como *El Niño*, a oferta de alimento nessa região desértica aumentou, levando ao incremento da população de roedores silvestres. Com o restabelecimento das condições climáticas, a oferta de alimento diminuiu, levando a população de roedores a procurar alimentos nas residências rurais, ocasionando, assim, o contato dos humanos com os roedores transmissores do vírus e, consequentemente, o aparecimento da doença. O pico dos casos de SCPH ocorreu no final da primavera e no início do verão e em proporções iguais entre homens e mulheres.

A doença clínica é rara em crianças. Logo após a descoberta do vírus *Sin Nombre* e da SCPH, foram identificados novos hantavírus associados a diversas espécies de roedores reservatórios da subfamília *Sigmodontinae* exclusiva do continente americano (Tabela 62.2). Atualmente, os hantavírus da América encontram-se distribuídos desde o Canadá até ao sul da Argentina.

A partir de 1994, com a ocorrência de casos esporádicos da doença, outros hantavírus foram detectados nos EUA, como o vírus *Monongahela*, associado à espécie do roedor *Peromyscus maniculatus nubiterrae* que ocorre nas montanhas Apalaches, desde a Geórgia ao leste do Canadá. O vírus *New York* foi associado ao *white footed mouse Peromyscus leucopus* (haplótipo oriental) no nordeste dos EUA, enquanto o vírus *Blue River* foi encontrado infectando o roedor *Peromyscus leucopus* (haplótipos ocidentais) na parte central e ocidental dos EUA. O vírus *Black Creek Canal* foi associado ao *cotton rat Sigmodon hispidus* (holótipo oriental), de ocorrência na Flórida, e o vírus *Muleshoe* foi relatado no roedor *Sigmodon hispidus* (holótipo ocidental). O vírus *Bayou* foi descrito em 1994 de um caso fatal de SCPH em Louisiana. Subsequentemente, o vírus foi detectado no *rice rat Oryzomys palustris*, presente em toda a extensão da área de dominância dessa espécie, o qual foi associado a um caso não fatal de SCPH no estado do Texas, EUA.

No Brasil, em dezembro de 1993, no município de Juquitiba, SP, foi documentada pela primeira vez a ocorrência de caso humano de SCPH, causado por um vírus similar ao *Sin Nombre*, posteriormente denominado vírus *Juquitiba*. O súbito surgimento desse surto relaciona-se a dois fatores: a ocorrência do fenômeno natural ratada (incremento da população de roedores após aumento da oferta de sementes produzidas durante a floração cíclica de várias espécies de bambus nativos da Mata Atlântica); e o desmatamento de uma área de mata nativa para a formação de uma chácara, coincidentemente no momento em que estava ocorrendo uma ratada. Tal procedimento provocou a invasão de roedores silvestres em uma casa de pau a pique que abrigava uma família de posseiros. A partir de 1994, foram notificadas centenas de casos de SCPH supostamente associados ao vírus *Juquitiba* em regiões de Mata Atlântica dos estados de São Paulo, Paraná, Santa Catarina e Rio Grande do Sul. A ocorrência de casos foi observada durante todo o ano, embora a maior incidência fosse observada durante a primavera e o verão. A maioria dos acometidos desenvolvia atividades ocupacionais ligadas ao ramo da agricultura ou exploração florestal. As habitações próximas de áreas das matas e agricultáveis foi o fator que mais contribuiu para a ocorrência dos casos. Posteriormente, os estudos de biologia molecular permitiram relacionar o vírus *Juquitiba* a esses casos ocorridos na região de Mata Atlântica, associado ao roedor reservatório *Oligoryzomys nigripes*.

A partir de 1994, foram detectados casos em diversas regiões do Brasil e outros tipos de hantavírus foram identificados, como o vírus *Castelo dos Sonhos*, associado a um único caso de SCPH humano detectado na Mata Amazônica (município de Castelo dos Sonhos, PA), cujo roedor hospedeiro *Sigmodon alstoni* foi identificado somente em 2011. O vírus *Araraquara* foi responsável pela ocorrência de centenas de casos de SCPH em regiões de cerrado dos estados de São Paulo, Minas Gerais, Mato Grosso, Goiás e Brasília, relacionados ao roedor *Necromys lasiurus* como reservatório. A maior incidência dos casos de SCPH ocorreu no outono e inverno, provavelmente pelo aumento da população de *Necromys lasiurus* infectados, que poderia ser justificado pela restrição do ambiente durante os períodos secos, característicos dessas estações do ano. Observou-se que a maioria dos casos ocorreu principalmente em habitações humanas localizadas próximas de culturas de capim-braquiária, seguidas em menor escala pelas culturas de milho, cana-de-açúcar, soja, arroz e do plantio para reflorestamento.

Em 2000, foram identificados dois tipos específicos de hantavírus, associados a duas espécies de roedores reservatórios típicos da Mata Amazônica do estado do Maranhão. O primeiro hantavírus a ser detectado foi o vírus *Anajatuba*, no município de mesmo nome, situado em uma área alagada, conhecida como Baixada Maranhense,

semelhante ao Pantanal Mato-grossense, distante 100 quilômetros ao sul da capital São Luís. O vírus *Anajatuba* foi responsável pela ocorrência de 7 casos de SCPH, dos quais 5 evoluíram para óbito. O roedor reservatório desse vírus é *Oligoryzomys fornesi*, mesmo gênero do roedor reservatório do vírus *Juquitiba*, na Mata Atlântica. O segundo hantavírus encontrado no Maranhão foi o vírus *Rio Mearim*, nome do principal rio da região, que corta a área central do estado. O vírus foi encontrado infectando roedores aquáticos da espécie *Holochilus sciureus*.

Em junho de 1993, foram notificados pela primeira vez no sul da Argentina casos de SCPH, causados por vírus denominado *Andes*. O hospedeiro identificado foi *Oligoryzomys longicaudatus*, que ocorre em grande número na região, em virtude do perfil agrícola de plantação de grãos em larga escala, o que gerou uma epidemia que persistiu por vários meses. A Argentina também apresenta outras áreas de ocorrência da SCPH por hantavírus distintos. Na região noroeste da Argentina, o vírus *Oran* é transmitido pelo roedor *Oligoryzomys longicaudatus*, e o vírus *Bermejo*, pelo roedor *Oligoryzomys chacoensis*. Na região central da Argentina, os casos de SCPH estão relacionados com os vírus *Lechiguanas* e *HU 39694*. Ambos são transmitidos pelo mesmo roedor, *Oligoryzomys flavescens*, o que evidencia um fato raro de hantavírus diferentes hospedados por roedores da mesma espécie. Também nessa região encontram-se os vírus *Pergamino* e *Maciel*, que infectam somente roedores das espécies *Akodon azarae* e *Necromys benefactus*, respectivamente.

A partir de setembro de 1995, foram detectados pioneiramente no Chile casos de SCPH similares aos causados pelo vírus *Andes*, também associados ao roedor *Oligoryzomys longicaudatus*. A maioria dos casos foi registrada no sul do país. Nessa região, o fenômeno da ratada foi determinante para o início da epidemia. Até julho de 2003, haviam sido notificados mais de 300 casos, afetando principalmente indivíduos do sexo masculino (72%), com atividades em meio agrícola e florestal (50%) e com idade média de 31,5 anos. Aproximadamente 16% dos casos se apresentaram em menores de 15 anos de idade.

No Paraguai, no início de 1995, casos de SCPH foram notificados pela primeira vez. O vírus isolado do roedor *Calomys laucha* foi nomeado *Laguna Negra* e seu nome deriva do fenômeno causado pela invasão de residências rurais por ratos fugitivos de uma região inundada de várzea, durante um período de chuvas torrenciais, o qual gerou uma epidemia. Até 2002, haviam sido registrados mais de 90 casos de SCPH, com uma taxa de letalidade de 20 a 30%. Aproximadamente 38% dos pacientes eram do sexo masculino e encontravam-se na faixa etária entre 12 e 70 anos (média de 29 anos). A infecção por hantavírus foi bastante frequente na população indígena, na qual foram detectados coeficientes de prevalência de até 40%.

No Uruguai, os casos de SCPH foram detectados em 1997, associados ao ambiente agrícola, causada pelo vírus *Lechiguanas*, descrito na Argentina, e tendo como reservatório o roedor *Oligoryzomys flavescens*. Nesse país, a SCPH comporta-se de uma forma diferenciada em relação aos países vizinhos, pois ocorre de modo esporádico e apresenta taxa de letalidade considerada baixa (21%). Desde o primeiro diagnóstico, em 1997, até 2002, menos de 40 casos haviam sido detectados.

A Bolívia tem registrado casos esporádicos desde 1997, supostamente causados pelo vírus *Rio Mamore*, associado ao roedor *Oligoryzomys microtis*. O vírus também foi isolado na região nordeste do Peru em um único roedor *Oligoryzomys microtis*, o que evidencia também a circulação do vírus *Rio Mamore* nesse país.

Em 2002, a Venezuela registrou seus dois primeiros casos de SCPH associados ao vírus *Caño Delgadito*. Esse vírus já tinha sido isolado anteriormente do roedor *Sigmodon alstoni*.

A partir de 1994, especialmente no sul do Canadá, foram detectadas dezenas de casos de SCPH associados ao vírus *Sin Nombre*, que tem como reservatório o roedor *Peromyscus maniculatus*. Entre 1999 e 2000, foi confirmada no Panamá a presença do vírus *Calabazo* no roedor *Zygodontomys brevicauda*, durante surto epidêmico dessa virose.

O vírus *Rio Segundo* foi primeiramente isolado do roedor *Reithrodontomys mexicanus* na Costa Rica, mas apenas em 2002 foi registrado caso humano associado ao vírus nesse país.

Patogenia

Roedores

A infecção por hantavírus em seu roedor reservatório é crônica e aparentemente assintomática. Quando infectados, os roedores provavelmente eliminam o vírus durante toda a vida. Infecções experimentais em roedores reservatórios indicam que a replicação inicial causa viremia, que se torna detectável com aproximadamente 14 dias após a infecção, atingindo o pico com aproximadamente 50 dias, permanecendo detectáveis durante toda a vida do roedor.

Os hantavírus parecem infectar primeiramente células endoteliais, com concentrações do antígeno viral nos pulmões e nos rins. O vírus é liberado na urina, nas fezes e na saliva de roedores. Contudo, ainda é desconhecida a duração e o período máximo de infectividade das partículas virais no meio ambiente. O vírus pode ser isolado principalmente a partir de fragmentos de pulmões, baço e rins colhidos dos roedores reservatórios.

Infecção em humanos

Tanto na FHSR como na SCPH, as infecções virais iniciam pelas células endoteliais da microvascularização dos pulmões. Após a replicação viral, ocorre a disseminação do vírus por via linfo-hemática para outros órgãos e tecidos. A disfunção vascular parece ser o principal dano, desencadeada pela interação com as integrinas β3 que regulam a permeabilidade vascular e a função das plaquetas.

A patogenia da SCPH caracteriza-se como uma síndrome de fuga capilar que praticamente se limita aos pulmões. Em radiografias de tórax, observa-se de maneira precisa o início súbito de edema pulmonar difuso, bilateral, intersticial e, mais tardiamente, alveolar. Também há registro de que a insuficiência do miocárdio é um componente importante da síndrome de choque observada na doença em humanos.

Os hantavírus associados à SCPH utilizam-se das integrinas β3 como receptores para infectarem as células endoteliais. Do mesmo modo, as plaquetas também são infectadas, ocorrendo trombocitopenia. Ao invadir o organismo, o vírus desencadeia uma resposta imunológica com a ativação de células de defesa, particularmente linfócitos timo-dependentes que expressam o grupo de diferenciação 8 (TCD8), encontrados como linfócitos atípicos no sangue periférico e de forma maciça nos pulmões. A partir desse local, as células ativadas produzem citocinas que atuarão diretamente sobre o endotélio vascular, estimulando os macrófagos a produzir mais citocinas, além de interleucina 1, a interferon-gama e o fator de necrose tumoral (TNF). A atuação dessas substâncias nas células dos capilares pode causar o aumento da permeabilidade vascular, determinando o extravasamento de líquidos para o espaço intersticial e, posteriormente, alvéolos, desencadeando edema pulmonar e insuficiência respiratória aguda.

De maneira similar, na FHSR, o endotélio vascular é afetado, resultando em permeabilidade vascular anormal, vasodilatação, transudação de fluido, edema e hemorragias. A patogênese da insuficiência renal não é totalmente conhecida. Também não estão esclarecidas, até o presente momento, as razões pelas quais há grupos de hantavírus que desencadeiam maior patogenia sobre o sistema renal, como na FHSR, ou sobre pulmões e coração, em se tratando da SCPH.

➤ Clínica

Roedores

A hantavirose nos roedores parece ser assintomática, com infecções de evolução crônica.

Infecções em humanos

Febre hemorrágica com síndrome renal

O período de incubação da doença nos humanos varia de 1 a 5 semanas, com média de 2 a 3 semanas. A FHSR pode apresentar cinco fases distintas: febril, hipotensiva, oligúrica, poliúrica e convalescença.

Na fase febril, os pacientes manifestam febre, cefaleia, mialgia, dor abdominal, náuseas, vômitos, rubor facial, petéquias (face, pescoço, tronco) e hemorragias conjuntivais. Esta fase dura em média 3 a 7 dias.

A fase febril é seguida por uma fase hipotensiva, na qual a pressão ao longo do dia é intermitente, caracterizada também por náuseas, vômitos, taquicardia, hipotensão, choque e sinais hemorrágicos.

A fase oligúrica pode ocorrer, em geral, de 3 a 7 dias, caracterizando-se por oligúria, anúria, náuseas, vômitos e hemorragia conjuntival, gastrintestinal e cerebral. Nos casos graves, contribui para falência renal e complicações cerebrais e pulmonares.

Os pacientes que venceram a fase anterior entram na fase diurética, que persiste por dias ou semanas. Essa fase caracteriza-se por eliminação rápida de 3 a 6 ℓ diários de líquido, acompanhada de melhora rápida da função renal.

A fase de convalescença pode durar de 2 a 3 meses, com melhora progressiva dos sinais e sintomas até atingir a normalidade. Insuficiência renal crônica e sequelas no sistema nervoso central são raras.

Nem todos os pacientes que passam pelos estágios descritos como graves da doença progridem para a morte. A intensidade e as características clínicas de casos de FHSR dependem do tipo de hantavírus (Tabela 62.3).

Síndrome cardiopulmonar por hantavírus

A SCPH apresenta período de incubação média de 14 dias, variando de 4 a 42 dias. Em sua forma clássica, evolui em quatro fases distintas: febril ou prodrômica, cardiopulmonar, diurética e convalescença.

A fase prodrômica é caracterizada por febre, tosse seca, mialgia (principalmente na região dorsolombar), dor abdominal, diarreia, náuseas, vômito, astenia e cefaleia intensa. Essa fase dura, em média, de 3 a 5 dias, podendo evoluir para a fase cardiopulmonar.

Na fase cardiopulmonar, observa-se inicialmente tosse e dificuldade respiratória, seguidas de sinais como taquipneia, taquicardia, hipotensão e edema pulmonar. A hipoten-

Tabela 62.3 Manifestações clínicas da febre hemorrágica com síndrome renal segundo os tipos de hantavírus.

Gravidade clínica	Vírus *Puumala*	Vírus *Hantaan*	Vírus *Seoul*	Vírus *Dobrava*
Gravidade	Leve a moderada	Moderada a grave	Leve a moderada	Moderada a grave
Anormalidades renais	Leve a moderada	Grave	Leve a moderada	Grave
Anormalidades hepáticas	Ausente	Ausente ou presente	Presente	Ausente ou presente
Fenômenos hemorrágicos	Ausente ou presente	Leve a grave	Leve a moderada	Leve a grave
Letalidade	< 1%	5 a 15%	1%	5 a 35%

são e o edema pulmonar se manifestam rapidamente, entre 4 e 24 h. A maioria das mortes ocorre nessa fase. A frequência respiratória de 24 movimentos respiratórios por minuto é um indicador inespecífico do início do edema pulmonar nos casos de SCPH. O início do edema se manifesta nas radiografias do tórax com presença de infiltrado intersticial nos campos pulmonares, com ou sem derramamento pleural, que, quando presente, pode ser uni ou bilateral.

A fase diurética inicia-se com a diurese espontânea pela eliminação rápida de líquido acumulado do edema pulmonar e a resolução da febre e do choque.

A fase de convalescença é lenta, podendo durar 2 semanas ou mais, com recuperação supostamente completa das alterações hemodinâmicas e a da função respiratória dos pacientes sobreviventes.

Diagnóstico

Epidemiologia

À anamnese, sobretudo 60 dias antes do início dos sinais clínicos, deve-se considerar o histórico do paciente de contato com roedores, a presença de roedores silvestres e instalações precárias no meio rural ou urbano, bem como risco ocupacional.

Diagnóstico clínico

Clinicamente, a FHSR é multissistêmica, caracterizando-se por sinais de febre, cefaleia, mialgia, dor abdominal, náuseas, vômitos, rubor facial, oligúria, anúria, náuseas, petéquias e hemorragias conjuntivais, gastrintestinais e cerebrais.

A SCPH se manifesta principalmente por dor abdominal, diarreia, náuseas, vômito, astenia, cefaleia intensa, tosse e dificuldade respiratória, taquipneia, taquicardia, hipotensão e edema pulmonar.

Achados hematológicos

Na SCPH, as alterações laboratoriais geralmente observadas no 4º ou 5º dia de doença são: hipoxia ($PO_2 < 70$ mmHg), creatina elevada (> 1,5 mg/100 mℓ), hemoconcentração (hematócrito aumentado > 45%), trombocitopenia (plaquetas < 150.000 células/mm^3), leucocitose (leucócitos > 12.000 células/mm^3), neutrofilia acentuada com desvio à esquerda e linfopenia relativa com presença de linfócitos atípicos.

Diagnóstico laboratorial

O diagnóstico laboratorial da hantavirose pode ser sorológico e virológico, a partir de sangue ou material de necropsia de humanos e de roedores. Os testes sorológicos geralmente empregados para a detecção de anticorpos específicos são o ensaio imunoenzimático (ELISA), a imunofluorescência indireta em células Vero E-6 infectadas e a neutralização por redução de placa (PRNT). Atualmente, o teste de preferência para a detecção de anticorpos específicos é o ensaio imunoenzimático de captura de anticorpos IgM, que apresenta grande sensibilidade. Cerca de 90 a 95% dos pacientes com SCPH já apresentam níveis detectáveis de anticorpos IgM ainda na fase aguda da doença, possibilitando um diagnóstico rápido. O ELISA para detecção de anticorpos IgG pode ser empregado no diagnóstico (utilizando-se duas amostras para verificação de conversão sorológica), em estudos visando determinar a prevalência de indivíduos com cicatriz imunológica para hantavírus e na sorologia de roedores.

A técnica de reação em cadeia pela polimerase após transcrição reversa (RT-PCR) tem se mostrado eficiente na detecção de RNA viral em amostras de soro e de coágulo sanguíneo, colhidas o mais precocemente possível, até o 7º dia da doença. O sequenciamento de produto amplificado por RT-PCR permite a caracterização genética dos hantavírus.

Os casos de SCPH descritos nas Américas têm apresentado anticorpos no teste de ELISA que também reagem com os antígenos dos vírus *Sin Nombre* e *Andes*, tanto na captura de IgM como na de IgG. A presença de anticorpos específicos da classe IgM ou a soroconversão para anticorpos IgG, reações positivas por PCR ou imuno-histoquímica, associadas aos sinais clínicos e aos achados epidemiológicos, permitem estabelecer o diagnóstico para a hantavirose.

A reação de imuno-histoquímica utilizando anticorpos monoclonais e policlonais tem sido muito útil na confirmação da presença do antígeno viral em tecidos e fragmentos de órgãos. Emprega-se o exame imuno-histoquímico para busca do antígeno específico. O vírus pode ser encontrado principalmente em fragmentos de pulmões, coração, baço, fígado e linfonodos. Os materiais devem ser colhidos até 24 h após o óbito e conservados em formalina tamponada ou blocos parafinados.

O isolamento viral pode ser realizado a partir de fragmentos de pulmões, baço e rins coletados de roedores e humanos pela inoculação desse material em culturas de células (Vero E-6, A 549 e pulmão de rato). A infecção não produz efeito citopático, mas pode ser detectada por imunofluorescência indireta. Por se tratar de um agente de alto risco e transmitido por aerossóis, para realizar o isolamento, é necessário um laboratório com nível de biossegurança 3 (quando o isolamento for realizado em cultura celular) ou 4 (quando for utilizado modelo animal).

Diagnóstico diferencial

Febre hemorrágica com síndrome renal

O diagnóstico diferencial depende do estágio, do curso da doença e da espécie de hantavírus infectante. São considerados suspeitos desde processos gripais até infecções que determinam insuficiência renal e quadro hemorrágico.

É importante investigar os antecedentes epidemiológicos de contatos com roedores no meio urbano ou rural, considerando que nem sempre os hantavírus determinam quadro clínico característico, havendo referência a casos graves com acometimentos cardíacos, hepáticos ou insuficiência renal aguda.

No diagnóstico diferencial da forma grave da FHSR, têm sido considerados leptospirose, tifo epidêmico, febres hemorrágicas causadas por arbovírus (dengue, febre hemorrágica do Congo-Crimeia e outras), febres hemorrágicas argentina e boliviana causadas por arenavírus, glomerulonefrite aguda hemorrágica, endocardite, septicemia e insuficiência renal aguda por diversas causas. Na nefropatia epidêmica na Escandinávia, a forma mais branda da FHSR, devem ser considerados no diagnóstico diferencial: gripe, septicemia bacteriana, glomerulonefrite aguda, doença renal crônica associada a infecção aguda, meningite bacteriana ou viral, apendicite aguda, perfuração de úlcera gástrica, salmonelose e leptospirose.

Síndrome cardiopulmonar por hantavírus

Durante a realização do diagnóstico clínico diferencial de casos suspeitos de SCPH, devem ser levados em consideração antecedentes de contatos com roedores no meio urbano ou rural.

Inicialmente, as doenças relacionadas com diagnóstico diferencial da SCPH são as septicemias, a manifestação pulmonar da leptospirose, viroses respiratórias, pneumonias atípicas (*Legionella* sp., *Mycoplasma* sp., *Chlamydophila* sp.), histoplasmose pulmonar e pneumocistose. Também deve-se incluir como diferenciais a dengue, a dengue hemorrágica e as infecções por arenavírus (vírus *Junin*, *Machupo*, *Sabiá* e *Guanarito*), em áreas de ocorrências dessas doenças.

Tratamento

Febre hemorrágica com síndrome renal

Na FHSR, as medidas de suporte e o balanço hídrico são fundamentais no tratamento do paciente. Recomenda-se evitar sobrecarga hídrica nos estágios iniciais, manter o fluxo de fluidos adequado para repor as perdas na fase de poliúria, controlar a hipotensão com expansores de volume e vasopressores nos casos graves, monitorar o estado hidreletrolítico e acidobásico, e realizar diálise peritoneal ou hemodiálise no tratamento da insuficiência renal.

A ribavirina mostrou-se eficaz no tratamento de pacientes com FHSR na China. Observou-se redução de 4 vezes na mortalidade pela doença. Foi observado que esse fármaco é mais eficaz quando utilizado no início da fase prodrômica.

Síndrome cardiopulmonar por hantavírus

A SCPH é uma doença grave que leva a insuficiência respiratória, choque e óbito. Até o momento, não existe tratamento antiviral comprovadamente eficaz contra a SCPH, embora o antiviral ribavirina tenha atuação comprovada na FHSR. A eficácia do tratamento clínico depende da instituição precoce de medidas gerais de suporte clínico a fim de manter as funções vitais, com ênfase na oxigenação e na observação rigorosa do paciente, desde o início do quadro respiratório. A hipotensão deve ser controlada ministrando-se expansores plasmáticos, devendo-se ter extremo cuidado na sobrecarga hídrica, evitando o uso de fármacos vasopressores. Casos graves da doença com distúrbios hidreletrolítico e acidobásico devem ser corrigidos, inclusive com assistência em unidade de terapia intensiva.

Profilaxia e controle

As medidas de prevenção e controle no combate à hantavirose devem ser baseadas no manejo ambiental, fundamentadas principalmente em práticas de higiene e medidas corretivas no meio ambiente, saneamento e melhoria das condições de vida, de modo a tornar as habitações e os campos de trabalho impróprios à instalação e à proliferação de roedores.

Uma vez determinado o local provável de infecção (LPI) e finalizado o levantamento das espécies de roedores presentes, é necessário proceder à desinfecção das residências e dos anexos peridomiciliares onde possa haver roedores, seguindo estritas normas de biossegurança.

Controle de roedores

O controle de roedores transmissores do hantavírus é fundamentado em ações como antirratização, desratização, controle biológico e/ou ações no LPI.

Antirratização (controle mecânico)

São medidas básicas e essenciais no controle de roedores, baseadas em um conjunto de ações para evitar a formação de colônias de roedores (Quadro 62.1).

Desratização (controle mecânico)

A desratização consiste na aplicação de raticidas a fim de eliminar os roedores presentes na área tratada. Nos ambientes silvestres, é pouco recomendado em situações rotineiras. Quando extremamente necessário, deve ser usado em áreas limitadas (no domicílio e no peridomicílio), onde ocorreram casos humanos de hantavírus e onde exista alta infestação de roedores.

O controle químico de roedores sinantrópicos comensais, em áreas domiciliares e peridomiciliares, poderá agir também sobre a população eventual de roedores não comensais que, geralmente, não frequentam o ambiente doméstico.

Controle biológico

O controle biológico pressupõe o uso de um ser vivo para controlar outro ser vivo. No caso dos roedores silvestres, o controle biológico poderá ser exercido por animais pre-

Quadro 62.1 Procedimentos para o controle de roedores visando ao combate da hantavirose.

Eliminar os resíduos que possam servir para abrigos, construção de tocas e ninhos, assim como reduzir as fontes de água e alimento para o roedor
Evitar o acúmulo de entulhos e objetos inúteis no interior e ao redor do domicílio por meio da realização de limpeza diária
Cortar grama e arbustos ao redor de casa em um raio de pelo menos 50 m
Conservar os produtos e os alimentos armazenados no interior dos domicílios em recipientes fechados, impedindo a entrada de roedores, à altura mínima de 40 cm do solo
Vedar fendas e outras aberturas com diâmetro superior a 0,5 cm para evitar a entrada de roedores nos domicílios e anexos
Não deixar rações de animais expostas e remover diariamente as sobras dos alimentos de animais domésticos, dando-lhes um destino adequado
Enterrar separadamente lixos orgânicos e inorgânicos de área urbana e rural, caso não exista coleta regular ou seletiva, respeitando-se uma distância mínima de 30 m do domicílio
Respeitar distância mínima de 50 m do domicílio e seus anexos para o plantio de culturas
Não deixar o produto colhido, assim como os restos de colheitas, pernoitar no campo
Armazenar insumos agrícolas, equipamentos e outros objetos em galpões distantes 30 m dos domicílios sobre estrados de 40 cm de altura
Armazenar produtos agrícolas (grãos e hortifrutigranjeiros) sobre estrados com 40 cm de altura do piso e longe das paredes (1 m). Deixar um vão entre as fileiras de sacarias (30 cm) para permitir a visualização de possíveis formações de colônias (ninhos) de roedores. Esses produtos devem ser armazenados em depósitos (silos e tulhas) situados à distância mínima de 30 m do domicílio ou de áreas de plantio, pastagem e matas nativas
Suspender os silos ou tulhas à altura mínima de 40 cm do solo, com escada removível e colocação de "rateiras" ou "chapéu chinês" disposto em cada pilar de sustentação dos silos
Considerar para o armazenamento de produtos em estabelecimentos comerciais as mesmas orientações para o armazenamento em domicílio e em silos de maior porte

dadores naturais, como serpentes, corujas, gaviões, raposas, gatos do mato, entre outros. A instalação e a proliferação desses predadores naturais dos roedores necessitam de ações conjuntas de repressão à caça, manutenção das matas residuais e ciliares e reflorestamento de áreas desmatadas dos predadores, com espécies nativas.

Ações nos locais prováveis de infecção ou outros locais potencialmente contaminados

Os procedimentos voltados para os locais prováveis de infecção (LPI) visam a atingir diretamente o agente da doença disperso no ambiente. Recomenda-se a limpeza e a desinfecção dos locais onde tenham sido diagnosticados casos de hantavirose, orientadas por técnicos treinados para tal atividade. Os envolvidos em tais ações deverão estar sempre utilizando equipamentos de proteção individual (EPI).

Medidas de prevenção deverão ser consideradas quanto às habitações que tenham permanecido fechadas, que deverão ser ventiladas por, pelo menos, 30 min antes do acesso de pessoas no local. Os indivíduos que ingressem em locais fechados, potencialmente contaminados com excretas de roedores, devem fazê-lo com proteção respiratória de máscara ou respiradores com filtros P3. Nessas habitações, deve-se realizar a limpeza umedecendo piso e paredes com desinfetantes recomendados, como lisol (10%), hipoclorito de sódio (2,5%) ou lisofórmio (10%), evitando a formação de aerossóis. Não varrer ou aspirar tapetes, carpetes ou pisos secos sem antes umedecê-los com um desinfetante. Os móveis e os utensílios no interior devem ser limpos com pano embebido em lisol (10%) ou outros desinfetantes, com base em diluições adequadas (Tabela 62.4). O lisol (10%) é o produto mais indicado para descontaminação de armadilhas, roupas, móveis e ambientes em geral, em razão de seu largo espectro viricida e por não apresentar propriedades corrosivas ou tóxicas.

As pessoas envolvidas na limpeza devem utilizar luvas de borracha. Ao terminar o trabalho, deve-se lavá-las antes de as retirar das mãos em uma solução de lisol (10%), hipoclorito de sódio (2,5%) ou lisofórmio (10%) e, após a retirada, lavar as mãos várias vezes com água e sabão. Roupas potencialmente contaminadas deverão ser pulverizadas com qualquer uma das soluções desinfetantes indicadas, encharcando-as e deixando o produto agir por 30 min. Posteriormente, lavar as roupas em água com sabão ou detergente, secando-as ao sol.

Tabela 62.4 Preparo de soluções de desinfetantes para o uso em ambientes contaminados por hantavírus.

Preparo de solução de desinfetante a 10% a base de lisol* puro			
Volume de água	Lisol puro*		Tempo de contato
	Dosagem	Medida prática	
9 ℓ	1 ℓ	1 ℓ	10 min
900 mℓ	100 mℓ	2 copinhos de café	10 min
Preparo de solução de desinfetante a 10% a base de hipoclorito de sódio a 2,5%			
Volume de água	Hipoclorito de sódio a 2,5%**		Tempo de contato
	Dosagem	Medida prática	
9 ℓ	1 ℓ	1 ℓ	60 min
900 mℓ	100 mℓ	2 copinhos de café	60 min
Preparo de solução de desinfetante a 10% a base de lisofórmio bruto			
Volume de água	Lisofórmio bruto		Tempo de contato
	Dosagem	Medida prática	
9 ℓ	1 ℓ	1 ℓ	60 min
900 mℓ	100 mℓ	2 copinhos de café	60 min

*Princípio ativo: o-fenilfenol (2,8%); o-benzil-p-clorofenol (2,7%). **Esse produto, nessa diluição, encontra-se disponível comercialmente com os nomes de água sanitária, água de lavadeira ou cândida.

Essas recomendações também são indicadas para limpeza de equipamentos e outros materiais que tenham permanecido no campo e possam ter sido contaminados por roedores.

Saúde Pública

Os hantavírus são altamente patogênicos para os humanos, particularmente com o estabelecimento da FHSR e da SCPH. A infecção humana geralmente ocorre por inalação de aerossóis contendo partículas virais, fato que favorece a transmissão.

Entre as atividades de maior importância para a Saúde Pública, as ações de vigilância epidemiológica e os critérios de definição de casos (suspeitos e confirmados) são os procedimentos que mais contribuem para o conhecimento da hantavirose na Europa e nas Américas.

Vigilância epidemiológica

A vigilância epidemiológica da hantavirose tem como objetivos principais detectar precocemente casos e surtos, identificar fatores de risco associados à doença e recomendar e executar medidas de prevenção e de controle.

Definições de caso suspeito

Um caso suspeito é definido com base em três situações que podem ocorrer de maneira isolada ou simultânea: paciente com doença febril (geralmente acima de 38°C) e mialgias, acompanhadas de um ou mais dos seguintes sinais e sintomas: calafrio, astenia, dor abdominal, náuseas, vômito e cefaleia intensa, insuficiência respiratória aguda de etiologia não determinada, na primeira semana da doença; paciente com enfermidade aguda, apresentando quadro de insuficiência respiratória aguda, com evolução para o óbito na primeira semana da doença; ou paciente com quadro febril (> 38°C), mialgia e cefaleia, e que tenha exposição a uma situação de risco* (mais detalhes em seguida), relacionado ou não a casos confirmados laboratorialmente.

Definições de caso confirmado

Critério laboratorial

- Sorologia reagente para anticorpos séricos específicos para hantavírus da classe IgM
- Soroconversão para anticorpos séricos específicos da classe IgG (aumento de 4 vezes ou mais no título de IgG entre a primeira e segunda amostra)
- Imuno-histoquímica de tecidos positiva (identificação de antígenos específicos de hantavírus)
- RT-PCR positivo para hantavírus.

Critério clínico-epidemiológico

Paciente com quadro clínico de insuficiência respiratória aguda, que tenha evoluído para óbito, sem coleta de amostras para exames específicos e que tenha frequentado áreas conhecidas de transmissão de hantavírus ou exposição à mesma situação de risco* que os pacientes confirmados laboratorialmente, nos 60 últimos dias.

Descartado

Todo caso suspeito que tenha diagnóstico confirmado de outra doença ou que não preencha critérios de confirmação definidos.

Investigação epidemiológica

Consiste na investigação do caso suspeito, com vistas a se determinar o LPI e os fatores que propiciaram a ocorrência da infecção, como as atividades e as situações de risco de exposição do paciente nos 60 dias anteriores ao início dos sinais e sintomas.

Define-se como LPI o local que tenha sido frequentado pelo indivíduo (caso) suspeito ou confirmado, dentro do período de incubação, particularmente nos 60 dias antes do início dos primeiros sinais e sintomas. Esses locais devem apresentar condições favoráveis à manutenção de colônias de roedores silvestres (água, abrigo e alimento), aliadas a outros diferentes fatores considerados favoráveis à manutenção das colônias de roedores (Quadro 62.2).

Quadro 62.2 Condições favoráveis à manutenção de colônias de roedores, utilizadas como base para definição do local provável de infecção na hantavirose humana.

Desmatamento, corte de árvores, corte de lenha
Aragem, plantio ou coleta em campo
Transporte, armazenagem e moagem de grãos
Limpeza de celeiros ou outras construções (tulhas, paióis e silos)
Contato direto com qualquer material que apresente excretas de roedores (fezes, urina)
Residências desabitadas ou não ocupadas, por qualquer período, com presença de roedores invasores
Habitações humanas situadas próximas de áreas silvestres, agricultáveis e pastos
Habitações humanas situadas próximas de roças abandonadas, principalmente quando ocorre invasão natural de capim *Brachiaria decumbens*
Mudanças temporárias no perfil agrícola que alterem a disponibilidade de alimentos (grãos) ou outros fenômenos naturais periódicos que aumentem a disponibilidade de alimentos para os roedores silvestres, como a floração das taquaras nativas
Fatores ambientais que provoquem o deslocamento de roedores para as residências ou arredores de habitações humanas, como desmatamento, queimadas, enchentes e alagamentos
Alterações climáticas com reflexos diretos na população de roedores ou na disponibilidade de alimento
Exposição a ambiente rural ou silvestre em atividades profissionais ou de lazer (caça, pesca, ecoturismo)

*Entende-se como situação de risco: exposição à atividade de risco para infecção por hantavírus ou existência de população de roedores silvestres e condições ambientais favoráveis ao seu estabelecimento em locais frequentados pelo paciente. Ambas as situações ocorridas nos 60 dias que antecedem o início dos sinais e sintomas.

A estratégia consiste em visitar todos os LPI para verificar a existência de populações de roedores silvestres e condições favoráveis a seu estabelecimento.

Recomenda-se aos profissionais de saúde que usem máscaras de pressão negativa com filtro PFF3 sempre que a investigação epidemiológica exigir que frequentem locais com suspeita de contaminação por hantavírus, tanto em ambientes fechados como abertos.

Vigilância ecoepidemiológica

A vigilância ecoepidemiológica é realizada no LPI com o intuito principal de identificar as variantes de hantavírus circulantes e seus respectivos roedores reservatórios. Também objetiva estudar a fauna, o comportamento e a dinâmica populacional dos roedores no ambiente do LPI. Esses estudos visam ao diagnóstico aprofundado da situação epidemiológica humana e animal, favorecendo o conhecimento sobre a história natural da doença, o planejamento e o direcionamento das ações de intervenção.

Nas Américas, as espécies de roedores silvestres envolvidas diretamente na condição de reservatórias dos vírus causadores da SCPH pertencem à subfamília *Sigmodontinae* da família *Cricetidae*.

Para a identificação da espécie reservatória, é necessário realizar capturas de roedores nas residências, anexos peridomiciliares e nos arredores (matas, plantações e pastos) do LPI.

Medidas de biossegurança

Os hantavírus são altamente patogênicos aos humanos, transmissíveis por aerossóis contendo partículas virais formadas a partir de excretas de roedores infectados. É obrigatório o uso de medidas de biossegurança nível três (NS-3) durante os trabalhos que envolvam a captura e o manuseio de roedores silvestres. Essas normas de segurança incluem o uso de aventais descartáveis, botas de borracha, luvas cirúrgicas, luvas de borracha, óculos protetores e máscara semifacial com filtro P3 (de pressão negativa) ou, preferencialmente, aparelhos para filtragem de ar com filtros HEPA associados à máscara de pressão positiva.

Bibliografia

Brasil. Ministério da Saúde. Fundação Nacional de Saúde. Guia de vigilância epidemiológica. Brasília: Ministério da Saúde, 2002. p. 385-403.

Centers for Disease Control and Prevention. Hantavirus pulmonary syndrome. Panama, 1999 – 2000. MMWR. 2000; 49(10):205-7.

Hershkovits P. The recents mammals of the Neotropical region: a zoogeographic and ecological review. In: Keast A, Erk FC, Glass B. Evolution, mammals and southern continents. Albany: SUNY Press, 1972.

Lee HW, French GR, Lee PW, Baek LJ, Tsuchiya K, Foulke RS. Observations on natural and laboratory infection of rodents with the etiologic agent of Korean hemorrhagic fever. Am J Trop Med Hygiene. 1981;30(2)477-82.

Mills JN, Childs JE. Ecologic studies of rodent reservoirs: their relevance for human health. Emerg Infect Dis. 1998; 4:529-37.

Organización Panamericana de la Salud. Cuaderno Tecnico 47. Hantavirus en las Americas: guia para el diagnóstico, el tratamiento, la prevención y el control. Rev Esp Salud Publica. 1999;73: 647-70.

Pereira LE. Estudo ecoepidemiológico de hantavírus em roedores das regiões da Mata Atlântica e Cerrado do Brasil. São Paulo, 2006. Tese (doutorado). Programa de Pós-Graduação em Ciências da Coordenadoria de Controle de Doenças da Secretaria de Estado da Saúde de São Paulo.

Peters CJ. Hantavirus pulmonary syndrome in the Americas. In: Scheld WM, Craig WA, Hughes JB, editors. Emerging infections. Washington, DC: ASM Press, 1998.

Hepatite Infecciosa Canina

63

Antonio Carlos Paes

➤ Definição

Enfermidade infectocontagiosa superaguda ou aguda, de etiologia viral, que acomete predominantemente cães jovens. Causa grave comprometimento hepático e de outros órgãos, com elevada letalidade.

Sinonímias: hepatite contagiosa canina, doença de Rubarth.

➤ Histórico

Em 1930, os pesquisadores Cowdrey e Scott observaram e descreveram inclusões intranucleares causadas por vírus em hepatócitos de dois cães com hepatite e afirmaram que a enfermidade era causada por agente filtrável.

Na Suécia, em 1947, o médico veterinário Carl Sven Rubarth descreveu a hepatite infecciosa canina como uma doença aguda, de alta letalidade, que causava lesões hepáticas, no tecido linfoide e no endotélio vascular dos órgãos dos animais. Naquela oportunidade, chamou a doença de hepatite contagiosa dos cães, que também ficou conhecida como doença de Rubarth. Na atualidade, a doença é denominada hepatite infecciosa canina (HIC).

Nos dez anos subsequentes, a HIC se disseminou por EUA, Canadá, Reino Unido, Austrália, Japão, Brasil e por todos os países da Europa Continental. Em 1953, Wallace Rowe *et al.* observaram culturas de células das glândulas adenoides humanas em degeneração, das quais isolaram um vírus que denominaram adenovírus.

No ano de 1954, Cabasso *et al.* identificaram o agente etiológico da HIC e demonstraram que o microrganismo era o adenovírus. No mesmo ano, os pesquisadores Green e Shillinger observaram inclusões em hepatócitos de cães inoculados experimentalmente com material de raposas com encefalite.

Após o desenvolvimento da vacina, a doença praticamente desapareceu em grande parte dos países. Contudo, na década passada, há relatos bem documentados de ocorrência na Itália, na Suíça e nos EUA. Na Itália e na Suíça, o reaparecimento da doença está associado a filhotes adquiridos no leste europeu. Na Itália, três surtos foram associados a filhotes de raça pura importada da Hungria.

No Brasil, a HIC se faz presente, ainda que subdiagnosticada, provavelmente em virtude do hábito de grande parcela de proprietários não vacinarem sistematicamente seus cães. A doença ocorre ao longo de todo o ano e acomete, sobretudo, cães filhotes de fêmeas não vacinadas, com alta letalidade. Mesmo sem receberem vacina, os cães adultos apresentam soroconversão, provavelmente pela marcante presença do vírus no meio ambiente.

➤ Etiologia

O agente etiológico da HIC é um vírus DNA do gênero *Mastadenovirus*, família *Adenoviridae*, denominado adenovírus canino-1 (AVC-1). Apresenta simetria icosaédrica, medindo aproximadamente 70 a 90 nm de diâmetro. Não apresenta envelope e tem uma fita dupla de DNA.

Na mesma família *Adenoviridae*, encontra-se agrupado o adenovírus canino-2 (AVC-2) envolvido na gênese da traqueobronquite infecciosa canina. Embora certos autores afirmem o contrário, há uma forte relação antigênica entre AVC-1 e AVC-2, a qual é muito relevante clinicamente, visto que as vacinas que contêm AVC-2 protegem eficazmente contra a infecção pelo AVC-1.

Com o desenvolvimento e o uso mundial da vacina, a HIC foi praticamente controlada nos EUA e nos países da Europa Ocidental, apesar do ressurgimento de novos casos na Itália, na Suíça e nos países do leste europeu. O ressurgimento da doença nos países europeus foi creditado à infecção dos cães por AVC-1 circulante entre os animais de vida selvagem.

AVC-1 pode ser isolado em diversas linhagens celulares de origem canina, sendo que a principal é a Madin-Darby Canine Kidney (MDCK), composta por células renais caninas.

Resistência do vírus no ambiente

O vírus é viável por 5 min a temperaturas de 50 a 60°C, entre 3 e 11 dias em temperatura ambiente ao abrigo de luz solar. Resiste até 9 meses a 4°C (temperatura de refrigeração). Em temperatura de 37°C, pode manter-se viável por 30 dias. O congelamento preserva o CAV-1 por longos períodos.

Resistência aos desinfetantes

O AVC-1 resiste à ação de éter, clorofórmio, formalina e ácidos. É estável em ampla faixa de variação de pH (entre 3 e 9) e sensível aos mesmos desinfetantes que atuam sobre o parvovírus canino, como hipoclorito (5%), hidróxido de sódio e fenóis, além de iodóforos.

Epidemiologia

A enfermidade causada pelo AVC-1 acomete os membros da família *Canidae* (cães domésticos e selvagens, lobos, coiotes e raposas) e também animais da família *Ursidae*. Títulos de anticorpos anti-AVC-1 têm sido identificados em ursos negros e polares do Alasca e do Canadá, além de leões-marinhos. Há uma citação na literatura de infecção pelo AVC-1 em doninha (*Mustela nivalis*), animal da família *Mustelidae*.

Na população de cães domésticos em vários países, a taxa de soroconversão é superior a 50%, mesmo na ausência de vacinação massal e sem ocorrência da forma clínica da enfermidade, demonstrando a grande circulação do vírus. Títulos de anticorpos anti-AVC-1 têm sido observados também em elevado percentual em animais selvagens, evidenciando a disseminação do vírus nesses animais, sem manifestações clínicas aparentes, podendo representar reservatórios do vírus para os cães.

Na forma clínica da HIC, a letalidade é muito elevada, podendo causar a morte de mais de 80% dos acometidos. A ocorrência da doença não é influenciada por clima, época do ano, sexo ou raça dos animais.

Quanto à idade dos animais acometidos, refere-se internacionalmente que a faixa etária de maior ocorrência da doença clínica situa-se entre 1 mês e 2 anos de idade.

No Brasil, pelo fato de a maioria dos proprietários de cães não vacinar habitualmente os animais, vacinar de forma incorreta ou mesmo utilizar vacinas de baixa qualidade, a HIC ainda ocorre principalmente em animais jovens, com idade inferior a 1 ano.

No serviço ambulatorial de Enfermidades Infecciosas dos Animais (EIA) da FMVZ/Unesp, Botucatu, SP, ao longo dos últimos 30 anos de atendimento, a grande maioria dos casos clínicos ocorreu em cães entre 1 e 6 meses de idade, particularmente em ninhadas geradas de cadelas não vacinadas.

As fontes de infecção do AVC-1 são os animais doentes que eliminam o vírus na fase aguda da doença por todas as secreções corporais, nas fezes e particularmente pela urina. O AVC-1 ingressa no organismo dos suscetíveis principalmente pela VO e, por vezes, pela via oronasal.

A transmissão do vírus ocorre principalmente por contato com fômites, incluindo utensílios de uso comum dos animais, como bebedouros e comedouros. Ectoparasitas podem albergar o AVC-1 e, eventualmente, participar da transmissão do patógeno.

Nos animais convalescentes da doença, ocorre o *clearance* do vírus da circulação e dos órgãos, com exceção do endotélio glomerular que se caracteriza por infecção tubular persistente. Dessa maneira, os animais que sobrevivem à doença clínica tornam-se fontes de infecção, com eliminação viral persistente pela urina durante 6 a 12 meses. Estes animais em recuperação da doença contaminam o meio ambiente, água, alimentos e fômites, nos quais o AVC-1 pode permanecer viável por longos períodos, possibilitando que o patógeno infecte outros hospedeiros suscetíveis.

Patogenia

Após o ingresso no organismo hospedeiro VO ou oronasal, o AVC-1 alcança as tonsilas, onde ocorre a replicação inicial. Desse local, dissemina-se pelos linfonodos regionais pela via linfática, antes de atingir a via hemática. Nas tonsilas, a replicação viral causa tonsilite, que se tornam hiperêmicas e bastante aumentadas de volume. Após 4 a 8 dias da infecção ocorre viremia e o AVC-1 alcança a circulação sanguínea pelo ducto torácico, atingindo particularmente o fígado. Nesse órgão, infecta primeiro as células de Kupffer e, em seguida, os hepatócitos. Além do tropismo pelo parênquima hepático, o AVC-1 mostra predileção por infecção do endotélio vascular, incluindo o do sistema nervoso central. Cerca de 10 dias pós-infecção, o vírus é encontrado em fezes, saliva e urina.

Além do fígado, o vírus alcança rins, pulmões, olhos e sistema nervoso central. O AVC-1 localiza-se nas células parenquimatosas dos órgãos e nas células endoteliais, levando a um processo de vasculite. A lesão celular primária em fígado, rins e olhos está associada a efeitos citotóxicos do vírus. O AVC-1 se replica no núcleo das células-alvo no organismo hospedeiro. Após a infecção inicial, partículas virais são observadas como inclusões basofílicas intranucleares em cortes histológicos.

As lesões endoteliais causadas pelo vírus podem ocorrer em qualquer tecido, mas os efeitos mais graves se apresentam nos glomérulos renais, no endotélio da córnea e no endotélio vascular dos órgãos acometidos.

Durante a fase aguda da doença, o AVC-1 pode ser isolado de todos os tecidos e das secreções corporais. Quanto menor for o título de anticorpos, mais grave será a manifestação da enfermidade. Cães infectados experimentalmente que apresentam títulos < 4 unidades de anticorpos soroneutralizantes (USN) no soro sanguíneo desenvolvem hepatite necrótica fatal. Os cães que apresentam títulos parciais ou intermediários > 16 USN e < 500 USN entre 4 e 5 dias pós-infecção desenvolvem hepatite crônica ou fibrose hepática. Em contraste, cães com altos títulos (> 500 USN) após a infecção mostram pouca ou nenhuma evidência clínica da doença, embora permaneçam com eliminação do vírus pela urina.

Decorridos 10 a 14 dias pós-infecção, o vírus ainda é encontrado nos rins dos cães que se restabeleceram da forma clínica da doença. Nos túbulos renais, permanece por até 12 meses e é eliminado pela urina para o meio ambiente, tornando esses animais importantes fontes de infecção para outros animais suscetíveis. A resposta imune contra AVC-1 induz a produção de quantidade suficiente de anticorpos soroneutralizantes para efetuar o *clearance* (eliminação) viral do sangue e do fígado (inclusive limitando as lesões hepáticas), embora essa resposta não seja efetiva para debelar a infecção tubular renal. Desse modo, tanto animais com altos títulos de anticorpos soroneutralizantes (> 500 USN) como os animais convalescentes podem representar fontes de infecção do vírus para outros animais.

Ação do vírus no fígado

Nos cães com baixos títulos de anticorpos soroneutralizantes (< 4 USN), desenvolve-se necrose hepática centrolobular ou panlobular, quase invariavelmente fatal. É importante salientar que a icterícia não é um achado frequente em cães que evoluem para óbito por HIC, em razão do rápido curso da doença e, mesmo nos animais que sobrevivem, sua ocorrência é de extrema raridade. Na rotina ambulatorial de EIA da FMVZ/Unesp, Botucatu, SP, ao longo dos últimos 30 anos foi observado somente um caso de icterícia em mais de 100 casos atendidos. Assim, a HIC não deve ser considerada diagnóstico diferencial provável de cães com icterícia.

Os cães que sobrevivem à hepatite infecciosa por AVC-1 podem desenvolver hepatite crônica, regeneração hepática ou cirrose. Embora a real causa da morte por HIC permaneça incerta, o fígado é o local primário da ação patogênica do AVC-1. A insuficiência hepática e a encefalopatia hepática resultam em estado comatoso e, frequentemente, os animais evoluem para morte.

Ação do vírus nos rins

Na fase virêmica, o AVC-1 se localiza nas células endoteliais dos vasos glomerulares, causando lesão glomerular inicial. A infecção do endotélio glomerular é seguida por infecção tubular persistente, desenvolvimento de nefrite intersticial e eliminação viral pela urina, que pode perdurar até 12 meses. Não se estabelece insuficiência renal.

A elevação do título de anticorpos soroneutralizantes, aproximadamente no 7º dia pós-infecção, é associada à deposição de imunocomplexos (antígeno + anticorpo) circulantes nos glomérulos e proteinúria transitória. Ocorre glomerulonefrite comumente cerca de 1 a 2 semanas após a resolução da doença aguda. As lesões glomerulares contêm depósitos de antígeno viral, IgG, IgM e fração C3 do complemento.

A eliminação viral na urina por longo período torna os animais acometidos portadores e fontes de infecção para outros animais, dificultando o controle da doença.

Ação ocular do vírus

Manifestações clínicas da localização ocular do AVC-1 podem ocorrer em até 20% dos cães naturalmente infectados. A ação ocular é muito rara nos cães vacinados, em geral abaixo de 1%.

O desenvolvimento de lesões oculares se inicia durante o período de viremia, cerca de 7 dias pós-infecção. Esse período corresponde à elevação de título de anticorpos soroneutralizantes e se manifesta como uveíte e fotofobia. O vírus alcança o humor aquoso a partir do sangue e se replica nas células endoteliais corneanas. Uveíte anterior grave e edema corneano desenvolvem-se após 7 dias de infecção.

A uveíte anterior é associada a intenso influxo de células inflamatórias na câmara anterior do olho. Ocasionalmente, o edema de córnea pode persistir por meses e, por vezes, evoluir para glaucoma. Cães da raça Afghan Hound são muito suscetíveis a esse tipo de complicação da hepatite infecciosa. A ação patogênica ocular do AVC-1 decorre do depósito de imunocomplexos e fixação do complemento, que resultam em quimiotaxia de células inflamatórias para a câmara anterior e danos extensos no endotélio corneano. A disrupção do endotélio corneano intacto, que serve como bomba de fluxo de fluidos da córnea para a câmara anterior do olho, causa acúmulo de fluido de edema no estroma corneano. O edema do estroma corneano leva ao sinal clínico de olho azul (*blue eyes*), como consequência de lesões inflamatórias no endotélio da córnea.

A uveíte ocorre por formação de imunocomplexos, hipersensibilidade tipo III ou reação de Arthus, que produz degeneração e necrose endotelial, resultando em edema de córnea. A uveíte e o edema costumam ser autolimitantes, caso não ocorra uma complicação adicional ou destruição endotelial massiva. A eliminação do edema de córnea coincide com a regeneração endotelial e a restauração do gradiente hidrostático entre o estroma corneano e o humor aquoso.

A recuperação ocular ocorre geralmente 3 semanas após a infecção. No entanto, se a reação inflamatória for muito intensa, ocorrem bloqueio do ângulo de filtração e aumento da pressão intraocular, o que pode levar ao estabelecimento de glaucoma e hidroftalmia.

Desenvolvimento de coagulação intravascular disseminada

Embora a vasculite seja responsável inicialmente pelo quadro de hemorragias generalizadas, a coagulação intravascular disseminada (CID) é uma complicação frequente da HIC. A CID pode ocorrer precocemente na fase virêmica. É desencadeada por lesões nas células endoteliais por intensa ativação dos mecanismos de coagulação e também pela incapacidade do fígado lesado em remover os fatores de coagulação que foram ativados.

As lesões hepáticas também reduzem a síntese de fatores da coagulação e, pelo consumo excessivo destes fatores, ocorre sensível agravamento no quadro de CID. Estudos recentes têm referido que a CID é o evento patogênico principal na gênese do quadro de hemorragias generalizadas em cães com hepatite infecciosa por AVC-1. Em geral, o quadro de CID nas doenças virais resulta da liberação de fatores pró-coagulantes do tecido necrótico. A perda do endotélio vascular provocada pela ação de AVC-1 expõe a matriz subendotelial ao ataque das plaquetas e as células endoteliais lesadas são fontes de tromboplastina tecidual.

Na HIC, a incapacidade dos animais de realizar a hemostasia decorre de trombocitopenia, tempo aumentado de protrombina, diminuição da atividade do fator VIII e elevação dos produtos de degradação da fibrina. A trombocitopenia ocorre pelo consumo elevado de plaquetas visando à reparação das lesões endoteliais causadas pelo AVC-1.

Causas de morte na hepatite infecciosa canina

A *causa mortis* na HIC é incerta, porém, como o fígado é o local primário da lesão causada pelo vírus, o estabelecimento de insuficiência hepática e encefalopatia hepática pode causar estado semicomatoso e morte. Nos cães que morrem subitamente, os danos diretos da falência hepática não tiveram tempo hábil para se estabelecerem e, nesse caso, a morte pode ocorrer em consequência de alterações cerebrais, pulmonares ou de outros órgãos parenquimatosos vitais, assim como pelo desenvolvimento grave de CID. A Figura 63.1 resume os efeitos patogênicos do AVC-1 em cães com hepatite infecciosa.

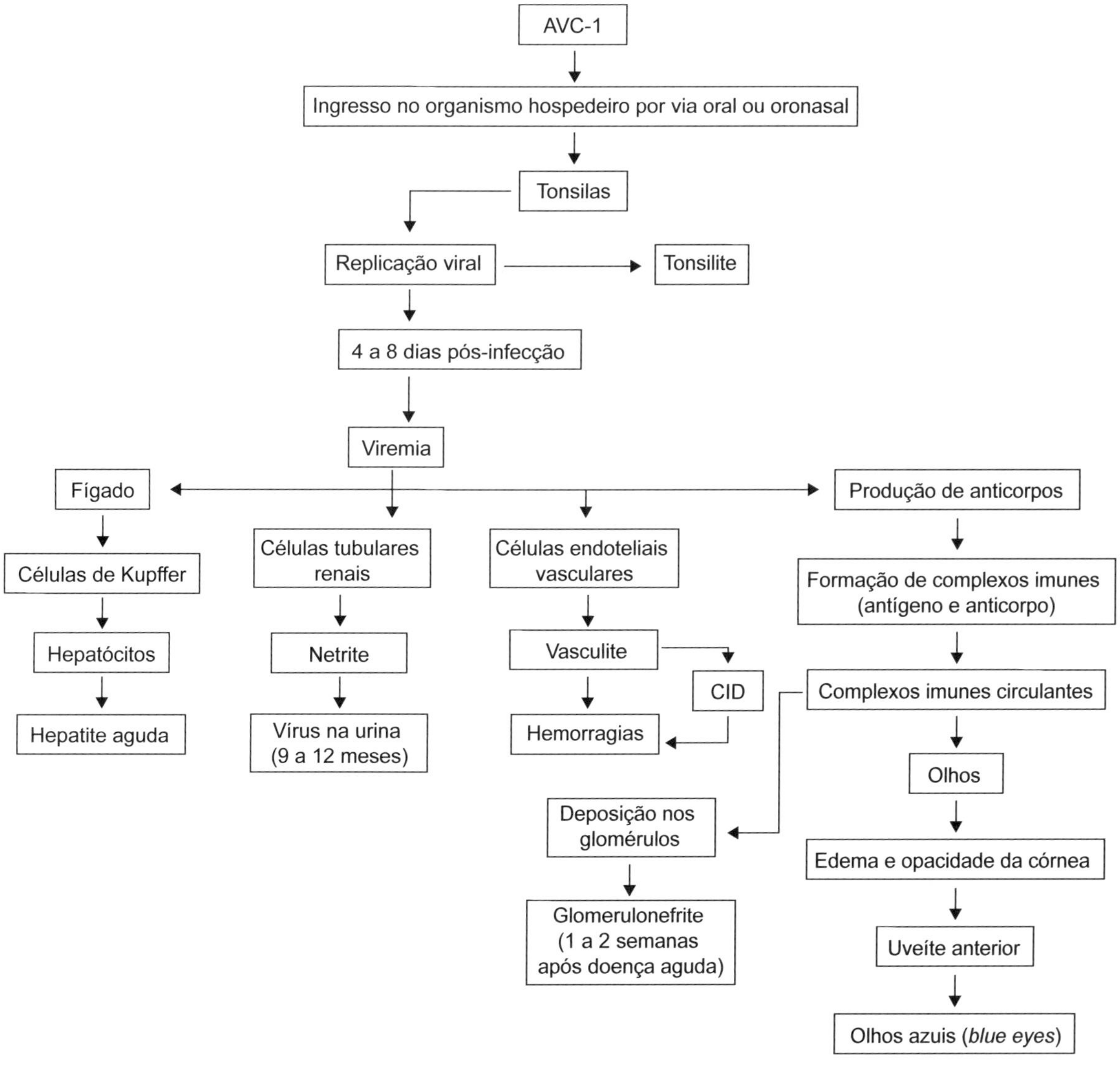

Figura 63.1 Representação esquemática da patogenia da infecção pelo adenovírus em cães (AVC-1). AVC-1 = adenovírus canino-1; CID = coagulação intravascular disseminada.

Clínica

As manifestações clínicas da HIC são observadas sobretudo em cães com menos de 1 ano de idade, embora animais não vacinados de qualquer idade possam apresentar sinais clínicos.

Na manifestação hiperaguda da HIC, considerada a mais grave da doença, a evolução para o óbito ocorre em 24 h ou menos, em razão de colapso respiratório, coma e morte. Por causa da morte súbita, às vezes, a HIC superaguda é equivocadamente confundida com envenenamento.

A manifestação aguda, considerada a evolução clássica da doença, pode durar entre 2 e 7 dias, após período de incubação variável de 2 a 5 dias. Os sinais clínicos observados resultam das lesões celulares do endotélio vascular e dos hepatócitos causadas pela replicação viral. Em geral, os animais acometidos pela manifestação aguda da HIC apresentam febre (41°C), taquicardia, taquipneia, inapetência, letargia, fraqueza, episódios de vômitos sem conteúdo sólido ou, por vezes, com conteúdo sanguinolento e diarreia líquida, muitas vezes com hematoquezia. Ao exame clínico, observam-se sinais de desidratação, com perda de elasticidade da pele, mucosas secas e globos oculares aprofundados.

Os animais apresentam também fotofobia, descarga ocular serosa, linfadenomegalia cervical, edema subcutâneo em região da cabeça, pescoço, porções do tronco e membros. Podem ser observadas equimoses em diversas regiões do corpo sem padrão definido de localização. Após a venopunção, muitos animais apresentam hemorragias locais. As mucosas se apresentam congestas ou com coloração normal. O exame da cavidade oral mostra tonsilite bastante evidente, faringite e laringite.

Raramente se observam sinais neurológicos como convulsões, ataxia, depressão, andar em círculos, desorientação, cegueira, nistagmo e *head pressing*, determinados por encefalite causada pelo AVC-1. Em raposas, e raramente em cães, os sinais neurológicos são referidos na ausência de outras manifestações clínicas.

A auscultação pulmonar revela ruídos respiratórios anormais, como crepitações, estertores, roces pleurais ou áreas extensas de silêncio e som de maciez a percussão.

À palpação abdominal, encontram-se abdome proeminente e presença de fezes líquidas nas alças intestinais. A distensão abdominal nos cães com HIC é causada pelo acúmulo de fluido serossanguinolento na cavidade. No entanto, os achados mais proeminentes na palpação abdominal são a hepatomegalia (resultante da inflamação do órgão) e a sensibilidade local. A sensibilidade dolorosa hepática decorre da grande inervação da cápsula de Glisson que, quando distendida, causa grande desconforto aos animais, que permanecem na chamada posição de cão sentado, na tentativa de minorar o desconforto abdominal. Assim, o fígado aumentado deve ser palpado cuidadosamente, não só pela dor visceral, mas também para evitar a ruptura do órgão em casos extremos. Apesar do gravíssimo comprometimento hepático, é importante salientar que a presença de icterícia é extremamente incomum.

O edema corneano que acarreta o quadro característico de olho azul ocorre na 1ª semana de doença e é resultado da replicação viral nas células endoteliais da córnea (Figura 63.2). Os animais apresentam blefaroespasmo, fotofobia, descarga ocular serosa e opacificação corneana centrípeta, com evolução do limbo para o centro. Em muitos casos subclínicos, ocorre apenas queratite, com a córnea de coloração azulada, de aparecimento súbito. No entanto, após poucos dias de tratamento com soluções oftálmicas (sem cortisona), há remissão total dos sinais clínicos (Figura 63.3).

A manifestação clínica da HIC apresenta elevada letalidade. No setor ambulatorial de EIA da FMVZ/Unesp, Botucatu, SP, tem-se observado letalidade de até 80% na

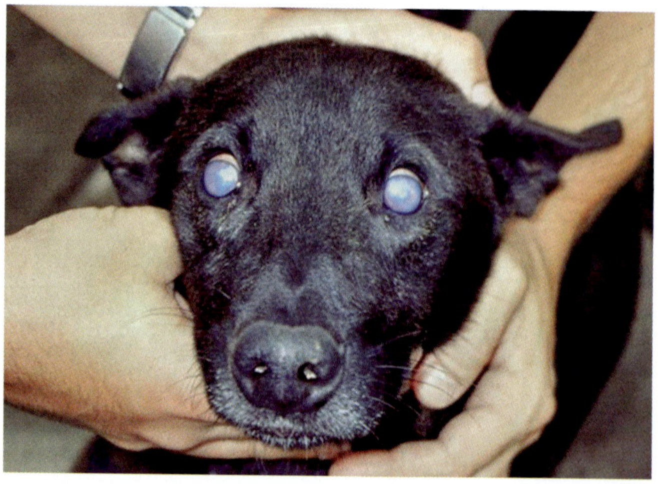

Figura 63.2 Queratite, também conhecida como olho azul (*blue eyes*), bilateral em cão com hepatite infecciosa por adenovírus canino (AVC-1).

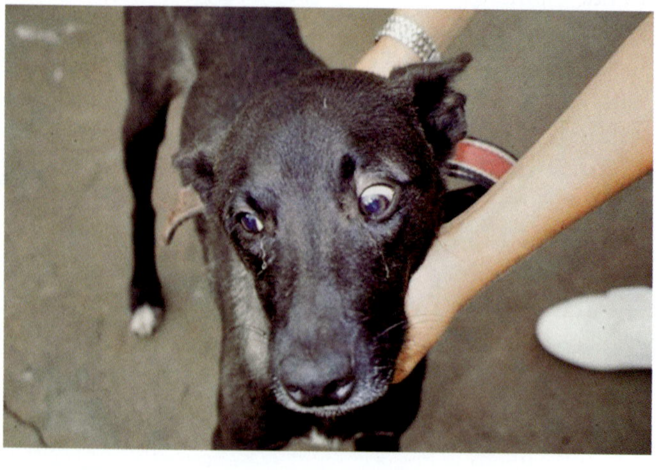

Figura 63.3 Cão recuperado de queratite por adenovírus canino (AVC-1) após 10 dias de tratamento.

manifestação aguda da HIC. No mesmo setor ambulatorial, vem-se verificando coinfecções do AVC-1, principalmente com o vírus da cinomose. Alguns cães que se recuperam do estado agudo podem morrer semanas ou meses depois em decorrência de sequelas hepáticas.

➤ Diagnóstico

À anamnese, os animais suspeitos de HIC apresentam idade inferior a 1 ano, com ausência de vacinação ou histórico vacinal desconhecido. Clinicamente, predominam sinais de febre, vômito, diarreia, letargia, distensão e dor abdominal, petéquias e sufusões na pele, aliados a eventuais alterações oculares e neurológicas.

Achados hematológicos

Na HIC, os principais achados hematológicos são discreta anemia, leucopenia grave, linfopenia e neutropenia, com a contagem de células leucocitárias < 1.000 células/$\mu\ell$. No entanto, a leucopenia não é um achado evidente em todos os animais com HIC. Também é observada intensa trombocitopenia (aumento do consumo de plaquetas pela vasculite e ação direta do AVC-1 nessas células). Animais convalescentes que se recuperam sem sequelas apresentam neutrofilia e linfocitose.

Exames bioquímicos

Na prova de função hepática realizada com o soro sanguíneo de animais doentes, é observada intensa elevação da enzima alanina-aminotransferase (ALT), como reflexo da intensidade da necrose dos hepatócitos. A elevação da ALT pode persistir por até 2 semanas após a infecção, declinando progressivamente em seguida, com exceção de animais que desenvolvem hepatite crônica ativa, nos quais a ALT permanece elevada ou com elevações intermitentes.

A coleta de líquido abdominal revela exsudato de coloração que varia de amarelo claro a avermelhado, com grande número de células inflamatórias e aumento da proteína (> 5,2 g/dℓ).

Exame do líquido cefalorraquidiano (LCR) revela aumento da concentração de proteína (> 30 mg/dℓ) e pleiocitose (> 10 células/$\mu\ell$). O humor aquoso também apresenta elevação das proteínas e células em virtude da uveíte anterior.

Pode ocorrer proteinúria (até 50 mg/dℓ) por causa da albuminúria determinada. As lesões renais decorrem de lesão direta do vírus nos glomérulos e da ação de imunocomplexos circulantes que se depositam nos vasos glomerulares.

Exame de medula óssea

O exame citológico da medula óssea revela diminuição de células precursoras mieloides e de megacariócitos. Em casos graves, pode-se observar a ausência de megacariócitos.

Isolamento viral

O isolamento viral confirma o diagnóstico e pode ser considerado padrão-ouro para o diagnóstico. Após a viremia (5º dia pós-infecção), o AVC-1 pode ser isolado de várias secreções e excreções. O isolamento é realizado em cultura celular da linhagem "Madin Darby Canine Kidney" a partir de sangue, fígado, baço, linfonodos e, particularmente, da urina na qual o vírus é encontrado por longos períodos. Entretanto, segundo alguns autores, o isolamento a partir de material hepático é mais difícil porque a arginase hepática inibe a replicação do ácido nucleico viral. O AVC-1 não tem sido isolado do fígado de cães após o 10º dia pós-infecção, mesmo em animais com hepatite crônica. Os rins são o local de maior persistência do vírus e representam material de eleição para o isolamento, mesmo entre 6 e 9 meses pós-infecção.

O AVC-1 induz efeito citopático na monocamada de células da cultura, com o desenvolvimento de corpúsculos de inclusão intranucleares.

Outros métodos de diagnóstico

Diferentes testes sorológicos têm sido utilizados no diagnóstico da HIC em cães, como neutralização do vírus, fixação de complemento, hemaglutinação indireta, imunodifusão e ensaio imunoenzimatico (ELISA).

A imunoperoxidase, utilizando anticorpo monoclonal para detecção de antígeno viral, tem sido empregada com sucesso no diagnóstico da HIC em fragmentos de fígado, rim, baço, linfonodos, timo, tonsilas e pulmões. O teste de imunoperoxidase tem auxiliado no estudo de localização de replicação do vírus em diferentes tecidos e na detecção do vírus e inclusões em células. Outro método efetivo é a imunofluorescência direta com anticorpos marcados em lâminas de *imprints* de fígado.

Técnicas moleculares, como a reação em cadeia pela polimerase (PCR), são altamente sensíveis e específicas. A PCR detecta baixo número de cópias de DNA e pode ser realizada com urina e sangue de animais vivos e a partir de fragmentos de fígado, rins, linfonodos, tonsilas e pulmões de animais que foram a óbito. Tem sido utilizada para diferenciar AVC-1 e AVC-2 em diferentes espécimes clínicos.

Achados anatomopatológicos macroscópicos

O exame histopatológico em lâminas coradas pelo método da hematoxilina-eosina (H-E) revela características alterações hepáticas, renais e pulmonares em cães com HIC, bem como grave lesão dos endotélios vasculares.

Os principais achados *post-mortem* em cães com HIC refletem o quadro de lesão vascular e a vasculite generalizada causada pela ação do AVC-1. No exame externo do cadáver, observam-se mucosas hipocoradas e presença de petéquias e equimoses na pele, na mucosa oral e em outras mucosas aparentes. Não é comum a presença de icterícia. Também podem ser encontradas áreas de edema subcutâneo na cabeça, no tronco e nos membros.

Na abertura da região cervical, observam-se congestão de laringe e faringe e acentuada tonsilite. As tonsilas palatinas mostram-se muito congestas e com volume aumentado, projetando-se das criptas tonsilares. Todos os linfonodos apresentam-se aumentados de volume, congestos e edematosos. Há extensos derrames e hemorragias nas cavidades torácica e abdominal.

Nos pulmões, são observadas petéquias e sufusões nas pleuras parietal e visceral, focos hemorrágicos (Figura 63.4), intensa congestão pulmonar, pneumonia bilateral com hepatização vermelha e consolidação. Ao exame dos lobos pulmonares, pode-se observar enfisema pulmonar (Figura 63.5). No aparelho digestório, encontram-se hemorragias na serosa gástrica, petéquias e inflamação da mucosa e enterite catarral ou catarro-hemorrágica.

O fígado está marcadamente congesto (congestão passiva crônica), aumentado de volume (Figura 63.6), ultrapassando a reborda costal. Pode apresentar aspecto de noz-moscada (Figura 63.7) e, por vezes, é recoberto por uma película de fibrina. Apresenta padrão lobular, com esteatose e áreas de necrose que se estendem por todo o parênquima hepático, além de edema da parede de vesícula biliar. Podem ser observadas também petéquias cardíacas (Figura 63.8).

Ao corte dos rins, são visíveis estrias na cortical, halo corticomedular e congestão da região medular. Petéquias e sufusões subcapsulares são encontradas em grande número. Frequentemente, são observados também infartos

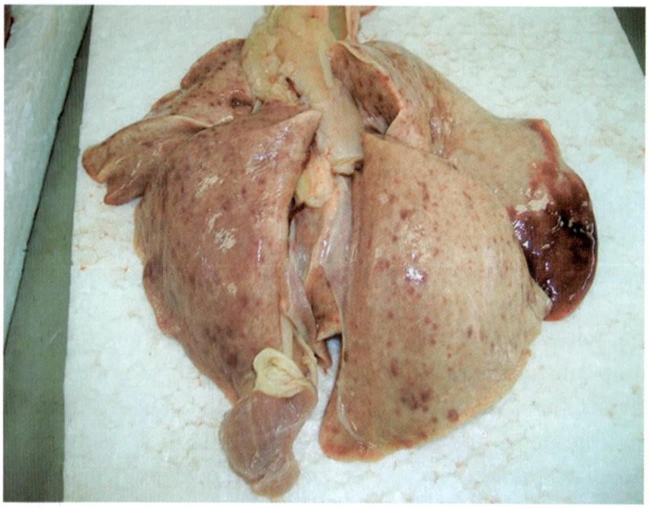

Figura 63.4 Pneumonia, petéquias, sufusões e grande foco hemorrágico à necropsia de cão com hepatite infecciosa pelo adenovírus canino (AVC-1).

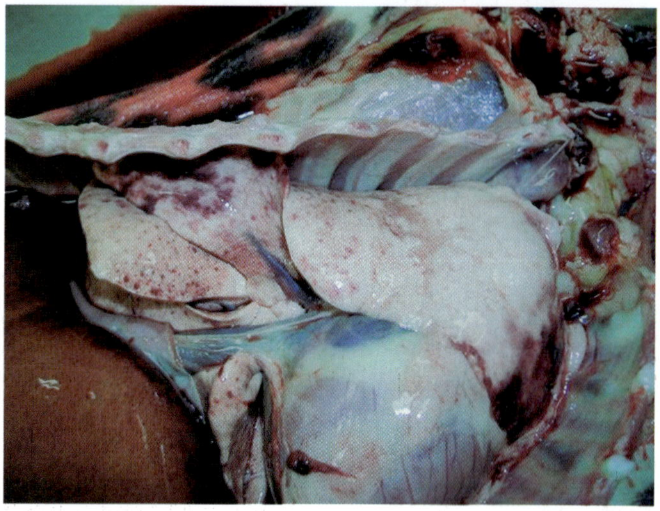

Figura 63.5 Enfisema pulmonar e focos hemorrágicos à necropsia de cão com hepatite infecciosa pelo adenovírus canino (AVC-1).

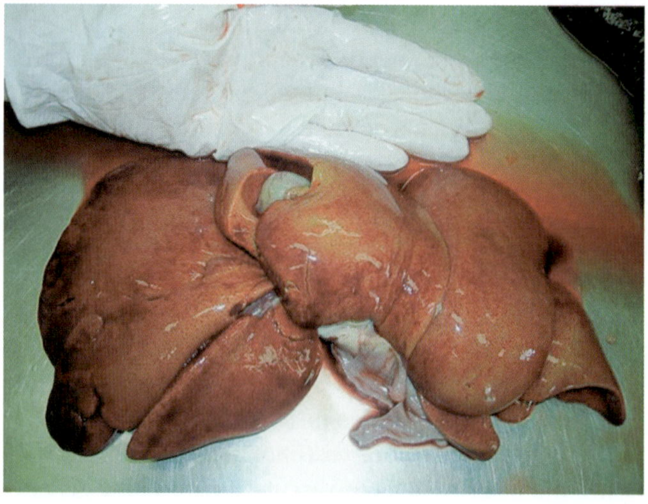

Figura 63.6 Congestão e hepatomegalia à necropsia de cão com hepatite infecciosa pelo adenovírus canino (AVC-1).

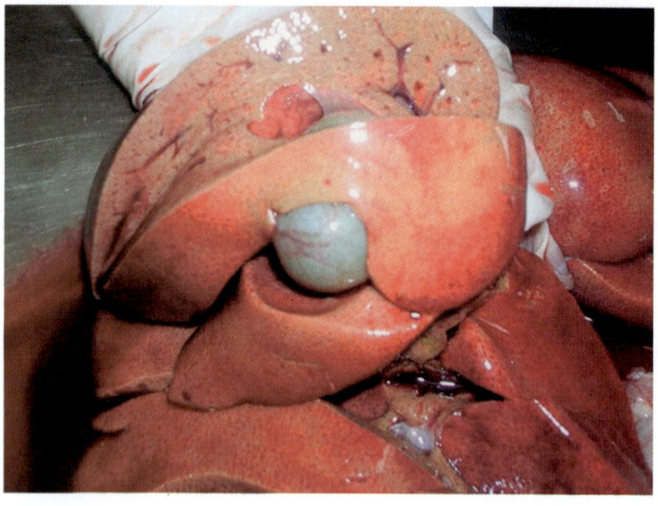

Figura 63.7 Congestão passiva crônica e aspecto de noz-moscada à necropsia de cão com hepatite infecciosa pelo adenovírus canino (AVC-1).

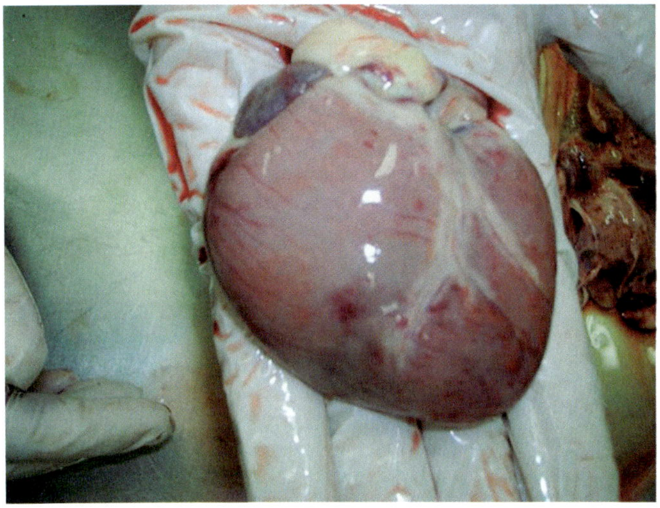

Figura 63.8 Petéquias cardíacas à necropsia de cão com hepatite infecciosa pelo adenovírus canino (AVC-1).

hemorrágicos, extensas áreas de degeneração e necrose na medula renal. Na vesícula urinária, são encontradas petéquias na serosa e na mucosa.

O sistema nervoso central revela, em alguns animais, hemorragias em mesencéfalo e tronco cerebral, meninges congestas ou hemorrágicas.

Achados anatomopatológicos microscópicos

Fígado

Em praticamente todos os casos, ocorre necrose hepática centrolobular ou panlobular, associada a hemorragia e infiltrado inflamatório de macrófagos e linfócitos nos espaços porta. São observadas inclusões intranucleares em hepatócitos, células de Kupffer e células endoteliais do revestimento dos sinusoides. As inclusões intranucleares são basofílicas e aparecem inicialmente nas células de Kupffer e, depois, em hepatócitos íntegros ou parcialmente degenerados próximos às áreas de necrose. As inclusões intranucleares são arredondadas e ocupam a maior parte do diâmetro nuclear, provocando marginação da cromatina. Essas inclusões são denominadas Cowdry tipo A.

Pulmões

Nos pulmões, observam-se espessamento alveolar com acúmulo de células septais e infiltração linfocitária em áreas bronquiais e nos septos. Nas áreas de consolidação, os alvéolos estão preenchidos por exsudato constituído por fluido, fibrina e eritrócitos.

Baço

O baço revela hemorragias, necrose e rarefação linfoide, infiltrado de histiócitos e eritrofagocitose. Também se observam degeneração fibrinoide na camada muscular de artérias e grandes inclusões basofílicas em células endoteliais.

Timo

Apresenta congestão acentuada, necrose linfoide, focos de hemorragia, edema e hiperplasia linfoide da região cortical.

Sistema nervoso central

As alterações no sistema nervoso central são secundárias às lesões vasculares, embora muitas vezes não estejam presentes. Podem ser observadas hemorragias perivasculares e células endoteliais tumefeitas em vasos da meninge, com inclusões intranucleares.

Estudo realizado em 2008, no Brasil, por Inkelmann *et al.*, que investigou a presença do antígeno viral utilizando a técnica de imuno-histoquímica em fígado, rim, baço, linfonodos, tonsilas, pulmões, intestino delgado, medula óssea e encéfalo, mostrou que a localização viral preferencial foram células endoteliais desses órgãos.

Exame citológico

O exame citológico de *imprint* de material hepático em lâminas coradas pelo método de Giemsa, panóptico ou outro corante de base Romanowsky mostra a presença de corpúsculos de inclusão basófilos ou anfofílicos, de localização intranuclear em hepatócitos, bastante característicos da HIC.

➤ Tratamento

Como o quadro clínico da HIC apresenta gravidade variável, muitos animais com a doença clínica podem se recuperar se forem submetidos a tratamento adequado.

Reposição do equilíbrio hidroeletrolítico e energético

Inicialmente, os animais devem ser submetidos à fluidoterapia com solução poliônica de Ringer simples. É contraindicado o Ringer lactato, posto que, em virtude do comprometimento hepático, o lactato não é convenientemente convertido em bicarbonato no ciclo de Cori.

À solução de Ringer simples (poliônica), deve-se adicionar 5% de glicose (protetor hepático). Em casos de hipoglicemia, que pode levar a estado comatoso, recomenda-se administrar bólus de glicose a 50%, na dose de 0,5 a 1 mℓ/kg.

A solução poliônica com 5% de glicose deve ser administrada no volume de 45 mℓ/kg nos animais com quadro grave de vômito que os impossibilita de ingerir água. Esta solução repõe a perda de eletrólitos pelos episódios de vômito e diarreia. Animais extremamente desidratados devem receber expansores plasmáticos, como coloides ou plasma.

Complexos vitamínicos

Vitaminas do complexo B devem ser administradas, pois servem como cofatores de oxirredução. A adição de vitamina C auxilia na recuperação tecidual e promove a acidificação da urina, levando à significativa redução de reabsorção de amônia pelos rins.

Antieméticos

Para combater os episódios de vômitos, recomenda-se administrar, por via SC ou IM, cloridrato de metoclopramida na dose de 0,2 a 0,5 mg/kg, a cada 8 h. Nos casos mais graves, esse antiemético deve ser administrado por via IV, em infusão contínua, na dose de 1 a 2 mg/kg/dia. Nos animais nos quais a metoclopramida não surte o efeito desejável, recomenda-se utilizar clorpromazina, na dose de 0,3 a 0,5 mg/kg, a cada 8 h, por via SC ou IM. O animal deve estar bem hidratado antes de receber a clorpromazina, pois esse fármaco provoca vasodilatação, podendo levar à hipotensão. Recentemente, o citrato de maropitant, novo fármaco antiemético, tem sido efetivo em casos mais graves na dose de 1 mg/kg/dia durante 5 dias.

Antimicrobianos

As infecções bacterianas secundárias decorrentes do estado de debilidade e imunossupressão do animal são controladas com o uso de antimicrobianos de amplo espectro, que não apresentem efeitos colaterais de hepatotoxicidade e nefrotoxicidade.

Ceftiofur

O ceftiofur, cefalosporina de 3ª geração de uso veterinário, é considerado de escolha. Esse fármaco é indicado na dose de 7,5 mg/kg, a cada 24 h, por via IM ou SC.

Ampicilina

A ampicilina é uma boa opção no tratamento da HIC. É recomendada na dose de 20 mg/kg, a cada 8 h, por via SC, IM ou IV.

Outros antimicrobianos

Outras opções de antimicrobianos são as fluoroquinolonas, como o enrofloxacino, na dose de 5 mg/kg/dia, por via SC ou IM. Esse antimicrobiano só deve ser utilizado na ausência de disponibilidade dos fármacos supracitados, pois as fluoroquinolonas não devem ser administradas por longos períodos em animais jovens, em fase de crescimento, já que interferem na formação de cartilagens e podem causar artropatias a longo prazo.

Em casos graves de pneumonia e risco de sepse, recomenda-se usar levofloxacino (fluoroquinolona de 3ª geração), que pode ser administrado por via IV, IM ou SC, na dose de 10 mg/kg/dia, apresentando grande eficácia em infecções respiratórias e sepse. Sem o uso prolongado, não provoca efeitos colaterais tão acentuados como as fluoroquinolonas de 2ª geração.

Contraindicações

Certas cefalosporinas, como ceftriaxona ou ceftriona, são contraindicadas, pois podem provocar o surgimento de lama biliar, que complica o quadro de comprometimento hepático. Antimicrobianos do grupo dos aminoglicosídios – como gentamicina e amicacina (nefrotóxicos) – devem ser evitados para preservar a função renal do animal.

Prognóstico

O prognóstico da HIC sempre é reservado, posto que, na forma clínica da doença, a letalidade é elevada.

Profilaxia e controle

A profilaxia e o controle da HIC são baseados em medidas gerais e específicas (vacinação).

Medidas gerais

A profilaxia da HIC pode ser obtida mantendo os animais em ambientes limpos, arejados e submetidos a desinfecções frequentes. Não se deve adquirir animais de criadores com histórico da doença, por causa da eliminação prolongada do vírus pela urina em animais convalescentes ou subclínicos. É preciso, também, evitar o uso de comedouros e bebedouros comuns a vários animais, bem como promover a limpeza e a desinfecção desses utensílios. Os animais devem estar bem nutridos, vermifugados e imunizados contra a HIC e outras doenças. Nesse quesito, recomenda-se evitar permitir que animais recém-nascidos tenham acesso externo ao domicílio ou contato com outros animais antes de 15 dias decorridos da segunda dose da vacina contra HIC. É desejável também que animais recém-adquiridos sejam alocados em ambiente de quarentenário, a fim de observar quaisquer sinais clínicos da HIC ou outras doenças, antes do contato direto com outros animais.

Medidas específicas (vacinação)

A duração da imunidade passiva adquirida pelos filhotes de cães depende diretamente da concentração da imunidade da cadela. A imunidade natural pós-enfermidade é vitalícia.

A imunidade conferida pelo uso de vacinas atenuadas, de boa qualidade, pode durar até 3 anos. No entanto, podem causar efeitos adversos, como infecção renal e desenvolvimento de nefrite subclínica, com eliminação do vírus vacinal pela urina, em cerca de 1% dos cães. Complicações oculares em animais vacinados (uveíte anterior) ocorrem em aproximadamente 0,4% dos cães que recebem vacina SC.

Em virtude dos efeitos adversos com as vacinas contendo cepa atenuada de AVC-1 (oculares e renais), após 1980 foi procedida a substituição do AVC-1 atenuado pelo AVC-2 atenuado, eliminando os efeitos indesejáveis. Essa substituição foi possível porque existe imunidade cruzada entre os vírus AVC-1 e AVC-2. Os cães são adequadamente protegidos contra a infecção pelo AVC-1 quando anticorpos heterotípicos são produzidos em animais imunizados com a cepa atenuada de AVC-2.

Os anticorpos de origem materna podem persistir por até 12 semanas e interferem na vacinação apenas quando excedem 100 unidades soroneutralizantes. O vírus vacinal é eliminado pelo trato respiratório dos cães imunizados e tem, hipoteticamente, potencial de imunizar outros cães. Sugere-se que esse fenômeno pode ter sido responsável pela virtual erradicação da doença em populações caninas nas quais a vacinação foi amplamente realizada.

No Brasil, as vacinas mais importantes disponíveis comercialmente para a profilaxia da HIC são produzidas com estirpe atenuada do AVC-2.

Em geral, recomenda-se a primeira dose da vacina aos 45 dias de idade dos filhotes. Em seguida, são indicadas mais duas doses, em intervalos de 30 dias. Em cadelas prenhes que foram revacinadas antes da cobertura, o protocolo vacinal pode ser iniciado com 60 dias nos filhotes. Ainda que a imunidade frente ao AVC-1 possa perdurar por 3 anos, as vacinas comerciais contra a HIC geralmente são polivalentes, contendo antígenos de doenças como cinomose, parvovirose e leptospirose e, por força da profilaxia dessas outras doenças, a vacina contra HIC acaba sendo realizada anualmente.

➤ Bibliografia

Barros CSL. Fígado, vias biliares e pâncreas exócrino. In: Santos RL, Alessi AC. Patologia veterinária. São Paulo: Roca; 2011. p. 183-290.

Chaturvedi U, Tiwari AK, Ratta B, Ravindra PV, Rajawat YS, Palia SK *et al.* Detection of canine adenoviral infections in urine and faeces by the polymerase chain reaction. J Virol Methods. 2008;149:260-3.

Corrêa WM, Corrêa CNM. Hepatite contagiosa canina. In: Corrêa WM, Corrêa CNM. Enfermidades infecciosas dos mamíferos domésticos. 2.ed. Rio de Janeiro: Medsi; 1992. p. 675-80.

Decaro N, Campolo M, Elia G, Buonavoglia D, Colaianni ML, Lorusso A *et al.* Infectious canine hepatitis: an "old" disease reemerging in Italy. Res Vet Sci. 2007;83:269-73.

Decaro N, Martella V, Buonavoglia C. Canine adenoviruses and herpesvirus. Vet Clin Small Anim. 2008;38:799-814.

Greene CE. Infectious canine hepatitis and canine acidophil cell hepatitis. In: Greene CE. Infectious disease of the dog and cat. 4.ed. St. Louis: Elsevier Saunders; 2012. p. 42-8.

Hevás J, Gómez-Villamandos JC, Carrasco L, Sierra MA. Focal mesangial-sclerosing glomerulonephritis and acute-spontaneous infectious canine hepatitis: structural, immunohistochemical and subcellular studies. Vet Immunol Immunopathol. 1997;57:25-32.

Inkelmann MA, Anjos BL, Kommers GD, Fighera RA, Barros CSL. Aspectos imuno-histoquímicos da hepatite infecciosa canina. Cienc Rural. 2008;38(9):2636-40.

Inkelmann MA, Rozza DB, Fighera RA, Kommers GD, Graça DL, Irigoyen LF *et al.* Hepatite infecciosa canina: 62 casos. Pes Vet Bras. 2007;27(8):325-32.

Mackachlan NJ, Dubovi EJ. Adenoviridae. In: Mackachlan NJ, Dubovi EJ. Fenner's veterinary virology. 4.ed. Amsterdam: Elsevier, 2011. p. 203-12.

Oliveira EC, Almeida PR, Sonne L, Pavarini SP, Watanabe TN, Driemeier D. Hepatite infecciosa canina em cães naturalmente infectados: achados patológicos e diagnóstico imuno-histoquímico. Pesq Vet Bras. 2011;31(2):158-64.

Sykes JE. Infectious canine hepatites: In: Sykes JE. Canine and feline infectious diseases. Saunders Elsevier; 2014. p. 182-6.

Wright NG. Experimental infectious canine hepatitis. J Comp Pathol. 1967;77:153-8.

Herpesvírus Canino

64

Jane Megid e Tayse Domingues de Souza

Definição

Enfermidade infectocontagiosa causada pelo herpesvírus canino tipo 1, que acomete canídeos domésticos ou selvagens, caracterizada por sinais reprodutivos em fêmeas, como abortamentos, infertilidade e nascimento de fetos mumificados, fracos, prematuros ou doentes.

Etiologia

O herpesvírus canino 1 (CHV-1) foi relatado pela primeira vez por Carmichael *et al.*, em 1965, nos EUA, como agente etiológico de doença hemorrágica fatal em filhotes caninos. A partir dessa descrição, o microrganismo foi isolado em muitos países, considerado atualmente enzoótico na população canina.

O CHV-1 é um DNA vírus, de fita dupla, com capsídio icosaédrico. Mede de 120 a 300 nm e tem envelope lipoproteico contendo espículas de glicoproteína. Pertence à família *Herpesviridae*, subfamília *Alphaherpesvirinae*, gênero *Varicellovirus*. Filogeneticamente, o herpesvírus canino está associado a herpesvírus equino 1 (EHV-1), herpesvírus bovino 1 (BHV-1), herpes simples (HSV) e herpesvírus das focas (PhHV-1). No entanto, encontra-se mais próximo do herpesvírus felino 1 (FHV-1), com aproximadamente 51% de homologia.

As glicoproteínas do envelope viral são responsáveis por adesão viral a receptores celulares específicos e pela indução de anticorpos neutralizantes que conferem proteção do hospedeiro à infecção viral. A glicoproteína D (hemaglutinina) presente na superfície do vírus identifica receptores nas células-alvo, o que pode justificar as diferenças de predileção dos herpesvírus por células de animais e humanos.

O herpesvírus canino, como os demais herpesvírus, apresenta dois tipos de ciclo de replicação do vírus denominados ciclo lítico e latente. O ciclo lítico caracteriza a infecção aguda e produtiva, na qual os novos vírus são produzidos. Esse ciclo ocorre nos locais de penetração e replicação viral. O outro ciclo, também conhecido como infecção latente, ocorre especialmente em neurônios dos gânglios nervosos sensoriais (vestibular, trigêmeo ou lombossacro), na glândula parótida, nas tonsilas e no fígado. No ciclo latente, não ocorre replicação do DNA viral, tampouco produção de partículas virais, ficando o genoma viral de forma epissomal sem expressão gênica. No entanto, situações que favoreçam queda de imunidade do animal podem reativar o vírus na forma latente, que passa a produzir novas partículas virais. Esses mecanismos peculiares de virulência dos herpesvírus tornam os animais infectados fontes intermitentes de infecção, uma vez que podem eliminar o vírus em períodos indefinidos e pelo resto da vida.

O CHV-1 é um vírus envelopado, com baixa resistência ambiental, prontamente inativado por desinfetantes de uso comum (éter, clorofórmio), pelos solventes lipídicos como clorofórmio e etanol, além de temperaturas acima de 40°C (56°C entre 5 e 10 min, ou 37°C por 22 h). Também é sensível a pH abaixo de 5 ou acima de 8 (estável em pH 6,5 a 7,6). De maneira similar aos outros herpesvírus, o CHV é inativado a -20°C na ausência de substâncias estabilizadoras. Ao contrário, na presença de substâncias estabilizadoras, permanece viável até -70°C. A temperatura ótima de replicação viral é em torno de 35 a 36°C.

O isolamento do CHV é realizado somente em cultura de células de rim ou testículo de origem canina. Nessas células, produz rápido efeito citopático, como a destruição celular, que leva a falhas na camada de células, assim como a formação de inclusões nucleares, e algumas amostras desenvolvem sincício.

Epidemiologia

O herpesvírus canino apresenta ampla distribuição mundial. O CHV-1 infecta os canídeos domésticos e selvagens, independentemente de sexo, raça e idade. O vírus é estável no ambiente, mas é mantido na natureza pela persistência em canídeos suscetíveis.

Apresenta altos percentuais de soroprevalência, com positividade variando entre 30 e 100% dos cães domésticos, demonstrando grande disseminação viral. Estudos realizados na Noruega e no Reino Unido demonstraram, respectivamente, entre 40 e 76 a 88% de sorologia positiva

nos cães testados. A alta positividade foi confirmada em estudo utilizando a técnica da reação em cadeia pela polimerase (PCR) para CHV-1, no qual nove cães resultaram positivos entre 12 animais que vieram a óbito por motivos distintos.

No Brasil, a enfermidade foi relatada acometendo ninhadas com elevada mortalidade de filhotes.

Em cães adultos, a infecção comumente é subclínica. No entanto, em neonatos, pode levar à doença sistêmica com alta letalidade. Em fêmeas da espécie canina, pode ocasionar quadros reprodutivos como infertilidade, abortamento e nascimento de filhotes prematuros. Os cães neonatos com menos de 1 semana de vida são os mais suscetíveis às infecções clínicas. O vírus também está associado à traqueobronquite (tosse dos canis), vulvovaginite e balanopostite papulovesicular a pustular, queratite e conjuntivite em cães jovens e adultos.

A transmissão pode ser vertical ou horizontal. A vertical ocorre pela migração viral na placenta, enquanto a horizontal principalmente pelo contato com as secreções oronasais e genitais dos cães portadores, sejam sintomáticos ou assintomáticos.

Machos infectados podem eliminar o vírus no sêmen por período indeterminado após a infecção. A eliminação viral em cães portadores ocorre principalmente quando o animal é submetido a estresse (transporte, superlotação de animais, introdução de novos animais no canil) ou a tratamentos que causem imunossupressão, como uso prolongado de corticosteroides, ou durante o pró-estro, estro e parto nas cadelas.

A idade dos cães na primoinfecção caracteriza a evolução da enfermidade no animal. Em filhotes com menos de 2 a 3 semanas de idade, a doença é fatal, enquanto em animais mais velhos, pode evoluir de forma subclínica, branda ou localizada. Estudos experimentais demonstraram viremia somente em animais jovens, não sendo evidenciada em animais adultos e imunocompetentes.

Os fatores de risco ou predisponentes a infecção com CHV-1 são idade, maturidade sexual, aglomeração e condições de higiene do canil.

Os títulos de anticorpos contra o CHV-1 aumentam com a puberdade e durante os primeiros 2 anos de vida. Cães com menos de 6 meses de idade raramente apresentam títulos de anticorpos. Títulos baixos podem ser justificados pela reduzida exposição ao agente, havendo também a possibilidade de que variações na produção hormonal possam influenciar a taxa de infecção, ou mesmo a reativação viral e a produção de anticorpos durante a puberdade. Outro fator associado a títulos elevados de anticorpos é o histórico de cobertura dos machos. Os maiores títulos de anticorpos são observados em machos que já realizaram a cobertura de fêmeas, assim como em canis que fazem coberturas com machos de outros canis, fato que reforça o conceito de transmissão venérea do CHV-1.

Outro fator relacionado à transmissão por via oronasal e também sexual do CHV-1 é a aglomeração animal, que favorece a disseminação viral e a consequente soroconversão. Grande número de animais soropositivos é observado em canis com condições higiênicas inadequadas e em criadouros com histórico de tosse dos canis (*Bordetella bronchiseptica*).

A infecção experimental de raposas vermelhas europeias (*Vulpes vulpes*) com cepa de herpesvírus obtida de cão doméstico com sinais clínicos brandos desenvolveu doença sistêmica e respiratória nesses animais, mostrando diferenças de suscetibilidade entre canídeos domésticos e selvagens.

Patogenia

O cão pode se infectar desde a vida intrauterina até a idade adulta e, em cada fase da vida do animal, existe uma via de transmissão mais importante. Os cães recém-nascidos podem ser infectados pela via transplacentária, durante o nascimento pelo canal do parto e pelas secreções oronasais da fêmea infectada. Raramente, o vírus é veiculado por fômites. Os cães com menos de 1 semana de vida são mais suscetíveis às infecções fatais generalizadas em decorrência de resposta imune menos eficiente nessa faixa etária e pela baixa capacidade regulatória da temperatura corporal. A partir de 2 semanas de vida, tornam-se mais resistentes e, quando ocorrem, os sinais clínicos variam de brandos a inaparentes. Acredita-se que a suscetibilidade relacionada com a idade esteja diretamente ligada à capacidade de termorregulação. A temperatura ótima de replicação viral está em torno de 37°C e, nos cães adultos, a temperatura retal varia entre 38,4 e 39,5°C, fazendo a replicação viral ocorrer principalmente nas mucosas frias, como na genitália externa e na cavidade nasal.

Nos cães adultos, a replicação viral está restrita a nasofaringe, trato genital, tonsilas, linfonodos retrofaríngeos, bronquiais, tecido conjuntivo e, raramente, aos pulmões, embora o DNA viral possa ser detectado em muitos tecidos (Figura 64.1).

A capacidade da termorregulação dos cães recém-nascidos está associada à resistência a infecção e ao desenvolvimento dos sinais clínicos. Em filhotes, a regulação térmica adequada só se desenvolve entre 2 e 3 semanas de vida. Antes desse período, a temperatura corporal é, em média, entre 1 e 1,5°C abaixo da encontrada em animais adultos, o que provavelmente contribui para a maior ocorrência de infecções graves em animais com menos de 2 semanas de idade. Em certos casos de herpesvirose neonatal, foram verificadas enfermidades concomitantes, como fenda palatina e septicemia bacteriana, que podem representar lesões predisponentes à ocorrência de hipotermia no filhote, favorecendo a replicação do herpesvírus nos neonatos enfermos. Ainda, filhotes nas primeiras

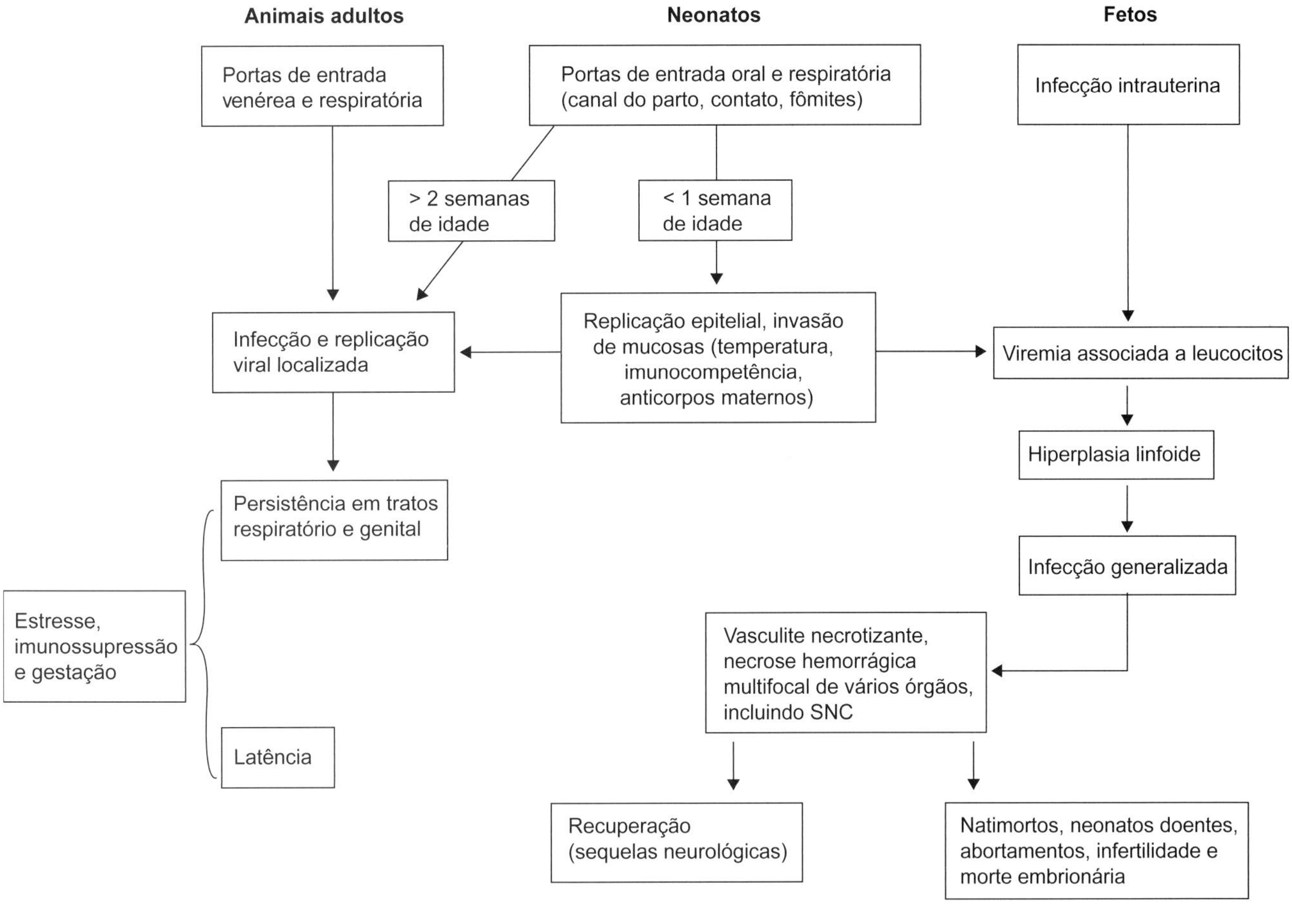

Figura 64.1 Patogenia esquemática do herpesvirus canino.

semanas de idade não desenvolvem febre adequadamente, reconhecida como mecanismo de termorregulação e de combate às infecções.

Após a entrada do CHV-1 pela via oronasal, ocorre a primeira replicação viral nas células epiteliais da mucosa local e das tonsilas em torno de 24 h pós-infecção. Em seguida, o vírus atinge a corrente sanguínea por meio dos macrófagos, entre 3 e 4 dias após a primeira replicação oronasal. A partir da disseminação hematógena, o vírus infecta células fagocíticas mononucleares dos linfonodos e do baço, além de células epiteliais de fígado, rins, pulmões e neurônios no sistema nervoso central e periférico, miocárdio, endotélio e fibroblastos, levando a necrose e hemorragia disseminadas e a um processo de hiperplasia linfoide.

Necrose hemorrágica multifocal e progressiva pode ocorrer em diversos órgãos, com altas concentrações virais detectadas em glândulas suprarrenais, pulmões, rins, baço e fígado. O quadro necrótico-hemorrágico pode levar à trombocitopenia grave associada à vasculite e até mesmo à coagulação intravascular disseminada (CID).

Ganglioneurite do nervo trigêmeo com possível evolução para o quadro de meningoencefalite pode ocorrer em filhotes infectados pela via oronasal, embora, na grande maioria das vezes, o filhote morra de outras complicações clínicas precedentes ao quadro neurológico.

Embora os recém-nascidos sejam geralmente infectados durante ou logo após o nascimento, quando a transmissão se dá por via transplacentária, os achados dependem da fase gestacional em que ela ocorreu. Há relatos de infertilidade, abortamentos, nascimento de fetos mumificados ou parcialmente mumificados e nascimento de neonatos fracos sem a observação de qualquer manifestação clínica nas fêmeas. Em outros casos, os neonatos podem sobreviver à infecção intrauterina e nascer sem quaisquer sinais clínicos, embora sejam portadores inaparentes do vírus. No entanto, na grande maioria dos casos, os neonatos desenvolvem enfermidade sistêmica de caráter hemorrágico por volta de 9 dias após o nascimento. Em acompanhamento de casos confirmados laboratorialmente de herpesvirose canina, no setor de Enfermidades Infecciosas dos Animais da FMVZ/Unesp, Botucatu, SP, entre 10 filhotes positivos (provenientes de 7 ninhadas diferentes), 3 foram natimortos, 6 morreram antes de completarem 2 dias de vida e apenas 2 tinham mais de 7 dias de nascimento.

Em animais adultos, as infecções ficam restritas aos tratos genital e respiratório e aos olhos. Nas infecções do trato genital, o CHV-1 tem sido isolado de lesões na forma de pápulas ou vesículas. Entretanto, a maioria das infecções em animais adultos é assintomática ou se limita à hiperemia vaginal associada à hiperplasia dos folículos

linfoides. A presença do vírus no tecido genital constitui uma via de transmissão para cães adultos, mas é muito mais importante como via de transmissão para o filhote durante o nascimento.

No trato respiratório, estudos demonstram a presença do herpesvírus canino em 9,6% dos lavados traqueobrônquicos de cães e em 12% de amostras de traqueia em cães necropsiados. É conhecido que o CHV pode ser isolado nas secreções nasais durante infecções intercorrentes com outros agentes (como o vírus da cinomose e em cães com conjuntivite) ou durante períodos de imunossupressão, fato que facilitaria a transmissão do herpesvírus canino.

O CHV-1 foi detectado em região vestibular de cães de diferentes faixas etárias, estando, em alguns casos, associado a sinais neurológicos vestibulares. O significado desse achado ainda é incerto, embora tenha alertado para a necessidade da pesquisa do herpesvírus no diagnóstico diferencial de cães com sinais neurológicos de doença vestibular periférica.

Como todos os outros herpesvírus, o CHV-1 tem como principal característica a latência em gânglios nervosos, particularmente no trigêmeo ou lombossacro, sendo detectado também em glândula parótida, tonsilas e fígado. Em qualquer situação de estresse que resulte em estado de imunossupressão, pode ocorrer a reativação do herpesvírus com a eliminação de partículas virais pelas secreções oronasal e/ou genital, propiciando a transmissão entre os animais, principalmente em locais com alta densidade populacional, como canis e abrigos.

A resposta imune dos cães frente ao herpesvírus envolve linfócitos T auxiliares e citotóxicos, e está diretamente relacionada com o desenvolvimento ou a gravidade dos sinais clínicos. Após a primoinfecção, os cães desenvolvem anticorpos soroneutralizantes entre 7 e 14 dias pós-infecção, que se mantêm detectáveis por até 8 semanas, raramente persistindo por até 8 meses após a infecção. Durante a reativação viral, os títulos de anticorpos soroneutralizantes aumentam rapidamente, sendo detectados títulos elevados cerca de 7 dias após a reativação do herpesvírus, declinando, no entanto, de maneira bastante rápida em torno de semanas com a resolução do processo infeccioso.

A imunidade passiva adquirida pelo colostro das cadelas apresenta influência na infecção e nos sinais clínicos desenvolvidos pelos filhotes, visto que filhotes nascidos de fêmeas soronegativas cursam com doença sistêmica fatal quando infectados com CHV-1. Em contraste, filhotes que mamaram em cadelas soropositivas tornaram-se infectados, mas não desenvolveram doença clínica.

O aumento da suscetibilidade ao herpesvírus decorrente de imunossupressão por fármacos imunossupressores e linfoma foi relatado em doença sistêmica fatal em cão de 8 anos de idade, faixa etária geralmente associada a quadros subclínicos. Dessa maneira, deve-se considerar a possibilidade de reativação viral em animais adultos imunossuprimidos, com eliminação do agente, ou ainda com o desenvolvimento de forma clínica grave, manifestada por alterações hepáticas e pulmonares, associadas à presença de lesões em mucosas.

Clínica

A ocorrência dos sinais clínicos está relacionada com a idade dos animais e com o *status* imunológico. Em cães adultos, as infecções geralmente são subclínicas. Filhotes nascidos de mães com sorologia negativa para CHV-1 podem desenvolver doença grave quando comparados aos filhotes de mães soropositivas.

Doença durante a gestação e em filhotes recém-nascidos (até 3 semanas de idade)

O período gestacional no momento da infecção pelo herpesvírus canino também influencia diretamente nos sinais clínicos nos fetos. A infecção transplacentária em período avançado de gestação leva ao abortamento com fetos mumificados ou parcialmente mumificados e ao nascimento de prematuros fracos. A morte de neonatos antes de 1 semana de vida não é comum, mas, quando ocorre, é um forte indicativo de infecção intrauterina. O envolvimento do CHV-1 em infertilidade e perdas embrionárias tem sido frequentemente evidenciado. O vírus tem sido responsabilizado por falhas reprodutivas caracterizadas por infertilidade consequente à morte embrionária, reabsorção fetal, abortamentos, natimortos, neonatos fracos e morte neonatal em fêmeas previamente infectadas que sofrem reativação viral durante o estro ou no decorrer da gestação.

Nas fêmeas caninas infectadas na fase final da gestação, desenvolve-se placentite, que resulta na morte fetal e sinais clínicos, incluindo abortamento, ninhadas pequenas e nascimento de filhotes normais mortos ou mumificados. Filhotes normais e doentes podem ser observados na mesma ninhada de fêmeas infectadas.

Neonatos infectados no útero ou no nascimento apresentam sinais clínicos de viremia, como anorexia e hipotermia, até os 9 dias de idade, morrendo após 48 h do início dos sinais clínicos. À necropsia desses animais, observam-se petéquias em rins, fígado, pulmões, mucosa intestinal e efusões no abdome e na pleura.

As infecções pós-natais são associadas a quadros de doença aguda, geralmente fatal. Ocorrem, na grande maioria das vezes, em filhotes entre 1 e 3 semanas de vida. Os neonatos acometidos mostram sinais de depressão, apatia e perda de peso; param de mamar; além de evacuarem fezes pastosas de cor amarelo-esverdeada. Apresentam também choro persistente, hipotermia e dor à palpação abdominal. Ocasionalmente, observa-se rinite associada à secreção nasal serosa ou mucopurulenta e, raramente, descarga nasal hemorrágica. Tem-se observado também petéquias em

membranas mucosas e a presença de edema e pápulas/vesículas em região ventral do abdome e região inguinal. As vesículas são encontradas ainda na vulva das fêmeas e no prepúcio e pênis dos machos, bem como na cavidade bucal.

Os quadros neurológicos incluem perda da consciência, opistótono e episódios convulsivos. Essas manifestações clínicas geralmente precedem a morte, que ocorre entre 24 e 72 h após o início dos sinais clínicos.

Outros filhotes desenvolvem quadro clínico mais brando com subsequente recuperação. No entanto, filhotes que sobrevivem à infecção sistêmica grave geralmente apresentam sequelas neurológicas, como ataxia, cegueira e déficit vestibulocerebelar.

Doença em filhotes com mais de 3 semanas de idade e em cães adultos

Filhotes entre 3 e 4 semanas e animais adultos desenvolvem quadro clínico mais brando ou inaparente, geralmente com infecção do trato respiratório superior e lesões genitais.

Infecções sistêmicas graves são raras. Sinais como vômito, anorexia, depressão, descarga ocular serosa, trombocitopenia, hepatomegalia e morte súbita podem ocorrer em animais acima de 5 semanas de vida.

Infecções genitais

Em infecções primárias do trato genital de animais adultos, os sinais clínicos caracterizam-se por hiperplasia dos folículos linfoides, com graus variados de hiperemia vaginal e, ocasionalmente, com a presença de petéquias e equimoses. As lesões vesiculares são relatadas geralmente nas fêmeas durante o período de proestro, com regressão no período de anestro. Não há relato de secreção ou desconforto em fêmeas prenhes, mesmo naquelas que abortaram ou pariram animais prematuros. Relato de hipertermia grave (> 41,5°C) e CID com hematoquezia, seguida de morte, com curso hiperagudo, foi descrito em uma cadela após o abortamento de fetos positivos para herpesvírus.

Os machos podem apresentar os mesmos sinais das fêmeas (lesões vesiculares) na mucosa prepucial e peniana, acompanhado ou não de secreção prepucial.

Canis endemicamente infectados têm histórico de baixas fertilidade e taxa de prenhez.

Infecções oculares

CHV-1 tem sido identificado em secreção conjuntival e corneana em cães adultos sem sinais oculares, bem como em cães com conjuntivite, queratite e úlceras de córnea.

➤ Diagnóstico

O diagnóstico de infecção por CHV-1 em neonatos baseia-se em achados clínicos, histórico do animal e exames laboratoriais. A suspeita clínica de herpesvirose canina deve ser aventada em criatórios com histórico de problemas reprodutivos nas cadelas (abortamentos, infertilidade), nascimento de fetos mumificados, fracos e com sinais neurológicos e/ou respiratórios, associado a superlotação, alto fluxo de animais e condições impróprias de higiene do canil.

Embora os achados hematológicos e bioquímicos não sejam específicos, animais com infecção por herpesvírus apresentam acentuada trombocitopenia e elevados níveis séricos da enzima alanina-aminotransferase (ALT).

Isolamento viral

O isolamento viral pode ser obtido pelo cultivo de material de diversos órgãos parenquimatosos em animais que vieram a óbito, particularmente fígado, glândula suprarrenal, baço, rins, pulmões e linfonodos. Em animais convalescentes ou mais velhos, o isolamento é restrito a materiais provenientes da mucosa oral, do trato respiratório e da genitália externa. O isolamento viral só é obtido antes de 2 a 3 semanas pós-infecção ou nos casos de recrudescência viral, em animais em tratamento com fármacos imunossupressores ou submetidos a condições que gerem imunossupressão ou marcada debilidade orgânica.

O CHV-1 é cultivado em células de origem canina, preferencialmente células renais, entre 35 e 37°C, levando à formação de inclusões intranucleares e, ocasionalmente, de sincício. As células infectadas apresentam arredondamento, desprendimento e áreas de necrose em cultivo celular.

Imunofluorescência

A imunofluorescência direta pode ser empregada na detecção do CHV-1, tanto de *imprint* de tecidos como no cultivo celular, considerada técnica de rotina no diagnóstico clínico.

Testes sorológicos

Testes de inibição da hemaglutinação e ELISA têm sido desenvolvidos para o diagnóstico da herpesvirose canina.

Os testes sorológicos para CHV-1 são baseados na presença de anticorpos soroneutralizantes (AcSN). Os AcSN aumentam após a infecção viral e permanecem elevados por 1 a 2 meses. Baixos títulos de AcSN podem ser detectados por até 2 anos pós-infecção, mas a positividade somente indica a exposição ao vírus, e não necessariamente infecção ativa, embora presuma-se que o animal seja portador latente. Os resultados sorológicos devem – de modo similar aos resultados de detecção viral – ser considerados cuidadosamente, pois se observa queda do título de anticorpos de maneira rápida em alguns animais. Assim, o resultado sorológico positivo em apenas um animal de canil, em um certo momento, não é representativo. Para que o resultado seja confiável, deve ser realizada uma amostragem de alguns animais, preferencialmente fêmeas com histórico de problemas reprodutivos, ou realizar a repetição do teste

no mesmo animal. Além disso, por não haver padronização dos testes sorológicos para CHV-1, diferentes pontos de corte têm sido descritos no diagnóstico de cães.

Técnicas moleculares

A técnica de PCR é utilizada no diagnóstico na fase de recrudescência viral e também para diagnosticar as infecções por herpesvírus em cães assintomáticos, posto que o vírus é encontrado em muitos tecidos mesmo em animais sem sinais clínicos aparentes. No entanto, os estudos têm demonstrado que, apesar da sensibilidade da PCR, resultados falso-negativos são observados em animais infectados, de modo que devem ser avaliados cuidadosamente. Em situações de infecção natural em que o CHV-1 é endêmico, existe a imunidade nata e, consequentemente, a eliminação viral é reduzida há poucos dias, o que dificulta resultados positivos nos testes. Para melhorar a detecção viral, devem ser coletados *swabs* vaginais e nasais quando forem observadas lesões ou alterações reprodutivas. Recomenda-se também que sejam realizadas coletas em dias consecutivos, repetidamente, para melhorar a capacidade de detecção viral, uma vez que a excreção viral pode ser curta. A excreção viral reduzida e intermitente torna o uso do PCR um método diagnóstico profilático para coberturas não muito adequado, exceto quando aplicado ao sêmen a ser utilizado na inseminação artificial. A PCR, no entanto, permite a detecção do genoma viral de maneira eficiente em tecidos fetais e de necropsia.

Achados de necropsia

Os achados anatomopatológicos variam de acordo com a idade de acometimento do animal e a evolução da doença.

Nos casos de fetos abortados e natimortos, os principais achados macroscópicos são hepatomegalia, efusão pleural e peritoneal, serosa a sero-hemorrágica, que varia de intensidade discreta a moderada. Lesões hemorrágicas são raras nos fetos, embora possam ser observadas no timo. No fígado, são frequentes congestão, degeneração vacuolar, discreta necrose hepatocelular e presença de cilindros biliares multifocais. Displasia renal foi descrita em associação à infecção intrauterina pelo CHV-1. Lisencefalia e hipoplasia cerebelar foram observadas em natimortos positivos para herpesvírus.

Na herpesvirose disseminada neonatal que ocorre em filhotes com 7 a 15 dias, são observadas áreas multifocais de necrose hemorrágica em rins (Figura 64.2), consequente à necrose das artérias interlobulares. A superfície de corte dos rins apresenta estriações hemorrágicas a partir da pelve renal. Lesões similares são observadas em fígado e pulmões, além de hepatomegalia e efusão serosa a sero-hemorrágica semelhantes às observadas nos filhotes mais jovens. Também são observados edema pulmonar, pronunciada hiperemia, áreas de hemorragia e hiperplasia de tecido linfoide brônquico. Petéquias podem ser encontradas em pele, faringe, peritônio, timo, serosa intestinal, útero e suprarrenais. Esplenomegalia e aumento generalizado dos linfonodos são considerados achados frequentes.

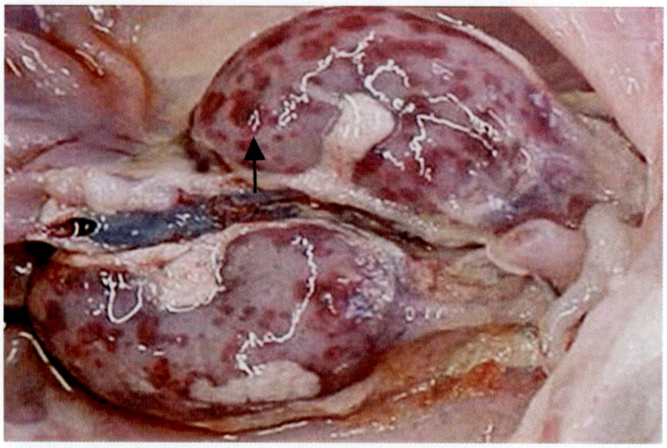

Figura 64.2 Herpesvirose canina em filhote. Notar áreas multifocais de necrose hemorrágica (seta) nos rins. Imagem cedida pela Dra. Anamaria Telles Esmeraldino.

Meningoencefalomielite não supurativa (mais grave em cerebelo e tronco encefálico), necrose em substância branca e cinzenta (principalmente em córtex cerebelar), inflamação e displasia da retina, dos nervos periféricos e dos gânglios também foram relatadas.

Áreas focais de necrose com corpúsculos de inclusão viral, intranucleares, foram observadas ocasionalmente em fígado, baço, rim, placenta e coração. Nesses casos, o endotélio e o trofoblasto também estavam acometidos.

Sinais de choque circulatório, hematoquezia hiperaguda e óbito em uma cadela foram observados após o abortamento de fetos positivos para herpesvírus.

No útero de fêmeas prenhes, são encontradas lesões necróticas multifocais na placenta.

Em animais que se recuperaram da infecção, mas apresentaram sequelas neurológicas, a displasia cerebelar é um achado frequente.

As lesões histológicas nas infecções generalizadas em fetos e neonatos são caracterizadas por focos de necrose perivascular, por vezes não acompanhadas de inflamação, e, em alguns casos, com discreto infiltrado de macrófagos e linfócitos em órgãos parenquimatosos (pulmões, rins, fígado, baço, intestinos e cérebro). Menos comumente, são encontradas lesões inflamatórias no estômago, no pâncreas, na glândula suprarrenal, na retina e no miocárdio. Os linfonodos e o baço mostram-se reativos, com hiperplasia de células inflamatórias mononucleares. Focos de necrose podem ser observados na placenta de cadelas e fetos com infecção intrauterina. Vesículas na genitália e no abdome de machos e fêmeas também são encontradas, em razão da degeneração de células epiteliais. Inclusões virais intranucleares (basófilas ou acidófilas, dependendo do estágio de infecção e dos métodos de coloração) foram

relatadas principalmente nas células tubulares dos rins e células epiteliais da mucosa nasal, de alvéolos pulmonares, hepatócitos e neurônios. Menos frequentemente, as inclusões foram também relatadas em células endoteliais e miocárdicas.

Apesar de algumas lesões descritas serem consideradas altamente sugestivas da infecção por herpesvírus, como a nefrite necro-hemorrágica e vulvovaginite/balanopostite vesicular, assim como a presença de corpúsculos de inclusão, o diagnóstico definitivo deve incluir métodos laboratoriais que confirmem a presença do agente associado às lesões, como a PCR e/ou a imunofluorescência.

Meningoencefalite, displasia cerebelar e da retina também são observadas.

Tratamento

O tratamento nos casos de CHV-1, como em outras enfermidades virais, é limitado e pouco eficaz, em virtude da progressão rápida e letal da doença. No entanto, tratamentos alternativos têm sido propostos, como administrar a neonatos doentes uma dose de 1 a 2 mℓ de soro hiperimune, por via intraperitoneal, obtido de *pool* de soro proveniente de várias fêmeas que pariram animais que morreram de infecção por CHV-1. Este tratamento empírico parece diminuir a perda de filhotes, embora dependa diretamente do nível de anticorpos das fêmeas e é indicado antes do início de sinais de doença sistêmica e/ou neurológica.

Outra medida de suporte seria manter a temperatura ambiental entre 38 e 39°C, com umidade entre 60 e 65%, para que os neonatos não doentes da ninhada possam manter a temperatura corporal mais elevada, reduzindo a taxa de replicação viral.

Experimentalmente, têm sido utilizados fármacos antivirais no tratamento de cães afetados, embora com resultados ainda não conclusivos. A administração de aciclovir VO (10 mg para filhotes de 1 a 1,5 kg, a cada 6 h) até a idade de 3,5 semanas de vida foi utilizada na terapia de cães, embora esse tratamento deva ser ponderado com o proprietário por conta dos efeitos colaterais, que podem incluir lesões neurológicas e no miocárdio.

Em felinos e humanos, a suplementação com lisina foi considerada adjuvante no tratamento de herpesvirose. Em humanos, foram relatadas recuperação mais rápida e menor incidência de lesões recorrentes, porém outros estudos randomizados são necessários para confirmar a eficácia desse tratamento. A lisina é um aminoácido essencial que, *in vitro*, demonstrou ser eficaz na inibição da replicação do herpes simples 1. Em gatos, a utilização da lisina em animais com quadros respiratórios e oculares por herpesvírus felino foi ineficaz no controle da infecção e dos sinais clínicos, sendo bastante questionada a sua eficácia, embora relatos não controlados tenham referido melhora clínica dos animais.

A lactoferrina, um íon quelante de ferro produzido na glândula mamária, inibe a replicação do CHV-1 em cultura celular. Esse íon tem sido usado topicamente no tratamento de outras doenças virais e, empiricamente, pode ser usado VO na profilaxia de cães não infectados quando se suspeita de infecção.

Profilaxia e controle

A profilaxia e o controle da herpesvirose em cães podem ser realizados pela adoção de medidas gerais e específicas (vacinação).

Medidas gerais

Para a profilaxia geral da herpesvirose em cães, devem ser considerados os seguintes procedimentos: isolar fêmeas prenhes que convivem com outros cães, preferencialmente 3 semanas antes do parto; isolar a ninhada dos cães adultos (que podem servir como fontes de infecção) durante as primeiras semanas de vida dos filhotes; manter a temperatura do ambiente da ninhada elevada, sempre monitorando o grau de desidratação que esta medida pode causar; evitar adquirir cães de criadores ou canis com histórico da doença; e evitar contato imediato de cães recém-ingressos nos criatórios, antes que esses animais sejam mantidos em quarentenário.

Medidas específicas

Como CHV-1 infecta os neonatos no útero ou mesmo nas primeiras semanas de vida, a vacinação deve priorizar as cadelas, particularmente antes da cobertura. Adicionalmente, a passagem de imunidade passiva pelas cadelas reduz a mortalidade dos filhotes. Vacinas inativadas (de subunidades) e atenuadas com vírus mutante têm sido utilizadas de modo comercial e experimental em cães. No entanto, pela baixa prevalência da doença clínica e de surtos, a recomendação da vacina está restrita a criatórios e canis endêmicos, ou mesmo em situações de trânsito internacional de animais.

No mercado europeu, está disponível a vacina inativada Eurican Herpes 205®. A vacinação não tem contraindicações em cadelas saudáveis e deve ser realizada em duas doses. A primeira dose é recomendada durante o estro ou entre 7 e 10 dias após o acasalamento, enquanto a segunda vacinação, 1 a 2 semanas antes do parto. Esse protocolo vacinal deve ser realizado a cada gestação. Embora não confira proteção a todos os animais, a vacinação das fêmeas foi relacionada a maior percentual de prenhez e menor mortalidade de filhotes em comparação com fêmeas não vacinadas.

No Brasil, não está disponível nenhuma vacina comercial para a imunoprofilaxia do herpesvírus canino até o momento. Vacinas comerciais encontram-se em fase final de legalização no Brasil.

Recentemente, CHV tem sido utilizado como vetor de vacinas para cães produzidas com engenharia genética, bem como para produção de vacinas recombinantes na profilaxia de *Neospora caninum*, pseudorraiva e raiva.

Saúde Pública

Os herpesvírus costumam ser altamente espécie-específicos. Não existem evidências de que o CHV-1 possa desenvolver infecção em humanos, tampouco que o herpesvírus humano acometa os cães. A infecção experimental do herpesvírus humano tipo 1 via intracerebral em cães hígidos promoveu somente infecção latente, sem desenvolver sinais clínicos ou lesões patológicas.

Bibliografia

Burr M, Campbell MEM, Nicolson L, Onions DE. Detection of canine herpesvirus 1 in a wide range of tissues using the polymerase chain reaction. Vet Microbiol. 1996;53:227-37.

Carmichael LE, Squire RA, Krook L. Clinical and pathologic features of a fatal viral disease of newborn puppies. Am J Vet Res. 1965;26:803-14.

Carter GR. Major infectious diseases of dogs and cats (listed alphabetically) – Part 1 (a through d). IVIS, 2003. Disponível em www.ivis.org. Acessado em 22/09/2004.

Davidson AP. Approaches to reducing neonatal mortality in dogs. Recent advances in small animal reproduction (on line) 2003. Disponível em www.ivis.org. Acessado em 19/09/2009.

Davol PA. Reproductive complications affecting fertility and pregnancy in the bitch. Canine reproduction. Disponível em www.labbies.com/reproduction2.htm. Acessado em 20/12/2009.

Decaro N, Carmichael LE, Buonavoglia C. Viral reproductive pathogens of dogs and cats. Vet Clin North Am Small Anim Pract. 2012;42:583-98.

Decaro N, Martella V, Buonavoglia C. Canine adenoviruses and herpesvirus. Vet Clin Small Anim. 2008; 38: 799-814.

Drazenovich TL, Fascetti AJ, Westermeyer HD, Sykes JE, Bannasch MJ, Kass PH *et al.* Effects of dietary lysine supplementation on upper respiratory and ocular disease and detection of infectious organisms in cats within an animal shelter. Am J Vet Res. 2009;70: 1391-400.

Dumon C, Mimouni P. Herpesvirose. In: Prats A, Dumon C, Garcia F, Martí S, Coll V. Neonatologia e pediatria canina e felina. São Paulo: Interbook; 2005. p. 261-7.

Evermann JF, Ledbetter EC, Maes RK. Canine reproductive, respiratory, and ocular diseases due to canine herpesvirus. Vet Clin Small Anim. 2011;41:1097-120.

Franco AC, Roehe PM. Herpesviridae. In: Flores EF. Virologia veterinária. UFSM; 2007. p. 433-88.

Gaskell R, Willoughby K. Herpesvirus of carnivores. Vet Microbiol. 1999;69:73-88.

Greene CE. Canine herpesvirus infection. In: Greene CE. Infectious diseases of the dog and cat. 4.ed. St. Louis: Elsevier Saunders; 2012. p. 48-54.

Hoskins JD. Perdas de cãezinhos e gatinhos. In: Hoskins JD, editor. Pediatria veterinária. Cães e gatos do nascimento aos seis meses. Philadelphia: Saunder; 1990. p. 49-53.

Kawakami K, Ogawa H, Maeda K, Imai A, Ohashi E, Matsunaga S *et al.* Nosocomial outbreak of serious canine infectious tracheobronchitis (kennel cough) caused by canine herpesvirus infection. J Clin Microbiol. 2010;48:1176-81.

Kustritz MVR. Pregnancy diagnosis and abnormalities of pregnancy in the dog Theriogenology. 2005;64:755-65.

Ledbetter EC, Kim SG, Dubovi EJ. Outbreak of ocular disease associated with naturally-acquired canine herpesvirus-1 infection in a closed domestic dog colony. Vet Ophtalmol. 2009;12:242-7.

Malone EK, Ledbetter EC, Rassnick KM, Kim SG, Russell D. Disseminated canine herpesvirus-1 infection in an immunocompromised adult dog. Vet Intern Med. 2010;24:965-8.

Maxie MG, Newman SJ. Urinary system. In: Jubb KVF, Kennedy PC, Palmer NC. Pathology of domestic animals. 5.ed. v. 2. Philadelphia: Saunders; 2007. p. 440.

Maxie MG, Youssef S. Nervous system. In: Jubb KVF, Kennedy PC, Palmer NC. Pathology of domestic animals. 5.ed. v. 2. Philadelphia: Saunders; 2007. p. 431.

Merial. Herpesvirose canina. Folheto informativo. Lyon. 2009, p. 2-3.

Oliveira EC, Sonne L, Bezerra Júnior PS, Teixeira EM, Dezengrini R, Pavarini SP *et al.* Achados clínicos e patológicos em cães infectados naturalmente por herpesvírus canino. Pesq Vet Bras. 2009;29:637-42.

Parzefall B, Fischer A, Blutke A, Schmahl W, Matiasek K. Naturally-occurring canine herpesvirus-1 infection of the vestibular labyrinth and ganglion of dogs. Vet J. 2011;189(1):100-2.

Pedrazini MC, Cury PR, Araujo VC, Wassal T. Efeito da lisina na incidência e duração das lesões de herpes labial recorrentes. RGO. 2007;1:7-10.

Percy DH, Carmichael LE, Albert DM, King JM, Jonas AM. Lesions in puppies surviving infection with canine herpesvirus. Vet Pathol. 1971;8:37-53.

Poulet H, Guigal PM, Soulier M, Leroyv, Fayet G, Minke J *et al.* Protection of puppies against canine herpesvirus by vaccination of the dams. Vet Rec. 2001;148:691-5.

Reading MJ, Field HJ. A serological study of canine herpes virus-1 infection in the English dog population. Arch Virol. 1998;143: 1477-88.

Rees TM, Lubinski JL. Oral supplementation with L-lysine did not prevent upper respiratory infection in a shelter population of cats. J Feline Med Surg. 2008;10:510-3.

Rijsewijk FAM, Daus FJ, Van Der Heijden RW, Van Oirschot JT. The prevalence of canine herpesvirus 1 antibodies in Netherlands in 1997 was about 40%. In: Virology of carnivores. I International Meeting. European Society for Veterinary Virology, 1998. Utrecht, Netherlands.

Rodrigues NC, Cesaro C, Esmeraldino AT, Ávila VPF, Fallavena LCB, Braga AC *et al.* Alterações anatomopatológicas causadas por herpesvírus em dois filhotes Golden Retriever. Disponível em www.sovergs.com.br/conbravet2008/anais/cd/resumos/R0593-1.pdf.

Ronssea V, Verstegena J, Onclina K, Farnib F, Poulet H. Risk factors and reproductive disorders associated with canine herpesvirus-1 (CHV-1). Theriogenology. 2004;61(4):619-36.

Ronssea V, Verstegena J, Thiryb E, Onclina K, Aeberle´C C, Brunet S *et al.* Canine herpesvirus-1 (CHV-1): clinical, serological and virological patterns in breeding colonies. Theriogenology. 2005;64:61-74.

Schlafer DH, Miller RB. Female genital system. In: Jubb KVF, Kennedy PC, Palmer NC. Pathology of domestic animals. 5.ed. v.2. Philadelphia: Saunders; 2007. p. 526-8.

Schulze C, Baumgartner W. Nested polymerase chain reaction and in situ hybridization for diagnosis of canine herpesvirus infection in puppies. Vet Pathol. 1998;35:209-17.

Herpesviroses de Bovinos

65

Eduardo Furtado Flores e Rudi Weiblen

Definição

Os bovinos são hospedeiros naturais de vários herpesvírus, alguns deles responsáveis por enfermidades de grande repercussão sanitária e econômica. Os herpesvírus mais importantes de bovinos pertencem à subfamília *Alphaherpesvirinae*, incluindo os herpesvírus bovinos tipos 1 (BHV-1), 2 (BHV-2) e 5 (BHV-5). O BHV-1 é o agente da enfermidade respiratória denominada rinotraqueíte infecciosa bovina (IBR), da forma genital (vulvovaginite pustulosa – IPV/balanopostite pustulosa – IPB), além de abortos. A infecção pelo BHV-1 está distribuída mundialmente, com exceção de alguns países europeus, que a erradicaram. O herpesvírus bovino tipo 2 (BHV-2) é o agente da mamilite herpética, doença de repercussão sanitária em gado leiteiro principalmente em regiões de clima temperado. O herpesvírus bovino tipo 5 (BHV-5) é o agente da meningoencefalite, doença fatal que acomete, sobretudo, animais jovens e que tem sido relatada sobretudo no Brasil e na Argentina (Figura 65.1). Ocasionalmente, o BHV-1 também pode estar associado a doença neurológica. O herpesvírus bovino tipo 4 (BHV-4), que pertence à subfamília *Gammaherpervirinae*, embora já tenha sido associado a abortos e mamilite, ainda não teve a sua importância como patógeno definitivamente determinada e, por isso, não será abordado neste capítulo. A seguir, serão descritas as enfermidades associadas ao BHV-1, BHV-2 e BHV-5.

Herpesvírus bovino tipo 1 (BHV-1)

O herpesvírus bovino tipo 1 (BHV-1) é considerado um dos principais patógenos de bovinos pela repercussão sanitária e econômica da infecção em rebanhos de leite e corte. A rinotraqueíte infecciosa bovina (*infectious bovine rhinotracheitis* – IBR) é uma das manifestações clínicas da infecção pelo BHV-1 e também uma das principais enfermidades infectocontagiosas de bovinos, com distribuição mundial. O BHV-1 é o principal agente envolvido no complexo respiratório de bovinos jovens chamado "febre do transporte", que tem impacto significativo em sistemas de recria e terminação de novilhos. Além de enfermidade respiratória, a infecção pelo BHV-1 está associada a doença reprodutiva em fêmeas (vulvovaginite – IPV –, infertilidade temporária, abortos) e machos (balanopostite – IBP). Infecção multissistêmica de neonatos também tem sido atribuída à infecção pelo BHV-1. Embora o BHV-5 seja o principal herpesvírus bovino envolvido em doença neurológica-meningoencefalite, vários casos dessa enfermidade foram atribuídos ao BHV-1, confirmando que também pode causar infecção neurológica.

Herpesvírus bovino tipo 2 (BHV-2)

A mamilite herpética (BHM) é a forma localizada da enfermidade, com lesões nas tetas e no úbere. Às vezes, a doença é chamada de *pseudolumpy skin disease* (PLSD), que é a forma generalizada da enfermidade. A BHM é uma enfermidade que se caracteriza por lesões exantemáticas e vesiculares nas tetas, podendo se expandir para o úbere. A forma generalizada – a PLSD – afeta a pele. Bezerros podem apresentar a doença no focinho e na mucosa oral, adquirida ao mamarem em vacas infectadas. A ocorrência de lesões ulcerativas na mucosa vulvovaginal de vacas experimentalmente infectadas com o BHV-2 também tem sido descrita. A enfermidade é caracterizada por vesículas de tamanhos variáveis, edemas cutâneos e eritema no epitélio das tetas afetadas.

O herpesvírus bovino tipo 2 (BHV-2) foi inicialmente isolado de uma infecção generalizada de pele de bovinos na África, em 1957, sendo, então, denominada *pseudo lumpy skin disease* (PLSD). Aparentemente, o mesmo agente foi depois identificado como agente etiológico de duas enfermidades distintas, mas bem definidas: uma infecção generalizada benigna um tanto semelhante à PLSD e à mamilite ulcerativa (BHM) localizada.

Herpesvírus bovino tipo 5 (BHV-5)

O BHV-5 é o agente de meningoencefalite, de curso geralmente fatal, que acomete principalmente bovinos jovens. A enfermidade neurológica associada ao BHV-5 tem sido descrita esporadicamente na Austrália, na Europa e nos EUA, porém tem ocorrido com maior frequência na América do Sul. Durante muitos anos, o BHV-5 foi classificado

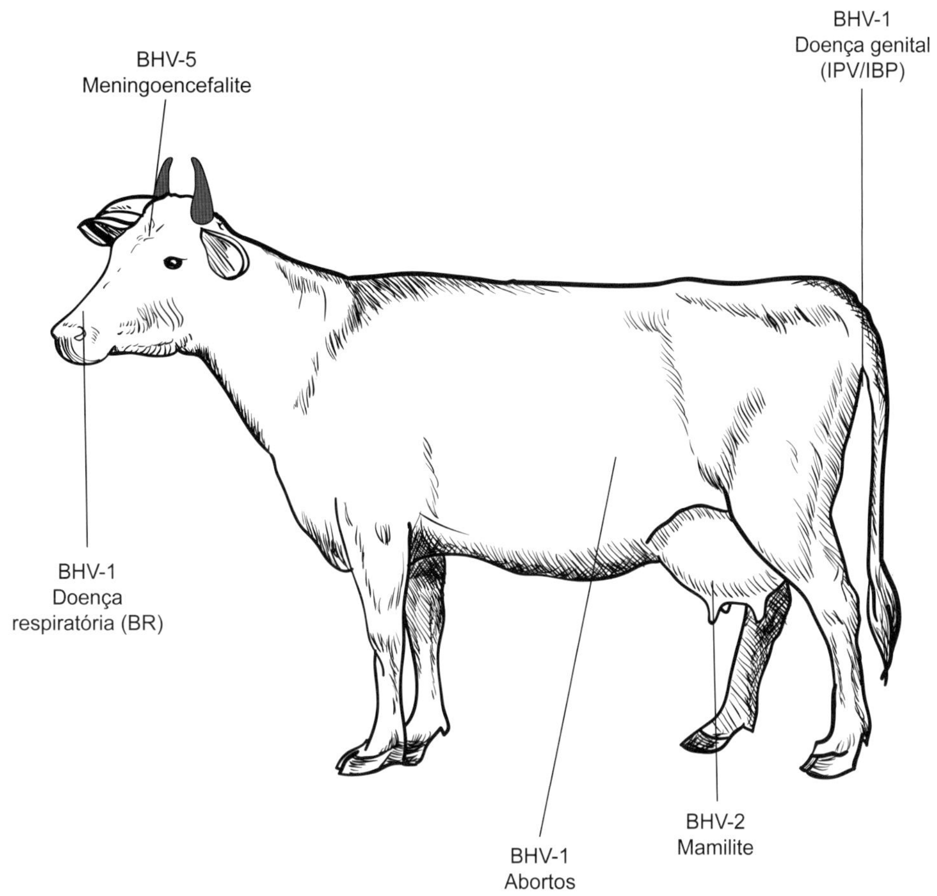

Figura 65.1 Alfa-herpesvírus importantes como patógenos de bovinos e manifestações clínicas associadas.

como um subtipo do BHV-1 (denominado BHV-1.3), em virtude de suas semelhanças estruturais, biológicas, antigênicas e moleculares. De fato, o BHV-1 e o BHV-5 são muito semelhantes nesses aspectos e parecem diferir principalmente na capacidade de causar doença neurológica. O BHV-5 tem sido associado a surtos e/ou casos isolados de doença neurológica, enquanto o BHV-1 apenas raramente foi identificado como agente de meningoencefalite. As grandes semelhanças entre esses dois vírus têm inclusive suscitado discussões sobre a pertinência de sua classificação como dois vírus diferentes, e não como subtipos de um mesmo vírus, como ocorria há alguns anos. Pelas similaridades e pelo fato de muitos estudos terem sido historicamente realizados com o BHV-1, as descrições genéricas sobre o agente e suas propriedades biológicas referem-se a esse vírus (e provavelmente apliquem-se também ao BHV-5). Quando houver diferenças ou características peculiares ao BHV-5 já determinadas, estas serão mencionadas.

Agente

Os herpesvírus bovinos tipo 1 (BHV-1) e 5 (BHV-5) estão classificados na ordem *Herpesvirales*, na família *Herpesviridae*, subfamília *Alphaherpesvirinae*, gênero *Varicellovirus*. São vírus envelopados e têm como genoma uma molécula de DNA de fita dupla linear. Os vírions medem entre 120 e 140 nm. O genoma do BHV-1 tem aproximadamente 137 quilobases (kb); o do BHV-5 (uma cepa brasileira, SV-507) foi sequenciado e tem 138,4 kb. O genoma viral codifica mais de 70 produtos, entre os quais 10 a 12 glicoproteínas do envelope, as quais desempenham importantes funções nas interações entre os vírions e as células hospedeiras e constituem-se em importantes alvos para anticorpos neutralizantes. As glicoproteínas gB, gC e gD são importantes componentes imunogênicos e estão envolvidas nas interações iniciais com a célula hospedeira. A gC é considerada a mais imunogênica e está relacionada com a adsorção, enquanto a gB e a gD estão envolvidas na penetração e na fusão da partícula viral com as células-alvo.

O BHV-1 pode ser subdividido em dois subtipos: BHV-1.1, geralmente mais virulento e associado a doença respiratória (IBR); e BHV-1.2, frequentemente identificado em doença genital (IPV/IBP). O BHV-5 era classificado como um subtipo (BHV-1.3), porém foi reclassificado como uma espécie à parte. Os subtipos (BHV-1.1 e BHV-1.2) podem ser distinguidos entre si por meio de análise de restrição genômica e por reatividade com anticorpos monoclonais (AcMs). Subdivisões adicionais em BHV-1a e BHV-1b têm sido propostas de acordo com diferenças genéticas discretas, embora sem associação clara com diferenças antigênicas ou biológicas. Isolados de BHV-1 e BHV-5 apresentam grande similaridade antigênica e molecular, sendo que a maioria dos AcMs contra um desses vírus também reage com o outro. No entanto, alguns AcMs são capazes de se distinguir entre BHV-1 e BHV-5, o que revela a existência de diferenças antigênicas entre esses vírus. Da mesma maneira, embora a estrutura e a organização genômica sejam virtualmente idênticas e a homologia de nucleotídios se aproxime de 95%, a análise enzimática de restrição genômica pode diferenciar esses vírus. Os isolados de campo de BHV-1 apresentam extensiva reatividade sorológica cruzada entre si e também com isolados de BHV-5, o que representa um aspecto favorável para o diagnóstico e a imunização. A grande similaridade antigênica entre BHV-1 e BHV-5, no entanto, dificulta o conhecimento da epidemiologia e a distribuição geográfica desses vírus, pois os testes sorológicos de rotina são incapazes de diferenciá-los.

O BHV-2 é um típico alfa-herpesvírus, envelopado, com genoma fita dupla de DNA, que tem um alto grau de similaridade com o herpesvírus simples (HSV). É classificado no gênero *Simplexvirus*. Existe uma estreita relação antigênica entre diferentes amostras de BHV-2. Análise dos perfis de digestão por enzimas de restrição dos genomas das diferentes cepas revelou alto grau de similaridade. Tem-se relatado que aqueles biotipos homogêneos por análise de enzimas de restrição podem apresentar diferenças biológicas por uma prova experimental baseada na inoculação cutânea em cobaias. Alguns aspectos da organização genômica e sequência do genoma do BHV-2 têm sido amplamente estudados, dado o fato de o BHV-2 compartilhar um grande número de determinantes antigênicos com uma série de proteínas codificadas pelos herpesvírus humanos (herpes simples 1 e 2). Testes de neutralização, fixação do complemento, imunofluorescência, imunodifusão e inoculação em cobaias mostram que o herpes simples e o BHV-2 têm pelo menos um antígeno em comum, frequentemente localizado no envelope. Esse grupo de proteínas compartilhadas entre esses três tipos de herpevírus inclui a glicoproteína gB, importante para a resposta imune humoral e celular. Trata-se de uma proteína que tem sido bastante estudada por ser compartilhada entre esses três vírus, já que é uma proteína que se conjuga com o DNA. Especula-se que a provável origem do BHV-2 seja de primatas, e não de animais biungulados.

A replicação do BHV-2 aparentemente é inibida por temperatura corporal mais alta. Tal condição favorece a formação de interferon que inibe a replicação do vírus. Assim, em locais de temperatura mais baixa, como úbere e tetas, a replicação do BHV-2 acontece mais facilmente, embora o vírus também possa ser encontrado em outros órgãos.

Replicação viral e mecanismos de patogenicidade

A replicação viral dos herpesvírus ocorre no núcleo celular. A maturação envolve a encapsidação do DNA no interior do nucleocapsídio, seguida pela aquisição do envelope durante o processo de brotamento. As partículas virais podem se disseminar diretamente célula a célula, evitando, portanto, a ação dos anticorpos soroneutralizantes no meio extracelular. A produção da progênie viral infecciosa é acompanhada pela lise da célula infectada, e este é um dos mecanismos de patogenicidade na infecção por herpesvírus, uma vez que se evidenciam necrose e apoptose celular. A necrose decorre provavelmente da redução de síntese proteica celular em função de sua utilização para a síntese de novas partículas virais. A apoptose induzida por BHV-1está associada a gD e evidenciada em células T CD4 +, mas não nas células epiteliais, que são as células primárias de infecção viral nas vias respiratórias.

Imunossupressão

BHV-1 leva a um processo de imunossupressão nos animais que favorece infecções virais e bacterianas secundárias. Existe um comprometimento da função dos macrófagos, das células polimorfonucleares e de linfócitos, diminuição da expressão de receptores de interleucina-2 (IL-2), diminuição de estimulação mitogênica de células mononucleares em sangue periférico e redução do número de células T circulantes. Existe comprometimento do processo de fagocitose, da citotoxicidade mediada por células dependente de anticorpos (ADCC) e estimulação das células T, por causa da infecção de monócitos e macrófagos. O efeito de imunossupressão é em parte mediado pela gG, que bloqueia a ligação e a atividade das quimiocinas. O vírus também infecta as células T CD4 +, levando à menor expressão dos marcadores CD4 e posterior apoptose dessas células. O BHV-1 também leva a uma menor expressão de moléculas de MHC de classe I na superfície de células infectadas e interfere na função de proteção de linfócitos TCD8 + citotóxicos (CTL) envolvidos na lise de células infectadas, mecanismo de defesa extremamente importante na infecção viral.

➤ Epidemiologia

Distribuição geográfica

Com exceção de alguns países europeus (Suíça, Dinamarca, Suécia) que erradicaram o agente e de outros que estão em vias de erradicação, a infecção pelo BHV-1 é endêmica na maioria dos países e continentes. No Brasil, a infecção pelo BHV-1 está amplamente disseminada no rebanho bovino. Diversos estudos sorológicos e de isolamento de vírus têm sido publicados, demonstrando níveis de prevalência variáveis entre 8 e 82% em várias regiões do país. A epidemiologia e a distribuição geográfica do BHV-5 são menos conhecidas, principalmente pela incapacidade de se diferenciar sorologicamente esse vírus do BHV-1. O único indicador da ocorrência da infecção pelo BHV-5 em uma população tem sido a presença de doença neurológica, com posteriores isolamento e identificação do agente. Dessa maneira, a presença do BHV-5 tem sido relatada esporadicamente na Austrália, na Itália, na Hungria e nos EUA. No entanto, a grande maioria dos surtos de doença neurológica pelo BHV-5 tem sido descrita na Argentina e no Brasil. A frequência notadamente maior da infecção e da doença neurológica pelo BHV-5 nessas regiões ainda não tem explicação satisfatória. Tem sido sugerido que a vacinação sistemática contra o BHV-1 realizada em outros países protegeria os animais e restringiria a disseminação do BHV-5. Isso explicaria a baixa ocorrência da infecção pelo BHV-5 nesses países. É possível também que o BHV-5 tenha se originado nas regiões de maior ocorrência (Brasil e Argentina) e se disseminando apenas ocasionalmente para outros países. Outra hipótese é a possível origem desse vírus em outra espécie de ruminantes que não bovinos.

Infecção latente

A infecção latente é um fator importante na epidemiologia e na patogenia de provavelmente todos os herpesvírus. O vírus se adapta ao hospedeiro (ou seja, o mantém vivo) e, esporadicamente, é eliminado e pode, então, infectar suscetíveis. O genoma viral permanece inativo em células neuronais, não sendo produzida novas partículas. Não existem expressão gênica ou sinais clínicos, a infecção é subclínica e o genoma viral é de difícil identificação. Contrariamente à infecção aguda, em que a replicação viral é seguida de lise celular e especialmente em tecidos periféricos, a infecção latente geralmente não leva à lise celular e ocorre em células de vida longa com baixa taxa de replicação e altamente diferenciadas, como neurônios e células linfoides. Dessa maneira, após a infecção aguda, o BHV-1 e o BHV-5 estabelecem infecção latente em neurônios dos gânglios sensoriais e autônomos que inervam o local da infecção primária. Após a infecção, as partículas virais são transportadas de forma retrógrada do nariz e olho pelo ramo maxilar e oftálmico até o gânglio trigêmeo (TG), onde eles estabelecem latência em neurônios sensoriais. A reativação é caracterizada pelo transporte viral em sentido anterógrado dos neurônios sensoriais no TG para as células não neuronais no nariz ou na cavidade ocular, resultando em replicação e excreção viral periódica (Figura 65.2). Além dos gânglios nervosos, o BHV-1 estabelece latência em tecidos não nervosos, como tonsilas, linfonodos e baço. Por isso, a infecção latente constitui-se no principal meio de perpetuação do vírus na população hospedeira. A introdução do vírus nos rebanhos ocorre sobretudo pela introdução de animais portadores da infecção latente, que eventualmente reativam a infecção e disseminam o vírus depois. Práticas de manejo com introduções/trânsito frequentes de animais entre rebanhos são importantes fatores de risco para a introdução do vírus nos rebanhos. Em resumo, animais soropositivos para BHV-1 e BHV-5 são fontes potenciais de infecção, pois podem reativar a infecção e excretar o vírus. A identificação e a eliminação desses animais são a prática ideal de combate à infecção, porém não são factíveis em muitas situações.

É consenso que a reativação da infecção latente pelo BHV-1, seja na forma respiratória ou genital, raramente cursa com sinais clínicos. No entanto, o desenvolvimento de sinais clínicos discretos, a exemplo do que ocorre com outros herpesvírus, parece não ser tão raro e a sua detecção depende de um exame mais acurado. Então, o mais provável é que a recrudescência clínica ocorra com determinada frequência, porém não seja observada na maioria dos casos por cursar com sinais discretos, quase imperceptíveis. Recentemente, foi demonstrado que a

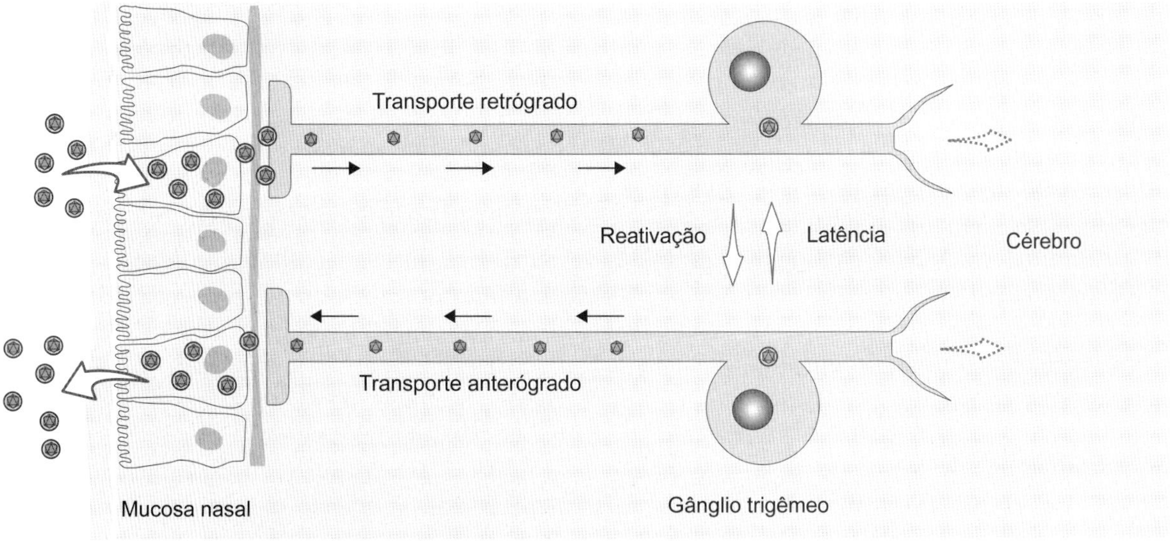

Figura 65.2 Latência e reativação dos herpesvírus de bovinos.

reativação induzida por dexametasona cursa com sinais moderados de balanopostite, em touros infectados experimentalmente com o BHV-1 pela via intraprepucial. No caso do BHV-5, tanto a reativação natural quanto a induzida por dexametasona parecem ser frequentemente acompanhadas de sinais neurológicos, que podem ser moderados e passageiros ou progressivos e fatais.

Mamilite herpética

As formas generalizada ou localizada da doença causada pelo BHV-2 têm sido relatadas em diferentes áreas geográficas. A enfermidade foi descrita no Brasil por Alice e Castro *et al.* Estudos sorológicos no Rio Grande do Sul demonstraram níveis consideráveis de prevalência da infecção em rebanhos leiteiros. Infecções generalizadas de pele causadas pelo BHV-2 tendem a ocorrer em áreas tropicais e subtropicais onde provavelmente os ruminantes selvagens são os reservatórios do agente. A esta forma dá-se o nome de *pseudo lumpy skin disease* (PLSD). A forma localizada da glândula mamária (BHM) é mais comum em animais leiteiros e de corte que estão em produção intensiva e sob condição de estresse. Os relatos da enfermidade têm sido mais frequentes em regiões que apresentam temperaturas baixas. A enfermidade também já foi descrita em búfalos. A ocorrência de infecção pelo BHV-2 em ruminantes selvagens mesmo em regiões frias é insignificante. As lesões mais graves e abundantes produzidas pelo BHV-2 são registradas durante o outono, quando a temperatura ambiente diminui. Essas lesões estão localizadas exclusivamente na pele da teta e no úbere. Esporadicamente, o vírus pode estar presente em órgãos internos. O trauma físico pode ser um fator importante na etiologia das lesões pelo BHV-2 e postula-se que as frequentes rachaduras da pele das tetas que ocorrem durante o outono poderiam, ao menos parcialmente, explicar essa ocorrência sazonal das lesões.

O BHV-2 também estabelece infecção latente, evidenciada pela aparição consistente de lesões de tetas imediatamente depois do parto, sem fontes externas de infecção. No entanto, a possibilidade de latência pelo BHV-2 precisa ser mais bem esclarecida. As alterações fisiológicas que ocorrem próximo e durante o parto promoveriam o estímulo para reativação natural. A taxa de morbidade varia entre 18 e 98% e, embora a mortalidade seja baixa, as perdas decorrentes da doença, que incluem prevalência maior de mastite, redução na produção de leite em até 20%, descarte de algumas vacas por mamite grave, úlceras intratáveis e interferências nos procedimentos normais de ordenha, podem ser graves.

Espécies suscetíveis

O BHV-1 tem um espectro restrito de hospedeiros naturais. Infecções experimentais com produção de sinais clínicos discretos, além de sorologia positiva, têm sido relatadas em algumas outras espécies que não bovinos. Suídeos silvestres, ovinos e caprinos podem ser infectados às vezes, mas o seu papel na epidemiologia do BHV-1 ainda é questionável. Infecções naturais pelo BHV-5 têm sido descritas apenas em seus hospedeiros naturais, embora ovinos e caprinos possam ser infectados experimentalmente, e o vírus estabelece e reativa a infecção latente. Coelhos também têm sido utilizados como modelo para estudos da patogenia do BHV-5.

Transmissão

Durante a infecção aguda, os animais excretam vírus em grandes quantidades em secreções nasais ou genitais por vários dias (até 15 a 16 dias em casos de infecção respiratória). O sêmen e as secreções vaginais também podem conter o agente após reativação da latência por meios naturais ou artificiais, como corticosteroides, ou após estresses naturais, como transporte de animais ou mesmo após um período de monta natural. Durante a reativação, os animais também excretam o vírus em secreções, porém em menor quantidade e por menos tempo. Essa excreção, no entanto, é suficiente para disseminar e perpetuar o vírus nos rebanhos. A transmissão entre animais ocorre principalmente por contato direto ou indireto, por meio de secreções contaminadas. Na infecção respiratória, a transmissão indireta parece ocorrer sobretudo com a participação de veículos ou aerossóis, não tendo sido relatada transmissão por vetores artrópodes. Transmissão aerógena a pequenas distâncias também parece ocorrer, embora seu papel na epidemiologia da infecção não seja conhecido. Na infecção genital, a transmissão ocorre principalmente por contato direto (coito) ou indireto (sêmen, instrumentos contaminados). O sêmen de animais infectados pode transmitir a infecção a fêmeas suscetíveis tanto pela monta natural como pela inseminação artificial. Touros podem ser infectados pela cópula em fêmeas infectadas. Fêmeas prenhes quando infectadas transmitem o vírus aos fetos, com consequências diversas, incluindo mortalidade embrionária ou fetal, mumificação e abortamentos. A infecção intrauterina perto do final da gestação ou infecção do neonato pode levar à infecção multissistêmica dos recém-nascidos.

Enfermidades associadas ao BHV-1

A infecção de animais suscetíveis geralmente resulta em manifestações clínicas de graus variáveis, embora infecções subclínicas também possam ocorrer. As consequências da infecção dependem do subtipo do vírus (BHV-1.1 ou 1.2), da via e da dose de inoculação, da idade e do *status* imunológico dos animais, entre outros.

Após a penetração, o vírus se replica na porta de entrada (nasal ou genital), a partir de onde penetram nos axônios das células nervosas locais e, por via intra-axônica, atingem os gânglios nervosos regionais, nos quais se estabelece a latência viral. A disseminação dentro do organismo animal pode ocorrer pelo sangue, pelos nervos e pelos tecidos infectados por disseminação célula a célula. Por via sanguínea, o vírus faz uma viremia transitória, atingindo órgãos secundários, como trato digestivo, úbere, feto e ovário. Pela via nervosa, por meio de transporte axônico retrógrado, pode atingir o GT quando a infecção ocorre via respiratória ou o gânglio sacral em infecções genitais.

Doença respiratória (rinotraqueíte infecciosa)

A infecção pela via intranasal resulta em replicação do vírus nas células epiteliais, inflamação aguda da mucosa nasal e, frequentemente, no desenvolvimento de rinotraqueíte (IBR) evidenciada por rinite, laringite e traqueíte e destruição de microvilosidades traqueais. A infecção viral lisa as células do epitélio respiratório, prejudicando o mecanismo de defesa mucociliar, o que favorece a *M. haemolytica* a migrar para os pulmões, proliferar-se, produzir os fatores de virulência e causar doenças. A inibição da proliferação das células e a indução de apoptose de células T CD4 + e de linfócitos T *helper* em sangue periférico e linfonodos por BHV-1 comprometem a resposta imune contra todos os patógenos. A indução de apoptose de células T CD4 + por BHV-1 interfere na produção de citocinas que promovem o desenvolvimento da resposta imune humoral e celular. Adicionalmente, induz menor expressão de MHC da classe I, comprometendo o desenvolvimento da resposta de células T citotóxicas e causando imunossupressão, ou leva a alterações na função dos neutrófilos e macrófagos. O processo inflamatório pode ser grave ao ponto em que as delicadas células epiteliais do trato respiratório são destruídas.

Hipertermia (40,5 a 42°C), depressão, perda de apetite, hiperemia da mucosa nasal, corrimento nasal seroso e mucoso passando a mucopurulento são sinais comumente observados. O exame minucioso da cavidade nasal em fases avançadas revela focos necróticos e ulceração na mucosa nasal, com frequente deposição de fibrina. A retirada das crostas que se formam como processo cicatricial nas ulcerações demonstra um epitélio intensamente congesto, o que levou à denominação de *red nose*. Contaminação secundária, dificuldade respiratória por causa da obstrução das vias respiratórias superiores e estertores pulmonares são frequentes em casos graves. Conjuntivite associada à infecção respiratória também é um achado comum e decorre da expansão das lesões nasais para os olhos por meio do ducto nasolacrimal. A conjuntivite pode ser uni ou bilateral e os animais apresentam lacrimejamento intenso e fotofobia; epífora ocorre frequentemente. Contaminação secundária pode ocorrer evidenciada por presença de secreção purulenta. A córnea normalmente não é afetada pelo processo viral, porém, em casos de complicações secundárias, podem ser evidenciadas queratites e úlceras de córnea.

Em geral, a enfermidade é autolimitante e resolve-se em 10 a 14 dias, mas casos de complicações, com contaminação secundária e pneumonia, não são raros e podem inclusive levar a óbito.

O vírus pode, a partir da mucosa nasal, atingir os tecidos cerebrais via nervos trigêmeos causando meningoencefalite ou, por meio de viremia, atingir a placenta e causar abortamento (discutido a seguir).

A infecção de bezerros jovens (menos de 30 dias) é geralmente mais grave do que em animais mais velhos. A infecção pelo BHV-1 é um importante fator de desencadeamento do complexo respiratório bovino, chamado de "febre do transporte", que cursa com colonização bacteriana secundária nos pulmões e pneumonia. Essa forma ocorre principalmente em bezerros submetidos ao estresse do desmame, transporte e confinamento, e frequentemente está associada a outros agentes virais. Lesões das células epiteliais do trato respiratório, rompimento da célula e exsudação de líquido são fatores predisponentes para proliferação bacteriana.

Vulvovaginite e balanopostite

Infecção pela via genital resulta em replicação viral e inflamação na mucosa da vulva e vagina (vulvovaginite pustulosa – IPV) ou do pênis e prepúcio (balanopostite infecciosa – IPB). A infecção aguda caracteriza-se por hipertermia, depressão, redução do apetite, hiperemia, vesículas, erosões na mucosa e corrimento seroso, mucoso ou mucopurulento. A enfermidade em fêmeas muitas vezes restringe-se a hiperemia e desenvolvimento de vesículas na vulva e no vestíbulo, sem complicações e com curso de poucos dias. Em machos, pode ocorrer o desenvolvimento de vesículas, úlceras, deposição de fibrina e sangramento do pênis/prepúcio. Em fêmeas, dificuldade de urinar, curvamento do dorso e elevação da cauda após urinar são característicos. Queda da produção de leite, hesitação na monta e urinar com frequência têm sido também descritas em infecções naturais. Tanto nos machos como nas fêmeas, a enfermidade é geralmente autolimitante, mas contaminações secundárias podem estender o curso clínico. Aderências penianas podem ocorrer como sequela de infecção genital em machos.

Sêmen contaminado com BHV-1 pode causar vulvovaginite, cervicite com descarga mucopurulenta e endometrite em vacas. A infecção em touros pode levar a epididimite e sêmen de baixa qualidade.

Abortos e outras falhas reprodutivas

Abortamentos ocorrem principalmente associados a infecção e disseminação sistêmica com cepas respiratórias; cepas genitais são pouco abortigênicas. A indução de abortamento só ocorre quando uma fêmea suscetível estiver prenhe no momento da infecção. Abortamentos podem acontecer associados à infecção subclínica e também a surtos de doença respiratória ou mesmo casos de conjuntivite. Embora sejam mais frequentes no terço final da gestação, os abortamentos podem ocorrer em qualquer fase. O intervalo entre a infecção da fêmea gestante e a expulsão do aborto é variável, podendo ir de 8 dias até 2 a 3 meses.

A cobertura de fêmeas soronegativas com touros que estejam excretando o vírus (na infecção aguda ou reativação da latência) ou inseminação artificial com sêmen contaminado pode causar vulvovaginite, endometrites, retorno ao cio e redução na taxa de concepção. Esses eventos podem se repetir 1 ou 2 vezes, no máximo, e os animais geralmente se tornam imunes e concebem normalmente em ciclos posteriores. A via mais provável de infecção fetal parece ser a hematógena via veia umbilical, com o vírus indo da placenta para o feto. Por meio da viremia, o BHV-1 atravessa a barreira materno-fetal, levando a infecção letal do feto. Como a placenta nem sempre apresenta lesões após o aborto, surgiram hipóteses de que as alterações poderiam ser secundárias e com uma infecção lenta de célula a célula entre cotilédones. No entanto, lesões multifocais necróticas no fígado têm sido observadas frequentemente, caracterizando o fígado como órgão fundamental para o diagnóstico e para o estudo da patogenia da enfermidade. Assim, confirmam-se hipóteses anteriores sobre a transmissão transplacentária do vírus para o feto. No entanto, o mecanismo envolvido na disseminação do vírus desde o trato respiratório ou do local de latência da mãe infectada para o feto em desenvolvimento precisa ser mais bem elucidado. O feto geralmente é expulso com sinais de autólise e presença de líquido serossanguinolento em cavidades. O abortamento pode também ocorrer em torno de 1 a 3 meses após a aplicação de vacinas atenuadas em fêmeas gestantes.

Enfermidades associadas ao BHV-2

As infecções de úbere e teta podem ser observadas como vesículas que posteriormente rompem, crostas, úlceras ou lesões do tipo pox. Caso ocorram lesões isoladas, estas podem ser originadas por trauma, porém, quando múltiplas lesões ocorrem em várias vacas, essa consideração não se aplica. O começo é frequentemente súbito, e cuidadoso exame clínico revela edema nas tetas com formação de vesículas como precursoras da ruptura epitelial, exsudação e formação de crostas. Essas lesões são dolorosas, sendo que as vacas leiteiras frequentemente dão coices na máquina de ordenhar ou no ordenhador. A mastite é a sequela mais comum, particularmente se a extremidade das tetas está envolvida. O leite deve ser descartado em decorrência de mastite ou contaminação com sangue ou medicamentos. A doença é autolimitante, e as lesões cicatrizam dentro de semanas. Contudo, quando as lesões são difundidas ou complicadas por mastite ou ainda por infecções secundárias sérias, a cicatrização é prolongada e alguns bovinos afetados podem eventualmente ir a óbito.

Lesões similares ocorrem na pele do úbere e do períneo. Quando estas são extensas e coalescentes, grandes áreas de pele poderão se desprender e alguns animais afetados poderão ter uma reação febril, mas geralmente ocorrem poucas manifestações sistêmicas. O envolvimento de úberes e tetas geralmente ocorre na ausência de lesões cutâneas generalizadas, mas, em alguns rebanhos, ambas as formas da doença podem aparecer. Por exemplo, no primeiro surto ocorrido nos EUA, foram catalogados casos de vacas claudicantes com edema na porção anterior das pernas e crescimento de nódulos por todo o corpo. Nesse rebanho de 17 vacas, seis tiveram lesões generalizadas e duas, lesões do tipo pox nas tetas.

As lesões de pele generalizadas foram reconhecidas pela primeira vez na África do Sul, onde foram confundidas com *lumpy skin disease* (infecção por poxvírus) e, então, chamadas de *pseudolumpy skin disease* (PLSD), distinguida por aparecimento súbito, com nódulos firmes, redondos e elevados, os quais desenvolvem uma característica: superfície plana com centro ligeiramente deprimido. Essas lesões podem ocorrer em qualquer parte do corpo, mas, em geral, prevalecem na cabeça, no pescoço, no dorso e no períneo. Depois de 2 semanas, as lesões secam, e em 2 a 4 semanas caem, levando com elas a superfície da pele juntamente com os pelos, os quais retornam em poucas semanas. Bezerros lactentes poderão desenvolver ulcerações na mucosa oral ou no focinho, quando amamentados por vacas infectadas.

A mamilite clínica pode ser produzida pela inoculação intradérmica nas tetas, mas mínima reação foi obtida quando o vírus foi aplicado na pele escarificada. Um caso de mamilite produzida experimentalmente desenvolveu uma grave vulvovaginite com ulceração e eritema da mucosa vulvovaginal. Essas lesões foram presumidas por serem extensões das lesões do úbere ou contato com a cama da baia contaminada.

Enfermidades associadas ao BHV-5

O BHV-5 tem sido associado a doença neurológica em bovinos desde 1962. Os relatos iniciais referem-se a meningoencefalite pelo BHV-1, pois os métodos usuais de diagnóstico não distinguiam esses dois vírus. Casos isolados ou surtos de doença neurológica têm sido subsequentemente descritos em vários países. A doença neurológica pelo BHV-5 pode ocorrer em forma de surtos ou acometer animais isolados. É mais comum em bezerros, sobretudo aqueles submetidos ao estresse do desmame e confinamento posterior. O vírus é transmitido direta (via respiratória ou genital pela monta natural) ou indiretamente (água, alimentos e fômites contaminados, incluindo sêmen da inseminação artificial). Replica na porta de entrada, seja mucosa nasal ou genital. A replicação na mucosa nasal leva a uma infecção altamente produtiva com elevados títulos virais eliminados nas secreções nasais, o que caracteriza uma importante via de eliminação e transmissão viral na infecção aguda.

De modo similar ao que é observado no BHV-1, após a replicação na porta de entrada, a disseminação viral no organismo animal pode ocorrer por contiguidade (célula a célula), viremia (atingindo outros órgãos, porém sem importância na patogenia do BHV-5) ou pela via nervosa, principal forma de disseminação viral.

Após a replicação primária no epitélio nasal, o BHV-5 infecta as células nervosas locais (olfatórias e/ou de terminações nervosas maxilares) e atinge o sistema nervoso central por duas diferentes vias – a olfatória e a trigêmea – sendo evidenciada a presença do vírus no GT em torno de 5 a 7 dias, local no qual estabelece a latência.

A replicação viral no trigêmeo pode levar o vírus para o encéfalo, podendo atingir córtex cerebral anterior, ponte, bulbo, cerebelo e tálamo. Os sinais observados são depressão, andar cambaleante, bruxismo, protrusão da língua, salivação, flexão do pescoço, opistótono, cegueira, pressionamento da cabeça contra anteparos, ataxia, decúbito e convulsões (Figura 65.3). Esses sinais nem sempre estão presentes em todos os casos e diferentes combinações de sinais, com intensidades diferentes, têm sido relatadas. Frequentemente, esses sinais manifestam-se em crises, cujos espaçamentos e intensidade aumentam gradativamente. Na grande maioria dos animais que apresentam sinais neurológicos, a enfermidade progride para o óbito, embora casos de recuperação após sinais moderados tenham sido descritos. O curso clínico dura de poucas horas a vários dias e culmina com decúbito, convulsões e morte. Sinais respiratórios (hiperemia, corrimento nasal, dificuldade respiratória) têm sido relatados tanto em infecções naturais como experimentais. Abortos também foram relatados em rebanhos acometidos de surtos de infecção neurológica. Embora atualmente acredite-se que a grande maioria dos casos de doença neurológica historicamente atribuídos ao BHV-1 – pela confusão em sua identificação – tenha sido de fato causada pelo BHV-5, alguns casos de doença neurológica comprovadamente originados pelo BHV-1 também já foram relatados.

Diagnóstico

Sempre que possível, o diagnóstico clínico-epidemiológico deve ser acompanhado de comprovação virológica e/ou sorológica. Doença respiratória em bezerros de qualquer idade, sobretudo logo após o desmame e submetidos a situações de estresse, deve ser considerada suspeita de infecção pelo BHV-1 e, como tal, ser investigada. Secreções nasais coletadas com o auxílio de *swabs* e acondicionadas em gelo são adequadas para tentar isolar o vírus em cultivo celular. Esfregaços preparados a partir das células presentes nas secreções nasais podem ser submetidos à imunofluorescência.

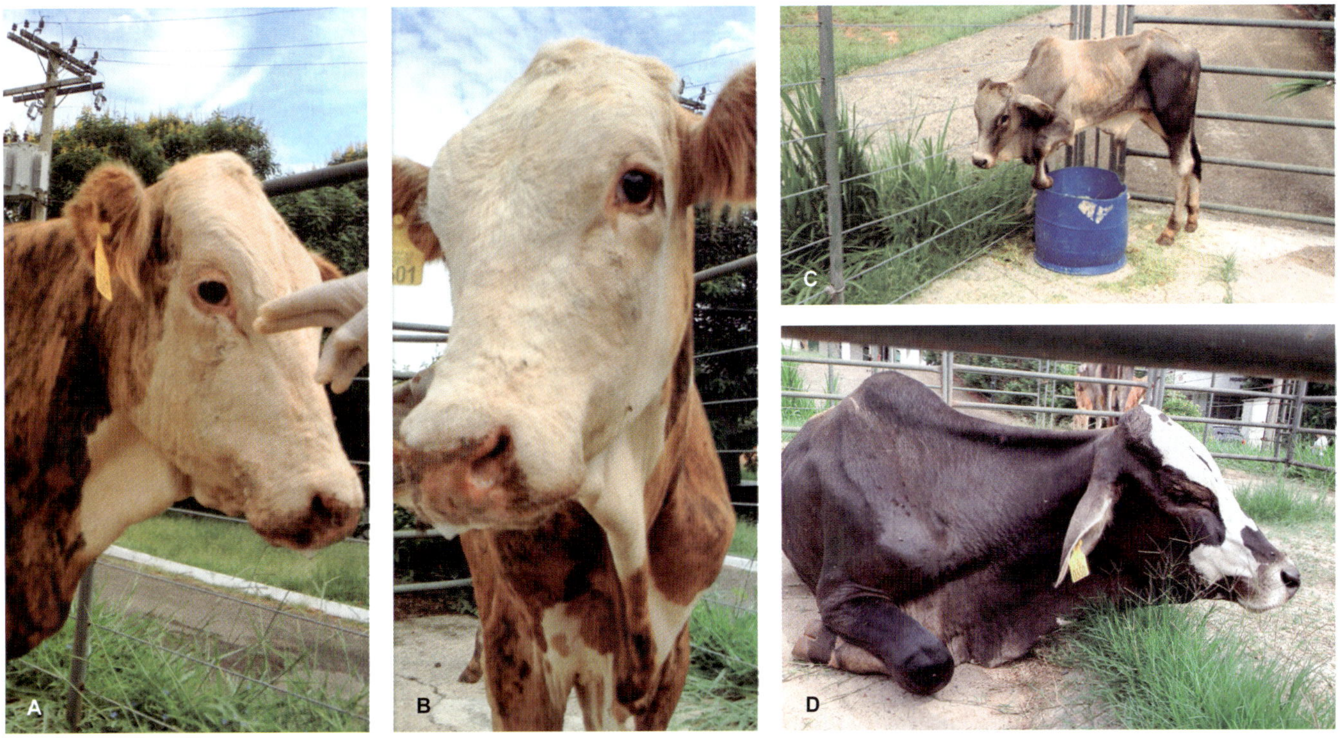

Figura 65.3 Bovinos com meningoencefalite por herpesvírus bovino 5 (BHV-5). **A**. Cegueira. **B**. Sialorreia. **C**. Animal cego tropeçando em obstáculos. **D**. Depressão. Fonte: Arquivo da Disciplina de Enfermidades Infecciosas dos Animais, FMVZ/Unesp, Botucatu, SP.

Quadros de vulvovaginite vesicular ou balanopostite também são sugestivos de infecção pelo BHV-1. Nesses casos, *swabs* vaginais, prepuciais e/ou sêmen também podem ser submetidos à pesquisa de vírus por isolamento viral. Casos de retorno ao cio em índices elevados, com intervalo menor ou aumentado, também devem ser investigados. No caso de abortos, os fetos ou fragmentos de órgãos (pulmão, traqueia, baço, linfonodos, cérebro, fígado) ou secreções traqueais/brônquicas devem ser acondicionados em gelo e enviados ao laboratório.

O sêmen de touros infectados frequentemente contém o vírus e pode ser transmitido pela inseminação artificial. Por isso, o monitoramento contínuo de touros em centrais de coleta de sêmen é necessário. Além do exame diário da mucosa peniana e prepucial, o exame de alíquotas do ejaculado, por PCR ou inoculação em cultivo celular, é mandatório para assegurar-se da ausência do agente no sêmen. Sorologia negativa em touros de centrais de inseminação artificial garante que os animais não são portadores. Portanto, o monitoramento sorológico contínuo é recomendável para se manter o *status* livre dos doadores e evitar a necessidade de testes mais sofisticados.

Amostras pareadas de soro, coletadas durante a doença aguda e 14 a 21 dias após, podem ser submetidas a testes sorológicos. Um aumento de quatro vezes nos títulos de anticorpos é indicativo da infecção aguda. Os testes sorológicos mais comumente utilizados são a soroneutralização (SN) e testes do tipo imunoensaio enzimático (ELISA). A SN quantifica os anticorpos neutralizantes, enquanto o ELISA é apenas qualitativo: positivo ou negativo.

Para o diagnóstico do BHV-2, geralmente solicitam-se amostras de fluido vesicular, crostas e soro sanguíneo, que devem ser coletadas durante o curso de doença. Áreas de lesões podem ser incisadas e fixadas em formol 10% e enviadas para diagnóstico histológico. Margens das lesões podem ser dissecadas, colocadas em meio essencial mínimo e enviadas para serem submetidas a exames virológicos.

Os sinais e as lesões causados pelo BHV-2 podem ser reconhecidos graças à experiência clínica, porém a confirmação laboratorial quanto à etiologia das lesões é essencial. A lesão por mamilite herpética caracteriza-se por uma depressão central na superfície dos nódulos, necrose superficial da epiderme e um período de doença curto. As lesões são encontradas principalmente sobre as tetas, mas podem disseminar-se pelo úbere e pela região perineal. Inicialmente, as tetas infectadas apresentam-se edematosas e doloridas. Vesículas podem ser vistas, mas são rapidamente substituídas por áreas ulceradas bem definidas, onde a pele da teta torna-se necrótica e com crostas. A doença pode disseminar-se rapidamente durante o outono e o inverno.

O conteúdo de partículas de herpesvírus tipo 2 pode ser muito alto, no fluido de vesículas frescas, o que é característico de viroses vesiculares. Esse conteúdo pode propagar-se facilmente em cultivos celulares primários, assim como em linhas celulares já estabelecidas, especialmente se os cultivos forem incubados em baixas temperaturas (32°C). O vírus produz efeito citopático rapidamente. Dependendo da quantidade de vírus, tal efeito torna-se evidente em 12 a 36 h após a inoculação. O efeito caracteriza-se, a princípio, pelo aparecimento de focos discretos de massas celulares que aumentam em número e área; conforme a incubação se prolonga, tornam-se confluentes, estendendo-se por todo o tapete celular, que acaba por se desprender da parede do tubo de cultivo celular. O vírus produz sincícios grandes, multinucleados com inclusões eosinofílicas intranucleares. A identificação do BHV-2 isolado em cultivos celulares pode ser feita por soroneutralização com soro de animal hiperimune ou convalescente.

O BHV-2 pode ser identificado por eletromicroscopia, por meio de coloração negativa do fluido vesicular obtido de lesões frescas. Esse fluido pode ser coletado em uma seringa e transportado resfriado em isopor. Além disso, um diagnóstico rápido pode ser realizado pela coloração de Giemsa em microscopia óptica comum, obtendo-se material por biopsia da periferia das lesões vesiculares recentes. Esse método permite a visualização de inclusões intranucleares.

O diagnóstico sorológico de infecções por BHV-2 pode ser realizado por soroneutralização, fixação do complemento, imunodifusão ou ELISA, por meio de soros pareados. A sorologia é aplicável quando se deseja detectar os portadores em uma população de bovinos suscetível, uma vez que a infecção latente ocorre ao mesmo tempo que um estado sorológico positivo.

Em geral, o início da enfermidade é o momento de coletar material para o diagnóstico da BHV-2, em razão da maior atividade viral. Com o avanço da doença, torna-se mais difícil estabelecer o diagnóstico diferencial entre as várias enfermidades, dada a menor quantidade de vírus presente nas lesões.

Doença neurológica de curso fatal, principalmente em bezerros, é sugestiva de BHV-5. Nesses casos, o diagnóstico diferencial de raiva, listeriose e babesiose deve ser realizado. Macroscopicamente, observam-se hiperemia dos vasos das leptomeninges, tumefação e achatamento das circunvoluções dos lobos frontais – focos de coloração amarela e consistência mole característicos de malácia (Figura 65.4) –, espessamento e hemorragias das meninges focais no frontal e/ou áreas ventrais e hemorrágica – focos na ponte e no lobo parietal esquerdo (Figura 65.5) –, congestão nasal, hemorragias petequiais e congestão da mucosa da faringe e laringe, bem como broncopneumonia.

Em casos de doença neurológica, amostras de cérebro e bulbo olfatório devem ser remetidas resfriadas, para tentativas de isolamento viral e/ou imunofluorescência. Frag-

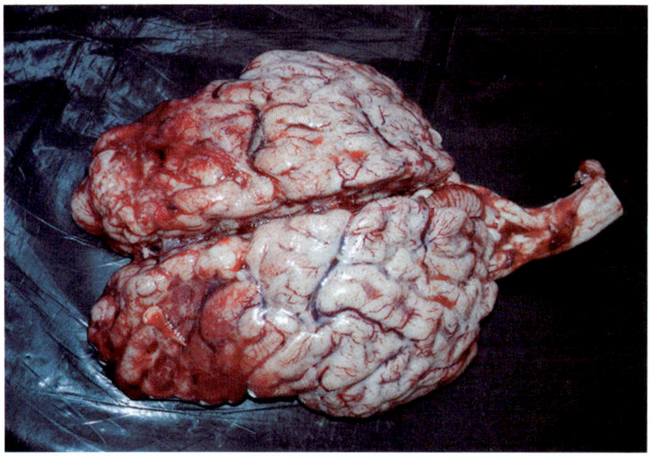

Figura 65.4 Achatamento das circunvoluções dos lobos frontais e consistência mole característicos de malácia causada por BHV-5. Fonte: Arquivo da Disciplina de Enfermidades Infecciosas dos Animais, FMVZ/Unesp, Botucatu, SP.

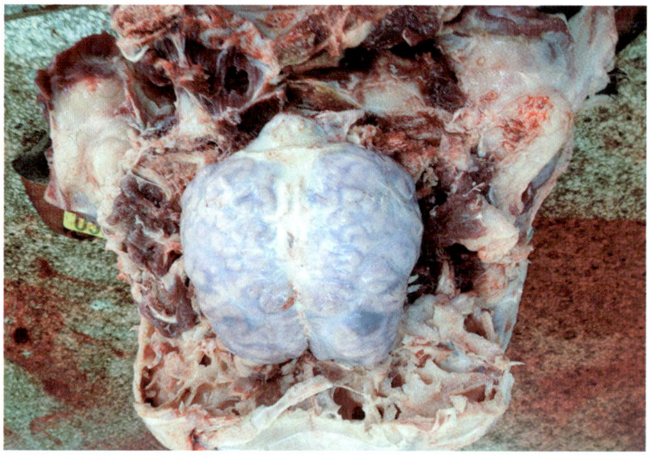

Figura 65.5 Espessamento de meninges e intensa congestão cerebral evidenciada externamente. Fonte: Arquivo da Disciplina de Enfermidades Infecciosas dos Animais, FMVZ/Unesp, Botucatu, SP.

mentos de cérebro acondicionados em formol a 10% são úteis para exames histológicos. Encefalite não supurativa, infiltração linfocitária perivascular, gliose focal ou difusa e corpúsculos de inclusão nos neurônios são achados comuns em casos de encefalite pelo BHV-5. Secreções nasais e/ou brônquicas e pulmonares também são úteis para o diagnóstico. Amostras de soro pareadas, coletadas dos animais que eventualmente recuperaram-se da doença neurológica, podem auxiliar na elaboração do diagnóstico.

O material a ser enviado para o laboratório e os métodos de diagnóstico utilizados, de acordo com o quadro clínico, estão apresentados na Tabela 65.1.

Tabela 65.1 Quadro clínico, material a ser coletado e métodos utilizados no diagnóstico das principais herpesviroses de bovinos.

Manifestação clínica	Agente provável	Material para diagnóstico	Diagnóstico laboratorial
Doença respiratória	BHV-1.1	Secreções nasais	Isolamento IF de células descamativas PCR
		Soro pareado	Pesquisa de anticorpos (ELISA, SN)
		Tecidos (pulmão, traqueia)	Isolamento IHC Histopatologia
Aborto	BHV-1.1	Tecidos fetais (timo, baço, pulmão, traqueia, cérebro), envoltórios	Isolamento PCR IHC Histopatologia
		Soro da vaca	Pesquisa de anticorpos (ELISA, SN)
Vulvovaginite	BHV-1.2	Secreções vaginais, líquido de vesículas	Isolamento PCR
		Soro pareado	Pesquisa de anticorpos (ELISA, SN)
Balanopostite	BHV-1.2	Sêmen, secreções prepuciais	Isolamento PCR
		Soro pareado	Pesquisa de anticorpos (ELISA, SN)
Mamilite Doença vesicular generalizada (PLSD)	BHV-2	Líquido folicular Crostas	Isolamento Microscopia eletrônica Imunofluorescência
		Soro pareado	Pesquisa de anticorpos (SN)
Doença neurológica	BHV-5	Secreções nasais	Isolamento IF de células descamativas PCR
		Cérebro	Isolamento IF em impressões do tecido IHC PCR Histopatologia
		Soro pareado	Pesquisa de anticorpos (ELISA, SN)

IF = imunofluorescência; IHC = imuno-histoquímica; PCR = reação em cadeia pela polimerase; SN = soroneutralização.

Profilaxia e controle

As medidas de controle em relação ao BHV-1 e ao BHV-5 estão diretamente relacionadas com a gravidade da infecção em um rebanho, as práticas de manejo e a prevalência da infecção. Em regiões/rebanhos em que ocorrem perdas econômicas sérias ou nos quais a prevalência da infecção é alta, o controle deve se basear em programas de vacinação. Antes de se iniciar qualquer programa de imunização, no entanto, deve-se confirmar a etiologia das patologias observadas. Nessas situações, a vacinação sistemática pode reduzir a circulação de vírus e a ocorrência de doença clínica, diminuindo, assim, as perdas econômicas. Rebanhos com histórico comprovado da infecção, com sorologia elevada, sistemas de recria e confinamento que agregam novilhos de várias procedências, além de propriedades com alta rotatividade de animais (compra-venda-transporte etc.), têm recomendação para implementar a vacinação.

Rebanhos de baixo risco, sem histórico da enfermidade/infecção ou sem sorologia positiva devem encorajar a implementação de medidas de biossegurança para evitar a introdução da infecção. Nesses casos, o simples teste (e descarte) de qualquer animal a ser anexado ao rebanho, os testes sorológicos periódicos e o descarte de eventuais positivos geralmente são métodos efetivos. Recomenda-se testar reprodutores a serem anexados aos rebanhos; caso sejam positivos, deve-se evitar a sua introdução.

Rebanhos com sorologia alta, porém sem histórico clínico de doença respiratória ou genital e sem problemas reprodutivos (retorno ao cio, infertilidade), podem ser mantidos sem vacinação, porém sob observação dos parâmetros produtivos e clínicos.

Além do uso de vacinas, outras medidas de controle incluem o teste de sêmen e reprodutores, o uso de sêmen e embriões livres de BHV-1, bem como o monitoramento sorológico periódico dos rebanhos. O descarte de animais soropositivos é recomendável, porém somente exequível em situações de baixa prevalência. Em rebanhos com prevalência baixa ou moderada, a adoção de medidas profiláticas que reduzam a transmissão do vírus, associada a teste e remoção gradativa dos soropositivos, pode levar à redução significativa da prevalência em poucos meses ou anos, permitindo que se atinja uma situação em que a erradicação seja possível.

Proprietários que desejem controlar/erradicar a infecção de seus rebanhos devem realizar testes sorológicos periódicos em seus animais. Os animais sorologicamente positivos (SN ou ELISA) devem ser considerados portadores da infecção latente e manejados como tal. Centrais de coleta de sêmen deveriam, de maneira ideal, somente manter animais sorologicamente negativos para o BHV-1. No entanto, a frequente identificação de animais geneticamente superiores soropositivos exige estratégias alternativas para que se possa utilizar o potencial genético sem risco de disseminação da infecção. Nesses casos, o manejo separado desses animais e o teste de todos os ejaculados para vírus são as medidas indicadas.

Em surtos de BHV-5, a utilização de vacinas contra BHV-1 atenuadas seguidas de BHV-5 inativadas foram eficientes em controlar o surto e evitar o aparecimento de novos casos. Deve-se realizar duas vacinações em todos os animais do rebanho com intervalo de 21 dias entre elas. Considerando que as vacinas atenuadas induzem uma resposta imune mais precoce, embora o ideal seja a resposta específica ao BHV-5, sugere-se que a primeira dose seja realizada com a vacina BHV-1 atenuada seguida de *booster* com a BHV-5 inativada.

Experimentos utilizando vacinas inativadas e atenuadas do BHV-2 não protegeram os animais contra a doença clínica. No entanto, inoculações parenterais com isolados do campo produzem lesões locais sem excreção do vírus, mas conferindo uma imunidade sólida e duradoura. Existem protocolos descrevendo esses processos de imunização, utilizando material vesicular recente ou mesmo de vírus propagado no laboratório. Há risco da perpetuação do vírus pelo estabelecimento de infecções latentes em rebanhos em que foi utilizado esse método de imunização.

Em casos da enfermidade, recomenda-se a utilização de antibioticoterapia tópica na lesão, diminuindo infecções bacterianas secundárias, em conjunto com medidas higiênicas da sala de ordenha e equipamentos. Desinfetantes à base de iodóforos em concentrações normalmente utilizadas parecem ser mais eficientes que soluções à base de hipoclorito de sódio. Uma forma importante de profilaxia é evitar a entrada de animais estranhos, realizar quarentena e, ao introduzir animais novos, conhecer a origem deles. Não há tratamento específico para o BHV-2, e o objetivo deve ser impedir a formação de crostas, que podem prejudicar a ordenha mecânica. Isso é mais facilmente efetuado pela aplicação de pomadas antissépticas solúveis em água, seguidas por uma loção adstringente, imediatamente após a ordenha. Tinturas de cristal violetas têm excelente resultado como tratamento. A utilização de agentes antivirais para tratamento de infecções por herpesvírus humanos estimulou pesquisas para verificar a eficiência destes sobre a replicação do BHV-2. Alguns desses produtos podem ser promissores no tratamento dessas infecções, principalmente a vidarabina, que se mostrou muito mais eficiente do que o aciclovir.

Vacinas contra o BHV-1

Vacinas convencionais atenuadas ou inativadas têm sido utilizadas para controlar a disseminação do vírus e reduzir a gravidade da doença clínica e as consequentes perdas associadas ao BHV-1. Embora algumas dessas vacinas tenham demonstrado eficácia sob condições experimentais, o BHV-1 persiste na população bovina mesmo em rebanhos continuamente vacinados. Vacinas com vírus vivo modificado têm sido produzidas por passagens múltiplas em cultivo celular ou por mutagênese induzida para produzir mutantes termossensíveis (TS). As vacinas atenuadas tradicionais eram indicadas para administração intramuscular ou subcutânea, embora as de administração intranasal, sobretudo TS, também tenham sido utilizadas. Vacinas tradicionais com vírus vivo modificado de administração parenteral oferecem o risco de infecção fetal e abortamentos. Nesse sentido, a maior vantagem das vacinas intranasais TS é a indução de imunidade local e mais rápida, sem o risco de danos ao feto.

Vacinas inativadas surgiram e têm sido utilizadas principalmente pelo fato de as vacinas vivas representarem um risco potencial ao feto quando fêmeas prenhes são imunizadas. Elas têm sido produzidas em cultivo celular e inativadas com diversos produtos químicos, incluindo formalina, betapropiolactona e etilenemina. Uma das maiores desvantagens das vacinas inativadas é a necessidade de associar-se adjuvantes potentes para se obter uma resposta aceitável. Além disso, a magnitude e a duração da imunidade conferidas por essas vacinas são geralmente inferiores às das vacinas vivas modificadas, o que exige revacinações frequentes, aumentando o custo final.

Caso sejam adequadamente administradas, as vacinas podem induzir proteção adequada contra a enfermidade respiratória, mas são questionáveis quanto à proteção contra a doença genital e abortos. Vacinas com vírus vivo modificado representam riscos potenciais para fêmeas gestantes. Nos casos em que a vacinação é recomendada, indica-se a manutenção de um alto nível imunitário por meio de vacinações periódicas e sistemáticas.

Embora sejam utilizadas com relativo sucesso na prevenção da enfermidade clínica e na redução da circulação de vírus na população, as vacinas tradicionais contra o BHV-1 têm se mostrado incompatíveis com programas de erradicação. De fato, os níveis de soropositividade na população bovina de países que utilizam a vacinação não foram reduzidos ao longo do tempo. Com isso, surgiu a necessidade de se elaborar vacinas que possibilitassem a diferenciação entre animais infectados (portadores da infecção latente) e vacinados. Isso permitiria a adoção de medidas de identificação e remoção, pontos-chave em programas de erradicação. Para suprir essa necessidade, surgiram as vacinas com marcadores antigênicos, ou vacinas diferenciais. Essas vacinas baseiam-se na utilização de um vírus vivo atenuado contendo uma ou mais deleções em genes que codificam proteínas não essenciais. O uso desse vírus como vacina, associado a um teste sorológico que possibilite a detecção de anticorpos contra a proteína deletada (Figura 65.6), tem se constituído na base de programas de controle e erradicação do BHV-1 em vários países europeus. Mutantes do BHV-1 defectivos no gene que codifica a glicoproteína E (gE), associados ou não a uma deleção no gene da enzima timidina quinase (tk), têm sido utilizados com sucesso nesses países. Além de permitirem a diferenciação entre animais vacinados e infectados, essas vacinas são geralmente mais seguras, pois a deleção de um ou mais genes resulta em redução da virulência, atributo altamente desejável em vacinas. Além das vacinas diferenciais obtidas por manipulação genética, uma cepa de BHV-1 que naturalmente não expressa a gE tem sido utilizada na Europa.

Atualmente, a preocupação é produzir cepas vacinais recombinantes que, além do aspecto diferencial, sejam defectivas em funções imunossupressoras recentemente identificadas nos herpesvírus. Outras vacinas experimentais potencialmente promissoras, porém ainda não em uso, são aquelas com antígenos recombinantes produzidos em sistemas heterólogos, vetores virais e vacinas de subunidades.

Solucionado o problema da diferenciação de animais vacinados e infectados, o próximo desafio para a vacinologia do BHV-1 é a produção de vacinas que sejam capazes de impedir o estabelecimento de infecção latente em infecções subsequentes.

No Brasil, atualmente estão disponíveis no mercado algumas vacinas contra o BHV-1, todas elas contendo também outros antígenos virais: vírus da diarreia viral bovina (BVDV); vírus da parainfluenza-3 (PI-3); e vírus respiratório sincicial bovino (BRSV). A maioria dessas vacinas contém antígenos do BHV-1 inativados; uma delas contém também antígenos do BHV-5; e uma vacina apresenta uma cepa de BHV-1 termossensível (TS). Um recombinante gE– foi recentemente produzido a partir de um isolado brasileiro de BHV-1 e avaliado como imunógeno, tanto em bovinos como em coelhos. Provavelmente, essa vacina estará disponível comercialmente em um futuro próximo. As vacinas inativadas requerem duas aplicações iniciais (20 a 30 dias de intervalo) e revacinações periódicas (semestrais, anuais). A vacina TS requer menos reforços para induzir níveis adequados de anticorpos.

Não existem vacinas disponíveis especificamente contra o BHV-5, embora uma das vacinas comerciais no Brasil contenha antígenos desse vírus. Como existe uma grande similaridade antigênica entre o BHV-1 e o BHV-5, é provável que vacinas contra o BHV-1 que induzam uma boa proteção homóloga possam conferir proteção parcial em graus variáveis também contra o BHV-5. Em casos de surtos de infecção neurológica pelo BHV-5, nos quais o diagnóstico é realizado precocemente, a vacinação do restante dos animais expostos, com uma vacina contra o BHV-1 – de preferência viva modificada –, seguida pelo *booster* após 21 dias com vacina inativada contra BHV-5 pode ser indicada na tentativa de evitar a disseminação do vírus e a ocorrência de doença neurológica em um número grande de animais.

O grupo de pesquisa do Setor de Virologia da Universidade Federal de Santa Maria (UFSM) relatou a construção de um recombinante do BHV-5 defectivo na

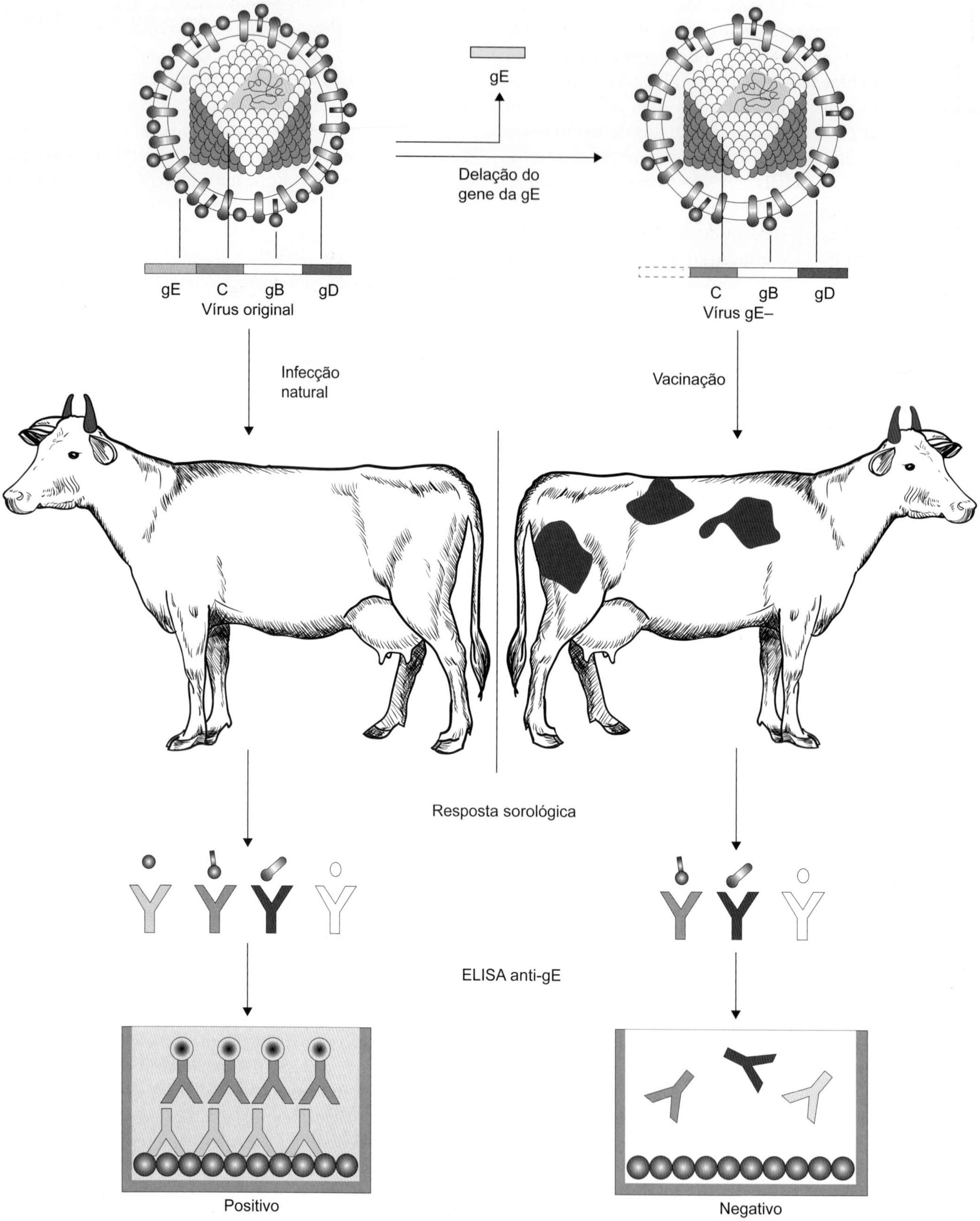

Figura 65.6 Princípio das vacinas com marcadores antigênicos. O gene que codifica uma glicoproteína não essencial é deletado do genoma por manipulação genética, originando um vírus mutante que não expressa essa proteína. Esse vírus é usado como vacina. O uso de um teste imunoenzimático específico para a proteína deletada (no exemplo, a gE) permite distinguir os animais vacinados (não reagem no teste) dos animais infectados ou vacinados com vacinas convencionais.

glicoproteína E e na TK para potencial uso em vacinas. Esse recombinante provou ser atenuado para bezerros imunogênico e capaz de conferir proteção homóloga (frente ao BHV-5) e heteróloga (frente ao BHV-1). Além disso, induziu resposta sorológica diferenciável da resposta induzida pela infecção natural, pelo uso de ELISA anti-gE. Essa cepa recombinante apresenta potencial para ser usada na formulação de vacina atenuada contra o BHV-1 e o BHV-5.

Bibliografia

Ackermann M, Peterhans E, Wyler R. DNA of bovine herpesvirus type 1 in trigeminal ganglia of latently infected calves. Am J Vet Res. 1982;43:36-40.

Ackermann M, Wyler R. The DNA of IPV strain of bovid herpesvirus 1 in sacral ganglia during latency after intravaginal infection. Vet Microbiol. 1984;9:53-63.

Alice FJ. Isolamento do vírus da mamilite herpética no Brasil. Rev Microb. 1977;8(1):9-15.

Anziliero D, Santos CM, Brum MC, Weiblen R, Chowdhury SI, Flores EF. A recombinant bovine herpesvirus 5 defective in thymidine quinase and glycoprotein E is immunogenic for calves and confers protection upon homologous and BoHV-1 challenge. Veterinary Microbiology. 2011;154:14-22.

Anziliero D, Santos CMB, Bauermann FV, Cardozo L, Bernardes LM, Brum MCS *et al.* A recombinant bovine herpesvirus 5 defective in thymidine quinase and glycoprotein E is attenuated and immunogenic for calves. Pesq Vet Bras. 2011;31:23-30.

Bartha A, Hajdu G, Aldásy P, Paczolay G. Occurrence of encephalomyelitis caused by infectious bovine rhinotracheitis virus in calves in Hungary. Acta Vet Acad Scient Hung. 1969;19:145-51.

Beltrão N, Flores EF, Weiblen R, Silva AM, Roehe PM, Irigoyen LF. Infecção e enfermidade neurológica pelo herpesvírus bovino tipo 5 (BHV-5): coelhos como modelo experimental. Pesq Vet Bras. 2000;20(4):144-50.

Biswas S, Bandyopadhyay S, Dimri U, Patra PH. Bovine herpesvirus-1 (BHV-1) – a re-emerging concern in livestock: a revisit to its biology, epidemiology, diagnosis, and prophylaxis. Veterinary Quarterly. 2013;33(2):68-81.

Blood DC, Radostits OM. Doenças causadas por vírus e clamídias. In: Blood DC, Radostits OM, editores. Clínica veterinária. 7.ed. Rio de Janeiro: Guanabara Koogan; 1991. p. 735-805.

Brum MCS, Caron L, Chowdhury SI, Weiblen R, Flores EF. Immunogenicity of an inactivated bovine herpesvirus type 5 strain defective in thymidine quinase and glycoprotein E. Pesq Vet Bras. 2010;30:57-62.

Brum MC, Weiblen R, Flores EF, Chowdhury SI. Construction and growth properties of bovine herpesvirus type 5 recombinants defective in the glycoprotein E or thymidine quinase gene or both. Braz J Med Biol Res. 2010;43:217-24.

Cadore GC, Anziliero D, Weiblen R, Flores EF. Reativação e distribuição do DNA latente do herpesvírus bovino tipo 5 no encéfalo de ovinos infectados experimentalmente. Pesq Vet Bras. 2011;31:1090-96.

Caron L, Flores EF, Weiblen R, Scherer CF, Irigoyen LF, Roehe PM *et al.* Latent infection by bovine herpesvirus type-5 in experimentally infected rabbits: virus reactivation, shedding and recrudescence of neurological disease. Vet Microbiol. 2002;2226:1-11.

Carrillo BJ, Ambrogí A, Schudel AA, Vazquez M, Dahme E, Pospischil A. Meningoencephalitis caused by IBR virus in calves in Argentina. Zbl Vet Med B. 1983;30:327-32.

Castro RS, Leite RC, Castro MEB, Abreu JJ, Lobato ZIP. Relato de um surto "Pseudo Lumpy Skin Disease" em novilhas importadas, no Estado de Minas Gerais, Brasil. Arq Med Vet Zoot. 1988;40(4):305-11.

Claus MP, Alfieri AA, Alfieri AA. Herpesvírus Bovino Tipo 5 e Meningoencefalite Herpética Bovina. Semina: Ciências Agrárias, Londrina, 2002 jan./jun.; 23(1):131-41.

Crook T, Benavides J, Russesl G, Gilray J, Maley M, Willoughby K. Bovine herpesvirus 1 abortion: current prevalence in the United Kingdom and evidence of hematogenous spread within the fetus in natural cases. J Vet Diag Investig. 2012;24(4):662-70.

d'Offay JM, Mock RE, Fulton RW. Isolation and characterization of encephalitic bovine herpesvirus type 1 isolates from cattle in North America. Am J Vet Res. 1993;54:439-534.

Dardiri AH. Comments on bovine mammillitis. J Am Vet Med Assoc. 1973;163(7):917-8.

Delhon G, Moraes MP, Lu Z, Afonso CL, Flores EF, Weiblen R *et al.* Genome of bovine herpesvirus type 5. J Virol. 2003;77(9):10339-47.

Ehlers B, Goltz M, Ejercito M, Dasika GK, Letchworth GJ. Bovine herpesvirus type 2 is closely related to the primate alphaherpesviruses. Virus Genes. 1999;19(3):197-203.

Ellis JA. Update on virus pathogenesis in BRD. Animal Health Research Reviews. 2009;10(2);149-53.

Fenner F, Gibbs EPJ, Murphy FA, Rott R, Studdert MJ, White DA. Veterinary virology. 2.ed. San Diego: Academic Press; 1993. 666 p.

Franco AC, Spilki FR, Esteves PA, Lima M, Weiblen R, Flores EF *et al.* A Brazilian gE-negative bovine herpesvirus type 1.2A is attenuated for cattle and induces protection against wild type virus challenge. Pesq Vet Bras. 2002;22(4):135-40.

French EL. A specific virus encephalitis in calves: isolation and characterization of the causal agent. Aust Vet J. 1962;38:216-21.

Friedli K, Metzler AE. Reactivity of monoclonal antibodies to proteins of a neurotropic bovine herpesvirus 1 (BHV-1) strain and to proteins of representative BHV-1 strains. Arch Virol. 1987;94:109-22.

Gibbs EPJ, Reweyemamu MM. Bovine herpesvirus. I Bovine herpesvirus 1. II Bovine herpesvirus 2 and 3. Vet Bulletin. 1977; 47:411-25.

Gibbs EPJ, Rweyemamu MM. Bovine herpesvirus. Part 1. Vet Bulletin. 1992;47:317-43.

Hung SL, Peng C, Kostavasili I, Friedman HJ, Lambris JD, Eisenberg RJ *et al.* The interaction of glycoprotein C of herpes simplex virus types 1 and 2 with the alternative complement pathway. Virology. 1994;203:299-312.

Inoshima Y, Imai K, Murakami K, Nishimori T, Shimizu S, Yokoyama T *et al.* Epidemiological survey and studies on diagnostic methods for bovine viral mammillitis. Bull Inst Anim Health. 2001;108:23-32.

Jackson PGG. Differential diagnosis of common bovine skin disorders. In Practice. 1996;18(2):78-80.

Janett F, Stauber N, Schraner E, Stocker H, Thun R. Bovine herpes mammillitis: clinical symptoms and serologic course. Schweiz Arch Tierheilkd. 2000;142(7):375-80.

Jones C, Chowdhury S. A review of the biology of bovine herpesvirus type 1 (BHV-1), its role as a cofactor in the bovine respiratory disease complex and development of improved vaccines. Animal Health Research Reviews. 2008;8(2):187-205.

Kahrs RF. Infectious bovine rhinotracheitis and infectious pustular vulvovaginites. In: Viral diseases of cattle. 2.ed. Iowa: State University Press; 2001. p. 159-70.

Kendrick JW, Schneider L, Straub OC. Placental reaction to the infectious bovine rhinotracheitis-infectious pustular vulvovaginitis virus. Am J Vet Res. 1971;32:1045-51.

Lovato LT. BHV-1 e BHV-5: isolamentos e sorologia no Rio Grande do Sul. In: Simpósio Internacional de Herpesvírus bovino e Vírus da Diarréia Viral Bovina, 1998, Santa Maria RS. Anais..., 97-101.

Martin WB, Martin B, Lauder IM. Ulcerations of cow's teats caused by a virus. Vet Rec. 1966;78(14):494-7.

Metzler AE, Schudel AA, Engels M. Bovine herpesvirus 1: molecular and antigenic characteristics of variant viruses isolated from calves with neurological disease. Arch Virol. 1986;87:205-17.

Molello JA, Chow TL, Owen N, Jensen R. Placental pathology. V. Placental lesions of cattle experimentally infected with infectious bovine rhinotracheitis virus. Am J Vet Res. 1966;27:907-15.

Mueller BK, Ikuno AA, Campos MTGR. Isolamento e identificação do vírus da rinotraqueíte infecciosa dos bovinos de um rim de feto bovino. Arq Inst Biol São Paulo. 1978;45(3):187-90.

Nandi S, Kumar M, Manohar M, Chauhan RS. Bovine herpes virus infections in cattle. Anim Health Res Rev. 2009;10(1):85-98.

Oldoni I, Weiblen R, Inkelmann MA, Flores EF. Production and characterization of monoclonal antibodies to a Brazilian bovine herpesvirus type 5 (BHV-5). Braz J Med Biol Res. 2004;37(2):213221.
Osório FA. Bovine mammillitis. In: Castro AE, Heuschele WE. Veterinary diagnostic virology: a practioner's guide. Baltimore: Mosby Year Book; 1992. p. 83-5.
Owen NV, Chow TL, Molello JA. Bovine fetal lesions experimentally produced by infectious bovine rihinotracheitis virus. Am J Vet Res. 1964;25:1617-26.
Parsonson IM, Snowdon WA. The effect of natural and artificial breeding using bulls infected with, or semen contaminated with, infectious bovine rhinotracheitis virus. Aust Vet J. 1975;51:365-9.
Perez SE, Bretschneider G, Leunda MR, Osorio EA, Flores EF, Odeón AC. Primary infection, latency and reactivation of bovine herpesvirus type 5 (BHV-5) in the bovine nervous system. Vet Pathol. 2002;39(4):437-44.
Povey RC, James ZH. Bovine herpes mammillitis virus and vulvo-vaginitis. Vet Rec. 1973;92(9):224-9.
Rao UVNM, Sreedevi B, Reddy TV. Ulcerative mammillitis of buffaloes in coastal districts of Andhra Pradesh. Indian J Dairy Science. 2004;57(2):147-9.
Ravazzolo AP, Dal Pizzol M, Moojen V. Evidência da presença de anticorpos para o vírus da rinotraqueíte infecciosa dos bovinos em alguns municípios do Estado do Rio Grande do Sul. Arq Fac Vet UFRGS. 1989;17:95-8.
Rock DL. Latent infection with bovine herpesvirus type-1. Sem Virol. 1994;5:233-40.
Roizmann B, Desrosiers RC, Fleckenstein B, Lopez C, Minson AC, Studdert MJ. The family Herpesviridae: an update Arch Virol.1992;123:425-49.
Salvador SC, Lemos RAA, Riet-Correa F, Roehe PM, Osório A. Meningoencefalite em bovinos causada por herpesvírus no Mato Grosso do Sul e São Paulo. Pesq Vet Bras. 1998;18(2):76-83.
Santos CMB, Anziliero D, Bauermann FV, Brum MCS, Weiblen R, Flores EF. Experimental infection of calves with bovine herpesvirus 5 recombinants defective in the genes encoding glycoprotein E, thymidine kinase or both. Pesq Vet Bras. 2011;31(4).
Santos JA. Patologia especial dos animais domésticos. 21.ed. Rio de Janeiro; 1986. p. 154.
Schudel AA, Carrillo BJ, Wyler R, Metzler AE. Infections of calves with antigenic variants of bovine herpesvirus 1 (BHV-1) and neurological disease. J Vet Met. 1986;33:303-10.
Sharma S, Singh KB, Oberol MS, Sood N. Studies on the occurrence of bovine herpes mammillitis in buffaloes. Buff Bull. 1998;17(4):79-81.
Silva AM, Weiblen R, Irigoyen LF, Roehe PM, Sur HJ, Osorio FA *et al.* Experimental infection of sheep with bovine herpesvirus type-5 (BHV-5). Vet Microbiol. 1999;66:89-99.
Silva MS, Brum MC, Loreto EL, Weiblen R, Flores EF. Molecular and antigenic characterization of Brazilian bovine herpesvirus type 1 isolates recovered from the brain of cattle with neurological disease. Virus Res. 2007;129:191-9.
Smith KC. Herpesviral abortion in domestic animals. Vet J. 1997; 153:263-8.
Sterz H, Ludwig H, Rott R. Immunological and genetic relationship between herpes simplex virus and bovine herpes mammilitis virus. Interv. 1974;1(2):1-13.
Tikoo SK, Campos M, Babiuk LA. Bovine herpesvirus type 1: biology, pathogenesis and control. Adv Virus Res. 1995;45:191-217.
Torres FD, Bernardes LM, Weiblen R, Flores EF. Prevalência de anticorpos contra o herpesvírus bovino tipo 2 no Estado do Rio Grande do Sul. Ciência Rural. 2009;39:1901-4.
Van Oirschot JT. Bovine viral vaccines: diagnostics and eradication: past, present and future. Adv Vet Sciences. 1999;41:197-215.
Vidor T, Halfen DC, Leite TE, Coswig LT. Herpesbovino tipo 1 (BHV-1): sorologia de rebanhos com problemas reprodutivos. Ciência Rural. 1995;25:421-4.
Vogel FSF, Caron L, Flores EF, Weiblen R, Winkelmann ER, Mayer SV *et al.* Distribution of bovine herpesvirus type 5 (BHV-5) DNA in the central nervous system of latently, experimentally infected calves. J Clin Microbiol. 2003;41:4512-20.
Vogel FSF, Flores EF, Weiblen R. Intrapreputial infection of young bulls with bovine herpesvirus type 1.2 (BHV-1.2): acute balanoposthitis, latent infection and detection of viral DNA in regional neural and non-neural tissues 50 days after experimental reactivation. Vet Microbiol. 2004;98:185-96.
Weaver LD, Dellers RW, Dardiri AH. Bovine herpes mammillitis in New York. J Am Vet Med Assoc. 1972;16:1643-4.
Weiblen R, Lombardo de Barros CS, Canabarro TF, Flores IE. Bovine meningo-encefalitis from IBR virus. Vet Rec. 1989;124:666-7.
Wentink GH, Van Oirschot JT, Verhoeff J. Risk of infection with bovine herpes virus 1 (BHV1): a review. Vet Quart. 1996;15:30-3.
Wizigmann G, Vidor T, Ricci ZMT. Investigações sorológicas sobre a ocorrência e incidência dos vírus PI-3 IBR e da diarréia a vírus-enfermidade das mucosas dos bovinos no Estado do Rio Grande do Sul. Bol Inst Pesq Vet Des Fin. 1972;1:52-8.
Woods JA, Herring JA, Nettleton PF, Kreuger N, Scott FM, Reid HW. Isolation of bovine herpesvirus-2 (BHV-2) from a case of pseudolumpy skin disease in the United Kingdom. Vet Rec. 1996;138(5):113-4.
Wyler R, Engels M, Schwyzer M. Infectious bovine rhinotracheitis/vulvovaginitis (BHV-1). In: Wittman G, editor. Herpesvirus diseases of cattle, horses and pigs. Hingham: Kluwer Academic Publishers; 1989. p. 1-72.

Herpesvírus Equino 1 e 4

66

Marcos Bryan Heinemann e
Maria do Carmo Custódio de Souza Hunold Lara

Definição

O herpesvírus equino 1 (vírus da rinopneumonite equina, aborto herpético equino a vírus) pode ser o agente causal de diferentes manifestações clínicas em equinos, caracterizadas por afecções pulmonares, neurológicas e abortamento. O herpesvírus equino 4 (vírus da rinopneumonite equina) está ligado sobretudo a manifestações respiratórias e, mais raramente, a abortos. Ambos têm distribuição mundial e são encontrados em todo o território brasileiro, causando grandes perdas econômicas para a cadeia produtiva do cavalo.

Sinonímias: rinotraqueíte infecciosa dos equinos, rinopneumonite viral equina, aborto equino a vírus, aborto herpético equino.

Etiologia

O herpesvírus equino 1 (HVE-1) e o herpesvírus equino 4 (HVE-4) pertencem ao gênero *Varicellovirus*, membro da subfamília *Alphaherpesvirinae*, família *Herpesviridae* e ordem *Herpesvirales*. O agente etiológico é um vírus DNA dupla fita de aproximadamente 150 kb que codificam 76 genes, apresentando as seguintes características: capsídio icosaédrico com 100 a 200 nm de diâmetro envolto por um envelope lipoproteico. Apresenta antígenos fixadores de complemento e neutralizantes, não possuindo hemaglutininas. Ambos os vírus podem causar latência, mas apenas o HVE-1 tem viremia associada aos leucócitos e tropismo pelo endotélio.

Até o momento, só foi relatado um sorotipo para o HVE-1 e para o HVE-4, apesar de os vírus apresentarem variações genéticas entre os diversos isolados, em que são observadas amostras mais abortogênicas e outras mais neurogênicas. Análises da sequência de DNA mostram uma homologia de 55 a 84% entre o HVE-1 e o HVE-4, e a homologia de aminoácidos entre os dois vírus é de 55 a 96%. Em virtude da alta homologia entre as proteínas desses vírus, eles compartilham características antigênicas semelhantes e, consequentemente, há reações cruzadas entre eles nos testes sorológicos, de modo que é difícil separá-los utilizando anticorpos policlonais.

O agente pode ser isolado em culturas celulares de rim de coelho, macaco e boi, como RK-13, Vero e MDBK, e também de origem equina, como ED. O efeito citopático observado é desorganização nuclear, arredondamento e desprendimento das células e formação de focos com o aspecto de cachos de uva, além de corpúsculos intranucleares.

O HVE-1 está associado a quatro formas de manifestação clínica: a rinopneumonite equina, caracterizada por manifestações respiratórias; o abortamento equino a vírus, responsável por abortamentos principalmente no terço final da gestação; a mortalidade perinatal de potros; e a mieloencefalopatia herpética equina, caracterizada por sinais neurológicos. Já o HVE-4 está basicamente relacionado a manifestações respiratórias, causando rinopneumonite nos animais.

Ambos os vírus possuem uma baixa resistência ao meio ambiente, sendo inativados pela maioria dos desinfetantes comuns, como álcool a 70%, formaldeído a 0,2% e hipoclorito de sódio a 2%. Também são inativados em pH abaixo de 3 e acima de 11.

Epidemiologia

Tanto o HVE-1 como o HVE-4 são enzoóticos na maioria das populações de cavalos na América do Norte e na Europa, sendo que o HVE-4 é mais prevalente que o HVE-1 nessas regiões. Enquanto o HVE-4 pode ser recuperado do trato respiratório de cavalos de todas as idades durante o ano, o HVE-1 foi mais recuperado de animais a partir de 2 anos de idade e mais durante o inverno.

A transmissão do vírus (HVE-1 e HVE-4) de um animal infectado para um cavalo suscetível, durante a fase aguda da doença respiratória, ocorre por via respiratória, sendo esta a principal via de transmissão durante o surto da doença. A disseminação do vírus se dá por contato direto ou indireto por meio de aerossóis e/ou fômites. A transmissão venérea pode ocorrer, uma vez que já foi detectado o vírus no sêmen de garanhões. O principal reservatório do vírus são os animais que se tornaram portadores latentes, por toda a vida do animal, após a primoinfecção. Em uma população sorologicamente positiva, os portadores latentes compreendem 50% dos animais positivos. No caso de abortamento pelo HVE-1, o feto, as membranas fetais e os fluidos fetais são extremamente infecciosos, e o vírus pode ser transmitido para outras éguas.

A doença respiratória causada por HVE-1 e HVE-4 é mais frequente em cavalos jovens, principalmente entre o primeiro e o terceiro ano de vida; nas outras idades, a infecção é, na maioria das vezes, inaparente. Os fatores de risco para um surto de doença respiratória por herpesvírus são alta densidade de animais, alta carga parasitária, estado nutricional ruim, variações extremas de temperatura, presença de outras doenças, a criação conjunta de animais de diferentes idades e estresse decorrente de treinamento intenso.

Já os fatores de risco associados a surtos de abortamento são: infecção com o genótipo N752, exposição passada ao HVE-1, estresse associado ao desmame, transporte, introdução de novos animais, infecções secundárias e gestação no terço final.

Os fatores de risco para a mieloencefalopatia herpética equina (MHE) são: presença de animais eliminando o HVE-1, presença de suscetíveis e animais mais velhos, acima de 5 anos. Cavalos com febre alta (39,5°C) e persistente por vários dias têm um risco maior de desenvolver a mieloencefalopatia. A introdução de animais novos no rebanho também está associada a surtos da doença, assim como o estresse associado a desmame, transporte e infecções secundárias. Animais mantidos em estábulos também têm um risco maior de apresentar a MHE. A circulação no rebanho do genótipo D752 HVE-1, já descrito no Brasil, também está fortemente associada à doença neurológica. Aparentemente, as fêmeas são mais afetadas que os machos.

No Brasil, o primeiro isolamento do herpesvírus equino foi em 1966 e, a partir daí, há vários relatos. Estudos epidemiológicos já demonstraram a presença de anticorpos anti-HVE-1 e HVE-4 nos estados do Rio Grande do Sul, Paraná, São Paulo, Minas Gerais, Rondônia e Pará, com uma ocorrência variando de 4 a 40%, dependendo da região e do sistema de produção, demonstrando que o vírus circula no plantel equino nacional.

Latência

A latência pode ser definida como uma infecção persistente na qual o genoma viral, embora presente, tem sua expressão limitada e vírions infecciosos não são produzidos.

Em comum com outros membros da família *Herpesviridae*, o herpesvírus equino pode estabelecer uma infecção latente, a qual pode ser reativada depois que a primoinfecção foi resolvida. Os animais que ficam com a infecção em estado latente perfazem 50 a 60% da população de animais recuperados. Os animais portadores não apresentam sinais clínicos da infecção, mas são sorologicamente positivos, dada a presença de anticorpos. A administração de medicamentos imunossupressores ou eventos imunossupressores causadores de estresse, como gestação, transporte prolongado, cirurgias, mudanças climáticas, entre outros fatores, resultam na reexcreção do vírus por meio das secreções nasais, podendo, em alguns casos, ocorrer viremia. De modo geral, os animais que reexcretam o vírus apresentam sinais clínicos brandos ou inaparente, e o título viral excretado é menor que na primoinfecção.

O vírus pode ficar em latência no gânglio trigêmeo, nervo olfatório, nervo sacral e tecido linfoide associado ao trato respiratório (linfonodos submandibular, retrofaríngeo e brônquico), ou seja, nessas células, o genoma do HVE está presente sem a produção de partículas virais. O HVE-1 também pode fazer latência em linfócitos T (CD5+/CD8+), mas essa capacidade não foi vista para o HVE-4.

O estado de latência é um fator de suma importância para a manutenção e a disseminação do vírus nos rebanhos, pois animais com infecção latente devem ser considerados potenciais fontes de infecção.

Patogenia

O local primário de replicação do HVE-1 é o epitélio da cavidade nasal, faringe, traqueia e brônquios. Após 24 a 48 h, o vírus já infectou todo o trato respiratório superior e os linfonodos locais. Após 4 a 6 dias, há a infecção dos vasos sanguíneos, ocorrendo, assim, uma viremia associada a células, principalmente linfócitos T, mais especificamente a subpopulação CD5+/CD8+, depois linfócitos B e monócitos, que pode durar por pelo menos 14 dias, com posterior infecção do pulmão, placenta, feto e sistema nervoso. A viremia associada às células mononucleares é pré-requisito para ocorrer a mieloencefalite e o abortamento, pois permite o transporte do vírus ao sistema vascular do útero grávido e do sistema nervoso central, com seguida transferência do vírus dos linfócitos e monócitos às células endoteliais do útero e/ou do sistema nervoso.

O período de incubação na doença respiratória varia de 2 a 5 dias, e os cavalos infectados podem excretar o vírus por até 14 dias, sendo que o pico de títulos virais se dá nos primeiros dias pós-infecção, coincidindo com o pico febril. A excreção nasal do vírus pode acontecer a partir de 1 dia pós-infecção e durar por 1 a 3 semanas.

A patogênese do aborto ocorre após a infecção respiratória ou a recrudescência do estado de latência. Após a viremia, o vírus infecta as células do endotélio das arteríolas da camada glandular do endométrio na base dos microcotilédones, levando a vasculite, infarto dos microcotilédones, manguitos perivasculares e disseminação do vírus pela placenta, infectando o feto e o levando à morte e, consequentemente, ao abortamento. Entretanto, a infecção fetal não é um pré-requisito para o abortamento. A causa do abortamento está relacionada a vasculite disseminada, trombose e lesões isquêmicas dos microcotilédones e do endométrio, em razão da replicação do HVE no endotélio desses tecidos. A taxa de ataque nos surtos abortivos chega a mais de 50% das éguas prenhes.

Mais de 95% dos abortamentos ocorrem no terço final da gestação e raramente são observados antes dos 4 meses. A suscetibilidade ao abortamento no terço final está relacionada com mudanças anatômicas e endócrinas na placenta, favorecendo o edema entre trofoblasto e endométrio. O período de incubação do abortamento é extremamente variável, de 9 a 121 dias. Depois do abortamento, o vírus é completamente eliminado do trato genital e a capacidade reprodutiva somente é alterada se houver lesões uterinas resultantes de uma distócia. A égua que abortou não se torna imune a uma infecção subsequente, mas sucessivos abortamentos são raros.

A patogênese da MHE reflete principalmente um tropismo do HVE-1 pelo endotélio do sistema nervoso central (SNC) que irá resultar em danos no sistema microvascular do SNC, decorrente da cascata inflamatória, vasculite, microtrombose com consequente morte dos neurônios, além de extravasamento de células mononucleares, com formação de manguitos perivasculares e hemorragias. Marcadores de virulência, ou seja, o polimorfismo de nucleotídio único dentro do gene da enzima DNA polimerase viral (ORF30) nas amostras de HVE-1 está associado a maior ocorrência de casos de MHE ou abortamentos. A variação nucleotídica de adenina (A) para guanina (G) na posição 2.254 (A2.254 para G2.254) leva a uma substituição de aminoácido de asparagina (N) para ácido aspártico (D) na posição 752 (N752 para D752). Consequentemente, o genótipo D752 está ligado à ocorrência da doença da mieloencefalite, enquanto o genótipo N752 está associado à doença não neurológica. Esse fato provavelmente propicia uma maior duração da viremia por essas amostras e também por fatores do hospedeiro, de modo que animais velhos (mais de 5 anos) têm maior risco de ter a mieloencefalite. Já foi demonstrada, no Brasil, a presença do biovar D752, proveniente de um caso de MHE. Aproximadamente 10% dos cavalos infectados apresentam sinais de mieloencefalite. Ressalta-se que o genótipo N752 é o mais prevalente e responsável por mais de 80% dos surtos de abortamento nos EUA e na Europa e por pelo menos 15% dos surtos de doença neurológica.

A infecção pelo HVE-4 se dá pela via respiratória, sendo que o vírus replica no trato respiratório superior, epitélio nasal, faringe, traqueia e brônquios; em seguida, dissemina-se para os linfonodos regionais, de modo semelhante ao que acontece na infecção pelo HVE-1. Contudo, diferentemente do HVE-1, o tipo 4 não se estabelece em linfócitos do sangue periférico nem nas células endoteliais, e a latência se dá no gânglio trigêmeo. O período de incubação é curto, variando de 2 a 10 dias. A manifestação clínica mais presente é a rinopneumonite. O HVE-4 raramente causa abortamento.

Clínica

Doença respiratória

Tanto o HVE-1 como o HVE-4 podem causar doença respiratória, que se apresenta principalmente como uma rinofaringite aguda, mas pode afetar as vias respiratórias do trato respiratório inferior, causando traqueobronquite ou pneumonia. Entretanto, a infecção subclínica ou com manifestação branda dos sinais são as apresentações mais comuns da doença respiratória. A doença aguda é mais frequentemente causada pelo HVE-4, acometendo sobretudo potros recém-desmamados até 2 anos de idade.

Os principais sinais são febre (39 a 41°C), anorexia, letargia, edema de linfonodos, conjuntivite com secreção ocular e descarga nasal bilateral serosa intensa com altos títulos de vírus. Com o avançar da infecção, em torno de 2 a 3 dias, a secreção nasal passa de serosa a mucopurulenta (esbranquiçada e viscosa), por causa das células inflamatórias. Sinais do envolvimento do trato respiratório inferior, como tosse, sons anormais na auscultação, aumento no esforço respiratório, entre outros, podem estar presentes.

Em casos não complicados, os sinais persistem por 2 a 7 dias; nos casos com complicação por infecção bacteriana, pode haver broncopneumonia. As reinfecções normalmente são inaparentes.

A principal complicação da doença respiratória pelo HVE-1 e 4 são as infecções bacterianas secundárias, principalmente por *Streptococcus equi* subespécie *zooepidemicus*, que aumentam a gravidade da doença e, consequentemente, elevam o risco de morte do animal.

Infecção vasculotrópica pulmonar

A infecção vasculotrópica pulmonar é uma síndrome recentemente reconhecida de infecção respiratória pelo HVE-1 em cavalos adultos jovens. Os sinais são febre alta, depressão, dificuldade respiratória e alta mortalidade, sendo caracterizada por vasculite, hemorragia e edema dos pulmões.

Abortamento

O HVE-1 é o principal agente viral determinante de abortamentos em equinos. Dos abortamentos causados pelo HVE-1, 95% acontecem nos 4 últimos meses de gestação, sendo que o período de incubação é muito variável em relação ao abortamento, podendo ocorrer entre 9 dias e 4 meses pós-infecção. O abortamento também pode ocorrer mesmo após meses ou anos da infecção, em virtude da reativação do vírus de seu estado de latência.

A infecção pelo HVE-1 em éguas prenhes, por via respiratória, normalmente passa despercebida. Os fetos são abortados de modo espontâneo e súbito, não ocorrendo retenção de placenta. Fetos com 6 meses ou mais de gestação podem se apresentar autolisados, porém normalmente são abortados com aparência externa normal. Os achados de necropsia consistem em petéquias, principalmente nas mucosas respiratórias, fígado e baço (Figura 66.1), e excesso de líquido amarelado nas cavidades pleural e pericárdica. Pode ocorrer também necrose hepática focal com ligeira icterícia.

A infecção da égua no fim da gestação normalmente gera potros vivos, porém fracos, ictéricos e com dificuldade respiratória, que geralmente morrem em poucos dias.

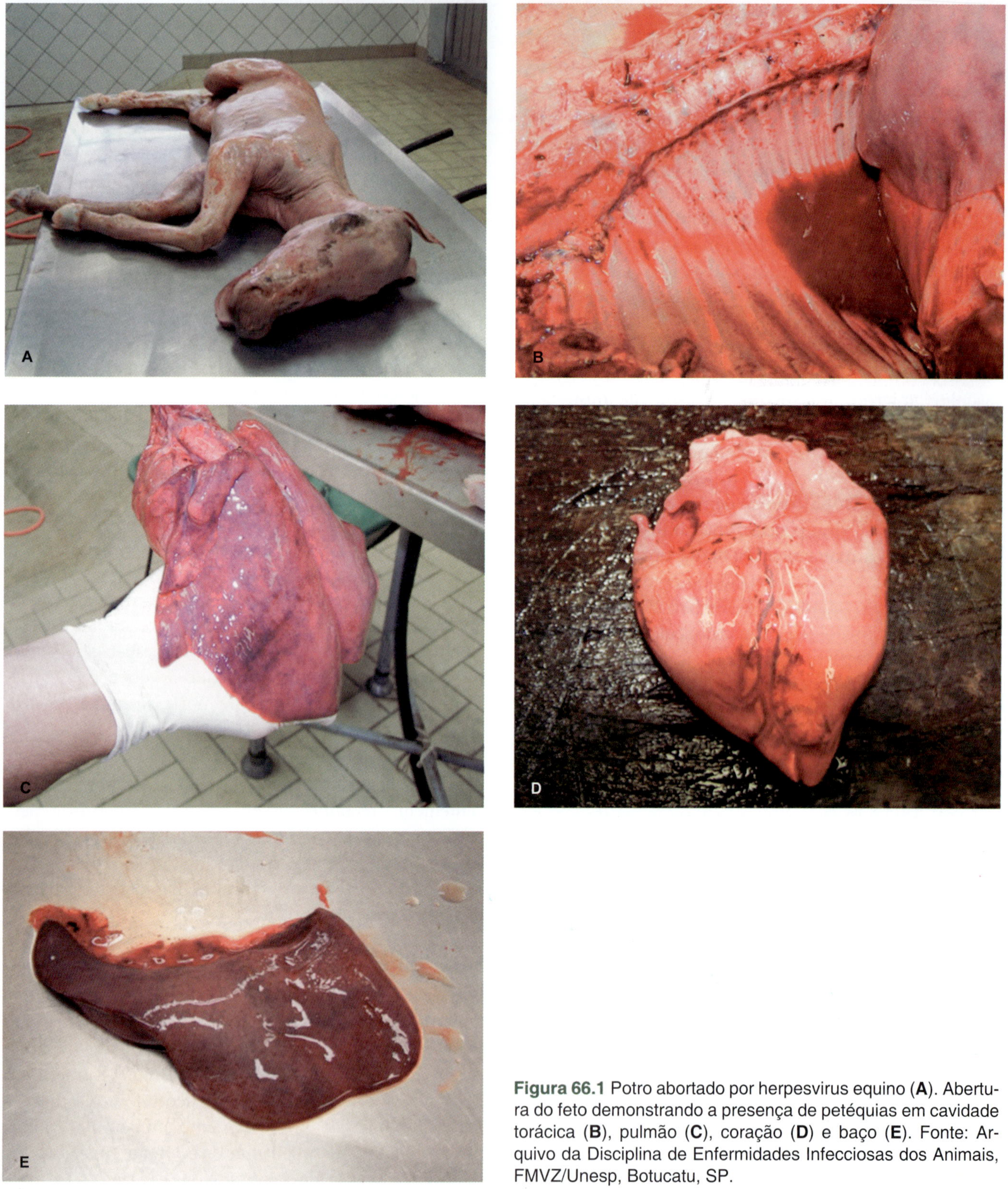

Figura 66.1 Potro abortado por herpesvirus equino (**A**). Abertura do feto demonstrando a presença de petéquias em cavidade torácica (**B**), pulmão (**C**), coração (**D**) e baço (**E**). Fonte: Arquivo da Disciplina de Enfermidades Infecciosas dos Animais, FMVZ/Unesp, Botucatu, SP.

Nas éguas, o abortamento é o único sinal clínico da infecção, sendo que a eficiência reprodutiva desses animais não é comprometida. Abortamentos causados pela infecção com HVE-4 são raros.

Mieloencefalopatia herpética equina

A enfermidade neurológica decorre sobretudo da infecção respiratória pelo HVE-1. Cavalos de qualquer idade são suscetíveis, mas as categorias mais acometidas são éguas prenhes e éguas em lactação. O período de incubação é de 6 a 10 dias, e os sinais neurológicos podem ou não estar associados aos sinais respiratórios ou reprodutivos.

Uma possível associação indicativa de infecção neurológica por HVE-1 é quando há envolvimento de mais de um animal e histórico recente de febre. Este é o principal sinal antes do aparecimento dos sinais neurológicos, mas não está presente quando estes se desenvolvem, quando ocorre abortamento e/ou quando há doença respiratória afetando o rebanho. Contudo, deve-se ter cautela, pois existe muita variação entre os aspectos epidemiológicos e clínicos nos diferentes surtos.

Os sinais clínicos variam de uma suave ataxia a uma paralisia completa dos membros anteriores e posteriores. Paralisia de bexiga, com consequente incontinência urinária, e paralisia de cauda, com hipoalgesia ou anestesia do períneo, são frequentemente observadas. Nos casos considerados leves, os cavalos recuperam-se em poucas semanas, mas o prognóstico dos casos graves é muito variável: os animais que se deitam morrem ou precisam ser eutanasiados por causa de complicações secundárias.

Diagnóstico

O diagnóstico do herpesvírus equino pode ser feito por meio de métodos diretos, por isolamento e identificação do vírus em cultivo celular ou por técnicas de biologia molecular, como a reação em cadeia pela polimerase (PCR) convencional ou pela PCR em tempo real (qPCR), ou ainda por métodos indiretos, em que se visualiza a presença de títulos de anticorpos específicos contra o vírus.

Os testes indiretos mais utilizados são a soroneutralização, que não diferencia animais vacinados dos infectados nem se o animal foi infectado pelo HVE-1 ou 4. Para contornar esse problema, deve-se fazer a sorologia pareada, que consiste em duas coletas de soro com um intervalo de 14 a 21 dias entre elas, para verificar um aumento de título de 4 vezes. No entanto, essa relação de aumento de títulos de anticorpos, em casos de abortamento, deve ser vista com cautela, pois muitas vezes tal aumento não é observado pelo fato de, no momento do abortamento, os títulos já estarem no nível máximo. Além disso, deve-se fazer o diagnóstico do rebanho, e não somente do animal doente, pois assim pode-se identificar a infecção em diferentes fases dentro do rebanho.

Outro teste sorológico muito utilizado é o ensaio imunoenzimático (ELISA). As mesmas recomendações feitas para a soroneutralização devem ser observadas ao utilizar esse teste diagnóstico.

Em relação aos métodos diretos, o isolamento viral é laborioso, necessita de estrutura complexa, requer muitos dias e tem sensibilidade analítica baixa, o que o torna uma ferramenta diagnóstica questionável frente a novas tecnologias. O resultado da qPCR pode ser gerado em aproximadamente 6 h. Além de ser mais rápida, tem sensibilidade analítica melhor que o isolamento. A proporção de detecção do genoma do HVE-1 em *swab* nasal foi de 100% até 10 dias pós-infecção, depois caiu para 80% até o 12º dia e, a partir do 15º dia, foi em torno de 10%. Para o isolamento viral, a proporção de detecção foi de 100% até o 2º dia, em torno de 30% entre o 3º e o 5º dia e, após o 5º dia foi praticamente zero. Além de mostrarem que a qPCR tem sensibilidade analítica melhor, esses dados chamam atenção para o tipo de exame a ser pedido – qPCR ou isolamento viral – e até quando há excreção de vírus nas secreções nasais. Independentemente da técnica utilizada – em coletas feitas depois do 15º dia de infecção, a probabilidade de se identificar o vírus nessas amostras é muito baixa.

Resultados na qPCR com um Ct < 25 (Ct *threshold cycle*) equivalem a títulos altos de vírus (estágio de uma infecção aguda); Ct entre 25 e 30, moderados; Ct de 30 a 35, baixos; e entre 35 e 40, suspeito. No caso de suspeita de MHE, em que se observa envolvimento de vários cavalos, com histórico recente de febre, abortamento e/ou doença respiratória, o protocolo de diagnóstico é coletar o sangue com EDTA e secreções nasais para fazer o diagnóstico por meio da qPCR. A presença de altos títulos de vírus nas secreções nasais e de títulos moderados no sangue é característica de infecção por HVE-1 e pode-se fechar o diagnóstico com MHE.

Amostras a serem remetidas para o laboratório

Para o diagnóstico sorológico, deve-se remeter o soro sanguíneo, coletado por punção da veia jugular, o mais asepticamente possível, evitando contaminação e hemólise. O soro pode ser congelado a -20°C.

Para o isolamento viral, PCR ou qPCR, nos casos respiratórios, deve-se fazer *swabs* nasais, colocar esse material em salina estéril e enviá-lo o mais rápido possível para o laboratório, conservado a uma temperatura de 4°C.

No caso de abortamento, deve-se mandar partes de pulmão, fígado, baço, cérebro e timo do feto, assim como a placenta, conservados a 4°C, para isolamento e identificação viral e PCR. Para o exame histopatológico ou imuno-histopatológico, deve-se mandar partes desses mesmos tecidos em formol a 10%.

O HVE-1 pode ser cultivado em várias linhagens celulares, mas o HVE-4 só cresce em linhagens de células equinas.

Ressalta-se que, acompanhando o material, sempre deve haver uma ficha epidemiológica com os dados do animal, o histórico clínico e a suspeita clínica.

Diagnóstico diferencial

A doença respiratória causada pelo HVE-1 ou HVE-4 é de difícil diferenciação das doenças respiratórias causadas pelos vírus da influenza equina, rinovírus equino, adenovírus equino e vírus da arterite equina.

No caso de abortamento, é preciso fazer o diagnóstico diferencial para o vírus da arterite equina, leptospirose, *Salmonella abortusequi*, placentite associada ao *Streptococcus zooepidemicus* ou à *Escherichia coli*.

Para a doença neurológica, diferenciar de raiva, botulismo, mieloencefalite por protozoários, polineurite equina, mielopatia degenerativa equina, encefalomielite equina, listeriose e traumas.

Tratamento

Não há tratamento específico para a doença respiratória. Deve-se fazer o tratamento sintomático, com antipiréticos, anti-inflamatórios e, se houver infecção secundária, administrar antibióticos.

No caso de abortamentos, normalmente há expulsão do feto e da placenta sem nenhum prejuízo para a fêmea. Recomenda-se somente a lavagem da cauda e do posterior da égua com desinfetantes, para inativar o vírus.

Potros neonatos devem ser tratados com os procedimentos padrões de enfermagem, como aquecimento, nutrição e hidratação adequadas e administração de medicamentos como antibióticos e antivirais. Mas o tratamento desses animais normalmente resulta em insucesso, pois o animal vem a óbito na maioria das vezes em virtude das extensas lesões nos órgãos.

Na doença neurológica, o tratamento deve ser feito utilizando-se antivirais como aciclovir (10 a 20 mg/kg, via oral, 5 vezes/dia, por 7 dias) ou valaciclovir (30 a 40 mg/kg, via oral, 2 a 3 vezes/dia, por 7 dias) combinado com dimetilsufóxido (DMSO – 0,5 a 1 g/kg, 1 vez/dia, via intravenosa ou oral, por 3 dias), que é um neutralizante de radicais livres. Pode-se associar corticosteroides, como a dexametasona (0,05 a 0,25 mg/kg, 1 vez/dia, intramuscular ou intravenosa, por 3 dias) ou a prednisolona (1 a 2 mg/kg, 1 vez/dia, via oral, por 3 dias), mas esses medicamentos devem ser administrados por um curto período. O flunexin meglumine (1,1 mg/kg, 2 vezes/dia, via oral, intramuscular ou intravenosa, por 3 a 5 dias) também pode ser utilizado como anti-inflamatório. Além dos medicamentos, o animal deve ser mantido hidratado e, se ele estiver deitado, deve-se entrar com antibioticoterapia preventiva (sulfametoxazol-trimetoprim na dose de 30 mg/kg, 2 vezes/dia, via intramuscular ou intravenosa, por 5 a 7 dias, ou ceftiour na dose 2,2 mg/kg, 1 vez/dia, via intramuscular ou intravenosa, por 5 a 7 dias), pois o risco de desenvolver uma pneumonia aspirativa é muito grande nesses casos. Medicamentos para a prevenção de trombos também podem ser usadas, como o ácido acetilsalicílico na dose 15 a 20 mg/kg via oral, dia sim e dia não, por 5 a 10 dias; e a heparina (não fracionada) na dose de 40 a 100 UI/kg, 4 vezes por dia, SC por 3 a 5 dias.

Profilaxia e controle

O manejo preventivo da rinopneumonite equina tem dois grandes objetivos: impedir a introdução do vírus no rebanho e evitar que os animais entrem em situações de estresse, evitando, assim, a recrudescência do vírus latente.

No primeiro caso, é necessário fazer uma quarentena, por pelo menos 2 semanas, de todos os animais que serão introduzidos no rebanho. Essa medida visa evitar a introdução de um novo vírus e, ao mesmo tempo, prevenir a excreção do vírus latente, pois o transporte é um evento altamente estressante para os equinos e essa situação é um fator de risco para a reexcreção do vírus.

Outra situação que se deve evitar é a alta densidade de animais e a criação destes sem a separação por idades, o que é um fator chave para a diminuição da circulação viral; em especial, deve-se deixar as fêmeas prenhes separadas do restante do rebanho e sempre manejá-las primeiro. A transmissão do HVE 1 e 4 se dá principalmente por via respiratória, e a alta densidade populacional favorece a transmissão do vírus. Sabe-se que os animais jovens são mais suscetíveis à doença.

No caso de surtos tanto de doença respiratória como de abortamento, deve-se isolar os animais doentes, tratá-los e fazer uma desinfecção das baias (hipoclorito de sódio a 2,5% ou desinfetantes à base de iodo), com um vazio sanitário de 48 h. No caso de fêmeas que abortaram, pode-se fazer lavagem e assepsia do quarto traseiro do animal, a fim de eliminar o vírus que ficou aderido a seu corpo.

Vacinação

A vacinação contra o HVE-1 e 4 deve fazer parte das medidas de prevenção contra a doença respiratória e o abortamento.

Anticorpos maternos transferidos aos potros pelo colostro têm uma meia-vida de 26 dias, de modo que os animais ficam negativos por volta do 5º ao 6º mês de idade.

Os títulos máximos de anticorpos vacinais em potros são alcançados quando a primeira dose é dada entre o 5º e o 6º mês de idade, com uma segunda dose com um intervalo de 3 semanas após a primeira dose e uma terceira dose entre 3 e 6 meses após a segunda dose. Esse intervalo varia de acordo com o risco a que o animal é submetido.

Para evitar qualquer efeito colateral que reduza o desempenho do cavalo, não se devem vacinar os animais com menos de 7 a 10 dias antes de eventos esportivos ou de exposição, que levam os animais a um estresse.

A vacinação não protege contra a infecção, mas, sim, contra os sinais clínicos da doença, reduzindo sua intensidade e duração, além da quantidade de vírus excretado. Também não protege contra o estado de portador latente. O principal objetivo da vacinação é reduzir a gravidade da doença respiratória e a circulação viral na população. Como a imunidade gerada pela vacinação é curta, a população deve ser vacinada a cada 6 ou 12 meses, de acordo com o risco a que está submetida.

A vacinação contra o abortamento por HVE 1 deve ser vista como uma proteção de rebanho; assim, é necessário que todas as éguas estejam vacinadas. O protocolo de vacinação recomendado é a primeira dose ao 5º mês de gestação, a segunda dose no 7º mês, e a terceira dose no 9º mês. Ressalta-se que se deve utilizar uma vacina que o fabricante recomende para ser usada na prevenção do abortamento.

Até o momento, não se sabe se a vacinação é eficaz contra a doença neurológica.

Bibliografia

Allen GP. Respiratory infectious by equine herpesvirus types 1 and 4. In: Lekeux P (ed.). Equine respiratory diseases. Ithaca: International Veterinary Information Service, 2002. Disponível em www.ivis.org.

Bryans JT, Allen GP. Herpesviral diseases of the horse. In: Wittmann G (ed.). Herpesvirus diseases of cattle, horses, and pigs. London: Kluwer Academic Publishers; 1989. p. 176-229.

Costa EA, Lima GBL, Castro RT, Furtini R, Portilho RV, Resende M. Meningoencephalitis in a horse associated with equine herpesvirus. Arq Bras Med Vet Zootec. 2008;60(6):1580-3.

Cunha EMS, Ferrari CIL, Lara MCCSH, Silva LHQ. Presença de anticorpos contra o herpesvirus eqüino 1 (HVE-1) em eqüinos do noroeste do Estado de São Paulo. Arq Inst Biol, São Paulo. 2002;69(1):1-5.

Diel DG, Almeida SR, Weiblen R, Frandoloso R, Anziliero D, Kreutz LC *et al.* Prevalência de anticorpos contra os vírus da influenza, da arterite viral e herpesvírus em eqüinos do Estado do Rio Grande do Sul, Brasil. Cien Rural. 2006;36(5): 1467-673.

Franco AC, Roehe PM. Herpesviridae. In: Flores EF. Virologia veterinária. Santa Maria: UFSM; 2007. p. 433-88.

Goehring LS, Wagner B, Bigbie R, Hussey SB, Rao S, Morley PS *et al.* Control of EHV-1 viremia and nasal shedding by commercial vaccines. Vaccine. 2010;28:5203-11.

Goodman LB, Loregian A, Perkins GA, Nugent J, Buckles EL, Mercorelli B *et al.* Point mutation in a Herpesvirus polymerase determines neuropathogenicity. PLoS Pathogens. 2007;3(11):1583-92.

Heinemann MB, Cortez A, Souza MCC, Gotti T, Ferreira F, Homem VSF *et al.* Soroprevalência da anemia infecciosa eqüina, da arterite viral dos eqüinos e do aborto viral eqüino no município de Uruará, PA, Brasil. Braz J Vet Res Anim Sci. 2002;39(1):50-3.

Lara MCCSH, Cunha EMS, Villalobos EMC, Nassar AFC, Asano KM, Fernandes WR *et al.* First isolation of equine herpesvirus type 1 from a horse with neurological disease in Brazil. Arq Inst Biol, São Paulo. 2008;75(2):221-4.

Lara MCCSH, Torelli CS, Cunha EMS, Villalobos EMC, Cunha MS, Bello ACPP *et al.* Inquérito sorológico da infecção por herpesvírus eqüino no Estado de Minas Gerais. Braz J Vet Res Anim Sci. 2010;47(5):352-6.

Laura B, Goodman LB, Loregian A, Perkins GA, Nugent J, Buckles EA *et al.* A point mutation in a herpesvirus polymerase determines neuropathogenicity. PLoS Pathogens. 2007;3(11):1583-92.

Lunn DP, Davis-Poynter N, Flaminio MJBF, Horohov DW, Osterrieder K,Pusterla N *et al.* Equine herpesvirus-1 consensus statement. J Vet Intern Med. 2009;23:450-61.

Mori E. Infecção experimental em cavalos pelo herpesvírus equino tipo 1: aspectos clínicos e detecção do agente pela reação em cadeia pela polimerase. Tese. Faculdade de Medicina Veterinária e Zootecnia da Universidade de São Paulo. 159p. 2005.

Mori E, Borges AS, Delfiol DJZ, Oliveira Filho JP, Gonçalves RC, Cagnini DQ *et al.* First detection of the equine herpesvirus 1 neuropathogenic variant in Brazil. Revue Scientifique et Technique (OIE). 2011;30(3):949-54.

Nugent J, Paillot R. Equine herpesvirus myeloencephalopathy: unravelling the enigma.Vet J. 2009;180:271-2.

Patel JR, Heldens J. Equine herpesvirus 1 (EHV-1) and 4 (EHV-4) – epidemiology, disease and immunoprophylaxis: a brief review. Vet J. 2005;170:14-23.

Perkins GA, Goodman LB, Dubovi EJ, Kim SG, Osterrieder N. Detection of equine herpesvirus-1 in nasal swabs of horses by quantitative Real-Time PCR. J Vet Intern Med. 2008;22:1234-8.

Pusterla N, Hussey GS. Equine Herpesvirus 1 Myeloencephalopaty. Vet. Clin Equine. 2014;30:489-506.

Pusterla N, Wilson WD, Madigan JE, Ferraro GL. Equine herpesvirus-1 myeloencephalopathy: a review of recent developments. Vet J. 2009;180:279-89.

Reed SM, Toribio RE. Equine herpesvirus 1 and 4. Vet Clin Equine. 2004;20:631-42.

Smith KG. Herpesviral abortation in domestic animal. Vet J. 1997; 153:253-68.

Walker C, Love DN, Whalley JM. Comparison of the pathogenesis of acute equine herpesvirus 1 (EHV-1) infection in the horse and the mouse model: a review. Vet Microbiol. 1999;68:3-13.

Lentiviroses de Pequenos Ruminantes

67

Roberto Soares Castro e José Rafael Modolo

➤ Definição

As lentiviroses de pequenos ruminantes (LVPR) são a artrite-encefalite caprina (CAE) e a Maedi-Visna (MV) dos ovinos.

Caprinos adultos afetados pela CAE apresentam, principalmente, artrite, mastite e pneumonia, enquanto os cabritos desenvolvem ataxia e paresia de membros posteriores. Nos ovinos, a *Maedi* (termo que significa dispneia) é caracterizada por pneumonia intersticial progressiva, e a *Visna* (termo que significa "desorientação"), por leucoencefalomielite. Ambas as doenças são de caráter persistente e curso progressivo, com período de incubação que pode variar de alguns meses a anos. A maioria dos animais infectados por essas duas doenças pode permanecer assintomática, enquanto os afetados podem apresentar síndromes multissistêmicas.

Sinonímias: Maedi-Visna, Visna, Maedi, pneumonia progressiva dos ovinos, artrite-encefalite caprina, CAE.

➤ Etiologia

Os lentivírus de pequenos ruminantes são RNA vírus não oncogênicos, pertencentes à família *Retroviridae*, do gênero *Lentivirus*, do qual também fazem parte os vírus da anemia infecciosa equina e das imunodeficiências humana, felina, bovina e símia. As LVPR compreendem vários isolados, cujos protótipos são os vírus Maedi-Visna e CAEV, originalmente isolados de ovinos e caprinos, respectivamente. Uma propriedade comum dos LVPR é a persistência da infecção no organismo, mesmo frente à resposta imunológica, em virtude de um complexo mecanismo de evasão viral.

Os LVPR são envelopados e têm proteínas estruturais e reguladoras da replicação viral. A glicoproteína de superfície gp135 e a proteína do capsídio p28 são as principais constituintes do vírion. O ácido nucleico é constituído por duas moléculas de RNA não complementares. Apresenta uma organização genômica complexa e, nas extremidades 5′ e 3′ do genoma proviral, encontram-se regiões repetidas, denominadas *long terminal repeats* (LTR), que contêm as informações para o início e o término da transcrição viral.

O vírion tem quatro proteínas estruturais (gp 135, p28, p16 e p14) que representam cerca de 90% do conteúdo proteico do vírus. A p28 é um antígeno grupo-específico comum ao vírus Maedi-Visna e CAEV. No entanto, são conhecidas muitas variantes antigênicas.

Os lentivírus são pouco resistentes às condições ambientais. São muito sensíveis a calor, solventes de lipídios e detergentes. No colostro ou leite de animais infectados, são inativados pelo calor a 56°C, por 1 h.

➤ Epidemiologia

As primeiras descrições de doenças com sintomatologia semelhante à das LVPR em ovinos foram registradas na África do Sul (1915) e nos EUA (1923). No entanto, a etiologia viral só foi definitivamente descrita na Islândia por Sigurdsson *et al.*, em 1960, quando o agente foi isolado de ovinos afetados por leucoencefalomielite (Visna) e, posteriormente, de ovinos com pneumonia intersticial progressiva crônica (Maedi), relatada por Sigurdardóttir e Thormar, em 1964. Com esses estudos, surgiu o conceito de lentivírus para a designação de um conjunto de doenças de longa incubação e evolução crônica. Posteriormente, foram relatadas lesões sugestivas de LVPR em caprinos na Índia e na Suíça. Entretanto, a primeira descrição mais detalhada da CAE data de 1974, quando Cork *et al.* descreveram, nos EUA, uma leucoencefalomielite infecciosa de possível etiologia viral, caracterizada por paralisia afebril em cabritos. Atualmente, existem evidências sorológicas da doença em praticamente todo o mundo, sobretudo na Europa, na América do Sul, na América do Norte, na África, na Ásia e na Oceania, em países com expressão na criação de pequenos ruminantes. A prevalência é bastante variável entre os diferentes países e regiões, em geral maior em países tradicionalmente produtores de caprinos leiteiros.

No Brasil, os primeiros indícios da ocorrência de LVPR foram registrados por inquéritos sorológicos no Rio Grande do Sul, em caprinos (1986) e em ovinos (1995), enquanto o primeiro isolamento do vírus em caprinos ocorreu em 1993 e, em ovinos, em 1997. Entretanto, em estudo realizado em 1992 com soros de caprinos do estado do Rio de Janeiro, armazenados desde setembro de 1982, verificou-se a existência de animais soropositivos.

No Brasil, a prevalência em caprinos é proporcional ao nível de especialização para produção leiteira, independentemente da região, atingindo em certos casos 80% dos animais dos criatórios. Nas criações tradicionais do Nordeste – maior efetivo de pequenos ruminantes do país –, a prevalência é reduzida ou praticamente nula em certas áreas. Contudo, nas principais bacias leiteiras da região, onde tem havido fluxo significativo de animais puros leiteiros usados no melhoramento genético, a prevalência já atinge cerca de 10%. Nos ovinos deslanados, a prevalência varia de 0 a 2,5%, atingindo, excepcionalmente, até 30% em rebanhos onde os ovinos são alimentados com soro ou leite de cabras infectadas. Nas criações da região Sul, especializadas para produção de lã, a prevalência média é de aproximadamente 15%.

A infecção ocorre em animais de ambos os sexos, independentemente de raça e idade, com maior prevalência em caprinos de raças leiteiras, em razão do manejo dos rebanhos. Nessas propriedades, a alimentação dos cabritos com colostro ou leite misturado de várias cabras (*pool*) é considerada a prática de maior risco para a transmissão do vírus e o aumento da prevalência.

Na maioria dos casos, a origem da infecção das LVPR tem sido relacionada com a importação de caprinos e ovinos da América do Norte ou da Europa. Nas regiões onde não houve importação de animais desses continentes, a ocorrência é visivelmente menor. Além disso, no Brasil e em outros países, o trânsito interestadual, sem fiscalização sanitária, e a aquisição de animais sem testes sorológicos prévios representam os principais fatores de risco para a disseminação das LVPR entre os rebanhos.

A transmissão das LVPR ocorre principalmente no período neonatal, pela ingestão do colostro e leite, reconhecido como a principal via de eliminação do vírus.

A transmissão vertical ou intrauterina tem sido relatada. Contudo, a transmissão horizontal pode ocorrer de modo significativo quando há contato direto e prolongado entre os animais infectados, em particular nas criações com alta densidade e acometidas por problemas respiratórios. O contato indireto com humores orgânicos, principalmente com o sangue, também possibilita a infecção, sobretudo durante as injeções, a descorna e a marcação dos animais sem o devido descarte ou esterilização dos materiais utilizados.

Em cabras lactantes durante a ordenha mecânica, pode ocorrer transferência de células alogênicas infectadas, pelo refluxo do leite para o interior do teto, resultando na disseminação do vírus da CAE. Esse mecanismo de transmissão é considerado um importante meio de difusão do vírus entre cabras leiteiras.

O sêmen também deve ser levado em consideração na transmissão, uma vez que já foi detectada a presença do vírus em sêmen de bodes e carneiros infectados, embora não tenha sido demonstrada conclusivamente a transmissão pelo contato sexual ou inseminação artificial. Deve-se destacar como importante via de disseminação das LVPR o uso de reprodutores infectados, que podem transmitir o vírus principalmente pelo contato direto com as fêmeas, mas não necessariamente via venérea. Além disso, a transferência de embriões é considerada a forma mais segura de reprodução animal, não representando risco aparente de transmissão das LVPR.

Estudos filogenéticos demonstraram a transmissão natural de lentivírus de caprinos para ovinos e vice-versa, havendo possibilidade de recombinação entre cepas ovinas e caprinas, cujas consequências são desconhecidas. Embora não se conheçam plenamente os mecanismos de transmissão natural entre essas espécies, merecem atenção o aleitamento de cordeiros com leite de cabras, bem como o uso de soro lácteo na alimentação de ovinos.

Importância econômica

Atualmente, considera-se que as doenças crônicas sejam as causas mais importantes para a redução da produtividade nos rebanhos domésticos de interesse comercial, impedindo, portanto, que os animais atinjam o máximo desempenho de produção.

Nas lentiviroses, como em outras doenças de rebanho, a avaliação das perdas também é difícil, pois se caracteriza como doença de evolução geralmente crônica, resultante da complexa interação de vários fatores produtivos. Os dados disponíveis até o momento, às vezes contraditórios, indicam que ocorre diminuição da vida produtiva, da produção leiteira e da lã, além de redução na duração do período de lactação. Há também predisposição da glândula mamária às infecções bacterianas, retardo no crescimento das crias, aumento da mortalidade de crias, diminuição da eficiência reprodutiva com renovação forçada dos rebanhos, baixo aproveitamento do potencial genético dos animais infectados e descarte de animais cronicamente infectados. Com esses prejuízos diretos e permanentes, há perdas de produtividade e da rentabilidade da criação. Por sua vez, as perdas indiretas também são significativas e decorrem principalmente da desvalorização dos rebanhos, da imposição de barreiras comerciais para produtos de reprodução animal (matrizes, reprodutores, sêmen e embriões) e das despesas com o controle da doença.

Patogenia

Os LVPR infectam o hospedeiro por diferentes vias. Disseminam-se pela difusão dos macrófagos infectados para diversos tecidos, o que possibilita um tropismo celular relativamente amplo. Animais infectados ao nascimento permanecem persistentemente infectados, embora nem todos desenvolvam sinais clínicos. A presença de anticorpos neutralizantes no colostro ou leite não previne totalmente a infecção ou impede a replicação viral, pela presença contínua de variantes antigênicas virais. No entanto, a presença de complexos imunes (antígeno e anticorpo) nos tecidos provavelmente está relacionada com as manifestações clínicas crônicas.

Os LVPR apresentam replicação lenta, mediada por uma complexa interação de constituintes celulares e virais. No entanto, pequenas quantidades de vírus são suficientes para infectar as células-alvo, principalmente as da linhagem monócito/macrófago. Após a adsorção e a penetração por fusão com a membrana plasmática, o RNA viral é liberado no citoplasma celular. Por ação da enzima transcriptase reversa, o RNA é transcrito para uma fita dupla de DNA que será integrada ao genoma celular, por ação da integrase viral, formando o DNA proviral ou provírus, que é capaz de comandar a síntese dos componentes de novas partículas virais, realizada pelos constituintes celulares. O vírus é encontrado integrado com maior frequência em macrófagos alveolares, sinóvia, sistema nervoso central e glândula mamária, o que justifica as principais manifestações clínicas observadas na doença. O DNA incorporado ao genoma da célula-alvo utiliza o metabolismo celular para produzir cadeias de RNA-viral liberadas para o citoplasma. Os polipeptídios sintetizados são quebrados pela enzima protease para produzir as proteínas virais. Após o remonte dos constituintes virais, no citoplasma, são gerados novos vírions. O vírus é liberado da célula-alvo por brotamento e incorpora porções da membrana da célula hospedeira, o que dificulta a identificação das novas partículas virais pelo sistema imune do animal suscetível. Os macrófagos infectados induzem a ativação de outros macrófagos e linfócitos. O animal infectado desenvolve intensa resposta inflamatória, embora esse processo não seja efetivo para conter a disseminação viral. Em cada ciclo de replicação viral, podem ser produzidas variantes virais que dificultam a resposta imune efetiva do animal suscetível.

Durante a infecção, ocorre restrição da expressão gênica do vírus, mediada por um complexo mecanismo, conhecido como replicação restritiva, o qual leva o vírus a permanecer nos monócitos como DNA pró-viral, indetectável por outras células do sistema imune. As células infectadas pelo vírus estimulam os linfócitos T, induzindo-os à hiperproliferação e à liberação de mediadores, com consequente proliferação de linfócitos, levando a lesões por danos imunomediados.

As lesões produzidas pelos LVPR caracterizam-se pela infiltração e proliferação de células mononucleares, independentemente dos órgãos-alvo, causando doença degenerativa persistente de muitos órgãos e sistemas, conduzindo à evolução clínica lenta e progressiva, revelando-se por um longo período de incubação.

Os LVPR podem estar presentes em vários humores orgânicos, como líquido sinovial, sêmen e leite. Os lentivírus também já foram isolados de leucócitos de sangue periférico, de macrófagos alveolares e de células de membrana sinovial. A soroconversão dos animais após a infecção inicial ocorre entre 2 e 8 semanas, embora alguns animais possam permanecer assintomáticos durante a vida. Esses animais são considerados importantes transmissores da doença, já que eliminam o vírus. Entretanto, há casos de soroconversão tardia, principalmente no período da primeira gestação, que podem ocorrer meses após a infecção.

Clínica

Os lentivírus são associados a diferentes manifestações clínicas crônicas em vários tecidos e sistemas, por vezes debilitantes, embora a maioria dos animais seja assintomática.

Os LVPR desencadeiam uma síndrome multissistêmica com comprometimento da condição corporal e emagrecimento progressivo, envolvendo primariamente o tecido conjuntivo de revestimento sinovial (causando artrite crônica), o sistema nervoso central (levando à leucoencefalomielite), a glândula mamária (causando edema, endurecimento das mamas e queda na produção) e os pulmões (levando à pneumonia intersticial crônica).

Artrite

A poliartrite crônica parece ser a principal manifestação clínica das LVPR. A artropatia é mais comum em caprinos e geralmente observada em animais com mais de 8 meses de idade, com maior frequência em animais adultos. O aumento da consistência e do tamanho das articulações é observado principalmente nas articulações do carpo, uni ou bilateralmente, embora possa acometer qualquer articulação. Inicialmente, ocorre somente o aumento das articulações e, com a evolução do quadro, observam-se claudicação, engrossamento e alopecia (hiperqueratinização) na região do carpo (Figura 67.1), pelo fato de o animal se manter frequentemente apoiado nesta região, como reflexo da sensibilidade dolorosa em estação. Alguns animais podem apresentar perda de peso e decúbito prolongado. O curso da doença é longo, perdurando vários meses nos animais cronicamente infectados.

Mastite

As cabras afetadas pela manifestação mamária apresentam mastite aguda ou crônica. A mastite aguda é caracterizada pelo endurecimento das mamas, redução abrupta da produ-

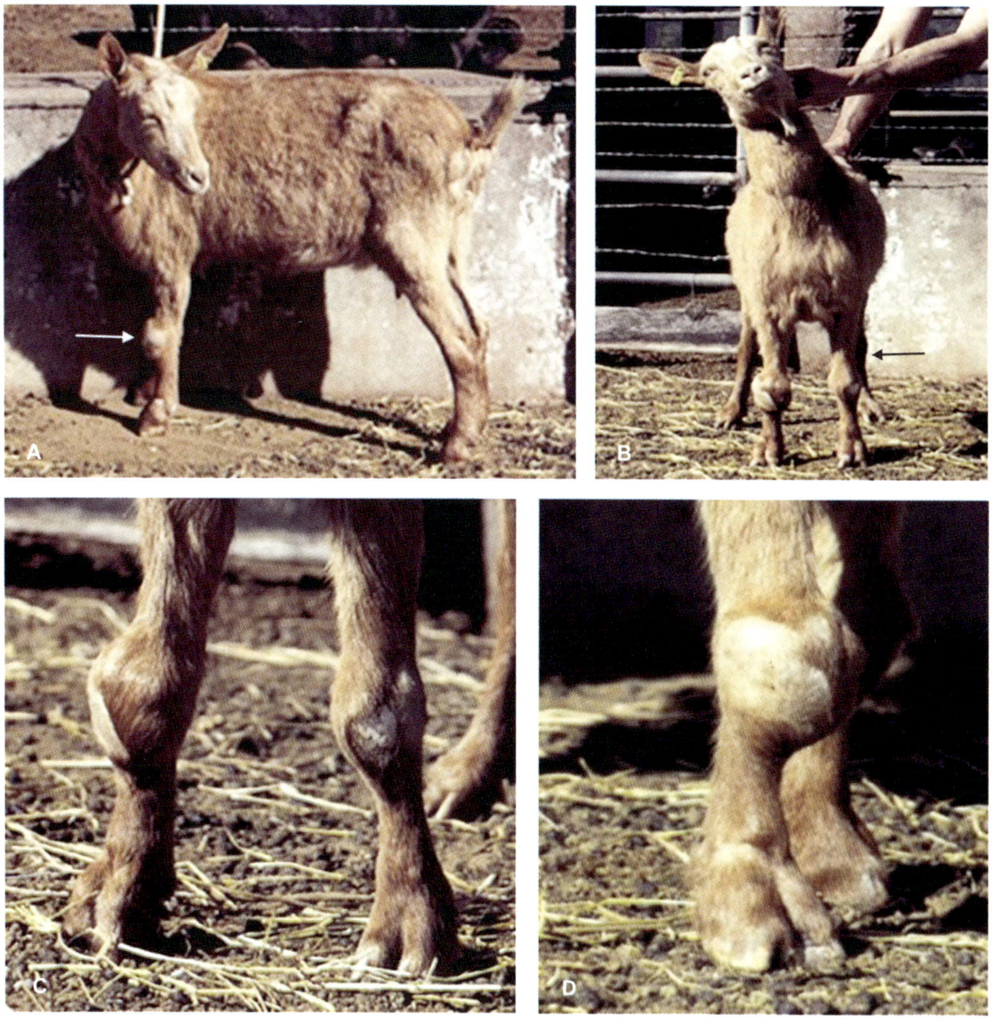

Figura 67.1 A e **B.** Pequeno ruminante infectado pelo vírus da CAE. Notar aumento das articulações na região do carpo: vista lateral (**A**) e vista frontal (**B**; setas). **C** e **D.** Detalhe de infecção pelo vírus da CAE em pequeno ruminante. Notar aumento das articulações do carpo, alopecia e espessamento local (queratinização), decorrente do apoio frequente do animal nessas articulações: vista frontal (**C**) e detalhe da lesão no membro anterior direito (**D**).

ção ou agalaxia. A manifestação mamária crônica instala-se progressivamente durante a lactação, com assimetria e endurecimento da mama e redução na produção do leite, que apresenta aspecto aparentemente normal. Em ambos os casos, há aumento persistente dos linfonodos supramamários.

Encefalite

A manifestação neurológica apresenta menor ocorrência em adultos, mas é a mais comumente relatada em animais jovens (1 a 4 meses) com duas apresentações clínicas: cerebral (encefalomielite), com predomínio de andar em círculos, desvio lateral da cabeça e ataxia; espinal, com paralisia progressiva (uni ou bilateral) dos membros posteriores, que pode evoluir para tetraparesia e/ou tetraplegia. Tremores, desvio de cabeça, paralisia facial, opistótono e cegueira também podem ocorrer. O curso clínico dos sinais neurológicos dura entre 1 e 2 semanas.

Pneumonia

A manifestação pulmonar é mais frequente nos ovinos e costuma ocorrer de maneira insidiosa. Na maioria das vezes, só é observada após o abate dos animais. Os principais sinais clínicos observados são tosse e dificuldade respiratória (principalmente após exercícios físicos), além de perda de peso e intolerância ao exercício.

Diagnóstico

O diagnóstico de rotina das LVPR baseia-se nos achados epidemiológicos, aliados à presença de manifestações clínicas sugestivas, como artrite, mastite, pneumonia ou encefalite, confirmados laboratorialmente pela pesquisa de anticorpos específicos para LVPR ou pela detecção do vírus. Contudo, muitos animais podem estar infectados sem que desenvolvam os sinais clínicos sugestivos da doença.

Os exames hematológicos não acusam alterações significativas, embora alguns animais possam apresentar anemia discreta. Exames radiográficos das articulações revelam calcificação periarticular nos casos crônicos. O líquido sinovial mostra-se avermelhado (presença de sangue) e com aumento da contagem celular (> 20.000 células/$\mu\ell$), com predomínio de células mononucleares (90%). No líquido cefalorraquidiano (LCR), é possível observar também aumento de células mononucleares.

Existem vários testes sorológicos sensíveis e específicos empregados para o diagnóstico, como a imunodifusão em gel de ágar (IDGA) e ensaios imunoenzimáticos (ELISA). Atualmente, o teste mais difundido e oficialmente reconhecido em diversos países é a IDGA. Os títulos de anticorpos de origem materna declinam geralmente 3 meses após o nascimento. Título sorológico positivo em caprinos acima de 6 meses de idade é considerado evidência de infecção. A maioria dos animais permanece soropositiva por toda a vida produtiva, porém existe oscilação dos títulos, o que pode resultar em períodos de soronegatividade de animais previamente testados como soropositivos.

A variação no período de ocorrência de soroconversão aos LVPR dificulta o diagnóstico sorológico precoce em alguns animais infectados, que se tornam importantes fontes de infecção no rebanho, podendo subestimar a taxa de infecção e comprometer um programa de saneamento da enfermidade. Assim, para diminuir os riscos de permanência de animais falso-negativos no rebanho, deve-se repetir a sorologia em intervalos trimestrais ou semestrais, por um período não inferior a 1 ano.

Para identificação de animais falso-negativos, pelos testes sorológicos, pode ser necessário utilizar métodos moleculares, como a reação em cadeia pela polimerase (PCR), que detecta ácido nucleico viral (RNA), pela RT-PCR, ou detecção do DNA proviral pela PCR de animais infectados que ainda não soroconverteram. A PCR tem sido utilizada com sucesso em amostras de sangue, leite e tecidos.

Achados de necropsia

O exame *post mortem* de animais com artropatia revela espessamento, calcificação periarticular e sinais de polissinovite. Nos animais com sinais neurológicos, observam-se congestão vascular e desmielinização da substância branca cerebral e medula espinal. Nos casos de afecções pulmonares, verifica-se pneumonia intersticial crônica, principalmente no lobo caudal e cranioventral. A glândula mamária mostra-se endurecida e emaciada.

Histologicamente, observa-se infiltrado linfocitário no tecido mamário, nos pulmões e na articulação. A forma neurológica caracteriza-se por encefalomielite não supurativa, com desmielinização e comprometimento da substância branca, sobretudo na medula espinal e no cerebelo. Os materiais de eleição para o diagnóstico histopatológico são fragmentos dos pulmões, do linfonodo mediastínico, da glândula mamária, das membranas sinoviais, do cérebro e da coluna espinal.

Diagnóstico diferencial

A sintomatologia nervosa deve ser diferenciada de outras doenças que também acometem o sistema nervoso central de pequenos ruminantes, como listeriose, poliencefalomalácia, toxoplasmose, *scrapie*, raiva, deficiências de cobre, infecções cerebrospinais por nematoides e abscessos na coluna espinal. Na manifestação respiratória, deve-se considerar a adenomatose pulmonar dos ovinos, linfadenite caseosa, dictiocaulose e infecções por *Mannheimia haemolytica*. Infecções pelos gêneros *Mycoplasma* e *Chlamydophila* podem causar artrite, pneumonia e/ou agalaxia em pequenos ruminantes. A mastite pelos LVPR deve ser diferenciada dos principais agentes de infecções mamárias em ovinos e caprinos, como os estafilococos e estreptococos.

➤ Tratamento

Não há tratamento específico, e a terapia sintomática não elimina os animais do estado de portadores dos vírus.

➤ Profilaxia e controle

Eliminar as LVPR de rebanhos infectados é um procedimento complexo, pois depende da remoção de todos os animais infectados, o que é dificultado, inclusive, pelas peculiaridades da patogenia e da epidemiologia dos lentivírus.

Na maioria das criações de caprinos e de ovinos, em que a prevalência das LVPR é muito baixa ou nula, deve ser dada ênfase às medidas preventivas. Como regra geral, é preciso minimizar a exposição aos fatores de risco, adquirindo animais testados negativos preferencialmente de regiões ou rebanhos não endêmicos, controlar o fluxo de reprodutores entre os rebanhos e evitar o aleitamento artificial, no caso de caprinos leiteiros.

Dada a ausência de tratamento efetivo, tem-se indicado a segregação e o descarte gradual dos animais positivos, ou mesmo a eutanásia em animais com encefalite ou sinais crônicos de artrite. No entanto, tais procedimentos são limitados em propriedades endêmicas de alta prevalência, o que poderia resultar na falência da atividade na propriedade rural.

Diante da situação epidemiológica brasileira da doença, a maior dificuldade está relacionada com as criações de caprinos leiteiros. Em propriedades de elevado potencial zootécnico, pode-se buscar alternativas para obter-se progênie livre de LVPR e conservar-se o potencial genético dos animais, por meio da formação de novos rebanhos não infectados, instituindo-se, para isso, um planejamento de saúde para o controle das LVPR. A base da profilaxia consiste em se evitar tanto o aleitamento com colostro e leite de fêmeas infectadas como o contato com sangue ou qualquer outro fluido orgânico. Dessa maneira, recomenda-se, a adoção de várias ações simultâneas de profilaxia e controle, com as devidas adaptações para caprinos ou ovinos (Quadro 67.1).

Em rebanhos caprinos de alto valor acometidos pela enfermidade, é possível salvaguardar o material genético dos animais com base em planejamento de saúde específico, com uso da reprodução programada, obtendo-se crias sem o vírus da CAE.

Quadro 67.1 Principais ações recomendadas na profilaxia e no controle das lentiviroses em pequenos ruminantes.

Introduzir na propriedade somente animais negativos às LVPR, após período de quarentena, e não adquirir animais de propriedades ou regiões endêmicas
Realizar vigilância sorológica, em intervalos trimestrais, por período não inferior a 1 ano, pelo menos em animais de até 12 meses de idade. Após esse período, realizar o teste semestralmente e isolar ou abater os reagentes
Assistir ao parto para separar as crias recém-nascidas
Oferecer o colostro recém-ordenhado ou de banco de colostro da propriedade, após o tratamento em banho-maria a 56°C/60 min, e usar leite de cabras negativas para LVPR ou de vacas negativas, pelo menos, para brucelose e tuberculose
Não compartilhar agulhas, seringas, máquinas tatuadoras e material cirúrgico sem prévia desinfecção
Considerar caprinos e ovinos infectados igualmente importantes na manutenção e propagação dos LVPR e também em programas de saneamento. Evitar usar leite ou soro de leite caprino na alimentação de ovinos
Em rebanhos de elevado valor zootécnico, instituir a reprodução programada para facilitar o manejo das crias

Adaptada de Modolo JR, Stachissini AVM, Castro RS, Ravazzolo AP. Planejamento de saúde para o controle da artrite-encefalite caprina. Botucatu: Santana, Cultura Acadêmica; 2003. Pugh DG. Clínica de ovinos e caprinos. São Paulo: Roca; 2005..

Embora já tenha sido aprovado o Programa Nacional de Sanidade dos Caprinos e Ovinos (PNSCO) pelo Ministério da Agricultura, Pecuária e Abastecimento (MAPA) do Brasil, não há ainda definição das medidas oficiais de controle para as LVPR. No entanto, a atual expansão da criação de ambas as espécies de animais deve vir acompanhada de um padrão de saúde animal para os rebanhos. Essa situação sugere a atuação de profissionais na origem da cadeia de produção nos criatórios e na conscientização dos criadores que poderão, desse modo, transformar seus animais em fator positivo para agregar valor às propriedades rurais com vantagens mercadológicas.

Saúde Pública

As LVPR são específicas dos caprinos e ovinos, não havendo na literatura, até o presente momento, relato de acometimento de humanos pelos lentivírus de origem caprina ou ovina.

Bibliografia

Bandeira DA, Castro R, Azevedo EO, Melo LSS, Melo CB. Seroprevalence of caprine arthritis-encephalitis virus in goats in the Cariri region, Paraiba state, Brazil. Vet J. 2009;180:399-401.

Benavides J, Garcia-Pariente C, Gelmetti D, Fuertes M, Ferreiras MC, García-Marin FJ *et al.* Effects of fixative type and fixation time on the detection of Maedi Visna virus by PCR and immunohistochemistry in paraffin-embedded ovine lung samples. J Virol Meth. 2006;137(2):317-24.

Brasil. Ministério da Agricultura, Pecuária e Abastecimento. Secretaria de Defesa Agropecuária. Departamento de Saúde Animal. Manual de Legislação. Programas Nacionais de Saúde Animal do Brasil. Manual Técnico. Programa Nacional de Sanidade dos Caprinos e Ovinos. Brasília: Ministério da Agricultura; 2009. p. 252-61.

Callado AKC, Castro RS, Teixeira MFS. Lentivírus de pequenos ruminantes (CAEV e Maedi-Visna): revisão e perspectivas. Pesq Vet Bras. 2001;21(3):87-97.

Castro RS, Leite RC, Resende M, Gouveia AMG, Greenland T, Mornex JF *et al.* Conserved sequence motifs involving the tat reading frame of Brazilian caprine lentiviruses indicate affiliations to both caprine arthritis-encefalitis virus and visna-maedi virus. J General Virology. 1999;80:1583-89.

Castro RS, Melo LEH. Caev E Maedi-Visna: importância na saúde e produtividade de caprinos e ovinos e a necessidade de seu controle no Nordeste brasileiro. Ciência Veterinária nos Trópicos. 2001;4(2/3):315-21.

Christodoulopoulos G. Maedi-Visna: clinical review and short reference on the disease status in Mediterranean countries. Small Rumin Res. 2006;62(1-2):47-53.

Cork LC, Hadlow WJ, Crawford TB, Gorham JR, Piper RC. Infectious leukoencephalomyelitis of young goats. J Infect Dis. 1974;129(2):134-41.

De Andrés D, Klein D, Watt NJ, Berriatua E, Torsteinsdottir S, Blaclaws BA *et al.* Diagnostic tests for small ruminant lentiviruses. Vet Microbiol. 2005;107:49-62.

Gregory L, Kiraly ACM, Lara MCCSH, Hasegawa MY, Rizzo H, Henriques LCS *et al.* Pesquisa de anticorpos contra Maedi-Visna em ovinos nas microrregiões de Botucatu, Campinas, Piedade e São Paulo, Estado de São Paulo. Arq Inst Biol. 2013;80:107-10.

Lara MCCSH, Birgel Junior EH, Fernandes MA, Birgel EH. Infecção experimental do vírus da artrite-encefalite dos caprinos em cabritos. Arq Inst Biol. 2003;70(1):51-4.

Leite BLS, Modolo JR, Padovani CR, Stachissini AVM, Castro RS, Simões LB. Avaliação da taxa de ocorrência da artrite-encefalite caprina a vírus pelas regionais do escritório de defesa Agropecuária do estado de São Paulo e seu mapeamento por meio de sistemas de informações geográficas. Arq Inst Biol. 2004;71(1):21-6.

Martin WB. Respiratory infections of sheep. Comp Immun Microbiol Infect Dis. 1996;19(3):171-9.

Modolo JR, Stachissini AVM, Castro RS, Ravazzolo AP. Planejamento de saúde para o controle da artrite-encefalite caprina. Botucatu, SP: Santana, Cultura Acadêmica; 2003. 80 p.

Modolo JR, Stachissini AVM, Castro RS, Silva BLS, Araujo Junior JP, Padovani CR. Controle da artrite-encefalite caprina em um capril comercial endemicamente contaminado. Braz J Vet Res Animal Sci. 2007;44(1):40-3.

Modolo JR, Stachissini AVM, Padovani CR, Araújo Júnior JP, Castro RS, Ravazzolo AP *et al.* PCR associated with ágar gel immunofiusion assay improve caprine arthritis-encephalitis (CAEV) control. Small Rumin Res. 2009;81(1): 18-20.

Peterhans E, Greenland T, Badiola J, Harkiss G, Bertoni G, Amorena B *et al.* Routes of transmission and consequences of small ruminant lentiviroses (SRLVs) infection and eradication schemes. Vet Res. 2004;35(3):257-74.

Pugh DG. Clínica de ovinos e caprinos. São Paulo: Roca; 2005. 513 p.

Radostits OM, Gay CC, Hinchcliff KW, Constable PD. Veterinary medicine – A textbook of the diseases of cattle, horses, sheep, pigs, and goats. 10.ed. Philadelphia: Saunders; 2007. 2156 p.

Ramírez H, Reina R, Amorena B, De Andrés D, Martínez HA. Small ruminant lentiviruses: genetic variability, tropism and diagnosis. Viruses. 2013;5:1175-207.

Reina R, Berriatua E, Luján L, Juste R, Sánchez A, De Andrés D *et al.* Prevention strategies against small ruminant lentiviruses: an update. Vet J. 2009;182(1):31-7.

Silva LC, Castro R, Maia RCC, Nascimento SA, Gomes ALV, Azevedo SS. Lentivírus em caprinos leiteiros do semiárido paraibano: prevalência de anticorpos, fatores de risco e detecção molecular. Pesq Vet Bras. 2013;33:453-8.

Leucose Enzoótica Bovina

68

Christian Hirsch e Rômulo Cerqueira Leite

Definição

A observação de casos clínicos de neoplasias linfoides nos bovinos evidenciou duas entidades nosológicas distintas, ambas caracterizadas pelo surgimento de linfossarcomas, mas com aspectos epidemiológicos diferentes. Uma dessas entidades é denominada linfossarcoma esporádico, caracterizada por maior ocorrência em animais com menos de 2 anos de idade, baixa frequência e etiologia desconhecida. O linfossarcoma esporádico é subdividido em três formas: juvenil, tímica e cutânea. Essas doenças não serão aqui discutidas por não estarem associadas diretamente à etiologia infecciosa. Contudo, uma segunda neoplasia linfoide é a leucose enzoótica bovina (LEB), que acomete animais com mais de 2 anos de vida. É a causa mais frequente de linfossarcomas nos bovinos, sendo de etiologia viral.

A LEB é uma doença infectocontagiosa crônica que se manifesta naturalmente em bovinos. Clinicamente, é caracterizada pelo surgimento de neoplasias do tipo linfossarcoma após um prolongado período de incubação, que pode durar anos, com evolução para a morte do animal. Durante a fase pré-clínica, podem surgir alterações hematológicas quantitativas e qualitativas na série linfocítica. Não é considerada uma zoonose, embora as investigações científicas a esse respeito ainda não tenham sido esgotadas.

Sinonímias: leucemia bovina, leucose bovina, leucose bovina exógena por partícula vírica tipo C.

Etiologia

O agente causal dessa enfermidade é um vírus da família *Retroviridae*, pertencente ao gênero *Deltaretrovirus* e denominado oficialmente *Bovine Leukemia Virus* (BLV). Esse vírus compartilha mais de 50% de homologia com o *Human T lymphotropic virus* (HTLV) tipos I e II, além de ter alguns epítopos antigênicos e características de expressão genômica em comum, fato que os agrupa no mesmo gênero.

Tem formato que tende ao esférico, medindo 100 a 130 nm de diâmetro. Internamente, sua estrutura é composta por um nucleocapsídio contendo duas moléculas de RNA idênticas (genoma diploide), com 8.714 bases em cada uma. Associadas a esse genoma estão as moléculas do complexo enzimático transcriptase reversa, essenciais na transformação do RNA viral em DNA pró-viral e sua inserção no genoma celular, além da produção de cópias de RNA para a progênie viral. Finalmente, completando o nucleocapsídio, o BLV apresenta um capsídio de simetria icosaédrica composto, entre outras, pela proteína p24.

Externamente e envolvendo o nucleocapsídio, esse vírus apresenta um envelope lipoproteico derivado da membrana citoplasmática da célula infectada. Inseridas nesse envelope estão várias moléculas da glicoproteína gp51, do tipo peplômero, responsáveis pela adesão vírus-célula no momento da infecção celular e onde estão importantes epítopos indutores de resposta imune humoral. Para ancorar a gp51 no envelope e mantê-lo unido ao capsídio, existe uma proteína transmembrana, denominada p30. A pesquisa de anticorpos antigp51 e antip24 é empregada no diagnóstico sorológico da LEB. Por se tratar de vírus envelopado, o BLV não é estável quando livre no meio ambiente e é vulnerável à ação de detergentes e solventes lipídicos. Entretanto, acredita-se que o fato de ter genoma diploide o torna relativamente mais resistente aos efeitos inativantes dos raios ultravioleta. O calor a 56°C o inativa em 30 min, mas, a 4°C, ele pode permanecer viável por até 2 semanas. A fervura e a pasteurização facilmente destroem o BLV, assim como os desinfetantes mais comumente empregados na agroindústria, com princípio ativo de cloro, amônia quaternária, formol, fenol ou cresóis.

Epidemiologia

A LEB é uma doença de distribuição mundial, ocorrendo onde se pratica a bovinocultura, especialmente a leiteira. Acredita-se que a doença tenha surgido na região central da Europa, de onde se espalhou na medida em que animais dessa região foram sendo exportados. A frequência de animais infectados varia muito entre propriedades no Brasil, podendo ir de menos de 5% até mais de 60%. Essa ampla variação também pode ser observada quando se comparam dados de regiões diferentes e mesmo de países diferentes.

Os fatores epidemiológicos relacionados com a elevação da frequência de animais infectados em uma propriedade são: aumentos da intensidade do manejo, da idade média dos animais e da densidade populacional, maior frequência de introdução de animais adquiridos em outras propriedades e manutenção de animais com linfocitose persistente no rebanho. Finalmente, a desatenção com as boas práticas de biossegurança relacionadas com o uso de materiais e métodos invasivos do corpo do animal é outro fator determinante da elevação da prevalência. Nessa situação, destacam-se, por exemplo, o uso de agulhas compartilhadas entre vários animais na aplicação de medicamentos, as práticas cirúrgicas com o mesmo instrumental, o múltiplo uso de luvas de palpação retal, todos sem a desinfecção adequada entre um animal e o seguinte.

A transmissão do BLV pode se dar tanto pela veiculação de partículas virais livres quanto pela transferência de células portadoras de material genético viral, que normalmente são os linfócitos B. Por sua natureza pouco estável no meio ambiente, a transmissão deve, preferencialmente, ser direta entre animais ou por materiais recém-contaminados. Qualquer fluido corpóreo que contenha sangue ou exsudato é passível de transmitir o BLV, além do colostro, do leite e das secreções respiratórias, desde que inoculados no hospedeiro ou que tenham entrado em contato com mucosas. A quantidade de material requerido para uma transmissão pode ser tão pequena quanto 5×10^{-4} mℓ de sangue, especialmente se esse material for proveniente de animal com linfocitose persistente. Esse tipo de animal pode apresentar contagem de linfócitos dezenas de vezes superior ao normal no sangue e, por isso, sua eficiência como transmissor é maior.

Em termos práticos, o uso em mais de um animal, sem a antissepsia adequada de agulhas hipodérmicas ou intradérmicas, luvas de palpação retal, instrumentos cirúrgicos, máquinas para tatuagem e aparelhos de colocação de brincos, ferramentas de casqueamento, abridores de boca, ferrões, correntes de contenção ou qualquer outro material contaminado com os fluidos anteriormente mencionados se constitui em prática de alto risco para a transmissão do BLV. O uso da técnica de premunição contra hemoparasitas, utilizando-se doadores de situação sanitária desconhecida, também está associado à transmissão desse vírus, assim como por artrópodes hematófagos (tabanídeos e moscas), que atuam como vetores mecânicos.

O contato com a saliva, a ingestão de leite ou colostro contaminado podem transmitir a LEB, mas acredita-se que sejam formas de transmissão menos importantes. O sêmen contaminado com leucócitos também veicula o vírus e a transmissão é mais fácil no caso de inseminação artificial, pois o sêmen é depositado diretamente na mucosa uterina. Contudo, a transferência de embriões empregando as práticas de lavagem convencionais não representa risco de transmissão, mesmo no caso de a vaca doadora estar infectada. De 5 a 20% dos bezerros nascidos de vacas infectadas podem nascer portadores do BLV.

Patogenia

Como todo retrovírus, o BLV é capaz de estabelecer infecções persistentes por meio da integração do seu material genético no genoma das células do hospedeiro, na forma de um DNA pró-viral. No caso desse agente, as células-alvo principais são os linfócitos B, podendo haver infecções também em células T, macrófagos e neutrófilos. Por qualquer ponto do corpo do bovino em que o vírus seja inoculado, este é drenado pelas vias linfáticas até ter contato com as células-alvo. A infecção prossegue mediante ligação da gp51 com receptores celulares ainda desconhecidos e fusão do envelope viral com a membrana citoplasmática celular. No citoplasma celular, seu genoma RNA diploide é convertido em cópia na forma de DNA dupla-fita, passando a ser chamado de DNA pró-viral. A seguir, este migra para o núcleo e é inserido no genoma da célula hospedeira. Tanto a transformação do RNA em DNA quanto sua inserção no genoma viral são dependentes do complexo enzimático transcriptase reversa/integrase, que o vírus carrega consigo. Uma vez integrado no genoma do linfócito, o BLV passa a ter seu genoma expresso pela maquinaria celular, podendo produzir novas partículas virais livres ou fazer a infecção de novas células por meio de sincícios. Embora executada pela célula, a expressão do genoma do BLV é regulada por quatro proteínas virais não estruturais, denominadas *Tax*, *Rex*, G3 e R4. A partir desse momento, inicia-se um período de incubação variável, mas geralmente longo, até que os efeitos patológicos do BLV surjam.

A grande maioria dos bovinos infectados apenas "soroconverte", ou seja, apenas produz anticorpos contra os antígenos virais, enquanto cerca de 30% desenvolvem um quadro hematológico conhecido como linfocitose persistente (LP). A LP é caracterizada por uma expansão policlonal de linfócitos B, traduzida por uma elevação persistente nas contagens de linfócitos, ao se fazerem hemogramas seriados do animal. Ainda não estão totalmente claras as consequências patológicas para o bovino soroconvertido ou com LP. Foi identificada, nesse tipo de animal, a ocorrência de distúrbio imunológico de natureza humoral e celular, mas não se sabe ao certo qual a relação com a sanidade e a produtividade do bovino.

O quadro de linfossarcoma surge em apenas 0,1 a 5% dos infectados e, portanto, é um evento relativamente raro. Duas conclusões podem ser tiradas quando a sua ocorrência é frequente em um rebanho: a frequência de animais infectados nesse rebanho é grande e existe predisposição genética para a evolução cancerosa da LEB nesses animais. Essa predisposição foi sugerida por pesquisas que correlacionaram positivamente a maior ocorrência de linfossarcomas com a existência de certos padrões genômicos nos genes de histocompatibilidade principal dos bovinos (BoLA; Figura 68.1).

No bovino com linfossarcoma, ocorrem falhas fisiológicas diversas, dependendo do sistema que for acometido por massas de linfócitos neoplásicos, como o exemplo ilustrado na Figura 68.2, em que o coração lesionado estabelece um quadro de insuficiência cardíaca crônica.

Essas falhas são, portanto, secundárias, excetuando-se as de natureza imunológica, que são bem comuns e decorrem diretamente do mau funcionamento de linfócitos T e B. O quadro de linfossarcoma é irreversível e resultará na morte do animal dentro de semanas ou poucos meses (Figura 68.3).

Os ovinos podem ser infectados experimentalmente e desenvolvem patogênese similar à dos bovinos. Entretanto, a ocorrência da forma de linfossarcoma é muito maior (até 40% dos ovinos infectados a desenvolvem) e o período de incubação é menor, podendo ser de apenas 6 meses, com média de 1 ano. Por essas características, os ovinos são considerados modelos experimentais para estudo da carcinogênese provocada pelo BLV.

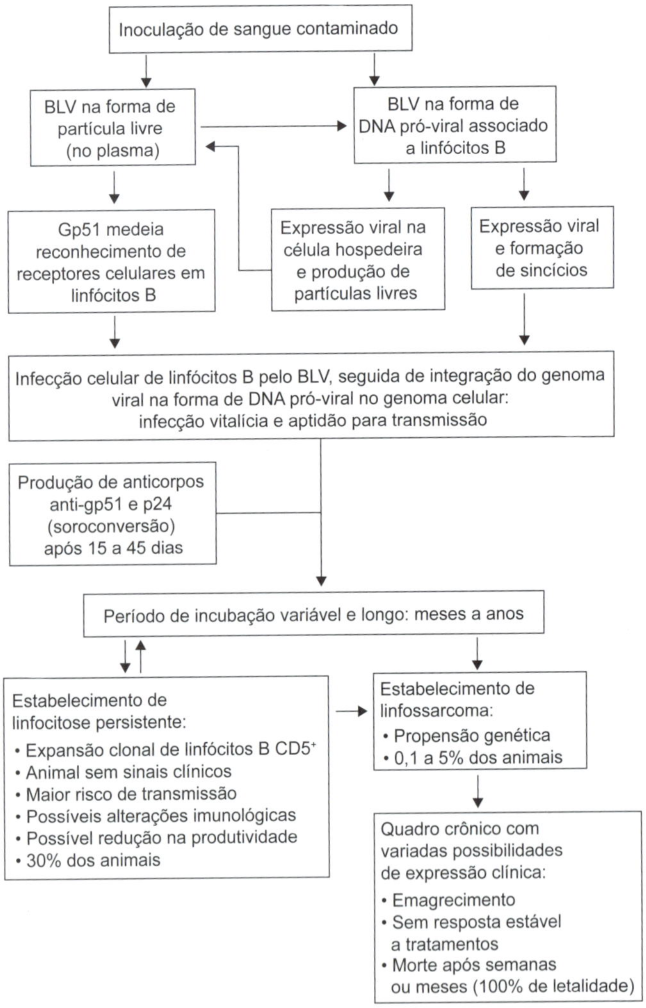

Figura 68.1 Síntese da patogenia do vírus da leucose enzoótica bovina.

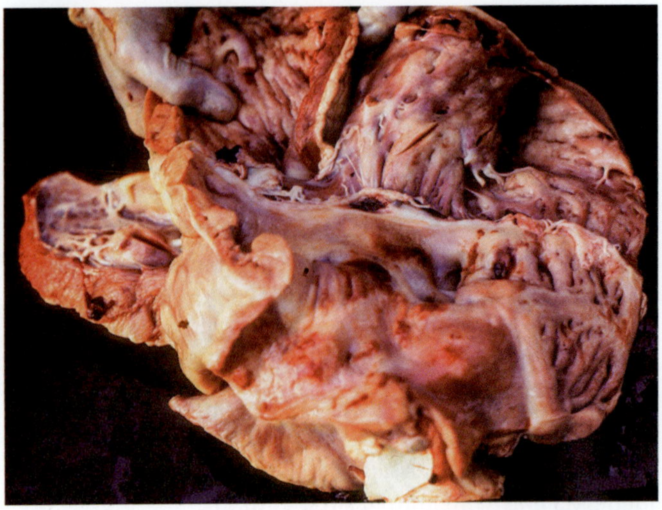

Figura 68.2 Áreas esbranquiçadas na região subjacente ao endocárdio de bovinos, correspondentes às infiltrações linfocitárias na LEB.

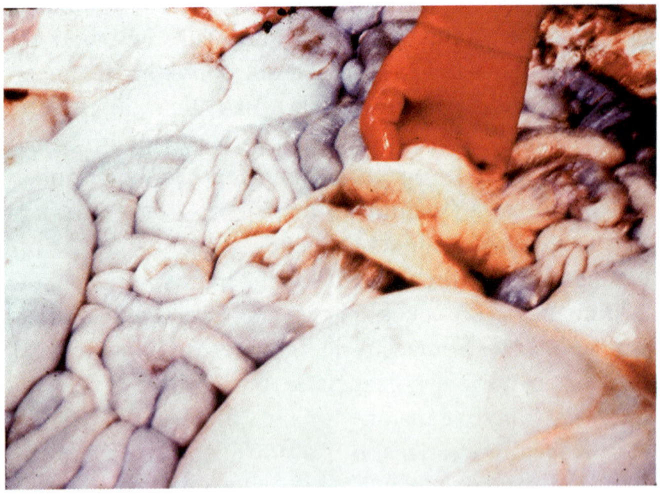

Figura 68.3 Cadeia de linfonodos mesentéricos com vários linfonodos aumentados em volume, em decorrência da evolução neoplásica da LEB.

Clínica

Os sinais clínicos só surgem de forma clara no bovino infectado quando este já está desenvolvendo a forma neoplásica da LEB, portanto em no máximo 5% dos animais infectados. Antes de surgirem os linfossarcomas, podem ocorrer problemas subclínicos que foram relacionados com redução da produtividade leiteira de até 3,5%, disfunções imunológicas, predisposição a doenças e descarte precoce. Esses problemas ainda são alvos de investigações científicas que procuram esclarecer o real impacto da LEB na produtividade bovina durante as fases pré-clínicas. Os sinais clínicos que acompanham a evolução neoplásica da LEB são variados e dependem dos sistemas afetados pela infiltração das massas de linfossarcomas. Esses sinais são precedidos de um longo período de incubação, que dura meses a anos. A seguir, são citados os principais sinais, respectivas e suas respectivas causas da LEB.

- Sistema linfático: as linfadenopatias externas surgem em até 58% dos casos, enquanto as internas, em até 43%. Pode ser atingido qualquer linfonodo, mas destacam-se aqueles cujo aumento de volume é facilmente perceptível no exame externo (linfonodos superficiais) ou aqueles cujo crescimento traz consequências fisiopatológicas pela compressão (Figuras 68.4 e 68.5). Nessa última situação, estão os nódulos da cadeia mediastinal (dificuldade de eructação) e os linfonodos cervicais (dificuldade de respiração)
- Sistema digestivo: os sinais mais frequentes são a diarreia, a constipação intestinal e o timpanismo, além de melena. A primeira pode decorrer da infiltração de massas tumorais na submucosa intestinal, com consequente má absorção, ou infiltrações na submucosa abomasal, com posterior ulceração, má digestão e perda de sangue nas fezes. O timpanismo é secundário à dificuldade de eructação, que, por sua vez, ocorre pela compressão esofágica por parte de linfonodos mediastinais

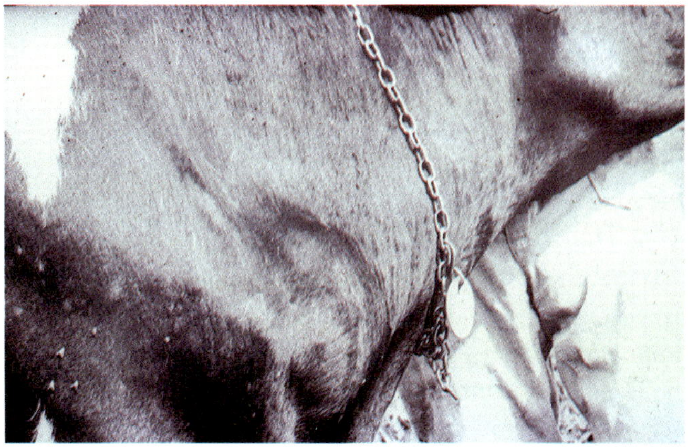

Figura 68.4 Vaca da raça holandesa preta e branca com aumento de linfonodo pré-escapular: linfadenopatia por linfossarcoma na LEB.

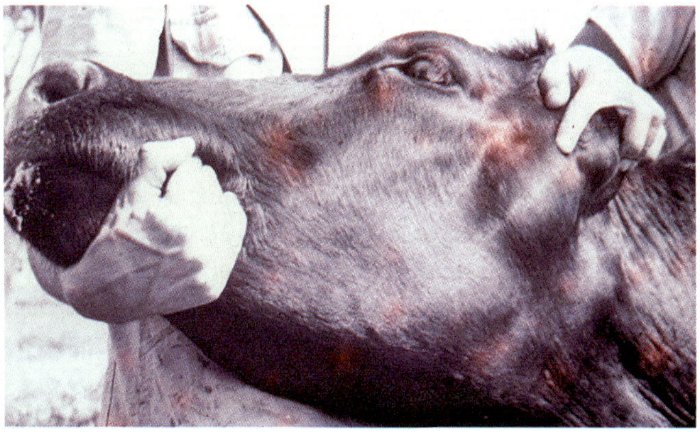

Figura 68.5 Bovino apresentando aumento de linfonodo parotídeo como consequência de linfossarcoma na LEB.

- Sistema cardiovascular: as alterações clínicas mais comuns são o edema de partes baixas e a fraqueza, ambos decorrentes da insuficiência cardíaca. Esta é primária e advém da perda da força do miocárdio quando ele se encontra infiltrado por neoplasias
- Sistema reprodutivo: embora os testículos possam ser invadidos pelo linfossarcoma e perder sua funcionalidade, normalmente os problemas reprodutivos associados à LEB são mais relacionados com as vacas. Nelas, a infertilidade crônica é a expressão clínica relevante. Isso ocorre por incapacidade de manutenção da gestação em decorrência das infiltrações neoplásicas de consistência firme em vários pontos da parede uterina e que podem ser percebidos à palpação retal
- Sistema nervoso: as alterações locomotoras ou neurológicas que surgem em decorrência da LEB são causadas pela compressão de tecidos nervosos. Paralisias ou paraplegias são as mais comuns e a causa é, geralmente, a presença de linfossarcomas nas meninges que comprimem a medula espinal. Pelo mesmo fato, podem surgir sinais associados ao mau funcionamento do cérebro, como cegueiras, alterações pupilares, alterações comportamentais e tremores
- Sistema ocular: normalmente, os olhos e os nervos oculares não são primariamente atingidos, mas as alterações nestes são frequentes e chamam bastante atenção. Exoftalmia uni ou bilateral com ou sem cegueira são esses sinais, que podem ser acompanhados de ferimentos e miíase
- Sistema mieloide e reticular: linfocitose acompanhada de um elevado número de linfócitos imaturos e reativos é o achado mais comum. Pode haver anemia por invasão progressiva da medula óssea. Além dessas manifestações, cerca de 80% dos animais apresentam perda de peso e redução da produção de leite. A perda de apetite está presente em até 50% dos casos; nos outros, há normorexia que contrasta com a perda de peso.

O período de evolução é bastante variável. Até 10% dos bovinos que desenvolvem linfossarcomas podem morrer bruscamente, sem sinais clínicos prévios. Isso ocorre pelo acometimento de órgãos vitais, como coração, grandes vasos, glândulas suprarrenais, baço ou abomaso. Outros desenvolvem a evolução mais comum, subaguda a crônica, que evolui em 1 semana até vários meses. Independentemente da forma, não existe tratamento eficiente e o desfecho invariavelmente é a morte, o que torna o prognóstico desfavorável.

Diagnóstico

Clínico

A LEB é a primeira suspeita quando se observa linfadenopatia generalizada, acompanhada de emagrecimento e diminuição da produção, principalmente em rebanhos que controlam a tuberculose, a principal doença de diagnóstico diferencial, nesses casos. Entretanto, o diagnóstico clínico carece de especificidade e sensibilidade, pois, na LEB, muitos outros sinais podem ocorrer e nenhum deles é específico. Além disso, podem ocorrer casos de linfossarcoma esporádico que podem se assemelhar, mas não têm etiologia viral. Contudo, a maioria dos bovinos infectados pelo BLV é portadora inaparente do vírus. Associado a isso, há a ocorrência de morte súbita, o que resulta na baixa sensibilidade dessa abordagem no diagnóstico da LEB. Apesar desses problemas, do ponto de vista epidemiológico, o surgimento de casos clínicos dessa doença em um plantel é relevante. Eles indicam uma provável prevalência elevada do BLV e a ocorrência de animais com genética predisponente.

Avaliação hematológica

Utilizada de maneira isolada, é de pouca utilidade diagnóstica, mesmo nos casos clínicos. Entretanto, o encontro de linfocitose relativa e absoluta, principalmente se acompanhada da observação de linfócitos imaturos e reativos, em três exames consecutivos e intervalados de 1 semana entre eles, caracteriza o quadro de linfocitose persistente. Se esse animal for sorologicamente reativo para anticorpos anti-BLV, então se configurará em uma importante peça epidemiológica e alvo prioritário no programa de controle, dada a sua maior capacidade transmissora do vírus.

Sorologia

A detecção de anticorpos anti-BLV se constitui no método-padrão de diagnóstico da LEB. Como essa doença é caracterizada pela infecção persistente e vitalícia, a presença de anticorpos é um dado seguro da existência de infecção pelo BLV no animal. As duas metodologias mais empregadas são os testes de imunodifusão em gel de ágar (IDGA) e os imunoenzimáticos (ELISA). Ambas apresentam vantagens e desvantagens. O IDGA é a prova oficialmente reconhecida, apresenta boa especificidade, porém não tão boa sensibilidade. É relativamente simples e de baixo custo. Já os testes ELISA são mais caros, tanto pela dependência de *kits* importados quanto pela necessidade de máquinas para sua leitura e interpretação. Apesar disso, sua boa especificidade, praticidade e possibilidade de mecanização, melhor sensibilidade que a do IDGA aliada à possibilidade de detecção de anticorpos em outros materiais além do soro, por exemplo, o leite, tornam os testes ELISA indicados para situações em que um grande número de animais precisa ser testado. Portanto, testes ELISA para a LEB são recomendados quando o objetivo é fazer vigilância epidemiológica ou programas de controle e erradicação em grandes rebanhos. Alguns problemas podem ocorrer em casos específicos quando se utilizam métodos sorológicos no diagnóstico da LEB. Alguns animais não produzem elevados títulos de anticorpos precipitantes e vacas periparturientes podem reduzir o nível de imunoglobulinas no sangue: em ambas as situações podem ocorrer resultados falso-negativos. O colostro de vacas infectadas contém anticorpos que podem produzir um resultado falso-positivo em bezerros neonatos até 6 meses após a sua ingestão. Isso dificulta a separação dos bezerros livre do vírus daqueles que sofreram infecção durante a gestação ou o parto. Finalmente, a resposta humoral à presença do BLV no bovino não é imediata, de modo que o animal pode apresentar resultado sorológico falso-negativo até 45 dias após a infecção se estabelecer.

Outros testes diagnósticos

O isolamento do BLV pode ser obtido por cocultivo de linfócitos e macrófagos do bovino suspeito com células FBL (*fetal bovine lung*), seguido da observação da formação de sincícios e demonstração da presença de seus antígenos p24 e gp51 na cultura celular. A inibição da formação de sincícios nesse sistema, ou usando células persistentemente infectadas pelo BLV como a linhagem FLK (*fetal lamb kidney*), também pode ser empregada na detecção de anticorpos anti-BLV. O uso de técnicas de biologia molecular, principalmente a reação em cadeia pela polimerase (PCR ou *nested*-PCR), objetivando amplificar fragmentos específicos de DNA pró-viral em extratos de células mononucleares, vem se difundindo. Esta é empregada principalmente na confirmação de casos inconclusivos na sorologia e na classificação genotípica do BLV.

Profilaxia e controle

A LEB é uma doença crônica com infecção vitalícia pelo BLV, para a qual não existe possibilidade de cura. Também não existem vacinas eficientes e comercialmente disponíveis. Isso configura o bovino infectado como um reservatório permanente do vírus. Em virtude disso e pelo fato de o BLV ser transmitido pelo contato com sangue ou secreções, todo o raciocínio direcionado para a profilaxia e o controle da LEB deve estar centrado em evitar o contato de bovinos saudáveis com este tipo de animal. As principais medidas profiláticas são:

- Teste sorológico periódico de todos os animais do rebanho e imediato isolamento de eventuais sororreagentes do ambiente de manejo dos demais bovinos
- Aquisição de animais de reposição somente após teste sorológico negativo, dando preferência àqueles oriundos de rebanhos que aplicam medidas de controle do BLV
- Aplicação de quarentena de, no mínimo, 45 dias para bovinos recém-adquiridos, período após o qual novo teste sorológico deve ser aplicado
- Aplicação de boas práticas de biossegurança, especialmente as relacionadas com o manuseio de sangue e materiais contaminados por ele. Nesse quesito, destacam-se

a desinfecção de materiais cirúrgicos e obstétricos, e o uso de luvas de palpação e agulhas novas ou desinfetadas a cada procedimento (entenda-se entre cada animal).

A princípio, essas medidas podem parecer fora da realidade da pecuária brasileira e de baixa aplicabilidade, principalmente quando se analisa sua relação custo-benefício à luz apenas da importância econômica da LEB. Entretanto, é importante que o profissional da área de sanidade animal tenha em mente que essas medidas também são importantes na profilaxia de outras doenças relevantes na bovinocultura, como a diarreia bovina a vírus e, portanto, devem ser discutidas com o pecuarista dentro de um programa sanitário geral da fazenda. Para valorizar essa ideia, também seria interessante programar, como medida complementar de controle da LEB e de outras enfermidades infecciosas dos bovinos, um processo de educação em saúde animal para os profissionais que trabalham na propriedade.

Atualmente, as propriedades rurais que se dedicam à pecuária bovina no Brasil e que têm todos os seus animais livres do BLV são minoria. Portanto, a ideia a ser discutida é a de controle desse agente, seguida de uma possível erradicação. Infelizmente, no país, o quadro mais frequente encontrado é o de propriedades com uma parcela significativa de bovinos infectados. Nessa situação, a proposta de eliminação imediata de todos os animais portadores, que é a melhor medida de controle da LEB, não é praticável, por questões econômicas. Como alternativa, pode ser estudada a viabilidade de se programar o descarte paulatino dos animais infectados, priorizando-se aqueles com baixa produtividade e, preferencialmente, com o quadro de linfocitose persistente, já que estes têm maior probabilidade de transmitir o BLV. Naturalmente, o sucesso de tal proposta depende da segregação dos bovinos portadores, fato que nem sempre é praticável por dificultar e encarecer o manejo.

Uma vez que seja feita a opção de se programar o controle da LEB, independentemente da opção de eliminação imediata ou a longo prazo, as medidas profiláticas anteriormente mencionadas deverão ser também executadas. Conclui-se, portanto, que a erradicação da LEB é um investimento que pode ser interessante em rebanhos de linhagem genética diferenciada, porém com retorno a médio/longo prazo, pois é um processo oneroso, trabalhoso e prolongado.

Bibliografia

Blood DC, Radostits OM. Veterinary medicine. 7.ed. London: Baillière Tindall; 1989. 1502 p.

Camargos MF, Reis JKP, Leite RC. Bovine leukemia virus. Virus Rev Res. 2004;9(1):44-59.

Coffin JM, Hughes SH, Varmus HE, editores. Retroviruses. New York: Cold Spring Harbor Laboratory Press; 1997. 843 p.

Djilali S, Parodi AL. The BLV-induced leukemia – lymphosarcoma complex in sheep. Vet Immunol Immunopathol. 1989;22(3):233-44.

Leite RC, Lobato ZIP, Camargos MF. Leucose enzoótica bovina. Rev CFMV. 2001;7(24):20-8.

Thurmond M. Linfossarcoma bovino. In: Smith BP. Tratado de medicina interna de grandes animais. São Paulo: Manole; 1994. p. 1100-4.

Van Regenmortel MHV, Fauquet CM, Bishop DHL, Carstens EB, Estes MK, Lemon SM *et al.*, editores. Virus Taxonomy: The Classification and Nomenclature of Viruses. The Seventh Report of the International Committee on Taxonomy of Viruses. San Diego: Academic Press; 2000. 1167 p.

Língua Azul

69

João Pessoa Araújo Junior

Definição

A língua azul (LA) é uma doença de etiologia viral transmitida principalmente por artrópodes que atinge ruminantes domésticos e selvagens. É particularmente letal em ovinos e cervídeos, caracterizada por inflamação e hemorragias das membranas mucosas da boca, do nariz e dos intestinos. Em caprinos e bovinos, a infecção pelo vírus da LA raramente causa doença clínica, embora esses animais sejam importantes na cadeia epidemiológica da doença.

Sinonímia: febre catarral dos carneiros.

Histórico

A LA foi descrita inicialmente na África, no início do século 20 e, até 1943, a doença não era reconhecida fora do continente africano, até a epizootia na Palestina. Em 1952, ocorreram surtos da doença nos EUA e, entre 1956 e 1957, em Portugal e na Espanha, a doença vitimou cerca de 180.000 ovinos. Recentemente, vários surtos têm ocorrido na Europa, causando sérios prejuízos à pecuária da região. A rápida disseminação da LA levou à inclusão da doença na lista da World Organisation for Animal Health (OIE), que restringe o comércio de animais de países infectados.

Etiologia

O vírus da língua azul (VLA) é a espécie tipo do gênero *Orbivirus*, o maior dentre os 15 classificados na família *Reoviridae*. O vírus é esférico na aparência e é constituído de um capsídio externo envolvendo outro capsídio intermediário (*core*) e, ainda, uma camada proteica interna (*subcore*). Existem sete proteínas estruturais (VP1-7) no VLA. O capsídio externo tem cerca de 80 nm de diâmetro e é constituído de 180 cópias de VP2 e 360 cópias de VP5 (trímeros) circundando partículas do *core*.

O *core* é formado por capsômeros em forma de anel (com 73 nm), constituído de 780 cópias do VP7 e *subcores* (com 59 nm de diâmetro externo e 46 nm de diâmetro interno), formado por 120 cópias de VP3. Dentro do *subcore* de VP3, encontram-se as outras proteínas estruturais do vírus: VP1 (que apresenta função de RNA polimerase RNA-dependente); VP4 (que adiciona o "cap" aos mRNA durante a replicação); e VP6 (com atividade de helicase e NTPase).

Internamente, encontram-se os 10 segmentos do RNA de fita dupla (RNAds) que variam de 3.954 a 822 pb (total de 19,2 kpb). Esses 10 segmentos do RNAds são codificantes em proteínas estruturais (VP1-7) ou não estruturais (NS) numerados de acordo com sua migração eletroforética em agarose a 1%, denominados como: segmento 1-VP1 (Pol); segmento 2-VP2; segmento 3-VP3; segmento 4-VP4 (Cap); segmento 5-NS1; segmento 6-VP5; segmento 7-VP7; segmento 8-NS2; segmento 9-VP6/VP6a; e segmento 10-NS3/NS3a.

Dentro do gênero *Orbivirus*, existem 14 sorogrupos. O sorogrupo do VLA contém 26 sorotipos que são identificados pela especificidade das reações entre anticorpos neutralizantes do hospedeiro mamífero e componentes do capsídio externo (VP2 e VP5). Destes, dois sorotipos denominados VLA-25 (*Toggenburg orbivirus*, da Suíça) e VLA-26 (do Kuwait) foram identificados, respectivamente, em caprinos em 2008 e ovinos em 2011.

A maioria dos sorogrupos é imunologicamente distinta, mas existe reação cruzada entre o VLA e os sorogrupos do vírus da doença epizoótica hemorrágica dos cervídeos e do vírus da peste equina. Estudos de sequenciamento e comparações filogenéticas demonstram que o segmento 2 e, em menor extensão, o segmento 6 (que codificam as proteínas VP2 e VP5, respectivamente) são os segmentos genômicos mais variáveis do genoma do VLA, estando diretamente relacionados com o sorotipo viral. Assim, sequências do segmento 2 podem ser divididas em 26 classes que se relacionam exatamente com os 26 sorotipos do VLA.

O VLA e outros orbivírus se multiplicam tanto em artrópodes como em vertebrados, resultando em algumas diferenças na replicação nesses diferentes hospedeiros. Em células de mamíferos, a replicação se inicia com a adsorção viral envolvendo componentes do capsídio externo e receptores na membrana plasmática celular. Em seguida, o VLA penetra na célula por endocitose mediada por clatrina. A liberação do VLA no citoplasma requer pH ácido no endossoma que iniciará a alteração conformacional de VP5 expondo peptídios que formam poros na membrana do endossoma, processo análogo a peptídios de fusão dos vírus envelopados. Tal mecanismo permite que partículas do *subcore* sejam liberadas no citoplasma e iniciem a replicação do genoma.

O *subcore* é um complexo enzimático que transcreve os 10 segmentos genômicos para mRNA e adicionam "cap" a eles, que são subsequentemente traduzidos para todas as proteínas virais no citoplasma das células infectadas. O RNA de fita dupla genômico nunca é liberado do *core*. As proteínas virais produzidas interagem com os RNA mensageiros no citoplasma para formarem novos *subcores*. Nessas partículas, ocorre a síntese da fita negativa complementar de cada mRNA, formando a fita dupla de RNA, que pode servir para síntese de novos mRNA. Os *subcores* servem como um suporte para a adição dos trímeros de VP7 formando um *core* mais estável e rígido. No citoplasma da célula infectada, VP5 e VP2 interagem direta ou indiretamente com lipídios (microtúbulos e *rafts*).

O VLA se replica eficientemente tanto em células de mamíferos quanto em células de insetos. Embora o VLA seja liberado das células de mamíferos por lise celular, em alguns tipos celulares as partículas virais também são eliminadas por brotamento ou protrusão. A justificativa desse fenômeno (pois não é comum vírus nus serem eliminados por essa via) está relacionada com participação da proteína não estrutural NS3, que é a única glicosilada e tem sido observada associada a VP5 e VP2 nas membranas. A NS3 interage com proteínas envolvidas no transporte celular e na exocitose induzindo a liberação viral, sem lise celular. Assim, é provável que o VLA adquira o capsídio externo (VP5 e VP2) associado a membranas e forme uma estrutura semelhante ao envelope transitório antes da liberação, que é perdido no processo de exocitose, liberando os vírus nus para fora da célula. Em seguida, NS3 forma uma ponte entre as partículas virais maduras e proteínas celulares durante a saída dos vírus da célula.

É possível que os orbivírus fossem originalmente envelopados e que perderam a membrana lipídica estável em algum ponto de sua evolução. Vale lembrar que, na maioria das células de mamíferos, ao contrário dos insetos, a replicação dos orbivírus bloqueia a síntese de proteínas pela célula hospedeira, que, em geral, resulta em lise celular e liberação das partículas virais. Nas células dos insetos, como demonstrado para *Culicoides variipennis*, ocorrem liberação contínua de partículas virais e reinfecção frequente dessas células.

Epidemiologia

Os ruminantes são os mais suscetíveis à infecção pelo VLA. Ovinos e cervídeos são as espécies que, em geral, apresentam lesões mais graves pelo VLA, embora haja diferenças em relação a raças e condição imune dos animais. Fatores relacionados com a virulência da cepa envolvida na infecção e fatores externos como temperatura e umidade também estão associados ao desenvolvimento de lesões.

Os bovinos e caprinos também são infectados pelo VLA, mas raramente desenvolvem a doença clínica. Em contraste, na recente epizootia pelo VLA-8 na Europa, foram observadas lesões em bovinos e caprinos, com destaque para os distúrbios reprodutivos nos bovinos. Os camelídeos (camelos, dromedários, lhamas e vicunhas) apresentam baixa suscetibilidade.

Carnívoros raramente são infectados e o VLA ainda não foi demonstrado em infecções em humanos, suínos e equinos.

A principal via de transmissão do VLA ocorre por picadas de fêmeas infectadas dos mosquitos do gênero *Culicoides*, também conhecidos como mosquito-pólvora, maruim ou mosquito-do-mangue, que servem como vetores biológicos do vírus. Estima-se que existam mais de 1.500 espécies desse díptero, embora apenas cerca de 50 transmitam o VLA, denominados vetores competentes. Entre estes, *C. imicola* é o principal vetor na África, no Oriente Médio, no Sudeste Asiático e na parte sul da Europa, enquanto *C. sonorensis* é reconhecido como o principal vetor na América do Norte. *C. brevitarsis* é considerado o principal vetor na Austrália. Mesmo em espécies comprovadamente competentes, a taxa de infecção dos mosquitos que realizam o repasto em animais virêmicos é bastante variada. Em alguns casos, não atinge 20%, demonstrando que vários outros fatores estão envolvidos na transmissão pelos vetores competentes. Há relatos de disseminação do vetor pelo vento por até 100 km.

No Brasil, são escassos os estudos demonstrando a presença desses mosquitos. Alguns autores citam que existam mais de 75 espécies, mas a competência desses vetores em transmitir o vírus é desconhecida. Fatores ambientais como temperatura e umidade adequadas ao vetor são fundamentais no processo de transmissão viral. Observações sobre a transmissão vertical do vírus em ruminantes são contraditórias, apesar de, nos surtos recentes pelo VLA-8 na Europa, ter sido comprovado este tipo de transmissão, incluindo via sêmen e via transplacentária. Entretanto, a transmissão depende do sorotipo, da cepa do vírus e do estado imune da fêmea. Em ovinos, ocorre mais frequentemente no 1º trimestre, e em bovinos entre o 6º e 140º dias de gestação, com taxa de transmissão variando de 15 a 20%. Evidências de transmissão oral foram descritas em carnívoros na África e durante o surto pelo VLA-8 na Europa, embora esses mecanismos de transmissão não comuns não estejam completamente elucidados. A transmissão iatrogênica por agulhas contaminadas ocorre principalmente durante a viremia.

O papel dos insetos na epidemiologia da LA é tão fundamental que a doença é diretamente influenciada por fatores ecológicos que favorecem a sobrevivência dos insetos vetores, como temperatura, umidade e características do solo. Historicamente, a distribuição global do vírus se situa aproximadamente entre as latitudes de 53°N e 34°S, incluindo a recente expansão (desde 2006) mais ao norte da Europa, atingindo todas as áreas com expressiva população de ruminantes. Os 26 subtipos do vírus estão distribuídos de acordo com a competência dos vetores do gênero *Culicoides*. Na América do Sul, o vírus foi identificado no Peru, na Colômbia, na Venezuela, na Argentina, na Guiana, no Suriname e no Brasil.

Em bovinos brasileiros, foi isolado o sorotipo 4 durante quarentena de animais na Flórida, EUA. Em ovinos, foi isolado, em 2001, o sorotipo 12 em Campo do Tenente, PR. O mesmo sorotipo 12 foi isolado em dois surtos acometendo ovinos, sendo um em março de 2009 e outro em abril de 2009, ambos no RS. Em junho de 2012, teve início um surto de LA no município de Vassouras, RJ. Entretanto, apenas em fevereiro de 2013 o surto foi confirmado laboratorialmente com o envolvimento do sorotipo 4. Até 2013, apenas os sorotipos 4 e 12 foram isolados no Brasil, embora em testes de neutralização tenham sido encontrados anticorpos contra os sorotipos 4, 6, 12, 14, 17, 19 e 20.

Patogenia

A patogenia da infecção pelo VLA é similar em ovinos e bovinos e, muito provavelmente, em todas as espécies de ruminantes. Entretanto, existem diferenças na gravidade da doença em relação a espécie, raça, sorotipos e cepas do vírus. A participação das diferentes cepas do VLA no desenvolvimento da doença não está bem definida, mas existem claras diferenças na virulência entre as cepas. Mesmo quando uma cepa geneticamente estável é detectada durante um surto epizoótico, a heterogeneidade genética é facilmente detectada. Essa variação é consequência do chamado *drift* antigênico, determinado por mutações pontuais nos diferentes segmentos gênicos do VLA, ou *shift* antigênico, causado por trocas ou recombinações entre diferentes vírus coinfectando uma célula.

A variabilidade genética do VLA reflete em diferenças nas propriedades fenotípicas de cada cepa, incluindo a virulência para determinadas espécies de ruminantes. A título de exemplo, foi observado que, enquanto o sorotipo 4 do VLA praticamente não causa lesões entre os ruminantes das Américas, as cepas do mesmo sorotipo no sul da África induziram 100% de mortalidade em ovinos experimentalmente inoculados. Portanto, não é o sorotipo que determina a virulência do VLA. Similarmente, embora a grande maioria das cepas do BTV não cause doenças em bovinos, especialmente em regiões enzoóticas, outras cepas do BTV, como o sorotipo 8 (atualmente circulante na Europa), podem induzir doença em muitas espécies, incluindo bovinos e ruminantes selvagens.

Após a inoculação do vírus pela picada do mosquito, o VLA se replica inicialmente nos linfonodos regionais e, em seguida, se dissemina para uma variedade de tecidos, onde a replicação ocorre principalmente em fagócitos mononucleares e células endoteliais. Mediadores vasoativos produzidos por células reticulares dendríticas, macrófagos e células endoteliais infectadas pelo vírus contribuem para a extensa disfunção endotelial e falência vascular, característica da LA fulminante. A viremia nos ruminantes infectados está altamente associada às células sanguíneas, principalmente eritrócitos e plaquetas. Em virtude da baixa meia-vida das plaquetas no sangue ao longo da infecção, os vírus ficam associados somente a invaginações dos eritrócitos, permitindo prolongada viremia, mesmo na presença de anticorpos neutralizantes. Esses vírus associados a eritrócitos, após o repasto sanguíneo pelos mosquitos, infectam o trato gastrintestinal do inseto e perpetuam o ciclo da doença.

Surtos da doença ocorrem tipicamente quando ovinos suscetíveis são introduzidos em áreas endêmicas, ou quando mosquitos veiculam o vírus de uma região endêmica para áreas adjacentes contendo população de ovinos suscetíveis.

Clínica

Os sinais clínicos da doença em ruminantes domésticos e selvagens variam desde subclínicos (na grande maioria dos animais) a casos febris agudos caracterizados por inflamação e congestão levando a edema de face, pálpebras e orelhas. Ocorrem também hemorragias e ulceração nas membranas mucosas e secreção nasal serosa que, com a evolução do caso, torna-se mucopurulenta. Erosões extensas podem se desenvolver nas bochechas e na língua na região oposta ao dente molar. A língua pode demonstrar sinais de hiperemia intensa e edema. Em casos graves, torna-se cianótica, manifestação clínica característica que dá à doença o nome de língua azul. A hiperemia pode se estender a outras regiões do corpo, notadamente nas regiões inferiores do tórax e abdome, e ao períneo.

Hemorragia na porção coronária dos cascos é comum e, associada à degeneração muscular, pode levar à claudicação. Fotos com lesões da doença podem ser encontradas em publicação no ano de 2009 denominada "Coletânea de imagens: lesões de febre aftosa e de outras doenças incluídas no sistema nacional de vigilância de doenças vesiculares", disponível gratuitamente no site do Ministério da Agricultura, Pecuária e Abastecimento – MAPA, Brasil (www.agricultura.gov.br).

Diagnóstico

O diagnóstico definitivo da LA só pode ser obtido por análise laboratorial, diretamente, pelo isolamento e/ou pela identificação do vírus, ou indiretamente, pela detecção de anticorpos específicos, uma vez que a resposta sorológica em ruminantes inicia entre 7 e 14 dias após infecção e, em geral, persiste por toda a vida do animal. Para anticorpos sorogrupos-específicos, pode ser utilizado o teste de imunodifusão em gel de ágar ou o ELISA, embora esses testes dificilmente possam distinguir anticorpos contra o VLA e outros orbivírus. Recentemente, o teste ELISA competitivo – utilizando anticorpos monoclonais – foi padronizado para resolver essa limitação de reação cruzada entre os orbivírus em testes sorológicos e passou a ser o teste sorológico recomendado pela OIE. Entretanto, para determinação do sorotipo, apenas o teste de vírus neutralização é recomendado.

O VLA pode ser isolado de tecidos ou preferencialmente de eritrócitos lavados e livres de anticorpos por inoculação intravenosa em ovos embrionados de galinha (OEG). Após a amplificação viral no OEG, o vírus é passado para cultura de células da linhagem BHK-21 para subsequentes replicação e identificação. Recentemente, o uso da reação em cadeia pela polimerase com transcrição reversa (RT-PCR) tem permitido o diagnóstico diretamente de amostras biológicas, e pequenas modificações na técnica fornecem informação sobre o sorogrupo ou o sorotipo envolvido. O resultado positivo do RT-PCR deve ser analisado com cuidado, visto que o RNA viral pode ser detectado por até 220 dias após a infecção. Assim, a associação com os sinais clínicos é recomendada no diagnóstico.

Todos os achados *post mortem* da língua azul estão associados a lesões no endotélio vascular, resultando em alterações da permeabilidade e fragilidade capilares, com subsequentes coagulação intravascular disseminada (CIVD) e necrose dos tecidos irrigados pelos capilares lesionados. Essas alterações resultam em trombose vascular, infarto, edema, congestão, hemorragia, inflamação e necrose dos tecidos afetados.

Tratamento

Não existe tratamento específico para a LA. O tratamento sintomático pode auxiliar na recuperação da doença. Uma vez estabelecido, é praticamente impossível eliminar o VLA, posto que o microrganismo se dissemina de forma subclínica entre os bovinos, outros ruminantes e nos mosquitos.

Profilaxia e controle

O ciclo da LA pode ser interrompido pela vacinação dos hospedeiros vertebrados, especialmente bovinos, diminuição da população de vetores ou até mesmo evitando a picada desses insetos. A vacinação é uma medida efetiva para controlar a doença e a viremia. Já foram utilizados diferentes tipos de vacinas, incluindo as com vírus atenuados, vírus inativados, vacinas produzidas em poxvírus, vacinas com proteínas recombinantes e as VLP (*virus like particles*), que são partículas virais vazias, sem ácido nucleico.

As vacinas homólogas são efetivas e devem ser produzidas contra os sorotipos prevalentes em cada região. No entanto, conferem pouca proteção contra sorotipos heterólogos. Na América do Sul, o controle da LA é fundamentado sobretudo na notificação obrigatória da doença, no controle do trânsito de animais em fronteiras e, particularmente na Argentina e Brasil, por vigilância e monitoramento de animais.

Bibliografia

Bhattacharya B, Roy P. Role of lipids on entry and exit of bluetongue virus, a complex non-enveloped virus. Viruses. 2010; 2:1218-35.

Clavijo A, Heckert RA, Dulac GC, Afshar A. Isolation and identification of bluetongue virus. J Virol Meth. 2000;87:13-23.

Gould AR, Hyatt AD. The orbivirus genus. Diversity, structure, replication and phylogenetic relationships. Comp Immun Microbiol Infect Dis. 1994;17:163-88.

Maan S, Maan NS, Nomikou K, Veronesi E, Bachanek-Bankowska K, Belaganahalli MN *et al.* Complete genome characterisation of a novel 26th bluetongue virus serotype from Kuwait. PLoS ONE. 2011;6:e26147.

Maclachlan NJ, Drew CP, Darpel KE, Worwa G. The pathology and pathogenesis of bluetongue. J Comp Path. 2009;(141):1-16.

Mellor PS, Boorman J, Baylis M. Culicoides biting midges: their role asarbovirus vectors. Annu Rev Entomol. 2000;45:307-40.

Noad R, Roy P. Bluetongue vaccines. Vaccine. 2009;27:86-9.

Office International des Epizooties (OIE) 2011. Terrestrial Animal Health Code. 20.ed. Paris: OIE, 2011.

Singer RS, Maclachlan NJ, Carpenter TE. Maximal predicted duration of viremia in bluetongue virus-infected cattle. J Vet Diagn Invest. 2001;13:43-9.

Tomich RGP, Pellegrin AO, Campos FS, Lobato ZIP, Barbosa-Stancioli EF. Epidemiologia do vírus da língua azul em rebanhos bovinos. Corumbá: Embrapa Pantanal, 2006, 25 p. Embrapa Pantanal. Boletim de Pesquisa, 85.

Wilson AJ, Mellor PS. Bluetongue in Europe: past, present and future. Phil Trans R Soc B. 2009;364:2669-81.

Panleucopenia Felina 70

Mitika Kuribayashi Hagiwara e Fernanda Elias

Definição

A panleucopenia felina é uma doença viral aguda, altamente contagiosa, causada pelo parvovírus felino, que acomete felídeos domésticos e selvagens. O agente etiológico apresenta tropismo por células em divisão, principalmente as do intestino, tecido hematopoético e cerebelo, resultando no desenvolvimento de manifestações gastrintestinais, alterações hematológicas e distúrbios neurológicos e visuais em gatos infectados no período pré-natal tardio e neonatal.

Sinonímias: enterite infecciosa felina; cinomose felina; agranulocitose espontânea; panleucopenia maligna.

Etiologia

A panleucopenia felina é causada pelo parvovírus felino (PVF), pertencente à família *Parvoviridae*, subfamília *Parvovirinae*, gênero *Parvovirus*, que inclui o parvovírus canino (vírus minúsculo dos cães e o PVC-2), o parvovírus das raposas-azuis (PVRA) e o vírus da enterite do *mink* (VEM). Existe similaridade estrutural, antigênica e genética entre esses agentes etiológicos. O PVF e o PVC-2 apresentam semelhança em mais de 98% da sequência do DNA que codifica as proteínas componentes do capsídio viral.

O PVC-2, que foi descoberto em cães em 1978, evoluiu provavelmente a partir do PVF pela aquisição de 5 ou 6 alterações em aminoácidos do gene da proteína do capsídio, com a perda da capacidade de infectar os felinos. Mutações subsequentes no PVC-2 deram origem ao PVC-2a, PVC-2b e PVC-2c, que readquiriam a capacidade de infectar gatos e, eventualmente, causar doença também nessa espécie. Assim, esporadicamente, o parvovírus canino pode ser encontrado nas fezes de gatos saudáveis ou doentes. Também no Brasil, foi demonstrada a presença do parvovírus canino nas fezes de um gato com manifestações clínicas de panleucopenia. Em contraste, o PVF não é capaz de se replicar eficientemente em células caninas, além de não infectar cães após a inoculação experimental.

O PVF é um vírus DNA de fita simples, esférico, com 18 a 26 nm de diâmetro e desprovido de envoltório externo, o que lhe confere elevada resistência ambiental. Possui características antigênicas e genéticas bastante homogêneas, ao contrário do parvovírus canino.

A replicação ocorre por ligação do capsídio viral aos receptores da membrana plasmática, sendo considerado o receptor de transferrina o responsável pela ligação e com expressão bastante elevada nas células em proliferação, facilitando a replicação viral. Ocorre também a ligação com resíduos de ácido siálico justificando a atividade hemaglutinante apresentada por esses vírus. A ligação ao receptor inicia o processo de infecção viral por endocitose nas células suscetíveis. A replicação ocorre no núcleo das células em divisão e origina a formação de grandes corpúsculos de inclusão intranucleares.

O PVF é muito estável e mantém sua infectividade por períodos de até 1 ano em temperatura ambiente, em material orgânico ou em fômites sólidos. O vírus resiste a altas temperaturas, até 30 min a 56°C, sendo gradualmente inativado a 80°C, em 2 h. O agente permanece viável durante muitos anos em temperaturas baixas (-70 a -60°C). Tolera uma ampla variação de pH (entre 3 e 9) e é resistente à ação de vários agentes químicos, como álcool a 70%, várias diluições de ácido, éter, clorofórmio, fenol, iodo, compostos à base de amônio quaternário e tripsina. O vírus é inativado apenas pela ação do hipoclorito de sódio a 6%, formaldeído a 4% e glutaraldeído a 1%, em 10 min, em temperatura ambiente. Pela sua natureza contagiosa e capacidade de persistir no meio ambiente, apresenta distribuição mundial.

Epidemiologia

O PVF pode infectar todos os membros da família *Felidae*, nos quais é capaz de causar doença grave e fatal. São também suscetíveis os representantes das famílias *Mustellidae*, *Procyonidae*, *Viverridae* e *Canidae*. Virtualmente, todos os felinos suscetíveis são expostos e infectados durante o 1º ano de vida. Filhotes que adquirem anticorpos transferidos pelo colostro são protegidos até os

3 meses de idade e, em casos excepcionais, até 20 semanas. As variações sazonais na incidência da panleucopenia (final de verão e início de outono) relatadas em outros países estão provavelmente relacionadas com o aumento do número de filhotes suscetíveis nessas estações.

A principal via de transmissão do agente etiológico é a orofecal. O PVF é eliminado em todas as secreções corpóreas durante a fase ativa da doença, principalmente pela urina e nas fezes dos animais acometidos, quando entre 10^6 e 10^9 partículas virais por grama de fezes podem ser excretadas durante os primeiros estágios da doença, por um período de 2 a 3 semanas. A transmissão transplacentária também pode ocorrer, resultando na infecção dos fetos e no desenvolvimento da síndrome cerebelar dos neonatos. O contágio indireto por fômites contaminados é favorecido pela grande capacidade do vírus em manter sua infectividade no ambiente durante longos períodos (até 1 ano). Alguns insetos (pulgas e mosquitos hematófagos) também podem atuar como vetores mecânicos, principalmente nas estações mais quentes do ano.

A prevalência da doença varia de acordo com a proporção de gatos imunizados na população, a virulência do agente e a ocorrência de doenças bacterianas intestinais secundárias nos animais acometidos. Embora a panleucopenia seja reconhecida como uma doença de gatos não imunizados, a infecção tem sido descrita em filhotes nascidos em gatis comerciais e de fêmeas previamente vacinadas. A panleucopenia é considerada uma doença de animais jovens, de 2 a 4 meses de idade, podendo acometer felinos de qualquer faixa etária. Os felinos mais velhos desenvolvem, em geral, uma infecção mais branda, muitas vezes assintomática.

A morbidade e a mortalidade podem variar significativamente de um surto para outro. Em populações suscetíveis, a incidência da infecção pode atingir 100%, com a grande maioria dos animais jovens apresentando a forma mais clássica da doença. Nesses casos, a taxa de mortalidade da doença é alta, estimada em 50% até mais de 90% dos animais acometidos. No entanto, a maioria das infecções é inaparente ou subclínica. Aproximadamente 75% dos felinos não vacinados e com 1 ano de idade podem apresentar títulos de anticorpos neutralizantes contra o PVF sem que anteriormente tivessem sido observadas quaisquer manifestações clínicas que pudessem ser atribuídas a infecção pelo parvovírus.

➤ Patogenia

O vírus penetra pela orofaringe e se replica inicialmente no tecido linfoide faríngeo. Em seguida, ocorre viremia livre ou associada a células, disseminando o vírus a outros órgãos e tecidos via corrente sanguínea. Os sinais clínicos que se desenvolvem a partir daí estão relacionados com a presença de receptores específicos e ciclo celular. A replicação dos parvovírus ocorre apenas no núcleo das células em divisão, uma vez que o genoma desses agentes não codifica a enzima DNA polimerase, necessária para a conversão do DNA viral de fita simples em dupla fita linear. Esta enzima só é codificada durante a mitose celular (fase S ou início da fase G2 do ciclo celular). O principal fator de patogenicidade viral é a especificidade por células que se encontram em divisão para a replicação. A infecção fetal ou do neonato – períodos críticos de organogênese – resultam em infecção e destruição tecidual disseminada e, consequentemente, alterações no desenvolvimento animal. A produção de citocinas (como fator de necrose tumoral), em decorrência da infecção viral, pode levar a efeitos citotóxicos secundários em células não infectadas, aumentando a gravidade da infecção.

Em animais adultos, os locais de infecção preferenciais incluem o tecido linfoide, a medula óssea e as criptas ou glândulas da mucosa intestinal. Na fase pré-natal tardia e neonatal inicial, a infecção pode resultar em lesões no tecido linfoide e na medula óssea, porém o local mais afetado é o sistema nervoso central (SNC), incluindo cérebro, cerebelo, além de retina e nervo óptico.

Infecção sistêmica

A replicação inicial do PVF ocorre nos tecidos linfoides da orofaringe, 18 a 24 h após a infecção oral ou intranasal. A viremia se dá entre o 2º e o 7º dia e as alterações patológicas são inicialmente observadas nos tecidos de divisão celular mais intensa. Gatos que se recuperam do quadro mórbido apresentam o desaparecimento gradual do vírus nos tecidos conforme ocorre um rápido aumento dos títulos de anticorpos, a partir de 7 dias após a infecção.

Infecção do trato digestório

As células epiteliais que compõem as criptas de Lieberkühn são o alvo da replicação do vírus no intestino delgado. A porção proximal do jejuno e a região terminal do íleo são as que apresentam lesões mais extensas. As alterações observadas no cólon são normalmente focais e de menor magnitude, uma vez que a taxa de proliferação celular nesta região é inferior a do intestino delgado. O quadro de enterite é causado pela lesão das vilosidades intestinais, que se tornam mais curtas, levando a má absorção e aumento da permeabilidade. As lesões observadas no trato digestório são exacerbadas pela presença da flora residente que, por sua vez, atua na elevação da taxa de proliferação dos enterócitos, aumentando a multiplicação viral.

Infecção do tecido linfoide e da medula óssea

O PVF induz necrose seguida de proliferação no tecido linfoide, nas placas de Peyer, nos linfonodos, no timo e no baço. A involução e a degeneração do timo são descritas em gatos *specific pathogen free* (SPF) e felinos livres de patógenos, infectados até 9 semanas de idade. A apoptose celular que ocorre nas infecções pelo PVF contribui sobremaneira para a expansão do dano tecidual nos órgãos linfoides e no trato intestinal. A panleucopenia, observada nos casos mais graves, se deve à destruição viral dos linfócitos, à depleção das linhagens de células megacariocíticas, mieloides e eritroides da medula óssea e ao aumento do consumo dos leucócitos circulantes decorrente da lesão tecidual. Acredita-se que o PVF destrua as células progenitoras das linhagens acometidas, justificando a rápida redução dos neutrófilos circulantes, que apresentam vida útil relativamente pequena.

Infecções secundárias

O quadro mórbido pode ser complicado pela presença de outros vírus ou por infecções bacterianas secundárias, assim como ocorre com a parvovirose canina. A síndrome panleucopenia-símile, atribuída unicamente ao vírus da leucemia felina (VLF), pode ser provocada por uma coinfecção entre o VLF e o PVF. Infecções concomitantes com o *Clostridium piliforme* (causador da doença de Tyzzer) em filhotes e com a *Salmonella* sp. em gatis comerciais têm sido relatadas, com elevada taxa de mortalidade.

Infecções em fêmeas gestantes

Infecções que acometem as fêmeas durante o período da gestação podem produzir um amplo espectro de distúrbios reprodutivos. No terço inicial da prenhez, o PVF pode causar morte, reabsorção fetal e infertilidade. No segundo terço da gestação, o vírus pode levar a abortamentos e nascimento de fetos mumificados. Na fase final da prenhez, a infecção pode resultar no nascimento de filhotes com graus variados de lesão nos tecidos neurais de desenvolvimento tardio. Na transmissão transplacentária, nem todos os filhotes da ninhada são acometidos. Em alguns casos, porém, os filhotes aparentemente resistentes à infecção poderão abrigar o vírus por períodos de latência de até 8 a 9 semanas.

Miocardites e cardiomiopatias

A presença do PVF detectada por técnicas de reação em cadeia pela polimerase (PCR) e sinais de inflamação no miocárdio de gatos com cardiomiopatia hipertrófica, dilatada e restritiva sugere a possível existência de uma relação entre a infecção e o desenvolvimento da doença cardíaca, de modo similar ao que ocorre na parvovirose canina.

Infecção do sistema nervoso central

O PVF ultrapassa a barreira hematencefálica durante a infecção uterina ou perinatal do feto, comprometendo significativamente o desenvolvimento do cerebelo. A maior destruição ocorre, em geral, nas células da camada germinativa externa, que se proliferam e se diferenciam ativamente em neurônios no momento do nascimento e nas 2 primeiras semanas de vida do animal. O PVF interfere no desenvolvimento cortical do cerebelo, resultando em menor número de camadas de células. As células de Purkinje pré-formadas também podem ser destruídas durante a infecção. O cerebelo é menos suscetível ao PVF quando o filhote atinge 9 semanas de idade, em virtude da redução considerável da proliferação celular.

Outras lesões no SNC, como alterações na medula espinhal e cérebro, incluindo hidrocefalia, hidranencefalia, além de anormalidades do nervo óptico e da retina, podem ser produzidas durante a infecção na fase pré-natal inicial. O PVF pode ser responsável por induzir displasia da retina em animais infectados. As lesões são caracterizadas pelo adelgaçamento das fibras nervosas, perda da arquitetura e formações em roseta do epitélio pigmentar, podendo se estender até o nervo óptico.

Paradoxalmente, os parvovírus parecem ter a capacidade de se replicar em neurônios, células com elevado grau de diferenciação. Por meio de imuno-histoquímica, foi evidenciado o parvovírus em cérebros de gatos que vieram a óbito por causa de diversas doenças, incluindo panleucopenia. O significado clínico da infecção em neurônios ainda é desconhecido.

Clínica

O período de incubação da doença varia de 2 a 10 dias, sendo, em geral, de 4 a 5 dias. A gravidade do quadro varia consideravelmente nos indivíduos suscetíveis, desde a forma subclínica até o quadro hiperagudo e fatal, que se assemelha a uma intoxicação. No entanto, a frequência dos gatos que manifestam evidências clínicas da doença é menor em relação ao número de felinos infectados pelo vírus.

Forma subclínica

Ocorre em animais adultos e, de modo geral, não é diagnosticada.

Forma clínica hiperaguda

Ocorre mais frequentemente em filhotes não vacinados e é caracterizada por grave depressão, coma (choque séptico) e morte súbita, em alguns casos em menos de 12 h. O animal pode apresentar êmese, mas normalmente o óbito ocorre antes que a diarreia e a desidratação possam se desenvolver. A mortalidade se aproxima de 100% nesses casos, principalmente em animais entre 2 e 5 meses de idade.

Forma aguda ou típica da panleucopenia felina

Os principais sinais clíncos incluem febre (40°C ou superior), protrusão da terceira pálpebra, depressão, anorexia e vômitos amarelados frequentes, independentemente da alimentação. Diarreia ocorre com menor frequência, sendo tardia, em geral fétida, pastosa a líquida, podendo apresentar estrias fibrinosas. O animal pode desenvolver grave desidratação e, muitas vezes, assume uma postura típica, como se fosse comer ou beber, colocando sua cabeça sobre o pote de alimento ou permanecendo encurvado, com a cabeça apoiada no chão ou entre seus membros torácicos.

À palpação abdominal, podem-se perceber espessamento intestinal, desconforto e linfadenomegalia mesentérica. Os linfonodos periféricos geralmente não se apresentam aumentados. Em casos mais graves, podem-se observar ulcerações orais, hematoquezia, icterícia ou sinais de coagulopatias (petéquias e equimoses) secundários à coagulação intravascular disseminada (CIVD) e à endotoxemia. Se o gato sobreviver aos primeiros 5 dias da doença e as complicações não se desenvolverem (infecções bacterianas secundárias, enterite crônica), a recuperação ocorrerá rapidamente. Em geral, serão necessárias várias semanas para que o animal readquira seu peso e condição corporal.

As fêmeas prenhes infectadas ou vacinadas durante a gestação podem apresentar distúrbios reprodutivos (infertilidade, mumificação fetal, abortamentos) ou parirem filhotes com a forma neonatal da panleucopenia. A infecção intrauterina tardia ou durante os primeiros dias após o nascimento resulta em morte súbita ou em sinais neurológicos, não progressivos, observados quando o animal começa a andar. Sinais de comprometimento cerebelar incluem ataxia, incoordenação motora, dismetria, tremor de intenção e perda do reflexo de ameaça. Filhotes com disfunções leves podem se adaptar, apresentando deficiências residuais mínimas. Os danos cerebrais podem provocar convulsões, alterações comportamentais e posturais, apesar de o animal apresentar deambulação normal.

As lesões da retina e do nervo óptico podem levar a diferentes graus de perda da acuidade visual e ser visíveis ao exame de fundo de olho em gatos com manifestações neurológicas ou, acidentalmente, em animais clinicamente normais. As áreas de degeneração na retina podem ser observadas como focos acinzentados discretos, com margens enegrecidas, com a presença de dobras ou de veios.

A patogenicidade das novas variantes dos parvovírus caninos para os felinos ainda não está totalmente esclarecida. A infecção dos gatos pelos PVC-2a e 2b resulta em manifestações clínicas semelhantes às da panleucopenia felina, porém aparentemente esses vírus são menos virulentos do que o PVF nos gatos. A gravidade dos sinais clínicos também pode estar relacionada com o estado geral do animal no momento da exposição. Das novas variantes do parvovírus canino, o PVC-2c parece ser o mais patogênico. Estudos experimentais realizados *in vivo* utilizando os PVC-2a e PVC-2c isolados de felinos selvagens demonstraram, de modo evidente, que a primeira variante é menos virulenta para os gatos e a segunda tem virulência intermediária quando comparadas com a do PVF.

Diagnóstico

Diagnóstico clínico

A anamnese é muito importante, especialmente quanto a idade do animal (jovens são mais suscetíveis), vacinação, contato com outro animal doente ou com outros gatos nas últimas 2 semanas (em gatis, hospitais ou centros de adoção).

O diagnóstico clínico da panleucopenia felina é estabelecido, em geral, com base nas manifestações clínicas e na presença de leucopenia. A contagem de leucócitos diminui consideravelmente, sobretudo na fase mais aguda da infecção (do 4º ao 6º dia), quando podem ser encontrados valores entre 50 e 3.000 células/mcℓ. Esta característica, porém, não é patognomônica da infecção pelo PVF e pode não ocorrer em todos os casos. Animais acometidos menos gravemente podem apresentar contagens de leucócitos entre 3.000 e 7.000 células/mcℓ. A intensidade da leucopenia em geral acompanha a gravidade da doença. Inicialmente, desenvolve-se neutropenia, uma vez que os neutrófilos são exsudados para o lúmen intestinal e, logo a seguir, ocorre leucopenia como consequência da supressão da medula óssea. Neutrofilia com desvio à esquerda ocorre nos animais que estão se recuperando. Cerca de 5 dias após o aparecimento dos sinais clínicos, ocorre um efeito rebote dramático no número de leucócitos, muitas vezes excedendo o limite superior de referência. Assim como nos cães, a infecção dos felinos pelo PVC também resulta em linfopenia.

Em virtude da natureza aguda da infecção e da vida relativamente longa dos eritrócitos, não se observa anemia intensa, a não ser quando ocorre hematoquezia. Anemia persistente, não regenerativa e associada à leucopenia é mais compatível com a infecção pelo vírus da leucemia felina. A trombocitopenia é uma ocorrência variável nos casos de panleucopenia e pode estar associada a outras anormalidades de coagulação em gatos que desenvolvem doença intravascular disseminada. A trombocitopenia é causada pela lesão medular direta e pode também ocorrer em associação com leucopenia no início do curso da doença.

As alterações na bioquímica sérica são inespecíficas. Aumentos discretos a moderados em alanina-aminotransferase (ALT), aspartato-aminotransferase (AST) ou nas bilirrubinas refletem o envolvimento hepático, porém raramente ocorre icterícia. A azotemia pré-renal pode ser frequentemente observada nos casos em que ocorre desidratação intensa, sendo mínimo o comprometimento renal.

Testes diagnósticos

Em centros de pesquisa ou em laboratórios de análise devidamente equipados, pode-se realizar o diagnóstico da panleucopenia, demonstrando-se a ascensão dos títulos de anticorpos soroneutralizantes ou de inibição da hemaglutinação (HI). Os testes de HI e de hemaglutinação (HA) podem ser realizados utilizando-se algumas linhagens do PVF, as quais, à semelhança do PVC, aglutinam eritrócitos de suínos e de macaco *rhesus*. Os maiores títulos da reação são observados em pH ácido (6,4) para o PVF e em pH 7,2 para o PVC. Os anticorpos são pesquisados na circulação sanguínea do felino, por meio de sorologia pareada, cerca de 3 dias após o aparecimento dos sinais clínicos e 2 semanas mais tarde, quando os títulos se elevam rapidamente, atingindo títulos de 1.000 a 10.000. O aumento do título de anticorpos em quatro diluições ou a soroconversão indicam infecção aguda. A reação de HI apresenta sensibilidade menor quando comparada com o teste de soroneutralização (SN), porém apresenta vantagens sobretudo quanto à facilidade de realização do teste. Esses testes também têm sido utilizados como referência na verificação do nível de anticorpos para proteção contra a infecção.

Ensaio imunoenzimático nas fezes

O ensaio imunoenzimático (ELISA) para detecção do parvovírus nas fezes tem sido amplamente utilizado, em razão da sensibilidade, praticidade e rapidez de realização. Existem *kits* comerciais disponíveis no mercado que podem ser utilizados para verificação do antígeno viral nas fezes, no conteúdo intestinal ou em tecidos obtidos de necropsias. Entretanto, é importante saber que o PVF pode ser detectado nas fezes por *kits* ELISA apenas no período de 24 a 48 h após a infecção, necessitando-se de técnicas de isolamento viral (de pouca aplicação na prática clínica) após esse prazo.

Isolamento do vírus

O PVF produz corpúsculo de inclusão intranuclear do tipo *Cowdry* A em populações suscetíveis de células jovens, em intensa proliferação, embora já se tenha demonstrado que o vírus pode se replicar em células cuja síntese de DNA esteja bloqueada. Em geral, os primeiros corpúsculos surgem 1 a 2 dias após a inoculação, persistem durante 3 a 5 dias e desaparecem gradualmente ao longo do tempo.

O vírus pode ser isolado de fragmentos de baço, timo, íleo e dos linfonodos mesentéricos. Em gatos sintomáticos, as fezes ou *swabs* retais e orofaríngeos podem ser congelados e encaminhados para o laboratório. O parvovírus pode ser isolado da urina e das fezes de filhotes experimentalmente infectados no útero 3 e 6 semanas após o nascimento, respectivamente. A microscopia eletrônica das amostras fecais também pode confirmar a presença do parvovírus. O agente pode ser detectado no SNC durante pelo menos 22 dias após a infecção neonatal e, posteriormente, persiste nas células de Purkinje. Testes de anticorpos por fluorescência direta (FA) podem ser realizados para a verificação do vírus nas culturas celulares e dos tecidos (geralmente o intestino) de gatos infectados 2 dias após a infecção. Anticorpos monoclonais e técnicas de restrição enzimática após realização da PCR podem ser utilizados para diferenciação entre o PVF e o PVC.

Biologia molecular

Atualmente, a PCR tem sido amplamente empregada no diagnóstico de grande número de infecções virais. Vários protocolos foram descritos para a detecção do parvovírus nas fezes, em sobrenadante de cultura celular e em tecidos fixados por formalina ou parafina. Utilizando-se esta técnica, o PVF atenuado foi verificado nos tecidos de gatos 19 dias após a vacinação. A detecção genética possibilita a identificação específica da variante do agente, já que pode haver infecção cruzada entre as espécies dos parvovírus nos carnívoros.

Anatomia patológica

As alterações macroscópicas verificadas em animais naturalmente infectados comumente são mínimas. As alças intestinais apresentam-se dilatadas e firmes e podem estar hiperêmicas, com petéquias e equimoses na superfície serosa. Gatos infectados no período pré-natal podem ter hipoplasia cerebelar, hidrocefalia ou hidranencefalia. O timo pode estar atrofiado em neonatos, sendo este o único achado macroscópico observado em animais livres de patógenos.

Alterações histopatológicas

A alteração microscópica clássica do intestino é a lesão focal ou difusa das células das criptas, que se apresentam dilatadas e preenchidas por muco, células polimorfonucleares e material necrótico. As células que compõem as criptas podem ser totalmente descamadas em alguns casos, restando somente a membrana basal. O encurtamento das vilosidades é secundário à necrose das criptas. A lesão focal é mais evidente ao redor dos folículos linfoides da submucosa do intestino delgado. Os corpúsculos de inclusão intranucleares podem ser demonstrados 5 a 7 dias após a infecção em tecidos preservados com fixadores ácidos, como Bouin ou Zenker. Gatos infectados pelo PVF apresentam infiltrado inflamatório discreto na mucosa intestinal, com ausência de leucócitos e predominância de linfócitos T. Comparativamente, gatos que apresentam enterite causada pelo vírus da leucemia apresentam infiltrado celular marcante na mucosa intestinal, composto por células mononucleares e linfócitos T.

A microscopia eletrônica (ME) pode revelar as inclusões correspondentes aos locais de replicação do vírus. Assim como nas infecções pelo PVC, a ME pode detectar as partículas virais no intestino e nas fezes. Provas de imuno-histoquímica podem ser utilizadas para a verificação do agente em amostras de tecidos.

Geralmente, não há infiltração de linfócitos nos tecidos, havendo depleção dessas células na região folicular e paracortical dos linfonodos, nas placas de Peyer e no baço. A atrofia linfoide é acompanhada de hiperplasia das células reticuloendoteliais. A depleção de elementos hematopoéticos é evidente na medula óssea em quase metade dos casos examinados, com a presença de edema e congestão sinusoide.

O cérebro de filhotes infectados no período pré-natal ou neonatal pode apresentar dilatação ventricular e descontinuidade das células ependimais, com malácia da massa branca subcortical. A degeneração cerebelar é caracterizada por redução e desorientação da camada granular e das células de Purkinje. A degeneração mielínica pode ser encontrada, sobretudo, no funículo lateral da medula espinal.

Diagnóstico diferencial

- Intoxicação
- Parasitismo intestinal maciço
- Toxoplasmose aguda
- Corpos estranhos gastrintestinais (especialmente os perfurantes)
- Abscessos ou granulomas mesentéricos
- Leucemia felina
- Septicemia bacteriana aguda (salmonelose)
- Linfoma.

➤ Tratamento

Os principais objetivos do tratamento são restaurar e manter o equilíbrio hidreletrolítico; minimizar as perdas contínuas de líquidos e possibilitar a recuperação do epitélio intestinal; e prevenir infecções secundárias. A terapia de suporte apropriada e os cuidados intensivos propiciam o controle do quadro sintomático, até que o animal recupere seus mecanismos de defesa.

O equilíbrio hidreletrolítico é um dos aspectos terapêuticos mais importantes. Os animais devem se manter em jejum para minimizar a frequência dos episódios de vômitos e reduzir a atividade mitótica intestinal, diminuindo a replicação do vírus. O volume de fluido a ser administrado deve ser calculado com base no peso do animal, na taxa de manutenção e nas perdas contínuas que ocorrerão por meio do vômito e da diarreia. Recomenda-se o uso de fluidos isotônicos, como a solução de Ringer lactato, sendo geralmente necessária a suplementação de potássio, por causa da anorexia prolongada e do aumento da diurese induzido pela fluidoterapia. Os animais acometidos geralmente apresentam desidratação grave, tornando necessária uma rápida recuperação da volemia IV (até 100 mℓ/kg/h). O balanço hídrico pode ser mantido pela administração de fluidos na taxa de 44 mℓ/kg/dia. O estado clínico do animal, a produção de urina, o peso corporal e a concentração das proteínas séricas devem ser monitorados continuamente durante o tratamento para se prevenir a hidratação excessiva.

Antieméticos, como a metoclopramida, na dose de 0,2 a 0,4 mg/kg, a cada 6 ou 8 h, devem ser administrados de preferência por via parenteral. O fármaco também pode ser infundido continuamente IV, a uma taxa de 1 a 2 mg/kg/24 h, nos casos mais graves.

A transfusão de plasma ou sangue total é recomendada em gatos com anemia intensa, hipotensão ou hipoproteinemia (< 5 g/dℓ). Se forem observadas trombocitopenia e coagulopatia, poderão ser administradas simultaneamente baixas doses de heparina SC (50 a 100 UI/kg a cada 8 h). O uso de soro hiperimune só será benéfico se for administrado logo após a exposição ao vírus e antes do aparecimento dos primeiros sinais clínicos.

Para prevenir infecções secundárias que podem ocorrer após a lesão dos enterócitos e para diminuir a taxa de mitose das células do epitélio intestinal (reduzindo-se a flora residente), podem-se utilizar antibióticos de amplo espectro por via parenteral, como a ampicilina e as cefalosporinas. Em animais com septicemia ou em estágio terminal, pode ser necessário combinar ampicilina ou cefalosporina com um aminoglicosídio (gentamicina, na dose de 2 mg/kg, a cada 8 h) ou quinolona (enrofloxacino, na dose de 5 mg/kg, a cada 24 h). Os aminoglicosídios devem ser utilizados com cautela em animais desidratados, pelo risco de nefrotoxicidade. O uso da quinolona, por sua vez, pode provocar degeneração de retina, além de causar lesões nas cartilagens de animais jovens. Os medicamentos mais utilizados no tratamento dos felinos com panleucopenia estão apresentados na Tabela 70.1.

Todos os gatos com panleucopenia devem ser suplementados por via parenteral com vitamina B, em virtude da prolongada anorexia, do maior requerimento do organismo e das perdas ocorridas com a diarreia. O uso de estimulantes do apetite pode ser benéfico em animais anoréxicos e que não apresentam êmese, sendo administrados por via oral ou parenteral minutos antes da refeição. Entretanto, há relatos de necrose hepática com o uso de benzodiazepínicos em felinos. Uma alternativa é a utilização do cloridrato de cipro-heptadina na dose de 2 mg/gato, a cada 12 h. Pequenos volumes de líquido e comida pastosa podem ser introduzidos gradualmente quando os sinais gastrintestinais cessarem. Deve-se forçar a ingestão em animais que recusam o alimento após vários dias ou, em última instância, recomenda-se a colocação de um tubo para alimentação enteral.

O uso de interferon felino recombinante (na dose de $2{,}5 \times 10^6$ unidades/kg, a cada 24 h) pode ser benéfico nas infecções pelo PVF, uma vez que reduz a mortalidade em 6,4 vezes quando interferon específico canino é empregado no tratamento da parvovirose canina.

A resposta à terapia pode ser monitorada pela contagem total e diferencial de leucócitos, uma vez que a resposta medular granulocitopoética ocorre em 24 a 48 h. Formas bizarras de leucócitos podem ser detectadas na circulação sanguínea e na medula óssea.

Tabela 70.1 Dosagem dos principais medicamentos utilizados no tratamento da panleucopenia felina.

Medicação	Dose	Via de administração	Intervalo de administração (horas)
Estimulante de apetite			
Cloridrato de ciproeptadina	2 a 4 mg/gato	VO	12 a 24
Antieméticos			
Metoclopramida	1 a 2 mg/kg/dia 0,2 a 0,4 mg/kg	IV – infusão contínua VO, SC	24 8
Ondansetrona	0,1 a 0,2 mg/kg 0,5 a 1 mg/kg	IV VO	8 a 12
Dolasetrona*	0,5 a 1 mg/kg	IV, IM, SC	24
Maropitant	1 mg/kg	SC	24
Antimicrobianos			
Ampicilina Amoxicilina	15 a 20 mg/kg	IV, SC	6 a 8
Gentamicina	2 mg/kg	IV, SC, IM	8
Interferon ômega*	2,5 × 10^6 U/kg	IV	24

*Não se encontram disponíveis no Brasil.

➤ Profilaxia e controle

Em virtude do acúmulo e da persistência do PVF no ambiente, os locais em que foram abrigados gatos infectados apresentam sérios riscos de exposição aos felinos suscetíveis que forem alocados. Em geral, recomenda-se a vigorosa desinfecção do ambiente e dos utensílios com hipoclorito de sódio em uma diluição de 1:32. Apesar das melhores práticas de descontaminação, os ambientes altamente contaminados e densamente habitados ainda apresentam riscos, de modo que a imunoprofilaxia constitui-se na medida mais eficaz para a proteção dos suscetíveis e deve ser realizada antes da introdução em tais ambientes.

Imunidade passiva adquirida via colostro

A meia-vida dos anticorpos derivados da fêmea é de cerca de 10 dias. Na maioria dos gatos, a proteção conferida pelos anticorpos maternos persiste até 6 a 8 semanas de idade e, em algumas circunstâncias especiais, até 14 semanas de idade. Gatas que vivem em ambientes de alto risco ou aquelas que sobreviveram à panleucopenia têm alto título de anticorpos. Assim, a imunidade transferida pelo colostro aos filhotes deve ser mais prolongada e, portanto, a última dose da vacina na primoimunização deve ser aplicada com 16 semanas de idade ou mais. Por analogia com o parvovírus canino, há uma janela imunológica ao redor de 8 a 12 semanas de idade, quando o nível de anticorpos é baixo, não protegendo contra a infecção natural, mas alto o suficiente para interferir na vacinação.

Imunização ativa

As vacinas inativadas e as vacinas vivas modificadas conferem a proteção adequada contra a infecção natural. Na ausência de anticorpos maternos, uma dose da vacina atenuada é suficiente para promover a formação de anticorpos protetores, e a imunidade desenvolvida após a vacina é de longa duração, semelhante à imunidade produzida em cães com a vacina atenuada de parvovírus canino. A proteção conferida por vacinas vivas atenuadas é rápida. Uma semana após a aplicação de vacina de vírus vivo modificado (VVM) em gatos SPF com 8 a 9 semanas de idade, os felinos vacinados resistiram ao desafio, confirmando o desenvolvimento da imunidade apenas 7 dias após a vacinação.

Nos filhotes que receberam colostro, a vacinação deve ser iniciada com 8 a 9 semanas de idade, com a segunda dose dada 3 a 4 semanas depois (com, no mínimo, 12 semanas de idade). Em circunstâncias em que os anticorpos transferidos no colostro podem ter persistido além de 12 semanas, deve ser considerada a possibilidade de aplicar nova dose da vacina com 16 a 20 semanas de idade.

Gatos adultos de estado desconhecido quanto à imunidade ao parvovírus felino devem receber uma dose única de vacina VVM, seguida de uma dose de reforço 12 meses depois.

Quanto ao reforço vacinal, em geral, recomenda-se a revacinação anual, embora se saiba que a imunidade pós-vacinal para a panleucopenia é longa, talvez por toda a vida do animal. Gatos que responderam adequadamente à vacinação contra FPV apresentam sólida imunidade por 7 anos (provavelmente mais longa) mesmo na ausência de reforço vacinal ou desafio natural. A alternativa racional é a revacinação dos adultos em intervalos trienais. Após o primeiro reforço vacinal, 1 ano depois da vacinação primária, as vacinações subsequentes podem ser realizadas em intervalos de 3 anos ou mais, a menos que existam condições especiais.

Filhotes que não receberam colostro podem ser vacinados a partir de 4 semanas de idade, com vacinas inativadas ou atenuadas. Vacinas vivas não devem ser aplicadas em filhotes com menos de 4 semanas de idade, em virtude do potencial risco de danos cerebelares. Ainda, não devem ser utilizadas em gatas prenhes e em gatos imunossuprimidos. No caso de vacinas inativadas, uma dose adicional deve ser dada 3 a 4 semanas depois, independentemente da idade do animal.

Embora a maioria dos casos de panleucopenia seja causada pelo FPV, as variantes CPV-2a, CPV-2b e CPV-2c do parvovírus canino são capazes de infectar os felinos. As vacinas atuais de panleucopenia conferem proteção contra as variantes caninas.

Controle da panleucopenia em situações específicas

Abrigos

População de gatos de origem variada com histórico de vacinação desconhecido, fluxo contínuo de entradas e saídas de animais e alto risco de doenças infecciosas são características da maioria dos abrigos. Surtos de panleucopenia podem ocorrer nessas condições. Filhotes oriundos de mães vacinadas podem adquirir a infecção mais precocemente, ainda no período em que supostamente deveriam estar protegidos pelos anticorpos maternos, em virtude da pressão exercida pela alta carga viral no ambiente. Nessas circunstâncias, o procedimento de imunização deve ser antecipado, com 6 semanas de idade, com doses repetidas a cada 3 semanas, até atingir a idade de 16 semanas.

Gatis de criação

Os esquemas comuns de vacinação são apropriados na maioria dos gatis de criação. As fêmeas podem receber um reforço extra antes do acasalamento para maximizar a transferência de anticorpos. Os filhotes nascidos dessas fêmeas podem necessitar de dose extra de vacina com 16 a 20 semanas de idade.

Gatos imunocomprometidos

A vacina pode deixar de levar a uma proteção satisfatória em animais cujas condições possam comprometer o sistema imune, como desnutrição calórico-proteica, imunodeficiências genéticas ou adquiridas, doenças sistêmicas, administração concomitante de fármacos imunossupressores ou citostáticos e fatores de estresse ambiental. Todos os esforços devem ser realizados para proteger os gatos da exposição ao agente infeccioso antes da vacinação.

Gatos leucemia vírus (FeLV)-positivos, não vacinados contra panleucopenia e expostos ao risco da infecção, principalmente em gatis ou colônias de gatos, devem ser vacinados. Já nos gatos imunodeficiência vírus (FIV)-positivos, a vacina deve ser reservada apenas aos felinos altamente expostos ao risco de infecção.

O uso de corticosteroides deve ser evitado na ocasião da vacinação.

Nos casos de gatos com doenças crônicas estabilizadas, como doença renal crônica, diabetes melito e hipertireoidismo, o animal poderá ser vacinado de forma análoga aos gatos sadios. Gatos doentes, febris ou debilitados não devem ser vacinados até que a condição se estabilize.

➤ Bibliografia

Elias F. Estudo clínico e etiológico da panleucopenia felina através do isolamento em cultura celular, da reação de hemaglutinação (HA), da reação em cadeia pela polimerase (PCR) e da restrição enzimática (RFLP-PCR). 2002. 106fl. Dissertação de Mestrado em Clínica Veterinária. Faculdade de Medicina Veterinária e Zootecnia. Universidade de São Paulo.

Greene CE, Addie D. Feline parvovirus infections. In: Greene CE. Infectious diseases of the dog and cat. 3.ed. St. Louis: Elsevier; 2006. p. 78-89.

Hagiwara MK, Elias F. Panleucopenia felina. In: Souza HJM. de. Coletâneas em medicina e cirurgia felina. Rio de Janeiro: LF Livros de Veterinária; 2003. p. 339-47.

Ikeda Y, Mochizuki M, Naito R, Nakamura K, Miyazawa T, Mikami T *et al.* Predominance of canine parvovirus (CPV) in unvaccinated cat populations and emergence of new antigenic types of CPVs in cats. Virology. 2000;278:13-9.

Lutz H, Castelli I, Ehrensperger F, Pospischil A, Rosskopf M, Siegl G *et al.* Panleukopenia-like syndrome of FELV caused by coinfection with FELV and feline panleukopenia virus. Vet Immunol Immumopathol. 1995;46:21-33.

Meurs KM, Fox PR, Magnon AL, Liu S, Towbin JA. Molecular screening by polymerase chain reaction detects panleukopenia virus DNA in formalin-fixed hearts from cats with idiopathic cardiomyopathy and myocarditis. Cardiovasc Pathol. 2000;9(2):119-26.

Richards JR, Elston TH, Ford RB, Gaskell RM, Hartmann K, Hurley KF *et al.* The 2006 American Association of Feline Practioners Feline Vaccine Advisory Panel Report. J Am Vet Med Assoc. 2006;229(9):1405-41.

Truyen U. Emergence and recent evolution of canine parvovirus. Vet Microbiol. 1999;69:47-50.

Truyen U, Addie D, Belak S, Boucraut-Baralon C, Egberink H, Frymus T *et al.* Feline panleukopenia. ABCD guidelines on prevention and management. J Feline Med Surg. 2009;11:538-46.

Papilomatose 71

Jane Megid

Definição

Enfermidade infectocontagiosa, de caráter tumoral, geralmente benigna e autolimitante, que acomete grande variedade de animais, incluindo humanos, em todo o mundo. Em animais de interesse econômico, causa prejuízos consideráveis. A enfermidade por muito tempo não foi considerada importante por criadores e veterinários. Recentemente, tem-se verificado uma maior preocupação quanto a sua relação com determinados tipos de câncer.

Sinonímias: verruga; figueira, verrucose, fibropapilomatose, epitelioma contagioso.

Etiologia

Causada por vírus da família *Papillomaviridae*, que apresenta vários gêneros, espécies e centenas de tipos virais que ocorrem na maioria dos mamíferos, incluindo humanos, e em aves. Em humanos, aproximadamente 100 tipos virais foram descritos com base no genoma viral. São vírus não envelopados, com fita dupla de DNA circular em torno de 8 kb, simetria icosaédrica e que medem aproximadamente 55 nm. São vírus oncogênicos que infectam pele e mucosas de várias espécies animais, inclusive humanos. Induzem tumores benignos proliferativos que eventualmente se tornam malignos. Em humanos, está associado ao câncer de colo uterino, segunda neoplasia mais comum em mulheres.

Os papilomavírus têm três oncogenes (E5, E6 e E7), que modulam o processo de transformação celular; duas proteínas regulatórias (E1 e E2) que modulam a replicação e a transcrição viral; e duas proteínas estruturais (L1 e L2) que compõem o capsídio viral.

Funções das proteínas virais

A proteína L1 é a mais importante do capsídio viral, envolvida na adesão do vírus à superfície celular e na imunogenicidade viral. As proteínas E2 e E7 estão associadas à resposta imune celular responsável pela regressão dos papilomas.

Nas células que expressam a E5, observa-se inibição da comunicação entre as células, tornando as células infectadas refratárias aos sinais inibitórios de crescimento celular liberados pelas células vizinhas. Além de favorecer a multiplicação celular por esse mecanismo, a E5 é responsável por menor expressão do complexo de histocompatibilidade I (MHCI), favorecendo a evasão viral da resposta imune.

As proteínas E5, E6 e E7 são responsáveis por ativação de determinados receptores endógenos de fatores de crescimento (receptor de fator de crescimento plaquetário) e ciclo celular (ciclinas e quinases), cujas consequências são a transformação celular e a proliferação contínua das células nos processos tumorais e de câncer.

A replicação viral ocorre no núcleo celular e os víirons são liberados por lise celular. As células apresentam coilocitose e edema intracelular (vacúolos) no epitélio infectado, muito característicos no diagnóstico da enfermidade, embora não patognomônicos.

Os papilomavírus δ (delta) levam à transformação dos fibroblastos subepiteliais, seguida por acantose epitelial e papilomatose. A infecção pelo papilomavírus ξ (xi) induz somente a transformação epitelial, enquanto os papilomavírus ε (épsilon) causam fibropapilomas e papilomas epiteliais.

Os tipos virais são espécie-específicos. A única exceção é a infecção de equídeos pelo papilomavírus bovino tipos 1 e 2. Embora o International Committee on Taxonomy of Viruses tenha reconhecido em 2013 somente alguns tipos virais infectantes para os animais domésticos, a literatura recente demonstra a identificação de muitos outros tipos virais. São reconhecidos 13 tipos virais em bovinos, 7 em equinos, 15 em cães, 2 em felinos domésticos e 3 em ovinos, enquanto em caprinos a enfermidade é decorrente de 1 tipo viral.

Os papilomavírus causam tumores benignos (verrugas, papilomas) no hospedeiro natural e, às vezes, em espécies relacionadas. Os papilomas localizam-se na pele e na mucosa, com certa predileção por determinados locais do corpo. A proliferação de alguns papilomas induzidos por determinados tipos virais apresentam elevado risco de progressão maligna. Tal fato é observado com papilomavírus bovino 1, 2 e 4, papilomavírus oral canino e papilomavírus de coelho (*cottontail rabbit papillomavirus*).

A infecção geralmente origina microlesões que raramente ou nunca são observadas a olho nu. Os papilomavírus parecem coexistir com os hospedeiros por longo período. Muitos papilomavírus parecem ocorrer preferencialmente de forma latente, pois diversos tipos virais podem ser detectados em vários locais aleatoriamente na pele de humanos e animais.

Resistência viral

São vírus altamente resistentes que se mantêm viáveis no ambiente por longos períodos. Os papilomavírus são resistentes à dessecação, resistindo por até 7 dias em temperatura ambiente nas crostas descamadas, com vida média de aproximadamente 3 dias. São conservados por 90 dias a 4°C e permanecem ativos por até 2 anos quando mantidos em glicerina 50%. Mantêm-se estáveis a 56°C por 1 h e são inativados a 74°C. São inativados em autoclave a 121°C por 30 min. Etanol a 70% e formalina 10% inativam os papilomavírus. Solventes lipídicos e variações de pH não têm atividade sobre o vírus.

Replicação viral

O ciclo de replicação viral é diretamente relacionado com o processo de diferenciação das células epiteliais. O vírus infecta os queratinócitos basais, expressa parte de seus genes nas camadas basais e suprabasais, replica o genoma nas camadas espinhosas e granulares em diferenciação, expressa os genes estruturais e monta seu DNA nas camadas escamosas, e novas partículas virais são liberadas nas camadas queratinizadas. Os vírus são liberados somente quando as células infectadas atingem a superfície epitelial. A retenção intracelular dos antígenos do papilomavírus, até que atinjam as camadas epiteliais mais superiores, pode comprometer a detecção imunológica do vírus, principalmente pelo fato de o vírus ter mecanismos moleculares que limitam a apresentação de epítopos virais ao sistema imune.

De modo similar a outras viroses, os papilomavírus podem estabelecer infecção latente. O genoma viral pode ser encontrado em epitélio normal, local de latência viral, sem sinais clínicos da doença. Após a regressão das lesões tumorais benignas, o DNA dos papilomavírus permanece nas células epiteliais basais e pode ser reativado. Na ausência de regressão, as lesões podem persistir e, em alguns animais, progredir para câncer. A progressão para neoplasia representa o final do ciclo vital do vírus, uma vez que a célula transformada não permite mais a maturação do vírion. O material genético viral pode ser incorporado ao celular e se manter como elemento extracromossômico, replicando-se sincronicamente com o ciclo celular, ou pode ser perdido na célula transformada. O evento essencial para progressão das lesões produtivas a neoplasias parece estar relacionado com expressão das proteínas virais E6 e E7, responsáveis por aumentar a proliferação celular nas camadas epiteliais inferiores, e com a incapacidade de reparação do DNA celular do animal afetado. Nos humanos, neoplasias associadas a papilomavírus incluem carcinoma anogenital, câncer do trato respiratório, de pele e, provavelmente, de bexiga e do trato digestório. Em coelhos, causa câncer de pele; em bovinos, câncer de bexiga e de trato digestório superior; em cães, carcinoma oral.

➤ Epidemiologia

Espécies suscetíveis

Nas espécies domésticas, a papilomatose é de maior importância em bovinos, cães e equinos, podendo ocorrer também em ovinos e felinos. Em silvestres, os papilomavírus foram descritos em cervos, chipanzés, macacos, elefantes, gambás, hamsters, coelhos e aves.

Fatores predisponentes

Condições de imunossupressão ativam infecções latentes ou aumentam a suscetibilidade à reinfecção, resultando em recrudescimento das lesões. A imunodeficiência pode predispor os animais a desenvolverem papilomas, de maneira similar ao observado em gatos previamente infectados com o vírus da imunodeficiência felina ou outras enfermidades com comprometimento do sistema imune. Animais mantidos em cativeiro são mais sujeitos a imunossupressão e consequente desenvolvimento de múltiplos papilomas. O contato físico parece também se constituir em pré-requisito para que determinados tipos virais causem doença em hospedeiro não preferencial, como observado em determinados tipos do papilomavírus bovino.

Papilomatose bovina

A doença causa prejuízos econômicos pela desvalorização dos animais a serem comercializados, piorando a aparência e depreciando o couro dos animais afetados. Dependendo da intensidade e da localização das lesões, pode levar a alteração do estado geral e debilidade. A presença de verrugas no úbere pode dificultar ou impedir a ordenha e também representa uma porta de entrada para bactérias, levando à mastite, além de impedir a sucção de leite pelos bezerros. Em animais de carga, a presença de papilomas na região da canga ou do laço pode limitar o trabalho. Animais que desenvolvem papilomatose de trato digestório, de maneira disseminada e persistente, apresentam dificuldade de alimentação e respiração, necessitando de eutanásia. A papilomatose no pênis interfere na função normal de touros, levando ao descarte desses animais.

Os bovinos são acometidos por 13 tipos virais classificados em quatro gêneros que causam lesões em locais específicos do animal. No Brasil, os tipos virais mais frequentes são BPV-1, BPV-2 e BPV-6. Com o avanço das técnicas moleculares, novos tipos virais ainda não caracterizados vêm sendo relatados, denominados BPV-UEL-2 a 5, nos isolamentos do norte do Paraná. Foi detectado adicionalmente o BPV-UEL-4 em sarcoide equino em animal do Rio de Janeiro.

A classificação e as lesões causadas pelos papilomavírus bovinos estão apresentadas na Tabela 71.1.

A infecção pelos fibropapilomavírus leva inicialmente a uma transformação dos fibroblastos subepiteliais, seguidos por acantose plexiforme subepitelial e a papilomatose, enquanto a infecção por papilomavírus epiteliotróficos induzem papilomas epiteliais sem envolvimento de fibroblastos. Os papilomavírus mistos apresentam ambas as características.

➤ Epidemiologia

Os animais infectados representam as fontes de infecção para o rebanho.

Suscetibilidade

Animais de até 2 anos de idade são mais acometidos, embora todas as faixas etárias possam ser atingidas. A menor suscetibilidade de adultos justifica-se por imunidade naturalmente adquirida, por infecção inaparente quando jovens ou infecção aparente seguida por regressão dos papilomas. Animais confinados são mais suscetíveis aos surtos, bem como a doença é frequente em animais da raça holandesa variedade preto e branco. Bovinos leiteiros adultos e novilhas apresentam maior ocorrência de lesões em tetas e úberes, enquanto bezerras apresentam lesões mais frequentemente em barbela, pescoço, muflo, orelhas, chanfro, regiões periocular e perilabial.

Fatores predisponentes

Estado imune, má nutrição, infestação por carrapatos e desmame contribuem para a maior ocorrência das lesões.

Portas de entrada

Pele com solução de continuidade e mucosas. A infecção transplacentária foi sugerida pela ocorrência de papilomatose oral em um bezerro de 10 dias de idade, embora não seja comum.

Vias de transmissão

Transmitido diretamente animal/animal ou indiretamente por cercas, bebedouros, comedouros, cordas, moscas, carrapatos, máquinas de marcar e ordenhadeira. A tuberculinização foi proposta como método de transmissão da enfermidade em rebanho infectado. Surtos de papilomas perianais foram observados em novilhas de corte, com transmissão pelo toque retal para prenhez. O contato físico entre epitélios, como ocorre durante a monta, pode iniciar as infecções. Processos irritativos repetidos aumentam a atividade mitótica do epitélio e a possibilidade de lesões, fato geralmente observado em bovinos que apresentam papilomas cutâneos em determinados locais bem definidos, como testa e pescoço. Esses locais são traumatizados quando os animais atritam em cochos e mourões, que se tornam contaminados com o vírus, transmitindo-o aos novos animais introduzidos no piquete.

Período de incubação e evolução

O desenvolvimento dos papilomas pode levar cerca de 1 ano, sendo possível regredirem dentro desse período ou persistirem, cronificando-se, e, eventualmente, evoluírem para malignidade.

➤ Patogenia

O vírus penetra geralmente na pele com solução de continuidade, infecta os queratinócitos basais replicando seu genoma nas camadas diferenciadas espinhosa e granular, causando o crescimento excessivo, característico da formação da verruga. O tumor contém tecidos epitelial e conjuntivo, podendo ser um papiloma ou fibropapiloma, conforme as proporções relativas dos tecidos epitelial e conjuntivo presentes, com predominância de tecido epitelial e fibrótico, respectivamente, para os diferentes tipos citados. O desenvolvimento da lesão depende do subgrupo viral infectante. Divide-se o desenvolvimento das lesões em quatro estágios para cada subgrupo específico, conforme descrito a seguir.

Fibropapilomas

- Estágio 1 (fibroma): ocorre uma ativa proliferação dos fibroblastos epiteliais

Tabela 71.1 Gêneros e lesões causadas pelos diferentes tipos de papilomavírus bovino.

δ (delta) papilomavírus (fibropapilomas)	ε (épsilon) papilomavírus (papilomas mistos)	ξ (xi) papilomavírus (epiteliotrópicos)	Dyoxipapilomavírus
BPV-1: cutâneo (face), tetas, pênis BPV-2: cutâneo (face, dorso), câncer da bexiga urinária (carcinoma do epitélio de transição, hemangiossarcoma e hemangioendoteliomas) BPV-13: cutâneo (orelhas)	BPV-5: tetas, úbere (tipo grão de arroz) BPV-8: tetas, cutâneo	BPV-3: dorso BPV-4: papilomas e câncer do trato digestório superior BPV-6: tetas, úbere BPV-9: tetas BPV-10: tetas BPV-11: cutâneo BPV-12*: epitélio-lingual	BPV-7*: cutâneo, tetas

*Classificação ainda não aceita pelo International Committee on Taxonomy of Viruses (ICTV).

- Estágio 2: observa-se o fibroma com acantose (hiperplasia difusa e acometimento da camada celular). Existem proliferação da camada basal do epitélio e invasão do tecido fibromatoso
- Estágio 3: desenvolvimento do fibropapiloma. Observa-se a presença de queratinócitos formando massas que apresentam núcleo central de tecido conjuntivo
- Estágio 4: regressão do tumor. Nessa fase, observa-se a presença de linfócitos e macrófagos atuando inicialmente no fibroma e, em seguida, na porção papilomatosa do tumor.

A replicação e a síntese viral ocorrem principalmente no terceiro estágio e, eventualmente, no segundo. O genoma viral é encontrado em forma epissomal na célula infectada nos outros estágios, sendo completamente eliminado na regressão da lesão. Pouco vírus é produzido nos papilomas de curta duração, sendo observada produção viral intensa após 2 meses de desenvolvimento tumoral. Antígenos virais são observados de forma irregular no epitélio de lesões com 10 meses de evolução e são raros nas camadas queratinizadas de lesões com mais de 3 anos de evolução que se encontram em fase de regressão. Os fibropapilomas de rúmen, esôfago e bexiga são similares aos de pele no estágio 2 e nunca sintetizam o vírus, embora apresentem cópias epissomais do DNA viral nas células.

Papilomas epiteliais

- Estágio 1: surge em torno de 4 semanas após a invasão viral, caracterizado pela presença de tubos de queratinócitos que formarão o futuro papiloma. Replicação viral já se inicia nesse estágio
- Estágio 2 (papiloma epitelial típico): ocorre em torno de 8 semanas após a infecção e é composto por massas epiteliais contendo grande quantidade de DNA viral epissomal e em replicação nas áreas queratinizadas. Esses papilomas apresentam células com efeitos citopáticos evidentes
- Estágio 3: desenvolve-se entre 4 e 8 meses após o início da formação tumoral e é histologicamente similar ao estágio 2. A replicação viral diminui gradativamente e cessa nessa fase
- Estágio 4: representa a fase de regressão dos papilomas, podendo também evoluir para câncer. Quando os papilomas evoluem para câncer, o DNA viral não é mais localizado.

Em bovinos sadios, os papilomas geralmente regridem. Contudo, em bovinos alimentados com samambaia (*Pteridium aquilinum*), existe forte relação entre papilomatose persistente e câncer. A samambaia contém substâncias carcinogênicas e imunossupressoras, estando, nesse caso, associada a câncer de trato digestório superior e bexiga urinária, causados, respectivamente, pelo papilomavírus bovino tipo 4 e tipo 2. Animais alimentados com samambaia apresentam alterações hematológicas significativas associadas a imunossupressão. Inicialmente, ocorre uma redução no número de polimorfonucleares, a qual pode resultar em imunossupressão aguda grave, com septicemia por bactérias do trato gastrintestinal e morte dos animais. Essa alteração depende da alimentação com samambaia e não é observada nos animais que não ingeriram a planta. Outra alteração é representada pela redução crônica do número de linfócitos circulantes, que se mantém mesmo nos períodos em que foi retirada a samambaia da alimentação.

Os papilomavírus podem se encontrar latentes na pele dos animais e ser reativados por imunossupressão ou trauma, com desenvolvimento de verrugas ou câncer. O genoma viral pode ser encontrado em epitélio normal sem sinais clínicos de doença, sendo o epitélio normal considerado o local de latência viral. Adicionalmente, o DNA viral foi detectado em linfócitos de animais infectados experimentalmente e também de animais-controle, sugerindo que o epitélio pode não ser o único local de latência. O vírus latente caracteriza o estado de portador nos animais, podendo ser reativado por irritação física, imunodepressão e imunossupressão.

O BPV-4 infecta a mucosa do trato digestório superior, expressa suas proteínas e induz papilomas que são lesões hiperproliferativas benignas que, em animais sadios imunocompetentes, regridem em razão da imunidade celular. Em bovinos alimentados com samambaia, ocorre supressão crônica do sistema imune por substâncias imunossupressoras presentes na planta, não se desenvolvendo, portanto, resposta imune celular eficiente contra o vírus ou a célula infectada. Os papilomas se disseminam amplamente e apresentam células em rápida divisão, que iniciam a invasão da camada subdérmica, ocorrendo a transformação para carcinoma escamoso.

Os períodos de incubação, evolução e regressão da papilomatose bovina são bastante variáveis, podendo os papilomas persistirem em infecções naturais por 1 a 12 meses.

➤ Clínica

Os papilomas podem ser classificados em escamosos, pedunculares, mucosos e planos, de acordo com a superfície, a forma ou a região onde se desenvolvem.

Escamosos

Ocorrem na pele ou em qualquer parte do corpo que apresente epitélio estratificado produzindo proliferação desse epitélio. São comuns em bovinos jovens e ocorrem principalmente na cabeça ao redor dos olhos, pescoço e região escapular, podendo se disseminar por outras partes do corpo. Têm tamanho variável e aparência seca, córnea e semelhante a uma couve-flor. Na maioria das vezes, regridem espontaneamente, embora possam persistir por 5 a 6 meses e, em casos crônicos, por 18 meses (Figura 71.1 A a D).

Pedunculares

São neoformações que se sobressaem da pele como prolongamentos de diferentes longitudes e que podem se apresentar sob a forma de "dígitos". Independentemente do tamanho dos papilomas, apresentam uma extremidade livre, corpo e extremidade de inserção. São muito comuns em tetas e úbere. São de difícil tratamento e causam dor durante a ordenha, por conta da sensibilidade das tetas.

As verrugas nas tetas se apresentam com diferentes formas conforme o tipo viral. São mais frequentes em animais velhos (Figura 71.1 E a G). A forma de couve-flor apresenta projeções filiformes, alongadas, em torno de 1 cm de comprimento. Se uma tração aguda for exercida, podem ser arrancadas pelas raízes. Outras formas observadas têm aspecto arredondado e achatado, geralmente são múltiplas, sempre sésseis e com até 2 cm de diâmetro. Outra forma menos comum apresenta uma estrutura alongada parecida com um grão de arroz. As verrugas da teta podem regredir durante o período seco e recidivar na lactação seguinte.

Mucosos

Localizam-se em tecidos mucosos. Apresentam-se como nódulos encapsulados e circunscritos. Podem se localizar em esôfago e retículo (causando meteorismo crônico), na boca, na língua, no palato mole, no rúmen, na bexiga (hematúria crônica) e na região genital. As verrugas do trato alimentar raramente são detectadas clinicamente, observadas sobretudo em abatedouros. As verrugas genitais na vulva e no pênis tornam a monta impraticável, pois as lesões são grandes, friáveis e sangram facilmente. Em geral, tornam-se infectadas por bactérias oportunistas ou por larvas de moscas. Ocorrem na haste ou glande peniana de touros jovens, são únicas ou múltiplas, pedunculadas e costumam regredir espontaneamente.

Nos animais alimentados com samambaia (imunossuprimidos) e infectados pelo BVP-4, os papilomas de trato digestório superior (oro e nasofaringe) geralmente coalescem, formando grandes aglomerações de papilomas, e não regridem, mantendo-se pelo resto da vida e expandindo-se para esôfago, rúmen, omaso e abomaso. Ao exame clínico, os animais podem apresentar ruídos respiratórios, tosse, episódios de meteorismo ou meteorismo crônico, além de perda de peso gradativa, de acordo com a localização dos papilomas.

A infecção por BPV-2 em bovinos alimentados com samambaia também está relacionada com o desenvolvimento de câncer de bexiga, de modo similar ao observado com BPV-4. O BPV-2 infecta as células do epitélio da bexiga urinária, eventualmente como infecção secundária decorrente de lesão na área paragenital, e estabelece uma infecção abortiva sem produção de novos vírions. As substâncias imunossupressoras da samambaia possibilitam o desenvolvimento de lesões pré-neoplásicas, que se malignizam em decorrência dos carcinógenos presentes na planta.

Planos

Promovem engrossamento da epiderme com grande queratinização nas camadas superficiais. São observados sob a forma de nodulações arredondadas com pouca saliência da superfície da pele e desprovidas de pelo. Este tipo de papiloma dificilmente responde ao tratamento com vacinas autócnes.

De modo geral, os papilomas variam de tamanho e número, podendo haver a confluência com a formação de grandes massas. Em geral, afetam pescoço e cabeça (especialmente a região periocular) e, em menor proporção, em outras partes do corpo (membros torácicos, tetas e abdome). Podem localizar-se no esôfago levando a meteorismo crônico, na boca, língua, bexiga (onde podem causar hematúria), na região interdigital, parte dorsal ou plantar das patas e região genital. Os papilomas interdigitais levam a problemas de claudicação, perda de peso e diminuição da produção de leite em alguns rebanhos. A cor dos papilomas pode variar de branco-acinzentado a negro ou cinza. O crescimento dos animais jovens afetados pode ser retardado, mas geralmente o animal se mantém normal, exceto nas localizações específicas dos papilomas que comprometem o estado geral do animal (Figura 71.1).

Alterações histopatológicas

As massas tumorais são compostas por tecido conjuntivo recoberto por epiderme hiperplásica, com acantose e hiperqueratose ortoqueratótica. O estrato espinhoso se apresenta com hiperplasia e vários coilócitos. As células apresentam marginalização da cromatina nuclear e corpúsculos de inclusão intranucleares característicos dos papilomavírus.

Papilomatose equina

Descritos inicialmente no século 9 em um estábulo do Califa de Bagdá, esses tumores benignos e persistentes permanecem como problema para os animais e proprietários e, por se tratar de processos infectocontagiosos, os animais são impedidos de entrar em exposições e leilões.

➤ Etiologia

A papilomatose em equinos aparentemente é causada por sete tipos virais: *Equus caballus papillomavirus* (EcPV) tipo 1 (EcPV-1) a EcPV-7. O EcPV-1 é considerado o agente etiológico da papilomatose cutânea, o EcPV-2 e, possivel-

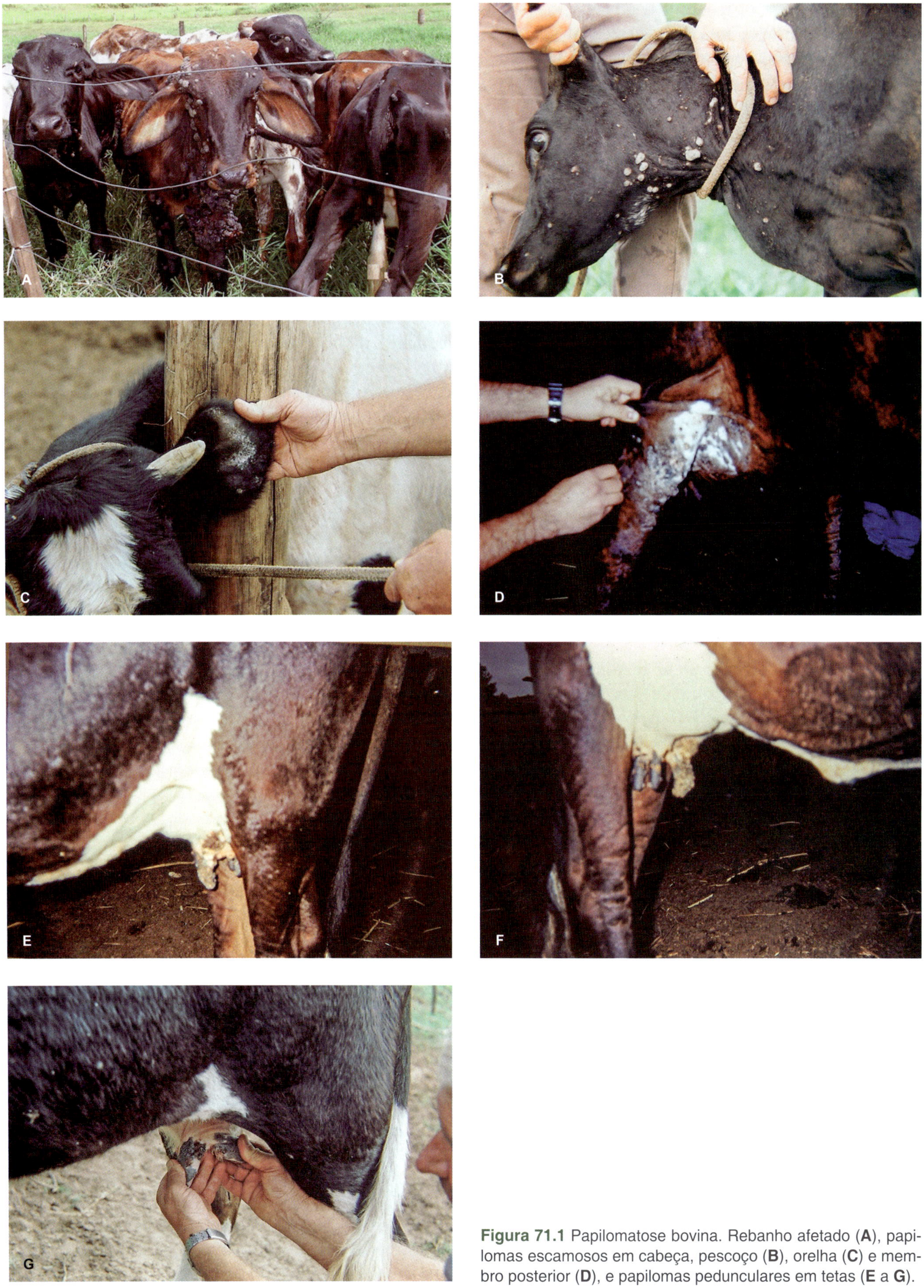

Figura 71.1 Papilomatose bovina. Rebanho afetado (**A**), papilomas escamosos em cabeça, pescoço (**B**), orelha (**C**) e membro posterior (**D**), e papilomas pedunculares em tetas (**E** a **G**).

mente, o EcPV-7 pela papilomatose genital, enquanto os EcPV-3, 4, 5 e 6 pela papilomatose de orelhas, também denominada placa aural equina. Recentemente, o EcPV-2 foi associado a carcinoma peniano de células escamosas em equinos. Os papilomavírus bovinos tipos 1 e 2 também podem infectar equinos e são responsáveis pela ocorrência de fibroma cutâneo bastante agressivo, denominado sarcoide equino.

Epidemiologia

A papilomatose cutânea é observada em equinos de 1 a 3 anos de idade, principalmente em contato com animais mais jovens. A infecção geralmente se dissemina a partir de cabrestos e cordas contaminadas para o focinho. Em seguida, difunde-se para os membros por causa do hábito frequente de os animais esfregarem o focinho nas patas para espantar moscas. Existe a possibilidade de transmissão do papiloma genital durante a monta natural, porém de importância ainda não definida. São bastante comuns os papilomas em mucosas oral, ocular e genital, levando a problemas decorrentes da localização física das lesões, ou mesmo por questões estéticas. A papilomatose congênita também tem sido descrita, mas é rara, resultando da infecção intrauterina pela presença de papilomavírus latente na égua.

Patogenia

Experimentalmente, a infecção foi reproduzida por inoculação intradérmica, subcutânea ou por escarificação da pele. Os papilomas são observados em torno de 67 dias após a inoculação e regridem 55 dias depois. As lesões consistem de proliferação epitelial em pedúnculo fibrovascular de padrão papilar. Inclusões intranucleares são encontradas nas células do estrato granuloso, que apresentam citoplasma claro e abundante contendo grânulos citoplasmáticos escuros, basofílicos e grandes. Os papilomas mantêm partículas virais infectantes por até 73 dias quando mantidos em glicerol 50% a 4°C e até 185 dias a -35°C.

Sinais clínicos

A papilomatose equina é facilmente diagnosticada clinicamente. Todas as idades são suscetíveis. É comum a recuperação espontânea, embora os papilomas possam persistir por períodos de 5 a 9 meses. Os papilomas se apresentam como pequenas massas córneas elevadas, circunscritas, de 2 a 20 mm de diâmetro, que variam de 2 a mais de 100 lesões. Os papilomas cutâneos são fortemente pigmentados, enquanto os que afetam as mucosas, especialmente as do trato genital, não são pigmentados e apresentam um fino estrato córneo. Partículas virais são observadas em colorações negativas, e o antígeno viral é detectado no núcleo do estrato espinoso superior e nas camadas mais superficiais. Os papilomas geralmente persistem por 1 a 9 meses e, então, regridem espontaneamente. Animais que se recuperam desenvolvem imunidade completa. A remoção cirúrgica geralmente está relacionada com recidiva de lesões. A retirada com *laser*, embora mais eficiente, pode disseminar o material infectante para o meio ambiente. Carcinomas de células escamosas são bastante comuns em equinos. Apresentam distribuição anatômica similar à dos papilomas, mas geralmente são diagnosticados em animais mais velhos e não estão relacionados com infecção por papilomavírus.

Papilomas na mucosa interna da orelha se apresentam como placas rasas, despigmentadas, hiperqueratóticas de 1 a 3 cm de diâmetro. Ocorrem nos equinos de todas as idades e é raro regredirem espontaneamente.

O sarcoide equino é um dos tumores de pele mais comuns diagnosticados mundialmente, descrito em equinos, jumentos e mulas. São tumores fibroblásticos benignos agressivos da pele de equinos e podem ocorrer como lesões únicas ou múltiplas, de diferentes formas, de verrugas pequenas a grandes proliferações fibrosas ulcerativas. Variam de 1 a 20 cm e podem ser planos, achatados, pedunculosos ou verrucosos, firmemente aderidos ao tecido conjuntivo. As lesões podem ocorrer em todo o corpo, porém são mais frequentes na região paragenital, toracoabdominal e cabeça. Geralmente, ocorrem em locais de lesão prévia. Os sarcoides podem se apresentar em diferentes formas. Na forma oculta, observam-se somente áreas circulares sem pelo nos equinos. Lesões verrucosas têm aparência de couve-flor. Sarcoides fibroblásticos são evidenciados como massas ulceradas. Os sarcoides nodulares consistem em uma massa firme abaixo da pele, e sarcoides mistos podem apresentar uma combinação das formas verrucosas, fibroblásticas e nodulares.

Ao contrário dos papilomas, os sarcoides não regridem espontaneamente. O papilomavírus bovino exerce importante função na etiologia do sarcoide equino. Técnicas de biologia molecular demonstraram, em 80 a 100% dos casos de sarcoide, a presença do DNA do papilomavírus bovino. A forma de infecção dos equinos e o desenvolvimento do sarcoma não são totalmente compreendidos. No entanto, considera-se que existe um fator genético envolvido, visto que a raça quarto de milha é mais suscetível do que o puro sangue na ocorrência do sarcoide (Figura 71.2).

Nos papilomas bovinos, as partículas virais são completamente formadas. Já nos equinos, existem uma infecção não produtiva e presença latente do DNA do papilomavírus bovino na pele de animais sadios em contato com bovinos infectados e, em menor grau, em contato com outros equinos apresentando sarcoide, uma vez que, nessa espécie, não ocorre a infecção produtiva viral como se verifica em bovinos. Não foi observada a presença do DNA viral no sangue dos equinos, demonstrando não ser este um local de latência viral para o BPV na espécie. Os equinos se infectam possivelmente por contato direto ou indireto com outros equinos e bovinos infectados, sendo possível também a transmissão por insetos. Para o desenvolvimento da lesão, no entanto, traumas de pele, estado imunológico e predisposição genética dos equinos parecem ser fatores importantes. Não existe metástase na papilomatose equina, embora aproximadamente 50% dos casos apresentem recidiva após a excisão cirúrgica.

Papilomatose ovina e caprina

A doença é pouco frequente nessas espécies. Em ovinos, é causada pelo papilomavírus ovino 1, 2 e 3 e, em caprinos, por um papilomavírus similar ao papilomavírus ovino e bovino tipo 5, ainda não bem caracterizado. Em caprinos, os papilomas predominam na face, nas orelhas e nas tetas, podem ocorrer em toda a pele, especialmente despigmentada. Em geral, são autolimitantes, regredindo na maior parte dos casos, mas se observa recidiva em algumas situações, podendo, eventualmente, evoluir para carcinomas. Os papilomas de tetas costumam ser persistentes, podendo ser disseminados em todo o rebanho. A introdução de animais com papilomas em mamas em um rebanho foi responsável pelo aparecimento de outros animais infectados após 4 a 6 meses. Em ovinos, as lesões são encontradas rotineiramente em regiões desprovidas de pelos, principalmente na pele, no focinho e nas patas. A transmissão está relacionada com pequenas lesões durante a pastagem, podendo se disseminar para 5% do rebanho em período de 3 meses, sendo também autolimitantes.

Papilomatose canina

A doença foi relatada há mais de 100 anos em cães. Pode ocorrer em pênis, vulva e mucosas. As doenças denominadas papiloma escamoso cutâneo, papiloma cutâneo invertido e *nevus* epidérmico pigmentado foram associadas a infecção por papilomavírus. Os cães podem apresentar papilomas de caráter não infeccioso, geralmente solitários, que se apresentam em animais mais velhos, enquanto os papilomas de origem viral são múltiplos e observados em animais mais jovens nas formas oral, ocular e cutânea.

A papilomatose infecciosa canina é causada pelo papilomavírus oral canino (COPV), também denominado CPV-1, e por novos tipos de papilomavírus canino (CPV) que apresentam as mesmas características dos demais papilomavírus, sendo espécie-específicos. A Tabela 71.2 apresenta os tipos virais e a localização das lesões relacionadas em cães.

Verrugas exofíticas não são comuns em cães e geralmente regridem espontaneamente. O papiloma cutâneo invertido foi descrito inicialmente em 1988. Também é de apresentação pouco frequente e não sofre regressão espontânea. A papilomatose oral canina é uma lesão benigna bastante frequente que ocorre na forma de massas exofíticas únicas ou múltiplas, principalmente na mucosa oral, que podem regredir espontaneamente.

O processo infeccioso se inicia após a infecção dos queratinócitos da camada basal. O genoma viral se multiplica dentro das camadas epiteliais suprabasais. A expressão dos genes virais está ligada à diferenciação dos queratinócitos. A montagem viral ocorre somente nos queratinócitos diferenciados. Os papilomas maduros são observados 8 semanas após a infecção, regredindo espontaneamente após 4 a 8 semanas, embora em alguns casos possam progredir

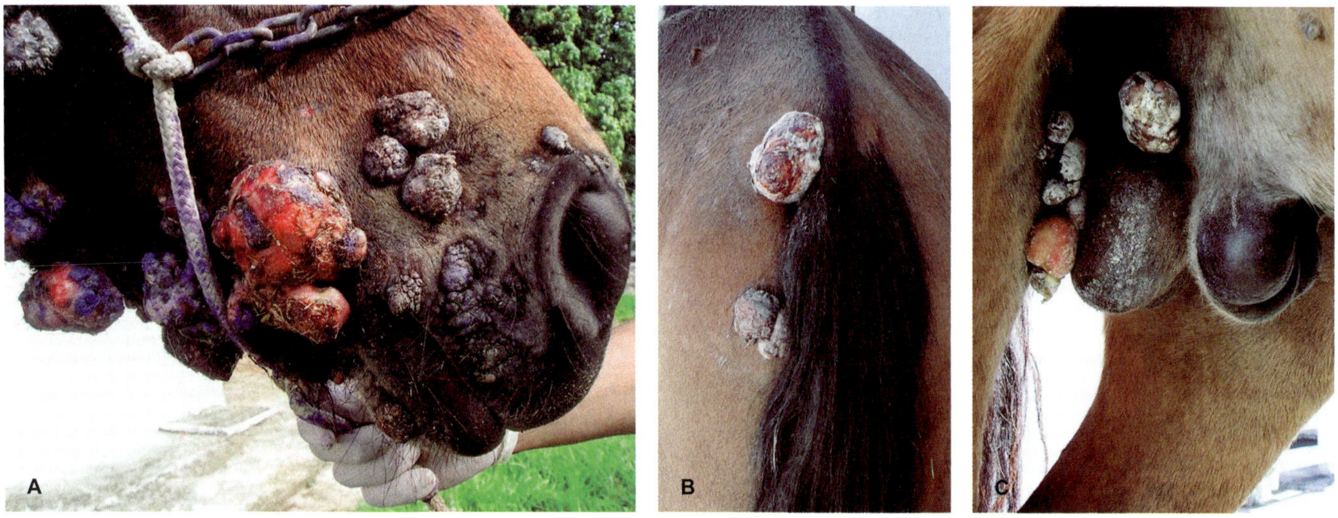

Figura 71.2 Sarcoide associado ao papilomavírus bovino BR-UEL-4 em equino. **A.** Equino apresentando múltiplos nódulos tumorais com até 10 cm de diâmetro na cabeça, com superfície crostosa e irregular. Alguns nódulos estão ulcerados. **B** e **C.** Aspecto macroscópico de nódulos tumorais na região inguinal, na base da cauda (**B**) e próximos ao prepúcio (**C**). Imagens cedidas pelo Prof. Bruno Leite dos Anjos.

Tabela 71.2 Tipos virais e localização preferencial de papilomas em cães.

Tipo viral	Localização das lesões
CPV-1 (COPV)	Papilomas orais, papilomas invertidos, sarcoma de células escamosas invasivo, infecções assintomáticas
CPV-2	Papilomas invertidos, verrugas exofíticas
CPV-3	Placas pigmentadas, sarcomas de células escamosas invasivo e *in situ*
CPV-4	Placas pigmentadas
CPV-5	Placas pigmentadas
CPV-6	Papilomas invertidos
CPV-7	Verrugas exofíticas, sarcoma de células escamosas *in situ*
CPV-8	Placas pigmentadas
CPV-9	Placas pigmentadas
CPV-10	Placas pigmentadas
CPV-11	Placas pigmentadas
CPV-12	Não relatada
CPV-13	Papiloma oral
CPV-14	Placas pigmentadas
CPV-15	Não relatada

para carcinoma escamoso celular. As partículas virais são isoladas em grande quantidade das lesões maduras. Estudos recentes demonstraram a presença do DNA viral em pele e cavidade oral de cães saudáveis, sugerindo que esses animais poderiam se constituir em reservatórios do vírus.

O papilomavírus oral canino é bastante estável em meio ambiente, podendo sobreviver por até 63 dias em temperatura de 4 a 8°C ou 6 h a 37°C. O aquecimento entre 45 e 80°C por 60 min destrói a infectividade viral. A resistência viral ao ambiente favorece surtos de papilomatose em canis ou locais de aglomeração de animais, como hospitais veterinários.

Os papilomas orais ocorrem preferencialmente na mucosa oral, labial, faríngea e língua. Raramente são observados no esôfago. Os papilomas oculares ocorrem na conjuntiva, córnea e margem das pálpebras, porém de apresentação menos comum do que os orais. Papilomas cutâneos não são frequentes.

A papilomatose oral acomete principalmente cães de até 2 anos de idade. Os animais mais velhos costumam ser resistentes à papilomatose oral. A papilomatose ocular pode ser observada em animais de 6 meses a 4 anos, enquanto a papilomatose cutânea, embora pouco frequente, pode acometer animais de faixa etária variada, tendo sido relatada em animais de 12 a 18 meses de idade.

Os animais enfermos representam as fontes de infecção para os demais eliminando o vírus nas lesões e transmitindo diretamente por contato entre os animais ou indiretamente por fômites ou insetos.

Clínica

Os papilomas geralmente não interferem no estado geral do animal, exceto em localizações que levam a disfagia e dificuldade respiratória. Locais como mucosa oral, margem dos lábios, língua, palato, faringe e epiglote são os mais afetados (Figura 71.3). Os papilomas orais se apresentam inicialmente pálidos, lisos e elevados. Em seguida, assumem forma de couve-flor, com projeções finas esbranquiçadas. A observação das lesões comumente é possível quando o número de papilomas está aumentando. Os animais podem desenvolver halitose, ptialismo, hemorragia e desconforto, dependendo da quantidade de tumores. Em torno de 50 a 100 tumores são observados no momento do exame. A regressão geralmente ocorre após 4 a 8 semanas do início dos sinais clínicos. Eventualmente, pode ser observada regressão incompleta com persistência de alguns papilomas. Papilomas orais podem persistir por 24 meses ou mais. Os cães com papilomas persistentes geralmente apresentam grandes tumores que interferem no estado geral. Podem apresentar infecções bacterianas secundárias com secreções purulentas. Eventualmente, são observados carcinoma cutâneo e/ou de mucosa. Os papilomas oculares geralmente persistem mais tempo do que os orais. Os animais que se recuperam apresentam imunidade à reinfecção.

Papilomatose felina

Lesões decorrentes de papilomavírus foram observadas em seis espécies de felinos: gato doméstico (*Felis domesticus*); lince (*Linx rufus*); onça-parda (*Puma concolor coryi*); leão sul-africano (*Panthera leo* pérsica); leopardo-das-neves (*Uncia uncia*); e leopardo nebuloso (*Neofelis nebulosa*). Até o momento, somente o papilomavírus tipo 1 (FdPV1), de gatos domésticos, foi isolado e genomicamente caracterizado, tendo sido demonstrada a relação genética com o papilomavírus oral canino (COPV). Ambos os vírus são classificados no gênero *Lambdapapillomavirus* e, com base na relação genética, considera-se que têm ancestral comum.

A papilomatose viral felina é de apresentação esporádica, podendo ocorrer tanto em gatos domésticos como em felinos silvestres. No entanto, geralmente está associada a imunodeficiências por causas variadas. Os animais apresentam papilomas orais em língua e mucosa bucal ou papilomas cutâneos. Papilomas orais geralmente são multifocais, pequenos, macios, ovais, pouco achatados e de coloração rósea na superfície ventral da língua. São observados também na ponta e na superfície dorsal da língua e na mucosa bucal, variando de 4 a 8 mm de diâmetro. Os papilomas cutâneos geralmente se apresentam em grande número, achatados e são não pigmentados a fortemente pigmentados, dependendo da

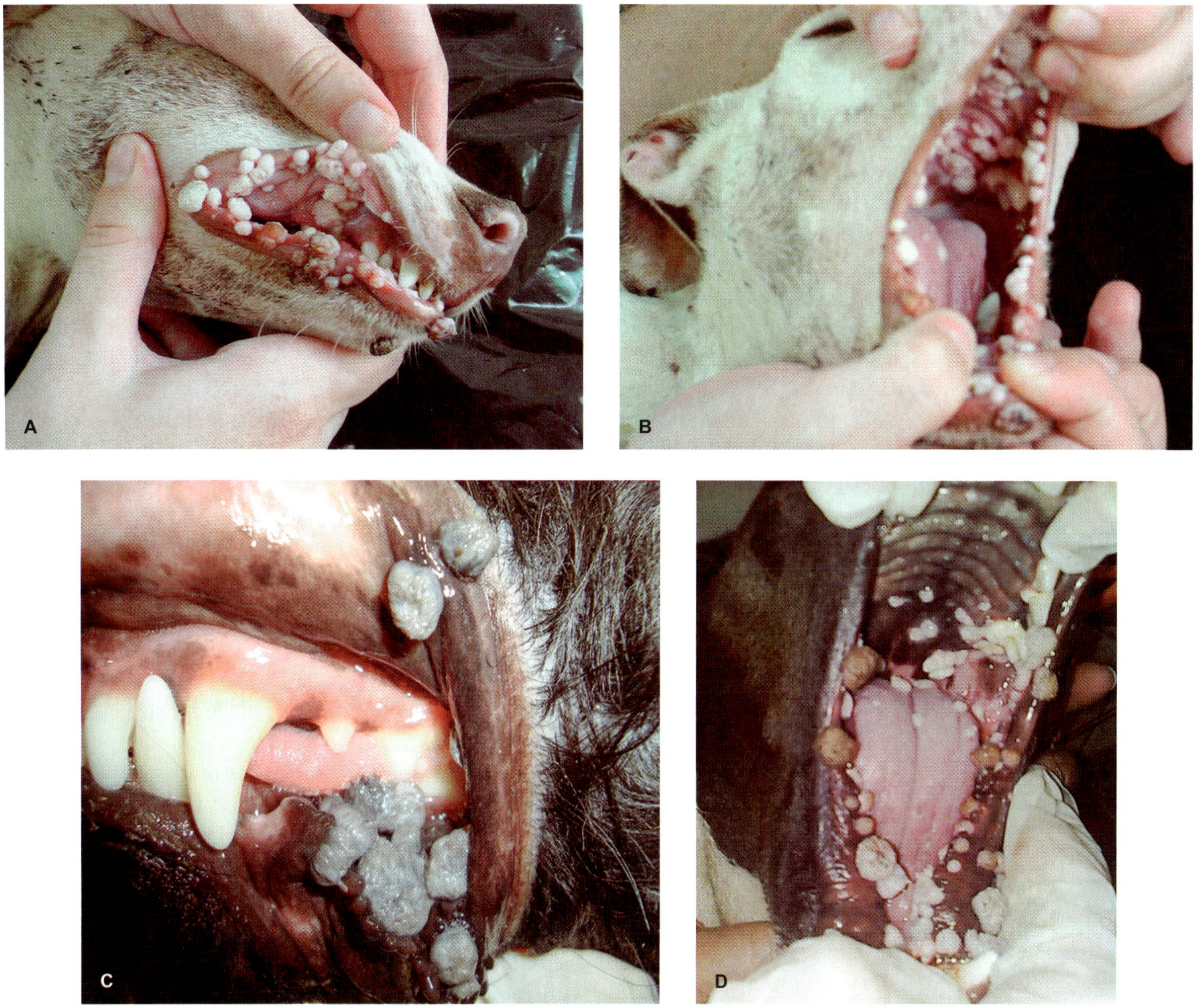

Figura 71.3 Papilomatose canina. Papilomas em gengiva, palato e língua em diferentes fases de desenvolvimento.

coloração de pele do gato. Apresentam aspecto crostoso, formando placas acinzentadas de 3 a 5 mm de diâmetro na pele do tronco.

Imunidade na papilomatose animal

A regressão dos papilomas foi observada em praticamente todas as espécies animais afetadas do mesmo modo que a imunidade à reinfecção, de caráter tipo específico, observada em cães, equinos, coelhos e bovinos. Dessa maneira, os animais previamente infectados e que se curaram podem apresentar novos episódios de papilomas decorrentes da infecção por outro tipo viral. Para ser efetiva, a vacinação deve levar em consideração a espécie animal e os vários tipos virais responsáveis pela ocorrência da doença.

A imunossupressão é responsável, em alguns casos, pela persistência e disseminação dos papilomas no animal afetado, aspecto também observado em cães submetidos à terapia com corticosteroide que desenvolveram lesões orais e cutâneas extensas, que regrediram após a interrupção do uso do corticosteroide, e também em animais submetidos à quimioterapia. Às vezes, animais seriamente afetados apresentam evidências de imunossupressão como hipogamaglobulinemia ou deficiência de IgM, com resposta de células T deficiente. A presença de papilomatose oral e cutânea recorrente em um animal foi observada mesmo na presença de títulos elevados de anticorpos circulantes, sugerindo que, eventualmente, os anticorpos pudessem ser direcionados a outros tipos virais, que vírus latentes estivessem continuamente se reativando, ou que houvesse deficiências de imunidade celular do animal. A infecção por papilomavírus em gatos tem sido observada associada à infecção pelo vírus da imunodeficiência felina (FIV), semelhante ao que se observa em humanos com o vírus da imunodeficiência adquirida (HIV); também tem sido associada a maior gravidade da doença. O caráter imunossupressor está bem caracterizado na ocorrência do câncer de bexiga e hemangiomas em bovinos alimentados com samambaia ou submetidos a medicações imunossupressoras, apresentando lesões extensas do esôfago até o rúmen, que não regridem.

Os estudos *in vitro* e *in vivo* têm demonstrado a produção de anticorpos neutralizantes, tipo-específicos, durante a infecção natural. No entanto, esses anticorpos parecem não apresentar muita influência no processo de regressão dos papilomas. Os anticorpos apresentam seu pico máximo coincidente com o período de crescimento máximo das lesões, o que se justifica pela síntese viral somente em tumores maduros. No entanto, a presença de anticorpos está associada à imunidade à reinfecção, demonstrando atuação dos anticorpos na prevenção da infecção. A maior atividade neutralizante dos anticorpos é observada em animais que receberam múltiplas injeções do extrato tumoral, justificando a aplicação de doses múltiplas de vacinas.

A imunidade celular, no entanto, é de fundamental importância nessa regressão direcionada especialmente contra os antígenos virais E2 e E7. A evidência morfológica da função dos linfócitos na regressão dos papilomas está relacionada com a presença de infiltrados celulares em papilomas que regrediram. Tal evidência foi observada em muitas espécies, incluindo suínos, equinos, veados e coelhos. Em cães, observa-se aumento local de linfócitos CD4 e CD8 na papilomatose oral naturalmente em regressão, com predominância de CD4, aspecto também observado na infecção por BPV-4. Células CD4 TH1 podem auxiliar a eliminação viral por ativação de macrófagos, ou por indução de citocinas responsáveis por destruição de queratinócitos infectados. Infiltração intensa de linfócitos é observada também em papilomas em regressão, causados por outros tipos virais, demonstrando a importância da imunidade celular no processo de regressão tumoral. Por sua vez, a regressão tumoral depende de outros fatores do hospedeiro relacionados com apresentação antigênica eficiente, no qual existe a regressão de certos tumores causados por um tipo viral específico. No entanto, não se observa regressão quando causados por outros tipos virais, demonstrando apresentação antigênica ineficiente, uma vez que o mecanismo de reconhecimento está funcional.

Diagnóstico

O diagnóstico da papilomatose é geralmente clínico, baseado no aspecto, na forma e na localização dos tumores, além de dados epidemiológicos relacionados com idade do animal afetado, ocorrência em outros animais, regressão ou persistência de lesões, procedimentos de manejo associados à disseminação dos papilomas, sazonalidade e evolução das lesões.

Não se observam alterações em hemograma ou bioquímicas. Em bovinos com papilomas, podem ser encontradas diminuição do número das subpopulações de linfócitos CD2 e CD4, aumento de linfócitos gama/delta+ e linfócitos que expressam moléculas de IgM.

A biopsia das lesões geralmente não é necessária, exceto nos papilomas oculares em cães, que não apresentam morfologia característica contrariamente ao oral canino. A biopsia pode ser recomendada também em papilomas cutâneos caninos localizados em áreas interdigitais, patas e, ocasionalmente, sublinguais, e em equinos com lesões muito grandes visando a diferenciar os papilomas dos sarcoides.

A identificação viral pode ser realizada por microscopia eletrônica, que demonstra a presença das partículas virais. ELISA, técnicas imuno-histoquímicas que utilizam anticorpos direcionados contra *Papillomavirus* ou técnicas de biologia molecular como PCR ou hibridização *in situ* que caracterizam o tipo viral geralmente estão restritos à pesquisa.

Tratamento

O tratamento da papilomatose deve ser avaliado cuidadosamente em virtude do caráter autolimitante das lesões que, por vezes, coincide a regressão tumoral imune com a utilização da terapia. Este fato é observado também nas terapias "mágico-espirituais" (benzimentos, simpatias), que levam o proprietário a erroneamente considerar esses procedimentos responsáveis pela regressão das lesões.

Em cães, o tratamento geralmente não é recomendado, por conta da evolução autolimitante. Em casos crônicos, em situações de quantidade excessiva de papilomas orais ou por motivos estéticos, realiza-se o tratamento, especialmente cirúrgico (excisão, criocirurgia e eletrocirurgia). A simples remoção, congelamento ou raspagem de 5 a 15 dos tumores pode induzir a regressão espontânea dos demais, provavelmente por reestimulação antigênica. Quimioterapia sistêmica utilizando substâncias como vincristina, ciclofosfamida, doxorrubicina em papilomatose persistente em cães apresenta resultados variáveis. É recomendada somente em casos de papilomas que não regrediram após 2 meses e, principalmente, 5 meses ou mais. Interferon alfa (dose de 1×10^6) diariamente é indicado até a regressão dos tumores. Outros protocolos terapêuticos envolvem a utilização de imunomoduladores, como levamizol oral (75 mg/dia).

Medicamentos contendo a bactéria *Propionibacterium acnes* (2 mg/kg por via IM profunda) semanalmente em animais jovens, e a cada 3 dias em animais adultos, foram avaliados no serviço de Doenças Infecciosas da FMVZ/Unesp, Botucatu, SP em 16 cães que apresentavam papilomas na mucosa bucal e em alguns animais também no palato. Este tratamento resultou na regressão e na resolução completa dos papilomas entre a 5ª e 6ª aplicação do produto em todos os cães, sendo uma terapia alternativa para a papilomatose canina. A ação do *P. acnes* foi avaliada por outros pesquisadores em papilomatose bovina, tendo apresentado também resultados favoráveis após 15 semanas de aplicação do produto.

Sucesso terapêutico foi obtido em um cão com papilomatose oral persistente e disseminada (Figura 71.4) refratário a regressão após tratamento com vacina autócne, *P. acnes*, vincristina e tratamento cirúrgico com o uso de aciclovir (acicloguanosina) na dose de 100 mg a cada 6 h VO, associado a imunoestimulante e antissépticos locais para evitar complicações por infecção secundária à necrose tecidual. Observaram-se estabilização do processo após 3 dias e início de regressão 7 dias após início do tratamento, com cura 1 mês após a instituição do tratamento (Figura 71.4).

Em bovinos, os papilomas podem ser removidos por cirurgia ou criocirurgia, da mesma maneira que em cães. Ao retirar uma pequena quantidade de papilomas, pode ser observada a regressão dos demais por estimulação antigênica. A retirada cirúrgica normalmente é associada à utilização da vacina autóctone, sendo difícil avaliar os resultados em razão do caráter autolimitante da enfermidade, exceto nos casos de persistência em que se pode avaliar com mais segurança a eficácia terapêutica.

Produtos químicos corrosivos, como ácido sulfúrico, nitrato de prata, bastão de soda e produtos homeopáticos (tintura de Thuya), também têm sido usados para a cauterização das lesões. A cauterização é importante, pois permite a reabsorção do tecido rico em vírus, levando à estimulação antigênica.

Outros tratamentos envolvem a utilização do diaceturato de 4,4 diazoaminodibenzamidina a 7% (Ganaseg®) na dose de 1 mℓ/20 kg em duas doses intercaladas de 15 dias. Injeção intralesão de bacilo de Calmette-Guerin (BCG), que ativa macrófagos e células NK, também foi usada experimentalmente. Foi desenvolvido pela Embrapa – Gado de Leite (Coronel Pacheco, MG) um produto comercial com nome Papilomax, em forma de pasta, que atua inativando o vírus, secando as lesões e permitindo a regeneração tecidual. O produto deve ser aplicado nas lesões e apresentou uma eficácia de 90% para papilomas em geral e em mais de 50% para papilomas de tetas. Como limitação, apresenta a necessidade de aplicação tópica, aspecto que dificulta o tratamento em animais com papilomatose cutânea disseminada.

Outro produto utilizado é a antiomalina, em verrugas pedunculadas, em verrugas sésseis de tetas de vacas e em verrugas de caprinos. As verrugas desapareceram em torno de 20 dias em 55,5% dos casos.

Tem sido também bastante comum a utilização do clorobutanol, que apresenta resultados inconclusivos e está presente na maioria das vacinas comerciais.

A auto-hemoterapia consiste na retirada de 10 mℓ de sangue venoso com anticoagulante e aplicação imediata IM profunda em protocolos de 3 a 4 doses, com intervalos de 7 a 10 dias. Também sem resultados conclusivos, considera-se que a aplicação do sangue do próprio animal induziria um estímulo imunológico inespecífico que pode levar à regressão e à queda dos papilomas.

A estimulação inespecífica com utilização de levamizol na dose de 2,5 mg/kg nos dias 1, 3, 5, 7, 9 e 16 foi associada a 100% de regressão das lesões em bovinos.

Recentemente, foi avaliada a aplicação da ivermectina na dose de 0,2 mg/kg em bovinos apresentando papilomatose cutânea. Animais submetidos a duas doses intercaladas de 15 dias apresentaram 78% de regressão das lesões. O mecanismo de ação proposto é a possível ação antitumoral e a estimulação imune, uma vez que, em estudos experimentais, observa-se a presença de macrófagos ativados em pessoas com oncocercíase tratadas com ivermectina e aumento da resposta imune humoral e celular em camundongos tratados com ivermectina.

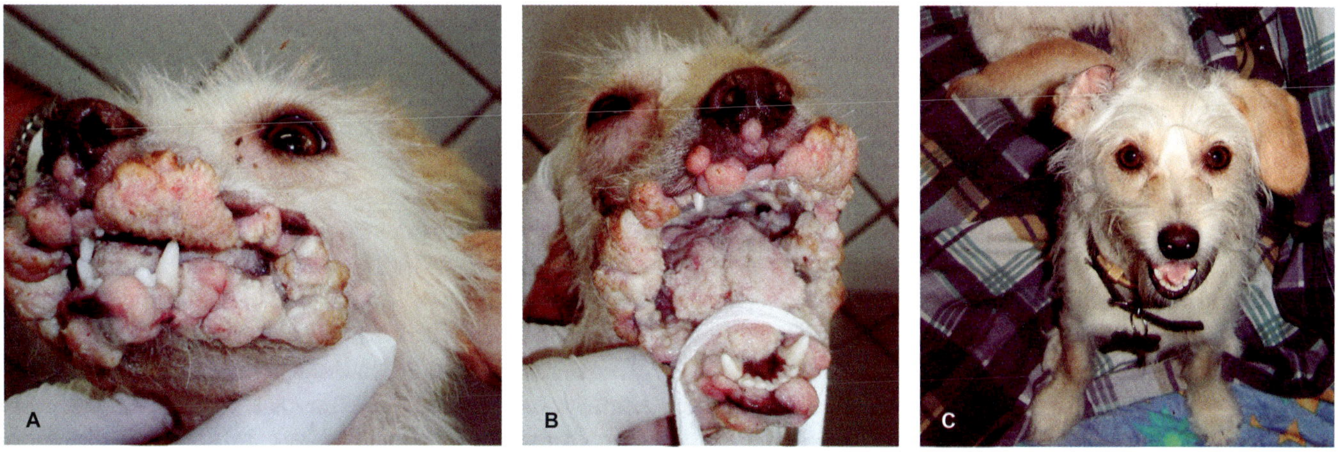

Figura 71.4 Resultado do tratamento da papilomatose utilizando aciclovir (acicloguanosina) em dose de 100 mg a cada 6 h VO associado a imunoestimulante (leucogen) e antissépticos locais. **A** e **B.** Quadro inicial. **C.** Após 46 dias de tratamento.

Injeções de bismuto, pomada de colchicina, solução de monossulfato de índigo (5%), podofilina (10%) em parafina líquida, novarsenobenzol, timolato de lítio e antimônio, procaína (1%), amarrar verruga pedunculada com crina de cavalo ou fio de seda e tratamentos hormonais também são utilizados e apresentam resultados duvidosos.

Em equinos, a retirada cirúrgica nem sempre é eficiente. Nesta espécie, utiliza-se também o diaceturato de 4,4 diazoaminodibenzamidina a 7% (Ganaseg®) com resultados questionáveis.

Ensaios experimentais utilizando vacina com papilomavírus bovino em sarcoide equino apresentaram regressão dos tumores em 50% dos animais vacinados e, em outro animal, o sarcoide estabilizou, não evoluindo posteriormente. Em algumas situações, observou-se também regressão dos sarcoides com aplicação tópica de creme de aciclovir (5%) por um período de 2 a 6 meses, sugerindo a sua utilização como coadjuvante de processos cirúrgicos. Outras medidas terapêuticas envolvem a aplicação de BCG local (intralesional), assim como a imunoterapia contendo células tumorais autólogas, com o objetivo de estimular a resposta imune celular por ativação de macrófagos e liberação posterior de citocinas que aumentam a imunidade humoral e celular. Esses estudos têm comprovado que a persistência dos sarcoides em equinos, de forma similar a persistência dos papilomas nas demais espécies, decorre da resposta imune ineficaz (consequente à evasão viral) por não apresentação de MHC I.

Vários compostos cáusticos tópicos podem também ser utilizados, e sempre se deve levar em consideração que induzem resposta inflamatória na pele. Os produtos frequentemente utilizados em equinos incluem a podofilina (50% podofilina, 20% podofilina em álcool etílico a 95%); ácido salicílico (25% de ácido salicílico com óleo de rícino, 25% de ácido salicílico com 2% podofilina e dimetilsulfóxido); mistura de ácido trifluoroacético (25 g de ácido trifluoroacético anidro, 3 g de água, e 20 g de ácido acético glacial); e tintura de benzoin. A recomendação é aplicar esses produtos 1 vez/dia a cada 4 dias até a remissão dos papilomas.

Propionibacterium acnes (administração intravenosa ou intralesional) e o BCG, a cisplatina (produto antitumoral) ou a interleucina-2 (administração intralesional) vêm sendo utilizados como imunoestimulantes, sendo indicados em casos de papilomatose persistente. Outro produto com ação antiviral e efeito antitumoral é o imiquimod a 5% creme, sendo indicado como medicamento para placa aural, porém sem resultados definitivos quanto a sua eficácia.

➤ Profilaxia e controle

Medidas inespecíficas

Consistem em não introduzir animais infectados dentro do rebanho, evitar o contato de animais com lesões com animais sadios, bem como evitar o uso de equipamentos comuns entre grupos de animais. São importantes, também, medidas como esterilização de agulhas, seringas e materiais cirúrgicos, utilização de materiais descartáveis, controle de moscas e carrapatos, além da adoção de manejo diferenciado de modo que os animais infectados sejam tratados por último.

Medidas específicas

A indução de imunidade pela vacinação de maneira profilática depende obrigatoriamente da presença dos antígenos de capsídio viral L1 e L2, responsáveis pela indução de anticorpos soroneutralizantes. As vacinas terapêuticas utilizadas com objetivo de induzir a regressão das lesões foram desenvolvidas utilizando diferentes antígenos e tipos virais. Foi observada regressão dos papilomas associados a infiltração de linfócitos e macrófagos, demonstrando ativação de resposta imune celular de modo similar ao observado em regressão natural.

A vacinação é um método eficiente de proteção utilizado em rebanhos bovinos endêmicos. Contudo, deve obrigatoriamente conter os tipos virais responsáveis pela infecção na propriedade e que podem causar problema na espécie afetada. As vacinas autógenas são eficientes. É preciso utilizar materiais coletados de vários animais da propriedade, de lesões de diferentes locais dos animais e selecionar papilomas que se encontrem em seu pico máximo de evolução, evitando a coleta de papilomas iniciais (pequenos) e daqueles que se encontrem em fase de regressão (ressecados e enegrecidos). Existem vacinas comerciais, embora sejam menos eficientes que as autógenas. Várias pesquisas voltadas ao desenvolvimento de vacinas contendo vírus purificados, especialmente para bovinos (BPV-2, BPV-4 e BPV-6), têm demonstrado eficácia, porém direcionadas contra o mesmo tipo viral. O Instituto Butantã de São Paulo desenvolveu uma vacina contendo os tipos BPV-1, BPV-2 e BPV-4, que se encontra em fase de avaliação experimental em campo. Vacinas recombinantes e de DNA utilizando citocinas como imunomoduladores se encontram em estudo e mostram-se promissoras na profilaxia da doença.

Protocolo vacinal

A vacina é recomendada por via SC ou intradérmica, em 2 a 4 aplicações, intervaladas de 1 a 2 semanas. Relata-se recuperação de 80 a 85% dos casos, 3 a 6 semanas após, nas verrugas cutâneas ou penianas de bovinos. No entanto, têm mostrado eficácia em somente 33% das verrugas de tetas. Não se verifica regressão no caso dos papilomas planos.

Cães

A vacinação em cães apresenta resultados variados. É recomendada nos casos de animais com muitos papilomas orais. A vacina é utilizada isoladamente ou associada a imunomoduladores. A vacinação geralmente não é eficiente em lesões persistentes.

Saúde Pública

Não existe descrição de lesão humana na mão de veterinário que manipulou animal com papiloma.

Bibliografia

Anjos BL, Silva MS, Diefenbach A, Brito MF, Seppa GS, Brum MCS. Sarcoide equino associado ao papilomavírus bovino BR-UEL-4. Cienc Rural. 2010;40(6):1456-9.

Bogaert L, Martens A, De Baere C, Gasthuys F. Detection of bovine papillomavirus DNA on the normal skin and in the habitual surroundings of horses with and without equine sarcoids. Res Vet Sci. 2005;79:253-8.

Bogaert L, Martens A, Poucke MV, Ducatelle R, De Cock H, Dewful J *et al.* High prevalence of bovine papillomaviral DNA in the normal skin of equine sarcoid-affected and healthy horses. Vet Microbiol. 2008;129:56-68.

Borku MK, Atalay O, Kibar M, Çam Y, Atasever A. Ivermectin is an effective treatment for bovine cutaneous papillomatosis. Res Vet Sci. 2007;83:360-3.

Borzacchiello G, Roperto F. Bovine papillomaviruses, papillomas and cancer in cattle. Vet Res. 2008;39:45-64.

Calvert CA. Canine viral papillomatosis. In: Greene EC. Infectious diseases of the dog and cat. St. Louis: W.B. Saunders; 1990. p. 288-90.

Campo MS. Bovine papillomavirus and cancer. Vet J. 1997;154:175-88.

Campo MS. Animal models of papillomavirus pathogenesis. Virus Res. 2002;89:249-61.

Carter GR, Wise DJ. Papillomaviridae. In: Carter GR, Wise DJ, Flores EF. International Veterinary Information Service. Ithaca. Disponível em www.ivis.org. Acessado em 9/07/2005. A3412.0605.

Chambers G, Ellsmore VA, O'Brien PM, Reid SWJ, Love S, Campo MS *et al.* Association of bovine papillomavirus with the equine sarcoid. J Gen Virol. 2003;84:1055-62.

Claus MP, Lunardi M, Alfieri AF, Ferracin LM, Fungaro MHP, Alfieri AA. Identification of unreported putative new bovine papillomavirus types in Brazilian cattle herds. Vet Microbiol. 2008;132:396-401.

Doorbar J. The papillomavirus life-cycle. J Clin Virol. 2005;32S:S7-S15.

Ghim S-J, Rector A, Delius H, Sundberg JP, Jenson AB, Ranst M. Equine papillomavirus type 1: complete nucleotide sequence and characterization of recombinant virus-like particles composed of the EcPV-1 L1 major capsid protein. Biochem Biophys Res Commun. 2004;324:1108-15.

International Committee on Taxonomy of Viruses. Disponível em www.ictvonline.org/virusTaxonomy.asp

Jain S, Moore RA, Anderson DM, Gough GW, Stanley MA. Cell-mediated immune responses to COPV early proteins. Virol. 2006;356:23-34.

Jelínek F, Tachesy R. Cutaneous papillomatosis in cattle. J Comp Pathol. 2005;132:70-81.

Knight CG, Munday JS, Peters J, Dunowska M. Equine penile squamous cell carcinomas are associated with the presence of equine papillomavirus type 2 DNA sequences. Vet Pathol. 2011;48(6):1190-4.

Lange CE, Zollinger S, Tobler K, Ackermann M, Favrot C. Clinically health skin of dogs is a potential reservoir for canine papillomavirus. J Clin Microbiol. 2011;49:707-9.

Megid J, Dias Junior G, Aguiar DM, Nardi Junior G, Silva WB, Ribeiro MG. Tratamento da papilomatose canina com Propionibacterium acnes. Arq Bras Med Vet Zootec. 2001;53:574-6.

Melo CB, Leite RC. Papilomatose bovina. Cienc Vet nos Trópicos. 2003;6(1):1-12.

Morris WE, Venzano AJ, Craig MI, Diodati JA, Funes D, Elizondo A *et al.* Upper alimentary tract papilloomas in calves related to papillomavirus infection. Can Vet J. 2010;51:877-80.

Nasir L, Campo MS. Bovine papillomaviruses: their role in the aetiology of cutaneous tumours of bovids and equids. Vet Dermatol. 2008;19:243-54.

Nicholls PK, Klaunberg BA, Moore RA, Santos EB, Parry NR, Gough GW *et al.* Naturally occurring, non regressing canine oral papillomavirus infection: host immunity, virus characterization, and experimental infection. Virology. 1999;265:365-74.

Nicholls PK, Stanley MA. Canine papillomavirus- a centenary review. J Comp Pathol. 1999;120:219-33.

Nicholls PK, Stanley MA. The immunology of animal papillomaviruses. Vet Immunol Immunopathol. 2000;73:101-27.

Postey RC, Appleyard GD, Kidney BA. Evaluation of equine papillomas, aural plaques, and sarcoids for the presence of equine papillomavirus DNA and papillomavirus antigen. Can J Vet Res. 2007;71:28-33.

Radostitis OM, Gay CC, Blood DC, Hinchcliff KW. Clínica veterinária, um tratado de doenças dos bovinos, suínos, caprinos e eqüinos. 9.ed. Rio de Janeiro: Guanabara Koogan; 2002. 1737 p.

Rector A, Lemey P, Tachesy R, Mostmans S, Ghims S-J, Van Doorslaer K *et al.* Ancient papillomavirus-host co-speciation in Felidae. Genome Biol. 2007;8:R57.

Rector A, Van Ranst M. Animal papillomaviruses. Virology. 2013;445: 213-23.

Silva MS, Weiss M, Brum MCS, Anjos BL, Torres FD, Weiblen R *et al.* Molecular identification of bovine papillomaviruses associated with cutaneouos warts in southern Brazil. J Vet Diagn Invest. 2010;22:603-6.

Stadler S, Kainzbauer C, Haralambus R, Brehm W, Hainisch E, Brandt S. Successful treatment of equine sarcoids by topical aciclovir application. Vet Rec. 2011;168:187.

Sundberg JP, Van Ranst MV, Montali BL, Homer BL, Millar WH, Rowland PH *et al.* Feline papillomas and papillomaviruses. Vet Pathol. 2000;37:1-10.

Theilen G, Wheeldon EB, East N, Madewell B, Lancaster WD, Munn R. Goat papillomatosis. Am J Vet Res. 1985;46:2519-26.

Torres SMF, Koch SN. Papillomavirus-associated diseases. Vet Clin Equine. 2013;29:643-55.

Tsirimonaki E, O'Neil BW, Williams R, Campo MS. Extensive papillomatosis of the bovine upper gastrintestinal tract. J Comp Pathol. 2003;1292:93-9.

Uzal FA, Latorraca A, Ghoddusi M, Horn M, Adamson M, Kelly WR *et al.* An apparent outbreak of cutaneous papillomatosis in Merino Sheep in Patagonia, Argentina. Vet Res Comm. 2000;24: 197-202.

Villiers E-M, Fauquet C, Broker TR, Bernard H-U, Hausen H. Classification of papillomaviruses. Virology. 2004;324:17-27.

Parvovirose Canina 72

Antonio Carlos Paes

➤ Definição

Enfermidade infectocontagiosa aguda, de etiologia viral, que acomete cães jovens e se caracteriza por manifestações clínicas gastroentéricas de vômito e diarreia sanguinolenta, além de comprometimento de medula óssea e tecido linfoide, e efeito imunossupressor.

➤ Histórico

A parvovirose canina é uma doença relativamente recente, e os médicos-veterinários graduados até o início da década de 1980 sequer receberam aulas sobre o assunto ou abordaram casos clínicos de animais apresentando tal enfermidade. Causou extraordinário impacto no início da década de 1980 por acometer cães jovens e adultos apresentando elevada letalidade, e também pelo fato de o agente ser desconhecido pelo sistema imune dos animais afetados, associado à dificuldade, na época, em se estabelecer tratamento adequado e efetivo. A parvovirose canina ou enterite canina por parvovírus é uma enfermidade que, além das manifestações patológicas citadas, se caracteriza por causar lesões no miocárdio de cães jovens no período de desenvolvimento fetal, manifestadas no 1º ou no 2º mês de vida, que podem causar morte súbita ou quadro de insuficiência cardíaca quase sempre fatal entre 6 e 8 meses de idade.

Igualmente importantes são a gravidade e a alta letalidade apresentadas pela doença, o colapso da mucosa intestinal, a intensa multiplicação viral na medula óssea e no tecido linfoide, com consequentes destruição da linhagem mieloide e linfopenia, levando a um estado de leucopenia e imunodepressão, tornando os animais acometidos suscetíveis à invasão bacteriana da corrente sanguínea, com consequente estabelecimento de grave quadro de sepse.

Atualmente, com o desenvolvimento de imunidade natural em massa pela ampla distribuição do vírus na população canina e pela prática da vacinação pelos proprietários responsáveis, a enfermidade está praticamente restrita aos animais jovens com idade inferior a 1 ano, apresentando elevada incidência entre 2 e 6 meses de vida. No entanto, o surgimento de nova cepa viral, parvovírus canino 2 (PVC-2) variante c, alterou a suscetibilidade etária, pois esta variante pode acometer eventualmente animais mais velhos. Em dias atuais, a forma cardíaca da doença é extremamente rara.

Esses fatos levaram uma pandemia a se transformar em endemia em cerca de 30 anos.

➤ Etiologia

O agente etiológico da parvovirose canina é um DNA vírus da família *Parvoviridae*, subfamília *Parvovirinae*, gênero *Parvovirus*, conhecido como parvovírus canino 2.

É um vírus muito pequeno, fato que gerou o nome "parvo", que significa pequeno em latim. Mede aproximadamente 22 nm de diâmetro, de morfologia icosaédrica, que contém 5.000 nucleotídios em uma fita simples de DNA do genoma, rodeada por uma capa proteica que contém 60 cópias da proteína do capsídio, com peso molecular de 1,15 a $2{,}2 \times 10^6$ D. Não apresenta envelope e a fita simples de DNA codifica duas proteínas do capsídio (VP1 e VP2) e duas proteínas não estruturais (NS1 e NS2).

A proteína VP2 do capsídio viral determina a amplitude de hospedeiros e outras diferenças biológicas do parvovírus canino. A substituição de apenas poucos aminoácidos nessa proteína é responsável por propriedades genéticas e antigênicas críticas. Alterações muito pequenas podem afetar profundamente suas propriedades biológicas. Como o DNA do genoma é muito pequeno, não tem o gene que codifica a enzima DNA-polimerase, fundamental para a replicação viral. Consequentemente, o PVC-2 só consegue se replicar nas células com altas taxas de multiplicação, na fase S do ciclo mitótico da síntese de DNA, que dura somente algumas horas. A replicação viral ocorre mais prontamente em tecidos que contenham grande número de células em divisão ativa e, virtualmente, não existe replicação nos tecidos com baixo índice mitótico. Essa peculiaridade do parvovírus canino justifica o aparente tropismo do agente pelos tecidos embrionários e linfoides, pela medula óssea, pelo miocárdio de neonatos e pelo epitélio intestinal.

Origem do PVC-2

O primeiro pesquisador a fazer referências de parvovirose em cães foi Binn, no início da década de 1970, denominando o microrganismo *minute virus of canines* (MVC) ou vírus pequeno dos cães.

Esse vírus pequeno dos cães foi considerado o parvovírus canino 1 (PVC-1), atualmente reconhecido como apatogênico e não mais detectado na população canina do mundo todo. Embora não tenha sido determinado com exatidão o papel desse agente como causador de processos patológicos, sabe-se que é totalmente distinto do parvovírus responsável pelos surtos de enterite viral em cães que surgiram em 1978 nos EUA.

O vírus patogênico é o parvovírus canino tipo 2 (PVC-2), que mostrou ser uma variante do vírus da panleucopenia felina, do qual se diferencia em menos de 1% na sequência de nucleotídios.

A associação de um vírus com diarreia hemorrágica grave em filhotes caninos foi relatada pela primeira vez nos EUA por Eugster, em 1977, e, em seguida, por Appel, em 1978.

O verdadeiro interesse pela enfermidade surgiu em 1978, quando, nos EUA, foi identificada a síndrome caracterizada por vômito e diarreia hemorrágica grave, cujo súbito acontecimento causou forte impacto econômico para os criadores, em razão da elevada morbimortalidade. Embora o PVC-2 tenha sido isolado pela primeira vez em 1978, análises sorológicas retrospectivas revelaram posteriormente que o primeiro animal soropositivo datava de 1976. Entretanto, estudos independentes da taxa de evolução molecular do PVC-2 indicaram que o vírus deve ter surgido cerca de 10 anos antes.

Várias hipóteses para esta emergência foram aventadas, como uma mutação do vírus da panleucopenia felina, ou uma mutação vacinal deste vírus de felinos e sua adaptação a um novo hospedeiro, como o cão doméstico, por meio de carnívoros não domésticos – como a raposa e o *vison* –, que conviviam em fazendas de criação com alta densidade populacional.

Durante os 2 anos seguintes, ou seja, em 1980, a enfermidade já havia se disseminado por todos os EUA e surtos de parvovirose foram identificados no Canadá, na Austrália, em países da Europa e no México.

Uma série de estudos realizados nos EUA com amostras de soros colhidos em anos anteriores a 1978 indicou que, em nenhuma das amostras testadas, foram identificados anticorpos específicos contra o PVC-2. Em estudos retrospectivos realizados com soros de cães que foram coletados antes de 1978 no Japão, na Austrália e na Nova Zelândia, os resultados obtidos foram semelhantes. Entretanto, um grupo de pesquisadores realizou estudo similar na Bélgica e identificou três soros positivos em um total de 56 amostras obtidas entre os meses de junho de 1976 e junho de 1977.

Carmichael, no México, identificou reagentes positivos em uma colônia de Beagles em 1978 e, no ano seguinte, isolou o vírus das fezes de cães dessa mesma colônia. Contudo, os primeiros casos clínicos surgiram naquele país apenas em 1980.

No Brasil, os primeiros casos foram identificados em abril de 1980, na cidade de Campinas, no estado de São Paulo. Em seguida, foi registrado em Piracicaba, SP, e, em maio do mesmo ano, em Botucatu, SP, no atendimento ambulatorial da disciplina de Enfermidades Infecciosas dos Animais (EIA) da FMVZ/Unesp, Botucatu, SP. No entanto, foi na cidade de São Paulo que a doença foi identificada pela demonstração de seu agente etiológico, em 1980, na Faculdade de Medicina Veterinária da USP, por Hagiwara *et al.*

Em 1981, foi possível presenciar o impacto da nova enfermidade no setor ambulatorial de EIA da FMVZ/Unesp, Botucatu, SP, com a equipe do Prof. Walter Maurício Correa, que também havia diagnosticado a doença no ano anterior e instituído eficaz esquema de tratamento que, com exceção de algumas pequenas alterações, ainda é utilizado na atualidade. Segundo o Prof. Walter, o atendimento ambulatorial desse setor de doenças infecciosas se tornou extremamente sobrecarregado, visto que os animais com a nova enfermidade necessitavam de tratamento intensivo envolvendo a administração de soro IV e medicações em grande número de animais com diarreia sanguinolenta, além de cuidados com a desinfecção do ambiente. Quadros de grave desidratação, choque hipovolêmico e choque séptico foram diariamente atendidos em números bastante elevados, em contraste ao momento atual, no qual a doença se comporta como uma endemia, acometendo cães jovens. No início da década de 1980, a doença se comportava no país como uma epizootia que acometia cães de qualquer idade, e em centenas de exames necroscópicos em cães realizados à época no referido setor ambulatorial de EIA, a faixa etária de maior acometimento variava de 2 meses a pouco mais de 4 anos.

Variações genéticas do PVC-2

Apesar de ser um DNA vírus, o PVC-2 apresenta taxa de substituição genômica similar aos RNA vírus, com valores de até 10^{-4} substituições por sítio por ano, ou seja, a taxa de substituição de nucleotídios durante a sua replicação lembra os RNA vírus.

No presente momento, o PVC-2 original não é mais circulante na população canina no mundo, estando presente apenas nas vacinas disponíveis comercialmente contra a parvovirose. As variantes originadas apresentam distribuição mundial.

Após o aparecimento no final da década de 1970, o PVC-2 passou por rápida evolução e, em poucos anos, dois novos tipos antigênicos surgiram, denominados

PVC-2a, em 1980, e PVC-2b, em 1984, que substituíram completamente o PVC-2 original na população canina. Essas novas variantes virais são eliminadas em altos títulos nas fezes de maneira muito mais eficaz em relação ao tipo original.

Os tipos antigênicos PVC-2a e PVC-2b diferem do tipo original PVC-2 em até 5 ou 6 aminoácidos na proteína VP2 do capsídio.

Essas alterações no PVC-2 foram associadas a adaptação genética, capacitando o agente a se replicar e se disseminar mais efetivamente nos tecidos-alvo dos cães suscetíveis. Mutações genéticas na estrutura da superfície dos receptores de transferrina do PVC-2 resultaram em alterações estruturais, que controlam a adaptação aos hospedeiros.

Recentemente, foram identificadas mutações afetando importantes resíduos da proteína VP2 do capsídio números 297, 300, 426 e 555. Por conseguinte, uma terceira variante do PCV-2 foi identificada na Itália no ano 2000 e, recentemente, circulou na população canina do país, junto com os tipos PVC-2a e PVC-2b. Esta nova variante inicialmente denominada Glu-426, renomeada posteriormente como PVC-2c, mostrou excepcional capacidade de disseminação entre a população canina.

A nova variante PVC-2c parecia estar presente na população canina da Alemanha desde 1996 e, após sua identificação na Itália, também foi notificada em Portugal e na Espanha em 2006. Essa variante também foi identificada no Vietnã em 2004, nos EUA e no Reino Unido em 2007, na Índia em 2006, no Uruguai em 2007, e na Argentina em amostras de fezes coletadas entre 2005 e 2008.

No Brasil, a variante PVC-2c foi identificada pela primeira vez em 2008 no Rio Grande do Sul, por Streck *et al.* Apesar de as primeiras comunicações afirmarem que o PVC-2c era de baixa patogenicidade, dados experimentais e observações recentes de campo indicam que a doença causada por esta variante apresenta quadro clínico grave e altas taxas de mortalidade. O PVC-2c tem também capacidade de infectar e causar doença clínica em cães adultos, mesmo que tenham sido repetidamente vacinados com a vacina comercial, cujo antígeno é o PVC-2 original, que elicia proteção efetiva frente à infecção pelo PVC-2a e pelo PVC-2b.

Relatos recentes na Itália descreveram o acometimento de cães pelo tipo PVC-2c em uma fêmea de 5 meses com histórico de três doses de vacina, uma fêmea de 7 anos que, além das 3 doses que recebeu quando filhote, era revacinada anualmente, e em outra fêmea de 12 anos também revacinada anualmente. Os animais apresentaram temperatura de 40,5°C, vômitos frequentes e diarreia sanguinolenta franca. Todos os diagnósticos foram confirmados por teste de PCR em tempo real em amostras de fezes diarreicas.

Também na Itália, há relato de surto de parvovirose em canis por PVC-2c, afetando cães regularmente vacinados, cuja faixa etária variava de 6 a 30 meses, levando a óbito uma cadela prenhe de 20 meses de idade. A confirmação dos diagnósticos também foi realizada por reação em cadeia pela polimerase (PCR).

Isolamento viral

É realizado com êxito em cultura de tecidos de células renais de cães, sendo empregada a linhagem celular *Madin Darby Canine Kidney* (MDCK). No entanto, os métodos de biologia molecular estão se tornando os mais utilizados para a identificação de todas as variantes virais.

Resistência ambiental

O PVC-2 é um vírus extremamente estável e resistente às influências ambientais adversas, como calor, variações bruscas de temperatura e dessecamento. É reconhecidamente persistente em objetos inanimados como panos, forros, vasilhas e pisos de gaiolas e canis por 6 meses ou mais, desde que não seja realizada uma desinfecção adequada. Resiste no meio ambiente durante 6 a 8 meses ao abrigo da luz solar direta. Alguns autores citam que pode resistir por vários anos em fezes caninas ressecadas em locais frescos, sem incidência de luz solar direta e sem desinfecção.

Em temperatura de refrigeração entre 4 e 10°C, resiste por 6 meses. Ainda, permanece viável por 2 semanas a 37°C, por 24 h a 56°C e por 15 min a 80°C. O congelamento mantém viável o vírus por extensos períodos.

Resistência aos desinfetantes

Como o PVC-2 não apresenta envelope, detergentes e desinfetantes de uso comum, especialmente solventes lipídicos como éter e clorofórmio, falham em inativá-lo. É sensível aos desinfetantes que liberam cloro nascente, sendo de eleição o hipoclorito de sódio a 5%. Após remoção dos dejetos com água corrente, o hipoclorito de sódio a 5% deve ser aplicado em pisos e gaiolas, deixando-o atuar durante 30 min. Após esse período, deve ser removido com água corrente abundante. Outra opção para a inativação do PVC-2 em canis, clínicas e enfermarias, além de gaiolas e fômites, é a exposição de radiação ultravioleta por 30 min, evidentemente em ambientes sem a presença de animais e pessoas.

Ao longo dos últimos 25 anos, cerca de 500 cães com parvovirose foram atendidos e internados por ano no setor de EIA da FMVZ/Unesp, Botucatu, SP. Essa experiência na abordagem da doença no setor de doenças infecciosas dos animais da FMVZ tem mostrado que o hipoclorito de sódio é o desinfetante ideal para uso na rotina contra o agente causador dessa enfermidade e que a radiação ultravioleta é um coadjuvante eficaz para a desinfecção ambiental.

Epidemiologia

A parvovirose canina apresenta distribuição mundial. No início, a doença se comportou como epizootia e, atualmente, se caracteriza como doença endêmica. Embora represente uma das mais importantes enfermidades infectocontagiosas de cães domésticos, acomete também praticamente toda a família *Canidae*, tendo sido diagnosticada em cães selvagens, raposas, lobos e coiotes.

Em relação à faixa etária, quando a enfermidade surgiu entre 1978 e 1980, toda a população canina era suscetível à infecção pelo PVC-2, afetando cães de todas as idades, de neonatos a animais velhos. Atualmente, seja pela educação dos proprietários que vacinam seus cães anualmente ou pelo contato dos animais com o vírus presente no meio ambiente, a faixa etária de acometimento está abaixo de 1 ano de idade, com maior incidência do desmame aos 6 meses.

Nos últimos 25 anos, em milhares de cães com parvovirose atendidos no setor ambulatorial de EIA da FMVZ/Unesp, Botucatu, SP, o mais velho apresentava 11 meses de idade. Tal fato não significa que animais mais velhos ou mesmo adultos não sejam infectados, porém não desenvolvem a forma clínica da enfermidade, mas eliminam o PVC-2 para o meio ambiente nas fezes e assumem importância epidemiológica na transmissão do vírus. Contudo, no final de 2012, um cão de 2 anos e outro de 4 anos, ambos sem raça definida, e um Chow-Chow de 5 anos foram atendidos no setor ambulatorial supracitado com quadro clínico e hematológico compatíveis com parvovirose. Os três animais evoluíram para óbito e apresentaram, à necropsia, lesões anatomopatológicas compatíveis com parvovirose. O exame de PCR das fezes desses animais confirmou a detecção de PVC-2c, alertando para a presença desta nova variante.

A manifestação cardíaca da parvovirose em neonatos era frequente nos anos iniciais da ocorrência da doença e, atualmente, é bastante rara, pois os anticorpos colostrais apresentam proteção eficaz no 1º mês de vida, seja pelo fato de as cadelas serem vacinadas corretamente ou pelo contato frequente com o agente no meio ambiente que induz a formação de altos títulos de anticorpos nesses animais.

O PVC-2 tem como reservatório e fonte de infecção os cães doentes e portadores inaparentes, jovens e adultos. Nos portadores inaparentes, a excreção viral fecal ocorre em quantidade inferior à observada nos animais com a forma clínica da doença, porém são animais que, com acesso à rua ou errantes, disseminam o agente por grandes distâncias.

Os cães que apresentam a forma clínica da parvovirose começam a eliminar vírus nas fezes ao redor de 3 dias antes do estabelecimento do quadro clínico. Nos animais com doença clínica, a excreção viral sobrepuja 10^9 partículas/g de fezes (1 bilhão ou mais de partículas virais/g de fezes), com o pico máximo alcançado entre o 7º e o 8º dia pós-infecção. Em seguida, a quantidade de vírus nas fezes declina e cessa completamente entre 14 e 17 dias após a manifestação clínica da enfermidade.

Nesse estágio mais tardio da infecção, a presença de níveis elevados de anticorpos no lúmen intestinal pode sequestrar muitos vírions, de modo que testes tradicionais, como a hemaglutinação e o isolamento viral, frequentemente apresentam resultados falso-negativos. De todo modo, os cães que se recuperam da parvovirose podem ser realocados no seu ambiente de origem após 3 semanas, sem risco de contaminação ambiental e de animais suscetíveis.

Observada a faixa etária de risco, a doença é independente de sexo, ocorrendo igualmente em machos e fêmeas. Contudo, o fator racial apresenta grande importância em relação à suscetibilidade e à gravidade do quadro clínico e prognóstico de sobrevida. As raças com características de maior predisposição são: Rottweiler, Doberman Pinscher, Labrador Retriever, Pastor-alemão, Springer Spaniel, American Pit Bull Terrier e Yorkshire Terrier.

Na região de Botucatu, SP, cães das raças Doberman Pinscher, Pastor-alemão e Rottweiler são acometidos com alta frequência com sinais de parvovirose. Apesar do acompanhamento de casos clínicos graves e letais em Dobermans e Pastores alemães no setor ambulatorial de EIA da FMVZ/Unesp, Botucatu, SP, fica patente que os cães de raça Rottweiler, quando acometidos pela parvovirose, apresentam taxa de letalidade ao redor de 50%, enquanto a letalidade média observada nas demais raças é de 20%. Provavelmente em todas as raças citadas, sobretudo na Rottweiler, o PVC-2 se adaptou melhor aos receptores e consegue invadir e se replicar mais eficazmente nos tecidos-alvo. Como o atendimento do Hospital Veterinário da FMVZ/Unesp, Botucatu, SP abrange todas as camadas sociais – ao contrário do que corriqueiramente se afirma –, se observa que os cães sem raça definida não são mais resistentes a parvovirose e, nestes, a doença se comporta como em qualquer animal de raça, com exceção daquelas já citadas como mais suscetíveis.

É provável que, em todo o Brasil, o clima e as estações do ano pouco influenciam na ocorrência da enfermidade, fato também observado na rotina ambulatorial da FMVZ/Unesp, Botucatu, SP, com casos ocorrendo praticamente de maneira uniforme durante o ano todo.

O meio ambiente é contaminado com as fezes dos animais doentes e portadores inaparentes, e o ingresso no organismo hospedeiro ocorre VO por ingestão de água e alimentos contaminados, pelo contato com cobertores, forros e fômites de cães doentes ou mesmo pelo hábito de lamberem outros animais em que o vírus permanece viável por longos períodos.

Patogenia

Após o ingresso no organismo hospedeiro VO, o PVC-2 se replica no tecido linfoide da orofaringe e no timo, de onde se dissemina para a corrente sanguínea em maiores ou menores quantidades, dependendo do estado de imunidade do hospedeiro infectado. Essa resposta inicial é crucial e determina o grau e a magnitude da viremia, que, por sua vez, define a intensidade do quadro clínico e a gravidade do processo patológico como um todo.

Outros fatores que contribuem para a gravidade da doença são a dose infectante do agente, a patogenicidade da cepa do PVC-2 e a divisão celular exacerbada no intestino por estado inflamatório em consequência de verminose, isosporose e enterite de origem bacteriana, particularmente com envolvimento de *Campylobacter* spp. e *Salmonella* spp.

Após replicação inicial no tecido linfoide da orofaringe, por volta do 3º a 4º dia pós-infecção, ocorre viremia, que persiste até o 7º dia pós-infecção, declinando e terminando com a elevação do título sérico de anticorpos neutralizantes que surgem no 5º ou 6º dia pós-infecção.

Mesmo antes do início dos sinais clínicos, que coincide com o início da viremia, cerca de 3 dias pós-infecção, o PVC-2 começa a ser eliminado pelas fezes, mesmo na ausência de diarreia.

Em razão da viremia, o agente se dissemina pelo organismo do hospedeiro e alcança os tecidos cujas células apresentam altas taxas de mitose, que são fundamentais para a replicação.

A multiplicação do PVC-2 nas células da cripta ocasiona um rápido colapso das vilosidades, necrose do epitélio germinativo e lesões até mesmo na lâmina própria, que é uma camada subjacente ao epitélio de revestimento, formada por tecido conjuntivo frouxo vascularizado e uma fina camada de músculo liso. A lâmina própria contém nódulos linfáticos com linfócitos, plasmócitos e macrófagos, células pelas quais o parvovírus apresenta grande tropismo.

Com a necrose das células da cripta e do epitélio germinativo, há perda da capacidade absortiva e estabelecimento de grave diarreia. Com o comprometimento da lâmina própria, estabelece-se diarreia francamente hemorrágica.

O PVC-2 alcança a medula óssea, onde se replica intensamente nas células precursoras mieloides (*stem cells*) provocando necrose e destruição desses precursores mitoticamente ativos de leucócitos circulantes. Embora a maioria dos autores cite que apenas as células precursoras mieloides sejam afetadas pelo vírus, Paes *et al.*, em 1991, na FMVZ/Unesp, Botucatu, SP, realizaram estudo citológico da medula óssea de cães com parvovirose e demonstraram que o mielograma de todos os cães que foram a óbito apresentava hipoplasia eritroide. Em contraste, o eritrograma dos cães sobreviventes apresentava apenas diminuição da celularidade e recuperação em 1 semana, ocorrendo o mesmo em casos de hiperplasia medular.

Vale ressaltar que a não ocorrência de anemia grave nos cães com doença clínica se deve ao longo período de vida útil dos eritrócitos, ao redor de 100 a 120 dias, ao passo que a vida média dos leucócitos é de cerca de 3 dias.

Ao ingressar no organismo hospedeiro, antes mesmo da viremia, o PVC-2 se multiplica nas tonsilas e nos demais tecidos linfoides da orofaringe, além do timo. Após a viremia, alcança os linfonodos de mesentério, placas de Peyer, baço e demais tecidos linfoides, onde se replica intensamente, acarretando linfocitólise, com destruição dessas células de defesa, o que leva à depleção do tecido linfoide e linfopenia grave, ou praticamente ao desaparecimento dos linfócitos da circulação. Simultaneamente à imunossupressão – decorrente das lesões na medula óssea e no tecido linfoide –, o colapso das vilosidades das células intestinais e a necrose do epitélio facilitam a invasão de enterobactérias na circulação sanguínea. Embora esses microrganismos pertençam à flora intestinal normal, são bactérias gram-negativas produtoras de toxinas que estabelecem o mais grave evento da parvovirose, a sepse ou síndrome da reação inflamatória sistêmica (SRIS), que, na maioria das vezes, é letal. As principais bactérias envolvidas nesse processo são *Escherichia coli*, *Klebsiella pneumoniae*, *Proteus* spp., *Pseudomonas aeruginosa* e, eventualmente, *Salmolella* spp.

As células miocárdicas de neonatos, durante o 1º mês de vida, apresentam elevada atividade mitótica com grande número de células se dividindo ativamente, superando, nesse período, até mesmo a atividade mitótica das células intestinais, pois, nesta fase da vida, os filhotes amamentados apenas com o leite materno apresentam estabilidade do epitélio intestinal.

A miocardite pelo PVC-2 pode ocorrer pela infecção *in utero* ou pela contaminação fecal-oral de filhotes entre 4 e 8 semanas de idade, sendo todos os produtos de ninhada comumente afetados e a taxa de mortalidade é superior a 50%. Os sobreviventes do processo de miocardite podem vir a sofrer de insuficiência cardíaca fatal com 6 a 8 meses de idade, embora já tenha sido relatada a morte de animais em consequência dessa lesão com 1 ano de idade. A infecção pelo PVC-2 *in utero* ou em neonatos indica ausência de imunidade materna, pois a difusão viral pelo organismo materno propicia a invasão dos tecidos fetais e a ausência de anticorpos colostrais. Atualmente, esta apresentação da parvovirose é muito rara, pois tanto o uso de vacinas como a frequente exposição ao PVC-2 levaram ao desenvolvimento de imunidade de massa na população canina.

Tropismos e mecanismos de invasão celular pelo PVC-2

O PVC-2 apresenta genoma muito pequeno, com ausência do gene codificador para a enzima DNA-polimerase. A presença dessa enzima nas células na fase S do ciclo mitótico justifica o tropismo do vírus por células do epitélio intestinal, da medula óssea, do tecido linfoide e do tecido cardíaco de neonatos.

A invasão das células-alvo é um processo complexo envolvendo receptores e moléculas proteicas que atuam no mecanismo de transporte do PVC-2. A explicação para esse tropismo é a capacidade adquirida pelo PVC-2 de se ligar à transferrina expressa em alta densidade nas células em divisão ativa, justificando a patogenia peculiar da infecção pelo PVC-2, a necessidade de tecidos com elevada atividade mitótica e a capacidade do vírus de invadi-los para a replicação. Os novos tipos antigênicos ou variantes PVC-2a, PVC-2b e PVC-2c foram selecionados geneticamente como resultado do aperfeiçoamento na ligação ao receptor transferrina, já que esses novos tipos virais conseguem se ligar ao receptor de modo mais eficiente que o tipo original PVC-2.

É provável que, nas raças mais suscetíveis, nas quais a parvovirose apresenta maior gravidade e letalidade, o vírus PVC-2 consiga melhor ligação com os receptores transferrina, o que facilitaria a invasão das células-alvo e potencializaria a ação patogênica.

Ao iniciar a infecção, o PVC-2 se liga aos receptores transferrina na superfície celular e invade a célula por um processo de endocitose mediado por uma proteína denominada clatrina. A endocitose é o processo que permite que material sólido invada a célula, mas sem atravessar a membrana plasmática.

Regiões especiais da membrana plasmática estão envolvidas na endocitose mediada por receptores e são denominadas depressões revestidas, recobertas por filamentos constituídos pela proteína clatrina. Nesse processo, proteínas específicas de receptores de membrana, localizadas nas depressões revestidas, reconhecem e se ligam às proteínas a serem englobadas. Essa ligação leva à agregação do complexo receptor-ligante que desencadeia a endocitose, caracterizado como processo ativo que requer energia metabólica.

Após invadir o citoplasma da célula-alvo, os capsídios PVC-2 são transportados em direção ao núcleo, ao longo de microtúbulos, por um processo dependente de outra proteína denominada dineína, que pertence a um grupo de proteínas ligadas aos microtúbulos e são necessárias para o transporte de substâncias.

A replicação do DNA do PVC-2 e a expressão gênica ocorrem no núcleo da célula hospedeira. O capsídio viral é, em teoria, suficientemente pequeno para passar através do complexo de poros do núcleo sem desestruturação ou deformação. Contudo, o modo como o vírus atravessa a membrana nuclear não foi esclarecido.

O conjunto desses mecanismos possibilita a replicação viral, que destrói as células-alvo de alto metabolismo do epitélio intestinal, dos precursores mieloides e eritroides (*stem cells*), linfócitos e células do miocárdio de neonatos (Figuras 72.1 e 72.2). No entanto, estudos recentes identificaram a presença viral em outros tecidos.

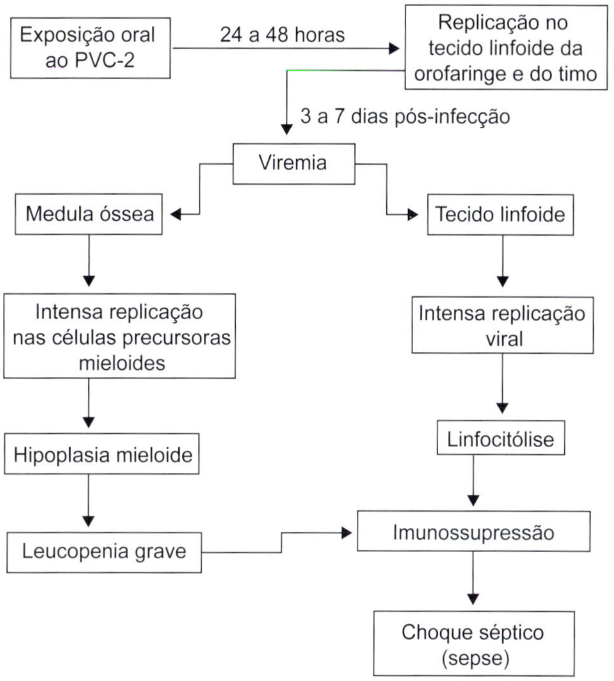

Figura 72.1 Representação esquemática da fisiopatologia da parvovirose canina ("Estratégia viral" I).

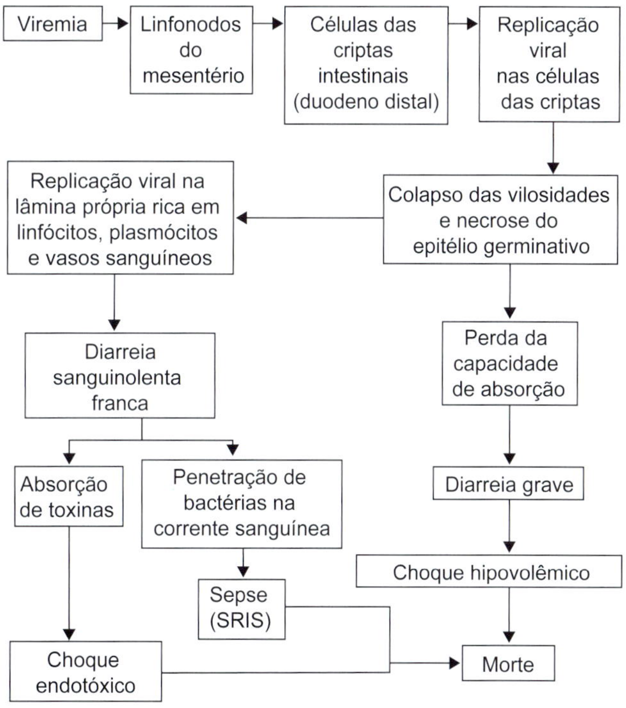

Figura 72.2 Representação esquemática da fisiopatologia da parvovirose canina ("Estratégia viral" II). SRIS = síndrome da reação inflamatória sistêmica.

Difusão tecidual do PVC-2

Além da distribuição pelos tecidos cujas células apresentam elevada divisão e consequente alta taxa de mitose, o PVC-2 foi identificado em células e tecidos que não apresentam atividade mitótica comparável com aqueles nos quais o vírus tem predileção para a replicação. Com a utilização de testes de imunofluorescência direta com anticorpos fluorescentes em animais acometidos por parvovirose que evoluíram para óbito, o antígeno viral foi detectado nos seguintes órgãos e tecidos: porção dorsal e ventral da língua, intestino delgado, medula óssea, faringe, baço, timo, tonsilas palatinas, linfonodos do mesentério e miocárdio. Os autores afirmaram que o PVC-2 também pode ser detectado no fígado, nos pulmões e nos rins, embora não se replique e não exerça efeitos patogênicos nesses órgãos.

Estudo realizado em 2007 por Nícola Decaro *et al.*, da Universidade de Bari, Itália, analisou a distribuição tecidual das variantes antigênicas PVC-2a, PVC-2b e PVC-2c, determinando a carga viral em diferentes amostras de tecidos pelo teste RT-PCR (PCR em tempo real). O DNA do PVC-2 foi detectado em todos os tecidos examinados, com título mais elevado observado no tecido linfoide e a menor carga viral, no trato urinário. Surpreendentemente, no tecido nervoso, foram encontradas quantidades consideráveis do ácido nucleico do PVC-2. Padrões similares de distribuição tecidual eram observados em todos os cães examinados, independentemente da variante antigênica que havia causado a doença, revelando que todas as variantes virais apresentam o mesmo comportamento biológico. Títulos virais foram encontrados em tonsilas, linfonodos retrofaríngeos, timo, medula óssea, baço, linfonodos do mesentério, jejuno, cólon, reto, rins, bexiga, pulmões, miocárdio, cérebro, bulbo e cerebelo, além de fezes. No mesmo estudo, as maiores cargas virais foram detectadas no tecido linfoide, com título máximo nas tonsilas ($8,98 \times 10^8$ cópias de DNA/10 $\mu\ell$ de molde) e no baço ($7,33 \times 10^8$ cópias de DNA/10 $\mu\ell$ de molde). O trato urinário apresentou as menores quantidades de DNA do PVC-2, com títulos de 10^5 cópias de DNA/10 $\mu\ell$ de molde na bexiga de todos os cães examinados. Amostras fecais continham títulos virais menores que as linfoides, variando entre $3,71 \times 10^7$ e $8,10 \times 10^7$ cópias de DNA/10 $\mu\ell$ de molde. Entretanto, já foi citado que o DNA do PVC-2 nas fezes alcança carga máxima nos primeiros dias após a infecção, com o pico ocorrendo no 7º ao 8º dia, com rápido decréscimo após o 10º ao 11º dia. Além disso, no estágio mais tardio da infecção, os altos níveis de anticorpos no lúmen intestinal podem neutralizar o PVC-2.

No estudo de Decaro *et al.*, em 2007, o DNA viral foi detectado também no tecido nervoso, incluindo cérebro, bulbo e cerebelo, com títulos médios de 10^6 cópias de DNA/10 $\mu\ell$ de molde em todos os cães. Não foi possível avaliar se a presença do DNA viral no tecido nervoso está associada a replicação efetiva e expressão de proteínas virais em neurônios.

Elia *et al.*, em 2007, também detectaram DNA do PVC-2 em tecido nervoso de cães mortos por parvovirose, mas afirmaram que esse achado não suporta a conclusão de que os neurônios são permissivos à replicação viral e que talvez o vírus tenha alcançado o sistema nervoso central albergado em células inflamatórias.

Evidentemente, todas as observações e estudos indicam que, nos casos fatais de parvovirose, existe uma associação entre enterite grave e depleção da medula óssea e do tecido linfoide, com consequente imunossupressão, permitindo, além do quadro de sepse, uma viremia de grande magnitude, que, por sua vez, possibilita a difusão do vírus pelos tecidos, embora ocorra a replicação apenas nas células com altas taxas de mitose.

Existe apenas um caso, relatado por Johnson e Castro, em 1984, no qual isolaram e confirmaram, por imunofluorescência, o PVC-2 no cérebro e cerebelo de um cão da raça Dálmata, de 7 meses de idade, que apresentou lesões intestinais clássicas de parvovirose e quadros clínicos neurológicos de cegueira, andar em círculos e deambulação constante. O animal apresentou resultados negativos em exames específicos para cinomose e raiva.

Clínica

Forma entérica

Acomete cães jovens com menos de 1 ano de idade, sendo mais frequente a partir do desmame até os 6 meses de idade.

A população canina de risco é composta por filhotes de cadelas não vacinadas, filhotes não vacinados e/ou filhotes cuja vacina foi administrada sem um protocolo para prover reforços adequados e uso de vacinas de boa qualidade.

O período de incubação natural varia de 4 a 8 dias, dependendo do estado imune do hospedeiro, da dose infectante e da patogenicidade da cepa viral. As primeiras manifestações clínicas se caracterizam por apatia seguida pelo estabelecimento de quadros de vômitos frequentes sem conteúdo sólido, na maioria das vezes se caracterizando pelo aspecto branco espumoso e, raramente, com conteúdo biliar. Em seguida, os animais apresentam um quadro de diarreia líquida, escura e fétida, cujos intervalos tendem a diminuir enquanto a intensidade dos episódios e o volume de material fecal aumentam. Em poucas horas, se estabelece franca diarreia sanguinolenta (Figura 72.3), com a presença de conteúdo sanguinolento intensificando o odor fétido das fezes.

A temperatura retal no início do quadro clínico pode apresentar valores de 40 a 40,5°C, mas, se o animal não for submetido de imediato ao tratamento, estabelecem-se graves sinais de desidratação e piora da sintomatologia clínica. A temperatura corporal reduz para valores subnormais, indício claro de gravidade do processo.

Ao exame clínico, observam-se perda da elasticidade da pele, conjuntivas profundas, mucosas secas, tempo de preenchimento capilar aumentado e sensibilidade dolorosa à palpação das alças intestinais, que se apresentam repletas de líquido e espessadas pela inflamação.

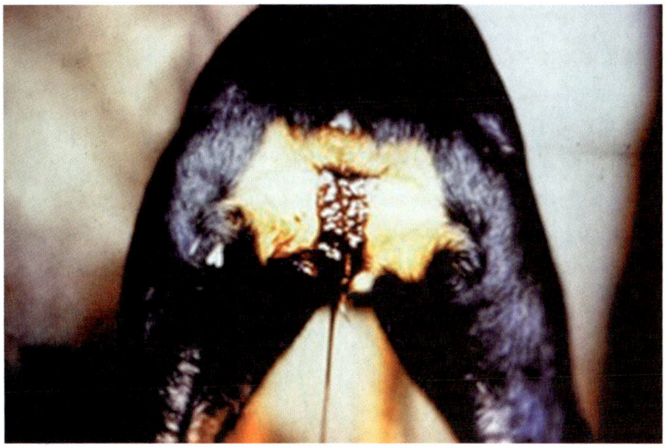

Figura 72.3 Diarreia intensamente sanguinolenta em cão da raça Rottweiler com parvovirose.

Na grande maioria dos animais, estão presentes sinais clínicos respiratórios como crepitação, estertores secos e úmidos, ruídos de roce pleural e mesmo áreas de silêncio à auscultação, que são resultantes do acometimento pulmonar por bactérias entéricas que invadem a circulação sanguínea dos animais imunossuprimidos.

O quadro clínico se agrava ao extremo com ocorrência de sepse ou síndrome da reação inflamatória sistêmica (SRIS), com os animais apresentando taquicardia, pulso filiante, taquipneia, febre ou hipotermia nos casos mais avançados de gravidade extrema.

A morte pode ocorre rapidamente, em 1 a 2 dias após o início da fase clínica da enfermidade (Figura 72.4), e resulta do estabelecimento de choque hipovolêmico e, principalmente, do quadro de sepse causado por bactérias gram-negativas e/ou coagulação intravascular disseminada (CID).

A perda de sangue via trato gastrintestinal pode ser grave a ponto de provocar anemia e hipoproteinemia, embora não seja a regra observada na maioria dos casos.

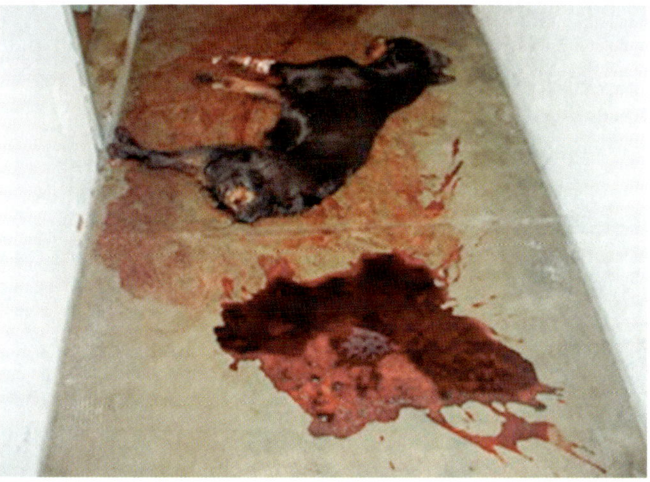

Figura 72.4 Quadro grave de diarreia com sangue em cão da raça Rottweiler, com morte hiperaguda por parvovirose.

Vale lembrar que cães muito jovens apresentam baixa contagem de eritrócitos e são especialmente suscetíveis a anemia quando acometidos por diarreia hemorrágica da parvovirose.

As perdas pela diarreia também podem resultar em desidratação grave, hipoglicemia, hipocloremia, hipoalbuminemia, hiponatremia e hipopotassemia. O desequilíbrio sódio/potássio pode inclusive acarretar parada cardíaca.

Os cães com parvovirose, quando internados e submetidos a tratamento intensivo, devem ser examinados cuidadosamente todos os dias, pois a hipermotilidade intestinal é um fator que predispõe à intussuscepção, uma grave complicação. Nesse caso, há uma rápida deterioração do quadro clínico, os animais se mostram deprimidos, os episódios de vômitos se intensificam e o óbito pode ocorrer em poucas horas. Mesmo com recursos radiográficos e ultrassonográficos e diagnósticos realizados em curto período, a letalidade nesses casos é extremamente elevada, pois são animais debilitados, com complicação grave, que devem ser submetidos a uma delicada intervenção cirúrgica de emergência, a única opção viável para que tenham alguma perspectiva de recuperação.

Forma cardíaca

É de ocorrência rara na atualidade, em virtude do desenvolvimento de imunidade de massa na população canina, seja pela exposição ao vírus no meio ambiente contaminado e, principalmente, pela vacinação dos animais. Tais fatores possibilitaram que os neonatos recebessem colostro com títulos de anticorpos neutralizantes suficientes para garantir imunidade passiva por até 8 a 12 semanas de vida, o que impede o desenvolvimento da forma cardíaca da enfermidade. Contudo, nas fêmeas com bons títulos de anticorpos, o PVC-2 não consegue realizar viremia, alcançar o útero grávido e invadir os tecidos fetais.

A miocardite pelo PVC-2 pode se desenvolver por infecção intrauterina ou pela contaminação fecal-oral em filhotes entre 3 e 12 semanas de idade. Comumente, todos os produtos de uma mesma ninhada são afetados. Cerca de 70% dos filhotes provenientes de ninhadas afetadas morrem com cerca de 8 semanas de idade e os 30% remanescentes vão a óbito posteriormente, ao redor de 5 a 6 meses de idade ou pouco mais, em razão da insuficiência cardíaca por sequelas da miocardite. Em uma mesma ninhada, os filhotes podem apresentar manifestações diferentes da mesma doença.

Morte súbita

É a primeira e mais dramática manifestação clínica da doença. Ocorre em filhotes ao redor de 4 semanas de idade após episódios de agitação ou estresse, durante a alimentação ou em brincadeiras excessivas. Os animais aparentemente saudáveis sofrem um colapso e morrem em poucos minutos, apresentando unicamente palidez das mucosas, extremidades frias e convulsões terminais. É caracterizada por miocardite necrosante superaguda. A morte ocorre em consequência de falhas na condução dos impulsos nervosos no miocárdio.

Insuficiência cardíaca subaguda com desconforto respiratório

É comum ocorrer em filhotes com 8 semanas de idade ou mais e pode haver histórico de morte súbita na sua ninhada. Geralmente após exercícios, os animais apresentam dispneia, taquipneia, cianose ou palidez de mucosas e extremidades frias. O abdome está distendido por causa de hepatomegalia e presença de ascite decorrente de congestão passiva crônica. A punção abdominal revela líquido ascítico e presença de sangue. Ao exame clínico, detectam-se taquicardia e arritmia com pulso acelerado. O eletrocardiograma mostra os complexos QRS lentos, pequenos ou entrecortados e, algumas vezes, com extrassístoles e ondas P normais.

Também no exame clínico, observam-se desconforto respiratório e hiperfonese de bulhas cardíacas caracterizando edema pulmonar, que é confirmado por exames radiográficos que também mostram dilatação cardíaca.

Imunossupressão por comprometimento da medula óssea e do tecido linfoide

Quando a enfermidade surgiu abruptamente, no final da década de 1970, foi diagnosticada como uma grave enterite viral. Mesmo com essa atenção à gravidade da nova doença, vários anos se passaram para que os aspectos peculiares de imunossupressão fossem avaliados. No presente momento, mesmo com a forma epizoótica inicial transformada em endêmica, a doença segue com consideráveis níveis de letalidade nos animais suscetíveis. As lesões decorrentes da intensa multiplicação do PVC-2 na medula óssea e no tecido linfoide (que acarretam o quadro de imunossupressão) são as principais responsáveis pela letalidade da enfermidade, facilitando sobremaneira o estabelecimento do quadro de sepse.

O colapso das vilosidades intestinais, com as lesões entéricas alcançando a lâmina própria, possibilita que a flora normal local invada a mucosa destruída e alcance a corrente sanguínea, na qual prevalece deficiente concentração leucocitária, determinando quadro de sepse, que também é favorecido pela destruição de linfócitos causada pela grande replicação viral em todo o tecido linfoide.

O choque séptico é composto pelas três apresentações de choque: hipovolêmico, distributivo e cardiogênico.

A consequente vasoconstrição desigual e a má distribuição do fluxo sanguíneo se relacionam diretamente com hipoxia tecidual, insuficiência de órgãos relacionados com o choque e morte. Esse processo patológico é denominado síndrome de resposta inflamatória sistêmica (SRIS), enquanto o quadro resultante é chamado de disfunção de múltiplos órgãos (DMO). Os principais microrganismos envolvidos no quadro de sepse e que levam à SRIS em cães com parvovirose são bactérias gram-negativas como *Escherichia coli*, *Klebsiella pneumoniae*, *Proteus* spp., *Pseudomonas aeruginosa* e, eventualmente, *Salmolella* spp. Essas bactérias liberam endotoxinas, cujas propriedades mais tóxicas e biologicamente ativas são atribuídas à porção lipídica A da molécula e liberadas pelas bactérias gram-negativas quando ocorrem alterações na sua parede celular durante a multiplicação, ou mesmo após a lise bacteriana.

As principais células que respondem ao estímulo das endotoxinas são monócitos, neutrófilos, células endoteliais vasculares e plaquetas. Uma vez ativadas, essas células secretam várias substâncias e mediadores chamados citocinas, que agem sinergicamente para conter a infecção. Os principais mediadores são: fator de necrose tumoral alfa (TNF-α), fator ativador de plaquetas (PAF), prostaglandina (PGE-α), leucotrienos, enzimas, interleucina-1 (IL-1), interleucina-6 (IL-6), fatores teciduais pró-coagulantes, interferon e radicais tóxicos de oxigênio, que apresentam papel dominante para a inflamação.

Outro mediador importante na fisiopatologia da sepse é o óxido nítrico, que atua inibindo a respiração mitocondrial, no relaxamento da musculatura vascular e na má resposta dos vasoconstritores, causando lesões nas células endoteliais vasculares com consequentes aumento da permeabilidade vascular, inibição da agregação e da aderência plaquetárias, diminuição do tempo de duração da contração cardíaca e aumento do relaxamento do miocárdio. Tais efeitos resultam em depressão da função cardíaca, vasodilatação periférica, aumento da permeabilidade vascular, hipotensão e morte.

Quando bactérias, produtos bacterianos ou mediadores da inflamação alcançam a circulação sanguínea, a resposta inflamatória é pan-sistêmica.

Fica evidente a gravidade desse quadro em um animal imunossuprimido, com grande perda de fluidos, eletrólitos e albumina, o que explica o altíssimo índice de letalidade da associação parvovirose e SRIS.

Os achados mais comuns em sepse são: letargia (100%), mucosas pálidas (100%), pulso fraco ou filante (79%), dor abdominal difusa (76%), taquipneia (72%), bradicardia (66%), hipotermia (59%) e hipertermia (35%).

Exames hematológicos

O achado laboratorial mais característico de patologia clínica na parvovirose é o quadro de leucopenia, ao redor de 1.000 leucócitos/mℓ ou menos, principalmente por linfopenia. Ao longo dos últimos 25 anos, tem-se observado em inúmeras ocasiões na rotina ambulatorial de EIA da

FMVZ/Unesp, Botucatu, SP, valores leucocitários extremamente baixos, com menos de 200 células/mℓ. Leucopenia grave pode ser considerada sinal de prognóstico desfavorável.

Na parvovirose, a contagem de hemácias e plaquetas comumente não sofre alterações significativas. Provas de função hepática e renal geralmente não evidenciam alterações significativas nos valores-padrão.

Diagnóstico

A presença de vômito e diarreia francamente sanguinolenta em cães jovens, de início súbito, em animais com ausência de vacinação ou com esquema vacinal incompleto, associada à leucopenia na patologia clínica, é sugestiva de parvovirose. Em caso de óbito, as lesões entéricas características auxiliam para que o diagnóstico seja alcançado. Diferentes métodos diretos e indiretos são utilizados no diagnóstico, porém o diagnóstico definitivo é aquele que demonstra incontestavelmente a presença do vírus.

Métodos diretos

Isolamento viral

Pode ser obtido pela cultura de tecidos de células renais de cães. No entanto, é realizado por número restrito de laboratórios e, portanto, nem sempre está acessível para a grande maioria dos clínicos. O vírus é isolado das fezes dos animais doentes nos primeiros 10 dias do início dos sinais clínicos.

Imuno-histoquímica

Este método pode ser utilizado com fezes e tecidos. Apresenta melhor sensibilidade nos primeiros 10 dias do início dos sinais clínicos.

Microscopia eletrônica de varredura

Possibilita a visualização do agente. No entanto, esse método praticamente está restrito a laboratórios de universidades e de institutos de pesquisa. O material a ser enviado é constituído pelas fezes dos animais com diarreia sanguinolenta.

Teste de ELISA direto

Realizado a partir das fezes, é um exame bastante sensível e específico, embora os resultados negativos não excluam a presença da doença, pois o PVC-2 apresenta um período de excreção fecal curto (10 a 12 dias pós-infecção). Existem *kits* disponíveis comercialmente para a realização de testes em nível clínico ou hospitalar. Os testes de *enzyme-linked immunosorbent assay* (ELISA) diretos apresentam capacidade equivalente de detecção das variantes de PVC-2. Os testes negativos no ELISA direto deveriam ser confirmados por PCR. Reações falso-positivas podem ser observadas com o uso de *kits* comerciais em animais recentemente vacinados com vacina atenuada.

Testes de biologia molecular

Tanto a PCR convencional como a RT-PCR utilizando as fezes ou o conteúdo entérico obtido em necropsias são indicados no diagnóstico. Esses testes são altamente sensíveis e específicos. A RT-PCR possibilita a diferenciação entre animais infectados por vírus de campo e cepas de origem vacinal.

Hemaglutinação direta com hemácias de suínos

É o método menos sofisticado e talvez mais factível de ser realizado pelo próprio clínico ou na rotina diagnóstica. No entanto, necessita de constante acesso a suínos saudáveis como doadores de hemácias.

Esse teste também é realizado com as fezes de cães doentes. No entanto, logo após os primeiros dias da enfermidade, o título viral fecal reduz sobremaneira, fato que diminui a sensibilidade do teste.

O teste é fundamentado na capacidade do PVC-2 de se adsorver na superfície das hemácias de suínos, que, após esta ligação, se repelem e não se depositam no fundo dos tubos ou poços, formando um tapete celular, indicando a presença de PVC-2. O título é obtido pela maior diluição na qual se obtém a formação do tapete celular. Em contraste, o depósito de hemácias no fundo dos tubos ou poços formando uma roseta ou botão indica ausência do vírus.

Na atualidade, em virtude do número de laboratórios operando com diagnóstico de biologia molecular, o exame de PCR ou RT-PCR é bastante factível e de custo já acessível para o diagnóstico clínico.

Métodos indiretos

Estão disponíveis também métodos de diagnóstico indireto para a parvovirose canina, a partir do soro sanguíneo de cães suspeitos, como a inibição da hemaglutinação e o ELISA indireto (distinção de IgM e IgG). No entanto, esses testes têm sido mais amplamente utilizados em estudos de prevalência da doença nos canídeos, por causa dos títulos desenvolvidos pelos animais naturalmente expostos ao vírus no ambiente. Os métodos sorológicos têm sido utilizados também para avaliar o melhor momento da vacinação em filhotes.

Lesões anatomopatológicas macroscópicas

Forma entérica

Os animais que vão a óbito por parvovirose apresentam-se desidratados e com os sinais clássicos externos que indicam a ocorrência de franca diarreia sanguinolenta, como a cauda e a região posterior com restos de fezes sanguinolentas.

À abertura do cadáver, a principal característica é a intensa congestão da serosa intestinal (Figura 72.5), e a principal lesão observada é grave enterite catarro-hemorrágica. Na cavidade torácica de cães que evoluem para óbito com parvovirose, é extremamente comum o encontro de pneumonia bilateral causada por enterobactérias, com focos de congestão, hepatização e consolidação em todos os lobos pulmonares, além de pleuris e edema de septos (Figura 72.6).

Na abertura dos segmentos intestinais, observam-se lesões no duodeno distal, jejuno e íleo, enquanto o ceco e o cólon estão mais preservados. A superfície das serosas intestinais pode mostrar congestão segmentar (Figura 72.7) ou ao longo de todo o trato intestinal. No lúmen intestinal, é comum encontrar coinfecções com outros enteropatógenos, como *Toxocara canis* (Figura 72.8) e *Ancylostoma caninum*. Podem ser observadas também áreas de necrose em alguns segmentos intestinais, de aspecto vermelho-escuro acentuado (Figura 72.9), causados por ação de bactérias do gênero *Clostridium*. Exames citológicos de raspados dessas áreas lesadas em lâminas coradas pelos métodos de Gram ou Giemsa mostram elevada concentração dessas bactérias, com quantidade acima de 200 células por campo de microscopia examinado.

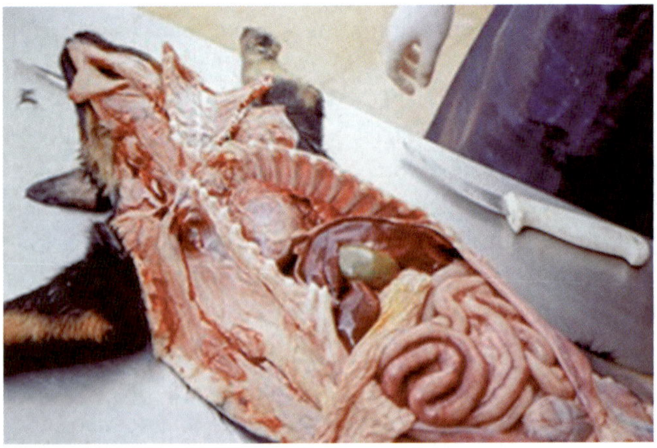

Figura 72.5 Abertura das cavidades torácica e abdominal à necropsia de cão com parvovirose. Notar congestão das alças intestinais.

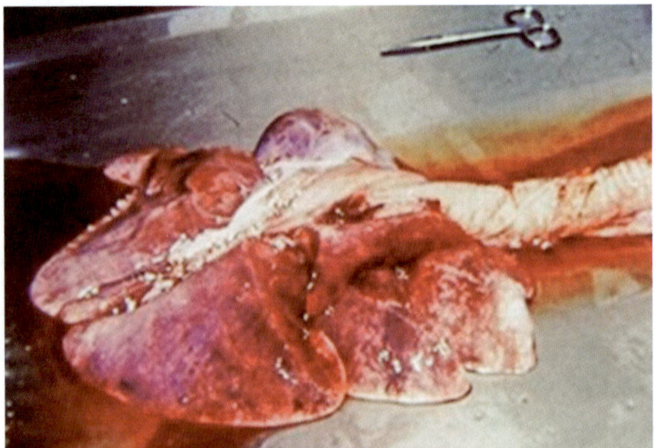

Figura 72.6 Pneumonia generalizada em cão causada por enterobactérias, secundária à parvovirose. Notar congestão, hepatização e consolidação pulmonar.

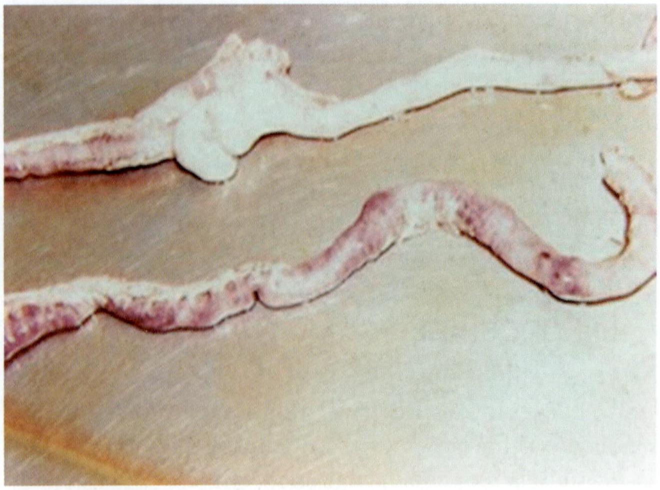

Figura 72.7 Congestão segmentar da serosa intestinal à necropsia de cão com parvovirose.

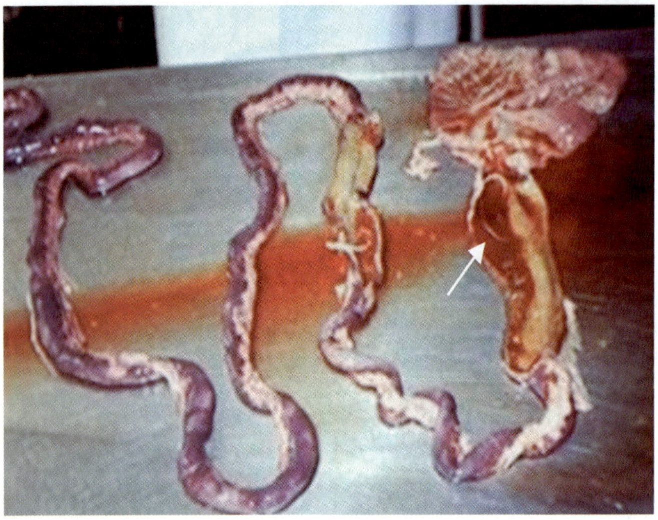

Figura 72.8 Congestão da serosa ao longo de todo o segmento intestinal à necropsia de cão com parvovirose. Notar a presença de *Toxocara canis* no lúmen intestinal (seta).

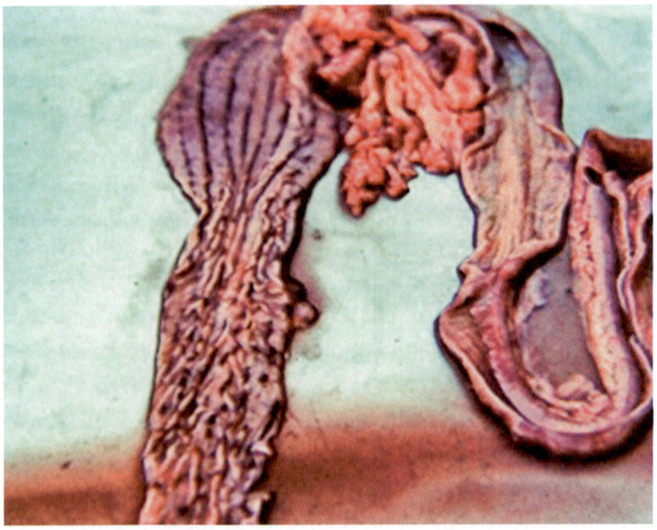

Figura 72.9 Enterite hemorrágica em cão com parvovirose.

Nos segmentos afetados, o lúmen é preenchido por fluidos catarro-hemorrágicos, fibrinosos (Figura 72.10) ou francamente sanguinolentos (Figuras 72.11 a 72.13), com restos de debris teciduais. A parede intestinal se apresenta espessa pela inflamação e é frequente a presença de úlceras de bordas elevadas, variando de 0,5 a 1 cm de diâmetro, em duodeno, jejuno e íleo.

Os linfonodos do mesentério se apresentam aumentados de volume, edematosos e hemorrágicos.

A mucosa gástrica se apresenta congesta, bem como o antro pilórico, em razão do pH ácido do estômago dos cães. Muitas vezes, observam-se quadros de esofagite causada pelos vômitos frequentes.

O fígado apresenta aumento de volume acentuado decorrente da congestão e com extensas áreas de degeneração que se estendem pelo parênquima do órgão, pois, como resultado do colapso da mucosa entérica, há grande aporte de toxinas e bactérias que causam essas alterações, visto que o PVC-2 não apresenta ação patogênica hepática.

O baço, em cujas células o PVC-2 se replica intensamente, apresenta-se muito congesto e com lesões sanguinolentas, lembrando o aspecto de lagos sanguíneos na superfície. Igualmente, o timo se apresenta aumentado de volume, edemaciado e hemorrágico.

O cultivo microbiológico de fragmentos pulmonares e hepáticos revela o isolamento de bactérias componentes da flora intestinal, demonstrando que ocorre bacteremia, mesmo não havendo quadro de sepse e com animais submetidos a tratamento adequado.

Os rins se apresentam congestos e, ao corte, são evidentes o aumento de volume da zona cortical e a formação de marcantes estrias, o que é indicativo de lesões tubulares decorrentes de desidratação.

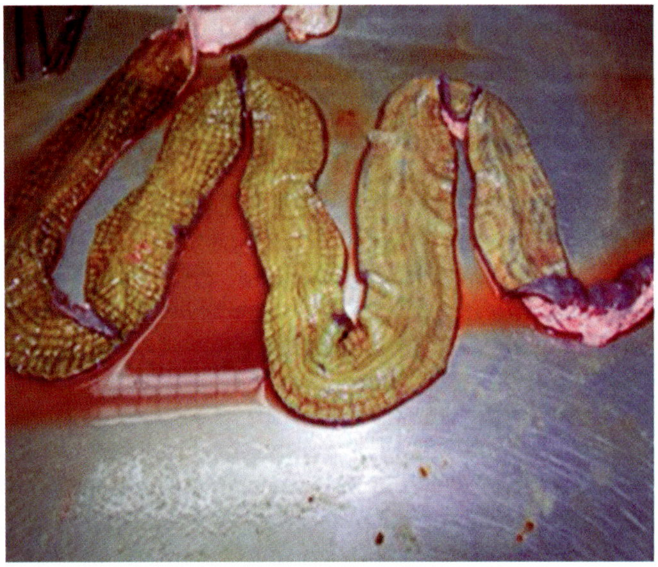

Figura 72.10 Enterite catarro-hemorrágica fibrinosa à necropsia de cão com parvovirose.

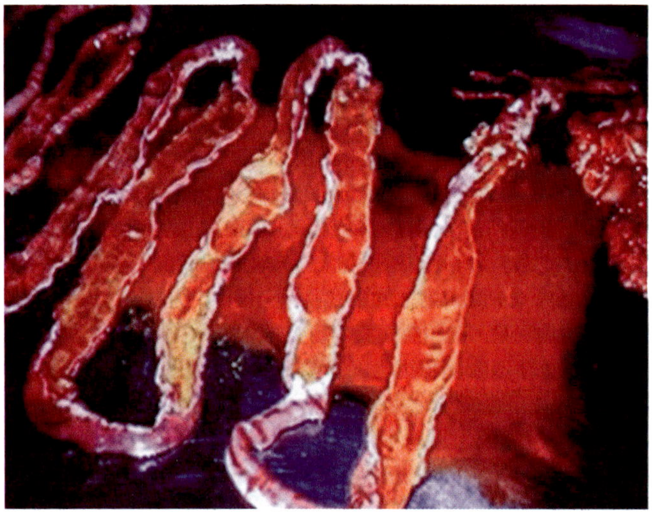

Figura 72.11 Enterite intensamente hemorrágica à necropsia de cão com curso hiperagudo de parvovirose.

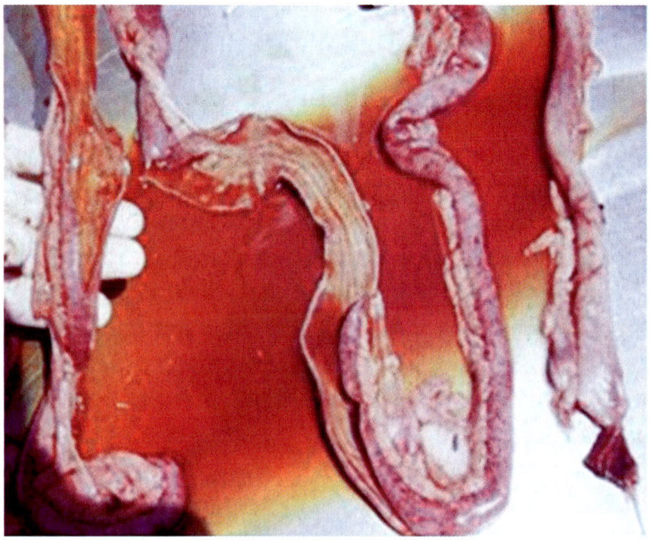

Figura 72.12 Enterite catarro-hemorrágica, com conteúdo sanguinolento no lúmen intestinal, à necropsia de cão com parvovirose.

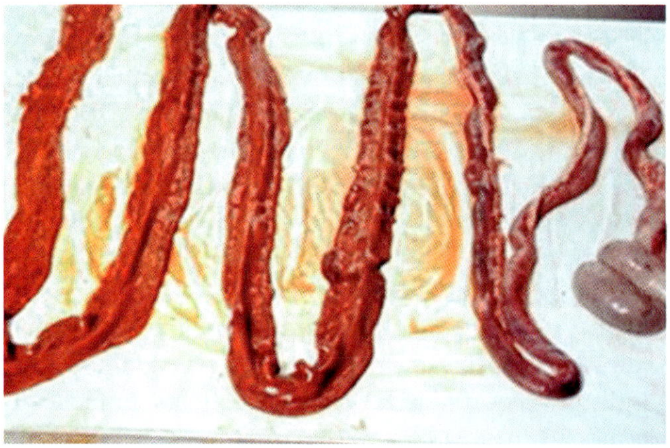

Figura 72.13 Enterite hemorrágica ao longo de todo o trato intestinal em cão com parvovirose.

Além das lesões já descritas, observa-se a presença de síndrome da resposta inflamatória sistêmica (SRIS), em razão das lesões endoteliais vasculares que acarretam quadro de vasculite generalizada, derrames serossanguinolentos em saco pericárdico, petéquias e sufusões no epicárdio e pleura visceral, além de edema pulmonar grave, caracterizado na abertura da traqueia pela grande coleção de líquido espumoso sanguinolento no lúmen do órgão.

Forma cardíaca

Os achados de necropsia são dilatação cardíaca similar à cardiomiopatia dilatada, estrias muito claras no miocárdio, edema pulmonar e congestão visceral nos casos em que a morte não sobrevém agudamente.

Lesões anatomopatológicas microscópicas

A lesão intestinal se caracteriza por necrose do epitélio das criptas no intestino delgado, causando enterite hemorrágica difusa. As células epiteliais sobreviventes não são alvos do vírus, porém a morfologia se altera para escamoide para recobrir a superfície desnudada das criptas e para recobrir temporariamente as vilosidades nuas da membrana basal. Como a reposição celular não ocorre até esse período, continua a extrusão epitelial senil a partir das vilosidades. As lesões graves consistem de vilos parcialmente descobertos, criptas de Lieberkhun recobertas de debris com perda de continuidade do epitélio e revestimento. Como as vilosidades da membrana basal são expostas durante o contínuo processo de extrusão, ocorrem fusões de vilosidade, resultando na ausência de base para a substituição dos enterócitos para o recobrimento das criptas, havendo permanente distorção e atrofia destas vilosidades. Sempre há edema e infiltração linfocitária em grau variável, e o sangue é liberado dos capilares rompidos para o lúmen intestinal. Os folículos das placas de Peyer comumente mostram rarefação celular no centro germinativo, e o mesmo ocorre nos linfonodos do mesentério e em todo o tecido linfoide.

Citologia da medula óssea

A medula óssea se apresenta depletada. O mielograma dos cães que vão a óbito apresenta hipoplasia eritroide e mieloide, neutrófilos tóxicos, macrófagos ativados e monócitos, refletindo a ocorrência sistêmica de leucopenia extrema.

Forma cardíaca

As lesões cardíacas são caracterizadas por grave miocardite difusa, degeneração e necrose de células do miocárdio e infiltração focal de células mononucleares, linfócitos e plasmócitos, além do encontro de grandes corpúsculos de inclusão basofílicos intranucleares nas fibras musculares cardíacas.

O exame imuno-histoquímico revelou a presença de antígeno de PVC-2 tanto no citoplasma como no núcleo das células do miocárdio.

Diagnóstico diferencial

Coronovirose

O coronavírus canino acarreta enterite menos grave nos cães, pois não causa imunossupressão e não alcança a medula óssea nem o tecido linfoide.

Também não causa necrose epitelial, pois acomete e se replica apenas nas células epiteliais maduras do intestino delgado, provocando apenas a morte e a descamação dessas células. As vilosidades se tornam planas, perdem a capacidade de absorção e se estabelece diarreia sem a presença de sangue, que apresenta característica cor de tijolo.

Entre 5 e 7 dias, ocorrem recuperação do epitélio germinativo e completa cura clínica, embora a excreção viral fecal persista por vários meses. Não há nenhuma alteração de leucograma e a recuperação dos animais acometidos é completa. As taxas de letalidade são extremamente baixas.

A doença clínica é muito rara na atualidade, pois a grande difusão do coronavírus no meio ambiente provocou alta taxa de soro conversão na população canina.

Isosporose

Acomete animais muito jovens, levando a quadro febril e diarreia de aspecto mucoide causada pelo protozoário *Isospora canis*. Eventualmente, essa diarreia pode conter estrias de sangue, porém não há leucopenia e imunossupressão.

O exame de fezes direto ou por flutuação em soluções saturadas mostra a forma característica dos oocistos de *Isospora canis*.

Após a instituição da terapêutica com sulfonamidas, a recuperação ocorre rapidamente, embora animais debilitados possam evoluir para óbito ou demorarem mais tempo para a recuperação.

Verminose

O parasitismo por *Ancylostoma caninum* em filhotes geralmente acarreta quadro de diarreia sanguinolenta de gravidade moderada a grave. Não ocorrem alterações leucocitárias ou imunossupressão. O exame de fezes revela grande número de ovos por grama de fezes ou grande número de ovos dos parasitos na microscopia direta das fezes ou outros testes parasitológicos específicos. O tratamento com antiparasitários adequados é eficaz.

➤ Tratamento

Em geral, o tratamento da doença é fundamentado na correção do equilíbrio hidreletrolítico e energético IV, no uso de antimicrobianos e antieméticos, além dos procedimentos do controle de choque.

Forma entérica

Inicialmente, os animais são mantidos em jejum absoluto até 18 a 24 h após o último episódio de vômito. É preciso que o médico-veterinário seja extremamente criterioso na escolha do fluido adequado para a hidratação e do antimicrobiano correto para prevenir infecções bacterianas secundárias.

Reposição hidreletrolítica e energética

Deve-se levar em consideração que a fluidoterapia não consiste simplesmente em administrar fluido, mas induzir um balanço positivo de fluidos. Esse procedimento deve ter como objetivo aumentar a perfusão tecidual, repor perdas hídricas e eletrolíticas e suprir a necessidade diária de fluidos. Anormalidades eletrolíticas, como hiponatremia, hipopotassemia e hipocloremia, ocorrem na maioria dos casos de enterite pelo PVC-2, além da hipoalbuminemia que, segundo alguns estudos, pode ocorrer entre 25 e 33% dos casos. O desequilíbrio de sódio e potássio pode causar parada cardíaca e morte.

A seleção de um fluido em volume e composição convenientes é de fundamental importância. A solução de Ringer lactato tem composição similar ao líquido extracelular e é uma solução de sustentação que contém concentração maior de potássio em relação ao sódio. Mesmo assim, é recomendada com adicional de cloreto de potássio (KCl) a 10% em torno de 10 a 15 mEq em cada frasco de 500 mℓ de Ringer lactato. O volume infundido depende do peso corporal, do grau de desidratação estimado (5 a 12%), dos requerimentos basais e das perdas ativas.

O ritmo de infusão deve ter velocidade suficiente para repor a deficiência hídrica respeitando os limites permitidos pelos sistemas cardiovascular, respiratório e renal.

Quando o animal se apresenta anêmico ou em hipoalbuminemia, é recomendada a administração de sangue total e plasma, respectivamente. Também durante a fluidoterapia, deve ser oferecido substrato energético aos animais, pela administração de glicose na solução de Ringer lactato, em concentração máxima de 5%, ou seja, 50 mℓ de solução de glicose a 50% em cada frasco de 500 mℓ do cristaloide. Vale destacar que o quadro de hipoglicemia é comum em cães muito jovens.

Mesmo sem a ocorrência de sepse, os animais com diarreia grave podem se apresentar com quadro de hipotermia e, nesses casos, ao se ter acesso ao circuito venoso com cateter, antes do início da fluidoterapia, administrar 2 mℓ/kg de peso vivo de glicose a 50%.

Os fluidos para hidratação, como solução de Ringer lactato, solução de Ringer simples, solução salina a 0,9% e dextrose a 5% em água, são denominados cristaloides. Assim, pode-se definir cristaloide como soluções de eletrólitos e solutos não eletrolíticos com capacidade de penetração em todos os compartimentos líquidos corporais.

Como os cães acometidos pela enterite pelo PVC-2 são jovens, em caso de desidratação ou hipovolemia, recomenda-se administrar com segurança até 80 a 90 mℓ/kg/h de solução cristaloide sem riscos de edema pulmonar. Em contraste, nas desidratações leves, indica-se fluidoterapia basal de 5 a 10 mℓ/kg/h, o que raramente ocorre nos casos ambulatoriais de parvovirose, sobretudo pelo tempo transcorrido entre o início do quadro de vômitos e diarreia e o efetivo atendimento do animal.

A velocidade de administração é ditada pela magnitude e rapidez da perda de fluidos pelo organismo. Quando o animal está em vias de sofrer o choque, ou já está em estado de choque hipovolêmico ou em hipoalbuminemia, os fluidos indicados para hidratação são os chamados coloides, representados pelo plasma, dextran ou hidroxietilamida, que são substâncias de peso molecular elevado que permanecem restritas ao compartimento plasmático. Os coloides são expansores plasmáticos que restituem o débito cardíaco, melhoram a perfusão tecidual e elevam a pressão oncótica do plasma. Transfusões de plasma exercem o mesmo efeito.

Em seguida, o animal passa a receber fluidoterapia com cristaloides, conforme descrito anteriormente.

Antieméticos e protetores gástricos

São úteis para combater o quadro de vômitos, que sempre é grave na parvovirose. Em alguns casos, os vômitos têm caráter muito grave, com numerosos episódios que agravam a espoliação do organismo, pois a inflamação intestinal frequentemente acarreta vômitos de difícil controle. Os antieméticos de ação central, como metoclopramida, clorpromazina e proclorperazina, são mais eficazes que os fármacos de ação periférica. A metoclopramida pode ser administrada na dose de 0,2 a 0,5 mg/kg a cada 6 a 8 h IM ou SC, ou na dose de 1 a 2 mg/kg/dia IV em infusão contínua. Outro efeito benéfico da metoclopramida é a capacidade de impedir a ocorrência de íleo adinâmico e colaborar na normalização da motilidade intestinal. Os efeitos gastrintestinais observados incluem o aumento do tônus e da amplitude das contrações estomacais, relaxamento do esfíncter pilórico e aumento do peristaltismo duodenal e jejunal. A metoclopramida também aumenta a pressão do esfíncter esofágico inferior, o que previne ou reduz o refluxo gastresofágico. Quando o quadro de vômito é muito grave e não cede com a metoclopramida, recomenda-se utilizar a clorpromazina na dose de 0,3 a 0,5 mg/kg a cada 8 h IM (ou SC) ou a clorperazina na dose de 0,1 a 0,5 mg/kg a cada 8 h também IM (ou SC). O animal deve estar bem hidratado antes de receber a clorpromazina, pois este fármaco dilata os grandes vasos e pode causar hipotensão. Em casos graves de êmese recomenda-se a ondasterona (0,5 mg/kg, a cada 8 ou 12 horas, por via intravenosa, diluída em solução fisiológica, em 5 vezes o volume, aplicada em seringa, visando a reduzir o incômodo do animal durante a aplicação). Alternativamente, nos casos mais graves de êmese, pode ser utilizado maropitant, 1 mg/kg/dia, por via subcutânea.

Para proteção da mucosa gástrica, deve-se administrar ranitidina na dose de 2 mg/kg a cada 8 h IV, IM ou SC, ou cimetidina na dose de 5 a 10 mg/kg, a cada 6 a 8 h pelas mesmas vias de aplicação.

A ranitidina é um bloqueador histaminérgico similar a cimetidina e é utilizada para impedir a produção de ácidos gástricos. Nos receptores H2 das células parietais, a ranitidina inibe a histamina de maneira competitiva, o que reduz a produção de ácidos gástricos em condições basais. A ranitidina é cerca de 3 a 13 vezes mais potente que a cimetidina, que tem o mesmo mecanismo de ação.

Polivitamínicos

Na solução de Ringer lactato com 3 a 5% de glicose a 50% administrada aos animais com parvovirose, recomenda-se adicionar vitaminas do complexo B e vitamina C. A vitamina C é utilizada na dose 500 mg a 1 g/dia e participa no processo de reparação de tecidos, formação do colágeno e em reações de oxidorredução. Atua também na síntese de proteínas, lipídios e carnitina, além de contribuir para a manutenção da integridade das paredes vasculares e na função do sistema imune.

As vitaminas do complexo B participam em processos de oxidorredução. Não são fundamentais, mas podem auxiliar na recuperação do organismo espoliado. São recomendados na parvovirose 5.000 mcg de vitaminas B_{12} e 100 mg de tiamina por dia, obtidas de formulações de uso em humanos, diluídas no soro.

Antimicrobianos

Tão importante quanto a fluidoterapia no tratamento da parvovirose é a administração de antimicrobianos adequados para proteger o animal de infecções bacterianas secundárias e prevenir a ocorrência de sepse. O antimicrobiano deve ser de amplo espectro e apresentar grande difusão tecidual. Não deve apresentar inconvenientes para administração por via intravenosa, tampouco efeitos colaterais indesejáveis.

Cloranfenicol

Desde o início dos procedimentos de tratamento da parvovirose na década de 1980, no setor ambulatorial de EIA da FMVZ/Unesp, Botucatu, SP, o cloranfenicol se mostrou o antimicrobiano mais eficaz na prevenção de infecções secundárias e, principalmente, no combate à sepse. Não apresenta efeitos colaterais nos cães, porém tem efeito tóxico para a medula óssea de gatos, primatas humanos e não humanos. Por isto, sua utilização foi proibida em animais cujas carne e leite destinam-se ao consumo humano, o que não impede seu uso na espécie canina. Nos primatas humanos e não humanos, o cloranfenicol exerce ação tóxica sobre o sistema hematopoético, com consequentes quadros de anemia, agranulocitose, trombocitopenia e aplasia medular. Esses efeitos tóxicos são relacionados diretamente com a dose e a duração do período de utilização do antimicrobiano, mas são reversíveis com a interrupção do uso do fármaco, com exceção da aplasia de medula óssea, que é irreversível, pois ocorre inibição da síntese do DNA em toda a linhagem de células medulares.

O cloranfenicol nos cães pode ser administrado por via intravenosa, intramuscular, subcutânea e oral. Esta última é evidentemente impraticável em animais com parvovirose, em razão do quadro de vômito. Independentemente da via, a dose é de 50 mg/kg a cada 8 h até a cura do animal. O cloranfenicol não deve ser mantido em frascos de soro ou seringas que contenham vitaminas do complexo B e/ou vitamina C, pois estas vitaminas inativam o antimicrobiano.

Cefalosporinas

Outro grupo de antimicrobianos de excelente ação na doença é constituído pelas cefalosporinas de 3ª e 4ª gerações, com produtos disponíveis para uso veterinário. O ceftiofur é indicado na dose de 7,5 mg/kg IM ou SC, a cada 24 h. A ceftriona é recomendada na dose de 25 mg/kg IV, intramuscular ou subcutânea, a cada 24 h, enquanto a cefquinoma é indicada na dose de 5 mg/kg IM ou SC, a cada 24 h. Estas cefalosporinas são de amplo espectro, efetivas e de custo acessível, pois o uso indiscriminado de antimicrobianos tem levado a quadro preocupante de aumento da pressão seletiva para linhagens bacterianas multirresistentes. Deve-se considerar também que essas cefalosporinas apresentam excelente ação sinérgica com antimicrobianos do grupo dos aminoglicosídios.

Aminoglicosídios

Esses antimicrobianos apresentam excelente ação frente às enterobactérias e *Pseudomonas aeruginosa*, além de *Staphylococcus aureus*. No entanto, a utilização em animais com parvovirose somente deve ser posta em prática após a completa reidratação do animal, para que sejam evitados os efeitos colaterais de nefrotoxicidade desses fármacos.

A amicacina é a mais utilizada, na dose de 10 mg/kg a cada 12 h IV, IM ou SC. A gentamicina deve ser administrada na dose de 5 mg/kg a cada 12 h, pelas mesmas vias. Embora a ampicilina apresente amplo espectro de ação, seja fácil de ser administrada, apresente custo acessível e ação sinérgica com a amicacina e a gentamicina, deve ser evitada em virtude dos efeitos nocivos sobre a flora entérica e também por predispor à hipermultiplicação bacteriana (HMB, como é chamada em medicina humana), em particular com bactérias aeróbicas letais como *Salmonella* spp., como comprovado por diversos autores.

Fluoroquinolonas

Enrofloxacino, antimicrobiano do grupo das fluoroquinolonas, disponível unicamente para uso veterinário, apresenta boa ação contra bactérias gram-negativas e boa difusão tecidual. A dose terapêutica é de 7 mg/kg IM ou SC, a cada 24 h. O único inconveniente é que não pode ser utilizado por longo período em animais em crescimento, por causar lesões erosivas em cartilagens articulares. Como todos os animais em fase de crescimento são suscetíveis a esse efeito colateral, o enrofloxacino deve ser utilizado com muito critério, ou quando os principais antimicrobianos indicados não estiverem disponíveis. É contraindicado por via intravenosa, pois pode causar choque.

Também podem ser utilizadas fluoroquinolonas de 3ª geração, disponíveis para uso humano, e que apresentam efeitos colaterais articulares menores. No entanto, apresentam maior custo e devem ser utilizadas em cães em casos graves de sepse ou de insucesso dos antimicrobianos comumente utilizados. São exemplos o levofloxacino e o gatifloxacino, cujas doses são de 10 mg/kg, administrados por via intravenosa, em intervalos de 24 h.

Sulfonamidas

As sulfonamidas podem ser utilizadas por via parenteral, intravenosa, intramuscular ou subcutânea. Contudo, este fármaco tem mostrado baixa eficácia ao longo dos últimos anos, pelo desenvolvimento de resistência bacteriana.

Anti-inflamatórios e inibidores do peristaltismo

No tratamento da parvovirose, é preciso evitar a utilização do anti-inflamatório flunixino-meglumine, que pode levar a quadro de ulcerações gastrintestinais graves e nefropatia isquêmica.

Os inibidores de peristaltismo, de ação parassimpaticolítica, devem ser totalmente evitados, pois as fezes sanguinolentas e os restos de tecidos necróticos servem de substrato para as enterobactérias. As toxinas bacterianas produzidas no lúmen intestinal dos animais doentes também devem ser expelidas pelo fluxo do trato intestinal.

Choque hipovolêmico

Os episódios de vômito e diarreia causam perdas de líquido e eletrólitos, levando à grave desidratação. Nesse caso, os animais apresentam diminuição da perfusão tecidual e comprometimento do débito cardíaco. O tratamento do choque hipovolêmico envolve o uso de coloide (expansores plasmáticos), para a normalização do débito cardíaco e da perfusão tecidual. Podem ser utilizados dextran ou hidroxietilamida ou, eventualmente, plasma. A velocidade de infusão é de 80 a 90 mℓ/kg/h.

Após o controle e a recuperação do cão do choque hipovolêmico com coloides, o animal deve ser estabilizado. Ainda, deve-se manter a fluidoterapia-padrão com o uso de cristaloides.

Choque séptico, sepse e síndrome da reação inflamatória sistêmica

A chave para o êxito no tratamento de animais em sepse é a antecipação deste tratamento. São necessários 24 a 48 h para que os antimicrobianos apropriados alcancem os efeitos desejados, e é necessário que o clínico monitore e dê suporte às funções orgânicas durante esse período. Os animais em sepse são hipermetabólicos e apresentam déficit de oxigenação tecidual, que exige débito cardíaco, volumes sanguíneos e aporte de oxigênio para os tecidos maiores que os normais.

Esses animais podem apresentar perdas massivas de líquidos do compartimento intravascular em razão do aumento da permeabilidade capilar e diminuição da resistência vascular sistêmica. É necessário restabelecer de imediato o volume intravascular com soluções equilibradas de eletrólitos, como a solução de Ringer lactato, às vezes até 2 a 3 vezes o volume calculado, pela perda contínua via microcirculação anormal, à medida que aumenta a pressão hidrostática. Contudo, se forem utilizados coloides, a quantidade de cristaloide é reduzida entre 40 e 60%. Esta medida resulta em menor risco de edema pulmonar.

Quando se antecipa o extravasamento massivo através dos capilares dilatados e com a permeabilidade aumentada, a administração de coloides pode evitar edema periférico, edema pulmonar e reter o volume líquido intravascular. Os coloides de eleição nesse caso incluem sangue total ou plasma fresco (ou estocado congelado), que repõem os níveis de albumina acima de 2 mg/dℓ.

Em algumas situações envolvendo hipovolemia ou choque hipovolêmico, se o tratamento instituído não apresentar os padrões descritos anteriormente, os animais poderão inclusive apresentar quadro de insuficiência renal aguda decorrente da baixa perfusão renal, comprometendo, ainda mais, a recuperação. Esses animais devem ser monitorados por testes de função renal para acompanhamento dos níveis de ureia e, principalmente, de creatinina.

Deve ser mantido o equilíbrio de eletrólitos e os animais devem permanecer ventilados e oxigenados. É necessário avaliar a diurese como indicadora da função renal e do equilíbrio de líquidos.

O uso de antimicrobianos é fundamental e deve seguir os padrões propostos anteriormente, mantendo, se possível, o cloranfenicol como primeira escolha, ou optar por fluoroquinolonas de 3ª geração, como o levofloxacino e o gatifloxacino.

Alguns autores divergem quanto ao uso de corticosteroides na sepse, mas a ação anti-inflamatória deste fármaco é benéfica, pois inibe a liberação do fator necrose tumoral alfa (TNF-α) e da interleucina 1 (IL-1), inibe a síntese de ácido nítrico e diminui a liberação do fator de agregação plaquetária (PAF).

A dose indicada de hidrocortisona é de 0,5 a 1 mℓ/kg. No entanto, no setor ambulatorial de EIA da FMVZ/ Unesp, Botucatu, SP, recomenda-se a hidrocortisona na dose de 5 a 10 mg/kg IV, com excelentes resultados de sobrevida. Várias evidências em modelos animais de sepse mostraram que corticosteroides administrados precocemente, em doses adequadas, por breves períodos, estão associados à modulação significativa da resposta imune e ao aumento da taxa de sobrevivência.

A administração de corticosteroides não é associada a aumento de complicações decorrentes da própria infecção, sangramento gastrintestinal ou alterações de estado mental. Ainda, tais fármacos produzem melhora do estado hemodinâmico e aumentam a sensibilidade da musculatura lisa aos agentes vasoconstritores. A hidrocortisona também exerce ação estabilizadora de membranas celulares, o que é muito interessante para as lesões endoteliais causadas pela vasculite, além do aumento do inotropismo cardíaco.

O TNF-α é um potente estimulador da quimiotaxia de neutrófilos, ativador de linfócitos T, tem ação pirogênica, atividade pró-coagulante e estimula a produção de interleucina-1, interleucina-4 e interleucina-6. Já a interleucina-1 estimula a liberação de interleucina-2, a liberação de metabólitos do ácido araquidônico, a quimiotaxia de neutrófilos, a ativação de linfócitos B e a produção de anticorpos, a liberação pelas células endoteliais do fator ativador de plaquetas, da prostaciclina e de proteína de aderência de polimorfonucleares.

O PAF tem ação inotrópica negativa, provoca vasoconstrição pulmonar e cardíaca, úlceras no aparelho digestório, ativa os leucócitos e plaquetas e, sistemicamente, promove aumento da permeabilidade vascular.

O óxido nítrico, sintetizado a partir da L-arginina, apresenta papel fundamental na fisiopatologia da sepse, pois inibe a respiração mitocondrial, reage com radicais livres de oxigênio, provoca lesões de células endoteliais com aumento da permeabilidade vascular, inibe a aderência e a agregação plaquetárias e diminui a duração da contração cardíaca, acelerando o relaxamento por bloqueio da neurotransmissão.

Prognóstico

É bom quando os animais são prontamente atendidos e é reservado se houver demora no início da terapêutica, ou presença de doenças intercorrentes como verminose ou isosporose, pois o estado inflamatório intestinal preexistente favorece a replicação viral. O prognóstico também é reservado para as raças mais suscetíveis, particularmente Rotweiller. Animais em sepse apresentam prognóstico desfavorável, pois, nesses casos, a letalidade é muito elevada.

Profilaxia e controle

A profilaxia e o controle da parvovirose canina são fundamentados em ações específicas (vacinas) e gerais.

Vacinas

A imunidade pós-infecção pelo PVC-2 pode durar até 20 meses, embora a grande maioria dos autores concorde que possa ser vitalícia.

O melhor meio de prevenção é a vacinação dos cães com as vacinas éticas existentes no mercado, que contêm o agente atenuado. São vacinas seguras, não há reversão de virulência e a única alteração observada nos animais vacinados em experimentos foi linfopenia transitória, que ocorre entre 4 e 6 dias após a vacinação. Como são vacinas vivas modificadas, o vírus vacinal se replica no trato intestinal por um período de 3 a 10 dias, sendo eliminado com as fezes.

Embora alguns autores afirmem que a vacina viva atenuada com o PVC-2 original elicia ainda imunidade frente às variantes PVC-2a, PVC-2b e PVC-2c, alguns laboratórios substituíram em 1990 o PVC-2 original pelo PVC-2a, já que a cepa original desapareceu da população canina mundial. A partir de 2003, o PVC-2a foi substituído pelo PVC-2b, que era a cepa de campo mais prevalente no Brasil.

Por enquanto, não há nenhum estudo que identifique comportamento patogênico diferente da cepa PVC-2c na população canina brasileira e justifique a vacinação contra essa variante.

A causa primária de falha vacinal na doença é representada pela interferência dos níveis de anticorpos colostrais, que impedem suficiente soroconversão, se a vacina for administrada precocemente. A idade na qual os filhotes podem ser imunizados com sucesso é proporcional aos títulos de anticorpos da cadela efetivamente transferidos pelo colostro, da imunogenicidade e do título antigênico da vacina. No entanto, indica-se que a última dose de vacina não seja aplicada antes da 15ª a 16ª semana de idade dos filhotes, particularmente nas raças mais predispostas a doença.

Como na prática diária é inviável fazer a sorologia dos filhotes para estipular o esquema de vacinação, recomenda-se a primeira dose de vacina aos 45 dias de vida para filhotes cujas mães não foram vacinadas, o histórico vacinal é desconhecido ou mesmo não confiável. Já os filhotes de fêmeas vacinadas recebem a primeira dose aos 60 dias de vida. Independentemente da faixa etária da primeira dose de vacina, recomendam-se mais duas doses em intervalos de 30 dias.

Atualmente, não são mais disponibilizadas no mercado vacinas contendo unicamente o PVC-2 como antígeno. As vacinas atuais são polivalentes, contendo 8 (V8) ou 10 (V10) antígenos diferentes, e os resultados de imunização são satisfatórios se o protocolo vacinal for embasado tecnicamente, prescrito por médico veterinário.

Deve-se vacinar somente animais hígidos, sem sinais de afecções clínicas, vermifugados e bem nutridos.

As cadelas (matrizes) devem ser vacinadas anualmente, para propiciar altos títulos de anticorpos colostrais. O mesmo vale para os machos, pois as vacinas múltiplas abrangem doenças que não são limitadas aos animais jovens.

Outras ações

Manter canis, instalações, casas e demais locais que os cães habitam limpos e desinfetados.

Os filhotes só devem sair a passeio com seus proprietários 15 dias após a segunda dose da vacina, para que o animal tenha desenvolvido imunidade mínima de proteção contra a doença.

Não adquirir animais de criadores com histórico da doença. Não adquirir animais de canis, feiras ou outros locais sem a confirmação da vacinação ética dos animais contra as principais doenças infecciosas dos cães, particularmente a parvovirose.

Em ambientes com casos de parvovirose, recomenda-se introduzir cães com três doses de vacina ética – segundo as recomendações supracitadas – após, no mínimo, 30 dias do início da sintomatologia dos animais afetados. Ainda, o ambiente e os utensílios desses animais devem ser adequadamente desinfetados.

➤ Bibliografia

Agungpriyono DR, Uchida K, Tabaru H, Yamaguchi R, Tateyama S. Subacute massive necrotizing myocarditis by canine parvovírus type 2 infection with diffuse leukoencephalomalacia in a puppy. Vet Pathol. 1999;36:77-80.

Brunton L, Parker K, Blumenthal D, Buxton I. Goodman e Gilman: manual de farmacologia e terapêutica. Porto Alegre: Artmed; 2010.

Calderon MG, Mattion N, Bucafusco D, Fogel F, Remorini P, La Torre J. Molecular characterization of canine parvovírus strains in Argentina: detection of the pathogenic variant CPV2 c in vaccinated dogs. J Virol Methods. 2009;159(2):141-5.

Chandler EA, Thompson DJ, Sutton JB. Medicina e terapêutica de caninos. São Paulo: Manole; 1989. p. 354-79.

Corrêa WM, Corrêa CNM. Enfermidades infecciosas dos animais domésticos. 2.ed. Rio de Janeiro: Editora Médica e Científica; 1992. p. 551-9.

Decaro N, Cirone F, Desario C, Elia G, Lorusso E, Colaianni ML *et al.* Severe parvovírus in a 12-year-old dog that had been repeatedly vaccinated. Vet Rec. 2009;164(19):593-5.

Desario C, Decaro N, Campolo M, Cavalli A, Cirone F, Elia G *et al.* Canine parvovírus infection: which diagnostic test for virus? J Virol Methods. 2005;126(1-2):179-85.

Decaro N, Desario C, Addie DD, Martella V, Vieira MJ, Elia G *et al.* Molecular epidemiology of canine parvovirus, Europe. Emerg Infect Dis. 2007;13(8):1222-4.

Decaro N, Desario C, Parisi A, Martella V, Lorusso A, Miccolupo A *et al.* Genetic analysis of canine parvovírus type 2 c. Virology. 2009;385:5-10.

Decaro N, Martella V, Elia G, Desario C, Campolo M, Lorusso E *et al.* Tissue distribution of the antigenic variants of canine parvovírus type 2 in dogs. Vet Microbiol. 2007;121(1-2):39-44.

Dezengrini R, Weiblen R, Flores EF. Soroprevalência das infecções por parvovírus, adenovírus, coronavírus canino e pelo vírus da cinomose em cães de Santa Maria, Rio Grande do Sul, Brasil. Cien Rural. 2007;37(1):183-9.

Greene CE, Decaro N. Canine viral enteritis. In: Greene CE. Infectious diseases of the dog and cat. 4.ed. St. Louis: Elsevier Saunders; 2012. p. 67-76.

Hoelzer K, Parrish CR. The emergence of parvoviruses of carnivores. Vet Res. 2010;41:39.

Hueffer K, Parrish CR. Parvovirus host range, cell tropism and evolution. Curr Clin Microbiol. 2003;6:392-8.

Johnson BJ, Castro AE. Isolation of canine parvovírus from a dog brain with severe necrotizing vasculitis and encephalomalacia. J Am Vet Med Assoc. 1984;184:1398-9.

Martella V, Decaro N, Elia G, Buonavoglia C. Surveillance activity for canine parvovírus in Italy. J Vet Med. 2005;52:312-5.

Mizock BA. Metabolic derangements in sepsis and septic shock. Crit Care Clin. 2000;16(2):319-36.

Nandi S, Chidri S, Kumar M, Chauhan RS. Occurrence of canine parvovírus type 2 c in the dogs with haemorrhagic enteritis in India. Res Vet Sci. 2010;88:169-71.

Nduka O, Parrillo JE. The pathophysiology of septic shock. Crit Care Clin. 2009;25(4):677-702.

Nguyen HB, Rivers EP, Abrahamian FM, Moran GJ, Abraham E, Trzeciak S *et al.* Emergency Department Sepsis Education Program and Strategies to Improve Survival (ED-SEPSIS) Working Group. Severe sepsis and septic shock: review of the literature and emergency department management guidelines. Ann Emerg Med. 2006;48(1):28-54.

Quinn PJ, Markey BK, Carter ME, Donnelly WJ, Leonard FC. Microbiologia veterinária e doenças infecciosas. Porto Alegre: Artmed; 2005. p. 327-34.

Robert A, Balk RA. Severe sepsis and septic shock. Definitions, epidemiology, and clinical manifestations. Crit Care Clin. 2000;16(2): 179-92.

Sáez-Llorens X, Mccracken GHJR. Sepsis syndrome and septic shock in pediatrics: current concepts of terminology, pathophysiology, and management. J Ped. 1993;123(4):497-508.

Spitzer AL, Parrish CR, Maxwell IH. Tropic determinant for canine parvovírus and feline panleukopenia virus functions through the capsid protein VP2J Gen Virol. 1997;78(4):925-8.

Streck AF, Souza CK, Gonçalves KR, Zang L, Pinto LD, Canal CW. First detection of canine parvovírus type 2 c in Brazil. Braz J Microbiol. 2009;40:465-9.

Suikkanen S, Antila M, Jaatinen A, Vihinen-Ranta M, Vuento M. Release of canine parvovírus from endocytic vesicles. Virology. 2003;316(2):267-80.

Tavares W. Manual de antibióticos e quimioterápicos anti-infecciosos. 3.ed. São Paulo: Atheneu; 2002. 1216 p.

Truyen U. Evolution of canine parvovírus – A need for new vaccines? Vet Microbiol. 2006;117:9-13.

Turk J, Miller M, Brown T, Fales W, Fischer J, Gosser H *et al.* Coliform septicemia and pulmonary disease associated with canine parvoviral enteritis: 88 cases (1987-1988). J Am Vet Med Assoc. 1990;196(5):771-3.

Vihinen-Ranta M, Yuan W, Parrish CR. Cytoplasmic trafficking of the canine parvovírus capsid and its role in infection and nuclear transport. J Virol. 2000;74(10):4853-9.

Waldvogel AS, Hassam S, Stoerckle N, Weilenmann R, Tratschin JD, Siegl G *et al.* Specific diagnosis of parvovírus enteritis in dogs and cats by in situ hybridization. J Comp Pathol. 1992;107(2):141-6.

Peritonite Infecciosa Felina 73

Heloisa Justen Moreira de Souza

Definição

Doença infectocontagiosa sistêmica caracterizada por vasculite imunomediada e inflamação piogranulomatosa, causada por uma forma mutante do coronavírus entérico felino, manifestada clinicamente desde como leve enterite até como forma grave de peritonite infecciosa felina, comumente fatal em gatos jovens.

Sinonímias: vasculite coronaviral felina; peritonite infecciosa nos felinos (PIF).

Etiologia

Os coronavírus são classificados dentro da ordem *Nidovirales*, família *Coronaviridae* e gênero *Coronavirus*. Os coronavírus são vírus de RNA de fita simples, esféricos, pleomórficos, com cerca de 100 a 160 nm de diâmetro, com envoltório externo lipoproteico e nucleocapsídio filamentoso de simetria helicoidal. O RNA genômico dos coronavírus é o maior de todos os genomas dos vírus de RNA conhecidos até o momento. O coronavírus felino (*Feline coronavirus* – FCoV) pertence ao grupo I dos coronavírus, com o coronavírus entérico canino e o vírus da gastrenterite suína, por suas propriedades antigênicas e de seus genomas.

Os vírus do gênero *Coronavirus* são compostos por, no mínimo, quatro proteínas estruturais: proteína integral de membrana (M); proteína pequena de envelope (E); glicoproteína da espícula (S); e proteína do nucleocapsídio (N). A glicoproteína S é a principal proteína estrutural do envoltório dos coronavírus, reconhecida como a principal responsável pela adsorção dos vírus às células e por promover a fusão do envelope viral com as membranas celulares. A proteína S forma projeções relativamente grandes (de aproximadamente 20 nm de comprimento) ao perímetro externo da membrana do vírion, denominadas peplômeros. Essas estruturas são responsáveis pela aparência petaloide do vírion. A proteína S contém também epítopos para os quais são dirigidos os anticorpos. As partículas de coronavírus observadas por microscopia eletrônica demonstram um núcleo elétron denso do RNA cercado pelos peplômeros radiando a superfície da membrana do vírus, dando a aparência típica de "corona", em alusão ao círculo luminoso observado ao redor do sol durante um eclipse, denominado "coroa" ou "corona solar".

As propriedades sorológicas e do genoma possibilitaram que o FCoV fosse classificado em tipos I e II. O tipo I é o mais prevalente no mundo inteiro. O coronavírus tipo II resulta da combinação entre o tipo I felino (FCoV) e o coronavírus canino. A maioria das pesquisas tem focado no tipo II, uma vez que este pode ser propagado *in vitro*. Anteriormente, as cepas do FCoV eram subdivididas em dois biotipos, o coronavírus entérico felino (FECV) e o vírus da peritonite infecciosa felina (*Feline infectious peritonitis virus* – FIPV). No entanto, visto que todos os FCoV podem induzir a infecção sistêmica, estes termos devem ser evitados.

Os FCoV são de baixa virulência e apresentam tropismo pelas células epiteliais do intestino delgado. A infecção aguda pelo FCoV causa enterite moderada a subclínica, com a presença ou não de diarreia transiente, principalmente nos filhotes, em especial naqueles que residem em ambientes com muitos gatos. Pesquisas recentes têm demonstrado que o FIPV surgiu de uma mutação no genoma do FCoV durante a replicação no trato intestinal dos gatos infectados. Os coronavírus felinos têm capacidade de invadir a circulação sanguínea, embora o FIPV apresente tropismo e habilidade de se replicar intensamente nos macrófagos, ocasionando a forma sistêmica de peritonite infecciosa nos felinos (PIF).

Epidemiologia

A peritonite infecciosa felina foi primeiro descrita como uma importante doença em gatos por Holzworth, em 1963, no Angel Memorial Animal Hospital, nos EUA.

Os coronavírus infectam ampla variedade de mamíferos e aves. Os órgãos-alvo mais frequentes são do trato respiratório, do trato gastrintestinal e os tecidos neurológicos. Outros órgãos, incluindo fígado, rins, coração e olhos, também podem ser afetados.

Os FCoV acometem não somente os gatos domésticos (*Felis cattus domesticus*), como também outros felinos. Os estudos soroepidemiológicos têm demonstrado que os FCoV estão disseminados na maioria dos países.

Outros coronavírus, como o vírus da gastrenterite transmissível dos suínos (VGET) e o vírus da enterite canina (CVC), também podem infectar os gatos, embora não causem infecção sistêmica.

A grande maioria dos gatos que habita gatis e abrigos são soropositivos para FCoV, em razão do alto fluxo de entrada e saída de filhotes e gatos adultos. Estima-se que nesses locais onde o FCoV tenha sido introduzido, cerca de 80 a 90% dos felinos estarão infectados. Entre 10 e 15% dos gatos infectados pelo FCoV desenvolverão a PIF. Em geral, a taxa de mortalidade de gatos em gatis por PIF ao longo dos anos é maior do que em residências onde habitam somente 1 a 2 gatos.

Atualmente, reconhece-se que a idade é um importante fator de risco da doença. Em cerca de 70% dos casos, os animais apresentam a doença com menos de 1 ano de idade. No entanto, os gatos podem contrair a infecção em qualquer idade. Durante as primeiras semanas de vida, a maioria dos filhotes está protegida da infecção pelo FCoV, em razão dos anticorpos maternais, embora esta proteção passiva conferida pelo colostro termine por volta da 5ª a 6ª semana. Nos gatos velhos, com mais de 10 anos de idade, observa-se discreto aumento na incidência da doença por conta da deterioração do sistema imune. Com relação à incidência da doença entre machos e fêmeas, não há diferença significativa. Existe certa predisposição genética para o desenvolvimento da PIF em gatos de raça pura, como Persa, Sagrado da Birmânia e Bengal.

As principais fontes de infecção dos FCoV são representadas principalmente pelas fezes e, secundariamente, por secreções orofaríngeas. A transmissão horizontal dos FCoV ocorre de maneira direta e indireta, por causa de lambeduras mútuas ou pelo uso coletivo dos fômites e das vasilhas sanitárias. São conhecidas quatro possíveis situações após a infecção dos gatos pelos FCoV: 1) a grande maioria dos gatos se torna portadora transitória, ou seja, excreta os FCoV por certo período, desenvolve anticorpos e, posteriormente, deixa de excretar o vírus, enquanto os títulos de anticorpos declinam ou se anulam, de modo que o animal fica suscetível a uma nova infecção; 2) o gato torna-se portador dos FCoV por toda a vida. Esses gatos excretam os FCoV continuamente pelas fezes. A maioria permanece perfeitamente saudável, embora alguns gatos desenvolvam diarreia crônica. Os portadores assintomáticos do coronavírus são um dos maiores responsáveis pela disseminação do FIPV. As gatas portadoras assintomáticas podem infectar seus filhotes no período neonatal; 3) os gatos permanecem completamente resistentes à infecção pelo FCoV. Esses felinos não excretam o vírus e quase não se detectam anticorpos; e 4) o gato adulto ou filhote desenvolve a PIF.

São raros os casos documentados em que uma aparente epidemia de PIF ocorreu em um curto período. Acredita-se que um fator possível nessas epidemias é a transmissão horizontal do FIPV (vírus particularmente virulento) para os gatos, embora esse tipo de transmissão seja incomum.

O FCoV pode permanecer estável e quiescente fora do hospedeiro por 7 semanas em ambientes secos e ser transmitido de modo indireto por leiteiras, mãos, roupas e sapatos.

Patogenia

São conhecidas duas formas clínicas encontradas na PIF, denominadas efusiva (ou úmida) e não efusiva (seca).

Na forma efusiva, ocorre vasculite pela presença dos complexos antígenos-anticorpos relacionados com o FIPV. A fixação do complemento libera aminas vasoativas que causam retração das células endoteliais das paredes dos capilares, que favorece o extravasamento de líquido e proteínas para as cavidades corporais. A fixação do complemento também libera fatores quimiotáxicos, que atraem os granulócitos. Essas células inflamatórias liberam enzimas lisossomais que contribuem para a resposta inflamatória aguda e necrose da parede dos vasos.

Na forma não efusiva ou seca, a inflamação granulomatosa decorre de reação imune nos vasos, que resulta em infiltrado perivascular de células inflamatórias (neutrófilos, macrófagos, linfócitos e plasmócitos) no parênquima dos tecidos. Esses infiltrados celulares determinam necrose tecidual local e alteram o funcionamento normal do órgão afetado.

O aparecimento da PIF efusiva ou não efusiva está relacionado com o tipo de resposta imune que o animal desenvolve após a primoinfecção pelo FIPV e é individual para cada gato. Assim, gatos que apresentem forte resposta celular imunomediada paralelamente à humoral estarão protegidos contra a doença. Em contraste, os animais que desenvolvem fraca resposta celular imunomediada, mesmo com resposta humoral forte, apresentarão a forma efusiva da PIF. Aqueles animais que desenvolvem resposta celular imunomediada e humoral parcial apresentarão a forma não efusiva da PIF.

Clínica

Na PIF efusiva, o curso clínico em geral é agudo, enquanto é lento e insidioso na PIF não efusiva.

A PIF efusiva é caracterizada por serosite fibrinosa e por efusões abdominais e/ou pleurais (Tabela 73.1). Clinicamente, os felinos examinados na fase inicial da PIF efusiva apresentam febre não responsiva aos antimicrobianos, atingindo temperaturas entre 39,5 e 41°C, com duração de 2 a 5 semanas (Figura 73.1).

Tabela 73.1 Principais sinais clínicos da peritonite infecciosa felina (PIF) nas formas efusiva e não efusiva.

PIF efusiva	PIF não efusiva
Febre não responsiva aos antimicrobianos Anorexia Inatividade Perda de peso Diarreia crônica Vômitos Efusão abdominal com distensão do abdome progressiva e indolor Efusão pleural Dispneia Insuficiência respiratória Desidratação Mucosas hipocoradas ou ictéricas	**Sinais gerais** Febre, pleurite, pneumonia, perda de peso crônica, polidipsia, poliúria, hepatomegalia e icterícia **Lesões neurológicas** Paresia dos posteriores, ataxia, nistagmo, mudanças comportamentais, paralisia e convulsões **Lesões oculares** Uveíte anterior exsudativa, hifema, precipitados fibrinosos e coriorretinite **Lesões cutâneas** Nódulos múltiplos, flebite dérmica piogranulomatosa necrosante e fragilidade dérmica

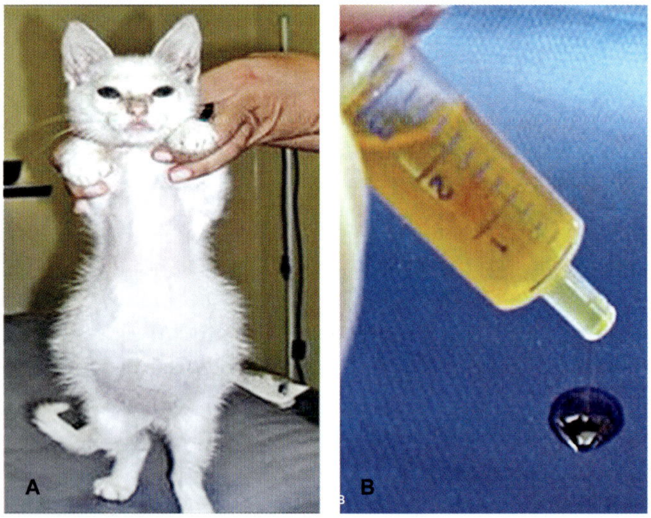

Figura 73.1 Gato com peritonite infecciosa felina. **A.** Distensão abdominal decorrente de efusão abdominal. **B.** Detalhe do líquido abdominal de coloração amarelo-ouro, bastante viscoso e rico em proteínas.

Uma investigação diagnóstica minuciosa é necessária na PIF não efusiva em virtude da ausência de sinais localizados. A PIF não efusiva se caracteriza por reações inflamatórias granulomatosas e necrose em órgãos abdominais, olhos, sistema nervoso central (SNC), pele e lesões na cavidade torácica.

➤ Diagnóstico

O diagnóstico da PIF baseia-se no histórico, nos sinais clínicos e no grande risco de exposição dos felinos ao coronavírus, tendo como auxílio exames complementares, como o histopatológico e a imuno-histoquímica das lesões dos órgãos obtida pela biopsia ou, eventualmente, da necropsia.

Achados hematológicos e bioquímica sérica

Anemia normocítica não regenerativa leve a moderada, leucocitose neutrofílica, linfopenia e trombocitopenia são achados hematológicos frequentes em gatos com PIF.

Os valores séricos das proteínas plasmáticas encontram-se elevados nos gatos com PIF. A hiperproteinemia (maior do que 7,8 g/dℓ) reflete geralmente hiperglobulinemia (maior do que 5,1 g/dℓ). A proteína sérica pode atingir concentrações maiores do que 12 g/dℓ. A proporção albumina/globulina (A:G) encontrada nesses animais é menor do que 0,5. Considera-se ótimo valor de corte de 0,8 para a proporção A:G acima da qual a PIF é altamente improvável. As alterações na bioquímica sérica são extremamente variáveis, dependendo do órgão acometido.

Análise do líquido cefalorraquidiano

Nos gatos com sinais clínicos de comprometimento neurológico resultante de infecção pelo vírus da PIF, a análise do fluido revela alta concentração proteica (50 a 350 mg/dℓ; valor de referência é menor que 25 mg/dℓ) e pleiocitose (100 a 10.000 células nucleadas/mℓ) contendo principalmente neutrófilos, linfócitos e macrófagos. Entretanto, esses achados não podem ser considerados característicos no diagnóstico da PIF. Além do mais, muitos gatos com sinais neurológicos de infecção pelo vírus da PIF não apresentam quaisquer alterações nesse exame.

Eletroforese das proteínas séricas

Na forma efusiva da PIF, a eletroforese das proteínas séricas revela acentuada hipergamaglobulinemia em 55% dos gatos e 75% na forma não efusiva; também revela gamopatia policlonal.

Prova de atividade inflamatória

A alfa-1-glicoproteína ácida (AGPA) é uma proteína de fase aguda utilizada como marcador não específico de processos inflamatórios. Essa proteína apresenta atividade imunomoduladora e anti-inflamatória. Nos gatos hígidos, os valores de referência são de 0,1 a 0,48 g/ℓ. Gatos com PIF apresentam aumento transiente dos níveis de AGPA no soro, no plasma e nas efusões, geralmente acima de 1,5 g/ℓ. Todavia, essa elevação não é patognomônica da infecção pelos FCoV.

Análise da efusão abdominal e/ou pleural

O fluido da PIF efusiva é um exsudato claro ou levemente opaco, de cor amarelo-pálido a ouro e com consistência frequentemente viscosa, com a presença de fibrina. A gravidade específica do fluido encontra-se entre 1.018 e 1.047, e o total de células nucleadas varia de 1.600 a 25.000 células/mcℓ. No exame citológico, observa-se o predomínio de neutrófilos não degenerados, linfócitos e macrófagos. A concentração total de proteínas varia de 3,5 a 11,8 g/dℓ, muito próxima ou maior do que os valores da proteína sérica.

A eletroforese das proteínas do fluido pode auxiliar no diagnóstico presuntivo de PIF. Há forte indício de infecção pelo vírus da FIP quando os níveis de gamaglobulina são superiores a 32% do total das proteínas do fluido. Entretanto, quando os níveis de albumina são maiores do que 48% do total de proteínas do fluido ou a taxa A:G é superior a 0,81, dificilmente se confirma o diagnóstico de PIF.

O teste de Rivalta é um método simples, barato e pode ser realizado na rotina clínica para diferenciar transudatos de exsudatos. Também é útil para diferenciar a efusão da peritonite infecciosa de outras causas de efusões. A reação de Rivalta torna-se positiva na PIF não somente pelo alto conteúdo proteico, mas também pela alta concentração de fibrinogênio e mediadores inflamatórios. O teste tem valor preditivo positivo de 86% e alto valor preditivo negativo, de 96%, para PIF. O teste de Rivalta positivo pode ser obtido em gatos com peritonite bacteriana ou linfoma. Entretanto, geralmente é fácil distinguir essas efusões pelo exame microscópico, citológico e/ou cultura bacteriana. Para a realização do teste de Rivalta, é necessário um tubo reagente transparente (volume de 10 mℓ), que é preenchido com 7 a 8 mℓ de água destilada. Em seguida, é adicionada uma gota de ácido acético a 98%. A nova solução deve ser homogeneizada com vigor. Uma gota do fluido obtido da efusão é cuidadosamente colocada na superfície dessa solução. O teste de Rivalta é considerado negativo quando a gota desaparece e a solução permanece clara. No teste positivo, a gota da efusão mantém o aspecto inicial, permanece ligada à superfície da solução, ou desce lentamente em direção ao fundo do tubo. Algumas vezes, a efusão pode ter aspecto diferente e já há relatos de gatos com PIF em que a efusão era quilosa.

Técnicas de imagem

Os estudos radiológico e ultrassonográfico auxiliam na detecção de efusão abdominal e pleural, e também evidenciam o aumento de volume e/ou infiltrados nos órgãos, ou o comprometimento dos linfonodos mesentéricos.

Diagnóstico sorológico do coronavírus felino

Os títulos de anticorpos podem contribuir para o diagnóstico, caso sejam interpretados com cuidado. Grande número de gatos saudáveis é positivo para anticorpos anti-FCoV, e a maioria desses animais nunca desenvolverá sinais clínicos de PIF. Assim, a presença de anticorpos não indica a infecção ativa pelo FIPV, tampouco a ausência exclui a doença. Tem sido observado que mais gatos são sacrificados em virtude de interpretações de resultados falso-positivos dos testes para FCoV. Os coronavírus felinos são indistinguíveis por testes sorológicos convencionais. Os anticorpos do FCoV podem produzir reações cruzadas com anticorpos dos outros coronavírus que infectam os gatos. Os testes sorológicos são mais úteis na detecção da presença de cepas de coronavírus em gatis e abrigos, segregando os gatos soropositivos ou gatos com sinais clínicos de PIF dos animais soronegativos. Além disso, são recomendados no controle para verificar a eficácia do desmame precoce e o isolamento dos animais. Nos felinos que apresentam títulos de anticorpos inferiores a 10, é muito provável que esses animais não estejam eliminando o vírus. Geralmente, gatos com PIF se apresentam com títulos de anticorpos para coronavírus elevados. Contudo, esse dado serve para realizar o diagnóstico presuntivo da PIF somente em associação com outros parâmetros clínicos e patológicos. A presença ocasional de títulos de anticorpos negativos em gatos com PIF pode ocorrer em virtude do declínio dos anticorpos nos estágios terminais da doença, restando pouco ou nenhum anticorpo livre para a reação no teste, que não são suficientemente sensíveis para a detecção de baixos títulos de anticorpos.

Diagnóstico molecular do coronavírus felino

A reação em cadeia pela polimerase com transcrição reversa (RT-PCR) é um teste de diagnóstico molecular altamente sensível e específico para identificar o FCoV. No entanto, não possibilita firmar o diagnóstico definitivo de PIF, posto que não diferencia as cepas dos coronavírus felinos. É um teste qualitativo que detecta a presença ou ausência do antígeno. O RT-PCR é um teste importante para a identificação de gatos portadores assintomáticos que eliminam as partículas virais do FCoV nas fezes e que representam risco permanente para o gatil ou abrigos, favorecendo a transmissão do coronavírus para os gatos saudáveis. Esse teste também detecta a presença de ácidos nucleicos do genoma viral no plasma, no soro, na efusão abdominal e/ou pleural dos felinos.

A técnica de *nested* PCR aumenta a sensibilidade diagnóstica do teste com a realização sequencial de duas amplificações diferentes de PCR. As técnicas com PCR têm sido atualmente utilizadas por pesquisadores para investigar o perfil dos gatos portadores de coronavírus que residem em locais com muitos gatos.

Diagnóstico presuntivo *ante mortem* de gatos com PIF

Em geral, o diagnóstico *ante mortem* realizado em gatos com PIF deve levar em consideração uma combinação de achados clínico-epidemiológicos e laboratoriais. A presença de animais com menos de 1 ano ou velhos, provenientes de gatis ou abrigos com vários outros gatos, apresentando sinais clínicos da doença, efusiva ou não, é indicativa da PIF. Exames hematológicos revelam leucocitose por neutrofilia e linfopenia (< 1,5 × 10^3 células/mcℓ), anemia não regenerativa, hiperglobulinemia (> 5,1 g/dℓ), taxa de albumina/globulina < 0,5, níveis de AGPA > 1,5 g/ℓ e teste de Rivalta positivo.

Achados histopatológicos e imuno-histoquímica

O diagnóstico *post mortem* da PIF pode ser firmado pelo exame histopatológico das amostras de tecidos afetados obtidos pela biopsia ou, eventualmente, da necropsia (Figura 73.2). À necropsia, observam-se reação disseminada granulomatosa e fibrinonecrótica ao redor dos pequenos vasos, além de flebite necrosante, trombose e hiperplasia das células mesoteliais e linforreticulares.

Os métodos de detecção viral *post mortem* são considerados os melhores métodos para o diagnóstico da PIF e incluem a demonstração de antígeno (FCoV) nos macrófagos nas efusões pela imunofluorescência direta ou em amostras teciduais pela imuno-histoquímica. O FCoV pode apresentar ocorrência sistêmica em gatos saudáveis, mas só nos casos de PIF haverá antígenos virais suficientes nos macrófagos que resultem em uma coloração positiva. A presença de coloração positiva do antígeno do FCoV no interior de macrófagos nas efusões apresenta valor preditivo de 100% para confirmação da PIF. Em contraste, o valor preditivo negativo é de 57%. Essa discordância pode ser justificada pelo menor número de macrófagos nos esfregaços das efusões. O exame imunohistoquímico utilizado para detectar o FCoV também apresenta valor preditivo de 100% na presença da doença. Em virtude da eficácia dos métodos de histologia e imuno-histoquímica, métodos invasivos (laparotomias ou laparoscopias) podem ser realizados para a coleta das amostras.

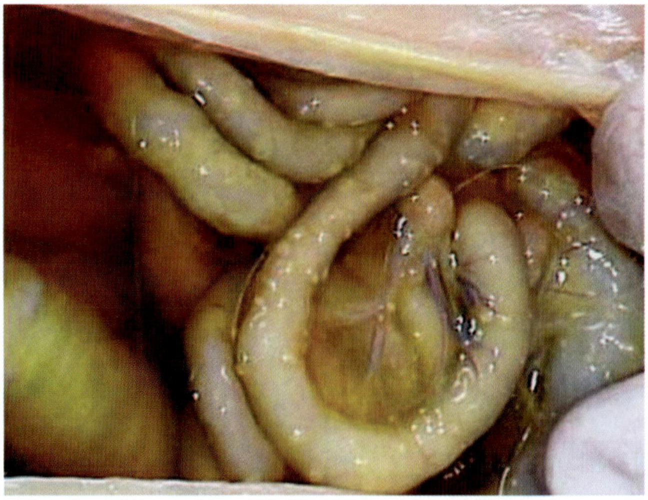

Figura 73.2 Detalhe de necropsia de um gato com PIF efusiva. Notar, na abertura da cavidade abdominal, a presença de fluido de coloração amarelada e sinais de peritonite com exsudato fibrinoso envolvendo a serosa intestinal.

Diagnóstico diferencial

Devem ser consideradas no diagnóstico diferencial da PIF doenças dos gatos que levem a febre crônica, linfadenopatia, efusões abdominais ou pleurais, uveítes e alterações no SNC (toxoplasmose, infecções fúngicas, neoplasias e retroviroses).

Tratamento

Não existe nenhum protocolo terapêutico totalmente bem-sucedido para gatos com PIF. Alguns gatos se beneficiam com o tratamento sintomático, principalmente animais com boa condição física, apetite normal, ausência de anemia e sinais neurológicos. Em geral, recomenda-se o uso associado de anti-inflamatórios, fármacos imunossupressores e imunomoduladores (Tabela 73.2) visando a reduzir os efeitos da formação de anticorpos, imunocomplexos e inflamação imunomediada na PIF.

Fluidoterapia, suporte nutricional, antioxidantes e vitaminas (vitamina A 200 UI/24 h/VO/4 semanas; vitamina B_1 100 mcg/24 h/VO; vitaminas do complexo B; vitamina C 125 mg/gato/12 h/VO; e vitamina E 25 a

Tabela 73.2 Principais protocolos utilizando a associação de anti-inflamatórios, antimicrobianos e fármacos imunossupressores recomendados no tratamento da peritonite infecciosa felina.

Protocolo 1	Prednisolona: 2 mg/kg/24 h/VO, reduzindo gradativamente até a dose de 0,5 mg/kg/48 h Interferon ômega recombinante felino: 1 milhão de unidades/kg/48 h/SC/até remissão, seguido pela administração de uma dose semanal
Protocolo 2	Prednisolona: 2 a 4 mg/kg/24 h/VO Ciclofosfamida: 2,2 mg/kg/24 h durante 4 dias consecutivos/semana/VO Ampicilina: 50 mg/kg/8 h/VO Interferon alfa recombinante humano: PIF efusiva: 2 × 10^4 a 2 × 10^6 UI/kg/24 h/IM/3 semanas; PIF não efusiva: 30 UI/24 h/VO Efeitos adversos: anorexia e supressão da medula óssea
Protocolo 3	Prednisolona: 2 mg/kg/24 h/VO Hidrocloridrato de ozagrel (fármaco antiplaquetário): 10 mg/kg/12 h/VO Efeitos adversos: distúrbios de coagulação, epistaxe e hemorragia
Protocolo 4 (manifestação clínica ocular da PIF)	Prednisolona oftálmica: uma gota em cada olho/4 h Sulfato de atropina 0,5% oftálmica: 1 gota em cada olho/4 h Ácido acetilsalicílico: 10 mg/kg/72 h/VO

Adaptada de Daiha MC. Peritonite infecciosa felina. In: Souza HJ. Coletâneas em medicina e cirurgia felina. Rio de Janeiro: LF Livros; 2003. Ishida T, Shibanai A, Tanaka K, Uchida K, Mochizuki M. Use of recombinant feline interferon and glucocorticoid in treatment of feline infectious peritonitis. J Feline Med Surg. 2004;6(2):107-9; Addie D, Belák S, Boucraut-Baralon C. Feline infectious peritonitis. ABCD guidelines on prevention and management. J Feline Med Surg. 2009;11(7):556-64.

75 UI/gato/12 h/VO) são indicados na terapia de suporte. O tratamento é instituído por 2 semanas. Em seguida, recomenda-se a reavaliação clínica do felino. Caso o animal não responda aos protocolos terapêuticos disponíveis (ver Tabela 73.2) e apresente piora do estado geral, deve-se optar pela eutanásia. A opção pelos diferentes protocolos terapêuticos é fundamentada no estado geral do animal, nas manifestações clínicas, na disponibilidade dos fármacos, no poder aquisitivo dos proprietários e na experiência do profissional que conduz o tratamento.

O prognóstico da PIF é de reservado a desfavorável, pois a doença costuma ser progressiva e fatal.

Profilaxia e controle

A profilaxia e o controle da PIF são baseados em medidas gerais e específicas (vacinas).

Medidas gerais

Algumas medidas básicas para o controle da PIF incluem a desinfecção de gaiolas, pisos, vasilhas sanitárias e fômites com hipoclorito de sódio (água sanitária) diluído em água, na concentração final de 0,175%. Evitar a criação e o contato promíscuo de muitos animais em gatis e abrigos bem como a aquisição de animais de locais endêmicos são ações recomendadas na profilaxia.

Medidas específicas (vacinação)

Vacina com vírus atenuado sensível ao calor foi desenvolvida para a profilaxia da PIF em gatos, comercializada até o momento nos EUA e na Europa. Esse imunógeno não é recomendado indiscriminadamente para todos os gatos. Essa vacina é indicada sobretudo para gatos prestes a serem introduzidos em abrigos ou criatórios (para aqueles que não tiveram contato com o FCoV ou com títulos de anticorpos negativos). A imunização é iniciada com duas doses intercaladas com 3 semanas, a partir da 16ª semana de idade do animal. A revacinação anual é recomendada. A vacina é administrada por via intranasal. As proteínas virais (cepa mutante DF2 termossensíveis do FCoV do tipo II) são expostas às células do trato respiratório superior dos gatos, havendo estímulo para a resposta imune local com a formação de IgA salivar específica e a indução da imunidade mediada por células, no intuito de deter a disseminação sistêmica do vírus. A eficácia da vacina varia em torno de 70% dos animais vacinados.

Bibliografia

Addie D, Belák S, Boucraut-Baralon C. Feline infectious peritonitis. ABCD guidelines on prevention and management. J Feline Med Surg. 2009;11(7):556-64.

Cave TA, Golder MC, Simpson J, Addie DD. Risk factors for feline coronavírus seropositivity in cats relinquished to a UK rescue charity. J Feline Med Surg. 2004;6(2):53-8.

Daiha MC. Peritonite infecciosa felina. In: Souza HJ. Coletâneas em medicina e cirurgia felina. Rio de Janeiro: LF Livros; 2003. p. 363-74.

Drechsler Y, Alcaraz A, Bossong FJ. Feline coronavirus in multicat environments. Vet Clin North Am Small Anim Pract. 2011;41(6):1133-69.

Ishida T, Shibanai A, Tanaka K, Uchida K, Mochizuki M. Use of recombinant feline interferon and glucocorticoid in treatment of feline infectious peritonitis. J Feline Med Surg. 2004;6(2):107-9.

Paltrinieri S, Giordano A, Ceciliani F, Sironi G. Tissue distribution of feline AGP related protein (fAGPrP) in cats with feline infectious peritonitis (FIP). J Feline Med Surg. 2004;6(2):99-105.

Paltrinieri S, Grieco V, Comazzi S, Parodi M. Laboratory profiles in cats with different pathological and immunohistochemical findings due to feline infectious peritonitis (FIP). J Feline Med Surg. 2001;3(3):149-59.

Pedersen NC. A review of feline infectious peritonitis virus infection: 1963-2008. J Feline Med Surg. 2009;11(4):225-58.

Venemma H, Poland A, Foley J, Pedersen NC. Feline infectious peritonitis arise by mutation from endemic feline enteric coronaviruses. Virology. 1998;(243):150-7.

Peste Suína Clássica

74

Paulo Michel Roehe e Fernando Rosado Spilki

Definição

A peste suína clássica (PSC) é uma enfermidade que afeta suínos domésticos e selvagens, causada por um membro do gênero *Pestivirus*, família *Flaviviridae*, denominado vírus da peste suína clássica (VPSC) ou, do inglês, *classical swine fever virus*. A PSC, em sua forma mais típica, é caracterizada por manifestações hemorrágicas sistêmicas, podendo, entretanto, apresentar-se nas formas aguda, subaguda, crônica, congênita ou inaparente.

Sinonímias: *hog cholera*, peste porcina clássica.

Etiologia

Até maio de 2004, a PSC era uma enfermidade classificada na lista "A" da Organização Mundial de Saúde Animal (OIE). Essa lista englobava as enfermidades que apresentam grande poder de disseminação, com consequências econômicas e sanitárias graves e repercussões importantes no comércio internacional. A partir daquela data, a OIE reformulou o sistema da classificação de doenças, passando a existir uma única lista de enfermidades notificáveis. A partir de 2015, a PSC passa a fazer parte da lista de doenças de reconhecimento oficial da OIE, juntamente com febre aftosa, peste bovina, pleuropneumonia contagiosa dos bovinos, encefalopatia espongiforme bovina (doença da vaca louca), peste dos pequenos ruminantes e peste equina.

O VPSC é um membro do gênero *Pestivirus*, da família *Flaviviridae*. Os vírions têm um genoma de RNA envolto em um capsídio proteico, recoberto por um envelope lipoproteico derivado das membranas das células infectadas, cujas características estão apresentadas na Tabela 74.1. Embora somente um sorotipo de VPSC seja reconhecido, o vírus apresenta variabilidade antigênica, com reconhecida variabilidade em sua patogenicidade para suínos. Apesar de ser um vírus envelopado (estrutura cujas características em geral conferem baixa resistência ao ambiente extracelular), dependendo das condições de umidade e luminosidade, o VPSC pode manter-se viável em instalações por cerca de 2 semanas. Em fezes e urina expostas ao sol, o vírus pode manter-se viável por várias horas. O vírus é sensível a detergentes e solventes de gorduras em função dos lipídios integrantes do envelope. Vários agentes desinfetantes são eficazes na destruição da infectividade do VPSC (Tabela 74.1).

O VPSC é antigenicamente relacionado aos vírus da diarreia viral bovina (BVDV) e da doença da fronteira ou *border disease* dos ovinos.

Do ponto de vista molecular, os isolados de VPSC podem ser alocados em dois grandes grupos genéticos, denominados genogrupos 1 e 2, relacionados com a localização geográfica de origem das cepas. Amostras do

Tabela 74.1 Propriedades do vírus da peste suína clássica.

Forma do vírion	Globular Capsídio icosaédrico 45 a 55 nm de diâmetro Envelope com duas glicoproteínas (E1 E E2)
Material genético	RNA de fita simples linear 12 a 12,5 kb Genoma igual em orientação ao mRNA (polaridade positiva) 12 genes: 5'UTR-Npro-C-Erns-E1-E2-P7-NS2-NS3-NS4A/B-NS5A/B-3'UTR Multiplicação exclusivamente intracitoplasmática
Resistente	pH > 3 e < 11 60°C por 1 hora Até 5 meses em fezes Meses em carnes e derivados Poucos dias em instalações Anos a –70°C ou menos Anos a –15°C em sangue a 50% em glicerina
Sensível a	Dessecação Luz solar Radiações ultravioleta Cloro (hipoclorito de sódio ou outros preparados com uma concentração final de cloro de 3 ppm) Éter, clorofórmio, 60°C por 10 min Soda cáustica 2% Cresol Formalina (1%) Carbonato de sódio anidro (4%) Detergentes iônicos e não iônicos Iodofor
Multiplicação *in vitro*	Multiplica-se em células de origem suína [linhagens de origem de células renais de suíno (*porcine kidney* clone 15 ou PK15; *swine kidney* clone 6 ou SK6) e muitas outras] Não causa efeito citopático nas células infectadas Não possui hemaglutininas

genogrupo 1 são encontradas na Eurásia (Rússia) e no continente americano, enquanto as amostras do grupo 2 têm sua distribuição restrita à Europa Ocidental. Dentro do genogrupo 1, análises filogenéticas baseadas nas sequências de nucleotídios do gene E2 permitem a separação em 3 subgrupos: 1.1, 1.2 e 1.3. Amostras isoladas da América do Sul, amostras vacinais europeias e amostras russas são, em geral, pertencentes ao subgrupo 1.1; o subgrupo 1.2 é característico dos isolados cubanos; já o grupo 1.3 está restrito aos países continentais da América Central.

Epidemiologia

A forma aguda (clássica) da PSC caracteriza-se por um quadro hemorrágico de surgimento abrupto, com comprometimento sistêmico e mortalidade elevada. Entretanto, amostras de VPSC com vários níveis de virulência podem ser encontradas. O somatório entre a virulência da amostra infectante e as condições do hospedeiro (idade, estado nutricional, imunização ou exposição prévia) pode levar a que a doença se apresente em diferentes manifestações, que variam desde hiperaguda, aguda, subaguda ou crônica, até infecções clinicamente inaparentes. Animais mais jovens tendem a ser mais severamente afetados, independentemente de sexo ou raça. Variações do quadro clínico da doença, denominadas "formas atípicas", são identificadas particularmente em países onde a vacinação é adotada como meio de controle. Nesses casos, certamente a pressão seletiva exercida pelo sistema imune de hospedeiros imunizados favorece o surgimento de formas atípicas da enfermidade.

Fontes de infecção

Os suídeos (*Sus scrofa scrofa* e *Sus scrofa domesticus*) domésticos e selvagens são os únicos reservatórios naturais do vírus. O VPSC pode ser transmitido por contato direto (sua principal forma de disseminação) ou indireto com secreções, sêmen, sangue, por meio de fômites ou produtos de origem suína. O vírus pode ser carreado por pessoas que entram em contato com animais infectados. Veículos, instalações, implementos, roupas, instrumentos e agulhas podem igualmente servir como vetores da infecção. A principal fonte de infecção é o animal doente ou portador, o qual pode disseminar o vírus por todas as suas secreções e excreções. O vírus pode se manter por longo tempo em embutidos, secreções e alimentos contaminados insuficientemente cozidos.

O VPSC pode ainda ser transmitido por via placentária para os fetos. Leitões infectados congenitamente podem tornar-se portadores e disseminar o vírus por longos períodos, vindo a desenvolver a doença entre 2 e 11 meses após o nascimento, o que caracteriza a forma de aparecimento tardio da enfermidade. Esse fenômeno, raro, é consequente de mecanismos de imunotolerância resultante de infecções transplacentárias com amostras de VPSC de baixa virulência. Os animais congenitamente infectados com a forma de aparecimento tardio morrem em consequência da doença. O quadro de portador sadio persistentemente infectado, às vezes observado em infecções pelo BVDV, importante pestivírus de bovinos (ver capítulo específico), não ocorre na PSC.

Porta de entrada

O vírus VPSC pode penetrar no organismo do hospedeiro suscetível pelas vias oral, respiratória, conjuntival e genital (incluindo inseminações artificiais), e pelo contato com mucosas, abrasões de pele, injeções ou qualquer outro meio de inoculação percutânea.

Resistência ambiental

Em geral, os vírus envelopados, como é o caso do VPSC, são fracamente resistentes no meio ambiente, sobretudo se expostos à luz solar. Entretanto, o vírus pode manter-se viável por longo tempo em condições de alta umidade e baixa temperatura. Em fezes sem contato com a luz solar, o VPSC pode manter-se por mais de 3 meses. Em carnes não completamente cozidas e embutidos, o vírus também pode manter-se infeccioso por longos períodos (Tabela 74.1).

Fatores predisponentes

Todos os suínos não previamente imunizados, se expostos ao vírus, são passíveis de adquirirem a infecção. A enfermidade é em geral mais grave em animais mais jovens. Em áreas onde a PSC é endêmica, o colostro de mães previamente imunizadas ou que tenham sobrevivido à infecção pode transmitir anticorpos passivamente aos leitões e conferir proteção ao feto nos primeiros dias ou meses de vida. No entanto, tal proteção é insuficiente para garantir imunidade duradoura aos leitões. Além da idade e do estado imune da mãe em relação ao vírus, fatores estressantes (provocados por falhas de manejo, calor ou frio demasiado, pouca disponibilidade de água, superpopulação, competição entre os animais no rebanho, carências alimentares ou alimentação insuficiente, administração de medicamentos imunodepressores, imunizações com vacinas inadequadas) e infecções intercorrentes podem predispor os animais à infecção.

Desinfetantes indicados e resistência

O VPSC é sensível a uma série de agentes desinfetantes, detergentes e solventes de gorduras. Os desinfetantes mais apropriados para a inativação do VPSC estão listados na Tabela 74.1.

Morbidade, mortalidade e letalidade

Em rebanhos suínos não imunizados, a morbidade e a mortalidade da PSC são elevadas. Entretanto, variações podem ser observadas caso a enfermidade seja endêmica no rebanho ou os animais sejam previamente vacinados. Como mencionado anteriormente, a idade dos animais afetados é importante, pois a doença tende a ser mais grave em animais mais jovens. A Tabela 74.2 salienta as diferenças mais marcantes entre as variedades de PSC.

➤ Patogenia

Após invadir o organismo, o vírus se localiza nas mucosas do trato digestório anterior e aparelho respiratório. Inicialmente, o vírus atinge as tonsilas e multiplica-se em monócitos e macrófagos nas próprias tonsilas e linfonodos retrofaríngeos. A partir daí, é distribuído aos linfonodos regionais linfócitos T, B e outras células da linhagem macrofágica. Posteriormente, é distribuído a todos os órgãos e tecidos por via hematógena ou linfática. Finalmente, infecta células epiteliais de diversos órgãos. Os títulos de vírus em tecidos linfoides e no sangue (pela presença de linfócitos e monócitos infectados) são altos, em geral maiores do que os observados em outros órgãos.

A infecção causa grande destruição de monócitos, linfócitos e neutrófilos maduros, originando imunodepressão. Há uma grave redução do número de plaquetas (trombocitopenia ou plaquetopenia), levando a aumento do tempo de coagulação e hemorragias generalizadas, típicas da manifestação clássica da doença.

➤ Clínica

Na forma hiperaguda, em virtude da rapidez do aparecimento do quadro, os sinais são pouco esclarecedores. Quando ocorrem, assemelham-se aos observados na manifestação aguda da doença. O sinal mais marcante é a morte súbita de leitões, que pode ocorrer em até 5 dias após as primeiras manifestações da doença. O quadro é tão rápido que as lesões não chegam a tornar-se aparentes.

A forma aguda da PSC caracteriza-se por febre (41°C), amontoamento de animais, anorexia, letargia, hiperemia multifocal, lesões hemorrágicas na pele, conjuntivite e cianose da pele, em particular nas extremidades (orelhas, focinho, membros e cauda). Também ocorre constipação intestinal passageira seguida de diarreia, vômitos ocasionais, dispneia, tosse, ataxia, paresias e convulsões. O curso da enfermidade é de 5 a 15 dias. A mortalidade em leitões pode chegar a 100%.

A manifestação crônica caracteriza-se por abatimento, perda de apetite, febre e diarreia que pode persistir por até um mês. Pode ocorrer uma aparente recuperação com eventual relapso e morte.

Na forma congênita, a infecção pode levar ao nascimento de animais fracos ou com nível de desenvolvimento inferior ao esperado ("refugos"), a tremores congênitos e a animais com crescimento retardado. Os animais doentes podem desenvolver anticorpos contra o vírus, porém de modo irregular ou indetectável. Esses animais permanecem persistentemente infectados e tendem a morrer em semanas ou meses.

A forma mais leve da infecção ocorre principalmente em porcas, que podem apresentar febre passageira e inapetência. Pode ocorrer morte fetal, absorção fetal, mumificação ou nascimento prematuro de fetos. Alguns leitões nascem persistentemente infectados, os quais morrerão em poucos dias ou desenvolverão a forma de aparecimento tardio da doença. Abortamentos podem ocorrer ocasionalmente. É comum a ocorrência de leitões infectados em diferentes estágios da gestação, o que sugere que a infecção por vezes se dissemine de feto a feto dentro do útero.

Tabela 74.2 Características das diferentes formas de infecção com o vírus da peste suína clássica.

Denominação	Virulência da amostra	Período em que ocorre a infecção	Características clínicas	Principais lesões
Hiperaguda	Alta	Pós-natal	Morte 2 a 5 d.p.i.	Inaparente
Aguda	Alta	Pós-natal	Alta mortalidade 2 a 7 d.p.i. Febre, anorexia, depressão, conjuntivite, descarga nasal Morte em até 20 d.p.i.	Vasculite generalizada, petéquias, infartos no baço, depleção de linfócitos
Subaguda	Média	Pós-natal	Menos grave do que a aguda Morte em até 30 d.p.i.	Mesmo que na aguda
Crônica	Média	Pós-natal	Doença prolongada (1 a 3 meses)	Degeneração de células endoteliais, depleção de linfócitos, hiperplasia de histiócitos, glomerulonefrite por complexos imunes
Aparecimento tardio	Baixa	Pré-natal	Depressão, anorexia, conjuntivite, dermatite, distúrbios na locomoção, viremia constante Morte em 2 a 11 meses	Similar à crônica, porém não ocorre glomerulonefrite por complexos imunes
Subclínica	Baixa	Pós ou pré-natal	Pode ser patogênica para fetos	–
Assintomática	Avirulenta	Pós-natal	–	–

d.p.i. = dias pós-infecção.
Adaptada de Roehe PM. Studies on the comparative virology of pestiviruses [tese de doutorado]. Guidford: University of Surrey; 1991.

Lesões

Forma hiperaguda

- Sem lesões aparentes.

Forma aguda

- Leucopenia e trombocitopenia
- Petéquias e equimoses generalizadas, especialmente na pele, linfonodos, laringe, bexiga, rins e junção ileocecal
- Infartos multifocais na margem do baço (característicos, mas nem sempre presentes)
- Aumento generalizado dos linfonodos
- Encefalomielite com infiltrações perivasculares.

Forma crônica

- Úlceras "em botão" (úlceras nas placas de Peyer, que conferem uma aparência de botões às lesões) no ceco e intestino grosso
- Depleção generalizada do tecido linfoide
- Lesões inflamatórias e hemorrágicas frequentemente ausentes.

Forma congênita

- Hipomielogênese, hipoplasia cerebelar, microcefalia, hipoplasia pulmonar e outras malformações diversas.

Diagnóstico

O diagnóstico de PSC baseia-se inicialmente na observação de sinais sugestivos da enfermidade e do histórico do caso e na análise de evidências epidemiológicas (ocorrência de surtos da enfermidade nas redondezas, entrada de animais novos, trânsito de pessoas, animais, veículos ou utensílios em diferentes rebanhos, análise de taxas de morbidade, mortalidade, difusibilidade, ocorrência prévia da enfermidade, histórico de vacinações). O diagnóstico clínico de PSC é presuntivo. Por se tratar de uma enfermidade de grande impacto econômico, é essencial a confirmação do diagnóstico por meio de testes laboratoriais.

No laboratório, é importante proceder ao diagnóstico diferencial para descartar a possibilidade de infecções por outros pestivírus. Devem ser considerados ainda no diagnóstico diferencial a peste suína africana (PSA), circovirose, actinobacilose, salmonelose, erisipela, pasteurelose, estreptococose, leptospirose e envenenamento por cumarínicos.

Testes para detecção do agente

Os testes recomendados para diagnóstico rápido incluem a identificação de antígenos virais por imunofluorescência direta em cortes (em criostato) de tonsilas, baço, rins, linfonodos e de porções distais do íleo. Como a imunofluorescência direta é realizada com conjugados preparados com soros policlonais, os resultados positivos devem ser examinados para excluir a possibilidade de que a infecção seja causada por outros pestivírus. Isso pode ser feito utilizando anticorpos monoclonais específicos para antígenos do VPSC. Como os anticorpos monoclonais são preparados em camundongos, a visualização da reação requer ensaios indiretos, como a imunofluorescência indireta ou imunoperoxidase, em que um anticorpo detector (p. ex., anti-IgG de camundongo) conjugado a um fluoróforo ou a uma enzima é adicionado para "revelar" a reação. Essa técnica pode ser aplicada diretamente sobre seções de tecidos preparadas em criostato ou sobre vírus multiplicado em cultivos celulares.

O isolamento viral em cultivos celulares é mais sensível, porém mais demorado do que a identificação rápida por imunofluorescência direta (IFD). Em geral, em laboratórios de diagnóstico, paralelamente à IFD, o material suspeito (os mesmos tecidos recomendados para o teste rápido citado) é inoculado em células PK-15. A multiplicação do agente nessas células é realizada por imunofluorescência 24 a 72 h após a inoculação.

A infecção pode ser diagnosticada também pela identificação do genoma viral. Para tanto, a técnica de transcrição reversa (para a polimerização de um segmento de DNA complementar ao genoma viral) seguida da reação em cadeia pela polimerase é a técnica recomendada. A RT-PCR em tempo real, ou *real-time* RT-PCR (qRT-PCR), é atualmente a técnica mais recomendada, pois possibilita a quantificação viral em tempo real, com rapidez e praticidade.

Para a genotipagem das amostras, segmentos genômicos amplificados por RT-PCR devem ter suas sequências de nucleotídios determinadas e comparadas. A região não traduzida do genoma situada na extremidade 5' (5'NTR), junto com o sequenciamento de partes do gene que codifica a glicoproteína de envelope E2, tem sido a mais utilizada para genotipagem. Recentemente foi proposta a utilização da sequência completa do gene E2 para as análises filogenéticas, o que tornaria essas comparações mais significativas. Com a introdução das metodologias de sequenciamento rápido de genomas completos (*next generation sequencing*), pode-se antecipar que em poucos anos o sequenciamento integral de genomas tornar-se-á procedimento-padrão nesse tipo de análise.

Testes sorológicos

Os testes sorológicos são indicados para detectar a circulação de vírus em um rebanho, especialmente se os sinais clínicos não são evidentes, como pode ocorrer em infecções com amostras de baixa virulência. Igualmente, são importantes para comprovar a inexistência de vírus circulante em rebanhos livres. Assim, os testes sorológicos servem como instrumentos de vigilância sanitária.

Atualmente, para a detecção de anticorpos contra o vírus da PSC, são utilizados vários testes imunoenzimáticos do tipo ELISA, capazes de diferenciar anticorpos de animais infectados com PSC daqueles induzidos por outros pestivírus. Se testes diferenciais não estiverem disponíveis, podem ser realizados testes de soroneutralização diferencial, nos quais o soro dos animais suspeitos é titulado frente a amostras de diferentes pestivírus. Será considerado o responsável pela infecção aquele pestivírus cujo soro seja capaz de neutralizar com maior intensidade, isto é, que apresente maior título de anticorpos neutralizantes. Os testes utilizados para esses ensaios são a soroneutralização seguida de imunoperoxidase (ou *neutralizing peroxidase-linked assay*) ou a soroneutralização revelada por imunofluorescência (ou *fluorescent antibody virus neutralization test*). Estes últimos apresentam a desvantagem de envolverem a manipulação de vírus infeccioso, enquanto os ensaios do tipo ELISA não necessitam de manuseio de vírus, podendo ser executados em laboratórios com condições de segurança biológica menos restritivas.

Tratamento

Não há tratamento recomendado para a PSC. A doença deve ser notificada e, uma vez confirmado o diagnóstico, os animais devem ser abatidos conforme preconiza o Plano de Contingência para PSC (Instrução Normativa n. 27 de 20 de abril de 2004), do Ministério da Agricultura, Pecuária e Abastecimento (MAPA).

Profilaxia e controle

Duas estratégias principais são utilizadas para controlar a epizootias relacionadas à PSC conforme o perfil epidemiológico das áreas estudadas: a vacinação profilática sistemática com vacinas preparadas com vírus vivos atenuados em áreas endêmicas; e a política de não vacinação e abate sanitário em áreas livres ou em processo de erradicação. O uso de vacinas atenuadas, preparadas com as amostras denominadas chinesas do VPSC (amostras atenuadas por um grande número de passagens em coelhos), se mostrou extremamente eficaz no combate à infecção. Pesquisas recentes apontam para o desenvolvimento de vacinas com marcadores genéticos que venham a permitir a diferenciação entre animais vacinados e aqueles infectados por vírus de campo em testes sorológicos. Isso evitaria o sacrifício de animais em larga escala e a disseminação rápida do vírus, característica em áreas sem vacinação.

A PSC é prevalente em países da Ásia, América Central, América do Sul e partes da Europa e África. Muitos países já erradicaram a enfermidade. Informações detalhadas e atualizadas sobre a ocorrência de PSC no mundo são providas pela Organização Internacional de Epizootias (OIE), acessíveis pela internet na página da OIE (*links* ao final do capítulo).

Atualmente, nas Américas, apenas EUA e Canadá são considerados livres da PSC. Na América do Sul, as últimas manifestações da enfermidade no Uruguai se deram em 1991, sendo a vacinação interrompida em 1995. No Chile, o último surto notificado de PSC ocorreu em 1996, e a vacinação foi proibida em 1997.

No Brasil, a vacinação em larga escala contra a PSC foi amplamente utilizada nas décadas de 1980 e 1990, o que levou às áreas de produção intensiva de suínos uma situação de controle da doença. A vacinação era apoiada em uma constante vigilância a campo com monitoramento laboratorial de casos suspeitos. Em consequência, a enfermidade foi eventualmente erradicada. Em 15 de maio de 1998, a situação se encontrava tão favorável que levou à proibição oficial da vacinação em todo o país. A partir daí, a vacinação somente poderia ser aplicada sob rígido controle do MAPA, em áreas limitadas em torno de focos onde a enfermidade tivesse sido confirmada em laboratórios autorizados. As medidas gerais adotadas para erradicação estão listadas no Quadro 74.1.

Um levantamento sorológico realizado em 2001 confirmou a inexistência de atividade viral no Brasil. O país foi então dividido em duas áreas em relação à PSC: uma área livre da doença e outra área onde a PSC ainda encontra-se endêmica, embora esta última tenha baixa densidade suína e seja de baixa expressão na suinocultura industrial.

Os últimos casos de PSC relatados no país ocorreram em 2009 no Amapá (4 casos), Pará (2 casos) e Rio Grande do Norte (12 casos). Em 22 de fevereiro de 2010, os estados do Rio Grande do Sul, Santa Catarina, Paraná, São Paulo, Minas Gerais, Mato Grosso do Sul, Mato Grosso, Goiás, Tocantins, Rio de Janeiro, Espírito Santo, Bahia, Sergipe, Rondônia e Distrito Federal foram declarados zona livre de PSC.

Quadro 74.1 Medidas gerais adotadas para a erradicação da peste suína clássica no Brasil.

- Vigilância sanitária
- Notificação obrigatória
- Vacinação proibida em todo o país (exceto em zonas que venham a ser delimitadas pelo Departamento de Defesa Animal)
- Proibição do ingresso ou o trânsito, na zona livre de PSC, de suídeos, seus produtos e subprodutos, material de multiplicação animal de origem suídea, produtos patológicos e biológicos, presumíveis veiculadores do vírus da doença, procedentes de zonas infectadas
- Em caso de suspeita em zona livre, proceder à adoção das medidas preconizadas pelo Plano de Contingência para PSC:
  - Assistência imediata aos focos
  - Controle de trânsito
  - Desinfecção de veículos
  - Destruição de animais doentes, suspeitos e contatos, excrementos, carcaças e vísceras
  - Estabelecimento de zona de proteção de 3 km em torno de focos
  - Estabelecimento de zona de vigilância de 10 km em torno de focos

Em seu artigo 5º, a IN de 9/3/2004 preconiza ainda que a Secretaria de Defesa Agropecuária deverá implementar ações que promovam a criação de comitês estaduais de sanidade suína e a criação de fundos privados para indenização de proprietários de suídeos atingidos por medidas sanitárias que impliquem sacrifício de animais e destruição de objetos.

Fonte: Ministério da Agricultura, 1998, complementada pela Instrução Normativa Nº 6 de 9/3/2004 e no Plano de Contingência para Peste Suína Clássica (PSC) de acordo com a Instrução Normativa MAPA nº 27 de 20 de abril de 2004.

Programa Nacional de Sanidade Suídea

O Programa Nacional de Sanidade Suídea (PNSS) foi legalmente instituído no Brasil pela Instrução Normativa n. 47, de 18 de junho de 2004. Seu regulamento técnico foi publicado no Diário Oficial da União de 23 de junho de 2004. O PNSS tem como objetivo a coordenação, a normatização e o suporte das ações de defesa sanitária referentes à suinocultura nacional. O Programa concentra seus esforços nas doenças da antiga Lista "A" da OIE (atualmente denominadas somente "enfermidades notificáveis") que afetam suínos, incluindo a PSC, a peste suína africana (PSA) e a doença vesicular dos suínos (DVS), sendo estas duas últimas exóticas ao Brasil. No que tange à PSC, o objetivo do programa está centrado em sua erradicação de todo o território nacional. De acordo com o PNSS, o estabelecimento de áreas presentemente livres de PSC seguiu os seguintes critérios: 1) ausência de focos de PSC desde 1998 na região; 2) suspensão da vacinação contra PSC desde 1998; 3) controle do ingresso de animais suscetíveis, produtos e subprodutos nos limites da zona livre (coincidente com a zona livre de febre aftosa com vacinação; e 4) ausência de atividade viral confirmada por inquérito soroepidemiológico, em conformidade com as normas da OIE.

Até 2004, a área livre compreendia 51,7% do território nacional, área onde está instalada a suinocultura mais intensiva e mais desenvolvida do país. Essa área representa 53,1% das propriedades com suínos, 78% do rebanho suíno nacional, 87% das matrizes alojadas e 93% das indústrias frigoríficas estabelecidas no país. Os focos registrados de PSC ocorridos no país até outubro de 2011 (Tabelas 74.3 e 74.4) têm ocorrido em zonas de criação de suínos de subsistência, concentrados principalmente nos estados do Amapá, Pará e Rio Grande do Norte. Essas regiões têm grande quantidade de animais criados sem controle sanitário ou zootécnico, com muito comércio informal de suínos e produtos de origem suína. Além disso, é pequena a importância da cadeia produtiva de suínos no produto interno bruto daqueles estados.

Todas as ocorrências de PSC no país são comunicadas à OIE em caráter imediato. Os informes enviados podem ser acessados no site da OIE, nos *links* disponíveis ao final deste capítulo.

Em 2013, a Instrução Normativa 52/2013 do MAPA declarou como livres de PSC os estados do Acre, Bahia, Espírito Santo, Goiás, Mato Grosso, Mato Grosso do Sul, Minas Gerais, Paraná, Rio de Janeiro, Rio Grande do Sul, Rondônia, Santa Catarina, São Paulo, Sergipe, Tocantins, Distrito Federal e alguns municípios do Amazonas. Entretanto, com a introdução da nova metodologia a partir de 2015, o Brasil deve solicitar a certificação à OIE para obter reconhecimento internacional e, assim, viabilizar exportações a partir dos estados ou regiões livres.

Tabela 74.3 Ocorrência de focos de peste suína clássica no Brasil de 1991 a 2011.

Ano	Focos
1991	113
1992	183
1993	81
1994	155
1995	86
1996	16
1997	9
1998	1
1999	1
2000	4
2001	12
2002	0
2003	4
2004	1
2005	0
2006	8
2007	1
2008	1
2009	18
2010	0
2011	0*

Fonte: Departamento de Saúde Animal, da Secretaria de Defesa Agropecuária, do MAPA, 2011.

Tabela 74.4 Focos de peste suína clássica no Brasil, por estado, no período de 2006 a julho de 2012.

Ano/estado	2006	2007	2008	2009	2010	2011	2012
Amapá	0	0	0	4	0	0	0
Ceará	7	1	0	0	0	0	0
Maranhão	0	0	1	0	0	0	0
Pará	0	0	0	2	0	0	0
Paraíba	1	0	0	0	0	0	0
Rio Grande do Norte	0	0	0	12	0	0	0
Total	8	1	1	18	0	0	0

Fonte: Departamento de Saúde Animal, da Secretaria de Defesa Agropecuária, do MAPA.

Plano de Contingência para PSC

O Plano de Contingência para PSC foi implementado pela Instrução Normativa MAPA n. 27, de 20 de abril de 2004. Seu objetivo é orientar as ações e os procedimentos para a precoce e imediata notificação e confirmação de suspeitas de PSC no território nacional, adotando as medidas de defesa sanitária, visando a sua erradicação no menor espaço de tempo e à retomada da condição sanitária de livre da PSC.

A elaboração do documento contou com a participação de todos os setores da cadeia suinícola – desde as entidades representativas dos produtores até os organismos de defesa sanitária estaduais e federais –, e descreve todas as atividades e medidas a serem tomadas em caso de suspeita de ocorrência de PSC na área livre. O texto inclui a definição das condições sanitárias mínimas exigidas para a tomada das medidas cabíveis, a caracterização dos níveis de risco das situações epidemiológicas, a caracterização de uma emergência sanitária e a definição dos participantes das equipes de emergência sanitária, incluindo deveres, responsabilidades e ações.

Esse documento é indispensável para o aprofundamento do conhecimento sobre vigilância sanitária de PSC no Brasil.

Saúde Pública

A PSC é uma enfermidade que afeta somente suínos. Assim, não apresenta implicações que afetem a saúde humana diretamente. Uma vez que embutidos e outros produtos de origem suína podem contaminar rebanhos, é importante salientar a necessidade de evitar o transporte de produtos suínos, sobretudo de áreas potencialmente contaminadas, o que poderia disseminar a infecção em áreas livres.

Bibliografia

Brasil. Ministério da Agricultura, Pecuária e Abastecimento. Gabinete do Ministro. Instrução Normativa Nº 52, de 11 de Outubro de 2013. Disponível em www.sistemasweb.agricultura.gov.br/sislegis/action/detalhaAto.do?method=consultarLegislacaoFederal.

Brasil. Ministério da Agricultura Pecuária e Abastecimento (MAPA). Secretaria de Defesa Agropecuária. Instrução Normativa n. 27, de 20 de abril de 2004.

Brasil. Ministério da Agricultura Pecuária e Abastecimento (MAPA). Secretaria de Defesa Agropecuária. Programa Nacional de Sanidade Suídea (PNSS). Instrução Normativa n. 47, de 18 de junho de 2004. Regulamento Técnico publicado no Diário Oficial da União de 23 de junho de 2004.

Chen N, Hu H, Zhang Z, Shuai J, Jiang L, Fang W. Genetic diversity of the envelope glycoprotein E2 of classical swine fever virus: recent isolates branched away from historical and vaccine strains. Vet Microbiol. 2008;127(3-4):286-99.

Edwards S, Fukusho A, Lefèvre P-C, Lipowski A, Pejsak Z, Roehe PM *et al.* Classical swine fever: the global situation. Vet Microbiol. 2000;73:103-19.

Edwards S, Roehe PM, Ibata G. Comparative studies of border disease and closely related virus infections in experimental pigs and sheep. British Vet J. 1995;151:181-7.

Food and Agriculture Organization. Disponível em www.rlc.fao.org/es/prioridades/transfron/ppc/inster.htm.

Manual de Sanidade Suídea. Disponível em www.cidasc.sc.gov.br/html/legislacao/Sanidade%20suideos/MANUAL%20SANIDADE%20SU%CDDEA.pdf.

Paton DJ, McGoldrick A, Greiser-Wilke I, Parchariyanon S, Song J-Y, Liou PP *et al.* Genetic typing of classical swine fever virus. Vet Microbiol. 2000;73:137-57.

Roehe PM. Studies on the comparative virology of pestiviruses [tese de doutorado]. Guidford: University of Surrey; 1991. 361 p.

Van Oirschot JT. Description of the virus infection. In: Liess B (ed.). Classical swine fever and related infections. Boston: Martinus Nijhoff, 1988. p. 1-25.

World Organization for Animal Health (OIE). Disponível em www.oie.int. Acessado em 28/9/2012.

Raiva 75

Fumio Honma Ito e Jane Megid

Definição

A raiva é uma zoonose causada por vírus do gênero *Lyssavirus* que se caracteriza por provocar encefalomielite aguda fatal em animais de sangue quente (mamíferos) e nos humanos. A doença é transmitida principalmente por morcegos e animais carnívoros, incluindo-se cães e gatos domésticos e muitas outras espécies de animais silvestres, denominados "reservatórios" ou "animais amplificadores". A Organização Mundial de Saúde Animal (OIE) classifica a raiva como doença que afeta múltiplas espécies de animais, de importância socioeconômica e de Saúde Pública, de interesse regional ou de determinados países, exigindo atenção significante no comércio ou no tráfico internacional de animais e de seus produtos. De acordo com o Código Sanitário Internacional da OIE, os países-membros devem notificar anualmente a ocorrência dos casos, embora, em certas circunstâncias, esse intervalo possa ser de 6 meses.

Sinonímias: quando acomete humanos, é denominada hidrofobia. Popularmente denominada "doença de cachorro louco", é ainda conhecida em bovinos como "raiva paralítica" ou "doença paresiante" ou "mal das cadeiras", especialmente na América Latina.

Histórico

A raiva é uma doença conhecida desde a Antiguidade, marcada por superstições e realidades associadas desde a sua primeira descrição. O código de Eshnunna da Babilônia, do século 23 a.C., é provavelmente o primeiro texto descrevendo a raiva em cães e a evolução letal da doença no homem quando mordido por cão "louco". A palavra raiva se origina do sânscrito "Rhabas", que significa "fazer violência". Cornelius Celsus introduziu o termo hidrofobia e considerava que a infecção era transmitida pela saliva do animal doente. No século 16, o italiano Girolamo Fracastoro descreveu a raiva furiosa em humanos.

A infectividade da saliva foi demonstrada por Zinke em 1804 por meio da inoculação de saliva de cão raivoso em coelhos. A infectividade da saliva humana foi demonstrada por François Magendie e Gilbert Breschet, em 1813, que inocularam saliva de paciente humano raivoso em cães. Galtier em 1879 deu o primeiro passo para o desenvolvimento da vacina antirrábica, estabelecendo a infecção rábica em coelhos por passagem seriada de um a outro. Esta pesquisa serviu de fundamento a Louis Pasteur que, em 1885, desenvolveu a primeira vacina antirrábica baseada na atenuação da amostra de vírus de rua por passagens seriadas em coelhos. Avanços no diagnóstico surgiram quando Negri, em 1903, descreveu como microrganismo os corpúsculos de inclusão (corpúsculos de Negri) na infecção rábica, sendo em 1906 esclarecido por Babes que se tratava de uma reação à infecção, e não o agente infeccioso, embora contivessem o agente. Nesse mesmo período, Koch, em 1903, demonstra que o agente etiológico é um vírus filtrável, ao que foi seguido por Elford, em 1936, que caracterizou o tamanho do vírus rábico. Sellers, em 1927, descreveu a técnica de coloração especial para visualização dos corpúsculos introduzindo os métodos diagnósticos para a enfermidade.

No Brasil, a raiva em bovinos foi diagnosticada pela primeira vez no estado de Santa Catarina, por Carini, em 1911, quando corpúsculos de Negri foram identificados nos tecidos nervosos de cérebros de bovinos mortos por uma doença misteriosa. Os colonos da região acreditavam que a doença era causada pelos morcegos hematófagos, fato mencionado por Carini em seu artigo publicado no *Annales de L'Institut Pasteur de Paris*, quando, então, os pesquisadores da época chamaram a doença de "fantasia tropical". Dois veterinários alemães, Haupt e Rehaag, em 1916, contratados pelo governo catarinense, isolaram o vírus da raiva do cérebro de morcego hematófago. Muitas contestações se sucederam após o relato de Carini e o de Haupt e Rehaag, pois pesquisadores da época relutavam em aceitar que os morcegos pudessem ser "reservatórios" do vírus. Nos episódios de Santa Catarina, não havia relatos de ocorrência da doença em cães.

Entre 1925 e 1929, foi registrada a ocorrência de botulismo em bovinos e de poliomielite ascendente em humanos, na Ilha de Trinidad, no Caribe. Dois médicos, Hurst e Pawan, mais tarde, desfizeram o diagnóstico incorreto: as doenças em bovinos e humanos eram raiva, transmitida pelos morcegos hematófagos. Após os trabalhos de Queiróz Lima, Torres, Hurst e Pawan, na década de 1930, o mundo científico aceitou a ideia de que os morcegos hematófagos transmitem a raiva aos animais e aos humanos.

Tratando-se de raiva em morcegos não hematófagos, Haupt e Rehaag relataram a presença do vírus em morcego *Phyllostoma superciliatum*, atualmente denominado *Artibeus lituratus*, nos episódios de Santa Catarina, porém esse morcego pode ter sido identificado de modo errado. Aparentemente, o primeiro diagnóstico da raiva em morcego não hematófago foi realizado na ilha de Trinidad, no morcego *Artibeus planirostris*, por Pawan, em 1936. Investigações subsequentes realizadas nos morcegos da ilha revelaram que cerca de 4% dos morcegos eram positivos para a raiva, incluindo 64 morcegos *D. rotundus*, 4 *Artibeus planirostris* e 1 morcego insetívoro, o *Diclidurus albus*.

Uma linhagem de vírus da raiva mundialmente disseminada parece estar associada às amostras de vírus de origem europeia. Estudos filogenéticos têm demonstrado a existência de um grupo de amostras geneticamente relacionado que foi denominado linhagem cosmopolita. Os isolados da linhagem cosmopolita parecem ter se originado de um mesmo vírus progenitor. Especula-se que a colonização da África e da América pelos colonizadores europeus tenha contribuído na sua distribuição mundial. Estudos de análises evolutivas do vírus da raiva indicaram que a linhagem cosmopolita originou-se na primeira metade do século 18 em algum lugar da Europa, de um animal silvestre desconhecido, em consequência à grande população de cães e aglomerações humanas existentes na época. Na segunda metade do século 18, cães infectados pelo vírus da raiva viajaram pelo mundo junto com os colonizadores, levando o vírus para novas colônias fixadas em outros continentes. Assim, uma vez que a raiva se estabeleceu na população de cães dessas colônias, a linhagem cosmopolita foi-se disseminando, à medida que os colonos estenderam os seus territórios.

Existe uma preocupação em eliminar a raiva causada por este tipo de vírus clássico, de linhagem cosmopolita, que é perpetuada principalmente entre os canídeos.

Importância econômica e de Saúde Pública

Quando considerada a Saúde Pública, a raiva é a 7ª doença infecciosa de caráter global de maior importância, com uma estimativa de 40 mil a 70 mil mortes humanas no mundo, das quais 40 mil a 50 mil ocorrem anualmente em países asiáticos, sendo 30 mil mortes na Índia, com 40% de sua ocorrência em crianças.

Em termos econômicos, as perdas animais diretas e indiretas na pecuária por ataques de morcegos representam uma estimativa de US$ 300 milhões de dólares na América Latina (US$ 80 milhões somente no Brasil).

Etiologia

Os vírus que causam a raiva estão incluídos no gênero *Lyssavirus*, que, com outros três gêneros, formam a família *Rhabdoviridae*, dentro da ordem *Mononegavirales*. É o único grupo de vírus classificado em ordem, família e gêneros, com 11 espécies descritas. A partir de 1994, os especialistas da raiva propuseram a denominação "genótipos" em substituição aos "sorotipos", até então utilizados para designar os diferentes membros deste gênero. No genótipo 1, estão incluídos os vírus clássicos da raiva ou os "vírus de rua", isolados de animais domésticos e silvestres de vários continentes. Outros membros descritos na Eurásia, África e Oceania, correspondentes aos genótipos 2 a 11, foram denominados "lyssavírus". O genótipo 2 ou o *Lagos Bat virus* foi isolado de um morcego frugívoro *Eidolon helvum*, na África; o genótipo 3, que corresponde ao *Mokola virus*, foi isolado do musaranho (*Crocidura* sp.), na província de Ibadan, Nigéria; o genótipo 4, *Duvenhage virus*, foi isolado do homem e de morcegos insetívoros *Nycterus thebaica*, na África do Sul. Os genótipos 2, 3 e 4, todos isolados do continente africano, receberam a denominação "vírus relacionados" ou "aparentados" à raiva. Os genótipos 5 e 6, identificados como *European Bat Lyssavirus* (EBL-1 e EBL-2), foram isolados de morcegos insetívoros *Eptesicus serotinus*, da Dinamarca, e *Myotis dasycneme* e *Myotis daubentoni*, na Finlândia, respectivamente. O *Australian Bat Lyssavirus* (ABL), isolado de morcego frugívoro *Pteroptidae* da Austrália, foi classificado como genótipo 7. Com exceção do genótipo 3 (*Mokola virus*), todos os outros genótipos foram isolados de morcegos de diferentes hábitos alimentares. Em 2009, foi proposta a inclusão de novos genótipos, como o *Aravan virus*, o *Khujand virus*, o *Irkut virus* e o *West Caucasian Bat Virus* (WCBV). O genótipo 8, o *Aravan virus*, foi isolado do cérebro de um morcego insetívoro *Myotis blythi*, do Quirguistão, Ásia Central, em 1991; o *Khujand virus*, genótipo 9, foi isolado em 2001 do morcego insetívoro *Myotis mystacinus*, no Norte de Tajiquistão; o *Irkut virus*, genótipo 10, foi isolado do morcego *Murina leucogaster*, na Sibéria Oriental, em 2002. No mesmo ano, nas montanhas do Cáucaso, o WCBV foi isolado do morcego *Miniopterus schreibersi*.

Com base na distância genética, na reatividade sorológica cruzada e em testes de patogenicidade por via intramuscular em camundongos, os diferentes vírus que constituem o gênero *Lyssavirus* foram categorizados em 2 ou 3 filogrupos distintos: os genótipos 1, 4, 5, 6 e 7, mais o *Aravan virus*, o *Khujand virus* e o *Irkut virus*, constituem o filogrupo I; os genótipos 2 e 3 formam o filogrupo II. O WCBV pode pertencer tanto ao filogrupo I como ao II, sendo proposta a criação do filogrupo III para incluí-lo de modo independente. Tanto a análise sorológica como a filogenética têm demonstrado certo

grau de relação entre o genótipo 4 (*Duvenhage virus*) e os EBL-5 e 6 da Europa, indicando uma possível existência de um ancestral comum entre esses genótipos. Foi isolada de um morcego (*Hipposideros commersoni*) encontrado morto em uma caverna, no Quênia, uma nova amostra viral denominada *Shimoni Bat Virus*, que apresenta similaridade genética com os *Lyssavirus*, porém devendo ser considerado uma provável nova espécie pertencente ao gênero *Lyssavirus*.

O genótipo 2, *Lagos Bat virus*, permanece, até o momento, sem descrição da infecção em humanos, além dos genótipos 9, 10 e 11. Recentemente, novos *Lyssavirus* vêm sendo identificados, isolados de diferentes reservatórios. No entanto, ainda não têm classificação quanto ao filogrupo (Tabela 75.1).

Apesar de inúmeros relatos envolvendo isolamento de rabdovírus de morcegos de diferentes hábitos alimentares, as análises antigênicas e moleculares até agora realizadas não puderam indicar a existência de lyssavírus no continente americano; todos foram identificados como vírus clássicos de raiva, pertencentes ao genótipo 1. Os vírus "aparentados à raiva" ou aqueles denominados lyssavírus de morcegos não hematófagos causam encefalomielites fatais clinicamente indistinguíveis da raiva clássica.

Terminologia

Os vírus da raiva foram classificados em vírus de rua e vírus fixo. Os vírus isolados na natureza receberam a denominação vírus de rua, mesmo após sua obtenção em laboratório após isolamento primário em animais ou cultura celular. Amostras chamadas de vírus fixo são obtidas por adaptação em determinada espécie animal ou cultura celular. As amostras fixas possuem características definidas como período de incubação e virulência alterada, apresentando virulência máxima para a espécie à qual foi adaptada e virulência reduzida para outras espécies. Todas as vacinas comerciais humanas e animais são produzidas com número limitado de amostras de vírus da raiva fixo, adaptadas a se propagar em espécie animal ou tipo celular específico.

O termo genótipo é utilizado para amostras com vários graus de similaridade genética, enquanto uma variante é uma determinada amostra dentro de um genótipo que difere em propriedades antigênicas ou genéticas utilizadas em análises epidemiológicas ou filogenéticas.

Propriedades gerais

Os vírus da raiva apresentam forma de bala de revólver, com diâmetro médio de 75 nm e comprimento de 100 a 300 nm, variando de acordo com a amostra. O vírion

Tabela 75.1 Distribuição dos vários genótipos dos *Lyssavirus*.

Filogrupo	Genótipo	Vírus	Hospedeiro	Distribuição	Mortes humanas anuais
I	1	Vírus rábico (ST1)	Animais domésticos, raposas, *raccons*, morcegos, *skunks* e morcegos	Mundial (exceto Austrália, Antártica e países considerados livres)	55.000
II	2	Lagos bat ST2	Morcegos (*Eidolon helvum, Micropterus pusillus, Epomophourus wahlbergi*), gatos (não diagnosticado em humanos)	África: República Centro-Africana, Etiópia, Nigéria, Senegal, África do Sul	Não relatada
II	3	Mokola ST3	Musaranhos (*Crocidura* sp.) Roedores (*Lopyhromys sikapusi*)	África: Camarões, República Centro-Africana,Etiópia, Nigéria, África do Sul, Zimbábue	Ocasional
I	4	Duvenhage ST4	Morcegos insetívoros (*Miniopterus schreibersii, Nycteris gambiensis, N. thebaica*)	África: África do Sul, Guinéia, Zimbábue	Ocasional
I	5	EBL1	Morcegos insetívoros (*Eptesicus serotinus*)	Europa	Ocasional
I	6	EBL2	Morcegos insetívoros (*Myotis dasycneme* e *Myotis daubentoni*)	Europa	Ocasional
I	7	ABL	Morcegos frugívoros (*Pteroptidae*) e insetívoros	Austrália, Filipinas	Ocasional
I	8	Aravan	Morcego (*Myotis blythi*)	Kyrghyzstan (Ásia)	Não relatado
I	9	Khujand	*Morcego (Myotis mystacinus)*	Tajiquistão (Ásia)	Não relatado
I	10	Irkut	Morcego (*Murina leucogaster)*	Sibéria	Não relatado
III	11	WWC	Morcego (*Miniopterus schreibersi*)	Montanhas do Cáucaso	Não relatado
II	–	Shimoni	Morcego (*Hipposideros commersoni*)	Kenya	Não relatado
I	–	Bokeloh bat lyssavirus	Morcego (*Myotis nattereri*)	Alemanha	Não relatado
–	–	Ikoma lyssavirus	*Civeta africana* (*Civettictis civetta*)	África	Não relatado

é composto por um envoltório formado por uma dupla membrana fosfolipídica, na qual emergem espículas de aproximadamente 9 nm, de composição glicoproteica. Esse envoltório envolve o nucleocapsídio de conformação helicoidal, composto de um filamento único de RNA negativo e não segmentado.

Os vírions contêm 1 a 2% de ácido nucleico, 65 a 75% de proteína (estrutural), 15 a 25% de lipídios e cerca de 3% de carboidratos. Estudos bioquímicos têm demonstrado que, além do RNA, ele é composto estruturalmente por cinco proteínas: uma RNA-polimerase RNA-dependente (proteína L de 190 KDal); uma glicoproteína de superfície (proteína G de 65 a 80 KDal); uma nucleoproteína (proteína N de 57 a 62 KDal); uma fosfoproteína (proteína P de 35 a 41 KDal); e uma proteína-matriz (proteína M ou M2 de 22 a 25 KDal).

A proteína P é um cofator da RNA-polimerase viral (proteína L) e necessária para encapsidação do RNA. Ambas, proteínas L e P, estão associadas à ribonucleoproteína helicoidal (N), constituindo o complexo ribonucleoproteína, que vem sendo considerado o principal antígeno do vírus rábico capaz de estimular linfócitos T CD4+ e consequente aumento da produção de anticorpos soroneutralizantes; o complexo tem função também no desenvolvimento de memória imunológica e imunidade duradoura. Durante o brotamento viral, as ribonucleoproteínas são envolvidas em um envelope contendo uma camada interna da proteína M e uma transmembrana com espículas de proteína G. As glicoproteínas G são necessárias para penetração viral na célula, interagindo com os receptores celulares e promovendo fusão vírus/membrana celular. Elas são, também, os maiores antígenos responsáveis pela indução de anticorpos neutralizantes de vírus e protetores (Figura 75.1).

O comprimento total do genoma do vírus da raiva é de 11.900 nt, e as sequências do nucleotídio estão depositadas no EMBL/GenBank, recebendo um número para acesso, por exemplo, D10499, K02859, M12771, M13215 etc.

As sequências 3' terminal do nucleotídio são invertidas e complementares às regiões semelhantes ao 5' terminal, sendo as mesmas nas espécies do mesmo gênero, em cada segmento do gene *N*, com comprimento de cerca de 60 nucleotídios, sequência líder que o precede. A região 3' terminal não apresenta poli-A. Com o uso de técnicas da bioinformática, é possível comparar geneticamente uma amostra viral selvagem recém-isolada com outras amostras de campo e de referência, após o sequenciamento genômico, possibilitando a análise filogenética e o estudo de epidemiologia molecular.

A análise filogenética do vírus rábico (genótipo 1) isolado no mundo tornou possível identificar a filogeografia de maneira detalhada e revelou a existência de li-

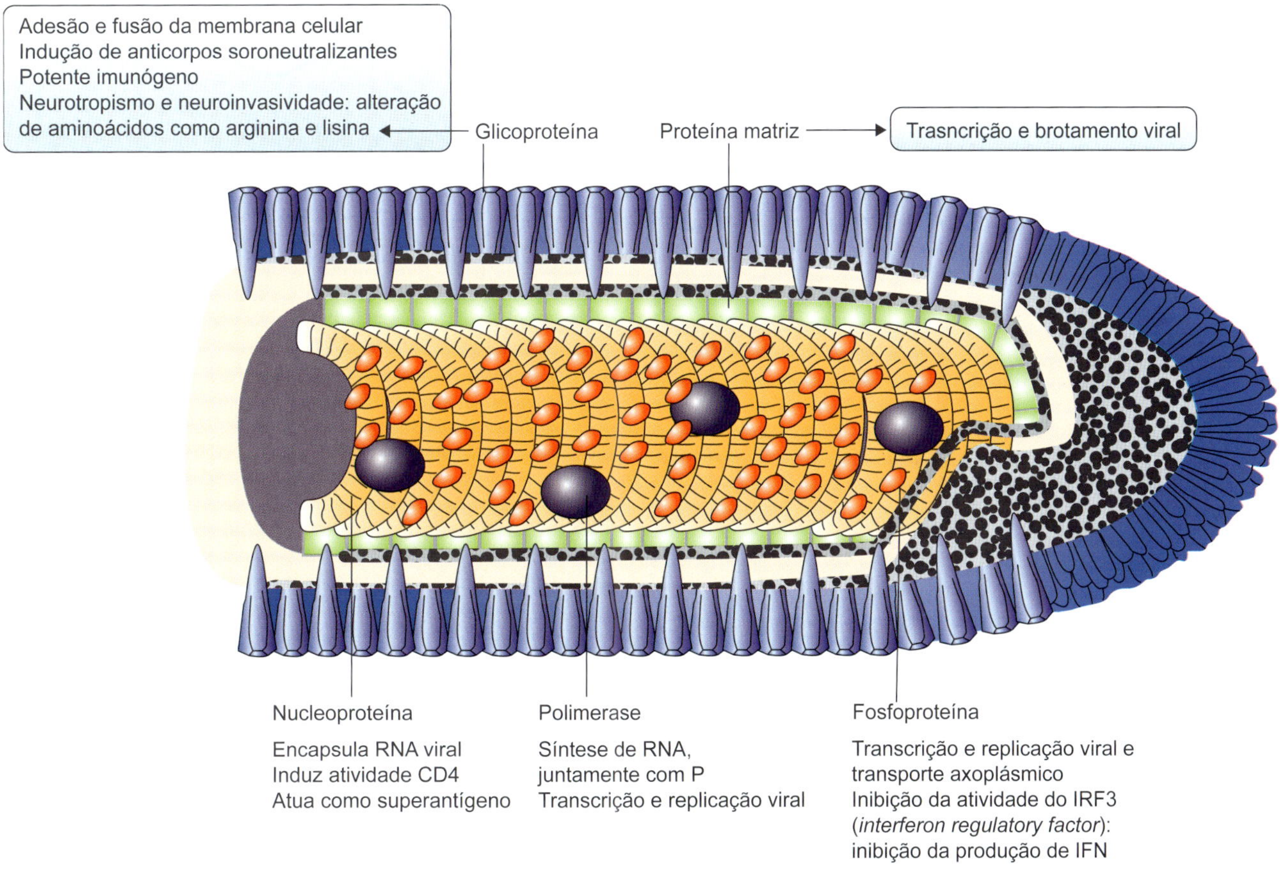

Figura 75.1 Estrutura do vírus rábico e funções dos principais genes.

nhagens virais importantes, uma denominada *American Indigenous*, ou seja, linhagem encontrada somente em países das Américas, sendo representada pela maioria de amostras virais associadas a morcegos e algumas espécies de carnívoros; pelo menos três linhagens diferentes encontradas em canídeos circulando no Sudeste Asiático; uma linhagem "Ártica", que inclui vírus do norte de regiões do Círculo Polar Ártico, assim como vírus do sul e da região central da Ásia; uma linhagem canídea encontrada na África ocidental; uma linhagem associada a animais das famílias *Herpestidae* (mangustos, suricatos etc.) e *Viverridae* (civetas, ginetas etc.) no sul da África; e uma linhagem cosmopolita provavelmente disseminada em razão da colonização humana nos séculos 16 a 18, que inclui vírus associados a canídeos da Europa, do Oriente Médio, da Ásia e maior parte da África, amostras virais de mangustos, *skunks* e canídeos das Américas e Caribe, assim como a maioria das amostras vacinais.

Estudos antigênicos de amostras de vírus da raiva isoladas no Brasil, utilizando anticorpos monoclonais (mABs) desenvolvidos pelo Center for Disease Control and Prevention (CDC) de Atlanta, Geórgia, EUA, indicaram a existência de uma variante de vírus da raiva mais frequentemente encontrada em cães (variante canina/variante 2); uma variante de *D. rotundus* (variante 3); uma variante associada aos morcegos insetívoros (variante 4, *Tadarida brasiliensis*); uma variante associada ao morcego hematófago *D. rotundus* da Venezuela (variante 5) e uma variante associada ao morcego *Lasiurus cinereus*. Outros isolados não puderam ser adequadamente tipificados por essa técnica (Tabela 75.2).

Por sua vez, diversos estudos genéticos envolvendo amostras de vírus da raiva isoladas no Brasil, com sequenciamento das proteínas G, N e P e respectivas análises filogenéticas, têm indicado a presença de variantes geneticamente distintas. No Brasil, diversos estudos indicaram a existência de variantes relacionadas com os cães domésticos (*dog-related rabies virus variant*), canídeos silvestres (*fox-related rabies virus variant*), morcegos hematófagos (*vampire bat-related rabies virus variant*), saguis (*marmoset-related rabies virus variant*) e morcegos insetívoros (*insectivorous bat-related rabies virus variant*).

Fatores de virulência e neuropatogenicidade

Os lyssavírus do filogrupo 1 são patogênicos pelas vias intracerebral e intramuscular, enquanto os pertencentes ao filogrupo 2 são patogênicos somente pela via intracerebral, provavelmente em razão da substituição de um aminoácido essencial para virulência, sendo a arginina ou lisina da posição 333 o aminoácido mais incriminado. A patogenicidade variável sugere que os lyssavírus usam vários receptores para exercer o neurotropismo

A glicoproteína G é a principal responsável pela neuropatogenicidade, pois faz a ligação específica a receptores celulares ainda não bem definidos. São considerados candidatos os receptores de acetilcolina (nAchRs) localizados nas junções neuromusculares, o receptor neuronal de molécula de adesão (NCAM) e os receptores de neurotropina de baixa afinidade (p75NTR). Carboidratos, lipídios e gangliosídios também foram considerados possíveis receptores, porém sua função ainda não foi estabelecida. O mais provável é que mais de um receptor seja utilizado pelo vírus rábico em seu processo de adesão.

Pesquisas demonstraram que a alteração de um aminoácido específico na posição 333 da proteína G do vírus da raiva causou o aparecimento de um mutante avirulen-

Tabela 75.2 Classificação das variantes virais e respectivos reservatórios, de acordo com o padrão de reatividade com anticorpos monoclonais.

Variante antigênica	Padrão de reatividade com os anticorpos monoclonais								
	C1	C4	C9	C10	C12	C15	C18	C19	Reservatório viral
1*	+	+	+	+	+	+	-	+	Cão/mangusto
2*	+	+	-	+	+	+	-	+	Cão
3*	-	+	+	+	+	-	-	-	*Desmodus rotundus*
4*	-	+	+	+	+	-	-	-	*Tadarida brasiliensis*
5*	-	+	Var	+	+	Var	-	Var	*Desmodus rotundus*
6*	Var	+	+	+	+	-	-	-	*Lasiurus* spp.
7	+	+	+	-	+	+	-	+	Raposa-cinzenta
8	-	+	+	+	-	+	+	+	*Skunk* (centro-sul dos EUA)
9	+	+	+	+	+	-	-	-	*Tadarida brasiliensis*
10	+	+	+	+	-	+	-	+	*Skunk* (Califórnia, EUA)
11	-	+	+	+	-	-	-	+	*Desmodus rotundus*
CVS/SAD	+	+	+	+	+	+	+	+	Cepas de laboratório

*Amostras encontradas no Brasil.
Adaptada de Nadin-Davis S, Fehlner-Gardiner C. Lyssavirus – Current trends. Adv Virus Res. 2008;71:207-50.

to incapaz de infectar os neurônios motores. A importância da glicoproteína G é reforçada pela observação de que amostras virais deletadas da G são incapazes de infectar cultivos celulares e camundongos.

Embora a especificidade da ligação a neurorreceptores cerebrais pela G pareça ser um pré-requisito para a neuropatogenicidade viral, outros fatores também contribuem, especialmente relacionados com a apoptose celular. O potencial de indução de apoptose está diretamente correlacionado com a atenuação das amostras de vírus rábico. A indução de apoptose tem sido associada às proteínas virais G e M. Dessa maneira, a proteína G derivada de amostras atenuadas é mais eficiente em induzir apoptose que as procedentes das amostras patogênicas. O mecanismo pelo qual amostras patogênicas inibem a apoptose não está bem esclarecido, mas aparentemente está relacionado com interferência nos fatores pró-apoptóticos, assim como pela manutenção da expressão dos genes virais abaixo dos limiares de detecção. Isso garante a preservação da rede neuronal, aspecto crucial para a transmissão viral.

Outro aspecto muito importante na patogenicidade viral é a capacidade de escape viral da resposta imune. A proteína P viral é um antagonista que impede a transcrição do IFN tipo 1, contribuindo, assim, para a replicação viral no hospedeiro. Além disso, como medida autolimitante, os vírus rábicos aparentemente adquiriram mecanismos responsáveis por ajustar a expressão dos genes virais de níveis máximos para níveis ótimos, o que possibilita a replicação viral permanecer abaixo dos níveis críticos para a preservação da célula do hospedeiro; nesse aspecto, encontra-se também envolvida a proteína M. Trabalhos recentes demonstraram que a atenuação da transcrição pela proteína M é o principal fator responsável por suprimir a expressão máxima dos genes e possibilitar a sobrevivência da célula do hospedeiro. A manutenção da expressão de genes virais abaixo dos valores mínimos leva a apoptose induzida pelas proteínas G e M a se manter sob controle, de modo a possibilitar uma infecção de sucesso no hospedeiro, representando, dessa maneira, um importante fator de patogenicidade viral dentro do aspecto de conexões moleculares virais e adaptações aos mecanismos de defesa do hospedeiro (Figura 75.1).

Resistência

Os vírus da raiva são envelopados e pouco resistentes aos agentes químicos (éter, clorofórmio, sais minerais, ácidos e álcalis fortes), sabões, detergentes; aos agentes físicos (calor, luz ultravioleta); e às condições ambientais, como dessecação, luminosidade e temperatura excessiva. No caso da desinfecção química de instrumentais cirúrgicos, vestuários ou do ambiente onde foi realizada a necropsia de um animal suspeito de raiva, são indicados o formol a 10%, glutaraldeído a 1 a 2%, ácido sulfúrico a 2%, fenol e ácido clorídrico a 5%, creolina a 1%, entre outros. Na dependência das condições ambientais adversas, os vírus podem manter sua infectividade por períodos relativamente longos, sendo inativados naturalmente pelo processo de autólise. A putrefação destrói os vírus lentamente, em cerca de 14 dias.

Replicação viral

A replicação viral envolve vários passos: adsorção, penetração, desnudamento, transcrição, tradução, replicação do genoma, maturação e brotamento. A fusão do envelope viral à membrana citoplasmática do hospedeiro (adsorção) inicia o processo de infecção. A interação ocorre por meio da proteína G aos receptores celulares específicos e possibilita a penetração viral. O vírus penetra por pinocitose, os vírions se agregam às vesículas citoplasmáticas (grandes endossomos), a membrana viral funde-se com a membrana endossomal, liberando, em seguida, a ribonucleoproteína viral (RNP) no citoplasma celular, que serve como molde para expressão genética e replicação pela polimerase viral. Por se tratar de fita negativa de RNA, o mRNA é transcrito para permitir a replicação viral. A polimerase codificada pelo vírus (gene *L*) transcreve a fita genômica de RNA e 5 mRNA, que são traduzidos em proteínas. A tradução que envolve a síntese das proteínas G, N, P, M e L ocorre nos ribossomos livres no citoplasma. Embora a síntese da proteína G se inicie nos ribossomos livres no citoplasma, o final da síntese e a glicosilação ocorrem no retículo endoplasmático rugoso e no complexo de Golgi. A polimerase viral sintetiza cópias do genoma viral; estas fitas positivas servem como moldes para síntese das fitas negativas do genoma viral. Durante a montagem, o complexo N-P-L encapsula o -RNA genômico e forma o núcleo da ribonucleoproteína, seguida pela proteína M que forma a matriz envolta da RNP. O complexo RNP-M migra para uma área da membrana citoplasmática contendo as glicoproteínas inseridas. O vírus completo é liberado por brotamento da membrana citoplasmática. Todos os processos de transcrição e replicação ocorrem no citoplasma celular em locais considerados fábricas virais, denominados corpúsculos de Negri. Essas inclusões são típicas da infecção rábica e têm sido usadas como prova diagnóstica histopatológica da enfermidade.

Os vírus se multiplicam prontamente nos animais, quando inoculados por via intracerebral, especialmente em animais jovens. Por sua vez, a inoculação dos vírus pela via parenteral ou oral, em animais de laboratório, tem mostrado resultados variados. Em condições experimentais, os roedores, como os camundongos e hamsters, foram suscetíveis aos vírus da raiva quando tecidos infectados foram ingeridos; no entanto, os gatos se mostraram extremamente resistentes à infecção por essa via. Os camundongos são sensíveis aos vírus da raiva (genótipo 1),

quando inoculados por via intramuscular, porém os lyssavírus isolados de morcegos não hematófagos da Europa não matam os camundongos.

Em cultivos celulares, normalmente não é observada a lise celular, provocando o fenômeno de infecção persistente. Amostras de primoisolamento podem apresentar dificuldades na replicação, porém certas linhagens de cultivos celulares, como a de neuroblastoma murino, clone Neuro-2a (ATCC/CCL-131), têm sido utilizadas para o isolamento viral.

Epidemiologia

Distribuição geográfica

A raiva clássica é conhecida na Europa e na Ásia desde épocas remotas e, na atualidade, ainda é endêmica em todos os continentes, exceto na Oceania, na Antártica e em países constituídos de pequenas ilhas. Um número crescente de países europeus e a região Antártica não têm mais registrado casos de raiva em animais domésticos e silvestres causados pelo vírus genótipo 1.

Alguns países do continente americano, como Barbados, Jamaica e muitas ilhas do Caribe inglês, não têm mais notificado a ocorrência da raiva em seus territórios nos últimos anos. Portugal, Espanha, Irlanda, Grã-Bretanha, Países Baixos, Islândia e Bulgária, entre outros países da Europa, são considerados livres de raiva. Na Ásia, o arquipélago do Japão está livre de raiva em animais domésticos e silvestres há mais de 50 anos.

Apesar do relato de ocorrência de lyssavírus em morcegos pteroptídeos e em humanos da Austrália, ou mesmo um caso de encefalomielite humana na Escócia, causada por um lyssavírus de morcego insetívoro, a Organização Mundial da Saúde (OMS) e a OIE mantiveram o *status* de "país livre" de raiva para esses dois países, pois as duas organizações reconhecem como raiva somente a doença causada pelos vírus do genótipo 1.

De acordo com a OMS, um país é considerado livre da raiva se não houver caso autóctone de raiva humana ou animal pelo genótipo 1 em um período de 2 anos, associado a medidas adequadas de vigilância epidemiológica e regulamentação para importação. Em algumas situações, os países estabeleceram medidas de controle adequadas, porém são suscetíveis à introdução do vírus a partir de países fronteiriços. Deve ser constantemente avaliada a situação sanitária dos países, pois pode sofrer alterações. Por exemplo, a raiva foi recentemente introduzida na ilha de Bali (Indonésia), que vinha sendo considerada livre da raiva por muitos anos. Na América do Sul, o Uruguai era considerado livre da raiva, porém, em 2009, o país apresentou epidemia em herbívoros na fronteira próxima ao Brasil, e os morcegos hematófagos foram responsabilizados.

Os morcegos hematófagos são encontrados desde o norte do México até o norte da Argentina e em algumas ilhas do Caribe. No mundo, apenas três espécies de morcegos apresentam hábito hematófago: *Desmodus rotundus*, *Dyphilla ecaudata* e *Diaemus youngii*. Entre elas, *Desmodus rotundus* é o mais abundante nas Américas e tem sido considerado o maior responsável pela transmissão da raiva aos herbívoros, embora haja relatos de isolamento positivo de vírus da raiva de morcegos *D. ecaudata* e *D. youngii*.

Os morcegos não hematófagos somente passaram a merecer importância na Saúde Pública quando, em 1953, no estado da Flórida, EUA, um garoto foi mordido por um morcego insetívoro *Dasypterus floridanus*, atualmente denominado *Lasiurus intermedius*. O morcego agressor foi enviado ao laboratório de raiva, onde foi diagnosticada a doença. Meses depois desse acontecimento, dezenas de exemplares de *Lasiurus cinereus*, *Lasiurus seminolus* e dois *Tadarida brasiliensis cynocephala* foram encontrados positivos para raiva nos estados da Pensilvânia e da Flórida. Desde então, nas décadas de 1950 a 1970, a raiva foi constatada em numerosas espécies de morcegos não hematófagos de todos os estados dos EUA (exceto Alasca e Havaí) e em países como Canadá, México, ex-Iugoslávia, Alemanha, Turquia, Tailândia, Brasil, Panamá, Guatemala, Honduras etc.

Os vírus isolados de morcegos não hematófagos do continente africano despertaram particular interesse dos pesquisadores, tendo sido denominados vírus "aparentados" ou "relacionados" aos vírus da raiva. Na Europa, passaram a ser isolados de morcegos insetívoros, com maior frequência, a partir da década de 1980, sendo denominados EBL-1 e EBL-2. Até o momento, não se têm relatos de isolamento positivo de lyssavírus nas Américas e não se sabe o exato papel desempenhado pelos morcegos de outros hábitos alimentares, que não seja o hematófago, na transmissão do vírus da raiva aos animais herbívoros.

Em regiões endêmicas de raiva canina, os animais herbívoros podem adquirir a raiva por meio da mordedura de cães infectados. Os resultados de estudos de epidemiologia molecular, com caracterização antigênica e genética de amostras de vírus da raiva procedentes de herbívoros, têm confirmado que o cão ainda é um importante transmissor da raiva em certas regiões brasileiras.

Nas Américas, no período de 1995 a 2000, foram notificados 105 casos de raiva humana transmitida por morcegos, representando cerca de 20% do total de casos registrados. No Brasil, entre 2000 e 2009, foram notificados 163 casos de raiva humana no Brasil, dos quais 47% foram transmitidos por cães, 45% por morcegos, 3% por primatas, 2% por felinos, 2% por herbívoros e 1% sem causa conhecida. Os morcegos ocuparam o 2º lugar na transmissão da raiva humana na América Latina e foram os únicos transmissores de casos de raiva humana au-

tóctones nos EUA e no Canadá. Em 2004, foi observado um surto da doença no Pará, com 21 casos humanos no período de 1 mês; em 2005, foram relatados 42 casos no Pará e no Maranhão, todos eles consequentes a agressões e transmissão por morcegos, representando o maior surto humano transmitido por morcegos no Brasil e o maior registrado na literatura em curto período.

Os morcegos vêm sendo responsáveis por casos de raiva em animais de estimação, além de animais de produção, especialmente no gato, no qual foi isolada a variante 3 de *Desmodus rotundus*. A partir de 1996, vem se observando um aumento do número de morcegos positivos para a raiva, inicialmente representados pelos hematófagos, porém com aumento da positividade em insetívoros e frugívoros e, recentemente, maior positividade em não hematófagos que em hematófagos. De 863 casos de raiva diagnosticados em morcegos no Brasil no período de 2001 e 2007, 424 eram não hematófagos (49,1%) e 250 hematófagos (29%), e em 189 casos (21,9%), a espécie não foi determinada.

Recentemente, foi relatado que, entre 1996 e 2009, foram detectadas no Brasil 41 espécies pertencentes a 25 gêneros e três famílias de morcegos infectados com vírus rábico. Os percentuais de positividade encontrados foram de 43,9% na família *Phyllostomidae*, 29,3% na *Vespertilionidae* e 26,8% na *Molossidae*. A família *Phyllostomidae* (morcegos frugívoros, hematófagos, nectarívoros, carnívoros, omnívoros e insetívoros) inclui 15 gêneros e 18 espécies positivas, seguida pela *Molossidae* (insetívoros), com 6 gêneros e 11 espécies positivas, enquanto a *Vespertilionidae* (insetívoros) apresentou 4 gêneros e 12 espécies positivas para raiva.

Ciclos epidemiológicos de transmissão da raiva

O vírus da raiva é mantido na natureza por meio de quatro formas distintas de manifestação epidemiológica: urbana, rural, aérea e silvestre. Na cadeia epidemiológica, o humano é considerado o elo central final, uma vez que não se caracteriza como transmissor da raiva (exceto de maneira iatrogênica por transplantes) e pode adquirir a infecção decorrente dos reservatórios dos vários ciclos epidemiológicos. Os morcegos (ciclo aéreo) são responsáveis pela manutenção da raiva na natureza e a transmitem a herbívoros, humanos, cães, gatos e silvestres, eventualmente. Por sua vez, os cães e gatos, principais fontes de infecção do ciclo urbano, são capazes de transmitir aos animais de zona rural e de ciclo silvestre bem como às espécies domesticas e a humanos. Os silvestres são responsáveis pela manutenção da raiva em suas espécies e são importantes fontes de infecção para humanos, podendo também transmitir a animais domésticos em determinadas situações. Os herbívoros, contudo, rotineiramente não são importantes fontes de infecção para humanos, já que a transmissão ocorre por manipulação, porém o ciclo normalmente está restrito à zona rural (Figura 75.2).

A raiva urbana é caracterizada pela presença do vírus em animais domésticos de estimação (cães e gatos), ocasionada, geralmente, por uma população de uma variante de vírus encontrada apenas nessas espécies. No Brasil, a caracterização antigênica e genética de amostras de vírus da raiva tem permitido diferenciar pelo menos duas variantes: a canina e a de morcego hematófago *D. rotundus*. A espécie de morcego hematófago *Desmodus rotundus* é o principal transmissor da raiva aos herbívoros, pois estes últimos são suas fontes de alimento mais comuns, constituindo a raiva rural. Os herbívoros podem também se infectar pela agressão de cães, gatos e outros animais silvestres. Nos últimos anos, no estado de São Paulo, não tem mais sido detectada a presença de vírus variante da raiva canina. No entanto, foram identificados casos da doença em cães e gatos ocasionados por variantes anteriormente identificadas apenas em morcegos hematófagos, isto é, a variante *D. rotundus* (variante 3). A característica de o vírus transpor e adaptar-se a uma nova espécie animal, antes compartimentalizado em determinada espécie, foi denominada *spill-over* ou "*species jumping agent*".

Na forma silvestre, a transmissão ocorre entre animais como raposas, saguis, guaxinins, mão-peladas, jaritatacas, macacos e morcegos. Em condições naturais, esses animais eventualmente podem servir de fontes de alimento para os morcegos hematófagos. No Brasil, a raiva em raposas é diagnosticada principalmente na região Nordeste. Foram diagnosticadas 4% de raposas positivas para raiva na Paraíba, muitas delas encontradas atropeladas em diferentes rodovias. Esses animais são criados como animais de estimação e são responsáveis por agressões frequentes a humanos. A raiva em saguis é frequente na região Nordeste do Brasil, especialmente no Ceará, onde foram relatados oito casos humanos no período de 1991 a 1998. Esses animais são geralmente capturados e mantidos como animais de estimação. Recentemente, foi isolada, no estado de Mato Grosso, uma amostra de vírus rábico geneticamente diferente das amostras de sagui, obtida de um macaco-prego que havia agredido um equino, demonstrando que outras espécies de macacos também podem eventualmente se caracterizar como reservatórios do vírus rábico. Em outros continentes, os carnívoros silvestres são os principais reservatórios do vírus da raiva. Na América do Norte, o *raccoon* (*Procyon lotor*) é o principal reservatório de uma variante do vírus da raiva, especialmente na costa leste dos EUA e do Canadá. Em outras regiões, o vírus é encontrado com frequência em *skunks* (*Mephitis mephitis*), assim como em raposas do ártico (*Alopex lagopus*), nas regiões frias do Canadá e do Alasca. O vírus está presente também no coiote (*Canis latrans*) e no lobo (*Canis lupus*).

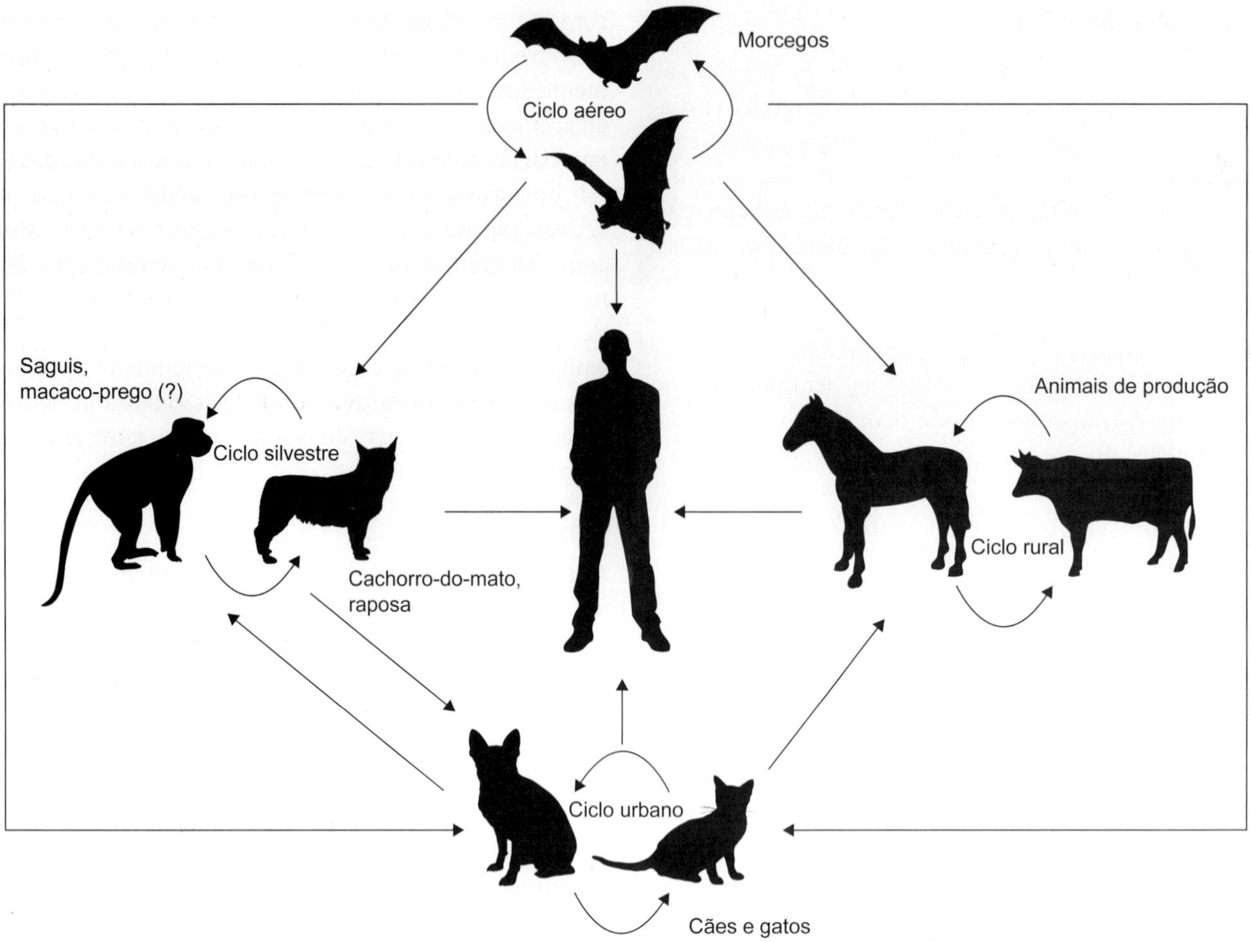

Figura 75.2 Ciclos epidemiológicos da raiva no Brasil.

Na América Latina, há relatos de isolamento positivo do vírus da raiva de guaxinim (*Procyon cancrivorous*), lobo-guará (*Crysocyon brachyurus*), sagui do Nordeste (*Callithrix jacchus*), raposa do Nordeste (*Dusicyon vetulus*), quati (*Nasua nasua*), entre outros. Na América Central e em algumas ilhas do Caribe, o animal silvestre frequentemente envolvido com a raiva é o mangusto comum (*Herpestes auropunctatus auropunctatus*), um mamífero da família *Viverridae*, que foi introduzido da Índia para controlar os roedores, especialmente em Honduras, Cuba, Porto Rico, República Dominicana, Haiti, Granada e Antíguas.

Na Ásia, além da raiva em canídeos silvestres, o vírus tem sido isolado com frequência do *raccoon-dog* (*Nictereutes procyonoides*), que está se tornando uma série ameaça à reintrodução do vírus na Europa, por meio da migração pela Ásia Central.

Na Europa, o animal silvestre mais frequentemente envolvido com a doença é a raposa-vermelha (*Vulpes vulpes*).

No continente africano, o vírus tem sido isolado de animais carnívoros, como chacais (*Canis mesomelas*), mangusto-amarelo (*Cynectis penicillata*), suricato (*Suricata suricata*), cão selvagem africano (*Lycaon pictus*), hiena-manchada (*Crocuta crocuta*), hiena-listrada (*Hyaena hyaena*), entre outros.

No Brasil, os resultados de tipificação genética e antigênica estão indicando uma alteração no perfil da raiva, sendo cada vez menos frequente o achado de casos de raiva canina (*Canis familiaris*) ocasionada pela variante canina (variante 2), isto é, os vírus da raiva isolados do cão e do gato apresentam-se com o perfil antigênico e genético de vírus de morcego hematófago *D. rotundus* (variante 3). A vacinação sistemática de cães e gatos durante décadas, utilizando amostras vacinais de variante canina, pode ter contribuído para a exclusão de variantes caninas autóctones da população de cães de grandes centros urbanos. A variante canina, porém, ainda persiste em certas regiões mais afastadas do país.

Morbidade, mortalidade e letalidade

A raiva tem sido descrita como uma doença fatal ou quase sempre fatal, ou ainda sempre fatal em humanos. Para as espécies animais incluídas no Código Sanitário Internacional da OIE, a letalidade considerada é de 100%. Apesar dessa letalidade, a morbidade e a mortalidade em decorrência da doença são baixas.

Fontes de infecção

Tradicionalmente, o cão e, em menor grau, o gato, são considerados as principais fontes de infecção (ciclo urbano). No entanto, os animais silvestres, como raposas, cangambás, lobos, coiotes (ciclo silvestre), morcegos hematófagos e não hematófagos (ciclo aéreo), são as principais fontes de infecção ou reservatórios nos países nos quais a raiva canina/felina é controlada.

Os morcegos são espécies importantes na transmissão da raiva. Nessas espécies, a transmissão viral ocorre por contatos via mordeduras, aerossóis, arranhaduras ou alimentação. A transmissão pode ocorrer em locais com colônias mistas ou por migração de morcegos, levando à dispersão viral.

Os roedores, embora possam se infectar, não têm função epidemiológica importante na América do Sul. Particularmente nos EUA, há relatos de raiva em roedores, nas regiões onde o transmissor frequentemente envolvido é o *raccoon* (*Procyon lotor*). Os animais herbívoros são considerados elos finais da cadeia de transmissão, representando risco somente quando há manipulação da boca e contato com saliva infectante por humanos. Os equinos e suínos representam um risco maior que os bovinos, pela possibilidade de mordidas.

Período de transmissibilidade viral

Em cães e gatos, a presença de vírus na saliva pode ser detectada de 2 a 7 dias antes do aparecimento dos sinais clínicos, persistindo ou não durante a evolução da doença. Vale lembrar sempre que a eliminação viral é intermitente. A morte do animal ocorre, em média, entre 5 e 7 dias após a apresentação dos sinais. Em relação aos animais silvestres, há poucos estudos sobre o período de transmissão, sabendo-se que varia de espécie para espécie. Há relato de eliminação do vírus da raiva na saliva, por um período de até 202 dias, no morcego *D. rotundus*, sem sinais aparentes da doença. Não se sabe exatamente o período durante o qual os herbívoros podem transmitir a doença. Embora algumas espécies de herbívoros não tenham uma dentição adequada que possa causar ferimentos profundos, há relatos de raiva transmitida aos humanos por herbívoros. Assim, é recomendado não introduzir as mãos na boca de qualquer espécie animal com sinais nervosos, sem o uso de luvas apropriadas. No Código Terrestre da OIE, o período de infectividade da raiva em carnívoros domésticos começa 15 dias antes do aparecimento dos primeiros sinais clínicos e termina com a morte do animal.

Suscetibilidade

O vírus da raiva apresenta um amplo espectro de hospedeiros, infectando praticamente todos os mamíferos. A suscetibilidade aparentemente está correlacionada, em parte, com a quantidade de receptores de acetilcolina presentes no músculo; dessa maneira, a raposa é um animal extremamente suscetível e com elevada quantidade de receptores de acetilcolina no músculo, enquanto os gambás apresentam baixas quantidade de receptores e suscetibilidade viral. Em ordem decrescente, são considerados mais suscetíveis raposas, coiotes, chacais, lobos e certos roedores; com alto grau de suscetibilidade, tem-se morcegos, bovinos, cangambá, mão-pelada, membros da família *Felidae*; de suscetibilidade moderada, há cães, ovinos, caprinos, equinos e primatas; e de baixa suscetibilidade são as aves e os mamíferos primitivos. Os gatos são bastante sensíveis às amostras vacinais atenuadas, sendo contraindicadas nesta espécie.

Vias de transmissão

A inoculação do vírus da raiva no organismo de um animal suscetível ocorre por meio de lesões da pele provocadas em geral pela mordedura de um animal infectado, que esteja eliminando vírus na saliva. Em humanos, é possível que a infecção ocorra por meio de feridas ou por soluções de continuidade da pele, em contato com saliva e órgãos de animais infectados. A possibilidade de sangue, leite, urina ou fezes conter quantidade de vírus suficiente para desencadear a raiva em animais ou em humanos é remota. Além da transmissão por mordidas, o consumo de carcaças infectadas foi responsabilizado pela transmissão de raiva nas raposas do Ártico. Experimentos de transmissão da raiva por via oral têm sido relatados em camundongos, ratos, hamsters, coelhos, cobaios e morcegos, porém animais carnívoros, como raposas, cães e gatos, geralmente foram mais resistentes. O exato mecanismo envolvendo a transmissão oral ainda não foi esclarecido, porém uma das formas de imunização de animais silvestres atualmente adotada por certos países é por meio de iscas contendo vacina contra a raiva de vírus atenuado. Incidentes sugestivos de infecção oral ou nasal foram relacionados com raiva humana transmitida por aerossóis em laboratórios de produção de vacinas ou em animais, em cavernas densamente habitadas pelos morcegos. A exposição ao material contendo vírus da raiva (saliva ou tecido nervoso de um animal raivoso) sem envolver mordedura, incluindo arranhadura, contaminação de uma ferida aberta ou contato direto com a mucosa íntegra, raramente causa raiva.

Em humanos, a transplantação da córnea foi relacionada com o desenvolvimento da raiva nos pacientes receptores, com dois casos registrados na Tailândia, um nos EUA, um na França, dois na Índia e dois no Irã. A infecção da raiva muito provavelmente ocorreu via tecido nervoso, uma vez que o vírus não se dissemina pela via hematológica. Posteriormente, nos EUA, em abril de 2004, ocorreram quatro casos de raiva após transplante de órgãos sólidos (rins, pulmão, fígado e artéria ilíaca) obtidos

de um doador que estava acometido por raiva. O receptor que havia recebido o pulmão morreu por complicações durante a cirurgia.

➤ Patogenia

O período de incubação da raiva natural em animais e em humanos é muito variável, porém geralmente prolongado. Nos humanos, o período médio é de 30 a 60 dias, com extremos de 2 semanas a 5 meses, embora haja relatos de períodos excepcionalmente longos de 2 a 3 anos. Por sua vez, a determinação do período de incubação da raiva natural em animais é de difícil comprovação, dada a dificuldade em registrar o momento exato da inoculação do vírus. Entretanto, experimentos de inoculação realizados em diferentes animais de laboratório, com uso de amostras de vírus de diferentes origens, têm mostrado variações, com períodos extremamente longos ou demasiadamente curtos. Em cães, o período médio é de 3 a 8 semanas, com extremos variando de 10 dias a 6 meses, mas, em geral, não é inferior a 2 semanas ou raramente ultrapassa os 4 meses. Em *skunks* (*Mephitis mephitis*), foram observados períodos de incubação de 105 a 177 dias, 20 a 165 dias em bovinos experimentalmente expostos a morcegos *D. rotundus* infectados, 60 a 75 dias em bovinos mantidos em condição de campo, 25 a 611 dias em bovinos inoculados experimentalmente por via intramuscular. Em experimentos de inoculação intramuscular de caprinos e ovinos com amostra isolada da raposa *Dusicyon vetulus*, do Nordeste brasileiro, o período de incubação variou de 17 a 18 dias. Em asininos, a inoculação com a mesma amostra apresentou um período de 92 a 99 dias e, em equinos, 179 a 190 dias. A variabilidade do período de incubação depende de fatores como capacidade invasiva, patogenicidade, carga infectante do inóculo inicial, ponto de inoculação (quanto mais próximo do SNC, menor será o período de incubação), idade e imunocompetência do animal, entre outros.

Para efeitos legais do Código Terrestre da OIE, o período de incubação da raiva é de 6 meses.

Depois de um período de incubação variável e da replicação do vírus no tecido conjuntivo e muscular circunvizinhos, no ponto de inoculação, o vírus se dissemina em direção ao SNC, denominado caminho centrípeto do vírus, detahado a seguir.

A penetração do vírus nos axônios das junções neuromotoras ocorre por meio da glicoproteína, onde o vírus se liga especificamente aos receptores, atingindo os nervos periféricos, progredindo centripetamente em direção ao SNC, seguindo o fluxo axoplasmático retrógrado, com deslocamento de 8 a 20 mm/dia.

Durante o período de incubação, antes do comprometimento do SNC, a presença do vírus não pode mais ser evidenciada por métodos convencionais de diagnóstico, e alguns pesquisadores chamaram este período de "eclipse" do vírus. Dúvidas ainda existem quanto à ocorrência ou não de replicação viral na porta de entrada. Trabalhos demonstram a presença do vírus rábico 18 h pós-infecção nos gânglios trigêmeos, indicando a não replicação viral na porta de entrada, enquanto outros estudos demonstraram a presença do vírus rábico no tecido próximo ao local de inoculação viral em *skunks* experimentalmente infectados, por um período de 2 meses após a inoculação viral. Alguns autores sugerem que o vírus rábico sofre um processo de amplificação nos miócitos antes da infecção nas terminações nervosas periféricas. A replicação local e a persistência viral por períodos indeterminados justificam períodos de incubação mais prolongados. Neste momento, os mecanismos de defesa inespecíficos decorrentes da destruição de células infectadas por células T citotóxicas e prevenção da disseminação viral das células infectadas às células adjacentes por meio de neutralização viral por anticorpos, fagocitose de imunocomplexos, destruição de células infectadas por células *natural killers* (NK) e destruição viral por interferon local representam os primeiros pontos de defesa do hospedeiro responsáveis, em alguns casos, por neutralização viral. Este é o ponto crucial da defesa do hospedeiro, a partir do qual o vírus rábico se localizará em sítios imunologicamente protegidos sem exposição aos anticorpos, e a disseminação no cérebro será muito rápida, sendo bastante reduzidas as chances de sobrevivência se a infecção não for controlada nesta fase. Nos processos de progressão da infecção, o vírus rábico penetra nas terminações nervosas periféricas, sendo transportado ao SNC via fibras nervosas motoras e sensitivas.

O transporte centrípeto do vírus, das terminações nervosas periféricas à medula espinal, ocorre nos axônios, de forma retrógrada pelo axoplasma, provavelmente na forma de nucleocapsídio viral até o corpo celular. Estima-se que o vírion migre dentro dos axônios em uma taxa de 3 mm/h. Após a infecção, o vírus se estabelece nos neurônios sensoriais e motores do gânglio espinal correspondente ao ponto de inoculação onde ocorre o primeiro ciclo de replicação. A partir desses locais, pode se disseminar em duas direções. Ele retorna às terminações nervosas sensoriais periféricas no ponto de infecção e, ao mesmo tempo, se move por transporte interaxônico ou por junção neuronal direta célula a célula no cérebro. Na penetração por inalação, o vírus penetra pelo epitélio olfatório e, em seguida, é transportado aos neurônios do bulbo olfatório, onde se replica e se dissemina a outros neurônios do cérebro.

No SNC, a replicação viral ocorre nos neurônios e a disseminação viral de neurônio a neurônio provavelmente se dá pelas sinapses. A dinâmica e o efeito da infecção são influenciados pela amostra viral, uma vez que amostras de origem canina são específicas para neurônios, enquanto amostras de morcegos também infectam astrócitos. A distribuição viral nos neurônios das várias

regiões do cérebro pode variar, mas o vírus afeta especialmente o sistema límbico, com menor envolvimento da neocórtex. O vírus alcança as células neuronais do tronco cerebral, hipocampo, tálamo, medula e cerebelo. Após a replicação viral em neurônios cerebrais, o vírus se dissemina centrifugamente via fibras nervosas a vários órgãos, fase denominada disseminação centrífuga. Nela, o vírus é encontrado em folículos pilosos do focinho e nuca. As glândulas salivares, especialmente a submaxilar, são os órgãos preferenciais fora do SNC. Nas glândulas salivares, o vírus se replica nas células acinares mucogênicas e pode ser detectado antes da presença de sinais clínicos na maioria dos animais, sendo eliminado pela saliva de forma intermitente. A presença viral na glândula salivar, no entanto, ocorre somente após o início da replicação viral em SNC. A Figura 75.3 apresenta a patogenia da raiva. Lesões de polioencefalomielite são caracterizadas pela infiltração perivascular de células mononucleares, gliose focal e regional e neuronofagia. A degeneração do neurônio, circundado por macrófagos e ocasionalmente por outras células inflamatórias, forma um nódulo de neuronofagia denominado nódulo de Babe. A vacuolização causa o aparecimento de lesão espongiforme da raiva, ocorrendo também lesões de desmielinização. Agrupamentos de vírions formando corpúsculos de inclusões intracitoplasmáticas, denominados corpúsculos de Negri, são especialmente encontrados nos citoplasmas dos neurônios e células de Purkinje, no cerebelo. Foi também descrita a ocorrência de apoptose, e produção de interferon (IFN) foi demonstrada em vários experimentos de inoculação com vírus da raiva, porém a indução de altos títulos de IFN no cérebro não inibiu a replicação do vírus em camundongos.

As lesões histopatológicas observadas na raiva não justificam o elevado percentual de letalidade da doença. O mecanismo de patogenicidade na raiva está associado a alterações ultraestruturais caracterizadas por degradação neuronal de axônios e dendritos, destruição da integridade do citoesqueleto, vacuolização e edema mitocondrial que podem explicar a disfunção neuronal associada à redução na síntese proteica de forma generalizada e diminuição na transmissão de serotonina, neurotransmissor associado ao ciclo do sono, à percepção de dor e ao comportamento. Com o desequilíbrio de neurotransmissores resultante do aumento da transcrição e replicação viral competindo com mRNA do hospedeiro levando à morte celular, com a produção de óxido nítrico com atividade tóxica ao SNC, a produção de citocinas como TNF-α, IFN-γ e IL1-α com atividade inflamatória agravando as lesões neuronais e com o comprometimento do sistema límbico, surgem sinais e sintomas de alteração do comportamento.

Em infecções experimentais, observaram-se alterações eletroencefálicas previamente ao aparecimento dos sinais clínicos. Essas alterações incluíam mudança na regulação dos estágios do sono e baixa atividade cortical. Na fase agônica, a atividade elétrica foi interrompida 30 min antes da atividade cardíaca, indicando não ser a parada cardíaca a causa da morte na raiva.

Os mecanismos imunes envolvidos na infecção rábica envolvem produção de interferons tipo I, interferons α (IFN alfa) e interferons β (IFN beta) que apresentam atividade antiviral e que teriam como função a inibição da replicação viral no local de penetração. Envolvem também a produção precoce de anticorpos soroneutralizantes associados a inibição da disseminação intracelular, redução da expressão gênica e indução precoce de inflamação com atuação rápida em porta de entrada, pois, a partir daí, a localização viral em sítios imunologicamente protegidos e a disseminação viral célula a célula sem exposição aos anticorpos dificultam os mecanismos imunológicos mais tardios. A resposta imune é influenciada pela amostra viral, pelo título e pela porta de entrada.

Na infecção natural, a estimulação dos linfócitos B para produção de anticorpos acontece tardiamente, após o aparecimento dos sinais e sintomas, correlacionada com a sintomatologia clínica da doença e a replicação viral em SNC. Nos animais doentes, a presença de anticorpos é detectada somente em fase final. A ação destes anticorpos é bloquear o vírus extracelular, antes que ele alcance o receptor das células musculares, inibindo a propagação no ponto de inoculação e sua progressão até o SNC. As alterações funcionais dos neurônios são moderadas pela imunidade mediada por linfócitos T e B ou por outros mecanismos de defesa inespecíficos não imunes. A produção de óxido nítrico, por sua vez, é essencial para a permeabilização da barreira hematencefálica, facilitando a penetração de células efetoras responsáveis pela eliminação viral, sendo, portanto, um dos mecanismos associados à defesa e à resistência do hospedeiro à infecção viral.

Alguns animais se infectam, apresentam sintomatologia clínica e se recuperam, forma denominada "raiva abortiva". A recuperação na raiva pode ser resultante de produção de interferon, imunidade celular e humoral, além de fatores ainda não caracterizados.

A presença de anticorpos específicos, em líquido cefalorraquidiano (LCR), em animais clinicamente saudáveis é indicativa de recuperação da enfermidade. Animais que sobrevivem apresentam títulos de anticorpos séricos elevados.

Os mecanismos de evasão viral utilizados para o vírus rábico se disseminar e se replicar de modo eficiente no hospedeiro envolvem a inibição da produção de interferon induzida pela fosfoproteína, ausência de apoptose celular, o que favorece a replicação viral dentro da célula, e a disseminação viral pelo axoplasma, não havendo exposição antigênica e indução de resposta imune e, paralelamente, indução de apoptose dos linfócitos T que migram ao SNC para defesa do hospedeiro. Esses fatores associados caracterizam falha na inibição viral no momento da

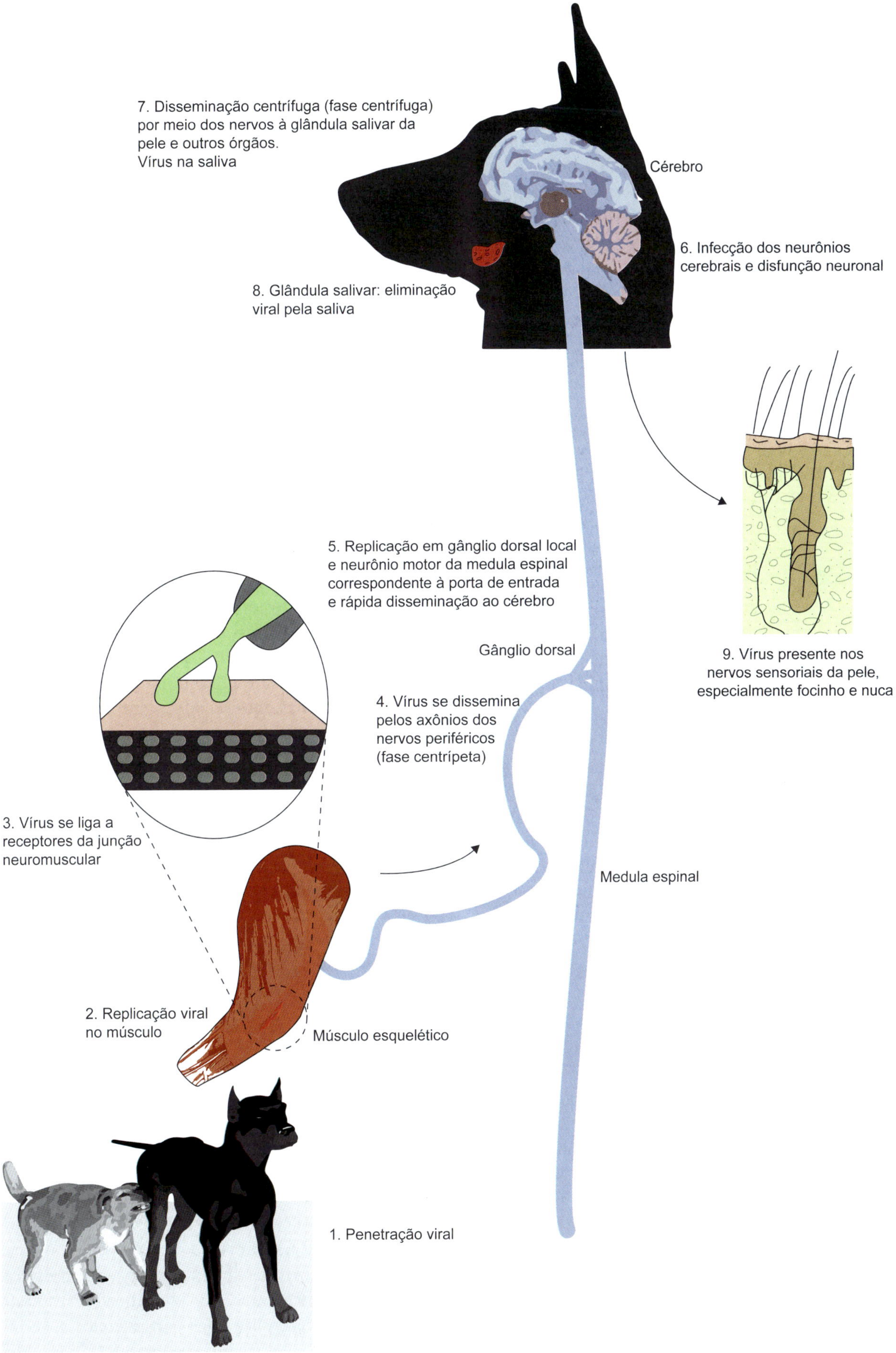

Figura 75.3 Patogenia do vírus rábico.

penetração, ausência de resposta imune durante a disseminação viral pelo axônio e viabilidade celular favorecendo a replicação viral e a liberação de novas partículas com novas infecções celulares, levando a maior intensidade de replicação em SNC e evolução da enfermidade.

Nos morcegos, há relatos de que o vírus se multiplica nos tecidos gordurosos sem invadir o SNC por um período prolongado, caracterizando-os como reservatórios eficientes nos quais o vírus se mantém e é eliminado durante muito tempo. Durante a hibernação, a gordura marrom é um tecido metabolicamente ativo, contendo nutrientes como glicogênio e lipídios. O vírus se mantém sem multiplicação ou se multiplica em baixa taxa durante esse período. O RNA viral foi detectado em cérebro, glândula salivar, língua, coração, pulmão, gordura marrom, estômago, rins, bexiga, placenta, útero, fezes e, em menor percentual, baço de morcegos hematófagos e não hematófagos naturalmente infectados, demonstrando a ampla distribuição viral em tecidos e corroborando as vias de eliminação viral responsabilizadas pela transmissão da raiva por essas espécies.

➤ Clínica

Os sinais clínicos da raiva nos animais e em humanos apresentam muitos aspectos semelhantes. O decurso clínico da raiva em cães pode ser dividido em três fases: prodrômica, de excitação e paralítica. Clinicamente, a doença pode se manifestar na forma "furiosa" ou ainda "mansa ou muda". A forma "furiosa" está associada à raiva em que a "fase excitativa" é predominante; na forma "muda", a fase excitativa é muito curta ou ausente e evolui rapidamente para a fase de paralisia e morte. Na fase prodrômica, que persiste por 2 a 3 dias, o cão pode apresentar súbita alteração do temperamento. Cães normalmente mais ferozes e agressivos podem, de repente, tornar-se mais mansos, ou cães mais tímidos e mais mansos, de repente, tornam-se ainda mais tímidos e medrosos, fugindo das carícias dos donos, tornando-se mais sonolentos ou até mais irritados e nervosos. Nesta fase, podem apresentar uma ligeira elevação da temperatura corporal (não superior a 38°C), dilatação da pupila e reflexo mais demorado da córnea. A fase excitativa persiste por 3 a 7 dias, e aquela em que a doença é mais fácil de ser reconhecida. O animal torna-se extremamente agressivo, nervoso, irritado, evita a presença de humanos e costuma se esconder debaixo de algum móvel ou permanecer em ambientes pouco iluminados, em razão da fotofobia, aerofobia e intolerância ao barulho. Pode caçar "moscas" ausentes ou morder e ingerir objetos estranhos, como pedras, madeiras, terra, fezes etc. Aumenta a inquietude, começa a perambular sem destino, uivar e latir frequentemente. Costuma morder qualquer coisa em movimento, animal ou humanos e também objetos inanimados. Se o animal está confinado em uma jaula, morde as barras de ferro, grades ou mesmo as telas de arame, quebrando os dentes e causando lesões na parte interna da boca. Ocorre uma mudança característica no latido (latido bitonal), causada pela paralisia da musculatura da faringe. Apresenta dificuldade em engolir, por causa do espasmo e da paralisia dos músculos envolvidos com a deglutição e a salivação abundante. No entanto, um cão nesta fase pode não apresentar a "hidrofobia" e consegue comer ou beber água normalmente. Ataques convulsivos e incoordenação motora tornam-se aparentes e mais frequentes e, se o animal não morrer em um destes ataques convulsivos, pode iniciar a fase paralítica: a incoordenação motora progride para paralisia do corpo todo, o animal entra em coma e morre. A morte decorre da falência respiratória, com a paralisia dos músculos envolvidos com a respiração. Do início da doença, caracterizada pela fase excitativa, incluindo a fase prodrômica, até a morte do animal, pode levar cerca de 10 dias, mas em geral não mais que 12 dias.

A forma paralítica pode se manifestar imediatamente após um período muito curto ou ausente da fase excitativa, denominada "raiva muda", porém pode também evoluir por 7 a 10 dias. A forma mais típica desta manifestação é o "queixo caído", causado pela paralisia dos músculos de mastigação e de deglutição, tornando o animal incapacitado de comer ou de beber água. Muitas vezes, o animal emite um som e o proprietário afirma que o cão está engasgado com um "osso de galinha" na garganta. A paralisia, inicialmente afetando a região da cabeça e do pescoço, logo atinge o corpo inteiro, e a morte sobrevém dentro de 2 a 4 dias.

Nos herbívoros, passado o período de incubação, podem surgir diferentes sinais de raiva, sendo a forma paralítica a mais comum, porém pode ocorrer a raiva furiosa, quando o animal acometido ataca outros animais ou procura investir contra humanos. O sinal inicial é o isolamento do animal, pois este se afasta do rebanho, apresentando certa apatia e perda do apetite. Pode apresentar-se de cabeça baixa e indiferente ao que se passa ao seu redor. Seguem-se outros sinais, como aumento da sensibilidade e prurido na região da mordedura (Figura 75.4), mugido constante, tenesmo, hiperexcitabilidade, aumento da libido, salivação abundante e viscosa (Figura 75.5) e dificuldade para engolir (o que sugere que o animal esteja engasgado com um caroço de manga, por exemplo). Com a evolução da doença, o animal apresenta movimentos desordenados da cabeça, tremores musculares e ranger de dentes (Figura 75.6), midríase com ausência de reflexo pupilar, incoordenação motora (Figura 75.7), andar cambaleante e contrações musculares involuntárias. Após entrar em decúbito, não consegue mais se levantar e passam a aparecer movimentos de pedalar dos membros anteriores e posteriores (Figura 75.8), dificuldades respiratórias, opistótono, asfixia e morte. Esta última ocorre, geralmente, entre 3 e 6 dias após o início dos sinais, podendo prolongar-se, em alguns casos, por até 10 dias.

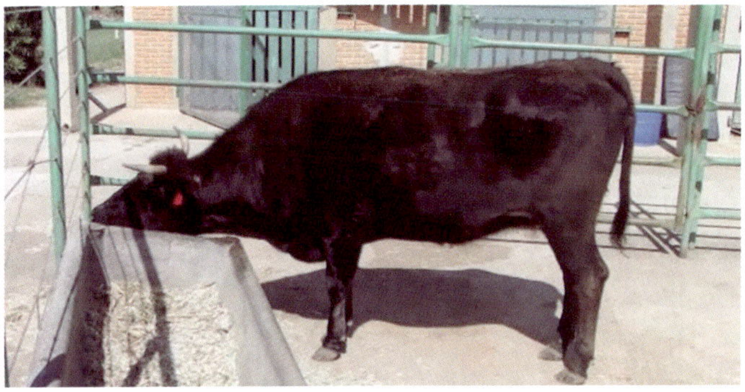

Figura 75.4 Prurido em bovino acometido por raiva.

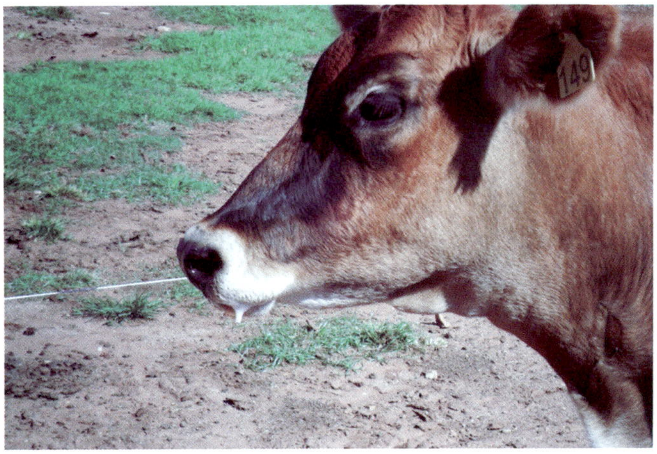

Figura 75.5 Sialorreia. Imagem cedida por Danilo Andrade.

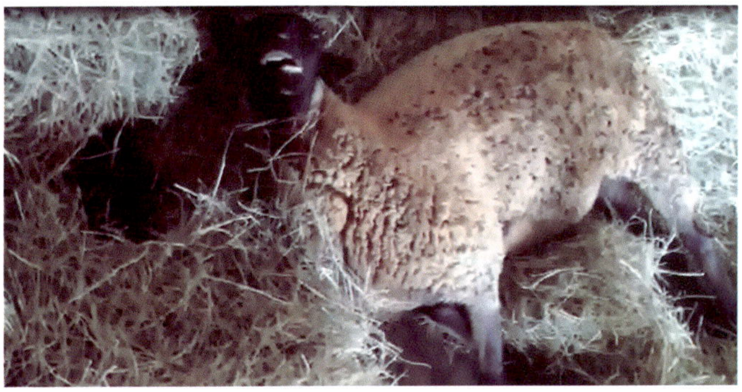

Figura 75.6 Ranger de dentes em ovino acometido por raiva.

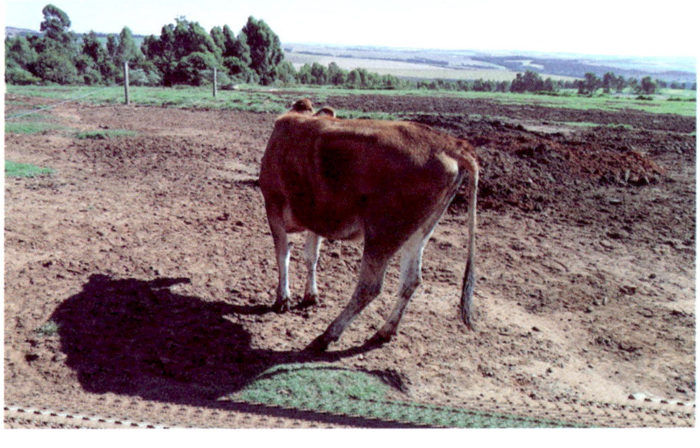

Figura 75.7 Vaca com raiva apresentando incoordenação motora. Imagem cedida por Danilo Andrade.

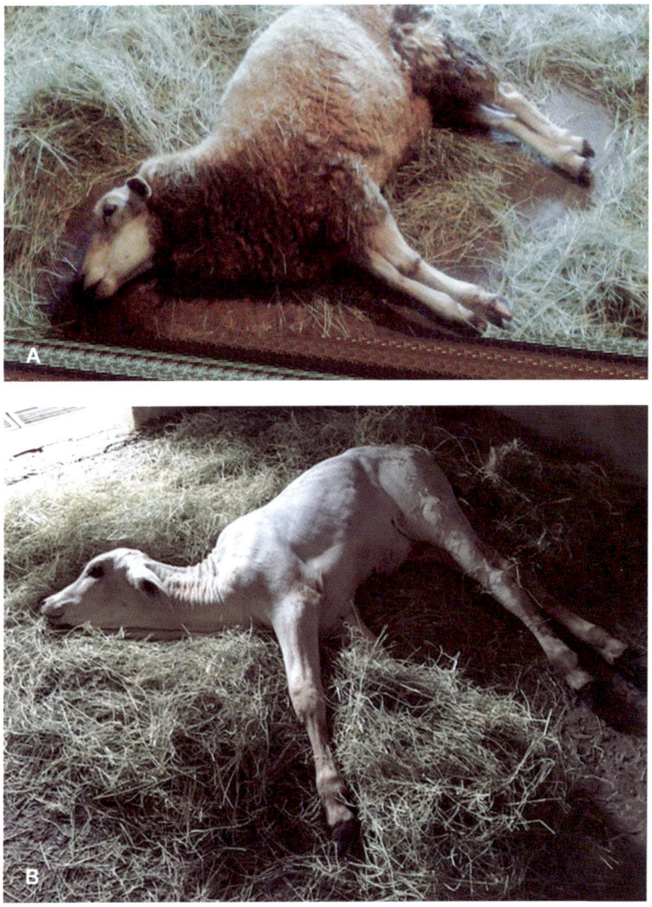

Figura 75.8 Movimentos de pedalagem em ovino (**A**) e bovino (**B**) com raiva.

A morte tanto em pequenos animais como em herbívoros e suínos ocorre por parada respiratória decorrente de alteração em centros nervosos vitais.

Nos humanos, os sinais e sintomas ocorrem quase sempre em três estágios.

O primeiro estágio ou o prodrômico dura aproximadamente 2 a 10 dias, caracterizado por início súbito, com quadro clínico não específico, demonstrando tristeza, dor de cabeça, nervosismo, ansiedade, febre, náuseas, fadiga, anorexia, prurido, formigamento ou dor ou parestesias no local de mordedura.

No segundo estágio, ocorre a excitação sensorial ou a fase conhecida como "período neurológico agudo", que persiste por 2 a 7 dias. Verificam-se comportamentos bizarros, como agitação, ansiedade, insônia, aumento da libido, priapismo, hipersalivação, aerofobia, fotofobia, reação ao barulho, contração muscular, convulsões, alucinações, delírios, confusão mental ou episódios de hidrofobia, hiperestesia, tendência de morder e de mastigar. Quando a aerofobia e a hidrofobia estão presentes de maneira simultânea, com muita certeza trata-se de raiva. O paciente tenta beber água, mas não consegue, apresentando agitação e espasmos faríngeos. A "hidrofobia" ou "medo da água" decorre do espasmo doloroso da musculatura da faringe, que ocorre quando o líquido é ingerido. Da mesma maneira, o paciente evita engolir a sua própria saliva, que, então, escorre pelo canto da boca. Embora a "hidrofobia" não seja constante, ela é frequente, a ponto de torná-la o efeito mais característico da raiva em humanos. Pode também haver regurgitação dos alimentos e uma intensa salivação.

O terceiro estágio é caracterizado pela exacerbação dos sinais ou sintomas da fase anterior, piora no estado de confusão mental, alucinações, gritos incompreensíveis, paradas cardíacas e respiratórias e paralisia do pescoço ou da região do ponto de inoculação. Entrando em coma, o paciente pode falecer em poucos dias.

Os principais sinais clínicos em morcegos hematófagos são atividade alimentar diurna, hiperexcitabilidade, agressividade (em alguns casos), falta de coordenação de movimentos, tremores musculares, paralisia e morte. Em não hematófagos, ocorre paralisia sem agressividade e excitabilidade, sendo os animais encontrados em locais não usuais. O período de incubação varia de 2 a 25 semanas, e a morte ocorre poucos dias após o início dos sintomas. Em trabalhos de inoculação experimental, por via intramuscular em morcegos hematófagos, foi observado o desenvolvimento da doença após um período de incubação que variou de 7 a 30 dias (média 12 dias), sinais clínicos representados por ansiedade, reflexos alterados, tremores e paralisia, e ausência de agressividade com período de evolução de 1 a 3 dias. Os animais que sobreviveram eliminavam vírus pela saliva, caracterizando-os como fontes de infecção importantes.

Diagnóstico

Clínico

A observação clínica possibilita apenas suspeitar da raiva, pois os sinais da doença não são característicos e podem variar de um animal a outro.

No cão, a observação de um animal com suspeita de raiva por um período de 10 dias é de extrema importância (Figura 75.9). Mesmo em outras espécies animais, o isolamento e a observação são muito úteis, pois os sinais clínicos vão se exacerbando a cada dia até o animal entrar em decúbito com dificuldade respiratória, coma e morte. É importante ressaltar que, durante o período de observação de um animal suspeito de raiva, não se deve instituir tratamento medicamentoso, para não alterar a evolução clínica e mascarar os sinais e sintomas da doença.

Deve-se suspeitar clinicamente de raiva nos animais silvestres que apresentam mudanças de hábitos ou comportamentos, especialmente com presença de sintomas nervosos. Com a alteração do comportamento, os animais perdem o medo dos humanos ou de outros animais maiores, e acaba acontecendo o contato entre eles. Perseguem os veículos e tentam morder os pneus, sendo facilmente atropelados.

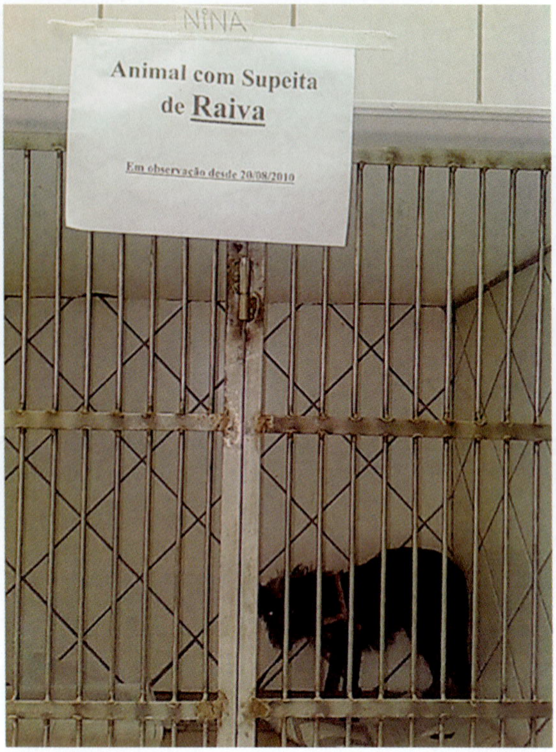

Figura 75.9 Observação de cão com suspeita de raiva.

Com a doença, não conseguem se alimentar nem beber água, por isso é comum encontrar animais mortos próximos às aguadas. Animais silvestres responsáveis por agressões, atropelados, com causa da morte desconhecida, mortos em locais não habituais ou que morreram em período de observação também devem ser encaminhados para diagnóstico.

Patologia clínica

O hemograma não apresenta alterações significativas de infecção por raiva. São observadas alterações no LCR que auxiliam o diagnóstico, representadas por aumento na concentração de proteína e células mononucleares, predominantemente linfócitos, podendo estar presentes também neutrófilos e macrófagos.

Diagnóstico diferencial

O diagnóstico diferencial em pequenos animais deve incluir intoxicações e cinomose, sobretudo na forma paralítica, sendo extremamente importante nestes casos considerar o período de evolução da enfermidade, que, no caso da cinomose, rotineiramente se caracteriza por evolução progressiva por mais de 15 dias.

Em animais de produção, deve-se considerar intoxicação por chumbo, polioencefalomalácia, intoxicação por sal, deficiência de vitamina A, listeriose, meningoencefalite tromboembólica, encefalites de forma geral, Visna em ovinos, artrite encefalite caprina (CAE) e abscessos em cérebro e medula espinal. Animais com intoxicação por chumbo, polioencefalomalácia, intoxicação por sal e deficiência de vitamina A apresentam cegueira cortical ou periférica, o que é raro na raiva. Essas enfermidades podem ser diagnosticadas por meio da quantificação de chumbo e sódio. A listeriose se caracteriza por giro ortotônico de pescoço e disfunção facial. Estes sinais, embora associados a listeriose, já foram observados em uma vaca diagnosticada com raiva no serviço de enfermidades infecciosas dos animais, demonstrando a necessidade do diagnóstico diferencial.

Achados anatomopatológicos

Na raiva, não existem sinais e lesões macroscópicas características. Congestão cerebral pode ser evidenciada (Figura 75.10), mas não é significativa da doença, portanto o diagnóstico somente pode ser confirmado no laboratório.

As alterações histopatológicas demonstram inflamação linfocitária, infiltrados perivasculares, gliose e neurodegeneração, que, em geral, não é muito grave. A gravidade do processo inflamatório pode variar entre as espécies animais. Eventualmente, pode-se notar encefalopatia espongiforme com vacuolização na substância cinzenta. Corpúsculos de Negri podem ser encontrados e são patognomônicos da enfermidade, no entanto nem sempre estão presentes nas observações histopatológicas.

Em tecidos fixados e avaliados por imuno-histoquímica, neurônios antígeno-positivos podem ser encontrados no cérebro e na medula espinal (Figura 75.11).

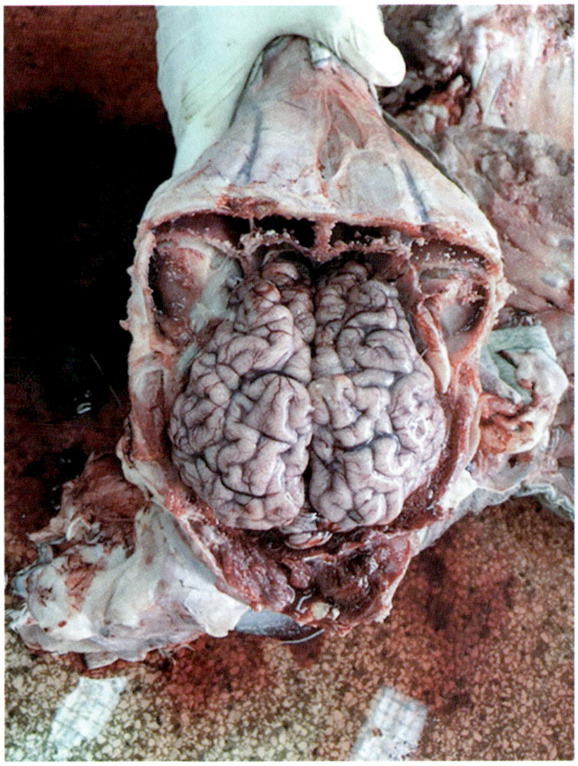

Figura 75.10 Congestão cerebral em bovino com raiva.

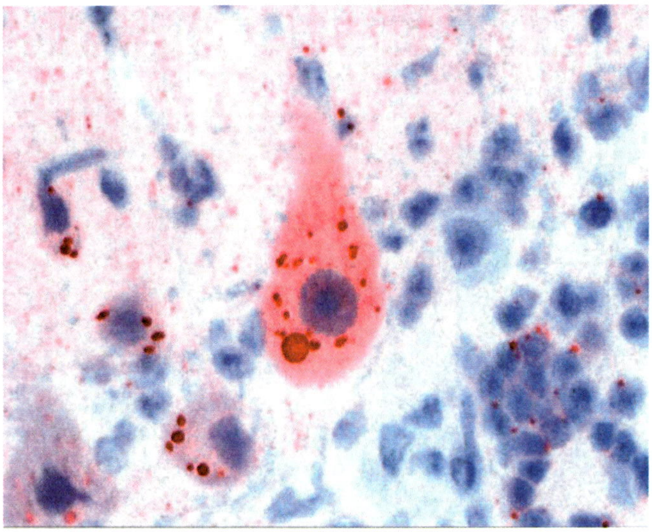

Figura 75.11 Antígeno rábico evidenciado por reação imuno-histoquímica (vermelho).

Coleta e envio de material para o diagnóstico laboratorial

A cabeça dos animais suspeitos deve ser removida do pescoço antes da primeira vértebra ou, em caso de grandes animais, pode ser realizada a abertura da cabeça e coletados materiais das diferentes regiões do SNC (sobretudo hipocampo, cerebelo e tronco cerebral; Figura 75.12). Para equinos, deve-se obrigatoriamente incluir a primeira porção da medula espinal em razão de resultados falso-negativos obtidos frequentemente em cérebro. Como método alternativo, pode ser realizada coleta de material por meio do forame magno, porém é preciso contemplar as regiões especificadas. Morcegos e pequenos animais silvestres (*skunks*, saguis e outros) devem ser encaminhados inteiros. Imediatamente após a retirada ou até 24 h após, devem ser enviados refrigerados ao laboratório. Após esse período,

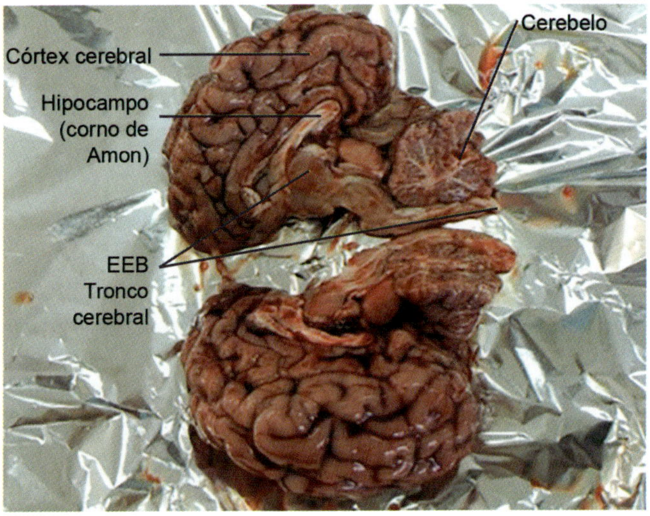

Figura 75.12 Coleta de material cerebral de bovino com suspeita de raiva.

devem ser congelados, porém deve-se evitar congelamento e descongelamento. O material deve ser acondicionado em sacos fechados duplos, em caixas de isopor com gelo reciclável. Externamente, deve ser identificada a suspeita de raiva, com ficha epidemiológica e informações necessárias para localização e envio de resultados.

Excepcionalmente, o material pode ser conservado em glicerina tamponada a 50%, pois o vírus da raiva é rapidamente inativado sob condições do ambiente. O uso do formol é indicado para a realização de técnicas histológicas, porém inviabiliza o isolamento do vírus.

No Brasil, a partir de 2002, o Ministério da Agricultura, Pecuária e Abastecimento (MAPA) determina que parte dos cérebros de bovinos suspeitos de doenças nervosas sejam conservados em formol a 10%, para o diagnóstico da encefalopatia espongiforme bovina (EEB).

As técnicas laboratoriais são aplicadas preferencialmente nos tecidos removidos do SNC. O fragmento do hipocampo (corno de Amon), o tronco cerebral e cerebelo são tidos tradicionalmente como material de escolha (ver Figura 75.12) e, para equinos, a medula espinal. Deve ser coletada e enviada para diagnóstico uma quantidade mínima de 3 g de cada fragmento.

Os métodos diagnósticos utilizados para o diagnóstico da raiva apresentam variação na sua eficiência, especificidade e confiança. Classicamente, são aplicados aos materiais do encéfalo, mas também podem sê-lo para outros órgãos, líquidos e tecidos, como glândula salivar, córnea, saliva, folículo piloso, tecido de biopsia e outros órgãos não nervosos.

O curso da doença nos humanos é relativamente rápido e quase sempre é impossível realizar testes "intravitans", como o emprego do teste de córnea ou da biopsia da pele da região occipital, para pesquisa de inclusões por meio de teste de imunofluorescência direta. A pesquisa de anticorpos no LCR ou no soro deve ser analisada em conjunto com o histórico da vacinação antirrábica do paciente. Mais recentemente, a reação da transcriptase reversa seguida de reação em cadeia pela polimerase (RT-PCR) tem sido indicada para teste *in vivo*, utilizando a saliva dos pacientes.

Testes diagnósticos

Técnicas histopatológicas

Identificam lesões intracitoplasmáticas patognomônicas, os chamados corpúsculos de Negri, que correspondem à aglomeração de proteínas virais. No entanto, técnicas clássicas de coloração somente detectam estruturas que mantêm afinidade com corantes acidofílicos. Testes imuno-histoquímicos são testes histológicos específicos para a raiva. Esfregaços do tecido fresco podem ser corados pelo método de Sellers, e o resultado é obtido em poucos minutos. Outros testes histológicos são preparados com material fixado no formol e embebido em parafina, com montagem de cortes de tecido em lâmina de microscopia e corados com um corante. Esses métodos histológicos tendem a ser abandonados, especialmente o de Sellers, pois são muito sensíveis quando a amostra está putrefeita.

Testes de identificação específica do antígeno da raiva

Teste de imunofluorescência

O teste mais amplamente utilizado para o diagnóstico da raiva é o de imunofluorescência direta (IFD), recomendado pela OMS e pela OIE. Este teste pode ser utilizado diretamente em uma impressão de tecido feita em uma lâmina de microscopia, ou ainda para confirmar a presença de antígeno do vírus da raiva em cultura celular ou no tecido cerebral de camundongos inoculados para o diagnóstico (Figura 75.13). O teste de IFD apresenta resultados confiáveis em poucas horas, quando realizado em materiais frescos, em 95 a 99% dos casos. A sensibilidade do teste de IFD depende do tipo de material (espécie animal, se sacrificado precocemente ou não, grau de conservação etc.), do tipo do lyssavírus e da proficiência da equipe encarregada do diagnóstico.

Para o diagnóstico direto, as impressões preparadas do hipocampo, cerebelo e bulbo são fixadas em acetona de pureza elevada e a frio e coradas com um conjugado imunofluorescente específico. Existem relatos de que o material do hipocampo não é o mais adequado para o diagnóstico com a IFD, e outras estruturas foram sugeridas: tálamo e bulbo. Em equídeos, foi sugerida a inclusão de fragmentos do tronco encefálico e medula espinhal para o diagnóstico com a IFD. Os conjugados disponíveis no mercado são conjugados policlonais específicos contra o vírus íntegro, ou específicos à nucleoproteína, ou então preparados a partir de uma mistura de diferentes an-

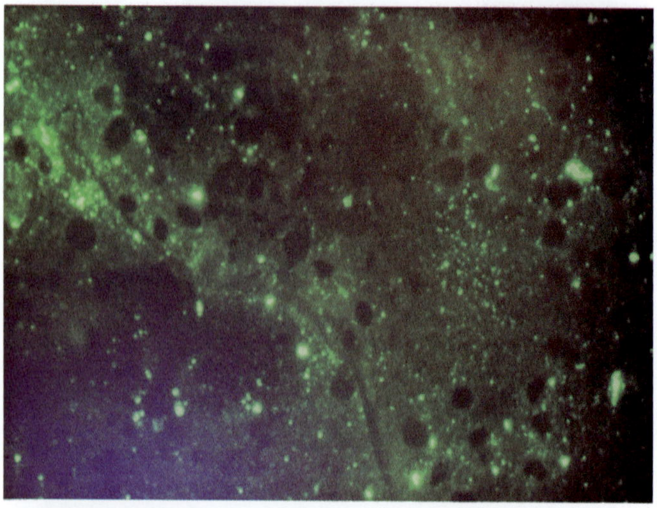

Figura 75.13 Reação de imunofluorescência direta positiva para raiva.

ticorpos monoclonais (MAB). A IFD pode ser aplicada em materiais conservados em glicerina, após operação de lavagem. Se o material foi preservado em formol, o teste pode ser utilizado após tratamento do material com tripsina ou quimiotripsina (digestão enzimática).

Testes imunoquímicos

O anticorpo pode ser conjugado a uma substância enzimática, como a peroxidase, em vez do isotiocianato de fluoresceína (FITC, sigla em inglês). Este conjugado pode ser utilizado para o diagnóstico direto, com a mesma sensibilidade do teste de IFD. O conjugado marcado com peroxidase pode ser utilizado em cortes de tecidos tratados com formol, em testes imuno-histoquímicos. Nesta técnica, a leitura das lâminas é realizada com microscópio de fonte de luz comum (ver Figura 75.11).

Teste enzimático de imunoensaio

Mais conhecido pela sua sigla em inglês ELISA (*enzyme-linked immunosorbent assay*), é uma variação do teste imunoquímico. O teste imunoenzimático de diagnóstico rápido da raiva (RREID, sigla em inglês) pode ser obtido comercialmente: uma microplaca coberta com anticorpos antirrábicos específicos para a nucleoproteína do vírus é incubada com o sobrenadante clarificado do tecido homogeneizado a ser testado. Qualquer antígeno ligado à placa será revelado pelos anticorpos antinucleocapsídio do vírus da raiva conjugado com a peroxidase. O resultado pode ser lido a olho nu, porém é preferível utilizar um espectrofotômetro, que, por sua vez, pode ser automatizado e utilizado em levantamentos epidemiológicos de larga escala.

Detecção da replicação viral após inoculação

Esses testes detectam a infectividade da amostra, com inoculação da suspensão em sistemas biológicos *in vivo* e possibilitando o isolamento do agente.

Teste de inoculação em camundongo

Um grupo de 5 a 10 camundongos, com idade de 3 a 4 semanas (12 a 14 g), ou uma ninhada de camundongos neonatos de 2 dias de idade são inoculados por via intracerebral. O inóculo é constituído por uma suspensão clarificada de homogeneizado de material cerebral a 20% (peso/volume) em solução tamponada contendo antibióticos. Os camundongos adulto-jovens são observados por 30 dias, e todo camundongo morto é examinado com a IFD para confirmação. Para apressar o resultado de inoculação de camundongos neonatos, recomenda-se o sacrifício de um desses animais por vez, aos 5, 7, 9 e 11 dias pós-inoculação, com confirmação pela IFD. O resultado é demorado quando comparado com testes *in vitro*, no entanto, quando é positivo, de um único cérebro pode ser isolada uma grande quantidade de vírus para fins de identificação da amostra (Figura 75.14).

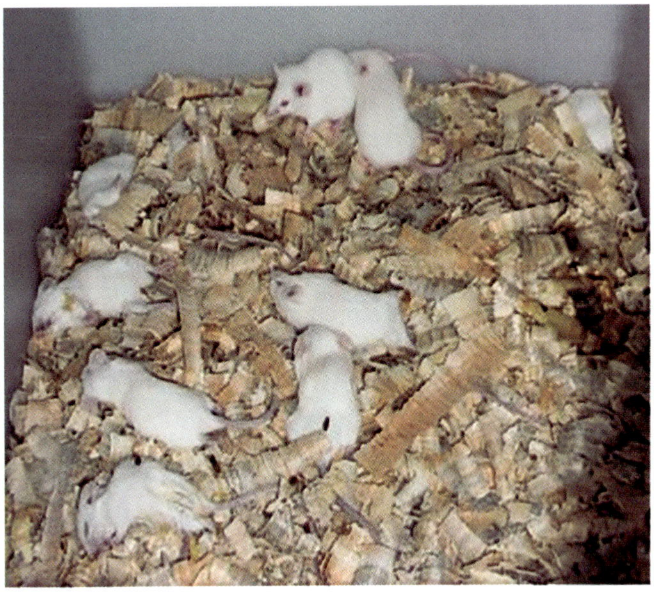

Figura 75.14 Prova biológica de inoculação em camundongos. Animais paralíticos e mortos após a inoculação de suspensão cerebral.

Teste em cultivo celular

Uma linhagem de neuroblastoma de camundongo, identificada por CCL-131 do *American Type Culture Collection* (ATCC), de Virgínia, EUA, pode ser utilizada para o diagnóstico da raiva. As células são cultivadas em meio de cultura de Dulbecco (meio Eagle modificado) contendo 5% de soro de feto bovino e incubado a 36°C com 5% de CO_2. A sensibilidade foi comparada à de células BHK-21 (células de rim de hamster recém-nascido). Esta linhagem celular é sensível aos "vírus de rua" sem nenhuma adaptação prévia, no entanto, deve-se verificar sua suscetibilidade às variantes do vírus localmente predominantes, antes de decidir pelo seu uso. Procedência, linhagem, número de passagens, uso do soro fetal, tipo de meio utilizado, uso da tripsina etc. são fatores que podem interferir na suscetibilidade das células a infecção pelo vírus da raiva. A replicação do vírus é revelada pela IFD. Este teste é tão sensível quanto o teste de inoculação em camundongos.

Outros testes de identificação

Os testes anteriormente descritos podem ser complementados em laboratórios especializados (como os laboratórios de referência da OIE ou da OMS, ou laboratórios de referência nacional ou regional) utilizando a técnica de imunofluorescência indireta (IFI) com o uso de MAB, sondas de ácido nucleico ou PCR, seguida pelo sequenciamento de áreas genômicas, para tipificação do vírus. Esses procedimentos possibilitam distinguir entre vírus vacinais e vírus de campo (variantes), além de permitir estudos de epidemiologia molecular que agrupam as amostras de acordo com a origem geográfica.

Testes sorológicos

Testes sorológicos são raramente utilizados em levantamentos epidemiológicos, por causa da soroconversão tardia e da baixa porcentagem de animais que sobrevivem à doença e apresentam anticorpos pós-infecção (anticorpos naturais). Em certas regiões da Europa e da América do Norte, a imunização de reservatórios silvestres da raiva com vacina de uso oral está se tornando o método de escolha para o controle da raiva. Nas investigações pós-acompanhamento de campanhas de vacinação oral, são preferidos os testes de neutralização de vírus em cultivos celulares, utilizando anticorpos contra a proteína G. Entretanto, com soros de baixa qualidade obtidos no campo, esses testes de neutralização de vírus são muito sensíveis à citotoxicidade e podem levar a resultados falso-positivos.

Teste de neutralização de vírus em cultivo celular

O teste de neutralização de vírus com anticorpo fluorescente (FAVN, sigla em inglês) é indicado pela OIE para comércio ou tráfico internacional de animais. O princípio deste teste consiste na neutralização *in vitro* de uma quantidade constante de vírus da raiva (amostra fixa, *challenge virus standard* – CVS, adaptada ao cultivo celular) antes da inoculação de células suscetíveis ao vírus da raiva: células BHK-21 C13 ou neuroblastoma de camundongo-NA. O título do soro é a diluição na qual 100% dos vírus são neutralizados em 50% dos poços da placa de poliestireno. Este título é expresso em UI/mℓ, comparando-o com a diluição em que se observa a neutralização do soro-padrão (soro antirrábico padrão da OIE, origem canina ou imunoglobulina antirrábica padrão da OMS, [humano] expresso em UI/mℓ).

Teste de neutralização de vírus em camundongos

O princípio deste teste é a neutralização *in vitro* de uma quantidade constante de vírus por quantidades variadas de soro a ser testado, durante a incubação por 90 min à temperatura de 37°C. A mistura sorovírus, no volume de 0,03 mℓ, é inoculada no cérebro de camundongos de 3 semanas de idade. O título do soro é a diluição final do soro na mistura vírus-soro que protege 50% dos camundongos. Este título pode ser expresso em UI/mℓ, comparando-o com a diluição do soro-padrão, titulado sob as mesmas condições experimentais. A quantidade de vírus efetivamente utilizada no teste (limites aceitáveis: 30 a 300 DL_{50}/0,03 mℓ) é checada pela titulação de quatro diluições da preparação viral, com cada diluição sendo inoculada em cinco camundongos. A mortalidade é registrada por 21 dias pós-inoculação, e mortes observadas durante os 4 primeiros dias são consideradas não específicas (por causa de choque, infecção etc.).

➤ Tratamento

Uma vez terminado o período de incubação e iniciado o período clínico, não há nenhum tratamento, apesar do progresso da medicina. Alguns pesquisadores apresentaram o conceito de que a raiva é quase sempre fatal, no entanto predomina o conceito de ser sempre fatal em humanos. Casos de cura da raiva já foram relatados na literatura, contudo, profissionais experientes dizem não acreditar nessa cura. Nos animais, há relatos de cura ou de "raiva abortiva". Por causa do risco elevado em expor humanos ao vírus da raiva, o tratamento de animais suspeitos de terem a raiva não é aconselhável. Todavia, o tratamento de pessoas expostas à raiva animal deve ser imperativo.

O tratamento dos humanos expostos ao risco de infecção consiste em lavar o local da mordedura com muita água e sabão e, em seguida, administrar vacina antirrábica potente e segura, conforme a dose preconizada pelas autoridades de saúde. No entanto, para humanos, existem esquemas de tratamento de pré-exposição e pós-exposição de acordo com norma da OMS. Para o tratamento de pós-exposição, há também o recurso da aplicação de soro antirrábico com uso de soro homólogo (HRIG, sigla em inglês) ou heterólogo. A imunidade passiva conferida pela imunoglobulina antirrábica persiste por aproximadamente 21 dias.

➤ Profilaxia e controle

A raiva é uma doença quase sempre fatal, porém o CDC de Atlanta, EUA, a refere como uma doença prevenível. No manual da National Association of State Public Health Veterinarians (NASPHV) dos EUA, a vacinação dos animais deve ser realizada anualmente, a partir de 3 meses de idade, utilizando uma vacina potente conferindo período de imunidade de 3 anos. Quando indicada, a maioria dos laboratórios fabricantes de vacinas antirrábicas recomendam que a dose de reforço seja dada após 30 dias da primeira vacinação. Existem, no mundo, três principais amostras de vírus para confecção de vacinas contra a raiva: *Pasteur virus* (PV), *Pitman-Moore* (PM) ou *Flury Low Egg passage* (LEP). Essas amostras proporcionam pouca ou nenhuma proteção contra os vírus dos genótipos 2 e 3, pertencentes ao filogrupo II. Há também dúvidas se as vacinas antirrábicas tradicionais protegeriam ou não contra os lyssavírus genética e antigenicamente mais distintos, como o *Lagos bat virus*, o *Mokola virus* e o WCBV.

Os países que enfrentam problemas de raiva canina utilizam campanhas antirrábicas com uso de vacinas antirrábicas de vírus inativado. Atualmente, são poucos os países que utilizam vacinas de vírus atenuado para essa finalidade.

No Brasil, o uso de vacina de vírus atenuado para os herbívoros não é mais permitido pelo MAPA desde 2003. Adicionalmente, dentro do Programa Nacional de

Profilaxia da Raiva, do Ministério da Saúde, a vacina antirrábica de vírus inativado é a vacina produzida em cultivo celular, não sendo mais utilizada, desde 2010, a vacina Fuenzalida & Palácios, que é preparada a partir do vírus replicado em cérebros de camundongos lactentes. Já para uso humano, o Ministério da Saúde baniu a vacina Fuenzalida & Palácios, a partir de 2003, substituindo-a por vacina de vírus inativado preparada a partir de vírus replicado em cultivo celular, considerada mais segura e com menor chance de desenvolver reações adversas entre os indivíduos vacinados. A legislação brasileira prevê a vacinação dos herbívoros com vacina de vírus inativado na dosagem de 2 mℓ, sendo aplicada por via intramuscular ou subcutânea. Ainda de acordo com a legislação federal, a vacinação dos herbívoros contra raiva é voluntária. Nas áreas endêmicas de raiva, a vacinação sistemática é a partir de 3 meses de idade, com revacinação anual, podendo ser indicada em animais com idade inferior a 3 meses, caso a caso, de acordo com a avaliação técnica de um médico veterinário. Animais primovacinados devem ser revacinados 30 dias após a primeira vacinação. É importante ressaltar que os animais nascidos após a vacinação do rebanho sejam vacinados quando atingirem a idade recomendada de 3 meses. Alguns estados brasileiros legislam sobre a obrigatoriedade da vacinação antirrábica, com a vacinação contra a febre aftosa, no caso de bovinos.

As vacinas antirrábicas comerciais produzidas no país ou importadas são submetidas à análise fiscal (testes de inocuidade, esterilidade, eficácia, entre outras) pelo Laboratório de Referência Animal do MAPA, localizado em Campinas, SP. Após a aprovação dos lotes, estes recebem o selo holográfico que comprova a qualidade das vacinas liberadas para a comercialização. As vacinas de uso humano também sofrem procedimento semelhante, realizado pelo Ministério da Saúde, por meio do Instituto Nacional de Controle de Qualidade em Saúde (INCQS), sediado no Instituto Fundação Osvaldo Cruz (Fiocruz), do Rio de Janeiro.

As vacinas antirrábicas em uso no Brasil não devem ser congeladas e precisam ser sempre mantidas em rede fria, à temperatura de 2 a 8°C, desde a produção até sua aplicação.

A vacina Raboral V-RG é confeccionada por meio de engenharia genética, utilizando o vírus da vaccínia. Foi desenvolvida pela Rhone Merieux, Inc, de Athens, Geórgia, EUA, para vacinar oralmente os animais selvagens. Nos EUA, esta vacina foi testada em guaxinins e coiotes e, na Europa, para vacinar as raposas (França e Bélgica). A vacina oral da Rhone Merieux é produzida pela inserção do gene da glicoproteína em vírus da vaccínia apatogênico, por meio de manipulação genética. Dessa maneira, a vacina não contém o vírus da raiva e, portanto, não induz à raiva. Durante a fase experimental, a vacina foi administrada a 59 espécies de mamíferos e pássaros, sem causar nenhum problema. Durante os 10 anos de experimentação no campo, não foi registrado nenhum efeito adverso da vacina às pessoas envolvidas com a fabricação, o preparo e a distribuição de iscas, ou que vivem em áreas onde as iscas foram distribuídas. Contudo, United States Department of Agriculture (USDA) aprovou a vacina somente para uso em animais silvestres, em programas governamentais, sem disponibilidade aos veterinários ou ao público consumidor comum.

Até o momento, não existe vacina comercial com indicação para uso em animais silvestres, especialmente porque no Brasil e em outros países são proibidos o comércio e a domiciliação destes animais. No Brasil, a vacinação de macacos, com a vacina antirrábica Fuenzalida & Palácios, tem sido realizada em campanhas antirrábicas visando ao controle da raiva urbana. Em trabalhos experimentais com essa vacina, alguns animais não responderam imunologicamente aos protocolos vacinais, e os que responderam apresentaram resposta imunológica que persistiu por períodos curtos, não se caracterizando como vacina adequada para a imunização desta espécie. Outros pesquisadores testaram vacinas produzidas em cultura celular e observaram imunidade e proteção nos animais, ainda que em um período muito curto, não possibilitando avaliar a persistência da resposta imune.

Avaliação das vacinas comerciais

O Ministério da Saúde e o MAPA utilizam os testes de potência de vacina antirrábica para avaliar os lotes de vacina antes de liberá-los. Vários testes foram desenvolvidos para avaliar a potência de uma vacina, como o teste de Habel, o teste de Habel modificado, o teste do National Institutes of Health (NIH), o teste de potência em coelhos, o teste de Koprowski em cobaias, o teste do CDC etc.

A potência de vacinas de vírus inativado é determinada pela vacinação de camundongos, os quais são inoculados por via intracerebral, em geral seguindo-se os protocolos estabelecidos pelo NIH dos EUA ou da European Pharmacopoeia. Os produtos finais de ambos os tipos de vacina são submetidos aos testes de inocuidade e ausência de toxicidade.

Controle

A raiva é uma antropozoonose e, na Saúde Pública, o controle deve ser estendido aos reservatórios silvestres e domésticos. Em zonas urbanas, além da vacinação de cães e gatos, a população de animais sem controle deve ser reduzida e precisa ser estimulada a posse responsável. No ambiente rural, para o controle da raiva dos herbívoros, as autoridades sanitárias devem executar o serviço de controle da população de morcegos hematófagos. Esse serviço é realizado por meio de captura de exemplares de morcegos hematófagos, com uso de redes de neblina (*mist-nets*), aplicação de pasta anticoagulante nos dorsos desses morcegos, que, em seguida, são liberados. Cada morcego tratado volta ao seu abrigo e outros morcegos da colônia lambem o morcego untado com a pasta; desse modo, dependendo do tamanho da colônia, vários morcegos serão intoxicados e mortos. No mercado nacional, foi recentemente lançada a suspensão de varfarina a 1% em gel tixotrópico oleoso, de ação tópica, especialmente desenvolvida para a aplicação sobre a linha de dorso dos animais. O produto é indicado para o controle de morcegos hematófagos nos rebanhos de bovinos e equinos.

Para que o controle tenha aceitação pela comunidade, é necessário não deixar de lado a educação em saúde, pois, atualmente, são inúmeros os casos de protestos pelas organizações não governamentais (ONG) e ações impetradas pelo Ministério Público contra os serviços de "carrocinha" executados pelos Centros de Controle de Zoonoses do país.

Condutas dos animais após agressão ou exposição potencial ao vírus rábico

Cães e gatos suspeitos de raiva devem ser mantidos em isolamento para observação por, obrigatoriamente, 10 dias, com água e alimento à vontade e aviso de suspeita de raiva (ver Figura 75.9). As pessoas que entraram em contato com esses animais devem ser encaminhadas ao centro de saúde para a conduta médica adequada ao tipo de exposição. Caso morram, o cérebro desses animais deve ser coletado e encaminhado para diagnóstico de raiva, e os órgãos oficiais precisam ser notificados.

As condutas adotadas frente às agressões por esses animais diferem de país a país. Alguns adotam regras severas, de efeito duvidoso; por exemplo, no Compêndio Anual de Controle e Prevenção da Raiva editado pela NASPHV, dos EUA, qualquer animal potencialmente exposto ao vírus rábico por contato com animais domésticos ou silvestres não disponíveis para realização de diagnóstico laboratorial deve ser submetido às seguintes condutas:

- Animais não vacinados expostos a animais raivosos devem ser submetidos à eutanásia. Em caso de recusa por parte do proprietário, o animal precisa ser mantido em isolamento por 6 meses, devendo ser vacinado 30 dias antes de sua liberação
- Animais vacinados devem ser revacinados imediatamente e mantidos em observação pelo proprietário por um período de 45 dias. Qualquer doença durante esse período deve ser notificada ao serviço responsável. Essa conduta é aplicável tanto a pequenos animais como a animais de produção.

Saúde Pública

A eliminação da raiva nas Américas tem sido tema de várias reuniões internacionais da Organização Pan-Americana de Saúde/Organização Mundial da Saúde (OPAS/OMS) nas últimas décadas, com destaque para a Reunião de Guaiaquil em 1983, na qual os países-membros firmaram um plano de ação conjunta com o objetivo de eliminar a raiva urbana das grandes cidades das Américas até o final da década de 1980. Não conseguindo atingir a meta, a OPAS fixou o ano de 2005 como ano de eliminação da raiva humana transmitida pelos cães nas Américas. As metas estabelecidas vêm sendo sucessivamente adiadas, dada a impossibilidade em cumprir o almejado na maioria dos países-membros da OPAS.

O governo brasileiro criou o Programa Nacional de Profilaxia da Raiva (PNPR) em 1973, como um dos programas prioritários da política nacional de saúde, fruto do convênio firmado entre o Ministério da Saúde, o da Agricultura, a Central de Medicamentos e a OPAS/OMS.

O objetivo do programa foi promover, no país, atividades sistemáticas de combate à raiva humana, mediante o controle da raiva nos animais domésticos e o tratamento específico de pessoas mordidas ou sob risco de infecção, que tiveram contato com animais raivosos.

A criação do PNPR possibilitou elaborar e implantar normas técnicas para o controle da enfermidade, elaborar um padrão na produção e no controle de imunobiológicos utilizados no controle da raiva e também no abastecimento das Secretarias Estaduais de Saúde. O diagnóstico de laboratório foi implantado mediante a criação de novos laboratórios e o treinamento de pessoal. Instituiu-se também um sistema de vigilância epidemiológica da raiva.

Nos estados, a coordenação e a execução do PNPR estão a cargo das Secretarias Estaduais de Saúde, sendo que, em alguns Estados, foi também constituída uma comissão estadual de controle da raiva.

Para a campanha de vacinação canina, o programa recebe ajuda de várias instituições: instituições agrícolas, universidades, forças armadas e outras, bem como da Fundação Nacional da Saúde do Ministério da Saúde, que conta com uma rede importante de atendimento nas regiões Norte e Nordeste do país.

Foram criados vários Centros de Controle de Zoonoses (CCZ) em diversos Estados do país, mas alguns foram extintos. Esses centros foram criados com o objetivo principal voltado para o controle da raiva, mas também realizam outras ações de controle, por exemplo, ação contra a leptospirose, combate aos mosquitos etc. Alguns desses centros, como os de São Paulo, do Rio de Janeiro e de Brasília, foram os primeiros desse tipo na América Latina e são considerados modelos internacionais. Houve uma importante contribuição na construção dos CCZ na década de 1980 por parte da extinta Divisão Nacional de Zoonoses do Ministério da Saúde, cuja atividade era independente do PNPR.

Aspectos de saúde animal

Na América Latina e em algumas ilhas do Caribe, onde existem morcegos hematófagos, os prejuízos econômicos causados pelas mortes de animais de produção são elevados.

No Brasil, o Programa Nacional de Controle da Raiva dos Herbívoros (PNCRH) e outras encefalopatias foi instituído em 1966, pelo MAPA, que define as estratégias regionais e nacionais do controle da raiva dos herbívoros. Atualmente, a legislação federal que aprova as Normas Técnicas para o Controle da Raiva dos Herbívoros no país é a Instrução Normativa Ministerial n. 5, de 1º de março de 2002, que aprovou as Normas Técnicas para o controle da raiva dos herbívoros no Brasil e, em vista da vigilância desenvolvida para outras enfermidades (*scrapie* e a encefalopatia espongiforme bovina [EEB]), clinicamente semelhantes à raiva, por meio do seu artigo 2º determina a obrigatoriedade da notificação imediata ao Serviço Veterinário Oficial da ocorrência de qualquer suspeita de casos de raiva, ou a presença de animais atacados por morcegos hematófagos ou, ainda, a existência de abrigo desses morcegos.

A estratégia do programa fundamenta-se principalmente no controle de morcegos hematófagos *D. rotundus*, na adoção da vacinação dos herbívoros domésticos sempre na ocorrência de foco, na vigilância epidemiológica, no monitoramento de abrigos e de outros procedimentos de defesa sanitária animal que visam à proteção dos rebanhos e da Saúde Pública.

➤ Bibliografia

Abelseth MK, Trimarchi CV. Laboratory diagnosis of rabies. In: Fromm laboratories. Report on rabies. Princeton Junction, Veterinary Learning Systems, 1983. p. 15.

Acha PN, Málaga-Alba A. Economic losses due to Desmodus rotundus. In: Greenhall AM, Scmidt U, editores. Natural history of vampire bats. Boca Raton: CRC Press; 1988. p. 207-14.

Acha PN, Szyfres B. Zoonosis y enfermidades transmisibles comunes al hombre y a los animales. 3.ed. vol. II. Washington: Organización Panamericana de La Salud; 2003. 425 p.

Agência de Defesa Agropecuária (Maranhão). Raiva: dados estatísticos. 2004. 3 p. (dados não publicados).

Aguilar-Setien A, Aguila-Tecuatl H, Tesoro-Cruz E, Ramos-Ramirez L, Kretschmer RS. Preservation of rabies virus RNA from brain tissue using glycerine. Trans R Soc Trop Med Hyg. 2003;97(5):547-9.

Andrewes CH. Classification and nomenclature of viruses. Annual Review of Microbiology. 1952;6:119-38.

Arai YT, Kuzmin IV, Kameoka Y, Botvinkin AD. New lyssavirus genotype from the lesser mouse-eared bat (Myotis blythi), Kyrghystan. Emerg Infect Dis. 2003;9(3):333-7.

Araújo FAA. Raiva humana no Brasil: 1992-2001. [dissertação de mestrado]. Escola de Veterinária, Universidade Federal de Minas Gerais, Belo Horizonte, Minas Gerais. 2002; 90 p.

Associated Press Report: families of rabies transplant victims react to deaths – July 3, 2004.

Atanasiu P. Titrage des anticorps rabiques pratiqué sur les sérums humains. Bull Office International des Epizooties. 1967;67:383-7.

Badrane H, Tordo N. Host switching in lyssavirus history from the Chiroptera to the Carnivora orders. J Virol. 2001;75:96-104.

Baer GM, editor. The natural history of rabies. 2.ed. Boca Raton: CRC Press; 1991.

Baer GM, Lentz TL. Rabies pathogenesis to the central nervous system. In: Baer GM, editor. The natural history of rabies. 2.ed. Boca Raton: CRC Press. 1991. p. 105-20.

Baloul L, Lafon M. Apoptosis and rabies virus neuroinvasion. Biochimie. 2003;85:777-88.

Bell JF, Gonzalez MA, Diaz AM, Moore GJ. Nonfatal rabies in dogs: experimental studies and results of a survey. Am J Vet Res. 1971;32:2049-58.

Belotto AJ. Situação da raiva no mundo e perspectivas de eliminação da raiva transmitida pelo cão na América Latina. In: Seminário Internacional de Raiva, 2000, São Paulo. Anais São Paulo; 2000. p. 20-1.

Beran GW. Urban rabies. Baer GM, editor. The natural history of rabies. 2.ed. Boca Raton: CRC Press; 1991. p. 427-43.

Bingham J, Van Der Merwe M. Distribution of rabies antigen in infected brain material: determining the reliability of different regions of the brain for the rabies fluorescent antibody test. J Virol Methods. 2002;101:85-94.

Botvinkin AD, Poleschuk EM, Kuzmin IV, Borisova TI, Gazaryan SV, Yager P *et al.* Novel lyssaviruses isolated from bats in Russia. Emerg Infect Dis. 2003;9(12):1623-5.

Bourhy H. Évolution de l´épidémiologie de la rage et nouveaux variants de lyssavirus. Méd Mal Infect. 2001;31(suppl.2).

Brasil. Lei n. 8.974, de 5 de janeiro de 1995. Estabelece normas para o uso das técnicas de engenharia genética e liberação no meio ambiente de organismo geneticamente modificado. Diário Oficial, n.5, 6 jan. 1995. Sessão I.

Brasil. Ministério da Agricultura. Programa Nacional de Controle da Raiva dos Herbívoros. Manual técnico. Brasília: Ministério da Agricultura; 2009. Disponível em www.agricultura.gov.br. Acessado em 10/8/2009.

Brasil. Ministério da Agricultura. Raiva animal: dados estatísticos. Brasília: Ministério da Agricultura, 2004. 13 p. (Dados não publicados).

Brasil. Ministério da Saúde. Nota técnica COVEV/CGDT/DEVEP/SVS/MS. Tratamento de caso de raiva humana em Floresta-Pernambuco. 11 de novembro de 2008.

Brasil. Ministério da Saúde. Secretaria de Vigilância em Saúde. Nota técnica de 31/5/2004. Disponível em www.saude.gov.br/svs/destaques/raiva.htm. Acessado em 1/6/2004.

Brasil. Ministério da Saúde. Secretaria de Vigilância em Saúde. Guia de vigilância epidemiológica. 6.ed. Brasília: Ministério da Saúde; 2006. 806 p.

Brasil. Ministério da Saúde. Programa Nacional de Profilaxia da Raiva. Casos de raiva humana notificados e percentual de casos transmitidos segundo a espécie animal. Brasília: Ministério da Saúde; 2004.

Brasil. Ministério da Saúde. Sistema de Vigilância em Saúde. Disponível em www.saude.gov.br/svs.

Brito CJC. Avaliação da técnica de imunofluorescência direta utilizando conjugado antiglicoproteína viral e antinucleocapsídeo viral em material a fresco e em decomposição no diagnóstico da raiva. [dissertação]. Faculdade de Medicina Veterinária e Zootecnia, Universidade Estadual Paulista, Botucatu, São Paulo; 2002. 92 p.

Campbell JB, Charlton KM. Rabies. London: Kluwer Academic; 1988, 431 p.

Carnieli Jr P, Fahl W de O, Brandão PE, Oliveira R de N, Macedo CI, Durymanova E. *et al.* Comparative analyses of rabies virus isolates from Brazilian canids and bats based on the G gene and G-L intergenic region. Arch Virol. 2010;155:941-8.

Carvalho AAB. Sistema alternativo para o diagnóstico da raiva utilizando células de neuroblastoma murino: testes com amostras de campo isoladas no Brasil. 107 f. [tese]. Instituto de Ciências Biomédicas da Universidade de São Paulo, São Paulo; 2002.

Centers for Disease Control and Prevention (CDC). Extension of the raccoon rabies epizootic – United States, Morbidit. Mortal Weekly Rep. 1992;41:661-4.

Centers for Disease Control and Prevention (CDC). Human-to-human transmission of rabies via a corneal transplant – France. MMWR. 1980;29:25-6.

Centers for Disease Control and Prevention (CDC). Investigation of rabies infections in organ donor and transplant recipients – Alabama, Arkansas, Oklahoma, and Texas, 2004. MMWR. 2004;53(26):586-9.

Centers for Disease Control and Prevention (CDC). Rabies. Disponível em www.cdc.gov/ncidod/dvrd/rabies/the_virus/virus.htm.

Centers for Disease Control and Prevention (CDC). Recovery of a patient from clinical rabies – Wisconsin, 2004. MMWR. 2004;53(50):1171-3.

Centro Panamericano de Zoonoses. Prueba de anticuerpos fluorescentes para rabia. Buenos Aires: OPS/OMS. 1975. 24 p. (Nota técnica, 8.)

Charlton KM. The pathogenesis of rabies and other lyssaviral infections: recent studies. In: Rupprecht CE, Dietzschold B, Koprowski H, editores. Lyssaviruses. Berlin: Springer-Verlag KG; 1994. p. 95-120.

CNN News report of CDC news release – July 1, 2004.

Coetzer JAW, Thomson R, Tustin RG. Infectious diseases of livestook with special reference to Southern Africa. v.1. Oxford: Oxford University Press; 1994. 729 p.

Constantine DG. Transmission experiments with bat rabies isolates: responses of certain carnivora to rabies virus isolated from animals infected by nonbite route. Amer J Vet Res. 1966;27:13-5.

Correa WM, Correa CNM. Enfermidades infecciosas dos mamíferos domésticos. 2.ed. Rio de Janeiro: Medsi; 1992. 843 p.

David D, Yakobson B, Rotenberg D, Dveres N, Davidson I, Stram Y. Rabies virus detection by RT-PCR in decomposed naturally infected brains. Vet Microbiol. 2002;87(2):111-8.

Dean DJ, Evans WM, Mcclure RC. Pathogenesis of rabies. Bull W H. 1963;29:803-11.

Desmezieres E, Jacob Y, Perrin P. Genetic diversity of lyssaviruses: implications in vaccinology. In: Seminário Internacional da Raiva; 2000, São Paulo. Anais São Paulo, 2000. p. 26-27.

East ML, Hofer H, Cox JH, Wulle U, Wiik H, Pitra C. Regular exposure to rabies virus and lack of symptomatic disease in Serengeti spotted hyenas. Proc Natl Acad Sci USA. 2001;98(26):15026-31.

Eison M, Matthews SD, Willsey AL, Cherry B, Rudd RJ, Trimarchi CV. Rabies virus infection in a pet guinea pig and seven pet rabbits. J Am Vet Med Assoc. 2005;227:932-5.

Favoretto SR, Carrieri ML, Cunha EM, Aguiar EA, Silva LH, Sodre M *et al.* Antigenic typing of Brazilian rabies virus samples isolated from animals and humans, 1989-2000. Ver Inst Med Trop S Paulo. 2002;44(2):91-5.

Favoretto SR, De Mattos CC, De Morais NB, Carrieri ML, Rolim BN, Silva LM *et al.* Rabies virus maintained by dogs in humans and terrestrial wildlife, Ceará State, Brazil. Emerg Infect Dis. 2006;12(12):1978-81.

Field H, Young P, Yob JM, Mills J, Hall L, Mackenzie J. The natural history of Hendra and Nipah viruses. Microbes Infect. 2001;3:307-14.

Finke S, Conzelmann K-K. Replication strategies of rabies virus. Virus Res. 2005;111:120-31.

Fioravanti C. A raiva se espalha. Pesquisa Fapesp. 2002;74.

Fishbein DB. Rabies in humans. In: Baer GM, editor. The natural history of rabies. 2.ed. Boca Raton: CRC Press; 1991. p. 519-49.

Fooks AR, Brookes SM, Johnson N, Mcelhinney LM, Hutson AM. European bat lyssaviruses: an emerging zoonosis. Epidemiol Infect. 2003;131(3):1029-39.

Fooks AR. The challenge of new and emerging lyssaviruses. Expert Ver Vaccines. 2004;3(4):333-6.

Fu ZF. Rabies and rabies research: past, present and future. Vaccine. 1997;15(suppl.1):20-4.

Fundação Nacional de Saúde (Brasília). Boletim eletrônico epidemiológico, 2002. Disponível em www.funasa.gov.br/pub/boletim_eletronico_epi/boletim_eletrônico_epi_0202.pdf.

Goldwasser RA, Kissling RE. Fluorescent antibody staining of street and fixed rabies virus antigens. Proc Soc Exp Biol Med. 1958;98:219-23.

Gomes AAB. Comportamento biológico de amostras de vírus rábico isoladas de raposa (Dusicyon vetulus), da região do semiárido do Brasil. In: XXVIII Congresso Brasileiro de Medicina Veterinária; 2001. Salvador-Bahia.

Greene CE. Infections diseases of the dog and cat. 3.ed. St Louis: Saunders Elsevier; 2006. 1387 p.

Hanlon CA, Orciari LA. Rabies virus. Encyclopedia of Life Sciences; 2001. p. 1-8. Disponível em www.els.net. Acessado em 9/8/2002.

Hanlon CA, Smith JS, Anderson GR. Laboratory diagnosis of rabies. J Am Vet Med Assoc. 1999;215(10):1444-6.

Hatawick MAW, Gregg MB. The disease in man. In: Baer GM. Natural history of rabies. Vol. II. New York: Academic Press; 1975. p. 281-304.

Hemachudha T. Human rabies: clinical aspects, pathogenesis, and potential therapy. In: Rupprecht CE, Dietzschold B, Koprowski H, editores. Lyssaviruses. Berlin: Springer-Verlag KG; 1994. p. 121-44.

Hemachudha T, Laothamatas J, Rupprecht C. Human rabies: a disease of complex neuropathogenectic mechanisms and diagnostic challenges. Lancet Neurol. 2002;1:101-9. Disponível em http://neurology.thelancet.com. Acessado em 9/8/2002.

Hillis DM, Bull JJ. An empirical test of bootstrapping as a method for assessing confidence in phylogenetic analysis. Systematic Biology. 1993;42:182-92.

Hooper DC, Phares TW, Fabis MJ, Roy A. The production of antibody by invading B cells is required for the clearance of rabies virus from the central nervous system. PLoS Negl Trop Dis. 2009;3(10):e535.

Hummeler K, Atanasiu P. Electron micoscopy. In: Meslin F-X, Kaplan MM, Koprowski H, editores. Laboratory techniques in rabies. 4.ed. Geneva: World Health Organization; 1996. p. 209-17.

Instituto Pasteur. A raiva. São Paulo, 2004. Disponível em www.pasteur.saude.sp.gov.br/infomações/informações_05.htm. Acessado em 20/3/2004.

Instituto Pasteur. Seminário Internacional de Raiva. Anais São Paulo: Instituto Pasteur; 2000. p. 36-7.

Instituto Pasteur. Seminário Internacional Morcegos como Transmissores da Raiva. São Paulo. 2001. Disponível em www.pasteur.saude.sp.gov.br/coordenação/2002.

Ito M, Arai YT, Itou T, Sakai T, Ito FH, Takasaki T *et al.* Genetic characterization and geographic distribution of rabies virus isolates in Brazil: identification of two reservoirs, dogs and vampire bats. Virol. 2001;284:214-22.

Ito M, Itou T, Sakai T, Santos MFC, Arai YT, Takasaki T *et al.* Detection of rabies virus RNA isolated from several species of animals in Brazil by RT-PCR. J Vet Med Sci. 2001;63(12): 1309-13.

Jackson AC. Rabies. Neurol Clin. 2008;26:717-26.

Jackson AC, Scott CA, Owen J, Weli SC, Rossiter JP. Human rabies therapy: lesson learned from experimental studies in mouse models. Dev Biol. 2008;131:377-85.

Jackson AC, Wunner WH, editores. Rabies. 2.ed. London: Elsevier, 2007. 356 p.

Javadi MA, Fayaz A, Mirdehghan SA, Ainollahi B. Transmission of rabies by corneal graft. Cornea. 1996;15(4):431-3.

Kaplan MM. Safety precautions in handling rabies virus. In: Meslin F-X, Kaplan MM, Koprowski H, editores. Laboratory techniques in rabies. 4.ed. Geneva: World Health Organization; 1996. p. 3-8.

Kissi B, Tordo N, Bourhy H. Genetic polymorphism in the rabies nucleoprotein gene. Virology; 1995(209):526-37.

Kissling RE. The fluorescent antibody test in rabies. In: Baer G.M. The natural history of rabies. v.1. New York: Academic Press; 1975. p. 401-16.

Kobayashi Y, Sugimoto K, Mochizuki I, Segawa T, Itou T, Carvalho AAB *et al.* Isolation of a phylogenetically distinct rabies virus from a tufted capuchin monkey (Cebus apella) in Brazil. Virus Res. 2013;178:535-8.

Koprowski H. The mouse inoculation test. In: Meslin F-X, Kaplan MM, Koprowski H, editores. Laboratory techniques in rabies. 4.ed. Geneva: World Health Organization; 1996. p. 80-7.

Koprowski H. Visit to an ancient course. Sci Am Sci Med. 1995;2:48-55.

Kotait I, Carrieri ML, Takaoka NY. Raiva – Controle e profilaxia. São Paulo: Instituto Pasteur; 2001.

Kotait I, Gonçalves CA, Peres NF, Souza MCAM, Targueta MZ. Manual técnico do Instituto Pasteur, 1. Controle da raiva dos herbívoros. São Paulo: Instituto Pasteur; 1998.

Krebs JW, Wheeling JT, Childs JE. Rabies surveillance in the United States during 2002. J Am Vet Med Ass. 2003;223:1736-48.

Kuzmin IV, Mayer AE, Niezgoda M, Markotter W, Agwanda B, Breiman RF *et al.* Shimoni bat virus, a new representative of the Lyssavirus genus. Virus Res. 2010;149:197-210.

Kuzmin IV, Orciari LA, Arai YT, Smith JS, Hanlon CA. Bat lyssaviruses (Aravan and Khujand) from Central Asia: phylogenetic relationships according to N, P and G gene sequences. Virus Res. 2003;97(2):65-79.

Machado CG. Reflexões sobre a raiva humana. Boletim do Instituto Pasteur, São Paulo. 1996;1(1):3-6.
Mangabeira-Albernaz P. Os vírus em otorrinolaringologia. Rev Bras Otorrinolaringol. 1966;34(1):1-34.
Matsumoto S. Electron microscopy of nerve cells infected with street rabies virus. 1962;17:198-202.
Mayern F. Hematophagous bats in Brazil, their role in rabies transmission, impact on public health, livestock industry and alternatives to an indiscriminate reduction of bat population. J Vet Med B Infect Dis Vet Pub Health. 2003;50(10):469-72.
Meredith CD, Prossouw AP, Kock H, Van P. An unusual case of human rabies thought to be chiropteran origin. S Afr Med J. 1971;45:767-9.
Merial. Rabies: guidelines for medical professionals. Veterinary Learning Systems. 1999;27-35.
Meslin F-X, Kaplan MM. An overview of laboratory techniques in the diagnosis and prevention of rabies and in rabies research. In: Meslin F-X, Kaplan MM, Koprowski H. Laboratory techniques in rabies. 4.ed. Geneva: World Health Organization; 1996. p. 9-27.
Ministério da Saúde. Secretaria de Vigilância em Saúde Departamento de Vigilância Epidemiológica. Normas Técnicas de Profilaxia da Raiva Humana Série A: Normas e Manuais Técnicos. Brasília; 2011.
Muller T, Cox J, Peter W, Schafer R, Johnson N, Mcelhinney LM *et al.* Spill-over of European bat lyssavirus type 1 into a stone marten (Martes foina) in Germany. J Vet Med B Infect Dis Vet Public Health. 2004;51(2):49-54.
Murphy FA, Bauer SP, Harrison AK, Winn Jr WC. Comparative pathogenesis of rabies and rabies-like viruses: viral infection and transit from inoculation site to the central nervous system. Lab Invest. 1973;28:361-76.
Murphy FA, Harrison AK, Winn WC, Bauer SP. Comparative pathogenesis of rabies and rabies-like viruses: infection of the central nervous system and centrifugal spread of virus to peripheral tissues. Lab Invest. 1973;29:1-16.
Murphy FA. Rabies pathogenesis. Arch Virol. 1977;54:279-97.
Nadin-Davis SA, Simani S, Armstrong J, Fayaz A, Wandeler AI. Molecular and antigenic characterization of rabies viruses from Iran identifies distinct epidemiological origins. Epidemiol Infect. 2003;131:777-90.
Nadin-Davis SA, Bingham J. Europe as a source of rabies for the rest of the world. In: King AA, Fooks AR, Aubert M, Wandeler AI. Historical perspective of rabies in Europe and the Mediterranean Basin. Paris: World Organization for Animal Health (OIE); 2004. pp. 259-80.
Nadin-Davis S, Fehlner-Gardiner C. Lyssavirus – Current trends. Adv Virus Res. 2008;71:207-50.
National Association of State Public Health Veterinarians. Compendium of animal rabies prevention control, 2005. MMWR. 2005;54:1-8.
Nilsson MR. Revisão do conceito de que a raiva é sempre fatal. Bol Of Sanit Panam. 1970;68:486-94.
Nova AV, Rengell FS, Hinrichsen SL. Raiva. In: Veronesi R, Focaccia R. Tratado de Infectologia. São Paulo: Atheneu; 1996. p. 476-88.
Oliveira AGF, Clementino I, Freitas TD, Alves CJ, Gomes AB. Comportamento biológico de amostras de vírus rábico isoladas de raposa (Dusicyon vetulus), da região do semiárido do Brasil. In: XXVIII Congresso Brasileiro de Medicina Veterinária, 2001. Salvador-Bahia.
Organización Pan-Americana de la Salud. Boletín: Vigilância epidemiológica de la rabia en las Américas, 2002. 23 p.
Page RDM. Treeview: an application to display phylogenetic trees on personal computers. Computer Applications in Bioscience. 1996;12:357-8.
Pitzschke H. Raiva. In: Beer J. Doenças infecciosas em animais domésticos. São Paulo: Roca; 1988. 380 p.
Prehaud C, Megret F, Lafage M, Lafon M. Virus infection switches TLR-3 positive human neurons to become strong producers of beta interferon. J Virol. 2005;79:12873-904.
Radostits OM, Gay CC, Hinchcliff KW, Constable PD. Veterinary medicine. A textbook of the diseases of cattle, sheep, pigs, goats and horses. 9.ed. Philadelphia: Elsevier; 2007. 2156 p.
Reechman MLAB, Pinto HBF, Nunes VFP. Manual Técnico do Instituto Pasteur, 3. Vacinação contra cães e gatos. São Paulo: Instituto Pasteur; 1999.
Reed LJ, Müench H. A simple method of estimating fifty percent endpoints Am J Hyg; 1938;27(3):493-7.
Roy A, Hooper DC. Immune evasion by rabies viruses through the maintenance of blood-brain barrier integrity. J Neurovirol. 2008;14:401-11.
Rubin J, David D, Willoughby RE Jr, Rupprecht CE, Garcia C, Guarda DC *et al.* Applying the Milwaukee Protocol to treat canine rabies in Equatorial Guinea. Scand J Infect Dis. 2009;41:372-5.
Rupprecht CE, Hanlon CA, Hemachudha T. Rabies re-examined. Lancet. 2002;2(6):327-43.
Schneider LG. Spread of virus from the central nervous system. In: Baer GM. The natural history of rabies. vol. 1. New York: Academic Press; 1975. p. 273-301.
Schneider MC, De Almeida GA, Souza LM, De Morares NB, Diaz RC. Rabies control in Brazil from 1980 to 1990. Rev Saúde Pública. 1996;30(2):196-203.
Schnell MJ, McGettigan JP, Wirblich C, Papaneri A. The cell biology of rabies virus: using stealth to reach the brain. Nat Rev Microbiol. 2010;8:51-61.
Shope RE, Murphy FA, Harrison AK, Causey OR, Kemp GE, Kemp GE *et al.* Two African viruses serologically and morphologically related to rabies virus. J Virol. 1970;6:690-92.
Silva RA, Silva NM, Menezes PRV. Ocorrência do vírus da raiva na medula e no bulbo de eqüinos na doença natural e sua ausência nas diferentes regiões do sistema nervoso central e outros tecidos. Pesq Agropec Bras. 1974;8:89-90.
Silva RA, Souza AM. Isolamento do vírus rábico de pulmão, coração, rins, Bexiga e outros diferentes tecidos de morcegos hematófagos da espécie Desmodus rotundus. Pesqu Agropec Bras. 1968;3:291-301.
Silva RA, Souza AM, Lima AC. Isolamento de vírus rábico do rim, coração e cérebro de bovino na doença natural. Pesq Agropec Bras. 1967;2:359-66.
Smith JS. New aspects of rabies with emphasis on epidemiology, diagnosis, and prevention of the disease in the United States. Clin Microbiol Rev. 1996;9(2):166-76.
Soares RM, Bernardi F, Sakamoto SM, Heinemann MB, Cortez A, Alves LM *et al.* A heminested polymerase chain reaction for the detection of Brazilian rabies isolates from vampire bats and herbivores. Mem Inst Oswaldo Cruz. 2002;97(1):109-11.
Thompson JD, Gibson KJ, Plewniak F, Jeanmougin F, Higgins DG. The Clustal X windows interface: flexible strategies for multiple sequence alignment aided by quality analysis tools. Nucleic Acid Res. 1997;2:4876-82.
Tierkel E. Neurotropic viral diseases. Rabies. In: Van der Hoeden J, editor. Zoonoses. Amsterdam: Elsevier. 1964. p. 313-45.
Tordo N. Characteristics and molecular biology of the rabies virus. In: Meslin F-X, Kaplan MM, Koprowski H, editors. Laboratory techniques in rabies. 4.ed. Geneva: World Health Organization; 1996. p. 28-51.
Tordo N, Sacramento D, Badrane H, Bahlou C, Aguilar-Setien A, Loza-Rubio E *et al.* Genetic diversity of lyssaviruses: implications in vaccinology. In: Seminário Internacional da Raiva, 2000, São Paulo. Anais São Paulo, 2000.p. 26-7.
Tordo N, Sacramento D, Bourhy H. The polymerase chain reaction (PCR) technique for diagnosis, typing and epidemiological studies of rabies. In: Meslin F-X, Kaplan MM, Koprowski H, editores. Laboratory techniques in rabies. 4.ed. Geneva: World Health Organization; 1996. p. 157-74.
Torres S, Queiroz Lima E. A raiva nos morcegos hematófagos (Desmodusrotundus murinus). Rev Dep Nacional Prod Anim. 1935;2(4-5-6):385-406.
Trimarchi CV, Briggs DJ. The diagnosis of rabies. In: Rabies: guidelines for medical professionals. Veterinary Learning Systems. 1999:55-65.
Tsiang H. Pathophysiology of rabies virus infection of the nervous system. Adv Virus Res. 1993;42:375-412.
Tsiang H, Ceccaldi PE, Lycke E. Rabies virus infection and transport in human sensory dorsal root ganglia neurons. J Gen Virol. 1991;72:1191-4.
Uhaa IJ, Dato VM, Sorhage FE, Beckley JW, Roscoe DE, Gorsky RD *et al.* Benefits and costs of using an orally absorbed vaccine to control rabies in raccoons. J Am Vet Med Assoc. 1992;201:1873-82.

Uieda W, Hayashi MM, Gomes LH, Silva MMS. Espécies de quirópteros diagnosticados com raiva no Brasil. Boletim Instituto Pasteur. 1996;1:17-35.

Van Regenmortel MHV, Fauquet CM, Bishop DHL, Carstens EB, Estes MK, Lemon SM *et al.* Virus taxonomy. Classification and nomenclature of viruses. Seventh Report of the International Committee on Taxonomy of Viruses. San Diego: Academic Press, 2000.

Wandeler AI. Surveillance and diagnosis: some thoughts. In: Seminário Internacional de Raiva, 2000, São Paulo. Anais São Paulo; 2000. p. 26-30.

Wiktor TJ, Fernandes MV, Koprowski H. Cultivation of rabies virus in human diploid cell strain WI-38. J Immunol. 1964;93:353-66.

Wiktor TJ, Koprowski H. Monoclonal antibodies against rabies virus produced by somatic cell hybridization: detection of antigenic variants. Proc Nat Acad Sci. 1978;75:3938-42.

Willoughby R, Tieves KS, Hoffman GM, Ghanayem NS, Amlie-Lefond CM, Scwabe MJ *et al.* Survival after treatment of rabies with induction of coma. New England J Med. 2005;352:2508-14.

Woldehiwet Z. Rabies: recent developments. Res Vet Sci. 2002;73(1):17-25.

World Health Organization (WHO). Intradermal application of rabies vaccines. Report of a WHO consultation. Geneva: World Health Organization, 2000 (unpublished document WHO/CDS/CSR/APH/2000.5; available from Communicable Diseases, World Health Organization, 1211 Geneva 27, Switzerland).

World Health Organization (WHO). Rabies. Geneva: WHO, 2001. Disponível em www.who.int/inf-fs/en/fact099.htm. Acessado em 26/10/2002.

World Health Organization (WHO). WHO position paper: rabies vaccines. WHO position paper. Weekly Epidemiological Record. 2002;77:109-20. Disponível em www.who.int/wer/pdf/2002/wer7714.pdf.

World Health Organization (WHO). WHO Workshop on Genetic and Antigenic Molecular Epidemiology of Lyssaviruses. Niagara Falls: World Health Organization; 1994. p. 7.

Wunner WH. Rabies virus. In: Jackson AC, Wunner W. Rabies. San Diego: Academic Press; 2002. p. 23-77.

Yasumura Y, Kawakita Y. Studies on SV-40 in tissue culture-preliminary step for cancer research in vitro. In: Simizu B, Terasima T, editores. VERO cells: origin, properties and biochemical applications. Department of Bacteriology School of Medicine Chiba University. 1988;2-19.

Retroviroses dos Felinos | Leucemia Viral Felina

76

Mitika Kuribayashi Hagiwara e Archivaldo Reche Junior

Definição

A leucemia viral felina é uma doença infectocontagiosa causada por um retrovírus, o vírus da leucemia felina (FeLV), transmitido horizontalmente entre os felinos por contágio direto ou por transmissão intrauterina. O FeLV é um dos principais agentes infecciosos patogênicos dos felinos, e a infecção por esse vírus resulta em uma ampla gama de síndromes clínicas, incluindo neoplasias linfo ou mieloproliferativas, doenças degenerativas, citopenias, síndrome de imunodeficiência e coinfecções, como a micoplasmose hemotrópica e a peritonite infecciosa felina.

Etiologia

O FeLV é um γ-retrovírus, da subfamília dos *Oncornavirus*, de RNA simples, pancitotrópico. Foi o primeiro retrovírus descrito no gato doméstico, em 1964, por William Jarret. É um vírus envelopado, de cerca de 110 nm de diâmetro, e o seu genoma é constituído por duas cópias de RNA fita simples, com polaridade positiva. Tem um envelope viral lipossolúvel, o que o torna sensível a desinfetantes, álcalis (sabão), calor e dessecação. O vírus é rapidamente inativado em temperatura ambiente; em condições de umidade adequada, é capaz de sobreviver 24 a 48 h.

O FeLV liga-se a receptores específicos da superfície celular do hospedeiro, interioriza-se no citoplasma e promove a transcrição do RNA viral em DNA, por meio da enzima transcriptase reversa. O DNA viral se integra a locais aleatórios no genoma do hospedeiro, sob a forma de um provírus, e ali persiste por toda a vida da célula. O provírus contém sequências repetitivas (LTR) nas extremidades 5' e 3" com funções regulatórias e controle da expressão dos genes virais. Entre as LTR, na região intermediária do genoma viral, encontram-se os genes *gag*, *pol* e *env* (Figura 76.1). O gene *gag* codifica as proteínas do nucleocapsídio p15c, p12, p10 e p27; esta última é sintetizada em maior quantidade e encontrada livremente no plasma dos gatos virêmicos, constituindo-se no antígeno pesquisado no diagnóstico sorológico da infecção. O gene *pol* codifica as enzimas transcriptase reversa e integrase, e o gene *env* codifica as proteínas do envelope gp70 e p15E. A gp70 é a responsável pela adsorção do vírion à célula hospedeira, possibilitando a introdução do nucleocapsídio e a subsequente replicação de genoma viral, e constitui-se em alvo dos anticorpos neutralizantes produzidos pelo hospedeiro. A proteína p15E é altamente imunossupressora e está envolvida na imunossupressão e na anemia induzidas pelo FeLV (Tabela 76.1).

Durante a divisão celular, o provírus é expresso, utilizando as vias celulares do hospedeiro para a síntese proteica e replicação e para codificar a síntese do novo RNA viral no citoplasma da célula infectada. Uma vez incorporado ao genoma do hospedeiro durante a divisão celular, é transmitido com os outros genes às novas células. Em meio a esse processo, o vírus pode proliferar-se de maneira controlada, causando lesão celular mínima, induzindo apoptose ou, ainda, replicando-se intensamente, destruindo a célula. De modo geral, o vírus não é citopático e é liberado da célula infectada por um mecanismo de brotamento na membrana celular, momento em que os antígenos de histocompatibilidade do hospedeiro podem ser incorporados ao envelope viral.

Os principais mecanismos de persistência viral no organismo do hospedeiro são a capacidade de incorporação do RNA viral, sob a forma de DNA, no genoma da célula (o que mantém o provírus viável por toda a vida útil da

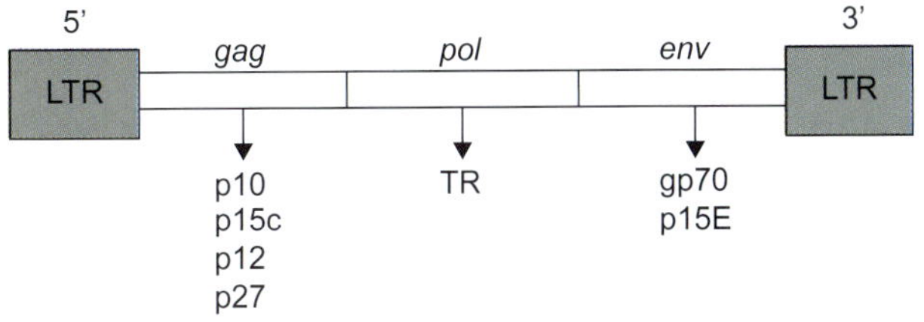

Figura 76.1 VLF – mapa genético esquemático do FeLV e de produção de proteínas.

Tabela 76.1 Resumo do mapa genético e função das proteínas do FeLV.

Gene	Localização	Proteína	Função e propriedades
gag	Núcleo	p15c, p12 e p10	Forma imunocomplexos e tem efeitos citotóxicos
		p27	Produzida em excesso, encontra-se sob a forma solúvel no citoplasma das células infectadas, do plasma, da saliva e das secreções. É o antígeno detectado nos testes sorológicos
pol	Núcleo	TR	Copia o RNA viral em DNA complementar
env	Envelope	gp70	Unidade da superfície externa Contém antígenos de superfície A, B, C (tipo-específicos) Induz formação de anticorpos neutralizantes ou anticorpos protetores contra infecção viral
		p15E	Proteína transmembrana (ligação de gp70 com a célula hospedeira); causa imunossupressão viral

célula), assim como a evasão da resposta imune específica do hospedeiro que ocorre por mecanismos de imunotolerância induzidos pelo próprio agente.

Origem do vírus

O vírus da leucemia felina é um retrovírus exógeno, patogênico para os felinos, cuja origem remonta a milhões de anos. Pela similaridade nas sequências de nucleotídios, considera-se possível que o vírus tenha evoluído a partir de um vírus endógeno do rato. Com base nas características antigênicas, genéticas e funcionais, foram identificados quatro subgupos do FeLV (A, B, C e T), sendo os três primeiros os mais importantes (Tabela 76.2). Na natureza, apenas o FeLV-A é contagioso e é transmitido horizontalmente entre os felinos suscetíveis. Os demais evolvem *de novo* em um felino infectado pelo FeLV-A, por mutação ou recombinação entre esse vírus com sequências de retrovírus endógeno contidas no DNA normal do felino. O FeLV-B origina-se da recombinação de FeLV-A com *endogenous feline leukemia virus* (enFELV), resultando na emergência de um vírus mais patogênico. O subgrupo C origina-se do FeLV-A como resultado de mutações no gene *env*.

A replicação de FeLV-B e FeLV-C só é possível na presença de FeLV-A, e ambos os vírus gerados nos gatos infectados por FeLV-A apresentam efeitos mais devastadores nos hospedeiros. O FeLV-T se origina por alterações específicas em aminoácidos, sendo raramente demonstrado nos felinos infectados pelo FeLV-A. Há atualmente a tendência de se considerar a existência de apenas três subgrupos do vírus da leucemia felina: A, B e C.

➤ Epidemiologia

Transmissão

A transmissão horizontal responde pela quase totalidade dos casos de leucemia viral felina. A transmissão ocorre primariamente por meio da saliva, na qual a concentração do vírus é mais alta do que no plasma. Os gatos virêmicos eliminam constantemente o vírus; a concentração na saliva e no sangue de gatos sadios e virêmicos é tão alta quanto nos gatos doentes. A principal forma de infecção é, portanto, o prolongado contato com a saliva e a secreção nasal dos gatos infectados. A mútua lambedura e o hábito de compartilhar fontes comuns de água ou de alimentos resultam efetivamente na transmissão da infecção. A transmissão vertical, da mãe para os filhotes, também pode ocorrer nos felinos virêmicos. Os neonatos podem ser infectados por via transplacentária, por lambeduras ou pelo leite materno. A infecção intrauterina pode resultar em reabsorção fetal, aborto e morte neonatal.

É pouco provável que ocorra a disseminação do vírus via urina, fezes e vetores hematófagos, embora os vírus encontrem-se distribuídos por diversos tecidos, fluidos orgânicos e secreções. Os fatores de risco associados à infecção são a idade e o acesso ao ambiente externo, principalmente à rua, onde existe maior possibilidade de contágio com os felinos infectados. Os gatos expostos a maior risco são aqueles errantes, os que têm acesso às ruas, habitantes de abrigos ou grandes agregados ou que tenham contato com indivíduos de *status* viral desconhecido.

Tabela 76.2 Subgrupos do FeLV, características e doenças associadas.

Subgrupo viral	Características	Doenças associadas
A	Alta contagiosidade e baixa patogenicidade, tem efeito citopático	Neoplasias hematopoéticas, imunossupressão e outras doenças associadas ao FeLV
B	Ocorre em associação com FeLV-A em ≥ 50% dos gatos com linfoma	Isoladamente, não é patogênico nem contagioso; torna-se virulento em recombinação com FeLV-A
C	Origina-se da mutação do FeLV-A	Anemia arregenerativa, mielose eritrêmica; não se replica nem é contagioso
T	Altamente citopático, tropismo por células T; origina-se do FeLV-A	Linfopenia, neutropenia, febre, diarreia

Adaptada de Hartman K. Feline leukemia vírus infection. In: Greene CE. Infectious diseases of dogs and cats. 3.ed. St. Louis: Elsevier; 2006.

Suscetibilidade

A resistência à infecção depende da idade, sendo os filhotes mais suscetíveis à infecção do que os adultos. A infecção pelo FeLV é relatada em gatos de qualquer idade, entretanto o número de felinos com viremia persistente diminui com a idade, ao mesmo tempo em que aumenta o número de felinos com anticorpos anti-FeLV. Isso se deve a fatores intrínsecos ao hospedeiro, como diminuição dos receptores celulares permissivos à entrada do vírus, maturação da função dos macrófagos, imunidade desenvolvida após contatos prévios ou após imunização ativa, e a fatores extrínsecos, como a carga viral ambiental, isto é, presença de animais virêmicos no mesmo ambiente. Em estudo realizado no Brasil, observou-se que a faixa etária média, em que é encontrado maior número de gatos virêmicos infectados pelo FeLV, é de 3 anos.

O risco de desenvolver viremia persistente aumenta em gatos adultos jovens quando coabitam com felinos virêmicos. Entretanto, é provável que o risco de um adulto se tornar persistentemente infectado após um curto contato com gatos virêmicos seja menor que o risco de desenvolver sarcomas após a vacinação contra o FeLV. Dessa maneira, a indicação do uso de vacina anti-FeLV deve ser cuidadosamente analisada em felinos adultos, sobretudo os de faixa etária intermediária e os mais velhos. Não existe predisposição sexual ou racial.

A leucemia viral felina é uma infecção primordialmente dos felinos domésticos. Existem, entretanto, relatos de infecção em felídeos não domésticos e a infecção ocorre de forma enzoótica entre os felídeos silvestres europeus (*Felis silvestris*) da Escócia e da França. O FeLV é capaz de se replicar *in vitro* nas células de diferentes espécies animais, como bovinos, suínos, cães, macacos, hamsters e humanos (subgrupo B); humanos, cães e cobaias (subgrupo C); humanos, leporinos, suínos e *vison* (subgrupo A). Não existe, entretanto, relato da transmissão natural do FeLV aos não felídeos.

Prevalência da infecção

A infecção pelo FeLV encontra-se disseminada mundialmente entre os felinos de vida livre, sendo a taxa de infecção de cerca de 2 a 8% entre os animais sadios. Taxas de infecção mais altas são observadas entre os felinos doentes. No Brasil, foram observadas taxas de 12,5% entre os felinos doentes em São Paulo, de 29% no Rio Grande do Sul, por meio da reação de imunofluorescência indireta (IFI), e de 17,5% no Rio de Janeiro, por meio do ensaio imunoenzimático (ELISA). Essa ampla variação observada depende da amostra estudada. Em um estudo envolvendo várias cidades e estados do Brasil, com a inclusão de cerca de 2 mil animais, foi observada a taxa de 6,05% de animais virêmicos, no total das amostras estudadas por IFI, independentemente do estado de saúde dos felinos incluídos no estudo. Taxas tão altas quanto 30% foram encontradas em algumas localidades, tratando-se, no entanto, de amostra viciada, em que foram incluídos exclusivamente os felinos contactantes ao lado de outros sabidamente infectados pelo FeLV. Estima-se que nos EUA, 2 a 3% dos gatos saudáveis sejam positivos para o FeLV e a incidência da doença varie de 1 a 33%, a depender do meio onde os felinos vivem. O maior percentual de positividade é observado entre os animais doentes.

Nos países da Europa, nos EUA e no Japão, a taxa de infecção vem sofrendo gradual redução, como resultado das medidas gerais de profilaxia e de imunização adotadas nesses países.

Patogenia

A evolução e o desfecho da infecção pelo FeLV são extremamente variáveis entre os felinos infectados. Fatores como a idade e o estado imune do felino, características de patogenicidade do vírus, a carga viral e a pressão da infecção interferem na resposta do hospedeiro e na consolidação da infecção. Mutações identificadas em linhagens do vírus da leucemia felina, principalmente as que ocorrem nos genes *LTR* e *SU* do vírus, podem aumentar sobremaneira a eficiência da ligação aos receptores celulares, alterando a evolução ou o desfecho da doença.

Após a exposição oronasal, o vírus se replica no tecido linfoide local. Os felinos imunocompetentes são capazes de restringir a infecção desenvolvendo altos títulos de anticorpos neutralizantes contra o antígeno gp70. Eles correspondem a cerca de 30% dos animais infectados. Se a resposta imune ocorrer rapidamente, o vírus não atinge o tecido mieloide e a infecção é debelada antes de ocorrer a viremia. Se a produção de anticorpos for mais tardia, ocorre viremia transitória, cuja duração varia de dias, semanas ou meses (em geral, entre 4 e 6 semanas, podendo chegar a 3 meses), até a extinção da infecção viral. Entretanto, se a resposta imune ocorrer mais tardiamente, quando as células epiteliais já se encontrarem infectadas, a viremia se tornará persistente. A fase de infecção medular, que ocorre 4 a 8 semanas após a exposição, é de extrema importância, pois é nela em que ocorre a latência viral em cerca de um terço dos indivíduos, que manterão a infecção ao longo da vida, a depender da resposta imune. O gato virêmico aparentemente sadio pode transmitir o vírus aos seus contactantes durante o longo período de latência.

A introdução de técnicas mais sensíveis de diagnóstico, incluindo os métodos de reação em cadeia pela polimerase (PCR), trouxe novos conhecimentos sobre a patogenia e a evolução da infecção pelo FeLV. A PCR em tempo real possibilitou a investigação de DNA proviral e a carga de RNA viral no hospedeiro, com a redefinição do espectro de categorias da resposta do hospedeiro. Um dos aspectos mais importantes trazidos à tona é o de que os felinos considerados livres da infecção, na realidade, podem manter o DNA proviral em seu organismo durante anos. Esses felinos apresentam, portanto, infecção latente, são portadores, não eliminam o vírus e apresentam resultados negativos na detecção de antígeno viral no sangue (antigenemia). Na eventualidade de ocorrer reativação da infecção, pode constituir-se em fonte de infecção. Por sua vez, o DNA viral integrado nas células pode ser essencial para a sólida proteção e a manutenção da imunidade longa e duradoura.

Estágios da infecção

De acordo com os conhecimentos atuais baseados na detecção de antigenemia e pesquisa de DNA proviral, os estágios da infecção pelo FeLV foram reclassificados e são descritos a seguir.

Infecção abortiva (anteriormente denominada "regressiva")

Felinos imunocompetentes são capazes de interromper a replicação viral por meio de resposta imune humoral e celular eficazes. Esses gatos apresentam alto título de anticorpos neutralizantes, e os testes de RNA viral e DNA proviral são negativos. O teste ELISA para detecção do antígeno p27 do vírus da leucemia felina fornece resultados negativos nesses gatos.

Infecção regressiva ("viremia transitória" seguida de "infecção latente")

A replicação viral e a viremia acontecem antes ou pouco após a infecção medular. Após infecção oronasal inicial, ocorrem infecção das células mononucleares e viremia primária, com a disseminação do vírus para o tecido linfoide, glândula salivar e medula óssea. O teste ELISA fornece resultados positivos e, durante esse período, ocorre eliminação de partículas infectantes pela saliva. Na maioria dos gatos, a viremia persiste durante 3 a 6 semanas (máximo de 16 semanas). Muitos gatos são capazes de interromper a viremia logo após a infecção da medula óssea, com o desenvolvimento de uma imunidade sólida, protetora contra novas exposições ao vírus. Equivocadamente, esses gatos podem ser considerados livres da infecção. Uma vez estabelecida a infecção da medula óssea, a probabilidade de eliminá-la se torna menor, ainda que a viremia cesse. A informação para a replicação viral (DNA proviral) permanece presente nas células-tronco hematopoéticas, sem haver a produção ativa do vírus. Os testes de detecção de antígenos (ELISA e IFI) são negativos e não há a transmissão da infecção aos contactantes. Entretanto, a infecção latente pode eventualmente ser reativada durante a gestação, condições de estresse ou uso de altas doses de corticosteroides.

A infecção regressiva é pouco significativa em termos clínicos ou epidemiológicos porque a reativação viral é rara em condições naturais. No entanto, a latência viral pode explicar a viremia recidivante e a longa persistência de títulos de anticorpos neutralizantes, bem como a ocorrência de neoplasias malignas, principalmente linfomas, citopenias e processos inflamatórios piogênicos em gatos negativos aos testes de detecção de antígenos e positivos na PCR para detecção de DNA proviral.

Infecção progressiva

A infecção viral não é contida e ocorre extensa replicação viral inicialmente nos tecidos linfoides e, depois, na medula óssea, nas mucosas e no epitélio glandular. A eliminação viral ocorre nas secreções, sobretudo na saliva. A viremia persiste por longo período, por mais de 16 semanas (antes denominada "fase de viremia persistente"). A maioria dos gatos desenvolve doenças relacionadas com infecção pelo FeLV no período de 3 anos. A infecção progressiva pode ser diferenciada da infecção regressiva por repetidos testes para detecção de antígenos virais no sangue periférico. A maioria dos gatos infectados desenvolve testes de antígenos positivos em 2 a 3 semanas após a exposição. Na infecção regressiva, os testes tornam-se negativos 2 a 8 semanas após ou, em raras ocasiões, muitos meses após. Ambas as formas de infecção, entretanto, são acompanhadas da persistente presença de DNA proviral no sangue periférico.

➤ Clínica

A infecção pelo FeLV pode resultar em diversas doenças e síndromes clínicas. A prevalência de neoplasias hematopoiéticas, mielossupressão e doenças infeciosas é maior em locais onde existem felinos infectados pelo FeLV do que na população em geral. Enquanto a sobrevida dos felinos virêmicos mantidos em locais onde há alta densidade populacional é de 2 a 3 anos no máximo, a dos felinos nas mesmas condições, porém vivendo isoladamente, é muito maior. A despeito da *nomina* (leucemia felina) adotada após os primeiros casos de neoplasias associadas à infecção viral, a maior parte dos gatos infectados é apresentada ao veterinário por causa da anemia ou da imunossupressão. O curso clínico é determinado por uma combinação de fatores relacionados com o agente e o hospedeiro, como o subgrupo do vírus infectante e a idade do hospedeiro no momento da infecção. A gravidade da infecção é inversamente proporcional à idade e os mecanismos efetores da resposta imune do felino infectado são fatores que determinam a evolução e o desfecho da infecção. As doenças e as síndromes associadas à infecção pelo FeLV podem ser agrupadas em neoplasias induzidas pelo FeLV, síndromes de supressão da medula óssea, imunossupressão, doenças imunomediadas e outras síndromes, incluindo distúrbios reprodutivos, síndrome de definhamento dos filhotes e neuropatias.

Neoplasias

Linfoproliferativas

Linfoma e leucemia linfática estão, em geral, associados à infecção pelo FeLV. Cerca de 70% dos gatos com doenças linfoproliferativas estão infectados pelo FeLV, o qual é capaz de se inserir no DNA do hospedeiro, próximo ao oncogene celular (*myc*), resultando na ativação e na expressão exacerbada desse gene. Como consequência, e na ausência de uma adequada resposta imune, ocorre a proliferação descontrolada da célula infectada (clone celular). O FeLV-A pode também incorporar o oncogene para formar um vírus recombinante (p. ex., FeLV-B) que sofre um rearranjo e é ativado; o vírus sintetizado *de novo* é, também, oncogênico. Antígenos virais do FeLV são detectados em 80 a 90% dos linfomas tímicos, em 60% dos multicêntricos e em apenas 30% dos alimentares (os últimos estão mais relacionados com a doença inflamatória intestinal crônica) (Figura 76.2).

Mieloproliferativas

Todas as linhagens celulares hematopoiéticas são suscetíveis à infecção pelo FeLV. Como resultado, as doenças mieloproliferativas ou mielodisplásicas que se desenvolvem são caracterizadas pela proliferação de uma ou mais linhagens celulares na medula óssea, em detrimento de outras. Células anormais podem ser observadas nos esfregaços de sangue periférico e em aspirados de medula óssea. Os principais sintomas das leucemias são inespecíficos: pirexia intermitente (ausência de resposta a antibióticos), fraqueza, disorexia, perda de peso, letargia, anemia, trombocitopenia, hepatomegalia, esplenomegalia e/ou linfoadenomegalia (por causa da eritropoiese extramedular ou infiltração neoplásica), contagens celulares aberrantes (leucocitose, neutrofilia, linfocitose, monocitose, policitemia, eosinofilia) e presença de precursores em grande quantidade no sangue periférico (eritroblastemia, linfoblastemia).

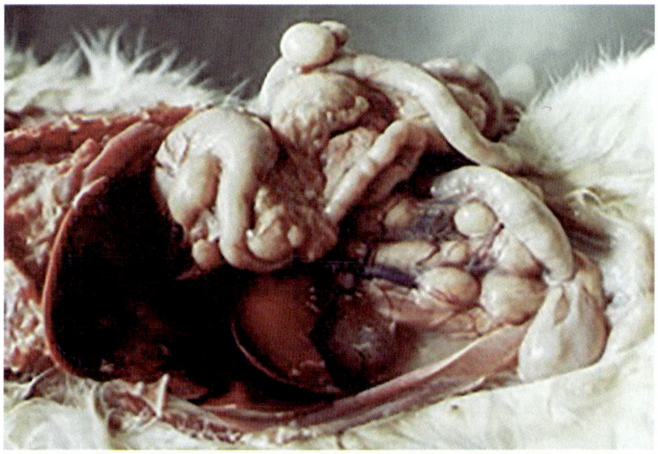

Figura 76.2 Linfoma multicêntrico em felino infectado pelo vírus da leucemia felina.

Os estágios terminais das doenças mieloproliferativas podem, muitas vezes, ser caracterizados por mielofibrose (proliferação fibroblástica e deposição colágena e reticulínica no canal medular) ou osteosclerose (trabeculação óssea na cavidade medular).

Mielodisplasias

As mielodisplasias resultam em citopenias (bicitopenia ou pancitopenia periférica) ou displasias nas séries eritroide, mieloide ou megacariocítica, e são consideradas um estado pré-leucêmico da leucemia mieloide aguda.

Fibrossarcomas

A recombinação do FeLV-A com os oncogenes celulares do hospedeiro pode resultar na emergência de um vírus recombinante, o FeSV, responsável pelo desenvolvimento de fibrossarcoma. O FeSV é tumorigênico, dando origem a neoplasia altamente maligna. Os tumores originados da replicação do FeSV expandem rapidamente, com a formação de múltiplos nódulos cutâneos ou subcutâneos, são invasivos e apresentam metástase no pulmão e em outros territórios orgânicos. É importante salientar que o FeLV ou o FeSV não estão envolvidos na gênese dos sarcomas pós-vacinais.

Outros tumores

Múltiplos osteocondromas, caracterizados por exostoses cartilaginosas nos ossos planos, podem se desenvolver nos felinos cronicamente infectados pelo FeLV, assim como o neuroblastoma olfatório, de características malignas. Também pode ser observada a hiperplasia benigna dos queratinócitos, resultando no surgimento do corno cutâneo, no qual o papel desempenhado pelo FeLV não está perfeitamente caracterizado.

Síndromes de supressão da medula óssea

Distúrbios hematopoiéticos, particularmente citopenias causadas por supressão da medula óssea, são frequentemente observados em felinos infectados pelo FeLV. Nessa categoria, incluem-se anemia regenerativa ou não regenerativa, neutropenia persistente, transitória ou cíclica, síndrome panleucopenia-símile, anormalidades quantitativas e qualitativas das plaquetas e anemia aplásica (pancitopenia).

Mecanismos patogênicos envolvidos

Na maioria desses casos, a supressão da medula óssea é causada pela replicação ativa do vírus, portanto está associada a viremia e resultados positivos nos testes de antigenemia. Em alguns gatos com testes negativos, a infecção regressiva pode ser responsável pela supressão mieloide. O provírus integrado no DNA celular do hospedeiro pode interromper ou inativar os genes celulares, como também pode acarretar alteração da expressão de genes sob a influência dos mecanismos regulatórios do DNA viral.

O FeLV pode causar distúrbios da medula óssea pela indução da expressão de antígenos na superfície celular, resultando na destruição imunomediada das células. Mais ainda, a função celular dos progenitores mielomonocíticos e fibroblastos do estroma que fornecem o microambiente medular pode ser comprometida pela infecção latente do FeLV. Na Tabela 76.3, encontram-se relacionados os principais distúrbios hematológicos observados nos felinos infectados pelo FeLV.

Anemias

A anemia é a principal complicação não associada a tumorigênese nos gatos infectados pelo FeLV. Embora uma pequena parcela das anemias associadas à infecção pelo FeLV seja do tipo regenerativo, com alta contagem de reticulócitos na circulação sanguínea e resposta favorável ao tratamento, a grande maioria dos casos é do tipo não regenerativo. A anemia resulta do efeito supressivo da infecção viral nas células-tronco hematopoiéticas e células estromais, interferindo na hematopoiese. Diversas formas de anemia podem ser observadas.

- Anemia hemolítica causada por infecções secundárias (regenerativa). A infecção secundária mais comum, responsável pelo desenvolvimento da anemia hemolítica nos gatos infectados por FeLV, é a infecção por *Mycoplasma* spp. hemotrópico. As manifestações clínicas associadas à anemia hemolítica são letargia, anorexia, depressão, membranas mucosas pálidas, icterícia, desidratação e esplenomegalia. Em geral, há uma boa resposta ao tratamento com doxiciclina, porém podem ocorrer recidivas ou reinfecções. No Brasil, existe uma forte associação entre a infecção pelo FeLV e *Mycoplasma haemofelis*, de modo que todos os felinos em que se estabelece o diagnóstico de anemia hemolítica causada por micoplasmas hemotrópicos devem ser submetidos ao teste de leucemia felina
- Anemia hemolítica imunomediada. Raramente observada, do tipo regenerativo e teste de Coombs positivo
- Aplasia eritroide pura, não regenerativa. É provavelmente a forma mais comum de anemia encontrada nos gatos FeLV (+) e é, em geral, refratária a qualquer tipo de tratamento instituído. Normalmente, é uma citopenia isolada, causada pela interação do FeLV-C com os receptores de superfície, que resulta no bloqueio da diferenciação dos progenitores eritroides. A anemia é tipicamente caracterizada por macrocitose, sem sinais de regeneração
- Anemia da doença crônica ou anemia do processo inflamatório crônico, causada por excessiva produção de

Tabela 76.3 Distúrbios hematológicos associados à infecção pelo FeLV.

Tipo	Mecanismo	Alterações hematológicas
Anemia hemolítica imunomediada	Expressão de antígenos estranhos na superfície das hemácias	Macrocitose e reticulocitose
Micoplasmose hemotrópica	Imunossupressão causada pelo vírus: proliferação de hemopatógenos	Anemia regenerativa, icterícia e hemoglobinemia variáveis (os microrganismos podem ser visualizados nas hemácias ou reveladas por PCR)
Trombocitopenia	Supressão da produção induzida pelo vírus	Anemia regenerativa, trombocitopenia (< 50.000 plaquetas)
Pancitopenia	Alteração da expressão do gene hematopoiético induzida pelo vírus que acomete precursores medulares jovens	Anemia arregenerativa, trombocitopenia e leucopenia
Síndrome panleucopênica	Replicação e destruição de precursores mieloides e linfoides e epitélio intestinal	Pancitopenia, vômito, diarreia
Aplasia eritroide pura	Alteração da expressão do gene hematopoiético, seletiva para os precursores eritroides	Anemia arregenerativa, outras linhagens celulares dentro dos valores de referência
Anemia dos processos crônicos	Citocinas inflamatórias estimuladas por vírus ou bactérias que sequestram ferro; doenças secundárias à infecção pelo FeLV	Anemia normocítica, normocrômica não regenerativa
Doenças mieloproliferativas	Transformação neoplásica dos precursores eritroides, precursores dos leucócitos e/ou células-tronco	Anemia arregenerativa com macrocitose e variável número de eritoblastos
Mielotísica: leucemia linfocítica ou granulocítica e outras síndromes proliferativas da medula óssea	Processo neoplásico induzido pelo FeLV, causando supressão da eritrogênese	Anemia arregenerativa; pode comprometer outras linhagens celulares
Leucemias	Neoplasias induzidas pelo FeLV, envolvendo linhagens celulares linfoides ou mieloides	Grande número de leucócitos ou de seus precursores na circulação sanguínea; anemia não regenerativa
Neutropenia	Neutropenia imunomediada ou idiopática induzida pelo vírus	Neutropenia

citocinas nos gatos infectados pelo FeLV. É, em geral, anemia de moderada intensidade, com o hematócrito oscilando ao redor de 20 a 30%

- Anemia aplásica ou pancitopenia Desenvolve-se quando a infecção pelo FeLV envolve todas as linhagens celulares. A citologia da medula óssea revela a hipocelularidade medular. Em geral, essa forma de anemia se desenvolve precocemente, e o teste para detecção de antigenemia costuma ser positivo.

Imunossupressão

A imunossupressão causada pelo FeLV responde por uma grande parcela da morbidade e mortalidade dos felinos infectados pelo vírus. O mecanismo pelo qual se instala a imunossupressão é pouco conhecido, porém são relatadas diminuição dos macrófagos, alteração qualitativa e quantitativa de linfócitos T (especialmente CD4+) por meio de supressão da blastogênese dessa linhagem celular e de neutrófilos, provavelmente sendo a maior parte desses efeitos mediada pela proteína p15E. Linfopenia e neutropenia são alterações hematológicas comumente observadas nesses animais e possibilitam, em associação ao quadro mórbido apresentado, presumir a existência de disfunção imunológica. As respostas imunes humorais primárias e secundárias a antígenos específicos são retardadas e diminuídas. A atrofia linfoide e a supressão imune, especialmente relacionada com a depleção dos linfócitos T, acentuam a suscetibilidade do felino infectado aos agentes infecciosos com os quais pode ter contato, especialmente aqueles causadores de afecções crônicas e recidivantes, por exemplo, coronavírus, herpesvírus, calicivírus; fungos como *Cryptococcus neoformans*, *Aspergillus* sp e *Candida albicans*; bactérias como *Mycoplasma haemofelis*; protozoários como *Giardia* sp, *Toxoplasma gondii*, *Cryptosporidium parvum*. Infecções secundárias mais comumente associadas ao FeLV incluem peritonite infecciosa felina, micoplasmose hemotrópica e infecções do trato respiratório superior. Do ponto de vista clínico, a imunodeficiência causada pelas retroviroses (FeLV ou FIV) deve ser levada em consideração quando o clínico observar condições mórbidas crônicas, recidivantes ou de difícil resolução. Na Tabela 76.4, estão listadas algumas dessas condições.

Tabela 76.4 Sintomas associados à imunossupressão nos gatos infectados pelo FeLV ou FIV.

Sintomas	Lesão/afecção
Orais	Gengivite, estomatite, periodontite
Respiratórios	Pneumonia, piotórax, rinite, sinusites
Digestórios	Enterites persistentes (diarreia e vômito)
Cutâneos	Piodermite, abscessos, fístulas drenantes, otites
Oculares	Conjuntivite, queratite
Gerais: febre, letargia	Infecção sistêmica

Doenças imunomediadas

Ao lado da imunossupressão, a excessiva ativação do sistema imune ou a inadequada resposta imune ao FeLV também podem resultar no desenvolvimento de doenças imunomediadas, como glomerulonefrite, uveíte com deposição de complexos imunes, poliartrites, anemia hemolítica autoimune, trombocitopenia, uveíte, ulcerações mucocutâneas e síndromes que se assemelham ao pênfigo e ao lúpus eritematoso sistêmico, respectivamente.

Outras síndromes

Alterações reprodutivas

Infertilidade (morte embrionária, morte fetal, abortamento), natimortalidade e síndrome do definhamento do recém-nascido são os sintomas mais observados. Em geral, o histórico indica a existência de falhas reprodutivas das fêmeas ou natimortalidade frequente.

Enterites associadas ao FeLV

Enterite hemorrágica, enterocolite com necrose da cripta e atrofia das vilosidades, associadas a outros sintomas como ulcerações e inflamação gengival, anorexia e perda de peso, são proeminentes em alguns gatos infectados pelo FeLV. É evidente a replicação viral nos enterócitos e nas células epiteliais das criptas intestinais, demonstrada pela presença de grande quantidade de antígenos gp70 e p15E.

Síndrome de definhamento do filhote

Os filhotes nascidos de mães infectadas pelo FeLV são expostos ao agente ainda no útero e mais ainda ao nascer e durante o período de aleitamento. A maioria se torna persistentemente infectada e morre em um curto espaço de tempo, cerca de 2 semanas, apresentando a síndrome de definhamento do filhote, caracterizada por falha na ingestão de leite, desidratação, hipotermia e atrofia do timo (Figura 76.3). Contudo, uma pequena parcela dos filhotes infectados pode desenvolver imunidade e eliminar a infecção.

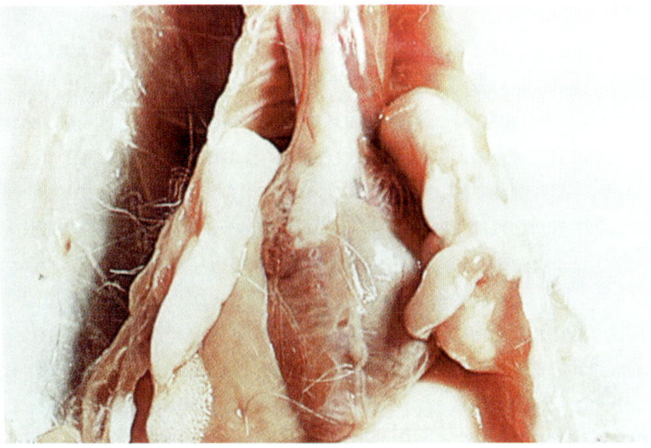

Figura 76.3 Atrofia do timo em felino infectado pelo FeLV, nascido de uma gata infectada.

Neuropatia

Disfunção neurológica caracterizada por anisocoria, midríase, cegueira central ou síndrome de Horner pode ser observada, sem a detecção de tumores ou alterações histopatológicas. Também são relatadas vocalização anormal, hiperestesia, paresia, incontinência urinária, que podem ser vistas em conjunto com outras doenças relacionadas com o FeLV. Essas manifestações neurológicas podem ser decorrentes de degeneração mielínica na medula espinal e no encéfalo. A presença de antígeno p27 do FeLV pode ser evidenciada por meio de coloração imuno-histoquímica em neurônios, células endoteliais e células da glia nos animais com disfunções neurológicas.

Diagnóstico

A identificação dos felinos infectados, doentes ou portadores sadios pode ser realizada por meio de testes específicos e é a base da profilaxia e do controle da infecção pelo FeLV. A vacinação não substitui a realização do teste para a identificação dos felinos infectados. O ideal é que todos os felinos sejam submetidos ao teste de antígenos do FeLV, principalmente aqueles oriundos de abrigos, resgatados nas ruas ou de origem desconhecida. A introdução de um novo gato no domicílio onde já existem outros felinos deve ser acompanhada do teste prévio do novo inquilino, antes de ser colocado em contato com os demais animais. Em colônias ou abrigos de gatos, a introdução de um gato infectado pode resultar na infecção dos demais felinos ou, inversamente, a infecção do recém-introduzido pode ocorrer pela existência de felinos cronicamente infectados no ambiente.

O diagnóstico da infecção pelo FeLV é estabelecido por meio de métodos diretos de detecção do vírus ou de seus antígenos, ou ainda pela detecção do DNA proviral ou RNA viral no sangue periférico.

Testes baseados na detecção de antígenos

Os testes normalmente empregados no diagnóstico da infecção pelo vírus da leucemia felina se baseiam na pesquisa de antígenos do FeLV, produzidos em excesso durante a replicação viral. Existem várias modalidades de testes para a pesquisa de antígenos virais, como ELISA, imunomigração rápida (RIM), ensaios imunocromatográficos (ICGA), imunofluorescência indireta (IFI).

Os testes de IFI e o ELISA/ICGA são os mais utilizados no diagnóstico da infecção. Ambos detectam a proteína p27, que é produzida abundantemente na maioria dos gatos infectados. O teste ELISA/ICGA detecta os antígenos solúveis no plasma ou no soro, enquanto o teste de IFI detecta antígenos p27 no interior das células sanguíneas, infectadas. O teste ELISA está disponível sob a forma de um *kit* comercial (Snap CITE combo FeLV/FIV test kit®, IDEXX Systems) que contém anticorpos monoclonais antip27. Alguns laboratórios realizam o teste de IFI. Ambos os testes são úteis na clínica de felinos. O resultado positivo de um único teste ELISA não significa que o felino apresenta viremia persistente e deve ser confirmado por novo teste após 12 semanas. A maioria dos gatos positivos para FELV no teste de IFI (97%) encontra-se persistentemente infectada. Os felinos que fornecem repetidos resultados positivos somente nos testes ELISA e negativos no teste de IFI provavelmente apresentam infecção regressiva pelo FeLV.

Os animais doentes ou suspeitos de estarem infectados pelo FeLV, com resultados negativos aos testes ELISA ou IFI, devem ser submetidos a novas avaliações, coletando-se material da medula óssea para pesquisa de antígeno por meio da IFI ou detecção de DNA proviral. Alguns felinos com infecção regressiva apresentam reação positiva apenas no material da medula óssea. Recomendações gerais para a indicação e a interpretação dos resultados do teste de leucemia viral felina são apresentadas no Quadro 76.1.

Detecção de ácido nucleico

A detecção de ácido nucleico (PCR) difere dos métodos baseados na detecção de antígenos (ELISA e IFI) basicamente porque não detecta antígenos (proteínas) virais, mas sim a presença de sequências de ácidos nucleicos

Quadro 76.1 Critérios para a indicação e interpretação dos resultados dos testes para o diagnóstico da infecção dos felinos pelo FeLV.

Critérios para a indicação do teste de antígenos*
Todos os gatos devem ser submetidos ao teste da detecção de antígenos do FeLV (teste ELISA) pelo menos uma vez na vida: • Gatos doentes (ainda que tenham apresentado resultados negativos no passado) • Gatos recém-adquiridos, filhotes e adultos, principalmente se forem de origem desconhecida • Gatos expostos recentemente ao contato com gato FeLV positivo • Gatos altamente expostos ao risco de infeção; por exemplo, aqueles com acesso ao ambiente externo em locais onde há alta concentração de felinos na vizinhança
Interpretação dos resultados
ELISA negativo: ausência de viremia. Não exclui infecção recente, infecção latente ou exposição prévia. Retestar após 8 semanas ELISA positivo: indica viremia transitória ou persistente. Retestar após 8 semanas (ELISA ou IFI) IFI negativo e ELISA negativo: animal não infectado IFI positivo: viremia e persistência da infecção IFI positivo e ELISA negativo: falso-negativo (ELISA) ou falso-positivo (IFI) ELISA e IFI negativos em gatos previamente positivos ao teste ELISA: infecção regressiva
Indicação dos testes moleculares
Suspeita de infecção regressiva (sangue periférico ou medula óssea) Diagnóstico *post mortem*, realizando-se a pesquisa de material genético em fragmentos de tumor, tecidos e da medula óssea

*A vacinação prévia contra a leucemia felina não interfere nos resultados do teste ou da PCR. As vacinas promovem a formação de anticorpos anti-gp70, enquanto os testes se baseiam na pesquisa de antígenos proteicos p27, produzidos em excesso durante a replicação do vírus.

virais (RNA viral e DNA proviral – associado à célula). A PCR pode ser realizada em materiais diversos, como sangue, medula óssea e tecidos. Alguns laboratórios nacionais já oferecem o teste. Quando realizada em ótimas condições técnicas, é um método mais sensível que os testes baseados na detecção de antígenos e pode ser extremamente valiosa naqueles casos em que há persistentes resultados discordantes entre os testes baseados na detecção de antígenos. Apresenta, no entanto, as mesmas limitações de outros testes moleculares. O adequado manuseio do material biológico é essencial, e mínimos erros técnicos podem inviabilizar os resultados. Eventuais mutações podem impedir a atuação dos *primers* selecionados, bem como mínimas contaminações por RNA exógeno podem fornecer resultados falso-negativos ou falso-positivos. Resultados positivos, obtidos em laboratórios de excelência em materiais como sangue, tecidos sólidos e espécimes fixados, são indicativos de infecção pelo FeLV, principalmente nos felinos que apresentam infecção regressiva. A possibilidade de quantificar a carga viral por meio da PCR em tempo real e a gradual melhora nos métodos de extração do material genético, com a seleção dos *primers* específicos, tornaram a PCR um método de extrema valia no diagnóstico da infecção latente.

Isolamento do vírus

Virtualmente impraticável na rotina clínica para fins de diagnóstico.

Prognóstico

O prognóstico da infecção pelo FeLV é bom para os felinos imunocompetentes, capazes de promover resposta imune com a formação de anticorpos neutralizantes nos primórdios da infecção. O prognóstico é reservado para aqueles que apresentam viremia persistente, isto é, nos pacientes em que os testes ELISA e IFI são consistentemente positivos. Mais de 50% dos pacientes virêmicos morrem em 2 a 3 anos após a exposição ao agente. Os proprietários devem ser informados a respeito da evolução crônica e lentamente progressiva da doença e que os animais positivos saudáveis por ocasião do diagnóstico podem permanecer por meses a anos sem apresentar nenhuma manifestação clínica.

Tratamento

A realização do teste de leucemia felina possibilita identificar os felinos infectados, ainda assintomáticos, e, por consequência, o confinamento desses animais e a adoção de práticas de boa nutrição e manejo ambiental para a manutenção da saúde. Os alimentos cárneos crus devem ser evitados. Os felinos infectados devem ser rotineiramente avaliados, pelo menos 2 vezes/ano, para a detecção precoce de qualquer alteração em sua saúde. Os programas de vacinação para a prevenção das doenças infecciosas comuns devem ser mantidos. Em geral, as doenças associadas ao FeLV são secundárias, adquiridas por causa da alteração imunológica. A detecção precoce dessas doenças torna possível a intervenção terapêutica adequada.

As diferentes afecções e infecções oportunistas decorrentes da atuação do vírus devem ser tratadas isoladamente, com medidas específicas direcionadas aos agentes oportunistas ou alterações neoplásicas em questão, bem como tratamento de suporte, como anti-inflamatórios, analgésicos, fluidoterapia e terapia nutricional. Cuidados especiais devem ser tomados em relação à prescrição de medicações com potenciais mielossupressivos, como griseofulvina, cloranfenicol e sulfas.

Transfusões de sangue são necessárias em pacientes com anemias intensas. A infusão de sangue proveniente de doadores imunizados pode ser benéfica, pois proporciona transferência passiva de anticorpos anti-FELV. Transfusões sucessivas nessas condições são capazes de minimizar a antigenemia de alguns gatos.

Terapia imunomoduladora e antiviral

O objetivo é suprimir a replicação viral, mediante a inibição da transcriptase reversa, e potencializar o sistema imune do indivíduo.

Dos inibidores de transcriptase reversa, o AZT (3'-azido-2', 3'-dideoxitimidina ou zidovudina) – 5 mg/kg a cada 8 h – é o mais utilizado em gatos com infecções por retrovírus. A medicação é eficaz na proteção de indivíduos recém-expostos contra viremia persistente; no entanto, com a infecção em curso, não apresenta efeito reversivo. O PMEA (9-2 fosfonometoxietil adenina) falha em proteger contra infecção pelo FIV. A terapia com esses fármacos resulta em melhora sintomática, minimizando a gravidade dos quadros associados às infecções retrovirais. Alguns problemas de legislação limitam o uso desses fármacos no Brasil, atualmente. A prescrição deles requer o monitoramento atento dos felinos tratados, em virtude dos potenciais efeitos colaterais, como anemia, citopenias e hepatotoxicidade.

Imunomoduladores podem abrandar alguns sintomas ou postergar a progressão da doença. O interferon 2α-recombinante humano na dose de 30 UI diárias, durante 7 dias e em semanas alternadas, é relacionado com a melhora clínica e o aumento da sobrevida. Sugere-se que sua ação ocorra mediante estimulação da liberação de citocinas solúveis, como IL-1, a partir de macrófagos e linfócitos da orofaringe, que, uma vez circulantes, modulariam a função imune.

A filgrastina na dose de 5 mcg/kg SC a cada 12 h, diluída em glicose 5%, em séries de 5 dias, é recomendada para animais intensamente neutropênicos. O *Propionibacterium acnes*, na dose de 0,5 mℓ/gato IV 1 a 2 vezes/semana, e o acemanann (100 mg/gato/dia VO) também são citados como, pelo menos, parcialmente eficientes. Sua ação se baseia na estimulação de interferon pelo próprio organismo.

Potencial zoonótico

Não há um caráter zoonótico real nas infecções retrovirais felinas, em razão da característica espécie-específica dos agentes. Até o momento, não há nenhuma evidência de que o FeLV possa infectar o homem. Portanto, por ora, considera-se que os retrovírus felinos não apresentam risco ao homem, a despeito do estreito convívio entre o proprietário e seu animal de estimação. A maior preocupação é em relação ao gato imunossuprimido, com infecções concomitantes por agentes infecciosos que também podem infectar o homem, como *Sporothrix schenkii*, *Toxoplasma gondii*, *Chlamydia psitacci* e *Mycobacterium tuberculosis*, principalmente se o proprietário ou tratador também for portador de condições imunossupressivas (AIDS, transplantados, pacientes sob quimioterapia, infantes).

Profilaxia e controle

A leucemia viral felina é considerada uma doença de grupos de animais amigáveis, em que ocorre a transmissão horizontal via contágio direto. O FeLV se encontra distribuído por todo o organismo do hospedeiro, sendo encontrado em todas as secreções corpóreas, principalmente a saliva, e é extremamente lábil, facilmente inativado pelo calor ou por desinfetantes comuns. Os fatores de risco para a infecção pelo FeLV são o contato direto entre os gatos e a transmissão por meio de fômites. Os felinos infectados devem permanecer isolados e separados dos demais gatos saudáveis, para evitar a possibilidade de contágio. A decisão quanto à eutanásia dos felinos infectados e doentes deve ser tomada pelo proprietário com a assistência do profissional veterinário, não sendo uma medida rigorosamente necessária para o controle da doença. O isolamento, proibindo o contato com os suscetíveis, é uma medida eficaz, passível de ser instituída no lugar da simples eutanásia do animal infectado. As medidas de prevenção e controle, incluindo teste de todos os felinos que compartilham o mesmo ambiente, estratégia de remoção dos animais infectados e vacinação dos suscetíveis, vêm sendo utilizadas com sucesso na diminuição da prevalência da infecção nos últimos 20 anos nos países da Europa e nos EUA.

Teste e estratégia de remoção

A maior prevalência da infecção pelo FeLV é encontrada em abrigos humanitários, onde ocorrem constantes entrada e saída de felinos em que se desconhece o estado sanitário em relação ao FeLV. A taxa de infecção entre os felinos de vida livre é relativamente baixa ao redor do mundo, oscilando entre 2 e 8%; os felinos que vivem domiciliados individualmente ou em pequeno número raramente são infectados, a não ser quando se adota um gato oriundo da rua, cujo estado sanitário é desconhecido. Em diversos estudos de prevalência da infecção pelo FeLV, o acesso à rua ou a adoção dos felinos oriundos da rua foi considerado o fator de risco mais importante.

A principal medida profilática se baseia na realização do teste (ELISA) antes de se adotar qualquer felino de origem desconhecida e introduzi-lo no domicílio ou em abrigos. Em abrigos e colônias já estabelecidas, é importante realizar o teste, pelo menos em uma amostra representativa dos habitantes. Nos locais em que já houve um caso de leucemia viral felina apropriadamente diagnosticado, todos os contactantes devem ser submetidos ao teste, e os animais positivos devem ser separados dos demais. Os felinos negativos ao teste devem receber pelo menos uma série da vacina contra a leucemia viral felina.

A combinação do teste para o diagnóstico dos felinos infectados e a remoção dos felinos infectados apresenta melhores resultados na profilaxia da infecção pelo retrovírus do que a vacinação indiscriminada de todos os animais; oferece também menor risco de desenvolver sarcomas pós-vacinais (ou sarcoma dos locais de injeção).

Imunoprofilaxia

As vacinas inicialmente desenvolvidas contra a leucemia viral felina datam da década de 1980 e continham vírus inativado e adjuvante. Atualmente, existem várias formulações de vacinas, contendo vírus inativado, sobrenadante de cultura com gp70 ou vacinas produzidas por engenharia genética recombinante, contendo partes do vírus. A eficácia das vacinas é controversa; eventualmente, os testes de proteção são realizados pelos próprios fabricantes, não havendo testes comparativos entre os diferentes tipos de vacina realizados por terceiros ou por órgãos oficiais. Aparentemente, nenhuma das vacinas licenciadas apresenta eficácia de 100%. Portanto, não é seguro introduzir um animal portador do vírus em um ambiente mesmo que todos os felinos tenham sido vacinados. Infelizmente, não existe nenhum teste ou procedimento que possa determinar se o felino jovem, mais suscetível à infecção e que foi vacinado, está, de fato, protegido contra a infecção. Felizmente, existe uma natural resistência à infecção à medida que o animal envelhece. Os felinos com idade superior a 4 anos, que não foram imunizados, são naturalmente mais resistentes à infecção pelo FeLV.

A vacina não interfere na infecção já instalada nem evita que o gato infectado, virêmico, atue como fonte de infecção. O esquema vacinal deve ser iniciado em filhotes negativos com 8 a 9 semanas de idade, com reforço após 3 a 4 semanas. Ao contrário das outras vacinas, o esquema de duas doses com intervalos de 3 a 4 semanas entre elas deve ser aplicado em qualquer felino, independentemente da idade da imunização primária. Depois, os reforços devem ser anuais nos felinos altamente expostos ao risco da infecção. Mesmo nesses animais, é importante levar em consideração a resistência à infecção que se desenvolve com o decorrer da idade, o que diminui a necessidade de revacinações e, principalmente, os riscos relacionados com o desenvolvimento dos sarcomas pós-vacinais.

Sarcomas associados a vacinas

Com a introdução das vacinas contra o FeLV e a obrigatoriedade do uso de vacina antirrábica inativada, ambas adicionadas de adjuvantes, houve um incremento na ocorrência de sarcomas associados ao uso dessas vacinas. Os fibrossarcomas são os mais frequentes, mas também podem ser observados rabdomiossarcomas, condrossarcomas, osteossarcomas e fibro-histiocitomas malignos. Esses sarcomas são genericamente denominados sarcomas do local de injeção, sarcomas associados à vacina e sarcomas associados aos locais da vacinação, indicando a relação existente entre a aplicação de uma injeção e o desenvolvimento da neoplasia maligna. Os tumores se desenvolvem 4 meses a 2 anos após a vacinação (média de 1 ano) e se originam da inflamação granulomatosa no local da injeção. Existe uma clara associação entre inflamação ou lesão no local da injeção e o risco de desenvolvimento do tumor. Além das vacinas já mencionadas, qualquer injeção por via subcutânea, intradérmica ou intramuscular, principalmente as medicações de ação prolongada, podem induzir a formação de neoplasia. Os felinos apresentam uma resposta peculiar aos adjuvantes incluídos nas vacinas inativadas, para aumentar a inflamação e, consequentemente, a imunidade. Essa inflamação promove a transformação maligna. Traços de adjuvantes são demonstrados na reação inflamatória e nos fibroblastos transformados encontrados nos cortes histológicos do tumor.

Para minimizar a chance de ocorrência de sarcomas associados aos locais de injeção, recomenda-se avaliar criteriosamente a necessidade e os riscos inerentes à vacinação contra a leucemia viral felina, levando em consideração a idade, a exposição ao risco de adquirir a infecção e o possível desenvolvimento de sarcomas. Somente os felinos sob o risco de contrair a doença devem ser vacinados.

Gatos que vivem em colônias livres da infecção ou vivem isolados não devem ser vacinados. Somente os gatos com testes negativos (ELISA/IFI) devem ser vacinados. Na ausência do teste, o proprietário deve ser alertado quanto à possibilidade do animal já estar infectado, antes de ser vacinado. Novos inquilinos devem ser submetidos ao teste para a leucemia viral felina antes de serem introduzidos no grupo.

Os gatos adultos apresentam maior resistência (relacionada com a idade) à infecção e ao subsequente desenvolvimento de doença; em gatos mais velhos, o risco de desenvolver sarcoma é maior do que o de desenvolver viremia persistente pelo FeLV.

Deve-se aplicar a vacina contendo o componente FeLV no membro posterior esquerdo e a vacina antirrábica no membro posterior direito. É contraindicada a aplicação da vacina no espaço interescapular.

É preciso remover qualquer nódulo presente por mais de 3 meses após a aplicação da vacina e realizar a avaliação histopatológica.

Novos produtos mais seguros para a imunização contra a leucemia viral felina estão sendo desenvolvidos e já são comercializados na Europa e nos EUA, entre eles uma vacina recombinante, sem a necessidade de adjuvante.

➤ Bibliografia

Crawford C. Vírus da leukemia feline. In: August JR. Medicina interna de felinos. 6.ed. Rio de Janeiro: Elsevier; 2011. p. 53-5.

Day MJ, Horzinek MC, Schultz RD. Wsava guidelines for the vaccination of dogs and cats. J Small Anim Pract. 2010;51:1-32.

Hagiwara MK, Junqueira-Jorge J, Stricagnolo CR. Infecção pelo vírus da leucemia felina em gatos provenientes de diversas cidades do Brasil. Clin Vet. 2007;66:44-50.

Hagiwara MK, Reche JR. A, Lucas SRR. Estudo clínico da infecção de felinos pelo vírus da leucemia felina em São Paulo. Rev Bras Cienc Vet. 1997;4(1):35-8.

Hartmann K. Feline leukemia virus infection. In: Greene CE. Infectious disease of the dogs and cats. 3. ed. St Louis: Saunders Elsevier; 2006. pp.105-31.

Hisasue M, Okayama H, Okayama T. Hematologic abnormalities and outcome of 16 cats with myelodisplastic syndromes. J Vet Int Med. 2001;15(5):471-7.

Junqueira-Jorge J, Ferreira F, Hagiwara MK. Risk factors for feline leukemia virus in São Paulo. Braz J Vet Res Anim Sci. 2011;48(5):392-8.

Kirpensteijn J. Feline injection site-associated sarcoma: is it a reason to critically evaluated our vaccination policies? Vet Microbiol. 2006;117:59-65.

Levy JK, Crawford PC. Feline leukemia virus. In: Ettinger SJ, Feldman EC. Textbook of veterinary internal medicine. 6.ed. vol. 1. St Louis: Elsevier-Saunders; 2005. p. 653-8.

Levy J, Crawford C, Hartmann K, Hofmann-Lehmann R, Little S, Sundahl E *et al.* 2008 American Association of Feline Prcationer's feline retrovirus management guidelines. J Feline Med Surg. 2008;10:300-16.

Mehl ML. Feline leukemia virus. In: Lappin MR. Segredos em medicina interna de felinos. Porto Alegre: Artmed; 2004. p.464-8.

Souza HJM, Teixeira CHR. Leucemia viral felina. In: Souza HJM. Coletâneas em medicina e cirurgia felina. Rio de Janeiro: L.F. Livros de Veterinária; 2003. p. 251-72.

Retroviroses dos Felinos | Síndrome da Imunodeficiência dos Felinos

77

Mitika Kuribayashi Hagiwara, Archivaldo Reche Junior e Bruno Marques Teixeira

Definição

Relatada pela primeira vez em um gato doméstico, em 1987 por Niels Pedersen *et al.*, a síndrome da imunodeficiência dos felinos vem sendo utilizada como modelo para os estudos da síndrome de imunodeficiência adquirida em humanos (AIDS/HIV). A imunodeficiência dos felinos ou AIDS felina é uma síndrome dos felinos domésticos, causada pelo vírus da imunodeficiência dos felinos (FIV). A infecção se caracteriza pelo gradual declínio no número de linfócitos T periféricos CD4+ e, associada a outras alterações imunológicas, resulta no desenvolvimento da síndrome de imunodeficiência. A disfunção imunológica torna o animal suscetível a infecções secundárias e condições mórbidas debilitantes resultando, alguns anos depois, no óbito do felino infectado. O curso e o prognóstico da doença são variáveis e dependem do estilo de vida, do ambiente em que o felino vive, de infecções oportunistas, da idade do hospedeiro, da carga viral, da cepa envolvida e das condições clínicas do gato no momento em que se estabelece a infecção. A infecção caracteriza-se pela baixa morbidade e mortalidade. A idade média dos felinos infectados, não doentes, é de 3 anos, e a dos felinos com a síndrome da imunodeficiência é de cerca de 10 anos.

Sinonímias: imunodeficiência dos felinos, AIDS felina, infecção pelo vírus da imunodeficiência dos felinos.

Etiologia

O FIV é um membro da família *Retroviridae*, gênero *Lentivirus*, ao qual também pertence o HIV, vírus causador da imunodeficiência humana. Ambos são estruturalmente semelhantes e têm ciclo de vida e patogenicidade também similares. A partícula viral mede de 80 a 100 nm de diâmetro, é constituída por duas fitas simples de RNA não complementares, idênticas, de polaridade positiva com 9,4 kilobases. O vírus apresenta a enzima transcriptase reversa, capaz de produzir uma cópia DNA (cDNA) a partir de seu RNA, o que possibilita a integração do provírus no DNA da célula hospedeira. Similarmente aos outros retrovírus, tem três genes principais que codificam as proteínas virais: o gene *gag* que codifica capsídio (CA), nucleocapsídio (NC) e proteína-matriz (MA); o gene *pol*, que codifica transcriptase reversa (RT), protease (PR) e integrase (IN); e o gene *env*, responsável pelas proteínas de superfície (SU) e pela transmembrana (TM) do envelope viral. Com base nas diferenças na sequência de nucleotídios do gene *env* das regiões variáveis 3′ a 5′, os isolados do FIV são classificados em cinco subtipos (ou classes), de A a E, além de cepas recombinantes (Figura 77.1). Outros subtipos poderão ser identificados na medida em que forem sendo desenvolvidos estudos adicionais e dependendo da pressão ambiental exercida sobre o vírus. Recentes estudos identificaram quatro grupos distintos de isolados de FIV nos EUA e na Nova Zelândia.

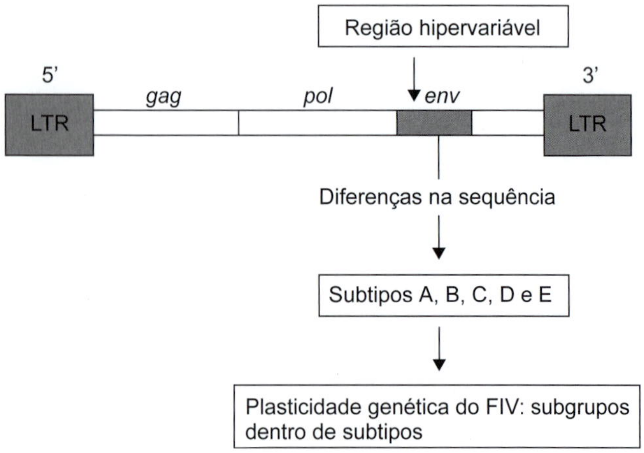

Figura 77.1 Mapeamento genético do vírus da imunodeficiência dos felinos (FIV).

Existe uma ampla variação na distribuição mundial dos diferentes subtipos: nos EUA e na Europa, predominam os subtipos A e B; na Austrália e na África, o subtipo A; no Japão, os subtipos A, B, C e D; na América do Sul, B e E; no Brasil, até o momento, foi identificado o subtipo B. Diferentes variantes podem ocorrer dentro de um mesmo subtipo, refletindo a plasticidade genética do FIV (ver Figura 77.1).

A ampla heterogeneidade molecular do FIV relatada nos subtipos do vírus identificados ao redor do mundo e a alta capacidade de promover mutações em condições adversas são características inerentes aos *Lentivirus*. Em condições de alta densidade populacional e promiscuidade, é possível ocorrer recombinação genética do vírus infectante, coinfecções ou superinfecção dos felinos por variantes de um mesmo subtipo ou por diferentes subtipos do vírus. A heterogeneidade nas sequências do ácido nucleico resulta da natureza errática da enzima transcriptase reversa (RT), bem como da alta taxa de produção de vírions. Essa heterogeneidade permite ao vírus uma rápida adaptação ao sistema imune, às medicações antivirais ou a ambos, constituindo-se no mecanismo do escape viral diante de pressões farmacológicas, imunológicas ou de seleção ambiental e representando um entrave para a produção de vacinas. As propriedades do gene *env* são importantes do ponto de vista clínico por determinarem o tropismo celular e influírem na patogenicidade. As interações das proteínas do *env* viral com os receptores das células do hospedeiro durante a fase inicial da infecção resultam na conservação ou alteração nas sequências do *env*, em razão da resposta imune do hospedeiro infectado. As diferenças nos determinantes antigênicos do *env* são potenciais obstáculos para o desenvolvimento de vacinas, ainda que seja encontrado um subtipo amplamente prevalente em determinada área geográfica.

O envelope viral é lipossolúvel, e o vírus é suscetível a desinfetantes, álcalis (sabão), calor e dessecação. O vírus é rapidamente inativado em temperatura ambiente; em condições de umidade adequada, é capaz de sobreviver por 24 a 48 h.

Epidemiologia

Transmissão

O FIV é naturalmente transmitido por inoculação parenteral do vírus presente na saliva ou no sangue, por meio da mordedura ou de feridas resultantes de brigas. Experimentalmente, a infecção é transmitida por via intravenosa, subcutânea, intramuscular, intraperitoneal, oral, intravaginal ou intrarretal. Dados epidemiológicos indicam que, na fase inicial da infecção, os gatos infectados transmitem o vírus com mais facilidade do que os gatos que se encontram na fase terminal da doença. A transmissão da mãe para o filhote pode ocorrer no útero, durante o parto ou pela ingestão de colostro e do leite. Os filhotes de gatas soropositivas saudáveis podem tornar-se persistentemente infectados, dependendo da carga viral da progenitora durante a gestação e no momento do parto. Se a gata estiver na fase aguda da infecção, mais de 70% dos filhotes podem nascer infectados. A transmissão horizontal do FIV em gatis ou domicílios com múltiplos gatos é aparentemente um evento raro, embora seja esporadicamente citado. A transfusão sanguínea com sangue de doador cujo *status* em relação ao FIV se desconhece é uma importante via de transmissão da infecção.

Suscetibilidade

Felinos domésticos de qualquer faixa etária são suscetíveis à infecção. Não existe também predisposição sexual. Apesar disso, cerca de dois terços dos gatos infectados são machos, como resultado da alta prevalência da infecção transmitida por meio de mordeduras e arranhaduras, comuns entre os felinos de vida livre. Aparentemente, os filhotes são mais suscetíveis à infecção e desenvolvem mais rapidamente a síndrome da imunodeficiência. A infecção também ocorre entre os felídeos silvestres dos quais foram isoladas cepas pouco patogênicas para os felinos domésticos. A grande diversidade das sequências do ácido nucleico viral dos isolados e a baixa patogenicidade dos isolados dos felinos silvestres, quando comparada à dos isolados dos felinos domésticos, indicam a possibilidade de ter havido uma longa convivência dos felídeos de vida livre com o lentivírus felino e a possível origem das cepas do vírus que infectam atualmente os gatos domésticos, a partir das cepas dos felídeos silvestres.

Prevalência

A infecção pelo FIV encontra-se amplamente disseminada entre os felinos domésticos ao redor do mundo. Em gatos altamente expostos aos riscos da infecção e em gatos doentes, a prevalência sorológica varia de 4 a 24%. Em alguns países, como o Japão, com uma grande população de gatos com livre acesso ao ambiente externo ou em bolsões em que existem muitos gatos de vida livre, a prevalência da infecção pode ser bastante alta, alcançando 30 a 40% dos residentes. No Brasil, a ocorrência da infecção é citada em São Paulo, no Rio de Janeiro, no Rio Grande do Sul e em Minas Gerais. A prevalência entre os animais doentes ou entre os hígidos é semelhante à que ocorre ao redor do mundo, conforme a amostra estudada.

Patogenia

A replicação viral ocorre nas células-alvo dos órgãos linfoides e de outros tecidos ricos em células linfoides após a entrada do agente infeccioso no organismo hospedeiro. O FIV pode infectar uma ampla variedade de células *in vitro* ou *in vivo*, a depender do tipo ou subtipo infectante.

Embora a diminuição das células CD4+ seja o aspecto mais importante da infeção pelo FIV, foi demonstrada a infeção de uma variedade de tipos celulares nos respectivos hospedeiros, incluindo os linfócitos CD4+ e CD8+, linfócitos B, células da linhagem neuronal e da linhagem monocítica/macrofágica. Também as células T regulatórias CD4+ CD25+ (células Treg) podem dar suporte à replicação do FIV; recentemente, observou-se que as células dendríticas dos felinos expressam receptores virais específicos e são infectadas produtivamente pelo FIV. Diferentemente do HIV, o FIV não utiliza o CD4 como receptor. O receptor primário para o FIV é o CD134, também conhecido como OX40, um membro da família dos receptores dos fatores de necrose tumoral, que é altamente expresso nas células T CD4+ ativadas. Inicialmente, a glicoproteína 120 (gp120) se liga ao receptor CD134 promovendo alterações no envelope viral que favorecem uma segunda interação com o correceptor, CXCR4, resultando na fusão viral com a membrana celular e a entrada do vírus na célula hospedeira.

O pico da carga viral ocorre entre 8 e 12 semanas após o início da infecção (Figura 77.2). A vigorosa resposta imune do hospedeiro reduz sobremaneira a carga viral circulante, porém é ineficaz na depuração completa da infecção. Em geral, os anticorpos contra o FIV tornam-se detectáveis em 2 a 4 semanas. Após a fase de infecção aguda e da aparente cessação da viremia, segue-se um período variável em que a infecção é inaparente. Essa fase não se constitui em período de latência da infecção, porque a produção de vírus é contínua nas células e nos tecidos infectados e o vírus é recuperado da circulação sanguínea, soro ou plasma, líquido cefalorraquidiano (LCR), sêmen e tecidos linfoides. O aspecto fundamental na patogenia da infecção pelo FIV é a progressiva alteração da resposta imunológica, com a gradual diminuição dos linfócitos CD4+, tanto no sangue periférico quanto no tecido linfoide. A perda de células CD4+ resulta na inversão da relação CD4+/CD8+, semanas ou meses após a infecção, dependendo da cepa infectante. Também contribui para a inversão o aumento das células CD8+ (linfócitos citotóxicos). Essa inversão pode persistir por anos, sem que haja o desenvolvimento da síndrome da imunodeficiência associada à infecção. Outras anormalidades imunológicas, como diminuição ou retardo da resposta a mitógenos, redução ou alteração da expressão de moléculas da superfície celular e dos receptores de citocinas, ruptura do equilíbrio na produção de citocinas ou ainda alterações na defesa inespecífica, também podem ser observadas. A hipergamaglobulinemia, frequentemente encontrada nos felinos infectados cronicamente pelo FIV, é o reflexo da estimulação policlonal de células B.

As alterações neurológicas descritas nos felinos infectados pelo FIV não parecem ser causadas exclusivamente pela presença ou a replicação do vírus no sistema nervoso central; eventos indiretos, possivelmente causados por alterações no metabolismo normal das células nervosas, também podem contribuir para isso. Outras manifestações clínicas também podem ser decorrentes das alterações funcionais, da inflamação dos órgãos acometidos ou das coinfecções e neoplasias associadas à infecção. A idade do animal no momento da infecção, a carga viral e a via de infecção, bem como as características do inóculo – partículas virais livres ou associadas a células –, refletem na cinética viral, na progressão da infecção, no desenvolvimento do quadro clínico e na magnitude da resposta imunológica do hospedeiro.

Clínica

A infecção pelo FIV progride lentamente, sendo reconhecidos diversos estágios clínicos, à semelhança da infecção pelo HIV em humanos (Tabela 77.1). Essa divisão é útil do

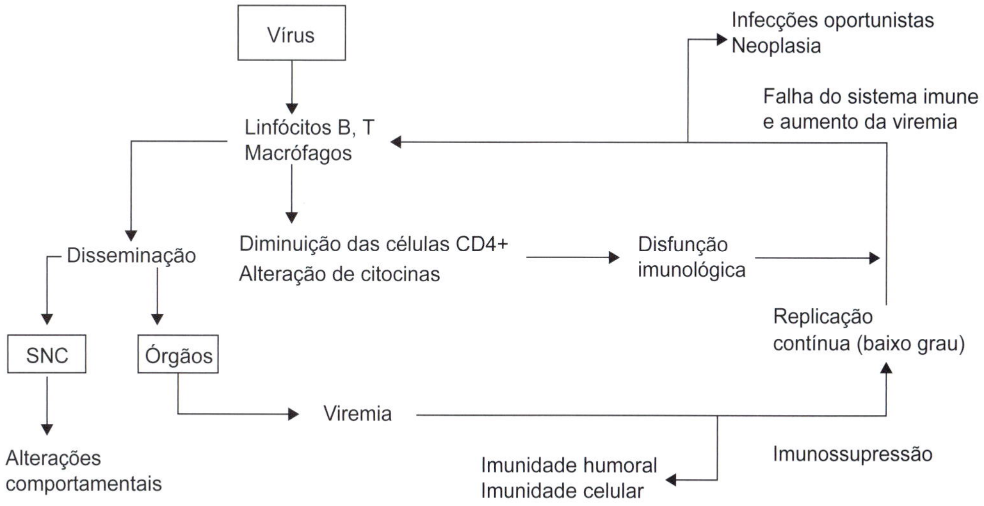

Figura 77.2 Patogenia da infecção dos felinos pelo vírus da imunodeficiência felina. SNC = sistema nervoso central.

Tabela 77.1 Estágios clínicos, duração, eventos imunológicos e principais alterações clínicas.

Estágio clínico	Duração	Alterações imunológicas e clínicas
I	2 a 5 semanas	Fase aguda. Pico da viremia. Formação de anticorpos; febre
II	Meses a anos	Fase assintomática. Diminuição progressiva de linfócitos T CD4+
III	Meses a anos	Linfadenomegalia generalizada e progressiva
IV	Meses a anos	ARC – complexo clínico relacionado com a AIDS – infecções oportunistas
V	Meses a anos	Profunda depleção de CD4+; disfunções imunológicas; síndrome relacionada com a imunodeficiência
VI	Meses a anos	Miscelânea de doenças: neoplasias, doenças imunomediadas, doenças oculares

ponto de vista clínico, não existindo uma distinção clara entre os estágios clínicos nem um sinalizador da transição da fase assintomática para a fase em que podem ser observadas diversas condições mórbidas, como neoplasias, insuficiência renal ou infecções associadas ao FIV (*ARC - AIDS related complex*), ou para a fase terminal de imunodeficiência (AIDS). A progressão mais rápida para a fase terminal da doença provavelmente está associada à intensidade da viremia durante a fase aguda da infecção. Na prática, os estágios clínicos reconhecidos nos felinos infectados incluem uma fase aguda, uma fase clinicamente inaparente de duração variável e uma fase terminal da infecção, conhecida como síndrome da imunodeficiência adquirida.

Os sinais clínicos da infecção pelo FIV não são específicos, e aqueles atribuíveis diretamente à infecção provavelmente passam despercebidos na maioria dos casos. Alguns gatos infectados podem apresentar febre, perda de apetite e menor atividade física durante a fase aguda. Discreta linfadenomegalia pode ser observada na fase aguda e persiste em maior ou menor grau por todo o curso da infecção. Durante os últimos estágios da infecção, os sinais clínicos são decorrentes de infecções oportunistas, neoplasia, mielossupressão e doença neurológica. Entre as manifestações clínicas da síndrome da imunodeficiência causada pelo FIV, são de particular interesse as descritas a seguir.

Estomatite/gengivite

Pode ser observada em qualquer estágio da infecção, sendo de causa indeterminada na maioria das vezes (Figura 77.3). Infiltrado inflamatório mononuclear ou polimorfonuclear observado em corte histológico sugere um possível envolvimento da resposta imunológica do hospedeiro decorrente da estimulação antigênica contínua. A coinfecção pelo calicivírus felino resulta em estomatite mais grave, com o surgimento de lesões odontoclásticas nos casos mais avançados.

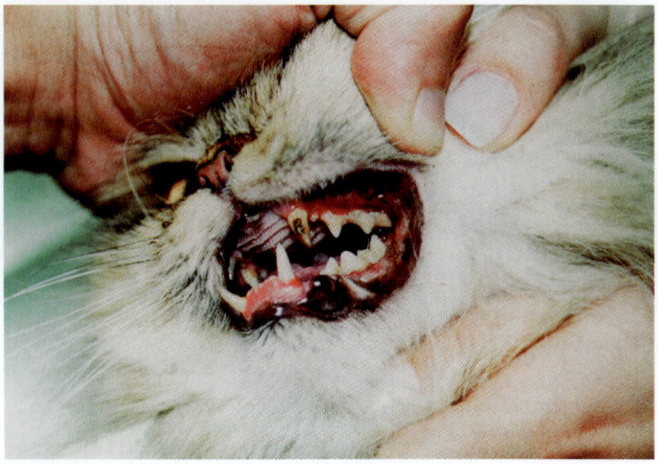

Figura 77.3 Gengivite discreta em felino infectado pelo FIV.

Diarreia

Ocorre em alguns gatos infectados sem que seja identificado qualquer patógeno entérico específico. Infecção por *Cryptosporidum* spp., lesões inflamatórias e excessivo crescimento bacteriano são citados como prováveis causas de diarreia refratária ao tratamento.

Doenças oculares

A uveíte anterior pode ser resultado de infecções secundárias, como a toxoplasmose, ou estar diretamente relacionada com a infecção pelo FIV. Menos frequentemente, são relatados *pars plantis* (infiltrado leucocitário, principalmente de plasmócitos, no humor vítreo) e retinopatias.

Sinais de comprometimento do sistema nervoso central

A alteração comportamental é a alteração neurológica mais comumente observada. Outros distúrbios relatados incluem convulsões, anormalidade motora multifocal, paresia, comprometimento do aprendizado e alteração no padrão de sono. Esses distúrbios podem ser creditados exclusivamente à infecção pelo FIV ou ocorrer em associação com o vírus da peritonite infecciosa felina, criptococose ou toxoplasmose.

Síndrome de depauperamento

Dependendo do paciente e da cepa viral envolvida, a perda de peso e o depauperamento gradual das condições orgânicas são as consequências mais visíveis da imunodeficiência dos felinos (Figura 77.4).

➤ Diagnóstico

Patologia clínica

Nenhuma das alterações laboratoriais comumente observadas é patognomônica da infecção.

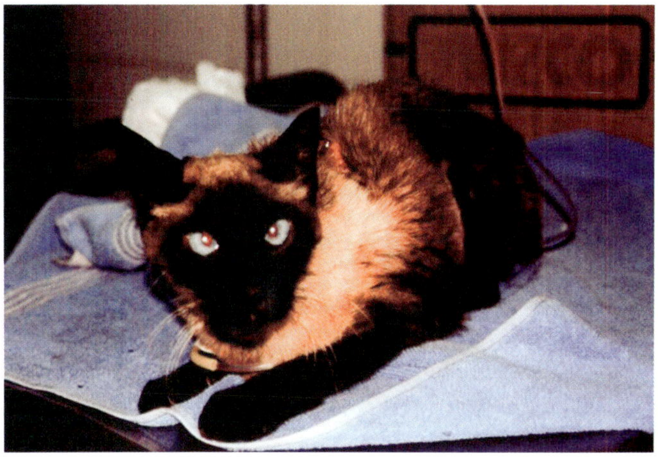

Figura 77.4 Felino, siamês, macho, 9 anos, FIV positivo. Emaciação resultante da insuficiência renal crônica.

Alterações hematológicas

Na fase aguda da infecção, podem ser encontradas neutropenia e linfopenia, que se normalizam na medida em que a infecção evolui para a fase assintomática. Os felinos com a doença apresentam citopenias variáveis, como anemia, linfopenia (mais comum, pela diminuição de linfócitos CD4+), neutropenia e trombocitopenia. Essas alterações estão relacionadas com replicação viral e produção de citocinas e outros fatores solúveis, os quais inibem a função medular nos gatos infectados pelo FIV.

Alterações bioquímicas

São poucas as alterações no perfil bioquímico encontradas nos felinos FIV-positivos. Hiperproteinemia resultante de hipergamaglobulinemia é observada em alguns felinos. A azotemia, na ausência de outras causas detectáveis de doença renal, é frequentemente observada nos felinos infectados, nos quais é detectada a insuficiência renal crônica progressiva mais precocemente que nos felinos livres da infecção. A relação entre a infecção pelo FIV e o desenvolvimento de doença renal ainda não está perfeitamente esclarecida, porém muitos gatos infectados apresentam eliminação urinária de proteínas de baixo peso molecular, indicando a possibilidade de haver glomerulonefrite. Outras alterações bioquímicas podem ser observadas, dependendo dos órgãos envolvidos ou de doenças concomitantes.

Testes sorológicos

A infecção persistente pelo FIV resulta na contínua produção de anticorpos específicos, sem que haja a eliminação do vírus do organismo hospedeiro. A presença de anticorpos é considerada, portanto, sinônimo de infecção. Vários testes baseados em ensaios imunoenzimáticos (ELISA; no Brasil, Snapp Combo FIV-FeLV, Idexx Laboratories) ou ensaios do tipo imunomigração rápida foram desenvolvidos e estão disponíveis comercialmente. Esses testes são razoavelmente sensíveis e específicos; reações falso-positivas ou falso-negativas podem ocorrer com qualquer um dos testes. O uso de sangue total em vez de soro é uma das principais causas de reações falso-positivas. A variação na sensibilidade e na especificidade entre os diferentes testes e as diferenças na prevalência da infecção resultam em diferenças no valor preditivo dos testes. Em casos de dúvida, o *Western blot* é o teste indicado para a confirmação dos resultados. Os anticorpos induzidos pela vacina são indistinguíveis dos anticorpos produzidos pela infecção natural.

Os resultados dos testes devem ser interpretados cuidadosamente em filhotes de menos de 6 meses de idade. Anticorpos transferidos passivamente podem ser detectados até 16 semanas de idade. Filhotes de gatas soropositivas podem tornar-se persistentemente infectados, dependendo da carga viral da progenitora durante a gravidez e no parto; assim, recomenda-se a confirmação dos resultados positivos com novo teste após 6 meses de idade. Os felinos recém-infectados, na fase aguda da infecção, podem apresentar resultados negativos no teste inicial. Em geral, a resposta humoral é detectada no período de 8 semanas após a infecção. Portanto, dependendo da situação, um único teste negativo, principalmente se houver riscos de infecção envolvidos, não é suficiente para considerar o animal realmente livre da infecção. Na fase terminal da infecção, a concentração sérica de anticorpos pode ser mínima, resultando em testes negativos. Nesses casos, o *Western blot* e a quantificação de linfócitos CD4+/CD8+ podem auxiliar no diagnóstico e no prognóstico da infecção.

Testes de biologia molecular

A reação em cadeia pela polimerase (PCR) é um método sensível e específico para a detecção do material genético viral; a necessidade de equipamentos especiais limita sua execução a alguns laboratórios especializados. Os diferentes protocolos para a detecção do material genético ainda não estão perfeitamente padronizados e validados entre os diferentes laboratórios; pouco se conhece a respeito de sensibilidade, especificidade e acurácia para o diagnóstico das infecções naturalmente adquiridas. Resultados falso-positivos e falso-negativos inerentes à técnica podem ocorrer, o que torna necessário realizar novos testes e interpretar os resultados associando-se à clínica, aos testes laboratoriais e à PCR. A variabilidade marcante do genoma viral é outro fator limitante na aplicação da PCR. A depender dos *primers* utilizados, a sensibilidade do teste pode ser muito baixa. Os *primers* e as sondas são selecionados com base na sequência genética de alguns isolados já caracterizados; assim, é possível que outras variantes não sejam detectadas.

Alterações macroscópicas e histopatológicas

As alterações macroscópicas dependem do desenvolvimento de neoplasias, infecções sistêmicas ou outras condições mórbidas associadas à infecção pelo FIV em qualquer

órgão ou sistema orgânico. Inúmeras alterações histopatológicas são observadas em diversos órgãos e tecidos, tanto nos felinos infectados e doentes quanto naqueles que ainda não apresentam nenhuma manifestação clínica, indicando o caráter multissistêmico da infecção. Infiltrado inflamatório perivascular é encontrado praticamente em todos os órgãos. Na Tabela 77.2, são apresentadas as principais alterações histopatológicas associadas à infecção pelo FIV. A glomerulonefrite observada nos felinos infectados pode ser a causa principal da instalação gradual da insuficiência renal crônica (Figura 77.5).

➤ Tratamento

As diretrizes gerais para o tratamento dos felinos infectados pelo FIV são praticamente as mesmas descritas para a infecção pelo FeLV (ver capítulo Retroviroses dos Felinos | Leucemia Viral Felina). Na Tabela 77.3, são apresentados alguns dos fármacos mais preconizados no tratamento dos felinos FIV-positivos e o respectivo protocolo terapêutico.

Recomendações gerais

Todos os gatos devem ser submetidos ao teste específico, para se conhecer o estado do animal em relação à infecção por FIV e possibilitar a adoção de medidas profiláticas em relação ao próprio animal, se não estiver infectado (prevenção da infecção, minimizando os possíveis riscos de exposição) e, em relação aos contactantes (disseminação da infecção), se o teste fornecer resultados positivos. Nesse último caso, o longo curso da infecção requer atenção especial, principalmente em relação à exposição a agentes infecciosos. As infecções secundárias são responsáveis pela maior parte dos problemas clínicos nos felinos FIV-positivos e influem no curso da infecção principal e no desfecho da infecção.

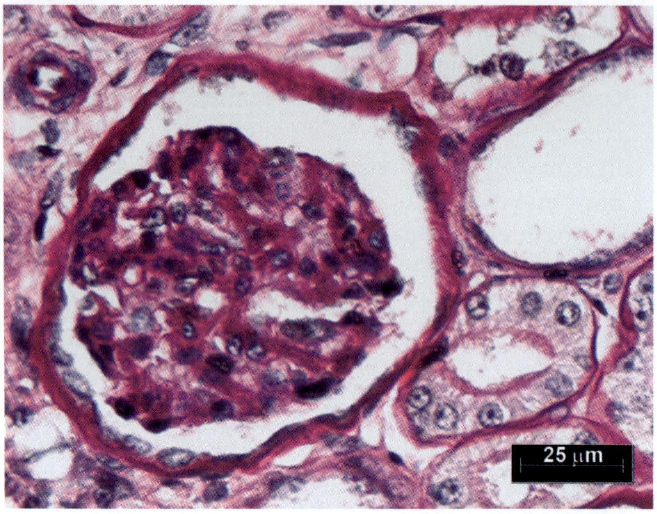

Figura 77.5 Felino infectado por FIV. Glomerulonefrite proliferativa mesangial global. Proliferação de células mononucleares e aumento da matriz mesangial. Espessamento da cápsula de Bowman. Coloração: PAS. Aumento: 40×. Imagem cedida pelo Prof. Paulo Maiorka.

Tabela 77.2 Alterações histopatológicas observadas em felinos infectados por FIV.

Órgão	Anormalidades
Linfonodo	Involução folicular Hiperplasia folicular Plasmocitose
Timo	Atrofia e involução cortical Hiperplasia folicular
Cavidade oral	Lesões reabsortivas odontoclásticas Estomatite linfoplasmocítica
Trato gastrintestinal	Achatamento das vilosidades Colite piogranulomatosa
Fígado	Hepatite periportal
Medula óssea	Hiperplasia mieloide Agregados linfoides
Rim	Nefrite intersticial Glomeruloesclerose
Sistema nervoso central	Infiltrado linfoplasmocítico perivascular Gliose Mielite Mielinopatia vacuolar, diminuição da densidade neuronal Crescimento axônico
Pulmão	Pneumonite intersticial, alveolite
Músculo esquelético	Miosite linfocítica Necrose de miofibras Infiltrado perivascular

Tabela 77.3 Fármacos utilizados no tratamento de felinos infectados por FIV e respectivo regime terapêutico.

Fármaco	Dose	Via	Intervalo (h)	Duração (semanas)
Antiviral				
AZT	5 mg/kg	VO, SC	12	...
Citopenias				
Eritropoietina	100 UI/kg	SC	48	2
FEC-G	5 mcg/kg	SC	12	1 a 2
Estomatite				
Metronidazol	5 mg/kg	VO	8	2 a 4
Clindamicina	12,5 mg/kg	VO	8	2 a 4
Prednisona	5 mg/gato	VO	12	2 a 4
Lactoferrina bovina	40 mg/kg	Tópica	24	...
Imunomodulador				
Interferon alfa humano	30 UI/gato	VO	24	...

VO = via oral; SC = via subcutânea; ... = tempo indeterminado (conforme a necessidade); FEC-G = fator estimulante de granulócitos.
Adaptada de Sellon RK, Hartmann K. Feline immunodeficiency virus infection. In: Greene CE. Infectious diseases of the dog and cat. 3.ed. St Louis: Saunders; 2006. p.131-42; e de Teixeira CHR, Souza HJM. Manifestações clínicas associadas à infecção pelo vírus da imunodeficiência dos felinos. In: Souza HJM. Coletâneas em medicina e cirurgia felina. Rio de Janeiro: LF Livros de Veterinária; 2003. p.301-21.

Após o diagnóstico da infecção, as medidas sugeridas incluem:

- Exame clínico periódico anual ou semestral (dependendo da fase evolutiva da infecção), para a detecção precoce de alterações na saúde do animal. Incluir a avaliação do perfil hematológico e bioquímico, exames de imagem do abdome e do tórax, culturas (urina) e citologia, se houver indicação
- Na presença de infecções subjacentes, deve ser instituída quimioterapia antibacteriana ou antifúngica apropriada para cada caso. Pode ser necessário instituir cursos mais prolongados de tratamento. Dermatofitose e criptococose podem ser controlados com o uso de itraconazol. Não se recomenda o uso de griseofulvina, por causa da neutropenia que pode se desenvolver nos felinos infectados pelo FIV
- O tratamento da estomatite requer limpeza periódica dos dentes e uso de antibióticos, os quais propiciam alívio, mas não a cura completa. Os glicocorticoides devem ser evitados, embora a reação imunomediada esteja envolvida na inflamação gengival e os casos mais graves de doença periodontal possam se beneficiar temporariamente dos efeitos anti-inflamatórios dos esteroides. O uso de AZT pode ser benéfico, assim como a aplicação tópica de lactoferrina bovina. A extração de todos os dentes, incluindo a raiz, é um tratamento mais radical, porém eficiente em muitos casos de gengivite crônica, refratária a qualquer tratamento
- A anemia não regenerativa, sem outras causas subjacentes, pode ser melhorada com o uso de eritropoietina (100 UI/kg/dias alternados até se alcançar o hematócrito desejado)
- Deve-se proceder à esterilização de machos e fêmeas infectados pelo FIV, para minimizar o estresse causado pelo cio ou, no caso dos machos, diminuir a expectativa de acesso ao ambiente externo, envolvendo-se em interações agressivas com outros felinos
- De modo geral, a vacinação e o estímulo antigênico de qualquer natureza podem ser potencialmente prejudiciais aos felinos infectados pelo FIV, podendo ocorrer exacerbação da produção viral. Em felinos mantidos estritamente no interior das residências ou em colônias, o risco de serem infectados por outros patógenos é menor do que o efeito potencialmente negativo da vacinação sobre a progressão da infecção. Somente as vacinas essenciais (panleucopenia e rinotraqueíte), de preferência inativadas, devem ser utilizadas. A duração da imunidade produzida nessas condições é desconhecida.

Profilaxia e controle

Um dos maiores obstáculos para o sucesso da produção de uma vacina é a grande diversidade genética entre os isolados virais. Estudos filogenéticos nas sequências do FIV revelaram significativa heterogeneidade (até 30%) nas sequências do gene *env* dos isolados de FIV ao redor do mundo. A vacina produzida contra um único tipo do vírus promove adequada proteção apenas para as cepas homólogas e os subtipos estritamente relacionados. Uma vacina comercial (Fel-O-Vax FIV, Fort Dodge Laboratories; não disponível no Brasil) foi produzida nos EUA, incluindo os tipos A e D do FIV (adicionada de adjuvante), abrangendo os tipos mais frequentemente isolados naquele país. Por incluir dois tipos de vírus, elicia uma forte resposta imune humoral e celular. Apesar de promover considerável proteção contra o desafio com o subtipo B, não incluído na vacina, sua eficácia ainda não foi totalmente comprovada em condições de campo. A vacina é amplamente utilizada nos EUA, onde nenhum caso de infecção foi relatado em animais vacinados desde sua liberação, em 2002. Entretanto, recentemente foi demonstrada a limitada eficiência da vacina inativada contra a infecção por um subtipo homólogo (FIV Glasgow – 8 – subtipo A). Animais vacinados apresentaram carga viral plasmática maior na fase aguda da infecção após o desafio, quando comparados aos felinos não vacinados. A vacina induz a formação de anticorpos indistinguíveis dos anticorpos naturalmente desenvolvidos, de modo que os felinos vacinados tornam-se positivos aos testes diagnósticos. Outras estratégias também têm sido exploradas experimentalmente sem, no entanto, apresentar possibilidades de aplicação prática em larga escala. O melhor meio de proteção ainda é a segregação dos animais infectados, evitando o contato dos felinos FIV-positivos com os felinos livres da infecção.

Saúde Pública

Não existem evidências de que o vírus possa infectar humanos, embora já tenha sido obtido seu crescimento *in vitro* em células mononucleares humanas do sangue periférico.

Bibliografia

Bendinelli M, Pistello M, Lombardi S, Poli A, Garzelli C, Matteucci D *et al.* Feline immunodeficiency virus: an interesting model for AIDS studies and an important cat pathogen. Clin Microbiol Rev. 1995;8:87-112.

Caldas APF, Leal ES, Silva EFA, Ravazzolo AP. Detecção do provírus da imunodeficiência felina em gatos domésticos pela técnica de reação em cadeia da polimerase. Pesq Vet Bras. 2000;20(1):20-5.

Goff SP. Retroviridae: the retroviruses and their replication In: Knipe DM, Howley PM. Fields' virology. 5.ed. Philadelphia: Wolters Kluwer/Lippincott Williams & Wilkins; 2007. p. 1999-2069.

Hartmann K. Feline immunodeficiency virus infection: an overview. Vet J. 1998;155:123-37.

Hosie MJ, Addie D, Belak S, Boucraut-Baralon C, Egberink H, Frymus T *et al.* Feline immunodeficiency. ABCD guidelines on prevention and management. J Feline Med Surg. 2009;11(7):575-84.

Levy J, Crawford C, Hartmann K, Hofmann-Lehmann R, Little S, Sundahl E *et al.* 2008 American Association of Feline Practitioners feline retrovirus management guidelines. J Feline Med Surg. 2008;10(3):300-16.

Miller RJ, Cairns S, Bridges S, Sarver N. Human immunodeficiency virus and AIDS: insights from animal retroviruses. J Virol. 2000;74:7187-95.

Olmsted RA, Hirsch VM, Purcell RH, Johnson PR. Nucleotide sequence analysis of feline immunodeficiency virus: genome organization and relationship to other lentiviruses. Proc Nat Acad Sci USA. 1989;86:8088-92.

Pedersen NC, Yamamoto JK, Ishida T, Hansen H. Feline immunodeficiency virus infection. Vet Immunol Immunopathol. 1989;21:111-29.

Reche JR. A, Hagiwara MK, Lucas SRR. Clinical study of acquired immunodeficiency syndrome in cats in São Paulo. Brazilian Journal of Vet Res Animal Sci. 1997;34(3):152-5.

Sellon RK, Hartmann K. Feline immunodeficiency virus infection. In: Greene CE. Infectious diseases of the dog and cat. 3.ed. St Louis: Saunders; 2006. p.131-42.

Teixeira BM, Reche JR. A, Hagiwara MK. Vírus da imunodeficiência felina – uma atualização. Clínica Veterinária (São Paulo). 2010;ano XV:54-64.

Teixeira CHR, Souza HJM. Manifestações clínicas associadas à infecção pelo vírus da imunodeficiência dos felinos. In: Souza HJM. Coletâneas em medicina e cirurgia felina. Rio de Janeiro: L. F. Livros de Veterinária; 2003. p. 301-21.

Yamamoto J. Bovine and feline immunodeficiency viruses. In: Mahy BWJ, van Regenmortel MHV. Encyclopedia of virology. 3.ed. Elsevier; 2008. p. 347-54.

Yamamoto JK, Hansen H, Ho EW, Morishita TY, Okuda T, Sawa TR *et al.* Epidemiologic and clinical aspects of feline immunodeficiency virus infection in cats from the continental United States and Canada and possible mode of transmission. J Am Vet Med Assoc. 1989;194:213-20.

Yamamoto JK, Pu R, Sato E, Hohdatsu T. Feline immunodeficiency virus pathogenesis and development of a dual-subtype feline-immunodeficiency-virus vaccine. AIDS. 2007;21(5):547-63.

Zanutto MS, Froes TR, Teixeira AL, Hagiwara MK. Características clínicas da fase aguda da infecção experimental de felinos pelo vírus da imunodeficiência felina. Pesq Vet Bras. 2011;31(3):255-60.

Rotaviroses 78

Amauri Alcindo Alfieri, Aline Fernandes Barry,
Rodrigo Alejandro Arellano Otonel e Alice Fernandes Alfieri

Definição

Doença infectocontagiosa aguda, ocasionada pelo rotavírus, que, em animais (mamíferos e aves) jovens, é caracterizada por diarreia, desidratação, desequilíbrio eletrolítico e, nos casos mais graves, acidose metabólica.

Sinonímias: diarreia neonatal, enterite, curso branco.

Etiologia

Na criação de animais de produção, o período neonatal é o mais crítico em termos sanitários. Nesse período, os episódios de diarreia caracterizam-se como o principal problema de saúde animal, e o rotavírus é o agente etiológico viral identificado com maior frequência em casos de surtos dessa síndrome.

A etiologia da diarreia neonatal é complexa. Diversos fatores, predisponentes e determinantes (microrganismos), estão associados ao desenvolvimento do quadro clínico de diarreia, incluindo os manejos zootécnico e sanitário inadequados, o *status* imunológico do hospedeiro e a presença concomitante de microrganismos enteropatogênicos, como bactérias, protozoários e vírus.

Rotavirus é um gênero da família *Reoviridae* e sua nomenclatura deriva da palavra latina *rota*, que significa roda, em virtude do aspecto da partícula viral à microscopia eletrônica. Os vírus desse gênero têm 65 a 80 nm de diâmetro, simetria icosaédrica e são desprovidos de envelope lipoproteico. O capsídio viral é formado por três camadas concêntricas de proteínas. As camadas externa e intermediária estão intimamente relacionadas, e a camada interna forma o *core*, que contém o material genético viral. O genoma do rotavírus é constituído por 11 segmentos de RNA de fita dupla (*double-stranded*) (dsRNA). Cada segmento genômico codifica pelo menos uma proteína viral, das quais seis proteínas estruturais (VP – *viral protein*) e seis não estruturais (NSP – *non-structural protein*). Por causa da constituição (RNA) e das características (segmentado) do genoma do rotavírus, variações gênicas decorrentes de mutações, recombinações e rearranjos genéticos são bastante frequentes, originando grande diversidade de sorogrupos, sorotipos e mesmo de variantes antigênicas de um mesmo sorotipo.

O gênero *Rotavirus*, com base nas características antigênicas da proteína estrutural VP6 que compõe a camada intermediária do capsídio viral, é classificado em oito grupos sorológicos distintos, denominados sorogrupos A a H. Da mesma maneira, o perfil de migração dos 11 segmentos genômicos do dsRNA em eletroforese em gel de poliacrilamida (PAGE – *polyacrylamide gel electrophoresis*) possibilita diferenciar o rotavírus em sete eletroferogrupos distintos, correspondentes aos sorogrupos. Os vírus dos grupos A, B, C e H podem infectar tanto humanos quanto animais, enquanto os vírus classificados nos demais grupos sorológicos (D a G) infectam apenas animais.

As estirpes do rotavírus do sorogrupo A (RV-A) podem ainda ser classificadas com base nas características antigênicas das duas proteínas constituintes do capsídio externo, denominadas VP4 (sorotipo P – protease-sensível) e VP7 (sorotipo G – glicoproteína), encontradas nas partículas virais completas e infectantes. Tanto a VP4 quanto a VP7, por meio da indução de anticorpos neutralizantes, são importantes na resposta imunológica protetora contra a infecção.

A análise molecular das sequências dos genes VP4 e VP7 possibilita também classificar as estirpes de RV-A em genótipos P e G, que se mostraram distintos dos sorotipos. Assim, a exemplo dos vírus influenza (subtipos H e N), os rotavírus são classificados por um sistema binário constituído por tipos P e G, que considera tanto as características antigênicas das proteínas VP4 e VP7 quanto moleculares dos segmentos genômicos que as codificam. Até o momento, foram descritos, em estirpes de RV-A, 35 genótipos P e 27 genótipos G. No entanto, o uso de técnicas moleculares de identificação tem proporcionado a constante descrição de novos genótipos P e/ou G de RV-A em estirpes virais tanto de origem humana quanto animal. Mais recentemente, o sequenciamento dos genes VP4 e VP7 tem demonstrado variações moleculares intragenótipo que são denominadas linhagens, e até mesmo dentro de uma mesma linhagem viral, caracterizando as sublinhagens virais. Atualmente, para o completo posicionamento taxonômico de determinada estirpe viral, recomenda-se o sequenciamento não apenas dos genes VP4 (P) e VP7 (G), mas também de todos os 11 segmentos genômicos dos rotavírus.

Epidemiologia

Na criação de bovinos, suínos e frangos de corte, as diarreias em animais jovens são o principal problema sanitário até os 30 dias de idade, e a rotavirose tem grande importância epidemiológica e econômica. As perdas econômicas ocasionadas pelo rotavírus podem ser indiretas, como aumento na taxa de conversão alimentar, redução do ganho de peso e maior suscetibilidade a outras infecções, principalmente as respiratórias; e diretas, como os custos adicionais com assistência aos animais doentes (mão de obra, tratamento) e o aumento na taxa de mortalidade.

Em animais suscetíveis, a rotavirose é uma enfermidade bastante frequente, acometendo várias espécies de mamíferos domésticos e silvestres, além de aves. A infecção em animais jovens geralmente é acompanhada por sinais clínicos, enquanto nos animais adultos a infecção costuma ser assintomática. Os animais adultos portadores são importantes transmissores do vírus para os indivíduos jovens. Algumas infecções em adultos podem ser acompanhadas por sinais clínicos de diarreia, entretanto fatores como a virulência e a carga viral da estirpe infectante e o *status* imunológico do animal, como coinfecções imunodepressoras ou idade avançada, normalmente estão associados. Em mamíferos, os adultos portadores podem eliminar o vírus no estresse do periparto (pré e pós-parto) e, dessa maneira, servirem como fontes de contaminação.

O rotavírus é, predominantemente, espécie-específico, mas não são raras as infecções heterólogas que ocorrem quando uma estirpe de rotavírus, característica de determinado hospedeiro, infecta um animal de outra espécie.

O RV-A é, universalmente, o grupo identificado com maior frequência tanto em infecções sintomáticas quanto assintomáticas em animais e em humanos. Em animais, assumem especial importância as infecções em espécies como bovinos, bubalinos, equinos, caprinos, suínos, caninos, leporinos, símios e aves.

Em bovinos, as estirpes virais mais frequentemente descritas pertencem aos genótipos G6P[1] (protótipo: NCDV-Lincoln), G6P[5] (UK), G10P[11] (B223) e G8P[1] (A5). Em suínos, são mais frequentes as infecções ocasionadas pelos genótipos G5P[7] (OSU), G4P[6] (Gottfried e Gottfried-*like*), G11P[7] (YM) e G3P[7] (CRW8). Contudo, regularmente são também descritas outras associações entre os genótipos G e P de RV-A nessas espécies animais.

A infecção pelo rotavírus grupo B é menos frequente e já foi descrita em humanos, bovinos, ovinos, roedores e, principalmente, em suínos. O grupo C de rotavírus tem sido identificado em várias partes do mundo como causador de diarreia em humanos e animais, também com maior frequência em suínos. Em bovinos, a identificação do rotavírus grupo C em fezes de bezerros ou de animais adultos com diarreia é um evento raro.

Com o desenvolvimento de métodos diagnósticos mais sensíveis, infecções mistas por rotavírus grupos A e B, A e C, B e C e mesmo A, B e C têm sido descritas, particularmente em leitões lactentes e recém-desmamados. Nessas situações, com frequência, a intensidade dos episódios de diarreia é maior, assim como as suas consequências diretas, como desidratação e desequilíbrio eletrolítico. Assim como ocorre com RV-A, estudos de caráter molecular realizados em alguns genes de rotavírus grupos B e C também têm evidenciado diversidade molecular nesses grupos de rotavírus, inicialmente denominados atípicos.

A diarreia causada pelo rotavírus em bovinos é uma das principais causas de perdas econômicas no período entre o nascimento e o desmame. Bezerros com até 30 dias de idade constituem o grupo de animais mais suscetível, sendo as maiores frequência e intensidade dos episódios de diarreia observadas em animais entre a 2ª e a 3ª semana de vida. Estudos de caráter epidemiológico realizados no Brasil, nos EUA, no Canadá, na Índia, na Austrália e em países europeus indicam que a rotavirose bovina pode apresentar taxas entre 8 e 36% de morbidade e até 6% de mortalidade.

Em suínos, a prevalência da infecção pelo rotavírus é significativamente maior nos animais na faixa etária que corresponde ao período de declínio da imunidade passiva, que ocorre a partir da 2ª semana de vida, e atinge níveis críticos na 3ª e na 5ª semana. No período imediatamente posterior ao desmame, em virtude do estresse (fisiológico e social), também pode haver aumento considerável no número de infecções, caracterizando os episódios de diarreia do pós-desmame dos leitões. Além da idade, são fatores de risco para as infecções sintomáticas por rotavírus a virulência da estirpe viral, o *status* imunológico da mãe, a carga viral infectante e a presença de coinfecções com enteropatógenos, como bactérias, protozoários e outros vírus. A taxa de infecção pelo RV-A, nas fases de maternidade e creche, em rebanhos suínos brasileiros varia de 10 a 35%. Em alguns países europeus, são descritas taxas de prevalência que podem atingir até 66%. A desuniformidade dos lotes ao desmame é uma das mais importantes consequências da rotavirose em leitões lactentes, com grande impacto no manejo, pois dificulta a formação de lotes homogêneos na creche.

Os animais que não receberam o colostro nas primeiras horas após o parto ou mesmo aqueles que o receberam, porém em quantidade insuficiente, são os mais suscetíveis à manifestação clínica da doença, e a taxa de mortalidade pode ser mais elevada. A letalidade da rotavirose é, em geral, baixa, podendo ser mais elevada em neonatos debilitados e naqueles com infecções mistas com enteropatógenos de diferentes classes, como vírus (coronavírus, calicivírus), bactérias (*E. coli* enteropatogênica, *Salmonella* sp., *Clostridium perfringes* tipo C) e protozoários (*Cryptosporidium* sp., *Isospora* sp.).

A transmissão da rotavirose é fecal-oral. O vírus é excretado com as fezes dos animais infectados contaminando água, pastagens e instalações. A principal porta de entrada é o trato digestório, pela ingestão de água e de alimentos contaminados. A excreção viral pode persistir por algumas semanas e os animais também podem se infectar pelo contato direto. As fontes de infecção, responsáveis pela persistência do vírus no rebanho, são os animais doentes ou com infecção subclínica. As fêmeas prenhes têm grande importância como fonte de infecção. As alterações hormonais, características do periparto, ocasionam imunodepressão transitória. Com isso, nos períodos imediatamente anterior (pré-parto) e posterior (pós-parto) ao nascimento dos animais, as fêmeas, mesmo não apresentando sinal clínico de diarreia, podem excretar o vírus com as fezes, constituindo-se em fonte de contaminação do ambiente.

Durante o período agudo da infecção, grande concentração de partículas virais é eliminada por meio das fezes (10^{10} a 10^{12}/g de fezes). Tais partículas são altamente resistentes às condições do meio ambiente e aos desinfetantes de uso rotineiro. Essas características biológicas e físicas dificultam o controle da contaminação ambiental, facilitando a infecção dos animais suscetíveis.

O rotavírus é relativamente estável a tratamentos químicos (éter, clorofórmio, trifluorotricloroetano), físicos (sonicação, congelamento e descongelamento) e térmicos (37°C/1 h). Após 5 min de incubação a 50°C, 80% da infectividade é perdida; após 30 min, a perda atinge 99%. Embora ocorra redução no título, a infectividade é mantida em ampla faixa de pH (3 a 10). Após o tratamento das partículas virais com enzimas proteolíticas, como a tripsina, obtém-se aumento da infectividade. Esse procedimento é essencial para o isolamento e a propagação *in vitro* dos rotavírus. Baixa concentração de $CaCl_2^{++}$ (1,5 a 15 mM) estabiliza as partículas virais. A perda da infectividade é observada após o tratamento com agentes quelantes, como o EDTA, que reduzem a concentração de cálcio e convertem as partículas virais completas, cujo capsídio é constituído por três camadas proteicas concêntricas (capsídio triplo), em partículas incompletas com apenas uma camada proteica (capsídio simples). O rotavírus não é rapidamente inativado pelos desinfetantes comuns como o hipoclorito de sódio, e essa resistência do vírus a produtos químicos com ação desinfetante pode dificultar o seu controle no meio ambiente. Entretanto, o rotavírus é inativado pelo formaldeído a 8% por 5 min, lisol e fenol a 2% por 1 h e H_2O_2 a 1% também por 1 h. O etanol a 95% inativa o vírus de modo eficiente. O glutaraldeído a 2% também é considerado um desinfetante de eleição para a inativação do rotavírus tanto em instalações rurais quanto em laboratório. As partículas virais perdem a infectividade após 15 min de irradiação com luz ultravioleta.

A rotavirose é uma enfermidade de ocorrência mundial e tem grande importância nos rebanhos de criação intensiva, pois a aglomeração dos animais favorece a transmissão do vírus. A ocorrência de infecção por rotavírus também está relacionada com a umidade relativa do ar. Nos meses secos do ano, tanto em áreas tropicais quanto temperadas, a incidência da rotavirose é maior. Nessas condições, ocorre a formação de aerossóis que favorecem o transporte das partículas virais na poeira formada nas superfícies contaminadas por fezes, facilitando a infecção dos animais suscetíveis. Variações de temperatura não influenciam significativamente as taxas de incidência.

Patogenia

O rotavírus apresenta tropismo pelas células intestinais, particularmente pelos enterócitos localizados no terço médio do intestino delgado. Após a entrada das partículas virais pelo trato digestório, o vírus alcança o lúmen intestinal penetrando nos enterócitos maduros, localizados nas regiões apical e intermediária das vilosidades intestinais. Além da capacidade de absorção, essas células desempenham função digestiva, por meio da secreção da enzima lactase, que é importante na digestão da lactose proveniente da dieta láctea.

A partir da entrada do vírus na célula suscetível, é iniciado o ciclo replicativo, culminando com a lise celular, a descamação do epitélio intestinal e a liberação de novas partículas virais que infectarão outros enterócitos, contribuindo para a propagação da infecção. O vírus é excretado nas fezes por até 7 dias pós-infecção. Em decorrência da grande lesão tecidual, a reposição celular é feita por células cuboides, imaturas do ponto de vista estrutural e funcional, provenientes das criptas das vilosidades intestinais, que não são diretamente afetadas pela infecção. Essas células imaturas ainda não são capazes de absorver e digerir e, pela ausência de receptores celulares, são refratárias à infecção viral, o que confere à infecção a característica autolimitante.

Com base nos mecanismos fisiopatológicos, a diarreia ocasionada pelo rotavírus também é conhecida como diarreia por má absorção. A replicação viral é acompanhada de lise dos enterócitos maduros fisiologicamente, responsáveis pela secreção de lactase. Com isso, pela baixa concentração ou mesmo ausência da presença da enzima lactase, ocorre falha na digestão da lactose, que é o principal açúcar presente na dieta láctea dos neonatos. Associada à má absorção, a lactose não digerida é fermentada por ação de bactérias, intensificando a diarreia pelo aumento da pressão osmótica no lúmen intestinal. Por esses eventos, a infecção pelo rotavírus é também, a exemplo da colibacilose neonatal, denominada "curso branco", pela presença de leite não digerido nas fezes diarreicas.

Em consequência das lesões no epitélio intestinal, os mediadores da reação inflamatória comprometem também as células das criptas. O tempo de trânsito intestinal pode estar diminuído em decorrência do aumento da motilidade intestinal pela ação do vírus no sistema nervoso entérico. Quando o número de enterócitos infectados excede o da reposição celular, as vilosidades atrofiam-se, podendo fusionar-se nos casos mais graves. Após o período médio de incubação de 16 a 24 h, surgem os primeiros sinais de diarreia.

Além de induzir a diarreia por má absorção, o rotavírus pode expressar proteínas que alteram o metabolismo da célula hospedeira e ocasionar diarreia por hipersecreção, mesmo não havendo alterações morfológicas no enterócito. A principal proteína envolvida nesse processo é a NSP4 (codificada pelo gene *10* do RV-A), que é a primeira enterotoxina viral descrita. Por meio da fosfolipase cálcio-dependente, a NSP4 altera a permeabilidade da membrana plasmática e do retículo endoplasmático, aumentando as concentrações intracelulares de cálcio. Consequentemente, as células do ápice das vilosidades passam a secretar íons cloreto e não mais a absorver, como ocorre nas células dos animais não infectados. Esses processos culminam com a diarreia secretória (secreção transepitelial cálcio-dependente). Com a entrada de altas concentrações de cálcio nos enterócitos, pode também haver lise celular. A proteína NSP4 pode ainda participar da ativação do sistema nervoso entérico e estimular a secreção de água pelas células intestinais, mas o mecanismo fisiopatológico envolvido nesse processo ainda não está completamente estabelecido (Figura 78.1).

Clínica

Os sinais clínicos da enterite determinada pelo rotavírus resumem-se basicamente em diarreia de coloração variável (com predomínio de branca ou amarelada), consistência pastosa a líquida e evolução por 2 a 3 dias. A ocorrência de vômitos é rara e sinais de desidratação são observados, com maior frequência, em animais muito jovens, nos quais a infecção tende a ser mais grave. Nesta situação, também são verificados sinais de prostração e anorexia. Os animais

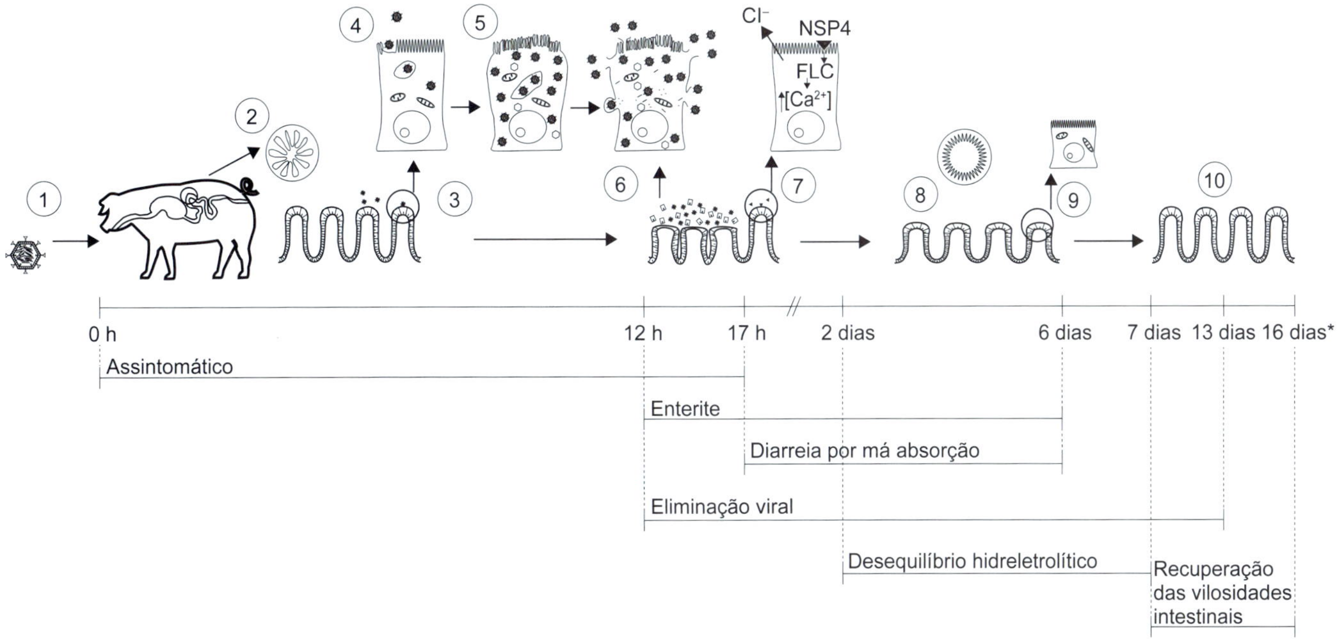

Figura 78.1 Representação esquemática da infecção por rotavírus. **1.** Ingestão de partículas virais com água e/ou alimento contaminados. **2.** Corte transversal das vilosidades intestinais íntegras (anterior à infecção viral). **3.** Chegada das partículas virais à luz intestinal e adsorção aos enterócitos maduros das regiões apical e intermediária na vilosidade do intestino delgado. **4.** Entrada dos vírus nos enterócitos por endocitose. **5.** Replicação viral no citoplasma da célula hospedeira e expressão da enterotoxina viral NSP4. **6.** Lise celular, fusão (inflamação) e achatamento (descamação) do epitélio intestinal. Diminuição na produção de dissacaridases intestinais (lactase) e na absorção de sódio e água, culminando na diarreia por má absorção e excreção de partículas virais. **7.** Ligação da proteína NSP4 aos receptores apicais dos enterócitos maduros íntegros, estimulando a liberação da fosfolipase C (FLC), aumentando a permeabilidade da membrana plasmática e a concentração de íons cálcio intracelular. Esse processo resulta na secreção de íons cloreto, o que caracteriza a diarreia secretora. **8.** Corte transversal demonstrando o achatamento das vilosidades intestinais. **9.** Reposição do epitélio das vilosidades por células cuboides imaturas provenientes das criptas intestinais. **10.** Recuperação das vilosidades intestinais por enterócitos maduros com capacidade de absorção e digestão normais.
*Períodos variáveis na dependência da carga viral, virulência da estirpe infectante, *status* imunológico e idade do hospedeiro e presença de infecções intercorrentes.

infectados somente apresentam aumento de temperatura quando ocorre infecção bacteriana secundária. Com a perda de eletrólitos e líquidos, decorrente da diarreia e dos episódios ocasionais de vômito, em muitas situações, o quadro clínico evolui para acidose metabólica. O menor peso ao desmame em bezerros e, principalmente, em leitões é uma das principais consequências da rotavirose nessas espécies animais. Animais jovens podem morrer em razão da desidratação ou de infecção bacteriana secundária, porém a maioria se recupera em até 1 semana. Nas reinfecções, a rotavirose costuma se apresentar na forma subclínica.

Tanto a infecção natural quanto a vacinação induzem resposta imune humoral e celular contra vários antígenos constituintes dos rotavírus. Ambos os tipos de imunidade (humoral e celular) são importantes na proteção contra a infecção, ou pelo menos na redução do número e da intensidade dos episódios de diarreia. Entretanto, a imunidade humoral é a mais estudada e para qual está disponível o maior número de informações. VP4 e VP7 são dois antígenos presentes na camada mais externa do vírus e para os quais são induzidos anticorpos neutralizantes. Com frequência, a imunidade é sorotipo/genótipo-específica. Com relação à proteção contra as infecções, particularmente nas primoinfecções, é de grande importância a imunidade homóloga, ou seja, aquela em que o animal tem anticorpos isotipo IgG especificamente contra os antígenos VP4 (P) e VP7 (G) presentes na estirpe viral infectante. Nas infecções subsequentes (reinfecções), além da imunidade homóloga, a imunidade heteróloga também pode desempenhar importante função na proteção contra o desenvolvimento de quadro clínico de diarreia ou, no mínimo, para a redução da gravidade da infecção. Sinais clínicos de diarreia também são observados na rotavirose dos potros, porém, nessa espécie animal, assim como em ovinos e caprinos, a infecção ainda é pouco estudada. Cães e gatos são suscetíveis à infecção pelo RV-A. Entretanto, não são relatados casos graves de diarreia nessas espécies, e o diagnóstico de rotavírus é realizado com baixa frequência.

Em animais de laboratório, a infecção é mais preocupante para camundongos (EDIM – *epidemic diarrhea of infant mouse*) que desenvolvem sinais clínicos de diarreia que, dependendo da estirpe viral infectante e das condições de manejo, pode ser de grande intensidade. Os camundongos também são bons modelos biológicos para infecções experimentais com o objetivo de avaliar aspectos relacionados com patogenia, patologia e imunologia da infecção.

➤ Diagnóstico

Em virtude da semelhança com os sinais clínicos de infecções entéricas causadas por outros enteropatógenos, como bactérias, protozoários e vírus, o diagnóstico definitivo da rotavirose depende essencialmente da realização de exames laboratoriais.

A microscopia eletrônica é um método muito eficiente na detecção do vírus, uma vez que a morfologia típica do rotavírus possibilita a sua identificação sem a necessidade de usar soro hiperimune (imunomicroscopia eletrônica). Além disso, o RV-A é eliminado em grandes concentrações nas fezes dos animais com infecção aguda, o que facilita a visualização de partículas virais. Entretanto, essa técnica mostra-se inviável quando o diagnóstico envolve grande número de amostras a serem analisadas. Pela semelhança na morfologia das partículas virais, a microscopia eletrônica não proporciona a definição do grupo de rotavírus (A, B ou C) presente na amostra fecal.

O isolamento viral em cultivo celular é pouco utilizado para o diagnóstico de rotina por ser uma técnica laboriosa, demorada e exigir a manutenção de linhagens celulares (p. ex., MA104 – células renais de macaco *Rhesus*), que torna o procedimento oneroso. Os grupos B e C de rotavírus dificilmente adaptam-se em cultivo celular. Mesmo com todos esses inconvenientes, o cultivo do rotavírus é um método indispensável para o desenvolvimento de estudos relacionados com o monitoramento das características antigênicas e moleculares das estirpes virais circulantes nas diferentes espécies de animais suscetíveis, em períodos e regiões geográficas distintos. A replicação do rotavírus em cultivo celular também é uma técnica laboratorial indispensável para a produção de antígenos para o diagnóstico e para a elaboração de vacinas.

Outros métodos, como fixação de complemento, imunofluorescência direta, radioimunoensaio e hemaglutinação, também foram desenvolvidos para a detecção do rotavírus. No entanto, em razão de algumas características como praticidade e os limiares de sensibilidade e especificidade, esses métodos são raramente utilizados na rotina laboratorial.

Os ensaios imunoenzimáticos (ELISA – *enzyme-linked immunosorbent assay*) estão entre os métodos mais difundidos no diagnóstico da rotavirose animal e humana, por seu limiar de detecção, facilidade de execução, baixo custo e rapidez na obtenção dos resultados. Entretanto, somente estão disponíveis testes para a identificação do grupo A de rotavírus. Pela dificuldade de adaptação em cultivo celular, necessário para a produção de bons insumos, não existem testes comerciais para o diagnóstico das rotaviroses humanas e animais ocasionadas pelos grupos B e C de rotavírus. Vários testes de ELISA com anticorpos de captura antiproteína VP6, tanto policlonais quanto monoclonais, foram desenvolvidos para o diagnóstico do RV-A. *Kits* de ELISA em escala comercial estão disponíveis no mercado nacional. Embora a técnica de ELISA seja altamente sensível, de fácil execução e apropriada para o processamento de grande número de amostras, o sucesso do diagnóstico é diretamente dependente da qualidade dos anticorpos empregados. Como nos sistemas de ELISA a identificação do rotavírus grupo A é realizada por captura do vírus presente nas fezes por meio de anticorpos anti-VP6 de RV-A adsorvidos na fase sólida do sistema (placa), os testes de ELISA grupo A podem ser utilizados para o diagnóstico da rotavirose tanto humana quanto animal (p. ex., suínos e bovinos).

Sistemas de látex-aglutinação, também empregando anticorpos policlonais ou monoclonais, são utilizados principalmente para o diagnóstico da rotavirose humana, no qual tem importância o diagnóstico individual. Em animais de produção, o diagnóstico de rotavirose somente tem importância clínica quando realizado simultaneamente em vários animais em idade suscetível, ou seja, em determinada categoria e/ou faixa etária de animais (p. ex., bezerros com até 30 a 45 dias de idade; leitões lactentes e recém-desmamados). Com isso, o número de amostras fecais a ser avaliadas é maior e os métodos que proporcionam o processamento simultâneo de várias amostras, como os sistemas de ELISA, são os de eleição. Os sistemas de látex-aglutinação disponíveis comercialmente, a exemplo dos *kits* de ELISA, também detectam somente o RV-A. Amostras fecais que contenham os grupos B e C de rotavírus geram resultados falso-negativos, tanto em látex-aglutinação quanto em ELISA grupo A-específicos (Figura 78.2).

O genoma segmentado, característico dos rotavírus, possibilita a utilização da técnica de eletroforese em gel de poliacrilamida seguida de coloração pela prata (*silver stained-polyacrylamide gel electrophoresis* – ssPAGE) para a identificação desse vírus diretamente da amostra fecal. A análise do perfil de migração dos 11 segmentos genômicos do rotavírus em ssPAGE, denominado eletroferotipo, possibilita a definição do grupo viral infectante (p. ex., A, B ou C), bem como de variações no perfil eletroforético (Figura 78.3). O padrão eletroforético de distribuição dos 11 segmentos genômicos do rotavírus grupo A, de acordo com a massa molecular de cada segmento, é distribuído em classes constituídas pelos segmentos 1 a 4 (classe I); 5 e 6 (classe II); 7, 8, e 9 (classe III); e 10 e 11 (classe IV). Essa disposição é representada como 4-2-3-2, indicando o número de segmentos genômicos encontrados em cada classe do grupo A dos rotavírus. Uma importante característica eletroforética do RV-A é a migração dos segmentos genômicos 7, 8 e 9 em forma de *triplet* ou trinca, uma vez que as suas respectivas massas moleculares são muito próximas, podendo, em muitas circunstâncias, comigrarem em gel de poliacrilamida. Contudo, rotavírus dos grupos B a H, denominados atípicos, não apresentam essa distribuição característica em forma de *triplet* dos segmentos

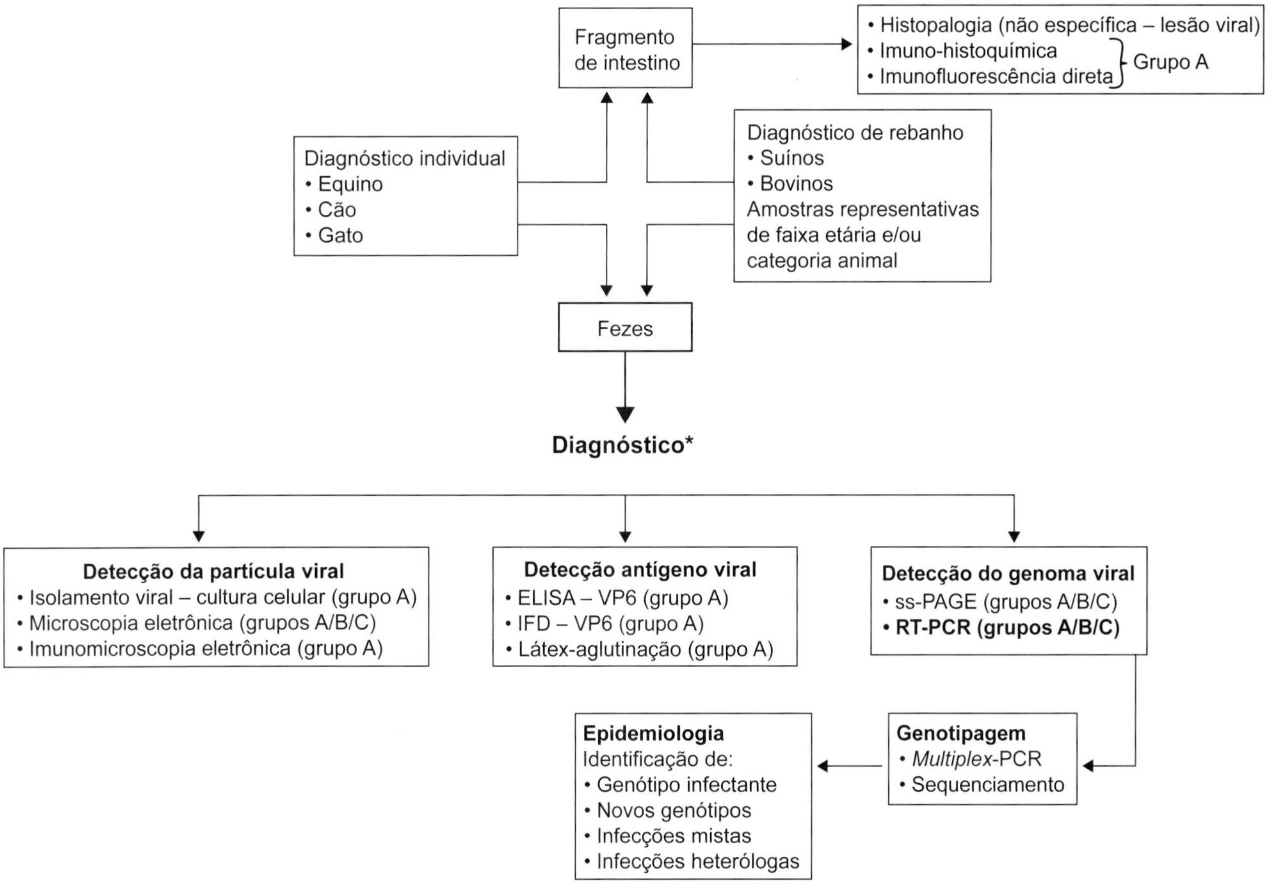

Figura 78.2 Fluxograma de diagnóstico da infecção por rotavírus em animais. *Técnicas mais utilizadas na rotina laboratorial.

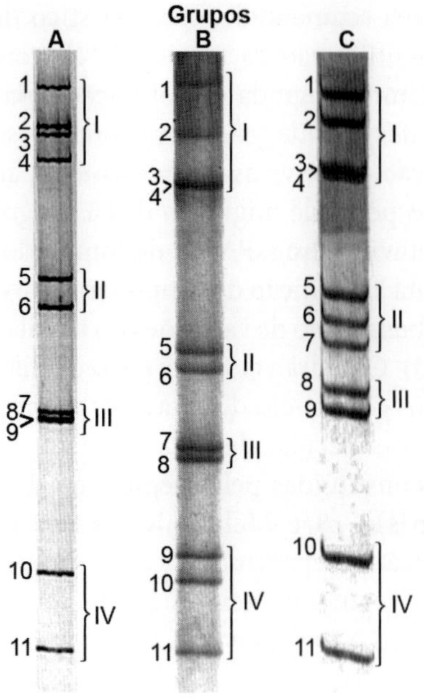

Figura 78.3 Perfil de migração (eletroferotipo) dos 11 segmentos genômicos de rotavírus em eletroforese em gel de poliacrilamida corado pela prata. De acordo com o tamanho molecular, os segmentos podem ser divididos em quatro classes (I a IV). A distribuição dos segmentos genômicos dentro de cada classe varia de acordo com o eletroferogrupo (A, B ou C) de rotavírus.

genômicos 7, 8 e 9. Os grupos B e C de rotavírus – que, após o grupo A, são os de maior ocorrência mundial – apresentam padrão genômico com distribuição 4-2-2-3 e 4-3-2-2, respectivamente. Contudo, a ssPAGE não pode definir o sorotipo viral, uma vez que estirpes virais com o mesmo eletroferotipo podem pertencer a sorotipo e/ou genótipo distintos, e estirpes com eletroferotipos diferentes podem ser classificadas no mesmo sorotipo e/ou genótipo. Os grupos B, E e H de rotavírus encontrados em suínos, por exemplo, apresentam perfil eletroforético semelhante com distribuição 4-2-2-3 dos segmentos genômicos e são antigenicamente diferentes. Dessa maneira, a eletroferotipagem não deve ser o único critério para a classificação dos grupos de rotavírus.

Nas infecções agudas ocasionadas pelo RV-A, o número de partículas virais eliminadas nas fezes é muito superior ao eliminado pelos animais infectados com rotavírus grupos B e/ou C. Essa característica torna a técnica de ssPAGE muito mais recomendável para o diagnóstico do RV-A, pois, em muitas infecções ocasionadas pelo rotavírus grupos B e/ou C, o resultado dessa técnica pode ser falso-negativo.

A identificação do sorotipo P (VP4) e G (VP7) de uma estirpe de rotavírus responsável por um quadro clínico de diarreia somente é possível por meio do uso de painéis de anticorpos direcionados especificamente para cada um dos sorotipos (P e G) de rotavírus mais prevalentes em determinada espécie animal. A necessidade dessa gama de anticorpos específicos, aliada à dificuldade em se obter anticorpos com boa especificidade para os sorotipos P, dificulta, e até mesmo inviabiliza, a definição do sorotipo presente na amostra viral infectante. Embora a definição primária de qualquer sorotipo deva basear-se em reações sorológicas, a análise parcial ou total da sequência de nucleotídios dos genes VP4 (P) e VP7 (G) tem revelado alto grau de homologia com antígenos relacionados com a sorotipagem entre rotavírus do grupo A do mesmo sorotipo (P e G). Com isso, métodos moleculares, como a hibridização molecular e, principalmente, a amplificação gênica pela reação em cadeia pela polimerase, precedida de uma etapa de transcrição reversa (RT-PCR), foram desenvolvidos para a definição do genótipo, ou genotipagem, dos RV-A.

Por sua boa correlação com a especificidade antigênica, relacionada com os sorotipos, a genotipagem passou a ser utilizada como técnica alternativa à sorotipagem. Considerando que o estudo das características antigênicas e moleculares do rotavírus é essencial para o estabelecimento de bases epidemiológicas e, consequentemente, imunoprofiláticas da rotavirose em animais e em humanos, atualmente a RT-PCR é bastante utilizada com objetivo diagnóstico e também para caracterizar molecularmente a estirpe viral infectante responsável pelo quadro clínico diarreico.

Oligonucleotídios iniciadores (*primers*) consensuais para os genes *P* (VP4) e G (VP7) e *primers* genótipo-específicos foram desenvolvidos e são universalmente utilizados para a genotipagem de estirpes virais provenientes tanto de infecções em humanos quanto em animais. Além disso, o sequenciamento dos produtos consensuais dos genes VP4 e VP7, amplificados pela RT-PCR, e a análise filogenética das sequências de nucleotídios são utilizados para a genotipagem de estirpes de RV-A. Essa estratégia tem aplicação especial na identificação de novos genótipos e para a definição das linhagens e/ou sublinhagens de RV-A identificados em surtos de diarreia tanto em rebanhos vacinados quanto não vacinados.

A genotipagem é, ainda, uma ferramenta indispensável para a identificação de infecções mistas, ocasionadas pela infecção simultânea com mais de um genótipo de rotavírus. O uso dessa estratégia tem proporcionado, cada vez mais, a caracterização de infecções heterólogas, ou seja, a infecção de uma espécie animal com rotavírus característico de outra espécie. Essa quebra de barreira interespécies não tem sido restrita apenas aos mamíferos, uma vez que infecções de mamíferos com rotavírus clássicos de espécies aviárias e infecções de aves com rotavírus até então somente identificados em mamíferos têm sido relatadas.

Além da genotipagem de estirpes de rotavírus identificadas por outros métodos de diagnóstico, como ELISA, ssPAGE e látex-aglutinação, a RT-PCR pode ser utilizada para o diagnóstico do rotavírus. A utilização de *primers* específicos possibilita tanto o diagnóstico quanto a definição do genótipo. Em decorrência da maior sensibilidade da RT-PCR, a taxa de diagnóstico positivo é, via de regra, superior à obtida pelos métodos tradicionais. Por conta do menor número de partículas virais eliminadas no período agudo da infecção, a utilização da RT-PCR é particularmente indicada para o diagnóstico dos grupos B e C de rotavírus, pois, nessa situação, a ssPAGE pode apresentar baixa sensibilidade.

A utilização da RT-PCR como ferramenta de diagnóstico tem demonstrado ainda que, particularmente em leitões, a taxa de infecções mistas com diferentes grupos de rotavírus é muito alta. Recentemente, no Brasil e no exterior, foram relatadas infecções sintomáticas ocasionadas simultaneamente com dois grupos (A+B, A+C e B+C) e mesmo com os três grupos de rotavírus (A+B+C) mais frequentes em infecções em mamíferos.

➤ Tratamento

Visando à manutenção do estado geral, o tratamento da rotavirose consiste em evitar que o quadro clínico se prolongue ou intensifique, e é realizado por meio do fornecimento de terapia de suporte. Para evitar infecções bacterianas secundárias, entéricas e sistêmicas, pode ser administrada terapia antimicrobiana de amplo espectro. Os animais debilitados devem ter maior assistência, sendo muitas vezes necessária a reposição hidreletrolítica. Particularmente bezerros com acidose metabólica devem receber soluções alcalinizantes pela via intravenosa. Quando possível, os animais doentes devem ser separados do lote, na tentativa de evitar que a infecção se dissemine aos outros animais suscetíveis.

➤ Profilaxia e controle

As principais fontes de infecção do rotavírus são os animais jovens com sinais clínicos de diarreia e os animais adultos portadores assintomáticos que também podem eliminar vírus pelas fezes. Com isso, os animais suscetíveis têm, no próprio ambiente, uma fonte de infecção contínua. Como consequência, após a introdução do vírus em um rebanho, a sua erradicação é extremamente difícil e, em condições de campo, praticamente impossível de ser realizada.

Com a adoção de algumas condutas no manejo sanitário, é possível minimizar as taxas e a gravidade das infecções, reduzindo as perdas econômicas ocasionadas pela rotavirose em animais de produção. De acordo com a espécie animal envolvida e o tipo de criação, incluem-se nessas medidas: 1) assistência ao parto e orientação dos recém-nascidos nas primeiras mamadas para a ingestão adequada do colostro; 2) criação de lotes de animais jovens com a mesma faixa etária ou com idade muito semelhante; 3) regularidade de fluxo de partos, com consequente uniformização da faixa etária; 4) limpeza e desinfecção rigorosas das instalações; 5) uso de produtos químicos com princípio ativo eficaz contra o rotavírus; 6) adoção de vazio sanitário "*all-in/all-out*"; 7) rotação dos piquetes de parição; 8) manejo sanitário diferenciado para fêmeas primíparas e para as parições que ocorrem nos meses secos do ano; 9) controle de insetos e roedores que podem ser vetores mecânicos do vírus; 10) vacinação de fêmeas gestantes no período imediatamente anterior ao parto. Entretanto, diferentemente de outras infecções entéricas, apenas a adoção de medidas nutricionais e de caráter higiênico-sanitário adequadas não é capaz de reduzir significativamente a morbidade da rotavirose.

Nos mamíferos domésticos, os anticorpos neutralizantes (isotipo IgG) específicos para o rotavírus presentes no colostro são particularmente importantes na proteção dos animais neonatos. Embora a maior concentração dos anticorpos colostrais seja absorvida pelos animais recém-nascidos, altos títulos de anticorpos séricos parecem não ser totalmente eficazes na proteção contra a infecção. Contudo, as imunoglobulinas presentes no lúmen intestinal participam efetivamente na proteção contra a infecção pelo rotavírus. Dessa maneira, a ingestão de colostro de boa qualidade pode evitar a incidência da doença nos neonatos ou reduzir a gravidade (intensidade e número de episódios) da diarreia. Com esse propósito, preconiza-se a vacinação das fêmeas gestantes com vírus inativado ou mesmo atenuado para garantir altos títulos de anticorpos específicos no colostro.

A variabilidade molecular e antigênica do rotavírus, gerada por seu genoma constituído por dsRNA segmentado e expressa nos vários grupos sorológicos e sorotipos e/ou genótipos, linhagens e sublinhagens moleculares, representa um grande desafio na busca de uma vacina eficiente, que seja capaz de induzir resposta imunológica plena e duradoura. Para a instituição de um programa imunoprofilático adequado, as estirpes virais presentes na vacina devem representar as principais estirpes de rotavírus circulantes naquela espécie animal. Vacinas monovalentes não são capazes de induzir imunidade heteróloga eficiente em animais que não tenham sido previamente expostos ao rotavírus. Nessa situação, é necessário utilizar vacinas polivalentes.

No mercado brasileiro, estão disponíveis vacinas polivalentes em associação com outros enteropatógenos virais e bacterianos, para o controle da rotavirose suína e bovina. Com o objetivo de melhorar a qualidade e a concentração de imunoglobulinas específicas para os rotavírus presentes no colostro, as vacinas devem ser administradas nas fêmeas em período final de gestação. A vacina para suínos é produzida com vírus atenuados e confere proteção para os genótipos G4P[6] e G5P[7]. Deve ser administrada por via intramuscular, em duas doses para marrãs, com intervalo de 3 semanas (80 e 100 dias de gestação). A revacinação das matrizes pode ser realizada em única dose entre 90 e 100 dias de gestação. Para bovinos, existem no mercado vacinas inativadas monovalentes, genótipo G6P[5]; e bivalentes, genótipos G6P[1] e G10P[11], que, em novilhas, deve ser administrada em duas doses com intervalo de 2 semanas, sendo a última dose entre 2 e 3 semanas antes do parto. Os reforços anuais devem ser realizados 2 a 3 semanas antes da data prevista do parto.

Assim como observado em crianças vacinadas contra rotavírus, tanto em rebanhos bovinos quanto suínos, casos de falhas vacinais, provavelmente originados por pressão imunológica, têm sido relatados. Nessas situações, RV-A com genótipos P e/ou G distintos daqueles presentes na vacina tem sido responsável por surtos de diarreia neonatal em bezerros e em leitões lactentes. Muito provavelmente, a pressão imunológica exercida pela vacinação regular das fêmeas (bovinas e/ou suínas) gestantes leva os genótipos de RV-A, similares aos presentes na vacina, a apresentarem baixa taxa de ocorrência ou a desaparecerem do rebanho. Ao longo do tempo, mutações e recombinações nos genes VP4 e/ou VP7 podem gerar estirpes de RV-A portadoras de diferentes e, até mesmo, novos genótipos P e/ou G. Nessas situações, dependendo da distância antigênica dessas novas estirpes virais, a imunidade heteróloga pode não ser suficiente para a proteção plena do animal contra um desafio, culminando com falhas vacinais e, consequentemente, surtos de diarreia.

Saúde Pública

Os primeiros estudos relacionados com a especificidade de hospedeiros dos diferentes genótipos de rotavírus indicavam a transmissão interespécies como um evento raro. No entanto, com a utilização de metodologias moleculares, grande número de relatos tem identificado estirpes de rotavírus isoladas de casos clínicos de diarreia que apresentam grande homologia genética com os genogrupos de espécies heterólogas. Esses resultados sugerem, com fortes evidências, que os processos de recombinação *in vivo* entre estirpes de rotavírus de origem humana e animal podem ser um importante mecanismo da diversidade genética para este vírus.

Estirpes de rotavírus geneticamente relacionadas com rotavírus de origem bovina, suína, canina, felina e inclusive aviária têm sido recuperadas de crianças com infecções sintomáticas e assintomáticas. Reciprocamente, estirpes de rotavírus com os sorotipos P e G, mais frequentes em humanos, também têm sido isoladas de animais. Essa probabilidade de infecções heterólogas, caracterizando o aspecto zoonótico da rotavirose, aumenta consideravelmente a importância do monitoramento constante dos sorotipos e/ou genótipos de rotavírus circulantes em populações humanas e de animais.

Estudos recentes têm considerado a hipótese de que rotavírus classificados nos grupos sorológicos B e C também possam estar envolvidos em infecções de caráter zoonótico.

Bibliografia

Alfieri AA, Leite JP, Nakagomi O, Kaga E, Woods PA, Glass RI *et al.* Characterization of human rotavirus genotype P[8]G5 from Brazil by probe-hybridization and sequence. Arch Virol. 1996;141: 2353-64.

Alfieri AA, Leite JPG, Alfieri AF, Jiang B, Glass RI, Gentsch JR. Detection of field isolates of human and animal group C rotavirus by reverse transcription-polymerase chain reaction and digoxigenin-labeled oligonucleotide probes. J Virol Methods. 1999;83:35-43.

Alfieri AA, Parazzi ME, Takiuchi E, Médici KC, Alfieri AF. Frequency of group A rotavirus in diarrhoeic calves in Brazilian cattle herds, 1998-2002. Trop Anim Health Prod. 2006;38:521-6.

Alfieri AA, Resende M, Conte LE, Alfieri AF. Evidências do envolvimento de rotavírus na diarreia do pré e pós-desmame dos suínos. Arq Bras Med Vet Zootec. 1991;43(4):291-300.

Alfieri AF, Alfieri AA, Barreiros MA, Leite JPG, Richtzenhain LJ. G and P genotypes of group A rotavirus strains circulating in calves in Brazil, 1996-1999. Vet Microbiol. 2004;99(3-4):167-73.

Barreiros MAB, Alfieri AA, Médici KC, Alfieri AF, Leite JPG. An outbreak of diarrhoea in one week-old piglets caused by group A rotavirus genotype P[7],G3 and P[7],G5. Vet Res Comm. 2003;27(6): 505-12.

Barreiros MA, Alfieri AF, Médici KC, Leite JPG, Alfieri AA. G and P genotypes of group A rotavirus from diarrhoeic calves born to cows vaccinated against the NCDV (P[1],G6) rotavirus strain. J Vet Med B Infect Dis Vet Public Health. 2004;51(3):104-9.

Estes MK, Cohen J. Rotavirus gene structure and function. Microbiol Rev. 1989;53(4):410-49.

Gentsch JR, Woods PA, Ramachandran M, Das BK, Leite JPG, Alfieri AA *et al.* Review of G and P typing results from a global collection of rotavirus strains: implications for vaccine development. J Infect Dis. 1996;174(Suppl.1):30-6.

Kapikian AZ, Hoshino Y, Chanock RM. Rotaviruses. In: Fields B. Fields virology. 4.ed. USA: Lippincott Williams & Wilkins; 2001.

Leite JPG, Alfieri AA, Woods PA, Glass RI, Gentsch JR. Rotavirus G and P types circulating in Brazil: characterization by RT-PCR, probe hybridization, and sequence analysis. Arch Virol. 1996;141(12):2365-74.

Linares RC, Barry AF, Alfieri AF, Medici KC, Feronato C, Grieder W *et al.* Frequency of group A rotavirus in piglet stool samples from non-vaccinated pig herds. Braz Arch Biol Tech. 2009;52:63-8.

Lorenzetti E, Medeiros TNS, Alfieri AF, Alfieri AA. Genetic heterogeneity of wild-type G4P[6] porcine rotavirus strains detected in a diarrhea outbreak in a regularly vaccinated pig herd. Vet Microbiol. 2011;154:191-6.

Lorrot M, Vasseur M. Review: how do the rotavirus NSP4 and bacterial enterotoxins lead differently to diarrhea? Virol J. 2007;4:31.

Medici KC, Barry AF, Alfieri AF, Alfieri AA. Genetic analysis of the porcine group B rotavirus NSP2 gene from wild-type Brazilian strains. Braz J Med Biol Res. 2010;43(1):13-6.

Medici KC, Barry A, Alfieri AF, Alfieri AA. Porcine rotavirus groups A, B, and C identified by polymerase chain reaction in a fecal sample collection with inconclusive results by polyacrylamide gel electrophoresis. J Swine Health Prod. 2011;19(3): 146-50.

Medici KC, Barry AF, Alfieri AF, Alfieri AA. VP6 gene diversity in Brazilian strains of porcine group C rotavirus. Genet Mol Res. 2010;9(1):506-13.

Ramig FR. Minireview: pathogenesis of intestinal and systemic rotavirus infection. J Virol. 2004;78(19):10213-20.

Vírus Respiratório Sincicial Bovino

79

Clarice Weis Arns e Fernando Rosado Spilki

Definição

O vírus respiratório sincicial bovino (BRSV) tem distribuição mundial e causa grave doença respiratória em bovinos jovens, caracterizada por bronquiolite e pneumonia intersticial. O BRSV é um dos agentes envolvidos no complexo respiratório bovino, responsável por grandes perdas econômicas, principalmente em animais com menos de 1 ano de idade.

Sinonímia: pneumonia intersticial bovina.

Etiologia

O BRSV pertence ao gênero *Pneumovirus*, subfamília *Pneumovirinae*, família *Paramyxoviridae* e ordem *Mononegavirales*. Essa ordem compreende vírus dotados de genoma composto de RNA de fita simples (mono) com sentido negativo ("nega", nsRNA). O BRSV é filogeneticamente relacionado com o vírus respiratório sincicial humano (HRSV), associado a pneumonias em crianças lactentes, bem como aos vírus respiratórios sinciciais ovino e caprino (ORSV e CRSV), estes últimos os membros menos conhecidos do gênero. O BRSV tem várias similaridades com o HRSV, desde a apresentação clínica em seus respectivos hospedeiros até a organização genômica, diversidade genética, estrutura viral e antigenicidade.

Os membros da subfamília *Pneumovirinae* diferem dos demais paramixovírus pela ausência das proteínas neuraminidase e hemaglutinina e, em certas dimensões, das projeções de superfície e no diâmetro do nucleocapsídio dos vírus.

O BRSV é um vírus pleomórfico, envelopado, de tamanho variável, cujas partículas medem, em geral, entre 80 e 350 nm de diâmetro. As partículas filamentosas medem entre 60 e 100 nm de diâmetro, com aproximadamente 1 μm de comprimento. O genoma do BRSV mede aproximadamente 15.000 nucleotídios, que codificam para 10 polipeptídios, cada um codificado por um único mRNA.

As duas principais glicoproteínas de membrana são a proteína de adesão G (responsável pela adsorção do vírion à célula) e a proteína de fusão F (responsável pela formação de sincícios e por mediar a entrada do vírion na célula do hospedeiro). Outra proteína de superfície é a chamada proteína "pequena hidrofóbica" SH (*small hydrophobic protein*).

A sequência nucleotídica que codifica a proteína-matriz (M) gera um polipeptídio de 256 aminoácidos e apresenta uma única região hidrofóbica. A sua função ainda não está totalmente elucidada, mas parece estar envolvida na interação entre o nucleocapsídio viral e a membrana da célula hospedeira, antes da montagem, da maturação e do brotamento dos vírions, e indica que venha a interagir com a proteína NS1. A fosfoproteína P do BRSV, junto com a proteína N (nucleocapsídio), forma agregados citoplasmáticos conhecidos como corpúsculos de inclusão nas células infectadas. A proteína M2 não parece ter homologia com peptídios de outros vírus RNA de polaridade negativa não segmentada, e está associada ao complexo do nucleocapsídio dos RSV. A proteína L é considerada responsável por formar a porção enzimática da RNA-polimerase RNA-dependente viral.

O complexo do nucleocapsídio (ou complexo ribonucleoproteico) é composto pelo nucleocapsídio viral associado às proteínas N, P, M2 e L, e é necessário para transcrição e replicação do genoma do BRSV (Figura 79.1).

A replicação ocorre primordialmente no citoplasma. O RNA genômico é utilizado, por um lado, na síntese de um mRNA, que, por sua vez, é subsequentemente traduzido em novas proteínas virais. Por outro lado, ocorre a síntese de antigenomas que servirão como moldes na síntese de novo RNA genômico. O RNA viral é transcrito em 10 mRNA por uma RNA polimerase RNA-dependente. Cada mRNA codifica para a tradução de uma proteína diferente. A quantidade de cada mRNA está relacionada com a posição do gene no sentido 3'-5'. As proteínas são nomeadas conforme a ordem de aparecimento do gene correspondente e a distância da extremidade 3' na sequência nucleotídica: NS1 (inicialmente denominada 1C), NS2 (antes denominada 1B), N, P, M, SH (antes denominada 1A), G, F, M2 (22 K) e L. Os vírions montados são liberados do citoplasma das células infectadas por brotamento.

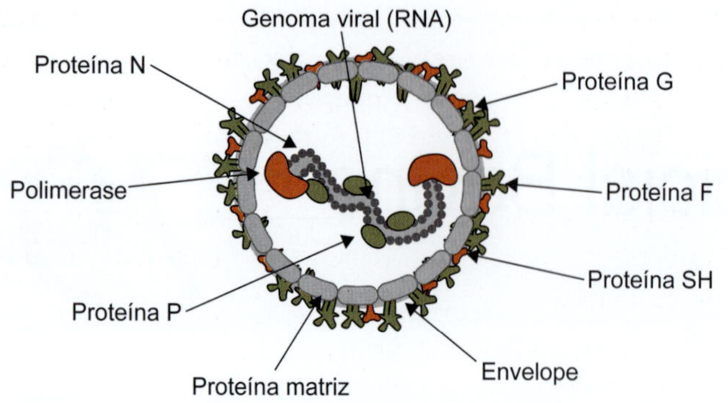

Figura 79.1 Representação da estrutura da partícula do vírus respiratório sincicial bovino (BRSV).

As diferenças antigênicas entre isolados de BRSV levaram à classificação antigênica dessas amostras em diferentes subgrupos, denominados A, AB (ou intermediário) e B. A análise de diferentes isolados e amostras de pulmão infectadas coletadas a campo demonstra, utilizando anticorpos monoclonais contra a proteína G, a divisão das amostras de BRSV em dois grandes subgrupos antigenicamente distintos, denominados A e B. São encontrados isolados do tipo AB e, ainda, isolados que não se enquadram nessa classificação. As implicações práticas dessa diversidade quanto à patogenicidade e à imunoprofilaxia ainda não foram devidamente estudadas.

No Brasil, já foram isoladas e caracterizadas geneticamente cinco amostras de BRSV oriundas de rebanhos leiteiros e de corte dos estados do Rio Grande do Sul e de Minas Gerais. Até o presente momento, todas as amostras analisadas pertencem ao subgrupo B. Existem poucos estudos sobre a caracterização genética ou antigênica de BRSV isolados na América do Sul. Apenas um isolado foi caracterizado até o momento na Argentina, e essa cepa (nomeada RC 98) pertence ao subgrupo A, conforme a análise antigênica com anticorpos monoclonais.

O BRSV é sensível a pH baixo e aquecimento a 56°C por 30 min. A exposição ao clorofórmio e outros solventes lipídicos destrói a infectividade viral. O vírus é extremamente lábil, mas permanece estável em temperaturas de -50°C ou inferiores por muitos meses, embora episódios de congelamento e descongelamento também diminuam a infectividade.

Epidemiologia

O BRSV tem distribuição mundial. No entanto, estimativa precisa da incidência do BRSV é difícil, uma vez que outros patógenos, como o vírus da parainfluenza-3 (PI-3), o vírus da diarreia viral bovina (BVDV), o coronavírus bovino (BCoV), o herpesvírus bovino tipo 1 (BHV-1) e os agentes bacterianos, podem estar envolvidos em distúrbios respiratórios em bovinos. Além disso, a grande labilidade do vírus dificulta o isolamento e interfere no sucesso do diagnóstico das infecções. Contudo, surtos de doença respiratória podem ser desencadeados por infecção subclínica prévia por BRSV. Em regiões endêmicas, surtos de doença respiratória muitas vezes ocorrem esporadicamente, envolvendo apenas grupos de animais mais suscetíveis.

Em surtos ocorridos de modo natural, a doença clínica raramente é observada em animais com menos de 2 semanas de idade, sendo mais grave em bezerros de 1 a 5 meses de idade; em animais com mais de 9 meses, não é um evento comum, mas pode eventualmente ocorrer doença grave em animais adultos.

Dados experimentais sugerem que a transmissão por aerossóis pode ocorrer em curtas distâncias, e outros estudos demonstraram que, após a exposição de bovinos ao BRSV por aerossóis e inoculação intratraqueal, os animais apresentaram lesões que muito se assemelharam às alterações encontradas na pneumonia aguda causada pelo vírus a campo. A partir de dados de inoculações experimentais, a exposição ao vírus por aerossol durante períodos de 10 min provavelmente seja a maneira mais próxima da transmissão natural da infecção a campo.

Em climas temperados, a maioria dos surtos associados ao BRSV ocorre no início do inverno, embora episódios graves da doença já tenham sido relatados durante os meses de verão. Ainda não se sabe como o BRSV se mantém entre os surtos. É possível que essa permanência ocorra pela circulação do vírus em baixos níveis entre os animais soropositivos, dos quais pode ser periodicamente excretado. O reaparecimento do vírus em rebanhos sem a introdução de novos animais também pode ser explicado pela persistência viral no organismo infectado, uma vez que a aplicação de corticosteroides em animais previamente infectados resultou em aumento de quatro vezes nos títulos de anticorpos específicos. Mudanças repentinas de clima podem aumentar a incidência da infecção, sobretudo no surgimento de dias úmidos e com excesso de vento, que muitas vezes coincidem com o início de doença respiratória. Fatores que afetam a atividade mucociliar, como níveis elevados de amônia no ambiente, alta umidade do ar e variações extremas de temperatura, são considerados participantes. Embora o alojamento separado e em boas condições e o adequado manejo dos animais tenham gerado uma redução significativa na incidência de infecções causadas por BRSV, rebanhos em excelentes condições nesses aspectos também podem experimentar surtos graves, sugerindo que o BRSV pode causar doença sem que haja fatores ambientais predisponentes.

A morbidade da infecção pelo BRSV pode atingir 80 a 100% do rebanho. No entanto, a taxa de mortalidade raramente excede 5 a 10%, dependendo das condições sanitárias do rebanho afetado.

No Brasil, o vírus foi detectado pela primeira vez em 1993 por imunofluorescência em cortes de tecidos congelados obtidos de pulmões de bezerros do estado do Rio Grande do Sul. O isolamento e a identificação viral foram descritos em 2003 a partir de amostras de secreções nasotraqueais de bezerros com sintomatologia respiratória procedentes do mesmo estado brasileiro. O vírus também já foi detectado em fragmentos de pulmões de animais do estado de São Paulo coletados ao abate sem alterações patológicas.

Estudos sorológicos em rebanhos bovinos brasileiros de diferentes regiões geográficas demonstraram alta prevalência de anticorpos específicos contra BRSV.

Patogenia

Embora a patogênese das infecções pelo BRSV não tenha sido totalmente esclarecida, diversas evidências apontam para a importante participação de mecanismos mediados pelo sistema imune. Outro aspecto a ser considerado é que o BRSV aumenta a aderência e a colonização bacterianas, além de alterar os mecanismos específicos e inespecíficos de defesa do trato respiratório. Por essas razões, estima-se que 90% das pneumonias bacterianas em geral desenvolvam-se após uma infecção viral prévia.

Em bovinos, após a invasão pelas vias respiratórias, o BRSV replica-se em células epiteliais da mucosa nasal, faringe, traqueia e pulmões. Uma fase virêmica ainda não foi relatada, e o vírus raramente é detectado fora do sistema respiratório. Antígenos virais podem ser detectados na mucosa da nasofaringe 2 dias após infecção experimental de bovinos, bem como nos linfonodos traqueobrônquicos, enquanto as células pulmonares somente aparecem infectadas 4 a 13 dias após a infecção. As primeiras células pulmonares infectadas são as do epitélio bronquiolar e, posteriormente, as dos alvéolos. Antígenos virais também podem ser detectados nos macrófagos alveolares, embora haja controvérsia entre os autores sobre o papel dessas células na patogenia do BRSV. É provável que, no mínimo, um subgrupo de macrófagos alveolares possa ser permissivo à replicação viral e, portanto, contribua para a patogênese da infecção, caracterizada pela redução da habilidade funcional. Os macrófagos, uma vez ativados, também podem liberar citocinas que potencialmente contribuem para as lesões. Em bovinos experimentalmente infectados, o BRSV foi isolado de secreções nasais já às 24 h pós-infecção. No entanto, o pico de excreção do vírus em secreções nasais ou pulmonares e em células pulmonares ocorre de 4 a 8 dias após a infecção, podendo se estender até 10 a 12 dias, ou ser detectado por reação em cadeia pela polimerase (PCR) até o 17º dia após a infecção. O vírus pode ser detectado em células oriundas de lavado pulmonar 2 dias após infecção, ou isolado do tecido pulmonar igualmente na fase precoce da infecção, 3 dias depois, e persistir nesse tecido por mais de 17 dias após a infecção, sendo detectado por PCR. Dos tecidos traqueais, o vírus foi igualmente detectado precocemente 24 h após a infecção, isolado 4 dias após o início da infecção experimental e continuou a ser detectado além dos 10 dias subsequentes.

Clínica

Os sinais clínicos após uma infecção natural pelo BRSV incluem pirexia (> 39,5°C), descarga nasal, tosse, taquipneia, respiração bucal e abdominal, afastamento lateral de membros torácicos em posição ortopneica, enfisema pulmonar e subcutâneo e morte. Infecções bacterianas secundárias, especialmente *Pasteurella multocida*, *Klebsiella pneumoniae* e *Mycoplasma* sp., são frequentemente isoladas em surtos de BRSV. Outros vírus também podem estar associados, como herpesvírus bovino tipo 1 (BHV-1), parainfluenzavírus bovino tipo 3 (PI-3) e o vírus da diarreia viral bovina (BVDV).

Em 1997, foi descrito um surto natural de BRSV no estado do Rio Grande do Sul. Nos animais afetados, observaram-se tosse frequente e dispneia intensa após exercícios físicos mínimos. Ao exame clínico dos animais mais afetados, notou-se aumento da área pulmonar com visível afundamento da musculatura intercostal e estertores pulmonares intensos na auscultação.

Achados histopatológicos, confirmados por imunofluorescência para antígenos específicos do BRSV, comprovaram que a infecção está presente em rebanhos da região Sul do Brasil pelo menos desde a década de 1980. Surtos da enfermidade já foram descritos também em Pernambuco e Minas Gerais.

Diagnóstico

O diagnóstico da infecção pelo BRSV é baseado na detecção direta do antígeno em espécimes clínicos e de forma indireta por técnicas sorológicas. Os métodos de escolha na detecção de antígenos do BRSV em amostras de pulmão são as técnicas de imunofluorescência e imunoperoxidase. Amostras de secreção nasal têm sido descritas como alternativas para o diagnóstico no animal vivo. O lavado broncoalveolar (BAL) pode ser mais efetivo que os *swabs* nasais na demonstração de antígenos. A fragilidade do virion do BRSV torna o isolamento do vírus em cultivo celular trabalhoso e, muitas vezes, infrutífero, necessitando de repetidas passagens até o aparecimento de efeito citopático evidente. Cuidados especiais na conservação de amostras, incluindo coleta estéril, manutenção de espécimes clínicos sob refrigeração (evitar o congelamento a -20°C) e envio imediato das amostras ao laboratório, aumentam as chances de isolamento do vírus. Também são recomendáveis a coleta de *swabs* nasais ou BAL de diferentes animais do rebanho (incluindo contatos sadios) e, em casos de necropsia, a coleta de áreas pulmonares adjacentes a áreas mais afetadas; áreas com aspecto saudável também podem melhorar a possibilidade de detecção do vírus.

A alternativa de detecção de fragmentos do genoma em espécimes clínicos utilizando a técnica de RT-PCR tem sido utilizada no Brasil. A técnica de ELISA tem sido amplamente utilizada no diagnóstico sorológico das infecções pelo BRSV, podendo ainda ser utilizada a técnica de soroneutralização, com excelentes resultados.

Os achados de necropsia incluem pneumonia intersticial multifocal, enfisema alveolar disseminado com focos de atelectasia, sendo notável o aspecto ondulado claro irregular na superfície da pleura visceral. Enfisema intersticial pode estar presente em graus moderados. Característica marcante é o espessamento marcado dos septos interlobulares. Pequenas franjas conjuntivas evidenciam-se nos bordos do pulmão e dão aspecto fosco a essas porções. Alguns relatos revelam marcada hipertrofia do miocárdio do ventrículo direito. Em casos mais graves, foi relatado enfisema no mediastino ou mesmo subcutâneo.

As mucosas da cavidade nasal, da traqueia e dos brônquios dos animais infectados podem apresentar-se hiperêmicas, especialmente nos estágios iniciais da infecção. Pneumonia intersticial típica é um achado de necropsia consistente em infecções naturais causadas pelo BRSV, particularmente envolvendo a porção cranioventral dos pulmões. Nesta região, a consolidação pode comprometer desde pequenas áreas até a metade da área total do pulmão. Exsudato mucopurulento, hemorragia e enfisema podem estar presentes. O septo interlobular muitas vezes aparece espessado em virtude do edema pronunciado causado por bronco-obstrução ampla, que pode levar à dispneia grave. As porções dorsal e craniodorsal do pulmão podem apresentar-se normais em muitos casos, mas também podem estar marcadamente distendidas, por causa do edema e do enfisema intersticial e alveolar graves. Os linfonodos regionais do trato respiratório, mais especificamente brônquico e mediastínicos, aparecem muitas vezes bastante aumentados e edematosos. Em infecções experimentais realizadas por alguns autores, são observadas somente pequenas alterações 2 a 5 dias pós-infecção, alterações profundas 5 a 8 dias e posterior recuperação das lesões voltando-se, novamente, a observar alterações mais leves em 10 a 14 dias.

No exame histopatológico, é possível observar células sinciciais em grande quantidade, localizadas principalmente nos bordos dos lóbulos pulmonares presentes nos alvéolos, nos bronquíolos e, por vezes, em vasos linfáticos. As células sinciciais apresentam número variável de núcleos dispostos centralmente. Há presença de enfisema alveolar crônico com bordos de septos alveolares rompidos em forma de clava, por vezes intercalada com áreas de atelectasia, hipertrofia da camada muscular peribronquiolar e focos de metaplasia escamosa do epitélio brônquico e bronquiolar. São notáveis ainda alterações inflamatórias mononucleares com áreas focais de infiltração por eosinófilos.

Em animais naturalmente infectados pelo BRSV, o principal achado histopatológico é a presença de células sinciciais no epitélio bronquiolar e alveolar, decorrente da capacidade do vírus de produzir fusão celular. Esses sincícios podem conter corpúsculos de inclusão intracitoplasmáticos eosinofílicos. Bronquite, peribronquite e bronquiolite também são achados histológicos característicos em bovinos após infecção natural pelo BRSV. Outras importantes alterações histopatológicas incluem pneumonia intersticial difusa, espessamento da parede alveolar, proliferação do epitélio bronquiolar com perda de cílios, epitelização alveolar, formação de membranas hialinas, edema e exsudato nos espaços alveolares, brônquiais e bronquiolares, colapso de alvéolos, infiltração de neutrófilos, linfócitos e eosinófilos.

Conforme já mencionado, no exame histopatológico de um surto natural de BRSV no estado do Rio Grande do Sul, foram evidenciadas células sinciciais em grande quantidade, localizadas principalmente nos bordos dos lóbulos pulmonares, nos alvéolos, nos bronquíolos e, por vezes, em vasos linfáticos (Figura 79.2). Foram observadas áreas com formação inicial dessas células em alguns alvéolos pela visualização de células com aspecto de macrófagos formando agrupados (Figura 79.3). A presença de enfisema alveolar crônico com bordos de septos alveolares rompidos em forma de clava (Figura 79.4), por vezes intercalada com áreas de atelectasia, hipertrofia da camada muscular peribronquiolar e focos de metaplasia escamosa do epitélio brônquico e bronquiolar, estava bem evidente.

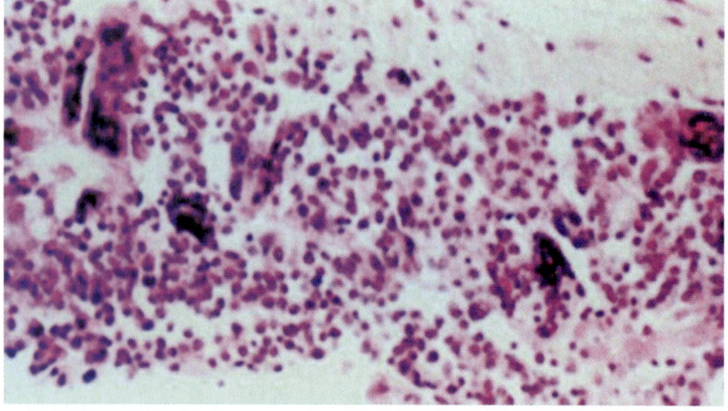

Figura 79.2 Infiltrado inflamatório de neutrófilos e macrófagos em bronquíolo, com presença de grande quantidade de células sinciciais. Reproduzida de Driemeier D, Gomes MJP, Moojen V, Arns CW, Vogg G, Kessler L *et al.* Manifestação clínico-patológica de infecção natural pelo vírus respiratório sincicial bovino (BRSV) em bovinos de criação extensiva no Rio Grande do Sul, Brasil. Pesq Vet Bras. 1997;17:77-81.

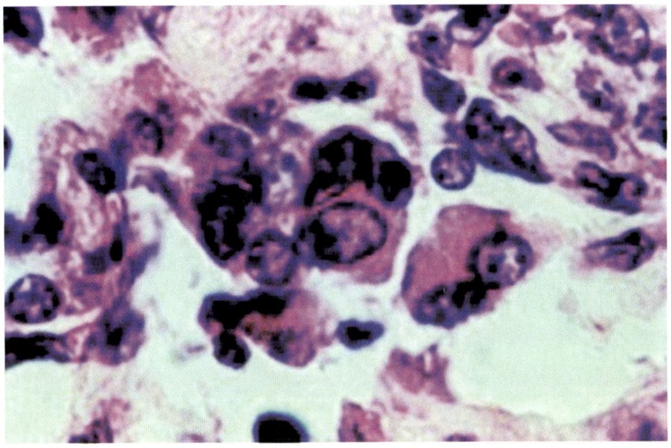

Figura 79.3 Formação inicial de células sinciciais no interior de um alvéolo pulmonar infectadas pelo BRSV. Reproduzida de Driemeier D, Gomes MJP, Moojen V, Arns CW, Vogg G, Kessler L *et al.* Manifestação clínico-patológica de infecção natural pelo vírus respiratório sincicial bovino (BRSV) em bovinos de criação extensiva no Rio Grande do Sul, Brasil. Pesq Vet Bras. 1997;17:77-81.

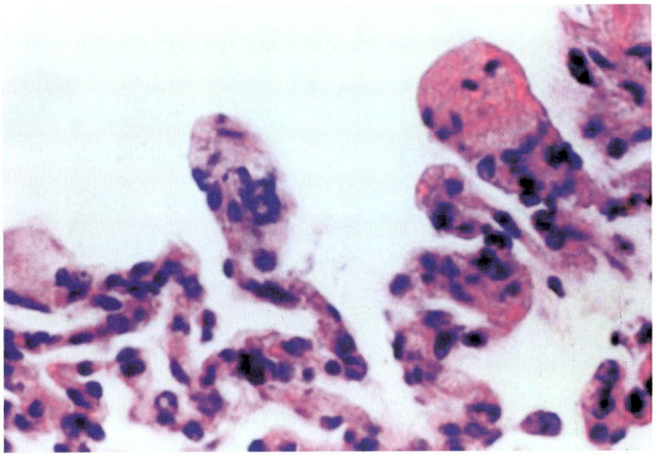

Figura 79.4 Bordas em clava dos alvéolos rompidos em consequência do enfisema alveolar crônico por BRSV. Reproduzida de Driemeier D, Gomes MJP, Moojen V, Arns CW, Vogg G, Kessler L *et al.* Manifestação clínico-patológica de infecção natural pelo vírus respiratório sincicial bovino (BRSV) em bovinos de criação extensiva no Rio Grande do Sul, Brasil. Pesq Vet Bras. 1997;17:77-81.

Profilaxia e controle

Existe grande carência em relação a vacinas efetivas contra o BRSV. Vacinas apropriadas devem ser hábeis para conferir proteção mesmo na presença de anticorpos maternais, proteger contra todos os subtipos e eliminar os efeitos de exacerbação da doença.

Várias vacinas inativadas e atenuadas (vivas) estão disponíveis comercialmente para o controle das infecções pelo BRSV. Estudos utilizando o desafio experimental e a campo têm levado a resultados inconclusivos quanto à eficácia das vacinas. Recentemente, uma vacina utilizando o herpesvírus bovino (BHV-1) como vetor para a proteína G do BRSV diminuiu os sinais clínicos e a excreção viral após o desafio por BRSV. A proteína G como antígeno-alvo de uma vacina de DNA também apresentou sucesso na inoculação experimental.

O desenvolvimento de vacinas contra as infecções por BRSV ou HRSV foi em parte prejudicado por um fato inusitado que aconteceu na década de 1960. O uso de uma vacina inativada pela formalina contra o HRSV induziu grave enfermidade pelo HRSV de campo e mortes em grande número de crianças vacinadas. Esse fato foi relacionado com alterações conformacionais sofridas pelos antígenos vacinais em contato com a formalina. Tais alterações levariam à formação de imunocomplexos no hospedeiro e a uma consequente reação de hipersensibilidade do tipo III. No entanto, ainda não há uma explicação conclusiva sobre esse fenômeno. Em bovinos, estudo envolvendo a imunização contra o BRSV com vacinas inativadas em formalina levou a lesões pulmonares mais graves. Todavia, essa exacerbação não foi encontrada em outros experimentos, deixando evidente que mais estudos deverão ser conduzidos para elucidar essa questão.

Além desses problemas, a imunidade de curta duração conferida após infecção natural gera dúvidas sobre a durabilidade da proteção conferida pelas vacinas. Outra exigência de difícil resolução é a necessidade de que a vacina proteja contra as diferentes variantes antigênicas encontradas a campo.

As infecções pelo BRSV, dadas as suas características únicas em relação à imunopatogenia da enfermidade e à ubiquidade da infecção, representam um desafio ao desenvolvimento de vacinas eficazes e seguras. Com efeito, ainda são necessários estudos visando a elucidar a real importância dessa infecção no rebanho bovino brasileiro.

Bibliografia

Almeida RS, Domingues HG, Spilki FR, Larsen LE, Hägglund S, Belák S *et al.* Bovine respiratory syncytial virus subgroup B is circulating in Brazil. Vet Rec. 2006;158:632-4.

Arns CW, Campalans JB, Costa SC, Domingues HG, D'Arce RC, Almeida RS *et al.* Characterization of bovine respiratory syncytial virus isolated in Brazil. Braz J Med Biol Res. 23003;36:213-8.

Driemeier D, Gomes MJP, Moojen V, Arns CW, Vogg G, Kessler L *et al.* Manifestação clínico-patológica de infecção natural pelo vírus respiratório sincicial bovino (BRSV) em bovinos de criação extensiva no Rio Grande do Sul, Brasil. Pesq Vet Bras. 1997; 17:77-81.

Gonçalves IPD, Simanke AT, Jost HC, Hötzel I, Dal Soglio A, Moojen V. Detection of bovine respiratory syncytial virus in calves of Rio Grande do Sul, Brazil. Cien Rural. 1993;23:389-90.

Larsen LE. Bovine respiratory syncytial virus (BRSV): a review. Acta Vet Scand. 2000;41:1-24.

Paccaud MF, Jacquier C. A respiratory syncytial virus of bovine origin. Archiv für die gesamte Virusforschung. 1970;30:327-42.

Schrijver RS. Immunobiology of bovine respiratory syncytial virus infections. [Tese]. Netherlands: Utrecht University; 1997. p. 182.

Peixoto PV, Mota RM, Brito MF, Corbellini LG, Driemeier D, Souza MI. Infecção natural pelo vírus sincicial respiratório bovino (BRSV) no Estado de Alagoas. Pesq Vet Bras. 2000;20:171-5.

Seção
3

Fungos, Leveduras e Algas

Blastomicose 80

Sandra de Moraes Gimenes Bosco, Eduardo Bagagli e Dennis J. Baumgardner

Definição

A blastomicose é uma micose sistêmica, granulomatosa, de evolução aguda ou crônica, caracterizada por comprometimento pulmonar e cutâneo em animais e humanos e causada pelo fungo dimórfico *Blastomyces dermatitidis*.

Sinonímias: blastomicose norte-americana, doença de Gilchrist, moléstia de Chicago, dermatite blastomicética.

Etiologia

Blastomyces dermatitidis é um fungo dimórfico termodependente, ou seja, à temperatura ambiente, desenvolve-se sob a forma miceliana e, à temperatura de 35 a 37°C, observa-se a fase leveduriforme.

A denominação *B. dermatitidis* é empregada para a fase assexuada (anamórfica ou imperfeita) desse fungo. A fase sexuada foi descrita por McDonough e Lewis, em 1967, e recebeu a denominação *Ajellomyces dermatitidis*. Trata-se de um fungo ascomiceto, pertencente à ordem *Onygenales*, que abrange a maioria dos fungos patogênicos causadores de micoses em animais e humanos, incluindo a família *Arthrodermataceae*, cujos membros são os fungos dermatófitos. Estudos recentes de filogenia molecular em diferentes espécies da família *Onygenaceae sensu lato* indicam que *B. dermatitidis* (*Ajellomyces dermatitidis*), *Histoplasma capsulatum* (*Ajellomyces capsulatus*), *Emmonsia crescens* (*Ajellomyces crescens*) e *Paracoccidioides brasiliensis* (fase sexuada ainda desconhecida) representam um clado natural, atualmente reconhecido como uma nova família, denominada *Ajellomycethaceae*. Além de compartilharem características micológicas e moleculares semelhantes, os membros dessa família apresentam ecologia associada a uma fase saprofítica ambiental em solos e a uma fase parasitária relacionada a hospedeiros vertebrados.

O agente pode ser isolado a partir de diferentes espécimes clínicos, como pus, lavado broncoalveolar, sedimento urinário, liquor, líquido prostático e raspado de pele. Os meios de cultura mais empregados para o isolamento na fase leveduriforme são Sabouraud-dextrose e ágar infusão cérebro e coração (BHI). O ágar Mycosel® não deve ser utilizado como único meio de cultivo, pois a levedura de *B. dermatitidis* costuma ser sensível à ciclo-hexamida e ao cloranfenicol presentes no meio. Os cultivos são incubados em condições normais de aerofilia e mantidos às temperaturas de 35 a 37°C (levedura) e 25°C (micélio) para caracterização do dimorfismo térmico. O fungo apresenta crescimento lento, que leva cerca de 2 a 4 semanas. Em virtude dessa característica, é recomendável aguardar, no mínimo, 4 semanas antes de se descartar uma cultura como negativa. Macroscopicamente, a fase leveduriforme caracteriza-se por colônias de aspecto cerebriforme e glabro, consistência cremosa e coloração que varia nos tons de bege a amarelo-claro. O exame microscópico da cultura, empregando-se a coloração de lactofenol azul-algodão, mostra que as leveduras têm diâmetro de 5 a 20 μm e apresentam parede celular espessa e birrefringente. Geralmente, o brotamento celular é único. Nesse processo, observa-se que a célula-filha prende-se à célula-mãe por uma ligação de base larga, chegando a apresentar diâmetro próximo ao da célula-mãe (Figura 80.1). Formas muito pequenas, e mesmo catenuladas, de brotamento podem ocorrer, o que confunde o diagnóstico. Quando cultivado à temperatura ambiente, a colônia miceliana apresenta coloração branco-amarronzada, topografia lisa ou sulcada, centro elevado e, em geral, aspecto algodonoso. À microscopia com coloração de lactofenol azul-algodão, observa-se grande quantidade de hifas hialinas e delgadas com conidióforos, e, em suas extremidades, estão ligados os conídios arredondados ou globosos, os quais correspondem à forma infectante para o hospedeiro animal e/ou humano (Figura 80.2). O gene *bys-1* controla a mudança do fungo da forma micelial para a leveduriforme.

Epidemiologia

Em 1894, Gilchrist foi quem primeiro descreveu e relatou a blastomicose em um paciente humano, e, em respeito à sua contribuição científica, a doença passou a ser denominada doença de Gilchrist. Em 1898, Gilchrist e Stokes relataram outro caso da enfermidade e passaram então a denominar o agente de *Blastomyces dermatitidis*. O termo blastomicose norte-americana tornou-se popular por

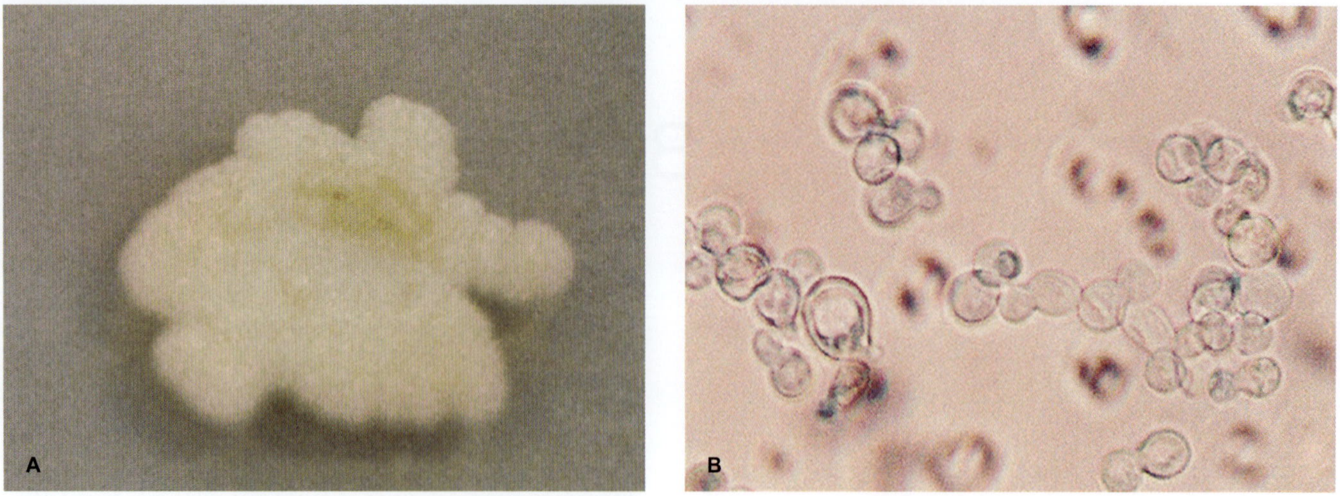

Figura 80.1 A. Colônia de *Blastomyces dermatitidis* na forma de levedura. **B.** Microscopia da fase leveduriforme. Notar os brotamentos únicos e com base larga (lactofenol azul-algodão, 400 ×).

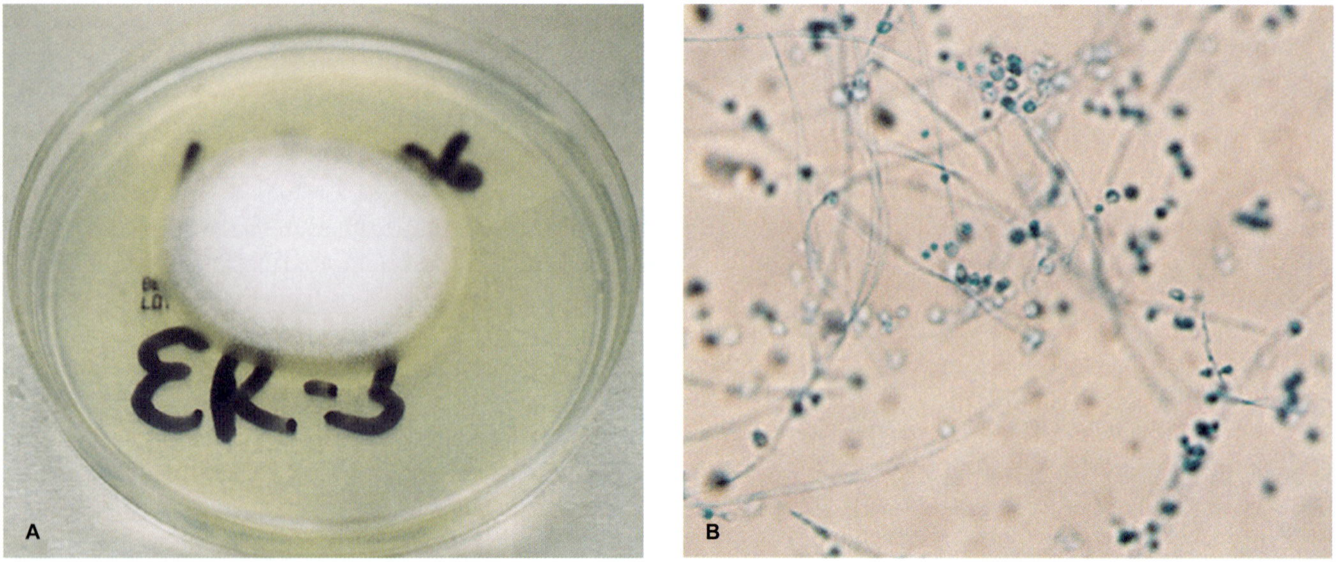

Figura 80.2 A. Colônia miceliana de *Blastomyces dermatitidis* evidenciando aspecto algodonoso e coloração esbranquiçada. **B.** Microscopia da forma micelial de *Blastomyces dermatitidis* (lactofenol azul-algodão, 400 ×).

duas razões: 1) porque, inicialmente, acreditava-se que essa doença estava restrita à América do Norte; 2) para diferenciá-la da blastomicose sul-americana, que é causada pelo fungo dimórfico *Paracoccidioides brasiliensis*.

O reservatório de *B. dermatitidis* parece ser o solo. Porém, seu *habitat* natural ainda é desconhecido. *B. dermatitidis* foi isolado poucas vezes a partir de amostras de solos e de vegetais em decomposição. Esses isolados foram obtidos em locais próximos aos de ocorrência de surtos epidêmicos, o que sugere que o provável *habitat* do fungo seja próximo a lagos ou correntes de água, em ambientes úmidos, de mata ripária, com alto teor de matéria orgânica, enriquecidos com excretas de animais e com solos de pH ácido.

A infecção no hospedeiro animal e/ou humano ocorre por inalação de artroconídios e aleuroconídios produzidos por reprodução assexuada. Acredita-se que os ascósporos produzidos na fase sexuada também são capazes de produzir infecções.

O estudo epidemiológico e ecológico da blastomicose apresenta limitações em virtude da dificuldade de isolamento do agente a partir de sua fase saprofítica ambiental. Inquéritos com testes intradérmicos, os quais seriam muito úteis para a delimitação das áreas endêmicas, foram pouco empregados e, geralmente, apresentam reação cruzada com o agente etiológico da histoplasmose. Atualmente, as áreas endêmicas são reconhecidas baseando-se na presença de casos clínicos em humanos ou animais.

Atualmente, reconhece-se que essa enfermidade não está restrita somente à América do Norte, pois há relatos de casos autóctones da doença em humanos na África –

desde a Argélia e a Tunísia, ao norte, até a África do Sul –, com maior incidência de casos relatada no Zimbábue. Raramente, a doença também tem sido descrita na Índia, no Líbano, na Arábia Saudita, na Polônia e no México. Embora alguns casos da doença tenham sido detectados na América do Sul, na Europa e na Ásia, tais pacientes se infectaram durante sua passagem pelos EUA ou pelo Canadá ou entraram em contato com fômites norte-americanos.

A área de maior ocorrência da blastomicose é semelhante à da histoplasmose nos EUA e compreende os vales dos rios Mississipi e Ohio – estendendo-se para as províncias de Manitoba, Ontário e Quebec, no Canadá – e a região noroeste, nos estados de Minesota e Wisconsin, e, excepcionalmente, o sul do México. Moradias próximas a cursos de água são consideradas fator de risco importante para essa infecção fúngica. Surtos epidêmicos da doença já foram relatados. O maior de que se tem registro ocorreu em 1984 no estado de Wisconsin, EUA, onde 26 indivíduos, crianças e adultos, entre 95 participantes de atividades relacionadas com um acampamento em um parque natural, desenvolveram doença pulmonar aguda, entre 21 e 106 dias após a exposição. O isolamento do agente foi obtido em nove pacientes e em três amostras ambientais coletadas nos locais frequentados por essas pessoas. As amostras ambientais que possibilitaram o isolamento do fungo apresentavam em comum o fato de terem pH ácido, serem ricas em matéria orgânica e, geralmente, estarem próximas a coleções de água. Esse é considerado o primeiro isolamento a partir da fase saprofítica ambiental em uma área endêmica da doença.

Entre as espécies animais, a principal envolvida é o cão doméstico, considerado animal sentinela em algumas áreas endêmicas da doença nos EUA. No estado de Wisconsin, a média anual de incidência da blastomicose chega a 1.420 a cada 100.000 cães, cerca de 10 vezes maior comparada ao número de casos em humanos. Tem sido observado que o período pré-patente em cães é menor do que em humanos quando infectados à mesma época. Cães que apresentam hábitos de caça ou destacada atividade fossorial (cavam buracos no solo) estão mais sujeitos à infecção, e a maioria deles se infecta entre 1 e 5 anos de idade, em igual proporção entre machos e fêmeas. Aproximadamente 95% dos cães com blastomicose em Wisconsin vivem ao redor de 400 m de coleções de água (rios, lagos, represas), acima de 500 m do nível do mar e em áreas endêmicas. É comum o histórico de vários cães da vizinhança manifestarem sinais clínicos de blastomicose no mesmo período, o que sugere que o foco de infecção está em ambiente próximo. Os riscos de infecção aumentam quando ocorrem chuvas e orvalhos intensos, os quais facilitam a liberação dos esporos infectantes do fungo, ou quando há contato com locais que foram escavados, o que favorece a exposição ao patógeno em solo profundo.

A influência da raça e do sexo dos animais é mais importante na blastomicose canina, que é mais frequente em cães machos, de raças de grande porte, com idade entre 2 e 4 anos e utilizados para trabalho, caça e atividades desportivas. Tem sido observado que as fêmeas apresentam maior taxa de sobrevivência após o tratamento.

Outras espécies de animais domésticos, como felinos e equinos, raramente são acometidas pela blastomicose. Entre os gatos, os casos são mais comuns em machos jovens. Nos equinos, não existe maior incidência relacionada à raça ou à idade. A blastomicose tem sido relatada também em animais silvestres, selvagens e aquáticos, como leões-marinhos, furões, ursos-polares, leões, tigres, leopardos e macacos.

Em pacientes humanos, a blastomicose é frequentemente descrita no sexo masculino, que representa 55 a 65% dos casos. A faixa etária mais acometida é a de 30 a 60 anos de idade, com uma minoria de infectados com idade abaixo de 19 anos. Tem sido observado que a frequência da enfermidade é três vezes maior em pacientes da raça negra (na região sul dos EUA). Tais variações demográficas na incidência da doença parecem ser influenciadas por diferenças na exposição ao fungo. A transmissão inter-humana da blastomicose foi relatada no caso de um homem com blastomicose disseminada, com o envolvimento também do trato genital. Esse paciente transmitiu o agente para sua esposa, que desenvolveu a infecção no endométrio, nas tubas uterinas e no peritônio. Outro caso de transmissão inter-humana ocorreu em um recém-nascido de 3 semanas de idade que adquiriu a infecção por contato com sua mãe, que apresentava a forma ativa e não tratada da doença. A inoculação acidental em laboratório e durante a realização de necropsias também já foi relatada. A transmissão de *B. dermatitidis* para os humanos já foi descrita a partir de mordedura de cão com blastomicose, tendo a levedura sido inoculada diretamente nas mãos do proprietário. A associação da blastomicose à AIDS é esporádica.

Análises genéticas de isolados de *B. dermatitidis* obtidas de animais e humanos têm sido subdivididas em três tipos: A, B e C. Todos os isolados do tipo A foram obtidos do Canadá ou da região leste dos EUA. Os tipos B e C também foram encontrados nessas regiões, em outras regiões dos EUA e em outros países. A identificação da tipagem genética dos isolados pode contribuir para os estudos de epidemiologia molecular e para a vigilância da doença em casos ou em surtos.

Patogenia

A infecção por *B. dermatitidis* é adquirida, na maioria dos casos, por via inalatória. A inalação de conídios presentes no ambiente provoca, inicialmente, infecção pulmonar primária, caracterizada por alveolite, com invasão de células macrofágicas. As leveduras de *B. dermatitidis* são fagocitadas por neutrófilos, monócitos e macrófagos pulmonares, os quais promovem a disseminação desse patógeno para outros órgãos. A partir da colonização das células macrofágicas, desenvolve-se uma reação inflamatória que consiste na exsudação de células, predominantemente polimorfonucleadas, culminando, posteriormente, na formação do granuloma. A lesão pulmonar primária na blastomicose assemelha-se, frequentemente, às lesões observadas na tuberculose e na histoplasmose; porém, a caseificação e a calcificação do foco primário, comumente observadas em ambas as enfermidades, não são achados comuns na blastomicose. A partir do pulmão, o microrganismo pode disseminar-se por via hemática ou linfática para outros locais, como olhos, medula óssea, linfonodos e cérebro. Menos comumente, pode acometer fígado, glândula mamária, próstata, cavidade nasal, coração e trato reprodutivo.

A infecção cutânea por lesões traumáticas ou objetos perfurocortantes é outro modo de transmissão do patógeno que deve ser considerada em animais domésticos. A inoculação experimental do fungo por via intravenosa em equinos resultou em inflamação pulmonar crônica.

A resposta imune dos animais e dos humanos ao *B. dermatitidis* está relacionada com a ação dos linfócitos T e a resposta imune celular frente ao fator de adesão do fungo (*BAD-1*). Esse fator de virulência reduz a produção do fator de necrose tumoral, que auxilia na morte dos microrganismos fagocitados. A imunidade humoral parece exercer pouca ação sobre o fungo, visto que animais com doença ativa e fatal têm altos títulos de anticorpos.

➤ Clínica

No grupo dos animais domésticos, as manifestações clínicas da blastomicose são mais comuns nos cães, seguidos, com ocorrências ocasionais, de gatos e equinos.

Cães

A blastomicose canina, a exemplo de outras micoses sistêmicas, apresenta-se semelhante à infecção humana; entretanto, em humanos a doença tende a ser crônica, e as lesões oculares são raras, ao contrário dos cães, nos quais esse tipo de lesão é comum.

Entre os sinais clínicos mais evidentes na espécie canina, observam-se anorexia, perda de peso, febre, tosse, linfadenomegalia, dispneia e lesões cutâneas. Em alguns cães, a doença tende a se estabilizar, mostrando sinais clínicos brandos por semanas a meses, e, repentinamente, apresentam piora do quadro. A grande maioria dos casos de blastomicose canina apresenta acometimento pulmonar, que, quando discreto, manifesta-se como intolerância ao exercício físico, dispneia e descargas nasais. Nos casos graves, observa-se dispneia em repouso.

As manifestações oculares e a secreção nasal podem ser os primeiros sinais clínicos verificados na blastomicose canina. As lesões oculares representam cerca de 40% dos casos em cães, com predomínio de uveíte (sendo observados, inicialmente, lacrimejamento, hiperemia, miose, blefaroespasmo, queratite, conjuntivite e fotofobia), descolamento e granulomas de retina, hemorragia no espaço vítreo, intenso edema de córnea (o que dificulta o exame ocular), glaucoma secundário à obstrução fúngica, panoftalmite, coriorretinite, celulite periorbital e envolvimento da membrana nictitante. Frequentemente, as manifestações oculares da blastomicose podem levar o animal à cegueira.

As lesões cutâneas da blastomicose são resultantes da disseminação fúngica a partir de foco pulmonar primário e, em muitos casos, representam um estágio avançado da doença. Correspondem a cerca de 20 a 50% dos casos clínicos e caracterizam-se por úlceras que drenam exsudato serossanguinolento ou purulento. Outras lesões podem ser proliferativas, granulomatosas e de aspecto carnoso. Embora as lesões cutâneas possam ocorrer em qualquer local, tem sido observado predomínio no plano nasal, na região facial e no coxim plantar (Figura 80.3 A a 80.3 C).

O envolvimento ósseo também é uma manifestação da blastomicose canina, representando cerca de 30% dos casos. A lesão tem caráter osteolítico, com proliferação do periósteo. A claudicação é a principal manifestação clínica.

Outros tecidos e sistemas podem ser acometidos, como os órgãos genitais do cão macho (testículo, epidídimo e próstata), os quais se apresentam edemaciados e dolorosos. Quando o trato urinário (rins e bexiga) está acometido, o fungo pode ser encontrado também na urina. Doença do sistema nervoso central pode ocorrer em cerca de 5% dos cães, manifestando-se como déficits focais, ataxia, mudança de comportamento ou convulsões. Cardiopatias em cães são pouco frequentes e envolvem sinais e sintomas de miocardite, arritmias, síncope, endocardite, bloqueio cardíaco e lesões de massa. Ocasionalmente, envolvimento da laringe, do peritônio, da glândula mamária, dos intestinos e das articulações também tem sido relatado.

Gatos

As manifestações clínicas da blastomicose em gatos têm relação direta com o local de infecção e com o tecido afetado. Em felinos domésticos, as lesões são similares às observadas em cães, incluindo dispneia, perda de peso, linfadenite, lesões oculares (uveíte) e tegumentares e doença do sistema nervoso central (paralisias). Porém, por causa da baixa frequência de casos, não é possível determinar qual a principal característica da blastomicose felina. Em comparação, em um mesmo período de avaliação em um banco de dados de hospitais veterinários nos EUA, foram observados 324 casos de blastomicose canina e somente três casos da doença em felinos. Em um surto de blastomicose em gatos mantidos dentro de casa em uma área suburbana de Chicago, Illinois, EUA,

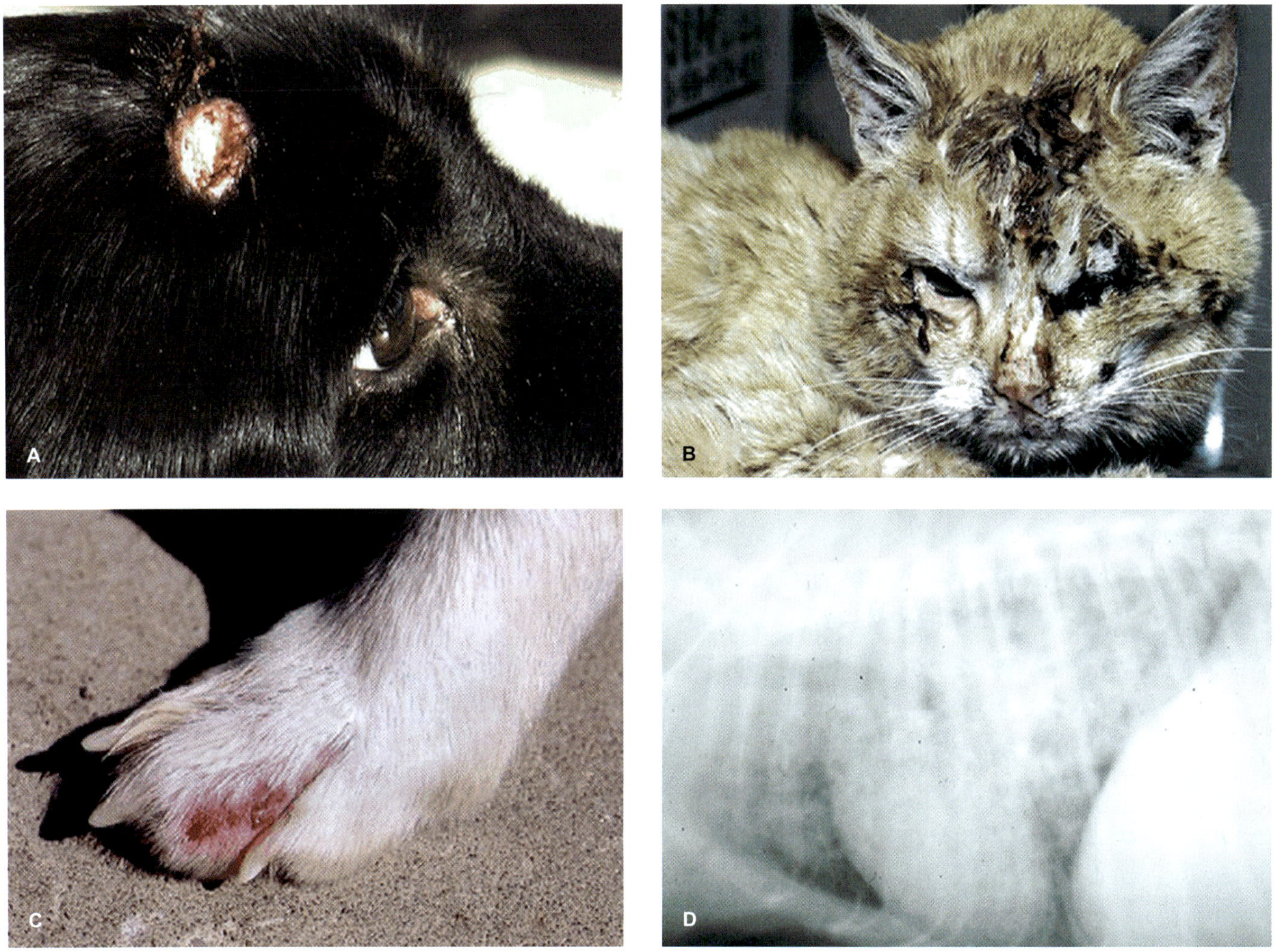

Figura 80.3 Blastomicose em cães e gatos. **A.** Lesão circular em região frontal em cão. **B.** Lesão facial com exsudação em gato. **C.** Lesão interdigital em membro de cão. **D.** Radiografia de tórax com evidência de infiltrado pulmonar difuso na blastomicose canina. Imagens cedidas por Dr. Dennis Baumgardner e Dr. Daniel Paretsky.

observou-se que os cinco animais envolvidos apresentaram lesões de pele (em membros posteriores e cabeça) e letargia. Quatro dentre os cinco gatos manifestavam anorexia e febre, três tinham dispneia e todos apresentavam congestão nasal, ataxia e uveíte. Em outro registro, de oito gatos envolvidos, também em Illinois, todos tinham evidência radiológica de doença pulmonar (nódulos, massas ou consolidação alveolar) e lesões de pele.

Equinos

São raros os casos registrados, na literatura, de equinos com blastomicose, particularmente em animais provenientes dos EUA (Ohio e Pensilvânia). Em um relato, foram descritos abscessos subcutâneos (períneo, região perivulvar, úbere e abdome). Em outro caso, em um pônei, foi relatado histórico de 6 meses de infecção subcutânea crônica nas regiões cervical e peitoral, além de disfagia. A necropsia desse animal revelou lesões piogranulomatosas em pulmões e rim, peritonite e múltiplos abscessos em órgãos. Outros dois equinos tiveram blastomicose disseminada fatal, apresentando letargia, tosse e perda de peso, sem sinais de lesão de pele. A necropsia dos animais revelou piogranulomas em pulmões e fígado, peritonite e pleurite.

➤ Diagnóstico

O diagnóstico deve ser baseado na identificação do agente, diretamente – pelo exame micológico direto, pelo isolamento fúngico ou pela visualização no tecido, em exsudatos, lavados ou aspirados para exame histológico ou citológico – ou indiretamente – por exames laboratoriais, radiográficos e sorológicos.

O fungo pode ser isolado a partir de diversos espécimes clínicos de animais (pus, lavado broncoalveolar, urina, liquor, secreção prostática, pele) e em meios de uso rotineiro em laboratórios de micologia (ágar Sabouraud-dextrose, BHI), em aerofilia, a 25 e 35 a 37°C, mantendo os cultivos até 4 semanas. As colônias leveduriformes apresentam, em geral, aspecto cerebriforme, de tonalidade amarelada, e o microrganismo pode ser observado com colorações como lactofenol azul-algodão, mostrando características peculiares de brotamento. A cultura miceliana tem aspecto algodonoso, coloração esbranquiçada, com pigmento de coloração marrom difusível no meio de cultura e, à microscopia, presença de hifas hialinas delgadas com conidióforos e conídios globosos arredondados.

Exames hematológicos mostram discreta anemia normocítica e normocrômica, a qual é atribuída ao processo inflamatório crônico. A maioria dos cães apresenta leucocitose (17.000 a 30.000 células/μℓ), com leve desvio à esquerda, e linfopenia. Os perfis bioquímicos séricos mostram hiperglobulinemia e hipoalbuminemia. O aumento das globulinas ocorre em virtude do aumento das imunoglobulinas, entre outros fatores. Hipercalcemia pode ocorrer em decorrência ao comprometimento ósseo e à falência renal.

O exame radiográfico do pulmão revela nódulos e alterações difusas na região dos brônquios e do interstício pulmonar (Figura 80.3 D). Outros exames de diagnóstico por imagem, como tomografia computadorizada, ultrassonografia e ressonância magnética, têm sido utilizados recentemente também no diagnóstico, possibilitando a visualização dos granulomas em diferentes órgãos.

A citologia aspirativa de linfonodos aumentados ou a biopsia de lesões de pele e a visualização do fungo por técnicas tintoriais são métodos práticos e de rotina no diagnóstico da doença em cães, que revelam reações (pio) granulomatosas, com presença de células gigantes, de macrófagos, de células epitelioides e do microrganismo.

O exame histopatológico é um método de rotina e é de grande utilidade para o diagnóstico das micoses. Nas blastomicoses canina e felina, têm sido observadas lesões purulentas ou piogranulomatosas nos tecidos infectados. Histologicamente, o agente apresenta-se rodeado por neutrófilos, macrófagos e células gigantes multinucleadas. As técnicas tintoriais mais empregadas para a visualização de fungos são à base de prata (*Gomori methanamine-silver* - GMS) e PAS (ácido periódico de Schiff). Embora a histopatologia seja considerada um bom método para auxiliar no diagnóstico da blastomicose, não é recomendável que o diagnóstico seja baseado exclusivamente nessa técnica, uma vez que variações nos aspectos morfológicos de *B. dermatitidis* no tecido já foram descritas. Formas pequenas da levedura do patógeno podem ser confundidas com leveduras de *Histoplasma capsulatum*. Por conseguinte, formas grandes da levedura do *Histoplasma capsulatum* var. *duboisii* podem ser confundidas com leveduras de *B. dermatitidis*. Se o brotamento (ou célula-filha) do *B. dermatitidis* não é observado, corre-se o risco de confundi-lo com esporângios imaturos de *Coccidioides immitis* (agente causal da coccidioidomicose). Menos frequentemente, formas não capsuladas de *Cryptococcus neoformans* podem ser confundidas com *B. dermatitidis*. Leveduras de *Paracoccidioides brasiliensis*, que apresentam brotamento único, também são similares às leveduras de *B. dermatitidis*.

Estudos realizados com testes intradérmicos utilizando vários isolados fúngicos para produção de antígenos (blastomicina) já foram conduzidos em cães. Entretanto, os resultados baseados nesses ensaios indicam que a blastomicina é menos específica que a histoplasmina e a coccidioidina, induzindo reações cruzadas para ambos e restringindo, portanto, a aplicabilidade desse teste para fins diagnósticos.

Os testes sorológicos (imunodifusão, radioimunoensaio e *enzyme-linked immunosorbent assay* - ELISA), apesar de práticos, apresentam limitações quanto ao seu uso na rotina do diagnóstico da blastomicose, por causa das reações cruzadas, principalmente com *Histoplasma capsulatum*. Em estudo realizado comparando-se as frações antigênicas de *B. dermatitidis* e *H. capsulatum*, observou-se que a fase leveduriforme de ambos apresenta em comum três frações antigênicas, fato que poderia justificar reações cruzadas; no entanto, não está esclarecido se essa reação indica proteção cruzada para ambos os patógenos. Embora o uso exclusivo da sorologia não seja definitivo no estabelecimento do diagnóstico, a combinação de anamnese, sinais clínicos, exames laboratoriais e radiográficos, associados à sorologia positiva, pode possibilitar o diagnóstico, a despeito da ausência de isolamento e identificação do agente. Entretanto, o método mais fidedigno de diagnóstico ainda é firmado mediante o isolamento e a caracterização fenotípica do agente e, nos últimos anos, por métodos moleculares.

A detecção de antígeno do gênero *Blastomyces* vem sendo apontada como muito sensível para o diagnóstico precoce (94% de sensibilidade na urina e 87% no soro), quando testada em cães. Em humanos e, presumivelmente, em cães, ocorrem reações cruzadas em pacientes com outras micoses sistêmicas.

Técnicas de biologia molecular têm sido introduzidas com a finalidade de auxiliar no diagnóstico da blastomicose, semelhantemente ao avanço tecnológico empreendido no caso de outros microrganismos. Apesar do uso ainda restrito a determinados laboratórios, em virtude do alto custo, essa técnica se apresenta promissora para diagnósticos. Os principais genes envolvidos na detecção molecular são o *18S* e o *28S*, bem como as regiões espaçadoras internas ITS 1 e ITS 2 do DNA ribossômico (rDNA). A região do rDNA aumenta a sensibilidade da técnica, pois os genes apresentam-se distribuídos ao longo do genoma fúngico cerca de centenas de vezes.

No exame *post mortem*, as principais lesões observadas estão no tecido pulmonar. Dependendo da extensão da infecção, são encontrados poucos ou múltiplos nódulos solidificados pelo parênquima, de maneira circunscrita ou difusa. Cistos ou nódulos e uma grande massa de aparência neoplásica na região mediastinal, obstruindo o lúmen brônquico, também podem ser observados. Os nódulos têm aparência caseosa, embora, ao corte, observa-se drenagem de exsudato purulento. Outros achados incluem linfadenite e abscessos focais em órgãos.

Tratamento

O tratamento da blastomicose nos animais, como o das demais micoses sistêmicas, baseia-se na utilização de dois grupos principais: fármacos poliênicos, destacando-se a anfotericina B (AMB); e derivados azólicos, principalmente o fluconazol e o itraconazol. Tanto a AMB quanto os azólicos atuam no ergosterol da membrana plasmática do fungo, porém por vias diferentes. A AMB liga-se diretamente ao ergosterol da membrana fúngica, provocando alterações na permeabilidade, com consequentes perda de componentes citoplasmáticos e morte da célula fúngica. Já os azólicos bloqueiam as enzimas do citocromo P-450 dos fungos, o que impede a desmetilação do lanosterol, interrompendo a síntese do ergosterol.

A AMB é administrada somente por via intravenosa, pois pela via oral não é absorvida. Apresenta boa distribuição tecidual, com exceção da barreira hematencefálica, não sendo, portanto, indicada para casos com sintomatologia nervosa. É excretada principalmente pela via biliar, e pequena fração é eliminada também na urina. Embora a AMB seja um fármaco eficaz e de rápida ação fungicida, tem sido pouco empregada em medicina veterinária, em virtude da sua ação nefrotóxica, que faz com que seja necessário o monitoramento dos níveis séricos de ureia e creatinina em animais tratados. Está disponível comercialmente uma formulação lipídica da AMB (complexo lipídico), a qual apresenta menor efeito nefrotóxico; porém, seu custo é elevado. A posologia da AMB recomendada para cães e gatos está descrita na Tabela 80.1. A dose da AMB com formulação lipídica é semelhante ou ligeiramente maior que a da AMB convencional. É recomendável que se dilua a dose total diária em soro glicosado 5% e a administre lentamente por via intravenosa.

Os derivados azólicos têm a vantagem da apresentação por via oral, além de melhor absorção em pH ácido, sendo recomendável administrá-los com as refeições. Como são antifúngicos de fácil administração, o tratamento do animal pode ser realizado em seu próprio domicílio, diferentemente da AMB, que requer internamento para a administração. Apresentam melhor penetração na barreira hematencefálica e, embora não atinjam níveis satisfatórios, são indicados para animais que apresentem sintomatologia nervosa. Enquanto a AMB apresenta como principal efeito adverso a nefrotoxicidade, os azólicos são hepatotóxicos, motivo pelo qual se recomenda o monitoramento dos níveis séricos das transaminases e fosfatase alcalina hepáticas nos animais em tratamento. Dermatite ulcerativa tem sido observada em cães tratados com itraconazol.

De modo geral, o tratamento é prolongado, com duração de 2 meses ou mais, e é aconselhável que ele seja mantido por pelo menos mais 1 mês após a remissão dos sinais clínicos, para evitar recidivas da doença. No entanto, as recidivas podem ocorrer em cerca de 20 a 25% dos animais tratados. Nesses casos, os animais manifestam novamente os sinais clínicos entre 6 meses e 3 anos após interrompido o tratamento.

Entre os azólicos, o itraconazol é o fármaco mais utilizado na terapia antifúngica em animais de companhia.

Um estudo recente realizado nos EUA com 144 cães, durante o período de 1998-2008, comparou a administração de fluconazol e a de itraconazol com relação ao tempo de tratamento, hepatotoxicidade, ocorrência de recidivas, cura e/ou morte e custo do tratamento. Observou-se que ambos os fármacos não mostraram diferenças estatísticas significativas quanto à eficácia do tratamento e à ocorrência de recidivas, tampouco quanto aos níveis séricos aumentados de alanina aminotransferase (ALT). No entanto, houve diferença na associação estatística entre o tempo de tratamento e o custo. Apesar de o tempo de tratamento ter sido maior para os animais tratados com fluconazol (em média, 183 dias) quando comparado ao itraconazol (em média, 138 dias), o custo do tratamento com o primeiro foi um terço do custo do tratamento com o segundo.

Quando da administração dos azólicos, devem-se observar os riscos de interações medicamentosas, pois certos fármacos, como antiácidos, cimetidina, difenil-hidantoína e rifampicina, podem diminuir sua absorção. O uso

Tabela 80.1 Posologia de fármacos recomendados para o tratamento de cães e gatos com blastomicose.

Antifúngico	Cão	Gato	Tempo de tratamento*
Anfotericina B	0,5 mg/kg, IV, a cada 48 h	0,25 mg/kg, IV, a cada 48 h	≥ 60 dias
Anfotericina B (complexo lipídico)	1 mg/kg, IV, a cada 48 h	–	≥ 60 dias
Cetoconazol	10 a 20 mg/kg, VO, a cada 12 h	50 mg/kg, VO, a cada 24 h	≥ 60 dias
Fluconazol	5 mg/kg, VO, a cada 12 h	50 mg/kg, VO, a cada 8 h	≥ 60 dias
Itraconazol	5 mg/kg, VO, a cada 24 h	5 mg/kg, VO, a cada 12 h	≥ 60 dias

*Tempo de tratamento: a critério do médico-veterinário e com base na evolução observada, o tratamento pode estender-se por mais de 60 dias ou ser interrompido antes desse período em virtude de efeitos adversos (hepatotóxicos, nefrotóxicos e tegumentares) dos fármacos. Recomenda-se manter o tratamento por, pelo menos, mais 1 mês após a remissão dos sinais clínicos.
Adaptada de Legendre AM. Blastomycosis. In: Greene CE, editor. Infectious diseases of the dog and cat. 4.ed. St. Louis: Elsevier; 2012.

concomitante dos azólicos prolonga o efeito ou até mesmo aumenta a toxicidade dos seguintes grupos de fármacos: benzodiazepínicos (midazolam), glicocorticoides, anti-histamínicos, quinidina, ciclosporina, varfarina, terfenadina, astemizol, fenitoína, nefedipina, sulfonilureia, digoxina e vincristina.

Para equinos, não existe protocolo de tratamento específico. Antimicrobianos indicados para o tratamento da doença em humanos ou em cães têm sido ensaiados.

Profilaxia e controle

O *habitat* de *B. dermatitidis* ainda não foi determinado; portanto, não é possível a recomendação de medidas preventivas específicas. Mesmo quando uma possível fonte de infecção for identificada, a esterilização do local é impraticável. Uma vez que surtos epidêmicos de blastomicose já foram descritos, é recomendável que se evitem tais locais e que se restrinja o acesso a regiões onde há lagos, represas, pequenos rios e constante manutenção de umidade no solo. Recomenda-se, também, manter os cães e os gatos em ambiente seco, limpo e com exposição à luz solar.

A blastomicose representa sério problema de Saúde Pública nos EUA. Recentemente, foi conduzido um estudo em que foram demonstradas a segurança, a tolerabilidade e a imunogenicidade de uma vacina recombinante atenuada, contendo cepa de *B. dermatitidis* sem o principal fator de virulência, denominado BAD-1, uma proteína com função de adesina. Essa vacina foi testada em 25 cães da raça Beagle e em 78 Foxhound e mostrou-se segura, bem tolerada e imunogênica. Entretanto, outros estudos são necessários para que essa vacina seja utilizada comercialmente e possa ser recomendada na profilaxia e no controle da doença em cães.

Saúde Pública

A blastomicose pode ser classificada como uma saprozoonose, incomum nos humanos, cuja transmissão está relacionada ao ambiente, mais precisamente ao solo. A doença é insidiosa em humanos, nos quais os principais sinais e sintomas clínicos são perda de peso, febre, fadiga muscular, pneumonia e dermatite, além de distúrbios geniturinários, ósseos e neurológicos. Uma forma neurológica da blastomicose tem sido relatada em pacientes acometidos pelo vírus da AIDS. Nesses casos, os sinais clínicos são semelhantes aos da tuberculose, das pneumonias bacterianas e das neoplasias.

Além da presença do fungo com potencial infectante no ambiente, a transmissão da blastomicose já foi relatada por mordedura de um cão doente. Desse modo, recomendam-se cuidados na manipulação de animais doentes ou com sinais compatíveis da doença. É fundamental, também, a adoção dos preceitos de biossegurança no manuseio de culturas, principalmente para a fase miceliana do fungo, reconhecida como a forma infectante, cujo manuseio deve ser restrito a laboratórios que apresentem níveis de segurança adequados. Já foi relatado, na literatura, caso de blastomicose pulmonar primária em trabalhadores de laboratório que manipularam culturas miceliais de *B. dermatitidis*. Inoculações acidentais da fase leveduriforme também podem ocorrer.

Como a doença clínica em cães é mais comum do que em humanos, a presença de animais de companhia infectados deve servir como sentinela para a profilaxia da doença em humanos. Recomenda-se, também, cuidado ao realizar necropsias e outros procedimentos com finalidade diagnóstica que envolvam a coleta do material e o manuseio de instrumentos perfurocortantes.

Bibliografia

Baumgardner DJ, Burdick JS. An outbreak of human and canine blastomycosis. Rev Infect Dis. 1991;13(5):898-905.

Baumgardner DJ, Laundre B. Studies on the molecular ecology of Blastomyces dermatitidis. Mycopathologia. 2001;152(2):51-8.

Baumgardner DJ, Paretsky DP. Identification of Blastomyces dermatitidis in the stool of a dog with acute pulmonary blastomycosis. J Med Vet Mycol. 1997;35(6):419-21.

Baumgardner DJ, Paretsky DP, Yopp AC. The epidemiology of blastomycosis in dogs: north central Wisconsin EUA. J Med Vet Mycol. 1995;33(3):171-6.

Blondin N, Baumgardner DJ, Moore GE, Glickman LT. Blastomycosis in indoor cats: Suburban Chicago, Illinois, EUA. Mycopathologia. 2007;163:59-66.

Bromel C, Sykes JE. Epidemiology, diagnosis, and treatment of blastomycosis in dogs and cats. Clin Tech Small Anim Pract. 2005;20:233-9.

Chen T, Legendre AM, Bass L, Mays SE, Odoi A. A case-control study of sporadic canine blastomycosis in Tennessee, EUA. Med Mycol. 2008;46(8):843-52.

Gilor C, Graves TK, Barger AM, O'Dell-Anderson K. Clinical aspects of natural infection with Blastomyces dermatitidis in cats: 8 cases (1991-2005). J Am Vet Med Assoc. 2006;229(1):96-9.

Jungerman PF, Schwartzman RM. Blastomycosis. In: Jungerman PF, Schwartzman RM, editors. Veterinary Medical Mycology. Philadelphia: Lea & Febiger; 1972. p. 124-38.

Kohn C. Miscellaneous Fungal Diseases. Blastomycosis. In: Sellon DB, Long MT. Equine infectious diseases. St. Louis: Saunders, Elsevier; 2007. p. 431-4.

Legendre AM. Blastomycosis. In: Greene CE, editor. Infectious diseases of the dog and cat. 4.ed. St. Louis: Elsevier; 2012. p. 606-14.

Mazepa AS, Trepanier LA, Foy DS. Retrospective comparison of the efficacy of fluconazole or itraconazole for the treatment of systemic blastomycosis in dogs. J Vet Intern Med. 2011;25(3):440-5.

Schmiedt C, Kellum H, Legendre AM, Gompf RE, Bright JM, Houle CD *et al.* Cardiovascular involvement in 8 dogs with Blastomyces dermatitidis infection. J Vet Intern Med. 20:1351-4.

Spector D, Legendre AM, Wheat J Bemis D, Rohrbarck B, Taboada J *et. al.* Antigen and antibody testing for the diagnosis of blastomycosis in dogs. J Vet Intern Med. 2008;22:839-43.

Wüthrich M, Krojaejun T, Shearn-Bockaler V, Bass C, Filutowicz HI, Legendre AM *et al.* Safety, tolerability, and immunogenicity of a recombinant, genetically engineered, live-attenuated vaccine against canine blastomycosis. Clin Vaccine Immunol. 2011;18(n. 5):783-9.

Coccidioidomicose 81

Sandra de Moraes Gimenes Bosco, Eduardo Bagagli e Bodo Wanke

Definição

A coccidioidomicose é uma micose sistêmica de humanos e animais. É caracterizada, principalmente, por comprometimento pulmonar, podendo acometer também outros tecidos, como pele, ossos, articulações e meninges, e é causada pelo fungo dimórfico *Coccidioides immitis* ou *Coccidioides posadasii.*

Sinonímias: doença de Posadas, granulomatose coccidioidica, granuloma coccidioidico, febre do Vale de São Joaquim (*Valley Fever* ou *San Joaquin Valley Fever*), reumatismo do deserto, doença da Califórnia.

Etiologia

A coccidioidomicose é causada por duas espécies distintas, denominadas *Coccidioides immitis* (*C. immitis*) e *Coccidioides posadasii* (*C. posadasii*). Durante muito tempo, acreditou-se que *C. immitis* era a única espécie envolvida na etiologia da doença. Porém, estudos recentes de filogenia molecular detectaram outra espécie, "escondida" (espécie críptica) junto ao *C. immitis*, a qual recebeu a denominação *C. posadasii*, em homenagem a Alejandro Posadas.

C. immitis é considerado o mais virulento dos fungos, tanto para humanos quanto para animais. A inalação de poucos elementos infectantes é suficiente para que a infecção se instale no tecido pulmonar. É o único patógeno fúngico cujo manuseio de culturas está restrito a laboratórios com nível de biossegurança 3 e é considerado o único organismo eucarioto com potencial uso para bioterrorismo, tendo sido incluído entre os agentes biológicos que são controlados por estatutos legais antiterroristas para transporte e recebimento de agentes selecionados, processo regulamentado pelo Ato Antiterrorista Americano e de Pena de Morte Efetiva, de acordo com o US Act de 1996.

Embora relacionados com os demais fungos dimórficos, *C. immitis* e *C. posadasii* são considerados fungos difásicos, pois seu dimorfismo não está diretamente associado à temperatura (como observado na maioria dos fungos patogênicos dimórficos), mas, predominantemente, a fatores nutricionais e ambientais. Cultivado nos meios geralmente disponíveis nos laboratórios, tanto à temperatura ambiente quanto a 37°C, cresce sob a forma miceliana, com produção de artroconídios, de fácil dispersão aérea. No entanto, incubado à temperatura de 37°C ou mais, em meios de cultivo e em condições adequadas e/ou nos tecidos de hospedeiros infectados, observa-se a forma parasitária, caracterizada pela produção de elementos fúngicos esféricos, de 4 a 10 até 30 μm, ou mais, de diâmetro. A estrutura característica utilizada no diagnóstico é a esférula madura, totalmente preenchida por endósporos, geralmente medindo de 10 a 60 μm de diâmetro (Figura 81.1).

Taxonomicamente, é classificado como um fungo ascomiceto pertencente à ordem *Onygenales*, família *Onygenaceae*. A ordem *Onygenales* contém a maioria dos fungos patogênicos causadores de micoses em animais e humanos, incluindo a família *Arthrodermataceae*, cujos membros são os dermatófitos, que são os fungos responsáveis por quadros clínicos de micoses cutâneas (dermatofitoses).

Na fase filamentosa, *C. posadasii* e *C. immitis* apresentam crescimento relativamente rápido, em cerca de 3 a 5 dias, nos meios de cultivo de uso rotineiro em micologia, como ágar Sabouraud-dextrose e ágar Mycosel®. Inicialmente, a colônia filamentosa apresenta-se úmida e glabra, com aspecto membranoso e coloração acinzentada, posteriormente tornando-se algodonosa e com coloração que varia de branco a creme. Microscopicamente, essa fase caracteriza-se por apresentar hifas hialinas, septadas, constituídas por numerosas estruturas quadrangulares, de parede espessa e com formato de barril, as quais são denominadas artroconídios, que apresentam em suas extremidades restos celulares das células adjacentes (Figura 81.1). Intercalando-se aos artroconídios, observam-se células desprovidas de material citoplasmático, com morfologia semelhante, porém com parede celular mais fina, chamadas células disjuntoras. Medindo de 2,5 a 4 μm por 4,5 a 6 μm, os artroconídios são liberados a partir da fragmentação das células disjuntoras em virtude de fatores físicos, como correntes de ar, e químicos, como

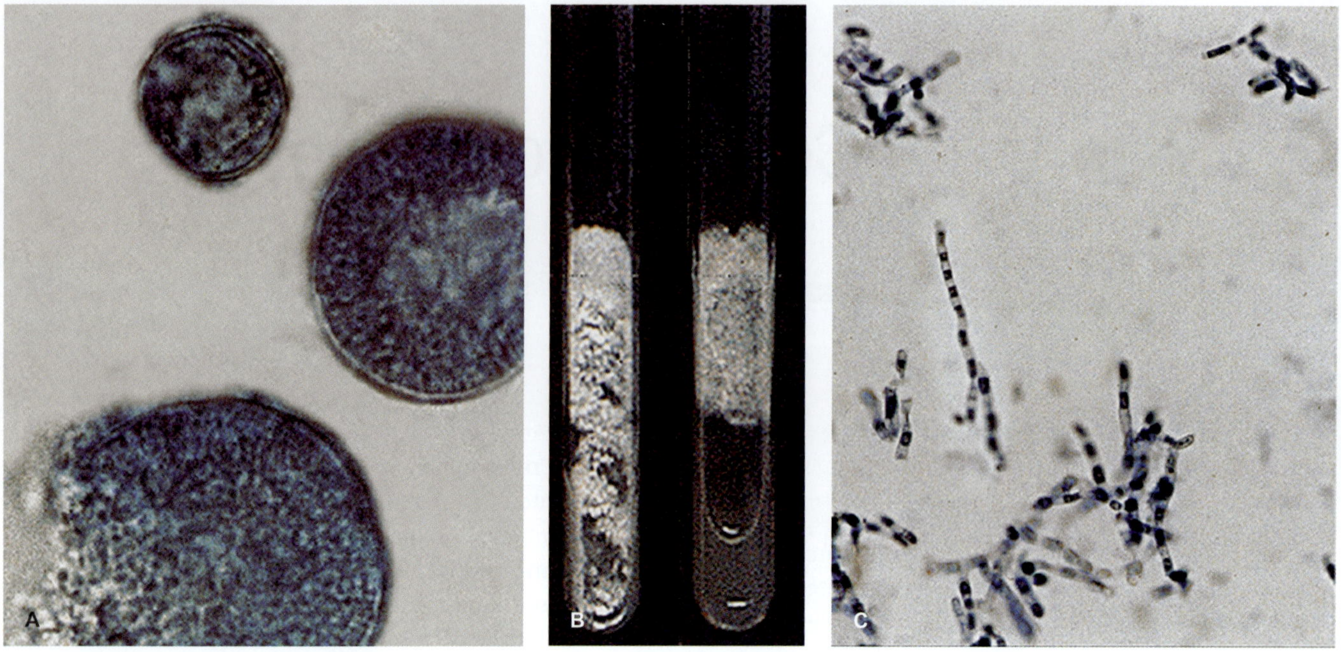

Figura 81.1 Morfologia de *Coccidioides* (*immitis*) *posadasii*. **A.** Esférulas em exame direto de escarro (KOH 10% + lactofenol azul-algodão, 400×). **B.** Colônias filamentosas obtidas em ágar Sabouraud com 10 dias de incubação. **C.** Microscopia do cultivo da forma filamentosa, evidenciando artroconídios intercalares.

proteases produzidas pelo próprio fungo. Esses conídios constituem as formas infectantes que atingem os hospedeiros principalmente pela via inalatória.

Nos pulmões, os artroconídios sofrem alterações em sua morfologia: assumem forma esférica e, ao chegarem à maturidade, tornam-se repletos de endósporos, recebendo a designação de esférula, único elemento parasitário patognomônico da coccidioidomicose. Embora essas espécies de *Coccidioides* sejam dimórficas, esse dimorfismo não é termodependente, pois os isolados obtidos apresentam-se sempre filamentosos, mesmo quando cultivados de 37 a 40°C. Para que o dimorfismo ocorra, é necessária uma reversão *in vivo*, ou seja, por meio de inoculação de uma suspensão da fase filamentosa em animais de laboratório, nos quais se obtém a produção tecidual das esférulas. A produção de esférulas também pode ser obtida *in vitro* pelo cultivo em meio especial, denominado "meio modificado para reversão", rico em sais minerais. Esse meio é incubado à temperatura de 37 a 40°C, em condições de microaerofilia, em atmosfera de 20% de CO_2. As esférulas caracterizam-se por apresentarem parede celular espessa, são esféricas ou ovais e medem cerca de 10 a 60 mm, podendo chegar a 100 mm de diâmetro. Mediante a multiplicação nuclear seguida de clivagens citoplasmáticas envolvendo cada núcleo, formam-se, em seu interior, pequenos esporos uninucleados, denominados endósporos, que medem de 2 a 5 mm de diâmetro. Ao exame histopatológico, observa-se a seguinte ordem na formação das esférulas: pequenas e imaturas; maiores, quase maduras com citoplasma homogêneo; clivagens citoplasmáticas progressivas; completamente maduras com endósporos globosos em seu interior; vazias após a liberação dos endósporos; e endósporos liberados no tecido, que darão origem a novas esférulas, repetindo-se o ciclo vital parasitário.

Os endósporos liberados são os elementos fúngicos que melhor se prestam à disseminação hematogênica, alcançando outros tecidos do hospedeiro.

Epidemiologia

A coccidioidomicose ocorre na espécie humana e em ampla variedade de espécies animais, como cães, gatos, suínos e bovinos. Esporadicamente, tem sido observada em potros e ovinos. Também ocorre em vários animais silvestres (principalmente espécies com *habitat* no solo, como roedores), que constituem o primeiro grupo de animais dos quais o fungo foi isolado, na década de 1940. Entre todos os animais, o cão tem se mostrado a espécie mais suscetível, após a humana, tendo sido relatado considerável número de casos, constituindo-se em excelente animal sentinela.

A coccidioidomicose foi originalmente descrita na Argentina em 1892, pelos pesquisadores Alejandro Posadas e Robert Wernicke, em um soldado originário do Chaco argentino (cuja cabeça, mãos e pés apresentando as lesões são preservados até hoje no Museu de Patologia da Faculdade de Medicina de Buenos Aires). No entanto, nessa oportunidade, a etiologia não foi atribuída ao fungo, acreditando-se tratar de um protozoário. Em 1894, a coccidioidomicose foi observada no Vale de San Joaquin, na Califórnia (EUA), pelos pesquisadores Rixford e Gilchrist, embora eles também não tenham atribuído a etiologia ao fungo. Naquela época, desconhecia-se o dimorfismo fúngico, e, em virtude dessa natureza dimórfica do agente, a associação entre a fase parasitária (observada nos tecidos dos pacientes) e a filamentosa (observada em culturas de amostras clínicas) não era compreendida. Acreditava-se que as formas encontradas parasitando os tecidos eram causadas por protozoários, mais estudados àquela época, e que a fase filamentosa representava contaminação das culturas laboratoriais. A primeira denominação *C. immitis* foi proposta com base na semelhança que o patógeno apresentava com o protozoário do gênero *Coccidium* (*Coccidioides* = semelhança a coccídeo; *immitis* = aquele que imita). A origem fúngica do patógeno foi descoberta em 1905, por William Ophüls e Herbert Moffitt, quando demonstraram que as duas fases observadas faziam parte do ciclo de vida do mesmo microrganismo.

C. immitis é um fungo de origem telúrica, encontrado como saprófita do solo. O fator considerado determinante na distribuição geográfica do fungo é a presença de clima árido, semiárido e/ou desértico, circunscrito ao continente americano, estendendo-se dos paralelos de 40°N (EUA) a 40°S (Argentina). Caracteristicamente, essas regiões apresentam solo arenoso, de pH alcalino, verões com altas temperaturas e invernos amenos a rigorosos, além de longos períodos de estiagem, baixos índices pluviométricos e vegetação xerófila. O solo favorável ao desenvolvimento de *C. immitis* apresenta altas concentrações de matéria orgânica, principalmente à base de compostos de carbono, e altas concentrações de sais à base de sulfato de cálcio, boro e cloreto de sódio.

Surtos epidêmicos já foram descritos após terremotos e tempestades após períodos chuvosos. A umidade do solo proporcionada pelas chuvas faz com que o micélio se desenvolva, e a estiagem que se segue induz a formação e a liberação dos artroconídios infectantes. A poeira levantada pela ação do vento (aerossolização) contém numerosos artroconídios, que podem ser inalados por animais suscetíveis e atingir os pulmões, onde se transformam em esférulas. Em 1929, Ophüls constatou que a via inalatória é a principal via de infecção na coccidioidomicose, ao observar pacientes com granuloma pulmonar e, a partir do pulmão, a disseminação para outros tecidos do hospedeiro.

Apesar de o primeiro caso da doença ter sido descrito na Argentina, a maioria dos casos tem sido relatada nos EUA, principalmente na região do Vale de San Joaquin (Califórnia), na região oeste do Texas e em regiões centrais do Arizona e do Novo México. Estima-se que cerca de 100.000 novos casos da infecção ocorram anualmente nesse país, e, destes, 1 entre 200 indivíduos manifeste a doença disseminada. Focos endêmicos também têm sido descritos no México, em Honduras, em El Salvador, na Guatemala, na Venezuela, na Colômbia, na Bolívia, no Paraguai, na Argentina e, mais recentemente, no Brasil. Embora a doença mostre predomínio em determinada área geográfica, casos isolados são descritos fora dessas áreas, geralmente em pessoas e animais com histórico de transitarem em áreas endêmicas. Nas regiões endêmicas do sudoeste dos EUA, estima-se que 20% dos bovinos possam estar infectados com o fungo.

Estudos recentes de filogenia molecular revelaram que *C. immitis* é encontrado somente na Califórnia (EUA) e *C. posadasii* tem distribuição geográfica mais ampla, desde o sul dos EUA até a Argentina. Portanto, segundo essa nova concepção, o agente etiológico da coccidioidomicose no Brasil é a espécie *C. posadasii*.

O *habitat* principal de *Coccidioides* spp. é o solo, já tendo sido isolado, por diversas ocasiões, a partir de tal material. Geralmente, é encontrado em solos a uma profundidade de cerca de 20 cm ou mais, onde a competição com outros microrganismos é menor. Nas áreas endêmicas, a distribuição do fungo no solo é focal, comumente associada a tocas de animais (principalmente roedores e marsupiais) e a sítios arqueológicos, constituindo importante doença ocupacional para arqueólogos, geólogos e outros profissionais que lidam com solo nas áreas endêmicas.

O principal modo de transmissão do fungo é representado pela via inalatória. Porém, existem relatos, embora raros, da implantação traumática do fungo na pele, ocasionando lesões cutâneas. A via digestória também é citada por alguns autores como possível porta de entrada.

Não existe predisposição quanto a raça, sexo e idade para a infecção em humanos. Embora ainda não esteja esclarecido, tem-se observado que a doença tende a ser disseminada em pacientes das raças negra e filipina. Também tem sido observado que mulheres durante o 1º trimestre da gravidez são mais suscetíveis à disseminação da doença.

Nos animais, observa-se que a morbidade não é alta. No entanto, a letalidade depende da espécie envolvida, visto que, em bovinos e ovinos, a enfermidade geralmente é benigna ou evolui para uma forma localizada. Já para as espécies canina e felina, a letalidade pode chegar a 100% em animais com manifestações clínicas da doença.

Inquéritos epidemiológicos realizados em áreas endêmicas dos EUA, utilizando testes cutâneos com a coccidioidina (antígeno), mostraram que grande porcentagem de cães apresenta-se infectada, porém sem manifestação de sinais clínicos da doença.

No Brasil, o primeiro caso de coccidioidomicose humana diagnosticado com base em achados histopatológicos foi descrito em 1978, em paciente proveniente do estado da Bahia. No ano seguinte, também em achado histopatológico, foi relatado um novo caso, em paciente proveniente do estado do Piauí. Com base nesses achados, novos casos da doença foram descritos no Nordeste do Brasil, fazendo com que essa região fosse incluída entre os locais endêmicos da doença. Os estados de Piauí, Ceará, Maranhão e Bahia, particularmente, são os que apresentam casos da doença, tanto em humanos como em cães. Relatos da doença na espécie canina são mais recentes, e todos têm, em comum, o fato de os cães envolvidos participarem da caçada a tatus, em especial a espécie *Dasypus novemcinctus* (tatu-galinha) (Figura 81.2). A caçada ao tatu, associada à prática de escavar a toca desses animais para retirá-los de seu *habitat*, representa notável risco de infecção maciça para humanos e cães. Por ser um animal utilizado como alternativa alimentar, a caça do tatu-galinha é uma prática comum entre habitantes de comunidades rurais do Brasil e na região Nordeste, embora seja proibida por lei federal. A caça desses animais já foi mencionada como outro importante fator de risco para paracoccidioidomicose, uma importante micose sistêmica que ocorre de forma endêmica em vários países da América Latina, principalmente no Brasil. Ao contrário da paracoccidioidomicose, numerosos surtos epidêmicos de coccidioidomicose já foram descritos em várias regiões do continente americano.

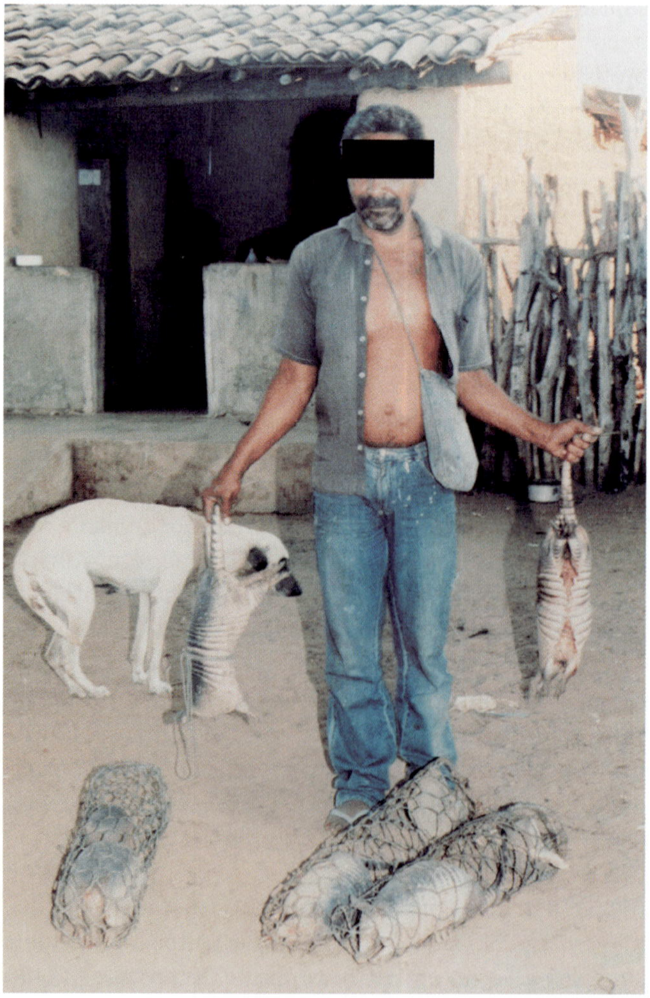

Figura 81.2 Caçador de tatus: situação observada nas comunidades rurais brasileiras. Imagem cedida pelo Dr. Jael Soares Batista.

No Brasil, surtos de coccidioidomicose foram relatados em pacientes humanos e em cães após a realização de caçada a tatus. Geralmente, após um período de incubação de 10 dias após a caçada, tanto caçadores quanto cães apresentam febre e manifestações respiratórias; alguns inclusive evoluem para o óbito. O agente já foi isolado de amostras de escarro e outras amostras clínicas de pacientes, dos pulmões de cães, de vísceras de tatus e de amostras de solo coletadas de tocas de tatu.

Patogenia

A coccidioidomicose é altamente infecciosa, mas não tipicamente contagiosa entre humanos e animais. Poucos artroconídios são necessários para induzir a infecção (< 10), cuja principal via, em animais e humanos, é a respiratória. Após ser inalado, o fungo atinge o tecido pulmonar, no qual se transforma em elementos redondos que, quando maduros, constituem a esférula. Embora haja resposta imune com produção de anticorpos, a imunidade celular é a mais importante na proteção ao hospedeiro. A detecção de anticorpos específicos é muito utilizada para fins diagnósticos e acompanhamento do tratamento antifúngico. A resposta imune mediada por células (neutrófilos, macrófagos e linfócitos) é a que predomina e tem a função de eliminar o patógeno do hospedeiro. O processo inflamatório que ocorre na coccidioidomicose constitui-se basicamente de três tipos: granulomatoso, piogênico (purulento) e misto. A reação piogênica ocorre ao redor dos artroconídios e no interior dos granulomas por ocasião da ruptura das esférulas e liberação dos endósporos. Essa reação ocorre, principalmente, em virtude da liberação de fatores quimiotáticos para neutrófilos, principalmente pelos endósporos, visto que a parede celular da esférula não exerce efeito quimiotático. A imunidade desenvolvida em humanos infectados é prolongada, enquanto a resistência à reinfecção em animais é incerta.

A formação do granuloma inicia-se ao redor das esférulas em desenvolvimento, as quais, em estágios iniciais, são circunscritas por histiócitos e, posteriormente, por células gigantes. A reação granulomatosa da coccidioidomicose é semelhante à que se observa em outras micoses sistêmicas, com formação de um halo de células polimorfonucleares rodeado por linfócitos, plasmócitos, monócitos, histiócitos, células epitelioides e células gigantes. Após a organização do granuloma, observam-se reações de caseificação, fibrose e calcificação. Na coccidioidomicose, a calcificação ocorre em frequência igual ou superior à observada na histoplasmose. Nas lesões em que o patógeno se multiplica, observa-se um misto de reação piogênica e granulomatosa. Esse tipo de reação ocorre de maneira intermitente e é dependente da ruptura das esférulas com consequente liberação de endósporos. Desse modo, ao exame histopatológico, em lesões mais antigas e sem atividade fúngica, em que o patógeno encontra-se morto, observa-se a reação granulomatosa típica. Uma vez diminuída a imunidade celular do paciente, ocorre a disseminação da infecção, e o tipo de lesão predominante é a purulenta.

Quando a carga infectante é alta ou o hospedeiro apresenta deficiência na imunidade celular, a infecção se dissemina para linfonodos do hilo pulmonar e, deste local, atinge outros órgãos por via linfo-hemática. O processo de disseminação envolve o ciclo reprodutivo de esférulas para endósporos e, novamente, esférulas. Os órgãos mais envolvidos na disseminação da doença são, em ordem decrescente, a pele e membranas mucosas, ossos, olhos, coração, pericárdio, testículos, medula espinal, baço, fígado e rins. A disseminação do fungo para o cérebro é considerada rara em cães e relativamente comum em humanos. Os sinais clínicos relativos aos órgãos afetados na disseminação manifestam-se, geralmente, cerca de 4 meses após o início dos sinais respiratórios, porém esse período é variável, e nem sempre os sinais respiratórios são evidentes. A transmissão intrauterina é improvável, em razão do grande tamanho das esférulas. A infecção de neonatos ocorre, provavelmente, pelo contato com trato genital e secreções vaginais das fêmeas contendo o microrganismo.

Clínica

A infecção natural é comum em várias espécies animais que vivem em zonas endêmicas de coccidioidomicose, particularmente nas que mantêm maior contato com o solo. A alta prevalência de testes intradérmicos positivos em inquéritos epidemiológicos realizados em áreas endêmicas mostra que a infecção subclínica é mais comum na espécie canina. Quando a infecção se manifesta, o primeiro sinal respiratório observado é a tosse, que pode ser seca (semelhante à observada em casos de traqueobronquite ou "tosse dos canis") ou produtiva. A tosse seca é resultante da linfadenomegalia hilar ou de doença difusa pelo interstício pulmonar; já a tosse produtiva ocorre em decorrência do envolvimento alveolar. Esse quadro pulmonar pode resolver-se ou evoluir para grave quadro de pneumonia generalizada, com agravamento dos sinais respiratórios (Figura 81.3 A e B).

Os sinais clínicos decorrentes da disseminação da doença estão associados ao órgão em que o fungo se instala. Além dos sinais respiratórios, são observados claudicação, linfadenopatia localizada periférica, exsudação de lesões cutâneas e sinais oculares (queratite, uveíte, coriorretinite, panoftalmite e até mesmo cegueira). Sinais de comprometimento do sistema digestório, bem como linfadenopatia generalizada periférica, são raros. Manifestações cardíacas, como insuficiência cardíaca congestiva esquerda, podem ocorrer. As manifestações cardíacas variam de distúrbios da circulação sanguínea a alterações na musculatura, dificultando a contração e a condução da corrente elétrica. Alterações no pericárdio também são relatadas.

Apesar de raras, as principais manifestações do sistema nervoso central são ataxia, alterações comportamentais, convulsões, acidentes vasculares cerebrais e coma. A claudicação é o sinal clínico mais evidente nas lesões ósseas, extremamente dolorosas e comumente observadas em ossos longos. Lesões articulares são incomuns, embora seja descrita poliartrite imunomediada em cães infectados. As lesões cutâneas, em sua maioria, resultam da disseminação do fungo, embora possam ser decorrentes também do comprometimento do osso subjacente à pele. Clinicamente, as lesões tegumentares variam de pequenas feridas a abscessos e úlceras que drenam conteúdo purulento (Figura 81.3 C).

Outros sinais inespecíficos associados à doença disseminada são representados por febre constante ou intermitente, anorexia, perda de peso, depressão e fraqueza.

Em felinos, as manifestações clínicas são semelhantes às observadas em cães, porém o envolvimento cutâneo parece ser o mais frequente. É comum que os gatos apresentem lesões cutâneas sem nenhum envolvimento ósseo subjacente, como comumente observado em cães. Outras manifestações que acompanham as lesões cutâneas são febre, anorexia e perda de peso. Sinais respiratórios não são achados frequentes nos gatos, possivelmente porque esses animais apresentam atividade física menos intensa do que os cães. Embora as lesões ósseas sejam semelhantes, nos gatos são menos frequentes. As lesões oculares ocorrem de maneira semelhante ao que é observado em cães, tanto na frequência como na apresentação clínica.

Em equinos, a doença manifesta-se, principalmente, por perda de peso, emaciação, febre, tosse, dor muscular, abscessos cutâneos (principalmente em região peitoral), anemia e cólica. Em ovinos, observam-se, principalmente, febre e abscessos em linfonodos.

Diagnóstico

Como nas demais micoses sistêmicas, o diagnóstico baseia-se na identificação do fungo por exame micológico direto, isolamento em cultivo micológico, histopatologia e, mais recentemente, técnicas moleculares. Métodos indiretos, como reações imunológicas para detecção de anticorpos ou antígenos circulantes específicos, também são empregados como auxiliares no diagnóstico.

Exames hematológicos em animais de companhia e de produção acometidos revelam anemia não regenerativa, leucocitose por neutrofilia com desvio à esquerda e monocitose. Eosinofilia é mais comum em humanos do que em animais. Hiperglobulinemia e hipoalbuminemia em animais de companhia são reflexos de doença inflamatória crônica.

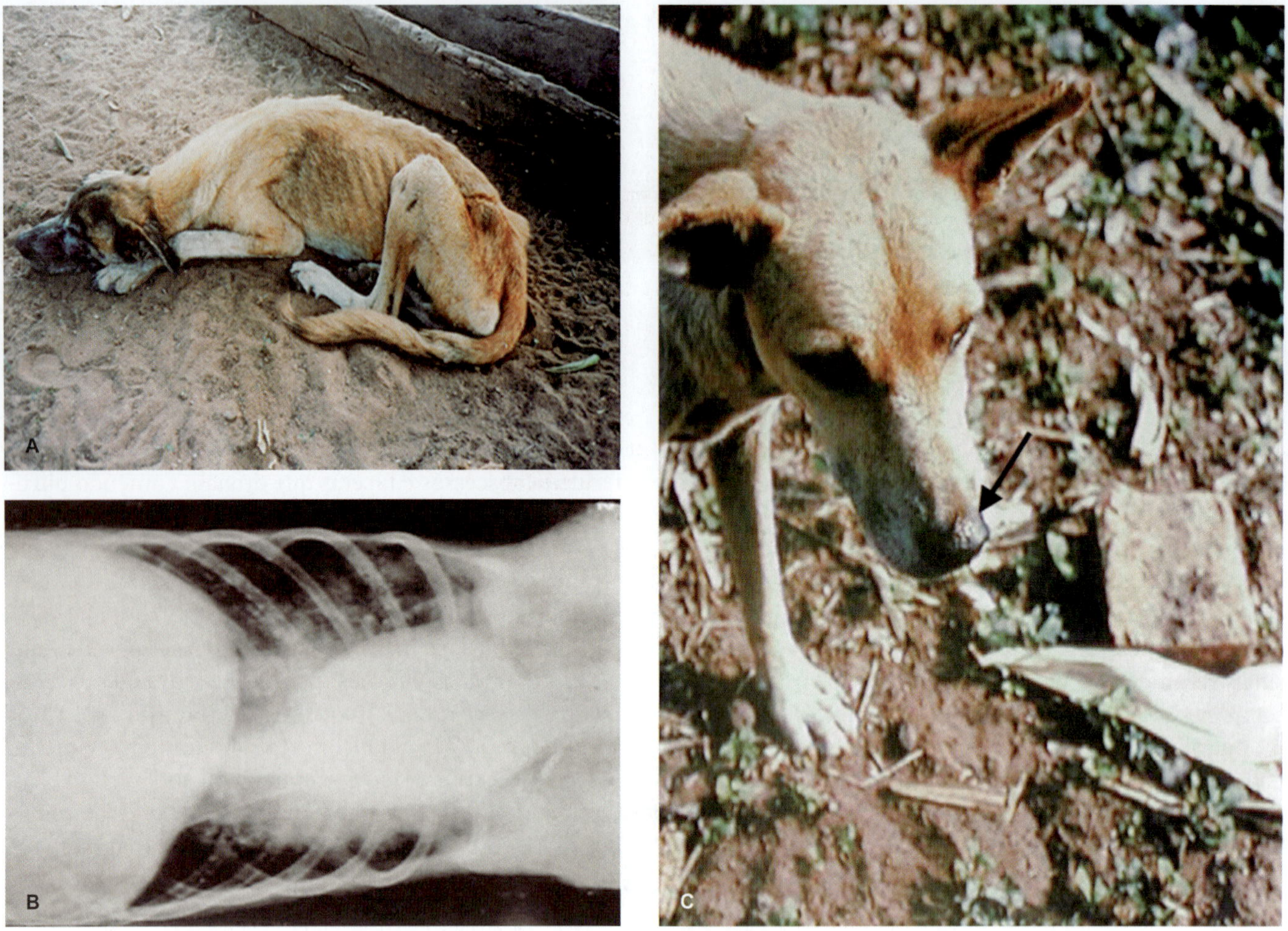

Figura 81.3 Coccidioidomicose em cães: animais de caça com a doença, procedentes do município de Oeiras, PI. **A.** Caquexia. **B.** Aspecto radiográfico do pulmão do mesmo cão evidenciando pneumonia bilateral com adenopatia hilar. **C.** Outro cão evidenciando lesão em focinho (seta). *Copyright* Mycopathologia (1999), reproduzida com permissão.

O exame radiográfico também é muito utilizado como método auxiliar no diagnóstico da coccidioidomicose em humanos e animais. O padrão radiográfico mais comumente observado é o de pneumonia intersticial difusa, embora lesões localizadas, de aspecto miliar e nodular, também podem ser encontradas nos pulmões. Nódulos solitários frequentemente são encontrados na periferia dos lobos pulmonares. Formação de abscessos, fibrose e calcificação são sequelas de infecções pulmonares graves. Linfadenomegalia hilar também é um achado comum nas radiografias de cães com coccidioidomicose crônica. As lesões ósseas apresentam tanto os aspectos de lise quanto os de proliferação. Exames ultrassonográficos são úteis para identificar lesões no tórax e no abdome.

O exame microscópico direto pode ser realizado para os mais variados espécimes clínicos, como lavado broncoalveolar, aspirado brônquico, raspado de lesão cutânea, pus e liquor. Mistura-se o conteúdo de duas ou três alças de platina com uma gota de KOH (10%), recobre-se com uma lamínula e examina-se ao microscópio. Essa preparação a fresco com KOH causa um clareamento da amostra, facilitando a observação das esférulas. Deve-se tomar cuidado para não confundir as esférulas maduras e imaturas de *C. posadasii* com formas parasitárias de *Paracoccidioides brasiliensis*, *Emmonsia* spp., *Rhinosporidium seeberi* e *Prototheca wickerhamii*. Embora os dois últimos não sejam fungos, podem apresentar morfologia parasitária semelhante.

O cultivo deve ser realizado a partir dos mesmos materiais clínicos disponíveis, semeando-se em ágar Sabouraud. O crescimento fúngico começa a ser observado após 3 a 5 dias de cultivo a 25°C. Dadas a grande virulência e a extraordinária capacidade de dispersão aérea, a realização dos cultivos e a manipulação das culturas suspeitas do fungo devem ser restritas a laboratórios que apresentem nível 3 de biossegurança e a técnicos especialmente treinados. Microscopicamente, o aspecto da fase miceliana de *C. posadasii* e *C. immitis* é idêntico ao de espécies de fungos dos gêneros *Malbranchea*, *Chrysosporium*, *Geotrichum* e *Trichosporon* em decorrência da morfologia artrosporada das hifas.

A demonstração das esférulas pode ser realizada por inoculação experimental de 1 mℓ da suspensão de artroconídios, com turvação 3 da escala de Mc Farland, por via intraperitoneal, em camundongos ou hamsters, ou por cultura da amostra em meio e condições de cultura específicos. Pode ser realizada também a técnica de demonstração de produção de exoantígenos específicos, que requer, igualmente, cuidados especiais de biossegurança.

Em lesões de pele e em linfonodos aumentados, pode-se utilizar a citologia, que possibilita a visualização do fungo (esférulas) e a inflamação do tipo piogranulomatosa.

Ao exame histopatológico, observa-se reação piogranulomatosa, em cortes corados pela hematoxilina-eosina (H-E). A parede celular da esférula e os endósporos podem se apresentar tanto basofílicos como eosinofílicos no H-E, não sendo essa, portanto, a melhor coloração para a identificação histopatológica do fungo. As melhores técnicas de coloração são PAS e impregnação argêntea pelo método de Gomori-Groccott, as quais coram os endósporos de vermelho e tons enegrecidos, respectivamente.

Testes sorológicos também podem ser utilizados para a detecção de antígenos circulantes (antigenemia), como a precipitina e a fixação de complemento, as quais identificam, principalmente, IgM e IgG, respectivamente. Essas técnicas podem ser úteis principalmente quando se está diante de casos iniciais da infecção, anteriores à soroconversão, ou no caso de indivíduos imunossuprimidos, incapazes de desenvolver resposta sorológica. Outras técnicas sorológicas utilizadas no diagnóstico incluem aglutinação em látex, imunodifusão em gel de ágar e *enzyme-linked immunosorbent assay* (ELISA). No entanto, os testes sorológicos têm sido desenvolvidos principalmente para o diagnóstico em humanos, com uso ainda restrito em animais.

Os testes intradérmicos com o antígeno coccidioidina são pouco efetivos no diagnóstico individual da doença em humanos e animais. São indicados, principalmente, para inquéritos epidemiológicos e avaliação do estado imune do animal. Uma reação positiva ao teste intradérmico indica exposição passada ou presente. Considera-se positiva a reação de endurecimento local, com diâmetro ≥ a 5 mm, que ocorre de 24 a 36 h após a inoculação do antígeno. Em animais, os testes intradérmicos acusam reação positiva entre 3 e 8 semanas após a infecção, enquanto, em humanos, podem resultar positivos com somente 1 semana após a exposição ao fungo. Reações cruzadas dos testes intradérmicos da coccidioidomicose são observadas com os antígenos blastomicina e histoplamina.

Técnicas de biologia molecular também se constituem, recentemente, em método de diagnóstico direto. Tais técnicas vêm sendo amplamente empregadas para o diagnóstico da coccidioicomicose, tanto para a identificação de isolados suspeitos quanto para a detecção de segmentos gênicos específicos em materiais clínicos. O diagnóstico molecular apresenta grande vantagem em relação ao cultivo, principalmente em virtude das questões de biossegurança. A região genômica mais empregada como alvo para a detecção molecular do patógeno é o DNA ribossômico, que apresenta centenas de cópias distribuídas ao longo do genoma fúngico, garantindo maior sensibilidade da técnica. Recentemente, foi desenvolvida técnica molecular por reação em cadeia pela polimerase (PCR) para demonstração do gene *csa*, específico de *C. posadasii* e *C. immitis*.

Quando o fungo não é identificado pelas técnicas supracitadas, os testes sorológicos podem ser úteis para o diagnóstico da coccidioidomicose. As técnicas de fixação do complemento (FC), o teste de precipitação em tubo (TPT), a aglutinação de partículas ao látex (APL), a imunodifusão dupla em gel de ágar (ID) e os ensaios imunoenzimáticos, como ELISA, são os mais utilizados, por apresentarem boa sensibilidade e especificidade.

O exame *post mortem* de cães e gatos com coccidioidomicose revelam reações piogranulomatosas. Os nódulos são encontrados principalmente nos pulmões. Ao exame macroscópico, os nódulos são observados sob a forma miliar ou de grandes massas, de coloração cinza a esbranquiçada, com presença de pus ou *caseum* e linfadenite mediastínica. Reação medular é observada em cães com infecções ósseas. Em menor frequência, são observadas lesões em cérebro, coluna, olhos (retinite, queratite), pericárdio, baço, fígado, rins e testículos. Em bovinos e suínos, predomina a presença de nódulos (piogranulomas) de conteúdo purulento, de coloração amarelada, por vezes calcificados, principalmente em brônquios e linfonodos mediastínicos e, ocasionalmente, mesentéricos e submandibulares. Em potros, observa-se infiltração difusa de nódulos coalescentes nos pulmões.

Tratamento

Em virtude da falta de estudos controlados e de uma ampla variedade de manifestações clínicas na coccidioidomicose em animais domésticos, ainda não existe protocolo de tratamento considerado padrão. O tratamento da coccidioidomicose, assim como nas demais micoses sistêmicas, envolve o uso de antifúngicos por período prolongado. Em casos subclínicos ou brandos de coccidioidomicose canina, com acometimento exclusivamente pulmonar, existe controvérsia na literatura especializada acerca da necessidade do uso de antifúngicos, pois esses animais podem evoluir para a cura espontânea. O tratamento é recomendado para animais que apresentam febre, fraqueza, claudicação, sinais clínicos respiratórios graves ou doença disseminada. É consenso que todos os animais com doença disseminada devem ser tratados.

Os antifúngicos recomendados no tratamento da coccidioidomicose são, principalmente, os derivados azólicos (cetoconazol, itraconazol e fluconazol). As vias de administração, as doses e a duração do tratamento são similares às recomendadas para a paracoccidioidomicose e podem ser consultadas neste capítulo.

Além dos derivados azólicos, já foi testada, na coccidioidomicose canina, uma nova classe de antifúngicos, que atua inibindo a síntese de quitina, um importante componente da parede celular fúngica. Entre esses fármacos, o lufenuron apresenta rápida absorção após administração por via oral, penetra bem em tecido adiposo e redistribui-se para a circulação por aproximadamente 30 dias. O lufenuron já vem sendo amplamente utilizado no controle de pulgas em cães e gatos, com aplicação mensal. Foi observado, em ensaio clínico de coccidioidomicose canina em 17 cães tratados com lufenuron diariamente, por um período de 16 semanas, que houve melhora clínica e resolução dos sinais radiográficos no pulmão após 1 semana de início de tratamento. O lufenuron é recomendado por via oral na dose de 5 mg/kg/24h para cães e 15 mg/kg/24h para gatos. Embora tenha sido empregado com sucesso nesse estudo, vale salientar que esse fármaco não foi utilizado em associação com um grupo-controle, e os cães apresentavam coccidioidomicose primária pulmonar, que tende a resolver-se espontaneamente na maioria dos casos, sem necessidade de tratamento. Em outro ensaio, avaliando-se a ação *in vitro* e *in vivo* com esférulas de *C. immitis*, foi observado que o lufenuron não apresentou ação *in vitro* (mesmo nas maiores concentrações avaliadas, 64 μg/mℓ), tampouco se mostrou efetivo no modelo experimental murino, verificando-se óbito dos animais tratados. Resultados controversos na utilização de lufenuron, tanto *in vitro* quanto *in vivo*, também já foram observados para os fungos dermatófitos.

A anfotericina B também tem sido utilizada no tratamento, embora os efeitos nefrotóxicos, o custo elevado e a necessidade de administração intravenosa restrinjam o uso do fármaco em animais domésticos.

Novos derivados azólicos têm sido ensaiados recentemente no tratamento de cães e gatos, como o voriconazol e o posaconazol (4,5 mg/kg, VO, a cada 12 a 24 h). Inibidores da síntese da quitina, como a nikomicina Z, foram usados também em alguns casos em cães (50 mg/kg, VO, a cada 24 h) e em animais experimentais.

Profilaxia e controle

As medidas de prevenção e controle de novas infecções são de extrema dificuldade, uma vez que *Coccidioides* spp. tem distribuição focal em solo, frequentemente associado a tocas de animais e sítios arqueológicos, onde o fungo vive saprofiticamente. Portanto, erradicá-lo desses locais contaminados seria uma tarefa impraticável. Porém, há registro de regiões áridas de grande endemicidade para essa micose, como o Vale do San Joaquin, na Califórnia, onde a incidência da coccidioidomicose humana foi reduzida consideravelmente após a implantação de projetos de irrigação. O mesmo foi verificado em áreas endêmicas do Texas.

Diferentemente das outras micoses sistêmicas, tem-se estudado o uso de vacinas que contêm, como imunógeno, esférulas inativadas ou frações extraídas do fungo; porém, os resultados dos testes de vacinas ainda não são conclusivos quanto à proteção eficiente da população exposta. Além disso, alguns efeitos adversos foram observados. Acredita-se que as vacinas produzidas a partir de técnicas moleculares, como por DNA recombinante, possam produzir melhor resposta imunogênica, tanto para animais quanto para humanos. O uso de imunomoduladores, como as citocinas, utilizados na tentativa de aumentar a resposta imune, também têm sido ensaiados experimentalmente, embora com resultados variáveis.

É recomendável evitar a exposição de animais aos locais de risco nas áreas endêmicas, principalmente em caçadas a animais que apresentam hábitos de construção de tocas de moradia no solo, como tatus, pois tal prática favorece o revolvimento de partículas que contêm a forma infectante do fungo. Esse fato foi observado particularmente no Brasil, com relação às tocas de tatus e ao maior risco de adquirir a infecção após retirá-los forçadamente de suas tocas.

Saúde Pública

A coccidioidomicose é uma doença de potencial zoonótico, considerada saprozoonose, visto que a transmissão está relacionada com um elemento abiótico (solo).

A doença é reconhecida como uma micose que não é transmitida entre pessoas e de animais para pessoas (não contagiosa), uma vez que a forma infectante não é produzida em tecidos parasitados. Entretanto, já foi descrito na literatura um caso de coccidioidomicose disseminada, com sinais neurológicos, em um veterinário que adquiriu a infecção após necropsiar um equino com a doença disseminada. Acredita-se que a infecção possa ter ocorrido por inalação ou inoculação de esférulas provenientes dos tecidos parasitados do animal ou da exposição aos artroconídios que cresceram nos tecidos parasitados, indevidamente preservados. Outro caso foi descrito em veterinário que desenvolveu lesão cutânea após a mordida de um gato com doença disseminada. O uso de bandagens em ferimentos é uma prática que não deve ser realizada na coccidioidomicose, uma vez que a esférula drenada para a bandagem pode desenvolver-se sob a forma filamentosa, produzindo artroconídios infectantes, e constituir-se em via de transmissão.

Nos humanos, a principal manifestação clínica da doença também é pulmonar. Estima-se que 40% das pessoas infectadas manifestem sinais respiratórios e, em poucos indivíduos, ocorra a doença disseminada.

O manuseio de culturas da forma filamentosa do fungo deve ficar restrito a laboratórios com nível 3 de biossegurança e para pessoal devidamente treinado, em virtude dos riscos de transmissão por aerossóis nessa forma do patógeno.

Bibliografia

Bartsch R, Greene R. New treatment for coccidioidomycosis. Vet. Forum. 1997;4:50-2.

Bialek R, González GM, Begerow D, Zelck VE. Coccidioidomycosis and blastomycosis: advances in molecular diagnosis. FEMS Immunol Med Microbiol. 2005; 45:355-60.

Costa FAM, Reis RC, Benevides F, Tomé G de S, Holanda MA. Coccidioidomicose pulmonar em caçador de tatus. J Pneumol. 2001;27(5):275-8.

Eulálio KD, de Macedo RL, Cavalcanti MA, Martins LM, Lazéra MS, Wanke B. Coccidioides immitis isolated from armadillos (Dasypus novemcinctus) in the state of Piauí, northeast Brazil. Mycopathologia. 2000;149:57-61.

Greene RT. Coccidioidomycosis and Paracoccidioidomycosis. In: Greene CE. Infectious diseases of the dog and cat. 4.ed. St. Louis: Elsevier Saunders; 2012. p. 634-45.

Johnson SM, Zimmermann CR, Kerekes KM, Davidson A, Pappagianis D. Evaluation of the susceptibility of Coccidioides immitis to lufenuron, a chitin synthase inhibitor. Med Mycol. 1999;37:441-4.

Jungerman PF, Schwartzman RM. Coccidioidomycosis. In: Jungerman PF, Schwartzman RM, editors. Veterinary medical mycology. Philadelphia: Lea & Febiger; 1972. p. 89-105.

Negroni R. Evolución de los conocimientos sobre aspectos clínico-epidemiológicos de la Coccidioidomycosis en las Américas. Rev Argent Microbiol. 2008;40:246-56.

Paixão GC, Sidrim JJC, Rocha MFG. Coccidioidomicose. In: Sidrim JJC, Rocha MFG, editores. Micologia médica à luz de autores contemporâneos. Rio de Janeiro: Guanabara Koogan; 2004. p. 237-51.

Radostits OM, Gay CC, Hinchdiff KW, Constable PD. Veterinary medicine: a textbook of the diseases of cattle, horses, sheep, pigs, and goats. 10.ed. Philadelphia: Saunders Elsevier; 2007. p. 1475.

Rippon JW. Coccidioidomycosis. In: Rippon JW, editors. Medical mycology: the pathogenic fungi and the pathogenic actinomycetes. Philadelphia: Saunders; 1988. p. 433-73.

Stevens DA. Coccidioidomycosis. N Engl J Med. 1995;332(16):1077-82.

Wanke B, Lazera M, Monteiro PC, Lima FC, Leal MJ, Ferreira Filho PL et al. Investigation of an outbreak of endemic coccidioidomycosis in Brazil's Northeastern State of Piauí with a review of the occurrence and distribution of C. immitis in three other Brazilian states. Mycopathologia. 1999;148:57-67.

Zur G, Elad D. In vitro and in vivo effects of lufenuron on dermatophytes isolated from cases of canine and feline dermatophytoses. J Vet Med B Infect Dis Vet Public Health. 2006;53(3):122-5.

Criptococose 82

Sandra de Moraes Gimenes Bosco, Márcia dos Santos Lazéra,
Tânia Maria Valente Pacheco e Eduardo Bagagli

Definição

A criptococose é uma micose de evolução aguda, subaguda ou crônica que se caracteriza, em cães e gatos, pelo envolvimento do sistema nervoso central (SNC) e do pulmão e por lesões localizadas em pele e/ou membranas mucosas das cavidades oral e nasal. Os agentes etiológicos da criptococose são *Cryptococcus neoformans* e *Cryptococcus gattii*.

Sinonímias: torulose, blastomicose europeia, doença de Busse-Buschke.

Etiologia

C. neoformans e *C. gattii* pertencem ao filo *Basidiomycota*, classe *Basidiomicetes*, família *Tremellaceae*. São leveduras que apresentam morfologia celular ovoide ou esférica, medem cerca de 3 a 8 μm e são circundadas por cápsula mucopolissacarídica, mais evidente em parasitismo do que *in vitro*. A reprodução ocorre, principalmente, por brotamento simples, no entanto também podem ser visualizadas células com 2 a 3 brotamentos. Como foi observado em algumas espécies de fungos causadores de doenças, a fase de reprodução sexuada (ou teleomórfica) de *C. neoformans* e *C. gattii* foi reproduzida *in vitro*, tendo sido denominados *Filobasidiella neoformans* e *Filobasidiella bacillispora*, respectivamente. Na fase sexuada, observa-se a produção de micélio, caracterizado por hifas hialinas, septadas, com largura média de 3 μm, ramificações regulares e ligações em ansa (*clamp conexions*) a cada septo, o que é característico de hifas de basidiomicetos. O ciclo sexual é completado pela formação dos basidiósporos dos tipos sexuados "alfa" e "a", os quais são originados no interior dos basídios que se desenvolvem na porção terminal ou lateral da hifa.

A levedura cresce rapidamente em meio ágar Sabouraud-dextrose à temperatura de 25 a 37°C, em cerca de 3 a 5 dias. Quando cultivado nesse ou em outros meios, como ágar batata-dextrose e ágar extrato de malte-extrato de levedura (YMA), empregados para o isolamento de leveduras, observa-se o desenvolvimento de colônia com coloração branca a creme, de aspecto brilhante e mucoso e com ausência de micélio aéreo. *C. neoformans* não cresce em meios que contêm ciclo-hexamida nas concentrações de 0,2 a 0,5%, como é o caso do ágar Mycosel®, embora alguns isolados possam crescer em concentrações mais baixas.

Quando cultivado em meios que contêm extrato de semente de níger (*Guizottia abyssinica*), como o meio *Niger-seed-ágar* (NSA), observa-se que o fungo é capaz de sintetizar um pigmento melanínico, o qual confere coloração acastanhada à colônia, uma característica que auxilia no reconhecimento de colônias de *Cryptococcus* spp. a partir do cultivo de amostras clínicas e ambientais, uma vez que outras leveduras (como *Candida* spp.) não sintetizam esse pigmento quando cultivadas em NSA. A semente de girassol também pode ser empregada como substrato para a produção de pigmento melanínico em cultura (Figura 82.1).

Essa alteração da coloração das colônias deve-se à presença da difenoloxidase, enzima pertencente ao grupo das lacases, que iniciam a cadeia oxidativa da metabolização da lignina, um importante substrato constituinte dos vegetais, principalmente da madeira. A ação das lacases confere a habilidade de *Cryptococcus* spp. de se desenvolver em troncos e galhos de árvores, nos quais se observa o crescimento saprofítico do fungo no ambiente, representando uma importante fonte de infecção. A atividade enzimática das lacases pode ser inibida pela adição de glicose em concentrações superiores a 0,5%, um fato importante a ser considerado na confecção do meio NSA.

Por apresentar um crescimento caracteristicamente mucoso e brilhante, a textura de sua colônia é, didaticamente, comparada à do leite condensado, tendo sido referida dessa maneira em muitos textos de micologia médica. Essa característica mucosa e brilhante da cultura deve-se à presença de uma espessa cápsula mucopolissacarídica, cujo principal constituinte é o polissacarídio glucuronoxilomanana (GXM), representando cerca de 90% de sua formação; em menor quantidade, também são encontradas galactoxilomanana e manoproteína. A GMX corresponde ao principal antígeno capsular e, com base em suas diferenças, são observados diferentes sorotipos.

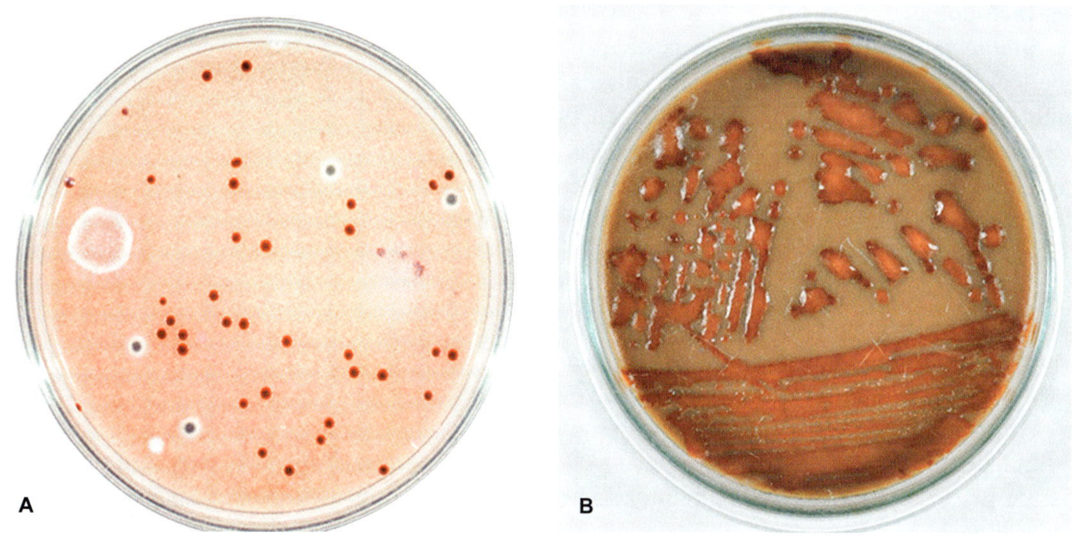

Figura 82.1 A. Espécime clínico semeado em meio NSA, após 72 h de cultivo a 25°C; crescimento de colônias lisas brilhantes, de cor marrom (fenol-oxidase positivas) entremeadas com colônias de fungos filamentosos. B. Colônia purificada de *C. gattii* em meio NSA evidenciando a produção de pigmento melanínico.

A cápsula é considerada um importante fator de virulência desses patógenos. Os componentes capsulares acumulam-se em líquidos corporais, sendo usados também como alvos para diagnóstico. No interior dos macrófagos, *C. neoformans* e *C. gattii* liberam e acumulam fragmentos do polissacarídio, que se mostra citotóxico, causando disfunção ou morte celular. Devido à presença da espessa cápsula, esses agentes são visualizados mais eficientemente quando se utiliza a técnica de montagem entre lâmina e lamínula com a tinta da China, também chamada nigrosina (nanquim), do que quando se utiliza o lactofenol azul-algodão, como pode ser observado na Figura 82.2.

Outros fatores de virulência são a produção de melanina, manitol, fosfolipases, proteinases e ferormônios (relacionados com o tipo sexuado "alfa") e a termotolerância entre 35 e 37°C, que confere a capacidade de crescer em tecidos de mamíferos.

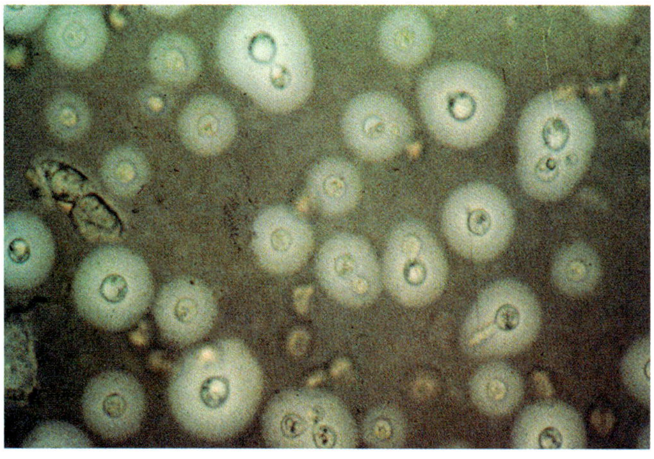

Figura 82.2 Exame micológico direto de líquido cefalorraquidiano de paciente com neurocriptococose. Notar halo esbranquiçado correspondente à cápsula espessa (400×).

Durante muito tempo, considerou-se que a espécie *C. neoformans* era constituída por duas variedades: *C. neoformans* var. *neoformans* e *C. neoformans* var. *gattii*. Após estudos das diferenças metabólicas, ecológicas, epidemiológicas e moleculares entre ambas as variedades, as publicações mais recentes consideram duas espécies no chamado complexo *C. neoformans*: *Cryptococcus gattii* (= *C. neoformans* var. *gattii*) e *C. neoformans* (= *C. neoformans* var. *neoformans*). Cada espécie compreende grupos sorológicos distintos, sendo os tipos A, D e AD pertencentes à espécie *C. neoformans,* e os sorotipos B e C à espécie *C. gattii*. Alguns autores sugerem que o sorotipo A deve ser considerado uma variedade distinta (*C. neoformans* var. *grubii*) do sorotipo D (*C. neoformans* var. *neoformans*), porém essa proposta tem criado confusão na nomenclatura de *C. neoformans*.

A determinação do tipo sorológico baseada nos antígenos capsulares de *Cryptococcus* spp. foi, por muito tempo, a única técnica empregada nos estudos epidemiológicos da criptococose. Atualmente, pelas dificuldades de se obter *kits* comerciais e pela falta de reprodutibilidade dos resultados para alguns sorotipos (p. ex., o sorotipo híbrido AD), as técnicas de sorotipagem para estudos epidemiológicos não estão sendo empregadas, dando-se preferência às técnicas de biologia molecular, as quais têm possibilitado maior reprodutibilidade dos resultados. Diferentes técnicas moleculares têm sido empregadas com essa finalidade, como PCR-*fingerprinting* (empregando-se minissatélites específicos), *Amplified Fragment Lenght Polymorphism* (AFLP), *Restriction Fragment Lenght Polymorphism* (RFLP) e *Multilocus Sequencing Typing* (MLST), e os resultados são concordantes em mostrar oito tipos genéticos distintos, sendo quatro para cada espécie: VN-I, VN-II, VN-III e VN-IV para *C. neoformans*; e VG-I, VG-II, VG-III e VG-IV para *C. gattii*.

Além das metodologias moleculares, por meio das quais se pode diferenciar as duas espécies e seus respectivos tipos genéticos, o teste de CGB (canavanina-glicina-azul de bromotimol) ainda é amplamente utilizado. O meio de CGB apresenta pH por volta de 5,8 e coloração amarelo-esverdeada. A espécie *C. gattii* é capaz de crescer nesse meio, pois é naturalmente resistente à canavanina, metabolizando-a em componentes não tóxicos. A utilização da glicina como única fonte de carbono e de nitrogênio resulta na produção de amônia, o que eleva o pH do meio e promove a alteração da cor do indicador azul de bromotimol, adquirindo o meio uma coloração azul-cobalto forte. A espécie *C. neoformans* é sensível à presença da canavanina, portanto não cresce e tampouco produz alterações de pH e coloração do meio, mantendo-se sua coloração original (Figura 82.3).

A espécie *C. neoformans* apresenta termotolerância maior do que a da espécie *C. gattii*, pois enquanto a primeira mantém a curva de crescimento à temperatura de 38 a 39°C e perde a viabilidade após 24 h a 40°C, a segunda tem seu crescimento reduzido a 35°C, perdendo a viabilidade em poucas horas a 40°C.

➤ Epidemiologia

C. neoformans apresenta distribuição mundial e infecta, além de humanos, uma variedade de animais silvestres e domésticos, entre os quais cães e gatos são os mais frequentemente acometidos.

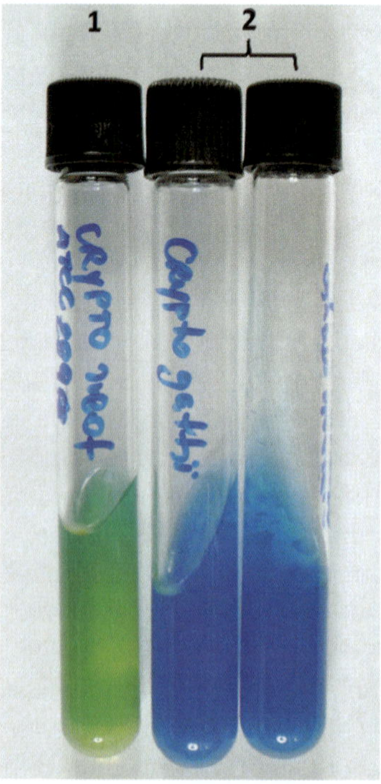

Figura 82.3 Quimiotipagem com canavanina-glicina-azul de bromotimol (CGB) para diferenciação entre *Cryptococcus neoformans* e *C. gattii*. 1 = *C. neoformans* (teste CGB negativo); 2 = *C. gattii* (teste CGB positivo).

Antes do advento da AIDS, a doença era considerada rara e de ocorrência esporádica em humanos. Os relatos eram, principalmente, de pacientes com doença de Hodgkin, diabetes melito ou síndrome de Cushing e os que faziam uso de terapia prolongada com corticosteroides, como pacientes com lúpus eritematoso sistêmico. Após a descoberta do vírus da imunodeficiência humana (HIV), a partir da década de 1980, a criptococose passou a ser mais frequentemente relatada e explorada em seus aspectos epidemiológicos.

O patógeno já foi isolado a partir de amostras de solo e frutas e da orofaringe e do trato gastrintestinal de indivíduos saudáveis, porém as fontes ambientais de *C. neoformans* mais frequentemente identificadas estão relacionadas com excrementos envelhecidos e secos de pombos (*Columbia livia*), muito embora excrementos de outras aves, como canários, periquitos e outras em ambientes de cativeiro, também possam atuar como importante fonte de infecção. Embora os *habitats* dessas espécies representem importantes microfocos de *C. neoformans*, a doença é rara em pombos, por causa da alta temperatura corporal dessas aves, com média em torno de 42°C. O patógeno é capaz de colonizar o papo e sobreviver à passagem pelo trato gastrintestinal, mas não consegue crescer à temperatura de 44°C. A alta concentração de creatinina e outros compostos nitrogenados favorece o desenvolvimento do fungo no excremento dessas aves. Em áreas urbanas, o fungo é frequentemente recuperado a partir de restos orgânicos diversos, como poeira e debris de poleiros de pombais localizados em sótãos e cúpulas de construções antigas. Em áreas rurais, é comum que as pombas habitem os celeiros, contaminando o feno com suas fezes. O patógeno pode manter-se viável por até 2 anos em excrementos de pombas, tanto úmidos como dessecados. A radiação solar direta é capaz de inviabilizar o fungo.

Além dos excrementos de aves, *C. neoformans* já foi encontrado colonizando áreas ocas em árvores vivas. No Brasil, esse fato foi inicialmente observado no estado do Rio de Janeiro, por pesquisadores da Fiocruz, e posteriormente confirmado nas regiões Nordeste (Piauí) e Norte (Roraima), no interior do estado do Amazonas e na região de Mata Atlântica do estado de São Paulo. Assim, foi caracterizado um novo *habitat* para o patógeno: a madeira em decomposição em diferentes árvores tropicais, nativas ou que foram introduzidas no Brasil. As espécies de árvore nas quais foi observada colonização de *C. neoformans* são cássia-rosa (*Cassia grandis*), cássia-amarela (*Senna multijuga*), fícus (*Ficus microcarpa*), jambolão (*Syzygium jambolana*), cacaueiro (*Theobronca cacao*) e cabori (*Miroxylum peruiferum*), no Nordeste, e sibipiruna (*Caesalpina peltophoroides*), em São Paulo e no Amazonas.

O *habitat* natural da espécie *C. gattii* era desconhecido até 1990, quando o agente foi isolado a partir de fonte ambiental representada pelo eucalipto (*Eucalyptus camaldulensis*). Posteriormente, foi também isolado de outras espécies de eucalipto na Austrália, nos EUA, na Espanha, no México, na Itália e no Brasil. A espécie *C. gattii* também já foi encontrada colonizando cavidades de ocos de árvores tropicais de diferentes gêneros (cássia, fícus, oiti, mulungu), tanto em região semiárida no Nordeste quanto em regiões úmidas, como a floresta amazônica, evidenciando-se, pela primeira vez, a coexistência de ambas as espécies em um mesmo *habitat*. Além da madeira em decomposição, *C. gattii* foi isolado de excrementos de psitacídeos cativos, sendo este um achado ocasional. Observa-se, portanto, a coexistência das duas espécies nos mesmos nichos ecológicos quando estes se relacionam a substratos de madeira em decomposição.

No Brasil, a criptococose por *C. neoformans* associada à AIDS ocorre em todas as regiões do país; é diagnosticada em 8 a 12% desses indivíduos e causada pelo sorotipo A na maioria dos casos. A partir da introdução do uso de antirretrovirais combinados, como o tratamento quimioterápico da AIDS, houve uma diminuição significativa da ocorrência da criptococose oportunista, não só no Brasil, mas em todo o mundo.

A criptococose por *C. gattii* ocorre em todo o Brasil e apresenta marcantes diferenças regionais. Nas regiões Sul, Sudeste e Centro-Oeste, foram detectados casos de criptococose por *C. gattii* em indivíduos humanos não HIV-positivos sem evidência de imunodepressão. Nas regiões Norte e Nordeste, a criptococose por *C. gattii* foi diagnosticada principalmente entre crianças e jovens nativos desses locais. Causada pelo sorotipo B, tipo molecular VGII, apresenta alta morbidade (50 a 80%) e letalidade (25 a 50%). O período de latência da criptococose por *C. gattii* pode ser longo, pois foram identificados casos de meningoencefalite diagnosticados no município do Rio de Janeiro em indivíduos oriundos da região Nordeste. A detecção da doença em população em que não se evidenciam fatores predisponentes e o isolamento do patógeno do meio ambiente, a partir dos troncos de árvores, indicam a necessidade de estudos mais abrangentes, incluindo a distribuição geográfica de ambas as espécies e a identificação dos eventuais hospedeiros no Brasil.

A criptococose ocorre em uma ampla variedade de animais silvestres e domésticos, incluindo gatos, cães, furões, cavalos, cabras, ovelhas, bovinos, golfinhos, pássaros, coalas e outros marsupiais. Surtos de infecção por *C. gattii* foram descritos em animais, como pneumonia em cabras, na Espanha, e a forma disseminada em psitacídeos, de diferentes espécies, mantidos em aviário no interior do estado de São Paulo. O maior surto descrito na literatura foi diagnosticado na Ilha de Vancouver, no Canadá, e constitui-se de 38 casos em humanos no período de 1999 a 2001, sendo a maioria deles pacientes imunocompetentes e do sexo masculino (58%). As lesões pulmonares compreenderam 72%, as lesões do SNC 26% e a letalidade em torno de 10%. A infecção também foi diagnosticada em 35 animais, incluindo 18 gatos, 17 cães, 6 golfinhos (*Phocoenidae dalli*), 2 furões e 2 lhamas. Todos os isolados do ambiente e a maioria dos isolados clínicos obtidos desse surto correspondiam a um só tipo molecular: VGII do tipo sexuado "alfa". Alguns isolados de humanos e de golfinhos eram do tipo VGI, porém nenhuma fonte ambiental foi identificada. A emergência de um patógeno considerado tipicamente tropical ou subtropical em área temperada chamou a atenção para o papel exercido pelas alterações ecológicas, influenciando a distribuição geográfica de *C. gattii*. O aumento global da temperatura, mais evidente nas duas últimas décadas, pode estar relacionado com a expansão desse agente e com a modificação de sua virulência. A criptococose por *C. gattii* passou a ser notificada no Canadá, tendo sido proposto estudo de cooperação e vigilância da infecção por esse agente naquele país.

À semelhança do que ocorre em humanos, nos animais também existem relatos de criptococose em portadores de diabetes melito, infecções virais – como o vírus da leucemia felina (FeLV), o vírus da imunodeficiência adquirida viral felina (FIV) e o vírus da cinomose canina –, infecções bacterianas, como a erliquiose canina, e em animais portadores de neoplasias submetidos à terapêutica prolongada com corticosteroides.

Dos animais domésticos, o gato é a espécie na qual se observa maior prevalência dos casos da doença. Na maioria dos casos de criptococose em gatos, não foi verificada uma doença imunossupressiva de base. A infecção por FeLV e FIV tem sido sugerida como fator predisponente para a criptococose, embora a prevalência dos retrovírus não seja significativamente diferente entre a população de gatos com e sem criptococose. Em um estudo realizado na Austrália, observou-se que as infecções por FIV e FeLV constituem-se em fatores predisponentes para a criptococose, uma vez que 20% dos gatos apresentaram coinfecção por FIV ou FeLV.

Não existe predisposição sexual ou etária; entretanto, adultos jovens (2 a 3 anos) são mais frequentemente acometidos. Apesar disso, a infecção foi diagnosticada em um substancial número de gatos de meia-idade e idosos.

Alguns estudos sugerem que gatos siameses, abissínios, birmânicos e Ragdoll apresentam maior risco de desenvolver a criptococose. Acredita-se que gatos de raças puras de origem possam ter uma suscetibilidade genética para alguns agentes infecciosos, incluindo *Cryptococcus* spp.

Em cães, a criptococose parece estar associada a adultos jovens com menos de 6 anos, não havendo predisposição sexual. As principais raças acometidas são Dobermann Pinscher, Pinscher miniatura, Dogue Alemão e Cocker Spaniel Americano.

No Brasil, apesar dos poucos dados disponíveis na literatura, há relato de casos na espécie canina, com lesões neurológicas, cutâneas, oftalmológicas e respiratórias.

Existem relatos de criptococose também em equinos e ovinos. Cães e gatos também podem carrear o agente na cavidade nasal sem, no entanto, desenvolverem manifestações clínicas da doença.

➤ Patogenia

A via aerógena é a principal forma de infecção da criptococose. No meio ambiente, o patógeno é provido de cápsula bastante reduzida, e, em substratos secos, há uma redução significativa de seu tamanho, o que facilita a formação de aerossóis e a inalação de partículas. Postula-se também a possibilidade de que os basidiósporos pequenos, de 2 a 3 μm de diâmetro, e mais resistentes do que as leveduras, sejam propágulos infectantes. Portanto, após ser inalado sob a forma de levedura ou basidiósporo, o patógeno alcança o trato respiratório inferior, causando lesão pulmonar inflamatória regressiva, pneumonia ou lesão do tipo nodular. Em animais, também tem sido observado que o trato respiratório superior é descrito como via de infecção e desenvolvimento desses agentes, com formação de massas granulomatosas na região. Em felinos, a partir da infecção sinonasal, pode ocorrer invasão do cérebro, olho e nervo óptico, por contiguidade, ou disseminação por via hematógena para a pele e outros órgãos.

Uma vez instalado no tecido, ocorre uma reação inflamatória variável segundo o estado imune do hospedeiro, a cepa infectante e a carga parasitária. Observam-se lesões pseudotumorais, com grande número de leveduras capsuladas no seu interior, ou lesões teciduais com granulomas e células epitelioides ou células gigantes envolvendo leveduras hipocapsuladas, em geral em baixo número. A grande cápsula formada contribui para a inibição da fagocitose e para a migração dos leucócitos, além de liberar glicoproteínas e polissacáridios na corrente sanguínea, o que estimula a produção de anticorpos, os quais não têm ação protetora. A imunidade protetora depende da resposta mediada por células.

➤ Clínica

Em cães, geralmente a criptococose é mais grave; esses animais, com frequência, desenvolvem uma doença disseminada grave. A cavidade nasal parece ser o local inicial de infecção, seguindo-se a disseminação por contiguidade para a placa cerebriforme ou disseminação hematógena para o SNC ou outros tecidos. Os sinais neurológicos e/ou oculares têm sido observados mais fequentemente como as manifestações clínicas iniciais (Figura 82.4 A e B). O envolvimento do SNC é observado em 80% dos casos. Apatia e perda de peso podem ocorrer, e, em aproximadamente 25% das infecções, observa-se febre discreta. Os sinais clínicos de comprometimento do SNC são multifocais ou decorrentes da meningoencefalomielite e incluem convulsões, inclinação da cabeça, nistagmo, paralisia facial, andar em círculos, paraplegia, tetraplegia, ataxia e hiperestesia cervical. Sinais clínicos menos frequentes incluem claudicação pelo comprometimento ósseo, por causa da lise óssea e da linfadenopatia periférica.

As anormalidades oculares mais comuns são coriorretinite granulomatosa exsudativa, hemorragia retiniana, papiloedema e neurite óptica acompanhada de midríase e cegueira. Pode ocorrer uveíte anterior. Lesões cutâneas e na cavidade nasal são, em geral, resultantes de infecção sistêmica. As lesões cutâneas caracterizam-se por úlceras, que também podem ser observadas nas mucosas nasal e oral.

A criptococose é a micose sistêmica mais comum em gatos, apresentando-se como uma doença crônica nesses animais. A maioria dos gatos apresenta comprometimento exclusivamente nasal e dos seios nasais, porém pode ocorrer também a infecção das estruturas anatômicas adjacentes ou contíguas (cérebro, olhos e nervo óptico) ou disseminação hematogênica. Raros casos apresentam envolvimento do SNC sem evidências de infecção nasal primária. Sinais clínicos de comprometimento do trato respiratório superior são observados em 50 a 80% dos gatos. Espirros, secreção nasal uni ou bilateral, deformação do plano nasal, massas protuberantes em uma ou ambas as narinas ou um inchaço subcutâneo na ponte do nariz ("nariz de palhaço", Figura 82.4 C) podem ser observados. Em 70% dos casos, pode ocorrer a formação de massas de tecido proliferativo ou lesões ulceradas na cavidade nasal ou sobre o plano nasal (Figura 82.4 D). O envolvimento localizado do tecido cutâneo contíguo ao plano nasal é comum, porém o acometimento multifocal da pele e do tecido subcutâneo é raro e ocorre por disseminação hematógena. As lesões cutâneas se apresentam como pápulas e nódulos flutuantes que variam de 1 a 10 mm de diâmetro. As lesões maiores tendem a ulcerar e a drenar exsudato seroso (Figura 82.4 E e F). Em geral, o prurido é leve ou ausente, e a linfadenomegalia periférica é comum.

A infecção nasal pode progredir para o SNC, espalhando-se caudalmente para o turbinado etmoidal através da placa cerebriforme. Os sinais neurológicos relacionados com a criptococose em gatos são variáveis, de acordo com a localização da lesão no SNC, e incluem depressão, mudança de comportamento, convulsões, andar em círculo, ataxia, paresia, paralisia, perda aparente do olfato e cegueira. Esses sinais podem ou não apresentar outros sinais clínicos, sendo estes resultantes da presença de uma tumoração granulomatosa ou de meningoencefalite ou meningomielite.

A cegueira pode ser provocada por infecção ocular, mas, frequentemente, decorre de lesões do SNC. Os sinais oculares incluem midríase hiporresponsiva à luminosidade, corrimento ocular, pupilas dilatadas sem resposta e cegueira por desprendimento exsudativo da retina, coriorretinite granulomatosa, panoftalmite e neurite óptica. Em alguns gatos, ocorre uveíte anterior.

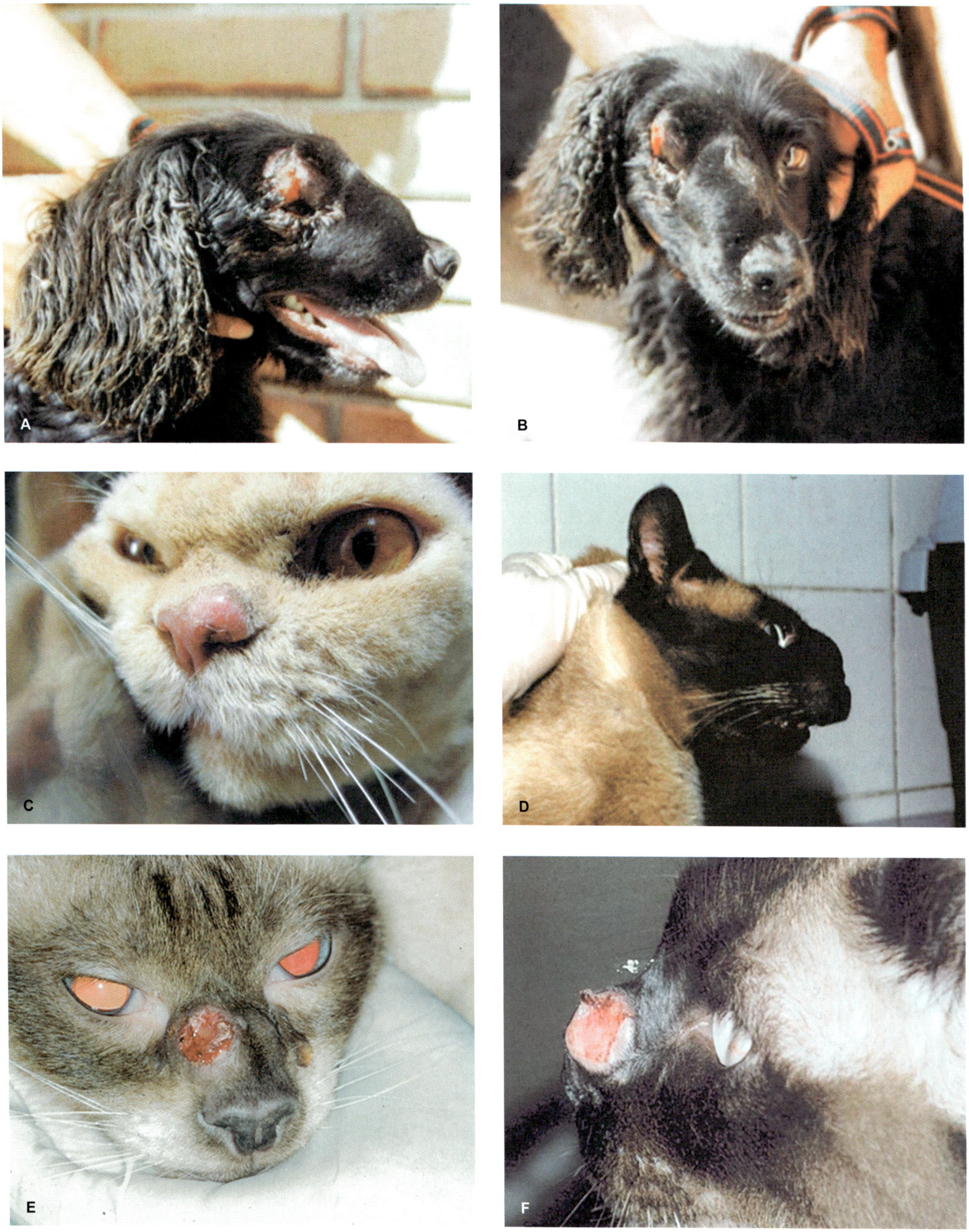

Figura 82.4 Aspectos macroscópicos externos da criptococose canina e felina. **A** e **B.** Lesão de aspecto tumoral em região palpebral e em cavidade nasal em Cocker Spaniel, visão lateral (A) e frontal (B). **C.** Área edemaciada em espelho nasal de felino SRD. **D.** Aumento de volume em região de fossa nasal em gato Siamês. **E** e **F.** Lesão ulcerada localizada em região nasal de felino, visão frontal (**E**) e lateral (**F**). Imagens cedidas por: A e B. Profa. Patrícia Popak Lucacks; C. Dra. Anaira Silgueiro Peixoto; D. Prof. Dr. Luiz Henrique Machado; E e F. Dra. Tânia M. Pacheco Schubach.

A febre e os sinais sistêmicos são raros; no entanto, quando ocorrem, são decorrentes de desenvolvimento crônico do patógeno, o que provoca apatia, anorexia e perda de peso.

Cães e gatos podem carrear o fungo na cavidade nasal e não desenvolver a doença.

➤ Diagnóstico

O exame micológico direto pode ser realizado com os mais variados espécimes clínicos, como secreção purulenta e outros exsudatos, escarro, urina, biopsias e liquor. É necessário que se faça um clareamento da amostra com hidróxido de potássio de 20 a 40% para observar a morfologia das células e outra preparação com tinta da China, ou nanquim, para observar a presença da cápsula. O diagnóstico baseia-se na visualização da levedura capsulada, ausência de hifa ou pseudo-hifa no espécime clínico e subsequente isolamento de *C. neoformans*/*C. gattii* em cultivo. O meio de Sabouraud 2% sem ciclo-hexamida (Actidione) deve ser usado rotineiramente. Recomenda-se também que seja realizado o cultivo das amostras clínicas em meio de sementes de níger e ágar com antibiótico (NSA-cloranfenicol, SAB-cloranfenicol), que apresenta excelente rendimento em espécimes clínicos contaminados ou colonizados por outros fungos, como escarro, urina e material de lesões cutâneas ulceradas.

Cultivos são identificados por sua morfologia e por um conjunto de características fisiológicas e bioquímicas comuns a *C. neoformans* e *C. gattii*. São leveduras capsuladas, sem hifa ou pseudo-hifa, termotolerantes a 37°C, produtoras de fenol-oxidase em meio NSA ou meio similar e não fermentadoras. Ambas assimilam, por metabolismo oxidativo e como única fonte de carbono, galactose, sacarose, maltose, trealose, melizitose, D-xilose, L-ramnose, sorbitol, manitol, dulcitol, D-manitol, α-metil-d-glucosídeo, salicina, inositol, glicose e frutose, mas, caracteristicamente, não assimilam a lactose. O nitrato não é assimilado como única fonte de nitrogênio inorgânico, e também não ocorre a redução a nitrito. Hidrolisam ureia em virtude da capacidade de produzir urease quando cultivados em meio de ágar-ureia de Christensen, sendo raros os isolados urease-negativos. Inibidos por ciclo-hexamida, não crescem nos meios seletivos que contêm essa substância nas concentrações de 0,2 a 0,5%. A distinção entre as espécies é feita pelo crescimento em meio CGB: *C. gattii* é CGB positivo, e *C. neoformans* é CGB negativo.

O exame histopatológico (Figura 82.5) também auxilia no diagnóstico, e uma das colorações mais empregadas é a de Mucicarmim de Meyer, com a qual observa-se a cápsula corada em vermelho, facilitando o reconhecimento de *Cryptococcus* na lesão, principalmente de amostras hipocapsuladas. A coloração de PAS também pode ser uma boa alternativa para a demonstração do agente; já as colorações de prata não são de grande valia, pois não possibilitam a visualização da cápsula fúngica. A coloração de Fontana-Masson evidencia o depósito de melanina na parede de *Cryptococcus*, auxiliando na sua identificação nos tecidos. Nenhum dos métodos citados viabiliza a distinção das espécies *C. neoformans* ou *C. gattii* em tecido, sendo o diagnóstico histopatológico tão somente de criptococose. A hematoxilina-eosina deve ser empregada rotineiramente, para localização e análise do padrão celular das lesões.

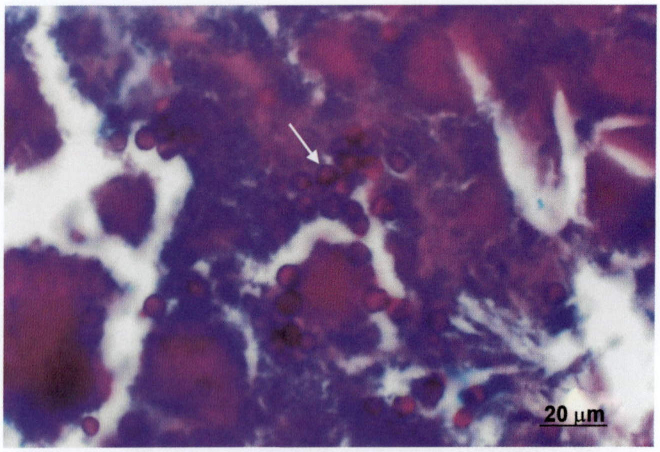

Figura 82.5 Corte histológico de lesão em ranfoteca de psitacídeo evidenciando leveduras PAS-positivas (seta), compatíveis com *Cryptococcus* spp. (800×). Imagem cedida pelo Dr. Guilherme Augusto Marietto Gonçalves.

O exame citológico (Figura 82.6) também pode ser útil no diagnóstico de criptococose, empregando-se as colorações do tipo Romanowsky (Diff Quik, Giemsa e Wright). São visualizadas leveduras capsuladas com brotamentos estreitos. A citologia pode ser realizada a partir de esfregaços de materiais destinados à biopsia e de secreções. A punção aspirativa por agulha fina (PAAF) também se mostra eficiente para o diagnóstico da criptococose e representa um método prático e de rápida execução.

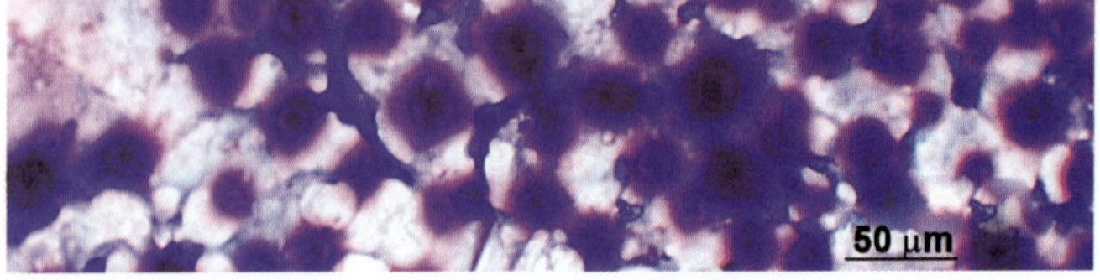

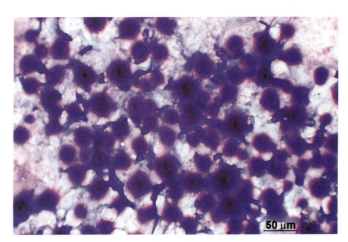

Figura 82.6 Citologia aspirativa por agulha fina de lesão nasal de cão. Esfregaço corado com Giemsa evidenciando numerosas células leveduriformes, intensamente basofílicas e de tamanhos variados, compatível com *Cryptococcus* spp. (400×). Imagem cedida pelo Dr. Fabrizio Grandi.

A pesquisa de antígenos capsulares é feita por meio de aglutinação de partículas de látex sensibilizadas com anticorpos e apresenta excelente rendimento no liquor (> 95% nas formas de acometimento do SNC) e rendimento moderado no soro (até 50%) nas manifestações pulmonares. A possibilidade de reação cruzada com outros antígenos polissacarídicos também deve ser considerada em infecções por outras espécies de *Cryptococcus*, como *C. albidus*. Reações falso-negativas podem ocorrer por excesso de antígeno capsular no espécime clínico, especialmente o liquor, que deve, então, ser diluído e retestado.

O exame radiográfico também pode ser útil para auxiliar no diagnóstico da criptococose, especialmente em casos em que o trato aéreo superior, como os seios da face e a cavidade nasal, é acometido. Observa-se a formação de uma massa de tecido mole, em geral sem envolvimento ósseo, que pode ser uni ou bilateral.

Tratamento

Como ocorre com as demais micoses sistêmicas, o tratamento da criptococose envolve o uso de antifúngicos por um longo período. Em geral, o prognóstico é bom para gatos com a apresentação extraneural e reservado em cães com qualquer manifestação clínica e em gatos com a forma nervosa da doença.

O uso da anfotericina B tem sido bem-sucedido no tratamento da criptococose felina. O tratamento deve ser iniciado com doses baixas, aumentando-se gradualmente até serem observados eventuais sinais de azotemia. Os gatos necessitam de doses muito baixas de anfotericina B, e o medicamento deve ser diluído em 5% de glicose e administrado por infusão intravenosa. A dose preconizada para gatos e cães é de 0,25 a 0,50 mg/kg a cada 48 h até a dose cumulativa de 4 a 10 mg/kg. A anfotericina B é potencialmente nefrotóxica, devendo ser instituída terapia de suporte se o animal apresentar sinais clínicos de insuficiência renal. Existem derivados de anfotericina B sob a forma lipossomal ou de complexo lipídico que apresentam menor toxicidade renal. A dose do derivado lipossomal recomendada para gatos é 0,5 a 0,8 mg/kg e deve ser administrada por via subcutânea (diluir o fármaco em soro fisiológico e glicose) até a dose cumulativa de 8 a 26 mg/kg; para cães, deve ser administrado 1 mg/kg a cada 48 h por via intravenosa até a dose cumulativa de 8 a 12 mg/kg.

Os derivados azólicos também podem ser empregados no tratamento da criptococose e, em geral, são menos tóxicos do que a anfotericina B. O fármaco de escolha é o fluconazol, pois resulta em menos efeitos colaterais do que o cetoconazol e o itraconazol, além de penetrar no SNC. A dose recomendada é de 5 a 15 mg/kg SID-2 vezes/dia durante 6 a 10 meses, tanto para cães como para gatos.

É recomendável que se mantenha o tratamento por, pelo menos, mais 1 mês após a resolução dos sinais clínicos.

Profilaxia e controle

A profilaxia da criptococose é difícil, uma vez que o recomendado é que se evite o acesso dos animais aos locais com excretas de aves, principalmente pombas, e estas vêm se tornando um problema crescente em centros urbanos. O número de fungos ambientais pode ser reduzido após sucessivas lavagens, com solução de hidróxido de cálcio 40 g/ℓ associado a hidróxido de sódio 1,5 g/ℓ, dos quintais sujos por fezes de pombas.

Saúde Pública

A criptococose não é uma doença contagiosa que é transmitida diretamente do animal doente para os humanos, tampouco de animal para animal, pois observa-se que a levedura não se aerossoliza em condições de parasitismo. O principal problema da criptococose quanto aos aspectos de Saúde Pública diz respeito à exposição ambiental de difícil controle, uma vez que o contato com fontes infectantes é onipresente e cotidiano na maioria dos centros urbanos, seja entre animais ou humanos. Áreas com agregação de pássaros em construções urbanas devem ser limpas regularmente, procurando-se mantê-las iluminadas e ventiladas. Recomenda-se o mesmo para criadouros de aves domésticos ou comerciais, evitando-se o acúmulo de excrementos secos e envelhecidos.

Bibliografia

Abegg MA, Cella FL, Faganello J, Valente P, Schrank A, Vainstein MH. Cryptococcus neoformans and Cryptococcus gattii isolated from the excreta of Psittaciformes in a Southern Brazilian Zoological Garden. Mycopathologia. 2006;161:83-91.

Baró T, Torres-Rodríguez JM, De Mendoza MH, Morera Y, Alía C. First identification of autochthonous Cryptococcus neoformans var. gattii isolated from goats with predominantly severe pulmonary disease in Spain. J Clin Microbiol. 1998;36(2):458-61.

Kidd SE, Hagen F, Tscharke RL, Huynh M, Bartlett KH, Fyfe M *et al.* A rare genotype of Cryptococcus gattii caused the cryptococcosis outbreak on Vancouver Island (British Columbia, Canada). Proc Natl Acad Sci. 2004;101(49):17258-63.

Kwon-Chung KJ, Bennett JE. Cryptococcosis. In: Medical mycology. Philadelphia: Lea & Febiger; 1992. Capítulo 16; p. 397-446.

Kwon-Chung KJ, Boekhout T, Fell JW, Diaz M. Proposal to conserve the name Cryptococcus gattii against C. hondurianus and C. bacillisporus (Basidiomycota, Hymenomycetes, Tremellomycetidae). Taxon. 2002;51:804-6.

Kwon-Chung KJ, Varma A. Do major species concepts support one, two or more species within Cryptococcus neoformans? FEMS Yeast Res. 2006;6:574-87.

Lacaz CS. Criptococose. In: Lacaz CS, Porto E, Martins JEC. Tratado de micologia médica. São Paulo: Sarvier; 2002. Capítulo 17; p. 416-40.

Lagrou K, Van Eldere J, Keuleers S, Hagen F, Merckx R, Verhaegen J *et al.* Zoonotic transmission of Cryptococcus neoformans from a magpie to an immunocompetent patient. J Intern Med. 2005; 257:385-8.

Lazera MS, Gutierrez-Galhardo MC, Cavalcanti MAS, Wanke B. Criptococose. In: Coura JR. Dinâmica das doenças infecciosas e parasitárias. v. II. Rio de Janeiro: Guanabara-Koogan; 2005. Capítulo 103; p. 1223-35.

Lazera MS, Igreja RP, Wanke B. Criptococose. In: Sidrim JJC, Rocha MFG. Micologia médica à luz de autores contemporâneos. Rio de Janeiro: Guanabara Koogan; 2004. Capítulo 24; p. 252-64.

Malik R, Krockerberger M,O'Brien CR, Martin P, Wigney D, Medlean L. Cryptococosis. In: Greene CE. Infectious diseases of the dog and cat. 3. ed. St. Louis: Saunders; 2006. Capítulo 61; p. 584-98.

Martins DB, Barbosa AL, Cavalheiro A, Lopes ST, Santurio JM, Schossler JE *et al.* Diagnóstico de criptococose canina pela citologia aspirativa por agulha fina. Ciência Rural, Santa Maria. 2008; 38(3):826-9.

Nishikawa MM, Lazera MS, Barbosa GG, Trilles L, Balassiano BR, Macedo RC *et al.* Serotyping of 467 Cryptococcus neoformans isolates from clinical and environmental sources in Brazil: analysis of host and regional patterns. J Clin Microbiol. 2003;41(1):73-7.

O'Brien CR, Krockenberger MB, Wigney DI, Martin P, Malik R. Retrospective study of feline and canine cryptococcosis in Australia from 1981 to 2001: 195 cases. Med Mycol. 2004;42(5):449-60.

Passoni LF, Wanke B, Nishikawa MM, Lazéra MS. Cryptococcus neoformans isolated from human dwellings in Rio de Janeiro, Brazil: an analysis of the domestic environment of AIDS patients with and without cryptococcosis. Med Mycol. 1998;36(5):305-11.

Pedroso RS, Costa KR, Ferreira JC, Candido RC. Avaliação da produção de melanina por espécies de Cryptococcus em quatro diferentes meios de cultura. Rev Soc Bras Med Trop. 2007;40(5):566-8.

Raso TF, Werther K, Miranda ET, Mendes-Giannini MJ. Cryptococcosis outbreak in psittacine birds in Brazil. Med Mycol. 2004;42(4): 355-62.

Trilles L, Lazéra Mdos S, Wanke B, Oliveira RV, Barbosa GG, Nishikawa MM *et al.* Regional pattern of the molecular types of Cryptococcus neoformans and Cryptococcus gattii in Brazil. Mem Inst Oswaldo Cruz. 2008;103:455-62.

Tabela 83.1 Principais características macro e micromorfológicas utilizadas para diferenciação fenotípica de espécies fúngicas associadas a infecções em animais domésticos.

Espécie	Características macroscópicas (ágar Sabouraud-dextrose)	Características microscópicas	Hospedeiros preferenciais	Observações
M. canis Variedades: *M. canis* var. *canis* *M. canis* var. *equinum* *M. canis* var. *distortum*	Colônias cotonosas de cor branca a amarelada Reverso amarelado, pigmento amarelado ou alaranjado difusível no meio de cultura Crescimento rápido	Macroconídias equinuladas, em forma de canoa, com 4 a 15 septações Microconídias unicelulares, raras, claviformes, dispostas lateralmente às hifas Eventualmente, corpúsculos nodulares, micélio em raquete, clamidósporos e hifas pectinadas	Cães, gatos e humanos	Zoofílico anamórfico da espécie *Arthroderma otae* Teste de perfuração do pelo *in vitro* positivo após 14 dias
M. nanum	Colônias cotonosas a pulverulentas, cor branca a verde-limão. Reverso amarronzado Algumas linhagens produzem pigmento amarelado difusível Crescimento rápido	Macroconídias equinuladas, balonosas, com 1 a 2 septações internas Microconídias unicelulares, raras, sob a forma de pedúnculos ao longo das hifas	Suínos e humanos	Zoofílico/geofílico anamórfico da espécie *Arthroderma obtusum*
M. gypseum	Colônias pulverulentas de cor amarelo-bege ou amarelo-rosada e crescimento radial (aracnoide) Reverso castanho-escuro, ocasionalmente avermelhado Crescimento rápido	Macroconídias elípticas a fusiformes, equinuladas, com 2 a 5 septos Microconídias unicelulares, raras, claviformes, pedunculadas, dispostas lateralmente às hifas	Cães, gatos, ruminantes (ovinos), equinos e humanos	Geofílico anamórfico da espécie *Arthroderma gypseum*
T. verrocosum	Colônias aveludadas, brancas ou de cor creme, com raias centrais Reverso não pigmentado ou de cor amarelada Crescimento lento	Hifas irregulares com clamidósporos intercalados ou em cadeias Hifas de aspecto claviforme Microconídias unicelulares, raras, claviformes	Ruminantes e humanos	Zoofílico Estado teleomórfico desconhecido Capacidade de crescer a 37°C Todas as linhagens necessitam de tiamina para se desenvolver, e aproximadamente 80% precisam de tiamina + inusitol Produzem cadeias de clamidópsoros em ágar BHI suplementado com ácido paraminobenzoico (PABA)
T. equinum Variedades: *T. equinum* var. *autotrophicum* *T. equinum* var. *equinum*	Colônias cotonosas, de cor branca a creme e centro imbricado Reverso amarelado a castanho-escuro Crescimento lento	Macroconídias raras, claviformes, com 3 a 4 septos Microconídias unicelulares abundantes, piriformes ou esféricas, dispostas lateralmente ao longo das hifas ou em pedúnculos sésseis	Equinos e humanos	Zoofílico Estado teleomórfico desconhecido Hidrólise da ureia positiva em 4 a 5 dias Variedade *equinum* necessita de suplementação do meio com ácido nicotínico Perfuração do pelo *in vitro* positiva apenas para *T. equinum* var. *autotrophicum*
T. mentagrophytes var. *mentagrophytes*	Colônias pulverulentas ou granulosas, de cor branca ou creme Reverso amarelo-pálido a marrom-escuro Crescimento rápido	Macroconídias charutiformes (colônias velhas), com 2 a 5 septos e paredes lisas Microconídias unicelulares, abundantes, claviformes, dispostas lateralmente às hifas Hifas espiraladas (gavinhas) e corpúsculos nodulares	Ruminantes, equinos, cães, gatos, suínos e humanos	Zoofílico/geofílico anamórfico da espécie *Arthroderma benhamiae* Microconídias de culturas granulares são infectivas durante a manipulação em laboratório Hidrólise da ureia positiva em até 7 dias Teste de perfuração do pelo *in vitro* positivo após 14 dias

mos competidores. São sensíveis ao cloreto de benzalcônio a 10%, hipoclorito de sódio a 1%, formaldeído, derivados de iodo, compostos fenólicos e alguns detergentes de ação potente. São destruídos por temperaturas elevadas geradas por calor úmido (121°C por 20 min) ou seco (165 a 170°C por 2 h).

➤ Epidemiologia

Animais de companhia

Os elementos infectantes naturais dos dermatófitos são os artrósporos, propágulos unicelulares formados a partir da segmentação e fragmentação das hifas fúngicas nos tecidos afetados. Os pelos infectados são frágeis, e o deslocamento de seus fragmentos que contêm artrósporos infectantes é o meio mais eficaz de transmissão a outros hospedeiros. A infecção tegumentar decorre do contato do hospedeiro suscetível com animais doentes ou assintomáticos, ambiente contaminado e fômites. O contato com máquinas de tosa, escovas, colares e ambientes contaminados e o contato casual com cães e gatos carreadores assintomáticos são importantes meios de transmissão da doença. O pequeno tamanho das partículas infectantes facilita a dispersão por correntes de ar, partículas de poeira e fômites.

A concentração infectante e o tempo mínimo de contato dos artrósporos com a pele para desencadear a infecção são desconhecidos. Animais de qualquer faixa etária, raça ou sexo são suscetíveis à dermatofitose. Entretanto, a doença é mais comum em animais com idades extremas (com menos de 1 ano de idade ou em fase geriátrica) e em gatos de pelagem longa, provavelmente pelo fato de a proteção dos pelos dificultar a remoção mecânica dos artrósporos fúngicos, mantendo-os em maior contato com a pele e a pelagem, o que favorece a germinação.

A ocorrência da dermatofitose em cães e gatos tem sido associada a fatores predisponentes, como doenças cutâneas inflamatórias preexistentes, microtraumas decorrentes de ectoparasitas, subnutrição e doenças sistêmicas imunodepressoras. A enfermidade é cerca de três vezes mais prevalente em gatos infectados pelo vírus da imunodeficiência felina do que em animais não infectados. Fatores hereditários também foram incriminados na suscetibilidade à doença em gatos e humanos, tendo sido observada a presença de dermatofitose crônica em gatis onde os animais foram geneticamente relacionados.

Embora a dermatofitose seja comum em animais de companhia, essa doença geralmente apresenta incidência superestimada na prática clínica, em virtude do grande espectro de apresentações clínicas. A prevalência, em alguns estudos norte-americanos, é estimada em 2%. No Brasil, a porcentagem de culturas positivas em casos suspeitos da doença varia de 1,5 a 14,2% para cães e de 27,8 a 35% para gatos. Com relação à sazonalidade, nenhuma diferença tem sido verificada na incidência da dermatofitose em cães e gatos no Brasil, fato que diverge do que tem sido observado em humanos, uma vez que a *tinea pedis* tem se mostrado mais prevalente nos meses de verão e outono.

O principal agente da dermatofitose em cães e gatos é *M. canis*, fungo zoofílico fortemente adaptado à pele e à pelagem desses animais. *M. canis* tem sido incriminado como causa de 82% das dermatofitoses em cães e por 97,5% das dermatofitoses felinas. Eventualmente, *M. gypseum* (fungo geofílico presente no solo rico em matéria orgânica) e *T. mentagrophytes* variedade *mentagrophytes* (fungo zoofílico encontrado na pele e nos pelos de roedores) causam infecções em animais de companhia. Essas infecções são observadas com alta frequência em animais com livre acesso à rua ou expostos a ambientes rurais e periurbanos. As demais espécies de dermatófitos acometem humanos, além de espécies domésticas e silvestres, mas apresentam distribuição geográfica restrita a outros continentes ou regiões da América Latina, sendo de baixa importância para animais de companhia no Brasil.

A dermatofitose é considerada a infecção tegumentar mais comum em felinos. Essa afecção é duas vezes mais prevalente do que a dermatofitose em cães, embora sejam descritos mais gatos positivos para *M. canis* na cultura fúngica do que gatos clinicamente doentes. E, embora o fungo não pertença à microbiota fúngica indígena da pelagem de animais de companhia, os artrósporos de *M. canis* podem ser carreados assintomaticamente por 6 a 8% dos cães e por 8 a 88% dos gatos. Desse modo, o isolamento do dermatófito em cultura fúngica a partir do pelame dos animais não prediz, necessariamente, a doença, sendo necessárias, também, a evidência microscópica de infecção ativa nos pelos e a investigação clínica para se estabelecer o diagnóstico definitivo.

O significado do isolamento de dermatófitos em gatos sem sinais clínicos ainda permanece objeto de discussão, mas acredita-se que a fraca resposta inflamatória no tegumento dos felinos frente a infecções dermatofíticas é a provável explicação para o grande número de animais carreadores assintomáticos. Estudos indicam que *M. canis* é mais frequentemente isolado de gatos em risco de infecção ou expostos a outros gatos infectados, ou mesmo a um ambiente contaminado. Desse modo, epidemiologicamente, o isolamento positivo a partir de amostras de pelo desses animais pode apresentar diferentes significados: estado de carreador mecânico transitório, no qual os esporos estão sobre os pelos, mas não invadem os tecidos; infecção assintomática na qual não há exteriorização de sinais, porém os pelos são afetados e positivos à microscopia e/ou ao exame com a lâmpada de Wood e são mais bem vistos após a tricotomia, mas não durante o exame clínico de rotina; infecção clínica ativa com alteração de estruturas pilosas e exteriorização de sinais clínicos.

Em razão da alta prevalência de animais assintomáticos, os gatos representam os principais reservatórios de fungos zoofílicos e fontes de infecção intra e interespecífica. Existem diversos fatores que se coadunam para que os gatos sejam suscetíveis de carrear artrósporos dermatofíticos. Variações climáticas regionais e intercontinentais são consideradas fatores importantes na veiculação dos astrósporos, visto que a prevalência de carreadores positivos na costa oeste do Pacífico nos EUA (5,5%) é inferior à da Nova Zelândia (19%) e à do Brasil (17%). Animais que são usados como reprodutores ou que têm livre acesso à rua ou a ambientes contaminados (feiras e exposições) podem carrear artrósporos fúngicos na proporção média de 36%. Gatos não domiciliados ou que têm livre acesso à rua, que convivem em ambientes com múltiplos animais ou que são mantidos em centros de recolhimento ou de proteção animal podem portar artrósporos dermatofíticos com prevalências que variam de 47 a 88%.

Outros fatores determinantes da capacidade do tegumento felino de transportar artrósporos fúngicos dermatofíticos são o tamanho da pelagem, o qual pode evitar a remoção mecânica dos artrósporos, e a presença de um emulsificado lipídico, que pode favorecer a adesão de dermatófitos aos pelos. Gatos com dermatofitose crônica que foram tratados exclusivamente com terapia tópica podem tornar-se reservatórios de dermatófitos em alguns locais anatômicos onde os proprietários relutam em aplicar a medicação (como pelos periauriculares e perioculares e dobras faciais), podendo ou não apresentar blefarite, conjuntivite e piodermite intertriginosa.

Além de *M. canis*, os felinos podem carrear espécies antropofílicas de dermatófitos, como *T. rubrum*, relatado em estudo na pelagem de 14 gatos assintomáticos.

Animais de produção

As dermatofitoses são enfermidades comuns em animais de produção da América do Sul e causam prejuízos decorrentes de custos com tratamento e isolamento dos animais doentes, comprometimento estético de animais de exposição, restrições à participação em eventos, queda na produção de couro, carne, leite e lã e abate de animais intensamente infectados.

Grupos de animais afetados geralmente apresentam histórico de introdução de animais novos provenientes de locais onde a enfermidade é enzoótica. Epizootias em animais de produção por espécies zoofílicas que acometem animais de companhia, notadamente *M. canis*, frequentemente estão relacionadas com cães e gatos como fonte de infecção primária.

Para animais de produção, as formas infectantes são os artrósporos presentes em descamações epidérmicas e fragmentos de pelos de animais doentes e portadores, veiculadas por contato direto com outros animais infectados. Desse modo, o confinamento de animais em áreas pequenas – aliado à alta viabilidade dos esporos fúngicos no solo e às condições das instalações, dos equipamentos, dos cochos de alimentação, dos bebedouros e das vestimentas e mãos de tratadores – é considerado um fator que favorece a transmissão.

A infecção é mais comum em animais com deficiências nutricionais, com idades extremas (animais jovens ou idosos), sujeitos a manejos estressantes e sob condições que expõem a pele a traumas cutâneos (tosquia, monta natural, vacinações). A umidade ambiental excessiva também deve ser considerada, posto que causa maceração da pele e facilita a sobrevivência e subsequente germinação dos esporos no tegumento dos animais. A incidência é maior no outono e no inverno, quando ocorrem o aumento do crescimento dos pelos e as trocas metabólicas que favorecem a criação de um microclima propício aos dermatófitos.

Nos bovinos, a espécie mais prevalente é *T. verrucosum*. Com menor frequência, são relatados *T. mentagrophytes, T. equinum, M. gypseum, M. canis* e *M. nanum*. As infecções são mais comuns em bovinos jovens de exploração leiteira mantidos em sistemas de produção intensiva e em animais confinados para engorda, nos quais causam surtos que afetam entre 10 e 100% dos animais. Solo, equipamentos, troncos de contenção e agulhas de vacinação contaminadas podem servir como vias de transmissão da enfermidade. Após a ocorrência de surtos, até 40% dos bovinos passam a carrear, assintomaticamente, esporos fúngicos na cobertura pilosa, sendo responsáveis pelo recrudescimento da infecção em ocasiões favoráveis, como manejos estressantes, permanência em áreas úmidas ou pastagens deficientes na época de estiagem.

Em equinos, as espécies mais prevalentes são *T. equinum* variedade *equinum* e *T. mentagrophytes*, os quais provocam casos esporádicos e, mais raramente, surtos. Essas espécies fúngicas afetam mais frequentemente animais com menos de 4 anos de idade. Outras espécies relatadas são *T. equinum* variedade *autotrophicum*, restrita a regiões da Oceania, *M. canis* variedade *equinum*, restrita a países do Oriente Médio, e *M. gypseum*, espécie geofílica potencialmente vetoriada por muscídeos hematófagos contaminados ou após os equinos deitarem-se sobre o solo. Em animais estabulados, a disseminação é favorecida pelo uso de equipamentos comuns, como pelegos, mantas, selas e arreios, enquanto, nos animais criados em pasto, a transmissão é favorecida pelo uso conjunto de cochos de alimentação.

Em suínos, as espécies mais comuns são *M. nanum* e *T. mentagrophytes*. Ocasionalmente, *M. canis* pode acometer suínos em contato com cães e gatos. Nos suínos, as dermatofitoses são enfermidades esporádicas ou que se desenvolvem como surtos envolvendo vários animais. Não existe predileção por gênero sexual, raça ou idade, apesar de a enfermidade ser mais comum em fêmeas mantidas em baias de parição. Nesse caso, acredita-se que as fêmeas se infectam nos piquetes de gestação e desenvolvem a enfermidade quando mantidas nos ambientes fechados das maternidades, onde há baixa incidência de luz solar e a umidade ambiental costuma ser elevada. Os leitões amamentados não costumam ser afetados. Apesar do baixo impacto econômico, a enfermidade nesses animais é subdiagnosticada, provavelmente porque é difícil perceber as lesões em animais com pele pigmentada ou coberta por lama.

Em caprinos e ovinos, predominam as infecções por *T. verrucosum* e *M. gypseum*, embora tenham sido registrados surtos envolvendo a espécie *M. canis*, decorrentes do contato com gatos e cães no ambiente de criação. Os fatores de predisposição mais comuns nessas espécies são o confinamento em áreas úmidas e não sombreadas e problemas debilitantes do sistema imune, como má nutrição e estresse. Ovinos são mais raramente afetados pela dermatofitose, mas a prevalência pode ser subestimada, em razão das dificuldades de observarem-se lesões aparentes em raças lanadas. A espécie *M. gypseum* é mais comum em ovinos de exposição.

Patogenia

A adesão e a subsequente permanência dos artrósporos no estrato córneo por um tempo mínimo são essenciais para o início da infecção. A aderência é facilitada pela produção de proteases e adesinas expressadas na superfície dos artrósporos fúngicos. Em contraste, é prejudicada pela condição seca normal da superfície da pele e pelas propriedades fungistáticas do soro e do sebo, reconhecidos como mecanismos de defesa naturais do hospedeiro. Em condições de temperatura e umidade adequadas, os artrósporos aderidos à pele e aos pelos germinam e se diferenciam em hifas e micélios, os quais se aderem fortemente à queratina e se disseminam entre os corneócitos epidermais. Quantidade de esporos, presença de microtraumas, umidade, maceração e temperatura são importantes fatores determinantes da infecção.

Os dermatófitos produzem diversas enzimas proteolíticas, como queratinase, elastase e colagenase, que promovem a hidrólise dos tecidos queratinizados para a assimilação de oligopeptídios e aminoácidos. Entre as enzimas produzidas, destacam-se as queratinases, que se dividem em duas categorias: as subtilisina-serino proteases e as metaloendoproteases, secretadas nas extremidades das hifas invasoras, e com funções envolvidas na iniciação e na progressão da infecção. A dermatofitose é uma infecção que afeta primariamente os folículos pilosos de cães, gatos e animais de produção. Os fungos invadem a queratina folicular, a porção superficial dos pelos e, mais raramente, a linha de superfície da pele. Os metabólitos gerados pela hidrólise da queratina difundem-se pelos tecidos do hospedeiro e causam processos inflamatórios e reações de hipersensibilidade imediata e tardia associadas às alterações clínicas observadas em animais afetados. Em algumas regiões anatômicas, a foliculite fúngica evolui para quadros pustulares ou nodulares, especialmente em animais com debilidades orgânicas.

A expansão nos tecidos afetados ocorre de maneira centrífuga em relação ao ponto de implantação e é mais rápida do que os processos fisiológicos de descamação cutânea. Nos animais domésticos, os fungos desenvolvem-se nos pelos, na forma de hifas fragmentadas e arredondadas, denominadas artrósporos, que formam bainhas nas porções externas do pelo (lesões do tipo ectotriquia) ou, mais raramente, internas (lesões do tipo endotriquia) e mistas (endoectotriquia). A decomposição enzimática dos pelos torna-os deformados e frágeis, o que promove quedas e fraturas, que se traduzem em áreas de alopecia arredondadas, secas, descamativas e com bordas eritematosas. Os fragmentos de pelos com artrósporos podem ser carreados para outras porções anatômicas, que sediam novas infecções, notadamente nas áreas adjacentes à infecção primária.

Apesar da natureza superficial da dermatofitose, essa afecção é acompanhada pelo desenvolvimento de imunidade humoral e celular mediada. A porção imunologicamente ativa da parede celular é composta de glicopeptídios, sendo a porção de carboidrato a principal envolvida na reação de hipersensibilidade imediata, e a de peptídio responsável pela hipersensibilidade tardia. A maioria dos indivíduos infectados também desenvolve imunidade humoral e mediada por células contra as queratinases fúngicas, enzimas proteolíticas secretadas nas extremidades das hifas invasoras.

A imunidade humoral é caracterizada pela produção de anticorpos das classes IgG e IgM dermatófito-específicos, embora as imunoglobulinas produzidas sejam incapazes de prevenir ou suplantar a infecção dermatofítica. A imunidade celular mediada por linfócitos T auxiliares é responsável pelo desenvolvimento de hipersensibilidade retardada a antígenos dermatofíticos, o que estimula a inflamação, a liberação de fatores quimiotáticos por neutrófilos e o aumento da permeabilidade epidermal a fatores antifúngicos séricos presentes no sebo. Desse modo, os dermatófitos são danificados por produtos oxidativos tóxicos liberados pelos neutrófilos e fagocitados por essas células, o que pode conduzir à cura espontânea da infecção dermatofítica.

A imunidade celular é um processo primariamente envolvido na recuperação das infecções em hospedeiros imunocompententes e pode ser detectada por testes imunoalérgicos. Em animais de companhia, uma reação positiva imediata (15 a 30 min) ao teste intradérmico representa o desenvolvimento de hipersensibilidade mediada por anticorpos. O desenvolvimento de reação positiva tardia (48 a 72 h) representa a resposta imune celular e está relacionado com teste positivo para blastogênese de linfócitos e, também, imunidade parcial à reinfecção. Respostas positivas tardias ao teste intradérmico são sempre fracas em gatos portadores de infecções ativas, assim como naqueles curados por tratamentos antifúngicos, o que sugere que a infecção deve completar seu curso natural para o desenvolvimento completo de imunidade.

Gatos sintomáticos e assintomáticos apresentam altos níveis de imunoglobulinas IgG específicas quando comparados a gatos carreadores assintomáticos que apresentam culturas negativas e àqueles com exames negativos sob a lâmpada de Wood. Porém, nos carreadores mecânicos, a detecção de IgG específica é mais observada em animais adultos, provavelmente por causa da exposição prévia ao *M. canis* e do desenvolvimento de imunidade humoral ou da presença de reação cruzada com outro dermatófito ou antígeno fúngico comum.

Outros mecanismos não imunológicos que colaboram para impedir a infecção estão relacionados com o aumento da renovação celular do tecido infectado, a queda natural dos pelos nas épocas de muda, a atividade fungistática do sebo e soro, e os hábitos de limpeza corporal inerentes à espécie felina.

Em cães e gatos debilitados ou com outros tipos de predisposições, as infecções fúngicas podem progredir para quadros crônicos ou generalizados, observados com maior frequência em gatos coinfectados por retrovírus e em cães da raça Yorkshire Terrier. Ainda em cães e gatos, esporos podem ser inoculados traumaticamente nos tecidos subcutâneos, germinar e formar granulomas, denominados pseudomicetomas dermatofíticos. Os agentes mais comuns nesses casos são *M. canis* e *T. mentagrophytes*.

Clínica

Animais de companhia

As dermatofitoses em cães e gatos caracterizam-se por uma miríade de sinais clínicos e podem mimetizar qualquer lesão dermatológica. As manifestações clássicas são representadas por lesões alopécicas localizadas ou difusas, apruríticas, descamativas, geralmente encimadas por escamas psoriasiformes ou ptiríasiformes, de crescimento centrífugo e configurações circinadas, anulares ou policíclicas (Figuras 83.1 e 83.2). Os pelos podem apresentar aspecto tortuoso e fragmentado.

Reações inflamatórias piogranulomatosas a fragmentos fúngicos na derme podem resultar na formação de quérion dermatofítico, o qual se caracteriza por placas papulosas, circunscritas, eritematosas, de prurido variável, fistulizadas ou não e encimadas por crostas hematopurulentas (Figura 83.3), geralmente associado à infecção pelo *M. canis* ou *M. gypseum*.

Onicodistrofia e onicogrifose têm sido associadas a fungos geofílicos (*M. gypseum*) ou zoofílicos, não adaptados à pele de cães e gatos (Figura 83.4), como *T. mentagrophytes*. Pápulas ou pústulas foliculocêntricas, circundadas por colarinhos epidérmicos e lesões eritematoesfoliativas, similares a pênfigo foliáceo, ou a foliculite e furuculose são associadas à tricofitose em cães (Figura 83.5). Um quadro alopécico tonsurante, descamativo, crônico e generalizado associado à melanose tegumentar, foliculite e furunculose foi observado em cães da raça Yorkshire Terrier (Figura 83.6).

A dermatofitose em felinos, particularmente de pelos longos, pode se manifestar também como tonsura, hipotricose ou alopecia generalizada, inflamatória ou não (Figura 83.7). Ainda, em felinos, manifesta-se como prurido variável associado a múltiplas erupções papulares ou papulocrostosas (dermatite miliar felina) (Figura 83.8); como dermatite eosinofílica (Figura 83.9); como paroníquia localizada ou generalizada; ou como comedões e cilindros foliculares, predominantemente mentonianos e perilabiais (Figura 83.10).

O pseudomicetoma dermatofítico é uma apresentação incomum da dermatofitose e é caracterizado por nódulos ou tumores dermossubcutâneos, circunscritos ou irregulares, de consistência variável (Figura 83.11), fistulizados e associados a um exsudato granuloso de coloração branco-amarelada (Figura 83.12).

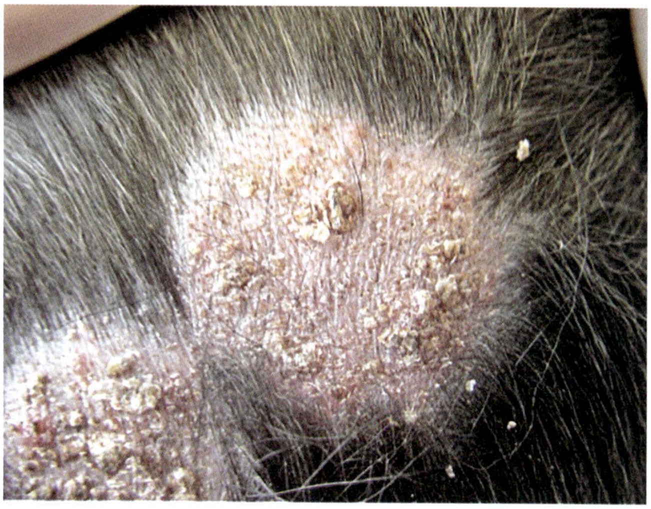

Figura 83.1 Lesão alopécica, circunscrita, descamativa e de crescimento centrífugo, em região dorsotorácica de um cão, secundária à dermatofitose por *M. canis*.

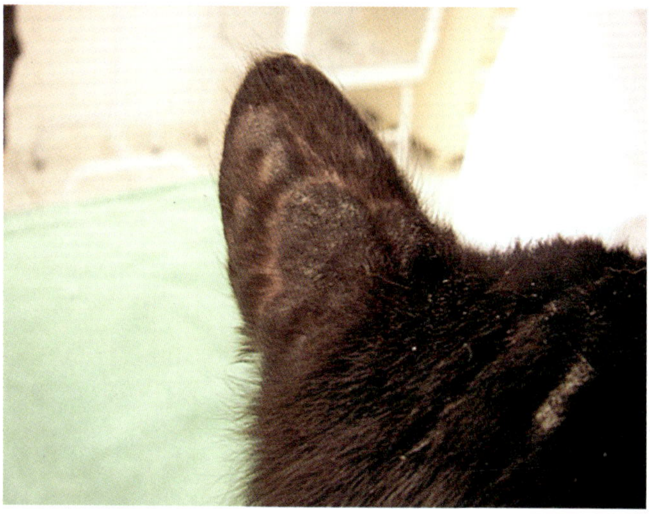

Figura 83.2 Lesão hipotricótica, alopécica e de atividade periférica na superfície externa do pavilhão auricular em gato com dermatofitose por *M. canis*.

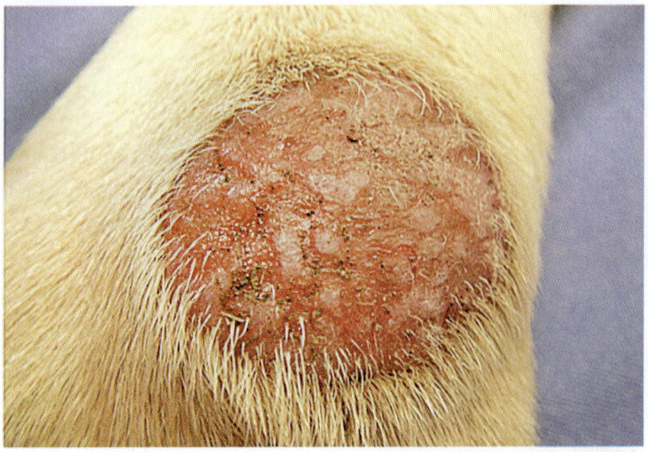

Figura 83.3 Quérion dermatofítico cararacterizado por placa eritematosa, alopécica e exsudativa na superfície extensora carpiana no membro torácico direito em um cão infectado por *M. gypseum*.

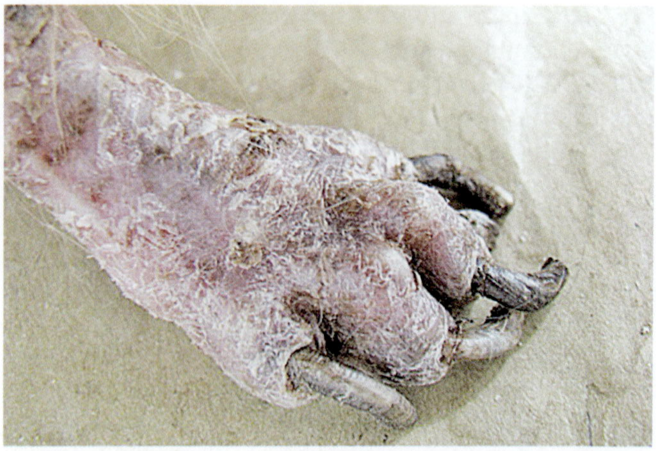

Figura 83.4 Alopecia, descamação tegumentar, onicodistrofia e onicogrifose em um Yorkshire Terrier com dermatofitose por *T. mentagrophytes*.

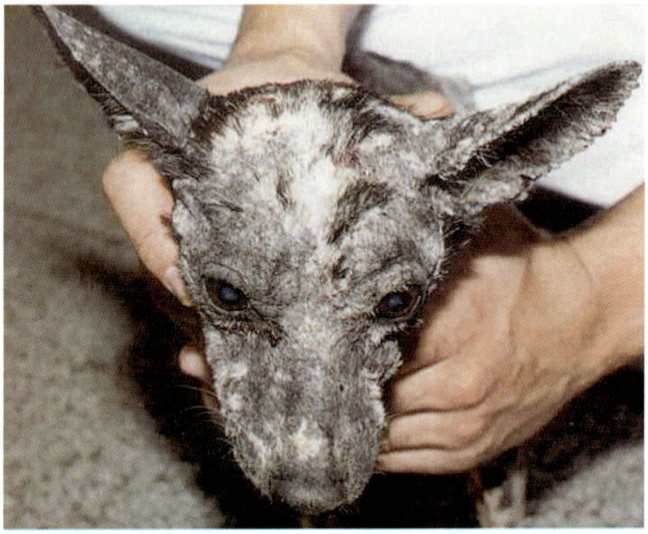

Figura 83.5 Lesão alopécica e tonsurante na face associada à foliculite e furunculose em um cão com dermatofitose por *T. mentagrophytes*.

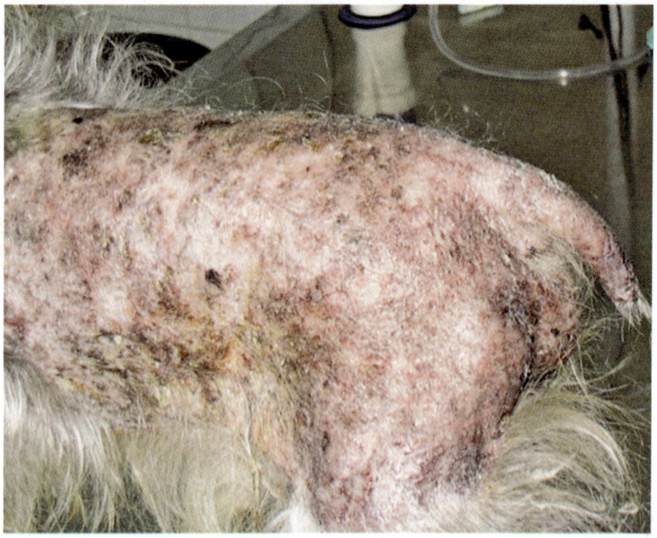

Figura 83.6 Alopecia e tonsura generalizada associada à descamação, melanose e crostas melicéricas em Yorkshire Terrier com dermatofitose por *M. canis*.

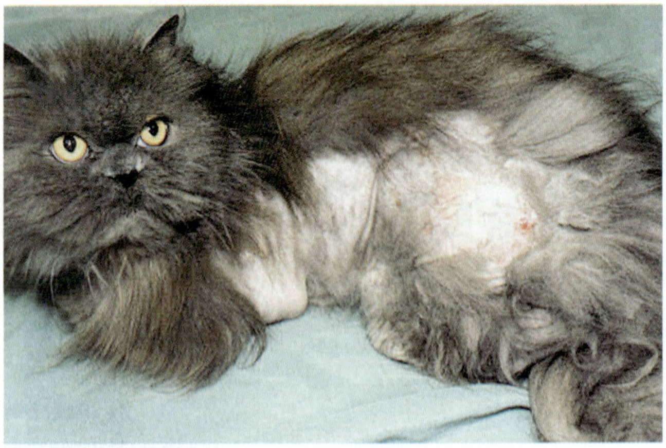

Figura 83.7 Tonsura e alopecia generalizada em um gato Persa com dermatofitose por *M. canis*.

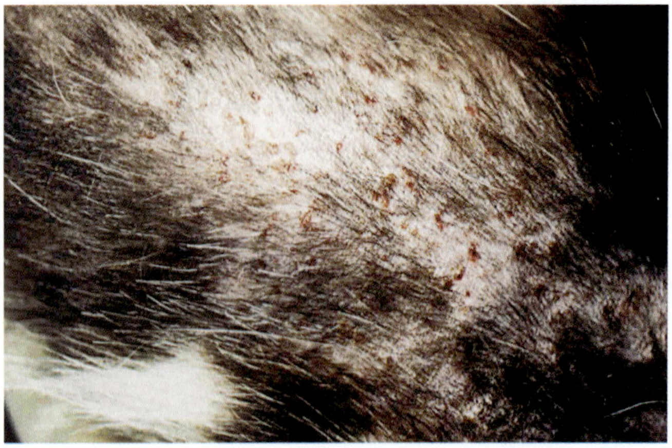

Figura 83.8 Erupções papulosas e papulocrostosas, pruriginosas, associadas à alopecia autoinduzida (dermatite miliar) na região lombossacral de um gato com dermatofitose causada por *M. canis*.

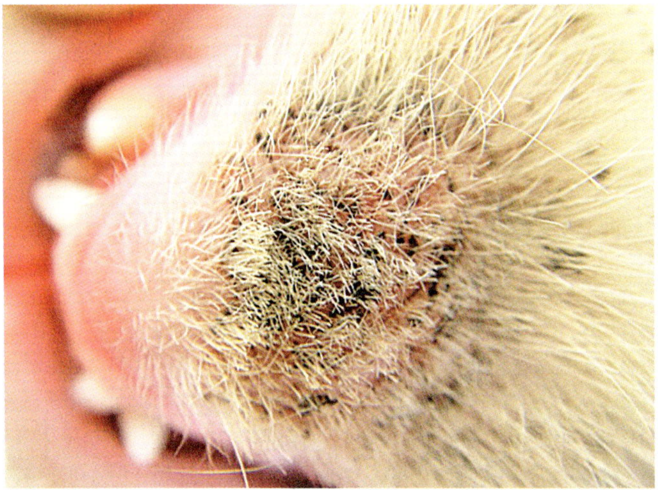

Figura 83.9 Úlcera eosinofílica bilateral em lábio superior de gato, próximo à rima labial, associada à dermatofitose por *M. canis*.

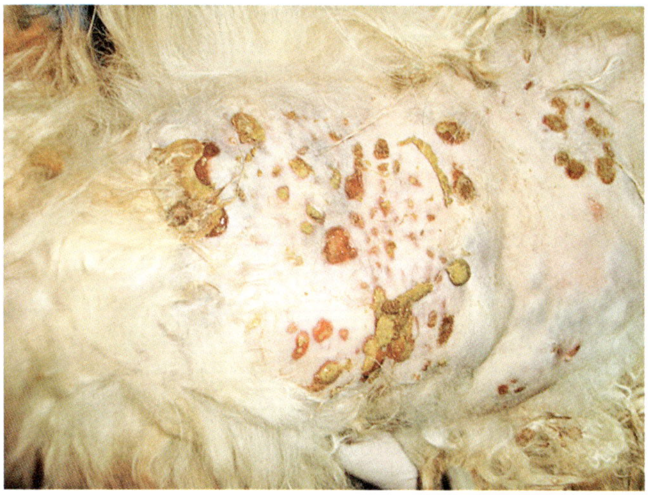

Figura 83.10 Comedões e múltiplos cilindros foliculares em região mentoniana em um gato com dermatofitose por *M. canis*.

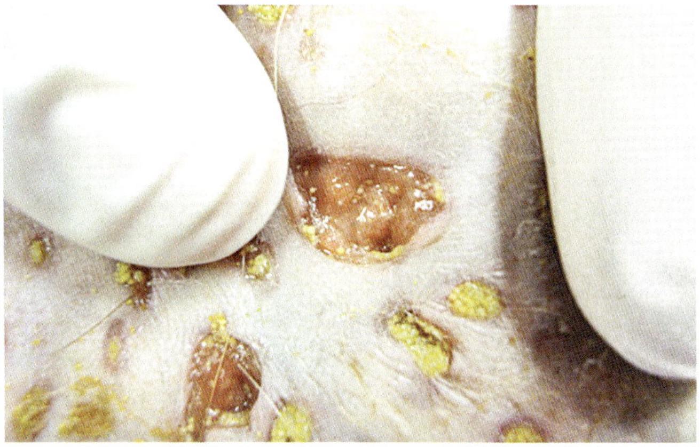

Figura 83.11 Lesões nodulotumorais coalescentes, de consistência variável, multifistulizadas, associadas ao exsudato granuloso em um gato Persa com pseudomicetoma dermatofítico por *M. canis*.

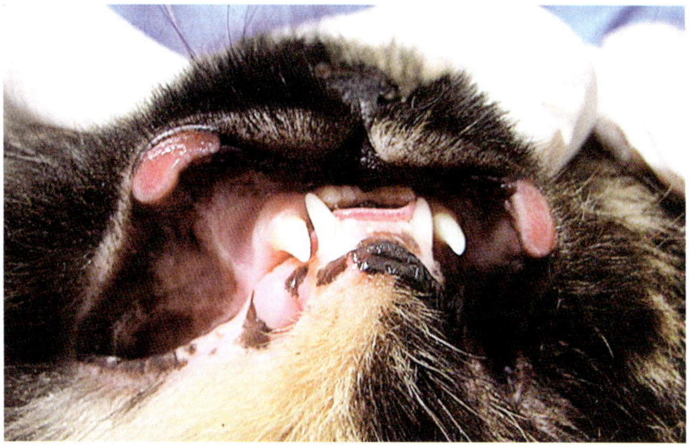

Figura 83.12 Exsudato branco-amarelado, de aspecto granuloso, em um gato Persa com pseudomicetoma dermatofítico secundário a *M. canis*.

Animais de produção

Em bovinos, são observadas lesões alopécicas, arredondadas, hiperqueratóticas, com áreas descamativas ou crostosas de cor acinzentada (Figuras 83.13 e 83.14). Em caprinos, o quadro clínico é similar. As lesões predominam em áreas expostas ao contato com outros animais ou à umidade decorrente da chuva, como porção cefálica, pavilhões auriculares, região cervical e dorsal, membros torácicos e flancos. Áreas alopécicas simétricas, localizadas na região periocular, são sinais característicos nessa espécie. Em geral, as lesões são apruríticas e podem ser dolorosas à palpação.

Em equinos, o período de incubação das dermatofitoses varia de 10 a 30 dias. Inicialmente, as lesões assemelham-se à urticária e são caracterizadas por erupções papulares foliculocêntricas e eriçamento piloso. Posteriormente, progridem para alopecia circunscrita, encimada por crostas acinzentadas e, às vezes, intensamente pruriginosas. As lesões predominam na região lombar, nos

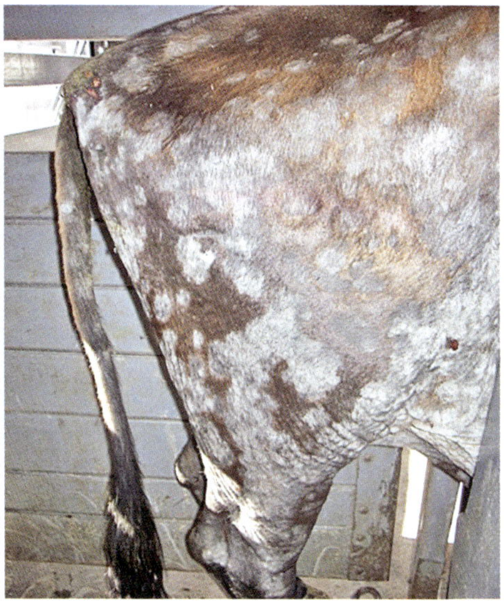

Figura 83.13 Áreas hiperqueratóticas alopécicas de cor acinzentada e circunscritas nos quartos posteriores de bovino com infecção generalizada por *T. verrucosum* var. *verrucosum*.

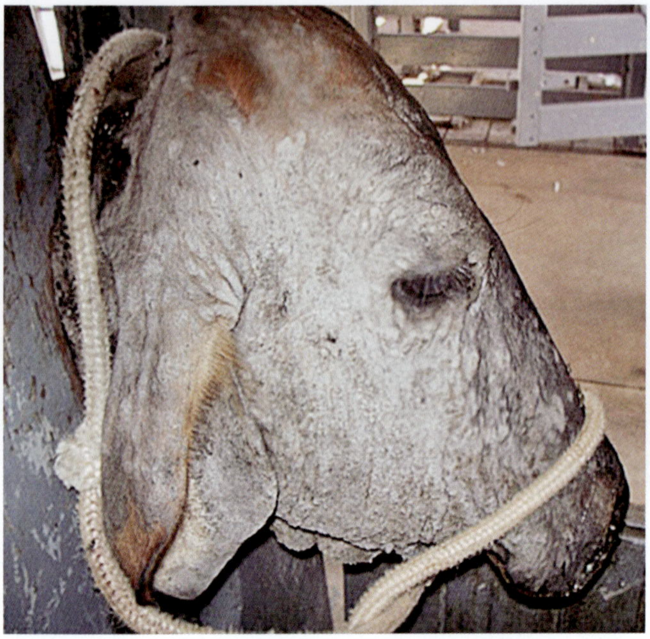

Figura 83.14 Áreas hiperqueratóticas de cor acinzentada e circunscritas localizadas na cabeça de um bovino com infecção generalizada por *T. verrucosum* var. *verrucosum*.

membros e na porção cefálica. Tonsura pilosa decorrente de fraturas nos pelos confere aspecto de roído de traça à pelagem dos animais afetados. Na maior parte dos casos, as lesões regridem espontaneamente após 5 a 6 semanas. Lesões na face podem expandir-se para áreas perioculares, causando blefarite, epífora, congestão de vasos episclerais e fotofobia.

Em suínos, as lesões são constituídas por máculas ou manchas eritematosas, de cor avermelhada a amarronzada, ou por crostas secas de cor amarronzada a alaranjada. São mais comuns na face, nos pavilhões auriculares e na região cervical. Pústulas podem ser observadas nas margens das lesões. Alopecia e prurido são sinais incomuns. As lesões podem passar despercebidas em animais com pele pigmentada ou com excesso de sujidades decorrentes de contato com lama e solo.

Em ovinos, as dermatofitoses manifestam-se como áreas de alopecia focal, de coloração acinzentada a acastanhada, descamativas, arredondadas, pouco pruriginosas e predominantes na face, na cabeça e nos pavilhões auriculares. Áreas cobertas por lã são afetadas com menor frequência e, em geral, envolvem a espécie *M. canis*. A tosquia ou remoção de crostas superficiais revelam áreas eritematosas, exsudativas e, por vezes, erodoulceradas.

Diagnóstico

O diagnóstico deve ser baseado em anamnese, exame clínico, demonstração da infecção fúngica com a lâmpada de Wood, exame direto (tricografia), cultura fúngica e, eventualmente, histopatologia e imuno-histoquímica nos casos de pseudomicetoma.

Em animais de companhia, o diagnóstico deve ser realizado em cães e gatos recém-adquiridos pelos proprietários, com sinais clínicos da doença ou quando há lesão compatível nos proprietários ou contactantes dos animais.

Em animais de produção, enfermidades dermatológicas de rápida progressão entre animais confinados são sugestivas de dermatofitose. Ainda, devem ser verificados os históricos de introdução de animais com problemas dermatológicos, eventos imunodepressores (vacinas, descornas, mudanças de ambiente, colocação de brincos, tosquias), estado nutricional dos animais, fatores ambientais predisponentes (umidade excessiva, densidade populacional elevada, pastos secos) e presença de humanos contactantes com lesões dermatológicas compatíveis.

Exame clínico direto sob a luz de Wood

A luz de Wood é uma radiação ultravioleta emitida pelo óxido de zinco ou cobalto por um filtro, a qual alcança um comprimento de onda de 320 a 400 nm e induz fluorescência de cor verde-maçã nas hastes pilosas de cães e gatos infectados por *M. canis* (Figura 83.15). Acredita-se que a fluorescência se deve à produção do aminoácido triptofano durante a fase de infecção ativa dermatofítica na haste pilosa.

Esse exame deve sempre ser realizado com lâmpadas elétricas, já que aquelas operadas com pilhas são limitadas pela baixa potência, que produz resultados falso-negativos. Antes de iniciar o exame, a lâmpada deve ser aquecida por 5 a 10 min. A lâmpada deve ser mantida a uma distância de até 5 cm da área lesional e em ambiente completamente escuro. A luz de Wood deve permanecer incidindo sobre a pele e o pelo de 3 a 5 min, e toda a pelagem do animal deve ser examinada. Em gatos, além das áreas lesionais, atenção especial deve ser dada para os pelos periauriculares, perioculares, labiais, mentonianos e dos pavilhões auriculares, além dos leitos ungueais.

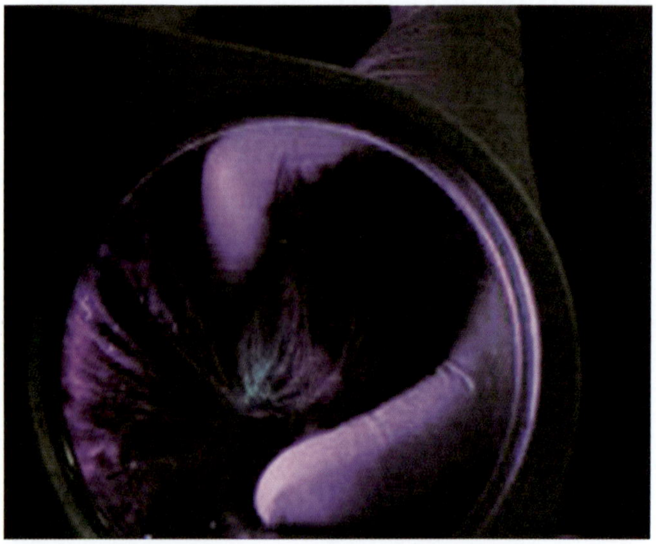

Figura 83.15 Exame de lâmpada de Wood demonstrando fluorescência pilosa positiva em um gato com infecção por *M. canis*.

Sob a luz de Wood, o único fungo associado às infecções de cães e gatos capaz de fluorescer é *M. canis*. Desse modo, o resultado negativo do exame não descarta a infecção por outras espécies de fungos geofílicos e zoofílicos. Em animais de grande porte, *M. canis* variedade *equinum* é o único capaz de fluorescer sob a luz de Wood.

É importante salientar que a fluorescência verdadeira deve decorrer da haste pilosa, não da pele, de crostas ou de escamas, que, em condições normais, não fluorescem. Resultados falso-positivos têm sido observados na presença de seborreia, com o uso de cremes ou pomadas (especialmente os que contêm tetraciclinas), secundariamente ao uso de medicações tópicas, na presença de fibras sintéticas de carpete ou de tapetes, em infecções cutâneas por *Pseudomonas aeruginosa* e em contaminações da pele e da pelagem por urina. Para melhorar a sensibilidade do exame, os pelos fluorescentes podem ser avultados do folículo piloso e reavaliados a partir da região bulbar. O exame é sugestivo de dermatofitose se a fluorescência for observada nos bulbos pilosos.

Em decorrência da alta especificidade, porém sensibilidade variável (já que somente metade dos isolados de *M. canis* fluorescem), o exame pela luz de Wood deve ser utilizado como um método de triagem diagnóstica, devendo-se coletar os pelos com fluorescência positiva, por avulsão, e encaminhá-los para o exame de tricografia e cultura fúngica.

Tricografia

Em animais de companhia, os pelos suspeitos devem ser coletados por avulsão de áreas que apresentam fluorescência positiva ou de áreas limítrofes da lesão, onde provavelmente a lesão está ativa.

Em animais de produção, além da avulsão, podem ser coletados raspados de pele das bordas das lesões empregando-se bisturis estéreis. Os pelos coletados ou os raspados de pele podem ser embebidos em KOH de 10 a 20% e deixados durante a noite ou ser aquecidos gentilmente na mesma solução durante 10 a 30 min, para que ocorram o clareamento da queratina e a dissolução do sebo. Após esse período, os materiais devem ser colocados entre lâmina e lamínula e observados ao microscópio óptico, com o diafragma completamente fechado para facilitar a refringência das estruturas fúngicas.

A confirmação da infecção é baseada na identificação de hifas septadas de aspecto arredondado (artrósporos) compactadas na forma de bainhas envolvendo a haste pilosa, a região bulbar e as porções fraturadas dos pelos (Figura 83.16). A adição de dimetilssulfóxido (DMSO) na solução clarificante, na concentração de 10%, auxilia na dissolução do sebo e na dilatação dos pelos, facilitando a visualização. Entretanto, o tempo prolongado de exposição ao agente químico pode causar a ruptura da parede dos pelos e inviabilizar a leitura.

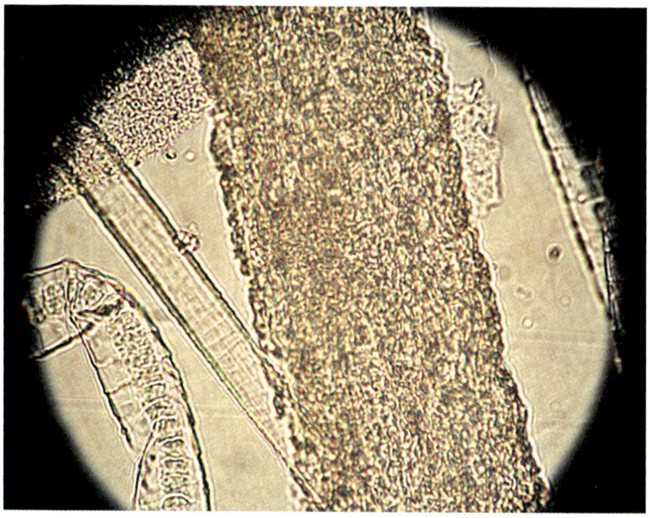

Figura 83.16 Presença de hifas septadas e artrósporos em lesão do tipo ectótrix em pelo de cão com dermatofitose por *M. canis*, após clarificação com solução aquosa de KOH a 10% e DMSO a 10% (40×).

As espécies mais comuns de dermatófitos se desenvolvem nas porções externas dos pelos (ectotriquia). Em raras ocasiões, são observadas hifas nas porções internas dos pelos (endotriquia) ou padrões mistos (ectoendotriquia). Não é possível, com a tricografia, determinar a espécie fúngica envolvida na infecção, apesar de alguns padrões morfológicos de parasitismo terem variação de uma espécie para outra. É importante salientar que os dermatófitos não formam macroconídios ou microconídios na fase parasitária, somente em meio de cultura.

A tricografia é um exame simples, que pode ser realizado em ambulatórios, mas que necessita de alguma experiência por parte do examinador. Resultados falso-positivos ocorrem em razão de artrósporos de fungos saprófitas ou artefatos na amostra, ou quando as estruturas das hastes pilosas e debris celulares são confundidas com elementos fúngicos. Falso-negativos ocorrem quando a amostra está escassa ou foi coletada de maneira inadequada. A presença de debris celulares compactados sobre os pelos pode mascarar a presença dos artrósporos. Dessa maneira, o exame direto resulta em diagnóstico definitivo de dermatofitose em aproximadamente 50 a 60% dos casos.

Cultura e identificação fúngica

O diagnóstico definitivo da dermatofitose é realizado, preferencialmente, pela cultura fúngica e identificação do agente em meio específico para crescimento de dermatófitos, embora esse método não seja perfeitamente sensível e específico. De acordo com a espécie fúngica isolada, é possível avaliar a provável fonte de infecção. Técnicas apropriadas de amostragem, exame regular das culturas em crescimento e confirmação da espécie fúngica no exame microscópico são necessários para o desempenho ideal do teste diagnóstico.

A coleta das amostras é realizada por meio da técnica de avulsão dos pelos, a qual pode ser manual ou com o uso de pinças previamente desinfetadas ou esterilizadas, além de raspado de escamas e crostas de lesões suspeitas. Alternativamente, pelos e descamações epidérmicas podem ser coletados atritando-se uma tira de carpete (técnica de Mariat e Tapia) ou uma escova de dentes (técnica de McKenzie) estéreis. Esses métodos de coleta apresentam boa sensibilidade na identificação de animais com infecções leves, subclínicas ou assintomáticas.

As amostras de pelo podem ser enviadas para laboratórios de diagnóstico em placas de Petri estéreis, seladas com fita adesiva, ou entre duas lâminas de vidro, seladas com esparadrapo. Os meios de cultivo mais utilizados são Sabouraud-dextrose suplementado com antibióticos e ciclo-hexamida (Mycosel®), lactrimel e DTM. Os cultivos devem ser mantidos, preferencialmente, a 30°C com 30% de umidade e em ambiente escuro.

As colônias de dermatófitos desenvolvem-se e são visualizadas a partir de 5 a 7 dias após a inoculação, mas as placas de cultura devem ser avaliadas por 3 semanas antes de concluir como resultado negativo. O meio de DTM deve ser observado diariamente para visualização de mudanças de cor para vermelho ou crescimento de micélio característico (Figura 83.17). A tonalidade vermelha é intensa nesse meio e pode prejudicar a observação da produção de pigmentos característicos de algumas espécies fúngicas ou da morfologia do reverso da colônia. Mesmo com a mudança de cor no meio de DTM, a identificação da espécie deve ser confirmada com exames microscópicos das estruturas de esporulação e ornamentação das espécies fúngicas envolvidas. A micromorfologia de fragmentos das colônias fúngicas pode ser estudada em preparados corados com o corante vital lactofenol azul-algodão, em lâminas observadas sob o aumento de 100 a 400 vezes. As espécies *M. canis* e *M. gypseum* são comumente identificadas pelas características macro e micromorfológicas (Figura 83.18), enquanto as espécies de *Trichophyton* requerem uma análise mais detalhada das características estruturais e bioquímicas dos isolados.

Uma alternativa para o estudo das colônias isoladas é a aplicação de uma fita de celofane transparente em cima da superfície da colônia para coletar o micélio fúngico. Em seguida, a fita é colocada (com o lado colante para baixo) sobre uma lâmina com uma gota do corante lactofenol azul-algodão. Adiciona-se mais uma gota do corante sobre a fita e, em seguida, sobre uma lamínula para o exame em microscópio com aumento de 100 vezes. Quando os macroconídios não estão visíveis, deve-se aguardar por mais 4 a 7 dias e repetir o processo ou enviar a amostra para laboratório de referência.

Testes bioquímicos adicionais, como produção de urease, requerimentos fisiológicos e nutricionais para o crescimento e perfuração do pelo *in vitro*, podem ser necessários para a identificação de algumas espécies. Para espécies e variantes de dermatófitos que produzem macro e microconídios em quantidade escassa no meio de Sabouraud, recomenda-se a realização de subcultivos em ágar batata-dextrose, uma base com poucos nutrientes (que induz a produção de esporos e outras estruturas características de cada espécie) ou testes de biologia molecular, como a detecção de cadeias de DNA amplificadas (reação em cadeia pela polimerase – PCR).

Exame dermato-histopatológico

É indicado no protocolo diagnóstico das dermatofitoses somente quando a cultura apresenta resultados controversos ou quando a doença apresenta sinais clínicos insólitos, como lesões nodulares de origem granulomatosa, fu-

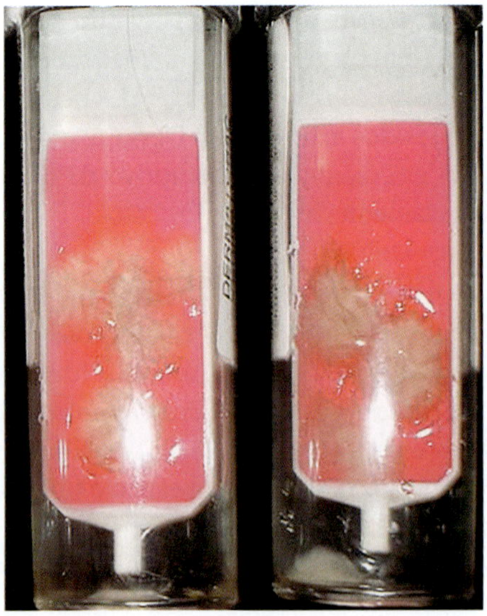

Figura 83.17 Cultura fúngica positiva para *M. canis* em meio específico para isolamento de dermatófitos (DTM).

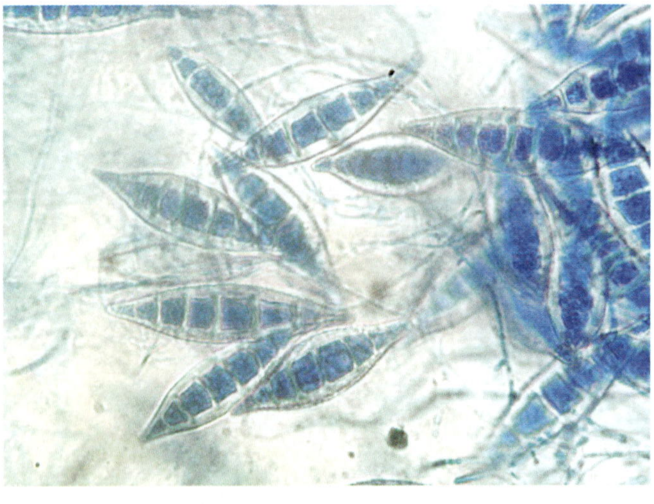

Figura 83.18 Identificação microscópica dos macroconídios de *Microsporum canis*. Notar parede espessa, equinulada, fusiforme, com seis ou mais septações (azul-algodão, 100×). Imagem cedida pelo Prof. Rafael Rodrigues Ferreira.

runculose, lesões eritematoesfoliativas ou erodoulceradas e alopecias de caráter simétrico e não inflamatórias. Esse exame pode ser indicado em casos inespecíficos, em que a dermatofitose compõe os diagnósticos diferenciais, ou quando acompanha alguma doença primária.

Para a elaboração do exame dermato-histopatológico, são necessárias múltiplas amostras teciduais, as quais devem ser coletadas de áreas alopécicas ou hipotricóticas, e unidades foliculares perilesionais, onde se evidenciem os aspectos ressequidos e tonsurados da haste pilosa e inflamação ativa. As amostras devem apresentar profundidade adequada, particularmente as de lesões granulomatosas, além de preservar as crostas sobre a epiderme, uma vez que os artrósporos e as hifas fúngicas podem localizar-se na superfície da pele e distribuírem-se ao longo do pelo e do epitélio folicular.

Quando houver suspeita de dermatofitose, é interessante utilizar colorações histoquímicas especiais, como ácido periódico de Schiff (PAS) ou prata metenamina de Gomori, para a melhor verificação das estruturas fúngicas (Figura 83.19). A biopsia não exclui a cultura fúngica, pois não possibilita o diagnóstico da espécie envolvida, o qual é fundamental para as indicações do controle epidemiológico da doença.

A observação histopatológica de foliculite e perifoliculite, aguda ou subaguda, é mais comum em gatos sintomáticos do que em assintomáticos. Gatos assintomáticos geralmente apresentam evidências de inflamação crônica e infiltração de mastócitos na derme superficial.

A dermatofitose granulomatosa é diagnosticada no exame histopatológico pela verificação de grandes nódulos inflamatórios, geralmente na derme, com numerosos macrófagos, algumas células gigantes multinucleadas, linfócitos e neutrófilos. O centro da lesão é ocupado por hifas hialinas curtas, ramificadas e septadas embebidas em material eosinofílico, PAS-positivas (Figura 83.20).

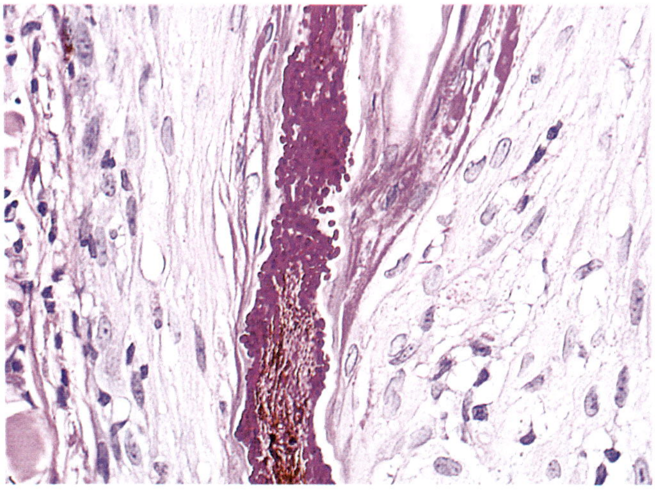

Figura 83.19 Corte histológico da pele de cão com dermatofitose. Notar hifas ecto e endótrix no interior de folículos pilosos (PAS 40×). Imagem cedida pela Dra. Juliana Werner.

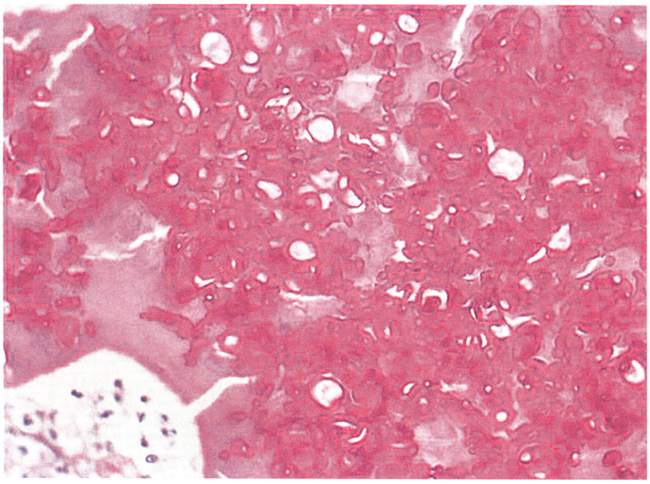

Figura 83.20 Múltiplas hifas septadas em corte transversal e longitudinal na derme reticular de gato com pseudomicetoma dermatofítico por *M. canis* (PAS 100×). Imagem cedida pela Dra. Juliana Werner.

Tratamento

Em geral, a dermatofitose é uma doença autolimitante, e o paciente se recupera totalmente assim que desenvolve resposta imune celular apropriada ou quando os pelos infectados chegam à fase telogênica e se desprendem dos folículos, o que geralmente leva de 1 a 3 meses. Entretanto, o tratamento visa à obtenção da cura clínica e micológica dos animais infectados e é sempre recomendado, visto que a dermatofitose é uma doença altamente contagiosa, o ambiente de permanência dos animais é facilmente contaminado e os animais domésticos envolvidos representam as principais fontes de infecção de fungos zoofílicos para os humanos. Concomitantemente, são necessários o reconhecimento dos carreadores assintomáticos e a descontaminação ambiental.

Terapia tópica

Um importante componente da terapia da dermatofitose em cães e gatos é o corte da pelagem. Embora essa medida não seja necessária em todos os casos, é um procedimento que remove uma grande quantidade de pelos fragmentados e infectados pelos artrósporos fúngicos, melhora o efeito da terapia tópica, minimiza o tempo requerido de terapia sistêmica e reduz a contaminação ambiental e a infecção de outros animais contactantes, além de reduzir a possibilidade de infecção humana.

A tosa completa dos pelos dos animais faz parte do tratamento ideal para todos os casos de dermatofitose, embora essa prática nem sempre seja possível. Animais com pelagem curta e lesões localizadas podem ser tosados nas porções afetadas com uma margem de 6 cm, evitando-se traumas na pele. Animais de pelagem longa ou com lesões multifocais ou generalizadas devem ter, preferivelmente, toda a pelagem tosada e o pelo removido do ambiente em que vivem, visto que esse ambiente já se encontra contaminado. Após o término do procedimento, todo o pelo tosado deve ser embalado e autoclavado antes de ser descartado. É importante salientar que a piora do quadro clínico pode ser observada imediatamente após a tosa, por causa da disseminação dos artrósporos fúngicos.

A escolha do veículo e o modo de aplicação são fundamentais para o sucesso da terapia tópica. O uso de loções, cremes ou pomadas apresenta eficácia limitada na dermatofitose canina e felina, o que favorece as infecções subclínicas e a cronificação da doença, embora em casos simples, com lesões solitárias ou limitadas, alguns autores recomendem aplicações de formulações tópicas sobre as áreas afetadas e à distância de 6 cm além das margens das lesões, a cada 12 h, como coadjuvante à terapia sistêmica.

Admitindo-se que cães e gatos, mesmo com lesões localizadas, apresentem artrósporos em toda a pelagem, os banhos com princípios fungicidas são sempre indicados, tanto para animais com lesões aparentemente localizadas como para aqueles com lesões generalizadas. O banho, em conjunto à tricotomia, remove escamas e crostas infectadas, reduz a contaminação ambiental por pelos e artrósporos, diminui as chances de transmissão para humanos e outros animais, além de aumentar a velocidade da cura micológica da infecção.

O princípio ativo fungicida geralmente é veiculado para uso clínico na forma de xampus, pelo fato de esse produto penetrar facilmente entre a pelagem e espalhar-se na superfície na pele, o que garante adequada higienização e ação do produto. Além disso, veículos à base de emolientes têm sido usados em cães e gatos por garantirem, à pele e à pelagem, maior tempo de exposição ao princípio ativo e melhora do efeito residual, minimizando a possibilidade de contágio e de contaminação ambiental.

Os imidazóis destinados ao uso tópico, como o cetoconazol a 2%, o miconazol a 2% e o enilconazol a 10%, têm demonstrado atividade fungicida *in vitro* e *in vivo* contra dermatófitos, sendo observados efeitos superiores com a combinação do miconazol (2%) com a clorexidina (2%). O efeito desses fármacos advém de repetidas aplicações, sendo necessários, idealmente, a utilização com uma frequência média de dois banhos por semana e o contato dos produtos com a pele e a pelagem no mínimo por 10 min, antes do enxague. Farmacodermias, caracterizadas por eritrodermias escamativas ou lesões erodoulcerativas, irritação conjuntival e úlcera de córnea, são, eventualmente, associadas ao uso tópico dos imidazóis, devendo-se sempre evitar o contato desses fármacos com os olhos ou mesmo a ingestão do produto.

A monoterapia com clorexidina e a iodopovidona não têm demonstrado atividade esporocida contra os artrósporos de *M. canis*, *in vivo* e *in vitro*, e esses fármacos não devem ser indicados na terapia tópica da dermatofitose em cães e gatos. Em adição, soluções à base de hipoclorito de sódio (5,25%), embora apresentem atividade fungicida e esporocida, devem ter seu uso reservado à desinfecção ambiental.

O tratamento tópico é o mais utilizado para animais de produção em razão da facilidade de aplicação e dos custos inferiores ao tratamento sistêmico. As desvantagens são a eficácia limitada dos medicamentos tópicos para inativar artrósporos que se desenvolvem no interior dos folículos pilosos e as dificuldades operacionais para realizar banhos em grande número de animais. Durante o tratamento, se possível, deve-se manter o quadro funcional da propriedade afetada separado para animais doentes e sadios.

Para equinos, bovinos, caprinos e ovinos, recomenda-se, previamente ao tratamento, a tricotomia das áreas afetadas, com aparelhos elétricos, até a distância de 6 cm das bordas das lesões. Em suínos, as crostas presentes nas lesões podem ser removidas com escovas, que devem ser desinfetadas após o uso. A seguir, podem ser aplicadas soluções antissépticas e/ou antifúngicas com auxílio de esponjas limpas ou escovas (individuais para cada animal) ou em banhos com auxílio de aspersores (Tabela 83.2). Os banhos devem ser aplicados por toda a superfície corporal do animal, e não somente nas áreas afetadas.

Tabela 83.2 Antifúngicos e antissépticos tópicos e posologia utilizados para tratamento de dermatofitoses em animais de produção.

Antifúngico	Posologia	Espécies
Enilconazol 0,2%	Aplicações locais a cada 3 dias, em um total de 4 aplicações	Equinos
Natamicina 0,01%[a]	Duas aplicações locais intervaladas de 4 a 5 dias. Repetir após 14 dias, se necessário	Equinos
Xampus de miconazol a 2% + clorexidina a 2%	Banhar os animais 3 vezes/semana – animais contactantes, 1 vez/semana, durante 5 semanas	Equinos
Iodophor 1:110 ou 1:50	Aspergir ou aplicar com esponjas sobre as lesões 1 vez/semana, durante 4 semanas	Bovinos, caprinos, equinos e ovinos
Iodopovidona a 0,75%	Aspergir ou aplicar com esponjas sobre as lesões 1 vez/semana, durante 4 semanas	Suínos
Cal de enxofre a 5%[b]	Banhar, aspergir ou aplicar com esponjas sobre as lesões dos animais 1 vez/semana, durante 4 semanas	Bovinos e equinos

[a]Não expor os animais à luz solar e evitar aplicadores metálicos, visto que a natamicina reage com metais pesados.
[b]Aplicar em ambiente bem ventilado, com luvas, óculos e máscaras de proteção. Pode manchar a pelagem dos animais e ser irritante para olhos e mucosas.

Terapia sistêmica

A terapia sistêmica é o método de escolha para o tratamento da dermatofitose em animais de companhia, uma vez que os fármacos indicados conseguem agir na epiderme, no epitélio folicular, na glândula sebácea e nos anexos tegumentares. Diversas medicações efetivas encontram-se disponíveis, e a escolha apropriada deve ser realizada baseando-se em questões financeiras, na espécie fúngica envolvida e na toxicidade potencial.

A terapia sistêmica deve ser prescrita em conjunto à terapia tópica, porém deve ser evitada em animais com menos de 2 meses de idade. Gatos que apresentam dermatofitose na forma granulomatosa profunda podem ser submetidos ao tratamento cirúrgico, baseado na excisão das lesões, associado ao sistêmico por longos períodos, embora sejam comuns as recidivas. Os principais fármacos empregados para a terapêutica das dermatofitoses são a griseofulvina, os derivados imidazólicos e triazólicos e a terbinafina.

A griseofulvina é um fármaco fungistático de ação exclusivamente sistêmica e que interfere na função dos microtúbulos e dos centrômeros durante a metáfase, o que interrompe a atividade mitótica celular. Após ser absorvida, é metabolizada pelo fígado e, por ser lipofílica, chega a concentrações, no tegumento e anexos, superiores às plasmáticas. A absorção intestinal do fármaco pode ser facilitada quando administrada concomitantemente com alimentos ricos em gordura ou com formulações que contêm propilenoglicol, embora este seja tóxico para gatos. A griseofulvina é indicada para administração diária, na dose de 50 mg/kg/VO para a forma micronizada e de 10 a 15 mg/kg/VO na forma ultramicronizada (Tabela 83.3), sendo variável o tempo de terapia. Seus principais efeitos colaterais são distúrbios gastrentéricos (anorexia, vômito, diarreia) e degeneração hepatocelular, os quais podem ser minimizados dividindo-se a dose de administração diária. Efeitos na esfera reprodutiva, como teratogenia e inibição da espermatogênese, contraindicam o uso em fêmeas prenhes ou em machos com finalidades reprodutivas. A griseofulvina é associada a distúrbios neurológicos e hematopoéticos. Pode acarretar supressão da medula óssea e grave leucopenia, não devendo ser administrada em gatos com infecções retrovirais. Por ter efeito fungistático, a griseofulvina deve sempre ser administrada em conjunto a medicações tópicas fungicidas e não deve ser fornecida concomitantemente com medicações imunossupressoras.

Tabela 83.3 Principais antifúngicos e posologia utilizada para tratamento da dermatofitose em cães e gatos.

Princípio	Via	Dose	Frequência
Griseofulvina	Oral	50 mg/kg[a] 10 a 15 mg/kg[b]	24 h
Itraconazol	Oral	5 a 10 mg/kg	24 h
		10 mg/kg	Uso contínuo por 28 dias, passando para uso em semanas alternadas ou uso alternado a cada 2 semanas
Terbinafina	Oral	30 a 40 mg/kg	24 h

[a] Forma micronizada.
[b] Forma ultramicronizada.

Os derivados imidazólicos e triazólicos são fármacos fungistáticos comumente empregados para o tratamento sistêmico das dermatofitoses. Existem formulações de uso restrito à forma tópica, em razão da toxicidade sistêmica e da intolerância à administração oral. O cetoconazol é um fármaco moderadamente efetivo nas dermatofitoses e deve ser indicado em casos de intolerância à griseofulvina ou quando, por limitação financeira, o itraconazol não puder ser indicado. Os principais efeitos colaterais são vômito, diarreia, hepatotoxicose e inibição da síntese esferoidal, especialmente em felinos, nos quais o uso é contraindicado. Os efeitos em animais de pelo longo são limitados.

O itraconazol é um derivado triazólico que inibe a síntese do componente da parede celular fúngica denominado ergosterol, o que resulta em alteração da permeabilidade da parede celular fúngica e na desestabilização osmótica. A ausência de ergosterol nos componentes celulares dos mamíferos confere ação seletiva sobre fungos, com poucos efeitos tóxicos nos animais. Esse fármaco é mais tolerado e tem eficácia superior em relação à griseofulvina e ao cetoconazol. Além disso, apresenta efeito fungicida quando utilizado em altas doses. A absorção, pela mucosa intestinal, é rápida e otimizada com a redução do pH gástrico, o que contraindica a administração concomitante com fármacos antissecretórios gástricos. O itraconazol é metabolizado pelo fígado e, por apresentar boa lipossolubilidade, revela altas concentrações na glândula sebácea. Em seguida, é disseminado pela pele, pelo folículo piloso, pela haste pilosa e pelas unhas.

O itraconazol exerce atividade fungistática, na dose de 5 mg/kg, e fungicida, na dose diária de 10 mg/kg em protocolo contínuo. Alternativamente, protocolos pulsáteis podem ser instituídos, nos quais o itraconazol é administrado em ciclos alternados de 15 dias ou diariamente por 28 dias consecutivos, passando, em seguida, a ser ofertado em semanas alternadas até se alcançar a cura micológica, com boa efetividade no tratamento da dermatofitose (Tabela 83.3). Em gatos, a utilização do itraconazol em semanas alternadas tem demonstrado efeitos favoráveis. O itraconazol é bem tolerado por cães e gatos. No entanto, os principais efeitos colaterais são anorexia e vômitos, geralmente dose-dependentes. Esse é o antimicótico de escolha para o tratamento da dermatofitose felina, porém, para cães de raça grande ou gigante, seu uso pode ser limitado por causa do custo. O uso na forma de iscas palatáveis facilita o tratamento.

O fluconazol é um derivado triazólico de alta lipossolubilidade e que se distribui em concentrações terapêuticas por vários tecidos corporais. Porém, apresenta efetividade limitada para o tratamento das dermatofitoses. O tratamento com voriconazol e posaconazol não tem sido desenvolvido para a dermatofitose, e a utilização desses fármacos não vem sido criticamente avaliada em cães e gatos.

A lufenurona é uma benzofenilureia utilizada como controlador do crescimento de pulgas. Entretanto, acredita-se que é capaz de interromper a síntese de quitina, um importante componente da parede celular fúngica. A indicação de uso para o tratamento das dermatofitoses apresenta resultados contraditórios. Doses orais de 100 a 133 mg/kg, em quatro administrações em intervalos mensais e doses orais de 60 mg/kg, VO, em duas administrações com intervalos mensais, não foram efetivas na cura de animais doentes ou na prevenção de infecções em animais expostos. Por sua vez, a lufenurona resultou em cura clínica e micológica de 60% de cães e gatos, com melhores resultados quando utilizada em doses altas, a 120 mg/kg/VO com intervalos de 21 a 30 dias, em um total de 4 a 6 administrações. Desse modo, até o momento, a lufenurona não tem demonstrado eficácia comprovada na prevenção e no tratamento da dermatofitose em animais de companhia.

A terbinafina é uma alilamina que inibe a enzima esqualeno-epoxidase e suprime a síntese de ergosterol da parede celular fúngica, tendo efeito fungicida contra dermatófitos, na dose diária de 30 a 40 mg/kg/VO. Foi observada eficácia de 81,8% em 12 animais com dermatofitose, na dose de 20 mg/kg a cada 24 h, com tempo médio de tratamento de 33 dias. Os efeitos desse fármaco têm sido equiparados aos da griseofulvina e do itraconazol, embora seja referida maior incidência de colateralidades, notadamente vômitos e elevação da atividade sérica da ALT, que ocorrem em aproximadamente 30% dos cães tratados. Em geral, a elevação da ALT não tem significância clínica, mas recomenda-se o monitoramento das enzimas hepáticas durante o tratamento com terbinafina.

A terbinafina pode permanecer em concentração inibitória mínima por 5 semanas, após o uso contínuo diário por 14 dias, na dose de 35 a 45 mg/kg, o que sugere que pode ser usada em protocolos de terapia antimicótica de pulso ou profilática, assim como o itraconazol. O efeito fungicida da terbinafina favorece a cura em menor tempo do que fármacos fungistáticos, embora o uso frequente possa aumentar a pressão seletiva sobre populações de dermatófitos resistentes, o que tem sido observado com maior frequência para *M. canis*. Dessa maneira, a cura micológica deve ser comprovada com testes diagnósticos, como a cultura fúngica e tricografia. Do contrário, o clínico deve optar pelo itraconazol ou a griseofulvina.

A terapia antimicótica sistêmica e tópica deve ser mantida até que seja evidenciada cura micológica, a qual é caracterizada por duas culturas negativas em intervalos semanais.

Para animais de produção, o tratamento sistêmico com antifúngicos associado ao tratamento tópico tem sido indicado para acelerar a cura em bovinos e equinos de alto valor zootécnico, apesar de implicar custos elevados. A esses animais, a griseofulvina pode ser administrada VO em doses diárias de 10 mg/kg por 3 a 12 semanas, com contraindicação em casos de dano hepático e/ou renal e para animais prenhes ou lactentes. Para suínos não prenhes e não lactantes, a medicação pode ser fornecida em conjunto à ração, em doses diárias de 10 a 20 mg/kg, mas os custos podem ser proibitivos, além de propiciar resíduos na carne dos animais. Em equinos, a alternativa é o itraconazol oral na dose de 5 a 10 mg/kg em doses diárias por 2 semanas.

Para bovinos, o uso de vitaminas (A e E) e microminerais (zinco e selênio) é reconhecido como um bom coadjuvante terapêutico, associado à melhora clínica de rebanhos afetados.

Profilaxia e controle

Os artrósporos de *M. canis* podem permanecer no ambiente por períodos longos, até mesmo anos. São estruturas microscópicas e podem facilmente se disseminar por correntes de ar e poeira contaminada. Ambientes contaminados não são rotineiramente considerados quanto à sua importância na transmissão de fungos para humanos e outros animais. No entanto, o grau de contaminação ambiental está intimamente relacionado com a densidade populacional de animais doentes ou portadores e com a quantidade de tempo que esses animais estão no local antes de a infecção ser reconhecida. Gatis e canis são ambientes particularmente propícios à contaminação por artrósporos de dermatófitos.

Estudos têm mostrado que vários desinfetantes e produtos veterinários rotineiramente recomendados são ineficazes contra dermatófitos em ambientes domésticos quando utilizados em uma única aplicação. As únicas soluções comprovadamente 100% fungicidas com uma única aplicação são a formalina (1%) e a água sanitária (hipoclorito) doméstica pura, e não a diluída. Alternativamente, aplicações múltiplas do enilconazol (0,2%) e água clorada diluída (1:10) têm sido utilizadas com eficácia no controle ambiental da dermatofitose.

A atividade antifúngica de vários desinfetantes está limitada à presença de material orgânico potencialmente inativante, especialmente se a molécula ativa for o cloro. Ademais, os elementos fúngicos presentes no interior das hastes pilosas podem estar protegidos contra a ação dos desinfetantes. A utilização de aspiradores de pó e a limpeza mecânica removem a maior parte do material infectante. Todas as superfícies duras devem ser lavadas com desinfetantes à base de hipoclorito de sódio diluído em 1:10. O produto deve permanecer no ambiente umedecido por tempo suficiente para agir sobre os esporos fúngicos.

Durante o tratamento, os animais devem ser confinados a um ambiente da casa que seja de fácil limpeza, sem cortinas, tapetes ou carpetes, até que tenham recebido terapia antifúngica sistêmica por, no mínimo, 2 semanas e tenham sido submetidos a, no mínimo, quatro banhos com formulações tópicas específicas. Camas, brinquedos e cobertores podem ser lavados diariamente com água quente e cloro. Gatos que estiverem fora do seu *habitat*, como em exposições ou internados em clínicas veterinárias e hotéis, devem ser tratados com banhos profiláticos antes de seu retorno. Os veículos utilizados para o transporte dos gatos devem ser igualmente aspirados e higienizados.

Em animais de produção, recomendam-se o isolamento dos animais afetados e a remoção e incineração da cama contaminada dos ambientes onde os animais são mantidos. Equinos doentes devem ser afastados dos treinos. Os pelos tosquiados devem ser separados em sacos plásticos e incinerados. Em propriedades de produção suína, as porcas podem ser banhadas com xampus que contenham antissépticos e antifúngicos antes de ingressarem nas baias de parição, com o intuito de reduzir o número de casos nesses ambientes.

Baias e outros locais de permanência de animais podem ser desinfetados com hipoclorito de sódio (1:10). Previamente à desinfecção, toda a matéria orgânica deve ser removida, e o desinfetante precisa ser mantido em contato com o ambiente por, pelo menos, 30 min. Alternativamente, pode-se utilizar o monopersulfato de potássio, desinfetante considerado mais efetivo e seguro para o ambiente do que o hipoclorito de sódio. Cordas, utensílios de montaria, cachimbos e outros materiais comuns de uso nos animais devem ser imersos em água clorada ou aquecida a 80°C, visando à desinfecção. Em ambientes fechados, como baias, pocilgas, canis e outros, pode-se utilizar a fumigação com enilconazol, agente fumigante – empregado para inativação de esporos fúngicos em avicultura – de baixo custo e que não é afetado pela presença de matéria orgânica.

Tratadores e veterinários que manipularam animais enfermos devem higienizar as mãos e os antebraços com soluções antissépticas e, preferencialmente, lavar e desinfetar roupas e botas com água quente. Gatos doentes devem ser afastados dos locais de criação de animais de produção. Programas de desratização e antirratização devem ser instituídos em locais potencialmente infestados.

Na Europa, está disponível vacina atenuada para ruminantes e equinos com esporos e hifas de *T. verrucosum* ou *T. mentagrophytes*. A vacinação é capaz de reduzir a contaminação ambiental, conferir proteção do rebanho contra novas infecções e reduzir o risco zoonótico em propriedades afetadas. Em combinação com a desinfecção ambiental, é considerada capaz de erradicar a infecção de rebanhos afetados.

Saúde Pública

Cães e gatos atuam como reservatórios naturais de dermatófitos zoofílicos em zonas rurais e urbanas. As dermatofitoses são reconhecidas como as principais zoonoses transmitidas dos animais para os humanos. São conhecidas como o terceiro distúrbio tegumentar mais comum em crianças menores de 12 anos de idade e o segundo na população adulta.

Estima-se que a maioria das dermatofitoses humanas com origem em fungos zoofílicos seja causada por *M. canis*, sendo este o segundo agente etiológico mais frequente nos humanos. Esse dermatófito é o principal agente etiológico da dermatofitose em crianças entre 1 e 12 anos de idade e também em adultos.

Os gatos representam o principal veiculador da dermatofitose por *M. canis* para os humanos. Estima-se, pela literatura médica e veterinária, que até 50% das pessoas expostas, particularmente a felinos carreadores assintomáticos de artrósporos fúngicos ou com infecções subclínicas, desenvolvam lesões clínicas, geralmente estabelecendo-se como microepidemias familiares. A infecção nos domicílios ocorre, provavelmente, porque as crianças e os adolescentes carregam, acariciam e dormem com os animais sintomáticos ou carreadores assintomáticos do agente etiológico, em sua maioria filhotes oriundos de gatis, da rua ou de abrigos.

A infecção por *M. canis* pode disseminar-se entre crianças de creches, orfanatos e escolas, onde é comum a presença de animais domésticos mantidos como mascotes. A disseminação direta entre pessoas é incomum e geralmente limitada a quatro passagens de transmissão consecutivas entre humanos, antes de o fungo perder a infectividade e necessitar de novo hospedeiro animal para recuperar a virulência. Bovinos, equinos e suínos são considerados, respectivamente, reservatórios das espécies *T. verrucosum*, *T. equinum* e *M. nanum* para humanos, afetando, preferencialmente, tratadores e trabalhadores de frigoríficos.

Além de crianças e pré-adolescentes, idosos, pacientes imunossuprimidos (uso prolongado de quimioterápicos ou submetidos à radioterapia) e pessoas imunocomprometidas (afetados por neoplasias linforreticulares ou pela síndrome da imunodeficiência adquirida – AIDS) são frequentemente acometidos pela dermatofitose por fungos zoofílicos. A dermatofitose também tem sido considerada uma dermatose ocupacional, tendo como grupo de vulnerabilidade (risco) médicos veterinários, tratadores de animais e estudantes de medicina veterinária.

As lesões dermatofíticas na espécie humana caracterizam-se por eritema, pápulas, microvesículas e disqueratose, geralmente com conformação circinada e crescimento centrífugo. A presença de prurido é variável, e as regiões mais afetadas são o couro cabeludo (*Tinea capitis*) (Figura 83.21), a pele glabra do abdome, das mãos e dos antebraços (*Tinea corporis*) (Figura 83.22) e a face (*Tinea faciei*). As lesões em couro cabeludo predominam na primeira infância, e a maioria dos adultos apresenta lesões restritas à pele glabra.

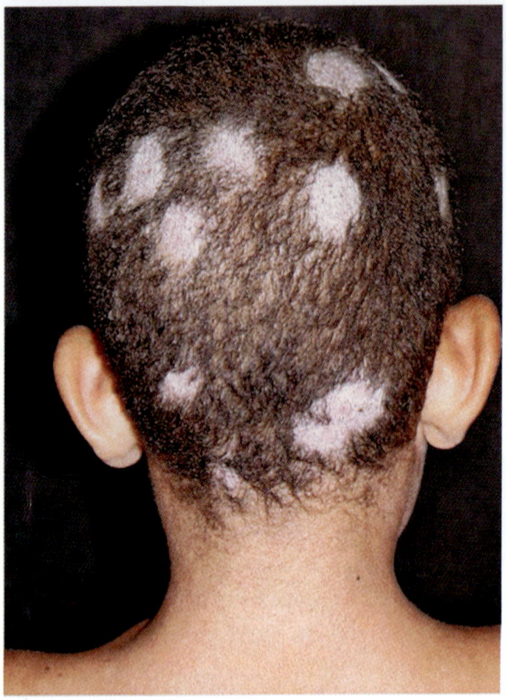

Figura 83.21 Múltiplas lesões alopécicas, circunscritas, descamativas, em couro cabeludo (*Tinea capitis*) em uma criança com dermatofitose por *M. canis*. Imagem cedida pela Profa. Kerstin Taniguchi Abagge.

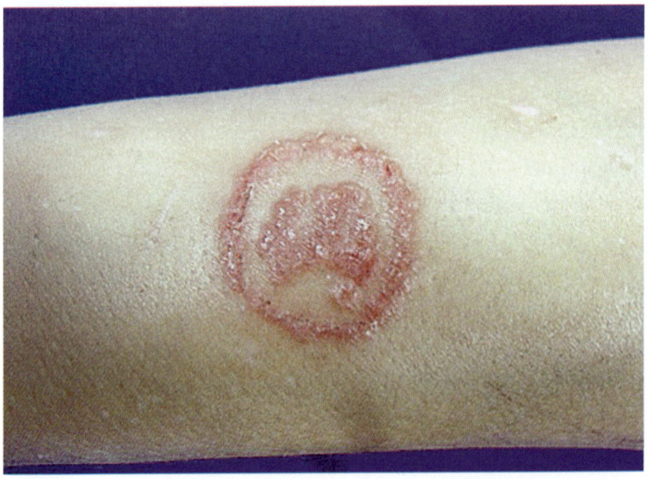

Figura 83.22 Lesão anular, microvesicular, descamativa e pruriginosa no braço de uma mulher adulta, secundária à dermatofitose por *M..canis*. Imagem cedida pela Dra. Simone Rocha.

A transmissão dos humanos para animais de companhia foi comprovada em um gato que desenvolveu dermatofitose por *T. rubrum* após ser acariciado pelo proprietário infectado cronicamente por *Tinea pedis*. Há também relatos de dermatofitose por *M. canis* transmitida de pessoas para animais de companhia. A transmissão a partir de gatos infectados com *M. canis* para animais de produção, como suínos, coelhos e cordeiros, também tem sido descrita.

Bibliografia

Aghamirian MR, Ghiasian SA. Dermatophytes as a cause of epizoonoses in dairy cattle and humans in Iran: epidemiological and clinical aspects. Mycoses. 2011;54(4):52-6.

Ali-Shtayeh MS, Arda HM, Hassouna M, Shaheen SF. Keratinophilic fungi on sheep hairs from the West Bank of Jordan. Mycopathologia. 1989;106(2):95-101.

Balda AC, Larsson CE, Otsuka M, Gambale W. Estudo retrospectivo de casuística das dermatofitoses em cães e gatos atendidos no Serviço de Dermatologia de Medicina Veterinária e Zootecnia da Universidade de São Paulo. Acta Scientiae Veterinariae. 2004;32(2): 133-40.

Balda AC, Otsuka M, Larsson CE. Ensaio clínico da griseofulvina e da terbinafina na terapia das dermatofitoses em cães e gatos. Ciência Rural. 2007;37(3):750-4.

Bier D, Farias MR de, Muro MD, Soni LMF, Carvalho VO, Pimpão CT. Isolamento de dermatófitos do pelo de cães e gatos pertencentes a proprietários com diagnóstico de dermatofitose. Arch Vet Sci. 2013;18(1):1-8.

Bond R, Pocknell AM, Tozet CE. Pseudomycetoma caused by Microsporum canis in a Persian cat: lack of response to oral terbinafine. J Small Anim Pract. 2001;42(11):557-60.

Bond R. Superficial veterinary mycoses. Clinics in dermatology. 2010; 28(2):226-36.

Cabañes FJ. Dermatofitosis animales. Recientes avances. Revista Iberoamericana de Micología. 2000;17(1):S8-S12.

Chermette R, Ferreiro L, Guillot J. Dermatophytoses in animals. Mycopathologia. 2008;166(5-6):385-405.

Cornegliani L, Persico P, Colombo S. Canine nodular dermatophytosis (kerion): 23 cases. Vet Dermatol. 2009;20(3):185-90.

da Costa FV, Farias MR, Bier D, de Andrade CP, de Castro LA, da Silva SC *et al.* Genetic variability in Microsporum canis isolated from cats, dogs and humans in Brazil. Mycoses. 2013;56(5):582-8.

Deboer DJ, Moriello KA. Cutaneous fungal infections. In: Greene CE. Infectious diseases of the dog and cat. 3. ed. St. Louis: Saunders Elsevier; 2006. p. 550-69.

Degreef H. Clinical forms of dermatophytosis (ringworm infection). Mycopathologia. 2008;166(5-6):257-65.

Foust AL, Marsella R, Akucewich LH, Kunkle G, Stern A, Moattari S *et al.* Evaluation of persistence of terbinafine in the hair of normal cats after 14 days of daily therapy. Vet Dermatol. 2007;18(4): 246-51.

García-Sánchez A, Bazán J, de Mendoza JH, Martínez R, Sánchez S, de Mendoza MH. Outbreak of ringworm in a traditional Iberian pig farm in Spain. Mycoses. 2011;54(2):179-81.

González Cabo JF, Bárcena Asensio MC, Gómez Rodriguez F, Amigot Lázaro JA. An outbreak of dermatophytosis in pigs caused by Microsporum canis. Mycopathologia. 1995;129(2):79-80.

Gonzalez Cabo JF, Latre Cequiel MV, Solans Aisa C, Verde Arribas MT. Dermatophytosis of pigs by Trichophyton mentagrophytes. Mycopathologia. 1988;101(3):161-4.

Jackson P. Skin diseases in goats. In practice. 1986;8(1):5-10.

Lund A, Deboer DJ. Immunoprophylaxis of dermatophytosis in animals. Mycopathologia. 2008;166(5 a 6):407-24.

Mancianti F, Nardoni S, Corazza M, D'Achille P, Ponticelli C. Environmental detection of Microsporum canis arthrospores in the households of infected cats and dogs. J Feline Med Surg. 2003;5(6): 323-8.

McKellar Q, Fishwick G, Rycroft A. Ringworm in housed sheep. The Veterinary Record. 1987;121(8):168-9.

Moriello KA. Diagnostic techniques for dermatophytosis. Clin Tech Small Anim Pract. 2001;16(4):219-24.
Moriello KA. Treatment of dermatophytosis in dogs and cats: review of published studies. Vet Dermatol. 2004;15(20):99-107.
Moriello KA, Verbrugge M. Use of isolated infected spores to determine the sporocidal efficacy of two commercial antifungal rinses against Microsporum canis. Vet Dermatol. 2007;18(1):55-8.
Nweze EI. Dermatophytoses in domesticated animals. Revista do Instituto de Medicina Tropical de São Paulo. 2011;53(2):94-9.
Oborilová E, Rybnikár A. Experimental dermatophytosis in calves caused by Trichophyton verrucosum culture. Mycoses. 2005;48(3):187-91.
Pereira DIB, Oliveira LS, Bueno A, Cavalheiro AS, Schwendler SE, Azevedo MI *et al.* Surto de Trichophyton equinum var. equinum em equinos no sul do Brasil. Ciência Rural. 2006;36(6):1849-53.
Philpot CM, Arbuckle JB. Trichophyton verrucosum infection of goats. Vet Rec. 1983;112(23):550.
Pugh DG, Baird NN. Sheep & goat medicine. 2. ed. Amsterdan: Elsevier Health Sciences; 2012.
Quinn PJ, Markey BK, Carter ME, Donnelly WJ, Leonard FC. Microbiologia veterinária e doenças infecciosas. Porto Alegre: Artmed; 2008.
Radostits OM, Gay CC, Hinchcliff KW, Constable PD. Veterinary Medicine: a textbook of the diseases of cattle, sheep, pigs, goats, and horses. 10. ed. Philadelphia: Saunders; 2007.
Ramadinha RR, Reis RK, Campos SG, Ribeiro SS, Peixoto PV. Lufenuron no tratamento da dermatofitose em gatos? Pesq Vet Bras. 2010;30(2):132-8.
Sargison ND, Thomson JR, Scott PR, Hopkins G. Ringworm caused by Trichophyton verrucosum – an emerging problem in sheep flocks. Vet Rec. 2002;150(24):755-6.
Scott DW, Griffin CE, Campbell KL. Muller e Kirk's small animal dermatology. 6. ed. Philadelphia: W.B. Saunders Company; 2001.
Scott DW, Horn RT Jr. Zoonotic dermatoses of dogs and cats. Vet Clin North Am Small Anim Pract. 1987;17:117-44.
Sellon DC, Long M. Equine infectious diseases. 2. ed. Amsterdan: Elsevier Health Sciences; 2013.
Seyfarth F, Roediger C, Gräser Y, Erhard M, Burmester A, Elsner P *et al.* Case report: Trichophyton verrucosum infection after needlestick injury with an attenuated live vaccine against cattle ringworm. Mycoses. 2011;54(6):870-6.
Sobestiansky J. Doenças dos suínos. Goiânia: Cânone Editorial; 2007.
Viani FC, Dos Santos JI, Paula CR, Larson CE, Gambale W. Production of extracellular enzymes by Microsporum canis and their role in its virulence. Med Mycol. 2001;39(5):463-8.
Zaror L, Fischmann O, Borges M, Vilanova A, Levites J. The role of cats and dogs in the epidemiological cycle of Microsporum canis. Mykosen. 1986;29(4):185-6.

Enfermidades pelo Gênero *Candida*

84

Rogerio Giuffrida

Definição

Infecções micóticas superficiais ou sistêmicas em animais e humanos causadas por leveduras do gênero *Candida*.

Sinonímias: candidíases, candidoses, moniliases.

Etiologia

Candida sp. é uma levedura classicamente oportunista. O microrganismo foi descrito pela primeira vez em 1839, por Langenbeck, e associado aos primeiros casos de estomatites em humanos pelo médico David Gruby (1810-1898). Inicialmente, foi denominado *Torulopsis glabrata*.

As leveduras do gênero *Candida* pertencem à família *Crytococcaceae*, classe *Saccharomycetes* e filo *Ascomycota*. São microrganismos unicelulares de formato ovalado, com tamanho de 5 × 8 μm, não capsulados, que se reproduzem assexuadamente por brotamentos esféricos de base estreita (blastósporos), pseudo-hifas e, ocasionalmente, hifas verdadeiras (Figura 84.1). Atualmente, mais de 200 espécies são conhecidas, muitas saprofíticas da pele e da mucosa dos animais e dos vegetais. As espécies mais comuns em animais são: *C. albicans, C. tropicalis, C. krusei, C. parapsilosis, C. guilliermondii, C. famata, C. glabrata, C. inconspicua, C. lusitaniae* e *C. kefy*. A espécie *C. albicans*, referida como uma das mais prevalentes em animais e humanos, é dividida em sorotipos A e B, dos quais o primeiro é considerado mais virulento.

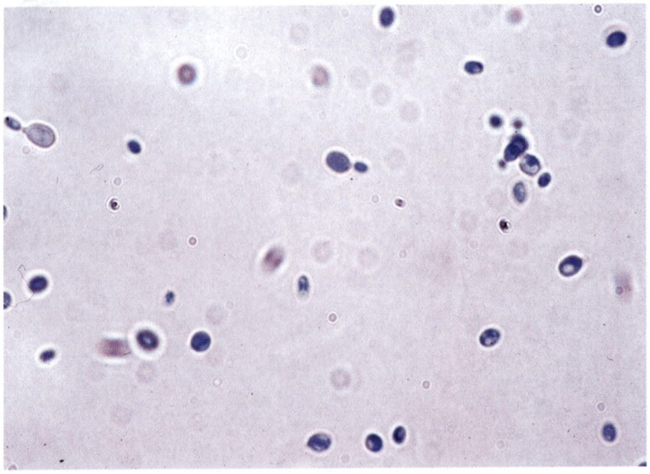

Figura 84.1 Leveduras do gênero *Candida* coradas a fresco com lactofenol de azul-algodão (1.000×). Notar os brotamentos (blastoconídeos) característicos.

A levedura desenvolve-se em diversos meios de cultura, como o ágar-sangue e o Sabouraud-dextrose, nos quais, após 48 h de incubação a 25 ou 37°C, forma colônias convexas com aspecto cremoso, coloração branco-creme e odor característico. As pseudo-hifas e as hifas verdadeiras são produzidas durante a infecção dos tecidos animais ou artificialmente, em cultivos no ágar-fubá. Nas porções terminais das pseudo-hifas da espécie *C. albicans*, são formadas estruturas globosas de parede dupla denominadas clamidósporos. Consideradas as formas latentes da levedura, essas estruturas são utilizadas para diferenciação taxonômica em relação a outras espécies. Em caldo com extrato de malte, as diversas espécies de *Candida* desenvolvem-se de acordo com diferentes padrões de crescimento (sedimento, formação de película superficial), que são utilizados para a classificação taxonômica.

Há uma grande diversidade de fatores de virulência expressados pelas leveduras do gênero. Os mais comuns são constituídos por adesinas da parede celular (manoproteínas), que medeiam a ligação com receptores teciduais, enzimas líticas (proteases, fosfolipases, hialuronidase, condroitina sulfatase, esterase, glicomilase e fator hemolítico) com capacidade de destruir e invadir os tecidos do hospedeiro e inativar anticorpos. Outros fatores de virulência são representados por substâncias toxigênicas (toxicoglicoproteínas e canditoxina), produção de substâncias com hidrofobicidade (que dificultam a fagocitose), componentes da parede celular com ação imunossupressora e formação de pseudo-hifas, consideradas as formas invasivas do agente. Ainda, *Candida* sp. é capaz de formar biofilmes que aderem a superfícies plásticas, como cateteres, diminuindo a ação de medicações antifúngicas.

As leveduras do gênero *Candida* são sensíveis a baixas concentrações de cloro e de clorexidine. Aproximadamente 80% das linhagens isoladas de leite bovino resistem aos processos de pasteurização rápida, menos de 5% resistem à pasteurização lenta e cerca de 30% resistem ao processo de fervura imediata.

Epidemiologia

Candida spp. é um habitante comensal da mucosa dos sistemas digestório, respiratório e genital de inúmeras espécies animais e causa, essencialmente, infecções oportunistas. Ocasionalmente é encontrada na pele. Várias condições atuam individual ou conjuntamente para que o agente expresse genes de virulência e migre do estágio comensal para o patogênico. Entre os principais fatores predisponentes, podem ser citados a genética do hospedeiro (deficiências imunológicas, neutropenia prolongada), a fragilidade nas barreiras epiteliais (traumas pelo uso prolongado de cateteres venosos e urinários, queimaduras, maceração, excesso de umidade) ou a inoculação traumática na pele. Ainda, podem ser citadas as condições fisiológicas (animais jovens, prenhez), nutricionais (avitaminoses, má nutrição), patológicas (doenças autoimunes, tumores, endocrinopatias, infecções e parasitoses concorrentes) e iatrogênicas (antibioticoterapia prolongada, tratamentos com corticosteroides, antineoplásicos ou fármacos imunossupressores). As espécies de *Candida* diferem com relação à predileção por hospedeiros, à virulência e à resistência aos antifúngicos.

Na ocasião do parto, os neonatos podem infectar-se pelo canal genital e manter o microrganismo na mucosa intestinal, no trato respiratório superior e no trato genital. Ocasionalmente, o microrganismo pode ser isolado do solo, da água e das plantas.

Em cães, o microrganismo é, frequentemente, isolado de lesões de pele, de secreções do conduto auditivo de animais com otite (10%), da região perineal, do coxim plantar e das narinas. Cerca de 1 a 2% das infecções do trato urinário de cães e gatos são causadas por *Candida* sp.

Patogenia

Na maioria dos casos, *Candida* sp. causa infecções oportunistas superficiais na pele e nas mucosas dos animais e, mais raramente, infecções disseminadas. Em condições normais, a levedura não é encontrada na pele, surgindo nesse local apenas de modo transitório, após ser carreada a partir de fontes endógenas, como o trato digestório. Nas dermatites, a invasão da epiderme é favorecida por desbalanços no microfilme hidrolipídico superficial. As infecções nas mucosas ocorrem comumente após traumas e desequilíbrio entre a microbiota bacteriana e a fúngica.

A invasão tecidual por *Candida* sp. depende da inter-relação entre fatores ligados à virulência do agente e mecanismos de defesa do hospedeiro. A infecção depende da expressão coordenada de múltiplos genes, de maneira a facilitar a proliferação, a invasão e o dano tecidual. Um passo essencial para o início da infecção é a adesão da levedura a receptores da superfície tecidual (laminina, fibronectina e fibrina) sob a influência de diversos fatores, como temperatura, pH, nutrientes e hidrofobicidade.

A adesão do microrganismo às células e superfícies (cateteres) é facilitada pela formação de biofilme, um polissacarídio extracelular que mantém a levedura sob a forma de densos agregados.

Em condições normais, as leveduras aderidas são removidas por neutrófilos locais, mas, em casos de neutropenia prolongada, o microrganismo rapidamente se converte em pseudo-hifas, estruturas com grande capacidade de aderência e invasão tecidual, maior variabilidade antigênica e estrutura física que dificulta a fagocitose. As pseudo-hifas formadas estendem-se em direção às regiões teciduais com maior quantidade de nutrientes (tigmotropismo) e produzem as enzimas e toxinas responsáveis pelos danos teciduais. Caso a resposta imunológica leucocitária seja insuficiente para conter a infecção, *Candida* sp. pode migrar pela barreira transendotelial e se disseminar pela corrente circulatória, atingindo rins, encéfalo, pulmões, linfonodos mesentéricos e outros locais, onde causa lesões predominantemente piogranulomatosas. As leveduras são capazes de se multiplicar dentro de células. A resposta imune ao microrganismo é principalmente celular, e a resposta imune humoral parece apresentar pouca ação contra o microrganismo.

Clínica

Em animais domésticos, as candidíases caracterizam-se por afecções dos condutos auditivos e dos sistemas digestório, geniturinário e tegumentar. Menos frequentemente, são observadas infecções generalizadas.

Infecções do sistema digestório

Em filhotes de cães e gatos, além de bezerros, leitões e potros, são observadas estomatites, esofagites e, mais raramente, gastrites, que se caracterizam por formação de placas pseudomembranosas de coloração branca a bege e bordas eritematosas, halitose, disfagia, salivação e linfadenopatia submandibular. A descamação das placas leva ao aparecimento de úlceras, e o quadro eventualmente pode progredir para infecções disseminadas sistêmicas.

Em bezerros e bovinos adultos tratados com antimicrobianos por tempo prolongado e portadores de desequilíbrios na microbiota ruminal, as candidíases podem levar à colonização dos pré-estômagos, com lesões ulceradas no saco ventral do rúmen e, menos frequentemente, no omaso, no retículo e no abomaso. Diarreia em bezerros tem sido causada ocasionalmente por *C. glabrata*. A levedura pode causar enterocolite em cães (secundariamente à parvovirose) e colite ulcerativa em felinos. Em cães, têm sido descritos distúrbios gastrintestinais causados por *C. albicans* e *C. famata*.

Infecções geniturinárias

A espécie mais suscetível à infecção urinária por *Candida* sp. são os cães, ainda que muitos apresentem candidúria assintomática. As espécies mais comuns em infecções urinárias de cães são *C. albicans, C. glabrata, C. krusei, C. parapsillosis, C. rugosa* e *C. tropicalis*. Em gatos, as infecções do trato urinário são causadas, principalmente, por *C. albicans, C. glabrata, C. guilliermondii, C. krusei, C. parapsilosis* e *C. tropicalis*. Os fatores de risco são o uso de cateteres vesicais por tempo prolongado, cálculos no sistema urinário, urina acidificada e diabetes melito. As infecções são mais comuns durante períodos frios, presumivelmente porque os cães, durante essas épocas, bebem menos água e, portanto, apresentam menor fluxo urinário. Os sinais clínicos consistem de disúria, hematúria, polaciúria, anorexia, depressão e pirexia.

Éguas com defeitos anatômicos do canal vaginal (pneumovaginas, conformações perineais anômalas) ou submetidas a manipulações do trato reprodutivo (biopsias, citologias, inseminação artificial) são mais propensas a desenvolver infecções uterinas pelo gênero *Candida*. Nessas situações, as espécies envolvidas são *C. albicans, C. parapsilosis, C. tropicalis, C. lusitaniae* e *C. rugosa*. Os abortamentos por *Candida* em bovinos e equinos são raros e ocorrem após a levedura causar placentite micótica e invadir os tecidos fetais.

Dermatites e otites

As dermatites são menos comuns do que as infecções nas mucosas e são observadas principalmente em cães. Em geral, as lesões são localizadas nas regiões inguinal e abdominal. Os sinais clínicos mais comuns são vesículas, erosões pustulares eritematosas, exsudação e crostas acastanhadas. Nas formas crônicas, são observadas lesões paraqueratóticas com crostas espessadas, foliculite nas regiões do gradil costal, nos membros anteriores e posteriores e na região cervical. A invasão dos folículos pilosos resulta em foliculites similares às outras afecções cutâneas de cães. Gatos, leitões, potros e cordeiros também são afetados.

As otites por *Candida* sp. ocorrem principalmente em cães e bovinos. Em cães, as lesões de pele são causadas, principalmente, por *C. albicans, C. guilliermondii* e *C. parapsilosis*, enquanto em gatos, por *C. albicans*. Nessas espécies, a candidíase está associada a animais com pênfigo foliáceo, acrodermatite e reações de hipersensibilidade da pele.

Infecções disseminadas e outras afecções

Diversas espécies de animais domésticos apresentam infecções disseminadas secundárias à invasão da corrente circulatória, as quais resultam em lesões piogranulomatosas em vários órgãos, como fígado, pulmões, coração, pericárdio, aorta, ossos, rins, encéfalo e linfonodos.

Em cães, a levedura foi associada a quadros de peritonite fúngica após cirurgias abdominais e endoftalmite pós-traumática. Nessa espécie, tem-se relatado também o envolvimento ocular, com conjuntivite, uveíte, panoftalmite e úlceras de córnea. Em animais de companhia, as infecções generalizadas são causadas principalmente por *C. albicans*.

Em potros, foram observados quadros de artrites. *C. glabrata* foi isolada de gastrite e colite ulcerativa em potro tratado para rodococose com rifampicina e espiramicina. Nos bovinos, *Candida* sp. é um dos agentes mais comuns da mastite micótica (ver o capítulo Mastite em animais domésticos). *C. krusei* foi isolada de broncopneumonia em novilha não responsiva ao tratamento.

➤ Diagnóstico

O histórico de fatores predisponentes e sinais clínicos sugestivos direcionam o diagnóstico de candidíase em animais. A confirmação é realizada mediante isolamento, citologia e histopatologia de diferentes espécimes clínicos, como exsudatos e crostas de lesões superficiais em pele e mucosas, biopsias cutâneas, urina, órgãos internos, placenta, secreção do conduto auditivo, tecidos e conteúdo abomasal de fetos abortados, leite, peças anatomopatológicas e sangue arterial.

O exame citológico de amostras de exsudatos e outros materiais suspeitos é realizado com esfregaços em lâminas, os quais são corados pelo Panótico rápido ou pelo método de Gram. São observadas leveduras ovaladas com gemulação de base afilada, isoladas ou no interior de fagócitos e pseudo-hifas (Figura 84.2). A observação de pseudo-hifas no exame citológico é um forte indício de invasão tecidual. Pelo exame citológico, não é possível diferenciar entre as espécies de *Candida* e deve ser confirmado pela cultura fúngica.

Os espécimes clínicos podem ser cultivados em meios sólidos, como ágar suplementado com sangue ovino ou bovino (5%) desfibrinado, ágar Sabouraud-dextrose suplementado com ciclo-hexamida e antibióticos ou meios cromogênicos que possibilitem diferenciar as espécies. Após 48 a 72 h, são observadas colônias convexas de aspecto cremoso, cor branco-creme, com 1 a 2 mm de diâmetro. *C. albicans*, particularmente, diferencia-se das demais espécies por formar tubos germinativos em soro de coelhos, bovinos ou equinos após 3 h de incubação a 37°C e por apresentar filamentação com clamidósporos terminais quando cultivada em ágar-fubá. Em infecções

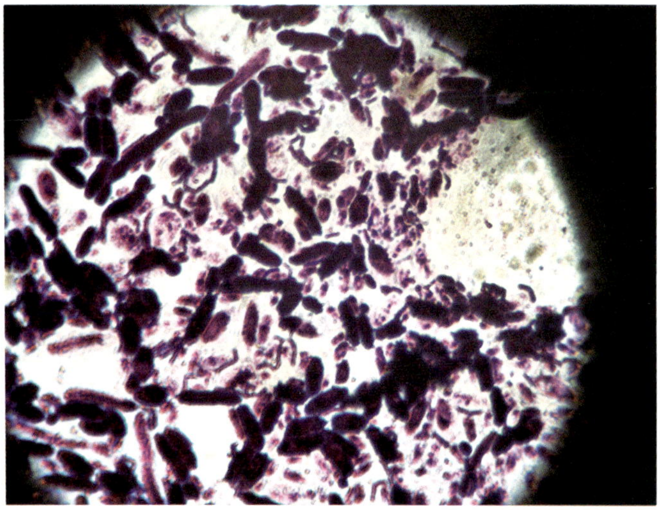

Figura 84.2 Citologia de material proveniente de placas pseudomembranosas coletadas de cão com estomatite (Panótico rápido, 1.000×). Notar pseudo-hifas e estruturas ovaladas do gênero *Candida*.

disseminadas, o isolamento pode ser realizado a partir de amostras de sangue arterial ou urina, pois as leveduras são, frequentemente, filtradas pelos rins e outros tecidos e costumam estar ausentes no sangue venoso. No entanto, por causa da presença do microrganismo em mucosas de animais, o simples isolamento de poucas leveduras deve ser avaliado com cautela no diagnóstico.

Exames hematológicos de animais de companhia com infecções generalizadas revelam leucocitose por neutrofilia.

Testes laboratoriais alternativos incluem a dosagem do metabólito D-arabinitol em vários tipos de fluidos corporais durante infecções sistêmicas (baixa sensibilidade), testes de aglutinação em látex para detecção de antígenos da levedura no sangue e na urina e imuno-histoquímica. A detecção de fragmentos de DNA amplificados (reação em cadeia pela polimerase – PCR) tem sido utilizada recentemente em urina, sangue e fragmentos de tecidos de cães. Testes sorológicos são pouco utilizados no diagnóstico, pela presença de forma comensal do microrganismo em mucosas dos animais.

No exame *post mortem* de animais com infecções sistêmicas, são observadas lesões piogranulomatosas em vários órgãos, como pulmões, fígado, rins, miocárdio, parede de grandes vasos e encéfalo. Placas fibrinonecróticas de coloração branco-amarelada podem estar presentes na superfície de membranas serosas de órgãos e pleura. Em preparados histológicos, corados pela hematoxilina-eosina, são observados granulomas com massas basofílicas centrais compostas de leveduras, pseudo-hifas e hifas rodeadas por coleções focais de células mononucleares e, eventualmente, polimorfonucleares.

Na histopatologia de lesões cutâneas, observam-se, com maior frequência, hiperqueratose ortoqueratótica, queratose folicular e acantose epidérmica. Leveduras e pseudo-hifas podem ser observadas nos folículos pilosos, na derme, na epiderme e, em casos avançados, em áreas extensas de necrose e tecido de granulação. O uso de colorações como o ácido periódico de Shiff (PAS) destaca as estruturas fúngicas nos preparados histológicos. Devem ser consideradas no diagnóstico diferencial histológico das candidíases a histoplasmose e a prototecose.

Micoses sistêmicas por *Candida* sp. em animais de produção devem ser diferenciadas de outros fungos dos gêneros *Aspergillus*, *Absidia*, *Rhizopus*, *Rhizomucor* (*Mucor*) e *Mortierella*.

Tratamento

O tratamento dos animais acometidos deve ter como objetivos o combate das leveduras nos locais de infecção, o restabelecimento da capacidade de resposta do sistema imune e a manutenção do estado de higidez dos animais para evitar novas infecções. Tratamentos com antimicrobianos e corticosteroides em animais com candidíases devem ser descontinuados, e cateteres vesicais precisam ser removidos em animais com candidúria.

Para infecções leves e superficiais, como dermatites, estomatites, mastites e endometrites, o tratamento tópico com soluções antissépticas ou antifúgicas é satisfatório (Tabela 84.1). Para infecções graves sediadas nos sistemas gastrintestinal e urinário, em endometrites recorrentes e em infecções disseminadas, são recomendados antifúngicos por via parenteral ou oral (Tabela 84.2).

O fluconazol é o antifúngico mais efetivo para várias afecções, em razão de sua elevada lipossolubilidade e penetração no meio intracelular. A excreção do fluconazol na forma ativa por via renal favorece a indicação desse antifúngico em candidíases no sistema urinário. A expressiva maioria das linhagens de *C. albicans* é sensível ao fluconazol.

Antifúngicos alternativos e menos eficazes são o cetoconazol, itraconazol e anfotericina B. Por causa da existência de linhagens resistentes, e também nos casos de animais com candidíase crônica, recomenda-se realizar antifungigramas previamente ao tratamento. *C. lusitaniae* é primariamente resistente à anfotericina B, enquanto *C. glabrata* e *C. krusei* são resistentes ao fluconazol. A suplementação com vitamina A é referida como uma maneira de aumentar a resistência ao patógeno.

Em cães com cistite crônica, não responsiva aos tratamentos parenterais convencionais, é possível a infusão de antifúngicos (7,5 a 10 mℓ/kg de clotrimazol 1%) via vesical por uretrostomia ou por cateterização urinária. O procedimento de infusão deve ser repetido 1 vez/semana, por, no mínimo, três repetições e o tratamento parenteral deve ser mantido (fluconazol). Devem ser realizadas duas culturas fúngicas da urina, com um intervalo de 30 dias, para garantir o sucesso do tratamento.

Tabela 84.1 Antissépticos e antifúngicos tópicos recomendados para infecções superficiais pelo gênero *Candida*.

Afecção	Princípio ativo	Posologia
Dermatites	Violeta de genciana[AP] (1:10.000) sol. alcoólica (10%)	1 a 2 vezes/dia durante 1 a 4 semanas
	Permanganato de potássio 1:3.000[AP] (sol. aquosa)	1 a 2 vezes/dia durante 1 a 4 semanas
	Miconazol (2%)	1 a 2 vezes/dia durante 2 a 4 semanas
	Clotrimazol (1%)	3 a 4 vezes/dia durante 1 semana
	Anfotericina B (3%)	3 a 4 vezes/dia durante 1 semana
Infecções em mucosas	Nistatina (100.000 UI)	2 a 3 vezes/dia durante 1 a 2 semanas
Otites	Aplicações tópicas de cetoconazol, clotrimazol, miconazol e nistatina, em concentrações entre 1 e 2%	1 a 2 vezes/dia durante 10 a 14 dias
Endometrites	Nistatina	0,5 a 5 milhões de UI via intrauterina a cada 24 h por 1 semana
	Fluconazol	100 a 200 mg via intrauterina a cada 24 h por 1 semana
	Anfotericina B	100 a 200 mg via intrauterina a cada 24 h por 1 semana

AP = recomendado preferencialmente para animais de produção; UI = unidade internacional; sol.= solução.

Tabela 84.2 Antifúngicos recomendados para infecções sistêmicas pelo gênero *Candida.*

Antifúngico	Espécie	Posologia
Fluconazol	Cães, gatos e equinos	5 mg/kg PV VO IV a cada 12 h por 4 semanas
Lefuronona	Gatos	50 a 200 mg/kg VO a cada 24 h por 4 a 8 semanas
Flucitosina	Cães e gatos	25 a 50 mg/kg VO a cada 8 h por 4 semanas
Cetoconazol	Caninos	5 a 11 mg/kg PV VO a cada 12 h por 5 semanas
	Felinos	50 mg por animal VO a cada 12 a 24 h por 4 semanas
	Equinos	20 mg/kg VO a cada 12 h por 4 semanas
Itraconazol	Cães e gatos	5 a 10 mg/kg VO a cada 12 h por 4 semanas
	Equinos	5 mg/kg a cada 12 a 24 h por 4 semanas
Anfotericina B	Cães	0,25 a 0,5 mg/kg IV a cada 48 h por 4 a 6 semanas
	Gatos	0,1 a 0,25 mg/kg IV a cada 48 h por 4 a 6 semanas

IV = via intravenosa; PV = peso vivo; VO = via oral.

Controle e profilaxia

Em razão da localização comensal do microrganismo em mucosas dos animais e do comportamento oportunista, geralmente não são indicadas ações específicas de controle e profilaxia. Correções no manejo nutricional dos animais e outras condições debilitantes devem ser consideradas. Manejo correto de animais recém-nascidos (ingestão de colostro), fornecimento de ambiente seco e arejado, cuidados com fômites (cateteres, objetos perfurocortantes) e uso racional de antimicrobianos são fatores que podem evitar as infecções pelo gênero *Candida* em animais.

Saúde Pública

Poucas diferenças genotípicas são observadas entre as linhagens de *Candida* sp. isoladas de animais domésticos e humanos, o que sugere que o agente tenha potencial zoonótico, especialmente para pessoas imunossuprimidas. No entanto, o gênero *Candida* não é considerado agente clássico de zoonose. O microrganismo é, frequentemente, identificado em infecções hospitalares em unidades de terapia intensiva, particularmente em pacientes debilitados. O uso de cateteres urinários e venosos, fármacos imunosupressores, antimicrobianos por tempo prolongado, internações por período prolongado, além da infecção por doenças debilitantes (neoplasias, diabetes melito), estão associados a infecções por *C. albicans, C. rugosa, C. glabrata* e *C. parapsilosis* em humanos.

Bibliografia

Brito EH, Fontenelle RO, Brilhante RS, Cordeiro RA, Monteiro AJ, Sidrim JJ *et al.* The anatomical distribution and antimicrobial susceptibility of yeast species isolated from healthy dogs. Vet J. 2009;182(2):320-6.

De Bruijn CM, Wijnberg ID. Potential role of Candida species in antibiotic-associated diarrhoea in a foal. Vet Rec. 2004;155:26-8.

Edelmann A, Krüger M, Schmid J. Genetic relationship between human and animal isolates of Candida albicans. J Clin Microbiol. 2005;43(12):6.164-6.

Giuffrida R. Antifúngicos. In: Barros CM, Di Stasi LC. Farmacologia veterinária. Barueri: Manole; 2012. p. 442-61.

Jadhav VJ, Pal M. Canine mycotic stomatitis due to Candida albicans. Revista iberoamericana de micología. 2006;23(4):233-4.

Jubb KVF, Kennedy PC. Pathology of domestic animals. 5. ed. New York: Academic Press; 2007. 3 vol.

Madison JB, Reid BV, Raskin RE. Amphotericin B treatment of Candida arthritis in two horses. J Am Vet Med Assoc; 1995;206:338-41.

Pressler BM. Candidiasis and rhodotorulosis. In: Greene CE. Infectious diseases of the dog and cat. 4. ed. St. Louis: Elsevier Saunders; 2012. p. 666-72.

Pressler BM, Vaden SL, Lane IF, Cowgill LD, Dye JA. Candida spp. urinary tract infections in 13 dogs and seven cats: predisposing factors, treatment, and outcome. J Am Anim Hosp Assoc. 2003;39(3):263-70.

Quinn PJ, Markey BK, Carter ME, Donnelly WJ, Leonard FC. Microbiologia veterinária e doenças infecciosas. Porto Alegre: Artmed; 2005.

Radostits OM, Gay CC, Hinchcliff KW, Constable PD. Veterinary Medicine: a textbook of the diseases of cattle, horses, sheep, pigs, and goats. 10. ed. Philadelphia: Saunders Elsevier; 2007. p. 1471-4.

Reilly LK, Palmer JE. Systemic candidiasis in four foals. J Am Vet Med Assoc. 1994;205:464-6.

Scott DW, Miller WH. Equine dermatology. St Louis: W.B. Saunders; 2003.

Wada Y, Nakaoka Y, Matsui T, Ikeda T. Candidiasis caused by Candida glabrata in the forestomachs of a calf. J Comp Pathol. 1994; 111(3):315-9.

Infecções pelo Gênero *Malassezia* 85

Rogerio Giuffrida

Definição

Infecções micóticas superficiais provocadas por leveduras do gênero *Malassezia*, relacionadas principalmente com otites e dermatites em cães e gatos.

Sinonímias: malassezíases, malasseziodes, pitiríases.

Etiologia e propriedades gerais

O gênero *Malassezia* foi descrito pela primeira vez em 1853, por Robin, que isolou a levedura de lesões cutâneas de humanos e denominou o microrganismo *Microsporum furfur*. Em 1874, o agente foi observado em lesões cutâneas em humanos pelo fisiologista francês Louis Charles Malassez e, em 1925, por Weidman em lesões superficiais de rinocerontes indianos. Inicialmente, Weidman denominou o agente de *Pityrosporum*, classificação que perdurou até 1984, quando Yarrow e Ahearn propuseram a denominação *Malassezia*, em homenagem a Malassez.

Malassezia é um gênero de levedura saprofítico da pele e das mucosas de mamíferos e aves. Em muitas espécies animais, é, com frequência, isolada de locais anatômicos ricos em secreções lipídicas. Pertencem ao filo *Basidiomycota*, subfilo *Ustilaginomycotina*, classe *Exobasidiomycetes*, ordem *Malasseziales*, família *Malasseziaceae*. São leveduras unicelulares, ovoides a globosas e não micelianas que se reproduzem assexuadamente por brotamentos unipolares de base larga, o que lhes confere aspecto característico de pegadas (ou sola) de sapato (Figura 85.1). Na base dos brotamentos, é comum ser observado um colarete.

Atualmente, 13 espécies são conhecidas: *M. caprae*, *M. dermatis*, *M. equina*, *M. furfur*, *M. globosa*, *M. japonica*, *M. nana*, *M. obtusa*, *M. pachydermatis*, *M. restricta*, *M. slooffiae*, *M. sympodialis* e *M. yamatoensis*. As espécies mais frequentes e patogênicas são *M. pachydermatis*, associadas às dermatites e otites em cães e gatos, e *M. furfur*, que causa a pitiríase versicolor em humanos. As espécies *M. sympodialis* e *M. nana* são frequentemente isoladas da pele e do conduto auditivo de gatos. *M. sympodialis*, *M. globosa*, *M. furfur* e *M. slooffiae* têm sido isoladas da microbiota tegumentar de gatos.

Todas as espécies de *Malassezia* são lipodependentes, ou seja, necessitam de fontes exógenas de ácidos graxos de cadeia longa (C12 a C24) para se desenvolverem em meios de cultura, com exceção de *M. pachydermatis*, que é capaz de se multiplicar em meios sem suplementação lipídica, como o ágar Sabouraud-dextrose com adição de cloranfenicol e ciclo-hexamida. Recomenda-se, para o isolamento primário dessas leveduras, o ágar Sabouraud-dextrose, com a adição de 10 mℓ de azeite de oliva por litro, ou os meios seletivos de Dixon modificado e de Lenning.

No ágar Sabouraud-dextrose, após 2 a 4 dias de incubação a 37°C, *M. pachydermatis* apresenta colônias convexas, de aspecto seco e opaco, coloração amarelo-creme

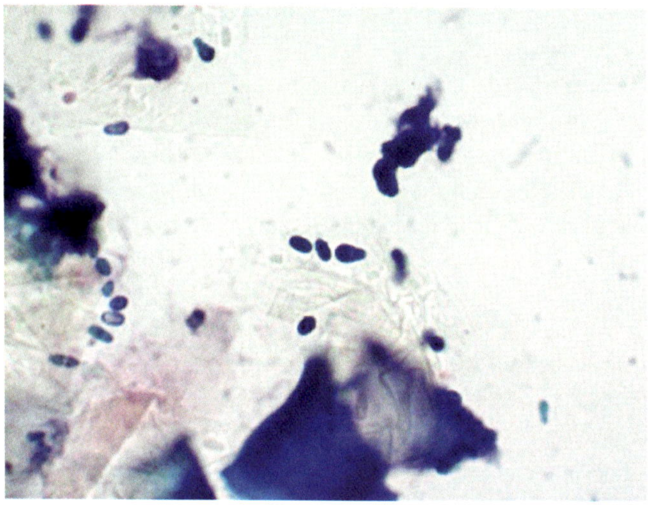

Figura 85.1 Exame microscópico de amostras de cerume para pesquisa de leveduras da espécie *M. pachydermatis*. As leveduras típicas do gênero *Malassezia* apresentam formato ovalado e brotamentos unipolares, que conferem aspecto de sola de sapato. Podem ser observadas células solitárias ou aderidas aos queratinócitos. Neutrófilos em geral não são encontrados nos esfregaços (Panótico rápido, 1.000×).

e consistência friável, com cerca de 5 mm de diâmetro. O uso de atmosfera com 5 a 10% de CO_2 estimula o desenvolvimento das colônias. As principais diferenças fenotípicas são observadas em testes de assimilação de ésteres de polioxietileno (*Tween*).

Há quatro tipos genéticos distintos de *M. pachydermatis*, que ocorrem com a seguinte frequência em casos de infecções superficiais em animais: A (84,6%), B (11,8%), C (0,9%) e D (2,7%). Esses tipos genéticos apresentam diferenças na predileção por hospedeiros animais e nos locais anatômicos de colonização. Os principais fatores de virulência da levedura são adesinas superficiais compostas de glicoproteínas solúveis e produção de enzimas do tipo lipases, proteinases, condroitina-sulfatase, hialuronidase e urease.

Serão descritas a seguir, separadamente, as dermatites e otites pelo gênero *Malassezia*, consideradas as principais afecções causadas por essa levedura.

Dermatites

Epidemiologia

Malassezia sp. é um agente comensal superficial da pele e das mucosas de cães, gatos, bovinos, suínos, equinos e caprinos, entre outras espécies. As dermatites ocasionadas por *Malassezia* sp. são mais frequentes em cães do que em gatos, provavelmente por causa da menor capacidade dos felinos de servirem como portadores da levedura na pele. Nos cães sadios, comumente é isolada do conduto auditivo externo, região perianal, nariz, boca, prepúcio, vagina e espaços interdigitais. As dermatites causadas pelo gênero *Malassezia* têm caráter oportunista e ocorrem em razão da elevação do contingente de leveduras no tegumento, na presença de fatores fisiológicos que alteram o metabolismo lipídico da pele ou fatores que desequilibram o microambiente cutâneo. Os fatores predisponentes mais comuns são as hipersenbilidades (atopia e alergias alimentares, à picada de pulgas e de contato), seborreias, infecções cutâneas de origem bacteriana e fúngica, endocrinopatias, distúrbios metabólicos, neoplasias cutâneas, dermatites intertriginosas, antibioticoterapia prolongada e doenças imunodebilitantes. Um efeito sazonal, com aumento da ocorrência da doença, pode ser observado em regiões com alta umidade e alta temperatura.

Em cães, as dermatites por *M. pachydermatis* são mais comuns em raças com propensão aos distúrbios de hipersensibilidade e com defeitos na queratinização da pele, como Basset Hound, Boxer, Chihuahua, Cocker Spaniel Americano, Dachshund, Labrador, Lhasa Apso, Maltês, Pastor Alemão, Poodle, Setter Inglês, Shar Pei, Sheepdog e Yorkshire. Aparentemente, não há predileção por sexo e idade na ocorrência da doença em cães e gatos. *M. pachydermatis* pode apresentar relação de simbiose com outros agentes comensais da pele de animais de companhia, como *Staphylococcus* spp. e *Candida albicans*.

Em gatos, as dermatites por *Malassezia* sp. são menos comuns do que em cães e apresentam características similares com relação aos fatores predisponentes. Nos gatos, o gênero *Malassezia* pode desencadear manifestações cutâneas disseminadas, especialmente quando o animal apresentar doenças sistêmicas intercorrentes crônicas e graves. Gatos infectados pelos vírus da leucemia felina (VLF) e da imunodeficiência felina (VIDF) são mais predispostos à doença clínica. Animais com malasseziose coinfectados com o VIDF apresentam baixa proporção de linfócitos CD4:CD8, comparativamente aos sadios. Felinos das raças Sphynx e Devon Rex (predispostos à dermatite seborreica) ou acometidos por síndromes paraneoplásicas (alopecia pancreática paraneoplásica, dermatite esfoliativa e timoma) também são mais propensos às malasezioses tegumentares.

Patogenia

As dermatites caninas por *Malassezia* sp. são consequentes ao aumento no contingente de leveduras na pele. Fatores como imunossupressão e alteração da microbiota e da integridade da pele geralmente estão associados ao início da doença.

A grande maioria das espécies do gênero *Malassezia* apresentam genes que codificam adesinas e certas enzimas (lipases, proteinases, condroitina-sulfatase, hialuronidase e urease), relacionadas com a ação patogênica da levedura.

O excesso de microrganismos na pele leva à produção exacerbada de enzimas proteolíticas e lipolíticas, que afetam o filme lipídico superficial da pele e produzem metabólitos de vários pesos moleculares (proteínas de 42, 52, 56 e 63 kDa). Tais metabólitos desencadeiam reações de hipersensibilidade imediata tipo I (IgE-mediada) e hipersensibilidade tardia mediada por células. No entanto, essas leveduras não têm ação queratinolítica direta sobre a pele. Os eventos inflamatórios resultam da produção de citocinas, que ocasionam distúrbios inflamatórios na pele e proliferação da camada de células basais da derme.

Em cães, a resposta imune específica contra o agente inicia-se pela ação das células de Langerhans, as quais, após fagocitarem as leveduras, apresentam antígenos aos linfócitos T, que produzem linfocinas ativadoras dos macrófagos e estimulam a multiplicação da camada basal epitelial da epiderme. Animais infectados têm elevação da produção de imunoglobulinas das classes IgG e IgE. As leveduras são removidas pela descamação superficial e por destruição direta.

Clínica

As lesões em animais de companhia podem ser focais, multifocais ou generalizadas, simétricas ou não, e, muitas vezes, mesclam-se com outras afecções cutâneas concorrentes.

Inicialmente, as lesões cutâneas apresentam-se clinicamente como máculas e eritemas de grau variável, que evoluem para descamações cutâneas, liquenificação, hiperpigmentação, seborreia, alopecia e erupções pustulares. Infecções secundárias por *Staphylococcus pseudointermedius* podem agravar os casos de malasseziose cutânea.

Em cães, as áreas de predileção incluem as regiões cervical dorsal, abdominal ventral, axilar, nasal e interdigital, os pavilhões auriculares e as dobras cutâneas. A presença de prurido, moderado ou grave, parcialmente responsivo à terapia com corticosteroides quase sempre é relatada. O autotraumatismo resultante do prurido pode contribuir para a diminuição das barreiras cutâneas protetoras e aumentar a exposição aos antígenos da levedura, agravando o caso. A pele dos animais pode manifestar odor ofensivo (fétido) por causa da dermatite seborreica.

Em felinos, a multiplicação das leveduras na epiderme desencadeia lesões similares às que ocorrem nos cães. Essas lesões são caracterizadas por dermatite localizada ou generalizada do tipo esfoliativa, eritema, graus variados de prurido, crostas escuras na entrada dos pavilhões auriculares (sem prurido), alopecia e acne. Infecções generalizadas em felinos são geralmente associadas a quadros sistêmicos graves, como timomas e tumores pancreáticos.

Diagnóstico

As dermatites por *Malassezia* sp. são difíceis de diagnosticar, visto que se superpõem a outras dermatopatias, especialmente as de natureza alérgica. Assim, o diagnóstico de rotina é, em geral, baseado na associação dos achados epidemiológicos, na cultura do microrganismo e/ou nos exames citológicos.

O diagnóstico citológico pode ser realizado com exames de amostras de descamações cutâneas coletadas com suabes secos atritados sobre a pele, raspados cutâneos ou impressão direta de uma lâmina de vidro desengordurada sobre a pele. As lâminas com material fixado são coradas com princípios anilínicos, como o Panótico rápido e o Gram, para que, em seguida, as leveduras em imersão sejam observadas. Não existe consenso sobre o número mínimo significativo de organismos de *Malassezia* observados nos campos de imersão, pois a densidade de leveduras varia segundo a raça e o local anatômico avaliado, e poucos microrganismos já são capazes de induzir a hipersensibilidade. No caso de cães sintomáticos, é razoável supor que a presença de leveduras com brotamentos ativos nos exames citológicos é um indício de que o agente, de algum modo, está contribuindo para o quadro clínico. Resultados falso-negativos podem ocorrer em animais que receberam banhos alguns dias antes do exame citológico.

As descamações cutâneas também podem ser coletadas ao se aderirem firmemente sobre a pele afetada fitas adesivas transparentes, processo que deve ser repetido várias vezes. Em seguida, deve-se depositá-las sobre uma lâmina de vidro e proceder à coloração (*Scotch test*), realizando a leitura com base nos mesmos critérios mencionados anteriormente.

Culturas fúngicas quantitativas são empregadas para complementar os resultados dos exames citológicos e podem ser realizadas com placas de contato colocadas sobre a pele ou semeadura de diversos espécimes clínicos, como *swabs* secos das lesões, fitas adesivas pressionadas contra a pele, lavados cutâneos com detergentes e tiras de carpete estéril atritado sobre áreas lesadas. Não há consenso, também, sobre a quantidade de colônias considerada significativa nas placas. No entanto, isolamentos em quantidades abundantes são sugestivos de infecções cutâneas ativas, e culturas não quantitativas podem ter resultados desprovidos de significado, pois a levedura está presente na pele sadia dos animais.

Todas as espécies de *Malassezia* são lipodependentes, ou seja, necessitam de suplementos que contenham lipídios, exceto *M. pachydermatis,* que comumente é isolada no ágar Sabouraud-dextrose, com a adição de cloranfenicol, ciclo-hexamida e 10 mℓ/ℓ de azeite de oliva. Outros meios seletivos podem ser utilizados, como Dixon modificado e Lenning. Após 2 a 4 dias de incubação, em aerobiose entre 32 e 37°C no ágar Sabouraud-dextrose, *M. pachydermatis* mostra colônias secas, opacas, convexas, de consistência friável e de tonalidade amarelo-creme, com cerca de 5 mm de diâmetro. Alternativamente, o uso de atmosfera com 5 a 10% de CO_2 estimula o desenvolvimento da levedura. A diferenciação fenotípica das espécies é realizada na rotina, com base em testes de assimilação de ésteres de polioxietileno (*Tween*) e, recentemente, com técnicas moleculares.

A observação da levedura em biopsias das lesões de pele não apresenta resultados satisfatórios, pois os procedimentos de coloração histológica das lâminas podem remover os microrganismos da epiderme e levar a resultados falso-negativos. As lesões histológicas observadas em preparados à base de hematoxilina-eosina mais comuns são a acantose, a hiperqueratose, a hiperplasia da epiderme, as infiltrações superficiais de células inflamatórias (células mononucleares e acúmulo focal de neutrófilos e eosinófilos) e o microrganismo com aspectos característicos de pegada (ou sola) de sapato. Se o objetivo for a visualização de leveduras nas lâminas histológicas, recomenda-se o uso de colorações que destaquem estruturas fúngicas, como o ácido periódico de Shiff.

Testes sorológicos para a determinação de níveis séricos de IgE e imunoalérgicos com o emprego de inoculação intradérmica de antígenos da levedura apresentam resultados satisfatórios, mas ainda são pouco difundidos. Para cães, o diagnóstico diferencial inclui alergias de natureza diversa, defeitos na queratinização da pele, endocrinopatias, ectoparasitoses, infecções bacterianas e linfoma epiteliotrópico.

Apesar dos testes laboratoriais disponíveis, uma das maneiras mais confiáveis de diagnosticar a malasseziose cutânea ainda é a resposta positiva ao tratamento.

Tratamento

As malasselioses cutâneas dos cães são tratadas com antifúngicos e antissépticos tópicos ou sistêmicos, associados ao controle de doenças intercorrentes e outros fatores predisponentes.

Tópico

Como o microrganismo está localizado no estrato córneo, a terapia exclusivamente tópica pode ser suficiente para a obtenção da cura.

São indicados banhos com xampus que contenham associação de clorexidine (2%) com antifúngicos (a 2%), como miconazol (2%), cetoconazol ou clotrimazol, a cada 3 dias por 4 a 6 semanas. Durante os banhos, os animais devem permanecer por pelo menos 10 a 15 min com a pele úmida antes de iniciar a aplicação do xampu terapêutico, e de 15 a 30 min com o produto na pele após o término da ensaboação, para que o princípio ativo seja convenientemente absorvido. Mais de uma aplicação do xampu no mesmo banho e a tricotomia das áreas afetadas aumentam a eficácia do tratamento.

Banhos com outros antissépticos de efeito antipruriginoso e ceratofílico, como sulfato de selênio (1%) (não indicado para felinos e animais prenhes), cal sufurada (2%), ácido acético e água (1:1) e ácido bórico (2%) combinado com ácido acético (2%), podem auxiliar no tratamento. Xampus que contenham zinco-piritiona, indicados para malasselioses humanas, podem causar danos oculares em cães e gatos.

Sistêmico

Antifúngicos orais em doses diárias, como o itraconazol (10 mg/kg, a cada 24 h, VO, para cães e gatos) ou o cetoconazol (5 a 10 mg/kg, VO, a cada 12 a 24 h, apenas para cães), durante 2 a 4 semanas (ocasionalmente até 12 semanas, dependendo da gravidade), são indicados em casos graves da doença em cães e gatos. Nessas situações, são recomendados os antifúngicos sistêmicos em conjunto aos alimentos – para aumentar a absorção dos fármacos pela via intestinal –, além da terapia tópica. A pulsoterapia em cães e gatos com o itraconazol (10 mg/kg, a cada 24 h, VO) por 2 dias sucessivos a cada semana tem sido descrita como alternativa para o tratamento diário. O fluconazol também tem sido preconizado no tratamento e apresenta efeito comparável ao do cetoconazol. O itraconazol é menos tóxico e apresenta melhor penetração tecidual do que o cetoconazol. A medicação oral deve ser descontinuada se ocorrerem efeitos adversos, como elevação de transaminases hepáticas e distúrbios gastrentéricos. Recomenda-se, nos casos graves ou crônicos, que o tratamento seja descontinuado somente após cultura negativa das lesões.

Fármacos alternativos, como a terbinafina (30 mg/kg, VO, a cada 24 h, por 3 a 4 semanas, em cães) e o lufenuron, também podem ser empregados, mas são menos eficazes e mais caros. O gênero *Malassezia* não é sensível à griseofulvina. A manutenção da homeostase cutânea pela suplementação com zinco e ácido linoleico (ômega), encontrado em óleos vegetais, pode auxiliar na recuperação, especialmente em cães com quadros seborreicos.

Otites

Epidemiologia

Malassezia sp. está presente como comensal do conduto auditivo de quase metade dos cães e de cerca de um terço dos gatos. A levedura causa otite externa quando prolifera excessivamente em razão de diversos fatores que afetam o microambiente local ou desencadeiam a produção excessiva de cerume, o principal substrato utilizado para a multiplicação do agente infeccioso. As principais condições associadas à infecção são alergias, seborreias, infestações auriculares por ácaros, umidade local excessiva após banhos ou natação, uso de antissépticos irritantes no conduto auditivo, traumas após limpeza agressiva e endocrinopatias.

Raças de cães com orelhas pendulares e excesso de pelo no conduto auditivo (Cocker Spaniel Americano e Basset Hound), animais com canal auditivo estenótico (raças braquicefálicas) e raças com grande quantidade de células ceruminosas no epitélio auricular (Labrador Retriever preto) apresentam maior propensão à infecção. Além dos fatores predisponentes, existem fatores denominados perpetuantes (que agravam e/ou mantêm as infecções otológicas estabelecidas), como infecções bacterianas concorrentes, doenças obstrutivas do conduto auditivo, otite média e distúrbios proliferativos do epitélio local (pólipos inflamatórios, neoplasias e alterações hiperplásicas). Em gatos, a infecção com vírus causadores de imunodeficiências pode predispor às otites por *Malassezia* sp.

M. pachydermatis é a principal espécie isolada de infecções otológicas de cães e gatos. No entanto, espécies lipodependentes, como *M. furfur, M. globosa, M. sympodialis* e *M. nana*, também são identificadas, mas em menor frequência. Em ruminantes e suínos, espécies lipodependentes, como *M. globosa, M. slooffiae, M. furfur* e *M. sympodialis*, foram, esporadicamente, associadas às infecções otológicas.

Patogenia

As otites por *Malassezia* sp. ocorrem quando a levedura se prolifera no conduto auditivo em razão do excesso de cerume (o principal substrato utilizado pelo agente) produzido pelas glândulas apócrinas. Durante a multiplicação, *Malassezia* sp. produz enzimas que geram metabólitos responsáveis por reações locais de hipersensibilidade imediata e tardia que resultam em lesões inflamatórias não supurativas no epitélio do conduto auditivo. A umidade local excessiva aumenta a exposição do epitélio aos antígenos da levedura. O processo inflamatório pode estender-se até a superfície externa da membrana timpânica, que raramente é rompida no decurso das alterações inflamatórias. Ulcerações epiteliais também são incomuns.

Clínica

No exame físico e otoscópico, são observados eritema local e cerume de cor castanho-escura a enegrecida, de odor desagradável, no interior das orelhas. Os cães balançam a cabeça constantemente (meneio cefálico) e tentam coçar os pavilhões auriculares com o membro ipsilateral posterior, especialmente quando a orelha é manipulada. O autotraumatismo em decorrência do prurido pode acarretar a formação de oto-hematomas.

Diagnóstico

A investigação sobre o histórico de tratamentos pregressos, padrões de sazonalidade da infecção e a existência de fatores predisponentes e de enfermidades concorrentes devem fazer parte do plano diagnóstico inicial. Os exames de ostoscopia ou vídeo-otoscopia são recomendados para observar a integridade das estruturas auriculares, o tipo de exsudato ceruminoso local e a presença de fatores perpetuantes e predisponentes, como corpos estranhos, estenoses e proliferações teciduais poliposas e tumorais.

A confirmação laboratorial é realizada por exames citológicos de material ceruminoso coletado antes de se realizar qualquer procedimento de limpeza, com *swabs* introduzidos delicadamente na porção intermediária, entre o ramo vertical e o horizontal do conduto auditivo. O cerume deve ser depositado na lâmina com movimentos de rotação, de maneira a formar uma única linha diagonal e contínua. Após fixar a lâmina no fogo e corá-la com Panótico rápido ou técnica similar, as leveduras podem ser quantificadas por microscopia de imersão. Em média, dez leveduras ou mais por campo de imersão, contadas em cinco campos randomicamente selecionados, são significativas de infecção ativa em cães. Para gatos, o valor considerado é 12 leveduras por campo. Bactérias presentes em quantidade significativa indicam infecção de natureza mista. Para diminuir a probabilidade de resultados falso-negativos, o exame citológico pode ser complementado com a cultura fúngica para confirmação de diagnóstico.

Testes imunoalérgicos com antígenos da *M. pachydermatis* podem ser empregados para evidenciar o papel da levedura em processos de natureza alérgica. No entanto, esses testes são pouco difundidos no Brasil.

Tratamento

O tratamento das infecções otológicas por *Malassezia* é baseado nas seguintes premissas básicas: remoção dos debris ceruminosos do conduto auditivo, redução da população de leveduras no local e restabelecimento da saúde do ambiente auricular.

Remoção dos debris ceruminosos do conduto auditivo

Debris ceruminosos protegem os microrganismos fúngicos, impedem a ventilação adequada do conduto auditivo e interferem na ação de antimicrobianos. Recomenda-se o uso de ceruminolíticos, que atuam como detergentes ou surfactantes que emulsificam, amolecem e degradam os detritos exsudativos. Em ordem decrescente de potência, podem ser empregados: dioctil sulfoccinato de sódio, peróxido de carbamina, esqualeno, propilenoglicol, glicerina e óleo mineral. Muitos ceruminolíticos são combinados com ácidos fracos, que atuam como agentes secantes, como os ácidos láctico, salicílico, benzoico e málico. Após aplicá-los, espera-se a ação do produto por 5 a 15 min para, depois, removê-lo com papel-toalha, o que pode ser realizado pelo proprietário, sob a orientação de médico veterinário. Uma alternativa mais prática é a sedação do animal seguida da instilação de uma solução antisséptica de lavagem com seringas plásticas estéreis, procedendo-se à alternância entre irrigação e sucção, a fim de proceder uma limpeza mais profunda do conduto auditivo. No entanto, esse procedimento deve ser realizado apenas por médicos veterinários, com extremo cuidado para não romper a membrana timpânica, que se encontra fragilizada pela infecção. A solução antisséptica empregada deve ser pouco irritante e de baixo potencial ototóxico. Existem várias formulações de lavagem, algumas com clorexidina (0,5%) ou iodopovidona (0,5 a 1%). Cães com orelhas gravemente inflamadas podem ser medicados com corticosteroides tópicos ou sistêmicos, por 3 a 14 dias, previamente à manipulação para a limpeza dos condutos auditivos.

Redução da população de leveduras no conduto auditivo

Para reduzir o contingente de leveduras no conduto auditivo, podem ser aplicados, topicamente, antimicóticos como cetoconazol, clotrimazol, miconazol e nistatina, em concentrações entre 1 e 2%, 1 a 2 vezes/dia, por 10 a 14 dias. Alternativamente, podem-se empregar os ácidos acético ou bórico (2%), que têm efeitos secantes e tornam o ambiente auricular inóspito para as leveduras. O tratamento sistêmico é indicado para casos de otite média recorrentes. São recomendadas doses diárias de cetoconazol (5 a 10 mg/kg por 3 a 4 semanas) ou itraconazol (5 mg/kg, durante 21 dias). O cetoconazol não deve ser administrado nos gatos. A terapia em pulso pode ser realizada na mesma dosagem, 2 dias sim e 5 dias não, por 3 semanas, com boa eficácia e redução de custos. A avaliação do tratamento é realizada com base em exames citológicos a cada 7 dias para constatar a redução na população de leveduras.

Restabelecimento do microambiente auricular

Corticosteroides são indicados em casos de infecções perpetuadas por processos alérgicos, otites crônicas recorrentes e inflamação grave do epitélio auricular. Esses fármacos induzem a atrofia das glândulas ceruminosas e reduzem a inflamação, o prurido, as alterações proliferativas, a exsudação e a tumefação do conduto auditivo. Os efeitos anti-inflamatórios facilitam a limpeza e a aplicação de medicamentos e possibilitam a ventilação das orelhas. Para infecções otológicas mais graves, são empregados corticosteroides, potentes, como a dexametasona e a betametasona. Em casos mais brandos ou para controle da infecção, são recomendadas a hidrocortisona e a prednisolona (0,5 a 1%). O hiperadrenocorticismo iatrogênico pode ocorrer em casos de uso prolongado, embora essa condição raramente surja com aplicações desses fármacos a curto prazo. Além do uso de corticosteroides, o ambiente do conduto auditivo pode ser mantido sob condições hígidas com o uso de agentes secantes e antissépticos, como o ácido bórico (2%) associado ao ácido acético (2%).

Controle e prevenção

Os proprietários dos animais devem ser instruídos a realizar limpezas cuidadosas e periódicas no conduto auditivo dos cães, pois essa estrutura é constituída por um epitélio muito sensível a danos mecânicos. A limpeza deve ser restrita à porção mais externa das orelhas, nunca com uso de cotonetes comerciais, a fim de preservar a integridade da membrana timpânica. Veículos oleosos empregados para a limpeza periódica do conduto auditivo são capazes de estimular a multiplicação local de leveduras, portanto devem ser evitados. Muitas soluções antissépticas podem ser empregadas, entretanto as mais comuns são agentes secantes, como os ácidos acético e bórico (2%), em aplicações semanais. Irritações locais podem ocorrer em alguns casos. Os pelos da orelha não devem ser cortados ou arrancados, pois servem como barreiras ao ingresso de agentes infecciosos.

Tratamentos alternativos para casos de otite crônica, baseados na dessensibilização de cães, com o uso de alergênios da levedura, estão sendo desenvolvidos. No entanto, a levedura expressa grande diversidade de substâncias durante seus diferentes estágios de desenvolvimento, e ainda não há consenso sobre quais alergênios são mais significativos para a terapia. A dessensibilização com o uso de antígenos da levedura é mais útil para o controle da hipersensibilidade imediata (IgE-mediada) do que para a hipersensibilidade do tipo tardia mediada por células.

Afecções pelo gênero *Malassezia* em outras espécies

Equinos

M. pachydermatis também é encontrada na microbiota da pele de equinos. Recentemente, *M. sympodialis* também tem sido descrita na pele de equinos. Nessa espécie, a levedura está associada à presença de dermatite, com formação de crostas e escamas, moderadamente pruriginosa. Comumente, as lesões são localizadas (axila e virilha), mas podem generalizar-se. O diagnóstico da levedura é semelhante ao descrito em animais de companhia. Devem ser consideradas no diagnóstico diferencial de causas infecciosas de dermatite a foliculite bacteriana (*Staphylococcus aureus, Staphylococcus intermedius, Staphylococcus hyicus, Streptococcus equi* subesp. *equi, Corynebacterium pseudotuberculosis*), a dermatofilose, a dermatofitose e as infecções por *Besnoitia bennetti*. A profilaxia baseia-se em evitar contaminação de utensílios de uso comum e condições de excesso de umidade, e o tratamento concentra-se na utilização de produtos tópicos (xampus) à base de cetoconazol, miconazol e clotrimazol.

Ruminantes domésticos

O gênero *Malassezia* também tem sido isolado da pele de animais de produção, particularmente ruminantes. Estudo realizado na Espanha identificou a levedura em 60% dos equinos, 58% de bovinos, 44% dos caprinos e 28% dos ovinos. *M. sympodialis, M. globosa* e *M. restricta* foram as espécies detectadas em ovinos, enquanto, em caprinos, foram identificadas *M. pachydermatis, M. furfur, M. sympodialis, M. obtusa, M. globosa* e *M. restricta*. Em equinos, foram encontradas *M. furfur, M. sloffiae, M. obtusa, M. globosa* e *M. restricta*. À semelhança dos equídeos, as infecções estão associadas ao excesso de umidade da pele e à contaminação de utensílios de uso comum nos animais. Em geral, as lesões estão restritas ao tegumento e raramente são disseminadas. O tratamento é baseado em antifúngicos, como cetoconazol, itraconazol e fluconazol.

Saúde Pública

Humanos são suscetíveis às infecções dermatológicas por todas as espécies de *Malassezia*, com exceção de *M. nana, M. caprae* e *M. equina*.

M. pachydermatis, espécie zoofílica de maior importância para animais domésticos, foi identificada em infecções nosocomiais em uma unidade de terapia intensiva neonatal, após ter sido administrada alimentação parenteral à base de lipídios. Várias dessas crianças recém-nascidas apresentava coinfecções com doenças graves e tinham cateteres centrais ou periféricos, que podem servir como fômites do microrganismo. Tem-se relacionado na transmissão da levedura a crianças neonatas as mãos de enfermeiras, o que demonstra que devem ser reforçados os cuidados com a higiene das mãos e dos possíveis fômites na profilaxia de infecções nosocomiais. Infecção sistêmica fatal foi descrita, também, em adulto imunossuprimido.

➤ Bibliografia

Akerstedt J, Vollset I. Malassezia pachydermatis with special reference to canine skin disease. Br Vet J. 1996;152:269-81.

Bond R. Malassezia dermatitis. In: Greene CE. Infectious diseases of the dog and cat. 4.ed. St. Louis: Elsevier Saunders; 2012. p. 602-6.

Bond R. Superficial veterinary mycoses. Clin Dermatol. 2010;28:226-36.

Cafarchia C, Otranto D. The pathogenesis of Malassezia yeasts. Parassitologia. 2008;50:65-7.

Dorogi J. Pathological and clinical aspects of the diseases caused by Malassezia species. Acta Microbiol Immunol Hung. 2002;49:363-9.

Guillot J, Bond R. Malassezia pachydermatis: a review. Med Mycol. 1999;37:295-306.

Guillot J, Hadina S, Guého E. The genus Malassezia: old facts and new concepts. Parassitologia. 2008;50:77-9.

Logas D, Ginn PE. Skin infections. In: Sellon DC, Long MT. Equine infectious diseases. St. Louis: Saunders Elsevier; 2007. p. 79-84.

Morris DO. Malassezia dermatitis and otitis. Vet Clin North Am Small Anim Pract. 1999;29:1303-10.

Quinn PJ, Markey BK, Carter ME, Donnelly WJ, Leonard FC. Microbiologia veterinária e doenças infecciosas. Porto Alegre: Artmed; 2005.

Radostits OM, Gay CC, Hinchcliff KW, Constable PD. Veterinary Medicine: a textbook of the diseases of cattle, horses, sheep, pigs, and goats. 10.ed. Philadelphia: Saunders Elsevier; 2007. p. 1471-3.

Scott DW, Miller WH. Equine dermatology. St Louis: W.B. Saunders; 2003.

Esporotricose 86

Marconi Rodrigues de Farias, Alessandra Vieira Pereira e Rogerio Giuffrida

Definição

A esporotricose é uma infecção micótica granulomatosa de animais e humanos causada pelo fungo dimórfico *Sporothrix schenkii*, de evolução subaguda a crônica, geralmente restrita aos tecidos cutâneo, subcutâneo e linfático adjacente e, ocasionalmente, disseminada pelos órgãos.

Sinonímias: micose gomosa, cancro esporotricótico, esporotricose linfangítica, adenite esporotricótica, linfangite nodular, doença dos jardineiros.

Etiologia

Sporothrix schenckii (*S. schenckii*), agente etiológico da esporotricose, é um fungo dimórfico e anamórfico. Estudos recentes sugerem a possibilidade de sua forma sexuada ser *Ophiostoma stenoceras*, pertencente ao filo *Ascomycota*, classe *Pyrenomycetes*, ordem *Ophiostomathales*, família *Ophiostomathaceae*. Ainda, estudos moleculares baseados nas análises da sequência de síntese de quitina, β-tubulina e calmodulina sugeriram que *S. schenckii* constitui um complexo de, pelo menos, seis espécies crípticas, filogeneticamente relacionadas, denominadas *S. brasiliensis*, *S. schenckii*, *S. globosa*, *S. mexicana*, *S. pallida* e *S. luriei*.

Na natureza ou em meios de cultura a 25°C, multiplica-se na forma filamentosa, enquanto, em parasitismo ou em meios de cultura a 37°C, encontra-se na forma de levedura.

Na forma saprofítica e em cultivos incubados à temperatura ambiente, é isolado sob a forma de colônias filamentosas – inicialmente de cor branca, acinzentada ou creme –, que, ao formarem conídios escuros, vão gradativamente assumindo coloração marrom e preta da periferia para o centro. Apresenta superfície enrugada, textura membranosa característica e micélios aéreo e reprodutor bem aderidos à superfície do meio de cultura. Microscopicamente, essa fase caracteriza-se por apresentar hifas bem delgadas e hialinas, medindo 1 a 2 mm de diâmetro. Apresenta, também, conidióforos perpendiculares às hifas vegetativas, com conídios ovais, medindo 2 × 3 mm a 3 × 6 mm, dispostos em roseta ou em formato de pétalas de flor, comumente referenciados na literatura como pétalas de margarida.

Na forma parasitária ou em cultivo incubado a 37°C, observam-se colônias lisas e úmidas, de coloração bege-amarelada e aspecto cremoso. Com o envelhecimento do cultivo, as colônias assumem coloração marrom-chocolate a quase negro no ágar Sabouraud (Figura 86.1). À microscopia, observam-se leveduras arredondadas, ovais e alongadas (também chamadas de formas de charuto ou naveta), medindo cerca de 1 a 10 mm de diâmetro e com brotamentos únicos, em sua grande maioria.

O patógeno é resistente à ciclo-hexamida, portanto recomenda-se o cultivo de espécimes clínicos suspeitos em ágar Mycosel®.

Embora os fatores de virulência desse fungo não estejam completamente esclarecidos, parecem estar ligados à produção de melanina e de proteinases extracelulares, à termotolerância e à presença de determinados componentes em sua parede celular.

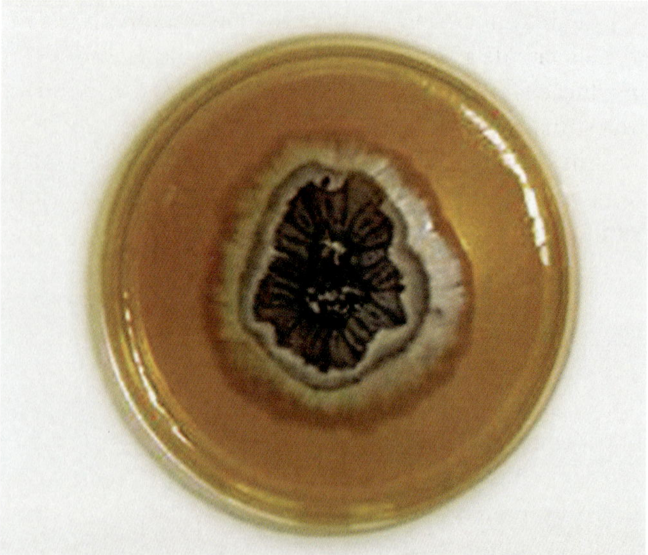

Figura 86.1 Cultura fúngica de *Sprothrix schenckii*, em ágar Sabouraud, com aspecto micelial, de centro enrugado, aderente ao meio e de cor marrom-escuro.

Epidemiologia

A esporotricose apresenta distribuição geográfica universal e ocorre principalmente em regiões de clima tropical e temperado. Atualmente, é rara na Europa e frequente na África, no Japão, na Austrália e nas Américas. É a micose subcutânea mais comum na América Latina, principalmente no Brasil.

A esporotricose acomete a espécie humana, mamíferos domésticos e silvestres. Em animais, a doença é descrita principalmente em cães e gatos, embora já tenha sido relatada em muares, asininos, bovinos, suínos, caprinos, chimpanzés, raposas, camelos, ratos, hamsters, camundongos, camelos e golfinhos.

Em geral, esse fungo é encontrado em estado de saprofitismo em substratos vegetais, quando em condições favoráveis de temperatura e umidade. O microrganismo já foi isolado em espinhos, feno, palha, musgo esfagno, madeira e solo rico em matéria orgânica em decomposição. Os felinos parecem ser a única espécie animal capaz de atuar como reservatório do fungo, isolado da pele e das cavidades nasal e oral.

Grande aumento da frequência de ocorrência da esporotricose felina tem sido observado nos últimos anos. Nessa espécie, a doença predomina em machos de faixa etária inferior a 4 anos, não castrados, não domiciliados ou com livre acesso à rua. Não se observa predisposição racial. A disseminação da infecção entre felinos parece estar relacionada com o hábito dos animais de invadir ninhos e frestas de materiais descartados e de esfregarem-se no solo e em cascas de árvores. Ainda, a transmissão está relacionada com arranhões e mordidas decorrentes de brincadeiras ou de conflitos territoriais ou pelas fêmeas. A esporotricose felina tem mostrado maior número de casos na região Sudeste. Na cidade de São Paulo, a ocorrência foi estimada em 1,5 caso da doença/ano. Entretanto, pelo fato de a esporotricose em gatos poder apresentar involução clínica espontânea, sua real incidência pode ser subestimada.

Em cães, não há predisposição por gênero. No Brasil, a esporotricose canina está associada a contato próximo ou acidente traumático com gatos infectados por *S. schenckii*, no domicílio ou em ambiente externo.

S. schenckii não é capaz de penetrar a pele intacta. A infecção é adquirida, principalmente, pelo implante traumático que ocorre em pequenos cortes, abrasões e puncturas com material contaminado ou por contaminação de soluções de continuidade, que possibilitam que o fungo alcance camadas profundas da pele. A via inalatória tem sido responsável pela infecção extracutânea, principalmente em humanos imunocomprometidos. Essa via também tem sido relatada como importante para a infecção de felinos, em virtude do grande número de animais que desenvolvem sinais respiratórios, com o isolamento do fungo por lavados transtraqueais. Entretanto, a disseminação por linfonodos, baço, pulmões, rins e fígado tem sido observada a partir do inóculo tegumentar experimental, fato que responsabiliza a quantidade de elementos fúngicos associada à resposta inflamatória ineficaz pela disseminação da doença.

Patogenia

Não estão totalmente esclarecidos os fatores de virulência do gênero *Sporothrix* envolvidos na doença em animais. À semelhança de outros fungos, aceita-se que a aquisição de fatores de virulência em fungos seria determinada pela interação microbiana no *habitat* natural do patógeno. Essa interação proporciona o desenvolvimento de estratégias de sobrevivência que lhes possibilitam maior virulência quando em contato com hospedeiros acidentais, como a habilidade de sobreviver no interior de fagócitos. Não é observado mecanismo similar em fungos que não têm o solo como *habitat* natural, como *Candida albicans*.

Os fatores de virulência conhecidos considerados na patogenia da esporotricose são termotolerância, produção de melanina e presença de proteínas de adesão e de virulência. Além desses fatores, devem ser considerados também o estado imunológico do hospedeiro, a carga fúngica e a profundidade do inóculo.

A termotolerância é um dos principais fatores de virulência estudados em fungos. Tem-se observado que isolados do gênero *Sporothrix* são capazes de se multiplicar a 35°C, mas não a 37°C, produzindo lesões cutâneas, embora não se disseminem pela via linfática.

A síntese de melanina é observada tanto na fase micelial quanto na fase leveduriforme do gênero *Sporothrix*. Macroscopicamente, observa-se que a fase micelial é melanizada, uma vez que é essa a fase encontrada no ambiente. A produção de melanina é necessária para a sobrevivência do fungo a condições adversas no ambiente. Tem sido demonstrado, *in vitro*, que a melanina presente na parede celular de conídios infectantes aumenta a resistência à fagocitose por macrófagos, o que facilita o desenvolvimento da infecção. A melanina participa da patogênese da esporotricose cutânea, uma vez que já foi observado, experimentalmente, que isolados pigmentados têm maior capacidade de invasão do que isolados albinos. A produção de melanina na fase parasitária tem sido observada pela formação de um halo acastanhado ao redor da levedura em cortes histológicos do tecido infectado. Em isolados de *Histoplasma capsulatum* e *Cryptococcus* spp., a melanina diminui a sensibilidade aos antifúngicos. Sugere-se que tal mecanismo também possa ocorrer em isolados de *Sporothrix* spp.

A adesão primária às células endoteliais e epiteliais, bem como aos componentes da matriz extracelular, é um dos primeiros passos para a invasão aos tecidos do hospedeiro. Tanto na fase micelial como na leveduriforme de *Sporothrix* spp. é possível reconhecer três importantes glicoproteínas da matriz extracelular: a fibronectina, a laminina e o colágeno do tipo II. As moléculas de adesão à fibronectina estão presentes principalmente na superfície das leveduras, quando comparadas aos conídios. O fungo pode interagir também com células endoteliais e atravessar o espaço intercelular, fatores que facilitam a disseminação da levedura pela corrente sanguínea e a disseminação hematógena.

Estudos experimentais também têm demonstrado que a virulência do fungo está diretamente relacionada com o genótipo do isolado. Em ensaios que inocularam animais com isolados clínicos provenientes de infecção disseminada, observou-se que a infecção experimental desenvolveu-se mais rapidamente e os animais apresentaram lesões mais graves do que os que foram inoculados com estirpes provenientes de lesões linfocutâneas.

Nas lesões cutâneas, a infecção ocorre após traumas que resultam em solução de continuidade da pele e possibilitam a introdução do fungo diretamente no tecido subcutâneo. Nesse local, o fungo passa da forma micelial para a leveduriforme e pode ficar restrito a esse tecido ou disseminar-se pelo tecido linfático adjacente, o que pode ser clinicamente evidenciado pelo desenvolvimento de lesões cutâneas fixas ou linfocutâneas, respectivamente. Em felinos, têm sido observados vários animais com sinais respiratórios, provavelmente por causa da infecção por via respiratória.

O perfil de resposta imune mais eficiente no controle da infecção é o da imunidade celular. Após a fagocitose, tanto de conídios como de leveduras, por macrófagos e monócitos, ocorre a produção de radicais reativos de oxigênio, principalmente ânion superóxido e seus metabólitos, os quais também podem ser produzidos por neutrófilos. Essas substâncias apresentam atividade fungicida ou fungistática, e sua ausência tem sido causa de letalidade em infecção experimental.

➤ Clínica

As manifestações clínicas da esporotricose são polimórficas e podem ser classificadas, quanto à distribuição, em cutâneas e extracutâneas. A manifestação cutânea é observada como lesão cutânea fixa, linfocutânea e cutânea disseminada. A extracutânea pode apresentar manifestação pulmonar primária ou sistêmica. No entanto, por vezes, a esporotricose em animais apresenta, simultaneamente, mais de uma das manifestações supracitadas.

Em cães e gatos, geralmente as lesões distribuem-se no segmento cefálico, na porção externa dos pavilhões auriculares, na porção distal dos membros, na base da cauda e no tronco.

Em felinos, as manifestações cutânea fixa e linfocutânea têm sido eventualmente descritas. A síndrome cutânea fixa ou exclusivamente cutânea caracteriza-se por lesões ulceradas (solitárias ou múltiplas), exsudativas, de bordas elevadas, geralmente recobertas por crostas sanguíneo-purulentas (cancro esporotricótico) (Figura 86.2 A). Nas lesões tegumentares, observam-se, também, celulite e lesões papulares, placo-papulosas, nodulares ou de aspecto tumoral, que podem evoluir para necrose de liquefação (aspecto de goma) ou úlceras necróticas (Figura 86.2 B). Essas lesões geralmente drenam exsudato seropurulento.

A manifestação linfocutânea caracteriza-se pela disseminação fúngica a partir do inóculo cutâneo primário para o sistema linfático adjacente e pelo desenvolvimento de múltiplos nódulos subcutâneos, úlceras e linfadenite regional (Figura 86.3).

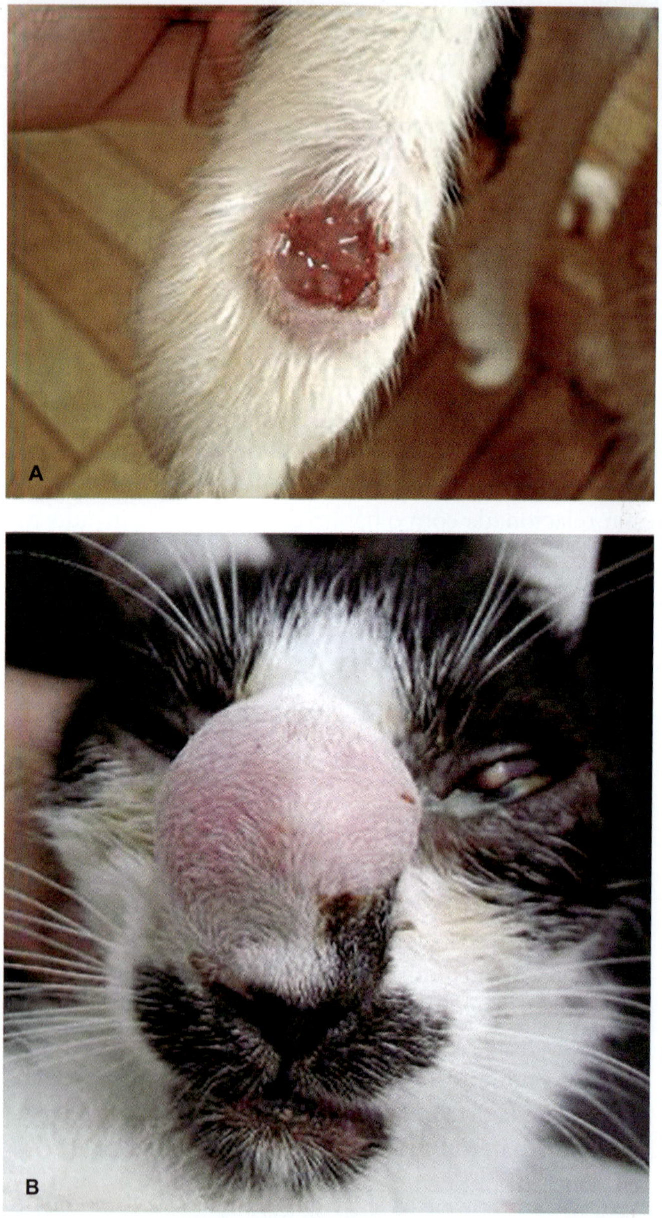

Figura 86.2 A. Lesão nodular, com centro ulceronecrótico e bordas elevadas (cancro-esporotricótico) em gato macho, de 1 ano, com esporotricose cutânea fixa. **B.** Tumor nasal, de 10 cm de diâmetro, de consistência flutuante (goma), associado à epífora em gato sem raça definida (SRD), macho, adulto, com esporotricose.

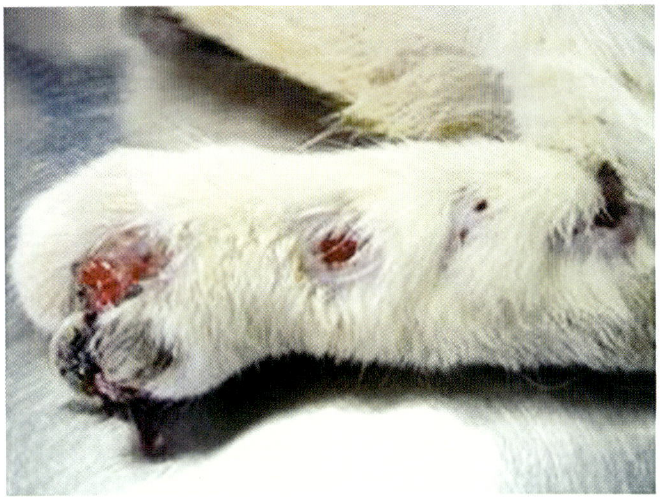

Figura 86.3 Lesão linfocutânea caracterizada por múltiplas lesões ulcerosas ao longo do trajeto linfático, a partir do inóculo primário, em membro torácico esquerdo, em um gato macho, SRD, adulto, com esporotricose.

A apresentação clínica mais comum em felinos é a cutânea disseminada, caracterizada por múltiplas lesões ulceronecróticas, recobertas por crostas hematopurulentas que se distribuem pelo tegumento, geralmente associadas à emaciação e ao comprometimento do estado geral do animal (Figura 86.4). Essa manifestação foi descrita em 223 de 347 gatos com infecção espontânea. A disseminação fúngica a partir do inóculo primário ocorre geralmente pela via linfática ou hematógena, por autoinoculação do fungo em decorrência da lambedura compulsiva ou é secundária às lesões contaminadas por prurido intenso nos gatos infectados.

A esporotricose extracutânea pode ocorrer na apresentação pulmonar primária ou afetar articulações, tecido ósseo, globo ocular, sistema nervoso central e periférico, testículos, epidídimo, glândula mamária, fígado, pâncreas, baço, miocárdio, tireoide, rins e seios da face. Nesses animais, podem ser observados sinais de secreção nasal, dispneia, linfonodomegalia, vômito, perda de peso e tosse. Os animais com lesões disseminadas podem apresentar-se ainda anoréticos, letárgicos e febris.

Embora os gatos aparentem apresentar lesões restritas à pele, a disseminação do patógeno e a presença de sinais respiratórios, manifestada principalmente por espirros, são frequentes e podem estar associadas a lesões localizadas na mucosa e nos seios nasais. Estudos sugerem que a presença desses sinais pode preceder a observação de lesões cutâneas em gatos.

Certos felinos apresentam evidência de comprometimento de pulmões, linfonodos, vasos linfáticos, baço, fígado e rins, fato que pode indicar potencial de disseminação sistêmica da doença a partir da lesão cutânea primária. Em outros felinos, é possível observar extensas áreas de necrose da pele, com exposição da musculatura.

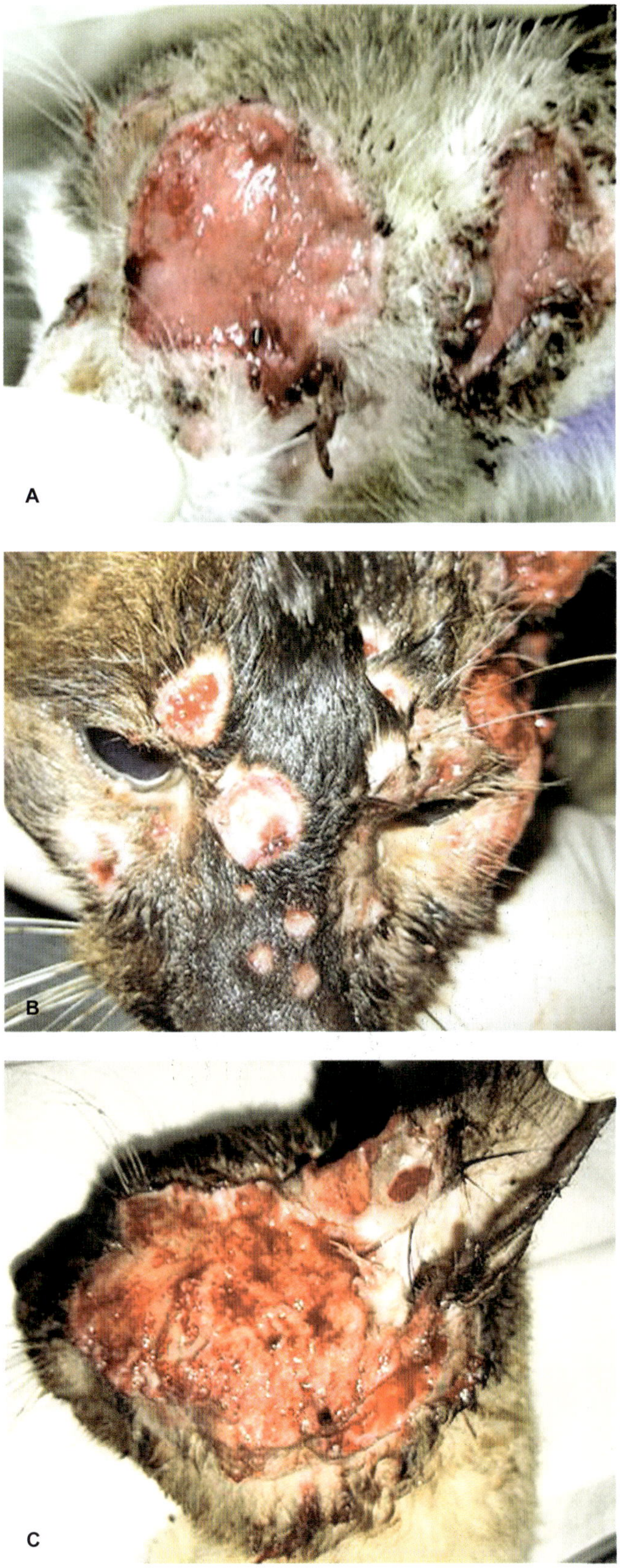

Figura 86.4 **A.** Lesão ulcerosa e exsudativa facial, encimada por crostas hemáticas em um gato macho, de 2 anos, com esporotricose. **B.** Múltiplas lesões ulcerosas, de bordas elevadas e encimadas por crostas hemáticas na face de um gato siamês, macho, adulto, com esporotricose. **C.** Detalhe de lesão ulceronecrótica, exsudativa e deformante na face esquerda de gato.

Embora o imunocomprometimento possa colaborar para a disseminação sistêmica do fungo, a associação da esporotricose felina com doenças imunodepressoras raramente tem sido descrita. De 142 gatos com esporotricose, foram observados anticorpos contra o vírus da imunodeficiência felina e da leucemia felina em, respectivamente, 28 e 2 gatos.

Em cães, as manifestações cutânea fixa (Figura 86.5), cutânea disseminada (Figura 86.6) e linfocutânea são as mais frequentemente relatadas, enquanto a extracutânea raramente é observada (Figura 86.7).

São raros os relatos da doença em equídeos, inclusive no Brasil. Em geral, são observadas lesões cutâneo-linfáticas ascendentes a partir do local do inóculo traumático e implantação do fungo, com predomínio nos membros torácicos e pélvicos. Ao exame clínico, observam-se nodulações, indolores e não pruriginosas, no trajeto linfático, denominadas rosário.

Diagnóstico

A presença de lesões ulceradas de aspecto gomoso em animais de companhia, principalmente na região da face e dos membros, deve chamar a atenção para o diagnóstico da esporotricose. No entanto, o método mais fidedigno para confirmar o diagnóstico continua a ser o isolamento microbiológico com identificação do fungo.

Diferentes técnicas têm sido utilizadas no diagnóstico da doença, embora, na rotina, o cultivo micológico, a citologia e/ou a histopatologia sejam mais utilizados. Recentemente, métodos moleculares também têm sido empregados para esse fim. Vários espécimes clínicos são adequados para o diagnóstico da esporotricose em ani-

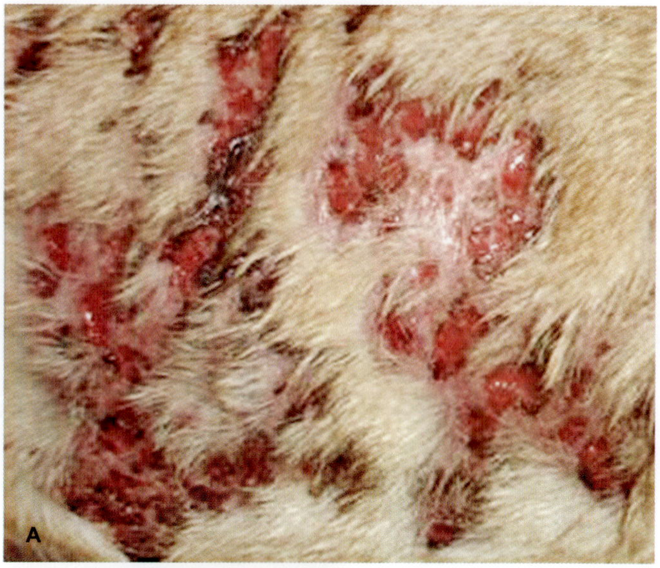

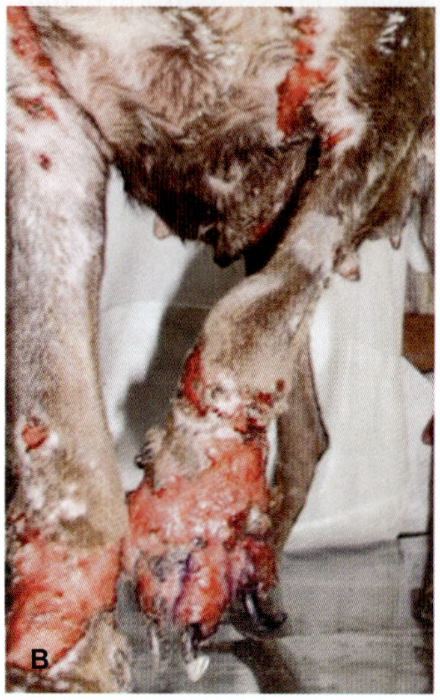

Figura 86.6 A. Detalhe de múltiplas lesões ulcerosas e exsudativas em cão SRD, adulto, fêmea, com esporotricose. **B.** Lesões ulcerosas, desvitalizadas, friáveis e exsudativas em cão SRD, fêmea, com esporotricose cutânea disseminada.

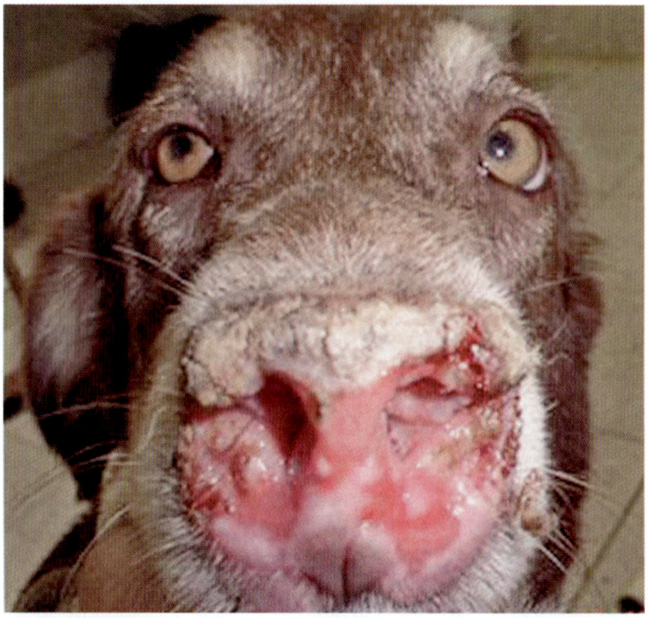

Figura 86.5 Lesão ulcerosa nasal, exsudativa e crostosa em um cão SRD, macho, adulto, com esporotricose.

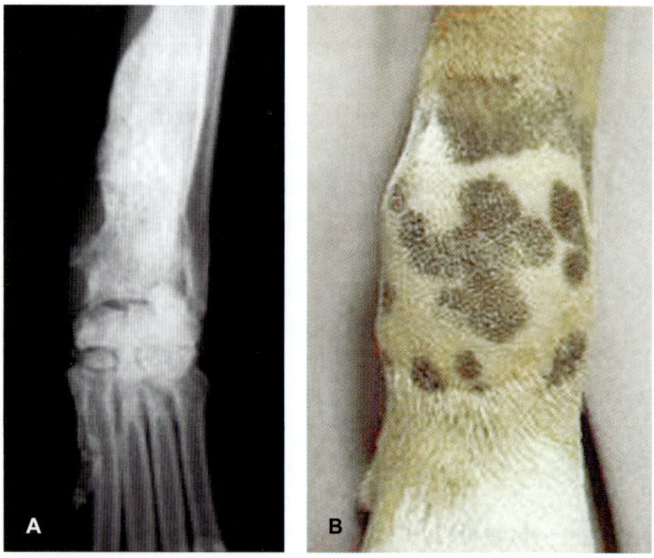

Figura 86.7 A. Avaliação radiográfica de membro de cão com esporotricose osteoarticular revelando lise óssea. **B.** Artrite secundária à esporotricose extracutânea em cão da raça Boxer, macho, de 2 anos.

mais, incluindo *swabs* da pele e das cavidades nasal e oral, lavados transtraqueais, biopsias de pele e linfonodos. Fragmentos de tecido devem ser coletados em duplicata, dos quais uma das amostras precisa ser enviada refrigerada ou inoculada nos meios de Sabouraud ou Mycosel®, e a outra imersa em solução de formol a 10%, para exames histopatológicos.

Citopatologia

O exame citopatológico a partir das lesões dermatológicas desenvolvidas na esporotricose tem-se mostrado confiável como método de triagem. Esse exame é pouco invasivo e de baixo custo, e os procedimentos para a execução são simples e rápidos, o que possibilita sua realização ambulatorial.

Em cães, o método citológico apresenta menor sensibilidade se comparado ao uso em felinos, principalmente em virtude da escassez de elementos fúngicos teciduais. Já nestes últimos, a sensibilidade do exame citopatológico é semelhante à do exame histopatológico e à da cultura fúngica em animais naturalmente e experimentalmente infectados.

As amostras para o exame citopatológico podem ser coletadas utilizando *swabs*, impressão do exsudato ou aspiração com agulha fina, devendo ser imediatamente fixadas e coradas. A coloração de escolha mais comum na prática clínica é a de Wright modificado. Essa colaração, à base de Romanovsky, não fornece detalhes nucleares, mas possibilita boa diferenciação de estruturas citoplasmáticas e de microrganismos. As colorações pelo ácido periódico de Schiff (PAS) e pela prata metenamina de Gomori também são úteis na detecção citológica do patógeno.

O exame citopatológico geralmente revela infiltrado inflamatório piogranulomatoso. Na esporotricose em felinos, as células fúngicas são numerosas e facilmente encontradas, caracterizando-se por leveduras pleomórficas (arredondadas, ovaladas ou em forma de naveta) (Figura 86.8), de 2 a 10 mm, envoltas por halo claro, livres ou fagocitadas.

Histopatologia

A avaliação histopatológica das lesões da esporotricose em cães e gatos geralmente revela a epiderme acantótica e ulcerada, com variável quantidade de pústulas e deposição de crostas. Na derme papilar e reticular, observa-se intensa inflamação, composta de macrófagos, neutrófilos, linfócitos e plasmócitos, em padrão nodular a difuso.

O que diferencia marcantemente a esporotricose felina da doença nas outras espécies é a quantidade abundante de leveduras, facilmente visualizadas, mesmo em colorações histoquímicas de rotina, como a hematoxilina-eosina (H-E), fato não evidenciado no tecido infectado em cães e humanos. Em felinos, o granuloma formado é frouxo, composto basicamente de macrófagos, que se mostram incapazes de limitar a proliferação fúngica.

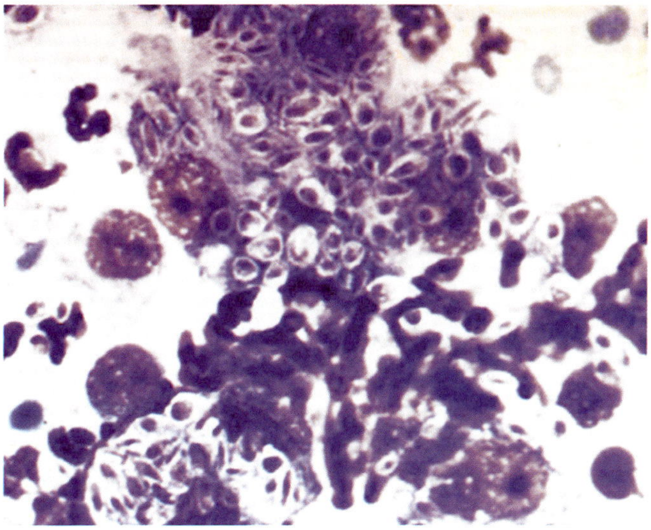

Figura 86.8 Múltiplas leveduras pleomórficas (arredondadas, ovaladas ou em forma de naveta), intra e extracelulares, associadas a infiltrado inflamatório piogranulomatoso (Panótico rápido, 100×).

Na coloração de H-E, as células fúngicas são pleomórficas, com corpos celulares pequenos, medindo entre 3 e 5 μm, envoltas por um halo claro. As células fúngicas são evidentes no interior de vacúolos nos fagócitos ou livres no tecido. Quando coradas pelo PAS, mostram corpo celular basofílico, halo claro e rima periférica vermelha (Figura 86.9). Na coloração pela prata metenamina de Gomori, evidenciam-se formas em naveta, claviformes, arredondadas com brotamento simples e outras com brotamentos arredondados. Corpúsculos asteroides (fenômeno de Splendore-Hoeppli), como descritos nas lesões humanas, não são um achado frequente em animais de companhia.

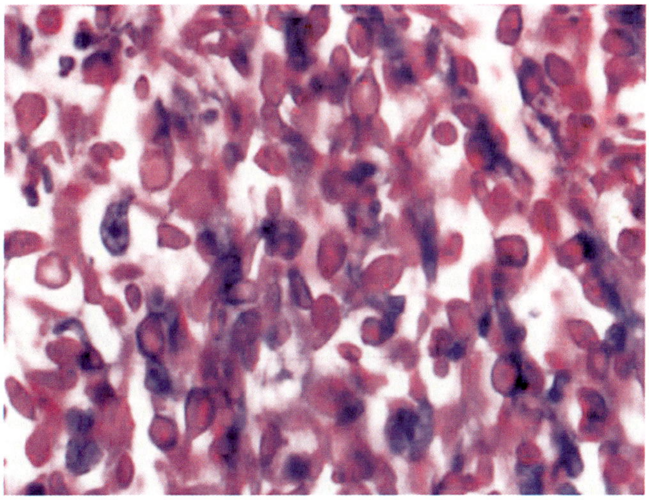

Figura 86.9 Múltiplas células fúngicas pleomórficas, com corpos celulares pequenos, medindo entre 3 e 5 μm com corpo celular basofílico, halo claro e rima periférica vermelha (PAS, 100×).

Cultura e identificação fúngica

O cultivo e a identificação fúngica são considerados o método definitivo de diagnóstico da esporotricose, especialmente na espécie canina, uma vez que os exames citológicos e histopatológicos podem resultar negativos em razão da pouca quantidade de leveduras nas lesões. A cultura fúngica pode ser efetuada a partir do exsudato, coletado por *swab* estéril ou curetagem a partir das lesões, porém, preferencialmente, deve ser realizada a partir de fragmentos de biopsia cutânea.

S. schenckii é um fungo dimórfico que, quando cultivado em meios enriquecidos (ágar cérebro-coração) e incubado à temperatura constante de 37°C, desenvolve-se como leveduras, na forma de colônias cremosas e úmidas, brancas ou amareladas.

Quando cultivado em ágar Sabouraud, à temperatura ambiente, desenvolve-se em forma micelial. Nesse caso, há formação de uma película enrugada, aderente ao meio de cultura, resistente, que forma, às vezes, micélio aéreo. No início, a colônia é de cor creme, que escurece com a maturidade do cultivo, adquirindo cor marrom-chocolate e, logo depois, marrom-escuro, quase negro. À microscopia, observam-se hifas finas e septadas, com pequenos conídios ovoides na extremidade de diminutos esterigmas sobre um conidióforo, em um padrão que se assemelha a pétalas de margarida (Figura 86.10).

Sorodiagnóstico

Diagnóstico sorológico

A prova de aglutinação em partículas de látex sensibilizado é considerada o método mais sensível e específico no diagnóstico das formas cutânea e extracutânea da esporotricose humana, quando comparado com as provas de fixação de complemento, imunodifusão e imunofluorescência indireta.

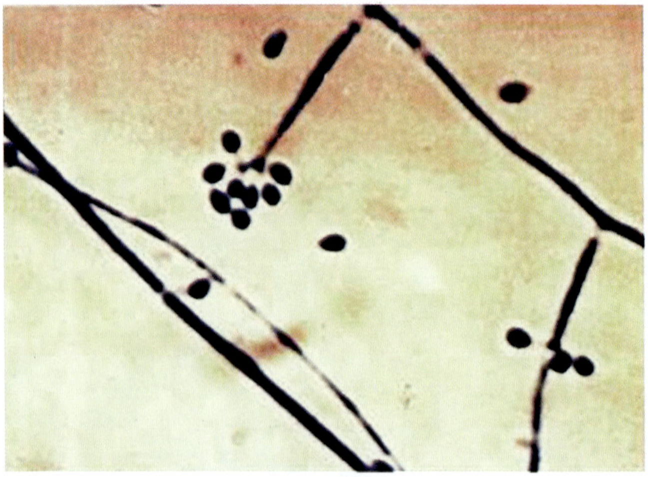

Figura 86.10 Identificação microscópica de *Sporothrix schenckii* como hifas finas e septadas, com pequenos conídios ovoides na extremidade de diminutos esterigmas sobre um conidióforo, em padrão que lembra pétalas de margarida (40×).

Provas de aglutinação em tubo ou em látex sensibilizados foram positivas, nas diluições de 1:16 e 1:8, respectivamente, em um caso de esporotricose canina extracutânea. Alternativamente, tem sido recomendada a prova de imunofluorescência direta. No entanto, em veterinária, as provas sorológicas para o diagnóstico da esporotricose apresentam resultados variáveis, por vezes controversos.

O desenvolvimento de provas sorológicas específicas e sensíveis para o diagnóstico é de grande importância, especialmente em cães, nos quais há escassa quantidade de fungo tecidual, e em casos de esporotricose extracutânea. Além disso, métodos sorológicos podem subsidiar o estabelecimento de prognóstico e o acompanhamento terapêutico da esporotricose em animais.

Outros métodos de diagnóstico

O método de imuno-histoquímica tem sido desenvolvido para a identificação do fungo em tecidos, utilizando conjugado policlonal anti-*S. schenckii* produzido em coelhos. Essa técnica, associada aos métodos clássicos de cultura microbiológica, citologia e histopatologia, proporciona resultado acurado, rápido e específico no diagnóstico da doença.

Recentemente, reação em cadeia pela polimerase (PCR) também tem sido desenvolvida para a identificação molecular do fungo em material de pele, mucosas e tecidos, com resultados promissores.

Devem-se considerar, no diagnóstico diferencial da esporotricose em cães e gatos, a micobacteriose, piodermite, leishmaniose, nocardiose, criptococose, granuloma eosinofílico, rodococose, actinomicose, histoplasmose, doenças autoimunes e neoplasias.

O diagnóstico diferencial da esporotricose na espécie equina deve ser realizado para lesões granulomatosas (quer de natureza infecciosa ou por corpo estranho) e neoplasias.

➤ Tratamento

A terapia da esporotricose é baseada no uso dos iodetos e dos derivados imidazóis e triazóis. Coinfecção estafilocócica secundária à esporotricose é comumente observada e requer a utilização conjunta de antibióticos sistêmicos por um período de 4 a 8 semanas.

Ao contrário da esporotricose canina, que costuma responder à medicação antifúngica sistêmica, a doença em felinos apresenta resposta variável ao tratamento, sendo comuns a recorrência e a disseminação tegumentar e sistêmica da infecção.

Outras opções terapêuticas são a terbinafina, anfotericina B, termoterapia local e remoção cirúrgica das lesões cutâneas.

Iodetos

O iodeto de sódio ou de potássio tem sido utilizado no tratamento da esporotricose canina, apesar de apresentar efeitos adversos após o uso prolongado. O modo de ação ainda não é completamente compreendido, embora se acredite que o produto aumenta a ação microbicida dos leucócitos polimorfonucleares e a atividade proteolítica.

Os iodetos são utilizados por via oral no tratamento da esporotricose canina, como solução saturada a 20% que contém 1 g de KI/mℓ, na dose de 40 mg/kg, a cada 8 ou 12 h. O tratamento deve ser mantido por 4 a 8 semanas após a cura clínica. Por causa da baixa palatabilidade, são comumente administrados com a ração ou com leite.

Os principais efeitos colaterais são anorexia, vômitos, diarreia, disqueratose, secreção oculonasal, depressão e colapso. Na vigência desses sinais clínicos, o fármaco deve ser descontinuado por 1 semana e reiniciado com mesma dose ou com dose reduzida. Na espécie felina, o uso de iodeto de potássio em cápsulas, na dose de 2,5 a 20 mg/kg, a cada 24 h, mostrou-se efetivo em 47,9% de 48 gatos submetidos a esse protocolo terapêutico.

Imidazóis e triazóis

Os derivados imidazólicos e triazólicos são fungicidas quando em altas concentrações séricas e interferem na síntese de ergosterol na membrana celular fúngica, inibindo a desmetilação do lanosterol. Com seu acúmulo na membrana celular, a permeabilidade da membrana é alterada, o que leva à difusão de potássio e à morte celular.

O cetoconazol tem sido usado na dose de 5 a 10 mg/kg a cada 24 h (Tabela 86.1), porém sua eficácia é variável em cães e gatos. Seus principais efeitos colaterais são anorexia, depressão, vômito, diarreia, icterícia e anormalidades neurológicas decorrentes de hepatotoxicidade. A terapia com cetoconazol deve ser mantida por pelo menos 30 dias após a cura clínica.

O itraconazol tem sido amplamente usado no tratamento da esporotricose em humanos, cães e gatos, e apresenta maior eficácia e menor toxicidade que outros antifúngicos sistêmicos. A dose recomendada é de 10 a 30 mg/kg a cada 24 h (Tabela 86.1). Soluções de itraconazol são mais biodisponíveis após ingestão oral e devem ser utilizadas em gatos na dose de 1,25 a 1,5 mg/kg a cada 24 h. Em adição, doses de 100 mg de itraconazol para gatos acima de 3 kg e de 10 a 20 mg/kg a cada 24 h para animais menores de 3 kg têm se mostrado eficazes no tratamento da esporotricose. A terapia com itraconazol também deve ser mantida por pelo menos 30 dias após a cura clínica.

Os principais efeitos colaterais do itraconazol são anorexia, vômito e diarreia associados a elevações da alanina aminotransferase, o que requer sua mensuração mensal e, raramente, vasculite cutânea.

Diferentes protocolos terapêuticos foram avaliados em 266 gatos com esporotricose. A cura clínica foi obtida em 68 animais (25,4%), e a duração do tratamento variou de 16 a 80 semanas (mediana = 36 semanas). Os efeitos adversos mais observados foram anorexia, vômito e diarreia.

A eficácia e a segurança do tratamento com cetoconazol ou itraconazol VO foram comparadas em 773 gatos com esporotricose, dos quais 30,8% foram curados, 13,6% foram a óbito por diferentes causas e 55,6% abandonaram ou se encontravam em tratamento. A mediana do tempo de tratamento foi de 28 semanas. Efeitos adversos ocorreram em 39,6% dos gatos, particularmente hiporexia (31,3%).

Apesar de o fluconazol ter demonstrado eficácia no tratamento da esporotricose humana, estudos são necessários para a averiguação da eficácia desse fármaco para a doença em animais.

Alternativamente, a terbinafina, uma alilamina fungicida, pode ser indicada para a esporotricose canina e felina em casos de baixa resposta, intolerância ou resistência ao itraconazol.

A esporotricose cutânea em cães, apesar de requerer longo período de terapia, costuma apresentar prognóstico favorável. Já as manifestações cutânea disseminada e extracutânea em cães, por geralmente estar associada a imunocomprometimento sistêmico, apresentam prognóstico reservado.

Na esporotricose felina, apesar da aparente involução das lesões, leveduras fúngicas são comumente observadas na avaliação histopatológica das áreas com lesões pregressas. Essas áreas geralmente estão associadas a cultura fúngica positiva, o que justifica as constantes

Tabela 86.1 Principais antifúngicos utilizados no tratamento da esporotricose em cães e gatos segundo a via, dose e frequência de administração.

Princípio	Espécie	Via	Dose	Frequência[1]
Iodeto de potássio 20%	C	Oral	40 mg/kg	8 h
Iodeto de potássio (cápsula)	G	Oral	10 a 20 mg/kg	12 h
	G	Oral	2,5 a 20 mg/kg	24 h
Cetoconazol	C e G	Oral	5 a 10 mg/kg	24 h
Itraconazol (cápsula)	C e G	Oral	10 a 30 mg/kg	24 h
Itraconazol (solução)	G	Oral	1,25 a 1,5 mg/kg	24 h
Terbinafina	G	Oral	30 a 40 mg/kg	24 h

C = cão; G = gato.
[1]Todos os tratamentos são recomendados por, no mínimo, 2 meses.

recorrências e a necessidade de continuidade do tratamento por, no mínimo, 4 a 8 semanas além da involução das lesões. A recorrência da esporotricose felina também tem sido descrita mediante o uso de medicações imunossupressoras ou em presença de doenças imunodepressoras.

Por causa da tendência à disseminação tegumentar e sistêmica da doença, ao comprometimento do estado geral do paciente, à exigência de longos períodos de terapia antifúngica, à recorrência das infecções e ao potencial zoonótico do patógeno, a esporotricose felina tem apresentado prognóstico reservado a desfavorável.

Profilaxia e controle

Deve-se evitar adquirir animais em regiões endêmicas para a doença. Na medida do possível, é preciso evitar também que os animais tenham acesso livre à rua ou contato com animais potencialmente carreadores do fungo. Além disso, recomendam-se cuidados com o ambiente, para que o animal não se exponha a traumatismos cutâneos que possam carrear o fungo.

O controle da esporotricose na população felina e canina, especialmente em animais errantes, pode ser realizado pela castração dos machos, uma vez que esses animais são os principais veiculadores da doença. O controle populacional auxilia a reduzir o número de animais, que poderiam transmitir o fungo em disputas territoriais ou por fêmeas no período do cio.

Campanhas de esclarecimento aos proprietários sobre a posse responsável de animais e sobre doenças de potencial zoonótico transmitidas entre os animais de companhia e humanos, incluindo a esporotricose, são fundamentais. Os proprietários também devem ser esclarecidos acerca da importância de incinerar a carcaça de animais que morrerem durante o tratamento.

Não existem vacinas disponíveis comercialmente para a profilaxia da doença em animais domésticos.

Saúde Pública

A primeira grande epidemia de esporotricose humana ocorreu na década de 1940 na África do Sul, onde aproximadamente 3.000 casos foram registrados em trabalhadores de minas de ouro. O fungo foi encontrado como saprófita na madeira de sustentação dos túneis das minas. A epidemia foi erradicada pelo tratamento dos pacientes com iodeto de potássio e aplicação de fungicida no interior das minas.

Nos EUA, o maior surto da doença ocorreu na década de 1980, envolvendo 84 indivíduos, e foi relacionado com o contato com o musgo esfagno contaminado. Outro episódio, recentemente relatado, ocorreu na Austrália e estava associado ao feno. Nessa ocasião, 11 pessoas, incluindo crianças, adquiriram a infecção após terem desenvolvido lesões provocadas por traumatismo com feno. Em humanos, grande número de casos é descrito na zona centro-sul do continente americano, na África e no Japão.

A esporotricose em humanos acomete pessoas de qualquer idade, embora seja mais comum em homens adultos, em decorrência da exposição ocupacional e recreacional. A doença é considerada uma dermatose ocupacional peculiar a algumas atividades profissionais que mantêm contato com o solo, vegetais e animais, como floristas, agricultores, jardineiros, horticultores, silvicultores, médicos veterinários, tratadores de animais, engenheiros agrônomos e florestais, jardineiros, pedreiros, pescadores e trabalhadores rurais.

Casos de esporotricose humana relacionados com a mordedura, arranhadura ou picada de animais carreadores do fungo na cavidade orofaríngea, no bico e nas unhas têm sido descritos. No Uruguai, 61% dos casos de esporotricose humana foram secundários a arranhaduras provocadas por tatus (*Dasypus novemcinctus*).

Em 1982, Read e Sperling descreveram o primeiro caso de transmissão da esporotricose de um gato infectado a um humano. Desde então, sucessivos casos foram descritos em diversos países, acometendo principalmente veterinários, auxiliares veterinários e proprietários de animais.

A transmissão da esporotricose felina para os humanos ocorre por arranhadura, mordedura, contaminação de solução de continuidade cutânea ou pelo contato direto da pele com lesões ulceradas e exsudativas de gatos infectados (Figura 86.11). A grande importância da espécie felina na transmissão é explicada pela abundância de leveduras encontradas nas lesões. Além disso, o fungo também tem sido isolado das fezes, cavidades nasal e oral e unhas de gatos infectados, predispondo indivíduos imunocomprometidos a riscos de inalação e desenvolvimento de lesões extracutâneas.

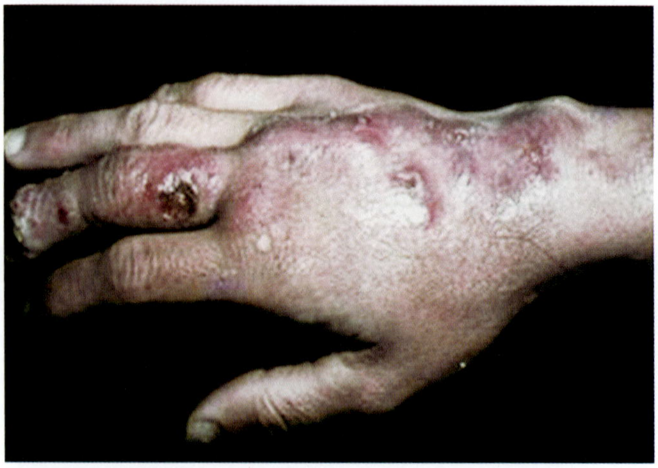

Figura 86.11 Presença de linfangite e múltiplos nódulos eritematosos, os quais sofrem necrose de liquefação e ulceração, em uma mulher de 43 anos com esporotricose linfocutânea adquirida a partir do contato com gato com esporotricose.

A maioria das pessoas que manifestaram doença clínica após o contato com gato não descreveu nenhuma espécie de acidente traumático com o animal.

Ao contrário do que ocorre no modo clássico de transmissão, na qual os humanos manipulam ou interferem no *habitat* de *S. schenckii* em suas atividades ocupacionais ou de lazer, na transmissão zoonótica é o fungo que adentra o ambiente dos humanos pelo contato com os gatos.

No Brasil, o primeiro relato de esporotricose felina com possível transmissão, após arranhadura, para três contactantes humanos foi descrito por Larsson *et al.* em 1989, a partir do caso de um gato proveniente do litoral de São Paulo. Marques *et al.*, em 1993, relataram a transmissão de esporotricose humana, confirmada por cultura fúngica, para um auxiliar de Medicina Veterinária e dois proprietários a partir do contato com quatro gatos infectados.

Desde 1998, vem ocorrendo, na região metropolitana do Rio de Janeiro, uma epidemia de esporotricose, tanto humana como animal, relacionada com gatos. É considerada a primeira epidemia da doença de transmissão zoonótica encontrada na literatura.

A epidemia de esporotricose felina no Rio de Janeiro registrou, no período de 1986 a 1997, 13 casos em humanos. No período de 1998 a 2004, o número de registros aumentou drasticamente para 759 casos, dos quais 83% em mulheres que relataram contato com gatos que tinham a doença. Destas, 56% relataram arranhadura ou mordedura de gatos doentes. Durante esse mesmo período, foram atendidos 64 casos de esporotricose canina e 1.503 de esporotricose felina.

Epidemias envolvendo elevado número de casos em humanos ou amplas áreas geográficas são raras e, em geral, estão relacionadas com uma fonte de infecção comum. Diferentes autores consideram que o principal entrave para o controle da epidemia que ocorre no Rio de Janeiro é a falta de um programa de Saúde Pública que invista no controle da doença animal.

Nos humanos, a manifestação mais comum de esporotricose é a linfocutânea, seguida da cutânea fixa. As manifestações cutânea disseminada e extracutânea são geralmente associadas à terapia imunossupressora, a transplantes ou a doenças imunodepressoras, como cirrose, carcinoma hepatocelular, tuberculose, diabetes, câncer, sífilis, alcoolismo, doenças linforreticulares e síndrome da imunodeficiência adquirida (AIDS).

Os quadros clínicos, histológicos e micológicos da esporotricose humana adquirida a partir da infecção felina geralmente não diferem da manifestação clássica, especialmente linfocutânea.

Pelo fato de a esporotricose ser uma zoonose de transmissão direta, pessoas que mantêm contato com gatos infectados devem sempre ser informadas da natureza contagiosa da doença. Além dos cuidados com os animais, deve-se ter cuidado especial ao manipular material vegetal, pois o reservatório do fungo é o ambiente. Recomenda-se a utilização de luvas especiais para as podas de roseiras e de outras plantas, visando a minimizar arranhaduras com material vegetal.

É dever do médico-veterinário, ao concluir o diagnóstico de esporotricose, orientar os proprietários e os cuidadores dos animais infectados a sempre usar luvas e a removê-las cuidadosamente após a manipulação do animal e, preferencialmente, incinerá-las para evitar a manutenção do fungo no ambiente. Os braços, as mãos e os pulsos das pessoas que entrarem em contato com os animais enfermos devem ser extensivamente lavados com antissépticos como clorexidina ou iodopovidona. É importante mencionar que pessoas que apresentem algum tipo de imunossupressão devem evitar o contato com animais com esporotricose.

Bibliografia

Barros MB, Schubach Ade O, do Valle AC, Gutierrez Galhardo MC, Conceição-Silva F, Schubach TM *et al.* Cat transmitted sporotrichosis epidemic in Rio de Janeiro, Brazil: description of a series of cases. Clin Infect Dis. 2004;38(4):529-35.

Barros MBL, Schubach TP, Coll JO, Gremião ID, Wanke B, Schubach A. Esporotricose: A evolução e os desafios de uma epidemia. Rev Panam Salud Publica. 2010;27(6):455-60.

Connole MD. Review of animal mycoses in Australia. Mycopathol. 1990;111:133-64.

Davies C, Troy GC. Deep mycotic infections in cats. J Am Anim Hosp Assoc. 1996;32:380-91.

de Lima Barros MB, de Oliveira Schubach A, Galhardo MC, Schubach TM, dos Reis RS, Conceição MJ *et al.* Sporotrichosis with widespread cutaneous lesions: report of 24 cases related to transmission by domestic cats in Rio de Janeiro, Brazil. Int J Dermatol. 2003;42(9):677-81.

Donadel KW, Reinoso YD, de Oliveira JC, Azulay RD. Esporotricose: revisão. An Bras Dermatol. 1993;68:45-52.

Dunstan RW, Langham RF, Reimann KA, Wakenell PS. Feline sporotrichosis: a report of five cases with transmission to humans. J Am Acad Dermatol. 1986;15:37-45.

Dunstan RW, Reimann KA, Langham RF. Feline sporotrichosis. J Am Vet Med Assoc. 1986;189:880-3.

Farias MR, Franco SR, Fabris VE. Clinical, cytopathological and histopathological evaluation of sporotrichosis in experimentaly infected cats. Vet Dermatol. 2004;15(1):47.

Feeney KT, Arthur IH, Whittle AJ, Altman SA, Speers DJ. Outbreak of sporotrichosis in Western Australia. Emerg Infect Dis. 2007;13(8):1228-31.

Goad DL, Goad MEP. Osteoarticular sporotrichosis in a dog. J Am Vet Med Assoc. 1986;189:1326-8.

Gremião I, Schubach T, Pereira S, Rodrigues A, Honse C, Barros M. Treatment of refractory feline sporotrichosis with a combination of intralesional amphotericin B and oral itraconazole. Aust Vet J. 2011;89(9):346-51.

Gremião IDF, Pereira SA, Rodrigues AM, Figueiredo FB, Nascimento Jr A, Santos IB *et al.* Tratamento cirúrgico associado à terapia antifúngica convencional na esporotricose felina. Acta Sci Vet. 2006;34(2):221-3.

Lappin MR. Feline zoonotic diseases. Vet Clin North Am Small Anim Pract. 1993;23:57-78.

Larsson CE. Esporotricose. Braz. J Vet Res Anim Sci. 2011;48(3):250-9.

Larsson CE, Gonçalves MA, Araujo VC, Dagli ML, Correa B, Neto CF. Esporotricose felina: aspectos clínicos e zoonóticos. Rev Inst Med Trop (São Paulo). 1989;31:351-8.

Lutz A, Splendore A. Sobre uma micose observada em homens e ratos. Revista Médica de São Paulo. 1907;21:433-50.

Marques AS, Franco SR, Camargo RM, Dias LD, Haddad Jr V, Fabris VE. Esporotricose do gato doméstico (Felis catus): transmissão humana. Rev Inst Med Trop São Paulo. 1993;35:324-30.

Marques SA, Lastória JC, Camargo RMP, Sueto M, Fagundes LK, Dillon NL. Sporotrichosis: survey and clinical aspects from Botucatu School of Medicine, state of São Paulo-Brazil. An Bras Dermatol. 1997;72:343-7.

Moriello KA, Franks P, Delany-Lewis D, King R. Cutaneous lymphatic and nasal sporotrichosis in a dog. J Am Anim Hosp Assoc. 1988; 24:621-6.

Nogueira RHG, Guedes RMC, Cassali GD, Gheller VA, Moreira YK. Relato de esporotricose felina (Sporothrix schenckii) com transmissão para o homem: aspectos clínicos, microbiológicos e anatomopatológicos. Arq Bras Med Vet Zootec. 1995;47:43-51.

Otsuka M, Castro RCC, Michalany NS, Lucas R, Larsson Jr CE, Larsson CE. P-19 sporotrichosis in São Paulo (Brazil): clinical and epidemiological features. Vet Dermatol. 2004;15(1):46.

Pereira SA, Menezes RC, Gremião ID, Silva JN, Honse Cde O, Figueiredo FB *et al.* Sensitivity of cytopathological examination in the diagnosis of feline sporotrichosis. J Feline Med Surg. 2011;13(4): 220-3.

Pereira SA, Passos SR, Silva JN, Gremião ID, Figueiredo FB, Teixeira JL *et al.* Response to azolic antifungal agents for treating feline sporotrichosis. Vet Rec. 2010;166:290-4.

Pereira SA, Schubach TM, Gremião ID, Silva DT, Figueiredo FB, Assis NV *et al.* Aspectos terapêuticos da esporotricose felina. Acta Sci Vet. 2009;37(4):331-41.

Read SI, Sperling LC. Feline sporotrichosis transmission to man. Arch Dermatol. 1982;188:429-31.

Reis EG, Gremião ID, Kitada AA, Rocha RF, Castro VS, Barros MB *et al.* Potassium iodide capsule treatment of feline sporotrichosis. J Feline Med Surg. 2012;14(6):399-404.

Restrepo A. Itraconazole therapy in limphangitic and cutaneous sporotrichosis. Arch. Dermatol. 1986;122:413-7.

Schubach TM, de Oliveira Schubach A, dos Reis RS, Cuzzi-Maya T, Blanco TC, Monteiro DF *et al. Sporothrix schenckii* isolated from domestic cats with and without sporotrichosis in Rio de Janeiro, Brazil. Mycopathologia. 2002;153(2):83-6.

Schubach TM, Schubach Ade O, Cuzzi-Maya T, Okamoto T, Reis RS, Monteiro PC *et al.* Pathology of sporotrichosis in 10 cats in Rio de Janeiro. Vet Rec. 2003;152:172-5.

Schubach TMP, Menezes RC, Wanke B. Esporotricose. In: Greene CE. Doenças Infecciosas em Cães e Gatos. 4.ed. St. Louis: Elsevier; 2012. p. 678-84.

Scott DW, Miller WH, Griffin CE. Muller & Kirk's: small animal dermatology. 5. ed. Philadelphia: W.B.Saunders; 2001. 1213 p.

Werner AH, Werner BE. Feline sporotrichosis. Compend Cont Educ Pract Vet. 1993;15:1189-97.

Histoplasmose 87

Aristeu Vieira da Silva e Sandra de Moraes Gimenes Bosco

Definição

Doença infecciosa pulmonar ou disseminada de animais e humanos, causada pelo fungo dimórfico *Histoplasma capsulatum*.

Sinonímias: enfermidade das cavernas, enfermidade de Darling, reticuloendoteliose, histoplasmose capsulata, histoplasmose clássica.

Etiologia

Histoplasma capsulatum (*H. capsulatum*) é um fungo dimórfico, pertencente ao filo *Ascomycota* e, recentemente, foi classificado como família *Ajellomycethaceae*. A denominação *H. capsulatum* corresponde à fase de reprodução assexuada do fungo, enquanto a sua fase de reprodução sexuada é denominada *Ajellomyces capsulatus*. Apresenta uma fase saprofítica que se multiplica na forma de micélio quando submetido a temperaturas abaixo de 30°C e uma fase de levedura, encontrada nos tecidos dos animais infectados ou em cultura em meio enriquecido à temperatura de 37°C.

São reconhecidas três variedades (var.) de *H. capsulatum*: *H. capsulatum* var. *capsulatum*, *H. capsulatum* var. *duboisii* e *H. capsulatum* var. *farciminosum*. *H. capsulatum* var. *capsulatum* causa a doença em animais e humanos, enquanto *H. capsulatum* var. *farciminosum* é o agente etiológico da linfangite enzoótica em equídeos. *H. capsulatum* var. *duboisii* está associado a formas distintas da doença em humanos. As variedades *capsulatum* e *duboisii* não são distinguíveis quanto aos aspectos macroscópicos das culturas. Em contraste, nos tecidos dos animais infectados, as leveduras da var. *duboisii* são maiores (7 a 15 μm) do que as da var. *capsulatum* (2 a 5 μm). Técnicas de biologia molecular podem ser aplicadas na diferenciação das variedades, bem como na diferenciação de subclasses de *H. capsulatum* var. *capsulatum*. As técnicas moleculares possibilitam também a diferenciação do gênero *Histoplasma* de outros fungos patogênicos. Tem sido verificada certa variação genômica nos isolados de *H. capsulatum* obtidos nos diferentes continentes, o que sugere a ocorrência de variabilidade regional do fungo, apesar de pequena variação local.

Quando cultivado a 25°C, produzem, em 2 a 4 semanas, colônias esbranquiçadas ou de coloração creme, com hifas aéreas cotonosas, que se tornam acinzentadas ou amarronzadas com o envelhecimento das culturas. O fungo apresenta dois tipos de conídios, macro e microconídio. Os macroconídios medem cerca de 8 a 15 μm de diâmetro e são produzidos lateralmente ou nas extremidades das hifas. Morfologicamente, são esféricos, inicialmente de parede celular lisa; porém, com o envelhecimento das colônias, formam extensões digitiformes a partir da camada mais externa da parede celular, o que lhes confere o aspecto de macroconídio tuberculado. Os microconídios medem de 2 a 5 μm de diâmetro e são produzidos nas extremidades de conidióforos curtos que formam ângulo reto com a hifa em que se inserem. São ovalados e têm parede celular lisa (Figura 87.1 A e B).

A morfologia da levedura de *H. capsulatum* apresenta-se muito semelhante a outras leveduras, como *Candida* spp. Apresenta superfície lisa ou levemente enrugada, aspecto úmido e brilhante, com coloração de tonalidade branco-amarelada. Microscopicamente, caracterizam-se por aspecto ovalado e tamanho médio de 2 a 3 × 3 a 4 μm. Multiplicam-se por brotamentos únicos, que surgem na porção mais estreita da célula-mãe e são unidos por ligamentos muito finos (Figura 87.1 A e C).

Nos tecidos infectados, a fase leveduriforme de *H. capsulatum* é um parasito facultativo do sistema fagocítico mononuclear (SFM). As leveduras são similares àquelas descritas em cultura, exceto pelo aparecimento de um halo fino não corado em volta delas, semelhante a uma cápsula, estrutura que motivou a denominação *H. capsulatum*, sugerida por Samuel Taylor Darling, em 1906, no Panamá. No entanto, embora esse halo fino pareça tratar-se de uma cápsula, a levedura de *H. capsulatum* não é capsulada.

A parede celular do micélio e das leveduras é constituída principalmente de quitina, de α- e β-glucanas, em proporções variadas, e de pequenas proporções de proteínas e lipídios. Variantes que se multiplicam como leveduras de fenótipo liso em meio de cultura a 37°C não apresentam α(1,3)-glucanas e são consideradas mais virulentas comparadas àquelas com relevo de cultura rugoso.

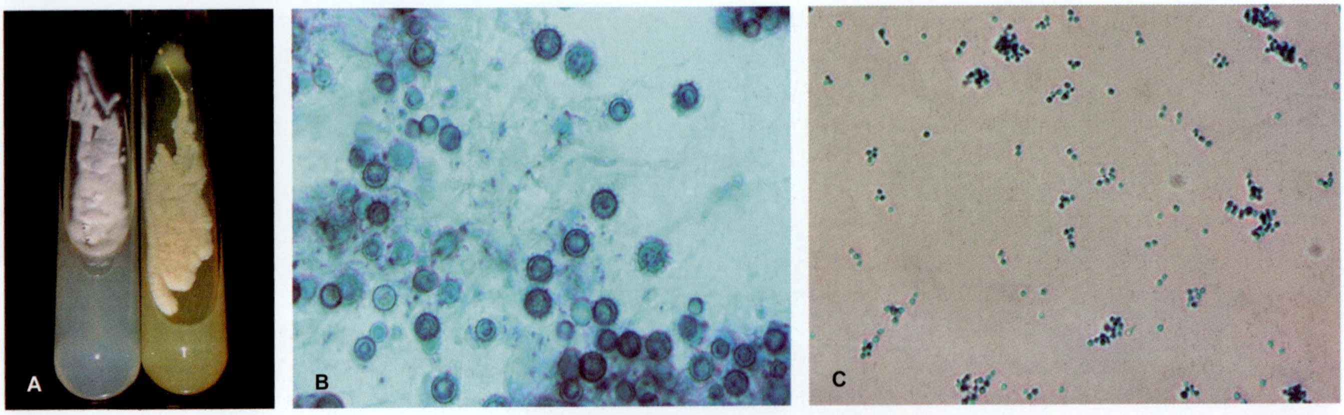

Figura 87.1 Aspectos macro e microscópicos do dimorfismo de *Histoplasma capsulatum*. **A.** Colônia filamentosa, de coloração esbranquiçada e textura algodonosa em ágar batata-dextrose (esquerda); colônia leveduriforme de coloração bege, relevo discretamente enrugado e textura cremosa em ágar Sabouraud-dextrose (direita). **B.** Aspecto microscópico do micélio evidenciando grande quantidade de macroconídios tuberculados (coloração lactofenol azul-algodão, 400×). **C.** Aspecto microscópico da levedura evidenciando células diminutas com brotamentos únicos (coloração lactofenol azul-algodão, 200×). Imagens cedidas pela Dra. Rosely Maria Zancopé Oliveira.

Uma variedade de fatores contribui para a virulência de *H. capsulatum*. O fungo não é parasito intracelular obrigatório, mas sobrevive no interior de células do sistema reticuloendotelial e em fagócitos. As leveduras produzem proteinases elastolíticas e colagenolíticas. O microrganismo tem, também, diferentes mecanismos de captação de ferro exógeno, como a produção de sideróforos, habilidade de reduzir o ferro em frações utilizáveis pelo metabolismo e produção de transferrina. São conhecidos três fatores principais de virulência, característicos do estágio leveduriforme: uma proteína ligadora de cálcio (CBP), relacionada com a sobrevivência e a multiplicação intracelular do fungo; uma colagenase, associada à capacidade de disseminação da levedura; e uma ferrorredutase dependente de glutationa, também relacionada com a habilidade de multiplicação intracelular.

Epidemiologia

H. capsulatum tem como principal *habitat* natural o solo, onde produz os conídios da forma filamentosa. Além do solo, outros locais, como ocos de árvores, construções abandonadas, forros de casas, cavernas e galinheiros rudimentares, servem de *habitat* para o microrganismo. No solo e na água, pode manter-se viável por 4 meses. Solos enriquecidos com excrementos de aves e de morcegos são locais preferenciais de localização e manutenção do fungo. Esses locais apresentam altos teores de ácido úrico e compostos nitrogenados, que reduzem a microbiota competidora e servem de fonte de nitrogênio para seu desenvolvimento. Dessa maneira, diversos surtos têm sido relatados em pessoas que têm o hábito de frequentar cavernas e/ou outros locais protegidos que servem de abrigo aos morcegos. Os quirópteros desempenham papel importante na manutenção do fungo no ambiente, posto que são tão suscetíveis quanto os demais mamíferos e o eliminam com as fezes, favorecendo a dispersão do patógeno na natureza. Relatos de isolamentos e detecção molecular do fungo a partir de amostras de solo contaminada com as fezes de morcegos são frequentes na literatura. Apesar de ser encontrado em amostras de fezes de galinheiros, as aves não são infectadas, por causa da sua elevada temperatura corporal.

A principal forma de infecção em animais e humanos é a via inalatória. A transmissão por inoculação cutânea é rara, estando restrita aos acidentes laboratoriais em que ocorrem traumatismos. A grande maioria dos animais infectados tem acesso ao ambiente externo, embora a doença seja relatada em gatos criados fechados em seu domicílio.

Entre as infecções fúngicas causadas por fungos dimórficos, a histoplasmose por *H. capsulatum* var. *capsulatum* em animais e humanos apresenta ampla distribuição mundial. Predomina em vales ribeirinhos entre as latitudes 45° N e 30° S, em localidades com temperaturas altas, entre 22 e 29°C, com chuvas anuais médias que variam de 800 a 1.200 mm e umidade entre 67 e 87%.

H. capsulatum var. *capsulatum* é encontrado em animais e humanos em certas regiões dos EUA (Mississipi, Missouri, vale do rio Ohio), no Canadá (Ontário a Montreal) e em algumas regiões da América do Sul. Além desses países, a doença em cães e gatos tem sido descrita no sul da Europa, sul da Ásia e Japão.

Em animais, as taxas de infecção da histoplasmose são difíceis de estimar, uma vez que a maioria das infecções provavelmente é subclínica. A histoplasmose clínica é mais frequente em cães e gatos. Animais mais jovens (em geral com menos de 4 anos de idade) ou tratados com corticosteroides em doses imunossupressoras têm maior risco de desenvolver a doença na forma disseminada. Não existe predileção por raça nos felinos domésticos. Nos cães, observa-se que, em raças de caça, trabalho e de esporte, a doença clínica é mais frequente, provavelmente por causa da maior exposição ao *habitat* do fungo. Com relação ao sexo, não se observam diferenças nos cães, enquanto, em gatos, a doença predomina nas fêmeas.

Os equídeos (equinos, burros e mulas) raramente são acometidos pela doença. O agente etiológico da histoplasmose nessas espécies é *H. capsulatum* var. *farciminosum*. A doença em equídeos também é denominada histoplasmose farciminosa ou linfangite epizoótica dos equídeos. Nessas espécies, o microrganismo provavelmente é inoculado na pele por meio de traumatismos, do próprio ambiente contaminado, de objetos perfurocortantes ou de fômites utilizados no manejo dos animais. A forma clínica é mais frequentemente relatada na Rússia, no sul da Europa e no norte da África (Egito). A doença é particularmente endêmica em países mediterrâneos, como Etiópia, Irã e Iraque. Nesses países, os surtos estão associados à concentração de animais em eventos ou à atividade militar. Em um estudo com 2.907 equinos da Etiópia, 26% foram diagnosticados, por cultivo microbiológico e/ou exame clínico, como infectados. *H. capsulatum* var. *farciminosum* é contagioso entre os animais dessas espécies, além do potencial zoonótico.

H. capsulatum tem sido isolado do trato alimentar de moscas picadoras, o que sugere provável participação desses insetos na transmissão do patógeno.

Patogenia

Na grande maioria dos animais domésticos e dos humanos, a infecção pelas variedades *capsulatum* e *duboisii* ocorre a partir da inalação de microconídios. O fungo atinge o alvéolo pulmonar, onde se converte à fase de levedura em processo complexo, que envolve mudanças de expressão gênica, metabolismo celular e mudanças de estrutura e composição de organelas celulares, o que pode levar de poucas horas a vários dias. A transição para o estágio leveduriforme é imprescindível para a expressão dos fatores de virulência. Em equídeos infectados pela variedade *farciminosum*, geralmente o fungo invade a pele e se dissemina a partir do linfonodo regional, via linfática, pelos órgãos.

Inicialmente, as leveduras são fagocitadas por células do sistema mononuclear fagocitário e multiplicam-se no interior dessas células, geralmente macrófagos alveolares. Nesse estágio da infecção, ocorre afluxo de macrófagos e polimorfonucleares, ocasionando reação inflamatória no local. Ao superar essa barreira inespecífica, o fungo atinge os linfonodos do hilo pulmonar, formando o complexo primário, em um processo semelhante ao observado na tuberculose.

A infecção pode ficar restrita ao complexo primário ou pode disseminar-se, por via linfática ou hemática, por meio de macrófagos que contêm as leveduras. A disseminação envolve, principalmente, linfonodos, fígado, baço, medula óssea e outros tecidos. Cerca de 10 a 18 dias após a infecção primária, a imunidade específica é ativada, dando início à formação do granuloma. No centro do granuloma, encontra-se o microrganismo disperso em material necrótico do tipo caseoso, envolto por macrófagos modulados em células epitelioides e depósitos de sais de cálcio e circundado por cápsula fibrosa. As células T-auxiliares e T-citotóxicas são importantes para promover a eliminação do patógeno no foco infeccioso. Observa-se, em animais e humanos que apresentam deficiência ou imaturidade da resposta celular, que as lesões são progressivas e de maior gravidade. A histoplasmose pulmonar aguda é mais comum em gatos, enquanto, em cães, a enfermidade é geralmente subaguda ou crônica, envolvendo principalmente o trato gastrintestinal.

Clínica

As manifestações clínicas da doença dependem da variedade do fungo, da espécie animal acometida, da carga infectante do microrganismo e da higidez do animal suscetível. O período de incubação varia entre 7 e 14 dias nos animais. A doença clínica em animais tem sido observada principalmente em equinos, cães e gatos e, secundariamente, em suínos, bovinos e camelídeos. Em animais de companhia, geralmente são relatados casos isolados de histoplasmose; no entanto, em equídeos são observados surtos em regiões endêmicas.

Cães

Geralmente, a histoplasmose acomete cães com menos de 5 anos de idade, e não há predileção relacionada com o sexo. Cães das raças Pointer, Terrier e Weimaraner e outras raças de cães de trabalho são mais suscetíveis à doença clínica.

Na doença em cães, observam-se sinais clínicos inespecíficos, como perda de peso, inapetência e febre persistente. Quando a lesão é predominantemente pulmonar, observam-se, principalmente, dispneia, tosse e anormalidade de sons à auscultação pulmonar. No entanto, na maioria dos cães, a doença se dissemina a partir do trato gastrintestinal. Os sinais entéricos incluem diarreia aquosa, tenesmo e fezes com presença de muco e sangue fresco. Palidez das mucosas é observada em cães que apresentam perda de sangue pelo trato gastrintestinal ou acometimento da medula óssea. Hepatoesplenomegalia, linfadenomegalia, icterícia e ascite são comumente associadas à histoplasmose canina. Lesões cutâneas, oculares, encefálicas e ósseas são incomuns. Os sinais clínicos geralmente perduram entre 2 e 12 meses, culminando, comumente, na morte ou na indicação de eutanásia do animal.

Gatos

A histoplasmose é considerada a segunda micose sistêmica mais comum em gatos. A doença acomete felinos de várias idades, com média em animais com cerca de 4 anos. Gatos da raça Persa parecem predispostos à doença clínica. Não se observa predileção relacionada com o sexo. Os felinos domésticos em geral apresentam sinais de infecção generalizada, anemia, emagrecimento, letargia, febre, anorexia, depressão, icterícia, lesões de pele, linfadenomegalia e dispneia, resultando na morte do animal entre 1 e 6 meses; grande parte dos casos é diagnosticada apenas à necropsia. Sinais entéricos, ósseos, encefálicos e oculares (uveíte, conjuntivite, descolamento de retina e coriorretinite) são incomuns nos gatos.

No Brasil, foram relatados quatro casos clínicos de histoplasmose felina, nos quais foram observadas lesões cutâneas em todos os animais. Somente em um desses animais não foi observado nenhum tipo de envolvimento respiratório; os demais apresentaram dispneia, sinais de pneumonia e/ou infecção disseminada.

Equinos

A histoplasmose em equinos é incomum, mesmo em animais provenientes de regiões endêmicas, o que demonstra que a espécie é relativamente resistente à doença clínica. Os sinais clínicos são observados a partir de algumas semanas a 6 meses após a infecção na pele. A manifestação clínica mais comum em equídeos é a formação de nódulos ou úlceras indolores na pele, ao longo dos vasos linfáticos (linfangite) e linfonodos (linfadenite), que drenam material purulento. As lesões são observadas principalmente nos membros, no pescoço, na cabeça e na região peitoral. São observados também perda progressiva de peso, febre, dispneia, anorexia, edema, diarreia, abortamentos e linfadenopatia. Menos frequentemente, têm sido descritas ocorrências de pneumonia e lesões oculares (conjuntivites, queratites). De um total de 22 casos da doença relatados em equinos, 14 manifestaram doença pulmonar e 8 foram acometidos por distúrbios gastrintestinais; destes, um potro teve sinais encefálicos. A mortalidade nos equídeos varia entre 10 e 15%.

➤ Diagnóstico

O histórico de proximidade com construções utilizadas por aves ou com entradas de cavernas e outros *habitats* de morcegos deve ser considerado na anamnese de suspeita de histoplasmose em animais e humanos.

Em gatos, predominam sinais de infecção generalizada; em cães, lesões do trato gastrintestinal; e, em equinos, manifestações linfocutâneas. A palpação de animais de companhia revela hepatoesplenomegalia.

Os achados hematológicos em cães e gatos são inespecíficos. Em cães com a doença disseminada, observa-se anemia normocítica, normocrômica e não regenerativa, resultante de lesões na medula óssea e/ou de perda sanguínea em lesões do trato gastrintestinal. O leucograma revela contagem variável de leucócitos, sendo frequente a leucocitose por neutrofilia, monocitose e eosinopenia. Trombocitopenia e coagulação intravascular disseminada podem ser observadas em animais de companhia com doença disseminada e envolvimento da medula óssea. Exames bioquímicos são inespecíficos, embora alguns cães e gatos revelem hiperproteinemia, hiperglobulinemia, moderada hiperglicemia, hiperbilirrubinemia e aumento de ALT, AST e fosfatase alcalina. O líquido cerebrospinal de animais com sinais neurológicos acusa aumento de celularidade e proteínas.

Exames radiográficos e ultrassonográficos em equinos com sinais respiratórios geralmente revelam pneumonia intersticial difusa ou presença de nódulos isolados ou múltiplos, coalescentes, além de calcificação ou lesões cavitárias. Infecções abdominais disseminadas revelam hepatoesplenomegalia e ascite. Em lesões ósseas, observam-se osteólise e proliferação periosteal.

O diagnóstico definitivo é fundamentado no isolamento do fungo em meios de cultivo, como ágar Sabouraud-dextrose (4%) acrescido de cloranfenicol ou ágar Mycosel®. Os cultivos devem ser mantidos por 4 a 6 semanas a 25°C, com observação do isolamento de colônias algodonosas hialinas, com micélio apresentando macro e microconídios. Para o isolamento da apresentação leveduriforme, recomenda-se utilizar ágar-sangue, ágar cérebro-coração acrescido de cisteína ou o meio de conversão (0,5% de peptona, 0,5% de extrato de leveduras, 2% glicose, 15 g/ℓ ágar). Diversos espécimes clínicos são utilizados no isolamento do fungo, como lavado transtraqueal, aspirados de linfonodos e medula óssea, secreção de abscessos ou vasos linfáticos, fragmentos de órgãos, liquor e fezes.

Para o isolamento do fungo do ambiente, indica-se a inoculação intraperitoneal de camundongos com suspensão da amostra ambiental. As leveduras são recuperadas do fígado e do baço entre 2 e 4 semanas após a inoculação.

Embora a citologia seja comumente realizada para o diagnóstico da histoplasmose, esse exame exige atenção especial, uma vez que as leveduras de *H. capsulatum* são muito pequenas (2 a 4 μm) e podem ser facilmente confundidas com leveduras de outros fungos, como as dos gêneros *Cryptococcus* e *Blastomyces*. As leveduras de *H. capsulatum* são observadas em grande quantidade no interior de células fagocíticas mononucleares. A coloração de Giemsa ou Panótico são frequentemente utilizadas nos exames citológicos.

A histopatologia também é valiosa no diagnóstico, pois acusa lesões piogranulomatosas ou granulomatosas. Os cortes histológicos dos tecidos infectados, corados com hematoxilina-eosina (HE), revelam leveduras levemente basofílicas, de morfologia esférica ou ovalada, rodeadas por halo claro delimitado por parede celular fina no interior de fagócitos. Colorações específicas para fungos, como a base de prata (Gomori-Grocott) ou a coloração de PAS (ácido periódico de Shiff), também são úteis na visualização das leveduras. No entanto, deve-se atentar para o tamanho das leveduras, pois, ao contrário do que se observa com o HE, a parede celular cora-se pela prata e PAS, e a levedura parece ser maior. Amostras citológicas ou biopsias tomadas da mucosa retal em cães, e da medula óssea em gatos, são as mais utilizadas para o diagnóstico da histoplasmose disseminada.

A detecção de anticorpos séricos por meio das técnicas de imunodifusão e fixação de complemento é utilizada no diagnóstico da doença em humanos. Em equinos, vários testes sorológicos têm sido descritos, como soroaglutinação em tubos, hemaglutinação passiva, imunofluorescência indireta, imunodifusão e *enzyme-linked immunosorbent assay* (ELISA). Títulos ≥ 80 em testes de aglutinação têm sido considerados positivos.

Os testes imunoalérgicos que utilizam como antígeno a histoplasmina (var. *capsulatum*) ou a histofarcina (var. *farciminosum*) são pouco utilizados em animais em virtude da reação cruzada com outros fungos e da presença de reações intensas e não conclusivas, particularmente em animas provenientes de áreas endêmicas.

Em cães, o diagnóstico diferencial deve considerar colites de origens variadas, candidíase, pitiose gastrintestinal, prototecose e doenças crônicas do intestino delgado (enteropatias inflamatórias idiopáticas, linfossarcoma, enterites parasitárias e bacterianas). Em gatos, as lesões cutâneas devem ser diferenciadas de carcinoma de células escamosas, esporotricose e criptococose. Nos equídeos, deve-se realizar o diferencial para mormo, esporotricose e infecções por *Corynebacterium pseudotuberculosis* variedade *equi*, uma vez que, na histoplasmose farciminosa, observa-se envolvimento cutâneo-linfático.

As técnicas de biologia molecular também são aplicáveis tanto ao diagnóstico clínico da histoplasmose como a estudos epidemiológicos em ambientes e em morcegos. As regiões gênicas mais empregadas são as do gene do antígeno M, proteína de 100 KDa (Hcp100) e DNA ribossômico, das quais esta última tem apresentado maior sensibilidade.

Os principais achados *post mortem* em animais incluem pneumonia, consolidação pulmonar, focos miliares ou formação de cavitação, lesões de calcificação pulmonar, linfadenopatia, nódulos ou lesões cavitárias purulentas no pulmão, abscessos em órgãos viscerais, hepatomegalia e presença de focos necróticos hepáticos, esplenomegalia e hemorragia. Em animais de companhia, observam-se úlceras intestinais, linfadenopatia mesentérica, congestão intestinal e presença de fezes com muco e sangue.

Tratamento

O tratamento dos animais domésticos com histoplasmose é limitado por causa do número restrito de casos, do subdiagnóstico e do curso letal da doença, além do custo e da baixa praticidade do tratamento, em virtude do período prolongado de terapia. Em alguns países ou regiões endêmicas, não é permitido o tratamento de equinos. No entanto, em alguns cães a doença pode ser autolimitante. Os ensaios terapêuticos têm sido baseados em fármacos como a anfotericina B ou o cetoconazol, indicados separadamente ou combinados. Além desses fármacos, têm sido utilizados mais recentemente o itraconazol e o fluconazol.

Em cães e gatos, o itraconazol, o cetoconazol e a anfotericina B têm sido os antifúngicos mais utilizados; destes, o itraconazol é considerado tratamento de escolha para esses animais. A dose recomendada é de 5 a 10 mg/kg VO, a cada 12 ou 24 h, por, pelo menos, 4 a 6 meses. As soluções orais são mais bem absorvidas do que as cápsulas. O cetoconazol é indicado para cães também VO, na dose de 10 mg/kg, a cada 12 h, por 4 a 6 meses. Outro fármaco do grupo, o fluconazol, é indicado para animais com sinais neurológicos e/ou oculares decorrentes da difusão no sistema nervoso central. Recomenda-se a manutenção do tratamento com esses fármacos por 2 meses adicionais a partir da completa recuperação clínica do animal. A anfotericina B é outro fármaco alternativo para animais de companhia, embora seja nefrotóxica e necessite do monitoramento da função renal dos animais em tratamento. É indicada na dose de 0,25 a 0,5 mg/kg IV, a cada 48 h, até a remissão dos sinais clínicos, embora não deva ultrapassar a dose cumulativa de 5 a 10 mg/kg em cães e 4 a 8 mg/kg em gatos. Em cães com comprometimento intestinal, o tratamento de suporte deve incluir dieta de alta digestibilidade e controle da proliferação bacteriana secundária e do quadro diarreico. Recomenda-se, em todos os animais tratados, a realização seriada de exames bioquímicos e hematológicos, bem como exames de diagnóstico por imagem. Outros fármacos, como anti-inflamatórios (prednisolona) e imunoestimulantes (interferon), têm sido ensaiados experimentalmente no tratamento.

Em equídeos, diferentes protocolos de tratamento têm sido ensaiados, embora a maioria dos protocolos resulte em insucesso terapêutico. Iodeto de sódio (10%) em solução tem sido utilizado na dose de 1 mℓ/5 kg de peso vivo IV, semanalmente, por 4 semanas. A anfotericina B é indicada na dose de 0,2 mg/kg, a cada 48 h, com três repetições. Equino foi tratado com sucesso utilizando anfotericina B nas doses de 0,3, 0,45 e 0,6 mg/kg IV, infundidas, respectivamente, nos dias 1, 2 e 3 do tratamento. Depois de 4 dias sem tratamento, foi administrada 0,6 mg/kg, por 4 semanas. Outros produtos ou fármacos têm sido aventados no tratamento de equinos, como o clotrimazol, embora a experiência com o tratamento da histoplasmose em equídeos ainda seja insuficiente para a recomendação segura de tratamento na espécie.

Independentemente da utilização correta dos medicamentos, o prognóstico de recuperação sem recidiva é ruim (principalmente em gatos), reservado nos cães com comprometimento intestinal, mas bom naqueles com sinais exclusivamente pulmonares.

Profilaxia

A profilaxia da histoplasmose é difícil, posto que se trata de enfermidade de origem saprofítica.

Em certos países ou regiões endêmicas, a histoplasmose em equídeos requer notificação aos órgãos de saúde animal, e os animais com sinais clínicos são submetidos à eutanásia, visando a profilaxia/controle. Animais com clínica sugestiva devem ser isolados dos demais equídeos. Utensílios de uso comum dos animais com clínica da doença devem ser inutilizados, e o ambiente, desinfetado. Evitar adquirir animais de países ou regiões endêmicas e adotar o quarentenário para animais recém-introduzidos no plantel são práticas que devem ser consideradas na profilaxia da doença em equídeos.

De maneira geral, recomenda-se evitar o contato com áreas potencialmente contaminadas, onde há acúmulo de fezes de aves e morcegos, e, principalmente, com regiões sabidamente endêmicas. A descontaminação do solo com formalina (3%) ou formaldeído, ou mesmo a retirada da matéria orgânica contaminada são medidas impraticáveis ou representam risco de infecção ao operador. Caso haja necessidade de permanecer em ambiente contaminado, devem-se utilizar equipamentos de proteção respiratória (EPR), como a máscara N95 ou peça semifacial filtrante PFF2. Como *H. capsulatum* é classificado como patógeno de classe de risco 3, é fundamental que todos os procedimentos laboratoriais sejam realizados em cabines de segurança biológica classe II-B1.

Uma vacina inativada preparada com o fungo, administrada SC, foi ensaiada em equinos. Na China, vacina viva foi descrita em estudo da profilaxia da doença em equinos. No entanto, ainda é restrita a informação sobre a imunoprofilaxia vacinal da histoplasmose em animais domésticos.

Saúde Pública

A histoplasmose não é considerada doença infectocontagiosa em humanos. Assim, o contato com animais infectados por *H. capsulatum* var. *capsulatum* não representa riscos de infecção para os humanos. À semelhança dos animais, a via inalatória também é a principal forma de infecção dos humanos. As principais manifestações clínicas da histoplasmose humana são representadas por sinais de pneumonia, hematoquezia, melena, dor abdominal, peritonite e obstrução do cólon. A forma disseminada da doença é mais comum em pacientes com deficiências de imunidade celular (células T). Embora de ocorrência rara, infecção cutânea primária em humano foi relatada em paciente imunocompetente. A doença é mais comum em pacientes acometidos por doenças imunossupressoras ou tratados com fármacos imunossupressores (transplantados).

No continente africano, tem sido observado que a histoplasmose é causada, predominantemente, pelo *H. capsulatum* var. *duboisii*, recebendo a denominação de histoplasmose africana. Na histoplasmose clássica em humanos por *H. capsulatum* var. *capsulatum*, têm sido observadas taxas de positividade aos testes intradérmicos, que variam de 80 a 90%, nas regiões do vale dos rios Mississipi, Ohio e Missouri, nos EUA.

No Brasil, as taxas de positividade ao teste intradérmico são variáveis, de acordo com a região estudada. Tem sido observada maior positividade na região Sudeste, particularmente no estado do Rio de Janeiro, nas localidades de Praia Vermelha, Ilha Grande e Angra dos Reis, com até 93,2% de positivos, sendo estas regiões consideradas endêmicas ou hiperendêmicas de histoplasmose no Brasil. Vale ressaltar que, no Brasil, muitas das áreas de ocorrência da histoplasmose humana também são consideradas endêmicas para paracoccidioidomicose. Entretanto, o que se observa é que houve certa "urbanização" do fungo, provavelmente por causa dos hábitos migratórios dos morcegos. Em contraste, a paracoccidioidomicose encontra-se ainda mais restrita aos ambientes rurais. Desse modo, a ocorrência de casos em animais deve chamar a atenção para a possibilidade de infecção de pessoas na mesma região.

Bibliografia

Acha PN, Szyfres B. Histoplasmosis. In: Acha PN, Szyfres B. Zoonosis y Enfermedades transmissibles Comunes al Hombre y a los Animales - Bacteriosis y Micosis. 3.ed. Washington: Organización Panamericana de la Salud; 2001. p. 366-72.

Ameni G. Epidemiology of equine histoplasmosis (epizootic lymphangitis) in carthorses in Ethiopia. Vet. J. 2006;172:160-5.

Ameni G, Siyoum F. Study on histoplasmosis (epizootic lymphangitis) in carthorses in Ethiopia. J Vet Sci. 2002;3(2):135-9.

Bialek R, Feucht A, Aepinus C, Just-Nübling G, Robertson VJ, Knobloch J *et al.* Evaluation of two Nested PCR assays for detection of Histoplasma capsulatum DNA in human tissue. J Clin Microbiol. 2002;40(5):1644-7.

Brilhante RS, Coelho CG, Sidrim JJ, De Lima RA, Ribeiro JF, De Cordeiro RA *et al.* Feline histoplasmosis in Brazil: clinical and laboratory aspects and a comparative approach of published reports. Mycopathologia. 2012;173:193-7.

Brömel C, Greene CE. Histoplasmosis. In: Greene CE. Infectious diseases of the dog and cat. 4.ed. St. Louis: Elsevier; 2012. pp. 614-21.

Brömel C, Sykes JE. Histoplasmosis in dogs and cats. Clin Tech Small An Pract. 2005;20:227-32.

Bullock WE. Histoplasma capsulatum. In: Mandell GL, Bennett JE, Dolin R. Principles and practice of infectious disease. 4.ed. New York: Churchill Livingstone; 1995. p. 2340-53.

Carneiro RA, Lavalle GE, Araújo RB. Histoplasmose cutânea em gato: relato de caso. Arq Bras Med Vet Zootec. 2005;57(2):158-61.

Clinkenbeard KD. Histoplasmosis. In: Palmer SR, Soulsby L, Torgerson P, Brown DWG. Zoonoses - Biology, clinical practice, and public health control. Oxford: Oxford University Press; 1998. p. 893-905.

González-González AE, Aliouat-Denis CM, Carreto-Binaghi LE, Ramírez JA, Rodríguez-Arellanes G, Demanche C *et al.* An Hcp100 gene fragment reveals Histoplasma capsulatum presence in lungs of Tadarida brasiliensis migratory bats. Epidemiol Infect. 2012;140:1955-63.

Holbrook ED, Rappleye CA. Histoplasma capsulatum pathogenesis: making a lifestyle switch. Curr Op Microbiol. 2008;11:318-24.

Koepsell SA, Hinrichs SH, Iwen PC. Applying a real-time PCR assay for Histoplasma capsulatum to clinically relevant formalin-fixed paraffin-embedded human tissue. J Clin Microbiol. 2012;50(10):3395-7.

Kohn C. Histoplasmosis. In: Sellon DB, Long MT. Equine infectious diseases. St. Louis: Saunders, Elsevier; 2007. p. 439-45.

Marques AS, Camargo RMP. Histoplasmose. In: Zaitz C, Campbell I, Marques SA, Ruiz LR, Framil VM. Compêndio de micologia médica. Rio de Janeiro: Medsi; 1998. p. 265-76.

Muniz MM, Pizzini CV, Peralta JM, Reiss E, Zancopé-Oliveira RM. Genetic diversity of Histoplasma capsulatum strains isolated from soil, animals, and clinical specimens in Rio de Janeiro State, Brazil, by a PCR-based Random Amplified Polymorfic DNA Assay. J Clin Microbiol. 2001;39:4487-94.

Quinn PJ, Carter ME, Markey B, Carter GR. The dimorphic fungi. In: Quinn PJ, Markey BK, Carter GR. Clinical veterinary microbiology. 4.ed. Saint Louis: Mosby Year Book; 1994. p. 402-8.

Radostits OM, Gay CC, Hinchcliff KW, Constable PD. Veterinary medicine. A textbook of the disease of cattle, horses, sheep, pigs and goats. 10.ed. EUA: Saunders Elsevier; 2007. p. 1478-9.

Richardson MD, Warnock DW. Histoplasmosis. In: Richardson MD, Warnock DW. Fungal infection diagnosis and management. 2.ed. Oxford: Blackwell Science; 1997. p. 182-90.

Taboada J. Micoses sistêmicas. In: Ettinger SJ, Feldman EC. Tratado de Medicina Interna Veterinária – Doenças do cão e do gato. 5.ed. Rio de Janeiro: Guanabara Koogan; 2004. p. 487-90.

Wanke B, Lazéra M. Histoplasmose clássica e africana. In: Sidrim JJC, Rocha MFG, organizadores. Micologia médica à luz de autores contemporâneos. Rio de Janeiro: Guanabara Koogan; 2004. p. 222-36.

Paracoccidioidomicose 88

Eduardo Bagagli, Sandra de Moraes Gimenes Bosco e Bodo Wanke

Definição

A paracoccidioidomicose (PCM) é uma micose sistêmica endêmica adquirida pela inalação de conídios do fungo dimórfico *Paracoccidioides brasiliensis*, caracterizada por afecção pulmonar e, ocasionalmente, disseminada para outros órgãos por via hemolinfática, com evolução aguda, subaguda ou crônica.

Sinonímias: blastomicose sul-americana, doença de Lutz-Splendore-Almeida.

Etiologia

Paracoccidioides brasiliensis (*P. brasiliensis*) é um fungo dimórfico termodependente. À temperatura ambiente, cresce sob forma filamentosa (miceliana) e, à temperatura de 35 a 37°C, sob forma de levedura. Embora sua fase de reprodução sexuada não seja conhecida, estudos de ultraestrutura e de biologia molecular o posicionam, taxonomicamente, como fungo ascomiceto, pertencente à ordem *Onygenales* e agrupado à família *Onygenaceae*. Essa ordem contém a maioria dos fungos patogênicos causadores de micoses em animais e humanos.

Estudos recentes de filogenia molecular em diferentes espécies da família *Onygenaceae* propuseram nova classificação para algumas espécies, que foram colocadas em novo táxon, originando a família *Ajellomycetaceae*, que agrupa *P. brasiliensis*, *Blastomyces dermatitidis* (agente etiológico da blastomicose), *Histoplasma capsulatum* (agente etiológico da histoplasmose), *Emmonsia crescens* (agente etiológico da adiaspiromicose) e *Lacazia loboi* (agente etilógico da lacaziose). As espécies desse grupo apresentam aspectos morfológicos, fisiológicos e moleculares semelhantes, bem como ecologia com fase saprofítica ambiental provavelmente associada a solos de locais relativamente protegidos, como tocas de animais, cavernas, forros de construções, entre outros locais fechados, e fase parasitária associada a hospedeiros vertebrados. A fase de reprodução sexuada (teleomórfica) já foi observada em várias espécies da família *Ajellomycetaceae*, exceto em *P. brasiliensis* e *L. loboi*, todas agrupadas no mesmo gênero, o *Ajellomyces*.

A fase miceliana de *P. brasiliensis* observada nos cultivos caracteriza-se por apresentar crescimento lento. As colônias são observadas geralmente entre 15 e 20 dias, desenvolvendo-se bem nos meios de ágar Sabouraud-dextrose e Mycosel® (ágar Sabouraud acrescido de cloranfenicol e ciclo-hexamida) e ágar batata-dextrose. Inicialmente, a colônia é esbranquiçada, de aspecto algodonoso e, com o envelhecimento das culturas, desenvolve fissuras e elevações de cor marrom, com aspecto semelhante ao de "pipoca estourada" (Figura 88.1A). Colônias miceliais de aspecto glabro também podem ser observadas. É consenso que, em seu ciclo de vida livre em natureza, *P. brasiliensis* desenvolve-se em determinados tipos de solo sob a forma micelial, também denominada fase saprofítica ou

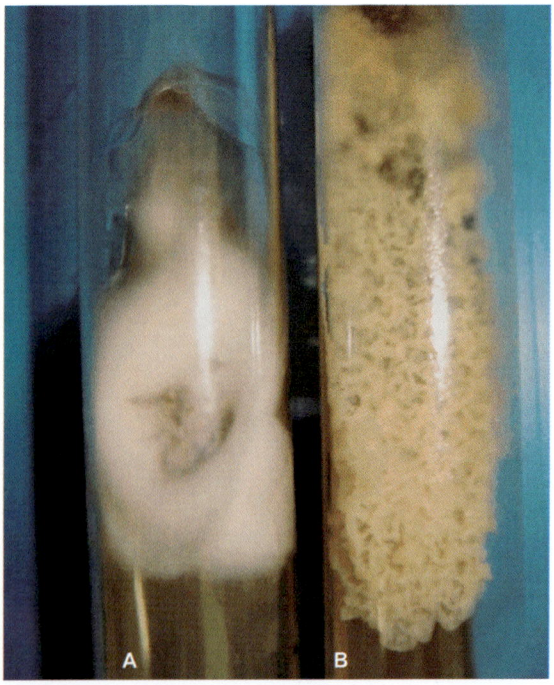

Figura 88.1 Aspectos macroscópicos da cultura de *P. brasiliensis*. **A.** Fase micelial, evidenciando colônia algodonosa de coloração esbranquiçada e centro com pequena elevação e fissuras. **B.** Fase leveduriforme, evidenciando colônia de coloração creme com relevo cerebriforme típico. Imagem cedida pelo Prof. Eduardo Bagagli e pela Dra. Raquel C. Theodoro.

saprobiótica. Microscopicamente, observam-se hifas hialinas delgadas e ramificadas, septadas, multinucleadas, que produzem clamidoconídios terminais ou intercalados, além de artroaleuroconídios de fácil dispersão aérea; são reconhecidas como as formas infectantes para os hospedeiros vertebrados (Figura 88.2 A).

Em parasitismo nos tecidos dos hospedeiros humanos ou animais e nos cultivos incubados à temperatura de 35 a 37°C, *P. brasiliensis* apresenta-se leveduriforme. É isolado em ágar Sabouraud-dextrose e no meio GPY (glicose, peptona e extrato de levedura), apresentando-se macroscopicamente sob a forma de colônias de cor creme e aspecto cerebriforme (Figura 88.1 B). Seu crescimento pode ser estimulado com adição de soro de equino e fator de crescimento (substâncias solúveis, provavelmente sideróforas, produzidas por alguns isolados particulares em cultivo líquido), desenvolvendo-se em 5 a 7 dias de cultivo.

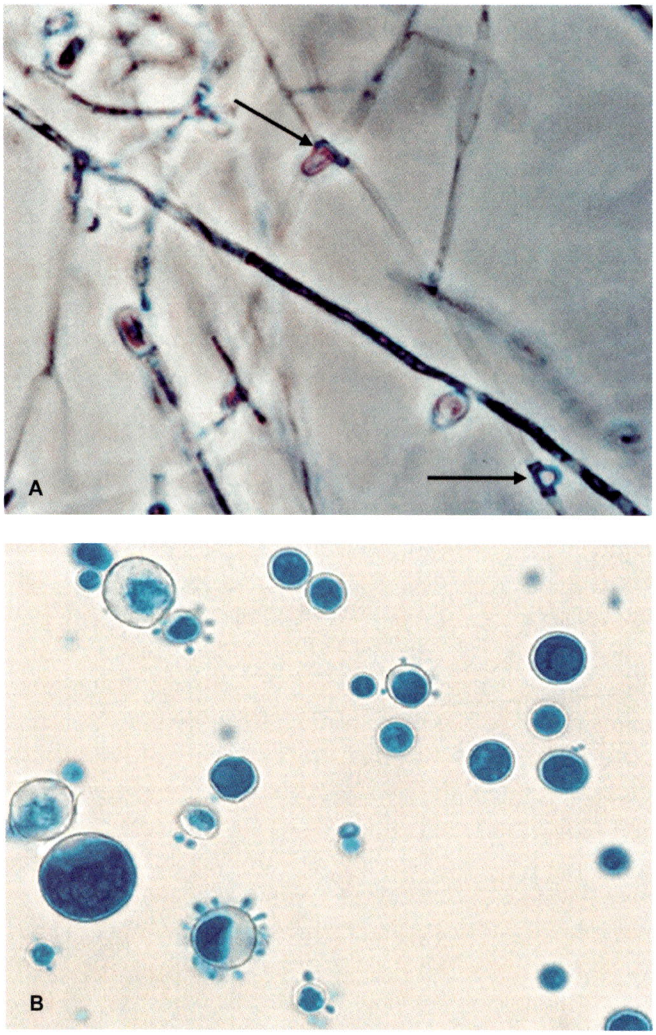

Figura 88.2 Aspectos microscópicos de *P. brasiliensis*. **A.** Fase micelial, evidenciando os artroconídios (setas). **B.** Fase leveduriforme, evidenciando células arredondadas, de parede celular espessa, com vários brotamentos e aspecto de "roda de leme" (lactofenol azul-algodão, 400×). Imagens cedidas pelo Prof. Eduardo Bagagli e pela Dra. Raquel C. Theodoro.

Microscopicamente, caracteriza-se por células arredondadas de diâmetro variável, 6 a 30 μm, de parede celular espessa, birrefringente e com brotamentos em número e tamanho variáveis. Há células grandes, envoltas por numerosos pequenos brotamentos (células-filhas, cujo número pode chegar a várias dezenas), classicamente conhecidas como "roda de leme" (Figura 88.2 B). Os brotamentos geralmente variam de 2 a 10 μm de diâmetro e estão conectados à célula-mãe por uma ligação de base estreita, diferente do observado na espécie *B. dermatitidis*, na qual o brotamento geralmente é único e de base larga.

Vários estudos de filogenia molecular vêm demonstrando que *P. brasiliensis* é, na verdade, um complexo de espécies. Embora fenotipicamente indistinguíveis com base na utilização de metodologias moleculares, já foram identificados quatro grupos genotípicos distintos, os quais estão segregados reprodutivamente há milhares de anos, constituindo-se assim em diferentes espécies crípticas.

No Brasil, um grupo genotípico particular tem sido observado em isolados provenientes, principalmente, da região central do país. Inicialmente, foi denominado Pb01-*like* e mostrou-se biologicamente bem distante dos demais genótipos, levando inclusive à proposta de uma nova espécie, identificada como *Paracoccidioides lutzii* (*P. lutzii*). Existem fortes evidências de que a caracterização do genótipo ou da espécie críptica seja importante para o diagnóstico sorológico da doença. A título de exemplo, pacientes infectados com *P. lutzii* geralmente apresentam sorologia negativa quando os reagentes são produzidos com outros genótipos do fungo. A importância desses achados na clínica e na resposta aos tratamentos ainda precisa ser estabelecida.

Epidemiologia

A PCM apresenta distribuição geográfica restrita aos países latino-americanos, com maior incidência no Brasil, na Colômbia, na Venezuela e na Argentina. Diferentemente de outras micoses sistêmicas, como a histoplasmose e a coccidioidomicose, a ecologia de *P. brasiliensis* ainda é pouco conhecida. Apesar dos significativos progressos obtidos recentemente nessa área, esse fungo continua a desafiar os pesquisadores quanto ao seu nicho ecológico. Sabe-se que se mantém saprofiticamente no solo, tendo sido isolado do ambiente em algumas regiões do Brasil, da Argentina e da Venezuela. Embora existam registros de isolamento de *P. brasiliensis* do trato intestinal de morcegos, fezes de pinguim e ração de cães, provavelmente contaminada com o solo, esses achados ainda não são conclusivos. Assim, como não há um elo, esses achados representam isolados casuais, não repetitivos e insuficientes para o esclarecimento das características de transmissibilidade do fungo.

As manifestações da doença em humanos geralmente surgem após um longo período de latência, e não há registro de surtos epidêmicos. Além disso, a micose foi muito pouco pesquisada em animais domésticos e/ou silvestres, que podem representar importantes sinalizadores da presença do agente em determinadas áreas.

Vários animais de laboratório, como camundongos, ratos e *hamsters*, são suscetíveis à infecção por *P. brasiliensis*. Esses animais são utilizados até hoje para estudos imunológicos e caracterização da virulência dos isolados, utilizando-se principalmente o *hamster* como modelo experimental.

No início das décadas de 1970 e 1980, foram realizados inquéritos sorológicos em cães provenientes dos municípios de São Paulo e Botucatu, empregando as reações de fixação do complemento (RFC) e de precipitação, o que revelou elevada taxa de infecção, com positividade de 74,33% e 78,12% na RFC, respectivamente. Todavia, não foi possível detectar o fungo no tecido dos cães estudados, tampouco o isolamento a partir de cultivo dos tecidos desses animais. Recentemente, ensaios imunoenzimáticos pela técnica ELISA foram utilizados para a pesquisa de anticorpos específicos contra *P. brasiliensis* em cães. Em avaliação de animais procedentes das zonas rural e urbana do município de Londrina, PR, obteve-se positividade de 89,4% e 14,8%, respectivamente. Ensaio semelhante, realizado em cães procedentes de áreas rurais dos municípios da área endêmica de PCM em Botucatu, SP, revelou 35% de positividade.

Utilizando teste intradérmico com o antígeno paracoccidioidina, diversos inquéritos epidemiológicos realizados em áreas endêmicas de PCM evidenciaram que a infecção pode ser prevalente em proporções relativamente altas em algumas regiões endêmicas. Dessa maneira, o teste mostra-se eficiente na pesquisa da infecção em animais.

Entre os animais domésticos, os testes intradérmicos têm mostrado alta positividade em equinos, seguido por bovinos e ovinos. Em animais silvestres, maior positividade tem sido observada em grupos de animais de hábitos terrestres quando comparado aos de hábitos arbóreos. Entre as espécies de animais silvestres, observou-se alta positividade em quatis (*Nasua nasua*), que são animais que vivem tanto em ambientes arbóreos como terrestres e têm hábito fossatório (remexer o solo). Estudos com o objetivo de isolamento de *P. brasiliensis* a partir de amostras de tecido dessa espécie animal, mesmo provenientes de área endêmica de PCM, não foram bem-sucedidos, embora os testes intradérmicos realizados apresentaram resultados positivos, demonstrando que estavam infectados.

Evidência histopatológica dessa micose em lesões hepáticas, como a presença de *P. brasiliensis* em saguis (*Saimiri sciureus*), também já foi relatada em um animal proveniente da Bolívia.

Em meados da década de 1980, *P. brasiliensis* foi isolado de vísceras de tatus (*Dasypus novemcinctus*) capturados na região sul do Pará, constituindo a primeira comprovação dessa infecção em hospedeiro de outra espécie que não a humana. Posteriormente, esse achado foi confirmado por outros pesquisadores em diversas áreas endêmicas da doença. A frequência desses animais infectados, com isolamento fúngico positivo, mostrou ser bastante alta, podendo chegar a até 100% dos animais avaliados em alguns municípios considerados hiperendêmicos. A espécie de tatu em questão, popularmente conhecida como tatu-galinha, é comumente utilizada como alternativa de alimento em muitas comunidades rurais, motivo pelo qual foi caçada exaustivamente, mesmo sendo esta uma prática proibida por lei. Curiosamente, a distribuição geográfica dessa espécie de tatu é semelhante à da PCM, e o contato com esses animais está associado ao aumento nos fatores de risco para a infecção em pessoas residentes nas áreas endêmicas da doença. Essa espécie animal apresenta contato íntimo com o solo, em razão do constante hábito escavatório, tanto para obtenção de alimentos como para a construção de tocas de moradia.

O ecossistema compreendido pelo tatu e seu ambiente peridomiciliar, não excluindo ainda outros animais silvestres também construtores de tocas em solo, parece ter influenciado na evolução da patogenicidade de *P. brasiliensis*, levando o fungo a uma possível condição zoofílica, adaptando-se ao parasitismo em mamíferos. Esse fato poderia explicar o difícil isolamento de *P. brasiliensis* a partir de amostras de solo, pois acredita-se que as espécies fúngicas patogênicas zoofílicas tendem a apresentar baixa produção de conídios na forma saprofítica ambiental. A tendência desse patógeno de produzir lesões de evolução crônica nos hospedeiros humanos ou animais também pode ser influenciada pelo perfil evolutivo associado aos hospedeiros silvestres mamíferos.

Os tatus, bem como os tamanduás e as preguiças, pertencem à ordem *Xenarthra* e são mamíferos muito antigos, cuja origem é a América do Sul. O tatu-galinha apresenta temperatura corporal relativamente baixa e uma fraca resposta imune celular, sendo inclusive empregado como modelo para estudos de doenças infecciosas, como a hanseníase, causada pelo *Mycobacterium leprae*. Essa espécie de tatu mantém intenso contato com o solo, onde constroem tocas para moradia e alimentação. Geralmente, não apresentam hábitos migratórios e têm uma área de vida (*home range*) relativamente pequena, ou seja, vivem toda a sua existência em uma área limitada, fato que os credenciam como excelentes animais sentinelas, ideais para demarcar áreas de ocorrência de *P. brasiliensis* na natureza. A constatação da frequente infecção natural por *P. brasiliensis* nessa espécie de tatus tem possibilitado explorar alguns aspectos ainda pouco compreendidos da ecoepidemiologia e da interação patógeno/hospedeiro na PCM, como a relação obrigatória ou facultativa do patógeno ou se os tatus podem manifestar PCM-doença. Ainda não está esclarecido se os tatus podem eliminar *P. brasiliensis* por secreções e/ou excreções, o que contribuiria para a disseminação do patógeno no ambiente.

Embora apresente fraca resposta imunológica celular, os tatus produzem várias classes de imunoglobulinas, detectáveis por métodos imunoenzimáticos. A técnica de ELISA em soros de tatus vem sendo empregada para inquéritos epidemiológicos, estudos de patogenicidade e para a evolução da infecção por *Mycobacterium leprae*. Recentemente, foi introduzida para avaliação de níveis de IgM e IgG contra *P. brasiliensis*.

Além de isolado em cultura, *P. brasiliensis* já foi detectado por técnicas de biologia molecular em amostras de tecido de animais silvestres mortos por atropelamento em rodovias que cruzam áreas endêmicas de PCM, como furão (*Gallictis vittata*), preá (*Cavia aperea*), porco-espinho (*Sphiggurus spinosus*) e guaxinim (*Procyon cancrivorus*), além de membros da ordem *Xenarthra*, como o tatu-galinha (*D. novemcinctus*), tatu-itê (*D. septencinctus*) e o tamanduá (*Myrmecophaga tridactyla*). Recentemente, foi relatado um caso de PCM disseminada em preguiça de dois dedos da espécie *Choloepus didactylus*, capturada na Guiana Francesa e mantida em cativeiro na cidade de Monterrey, no México. Esse relato, com a detecção molecular do patógeno em tamanduá, vem confirmar a importância da ordem *Xenarthra* na cadeia epidemiológica de *P. brasiliensis* e da PCM.

Patogenia

Após a inalação, o fungo pode ser destruído no parênquima pulmonar por células fagocíticas inespecíficas ou multiplicar-se e produzir um foco primário, que drena o patógeno para o linfonodo regional localizado no hilo pulmonar, constituindo foco secundário e compondo, assim, o complexo primário na PCM. Com a evolução do processo, podem ocorrer a disseminação do fungo por via linfo-hemática e a produção de focos metastáticos em qualquer órgão ou tecido do hospedeiro. Nesse momento, a infecção é assintomática ou oligossintomática e pode evoluir para uma das seguintes formas: resolução completa e cicatrização, involução com manutenção de fungos viáveis em focos quiescentes ou evolução para doença progressiva pulmonar e/ou disseminada.

Nos tecidos, a reatividade do hospedeiro induz uma reação inflamatória que culmina na formação de granuloma, que representa uma resposta do hospedeiro contra o fungo, na tentativa de impedir ou restringir a multiplicação e disseminação no hospedeiro. A evolução do granuloma parece estar relacionada com a resposta imune do hospedeiro e os componentes de parede liberados pelo fungo. O granuloma é composto de células gigantes multinucleadas e células epitelioides, cujo centro contém uma ou mais células fúngicas em contato com leucócitos polimorfonucleares, e, ao redor, observa-se um halo de células mononucleares. Essa formação granulomatosa pode estar presente tanto na evolução aguda como na crônica da PCM.

Vários estudos têm demonstrado que a depressão da resposta imune celular, durante qualquer fase da doença, está relacionada com a evolução para manifestações mais graves e que, geralmente, tendem a se reverter com o tratamento específico. A PCM pode ser incluída no modelo de doença bipolar, semelhantemente à hanseníase. No polo anérgico, agrupam-se os pacientes com sinais disseminados e disfunção grave da imunidade celular, enquanto, no polo hiperérgico, estão os pacientes com manifestação localizada e imunidade celular preservada. A capacidade de formação de granulomas acompanha esse modelo bipolar, em que pacientes com as manisfestações mais graves apresentam lesões com poucos granulomas, geralmente malformados e com grande quantidade de elementos fúngicos em seu interior. Em contraste, em pacientes com evolução crônicas, há granulomas bem típicos, com poucos fungos. A disfunção do sistema imune parece estar relacionada com fatores como a presença de imunocomplexos circulantes interagindo com linfócitos T, anticorpos específicos, antígenos fúngicos (mesmo em baixas concentrações) ou liberação de citocinas com efeitos inibidores.

Tem-se observado, também, certa tendência progressiva à piora da resposta imune celular a partir da evolução crônica unifocal do adulto até a forma juvenil, passando pelas formas intermediárias.

Clínica

A classificação das formas clínicas da PCM humana estabelecida durante a realização do Encontro Internacional sobre PCM, realizado em 1986, na Colômbia, serve de referencial para os casos em animais, subdividindo a doença em PCM-infecção, PCM-doença, PCM associada à imunossupressão e PCM sequelar (Tabela 88.1).

Tabela 88.1 Classificação das apresentações clínicas de paracoccidioidomicose.

Formas clínicas	Evolução
PCM-infecção	–
PCM-doença	Aguda-subaguda (tipo juvenil) • Moderada • Grave Crônica (tipo adulto) • Unifocal (leve, moderada e grave) • Multifocal (leve, moderada e grave)
PCM associada à imunossupressão	–
PCM sequelar	–

Adaptada de Franco M, Montenegroz MR, Mendes RP, Marques SA, Dillon NL, Mota NG. Paracoccidioidomycosis: a recently proposed classification of its clinical forms. Rev Soc Bras Med Trop. 1987;20:129-35.

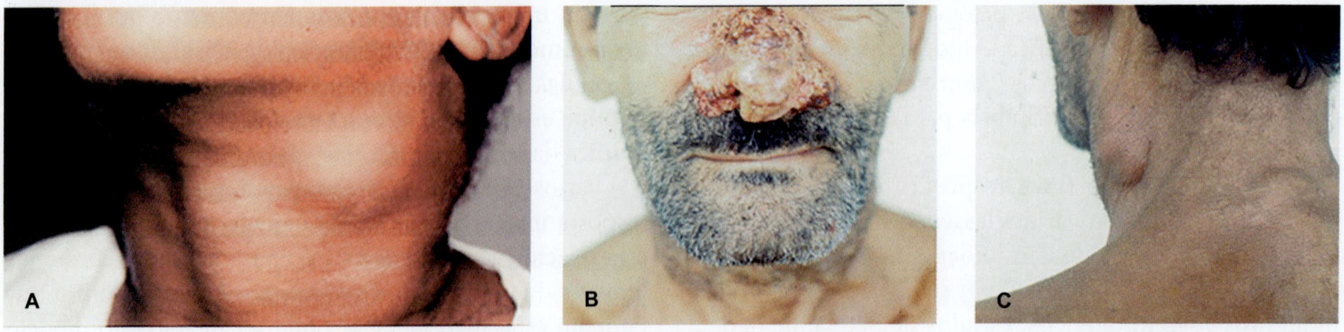

Figura 88.3 Manifestações clínicas da paracoccidioidomicose em humanos. **A.** Forma disseminada subaguda em criança, com linfadenomegalia generalizada. **B** e **C.** Forma crônica do adulto, com envolvimento de pulmões, mucosa e dorso nasal e linfonodo cervical.

PCM-infecção

É caracterizada e constituída pelos indivíduos paracoccidioidina-positivos que não apresentam manifestações clínicas e/ou evidências laboratoriais da doença. Corresponde aos indivíduos que se infectaram, desenvolveram o complexo primário, mas não progrediram para doença.

PCM-doença

Essa forma decorre da progressão do complexo primário, da reativação de foco quiescente (reinfecção endógena) ou de reinfecção exógena. Duas formas principais são observadas: aguda-subaguda, tipo juvenil ou infantojuvenil, que acomete principalmente crianças e adultos jovens com menos de 30 anos de idade (Figura 88.3 A); e crônica, tipo adulto, que acomete, geralmente, pacientes com mais de 30 anos de idade (Figura 88.3 B e C).

A PCM aguda-subaguda (tipo juvenil) acomete ambos os sexos e representa cerca de 10% da casuística geral da doença. Desses casos, cerca de 5% ocorrem em crianças entre 10 e 14 anos de idade. Eventualmente, a micose ocorre em crianças muito jovens, casos que geralmente são muito graves e potencialmente fatais. A forma juvenil pode ser subdividida em moderada ou grave, de acordo com o grau de disseminação. As manifestações clínicas são causadas pelo rápido e progressivo envolvimento do sistema mononuclear fagocítico, com linfadenomegalia difusa, superficial e profunda, hepatoesplenomegalia e disfunção de medula óssea nos casos mais graves. Manifestações cutâneas e lesões ósseas também podem ser observadas nessa forma. Febre e emagrecimento também acompanham o quadro, que leva rapidamente ao comprometimento geral do paciente.

A PCM crônica do adulto é responsável pela maior parte dos casos de PCM na espécie humana (cerca de 90%). Observada principalmente em adultos do sexo masculino, entre 30 e 60 anos de idade, que apresentam como principal atividade de risco o trabalho agrícola ou contato frequente com solos e/ou outras atividades que envolvam o revolvimento de solos, com a produção de poeira contendo partículas fúngicas em suspensão, como ocorre com trabalhadores da construção civil e tratoristas. Nas mulheres, a doença é menos frequente, na proporção média de uma mulher para 10 homens com PCM, pois o hormônio feminino (17-β-estradiol) confere proteção ao impedir a transformação dos conídios inalados em leveduras no parênquima pulmonar. Fatores como tabagismo, etilismo e desnutrição também estão associados à PCM crônica do adulto. Estudo recente demonstrou que a probabilidade de pacientes com PCM clínica adoecerem foi 14 vezes maior entre os fumantes e 3,6 vezes maior entre os indivíduos que ingerem 50 g/dia de álcool, enfatizando que esse risco aumentado é diretamente proporcional à intensidade e à duração do hábito de fumar e/ou beber. A PCM crônica pode ser subdividida em unifocal e multifocal; nesta última, podem ser observados quadros leves, moderados e graves. É importante salientar que essa classificação foi elaborada com base na observação de casos clínicos humanos, uma vez que a doença em animais foi pouco pesquisada.

Em tatus, animais que sistematicamente apresentam-se infectados, em raras ocasiões foi observada a formação de granulomas em tecido hepático e pulmonar, o que poderia indicar que esses animais podem adoecer de PCM. Na preguiça encontrada com PCM generalizada, observou-se que a infecção progrediu após o período de 1 mês de vida em quarentena em uma loja *petshop*. O animal apresentou letargia progressiva, anorexia, desidratação e evoluiu para óbito. À necropsia, observaram-se lesões granulomatosas em pulmões, fígado, baço e rins, que revelaram granulomas com grande quantidade de células fúngicas ao exame histopatológico.

Na espécie canina, a PCM-doença já foi relatada em duas ocasiões, cursando com quadro de linfadenopatia generalizada. Na primeira descrição, uma fêmea adulta da raça Doberman apresentou aumento de volume dos linfonodos submandibulares e queda do estado geral. À biopsia do linfonodo, observou-se PCM ativa com numerosas células fúngicas, identificadas na impregnação argêntea de

Gomori-Grocott, na imuno-histoquímica e pela detecção do gene *gp43* (glicoproteína imunodominante) pela reação em cadeia pela polimerase (PCR). O exame geral não revelou o envolvimento de outro órgão ou sistema. O animal era proveniente do município de Mogi Guaçu, interior do estado de São Paulo, considerado endêmico para PCM. Um cão assintomático com quem coabitava apresentou exame sorológico de imunodifusão dupla negativo para pesquisa de anticorpos anti-*P. brasiliensis*. A sorologia do proprietário também resultou negativa. O animal foi tratado com cetoconazol, observando-se total regressão da linfadenopatia. Entretanto, recidiva clínica foi observada após 18 meses, e o cão foi sacrificado, sem ser submetido à necropsia.

O segundo caso descrito de PCM-doença em cão também ocorreu em uma fêmea adulta da raça Doberman, proveniente de Curitiba, PR, área considerada pouco expressiva para casos de PCM humana. De maneira semelhante ao primeiro caso, o envolvimento de linfonodos foi o sinal clínico mais evidente; porém, nesse caso, a linfadenopatia era generalizada. Ao exame clínico, também foi observada esplenomegalia. Com a suspeita de linfoma, realizou-se citologia aspirativa do linfonodo submandibular, cujo resultado foi negativo. Optou-se por realizar a biopsia de linfonodo poplíteo, encaminhada para exames microbiológicos, histopatológicos e de imuno-histoquímica. O cultivo microbiológico foi característico de *P. brasiliensis* em ambas as fases, micelial e leveduriforme. O exame histopatológico revelou intensa linfadenite granulomatosa, com numerosos elementos fúngicos, que reagiram com anticorpos anti-*gp43* ao exame imuno-histoquímico, específico para diagnóstico de PCM. O hemograma revelou leucocitose por neutrofilia, além de hiperproteinemia. O animal foi tratado com itraconazol (10 mg/kg/dia VO), e a remissão dos sinais clínicos foi evidente. No entanto, mesmo após 10 meses de tratamento, o cão continuava a apresentar cultura e histopatologia positivas para *P. brasiliensis*. Esse caso apresentava certos aspectos ecoepidemiológicos peculiares. O cão nasceu na Argentina (área também endêmica de PCM), e os proprietários mudaram-se para Curitiba quando o animal ainda era filhote. Era uma fêmea reprodutora, que havia visitado vários estados e regiões do Brasil. No domicílio, tinha acesso ao jardim e coabitava com outros cães, todos assintomáticos.

É interessante observar que esses dois casos de PCM canina apresentavam em comum o sexo (feminino), a raça (Doberman), a idade (6 anos) e as manifestações clínicas. A linfadenopatia observada nos dois casos sugere que a doença tenha se manifestado em sua fase aguda, como se observa na PCM juvenil humana. O quadro de linfadenopatia intensa também é semelhante ao do linfoma canino, portanto a abordagem diagnóstica correta torna-se imperativa para o sucesso terapêutico, bem como para o prognóstico da PCM canina.

A PCM felina ainda não foi relatada no Brasil, tampouco em outro país sul-americano considerado endêmico. Entretanto, existe somente um relato de caso de PCM em um gato proveniente do Chile, o qual desenvolveu sintomatologia neurológica e renal. A doença foi observada em gato Persa de 8 meses de idade que apresentava anorexia, febre e sinais neurológicos (depressão, nistagmo e tremores). O diagnóstico foi firmado por citologia do fungo em liquor e urina. Esse relato deve ser analisado com certa cautela, primeiro por ser proveniente do Chile, um país que, até o momento, não registrou nenhum caso autóctone da doença em humanos nem o isolamento do agente em tatus. Outro aspecto a ser considerado diz respeito às imagens da micromorfologia do agente, as quais, na presente publicação, não são consistentes com *P. brasiliensis*.

PCM associada à imunossupressão

A observação de casos de PCM associados à infecção pelo vírus da imunodeficiência humana (HIV) tem sido menor quando comparada, por exemplo, com a de histoplasmose. Em geral, os pacientes com PCM/AIDS apresentam febre prolongada, emagrecimento expressivo, linfadenomegalia, hepatoesplenomegalia, comprometimento pulmonar e lesões cutâneas e neurológicas. Tem sido relatada prevalência de PCM/AIDS em 1,4% dos pacientes da região Sudeste, a maioria dos quais apresentam níveis de CD4 menores que 200 células/mℓ e são jovens, além do fato de que poucos indivíduos trabalham na agricultura.

PCM sequelar

A PCM induz uma resposta inflamatória granulomatosa no hospedeiro que frequentemente leva à fibrose de tecidos. Tem sido descrito que, nos estágios mais avançados da doença, ocorre aumento substancial de citocinas, como TNF-α e TGF-β, as quais induzem o acúmulo de colágeno. No tecido pulmonar, essa fibrose tem sido observada em cerca de 50% dos pacientes com a forma crônica, sendo que uma pequena porcentagem dos indivíduos evolui para doença pulmonar obstrutiva crônica (DPOC) e suas complicações. Estudos mostram que 15 a 50% dos pacientes apresentam redução da função da glândula adrenal e cerca de 3% necessitam de reposição hormonal por desenvolverem doença de Addison. O sistema nervoso central (SNC) também é acometido por sequelas da PCM em cerca de 6 a 25% dos pacientes, os quais evoluem para déficit motor, crises convulsivas (epilepsias) e/ou hidrocefalia.

Outro aspecto importante na PCM sequelar é a fibrose de lesões em tecido mucoso e cutâneo. Nesse sentido, em humanos têm sido observadas alterações crônicas da voz (como disfonia por lesão das cordas vocais), obstrução de laringe (sendo necessária a realização de traqueostomia) e microstomia resultante de lesões periorais. Nas formas agudas da PCM, tem sido relatada obstrução de vasos linfáticos abdominais, levando à síndrome da má absorção e à perda de proteínas, além de icterícia obstrutiva.

Diagnóstico

A confirmação do diagnóstico de PCM exige a identificação do agente em qualquer espécime clínico, por exame micológico direto, cultivo fúngico, exame histopatológico ou mesmo pela detecção molecular. O material clínico para o diagnóstico depende do tipo de lesão que se manifesta no paciente humano ou animal. Geralmente, são utilizadas amostras de raspado de lesão, secreções respiratórias, lavado broncoalveolar, pus, liquor, punção aspirativa de linfonodos, líquido sinovial, líquido ascítico e outros fluidos ou fragmentos de tecido biopsiado.

Para o exame microscópico direto, faz-se uma montagem do material clínico com uma gota de KOH (10%) entre lâmina e lamínula, para clarear o material. Ao microscópio, o agente é observado como uma célula arredondada circundada por espessa parede celular hialina, birrefringente, o que confere, muitas vezes, o aspecto de duplo contorno. Podem apresentar um ou múltiplos brotamentos unidos à célula-mãe por uma ligação de base estreita. Ocasionalmente, apresenta o típico aspecto de roda de leme.

A cultura do fungo é obtida por semeadura do material clínico no ágar Sabouraud-dextrose, Mycosel®, *brain-heart-infusion* ágar (BHIA) e *glucose-peptone-yeast extract* ágar (GPY). Os cultivos são incubados a 25 e 35°C, para caracterizar o dimorfismo.

A punção aspirativa com agulha fina também é muito utilizada como procedimento diagnóstico. Essa técnica fornece material que pode ser empregado tanto em cultura microbiológica como para demonstração direta do agente e é, preferencialmente, realizada em órgãos ou lesões que se apresentam com consistência sólida, como linfonodos e órgãos internos. A punção deve ser orientada por equipamento que forneça imagem de alta resolução.

Outra técnica muito útil para a obtenção do diagnóstico com demonstração do agente é o exame histopatológico, recomendando-se as colorações específicas para fungos, como a impregnação com sais de prata (metenamina de Grocott). O PAS também pode ser utilizado, mas é menos eficiente quando comparado ao Grocott (Figura 88.4).

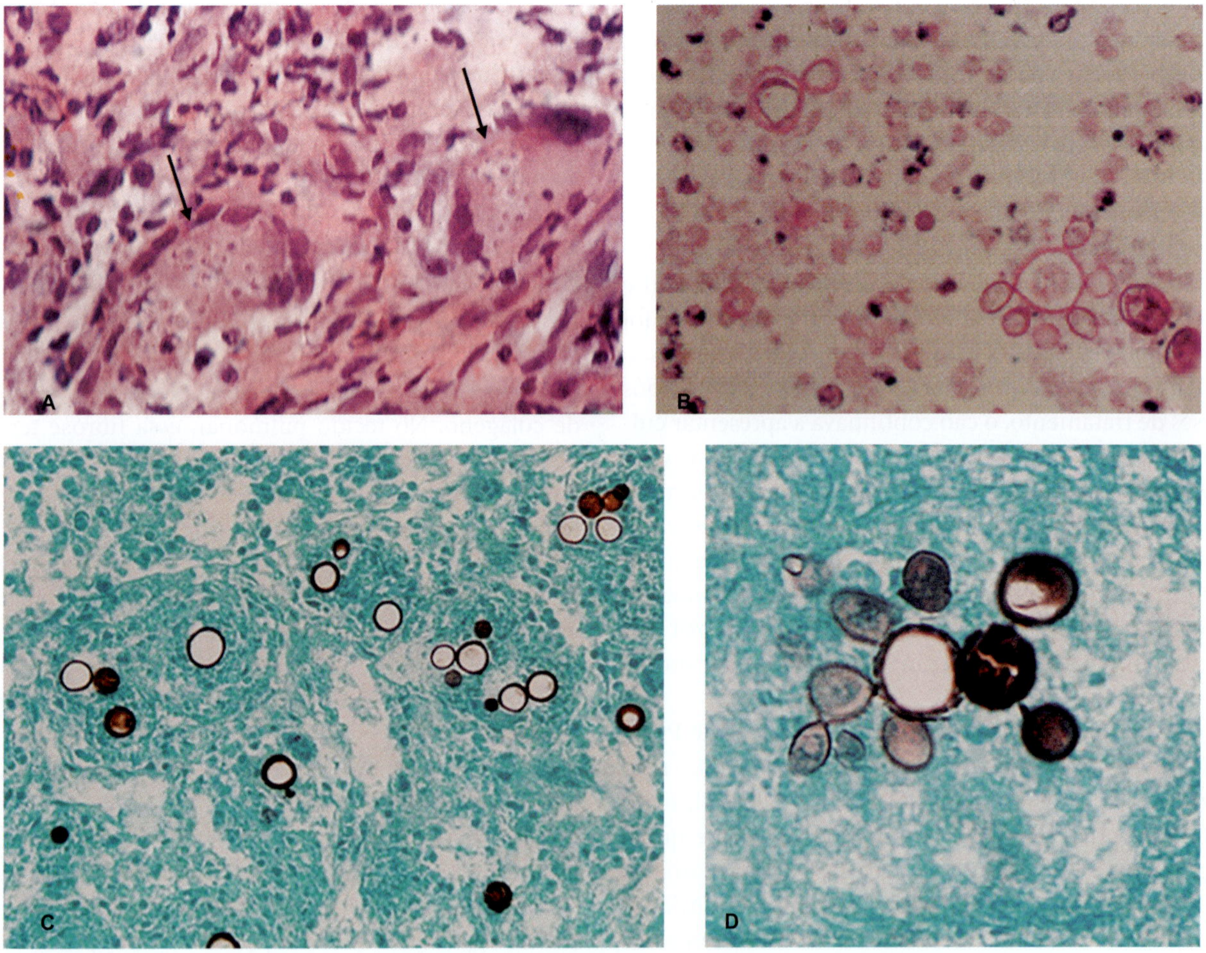

Figura 88.4 Aspectos microscópicos de *P. brasiliensis* em cortes histológicos. **A.** Granuloma com células gigantes contendo elementos leveduriformes sugestivos do fungo (setas) (H-E, 400×). **B.** Organismos leveduriformes com multibrotamento (PAS, 400×). Vários elementos leveduriformes com brotamentos (coloração com prata, **C** = 400×, **D** = 1.000×).

Especial atenção é necessária quando, nos cortes histológicos, aparecem somente alguns elementos leveduriformes pequenos e unibrotantes, pois pode tratar-se de formas muito pequenas de *P. brasiliensis*, que podem ser indistinguíveis de formas teciduais de *Histoplasma capsulatum*, formas pequenas acapsuladas de *Cryptococcus* spp. ou mesmo endósporos de *Coccidioides* spp. Assim, nessa situação, o cultivo do material faz-se necessário para o diagnóstico diferencial.

Os exames sorológicos são importantes tanto para auxiliar no diagnóstico como para acompanhar o tratamento dos pacientes. Entre as técnicas sorológicas, as mais empregadas atualmente são a imunodifusão dupla em gel de ágar (ID) e os testes imunoenzimáticos (ELISA), as quais apresentam boa sensibilidade e especificidade. Os antígenos mais utilizados são o antígeno total solúvel e a gp43 purificada, considerada a proteína específica e imunodominante de *P. brasiliensis*.

Recentemente, foram desenvolvidas técnicas de biologia molecular que têm mostrado grande utilidade na detecção de *P. brasiliensis* a partir de amostras clínicas. São técnicas sensíveis e específicas, com promissor potencial diagnóstico. Porém, seu uso ainda é restrito a alguns laboratórios, pois o custo é elevado. As principais técnicas empregadas são a PCR e suas variações, como a *nested*-PCR, que consiste em dois ciclos de amplificação do material genético, aumentando ainda mais a sensibilidade e a especificidade da técnica. Os iniciadores (*primers*) mais empregados na detecção molecular de *P. brasiliensis* são derivados do gene *gp43* e do DNA ribossômico. Este último torna a técnica mais sensível por se tratar de genes de múltiplas cópias ao longo do genoma fúngico.

Tratamento

O tratamento da PCM consiste na administração de poliênicos (anfotericina B – AMB), de derivados azólicos (cetoconazol, fluconazol ou itraconazol) e da associação de sulfonamidas e trimetoprima.

A anfotericina B (Fungizone®) é um antibiótico poliênico derivado de *Streptomyces nodosus*. Atua na membrana plasmática do fungo, interagindo com a molécula de ergosterol e promovendo alterações na permeabilidade da célula fúngica. Só pode ser administrada IV, pois não é absorvida pelo trato gastrintestinal e a administração IM causa necrose. Esse fármaco não apresenta boa penetração através da barreira hematencefálica, não sendo, portanto, indicado para os casos em que haja comprometimento do sistema nervoso. A excreção ocorre basicamente pela via biliar, e uma pequena fração é eliminada pela urina. As doses recomendadas para cães e gatos estão descritas na Tabela 88.2. Recomenda-se diluir a dose total diária do fármaco em soro glicosado a 5% e administrar lentamente IV, o que, muitas vezes, requer a internação do animal. Embora a AMB apresente bons resultados na terapêutica antifúngica, vários efeitos adversos são observados, destacando-se a diminuição da função renal, o que faz com que o fármaco seja contraindicado em animais que apresentem insuficiência renal anterior ao tratamento. Para completar a terapia sem agravar a lesão renal, pode-se reduzir a dose diária ou administrá-la em soro a cada 2 ou 3 dias. Deve-se realizar o monitoramento da função renal, no mínimo semanalmente, e, aos primeiros sinais de insuficiência renal, como anorexia e vômito ou quando os níveis séricos de ureia estiverem elevados, a AMB deve ser suspensa. Na espécie humana, a meta é chegar a uma dose total cumulativa de 2.000 a 3.000 mg para adultos ou 30 a 50 mg/kg para crianças, com a qual se observa melhora significativa do quadro clínico ou mesmo a cura clínica. Por sua toxicidade, o uso da AMB é reservado para os casos mais graves. Está disponível comercialmente um derivado lipossomal de AMB (AmBisome®), o qual tem se mostrado menos tóxico e cuja dosagem é semelhante à da AMB convencional ou ligeiramente maior.

Os derivados azólicos (cetoconazol, fluconazol e itraconazol e, mais recentemente, o voriconazol e o posaconazol) têm a vantagem de poderem ser administrados VO (Tabela 88.2). Atuam na enzima C14-α-dimetilase, fundamental para a conversão do lanosterol em ergosterol (o principal esterol da membrana celular do fungo), promovendo a depleção do ergosterol, o que acarreta aumento da permeabilidade da membrana e inibição do crescimento do fungo.

Em virtude da melhor absorção desses fármacos em pH ácido, é recomendável administrá-los com as refeições. Comparados à AMB, os azólicos em geral apresentam melhor penetração na barreira hematencefálica e, embora não alcancem níveis satisfatórios, são utilizados em animais com sintomatologia nervosa. Um dos efeitos adversos mais acentuados do uso dos azólicos é a hepatotoxicidade, notadamente com o cetoconazol, fato que restringe seu uso em relação ao fluconazol e ao itraconazol.

Tabela 88.2 Antifúngicos recomendados no tratamento da paracoccidioidomicose em animais de companhia (com base na terapêutica da blastomicose).

Antifúngico	Espécie	Posologia
Fluconazol	Cães	2,5 a 5 mg/kg VO, a cada 24 h
	Gatos	50 mg/animal VO, a cada 12 h
Itraconazol	Cães	5 mg/kg VO, a cada 12 h ou 10 mg/kg VO, a cada 24 h
	Gatos	5 a 10 mg/kg VO, a cada 12 h
Anfotericina B	Cães	0,5 mg/kg IV, 3 vezes/semana*
	Gatos	0,25 mg/kg IV, 3 vezes/semana*

*Em cães, descontinuar o tratamento quando observar azotemia ou na dose cumulativa de 4 a 6 mg/kg. Nesses casos, introduzir azólicos. Em gatos, parar quando observar azotemia ou na dose cumulativa de 4 mg/kg. Introduzir itraconazol.
Adaptada de Legendre AM. Blastomycosis. In: Greene CE. Infectious diseases of the dog and cat. 3. ed. St. Louis: Saunders Elsevier; 2006. p. 569-76.

O tempo de tratamento, em geral, é longo, chegando a 12, 24 meses ou mais. De modo geral, a terapia deve ser mantida por, pelo menos, mais 1 mês após a cura clínica do animal. Entre os azólicos, o itraconazol é o mais utilizado na terapia da PCM.

Quando da administração dos azólicos, deve-se tomar muito cuidado com interações medicamentosas, pois alguns fármacos, como antiácidos, cimetidina, difenil-hidantoína e rifampicina, podem diminuir sua absorção e eficiência. O uso concomitante com os azólicos prolonga o efeito ou até mesmo aumentam a toxicidade dos seguintes grupos de fármacos: benzodiazepínicos (midazolam), glicocorticoides, anti-histamínicos, quinidina, ciclosporina, varfarina, terfenadina, astemizol, fenitoína, nefedipina, sulfonilureia, digoxina e vincristina.

O posaconazol e o voriconazol vêm apresentando bons resultados na terapia, não só na PCM, mas nas demais micoses sistêmicas em humanos; no entanto, são de alto custo.

A caspofungina, um derivado do grupo das equinocandinas recentemente introduzido no Brasil, atua na parede celular do fungo inibindo a enzima β 1-3 glucano sintetase, responsável pela síntese de β-glucana da parede celular fúngica. Representa um fármaco de baixa toxicidade ao hospedeiro animal, entretanto é de custo extremamente elevado e ainda não demonstrou ação *in vitro* contra *P. brasiliensis*.

No tratamento da PCM em humanos, conta-se ainda com compostos sulfanilamídicos, isoladamente ou em associação com a trimetoprima (cotrimoxazol). A utilização das sulfas como antifúngico foi iniciada na década de 1940, e seu mecanismo de ação é antagonizar o ácido para-aminobenzoico, inibindo a síntese de ácido fólico do fungo. O uso do cotrimoxazol representa uma alternativa eficaz e de baixo custo para os pacientes, uma vez que têm sido observados resultados semelhantes em sua eficácia em relação à do itraconazol, porém com menor toxicidade hepática.

A ocorrência de recidivas é relativamente comum em humanos. No primeiro caso de PCM canina, também foi observada recidiva da sintomatologia clínica e, no segundo caso, o tratamento foi prolongado (24 meses). Portanto, ainda são necessários mais estudos sobre os protocolos de tratamento para a PCM em animais.

Profilaxia e controle

Medidas de prevenção e controle de novas infecções por *P. brasiliensis* são de difícil adoção, uma vez que o nicho ecológico de *P. brasiliensis* no ambiente ainda é desconhecido e não há vacinas comerciais disponíveis para a PCM. É recomendável que se evite o contato com partículas oriundas de solos, principalmente em locais fechados, como cavernas, e em áreas com elevada umidade, próximas de cursos d'água ou relacionadas com o *habitat* dos tatus. Cães de caça e com hábitos escavatórios provavelmente estão mais sujeitos à infecção.

Saúde Pública

A PCM pode ser definida como zoonose preocupante no contexto de Saúde Pública. A doença é considerada uma saprozoonose, cuja transmissão ocorre por meio de um hospedeiro abiótico (solo). Não existe, até o momento, relato na literatura que mencione a transmissão direta do fungo entre pessoas, tampouco de pessoa para animal, e vice-versa. Cuidados no manuseio de culturas do fungo em laboratório são extremamente recomendáveis, principalmente na fase micelial, que é a forma infectante. Recomenda-se restringir o manuseio a laboratórios que apresentem o nível de segurança exigido para o patógeno. Tem sido descrita a inoculação acidental de leveduras de *P. brasiliensis* em acidentes de laboratório, reforçando a necessidade de medidas de biossegurança no manuseio de material infectante no ambiente clínico e laboratorial.

Bibliografia

Bagagli E, Franco M, Bosco S de M, Hebeler-Barbosa F, Trinca LA, Montenegro MR. High frequency of Paracoccidioides brasiliensis infection in armadillos (Dasypus novemcinctus): an ecological study. Med Mycol. 2003;41:217-23.

Bagagli E, Sano A, Coelho KI, Alquati S, Miyaji M, de Camargo ZP *et al.* Isolation of Paracoccidioides brasiliensis from armadillos (Dasypus novemcinctus) captured in an endemic area of paracoccidioidomycosis. Am J Trop Med Hyg. 1998;58:505-12.

Corredor GG, Castaño JH, Peralta LA, Díez S, Arango M, McEwen J *et al.* Isolation of Paracoccidioides brasiliensis from the nine-banded armadillo Dasypus novemcinctus, in an endemic area for paracoccidioidomycosis in Colombia. Rev Iber Micol. 1999;16: 216-20.

Corredor GG, Peralta LA, Castaño JH, Zuluaga JS, Henao B, Arango M *et al.* The naked-tailed armadillo Cabassous centralis (Miller 1899): a new host to Paracoccidioides brasiliensis. Molecular identification of the isolate. Med Mycol. 2005;43:275-80.

Costa EO, Diniz LS, Netto CF. The prevalence of positive intradermal reactions to paracoccidioidin in domestic and wild animals in São Paulo, Brazil. Vet. Res. Commun. 1995;19:127-30.

Costa EO, Diniz LS, Netto CF, Arruda C, Dagli ML. Delayed hypersensitivity test with paracoccidioidin in captive Latin American wild mammals. J Med Vet Mycol. 1995;33:39-42.

Costa EO, Fava-Netto C. Contribution to the epidemiology of paracoccidioidomycosis and histoplasmosis in the State of São Paulo, Brazil. Paracoccidioidin and histoplasmin intradermic tests in domestic animals. Saboraudia. 1978;16:93-101.

de Farias MR, Condas LA, Ribeiro MG, Bosco S de M, Muro MD, Werner J *et al.* Paracoccidioidomycosis in a dog: case report of generalized lymphadenomegaly. Mycopathologia. 2011;172(2): 147-52.

Franco M, Montenegro MR, Mendes RP, Marques SA, Dillon NL, Mota NG. Paracoccidioidomycosis: a recently proposed classification of its clinical forms. Rev Soc Bras Med Trop. 1987;20: 129-35.

Gonzalez JF, Montiel NA, Maass RL. First report on the diagnosis and treatment of encephalic and urinary paracoccidioidomycosis in a cat. J Fel Med Surgery. 2010;12:659-62.

Greene RT. Coccidioidomycosis and paracoccidioidomycosis. In: Greene CE. Infectious diseases of the dog and cat. 4.ed. St. Louis: Saunders Elsevier; 2012. p. 634-45.

Legendre AM. Blastomycosis. In: Greene CE. Infectious diseases of the dog and cat. 3.ed. St. Louis: Saunders Elsevier; 2006. p. 569-76.

Marques SA. Paracoccidioidomycosis. Clin Dermatol. 2012;30:610-5.

Martinez R. Paracoccidiodimicose. In: Sidrim JJC, Rocha MFG. Micologia médica à luz de autores contemporâneos. Rio de Janeiro: Guanabara Koogan; 2004. p. 204-21.

Matute DR, McEwen JG, Puccia R, Montes BA, San-Blas G, Bagagli E *et al.* Cryptic speciation and recombination in the fungus Paracoccidioides brasiliensis as revealed by gene genealogies. Mol Biol Evol. 2006;23:65-73.

Restrepo-Moreno A. Ecology of Paracoccidioides brasiliensis. In: Franco M, Lacaz CS, Restrepo AM, Del Negro G, editores. Paracoccidioidomycosis. 2.ed. Boca Raton: CRC Press; 1994. p. 121-30.

Ricci G, Mota FT, Wakamatsu A, Serafim RC, Borra RC, Franco M. Canine paracoccidioidomycosis. Med Mycol. 2004;42:379-383.

Richini-Pereira VB, Bosco S de M, Griese J, Theodoro RC, Macoris SA, da Silva RJ *et al.* Molecular detection of Paracoccidioides brasiliensis in road-killed wild animals. Med Mycol. 2008;46:35-40.

Richini-Pereira VB, Bosco SM, Theodoro RC, Barrozo L, Pedrini SC, Rosa PS *et al.* Importance of xenarthrans in the eco-epidemiology of Paracoccidioides brasiliensis. BMC Research Notes. 2009;2:228.

Shikanai-Yasuda MA, Telles Filho FQ, Mendes RP, Colombo AL, Moretti ML. Consenso em paracoccidioidomicose. Rev Soc Bras Med Trop. 2006;39(3):297-310.

Teixeira MM, Theodoro RC, de Carvalho MJ, Fernandes L, Paes HC, Hahn RC *et al.* Phylogenetic analysis reveals a high level of speciation in the Paracoccidioides genus. Mol Phylogenet Evol. 2009;52(2): 273-83.

Trejo-Chávez A, Ramírez-Romero R, Ancer-Rodríguez J, Nevárez-Garza AM, Rodríguez-Tovar LE. Disseminated paracoccidioidomycosis in a Southern two-toed sloth (Choloepus didactylus). J Comp Pathol. 2011;144:231-4.

Pitiose 89

Sandra de Moraes Gimenes Bosco, Carlos Alberto Hussni,
Janio Morais Santurio e Eduardo Bagagli

➤ Definição

A pitiose é uma infecção granulomatosa de clínica variada, frequentemente do tecido cutâneo/subcutâneo, adquirida pela penetração de zoósporos de *Pythium insidiosum* em ambiente aquático, que acomete principalmente equinos, cães e humanos.

Sinonímias: ferida da moda, ferida brava (Pantanal brasileiro), hifomicose (*Hyphomyces destruens*), câncer do pântano (*swamp cancer*, Austrália), *Pitiosi insidiosii* (*Pythiosis insidiosii*), *bursattee* (Índia, derivada da palavra *burus*, que significa chuva).

➤ Etiologia

Pythium insidiosum (*P. insidiosum*) é um microrganismo de ambiente aquático pertencente ao filo *Oomycota* (oomiceto). Até o reconhecimento desse táxon, os oomicetos passaram por diversas classificações.

Em 1858, Pringsheim mencionou que os oomicetos eram organismos similares às algas. Posteriormente, por tendência dos micologistas daquela época, os oomicetos foram incluídos no reino *Fungi*, permanecendo nesse grupo até meados do século 20. Em 1956, Copeland os incluiu no reino *Chromista*, subdivisão Pseudofungi, e, em 1989, Margulis *et al.* reagruparam esses organismos no reino *Protoctista*. Em 1992, Peterson e Sogin os reposicionaram no reino *Stramenopila*, classificação que permanece até os dias atuais.

Aceita-se, atualmente, que *P. insidiosum* seja classificado no reino *Stramenopila*, filo *Oomycota*, classe *Oomycetes*, ordem *Peronosporales* e família *Pythiaceae*, que compreende os gêneros *Pythium* e *Phytophthora*.

Os membros da ordem *Peronosporales* são considerados as formas mais especializadas dos oomicetos, pois inclui microrganismos aquáticos e terrestres e anfíbios. A maioria das espécies dessa ordem é fitopatogênica, destacando-se *Phytophtora infestans*, que, em meados de 1840, causou a "fome da batata" na Irlanda, vitimando por fome milhares de pessoas e fazendo com que mais de 1 milhão e 500 mil habitantes emigrassem do país.

Entre os fungos verdadeiros e os oomicetos, existem diferenças estruturais e bioquímicas que merecem destaque: as cristas mitocondriais (são achatadas nos fungos verdadeiros, enquanto nos oomicetos são tubulares); o número e a distribuição dos flagelos nos zoósporos (geralmente uniflagelados e na posição anterior nos fungos verdadeiros do filo *Chitridiomycota*, enquanto nos oomicetos são biflagelados, um na região anterior e outro na posterior); a parede celular (composta primariamente de quitina, mananas, α e β-glucanas nos fungos verdadeiros e de β-glucanas, celulose e aminoácido hidroxiprolina nos oomicetos) e a membrana plasmática (apresenta ergosterol nos fungos verdadeiros, enquanto nos oomicetos essa molécula está ausente). Além disso, os fungos verdadeiros sintetizam o ergosterol a partir de vias metabólicas próprias, enquanto os oomicetos o absorvem do meio em que se encontram (esteroides auxotróficos).

O gênero *Pythium* tem mais de 120 espécies distribuídas em todo o mundo. A maioria é habitante de solo ou patógeno primário de plantas, determinando grandes perdas econômicas. Entretanto, *P. insidiosum* é a única espécie conhecida até o momento nesse gênero capaz de causar doença em animais e humanos.

O ciclo de vida de *P. insidiosum* foi inicialmente descrito por Austwick e Copeland (1974), que associaram os zoósporos à infecção em equinos. Posteriormente, o ciclo de vida do patógeno foi confirmado por Miller (1983) e por Mendoza *et al.* (1993), envolvendo o parasitismo das hifas em tecido vegetal presente em regiões de água parada. Nessas condições, associado à temperatura ambiente entre 25 e 40°C, a porção apical da hifa se dilata e faz com que haja acúmulo de material citoplasmático que flui da hifa para formar o esporângio. Uma vez cessado o fluxo de material citoplasmático, a porção basal do esporângio é ocluída, e seu conteúdo passa por sucessivos processos de clivagem do material citoplasmático até originar os zoósporos, estruturas que maturam no interior dos esporângios até adquirir motilidade. Após o rompimento dos esporângios, os zoósporos são liberados em meio aquático e, livres na água, atuam como a forma infectante do patógeno. No ambiente aquático, os zoósporos invadem o tecido vegetal ou mesmo o tecido animal injuriado e formam novos cistos, reiniciando o ciclo. A obtenção de zoósporos também pode ser realizada experimentalmente, por meio da incubação prévia do patógeno com fragmento de vegetal. Esse tecido vegetal parasitado é colocado em meio líquido de indução, o qual fornece condições ideais de pH e de íons Ca^{++}, Mg^{++} e K^{+}.

P. insidiosum requer, para o isolamento, meios de cultura para fungos. As culturas isoladas são de aspecto filamentoso, apresentando, em geral, um curto micélio de coloração branco-amarelada com textura membranosa (Figura 89.1). À microscopia, são observadas hifas de largo diâmetro (em média 5 a 9 μm), esparsamente septadas, com ramificações predominantemente em ângulo agudo (Figura 89.2). Em condições de cultura, as hifas de

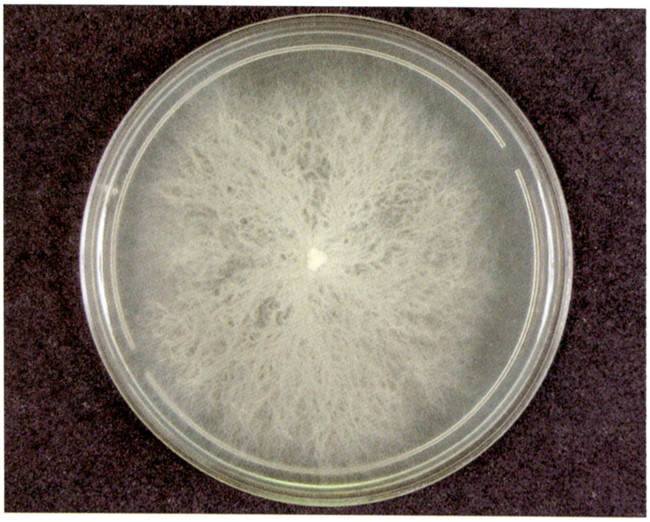

Figura 89.1 Aspecto macroscópico de cultura de 5 dias de *P. insidiosum* em ágar Sabouraud. Notar irregularidade nos bordos, curto micélio aéreo e textura membranosa.

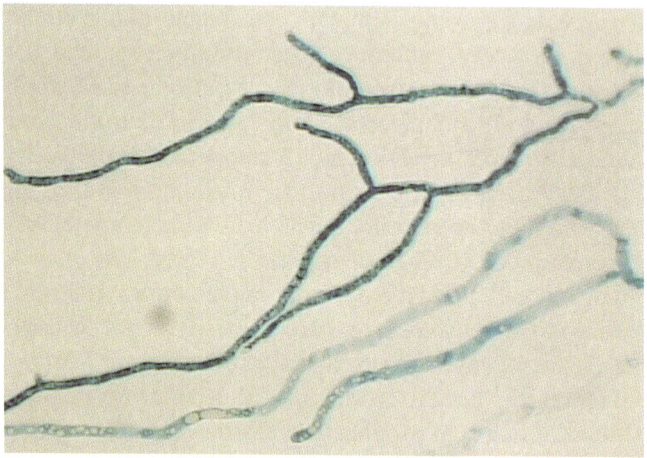

Figura 89.2 Aspecto microscópico das hifas de *P. insidiosum*. Notar que são hifas de grosso calibre (em média 8 μm de diâmetro), que apresentam ramificações em ângulo reto. *M. sterilia* (micélio com ausência de corpo de frutificação). Coloração lactofenol azul-algodão, 200×.

P. insidiosum são consideradas estéreis (*Mycelia sterila*), o que dificulta sua identificação, pois não se observa nenhum tipo de esporulação, que é obtida somente em meio líquido (Figura 89.3).

Em 2003, Shurcko *et al.* investigaram os aspectos filogenéticos de *P. insidiosum*, utilizando 28 isolados obtidos de humanos, cães, gatos, urso e larva de mosquito, provenientes da América, da Ásia e da Austrália. Eles observaram que essa espécie apresenta três *clusters* genéticos distintos. O *cluster* I envolve, exclusivamente, isolados de equinos, cães, gatos e humanos originários do continente americano, enquanto o *cluster* II compreende isolados de humanos da Tailândia e da Índia, equinos do Japão, da Austrália e da Nova Guiné e larva de mosquito da Índia. O *cluster* III é composto de dois isolados de humanos da Tailândia e um dos EUA.

No Brasil, Bosco *et al.*, em 2008, demonstraram que os isolados brasileiros de *P. insidiosum* (um de humano e outro de equino) pertencem ao *cluster* I. O reconhecimento desses grupos genéticos distintos possibilita investigar a virulência dos isolados, a distribuição geográfica, a sensibilidade aos antifúngicos, bem como as manifestações clínicas da pitiose, dados ainda escassos na literatura.

Epidemiologia

A pitiose era denominada anteriormente hifomicose, termo que fazia alusão às lesões granulomatosas, irregulares e extensas, principalmente em tecido subcutâneo, causadas por fungos filamentosos, como *Basidiobollus ranarum*, *Basidiobollus haptosporus*, *Conidiobollus coronatus* (fungos verdadeiros pertencentes ao filo *Zygomycota*, ordem *Enthomophtorales*), *Mucor* spp., *Absidia* spp. (fungos verdadeiros pertencentes ao filo *Zygomycota*, ordem *Mucorales*) e *Hyphomyces destruens* (denominação anterior de *P. insidiosum*).

Os casos de pitiose são observados principalmente em países de clima tropical, subtropical e temperado, com maior prevalência no continente americano (principalmente nas espécies equina e canina) e no Sudeste Asiático (local que concentra a grande maioria dos casos em humanos). Além dessas regiões, a pitiose já foi relatada na Oceania e, recentemente, na África.

A doença afeta praticamente todas as espécies de animais domésticos, com predomínio de equinos e cães. Casos de pitiose em animais silvestres já foram relatados, como lesão submandibular e vulvar em camelos (*Camelus dromedarius*), lesões gastrintestinais em um urso (*Ursus americanus*), doença pulmonar primária em um jaguar (*Pantera onca*) e lesão abdominal em tigre-de-bengala (*Panthera tigris tigris*) e em uma ave (caraúna-de-cara-branca, *Plegadis chihi*).

Não existe predisposição relacionada com raça, idade ou sexo no que se refere ao desenvolvimento das lesões. O fator mais importante para a infecção é a permanência do animal em ambiente com água estagnada associada à presença de

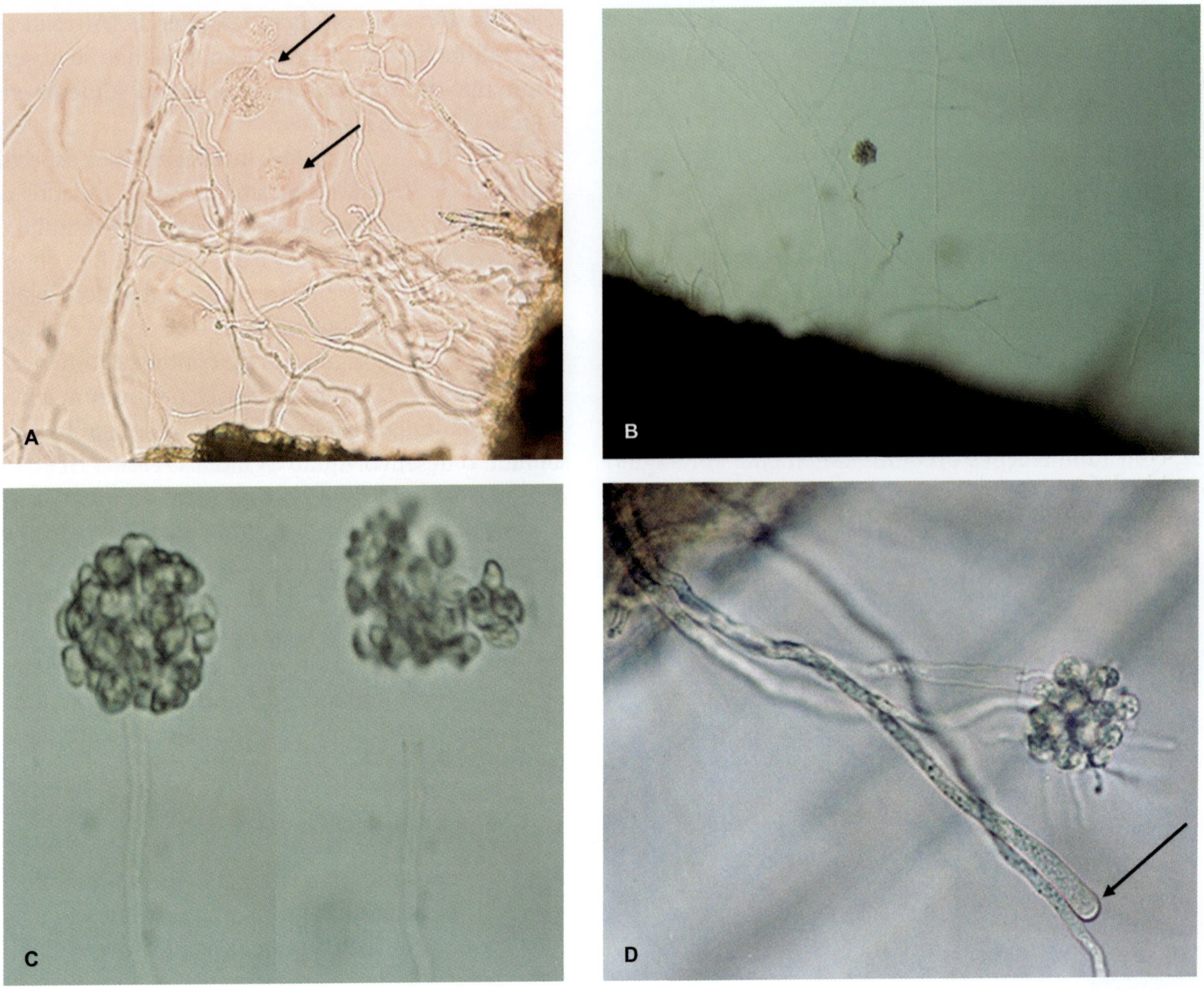

Figura 89.3 Esporângios de *P. insidiosum* em diferentes estágios de maturação. **A.** Vesículas em processo anterior às clivagens citoplasmáticas (setas). **B.** Esporângio em processo de clivagem do material citoplasmático. **C.** Maturação dos zoósporos (à esquerda) e rompimento do esporângio e liberação dos zoósporos (à direita). **D.** Esporângio com zoósporos em estágio avançado de maturação e hifa diferenciando-se para dar início à formação de esporângio. Notar conteúdo citoplasmático dirigindo-se à porção apical da hifa (seta). Imagem C cedida por Layla Pires.

vegetação, local propício para a produção dos zoósporos, as formas infectantes do patógeno. Animais imunocomprometidos ou hígidos são igualmente acometidos pela doença.

A transmissão direta de animais doentes aos humanos não foi relatada na literatura, mas, provavelmente, é de baixo risco, uma vez que a forma do patógeno que produz as lesões nos tecidos animais é a hifa, e não os zoósporos. Entretanto, cuidados na manipulação de feridas extensas devem ser tomados, principalmente se há ferimentos nas mãos do manipulador, sendo recomendável a utilização de luvas.

A região do Pantanal matogrossense é considerada a área de maior ocorrência de pitiose no mundo e onde se registra a maior casuística da doença clínica na espécie equina. Embora não estejam disponíveis dados precisos, visto que não é uma doença de notificação compulsória, não são conhecidos, até o momento, o impacto na saúde animal e o número real de casos de pitiose equina nessa região.

Apesar do nome Pantanal, essa região não é considerada uma área pantanosa ou constantemente alagada, mas uma área que sofre inundações periódicas. O clima da região do Pantanal é considerado tropical úmido, com verão chuvoso e inverno seco. A temperatura média oscila entre 25 e 30°C, e a umidade relativa do ar fica em torno de 82%. Entretanto, queda brusca da temperatura, para menos de 10°C, pode ocorrer por 2 a 3 dias. A precipitação média anual é de aproximadamente 1.100 mm. O período chuvoso ocorre entre os meses de novembro e março, e o menos chuvoso entre abril e setembro. O Pantanal representa um dos biomas mais diversificados de todo o mundo, fato que propicia riqueza de espécies vegetais e animais.

A presença de lesões (traumatismos) de pele ou parasitas intestinais em equinos poderia facilitar a invasão do patógeno, respectivamente, no tegumento e no lúmen intestinal.

Patogenia

Os zoósporos são produzidos no interior dos esporângios e liberados em ambiente aquático, formando cistos no tecido vegetal, iniciando-se um novo ciclo. Se os animais ou humanos adentram esse ecossistema, os zoóporos são atraídos pelo tecido animal injuriado e permanecem aderidos por uma substância adesiva. Nesse momento, os zoósporos perdem seus flagelos e formam cistos, para dar início à formação de um tubo germinativo, que origina a hifa, forma invasiva do patógeno e responsável por causar os danos teciduais. A hifa desenvolve-se e secreta enzimas proteolíticas que possibilitam a invasão ativa nos tecidos. Além dessa ação proteolítica, a hifa também exerce pressão tecidual, favorecendo a invasão de camadas mais profundas do epitélio. À medida que a hifa vai se desenvolvendo no tecido, libera também exoantígenos que atuam como agentes quimiotáticos para células macrofágicas apresentadoras de antígenos. Essas células secretam no local a interleucina-4 (IL-4), que estimula a subpopulação de linfócitos Th0, um perfil de resposta do tipo Th2, que induz a produção de mais IL-4, bem como de IL-5. A IL-4 estimula os linfócitos B a produzirem IgG, IgM e IgE. A IL-5 e a IgE mobilizam eosinófilos e mastócitos para o local da infecção, e a degranulação dessas células possibilita a proteção das hifas do sistema imunológico, mecanismo semelhante ao que ocorre nas infecções parasitárias.

Particularmente na espécie equina, a deposição de eosinófilos e mastócitos sobre as hifas inicia a formação dos *kunkers* (Figura 89.4), que são pequenos granulomas com hifas viáveis em seu centro, rodeadas por eosinófilos e mastócitos.

A infecção experimental da pitiose foi desenvolvida, até o momento, em coelhos a partir da inoculação subcutânea de água com 17 a 20 mil zoósporos. Foi observado o desenvolvimento de lesão granulomatosa após um período de 30 dias de inoculação, embora a ulceração das lesões não seja comum nos coelhos (Figura 89.5), ao contrário do que ocorre nas espécies domésticas.

A morte do animal geralmente ocorre por causa do comprometimento de grandes vasos e também parece estar associada à liberação de TNF-alfa, substância responsável pelo fenômeno de caquexia observado em casos de pitiose progressiva.

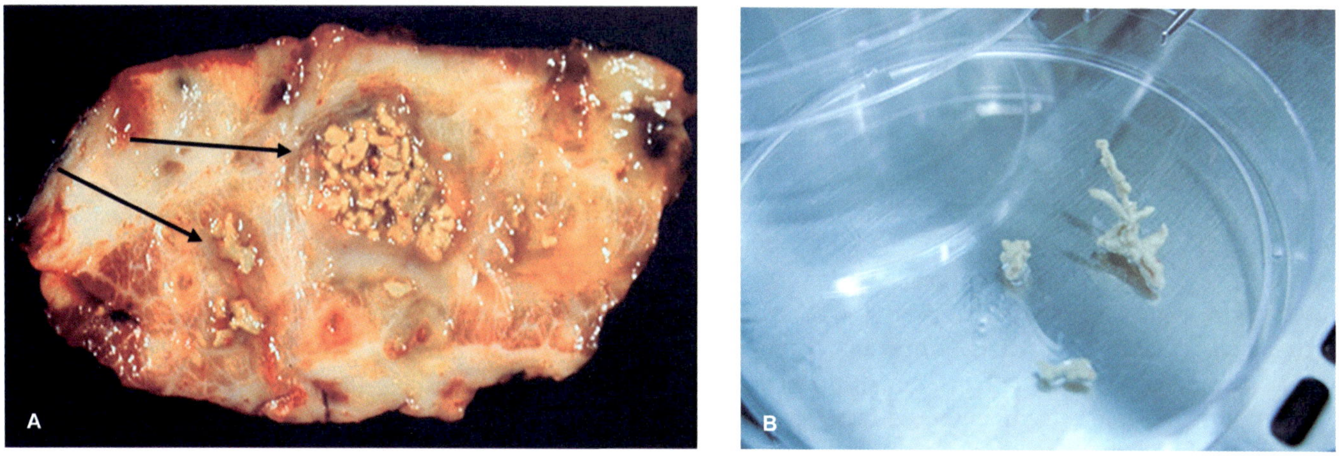

Figura 89.4 *Kunkers* de pitiose equina. **A.** *Kunkers* no interior de granuloma (setas). **B.** *Kunkers* retirados da lesão para o cultivo do agente. Notar formato ramificado, seguindo o trajeto da hifa.

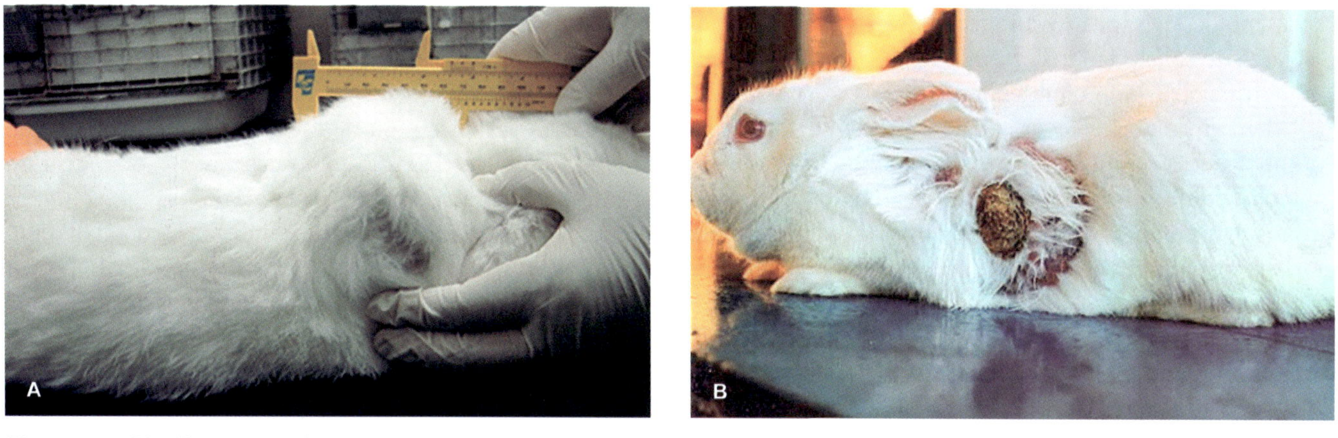

Figura 89.5 Manifestações clínicas da pitiose experimental em coelhos. **A.** Grande nódulo subcutâneo, de consistência firme, sem ulceração. **B.** Ulceração de nódulo subcutâneo.

➤ Clínica

As manifestações clínicas da pitiose, dependendo da espécie animal envolvida, compreendem lesões em tecido cutâneo/subcutâneo, no trato gastrintestinal e oculares, além do envolvimento de órgãos internos ou ocorrência de quadros de oclusão arterial.

Em equinos, a principal manifestação clínica é caracterizada pelo desenvolvimento rápido de lesões (massas) (pio)granulomatosas, em geral extensas, de aspecto irregular ou circulares, necróticas, assemelhando-se às neoplasias. Nessa espécie, há presença dos *kunkers* no interior da massa de tecido granulomatoso, de formato irregular e ramificado, assemelhando-se ao trajeto tortuoso da hifa. Outros aspectos importantes nos equinos são intensa exsudação de líquido mucossanguinolento, intenso prurido e odor fétido nas lesões. O tamanho das lesões é proporcional ao tempo de evolução, observando-se lesões extensas, de diferentes tamanhos, que podem atingir várias regiões do corpo, com extensão e profundidade variáveis, comprometendo, por vezes, estruturas profundas (Figura 89.6).

Em geral, as lesões localizam-se nas extremidades distais dos membros, na porção ventral das paredes torácica e abdominal e na região de face; menos frequentemente, acometem a região dorsal e a genitália. Na grande maioria dos casos, as lesões são únicas, mas lesões múltiplas também têm sido documentadas. Ainda na forma tegumentar da pitiose equina, podem ocorrer manifestações atípicas, que se caracterizam por lesões deformantes que não apresentam exsudação de líquido seroso, serossanguinolento ou mucopurulento por fístulas. O tecido afetado é recoberto por pele grossa e escurecida. Essas lesões, ao serem pressionadas, liberam com facilidade os *kunkers* (múltiplas massas, firmes, amareladas, de 1 a 10 mm de diâmetro).

Equinos com lesões tegumentares podem apresentar intenso prurido e automutilação da região afetada, além do aumento dos linfonodos regionais.

Outra manifestação clínica comum em equinos, embora em menor frequência que as lesões subcutâneas, é representada pela pitiose intestinal. Esses animais têm histórico de cólicas em decorrência de grandes massas teciduais que obstruem o lúmen intestinal.

Além das manifestações subcutâneas e intestinais em equinos, ocasionalmente são encontradas lesões disseminadas, como relatado por Reis *et al.*, em 2003, em três cavalos provenientes do estado de Minas Gerais, os quais apresentaram lesões em fígado e pulmões em decorrência da disseminação do patógeno a partir das lesões subcutâneas. Nesses casos, a partir das lesões de pele, o patógeno pode se disseminar para os linfonodos regionais (responsáveis pela drenagem linfática da região lesada) e, consequentemente, para outros órgãos. Em geral, observam-se *kunkers* nesses linfonodos. Lesões ósseas também já foram descritas e se localizam principalmente em membros, provavelmente por disseminação ou por contiguidade do patógeno a partir de lesões subcutâneas crônicas. Ocasionalmente, têm sido relatados casos de pitiose equina em que há também o acometimento de articulações, ossos e ligamentos e tendões dos membros, resultando em edema do membro afetado e laminite.

Lesões na face de equinos, semelhantes às tegumentares, já foram relatadas e devem ser diferenciadas das provocadas por fungos e da habronemose.

A segunda espécie animal mais afetada pela pitiose é a canina, com envolvimento, principalmente, do trato gastrintestinal. Parece haver maior predisposição da doença em raças grandes (Labrador) ou caçadoras, que habitam ambientes rurais, por causa da maior probabilidade de contato com ambientes aquáticos ou mesmo de lesões transcutâneas.

Sinais como vômito, anorexia, perda de peso, diarreia sanguinolenta ou não e presença de massas que são facilmente palpáveis ao exame físico são achados comuns na pitiose gastrintestinal em cães. Essas massas correspondem a processo granulomatoso, com grande infiltrado de eosinófilos, focos de necrose e presença de hifas na parede gástrica e intestinal. Além das lesões em estômago e intestinos, já foram relatados, em cães, casos de esofagite, lesões na orofaringe e na porção cranial do esôfago e infecção de cólon com metástase para a próstata, resultando em hipertrofia prostática e tenesmo.

A pitiose cutânea/subcutânea também se constitui em uma manifestação clínica relativamente comum nos cães, embora menos relatada quando comparada aos casos gastrentéricos. Nos casos tegumentares, observam-se lesões granulomatosas, ulceradas, com bordas bem inflamadas e irregulares, em geral únicas e com diâmetro variável, podendo chegar a grandes proporções, principalmente em extremidades de membros, região ventral do pescoço, períneo e tórax, além de linfadenopatia regional. Nas lesões cutâneas em cães, não se observa presença de *kunkers*, pois as hifas são encontradas de maneira difusa no tecido afetado. Outra área frequentemente acometida é a região lombossacral, mesmo local em que se observam lesões ocasionadas pela dermatite alérgica à picada de pulgas (DAPP). A lesão provocada pelo intenso prurido da DAPP é um importante fator de risco para o desenvolvimento de lesões cutâneas da pitiose, considerando que servem de porta de entrada aos zoósporos quando esse animal se encontra em ambientes alagados.

No Brasil, a pitiose cutânea em cães foi inicialmente descrita em 1997, por Larsson *et al.*, em fêmea sem raça definida (SRD), de 3 anos de idade, do município de Itatiba, SP, a qual apresentou grande lesão ulcerada em membro posterior direito. O diagnóstico foi baseado em exames histopatológicos, em imuno-histoquímica e em sorologia. Apesar do tratamento, o animal evoluiu para óbito. Em 2010, foi notificado o segundo caso de pitiose cutânea

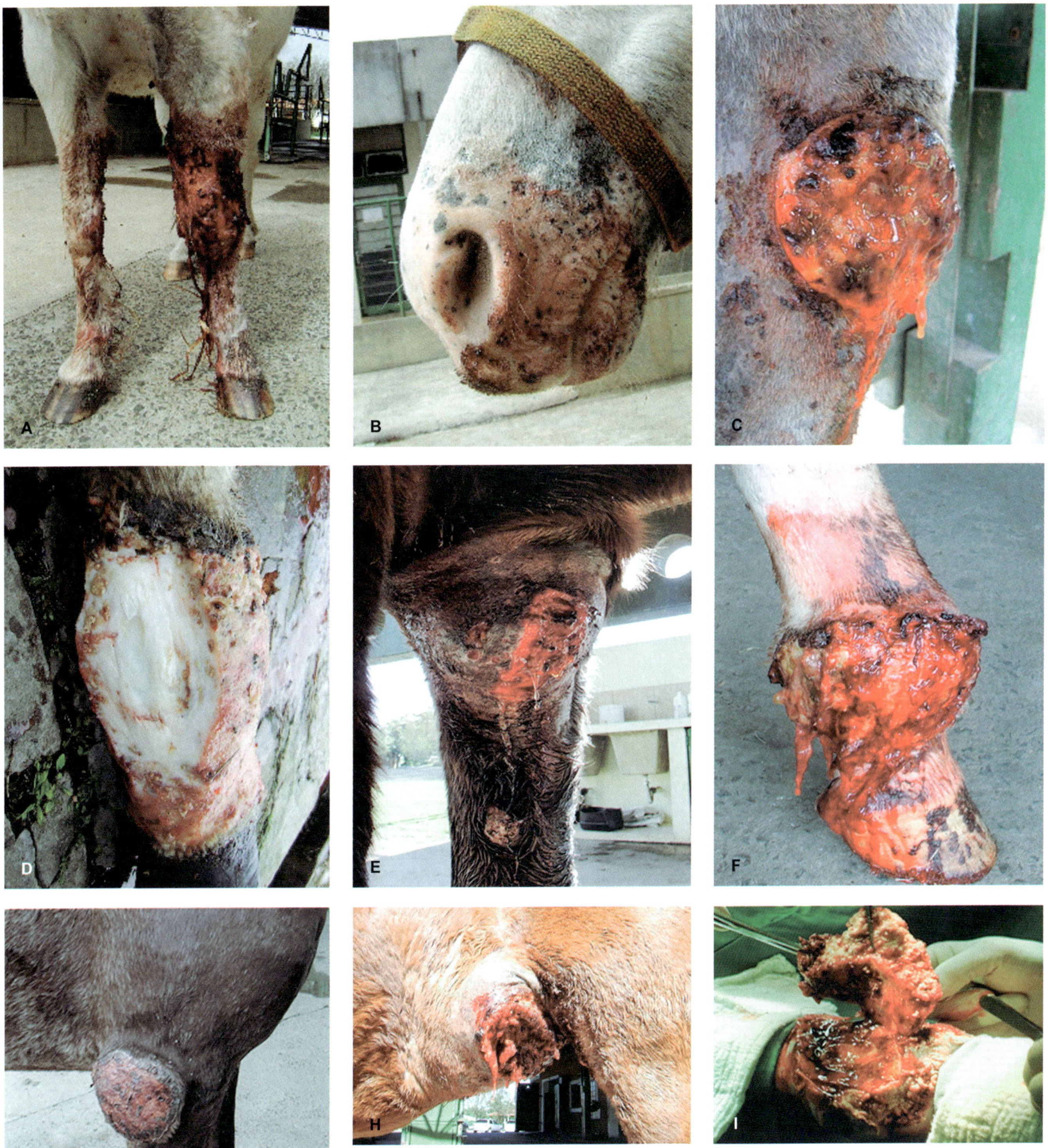

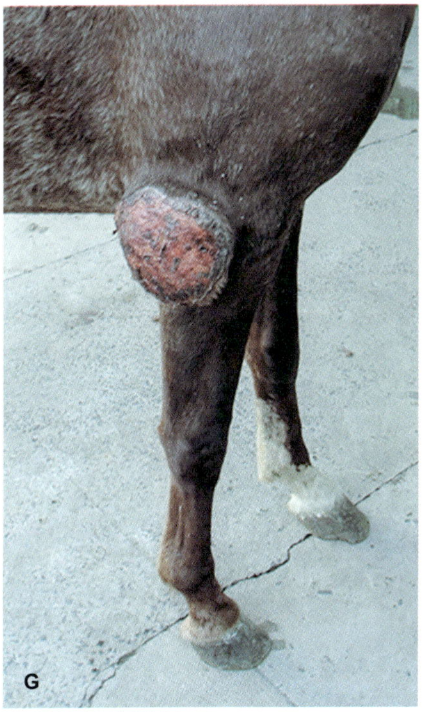

Figura 89.6 Manifestações clínicas da pitiose equina. **A.** Lesão granulomatosa em membro anterior esquerdo. Grande edema na região escapular do membro afetado. **B.** Mesmo animal exposto em **A**. Presença de sangue nos lábios decorrente da mordedura da lesão na tentativa de aliviar o prurido. **C.** Tecido de granulação em lesão de membro anterior. Exsudação de líquido viscoso serossanguinolento. **D.** Granulação seccionado. Grande quantidade de *kunkers* nos bordos da lesão. **E.** Ferida na região do olécrano em equino, com exsudação e diversos trajetos fistulosos. **F.** Vista aproximada da pitiose em equino, manifestada por ferida na parte distal do membro pélvico. Presença de sangue em grande quantidade decorrente da automutilação que ocorre em virtude do prurido que a enfermidade causa. **G.** Pitiose sem características clínicas evidentes (atípica), localizada na região do olécrano (articulação umerorradioulnar). **H.** Ferida granulomatosa em região abdominal próximo à prega inguinal. **I.** Momento cirúrgico da remoção do tecido de granulação e, concomitantemente, do foco infeccioso da pitiose.

em cão no país, descrito por Torres Neto *et al.*, em uma fêmea SRD, de 6 anos de idade, de Campina do Monte Alegre, SP, a qual apresentava lesão extensa na região lombossacral com 5 meses de evolução. O diagnóstico foi confirmado por reação em cadeia pela polimerase (*nested* PCR), e o proprietário optou pela eutanásia do animal.

Recentemente, um caso raro de manifestação concomitante das lesões cutânea e gastrintestinal no mesmo animal foi relatado por Pereira *et al.*, em 2010, na região Sul do Brasil, em cão fêmea da raça Labrador, de 18 meses de idade. O animal tinha histórico de ter sofrido mordedura por um ratão-do-banhado (*Myocastor coypus*) e, após exposição ao ambiente aquático, desenvolveu uma lesão, no local da mordida, com 15 a 20 cm de diâmetro e de odor fétido, que evoluiu por 12 meses. Apesar de meses de tratamento (itraconazol e terbinafina), houve piora progressiva da lesão cutânea, e o animal apresentou fezes sanguinolentas, vômito e anorexia, com evolução para óbito após 48 h do início dos sinais gastrentéricos.

A Figura 89.7 ilustra lesão de pitiose intestinal na região perianal (Figura 89.7A) de cão e outro caso com lesão em região lombossacral (Figura 89.7B).

Os casos de pitiose felina descritos na literatura são raros. Estão restritos principalmente às lesões retrobulbares e nasais em um animal proveniente dos EUA e a outros dois casos de pitiose intestinal, também em gatos do mesmo país. Lesões tegumentares já foram relatadas em gatos. A pitiose felina ainda não foi relatada no Brasil.

Em ruminantes, já foram descritos casos de pitiose nos bovinos e nos ovinos. Os bovinos apresentam-se mais resistentes à doença, inclusive com relato de cura espontânea das lesões. O primeiro registro em ruminantes foi descrito por Miller *et al.*, em 1985, nos EUA. No Brasil, Santurio *et al.* descreveram, em 1998, lesões cutâneas em dois bezerros da região do Pantanal. Curiosamente, esse relato também menciona a presença de hifas no interior de folículos pilosos, sugerindo este local como a porta de entrada do patógeno nesses animais, de maneira similar ao que foi observado por Miller *et al.*, em 1981. Mendoza *et al.*, em 1993, já haviam relatado também a quimiotaxia dos zoósporos para os pelos de animais.

Em 2008, foi descrito por Gabriel *et al.* o primeiro surto de pitiose em bovinos, ocorrido na região do Pantanal. Foram acometidos 76 bovinos, que apresentaram lesões cutâneas multifocais, nodulares e ulceradas nas porções medial e lateral dos membros anteriores e posteriores. Nesse surto, observou-se a cura espontânea das lesões entre 2 e 3 semanas, reforçando a resistência dos bovinos à pitiose. A presença de *kunkers* e prurido não foi relatada nesses casos.

No Brasil, surtos de pitiose também já foram relatados em ovinos, particularmente no estado da Paraíba. Em uma propriedade com rebanho de 120 ovelhas sem raça definida, destinadas à produção de lã, a doença vitimou 40 animais e, em outra propriedade, com 80 animais, observou-se a morte de oito ovinos. Todos os animais afetados permaneciam em piquetes em áreas alagadas, local em que a vegetação era mais verde e atrativa para os animais. As lesões eram ulceradas, principalmente nos membros, e houve disseminação pelos pulmões e linfonodos. A Figura 89.8 ilustra casos de pitiose em ruminantes.

A pitiose humana caracteriza-se por três manifestações clínicas: lesões cutâneas/subcutâneas; oculares (queratite, úlcera de córnea); e vasculares (nesse caso, também denominada pitiose sistêmica). A pitiose sistêmica corresponde à forma mais grave da doença, pois frequentemente leva à oclusão arterial, resultando na amputação de

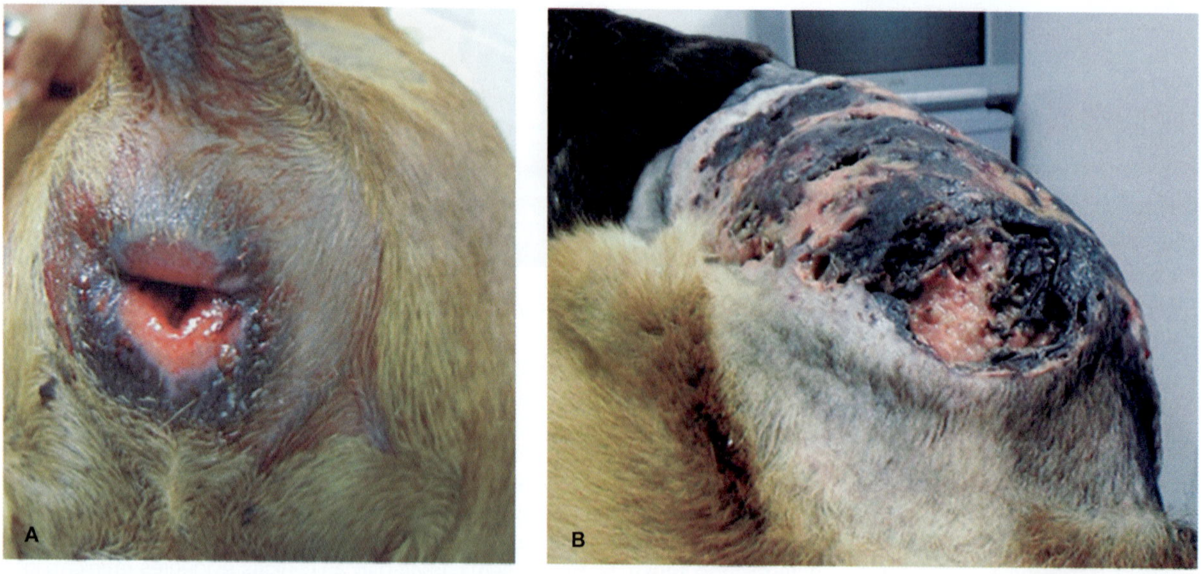

Figura 89.7 Manifestações clínicas da pitiose canina. **A.** Pitiose intestinal em cão da raça Teckel. Notar o grande aumento de volume da região perianal, com edema e exposição da mucosa do reto. **B.** Pitiose cutânea/subcutânea em cão Pastor-alemão. Notar lesão ulcerada com áreas necróticas na região lombossacral. Imagem A cedida pela Profa. Claudia Valéria Seullner Brandão.

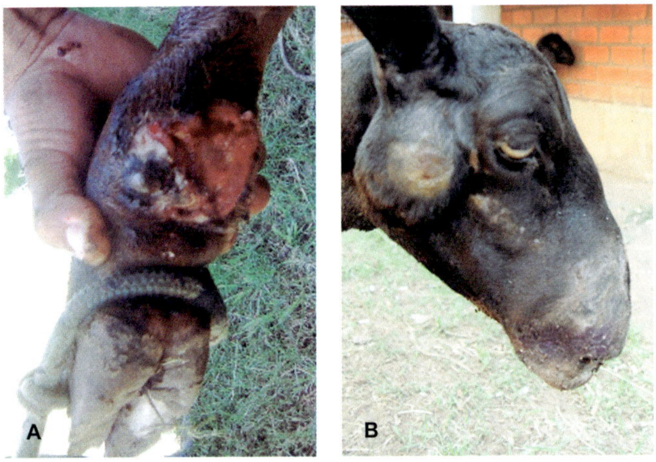

Figura 89.8 Manifestações clínicas da pitiose em ruminantes. **A.** Lesão ulcerada em porção distal de membro anterior em bovino. **B.** Aumento de volume em região nasal e linfonodo submandibular em ovino.

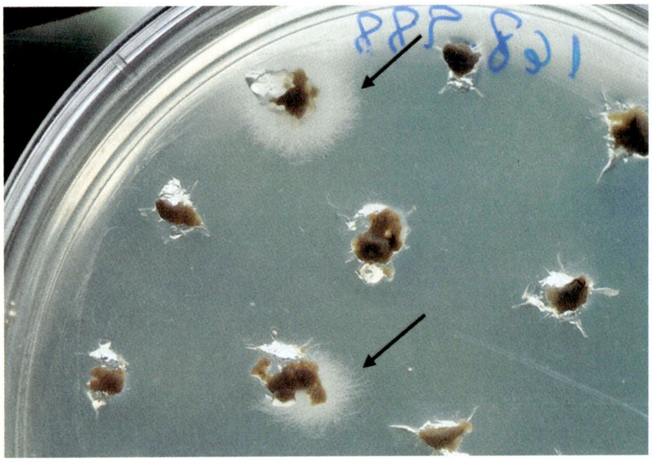

Figura 89.9 Isolamento de *P. insidiosum* a partir da cultura de fragmentos de *kunkers,* retirados de lesão de pitiose equina, em ágar Sabouraud, com 24 h de incubação a 35°C. Notar que as hifas de *P. insidiosum* emergem dos *kunkers* e apresentam coloração hialina, com baixo micélio aéreo, sendo possível observar a ramificação da hifa.

membros (principalmente inferiores). Além de oclusão arterial, é comum a formação de aneurismas. A Tailândia é o país que concentra a maioria dos casos, porém relatos de pitiose humana também já foram descritos nos EUA, na Nova Zelândia, no Haiti e na Austrália.

Diagnóstico

O diagnóstico da pitiose deve ser baseado nas evidências epidemiológicas e nos sinais clínicos, aliados ao diagnóstico laboratorial. Na pitiose equina, os animais frequentemente apresentam formação de tecido de granulação, por vezes exuberante, principalmente em membros, acompanhada de histórico da permanência dos animais em regiões alagadiças e com vegetação aquática. A presença dos *kunkers* e a observação das hifas pela citologia ou histopatologia das lesões geralmente confirmam o diagnóstico.

Entre as técnicas complementares para o diagnóstico da pitiose, destacam-se a cultura do microrganismo, sorologia, histopatologia, imuno-histoquímica e, mais recentemente, técnicas de biologia molecular (PCR, *nested* PCR e sequenciamento da região do DNA ribossômico).

P. insidiosum forma hifas rapidamente em ágar Sabouraud-dextrose, após 12 a 24 h de cultivo em aerobiose a 37°C (Figura 89.9). Para o diagnóstico da pitiose equina, recomenda-se a cultura de *kunkers* recém-coletados da lesão, pois, do contrário, dificilmente se isola o agente. Recomenda-se que os *kunkers* sejam lavados em solução salina (0,85%) acrescida de cloranfenicol (50 μg/mℓ) antes de serem cortados em pequenos fragmentos e cultivados em ágar Sabouraud-dextrose 4%. Para as outras espécies de animais, devem-se coletar preferencialmente as bordas da lesão e proceder à rápida antissepsia do tecido lesado antes de cortá-lo em pequenos fragmentos. Não é recomendável utilizar o ágar Mycosel®, pois o agente é sensível à presença da ciclo-hexamida nesse meio.

A partir das culturas, é possível, ainda, a demonstração da produção dos esporângios e da liberação dos zoósporos, utilizando fragmentos de gramíneas parasitados pelo patógeno e incubados em meio de indução apropriado.

Vale salientar que a cultura de *P. insidiosum* tem odor fétido, desagradável, fato também observado nas lesões nos animais, característica que pode servir para o diagnóstico presuntivo da doença.

As lesões na face dos equinos devem ser diferenciadas das provocadas por fungos zigomicetos (zigomicose) dos gêneros *Conidiobollus* e *Basidiobollus*. Esses fungos induzem lesões com infiltrado granulomatoso em lábios, palato, narinas, cavidade nasal e linfonodos submandibulares. Nos equinos, a pitiose deve ser diferenciada também de sarcoides, carcinomas de células escamosas e bactérias que induzem reações granulomatosas.

Frequentemente, a pitiose equina é confundida com habronemose cutânea, provocada pela deposição de larvas de *Habronema muscae* ou *Habronema majus* em ferimentos preexistentes, principalmente em região prepucial, membros e até mesmo em conjuntivas e narinas. Em geral, observa-se, na habronemose cutânea, a formação de pequenos grânulos de coloração amarelada, que são denominados popularmente "grãos de enxofre" e que podem, eventualmente, ser confundidos com os *kunkers* observados na pitiose equina.

Ao exame radiográfico, as lesões ósseas caracterizam-se por apresentarem exostoses, osteólises e osteomielite.

Os testes sorológicos empregados no diagnóstico são imunodifusão (ID) e *enzyme-lynked immunosorbent assay* (ELISA). A ID apresenta baixa sensibilidade e alta especificidade e tem mostrado limitações no diagnóstico da pitiose canina e humana. O ELISA indireto tem se mostrado mais eficaz, pois apresenta maiores sensibilidade e especificidade, possibilitando o diagnóstico de infecção subclínica da pitiose, além de auxiliar no monitoramento do tratamento, pela avaliação do decréscimo do título de anticorpos.

A citologia e a histopatologia são outras alternativas de diagnóstico. Entretanto, não devem ser utilizadas isoladamente, uma vez que o aspecto morfológico das hifas de *P. insidiosum* são idênticos aos das hifas de fungos zigomicetos, fato que frequentemente confunde o diagnóstico, especialmente na doença em cães e humanos. A citologia direta dos *kunkers* pode ser realizada com esfregaços do tecido lesado fixado em solução de hidróxido de potássio (10%), mantido por 30 min, visando à visualização das estruturas de forma ramificada do patógeno.

Histologicamente, nos equinos e em cães, observa-se reação granulomatosa eosinofílica ou mesmo piogranulomatosa, contendo hifas e infiltrado eosinofílico (íntegros e degenerados), circundados por contingente variável de neutrófilos, macrófagos e células gigantes (Figura 89.10). Alterações vasculares, como vasculite e trombose, são observadas. Fibrose é verificada nos casos crônicos. As colorações empregadas para a visualização das hifas nos cortes histológicos de pitiose são *periodic acid-schiff* (PAS) e sais de prata (Gomori-Grocott). Em geral, as hifas apresentam-se largas, esparsamente septadas e ramificadas (Figura 89.11).

A imuno-histoquímica é uma técnica valiosa no diagnóstico da pitiose, em virtude da utilização de anticorpo policlonal específico, que cora fortemente as hifas nos cortes histológicos.

À necropsia, na pitiose intestinal, observam-se lesões ulceradas no intestino e massas nodulares na parede do jejuno.

Recentemente, as técnicas de biologia molecular têm-se mostrado promissoras no diagnóstico da pitiose. A PCR e a *nested* PCR são técnicas sensíveis e específicas, respectivamente. Grooters e Gee (2002) desenvolveram uma técnica de *nested* PCR utilizando *primers* específicos para *P. insidiosum* derivados da região do DNA ribossômico, os quais amplificam uma região de 105 pares de base, como demonstrado na Figura 89.12. A partir dessa técnica, é possível a detecção do DNA do patógeno em amostras clínicas a fresco, emblocadas em parafina, bem como a confirmação da identificação das culturas de *P. insidiosum*.

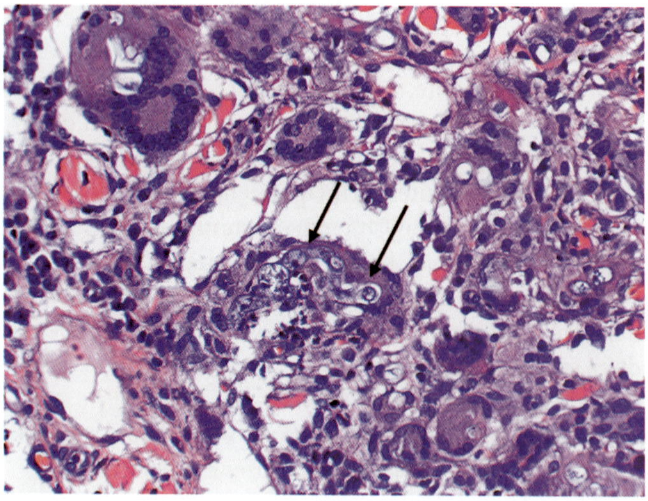

Figura 89.10 Corte histológico, corado por hematoxilina-eosina, de lesão granulomatosa em tecido cutâneo/subcutâneo de cão. Observar infiltrado celular predominantemente mononuclear ao redor de hifa tortuosa de *P. insidiosum* (setas) (400×). Imagem cedida pelo Dr. Rafael Torres Neto.

➤ Tratamento

Em geral, o tratamento da pitiose é difícil, pelo fato de o diagnóstico ser demorado, o que agrava o prognóstico, e por causa das características estruturais do patógeno, como a ausência de ergosterol em sua membrana plasmática, principal alvo dos antifúngicos. Dessa maneira, não existe um fármaco específico para o patógeno.

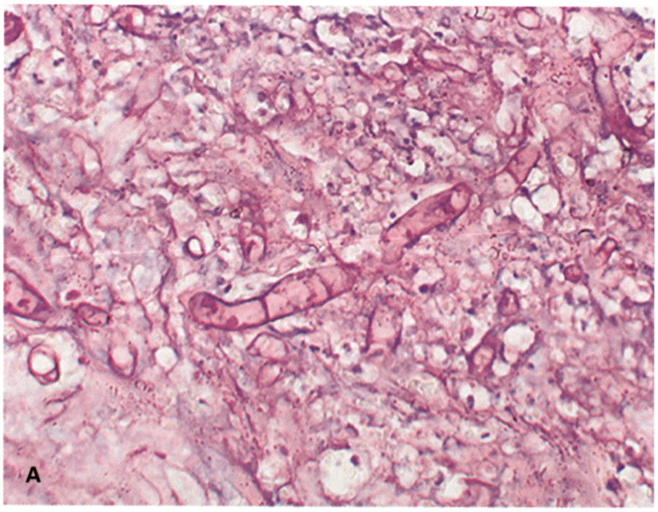

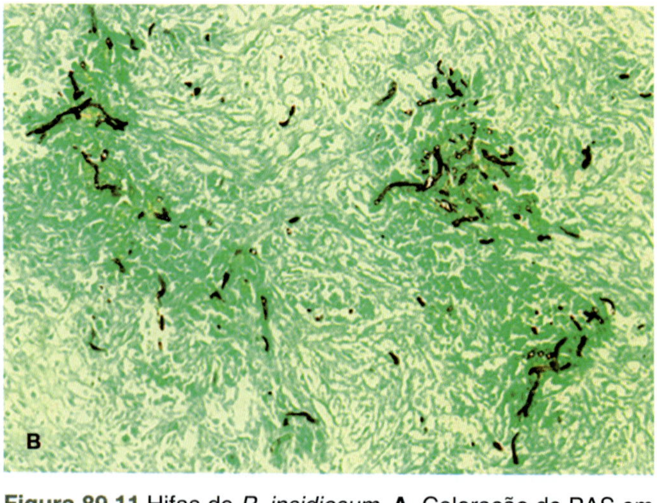

Figura 89.11 Hifas de *P. insidiosum*. **A.** Coloração de PAS em corte histológico de lesão cutânea/subcutânea em cão, evidenciando-se hifas de coloração rósea (400×). **B.** Coloração de Gomori-Grocott em áreas granulomatosas do tecido subcutâneo em pitiose experimental em coelhos, evidenciando-se hifas de coloração enegrecida (200×). Imagem A cedida pelo Dr. Rafael Torres Neto e B por Layla Pires.

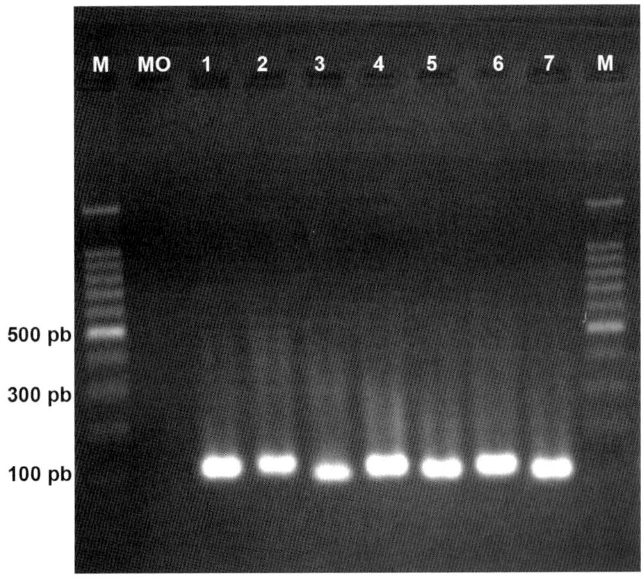

Figura 89.12 *Nested* PCR empregando-se *primers* específicos para *P. insidiosum* derivados da região do rDNA, como proposto por Grooters e Gee (2002). Notar *amplicon* de 105 pares de base para os isolados de *Pythium insidiosum* n°s 1 a 7. M = marcador de peso molecular de 100 pb; MO = controle negativo da *nested* PCR.

Na agricultura, existem antifúngicos utilizados rotineiramente para o tratamento dos fitopatógenos, incluindo o gênero *Pythium*. Entretanto, os fármacos são tóxicos para os animais, o que impossibilita sua indicação no tratamento da pitiose animal. Recentemente, a associação de fungicida de plantas (mefenoxam) com o itraconazol e a terbinafina foi utilizada para o tratamento de pitiose canina, com resultados satisfatórios.

O tratamento de escolha da pitiose é a remoção cirúrgica do tecido afetado. Esse procedimento requer a retirada de margens de segurança do tecido lesado, tanto nas bordas como em profundidade. Dependendo da localização anatômica das lesões, tal procedimento torna-se inviável. Recidivas após as cirurgias são comuns.

Nos cães, lesões de pele isoladas devem ser submetidas à excisão cirúrgica. Nos casos crônicos, não responsivos ao tratamento, em extremidade de membros, pode ser considerada a amputação do membro do animal. Recidivas após a cirurgia são comuns. Dessa maneira, recomenda-se, nos casos de animais submetidos à cirurgia, a associação de itraconazol (10 mg/kg VO, a cada 24 h) e terbinafina (5 a 10 mg/kg VO, a cada 24 h), por 3 a 9 semanas. Outras associações para o tratamento incluem itraconazol e anfotericina B. Novos fármacos, como o posaconazol, têm sido propostos no tratamento.

Embora não haja ergosterol na membrana, alguns casos de pitiose tratados com antifúngicos convencionais foram bem-sucedidos em humanos. Um garoto tailandês de 2 anos de idade foi curado de celulite orbital, por *P. insidiosum*, após tratamento de 13 meses com a associação de terbinafina e itraconazol. Recentemente, a pitiose vascular (artéria ilíaca) com ulceração na região do tornozelo, em uma criança tailandesa de 10 anos portadora de β-talassemia, foi curada com a associação de cirurgia, antifúngicos (itraconazol e terbinafina) e imunoterapia.

Em humanos, têm sido observados relatos de terapia medicamentosa bem-sucedida na pitiose. Em contraste, até o momento, a grande maioria dos animais afetados foi a óbito e/ou eutanasiada, independentemente da forma clínica observada.

Nos equinos, o tratamento consiste em eliminar o patógeno e buscar a reparação dos tecidos lesados. A remoção cirúrgica é a indicação inicial para os casos em que a lesão torna possível essa abordagem, buscando assim eliminar o foco infeccioso e proporcionar a cicatrização no local. Concomitantemente à remoção cirúrgica, deve ser empregado o uso oral de iodeto de potássio (67 mg/kg ou 1 g/15 kg, com dosagem total máxima de 20 g/animal). A anfotericina B também pode ser utilizada diariamente, IV lenta, preferencialmente diluída em soluções glicosadas (5%), na dose de 0,3 mg/kg, com dose total máxima crescente de 150 mg/animal ou 0,9 mg/kg, em período total de 30 dias de tratamento. A nefrotoxicidade da anfotericina B é alta, o que requer controle da função renal em períodos de 72 h. Havendo indícios de nefropatia, a medicação deve ser interrompida e a função renal monitorada durante o tratamento, visando ao seu restabelecimento. A anfotericina B pode ser recomendada também como antibiose local (bloqueio regional e administração IV), na concentração de 50 mg diluídas em 50 mℓ de Ringer lactato, para o tratamento de lesões em terço médio e extremidades dos membros. Segundo Dória et al. (2012), esse procedimento, realizado após remoção cirúrgica da lesão, possibilitou a cicatrização das feridas, após 60 dias do tratamento, em 58% dos cavalos avaliados, com apenas uma única administração do fármaco. Em 42% dos cavalos, houve a necessidade de se realizar uma segunda aplicação 14 dias após o primeiro bloqueio regional.

A imunoterapia, alternativa ao tratamento da pitiose equina, é utilizada há mais de 20 anos no tratamento da pitiose. Consiste na administração de um macerado de hifas sonicadas e acondicionadas em frascos. A imunoterapia, quando associada à remoção cirúrgica em equinos, alcança até 75% de cura.

O mecanismo pelo qual a imunoterapia auxilia na cura é a mudança do perfil Th2 de resposta (imunidade humoral) para Th1 (imunidade celular), alterando o perfil inflamatório com predomínio de células mononucleares, principalmente monócitos e linfócitos. Os antígenos do imunoterápico são distintos dos antígenos da infecção naturalmente adquirida. Quando da administração da imunoterapia, as células apresentadoras de antígenos (APC) liberam interferon-gama (INF-δ), que ativa Th0 para Th1. Uma vez ativado, o perfil Th1 de resposta produz mais IFN-δ e também IL-2. Essas duas citocinas ativarão os mediadores de células mononucleares como resposta imune composta de linfócitos T e macrófagos que danificam e destroem a hifa de *P. insidiosum*. Não está claro se, durante a imunoterapia, IL-2 e IFN-δ também estimulariam linfócitos B a produzir IgG protetores. A produção de IFN-δ, no local da infecção, pelos APC e o Th1 produzidos, resulta em menor transformação Th2. Portanto, a atração de Th1 e o bloqueio de Th2 poderiam explicar por que equinos, cães e humanos com pitiose são curados após injeções com imunoterápicos. A imunoterapia pode ter seu efeito prolongado e potencializado de acordo com o tipo de adjuvante utilizado, fato observado no modelo experimental em coelhos, e é eficiente em equinos quando se utilizam doses sucessivas, a cada 14 dias, até a cura completa da pitiose.

Uma nova abordagem terapêutica que poderá ser utilizada na pitiose é a terapia fotodinâmica (TFD), uma técnica já amplamente utilizada para tratamento de algumas neoplasias de pele e dermatoses virais, bacterianas e fúngicas. Recentemente, foi utilizada para o tratamento da cromoblastomicose, uma micose subcutânea de difícil tratamento. Pires *et al.* (2012) demonstraram resultados promissores na inativação do patógeno, tanto no modelo *in vitro*, nas hifas de *P. insidiosum*, como *in vivo*, na pitiose experimental em coelhos.

➤ Profilaxia e controle

P. insidiosum é um patógeno que produz suas formas infectantes (zoósporos) em ambiente aquático associado à vegetação. É recomendável que se evite o acesso dos animais a essas áreas, principalmente em épocas de alta pluviosidade e temperaturas elevadas. No entanto, essa prática nem sempre é possível em propriedades rurais. Muitas vezes, a disponibilidade de vegetação para a alimentação encontra-se em áreas alagadiças, o que naturalmente atrai bovinos, ovinos e equinos que são criados de maneira extensiva. Rever as práticas de manejo em épocas chuvosas, como manter os animais de produção em ambientes mais secos, pode constituir-se em boa medida profilática para novas infecções.

Na profilaxia da pitiose canina, também é importante que se restrinja o acesso dos animais às áreas alagadiças.

➤ Saúde Pública

É motivo de controvérsia na literatura a caracterização da pitiose como zoonose, mediante a transmissão direta do animal aos humanos, uma vez que a forma infectante do patógeno corresponde aos zoósporos e a forma encontrada nas lesões são as hifas. Entretanto, o conceito de zoonose é mais amplo e também inclui o ambiente como a origem de infecção de certas enfermidades comuns aos animais e aos humanos. Nesse contexto, a pitiose pode ser considerada uma saprozoonose, que compreende a participação de hospedeiro(s) vertebrado(s) e de reservatório não animal (no caso, representado pelo ambiente aquático).

Acidentes laboratoriais também não são relatados, embora deva-se tomar muito cuidado, principalmente quando se promove a indução da produção de zoósporos em laboratório, para estudos sobre a biologia e morfologia ou até mesmo para virulência em modelo experimental.

Quando o patógeno é manipulado atendendo aos preceitos de segurança biológica de microrganismos (utilizando cabine de segurança biológica e luvas), a cultura da forma filamentosa de *P. insidiosum* não oferece riscos ao manipulador, uma vez que não há produção de esporos em meios sólidos. A utilização de cabine de segurança biológica é imprescindível para minimizar contaminações das coleções de cultura de *P. insidiosum*, visto que podem ser facilmente contaminadas por fungos anemófilos se manipuladas diretamente em bancadas próximo ao bico de Bunsen.

A pitiose humana ocorre principalmente em indivíduos do sexo masculino, com idade entre 20 e 60 anos, cuja atividade profissional esteja relacionada com as práticas agrícolas, especialmente na lavoura de arroz, local propício à produção dos zoósporos. Além da atividade profissional, atividades recreativas, como a pescaria, podem representar riscos na aquisição da infecção.

Em humanos na Tailândia, a doença provoca altas taxas de morbidade e mortalidade, que podem chegar a até 100% dos casos em que se observa o acometimento vascular ou sistêmico (manifestação mais grave da doença), principalmente entre indivíduos portadores de talassemia (uma doença genética que provoca anemia).

No Brasil, apesar dos relatos nas espécies equina, canina, bovina e ovina, a pitiose humana foi relatada recentemente por Bosco *et al.* (2005) e Marques *et al.* (2006) em paciente proveniente do município de Paraguaçu Paulista, SP, que desenvolveu a lesão em membro inferior após atividade de pescaria. Biopsias da lesão revelaram os mesmos padrões de hifas cenocíticas, largas e ramificadas pela coloração de prata, o que é sugestivo de zigomicose. O paciente foi tratado por meses com anfotericina B, mas, em virtude da degradação da função renal, esse fármaco foi substituído por itraconazol, observando-se melhora inicial da úlcera, porém com o surgimento, posteriormente, de novas ulcerações. Foi utilizado iodeto de potássio sem melhora clínica, optando-se por remoção completa da lesão e enxertia da área retirada, o que resultou na cura do paciente. O diagnóstico foi confirmado pelo sequenciamento da região ITS1-5.8S-ITS2 a partir da cultura obtida do tecido removido cirurgicamente.

➤ Bibliografia

Alexopoulos CJ, Mims CW, Blackwell M. Introductory mycology. 4. ed. New York: John Wiley & Sons; 1996. Chap. 23, Phylum Oomycota. p. 683-737.

Bosco SM, Bagagli E, Araújo JP Jr, Candeias JM, De Franco MF, Alencar Marques ME *et al.* Human pythiosis, Brazil. Emerg Infect Dis. 2005;11(5):715-7.

Bosco SM, Reis GM, Theodoro RC, Macoris SA, Marques SA, Macoris DDAG *et al.* Morphological and molecular characterization of an equine isolate of Pythium insidiosum and comparison with the first human isolate from the same geographic region. Med Mycol. 2008;46:557-65.

Dória RG, Freitas SH, Linardi RL, Mendonça F de S, Arruda LP, Boabaid FM *et al.* Treatment of pythiosis in equine limbs using intravenous regional perfusion of amphoterecin B. Vet. Surg. 2012;41(6):759-65.

Gabriel AL, Kommers GD, Trost ME, Barros CSL, Pereira DB, Schwendler SE *et al.* Surto de pitiose cutânea em bovinos. Pesq Vet Bras. 2008;28(12):583-7.

Grooters AM. Pythiosis and zygomicosis. In: Sellon DC, Long MT. Equine infectious diseases. St. Louis: Saunders Elsevier; 2007. p. 413-9.

Grooters AM, Foil CS. Miscelaneous fungal infections. In: Greene CE. Infectious diseases of the dog and cat. 4.ed. St. Louis: Elsevier. 2012. p. 637-43.

Grooters AM, Gee MK. Development of a nested PCR assay for the detection and identification of Pythium insidiosum. J Vet Int Med. 2002;16:147-152.

Hummel J, Grooters A, Davidson G, Jennings S, Nicklas J, Birkenheuer A. Successful management of gastrintestinal pythiosis in a dog using itraconazole, terbinafine, and mefenoxam. Med Mycol. 2011;49(5):539-42.

Larsson CE, Men MC, Nahas CR *et al.* Pitiose canina – Aspectos clínicos e epidemiológicos de caso em São Paulo. Anais do XXV Congresso de Medicina Veterinária. Gramado: XXV Congresso Brasileiro de Medicina Veterinária; 1997. p. 155.

Leal ABM, Leal AT, Santurio JM, Kommers GD, Catto JB. Pitiose equina no pantanal brasileiro: aspectos clinicopatológicos de casos típicos e atípicos. Pesq Vet Bras. 2001;21:151-6.

Leal AT, Santurio JM, Leal ABM, Pinto AM, Griebeler J, Flores EF *et al.* Resposta sorológica de coelhos imunizados com antígenos de Pythium insidiosum associados a diferentes adjuvantes. Ciência Rural. 2002;32(6):1027-32.

Marques AS, Bagagli E, Bosco SMG, Camargo RMP, Marques MEA. Pythium insidiosum: relato do primeiro caso de infecção humana no Brasil. An Bras Dermatol. 2006;81(5):483-5.

Mendoza L, Hernandez F, Ajello L. Life cicle of the human and animal oomycete pathogen Pythium insidiosum. J Clin Microb. 1993;31: 2967-73.

Mendoza L, Prendas J. A method to obtain rapid zoosporogenesis of Pythium insidiosum. Mycopathologia. 1988;104:59-62.

Miller RI. Treatment of equine phycomycosis by immunotherapy and surgery. Aust Vet J. 1981;57:377-82.

Miller RI, Campbell RSF. Immunological studies on equine phycomycosis. Aust Vet J. 1982;58:227-31.

Miller RI, Olcott BM, Archer M. Cutaneous pythiosis in beef calves. J Am Vet Med Assoc. 1985;186(9):984-6.

Neto RT, Bosco SDEM, Amorim RL, Brandão CV, Fabris VE, Estanislau C *et al.* Cutaneous pythiosis in a dog from Brazil. Vet Dermatol. 2010;21(2):202-4.

Pereira DI, Schild AL, Motta MA, Fighera RA, Sallis ES, Marcolongo-Pereira C. Cutaneous and gastrintestinal pythiosis in a dog in Brazil. Vet Res Commun. 2010;34(3):301-6.

Pires L, Bosco SM, Da Silva NF Jr, Kurachi C. Photodinamic therapy for pythiosis. Vet Dermatol. 2013;24(1):130-6.e30.

Reis JL Jr, De Carvalho EC, Nogueira RH, Lemos LS, Mendoza L. Disseminated pythiosis in three horses. Vet. Microbiol. 2003;96: 289-95.

Robinson NE. Current therapy in equine medicine. 4.ed. Philadelphia: Saunders; 1997. 800 p.

Sallis ESV, Pereira DI, Raffi MB. Pitiose cutânea em equinos: 14 casos. Ciência Rural. 2003;33(5):899-903.

Santurio JM, Alves SH, Pereira DB, Argenta JS. Pitiose: uma micose emergente. Acta Scientiae Veterinariae. 2006;34:1-14.

Santurio JM, Ferreiro L. Pitiose: uma abordagem micológica e terapêutica. Porto Alegre: UFRGS; 2008. 111 p.

Santurio JM, Leal AT, Leal AB, Festugatto R, Lubeck I, Sallis ES *et al.* Three types of immunotherapics against pythiosis insidiosii developed and evaluated. Vaccine. 2003;21(19):2535-40.

Santurio JM, Monteiro AB, Leal AT, Kommers GD, De Sousa RS, Catto JB. Cutaneous Pythiosis insidiosii in calves from the Pantanal region of Brazil. Mycopathologia. 1998;141:123-5.

Schurko A, Mendoza L, De Cock AW, Klassen GR. Evidence for geographic clusters: Molecular genetic differences among strains of Pythium insidiosum from Asia, Australia and Americas are explored. Mycol. 2003;95:200-8.

Shenep JL, English BK, Kaufman L, Pearson TA, Thompson JW, Kaufman RA *et al.* Successful medical therapy for deeply invasive facial infection due to Pythium insidiosum in a child. Clin Infect Dis. 1998;27:1388-93.

Sudjaritruk T, Sirisanthana V. Successful treatment of a child with vascular pythiosis. BMC Infect Dis. 2011;11(33):1-4.

Tabosa IM, Riet-Correa F, Nobre VM, Azevedo EO, Reis-Júnior JL, Medeiros RM. Outbreaks of pythiosis in two flocks of sheep in northeastern Brazil. Vet Pathol. 2004;41:412-5.

Thomassian A. Enfermidades dos cavalos. 4.ed. São Paulo: Varela; 2005. 573 p.

Prototecose 90

Márcio Garcia Ribeiro, Priscilla Anne Melville e
Elizabeth Oliveira da Costa Freitas Guimarães

➤ Definição

Doença infectocontagiosa de clínica variada em animais domésticos causada por algas do gênero *Prototheca*.

➤ Etiologia

As algas são reconhecidas como organismos eucarióticos, saprófitas, que, muitas vezes, contêm clorofila e que são capazes de realizar fotossíntese. São consideradas também vegetais inferiores, biologicamente simples, que diferem das plantas em relação aos processos reprodutivos.

Prototheca spp. são microrganismos eucarióticos, unicelulares e aclorofilados, cuja primeira descrição é atribuída a Wilhelm Krüger, em 1894, na Alemanha. Foram classificadas como algas em 1913, por Chodat.

A posição sistemática do gênero *Prototheca* ainda é motivo de discussão entre os taxonomistas. Determinada linha de pesquisadores postula que prototecas seriam mutantes das algas verdes clorofiladas do gênero *Chlorella*. Outros consideram prototecas organismos parafúngicos, que ocupariam posição intermediária entre algas e fungos, por terem características morfológicas e reprodutivas semelhantes às das algas, embora apresentem peculiaridades dos fungos, como a ausência de cloroplasto.

Atualmente, as prototecas estão agrupadas no reino *Viridiplantae*, família *Chlorellaceae*, com base na ultraestrutura e na presença de grânulos semelhantes a plastídios e em razão da reprodução assexuada, com formação de endósporos.

São conhecidas cinco espécies do gênero, com base em características fenotípicas e genotípicas: *Prototheca stagnora*, *Prototheca ulmea*, *Prototheca blaschkeae*, *Prototheca zopfii* e *Prototheca wickerhamii*, entre as quais as duas últimas são reconhecidamente patogênicas para determinadas espécies de animais domésticos e humanos.

P. zopfii foi classificada, nas última décadas, em biotipos I, II e III, de acordo com características fenotípicas (métodos bioquímicos), auxanográficas e moleculares. Recentemente, os biotipos I e II foram reclassificados, respectivamente, em genótipos 1 e 2. Foi constatado também que o biotipo III encontrava-se filogeneticamente distante. Assim, foi proposta uma nova espécie, denominada *P. blaschkeae*.

Outras espécies, anteriormente denominadas *Prototheca ciferri*, *Prototheca moriformis* e *Prototheca segbwema*, foram consideradas subespécies de *Prototheca zopfii*, enquanto *Prototheca filamenta* foi enquadrada no gênero *Fissuricella*.

Recentemente, foi descrita nova espécie de prototeca isolada de amostra de biopsia de pele de paciente com dermatite hospitalizado no Japão. Essa nova espécie foi denominada *Prototheca cutis* sp. nov. e apresenta certa proximidade de relação filogenética com *Prototheca wickerhamii* e *Auxenochlorella protothecoides*.

O ciclo de vida dos gêneros *Prototheca* e *Chlorella* é semelhante. As prototecas se reproduzem de maneira assexuada. O citoplasma sofre processo de clivagem ou septação interna, culminando com a formação de endósporos (2 a 20, dependendo da espécie). Ocorre divisão múltipla e irregular no interior de cada esporângio (célula-mãe), com formação de endósporos ou esporangiósporos (células-filhas), organizados em padrão semelhante a mórulas. Os endósporos se desenvolvem, aumentam de tamanho e exercem pressão sobre a parede da célula-mãe, que acaba rompendo e liberando essas estruturas. Após a ruptura da parede dos esporângios, os endósporos liberados desenvolvem-se e repetem o ciclo. A liberação dos endósporos pode ocorrer a cada 5 a 6 h nos tecidos ou no ambiente, dependendo da disponibilidade de nutrientes e de outras condições, como temperatura, umidade e pH do meio.

Os esporângios têm forma arredondada ou esférica, ovalada ou elíptica, e diâmetro que varia de 3 a 30 μm de diâmetro. A variação do tamanho dos esporângios ocorre de acordo com a espécie da alga, os estágios de desenvolvimento e as condições nutricionais. Todas as espécies de *Prototheca* apresentam, na composição da parede celular, polímeros carotenoides e/ou ésteres carotenoides, denominados esporopoleninas. Diferem dos fungos por não haver glicosamina em sua parede celular e, diferentemente das bactérias, não apresentam ácido murâmico na estrutura da parede.

As algas do gênero *Prototheca* têm citoplasma basofílico com mitocôndrias, corpúsculos lipídicos, complexo de Golgi, retículo endoplasmático, nucléolo e pequeno núcleo central. Certas espécies têm cápsula mucopolissacarídica, comum em algas verdes.

P. zopfii, comparada com as outras espécies da alga, apresenta células maiores, com diâmetro que varia entre 7 e 30 μm, observando-se formas esféricas ou ovais. *P. wickerhamii* apresenta micromorfologia esférica, medindo de 3 a 10 μm, de diâmetro, com aspecto de mórula. *P. stagnora* e *P. blaschkeae* também têm morfologia esférica, com diâmetro variável entre 7 e 15 μm. *P. ulmea* tem morfologia oval e, assim como *P. stagnora*, apresenta cápsula.

As prototecas são heterotróficas e necessitam de fontes externas de carbono e nitrogênio. As necessidades nutricionais são simples, o que possibilita a utilização de meios de cultura convencionais para o isolamento da alga, como o ágar suplementado com 5% de sangue desfibrinado ovino ou bovino e ágar Sabouraud-dextrose. Para o isolamento da alga em amostras contaminadas (fezes, solo e leite de tanque de expansão), podem ser utilizados, incorporados ao meio de cultura, inibidores de microrganismos contaminantes, como 5-fluorocitosina.

O isolamento da alga é obtido, em geral, com 48 h de incubação, em condições de aerobiose a 37°C, com exceção de *P. stagnora,* que se desenvolve a 25°C e apresenta multiplicação limitada ou nula a 37°C. Alternativamente, é possível o isolamento em temperatura ambiente (25°C). Essas algas toleram ampla variação de pH, entre 4,5 e 8,0. *P. blaschkeae* desenvolve-se entre 28°C e 37°C. *P. cutis* sp. nov. multiplica-se entre 28°C e 30°C, embora seja observado isolamento lento e escasso a 37°C. As prototecas não são isoladas comumente no meio de MacConkey ou outros meios similares para enterobactérias, tendo em vista que não se multiplicam adequadamente na presença dos impedientes desses meios seletivos. Quando isoladas no meio de MacConkey, as colônias são puntiformes com 48 h, bem menores se comparadas às isoladas em ágar-sangue.

As colônias de *Prototheca* spp. apresentam coloração variável de acordo com a espécie, o meio de cultura utilizado e o tempo de incubação.

P. zopfii mostra colônias irregulares, ressecadas, de tonalidade branco-acinzentada no ágar-sangue, entre 1 e 2 mm de diâmetro (Figura 90.1). No ágar Sabouraud-dextrose, as colônias de *P. zopfii* apresentam aspecto irregular, rugoso e de tonalidade branca (Figura 90.2) e, com o envelhecimento das colônias, assumem coloração amarelada.

P. wickerhamii apresenta colônias de aspecto leveduriforme, de tonalidade creme ou branca. *P. stagnora* forma colônias translúcidas ou esbranquiçadas, de aspecto mucoso ou viscoso, pela presença de cápsula que envolve a alga.

P. blaschkeae revela colônias lisas, de coloração branca ou creme, com diâmetro de 2 mm, após 4 dias de incubação no ágar Sabouraud-dextrose.

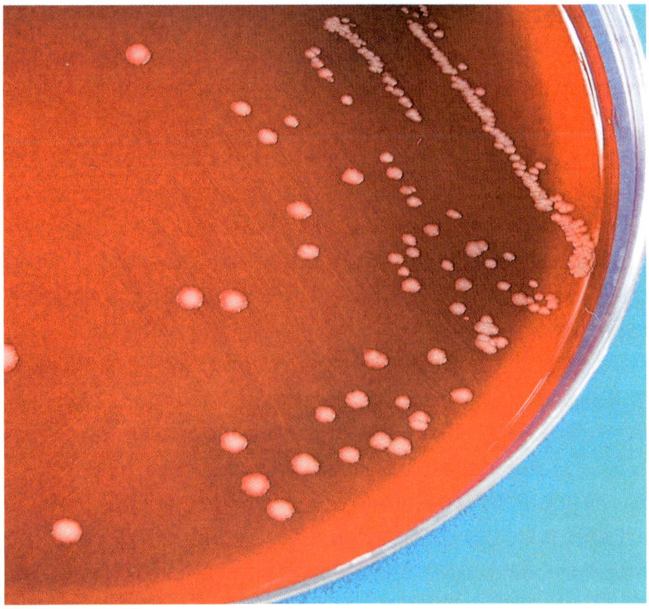

Figura 90.1 Colônias de *P. zopfii,* com bordas irregulares, branco-acinzentadas, medindo 1 mm de diâmetro, cultivadas em ágar-sangue bovino, após 72 h de incubação, provenientes do leite de vaca com mastite.

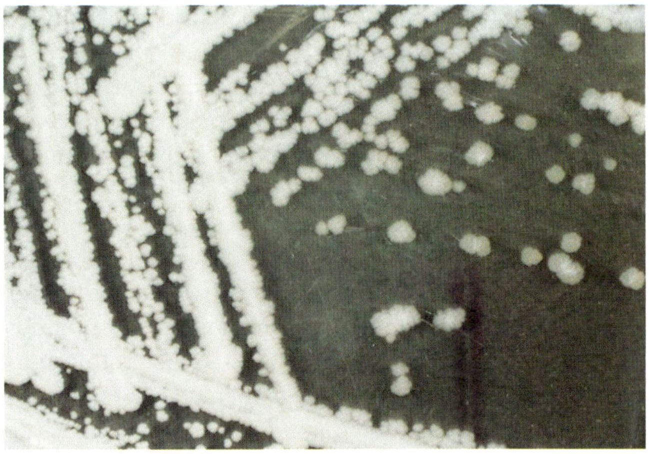

Figura 90.2 Detalhe de colônias brancas, com bordas irregulares, de *P. zopfii* em ágar Sabouraud-dextrose, após 48 h de incubação, isoladas de vaca com mastite. Núcleo de Apoio à Pesquisa em Glândula Mamária e Produção Leiteira (Napgama).

Epidemiologia

As espécies de *Prototheca* são ubíquas. O microrganismo já foi descrito nas Américas, na Europa ocidental, na Ásia, na África e na Oceania.

As prototecas estão presentes principalmente em locais com grande umidade e presença de matéria orgânica, que favorecem a multiplicação e a manutenção do microrganismo. Existem relatos do isolamento da alga no ambiente (solo, esgoto, água de mar, rios, córregos, lagos), de animais (fezes, leite, resíduos de abatedouros) e de alimentos (leite, queijo). Embora não sejam reconhecidas como patogênicas para plantas, foram isoladas do fluxo limoso de árvores. O contato dos insetos com o limo das árvores sugere que invertebrados podem carrear a alga, aventando-se a participação de insetos na cadeia epidemiológica de transmissão.

A partir desses diferentes locais, contaminam alimentos e água ou são veiculadas por fômites para animais e humanos. O isolamento da alga das fezes de roedores sugere que esses animais também podem veicular o microrganismo para água e alimentos consumidos por outras espécies animais.

O gênero *Prototheca* apresenta grande resistência às condições ambientais, posto que se mantém viável por vários meses em ambientes úmidos, mesmo em temperaturas extremas e em solos ácidos ou básicos (pH 3 a 11).

O genótipo 1 é encontrado nas fezes e no ambiente de criatórios de bovinos, enquanto o genótipo 2 predomina nos casos de mastite em vacas e também já foi identificado na prototecose canina e humana.

P. wickerhamii já foi identificada em esgotos, vegetais, lodo, lama, água potável e alimentos. Essa espécie tem sido isolada nos casos de prototecose em felinos e humanos.

P. blaschkeae predomina no ambiente dos criatórios e nas fezes de suínos. Já foi identificada em casos de onicomicose em humanos. Recentemente, foi isolada em casos de mastite bovina na Europa.

P. stagnora tem sido recuperada principalmente a partir da água e de sujidades de esgotos, enquanto *P. ulmea* constitui habitante natural de fluxo limoso de troncos de árvores.

Apesar de as prototecas serem consideradas saprófitas, essas algas têm sido identificadas em doenças em humanos, animais domésticos e silvestres. Podem causar lesões locais ou generalizadas, em hospedeiros hígidos ou com algum grau de imunossupressão. As prototecoses em animais são causadas principalmente por organismos presentes no ambiente, embora possam ser adquiridas de outros animais infectados ou portadores.

P. wickerhamii e *P. zopfii* são as espécies mais patogênicas para os humanos e animais, principalmente em casos de mastite em vacas. Nos animais de companhia, predominam infecções entéricas, cutâneas, oculares, neurológicas e disseminadas em órgãos. Há relatos do isolamento dessas algas de pele, mucosas, fezes e urina de humanos, cães e gatos.

A prototecose parece não apresentar importância epidemiológica em infecções em equídeos, bubalinos e ovinos. Em contraste, lesões na região da face e focinho de caprinos foram descritas no Brasil.

Patogenia

As prototecas são microrganismos oportunistas que podem invadir o organismo dos animais e humanos pelas mucosas, pequenas lesões ou soluções de continuidade na pele e orifício do teto das vacas. Os mecanismos de virulência da alga, bem como de defesa do hospedeiro contra o microrganismo, ainda não estão completamente elucidados.

Experimentalmente, foi demonstrado que os fagócitos têm dificuldade de destruir a rígida estrutura da parede celular da alga, fato que justificaria infecções de evolução crônica, de difícil resolução pelos mecanismos convencionais de defesa humoral e celular dos animais suscetíveis.

Clínica

As prototecas estão associadas a diferentes manifestações clínicas, que incluem afecções cutâneas, mamárias e viscerais em humanos, animais domésticos e silvestres. Entre as manifestações clínicas em animais descritas até o momento, merecem destaque as mastites, gastrenterites, dermatites, bursites, nefrites, uveítes e encefalites. No entanto, a mastite em vacas, a enterite hemorrágica em cães e as lesões cutâneas em gatos parecem representar as manifestações clínicas mais comuns da prototecose em animais domésticos e serão abordadas de modo particular ao final deste capítulo.

As infecções por *Prototheca* spp. podem ser localizadas ou disseminadas, agudas ou crônicas, com predomínio de inflamações de evolução crônica.

Em animais domésticos, a prototecose foi descrita em bovinos, cães, gatos e caprinos e é causada principalmente por *P. zopfii.*

Em bovinos, há relatos da prototecose com manifestações sistêmicas e de linfadenite. No entanto, a principal manifestação da prototecose nessa espécie é representada pelas infecções na glândula mamária.

Em cães e gatos, a doença se manifesta principalmente como gastrenterites e afecções cutâneas e, menos comumente, infecções oculares e disseminadas, incluindo distúrbios neurológicos.

A prototecose também foi relatada em cervos e roedores. Manifestações cutâneas foram descritas em salmão, além de septicemia em quirópteros.

O microrganismo parece não apresentar patogenicidade em infecções naturais em equídeos, bubalinos e ovinos. No entanto, a alga tem sido isolada das fezes de suínos sem virulência aparente para essa espécie.

Foram descritos casos incomuns de infecções por *P. wickerhamii* em caprinos das regiões Sul e Nordeste do Brasil causando dermatite, úlceras e nódulos na região de plano nasal e pina.

Diagnóstico

Na prática, o diagnóstico da prototecose é realizado pelo isolamento e pela identificação do microrganismo nas espécies afetadas. O material indicado para o isolamento da alga no laboratório depende da manifestação clínica da doença. Em geral, para o cultivo microbiológico, são utilizados o leite, *swabs* de superfícies, fragmentos de tecidos e órgãos (pele, rim, bexiga), excreções (fezes, urina) e outros humores orgânicos (liquor).

O isolamento do microrganismo é obtido em meios de cultura comumente utilizados em laboratório, como o ágar suplementado com 5% de sangue desfibrinado ovino ou bovino e o ágar Sabouraud-dextrose, em condições de aerobiose, a 37°C, exceto *P. stagnora*, que se multiplica aproximadamente a 25°C, e *P. cutis* spp. nov., que se desenvolve melhor entre 28 e 30°C.

As colônias do gênero *Prototheca* apresentam coloração variável de acordo com a espécie da alga, o meio de cultura utilizado e o tempo de incubação. No meio de ágar-sangue, a partir de 48 h, as colônias são irregulares e ressecadas, acinzentadas, não hemolíticas, e têm entre 1 e 2 mm de diâmetro. A morfologia macroscópica assemelha-se à das leveduras, fato que pode ocasionar equívocos no diagnóstico inicial ou mesmo subdiagnóstico em laboratórios não habituados ao isolamento da alga.

No ágar Sabouraud (sem ciclo-hexamida), em aerobiose a 25 ou 37°C, entre 2 e 7 dias, as colônias de *P. zopfii* são irregulares e rugosas, de coloração branca. No entanto, com o envelhecimento do cultivo, assumem tonalidade amarelada. Nesse meio, *P. stagnora* forma colônias translúcidas, de aspecto mucoide ou viscoso, de coloração esbranquiçada, enquanto *P. wickerhamii* apresenta colônias de tonalidade creme ou branca, de aspecto leveduriforme. *P. blaschkeae* revela colônias lisas, brancas ou creme, de cerca de 2 mm de diâmetro com 4 dias de incubação a 37°C.

O isolamento da alga de materiais contaminados, como fezes, solo, água, esgoto e leite do tanque de expansão, pode requerer meios seletivos, *Prototheca isolation medium* (PIM) ou a adição de substâncias inibitórias para outros microrganismos (5-fluorocitosina).

As prototecas são coradas pela técnica de Gram, mostrando, ao exame microscópico, organismos (esporângios) gram-positivos, globosos, cilíndricos, elípticos ou em forma de mórula, de acordo com a espécie de *Prototheca* (Figura 90.3). Em contraste, observa-se, à microscopia, tonalidade avermelhada das cápsulas que se romperam dos esporângios. Podem ser utilizadas ainda outras técnicas tintoriais, como o ácido periódico de Schiff (PAS), tinta da China, lactofenol-algodão, Giemsa e Panótico. Essas colorações revelam, também, microrganismos de formas e tamanhos variados distribuídos no campo de observação. Não são observados brotamentos e formas alongadas ou ramificadas características de hifas encontradas nos fungos.

A caracterização fenotípica das espécies de *Prototheca* é realizada submetendo o microrganismo a provas de assimilação de açúcares e alcoóis e de sensibilidade *in vitro* a certos antimicrobianos. As espécies do gênero *Prototheca* apresentam diferenças quanto ao padrão de assimilação de alcoóis, carboidratos e outros substratos.

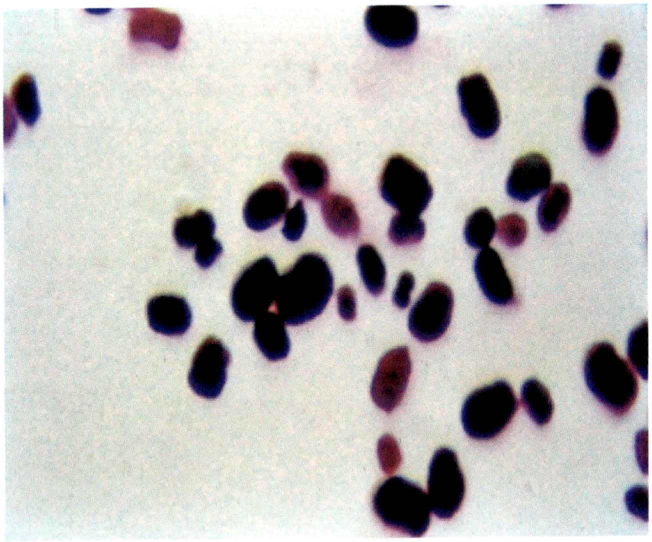

Figura 90.3 Aspecto cilíndrico ou ovalado em *P. zopfii* isolada do leite de vaca com mastite. (Gram, 1.000×).

P. zopfii assimila N-propanol, porém não assimila trealose e sacarose. *P. wickerhamii* utiliza trealose, mas não assimila sacarose e N-propanol, enquanto *P. stagnora* assimila tardiamente sacarose, mas não degrada trealose e N-propanol (Tabela 90.1).

Outros métodos de identificação

Diferentes métodos têm sido utilizados no diagnóstico da prototecose em animais. A citologia e a histopatologia são particularmente conclusivas nas lesões tegumentares em gatos e na biopsia retal em cães com enterite hemorrágica crônica. A citologia aspirativa com agulha fina foi utilizada com sucesso em tecido glandular mamário no diagnóstico de surto de prototecose mamária em vacas no interior do estado de São Paulo.

Nas colorações citológicas de Giemsa e Panótico, *P. zopfii* e *P. stagnora* apresentam aspecto globoso, ovalado ou elíptico (Figura 90.4), enquanto *P. wickerhamii* tem forma de mórula. Nessas colorações, a alga assume tonalidade azulada. A cápsula é espessa, mostrando estruturas circulares múltiplas no interior do citoplasma (endósporos).

Em cortes histológicos de lesões por *Prototheca* spp., pode-se identificar o microrganismo pelas técnicas de PAS, hematoxilina-eosina (HE), coloração de Gridley e Gomori. Na coloração clássica de HE, o microrganismo assume coloração eosinofílica, de parede refringente e citoplasma pouco corado. A imunofluorescência foi utilizada em esfregaços (em lâminas) e em cortes histológicos no diagnóstico da prototecose em animais e humanos.

O *enzyme linked immunosorbent assay* (ELISA) foi desenvolvido para detecção das imunoglobulinas IgA e IgG1 no soro de vacas com prototecose mamária.

A microscopia eletrônica, de varredura e transmissão, tem sido utilizada como método confirmatório de diagnóstico da doença em vacas e em animais de companhia.

Tabela 90.1 Características morfotintoriais, bioquímicas e de assimilação de açúcares e alcoóis na diferenciação fenotípica das principais espécies de *Prototheca* patogênicas para animais e humanos.

Propriedades	*P. zopfii*	*P. wickerhamii*	*P. stagnora*	*P. ulmea*	*P. blaschkeae*
Tamanho celular (μm)	7 a 30	3 a 10	7 a 14	NI	NI
Tamanho médio dos endósporos (μm)	6,5	3,2	3,5	NI	NI
Glicose	+	+	+	+	+
Galactose	(±)	(±)	+	–	+
Sacarose	–	–	+**	–	–
Trealose	–	+*	–	–	–
Maltose	+*	–	+*	–	NI
Frutose	+	+	+	–	+
Arginina	+	+	+	NI	–
Lactose	V	V	V	–	–
N-propanol	+	–	–	–	NI
Etanol	+	+	NI	NI	NI
Glicerol	+	+	V	–	–
Produção de cápsula	–	–	+	+	–
Multiplicação a 37°C	+	+	–	NI	+
Sensibilidade ao clotrimazol	–	+	–	NI	NI

+ = positiva; +* = positiva em até 7 dias; +** = positiva em até 14 dias; - = negativa; (±) = positiva para *P. zopfii* genótipo 1 e negativa para *P. zopfii* genótipo 2; NI = não informado; V = variável.
Adaptada de Salerno T. Caracterização genotípica de linhagens de Prototheca zopfii isoladas do leite de vacas e sensibilidade *in vitro* a antimicrobianos e antissépticos [dissertação]. Botucatu: Universidade Estadual Paulista; 2007.

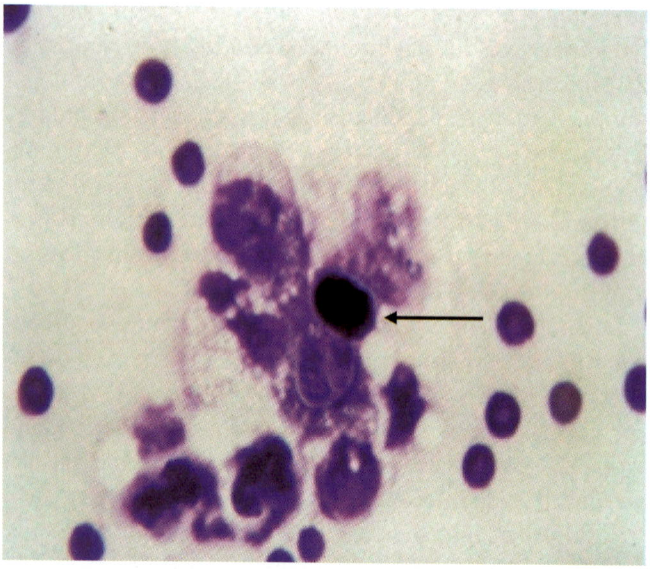

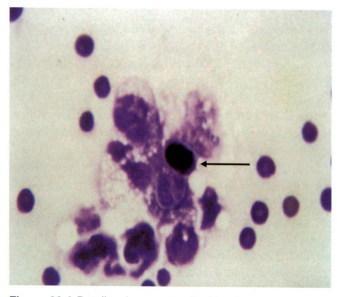

Figura 90.4 Detalhe do aspecto cilíndrico (seta), globular ou ovalado de *P. zopfii* em avaliação citológica de leite de vaca com mastite (Giemsa, 1.000×).

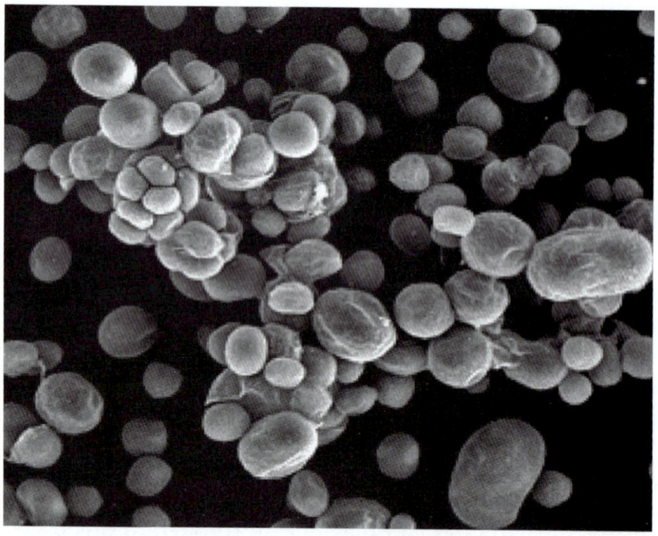

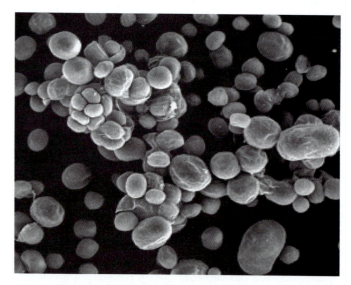

Figura 90.5 *P. zopffi* em diferentes estágios de desenvolvimento, mostrando células grandes maduras, de aspecto enrugado, contendo endósporos (microscopia eletrônica de varredura, 2.600×).

A microscopia eletrônica de varredura evidencia o organismo em diferentes fases de reprodução (Figura 90.5), enquanto a de transmissão possibilita a visualização das organelas, particularmente a formação dos endósporos e a localização da alga no interior de fagócitos. No entanto, esses métodos estão restritos à pesquisa, tendo em vista o custo elevado e o número reduzido de laboratórios capacitados para a execução da microscopia eletrônica.

As técnicas de biologia molecular (reação em cadeia pela polimerase – PCR) e o sequenciamento possibilitaram a reclassificação de *P. zopfii* em genótipos 1 e 2, e a caracterização de novas espécies, como *P. blaschkeae* e *P. cutis* var. nov.

Em 2015, *P. blaschkeae* foi identificada preliminarmente, pela primeira vez na América do Sul, por Márcio Garcia Ribeiro e Ana Carolina Alves da FMVZ/Unesp,

Botucatu, SP, e colaboradores, incluindo pesquisadores, da Itália, que identificaram a alga em vacas com mastite clínica utilizando técnicas moleculares e microscopia eletrônica de varredura (Figura 90.6).

A caracterização genotípica de linhagens de *P. zopfii* isoladas de vacas com mastite foi conduzida recentemente em estudos na Alemanha, no Japão, na Itália, na Polônia e no Brasil, mostrando o predomínio das infecções mamárias pelo genótipo 2. Cão infectado por *P. wickerhamii* foi diagnosticado no Japão por técnicas de biologia molecular. No Brasil, em 2009, foi descrito o primeiro caso de prototecose em cão, que apresentava colite hemorrágica, cuja caracterização molecular identificou *P. zopfii* genótipo 2.

Tratamento

Diferentes antimicrobianos, antifúngicos, algicidas, herbicidas e antissépticos têm sido ensaiados experimentalmente, *in vitro* e *in vivo*, a fim de encontrar protocolo terapêutico efetivo para os casos de prototecose em animais.

O sucesso do tratamento da prototecose em animais é variável. Os mecanismos envolvidos na resistência do microrganismo a diferentes fármacos ainda não estão completamente esclarecidos, embora, aparentemente, estejam relacionados com a estrutura (rigidez) da parede celular da alga, que também é responsável pela resistência à ampla variedade de enzimas, antimicrobianos, antifúngicos, algicidas e outros produtos químicos.

Estudos *in vitro* acerca da sensibilidade da alga a diferentes fármacos e produtos químicos têm revelado que o microrganismo mostra sensibilidade a número restrito de fármacos, de origem antibacteriana e antifúngica ou herbicidas. Neomicina, gentamicina, amicacina, polimixina B, tetraciclinas, tobramicina e canamicina são antimicrobianos que têm mostrado certa efetividade *in vitro* em linhagens do gênero *Prototheca* isoladas de animais. Em geral, *Prototheca* spp. é sensível à anfotericina B e mostra sensibilidade variável a antifúngicos como o fluconazol, o itraconazol e a nistatina. *P. zopfii* e *P. wickerhamii* são sensíveis ao miconazol. No entanto, não existem padrões oficiais para o tipo de teste indicado para avaliação da sensibilidade *in vitro* da alga, tampouco para a realização e a interpretação dos testes.

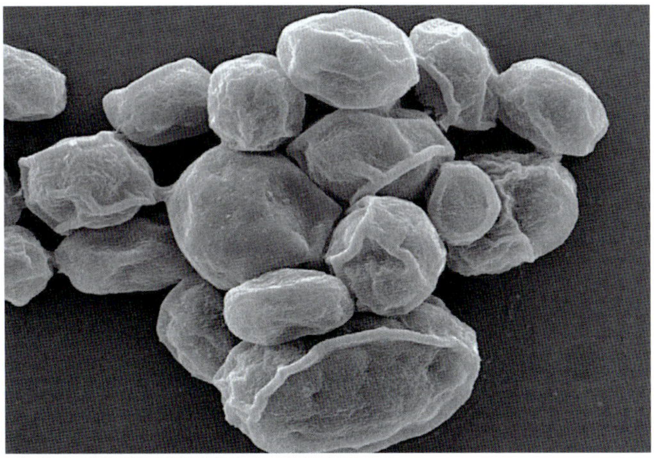

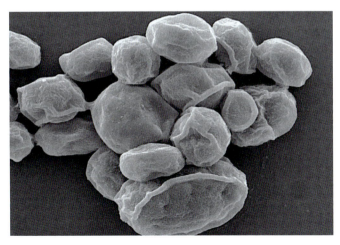

Figura 90.6 Vários estágios de desenvolvimento de *P. blaschkeae* identificada em vaca com mastite no Brasil, contendo esporângios (células grandes) e endósporos ou esporangiósporos (células menores) (microscopia eletrônica de varredura 10.000×).

Os resultados dos tratamentos das infecções por prototecas em animais têm sido controversos, conduzidos, em geral, com bases empíricas, em número reduzido de animais, ou mesmo estão restritos aos relatos de caso. A abordagem terapêutica das prototecoses frequentemente é ineficaz, mesmo quando instituída com fármacos que apresentaram sensibilidade em testes *in vitro*, revelando a baixa associação entre os ensaios *in vitro*, a cura microbiológica e a cura clínica. Em alguns animais, o tratamento resulta na melhora do estado clínico, mas, poucos dias após a descontinuidade do uso do fármaco, recrudescem os sinais clínicos. No entanto, os antifúngicos têm sido o grupo de fármacos mais utilizados nos protocolos de tratamento em animais domésticos.

Profilaxia e controle

A distribuição ubíqua da alga dificulta a adoção de medidas específicas de controle e profilaxia para a prototecose em animais. Desse modo, as ações de profilaxia visam a reduzir a exposição dos animais às prototecas em ambientes propícios à multiplicação e à persistência dessas algas. Em vacas, as ações são direcionadas à implantação ou correção de medidas gerais de manejo e higiene da ordenha, voltadas principalmente ao controle de microrganismos de origem ambiental, assim como à desinfecção de equipamentos e utensílios de uso nos animais.

Saúde Pública

A primeira descrição da prototecose em humanos foi relatada por Davies *et al.*, em 1964, em quadro de afecção cutânea. Até o momento, foram descritos cerca de 140 casos de prototecose, principalmente em manifestações tegumentares, infecções sistêmicas e bursites. Em menor frequência, são relatados casos esporádicos de peritonite, gastrenterite, encefalite e hepatite, com isolamento da alga, principalmente do sangue, líquido peritoneal e fragmentos de órgãos.

A prototecose é reconhecida como doença oportunista de ocorrência incomum em humanos, caracterizada por lesões de pele ou disseminada em órgãos, causada por *P. wickerhamii* e *P. zopfii.*

A doença ocorre tanto em pacientes imunocompetentes como em imunossuprimidos. No entanto, as infecções com evolução grave são observadas com maior frequência em indivíduos coinfectados com doenças debilitantes ou com algum grau de imunossupressão, particularmente acometidos por neoplasias, diabéticos, transplantados, infectados pelo vírus da AIDS, ou que fizeram uso prolongado de corticosteroides. A doença tem caráter ocupacional. As prototecoses em humanos são descritas principalmente em indivíduos que mantêm contato com ambiente de jardinagem, laboratoristas, criadores de animais, além daqueles que adquiriram o microrganismo em infecções hospitalares.

P. zopfii genótipo 2 predomina nos isolados de humanos, à semelhança do que é observado em vacas e cães, possivelmente em razão da exposição a reservatórios ou fontes de infecção comuns aos indivíduos e a essas espécies domésticas.

A prototecose geralmente não é transmissível entre os humanos. Acredita-se que a transmissão da alga para os humanos possa ocorrer pelo contato com água ou solo contaminado, inoculações traumáticas na pele, picadas de insetos e ingestão de produtos de origem animal, como demonstrado pela ingestão de derivado de leite de animal com mastite por *Prototheca* sp.

As infecções no tecido cutâneo e subcutâneo em humanos são causadas, à semelhança dos gatos, por *P. wickerhamii*. São manifestadas sob a forma crostas, placas, nódulos eritematosos e úlceras, especialmente em membros, face, mãos e unhas. Estão descritas também lesões em órgãos, como bursite, artrite, encefalite, hepatite, gastrenterites e peritonite. A manifestação disseminada da prototecose em humanos é causada, em geral, por *P. zopfii*, de maneira similar às infecções sistêmicas em cães.

Algas do gênero *Prototheca* já foram identificadas em leite, água, sorvete, alface, banana e carne de origem suína e bovina. O isolamento da alga da carne de animais domésticos ocorre, provavelmente, em virtude da contaminação cruzada do produto com as fezes dos animais no processo de abate ou do contato da carne com água contaminada. A ingestão de leite e água contaminados também é referida na cadeia epidemiológica da doença em humanos.

A avaliação *in vitro* da termorresistência de linhagens de *P. zopfii* isoladas de vacas com mastite revelou a viabilidade da alga frente ao binômio tempo/temperatura utilizado na pasteurização rápida e lenta, indicando o risco do consumo do leite como via de transmissão da prototecose em humanos.

No Brasil, o primeiro registro da prototecose em humanos ocorreu em 1983, no estado do Rio Grande do Sul, em paciente com nódulo no cotovelo. Recentemente, foi relatado no país caso de onicoprototecose por *P. wickerhamii* em mulher hígida. Em outro indivíduo hígido, o consumo de queijo do tipo frescal, fabricado com leite de animais com mastite por *Prototheca* sp., causou sinais de gastrenterite.

O tratamento da prototecose em humanos envolve a indicação de fármacos e, por vezes, abordagem cirúrgica. Antifúngicos, como anfotericina B, cetoconazol, itraconazol e fluconazol, são os fármacos mais utilizados, com resultados variáveis de cura.

A caracterização recente dos genótipos da alga tem contribuído para o esclarecimento de aspectos da virulência do microrganismo e da epidemiologia da prototecose, notadamente quanto aos mecanismos de transmissão e distribuição geográfica, fornecendo subsídios para as ações de controle e profilaxia da doença em animais domésticos e humanos.

Doenças específicas

Mastite bovina por *Prototheca* spp.

Etiologia e epidemiologia

O primeiro registro de mastite bovina pelo gênero *Prototheca* foi descrito por Lerche em 1952, na Alemanha. A mastite por *Prototheca* spp. já foi registrada nos continentes europeu, americano e asiático, descrita em países como Alemanha, Dinamarca, Inglaterra, Portugal, Itália, Polônia, Espanha, Bélgica, Hungria, Israel, Iraque, Romênia, Índia, Japão, Taiwan, Nova Zelândia, EUA, Canadá, México, Panamá e Brasil. Nesses países, merecem destaque os surtos de prototecose mamária em vacas ocorridos no Brasil, nos EUA, na Dinamarca, na Inglaterra, no Japão, na Nova Zelândia, no México e no Canadá.

No Brasil, a alga foi descrita pioneiramente em 1989, por Costa *et al.*, em casos de mastite crônica em vacas provenientes do estado do Mato Grosso do Sul, e, contemporaneamente, por Langoni *et al.*, em animais do interior do estado de São Paulo. Atualmente, o microrganismo foi registrado como agente causal da mastite em vacas, em relatos de casos ou em surtos, em praticamente todos os estados do Brasil que se destacam na produção de leite, com ênfase para o maior número de descrições em São Paulo, Minas Gerais, Paraná, Rio Grande do Sul, Santa Catarina, Mato Grosso do Sul e Goiás.

P. zopfii é a principal espécie associada à mastite bovina em todo o mundo. *P. blaschkeae* tem sido identificada em casos recentes de mastite bovina na Alemanha, em Portugal, na Polônia e na Itália. Amplo estudo envolvendo a caracterização genotípica de 342 linhagens de *Prototheca* spp., isoladas de mastite em diferentes países, revelou maior frequência do genótipo 2 (90,6%), seguido por *P. blaschkeae* (8,8%) e *P. zopfii* genótipo 1 (0,6%), o que reforça o conceito de predomínio do genótipo 2 na mastite bovina, independentemente da região geográfica. Nos bovinos, o genótipo 1 tem sido encontrado no ambiente de criatórios e em esterco dos animais.

No Brasil, estudo realizado por Salerno, em 2007, publicado por Salerno *et al.* em 2010, investigou, pela primeira vez no país, a caracterização genotípica de linhagens de *P. zopfii* isoladas do leite de vacas. Foi identificado exclusivamente o genótipo 2 em 22 linhagens de *P. zopfii* isoladas de casos de mastite bovina e no leite de tanque de expansão, obtidas de animais dos estados de São Paulo, Minas Gerais, Paraná e Goiás.

Prototheca spp. são reconhecidos como microrganismos de origem ambiental na casuística da mastite. Em geral, as propriedades com histórico de prototecose mamária em vacas têm perfil epidemiológico peculiar. A infecção por prototeca em vacas é observada em criatórios com condições impróprias de manejo e/ou higiene de ordenha. Comumente, apresentam animais com mastite clínica de evolução crônica, queda abrupta da produção de leite, elevação da contagem de células somáticas no tanque de expansão e histórico de insucesso nos tratamentos intramamários com antimicrobianos convencionais.

Entre os fatores predisponentes ou de risco associados à prototecose mamária, merecem destaque as deficiências de manejo e higiene da ordenha, que incluem o acúmulo de matéria orgânica no ambiente da pré e pós-ordenha ou na sala de ordenha, falhas na execução ou na concentração dos antissépticos do pré e pós-*dipping*, ausência de alimentação na pós-ordenha e contaminação da ordenhadeira e dos utensílios de ordenha. São observadas também deficiências no diagnóstico periódico de mastite nos criatórios, ausência de cloração ou baixa qualidade da água utilizada na sala de ordenha, além de deficiências de antissepsia na terapia intramamária, uso indevido de fármacos no tratamento intramamário e negligência no exame de saúde da glândula em animais recém-adquiridos no plantel, especialmente provenientes de leilões, feiras e exposições.

Em propriedades de vacas leiteiras, a alga foi isolada do leite, da cama dos animais, da ordenhadeira, de teteiras e utensílios de ordenha, além do solo do entorno dos estábulos, limo de árvores, pastos e água de bebedouros fornecidos aos animais. Deve-se destacar que, nos plantéis leiteiros, a infecção intramamária por *P. zopfii* constitui risco potencial para o rebanho, tendo em vista que os animais infectados representam fontes de infecção para outros animais do plantel, tanto em criatórios com ordenha mecânica como naqueles com ordenha manual.

Parece haver certa sazonalidade nas infecções mamárias por *P. zopfii* em vacas no Brasil. Tem-se observado aumento da ocorrência nas estações primavera e verão, provavelmente em virtude dos altos índices pluviométricos, da umidade e do calor, que favorecem a multiplicação da alga no ambiente e, consequentemente, sua transmissão nos plantéis nesses períodos do ano.

A prototecose mamária representa impacto negativo na pecuária leiteira pela capacidade de disseminação intrarrebanho da alga, pela tendência de agravamento e por danos no tecido glandular, além dos prejuízos nos rebanhos acometidos com a queda na produção de leite, a perda de tetos e o descarte prematuro de vacas. Ainda, constitui risco à saúde dos consumidores de leite e derivados, em razão da termorresistência da alga às temperaturas de pasteurização.

Patogenia

As infecções mamárias por prototecas em vacas ocorrem principalmente por via ascendente, pelo canal do teto, embora o microrganismo possa ser veiculado por traumatismos nos tetos e no úbere. Essas algas estão presentes no ambiente dos criatórios de vacas de leite, no solo dos arredores dos estábulos, na sala de ordenha, nos pastos, nas teteiras e nos utensílios de uso geral na ordenha. Ocasionalmente, o microrganismo pode ser veiculado para o interior da glândula mamária por causa de deficiências na antissepsia dos tetos na pré e pós-ordenha, assim como no procedimento do tratamento intramamário.

Após a invasão pelo canal do teto, em poucas horas o microrganismo alcança o lúmen alveolar, o interstício e os linfonodos supramamários, na forma livre ou no interior de macrófagos. Nos casos crônicos, o microrganismo é observado também no epitélio alveolar.

O processo inflamatório mamário é predominantemente piogranulomatoso e, por vezes, misto. São observados grandes contingentes de macrófagos, células epitelioides (macrófagos modulados), linfócitos e plasmócitos no estroma glandular, além da presença de polimorfonucleares, principalmente neutrófilos e eosinófilos no lúmen alveolar.

A infecção pode se estender de maneira difusa por todo o parênquima mamário. A persistência da alga no interior dos fagócitos favorece a evolução crônica do processo e a eliminação do microrganismo pelo leite. Em certas áreas, ocorre a destruição do tecido mamário. Os casos de mastite clínica aguda são acompanhados por reação do linfonodo supramamário, embora, nas vacas, a infecção geralmente seja restrita ao tecido mamário.

A prototecose mamária resulta na destruição parcial ou total do parênquima mamário e da capacidade funcional da glândula mamária, resultando em queda acentuada da produção láctea e em alterações significativas dos constituintes do leite.

Clínica

A infecção mamária por prototecas em vacas pode se manifestar sob a forma clínica ou subclínica, no decorrer da lactação ou no período seco. No entanto, predomina a forma clínica, na lactação, com tendência à evolução crônica.

Na mastite clínica, ocorre alteração visível no aspecto do leite, com presença de grumos de fibrina ou pus de coloração esbranquiçada a amarelada. À palpação, a glândula mamária pode apresentar-se flácida, edemaciada, hiperêmica, com áreas endurecidas ou com presença de nódulos, em decorrência da fibrose. Os animais também apresentam redução significativa da produção de leite. A mastite ocorre em uma ou mais mamas, geralmente sem comprometimento sistêmico do animal.

Nos casos subclínicos, observa-se aumento da contagem de células somáticas, podendo ser diagnosticados por testes indiretos, como o *California Mastitis Test* (CMT) (escores de 1 a 3+) ou contagem eletrônica de células somáticas (CCS).

A infecção mamária resulta em alterações na composição do leite, as quais incluem redução dos teores de lactose, caseína e gordura, e aumento da celularidade, dos cloretos, da lipase e das imunoglobulinas.

Diagnóstico

Na mastite bovina, pode-se suspeitar do envolvimento de *Prototheca* spp. em animais com infecção clínica de evolução crônica e histórico de insucesso terapêutico. O teste de Tamis acusa resultado positivo e revela modificações no aspecto do leite (coloração alterada e presença de grumos ou estrias de sangue). Na inspeção dos animais, observam-se glândula mamária e tetos edemaciados e, na palpação das mamas, identifica-se a presença de áreas endurecidas ou nódulos. Ocasionalmente, são observadas vacas com o úbere flácido. No exame do leite na prova de Tamis, observa-se a presença de grumos, além da redução abrupta da produção do quarto mamário acometido.

Menos comumente, são observados quartos mamários com mastite subclínica no CMT (escores 1 a 3+). A contagem de células somáticas dos quartos geralmente acusa celularidade ≥ 500.000 células/mℓ.

O cultivo microbiológico é o principal método de rotina no diagnóstico da mastite por *Prototheca* spp., obtido pelo isolamento da alga do leite de quartos mamários ou, alternativamente, do leite de tanque de expansão ou fragmentos da glândula mamária.

A citologia aspirativa com agulha fina (CAAF) foi utilizada experimentalmente no diagnóstico da prototecose mamária em vacas no estado de São Paulo, possibilitando a caracterização citológica da alga, bem como o isolamento do microrganismo a partir do material aspirado.

Outros métodos diagnósticos, como histopatologia, imunofluorescência, sorológicos (ELISA), microscopia eletrônica e PCR (genotipagem), geralmente estão restritos à pesquisa das mastites por prototecas.

Tratamento

Aminoglicosídios, tetraciclinas, polimixina B, nistatina e miconazol são exemplos de grupamentos ou antimicrobianos que têm mostrado certa sensibilidade *in vitro* diante das prototecas e têm sido utilizados no tratamento de vacas com infecções mamárias pela alga, mas com resultados pouco efetivos.

A baixa eficácia dos antimicrobianos e dos antifúngicos convencionais na prototecose mamária tem motivado o ensaio de estudos com fármacos de efeito algicida (peróxido de hidrogênio), antissépticos e desinfetantes (iodo, hipoclorito, clorexidine, timerosal, sulfato de cobre, nitrato de prata) em isolados de vacas com mastite. Apesar de certa ação algicida, muitos desses produtos provocam reações adversas na glândula mamária ou mesmo apresentam restrições para o uso em animais. Alternativamente, produtos naturais, como extrato de própolis e permeantes de membranas biológicas (dimetilsulfóxido – DMSO), também foram utilizados experimentalmente em linhagens da alga isoladas de mastite bovina.

Comumente, os tratamentos *in vivo* são ineficientes. Não existe, até o momento, protocolo terapêutico efetivo, com reprodutibilidade de resultados, utilizando fármaco inerte para a glândula mamária e sem resíduos nocivos aos humanos, que possa ser indicado com segurança para o tratamento da prototecose mamária em vacas.

Profilaxia e controle

Em rebanhos nos quais a prototecose mamária em vacas cursa de forma endêmica, são preconizadas práticas gerais de manejo e higiene de ordenha, com ênfase nas ações voltadas à profilaxia e ao controle de microrganismos de origem ambiental. Recomenda-se o cuidado de manter seco (pavimentado ou gramado) o ambiente da pré e da pós-ordenha, evitando o excesso de matéria orgânica. Deve-se atentar para a necessidade da manutenção periódica do equipamento de ordenha, a fim de evitar a presença de sujidades, o contato dos insufladores com o ambiente e a ocorrência de traumatismos do teto que predisponham o animal à infecção por microrganismos do ambiente.

O controle da qualidade e a cloração da água utilizada no ambiente de ordenha, bem como a escolha de antisséptico adequado para uso no pós e, principalmente, no pré-*dipping*, reduzem a carga de microrganismos de origem ambiental. É indicado também o fornecimento de alimento na pós-ordenha, mantendo o animal recém-ordenhado em estação, em tempo hábil para a obliteração completa do canal do teto.

A drenagem dos solos, o destino adequado de excretas e a troca periódica da cama dos animais – especialmente de origem orgânica – reduzem a manutenção de microrganismos ambientais nos locais de alta permanência das vacas nos criatórios.

Faz-se necessária também a realização periódica de testes de diagnóstico de rotina para mastite no plantel, que incluem as provas de Tamis, CMT, contagem de células somáticas e diagnóstico microbiológico de quartos mamários com mastite clínica e subclínica, particularmente em animais recém-introduzidos no rebanho, com mastite não responsiva ao tratamento intramamário convencional. Os animais recém-adquiridos devem ser mantidos segregados do rebanho de produção (quarentena) por cerca de 30 dias e submetidos a exames de saúde, incluindo da glândula mamária. Vacas com prototecose mamária devem ser segregadas para o último lote da ordenha. No entanto, é imprescindível destacar que, em virtude dos riscos de disseminação intrarrebanho do microrganismo, da tendência de agravamento do processo infeccioso, da refratariedade da alga às medidas terapêuticas e da inexistência de protocolo efetivo de tratamento, recomendam-se a segregação imediata após o diagnóstico e o descarte das vacas com prototecose mamária. Alternativamente, em vacas de alto valor econômico e/ou genético, pode-se realizar a ablação química do(s) quarto(s) afetado(s), visando à manutenção do animal para fins de reprodução.

Prototecose em cães e gatos

Etiologia e epidemiologia

P. zopfii e *P. wickerhamii* são as espécies que mais acometem os cães. Nos isolados de *P. zopfii* em cães, predomina o genótipo 2, à semelhança do observado nas infecções mamárias em vacas.

Em 2009, foi descrito por Ribeiro *et al.* o primeiro caso de prototecose em cão no Brasil – diagnosticado com base em técnicas de biologia molecular –, em animal da região de Curitiba, PR, com sinais de enterocolite hemorrágica crônica, infectado por *P. zopfii* genótipo 2. O cão tinha histórico de contato com ambiente rural de criação de vacas de leite, fato que certamente favoreceu a infecção do animal com a alga proveniente do solo ou das fezes das vacas.

Nos cães, a via oral parece representar o principal modo de invasão do microrganismo, em virtude do consumo de água e alimentos contaminados, posto que a enterite hemorrágica é a manifestação clínica mais frequente nessa espécie animal. Em geral, as afecções cutâneas em cães são secundárias à inoculação traumática da alga na pele por objetos perfurocortantes ou pela contaminação de feridas.

Nos gatos, predominam infecções cutâneas causadas por *P. wickerhamii*. Postula-se que a infecção, nos felinos domésticos, ocorreria pela inoculação traumática da alga após arranhões ou mordeduras, em situações de brigas por território ou disputas por fêmeas nos períodos de reprodução.

As descrições da prototecose em animais de companhia são incomuns e, em geral, restritas aos relatos de caso. Pouca preocupação tem sido dada aos achados epidemiológicos nos casos de prototecose em cães e gatos, particularmente no tocante à origem dos animais, às características do ambiente de criação e à presença de outras espécies domésticas, que representam fatores que poderiam esclarecer as prováveis fontes de infecção e vias de transmissão da alga em animais de companhia.

A doença em animais de companhia ocorre independentemente da estação do ano, da idade, da raça e do sexo. Contudo, nos EUA e na Europa, tem sido observado predomínio da prototecose canina na raça Collie e, na Austrália, na raça Boxer.

Patogenia

Após o ingresso pelo trato gastrintestinal, o microrganismo pode provocar enterocolite e/ou disseminar-se pela via hemolinfática, a partir dos linfonodos da cadeia mesentérica. A infecção do trato intestinal de cães e gatos por prototecas determina extensas áreas de hemorragia, formação de úlceras e linfadenopatia mesentérica.

A manifestação cutânea é mais frequente em gatos do que nos cães e, em geral, é causada por *P. wickerhamii*. As lesões são, comumente, secundárias à inoculação traumática da alga no tecido cutâneo ou subcutâneo, levando à formação de nódulos, que tendem a ulcerar ou evoluir para lesões crostosas, exsudativas, de aspecto gomoso.

Diferentes órgãos são acometidos na manifestação sistêmica (ou disseminada) da prototecose em cães e gatos, causadas principalmente por *P. zopfii*. Nesses animais, a infecção pode comprometer rins, bexiga, globo ocular e sistema nervoso central. A região cortical e a medular renal também podem estar envolvidas nos casos sistêmicos de prototecose. As infecções do sistema nervoso central são raras e induzem inflamação difusa e necrose focal.

Nos cães e gatos, as lesões nos diferentes tecidos determinam reações piogranulomatosas. Nesse tipo de processo inflamatório, predominam neutrófilos, macrófagos modulados em células epitelioides, seguidos de menor contingente de linfócitos e plasmócitos, e áreas de necrose central contendo o microrganismo. Nos casos crônicos, são observadas também células gigantes e a presença da alga no citoplasma dos fagócitos.

Clínica

Diferentes manifestações clínicas são observadas na prototecose em animais de companhia. Os casos descritos em diferentes países foram registrados predominantemente em fêmeas acima de 2 anos de idade. Ao contrário dos bovinos, nos quais a doença pode se manifestar em surtos de mastite, em cães e gatos a prototecose é incomum, restrita, na literatura, a relatos esporádicos de casos.

A diarreia com sangue, de maneira intermitente, parece ser a principal manifestação clínica da prototecose canina, em geral acompanhada de sinais de inapetência, emagrecimento, desidratação, vômito e tenesmo.

A prototecose tegumentar ocorre em cães e gatos. Os animais com lesões cutâneas comumente apresentam bom estado geral. Clinicamente, a prototecose na pele e em tecidos adjacentes é observada sob a forma de nódulos crostosos, não doloridos ou pruriginosos em tecido cutâneo ou subcutâneo, geralmente de aspecto ulcerado ou gomoso. As lesões cutâneas ocorrem principalmente em região de face e plano nasal (focinho, pina), membros e superfícies mucosas. A lambedura das lesões pode resultar em dermatite por bactérias da microbiota da pele.

Na manifestação disseminada em cães e gatos, já foi descrito o acometimento de rins, globo ocular, baço, fígado, coração, bexiga e sistema nervoso central. A infecção renal por prototecas pode causar sinais de nefrite aguda ou crônica.

A infecção no sistema nervoso central é manifestada por incoordenação motora, ataxia, nistagmo, déficits proprioceptivos e paresia. As infecções disseminadas em animais de companhia podem ser acompanhadas por febre, depressão e hepatoesplenomegalia.

A lesão do globo ocular em cães e gatos manifesta-se como uveíte, sinéquia, perda progressiva da acuidade visual, descolamento de retina e cegueira, geralmente bilateral, embora tenham sido relatados casos de acometimento ocular unilateral.

Diagnóstico

O diagnóstico da prototecose em cães e gatos é firmado com base na suspeita clínica e apoiado em exames laboratoriais subsidiários, principalmente microbiológicos, citológicos e/ou histopatológicos.

Nos relatos de prototecose em cães e gatos, em geral não estão disponíveis dados epidemiológicos consistentes que possam subsidiar a suspeita inicial do diagnóstico. Apesar da escassez de informações epidemiológicas na prototecose em animais de companhia, o contato de cães e gatos com animais de produção (vacas de leite) e ambiente rural, além do histórico de brigas entre gatos, são fatores que podem ser considerados de risco na doença em animais de companhia, e devem ser levados em consideração na anamnese dessas espécies.

A diarreia com sangue, intermitente e de evolução crônica, é a principal manifestação clínica na prototecose em cães, embora o microrganismo possa acometer outros órgãos de maneira sistêmica, causando também distúrbios oculares, renais e neurológicos. Em gatos, predominam as lesões tegumentares, particularmente em região de face e plano nasal.

Os achados hematológicos em animais de companhia com prototecose revelam, em geral, inflamação inespecífica (leucocitose e hiperglobulinemia). Na manifestação disseminada em cães e gatos, os animais podem apresentar sinais de insuficiência ou falência renal (aumento de ureia e creatinina), elevação de enzimas de atividade hepática (AST e GGT), alterações na urinálise, além de hepatoesplenomegalia à palpação. Exame do liquor em animais de companhia com distúrbios neurológicos revela pleiocitose (> 100 células $m\ell^{-1}$) e aumento da proteína (> 100 mg $d\ell^{-1}$). Exame oftalmológico detalhado possibilita a visualização de estruturas elípticas e retinite na prototecose ocular.

Os exames radiográficos e de ultrassonografia não resultam em imagens consistentes para a confirmação do diagnóstico da prototecose em cães e gatos nos casos sistêmicos.

Exame citológico de lesões na pele corado por Gram, Giemsa ou Panótico, seguido do cultivo microbiano, é indicado no diagnóstico em lesões tegumentares. A biopsia retal em cães com enterite hemorrágica crônica pode ser conclusiva no diagnóstico, pois possibilita o isolamento da alga do material aspirado e a visualização do microrganismo em esfregaços (Figura 90.7).

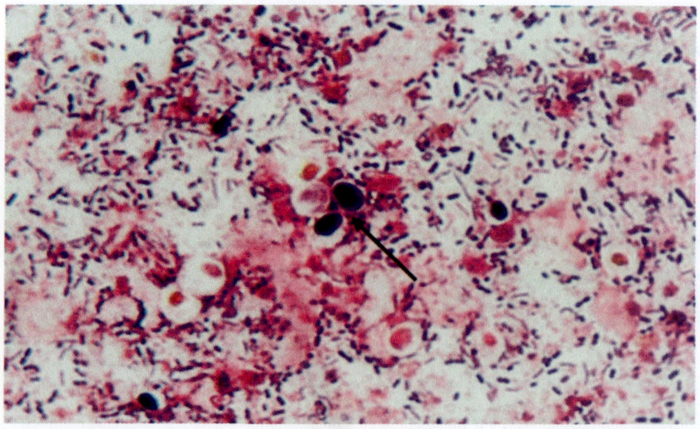

Figura 90.7 Aspecto cilíndrico ou ovalado (seta) de *P. zopfii* identificada em biopsia retal em cão com enterocolite hemorrágica (Gram, 400×). Imagem cedida pelo Prof. Dr. Marconi Rodrigues de Farias.

Nos cães com colite hemorrágica crônica, deve ser considerado o diagnóstico diferencial para salmonelose, parvovírus, coronavírus e parasitas intestinais (gêneros *Ancylostoma*, *Giardia*, *Isospora* e *Cryptosporidium*). Nos cães e gatos com prototecose cutânea, deve-se proceder ao diagnóstico diferencial para certos fungos e leveduras (*Cryptococcus neoformans*, *Histoplasma capsulatum* e *Blastomyces* spp.), bactérias (*Mycobacterium* spp., *Rhodococcus equi* e *Nocardia* spp.) e parasitas (*Leishmania* spp.).

Tratamento

Nas afecções cutâneas e/ou sistêmicas em cães e gatos, têm sido obtidos resultados variáveis com o uso de fármacos VO, como itraconazol (5 a 10 mg/kg, 12 a 12 h, por 4 a 6 semanas), nistatina (100.000 a 500.000 UI, 8 a 8 h, por, no mínimo, 90 dias), cetoconazol (15 a 30 mg/kg, 12 a 12 h, por, no mínimo, 90 dias), fluconazol (5 mg/kg, 12 a 12 h, por 90 dias), entre outros fármacos, como anfotericina B e tetraciclinas, combinados ou não, por períodos prolongados, entre 4 e 12 semanas.

Profilaxia e controle

Não existem ações específicas recomendadas para a profilaxia e o controle da prototecose em cães e gatos. Nessas espécies, são recomendadas medidas gerais de higiene e manejo na criação, que incluem manter o ambiente limpo, seco, arejado e exposto à luz solar, além da remoção diária de matéria orgânica e a desinfecção física e química periódica de ambientes com alto fluxo de animais, como hospitais veterinários, canis, gatis e *petshops*. Restringir o acesso dos animais de companhia aos ambientes de criação de vacas de leite e evitar número excessivo de gatos no mesmo ambiente podem ser considerados medidas de profilaxia nessas espécies.

Bibliografia

Ahrholdt J, Murugaiyan J, Straubinger RK, Jagielski T, Roesler U. Epidemiological analysis of worldwide bovine, canine and human clinical Prototheca isolates by PCR genotyping and MALDI-TOF mass spectrometry proteomic phenotyping. Med Mycol. 2012;50(3):234-43.

Bueno VFF, Mesquita A, Dias Filho F. Prototheca zopfii: importante patógeno na etiologia da mastite bovina no Brasil. Ciência Anim Bras. 2006;7(3):273-83.

Camargo ZP. Algas do gênero Prototheca: características microbiológicas e imunológicas [tese]. São Paulo: Universidade Federal de São Paulo, Escola Paulista de Medicina; 1978. 82 p.

Camboim EKA, Neves PB, Garnino JR F, Medeiros JM, Riet-Correa F. Prototecose: uma doença emergente. Pesq Vet Bras. 2010;30(1):94-101.

Costa EO, Carciofi AC, Melville PA, Prada MS, Schalch U. Prototheca sp outbreak of bovine mastitis. J Vet Med. 1996; 43:321-4.

Costa EO, Melville PA, Ribeiro AR, Watanabe ET, Parolari MC. Epidemiologic study of environmental sources in a Prototheca zopfii outbreak of bovine mastitis. Mycopathol. 1997;137:33-6.

Costa EO, Melville AR, Ribeiro AR, Watanabe E. Evaluation of the occurrence of algae of the genus Prototheca in cheese and milk from Brazilian dairy herds. In: Garland T; Barr AC. Toxic plants and other natural toxicants. Texas; 1988. p. 373-6.

Da Costa EO, Ribeiro MG, Ribeiro AR, Rocha NS, De Nardi Júnior G. Diagnosis of clinical bovine mastitis by fine needle aspiration followed by staining and scanning electron microscopy in a Prototheca zopfii outbreak. Mycopathologia. 2004;158:81-5.

Hollingsworth SR. Canine protothecosis. Vet Clin North Am Small Anim Pract. 2000;30:1091-101.

Iacoviello VR, Degirolami PC, Lucarini J, Sutker K, Williams ME, Wanke CA. Protothecosis complicating prolonged endotracheal intubation: case report and literature review. Clin Infect Dis. 1992;15:959-67.

Jagielski T, Lassa H, Ahrholdt J, Malinowski E, Roesler U. Genotyping of bovine Prototheca mastitis isolates from Poland. Vet Microbiol. 2011;149(1-2):283-7.

Kishimoto Y, Kano R, Maruyama H, Onozaki M, Makimura K, Ito T *et al.* 26S rDNA-based phylogenetic investigation of Japanese cattle-associated Prototheca zopfii isolates. J Vet Med Sci. 2010;72(1):123-6.

Langoni H, Domingues PF, Funari SRC, Dias HLT. Prototheca zopfii como agente de mastite bovina: clínica e terapêutica. Arq Bras Med Vet Zootec. 1995;47:727-32.

Macedo JT, Riet-Correa F, Dantas AF, Simões SV. Cutaneous and nasal protothecosis in a goat. Vet Pathol. 2008;45(3): 352-4.

Marques S, Silva E, Kraft C, Carvalheira J, Videira A, Huss VA *et al.* Bovine mastitis associated with Prototheca blaschkeae. J Clin Microbiol. 2008;46(6):1941-5.

Melville PA. Correlação de morfotipos de Prototheca zopfii com perfis de suscetibilidade *in vitro* aos antibióticos e quimioterápicos e estudo da ultraestrutura após exposição aos antimicrobianos [tese]. São Paulo: Universidade de São Paulo, Instituto de Ciências Biomédicas; 2000. 99 p.

Melville PA. Estudos sobre algas do gênero Prototheca isoladas de leite e de infecções intramamárias em bovinos leiteiros [dissertação]. São Paulo: Universidade de São Paulo, Instituto de Ciências Biomédicas da Universidade de São Paulo; 1995. 94 f.

Melville PA, Benites NR, Sinhorini IL, Costa EO. Susceptibility and features of the ultrastructure of Prototheca zopfii following exposure to copper sulphate, silver nitrate and chlorexidine. Mycopathol. 2002;156:1-7.

Migaki G, Font RL, Sauer RM, Kaplan W, Miller RL. Canine protothecosis: review of the literature and report of an additional case. JAVMA. 1982;181:794-7.

Möller A, Truyen U, Roesler U. Prototheca zopfii genotype 2. The causative agent of bovine protothecal mastitis. Vet Microbiol. 2006;39:1-7.

Pore RS. Prototheca taxonomy. Mycopathologia. 1985;90:129-39.

Pore RS, Barnett EA, Barnes WC Jr, Walker JD. Prototheca ecology. Mycopathologia. 1983;81:49-62.

Pressler BM. Protothecosis and chlorellosis. In: Greene CE. Infectious diseases of the dog and cat. 4. ed. St. Louis: Elsevier; 2012. p. 696-701.

Radostits OM, Gay CC, Hinchcliff KW, Constable PD. Veterinary medicine: a textbook of the disease of catlle, horses, sheep, pigs and goats. 10. ed. Philadelphia: Saunders; 2007. p. 673-762.

Ribeiro MG, Langoni H, Silveira AM, Ruffino SM. Mastite bovina por Prototheca zopfii. Relato de caso e revisão de literatura. Biologico. 1998;60(1):1-7.

Ribeiro MG, Rodrigues de Farias M, Roesler U, Roth K, Rodigheri SM, Ostrowsky MA *et al.* Phenotype and genotype characterization of Prototheca zopfii in a dog with enteric signs. Res Vet Sci. 2009;87(3): 479-81.

Ricchi M, Goretti M, Branda E, Cammi G, Garbarino CA, Turchetti B *et al.* Molecular characterization of Prototheca strains isolated from Italian dairy herds. J Dairy Sci. 2010;93(10):4.625-31.

Roesler U, Möller A, Hensel A, Baumann D, Truyen U. Diversity within the current algal species Prototheca zopfii: a proposal for two Prototheca zopfii genotypes and description of a novel species, Prototheca blaschkeae sp. nov. Int J Syst Evol Microbiol. 2006;56:1-7.

Roesler U, Scholz H, Hensel A. Emended phenotypic characterization of Prototheca zopfii: a proposal for three biotypes and standards for their identification. Int J Syst Evol Microbiol. 2003;53:1195-9.

Salerno T. Caracterização genotípica de linhagens de Prototheca zopfii isoladas do leite de vacas e sensibilidade *in vitro* a antimicrobianos e antissépticos [dissertação]. Botucatu: Universidade Estadual Paulista; 2007. 101 p.

Salerno T, Ribeiro MG, Langoni H, Siqueira AK, Costa EO, Melville PA *et al.* *In vitro* algaecide effect of sodium hypochlorite and iodine based antiseptics on Prototheca zopfii strains isolated from bovine milk. Res Vet Sci. 2010;88(2):211-3.

Siqueira AK, Ribeiro MG, Salerno T. Prototecose em animais de companhia e aspectos da doença no homem. Ciênc Rural. 2008;38(6): 1794-804.

Vargas AC, Lazzari A, Santurio JM, Alves SH, Ferreira G, Kreutz LC. Isolation of Prototheca zopfii from a case of bovine mastitis in Brazil. Mycopathologia. 1998;142:135-7.

Zaitz C, Miranda Godoy A, De Sousa VM, Ruiz LR, Masada AS, Nobre MV *et al.* Onychoprotothecosis: report of the first case in Brazil. Intern J Dermatol. 2006;45(9):1071-3.

Seção 4

Parasitas e Protozoários

Babesiose Canina e outras Babésias de Animais Domésticos

91

Regina Klomi Takahira

Definição

Doença endêmica no Brasil, transmitida pelo carrapato, que acomete cães e outras espécies domésticas. É causada por protozoários do gênero *Babesia* e é caracterizada por anemia hemolítica e hipertermia.

Babesiose canina e felina

Etiologia

Babesiose canina

A babesiose canina é causada por protozoários do gênero *Babesia* e afeta cães domésticos e outros canídeos selvagens. O gênero *Babesia* é representado por diversas espécies, porém *Babesia* (*canis*) *vogeli* é apontada como o agente etiológico mais comum no Brasil. A identificação morfológica do agente tem levado à denominação *B. canis* (filo *Apicomplexa*, classe *Piroplasmea*, ordem *Piroplasmida*) para as chamadas grandes babésias e *B. gibsoni* para as pequenas babésias. Com o desenvolvimento das técnicas de biologia molecular, outras espécies de *Babesia*, como *B. conradae* e *B. microti-like*, além de outros piroplasmas capazes de infectar cães, têm sido identificados. *Babesia equi*, parasita de equinos, também já foi isolada em cães na Espanha.

Babesia canis possui três subespécies: *B.* (*canis*) *canis*, *B.* (*canis*) *rossi* e *B.* (*canis*) *vogeli*, porém características genéticas, imunorreatividade, distribuição geográfica, vetores, patogenia e manifestações clínicas distintas (Tabelas 91.1 e 91.2) fizeram com que, atualmente, fossem consideradas espécies diferentes (*B. canis*, *B. rossi* e *B. vogeli*). Essa nova nomenclatura ainda não foi efetivamente aceita e empregada com unanimidade na literatura, motivo pelo qual o termo babesiose empregado neste capítulo continuará abrangendo a infecção causada por qualquer uma das espécies, salvo quando detalhado.

A infecção ocorre pela saliva do carrapato durante o repasto sanguíneo, com vetores específicos para cada espécie de *Babesia*. O carrapato infectado libera os esporozoítos infectantes durante o repasto sanguíneo no hospedeiro definitivo pela saliva contaminada. Os esporozoítos aderem à

Tabela 91.1 Distribuição geográfica, vetores e características morfológicas das principais espécies de *Babesia* de cães.

Espécie	Distribuição geográfica	Morfologia	Vetor
B. canis canis (Tabela 91.2)	Europa	Grande babésia (2 × 5 μm) Geralmente aos pares	*Dermacentor* spp. *Rhipicephalus sanguineus*
B. canis rossi (Tabela 91.2)	África do Sul, Sudão e Nigéria	Grande babésia (2 × 5 μm) Geralmente aos pares	*Haemophysalis elliptica*
B. canis vogeli (Tabela 91.2)	Américas do Sul, Central e do Norte, África, Ásia, Austrália e Europa	Grande babésia (2,5 × 4,5 μm) Única ou aos pares	*Rhipicephalus sanguineus*
B. gibsoni	Sudeste Asiático, EUA, América do Sul, Austrália e Europa	Pequena babésia (1 × 3 μm) Geralmente única	*Haemophysalis longicornis* *Haemophysalis bispinosa* (?) *Rhipicephalus sanguineus* (?)
B. microti-like	Espanha, Croácia e América do Norte	Pequena babésia (1 × 2,5 μm) Geralmente única	*Rhipicephalus sanguineus* (?) *Ixodes ricinus* (?) *Ixodes hexagonus* (?)
B. conradae	EUA (Califórnia)	Pequena babésia (0,3 × 3 μm) Anelar, tetraédrica, ameboide	*Rhipicephalus sanguineus* (?)

(?) = provável vetor.

Tabela 91.2 Sinais clínicos e alterações laboratoriais em cães acometidos pelas principais espécies de *Babesia*.

Espécie	Manifestações clínicas	Alterações laboratoriais
B. (canis) canis	Febre, letargia, anorexia Mucosas pálidas e ictéricas	Anemia normocítica normocrômica não regenerativa (raramente regenerativa) Trombocitopenia, neutropenia Bilirrubinemia, bilirrubinúria, hemoglobinúria
B. (canis) rossi	Forma não complicada: febre, anorexia, letargia, mucosas pálidas, esplenomegalia Forma complicada: insuficiência renal aguda (anúria), icterícia, hipotensão, síndrome da angústia respiratória aguda (Sara), ascite, mialgia, êmese, diarreia, alterações renais e neurológicas	Anemia discreta a moderada, trombocitopenia, leucocitose, bilirrubinemia, bilirrubinúria, hemoglobinúria Distúrbios ácido-básico mistos, azotemia renal Coagulação intravascular disseminada Anemia hemolítica imunomediada, hipoglicemia, hiperlactatemia
B. (canis) vogeli	Febre, letargia Mucosas pálidas e ictéricas	Anemia normocítica normocrômica regenerativa (arregenerativa na fase aguda) Trombocitopenia, leucocitose ou leucopenia Bilirrubinemia, bilirrubinúria, hemoglobinúria
B. gibsoni	Febre, letargia, anorexia Esplenomegalia e linfadenomegalia Mucosas pálidas e ictéricas	Anemia hemolítica imunomediada regenerativa, trombocitopenia
B. microti-like	Fraqueza, febre, letargia, taquicardia e taquipneia	Anemia regenerativa moderada a intensa Trombocitopenia Azotemia, proteinúria, cilindros urinários

membrana das hemácias e multiplicam-se em seu citoplasma por fissão, formando pares de trofozoítos. A replicação continua até que se formem oito ou mais parasitos dentro da mesma hemácia, que então se rompe e libera os parasitas na circulação, infectando outras hemácias. O sangue infectado pode ser ingerido por outro carrapato, dando continuidade ao ciclo. No intestino do carrapato ocorre a esporogonia (reprodução sexuada) das babésias que em seguida invade os tecidos, alcançando novamente a glândula salivar e os oócitos. Há evidências de que as grandes babésias podem ser transmitidas transestadialmente ou transovarianamente nos carrapatos, perpetuando o agente de uma geração para outra sem a necessidade de repasto em um hospedeiro infectado (Figura 91.1). *Babesia gibsoni* não apresenta transmissão transovariana nos carrapatos, de modo que apenas as ninfas e os adultos podem transmitir o agente.

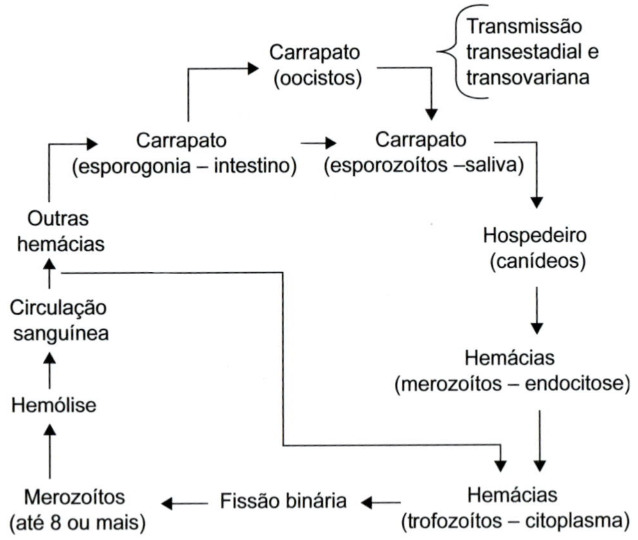

Figura 91.1 Representação esquemática do ciclo de vida e transmissão de *Babesia canis*.

Babesiose felina

A babesiose felina tem sido muito pouco estudada e relatada quando comparada à babesiose canina. Várias espécies capazes de infectar os felinos domésticos e selvagens foram identificadas, incluindo *Babesia felis*, *B. cati*, *B. herpailuri*, *B. leo* e *B. pantherae*. Grandes e pequenas babésias também foram descritas, porém a nomenclatura é controversa, pois muitas foram designadas de acordo com a espécie do hospedeiro, sem avaliação da existência de especificidade.

A denominação *B. felis* foi atribuída ao piroplasma encontrado em várias espécies, tanto de felinos selvagens como de felinos domésticos, sem que houvesse a comprovação de que se trata da mesma espécie. Assim, as informações sobre a babesiose felina são, em sua maioria, limitadas às publicações sobre a infecção por *B. felis*.

Recentemente, estudos de PCR e sequenciamento genético possibilitaram a distinção entre as espécies de babésias felinas, bem como relatos de identificação de infecção de gatos por *Babesia (canis) canis*, *Babesia (canis) presentii* e *B. microti-like*.

➤ Epidemiologia

Babesiose canina

A doença apresenta certa sazonalidade, associada à presença do vetor. O carrapato *Rhipicephalus sanguineus*, facilmente encontrado em áreas urbanas e rurais, é considerado o principal responsável pela transmissão da doença no Brasil (ver Tabela 91.1). A maioria dos autores indica que a soroprevalência é maior em animais com mais de 2 a 3 anos de vida. A transmissão transplacentária e o contágio direto por transfusões sanguíneas e fômites contaminados já foi demonstrada para *B. gibsoni*. Há evidências de contágio a partir da ingestão de sangue ou saliva proveniente de lesões ocorridas durante brigas entre cães da raça Pit Bull. A maior prevalência em raças de cães de briga – como Pit Bull e Tosa Inu – e os resultados de estudo recente que referiu que cães com lesões sugestivas de briga apresentaram cinco vezes mais chance de estarem infectados por *B. gibsoni* reforçam essa hipótese. Apesar disso e de relatos de maior prevalência da infecção por *B. (canis) vogeli* em cães da raça Greyhound, não há predisposição racial. Animais de canis, cuja prevalência é mais significativa, têm maior risco de contrair a doença. Cães esplenectomizados também apresentam risco aumentado de contrair a doença e de desenvolver parasitemia mais intensa. Não há predisposição sexual.

A doença é endêmica no Brasil e está descrita em todas as regiões do país. Apresenta distribuição mundial. *Babesia (canis) rossi* é restrita aos países da África, *B. (canis) canis* é prevalente principalmente na Europa, enquanto *B. (canis) vogeli* é a principal espécie identificada no Brasil. A infecção por *B. conradae* só foi detectada nos EUA (Califórnia). Por ser uma pequena babésia, considerou-se por algum tempo que fosse causada por *B. gibsoni* até que a caracterização genética demonstrou tratar-se de uma nova espécie. *B. microti-like* (previamente descrita como *Theileria annae*) é encontrada na Espanha.

Apesar da menor incidência, no Brasil, há relatos da observação de *B. gibsoni* em esfregaços sanguíneos, detecção de anticorpos e diagnóstico molecular pela PCR. Todos os casos identificados pela PCR foram positivos para *B. gibsoni* genótipo Asia 1 e apresentavam coinfecção por algum outro hemoparasita (*Mycoplasma haemocanis* ou *Ehrlichia canis*). Nenhum dos carrapatos reconhecidos como vetores de *B. gibsoni* (*Haemophysalis longicornis* e *H. bispinosa*) foi identificado no Brasil.

No Brasil, há poucos estudos de prevalência da doença. Pesquisas realizadas a partir da avaliação parasitológica apontaram valores de 2 a 42%, ao passo que nos estudos sorológicos, a prevalência de cães com anticorpos anti-*Babesia* foi de 36 a 67%.

A mortalidade da doença é variável e há poucos dados epidemiológicos a respeito. A maioria dos casos não associados a outras doenças tem evolução favorável, mas a mortalidade de cães infectados por *B. (canis) rossi*, a mais patogênica das grandes babésias, pode chegar a 15% nos casos complicados em que há envolvimento sistêmico. Pode ocorrer óbito em filhotes e, ocasionalmente, em adultos infectados por *B. gibsoni*. Entretanto, a maioria dos casos agudos apresenta uma evolução favorável.

Babesiose felina

Babesia felis é uma pequena babésia que infecta os gatos, especialmente no sul da África e no Sudão. Há relatos esporádicos de casos na Alemanha, na França, na Índia, em Israel, no Reino Unido, na Tailândia e no Zimbábue. *Babesia cati*, outra pequena babésia, foi descrita primariamente em gatos na Índia. No Brasil, há um relato de infecção por *Babesia (canis) vogeli* confirmado por diagnóstico molecular em uma gata de dez anos portadora de insuficiência renal.

➤ Patogenia

Babesiose canina

Os danos causados ao hospedeiro variam com a espécie de babésia, a idade e a imunidade do hospedeiro e presença de doenças concomitantes. O evento primário da fisiopatogenia da babesiose canina é a anemia hemolítica, a qual é provocada pela destruição direta decorrente da replicação do protozoário no interior das hemácias, mas também pela ação de anticorpos e ativação do sistema complemento, levando tanto à hemólise extravascular como à intravascular (Figura 91.2). Os antígenos do parasita incorporam-se à superfície das hemácias e induzem a ligação de anticorpos, o que possibilita a remoção das hemácias parasitadas. Antígenos solúveis também podem aderir à superfície de hemácias e plaquetas não infectadas, resultando em anemia e trombocitopenia sem relação com a intensidade da parasitemia. A hemólise também é potencializada pelos danos oxidativos e o aumento da fragilidade osmótica dos eritrócitos.

Em geral, a doença causada por *B. (canis) rossi* provoca alterações clínicas mais graves e uma mortalidade maior do que a de outras espécies. As complicações, que podem estar associadas à coagulação intravascular disseminada e a alterações neurológicas, são ocasionadas pela hipoxia tecidual, hipotensão, que levam a falência múltipla dos órgãos. As manifestações clínicas provenientes de outras duas espécies de grandes babésias costumam ser menos graves. *B. (canis) canis* desencadeia um quadro moderado, ao passo que *B. (canis) vogeli* – a subespécie de maior importância no Brasil e a menos patogênica das três espécies –, causa quadro clínico de discreto a moderado, podendo até mesmo apresentar-se subclínico.

A infecção por *B. (canis) vogeli* frequentemente acompanha outras doenças e acomete cães com a imunidade comprometida ou esplenectomizados. Em geral, infecta cães jovens e filhotes, fase em que a doença pode ser caracterizada por anemia hemolítica intensa e potencialmente fatal.

O quadro clínico apresentado por *B. gibsoni* é bastante parecido ao de *B. canis* e, embora o quadro hemolítico tenha sido grave em alguns casos, muitos animais podem apresentar infecção subclínica ou quadro crônico associado à perda de peso. A infecção por *B. conradae* apresenta

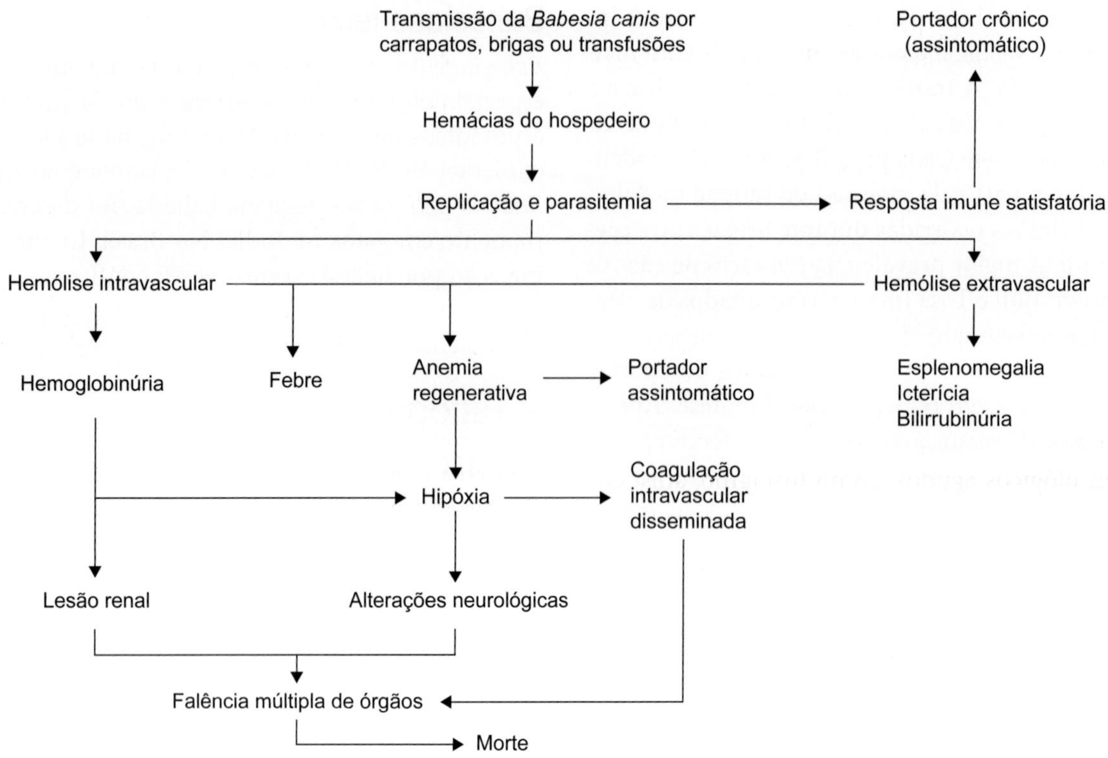

Figura 91.2 Representação esquemática da patogenia de *Babesia canis*.

taxa de mortalidade maior do que a causada por *B. gibsoni*. *Babesia microti-like* também provoca infecção acompanhada de anemia hemolítica e desencadeia quadro de doença renal relativamente comum.

Babesiose felina

A babesiose felina apresenta baixa a moderada patogenicidade, de modo semelhante à babesiose canina, e envolve lesão dos eritrócitos, com subsequente anemia hemolítica. Os gatos raramente desenvolvem crises hemolíticas intravasculares, exceto gatos infectados por *B. felis* na África do Sul.

➤ Clínica

Babesiose canina

As manifestações clínicas da babesiose variam de acordo com a espécie envolvida (ver Tabela 91.2). A infecção pela subespécie *B. vogeli* geralmente causa alterações clínicas brandas, e os animais que apresentam resposta humoral eficiente podem se tornar portadores assintomáticos. Os animais que não conseguem eliminar a infecção apresentam quadro clássico caracterizado por anemia, letargia, febre, mucosas pálidas e esplenomegalia. Os cães também podem desenvolver icterícia, organomegalia, perda de peso e desidratação. Apesar de mais patogênica, a infecção por *B. (canis) canis* pode ocorrer sem alterações clínicas ou laboratoriais, da mesma maneira que os sinais clínicos associados à infecção por *B. (canis) vogeli* podem ser bastante graves.

A trombocitopenia observada na maioria dos casos de babesiose canina é desencadeada pelo consumo de plaquetas decorrente da lesão vascular, alterações de coagulação e ativação do sistema imune. Apesar da intensidade da trombocitopenia, as hemorragias são incomuns, exceto nas infecções por *B. conradae* e *B. (canis) rossi*. De quatro casos relatados de cães infectados por *B. gibsoni*, três animais desenvolveram anemia, associada à trombocitopenia em um cão e à pancitopenia em outro. A infecção no quarto cão parece ter sido um achado incidental. O quadro clínico descrito para a infecção por *B. conradae* é mais grave do que o causado por *B. gibsoni*, com maior parasitemia e anemia intensa.

O sangue de animais infectados pode apresentar viscosidade aumentada por causa da ativação do sistema calicreína pelas proteases solúveis do parasita, o que leva à indução e produção de proteínas tipo fibrinogênio e contribui para a estase vascular e formação de trombos. Essas alterações de viscosidade e a possível formação de trombos favorecem os danos provocados pela hipoxia e são mais evidentes no tecido nervoso, nos músculos e nos rins. Além disso, podem levar a complicações como insuficiência renal aguda e rabdomiólise. As manifestações clínicas mais graves da doença, comumente associadas à resposta inflamatória sistêmica, ao choque endotoxêmico ou à coagulação intravascular disseminada e à hemoglobinúria são observadas principalmente em cães jovens ou em adultos infectados por *B. (canis) rossi* ou *B. gibsoni*. Os animais acometidos apresentam manifestações aguda ou hiperaguda da doença, que podem levar a óbito. Embora nem sempre haja relação entre o nível de parasitemia e a gravidade dos sinais clínicos, o desenvolvimento de várias alterações clínicas e laboratoriais é observado principalmente nas parasitemias mais intensas.

As manifestações clínicas dos casos complicados resultam do quadro de anemia hemolítica, mas principalmente da hipoxia e das repercussões da síndrome da resposta inflamatória sistêmica (SIRS) ou da coagulação intravascular disseminada (CID). Esses casos atípicos podem apresentar:

- Anúria ou oligúria
- Sinais neurológicos agudos, como nistagmo, anisocoria, perda de consciência, incoordenação, paresia de posteriores, tremores musculares, vocalização, agressividade, convulsões e coma
- Taquipneia, distrição respiratória e pancreatite aguda.

Babesiose felina

O quadro clínico da babesiose felina está associado à anorexia, febre, letargia, anemia macrocítica hipocrômica regenerativa e icterícia. A trombocitopenia não é um achado frequente como na babesiose canina, mas o teste de aglutinação em salina pode apresentar resultado positivo. Complicações renais não são observadas. Os exames bioquímicos geralmente revelam aumento na atividade sérica das enzimas hepáticas, hiperbilirrubinemia e valores de proteínas séricas normais. Pode ser observada ainda hipergamaglobulinemia policlonal. Em um relato de 56 casos de felinos infectados por *B. felis*, 32% dos animais positivos também estavam infectados pelo vírus da leucemia felina (FeLV) e 14% pelo vírus de imunodeficiência felina (FIV), o que pode contribuir para o quadro clínico.

➤ Diagnóstico

A ocorrência de quadro anêmico associado à icterícia, hipertermia ou esplenomegalia em cães de qualquer idade é a principal indicação para a solicitação de exames diagnósticos para babesiose.

Exames clínico-laboratoriais

Uma das alterações clínico-patológicas mais características da babesiose é a anemia hemolítica regenerativa, porém a intensidade da anemia e da resposta medular pode variar. Embora o mecanismo primário da hemólise ocorra por rompimento das hemácias durante o processo de replicação, muitos casos podem estar associados à hemólise imunomediada secundária. Autoaglutinação em salina, esferocitose e resultados do teste de Coombs positivos são achados comuns em cães com babesiose.

A trombocitopenia é outro achado bastante comum, mesmo em casos negativos para outras hemoparasitoses. A prevalência de trombocitopenia pode, inclusive, ser maior do que a observada em alguns estudos em cães com erliquiose. Além da trombocitopenia e da anemia, as alterações hematológicas incluem leucocitose por neutrofilia, neutropenia, linfopenia e monocitose. No entanto, a contagem de leucócitos totais pode estar tanto elevada como diminuída. É possível observar a reação leucemoide em alguns casos, especialmente naqueles acompanhados de hemólise intravascular significativa. Alterações nos testes de coagulação não são observadas na maioria dos cães. No entanto, a ocorrência de coagulação intravascular disseminada deve ser investigada por causa das complicações sistêmicas.

As alterações bioquímicas são menos frequentes e nenhuma é patognomônica para a babesiose. Os cães podem apresentar hiperglobulinemia, elevação discreta da atividade das enzimas hepáticas e pancreáticas e hiperbilirrubinemia. Em casos de maior gravidade, pode-se observar azotemia, acidose metabólica, elevação moderada da atividade das enzimas hepáticas, hipoalbuminemia e hipoglicemia.

Alguns cães podem apresentar bilirrubinúria e hemoglobinúria em decorrência da anemia hemolítica. Algumas evidências de lesão renal são detectadas pela observação de proteinúria, cilindros e células epiteliais do túbulo renal ao exame de urina, tanto em casos complicados como nos não complicados. A insuficiência renal aguda, diagnosticada por meio da detecção de azotemia significativa, oligúria ou anúria e os achados da urinálise são menos frequentemente observados nos casos mais complicados.

O exame hemogasométrico pode revelar acidose metabólica. A maioria dos cães apresentará um quadro misto de acidose metabólica e alcalose respiratória sem relação direta com a gravidade e evolução do caso.

Diagnóstico microscópico

O diagnóstico da babesiose canina pode ser realizado por observação microscópica de esfregaços de sangue corados (Figura 91.3). Embora o diagnóstico citológico apresente alta especificidade para o gênero e a diferenciação morfológica das grandes e pequenas babésias seja relativamente fácil, não é possível diferenciar as espécies apenas pela avaliação microscópica. Esses métodos são relativamente eficazes quando há parasitemia moderada ou intensa, mas cães cronicamente infectados ou portadores assintomáticos apresentam parasitemia muito baixa ou intermitente para que o diagnóstico pela observação microscópica seja suficiente.

A pesquisa de *Babesia* spp. em esfregaços de sangue de ponta de orelha é mais sensível em relação aos exames realizados com sangue obtido das veias jugular ou cefálica.

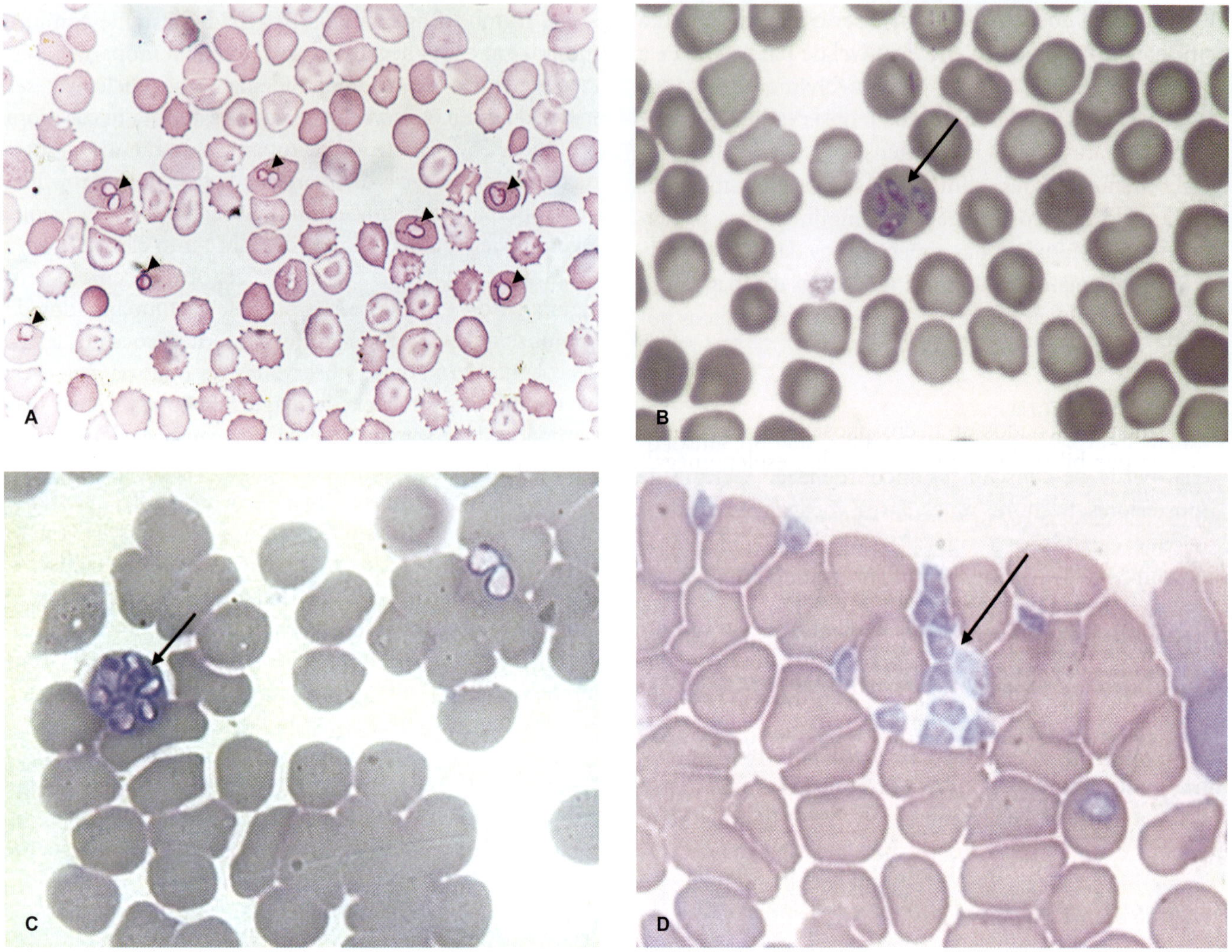

Figura 91.3 A. *Babesia* spp. parasitando hemácias em esfregaço de sangue canino (setas). Notar a ausência de plaquetas no campo. **B.** Hemácia contendo quatro merozoítos de *Babesia* spp. (seta). **C.** Hemácia contendo oito merozoítos de *Babesia* spp. (seta). **D.** Merozoítos de babésia livres (Panótico, 100×).

Na preparação do esfregaço sanguíneo, deve-se dar preferência à primeira gota de sangue obtida da perfuração puntiforme do vaso capilar, pois a porcentagem de hemácias parasitadas cai substancialmente a partir da segunda gota. Também se deve evitar a fricção da pele ao realizar a antissepsia local, pois esse movimento pode deslocar as hemácias parasitadas dos capilares sanguíneos periféricos. A confecção de esfregaços a partir de preparados de capa leucocitária também pode trazer algum benefício diagnóstico, uma vez que certas babésias têm preferência pelos reticulócitos que se localizam logo abaixo dessa camada.

Diagnóstico sorológico

A pesquisa de anticorpos IgG anti-*Babesia* pela reação de imunofluorescência indireta (RIFI) é o teste sorológico mais utilizado no diagnóstico da babesiose canina. Animais muito jovens ou cães testados na fase aguda da doença podem apresentar resultados negativos, requerendo um novo teste na fase de convalescência. O teste sorológico também não distingue uma infecção atual de uma exposição antiga em animais portadores. Após o tratamento eficaz, a duração da imunidade contra *B. canis* não é tão longa, e o título de anticorpos declina gradualmente dentro de 3 a 5 meses. Por outro lado, animais portadores crônicos assintomáticos podem servir como reservatórios da doença e apresentar títulos altos por longos períodos. A reação cruzada entre determinadas espécies de babésia foi demonstrada em alguns estudos, o que tornou necessária a identificação pela reação em cadeia pela polimerase (PCR).

A técnica de ELISA para detecção de anticorpos é mais sensível, porém, menos específica do que a imunofluorescência e tem sido mais aplicada em pesquisas e estudos epidemiológicos.

Biologia molecular

O diagnóstico por técnicas de biologia molecular tem se mostrado o melhor procedimento para a avaliação clínica e em pesquisas. A técnica da PCR tem alta sensibilidade e especificidade. Estima-se que a sensibilidade da PCR seja 1.300 vezes maior do que o diagnóstico microscópico. A diferenciação entre as espécies pode ser realizada por PCR ou pelo sequenciamento do DNA.

Várias técnicas e protocolos de PCR, incluindo o teste da PCR em tempo real, foram descritos para o diagnóstico das babésias caninas a partir de amostras de sangue. Pode-se considerar ainda a utilização de um teste que detecte várias espécies de *Babesia* spp. Apesar de não identificar a espécie ou subespécie envolvida, essa técnica possibilita a identificação de novas espécies de *Babesia*.

Achados de necropsia

Os principais achados de necrospia são impregnação de tecidos por bilirrubina, hepatomegalia, esplenomegalia, linfadenomegalia, glomerulonefrite membranoproliferativa, hemorragias cerebrais macro e microscópicas, congestão cerebral, edema e hemorragia pulmonar em casos graves, microtrombos associados a CID e falência múltipla de órgãos, sequestro de hemácias parasitadas em capilares esplênicos e cerebrais (podem ser visualizados por *imprintings* em lâmina) e lesões hepáticas compatíveis com hipoxia (lesões centrolobulares) ou difusas.

No diagnóstico diferencial devem ser consideradas a anemia hemolítica imunomediada, a leptospirose e a erliquiose.

Tratamento

O tratamento da doença em animais de companhia é baseado em fármacos babesicidas e terapia de suporte.

Babesicidas

O dipropionato de imidocarb é o tratamento de escolha para a babesiose canina, pois apresenta boa eficácia contra as grandes babésias, ao passo que as pequenas babésias são mais resistentes e mais difíceis de tratar com fármacos convencionais. Em casos esporádicos pode apresentar efeitos colinérgicos. O tratamento com atropina (0,04 mg/kg SC), 15 min antes, é recomendado.

O diaceturato diaminazene (diaceturato de 4,4′ diazoamino dibenzamidina, Tabela 91.3) é utilizado para o tratamento de pequenas e grandes babésias, mas apresenta menor margem de segurança e os efeitos colaterais podem incluir ataxia, salivação e diarreia (Tabela 91.3). O uso frequente de ambos os fármacos pode causar lesão renal ou hepática.

Babesiose felina

Babesia felis é mais resistente ao tratamento com dipropionato de imidocarb do que *Babesia canis*. Um tratamento alternativo com fosfato de primaquina (0,5 mg/kg VO, SID, por 3 dias) foi proposto, tendo apresentado boa resposta, porém a dose terapêutica é muito próxima da dose letal (1 mg/kg).

Tabela 91.3 Tratamento utilizado em cães e gatos para as espécies mais comuns de *Babesia*.

Espécie(s)	Fármaco	Dose
B. canis, B. rossi, B. vogeli	Dipropionato de imidocarb Diaceturato de 4,4′ diazoamino dibenzamidina	5 a 6,6 mg/kg SC, repetir após 14 dias 3 a 5 mg/kg SC, dose única
B. gibsoni	Atovaquone + azitromicina	13,3 mg/kg/VO a cada 8 h/10 dias 10 mg/kg/VO a cada 24 h/10 dias
B. felis	Fosfato de primaquina	0,5 mg/kg/VO a cada 24 h, 3 dias (Atenção: dose > 1 mg/kg é letal para gatos)

Fármacos alternativos

Tanto o diaceturato diaminazene como o dipropionato de imidocarbe não tem se mostrado eficaz na eliminação da infecção por *B. gibsoni* em cães, especialmente o genótipo asiático. Foi proposto um tratamento alternativo com a associação do fármaco antimalária atovaquone (13,3 mg/kg/VO a cada 8 h durante 10 dias) e da macrolida azitromicina (10 mg/kg/VO a cada 24 h durante 10 dias) para os casos resistentes associados à *Babesia gibsoni*.

Tratamento de suporte

O tratamento de suporte prevê a realização de fluidoterapia, correção do equilíbrio hidreletrolítico e energético e transfusões, dependendo da gravidade do quadro clínico. A transfusão de concentrado de hemácias deve ser considerada quando o hematócrito for < 15% e deve ser sempre indicada abaixo de 10%. Embora seja de uso controverso, a predinisona (1 a 2 mg/kg, 1 vez/dia, durante 1 a 2 semanas) pode colaborar para o controle das reações imunes contra o hospedeiro, especialmente nos casos de AHIM secundária em que a hemólise continua mesmo após o tratamento efetivo da babesiose.

Profilaxia e controle

O controle e a profilaxia da doença são baseados em medidas gerais e específicas (vacinas).

Medidas gerais

O controle de carrapatos vetores é a principal medida de prevenção da babesiose. *R. sanguineus* encontra condições ideais para o desenvolvimento no Brasil, o que dificulta o controle. O controle químico com a aplicação de carrapaticidas pode ser realizado pelo uso de medicamentos tópicos, coleiras e tratamento do ambiente. Casos de resistência têm sido relatados em áreas endêmicas para o vetor.

Cães recém-adquiridos devem ser previamente testados e, se necessário, tratados. Dependendo da técnica diagnóstica utilizada, um período de isolamento e novo teste podem ser necessários. Doadores de sangue também devem ser previamente testados, e animais positivos não podem ser utilizados. A prevenção de interação agressiva, especialmente em cães de briga como os Pit Bulls, também previne a infecção.

A infecção subclínica, garantida pela presença controlada do vetor, confere um estado de imunidade importante nas regiões onde as cepas mais patogênicas de *Babesia* estão presentes. Os anticorpos conferem proteção contra uma infecção homóloga por até 5 a 8 meses após a infecção, mas não existe proteção cruzada que impeça a infecção heteróloga. Portanto, a título de exemplo, um animal recentemente infectado por *B.* (*canis*) *vogeli* não está protegido da infecção por *B.* (*canis*) *canis*.

O uso profilático de dipropionato de imidocarb (4 a 6 mg/kg) demonstrou proteger o cão da infecção por *B. canis* por 2 a 6 semanas, entretanto outros estudos apresentaram resultados variáveis, e a profilaxia não é recomendada atualmente.

Medidas específicas

Até o momento, não há vacina contra a babesiose disponível no Brasil. A vacina contra *B.* (*canis*) *canis* disponível na Europa induz proteção parcial contra a doença ao diminuir a gravidade dos sinais clínicos, a parasitemia ou a duração da doença. Uma vacina contra *B.* (*canis*) *canis* e *B.* (*canis*) *rossi* existente na África do Sul foi capaz de reduzir os sinais clínicos após o desafio com ambas as espécies. A inexistência de proteção cruzada entre as subespécies de *B. canis* limita o uso dessas vacinas em outras regiões.

➤ Saúde Pública

As espécies de babésias caninas e felinas não parecem apresentar potencial zoonótico para os humanos imunocompetentes. O risco de infecção em pacientes imunocomprometidos, submetidos à quimioterapia, esplenectomizados ou infectados pelo HIV é desconhecido. Todavia, esses indivíduos devem evitar o manuseio de amostras de sangue de cães ou gatos.

A babesiose humana é uma doença de caráter zoonótico transmitida pelo carrapato. *Babesia microti*, um parasita de roedores, é a espécie de maior importância em Saúde Pública, pois provoca uma doença moderada a grave nos EUA, mesmo nos pacientes não esplenectomizados. Casos graves de babesiose humana decorrentes de infecção por *Babesia divergens*, uma babésia de bovinos, e por *B. equi* também têm sido registrados nos EUA. Atribui-se o aumento do número de casos de babesiose humana às mudanças ecológicas, ao aumento do reconhecimento da doença e do número de indivíduos suscetíveis, como os imunocomprometidos e os infectados pelo vírus HIV. Na Europa, foram relatados outros casos de doença grave provocada por essas espécies em indivíduos esplenectomizados.

Outras espécies causadoras de babesiose humana, como *B. venatorum* e *B. duncani*, foram descritas. Entretanto, nenhuma das espécies que infectam cães e gatos foi descrita como agente etiológico. Contudo, cães e gatos têm grande proximidade com os humanos e podem servir como fonte de carrapatos infectados.

Babesiose equina

Doença endêmica no Brasil que acomete equídeos. É transmitida pelo carrapato e causada pelos protozoários *Babesia caballi* e *Theileria equi*. Trata-se de uma doença de difícil diagnóstico em razão dos sinais clínicos variáveis e inespecíficos. A doença pode ser assintomática ou causar queda de desempenho a quadro febril e anêmico fatal.

Sinonímia: piroplasmose equina.

➤ Etiologia

A babesiose/teileriose dos equídeos é causada pelos protozoários *Babesia caballi* e *Theileria equi*. Acomete todos os equídeos domésticos e selvagens, incluindo os cavalos, mulas, jumentos e zebras. Atualmente, os agentes estão classificados no filo *Apicomplexa*, classe *Piroplasmea*, ordem *Piroplasmida*.

Babesia caballi (*B. caballi*) é uma espécie grande (2 a 5 μm) que se assemelha à *B. canis* dos cães. *Theileria equi* era denominada *Babesia equi*, pois sua morfologia assemelha-se à das pequenas babésias de outras espécies, todavia apresenta como característica a formação de uma estrutura denominada Cruz de Malta composta por quatro organismos (2 a 3 μm de comprimento cada). Contudo, por causa da presença de uma fase extraeritrocitária, foi reclassificada dentro do gênero *Theileria* e nomeada *Theileria equi* (*T. equi*). Estudos moleculares, no entanto, parecem indicar a existência de semelhanças genéticas intermediárias entre os dois gêneros, o que pode indicar que se trate de um novo gênero. Ambos os agentes podem coinfectar o mesmo animal.

➤ Epidemiologia

A doença ocorre em diversos países onde o vetor esteja presente e é endêmica em várias regiões tropicais e subtropicais da África, do Oriente Médio, da Ásia, da América Central e do Sul, do Caribe e da Europa. *T. equi* apresenta distribuição geográfica mais ampla do que *B. caballi*. Austrália, Nova Zelândia, Canadá e Japão são considerados países livres da doença. Os EUA erradicaram a piroplasmose equina na década de 1980 e, desde então, houve apenas um surto na Flórida.

No Brasil, a principal espécie de carrapato envolvida na transmissão de *B. caballi* é *Dermacentor nitens*. Os zigotos multiplicam-se no carrapato, invadindo vários órgãos, incluindo os ovários, e o agente é transmitido verticalmente para a próxima geração. Quando as larvas, as ninfas e os adultos do carrapato se alimentam no hospedeiro, o parasita sofre a maturação final, o que possibilita a infecção.

Rhipicephalus (*Boophilus*) *microplus* parece ser o principal vetor de *T. equi*, tendo em vista os relatos de teileriose equina em regiões em que esse carrapato era a única espécie encontrada parasitando os equinos, especialmente no sul do país. Os carrapatos *Amblyomma cajennense* e *Dermacentor variabilis* já foram identificados como vetores para *T. equi*. Ao que tudo indica, a transmissão de *T. equi* ocorre apenas transestadialmente, ou seja, de um estágio para outro do carrapato (larva, ninfa ou adulto).

Assim como *B. caballi*, *T. equi* completa a maturação após a fixação e alimentação do carrapato. Por esse motivo, um carrapato infectado precisa permanecer fixado no hospedeiro por alguns dias para que a infecção ocorra. Outras espécies de carrapatos, dos gêneros *Dermacentor*, *Hyalomma*, *Rhipichephalus* e *Amblyomma*, também podem atuar como vetores naturais ou experimentais das piroplasmoses. A piroplasmose equina também pode ser transmitida iatrogenicamente via fômites ou por transfusão sanguínea sem a necessidade de um vetor.

Equídeos infectados permanecem como portadores por longos períodos e atuam como fonte de infecção para os carrapatos. Na África, as zebras são um reservatório da doença que é importante para sua propagação. Os animais infectados por *B. caballi* podem permanecer portadores por até 4 anos e, eventualmente, tornam-se livres do organismo. Equídeos infectados por *T. equi* parecem permanecer continuamente infectados.

T. equi é mais prevalente que *B. caballi*. Entretanto, no Brasil, estudo realizado no estado de São Paulo demonstrou prevalência maior de *B. caballi* (54,1%) em relação à *T. equi* (21,6%) pelos testes de fixação do complemento (FC) e ELISA competitivo.

Fatores como a quantidade de carrapatos, o adensamento da população de equídeos, a estação do ano, o clima e a imunidade do hospedeiro parecem ter importância na ocorrência da doença clínica. Em algumas regiões, a piroplasmose pode apresentar uma distribuição sazonal com maior prevalência no verão e no outono. No Brasil, os casos ocorrem durante todo o ano. A taxa de mortalidade em regiões endêmicas varia de 5 a 10%, embora haja relatos de índices de 50%.

➤ Patogenia

O período de incubação depende da imunidade do animal e da dose infectante, podendo variar de 12 a 19 dias para *T. equi* e de 10 a 30 dias para *B. caballi*. Após esse período, a parasitemia pode eventualmente ser observada por esfregaços sanguíneos.

A infecção por qualquer um dos agentes resulta em hemólise e anemia de grau variável em decorrência da ruptura dos eritrócitos durante a replicação dos merozoítos. Entretanto, *T. equi* é mais patogênica e apresenta quadros anêmicos e hemolíticos mais comuns e intensos do que *B. caballi*. A hemólise extravascular ocasionada pela remoção de hemácias infectadas pelos macrófagos esplênicos também contribui para a anemia. Outros mecanismos hemolíticos, como a diminuição da deformabilidade eritrocitária, lesões oxidativas e hemólise microangiopática secundária à coagulação intravascular disseminada, têm sido propostos. Os raros casos de morte súbita em decorrência da infecção por *B. caballi* parecem ter ocorrido por causa da falência múltipla de órgãos associada à formação sistêmica de microtrombos e ao desenvolvimento de coagulação intravascular disseminada.

Está bem definido que a infecção por ambas as espécies resulta em um estado portador crônico, o que confere proteção à doença. Não há proteção cruzada entre os agentes, visto que os equinos podem apresentar infecção simultânea por *T. equi* e *B. caballi*. A parasitemia costuma não existir nos animais portadores, porém pode reaparecer acompanhada dos sinais clínicos da doença após períodos de imunossupressão ou exercício intenso.

T. equi pode ser transmitida para o potro ainda no útero. A transmissão por via transplacentária foi raramente relatada para *B. caballi* e parece não haver evidências suficientes que sustentem essa possibilidade. Nas áreas endêmicas, a ingestão de colostro de uma égua portadora protege o potro durante os primeiros 5 meses de vida. O nascimento de potros portadores saudáveis infectados no útero tem sido atribuído a essa proteção conferida pelo colostro.

➤ Clínica

Os achados clínicos da piroplasmose equina são bastante variáveis e frequentemente inespecíficos e dependem do curso clínico da doença que pode ser hiperagudo, agudo ou crônico (Tabela 91.4). *B. caballi* causa doença mais branda com anemia e hipertermia persistentes, ao passo que *T. equi* é a mais patogênica dos agentes e responsável pelo maior número de óbitos e incidência de hemoglobinúria.

Um quadro hiperagudo e fulminante pode ser observado nas infecções por *T. equi*, especialmente em animais não imunes e introduzidos em áreas endêmicas. A doença aguda é a mais comumente diagnosticada, pois é caracterizada por quadro hemolítico e febril. Entretanto, outros sinais inespecíficos podem ser observados.

Os equinos infectados pelos piroplasmas podem permanecer como portadores crônicos, geralmente assintomáticos. Contudo, condições de estresse – como o decorrente do transporte ou de exercício intenso – podem levar à retomada da parasitemia e influenciar no desempenho de equinos atletas. Quadros hiperagudos também foram associados à reativação do estado portador após episódios de exercício extremo.

Tabela 91.4 Sinais clínicos associados à infecção pelos piroplasmas equinos (*Babesia caballi* e *Theileria equi*).

Quadro clínico	Alterações clínicas
Hiperagudo	O animal pode ser encontrado morto ou agonizando
Agudo	Sinais inespecíficos, como febre, inapetência, fraqueza, depressão, anorexia, perda de peso, icterícia, mucosas congestas ou pálidas, petéquias, dispneia, taquipneia, taquicardia, secreção nasal mucosa, edema pulmonar*, pneumonia*, lacrimejamento, hemoglobinúria, bilirrubinúria, abdome distendido, edema periférico, cólica branda, incoordenação, ataxia, laminite* e convulsões*
Crônico	Animais assintomáticos, porém podem apresentar febre intermitente, perda de peso, esplenomegalia à palpação retal, discreta inapetência, intolerância ao exercício e queda de desempenho, no caso de animais atletas Situações de imunossupressão ou exercício extenuante podem levar ao reaparecimento de sinais clínicos

*Sinais clínicos incomuns.

Algumas éguas, incluindo as portadoras, podem abortar ou transmitir *T. equi* à cria. Os potros infectados no útero podem apresentar um quadro agudo e grave, em até 3 dias após o nascimento, caracterizado por fraqueza, anemia e icterícia intensas. Em alguns casos, esses potros podem se tornar portadores saudáveis.

A maioria dos animais apresenta anemia, mesmo quando assintomáticos. Na forma aguda, o hematócrito pode chegar a 10%, mas raramente é inferior a 20%. Os índices hematimétricos, como VCM, CHCM e HCM são variáveis. A trombocitopenia é um achado comum, tendo sido relatada em 39% das infecções por *T. equi*, 80% das infecções por *B. caballi* e em 100% das coinfecções. O leucograma também é bastante variável, mas pode ser observada monocitose sem eosinofilia. O prolongamento do tempo de coagulação ou a incoagulabilidade sanguínea podem estar associados à coagulação intravascular disseminada nos casos mais graves.

A hemoglobinúria é mais rara em animais infectados por *B. caballi*, mas pode ser observada uma coloração amarelo escura na urina. Hiperfibrinogenemia, azotemia em decorrência da nefropatia induzida pela hemoglobinúria, elevação das atividades séricas das enzimas hepáticas (ALT, AST e GGT) e hiperbilirrubinemia também foram relatadas.

➤ Diagnóstico

Deve-se suspeitar de piroplasmose sempre que o paciente apresentar sinais clínicos associados a quadro hemolítico e febril. Além disso, muitos animais podem permanecer assintomáticos e ainda assim atuar como fonte de infecção na propriedade, tornando necessário o emprego de técnicas mais específicas de diagnóstico.

Exames clínico-laboratoriais

O encontro dos parasitas intraeritrocitários em esfregaços corados de sangue periférico ou em *imprintings* de baço obtidos à necropsia de animais com anemia, icterícia e hemoglobinúria é conclusivo. Os merozoítos de *B. caballi* são maiores e piriformes e costumam ser observados aos pares, ao passo que os merozoítos de *T. equi* são menores e pleomórficos. Ademais, frequentemente são observados formando tetrâmeros denominados Cruz de Malta. *T. equi* pode ser mais facilmente detectada em infecções agudas, quando a parasitemia varia de 1 a 5%, podendo chegar a 20%, mas dificilmente é visualizada em portadores crônicos. *B. caballi* é difícil de ser observada mesmo na fase aguda da doença, com parasitemias inferiores a 1%, chegando a menos de 0,1% em alguns casos, o que torna importante a realização de exames mais sensíveis. Recomenda-se que os esfregaços sejam confeccionados com sangue obtido de capilares superficiais durante os episódios febris e avaliados em toda a sua extensão.

O hemograma geralmente revela anemia discreta a moderada com trombocitopenia e leucograma variável. Outros indícios de um quadro hemolítico, como hiperbilirrubinemia e pigmentúria (hemoglobinúria ou bilirrubinúria), podem contribuir para a suspeita clínica de piroplasmose. No entanto, a maioria das alterações laboratoriais é inespecífica.

Diagnóstico sorológico e molecular

Os testes mais frequentemente empregados no diagnóstico da piroplasmose equina são a fixação de complemento (FC) e o teste de imunofluorescência indireta (RIFI). O período de soroconversão para a FC ocorre dentro de aproximadamente 8 a 11 dias após a infecção, e os títulos começam a declinar depois de 2 a 3 meses. O título 5 é considerado positivo. O teste de FC costuma ser bastante específico, porém pouco sensível, apesar de a reação cruzada entre os anticorpos contra *T. equi* e *B. caballi* já ter sido relatada. Falsos negativos podem ocorrer na FC, especialmente em animais portadores e após o tratamento. Os equinos tendem a se tornar transitoriamente negativos dentro de 3 a 15 meses após o tratamento para *B. caballi* e 24 meses após o tratamento para *T. equi*. Assim, o teste RIFI e o ELISA competitivo gradativamente vêm substituindo a FC.

O teste RIFI é bastante específico, porém pouco sensível. No entanto, esse teste apresenta sensibilidade maior do que a da FC. O período de soroconversão para a RIFI é de 3 a 20 dias após a infecção para ambos os agentes. Os títulos elevados são detectados de maneira mais consistente e permanecem por mais tempo que na FC. Um título maior ou igual a 80 é considerado positivo.

O ELISA competitivo é o método mais sensível para o diagnóstico da infecção crônica por *T. equi*. O resultado acusa positivo 21 dias após a infecção experimental e aproximadamente 5 semanas após a infecção natural. A positividade no ELISA competitivo ocorre por até 24 meses após o tratamento, apesar da aparente eliminação de *T. equi*, revela a importância de testes de detecção do antígeno como a PCR.

Há testes PCR disponíveis para *T. equi*, contudo estão restritos à pesquisa, e ainda não há uma padronização entre os laboratórios. As variações da PCR incluem PCR em tempo real, *nested* PCR e PCR *multiplex*. Esses testes são muito sensíveis, sendo a *nested* PCR para *T. equi* capaz de detectar um resultado positivo em parasitemias equivalentes a 0,000006%. Apesar disso, o *nested* PCR para a detecção de *B. caballi* em equinos cronicamente infectados não tem se mostrado confiável.

Os principais achados de necropsia são emaciação, icterícia acentuada, palidez de mucosas, fígado aumentado de tamanho, baço aumentado com bordos arredondados, rins pálidos ou vermelho escuro a enegrecidos em caso de hemoglobinúria, acúmulo de fluido nas cavidades (especialmente no pericárdio), edema pulmonar e periférico, petéquias nos rins e nas membranas subpericárdicas e subendocárdicas do coração.

Achados histopatológicos

Os achados histopatológicos não são específicos, com exceção da observação dos parasitas no interior dos eritrócitos presentes dentro dos vasos sanguíneos e dos macrófagos nos linfonodos. As alterações histopatológicas podem incluir necrose centrolobular do fígado, necrose tubular renal com cilindros de hemoglobina e microtrombos no fígado e nos pulmões. O tecido pulmonar pode apresentar congestão, edema e macrófagos repletos de hemossiderina nas paredes alveolares.

Diagnóstico diferencial

Os diagnósticos diferenciais para a doença incluem anemia infecciosa equina, purpura hemorrágica equina, arterite viral equina, tripanossomíase, erliquiose monocítica equina e outras doenças hemolíticas em equinos.

➤ Tratamento

Ambos os agentes costumam responder aos babesicidas empregados rotineiramente, embora *T. equi* seja mais refratária ao tratamento do que *B. caballi*. A eficácia do tratamento na eliminação de *T. equi* tem sido confirmada por meio da PCR e estudos de transmissão, apesar de raros relatos de resistência. A recuperação costuma ser efetiva, especialmente se o diagnóstico e o tratamento forem precoces.

Antibabesicidas

O dipropionato de imidocarbe é o tratamento de escolha para a eliminação do estado portador na piroplasmose equina na dose de 2,2 a 4,4 mg/kg, IM, em aplicação única para o alívio dos sinais clínicos. Se necessário, repetir mais 2 a 3 aplicações a cada 24 a 72 h em doses menores. Alternativamente, pode ser indicado na dose de 4,4 mg/kg, IM, em quatro aplicações a cada 72 h para a eliminação total do estado portador, o que é indicado apenas em regiões não endêmicas.

Por causa da ação anticolinesterásica, doses maiores podem provocar efeitos colaterais transitórios nos cavalos, como sudorese, agitação, cólica e diarreia. Esse quadro pode ser revertido pela aplicação IV de atropina em dose única de 0,2 mg/kg. Em caso de prolongamento do tratamento, o animal deve ser monitorado laboratorialmente, pois a azotemia e a elevação da atividade sérica das enzimas hepáticas podem ocorrer por causa da via de eliminação do fármaco.

O dipropionato de imidocarbe pode causar óbito por intoxicação em jumentos e mulas. A dose e a segurança do tratamento em potros ainda não foram estabelecidas.

O diaceturato diaminazene é eficaz contra *T. equi* e *B. caballi* na dose de 3,5 mg/kg, IM, a cada 48 h, em duas aplicações. A capacidade de eliminar o estado portador ainda não foi comprovada.

A oxitetraciclina na dose de 5 a 6 mg/kg IV, SID, por 7 dias é eficaz contra *T. equi*, mas não contra *B. caballi*.

Fármacos alternativos

O dipropionato de imidocarbe não tem se mostrado eficaz na eliminação da infecção por *T. equi* originária do leste europeu. Porém, sucesso variável tem sido obtido com a administração associada de buparvaquona (4 mg/kg, IM) e imidocarbe (4 mg/kg). Outros fármacos com eficácia relatada no tratamento da babesiose equina são o atovaquone e a euflavina, embora estes fármacos estejam em desuso.

Tratamento de suporte

Equinos com infecção aguda podem necessitar de terapia de suporte que inclui a administração de fluidos intravenosos, anti-inflamatórios não esteroides, controle da dor e transfusão de sangue. Outras medidas podem ser necessárias, dependendo do quadro clínico apresentado e da ocorrência de complicações.

➤ Profilaxia e controle

O controle e a profilaxia da doença são baseados em medidas gerais e específicas.

Medidas gerais

A profilaxia depende em grande parte do controle de carrapatos vetores bem como de medidas de prevenção de contaminação sanguínea durante procedimentos cirúrgicos ou castrações. Quarentena, isolamento e teste de animais positivos ou provenientes de áreas endêmicas são particularmente importantes em regiões não endêmicas.

Medidas específicas

Não há vacina eficiente contra a piroplasmose equina. A premunição, utilizada em bovinos, tem aplicação limitada em áreas enzoóticas. Esse procedimento não é utilizado, pois o tratamento sem a eliminação total do agente é efetivo e o estado portador crônico resultante previne contra novas manifestações clínicas da doença.

➤ Saúde Pública

Existem poucas espécies identificadas de babésias com potencial zoonótico. As espécies mais importantes sob o aspecto de Saúde Pública por causa do potencial de infectar humanos são *Babesia microti* e *Babesia divergens*. Embora *B. caballi* e *T. equi* tenham sido associadas à infecção em humanos, o potencial zoonótico desses microrganismos não é relevante.

Os humanos geralmente adquirem a doença por carrapatos vetores, de modo que o controle de ectoparasitas tem papel importante na Saúde Pública.

➤ Bibliografia

Aleman M, Carlson GP. Diseases of the hematopoietic and hemolymphatic systems. In: Smith BP. Large Animal Internal Medicine. 4.ed. St. Louis: Mosby; 2009. p. 1159-60.

Almosny NRP. Hemoparasitoses em Pequenos Animais Domésticos e como Zoonoses. Rio de Janeiro: LF Livros; 2002. 135 p.

Andrade SF. Manual de Terapêutica Veterinária. 3.ed. São Paulo: Roca; 2008. 912 p.

Birkenheuer AJ. Babesiosis. In: Sykes JE. Canine and Feline Infectious Diseases. St. Louis: Elsevier; 2014. p. 727-38.

Dantas-Torres F, Figueiredo LA. Review. Canine babesiosis: A Brazilian perspective. Vet Parasitol. 2006;141:197-203.

Greene CE. Infectious diseases of the dog and cat. 4.ed. St. Louis: Saunders; 2012. 1376 p.

Kerber CE, Labruna MB, Ferreira F, De Waal DT, Knowles DP, Gennari SM. Prevalence of equine Piroplasmosis and its association with tick infestation in the State of São Paulo, Brazil. Rev Bras Parasitol Vet. 2009;18(4):1-8.

Soares JF, Girotto A, Brandão PE, Da Silva AS, França RT, Lopes ST *et al.* Detection and molecular characterization of a canine piroplasm from Brazil. Vet Parasitol. 2011;(180):203-8.

Solano-Galego L, Baneth G. Babesiosis in dogs and cats – expanding parasitological and clinical spectra. Vet Parasitol. 2011;(181): 48-60.

Wise LN, Kappmeyer LS, Mealey RH, Knowles DP. Review of Equine Piroplasmosis. J Vet Intern Med. 2013;27(6):1334-46.

Criptosporidiose 92

Maria Anete Lallo e Eduardo Fernandes Bondan

Definição

Doença parasitária de potencial zoonótico, causada por protozoários do gênero *Cryptosporidium*. Afeta anfíbios, aves, mamíferos, peixes e répteis e caracteriza-se pelo comprometimento dos sistemas digestório e respiratório.

Etiologia

Cryptosporidium sp. é um eucariota pertencente ao filo Apicomplexa, classe *Conoidasida*, subclasse *Coccidiasina*, ordem *Eucoccidiorida*, subordem *Eimeriorina*, família *Cryptosporidiidae*, com aproximadamente 22 espécies identificadas (Tabela 92.1). No entanto, várias novas espécies têm sido descritas com base em evidências epidemiológicas e moleculares, como a espécie *C. ubiquitum*, recentemente observada em ruminantes selvagens e domésticos, roedores, carnívoros e primatas, incluindo os humanos.

Embora muitas espécies tenham sido descritas até o momento, *Cryptospordium parvum* (*C. parvum*) é a mais disseminada e patogênica entre os mamíferos, incluindo os humanos. *C. parvum* não é uma espécie homogênea, uma vez que a análise isoenzimática e o sequenciamento do DNA revelaram diferenças entre os oocistos isolados a partir de várias espécies animais. Até o momento, foram identificados sete genótipos de *C. parvum*, descritos em bovinos, humanos, camundongos, suínos, marsupiais, cães e furões. O genótipo A é subdividido em AI, AII e AIII. O genótipo AI é multiespecífico, ou seja, acomete várias espécies indistintamente. O genótipo AII predomina quase de maneira exclusiva em humanos. Já o AIII ocorre principalmente em ruminantes.

A maioria das espécies do gênero *Cryptosporidium* é adaptada a um número restrito de hospedeiros suscetíveis.

Do mesmo modo que ocorre em outros coccídios, o ciclo biológico do parasita é monoxênico (todos os estágios se desenvolvem dentro de um hospedeiro), todavia há algumas diferenças. Os oocistos do gênero *Cryptospodirium* são pequenos (*C. parvum* apresenta oocistos com dimensão de 4,5 × 5,5 μm), esféricos ou ovoides, e contêm quatro esporozoítas livres no interior. Ao serem ingeridos pelo hospedeiro, sofrem desencistamento no intestino delgado com a liberação dos esporozoítos (Figura 92.1), que se aderem às células epiteliais. Em seguida, são englobados pelas microvilosidades e localizam-se em vacúolos parasitóforos intracelulares, porém extracitoplasmáticos. Trata-se de parasitas intracelulares obrigatórios, embora se localizem na porção mais externa do citoplasma, o que dá a impressão de estarem fora das células.

Os esporozoítos sofrem diferenciação em trofozoítos, iniciando a multiplicação assexual, resultante apenas da divisão nuclear. Dois tipos de merontes são formados: o tipo I e o tipo II, com 8 e 4 merozoítos, respectivamente. Os merozoítos tipo II dão origem à fase sexual do ciclo ou gametogonia, com a diferenciação em estágios masculinos (microgametas) e femininos (macrogametas). O microgameta penetra no macrogameta, levando à formação de um zigoto que se desenvolve em oocisto. Assim, são produzidos dois tipos de oocistos: o autoinfectante, de parede delgada, capaz de se desencistar dentro do próprio hospedeiro, e iniciar um novo ciclo; e o de parede espessa, altamente resistente às condições ambientais, que é eliminado nas fezes. A duração do ciclo é variável, podendo ocorrer em 48 h ou em até 14 dias, dependendo da espécie hospedeira.

Ao contrário de outros coccídios que eliminam os oocistos não esporulados, os oocistos de *C. parvum* são eliminados no meio ambiente já esporulados e infectantes.

Epidemiologia

A especificidade do gênero *Cryptoporidium* quanto aos hospedeiros ainda é objeto de controvérsia entre os pesquisadores. Entretanto, estudos de transmissão cruzada revelaram que oocistos obtidos de humanos mostravam-se infectantes para outros mamíferos, assim como os oocistos obtidos de animais eram infectantes para outras espécies. Atualmente, há 22 espécies de *Cryptosporidium* aceitas, das quais *C. parvum* é a mais disseminada e provavelmente a mais patogênica entre os mamíferos, com potencial zoonótico.

A epidemiologia da criptosporidiose é influenciada pela capacidade de oocistos de parede grossa sobreviverem no meio ambiente. Os oocistos permanecem infectantes para camundongos lactentes após serem mantidos em uma

Tabela 92.1 Espécies de *Cryptosporidium* sp. de importância em animais e humanos, segundo hospedeiros preferenciais e locais de infecção.

Hospedeiros	Localização	Espécie
Peixes		
Oreochromis miloticus e *Tilapia zilli* (tilápia)	Gástrica	*Psicicryptosporidium cichlidis*
Trichogaster leeri (gourami)	Gástrica	*P. reichenbachklinkei*
Sparus auratus e *Dicentrarchus labrax* (*gilthead*)	Gástrica	*Cryptosporidium molnari*
Scophthalmus maximus (*turbot*)	Intestinal	*C. scophthalmi*
Anfíbios e répteis		
Elaphe guttata (*corn snake*)	Gástrica	*C. serpentis*
Varanus prasinus (*emerald monitor*)	Gástrica	*C. varanii*
Duttaphrynus melanostictus (*black-spined toad*)	Gástrica	*C. fragile*
Aves		
Gallus gallus (galinha)	Gástrica (proventrículo)	*C. galli*
Meleagris gallopavo (peru)	Intestinal	*C. meleagridis*
Gallus gallus (galinha)	Intestinal	*C. baileyi*
Mamíferos		
Mus musculus (camundongo)	Gástrica	*C. muris*
Bos taurus (bovino)	Gástrica (abomaso)	*C. andersoni*
Mus musculus (camundongo)	Intestinal	*C. parvum*
Cavia porcellus (cobaias)	Intestinal	*C. wrairi*
Felis catis (gato)	Intestinal	*C. felis*
Canis familiaris (cão)	Intestinal	*C. canis*
Homo sapiens (humanos)	Intestinal	*C. hominis*
Sus scrofa (suíno)	Intestinal	*C. suis*
Bos taurus (bovino)	Desconhecida	*C. bovis*
Macropus rufus (canguru)	Desconhecida	*C. fayeri*
Bos taurus (bovino)	Desconhecida	*C. ryanae*
Macropus giganteus (canguru)	Desconhecida	*C. macropodum*

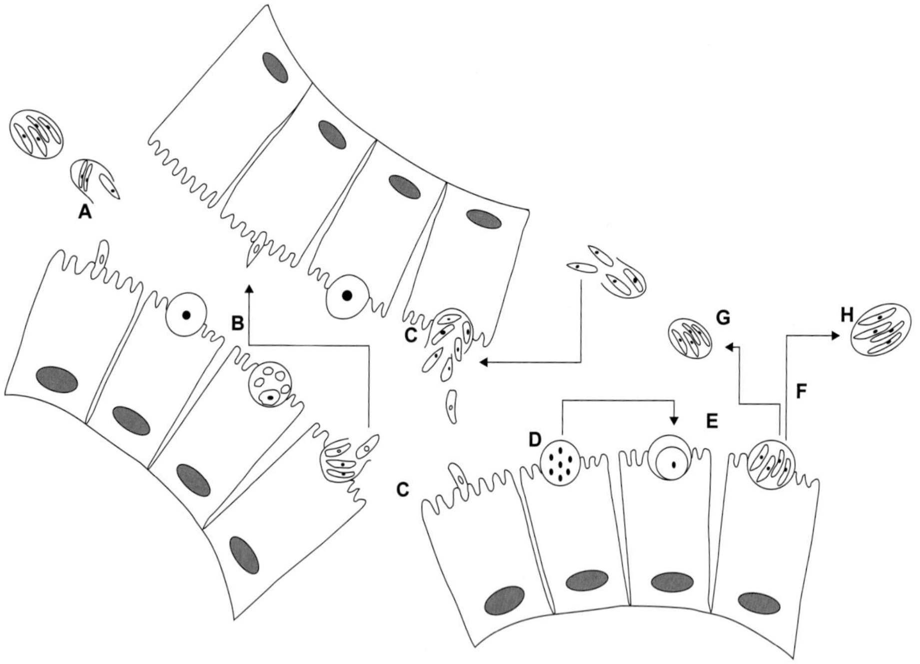

Figura 92.1 Ciclo biológico de *Cryptosporidium* sp. **A.** Oocistos do protozoário sofrem desencistamento e liberam esporozoítos. **B.** Esporozoítos parasitam as células epiteliais intestinais, iniciando a merogonia ou esquizogonia. **C.** Formação de merontes tipo I e II. **D.** Merozoítos tipo II formam gametas masculinos (microgametas) e gametas femininos (macrogametas). **E** e **F.** O microgameta fecunda o macrogameta formando o zigoto, que dá origem a oocistos de parede fina – autoinfectantes (**G**) e de parede grossa (**H**) resistentes no meio ambiente.

temperatura constante de 20°C durante 6 meses. A dessecação, no entanto, é letal para os oocistos de *Cryptosporidium* sp., que perdem a viabilidade ao permanecerem por até 3 meses em temperatura de 25 e 30°C. As temperaturas extremamente baixas, entre -20 e -70°C, são letais para os oocistos, que perdem sua viabilidade em poucas horas. Se os oocistos do parasita permanecerem na água com temperatura de 15°C, comumente observada no meio ambiente, podem manter-se infectantes por 7 meses.

Do mesmo modo que ocorre com outros coccídios, os oocistos do gênero *Cryptosporidium* são muito resistentes à inativação pela maioria dos desinfetantes químicos em suas concentrações comerciais. A viabilidade dos oocistos diminui com formalina a 10% por 30 min, amônia (a 50%) ou hipoclorito de sódio (a 70 a 100%).

O oocisto é o estágio transmitido de um hospedeiro infectado a um suscetível pela via orofecal. Até o momento, foram descritas várias maneiras de transmissão em humanos e animais. Em humanos, pode ocorrer de uma pessoa para outra pelo contato direto ou indireto, incluindo atividades sexuais. A transmissão do parasita ocorre também de um animal para outro e de animais para humanos, principalmente pela ingestão de água ou alimentos contaminados, pelo contato com areia em parques ou praças de recreação (principalmente com as crianças que levam a mão inadvertidamente à boca) e, ocasionalmente, pela formação de aerossóis (Figura 92.2). O número de oocistos necessários para determinar uma infecção é pequeno, pois estima-se que a dose infectante varie de 9 a 1.000 oocistos.

Em vacas e ovelhas, por causa da imunosupressão fisiológica das fêmeas na primeira semana pós-parto, ocorre aumento da excreção do parasita pelas fezes durante esse período. Não há necessidade de vetores para a transmissão. Além disso, também não tem sido observado efeito sazonal significativo na transmissão do parasita na maioria dos países.

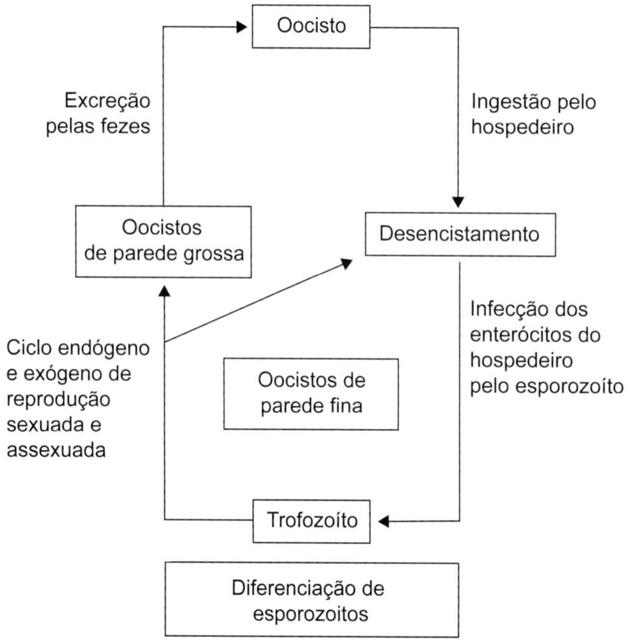

Figura 92.2 Representação esquemática do ciclo biológico do gênero *Cryptosporidium*.

As fezes contendo oocistos contaminam o solo, os alimentos e a água. A movimentação dos oocistos no ambiente é favorecida pelos ventos, pela água das chuvas, pelo movimento dos animais e pelas ações do próprio homem. Os principais surtos de criptosporidiose descritos em pessoas HIV-negativas estão ligados à ingestão de água contaminada com oocistos provenientes do rebanho bovino e ovino. Essa água contendo oocistos também contamina alimentos, especialmente verduras e frutas, o que constitui outra maneira importante de transmissão nos surtos de criptosporidiose. Adicionalmente, os alimentos podem ser contaminados pelas mãos dos manipuladores. A transmissão aerógena está relacionada com os casos de criptosporidiose respiratória descritos em indivíduos HIV-positivos e em aves.

Vários fatores de risco estão associados à infecção por *Cryptosporidium* sp., particularmente as deficiências da resposta imunológica, a presença de infecções concomitantes, a ingestão de água e alimentos contaminados, as precárias condições higiênico-sanitárias e a exposição ocupacional, tanto pelo contato com animais como com humanos infectados.

A partir das primeiras descrições de criptosporidiose em humanos, é crescente o número de casos registrados sob a forma de relatos individuais ou de surtos, principalmente por *C. parvum*. A prevalência média em países industrializados é estimada em 2,2% em indivíduos imunocompetentes e 14% em indivíduos HIV-positivos. Já nos países em desenvolvimento, a ocorrência do parasita pode atingir 8,5% em indivíduos imunocompetentes e 24% em indivíduos HIV-positivos. Isso indica que, em condições higiênico-sanitárias apropriadas e com tratamento rigoroso da água – como se observa em países desenvolvidos – a disseminação da doença pode ser diminuída.

Nos EUA, estima-se que 50% dos animais dos rebanhos bovinos eliminem oocistos de *C. parvum*. Entretanto, a doença é observada preferencialmente em bezerros que a manifestam desde o 4º dia de vida até a 4ª semana. Na maioria das vezes, a criptosporidiose clínica está associada a coinfecções com outros enteropatógenos, como rotavírus, *Escherichia coli* e os gêneros *Salmonella*, *Giardia* e *Eimeria*.

Em pequenos ruminantes, a criptosporidiose é encontrada também em animais jovens, sob a forma de casos ou surtos, com mortalidade predominantemente em animais nas três primeiras semanas de vida. O parasita geralmente é encontrado associado a outros enteropatógenos.

De modo geral, as infecções por *Cryptosporidium* sp. em suínos são assintomáticas, e o agente parece ter menor importância epidemiológica como enteropatógeno nessa espécie. Contudo, as infecções clínicas acometem os animais principalmente entre a 6ª e 12ª semanas de vida.

Nos potros, a criptosporidiose é uma doença clínica incomum. A maioria das descrições do parasita ocorre em animais sem sinais entéricos. Os casos de diarreia são descritos em animais desde os 5 dias até 6 semanas de vida, geralmente associados a outros enteropatógenos de origem bacteriana e/ou viral. Infecções crônicas podem ser encontradas em potros imunocomprometidos, hipogamaglobulinêmicos ou na imunodeficiência da raça Árabe.

As infecções pelo gênero *Cryptosporidium* em ruminantes domésticos geralmente ocorrem concomitantemente a outros enteropatógenos, como coronavírus, rotavírus e *Escherichia coli* enterotoxigênica. Isso sugere que os casos de diarreia geralmente são mais frequentes e graves nos processos de coinfecção entre esses patógenos entéricos.

Nos demais animais, a prevalência de criptosporidiose tem sido menos estudada, embora também predomine em neonatos e jovens. Diarreia e mortalidade tem sido descrita em cervos jovens infectados pelo parasita.

Bovinos, pequenos ruminantes e equinos geralmente são infectados por *C. parvum* genótipo II. *Cryptosporidium andersoni* também tem sido identificado em bovinos.

No Brasil, estudo conduzido no estado do Mato Grosso, em 2007, em 100 bovinos de corte da raça Nelore com diarreia e em 30 sem sinais entéricos, detectou *Cryptosporidium* sp. principalmente em animais com diarreia, particularmente associado a outros enteropatógenos como *Escherichia coli* enterotoxigênica, rotavírus e/ou coronavírus. Na região do Vale do Ribeira, SP, em 2000, foi avaliada semanalmente, por 6 semanas, a presença dos principais enteropatógenos em 106 bezerros búfalos da raça Murrah e mestiços com diarreia e em igual quantidade de animais sem sinais entéricos. *C. parvum* foi identificado em quatro animais com diarreia (8,3%) e em seis (10,3%) sem sinais entéricos, o que evidencia o baixo impacto do parasita como enteropatógeno de bezerros búfalos na região estudada.

Em cães, estima-se que até 10% dos animais jovens estejam infectados pelo parasita. Em cães e gatos adultos, a prevalência da infecção é menor, variando de 2 a 9%, dependendo da população avaliada, entretanto, geralmente, está associada à imunodeficiência. Apesar da descrição de *C. parvum* em cães, os registros da criptosporidiose nessa espécie ocorrem principalmente por *Cryptosporidium canis*.

Em felinos, as espécies mais prevalentes são *C. parvum*, *Cryptosporidium felis* e *Cryptosporidium muris*. A doença clínica em gatos está intimamente associada à imunossupressão por coinfecção com o vírus da leucemia felina ou vírus da imunodeficiência felina. Em outros estudos, as infecções por *Cryptosporidium* sp. em gatos geralmente estão associadas a enteropatógenos diversos, como coronavírus, *Toxocara cati* e os gêneros *Cystoisospora*, *Giardia*, *Tritrichomonas* e *Campylobacter*, que dificultam a responsabilização do gênero *Cryptosporidium* como agente primário de diarreia em felinos domésticos.

Nas aves, as espécies mais patogênicas são *Cryptosporidium meleagridis* (*C. meleagridis*), *Cryptosporidium baileyi* (*C. baileyi*) e *Cryptosporidium galli*. *C. meleagridis*, que causam infecção disseminada com acometimento dos sistemas respiratório, digestório e urinário. Nas infecções por *C. baileyi* raramente são observados sinais clínicos. Diferentemente das outras espécies de *Cryptosporidium*, *C. baileyi* é transmitido por aerossois, o que provoca sinais clínicos no sistema respiratório.

Patogenia

A patogenicidade de *Cryptosporidium* sp. em animais e humanos ainda é pouco conhecida. No momento da infecção, o parasita identifica receptores celulares na superfície dos enterócitos. O período pré-patente varia de 2 a 7 dias em bezerros e de 2 a 5 dias em ovelhas. Em geral, os animais domésticos infectados eliminam oocistos infectantes pelas fezes dentro de 2 a 12 dias.

A localização dos organismos na superfície da célula, com consequente atrofia de microvilosidades e diminuição nos níveis de enzimas da borda em escova, interfere na absorção dos nutrientes, determinando má absorção e má nutrição. Essa localização do parasita entre a membrana celular e o citoplasma das células epiteliais intestinais provavelmente justifica a resistência dos microrganismos aos fármacos convencionais, por causa da dificuldade de os produtos atingirem concentrações terapêuticas nesse local da célula.

A diarreia observada na infecção por *Cryptosporidium* sp. é desencadeada por mecanismo de má absorção ou do tipo secretória (hipersecreção de água e cloretos). As alterações funcionais (hipersecreção de água e cloretos) e morfológicas (atrofia dos vilos, hiperplasia das criptas e infiltração inflamatória) têm sido descritas em suínos experimentalmente infectados com *C. parvum*. Há evidências da liberação de produtos tóxicos, ainda não identificados, capazes de comprometer o funcionamento intestinal. Ademais, após a infecção por *Cryptospodium* sp., em decorrência do processo inflamatório, são liberados mediadores inflamatórios, como o fator de necrose tumoral, as prostaglandinas e a interleucina 8, que contribuem com as alterações nas funções das células epiteliais do intestino. Em conjunto, as alterações celulares e a atrofia dos vilos determinam má absorção e desequilíbrio no balanço de água, o que favorece a diarreia.

A análise histológica revela que as vilosidades intestinais, na região de fixação dos estágios endógenos, encontram-se atrofiadas, aglutinadas e mais largas. As criptas de Lieberkühn apresentam-se dilatadas, com hiperplasia, e encontram-se mais profundas, preenchidas por restos leucocitários, parasitas livres e células epiteliais descamadas. Na lâmina própria, encontra-se infiltrado inflamatório com neutrófilos, plasmócitos, linfócitos e macrófagos. Dessa maneira, a infecção pelo parasita em animais e humanos resulta em atrofia das vilosidades e perda das microvilosidades. Nos animais assintomáticos, as alterações apresentam-se mais discretas.

Clínica

A manifestação clínica e a gravidade da criptoporidiose são influenciadas por vários fatores, que incluem carga parasitária infectante, genótipo do parasita, espécie animal, idade, condições climáticas, competência imunológica e associação com outros patógenos. A infecção pode variar de subclínica a grave. Os animais jovens geralmente são mais suscetíveis às formas clínicas de maior gravidade.

Nos animais domésticos, a criptosporidiose caracteriza-se por diarreia aquosa e profusa, de coloração que varia de esbranquiçada, amarelada a pálida, com odor desagradável, acompanhada da eliminação de grandes quantidades de oocistos. Em muitos animais, a diarreia é autolimitante após poucos dias do início dos sinais entéricos, e os animais se recuperam dentro de 6 a 10 dias. Os doentes também podem apresentar anorexia, febre, desidratação, tenesmo, déficit de crescimento, emaciação e perda de peso. As infecções não complicadas raramente causam morte, exceto nos casos de associação com outros enteropatógenos, situações em que os animais podem evoluir para óbito.

Em bovinos sem diarreia, a infecção pelo protozoário é muito comum. Todavia, em bezerros com menos de 3 semanas de vida, o agente constitui importante causa de diarreia leve até quadro com profusa eliminação de fezes aquosas com grave desidratação. A ausência da doença clínica em adultos resulta da imunidade adquirida relacionada com a idade ou da variação da infectividade do parasito. Também se identificou o parasito no epitélio brônquico de bovino; já em suínos, ovinos e caprinos as infecções graves são raras. Nas aves, há acometimento do sistema digestório e respiratório e a bursa de Fabricius. Recentemente, *C. baileyi* foi descrito como causa de otite média em falcão. Em serpentes de cativeiro, a criptosporidiose causa gastrite com subsequente quadro de vômito.

Diagnóstico

Convencionalmente, o diagnóstico da criptosporidiose baseia-se no encontro do parasita nas fezes, utilizando-se métodos de concentração de oocistos, como o de formaldeído-éter (Ritchie modificado), ou centrífugo-flutuação com solução de sacarose saturada (densidade 1,2 g/cm^3), associados a técnicas de coloração, como as de Ziehl-Nielsen, de Kinyoun, de Giemsa, de fucsina-fenicada ou de safranina. Em virtude do pequeno tamanho dos oocistos e da possibilidade de serem confundidos com leveduras ou bactérias, tais técnicas demandam tempo e experiência do parasitologista. No entanto, somente o encontro de *Cryptosporidium* sp. nas fezes deve ser avaliado com cautela no diagnóstico, posto que o parasita é encontrado em animais domésticos com e sem diarreia. Em contraste, o resultado negativo de *Cryptosporidium* sp. em amostra de fezes não é suficiente para firmar o diagnóstico, visto que a eliminação do parasita pode ser intermitente.

Para determinar o diagnóstico da criptosporidiose humana são utilizadas diferentes técnicas imunológicas. A detecção de oocistos nas fezes é comumente realizada pela técnica de imunofluorescência direta com anticorpos monoclonais ou policlonais e o teste de Elisa direto.

A pesquisa de anticorpos pode ser realizada pela técnica de imunofluorescência indireta e pelo teste de Elisa. Entretanto, essas técnicas são recomendadas para o controle da infecção, e não para o diagnóstico da infecção ativa, já que a mera presença de anticorpos anti-*Cryptosporidium* não significa necessariamente a presença de infecção ativa. No entanto, as técnicas sorológicas são pouco utilizadas na rotina diagnóstica em animais, estando geralmente restritas à pesquisa.

A biopsia intestinal também tem sido utilizada no diagnóstico da criptosporidiose em animais, embora seja restrita principalmente à pesquisa, por causa da dificuldade do procedimento. Os fragmentos de tecido coletados são corados por Ziehl-Neelsen ou Giemsa e possibilitam a visualização do parasito no intestino, principalmente na região do íleo e do ceco. A microscopia eletrônica de varredura e transmissão também estão restritas à pesquisa, embora possibilitem identificar a localização intracelular, mas extracitoplasmática, característica do parasito.

As técnicas moleculares, como a reação em cadeia pela polimerase (PCR), recentemente se tornaram alternativa ao diagnóstico convencional de *Cryptosporidium* sp., tanto em espécimes fecais como em amostras ambientais e de água. Vários desses estudos têm mostrado a maior sensibilidade da PCR em detrimento das técnicas de exame direto de fezes, métodos tintoriais e de pesquisa de anticorpos. Embora a PCR seja rápida, sensível e acurada, apresenta limitações, como a detecção de ácido nucleico de organismos inviáveis e possibilidade de contaminação laboratorial. As técnicas moleculares são recomendadas também na pesquisa de oocistos em amostras de água.

Na prática, o diagnóstico em espécimes clínicos de animais (fezes, amostras de ambiente) utiliza majoritariamente técnicas de concentração em soluções saturadas (açúcar) e de coloração (Ziehl-Neelsen modificado), enquanto a PCR e outras técnicas moleculares têm sido reservadas para a identificação das espécies e dos genótipos.

O exame *post mortem* de animais domésticos com criptosporidiose apresenta graus variados de desidratação, emaciação, hiperemia de mucosa intestinal, linfadenite mesentérica e conteúdo fecal amolecido de cor variável. Exames histopatológicos revelam atrafia de vilosidades, perda das microvilosidades e presença peculiar do parasita dentro das células, em localização extracitoplasmática.

Tratamento

O tratamento da criptosporidiose é sintomático e visa minimizar os efeitos da diarreia e da desidratação. Nos indivíduos e em animais imunocompetentes, a cura geralmente é espontânea.

Embora mais de 80 fármacos tenham sido utilizados no tratamento da criptosporidiose, nenhum tem eficácia comprovada em grande número de animais, tampouco há reprodutibilidade de resultados. Muitos dos produtos ensaiados no tratamento da criptosporidiose descritos na literatura são baseados no empirismo, posto que não têm atividade em coccídios.

Estudos experimentais em ratos imunossuprimidos revelaram que os antibióticos macrolídeos (azitromicina, claritromicina e eritromicina) reduzem a eliminação de oocistos. O lasalocide tem mostrado resultados satisfatórios no controle da infecção em bovinos, embora seus efeitos terapêuticos estejam muito próximos dos tóxicos.

Em bovinos, o halofuginone – fármaco de atividade coccidiostática – tem mostrado redução na eliminação de oocistos pelas fezes e na mortalidade de animais tratados. É indicado em dose que varia de 60 a 125 mg/kg VO, a cada 12 h, por 7 dias.

O sulfato de paromomicina, fármaco do grupo dos aminoglicosídios, é indicado na dose de 100 mg/kg VO, a cada 12 h, por 11 dias consecutivos, na prevenção da doença em pequenos ruminantes. Em cães e gatos, esse fármaco é indicado na dose e 125 a 165 mg/kg VO, a cada 12 a 24 h, por, no mínimo, 5 dias, no tratamento da criptosporidose.

A azitromicina tem sido preconizada em cães (5 a 10 mg/kg VO, a cada 12 h, por 7 dias) e gatos (7 a 15 mg/kg VO, a cada 12 h, por 10 a 21 dias). A tilosina (10 a 15 mg/kg VO, a cada 12 h, por 21 a 28 dias) também tem sido utilizada no tratamento de animais de companhia, e seus resultados variam entre os autores.

A nitazoxanida é um antiparasitário comercializado no Brasil para o tratamento de humanos com amebíases, giardíases, criptosporidiose por *C. parvum*, entre outras parasitoses. Em alguns países, no tratamento de criptosporidiose em cães e gatos é preconizada na dose de 100 mg/animal VO, a cada 12 h, por 3 a 4 dias, com resultados promissores.

Tratamento de suporte inclui a retirada do leite de animais lactentes nas primeiras horas do início da diarreia e a correção do equilíbrio hidreletrolítico e energético por via intravenosa. Geralmente, não são indicados antimicrobianos, exceto nos casos de coinfecção com agentes bacterianos como *Escherichia coli* ou *Salmonella* sp.

Profilaxia e controle

A criptosporidiose humana ou animal só pode ser controlada se os oocistos do parasita forem eliminados ou destruídos (Figura 92.3). Os oocistos podem se disseminar e persistir no meio ambiente por longo período. Além disso, sabe-se que essa forma parasitária resiste também aos tratamentos convencionais da água, como a cloração e a filtração. A título de comparação, *Giardia* sp. é 14 a 30 vezes mais sensível ao tratamento da água com cloro ou ozônio. Considera-se o ozônio o agente químico mais eficaz na inativação dos oocistos do gênero *Cryptosporidium.* Recentemente, a luz ultravioleta (UV) mostrou-se efetiva no tratamento da água contaminada pelo parasita.

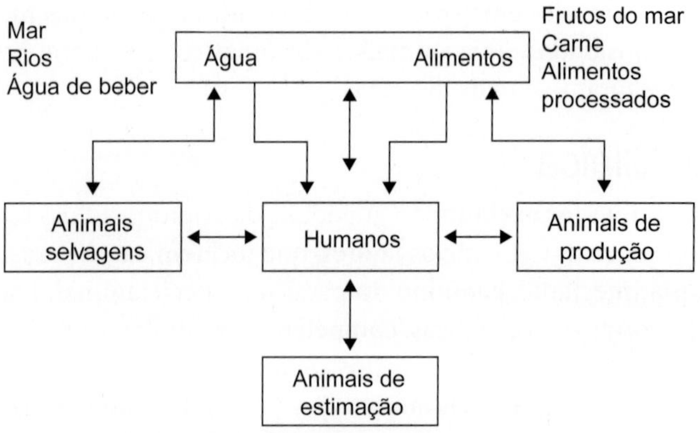

Figura 92.3 Diagrama mostrando as vias de transmissão direta de *Cryptosporidium* sp. em animais e humanos, assim como pela ingestão de água e alimentos contaminados.

Para a profilaxia da criptosporidiose em animais jovens ou imunodeficientes, recomenda-se que a água de beber seja fervida por aproximadamente 1 min antes da ingestão, por causa da resistência do parasita aos desinfetantes comuns.

Os animais recém-nascidos devem ser separados dos animais mais velhos, mantidos em ambiente seco e arejado. Recomenda-se também a retirada diária dos dejetos de ambientes de alto fluxo de animais. Como o parasita é resistente aos desinfetantes convencionais, recomenda-se a desinfecção física periódica dos bezerreiros, das baias ou de outros locais de alto fluxo de animais, utilizando-se "vassoura de fogo". Deve-se evitar também a aquisição de animais de propriedades com histórico da doença.

Para o tratamento, animais com diarreia, particularmente os jovens, devem ser isolados dos demais.

Outros cuidados sanitários gerais na profilaxia da doença incluem lavagem adequada das mãos das pessoas que trabalham diretamente com os animais, destinação adequada de dejetos, tratamento de esgotos e limpeza de caixas sanitárias com água fervente. Experimentalmente, tem sido utilizado colostro hiperimune em bovinos VO, o que tem mostrado redução na eliminação dos oocistos pelas fezes e na ocorrência de diarreia em bovinos e ovinos. Estudos com vacina contendo *C. parvum*, administrada por via oral em bezerros imediatamente após o nascimento, tem protegido experimentalmente os animais desafiados com o parasita, embora demonstrem reduzida proteção em condições de campo.

Saúde Pública

A partir de sua primeira descrição na década de 1970, a criptosporidiose passou a ser tratada como uma doença oportunista e ocasional em indivíduos imunodeficientes. Atualmente, a doença é considerada emergente em crianças, idosos e indivíduos imunocomprometidos, embora também seja descrita em indivíduos imunocompetentes. Muitos estudos revelam ainda o impacto dessa protozoose em animais, embora o papel dos animais domésticos como fontes de infecção do parasita para os humanos ainda não esteja totalmente esclarecido.

Das várias espécies do protozoário, *C. hominis* e *C. parvum* têm sido observadas em um maior número de infecções humanas. O genótipo AII de *C. parvum* parece estar envolvido somente em infecções de humanos (sem caráter zoonótico) e é o genótipo mais prevalente. A infecção de humanos com o genótipo de ruminantes domésticos (AIII) ocorre principalmente pelo contato dos indivíduos com bovinos infectados, menos comumente com ovinos e caprinos, ou por contaminação ambiental, especialmente da água e de alimentos. Vários casos de criptosporidiose foram descritos em estudantes de veterinária e em tratadores de animais, decorrentes provavelmente do contato com animais infectados, sobretudo bovinos. Tal quadro reforça as possibilidades de transmissão mencionadas. Recentemente, genótipo canino de *C. parvum* também foi identificado em infecções humanas, denotando a participação de animais de companhia na transmissão zoonótica do parasita. Em contraste, a infecção dos humanos por outras espécies de *Cryptosporidium* ocorre mais raramente. *Cryptosporidium felis* e *Cryptosporidium meleagridis* já foram isolados de pacientes HIV-positivos.

O período de incubação da criptosporidose humana é de 5 a 7 dias e a duração da doença em humanos imunocompetentes varia de 2 dias até 3 semanas. Nos imunodeficientes ou imunossuprimidos, a infecção é crônica, e há sinais clínicos e sintomas, além de eliminação frequente de oocistos.

Os principais sinais clínicos da criptosporidiose nos humanos são representados por diarreia aquosa e profusa, vômitos, anorexia, perda de peso, dores abdominais, febre e desidratação. Nos imunocompetentes, esses sinais e sintomas são mais leves e transitórios. A disseminação da infecção para a vesícula biliar e os ductos biliares, o pâncreas e o sistema respiratório é comum nos pacientes infectados pelo HIV.

A profilaxia da doença para crianças, idosos ou pacientes imunossuprimidos pode ser obtida pela fervura da água, durante 1 min, antes da ingestão.

Deve-se evitar que indivíduos suscetíveis, HIV-positivos ou imunossuprimidos tenham contato com as fezes de animais de estimação, especialmente se tiverem menos de 6 meses de vida, ou é preciso recomendar o uso adequado de luvas. Não se recomenda o afastamento dos indivíduos do convívio com seus animais de estimação, em virtude da forte ligação emocional que une humanos e animais. Pacientes imunossuprimidos devem, preferencialmente, adquirir animais com idade superior a 6 meses, sem sinais entéricos, com orientação das condições de saúde e profilaxia de doenças por médico veterinário.

A utilização de soro hiperimune, obtido a partir de vacas inoculadas no final da gestação, ou o uso de anticorpos monoclonais tem constituído alternativas para o tratamento de criptosporidiose em crianças com agamaglobulinemia congênita.

Todas essas evidências indicam que um grande número de hospedeiros e de genótipos podem estar envolvidos na criptosporidiose. Os recentes estudos de caracterização molecular do protozoário devem facilitar o entendimento da epidemiologia, da virulência e da patogenia do parasito e fornecer subsídios às ações de profilaxia e controle da doença.

Bibliografia

Bogitsh B, Cheng TC. Human parasitology. 2. ed. San Diego: Academic Press; 1998.

Bougiouklis PA, Weissenböck H, Wells A, Miller WA, Palmieri C, Shivaprasad HL. Otitis media associated with Cryptosporidium baileyi in a saker falcon. J Comp Path. 2013;(148):419-23.

Carey CM, Lee H, Trevors JT. Biology, persistence and detection of Cryptosporidium parvum and Cryptosporidium hominis oocysts. Water Res. 2004;(38):818-62.

Chalmers RM, Davies AP. Minireview: clinical cryptosporidiosis. Exp Parasitol. 2010;124(1):138-46.

Fayer R. Taxonomy and species delimitation in Cryptosporidium. Exp Parasitol. 2010;(124):90-7.

Fayer R, Morgan U, Upton SJ. Epidemiology of Cryptoporidium: transmission, detection and identification. Intern J Parasitol. 2000;(30):1305-22.

Fayer R, Santín M, Macarisin D. Crypstosporidium ubiquitum n. sp. in animals and humans. Vet Parasitol. 2010;(172):23-32.

Fortes E. Parasitologia veterinária. 3. ed. São Paulo: Ícone; 1997.

Hajdusek O, Ditrich O, Slapeta J. Molecular identification of Cryptosporidium spp. in animal and human hosts from the Czech Republic. Vet Parasitol. 2004. (122):183-92.

Marquardt WC, Demaree RS, Grieve RB. Parasitology & vector biology. 2. ed. San Diego: Haucourt Academic Press; 2000.

Meireles MV. Cryptosporidium infection in Brazil: implications for veterinary medicine and public health. Rev Bras Parasitol Vet. 2010;(19):197-204.

Noordeen F, Rajapakse RPVJ, Horadagoda NU, Abdoul-Careem MF, Arulkanthan A. Cryptosporidium, an important enteric pathogen in goats- a review. Small Rumin Res. 2012;(106):77-82.

Oliveira Filho JP, Silva DPG, Pacheco MD, Mascarini LM, Ribeiro MG, Alfieri AA *et al.* Diarreia em bezerros da raça nelore criados extensivamente: estudo clínico e etiológico. Pesq Vet Bras. 2007; 27(10):419-24.

Plutzer J, Karanis P. Genetic polymorphism in Cryptosporidium species: an update. Vet Parasitol. 2009;(165):187-99.

Radostits OM, Gay CC, Hinchcliff KW, Constable PD. Veterinary Medicine: A textbook of the diseases of cattle, horses, sheep, pigs and goats. 10. ed. Philadelphia: Saunders Elsevier; 2007. p. 1512-5.

Ribeiro MG, Langoni H, Jerez JA, Leite DS, Ferreira F, Gennari SM. Identification of enteropathogens from buffalo calves with and without diarrhoea in the Ribeira Valley, State of São Paulo, Brazil. Braz J Vet Res Anim Sci. 2000;37(2):159-65.

Robinson G, Wright S, Elwin K, Hadfield SJ, Katzer F, Bartley PM *et al.* Re-description of Cryptosporidium cuniculus Inman and Takeuchi, 1979 (Apicomplexa: Cryptosporidiidae): morphology, biology and phylogeny. Intern J Parasitol. 2010;40:1539-48.

Ruggiero PC, Zacariotti RL, Bondan EF, Lallo MA. Prevalência de Crypstoporidium serpentis em serpentes de cativeiro. Ciênc Rural. 2011;41:1975-8.

Scorza V, Lappin MR. Cryptosporidiosis and Cyclosporiasis. In: Greene CE. Infectious diseases of the dog and cat. 4. ed. St. Louis: Elsevier; 2012. p. 840-51.

Sterling CR, Arrowood MJ. Criptosporidia. In: Kreier JP. Parasitic protozoa. 2. ed. San Diego: Academic Press; 1993. p. 159-225.

Thompson RC, Kutz SJ, Smith A. Parasite zoonoses and wildlife: emerging issues. Int J Environ Res Public 2009;(6):678-93.

Thompson RC, Palmer CS, O'Handley R. The public health and clinical significance of Giardia and Cryptosporidium in domestic animals. Vet J. 2008;(177):18-25.

Xiao L. Host adaptation and host-parasite coevolution in Cryptosporidium: implications for taxonomy and public health. Int J Parasitol. 2002;32:1773-85.

Xiao L. Molecular epidemiology of cryptosporidiosis: an update. Exp Parasitol. 2010;124:80-9.

Eimeriose 93

Edna Michelly de Sá Santos, Rafael Antonio do Nascimento Ramos,
Maria Aparecida da Glória Faustino e Leucio Câmara Alves

Definição

A eimeriose é uma doença entérica causada por protozoários coccídeos do gênero *Eimeria*. Acomete diversas espécies domésticas, principalmente animais jovens.

Etiologia

Os protozoários do gênero *Eimeria* acometem diversas espécies domésticas, com maior importância epidemiológica para os animais de produção (Tabela 93.1).

Os oocistos podem ser identificados com base no formato e no tamanho. Em geral são esféricos, ovais ou elípticos, e as espécies mais comuns variam de 15 a 50 μm. O oocisto possui quatro esporocistos, e cada um contém dois esporozoítos.

Sua parede é composta por dupla membrana, de aspecto liso, coloração marrom-claro a amarelada.

Epidemiologia

A eimeriose é uma doença de distribuição cosmopolita, que acomete diversas espécies domésticas, submetidas aos diferentes sistemas de manejo e produção, embora apresente maior importância diante da intensificação da criação.

Apesar de a doença ser mais prevalente em animais de 1 mês a 2 anos de vida, animais de qualquer faixa etária podem ser acometidos. No Brasil, a eimeriose é considerada a principal parasitose que acomete ruminantes jovens no semiárido nordestino.

Tabela 93.1 Espécies do gênero *Eimeria* segundo hospedeiros de maior importância em Medicina Veterinária.

Hospedeiro	Espécies
Bovinos	*E. zuernii, E. bovis, E. alabamensis*
Caprinos	*E. ninakohlyakimovae, E. joklchijevi, E. alijevi, E. christenseni, E. arloingi*
Ovinos	*E. crandallis, E. ovinoidalis, E. bakuensis*
Equinos	*E. leuckarti*
Coelhos	*E. flavescens, E. intestinalis, E. stiedae*
Aves	*E. tenella, E. necatrix, E. brunetti, E. maxima, E. mitis, E. acervulina*

Nos confinamentos, a doença assume importância econômica bastante significativa, principalmente na forma subclínica, pois, em geral, nesse sistema de criação ocorre maior permanência dos animais no mesmo ambiente. As condições de concentração de animais e o estresse são extremamente favoráveis à ocorrência dessa coccidiose.

A eimeriose subclínica determina reduções na taxa e na eficiência de ganho de peso e no crescimento dos animais afetados, além de torná-los mais suscetíveis a agentes de outras doenças, particularmente de origem entérica. É comum os animais domésticos apresentarem coinfecções de *Eimeria* spp. com patógenos como *Escherichia coli*, *Salmonella* spp., *Cryptosporidium* spp., *Clostridium* spp., rotavírus, coronavírus ou outros enteropatógenos.

Altas taxas de morbidade e mortalidade e impacto econômico negativo nos criatórios estão associadas principalmente aos animais jovens acometidos, responsáveis também pela liberação de grandes quantidades de oocistos no ambiente.

A eimeriose pode ser responsável por graves surtos em animais jovens, os quais podem desenvolver resistência com o decorrer da idade.

Geralmente, os animais são parasitados por um número significativo de espécies de *Eimeria*, que apresentam grande especificidade em relação ao hospedeiro.

Na avicultura, a utilização de coccidiostáticos na ração de frangos não elimina a possibilidade de infecções mistas por diferentes espécies de *Eimeria*, possivelmente por causa do curto poder residual dos princípios ativos utilizados e da alta taxa de prevalência de oocistos.

Os oocistos são estruturas muito resistentes que, em condições favoráveis, podem permanecer infectantes no meio ambiente por vários meses. Resistem à ação da maioria dos desinfetantes comerciais nas concentrações usuais. Entretanto, são destruídos pela dessecação, luz solar direta e calor.

Acredita-se que o contato dos animais com oocistos no meio ambiente estimule a resposta imune de maneira compensatória. O caráter isolado das diferentes linhagens deve ser avaliado sob as mesmas condições de criação para determinar a influência da capacidade genética frente às infecções mistas pelas diferentes espécies de *Eimeria*.

Patogenia

A patogenicidade varia com a espécie do parasita, e poucas eimerias são consideradas patogênicas o suficiente para causar manifestações clínicas da doença. Em geral, as infecções são mistas e nos casos clínicos de coccidiose é comum a coinfecção por mais de uma espécie de *Eimeria* ou combinadas com outros enteropatógenos.

Oocistos não esporulados liberados por hospedeiros infectados são constituídos de uma massa nucleada. No meio ambiente, os oocistos dividem-se por esporogonia, originando quatro esporocistos com dois esporozoítos cada, tornando-s oocistos esporulados. Para que ocorra a esporulação, o oocisto necessita de condições adequadas de oxigênio, umidade e temperatura.

Após a ingestão pelos animais, os oocistos esporulados liberam formas infectantes (esporozoítos) que penetram no epitélio intestinal, multiplicam-se e liberam os merozoítos. Esse processo compreende a reprodução assexuada ou esquizogonia.

Os merozoítos dão início à reprodução sexuada ou gametogonia quando invadem as células intestinais e diferenciam-se em microgametas. A fusão dos núcleos dos microgametas masculinos e femininos originará o zigoto ou oocisto não esporulado, que é liberado para o ambiente pelas fezes.

As células intestinais infectadas criam as áreas de microulcerações. A lâmina própria se contrai e reduz o tamanho das vilosidades e, como consequência, diminui a superfície de absorção do epitélio. A demanda contínua de células determina hiperplasia do epitélio das criptas.

As alterações funcionais causadas pela eimeriose dependem das espécies envolvidas, da localização intestinal e do grau de destruição dos tecidos. Essas alterações podem ser locais ou sistêmicas.

Clínica

Clinicamente, a doença é caracterizada por diarreia, sinais de desidratação, perda de apetite, emaciação e apatia. Quando acomete animais de produção, a forma subclínica da eimeriose é a mais importante sob o ponto de vista econômico e frequentemente leva ao baixo desempenho dos animais, mesmo em condições de manejo ideais.

A diarreia em animais domésticos é observada em graus variados, determinando acidose metabólica por alterações na concentração de proteínas, e eletrólitos (bicarbonato) no plasma sanguíneo do hospedeiro.

Bovinos

Clinicamente, a doença é caracterizada por fraqueza e diarreia com presença de sangue. Quando ocorre a infecção do intestino grosso, estrias de sangue podem ser observadas nas fezes. Sinais de desidratação, emaciação, perda de apetite e apatia também são observados. A mortalidade ocorre em índices bastante variáveis.

Caprinos e ovinos

Perdas econômicas consideráveis são observadas na doença clínica em pequenos ruminantes, assim como na forma subclínica. Esta, por sua vez, provoca prejuízos muitas vezes ignorados pelo produtor, mas que são constantes e de grande impacto econômico.

A coccidiose clínica de caprinos e ovinos ocorre principalmente em cabritos e cordeiros jovens, geralmente em criações intensivas.

Coelhos

A eimeriose clínica em coelhos é mais comum próximo ao período do desmame. A sintomatologia causada por *E. stiedae* inclui enfraquecimento, diarreia, ascite e poliúria. *E. stiedae* infecta os ductos biliares, causando colangite.

Na infecção pelas espécies intestinais *E. flavescens* e *E. intestinalis*, a prevalência da infecção é maior em animais jovens do que nos adultos. O principal sinal clínico da eimeriose em coelhos é a diarreia profusa, particularmente nos filhotes de criações em regime intensivo.

Aves

E. tenella é a espécie do coccídio mais patogênica para aves. Trata-se da causadora da coccidiose cecal. A doença clínica ocorre quando grandes quantidades de oocistos são ingeridas durante um curto período. A intensidade das alterações clínicas e patológicas é influenciada pela dose infectante de oocistos.

Diversas espécies de *Eimeria* podem acometer o intestino delgado das aves, com destaque para *E. acervulina*. As lesões provocadas no epitélio intestinal, resultantes das fases de desenvolvimento, prejudicam os índices zootécnicos dos frangos e, consequentemente, o resultado econômico da empresa avícola. Em aves, observou-se que a acentuada hipoproteinemia, os distúrbios eletrolíticos e a drástica redução no fluido extracelular podem resultar em choque irreversível que, ocasionalmente, evolui para óbito.

Diagnóstico

Diferentes métodos são utilizados para o diagnóstico do gênero *Eimeria*. Os métodos diagnósticos tradicionais baseiam-se em exames de fezes, os quais visam a identificar as características morfológicas dos oocistos, a biologia do parasito, os sinais clínicos dos animais acometidos e as lesões macroscópicas dos órgãos afetados durante a necropsia.

No diagnóstico de rotina, utiliza-se o método clássico de flutuação fecal pela técnica de McMaster, descrita por Gordon e Whitlock (1939) e modificada por Whitlock (1948).

Identificam-se as espécies por meio das fezes parasitadas misturadas ao dicromato de potássio (a 2,5%) para esporulação. As características morfológicas apresentadas pelos oocistos permitem a caracterização das espécies.

Exames histopatológicos dos órgãos acometidos de animais que evoluem para óbito permitem determinar o tipo de processo inflamatório e a identificação do agente causal.

Estudos recentes têm utilizado técnicas moleculares (PCR) na detecção das espécies de Eimeria que parasitam os animais domésticos.

Tratamento

Estão disponíveis diversos fármacos para o tratamento da eimeriose (Tabela 93.2).

De maneira geral, as sulfonamidas são indicadas no tratamento da eimeriose em bovinos, equinos, suínos, pequenos ruminantes, coelhos e aves, na dose de 50 mg/kg no primeiro dia e depois a 25 mg/kg, a cada 24 h VO, por 21 dias.

O amprólio (solução a 9,6%) é indicado no tratamento de bovinos, equinos e aves, além de outros animais domésticos com eimeriose, na dose de 3 mℓ diluídos em 3,8 ℓ de água, oferecido na água fornecida aos animais por 21 dias.

Profilaxia e controle

Para a profilaxia da eimeriose, recomenda-se que os animais sejam criados em instalações limpas e secas, separados de acordo com a idade e, sempre que possível, deve-se evitar grandes concentrações em pequenas áreas por longos períodos. Os bebedouros e comedouros precisam ser dispostos de maneira que não possibilitem a contaminação com material fecal dos animais. A remoção de fezes e camas dos animais deve ser realizada com maior frequência para reduzir a disponibilidade de oocistos no meio ambiente. Embora os oocistos sejam resistentes à ação de vários desinfetantes, altas concentrações de hipoclorito de sódio e amônia têm ação moderada sobre essas formas parasitárias e podem auxiliar no controle da doença.

Para o controle da eimeriose, muitos coccidiostáticos são incorporados na alimentação dos animais. Água, ração, leite e até mesmo sal mineral (este último para os ruminantes) são substratos utilizados para a administração desses fármacos que visam ao controle da doença nos criatórios.

A utilização de compostos químicos é o método mais comum e eficiente no controle da eimeriose em granjas comerciais. Esses produtos são administrados desde o primeiro dia de vida das aves até 7 dias antes do abate.

Tabela 93.2 Fármacos utilizados no tratamento da eimeriose em diferentes espécies domésticas.

Animais	Fármacos
Bovinos, caprinos e ovinos	Sulfadimidina Amprólio Etopabato Decoquinato
Equinos	Sulfadimidina
Coelhos	Amprólio
Aves	Sulfadimidina Sulfaquinoxalina Sulfonamidas Amprólio Etopabato

Bibliografia

Almeida AJ, Mayen FL, Oliveira FCR. Espécies do gênero Eimeria observadas em fezes de coelhos domésticos (Oryctolagus cuniculus) criados no município de Campos dos Goytacazes, estado do Rio de Janeiro, Brasil. Rev Bras Parasitol Vet. 2006;15(4):163-6.

Bomfim TCB, Lopes CWG. Levantamento de parasitos gastrintestinais em caprinos da região serrana do Estado do Rio de Janeiro. Rev Bras Parasitol Vet. 1994;3(2):119-24.

Catchpole J, Norton CC, Gregory MW. Immunization of lambs against coccidiosis. Vet Rec 1993;132:56-9.

Costa VM, Simões SVD, Riet-Correa F. Doenças parasitárias em ruminantes no semiárido brasileiro. Pesq Vet Bras. 2009;29(7):563-8.

Dutra I. Coccidiose em Bovinos. Boletim Técnico Alpharma. São Paulo; 2001. p. 1-3.

Faizal ACM, Rajapakse RP, Jayasinghe SR, Rupasinghe V. Prevalence of Eimeria spp. and gastrintestinal nematodes *versus* weight gains in treated goats raised in the dry areas of Sri Lanka. Small Rum Res. 1999;34:21-5.

Fernandez S, Pagotto AH, Furtado MM, Katsuyama AM, Madeira AM, Gruber A. A multiplex PCR assay for the simultaneous detection and discrimination of the seven Eimeria species that infect domestic fowl. Parasitol Res. 2003;27:317-25.

Filho LCD, Mendes CMI. Viabilidade técnica e econômica na criação alternativa de frangos. In: Congresso apinco de ciência e tecnologia avícola. 20. Campinas; 2001. Anais. Campinas: Fundação APINCO de Ciência e Tecnologia Avícola. p. 255-66; 2001.

Foreyt WJ. Coccidiosis and cryptosporidiosis in sheep and goats. Vet Clin N Am Food Anim Pract. 1990;6:655-70.

Freitas FL, Almeida K de S, do Nascimento AA, Tebaldi JH, Machado RZ, Machado CR. Aspectos clínicos e patológicos em frangos de corte (Gallus gallus domesticus) infectados experimentalmente com oocistos esporulados de Eimeria acervulina Tyzzer, 1929. Rev Bras Parasitol Vet. 2008;17(1):16-20.

Hassum IC, Paiva RV, Menezes RC. Frequência, dinâmica e morfologia dos oocistos de Eimeria bakuensis (Apicomplexa: Eimeridae) em ovinos de diferentes categorias de produção de uma criação no município de Petrópolis. Rev Bras Med Vet São Paulo. 2011;11(1):19-25.

Hein H. Pathogenic effects of Eimeria necatrix in young chickens. Experimental Parasitology. 1971;30:321-30.

Grès V, Voza T, Chabaud A, Landau I. Coccidiosis of the wild habbit (Oryctolagus cuniculus) in France. Parasite. 2003;10(3):51-7.

Lien YY, Sheu SC, Liu HJ, Chen SC, Tsai MY, Luo SC *et al.* Cloning and nucleotide sequencing of the second internal transcribed spacer of ribosomal DNA for three species of Eimeria from chickens in Taiwan. Vet J. 2007;173:186-91.

Lima JD. Coccidiose dos ruminantes domésticos. Rev Bras Parasitol Vet. 2004;13(1):9-13.

Long PL, Joyner LP. Problems inidentification of species of Eimeria. J Protozool. 1984;31:535-41.

Luchese FC, Perin M, Aita RS, Mottin VD, Molento MB, Monteiro SG. Prevalência de espécies de Eimeria em frangos de criação industrial e alternativa. Braz J Vet Res Animal Sci. 2007;44(2):81-6.

Martins Filho E, Menezes RCAA. Parasitos gastrintestinais em caprinos (Capra hircus) de uma criação extensiva na microrregião de Curimataú, Estado da Paraíba, Brasil. Rev Bras Parasitol Vet. 2001;10:41-44.

Nielsen K *et al.* Pathophysiology of gastrintestinal parasitism. In: Parasites – their World and Ours. Toronto: Elsevier; 1982. p. 248-51.

Rebouças MM, Amaral V, Tucci EC, Spósito Filha E, Alberti H, Murakami TO. Identificação de espécies do gênero Eimeria Schneider, 1875 parasitas de caprinos no Estado de São Paulo- Brasil (Apicomplexa, Eimeriidae) Rev Bras Parasitol Vet. 1992;1:61-4.

Silva TP, Facury Filho EJ, Nunes ABV, Albuquerque FH, Ferreira PM, Carvalho AU. Dinâmica da infecção natural por Eimeria spp. em cordeiros da raça Santa Inês criados em sistema semi-intensivo no Norte de Minas Gerais. Arq Bras Med Vet Zootec. 2007;59(6): 468-72.

Giardíase 94

Maria Anete Lallo e Eduardo Fernandes Bondan

Definição

A giardíase é uma doença causada pelo protozoário flagelado *Giardia* sp., caracterizada por sinais entéricos em ampla variedade de animais e humanos. É considerada uma das parasitoses intestinais mais prevalentes em todo o mundo.

Sinonímias: giardíase, giardiose, lamblíase.

Etiologia

O gênero *Giardia* pertence ao filo *Sarcomastigophora*, classe *Zoomastigophorea*, ordem *Diplomonadida*, subordem *Diplomonadina* e família *Hexamitidae*. A classificação mais aceita para o gênero *Giardia* baseia-se nas características morfológicas do parasita. São descritas seis espécies do gênero *Giardia*: *G. agilis*, *G. muris*, *G. psittaci*, *G. ardeae*, *G. microti* e *G. duodenalis* (Tabela 94.1), esta última também denominada de *G. intestinalis* ou *G. lamblia*.

Tabela 94.1 Espécies e genótipos do gênero *Giardia* que acometem animais e humanos.

Hospedeiros	Espécies e genótipos
Rato almiscarado (*muskrat*), ratazana (*voles*)	*G. microti*
Anfíbios	*G. agilis*
Roedores	*G. muris*
Aves	*G. psittaci*
	G. ardeae
Mamíferos	*G. duodenalis* (*G. intestinalis* ou *G. lamblia*)
Humanos, primatas, cães, gatos, bovinos, roedores, animais selvagens	Genótipo A
Humanos, primatas, cães, equinos, bovinos	Genótipo B
Cães	Genótipo C
	Genótipo D
Ungulados	Genótipo E
Gatos	Genótipo F
Roedores	Genótipo G

Nos últimos anos, além da distinção de espécies pelas características morfológicas, *Giardia* sp. tem sido agrupada por suas diferenças genotípicas. *G. duodenalis*, a espécie mais difundida entre os mamíferos, possui grande heterogeneidade genotípica, dividida em sete grupos genéticos classificados de A a G, entre os quais o genótipo A apresenta grande potencial zoonótico. Em relação aos animais domésticos, os bovinos são acometidos preferencialmente pelos genótipos A e B. Nos cães são encontrados principalmente os genótipos A, B, C e D; nos gatos, os genótipos A e F; e, nos equinos, apenas o genótipo B. Os humanos são infectados preferencialmente pelos genótipos A e B (ver Tabela 94.1).

Esse protozoário possui duas formas simples de vida denominadas trofozoíto e cisto. O trofozoíto é a forma do parasita do intestino delgado, enquanto o cisto é a forma de resistência encontrada nas fezes e o grande responsável pela contaminação do ambiente e disseminação da doença.

O trofozoíto tem formato piriforme e mede de 10 a 20 μm de comprimento por 5 a 15 μm de largura. Tem simetria bilateral, dois núcleos, oito flagelos e uma área ovoide denominada disco adesivo (Figura 94.1). Os trofozoítos

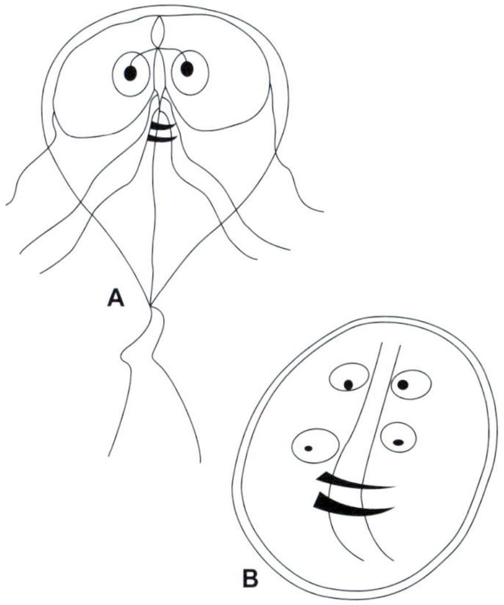

Figura 94.1 Formas parasitárias de *Giardia*. **A.** Vista ventral do trofozoíto. **B.** Cisto.

têm como *habitat* o intestino delgado onde se movimentam graças aos flagelos, embora muitos sejam encontrados aderidos à mucosa intestinal pelo disco adesivo.

Este gênero não possui mitocôndrias e vive em condições de anaerobiose ou de microaerofilia, apesar de ser aerotolerante. O metabolismo do gênero *Giardia* é fermentativo, tanto em condições anaeróbicas como aeróbicas.

O cisto é ovoide, mede de 8 a 12 μm de comprimento por 7 a 10 μm de largura, tem quatro núcleos e é envolto por uma parede proteinácea fibrosa que lhe confere resistência no ambiente (Figura 94.1).

Giardia sp. tem um ciclo de vida direto e sua transmissão é orofecal (Figura 94.2). A ingestão de água contaminada com cistos representa a principal forma de transmissão para os humanos e animais. Portanto, esta é uma doença de veiculação hídrica. A infecção pode ocorrer também pela ingestão de alimentos contaminados por fômites, mãos e lambedura dos pelos contaminados.

➤ Epidemiologia

A giardíase está distribuída em todo o mundo. A doença acomete vários vertebrados, incluindo mamíferos, répteis e pássaros. Sua prevalência em animais domésticos é muito variável. Por ano são descritos mais de 250 milhões de casos sintomáticos em humanos. Recentemente, a giardíase foi incluída na lista de Doenças Negligenciadas pela Organização Mundial da Saúde.

Entre as espécies de *Giardia,* apenas *G. duodenalis* é observada em humanos, animais de produção e de estimação. Os animais são acometidos preferencialmente por certos genótipos, porém a maioria é suscetível às infecções pelos genótipos A e B também encontrados em humanos (ver Tabela 94.1). Os estudos moleculares que visam a associar a infecção de humanos com infecções concomitantes em animais são restritos. Em bovinos predominam as infecções pelo genótipo A. Em aborígenes australianos foram evidenciados 13 casos em humanos e nove em cães do genótipo A. Da mesma maneira, encontram-se casos de giardíase pelos genótipos A e B simultaneamente em cães e seres humanos em Bangkok. No Brasil, a giardíase foi descrita em uma criança e seu cão pelo genótipo A.

Alguns animais selvagens, como castores e ratazanas, os quais apresentam maior prevalência de giardíase pelo genótipo B, têm sido historicamente considerados importantes fontes de contaminação da água pelo parasita.

A importância da giardíase em carnívoros domésticos é pouco investigada. Estima-se que a prevalência em cães oscile entre 12 e 50%; em gatos, varia de 1,4 a 11%. Os animais imunodeficientes ou imunossuprimidos, jovens e/ou criados em canis ou gatis são mais suscetíveis à infecção por esse protozoário.

A giardíase provavelmente é subestimada como causa de diarreia em bovinos e ovinos. Estudos revelam prevalências de 52 e 40%, respectivamente, em fazendas de criação de bovinos e ovinos. Foram descritos menos casos em equinos com diarreia crônica e com sinais de dor abdominal. Em suínos e caprinos a prevalência é similar a observada em bovinos e ovinos. Chinchilas e coelhos jovens também podem ser severamente acometidos pelo protozoário. A mortalidade da doença é reduzida, exceto nos casos de coinfecção com outros enteropatógenos, em que alguns animais podem evoluir para óbito.

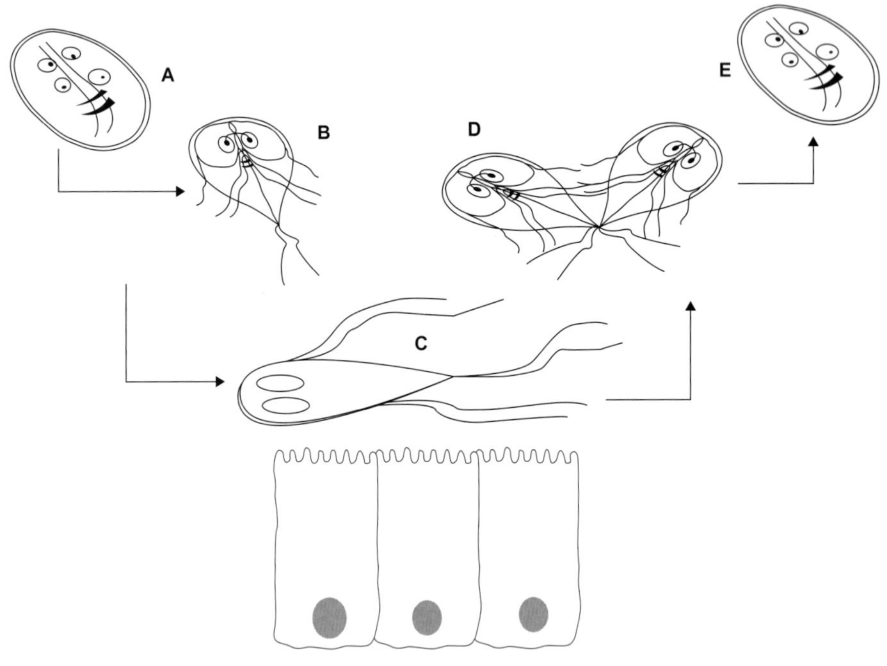

Figura 94.2 Ciclo de vida do gênero *Giardia*. **A.** Cisto de *Giardia* ingerido pela água, alimentos e contato com fômites. **B.** Liberação de trofozoítos no intestino delgado. **C.** Adesão de trofozoítos à mucosa do intestino delgado. **D.** Multiplicação por fissão binária. **E.** Eliminação dos cistos nas fezes.

A ingestão de apenas dez cistos de *Giardia* é suficiente para determinar a doença, e uma pessoa infectada pode eliminar até 300 milhões de cistos por mℓ de fezes.

A infecção é adquirida pela ingestão de água ou alimentos contaminados com cistos. Os cistos eliminados pelas fezes permanecem viáveis na água por semanas, o que facilita a transmissão. Os animais podem eliminar os cistos de forma contínua ou intermitente. A sobrevivência dos cistos na água depende da temperatura, podendo permanecer viáveis por até 2 meses em água a 8°C e por apenas 4 h na água a 37°C. O parasita não sobrevive ao congelamento. Animais jovens e fêmeas no período periparto eliminam maior quantidade de cistos nas fezes. Em animais de produção, a maior eliminação do parasita nas fezes ocorre entre a 1ª e 6ª semanas de vida, e tendem a encerrar após o desmame, embora possa permanecer em alguns animais de maneira crônica.

A contaminação da água ocorre pelo esgoto de origem humana ou por fezes de animais infectados. A ocorrência de giardíase em áreas pouco povoadas, como na região ártica do Canadá, reforça a hipótese de que animais silvestres, como os castores, constituam importantes fontes de infecção. Os castores apresentam 44% de prevalência de *Giardia* sp. e, portanto, são considerados potenciais reservatórios do parasita.

Ocasionalmente, *Giardia* sp. pode ser transmitida por carnivorismo, quando carnívoros selvagens predam outras espécies que albergam o parasita no intestino.

Patogenia

Os mecanismos patogênicos envolvidos na giardíase em animais são pouco conhecidos, embora evidências indiquem que a patogenia da giardíase é multifatorial. A infecção pelo gênero *Giardia* causa diversas alterações intestinais que resultam em diarreia por hipersecreção (cloretos) e em sinais característicos de má absorção, principalmente de sódio e glicose. Os diferentes genótipos de *G. duodenalis* podem provocar variações na gravidade dos sinais clínicos em animais. O microrganismo não tem características invasivas e fica restrito ao trato intestinal.

Após a infecção, o cisto ingerido sofrerá desencistamento em razão do ácido clorídrico e das enzimas pancreáticas, liberando dois trofozoítos que aderem à borda em escova dos enterócitos. A localização dos trofozoítos no intestino delgado varia conforme o hospedeiro e o tipo de dieta, embora seja encontrado mais frequentemente no duodeno e jejuno, podendo atingir também o íleo. Em cães, os trofozoítos predominam no duodeno e no íleo, enquanto em gatos são encontrados principalmente no jejuno e no íleo.

Os trofozoítos iniciam a multiplicação assexuada por fissão binária e sofrem encistamento por ação dos sais biliares e do pH alcalino, apesar de o mecanismo e o local onde ocorre esse processo permanecerem desconhecidos. Embora os trofozoítos possam ser eliminados pelas fezes diarreicas, é mais comum o encontro dos cistos nas fezes, poucos dias após a infecção.

Os trofozoítos aderem à mucosa intestinal mediados pelo disco adesivo, o que causa encurtamento e atrofia das vilosidades, redução da borda em escova e lesão dos enterócitos. Acredita-se que os maiores danos provocados na mucosa intestinal se devem ao fato de os trofozoítos migrarem com facilidade de um local para outro no intestino delgado. Simultaneamente, as lesões epiteliais se intensificam pela instalação da resposta inflamatória contra o parasita. A lesão causada pelo protozoário é mais grave nos segmentos iniciais do intestino delgado.

Com a evolução da infecção, as vilosidades e microvilosidades sofrem atrofia, as criptas de Lieberkühn são acometidas por hiperplasia e observa-se infiltrado inflamatório na lâmina própria. Como consequência, há diminuição da produção e da atividade das enzimas da borda em escova, especialmente das dissacaridases, com diminuição das funções digestivas e absortivas dos enterócitos. A renovação epitelial por enterócitos imaturos compromete ainda mais a capacidade de digestão e absorção do intestino delgado.

Evidências recentes sugerem que o parasita cause apoptose das células intestinais, com consequente aumento da permeabilidade intestinal.

A possibilidade de variação de virulência entre linhagens de *Giardia* sp. é aceita pelos pesquisadores. Adicionalmente, a resposta imune do hospedeiro exerce papel fundamental na ocorrência da forma clínica ou assintomática da infecção, pois os quadros mais graves ocorrem em indivíduos jovens e imunossuprimidos.

Os principais elementos da resposta imune envolvidos no combate à *Giardia* sp. incluem as imunoglobulinas das classes IgM, IgG e IgA. Destas, a última interfere na aderência do parasita à mucosa, na resposta imune celular, na atividade dos macrófagos (incluindo fagocitose e apresentação antigênica), dos monócitos e dos neutrófilos.

Clínica

A giardíase pode apresentar-se como infecção assintomática ou sintomática, aguda ou crônica. Em animais adultos, a infecção é rara e, em geral, assintomática. Em contraste, em animais jovens, com idade inferior a 1 ano, os sinais clínicos entéricos podem estar presentes e a identificação do parasita nas fezes é mais comum.

De modo geral, os sinais clínicos observados na giardíase em animais domésticos incluem diarreia aguda ou crônica, de aspecto pastoso, além de esteatorreia, dor abdominal, letargia, anorexia, flatulência, fadiga, distensão abdominal, náuseas, presença de muco nas fezes, déficits de crescimento e perda de peso.

Em cães, a doença clínica é incomum e, quando ocorre, geralmente envolve animais jovens. A maioria dos animais de companhia que eliminam o parasita não apresenta sinais entéricos. Animais doentes têm perda de peso, retardo no crescimento, diarreia crônica contínua ou intermitente. No entanto, não apresentam vômito ou febre. As fezes encontram-se amolecidas, pálidas, malformadas, com muco ou esteatorreicas. O período pré-patente da infecção por *Giardia* sp. varia de 5 a 12 dias (8 dias em média) no cão e de 5 a 16 dias (10 dias em média) no gato.

Bovinos e ovinos apresentam diarreia aquosa ou pastosa, com grande quantidade de muco, distensão abdominal, apetite diminuído, caquexia ou pobre ganho de peso. O período pré-patente é de 3 a 5 dias e pode durar 6 semanas, com eliminação intermitente de cistos. Em chinchilas e coelhos, diarreia catarral causada por *Giardia* sp. determina alta mortalidade nos plantéis.

Diagnóstico

A eliminação intermitente dos cistos e a presença de sinais clínicos inespecíficos dificultam o diagnóstico de *Giardia* sp. Assim, são necessários vários exames fecais em intervalos de 4 a 5 dias. Por causa dessas dificuldades de diagnóstico, a prevalência do parasita costuma ser subestimada em animais.

Giardia sp. frequentemente é encontrada em animais de produção em infecções concomitantes com outros enteropatógenos, como *Escherichia coli* enterotoxigênica, rotavírus, coronavírus e *Clostridium* sp. Esse parasita já foi identificado em coinfecções com *Cryptosporidium* sp. e *Tritrichomonas foetus* em cães e gatos. Dessa maneira, a abordagem dos casos de enterite em animais domésticos deve ser realizada sob a forma de síndrome, investigando simultaneamente os principais enteropatógenos de origem parasitária, bacteriana e viral.

A realização do esfregaço de fezes é a forma mais simples de diagnóstico, embora provavelmente de eficácia reduzida na pesquisa de *Giardia* sp. Nas fezes diarreicas, eventualmente se encontram trofozoítos, facilmente visualizados por causa de sua movimentação circular. Já os cistos podem ser observados nas fezes com consistência pastosa ou firme. Organismos do gênero *Tritrichomonas* dispõem de estrutura similar e podem ser confundidos com *Giardia* sp. no exame direto, apesar de *Tritrichomonas* sp. apresentar membrana ondulante. O uso de solução de lugol e azul de metileno pode auxiliar na identificação das estruturas internas do gênero *Giardia* na visualização direta. Caso o material fecal não seja examinado de imediato no esfregaço de fezes, pode ser refrigerado (4 a 8°C) por alguns dias, visando ao diagnóstico por técnicas de flutuação em soluções saturadas. No entanto, não se recomenda o congelamento das fezes para o diagnóstico do parasita.

Técnicas que promovem a flutuação dos cistos, utilizando-se soluções saturadas de sulfato de zinco e de açúcar, são os principais métodos utilizados na rotina diagnóstica. Raramente os trofozoítos são identificados nesses métodos de flutuação. Como ocorre a liberação intermitente dos cistos, recomenda-se o exame de três amostras de fezes, a cada 48 h, antes de acusar o animal como negativo.

Outra maneira de determinar o diagnóstico é por meio do teste de ELISA, que detecta antígenos de *Giardia* sp. nas fezes de cães e gatos conservadas em formol ou mantidas sob refrigeração. Em humanos, a sensibilidade e a especificidade desse teste são elevadas (100 e 96%, respectivamente), o que permite o diagnóstico acurado em curto período. Entretanto, a utilização em cães e gatos revela resultados similares às técnicas de flutuação, as quais são preferidas pelo baixo custo e a facilidade de execução.

A coleta de fragmentos duodenais para a identificação de trofozoítos do parasita é uma técnica alternativa de diagnóstico em cães. No entanto, a necessidade de anestesia dos animais e de equipamentos de endoscopia tem reservado esse método para abordagens de pesquisa.

Em países da Europa e nos EUA, as técnicas de imunofluorescência indireta por meio de anticorpos monoclonais estão disponíveis em *kits* comerciais para o diagnóstico sorológico dos gêneros *Giardia* e *Cryptosporidium*. Esse diagnóstico busca detectar, respectivamente, cistos e oocistos nas fezes de cães e gatos. Tais testes revelam os cistos de *G. duodenalis* dos genótipos C e F.

A reação em cadeia pela polimerase (PCR) tem se mostrado promissora no diagnóstico do parasita nas fezes. No entanto, apesar da alta especificidade do teste, apresenta custo elevado. A presença de inibidores nas fezes pode causar resultados falso-negativos. Ainda, a PCR pode acusar reação positiva na presença de parasitas não viáveis nas fezes. Dessa maneira, não é indicada isoladamente como teste diagnóstico, contudo é utilizada principalmente nos estudos epidemiológicos ou de pesquisa.

Apesar da baixa mortalidade, o exame *post-mortem* de animais domésticos com giardíase pode revelar linfadenite mesentérica, congestão intestinal e presença de fezes amolecidas no lúmen intestinal. Histologicamente, observam-se encurtamento e atrofia das vilosidades e redução da borda em escova dos enterócitos, com presença dos trofozoítos aderidos às células intestinais.

Tratamento

Estudos moleculares permitem observar grande variabilidade genética no gênero *Giardia*, a qual pode justificar respostas distintas observadas nos tratamentos convencionais, bem como diferenças de virulência e de especificidade para hospedeiros.

Ainda não estão disponíveis fármacos para o tratamento específico do gênero *Giardia* em animais. Dessa maneira, a maioria dos ensaios terapêuticos está baseada na experiência do tratamento em humanos. A Tabela 94.2 apresenta os principais fármacos utilizados no tratamento da giardíase em cães e gatos.

Muitos fármacos utilizados no tratamento de giardíase apresentam bons resultados no combate ao parasita, embora possam causar diversos efeitos colaterais, como a quinacrina. Estudos revelaram que esse fármaco apresenta 100% de eficácia no combate à giardíase, todavia pode provocar reações adversas nos hospedeiros, como vômito, anorexia, letargia, hipertermia e distúrbios intestinais.

A furazolidona tem ação contra bactérias gram-positivas e gram-negativas e alguns protozoários. Apesar de o mecanismo de ação desse fármaco não estar perfeitamente elucidado, parece ser mais efetivo do que a quinacrina no tratamento da giardíase. Além disso, a furazolidona é bem tolerada pela ausência de sabor, apesar do uso proibido para animais de produção no Brasil.

Os compostos nitroimidazóis, como metronidazol, ipronidazol, secnidazol e tinidazol têm sido empregados com sucesso no tratamento da giardíase. O metronidazol é o fármaco mais comumente utilizado, com boa eficácia em cães e gatos. Essas características popularizaram a utilização do fármaco no tratamento da giardíase. No entanto, podem ocorrer efeitos adversos neurológicos em animais tratados por tempo prolongado ou em altas doses. O tinidazol é bastante similar ao metronidazol, porém tem meia-vida plasmática maior, fato que possibilita seu uso 1 vez/dia.

A indicação dos benzimidazóis no tratamento da giardíase tem aumentado nos últimos anos em decorrência de sua baixa toxicidade, custo reduzido e amplo espectro de ação contra parasitoses intestinais. *In vitro*, o albendazol é cerca de 50% mais eficaz do que o metronidazol e 10 a 40% mais eficaz do que a quinacrina. O fenbendazol e o mebendazol são utilizados também no tratamento da giardíase, com pouco ou nenhum efeito colateral. O ipronidazol (126 mg/ℓ, *ad libitum*, por 7 dias) é recomendado quando vários animais (principalmente cães) devem ser tratados simultaneamente, já que é utilizado na água de bebida e apresenta baixo custo. No entanto, não está disponível comercialmente no Brasil.

Em bezerros, o albendazol (20 mg/kg, a cada 12 h, por 3 dias) ou o fenbendazol (10 mg/kg, a cada 12 h, por 3 dias) tem sido utilizado com resultados satisfatórios no tratamento. Alguns cães e gatos apresentam pancitopenia quando tratados com albendazol e, por causa desse efeito adverso, o uso desse fármaco ainda não é permitido para animais de companhia nos EUA.

A administração de tabletes de Drontal Plus® (febantel, pirantel e praziquantel) também é aplicada no tratamento da giardíase em cães. O produto deve ser administrado por via oral, a cada 24 h, durante 3 a 5 dias. Os resultados variam entre os autores.

A azitromicina, fármaco do grupo dos macrolídeos, foi utilizada no tratamento de cães na dose de 10 mg/kg (1 vez/dia, por 5 dias), sem sinais adversos. Após o tratamento, não se observou diarreia, e cistos do parasita não foram detectados por PCR nas fezes.

Para minimizar os efeitos colaterais provocados pelo uso individual de alguns fármacos e melhorar os resultados terapêuticos sobre os animais acometidos, recomenda-se a combinação de medicamentos como o timidazol e a furazolidona, os quais mostram sinergismo *in vitro* contra *Giardia* sp.

Somente o tratamento com os fármacos citados não é capaz de controlar a infecção por *Giardia* sp. na maioria das espécies animais, visto que a reinfecção ocorre rapidamente por causa do alto nível de contaminação ambiental. Assim, recomendam-se, concomitantemente ao tratamento, medidas de profilaxia, como a remoção das fezes do ambiente, o que minimiza os riscos de reinfecção.

Como tratamento de suporte, recomenda-se a retirada da alimentação dos animais com diarreia nos primeiros dias dos sinais entéricos, além disso deve-se promover a reposição intravenosa de fluidos e administração de silimarina.

Tabela 94.2 Principais fármacos utilizados no tratamento de giardíase em cães e gatos.

Princípio ativo	Espécie animal	Dose	Via de administração	Duração (dias)	Efeitos colaterais
Quinacrina	C C G	6,6 mg/kg a cada 12 h 9 mg/kg a cada 24 h 2,3 mg/kg a cada 24 h	VO VO VO	5 6 12	Vômitos, anorexia, letargia, hipertermia e diarreia
Furazolidona	C e G	4 mg/kg a cada 12 h	VO	5	Náuseas, vômitos, cefaleia, reações de hipersensibilidade, erupções vesiculares, prurido
Metronidazol	C G	15 a 30 mg/kg a cada 12 h 10 a 25 mg/kg a cada 12 h	VO VO	5 5	Dor em membros, prurido, convulsões, diarreia, náuseas, vômitos, anorexia e ação mutagênica
Tinidazol	C	44 mg/kg a cada 24 h	VO	3	Náuseas, anorexia, cefaleia, fadiga, leucopenia e reações de hipersensibilidade
Fenbendazol	C e G	50 mg/kg a cada 24 h	VO	3 a 5	Náuseas, vômitos e reações alérgicas
Albendazol	C G	25 mg/kg a cada 12 h 25 mg/kg a cada 12 h	VO VO	2 5	Cefaleia, dor epigástrica, hipertermia, prurido, vômitos e diarreia

C = cães; G = gatos. VO = via oral.

Profilaxia e controle

Como a transmissão da doença ocorre pela contaminação da água, dos alimentos e do ambiente (Quadro 94.1), a prevenção da giardíase inclui medidas sanitárias gerais no ambiente de criação dos animais e ações específicas (vacinação).

As medidas gerais incluem a proteção da água de provável contaminação e tratamento do esgoto de origem humana ou dos animais. É preciso cuidado especial com dejetos de criatórios de animais que possam contaminar nascentes, efluentes, poços ou qualquer outra coleção hídrica utilizada para humanos. Como *Giardia* sp. é resistente à rotina de cloração da água, recomenda-se que a floculação, a sedimentação e a filtração da água sejam realizadas antes de seu consumo. Quando a água não for submetida a tal tratamento, deve-se proceder à fervura, no sentido de promover a total eliminação dos cistos do parasita.

É importante ainda promover a remoção diária das fezes e desinfecção química periódica a base de amônia quaternária ou hipoclorito de sódio (a 5%, diluído 1:30), aliada a desinfecção física ("vassoura de fogo") em canis, gatis, baias, ambulatórios, centros cirúrgicos veterinários ou ambientes de intenso fluxo de animais.

Todos os animais ou pessoas positivas para *Giardia* sp. devem receber tratamento. O período pré-patente da giardíase é extremamente curto, e o animal pode sofrer nova reinfecção e iniciar a eliminação de cistos 5 dias após o último tratamento.

Em canis e gatis é fundamental estabelecer uma área limpa onde os animais deverão ser colocados após receber o tratamento antigiardíase. Para evitar que o animal carreie em seu pelame cistos provenientes das fezes de outros animais e contamine as áreas livres do parasita, recomendam-se banhos periódicos (15 a 21 dias de intervalo).

Quadro 94.1 Possíveis fontes de contaminação de alimentos pelo gênero *Giardia* para humanos e/ou animais.

Falta de higiene de manipuladores de alimentos
Uso de fezes contaminadas, estrume e chorume como fertilizante para a agricultura
Pastoreio de gado próximo da agricultura
Defecação de hospedeiros selvagens infectados em plantações
Contaminação de alimentos vetores coprófagos contaminados por fezes
Uso de esterco de origem animal ou solo contaminado com fezes humanas na agricultura
Uso de água contaminada ou esterco para irrigação
Uso de água contaminada para diluir inseticidas ou fungicidas
Lavagem de saladas ou alimentos crus em água contaminada
Uso de água contaminada para preparar gelo ou alimentos congelados
Uso de água contaminada no preparo de alimentos que recebem o mínimo de aquecimento ou tratamento com conservantes

A profilaxia específica da giardíase em cães pode ser realizada pelo uso de vacina comercial contendo *G. lamblia*, disponível em alguns países. A vacina é preconizada para cães saudáveis com mais de 8 semanas de vida, na dose de 1 mℓ SC, com reforço dentro de 2 a 4 semanas após e revacinações anuais.

Experimentalmente, a vacina anti-*Giardia* tem sido utilizada em cães com giardíase não responsiva aos fármacos indicados no tratamento da doença.

Saúde Pública

A giardíase e a criptosporidiose figuram entre as doenças de veiculação hídrica mais preocupantes em Saúde Pública nos países desenvolvidos. Estima-se que as doenças afetem cerca de 280 milhões de indivíduos por ano. O maior risco de transmissão do parasita pelos animais está relacionado com os genótipos A e B de *G. duodenalis*, os quais são encontrados tanto em humanos como em animais de produção, de companhia, selvagens e roedores.

Nos humanos, a prevalência da doença depende do nível de higiene da população, variando de 2 a 43%. As crianças são mais suscetíveis à infecção por causa da baixa imunidade e pela falta de hábitos higiênicos. Nos adultos, a primoinfecção pode conferir certo grau de resistência às infecções subsequentes, o que reduz a prevalência nessa faixa etária.

Nas pessoas, a infecção ocorre, em geral, pela ingestão de água contaminada ou após a prática de natação em piscinas ou outras coleções de água.

Os animais de produção, em especial os bovinos, são considerados potenciais fontes de infecção para os humanos. Estima-se que um bovino com giardíase possa eliminar até 1 milhão de cistos por g de fezes. Portanto, poucos animais infectados constituem um grande risco para a Saúde Pública.

Embora a giardíase seja classificada como uma zoonose pela Organização Mundial da Saúde, não está clara a real participação dos animais na cadeia de transmissão da doença. Contudo, deve-se considerar que a interação dos vários hospedeiros associada às condições ambientais são os elos fundamentais para propiciar a ocorrência da giardíase, que se constitui como uma doença de veiculação hídrica.

Apesar das consequências clínicas da infecção por *Giardia* em cães e gatos pareçam mínimas, há fortes indícios de que tais animais constituem fontes de infecção nas áreas urbanas em razão do contato estreito entre os proprietários e os animais de estimação.

Estudos recentes de epidemiologia molecular confirmam que os genótipos A e B de *G. duodenalis* estão estreitamente relacionados com a infecção de humanos, cães e outros animais domésticos. Nesse contexto, o papel do médico veterinário é fundamental no controle, na profilaxia, no diagnóstico e no tratamento da doença em todas as espécies animais.

Bibliografia

Barr SC. Cryptosporidiosis and cyclosporidiosis. In: Greene CE. Infectious diseases of the dog and cat. Philadelphia: WB Saunders; 1998. p. 518-24.

Bogitsh B, Cheng TC. Human parasitology. 2. ed. San Diego: Academic Press; 1998.

Cacciò SM, Ryan U. Molecular epidemiology of giardiasis. Mol Biochem Parasitol. 2008;(160):75-80.

De Carli GA. Parasitologia clínica. 2.ed. São Paulo: Atheneu; 2007. p. 223-63.

Fortes E. Parasitologia veterinária. 3.ed. São Paulo: Ícone; 1997.

Hopkins RM, Meloni BP, Groth DM, Wetherall JD, Reynoldson JA, Thompson RC. Ribossomal RNA sequencing reveals differences between the genotypes of Giardia isolates recovered from humans and dogs living in the same locality. J Parasitol. 1997;(83):44-51.

Hunter PR, Thompson RCA. The zoonotic transmission of Giardia and Cryptosporidium. Int J Parasitol. 2005;(35):1181-90.

Inpankaew T, Traub R, Thompson RC, Sukthana Y. Canine parasitic zoonoses in Bangkok temples. Southeast Asian J Trop Med Public Health. 2007;38(2):247-55.

Jerlström-Hultqvist J, Ankarklev J, Svärd SG. Is human giardiasis caused by different Giardia species? Gut Microbes 2010;(1):379-82.

Kulda J, Nohýnková E. Giardiase in humans and animals. In: Kreier JP. Parasitic protozoa. 2. ed. San Diego: Academic Press; 1995. p. 225-422.

Marquardt WC, Demaree RS, Grieve RB. Parasitology and vector biology. San Diego: Haucourt Academic Press; 2000.

Mohammed Mahdy AK, Lim YA, Surin J, Wan KL, Al-Mekhlafi MS. Risk factors for endemic giardiasis: highlighting the possible association of contaminated water and food. Trans R Soc Trop Med Hyg. 2008;(102):465-70.

Monis PT, Thompson RCA. Cryptosporidium and Giardia-zoonoses: fact or fiction? Infect Genet Evol. 2003;(3):233-44.

Radostits OM, Gay CC, Hinchcliff KW, Constable PD. Veterinary medicine. A textbook of the disease of cattle, horses, sheep, pigs and goats. 10. ed. St. Louis: Saunders Elsevier; 2007. p. 1515-7.

Scorza V, Lappin MR. Giardiasis. In: Greene CE. Infectious diseases of the dog and cat. 4. ed. St. Louis: Elsevier; 2012. p. 785-92.

Silas SB, Der Von H. Giardia. In: Wilson WR, Sande MA, Henry NK, Drew WL, Relman DA, Steckelberg JM *et al.* Doenças infecciosas – diagnóstico e tratamento. São Paulo: Artmed; 2004. p. 846-51.

Smith HV, Cacciò SM, Cook N, Nichols RA, Tait A. Cryptosporidium and Giardia as foodborne zoonoses. Vet Parasitol. 2007;(149):29-40.

Sogayar MITL. Giardia lamblia. In: Neves DP. Parasitologia humana 9.ed. São Paulo: Atheneu; 1997.

Thompson RC, Palmer CS, O'Handley R. The public health and clinical significance of Giardia and Cryptosporidium in domestic animals. Vet J. 2008;(77):18-25.

Thompson RCA. Giardiasis as a re-emerging infectious disease and its zoonotic potential. Int J Parasitol. 2000;(30):1259-67.

Volotão AC, Costa-Macedo LM, Haddad FS, Brandão A, Peralta JM, Fernandes O. Genotyping of Giardia duodenalis from human and animal samples from Brazil using betagiardin gene: a phylogenetic analysis. Acta Trop. 2007;(102):10-19.

Xiao L, Fayer R. Molecular characterization of species and genotypes of Cryptosporidium and Giardia and assessment of zoonotic transmission. In J Parasitol. 2008;(38):1239-55.

Hepatozoonose 95

Daniel Moura de Aguiar

Definição

Doença infectoparasitária em animais causada por protozoários do gênero *Hepatozoon*. É transmitida pela ingestão de carrapatos infectados e caracteriza-se por quadros clínicos variáveis, principalmente anemia, mialgia, claudicação e emagrecimento.

Sinonímia: o agente foi inicialmente designado como *Leukocytozoon canis*. Atualmente, a doença é conhecida como hepatozoonose canina.

Etiologia

Os protozoários do gênero *Hepatozoon* pertencem ao filo *Apicomplexa* e família *Hepatozoidae*. Mais de 300 espécies do gênero *Hepatozoon* foram descritas em répteis, anfíbios, pássaros, marsupiais e mamíferos. Duas espécies de *Hepatozoon* são consideradas patogênicas para canídeos e felídeos: *Hepatozoon canis* (*H. canis*) e *Hepatozoon americanum* (*H. americanum*).

As espécies de *Hepatozoon* que infectam répteis, anfíbios e aves parasitam principalmente eritrócitos, já nos mamíferos acometem predominantemente leucócitos.

Na América do Norte, além de *H. canis*, a espécie *H. americanum* (agente causal da hepatozoonose americana) tem sido frequentemente diagnosticada. Embora pouco frequente, a infecção por *H. canis* também é relatada em felinos domésticos.

No Brasil, os relatos de infecções em cães domésticos sugerem o envolvimento de *H. canis*, baseados na morfometria dos gametócitos, achados citológicos e moleculares. Além de *H. canis*, espécie similar ao *H. americanum* foi identificada infectando carnívoros silvestres no Rio Grande do Sul e no Espírito Santo. Diante da ocorrência da hepatozoonose no Brasil, este capítulo tratará basicamente da infecção por *H. canis*. Aspectos relativos ao *H. americanum* serão comentados quando necessário.

Nos canídeos, o agente se desenvolve de maneira assexuada, com infecção inicial por esporozoítos, seguida de merozoítos e gamontes. Durante a reprodução intracelular, os merozoítos multiplicam-se e formam os merontes, podendo também permanecer no citoplasma celular sob a forma de cisto monozoico. No hospedeiro invertebrado (carrapatos), o agente desenvolve reprodução sexuada, com a presença de macrogamontes e microgamontes. Desse modo, são gerados oocistos presentes na hemocele do hospedeiro.

Epidemiologia

A infecção por *H. canis* em cães e gatos ocorre predominantemente em países de clima tropical, subtropical e temperado.

Não há predileção por sexo ou raça dos animais na ocorrência da doença. A hepatozoonose ocorre nos cães de qualquer faixa etária. Cães que habitam propriedades rurais estão mais expostos ao risco por causa do maior contato com carrapatos. Períodos mais quentes do ano tendem a favorecer a infecção em virtude da maior proliferação dos carrapatos. Os gatos são suscetíveis, embora haja poucos relatos de doença nessa espécie. Algumas espécies silvestres e selvagens foram relatadas infectadas por *H. canis* na América do Sul, como capivaras (*Hydrochaeris hydrochaeris*), onças (*Panthera onca*), cães do mato (*Cerdocyon thous*) e mãos-peladas (*Procyon cancrivorus*). Em outros países, o microrganismo foi identificado em várias espécies silvestres e selvagens, como chacal (*Canis aureus*), coiote (*Canis latrans*), raposa vermelha (*Vulpes vulpes*), hiena (*Crocuta crocuta*) e leão (*Panthera leo*).

H. canis são parasitas oportunistas, frequentemente associados a animais imunossuprimidos ou coinfectados com agentes de doenças debilitantes. Dados disponíveis no Brasil apontam taxas de até 39% de ocorrência em determinadas regiões. No entanto, a maioria das descrições envolve relatos de casos clínicos da doença, que, nos cães, geralmente, se apresenta associada a enfermidades debilitantes ou crônicas, como erliquiose, babesiose, leishmaniose, parvovirose, toxoplasmose, anaplasmose, cinomose e neoplasias. *H. canis*, *Ehrlichia canis* e *Babesia canis* são transmitidos pelo mesmo vetor, *Rhipicephalus sanguineus* (*R. sanguineus*), fato que favorece a coinfecção por esses microrganismos. A prevalência tem sido maior em cães de área rural do que nos de zonas urbanas.

Nos cães, a transmissão do parasita ocorre pela ingestão dos carrapatos infectados que hospedam oocistos esporulados na hemocele. O carrapato *R. sanguineus* é apontado como transmissor de *H. canis* na Europa, no Oriente Médio e na África. No Japão, a infecção também é associada ao *Haemaphysales longicornus* e *Haemaphysales flavas*. A hepatozoonose na América do Norte é causada por *H. americanum*, transmitida pelo carrapato *A. maculatum*.

No Brasil, além de *R. sanguineus*, as espécies *Amblyomma ovale* e *Rhipicephalus boophilus* foram apontadas como transmissores de *H. canis* em áreas rurais das regiões Nordeste, Centro-Oeste, Sudeste e Sul.

Assume-se que os carrapatos se infectam na fase de ninfa e tornam-se aptos a transmitir o parasita quando adultos, apesar de não ocorrer transmissão transovariana. Assim, os canídeos se comportam como reservatórios em razão da manutenção crônica da infecção, mesmo servindo como hospedeiros intermediários. Já os carrapatos, ao contrário, são considerados hospedeiros definitivos, pois no seu interior ocorre a reprodução sexuada.

A transmissão vertical em cães já foi relatada e supõe-se que macromerozoítos possam atravessar a placenta durante a infecção em cadelas prenhes, atingindo tecidos fetais. A transmissão por ingestão de tecidos crus, principalmente durante a caça predatória, não foi comprovada na hepatozoonose canina, embora tenha sido descrita em serpentes e sapos.

Patogenia

A patogenia das infecções por *Hepatozoon* spp. em animais de companhia é influenciada pela espécie de *Hepatozoon*, *status* imune do hospedeiro, condições debilitantes e coinfecções.

Baixo nível de parasitemia (gamontes) é mais comumente observado nas infecções por *H. canis* em animais de companhia, infectando cerca de 5% dos neutrófilos. Observa-se elevada parasitemia de neutrófilos somente em animais com infecções graves.

Após a ingestão dos carrapatos, os oocistos se rompem no trato digestório do cão ou do gato, expondo os esporocistos, que liberam os esporozoítos. Essa forma do parasita é infectante e penetra na parede intestinal. Pelas vias hematógena ou linfática alcançam o baço, a medula óssea, os linfonodos, o fígado, os pulmões e o miocárdio, onde realizam o processo de merogonia (divisão assexuada em merontes), gerando os merozoítos.

Em cães experimentalmente infectados, a presença de imunoglobulinas (Ig) da classe IgM foi observada no 16º dia pós-infecção (PI) e perdurou por até 120 dias com títulos variando de 10 a 80. Já a classe IgG começa a ser detectada no 22º dia PI, mantendo-se por até 120 dias com títulos que variam de 10 a 1.024. A partir do 21º dia PI, os merozoítos são encontrados no baço, na medula óssea e no miocárdio originando processos inflamatórios multifocais. Nesses locais, os merozoítos podem sofrer diversos ciclos de merogonia, dos quais originam macromerozoítos e micromerozoítos. Os macromerozoítos dão origem a um novo merozoíto, e os micromerozoítos originam os gamontes presentes na circulação sanguínea, onde parasitam neutrófilos.

A invasão de merozoítos nos leucócitos e sua transformação em gamontes ocorrem nos tecidos. Apenas gamontes maturos são encontrados no sangue, podendo ser detectados em até 28 dias da ingestão de carrapatos infectados. Presume-se que na medula óssea, os micromerozoitos liberados dos merontes invadem neutrófilos jovens ou em fase de maturação, enquanto em outros órgãos como baço, linfonodos e fígado os gamontes infectam leucócitos provenientes da migração de células inflamatórias durante a ruptura dos merontes. Nesse estágio, os merozoítos invadem os neutrófilos e transformam-se em gamontes. Mecanismo similar é proposto também para *H. americanum*, em que a merogonia ocorre principalmente no tecido muscular, e a ruptura dos merontes ocasiona intensa resposta inflamatória e aumento da população de leucócitos no local. Há evidências de que os monócitos são as células preferenciais para o parasitismo por gamontes de *H. americanum*, de modo que a merogonia ocorre primariamente em fibras musculares esqueléticas, ao contrário de *H. canis*, que utiliza os neutrófilos e a merogonia para infectar diversos órgãos.

Clínica

De acordo com os níveis de parasitemia, haverá ou não o desenvolvimento de sintomatologia clínica. Grande variedade de sinais clínicos é observada em animais de companhia infectados por *Hepatozoon* spp., desde animais aparentemente sadios até cronicamente infectados, com sinais graves da doença. O início dos sinais clínicos após a infecção por *H. canis* ocorre a partir de 16 dias PI. Até 80% dos cães experimentalmente infectados apresentaram parasitemia dentro de 50 dias PI. Considera-se a parasitemia alta quando há mais de 800 gamontes/$\mu\ell$ de sangue.

Os sinais observados em cães e gatos incluem, principalmente, anemia e aumento da temperatura retal, atingindo até 41°C no 27º dia PI. Nessa fase, considerada aguda, os cães podem apresentar sensibilidade aumentada ao toque (mialgia), aparentemente causada por dores na musculatura esquelética e febre. É provável também que permaneçam em posição de decúbito esternal, ou mesmo em pé, relutando movimentar principalmente os membros pélvicos. Esses episódios de dores e apatia tendem a se resolver em até 10 dias a partir do início dos sinais clínicos. Poucas diferenças de manifestações clínicas são notadas entre os ciclos biológicos de *H. canis* e *H. americanum*. Entretanto, essas diferenças são fundamentais para o desenvolvimento da hepatozoonose canina.

Os cães acometidos por *H. americanum* apresentam sinais clínicos acentuados, que incluem febre, letargia, mialgias, claudicação e descargas conjuntivais mucopurulentas. Por outro lado, os cães infectados por *H. canis* são frequentemente assintomáticos, ou desenvolvem doença branda, com parasitemia acentuada, podendo ou não os sinais clínicos estarem associados às outras enfermidades. Em virtude do comportamento oportunista de *H. canis*, considera-se difícil diferenciar os sinais clínicos quando o animal apresenta-se coinfectado por *Ehrlichia canis*, *Babesia* spp., parvovírus canino ou vírus da cinomose canina, fato frequentemente relatado no Brasil. Os relatos de hepatozoonose incluem sinais de emagrecimento, anorexia, palidez de mucosas, letargia, tremores, diarreia e vômito, aliado à presença de gamontes em neutrófilos. Ainda no Brasil, infecção por *Hepatozoon* spp. foi observada em três gatos, dos quais dois apresentavam infecção assintomática e outro letargia, perda de peso, vômito, diarreia, poliúria e polidpsia.

Assim como na espécie canina, a hepatozoonose em gatos está comumente associada a quadros de imunossupressão e à coinfecção com patógenos debilitantes, como as retroviroses felinas.

Diagnóstico

A hepatozoonose canina costuma ser diagnosticada como achado laboratorial, pelo encontro do parasita em neutrófilos durante exames hematológicos. A dificuldade no diagnóstico pode encontrar justificativa na reduzida especificidade dos sinais clínicos. Durante a anamnese, é comum o relato da criação ou acesso dos cães a áreas periurbanas ou rurais (Tabela 95.1). Na anamnese, observa-se que os cães acometidos por *H. canis* no Brasil frequentemente apresentam coinfecções com outros agentes imunossupressores.

O diagnóstico inicial ocorre pela identificação de gamontes em neutrófilos (Figura 95.1). A parasitemia aumenta com a gravidade da doença. No entanto, relatos nacionais têm referido baixa parasitemia, que varia de 0,5 a 3%. A pesquisa por gamontes pode ser realizada a partir de esfregaços sanguíneos (preferencialmente da ponta de orelha) corados por Giemsa, Panótico ou colorações similares. A gravidade da manifestação clínica geralmente é proporcional à parasitemia. Para este cálculo, inicialmente estima-se a frequência de neutrófilos parasitados com gamontes. Em seguida, a porcentagem é multiplicada pelo número total de neutrófilos/μℓ de sangue.

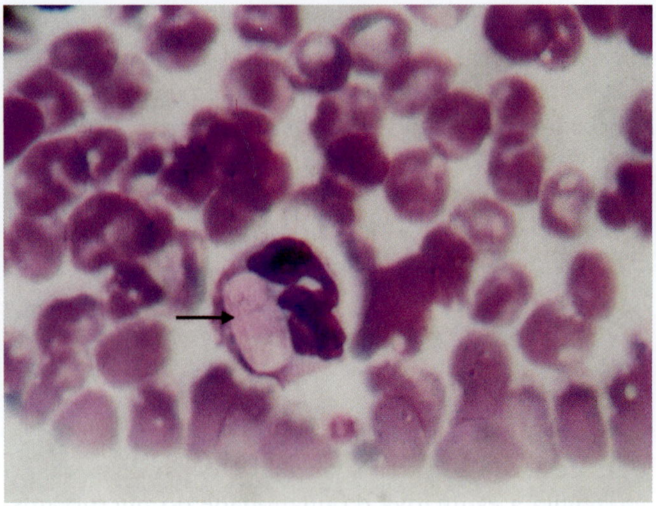

Figura 95.1 Fotomicrografia de gamonte de *H. canis* (seta) parasitando neutrófilo canino em esfregaço sanguíneo (Giemsa, 1.000×).

Os achados hematológicos nos casos de hepatozoonose canina são variáveis, e dependem da parasitemia, da coinfecção com agentes imunossupressores ou da presença de doença crônica. Cães acometidos exclusivamente por *H. canis* apresentaram valores variados de anemia, na maioria das vezes normocítica, normocrômica e ocasionalmente regenerativa, acentuada leucocitose (> 23.000 células/μℓ) por neutrofilia (> 20.000 células/μℓ) e monocitose (> 2.070 células/μℓ). Apresentam também basofilia e eosinofilia. Trombocitopenia pode ocorrer em até 30% dos animais, principalmente em infecções concomitantes com *E. canis* ou *Anaplasma platys*.

Achados bioquímicos em cães e gatos incluem o aumento da fosfatase alcalina (FA), alanino aminotransferase (ALT) e creatinoquinase (CK), sugerindo lesão hepática e muscular decorrente de merogonia. Hipoalbuminemia e hiperglobulinemia já foram relatadas, e sugerem hepatopatia e gamopatia policlonal, respectivamente. Alterações bioquímicas relativas à função renal podem ocorrer na eventualidade de quadros concomitantes de glomerulonefrite ou mesmo insuficiência renal.

O diagnóstico sorológico pode ser realizado por imunofluorescência indireta e ensaios imunoenzimáticos (ELISA). Esses métodos são valiosos nos casos crônicos de infecção, em que os animais não apresentam o agente

Tabela 95.1 Diferenças entre *H. canis* e *H. americanum* segundo ocorrência, vetor, sinais clínicos e parasitemia.

Espécie	Ocorrência	Vetor	Sinais clínicos**	Parasitemia
H. canis	África, América*, Ásia e Europa	*Rhipicephalus sanguineus*, *Amblyomma ovale*, *Haemaphysales longicornus* e *Haemaphysales flava*	Apatia, anorexia, mucosas pálidas, diarreia, vômito, emagrecimento e tremores musculares	Variável
H. americanum	América**	*Amblyomma maculatum*	Apatia, claudicação, febre, descargas conjuntivais, mialgia	Baixa

* No Brasil, geralmente está associado à coinfecção com outros agentes imunossupressores ou doenças crônicas.
**Há relatos de infecção por espécie próxima de *H. americanum* em carnívoro silvestre no Brasil.

na circulação. Entretanto, diante da dificuldade na obtenção de antígenos, a pesquisa de anticorpos para hepatozoonose ainda não é disponibilizada comercialmente, o que restringe o sorodiagnóstico aos ensaios experimentais.

Recentemente, a identificação etiológica definitiva foi baseada em técnicas de biologia molecular, como a reação em cadeia pela polimerase (PCR), notadamente pela amplificação de genes codificantes de RNA mensageiro (18S rDNA) do parasita. Estudos comparativos têm mostrado maior sensibilidade da PCR comparativamente aos esfregaços sanguíneos na detecção do gênero *Hepatozoon* em animais de companhia. A PCR em tempo real tem se mostrado uma técnica de alta sensibilidade e especificidade na detecção do parasita, o que possibilita a estimativa da quantidade do microrganismo no sangue.

Os principais achados à necropsia incluem inflamação piogranulomatosa em baço, fígado e músculo cardíaco, com presença de merozoítos em diferentes estágios de multiplicação, além de linfadenopatia, pneumonia, hepatomegalia, esplenomegalia e focos necróticos difusos nesses tecidos. A merogonia é observada também na medula óssea e nos pulmões. Neste último, resulta em pneumonia intersticial. Os achados patológicos são resultantes da multiplicação do agente nos órgãos. Na hepatozoonose americana (*H. americanum*) e em alguns relatos de hepatozoonose canina (*H. canis*) no Japão, por causa da merogonia no periósteo e em tecido muscular, foi observada intensa proliferação perioesteal em exames radiográficos, além da presença de merontes e inflamação piogranulomatosa em biopsia de tecido muscular corado por hematoxilina-eosina. Os achados histopatológicos incluem a identificação dos merontes nos tecidos, necrose focal esplênica, hepatite e hiperplasia das células de Kupffer, pneumonia e nefrite intersticial.

Tratamento

O tratamento com antimicrobianos é indicado o mais precocemente possível após o diagnóstico da hepatozoonose canina. Até o momento, não houve registro de fármacos com eficácia comprovada frente ao *H. canis* e *H. americanum*. Entretanto, foi relatada melhora clínica durante a fase aguda com o dipropionato de imidocarb, doxiciclina ou pela associações entre sulfadiazina/trimetoprima com clindamicina, pirimetamina e decoquinato (Tabela 95.2).

Na prática, o dipropionato de imidocarb é bastante utilizado no tratamento da hepatozoonose canina, embora estudos recentes contestem sua eficácia frente ao *H. canis*. Sugere-se que os relatos de melhora clínica utilizando o dipropionato de imidocarb estejam associados aos efeitos do fármaco nos agentes da anaplasmose e/ou babesiose canina, em coinfecções.

A administração de corticosteroides com finalidade anti-inflamatória deve ser evitada, pois pode resultar em reativação da infecção e exacerbação dos sinais clínicos. O tratamento suporte inclui reposição hidroeletrolítica e energética, antieméticos e anti-inflamatórios não esteroides. O prognóstico é considerado de bom a reservado, com exceção de animais coinfectados com outros agentes imunossupressores.

Profilaxia e controle

A principal medida profilática consiste em evitar o contato com carrapatos e, consequentemente, prevenir a ingestão desses artrópodes pelos cães. Deve-se evitar a criação de animais em áreas sabidamente infestadas por carrapatos no meio rural e silvestre. Adicionalmente, ao adentrar áreas endêmicas, é fundamental vistoriar o cão em busca de carrapatos. Considerando o cão como hospedeiro de carrapatos do gênero *Amblyomma* e *R. sanguineus*, o tratamento com fármacos carrapaticidas é realizado com finalidade curativa e preventiva, utilizando principalmente produtos à base de piretroides, fipronil, selamectina e flumetrina. Outro método de controle visa a evitar a transmissão transplacentária em cadelas. Para tanto, devem ser realizados exames de rotina nas cadelas em reprodução e, no caso de diagnóstico positivo, promover o tratamento antes do início da gestação. Diante da incerteza da transmissão por ingestão de carne crua ou mal passada, deve-se evitar também o fornecimento desses alimentos aos cães.

Saúde Pública

Até o momento, não há evidências do potencial zoonótico de *H. canis* ou *H. americanum*, embora já tenha sido relatada a infecção por *Hepatozoon* spp. em um indivíduo

Tabela 95.2 Principais fármacos recomendados no tratamento da hepatozoonose canina.

Princípio ativo	Dose (mg/kg)	Via de administração	Intervalo	Duração
Dipropiontato de imidocarb	5 a 6	SC, IM	14 dias	2 a 4 doses
Sulfadiazina/trimetoprima	15 a 30	VO, IM, IV	12 a 24 h	2 semanas
Clindamicina	10	VO	8 h	2 semanas
Doxiciclina	10	VO	24 h	21 dias
Pirimetamina	1	VO	24 h	2 semanas
Decoquinato	10 a 20	VO	12 h	Contínua

IM = intramuscular; IV = intravenosa; SC = subcutânea; VO = via oral.

nas Filipinas. Esse paciente apresentou anemia e icterícia, e gamontes foram identificados no sangue, embora não tenham sido detectados no fígado e na medula óssea.

➤ Bibliografia

Aguiar DM, Ribeiro MG, Silva WB, Dias Jr JG, Megid J, Paes AC. Hepatozoonose canina: achados clínico-epidemiológicos em três casos. Arq Bras Med Vet Zootec. 2004;56:411-3.

Almeida AP, Souza TD, Marcili A, Labruna MB. Novel Ehrlichia and Hepatozoon agents infecting the crab-eating fox (Cerdocyon thous) in southeastern Brazil. J Med Entomol. 2013;50:640-6.

Baneth G. Hepatozoon canis infection. In: Greene CE. Infectious Diseases of the Dog and Cat. 4. ed. St. Louis: Saunders Elsevier; 2012. p. 750-7.

Baneth G, Samish M, Alekseev E, Aroch I, Shkap V. Transmission of Hepatozoon canis to dogs by naturally-fed or percutaneously-injected Rhipicephalus sanguineus ticks. J Parasitol. 2001;87:606-11.

Baneth G, Samish M, Shkap V. Life cycle of Hepatozoon canis (Apicomplexa: Adeleorina: Hepatozoidae) in the tick Rhipicephalus sanguineus and domestic dog (Canis familiaris). J Parasitol. 2007;93:283-99.

Baneth G, Shkap V, Samish M, Pipano E, Savitsky I. Antibody response to Hepatozoon canis in experimentally infected dogs. Vet Parasitol. 1998;74:299-305.

Criado-Fornelio A, Buling A, Casado N, Gimenez C, Ruas J, Wendt L *et al.* Molecular characterization of arthropod-borne hematozoans in wild mammals from Brazil, Venezuela and Spain. Acta Parasitol. 2009;54:187-193.

Criado-Fornelio A, Ruas JL, Casado N, Farias NA, Soares MP, Müller G *et al.* New molecular data on mammalian Hepatozoon species (Apicomplexa: Adeleorina) from Brazil and Spain. J Parasitol. 2006;92:93-99.

Ewing SA, Panciera RJ. American canine hepatozoonosis. Clin Microbiol Rev. 2003;16:688-97.

Forlano M, Scofield A, Elisei C, Fernandes KR, Ewing SA, Massard CL. Diagnosis of Hepatozoon spp. in Amblyomma ovale and its experimental transmission in domestic dogs in Brazil. Vet Parasitol. 2005;34:1-7.

Gomes PV, Mundim MJ, Mundim AV, de Ávila DF, Guimarães EC, Cury MC. Occurrence of Hepatozoon sp. in dogs in the urban area originating from a municipality in southeastern Brazil. Vet Parasitol. 2010;174:155-61.

Gondim LF, Kohayagawa A, Alencar NX, Biondo AW, Takahira RK, Franco SR. Canine hepatozoonosis in Brazil: description of eight naturally occurring cases. Vet Parasitol. 1998;74:319-23.

Lappin MR. Update on the diagnosis and management of Hepatozoon spp infection in dogs in the United States. Topics Comp Animal Med. 2010;25:142-4.

Little SE, Allen KE, Johnson EM, Panciera RJ, Reichard MV, Ewing SA. New developments in canine hepatozoonosis in North America: a review. Parasit Vectors. 2009;2(suppl.1):S5.

Macintire DK, Vincent-Johnson N, Dillon AR, Blagburn B, Lindsay D, Whitley EM *et al.* Hepatozoonosis in dogs: 22 cases (1989-1994). J Am Vet Med Assoc. 1997;210:916-22.

Murata T, Inoue M, Tateyama S, Taura Y, Nakama S. Vertical transmission of Hepatozoon canis in dogs. J Vet Med Sci. 1993;55:867-8.

O'Dwyer LH, Massard CL, Pereira de Souza JC. Hepatozoon canis infection associated with dog ticks of rural areas of Rio de Janeiro State, Brazil. Vet Parasitol. 2011;94:143-50.

O'Dwyer LH, Saito ME, Hasegawa MY, Kohayagawa A. Prevalence, hematology and serum biochemistry in stray dogs naturally infected by Hepatozoon canis in São Paulo. Arq Bras Med Vet Zootec. 2006;58:688-90.

Paludo GR, Dell'Porto A, de Castro e Trindade AR, McManus C, Friedman H. Hepatozoon spp.: report of some cases in dogs in Brasília, Brazil. Vet Parasitol. 2003;118:243-8.

Perez RR, Rubini AS, O'Dwyer LH. The first report of Hepatozoon spp. (Apicomplexa, Hepatozoidae) in domestic cats from São Paulo state, Brazil. Parasitol Res. 2004;94:83-5.

Ramos R, Ramos C, Araújo F, Oliveira R, Souza I, Pimentel D *et al.* Molecular survey and genetic characterization of tick-borne pathogens in dogs in metropolitan Recife (north-eastern Brazil). Parasitol Res. 2010;107:1115-20.

Rubini AS, Paduan KS, Martins TF, Labruna MB, O'Dwyer LH. Acquisition and transmission of Hepatozoon canis (Apicomplexa: Hepatozoidae) by the tick Amblyomma ovale (Acari: Ixodidae). Vet Parasitol. 2009;164:324-7.

Sakuma M, Nakahara Y, Suzuki H, Uchimura M, Sekiya Z, Setoguchi A *et al.* A case report: a dog with acute onset of Hepatozoon canis infection. J Vet Med Sci. 2009;71:835-8.

Sasaki M, Omobowale O, Ohta K, Tozuka M, Matsuu A, Hirata H *et al.* A PCR-based epidemiological survey of Hepatozoon canis in dogs in Nigeria. J Vet Med Sci. 2008;70:743-5.

Sasanelli M, Paradies P, Greco B, Eyal O, Zaza V, Baneth G. Failure of imidocarb dipropionate to eliminate Hepatozoon canis in naturally infected dogs based on parasitological and molecular evaluation methods. Vet Parasitol. 2010;171:194-9.

Spolidorio MG, Labruna MB, Zago AM, Donatele DM, Caliari KM, Yoshinari NH. Hepatozoon canis infecting dogs in the State of Espírito Santo, southeastern Brazil. Vet Parasitol. 2009;163:357-61.

Spolidorio MG, Torres Mde M, Campos WN, Melo AL, Igarashi M, Amude AM *et al.* First molecular detection of Hepatozoon canis and Babesia canis vogeli in domestic dogs from Cuiabá, State of Mato Grosso, Brazil. Rev Bras Parasitol Vet. 2011;20:253-5.

Isosporose 96

Rafael Antonio do Nascimento Ramos, Edna Michelly de Sá Santos,
Maria Aparecida da Glória Faustino e Leucio Câmara Alves

Definição

A isosporose é uma enfermidade entérica ocasionada por protozoários pertencentes ao gênero *Isospora* que podem acometer tanto humanos como animais. Há maior relevância em suínos, cães e gatos.

Etiologia

A isosporose apresenta como agente etiológico os protozoários do gênero *Isospora*. A primeira descrição desse parasita ocorreu em 1879, por Grassi, que relatou a presença da espécie *I. rivolta* em gatos. Nos anos subsequentes, diversas espécies de protozoários pertencentes ao gênero *Isospora* foram descritas. No entanto, um número restrito de espécies possui patogenicidade para animais domésticos. No contexto da Medicina Veterinária, as espécies de maior importância acometem cães, gatos e suínos (Tabela 96.1).

O gênero *Isospora* compreende parasitos intracelulares obrigatórios do filo *Apicomplexa*, classe *Esporozoa*, ordem *Eucoccidida* e família *Eimeridae*. São agentes espécie-específicos e têm ampla distribuição geográfica.

Nos cães, as espécies mais importantes são *Isospora canis*, *I. ohioensis*, *I. burrowsi*, *I. neorivolta* (sin. *Cystoisospora*), das quais as duas primeiras são as mais comuns.

Isosopora felis e *I. rivolta* (sin. *Cystoisospora*) predominam nos gatos e *I. suis*, nos suínos. Há inúmeras outras espécies de protozoários pertencentes a esse gênero, parasitando os animais e humanos, mas apresentam pouca importância na Medicina Veterinária.

Tabela 96.1 Espécies de *Isospora* de maior importância em medicina veterinária.

Animal	Espécies
Cães	*I. burrowsi* *I. canis* *I. neorivolta* *I. ohioensis*
Gatos	*Isospora felis* *Isospora rivolta*
Suínos	*Isospora suis*

Os oocistos têm formato e dimensões que variam de acordo com a espécie. Tais parâmetros são utilizados nos diagnósticos de *I. burrowsi* (17 × 20 μm); *I. canis* (30 × 38 μm); *I. neorivolta* (11 × 13 μm); *I. ohioensis* (19 × 23 μm); *I. felis* (30 × 40 μm); *I. rivolta* (20 × 25 μm) e *I. suis* (20,6 × 18,1 μm).

Epidemiologia

Isospora spp. tem distribuição cosmopolita e mais frequentemente acomete animais jovens, podendo levar à alta mortalidade em suínos nos primeiros dias de vida. No Brasil, esse protozoário também se encontra amplamente distribuído e tem sido relatado em diversas espécies de animais, apesar da maior importância epidemiológica em cães, gatos e suínos.

Embora a transmissão pela ingestão de hospedeiros paratênicos seja descrita, é importante destacar que a principal forma de transmissão é a via fecal-oral, pela ingestão de oocistos não esporulados eliminados com as fezes, que contaminam a água e os alimentos. Em condições adequadas de temperatura, umidade e oxigenação, o oocisto esporula após 48 a 72 h, tornando-se infectante para um novo hospedeiro. Os oocistos esporulados são ovoides, e em seu interior observam-se dois esporozoítos com quatro esporocistos cada. Essas estruturas (oocistos) são muito leves, o que possibilita a fácil dispersão pelo vento, pela água e por objetos como sapatos, roupas e veículos.

O sistema de manejo utilizado nas criações também influencia na manutenção e dispersão do coccídio. Deficiências no manejo higiênico-sanitário das propriedades favorecem a disseminação do agente, levando à ocorrência de surtos e alta morbidade em animais jovens. A superlotação em granjas de suínos aumenta o risco de infecção.

A idade dos animais também é um fator a ser considerado na ocorrência da isosporose. Os animais jovens adquirem a infecção pelo estreito contato com as fezes de porcas, cadelas ou gatas, ou mesmo outros animais contactantes. Deficiências de imunidade e nutricionais nessa faixa etária resultam em rápida disseminação do protozoário nos plantéis. Os animais adultos não apresentam sinais clínicos de isosporose, exceto quando coinfectados com agentes de doenças debilitantes ou imunossupressoras.

Patogenia

Os hospedeiros definitivos eliminam os oocistos não esporulados pelas fezes. O núcleo dessa estrutura divide-se, formando dois esporoblastos. Cada esporoblasto inicia um processo de secreção de parede retrátil, passando a ser denominado esporocisto. No interior dos esporocistos ocorrem divisões e a formação dos esporozoítos. Quando o oocisto tem dois esporocistos, contendo quatro esporozoítos cada, é considerado um oocisto esporulado. Esse processo é conhecido como esporogonia ou esporulação.

Em geral, a infecção em animais domésticos ocorre por meio da ingestão dos oocistos esporulados contidos em alimentos ou água contaminados, ou mesmo pela ingestão de tecidos infectados de hospedeiros intermediários. Ocasionalmente, a transmissão se dá pela ingestão de hospedeiros paratênicos, como pulgas, besouros e baratas. Durante a passagem pelo trato digestório dos animais, os oocistos sofrem ação das enzimas e sais, e os esporozoítos são liberados no lúmen intestinal.

Os esporozoítos infectam os enterócitos, dando início ao desenvolvimento endógeno do coccídeo, com multiplicação no interior dessas células. Alguns esporozoítos podem deixar o intestino e permanecer em cistos microscópicos em diversos tecidos extraintestinais.

Os esporozoítos intestinais tornam-se binucleados e dividem-se por endodiogenia, formando dois merozoítos, que também se dividem por endodiogenia por indefinidas vezes.

Os merozoítos rompem os enterócitos e invadem outras células, nas quais se diferenciam para dar origem aos gametócitos. Os gametócitos destinados a produzir gameta masculino são denominados microgametócitos; já os que se destinam a produzir gametas femininos originam os macrogametócitos. A união desses gametas produz os oocistos não esporulados.

Os aspectos patogênicos verificados na isosporose decorrem da destruição do epitélio intestinal durante o ciclo do parasita.

Com a alteração da mucosa intestinal e a destruição das microvilosidades intestinais, há uma redução na superfície de absorção do órgão. Assim, o alimento passa mais rápido pelo trato digestório, levando a uma maior perda de água e de eletrólitos. Esse conjunto de eventos resulta em diarreia aquosa, geralmente sem a presença de sangue, pois nas infecções por *Isospora* spp. a lesão intestinal ocorre na camada superficial do epitélio.

A gravidade da infecção está intimamente relacionada com a espécie do parasita, carga infectante parasitária, localização dos parasitos na mucosa e higidez do hospedeiro. Apenas nas grandes infecções pode-se observar a presença de fezes hemorrágicas. Estudos indicam que o desenvolvimento dos sinais clínicos está relacionado com o número de oocistos ingeridos pelos animais. Doses de até 5×10^4 oocistos causam diarreia, mas não determinam a morte de animais jovens, enquanto doses de 7×10^4 a 3×10^5 causam baixa a moderada mortalidade. Em contraste, doses de 4×10^5 oocistos geralmente causam alta mortalidade em suínos jovens.

A destruição do epitélio de absorção também determina que os animais apresentem baixa conversão alimentar e consequente diminuição da resistência orgânica, redução do peristaltismo intestinal e perda de peso. Em muitos casos pode-se verificar a ocorrência de coinfecção com outros agentes, como *Escherichia coli*, *Salmonella* spp., *Clostridium* spp., *Cryptosporidium parvum*, rotavírus e coronavírus, aumentando a gravidade das manifestações entéricas.

Clínica

Clinicamente, os animais com isosporose apresentam sinais de desidratação, emaciação, diarreia e dores abdominais, as quais podem resultar em óbito. Em certas ocasiões são observados animais com sinais neurológicos e respiratórios. Infecções assintomáticas são detectadas com frequência. As manifestações clínicas, por vezes, decorrem de coinfecções com outros enteropatógenos de origem bacteriana ou viral.

Cães

Os cães acometidos pela isosporose podem apresentar diarreia aquosa ou com presença de muco, desconforto abdominal, inapetência, vômitos e desidratação, além de manifestações neurológicas e respiratórias decorrentes da presença do parasita em tecidos extraintestinais.

Gatos

Nos gatos, a isosporose manifesta-se sob a forma de diarreia grave, perda de peso, anorexia e sinais de desidratação, principalmente em felinos jovens com menos de 1 mês de vida.

Suínos

Nesta espécie, a isosporose ocorre geralmente entre a segunda e terceira semana de vida e é considerada a principal parasitose em suínos jovens. Os suínos infectados desenvolvem diarreia entre 7 e 14 dias de vida. As fezes variam inicialmente de amarelada a acinzentada, mas tornam-se fluidas após 2 a 3 dias do início do distúrbio entérico. Caso haja presença de outros enteropatógenos, pode-se evidenciar diarreia com sangue.

Diagnóstico

O diagnóstico de rotina é baseado nos achados epidemiológicos, em sinais clínicos e na identificação dos oocistos do parasita nas fezes dos hospedeiros definitivos. O método de Sheather (flutuação em solução saturada de açúcar) é um dos métodos mais utilizados na rotina diagnóstica.

Os sinais clínicos apresentados pelos animais acometidos pela *Isospora* spp. são constituídos principalmente por manifestações digestivas, comuns a diversas outras infecções entéricas. Nesse sentido, o diagnóstico laboratorial é necessário para confirmação da infecção por esse coccídeo nos animais. É importante destacar que as lesões da mucosa intestinal ocorrem antes da presença de oocistos nas fezes. Assim, tanto os sinais clínicos como a história do animal devem ser levados em consideração.

Parasitológico

Este tipo de diagnóstico é baseado na identificação dos oocistos do parasita nas fezes dos hospedeiros definitivos, principalmente pelo método de Sheather.

Para diferenciação das espécies do gênero *Isospora*, deve-se realizar o procedimento de esporulação dos oocistos em solução de dicromato de potássio ($K_2Cr_2O_7$) a 2,5%.

Histopatológico

Este método é utilizado para visualização do protozoário, assim como das lesões provocadas tanto no intestino como em outros órgãos. Na observação do tecido entérico acometido por *Isospora* spp. verifica-se atrofia da mucosa intestinal, alterações nas vilosidades, inflamação na lâmina própria do intestino e hiperplasia dos linfócitos nas placas de Peyer. O coccídeo pode ser observado no interior de vacúolos no citoplasma das células epiteliais.

Molecular

Recentemente, têm sido utilizadas técnicas moleculares na detecção de espécies do gênero *Isospora*, com resultados de alta sensibilidade e especificidade. No entanto, na prática, ainda estão restritas principalmente à pesquisa.

Tratamento

A isosporose é considerada uma doença autolimitante. No entanto, dependendo da condição do animal, o tratamento é recomendado. Esse tipo de conduta é importante para reduzir o tempo de doença clínica, bem como a eliminação de oocistos no ambiente, de modo a evitar a transmissão para outros animais.

Vários são os fármacos utilizados no tratamento da isosporose nos animais domésticos (Tabela 96.2), muitos dos quais comuns às diferentes espécies de animais.

Tabela 96.2 Fármacos utilizados no tratamento da infecção por *Isospora* spp. nas diferentes espécies animais.

Animais	Fármacos
Cães	Amprólio Amprólio e sulfadimetoxina Furazolidona Ponazurila Sulfadimetoxina Trimetoprima-sulfonamida
Gatos	Amprólio Furazolidone Ponazurila Sulfadimetoxina Trimetoprima-sulfonamida
Suínos	Amprólio Toltrazurila Sulfonamidas

De maneira geral, as sulfonamidas são indicadas para suínos na dose de 50 mg/kg no primeiro dia e depois a 25 mg/kg, a cada 24 h, por via oral, por 21 dias. A sulfadimetoxina é recomendada para cães e gatos no 1º dia de tratamento, inicialmente na dose de 50 mg/kg e nos 15 a 20 dias subsequentes, a 25 mg/kg, também por via oral. A associação trimetoprima-sulfonamida é indicada para o tratamento de animais de companhia na dose de 20 a 30 mg/kg, a cada 24 h, por 15 a 20 dias, também por via oral.

O amprólio (solução a 9,6%) é indicado para suínos, cães, gatos e outros animais domésticos com isosporose na dose de 3 mℓ diluídos em 3,8 ℓ de água, oferecido na água fornecida aos animais por 21 dias.

O toltrazurila (25 a 50 ppm) é recomendado no tratamento da isosporose suína na dose de 1 a 2 mℓ diluídos em 1 ℓ de água, fornecido na água oferecida aos animais por 5 a 7 dias.

Profilaxia e controle

Os oocistos de *Isospora* spp. são muito resistentes às condições ambientais e aos desinfetantes. Assim, medidas higiênico-sanitárias são a base para o sucesso da prevenção e do controle dessa parasitose. Algumas providências variam de acordo com a espécie. Recomenda-se a separação dos cães e gatos infectados dos animais sadios para evitar o contato dos animais sadios com os oocistos eliminados pelos doentes. A higiene dos comedouros e bebedouros também é importante, assim como evitar a superpopulação em canis e gatis.

O controle de insetos no ambiente dos animais também auxilia na redução do número de animais infectados, visto que muitos desses insetos veiculam os oocistos de um ambiente para outro.

Na espécie suína, a melhor forma de prevenção também é baseada em medidas higiênico-sanitárias nas criações, principalmente na maternidade. A remoção diária das fezes das instalações é essencial, pois impede que o oocisto tenha tempo hábil de esporular e contaminar principalmente os leitões que, uma vez infectados, eliminam grande quantidade de oocistos no ambiente.

Recomenda-se a utilização de "vassoura de fogo" nas instalações, aliada ao uso posterior de desinfetantes químicos, pois reduzem o número de oocistos nesses ambientes.

É importante também realizar o tratamento dos animais doentes por meio de fármacos, de modo a reduzir a eliminação de oocistos e a contaminação ambiental.

➤ Bibliografia

Blagburn BL, Boosinger TR, Powe TA. Experimental isospora suis infections in miniature swine. Vet Parasitol. 1991;38:343-7.

Daly TJM, Markus M. Enteric multiplication of Isospora felis by endodyogeny. Electron Microsc Soc South Afr Proceedings. 1981;11.

Daugschies A, Mundt HC, Letkova V. Toltrazuril treatment of cystoisosporosis in dogs under experimental and field conditions. Parasitol Res. 2000; 86:797-9.

Dubey JP. Experimental Isospora canis and Isospora felis infection in mice, cats, and dogs. J Protozool. 1975;22:416-7.

Dubey JP, Frenkel JK. Extraintestinal stages of Isospora felis and I. rivolta (Protozoa: Eimeriidae) in cats. J Protozool. 1972;19:89-92.

Dubey JP, Greene CE. Enteric coccidiosis. In: Greene CE. Infection diseases of the dog and cat. 4.ed. St. Louis: Elsevier Saunders; 2012. p. 828-34.

Ferguson DJ, Birch-Andersen A, Hutchinson WM, Siim JC. Ultrastructural observations on multiplication of Cystoisospora (Isospora) felis by endodyogeny. Z Parasitenkd. 1980;63:289-29.

Lappin MR. Update on the Diagnosis and Management of Isospora spp. Infections in Dogs and Cats. Tropical Rev. 2010;25(3):133-5.

Lindsay DS, Blagburn BL, Ernst JV, Current WL. Experimental coccidiosis (Isospora suis) in a litter of feral piglets. J Wildl Dis. 1985;21:309-10.

Lindsay DS, Dubey JP, Blagburn BL. Biology of Isospora spp. from humans, nonhuman primates, and domestic animals Clin Microbiol Rev. 1997;10:19-34.

Marth JL. Sporogony of Isospora rivolta oocysts from the dog. J Parasitol. 1968;15:308-12.

Mitchell SM, Zajac AM, Charles S, Duncan RB, Lindsay DS. Cystoisospora canis Nemeséri, 1959 (syn. Isospora canis), infections in dogs: clinical signs, pathogenesis, and reproducible clinical disease in beagle dogs fed oocysts. J Parasitol. 2007;93:345-52.

Mitchell SM, Zajac AM, Lindsay DS. Development and ultrastructure of Cystoisospora canis Nemeséri, 1959 (syn. Isospora canis) monozoic cysts in two cell lines. J Parasitol. 2009;95:793-8.

Paiva DP. Isosporose suína. Suinocultura dinâmica. Concórdia: Embrapa/CNPSA. 1996;5(18).

Rey L. Os esporozoários e as coccidioses: Parasitologia. 2. ed. Rio de Janeiro: Guanabara Koogan; 1991.

Rodrigues NA, Menezes RCAA. Infecção natural de cães por espécies do gênero Cystoisospora (Apicomplexa: Cystoisosporinae) em dois sistemas de criação. Clínica Veterinária. 2003;42:24-30.

Saitoh Y, Itagaki H. Dung beetles, Onthophagus spp. as potential transport hosts of feline coccidian. Nippon Juigaku Zasshi. 1990; 52:293-7.

Tesserolli GL, Fayzano L, Agottani JVB. Ocorrência de parasitas gastrintestinais em fezes de cães e gatos, Curitiba-PR. Rev Acad Curitiba. 2005;3(4):31-4.

Vasconcelos MG, Talon DD, Silva Jr CA, Neves MF, Sacco SR. Isosporose nos animais domésticos. Revista Eletrônica de Medicina Veterinária. 2008;6:22-9.

Leishmanioses 97

Hélio Langoni

Definição

As leishmanioses são enfermidades infecciosas parasitárias de caráter crônico, causadas por protozoários do gênero *Leishmania*. Têm distribuição mundial, constituindo-se, portanto, em importante antropozoonoses mantidas entre reservatórios silvestres e urbanos, insetos vetores e humanos. A transmissão se dá por flebotomíneos, apresentando-se clinicamente sob as formas cutânea, mucocutânea (leishmaniose cutânea ou tegumentar) e visceral (leishmaniose visceral americana ou calazar).

Sinonímias: leishmaniose cutânea, leishmaniose tegumentar, leishmaniose visceral americana, calazar.

Etiologia

As leishmanioses são causadas por protozoários sarcomastigófora da classe *Kinetoplastida*, da família *Trypanosomatidae*, gênero *Leishmania*, com diferentes espécies, de acordo com as várias formas de apresentação da doença. As leishmanias são organismos digenéticos e heteróxenos. A forma amastigota é obrigatoriamente intracelular, mantendo-se e multiplicando-se principalmente no interior de macrófagos e, em menor extensão, nas células dendríticas (célula de Langerhans) dos hospedeiros vertebrados.

A taxonomia é variável entre os autores. Na Tabela 97.1 podem ser observadas as espécies de leishmanias presentes na América e na Europa que acometem humanos e animais. Essas várias espécies formam complexos que podem ser identificados por diferentes características, como os vetores envolvidos, a localização do parasita no trato digestório, a patogenicidade do agente quando inoculado na pele do *hamster* e pelo isolamento em meio de cultura.

As espécies do protozoário que causam a forma visceral da doença (leishmaniose visceral – LV) não são distinguidas morfologicamente, pela microscopia convencional, das espécies envolvidas nas formas cutâneas e mucocutâneas.

Leishmania (*Leishmania*) *infantum* ocorre no norte da África e na América Latina, enquanto *Leishmania* (*Leishmania*) *donovani* é endêmica no leste da África e na Índia.

No Brasil, *Leishmania* (*L.*) *chagasi* e a *Leishmania* (*L.*) *infantum* são os principais agentes da leishmaniose visceral tanto nos cães como nos humanos no país. A LV causada pela *Leishmania* (*Leishmania*) *chagasi* (sinônimo *L. infantum*) é uma zoonose transmitida no país pelo flebotomíneo *Lutzomyia* (*Lutzomyia*) *longipalpis*.

A diferenciação para a classificação do patógeno pode ser realizada por métodos sorológicos, como testes de aglutinação, especificidade de antígenos excretores e imunofluorescência, empregando-se anticorpos monoclonais, métodos bioquímicos pelo estudo do perfil imunoenzimático, densidade do DNA nuclear e do cinetoplasto (kDNA) e características metabólicas, além dos métodos biomoleculares, como o sequenciamento do DNA genômico.

No ciclo biológico do parasita, são diferenciadas duas formas do agente conhecidas, chamadas promastigota e amastigota.

Formas promastigota e amastigota

A forma flagelada ou promastigota (Figura 97.1) é encontrada no trato digestório do inseto vetor. Ela pode ser subdividida em duas outras formas, sendo uma mais larga, pouco móvel, e que adere à parede intestinal. A outra forma é mais móvel, livre no lúmen intestinal e apresenta

Tabela 97.1 Espécies de *Leishmania* encontradas na América e na Europa descritas em humanos e animais.

Países da Europa	Países da América
Leishmania donovani	*Leishmania chagasi* (sinônimo *L. infantum*)
Leishmania infantum	*Leishmania mexicana*
Leishmania tropica	*Leishmania amazonensis*
Leishmania major	*Leishmania venezuelensis*
Leishmania aethiopica	*Leishmania braziliensis*
	Leishmania panamensis
	Leishmania peruviana
	Leishmania guyanensis
	Leishmania lainsoni
	Leishmania shawi
	Leishmania naiffi

Adaptada de Greene CE. Infectious Diseases of the Dog and Cat. 3.ed. St. Louis: Saunders-Elsevier. 1387 p.

probóscide. As promastigotas se constituem nas formas infectantes, inoculadas quando do repasto sanguíneo pelas fêmeas do flebotomíneos vetores. Uma vez nos tecidos do novo hospedeiro, as formas promastigotas se transformam em amastigotas (Figura 97.2), que são ovais e medem entre 2 e 5 μm de diâmetro.

O protozoário apresenta mecanismos de adaptação para resistir ao efeito letal dos macrófagos no interior dos fagolisossomos. Todavia, a intensa multiplicação do agente provoca a destruição celular, o que culmina na liberação das amastigotas e invasão de novos macrófagos.

Levando em consideração o local de multiplicação das leishmanias no vetor, encontra-se na literatura a divisão em subgêneros. Denomina-se o subgênero *Leishmania* quando o protozoário se multiplica na porção anterior do trato digestório, caracterizando, assim, o desenvolvimento suprapilórico. Já o subgênero *Viannia* é designado quando ocorre a multiplicação nas porções média e posterior do trato digestório, resultando no desenvolvimento peripilórico.

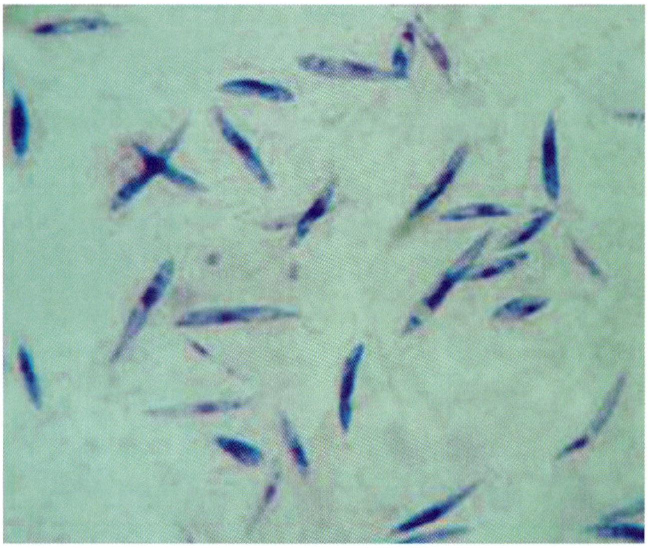

Figura 97.1 Formas promastigotas de *Leishmania* (*Leishmania*) *chagasi*.

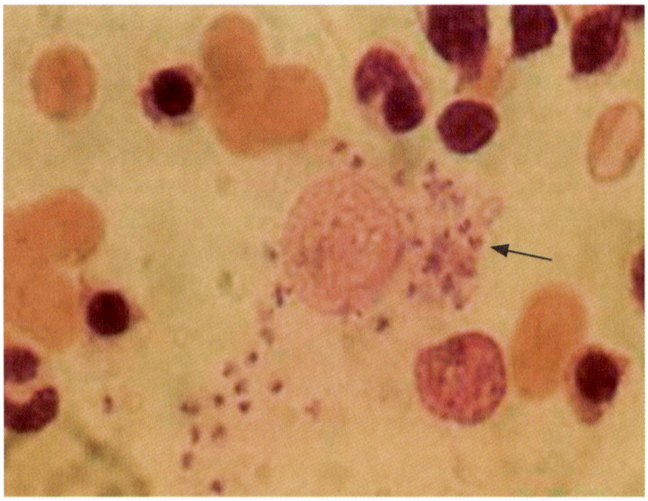

Figura 97.2 Formas amastigotas (seta) de *Leishmania* (*Leishmania*) *chagasi* em citoplasma de macrófago (Giemsa, 1.000×).

Epidemiologia

As leishmanioses são endêmicas em 88 países de quatro continentes. Desse total, 72 países estão em situação de desenvolvimento ou são emergentes, e os outros 16 são desenvolvidos. Anualmente, ocorrem entre 1,5 a 2 milhões de novos casos humanos da leishmaniose cutânea (dos quais somente 600 mil são notificados oficialmente) e 500 mil casos fatais da forma visceral. Estima-se que 320 a 350 milhões de pessoas estejam sob o risco de contrair a infecção e que 12 milhões já se encontrem infectadas pela forma cutânea da doença.

No Brasil, a distribuição atual da doença abrange 19 estados. Nos últimos 5 anos, ocorreram em média 3.500 casos, a grande maioria na região Nordeste do país.

Independentemente da forma de apresentação da doença, tem-se verificado aumento expressivo do número de casos, variando de acordo com os países. Dos casos humanos de leishmaniose cutânea, 90% têm ocorrido no Afeganistão, Arábia Saudita, Brasil, Peru e Síria. Nas Américas, ocorre desde o sul do México até o norte da Argentina. Nas ilhas do Caribe há casos autóctones somente na República Dominicana. Na América do Sul, são considerados livres da doença somente o Chile e o Uruguai. No velho mundo, há áreas endêmicas no litoral do mediterrâneo, Oriente Médio e alguns países da Ásia, além do norte da China e noroeste da Índia. Na África, além do litoral mediterrâneo, há focos nas regiões Centro-Ocidental, Oriental e Sul.

No Brasil, são conhecidas sete espécies do gênero *Leishmania*, subgêneros *Viannia* e *Leishmania* (Tabela 97.2). No Mato Grosso e na bacia amazônica do Brasil tem predominado a subespécie *L. amazonensis*. O complexo *braziliensis* com as subespécies *L. braziliensis* e *L. guyanensis* se distribuem em zonas de matas e no norte do estado do Amazonas, respectivamente. Em São Paulo, particularmente na região do Vale do Ribeira, foi descrito o complexo *Leishmania mexicana* com a subespécie *L. mexicana*.

Leishmania (*L.*) *infantum*, *Leishmania* (*L.*) *mexicana*, *Leishmania* (*L.*) *venezuelensis* e *Leishmania* (*V.*) *braziliensis* já foram identificadas em gatos.

Leishmania (*L.*) *tropica* causa leishmaniose canina em vários países, enquanto *Leishmania* (*V.*) *braziliensis*, *Leishmania* (*L.*) *panamensis* e *Leishmania* (*L.*) *peruviana* são agentes da forma cutânea ou tegumentar da leishmaniose canina na América do Sul e Central.

São vários os reservatórios para a leishmaniose visceral. Na área urbana, o cão (*Canis familiaris*) é a fonte de infecção mais importante. Tem-se verificado que a enzo-

Tabela 97.2 Espécies do gênero *Leishmania,* subgêneros *Viannia* e *Leishmania*, segundo formas de apresentação clínica na doença em humanos no Brasil.

Espécies (subgêneros)	Formas de apresentação clínica
Leishmania (*Viannia*) *braziliensis*	Cutânea localizada, disseminada e cutaneomucosa
Leishmania (*Viannia*) *guyanensis*	Cutânea localizada
Leishmania (*Viannia*) *lainsoni*	Cutânea localizada
Leishmania (*Viannia*) *shawi*	Cutânea localizada
Leishmania (*Viannia*) *naiffi*	Cutânea localizada
Leishmania (*Viannia*) *lindenbergi*	Cutânea localizada
Leishmania (*Viannia*) *amazonensis*	Cutânea localizada e cutânea difusa

Adaptada de Acha PN, Szyfres B. Zoonosis y enfermidades transmissibles comunes al hombre y a los animales. Publicación Científica y Tecnica. Parasitosis. n. 581. 3.ed. v. 3 Washington, DC: Organización Panamericana de la Salud; 2003. 413 p.

otia canina precede a ocorrência da doença nos humanos. Em regiões com grande número de casos em cães, tem-se observado ocorrência elevada da doença em humanos.

A doença já foi descrita em gatos (*Felis domesticus*), canídeos silvestres (*Cerdocyon thous, Lycalopex vetulus*), marsupiais (*Didelphis marsupialis, Didelphis albiventris*) e roedores (*Proechymis oris*).

De acordo com a localização da infecção, a espécie e subgêneros do parasita, e reservatórios e vetores envolvidos, a leishmaniose pode ser subdividida classicamente nas formas cutânea e visceral.

Forma cutânea

Em relação à apresentação cutânea nos animais, em cães examinados em áreas endêmicas do Rio de Janeiro, encontrou-se 31,5% com lesões de pele agudas ou crônicas, com 25,1% de positividade na reação de imunofluorescência indireta (RIFI) e 40,5% na prova cutânea, também conhecida como reação de Montenegro. Independentemente da espécie de *Leishmania* envolvida na infecção canina, os animais apresentam frequentemente manifestações cutâneas e viscerais.

Em áreas rurais endêmicas é possível encontrar equinos com lesões nodulares e, às vezes, crostosas ou ulceradas – principalmente nas orelhas – cujo diagnóstico é de leishmaniose cutânea.

Em estudo com 116 equinos, 28 apresentavam uma ou mais lesões ulceradas ao exame clínico, dos quais 17 (15%) foram positivos no exame parasitológico. Concluiu-se tratar-se de *Leishmania* (*Viannia*) *braziliensis* pelo comportamento frente à inoculação em *hamsters* e em meio de cultura.

Entre os animais silvestres, geralmente a infecção é inaparente. Em roedores, as infecções aparentes causadas pelo complexo *L. mexicana* produzem manifestações na pele, caracterizadas por aumento de volume com alopecia, ou lesões na base da cauda, orelhas e patas, cujas formas amastigotas podem ser identificadas.

Leishmania amazonensis do complexo *mexicana* foi encontrada em roedores (*Proechimys guyanensis*) e em outros animais da bacia amazônica. Normalmente, esses animais não apresentam lesões clínicas, embora a parasitemia na pele seja intensa. Os protozoários do complexo *L. braziliensis* produzem infecção sistêmica nos animais silvestres, mas raramente se observam lesões na pele. Os agentes podem ser isolados a partir do sangue e de órgãos, como o baço e o fígado, e da pele de aspecto normal.

Forma visceral

Historicamente, no Brasil, a leishmaniose visceral (LV) era caracterizada pela ocorrência eminentemente rural. Entretanto, nas últimas décadas a doença expandiu-se de maneira marcante. Com o fenômeno de periurbanização e urbanização, a LV tornou-se endêmica em áreas urbanas de cidades de médio e grande porte.

A incidência no cão e em humanos sempre foi maior na região Nordeste, principalmente no Ceará, na Bahia, no Piauí e no Maranhão. Em contraste, atualmente ocorre endemicamente em vários estados das regiões do Norte, Nordeste, Centro-Oeste e Sudeste. O baixo poder aquisitivo e o padrão de vida de certas classes sociais da população, a alta densidade de flebotomíneos e cães infectados, e os fatores climáticos que propiciam a proliferação dos vetores são os principais predisponentes para o estabelecimento da doença.

Dados da Fundação Nacional da Saúde (Funasa) coletados entre 1984 e 1997 mostraram que somente a região Sul era considerada livre da LV. Na região Sudeste, o primeiro registro de suspeita de caso humano autóctone da doença ocorreu em 1978, na grande São Paulo. Em 1998, foi detectado o primeiro caso autóctone de leishmaniose visceral canina (LVC), na região oeste do estado de São Paulo, no município de Araçatuba. O primeiro caso humano foi encontrado em 1999 na mesma região.

A partir dos primeiros casos registrados em Araçatuba, foi observada a disseminação da LVC para outros municípios vizinhos, o que elevou a situação a um patamar de extrema gravidade no contexto de Saúde Pública, pois na região de Araçatuba o percentual de cães infectados variou de 9,5% entre 1998/1999 para 22% em 2004. Paralelamente, ocorreu o aumento de casos humanos da doença.

Quando há um caso de diagnóstico de leishmaniose visceral humana autóctone, a infecção costuma estar presente nos cães, pois essa espécie de animal constitui importante reservatório e fonte de infecção para os vetores na zona urbana.

No município de Botucatu, localizado ao sul de Araçatuba, até o momento não se tem registrado diagnóstico de LVC. Inquérito soroepidemiológico realizado durante a campanha de vacinação antirrábica, em 2007, com a coleta de sangue de amostra representativa de cães do município, não acusou nenhum animal com anticorpos anti-*Leishmania* spp. As atividades de vigilância realizadas a partir do exame sorológico pela RIFI e ELISA de cães com dermatopatias atendidos no Hospital Veterinário da FMVZ têm revelado da mesma maneira resultados negativos para leishmaniose. Acredita-se que, apesar de a doença ocorrer de forma endêmica no município de Bauru, SP, localizado a 90 km ao norte de Botucatu, SP, e do diagnóstico de alguns casos em outras regiões do estado, as condições climáticas do município não favoreçam a proliferação e manutenção do vetor.

Inquéritos epidemiológicos em diferentes regiões do estado de São Paulo, bem como em outros estados onde a LVC é endêmica, têm registrado prevalências variáveis e, de maneira geral, indicam franca expansão da doença tanto em cães como em gatos. Estes dados revelam sérios riscos em Saúde Pública, pois, além da presença do protozoário, estão disponíveis reservatórios e as condições de ambiente são propícias em várias cidades para a transmissão do patógeno para animais e humanos.

As diversas apresentações clínico-epidemiológicas estão relacionadas não somente aos diferentes subgêneros e espécies de *Leishmania*, mas também aos seus principais reservatórios e vetores (Tabela 97.3).

É ampla a distribuição geográfica do vetor *Lutzomyia longipalpis* no Brasil. Taxonomicamente, estes vetores pertencem à família *Psychodidae*, subfamília *Phebotominae*. Pesquisas entomológicas têm evidenciado a expansão do vetor, encontrado nas regiões Nordeste, Norte, Sudeste e Centro-Oeste. Inicialmente, esse vetor era registrado somente nas regiões Norte e Nordeste, tradicionalmente no interior de matas nativas. Com a urbanização desses territórios e os desmatamentos, houve a adaptação do vetor ao perímetro periurbano. Tal fato foi agravado pela presença de animais silvestres e sinantrópicos suscetíveis, que se tornaram reservatórios do protozoário nos ambientes próximos às cidades, o que propiciou a infecção de animais domésticos e de seres humanos. Mais recentemente, ocorreu a adaptação do protozoário aos ambientes urbanos, principalmente na periferia dos grandes centros. Atualmente, são encontrados no peridomicílio, principalmente em galinheiros, paióis, canis, chiqueiros de suínos, ou outros anexos do domicílio, bem como no intradomicílio.

Lutzomyia longipalpis mede de 1 a 3 mm de comprimento, tem o corpo revestido de pelos e coloração clara como palha – razão pela qual recebeu a alcunha popular de mosquito-palha, além de birigui e tatuquira. O voo é caracterizado por pequenos saltos e o pouso é realizado com as asas entreabertas. A maior atividade é crepuscular e noturna. Na fase adulta, essa espécie adapta-se a vários ambientes. Entretanto, as formas imaturas da fase larvária desenvolvem-se em ambientes terrestres úmidos, como em matéria orgânica, na camada superficial do solo (de baixa incidência luminosa) e em árvores frondosas e encorpadas.

Tabela 97.3 Distribuição dos vetores transmissores, segundo a espécie de *Leishmania* envolvida na doença em animais e humanos.

Forma da doença	Espécie	Vetores
Cutânea	*Leishmania amazonensis*	*Lutzomyia flaviscutellata*
	Leishmania (*L.*) *mexicana* *Leishmania* (*L.*) *venezuelensis*	*Lutzomyia olmeca*
	Leishmania (*L.*) *amazonensis*	*Lutzomyia wellcomei*
	Leishmania (*L.*) *panamensis*	*Lutzomyia trapidoi*
	Leishmania (*L.*) *guyanensis*	*Lutzomyia umbratilis*
	Leishmania (*L.*) *peruviana*	*Lutzomyia peruensis* *Lutzomyia verrucarum*
	Leishmania (*L.*) *tropica*	*Phebotumus sergente* *Phebotumus papatasi*
	Leishmania (*L.*) *major*	*Phebotumus papatasi* *Phebotumus caucasicus*
	Leishmania (*L.*) *aethiopica*	*Phebotumus longipes* *Phebotumus pedifer*
Visceral	*Leishmania* (*L.*) *donovani*	*Phlebotumus argentis* *Phlebotumus orientalis* *Phlebotumus martini*
	Leishmania (*L.*) *infantum*	*Phlebotumus pernociosus* *Phlebotumus caucasicus* *Phlebotumus chinensis*
	Leishmania chagasi	*Lutzomyia longipalpis* *Lutzomyia cruzi*

Adaptado de Acha PN, Szyfres B. Zoonosis y enfermidades transmissibles comunes al hombre y a los animales. Publicación Científica y Tecnica. Parasitosis. n. 581. 3.ed. v. 3 Washington, DC: Organización Panamericana de la Salud; 2003.

O ciclo do vetor compreende quatro fases: ovo, larva (com quatro estádios), pupa e adulto. Após a cópula, as fêmeas fazem a oviposição no solo, e os ovos eclodem entre 7 e 10 dias. As larvas se desenvolvem entre 20 e 30 dias, de acordo com as condições ambientais. Frente às condições adversas, as larvas de quarto estádio podem entrar em diapausa, ou seja, dormência e resistência até período favorável ao desenvolvimento. Após essa fase larvária, transformam-se em pupa, que é mais resistente às variações de umidade do que os ovos e larvas. Nessa fase, geralmente são imóveis e fixas no solo pela extremidade posterior, não se alimentam e têm respiração aérea. A fase de pupa dura em média de 1 a 2 semanas, de modo que o ciclo todo leva entre 30 e 40 dias, de acordo com a temperatura. As fêmeas vivem cerca de 20 dias e são hematófagas obrigatórias, pois necessitam de sangue para o desenvolvimento dos ovos. Realizam o repasto sanguíneo em diferentes espécies de vertebrados, incluindo humanos. A maior densidade populacional do flebotomíneo é logo após a estação chuvosa, sendo este provavelmente o período de maior transmissão.

Nas áreas urbanas, no ambiente doméstico, o cão é a principal fonte de alimento para os flebotomíneos. Tanto no intra como no peridomicílio, *Lutzomyia longipalpis* é encontrada principalmente próximo às fontes de alimento. Durante o dia, permanecem em repouso em locais sombreados, úmidos e escuros, protegidos do vento e de predadores naturais.

Ao realizar o repasto sanguíneo, a fêmea se infecta ao sugar o sangue do animal infectado, ingerindo macrófagos parasitados com as formas amastigotas do protozoário. Os macrófagos rompem-se no trato digestório anterior do flebotomíneo, liberando a forma amastigota, que se reproduz por divisão binária, diferenciando-se em promastigota, que também se reproduz sucessivamente por divisão binária, dando origem a novas promastigotas. Essa forma coloniza o esôfago e a faringe do vetor, mantendo-se aderida ao epitélio pelo flagelo, se diferenciando em formas infectantes, as promastigotas metacíclicas. Esse ciclo do parasita no vetor se completa dentro de 72 h.

A transmissão da LTA ou da LVA ocorre pela picada de flebotomíneos. A doença se inicia após alguns dias, semanas ou meses. Epidemiologicamente, são reconhecidos dois padrões ou ciclos de transmissão: o ciclo silvestre e o ciclo periurbano.

Ciclo silvestre

Ocorre principalmente em regiões florestais, como na Amazônia. Ao penetrar na mata, os humanos são picados pelo vetor infectado. Rompe-se, portanto, o ciclo natural da zoonose: animal silvestre → flebótomo (fêmea) → animal silvestre sadio (suscetível).

Ciclo periurbano

Ocorre principalmente em regiões de colonização antiga, que apresentam característica domiciliar ou peridomiciliar e, portanto, atraem o vetor, que se coloniza no ambiente. Deses modo, observa-se o ciclo: cão, raposa ou equino infectado → flebótomo (fêmea) → humano (suscetível).

O padrão predominante da transmissão é causado pelo ciclo silvestre, pois a leishmaniose é uma zoonose de mamíferos como marsupiais, roedores edentados (xenartros) e primatas. No entanto, em áreas de colonização antiga nas regiões Nordeste e Sudeste do Brasil, o ciclo periurbano tem assumido grande importância.

➤ Patogenia

Ao realizarem o repasto sanguíneo, as fêmeas infectantes do vetor inoculam as formas promastigotas metaciclícas juntamente com a saliva. Na forma cutânea, na epiderme do novo hospedeiro, as promastigotas são fagocitadas por células do sistema mononuclear fagocitário e no interior dos macrófagos. No vacúolo fagocítico parasitóforo transformam-se em amastigotas e multiplicam-se intensamente. Ocorre, assim, o rompimento dessas células inflamatórias, com liberação das formas que serão fagocitadas por outras células inflamatórias, perpetuando o estado infeccioso. Na forma visceral, ocorre a disseminação hematogênica do protozoário para os órgãos pertencentes ao sistema mononuclear fagocitário, como linfonodos, fígado, baço e medula óssea.

Quanto aos aspectos de imunopatologia na LVA, nos humanos ocorrem alterações significativas na fisiologia dos macrófagos, como ativação de linfócitos $TCD4^+$. Dessa maneira, ocorre o desequilíbrio da ativação de Th1 e Th2, diminuindo a resposta Th1 protetora. Ocorre também diminuição de IL-2, IL-12 e interferon-gama (INF-γ), e elevação dos níveis da IL-4, IL-10 e do fator de necrose tumoral (TNF-α). Os níveis de TNF-α parecem estar relacionados com a gravidade do caso.

Durante a doença, também estão diminuídos os receptores eritrocitários tipo 1 do complemento (CIR). Paralelamente, ocorre a supressão da resposta mediada por linfócitos T, alterando a imunidade celular, com ausência de resposta de hipersensibilidade celular do tipo IV. Por outro lado, exacerba-se a imunidade humoral com ativação policlonal de linfócitos B, elevando a produção de anticorpos. Consequentemente, há deposição de imunocomplexos circulantes com anticorpos específicos e antígenos parasitários em órgãos de depuração, o que provoca reação inflamatória crônica e lesão tecidual.

Leishmania (*L.*) *braziliensis* e *Leishmania* (*L.*) *amazonensis* são agentes da forma cutânea localizada (LCL), que é a forma mais frequentemente observada, embora apresente número limitado de lesões (até cinco lesões). Como o perfil imunológico é predominantemente do tipo $TCD4^+$Th1, que confere alto grau de resistência imunológica à infecção, a LCL apresenta boa resposta frente aos tratamentos convencionais. Dependendo da espécie de leishmania envolvida e do perfil de resposta imunológica dos humanos, certas infecções não totalmente controladas pela resposta imune celular (hipersensibilidade, citotoxidade e ativação do sistema do óxido nítrico do macrófago) podem evoluir para outras formas de LTA. Nas infecções por *Leishmania* (*L.*) *braziliensis* ou outra espécie do gênero *Viannia*, a infecção pode evoluir para hipersensibilidade ou hiper-reatividade celular, representada pelas formas cutaneomucosas cujo perfil é fortemente do tipo $TCD4^+$Th1. Há evidências neste caso de que os níveis altos de TNF-α nos tecidos ou nas mucosas são responsáveis pelas lesões da mucosa nasobucofaríngea.

Na infecção por *Leishmania* (*L.*) *amazonenses*, outra espécie do subgênero *Leishmania*, a infecção pode apresentar hipossensibilidade ou hiporreatividade celular, caracterizando a forma anérgica difusa com lesões cutâneas nódulo-infiltrativas difusas, e perfil imunológico fortemente $TCD4^+$Th2 com níveis altos de IL-4 nas lesões. Pode haver, ainda, casos que passam por fase intermediária, conhecidos como forma disseminada *borderline*. Nesses casos, o processo de disseminação é relativamente rápido para *Leishmania* (*V.*) *braziliensis* (cerca de 3 meses) e mais lento para *Leishmania amazonensis* (entre 6 e 12 meses). As lesões de pele são do tipo papuloulcerosas para *Leishmania* (*L.*) *braziliensis* e eritemato-infiltrativas para *Leishmania* (*L.*) *amazonensis*. Em ambas as situações, ocorre uma limitação parcial da imunidade celular dos pacientes, com predomínio da resposta $TCD4^{+}Th1 \geq Th2$, resultando na expressão "disseminada *borderline*" para esses casos intermediários.

➤ Clínica

Após período de incubação bastante variável, tanto nas formas cutâneas como viscerais, são observados os primeiros sinais clínicos. Até o momento, não foram verificadas diferenças quanto à predisposição racial, por sexo, ou por idade dos animais. Na forma visceral no cão, o período de incubação pode ser de 3 meses a anos, com média entre 3 e 7 meses.

Após a infecção da pele, ou seja, a partir da penetração das formas promastigotas, ocorre a disseminação do parasita por todo o organismo do animal com multiplicação principalmente nas células do sistema mononuclear fagocitário, causando lesões cutâneas e sistêmicas – embora as lesões cutâneas sejam mais evidentes. Pelas características do hospedeiro e do protozoário, a doença pode ocorrer de maneira aguda ou crônica.

A resposta dos linfócitos Th1 exerce grande influência na evolução da doença. Tratando-se de um parasita intracelular obrigatório, as defesas dependem dessa resposta celular, as quais se encontram reduzidas na infecção. Em contraste, observa-se boa resposta de linfócitos B, com produção de anticorpos, embora não impeçam a infecção. Dessa maneira, os sinais são dependentes da imunocompetência do animal. Estudos demonstram que, tanto em cães como em humanos, a resposta imune por linfócitos Th1, particularmente a produção de IFN-γ e de TNF-α, são protetores contra a leishmaniose, e que a infecção pode regredir ou permanecer assintomática. Há evidências também de que essas reações podem contribuir para a lesão tecidual na forma cutânea da enfermidade.

Leishmaniose canina

No cão, a doença é geralmente sistêmica e de evolução crônica. No entanto, levando-se em conta a imunocompetência do animal, a evolução pode ocorrer de forma aguda e grave, podendo levar o animal ao óbito em poucas semanas. Há casos de latência da infecção, que pode causar cura espontânea, considerando-se a resposta imune-celular do animal. Há estimativas de que, no Brasil, a forma assintomática ocorra entre 40 e 60% dos casos em população canina soropositiva.

Forma visceral

De maneira geral, a forma visceral apresenta evolução lenta e início insidioso, embora de modo sistêmico, com manifestações clínicas dependentes da resposta imune do animal, que variam desde animais aparentemente normais até animais com quadros graves, de extrema debilidade e caquexia.

Forma cutânea

As lesões cutâneas se caracterizam por áreas alopécicas, descamativas, muitas vezes com aspecto eczematoso e furfuráceo, inflamatórias e não pruriginosas, com localizações principalmente ao redor dos olhos, nas orelhas, no focinho, na face e nas patas. Essas lesões podem evoluir e transformar-se em nódulos, erosões e crostas. Raramente ocorre formação de pústulas. Podem surgir contaminações secundárias por bactérias da própria flora da pele do animal ou por contaminação ambiental, dando à lesão aspecto mais úmido e purulento. Ocorre também a associação das lesões cutâneas com dermatófitos e ácaros envolvidos na sarna. Clinicamente, são frequentes os pelos muito opacos e quebradiços e as áreas de descamação furfurácea (Figura 97.3 A).

Com a evolução da doença, observa-se frequentemente o crescimento exagerado das unhas (onicogrifose) (Figura 97.3 B), esplenomegalia, linfadenopatia, alopecia, dermatite, hiperqueratose, úlceras na pele, ceratoconjuntivite, corrimento nasal, apatia, vômitos, diarreia (ocasionalmente hemorrágica) e edema de membros. Por causa da inanição, muitos animais severamente debilitados podem apresentar caquexia e paresia dos membros posteriores, sobrevindo à morte. De acordo com os sinais clínicos apresentados pelos animais, tem-se classificado os cães como assintomáticos, oligossintomáticos e sintomáticos.

Cães assintomáticos

Há casos em que os animais não apresentam sinais clínicos sugestivos da infecção. Entretanto, podem ser sorologicamente positivos. Trata-se de um sério problema de Saúde Pública, pois podem ser fontes de infecção para os flebotomíneos, mantendo a infecção para outros animais e humanos.

Cães oligossintomáticos

Apresentam aumento de linfonodos (poplíteos ou submandibulares), discreta perda de peso e pelo opaco. Neste caso, pode haver suspeita, apesar do quadro clínico não característico, particularmente em área endêmica para a enfermidade.

Cães sintomáticos

Poderão apresentar todos os sinais clínicos ou os mais característicos, como as alterações cutâneas de alopecia, eczema furfuráceo, úlceras, hiperqueratose, onicogrifose,

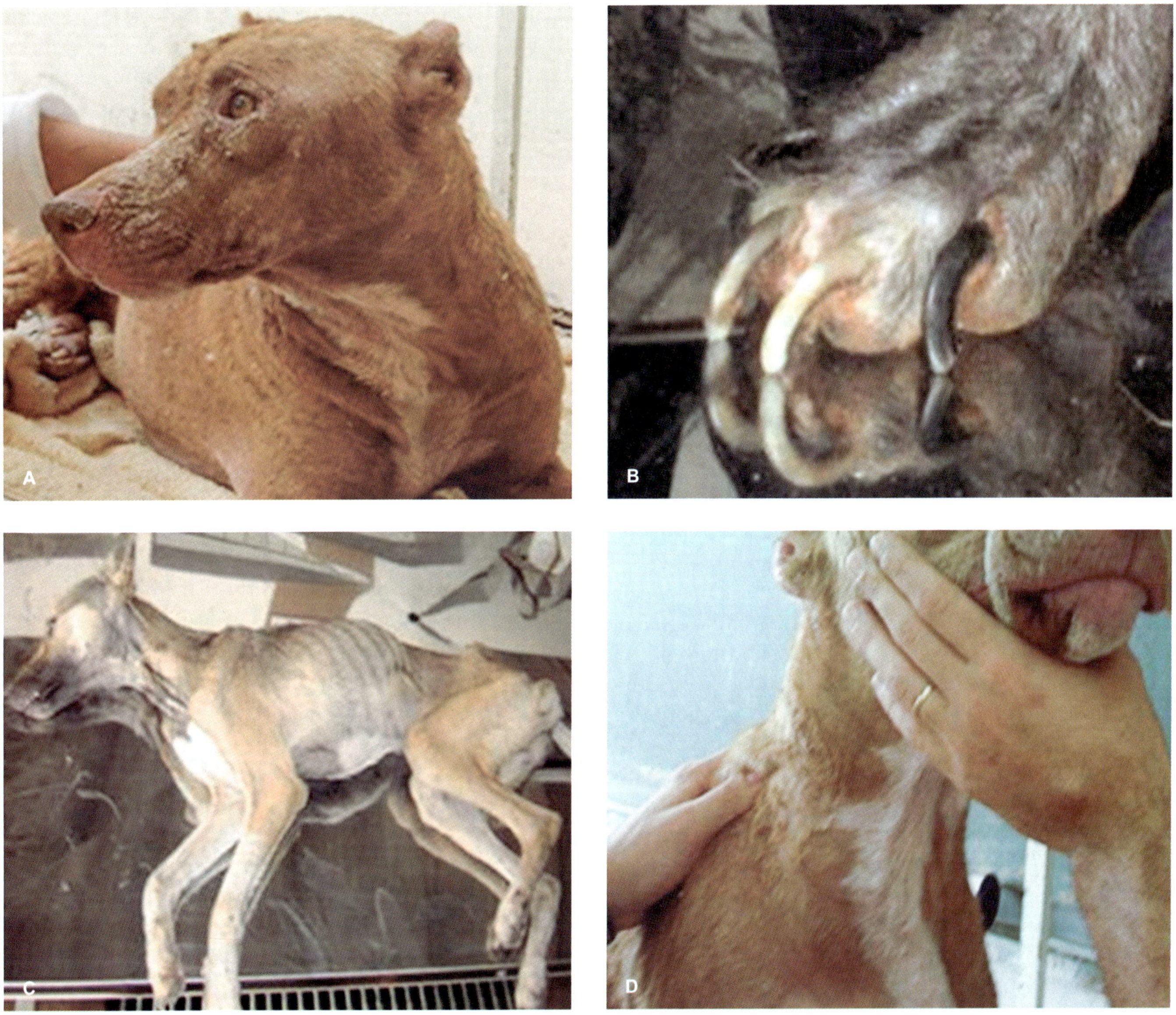

Figura 97.3 Leishmaniose clínica em cães. **A.** Aspecto opaco e quebradiço dos pelos, formação de crostas e áreas de descamação furfurácea na forma cutânea. **B.** Detalhe do crescimento exagerado das unhas (onicogrifose). **C.** Extrema caquexia na forma visceral da doença. **D.** Aumento de linfonodos pré-escapulares em animal soropositivo para a doença.

emagrecimento, caquexia (Figura 97.3 C) ceratoconjuntivite, linfadenomegalia (Figura 97.3 D), paresia dos membros posteriores e hepatoesplenomegalia à palpação.

Leishmaniose felina

Em gatos, são escassos os relatos da doença. Entretanto, é possível que as infecções sejam frequentes em áreas endêmicas e epidêmicas, pois há a circulação do protozoário entre os vetores e outros reservatórios. Há relatos de infecções experimentais da forma tegumentar da doença em gatos, com o reisolamento da espécie de leishmania inoculada, bem como de casos de infecção natural com o encontro de formas amastigotas em lesões cutâneas em felinos.

No Brasil, o primeiro caso de leishmaniose visceral em gatos foi relatado em 2001, em Cotia, SP. Clinicamente, o animal apresentava hipertermia, desidratação extrema, atrofia da musculatura temporal e linfadenopatia, além de aumento de volume e lesão ulcerativa e sanguinolenta no focinho, semelhante à neoplasia. Subsequentemente, novos relatos foram registrados em gatos no país nas formas cutânea e visceral.

Diagnóstico

O diagnóstico clínico é de suspeita e deve ser confirmado laboratorialmente, tanto nos animais como nos humanos. Diferentes provas diretas e indiretas são utilizadas no diagnóstico, com base em métodos parasitológicos, sorológicos e/ou moleculares.

Entre as provas indiretas, a pesquisa de anticorpos da classe IgG anti-*Leishmania* spp. é uma prova de rotina. Nas provas diretas, o exame parasitológico revela as formas amastigotas teciduais do agente. Ainda, no diagnóstico direto, é possível o isolamento do protozoário em meios especiais, a inoculação de material em animais experimentais, ou mais modernamente por técnicas biomoleculares, como a reação em cadeia pela polimerase (PCR), que visam a detectar o material genético (DNA) do parasita.

É possível ainda o diagnóstico imunocitoquímico, imunoistoquímico e histopatológico. Na leishmaniose, muitas vezes é necessária à associação de mais de uma prova para se lograr o diagnóstico seguro, pois há limitações de sensibilidade e especificidade inerentes a cada técnica.

Sorológico

A partir do soro do animal, podem ser realizadas as seguintes provas sorológicas: reação de imunofluorescência indireta (RIFI); ensaio imunoenzimático (ELISA); reação de fixação do complemento (RFC); e a aglutinação direta. Para os inquéritos em Saúde Pública tem-se orientado e disponibilizado o diagnóstico pela RIFI e ELISA que expressam os níveis de anticorpos circulantes.

Na RIFI, consideram-se como sororreagente e, portanto, positivo para a LVC os animais com título igual ou superior ao ponto de corte, equivalente ao título 40 (ou na diluição de 1:40). Em humanos, consideram-se como positivos títulos ≥ 80. Nos casos de títulos inferiores, recomenda-se nova prova sorológica após 30 dias.

Como teste de triagem recomenda-se o teste imunocromatográfico denominado TR-DPP® – Leishmaniose Visceral Canina (Bio-Manguinhos, RJ), que emprega uma combinação de proteína A conjugada a partir de ouro coloidal e anticorpos específicos da amostra para *Leishmania* sp. Em sequência, reage com antígeno recombinante de *Leishmania chagasi* ligada a uma membrana (fase sólida). Para o diagnóstico em animais, é possível utilizar soro, plasma ou sangue total.

O método de ELISA é considerado confirmatório. Consiste na reação de anticorpos séricos com antígenos solúveis e purificados obtidos da cultura em laboratório em meio de LIT (*liver infusion tryptose*, ou seja, infusão de fígado – triptose) ou RPMI. O antígeno (formas promastigotas sonicadas do agente) é adsorvido em placas de polipropileno de 96 poços com fundo chato. Posteriormente, são adicionadas após diluições as amostras de soroteste, bem como amostras de sorocontrole de cães sabidamente positivos e negativos. Pode-se utilizar ainda o antígeno recombinante rK39.

Os anticorpos específicos na amostra de soro examinada de animais infectados fixam-se aos antígenos. A reação antígeno-anticorpo torna-se visível ao se adicionar anti-imunoglobulina de cão marcada com a enzima peroxidase, que se liga aos anticorpos específicos. A presença de anticorpos em animais infectados gera um produto colorido, que pode ser avaliado por espectrofotometria. A amostra de soro será considerada reagente quando o valor da densidade ótica for igual ou superior a três desvios padrões do ponto de corte (*cut-off*) do resultado do controle negativo, que foi examinado concomitantemente na placa de ELISA. O teste de ELISA tem seu resultado expresso em unidades de absorbância a um feixe de luz em uma reação com diluições fixas ou, mais comumente, apenas como resultado reagente ou não reagente.

Essas provas costumam apresentar alta sensibilidade e especificidade. Entretanto, podem ter resultados falso-positivos ou falso-negativos. A RIFI tem sido utilizada mais frequentemente por causa da alta sensibilidade (98 a 99,2%) e boa especificidade (70 a 94%). No entanto, pode apresentar reação cruzada com leishmaniose tegumentar, doença de Chagas, infecções micobacterianas e malária, fato que não ocorre com o TR-DPP®. Os estudos têm referido que os testes imunológicos são mais sensíveis e seguros para o diagnóstico do que os parasitológicos.

Tanto RIFI como ELISA são técnicas sorológicas recomendadas pelo Ministério da Saúde do Brasil para o estudo da soroprevalência em inquéritos amostrais e censitários em cães. As amostras reagentes ao teste de ELISA devem ser confirmadas pela RIFI. Para fins de emissão de laudo, os exames devem ser realizados em laboratórios centrais estaduais (Lacen) ou Centros de Controle de Zoonoses (CCZ) municipais. No interior do estado de São Paulo, a FMVZ/Unesp, Botucatu oferece esses diagnósticos pelo Serviço de Diagnóstico de Zoonoses.

Parasitológico

Será abordado especificamente no cão, embora para os humanos sejam recomendadas as mesmas técnicas, com a ressalva que em medicina humana se utilizam com maior frequência as punções aspirativas de baço e fígado – menos utilizadas em medicina veterinária.

Punção aspirativa

A punção aspirativa é realizada em linfonodos ou em medula óssea. Para a punção de medula óssea no cão, recomenda-se a crista ilíaca ou a região esternal. Após a antissepsia, o material aspirado de linfonodos ou de medula óssea deve ser disposto na extremidade de uma lâmina de microscopia previamente limpa. Com o auxílio de outra lâmina, comprime-se o material, espalhando-se no sentido contrário por toda a lâmina. Após secagem em temperatura ambiente, deve-se fixar em metanol por 5 min e corar por 40 min com corantes a base de Romanowsky (Giemsa, Wright, Leishman ou Panótico), que revelam as formas amastigotas do protozoário. Devem ser examinados pelo menos 20 campos em microscópio óptico para se considerar uma lâmina como negativa e, para segurança no diagnóstico, devem ser confeccionadas quatro lâminas de cada material. A especificidade desse método é praticamente 100%. No entanto, o pouco tempo de leitura das lâminas para a procura do parasita ou a inexperiência do técnico pode reduzir a sensibilidade da técnica para 80% nos casos sintomáticos e abaixo de 80% nos casos soropositivos assintomáticos.

Isolamento em meio de cultura (*in vitro*)

Em meio de cultura contendo ágar acrescido de sangue de ovino desfibrinado, as formas amastigotas transformam-se em formas promastigotas (Figura 97.4). O meio de rotina utilizado é denominado NNN (Novy-MacNeal-Nicolle). A utilização do meio LIT (*liver infusion tryptose*) ou Schneider sobre o meio de NNN facilita o desenvolvimento do agente e a positividade da cultura. A cultura deve ser incubada entre 24 e 26°C e examinada semanalmente, colocando-se uma gota da cultura entre lâmina e lamínula, observada em microscopia ótica durante 4 a 6 semanas. Em caso de cultura positiva com observação de formas promastigotas é importante o encaminhamento de material para laboratórios de referência no sentido de identificar a espécie de leishmania envolvida.

Isolamento em animais suscetíveis (*in vivo*)

É utilizado mais experimentalmente, pois do ponto de vista prático para o diagnóstico, o tempo de observação dos animais é longo, de 1 a 3 meses. Utiliza-se como animal modelo o *hamster* (*Mesocricetus auratus*), inoculando-se no focinho do animal, por via intradérmica, o material obtido de punção aspirativa, como descrito anteriormente.

Técnicas biomoleculares para detecção do material genético (DNA) do parasita

Entre as técnicas biomoleculares, a reação em cadeia pela polimerase (PCR) tem demonstrado boa perspectiva para o diagnóstico da LV, pois apresenta sensibilidade e especificidade muito elevadas, próximas a 100%. Há limitações para a realização como rotina laboratorial por causa do custo. Entretanto, tem se destacado como realidade nas pesquisas e com possibilidades de utilização na prática diagnóstica por alguns laboratórios. Os avanços dos métodos moleculares permitem a utilização da técnica de PCR em tempo real (*real-time* PCR), que possibilita a quantificação da carga parasitária e a identificação da espécie envolvida.

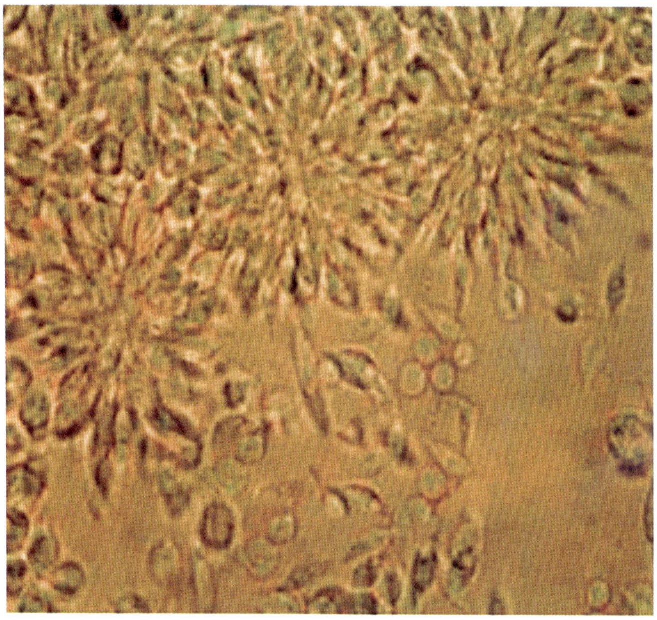

Figura 97.4 Isolamento de formas promastigotas de *Leishmania* spp. em meio de cultura (LIT + NNN).

Imunocitoquímico e imunoistoquímico

Este tipo de diagnóstico é possível a partir de *imprints* de biopsias ou de aspirados de linfonodos e medula, corados por técnicas especiais. Como anticorpo primário pode ser utilizado soro hiperimune de cães naturalmente e comprovadamente infectados com *Leishmania chagasi*. Como anticorpo secundário recomenda-se anti-IgG biotinilado de coelho (produzido em caprinos), que reage cruzadamente com imunoglobulinas de cães, produzindo menos *background*.

Tratamento

No Brasil não se recomenda o tratamento dos cães e de outros animais suscetíveis com leishmaniose, devendo-se orientar a eutanásia com notificação de todos os casos às autoridades sanitárias do município e demais competentes, pois se trata de uma doença de notificação compulsória. Desde 2008, o tratamento de cães com leishmaniose passou a ser proibido no Brasil por força da Portaria Interministerial nº 1.426, que proíbe o tratamento com fármacos de uso humano e não registrados no Ministério da Agricultura, Pecuária e Abastecimento (MAPA). Tal proibição baseia-se nos riscos para a Saúde Pública em decorrência da manutenção de reservatório da doença, visto que não está comprovada a cura parasitológica em todos os animais experimentalmente tratados. Com efeito, os animais infectados permanecem como fontes de infecção para os flebotomíneos transmissores, perpetuando o ciclo de transmissão da doença.

Apesar de estudos com alguns protocolos experimentais para o tratamento com fármacos tradicionalmente empregados para LV nos humanos, como antimoniato de meglumina, anfotericina B, isotionato de pentamidina, alopurinol, cetoconazol, fluconazol, miconazol e itraconazol, esses produtos têm se mostrado de baixa eficácia, pois induzem somente a remissão temporária dos sinais clínicos e não previnem a ocorrência de recidiva. Outro aspecto a ser considerado nos tratamentos é o risco de aumento da pressão de seleção para parasitas resistentes aos fármacos utilizados para o tratamento humano. Entretanto, há estudos para indicação de tratamento de cães em casos especiais, desde que não sejam utilizados fármacos de uso humano e o tratamento seja conduzido sob a supervisão de médico veterinário, em local apropriado e de acesso restrito. O veterinário deve avaliar também as responsabilidades do proprietário, pois se trata de um problema de Saúde Pública.

Foi constituída uma comissão, com especialistas da área, para discutir o encaminhamento de novas perspectivas relacionadas com o tratamento e profilaxia dessa enfermidade.

Profilaxia e controle

As principais medidas de controle da leishmaniose visceral no Brasil estão baseadas no diagnóstico e tratamento dos casos humanos, no controle de vetores pelo uso de inseticidas e na triagem sorológica com posterior eutanásia de cães positivos. Além dos aspectos de proteção animal, há controvérsias no que se refere à eficiência da eutanásia de cães como medida de controle, principalmente por causa da dificuldade de se relacionar a soropositividade à infecção em cães. Em geral, as ações de profilaxia e controle da doença podem ser direcionadas à população humana, ao vetor e aos reservatórios.

População humana

As medidas profiláticas dirigidas aos humanos relacionam-se à proteção individual da população com vistas a evitar os riscos de transmissão. Recomenda-se a utilização, no domicílio, de mosquiteiro e a colocação de telas de malha fina nas portas e janelas. É indicado também o uso de repelentes, a manutenção do hábito de evitar a exposição externa nos horários de maior atividade dos vetores, como ao amanhecer e entardecer, nos ambientes onde habitualmente podem ser encontrados. Dirigidas também aos humanos são as atividades de educação em saúde, que orientam a população sobre os riscos da transmissão e infecção, e dos cuidados pessoais e com meio ambiente, com vistas a diminuir a população de flebotomíneos.

Vetor

As ações de profilaxia e controle direcionadas ao vetor são enfatizadas no saneamento ambiental. O controle da transmissão urbana da leishmaniose é uma ação complexa e depende das características epidemiológicas e entomológicas de cada município ou local. O controle químico baseado na utilização de inseticidas de ação residual no interior dos domicílios e peridomicílio é uma medida de resultados nem sempre satisfatórios a partir de uma única aplicação. Esta ação é dirigida apenas para o inseto adulto e o seu objetivo não reduz ou evita o contato entre os insetos transmissores e a população. Esta prática pode diminuir a transmissão pelo vetor, apesar do impacto ambiental. Tem-se recomendado a pulverização de diferentes inseticidas como a deltametrina, lambdacialotrina, alfacipermetrina, cipermetrina, ciflutrina e betaciflutrina.

Outras medidas de caráter permanente devem ser executadas, como o manejo ambiental, a partir da limpeza de quintais, terrenos e praças públicas, para se alterar as condições do meio, que propiciam o estabelecimento de criadouros de formas imaturas do vetor. Há medidas muito simples, como a limpeza urbana, eliminação dos resíduos orgânicos (lixo) e destino adequado, além da eliminação de fontes de umidade, contribuem seguramente para evitar ou reduzir a proliferação dos vetores. Nas áreas endêmicas, deve-se evitar a permanência de animais domésticos dentro do domicílio, exceto nos horários de maior atividade do flebotomínio.

Reservatórios

Como medidas voltadas aos reservatórios, particularmente a população canina, é preciso controlar a população de animais errantes, o que torna essencial a captura de cães em área urbana, evitando-se também a transmissão e ocorrência de outras zoonoses. Nas regiões onde a infecção é de origem zoonótica a eliminação sistemática de cães infectados e o possível monitoramento da população canina tem-se mostrado importante no controle da doença humana. No Nordeste brasileiro, campanhas rigorosas não mostraram efeito positivo no controle da população canina. Além desse aspecto, estudos experimentais demonstram que a eliminação de cães não reduz a incidência da infecção humana.

Dessa maneira, várias medidas devem estar associadas para melhorar as estratégias de controle dessa enfermidade. É importante que nos casos de doação de animais de companhia (cães e gatos) seja realizado posteriormente o exame sorológico e, nos animais positivos, proceda-se com a eutanásia.

O uso de telas de malha fina em canis e gatis individuais ou coletivos, em residências, canis de *pet shop*, clínicas e hospitais veterinários evitam a entrada de flebotomíneos, reduzindo o contato e o repasto sanguíneo nos cães.

A utilização de coleiras impregnadas com deltametrina (4%) em cães tem mostrado eficácia, em condições experimentais, como medida de proteção individual para os cães contra a picada dos flebotomíneos. Alguns estudos têm observado a diminuição da transmissão do vetor, com consequente redução do número de novos casos ao se comparar regiões com e sem a utilização das coleiras nos cães.

Vacinas

As perspectivas da utilização de vacinas contra a leishmaniose visceral canina têm sido estudadas com resultados promissores. Há disponível no mercado brasileiro vacinas contra a leishmaniose visceral canina, registradas no MAPA. Entretanto, a imunoprofilaxia não deve ser indiscriminada. As vacinas devem ser utilizadas em regiões endêmicas e/ou com base na indicação de médicos veterinários. O ideal é que seja realizado o exame sorológico dos cães como medida de controle previamente à vacinação para se certificar de que o animal não está infectado. Desse modo, o controle vacinal prévio com resultado negativo, em animais suspeitos, indica que a resposta sorológica é de origem vacinal, fato que pode ser comprovado por outras provas como a pesquisa do agente pelo exame citológico, ou pesquisa do DNA parasitário pela técnica de PCR, além da melhor interpretação dos resultados dos exames sorológicos pela utilização de antígenos recombinantes, que tem possibilitado a diferenciação da resposta imune vacinal da infecção.

Saúde Pública

A leishmaniose é uma das principais antropozoonoses conhecidas. Nos humanos, o período de incubação varia de 10 dias a 24 meses, com média entre 3 e 7 meses. Não há diferença de suscetibilidade entre idade, sexo e raça, embora crianças entre 3 e 10 anos e idosos sejam mais suscetíveis. Observa-se também maior ocorrência em crianças subnutridas e desnutridas. Os principais sinais clínicos da doença em humanos são febre, linfadenomegalia, hepato e esplenomegalia. Pacientes não tratados podem evoluir para óbito em mais de 90% dos casos. No Brasil, no período de 2011 a 2012, foram notificados 232 óbitos por ano.

O diagnóstico da doença em humanos é semelhante ao utilizado em cães. Na forma tegumentar da doença, recomenda-se a intradermorreação de Montenegro (IDRM), conhecida também como teste de leishmania. Na forma visceral humana, a IDRM pode ser positiva no período inicial da enfermidade, enquanto no período de estado (evolução de mais de 2 meses) acusa reação negativa, embora sejam observados títulos elevados de anticorpos específicos anti-*Leishmania* spp.

Bibliografia

Acha PN, Szyfres B. Zoonosis y enfermidades transmissibles comunes al hombre y a los animales. Publicación Científica y Tecnica. Parasitosis. n. 581. 3.ed. v. 3. Washington, DC: Organización Panamericana de la Salud; 2003. 413 p.

Amóra SSA, Santos MJP, Alves ND, Costa SC, Calabrese KS, Monteiro AJ *et al.* Fatores relacionados com a positividade de cães para leishmaniose visceral em área endêmica do Estado do Rio Grande do Norte, Brasil. Ciência Rural. 2006;36(6):1854-9.

Ashford DA, Bozza M, Freire M, Miranda JC, Sherlock I, Eulalio C *et al.* Comparison of the polymerase chain reaction and serology for detection of canine visceral leishmaniasis. Am J Trop Med Hyg. 1995;53(3):251-5.

Badaró R, Duarte MIS. Leishmaniose visceral (calazar). In: Veronesi R, Focaccia R. Tratado de infectologia. São Paulo: Atheneu; 1996. p. 1234-59.

Blackwell JM. Tumour necrosis factor alfa and mucocutaneous leishmaniasis. Parasitol Today. 1999; 15:73-5.

Brasil. Ministério da Saúde. Secretaria de Vigilância em Saúde. Departamento e Vigilância Epidemiológica. Manual de vigilância e controle da leishmaniose visceral. Normas e Manuais Técnicos. Brasília: Ministério da Saúde; 2006. 120 p.

Carvalho EM, Barral A, Costa JM, Bittencourt A, Marsden P. Clinical and immunopathological aspects of disseminated cutaneous leishmaniasis. Acta Trop. 1994;56(4):315-25.

Ciaramella P, Oliva G, Luna RD, Gradoni L, Ambrosio R, Cortese L *et al.* A retrospective clinical study of canine leishmaniasis in 150 dogs naturally infected by leishmania infantum. Vet Rec. 1997;141(21):539-43.

Costa CHN, Vieira JBF. Mudanças no controle da leishmaniose visceral no Brasil. Rev Soc Bras Med Trop. 2001;34(2):223-8.

Da-Cruz AM, de Oliveira MP, De Luca PM, Mendonça SC, Coutinho SG. Tumor necrosis factor-alpha in human tegumentary leishmaniasis. Mem Inst Oswaldo Cruz. 1996;91:225-9.

de Souza AI, Barros EM, Ishikawa E, Ilha IM, Marin GR, Nunes VL. Feline leishmaniasis due to Leishmania (leishmania) amazonensis in Mato Grosso do Sul State, Brasil. Vet Parasitol. 2005; 128:41-4.

Donato LE, Lima Jr FE, Albuquerque R, Gomes ML. Vigilância e controle de reservatórios da leishmaniose visceral no Brasil: Aspectos técnicos e jurídicos. Revista de Educação Continuada em Medicina Veterinária e Zootecnia. 2013;11(2):18-23.

Feitosa MM, Ikeda FA, Luvizotto MC, Perri SH. Aspectos clínicos de cães com leishmaniose visceral no município de Araçatuba – São Paulo. Clin Vet. 2000;28:36-44.

Gama ME, Costa JM, Pereira JC, Gomes CM, Corbett CE. Serum cytokine profile in the subclinical form of visceral leishmaniasis. Braz J Med Bio Res. 2004;37(1):19-36.

Gontijo B, Carvalho MLR. Leishmaniose Tegumentar Americana. Rev Soc Bras Med Trop. 2003;36(1):71-80.

Gontijo CMF, Melo MN. Leishmaniose visceral no Brasil: quadro atual, desafios e. perspectivas. Rev Bras Epidemiol. 2004;7(3): 338-49.

Greene CE. Infectious Diseases of the Dog and Cat. 3.ed. St. Louis: Saunders-Elsevier. 1387 p.

Langoni H, Lucheis SB, da Silva RC, Castro APB, Paes AC. American Visceral Leishmaniasis: A case report. J Anim Toxins Trop Dis. 2005;11(3):360-71.

Langoni H, Modolo JR, Souza LC, Araújo WN, Shimabukuro FH, Mendonça AO *et al.* Epidemiological vigilance for canine Leishmaniasis in the country of Botucatu, SP, Brazil. Ars Veterinaria. 2001;17(3):196-200.

Martín-Sánchez J, Acedo C, Muñoz-Pérez M, Pesson B, Marchal O, Morillas-Márquez F. Infection by Leishmania infantum in cats: Epidemiological study in Spain. Vet Parasitol. 2007;145(3-4):267-73.

Marzochi MAC, Marzochi KB. Tegumentary and Visceral Leishmaniases in Brazil – Emerging Anthropozoonosis and Possibilities for Their Control. Cad Saúde Pública. 1994;10(2):325-9.

Moll H, Flohé S, Röllinghoff M. Dendritic cells in Leishmania major-immune mice harbor persistent parasites and mediate an antigen- specific T-cell immune response. Eur J Immunol. 1995; 25:693-9.

Nogueira FS, Moreira MA, Borja-Cabrera GP, Santos FN, Menz I, Parra LE *et al.* Leishmune® vaccine blocks the transmission of canine visceral leishmaniasis. Absence of Leishmania parasites in blood, skin and lymph nodes of vaccinated exposed dogs. Vaccine. 2005;23:4805-10.

Ozon C, Marty P, Pratlong F, Breton C, Blein M, Lelièvre A *et al.* Disseminated feline leishmaniosis due to Leishmania infantum in Southern France. Vet Parasitol. 1998;75:273-7.

Palatnik-de-Sousa CB, dos Santos WR, França-Silva JC, da Costa RT, Reis AB, Palatnik M *et al.* Impact of canine control on the epidemiology of canine and human visceral leishmaniasis in Brazil. Am J Trop Med Hyg. 2001;65:510-7.

Passos VM, Lasmar EB, Gontijo CM, Fernandes O, Degrave W. Natural infection of a domestic cat (Felis domesticus) with Leishmania (Viannia) in the Metropolitan Region of Belo Horizonte, State of Minas Gerais, Brazil. Mem Inst Oswaldo Cruz. 1996;91(1):19-20.

Pearson RD, Sousa AQ. Leishmania species: visceral (Kala-Azar), cutaneous, and mucosal leishmaniasis. In: Mandell GL *et al.* Principle and Pratice of Infectious Diseases. 3.ed. New York: Churchill Livingstone. 1995; 2:2431-94.

Pocai EA, Frozza Luciano, Headley SA, Graça DL. Leishmaniose visceral (calazar). Cinco casos em cães de Santa Maria, Rio Grande do Sul, Brasil. Ciência Rural. 1998;28(3):501-15.

Savani ES, de Oliveira Camargo MC, de Carvalho MR, Zampieri RA, dos Santos MG, D'Auria SR *et al.* The first record in the Americas of an autochthonous case of Leishmania (Leishmania) infantum chagasi in a domestic cat (Felix catus) from Cotia County, São Paulo State, Brazil. Vet Parasitol. 2004;120(3): 229-33.

Savani ESMM, von Schimonsky B, Camargo MC, D'auria SR. Vigilância de leishmaniose visceral americana em cães de área não endêmica. Rev Saúde Pública. São Paulo. 2003;37(2):260-82.

Schubach TM, Figueiredo FB, Pereira SA, Madeira MF, Santos IB, Andrade MV *et al.* American cutaneous leishmaniasis in two cats from Rio de Janeiro, Brazil: first report of natural infection with Leishmania (Viannia) braziliensis. Trans Royal Soc Trop Med Hyg. 2004;98:165-7.

Silveira FT, Lainson R, Corbett CE. Clinical and Immunopathological spectrum of american cutaneous leishmaniasis with special reference to the disease in Amazonian Brazil – a review. Mem Inst Oswaldo Cruz. 2004; 99(3):239-51.

Silveira FT, Lainson R, Corbett CEP. Further observation on clinical, histopathological and immunological features of borderline disseminated cutaneous leishmaniasis caused by L. (L.) amazonensis. Mem Inst Oswaldo Cruz. 2005;100(5):525-34.

Slappendel RJ. Canine leishmaniasis: a review based on 95 cases in the Netherlands. Vet Parasitol. 1988;10(1):1-16.

Solano-Gallego L, Fernández-Bellon H, Morell P, Fondevila D, Alberola J, Ramis A *et al.* Histological and Immunohistochemical Study of Clinically Normal Skin of Leishmania infantum-infected Dogs. J Comp Pathol. 2004;1(130):7-12.

Solano-Gallego L, Morell P, Arboix M, Alberola J, Ferrer L. Prevalence of Leishmania infantum infection in dogs living in an area of canine leishmaniais endemicity using PCR on several tissues and sorology. J Clin Microbiol. 2001;2(39):560-3.

Tafuri WL, de Oliveira MR, Melo MN, Tafuri WL. Canine visceral Leishmaniasis: a remarkable histopathological picture of one case report from Brazil. Vet Parasitol. 2001;3(96):203-12.

Tafuri WL, Santos RL, Arantes RM, Gonçalves R, de Melo MN, Michalick MS *et al.* An alternative immunohistochemical method for detecting Leishmania amastigotes in paraffin-embedded canine tissues. J Immunol Methods. 2004;292(1-2):17-23.

Mieloencefalite Protozoária Equina 98

Alexandre Secorun Borges

Definição

A mieloencefalite protozoária equina (EPM) é uma das mais importantes enfermidades neurológicas de cavalos no Brasil. Causada pela infecção do sistema nervoso central pelo protozoário *Sarcocystis neurona*, é caracterizada clinicamente por anormalidade locomotora assimétrica, geralmente dos membros posteriores, podendo ou não apresentar atrofia muscular e paralisia de nervos cranianos. Anormalidades encefálicas também podem ser observadas. A enfermidade pode comprometer a capacidade esportiva e de trabalho e, se não tratada, pode ocasionar o óbito do equino.

Sinonímia: EPM.

Etiologia

O agente comumente identificado nos casos de EPM é *Sarcocystis neurona* (*S. neurona*). Entretanto, *Neospora hughesii* também foi identificado em pequeno número de animais nos EUA. Neste capítulo, será considerado *S. neurona* como agente causador da EPM.

S. neurona é um protozoário coccídeo com ciclo de vida que necessita de dois hospedeiros (um definitivo e um intermediário) para se desenvolver. O ciclo de vida do parasita apresenta estágio sexuado no trato gastrintestinal do hospedeiro definitivo e uma fase assexuada em um hospedeiro intermediário. Os gambás (*Didelphis virginiana* e *Didelphis albiventris*) são considerados hospedeiros definitivos do protozoário e infectam-se ao ingerir a musculatura dos hospedeiros intermediários (raposas, tatus, guaxinins e gato doméstico) que contenha cistos (sarcocistos), com bradizoítos (5 μm de comprimento) em seu interior.

Após a ingestão dos sarcocistos, são liberados bradizoítos no intestino do hospedeiro definitivo e ocorre reprodução sexuada, o que resulta na produção de oocistos (esse processo pode se dar nas primeiras 24 h após a ingestão dos sarcocistos). Essa forma evolutiva do parasita contém dois esporocistos, cada um com quatro esporozoítos em seu interior. Os oocistos esporulados (10 × 8 μm) são eliminados pelas fezes dos gambás, contaminando pastagens, água e alimentos, que ao serem ingeridos por hospedeiros intermediários, perpetuam o ciclo. Hospedeiros intermediários geralmente não apresentam sinais clínicos decorrentes da infecção, mas casos esporádicos de encefalites estão descritos na literatura. Após a ingestão de oocistos esporulados pelo hospedeiro intermediário, ocorre liberação dos esporozoítos, invasão do epitélio intestinal e multiplicação assexuada (endopoligenia) em diferentes tecidos. A produção dos sarcocistos pode demorar até 2 meses nesses hospedeiros. Equinos são considerados hospedeiros acidentais de *S. neurona*, e infectam-se ao ingerir alimentos com oocistos provenientes das fezes do hospedeiro definitivo.

No Brasil, a primeira descrição clínica de EPM em equino ocorreu no Rio Grande do Sul, em 1986. Contudo, enfermidade similar em cavalos Puro Sangue Inglês havia sido descrita no estado de São Paulo em 1975, embora sem a caracterização conclusiva do agente. *S. neurona* foi isolado no Brasil em 2001, a partir de esporocistos encontrados em dois gambás *D. albiventris*. Isso confirma na América do Sul que essa espécie apresenta contribuição similar ao *D. virginiana* nos EUA na transmissão da enfermidade.

Epidemiologia

Equinos de todas as idades são suscetíveis, apesar de a doença ser diagnosticada mais frequentemente em equinos entre 3 e 5 anos. Não existem diferenças entre raças, e tanto machos como fêmeas são afetados. Equinos submetidos a viagens longas, períodos de estresse por mudança de manejo ou acometidos por outras enfermidades estão mais sujeitos à doença clínica. Equinos criados em áreas onde a doença já foi diagnosticada, ou que se alimentam em locais com alta ocorrência de hospedeiros definitivos, bem como onde as fontes de alimentação não estão protegidas (do acesso do hospedeiro definitivo), apresentam risco maior de apresentar EPM.

Estudos sorológicos apontam graus variáveis de exposição dos equinos ao *S. neurona*, de acordo com a região geográfica. O primeiro estudo no Brasil que investigou a soroprevalência de *S. neurona* em equinos foi publicado em 1999, e detectou anticorpos contra o parasita em 35,6% (36/101) dos animais clinicamente normais. Outro estudo realizado no país, em 2006, verificou que 69,9% (669/991) dos equinos clinicamente normais tinham anticorpos séricos anti-*S. neurona*.

➤ Patogenia

A mieloencefalite protozoária equina é causada pela infecção do sistema nervoso central por *S. neurona*. Existem diferentes hipóteses sobre como o agente invade o sistema nervoso central (SNC). Atualmente, aceita-se que o parasita atinge o SNC no interior de linfócitos ou das células endoteliais. A associação entre imunidade humoral e celular parece ser necessária para proteger os equinos do desenvolvimento da enfermidade.

Não estão totalmente esclarecidos os detalhes da patogenia de *S. neurona*, uma vez que modelos experimentais em equinos não são eficientes para desenvolver sinais clínicos nos animais inoculados, apesar de induzirem soroconversão. Estima-se que menos de 1% dos animais infectados desenvolve a enfermidade clínica.

Após a ingestão, o protozoário alcança o SNC e realiza reprodução assexuada em diferentes tipos celulares. Os sinais clínicos de EPM são variáveis e dependem da localização do parasito no sistema nervoso central. A gravidade dos sinais é proporcional à intensidade do processo inflamatório. A presença de *S. neurona* no encéfalo ou na medula espinal provoca lesão neuronal direta e danos secundários por causa da resposta inflamatória do animal acometido.

➤ Clínica

Em geral, a evolução da EPM é lenta e progressiva. Porém, foram também descritos casos de evolução aguda ou hiperaguda. O usual é um início discreto seguido por piora progressiva da anormalidade locomotora. Ressalta-se que a localização do parasita dentro do SNC ocorre ao acaso. Portanto, os sinais variam muito de um equino para outro. A anormalidade locomotora assimétrica, com sinais de paresia e perda proprioceptiva, que acomete apenas os membros pélvicos, com ou sem atrofia muscular, é o quadro clínico mais comum (Figuras 98.1 e 98.2). No entanto, alguns animais podem apresentar anormalidades nos quatro membros (Figuras 98.3 e 98.4). Em menos de 10% dos casos as anormalidades medulares também podem ser acompanhadas de sinais decorrentes de lesão no núcleo dos nervos cranianos, particularmente no facial ou no trigêmeo, causando, respectivamente, paralisia de orelha, pálpebra e lábio ou atrofia muscular ipsilateral do masseter e temporal (Figura 98.5). Também são descritos

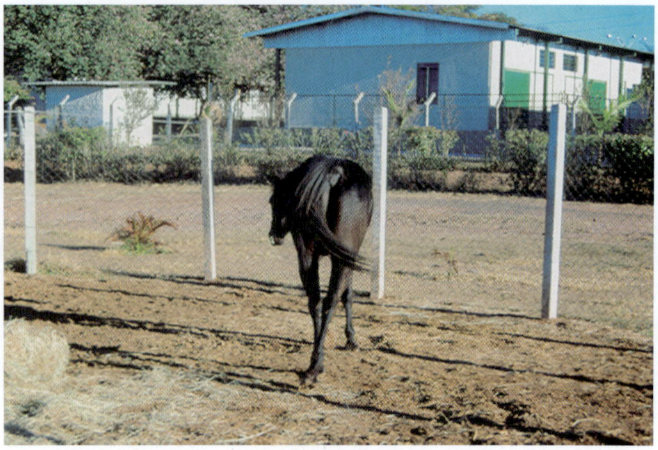

Figura 98.1 Equino com EPM apresentando cruzamento dos membros posteriores, o que caracteriza déficit proprioceptivo.

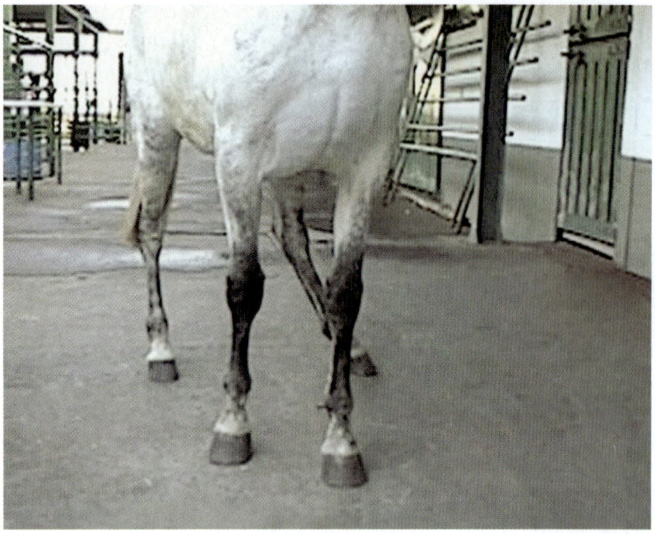

Figura 98.2 Equino com EPM apresentando déficit proprioceptivo no membro posterior esquerdo.

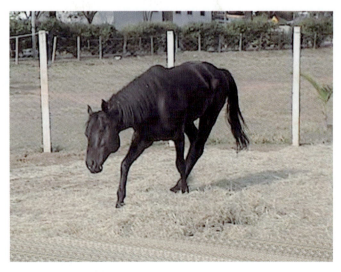

Figura 98.3 Equino com EPM apresentando anormalidade locomotora nos quatro membros e dificuldade para manter a posição quadrupedal.

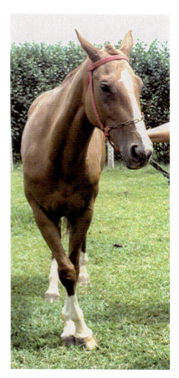

Figura 98.4 Equino com EPM apresentando déficit proprioceptivo nos membros anteriores. Imagem cedida pelo Dr. Marcio R. G. Kuchembuck.

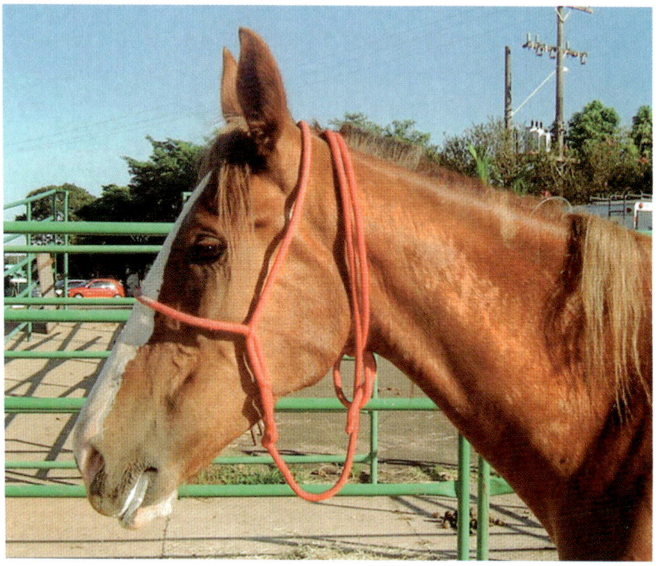

Figura 98.5 Equino com EPM apresentando atrofia do masseter esquerdo em virtude de lesão no núcleo motor do nervo trigêmeo. Imagem cedida pelo Dr. Rogério M. Amorim.

episódios com início súbito e rápida evolução para decúbito, embora sejam menos frequentes. Apesar do predomínio assimétrico, pode ocorrer um padrão simétrico de anormalidade em alguns animais. Sinais de envolvimento cerebral ou vestibular são incomuns.

Ao exame clínico de equinos com EPM, verifica-se que todos os animais apresentam diferenças no padrão de locomoção, visto que a instalação do parasito pode ocorrer em diferentes segmentos da medula espinal e, mesmo quando localizados em um mesmo segmento, podem acometer diferentes tratos ou fascículos. Como o processo inflamatório associado à presença de *S. neurona* pode acometer tratos proprioceptivos e motores, em geral sinais de paresia e ataxia são observados simultaneamente nos membros acometidos.

Diagnóstico

O diagnóstico *in vivo* da EPM é sempre um desafio e deve ser primeiramente baseado na exclusão de outras doenças com sinais semelhantes. Paralelamente devem ser utilizados dados de anamnese, sinais clínicos e resultados de exames laboratoriais subsidiários. Para aumentar as chances do correto diagnóstico deve-se realizar exame clínico, com ênfase no exame neurológico.

O exame neurológico tem como objetivos confirmar que existe um problema neurológico; localizar a anormalidade em uma ou mais regiões do SNC; e definir, associando com o histórico e evolução, prováveis diagnósticos diferenciais. Essas etapas são fundamentais, pois outros diagnósticos diferenciais devem, sempre que possível, ser excluídos antes de se confirmar o diagnóstico de EPM.

O exame neurológico deve permitir a localização da lesão no SNC e, posteriormente, diferenciar de outras anormalidades que possam acometer o encéfalo e a medula espinal. Para que o equino tenha anormalidades encefálicas, devem ocorrer alterações na função de um ou mais dos seguintes componentes: comportamento, nível de consciência, postura e posição da cabeça ou déficit dos nervos cranianos. Para a localização da lesão na medula espinal, as lesões podem ser difusas, multifocais ou focais, e sempre que possível devemos tentar localizá-las na região cervical (C1-C5), cervicotorácica (C6-T2), torácica (T3-L3), lombossacral (L4-S2), ou na cauda equina.

Esta localização pode ser realizada após exame neurológico em que primeiramente se avalia a integridade encefálica e, em um segundo momento, a integridade medular. O exame neurológico do equino com anormalidade locomotora é etapa fundamental do diagnóstico e precisa caracterizar a existência de sinais de perda proprioceptiva ou motora e evidenciar se sinais de fraqueza, déficit proprioceptivo, espasticidade, hipometria ou hipermetria estão presentes. Algumas vezes é difícil diferenciar lesões neurológicas de alterações osteomusculares que causem anormalidades locomotoras, principalmente quando déficits proprioceptivos não estão presentes. Para facilitar a diferenciação de alguns casos, é importante a realização do exame do sistema osteomuscular e lembrar que disfunções nesse sistema geralmente causam padrões anormais de locomoção, que são mais estáveis (repetem-se passo a passo), diferentemente das disfunções neurológicas, que causam padrões anormais de locomoção, porém irregulares.

Tais anormalidades são evidentes na perda proprioceptiva por causa do comprometimento de tratos ou fascículos sensoriais da medula espinal, que podem ocorrer nos casos de EPM.

O diagnóstico de EPM geralmente é realizado como um diagnóstico de exclusão de outras anormalidades neurológicas. As enfermidades osteomusculares ou neurológicas que podem causar anormalidades semelhantes são excluídas e, paralelamente, é verificada a presença de anticorpos no líquido cefalorraquidiano (LCR). Enfermidades que permitam a passagem de anticorpos para o LCR também podem acarretar resultados falso-positivos nos testes laboratoriais e, consequentemente, induzir a diagnóstico equivocado.

A coleta do LCR é importante para a confirmação do diagnóstico de EPM e pode ser realizada no espaço lombossacral ou atlanto-occipital. Nas diferentes enfermidades neurológicas, o LCR geralmente é colhido no ponto mais próximo da lesão. Portanto, em lesões encefálicas geralmente opta-se por colher no espaço atlanto-occipital e nas enfermidades medulares no espaço lombossacral. Esta não é uma regra fixa, já que na maioria das vezes a coleta no espaço lombossacral pode ser realizada com o equino em posição quadrupedal, com ou sem sedação, evitando posicionar o animal em decúbito lateral. A coleta do LCR em equino em posição quadrupedal é recomendada, pois algumas vezes pode ser mais difícil recuperar o animal com sinais graves decorrentes da EPM e recolocá-lo em posição quadrupedal após a anestesia.

A análise rotineira do LCR auxilia na realização do diagnóstico diferencial (outras enfermidades podem provocar pleocitose ou aumento de proteína) e, de modo geral, a EPM não acarretará anormalidades nos níveis de proteína ou celularidade. No animal vivo, a confirmação do diagnóstico de mieloencefalite protozoária equina deve ser realizada com a coleta do LCR e envio para laboratório que realize a análise da presença de anticorpos nesse fluido. A contagem do número de hemácias é uma etapa importante, pois permite verificar se houve contaminação da amostra durante o procedimento de coleta, o que, dependendo do teste utilizado, é fundamental para interpretar o resultado da presença de anticorpos com segurança. Amostras com presença de sangue podem resultar falso-positivas em equinos que entraram em contato com o agente, especialmente no teste de *Western blot*.

A presença de anticorpos anti-*S. neurona* no soro indica exposição ao protozoário e, não necessariamente, doença clínica. Esse achado é mais relevante em áreas onde é alta a prevalência de equinos sem sinais clínicos com anticorpos. Por outro lado, a presença de anticorpos no soro de animais com sinais clínicos compatíveis com EPM pode ser mais um fator sugestivo do diagnóstico, especialmente quando testes quantitativos como o ELISA apresentam títulos altos. Assim, pode-se afirmar que a ausência de anticorpos no soro de equino com sinais clínicos compatíveis com EPM geralmente exclui o diagnóstico da doença, exceto nos casos agudos da enfermidade.

Os laboratórios utilizam diferentes técnicas para confirmar a presença de anticorpos (IgG) no soro ou no LCR, dentre as quais as mais comuns são: *Western blot* (semiquantitativo), imunofluorescência (quantitativo) e SAG Elisa (quantitativo).

O *Western blot*, o primeiro teste a ser comercializado, tem índices de sensibilidade/especificidade próximos de 90%. Todavia, a interpretação do teste requer grande experiência e é altamente sensível para a presença de sangue na amostra de LCR, o que pode gerar resultados falso-positivos para essas amostras. Para o *Western blot*, a amostra de LCR deve ser submetida à análise com mínima presença de hemácias, que contaminam o LCR no momento da coleta (menor do que 40 hemácias/$\mu\ell$). Deve-se ressaltar que quantidades menores que 500 hemácias por $\mu\ell$ não alteram o aspecto visual do LCR colhido. Portanto, a contagem celular é extremamente importante para evitar o envio de amostras com grande quantidade de sangue que podem determinar resultado falso-positivo.

O teste baseado na metodologia de ELISA é quantitativo, e a interpretação é baseada nos títulos detectados, podendo ocorrer variação na interpretação dependendo dos antígenos utilizados na execução dos exames. Inicialmente, esse teste foi validado para um antígeno de superfície designado como 1 (SAG1 ELISA). Atualmente, está bem documentado que alguns isolados de *S. neurona* não expressam SAG1 e os resultados podem ser falso-negativos. Esta metodologia (ELISA) foi recentemente validada para a utilização dos antígenos de superfície 2, 3 e 4. Determinou-se que, quando amostras de soro e LCR são submetidas simultaneamente para análise, a realização da proporção de título no soro em relação ao título no LCR melhora as chances de diagnóstico (título soro/título LCR). A interpretação está baseada no aumento da produção intratecal de IgG. Assim, quanto maior a produção intratecal, maior a diminuição da proporção. Consequentemente, a proporção de títulos < 100 tem alta relação com casos de EPM. Em diferentes estudos, a proporção < 100 apresentou sensibilidade de 83% e especificidade de 97%.

A imunofluorescência é um método de avaliação quantitativo em que a determinação dos títulos de IgG é realizada de modo indireto após a fluorescência em lâmina. A sensibilidade e especificidade são menores do que nos testes anteriormente citados, apesar de a presença de sangue na amostra exercer pouca influência sobre o resultado do teste. Além disso deve-se considerar que a imunofluorescência tem reatividade cruzada com *S. fayeri*, um agente que pode infectar equinos, mas não causa EPM.

A reação de cadeia de polimerase para EPM tem baixa sensibilidade. Portanto, essa técnica não é indicada como teste de rotina para o diagnóstico da enfermidade.

Todos os testes no LCR foram padronizados para avaliar equinos com anormalidades neurológicas e seu resultado não é significativo para equinos clinicamente normais. Outro ponto importante da análise do LCR em equinos com anormalidade locomotora, de origem neurológica, é a possibilidade de diferenciar a EPM (que geralmente não causa anormalidades na contagem celular e na determinação de proteína) de outros processos causados por herpesvírus tipo 1 ou mielites e encefalites que podem causar anormalidades no número de células ou na quantidade de proteínas das amostras.

No exame *post-mortem* de equinos, as lesões de EPM estão restritas ao SNC. A distribuição das lesões no SNC é multifocal, localizam-se, sobretudo, na medula espinal, embora o encéfalo também possa estar comprometido. Lesões macroscópicas podem, quando presentes, revelar áreas multifocais de hemorragia com perda da coloração normal do tecido nervoso e malácia. No entanto, a necropsia de equinos com EPM pode não apresentar alterações macroscópicas. Histologicamente, as lesões inflamatórias consistem de infiltrado perivascular linfoide contendo macrófagos, eosinófilos e, ocasionalmente, células gigantes multinucleadas. Extensas áreas de necrose com hemorragia estão presentes nos casos mais graves e agudos. Os parasitas não são facilmente encontrados, particularmente nos equinos tratados. A imunoistoquímica pode ser útil na localização do agente durante a avaliação histológica do tecido nervoso. A identificação do agente na histologia é considerada por certos autores como o melhor método de diagnóstico de EPM (Figura 98.6).

Tratamento

O tratamento instituído contra a EPM tem como objetivo atuar diretamente contra *S. neurona* e diminuir a inflamação local. Esse tratamento deve ser sempre realizado, pois em muitos casos a enfermidade pode levar ao decúbito e acarretar a eutanásia do equino. Estudos mostram que o tratamento para a EPM deve ser realizado assim que o diagnóstico for confirmado. Em geral, equinos tratados logo no início dos sinais clínicos e aqueles com menor grau de anormalidades neurológicas são os animais com melhor prognóstico.

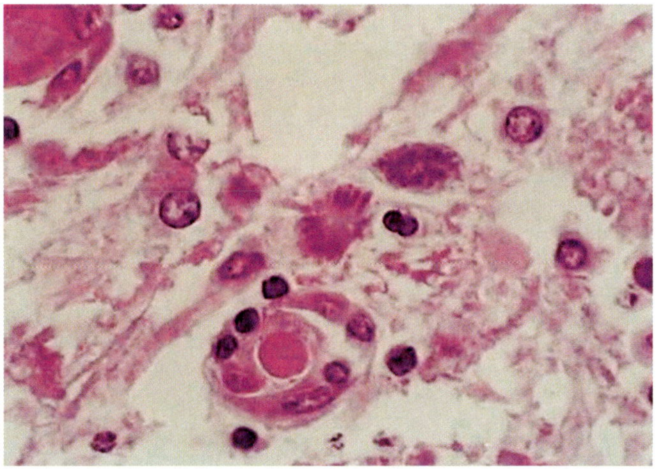

Figura 98.6 Presença de *S. neurona* no SNC de equino com EPM. Imagem cedida pela Dra. Maria Cecília R. Luvizotto.

Em estudos previamente realizados, verificou-se que 60 a 70% dos equinos tratados apresentam melhora dos sinais clínicos, e dois a três pacientes em cada dez apresentarão recuperação clínica completa. Essa melhora clínica avaliada nos diferentes estudos significou a redução de 1 grau na escala para avaliar déficits neurológicos. É importante observar ao longo do acompanhamento dos animais que a maioria começa a melhorar durante a terapia, mas a melhora também é observada após a finalização do tratamento, especialmente em equinos tratados durante 30 dias. A recuperação completa, em alguns casos, pode demorar alguns meses, visto que é necessário certo tempo para compensar a perda de vias neurológicas (proprioceptivas e motoras) e para a recuperação da atrofia muscular. O tratamento é uma opção muito interessante, pois mesmo que o equino não se restabeleça completamente, a diminuição do grau de anormalidade locomotora, na maioria das vezes, permite que o animal possa realizar funções reprodutivas de maneira adequada. Portanto, quanto mais precoce o tratamento e menor o grau de anormalidade locomotora, melhores são as chances de recuperação completa dos animais tratados.

O tratamento pode ser instituído com fármacos de ação anticoccídea. Os primeiros fármacos utilizados para o tratamento da EPM foram a associação de sulfonamidas, trimetoprima e pirimetamina. Atualmente, esses fármacos ainda são utilizados para o tratamento da EPM nas doses de 20 mg/kg, 1 vez/dia, VO (sulfadiazina) e 1 mg/kg, 1 vez/dia, VO (pirimetamina). A sulfadiazina é a sulfonamida de eleição por causa de sua penetração no SNC. O trimetoprima pode ou não estar associado à sulfa, mas em geral a pirimetamina é o fármaco escolhido para ser associado à sulfonamida durante o tratamento. A sulfonamida e pirimetamina atuam, respectivamente, inibindo o metabolismo do ácido fólico e a síntese dos nucleotídeos de pirina e pirimidina do parasita. Trimetoprima e pirimetamina não devem ser utilizadas simultaneamente, pois pode ocorrer inibição da ação da pirimetamina. O uso isolado de uma sulfonamida ou da pirimetamina não tem ação inibitória sobre o parasita. Portanto, é sempre importante a utilização dos dois fármacos simultaneamente.

Em geral, o tratamento é utilizado por via oral durante 6 a 9 meses. A administração da sulfa com o equino com estômago vazio (jejum) aumenta sua absorção. Hemogramas trimestrais devem ser realizados para avaliar qualquer anormalidade em decorrência da administração dessa medicação (principalmente anemia e leucopenia). Há relatos de abortamentos e fetos mal formados em éguas que receberam pirimetamina. Apesar de essas complicações ocorrerem de maneira rara, tal advertência deve ser feita quando esse fármaco for instituído para o tratamento dos animais.

Outro fármaco de uso frequente no Brasil é o diclazurila. Esse medicamento tem sido utilizado com segurança na dose de 1 a 5 mg/kg, 1 vez/dia, VO, durante 28 a 30 dias. Estudos clínicos apresentam resultados favoráveis em aproximadamente 60% dos animais tratados.

O fármaco mais utilizado no tratamento da EPM na América do Norte é o ponazurila, na dose de 5 mg/kg, 1 vez/dia, VO durante 28 dias, com eficácia demonstrada em estudos clínicos de 60 a 70% dos casos. Esse fármaco é bastante seguro inclusive para éguas gestantes. Atualmente, baseado em estudos de farmacocinética, a dose inicial de 15 mg/kg do ponazurila pode ser utilizada uma única vez, seguida de 28 dias de tratamento com 5 mg/kg. Essa dose inicial aumenta e facilita a obtenção da concentração inibitória mínima no sistema nervoso, o que agiliza a ação contra o protozoário.

Recentemente, a nitazoxanida foi utilizada para o tratamento da EPM. Entretanto, em decorrência dos seus efeitos tóxicos, sua utilização nos EUA foi descontinuada no tratamento da EPM. A recomendação inicial indicava o fármaco na dose de 25 mg/kg, 1 vez/dia, VO durante os primeiros 5 dias e, posteriormente, 50 mg/kg, 1 vez/dia, VO nos próximos 24 dias. Nos casos de enterocolite os proprietários devem ser alertados quanto ao uso dessa medicação, inclusive com relatos de casos fatais. Atualmente, não é recomendada para o tratamento da EPM.

Deve-se ressaltar que o tratamento de suporte é necessário e útil na maioria dos casos. Entre essas medidas descreve-se o uso de dimetilsulfóxido (DMSO), anti-inflamatórios não esteroides e, em alguns casos, anti-inflamatórios esteroides. O DMSO (0,5 a 1 g/kg, 1 vez/dia, IV em solução de 8%, durante 5 dias) e os anti-inflamatórios não esteroides (flunixino meglumine, 1,1 mg/kg, 2 vezes/dia, 3 a 5 dias) são utilizados no início do tratamento, durante 1 a 5 dias, procurando evitar que os animais piorem na fase inicial da terapia. Em casos graves de anormalidade locomotora, quando o paciente corre o risco de entrar em decúbito, o uso de anti-inflamatórios esteroides pode ser indicado durante 1 a 5 dias. Deve-se ressaltar que o uso de anti-inflamatórios esteroides por longo período, além dos efeitos indesejáveis do seu uso prolongado, não tem indicação clínica no tratamento da EPM. A vitamina E também é rotineiramente utilizada durante 30 dias na dose de 8.000 UI/dia, VO, apesar de sua eficácia não estar comprovada. Alguns autores recomendam o uso de levamizole (1 mg/kg, 2 vezes/dia, VO durante 10 dias), visando à melhora da imunidade.

Sinais de anormalidade neurológica eventualmente podem reaparecer em animais tratados, principalmente nos primeiros 45 dias após a suspensão do tratamento. Assim, recomenda-se que os equinos acometidos sejam acompanhados durante esse período e um novo tratamento seja instituído se necessário. Nos animais que não apresentarem melhora durante o tratamento, pode-se optar por mais um período de tratamento utilizando o mesmo fármaco ou alternando o princípio ativo.

Fisioterapia é indicada para os animais com anormalidades neurológicas e deve-se evitar que sejam mantidos em baias sem exercício durante todo o tempo do tratamento, visto que a restrição acentuada do movimento pode agravar a atrofia muscular, dificultando a recuperação.

Profilaxia e controle

Considerando a fisiopatologia da EPM, deve-se evitar que os alimentos dos equinos sejam contaminados pelo protozoário presente nas fezes dos gambás. É importante que carcaças de hospedeiros intermediários sejam recolhidas no ambiente. Portanto, a proteção de água e alimentos é fundamental na profilaxia da doença. Baseado no grande número de equinos no Brasil, na ocorrência da EPM e na alta exposição dos animais ao parasita no ambiente, deve-se considerar a EPM uma doença fundamental entre os diagnósticos diferenciais de enfermidades neurológicas afetando equinos, especialmente daqueles que apresentam anormalidade locomotora assimétrica de origem neurológica. Atualmente, não existe vacina disponível para ser utilizada como prevenção. Estudos com os mesmos fármacos indicados no tratamento com intuito de prevenção da EPM estão em curso.

Bibliografia

Baccarin RYA, Fernandes WR, Vincenzi RC, Rêgo EB, Silva LC. Estudo da terapia e evolução clínica da mieloencefalite protozoária equina. Veterinária Notícias. 2001;7(2):79-85.

Barros CSL, Barros SS, Santos MN, Silva CAM, Waihric F. Mieloencefalite equina por protozoário. Pesq Vet Bras. 1986;6(2):45-9.

Cook AG, Buechner-Maxwell V, Morrow JK, Ward DL, Parker NA, Dascanio JJ *et al.* Interpretation of the detection of Sarcocystis neurona antibodies in the serum of young horses. Vet Parasit. 2001;95:187-95.

Cook AG, Maxwell VB, Donaldson LL, Parker NA, Ward DL, Morrow JK. Detection of antibodies against Sarcocystis neurona in cerebrospinal fluid from clinically normal neonatal foals. J Am Vet Med Assoc. 2002;220(2):208-11.

Cowen ND, McKay RJ. Interpreting immunoblot testing of cerebrospinal fluid for equine protozoal myeloencephalitis. Comp Cont Educ Pract Vet. 1997;19:1176-81.

Crowdus CA, Marsh AE, Saville WJ, Lindsay DS, Dubey JP, Granstrom DE *et al.* SnSAG5 is an alternative surface antigen of Sarcocystis neurona strains that is mutually exclusive to SnSAG1. Vet Parasit. 2008;158:36-43.

Daft BM, Barr BC, Gardner IA, Read D, Bell W, Peyser KG *et al.* Sensitivity and specificity of Western blot testing of cerebrospinal fluid and serum for diagnosis of equine protozoal myeloencephalitis in horses with and without neurologic abnormalities. J Am Vet Med Assoc. 2002;221(7):1007-13.

Dirikolu L, Foreman JH, Tobin T. Current therapeutic approaches to equine protozoal myeloencephalitis. J Am Vet Med Assoc. 2013; 242(4):482-91.

Dubey JP, Davis SW, Speer CA, Bowman DD, de Lahunta A, Granstrom DE *et al.* Sarcocystis neurona n. sp. (Protozoa: Apicomplexa), the etiologic agent of equine protozoal myeloencephalitis. J Parasitol. 1991;77:212-8.

Dubey JP, Howe DK, Furr M, Saville WJ, Marsh AE, Reed SM *et al.* A review of Sarcocystis neurona and equine protozoal myeloencephalitis (EPM). Vet Parasit. 2001;95:89-131.

Dubey JP, Kerber CE, Granstrom DE. Serologic prevalence of Sarcocystis neurona, Toxoplasma gondii, and Neospora caninum in horses in Brazil. J Am Vet Med Assoc. 1999;215:970-2.

Dubey JP, Lindsay DS. Isolation in immunodeficient mice of Sarcocystis neurona from opossum (Didelphis virginiana) faeces, and its differenciation from Sarcocystis falcatula. Int J Parasitol. 1998;28:1823-8.

Dubey JP, Lindsay DS, Kerber CE, Kasai N, Pena HF, Gennari SM *et al.* First isolation of Sarcocystis neurona from the South American opossum, Didelphis albiventris, from Brazil. Vet Parasit. 2001;95:295-304.

Fenger CK. Equine protozoal myeloencephalitis. In: Robinson NR. Current therapy in equine medicine. Philadelphia: W.B. Saunders Company; 1997. p. 329-32.

Fenger CK. Treatment of equine protozoal myeloencephalitis. Comp Cont Educ Pract Vet. 1998;20(10):1154-7.

Fenger CK, Granstrom DE, Gajadhar AA, Williams NM, McCrillis SA, Stamper S *et al.* Experimental induction of equine protozoal myeloencephalitis in horses using Sarcocystis sp. sporocysts from the opossum (Didelphis virginiana). Vet Parasit. 1997;68:199-213.

Fenger CK, Granstrom DE, Langemeier JL, Stamper S, Donahue JM, Patterson JS *et al.* Identification of opossums (Didelphis virginiana) as the putative definitive host of Sarcocystis neurona. J Parasitol. 1995;81:916-9.

Finno CJ, Aleman M, Pusterla N. Equine protozoal myeloencephalitis associated with neosporosis in 3 horses. J Vet Intern Med. 2007;21(6):1405-8.

Finno CJ, Packham AE, David Wilson W, Gardner IA, Conrad PA, Pusterla N. Effects of blood contamination of cerebrospinal fluid on results of indirect fluorescent antibody tests for detection of antibodies against Sarcocystis neurona *and* Neospora hughesi. J Vet Diagn Invest. 2007;19(3):286-9.

Furr M. Equine Protoal Myeloencephalitis. In: Furr M, Reed S. Equine Neurology. Ames: Blackwell;2008. p. 197-212.

Furr M, McKenzie H, Saville WJ, Dubey JP, Reed SM, Davis W. Prophylactic administration of ponazuril reduces clinical signs and delays seroconversion in horses challenged with sarcocystis neurona. J Parasitol. 2006;92(3):637-43.

Granstrom DE, Tobin T. Diaclazuril and equine protozoal myeloencephalitis (EPM): a clinical report. Equine Vet Educ. 2000;12(4): 195-200.

Hoane JS, Gennari SM, Dubey JP, Ribeiro MG, Borges AS, Yai LE *et al.* Prevalence of Sarcocystis neurona and Neospora spp. infection in horses from Brazil based on presence of serum antibodies to parasite surface antigen. Vet Parasit. 2006;136(2):155-9.

Johnson AL, Burton AJ, Sweeney RW. Utility of 2 immunological tests for antemortem diagnosis of equine protozoal myeloencephalitis (Sarcocystis neurona infection) in naturally occurring cases. J Vet Intern Med. 2010;24(5):1184-9.

Mackay RJ. Equine protozoal myeloencephalitis. Vet Clinics North Am Equine Pract. 1997;13:79-86.

Mackay RJ. Equine protozoal myeloencephalitis: treatment, prognosis, and prevention. Clin Tech Eq Pract. 2006; 5(1):9-16.

Mackay RJ *et al.* Equine protozoal myeloencephalitis. Comp Cont Educ Pract Vet. 1992;14(10):1359-67.

Masri MD, Alda JL, Dubey JP. Sarcocystis neurona-associated ataxia in horses in Brazil. Vet Parasitol. 1992;44:311-4.

Mayhew IG. Neurologic Evaluation. In: Mayhew IG. Large Animal Neurology. 2. ed. West Sussex: Willey-Blackwell; 2008. p. 11-46.

Mayhew IG, deLahunta A, Whitlock RH, Krook L, Tasker JB. Spinal Cord Disease in the horse. Cornell Vet. 1978;68(6):148-60.

Morley PS, Saville WJ. Equine protozoal myeloencephalitis: What does a positive test mean? In: Proceedings Annual Convention American Association of Equine Practitioners; 1998. p. 1-5.

Sellon DC. Equine Protozoal Myeloencephalitis. In: Robinson NE, Sprayberry KA. Currenty Therapy in Equine Medicine. 6. ed. St. Louis: Saunders Elsevier; 2009. p. 626-9.

Sellon DC, Dubey JP. Equine Protozoal Myeloencephalitis. In: Sellon DC, Long M T. Equine Infectious Disease. St. Louis: Saunders Elsevier; 2007. p. 453-64.

Silva DPG, Borges AS, Amorin RM, Grafkuchembuck MR, Gonçalves RC, Chiacchio SB. Mieloencefalite protozoária equina: revisão de literatura. Revista CFMV-Brasília, 2003. Disponível em: http://www.equalli.com.br/upload/textos/pdf/prt/46.pdf. Acessado em 15/08/2011.

Yeargan MR, Howe DK. Improved detection of equine antibodies against Sarcocystis neurona using polyvalent ELISAs based on the parasite SnSAG surface antigens. Vet Parasit. 2011;176(1):16-22.

Neosporose

99

Luís Fernando Pita Gondim

Definição

A neosporose é uma doença causada pelo protozoário *Neospora caninum*. Caracteriza-se por sinais neurológicos e da esfera reprodutiva em diferentes espécies animais, principalmente cães e bovinos.

Etiologia

A neosporose é causada pelo coccídio *Neospora caninum* (*N. caninum*), parasito pertencente ao reino *Protozoa*, filo *Apicomplexa*, classe *Sporozoasida*, subclasse *Coccidiasina*, ordem *Eucoccidiorida*, subordem *Eimeriorina*, família Sarcocystidae, subfamília *Toxoplasmatinae* e gênero *Neospora*. A denominação de *Neospora caninum* (*N. caninum*) deve-se ao fato de o microrganismo ter sido classificado como um novo (*neo*) Sporozoasida (*spora*) encontrado inicialmente em tecidos de cães (*caninum*).

Em 1989, *N. caninum* foi inicialmente associado à ocorrência de abortamentos em bovinos no estado do Novo México, EUA. Além de *N. caninum*, outra espécie de Neospora foi identificada em 1998, após o isolamento do microrganismo da medula espinal de equino com mieloencefalite, denominada *Neospora hughesi* (*N. hughesi*) em homenagem ao professor John P. Hughes. No decorrer deste capítulo, o termo neosporose se referirá à doença causada por *N. caninum*. A neosporose equina será abordada separadamente.

Três estágios são conhecidos no ciclo de vida de *N. caninum*. Esses estágios são denominados taquizoítos, cistos (contendo bradizoítos) e oocistos (contendo esporozoítos).

Taquizoítos

Representam o estágio de multiplicação rápida. Medem aproximadamente 7,5 × 2 μm, e apresentam formato semilunar ou ovoide. Nesta fase, o protozoário se divide assexuadamente por um processo chamado endodiogenia e é capaz de infectar uma grande variedade de células do hospedeiro, incluindo neurônios, miócitos, células endoteliais, macrófagos, fibroblastos, hepatócitos e células renais.

Bradizoítos

São encontrados no interior de cistos teciduais. Apresentam multiplicação lenta e reprodução assexuada. Os bradizoítos são levemente maiores do que os taquizoítos e medem cerca de 8 × 2 μm. Os cistos de *N. caninum* podem atingir até 107 μm de diâmetro, e apresentar paredes de até 4 μm de espessura, diferentemente dos cistos do protozoário *Toxoplasma gondii*, cujas paredes geralmente não ultrapassam 1 μm de espessura. Cada cisto tem centenas de bradizoítos, que podem permanecer latentes no hospedeiro por longos períodos.

Oocistos

Caracterizam o estágio formado a partir de reprodução sexuada do organismo no intestino das espécies animais que servem como hospedeiros definitivos. Outros possíveis estágios intestinais de *N. caninum* ainda são desconhecidos. Os oocistos são excretados nas fezes na forma não esporulada e medem entre 10 e 11 μm. Entre 2 e 3 dias após serem excretados no ambiente, cada oocisto sofre esporulação e passa a apresentar no seu interior dois esporocistos, cada qual contém quatro esporozoítos.

Epidemiologia

São conhecidos dois modos de transmissão de *N. caninum*, denominados vertical (transplacentária) e horizontal.

A transmissão vertical é subdividida em transmissão transplacentária endógena e transmissão transplacentária exógena. Na endógena, uma vaca persistentemente infectada transmite o parasito para seu feto, o que possivelmente ocorre por causa da ruptura de um cisto tecidual que contém bradizoítos. Na exógena, a vaca adquire a infecção durante o período gestacional por ingestão de oocistos esporulados do parasita. A transmissão vertical tem sido observada em diferentes espécies animais, e ocorre de maneira eficiente em bovinos (ciclo doméstico).

A transmissão horizontal ocorre em herbívoros após o consumo de água ou alimentos contaminados com oocistos do parasito, ou em carnívoros, após a ingestão de tecido animal infectado com cistos contendo bradizoítos (Figura 99.1).

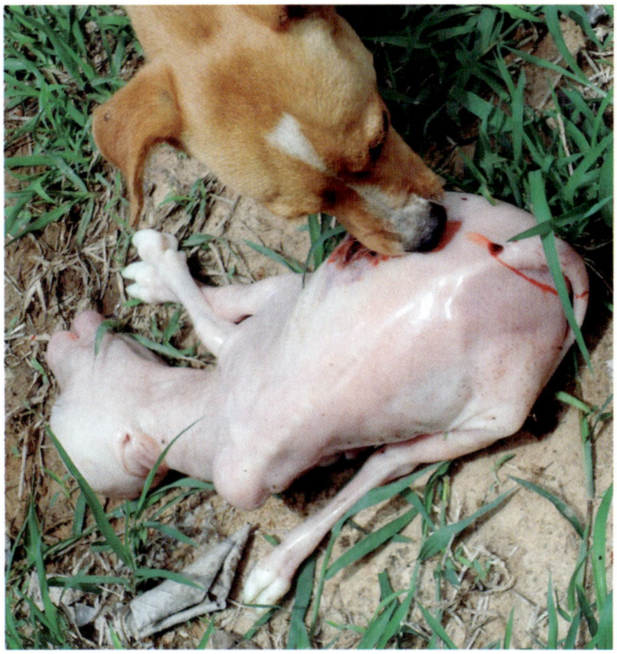

Figura 99.1 Feto bovino mordido por cão doméstico em uma propriedade rural de Mato Grosso. Imagem cedida pelo Prof. Dr. Daniel Moura de Aguiar.

Apesar de estudos experimentais, não há comprovação da transmissão venérea do parasito, da transmissão entre cães pela ingestão de oocistos, ou da transmissão oral de bovino para bovino. O carnivorismo é considerado o principal modo de transmissão para os cães.

Cães, coiotes (*Canis latrans*), dingos australianos (*Canis lupus dingo*) e lobos cinzas (*Canis lupus*) são hospedeiros definitivos de *N. caninum* (ciclo silvestre). Nessas espécies, relatou-se a excreção de oocistos nas fezes, o que resulta da reprodução sexuada do parasito. É provável que outras espécies de canídeos silvestres também sirvam como hospedeiros definitivos de *N. caninum*. As demais espécies animais que albergam o parasito em seus tecidos, como os herbívoros, são hospedeiros intermediários, pois possuem apenas as formas de reprodução assexuada de *N. caninum*, taquizoítos e cistos (que contêm bradizoítos). Os cães, além de serem hospedeiros definitivos, também servem como hospedeiros intermediários, pois podem apresentar taquizoítos e cistos em seus tecidos.

A Figura 99.2 representa, esquematicamente, os ciclos doméstico e silvestre na neosporose em animais.

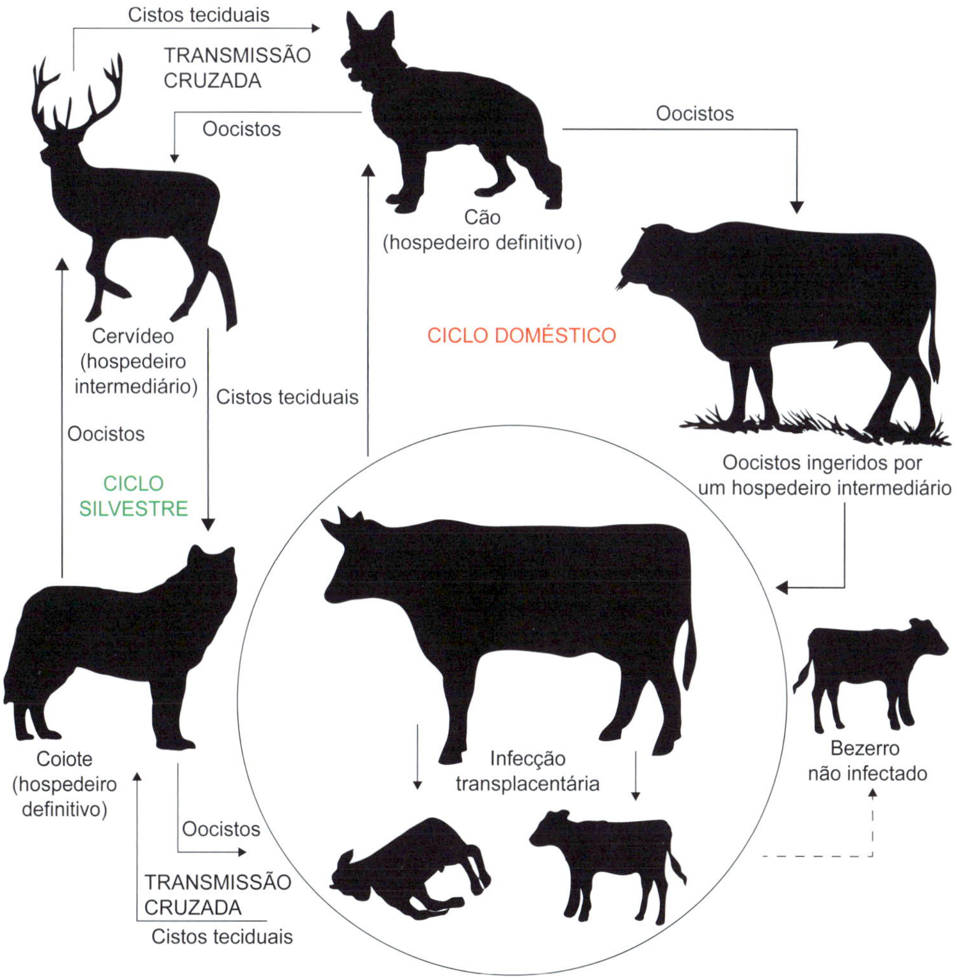

Figura 99.2 Representação esquemática dos ciclos doméstico e silvestre na neosporose em animais.

Neosporose bovina

A neosporose apresenta distribuição mundial. A maior frequência da doença é observada nos bovinos, porém, a maioria dos animais soropositivos é assintomática. A neosporose acomete bovinos de leite e de corte. Surtos de abortamentos, provavelmente relacionados com a exposição simultânea de grande número de animais aos oocistos do parasito no alimento, têm sido descritos em animais confinados. Estudos têm apontado a introdução de cães em propriedades rurais como fator decisivo para a ocorrência de abortamentos por *N. caninum*. Em diferentes estudos de soroprevalência, os percentuais de animais soropositivos são bastante variáveis, e oscilam entre 20 e 30%. Em propriedades com histórico de surtos de abortamentos é possível encontrar entre 80 e 100% de bovinos soropositivos. A frequência de abortamentos causados pela neosporose é elevada. Estudos europeus e americanos apontaram que entre 15 e 43% de todos os abortamentos bovinos decorrem de neosporose.

No Brasil, a primeira descrição de abortamento bovino por *N. caninum* ocorreu em uma pequena propriedade rural no município de Botucatu, SP, em um feto abortado no terço final de gestação, cujo título de anticorpos anti-*N. caninum* foi de 6.400 pela reação de imunofluorescência indireta. A confirmação diagnóstica de neosporose foi realizada por meio de exame histopatológico e imuno-histoquímico de tecidos fetais.

Estima-se que entre 10 e 35% dos rebanhos bovinos no Brasil sejam soropositivos para *N. caninum*. Em estudo realizado no país sobre a frequência de abortamentos em bovinos por neosporose, a doença foi diagnosticada em aproximadamente 20% dos fetos abortados.

Neosporose canina

A neosporose canina tem sido descrita em todos os continentes e em cães de todas as idades. No entanto, em mais de 90% dos casos acomete cães com menos de 1 ano de idade. A prevalência de anticorpos contra *N. caninum* em cães tem variado de 0 a 30%. No Brasil, entre 6 e 25% dos cães são soropositivos para o parasito, porém, são raros os relatos da doença clínica no país. A neosporose ainda é pouco conhecida pelos clínicos de pequenos animais no Brasil, o que sugere o subdiagnóstico da doença em cães no país.

O primeiro diagnóstico de neosporose canina no Brasil, relatado em 2001, ocorreu em um cão da raça Collie, macho, adulto, residente no estado da Bahia, que apresentou paresia de membros posteriores (Figura 99.3). O animal revelou elevado título de anticorpos anti-*N. caninum* (1.600) e foi a óbito após dez dias de tratamento para neosporose. O diagnóstico da doença foi confirmado por exame histopatológico, imuno-histoquímico, PCR e isolamento do parasito em cultura celular.

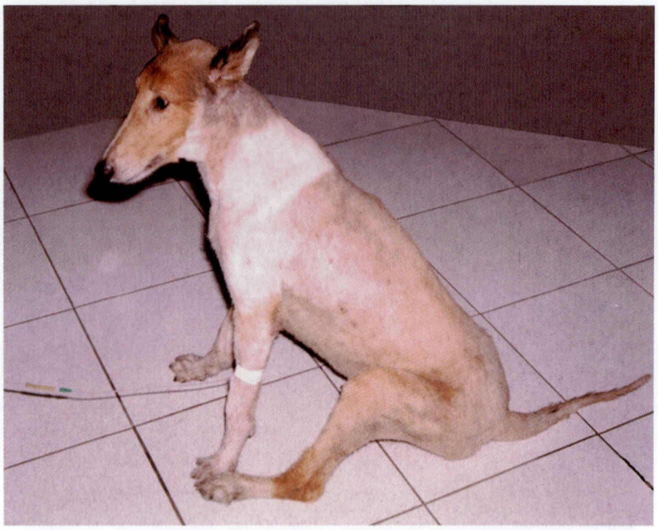

Figura 99.3 Paresia de membros posteriores e atrofia muscular em cão com neosporose. O diagnóstico da doença foi confirmado por testes imunológicos e moleculares.

Estudos em diferentes países têm referido maior número de cães soropositivos que habitam em zonas rurais quando em comparação aos de áreas urbanas, pois cães de zonas rurais são mais expostos ao consumo de tecidos de animais infectados com o parasito, principalmente cães que residem em áreas de criação de bovinos. A prevalência da neosporose em cães é inferior à prevalência da doença em bovinos.

Neosporose em outras espécies animais

A neosporose tem sido diagnosticada em diferentes espécies de animais domésticos, silvestres e selvagens. Entre as espécies domésticas, além de bovinos e cães, a doença foi diagnosticada em menor frequência em caprinos, ovinos e equinos. A doença ainda não foi observada no gato doméstico, apesar da detecção de felinos soropositivos. Em animais silvestres, a neosporose tem acometido cervídeos, antílopes e rinocerontes.

Anticorpos contra *N. caninum* têm sido detectados em grande número de espécies animais. Na maior parte dessas espécies, a presença de anticorpos não tem sido associada à ocorrência da doença. Entre as espécies silvestres, os cervídeos têm apresentado elevadas frequências de anticorpos, alcançando até 88% em algumas regiões. Entre os carnívoros silvestres, os canídeos que se alimentam primariamente de ruminantes, incluindo o lobo cinza norte-americano (*Canis lupus*), têm apresentado altas frequências de anticorpos contra o parasito, assim como títulos de anticorpos elevados, fato que é provavelmente explicado pela exposição desses animais a tecidos de ruminantes infectados por *N. caninum*. O ciclo de vida de *N. caninum* pode ocorrer entre animais domésticos e silvestres, o que amplia as possibilidades de transmissão e disseminação da neosporose.

Neosporose equina

Os equinos podem ser acometidos por *N. caninum* ou *N. hughesi*. Em estudos epidemiológicos realizados para a detecção de anticorpos nessa espécie animal têm-se empregado, em sua maioria, antígenos de *N. caninum* por causa das reações cruzadas que ocorrem entre *N. caninum* e *N. hughesi*. Casos esporádicos de abortamentos em equinos têm sido atribuídos a *N. caninum*. A mieloencefalite protozoária equina, que é atribuída a infecções pelo protozoário *Sarcocystis neurona*, deve ser diferenciada de infecções por *N. hughesi*, em razão da similaridade de sinais neurológicos. Em estudos anteriores em que *N. caninum* foi apontado como causa da mieloencefalite em equinos, não foi diferenciado se o agente causal da mieloenfalite foi *N. caninum* ou *N. hughesi*.

Frequências de anticorpos contra *Neospora* sp. entre 0 e 20% têm sido observadas em equinos de vários países. No Brasil, anticorpos anti-*Neospora* sp. foram investigados em equinos de diversas regiões do país. Em um dos estudos, 101 equinos do estado de São Paulo foram testados para *Neospora* sp., embora não houvesse qualquer animal soropositivo. Em outro estudo, soros de 961 equinos de diferentes estados do país foram analisados utilizando ELISA com o antígeno de superfície (NhSAG1) e observou-se 2,5% de animais soropositivos para *Neospora* sp.

Patogenia

A neosporose pode ocorrer por reativação de uma infecção latente ou pela ingestão de um dos estágios infectantes do protozoário, em geral oocistos e cistos.

Em fêmeas gestantes de ruminantes, a ingestão de alimento ou água contaminados com oocistos, assim como a reativação de cistos teciduais, pode levar à parasitemia e infecção transplacentária. Após a ingestão de oocistos esporulados, os esporozoítos liberados durante a digestão penetram no intestino, transformando-se em taquizoítos. Cistos teciduais que se rompem liberam os bradizoítos, que também se transformam em taquizoítos.

Os taquizoítos multiplicam-se rapidamente, causam parasitemia e invadem as células placentárias, causando inflamação do placentoma e dos tecidos fetais. A inflamação e a necrose do placentoma levam à separação dos cotilédones fetais da carúncula materna, o que acelera o sofrimento e a morte fetal.

A infecção fetal pode causar abortamento ou alterações neonatais, como natimortos, nascimento de bezerros fracos ou com distúrbios neuromusculares. O parasito pode infectar uma grande variedade de tecidos, mas tem tropismo pelo sistema nervoso central.

A idade gestacional parece exercer grande influência nas taxas de infecção transplacentária e no grau de lesão dos fetos. Em fêmeas bovinas, há maior probabilidade de ocorrer infecção transplacentária no terço final da gestação, em que a vaca possui resposta imune principalmente do tipo Th2. Contudo, em geral não ocorre abortamento nessa idade fetal, e os bezerros nascem infectados e assintomáticos.

Nos primeiros 3 meses de gestação, a vaca tem resposta imune predominantemente do tipo Th1, o que resulta em menor suscetibilidade ao parasito e na ocorrência de infecção transplacentária. Todavia, nessa fase, o sistema imune do feto está pouco desenvolvido, podendo levar a vaca a abortar caso o parasito consiga atravessar a placenta e atingir o feto.

No terço médio da gestação, quando ocorre a maioria dos abortamentos por neosporose, o sistema imune do feto começa a se desenvolver, porém, ainda não está maduro o suficiente para prevenir a multiplicação do parasita.

Em cadelas, a parasitemia e a infecção transplacentária parecem ser originadas da ingestão de tecido animal infectado ou da reativação de cistos. A infecção transplacentária pode causar morte neonatal ou alterações neuromusculares em filhotes após infecção congênita. O abortamento em cães por *N. caninum* é incomum. Os tecidos e/ou órgãos mais acometidos em cães com neosporose são o sistema nervoso central, o coração e a musculatura esquelética. A produção de oocistos no intestino do cão não causa diarreia ou qualquer outro sinal clínico evidente. Porém, é possível que haja a formação de cistos teciduais, que eventualmente podem induzir doença caso ocorra baixa de imunidade, ou infecção transplacentária em cadelas gestantes.

Clínica

Bovinos

A principal manifestação clínica observada em bovinos adultos é o abortamento, que pode ocorrer em qualquer idade gestacional, embora seja mais comum entre 5 e 6 meses de gestação. Os fetos com neosporose, em sua maioria, são encontrados autolisados e congestos (Figura 99.4). No entanto, também podem se apresentar mumificados. Esporadicamente, os fetos podem morrer no útero e sofrer reabsorção fetal. Podem ser, também, natimortos. Outros fetos podem nascer cronicamente infectados e com baixo peso. Entretanto, a maioria dos bezerros infectados congenitamente nasce sem apresentar sinais clínicos.

Em baixa frequência, bezerros que nascem de vacas infectadas podem apresentar fraqueza, emagrecimento e alterações neuromusculares, como ataxia, exoftalmia, estrabismo e paresia de membros, progredindo para paralisia. A neosporose nos bezerros geralmente é fatal. Em touros infectados com *N. caninum*, não têm sido observadas quaisquer alterações clínicas.

Cães

A paresia progressiva e atrofia muscular dos membros posteriores são os sinais clínicos mais característicos da neosporose em cães, seguida de paralisia ascendente, com maior acometimento dos membros pélvicos comparativa-

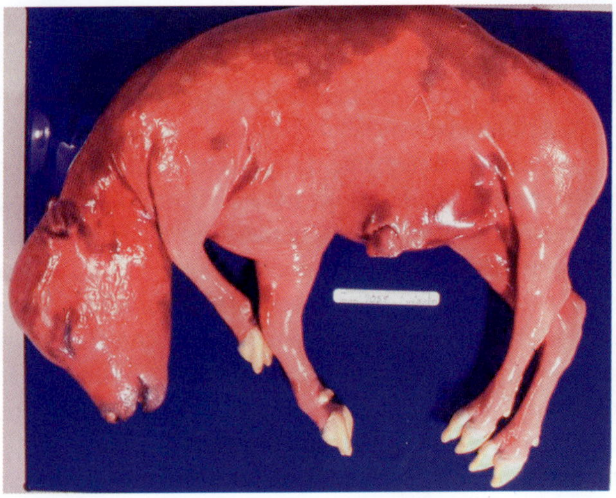

Figura 99.4 Feto com neosporose abortado de uma vaca 44 dias após administração oral de oocistos de *Neospora caninum*. *Copyright* (2004) The American Society of Parasitologists, Journal of Parasitology, por Gondim *et al.* Reproduzido com permissão de Allen Press Publishing Services.

mente aos torácicos. A doença ocorre principalmente em filhotes de até 6 meses, nos quais se observam os sinais clínicos mais graves. No entanto, pode acometer animais de qualquer idade. Em filhotes, observa-se também aumento de volume nas articulações. Em filhotes com mais de 6 meses de vida predominam sinais de envolvimento multifocal do sistema nervoso central, com ou sem polimiosite. Outras alterações neurológicas ou neuromusculares em filhotes incluem hiperextensão rígida, nistagmo, paralisia, depressão mental, inclinação de cabeça, disfagia, incontinência urinária e alterações de comportamento. A infecção congênita pode levar também à ocorrência de natimortos. Apesar de os abortamentos representarem o principal sinal clínico em vacas, esse sinal clínico não tem sido observado com frequência em cadelas.

Em cães adultos ou velhos com neosporose, que representam menos de 10% dos casos da doença nessa espécie, os sinais clínicos são mais graves e generalizados. Alterações não neuromusculares, como pneumonia, miocardite, hepatite e dermatite, também são descritas. Em alguns casos, o uso de corticosteroides para o tratamento de doenças imunomediadas ou degenerativas tem desencadeado a neosporose. A imunossupressão ligada à senilidade também tem sido relacionada com a neosporose em cães velhos.

A manifestação cutânea da neosporose, relatada em menos de dez cães em todo o mundo, tem sido observada em cães velhos ou de meia-idade. As lesões cutâneas se manifestam como nódulos vesiculares, que podem evoluir para úlceras e regiões alopécicas.

Outras espécies animais

Há poucos relatos da neosporose em caprinos e ovinos. Nessas espécies, as manifestações mais comuns da doença são os abortamentos e as alterações neonatais.

Na neosporose equina, os animais podem apresentar sinais neurológicos, decorrentes de infecção por *N. hughesi*, além de abortamentos, associados a infecções por *N. caninum*.

Infecções naturais em gatos não têm sido descritas, embora estudos sorológicos revelem porcentagens variáveis de felinos domésticos e selvagens apresentando anticorpos anti-*N. caninum*.

Diagnóstico

Diferentes técnicas têm sido empregadas para o diagnóstico da neosporose, visando a avaliar o *status* da doença nos rebanhos ou identificar individualmente animais infectados por *N. caninum*. Em geral, os testes sorológicos são utilizados para a identificação de animais expostos ao parasito. No entanto, a soropositividade não significa, necessariamente, estado de doença. Animais sororreagentes indicam que o animal foi ou está infectado com o parasito. O diagnóstico conclusivo da doença geralmente se baseia na observação de lesões teciduais e detecção do protozoário associado às lesões, o que pode ser observado no exame histopatológico e imuno-histoquímico. Em algumas situações, é necessária a realização da reação em cadeia pela polimerase (PCR) para a confirmação do agente etiológico.

Os principais testes diagnósticos empregados na neosporose serão abordados a seguir.

Testes sorológicos

Entre as técnicas mais frequentemente utilizadas para a detecção de anticorpos contra *N. caninum* estão a imunofluorescência indireta (IFI), os testes de imunoadsorção enzimática (ELISA) e o teste de aglutinação direta. O *immunoblot*, embora muito útil para a identificação e caracterização de antígenos imunodominantes do parasito, é usado com menor frequência na rotina diagnóstica e em estudos epidemiológicos.

Bovinos

A IFI tem sido utilizada como teste-padrão para a detecção de anticorpos contra *N. caninum* em bovinos. Nessa espécie, reações positivas em diluições séricas maiores ou iguais a 1:200 têm sido amplamente aceitas como indicativo de infecção. Porém, diferentes laboratórios aplicam pontos de corte que variam entre 1:160 e 1:640. Em fetos abortados ou natimortos, são utilizados pontos de corte mais baixos, como diluições 1:25 ou 1:64. Além do soro, outros fluidos fetais, como secreção torácica e abdominal, são utilizados para o diagnóstico. A soropositividade em feto é indicativa de infecção transplacentária.

Variados tipos de ELISA têm sido empregados para bovinos, incluindo o ELISA com extrato bruto de taquizoítos, com proteínas recombinantes, com taquizoítos inteiros fixados, além de diferentes ELISA competitivos. O ELISA tem sido utilizado para a detecção de anticorpos contra *N. caninum* nos animais, assim como para diferenciar infecções crônicas de infecções agudas. Tradicionalmente, a utilização de extrato bruto de taquizoítos, que apresenta em sua maioria antígenos intracelulares ou citoplasmáticos, tem menor especificidade do que a utilização de antígenos de superfície ou recombinantes.

O ELISA de avidez é utilizado para diferenciar infecções agudas de crônicas. Nesse teste, os anticorpos anti-*N. caninum* aderidos ao antígeno na placa de ELISA sofrem tratamento com ureia para a determinação da avidez com que se ligam ao antígeno. Índices de avidez elevados, ou seja, uma maior força de ligação do anticorpo ao antígeno, é indicativo de infecções mais antigas ou crônicas. Em infecções agudas o índice de avidez é baixo.

O ELISA é um teste com mais automação do que a IFI, e é particularmente útil para bovinos, pois geralmente são processados maiores números de amostras.

Cães

A IFI tem sido largamente utilizada em cães, empregando-se ponto de corte de 1:50. A maioria dos animais soropositivos não apresenta a doença, porém, títulos maiores ou iguais a 800 estão fortemente associados à ocorrência da neosporose. Cães expostos repetidas vezes a tecidos de bovinos infectados com o parasito podem apresentar títulos iguais ou superiores a 800 sem a manifestação clínica da doença.

O ELISA também tem sido empregado para cães. Porém, ao contrário dos bovinos, é mais frequente a solicitação de exames individuais para cães ou em pequeno número de animais, o que torna a IFI o teste mais comumente empregado para essa espécie animal.

Outros animais

A IFI e o ELISA também são utilizados para caprinos, ovinos, equinos, bubalinos, além de espécies silvestres. Diferentes pontos de corte são sugeridos para essas espécies, o que tem dificultado as comparações entre os resultados.

O teste de aglutinação direta para anticorpos contra *N. caninum* tem a vantagem de não utilizar conjugado espécie-específico. A aplicação e interpretação desse teste é semelhante à IFI ou ao ELISA. Todavia, não é indicado em amostras fortemente hemolisadas pela possibilidade de reações falso-positivas.

Exames histopatológico e imuno-histoquímico e PCR

Bovinos

O diagnóstico de neosporose bovina é realizado após exame histopatológico e imuno-histoquímico de fetos bovinos abortados, natimortos ou bezerros. No exame histopatológico de fetos ou bezerros, os tecidos de eleição são o sistema nervoso central e o coração, mas outros tecidos podem ser utilizados. As lesões mais comuns são inflamações não supurativas, multifocais, com predomínio de infiltrado de linfócitos, plasmócitos e macrófagos. Podem ocorrer lesões focais ou multifocais associadas ou não a áreas de necrose. Parasitos na forma de taquizoítos podem ser encontrados associados às lesões. É necessário selecionar fragmentos dos mesmos tecidos que apresentaram lesões sugestivas de neosporose para a realização de exame imuno-histoquímico. No exame imuno-histoquímico, emprega-se antissoro contra *N. caninum*, o que possibilita a visualização de taquizoítos ou cistos do parasito. Os cistos, quando encontrados, em geral se localizam no sistema nervoso central, enquanto os taquizoítos podem infectar diferentes tecidos.

Os fetos abortados usualmente apresentam autólise, vasculite e hepatite, além de necrose do placentoma. Histologicamente, os fetos revelam inflamação não supurativa, multifocal, caracterizadas por encefalite, miocardite e hepatite periporta.

Cães

O diagnóstico conclusivo de neosporose em cães filhotes ou adultos que apresentam alterações neurológicas ou neuromusculares é firmado com base no exame histopatológico, associado à imuno-histoquímica e PCR dos tecidos afetados. Os tecidos de eleição para esses testes consistem de tecido nervoso central, coração e musculatura esquelética (preferencialmente músculos de membros afetados). É importante lembrar que cães com títulos de anticorpos anti-*N. caninum* ≥ 800 associados a sinais neurológicos são comumente diagnosticados com neosporose, mesmo sem a confirmação por imuno-histopatologia ou PCR.

O diagnóstico da neosporose cutânea é obtido pela citologia aspirativa dos nódulos cutâneos ou biopsia de regiões afetadas. Para a confirmação do diagnóstico, é necessário testar amostras de tecido afetado utilizando-se imuno-histoquímica ou PCR.

Por causa da similaridade clínica dos sinais neuromusculares, a toxoplasmose e a cinomose devem ser incluídas no diagnóstico diferencial da neosporose em cães.

Outros animais

O diagnóstico conclusivo da doença em ovinos, caprinos e equinos também é realizado com base no exame histopatológico, imuno-histoquímico e/ou PCR.

Em caprinos e ovinos, deve-se utilizar preferencialmente para o diagnóstico fragmentos de sistema nervoso central de fetos e neonatos. A PCR é particularmente valiosa para essas espécies animais, pois visa à diferenciação entre neosporose e toxoplasmose, visto que caprinos e ovinos apresentam altas taxas de infecção por *T. gondii*.

Tratamento

Bovinos

Não há tratamento efetivo contra a neosporose bovina. Os fármacos disponíveis no mercado não são capazes de prevenir a ocorrência de abortamentos. Experimentalmente, bezerros com sinais clínicos, ou animais com reação positiva em provas sorológicas, têm sido tratados com sulfonamidas potencializadas pelo trimetoprima (30 a 50 mg/kg, IV, a cada 24 h, por 4 a 8 semanas).

Cães

Em animais com infecção aguda, o tratamento de eleição consiste na combinação de trimetoprima/sulfonamidas (10 a 20 mg/kg, VO, a cada 12 h) e clindamicina (15 a 22 mg/kg, VO, a cada 12 h), ou na monoterapia com clindamicina (15 a 22 mg/kg, VO, a cada 12 h). Recomenda-se manter o tratamento por pelo menos 3 semanas, porém, em alguns casos pode ser estendido por até 2 meses.

Profilaxia e controle

Bovinos

Não há vacina eficiente contra a neosporose bovina. Uma vacina comercial foi introduzida no mercado, porém, não apresentou boa eficácia.

Algumas medidas de manejo podem ser adotadas para reduzir a transmissão da doença para os bovinos, o que inclui a proteção de depósitos de ração, silagem ou feno contra as fezes de cães ou outros possíveis hospedeiros do parasito. Recomenda-se a restrição ao acesso de cães aos pastos, depósitos de alimento e bebedouros, além da remoção de carcaças, fetos abortados e restos de placenta, evitando que sejam consumidos por canídeos. O diagnóstico laboratorial de causas de abortamentos em bovinos também é aconselhado. Pela baixa eficiência das vacinas e do tratamento, tem se indicado o descarte gradual de vacas infectadas ou positivas sorologicamente que apresentem abortamentos.

Cães

Não há vacina contra a neosporose em cães. Para o controle da doença é necessário evitar o fornecimento de qualquer tecido de origem animal que não tenha sido submetido a altas temperaturas. Preferencialmente, recomenda-se alimentar os cães com ração, pois o processamento em elevadas temperaturas elimina qualquer estágio do parasito no alimento. Cães que residem em áreas rurais e que tenham acesso aos ambientes de criação de bovinos estão sujeitos ao contato com fetos abortados ou ao consumo de restos de placenta, o que representa importante via de transmissão do protozoário para os cães. Nessas situações, faz-se necessário limitar o acesso de cães a áreas de criação de animais de produção, principalmente bovinos, a fim de impedir o consumo de tecidos infectados com o parasito. Recomenda-se também o diagnóstico de cães de ambiente rural que apresentem sinais neurológicos.

Saúde Pública

Não há confirmação da neosporose como doença em humanos. Anticorpos anti-*N. caninum* foram detectados em humanos, porém, a frequência de soropositivos e os títulos foram baixos, não se constituindo, até o momento, em doença de impacto zoonótico.

Bibliografia

Bártová E, Sedlák K, Syrová M, Literák I. Neospora spp. and Toxoplasma gondii antibodies in horses in the Czech Republic. Parasitol Res. 2010;107(4):783-5.

Buxton D, McAllister MM, Dubey JP. The comparative pathogenesis of neosporosis. Trends Parasitol 2002; 18(12):546-52.

Cavalcante GT, Monteiro RM, Soares RM, Nishi SM, Alves Neto AF, Esmerini PDE O *et al.* Shedding of Neospora caninum oocysts by dogs fed different tissues from naturally infected cattle. Vet Parasitol. 2011;179:220-3.

Dangoudoubiyam S, Oliveira JB, Víquez C, Gómez-García A, González O, Romero JJ *et al.* Detection of antibodies against Sarcocystis neurona, Neospora spp., and Toxoplasma gondii in horses from Costa Rica. J Parasitol. 2011; 97(3): 522-4.

Dubey JP, Carpenter JL, Speer CA, Topper MJ, Uggla A. Newly recognized fatal protozoan disease of dogs. J Am Vet Med Assoc. 1988; 192(9):1269-85.

Dubey JP, Jenkins MC, Kwok OC, Zink RL, Michalski ML, Ulrich V *et al.* Seroprevalence of Neospora caninum and Toxoplasma gondii antibodies in white-tailed deer (Odocoileus virginianus) from Iowa and Minnesota using four serologic tests. Vet Parasitol. 2009;161(3-4):330-4.

Dubey JP, Jenkins MC, Rajendran C, Miska K, Ferreira LR, Martins J *et al.* Gray wolf (Canis lupus) is a natural definitive host for Neospora caninum. Vet Parasitol. 2011;181(2-4): 382-7.

Dubey JP, Kerber CE, Granstrom DE. Serologic prevalence of Sarcocystis neurona, *Toxoplasma* gondii, and Neospora caninum in horses in Brazil. J Am Vet Med Assoc. 1999;215:970-2.

Dubey JP, Lindsay DS, Hill D, Romand S, Thulliez P, Kwok OC *et al.* Prevalence of antibodies to Neospora caninum and Sarcocystis neurona in sera of domestic cats from Brazil. J Parasitol. 2002; 88(6):1251-2.

Dubey JP, Schares G. Neosporosis in animals--the last five years. Vet Parasitol. 2011;180(1-2):90-108.

Ferroglio E, Guiso P, Pasino M, Accossato A, Trisciuoglio A. Antibodies to Neospora caninum in stray cats from north Italy. Vet Parasitol. 2005;131(1-2):31-4.

Finno CJ, Aleman M, Pusterla N. Equine protozoal myeloencephalitis associated with neosporosis in 3 horses. J Vet Intern Med. 2007;21(6):1405-8.

Gondim LF. Neospora caninum in wildlife. Trends Parasitol. 2006; 22(6):247-52.

Gondim LF, Lindsay DS, McAllister MM. Canine and bovine Neospora caninum control sera examined for cross-reactivity using Neospora caninum and Neospora hughesi indirect fluorescent antibody tests. J Parasitol. 2009;95(1):86-8.

Gondim LF, McAllister MM, Anderson-Sprecher RC, Björkman C, Lock TF, Firkins LD *et al.* Transplacental transmission and abortion in cows administered Neospora caninum oocysts. J Parasitol 2004;90(6):1394-400.

Gondim LF, McAllister MM, Pitt WC, Zemlicka DE. Coyotes (Canis latrans) are definitive hosts of Neospora caninum. Int J Parasitol. 2004;34(2):159-61.

Hoane JS, Gennari SM, Dubey JP, Ribeiro MG, Borges AS, Yai LE *et al.* Prevalence of Sarcocystis neurona and Neospora spp. infection in horses from Brazil based on presence of serum antibodies to parasite surface antigen. Vet Parasitol. 2006;136(2): 155-9.

Jakubek EB, Lundén A, Uggla A. Seroprevalences of Toxoplasma gondii and Neospora sp. infections in Swedish horses. Vet Parasitol. 2006;138(3-4):194-9.

King JS, Slapeta J, Jenkins DJ, Al-Qassab SE, Ellis JT, Windsor PA. Australian dingoes are definitive hosts of Neospora caninum. Int J Parasitol. 2010;40(8):945-50.

Marsh AE, Barr BC, Packham AE, Conrad PA. Description of a new Neospora species (Protozoa: Apicomplexa: Sarcocystidae). J Parasitol. 1998;84(5):983-91.

McAllister MM, Dubey JP, Lindsay DS, Jolley WR, Wills RA, McGuire AM. Dogs are definitive hosts of Neospora caninum. Int J Parasitol. 1998;28(9):1473-8.

Moore DP. Neosporosis in South America. Vet Parasitol. 2005;127(2):87-97.

Pescador CA, Corbellini LG, Oliveira EC, Raymundo DL, Driemeier D. Histopathological and immunohistochemical aspects of Neospora caninum diagnosis in bovine aborted fetuses. Vet Parasitol. 2007;150(1-2):159-63.

Ruehlmann D, Podell M, Oglesbee M, Dubey JP. Canine neosporosis: a case report and literature review. J Am Anim Hosp Assoc. 1995;31(2):174-83.

Speer CA, Dubey JP. Ultrastructure of tachyzoites, bradyzoites and tissue cysts of Neospora caninum. J Protozool. 1989;36(5):458-63.

Thilsted JP, Dubey JP. Neosporosis-like abortions in a herd of dairy cattle. J Vet Diagn Invest. 1989;1:205-9.

Trees AJ, Williams DJ. Endogenous and exogenous transplacental infection in Neospora caninum and Toxoplasma gondii. Trends Parasitol. 2005;21(12):558-61.

Wapenaar W, Barkema HW, Vanleeuwen JA, McClure JT, O'Handley RM, Kwok OC *et al.* Comparison of serological methods for the diagnosis of Neospora caninum infection in cattle. Vet Parasitol. 2007;143(2):166-73.

Toxoplasmose em Animais Domésticos

100

Rodrigo Costa da Silva e Aristeu Vieira da Silva

Definição

A toxoplasmose é uma coccidiose dos felídeos causada pelo *Toxoplasma gondii*, um parasita intracelular obrigatório de ciclo de vida facultativamente heteroxeno. É uma das parasitoses mais comuns existentes e afeta todos os animais homeotérmicos em todo o mundo, incluindo humanos, considerada uma antropozoonose. Apesar da elevada soroprevalência, as manifestações clínicas em humanos e animais são pouco frequentes e estão relacionadas principalmente à presença do parasita em células musculares, neurônios e em casos de infecção congênita em mulheres.

Sinonímia: doença do gato.

Etiologia

Toxoplasma gondii (*T. gondii*) é um protozoário parasita intracelular obrigatório, pertencente ao filo *Apicomplexa*, classe *Sporozoa*, subclasse *Coccidia*, família *Sarcocystidae*, gênero *Toxoplasma*, que representa a única espécie desse gênero. Possui três formas infectantes (dependendo do *habitat* e do estágio evolutivo do parasita), as quais são denominadas taquizoítos, bradizoítos e esporozoítos. Os três estágios ou formas apresentam organelas citoplasmáticas características do filo *Apicomplexa*, que constituem o complexo apical (conoide, dois anéis polares, microtúbulos subpeliculares, roptrias, micronemas e grânulos densos).

O taquizoíto, também chamado trofozoíto ou endodiozoíto, é encontrado durante a fase aguda da infecção e conhecido como forma proliferativa ou livre do parasito. Pode parasitar qualquer célula nucleada, porém, apresenta preferência por macrófagos e monócitos. Apresenta morfologia em forma de arco (*toxon* = arco), como uma meia-lua. Uma de suas extremidades é mais afilada, enquanto a outra é arredondada, medindo cerca de 2 × 6 μm (Figura 100.1). O taquizoíto é uma forma móvel, de multiplicação rápida (*tachis* = rápido) por endodiogenia, encontrado dentro de um vacúolo citoplasmático (vacúolo parasitóforo) de várias células, incluindo células nervosas, musculares, pulmonares, hepáticas, submucosas e do sistema fagocítico mononuclear (SFM), além de líquidos orgânicos e excreções. Os taquizoítos livres são muito lábeis aos fatores externos e pouco resistentes à ação do suco gástrico, no qual são destruídos em pouco tempo. São inativados em pH menor do que 4. Nos cistos teciduais o parasito é inativado em 3 semanas a -3°C, em 11 dias a -6°C, em 24 h a -12°C, em 20 min a 50°C, em 10 min a 58°C, em 4 min a 61°C e em 1 min a 64°C. Fora do hospedeiro, os taquizoítos podem sobreviver por mais de 3 dias em fluidos corpóreos e em sangue total a 4°C por mais de 50 dias. Já os cistos teciduais, em fluidos corpóreos, podem sobreviver por cerca de 1 semana em temperatura ambiente.

Os bradizoítos, também chamados de merozoítos e cistozoítos, são encontrados durante a fase crônica da infecção dentro do vacúolo parasitóforo de uma célula, cuja membrana forma a cápsula do cisto tecidual. Os cistos teciduais estão localizados predominantemente nos sistemas nervoso central (SNC) (Figura 100.2), musculoesquelético e cardíaco, bem como no globo ocular. Os bradizoítos multiplicam-se lentamente por endodiogenia (*brady* = lento)

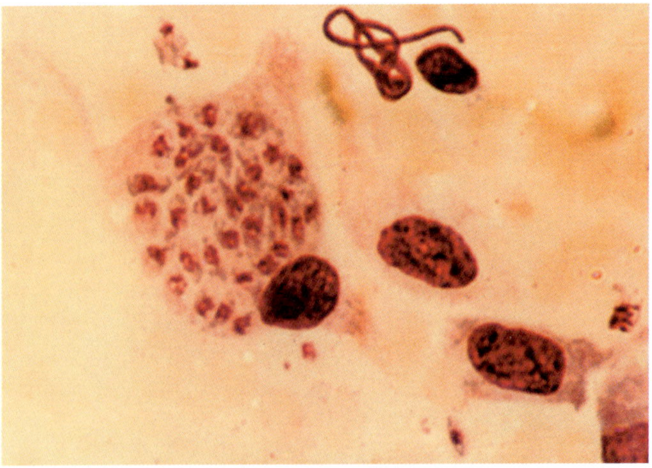

Figura 100.1 Forma taquizoítica de *Toxoplasma gondii* parasitando leucócito.

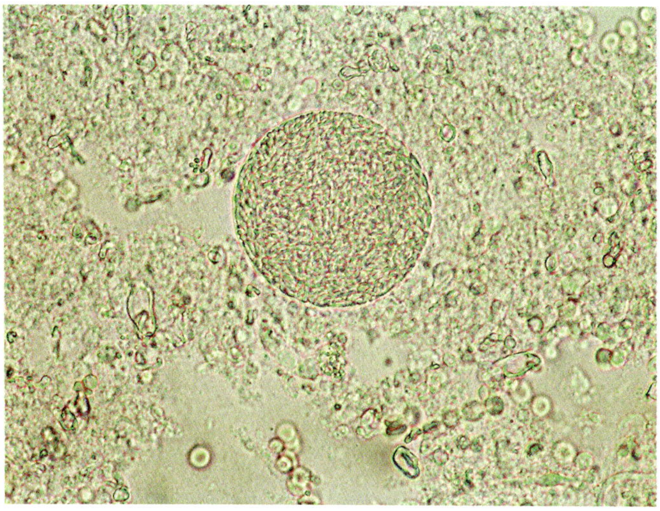

Figura 100.2 Cisto tecidual (cérebro de ovino) contendo bradizoítos de *Toxoplasma gondii.*

dentro do cisto, cuja membrana é composta de uma glicoproteína que isola esse estágio parasitário da ação dos mecanismos imunológicos do hospedeiro, permitindo sua resistência durante meses e anos e, frequentemente, durante toda a vida do hospedeiro. O tamanho do cisto é variável. Depende da célula parasitada e do número de bradizoítos no seu interior e pode atingir de 70 a 200 μm de diâmetro. Os bradizoítos medem 1,5 × 7 μm e são similares aos taquizoítos, exceto pelo maior conteúdo de uma substância similar ao glicogênio. Os bradizoítos são mais resistentes à tripsina e à pepsina em relação aos taquizoítos. São pouco resistentes a altas temperaturas (10 min a 62°C).

Os oocistos são a forma de resistência e de disseminação do parasita para os humanos e os animais domésticos e selvagens. Têm parede dupla, resistente às condições do meio ambiente, e formato esférico. São produzidos nas células intestinais de felídeos não imunes por esporogonia e eliminados imaturos junto com as fezes. Os oocistos desenvolvem-se a partir de gametócitos nos gatos domésticos e outros felídeos, por um ciclo enteroepitelial. Os felídeos, domésticos e selvagens, são os únicos hospedeiros a produzir oocistos. Cada oocisto esporulado possui dois esporocistos com quatro esporozoítos. O oocisto mede 10 × 12 μm de diâmetro e tem formato circular, enquanto os esporozoítos medem cerca de 2 × 8 μm e os esporocistos 6 × 8 μm. Quando ingeridos por via oral, os oocistos são altamente infectantes para muitos mamíferos, aves e humanos.

Os diferentes isolados de *T. gondii* obtidos em todo o mundo diferem em seu poder de invasão, taxa de multiplicação e, consequentemente, virulência. Variam também quanto à patogenicidade para um determinado hospedeiro. Assim, há cepas que são virulentas para uma espécie animal, mas não apresentam virulência para outras. A infecção e a progressão para a doença clínica dependem também do estado imunológico do hospedeiro.

T. gondii apresenta diferenças genotípicas observadas em vários isolamentos por todo o mundo. Essa variabilidade genética garante ampla variabilidade do protozoário, predominantemente em tipos I, II e III. Como sugerido no século passado, a variabilidade genética indica que a propagação do parasita na natureza ocorre principalmente pela multiplicação assexuada ou por cruzamentos uniparenterais. Com base em análises mais detalhadas de várias regiões do genoma do protozoário, sabe-se que cepas diferentes dos tipos originalmente descritos circulam entre as mais variadas espécies de hospedeiros. Essa propagação do parasita parece ocorrer primariamente por reprodução clonal, com recombinação sexual entre os diferentes isolados do parasita. Desse modo, características fenotípicas, como adaptações a novos hospedeiros, alterações de resistência a medicamentos, resposta a modificações climáticas, variações de virulência, entre outros, tornam-se prevalentes à medida que o protozoário é selecionado nas diferentes condições de sobrevivência e multiplicação. *T. gondii* possui uma população altamente clonal na América do Norte e Europa. Entretanto, em determinadas partes do mundo, a cada novo estudo realizado novos genótipos são identificados.

➤ Epidemiologia

A toxoplasmose é uma das doenças parasitárias, de potencial zoonótico, mais comuns em todo o mundo. É responsável por perdas econômicas significativas à pecuária, principalmente para a ovinocultura e suinocultura. Apresenta considerável relevância quanto aos aspectos de produção animal, bem como para a Saúde Pública, pela transmissão pelos alimentos provenientes de animais infectados. O patógeno apresenta comportamento oportunista, tanto na espécie humana como animal. Tem distribuição universal, sem preferência por sexo ou raça. Estima-se que 70 a 95% da população humana esteja infectada. O ciclo de vida do parasita é heteroxeno. Os hospedeiros definitivos são gatos e outros felídeos, enquanto os hospedeiros intermediários são os demais animais homeotérmicos, como os animais de produção. Assim, os próprios felídeos são as principais fontes de infecção da toxoplasmose para os animais de produção e de companhia, enquanto para os humanos são os animais de produção, além dos felídeos.

Os animais domésticos podem se infectar por três modos, representados pela ingestão de oocistos, ingestão de cistos e forma congênita ou transplacentária (Figura 100.3).

Ingestão de oocistos

A transmissão da doença ocorre pela ingestão de oocistos eliminados nas fezes e presentes no solo, piquetes, baias, ração ou em qualquer ambiente contaminado com fezes

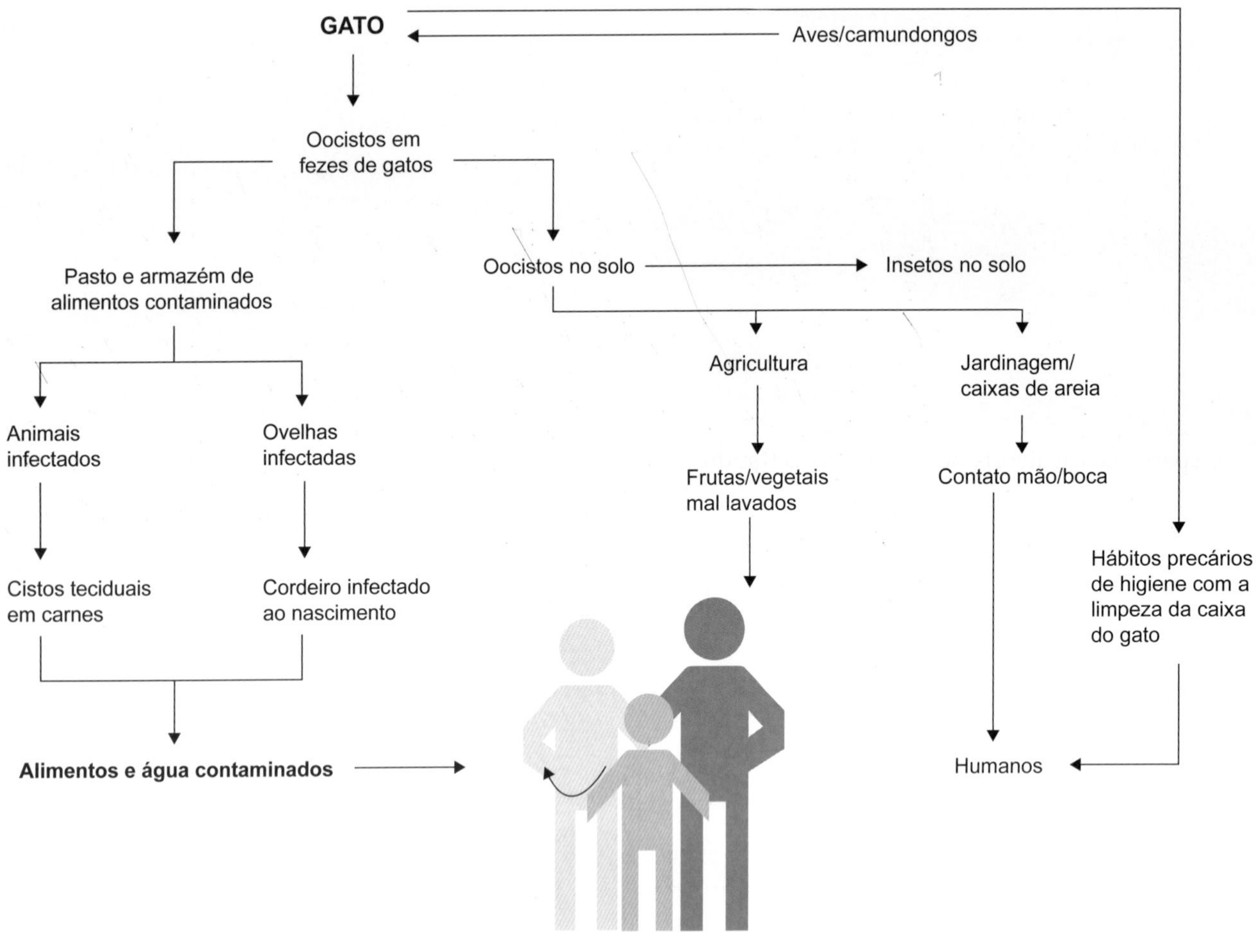

Figura 100.3 Representação esquemática das fontes e vias de infecção na toxoplasmose em animais e humanos.

de gatos, ou cujos oocistos foram disseminados por moscas, baratas e minhocas. É o tipo mais comum para os animais de produção e outros animais com hábitos de coprofagia. Os oocistos são eliminados pelos felídeos jovens recém-infectados que, por causa do carnivorismo, infectam-se e iniciam a eliminação dos oocistos não esporulados pelas fezes (no ambiente) até 7 dias após a infecção, permanecendo por até 21 dias.

Os oocistos não esporulados não são infectantes. Portanto, há a necessidade da esporulação no ambiente, em condições de umidade (cerca de 85%), pH ácido e temperatura ambiente (27 a 30°C). Esse processo leva até 3 dias. Uma vez esporulados, podem permanecer infectante no ambiente por anos. Os humanos podem se infectar ao manipular hortifrutigranjeiros e o solo, durante atividades de jardinagem e de entretenimento (p. ex., nas caixas de areia em parques e praças), ao levarem inadvertidamente a mão à boca sem a higienização adequada.

Ingestão de cistos

Outro modo importante de infecção é representado pela ingestão de cistos presentes principalmente em carnes de suínos e ovinos quando servidas cruas ou mal cozidas. Os cistos resistem por semanas ao frio, mas são inativados em temperaturas de congelamento (-12°C), por 24 h, ou o aquecimento acima de 62°C/10 min. Pode ser o modo mais comum de transmissão para humanos, cães e gatos.

A transmissão via congênita ou transplacentária é mais comum em mulheres, ovelhas, cabras e porcas do que em vacas e éguas. Na mulher, é muito comum em gestantes primoinfectadas por não apresentarem imunidade prévia. A taxa de infecção fetal é baixa no primeiro trimestre de gestação e maior no terceiro trimestre. Já a taxa de letalidade fetal é maior no primeiro trimestre, mas diminui até o terceiro trimestre.

Outras possibilidades de infecção descritas na literatura são representadas pela inalação de taquizoítos, por lambedura ou perdigotos, deposição de taquizoítos na mucosa vaginal pelo esperma e transplantes de órgãos, embora sejam raras em animais de produção. Em caprinos, a transmissão ocorre pela ingestão de leite cru pelo cabrito, transmitindo-se também desse modo para humanos.

A toxoplasmose acomete preferencialmente animais mais velhos, havendo maior prevalência em propriedades próximas a grandes centros urbanos e com controle sanitário deficitário. A maioria dos casos de toxoplasmose em animais de produção envolve a presença de gatos domésticos ou selvagens que coabitam com os animais de produção.

A presença dos felídeos é essencial para a manutenção do ambiente contaminado pelo protozoário. Os felinos têm importância fundamental na transmissão da toxoplasmose e manutenção do protozoário em áreas endêmicas. Prevalências de 18 a 73% já foram observadas em felinos no Brasil, enquanto em estudos mundiais tem-se observado variação entre 6 e 74%. Quando a doença ocorre em gatos jovens não imunes (primoinfecção), há produção de centenas de milhares ou milhões de oocistos no intestino e eliminação junto com as fezes, o que caracteriza o ciclo enteroepitelial. Esses oocistos persistem no solo úmido entre 12 e 18 meses. Muitos animais e humanos podem ser infectados pelos oocistos de apenas um animal. Ao contrário, a partir do carnivorismo de uma presa (bradizoítos), somente um ou no máximo alguns carnívoros se tornam infectados. Na ausência de gatos domésticos, a alta prevalência da doença pode ser atribuída aos felinos selvagens, como a jaguatirica, a onça e o jaguarundi. A prevalência da toxoplasmose em humanos é maior nas regiões de clima quente e úmido, pois há condições favoráveis para a manutenção dos oocistos.

Após a ingestão de oocistos esporulados ou cistos teciduais, essas formas do parasita sofrem a ação do suco gástrico e ocorre a liberação das formas infectantes (esporozoítos e bradizoítos, respectivamente). Em seguida, migram para o intestino delgado e atravessam a parede intestinal. Se o animal que ingeriu as formas infectantes for um gato jovem não imune, ocorrerá a formação de macro e microgametócitos. A união dessas estruturas resultará em um oocisto, que será eliminado junto às fezes do felídeo. Se o animal for um gato imune ou um hospedeiro intermediário, o parasita migrará para a corrente sanguínea (parasitemia), alcançando órgãos vitais, como fígado, pulmões, coração e cérebro, além da musculatura. Nessa fase, tem início o processo de reprodução do parasita (fase aguda da doença) e disseminação por outras células e tecidos do hospedeiro intermediário, formando, em muitas situações, cistos infectantes na carcaça dos animais. Quando a carne e/ou leite dos animais infectados pelo parasita são consumidos, inicia-se novo ciclo de vida, garantindo a perpetuação do protozoário. No caso de hospedeiros terminais, como os humanos, o parasita pode se instalar no cérebro, causando encefalite toxoplásmica e, juntamente com outras enfermidades (AIDS, epilepsia e esquizofrenia), pode desenvolver quadros neurológicos e somáticos que comprometam a vida do paciente.

Várias espécies animais participam na infecção como hospedeiros terminais, visto que a transmissão aos humanos não ocorre em algumas partes do mundo em virtude de questões religiosas ou socioculturais. Caninos e equinos representam esses hospedeiros, atuando como sentinelas para a infecção humana.

A prevalência da toxoplamose em cães no Brasil tem sido observada variando entre 8,2 e 88,2%, comparada a 16,8 a 67,4% em relação ao restante do mundo. Os cães servem como animais sentinelas ideais para a infecção humana, pois esses animais costumam ter uma íntima relação com os humanos, muitas vezes dormindo junto aos proprietários. Uma vez que a estreita convivência entre cães e gatos existe dentro do domicílio, somados aos fatores que predispõem a infecção nos felídeos, as chances de os cães se infectarem são maiores. Assim, o proprietário se torna o principal elo da infecção felina e canina, uma vez que a nutrição dos animais de companhia e as condições de higiene favorecerão (ou não) o aparecimento de pragas urbanas (roedores, pombos e pequenas aves sinantrópicas), e consequente predação desses animais e perpetuação da doença. Nos cães e nas demais espécies de animais de companhia e de produção, a presença de animais infectados pode apresentar forte relação com a educação em saúde dos habitantes ou ocupantes do estabelecimento. Outra realidade é observada no hemisfério oriental, como na China, onde o cão é uma fonte de infecção para os humanos, visto que em algumas regiões é comum o consumo de carne canina.

Nos suínos, o sistema de criação (intensivo ou extensivo) e o grau de tecnificação são apontados como fatores de risco para a infecção na espécie. Matrizes apresentam maiores prevalências quando comparadas aos animais de terminação. Animais infectados têm sido identificados em abates clandestinos, o que aumenta os riscos à Saúde Pública. O contato direto ou indireto com outras espécies, como gatos e roedores, também tem sido incriminado como fator de risco aos suínos. Além disso, fatores relacionados com o manejo, como a presença de lâmina d'água nas pocilgas, bebedouro tipo canaleta e áreas alagadiças nas propriedades, foram associados à maior prevalência da infecção. O risco de infecção pelo consumo de embutidos produzidos com carne de suínos tem sido investigado em estudos experimentais. O tratamento da carne com cloreto de sódio 2 a 3% demonstrou inativar os parasitos em 85% das amostras tratadas por um período de pelo menos 48 h há 3 dias.

No Brasil, a infecção por *T. gondii* tem grande relevância, especialmente em pequenos ruminantes. Os ovinos e caprinos são bastante suscetíveis à infecção por *T. gondii*. Estudos nacionais revelaram que a soroprevalência varia de 7 a 51,8% em ovinos, e 0 a 92,4% em caprinos, de acordo com a região. Em outros países, tem-se observado variação entre 3,8 a 66,4% em ovinos. O pastoreio em regiões que os animais coabitem com felídeos aumenta a prevalência da infecção nessa espécie. A criação extensiva, presente principalmente nas regiões Sul e Nordeste do Brasil, favorece o contato dos animais com as fezes dos felídeos, o que aumenta o risco à toxoplasmose, e também com outros agentes infecciosos que possam comprometer a saúde do rebanho. Portanto, cuidados nesses tipos de criações devem ser redobrados, uma vez que a infecção é frequente e pode levar a abortamentos e neonatos debilitados.

Enquanto a espécie ovina contribui na transmissão com cistos teciduais presentes na carne, já foi comprovada a presença de taquizoítos viáveis no leite de cabras, inclusive transmitindo aos seus proprietários, que muitas vezes utilizam o leite para o próprio consumo ou como fonte de renda da família. Estudos nos EUA revelaram associação entre o consumo de alimento concentrado por animais de produção e a alta prevalência da toxoplasmose, provavelmente por causa do armazenamento da ração em áreas de fácil acesso de roedores e gatos. Fêmeas infectadas podem ainda transmitir o parasito pela via congênita ou vertical, que ocorre geralmente na fase aguda da doença pela passagem do patógeno pela placenta, infectando os fetos no ambiente uterino.

A frequência observada em aves é alta. Frangos de corte e avestruzes apresentaram soroprevalências em estudos nacionais que variaram de 38 a 66% e 11,1 a 14,3%, respectivamente. Já estudos em outros países oscilaram entre 6,2 e 100% e 2,9 e 48%, respectivamente. Sabe-se que no Brasil há criações registradas e não legalizadas (ou clandestinas) de frangos de corte. Muitas dessas criações não legalizadas também são chamadas de criações de fundo de quintal, pois o proprietário mantém os animais em mínimas condições de saúde, favorecendo a infecção das aves por vários patógenos, inclusive *T. gondii*. Grande parte dessas aves é destinada ao consumo familiar próprio, enquanto outras são comercializadas por preços diferenciados.

Os bovinos e bubalinos infectam-se basicamente pela ingestão de alimentos ou água contaminados com oocistos e evoluem para as formas de taquizoítos ou bradizoítos, persistindo nas células dos hospedeiros por longos períodos, representando outras fontes de infecção para os carnívoros e onívoros, além dos humanos. Bovinos apresentam soroprevalência nacional de 1% e mundial de 10,5%, enquanto os bubalinos variam de 3,2 a 49,9%. Essas espécies, apesar de poderem se infectar, têm baixo risco de transmissão para os humanos pelo tamanho dos animais e, consequentemente, pela distribuição do parasita por toda a musculatura. Mesmo assim, recomendam-se cuidados com alimentos de origem animal na prevenção da toxoplasmose.

Os equinos atuam como sentinelas da infecção no hemisfério ocidental, principalmente no Brasil, onde o consumo de carne dessa espécie não é habitual. Atualmente, o país exporta a carne equina somente para o mercado europeu. A toxoplasmose equina apresenta soroprevalência nacional entre 8 e 32% e, em outros países, entre 1 e 20%. No hemisfério oriental, a realidade já é diferente quanto ao aspecto zoonótico. O consumo da carne equina influencia diretamente no risco da infecção humana e, nesse caso, como fontes de infecção para os humanos, não somente como animais sentinelas.

A possibilidade de que o genótipo do parasita tenha influência sobre a gravidade da doença nos humanos tem suporte nas diferenças de virulência das cepas em modelos experimentais animais, evidenciado em estudos realizados nos EUA e na Europa. As cepas do tipo II e III causam infecção crônica e produção de cistos teciduais em camundongos, enquanto as cepas do tipo I são extremamente virulentas para camundongos, resultando em níveis significativos de parasitemia, que pode aumentar o risco de transmissão transplacentária ou gravidade de infecção nos fetos em desenvolvimento.

A frequência das cepas tipo III é maior em animais do que em humanos, devendo-se considerar que, em geral, os isolados de *T. gondii* provenientes de humanos causam doença clínica, enquanto a maioria dos isolados provenientes de animais desenvolvem infecções crônicas ou subclínicas. Porém, as variantes do parasita podem estar melhor adaptadas a diferentes hospedeiros intermediários.

A América do Sul apresenta alta diversidade genética do parasito, quando comparados aos genótipos I, II e III primeiramente isolados na Europa e América do Norte. No Brasil e na Colômbia, o parasito já foi isolado de diversas espécies animais como cabras, cães e gatos, e de frangos na Nicarágua. Recentemente, foram identificados em avestruzes do estado de São Paulo dois novos genótipos. Verifica-se assim que, na América do Sul, múltiplos genótipos de *T. gondii* estão circulantes, o que permite a ocorrência de infecções mistas. A disseminação do parasita é intensa, visto que cães do Vietnã apresentaram anticorpos específicos para o protozoário e, por epidemiologia molecular, determinou-se que esses isolados tinham origem na Colômbia e outros países da América do Sul.

Nos países asiáticos, observa-se diversidade genética limitada em contraste com a América do Sul, posto que um número reduzido de isolados com genótipos diferentes são identificados em locais com alta prevalência em animais de produção e de companhia, como no Vietnã e China. Por outro lado, em ovinos destinados ao abate tem-se observado prevalência entre 7,7 e 11%. O Brasil, em especial, apresenta a mais alta variabilidade genotípica para *T. gondii* entre os países da América do Sul, isolando-se frequentemente novos genótipos. Essa alta diversidade nas populações da América do Sul, em contraste a outras regiões do mundo, pode ser parcialmente atribuída à migração e comercialização atual de animais e produtos de origem animal.

Patogenia

Esporozoítos, bradizoítos e mesmo taquizoítos, em determinadas situações, geralmente chegam à luz do intestino delgado em decorrência da ingestão de alimentos ou água contaminados. *T. gondii* pode invadir qualquer tipo celular e logo se reproduz nos enterócitos. Nestas células, já no estágio de taquizoítos, pode invadir a circulação sanguínea e linfática, disseminando-se pelos tecidos do hospedeiro pelas células do sistema mononuclear fagocitário. Nos enterócitos, como em quaisquer outras células parasitadas, reproduzem-se ativamente, até que a célula seja destruída, e os taquizoítos, liberados. Desse modo, a principal lesão tecidual associada à fase aguda da infecção é a necrose e a formação de granulomas. Trata-se do balanço do processo de agressão levado a termo pelo parasita, e da resposta do hospedeiro a infecção que determinam, ou não, o desenvolvimento de sinais clínicos. Tanto a predisposição individual dos hospedeiros como as variações genéticas do parasito podem levar ao desenvolvimento de quadros distintos de infecção, na maioria das vezes assintomáticas. No entanto, a infecção pode evoluir para lesões crônicas, em geral associadas a distúrbios oculares ou mesmo à morte dos hospedeiros mais sensíveis.

A maioria das infecções cursa de maneira assintomática e desenvolve um estágio de latência, com parasitas localizados em cistos teciduais, principalmente nos tecidos musculares e no cérebro. São desenvolvidos dois tipos de resposta imune protetora sustentada do hospedeiro, em que interferon-gama (IFN-γ), citocinas produzidas por macrófagos, células dendríticas, neutrófilos e pelos linfócitos $CD8^+$ e $CD4^+$ têm ação primordial. Além disso, a produção de fator de necrose tumoral alfa (TNF-α), interleucinas 12 (IL-12), IL-1 e IL-15, e a produção de óxido nítrico levam ao controle e à manutenção de um estado de infecção crônica. Por outro lado, o desequilíbrio na produção dessas substâncias está relacionado com alterações imunopatológicas induzidas pelo parasita e a reativação de infecções crônicas.

De maneira similar ao que é relatado nos humanos e nas infecções experimentais em camundongos, ovelhas primoinfectadas durante a gestação podem transmitir o parasito via vertical aos fetos. Nas ovelhas prenhes os danos estão relacionados com o estágio da gestação em que ocorre a infecção. Durante a gestação ocorre uma modulação da resposta local, na interface materno-fetal, com baixa expressão das citocinas de perfil Th_1. Nessa condição, o septo caruncular torna-se suscetível a invasão pelo parasito que pode, então, alcançar o feto e promover lesões variadas de acordo com o momento da gestação.

➤ Clínica

Em geral, os animais não desenvolvem sinais clínicos de toxoplasmose, passando da primoinfecção para um estágio de infecção latente ou crônica. Em cães, a infecção fatal foi apontada pela primeira vez em 1910, na Itália. Em gatos, foi relatada em 1942, nos EUA, enquanto em ovinos essa constatação se deu na Nova Zelândia em 1957. Em relação aos caprinos, foi relatada pela primeira vez em 1956, nos EUA, e em suínos em 1955, no mesmo país. Não existem casos clínicos confirmados de toxoplasmose em bovinos.

Os sinais clínicos são muito variados. Em geral, incluem desde febre com discreta linfadenopatia até casos de maior gravidade, com acometimento do sistema nervoso central, do sistema ocular ou abortamentos.

Em cães é comum a associação dos casos de toxoplasmose clínica com doenças imunossupressoras (como a cinomose). Houve, inclusive, o registro científico de coinfecção por toxoplasmose, cinomose e erliquiose em um cão do município de Botucatu, SP. A polimiosite já foi relatada em cães em tratamento prolongado com glicocorticoides. Manifestações comuns nessa espécie animal são pneumonia, hepatite e encefalite.

Nos felinos, os gatos jovens são mais suscetíveis ao desenvolvimento de sinais clínicos, com casos de hipertermia resistente ao tratamento, letargia e anorexia. Outras manifestações comuns nos felinos são sinais de hepatite, pancreatite necrosante, miocardite, miosite e encefalite. Como nos cães, condições imunossupressoras podem resultar em infecções clínicas por *T. gondii*. Foram relatados também casos associados à leucemia felina, imunodeficiência felina, peritonite infecciosa felina e ao tratamento com ciclosporina em gatos. É uma causa frequente de uveíte nos gatos, tanto anterior como posterior, uni ou bilateral. Muitos filhotes infectados pela via congênita desenvolvem lesões oculares, de maneira similar aos humanos.

Em ovinos, a infecção por *T. gondii* é reconhecida mundialmente como causa significativa de perdas fetais. Estudos em outros países apontaram que aproximadamente 16% dos casos de abortamento nessa espécie estão relacionados com a infecção por esse parasita. A idade gestacional em que ocorre a infecção tem sido diretamente associada ao grau de lesão manifestado pelos fetos ou cordeiros. Se a infecção ocorre no terço inicial da gestação, as perdas fetais são elevadas, enquanto no terço médio é comum o nascimento de cordeiros fracos ou mesmo de natimortos, acompanhado de um par mumificado. A infecção no terço final da gestação resulta no nascimento de cordeiro normal, porém, infectado. É comum que os cotilédones e a placenta apresentem lesões esbranquiçadas. Como nos ovinos, os caprinos também são afetados por *T. gondii*, resultando em abortamento e mortalidade neonatal. Além disso, os caprinos são mais suscetíveis à infecção do que os ovinos, podendo haver manifestações clínicas associadas ao envolvimento hepático, renal, pulmonar, da medula espinhal e do cérebro.

Nos suínos, como nos pequenos ruminantes, a toxoplasmose está comumente relacionada com os transtornos da esfera reprodutiva. Em geral, observa-se o nascimento de leitões fracos, que podem desenvolver a doença clínica nas primeiras semanas de vida, e abortamentos com expulsão de fetos em vários estágios de mumificação. Animais adultos podem, entretanto, desenvolver sinais clínicos como hipertermia, cegueira, fraqueza e diminuição do ganho de peso. Estudos recentes têm demonstrado alterações da inervação mioentérica em animais experimentalmente infectados, levando a quadros de diarreia crônica.

Diagnóstico

O diagnóstico clínico da toxoplasmose é de suspeita, pois os sinais apresentados pelos animais são generalizados, independentemente da espécie, e necessitam de confirmação laboratorial. Informações epidemiológicas sobre o perfil da infecção podem auxiliar no diagnóstico e determinação da origem. No entanto, na maioria das vezes, essas informações devem ser associadas às manifestações clínicas e aos exames laboratoriais subsidiários.

Com base na clínica dos animais domésticos, os sinais que sugerem toxoplasmose em cães são apatia, rinorreia, conjuntivite catarropurulenta, pneumonia, febre (40°C), convulsões e paralisia, além de linfadenopatia e diarreia. Em gatos, pneumonia e apatia são marcantes. Suínos costumam apresentar natimortos, diarreia, pneumonia com grave dispneia, paresia e paralisia em vários leitões de uma mesma ninhada. Ovinos e caprinos manifestam abortamentos epidêmicos, ou nascimento de borregos com ataxia e desequilíbrio. Deve-se suspeitar de toxoplasmose quando houver falhas na concepção pós-cobertura ou inseminação artificial, intervalo interestro alterado ou irregular e alto índice de perdas embrionárias. Em equídeos, a incoordenação motora com paraparesia e paralisia dos membros são os mais comuns. Entretanto, deve-se considerar a ocorrência de outros parasitas que determinam quadros similares, como *Sarcocystis neurona*. Já os bovinos e bubalinos são mais resistentes à infecção, pois soroconvertem e dificilmente manifestam sinais clínicos.

Nos casos de abortamento, a placenta e o feto (com especial referência ao cérebro fetal) devem ser enviados para o diagnóstico laboratorial de *T. gondii* o mais rápido possível, em temperatura de refrigeração.

Para a confirmação diagnóstica, o ideal é o diagnóstico parasitológico, o qual consiste na observação do agente, ou em seu isolamento a partir de diferentes espécimes clínicos, obtidos dos animais suspeitos. A pesquisa direta do parasita pode ser realizada a partir do sangue, líquido cefalorraquidiano, saliva, secreções nasal e ocular, além de lavado peritoneal, medula óssea, infiltrados cutâneos, baço e, especialmente, linfonodos. Os métodos de coloração habitualmente utilizados são os de Leishman, Panótico rápido e Giemsa, todos derivados de Romanovsky. Os esfregaços de sangue e lavado peritoneal eventualmente poderão mostrar o parasita na forma taquizoítica em macrófagos e monócitos.

Provas diagnósticas, como o bioensaio em camundongos, podem ser realizadas a fim de isolar o parasito, assim como para determinação de sua virulência. Os camundongos que adoecerem e vierem a óbito devem ser pesquisados para formas taquizoíticas no líquido peritoneal e sangue. Nos camundongos sobreviventes, o cérebro deve ser examinado para a pesquisa de cistos teciduais após 30 dias, utilizando-se cortes para diagnóstico histopatológico, por esfregaços corados pelos métodos supracitados ou a fresco, entre lâmina e lamínula. Os animais inoculados e controles podem ser submetidos ao exame sorológico após 2 a 3 semanas, para pesquisa de anticorpos para *T. gondii*.

No caso de órgãos, os tecidos podem ser mantidos a 4°C por 24 a 48 h para processamento. Se os tecidos forem suspeitos de conter cistos teciduais, devem ser triturados e tratados com solução de pepsina. Com os cistos rompidos e bradizoítos livres, deve-se inocular 1 mℓ via intraperitoneal em camundongos e observar os animais por um período entre 30 e 60 dias.

Várias linhagens de camundongos têm sido utilizadas com a finalidade de investigar a virulência das cepas. Recomenda-se o envio de cérebro de animais infectados por *T. gondii* mediante resposta sorológica positiva (em refrigeração), ao laboratório para isolamento do agente. Se outras enfermidades estiverem entre as suspeitas, deve-se separar um hemisfério cerebral para o diagnóstico diferencial. Animais com suspeita clínica e títulos sorológicos acima de 64 apresentam altas taxas de isolamento de *T. gondii*. Camundongos inoculados com material cerebral (córtex frontal, hipocampo e cerebelo) contendo alta carga parasitária apresentam dorso arqueado, flanco retraído, pelos dorsais e rostrais arrepiados, isolamento do grupo e óbito de 4 a 7 dias, podendo chegar até 14 a 21 dias dependendo da carga parasitária. Taquizoítos podem ser observados ao analisar o líquido peritoneal dos camundongos. Cérebros de animais contendo baixa carga parasitária não induzem a manifestação de sinais clínicos, tampouco óbito. Esses animais somente soroconvertem. Nestes casos, dificilmente se observam taquizoítos no líquido peritoneal. No entanto, ao final do período de observação (30 a 60 dias), cistos teciduais cerebrais por vezes são detectados. Camundongos são mais suscetíveis à infecção por *T. gondii* do que ratos.

A pesquisa de oocistos nas fezes felinas para a identificação de gatos em fase de eliminação do parasita pode ser realizada pela técnica de flutuação em solução de sacarose (técnica de Sheatter). Não há evidência laboratorial diagnóstica de toxoplasmose no eritrograma, no leucograma, na urinálise ou na bioquímica sérica que permita firmar o diagnóstico. Em geral, os achados hematológicos revelam anemia não regenerativa, leucocitose por neutrofilia, linfocitose, monocitose e eosinofilia. Na dependência do órgão envolvido, pode-se desenvolver hiperproteinemia, hiperbilirrubinemia e aumento de enzimas hepáticas e da creatinina quinase. A avaliação citológica de efusões pleurais ou abdominais, do lavado broncoalveolar ou transtraqueal e do líquido cefalorraquidiano pode, eventualmente, evidenciar a presença de taquizoítos.

O diagnóstico pode ser estabelecido por testes sorológicos, uma vez que a produção de anticorpos pelo organismo infectado é intensa e precoce, e estão disponíveis testes de boa sensibilidade e especificidade. Para o diagnóstico sorológico não basta detectar a presença de anticorpos contra o parasita, pois estes podem ser encontrados também em indivíduos sem sinais clínicos, porém, infectados previamente. Para o diagnóstico da toxoplasmose em estado de doença é preciso caracterizar os anticorpos presentes, não só quantitativamente como também qualitativamente, pela associação de diferentes testes, cujos resultados possibilitam diferenciar os perfis sorológicos correspondentes às fases de infecção. Diversas provas sorológicas têm sido preconizadas para o diagnóstico da toxoplasmose, a saber: reação de Sabin-Feldman (SF), reação de imunofluorescência indireta (RIFI), método de aglutinação direta modificada (MAT), imunoensaio enzimático (ELISA), reação de fixação de complemento (FC) e reação de hemaglutinação indireta ou passiva (HI).

A reação de Sabin-Feldman, também conhecida como teste do corante ou *dye-test*, consiste na perda de afinidade do citoplasma de *T. gondii* pelo azul de metileno, quando o parasita está ligado a um anticorpo específico, na presença de complemento como fator acessório, que pode ser o soro humano normal ou soro de cobaia. Esse teste apresenta alta sensibilidade e especificidade, além de permitir a titulação de anticorpos. O teste é positivo com apenas poucos dias de infecção, e os títulos elevam-se rapidamente, atingindo valores máximos dentro de 1 a 2 meses. Os títulos permanecem por tempo variável e, em seguida, declinam progressivamente, até se estabilizarem. Este teste apresenta execução laboriosa, fato que contribuiu para seu desuso e a substituição pela RIFI.

A RIFI possibilita a identificação idiopática dos anticorpos, pela utilização de conjugados fluorescentes específicos das classes IgG (RIFI-IgG) ou IgM (RIFI-IgM). Os anticorpos IgM caracterizam primoinfecção recente e são produzidos precocemente, atingindo níveis máximos em 2 a 3 semanas. O declínio dos títulos é rápido, com negativação frequente entre 1 e 3 meses. Os testes do corante e de imunofluorescência indireta detectam predominantemente anticorpos contra componentes da parede celular.

O teste de aglutinação direta modificada (MAT) também detecta anticorpos contra a parede celular do parasita. Utiliza como reagente uma suspensão rica em *T. gondii* (aproximadamente 10^6 protozoários/mℓ). Com alta sensibilidade e especificidade, os resultados se aproximam da reação de Sabin-Feldman. O teste de aglutinação direta modificada possibilita avaliar, indiretamente, anticorpos IgM pela subtração dos títulos de anticorpos presentes no soro tratado e não tratado com 2-mercaptoetanol (2-ME), por uma significativa queda de títulos. No MAT com soro não tratado, ambos os anticorpos IgG e IgM atuam no processo de aglutinação, possibilitando a aferição de títulos para ambos anticorpos sem distinção de qual apresenta maior ou menor título. Em contraste, nos soros tratados com 2-ME, somente IgG atua no processo de aglutinação, pois o 2-ME é capaz de inativar anticorpos IgM pela destruição das pontes de dissulfeto presentes na cadeia J desses anticorpos. Uma das principais vantagens desse teste é a possibilidade de ser utilizado para qualquer espécie animal e para humanos, pois não necessita de conjugado espécie-específico nem imunoglobulina-específico.

No teste de hemaglutinação passiva (HA) utiliza-se como reagente uma suspensão de hemácias sensibilizadas com antígenos solúveis de *T. gondii*, extraídos da parede e citoplasma do agente. A positividade do teste de HA é também precoce na infecção, mas os títulos em geral são baixos durante várias semanas. Assim, na fase aguda da doença, é comum observar acentuada discrepância entre os altos títulos do teste de RIFI-IgG e os baixos títulos do teste de HA.

Para a prova de fixação de complemento (FC) têm-se utilizado diferentes antígenos de *T. gondii*. Quando o reagente é uma suspensão de fragmentos de parede celular do parasita, observa-se que o teste é positivo logo no início da infecção, e seus títulos acompanham os observados no teste RIFI-IgG, ainda que em níveis bem inferiores. Além disso, a prova de FC frequentemente é negativa na fase de infecção progressiva ou crônica.

Outros testes com maior sensibilidade foram desenvolvidos para a pesquisa de anticorpos IgM, como o *immunosorbent agglutination assay* (ISAgA) e o teste imunoenzimático de captura de anticorpos IgM (*reverse* ELISA). Além destes, a contraimunoeletroforese também é recomendada.

De maneira geral, para a interpretação dos resultados assume-se que os primeiros anticorpos produzidos são da classe IgM e, a seguir, os da classe IgG. No caso de o teste acusar título alto de anticorpos IgM e baixo ou inexistente de IgG, a doença encontra-se em franca evolução. Se o título de IgG supera em muito o de IgM, ou este não existe, já se encontra em fase crônica. Quando não for possível a pesquisa de IgM, deve-se realizar sorologia pareada visando a pesquisa de anticorpo IgG, com intervalo de 15 a 21 dias entre as duas coletas de amostras. O aumento de quatro vezes o título sorológico final menos o inicial indica infecção recente. Convém observar que na primeira e até a segunda semana de evolução pode haver forte imunossupressão, o que pode resultar em teste negativo. Ademais, uma nova prova entre 2 e 4 semanas que revele títulos ou resultados duplicados a quadruplicados indica que a doença estava em sua evolução inicial.

Além das provas laboratoriais sorológicas, há a prova de intradermorreação, na qual se utiliza como antígeno a toxoplasmina, obtida a partir da inoculação de ovos embrionados ou do exsudato peritoneal de camundongos. Esse teste foi muito utilizado em inquéritos epidemiológicos no passado, embora não diferencie os casos de infecção daqueles de doença ativa, pois o tipo de reação indica que o indivíduo ou animal foram primoinfectados, ou seja, que entraram em contato com o parasito.

Recentemente, tem sido utilizado o diagnóstico biomolecular pela reação em cadeia pela polimerase (PCR) para pesquisa de ácidos nucleicos do parasito. A possibilidade de automação e utilização constante como método de diagnóstico e pesquisa, contribuiu para preços mais acessíveis para pesquisadores, centros de diagnóstico e público em geral. É um importante procedimento diagnóstico que, por causa da alta sensibilidade e alto poder de resolução, possibilita a amplificação enzimática e detecção das sequências de ácidos nucleicos específicos do parasita. Porém, é importante enfatizar que a detecção molecular do parasito não substitui os métodos de detecção de anticorpos no diagnóstico da doença. Assim, a associação desses dois métodos diagnósticos revela a instalação de infecção, assim como a discriminação do estágio da doença.

Certos genes-alvo para a detecção do parasito têm sido frequentemente utilizados, como o gene SAG1 (apresentando apenas uma cópia no genoma), o gene B1 (com 35 cópias), o DNA ribossômico (com 110 cópias) e uma região de 529 pares de bases que se repete de 200 a 300 vezes no DNA, mais utilizada atualmente no diagnóstico molecular.

Atualmente, investimentos têm sido direcionados para a análise molecular minuciosa do genoma do parasito. O estudo molecular possibilita caracterizar a estrutura populacional clonal. A caracterização fenotípica da infecção está intimamente ligada às variações ocorridas dentro dessa estrutura populacional. Até o século 20, a maioria dos estudos de genotipagem de *T. gondii* era baseada na análise do polimorfismo do comprimento de fragmentos de restrição (RFLP-PCR) do gene SAG2. Porém, esse método apresenta limitações, como a amplificação incompleta do gene SAG2 ou digestão incompleta do DNA pelas enzimas de restrição, dificultando a reprodutibilidade e genotipagem, uma vez que exclui a possibilidade de identificação de genótipos não usuais. Atualmente, vários grupos se utilizam de mais de um gene do genoma do parasita para analisar regiões codificadoras de grânulos densos, antígenos de superfície, proteinase e estruturas evolutivas, de modo a determinar o processo de seleção às quais o parasita tenha sido submetido. O conjunto dessas análises possibilita aos pesquisadores maior número de informações sobre o genoma do parasita e, quando associadas às informações da epidemiologia clássica, sorologia, estudos de virulência em camundongos e até mesmo o efeito citopático em culturas celulares, fornece subsídios para melhorar o controle e a prevenção da infecção em pacientes imunossuprimidos e gestantes.

A genotipagem em várias regiões do genoma (*loci*) do parasito é necessária para revelar alelos atípicos, mais frequentemente encontrados em isolados obtidos em áreas remotas ou ambiente selvagem, avaliar a diversidade genética da população de *T. gondii* e investigar fatores genéticos que podem influenciar a virulência. Ainda, possibilita também compreender os mecanismos de seleção de genótipos de acordo com a espécie hospedeira e as relações entre o genótipo e a doença humana. Além disso, as cepas atípicas são resultados de pressões seletivas sobre a mais antiga cepa ancestral (tipo III), com forte influência sobre a virulência. Desse modo, estudos baseados na genotipagem apenas do *locus* SAG2 têm sido reconsiderados. Uma necessidade observada em anos recentes é a padronização dos estudos de genotipagem nos mesmos *loci*, visto que as comparações se tornariam mais conclusivas entre todos os estudos realizados sobre a origem, as mutações, os novos hospedeiros, as formas de transmissão e a adaptação do parasito.

O diagnóstico diferencial da toxoplasmose em animais deve ser considerado para várias causas de origem infecciosa e não infecciosa. Em cães, a toxoplasmose e a cinomose apresentam sinais clínicos muito similares. Por causa da alta frequência da cinomose no Brasil, a toxoplasmose provavelmente tem sido subdiagnosticada, principalmente em animais com sinais neurológicos.

A toxoplasmose raramente é considerada a primeira causa no diagnóstico de causas de abortamentos ou mortalidade neonatal em animais. O diagnóstico diferencial de abortamentos em bovinos e suínos deve ser realizado inicialmente com brucelose em bovinos e leptospirose em suínos. As causas de encefalites e outras manifestações clínicas em animais devem ser diferenciadas da toxoplasmose e de outras doenças (Tabela 100.1).

À necropsia, o material suspeito deve ser enviado refrigerado para o laboratório e/ou fixado em formol 1% para histopatológico. Nos casos de abortamentos, é desejável enviar fetos abortados em refrigeração (4 a 8°C), acondicionados em caixas isotérmicas (isopor), contendo elementos gelados (gelo reciclável) ou gelo seco, em sacos plásticos amarrados, devidamente identificados. Diferentes técnicas têm sido utilizadas para detectar a infecção em fetos abortados, como exames histológicos de cérebro fetal e de outros órgãos, como a placenta, associadas ou não à imunoistoquímica de tecidos com lesões compatíveis. Macroscopicamente, nos fetos, observam-se focos necróticos puntiformes de coloração branco-acinzentada, localizados principalmente nos pulmões e no fígado, além de congestão pulmonar (com aspecto marmorizado) e coração com acentuada palidez. O cérebro e o cerebelo apresentam grave congestão. Microscopicamente, o cérebro revela congestão grave, áreas de malácia com presença de cistos e taquizoítos dispersos em áreas com microgliose, infiltração linfoplasmocitária moderada, microtrombose fibrinosa e meningite linfocitária difusa moderada. Os pulmões apresentam

Tabela 100.1 Diferenças clínicas utilizadas no diagnóstico diferencial de infecções por *T. gondii*, segundo doenças e espécies animais.

Doença	Espécie animal	Sinais clínicos
Cinomose	Cães*	Sinais cerebelares (ataxia de cabeça e tronco, tremores de intenção), sinais vestibulares (cabeça inclinada, quedas, andar em círculos), para ou tetraplegia, atrofia muscular, hiperestesia, coma
Neosporose	Cães	Filhotes com dificuldade de deglutição, paralisia da mandíbula, incontinência urinária e fecal, flacidez e atrofia muscular e falha cardíaca
	Bovinos	Bezerros com ataxia, exoftalmia, encefalomielite, paralisia, membro flexionado ou hiperestendido
	Ovinos	Meningite e mineralização distrófica em tecido cerebral
	Caprinos	Encefalite granulomatosa
Isosporose†	Cães	Oocistos (*I. canis*: 39 × 32 μm; *I. ohioensis*: 24 × 20 μm; *I. burrowsi*: 21 × 18 μm, todos circular-ovalados)
	Gatos	Oocistos (*I. felis*: 45 × 33 μm, ovoide; *I. rivolta*: 26 × 24 μm, circular-ovalado)
Estrongiloidose	Cães	*Rash* cutâneo (dermatite), constipação intestinal em recém-nascidos, sangue e muco nas fezes
Erisipela	Suínos	Formações cutâneas losangulares com coloração púrpura-escura. Perfil sorológico Fase aguda: animais deitados e relutam em levantar. Se forçados a levantar, ficam com suas pernas encolhidas sob o corpo. Fase subaguda: igual à fase aguda, porém, menos grave
Parvovirose‡	Suínos	Alterações reprodutivas. Diferenciar pelo perfil sorológico
Leptospirose‡	Suínos	Alterações reprodutivas. Diferenciar pelo perfil sorológico
	Bovinos	Alterações reprodutivas. Diferenciar pelo perfil sorológico
	Ovinos	Alterações reprodutivas. Diferenciar pelo perfil sorológico
Doença de Aujesky	Suínos	Comum em leitões. Movimentos de pedalar, andar sem rumo, tremores musculares, decúbito lateral, opistótono e nistagmo, evolução para morte em 2 dias
Meningite por *Streptococcus suis*	Suínos	Cultura do agente na meninge e no cérebro Observada nos períodos de pós-desmama (pré-creche ou creche), crescimento e terminação Perda do equilíbrio, agitação e morte, às vezes de maneira súbita
Doença do edema por *Escherichia coli*	Suínos	Cultura do agente das fezes. Animal com edema palpebral e prepúcio

* Muitas vezes associados à toxoplasmose.
† Raros sinais neurológicos, sendo a diferenciação mais comum pelo tamanho e formato dos oocistos nos respectivos hospedeiros definitivos.
‡ Alterações reprodutivas são observadas. Alterações neurológicas não são o sinal mais comum.

extensas áreas de atelectasia, pneumonia intersticial linfocitária difusa moderada, exsudato fibrinoso intra-alveolar, além de microabscessos focais, fígado com marcada congestão e focos de necrose centrolobular. São observados também miocardite linfocitária focal e nefrose tubular aguda associada à marcada congestão. Vários linfonodos podem estar reativos e aumentados (linfadenopatia).

Tratamento

Os antimicrobianos mais utilizados no tratamento da toxoplasmose são as sulfonamidas, desde 1942, com predomínio da sulfadiazina, associada ou não à pirimetamina. A clindamicina foi introduzida no tratamento em 1973, principalmente para os casos de pacientes alérgicos às sulfonamidas. No tratamento com pirimetamina, o ácido folínico pode ser utilizado para prevenção de eventuais efeitos colaterais, nas doses de 1 mg/kg, a cada 24 h na ração, ou o ácido fólico, 5 mg/kg, a cada 24 h, no período de tratamento. Em gatos com sinais sistêmicos, como febre e dores musculares, acompanhados de uveíte, a combinação do tratamento específico com corticosteroides tópicos, orais ou parenterais pode ser efetiva.

Em ovinos, tem sido relatado, principalmente em estudos experimentais, que a utilização profilática de monensina em doses diárias de 16,8 ou 27,9 mg pode reduzir a mortalidade fetal por causa da toxoplasmose. O uso de sulfametazina e pirimetamina apresenta resultados similares. A Tabela 100.2 resume os fármacos, as doses e os protocolos de tratamento para a toxoplasmose em cães e gatos.

Profilaxia e controle

A prevenção é a maneira mais eficiente de controle da toxoplasmose. A principal medida preventiva consiste em evitar a ingestão e o contato com cistos e oocistos. Desse modo, a profilaxia baseia-se fundamentalmente nas medidas relativas ao controle de acesso de gatos domésticos e felídeos silvestres, contaminando frutas, legumes e verduras com oocistos nas fezes, bem como evitar a ingestão de alimentos como carne crua ou mal cozida que possam albergar os cistos do protozoário. Por causa do cosmopolitismo dos gatos e seu estreito convívio com os humanos e outros animais, acredita-se que é praticamente impossível retirar o gato do convívio doméstico. Assim, o ciclo fecal-oral a partir das fezes dos gatos permanecerá

Tabela 100.2 Fármacos e protocolos de tratamento da toxoplasmose em cães e gatos.

Fármacos	Doses (mg/kg)	Intervalo (horas)	Período (dias)	Via	Espécie
Sulfadiazina	60	12	10 a 14	Oral	Cães/gatos
Pirimetamina (associada à sulfadiazina)	1	24	7 a 10	Oral	Cães
Pirimetamina (associada à sulfadiazina)	0,5	24	7 a 10	Oral	Gatos
Clindamicina	40	12	10 a 14	Oral	Cães/gatos
Fosfato de clindamicina	12,5 a 25	12	28	Intramuscular	Gatos
Cloreto de clindamicina	10 a 12	12	28	Oral	Gatos
Sulfa-trimetroprima	15	12	28	Oral	Gatos
Azitromicina	10	24	ND	Oral	Gatos

ND= não determinado.

importante na transmissão. O controle terapêutico é indicado apenas em surtos de abortamentos em animais de produção nos quais houve o diagnóstico laboratorial conclusivo. Nesses casos, a administração de sulfas associadas ao trimetoprima ou antiparasitários como o decoquinato ou monensina (pouco palatável para ovinos e caprinos), podem ser adicionados à dieta de animais prenhes.

Nos rebanhos de animais de produção a infecção pode ser evitada com medidas simples como o controle de gatos, controle populacional dos animais e de roedores nos ambientes rurais, armazenamento adequado de insumos e ração, medidas gerais de higiene de instalações, instrumentos agropecuários e cuidados pessoais de técnicos e funcionários. Além disso, as carcaças infectadas ou suspeitas devem ser totalmente destruídas ou ao menos enterradas em locais inacessíveis aos animais carnívoros em toda a propriedade. Não se deve fornecer carne crua aos animais, pelo fato de haver a possibilidade de se encontrar cistos nos músculos (carne) dos animais. Testes sorológicos amostrais são recomendados nos animais das propriedades com histórico de abortamentos. Os testes sorológicos podem ser realizados para determinar áreas no pasto ou de confinamento de risco de abortamento em ovelhas, e se os fármacos ou a vacinação estão sendo eficientes na proteção do rebanho. Recomenda-se a realização de sorologia pareada, com intervalo de 15 a 21 dias.

Em animais de produção criados em sistema intensivo (confinamento, piquetes e galpões), devem ser implantadas medidas de biossegurança, telando galpões de aves, suínos e ovinos criados em sistema intensivo para evitar a entrada de felinos e realizar limpeza e desinfecção do ambiente com atenção especial ao piso. Apesar de o protozoário ser muito resistente aos desinfetantes, os oocistos são destruídos rapidamente por solução de amônia 10%. É preciso proporcionar aos animais ambientes secos e com temperatura adequada, corrigir os fatores que estão desencadeando a infecção e tratar os animais doentes.

Em animais criados em sistema extensivo, como ovinos, caprinos, equinos, bovinos e bubalinos, devem ser tomados cuidados principalmente com o acesso de felinos, que muitas vezes está relacionado com o habitual uso de gatos para o controle de roedores. Caso os roedores estejam infectados, os gatos podem se infectar por hábitos de predação. No entanto, na maioria das vezes, os gatos já estão infectados e, se estiverem em período de eliminação de oocistos pelas fezes, contaminam o ambiente, o pasto e, possivelmente, a água de bebida dos animais, possibilitando que o ciclo do protozoário se perpetue em outro hospedeiro intermediário.

Os aspectos de imunoprofilaxia vêm sendo estudados em diferentes países, com resultados favoráveis em algumas situações. A utilização de taquizoítos vivos da cepa incompleta S48 previne o abortamento em ovelhas, mas não em cangurus e outros marsupiais. Essa vacina mostrou-se eficiente, pois impede a formação de bradizoítos e protege os animais por mais de 18 meses após a vacinação. Entretanto, a revacinação é necessária, o que tende a demonstrar que a resposta celular requer estímulo contínuo. A despeito da possibilidade de vacinação dos animais, não existem vacinas comerciais recomendadas para humanos e animais. Em ensaio experimental com uma cepa mutante de *T. gondii* (T-263) na imunoprofilaxia de gatos, não se obteve a formação de oocistos, prevenindo ainda a formação de oocistos após a inoculação de cepas patogênicas.

➤ Saúde Pública

A toxoplasmose é uma doença grave em humanos, particularmente para crianças, idosos e mulheres gestantes. Nesse aspecto, deve-se considerar a maior gravidade da infecção congênita, que pode deixar sequelas como retardamento neuropsíquico, coriorretinite, hidrocefalia, epilepsia e surdez (infecção tardia). Ademais, é crescente o número de casos graves de reativação da doença em pacientes imunossuprimidos. Além de deficiências físicas e mentais, as lesões oculares de estrabismo, nistagmo e microftalmia trazem sérios reflexos na capacidade funcional dos indivíduos afetados. Devem-se considerar, ainda, os custos com assistência médica e o tratamento por período prolongado, além do ônus previdenciário e as horas de trabalho perdidas.

Os humanos tornam-se infectados após a ingestão dos cistos do protozoário presente em carnes cruas, mal cozidas, e o consumo de comida ou bebida contaminada com oocistos. A ingestão de carne de cordeiro mal cozida é considerada uma importante via de transmissão para humanos, assim como o leite cru de cabra. A infecção por *T. gondii* constitui uma das zoonoses mais difundidas no mundo. Estima-se que um terço de população mundial esteja infectada pelo protozoário. Nos mais diversos climas e condições sociais a soroprevalência da doença varia de 20 a 83% (1 a 2 bilhões de pessoas). Portanto, este é, provavelmente, o protozoário mais difundido entre a população humana e animal, incluindo as aves.

Estimativas atuais indicam que 1/50 da população norte-americana sofre de algum grau de imunodeficiência, o que pode contribuir para maior suscetibilidade às doenças oportunistas, como a toxoplasmose. Nessa população, incluem-se mulheres grávidas, pessoas com mais de 65 anos de idade, pacientes sob tratamento para câncer, transplantados e portadores do HIV. O estado imunodeficiente desses indivíduos aumenta o risco de se contrair a toxoplasmose ou de reativação de infecções crônicas. Nos EUA, estimam-se 1.500.000 infecções anuais, 15% sintomáticas, com cerca de 5 mil hospitalizações, das quais 2.500 casos são de origem alimentar, representando 4,1% das internações causadas por infecções alimentares. A toxoplasmose humana é, na maioria das vezes (60% dos casos), benigna e assintomática. Entre 15 e 85% da população humana adulta está cronicamente infectada por *T. gondii*, dependendo da localização geográfica.

A toxoplasmose apresenta risco ocupacional para veterinários, fazendeiros e trabalhadores de abatedouros que manipulam material potencialmente infectado. O risco é particularmente alto pelo contato com cordeiros de rebanhos infectados, profissionais que trabalham com animais, fazendeiros e, especialmente, gestantes ou imunocomprometidos. Esses grupos estão mais expostos ao risco e devem-se redobrar os cuidados para evitar a infecção pela manipulação do material infectado.

Apesar da alta prevalência de *T. gondii* em humanos em todo o mundo, surtos são relatados com certa frequência, comumente envolvendo o consumo de carnes cruas ou mal cozidas ou outros alimentos e água contaminados com oocistos. Um dos principais fatores de risco de infecção para mulheres grávidas é a ingestão de carne crua ou mal cozida. A variação da prevalência parece ser decorrente de fatores climáticos, geográficos, hábitos alimentares, tipo de trabalho e hábitos culturais, indicando que os mecanismos de transmissão devem ocorrer por vários estágios do parasita.

A toxoplasmose não é considerada uma doença de notificação compulsória, com exceção de surtos como o ocorrido em Santa Isabel do Ivaí, PR, reconhecido como o maior surto de toxoplasmose por veiculação hídrica do mundo, no qual 600 pessoas procuraram a unidade de saúde com sinais clínicos compatíveis com a doença. Entre esses indivíduos, 426 apresentaram sorologia sugestiva de infecção aguda por *T. gondii*, dos quais sete eram gestantes. Destas, seis tiveram filhos infectados, uma apresentou anomalia congênita grave e outra abortou espontaneamente. Na primeira avaliação oftalmológica, 176 casos foram examinados, encontrando-se 14 indivíduos (8%) que apresentavam alterações oftálmicas compatíveis com toxoplasmose ocular. Entre os fatores de risco associados à ocorrência foram apontadas a utilização de água do reservatório baixo e a presença de caixa d'água na residência, o que salienta a vulnerabilidade da rede de abastecimento de água municipal para contaminação por *T. gondii* e a importância da água como um veículo na transmissão da toxoplasmose.

Cuidados gerais de higiene alimentar na área urbana ou rural, com adequado cozimento da carne e fervura do leite são as principais medidas preventivas da toxoplasmose para os humanos.

A prevenção é extremamente importante em gestantes soronegativas e em pacientes imunocomprometidos. Assim, é fundamental evitar a ingestão ou o contato com cistos teciduais ou oocistos esporulados. Quanto aos cistos nos alimentos, podem ser destruídos pelo cozimento a 66°C, pela defumação e cura, ou pelo congelamento (-20°C) por 24 h. As mãos devem ser lavadas após a manipulação da carne crua, de vegetais e de legumes. Não se deve ingerir leite não pasteurizado, especialmente de caprinos.

Deve-se evitar apanhar gatos abandonados nas ruas sem o devido cuidado de levá-los ao veterinário para orientação quanto à alimentação, vacinação, higiene e outras recomendações de posse responsável dos animais. É preciso evitar também que gatos domésticos ou silvestres convivam no mesmo ambiente dos animais de produção.

É importante treinar os gatos filhotes a defecar e urinar em caixas forradas com papel absorvente ou areia, removendo os dejetos o mais frequentemente possível, eliminando-os no vaso sanitário do banheiro ou colocando-os no lixo, muito bem acondicionados. Esse procedimento deve ser realizado também em gatos criados em apartamentos ou em casas.

Deve-se alimentar os animais com carne cozida ou ração, pois os gatos bem alimentados caçam roedores e pássaros somente para defender o território, e não para alimentação. Algumas técnicas podem ser utilizadas para a destruição de cistos, como o tratamento da carne por irradiação, porém, esses métodos não são aceitos facilmente pela população.

Gatos errantes, fracos e doentes contaminam hortas, jardins, caixas de areia de creches e praças, armazéns, depósitos e silos. Assim, recomenda-se lavar bem os alimentos antes do consumo. Ainda, lavar rigorosamente as mãos após jardinagem, o manuseio de carnes, bem como as mãos das crianças que brincaram em parques com areia, que podem levar a mão à boca e se infectar.

Cuidados especiais devem ser tomados com as mulheres gestantes. O exame pré-natal deve ser acompanhado, incluindo realizar testes sorológicos durante a gestação (terceiro, quinto e sétimo meses) e após o parto, para avaliar os riscos das gestantes em adquirir, desenvolver e transmitir a infecção ao feto. Nesse período deve-se evitar a ingestão de carne crua ou mal passada e utilizar luvas nas atividades de jardinagem. Atenção às medidas de higiene preventivas é o melhor modo de evitar a toxoplasmose congênita. Além das medidas de prevenção primária, é necessário identificar as mulheres que contraíram a doença durante a gestação, para que o tratamento seja instituído. Aproximadamente 90% das mulheres infectadas durante a gestação não apresentam doença clínica e, como não há sinais clínicos patognomônicos da infecção, o diagnóstico em gestantes deve ser realizado por testes sorológicos.

Os ovos não devem ser consumidos crus. Vetores como moscas e baratas devem ser controlados. A desinfecção da caixa de areia deve ser realizada por outra pessoa (que não a gestante) com água fervente por 5 min, antes de se proceder com a limpeza. O uso de luvas é recomendado para evitar o contato com as fezes do gato. É importante ressaltar que o problema não é o contato direto dos oocistos com a mão, mas o descuido em levar a mão contaminada aos olhos e à boca. Assim, deve-se evitar contato com membranas mucosas ao manusear carne crua ou limpar caixas de areia. Se possível, deve-se deixar uma esponja especificamente para remoção de possíveis oocistos das frutas e verduras que a gestante for ingerir.

Práticas domésticas e áreas contaminadas por fezes de gatos devem ser evitadas pelas gestantes, como trabalhos em jardins e manuseio e/ou contato com caixas de areia em parques e praças.

➤ Bibliografia

Acha PN, Szyfres B. Toxoplasmosis. In: Acha PN, Szyfres B. Zoonosis y enfermedades transmisibles comunes al hombre y a los animales. 3. ed. Washington: Organización Panamericana de la Salud; 2003. p. 88-98.

Alves CJ, Vasconcelos SA, Navarro IT, Barbosa CS. Avaliação de aglutininas anti-Toxoplasma em soros de caprinos de cinco centros de criação do nordeste do Brasil. Rev Bras Ci Vet. 1997;4(2):75-7.

Araújo WN, Da Silva AV, Langoni H. Toxoplasmose: uma zoonose – realidades e riscos. Caes Gatos. 1998;79(1):20-7.

Brasil. Ministério da Saúde. Fundação Nacional da Saúde. Boletim eletrônico epidemiológico. Surto de toxoplasmose no município de Santa Isabel do Ivaí – Paraná. Ano 2, n. 3, 20/08/2002.

Bresciani KDS, Costa AJ, Navarro IT, Toniollo GH, Sakamoto CAM, Arantes TP *et al.* Toxoplasmose canina: aspectos clínicos e patológicos. Semina: Ci Agrárias 2008;29(1):189-202.

Buxton D, Maley SW, Wright SE, Rodger S, Bartley P, Innes EA. Toxoplasma gondii and ovine toxoplasmosis: new aspects of an old story. Vet Parasitol. 2007;149(1-2):25-8.

Chiari CA, Lima WS, Lima JD, Antunes CMF. Soroepidemiologia da toxoplasmose caprina em Minas Gerais, Brasil. Arq Bras Med Vet Zootec. 1987;39:587-609.

Corbellini LG, Colodel EM, Driemeier D. Granulomatous encephalitis in a neurologically impaired goat kid associated with degeneration of Neospora caninum tissue cysts. J Vet Diagn Invest 2001;13(5):416-9.

Da Silva AV, Da Silva RC, Zamprogna TO, Lucas TM. Toxoplasma gondii em suínos com ênfase na contribuição brasileira. Scientia Med. 2010;20(1):120-30.

Da Silva PDE C, Shiraishi CS, Silva AV, Gonçalves GF, Sant'ana DDEM, Araújo EJ. Toxoplasma gondii: a morphometric analysis of the wall and epithelial cells of pigs intestine. Exp. Parasitol. 2010;125(4):380-3.

Da Silva RC, De Souza LC, Langoni H, Tanaka EM, Lima VY, Da Silva AV. Risk factors and presence of antibodies to Toxoplasma gondii in dogs from the coast of São Paulo State, Brazil. Pesq Vet Bras. 2010;30:161-6.

Da Silva RC, Langoni H. Toxoplasma gondii: host-parasite interaction and behavior manipulation. Parasitol Res. 2009;105(4): 893-8.

Dawson D. Foodborne protozoan parasites. Int J Food Microbiol. 2005;103(2):207-27.

Dubey JP. The history of Toxoplasma gondii – the first 100 years. J Euk Microbiol. 2008;55(6):467-75.

Dubey JP. Toxoplasma gondii infections in chickens (Gallus domesticus): prevalence, clinical disease, diagnosis and public health significance. Zoonoses Public Health. 2010;57(1):60-73.

Dubey JP. Toxoplasmosis in pigs – the last 20 years. Vet Parasitol. 2009;164(2-4):89-103.

Dubey JP. Toxoplasmosis in sheep – the last 20 years. Vet Parasitol. 2009;163(1-2):1-14.

Dubey JP, Jones L. Toxoplasma gondii infection in humans and animals in the United States. Int J Parasitol. 2008;38(11):1257-78.

Dubey JP, Scandrett WB, Kwok OC, Gajadhar AA. Prevalence of antibodies to Toxoplasma gondii in ostriches (Struthio camelus). J. Parasitol. 2000;86(3):623-4.

Durlach R, Martino P. Toxoplasma gondii: Infección em perros y gatos. Rev Vet Argentina. 2009;8. Disponível em http://www.veterinariargentina.com/revista/2009/08/Toxoplasma-gondii-infeccion-en-perros-y-gatos. Acessado em 10/04/2011.

Elmore SA, Jones JL, Conrad PA, Patton S, Lindsay DS, Dubey JP. Toxoplasma gondii: epidemiology, feline clinical aspects, and prevention. Trends Parasitol. 2010;26(4):190-6.

Fialho CG, Teixeira MC, Araujo FAP. Toxoplasmose animal no Brasil. Acta Sci Vet. 2009;37(1):1-23.

Hove T, Mukaratirwa S. Seroprevalence of Toxoplasma gondii in farm-reared ostriches and wild game species from Zimbabwe. Acta Trop. 2005;94(1):49-53.

Howe DK, Sibley LD. Toxoplasma gondii comprises three clonal lineages: correlation of parasite genotype with human disease. J Infect Dis. 1995;172(6):1561-6.

Huong LT, Ljungström BL, Uggla A, Björkman C. Prevalence of antibodies to Neospora caninum and Toxoplasma gondii in cattle and water buffaloes in southern Vietnam. Vet Parasitol. 1998; 75(1):53-7.

Innes EA, Bartley PM, Buxton D, Katzer F. Ovine toxoplasmosis. Parasitol. 2009;136(14):1887-94.

Khan A, Taylor S, Ajioka JW, Rosenthal BM, Sibley LD. Selection at a single *locus* leads to widespread expansion of Toxoplasma gondii lineages that are virulent in mice. PLoS Genet 2009;5(3):e1000404.

Lappin MR. Update on the diagnosis and management of Toxoplasma gondii infection in cats. Top. Companion Anim Med. 2010;25(3)136-41.

Macedo V. Toxoplasmose. In: Castro LP. Protozooses Humanas. 2.ed. São Paulo: Fundo Editorial BYK; 1995. p. 153-70.

Mead PS, Slutsker L, Dietz V, Mccaig LF, Bresee JS, Shapiro C *et al.* Food-related illness and death in the United States. Emerg Infect Dis. 1999; 5(5):607-25.

Montoya JG, Liesenfeld O. Toxoplasmosis. Lancet. 2004; 363(9425): 1965-76.

Pena HF, Gennari SM, Dubey JP, Su C. Population structure and mouse-virulence of Toxoplasma gondii in Brazil. Int J Parasitol. 2008;38(5):561-9.

Pita Gondim LF, Barbosa HV Jr, Ribeiro Filho CH, Saeki H. Serological survey of antibodies to Toxoplasma gondii in goats, sheep, cattle and water buffaloes in Bahia State, Brazil. Vet Parasitol. 1999;82(4):273-6.

Radostits OM, Gay CC, Hinchcliff KW, Constable PD. Veterinary medicine. A textbook of the disease of cattle, horses, sheep, pigs and goats. 10.ed. Philadelphia: Saunders Elsevier; 2007. 2156 p.

Sawadogo P *et al.* Seroprevalence of T. gondii in sheep from Marrakech, Morocco. Vet. Parasitol. 2005;130(1-2):89-92.

Sevá AP, Silva R, Silva A, Castrol A, Menozzi B, Langoni H. Avaliação da virulência de cepas de Toxoplasma gondii em camundongos, isoladas de cães com sinais neurológicos em Botucatu-SP. Vet Zootec. 2006;13:33-43.

Shakespeare M. Zoonoses. London: Pharmaceutical Press; 2009. 297 p.

Souza LM, Nascimento AA, Furuta PI, Basso LM, Silveira DM, Costa AJ. Detecção de anticorpos contra Neospora caninum e Toxoplasma gondii em soros de bubalinos (Bubalus bubalis) no Estado de São Paulo, Brasil. Semina: Ci Agrárias. 2001;22:39-48.

Su C, Zhang X, Dubey JP. Genotyping of Toxoplasma gondii by multilocus PCR-RFLP markers: a high resolution and simple method for identification of parasites. Int J Parasitol. 2006;36(7):841-8.

Switaj K, Master A, Skrzypczak M, Zaborowski P. Recent trends in molecular diagnostics for Toxoplasma gondii infections. Clin Microbiol Infect. 2005;11(3):170-6.

Tenter AM, Heckeroth AR, Weiss LM. Toxoplasma gondii: from animals to humans. Int J Parasitol. 2000;30(12-13):1217-58.

Weiss LM, Kim K. Toxoplasma gondii. The model aplicomplexan: perspectives and methods. London: Academic Press; 2007. 763 p.

Tricomonose Bovina

101

Rogerio Giuffrida

Definição

A tricomonose ou tricomoníase genital dos bovinos é uma enfermidade da esfera reprodutiva e de transmissão venérea. Caracteriza-se por morte embrionária, retorno ao cio e subfertilidade nas fêmeas, causada pelo protozoário *Tritrichomonas foetus*.

Etiologia

Tritrichomonas foetus (*T. foetus*), também descrito como *Trichomonas foetus*, é um protozoário multiflagelado da família *Trichomonadidiae*. Os protozoários desse grupo são habitantes do sistema digestório e reprodutor de inúmeras espécies de mamíferos. O parasito foi inicialmente descrito na França por Kubstler, em 1888, como causa de infertilidade em bovinos. No Brasil, a doença foi diagnosticada pela primeira vez em 1948 em um touro doador de sêmen no Rio Grande do Sul.

T. foetus são protozoários anaeróbios, que se reproduzem por fissão binária em ciclo de vida simples. Os trofozoítos têm formato piriforme ou arredondado, tamanho entre 8 e 18 μm de comprimento, e movimentos característicos de rolamento ou em "cambalhota" conferidos por três flagelos anteriores e uma membrana ondulante que se estende ao longo do microrganismo, terminando em um flagelo posterior. Fora do organismo animal, os trofozoítos sobrevivem por poucas horas. Em condições ambientais desfavoráveis sofrem mudanças estruturais e internalizam os flagelos, formando estruturas de resistência, chamadas pseudocistos, as quais mantêm a capacidade de divisão celular e podem reverter à forma de trofozoítos se recolocados em meios frescos de cultura. Os pseudocistos de *T. foetus* podem ser observados tanto em meios de cultura pobres em nutrientes como na superfície da mucosa vaginal e prepucial de bovinos.

A virulência do protozoário é atribuída à presença de adesinas, hemolisinas, hemaglutininas e produção de toxinas.

Epidemiologia

Estudos de epidemiologia molecular revelaram a existência de dois genótipos de *T. foetus*, um dos quais é associado a problemas reprodutivos em bovinos e outro associado a diarreia em felinos domésticos. Os dois genótipos apresentam alto grau de similaridade, o que sugere que o agente se adaptou recentemente a diferentes hospedeiros ou nichos de desenvolvimento. Além de bovinos e felinos, *T. foetus* também é comumente observado no sistema digestório de suínos.

A tricomoníase bovina é endêmica em países com grandes rebanhos mantidos em pasto, em regime de monta natural. Em países que introduziram o uso intensivo da inseminação artificial, como a Inglaterra, a enfermidade foi erradicada. No Brasil, a doença é descrita em diversos estados das regiões Nordeste (Ceará, Paraíba, Pernambuco e Bahia) e Sudeste (Rio de Janeiro, Minas Gerais e São Paulo). Estima-se que, no país, a prevalência da infecção em machos reprodutores oscile entre 1,8 e 27%.

A enfermidade ingressa em rebanhos suscetíveis quando são introduzidos machos e fêmeas cronicamente infectados por *T. foetus*. Nos machos, o parasito habita o muco e o esmegma das porções mais profundas das criptas prepuciais (invaginações), mucosa peniana distal e porção inicial da uretra. Nesses ambientes, o agente encontra condições de anaerobiose requeridas para a multiplicação, podendo permanecer de forma crônica nos touros, sem sinais clínicos aparentes. Assim, a principal maneira de transmissão da infecção é a veiculação física durante a monta natural, também chamada transmissão venérea. Acredita-se que moscas possam veicular também o agente ao pousarem nas vulvas das fêmeas.

Touros com idade acima de 4 anos apresentam maior risco de portar o microrganismo, em razão de possuírem criptas prepuciais mais numerosas e profundas do que touros mais novos, e também por realizarem a cobertura de maior número de fêmeas do rebanho, em razão do comportamento de dominância sobre os mais jovens.

Touros infectados podem curar-se espontaneamente ou permanecerem como portadores assintomáticos vitalícios, constituindo fonte de infecção permanente dentro do rebanho.

Os sistemas de criação que fazem uso intensivo da monta natural são mais propensos à disseminação do parasito, especialmente se forem adotadas relações touro-vaca elevadas. Ao contrário, sistemas que utilizam inseminação artificial diminuem a probabilidade de a infecção disseminar-se nos plantéis, apesar de o agente sobreviver ao congelamento e resfriamento utilizados no preparo e congelamento de partidas de sêmen (palhetas) em nitrogênio líquido. Um dos fatores de risco para a disseminação da enfermidade em rebanhos bovinos é o uso de touros de repasse para cobrir vacas que não emprenham após a inseminação. Esses machos têm maior probabilidade de se infectar com *T. foetus*, pois realizam a cobertura em grande número de vacas com problemas de fertilidade, expondo-se mais frequentemente ao agente e limitando os benefícios atingidos pelos programas de inseminação artificial.

As vacas, ao contrário dos touros, são portadoras transitórias. O microrganismo pode permanecer nos condutos vaginais e ser eliminado por secreções vaginais ou uterinas. A maioria das fêmeas inativa os parasitos localizados no sistema reprodutor ("autoesterilização"), em geral após três episódios de estro (cios) consecutivos, ocasião em que as defesas naturais do útero e da vagina sobrepujam os mecanismos de sobrevivência do parasito. Um número reduzido de vacas pode permanecer portador de *T. foetus* por até 300 dias, geralmente sem sinais clínicos evidentes, e com potencial de transmissão do parasito aos machos na estação de monta subsequente.

Outras maneiras de transmissão menos frequentes são o uso de pipetas reutilizáveis de inseminação artificial, vaginas artificiais ou outros equipamentos de uso em biotécnicas de reprodução que possam veicular fisicamente o protozoário de uma fêmea para outra.

A doença causa prejuízos econômicos decorrentes de custos com tratamentos, sacrifício de animais improdutivos e reposição de animais descartados.

➤ Patogenia

Os machos não apresentam lesões clínicas visíveis no sistema reprodutivo. O baixo poder invasivo de *T. foetus* na mucosa do sistema reprodutor dos machos dificulta sua eliminação pelo sistema imune local. Adesinas e outros fatores de colonização permitem ao protozoário permanecer aderido ao epitélio superficial, de modo a resistir aos processos físicos de remoção de microrganismos do local, como o fluxo natural da urina.

Nas vacas, prenhes ou não, podem ocorrer três tipos de evolução da infecção: (1) autolimitantes, (2) metrite (branda ou grave) e (3) parto a termo mesmo com útero infectado.

Na maioria das vacas (cerca de 70% ou mais) as infecções são autolimitantes, e a destruição do protozoário ocorre pelo sistema imune no ambiente vaginal ou mesmo uterino.

Nas vacas com infecções uterinas, dois tipos de inflamação (metrite) são observados, subdivididos em branda e grave. Nessas vacas, mesmo as infecções brandas são suficientes para gerar um ambiente uterino impróprio, o que impede a adequada implantação do embrião (nidação), ou o processo inflamatório destrói o embrião recentemente implantado. Esse processo resulta em reabsorção embrionária e consequente retorno ao cio (geralmente 2 meses após a infecção), que é considerado o sinal clínico mais característico da doença. Nas vacas com inflamação grave, pode ocorrer metrite clínica (10% dos animais), subfertilidade ou mesmo abortamentos (10 a 20%). Estima-se que, para que ocorra infecção uterina em vacas, seja necessária dose mínima infectante de 2×10^3 parasitos. Em número reduzido das vacas com inflamação grave, o processo infeccioso pode evoluir para a ocorrência de maceração fetal.

Outra forma de evolução da tricomonose uterina em vacas, de ocorrência ocasional, é a gestação a termo mesmo em ambiente uterino infectado pelo parasito, com nascimento de bezerros normais.

Duas semanas após ingressar no sistema reprodutivo das fêmeas, *T. foetus* multiplica-se no epitélio vaginal e produz uma cisteíno-protease que induz citotoxicidade e apoptose em células epiteliais do vestíbulo vaginal e do útero. Esse processo determina reação inflamatória local caracterizada por infiltrados celulares de granulócitos polimorfonucleares, linfócitos, macrófagos e plasmócitos. Outros possíveis fatores de virulência associados ao processo inflamatório são as hemaglutininas e hemolisinas do parasito. Durante esse período, as vacas podem apresentar descargas vaginais purulentas. A partir da vagina, os protozoários atingem o útero, o que ocorre geralmente após a implantação do embrião. Por volta da 5ª semana pós-infecção, o parasito produz a cisteína-protease que induz a apoptose, morte dos tecidos embrionários e células endometriais, além de inibição da divisão celular, a qual resulta em episódios de retorno ao cio em intervalos irregulares, mais comumente a cada 60 dias. Recentemente, propôs-se que as toxinas de *T. foetus* também exercem efeitos deletérios sobre os espermatozoides depositados na vagina e sobre as células ovarianas das fêmeas, caso os protozoários migrem pelas tubas uterinas.

Se a invasão do útero ocorrer em fases mais tardias da gestação, o parasito pode invadir a membrana corioalantoide e o líquido amniótico. Nesse ambiente, o microrganismo pode ser aspirado pelo feto em formação e multiplicar-se na lâmina própria intestinal, nos alvéolos e bronquíolos pulmonares, onde causam broncopneumonia. Nesses casos, o abortamento pode ocorrer no terço médio gestacional e, em raras vezes, no terço final. No entanto, essas situações são observadas em menos de 5% das infecções. Se o parasito atingir os ovidutos, pode aderir-se às células não ciliadas e induzir apoptose celular, o que, em casos mais graves, pode levar à infertilidade permanente.

A resposta imune nas fêmeas infectadas é conferida pela produção local de imunoglobulinas da classe A (IgA) e da classe G tipo 1 (IgG1) na mucosa vaginal, produzidas a partir da 5ª semana pós-infecção. A produção de anticorpos coincide com as reabsorções embrionárias. Essas imunoglobulinas têm propriedades aglutinantes e opsonizantes. Apesar de a maioria das fêmeas eliminar o agente nos estros subsequentes, a imunidade induzida por *T. foetus* é fugaz e não previne a reinfecção. Em algumas situações, o parasita consegue sobrepujar os mecanismos de defesas específicos e inespecíficos e causar infecções crônicas. A capacidade de *T. foetus* evadir-se da resposta imune do hospedeiro é creditada à atividade enzimática da cisteína-protease sobre as imunoglobulinas, lactoferrinas e fibronectina, além da apoptose induzida pelo parasito nas células hospedeiras.

➤ Clínica

O principal sinal clínico nas vacas bovinas ou bubalinas é a repetição de cio, em períodos desuniformes, por causa da morte embrionária precoce. As repetições de cio ocorrem em intervalos irregulares com estros prolongados de até 70 dias. Nas propriedades livres, a primoinfecção pode resultar em metrite clínica (10%), subfertilidade, infertilidade (anestro) ou mesmo abortamentos (5 a 30%), principalmente entre o 2º e 5º meses de gestação.

Outros sinais clínicos nas fêmeas infectadas são representados por cervicites e vaginites, caracterizadas por secreção acinzentada vaginal, contendo ou não pequenos flocos. A retenção de placenta não é um sinal comum na tricomonose bovina.

Os indicadores reprodutivos do plantel mostram-se inadequados, como redução nas taxas de concepção da ordem de 20 a 40%, redução no número de bezerros nascidos (20%), prolongamento do intervalo entre partos, além de sub ou infertilidade.

Nas propriedades endêmicas ou com introdução recente da doença, número reduzido de vacas pode apresentar maceração fetal, caracterizado por vacas em final de gestação que apresentam abertura da cérvice e eliminação de secreção purulenta contendo ossos do feto.

Em geral, os touros são assintomáticos.

➤ Diagnóstico

Os rebanhos acometidos por tricomonose apresentam histórico de estações de parição mais longas do que as planejadas. Em decorrência das repetições de cios em períodos irregulares, as fêmeas são intensamente cobertas durante a estação de monta. O resultado é o aparecimento de lotes de bezerros desuniformes com relação à idade, redução nas taxas de concepção e presença de vacas com descargas uterinas de conteúdo purulento. O diagnóstico diferencial deve ser considerado principalmente para campilobacteriose, além de outras causas infecciosas de infertilidade, como leptospirose, rinotraqueíte infecciosa bovina e diarreia viral bovina, enfermidade das mucosas e causas não infecciosas de infertilidade.

Métodos diretos

Em rebanhos com suspeita de infecção, o diagnóstico de rotina é firmado pela identificação do parasito na cavidade prepucial dos touros. Antes de qualquer procedimento, recomenda-se manter os animais em repouso sexual entre 1 e 2 semanas para impedir que a cópula reduza a população de *T. foetus* nas secreções prepuciais. Podem ser realizados lavados com a infusão de meio de transporte, como Ringer lactato, tampão fosfato (pH 7,4), ou solução salina (pH 7,4) na cavidade prepucial, seguido da obliteração do óstio e massagem vigorosa da porção externa, por cinco minutos. Em seguida, o meio pode ser aspirado, colhido com funil estéril ou seringa e encaminhado para o diagnóstico laboratorial, em temperatura de refrigeração (4 a 8°C). Alternativamente, podem ser empregados suabes estéreis, pipetas ou peras para aspirar o esmegma contido nas criptas que, após ser colhido, deve ser inoculado em meios de transporte preservantes como o de Diamond modificado.

Para as fêmeas com suspeita de infecção é possível colher secreções vaginais (cervicite) e uterinas (piometra aberta ou maceração fetal). Nas vacas que abortaram podem-se encontrar flocos e material purulento na placenta. Em geral, os fetos não mostram sinais característicos, embora possam ser observados sinais de pneumonia.

Nas vacas que abortaram é possível colher fragmentos de placenta e conteúdo uterino, assim como conteúdo estomacal e pulmonar dos fetos. Histologicamente, os fetos podem revelar graus variados de pneumonia.

O material colhido dos touros deve ser depositado em frascos hermeticamente fechados e protegidos da luz com papel laminado. O material colhido dos touros, das vacas ou dos fetos deve ser mantido refrigerado (4 a 8°C) e processado no laboratório em no máximo 12 h. Para o material dos touros, se for utilizado o meio de Diamond modificado, o prazo se estende para até 48 h.

A pesquisa microscópica de protozoários com morfologia e motilidade característica do gênero pode ser realizada com o exame direto do sedimento de lavados, centrifugados a 2.000 rpm, depositados entre lâmina e lamínula e observados em microscopia de contraste de fase em aumento de 100 a 400 vezes. O touro é considerado positivo se for observado ao menos um protozoário com morfologia e movimentação compatíveis. A sensibilidade do teste varia entre 30 e 75%. Resultados falso-positivos podem ocorrer na presença de outros tricomonídeos que habitam a mucosa prepucial dos touros, como *Tetratrichomonas* spp. e

Pentatrichomonas hominis, que causam somente infecções transitórias no trato genital das fêmeas. A diferenciação com *T. foetus* pode ser realizada pela observação dos parasitos em esfregaços de sedimentos, obtidos do conteúdo dos lavados, corados com Giemsa, Panóptico ou sais de prata.

Os lavados centrifugados ou esmegma prepucial aspirado podem ser submetidos também ao cultivo em meios contendo antimicrobianos que impedem o desenvolvimento de bactérias, como Diamond modificado, Lactopep e Rieck. Tais meios devem ser preparados na véspera do uso, em virtude da deterioração dos antimicrobianos contidos nas formulações. A técnica de cultura é realizada com a inoculação de cerca de 2 mℓ pela parede interna do tubo de cultura, de maneira lenta e cuidadosa, evitando-se agitar o material durante todo o processo. As temperaturas do inóculo e do meio devem estar próximas no momento da semeadura para evitar o choque térmico sobre os protozoários. Após selá-lo, o tubo é incubado a 37°C, e as leituras devem ser realizadas a cada 24 h por 7 dias, aspirando-se uma alíquota das regiões turvas para avaliação microscópica da morfologia e movimentação típicas do protozoário.

Se os protozoários se multiplicarem rapidamente ou se for utilizado inóculo muito carregado, os parasitos podem perder a motilidade característica, ou mesmo serem inativados. Apesar disso, a estrutura morfológica do microrganismo permanece íntegra, mas pode ser confundida com leveduras ou esporos de plantas imóveis. Caso se observe grande quantidade de protozoários imóveis recomenda-se outro teste, com uma nova amostra. A cultura apresenta sensibilidade entre 93,5 e 98%. O touro é considerado livre da infecção se apresentar três resultados negativos consecutivos, intervalados entre 7 e 14 dias.

A coleta e identificação do *T. foetus* está disponível comercialmente em alguns países sob a forma de *kit* composto por uma bolsa que contém meio de cultura onde o material suspeito é inoculado, incubado e examinado em microscopia (In Pouch TF™). O teste é rápido, fácil e pode ser realizado em campo. Os testes supracitados também podem ser utilizados para detectar o parasito no muco cervicovaginal de vacas com suspeita da infecção. O muco deve ser aspirado com uma pipeta de inseminação descartável, entre 2 e 3 dias antes ou depois do cio previsto, período em que o agente se multiplica mais intensamente no fluido vaginal. Fluidos do parto, exsudatos purulentos, membranas fetais, conteúdo abomasal e muco em torno da língua do feto podem ser colhidos e enviados para exame em até 48 h após o abortamento.

As amostras suspeitas também podem ser submetidas ao teste da reação em cadeia pela polimerase (PCR), nas modalidades convencional, em tempo real (*real time* PCR) e amplificação circular isotérmica (técnica LAMP). Os testes moleculares apresentam como vantagens elevadas sensibilidade e especificidade, baixo limiar de detecção (cerca de 10 parasitos no esmegma prepucial) e capacidade de diferenciar *T. foetus* de outros tricomonídeos prepuciais, apesar de relatos sobre a ocorrência de reações falso-positivas com o protozoário *Simplicimonas moskowitzi*. Além disso, podem ser utilizados com amostras congeladas ou na forma de *pools*, com mistura de material prepucial de até 25 animais. No entanto, deve-se evitar o uso do meio de transporte de Diamonds em amostras destinadas à PCR, visto que esse meio contém substâncias que inibem a reação.

A reação de PCR pode ser inibida por substâncias presentes no esmegma prepucial. Dessa maneira, o PCR é recomendado como teste complementar à cultura em meios seletivos.

Métodos indiretos

Os métodos indiretos incluem a mucoaglutinação utilizando muco cervicovaginal colhido logo após o cio e misturado com o antígeno composto de *T. foetus*. Amostras são positivas se apresentarem aglutinação visível. Esse teste pode apresentar resultados falso-positivos se o muco contiver flocos de pus semelhantes aos aglutinados ou reações falso-negativas na presença de sangue no muco capaz de diluir as aglutininas presentes.

Tratamento

O tratamento de touros positivos é controverso e vários pesquisadores defendem que o descarte dos machos infectados consiste na maneira mais eficaz de controle, especialmente se forem machos com mais de 5 anos de vida, que comumente albergam maior carga de protozoários, em razão do maior número de criptas e profundidade das invaginações prepuciais. Alguns países têm realizado o abate sistemático de touros positivos, visto que o agente habita quase exclusivamente a cavidade prepucial dos bovinos.

Dependendo do valor econômico do touro, recomenda-se a aplicação tópica de tripaflavina diluída em solução fisiológica (1%) e aquecida a 40°C, expondo a mucosa prepucial, massageando-se o local por 10 min, seguida da infusão de 20 mℓ de tripaflavina (1%) no canal uretral e de tripaflavina (0,5%) diluída em óleo mineral no prepúcio. Outra alternativa é o uso desse princípio na forma de pomadas (0,5%) via uretral e tópica. Devem ser realizadas duas a três aplicações com intervalos de 4 a 8 dias.

A acriflavina (1%) na forma de pomadas em aplicação única é considerada mais barata e com eficácia similar ao uso da tripaflavina. Durante todo o tratamento, o animal deve permanecer em repouso sexual.

O metronidazol (500 mg a cada 24 h/10 dias) pode ser utilizado via tópica no interior do prepúcio dos touros ou mesmo no fundo vaginal de vacas. No entanto, os tratamentos tópicos são pouco práticos e apresentam resultados inconsistentes.

O tratamento sistêmico pode ser realizado com metronidazol ou dimetridazol VO, ou diluídos na água de bebida ou ração dos machos. No entanto, tais fármacos são onerosos e podem desencadear reações adversas, como diarreia e inapetência. Uma alternativa é o uso de penicilina G-procaína na dose de 7.000 UI/kg associada à aplicação de duas doses intervaladas de 24 h de 15 g de ipronidazol, via parenteral, com resultados satisfatórios.

Os touros são considerados curados se apresentarem resultados negativos após três exames realizados com intervalos de 1 semana. Caso não respondam ao tratamento, devem ser descartados.

Fêmeas que pariram tardiamente na estação são portadoras potenciais do agente. Assim, recomenda-se descartá-las conjuntamente com vacas que abortaram antes dos 5 meses de gestação, além de vacas com piometra ou histórico de sub ou infertilidade. As fêmeas não prenhes devem permanecer em repouso sexual prolongado por 12 a 14 semanas, ou por três ciclos consecutivos de cio, com o intuito de eliminar o agente do sistema reprodutor. Antissépticos intrauterinos são considerados ineficazes para eliminar o agente.

Profilaxia e controle

Em rebanhos endêmicos, as medidas de profilaxia e controle devem ser direcionadas para a redução do impacto da infecção nas próximas estações de monta. Todos os touros do plantel devem ser examinados antes do início da estação de monta e, se positivos, podem ser tratados ou descartados, ou mesmo substituídos por touros novos. No entanto, touros com tricomonose crônica devem ser descartados. Recomenda-se não adquirir touros de propriedades endêmicas, tampouco de criatórios sem rígido controle de doenças da esfera reprodutiva. Touros adquiridos recentemente devem ser mantidos em quarentenário e testados antes de serem utilizados na monta natural nas vacas da propriedade, com fins de congelamento de sêmen ou outras biotécnicas da reprodução. Recomenda-se que os touros aptos à reprodução com finalidade de monta natural, inseminação artificial ou outra biotécnica da reprodução, sejam submetidos 1 vez/ano, no mínimo, ao diagnóstico de *T. foetus* no material prepucial. Touros de uso comunitário devem ser evitados. Deve ser desencorajado o uso de machos para repasse de fêmeas inseminadas.

A propriedade deve considerar a implantação de um programa de inseminação artificial. Recomenda-se não reutilizar pipetas de inseminação artificial, bem como promover cuidados de antissepsia de vaginas artificiais ou outros fômites utilizados nas biotécnicas de reprodução. Os testes de prenhez devem ser realizados em tempo hábil para detecção de animais com problemas de fertilidade. Estações de monta curtas, de no máximo 90 dias, podem reduzir o risco de transmissão em rebanhos acometidos. Vacas com mais de 5 meses de gestação apresentam baixo risco de portarem o agente e devem ser segregadas de vacas com idades gestacionais inferiores a esse período. Novilhas devem ser cobertas preferencialmente por touros virgens.

A Instrução Normativa (IN) nº 48 do MAPA, Brasil, sancionada em junho de 2003, regulamentou os requisitos mínimos para a produção e comercialização de sêmen bovino e bubalino nos Centros de Coleta e Processamento de Sêmen (CCPS) do país. Para o ingresso no CCPS (quarentenário), os touros devem apresentar atestado negativo, emitido recentemente (máximo 60 dias), assegurando três testes negativos para *T. foetus* obtidos a partir de cultivo de material colhido do prepúcio dos touros, com intervalo mínimo de 7 dias, além das prerrogativas de controle de outras doenças, como brucelose, tuberculose, campilobacteriose e enfermidades das mucosas/diarreia bovina a vírus. Ainda, referente à tricomonose bovina, a IN nº 48 determina, que, para os touros residentes nos CCPS, os animais devem apresentar resultado negativo para a doença, realizado no mínimo uma vez ao ano, com material obtido do prepúcio dos animais.

As partidas de sêmen congelado colhidas de touros doadores que resultaram positivos nos testes devem ser descartadas, pois o parasito não é afetado pelos antimicrobianos empregados no preparo das palhetas e é capaz de sobreviver aos processos de congelamento em nitrogênio líquido (-196°C) e descongelamento.

Vacinas comerciais polivalentes, inativadas, contendo antígenos de *T. foetus* estão disponíveis no Brasil e são recomendadas para fazendas com doença endêmica, alta rotatividade de machos e/ou que não realizam testes de diagnóstico da tricomonose na aquisição dos reprodutores. Conferem imunidade moderada e não duradoura. Assim, o uso tem sido contestado após estudos epidemiológicos, principalmente quando se vacinam touros.

Nas fêmeas, as vacinas não previnem a transmissão, mas limitam a duração da infecção e reduzem a ocorrência de abortamentos. Todos os animais aptos à reprodução devem ser vacinados cerca de 30 a 120 dias antes da estação de monta. As novilhas e vacas não vacinadas devem receber duas doses, intercaladas a cada 30 dias. O rebanho deve ser revacinado anualmente.

Bibliografia

Agnew DW, Munson L, Cobo ER, Olesen D, Corbeil LB, Bondurant RH. Comparative histopathology and antibody responses of non-Tritrichomonas foetus trichomonad and Tritrichomonas foetus genital infections in virgin heifers. Vet Parasitol Amsterdam. 2008;151(2-4):70-80.

Brasil. Ministério da Agricultura, Pecuária e Abastecimento. Instrução Normativa nº 48, de 17 de junho de 2003. Requisitos sanitários mínimos para a produção e comercialização de sêmen bovino e bubalino no país. Brasília, 2003.

Corbeil LB, Campero CM, Van Hoosear K, Bondurant RH. Detection of trichomonad species in the reproductive tracts of breeding and virgin bulls. Vet Parasitol Amsterdam. 2008;154(3- 4):226-32.

Gomes MJP, Fernandes JCT, Silva CE. Identificação de Tritrichomonas foetus em bovinos no Estado do Rio Grande do Sul. Arquivo Faculdade Veterinária UFRGS. 1991;19:103-11.

Hall M, Kvasnicka WG, Hanks D. Improved control of trichomoniasis with Trichomonas foetus vaccine. Agri-practice. 1993;14(1):29-34.

Jesus VLT, Guida HG, Andrade VLB, Serra-Freire MN, Ramos AA, Pereira EBB. Comparação entre o uso de tripaflavina e dimetridazole no tratamento da tricomonose bovina. Pesquisa Veterinária Brasileira. 1996;16(2/3):49-51.

Leite RC, Haddad JP, Costa GM, Pellegrin AO, Ribeiro AC. Técnica modificada para coleta de lavado prepucial de touros, para exame de tricomonose e ou campilobacteriose. Revista Brasileira de Reprodução Animal. 1995;19:434.

Midlej V, Vilela R, Dias AB, Benchimol M. Cytopathic effects of Tritrichomonas foetus on bovine oviduct cells. Vet Parasitol Amsterdam. 2009;165(4):216-30.

Parker S, Campbell J, Ribble C, Gajadhar A. Sample collection factors affect the sensitivity of the diagnostic test for Tritrichomonas foetus in bulls. Can J Vet Res. 2003;67(2):138-41.

Pellegrin AO, Leite RC. Atualização sobre tricomonose genital bovina. Corumbá: Embrapa Pantanal; 2003.18 p.

Pereira-Neves A, Benchimol M. Tritrichomonas foetus: budding from multinucleated pseudocysts. Protist Jena. 2009;160(4):536-51.

Pereira-Neves A, Campero CM, Martínez A, Benchimol M. Identification of Tritrichomonas foetus pseudocysts in fresh preputial secretion samples from bulls. Vet Parasitol. 2011;175(- 2):1-8.

Radostits OM, Gay CC, Hinchcliff KW, Constable PD. Veterinary medicine – A textbook of the diseases of cattle, horses, sheep, pigs, and goats. 10. ed. Philadelphia: Saunders; 2007. 2156 p.

Ribeiro CM, Falleiros MB, Bicudo SD, Júnior JP, Golim MA, Filho FC *et al.* Tritrichomonas fetus extracellular products decrease progressive motility of bull sperm. Theriogenology Los Altos. 2010; 73(1):64-70.

Rocha FS, Jesus VLT, Torres HM, Gomes MJP, Figueiredo MJ, Nascimento ER *et al.* Investigação de Campylobacter fetus e Tritrichomonas foetus na mucosa prepucial de touros da região do Médio Paraíba. RJ. Cienc Rural. 2009;39(5).

Skirrow S, Bondurant R, Farley J, Correa J. Efficacy of ipronidazole against trichomoniasis in beef bulls. JAm Vet Med Assoc. 1985;187:405-7.

Skirrow SZ, Bondurant RH. Induced Tritrichomonas foetus infection in beef heifers. JAm Vet Med Assoc. 1990;196:885-9.

Villarroel A, Carpenter TE, Bondurant RH. Development of a simulation model to evaluate the effect of vaccination against Tritrichomonas foetus on reproductive efficiency in beef herds. Am J Vet Res. 2004;65(6):770-5.

Seção
5

Molicutes e Micoplasmas

Micoplasmoses Hemotrópicas em Animais de Companhia 102

Andrea Pires dos Santos, Ana Marcia de Sá Guimarães e Alexander Welker Biondo

Definição

Micoplasmas hemotrópicos, também conhecidos como hemoplasmas, são causadores de doenças infectocontagiosas de sinais clínicos variáveis, caracterizadas pelo parasitismo dos eritrócitos de gatos (*Mycoplasma haemofelis*, *Candidatus* Mycoplasma haemominutum, *Candidatus* Mycoplasma turicensis) e de cães (*Mycoplasma haemocanis* e *Candidatus* Mycoplasma haematoparvum). Com exceção de *Mycoplasma haemofelis*, as demais espécies de hemoplasmas que infectam animais de companhia são oportunistas e causam a doença apenas em animais imunossuprimidos, esplenectomizados e/ou coinfectados com outros agentes.

Sinonímias: hemobartonelose, anemia infecciosa felina, hemoplasmose.

Etiologia

Os organismos aderidos aos eritrócitos foram identificados pela primeira vez em cães (*Haemobartonella canis*), em 1928, na Alemanha. Em 1953, a causa da anemia infecciosa felina foi atribuída à presença de *Haemobartonella felis*. Há uma controvérsia histórica acerca da natureza de *Haemobartonella* spp., a qual tem persistido por mais de 50 anos. Inicialmente, os hemoplasmas foram classificados na ordem *Rickettsiales* como *Haemobartonella* spp. e *Eperythrozoon* spp. por causa da morfologia, possível transmissão por artrópodes e resposta ao tratamento com antimicrobianos. No entanto, estudos moleculares baseados no gene que codifica a subunidade 16S do RNA ribossômico (gene 16S rRNA) mostraram que esses gêneros estão filogeneticamente relacionados com micoplasmas, o que levou à reclassificação dentro da família *Mycoplasmataceae*, gênero *Mycoplasma*. Os micoplasmas hemotrópicos constituem o primeiro grupo bacteriano na classe *Mollicutes* capaz de parasitar eritrócitos.

Em gatos, duas espécies de *Haemobartonella* foram descritas: *H. felis*, organismo de Ohio ou forma maior, a qual passou a ser designada como *Mycoplasma haemofelis*, e a forma menor ou organismo da Califórnia, designada como *Candidatus* Mycoplasma haemominutum. O *status* de *Candidatus* se mantém em decorrência da impossibilidade de cultivo *in vitro* e da escassez de caracterizações taxonômicas e bioquímicas. Uma terceira espécie de hemoplasma, *Candidatus* Mycoplasma turicensis, foi descrita na Suíça, em 2005, depois de ter infectado felinos domésticos. Análises moleculares demonstraram que essa espécie apresenta maior similaridade com duas espécies de micoplasmas descritas em roedores, *M. coccoides* e *M. muris*.

Da mesma maneira, em cães, *H. canis* passou a ser classificado como *M. haemocanis*. Outra nova espécie de hemoplasma, também identificada infectando cães, foi descrita após a reclassificação e designada como *Candidatus* Mycoplasma haematoparvum, a qual é mais proximamente relacionada com o *Candidatus* Mycoplasma haemominutum.

A presença de infecção causada por *Candidatus* Mycoplasma haematoparvum em gatos e por *Candidatus* Mycoplasma turicensis em cães foi verificada pela detecção desses microrganismos pelas técnicas de reação em cadeia pela polimerase (PCR) e sequenciamento. Porém, não foi elucidado se essas espécies de hemoplasma causam doença e/ou se são prevalentes nesses animais.

Os hemoplasmas são geneticamente relacionados com as bactérias gram-positivas, entretanto, em virtude da perda da parede celular no processo de evolução redutiva, têm similaridade de estrutura com bactérias gram-negativas. Análises ultraestruturais revelaram que os hemoplasmas são bactérias pequenas (0,25 a 2,0 μm de diâmetro), epicelulares, pleomórficas, arredondadas ou ovaladas, com uma fina membrana delimitante, e que se aderem à superfície do eritrócito do hospedeiro individualmente ou em cadeias. Embora ainda não cultiváveis, os hemoplasmas podem ser observados microscopicamente em esfregaços sanguíneos corados (coloração tipo Romanowsky) de animais infectados e podem ser mantidos *in vivo* por infecções experimentais.

Recentemente, vários hemoplasmas tiveram seus genomas completamente sequenciados. O sequenciamento dos genomas de *M. haemofelis* e *M. haemocanis* demonstraram ser típicos de micoplasmas, tratando-se de um único cromossomo circular com aproximadamente 0,9 a 1,1 Mb e conteúdo de G:C de 35 a 38%. Os hemoplasmas provavelmente não têm grande parte das vias metabólicas relacionadas com a produção de energia e síntese de componentes celulares comuns às demais bactérias. Portanto, são dependentes de nutrientes pré-formados e só ocorrem em associação com células animais hospedeiras (os eritrócitos).

Epidemiologia

A hemoplasmose pode atingir animais de todas as faixas etárias e de ambos os sexos. A morbidade é alta, e a mortalidade e letalidade são baixas em animais imunocompetentes. Com exceção das infecções por *M. haemofelis*, a forma aguda da doença com alta letalidade é mais comumente observada em animais imunossuprimidos e/ou esplenectomizados.

Transmissão

As maneiras de transmissão dos hemoplasmas permanecem pouco compreendidas. Sabe-se que os hemoplasmas podem ser transmitidos horizontalmente e de modo direto pela ingestão oral do microrganismo ou injeção parenteral com sangue infectado. Transfusão sanguínea de animais portadores de *M. haemofelis* pode produzir a forma aguda da doença em gatos. Em cães, pode ocorrer a transmissão de *M. haemocanis* por transfusão sanguínea. Porém, a doença aguda será manifestada apenas em cães esplenectomizados, imunossuprimidos ou coinfectados com outros agentes infecciosos.

Vetores artrópodes como carrapatos e pulgas são transmissores potenciais dos hemoplasmas. DNA de *Candidatus* Mycoplasma haemominutum foi detectado em carrapatos da espécie *Ixodes ovatus*, enquanto DNA de *M. haemofelis* e *Candidatus* Mycoplasma haemominutum foi detectado em pulgas da espécie *Ctenocephalides felis*. No entanto, a tentativa de se transmitir *M. haemofelis* e *Candidatus* Mycoplasma haemominutum em gatos utilizando pulgas infectadas não foi conclusiva. Em estudo na Suíça, cerca de 2.000 carrapatos coletados da vegetação foram negativos pela PCR para hemoplasmas de felinos. No mesmo estudo, *Candidatus* Mycoplasma haemominutum foi encontrado em apenas 2,8% dos carrapatos do gênero *Ixodes*, coletados diretamente de gatos, enquanto *M. haemofelis* não foi detectado, sugerindo que os carrapatos têm apenas papel secundário como vetores da doença nesses animais.

A transmissão de *M. haemocanis* no cão é atribuída principalmente ao carrapato marrom do cão (*Rhipicephalus sanguineus*) como demonstrado por infecção experimental em um cão esplenectomizado. Evidências suportam também que o vetor é o reservatório de *M. haemocanis*.

Estudos apontaram que a transmissão do microrganismo pode ocorrer pelo contato direto entre animais infectados. A inoculação de gatos por via subcutânea com pequeno volume de sangue contaminado por *Candidatus* Mycoplasma turicensis tornaram esses animais portadores, sugerindo a agressão como uma possível maneira de transmissão direta. Esta espécie também foi detectada na saliva e fezes de gatos infectados, enquanto *Candidatus* Mycoplasma haemominutum foi encontrado na saliva e glândula salivar de gatos experimentalmente infectados. Entretanto, *M. haemofelis* não foi detectado. A presença desses microrganismos nesses tipos de amostras também indica que a interação entre animais infectados pode constituir uma forma direta de transmissão. No entanto, por causa das baixas concentrações de microrganismos identificados na saliva, a interação deve ser agressiva para que a infecção ocorra. Outro tipo de transmissão horizontal direta pode ocorrer por ingestão de sangue entre animais infectados.

Relatos de infecção por *M. haemofelis* em filhotes de gatos recém-nascidos observaram que a transmissão vertical transplacentária também pode ocorrer, apesar de não ter sido confirmada experimentalmente. Em cães, estudos de transmissão vertical ou pelo leite também não foram conclusivos.

Prevalência

A prevalência dos micoplasmas hemotrópicos varia de acordo com a espécie bacteriana, a população estudada, a região e o hospedeiro. Hemoplasmas têm sido relatados em todos os continentes, exceto na Antártida. Com base no diagnóstico por PCR, a espécie de hemoplasma de felino mais prevalente é *Candidatus* Mycoplasma haemominutum, e varia de 10 a 32%, seguido de *Candidatus* Mycoplasma turicensis, com variação de 0,4 a 26%. Em animais sadios, a prevalência de *M. haemofelis* pode ocorrer em até 4% dos animais, enquanto em animais anêmicos pode atingir 40%.

No Brasil, as três espécies de hemoplasmas que infectam felinos já foram descritas. A prevalência de *Candidatus* Mycoplasma haemominutum varia de 10 a 13%, enquanto *Candidatus* Mycoplasma turicensis tem sido encontrado entre 0,4 e 2,7%. A prevalência de *M. haemofelis* pode atingir 4% em animais saudáveis e até 38% em animais anêmicos.

Apesar dos muitos relatos, há poucos estudos sobre a prevalência de micoplasmas hemotrópicos em cães. De maneira similar aos micoplasmas hemotrópicos de gatos, os hemoplasmas de cães têm distribuição mundial. A prevalência da infecção por *M. haemocanis* pode oscilar de

0,9 a 5,9%. Estudos observaram que *Candidatus* Mycoplasma haematoparvum é mais prevalente do que *M. haemocanis*, podendo chegar a 12,2%.

Raros estudos foram publicados sobre a prevalência de hemoplasmas em cães no Brasil. Porém, dados preliminares indicaram que as prevalências em populações de hospital são de aproximadamente 5% para *Candidatus* Mycoplasma haematoparvum e 2% para *M. haemocanis*. Em animais anêmicos, a prevalência de *M. haemocanis* pode atingir 11% dos animais.

Estudos realizados em canis comerciais na Europa e nos EUA demonstraram altas prevalências da infecção por *M. haemocanis* (87%), apesar de desconhecidas as causas dessa alta porcentagem. A perpetuação do agente em canis pode ser um fator de interferência nos resultados de pesquisas de diferentes grupos, principalmente naquelas que envolvem cães esplenectomizados oriundos desses locais, utilizados como modelo experimental para pesquisa em animais e humanos.

Fatores de risco

Gatos adultos, machos e com acesso livre à rua são mais suscetíveis à hemoplasmose, o que sugere transmissão horizontal após brigas por fêmeas ou disputas territoriais. Histórico de abscessos por mordeduras e/ou arranhaduras também suportam este tipo de transmissão.

Outros fatores de risco que predispõem os felinos à hemoplasmose podem incluir: gestação, coinfecções, neoplasias, presença de ectoparasitas e associação a retroviroses, incluindo o vírus da imunodeficiência felina (FIV) e o vírus da leucemia felina (FeLV), imunossupressão ou esplenectomia. Gatos com FeLV, experimentalmente infectados com *Candidatus* Mycoplasma haemominutum, desenvolvem anemia mais grave do que gatos infectados apenas com essa espécie de hemoplasma, a qual pode perder a patogenicidade pela passagem por gatos livres de FeLV.

Em cães, os fatores de risco para o desenvolvimento da doença incluem: coinfecções com *Ehrlichia* spp., *Babesia* spp., parvovírus, entre outras. São raros os casos de doença aguda descritos em animais imunocompetentes, o que torna necessária a esplenectomia ou a imunossupressão para que a doença se manifeste clinicamente. Estudo realizado no Brasil mostrou que cães machos apresentaram maiores riscos de infecção por hemoplasmas. Em contraste, não foi observada associação entre a idade dos animais e a presença da infecção.

➤ Patogenia

A virulência e a patogenicidade da infecção por micoplasmas hemotrópicos variam de acordo com a espécie do agente e com as condições imunológicas do hospedeiro. A infecção pode variar de uma forma crônica sem sinais clínicos aparentes à doença aguda, caracterizada por anemia hemolítica regenerativa que pode levar à morte.

A infecção por *M. haemofelis* geralmente resulta em anemia hemolítica grave, enquanto a infecção por *Candidatus* Mycoplasma haemominutum geralmente não causa sinais clínicos. Alguns relatos evidenciaram que os animais infectados com *Candidatus* Mycoplasma haemominutum apresentaram anemia leve a moderada após a infecção. A infecção experimental com *Candidatus* Mycoplasma turicensis resulta em anemia moderada a grave em animais imunossuprimidos.

Diferente dos demais hemoplasmas de animais de companhia, a infecção por *M. haemofelis* apresenta bacteremia cíclica, em que a proporção de eritrócitos no animal infectado pode reduzir de 90 a 1% em menos de 3 h e cujos mecanismos são desconhecidos. O recente sequenciamento do genoma de *M. haemofelis* revelou a presença de famílias de genes parálogos, bem como variação antigênica pela presença de sequências repetidas em tandem. Essas características, as quais funcionariam como um "escape" do sistema imune do hospedeiro, foram associadas à bacteremia cíclica observada na infecção por *Anaplasma marginale*, microrganismo que infecta eritrócitos de bovinos. Especula-se que o sequestro por outro tipo celular que não o eritrócito poderia explicar esse fenômeno. No entanto, estudos utilizando hibridização *in situ* não confirmaram a hipótese até o momento, postulando-se que variações antigênicas podem estar relacionadas com essas flutuações no nível de bacteremia.

Em cães, a forma aguda da infecção por *M. haemocanis* é relacionada com imunossupressão e/ou esplenectomia, enquanto cães não esplenectomizados geralmente apresentam a forma crônica da infecção. São escassos os estudos sobre a patogenia de *Candidatus* Mycoplasma haematoparvum. Assim como na infecção por *M. haemocanis*, a bacteremia e anemia provavelmente são dependentes de imunossupressão e esplenectomia, porém, com menor virulência.

Inúmeros mecanismos têm sido propostos para o desenvolvimento da anemia hemolítica típica da infecção aguda por *M. haemofelis* e *M. haemocanis*. Até o momento, os mecanismos patogênicos mais aceitos são de lesão direta à membrana celular do eritrócito (evidenciado por microscopia eletrônica), causando lise pelo aumento da fragilidade osmótica e destruição extravascular pelo sistema fagocítico mononuclear.

Adicionalmente, mecanismos imunológicos têm sido propostos, como a presença de aglutininas frias observadas em gatos infectados com hemoplasmas e teste de antiglobulinas de Coombs. A produção dessas antiglobulinas pode significar uma resposta direta aos microrganismos, ou mesmo aos próprios eritrócitos, por causa das modificações causadas na membrana e/ou antígenos expostos pelas células infectadas, gerando mecanismo de destruição celular imunomediada.

Clínica

A hemoplamose em cães e gatos pode se manifestar de forma aguda ou crônica.

Forma aguda

Essa forma da doença causada por *M. haemofelis* é associada à massiva bacteremia nos eritrócitos que leva à grave anemia hemolítica, podendo apresentar evolução fatal. Os principais sinais clínicos são palidez das mucosas, febre, letargia, anorexia, desidratação, esplenomegalia e, em alguns casos, icterícia.

A infecção experimental com *M. haemofelis* é bem documentada e se caracteriza por bacteremia cíclica com o pico de multiplicação do microrganismo acompanhado de febre e letargia 2 semanas após a infecção. Durante esse período, o hematócrito pode acusar 15%, com mais de 80% dos eritrócitos infectados. A infecção experimental com *Candidatus* Mycoplasma haemominutum resultou em sinais clínicos discretos da doença aguda, considerada, portanto, menos patogênica. A infecção por *Candidatus* Mycoplasma turicensis parece ser dependente de cofatores como imunossupressão e/ou coinfecção.

Cães infectados com *M. haemocanis* podem desenvolver crise hemolítica com intensa bacteremia em decorrência de imunossupressão, estresse, presença de coinfecções ou esplenectomia. Cães experimentalmente esplenectomizados infectados com *M. haemocanis* demonstraram período de incubação variável entre 1 e 2 dias a 2 semanas ou mais. A infecção experimental pode resultar na morte dos animais em cerca de 1 mês, ou pode causar anemia de modo mais gradual pela ocorrência de repetidos episódios de parasitemia. A parasitemia intermitente é caracterizada por períodos de 1 semana apresentando grande número de microrganismos aderidos aos eritrócitos, intercalados por 1 a 2 dias, embora o agente seja comumente observado nos esfregaços de sangue corados. Nesses casos, entre 1 e 2 meses são necessários para que ocorra anemia grave nesses animais.

Embora sejam escassas as informações sobre a infecção por *Candidatus* Mycoplasma haematoparvum, tem-se observado bacteremia somente em animais esplenectomizados, enquanto a anemia não pode ser comprovada como decorrência da infecção.

Forma crônica

A infecção crônica pelos hemoplasmas em cães e gatos é caracterizada por se perpetuar por longos períodos sem manifestações clínicas. Nesses casos, os microrganismos estão presentes em baixo número na circulação sanguínea e são raramente observados em esfregaços de sangue corados. Resultados falso-negativos podem ocorrer no diagnóstico pela PCR.

Diagnóstico

Por causa da presença de portadores sadios, o diagnóstico da hemoplasmose clínica deve ser baseado no histórico, em sinais clínicos, achados hematológicos e espécie de hemoplasma.

Achados clínico-epidemiológicos

O histórico de cães e gatos infectados por micoplasmas hemotrópicos caracteriza-se pela queixa do proprietário de animais inapetentes ou sem interesse pelo alimento, hipertermia ou febre, e apatia. Ao exame clínico, observam-se mucosas hipocoradas e, eventualmente, ictéricas. À palpação abdominal, é possível encontrar esplenomegalia.

Exames hematológicos

Na doença aguda em animais infectados por *M. haemofelis* e *M. haemocanis*, os achados do hemograma incluem anemia regenerativa, macrocítica e hipocrômica apresentando anisocitose e policromasia com aumento absoluto de reticulócitos. A presença de metarrubrícito e corpúsculos de Howell-Jolly podem ser observados nos esfregaços de sangue corados. No entanto, em gatos, esses achados não são indicadores confiáveis de resposta regenerativa. A coinfecção por FeLV pode inibir a regeneração eritroide e apresentar inicialmente anemia regenerativa, a qual pode, por sua vez, evoluir para arregenerativa.

A leucometria apresenta pouca relação com a doença e pode variar desde leucopenia até leucocitose por neutrofilia e desvio à esquerda regenerativo. Monocitose, presença de monócitos ativados e eritrofagocitose são achados comuns na fase aguda e podem ser o resultado da presença de anticorpos e/ou complemento na membrana eritrocitária. A autoaglutinação é frequentemente observada em amostras de sangue refrigeradas durante a fase inicial da doença aguda, indicando a presença de aglutininas frias.

Gatos portadores de *M. haemofelis* são positivos no teste de antiglobulina de Coombs, o que indica a presença de anticorpos antieritrocitários induzidos pela infecção, dificultando assim o diagnóstico entre anemia infecciosa felina e anemia hemolítica autoimune.

Na avaliação da medula óssea, a razão mieloide:eritroide apresenta-se normal no estágio inicial da infecção e tende a diminuir com o avanço da doença. A hiperplasia eritroide ocorre pelo aumento do número total da linhagem eritrocitária em conjunto com o aumento da proporção de células imaturas.

Entre as alterações bioquímicas, pode-se observar leve hiperbilirrubinemia e valores de ureia e creatinina levemente aumentados por causa da desidratação. Os valores de glicose encontram-se normais, exceto em animais muito debilitados, que podem apresentar hipoglicemia. O aumento das transaminases também já foi relatado.

Os valores hematológicos tendem a retornar à normalidade antes dos sinais clínicos, após a infecção aguda. Não é possível diferenciar pela hematologia animais portadores e animais sadios.

Na doença crônica e nas infecções por espécies menos patogênicas, os achados laboratoriais geralmente são normais ou próximos aos valores de referência. Anemia leve pode ser observada nesses casos.

Citologia

Historicamente, o diagnóstico da hemoplasmose é realizado com base na visualização dos microrganismos aderidos aos eritrócitos, em esfregaço sanguíneo com corantes do tipo Romanowsky. No entanto, esse método é pouco sensível e específico para o diagnóstico do agente. O baixo número de microrganismos circulantes em animais com a doença crônica e os episódios cíclicos de bacteremia nos animais com a doença aguda (nas infecções por *M. haemofelis*) dificultam o diagnóstico da doença. Outro agravante é a possibilidade de falso-positivos, pois os microrganismos são facilmente confundidos com artefatos de técnica na preparação das lâminas, como precipitados de corantes. Grânulos sideróticos ou corpúsculos de Howell-Jolly também podem ser confundidos com microrganismos. Além disso, o diagnóstico pelo esfregaço sanguíneo não diferencia a espécie infectante. Por esses motivos, os métodos de detecção molecular, como a PCR, são considerados atualmente os melhores testes para o diagnóstico da hemoplasmose.

Testes moleculares

Inúmeras técnicas de PCR convencional e PCR quantitativo (qPCR) têm sido descritas para a identificação da maioria dos hemoplasmas já relatados. Tais técnicas baseiam-se na detecção do gene 16S rRNA. Essas técnicas podem servir não apenas para o diagnóstico na forma aguda da doença, mas também como métodos para a identificação de animais portadores, monitoramento do tratamento e seleção de animais doadores de sangue. Entretanto, resultados positivos em testes moleculares não significam que o hemoplasma seja a causa da anemia. Portanto, técnicas de diagnóstico adicionais capazes de detectar outras doenças que levam à anemia devem ser empregadas.

Técnicas baseadas na PCR variam quanto ao limiar de detecção. Atualmente, são preferidos os protocolos de qPCR por causa da melhor especificidade, sensibilidade, rapidez e capacidade de quantificação. Mesmo com a alta sensibilidade dos testes moleculares disponíveis, falso-negativos podem ocorrer por causa do baixo número de microrganismos em circulação, presença de diferentes estirpes e tratamento com antimicrobianos. Animais sem manifestações clínicas da doença devem ser testados no mínimo três vezes em intervalos semanais a mensais.

Cuidados para evitar falso-negativos incluem a correta extração de DNA da amostra analisada que pode ser verificada pela realização de PCR direcionada a um gene constitutivo do hospedeiro e a inclusão de controle na mesma reação de PCR.

Diagnóstico sorológico

Não existem testes sorológicos recomendados de rotina para o diagnóstico da hemoplasmose em cães e gatos. A ausência do cultivo *in vitro* dificulta o desenvolvimento desses testes. Além disso, entre as espécies que infectam animais de companhia, proteínas imunogênicas recombinantes têm sido descritas somente para *M. haemofelis*.

➤ Tratamento

Nenhum protocolo com antimicrobianos demonstrou eliminar totalmente a infecção por hemoplasmas em cães e gatos. O tratamento com tetraciclinas e fluoroquinolonas é efetivo contra a doença clínica, porém, os animais podem se tornar portadores sem sinais clínicos aparentes.

O tratamento com oxitetraciclina por via oral na dose de 22 mg/kg, administrado a cada 8 h por um período de 14 a 21 dias é recomendado para o tratamento da hemoplasmose em animais de companhia. Doxiciclina por via oral, na dose de 5 a 10 mg/kg, administrado diariamente por período prolongado de até 8 semanas, pode ser utilizada no sentido de eliminar a infecção. Esse tratamento é recomendado para todos os hemoplasmas. Todavia, estudos controlados foram realizados apenas em animais infectados por *M. haemofelis*. O uso da doxiciclina resulta em rápida diminuição dos microrganismos circulantes, eliminação dos sinais clínicos e aumento do hematócrito em animais submetidos ao tratamento.

Em gatos infectados por *M. haemofelis*, fluoroquinolonas, como enrofloxacino administrado por via oral na dose de 5 a 10 mg/kg, a cada 8 h, por 3 a 4 semanas, também mostraram-se efetivas. Alternativamente, pode ser realizado tratamento com marbofloxacino, por via oral, na dose de 2 mg/kg, administrada a cada 24 h durante 4 semanas. Gatos experimentalmente infectados com *M. haemofelis* e *Candidatus* Mycoplasma haemominutum foram negativos para *M. haemofelis* após o tratamento com marbofloxacino. Em contraste, baixa eficácia foi observada com esse fármaco para *Candidatus* Mycoplasma haemominutum. O tratamento com marbofloxacino ainda não foi testado para infecção por *Candidatus* Mycoplasma turicensis. Recentemente, pradofloxacino foi avaliada na infecção com *M. haemofelis* na dose de 5 mg/kg, por via oral, administrada diariamente. Os resultados demonstraram resolução nos sinais clínicos e nas alterações laboratoriais, bem como redução no número de microrganismos circulantes no sangue.

A administração de doxiciclina e enrofloxacino deve considerar a possibilidade de efeitos adversos como esofagite no tratamento com doxiciclina por via oral, e degeneração retinal e cegueira aguda com o uso da enrofloxacino acima da dose de 5 mg/kg/dia.

O uso de cortiscosteroides não é recomendado no tratamento das infecções por hemoplasmas, visto que aumentou a bacteremia, como observado em gatos experimentalmente infectados com *Candidatus* Mycoplasma turicensis. Assim, deve ser considerada apenas em casos de insucesso de outros tratamentos por causa da associação com anemia imunomediada.

Animais com a doença aguda geralmente estão gravemente desidratados. Como terapia de suporte, é recomendada fluidoterapia intravenosa e, em casos graves de anemia, deve-se realizar a transfusão sanguínea.

O desenvolvimento de técnicas baseadas na PCR pode ser utilizada como procedimento para o monitoramento do tratamento da doença com antimicrobianos. Amostras de sangue podem ser coletadas antes do início do tratamento e repetidas a cada semana durante o tratamento, até que sucessivos resultados negativos sejam obtidos.

Profilaxia e controle

Medidas preventivas incluem não reutilizar seringas ou fômites que possam conter secreções e/ou sangue, controlar a presença de ectoparasitas e testar os doadores de sangue para a presença de hemoplasmas antes de utilizar o sangue em transfusões. Recomenda-se testar os doadores em três períodos diferentes para comprovar a negatividade das amostras. Por causa da possibilidade de transmissão via mordeduras, recomenda-se não abrigar animais infectados com animais suscetíveis no mesmo ambiente. Também é indicado evitar a exposição de animais cronicamente infectados às condições de estresse e/ou imunossupressoras, como prenhez e transporte.

Não estão disponíveis vacinas para o controle e prevenção da hemoplasmose em animais de companhia.

Saúde Pública

Estudos recentes observaram a infecção por hemoplasmas em humanos. Relatou-se a infecção por microrganismo semelhante a *M. haemofelis* pela PCR em paciente HIV positivo no Brasil, alertando para o possível potencial zoonótico. O paciente possuía cinco gatos, dos quais três eram positivos pela PCR para *M. haemofelis.* Mesmo as sequências do gene 16S rRNA apresentando 100% de homologia, a transmissão pelo gato não pôde ser comprovada e a baixa concentração de DNA não permitiu a completa caracterização molecular do agente.

Mais recentemente, microrganismos geneticamente relacionados com *M. suis* e *M. ovis* foram detectados com técnicas moleculares em pacientes na China e em um veterinário nos EUA. Análises subsequentes de pacientes HIV-positivos, anêmicos ou saudáveis apresentaram resultados negativos ou não conclusivos. Enquanto a transmissão desses agentes aos humanos não for esclarecida, recomenda-se cuidado ao manusear amostras de sangue e manejar animais infectados com hemoplasmas para evitar o contágio por esses patógenos.

Bibliografia

Barker EN, Tasker S, Day MJ, Warman SM, Woolley K, Birtles R *et al.* Development and use of real-time PCR to detect and quantify Mycoplasma haemocanis and "Candidatus Mycoplasma haematoparvum" in dogs. Vet Microbiol. 2010;140(1-2):167-70.

Berent LM, Messick JB, Cooper SK. Detection of Haemobartonella felis in cats with experimentally induced acute and chronic infections, using a polymerase chain reaction assay. Am J Vet Res. 1998;59:1215-20.

Berent LM, Messick JB, Cooper SK, Cusick PK. Specific in situ hibridization of Haemobartonella felis with DNA probe and tyramine signal amplification. Vet Pathol. 2000;37(1):47-53.

Biondo AW, Dos Santos AP, Guimarães AM, Vieira RF, Vidotto O, Macieira Dde B *et al.* A review of the occurrence of hemoplasmas (hemotrophic mycoplasmas) in Brazil. Braz J Vet Parasitol. 2009;18(3):1-7.

Dean RS, Helps CR, Gruffydd Jones TJ, Tasker S. Use of real-time PCR to detect Mycoplasma haemofelis and 'Candidatus Mycoplasma haemominutum' in the saliva and salivary glands of haemoplasma-infected cats. J Feline Med Surg. 2008;10(4):413-7.

do Nascimento NC, Santos AP, Guimaraes AM, Sanmiguel PJ, Messick JB. Mycoplasma haemocanis – the canine hemoplasma and its feline counterpart in the genomic era. Vet Res. 2012;43:66.

dos Santos AP, dos Santos RP, Biondo AW, Dora JM, Goldani LZ, de Oliveira ST *et al.* Hemoplasma infection in HIV-positive patient, Brazil. Emerg Infect Dis. 2008;14:1922-4.

Dowers KL, Olver C, Radecki SV, Lappin MR. Use of enrofloxacin for treatment of large-form Haemobartonella felis in experimentally infected cats. J Am Vet Med Assoc. 2002;221:250-3.

Flint JC, Moss LD. Infectious anemia in cats. J Am Vet Med Assoc. 1953;122:45-8.

Foley JE, Harrus S, Poland A, Chomel B, Pedersen NC. Molecular, clinical and pathologic comparison of two distinct strains of Haemobartonella felis in domestic cats. Am J Vet Res. 1998;59:1581-8.

George JW, Rideout BA, Griffey SM, Pedersen NC. Effect of preexisting FeLV infection or FeLV and feline immunodeficiency virus coinfection on pathogenicity of the small variant of Haemobartonella felis in cats. Am J Vet Res. 2002;63:1172-8.

Jensen WA, Lappin MR, Kamkar S, Reagan WJ. Use of a Polymerase Chain Reaction assay to detect and differentiate two strains of Haemobartonella felis in naturally infected cats. Am J Vet Res. 2001;62(4):604-8.

Kemming G, Messick JB, Mueller W, Enders G, Meisner F, Muenzing S *et al.* Can we continue research in splenectomized dogs? Mycoplasma haemocanis: Old problem – New insight. Eur Surg Res. 2004;36:198-205.

Kenny MJ, Shaw SE, Beugnet F, Tasker S. Demonstration of two distinct Hemotropic Mycoplasmas in French dogs. J Clin Microbiol. 2004;42(11):5397-9.

Lappin MR, Griffin B, Brunt J, Riley A, Burney D, Hawley J *et al.* Prevalence of Bartonella species, Haemoplasma species, Ehrlichia species, Anaplasma phagocytophilum, and Neorickettsia risticii DNA in the blood of cats and their fleas in the United States. J Feline Med Surg. 2006;8(2):85-90.

Messick JB. Hemotrophic mycoplasmas (hemoplasmas): a review and new insights into pathogenic potential. Vet Clin Path. 2004;33:2-13.

Messick JB, Walker PG, Raphael W, Berent L, Shi X. 'Candidatus Mycoplasma haemodidelphidis' sp. nov., 'Candidatus Mycoplasma haemolamae' sp. nov and Mycoplasma haemocanis comb. nov., haemotrophic parasites from a naturally infected opossum (Didelphis

virginiana), alpaca (Lama pacos) and dog (Canis familiaris): phylogenetic and secondary structural relatedness of their 16S rRNA genes to other mycoplasmas. Int J Syst Evol Microbiol. 2002;52(Pt3):693-8.
Museux K, Boretti FS, Willi B, Riond B, Hoelzle K, Hoelzle LE *et al.* In vivo transmission studies of 'Candidatus Mycoplasma turicensis' in the domestic cat. Vet Res. 2009;40(5):45.
Neimark H, Johansson KE, Rikihisa Y, Tully JG. Proposal to transfer some members of the genera Haemobartonella and Eperythrozoon to the genus Mycoplasma with descriptions of 'Candidatus Mycoplasma haemofelis', 'Candidatus Mycoplasma haemomuris', 'Candidatus Mycoplasma haemosuis' and '*Candidatus* Mycoplasma wenyonii'. Int J Syst Evol Microbiol. 2001;51(Pt3):891-9.
Palmer GH, Brown WC, Rurangirwa FR. Antigenic variation in the persistence and transmission of the ehrlichia Anaplasma marginale. Microbes Infect. 2000; 2(2):167-76.
Santos AP, Guimaraes AM, do Nascimento NC, Sanmiguel PJ, Martin SW, Messick JB. Genome of Mycoplasma haemofelis, unraveling its strategies for survival and persistence. Vet Res. 2011;42:102.
Santos AP, Messick JB, Biondo AW, Oliveira ST, Pedralli V, Lasta CS *et al.* Design, optimization, and application of a conventional PCR assay with an internal control for detection of '*Candidatus* Mycoplasma turicensis' 16S rDNA in domestic cats from Brazil. Vet Clin Pathol. 2009;38(4):443-52.
Seneviratna P, Weerasinghe, Ariyadasa S. Transmission of Haemobartonella canis by the dog tick, Rhipicephalus sanguineus. Res Vet Sci. 1973;14(1):112-4.
Sykes JE, Ball LM, Bailiff NL, Fry MM. 'Candidatus Mycoplasma haematoparvum', a novel small haemotropic mycoplasma from a dog. Int J Syst Evol Microbiol. 2005;55(Pt1):27-30.
Sykes JE, Lindsay LL, Maggi RG, Breitschwerdt EB. Human coinfection with Bartonella henselae and two hemotropic mycoplasma variants resembling Mycoplasma ovis. J Clin Microbiol. 2010;48(10):3782-5.
Taroura S, Shimada Y, Sakata Y, Miyama T, Hiraoka H, Watanabe M *et al.* Detection of DNA of 'Candidatus Mycoplasma haemominutum' and Spiroplasma sp. in unfed ticks collected from vegetation in Japan. J Vet Med Sci. 2005;67(12):1277-9.
Tasker S. Haemotropic mycoplasmas: what's their real significance in cats? J Feline Med Surg. 2010;12(5):369-81.
Tasker S, Caney SM, Day MJ, Dean RS, Helps CR, Knowles TG *et al.* Effect of chronic feline immunodeficiency infection, and efficacy of marbofloxacin treatment, on 'Candidatus Mycoplasma haemominutum' infection. Microbes Infect. 2006;8(3):653-61.
Tasker S, Caney SM, Day MJ, Dean RS, Helps CR, Knowles TG *et al.* Effect of chronic FIV infection, and efficacy of marbofloxacino treatment, on Mycoplasma haemofelis infection. Vet Microbiol. 2006;117(2-4):169-79.
Tasker S, Helps CR, Day MJ, Harbour DA, Gruffydd-Jones TJ, Lappin MR. Use of a Taqman PCR to determine the response of Mycoplasma haemofelis infection to antibiotic treatment. J Microbiol Methods. 2004;56(1):63-71.
Tasker S *et al.* Investigation of human haemotropic Mycoplasma infections using a novel generic haemoplasma qPCR assay on blood samples and blood smears. J Med Microbiol. 2010;59(Pt 11):1285-92.
Tasker S, Peters IR, Papasouliotis K, Cue SM, Willi B, Hofmann-Lehmann R *et al.* Description of outcomes of experimental infection with feline haemoplasmas: copy numbers, haematology, Coombs' testing and blood glucose concentrations. Vet Microbiol. 2009;139(3-4):323-32.
Wengi N, Willi B, Boretti FS, Cattori V, Riond B, Meli ML *et al.* Real-time PCR-based prevalence study, infection follow-up and molecular characterization of canine hemotropic mycoplasmas. Vet Microbiol. 2008;126(1-3):132-41.
Westfall DS, Jensen WA, Reagan WJ, Radecki SV, Lappin MR. Inoculation of two genotypes of Haemobartonella felis (California and Ohio variants) to induce infection in cats and the response to treatment with azithromycin. Am J Vet Res. 2001;62(5):687-91.
Willi B, Boretti FS, Baumgartner C, Tasker S, Wenger B, Cattori V *et al.* Prevalence, risk factor analysis, and follow-up of infections caused by three feline hemoplasma species in cats in Switzerland. J Clin Microbiol. 2006;44(3):961-9.
Willi B, Boretti FS, Cattori V, Tasker S, Meli ML, Reusch C *et al.* Identification, molecular characterization, and experimental transmission of a new hemoplasma isolate from a cat with hemolytic anemia in Switzerland. J Clin Microbiol. 2005;43(6):2581-5.
Willi B, Boretti FS, Meli ML, Bernasconi MV, Casati S, Hegglin D *et al.* Real-time PCR investigation of potential vectors, reservoirs, and shedding patterns of feline hemotropic mycoplasmas. Appl Environ Microbiol. 2007;73(12):3798-802.
Willi B, Boretti FS, Tasker S, Meli ML, Wengi N, Reusch CE *et al.* From Haemobartonella to hemoplasma: molecular methods provide new insights. Vet Microbiol. 2007;125(3-4):197-209.
Woods JE, Brewer MM, Hawley JR, Wisnewski N, Lappin MR. Evaluation of experimental transmission of 'Candidatus Mycoplasma haemominutum' and Mycoplasma haemofelis by Ctenocephalides felis to cats. Am J Vet Res. 2005;66(6):1008-12.
Yuan CL, Liang AB, Yao CB, Yang ZB, Zhu JG, Cui L *et al.* Prevalence of Mycoplasma suis (Eperythrozoon suis) infection in swine and swine-farm workers in Shanghai, China. Am J Vet Res. 2009; 70(7):890-4.
Zulty JC, Kociba GJ. Cold agglutinins in cats with haemobartonellosis. J Am Vet Med Assoc. 1990;196(6):907-10.

Micoplasmoses Hemotrópicas em Animais de Produção 103

Ana Marcia de Sá Guimarães, Andrea Pires dos Santos e Alexander Welker Biondo

Definição

Micoplasmas hemotrópicos, também conhecidos como hemoplasmas, são bactérias que causam doenças infectocontagiosas em suínos, bovinos, ovinos, caprinos, equinos, lhamas, alpacas. Os hemoplasmas aderem-se aos eritrócitos causando sinais clínicos variáveis, desde anemias agudas até infecções crônicas subclínicas.

Sinonímias: eperitrozoonose, hemobartonelose, hemoplasmose.

Etiologia

Na década de 1920, pequenos microrganismos foram descritos aderidos aos eritrócitos em esfregaços sanguíneos de roedores. Por causa da coloração gram-negativa, do pequeno tamanho, do parasitismo obrigatório de eritrócitos e da possível transmissão por artrópodes, esses patógenos deram origem a dois novos gêneros bacterianos agrupados na família *Anaplasmataceae*, ordem *Rickettsiales*, denominados *Haemobartonella muris* e *Eperythrozoon coccoides*. Em anos subsequentes, espécies de *Eperythrozoon* foram descritas parasitando os eritrócitos de animais de produção, como bovinos, suínos, ovinos e caprinos. Entretanto, certas características fenotípicas, como o parasitismo extracelular, a ausência de parede celular e flagelos, e a resistência à penicilina, geraram questionamentos quanto à classificação taxonômica. Dessa maneira, os genes que codificam a subunidade 16S do RNA ribossômico de alguns desses microrganismos (*E. suis*, *H. muris*, *E. wenyonii* e *H. felis*) foram sequenciados e revelaram a proximidade filogenética desses patógenos com o grupo de *Mycoplasma pneumoniae*, da classe *Mollicutes*. A partir de 2001, as bactérias *Eperythrozoon* e *Haemobartonella* foram reclassificadas como micoplasmas, e várias novas espécies foram descritas em mamíferos domésticos e selvagens. Os micoplasmas hemotrópicos (hemoplasmas) constituem o primeiro grupo bacteriano na classe *Mollicutes* que infecta eritrócitos. Muitos desses agentes ainda recebem o *status* de *Candidatus* em decorrência da impossibilidade de cultivo *in vitro* e à escassez de caracterizações taxonômicas e bioquímicas. Os hemoplasmas que infectam animais de produção estão listados na Tabela 103.1.

Embora ainda não sejam cultiváveis, os hemoplasmas podem ser observados microscopicamente em esfregaços sanguíneos corados a base de Romanowsky (Figura 103.1) de animais infectados e podem ser mantidos *in vivo* por infecções experimentais. Dependendo da espécie bacteriana e do hospedeiro, picos de bacteremia podem ser induzidos somente em animais esplenectomizados ou imunossuprimidos. Análises ultraestruturais revelaram bactérias pequenas (0,25 a 2,0 μm de diâmetro), arredondadas ou ovaladas, sem parede celular, com uma fina membrana delimitante, isoladas ou agrupadas, aderidas à membrana dos eritrócitos ou livres no plasma sanguíneo do hospedeiro. Esses microrganismos não estão em contato direto com a superfície da célula animal e aparecem separados por um espaço de 15 a 25 nanômetros, formando uma depressão na membrana eritrocitária e

Tabela 103.1 Micoplasmas hemotrópicos descritos em animais de produção.

Hospedeiro	Hemoplasmas
Suínos	*Mycoplasma suis*, *Eperythrozoon parvum*
Ovinos e caprinos	*Mycoplasma ovis*
Bovinos	*Mycoplasma wenyonii*, *Candidatus* Mycoplasma haemobos, *E. teganodes*, *E. tuomii**
Lhamas e alpacas	*Candidatus* Mycoplasma haemolamae
Equinos	*Mycoplasma* spp.

*A classificação de *Candidatus* Mycoplasma haemobos como uma nova espécie ainda é controversa. *E. tenagodes* e *E. tuomii* foram descritos na década de 1960 e amostras não estão mais disponíveis para análise molecular. Assim, não é possível determinar se *Candidatus* M. haemobos seria *E. tenagodes* ou *E. tuomii*. Entretanto, *E. tumoii* foi descrito inicialmente parasitando plaquetas de bovinos, enquanto *Candidatus* M. haemobos foi descrito parasitando eritrócitos.

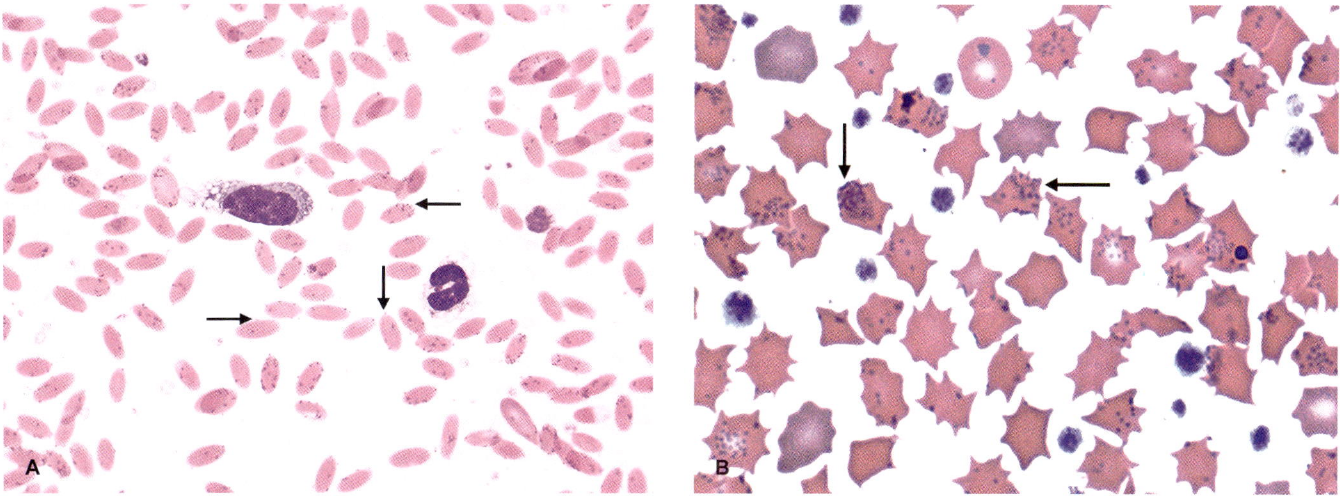

Figura 103.1 Esfregaços sanguíneos corados com coloração de Wright modificada (magnificação total de 1.000×). Flechas pretas indicam a presença de microrganismos em eritrócitos. **A.** Esfregaço sanguíneo de alpaca (*Llama pacos*) esplenectomizada, cronicamente infectada com *Mycoplasma haemolamae*. O pico de bacteremia, com organismos visíveis em esfregaço sanguíneo, ocorreu 4 dias após a esplenectomia. **B.** Esfregaço sanguíneo de suíno esplenectomizado e experimentalmente infectado com *M. suis*. Imagens cedidas por Prof. Joanne Belle Messick.

conectando-se por proteínas fibrilares. Entretanto, estudo recente envolvendo *M. suis* utilizando microscopia confocal observou que esse microrganismo tem capacidade de invasão intracelular.

Os fatores de virulência e patogenicidade dos hemoplasmas são pouco conhecidos. Esses microrganismos causam infecções persistentes mesmo após o tratamento com antimicrobianos, indicando modulação imunológica e mecanismos de resistência aos antimicrobianos. A presença de grandes famílias de genes parálogos no genoma de *M. suis* e *M. haemofelis* sugere que variações antigênicas e de fase podem estar relacionadas com a modulação imunológica. Análises genômicas das vias metabólicas desses agentes também indicaram que os hemoplasmas competem por nutrientes com os eritrócitos, o que causa danos na célula hospedeira e remoção prematura dessas células pelo baço. A fragilidade osmótica eritrocitária tem sido descrita em suínos infectados com *M. suis*. Nos suínos, *M. suis* pode causar anemia hemolítica imunomediada, possivelmente pela exposição de proteínas estranhas do próprio hospedeiro ao sistema imune ou pelo mimetismo molecular.

➤ Epidemiologia

Diferentes espécies de micoplasmas podem infectar naturalmente suínos, bovinos, ovinos, caprinos, equinos, lhamas e alpacas (Tabela 103.1).

A hemoplasmose pode atingir animais de todas as faixas etárias e de ambos os sexos. A morbidade dos hemoplasmas nos rebanhos de animais de produção é alta. Entretanto, a mortalidade e a letalidade são baixas em animais imunocompetentes e adultos. A manifestação aguda da doença com alta letalidade é mais comumente observada em animais imunossuprimidos, recém-nascidos ou esplenectomizados. Alta mortalidade e letalidade em leitegadas e cordeiros já foram descritas.

Transmissão

A principal fonte de infecção são animais infectados, sobretudo portadores crônicos. A transmissão dos hemoplasmas ocorre de forma horizontal direta ou indireta. Transmissões verticais intrauterinas ou pelo leite têm sido aventadas em suínos e alpacas, mas nunca foram comprovadas experimentalmente. A transmissão horizontal direta pode ocorrer por ingestão de sangue de animais infectados. A predação constitui uma importante forma de transmissão em suínos. A transmissão pelo coito ou por inseminação artificial também deve ser considerada em virtude da possibilidade de contato com o sangue de fêmeas infectadas.

A transmissão indireta dos hemoplasmas foi induzida experimentalmente por inoculação intravenosa, intramuscular ou intraperitoneal com sangue contaminado. Assim, a reutilização de fômites contaminados com sangue (agulhas, tatuadores e materiais cirúrgicos) pode transmitir o agente. Estudos epidemiológicos observaram que os hemoplasmas podem ser transmitidos por artrópodes. Entretanto, até o momento, nenhum estudo foi conclusivo em comprovar tal hipótese. Apesar disso, estudos conduzidos nas décadas de 1980 e 1990 descreveram *Culex annulirostris* como vetor de *M. ovis*, enquanto *Stomoxys calcitrans* e *Aedes aegypti* foram referidos como vetores de *M. suis*.

A prevalência dos micoplasmas hemotrópicos varia de acordo com a população estudada, região, espécie bacteriana e hospedeiro. Hemoplasmas têm sido relatados em todos os continentes, exceto na Antártida. Em suínos, *M. suis* pode estar presente em 14 a 86% dos animais de rebanhos comerciais.

No Brasil, inquérito realizado com base no diagnóstico pela reação em cadeia pela polimerase (PCR) convencional e *Southern blot*, para detectar suínos infectados por *M. suis* em granjas comerciais de Santa Catarina, observou que 33,1% (40/121) das matrizes comerciais e apenas 1,6% (1/60) dos leitões da maternidade foram positivos. O número de matrizes positivas variou de 25 a 44% nas quatro granjas avaliadas. Uma nova espécie de hemoplasma também foi descrita em alguns desses animais, mas a prevalência e patogenicidade permanecem desconhecidas. Acredita-se que este hemoplasma possa ser *Eperythrozoon parvum* detectado inicialmente na década de 1950. *E. parvum* foi descrito inicialmente como menos patogênico que *M. suis*. Entretanto, novos estudos devem ser realizados para definir se o hemoplasma descrito no Brasil é realmente *E. parvum* e qual seria o impacto clínico dessa espécie de hemoplasma.

Em rebanhos ovinos, *M. ovis* pode estar presente em 2 a 80% dos animais. Essa micoplasmose hemotrópica é muito comum em rebanhos comerciais australianos, pois cerca de 50% das fazendas têm o agente. No Brasil, não existem estudos a respeito da presença desse patógeno em rebanhos ovinos ou caprinos comerciais, embora tenha sido detectado por testes moleculares em cervídeos selvagens. De maneira similar, a prevalência de hemoplasmas em bovinos no Brasil permanece desconhecida. *M. wenyonii* foi recentemente detectado em um rebanho europeu da raça *limousin*, no qual 91,7% (22/24) dos animais estavam infectados. Esses animais estavam também, em sua maioria, coinfectados com *Candidatus* M. haemobos.

Lhamas e alpacas estão entre os animais mais afetados clinicamente por micoplasmas hemotrópicos. Nos EUA, a prevalência de *Candidatus* M. haemolamae pode atingir até 80% dos rebanhos comerciais. Estudos realizados no Chile e Peru descreveram prevalência de 9,3% (10/108) a 19,3% (41/212) em alpacas e de 15,8% (12/76) em lhamas.

Fatores de risco

Não existem estudos sobre os fatores de risco para a hemoplasmose em animais de produção. Em geral, os fatores de risco para infecção em animais de companhia variam com a espécie bacteriana, a população animal e a região avaliada. Estudos de prevalência que forneceram dados epidemiológicos em animais de produção mostraram que a variável sexo dos animais não está associada à infecção por *Candidatus* M. haemolamae ou *M. suis* em alpacas/lhamas e suínos, respectivamente. De maneira similar, não houve diferença na prevalência do agente entre lhamas e alpacas do Peru. Embora a idade não tenha sido associada à infecção por *Candidatus* M. haemolamae e *M. suis*, a morbidade decorrente das diferentes vias de transmissão pode variar com a faixa etária nos rebanhos.

Patogenia

Animais infectados com hemoplasmas podem apresentar infecções crônicas ou agudas. A infecção crônica é subclínica e persistente, embora as consequências clínicas sejam pouco conhecidas.

A manifestação aguda caracteriza-se por picos de bacteremia e hemólise extravascular (Figura 103.2). Até o momento, não existem evidências de que os micoplasmas hemotrópicos sejam capazes de infectar outras células além dos eritrócitos. A virulência e patogenicidade dos hemoplasmas variam com as condições imunológicas do hospedeiro e espécie bacteriana. A doença aguda não ocorre em todos os casos da infecção e mecanismos incitadores do pico de bacteremia são desconhecidos. Esplenectomia e/ou fatores imunossupressores, como estresse e coinfecções, podem favorecer a infecção. Por este motivo, o papel dos hemoplasmas como agente primário de doença clínica permanece desconhecido, considerado, em geral, oportunista. No entanto, picos de bacteremia podem ocorrer na ausência de outros agentes etiológicos, quando estão presentes fatores estressantes ou imunossupressores. Apesar de certas evidências moleculares sugerirem a eliminação espontânea dos hemoplasmas da circulação em certas espécies, não há estudos conclusivos a esse respeito.

Em inoculações experimentais, suínos esplectomizados desenvolveram o primeiro pico de bacteremia entre 7 e 12 dias após a infecção com *M. suis*. Estudo recente com alpaca cronicamente infectada por *Candidatus* M. haemolame apresentou a primeira bacteremia 4 dias após a esplenectomia. Períodos de incubação similares foram observados em ovinos infectados por *M. ovis* (5 a 7 dias), podendo se estender até 26 dias. No entanto, ovinos experimentalmente infectados desenvolveram a doença aguda sem a necessidade de esplenectomia ou imunossupressão.

Na doença aguda, os micoplasmas hemotrópicos atingem picos de bacteremia de até 10^{12} microrganismos/mℓ de sangue. Nesse contexto, a hemólise extravascular é o principal mecanismo de anemia. Entretanto, a maioria dos estudos envolvendo a patogenia dos hemoplasmas foi realizada em gatos infectados por *M. haemofelis* e pouco se sabe sobre as particularidades de cada espécie de hemoplasma em seus respectivos hospedeiros. Em geral, os eritrócitos infectados são removidos pelo baço, o fígado, a medula óssea e os pulmões. Há evidências de que danos diretos ou indiretos causados por *M. suis* às células vermelhas poderiam também provocar a remoção prematura dos eritrócitos da circulação, di-

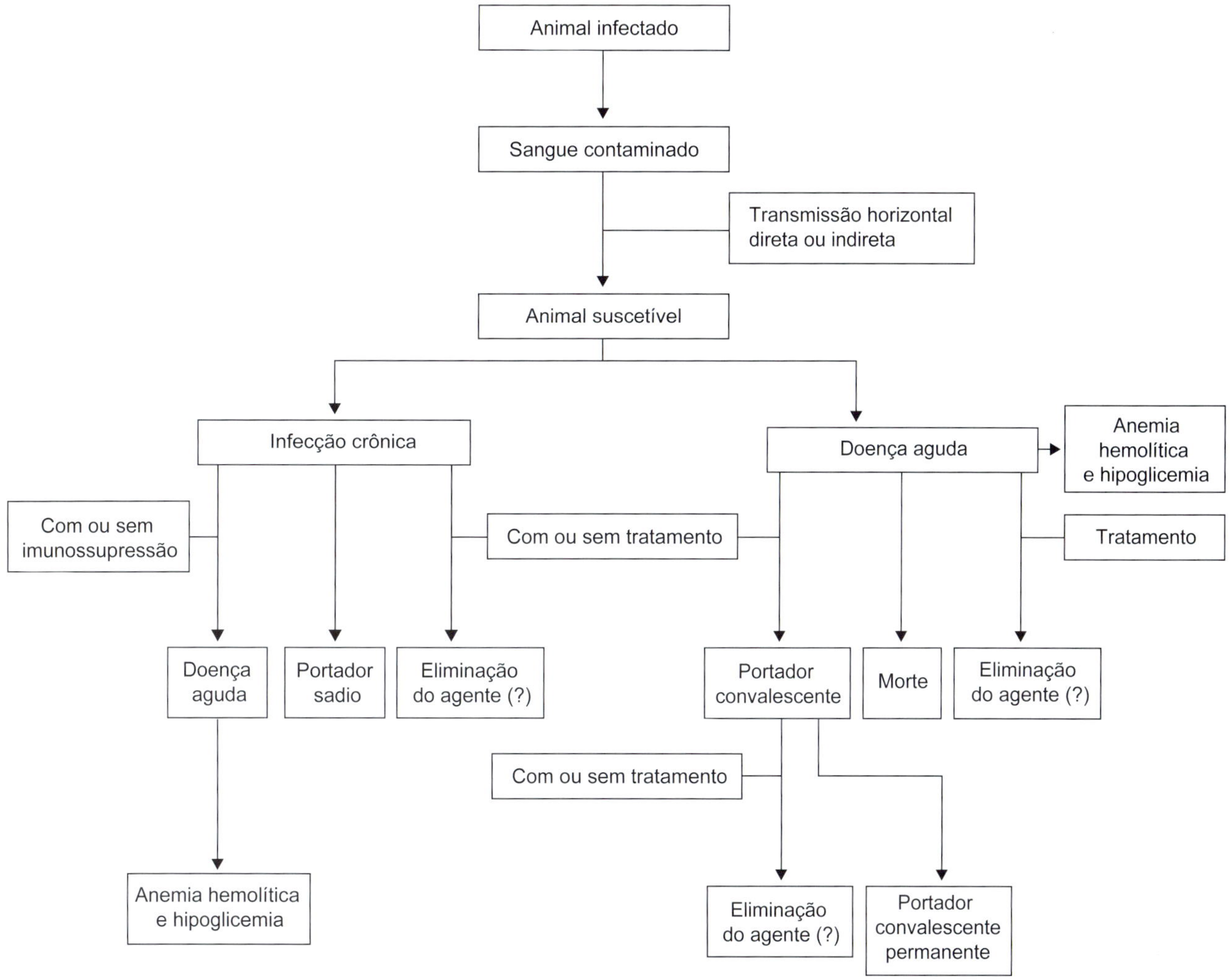

Figura 103.2 Representação esquemática geral da patogenia da hemoplasmose em animais de produção. Variações podem ocorrer dependendo do hospedeiro e da espécie bacteriana. (?) = eliminação do agente ainda é duvidosa.

minuindo a meia-vida celular. O recente sequenciamento do genoma de *M. suis* e o aumento da fragilidade osmótica dos eritrócitos de animais infectados evidenciam a possibilidade de ocorrência de hemólise intravascular, provavelmente, em menor escala. Animais agudamente afetados que sobrevivem à anemia tornam-se portadores convalescentes sadios.

Na infecção crônica, esses microrganismos estão presentes em baixo número na circulação sanguínea e raramente são observados em esfregaços de sangue corados. As consequências dessa forma de infecção são desconhecidas em todas as espécies animais. Certas alterações reprodutivas em matrizes (anestro, abortamentos, atraso de cio, morte embrionária) e baixo ganho de peso em animais de terminação têm sido descritas em suínos cronicamente infectados com *M. suis*. Entretanto, estudos experimentais não foram realizados até o momento. Convém ressaltar que animais cronicamente infectados podem desenvolver doença aguda com certa periodicidade, que pode coincidir com eventos imunossupressores, como prenhez e parto.

Clínica

A hemoplasmose em animais de produção pode apresentar manifestação aguda ou crônica.

Manifestação aguda

Os sinais clínicos da hemoplasmose aguda variam com a espécie de hemoplasma, estágio da infecção, presença de doenças concomitantes e condições imunológicas do hospedeiro. Animais com doença aguda apresentam anemia, palidez de mucosas, letargia, depressão, taquicardia, taquipneia e anorexia. Marcada pirexia ocorre, em geral, antes do início da anemia e coincide com a observação de microrganismos aderidos aos eritrócitos em esfregaços sanguíneos corados (Figura 103.1). Febre, anemia e consequente inapetência e anorexia levam à desidratação. Mucosas ressecadas são observadas em alpacas e lhamas. Os suínos infectados podem evoluir para coma e óbito por causa da baixa concentração de glicose sanguínea, mesmo antes da presença de anemia. Pode ou não ocorrer icterícia. Ocasionalmente, síncope e manifestações neurológicas podem ser observadas em casos de anemia aguda e grave. Animais gravemente infectados podem se apresentar hipotérmicos. Os sinais clínicos da infecção crônica são desconhecidos, e os animais estão em constante risco de desenvolver doença aguda, embora a infecção crônica seja a manifestação da hemoplasmose mais observada em animais domésticos.

Particularidades das manifestações clínicas em diferentes espécies animais

Suínos

A infecção aguda não é comumente observada em suínos comerciais, possivelmente por causa da adição de antimicrobianos na ração. Matrizes parturientes e leitões da maternidade, creche e terminação podem ocasionalmente apresentar a doença clínica. Os leitões apresentam sinais clínicos de anemia e maior suscetibilidade a outros agentes infecciosos. Por outro lado, matrizes também apresentam edema de glândulas mamárias e vulva, além de baixa produção de leite e comportamento materno anormal. Necrose de ponta de orelha tem sido descrita em animais com doença aguda, embora esse sinal clínico não seja específico da hemoplasmose. Essa condição ocorre por causa da aglutinação eritrocitária em microvasculatura decorrente da anemia hemolítica imunomediada causada pelo agente. Na manifestação crônica da doença, são descritas também alterações reprodutivas e baixo ganho de peso. Assim como na doença aguda, *M. suis* também pode suprimir o sistema imunológico do hospedeiro, aumentando a suscetibilidade a outros agentes etiológicos. Microrganismos aderidos aos eritrócitos de suínos com síndrome da refugagem multissistêmica (circovírus tipo 2) foram observados, mas as consequências dessa associação permanecem desconhecidas.

Pequenos ruminantes

Os cordeiros são mais afetados clinicamente por *M. ovis* quando comparados aos animais adultos. Ovinos adultos podem desenvolver doença aguda quando imunossuprimidos. Cordeiros convalescentes apresentam falhas no crescimento e baixa produção de lã. Icterícia e hemoglobinúria têm sido descritas em ovinos, embora coinfecções e outras causas de hemoglobinúria não tenham sido investigadas. Caprinos também podem ser infectados com *M. ovis*, causando doença grave.

Bovinos

A patogenicidade de *M. wenyonii* parece ser baixa em bovinos. Relatos esporádicos descreveram sinais clínicos clássicos de anemia associados a edema de úbere e de membros posteriores, linfadenopatia prefemoral, febre intermitente, baixa produção de leite, perda de peso e falhas reprodutivas. Contudo, outras doenças imunossupressoras não foram descartadas. Coinfecções com *Anaplasma* spp., *Theileria* spp., *Babesia* spp. e *Trypanosoma vivax* podem facilitar o desenvolvimento da anemia e apresentar evolução fatal. Recentemente, outro hemoplasma foi descrito em bovinos denominado *Candidatus* M. haemobos. Esse hemoplasma parece mais patogênico do que *M. wenyonii*.

Lhamas e alpacas

Fatores estressantes e imunossupressores concomitantes parecem ser necessários para que lhamas e alpacas infectadas com *Candidatus* M. haemolamae desenvolvam doença clínica. Entre esses fatores, é possível citar presença de úlceras, pneumonias, transporte, alterações ambientais, mudanças em *status* social, alterações alimentares, parto, síndrome da imunodeficiência de lhamas jovens, endoparasitas, entre outros.

Equinos

Esses animais podem ser infectados por hemoplasmas, mas a espécie bacteriana permanece indefinida. Apesar da descrição de um relato clínico de anemia e perda de peso em dois cavalos infectados, a patogenicidade dos hemoplasmas nessa espécie animal é desconhecida.

➤ Diagnóstico

Por causa da presença de portadores sadios, o diagnóstico da hemoplasmose clínica deve ser baseado no histórico, sinais clínicos, achados hematológicos e espécie de hemoplasma. A determinação da causa da anemia é fundamental, uma vez que o tratamento de animais cronicamente infectados não leva à eliminação do agente.

Achados clínico-epidemiológicos

À anamnese de animais de produção infectados por micoplasmas hemotrópicos se observa histórico da presença de animais inapetentes, apáticos, hipertérmicos a febris. Ao exame clínico, observam-se mucosas hipocoradas e, eventualmente, ictéricas. A auscultação pulmonar revela murmúrios cardíacos, aumento do tempo de preenchimento capilar e extremidades frias.

Exames hematológicos

Alterações em hemograma incluem anemia regenerativa com anisocitose, macrocitose, reticulocitose, policromasia, normo ou hipocromia, corpúsculos de Howell Jolly e, ocasionalmente, normoblastemia. Anemia não regenerativa pode ocorrer no início da infecção, quando o hospedeiro ainda não respondeu à anemia. A autoaglutinação eritrocitária pode ocorrer em suínos por causa do desenvolvimento da anemia hemolítica imunomediada. Nesse contexto, o teste da aglutinação em tubo pode ser realizado, mas a sensibilidade provavelmente é muito baixa e a especificidade, desconhecida. A contagem de leucócitos pode estar em valores normais ou mesmo baixa ou aumentada. Hiperproteinemia pode ocorrer em decorrência da desidratação ou do aumento de proteínas de fase aguda, enquanto elevação em enzimas hepáticas pode ser observada em razão das lesões hepáticas por hipoxia. A hiperbilirrubinemia por hemólise também pode ocorrer. Hipoglicemia tem sido observada em lhamas, alpacas, suínos, ovinos e bovinos infectados com hemoplasmas. Pode ocorrer o consumo *in vitro* de glicose pelo metabolismo eritrocitário. Por esse motivo, recomenda-se processar o sangue o mais rápido possível. Hiperlactemia e acidose metabólica são relatadas em animais que apresentam doença aguda, possivelmente por causa da hipovolemia, baixa perfusão tecidual e distrição respiratória. Azotemia pré-renal também é observada em animais muito desidratados.

Citologia

Micoplasmas hemotrópicos ainda não foram cultivados *in vitro*. O diagnóstico laboratorial da hemoplamose tem sido historicamente realizado com base no exame citológico do esfregaço sanguíneo a partir de colorações do tipo Romanowsky ou laranja de acridina (Figura 103.1). Entretanto, esse teste não é específico ou sensível para o diagnóstico do agente. Microrganismos são visíveis apenas em picos de bacteremia e a presença de precipitados de corantes, artefatos derivados da secagem da lâmina, grânulos sideróticos e corpúsculos de Howell-Jolly podem levar a resultados falso-positivos. Quando visíveis, esses microrganismos mostram formato coccoide, anelar ou bacilar, e apresentam-se isolados, agrupados ou em cadeias. A exposição prolongada dos eritrócitos infectados ao EDTA pode levar à dissociação dos hemoplasmas dos eritrócitos, o que dificulta a visualização em lâmina e leva a resultados falso-negativos. Portanto, atualmente, a identificação molecular desses agentes por PCR constitui o método de escolha para a detecção dos hemoplasmas em DNA extraído de amostras de sangue total com anticoagulante.

Testes moleculares e sorológicos

Técnicas de PCR convencionais e PCR quantitativas têm sido descritas para a maioria das espécies de micoplasmas hemotrópicos. Embora as PCR convencionais apresentem menor custo, as técnicas quantitativas são mais sensíveis, específicas e possuem a capacidade de quantificar o número de microrganismos na circulação sanguínea, o que pode auxiliar na identificação do estágio da doença (aguda ou crônica). Entretanto, mesmo com a alta sensibilidade dos métodos disponíveis, reações falso-negativas podem ocorrer por causa do baixo número de microrganismos na circulação (animais em tratamento com antimicrobianos), espécies de hemoplasmas desconhecidas ou diferentes linhagens. Para que um animal seja considerado negativo, é necessário que no mínimo três amostras de sangue pareadas sejam coletadas e testadas em intervalos semanais a mensais. No entanto, os animais podem apresentar resultados negativos e estarem infectados. A única maneira de garantir ausência de reação positiva seria por esplenectomia e observação de sinais clínicos. Ainda convém ressaltar que resultados inconsistentes podem ser obtidos em múltiplas repetições dos testes, quando o número de microrganismos encontra-se no limiar de detecção da PCR. Falsos positivos podem ocorrer por causa da contaminação laboratorial de amostras e reações da PCR.

Apesar de proteínas imunogênicas de *M. suis* terem sido descritas, não existem testes sorológicos padronizados para o diagnóstico da hemoplasmose em animais de produção.

Achados de necropsia e histopatológicos

O exame *post mortem* em animais em fase aguda são compatíveis com a anemia hemolítica extravascular. À necropsia observa-se palidez de mucosas, icterícia, esplenomegalia, ocasional necrose de extremidades (ponta da orelha em suínos), sangue de aspecto aquoso, medula óssea hiperplásica, sufusões abdominais, torácicas e pericárdicas, e linfadenopatia. A necropsia de animais cronicamente infectados apresenta achados inespecíficos.

Exames histopatológicos revelam anemia, hemossiderose em múltiplos tecidos, hiperplasia medular e necrose periacinar hepática.

Diagnóstico diferencial

O diagnóstico diferencial das micoplasmoses em animais de produção inclui qualquer doença que determine anemia extravascular. Por causa da possibilidade também de hemólise intravascular, especialmente em ovinos, doenças com esse mecanismo de anemia também devem ser consideradas. Em virtude do comportamento oportunista desses microrganismos, coinfecções são comumente associadas aos picos de bacteremia por micoplasmas hemotrópicos. Entre os diagnósticos diferenciais é possível citar:

- Suínos: salmonelose sistêmica, síndrome da refugagem multissistêmica (circovírus tipo 2), micotoxicose, hepatotoxicose, anemia ferropriva ou hemolítica autoimune e deficiências nutricionais
- Ovinos e caprinos: anaplasmose, endoparasitoses (*Haemonchus contortus*, *Fasciola hepatica*), leptospirose, intoxicação por cobre, anemia hemolítica autoimune e deficiências nutricionais
- Bovinos: anaplasmose, babesiose, teileriose, tripanossomíase, anemia hemolítica autoimune, deficiências nutricionais e parasitismo intestinal grave

- Lhamas e alpacas: anaplasmose, anemia ferropriva, anemia hemolítica autoimune e deficiências nutricionais
- Equinos: babesiose, teileriose, anemia infecciosa equina, anemia hemolítica autoimune, deficiências nutricionais e parasitismo intestinal grave.

Tratamento

Por causa da persistência da infecção mesmo após o uso de antimicrobianos, o tratamento da hemoplasmose é indicado somente em casos com sinais clínicos aparentes e com anormalidades em hemograma consistentes com a doença. Os antimicrobianos recomendados no tratamento da hemoplasmose em animais de produção se caracterizam pela diminuição do nível da bacteremia e por controlarem as manifestações clínicas da doença aguda. A quantificação de microrganismos no sangue pela PCR quantitativa pode auxiliar no monitoramento da antibioticoterapia. Em suínos domésticos infectados, o número de microrganismos na circulação pode demorar cerca de 2 a 3 dias para diminuir significativamente, enquanto os micoplasmas ainda são visíveis em esfregaços sanguíneos.

Antimicrobianos

- Suínos: oxitetraciclina, 20 mg/kg, a cada 12 h, por via intramuscular, por 3 a 5 dias ou 2 a 3 dias após a remissão dos sinais clínicos
- Lhamas e alpacas: oxitetraciclina de longa duração, 20 mg/kg, a cada 72 h, por via subcutânea, em cinco tratamentos
- Ovinos: oxitetraciclina, 8 mg/kg, a cada 24 h, por via intramuscular por 16 dias, ou 2 a 3 dias após a remissão dos sinais clínicos
- Equinos: não existem indicações de fármacos para o tratamento em equinos, visto que somente recentemente foi descrita a bactéria nesta espécie
- Fármacos alternativos: outros antimicrobianos são efetivos para o tratamento de hemoplasmas em gatos (*M. haemofelis*, *Candidatus* M. haemominutum, *Candidatus* M. turicensis), embora ainda não tenham sido testados no tratamento da doença em animais de produção como marbofloxacino, doxiciclina, pradofloxacino e enrofloxacino. Em guanacos tratados com enrofloxacino tem-se descrito retinopatias como reação adversa
- Tratamento suporte: correção do equilíbrio hidroeletrolítico e energético (ou correção da hipoglicemia) manejo alimentar, administração de antipiréticos e transfusão sanguínea são recomendados. O controle da pirexia é primordial por causa da anorexia. Animais devem ser segregados do rebanho para que tenham acesso livre à ração. O uso de corticoides para suprimir os efeitos de possível anemia hemolítica imunomediada ainda é contraditório e não existem estudos conclusivos a respeito. Em decorrência dos efeitos imunossupressores que podem exacerbar a infecção por hemoplasma e outras coinfecções (herpesvírus, circovírus), o uso de corticosteroides é recomendado somente nos casos em que anemia hemolítica imunomediada é diagnosticada e não controlada pela diminuição do nível de hemoplasmas na circulação sanguínea
- Limitações do tratamento: até o momento, resistências bacterianas específicas não foram descritas, embora os hemoplasmas não sejam eliminados facilmente da circulação após o tratamento com antimicrobianos. Está relatado um caso na literatura sobre um gato infectado com o hemoplasma *Candidatus* M. turicensis, que apresentou resultados negativos para a PCR por 1 ano após a antibioticoterapia, indicando que o hemoplasma foi eliminado da circulação. Não existem casos semelhantes descritos em animais de produção, mas é possível que cada espécie de hemoplasma responda de modo diferente aos antimicrobianos. Ademais, linhagens mais patogênicas de *M. suis*, com capacidade de invasão intracelular, foram descritas na Alemanha. A atividade intracelular pode dificultar a ação do antimicrobiano.

É importante ressaltar que os animais com doença aguda devem ser tratados por no mínimo 2 a 3 dias após o desaparecimento dos sinais clínicos. A descontinuidade do tratamento pode levar a um novo pico de bacteremia e anemia. Em animais de companhia, o período de tratamento pode durar até 30 dias, entretanto, por causa da impraticabilidade desse procedimento e do consequente custo para animais de produção, os períodos descritos parecem ser os mais plausíveis. Não há estudos experimentais sobre a eficácia dos diferentes protocolos de tratamento em animais de produção. Os protocolos de tratamento citados são baseados em casos clínicos individuais.

Profilaxia e controle

Medidas gerais para a profilaxia da doença em animais de produção incluem não reutilizar agulhas ou fômites que possam conter secreções e/ou sangue (material para tatuagem, instrumentos de castração, corte de cauda, tosa e marcadores auriculares), controlar ectoparasitas e não utilizar sangue de animais infectados em transfusões sanguíneas. Recomenda-se testar os doadores em três amostras pareadas coletadas em intervalos semanais a mensais para comprovar a negatividade das amostras. Por causa da possibilidade de transmissão por predação, recomenda-se não abrigar animais infectados com animais suscetíveis na mesma baia, especialmente suínos. Também é preciso evitar a exposição de animais cronicamente infectados a condições de estresse e/ou imunossupressoras, como prenhez, mudanças de instalação e transporte.

Não existem vacinas para a profilaxia e o controle da hemoplasmose.

Saúde Pública

Estudos recentes relataram a presença de inclusões em esfregaços sanguíneos de humanos semelhantes aos micoplasmas hemotrópicos, embora a detecção molecular não tenha sido realizada nessas amostras. Microrganismos geneticamente relacionados com *M. suis*, *M. haemofelis* e *M. ovis* foram detectados em testes moleculares em pacientes na China, em um paciente com AIDS no Brasil, e em um veterinário nos EUA, respectivamente. Análises subsequentes de pacientes HIV positivos, anêmicos ou saudáveis, apresentaram resultados negativos ou não conclusivos. Apenas um indivíduo, HIV positivo, apresentou resultado positivo na PCR para hemoplasmas, mas a baixa concentração de DNA não permitiu a caracterização molecular do agente. O veterinário infectado com linhagens variantes de *M. ovis* estava coinfectado com *Bartonella henselae*, apesar de que a participação de ambos os agentes no quadro clínico desse paciente permanece desconhecida. Enquanto a transmissão desses agentes aos humanos não for esclarecida, recomendam-se cuidados com patógenos passíveis de veiculação pelo sangue ao se manusear espécimes clínicos e animais infectados com hemoplasmas.

Bibliografia

Almy FS, Ladd SM, Sponenberg DP, Crisman MV, Messick JB. Mycoplasma haemolamae infection in a 4-day-old cria: support for in utero transmission by use of a polymerase chain reaction assay. Can Vet J. 2006;47(3):229-33.

Brownback A. Eperythrozoonosis as a cause of infertility in swine. Vet Med Small Anim Clin. 1981;76:375-8.

Burkhard MJ, Garry F. Artifactual hypoglycemia associated with hemotrophic mycoplasma infection in a lamb. Vet Clin Pathol. 2004;33:244-8.

Daddow KN. Culex annulirostris as a vector of Eperythrozoon ovis infection in sheep. Vet Parasitol. 1980;7:313-7.

Dieckmann SM, Hoelzle K, Dieckmann MP, Straube I, Hofmann-Lehmann R, Hoelzle LE. Haemothrophic mycoplasma infection in horses. Vet Microbiol. 2010;145:351-3.

Dowers KL, Olver C, Radecki SV, Lappin MR. Use of enrofloxacin for treatment of large-form Haemobartonella felis in experimentally infected cats. J Am Vet Med Assoc. 2002;221(2):250-3.

Felder KM, Hoelzle K, Heinritzi K, Ritzmann M, Hoelzle LE. Antibodies to actin in autoimmune haemolytic anaemia. BMC Vet Res. 2010;6:18.

Grazziotin AL, Santos AP, Guimaraes AM, Mohamed A, Cubas ZS, de Oliveira MJ *et al.* Mycoplasma ovis in captive cervids: prevalence, molecular characterization and phylogeny. Vet Microbiol. 2011;152(3-4):415-9.

Groebel K, Hoelzle K, Wittenbrink MM, Ziegler U, Hoelzle LE. Mycoplasma suis invades porcine erythrocytes. Infect Immun. 2009;77(2):576-84.

Guimaraes AM, Biondo AW, Lara AC, Messick JB. Exploratory study of Mycoplasma suis (Eperythrozoon suis) on four commercial pig farms in southern Brazil. Vet Rec. 2007;160(2):50-3.

Hajtós I, Glávits R, Erdös A, Pálfi V. Diagnosis of Eperythrozoon ovis infection in sheep in Hungary. Magyará Állatorvosok. 1998;120:697-703.

Harrison TM, Dubielzig RR, Harrison TR, McClean M. Enrofloxacin-induced retinopathy in a guanaco (Lama guanicoe). J Zoo Wildl Med. 2006;37(4):545-8.

Heinritzi K, Plank G. The effect of Eperythrozoon suis infection on the osmotic fragility of erythrocytes. Berl Munch Tierarztl Wochenschr. 1992;105:380-83.

Henderson JP, O'Hagan J, Hawe SM, Pratt MC. Anaemia and low viability in piglets infected with Eperythrozoon suis. Vet Rec. 1997; 140(6):144-6.

Hoelzle LE, Hoelzle K, Harder A, Ritzmann M, Aupperle H, Schoon HA *et al.* A. First identification and functional characterization of an immunogenic protein in unculturable haemotrophic Mycoplasmas (Mycoplasma suis HspA1). FEMS Immunol Med Microbiol. 2007;49(2):215-23.

Hornok S, Meli ML, Erdos A, Hajtós I, Lutz H, Hofmann-Lehmann R. Molecular characterization of two different strains of haemotropic mycoplasmas from a sheep flock with fatal haemolytic anaemia and concomitant Anaplasma ovis infection. Vet Microbiol. 2009;136(3-4):372-7.

Hornok S, Micsutka A, Fernández de Mera IG, Meli ML, Gönczi E, Tánczos B *et al.* Fatal bovine anaplasmosis in a herd with new genotypes of Anaplasma marginale, Anaplasma ovis and concurrent haemoplasmosis. Res Vet Sci. 2012;92(1):30-5.

Kaufmann C, Meli ML, Hofmann-Lehmann R, Zanolari P. First detection of 'Candidatus Mycoplasma haemolamae' in South American camelids of Switzerland and evaluation of prevalence. Berl Munch Tierarztl Wochenschr. 2010;123(11-12):477-81.

Love JN, McEwen EG. Hypoglycemia associated with haemobartonella-like infection in splenectomized calves. Am J Vet Res. 1972;33:2087-9.

Mayer M. Über einige bakterienähnliche Parasiten der Erythrozyten bei Menschen und Tieren. Arch Schiffs Trop Hyg. 1921; 68: 115-6.

Messick JB, Guimaraes AMS, Macieira D, Timenetsky J, Vieira RFC, Biondo AW. A novel hemoplasma in pigs. Vet Pathol. 2007;44:769.

Montes AJ, Wolfe DF, Welles EG, Tyler JW, Tepe E. Infertility associated with Eperythrozoon wenyonii infection in a bull. J Am Vet Med Assoc. 1994;204(2):261-3.

Neimark H, Hoff B, Ganter M. Mycoplasma ovis comb. Nov. (formerly Eperythrozoon ovis), an epierythrocytic agent of haemolytic anaemia in sheep and goats. Int J Syst Evol Microbiol. 2004;54:365-71.

Neimark H, Johansson KE, Rikihisa Y, Tully JG. Proposal to transfer some members of the genera Haemobartonella and Eperythrozoon to the genus Mycoplasma with descriptions of 'Candidatus Mycoplasma haemofelis', 'Candidatus Mycoplasma haemomuris', 'Candidatus Mycoplasma haemosuis' and 'Candidatus Mycoplasma wenyonii'. Int J Syst Evol Microbiol. 2001;51(Pt3):891-9.

Neimark H, Kocan KM. The cell wall-less rickettsia Eperythrozoon wenyonii is a Mycoplasma. FEMS Microbiol Lett. 1997;156: 287-91.

Neitz WO. Eperythrozoonosis in sheep. Ondersterpoot. J Vet Res. 1937; 9:9-30.

Oberst RD, Gwaltney SM, Hays MP, Morgan S, Stair EL. Experimental infections and natural outbreaks of eperythrozoonosis in pigs identified by PCR-DNA hybridizations. J Vet Diagn Invest. 1993;5(3):351-8.

Pereyra NB, Sarradell JE, Cane FD, Francois SE, Pidone CL, Comba ER *et al.* Detection of Mycoplasma suis in clinical cases with postweaning multisystemic wasting syndrome in swine. Rev Argent Microbiol. 2006;38(3):13-133.

Prullage JB, Williams RE, Gaafar SM. On the transmissibility of Eperythrozoon suis by Stomoxys calcitrans and Aedes aegypti. Vet Parasitol. 1993;50(1-2):125-35.

Rikihisa Y, Kawahara M, Wen B, Kociba G, Fuerst P, Kawamori F *et al.* Western immunoblot analysis of Haemobartonella muris and comparison of 16S rRNA gene sequences of H. muris, H. felis, and Eperythrozoon suis. J Clin Microbiol. 1997;35(4):823-9.

Ritzmann M, Grimm J, Heinritzi K, Hoelzle K, Hoelzle LE. Prevalence of Mycoplasma suis in slaughter pigs, with correlation of PCR results to hematological findings. Vet Microbiol. 2009;133(1-2):84-91.

Santos AP, dos Santos RP, Biondo AW, Dora JM, Goldani LZ, de Oliveira ST *et al.* Hemoplasma infection in HIV-positive patient, Brazil. Emerg Infect Dis. 2008;14:1922-4.

Schilling V. Eperythrozoon coccoides, eine neue durch Splenektomie aktivierbare Dauerinfektion der weissen Maus. Kiln Wochenschr. 1929;7:1854-5.

Smith JA, Thrall MA, Smith JL, Salman MD, Ching SV, Collins JK. Eperythrozoon wenyonii infection in dairy cattle. J Am Vet Med Assoc. 1990;196(8):1244-50.

Smith JE, Cipriano JE, Hall SM. In vitro and in vivo glucose consumption in swine e erythrozoonosis. Zentralbl Veterinarmed B. 1990;37(8):587-92.

Splitter EJ. Eperythrozoon suis n. sp. and Eperythrozoon parvum n. sp., 2 new blood parasites of swine. Science. 1950;111:513-4.

Sutton RH. Eperythrozoon ovis, a blood parasite of sheep. New Zealand Vet J. 1970;18:156-64.

Sutton RH, Jolly RD. Experimental Eperythrozoon ovis infection of sheep. N Z Vet J. 1973;21:16-166.

Sykes JE, Lindsay LL, Maggi RG, Breitschwerdt EB. Human coinfection with Bartonella henselae and two hemotropic mycoplasma variants resembling Mycoplasma ovis. J Clin Microbiol. 2010;48(10):3782-5.

Tagawa M, Matsumoto K, Yokoyama N, Inokuma H. Comparison of the effect of two hemoplasma species on hematological parameters in cattle. J Vet Med Sci. 2010;72(1):113-5.

Tasker S, Peters IR, Mumford AD, Day MJ, Gruffydd-Jones TJ, Day S *et al.* Investigation of human haemotropic Mycoplasma infections using a novel generic haemoplasma qPCR assay on blood samples and blood smears. J Med Microbiol. 2010;59(Pt 11):1285-92.

Tornquist SJ, Boeder L, Rios-Phillips C, Alarcon V. Prevalence of Mycoplasma haemolamae infection in Peruvian and Chilean llamas and alpacas. J Vet Diagn Invest. 2010;22(5):766-9.

Willi B, Boretti FS, Cattori V, Tasker S, Meli ML, Reusch C *et al.* Identification, molecular characterization, and experimental transmission of a new hemoplasma isolate from a cat with hemolytic anemia in Switzerland. J Clin Microbiol. 2005;43(6):2581-5.

Willi B, Meli ML, Lüthy R, Honegger H, Wengi N, Hoelzle LE *et al.* Development and application of a universal Hemoplasma screening assay based on the SYBR green PCR principle. J Clin Microbiol. 2009;47(12):4049-54.

Yuan CL, Liang AB, Yao CB, Yang ZB, Zhu JG, Cui L *et al.* Prevalence of Mycoplasma suis (Eperythrozoon suis) infection in swine and swine-farm workers in Shanghai, China. Am J Vet Res. 2009;70(7):890-4.

Zachary JF, Basgall EJ. Erythrocyte membrane alterations associated with the attachment and replication of Eperythrozoon suis: a light and electron microscopic study. Vet Pathol. 1985;22:164-70.

Zinn GM, Jesse GW, Dobson AW. Effect of eperythrozoonosis on sow productivity. J Am Vet Med Assoc. 1983;182(4):369-71.

Molicutes e Micoplasmas não Hemotrópicos em Animais 104

Jorge Timenetsky

Histórico

Foi Louis Pasteur quem sugeriu a etiologia infecciosa da pleuropneumonia bovina. Anteriormente, a doença havia sido mencionada em 1693 na Alemanha e foi devastadora nos rebanhos bovinos da Europa. O microrganismo não era visualizado pela microscopia ótica comum e não se desenvolvia nos meios de cultura. Em 1898, Edmond Nocard e Emile Roux isolaram o "micoplasma" pela primeira vez do material pulmonar de bovinos com pleuropneumonia. Atualmente, esse microrganismo é chamado de *Mycoplasma mycoides* subsp. *mycoides* SC. Este é o agente causal da pleuropneumonia bovina.

Nas décadas subsequentes após o primeiro isolamento, essas bactérias foram isoladas de outros animais domésticos e de humanos. Esses "novos" isolados receberam a denominação de PPLO (*pleuro pneumoniae like organism*) por causa da semelhança com o primeiro isolamento do microrganismo. Apesar do desuso do termo PPLO, essa sigla ainda é utilizada genericamente para designar todos os micoplasmas. Nos anos 2000, recomendou-se aplicar o termo genérico molicutes (classe *Mollicutes*) em vez de micoplasma. Entre os molicutes, micoplasma é utilizado exclusivamente para as espécies do gênero *Mycoplasma*. De maneira similar, ureaplasma (gênero *Ureaplasma*) é utilizado para as respectivas espécies, enquanto spiroplasma (gênero *Spiroplasma)* e fitoplasma (*Phytoplasma*), este não cultivável.

Entre 1937 e 1950 a forma L, que corresponde a *Streptococcus moniliformis*, mantido artificialmente em cultivo sem sua parede celular, foi erroneamente associada, principalmente nos livros didáticos, aos micoplasmas.

Etiologia

Existem atualmente cerca de 200 espécies de molicutes. A maioria pertence ao gênero *Mycoplasma* e são encontradas nos animais e nos humanos.

A homologia do DNA dos molicutes com base nas sequências 16S rRNA, como em outras bactérias, alterou a posição taxonômica de certos molicutes, causando discrepâncias em relação à suscetibilidade dos hospedeiros e patogenicidade. Adicionalmente, por causa da propriedade de termotolerância do antigo gênero *Thermoplasma*, foi considerado um micoplasma de origem ambiental, mas foi transferido para o grupo das *Archeobacterias.* Diversos novos isolados de molicutes obtidos de diferentes espécies animais ainda não foram classificados, e a maioria ainda está designada por letras e/ou números. Com raras exceções, os molicutes são classicamente sensíveis à tetraciclina, mas outros antibióticos ativos contra essas bactérias estão incluídos. Pela sensibilidade à tetraciclina, algumas doenças em animais e plantas foram inicialmente associadas aos molicutes e depois confirmadas como causadas por essas bactérias, pela eficácia do uso de tetraciclina.

Recentemente, foram incluídas aos molicutes certas espécies de rickettsia, designadas genericamente de hemoplasmas, as quais pertenciam aos antigos gêneros *Eperythrozoon* e *Haemobartonella.*

Os micoplasmas (*mycos* = fungo; *plasma* = forma) são células procarióticas que pertencem à classe *Mollicutes* (*mollis* = moldável; *cútis* = pele) composta pelas seguintes ordens: *Mycoplasmatales*, *Entomoplasmatales*, *Acholeplasmatales*, *Anaeroplasmatales* e *Incertae sedis*. As famílias *Mycoplasmataceae*, *Entomoplasmataceae*, *Spiroplasmataceae*, *Acholeplasmataceae*, *Anaeroplasmataceae* e *Erysipelothrichaceae* são compostas por 14 gêneros: *Mycoplasma*, *Eperythrozoon*, *Haemobartonella*, *Ureaplasma*, *Entomoplasma*, *Mesoplasma*, *Spiroplasma*, *Acholeplasma*, *Anaeroplasma*, *Asteroplasma*, *Erysipelothrix*, *Bulleidia*, *Holdemania* e *Solobacterium* (Tabela 104.1).

Os molicutes são considerados os menores procariotos (cerca de 300 nm) de vida livre. São naturalmente desprovidos de parede celular rígida; estão envoltos apenas pela membrana celular que possui fosfolipídios, colesterol (composto ausente em outras bactérias), proteínas estru-

Tabela 104.1 Taxonomia clássica dos *Mollicutes* de importância em medicina humana e veterinária[a].

Ordem	Família	Gênero (nº de espécies)[b]	Esterol	*Habitat*	Características
Mycoplasmatales	*Mycoplasmataceae*	*Mycoplasma* (n = 100)	+[c]	Humanos e animais	Crescimento ótimo a 37°C Metabolizam glicose e/ou arginina
		Ureaplasma (n = 6)	+		Crescimento ótimo a 37°C Metabolizam ureia
Entomoplasmatales	*Entomoplasmataceae*	*Entomoplasma* (n = 5)	+	Insetos/plantas	Crescimento ótimo: 30°C
		Mesoplasma (n = 4)	–	Insetos/plantas	Crescimento ótimo: 30°C com 0,04% de Tween 80
	Spiroplasmataceae	*Spiroplasma* (n = 11)	+	Insetos/plantas	Crescimento ótimo: 30 a 37°C
Acholeplasmatales	*Acholeplasmastacea*	*Acholeplasma* (n = 6)	-	Animais/insetos plantas	Crescimento ótimo: 30 a 37°C
Anaeroplasmatales	*Anaeroplasmataceae*	*Anaeroplasma* (n = 4) *Asteroplasma* (n = 1)	+ -	Rúmen de bovinos e ovinos	Anaeróbios estritos

[a] Não inclusos: *Erysipelothrix, Bulleidia, Holdemania, Solobacterium, Eperythrozoon* e *Haemobartonella*.
[b] Número aproximando de espécies conhecidas atualmente.
[c] Requerimento de soro animal (esterol) para o cultivo.
Adaptada de Quinn PJ et al. Microbiologia veterinária e doenças infecciosas. Porto Alegre: Artmed; 2005. p. 193-9.

turais e imunogênicas; e quando observados em microscopia eletrônica, em geral são pleomórficos ou piriformes e dividem-se por fissão binária. No entanto, a replicação do DNA de algumas espécies é muito mais rápida do que a divisão celular. Nessas espécies, os molicutes assumem também a forma filamentosa. Algumas espécies originárias de plantas podem apresentar também forma helicoidal (spiroplasmas) (Figura 104.1). A "flexibilidade" do microrganismo pela ausência da parede celular permite ao molicute passar por membranas filtrantes com porosidade entre 0,22 e 0,45 μm.

Em geral, os molicutes têm baixo teor de C+G (24 a 33%) e genoma reduzido (580 a 2.200 kb), que, por sua vez, limita a diversidade do metabolismo dessas bactérias, conferindo exigências nutricionais diferenciadas para crescerem *in vitro*. Apesar de atingirem, em caldo, concentrações semelhantes às bactérias convencionais, quando cultivados em meios ideais, visualmente, não se observa a turvação dos meios líquidos (Figura 104.2). No entanto, produzem diminutas colônias em ágar, geralmente em forma de "ovo frito" (Figuras 104.3) observadas somente com o auxílio de lupa ou microscópio comum. À microscopia de imersão do esfregaço das colônias ou do sedimento do crescimento em caldo, coradas pelo Gram, observa-se a presença de manchas vermelhas amorfas sem a caracterização das pequenas formas celulares dos molicutes (Figura 104.4).

Os molicutes são cultivados em meios ricos que contêm basicamente extrato de carne, extrato fresco de levedura, nucleotídeos e soro animal. Número restrito de espécies é cultivado em meios definidos (composição química completamente conhecida). Alguns simplesmente não requerem o soro animal como as espécies do gênero *Acholeplasma* (acoleplasma).

A maioria dos micoplasmas de importância veterinária e humana são aeróbios facultativos, embora certas espécies necessitem de condições de microaerofilia (5 a 10% de CO_2) principalmente no primo isolamento de materiais clínicos de certos hospedeiros.

Os molicutes não têm flagelos, embora algumas espécies possam mover-se por deslizamento em plástico ou vidro. Não formam esporos e algumas espécies podem apresentar um glicocálix mais fino (cápsula reduzida).

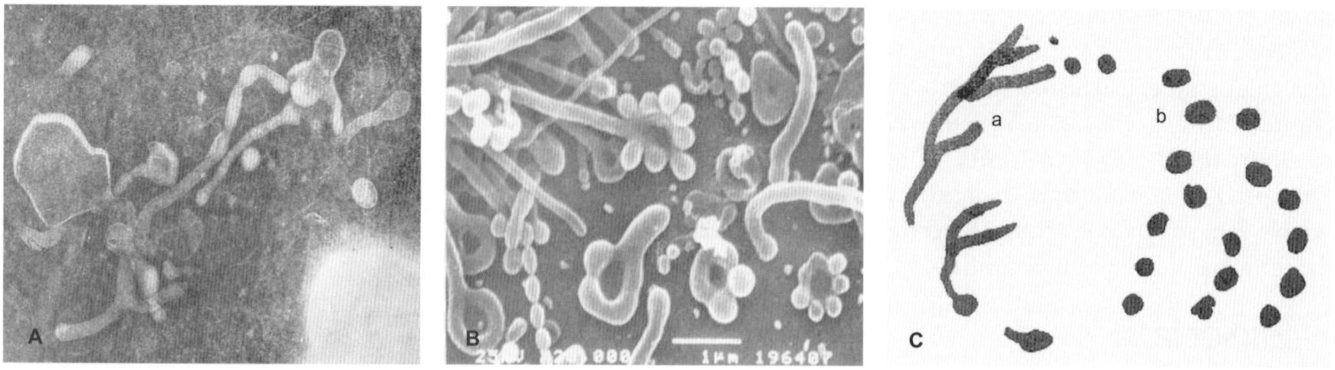

Figura 104.1 Micrografia de células de micoplasma. **A.** *Mycoplasma salivarium* em cultura ao microscópio eletrônico (15.000×). **B.** *Mycoplasma hyorhinis* em cultura celular infectada (10.000×). **C.** Representação da multiplicação de micoplasma: a) fase filamentosa; b) fissão binária.

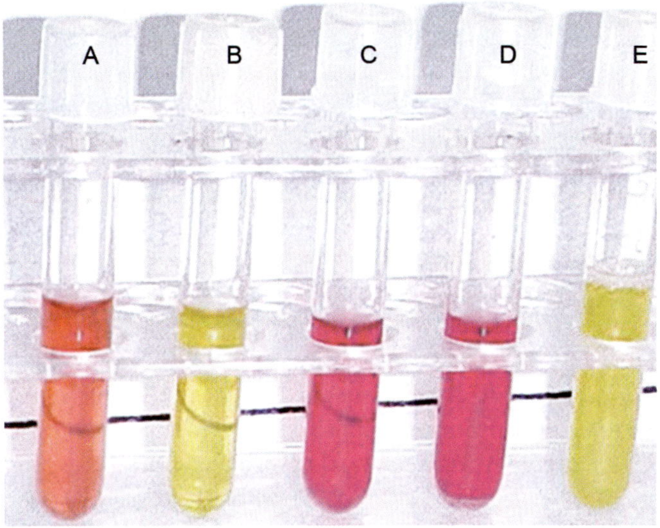

Figura 104.2 Crescimento de micoplasmas em caldo SP4. **A.** controle. **B.** *M. gallisepticum.* **C.** *M. arginini.* **D** e **E.** contaminação microbiana (turvação).

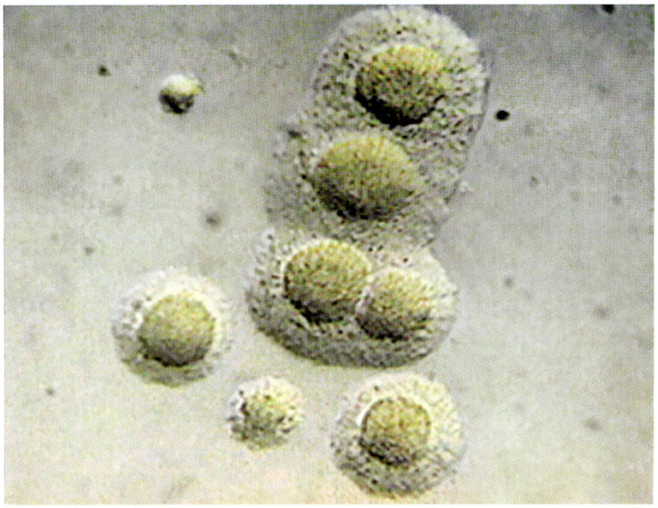

Figura 104.3 Colônias de *Mycoplasma bovis* em forma de "ovo frito" visualizadas com auxílio de lupa.

Certas espécies, como *Mycoplasma gallisepticum*, de origem aviária, apresentam uma estrutura polar (*bleb*) projetada da membrana celular (Figura 104.5). Os compostos químicos dessa estrutura das espécies mais estudadas estão associados à patogenicidade, pois possibilitam a adesão e a invasão celular. Os mecanismos de virulência e patogenicidade dos molicutes de interesse veterinário são menos conhecidos se comparados com as espécies de importância humana. *M. gallisepticum* é o mais estudado entre as espécies de importância veterinária.

Algumas espécies, como *Mycoplasma genitalium,* de importância humana nas infecções urogenitais, têm aproximadamente 580 kpb. Essas bactérias também têm poucos genes para o reparo de DNA e muitos *introns*, o que favorece as variações antigênicas. Essa variabilidade antigênica, também encontrada nas espécies de origem animal, somada aos produtos do metabolismo primário, contribui para a patogenicidade dos molicutes, principalmente pela evasão dos mecanismos de resposta imune do hospedeiro e da modulação do sistema imune. A multiplicação dos micoplasmas no hospedeiro é lenta. Os produtos do metabolismo primário interferem na fisiologia da célula hospedeira sem destruí-la, causando estresse. Apesar de algumas espécies produzirem lipases, proteases e nucleases, as toxinas verdadeiras são descritas nas espécies *Mycoplasma neurolyticum* (murino) e *M. gallisepticum* (aviário), que produzem neurotoxinas.

Os molicutes são sensíveis ao aquecimento, à dessecação e aos desinfetantes e antissépticos comuns.

➤ Distribuição

As características de infecção dessas bactérias são pouco conhecidas nos animais, principalmente pela diversidade das espécies de molicutes e hospedeiros, embora pareça haver certa semelhança com os mecanismos descritos nas micoplasmoses humanas. A transmissão de micoplasmas entre os animais pode ocorrer de forma horizontal ou vertical.

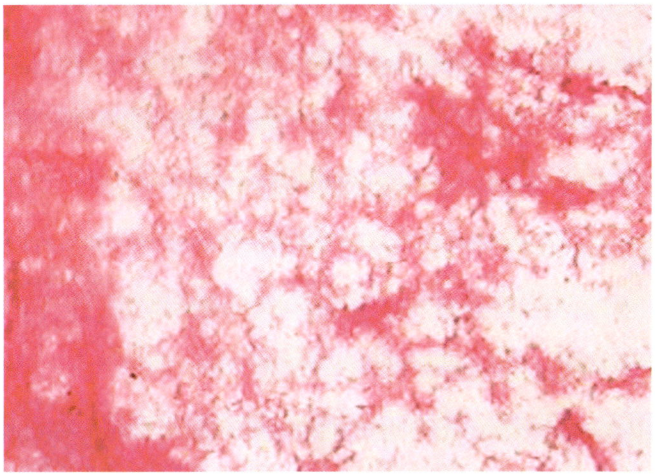

Figura 104.4 Sedimento de cultura de micoplasma (Gram, 1.000×).

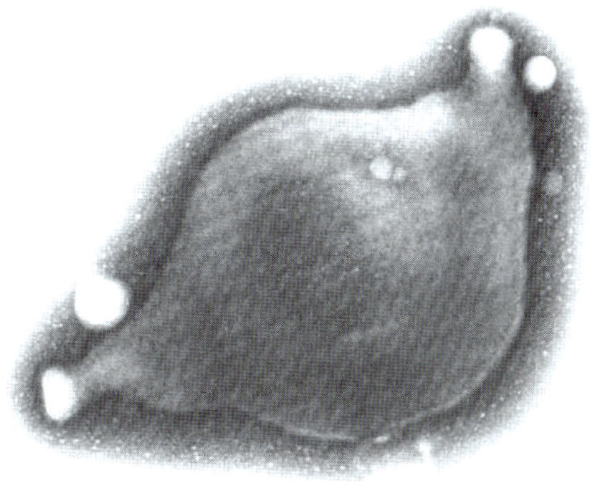

Figura 104.5 Micrografia de *Mycoplasma gallisepticum* com estruturas polares ou terminais (80.000×).

Em animais, os molicutes são, em geral, isolados da cavidade bucal, da mucosa nasal, do trato respiratório, do trato urogenital, da glândula mamária, das articulações e da conjuntiva. Geralmente sobrevivem por curtos períodos no meio ambiente. Essas bactérias podem causar doenças em animais como agentes primários ou agravar os sinais clínicos causados por outros agentes infecciosos. Tais associações, no entanto, são objeto de controvérsias por causa do potencial oportunista dos molicutes, principalmente pelo encontro das mesmas espécies em animais considerados sadios. Nesse contexto, certas espécies rotuladas anteriormente como não patogênicas, como *Ureaplasma diversum*, são consideradas patogênicas para bovinos.

Em humanos, a colonização dos micoplasmas inicia-se provavelmente no nascimento, durante a passagem pelo canal do parto. No entanto, a transmissão congênita ou durante a fertilização também é possível. A infecção do neonato persiste por pouco tempo, e a população de micoplasmas genitais decresce até os 2 ou 3 anos de idade. Certas espécies de molicutes colonizam a microbiota bucal das crianças, sendo originárias da microbiota normal da mãe e de outros adultos. Os molicutes do trato urogenital humano em geral retornam após a adolescência, principalmente pelo início da atividade sexual.

Os vegetais também desenvolvem micoplasmoses e em geral as bactérias são transmitidas por insetos vetores, como as cigarras. Em moscas do gênero *Drosophyla*, ocorre a transmissão transovariana por spiroplasmas. Micoplasmoses somente em insetos, como abelhas, também ocorrem e causam prejuízos na apicultura.

Embora alguns molicutes sejam específicos para certas espécies animais, é possível a infecção de uma mesma espécie de micoplasma em diferentes espécies animais. Em humanos, essa variabilidade também é mencionada, embora ainda seja pouco estudada. A caracterização de novas espécies de molicutes infectando novos hospedeiros tem ocorrido periodicamente em todo o mundo. No Brasil, ainda são poucos os estudos com molicutes em animais de produção e de companhia. Infecções em órgãos, tecidos ou mesmo o encontro natural de molicutes em hospedeiros não usuais, incluindo os imunossuprimidos, desafiam a compreensão da relação parasito-hospedeiro desses microrganismos.

As inoculações experimentais dos molicutes de origem humana têm sido reproduzidas principalmente em chimpanzés. A imunossupressão induzida antes da inoculação experimental permite reproduzir melhor a infecção, mesmo utilizando espécies de molicutes específicas dos hospedeiros. Para a inoculação intranasal de *Mycoplasma pulmonis* em ratos e camundongos, visando ao desenvolvimento de doença pulmonar típica, há necessidade da imunossupressão prévia dos animais.

Frequentemente, é descrita a contaminação acidental por molicutes de diversos tipos de culturas celulares, incluindo células-tronco e embrionárias. Essas contaminações prejudicam os resultados no diagnóstico laboratorial, a produção de bioprodutos e a pesquisa biomédica. No entanto, a inoculação experimental dessas bactérias em células fagocíticas ou não, incluindo as de linhagem, tem contribuído para a compreensão dos mecanismos de infecção desses microrganismos.

Patogenia

Em geral, os micoplasmas são parasitas extracelulares, cuja aderência à célula hospedeira ocorre mesmo na ausência de *blebs*, sendo esta a principal condição para a colonização principalmente das mucosas. Algumas espécies de origem humana como *Mycoplasma fermentans* e *M. pneumoniae* são capazes de promover a fusão e trocas antigênicas com a membrana de células hospedeiras conferindo a autoimunidade em algumas micoplasmoses. No entanto, nas espécies *M. gallisepticum* (origem aviária) e *M. penetrans* (origem humana) foram evidenciadas propriedades de invasão celular.

A adesão às células do hospedeiro é considerada essencial para a ação de fatores solúveis tóxicos produzidos pela bactéria, associados à patogenicidade. Os micoplasmas podem aderir-se também aos neutrófilos e macrófagos, reduzindo a ação fagocítica nos hospedeiros suscetíveis.

A infecção em animais e humanos induz a produção de resposta imune do tipo celular e humoral. A ativação de macrófagos e monócitos libera interleucinas e fator de necrose tumoral, responsáveis por grande parte do processo inflamatório nas micoplasmoses. Os micoplasmas associados às infecções pulmonares aderem-se ao epitélio ciliado respiratório, determinando ciliostase e perda de cílios, enquanto *M. bovis* produz toxina nas infecções mamárias em vacas.

Os micoplasmas causam diversos efeitos citogenéticos em culturas celulares infectadas acidentalmente ou experimentalmente. As proteínas da membrana celular dos molicutes têm sido mais estudadas nas espécies de importância humana. Dessa maneira, verificou-se que as lipoproteínas de alguns micoplasmas possibilitam a modulação ou evasão dos mecanismos de resposta imune, justificando, em parte, as infecções agudas e crônicas nos humanos e nos animais.

A complexidade da biologia dos molicutes torna essas bactérias desafiadoras ao conhecimento principalmente em sua relação com o hospedeiro. Em animais, as características desses microrganismos são menos estudadas, o que constitui um amplo campo de estudo.

Clínica

Bovinos, caprinos, ovinos, suínos, aves e roedores são os hospedeiros mais estudados quanto à infecção por micoplasmas por sua interferência nos indicadores de produção animal, pois isso resulta em prejuízo econômico ou comprometimento da pesquisa. Nos animais, os micoplasmas causam principalmente doenças respiratórias, urogenitais, mastites e artrites.

Micoplasmose bovina

Aproximadamente 23 espécies de molicutes foram descritas em bovinos: *M. alkalescens, M. alvi, M. arginini, M. bovigenitalium, M. bovirhinis, M. bovis, M. bovoculi, M. californicum, M. canadense, M. conjunctivae, M. dispar, M. gallisepticum, M. mycoides* subsp. *mycoides, M. verecundum, Acholeplasma axantum, A. laidlawii, A. modicum, Ureaplasma diversum* e cinco espécies dos gêneros *Anaeroplasma* e *Asteroplasma*. A maioria dos molicutes é encontrada no trato respiratório superior, na região ocular ou no trato genital. Algumas espécies são patógenos primários, outras oportunistas ou pertencentes à flora normal. Espécies isoladas da região mamária também são obtidas do trato respiratório ou urogenital.

Mycoplasma mycoides subsp. *mycoides* SC causa a pleuropneumonia contagiosa bovina. Essa micoplasmose é a mais preocupante nesses animais por causa da virulência do microrganismo, ao potencial de transmissibilidade e por causar grandes perdas econômicas nos rebanhos com o atraso no crescimento e morte de animais. Apesar de controlada em grande parte dos países, a doença ainda ocorre em regiões com deficiências higiênico-sanitárias e no manejo geral dos animais. *Mycoplasma dispar*, menos virulento, é considerado um dos principais agentes contagiosos envolvidos em distúrbios respiratórios de bezerros. *Mycoplasma bovis, M. bovigenitalium* e *Ureaplasma diversum* são patógenos de maior importância para o trato genital. Estão associados à vulvovaginite granular, endometrite, salpingite, abortamentos e infertilidade em vacas. *M. bovis* também tem sido associado às pneumonias, artrites, mastites e distúrbios oculares.

Nas mastites em vacas, *M. bovis* tem sido identificado com maior frequência, seguido de *M. arginini, M. bovirhinis, M. canadense, M. bovigenitalium, M. alkalescens, M. dispar, M. californicum*, enquanto *M. mycoides* subsp. *mycoides* e *M. capricolum* subsp. *capricolum* predominam em pequenos ruminantes. Micoplasmas considerados originários de equinos (*M. equirhinis*), felinos (*M. gatae*) ou de aves (*M. gallisepticum, M. gallinarum*) também foram detectados causando diferentes afecções em bovinos, o que demonstra não haver espécie-especificidade nas infecções em animais domésticos por estes molicutes.

Micoplasmose em caprinos e ovinos

Aproximadamente 20 espécies de molicutes ocorrem frequentemente em pequenos ruminantes: *M. agalactiae, M. arginini, M. auris, M. bovirhinis, M. bovis, M. capricolum* subsp. *capricolum, M. capricolum* subsp. *capripneumoniae, M. conjunctivae, M. cottewii, M. gallinarum, M. mycoides* subsp. *capri, M. mycoides* subsp. *mycoides, M. ovipneumoniae, M. putrefaciens, M. yeatsii, M.* sp. *2D, Acholeplasma axantum, A. granularum, A. oculi, A. laidlawii* e *Ureaplasma* spp. Os gêneros *Anareoplasma* e *Asteroplasma* também são encontrados na microbiota do rúmen de ovinos. *M. capripneumoniae* é a espécie de maior importância da pleuropneumonia contagiosa (PCC). *M. agalactiae* foi primeiramente isolado em 1925, reconhecido como o segundo micoplasma isolado na história dessas bactérias. *M. capricolum* subsp. *capricolum* é a segunda espécie mais frequentemente isolada na PCC. Animais jovens infectam-se pela amamentação ou pelo ambiente diretamente. Animais portadores de *M. agalactiae* constituem a principal dificuldade para o controle desta micoplasmose.

A PCC é uma das infecções de maior impacto nessa espécie animal, principalmente pelas consequências econômicas decorrentes do atraso no crescimento e morte de animais.

O grupo dos micoplasmas "micoides" (*M. m. mycoides* LC e *M. m. capri*) tem sido relacionado com as afecções respiratórias pela semelhança à PCC. *M. m. mycoides*-LC tem sido a causa da agalaxia contagiosa em pequenos ruminantes, que é caracterizada por sinais de mastite, artrite, ceratoconjutivite e, ocasionalmente, abortamentos. Entretanto, *M. agalactiae* é o principal agente da doença em ovelhas e cabras. Todavia, *M. m. mycoides* LC, *M. capricolum* subsp. *capricolum* e *M. putrefaciens* também têm sido identificados em diferentes afecções nestas espécies.

Suínos

M. hyorhinis, M. hyopneumoniae, M. hyopharyngis e *M. flocculare* são as espécies mais comuns em suínos. Contudo, têm sido isoladas de suínos sadios espécies de molicutes consideradas originárias de outras espécies animais e de humanos, como *M. arginini, M. bovigenitalium, M. buccale, M. gallinarum, M. iners, M. mycoides* subsp. *mycoides, M. salivarium, M. sualvi, A. axantum, A. granularum, A. laidlawii* e *A. aculi*. Alguns ureaplasmas ainda não classificados e outros micoplasmas anaeróbios obrigatórios também têm sido isolados.

Mycoplasma hyopneumoniae é a espécie considerada mais patogênica para suínos, conhecida como o agente causal da pneumonia enzoótica. Essa doença raramente é fatal, embora cause grandes perdas econômicas. Comumente, *M. hyopneumoniae* é identificado em coinfecções nos suínos com *Pasteurella multocida* ou *Actinobacillus pleuropneumoniae*. Apesar de *M. hyorhinis* e *M. flocculare* terem sido relacionados com as doenças em suínos, ocorrem limitações nesse diagnóstico por causa das reações cruzadas em testes bioquímicos entre *M. hyopneumoniae, M. hyorhinis* e *M. flocculare*.

Aves

Aproximadamente 23 espécies de molicutes foram descritas nas aves: *M. anatis*, *M. anseris*, *M. buteonis*, *M. cloacale*, *M. columbinasale*, *M. columbinum*, *M. columborale*, *M. corogypsi*, *M. falconis*, *M. gallinarum*, *M. gallinaceum*, *M. gallisepticum*, *M. gallopavonis*, *M. glycophilum*, *M. gypsis*, *M. immitans*, *M. iners*, *M. iowae*, *M. lipofaciens*, *M. meleagridis*, *M. pullorum*, *M. synoviae* e *U. gallorale*.

Diversas aves domésticas e silvestres podem ser colonizadas por micoplasmas. *Mycoplasma gallisepticum* e *M. meleagridis* causam sinusites e infecções respiratórias graves, com maiores perdas econômicas em galinhas e perus. *M. synoviae* provoca deficiências no desenvolvimento das aves, enquanto *M. iowae* causa diminuição na postura. Micoplasmas aviários patogênicos são controlados nos criatórios pelo controle da circulação de pessoal e pela prevenção com o uso de vacinas, atenuadas ou inativadas, que minimizam os sinais da doença. A transmissão dos micoplasmas é rápida entre as aves e ocorre principalmente por aerossóis gerados pelos animais, veiculados no próprio ambiente ou pela água contaminada. Aves migratórias devem ser consideradas fontes de infecção em algumas regiões na dispersão do patógeno para áreas livres.

Equinos

A ocorrência de molicutes em equinos consiste em 11 espécies principais que colonizam o trato urogenital ou respiratório: *M. equigenitalium*, *M. equirhinis*, *M. fastidiosum*, *M. felis*, *M. subdolum*, *M. arginini*, *M. feliminutum*, *M. pulmonis*, *M. salivarium*, *A. equifetale*, *A. hippikon*, *A. laidlawii*, *A. modicum*, *A. multilocale*, *A. aculi*, *A. parvum*, *A. axantum* e *A. granularum*. Grande parte dessas espécies foi isolada ocasionalmente e não está associada a uma doença específica em equinos.

Cães e gatos

Entre os molicutes de importância em animais de companhia merecem destaque pelo menos 14 espécies: *M. canis*, *M. cynos*, *M. edwardii*, *M. maculosum*, *M. molare*, *M. opalescens*, *S. spumans* e *U. canigenitalium*. Relatos ocasionais de *M. arginini*, *M. bovigenitalium*, *M. felis*, *M. feliminutum*, *M. gatae*, *Acholeplasma laidlawii* e outros grupos de micoplasma e ureaplasma foram descritos em cães e gatos.

Poucas espécies de gatos foram isoladas, as quais incluem *M. felis*, *M. feliminutum*, *M. gatae*, *Ureaplasma felinum* e *U. cati*, além de uma cepa ainda não classificada, denominada *M.* 7806. Ocasionalmente, foram descritos em felinos domésticos *M. arginini*, *M. arthritidis*, *M. gallisepticum* e *M. pulmonis*.

Com a inclusão de outros grupos bacterianos entre os molicutes, surgem novas perspectivas de estudo para as infecções por micoplasmas hemotróficos (hemoplasmas) causadas pelas espécies dos gêneros *Haemobartonella* e *Eperythrozoon*, que envolvem suínos, cães e gatos com anemia. Esse campo da micoplasmologia inclui infecções causadas por essas bactérias em vertebrados transmitidas por insetos vetores.

Animais de laboratório

Os micoplasmas em animais de experimentação também interferem significativamente nos resultados da pesquisa biomédica, principalmente por modularem inespecificamente a resposta imune dos animais. Nesse aspecto, a micoplasmose murina causa prejuízo aos investimentos científicos bem como à manutenção e à qualidade de biotérios.

Os micoplasmas são isolados principalmente do trato respiratório e urogenital, além da conjuntiva, do ouvido médio e do cérebro.

A micoplasmose respiratória murina é a infecção de maior importância nesses animais, causada pelo *M. pulmonis*. A doença pode ser aguda ou crônica e, na maioria das vezes, é assintomática, podendo manifestar-se após estresse experimental ou ambiental.

Nos ratos, a doença geralmente é subclínica. Nos animais com sinais clínicos, observa-se inicialmente aumento da frequência respiratória ("fungação"), seguida da secreção mucopurulenta óculo-nasal. Outros sinais incluem dispneia, ranger dos dentes, perda de peso, posição de cifose, pelagem eriçada e diminuição de atividade. É observada também a ocorrência de rinite, otite média, labirintite, laringite, traqueíte, bronquite e alveolite. Abscessos pulmonares, pleurite e enfisema são encontrados em animais com sinais respiratórios graves.

A transmissão ocorre por aerossóis gerados dos espirros de animais doentes para animais sadios, mantidos em caixas e estantes ventiladas ou mesmo para animais contidos em gaiolas adjacentes. A transmissão entre ratos e camundongos também pode ocorrer por via intrauterina, durante o acasalamento e no pós-parto.

Mycoplasma arthritidis foi isolado em camundongos em 1983. É considerado menos frequente em ratos e camundongos comparado ao *M. pulmonis*. Estudos sorológicos nesses animais revelaram que a frequência de animais reagentes é maior do que o isolamento microbiano. *M. arthritidis* causa principalmente artrite ou poliartrite em ratos, além de paralisia flácida. Os animais com artrite podem desenvolver também uretrite, rinite, conjuntivite, opacidade de córnea e nódulos na cauda.

Mycoplasma pulmonis e *M. arthritidis* podem ser isolados das mucosas nasal, conjuntiva, do trato laringotraqueobrônquico e do útero de animais. No entanto, não se conhece ainda o local preferencial desses micoplasmas e a frequência de coinfecção. Outros micoplasmas de roedores são menos frequentemente estudados, bem como a sua presença em outras espécies animais.

A seguir, são mencionados os molicutes isolados dos principais animais de laboratório:

- Ratos e camundongos: *M. pulmonis, M. arthritidis, M. collis*
- Camundongos: *M. neurolyticum* e *M. muris*
- Cobaias: *M. caviae, M. cavipharyngis, Acholeplasma cavigenitalium, A. granularum* e *A. laidlawii*. Encontrados principalmente no trato urogenital
- Hamsters: *M. cricetuli* e *M. oxoniensis*. Isolados da conjuntiva
- Coelhos: *M. pulmonis*. Isolado próximo a biotérios de ratos e camundongos. *A. multilocale*. Nova espécie identificada nas fezes de coelhos
- Peixes: *M. mobile*
- Animais silvestres e selvagens: grande diversidade de molicutes é observada nos animais silvestres, geralmente relacionadas com sinais de doença urogenital, respiratória ou articular. Nos animais silvestres e selvagens os molicutes foram identificados em esquilos (*M. cityelli*), focas (*M. phocarhinis, M. phococerebrale, M. phocidae*), marta (*M. mustelae*), puma (*M. felifaucium*), leão (*M. leopharyngis, M. simbae*), leopardo (*M. leocaptivus*), elefante (*M. elephantis*), jacarés (*M. alligatoris*), crocodilos (*M. crocodyli*) e tartarugas (*M. testudinis, M. agassizi*). Nos chimpanzés foram encontradas espécies na cavidade bucal e trato urogenital humano. Recentemente, foram encontrados molicutes em animas marinhos como focas e elefantes marinhos.

➤ Diagnóstico

Em virtude da grande variedade de espécies de animais suscetíveis e infecções causadas pelos molicutes, os espécimes clínicos para o diagnóstico são variados, mas devem conter preferencialmente células epiteliais colhidas recentemente. Assim, secreções pulmonares, leite, líquido sinovial ou órgãos constituem materiais que geralmente devem ser encaminhados para o isolamento. O material oriundo de secreções purulentas não é adequado, pois contém produtos tóxicos aos molicutes. Os principais humores orgânicos ou tecidos utilizados no diagnóstico dos molicutes em animais serão tratados a seguir.

Bovinos

Swabs ou raspados de mucosa vaginal, nasal, sêmen, lavado traqueobrônquico, leite, aspirado de líquido sinovial, fragmentos de pulmões, articulação ou outros tecidos.

Caprinos e ovinos

Swabs, raspados ou lavados de mucosa nasal, cavidade bucal, ocular, auditiva, mucosa vaginal, sêmen. Aspirado de líquido sinovial, fragmentos de articulações e outros tecidos.

Cães e gatos

Swabs ou raspados da mucosa conjuntiva do trato urogenital. Lavados traqueobrônquicos, fragmentos de tecido respiratório ou urogenital.

Suínos

Swabs ou lavado de traqueia, aspirado de líquido sinovial. Fragmentos de tecido pulmonar, articulação ou outros tecidos.

Murinos

Swabs de orofaringe, lavado traqueobrônquico ou de conduto auditivo. Fragmentos de tecidos do trato urogenital, cérebro e pulmões.

Aves

Swabs de orofaringe, esôfago, traqueia, cloaca. Fragmentos de traqueia, saco aéreo e articulação. Aspirados do sinus intraorbital, líquido sinovial, oviduto e sêmen.

O meio de transporte em geral utilizado é o próprio caldo de cultura para a espécie mais provável para o isolamento e deve ser inoculado preferencialmente após a coleta do material ou em até 24 h, se refrigerado (4 a 8°C), para alguns espécimes clínicos. Os *swabs* podem ser inadequados pela maior possibilidade de dessecação do material clínico até a semeadura em meios de cultura. Raspagem, aspirados ou lavados transtraqueais são considerados materiais de eleição. Os decalques de fragmentos de tecidos devidamente seccionados também são indicados. No entanto, os macerados de tecidos podem liberar produtos tóxicos, requerendo que certos materiais clínicos sejam previamente neutralizados com agentes inativadores desses produtos.

Por causa do pleomorfismo e pequeno tamanho dos micoplasmas e da dificuldade de visualização da bactéria com colorações convencionais, o exame bacterioscópico não se aplica na rotina do diagnóstico microbiológico, exceto se o material for tratado com anticorpos específicos e conjugado e observado em microscópio.

A formação de colônias em forma de "ovo frito" e a filtrabilidade do microrganismo em membranas (porosidade de 0,22 μm) caracterizam a presença dessas bactérias na triagem. O formato das colônias e o tempo de sua formação podem auxiliar na triagem de certas espécies, associados à espécie animal envolvida e ao tipo de material clinico analisado. Após o isolamento, é necessário confirmar inicialmente se o isolado é fermentador da glicose, capaz de hidrolisar a arginina e a ureia ou requerer soro animal para a multiplicação. A identificação com soros hiperimunes pode ser realizada por meio de metodologias de inibição de crescimento, inibição metabólica, testes bioquímicos (glicose, arginina, ureia), imunofluorescência ou reações imunoenzimáticas. Provas como a redução do tetrazólio, prova da digitonina, coloração de Dienes, produção de filmes e manchas para identificação estão praticamente em desuso e são utilizadas apenas para triagem de algumas espécies ou gêneros. As técnicas de identificação molecular estão em constante aprimoramento e são as mais confiáveis.

A microscopia eletrônica é adequada no diagnóstico direto da presença de molicutes, embora esteja restrita à pesquisa e não permita a identificação.

Os ureaplasmas necessitam de ureia para o isolamento. Essa propriedade bioquímica é observada verificando-se a hidrólise desse composto no meio de cultura, no sentido de caracterizar o gênero. A identificação das espécies de ureaplasma também requer o uso de anticorpos específicos ou das técnicas de identificação molecular.

As técnicas imuno-histoquímicas podem ser utilizadas na detecção de certas espécies nos tecidos e, mais raramente, em secreções. Entretanto, os soros hiperimunes ou monoclonais não estão disponíveis comercialmente. São produzidos pelos laboratórios das instituições de pesquisa, o que limita seu uso no diagnóstico laboratorial rotineiro.

Entre as dificuldades de cultivo e isolamento dos micoplasmas, vale lembrar que pode ocorrer a coinfecção de espécies dessas bactérias no mesmo material clínico. A prática de isolamento de molicutes é laboriosa mesmo para laboratórios especializados. Em geral, essas bactérias têm crescimento lento, e a caracterização de uma cultura negativa é confirmada somente após 15 dias de incubação, em geral a 37°C. Nas culturas negativas de materiais clínicos de origem animal suspeitos de micoplasmose, pode-se, alternativamente, realizar diluições desse material e subcultivos "cegos" (cultura com o primocultivo negativo). A quantidade de microrganismos viáveis no material clínico pode ser muito pequena, além de serem bactérias sensíveis. Os meios de cultura podem ter impedientes (penicilina, nistatina, anfotericina B e acetato taloso) para a multiplicação de possíveis microrganismos contaminantes no processamento de certos espécimes clínicos. Mesmo assim, esses contaminantes, quando em grandes quantidades, podem desenvolver-se nos meios, limitando o isolamento dos molicutes.

Diversos meios de cultura foram descritos para a rotina laboratorial e existem meios de cultura recomendados para os diferentes molicutes, dependendo dos grupos animais. Assim, os meios para o isolamento de micoplasmas aviários são distintos dos utilizados para o isolamento de micoplasmas de origem suína, bovina ou pequenos ruminantes.

Dessa maneira, as técnicas de diagnóstico molecular são valiosas para a identificação final desses microrganismos após o primo cultivo. No entanto, vale salientar que o resultado da cultura microbiana ainda é considerado "padrão ouro" em comparação com outras metodologias, principalmente na aplicação de procedimentos na detecção indireta de molicutes.

As técnicas de diagnóstico molecular, como a reação em cadeia pela polimerase (PCR), PCR em tempo real e hibridização com sondas de DNA apresentam boa sensibilidade e especificidade. Tais metodologias ainda estão restritas à pesquisa em medicina veterinária, particularmente no diagnóstico das micoplasmoses de maior importância em animais de produção, como na pleuropneumonia suína, bovina e em pequenos ruminantes, na mastite bovina e afecções em animais de laboratório.

A pesquisa de anticorpos também pode ser realizada se devidamente interpretada e aplicada. Para tanto, é importante utilizar antígenos de boa qualidade, apesar da dificuldade de obtenção comercial. A conversão sorológica pode indicar doença ou simplesmente contato recente com micoplasmas. Utilizando-se da aderência em hemácias de certos micoplasmas (como *M. gallisepticum*), a inibição da hemaglutinação por anticorpos na doença aviária pode constituir prova de triagem. A reação de fixação de complemento é menos utilizada na atualidade, substituída em grande parte pelas reações imunoenzimáticas. Reações cruzadas dos testes sorológicos podem ocorrer entre as espécies de molicutes gerando em resultados falso-positivos.

Tratamento

A sensibilidade *in vitro* dos molicutes aos antimicrobianos foi padronizada por técnicas semelhantes, mas não idênticas às bactérias convencionais. O perfil de sensibilidade é baseado na concentração inibitória mínima e concentração bactericida mínima. A técnica da difusão com discos não é adequada por causa das exigências nutricionais e de multiplicação diferenciada dessas bactérias. Os antimicrobianos betalactâmicos, sulfonamidas, rifampicina e polimixina não têm alvos nos molicutes, em razão da ausência de parede celular e síntese de ácido fólico ou por possuírem polimerases diferentes. Alguns macrolídeos, aminoglicosídios, cloranfenicol e algumas fluorquinolonas mostraram atividade variável frente aos micoplasmas.

As tetraciclinas são fármacos tradicionalmente eficazes e de custo viável no tratamento das micoplasmoses em animais. No tratamento de infecções humanas, as fluorquinolonas têm sido mais indicadas, principalmente, por causa de sua atividade micoplasmicida.

A resistência aos antimicrobianos eficazes e conhecidos contra os molicutes foi descrita para algumas espécies de origem humana. No entanto, pouco se conhece ainda sobre a sensibilidade *in vitro* dos micoplasmas de origem animal. O tratamento das micoplasmoses em animais de produção é indicado em casos de surtos, em criatórios de grande número de animais ou mesmo em animais de alto valor econômico. Os antimicrobianos não garantem a eliminação definitiva dos micoplasmas dos hospedeiros.

Controle e profilaxia

O controle e profilaxia das micoplasmoses é fundamentado em medidas gerais e específicas.

Entre as medidas gerais, incluem-se: desinfecção correta de ambientes; retirada periódica de matéria orgânica; lotação adequada de pastos ou granjas; segregação de animais por idades ou categorias; adoção de quarentena para animais recém-ingressados nos rebanhos; evitar adquirir animais de regiões ou criatórios endêmicos; fornecimento de alimentação balanceada e/ou de boa qualidade; acompanhamento do abate de animais; identificação de lesões compatíveis com as micoplasmoses.

Nos animais, os aerossóis são a principal via de transmissão dos micoplasmas, apesar de ocorrer também por via congênita, transplacentária e nas inseminações artificiais. Desse modo, indica-se no controle dessas formas de transmissão a adequação da ventilação, da umidade e da temperatura nas criações de animais confinados ou em granjas, bem como o controle da saúde dos touros utilizados em monta natural e o uso de sêmen de qualidade obtido de centrais de inseminação.

Nas mastites em pequenos ruminantes e vacas, o ordenhador pode veicular os micoplasmas de um animal para outro. Assim, recomenda-se a orientação de medidas higiênicas, bem como o uso de soluções de pré e pós-*dipping*, visando a minimizar a contaminação do úbere, respectivamente, nos momentos de pré e pós-ordenha.

Na avicultura existe também o risco de os humanos contribuírem para a transmissão dos molicutes. A água de beber, ainda pouco estudada, tem mostrado evidências quanto à transmissão de micoplasmas também na criação das aves. Dessa forma, o treinamento dos profissionais que trabalham com aves, bem como o abastecimento de água de boa qualidade, pode minimizar a transmissão microbiana nos aviários.

Como medidas específicas, recomendam-se o uso de vacinas, o isolamento e tratamento de animais doentes, assim como o diagnóstico laboratorial de animais com sinais clínicos compatíveis.

Em geral, as vacinas contra as micoplasmoses animais são compostas por bacterinas. O uso é restrito em animais de produção, com exceção das aves, nas quais se vacinam os animais com bacterinas ou variante atenuada. As vacinas em geral minimizam os sinais clínicos da doença ou diminuem o número de animais doentes, embora não impeçam a infecção.

Em humanos, as vacinas estudadas produzem reações cruzadas dos componentes dos molicutes com tecidos provocando a autoimunidade nos indivíduos inoculados, limitando, portanto, o uso desses imunógenos. Experimentalmente, tem-se estudado a clonagem de antígenos eficazes para a imunoproteção.

Saúde Pública

As micoplasmoses não são consideradas doenças de alto risco zoonótico. No entanto, já foram documentados casos de sinovite após arranhadura de gatos. *M. felis* foi descrito como agente causal de artrite séptica em paciente com imunodeficiência. *M. canis* foi isolado de paciente apresentando doença respiratória e septicemia. Septicemia fatal por *M. arginini* foi descrita em paciente humano imunossuprimido que trabalhava em abatedouro. Infecção no dedo de caçadores de foca por *M. phocacerebrale* foi relatada em decorrência de mordedura por estes animais. Nesse contexto, existem outras micoplasmoses humanas raras de espécies de origem animal cujos dados da literatura são pouco divulgados.

O consumo de leite de ruminantes domésticos com infecção mamária deve ser considerado também como via de transmissão de micoplasmas para humanos.

Bibliografia

Baum SG. Introduction to micoplasma diseases. In: Mandell GL, Bennett JE, Dolin R. Principles and practice of infectious diseases. 6.ed. Philadelphia: Elsevier; 2005. p. 2269-71.

Blanchard A, Browning G. Mycoplasmas. Molecular biology, pathogenicity and strategies for control. Horizon Bioscience: Norfolk; 2005. 603 p.

Greene CE, Chalker VJ. Nonhemotropic mycoplasmal, ureaplasmal, and L-forms infections. In: Greene CE. Infectious diseases of the dog and cat. 4.ed. St. Louis: Elsevier; 2012. p. 319-25.

Kahane I, Adoni A. Rapid diagnosis of mycoplasmas. New York: Plenum Press; 1993. 236 p.

Miles R, Nicholas R. Mycoplasma protocols. New Jersey: Humana Press; 1998. p. 330.

Quinn PJ, Carter ME, Donnelly WJ, Leonard FC. Microbiologia veterinária e doenças infecciosas. Porto Alegre: Artmed; 2005. p. 193-9.

Radostits OM, Gay CC, Hinchcliff KW, Constable PD. Veterinary medicine. A textbook of the disease of cattle, horses, sheep, pigs and goats. 10.ed. EUA: Saunders Elsevier; 2007. 2156 p.

Razin S. Molecular Biology and pathogenicity of mycoplasmas. New York: Kluwer Academic/Plenum Publishers; 2002. 563 p.

Razin S, Tully JG (orgs.) Methods in mycoplasmology. New York: Academic Press; 1983. p. 503.

Razin S, Yogev D, Naot Y. Molecular biology and pathogenicity of mycoplasmas. Microbiol Mol Biol Rev. 1998;2:1094-156.

Tully JG, Razin S. Molecular and diagnostic procedures in mycoplasmology. San Diego: Academic Press; 1996. p. 466.

Whitford HW, Rosembusch RF, Lauerman LH. Mycoplasmosis in animals: laboratory diagnosis. Iowa: Iowa State University Press; 1994. 172 p.

Seção 6

Rickettsias

Febre Maculosa Brasileira

105

Teresinha Tizu Sato Schumaker e Rodrigo Gonzalez

Definição

A febre maculosa brasileira consiste em uma doença febril e aguda. É causada por *Rickettsia rickettsii*, transmitida por carrapatos e caracterizada por vasculite generalizada, de alta gravidade e letalidade para humanos e cães.

Sinonímias: febre maculosa das Montanhas Rochosas (FMMR), febre de Tobia, febre manchada, tifo do carrapato.

Etiologia

Com base em critério fenotípico e genotípico, atualmente, os microrganismos da ordem *Rickettsiales*, família *Rickettsiaceae*, estão incluídos nos gêneros *Rickettsia* e *Orientia*. As espécies do gênero *Rickettsia* estão divididas em dois grupos denominados grupos tifo (GT) e o grupo febre maculosa (GFM). O GT é composto por *Rickettsia prowazekii* transmitida por piolhos (tifo epidêmico) e *Rickettsia typhi* veiculada por pulgas (tifo Murino), de ampla distribuição mundial. O GFM abriga cerca de 30 espécies, das quais pelo menos 14 são consideradas patogênicas para humanos. Alguns autores reconhecem um terceiro grupo, denominado grupo ancestral (GA), que inclui *Rickettsia canadensis* e *Rickettsia bellii* não patogênicas ou de patogenicidade desconhecida.

As espécies do GFM reconhecidas atualmente como patogênicas para os humanos são: *Rickettsia aeschlimannii*, *Rickettsia africae*, *Rickettsia akari*, *Rickettsia australis*, *Rickettsia conorii*, *Rickettsia felis*, *Rickettsia helvetica*, *Rickettsia honei*, *Rickettsia japonica*, *Rickettsia mongolotimonae*, *Rickettsia parkeri*, *Rickettsia sibirica*, *Rickettsia slovaca* e *Rickettsia rickettsii* (*R. rickettsii*). Com exceção de *Rickettsia akari* e *Rickettsia felis* transmitidas, respectivamente, por pequenos acarinos e pulgas, as demais são veiculadas por carrapatos.

Certas espécies detectadas apenas em vetores são referidas como não patogênicas ou de patogenicidade desconhecida. No entanto, no futuro, algumas espécies podem mostrar virulência para humanos e/ou animais, tal como sucedido com *R. parkeri* (febre ganglionar), reconhecida anteriormente como não patogênica.

As riquetsioses GFM recebem diferentes denominações de acordo com a região geográfica e/ou agente, por exemplo: *R. rickettsii* (febre maculosa das Montanhas Rochosas ou febre maculosa brasileira); *R. conorii* (febre maculosa mediterrânea ou febre botonosa); *R. japonica* (febre maculosa oriental); *R. akari* (riquetsiose variceliforme ou *rickettsialpox*); e *R. felis* (riquetsiose felis). Essas cinco espécies infectam humanos, cães e gatos, os quais podem atuar como hospedeiros incidentais (*R. rickettsii*, *R. akari*) ou reservatórios (*R. conorii*, *R. japonica*, *R. felis*). Entre os animais, as riquetsioses causadas por riquétsias GFM apresentam, em geral, curso assintomático ou subclínico, exceção feita à *R. rickettsii*, ocasionalmente letal em cães.

R. rickettsii são microrganismos intracelulares obrigatórios de células eucariotas, transmitidas por carrapatos. São bactérias gram-negativas pequenas (0,5 a 0,8 μm por 0,8 a 2,0 μm) e pleomórficas, de forma cocoide, elipsoide ou bacilar. Coram-se pelos métodos de Gimenez ou Machiavello.

A parede celular das espécies do gênero *Rickettsia* é semelhante à de outras bactérias gram-negativas. Porém, é revestida externamente por uma microcápsula proteica que contém antígenos de superfície. *R. rickettsii* apresenta grande variedade de proteínas externas de membrana (rOmps) com epítopos gênero-comum, grupo-específico e espécies-específicos, além de outros responsáveis pela reatividade cruzada entre os diferentes grupos. Outras moléculas antigênicas bem conhecidas são os lipopolissacarídios de membrana (LPS) grupos específicos e uma proteína de 17 kDa, gênero-específica. Os antígenos Omps dominantes de *R. rickettsii* têm pesos moleculares aproximados de 190 kDa (rOmpA) e 120 kDa (rOmp B) e são os principais responsáveis pela resposta antirriquetsiana em hospedeiros infectados ou imunizados. Os elementos responsáveis pela interação entre as riquétsias e as células hospedeiras, bem como os fatores ligados à virulência da bactéria ainda não estão totalmente esclarecidos.

As riquétsias podem ser isoladas e purificadas a partir de amostras clínicas frescas ou preservadas (-80°C) do vertebrado (coágulo sanguíneo, pele, fígado, entre outros), ou mesmo do artrópode (triturado ou hemolinfa). O material pode ser inoculado em cobaias, em culturas primárias de embrião de galinha ou em linhagens de células permanentes. As riquétsias multiplicam-se e podem ser recuperadas, após alguns dias da inoculação *in vitro* ou 1 mês após infecções experimentais.

Epidemiologia

A FM causada por *R. rickettsii*, autóctone das Américas, foi descrita inicialmente nos EUA na primeira década do século 20, onde recebeu a denominação *rock mountain spotted fever* (FMMR). Atualmente, já foi registrada no Canadá, no México, na América Central (Costa Rica, Honduras, Nicarágua e Panamá) e na América do Sul (Argentina, Brasil e Colômbia), recebendo muitas vezes denominações regionais. No Brasil, é conhecida como febre maculosa brasileira (FMB).

A sazonalidade e endemicidade da doença estão ligadas às espécies de carrapatos e de hospedeiros existentes nos focos e, ainda, são influenciadas pelo clima (alta temperatura e umidade) e pela vegetação da região. Em geral, a incidência da doença é mais elevada nos períodos de maior abundância das larvas e das ninfas. As bactérias são transmitidas pela picada dos carrapatos após 5 a 20 h de fixação no hospedeiro. Provavelmente, o retardo na transmissão das bactérias está associado ao tempo necessário para reativação da virulência e replicação das bactérias infectantes nas glândulas salivares ou, ainda, à produção de substância cementante em torno do aparelho bucal do carrapato. A remoção precoce do vetor pode evitar a infecção, o que constitui importante medida preventiva. Riquétsias presentes na hemolinfa ou fezes do vetor podem infectar o vertebrado por via conjuntiva ou pele lesada.

Os carrapatos, além de vetores, também são considerados bons reservatórios de *R. rickettsii*. Uma vez infectado pela ingestão de sangue de hospedeiro vertebrado riquetsêmico, o vetor pode manter a infecção por várias gerações, via transestadial e transovariana (transmissão vertical) e, ainda, infectar outros hospedeiros durante o repasto (transmissão horizontal). A transmissão venérea entre carrapatos também contribui para a circulação das bactérias. As riquétsias se multiplicam intensamente nos vertebrados (amplificadores). A maioria desses animais apresenta curto período de riquetsemia, com baixo potencial de infecção para os carrapatos. Entretanto, o aporte de carrapatos infectados via alimentação em vertebrados riquetsêmicos, ainda que pequeno, pode originar novas linhagens, de modo a auxiliar na manutenção das riquétsias na natureza.

Nos EUA, os principais transmissores da FMMR são *Dermacentor andersoni* e *Dermacentor variabilis*, carrapatos trioxenos, parasitas de humanos, cães, gatos e outros mamíferos. Outras espécies como *Amblyomma americanum*, *Riphicephalus sanguineus* e *Haemaphysalis leporipalustris*, de valor epidemiológico incerto, são também incriminadas na transmissão da riquetsiose. Pequenos roedores, lebres e cães são considerados também fontes de infecção para os vetores.

No México e América do Sul as espécies mais associadas à doença em humanos são, respectivamente, *R. sanguineus* (carrapato vermelho do cão), de elevada especificidade parasitária, e *Amblyomma cajennense* (carrapato do cavalo ou carrapato estrela) de hábito alimentar eclético, principalmente nos estádios de larva ("micuim") e ninfa ("vermelhinho").

No Brasil, a FMB é relatada principalmente na região Sudeste (Espírito Santo, Minas Gerais, Rio de Janeiro e São Paulo) e tem como principal vetor *Amblyomma cajennense*. Em certos focos notificados no estado de São Paulo, *Amblyomma aureolatum* (carrapato amarelo do cão) é considerado o principal responsável pela veiculação da riquétsia. Desde o século passado, riquétsias GFM têm sido detectadas na hemolinfa de várias espécies de carrapatos sem diagnóstico específico. Recentemente, *R. rickettsii* foi geneticamente identificada também em exemplares de outras espécies de carrapatos, como *R. sanguineus*, *Rhipicephalus* (*Boophilus*) *microplus* e *Anocentor nitens* (*A. nitens*) coletados parasitando, respectivamente, cães, bovinos e equinos em episódios de focos da doença. Em geral, somente espécies do gênero *Amblyomma* (*A. ovale*, *A. brasiliensis*, *A. dubitatum*) são consideradas potencialmente transmissoras da doença para humanos no Brasil, enquanto as demais atuam, fundamentalmente, na manutenção do ciclo enzoótico das bactérias. As Figuras 105.1 e 105.2 ilustram os diferentes aspectos da dinâmica da FMB.

No país, está demonstrado que vários mamíferos, como cães, gatos, cavalos, marsupiais e capivaras, são suscetíveis ao agente. Esses animais podem apresentar sorologia positiva e, a despeito do baixo potencial de infecção para os carrapatos, são excelentes hospedeiros para os vetores, elevando sua densidade populacional. Há evidências de que pequenos roedores silvestres sejam os hospedeiros de maior relevância para a infecção dos carrapatos. De fato, existem raros estudos demonstrando a presença de *R. rickettsii* no sangue de equinos e cães naturalmente infectados. Tais descrições reforçam a possibilidade desses animais servirem como fonte de infecção dos carrapatos em áreas de convívio com humanos. No Brasil, a prevalência de animais soropositivos de certa região tem se apresentado altamente associada ao risco de infecção pelos humanos, razão pela qual cães e equinos são utilizados como sentinelas da doença. Postula-se, também, nos países em que a doença cursa de maneira endêmica, a presença de carrapatos parasitando aves, os quais poderiam ser veiculados pelas aves entre diferentes regiões, ou mesmo países.

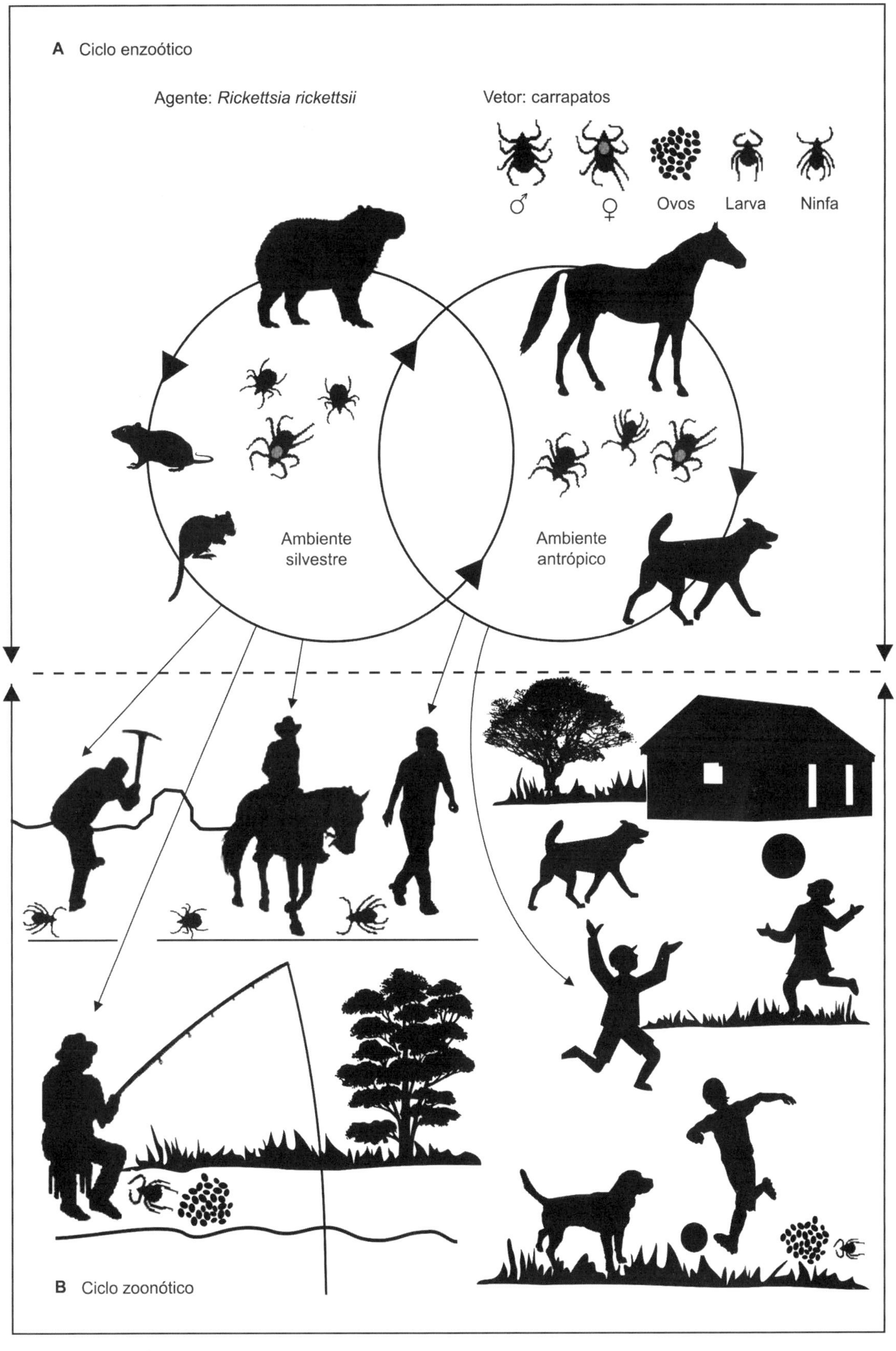

Figura 105.1 Aspectos epidemiológicos da febre maculosa brasileira, *Rickettsia rickettsii,* transmitida por carrapatos. **A.** Em seu ciclo enzoótico infecta animais silvestres (capivara, pequenos roedores e outros) ou animais de produção e de companhia (cavalos e cães, principalmente) no ambiente antrópico. **B.** No ciclo zoonótico, atividades humanas podem facilitar o contato com larvas, ninfas e adultos de carrapatos infectados (*Amblyomma cajennense* e *A. aureolatum,* principalmente) propiciando focos epidêmicos. *Rhipicephalus sanguineus*, *Rhipicephalus* (*Boophilus*) *microplus*, *Anocentor nitens* e *A. dubitatum* já foram observados infectados pela riquétsia tornando ainda mais complexa a epidemiologia da doença. Ilustração de Cassiano Pereira Nunes.

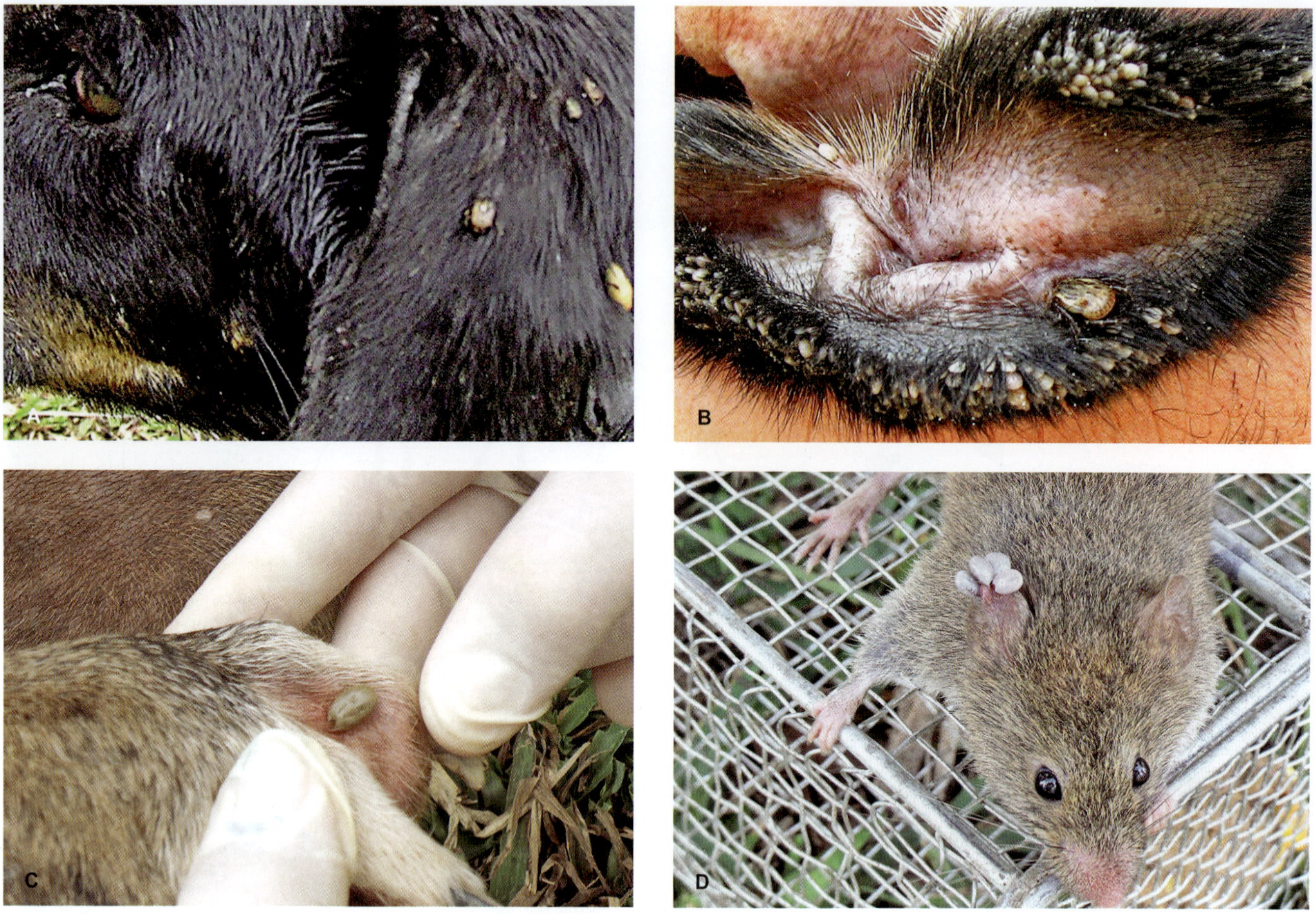

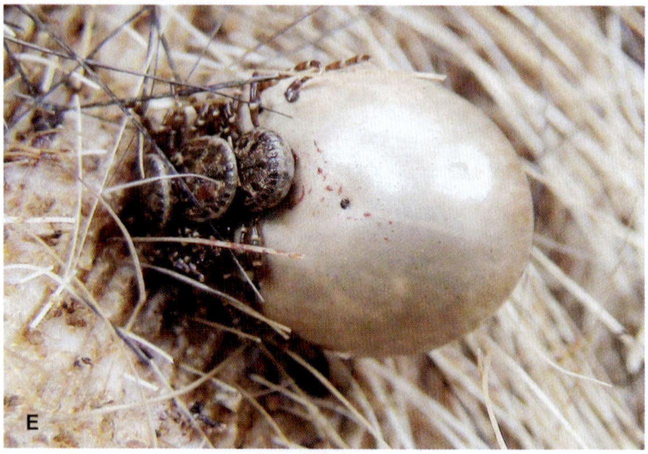

Figura 105.2 Vetores potenciais de riquetsiose no Brasil. **A** a **C**. Carrapatos parasitando cães. **A.** *A. ovale* no cão. **B.** *A. cajennense* (imaturos) e *A. aureolatum* (macho) orelha de cão. **C.** *R. sanguineus* na região interdigital. **D** e **E**. Exemplares em animais silvestres. **D.** Adultos ingurgitados em pequeno roedor. **E.** Fêmea e machos parasitando tamanduá-bandeira. Imagens cedidas por Maria Ogrzewalska (A e B), Gilberto S. Gazeta (C e D) e Rodrigo H. F. Teixeira (E).

Na natureza, somente uma baixa porcentagem de carrapatos se encontra infectada por *R. rickettsii*, em geral inferior a 2%, mesmo em áreas endêmicas de FMMR. Esse achado pode ser creditado ao fato de os mamíferos, como os cães, considerados bons hospedeiros de carrapatos adultos, apresentarem riquetsemia de magnitude e duração insuficiente para infectar um número razoável de vetores, ou que o elevado número de riquétsias mostra-se patogênico para o carrapato, reduzindo a população de vetores infectados via transovariana. Ainda, espécies de riquétsias GFM não patogênicas são mais frequentemente detectadas em carrapatos, devendo competir com *R. rickettsii*, deslocando a bactéria do vetor por mecanismos ainda não determinados.

Em áreas com características rurais no Brasil, os cães podem carrear carrapatos infectados, principalmente do gênero *Amblyomma*, para as proximidades de habitações humanas, comportando-se como elos importantes da cadeia zoonótica da FM. Sabe-se que linhagens de carrapatos *R. sanguineus* existentes no país são pouco antropofílicas, apesar de relatos de casos de parasitismo humano.

Recentemente, um caso de paciente com FMB habitante de casa infestada por *R. sanguineus* infectados por *R. rickettsii* foi relatado no estado do Rio de Janeiro. Na residência, apenas *R. sanguineus* pôde ser constatado e sua participação eventual na transmissão da FMB não deve ser descartada. É preciso considerar ainda que, em outras regiões do mundo, esse carrapato é transmissor de *R. conorii*, agente da febre maculosa do Mediterrâneo ou Botonosa, de curso menos patogênico para humanos, cães e gatos.

Nos EUA e no Brasil, são bem descritos os casos de FM canina por *R. rickettsii*, resultantes de infecção natural ou experimental. Entretanto, não está elucidado em que extensão a bactéria é a causa primária de casos fatais, em que pese às dificuldades diagnósticas dos testes laboratoriais para confirmação de FM aguda fulminante. No Brasil, é possível que quadros febris e óbitos de cães ocorridos em áreas endêmicas possam estar associados à FMB.

Patogenia

A FM é nitidamente uma doença multissistêmica com grande variedade de apresentações clínicas. Os sinais clínicos são atribuídos à invasão de células endoteliais de pequenos vasos sanguíneos, principalmente as arteríolas pré-capilares e as vênulas pós-capilares, o que resulta em vasculite. Fosfolipases e proteases da bactéria têm sido incriminadas nos mecanismos de dano nas membranas celulares do hospedeiro. A perda progressiva da integridade vascular leva a aumento da permeabilidade, edema e coagulopatias, que podem se manifestar como hemorragias, petéquias, equimoses e/ou trombose. Essas anormalidades geram hipotensão sistêmica, diminuição da perfusão de órgãos e outras disfunções orgânicas. Os sinais clínicos são, consequentemente, o reflexo dos principais órgãos envolvidos.

Em cães, a gravidade dos sinais clínicos reflete o número de organismos no momento da infecção, visto que pequena carga bacteriana infectante resulta em sinais clínicos brandos e doença autolimitante. Em contraste, a infecção por grande número de organismos resulta em sinais clínicos graves que, possivelmente, determinam óbito de animais não precocemente diagnosticados e adequadamente tratados. A gravidade da doença também pode refletir diferenças patogênicas entre isolados de *R. rickettsii*, assim como fatores ligados à imunocompetência do hospedeiro.

Em animais e humanos, as riquétsias ligam-se aos receptores da membrana celular hospedeira e induz rearranjo focal do citoesqueleto, o que permite a internalização. A bactéria lisa a membrana do vacúolo fagossomol e escapa para o citossol, onde se multiplica livremente, podendo invadir o núcleo. Nos vertebrados, o local primário de replicação das bactérias são as células endoteliais, embora possam infectar também a musculatura lisa dos vasos sanguíneos. No vetor, colonizam células da glândula salivar, intestino médio e gônadas. As riquétsias multiplicam-se de maneira lenta e com baixa densidade intracelular. Desde o início da multiplicação, são liberadas por terminações filopodiais das células infectadas, sem lise de membrana, infectando outras células.

A disseminação precoce do agente resulta em período de incubação relativamente curto da doença (2 a 14 dias) frente ao longo período necessário para sua multiplicação (10 a 13 h/geração). *R. rickettsii* causa lesão na membrana e consequente morte celular, aparentemente, por causa de processos oxidantes e formação de radicais livres.

Clínica

Os sinais clínicos relacionados com a FM em cães têm sido bem descritos, embora não sejam considerados patognomônicos da doença. A variação dos sinais clínicos em cada caso e a similaridade das manifestações clínicas com outras doenças contribuem para a dificuldade no estabelecimento do diagnóstico definitivo da FM durante a fase aguda da infecção. Os sinais clínicos observados na FM em humanos são similares aos encontrados em cães.

Cães da raça Pastor Alemão parecem apresentar certa predisposição à manifestação clínica da doença. Entre os principais sinais apresentados por cães com FM estão hipertermia/febre, depressão, anorexia, petéquias e equimoses em mucosas (genital e discretas "máculas" na mucosa bucal), perda de peso, claudicação, edema de membros, dor nas articulações, mialgia e manifestações neurológicas (hiperestesia, ataxia, tetraparesia, convulsões). Outras manifestações ocasionais incluem vômito, icterícia (Figura 105.3), lesões cutâneas (edema, hiperemia e necrose em extremidade dos membros e no plano nasal), diarreia, dificuldade respiratória, taquipneia, sinais oculares (conjuntivite, uveíte, retinite), linfadenomegalia generalizada, edema testicular e no epidídimo de machos. Epistaxe, melena e hematúria podem ser observados em casos graves. Exame cuidadoso da pele glabra e do fundo do olho é recomendado, visando a investigar a presença de petéquias e equimoses.

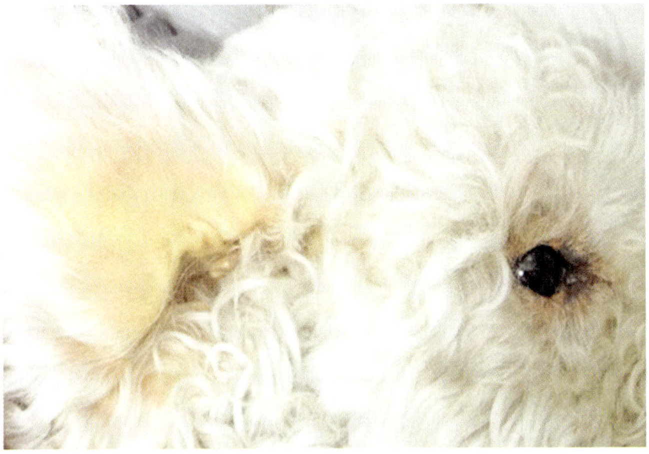

Figura 105.3 Icterícia grave em cão. Manifestação clínica comum em cães com coagulopatias e que deve incluir a febre maculosa como diagnóstico diferencial. Imagem cedida por Silvia Kana Ulata.

Os achados laboratoriais de cães com FM também não são patognomônicos e podem ser muito similares aos observados em outras entidades nosológicas. As anormalidades clínico-laboratoriais incluem leucopenia em uma fase precoce da infecção, seguida de leucocitose por neutrofilia (presença de neutrófilos tóxicos). A trombocitopenia tem sido relatada como o achado hematológico mais frequente em cães com FM. Na maioria dos casos, a trombocitopenia observada varia de leve a moderada, geralmente, abaixo de 75.000 células/$\mu\ell$. Uma vez que hemorragias espontâneas secundárias à trombocitopenia raramente ocorrem em cães com contagem plaquetária superior a 10.000 células/$\mu\ell$, a ocorrência de hemorragia nesses casos pode sugerir vasculite e, consequentemente, considerar a FM como diagnóstico diferencial. A bioquímica sérica geralmente acusa aumento moderado de ALT, AST, creatina quinase (CK) e fosfatase alcalina (FA). Em animais com sinais graves observam-se também proteinúria e aumento de ureia e creatinina. Avaliação do líquido sinovial em animais com artropatias revela processo inflamatório com predomínio de neutrófilos. Líquido cerebroespinal pode apresentar aumento de proteínas e células polimorfonucleares em animais com encefalite.

A escassez de alterações características nas manifestações clínicas e nos achados hematológicos e de bioquímica sérica em cães com FM causa, provavelmente, o subdiagnóstico da doença nessa espécie. Os diagnósticos diferenciais para FM em cães incluem erliquiose aguda, leptospirose, sepse, pancreatite e certas doenças imunomediadas, como a trombocitopenia imunomediada, anemia hemolítica imunomediada e a poliartrite imunomediada.

Diagnóstico

No Brasil, cães com sinais de vasculite e claudicação, parasitados por carrapatos dos gêneros *Amblyomma* e *Rhipicephalus*, especialmente provenientes de regiões endêmicas, devem ser considerados para o diagnóstico de FM.

O isolamento de *R. rickettsii* é difícil, mas pode ser obtido pela inoculação de tecidos suspeitos em ovos embrionados e cultura celular.

O teste de imunofluorescência direta (IFD) é recomendado para o diagnóstico direto de *R. rickettsii* na FM em humanos e animais, notadamente na fase inicial (3 a 4 dias do início da infecção). O teste pode ser realizado em fragmentos de órgãos ou de material de biopsia, obtido preferencialmente de regiões de lesões. Na ausência de petéquias e sufusões em mucosas e conjuntivas, recomenda-se a biopsia de mucosas hemorrágicas. O isolamento das riquétsias em cultura celular, monitorado por IFD, também pode viabilizar o diagnóstico precoce.

Entre os testes sorológicos, a imunofluorescência indireta (IFI) é o de escolha por ser sensível, requerer pouca quantidade de soro e permitir a pesquisa isolada de IgG e IgM. Títulos de IgG ≤ 64 são considerados negativos. Em geral, mostram-se aumentados a partir da segunda ou terceira semana pós-infecção, mantendo-se elevados por 3 a 5 meses ou mais. Cães em início de infecção podem apresentar títulos de IgG ≤ 64. No entanto, cães constantemente expostos a carrapatos podem apresentar anticorpos em decorrência de outras riquétsias GFM, dificultando o diagnóstico. Para confirmação de infecção ativa, há necessidade de demonstração do aumento de pelo menos quatro vezes o título de IgG entre soros pareados colhidos em intervalos de 2 a 3 semanas. A titulação da classe IgM permite o diagnóstico de infecção recente. Os títulos aumentam, ainda, durante a primeira semana da infecção para ≥ 8 (positivo) e decrescem após 4 a 8 semanas, retornando a valores ≤ 1:8 (negativo).

A reação em cadeia pela polimerase (PCR) ou PCR em tempo real para pesquisa de genes riquetsiais (*glt*A, *omp*A e *omp*B, entre outros) e a análise de sequências de nucleotídios têm se mostrado valiosas no diagnóstico da doença em humanos e animais, além da investigação de virulência e taxonomia da bactéria, embora ainda estejam restritas principalmente a centros de pesquisa. Coinfecções de *R. rickettsii* em cães com outros patógenos dos gêneros *Ehrlichia*, *Babesia* e/ou *Bartonella* foram diagnosticadas por PCR. No entanto, em métodos convencionais de diagnóstico, reações falso-positivas foram observadas.

Tratamento

O tratamento da FM é baseado na antibioticoterapia com atividade antirriquétsia. Tetraciclina e derivados (doxiciclina, oxitetraciclina) são os fármacos de escolha para o tratamento da doença. A doxiciclina é administrada por via oral ou intravenosa na dose de 5 a 10 mg/kg, 12 a 24 h, por no mínimo 1 semana. Dependendo da gravidade dos sinais clínicos, o tempo de tratamento pode ser prolongado para 2 ou 3 semanas. O cloranfenicol (30 a 50 mg/kg, 8 a 12 h, por via oral ou parenteral) apresenta boa atividade contra *R. rickettsii* e tem a vantagem de poder ser administrado por via parenteral em animais com sinais gastrintestinais. Apesar de estudos considerarem as fluorquinolonas (enrofloxacino) também efetivas no tratamento, o grupo das tetraciclinas ainda é considerado como primeira escolha. A terapia suporte (fluidoterapia intravenosa, analgésicos e nutrição parenteral quando da necessidade de hospitalização) também é indicada nos casos de FM.

Profilaxia e controle

Cães infectados com *R. rickettsii* podem permanecer imunes por período relativamente longo. É possível que infecções prévias não diagnosticadas causadas por *R. rickettsii* ou outras riquétsias GFM possam evitar o desenvolvimento de quadros graves de FM em cães expostos a grandes infestações por carrapatos infectados. Cães de áreas urbanas sem contato prévio com riquétsias GFM são mais suscetíveis à doença. Em visitas esporádicas a zonas rurais, devem ser constantemente examinados e, ao retornar ao *habitat* normal, recomenda-se aplicação de produtos carrapaticidas. Evitar exposição dos cães a carrapatos e remover rotineiramente os vetores são as medidas mais efetivas de prevenção.

Cães infectados não oferecem grandes riscos aos humanos, uma vez que a riquetsemia é breve, entre 5 e 14 dias. As riquétsias não sobrevivem fora das células hospedeiras e, em condições naturais, a infecção por exposição a aerossóis de secreções de cães é pouco provável. O contato da pele com sangue em riquetsemia deve ser evitado durante a manipulação do animal (procedimentos cirúrgicos, coleta de sangue).

A remoção dos carrapatos deve ser cuidadosa, com as mãos protegidas, de modo a evitar esmagamento do vetor e contato com sua hemolinfa ou fezes.

Não estão disponíveis vacinas comerciais contra a doença em humanos ou cães, apesar de haver estudos experimentais em curso com vacinas inativadas, de cultura celular.

Saúde Pública

A FM é uma zoonose de natureza sazonal e endêmica, de elevada gravidade clínica em humanos. No Brasil e nos EUA, é considerada doença de notificação compulsória. Na ocorrência de caso em humanos, pesquisas epidemiológicas sobre potenciais vetores e reservatórios locais são fundamentais para a adoção de estratégias específicas para o controle e prevenção da doença.

Nos humanos, a doença tem início de maneira abrupta, com febre alta, mal-estar, mialgia, cefaleia e calafrio. Após poucos dias da infecção, alguns pacientes podem manifestar lesão denominada *rash* maculopapular. O período de incubação médio é de 7 dias, mas pode variar de 3 a 12 dias. É comum a ausência de relato de picada por carrapato, pois larvas e ninfas podem se alimentar transitoriamente, permanecendo despercebidas.

Os sinais clínicos iniciais não são específicos e a riquetsiose pode ser confundida com várias outras doenças (sarampo, rubéola, infecções enterovirais). Manifestações extracutâneas, principalmente gastrintestinais, renais, neurológicas e pulmonares podem predominar em certo número de pacientes, e a presença de edema generalizado é indicativa de doença grave. A letalidade da FM diminui drasticamente quando a antibioticoterapia é introduzida de forma precoce, tão logo ocorra suspeita clínica/epidemiológica, antes que se desenvolvam alterações patológicas graves (trombose e necrose tissular). Nos EUA, a taxa de mortalidade foi reduzida de 23% para 2 a 5% com o uso adequado de antimicrobianos nos pacientes.

As medidas de proteção pessoal são simples e incluem a utilização de repelentes, roupas claras previamente tratadas com carrapaticidas, chapéu, camisa de manga comprida e calça comprida com as barras vedadas (dentro das meias e botas). Em áreas de exposição a carrapatos deve-se examinar periodicamente o corpo (2 a 3 h) para a remoção cuidadosa dos carrapatos, sempre com as mãos protegidas. Recomenda-se também o exame minucioso do corpo antes do banho e lavagem da roupa após regresso de incursões em áreas de risco.

Bibliografia

Dantas-Torres F, Figueredo LA, Brandão-Filho SP. Rhipicephalus sanguineus (Acari:ixodidae) brown dog tick, parasitizing humans in Brazil. Rev Soc Bras Med Trop. 2006;39(1):64-7.

Del Fiol FS, Junqueira FM, Rocha MCP, Toledo MI, Barberato Filho S. A febre maculosa no Brasil. Rev Panam Salud Pública. 2010;27(6):461-8.

Eremeeva ME, Dasch G. Rickettsiae. In: Lederberg J. Encyclopedia of Microbiology. 2.ed. v. 4. New York: Academic Press; 2000. p. 140-80.

Galvão MAM, Silva LJ, Nascimento EM, Calic SB, Sousa R, Bacellar F. Rickettsial dieases in Brazil and Portugal: occurrence, distribution and diagnosis. Rev Saúde Pública. 2005;39(5):850-6.

Gazeta GS, Souza ER, Abboud-Dutra AE, Amorim M, Barbosa PR, Almeida AB *et al.* Potential vectors and hosts of Rickettsia spp: epidemiological studies in the Vale do Paraíba, state of Rio de Janeiro/Brazil. Clin Microbiol Infect. 2009;15:269-70.

Gehrke FS, Gazeta GS, Rodrigues ES, Marrelli MT, Schumaker TTS. Coinfestation of ectoparasites infected by Rickettsia rickettsii in dogs and horses in the state of Rio de Janeiro/Brazil. 6th International Meeting on Rickettsiae and Rickettsial diseases. Heraklion, Crete, Greece, 2011.

Gehrke FS, Gazeta GS, Rodrigues ES, Marrelli MT, Schumaker TTS. First Detection of Rickettsia rickettsii in Horses and Dogs in Brazilian Spotted Fever Focus in the State of Rio de Janeiro/Brazil. 6th International Meeting on Rickettsiae and Rickettsial diseases. Heraklion, Crete, Greece, 2011.

Gehrke FS, Gazeta GS, Souza ER, Ribeiro A, Marrelli MT, Schumaker TT. Rickettsia rickettsii, Rickettsia felis and, Rickettsia sp TwKM03 infecting Rhipicephalus sanguineus and Ctenocephalides felis collected from dogs in a Brazilian Spotted Fever focus in the State of Rio de Janeiro/Brazil. Clin Microbiol Infect. 2009;15:267-8.

Gehrke FS, Mendes do Nascimento EM, Rodrigues de Souza E, Colombo S, Jacintho da Silva L, Schumaker TT. Detection of Rickettsia rickettsii and Rickettsia sp in 24 patient blood clots from different municipalities of the state of São Paulo/Brazil. Ann NY Acad Sci. 2006;1078:260-2.

Greene CE, Kidd L, Breitschwerdt EB. Rocky Mountain and Mediterranean Spotted Fevers, Cat-Flea Typhuslike Illness, Rickettsialpox, and Tytphus. In: Greene CE (org.). Infectious diseases of the dog and cat. 4.ed. St. Louis: Elsevier Saunders; 2012. p. 259-67.

Guedes E, Leite RC, Prata MCA, Pacheco RC, Walker DH, Labruna MB *et al.* Detection of Rickettsia rickettsii in the tick Amblyomma cajennense in a new Brazilian spotted fever-endemic area in the state of Minas Gerais. Mem Inst Oswaldo Cruz. 2005;100(8):841-5.

Horta CM, Labruna MB, Pinter A, Linardi PM, Schumaker TTS. Rickettsia infection in five areas of the state of São Paulo. Mem Inst Oswaldo Cruz. 2007;102:793-801.

Horta MC, Labruna MB, Sangioni LA, Vianna MC, Gennari SM, Galvão MA *et al.* Prevalence of antibodies to Spotted Fever Group Rickettsiae in humans and domestic animals in a Brazilian Spotted Fever-endemic area in the State of São Paulo, Brazil: serologic evidence for infection by Rickettsia rickettsii and another Spotted Fever Group rickettsia. Am J Trop Med Hyg. 2004;7:93-7.

Kidd L, Maggi R, Diniz PP, Hegarty B, Tucker M, Breitschwerdt E. Evaluation of conventional and real-time PCR assays for detection and differentiation of Spotted Fever Group Rickettsia in dog blood. Vet Microbiol. 2008;129(3-4):294-303.

Labruna MB, Kamakura O, Moraes-Filho J, Horta MC, Pacheco RC. Rocky mountain spotted fever in dogs, Brazil. Emerg Infect Dis. 2009;15:458-60.

Moura-Martiniano NO, Machado-Ferreira E, Cardoso KM, Gehrke FS, Amorim M, Fogaça AC *et al.* Rickettsia and Vector Biodiversity of Spotted Fever Focus, Atlantic Rain Forest Biome, Brazil. Emerg Infec Dis. 2014;3;498-500.

Nicholson WL, Allen KE, McQuiston JH, Breitschwerdt EB, Little SE. The increasing recognition of rickettsial pathogens in dogs and people. Trends Parasitol. 2010;26(4):205-12.

Pinter A, Labruna MB. Isolation of Rickettsia rickettsii and Rickettsia belli in cell culture from the tick Amblyomma aureolatum in Brazil. Ann NY Acad Sci. 2006;1078:523-9.

Piranda EM, Faccini JL, Pinter A, Saito TB, Pacheco RC, Hagiwara MK *et al.* Experimental infection of dogs with a Brazilian strain of Rickettsia rickettsii: clinical and laboratory findings. Mem Inst Oswaldo Cruz. 2008;103(7):696-701.

Sangioni LA, Horta MC, Vianna MC, Gennari SM, Soares RM, Galvão MA *et al.* Rickettsial infection in animals and Brazilian Spotted Fever endemicity. Emerg Infect Dis. 2005;11:265-9.

Stiles J. Canine rickettsial infections. Vet Clin North Am Small Anim Pract. 2000;30:1135-49.

Seção 7

Chlamydophila e *Chlamydia*

Enfermidades pelos Gêneros *Chlamydophila* e *Chlamydia* 106

Francielle Gibson da Silva Zacarias e Julio Cesar de Freitas

Definição

As bactérias dos gêneros *Chlamydophila* e *Chlamydia* infectam várias espécies de mamíferos domésticos e selvagens, aves e humanos. As manifestações clínicas causadas por essas bactérias são variadas e dependem da espécie animal e da espécie bacteriana envolvida. Abortamentos, pneumonia, rinite, conjuntivite, artrite e enterite são as manifestações mais frequentes, embora sejam comuns animais infectados com ausência de sinais clínicos.

Sinonímias: clamidiose, aborto epizoótico bovino, aborto enzoótico ovino, aborto enzoótico caprino, clamidiose aviária, clamidiose felina, encefalomielite esporádica bovina.

Etiologia

Em princípio, a família *Chlamydiaceae* possuía somente o gênero *Chlamydia* e quatro espécies: *Chlamydia psittaci*, *Chlamydia trachomatis*, *Chlamydia pneumoniae* e *Chlamydia pecorum*, subdivididas em vários sorovares. Com o desenvolvimento de técnicas de biologia molecular, principalmente o sequenciamento e a análise dos genes 16S e 23S do RNA ribossômico, a família *Chlamydiaceae* foi dividida nos gêneros *Chlamydia* e *Chlamydophila*.

O gênero *Chlamydia* contém as espécies *Chlamydia trachomatis*, *Chlamydia suis e Chlamydia muridarum*, enquanto o gênero *Chlamydophila* tem as espécies *Chlamydophila abortus*, *Chlamydophila psittaci*, *Chlamydophila felis*, *Chlamydophila pecorum*, *Chlamydophila caviae* e *Chlamydophila pneumoniae*.

As bactérias da família *Chlamydiaceae* pertencem à ordem *Chlamydiales*. São bactérias gram-negativas e intracelulares obrigatórias, com ciclo de vida único, alternando entre formas infectantes (corpos elementares--CE) e vegetativas (corpos reticulados-CR). São também conhecidas como "parasitas de energia" por causa da aparente incapacidade de gerar ATP. Os CE, ou formas extracelulares infectantes, são cocoides, inertes, com tamanho aproximado de 0,2 a 0,3 mm e estáveis a variações osmóticas. Os CR ou formas reprodutivas são irregulares, metabolicamente ativos, mas frágeis a alterações osmóticas, e podem chegar a 1 mm de diâmetro.

O ciclo de desenvolvimento tem início com a adesão dos CE na membrana citoplasmática da célula hospedeira, seguida da internalização nos vacúolos citoplasmáticos e divisão por fissão binária (início da diferenciação em CR). Após a diferenciação, os CR são reorganizados em novos CE e, entre 48 e 72 h, após infecção *in vitro*, uma inclusão clamidial pode conter centenas de estruturas em vários estágios de desenvolvimento (ciclo assíncrono), incluindo CE, CR e formas intermediárias. A liberação dos CE ocorre por lise da célula hospedeira ou por liberação de inclusões clamidiais pela membrana celular da célula hospedeira.

A replicação *in vitro* pode ser realizada em ovos embrionados de galinha e em cultura celular. As linhagens permanentes de células McCoy, Vero e L929 são as mais utilizadas no cultivo celular.

A coloração de Gimenez é rotineiramente aplicada para visualização direta dos CE e CR. Essas bactérias coram-se em vermelho púrpura, contrastando com a contracoloração de fundo verde (Figura 106.1). Outras técnicas como Ziehl-Neelsen modificada, Macchiavelo e Stamp também podem ser utilizadas.

A parede bacteriana gram-negativa é circundada por uma membrana citoplasmática e por uma membrana externa, ambas trilaminares. Entre os vários componentes da membrana externa, os lipopolissacarídios (LPS) têm importante função antigênica e sua porção sacarídea é família-especifica. A parede celular das bactérias da família *Chlamydiaceae* não tem níveis detectáveis de peptidoglicano em sua formação, mas apresenta uma fração insolúvel, composta pela *major outer membrane protein* (MOMP) e outras proteínas menores. A MOMP confere rigidez estrutural ao corpo elementar e é utilizada para a determinação de gênero e espécies.

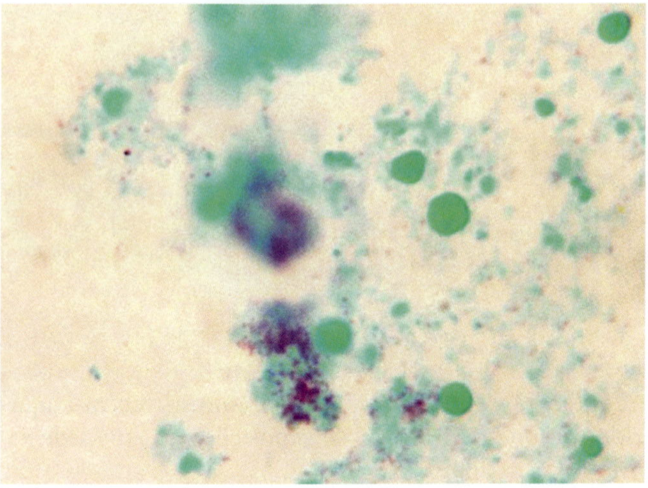

Figura 106.1 *Chlamydophila abortus* (pequenos cocos vermelhos-púrpura) em esfregaço de membrana vitelínica. Gimenez, 1.000 ×.

O gênero *Chlamydophila*, particularmente as espécies *C. abortus, C. pecorum, C. psittaci* e *C. felis*, está relacionado com doenças mais frequentes em animais domésticos e/ou em humanos.

Epidemiologia

As clamídias infectam grande número de espécies de mamíferos, mais de 100 espécies de aves, além dos humanos. Recentemente, também foram identificadas em invertebrados.

As clamidioses em animais domésticos geralmente estão associadas a manifestações ou quadros clínicos característicos. As infecções interespécies são incomuns. A doença ocorre independentemente do sexo e da idade dos animais. Em geral, deficiências de manejo e condições higiênico-sanitárias nas criações, aglomeração (felinos), criação intensiva de bovinos (em confinamentos) e pequenos ruminantes, ausência de quarentenário e uso de sêmen contaminado estão associados à ocorrência da doença em animais domésticos.

O trato gastrointestinal, a mucosa genital e a mucosa conjuntival parecem ser o *habitat* da maioria das espécies dos gêneros *Chlamydia* e *Chlamydophila*. A eliminação fecal dessas bactérias pode ser prolongada em animais de produção e propicia a infecção de outros animais pela ingestão de CE. A infecção pela via sexual é importante nas fêmeas de ruminantes, que eliminam a bactéria pelos fetos abortados, placenta, envoltórios fetais e secreções vaginais após abortamento. Infecção de touros determina contaminação do sêmen que pode levar à infecção de outros animais na monta natural ou pela inseminação artificial.

Patogenia

A patogenia e os sinais clínicos estão diretamente relacionados com a espécie animal e às espécies de *Chlamydophila* ou *Chlamydia* infectantes. Não estão completamente esclarecidos os mecanismos de patogenicidade da bactéria. A presença do microrganismo em mucosas não significa, necessariamente, o desenvolvimento de doença clínica (infecções inaparentes) ou intensa imunidade humoral. No entanto, infecções crônicas induzem resposta humoral e celular ativas. Em humanos, a reação de hipersensibilidade tardia é observada no tracoma e na doença inflamatória pélvica.

Clínica

Diversas manifestações clínicas são observadas nas clamidioses em animais domésticos, porém, a maioria das infecções é assintomática. As principais manifestações clínicas da doença em animais envolvem enterites, conjuntivites, abortamentos, pneumonia, artrite e metrite. Ocasionalmente, são observados quadros de encefalites em ruminantes.

No gênero *Chlamydophila, C. abortus, C. pecorum, C. felis* e *C. psittaci* são as espécies mais frequentemente associadas às infecções clínicas em animais.

C. abortus está comumente associada às afecções da esfera reprodutiva em ruminantes domésticos. *C. pecorum* causa enterite, poliartrite, metrite e encefalite em ruminantes domésticos, além de conjuntivite e infecções urogenitais em coalas.

C. felis, associada a certos vírus, causam conjuntivite e pneumonia em felinos. São menos comumente encontradas *C. pneumoniae,* as quais causam infecções respiratórias em equinos e conjuntivite em coalas. Em aves, *C. psittaci* causa enterite, conjuntivite, pericardite, aerossacolite, pneumonia e encefalite.

No gênero *Chlamydia, C. suis* causa enterite em suínos e *C. muridarum* infecções respiratórias em camundongos. *C. trachomatis* está associada a vários sinais clínicos em humanos.

Diagnóstico

Apesar de algumas apresentações clínicas peculiares, como a clamidiose felina e os abortamentos em ovinos, o diagnóstico preciso requer apoio laboratorial.

Vários testes laboratoriais são utilizados para o diagnóstico do gênero *Chlamydophila*. O isolamento bacteriano é realizado em cultivo de células de linhagem McCoy, Vero, HeLa e L929, ou por inoculações seriadas no saco vitelínico de ovos embrionados de galinha. Os materiais biológicos mais utilizados para o diagnóstico são fragmentos ou esfregaços de placenta, fígado, pulmões e baço de fetos abortados, secreção vaginal pós-abortamento e sêmen de animais de produção, *swab* ou esfregaço de conjuntiva de felinos, *swab* de coanas, cloaca ou conjuntivas de aves, além de fragmentos de fígado e baço de aves necropsiadas. Esses materiais devem ser enviados rapidamente em refrigeração (4 a 8°C) para os laboratórios, em virtude da termolabilidade da bactéria. Alternativamente, podem ser acondicionados em meios de transporte específicos (soro fetal bovino, antibióticos, antifúngicos, sacarose-fosfato-glutamato), ou mesmo congelados caso o estoque seja necessário por períodos prolongados.

Os CE e CR (inclusões citoplasmáticas) podem ser visualizados pela coloração de Gimenez, Giemsa ou Panótico, técnica de imunofluorescência direta, imunoistoquímica e ELISA direto. Esses métodos de visualização direta da bactéria são utilizados principalmente em esfregaços de secreções, fetos (fígado e baço) e placenta. Atualmente, a amplificação do DNA pela reação em cadeia pela polimerase (PCR) é utilizada para diagnóstico e identificação das espécies da família *Chlamydiaceae*.

As técnicas sorológicas são utilizadas nos países onde há programas de controle de abortamentos por *C. abortus*. A fixação de complemento ainda é a técnica mais usada e indicada pela OIE, apesar de ser laboriosa, apresentar sensibilidade moderada e não permitir a diferenciação entre as espécies de *Chlamydophila* e de reações cruzadas com o LPS de algumas bactérias gram-negativas. A técnica de ELISA também é muito utilizada na medicina veterinária, e *kits* comerciais para diagnóstico já estão disponíveis. Entretanto, as técnicas de ELISA e fixação de complemento não permitem diferenciar os títulos vacinais daqueles adquiridos pós-infecção.

O diagnóstico sorológico em aves infectadas por *C. psittaci* pode ser realizado pelas mesmas técnicas laboratoriais. Entretanto, em felinos com suspeita de infecção por *C. felis*, o diagnóstico sorológico raramente é utilizado por causa da baixa produção de anticorpos sistêmicos frente à bactéria nessa espécie animal.

Tratamento

A família *Chlamydiaceae* é sensível a vários antimicrobianos, como tetraciclinas, penicilinas e eritromicina. As tetraciclinas são o fármaco de escolha para o tratamento. A oxitetraciclina de longa ação (20 mg/kg, via intramuscular, a cada 12 a 24 h) é a mais usada nas infecções por *C. abortus* nos animais de produção. O uso de antimicrobianos deve ser sempre associado ao manejo sanitário correto e à profilaxia com vacinas.

Para o tratamento de aves infectadas por *C. psittaci*, a clortetraciclina é utilizada na alimentação, sendo necessária a manutenção da concentração sanguínea de 1 μg/mℓ. A administração oral de doxiciclina (25 a 50 mg/kg) ou por via intramuscular de oxitetraciclina (50 mg/kg), 2 vezes/dia, são recomendadas para os pássaros de companhia. A duração do tratamento depende da espécie animal envolvida, tipo de afecção e, a critério do médico veterinário, pode variar de 15 a 45 dias. O tratamento com antimicrobianos pode ser associado à terapia suporte, quando necessário.

Para o tratamento de felinos, a doxiciclina tem sido utilizada por via oral na dose de 5 mg/kg, 2 vezes/dia, por 3 semanas. O tratamento com antimicrobiano tópico geralmente é ineficaz.

Profilaxia e controle

As espécies de *Chlamydophila* são sensíveis à ação de vários desinfetantes comuns. Álcool isopropil, quaternário de amônio, clorofenóis e formaldeídos são os mais utilizados na higienização de piquetes e granjas. Recomendam-se medidas de manejo e higiênico-sanitárias associadas à desinfecção, como quarentena dos animais recém-adquiridos ou que retornaram de exposições ou atividade reprodutiva, além do isolamento dos animais doentes para o tratamento. Essas medidas são fundamentais para o controle e prevenção da doença.

O descarte correto de fetos, placenta e envoltórios fetais é importante para evitar a contaminação ambiental em propriedades com ocorrência de abortamentos.

O uso de vacinas pode reduzir a incidência e a gravidade dos quadros clínicos, mas não evita completamente a infecção. Atualmente, foram desenvolvidas vacinas (atenuadas ou inativadas) para ovinos e felinos. Entretanto, no Brasil, as vacinas para ovinos ainda não são comercializadas. Nos países onde a vacinação é permitida, as ovelhas geralmente são vacinadas 4 semanas antes de entrarem na reprodução, conferindo imunidade por até 2 anos. A vacinação reduz drasticamente a eliminação de *C. abortus* no ambiente e o número de abortamentos, importantes para o controle da doença. A vacinação de felinos é realizada segundo o esquema de vacinação recomendado para o complexo respiratório felino, porém, confere imunidade pouco duradoura. Assim, o melhor método de prevenção de infecções e reinfecções por esta bactéria é evitar aglomerações de animais ou a criação de diferentes espécies em conjunto.

Saúde Pública

Zoonoses causadas por bactérias do gênero *Chlamydophila* não são frequentes, e, em geral, estão associadas a risco profissional ou ocupacional. *C. psittaci* tem o maior potencial zoonótico. A doença resultante da infecção por *C. psittaci* é denominada psitacose ou ornitose, com predomínio de sinais respiratórios em humanos. A principal forma de infecção é pelo contato com secreções respiratórias e oculares ou fezes de aves contaminadas, além do contato direto da boca dos proprietários/criadores com o bico dos animais, nos casos das aves de companhia.

Animais infectados por *C. abortus* são considerados fontes de infecção em potencial para mulheres grávidas, que, uma vez infectadas, podem apresentar abortamentos sépticos ou ainda desenvolver infecção sistêmica fatal. Doença inflamatória pélvica também já foi relatada em uma mulher não gestante. Outros sinais clínicos observados em humanos são artrite, granulomas genitais e uretrite.

Apesar de *C. felis* apresentar baixo poder zoonótico, quadros de conjuntivite já foram relatados em humanos com contato direto com felinos. Assim, precauções devem ser tomadas durante a manipulação dos animais suspeitos de infecção.

C. trachomatis é sexualmente transmissível (DST), infecta homens e mulheres e pode ser transmitida da mãe para o feto durante o parto. Outra manifestação clínica causada por *C. trachomatis* é o tracoma, inflamação oftálmica altamente contagiosa, que compromete a córnea e a conjuntiva dos pacientes, provocando dor local, fotofobia e lacrimejamento, resultando em cegueira nos casos graves. A transmissão da bactéria ocorre pelo contato direto com secreção ocular, nasal ou bucal de indivíduos acometidos, ou indiretamente por objetos ou utensílios que entraram em contato com as secreções.

Em humanos, *C. pneumoniae* é associada a doenças respiratórias, agudas e crônicas, como pneumonia, bronquite, faringite, sinusite e quadros de otites. A transmissão ocorre pelo contato interpessoal com indivíduos infectados. Estudos sugerem o envolvimento de *C. pneumoniae* no desenvolvimento de aterosclerose e suas manifestações clínicas, como doença coronariana, estenose da artéria carótida, aneurisma aórtico e claudicação em decorrência da oclusão de vasos periféricos.

Chlamydophila abortus

Entre as várias espécies de *Chlamydophila*, *C. abortus* parece ser a mais patogênica para os bovinos, equinos, ovinos, caprinos e suínos.

Nos bovinos, a doença é conhecida como aborto ou abortamento epizoótico bovino devido às características epidemiológicas e está disseminada em quase todos os países da Europa e nos EUA. No Brasil, levantamentos sorológicos realizados por Igayara-Souza *et al.*, em 2004, e Silva-Zacarias *et al.*, em 2009, utilizando a prova de fixação de complemento em fêmeas bovinas, encontraram 5,3 e 1,42% de animais reagentes para o gênero *Chlamydophila*, respectivamente. No estado do Paraná, a soroprevalência estimada para *Chlamydophila* spp. em 373 propriedades analisadas foi de 8,82%.

O aborto ou abortamento enzoótico ovino é considerado a maior causa de perdas fetais em ovelhas na Europa, responsável por 45% dos abortamentos diagnosticados no Reino Unido. Relatos da ocorrência da doença também são descritos em outras regiões criadoras de ovinos, como a África e os EUA. Ovinos acometidos podem servir como fonte de infecção para bovinos e caprinos criados em conjunto.

O aborto, ou abortamento enzoótico caprino, é semelhante em gravidade ao dos ovinos, porém, faltam dados epidemiológicos para a compreensão da disseminação e do impacto econômico decorrente da doença.

No Brasil, levantamentos sorológicos realizados em rebanhos ovinos e caprinos descreveram variações na prevalência de animais reagentes. Na cidade de Uberlândia, MG, foi identificada soroprevalência de 3,3% para a bactéria em ovinos por Salaberry *et al.*, em 2010. Em propriedades da região de Londrina, PR, foram identificados 7,11% de ovinos sororreagentes contra *Clamydophila* spp. por Lima, em 2007, enquanto prevalência similar (8,1%) foi descrita em pequenos ruminantes do estado de Pernambuco por Pereira *et al.*, em 2009. Em ovinos do estado de Alagoas foram detectados 21,5% de animais sororreagentes por Pinheiro Júnior *et al.*, em 2010. Em caprinos, dois levantamentos epidemiológicos, realizados respectivamente em animais dos estados de São Paulo, Mato Grosso, Minas Gerais e Bahia, e outro em Pernambuco relataram soroprevalência de 12%.

Abortamentos em suínos e equinos por *C. abortus* têm sido ocasionalmente relatados, embora se acredite em menor ocorrência quando comparado às espécies ovina e bovina.

Anteriormente ao reconhecimento da nova taxonomia, os sorovares 1 e 2 da espécie *Chlamydia psittaci* (atualmente classificados como *Chlamydophila abortus* e *Chlamydophila pecorum*, respectivamente) eram frequentemente associados às infecções em ruminantes em vários países. No Brasil, estes sorovares foram isolados a partir de amostras de sêmen de touros com vesiculite seminal no Rio Grande do Sul, os quais também foram positivos na prova de fixação de complemento, de pulmões de bezerros com pneumonia no estado do Rio de Janeiro e de bubalinos abatidos com quadro de serosite no Pará.

Os animais podem se infectar com *C. abortus* em qualquer idade ou estação do ano. As fêmeas são a principal fonte de infecção e eliminam a bactéria junto com os fetos abortados, placenta e descargas uterinas. *C. abortus* é eliminada em grande número nos fluidos, nos envoltórios fetais e na placenta. A bactéria continua a ser eliminada até 7 a 14 dias nas secreções vaginais após o abortamento ou parto. Outra forma de transmissão importante ocorre pela ingestão dos CE. A transmissão pela via sexual também tem sido descrita, principalmente em bovinos, resultando em infertilidade pelo desenvolvimento de infecção intrauterina pós-monta, por inseminação artificial, ou indiretamente pela pioespermia, que leva à diminuição da qualidade do sêmen.

Abortamento nas últimas 2 ou 3 semanas de gestação, em geral, é o primeiro sinal clínico da infecção por *C. abortus*. O animal infectado aborta somente uma vez. Em ovinos, os índices de abortamento são superiores a 30% no primeiro ano após a instalação da infecção no rebanho, mantendo-se entre 5 e 10% nas propriedades endêmicas. Os fetos abortados podem apresentar-se normais ou com graus variados de edema. A placenta encontra-se espessada, com coloração vermelho-amarelada, e os cotilédones com sinais de necrose. As fêmeas podem apresentar exsudado vaginal de coloração rósea (suja) até 10 dias após o abortamento. Em bovinos e caprinos, a ocorrência de retenção placentária, endometrites e vaginites são frequentes e, ocasionalmente, pode ocorrer metrite e morte por infecção bacteriana secundária.

Além do abortamento, outros sinais de distúrbios reprodutivos como nascimento prematuro e de animais fracos e natimortos também são associados à infecção por *C. abortus*. Animais recém-nascidos podem apresentar quadros respiratórios inespecíficos e de encefalites, com morte até 48 h após o nascimento, mesmo recebendo tratamento suporte.

Particularmente nos bovinos, são observados outros sinais clínicos como a repetição de cio em intervalos irregulares, o aumento no intervalo entre partos e de número de serviços ou de inseminação por gestação.

Nos machos em idade reprodutiva, os sinais clínicos não são observados com frequência, embora possam ocorrer vesiculites, epididimites e orquites. A quarentena de animais recém-adquiridos e o destino adequado de fetos, placenta e envoltórios fetais são recomendados na profilaxia. Vacinas inativadas e atenuadas estão disponíveis em outros países para a profilaxia em rebanhos. As tetraciclinas de longa ação são indicadas no tratamento dos animais infectados nos rebanhos.

Chlamydophila psittaci

Diferentes espécies de aves silvestres e domésticas, incluindo pombos, galinhas e perus são suscetíveis à *C. psittaci*. Os pássaros psitacídeos são considerados reservatórios naturais por causa da presença da bactéria nas vias respiratórias e fezes dos animais. As aves infectadas nem sempre adoecem, mas eliminam CE intermitentemente, representando assim uma fonte de infecção.

A clamidiose aviária, denominação atual da infecção por *C. psittaci*, tem distribuição mundial. No entanto, pássaros psitacídeos das regiões tropicais e subtropicais são os mais acometidos. Levantamentos epidemiológicos realizados nos EUA revelaram que 20 a 50% dos psitacídeos capturados estavam infectados por *C. psittaci*.

São conhecidos, atualmente, vários sorovares de *C. psittaci* que acometem aves domésticas e silvestres, com base no uso de anticorpos monoclonais.

A transmissão ocorre pela inalação de aerossóis formados nas secreções oculares e nasais das aves infectadas ou pela ingestão de fezes contaminadas. Evidências de transmissão pelos ovos já foram relatadas. Extremos ou oscilações bruscas de temperatura, problemas de ventilação, superlotação dos aviários e transporte podem servir como fatores predisponentes a ocorrência da doença.

No Brasil, foi observada eliminação de *C. psittaci* nas excreções cloacais em 35,8% dos papagaios do gênero *Amazona*, mantidos em cativeiro, enquanto 16,8% dos pombos capturados no estado de São Paulo e 35% de araras-azuis apreendidas de comércio ilegal também apresentaram amostras positivas na técnica de PCR.

O tempo entre a exposição à bactéria e o início dos sinais clínicos varia de 3 dias a meses, dependendo da espécie, da idade e condição imunológica da ave, da virulência da estirpe, dose infectante e, principalmente, da existência de fatores de estresse. Os sinais clínicos em geral são depressão, inapetência, perda de peso, diarreia, secreção nasal e ocular, além de dificuldade respiratória decorrentes de sinusite, pneumonia e aerossaculite. Os achados anatomopatológicos mais frequentes são hepatoesplenomegalia, aerossaculite, pericardite e peritonite.

Chlamydophila felis

C. felis, associada aos vírus *Calicivirus* e *Herpesvirus* felino 1, compõe o complexo respiratório felino (doença do trato respiratório superior). Ao contrário dos vírus, *C. felis* raramente acomete o trato respiratório inferior dos gatos domésticos, sendo a conjuntivite o sinal clínico mais comum. A transmissão ocorre pelo contato direto entre animais infectados e suscetíveis e, mais raramente, por fômites. Estudos epidemiológicos realizados em diferentes países estimaram que a prevalência de *C. felis* em gatos assintomáticos é menor do que 5%, embora em animais com sinais clínicos da infecção a prevalência varia de 23 a 31%.

Clinicamente, os animais apresentam congestão e secreção serosa ocular, uni ou bilateral, e blefaroespasmo. Coinfecções com estreptococos, estafilococos e *Mycoplasma felis* podem agravar o quadro ocular e evoluir para secreção francamente purulenta. Evitar a criação de grande número de gatos no mesmo ambiente é recomendado na profilaxia.

A profilaxia específica pode ser obtida pelo uso de vacinas atenuadas que reduzem os efeitos clínicos da doença, mas não impedem a infecção.

Chlamydophila pecorum

C. pecorum não tem nenhum hospedeiro preferencial, mas infecções por essa espécie já foram relatadas em bovinos, ovinos, caprinos, suínos e equinos. O quadro clínico mais característico, apesar da baixa ocorrência, é a encefalomielite esporádica bovina, descrita nos EUA, no Japão, em Israel e na Europa Central. Os bovinos acometidos apresentam diarreia, salivação, febre, incoordenação, depressão e, no estágio terminal da doença, decúbito e opistótono. O curso da doença dura cerca de 2 semanas e a mortalidade pode atingir até 50% dos animais acometidos.

C. pecorum tem sido associada também a abortamentos, conjuntivites, pneumonias, encefalites, enterites e poliartrites. Infecções inaparentes são comuns. *C. pecorum* costuma ser isolada das fezes de animais aparentemente sadios. Os animais jovens são os mais acometidos, e a mortalidade pode chegar a 50%.

Não existem vacinas comerciais disponíveis. A tilosina e tetraciclinas são indicadas no tratamento dos bovinos com sinais encefálicos.

Bibliografia

Aitken ID, Clarkson MJ, Linklater K. Enzootic abortion of ewes. Vet Rec. 1990;126(6):136-8.

de Lima VY, Langoni H, da Silva AV, Pezerico SB, de Castro AP, da Silva RC *et al.* Chlamydophila psittaci and Toxoplasma gondii infection in pigeons (Columba livia) from São Paulo State, Brazil. Vet Parasitol. 2010;175(1-2):9-14.

DeGraves FJ, Kim T, Jee J, Schlapp T, Hehnen HR, Kaltenboeck B. Reinfection with Chlamydophila abortus by uterine and indirect cohort routes reduces fertility in cattle preexposed to Chlamydophila. Infect Immun. 2004;72(5):2538-45.

Everett KDE. Chlamydia and Chlamydiales: more than meets the eye. Vet Microbiol. 2000;75:109-26.

Freitas JA, Machado RD. Isolamento de Chlamydia psittaci em búfalos abatidos para consumo em Belém, Pará, Brasil. Pesq Vet Bras. 1988;8:43-50.

Gomes MJPO, Wald VBO, Machado RDO, Silveira MC. Isolamento de Chlamydia psittaci em touros com vesiculite seminal, no Rio Grande Do Sul. Hora Vet. 2001;20(119):43-7.

Gruffydd-Jones T, Addie D, Belák S, Boucraut-Baralon C, Egberink H, Frymus T *et al.* Chlamydophila felis infection: ABCD guidelines on prevention and management. J Feline Med Surg. 2009;11(7):605-9.

Igayara-Souza CAI, Genovez ME, Ferreira F, Paulin LM, Scarcelli E, Cardoso MV *et al.* Ocorrência de anticorpos anti-Chlamydophila em bovinos e sua relação com distúrbios reprodutivos. Revta Bras Reprod Anim. 2004;28(1):28-33.

Kaltenboeck B, Hehnen HR, Vaglenov A. Bovine Chlamydophila spp. Infection: Do we underestimate the impact on fertility? Vet Res Commun. 2005;29(Supl):1-15.

Kerr K, Entrican G, McKeever D, Longbottom D. Immunopathology of Chlamydophila abortus infection in sheep and mice. Res Vet Sci. 2005;78:1-7.

Leonard C, Caldow GL, Gunn GJ. An estimate of the prevalence of enzootic abortion of ewes in Scotland. Vet Rec. 1993;133:180-3.

Lima BAC. Prevalência de anticorpos contra Chlamydophila spp em ovinos de propriedades localizadas na região de Londrina, Paraná. [Dissertação]. Universidade Estadual de Londrina: Londrina; 2007. 55 p.

Longbottom D, Coulter LJ. Animal chlamydioses and zoonotic implications. J Comp Pathol. 2003;128(4):217-44.

Meijer A, Brandenburg A, de Vries J, Beentjes J, Roholl P, Dercksen D. Chlamydophila abortus and Chlamydophila abortus infection in a pregnant woman associated with indirect contact with infected goats. Eur J Clin Microbiol Infect Dis. 2004;23(6):487-90.

Pereira MF, Peixoto RM, Piatti RM, Medeiros ES, Mota IO, Azevedo SS *et al.* Ocorrência e fatores de risco para Chlamydophila abortus em ovinos e caprinos no estado de Pernambuco. Pesquisa Veterinária Brasileira. 2009;29(1):33-40.

Piatti RM, Scarcelli EP, Genovez ME. Pesquisa de anticorpos anti-Chlamydophila em caprinos e ovinos. Biológico. 2006;68(1/2):138-40.

Pinheiro Junior JW, Mota RA, Piatti RM, Oliveira AA, da Silva AM, de Oliveira Abreu SR *et al.* Seroprevalence of antibodies to Chlamydophila abortus in ovine in the state of Alagoas, Brazil. Braz J Microbiol. 2010;41:358-64.

Quinn PJ, Markey BK, Carter ME, Donnelly WJ, Leonard FC. Gênero Chlamydia e Chlamydophila. In: Microbiologia veterinária e doenças infecciosas. Porto Alegre: Artmed; 2005. p. 200-5.

Raso TF, Júnior AB, Pinto AA. Evidence of Chlamydophila psittaci infection in captive amazon parrots in Brazil. J Zoo Wildl Med. 2002;33(2):118-21.

Rohde G, Straube E, Essig A, Reinhold P, Sachse K. Chlamydial zoonosis. Deutsches Ärzteblatt International. 2010;107(10):174-80.

Romijn PC, Liberal MHT. Cultivo de Chlamydia em diferentes sistemas celulares: um estudo comparativo. Pesquisa Agropecuária Brasileira. 1990;25(1):15-8.

Salaberry SRS, Lara MC, Piatti RM, Nassar AF, Castro JR, Guimarães EC *et al.* Prevalência de anticorpos contra os agentes da maedi-visna e clamidofilose em ovinos no município de Uberlândia, MG. Arq Inst Biol. 2010;77(3):411-7.

Silva-Zacarias FG, Alfieri AA, Spohr KA, Lima BA, Negrão FJ, Lunardi M *et al.* Validation of a PCR assay for Chlamydophila abortus rRNA gene detection in a murine model. Braz Arch Biol Technol. 2009;52(núm.esp.):99-106.

Silva-Zacarias FG, Spohr KA, Lima BA, Dias JA, Müller EE, Ferreira Neto JS *et al.* Prevalência de anticorpos anti-Chlamydophila spp. em propriedades rurais com histórico de aborto bovino no estado do Paraná. Pesq Vet Bras. 2009;29(3):215-9.

Smith KA, Campbell CT, Murphy J, Stobierski MG, Tengelsen LA. Compendium of meansures to control Chlamydophila psittaci infection among humans (Psittacosis) and pet birds (Avian chlamydiosis), 2010 National Association of State Public Health Veterinarians (NASPHV). J Exotic Pet Med. 2011;20(1):32-45.

Stuen S, Longbottom D. Treatment and control of chlamydial and rickettsial infections in sheep and goats. Veterinary Clinics of North America – Food Animal Practice: Therapeutics and control of diseases of sheep and goats. 2001;27(1):213-33.

Sykes JE. Feline Chlamydiosis. Clin Tech Small Anim Pract. 2005; 20(2):129-34.

Vanrompay D *et al.* Chlamydia psittaci infections: a review with emphasis on avian chlamydiosis. Vet Microbiol. 1995;45:93-119.

Walder G, Meusburger H, Hotzel H, Oehme A, Neunteufel W, Dierich MP *et al.* Chlamydophila abortus: pelvic inflammatory disease. Emerg Infect Dis. 2003;9(12):1642-4.

Wittenbrik MM, Schoon HA, Bisping W, Binder A. Infection of the bovine female genital tract with Chlamydia psittaci as a possible cause of infertility. Reproduction of Domestic Animals. 1993;28:129-36.

World Organisation for Animal Health (OIE). Avian chlamydiosis. In: Manual of diagnostic tests and vaccines for terrestrial animals. 6. ed. Paris; 2008. p. 1013-20. Disponível em: http://www.oie.int/international-standard-setting/terrestrial-manual/access-online/. Acesso em: 15/04/2011.

World Organisation for Animal Health (OIE). Enzootic abortion of ewes (ovine chlamydiosis). In: Manual of diagnostic tests and vaccines for terrestrial animals. 6. ed. Paris; 2008. p. 1013-20. Disponível em: http://www.oie.int/international-standard-setting/terrestrial-manual/access-online/. Acesso em: 15/04/2011.

Seção
8

Príons

Doenças Causadas por Príons 107

Jane Megid e Ana Paula Frederico Rodrigues Loureiro Bracarense

➤ Definição

Doenças causadas por príons são enfermidades degenerativas do sistema nervoso. Essas enfermidades são provocadas por partículas transmissíveis que contêm uma forma patogênica da proteína priônica. Nos animais são reconhecidas a *scrapie* em ovinos, a encefalopatia espongiforme de bovinos, a encefalopatia transmissível do vison, a doença do enfraquecimento progressivo de cervídeos e a encefalopatia espongiforme felina, entre outras.

➤ Histórico

As doenças priônicas ou encefalopatias espongiformes transmissíveis são alterações neurodegenerativas que afetam humanos e animais. O protótipo de doença é a *scrapie*, uma enfermidade de ovinos e caprinos, de distribuição mundial e relatada na Europa há mais de 200 anos. Outras doenças animais reconhecidas nas últimas décadas incluem a encefalopatia transmissível do vison, a doença debilitante crônica dos cervídeos e a encefalopatia espongiforme bovina (EEB), inicialmente descrita no Reino Unido e atualmente reconhecida em países europeus, Japão, Canadá e EUA. Mais recentemente, foi descrita a encefalopatia espongiforme felina em gatos domésticos e encefalopatias espongiformes de várias espécies de animais de zoológico que são reconhecidas como doenças priônicas.

As doenças priônicas humanas têm sido tradicionalmente classificadas em doença de Creutzfeldt-Jakob (CJD), doença de Gerstmann-Sträussler-Scheinker (GSS) e Kuru. Embora seja rara (por ano, afeta uma ou duas pessoas por milhão de habitantes em todo o mundo), tem despertado muito interesse nos anos recentes por causa das características biológicas especiais do príon, e também pelo risco à Saúde Pública em virtude da ingestão de tecidos infectados consequente à epidemia de EEB.

De acordo com Johnson (2005), a demonstração de que a *scrapie* era transmissível entre ovinos e caprinos após um período de incubação extremamente prolongado ocorreu em 1936, sendo sugerido que algum tipo de vírus era o agente causal. Esse autor relata que, em 1954, Sigurdsson propôs o nome de "vírus de progressão lenta" para o agente etiológico da *scrapie*. O assunto atraiu muito interesse em 1950, quando foi observada uma epidemia de doença neurodegenerativa Kuru, caracterizada principalmente por ataxia cerebelar progressiva entre habitantes de Papua Nova Guiné. Os trabalhos de campo realizados sugeriram que a enfermidade era transmitida durante as festas canibalísticas. Posteriormente, Hadlow, em 1959, ressaltou as similaridades neuropatológicas, clínicas e epidemiológicas entre Kuru e *scrapie*, sugerindo que essas doenças também poderiam ser transmitidas.

O marco dos trabalhos experimentais a campo foi a transmissão por via intracerebral de homogeneizados cerebrais de Kuru e CJD em chipanzés realizada por Gajdusek *et al.* em 1966 e 1968. A demonstração da transmissibilidade de GSS ocorreu em 1981, originando o conceito de demências transmissíveis. O termo doença de Creutzfeldt-Jakob foi introduzido por Spielmeyer em 1922, em consequência dos relatos de Creutzfeldt em 1920 e de Jakob em 1921, sendo usada nos anos subsequentes para descrever um grande número de condições neurodegenerativas, muitas das quais não se encaixam nos critérios diagnósticos atuais da CJD. Um dado bastante interessante foi o fato de Jakob ter suspeitado que a enfermidade poderia ser transmissível e, portanto, realizar um trabalho com inoculação experimental em coelhos em 1920. Entretanto, o pesquisador não conseguiu demonstrar a transmissão do agente, o que se justifica pelo conhecimento atual de que coelhos são resistentes à infecção priônica. Posteriormente, foi descrita a insônia familiar fatal (IFF) e a variante da doença de Creutzfeldt-Jakob (vCDJ), consequente à encefalopatia espongiforme bovina (EEB). As várias enfermidades humanas e animais estão apresentadas na Tabela 107.1.

Essas enfermidades animais têm como características comuns o tempo de incubação prolongado, de meses a anos; doença do sistema nervoso central progressiva, debilitante e fatal; ausência de resposta imune e microscopicamente astrocitose e vacuolização neuronal. O diagnóstico clássico baseia-se na presença de vacuolização

Tabela 107.1 Encefalopatias espongiformes transmissíveis de humanos e animais (doenças priônicas).

Espécies/enfermidades	Espécie acometida	Ano da primeira descrição	Transmissão
CJD	Humanos	1920	Esporádica, genética, iatrogênica
GSS	Humanos	1936	Genética
Kuru	Humanos	1958	Alimentação (canibalismo)
FFI	Humanos	1986	Genética, esporádica
vCJD	Humanos	1996	Alimentação (EEB)
Scrapie clássica	Ovinos e caprinos	1732 (ov); 1942 (cap)	Natural
Scrapie atípica	Ovinos e caprinos	1998 (ov); 2007 (cap)	Alimentação
Encefalopatia transmissível do vison	Vison	1947	Alimentação
Doença debilitante crônica dos cervídeos	Alces e veados (*Odocoileus hemionus, O. virgianus, Cervus elaphus nelsoni, Alces alces shirasi*)	1980	Natural
EEB clássica	Bovinos, caprinos	1987 (bov), 2005 (cap)	Alimentação
H-EEB	Bovinos, caprinos	2004	Desconhecido
BASE (L-EEB)	Bovinos, caprinos	2004	Desconhecido
Encefalopatia transmissível de ruminantes selvagens	Kudu (*Tragelaphus strepsiceros*); antílope (*Taurotragus oryx*); gazela (*Oryx gazella*); niala (*Tragelaphus angasi*); órix de cimitarra (*Oryx dammah*); órix da Arábia (*Oryx leucoryx*); elande (*Taurotragus oryx*); bisonte americano (*Bison bison*)	Detectada somente em animais de cativeiro no Reino Unido provavelmente decorrente de alimentação A ocorrência diminuiu paralelamente à epidemia de EEB	
Encefalopatia espongiforme felina	Guepardo (*Acinonyx jubatus*), puma (*Felis concolor*); jaguatirica (*Felis pardalis*); tigre (*Panthera tigris*) e gatos domésticos	1990	Alimentação (EEB)

Adaptada de Johnson RT. Prion Diseases. Lancet Neurol. 2005;4:635-42; e Sigurdson CJ, Miller MW. Other animal prion diseases. British Medical Bulletin. 2003;66:199-212.
Bov = bovinos; Cap = caprinos; EEB = encefalopatia espongiforme bovina; Ov = ovinos.

espongiforme (em qualquer parte da substância cinzenta), perda neuronal e proliferação astrocitária que podem estar acompanhadas de placas amiloides (Figura 107.1).

A natureza do agente etiológico transmissível tem sido assunto de intenso debate há muitos anos. O conceito inicial era de que se tratava de um vírus, porém, em função de insucessos na sua demonstração ou de uma resposta imunológica ao agente viral, bem como a demonstração de que o agente transmissível era

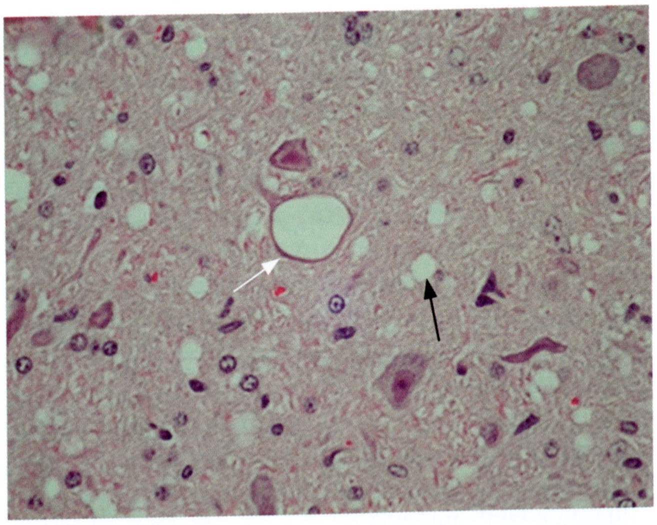

Figura 107.1 Vacuolização em neurônio (seta branca) e neurópilo (seta preta). H.E. Objetiva 40×. Imagem cedida pelo Prof. Dr. David Driemeier.

resistente a tratamentos que inativavam ácidos nucleicos (como radiação UV ou tratamento com nucleases) sugeriram que o agente transmissível não tinha ácido nucleico, e era composto por apenas proteína. Não é necessário dizer que tal hipótese foi acompanhada por grande ceticismo na época, pois contrariava o dogma central da biologia no qual o DNA codifica RNA, que, por sua vez, codifica as proteínas. Mais de uma década se passou, e a credibilidade dessa hipótese impôs-se lentamente após intensivos estudos de purificação associados a muitos ensaios em animais de laboratório. Depois de muitos estudos com homogenados cerebrais, foi isolada uma glicoproteína resistente à protease denominada Prion proteína (PrP). Essa proteína era o maior constituinte da fração infectante e era encontrada em cérebros infectados, formando, ocasionalmente, depósitos amiloides. O termo príon (*proteinaceous infectious particle*) foi proposto para diferenciá-los de vírus e viroides. Príons foram assim definidos como pequenas partículas infecciosas proteicas que resistiam à inativação por procedimentos que modificavam ácidos nucleicos.

A PrP resistente a proteases extraída de cérebros afetados possuía 27-30kDa e ficou conhecida como $PrP^{27\text{-}30}$. Posteriormente, verificou-se que a $PrP^{27\text{-}30}$ derivava de uma molécula maior de 33 a 35 kDa, denominada PrP^{sc} (*scrapie isoform protein*), enquanto a proteína normal era sensível a proteases, solúvel, com predominância de α-hélices e denominada PrP^{c}.

A neurologia clínica e a neurogenética foram decisivas para a evolução dos conhecimentos das doenças priônicas. O estudo das várias formas das doenças priônicas humanas foi fundamental, especialmente no reconhecimento de formas não transmissíveis, mas também esporádicas e de caráter autossômico associado a mutações genéticas no gene codificante da PrP^{c}.

Biologia molecular dos príons

Inúmeros estudos sugerem que príons são isoformas anormais de proteínas priônicas codificadas pelos hospedeiros. PrP^{sc} é derivada da PrP^{c} por mecanismos não translacionais. A função fisiológica da PrP^{c} é discutida, todavia, tem se demonstrado que a PrPc está correlacionada com proteção contra apoptose causada por diferentes estímulos, como o decorrente de fosfoproteína induzida pelo estresse, STI1. A interação da PrP^{c} a STI1 no hipocampo resulta em neurogênese e neuroproteção através de distintas vias de sinalização celular. De modo geral, o conceito atual é de que a PrP^{c} faz parte de um complexo macromolecular no qual desempenha um papel fundamental (talvez como um receptor de sinalização), direcionando para a morte ou diferenciação de uma célula em particular, dependendo das interações que ocorrem.

No desenvolvimento da enfermidade, a PrP^{sc} atua como molde e promove a conversão da PrP^{c} em PrP^{sc} (Figura 107.2), de modo que as diferenças nas isoformas estão relacionadas com sua conformação terciária e estado de agregação. PrP^{sc} extraído de cérebros afetados apresenta-se altamente agregado, insolúvel a detergentes e contrariamente, a PrP^{c} apresenta um elevado conteúdo beta com forma de folha tridimensionalmente. Os mecanismos moleculares que levam à conversão da PrP^{c} em PrP^{sc} ainda não estão bem definidos. Aparentemente, PrP^{sc} tem capacidade de se ligar a diferentes tipos de moléculas, especialmente moléculas envolvidas na formação de proteínas celulares e/ou proteínas das cadeias de sinalização que influenciam a sobrevivência e diferenciação celular.

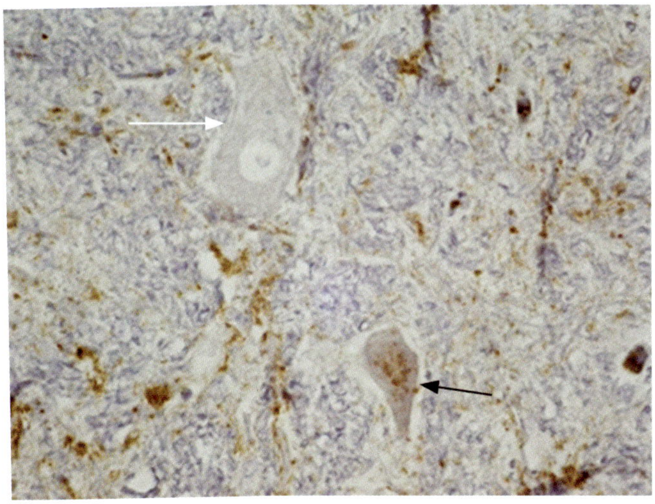

Figura 107.2 Neurônio com reação positiva (seta preta) à detecção de PrPsc e neurônio negativo (seta branca). Avidina-biotina-peroxidase. Objetiva 40×. Imagem cedida pelo Prof. Dr. David Driemeier.

De maneira similar a outros patógenos, diferentes amostras priônicas são isoladas naturalmente. Não está claro, no entanto, como essas propriedades podem ser codificadas dentro de um agente que não tem ácido nucleico. No mínimo 20 diferentes amostras de *scrapie* isoladas de camundongos foram diferenciadas por suas propriedades biológicas, como diferentes períodos de incubação e padrões de neuropatologia em várias linhagens de camundongos *inbred*. No caso de patógenos convencionais, as diversas amostras são justificadas por diferenças na estrutura do ácido nucleico genômico. Contudo, na ausência do genoma outras explicações devem ser consideradas, como a razão de uma simples cadeia polipeptídica poder codificar múltiplos fenótipos de doenças.

A transmissão de doenças priônicas entre diferentes espécies de mamíferos é restrita por uma "barreira de espécie". A passagem primária de príons da espécie A à espécie B geralmente não leva à doença em todos os animais da espécie B, e os que a desenvolvem apresentam período de incubação mais prolongado que o observado nos animais da mesma espécie em que geralmente todos adoecem rapidamente e com período de incubação definido. Na segunda passagem à espécie B, a infecção é semelhante à observada na espécie A, com praticamente todos os animais apresentando a doença com períodos de incubação curtos e definidos. A transmissão por via intracerebral é a mais eficiente, seguida em ordem decrescente pela via intravenosa, intraperitoneal, subcutânea e oral.

Patogenia

Os animais podem desenvolver doenças priônicas de quatro diferentes maneiras:

- Ingestão de PrP^{sc}
- Exposição periférica ao PrP^{sc}, forma que ocorre mais frequentemente por exposição iatrogênica decorrente de cirurgia, aplicação de hormônios de crescimento de origem animal, transplante de córnea
- Transmissão hereditária de carga genética autossômica dominante
- Esporadicamente, de origem desconhecida.

Em modelos experimentais, assim como na infecção natural em ovinos com *scrapie*, a infectividade é detectada inicialmente no baço e outros tecidos do sistema mononuclear fagocitário. O título no baço atinge o platô logo no início do período de incubação, muito tempo antes da ocorrência da neuroinvasão, a partir da qual então ocorre a replicação do príon no SNC e o aparecimento dos sinais clínicos. Após exposição oral, a penetração dos príons ocorre pelas placas de Peyer e outros tecidos linfoides intestinais. A resistência relativa dos príons às proteases permite que um significativo percentual de partículas infectivas sobreviva ao trato digestivo (Tabela 107.2). O PrP^{sc} ou seus fragmentos resistentes às proteases são transportados do intestino aos órgãos linfoides secundários por células dendríticas intestinais. Essas células apresentam o PrP^{sc} aos linfócitos T e B presentes nos tecidos linfoides como placas de Peyer no intestino ou células foliculares dendríticas do baço, no timo e nas tonsilas. O PrP^{sc} acumula-se nas células foliculares dendríticas, as quais são tipos celulares de vida longa – provavelmente este é o local a partir do qual ocorre a propagação no baço. A neuroinvasão ocorre independentemente do tipo celular, o que indica que a replicação dos príons ocorre também em outras células periféricas.

Após a penetração oral, o PrP^{sc} pode ser detectado nos folículos das placas de Peyer na porção distal do íleo em bovinos por muito tempo durante a progressão da doença e na ausência de sinais clínicos nos animais. No SNC o PrP^{sc} é detectado na medula espinal, seguido do tronco encefálico e posteriormente em outras áreas cerebrais. Os níveis de PrP^{sc} no cérebro aumentam exponencialmente após a infecção, antes do desenvolvimento dos sinais clínicos. Quando os sinais clínicos são observados, os títulos do PrP^{sc} no baço e tecidos linfoides se encontram no platô ou em diminuição, enquanto nas fases mais tardias da doença títulos elevados são encontrados nas placas de Peyer. A infectividade por via oral demonstra a resistência do PrP^{sc} aos ácidos e proteases do estômago de mamíferos e, no caso de ruminantes, às proteases bacterianas.

A invasão neural pelo PrP^{sc} não necessita de exposição anterior ao tecido linfoide. A exposição periférica, por exemplo, através da pele lesada, da língua ou do sistema vascular leva à exposição direta do sistema nervoso com consequente transporte retrógrado ao SNC e rápida infecção, o que torna a rapidez e a efetividade muito maiores em tecidos ricamente inervados, como a língua. O envolvimento do sistema mononuclear fagocitário pode ser observado em algumas enfermidades priônicas e não em outras, sendo este envolvimento dependente de características do hospedeiro e da amostra priônica. Por exemplo, a infecção de ovinos com príons da encefalopatia espongiforme bovina resulta em ampla distribuição tecidual de proteínas infectantes, enquanto bovinos infectados com essa amostra não a apresentam, ou seja, a infectividade está restrita principalmente ao SNC.

Outra forma de infecção periférica tradicionalmente observada em *scrapie* é a transmissão materna ao feto ou neonato. A transmissão uterina através da barreira materno-fetal ocorre somente com determinados tipos de arquitetura placentária e suscetibilidade genética fetal.

As encefalopatias transmissíveis são caracterizadas por um longo período de incubação, por aparecimento de sinais nervosos sensitivos e motores de evolução lenta, afebris e de evolução fatal. Do ponto de vista anatomopatológico, caracteriza-se por um processo degenerativo do sistema nervoso central.

Tabela 107.2 Resistência dos príons.

Príons	Resistência
Inativados	Autoclave a 132°/1 h; NaOH 1 N/1 h a temperatura ambiente
Parcialmente inativados	Autoclave a 121 a 132°/15 a 30 min; NaOH 1 N/15 min
Resistentes	Fervura; radiação ultravioleta; etanol; óxido de etileno; formol; detergentes; lisol; álcool iodado; acetona; $KMnO_4$

Adaptada de Agência Nacional de Vigilância Sanitária (Brasil). Caderno Técnico Encefalopatia Espongiforme Transmissível. 118p. 2004.

Scrapie

A *scrapie* foi relatada pela primeira vez em 1732. Trata-se do protótipo das encefalopatias encontradas em ovinos e caprinos. É caracterizada por longo período de incubação seguido de degeneração progressiva do sistema nervoso central. É de distribuição mundial e afeta principalmente países produtores de ovinos. Pouco se sabe a respeito das formas de transmissão entre ovinos e rebanhos.

Epidemiologia

Em 1985, foi oficialmente diagnosticado o primeiro caso de *scrapie* no Brasil, em ovinos importados do Reino Unido. O lote de animais foi eliminado, e o Ministério da Agricultura, Pecuária e Abastecimento (MAPA) determinou, portanto, a proibição da importação de ruminantes do Reino Unido. Em 2001, foi detectado um foco em animais importados dos EUA, o que resultou na eliminação de todos os animais do estabelecimento onde estavam os ovinos positivos. Como medida preventiva, o MAPA decretou a proibição da importação de ruminantes de países com casos de *scrapie* e EEB. O primeiro relato da doença em animal nascido no Brasil ocorreu em 2003. Esse animal era descendente de terceira geração de ovinos importados, sendo de raça exótica ao plantel nacional. Toda a ascendência e descendência do animal positivo foram eliminadas, bem como os animais que nasceram em períodos próximos ao parto dos animais relacionados. Os últimos registros oficiais de *scrapie* no país ocorreram em 2006. Além desses registros, outros casos de *scrapie* têm sido diagnosticados no Brasil desde 1978 em instituições de ensino, pesquisa ou diagnóstico.

Formas de transmissão

Existem três possíveis vias de transmissão:

- A transmissão horizontal, na qual a infecção é transmitida de um animal a outro diretamente ou por contato indireto por meio de instalações contaminadas. Pastos contaminados foram responsáveis por surtos da enfermidade. Na Irlanda, tentativas de erradicação falharam pela persistência do agente em pasto previamente contaminado que havia ficado sem animais pelo período de 3 anos, o que indica a estabilidade do PrP^{sc} no solo. A infectividade no solo cai em torno de 50% após 3 anos. A contaminação ambiental ocorre provavelmente por saliva, fezes, urina e tecidos infectados, como a placenta. Uma vez que o PrP^{sc} é estável no solo, os animais se infectam por ingerir ou inalar poeira contaminada

- Por transmissão vertical, na qual existe a transmissão materna/fetal durante o período de gestação, o qual tem início na fertilização e termina no início do parto antes da exposição do feto fora do útero
- Por meio da transmissão materna ao neonato através de saliva, leite ou contato íntimo no nascimento e amamentação. Desse modo, a transmissão materna caracteriza-se como a principal forma de disseminação da infecção da mãe para seus filhos, tanto por transmissão vertical como horizontal. O acúmulo do PrP^{sc} na placenta depende da suscetibilidade genotípica fetal e do estágio da gestação. A infecção pós-natal caracteriza-se por contato com tecido placentário ou por pasto contaminado com tecido placentário.

Período de incubação

O período de incubação varia de 2 a 5 anos, e os sinais clínicos são frequentemente observados em animais na faixa etária média de 2,5 anos. Geralmente, em um rebanho somente 5% dos animais acometidos apresentam sinais clínicos evidentes. Características genéticas influenciam a suscetibilidade e, consequentemente, o período de incubação. Animais com genes que favorecem um período de incubação curto desenvolvem *scrapie* em 2 a 4 anos. Animais com genes para longos períodos de incubação podem ser resistentes à infecção ou morrer de outras causas antes do aparecimento dos sinais clínicos de *scrapie*. Depósitos de PrP^{sc} são observados no sistema nervoso central e são inicialmente evidenciados no núcleo motor do nervo vago e na coluna intermediolateral da medula espinal antes de se acumularem em outras substâncias cinzentas cerebrais.

Suscetibilidade

A enfermidade afeta ovinos e caprinos naturalmente, embora seja mais rara em caprinos. No entanto, a *scrapie* foi experimentalmente transmitida por via intracutânea a *hamsters*, camundongos, visons, furões, caprinos, macacos e bovinos. A infecção oral foi demonstrada em camundongos, ovinos, caprinos e macacos. Cerca de 90% dos casos confirmados de *scrapie* nos EUA foram observados na raça Suffolk, no entanto, em outros países a *scrapie* não apresenta esse mesmo padrão de ocorrência de raça.

- Suscetibilidade genética: variações no código da região do gene *prnp* anteriormente conhecido como gene SIP (*scrapie incubation period*) influenciam a suscetibilidade ao *scrapie* e o período de incubação. Nesse gene, há sete códons de aminoácidos polimórficos descritos, cujos mais importantes ocorrem nos códons 136 [valina (V) ou alanina-(A)], 154 [histidina (H) ou arginina (R)] e 171 [glutamina (Q) ou arginina(R)]. Os maiores polimorfismos são A136V, H154R e H171QR. Animais com genótipos *prnp* $A_{136}R_{154}R_{171}$ e $A_{136}H_{154}R_{171}$ são mais resistentes ao *scrapie*, enquanto o genótipo $V_{136}R_{154}Q_{171}$ parece ser o mais suscetível a *scrapie*. Animais heterozigotos AHQ ou ARR são parcialmente suscetíveis, enquanto animais homozigotos ARR são clinicamente resistentes. Animais com polimorfismo $R_{171}Q$ são resistentes, embora não imunes. O conhecimento da base genética de suscetibilidade tem orientado os programas de controle de *scrapie* nos vários países por meio da seleção genética. Recentemente, foram descritos em países europeus com vigilância ativa de encefalopatias espongiformes casos atípicos da doença em ovinos e caprinos (*scrapie* atípica). Nestes casos, a doença foi observada em ovinos com genótipos associados a alta resistência ao príon
- Suscetibilidade sexual e etária: não existe predisposição sexual, ou seja, a doença ocorre em ambos os sexos do mesmo modo. Os cordeiros expostos ao nascimento apresentam um período de incubação mais curto e maior risco de *scrapie* do que os expostos aos 6 e 9 meses de idade. Cordeiros ou cabritos afastados de mães infectadas ao nascimento para um ambiente livre da doença apresentam incidência mais baixa do que os afastados em períodos mais tardios.

Sinais clínicos

Em ovinos e caprinos os sinais clínicos são bastante conhecidos e característicos. Após um período de incubação muito longo de, no mínimo, 10 meses a 1 ou 2 anos, surgem as manifestações clínicas que podem apresentar variações decorrentes das raças, mas também das diferentes amostras priônicas, caracterizando-se, no entanto, por alterações nervosas sensitivas e motoras. Geralmente, diferencia-se uma forma pruriginosa e uma forma nervosa. Outra forma observada, denominada letárgica, é caracterizada pelo aparecimento rápido de paralisia, ausência de prurido e tremores.

Considerando-se um período de evolução de 1 a 12 meses, com uma média de 6 meses, pode-se dividir a evolução clínica em quatro fases, descritas nos tópicos a seguir.

Primeira fase

Início insidioso sem modificação do estado geral. O animal separa-se do rebanho. Observa-se um prurido geralmente na região da cabeça e dorsolombar. Esse prurido pode ser evidenciado exercendo-se uma pressão nas regiões pruriginosas, o que gera uma resposta de satisfação pelo animal. Com a evolução do processo o prurido fica mais evidente e se estende a todo o corpo. O animal se coça vigorosamente, ocorrendo perda de lã em diversas regiões do corpo, o que permite o reconhecimento da enfermidade de forma clara. Alguns animais mordem as partes inferiores dos membros.

A hiperexcitabilidade aparece simultaneamente ou alguns dias após o desenvolvimento do prurido. Caracteriza-se por uma agitação anormal com fugas súbitas sem motivos aparentes. Na maior parte dos casos, observa-se hiperestesia acompanhados de tremores geralmente localizados e transitórios, que gradativamente se tornam mais frequentes e generalizados. Observa-se também ranger de dentes que parecem estar correlacionados com incoordenação dos maxilares durante a ruminação. As alterações de sensibilidade aumentam consideravelmente quando os animais são estressados. Podem ser observadas outras alterações como diminuição de ingestão de água, embora ocorra a procura frequente da água, e alteração na micção. Não são descritas alterações na defecação.

Segunda fase

Caracterizada pelo agravamento dos sinais e desenvolvimento de incoordenação motora. O estado geral se deteriora, o animal emagrece, os tremores são contínuos e as lesões por pruridos se acentuam até a escoriação e formação de hematomas, geralmente otohematomas. A ansiedade do animal se manifesta por seus passos ou sua atitude (olhar fixo, pupilas dilatadas, cabeça levantada e mais alta que o normal, orelhas retas, balidos constantes). Às vezes, os animais acometidos podem apresentar agressividade frente aos humanos.

O momento de aparição das alterações locomotoras é relativamente tardio. A incoordenação caracteriza-se por um marcha hesitante, incerta, acompanhadas de falhas ou quedas. É frequente observar-se uma marcha rápida que produz o passo típico do "carneiro que trota com os anteriores e galopa com os posteriores". Observa-se também hipermetria. O apetite se conserva e a alimentação é normal. A ingestão de água, no entanto, é anormal, podendo o animal ingerir 10 a 12 ℓ de água por dia ou limitar sua ingestão drasticamente.

Outros sinais que podem ser observados são taquicardia e arritmias, alteração da voz com timbre mais agudo, sinais oculares diversos, porém, sem perda da visão.

Terceira fase

Corresponde ao agravamento das alterações motoras e à extensão das lesões nervosas. O animal permanece em decúbito e o ato de levantar é bastante difícil. Se o animal ficar sem apoio em pé, geralmente, permanece imóvel, os membros estendidos, a cabeça baixa e sem expressão. Com a evolução observa-se alteração na motricidade do rúmen, ocorrendo também diminuição do nível de ingestão dos alimentos e da ruminação.

Quarta fase

Evolui rapidamente em razão do decúbito permanente que leva ao óbito do animal. Formas mais discretas foram também relacionadas com o *scrapie* e definidas como uma síndrome caracterizada pela apatia e emagrecimento progressivo observado principalmente em caprinos.

Uma forma de *scrapie* atípica vem sendo relatada, em que os animais apresentam o quadro clássico de maneira menos grave, porém, sem o desenvolvimento de prurido, sendo os principais sinais clínicos a incoordenação e ataxia.

Exame anatomopatológico

As lesões macroscópicas são pouco específicas, sendo principalmente o emagrecimento, áreas de alopecia que podem estar ou não associadas a crostas (por causa do prurido) e escaras de decúbito.

As alterações histológicas características dessa doença neurodegenerativa são gliose, morte neuronal sem infiltrado inflamatório e presença de vacúolos no citoplasma de neurônios e em seus prolongamentos (Figura 107.1). Tais lesões vacuolares concentram-se no tronco encefálico, principalmente na região do óbex. Alterações no diencéfalo, cerebelo e medula espinal também podem ocorrer.

Nos casos atípicos, no entanto, as lesões no óbex são menos leves; as lesões mais graves são visualizadas no cerebelo, substância negra, tálamo e núcleo da base. Ao exame ultraestrutural as alterações observadas são vacuolização do neurópilo, placas amiloides, autofagia neuronal, corpúsculos túbulo-vesiculares e neuritos distróficos. Fibrilas associadas a *scrapie* (SAF) foram identificadas ultraestruturalmente em amostras de cérebros infectados. A presença dessas fibrilas foi associada às alterações espongiformes do neurópilo.

Diagnóstico

- Diagnóstico clínico: baseado em aspectos epidemiológicos (região geográfica, ocorrência da enfermidade, características de hereditariedade da enfermidade) e exame clínico dos animais adultos (evolução lenta, prurido, tremores, incoordenação motora, alterações de comportamento etc.)
- Diagnóstico laboratorial: o diagnóstico definitivo é feito pelo exame histopatológico de fragmentos do SNC fixados em solução tamponada de formalina a 10%. São considerados positivos os animais que apresentam vacuolização intracitoplasmática neuronal característica (Figura 107.1). Condições como autólise, manipulação excessiva do encéfalo, fixação ou processamento inadequado podem levar a artefatos teciduais com formação de vacúolos, os quais podem ser confundidos com

vacuolização patológica. Nesses casos, o acúmulo de PrP^{sc} em determinadas regiões do encéfalo pode ser detectado utilizando-se métodos imunológicos, como o *Western blotting* para tecidos frescos e a imunoistoquímica (IHQ) para tecidos fixados em solução tamponada de formalina. No Brasil, os laboratórios credenciados para o diagnóstico das encefalopatias espongiformes transmissíveis utilizam o exame histopatológico acompanhado do exame imunoistoquímico para estabelecer o diagnóstico. A vantagem da IHQ é a detecção da expressão da proteína específica do acúmulo de PrP^{sc} no neurópilo e nas membranas neuronais (Figura 107.2), mesmo sem haver a expressão morfológica de vacúolos. Ainda, o diagnóstico pode ser realizado no animal vivo, qual seja por meio de biopsia de tonsilas e tecido linfoide da terceira pálpebra. Nesse caso, após a morte do animal os exames histopatológico e imunoistoquímico são realizados também no sistema nervoso central, especificamente do tronco encefálico

- Diagnóstico diferencial: toxemia da gestação, hipomagnesemia, listeriose, raiva, doença de Aujeszky que se diferenciam especialmente pelo quadro agudo.

Scrapie atípica

Descoberta em 1998, na Noruega, esta forma da enfermidade apresenta quadros clínico, neuropatológico e bioquímico que diferem dos observados rotineiramente na *scrapie* clássica. Desde 2002, tem sido relatada com frequência em países europeus, sendo que em alguns deles a forma atípica é mais observada que a *scrapie* clássica.

A forma atípica é observada em ovinos com faixa etária superior a acometida por *scrapie* clássica. Esses animais, contrariamente à *scrapie* clássica, não apresentam prurido e queda de pelo, e o principal sinal clínico observado é a ataxia. Um dos fatores que complicam a vigilância epidemiológica da enfermidade é a predominância de lesões e placas amiloides em córtex cerebelar e outras estruturas rostrais, contrariamente ao observado na *scrapie* cujo principal local de lesão é o óbex. Na *scrapie* atípica, o óbex não apresenta lesões e a presença em baixa quantidade de placas amiloides em núcleo espinal do nervo trigêmeo e ausente em núcleo motor do nervo vago. No *Western blot* observa-se um padrão de fragmentos completamente diferente do observado na *scrapie* clássica.

Controle e profilaxia

Nos países que não apresentam a doença, o controle baseia-se na vigilância epidemiológica para ingresso de animais importados, eliminação do rebanho infectado e animais contactantes. Os programas de vigilância nos países com número elevado de pequenos ruminantes envolvem análise de uma amostragem de animais maiores de 18 meses, rastreamento epidemiológico de rebanhos infectados dos quais se realiza uma amostragem aleatória de animais maiores de 12 meses. Adicionalmente, para determinar a suscetibilidade à enfermidade e identificar os resistentes, deve-se genotipar uma amostragem de animais.

Programas de seleção genética que apresentaram melhoria da resistência à enfermidade associado a custo financeiro reduzido e baixo percentual de perda de animais baseiam-se na genotipagem de machos com eliminação de animais com portadores dos alelos genéticos ARQ/ARQ e VRQ.

No Brasil, a *scrapie* é doença de notificação obrigatória e foi incluída no sistema de vigilância da raiva animal estabelecido desde 1976. Quando existe a suspeita de raiva, o encéfalo é encaminhado para diagnóstico e, caso resulte negativo, o material é encaminhado para um dos laboratórios de diagnóstico credenciados pelo MAPA. As importações de ovinos estão proibidas desde 1985, com exceção das importações provenientes da Austrália e da Nova Zelândia, países reconhecidamente livres de *scrapie*.

Encefalopatia espongiforme bovina

A encefalopatia espongiforme bovina foi inicialmente identificada em bovinos na Inglaterra em novembro de 1986. Evidências sugerem que a doença originou-se do uso de suplementos alimentares contendo carne e osso contaminados com um agente priônico (provavelmente a partir de carcaças infectadas por *scrapie*) resultando na infecção de outros animais. Estes animais, por sua vez, foram introduzidos na cadeia alimentar por meio de farinha de carne e ossos não tratados com solventes gerando um surto que se iniciou no Reino Unido e se disseminou para vários outros países europeus, especialmente os de maior intercâmbio comercial com o Reino Unido, onde 184.370 casos confirmados foram relatados até 31 de dezembro de 2005. Surtos menores foram observados nos países europeus e no Canadá, em Israel, no Japão e nos EUA. Além do Reino Unido, 5.428 casos foram relatados até este mesmo período. Foi instituída vigilância epidemiológica ativa e realizado o diagnóstico em abatedouros, o que resultou em detecção de animais infectados no período pré-clínico e clínico da enfermidade. A queda do número de casos observada no Reino Unido consequente à restrição do uso de farinhas com tecidos animais na alimentação dos ruminantes instituída em 1988 e reforçada em 1996 corrobora a hipótese de que a EEB se originou de alimentos contaminados.

Outras teorias para o surgimento da doença consideram que a EEB inicialmente surgiu como nova TSE (*transmissible spongiform encephalopathy*) nos anos 1980 e que foi disseminada pelas práticas da indústria como a utilização de baixa temperatura para remoção de gordura e inclusão de farinha de carne e ossos derivada de bovinos na alimentação bovina. A terceira teoria sugere que a *scrapie* atingiu níveis infectivos através da reciclagem de farinha de carne e ossos possibilitando a adaptação da amostra e originando a atualmente reconhecida como causadora da EEB. A quarta teoria sugere que uma nova amostra de *scrapie* com capacidade de infecção a bovinos surgiu em ovinos.

Assim como na *scrapie*, formas atípicas da EEB foram descritas. Nesses casos, a forma não glicosilada da PrP^{sc}, causada pela H-EEB, tem maior peso molecular, e outra, denominada BASE (*Bovine Amyloidotic Spongiform Encephalopathy*) ou L-EEB é de menor peso molecular comparativamente a EEB clássica e resulta em um padrão diferente da EEB clássica na análise por *Western blotting*. Os dados histopatológicos também indicam uma variação na distribuição das lesões espongiformes e a presença de placas amiloides, que são evidenciadas nos casos provocados pela BASE, principalmente em tálamo e bulbo olfatório.

A EEB é considerada uma epidemia de fonte comum, ou seja, todos os animais contraíram a doença a partir de um mesmo elemento, isto é, da farinha de carne e ossos contaminados com cérebro e medula espinal de bovinos infectados. O desenvolvimento da infecção está relacionado com a dose e conteúdo tecidual de PrP^{sc}.

Existe pouca evidência de transmissão vertical da mãe para o feto na EEB, contudo, bezerros nascidos em contato próximo com vacas infectadas com EEB podem se infectar nos primeiros dias após o nascimento. Bezerros e camundongos que ingeriram placenta de vacas positivas permaneceram sadios. Isso indica que a transferência materna é pós-natal em bovinos, embora ainda não se conheça exatamente por quais vias. Não se observou também infectividade no colostro de vacas positivas.

Em bovinos naturalmente infectados, a infectividade, detectada por inoculação em camundongos, foi demonstrada somente no cérebro, na medula espinal e na retina. Detectou-se também em *pool* de membranas nictitantes, mas não em *pool* de linfonodos ou baço. Recentemente, a infectividade foi detectada em alguns nervos periféricos e em músculo isolado de um caso de EEB na Alemanha.

Em bovinos experimentalmente expostos por via oral, a infectividade foi detectada no íleo distal por mais de 6 meses após a exposição e no SNC e gânglio sensorial do sistema nervoso periférico na fase final do período de incubação. A Tabela 107.3 apresenta o risco representado pelos diversos sistemas orgânicos de bovinos.

A EEB foi transmitida experimentalmente por via oral a ovinos e caprinos e há relatos de caprinos infectados naturalmente. A enfermidade apresenta as mesmas manifestações clínicas e histopatológicas da *scrapie* clássica; a diferenciação deve ser feita por *Western blot*, ELISA, imunoistoquímica e tipificação biológica.

Sinais clínicos

Os sinais clínicos aparecem após um longo período de incubação (2 a 5 anos). Caracterizam-se pelo aparecimento de sinais nervosos de ordem sensitiva e motora que evoluem muito lentamente para a morte. Inicialmente, observa-se alteração de comportamento do animal. O animal apresenta-se nervoso, recusa-se a entrar no estábulo ou sala de ordenha, pode reagir violentamente escoiceando quando da manipulação, raspar o solo ou lamber continuamente o focinho, pode apresentar ranger de dentes, ataxia de posteriores, hipermetria, marcha hesitante, incerta e acompanhada de tremores, quedas frequentes e dificuldade de locomoção, hiperestesia, reação exagerada a ruídos. O estado geral se deteriora, ocorrendo emagrecimento e diminuição da produção leiteira. O apetite se mantém, embora exista dificuldade de apreensão dos alimentos. Com o agravamento das alterações motoras e extensão das lesões nervosas, o animal se mantém em decúbito, sem se levantar, sendo geralmente submetido à eutanásia.

Tabela 107.3 Caracterização do risco representada pelas diferentes amostras orgânicas para EEB.

Infectividade	Amostras orgânicas
Alta	Cérebro, medula espinal, retina, nervo óptico, gânglio espinal, gânglio trigêmeo
Baixa	Nervos periféricos*, linfonodos, baço, tonsilas*, membranas nictitantes*, timo, esôfago, abomaso, rúmen, duodeno, jejuno, íleo*, intestino grosso, placenta, pulmão, fígado, rim, pâncreas, medula óssea(*), músculo esquelético(*), língua, vasos sanguíneos, mucosa nasal, liquor, sangue
Não detectada	Testículo, epidídimo, sêmen, ovário, útero (não gestante), fluidos placentários, feto, embriões, ossos, coração, pericárdio, tendões, traqueia, pele, tecido adiposo, úbere, leite, colostro (-), urina, fezes

* infectividade detectada; (*) infectividade detectada em resultados preliminares; (-) ausência de infectividade em resultados preliminares.
Adaptada de World Health Organization (WHO). WHO guidelines on tissue infectivity distribution in transmissible spongiform encepaholopathies. 2006. 72 p.

O período de evolução da enfermidade é bastante variável. Após o aparecimento dos sinais clínicos a duração da evolução até a morte varia de 7 dias a vários meses (6 a 8 semanas na maioria dos casos).

Os casos de EEB atípica, causados pelas amostras priônicas H-EEB e L-EEB são observados em animais com idade de 8 a 20 anos, mais velhos, portanto que na EEB clássica que ocorre principalmente em animais com 5 a 6 anos de idade.

A origem das amostras atípicas de EEB e *scrapie* ainda é motivo de discussão, porém, a hipótese mais provável é de uma origem espontânea, similar à observada em enfermidades priônicas de caráter esporádico em humanos. Essa teoria se justifica pela maior idade dos animais acometidos, ampla distribuição geográfica com ausência de elos de ligação epidemiológicos com outras encefalopatias transmissíveis e a presença de depósitos de PrP^{sc} somente em sistema nervoso central.

Exame anatomopatológico

Assim como na *scrapie*, não há lesões macroscópicas relacionadas com a EEB. Até o momento não foram descritos métodos que possibilitem o diagnóstico da EEB no animal vivo. O diagnóstico histopatológico seguido do exame imunoistoquímico de fragmentos do sistema nervoso é fundamental para que o diagnóstico definitivo seja estabelecido.

As lesões são encontradas principalmente no tronco encefálico na região do óbex, mais especificamente no núcleo do trato solitário e no trato espinal do nervo trigêmeo. Alterações em outras regiões, como cerebelo, hipocampo, núcleos basais e córtex cerebral são relatadas em menor proporção. As alterações histológicas caracterizam-se como degeneração neuronal, gliose e acúmulo de PrP^{sc}. Mesmo em amostras com graus variáveis de autólise é possível detectar os acúmulos de PrPsc pelo exame imunoistoquímico. Considera-se que o acúmulo de PrP^{sc} está relacionado com a vacuolização e morte neuronal. O acúmulo de PrP^{sc} também pode ser detectado por métodos imunológicos como *Western blot* e testes rápidos em ELISA ou *imunoblotting*.

Diagnóstico

- Diagnóstico clínico: baseado nos dados epidemiológicos e na avaliação clínica dos animais
- Diagnóstico laboratorial: dentre os métodos imunológicos para detecção da PrP^{sc} o *Western blotting* é o mais utilizado e permite a diferenciação das amostras priônicas diferenciando EEB de *scrapie* e DCJ da vDCJ. O método de ELISA e *imunoblotting* são encontrados comercialmente na Europa, no Canadá e nos EUA, como *kits* rápidos para diagnóstico *post mortem*. Vários desses testes rápidos foram avaliados e recomendados para detecção de amostras priônicas em cérebros de bovinos infectados no mínimo 3 meses antes do início dos sinais clínicos. No entanto, não existe método suficientemente sensível para detecção de príons em sangue de animais infectados. No Brasil, a técnica laboratorial oficial de rotina para o diagnóstico da EEB é o exame histopatológico seguido do exame imunoistoquímico. Os laboratórios que realizam o diagnóstico devem ser credenciados ao MAPA
- Diagnósticos diferenciais: as doenças a serem consideradas no diagnóstico diferencial são raiva, listeriose, polioencefalomalácia e encefalites de modo geral, sendo muito importantes fatores como origem e idade dos animais e período de evolução da enfermidade.

Controle e profilaxia

O controle da EEB baseia-se na detecção da doença por meio de testes diagnósticos rápidos aplicados a:

- Todos os animais sadios maiores de 24 meses abatidos para consumo
- Todos os animais maiores de 24 meses pertencentes a subpopulações de risco.

Em 1997, o Brasil, por meio da Portaria Ministerial n. 516, declarou-se livre da EEB, de acordo com o que estabelece o Código Zoossanitário Internacional e incluiu esta doença, assim como a *scrapie*, na relação de doenças passíveis de aplicação de medidas de defesa sanitária animal. A EEB foi incluída no sistema de vigilância da raiva animal, de modo que as amostras de cérebro de bovinos maiores de 24 meses encaminhadas para diagnóstico que resultem negativas devem ser encaminhadas, da mesma forma que na *scrapie*, para os laboratórios de diagnóstico credenciados pelo MAPA para a realização de diagnósticos diferenciais.

Desde 1990, foram suspensas as importações de bovinos, caprinos e ruminantes silvestres do Reino Unido. A importação de animais de outros países com notificação de EEB ou daqueles considerados de risco também foi proibida. Foram realizados rastreamentos epidemiológicos nos animais importados e não foram observados sinais clínicos compatíveis. Considerando os fatores epidemiológicos, o risco de algum bovino infectado com EEB ter entrado no país desde 1980 é relativamente baixo. O sistema de criação bovina (em campo; animais importados destinados somente a reprodução e que não são introduzidos na cadeia alimentar; farinha de carne e ossos produzida no país; animais que adoecem e morrem não entram na cadeia alimentar) associado às medidas de prevenção brasileira (vigilância epidemiológica da raiva com diagnóstico diferencial para EEB; número de exames para EEB superior ao recomendado pela OIE; negativos para a enfermidade) não permitiu a disseminação da EEB no território nacional.

Como medidas de prevenção foram estabelecidas normatizações pelo MAPA como a proibição de alimentar bovinos ou outros ruminantes com rações, concentrados e suplementos proteicos que contenham proteínas de origem animal. No caso de propriedades que preparam ração no local, a proibição estende-se à utilização de qualquer fonte que contenha proteínas de origem animal, como cama de aviário, resíduos de exploração de suínos ou farinhas de animais.

Apesar dessas medidas, foi relatado no Brasil em 2012, e posteriormente em 2014, dois casos atípicos de BSE. O primeiro, em uma vaca de 13 anos de idade que apresentou dificuldade de locomoção e decúbito e veio a óbito no dia seguinte, e o segundo em uma vaca de 12 anos de idade, nascida e criada na mesma fazenda, em sistema extensivo de produção a pasto e sal mineral, foi enviada para abate e chegou ao matadouro em decúbito esternal e com sinais de fadiga muscular, sendo direcionada ao abate de emergência.

Ambos os casos, no entanto, não alteraram a situação do Brasil em relação ao fato de o risco de BSE, até o momento, ser insignificante.

Encefalopatia espongiforme felina

A encefalopatia espongiforme felina foi inicialmente relatada em gatos selvagens por causa da ingestão de carcaças bovinas com EEB. Foi descrita em guepardo de cativeiro, puma, jaguatirica e tigre. Posteriormente, foram relatados casos em 87 gatos domésticos na Grã-Bretanha e casos esporádicos na Noruega, na Irlanda e em Liechtenstein. Todos os gatos tinham mais de 2 anos de idade. Os sinais clínicos tiveram início com alteração de comportamento, o que tornou os animais mais tímidos ou agressivos. Em seguida, houve ataxia, hipermetria e hiperestesia ao toque e som. A histopatologia apresenta as mesmas características das demais encefalopatias espongiformes com degeneração espongiforme do neurópilo cerebral e medula espinal, sendo as lesões mais graves localizadas no núcleo medial geniculado do tálamo e núcleo basal. A proibição do uso do baço e tecido nervoso bovino na alimentação dos animais de companhia foi instituída em 1990, e todos os casos com exceção de um relatado ocorreram em gatos que nasceram antes da proibição.

Encefalopatia espongiforme em primatas

Em 1990, foram descritos casos de encefalopatia espongiforme em lêmures e macaco *rhesus* na França. A alimentação dos animais tinha suplementos à base de carne que provavelmente estavam contaminados com carne de animais de origem inglesa acometida por EEB. Experimentalmente, lêmures infectados com EEB desenvolveram lesões cerebrais similares às observadas em animais naturalmente contaminados. A avaliação imunoistoquímica dos animais naturalmente e experimentalmente infectados demonstra a presença de PrP^{sc} em tonsilas, placas de Peyer, linfonodos e baço.

➤ Bibliografia

Baron T, Biacabe AG, Arsac JN, Benestad S, Groschup MH. Atypical transmisible spongiform encephalopathies (TSEs) in ruminants. Vaccine. 2007;25(30):5625-30.

Brown DR, Schmidt B, Kretzschmar HA. Role of microglia and host prion protein in neurotoxicity of a prion protein fragment. Nature. 1996;380:345-7.

Brugere-Picoux J. Aspects cliniques des encéphalopathies spongiformes transmissibles animales. Med Mal. Infect. 1995;25(special):251-8.

Chaplin MJ, Aldrich AD, Stack MJ. Scrapie associated fibril detection from formaldehyde fixed brain tissue in natural cases of ovine scrapie. Res Vet Sci. 1998;64(1):41-4.

Colby DW, Prusiner SB. Prions. Cold Spring Harb Perspect Biol. 2011;3:a006833.

Collinge J. Molecular neurology of prion disease. J Neurol Neurosurg Psychiatry. 2005;76:906-19.

Debeer SO, Baron TG, Bencsik AA. Immunohistochemistry of PrP-sc within bovine spongiform encephalopathy brain samples with graded autolysis. J Histochem Cytochem. 2001;49(12):1519-24.

Debeer SO, Baron TG, Bencsik AA. Transmissible spongiform encephalopathy diagnosis using PrPsc immunohistochemistry on fixed but previously frozen brain samples. J Histochem Cytochem. 2002;50(5):611-12.

Johnson RT. Prion Diseases. Lancet Neurol. 2005;4:635-42.

Ministério da Agricultura Pecuária e Abastecimento. Encefalopatia espongiforme bovina. Disponível em www.agricultura.gov.br. Acesso em 20/6/2013.

Ministério da Agricultura Pecuária e Abastecimento. Nota técnica DSA nº 42/2014. Caso de Encefalopatia Bovina no Brasil. Disponível em http://www.sbmv.org.br/docs/nota_tecnica_DSA_42_02 MAI2014_caso_EEB_Brasil_PORT.pdf. Acesso em 28/01/2015.

Molina A, Juárez M, Rodero A. Merino Sheep breed´s genetic resistance to Scrapie: Genetic structure and comparison of five eradication strategies. Prev Vet Med. 2006;75:239-50.

Novakofski J, Brewer MS, Mateus-Pinilla N, Killefer J, McCusker RH. Prion biology relevant to bovine spongiform encephalopathy. J Anim Sci. 2005;83:1455-76.

Prusiner SB. Shattuck Lecture – Neurodegenerative Diseases and Prions. N Engl J Med. 2001;344:1516-26.

Radostitis OM, Gay CC, Blood DC, Hinchcliff KW. Clínica Veterinária, um tratado de doenças dos bovinos, suínos, caprinos e equinos. 9.ed. Rio de Janeiro: Guanabara Koogan; 2002. 1737 p.

Rigter A, Priem J, Timmers-Parohi D, Langeveld JP, van Zijderveld FG, Bossers A. Prion protein self-peptides modulate prion interactions and conversion. BMC Biochem. 2009;10:29.

Seuberlich T, Heim D, Zurbriggen A. Atypical transmissible spongiform encephalopathies in ruminants: a challenge for disease surveillance and control. J Vet Diagn Invest. 2010;22:823-42.

Sharpe A, McElroy M, Bassett H, Sweeney T. Clinical and pathological features of experimental scrapie in Irish Blackface Montain Sheep. Res Vet Sci. 2006;80:71-8.

Sigurdson CJ, Miller MW. Other animal prion diseases. Brit Med Bull. 2003;66:199-212.

Wang S, Foote WC, Sutton DL, Maciulis A, Miller JM, Evans RC *et al.* Preventing experimental vertical transmission of scrapie by embryo transfer. Theriogenology. 2001;56:315-27.

World Health Organization (WHO). WHO guidelines on tissue infectivity distribution in transmissible spongiform encepaholopathies. 2006. 72 p.

Seção 9

Enfermidades Infecciosas de Etiologia Múltipla

Abortamento em Suínos 108

Luís Guilherme de Oliveira e Maria Emilia Franco Oliveira

Definição

Abortamento, ou interrupção da gestação em fêmeas suínas, é a expulsão prematura dos conceptos do útero por causa ou consequência da morte destes. O período fetal suíno inicia-se por volta dos 35 dias de gestação, estágio em que a fase de ossificação esquelética começa. O período médio normal de gestação da fêmea suína é de 114 dias, variando, em média, 2 dias (112 a 116). Dessa maneira, qualquer leitegada nascida antes do dia 110 de gestação é considerada aborto, desde que os fetos não sobrevivam por mais de 24 h. No caso de morte do concepto anteriormente a esse período, pode-se observar abortamento embrionário (Figura 108.1) ou absorção embrionária, com consequente retorno ao estro. No último caso, o retorno à ciclicidade pode ser confundido com a não fecundação, razão pela qual não se pode predizer com eficiência as taxas de mortalidade embrionária nos rebanhos.

Os impactos dessa falha reprodutiva nos índices de produtividade do rebanho podem comprometer sua eficiência, representando perdas econômicas e aumento nos custos de produção. Em outras palavras, os abortamentos contribuem negativamente nos índices reprodutivos da suinocultura, pois, com a perda da prenhez, há diminuição da taxa de parto, com consequente queda no número de leitões produzidos ao ano. Além disso, fêmeas que abortam podem sofrer sequelas que inviabilizam sua fertilidade futura.

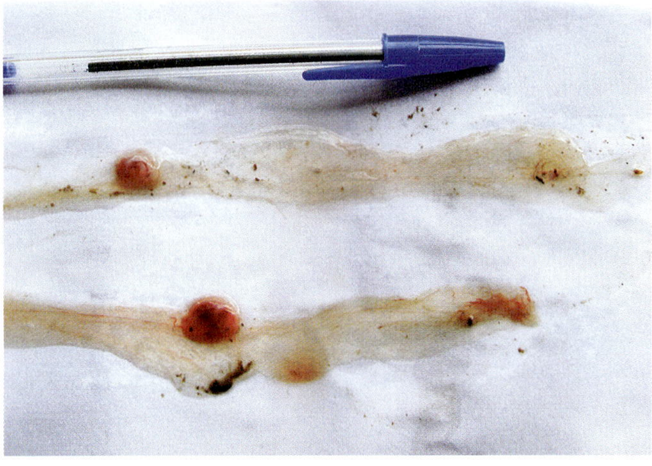

Figura 108.1 Conceptos suínos abortados com menos de 24 dias de gestação.

Etiologia

A etiologia dos abortamentos pode ser dividida em dois fatores macro: não infeccioso ou infeccioso. Atualmente, na suinocultura tecnificada, a grande maioria dos abortamentos é de origem não infecciosa. Suas causas são inúmeras e, geralmente, estão envolvidas com falhas maternas. Entre as causas de abortamentos destacam-se as micotoxinas (fumonisina, aflatoxina e zearalenona) e fatores hormonais (altas doses de estrógeno ou prostaglandina F2α), nutricionais (deficiência de vitamina A, ferro e cálcio), genéticos ou cromossômicos (mortalidade embrionária e defeitos congênitos ou genéticos letais) e físicos (*i. e.*, causas multifatoriais capazes de provocar situações estressantes à fêmea prenhe e que culminem com a lise dos corpos lúteos). Adicionalmente, outros fatores de origem não infecciosa podem ser capazes de predispor ou provocar abortamentos, como: claudicações, baixo nível de higiene, falta de contato com o cachaço no início da gestação, estados catabólicos pós-desmame, reação vacinal, substâncias tóxicas, uso inadequado de medicamentos, temperaturas extremas (frio/calor), queimaduras solares (Figura 108.2), velocidade excessiva de ventiladores e baixa iluminação das instalações.

Grande parte dos abortamentos não infecciosos deve-se a fatores climáticos (*i. e.*, sazonais) e acometem, principalmente, fêmeas primíparas. Historicamente, a porca produzia uma leitegada por ano, com partos durante o início da primavera, sendo que essa espécie apresenta uma tendência adquirida de não manter a gestação durante os períodos de verão e outono. Esse problema é conhecido como complexo de infertilidade de verão (ou infertilidade sazonal) ou síndrome de abortamento de outono (SAO). Os fatores ambientais são as prováveis causas do desaparecimento do corpo lúteo que leva ao abortamento, porém, a causa real desse tipo de alteração ainda não está completamente

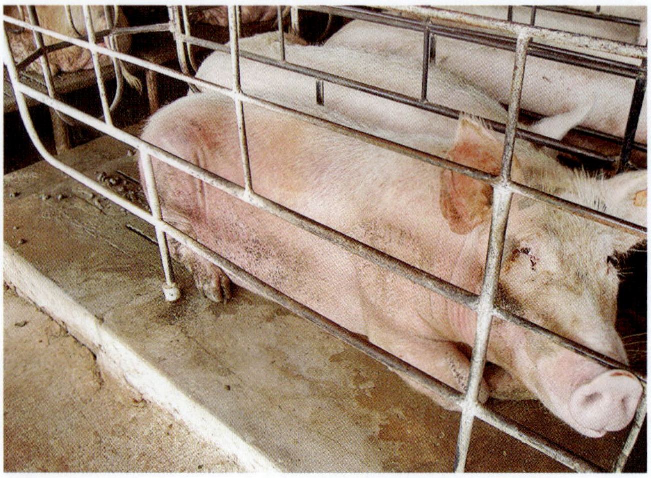

Figura 108.2 Fêmea suína com queimaduras solares – fator não infeccioso predisponente ao abortamento.

esclarecida. Acredita-se que não estejam relacionados com a condição corporal da matriz, entretanto, o aumento das perdas energéticas nos meses frios de outono pode ser um fator desencadeador. Por essa razão, tem sido aconselhado incrementar a taxa de energia ou as quantidades de ração, juntamente com o contato diário com o cachaço, nas primeiras 2 ou 3 semanas de gestação. No outono há rápidas e grandes flutuações de temperatura, as quais provocam o estresse da fêmea e consequentes perdas energéticas. Da mesma maneira, a redução gradativa na quantidade de horas-luz diárias está relacionada com os níveis baixos de progesterona durante a gestação. Já no verão, os abortamentos parecem ser decorrentes do estresse térmico, porém, o mecanismo pelo qual essa alteração patológica é provocada ainda não está devidamente elucidado.

Por causa das causas multifatoriais do abortamento não infeccioso, o diagnóstico etiológico dessa alteração patológica é difícil de ser estabelecido, o que justifica o fato de apenas 30 a 40% destes serem conclusivos.

Os abortamentos por causas infecciosas têm como evento inicial um processo infeccioso uterino que pode ser de origem bacteriana, viral, parasitária ou também decorrente das infecções crônicas (p. ex., cistite e nefrite) Os agentes infecciosos responsáveis pelos abortamentos em suínos estão divididos em dois grupos: patógenos oportunistas (bactérias e fungos comensais) ou aqueles que causam grave doença reprodutiva.

Os agentes oportunistas podem provocar graves doenças sistêmicas na fêmea suína, ocasionando rápida perda da gestação (p. ex., *Streptococcus* sp. e *Aspergillus* sp.), ou estarem associados a eventos esporádicos de falha reprodutiva, especialmente endometrite supurativa e consequente abortamento (p. ex., *Escherichia coli, Pasteurella* sp., *Staphylococcus* sp., *Salmonella* sp., *Campylobacter* sp., entre outros).

As principais enfermidades dos suínos que apresentam implicações reprodutivas graves, causando abortamentos, são a síndrome respiratória e reprodutiva suína, peste suína clássica e africana, doença de Aujeszky, parvovirose suína, circovirose suína, leptospirose, brucelose suína, erisipelose suína e toxoplasmose.

As enfermidades mencionadas são responsáveis por significativos impactos econômicos na suinocultura. Entre elas, somente a leptospirose, a brucelose suína e a toxoplasmose têm potencial zoonótico. Os abortamentos relacionados com infecção por *Leptospira* sp. ocorrem, geralmente, no terço final da gestação (Figura 108.3), enquanto os provocados por *Brucella suis* podem ocorrer em qualquer período da gestação. Essas doenças, em geral, causam abortamento sem evidências prévias de doença sistêmica. A toxoplasmose somente desencadeia abortamento quando as fêmeas se infectam durante a gestação.

Epidemiologia

O percentual de abortamento considerado aceitável na suinocultura industrial é de 1 a 1,5%. Em granjas de grande porte e com alta tecnologia de produção, o índice-alvo a ser alcançado para a ocorrência de abortamento é de, no máximo, 0,5% de todas as gestações. Entretanto, esse índice pode ser superior, mesmo em granjas com manejo reprodutivo eficaz.

Variações no percentual de abortamentos entre sistemas de produção podem ocorrer por causa de diferenças nas instalações, qualidade de mão de obra e anotação correta dos eventos. Frequentemente, os produtos do abortamento (placentas, líquidos, embriões e fetos) não são observados, pois caem nas canaletas de coleta de dejetos das instalações, ou são ingeridos pelas demais matrizes, quando alojadas em baias coletivas, mascarando o índice de abortamento.

Com a tecnificação da suinocultura e o intenso controle das enfermidades reprodutivas nas granjas, os abortamentos estão aparecendo em períodos de gestação cada vez mais precoces. Pesquisas em plantéis suínos brasileiros constataram que mais de 80% dos abortamentos ocorrem entre 14 e 60 dias após a cobertura, sendo que as fêmeas

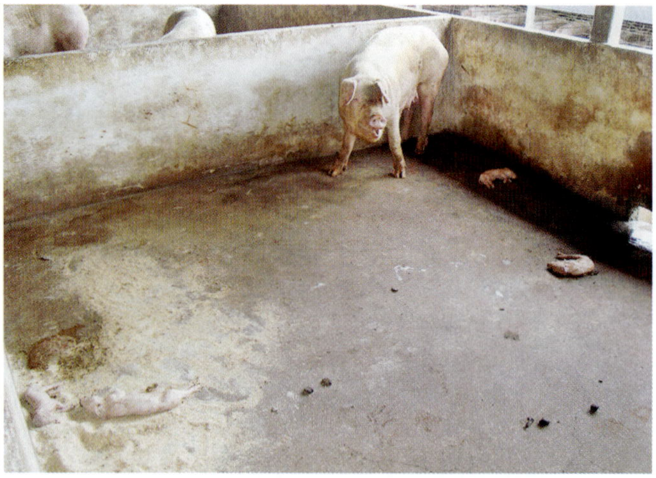

Figura 108.3 Abortamento em fêmea suína alojada em baia ocorrido no terço final da gestação.

afetadas não demonstraram sinais de doença sistêmica e obtiveram resultados negativos nos testes sorológicos para as principais enfermidades reprodutivas. Além disso, os fetos e as placentas não apresentaram lesões macroscópicas.

Os agentes etiológicos de origem infecciosa, em geral, são transmitidos no próprio ato sexual, veiculados pela inseminação artificial, ou já preexistem no trato genital da fêmea gestante. Os animais podem também ser infectados por via oral ou aerógena, por fômites ou vetores e com a introdução de portadores no rebanho, entre outros. A forma de transmissão varia de acordo com o agente.

Patogenia

A patogenia do abortamento em suínos está relacionada com o agente etiológico responsável por desencadear essa alteração patológica. Os processos decorrentes de falhas maternas são mais frequentes do que os ocasionados por falhas embrionárias/fetais ou infecciosas e estão associados à regressão precoce do(s) corpo(s) lúteo(s) gravídico(s) (*i. e.*, luteólise).

Falhas maternas, como hipertermia, aborto sazonal, queimadura solar, micotoxinas, doenças sistêmicas, entre outras, provocam endotoxemia com secreção de prostaglandinas. Em consequência, pode-se observar interferência no controle endócrino e/ou danos ao tecido endometrial uterino, provocando o abortamento. Em outras palavras, a prostaglandina F2α liberada atua causando a regressão dos corpos lúteos. Tais estruturas ovarianas são essenciais para a manutenção da gestação em suínos, pois secretam altos níveis de progesterona. Esse hormônio esteroide, por sua vez, é indispensável para o controle endócrino da gestação, isto é, manutenção da inatividade do miométrio uterino e retroalimentação negativa na secreção hormonal oriunda do hipotálamo e hipófise. Enquanto persistirem altos níveis de progesterona, os eventos fisiológicos da parição não serão iniciados.

Nos processos infecciosos, após a infecção da fêmea, os patógenos atingem a corrente sanguínea e podem agir de várias maneiras: proliferando-se no ambiente uterino, matando o concepto; multiplicando-se na placenta, interrompendo o suprimento sanguíneo para o embrião/feto e/ou causando uma infecção generalizada, desencadeando um processo febril na porca, o que resulta em abortamento. Dessa maneira, a ação patogênica dos agentes infecciosos sobre o(s) concepto(s) pode ser direta ou indireta. Nesse último caso, poderia ser explicado pela ocorrência de lesões na placenta, perturbação ou interrupção da nutrição do embrião/feto ou pelo impedimento das funções hormonais da placenta (síntese de estrógeno e progesterona), provocando a morte do concepto e abortamento. Normalmente, essa alteração patológica ocorre de maneira lenta, apresentando-se como uma situação de desconforto para a fêmea, com expulsão de fetos em decomposição (Figura 108.4), e possivelmente ocasionando toxemia na porca. A duração da recuperação pode variar, porém, o prognóstico de futuras coberturas é ruim.

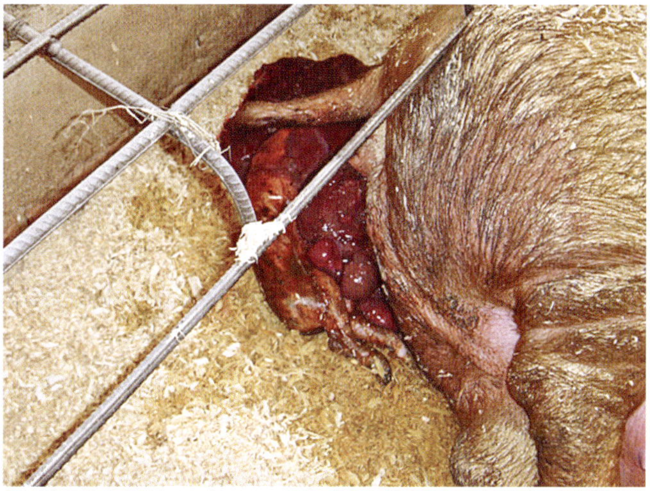

Figura 108.4 Expulsão do feto e da placenta em decomposição por causa de abortamento infeccioso em suíno.

Patogenia diferenciada pode ser observada no abortamento infeccioso ocasionado por leptospirose e brucelose, por exemplo. Com o desenvolvimento de um processo inflamatório (placentite), há liberação de prostaglandinas (prostaglandina F2α), desencadeando a regressão prematura do(s) corpo(s) lúteo(s).

Clínica

Os sinais clínicos dos casos de abortamento estão associados à etiologia, podendo ser inespecíficos ou específicos no que se refere à alteração reprodutiva.

Nos casos de abortamento não infeccioso, muito raramente as fêmeas afetadas mostram sinais clínicos de febre ou toxemia; os fetos não apresentam lesões patológicas específicas (Figura 108.5) e são do tamanho normal. A menos que o abortamento tenha sido consequência de uma doença sistêmica, a fêmea apresenta-se saudável e recupera-se rapidamente, tendo boa fertilidade futura. Nesses casos, também, não existem evidências sorológicas de infecção por algum agente infeccioso.

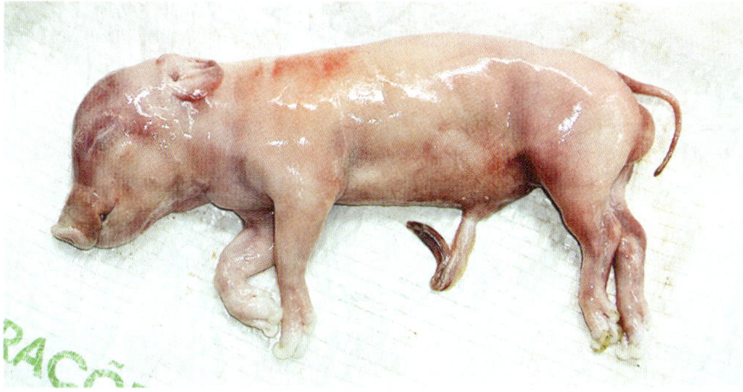

Figura 108.5 Feto sem lesões patológicas específicas, oriundo de aborto não infeccioso.

Quando o abortamento for ocasionado por agentes infecciosos, observa-se quadro clínico mais típico e drástico. As informações sobre o agente etiológico e seus respectivos sinais clínicos reprodutivos encontram-se na Tabela 108.1. O quadro clínico mais frequente do abortamento é a presença do aborto (embriões/fetos e/ou placentas) nas instalações (gaiolas, baias ou piquetes). Essa constatação deve ser o início para tomadas de ações preventivas no plantel de fêmeas gestantes, por isso torna-se fundamental a determinação da etiologia. Sinais clínicos sistêmicos, como febre, apatia e anorexia, entre outros, nem sempre são observados.

Tabela 108.1 Principais enfermidades causadoras de abortamento em suínos com seus respectivos agentes etiológicos e sinais clínicos reprodutivos.

Enfermidade	Agente etiológico	Sinais clínicos reprodutivos
Síndrome respiratória e reprodutiva suína (SRRS)	Vírus da SRRS	Variam de acordo com a amostra do SRRSV Retorno ao estro (regular ou tardio) Abortos Mumificação fetal Natimortos Leitões fracos ao nascer Abortos na fase final da gestação composta de fetos de tamanhos variáveis e leitões vivos
		Lesões no feto abortado
		Podem apresentar-se com aparência normal, em estado de decomposição ou mumificados Cordão umbilical com manchas hemorrágicas, edemaciado em até três vezes o tamanho normal Acúmulo de fluido de cor âmbar distendendo as membranas ao redor dos rins, baço, cólon, na cavidade abdominal e torácica
Peste suína clássica (PSC)	Vírus da PSC	**Forma aguda**
		Abortos (infrequente) Natimortos Leitões fracos ao nascer
		Forma atípica
		Retorno ao estro regular Mumificação fetal Natimortos Malformações congênitas Mioclonia congênita
Peste suína africana (PSA)	Vírus da PSA	Aborto, independentemente do período gestacional
		Lesões no feto abortado
		Hemorragias petequiais e equimóticas nas membranas fetais e superfície cutânea
Doença de Aujeszky	Herpesvírus suíno tipo 1	Absorção embrionária Retorno ao estro regular Mumificação fetal Abortos Natimortos Malformações congênitas Nascimento de leitões fracos Infertilidade futura da matriz
		Lesões no feto abortado
		Áreas de coloração branco-amarelada no fígado e no baço
Parvovirose suína	Parvovírus suíno (PPV)	Vírus patogênico para embriões ou fetos até 70 dias de gestação. Geralmente, atinge fêmeas primíparas Mumificação fetal Retorno ao estro (regular ou tardio) Nascimento de poucos leitões e viabilidade variável (leitões normais, fracos e inviáveis, com peso baixo, com malformações ou mumificados) Infertilidade futura da matriz Natimortalidade
		Lesões no feto abortado
		Fetos com malformações ou mumificados de diferentes tamanhos
Circovirose suína	Vírus da circovirose suína tipo 2 (CVS-2)	Abortos Mumificação fetal
		Lesões no feto abortado
		Miocardite com grande quantidade de antígeno de CVS-2 (Abortos têm sido esporadicamente associados à infecção por CVS-2)

(continua)

Tabela 108.1 Principais enfermidades causadoras de abortamento em suínos com seus respectivos agentes etiológicos e sinais clínicos reprodutivos (*continuação*).

Enfermidade	Agente etiológico	Sinais clínicos reprodutivos
Leptospirose	*Leptospira pomona*	Abortos mais frequentes no terço final da gestação Retorno ao estro Mumificação fetal Natimortalidade Leitões fracos ao nascer Baixo número de leitões Descarga vulvar Absorção embrionária
		Lesões no feto abortado
		Edema generalizado e presença de líquido serossanguinolento nas cavidades torácica e abdominal
Brucelose suína	*Brucella suis*	Abortos no terço inicial da gestação (infecção na cobertura) Abortos em qualquer período gestacional (conforme a data da infecção) Retorno ao estro Descarga vulvar Endometrite Irregularidade no ciclo estral em marrãs Infertilidade Orquite Problemas articulares e paralisia Claudicação
Erisipelose suína	*Erysipelothrix rhusiopathiae*	**Forma aguda**
		Abortos Infertilidade temporária nos machos
Toxoplasmose	*Toxoplasma gondii*	Abortos Mumificação fetal Natimortalidade
		Lesões no feto abortado
		Pequenos nódulos acinzentados nos pulmões Grande quantidade de exsudato fibrinoso nas cavidades torácica e abdominal

O prognóstico da vida reprodutiva subsequente da fêmea irá variar de acordo com a idade gestacional em que ocorreu o abortamento. Nos casos precoces (*i. e.* morte embrionária ou fetal no início da gestação), em geral, não se observam problemas obstétricos e não ocorrem transtornos significativos durante a fase puerperal. Em contraposição, os abortamentos tardios determinam um puerpério complicado e incertezas à vida reprodutiva futura da matriz.

Diagnóstico

O diagnóstico de abortamento deve ser feito pela somatória da investigação clínico-epidemiológica com o diagnóstico laboratorial. O inquérito detalhado no rebanho objetiva principalmente separar causas infecciosas de não infecciosas e auxiliar a tomada de decisões profiláticas e produtivas.

Na avaliação clínica, o diagnóstico torna-se fácil pela identificação do sinal característico, o aborto, ou pela observação do abortamento propriamente dito. Características reprodutivas, como repetição de estro em fêmeas consideradas prenhes, indicarão interrupção da gestação, seja por absorção embrionária ou abortamento.

O diagnóstico etiológico do abortamento suíno, na maioria das vezes, é bastante difícil, sendo conclusivo apenas em 30 a 40% dos casos. Não é possível determinar as causas de abortamento somente por exame clínico dos animais. É fundamental averiguar os diversos fatores que possam provocar essa alteração patológica, por exemplo, manejo, temperatura ambiente, substâncias tóxicas, número de partos das fêmeas que abortaram, entre outros. Informações sobre os índices de prevalência e incidência de abortamento no rebanho também auxiliarão na identificação do(s) agente(s) etiológico(s). Baixo número de fêmeas abortando ou abortos esporádicos podem ser relacionados com problemas não infecciosos. Em contraposição, na ocorrência de brucelose ou leptospirose, a taxa de abortamento pode chegar a 5%.

Associado a uma minuciosa anamnese e a uma avaliação clínica geral e ginecológica, o diagnóstico laboratorial facilita a identificação do agente etiológico dessa alteração patológica. A análise sorológica das porcas que abortam pode ajudar na identificação, porém, o mais indicado é a realização de sorologia por amostragem no plantel de reprodutores. As coletas de sangue para obtenção do soro devem ser repetidas pelo menos uma vez e devem respeitar o intervalo mínimo de 2 semanas entre cada uma, para que possam ser detectadas soroconversão e/ou diferenças na titulação de anticorpos. Deve-se ter cautela na interpretação dos resultados das sorologias, pois podem ser detectados resposta vacinal, doenças endêmicas (p. ex., parvovirose) ou resultados sorológicos que indiquem uma infecção que não é a razão principal do abortamento. Por essa razão, todo resultado sorológico deve ser associado aos dados clínico-epidemiológicos.

Testes laboratoriais complementares também são recomendados. O material ideal para essas avaliações, na ocasião do abortamento, são os fetos abortados recentemente com suas respectivas placentas. Recomenda-se o envio de, no mínimo, três ou quatro fetos suínos abortados e todos os fetos mumificados. Esse material deve ser acondicionado e enviado refrigerado. A realização da necropsia nos fetos abortados proporciona a estimativa da idade gestacional (mensuração do comprimento cefalococcígeo do feto), a coleta de fluidos da cavidade torácica fetal para posterior realização de testes sorológicos e a coleta asséptica de amostras de fígado, pulmão, rim, coração e conteúdo estomacal para testes bacteriológicos e virais. Amostras de fígado, rim, pulmão, coração, músculo esquelético, baço, placenta e cérebro também devem ser coletadas e fixadas em formalina tamponada a 10% para exames histopatológicos rotineiros. Falhas, como envio de material inadequado, têm acrescentado os insucessos dos diagnósticos laboratoriais nos casos de abortamentos.

Deve-se também levar em consideração se os fetos abortados apresentam autólise. Lesões histológicas significativas podem estar mascaradas por alterações autolíticas. Sendo assim, quanto mais rápido for o envio de fetos suínos abortados para o laboratório, maior será a chance de observar lesões histopatológicas significativas, aumentando os índices de diagnostico etiológico definitivo

Se houver suspeita de leptospirose, recomenda-se a entrega do material coletado fresco diretamente ao laboratório o mais rapidamente possível. A confecção de *imprints* de rim durante a necropsia também é considerada de valiosa ajuda na pesquisa da *Leptospira* spp. a partir da utilização da técnica de imunofluorescência direta.

Profilaxia

O abortamento é classificado como falha reprodutiva de impacto na produção de suínos, tendo percentual aceitável de até 1,5%. A intervenção é recomendada quando os eventos forem superiores a 2%. Entretanto, a preocupação com qualquer evento de abortamento é constante. Esse episódio pode indicar que há algo errado com o rebanho de matrizes e reprodutores, sendo que o diagnóstico precoce proporciona medidas de controle mais eficientes.

No controle do abortamento em rebanhos suínos, deve haver duas estratégias: sanitária e de manejo. Várias medidas de manejo têm sido relatadas como eficientes na prevenção de abortamentos não infecciosos. Alguns exemplos são realizar incremento energético na alimentação da fase inicial da gestação, manter as fêmeas gestantes em ambiente calmo e tranquilo, evitar movimentação e/ou mistura de lotes de gestantes, evitar o contato com o cachaço na fase inicial da gestação, controlar a temperatura nas instalações (minimizar as oscilações térmicas bruscas), prevenir problemas de casco (claudicações), evitar ao máximo situações estressantes, entre outros. A adoção de manejos mais adequados, que evitem os transtornos à fêmea gestante, pode reduzir o índice de abortamentos, porém, controlar o problema dos abortamentos sazonais parece ser bastante difícil, o que, possivelmente, está relacionado com a baixa eficiência das medidas profiláticas recomendadas atualmente.

Os protocolos de controles sanitários de rebanhos são bastante conhecidos e baseiam-se principalmente em aquisição de reprodutores de origem controlada (com a certificação de que são livres de doenças específicas) e implementação de práticas de biosseguridade e da vacinação. Recomenda-se realizar testes sorológicos periódicos para algumas das causas específicas de abortamento, como leptospirose e brucelose. Vale considerar também o histórico reprodutivo individual das fêmeas que abortaram, para avaliar a viabilidade do descarte delas.

Saúde Pública

Das principais enfermidades dos suínos com implicações reprodutivas, a brucelose suína, a leptospirose, a erisipelose e a toxoplasmose são consideradas zoonoses. Entre estas, as de maior risco de transmissão aos humanos, nos casos de abortamentos, são a leptospirose e a brucelose. Essas enfermidades podem provocar infecções de caráter ocupacional, representando risco para a Saúde Pública, principalmente para trabalhadores que têm contato direto com suínos, ou seja, funcionários de granjas suínas, trabalhadores de frigoríficos de suínos e médicos veterinários.

A brucelose, em humanos, causa enfermidade septicêmica e é transmitida por contato com animais doentes, suas carcaças, sangue, urina e secreções. A enfermidade pode apresentar-se nas formas: subclínica, detectada somente em testes sorológicos; aguda, com a sintomatologia de mialgias, febre, disúria, dores nos olhos e testículos; e crônica, pela persistência da infecção intracelular do patógeno no sistema reticuloendotelial. Sua ocorrência é rara, e o grupo de maior risco são os trabalhadores de frigoríficos.

A leptospirose manifesta-se nas formas ictéricas e anictéricas, sendo esta última a menos grave e a mais frequente. A transmissão se dá por via direta e indireta, por meio de abrasões na pele e nas mucosas e ingestão de água ou alimentos contaminados pela urina dos animais. O grupo de risco são os funcionários de granjas suínas.

A infecção pelo *Toxoplasma gondii* em humanos é muito comum, mas a doença é pouco frequente. A transmissão ocorre pelo consumo da carne infectada. O grupo de risco são mulheres infectadas durante a gestação, pois a enfermidade pode ser muito prejudicial ao feto. A sintomatologia principal, após o nascimento, é de uma infecção leve, produzindo febre e linfadenopatias, muitas vezes confundida com a gripe.

A erisipelose é contraída por contato direto com animais ou nas próprias instalações. Sua sintomatologia principal são lesões nas mãos e nos pés, as quais, geralmente, apresentam-se de forma benigna e raramente evoluem para septicemia. O grupo de risco são os funcionários de granjas suínas.

Agradecimento

Os autores agradecem a Rafael Tomaz Grando, médico veterinário da Cotrijui - Cooperativa Agropecuária e Industrial, Ijuí-RS, por ceder imagens de abortamento em suínos de seu arquivo pessoal.

Bibliografia

Fernandes F, Wildner SM, Furlanetto AL. Possíveis infecções ocupacionais em tratadores de suínos. Arq Catarin Med. 2006;35(3):15-26.

Filha WSA, Costa MS, Bernardi ML, Wentz I, Bortolozzo FP. Causas não infecciosas de abortamento em suínos. In: I Simpósio UFRGS Sobre Produção, Reprodução e Sanidade Suína; 2006. Porto Alegre. Anais do I Simpósio UFRGS sobre Produção, Reprodução e Sanidade Suína; 2006. p. 228-33.

Filha WSA, Wentz I, Bortolozzo FP. Melhoramento da produtividade das leitoas. In: Bortolozzo FP, Wentz I. A fêmea suína de reposição. Porto Alegre: Pallotti; 2006. p. 101-16.

Givens MD, Marley MS. Infectious causes of embryonic and fetal mortality. Theriogenology. 2008;70:270-85.

Grunert E *et al.* Abortamentos e partos prematuros nas fêmeas dos animais mamíferos domésticos. In: Grunert E, Birgel EH, Vale WG. Patologia e clínica da reprodução dos animais mamíferos domésticos. São Paulo: Livraria Varela; 2005. p. 527-44.

Haller D. Diagnosis of swine abortion. J Swine Health Prod. 1994;2:29-31.

Maldonado J, Segalés J, Martínez-Puig D, Calsamiglia M, Riera P, Domingo M *et al.* Identification of viral pathogens in aborted fetuses and stillborn piglets from cases of swine reproductive failure in Spain. Vet. J. 2005;169(3):454-6.

Martinat-Botté F, Bariteau F, Badouard B, Terqui M. Control of pig reproduction in a breeding programme. J Reprod Fertil Suppl. 1985;33: 211-28.

Mellagi APG *et al.* Abortamentos e partos antecipados em suínos. In: I Simpósio UFRGS Sobre Produção, Reprodução e Sanidade Suína; 2006. Porto Alegre. Anais do I Simpósio UFRGS sobre Produção, Reprodução e Sanidade Suína; 2006. p. 215-21.

Meredith MJ. Pig Breeding and infertility. In: Meredith MJ. Animal breeding and infertility. Cambridge: Blackwell Science; 1995. p. 278-353.

Pescador CA. Causas infecciosas de abortos em suínos. In: I Simpósio UFRGS Sobre Produção, Reprodução e Sanidade Suína; 2006. Porto Alegre. Anais do I Simpósio UFRGS sobre Produção, Reprodução e Sanidade Suína; 2006. p. 222-27.

Pezerico GB, Pezerico SB, Silva RC, Hoffmann JF, Camargo LB, Langoni H. Ocorrência de anticorpos anti-Toxoplasma gondii e anti-Leptospira spp. em suínos abatidos em três abatedouros dos Estados de Minas Gerais e São Paulo. Arq Inst Biol. 2007;74(3):267-70.

Silveira PRS. Fatores que interferem na taxa de parição em rebanhos suínos. Rev Bras Reprod Amin. 2007;31:32-7.

Soto FRM, Vasconcellos SA, Pinheiro SR, Bernarsi F, Camargo SR. Leptospirose suína. Arq Inst Biol. 2007;74:379-95.

Vargas AJ, Bernardi ML, Paranhos TF, Gonçalves MA, Bortolozzo FP, Wentz I. Reproductive performance of swine females re-serviced after return to estrus or abortion. Anim Reprod Sci. 2009;113:305-10.

Vargas AJ, Bernardi ML, Wentz I, Bortolozzo FP. Que decisão tomar frente a matrizes que apresentam falhas reprodutivas: elas merecem uma nova chance? Act Scienti Vet. 2007;35:1-8.

Vonnahme KA, Wilson ME, Foxcroft GR, Ford SP. Impacts on conceptus survival in a commercial swine herd. J Anim Sci. 2002;80:553-9.

Zanella E, Silveira PRS, Sobestiansky J. Falhas reprodutivas. In: Sobestiansky J, Barcellos D. Doenças dos suínos. Goiânia: Cânone Editorial; 2007. p. 541-4.

Causas Infecciosas de Mortalidade Embrionária e Fetal em Bovinos

109

Margareth Elide Genovez e Edviges Maristela Pituco

Etiologia e patogenia

O período embrionário se inicia no momento da fertilização do óvulo e formação do zigoto até o desenvolvimento das membranas fetais, seguido do rápido crescimento, estendendo-se até a completa diferenciação dos principais tecidos, órgãos e sistemas. Nessa etapa, são estabelecidas as características da forma externa do corpo, por volta de 45 dias de vida. O embrião passa a ser considerado feto quando ocorre a mineralização óssea.

O sucesso de uma gestação em vacas requer que o zigoto se transforme em blastocistos, desenvolva a função trofoblástica e produza substâncias que previnam a luteólise. Além disso, deve induzir ao reconhecimento materno da prenhez, que ocorre entre 15 e 18 dias após a fertilização. Os mecanismos exatos envolvidos nesse reconhecimento não são totalmente compreendidos. No entanto, sabe-se que a síntese de proteína trofoblástica pelo embrião informa à mãe de sua presença, inibindo a síntese de prostaglandina (PGF 2α) para a manutenção do corpo lúteo, a fim de que seja finalizado o padrão cíclico de liberação de hormônio luteinizante (LH). Se um sinal adequado não for emitido no tempo certo, ocorre a luteólise, as taxas de progesterona declinam e a prenhez é interrompida. Se esta for reconhecida, a progesterona é mantida em concentração suficiente para ocorrer a embriogênese. A placenta dará continuidade à produção de progesterona e será responsável pela implantação do embrião no endométrio.

A mortalidade embrionária precoce (antes de 15 dias de fertilização) afeta pouco o ciclo reprodutivo, pois o corpo lúteo rapidamente regride, e um novo ciclo se inicia. Porém, quando a mortalidade é tardia, ou seja, após 35 dias da fertilização, ocorrerá o abortamento. Nesse caso, o corpo lúteo se mantém persistente por longo período, aumentando o tempo para retorno ao ciclo normal.

O sinal clássico de morte embrionária é a repetição de cio em intervalo de 21 a 45 dias após a cópula, a inseminação artificial (IA) ou a transferência de embriões (TE).

A infecção do embrião pode ocorrer em dois períodos de seu desenvolvimento: antes do rompimento da zona pelúcida (até 8 a 9 dias) ou após; neste último caso, após o rompimento da zona pelúcida, as células embrionárias estão mais suscetíveis à ação de agentes infecciosos.

A perda embrionária ou fetal está diretamente relacionada com a condição sanitária dos animais doadores de gametas (touro e vaca) e das receptoras de embriões, independentemente da forma de fecundação, ou seja, IA, TE ou fertilização *in vitro* (FIV). Portanto, todos os animais participantes da reprodução assistida devem ser criteriosamente selecionados. As receptoras são erroneamente negligenciadas quanto à sanidade, pois leva-se mais em conta a condição corporal e o custo da aquisição, principalmente quando se trata de grandes lotes de animais, o que acarreta elevado risco de introdução de patógenos ao plantel e de insucessos na TE ou FIV. Deve-se mencionar, também, o risco sanitário associado às condições de manipulação dos gametas, o qual depende do meio ambiente a que são expostos, dos meios de cultura, da estocagem e do processo de transferência.

Por outro lado, as falhas de manejo das fêmeas bovinas, pelos tratamentos e exames clínicos impróprios ou inadequados ao período gestacional, não podem ser descartadas.

A morte embrionária em vacas está estimada entre 20 e 40%, e a fetal em 5%. As causas não infecciosas representam a maioria dos casos de morte embrionária, pois cerca de 70% das ocorrências são decorrentes de anomalias cromossômicas, deficiências nutricionais, desequilíbrio hormonal materno e fatores externos, como estresse térmico, entre outros. Dessa maneira, a etiologia da mortalidade embrionária e fetal é multifatorial, podendo ser de causa não infecciosa e infecciosa.

As principais enfermidades infecciosas e parasitárias relacionadas com perdas embrionárias e fetais (Tabela 109.1) são brucelose, leptospirose, campilobacteriose genital bovina, micoplasmose bovina, clamidofilose bovina, histofilose bovina, herpesvírus bovino-1 (BHV-1), diarreia viral bovina (BVD), tricomoníase bovina e neosporose bovina (ver capítulos específicos). Na dependência do agente infectante, o útero e a placenta são indiretamente atingidos por via hematogênica nas enfermidades sistêmicas, em razão das septicemias, viremias e toxemias, ou por via ascendente, nas doenças sexualmente transmitidas por sêmen contaminado com *Campylobacter fetus* subesp. *fetus*, *Campylobacter fetus* subesp. *venerealis* e *Tritrichomonas foetus*, culminando em endometrite e/ou placentite. Entre os patógenos, os vírus são os agentes mais lesivos ao embrião em seu estágio inicial.

A diferenciação entre os processos inflamatórios causados por vírus e bactérias está no tipo de célula do exsudato inflamatório. As infecções bacterianas provocam inflamação purulenta grave difusa, enquanto as virais causam endometrite necrótica, com infiltração de linfócitos e plasmócitos.

Na infecção sistêmica, a hipertermia materna desnatura as proteínas do embrião e, consequentemente, causa a morte. Os índices de prostaglandinas maternos se elevam durante o pico febril, dando origem à luteólise e perda da prenhez. Além disso, o estresse ocasionado pelo estado febril pode levar à perda de prenhez por causa da elevação dos níveis de esteroides, que também interferem na resposta imune do organismo materno aos agentes infecciosos.

Tabela 109.1 Principais patógenos causadores de perdas embrionárias ou abortamento diagnosticados* em fetos bovinos abortados.

Bactérias**	Protozoários	Vírus
Brucella abortus	*Neospora caninum*	Vírus da diarreia viral bovina (BVDV)
Staphylococcus aureus	–	Herpesvírus bovino 1 (BHV-1)
Leptospira spp.	–	–
Campylobacter fetus subesp. *fetus*	–	–
Campylobacter fetus subesp. *venerealis*	–	–
Trueperella (*Arcanobacterium*) *pyogenes*	–	–
Salmonella spp.	–	–
Listeria monocytogenes	–	–
Histophilus somni	–	–
Ureaplasma diversum	–	–
Mycoplasma spp.	–	–
Campylobacter jejuni	–	–

* Cultivo e identificação ou detecção por técnicas moleculares.
** Por ordem de frequência.

A clamidofilose bovina é causada por *Chlamydophila abortus*, bactéria intracelular obrigatória, e ocorre por transmissão sexual, inalação ou ingestão de alimentos contaminados com corpúsculos elementares (CE), os quais são internalizados na célula hospedeira e se transformam em corpúsculo reticulado (CR). Vários órgãos são invadidos, inclusive o útero, causando endometrite, metrite e placentite necrótica com retenção de placenta ao abortamento. Ascite, hepatopatia, linfonodos aumentados e petéquias nas mucosas oral (frequentes no palato) e conjuntiva, e nos tecidos subcutâneos fetais são comumente observados. Infertilidade e baixas taxas de concepção, morte embrionária precoce e nascimento de crias fracas também são relatados. Orquite, epididimite e vesiculite seminal são comuns em touros. A detecção dos portadores que eliminam o agente pelos tratos urogenital e intestinal é o ponto crítico para o controle da doença.

Isolado do trato urogenital de 28% das fêmeas e de até 90% dos machos bovinos saudáveis, *Histophilus somni* (anteriormente denominado *Haemophilus somnus*), sob certas condições, também se torna agente causador de perdas embrionárias e fetais. Por meio de transmissão sexual ou pelo trato respiratório, vacas acometidas por essa bactéria podem apresentar meningoencefalite trombótica (TEM), geralmente fatal, pneumonia, artrite e problemas reprodutivos, de forma isolada ou simultânea. Os problemas reprodutivos manifestam-se como mastite, vulvovaginite granular e infertilidade com morte embrionária precoce, metrite com descarga vulvar purulenta, placentite e abortamento. Na histofilose bovina, a balanopostite granular, orquiepididimite crônica, adenite vesicular e sêmen mucopurulento com presença de leucócitos podem ser observados em touros.

A multiplicação bacteriana e a liberação de endotoxinas, associadas às mastites por bactérias gram-negativas, principalmente *Escherichia coli*, causam a liberação de mediadores inflamatórios que resultam em luteólise e perda embrionária ou abortamento. *Staphylococcus aureus*, outro agente causador de mastite, alcança o útero por via hematogênica, sendo frequentemente isolado a partir de conteúdo abomasal de fetos bovinos abortados em final de gestação. A alta ocorrência dessa bactéria é resultado de condutas inadequadas de manejo, particularmente no momento da ordenha, durante surtos de mastite.

Abortamento micótico, em geral, é causado pelos gêneros *Aspergillus* spp. ou *Mucor* spp., cuja porta de entrada parece ser a via respiratória, que alcançam o útero por via hematogênica. A placenta, nesse caso, apresenta necrose de cotilédones e espessamento das áreas intercotiledonárias. Ocasionalmente, o feto apresenta lesões esbranquiçadas difusas na pele. A ocorrência desse tipo de abortamento pode estar relacionada com a maior predisposição dos animais expostos a ambientes contaminados com hifas e esporos.

No abortamento, o feto pode ser expelido conservado, o que melhora significativamente o sucesso do diagnóstico laboratorial (Figura 109.1). Os casos de mumificação fetal decorrem da morte acompanhada pela retenção do corpo lúteo sem contaminação bacteriana. A presença de fetos em putrefação (Figura 109.2) é causada devido ao processo séptico por agentes anaeróbios que promovem intensa produção de gás. Fetos enfisematosos ou macerados decorrem de processo séptico por agentes aeróbios que liquefazem os tecidos (Figura 109.3). Nesse caso, o animal pode manifestar cio e eliminar exsudato juntamente com parte do feto macerado.

Na morte fetal, após o terceiro mês de gestação, se o feto permanecer dentro do útero, mesmo com esforço expulsivo por vários dias, haverá invasão de agentes

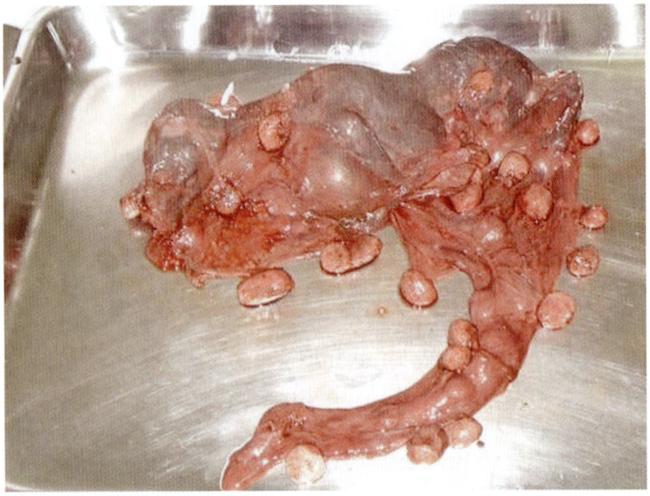

Figura 109.1 Feto bovino e anexos conservados, sem lesões aparentes. Fonte: Arquivo do Laboratório de Doenças Bacterianas da Reprodução do Instituto Biológico de São Paulo.

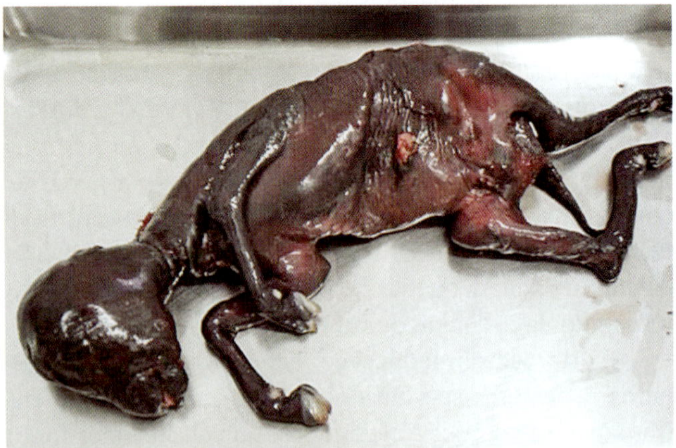

Figura 109.2 Feto bovino em estado de putrefação. Fonte: Arquivo do Laboratório de Doenças Bacterianas da Reprodução do Instituto Biológico de São Paulo.

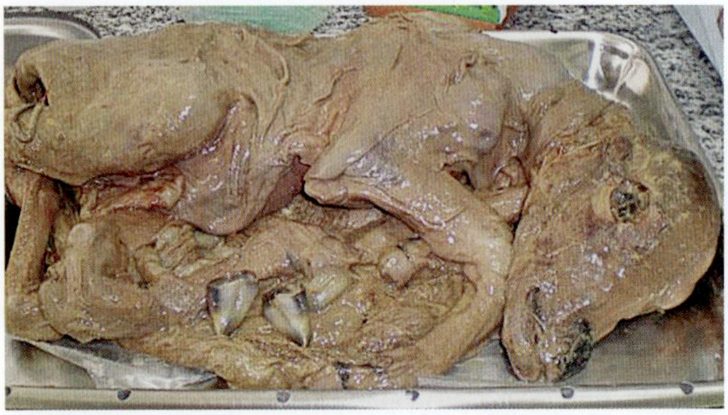

Figura 109.3 Feto bovino macerado. Fonte: Arquivo do Laboratório de Doenças Bacterianas da Reprodução do Instituto Biológico de São Paulo.

oportunistas, cuja manifestação será a descarga vulvar fétida, amarronzada, acompanhada de febre, anorexia e queda na produção de leite. À palpação retal pode-se perceber a presença de feto enfisematoso ou macerado.

Esses processos comprometem a vida reprodutiva futura da fêmea, pois o endométrio sofre lesões graves, geralmente associadas a complicações como perimetrite, piometra, peritonite e morte. A endometrite se caracteriza pelo processo inflamatório superficial do endométrio, o qual não atinge camadas mais profundas do que o estrato esponjoso. Histologicamente, observam-se dano epitelial com infiltração de células inflamatórias, congestão vascular, edema e vários graus de acúmulo de linfócitos e plasmócitos nas camadas superficiais dos tecidos. Durante o estro, quando o trato reprodutivo feminino está sob efeito estrogênico, os neutrófilos estão prontos para combater materiais estranhos ou agentes microbianos introduzidos na vagina e no útero juntamente com os espermatozoides. A presença dos neutrófilos e o aumento da motilidade uterina nessa fase do ciclo são importantes para evitar a colonização do trato feminino por patógenos potenciais. Entretanto, em certas condições, agentes inespecíficos ubíquos e oportunistas invadem o útero por via ascendente, causando endometrite (Quadro 109.1).

A endometrite aguda após cópula ou IA altera substancialmente o ambiente uterino e, em casos graves, é acompanhada da produção de substâncias luteolíticas, como prostaglandinas. Patógenos oportunistas, como *Escherichia coli, Proteus vulgaris, Staphylococcus* spp., *Streptococcus* spp., *Corynebacterium* spp., *Pseudomonas aeruginosa, Alcaligenes faecalis, Enterobacter aerogenes* e *Arcobacter cryaerophilus*, transitórios ou parte da flora vaginal, prepucial ou mesmo ambiental, atingem o útero, dando origem à endometrite pós-coito, em sua maioria branda e de curta duração, mas com consequências ao embrião. Por serem, na maioria das vezes, ocorrências pontuais, denotam problemas circunstanciais de higiene no sistema de manejo sanitário e reprodutivo do rebanho.

Quadro 109.1 Principais microrganismos oportunistas ubíquos causadores de perdas embrionárias ou abortamento em fetos bovinos*.

Streptococcus spp.
Escherichia coli
Staphylococcus spp.
Pseudomonas aeruginosa
Enterobacter aerogenes
Acinetobacter spp.
Alcaligenes faecalis
Arcobacter cryaerophilus
Bacillus spp.
Citrobacter diversus
Proteus spp.
Corynebacterium spp.
Aeromonas spp.
Clostridium spp.
Serratia marcescens
Leveduras

*Identificação a partir de cultivo bacteriológico puro ou preponderante.

Tabela 109.2 Principais microganismos* isolados de amostras de muco prepucial, sêmen *in natura* e sêmen industrializado provenientes de touros em serviço reprodutivo.

Muco prepucial**	Sêmen *in natura*	Sêmen industrializado
Staphylococcus aureus	*Staphylococcus aureus*	*Staphylococcus* spp.
Streptococcus spp.	*Streptococcus* spp.	*Streptococcus* spp.
Acinetobacter spp.	*Acinetobacter* spp.	*Corynebacterium* spp.
Pseudomonas aeruginosa	*Pseudomonas aeruginosa*	*Bacillus* spp.
Escherichia coli	*Bacillus* spp.	*Citrobacter* spp.
Bacillus spp.	*Proteus* spp.	*Enterobacter aerogenes*
Enterobacter spp.	*Corynebacterium* spp.	*Escherichia coli*
Corynebacterium spp.	Levedura	*Acinetobacter* spp.
Proteus spp.	BHV-1	*Proteus* spp.
–	BVDV	*Alcaligenes faecalis*
–	Vírus da língua azul	Levedura
–	–	BHV-1
–	–	BVDV
–	–	Vírus da língua azul

* Identificação a partir de cultivo bacteriológico e virológico.
** Por ordem de frequência/tipo de amostra.

A qualidade do sêmen, tanto no acasalamento como na IA, é fundamental para evitar a ocorrência de endometrite aguda. O touro e a flora prepucial característica estão comumente em estado de equilíbrio dinâmico, fornecendo condições favoráveis para a manutenção da população microbiana, que interage sem prejudicar o hospedeiro. Contudo, com frequência, o touro, ao se deitar, expõe a mucosa peniana, contaminando-se com microrganismos originários de fezes e do solo, os quais contribuem para o desequilíbrio da flora natural da cavidade prepucial e da uretra. Essa diversidade de gêneros bacterianos contaminantes do prepúcio atinge o sêmen *in natura* e parte pode permanecer preservada no sêmen industrializado.

Embora existam controvérsias quanto à interferência desses agentes sobre a capacidade fecundante do sêmen, em certas condições, bactérias oportunistas podem migrar pelo trato genital de touros e causar uretrite, vesiculite seminal ou epididimite, alterando-o significativamente em decorrência de intensa reação inflamatória. Esses microrganismos podem afetar diretamente o espermatozoide, por competir pela utilização dos nutrientes naturais, o que resulta em baixas taxas de concepção, e indiretamente na infecção da fêmea, levando à mortalidade embrionária (Tabela 109.2). Portanto, o risco potencial para disseminação de doenças pelo sêmen não pode ser negligenciado, tendo em vista que um ejaculado pode conter quantidade suficiente de espermatozoides para que sejam processadas centenas de doses de sêmen.

Durante o processamento do sêmen colhido em centros de coleta e processamento de sêmen (CCPS), muitas medidas de contenção de riscos de doenças são adotadas, com relação à sanidade do animal e do rebanho de origem. Medidas preventivas diretamente aplicadas à coleta e à manipulação do sêmen são também atendidas, como a adição de antimicrobianos ao extensor. No entanto, embora a adição de antimicrobianos seja uma medida de recomendação internacional, não é totalmente eficaz, pois os protocolos preconizados pelos órgãos reguladores não preveem o ajuste entre dose do fármaco e a quantidade e variedade microbiana presentes no sêmen, assim como a possibilidade de resistência bacteriana.

A lavagem e a desinfecção do prepúcio e da região perineal com substâncias antissépticas, previamente à coleta de sêmen, reduzem em cerca de 50% os microrganismos. Porém, a prática de muitas coletas a que são submetidos os touros em serviço em (CCPS) em um curto espaço de tempo pode tornar a cavidade prepucial vulnerável à colonização por um único agente (microrganismos resistentes), com desequilíbrio da flora, a qual afeta a qualidade do sêmen. A predominância de uma única população de microrganismo adaptada, cuja multiplicação se torna exacerbada, pode diminuir a vitalidade e a sobrevivência do espermatozoide, por competir pela utilização dos nutrientes e do oxigênio. Nesses casos, as leveduras são os patógenos encontrados com maior frequência em palhetas de sêmen e, não raramente, são causadoras de endometrites e perdas embrionárias.

Uma vez levada a termo a gestação, após o parto, deverão ocorrer a expulsão dos envoltórios fetais e a eliminação dos lóquios pela contração da musculatura uterina, retorno da função ovariana e regeneração do endométrio. Porém, se imediatamente após o parto a cérvice não retornar à normalidade, microrganismos do meio externo adentram o útero e uma infecção mista poderá ocorrer entre 1 e 3 semanas. Após esse período, a maioria das bactérias deve ser eliminada pela ação dos neutrófilos. Se a infecção persistir, ocorrerá a endometrite puerperal, causada mais comumente por *Trueperella* (*Arcanobacterium*) *pyogenes*. Bactérias anaeróbias, principalmente *Bacteroides* spp., reduzem a quimiotaxia e a atividade fagocítica dos neutrófilos, favorecendo sua persistência, assim como a de *Trueperella* (*Arcanobacterium*) *pyogenes*. Se o processo infeccioso persistir, ocorrerá a endometrite crônica, na qual a intensa reação inflamatória provoca um conjunto de alterações morfológicas e funcionais no útero, incluindo a deposição de tecido fibroso periglandular endometrial, causando deficiência na função das glândulas e privando o embrião da secreção exócrina uterina, rica em proteína e necessária para alimentá-lo antes da placentação. Assim, a endometrite inicialmente aguda e causadora de infertilidade temporária poderá comprometer definitivamente o útero, culminando na esterilidade do animal.

O abortamento bacteriano por esses agentes é esporádico e pode ocorrer em qualquer fase da gestação, embora seja mais frequente na segunda metade da gestação. Não são observados sinais clínicos sistêmicos na vaca, porém, poderá ocorrer retenção placentária. Os fetos podem se apresentar em graus variados de autólise. A superfície da placenta pode apresentar exsudato amarelo ou amarronzado. Considerando que muitos dos microrganismos causadores de abortamentos esporádicos são de origem ambiental ou de flora de mucosa, a presença desses agentes no feto pode ser decorrente simplesmente de contaminação. Assim, para estabelecer o diagnóstico etiológico é necessário o isolamento em cultura pura da bactéria ou preponderante do conteúdo do abomaso e tecidos fetais associados à presença de lesões específicas no feto.

Uma situação particular ocorre nos procedimentos de FIV de bovinos, principalmente no que diz respeito ao uso de sêmen industrializado. Baixas taxas de fertilização e prenhez em decorrência da contaminação de ovócitos por agentes ubíquos e oportunistas, próprios da flora prepucial, têm trazido à discussão a necessidade de controle bacteriano do ejaculado para fins de FIV. Entende-se que, quando do uso da IA, a fêmea bovina tem condições de resposta imune inespecífica inata e específica contra os contaminantes e, portanto, é capaz de impedir, na maioria dos casos, o estabelecimento de endometrite. No entanto, na pratica, é o que se verifica. Portanto, não está estabelecida a concentração limite de microrganismos que pode estar presente no sêmen industrializado empregado na IA. Particularmente, no caso de realização de FIV, a amostra de sêmen deve ser praticamente isenta de contaminantes, pois, na condição *in vitro*, o ovócito está desprotegido das barreiras naturais da fêmea e ainda é submetido a um ambiente favorável para a multiplicação desses microrganismos.

Diagnóstico

O diagnóstico de causas infecciosas de abortamento é limitado, observando-se sucesso entre 20 e 40% dos casos. A assistência laboratorial é fundamental para o diagnóstico preciso de perdas reprodutivas, sem a qual não é possível a diferenciação entre as várias causas, principalmente infecciosas. Falhas na seleção, coleta e conservação de amostras clínicas são as principais responsáveis pelo insucesso diagnóstico.

No Brasil, o controle sanitário animal é regido pelo Ministério de Agricultura, Pecuária e Abastecimento (MAPA), que se baseia nas diretrizes sanitárias internacionais recomendadas pela Organização Mundial de Saúde Animal e pela Sociedade Internacional de Transferência de Embriões (IETS), as quais regulamentam medidas no sentido de minimizar riscos de transmissão de patógenos causadores de doenças aos produtos de acasalamento, IA, TE e FIV.

O MAPA define as regras dos requisitos sanitários para a produção e comercialização de sêmen e embriões bovinos e bubalinos no Brasil, em Estados partes do Mercosul e extra-Mercosul, por instruções normativas e portarias. Para touros doadores de sêmen em quarentena e residentes em CCPS, são exigidos exames laboratoriais para diagnóstico da brucelose, campilobacteriose genital bovina, tricomoníase genital bovina e diarreia viral bovina.

A pesquisa do agente infeccioso causal de perdas reprodutivas deve seguir um protocolo de diagnóstico diferencial entre os mais prováveis, de acordo com a suspeita clínica. Quanto maior o número e a variedade de amostras clínicas remetidas ao laboratório, maior a possibilidade de obter resultados conclusivos. Toda amostra clínica deve ser enviada acompanhada de ficha técnica que contenha as informações da propriedade, do rebanho (descrever manifestações clínicas, lesões, dados epidemiológicos e de manejo sanitário e zootécnicos) e da própria amostra (tipo, data da coleta e método de conservação).

De modo geral, soro sanguíneo materno, sangue total com anticoagulante, feto abortado, placenta, secreção cervicovaginal, muco prepucial, sêmen e embriões degenerados são os principais materiais utilizados nos exames laboratoriais para diagnóstico das várias enfermidades abortivas. Se o abortamento ocorrer até o quinto mês de gestação, é conveniente enviar para exames laboratoriais o feto inteiro. Porém, se o abortamento ocorrer após o quinto mês de gestação, para a correta preservação dos órgãos e anexos, e em decorrência do tamanho do feto, é recomendado que este seja previamente necropsiado por um médico veterinário, que deve observar as lesões macroscópicas e colher o conteúdo do abomaso, fluidos das cavidades pleural e peritoneal, fragmentos de órgãos (pulmões, coração, fígado, baço, linfonodos, rins e sistema nervoso central) e alguns cotilédones placentários, especialmente com lesões. O feto inteiro deverá ser envolto em saco plástico, e, em caso de necropsia, cada fragmento de órgão deverá ser acondicionado individualmente em recipientes estéreis. O material deverá ser remetido em caixas isotérmicas com gelo reciclável e enviado rapidamente ao laboratório. Fragmentos desses órgãos também devem ser colocados em solução de formol 10% para exames histopatológicos.

A partir das várias amostras clínicas, poderá ser realizado o diagnóstico por meio de:

- Exame a fresco de suspensões de tecidos, secreções e excreções para observação da morfologia característica dos agentes etiológicos em microscopia óptica, de campo escuro, ou contraste de fase
- Exame microscópico de esfregaços ou tecidos corados pelo método de Giemsa, Gram ou sais de prata, ou expostos a anticorpos conjugados fluorescentes ou imunoenzimáticos, ou por microscopia eletrônica
- Cultivo para isolamento e identificação bacteriana, e inoculação em cultivos celulares para isolamento e identificação viral e de protozoários
- Inoculação em animais de experimentação ou ovos embrionados
- Técnicas moleculares como a reação em cadeia pela polimerase (PCR) e suas variantes, as quais têm sido empregadas em qualquer material clínico com o propósito de detectar e identificar o ácido nucleico (DNA ou RNA) do agente etiológico, com elevada sensibilidade e especificidade e em curto período de tempo. A PCR é uma ferramenta fundamental quando os agentes não estão viáveis para o isolamento ou diante de material clínico muito contaminado
- Exames histopatológicos a partir de amostras conservadas em formol, coradas por hematoxilina-eosina (HE), para identificação do tipo de lesão provocada pelo agente
- Sorodiagnóstico para pesquisa de anticorpos em amostras de soro sanguíneo materno e fetal e, eventualmente, em exsudado torácico e abdominal. As amostras de soro deverão ser colhidas de forma asséptica e encaminhadas ao laboratório de diagnóstico livres de coágulos e hemólise e não lipêmicas, mantidas congeladas e transportadas em caixas isotérmicas com gelo reciclável. A interpretação do imunodiagnóstico para pesquisa de anticorpos deverá ser cautelosa, pois dependerá dos agentes infectantes específicos e do histórico do animal e do rebanho quanto à vacinação e doenças pregressas (ver capítulos específicos)
- Avaliação clínica e epidemiológica, juntamente com o emprego da associação de vários métodos laboratoriais, análise macroscópica à necropsia, exames histopatológicos e a pesquisa direta e indireta do agente são fundamentais para o diagnóstico das causas de doenças abortivas.

Profilaxia e controle

Vários fatores são críticos na prevenção e controle de perda embrionária e fetal em vista da variedade de causas além das infecciosas: falhas de manejo, alteração genética, disfunção hormonal, deficiência nutricional, condições ambientais e climáticas. De acordo com a etiologia, devem ser estabelecidas as condutas apropriadas. O tratamento curativo e as vacinações fazem parte dessas condutas, mas não são suficientes para a eliminação dos problemas reprodutivos de origem infecciosa. Uma vez identificado o agente causal das perdas reprodutivas, medidas deverão ser adotadas para minimizar o impacto negativo dessas doenças: isolamento, sacrifício, quarentena, vacinação, tratamento dos animais e, algumas vezes, a interdição da propriedade.

O insucesso na resolução dos problemas sanitários em geral ocorre por causa da adoção de medidas isoladas diante de problemas multifatoriais, que deverão ser abordados como um sistema integrado de gestão sanitária. Boas práticas de produção devem ser adotadas simultaneamente.

As enfermidades infecciosas dos rebanhos bovinos, previstas ou não nos programas sanitários oficiais nacionais e internacionais, devem ser avaliadas também sob a perspectiva zoonótica, tanto pela possibilidade de transmissão direta ou indireta aos humanos como pelo aspecto de segurança alimentar.

O médico veterinário é a pessoa qualificada para auxiliar o produtor na tomada de decisão dos procedimentos a serem adotados visando à sanidade do rebanho e à contenção dos prejuízos econômicos e do risco zoonótico.

Bibliografia

Ali R, Khan IH. Mycotic abortion in cattle. Pakistan Vet J. 2006;26(1):44-6.

Anderson ML. Infectious causes of bovine abortion during mid- to late-gestation. Theriogenology. 2007;68:474-86.

Barr BC, Anderson ML. Infectious diseases causing bovine abortion and fetal loss. Vet Clin North Am Food Anim. Pract. 1993;9(2):343-68.

Bondurant RH. Inflammation in the bovine female reproductive tract. J Animal Science. 1999;77(2):101-10.

Christianson WT. Stillbirths, mummies, abortions and early embryonic death. Vet Clin North Am. 1992;8:623-39.

Corbeil LB, Bon Durant RH. Immunity to bovine reproductive infections. Vet Clin North Am Food Anim Pract. 2001;17(3)567-83.

Cortez A, Castro AMG, Heinemann MB, Soares RM, Leite RC, Scarcelli E *et al.* Detecção de ácidos nucleicos de Brucella spp., Leptospira spp., Herpes-vírus bovino e vírus da diarreia viral bovina em fetos abortados e em animais mortos no perinatal. Arq Bras Vet Zootec. 2006;58(6):1226-8.

Cullor JS. Mastitis in dairy cows: does it hinder reproduction performance? Vet Med. 1991;86:830-5.

Del Fava, Pituco EM, Genovez ME. Diagnóstico diferencial de doenças da reprodução em bovinos: experiência do Instituto Biológico. 2007;69(2):73-9.

Dunne LD, Diskin MG, Sreenan JM. Embryo and foetal loss in beef heifers between day 14 gestation and full term. An Reprod Sci. 2000;58:39-44.

Eaglesome MD, Garcia MM. Microbial agents associated with bovine genital tract infections and semen. Part I. Brucella abortus, Leptospira, Campylobacter fetus and Tritrichomonas foetus. Veterinary Bulletin. 1992;62(8):743-53.

Eaglesome MD, Garcia MM. Microbial agents associated with bovine genital tract infections and semen. Part II. Haemophilus somnus, Mycoplasma spp. and Ureaplasma spp., Chlamydia pathogens and semen contaminants; treatment of bull semen with antimicrobial agents. Veterinary Bulletin. 1992;62(9):887-910.

Genovez ME, Pinheiro ES, Carvalho AF. Agentes microbianos associados ao trato genital de touros. Comunicados Técnicos. 2010; n.143. Disponível em http://www.biologico.sp.gov.br/artigos_ok.php?id_artigo=143.

Genovez ME, Scarcelli E, Cardoso MV, Prado WDA, Silva LMP, Stefano E *et al.* Vulvovaginites e falhas reprodutivas devido a Histophilus somni (ex-Haemophilus somnus) em receptoras de embriões de um rebanho leiteiro: relato de caso. Revista Napgama. 2003;6(1):15-8.

Genovez ME, Scarcelli E, Rojas S, Giorgi W, Kaneto CN. Isolamentos bacterianos de fetos abortados bovinos examinados no Instituto Biológico de São Paulo, no período de 1985-1992. Braz J Vet Res Anim Sci. 1993;30(2):107-12.

Genovez ME, Scarcelli EP, Faciolli MR, Cardoso MV, Teixeira SR. Avaliação bacteriológica de sêmen "in natura" industrializado de touros. Revista Brasileira de Reprodução Animal. 1999;23(3):403-5.

Givens MD, Marley MSD. Infectious causes of embryonic and fetal mortality. Theriogenology. 2008;70:270-85.

Hanzen CH, Drion PV, Lourtie O, Depierreux C, Christians E. La mortalité embryonnaire. Aspects cliniques et facteurs étiologiques dans l'espèce bovine. Ann Med Vet. 1999;143:91-118.

Igayara-Souza CA, Genovez ME, Ferreira F *et al.* Ocorrência de anticorpos anti-Chlamydophila em bovinos e avaliação de possível relação com distúrbios reprodutivos em São Paulo – Brasil. Revista Brasileira de Reprodução Animal. 2004;28(1):28-33.

International Embryo Transfer Society. A procedural guide and general information for the use of embryo transfer technology emphasizing sanitary procedures. In: Stringfellow DA, Seidel SM. (orgs.). Manual of the International Embryo Transfer Society. 3. ed, 1998

Kirkbride CA. Viral agents and associated lesions detected in a 10-year study of bovine abortions and stillbirths. J Vet Diagn Invest. 1992;4:374-9.

Lambert E, Williams DH, Lynch PB, Hanrahan TJ, McGeady TA, Austin FH *et al.* The extent and timing of prenatal lossin gilts. Theriogenology. 1991;36:655-65.

LeBlanc SJ, Duffield TF, Leslie KE, Bateman KG, Keefe GP, Walton JS *et al.* Defining and diagnosing post partum clinical endometritis and its impact on reproductive performance in dairy cows. J Dairy Sci. 2002;85:2223-6.

López-Gatius F, Labèrnia J, Santolaria P, López-Béjar M, Rutllant J. Effect of reproductive disorders previous to conception on pregnancy attrition in dairy cows. Theriogenology. 1996;46:643-8.

Manual veterinário de colheita e envio de amostras. Manual Técnico. Cooperação Técnica. Mapa/Opas-Panaftosa para Fortalecimento dos Programas de Saúde Animal do Brasil. Rio de Janeiro: Panaftosa-OPA/OMS; 2010. p. 218.

Miller RB. A summary of some of the pathogenetic mechanisms involved in bovine abortion. Can Vet J. 1977;18(4):87-95.

Piatti RM, Nardi Junior G, Scarcelli E, Miyashiro S, Genovez ME. Pesquisa de Chlamydophila spp. em bubalinos leiteiros. In: Congresso Brasileiro de Microbiologia, 23.; 2005; Santos. Resumo 577. CD-ROM.

Philpott M. The dangers of disease transmission by artificial insemination and embryo transfer. Br Vet J. 1993;149:339-69.

Scarcelli E, Genovez ME, Cardos MV, Campos FR, Miyashiro S, Piatti RM *et al.* Abortamento e morte embrionária em receptoras bovinas por Histophilus somni (Haemophilus somnus). Acta Scientiae Veterinariae. 2004;32(1):59-64.

Scarcelli E, Piatti RM, Cardoso MV. Detecção de agentes bacterianos pelas técnicas de isolamento e identificação e PCR-multiplex em fetos bovinos abortados. Rev Bras Reprod Anim. 2004;28(1):23-7.

Senger PL. Pathways to pregnancy and parturition. Washington: Current Conceptions, Inc.; 1999. p. 281.

Vanroose G *et al.* Embryonic mortality and embryo-pathogen interactions. Anim Reprod Sci. 2000;60-61:131-43.

World Organisation for Animal Health. Manual of Diagnostic Tests and Vaccines for Terrestrial Animals; 2008. Disponível em http://www.oie.int. Acessado em fevereiro de 2011.

World Organisation for Animal Health. Terrestrial Animal Health Code. Chapter 4.5, General hygiene in semen collection and processing centres.

World Organisation for Animal Health. Terrestrial Animal Health Code. Chapter 4.8, Collection and processing of in vitro produced embryos/oocytes from livestock and horses. Disponível em http://www.oie.int/index.php?id=169&L=0&htmfile=chapitre_coll_embryo_invitro.htm. Acesso em 16/03/2011.

Complexo Respiratório Viral Felino 110

Heloisa Justen Moreira de Souza e Raquel Calixto

Definição

A rinotraqueíte viral felina e a calicivirose felina são as doenças respiratórias mais prevalentes dos gatos, cujos sinais clínicos frequentemente se confundem e, por vezes, tornam-se indistinguíveis. São reunidas em um mesmo grupo, denominado complexo respiratório viral felino (CRVF).

Etiologia

Rinotraqueíte viral felina

O agente etiológico da rinotraqueíte viral felina (RVF) é o herpesvírus felino tipo-1 (FHV-1), que pertence à família *Herpesviridae*, subfamília *Alphaherpesvirinae*, gênero *Varicellovirus*. O FHV-1 é um vírus de DNA, com cerca de 120 a 180 nm de diâmetro. Apresenta envoltório externo lipoproteico que o torna bastante suscetível à destruição em condições ambientais de ressecamento e à inativação pelas substâncias químicas. O vírus é inativado após um período de três horas à temperatura de 37°C e, em cinco minutos, a 56°C. Na temperatura de 4°C, permanece infectante por pelo menos 5 meses e, a 25°C, por pelo menos 1 mês. No envelope viral são encontradas glicoproteínas responsáveis pela adesão viral à célula e indução de resposta imune.

O FHV-1 tem um único sorotipo, embora a virulência possa ser diferente entre as cepas, o que justifica a variabilidade na gravidade dos quadros clínicos observados. As diferenças entre as cepas podem ser demonstradas pela análise das enzimas de restrição (também denominadas de endonucleases de restrição), as ferramentas básicas da engenharia genética e desempenham função de clivagem (corte) da molécula de DNA em pontos específicos, ao reconhecer determinadas sequências de nucleotídios do vírus. Não ocorre reação cruzada entre o FHV-1 e outros tipos de herpesvírus.

Nos gatos, o FHV-1 replica-se nas células epiteliais tanto da conjuntiva ocular como do trato respiratório superior e nos neurônios. A infecção neuronal leva a longo período de latência após a infecção primária. A latência é caracterizada pela persistência do genoma viral na forma epissomal em gânglios trigêmeos sem produção de novas partículas virais. A reativação viral com produção de novos vírions pode ocorrer espontaneamente ou associada a fatores estressantes, como uso sistêmico de corticosteroide, coinfecção com outros agentes, mudança de local, parto e lactação.

Calicivirose viral felina

O calicivírus felino (FCV) causador da CVF é um vírus RNA de fita simples, sem envoltório lipídico, pertencente à família *Caliciviridae*, reclassificado no gênero *Vesivirus*, visto que, até recentemente, era denominado *Calicivirus*. Esse vírus apresenta depressões em forma de "cálice" na superfície, fato que lhe rendeu a denominação de calicivírus, e uma proteína de capsídio importante, denominada VP1, dividida em domínios antigênicos S e P. Este último é o mais externo e responsável pela grande variabilidade antigênica observada em linhagens de campo. Além disso, apresenta interação com receptores celulares, que determinam a especificidade tecidual e de hospedeiro.

Entre as características que conferem ao CVF grande variabilidade genética, pode-se relacionar a capacidade de adaptação do vírus ao ambiente, o que possibilita a ocupação de diversos nichos, e a alta instabilidade do material genético, composto de uma fita simples de RNA. Essa plasticidade culmina em um problema atual, representado pela dificuldade na escolha de novas cepas para elaboração de vacinas. Nos EUA e na Europa, foram relatados alguns casos de mutações de cepas do calicivírus extremamente virulentas e de alta letalidade. Essas cepas causam alterações vasculares sistêmicas nos felinos sem que os animais apresentem sinais clínicos de afecções do trato respiratório superior. Os animais apresentam edema periférico, perda de pelo, úlceras na pele e na superfície de mucosas, além de necrose nos pavilhões auriculares, dígitos e ponta da cauda, a qual ocorre como resultado de grave vasculite. A doença virulenta sistêmica (anteriormente denominada febre hemorrágica), uma apresentação clínica particular da calicivirose em felinos, não foi identificada nos gatos no Brasil até o momento.

Como o calicivírus felino não apresenta envoltório lipoproteico, é resistente aos desinfetantes à base de solventes de gordura e relativamente resistente à temperatura. O período de sobrevivência do FCV no ambiente é longo, podendo permanecer mais de 1 mês na presença de umidade. São inativados por pH ácido.

Epidemiologia

O FHV-1 e o FCV infectam apenas felídeos e têm distribuição cosmopolita, podendo acometer gatos de ambos os sexos. Nos locais que albergam grande número de animais, a morbidade de ambas as doenças atinge quase 100% dos felinos. Porém, a mortalidade é mais comum entre os filhotes com menos de 6 meses de idade e que apresentam infecção bacteriana secundária grave, com até 50% de mortalidade. Quanto mais agrupados e confinados os gatos, maiores são as chances de uma epizootia.

A transmissão horizontal do FHV-1 e do FCV ocorre de maneira direta e indireta. A transmissão direta é mais frequente e ocorre pelo contato íntimo de gatos suscetíveis com gatos infectados e suas secreções orais, nasais e oculares. As gatas lactantes portadoras do FHV-1 eliminam o vírus cerca de 4 a 6 semanas após o parto e podem infectar os filhotes à medida que fazem a higiene dos animais, o que coincide com o declínio dos anticorpos maternos obtidos pelos filhotes. Assim, os filhotes entram em contato com o vírus de forma precoce, e a manifestação dos sinais clínicos e a gravidade do quadro dependem dos níveis de anticorpos dos animais.

Após episódios de espirros, muitas partículas virais são eliminadas aderidas aos aerossóis. Dessa maneira, o FHV-1 e o FCV podem ser transmitidos em um raio de 1,5 m ao redor do animal enfermo. A transmissão indireta ocorre por utensílios, comedouros, toalhas, gaiolas e mãos dos tratadores contaminados com secreções dos animais infectados. A transmissão pela via transplacentária pode ocorrer nas fêmeas matrizes virêmicas. O período de incubação para o FHV-1 varia entre 2 e 17 dias, e 2 a 10 dias para o FCV. Cerca de 80% dos gatos recuperados da infecção pelo FHV-1 continuam portadores dos vírus, e poderão eliminá-lo em uma situação de estresse, como viagens, hospedagens, parto, cirurgia, lactação, doenças concorrentes e tratamentos com corticosteroides. O FHV-1 apresenta latência, persistindo por longos períodos em vários tecidos, incluindo os turbinados nasais, o palato mole, as tonsilas, a mucosa oral e os gânglios trigeminais. As tonsilas e os tecidos linfoepiteliais da nasofaringe constituem os principais locais de persistência para o FCV. Ao contrário do portador do FHV-1, o portador do FCV não necessita de fatores desencadeantes para disseminar o vírus. Gatos infectados pelo FCV eliminam o microrganismo de forma contínua por meses e até anos. Assim, animais carreadores do FCV representam maiores riscos aos filhotes e aos animais suscetíveis se comparados ao carreador do FHV-1.

Patogenia

O FHV-1 infecta os gatos pelas vias nasal, oral ou conjuntival. A patogênese do herpesvírus envolve a ação citolítica, decorrente da replicação viral no epitélio da mucosa nasal, conjuntival, faríngea, traqueal e brônquica. Ocorre necrose multifocal epitelial associada à intensa infiltração leucocitária, processo que pode envolver o osso turbinado nasal nos gatos em crescimento. A excreção viral inicia-se 24 h após a infecção e permanece por 1 a 3 semanas. A manifestação aguda da doença evolui para a fase de recuperação entre o 10º e o 20º dia. A replicação viral na córnea resulta em ceratite superficial ou intersticial, progredindo para ceratite ulcerativa dendrítica, em que as úlceras assumem forma de zigue-zague, lineares ou puntiformes, as quais se coram pela fluoresceína e pelo corante rosa bengala. Durante as 48 h seguintes, as úlceras coalescem, aumentando em extensão, e se direcionam para o estroma, dando origem à ceratite estromal. À medida que a úlcera se aprofunda, aumenta a pressão na câmara anterior, produzindo descementocele, resultando em ceratite ulcerativa com descementocele ou ceratite ulcerativa profunda.

O vírus propaga-se pelos nervos sensoriais e chega aos neurônios, particularmente no gânglio trigeminal, que é o principal local de latência viral. Não há nenhum tipo de método de diagnóstico efetivo para reconhecer animais em fase de latência viral, posto que o genoma do microrganismo persiste no núcleo dos neurônios infectados sem replicação. Experimentalmente, reativação com eliminação viral foi induzida pelo tratamento com glicocorticoides em aproximadamente 70% dos gatos. Outros fatores estressantes que desencadeiam a reativação viral são lactação (40%) e mudança de ambiente (18%). Número variável de gatos adultos pode desenvolver lesões no momento da reativação viral.

O FCV tem afinidade pelo epitélio orofaríngeo, língua, tonsilas, cavidade nasal e, também, pelos pneumócitos alveolares e da mucosa ocular. Ocasionalmente, pode ser encontrado também nas fezes e na urina. Na CVF, o calicivírus felino pode causar pneumonia sem a ocorrência de infecção bacteriana, enquanto na RVF com frequência ocorre pneumonia bacteriana secundária. As úlceras linguais e palatinas constituem o aspecto patológico mais evidente na CVF. As lesões se iniciam na forma de vesículas, que se rompem e coalescem. Posteriormente, observa-se necrose do epitélio local na periferia e base com infiltrações neutrofílicas. Os animais portadores do FCV podem apresentar lesões crônicas na cavidade oral, como periodontite e gengivite. A periodontite pode progredir, acarretando a perda dos dentes dos gatos, principalmente dos incisivos.

A resposta imunológica dos gatos diante da infecção pelo FHV-1 caracteriza-se por produzir baixos títulos de anticorpos neutralizantes. A imunidade não é alta nem duradoura, sendo frequente a reinfecção em curto período de tempo, após aproximadamente 3 meses.

Clínica

Rinotraqueíte viral felina

Os principais sinais clínicos dos gatos com infecção aguda pelo FHV-1 são febre (≥ 40°C), blefarospasmo, espirros, tosse, meneios da cabeça, secreção nasal e ocular, intensa sialorreia, anorexia e prostração. Os espirros são esporádicos no início, tornando-se cada vez mais frequentes e paroxísticos. A secreção nasal mucopurulenta provoca a oclusão das vias respiratórias superiores, de modo que o animal perde o sentido do olfato e passa a respirar com a boca aberta (Figura 110.1). O apetite diminui até cessar. A tosse é uma manifestação da laringotraqueíte. A doença clínica persiste por, no mínimo, 10 a 20 dias. A glossite induzida pelo FHV-1 ocorre em gatos com RVF grave. As afecções orais são lesões frequentes e características da CVF, que surgem de maneira isolada ou em associação com outras formas da doença. As úlceras localizam-se geralmente na língua, palato e ângulo da mandíbula. Tal alteração provoca dor intensa e salivação profusa nos animais enfermos, motivo pelo qual os animais relutam em ingerir qualquer tipo de alimento.

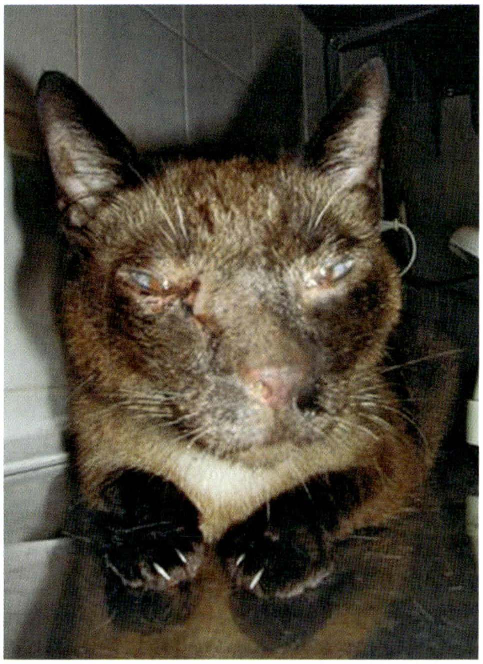

Figura 110.1 Gato com complexo respiratório viral felino. Notar fotofobia, conjuntivite e secreção nasal e ocular mucopurulenta.

Os animais perdem peso e apresentam sinais de desidratação, tornando-se facilmente suscetíveis às infecções bacterianas secundárias. A secreção ocular causada pelo FHV-1 é de caráter seroso no início, evoluindo para secreção mucopurulenta. Com a evolução do quadro, observam-se edema conjuntival e blefaroespasmo. As complicações oculares podem evoluir para vários estágios, o que inclui sinais clínicos como a ceratite intersticial, ceratite ulcerativa superficial ou profunda com descementocele e até ruptura do globo ocular com perda da visão uni ou bilateral. A ação do vírus no epitélio das córneas causa doença citolítica aguda ou doença imunomediada. A infecção dos ductos lacrimais pode levar à formação de cicatrizes e oclusão local, resultando em umedecimento persistente uni ou bilateral da face, causado pelo lacrimejamento. Pode ocorrer, ainda, ceratoconjuntivite seca, embora seja rara no gato em decorrência da RVF. Em filhotes jovens, a ocorrência simultânea de conjuntivite grave e ulceração na córnea resulta em simbléfaro com adesão da conjuntiva à córnea. A presença de cicatriz no epitélio corneano pode ocasionar aderência entre a íris e a córnea. O abortamento pode ser uma consequência da infecção aguda em fêmeas prenhes não imunizadas contra FHV-1, por vacinação prévia ou por exposição natural. Na infecção crônica pelo FHV-1, os gatos adultos podem apresentar sinais de afecção respiratória, manifestados por espirros esporádicos e secreções nasal e ocular. A rinite e a sinusite dos seios frontais são complicações associadas ao portador crônico de RVF, em consequência das lesões no epitélio.

A rinosinusite crônica ocorre por causa da infecção pelo FHV-1 e é perpetuada por mecanismos imunomediados. A inflamação e o remodelamento levam à destruição permanente dos turbinatos nasais e das finas trabéculas ósseas, predispondo à infecção bacteriana secundária. Em geral, a infecção do FHV-1 está associada a outros patógenos, incluindo calicivírus felino, *Chlamydophila felis*, *Bordetella bronchiseptica*, *Mycoplasma* sp., *Staphylococcus* sp. e/ou *Escherichia coli*, causando uma síndrome respiratória com múltiplos agentes que interagem ao mesmo tempo ou tardiamente.

A dermatite facial ulcerativa eosinofílica é uma manifestação não usual da infecção pelo FHV-1 em gatos. As lesões ocorrem tipicamente na face, próximas da abertura da narina ou no dorso do nariz. Essas lesões podem variar desde vesículas, úlceras ou necrose local. A dermatite apresenta processo inflamatório misto e forma placas ou nódulos, que são sempre irregulares ou em formato de arco em locais da pele com pelo. A afecção pode ter um curso longo e evolui para a formação de uma cicatriz próxima à narina. As alterações neurológicas são infrequentes nos gatos com manifestação aguda da doença. Nos filhotes bastante debilitados pode ocorrer pneumonia primária e estado de viremia levando a sinais clínicos graves e generalizados que evoluem para o óbito.

Calicivirose viral felina

Os sinais típicos da infecção aguda pelo FCV nos gatos são febre, anorexia, ulcerações na língua, palato e filtro nasal (Figura 110.2), periodontite, espirros, rinite, conjuntivite, secreção nasal e ocular leve. A sintomatologia do trato respiratório é variável, porém, geralmente menos grave do que a RVF. A afecção nasal é branda, apresentando apenas espirros e pouco corrimento nasal. O felino acometido pelo FCV pode apresentar também conjuntivite, secreção ocular serosa, quemose branda e blefarospasmo.

Os sinais clínicos dos gatos portadores crônicos do FCV são periodontite com perda precoce dos dentes, particularmente os incisivos, e escassa secreção nasal e ocular. Os sinais clínicos de gatos portadores do calicivírus sistêmico felino são variados e incluem febre, edema de subcutâneo, dermatite ulcerativa, anorexia e icterícia, com até 50% de mortalidade em gatos adultos.

➤ Diagnóstico

O diagnóstico clínico presuntivo do CRVF pode ser estabelecido com base no histórico e sintomatologia dos gatos, visto que o tratamento e o manejo das afecções respiratórias infecciosas virais dos felinos são similares e independentes da causa na maioria dos casos. Além disso, as infecções respiratórias virais envolvem, em geral, mais de um agente etiológico.

O diagnóstico laboratorial a fim de identificar o agente viral é raramente realizado na rotina clínica. No entanto, pode ser útil na detecção dos animais portadores oriundos de colônias ou que apresentam sinais clínicos crônicos e graves de enfermidades respiratórias, oculares ou na cavidade oral.

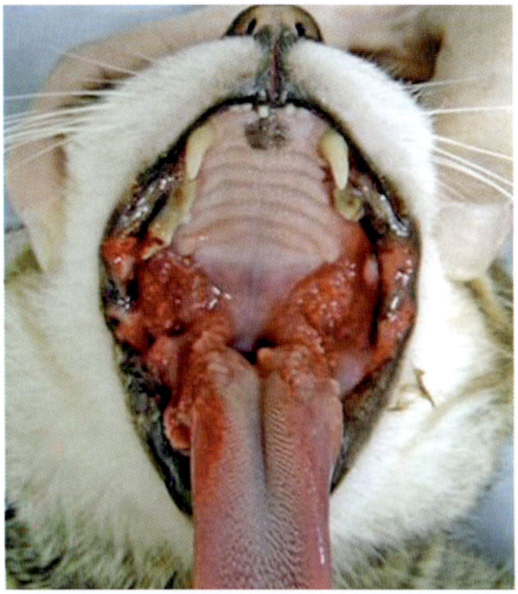

Figura 110.2 Calicivirose viral felina. Notar intenso processo inflamatório na região dos arcos glossopalatinos em gato coinfectado por calicivírus felino e vírus da imunodeficiência felina.

Os métodos moleculares de reação em cadeia pela polimerase – *nested* PCR e PCR em tempo real – têm sido utilizados com maior frequência para detectar o DNA do FHV-1 de materiais colhidos em *swabs* da região das tonsilas, conjuntiva, cavidade nasal, humor aquoso, sequestro corneal, sangue ou por meio de biopsias. Os métodos moleculares parecem ser mais sensíveis do que o isolamento viral ou a imunofluorescência indireta. No entanto, um resultado positivo de PCR pode ou não estar associado à doença, pois quantidades diminutas de ácido nucleico viral são detectáveis. Essa análise deve ser interpretada com cuidado. O PCR pode detectar o DNA viral em raspados de córnea e/ou tonsilas em infecções não produtivas. Consequentemente, o valor de diagnóstico é limitado, e depende da análise da amostra e da população testada. Além disso, PCR detecta o DNA viral em vacinas com vírus vivo modificado, embora não esteja esclarecido se cepas virais são detectáveis em animais recém-vacinados e qual o período de interferência vacinal na PCR para essa doença. O resultado de PCR positivo pode representar baixo nível de excreção viral ou latência viral e não representa, necessariamente, a infecção pelo FHV-1 com os sinais clínicos identificados, embora possa predizer uma futura recorrência destes. No entanto, quando o método quantitativo de PCR em tempo real é usado, a mensuração da concentração viral irá fornecer informações adicionais, como alta carga viral nas secreções nasais ou lágrimas, indicando replicação ativa e envolvimento do FHV-1 com os sinais clínicos. Já a infecção latente deve ser considerada na presença de baixo número de cópias detectado nos esfregaços da córnea.

O RNA do calicivírus felino pode ser detectado utilizando o método de reação em cadeia pela polimerase com transcrição reversa (RT-PCR), que tem a vantagem de identificar as cepas virais e tem-se mostrado útil nas investigações epidemiológicas e em casos de surtos. A imuno-histoquímica é considerada o melhor método para identificar o calicivírus causador da vasculite endotelial nos tecidos infectados.

O diagnóstico laboratorial para detecção do FHV-1 pode ser realizado pelo isolamento viral em cultivo de células de origem felina, caracterizado pelo efeito citopático nas células renais felinas após a inoculação. Porém, esse método demanda tempo maior para o diagnóstico. O cultivo celular identifica o vírus viável, não somente o DNA, e possibilita a detecção simultânea do CVF. A identificação viral em pacientes portadores crônicos da infecção é pouco efetiva. Por causa da labilidade do FHV-1 à temperatura ambiente, é imperativa a tomada de precauções, para que seja evitada a inativação de qualquer vírus presente na amostra. Espécimes clínicos obtidos a partir de raspados conjuntivais, nasais e orofaringeanos devem ser enviados rapidamente, em refrigeração, para o laboratório e não podem conter corantes oculares tópicos, como fluoresceína e rosa bengala. Por esses motivos, o isolamento viral não é usado rotineiramente para o diagnóstico de infecção pelo FHV-1, apesar de ser sensível nos casos agudos da doença.

Proteínas específicas do FHV-1 podem ser detectadas por métodos que utilizam anticorpos imunofluorescentes de esfregaços conjuntivais ou da córnea, como também a partir de material obtido por biopsia. À semelhança do isolamento viral, esse material não deve conter corantes. A imunofluorescência é menos sensível do que o isolamento viral ou PCR nos animais que apresentam infecções crônicas. O PCR é mais conveniente para o clínico veterinário, porque possibilita que o profissional utilize corantes oftálmicos, como a fluoresceína, e envie, simultaneamente, amostras colhidas da córnea e/ou da conjuntiva ocular para os laboratórios em temperatura ambiente. Possibilita, também, a detecção simultânea de outros patógenos respiratórios e oculares felinos, especialmente *C. felis*, quando utilizadas técnicas como multiplex PCR para os agentes de interesse.

Os testes sorológicos para FHV-1 e para FCV são pouco elucidativos, visto que a maioria dos felinos apresenta títulos de anticorpos virais provenientes de primoinfecção ou exposição aos vírus e de vacinações prévias.

O diagnóstico diferencial do CRVF inclui outras enfermidades causadas por patógenos do trato respiratório, principalmente pelos gêneros *Chlamydia*, *Bordetella* e *Mycoplasma*, e ainda outras patologias infecciosas e não infecciosas, como massas nasofaringeanas (pólipos, granuloma por *Cryptococcus* sp. e neoplasias virais causadas pelos vírus da imunodeficiência felina e da leucemia felina).

Tratamento

O tratamento do CRVF é principalmente de suporte e visa conter a dificuldade respiratória, sinais de desidratação, inanição e infecções bacterianas secundárias. São recomendados também fármacos antivirais nas afecções oculares da RVF e imunoestimulantes (Tabela 110.1).

O prognóstico é favorável para filhotes em recuperação da infecção aguda quando o tratamento é instituído precocemente. O prognóstico é favorável para gatos adultos que receberam tratamento de suporte.

Profilaxia e controle

O controle efetivo do CRVF em populações felinas depende da combinação de programas de vacinação estrategicamente aplicados, da segregação dos animais por faixa etária (minimizando a exposição dos animais mais novos e suscetíveis aos eliminadores potenciais do vírus, como os gatos portadores assintomáticos) e da manutenção de ambiente físico com baixa densidade populacional, limpo e ventilado, de modo a evitar a concentração do microrganismo.

Tabela 110.1 Procedimentos indicados para o tratamento do complexo respiratório viral felino.

Procedimentos	Fármacos
Desobstrução das vias respiratórias superiores	Oximetazolina (0,025%): 1 gota/narina (alternar a colocação nas narinas)/24 h/ durante 5 dias Nebulização: solução com 4 mℓ de soro fisiológico + 1 mℓ/25 mg de garamicina/12 h durante 15 dias
Agente mucolítico oral	Cloridrato de bromexina: 1 mg/kg/24 h, VO, durante 7 a 10 dias
Fluidoterapia	Soro Ringer lactato, conforme o cálculo de reposição de fluidos, IV ou SC
Suporte nutricional	Dieta hipercalórica, conforme os cálculos do rendimento basal energético, VO, sonda nasoesofágica ou esofagostomia
Fármaco orexígeno	Ciproeptadina: 1 mg/gato/24 h, VO, durante 3 dias ou Mitarzapina: 3,25 mg/gato, VO, durante 3 dias
Antibioticoterapia parenteral	Amoxilina: 22 mg/kg/12 h, VO, durante 15 dias ou Enrofloxacino: 5 mg/kg/24 h, VO, durante 14 dias ou Azitromicina: 5 mg/kg/24 h, VO, durante 5 dias
Antibioticoterapia tópica	Tetraciclina 0,5% pomada oftálmica, uso tópico: 0,5 cm/olho/6 h, durante 10 dias ou Ciprofloxacino solução oftálmica, uso tópico: 1 gota/olho/8 h, durante 10 dias
Fármacos antivirais	Trifluridina 1% solução oftálmica, uso tópico: 1 gota/olho/4 a 6 h, durante 21 dias (o produto pode ser irritante para alguns gatos. Manter em refrigeração após a abertura do frasco) Idoxuridina 0,1% pomada oftálmica, uso tópico: 0,5 cm/olho/4 a 6 h, durante 15 dias Cidofovir 0,5% solução oftálmica, uso tópico: 1 gota/olho/12 h, durante 21 dias Aciclovir 3% pomada oftálmica, uso tópico: 0,5 cm/olho/4 a 6 h, durante 21 dias (formulação bem tolerada pelos gatos) Fanciclovir: 90 mg/kg/8 h, VO, durante 21 dias Interferona ômega: 1 milhão/kg/24 h ou 48 h, SC
Imunomodulador	Interferon® alfa 2-b humano: 5 a 35 UI/gato/24 h, VO, durante 30 dias e, concomitantemente, instilar uma gota/olho/24 h, durante 30 dias.

Adaptada de Thiry E, Addie D, Belák S, Boucraut-Baralon C, Egberink H, Frymus T et al. Feline herpesvirus infection. ABCD guidelines on prevention and management. J Feline Med Surg. 2009;11(7):547-55; Gould D. Feline herpesvirus-1 ocular manifestations, diagnosis and treatment options. J Feline Med Surg. 2011;13(6):333-46.

Vacinas

Os filhotes com idade inferior a 16 semanas são mais suscetíveis ao desenvolvimento da forma grave do CRVF, constituindo-se o principal alvo do programa de vacinação. A imunidade maternal pode perdurar por não mais do que 5 a 6 semanas para RVF e 7 a 8 semanas para o CVF. A vacinação contra o CRVF precisa ser considerada como uma proteção contra a enfermidade na forma grave e não como uma proteção contra a infecção. As vacinas oferecem proteção, induzindo tanto a imunidade humoral como a mediada por células. As vacinas utilizadas no CRVF são combinações, visando à proteção dos gatos contra o vírus da RVF e CVF. Estão disponíveis no mercado nacional tanto vacinas de vírus vivo modificado como vacinas de vírus inativado.

Em 2013, o protocolo vacinal recomendado pelo Comitê de Consultores Internacionais da Associação Americana de Clínicos Especialistas em Felinos (Feline Vaccination Advisory Panel Report - AAFP) para a população de baixo a moderado risco de contrair infecção pelo FHV-1 e FCV foi instituído com o objetivo de prevenir as doenças infecciosas. Tão logo os animais completem 6 semanas de idade, é aplicada a primeira dose da vacina, seguida por reforços a cada 3 a 4 semanas até o gato completar 16 a 20 semanas de idade. A revacinação é realizada 1 ano após completar a série inicial e, em seguida, o intervalo vacinal passa a ser de 3 anos, tanto para vacinas de vírus vivo modificado como para vacinas de vírus inativado. Caso, na primeira visita ao veterinário, o gato já tenha idade superior a 16 semanas, o animal recebe somente uma dose da vacina. A segunda dose é repetida após 3 a 4 semanas, e o reforço é administrado após 1 ano, quando o intervalo passa a ser de 3 anos. Uma dose de vacina também deve ser aplicada nos gatos adultos ou adolescentes independentemente do intervalo de tempo desde a última dose aplicada. As revacinações anuais são consideradas individualmente e indicadas para os gatos que estão em situação de alto risco de contrair a infecção, como os animais de vida livre, ou em gatis, clínicas, hospitais veterinários ou ambientes de alto fluxo de felinos. A vacinação contra o CVF ainda é um desafio em medicina veterinária, pois a variabilidade das cepas virais pode resultar em resistência e, portanto, em falha vacinal. Existem várias cepas do calicivírus felino, com graus variados de virulência, presentes no meio ambiente. As vacinas comerciais atuais são eficazes contra variantes bem conhecidas desse vírus (cepas F9 e F255). Embora sejam muito eficazes para minimizar os sinais clínicos, não conferem imunidade completa, tampouco cruzada contra as diferentes cepas, podendo um animal, mesmo vacinado, infectar-se com cepa heterogênea do vírus. Não há imunidade cruzada total entre as variantes virais presentes nas vacinas convencionais contra o calicivírus respiratório e as cepas do calicivírus sistêmico felino. Portanto, mesmo gatos vacinados contra o calicivírus respiratório podem desenvolver a doença sistêmica. Recentemente, uma nova vacina foi desenvolvida para incorporar cepas conhecidas que causaram a infecção sistêmica virulenta. A necessidade de introduzir no mercado brasileiro uma vacina contra a nova cepa virulenta do calicivírus sistêmico felino tem sido objeto de discussão em virtude da inexistência de relatos de calicivirose sistêmica até o momento no país.

Outras medidas de profilaxia e controle

As principais medidas de controle em abrigos e criatórios baseiam-se nos seguintes fundamentos: quarentena, segregação, identificação e intervenção precoce, e manejo ambiental.

Para a introdução de novos gatos à população, devem-se tomar algumas medidas de proteção contra a infecção pelo CRVF. Esses animais devem ser isolados e avaliados com relação a possíveis sinais de enfermidade por 3 semanas ou mais e devem ser testados para o FeLV (vírus da leucemia felina) e FIV (vírus da imunodeficiência felina), respectivamente. Os gatos pertencentes à colônia que apresentem sinais respiratórios devem ser permanentemente removidos e, caso permaneçam, devem ficar em recintos separados por uma distância de 1,5 metro. É conveniente a segregação por grupos homogêneos, a saber: grupo composto de gatas adultas, filhotes desmamados e gatos jovens; grupo de gatos machos adultos; e gatas prenhes e filhotes em amamentação. Os filhotes provenientes de mães portadoras devem ser separados precocemente das fêmeas, entre a 4ª e a 5ª semana, idade em que os níveis de anticorpos maternais declinam.

Os felinos que apresentam sinais de doença crônica devem ser removidos ou mantidos definitivamente separados da colônia principal, bem como aqueles positivos para a infecção pelos vírus da FeLV e/ou FIV. São de fundamental importância, nos abrigos e criatórios com doença respiratória enzoótica, a diminuição da densidade populacional e o aumento da renovação de ar no recinto visando reduzir a concentração viral.

A propagação dos vírus da RVF e CVF pode ocorrer pelas mãos dos tratadores, enfermeiros e médicos veterinários ou pela presença do vírus em utensílios, como fômites e vasilhas sanitárias.

A desinfecção do ambiente e dos utensílios é indispensável para a eliminação dos vírus. Considerando a maior resistência do FCV a certos desinfetantes, o uso do hipoclorito de sódio (0,2%) demonstra 99% de eficácia contra o vírus.

Saúde Pública

Não existem evidências, até o momento, de que os agentes causais da rinotraqueíte viral felina e da calicivirose viral felina tenham potencial zoonótico.

Bibliografia

Cohn LA. Feline Respiratory Disease Complex. Vet Clin North Am Small Anim Prac. 2011;41(6):1273-89.

Foley JE. Calicivirus: Spectrum of disease. In: August JR. Consultation in Feline Internal Medicine 5. St. Louis: Elsevier Saunders; 2006. p. 3-7.

Fulton RW, Burge LJ. Susceptibility of feline herpesvirus 1 and a feline calicivirus to feline interferon and recombinant human leukocyte interferons. Antimicrob Agents Chemother. 1985;28(5):698-9.

Gould D. Feline herpesvirus-1 ocular manifestations, diagnosis and treatment options. J Feline Med Surg. 2011;13(6):333-46.

Grace SF. Herpesvirus infection.In: Norsworthy GD, Grace SF, Crystal MA, Tilley LP. The Feline Patient. 4. ed. Iowa: Wiley-Blackwell; 2011. p. 225-7.

Hara M, Fukuyama M, Suzuki Y, Kisikawa S, Ikeda T, Kiuchi A *et al.* Detection of feline herpesvirus 1 DNA by the nested polymerase chain reaction. Vet Microbiol. 1996;43(3-4):345-52.

King L, Drake D, Scott F, Lappin M, Norsworthy G, Wexlermitchell E. Feline Respiratory Disease Part 1 – Roundtable Discussion. Feline Practice. 1997;25(5-6):19-23.

Maggs DJ, Collins BK, Thorne JG, Nasisse MP. Effects of L-lysine and L-arginine on in vitro replication of feline herpesvirus type-1. Am J Vet Res. 2000;61(12):1474-8.

Malik R, Lessels NS, Webb S, Meek M, Graham PG, Vitale C *et al.* Treatment of feline herpesvirus-1 associated disease in cats with fanciclovir and related drugs. J Feline Med Surg. 2009;11(1):40-8.

Nomura Y, Ohita C, Shirahata T *et al.* Virucidal effect of disinfectants on several animal viruses. Research Bulletin Obihiro University. 1991;17:103-7.

Radford AD, Addie D, Belák S, Boucraut-Baralon C, Egberink H, Frymus T *et al.* Feline calicivirus infection. ABCD guidelines on prevention and management. J Feline Med Surg. 2009;11(7):556-64.

Scherk MA, Ford RB, Gaskell RM, Hartmann K, Hurley KF, Lappin MR *et al.* 2013 AAFP Feline Vaccination Advisory Panel Report. J Feline Med Surg. 2013;15(9):785-808.

Souza HJM, Calixto R. Complexo Respiratório Viral Felino. Coletâneas em Medicina e Cirurgia Felina. Rio de Janeiro: L.F. Livros; 2003. p. 51-66.

Thiry E, Addie D, Belák S, Boucraut-Baralon C, Egberink H, Frymus T *et al.* Feline herpesvirus infection. ABCD guidelines on prevention and management. J Feline Med Surg. 2009;11(7):547-55.

Enfermidades Podais em Ruminantes pelos Gêneros *Dichelobacter* e *Fusobacterium*

111

Celso Antonio Rodrigues

Definição

Footrot

O *footrot* é uma doença contagiosa que atinge o espaço interdigital e o tecido queratinizado podal íntegro ou fragilizado de pequenos ruminantes causado pela ação inicial de *Fusobacterium necrophorum*, seguida de *Dichelobacter* (*Bacteroides*) *nodosus*.

Sinonímia: podridão dos cascos.

Flegmão interdigital

O flegmão interdigital é uma inflamação necrótica aguda ou subaguda que acomete inicialmente a pele do espaço interdigital e, posteriormente, os tecidos adjacentes, como tendões, ligamentos, articulações e ossos. A doença é caracterizada por claudicação aguda grave e queda brusca nas funções produtivas dos bovinos de leite e corte, causada pela interação dos efeitos patogênicos das bactérias *Fusobacterium necrophorum*, *Dichelobacter* (*Bacteroides*) *nodosus* e *Bacteroides melaninogenicus*.

Sinonímias: necrobacilose interdigital, pododermatite infecciosa, panarício interdigital, frieira.

Etiologia

Footrot

A doença nos ovinos e caprinos é causada pela ação sinérgica entre *Dichelobacter nodosus* (*D. nodosus*) e *Fusobacterium necrophorum* (*F. necrophorum*). Muitos autores consideram *D. nodosus* (antigamente denominado *Bacteroides nodosus*) como o agente primário do *footrot*, visto que essa bactéria seria responsável pelo aspecto infectocontagioso da doença. Preconiza-se a utilização do termo *footrot* exclusivamente para denominar a doença endêmica que acomete os pequenos ruminantes. Todavia, rebanhos bovinos podem, ocasionalmente, apresentar flegmão interdigital de maneira endêmica, com elevada morbidade e virulência. Nessas situações, o agente causal também é *D. nodosus*.

D. nodosus são bacilos gram-negativos, anaeróbios, da família *Cardiobacteriaceae*. À microscopia, são observados sob a forma de bacilos retos ou curvos, com até 6 mm de comprimento, mostrando aumentos de volume e saliências nas extremidades, embora não formem esporos.

O cultivo microbiano e o isolamento de *D. nodosus* são obtidos somente em condições estritas de anaerobiose. Os materiais são cultivados em meio de ágar suplementado com sangue ovino (5 a 10%), adicionado de vitamina K, hemina e extrato de levedura, incubados a 37°C por 5 a 7 dias. Outros meios podem ser utilizados, como o tioglicolato ou caldo de carne cozida. Meios comerciais também estão disponíveis para o isolamento seletivo. As colônias têm aspecto irregular, coloração que varia de escura (região central) a clara (periferia) e, em geral, odor fétido.

D. nodosus apresenta, em cada uma de suas extremidades, grande quantidade de fímbrias, cujas propriedades antigênicas possibilitam classificar *D. nodosus* em dez sorogrupos (A, B, C, D, E, F, G, H, I e M) e 18 sorotipos. Além de servir como base para a classificação, o tipo de fímbrias (tipos I a V) de *D. nodosus* é reconhecido como um dos fatores que determinam a virulência e a capacidade imunogênica da bactéria. Existe grande variação na virulência das linhagens, embora isolados toxigênicos produtores do tipo IV (gene *fim*A) pareçam representar o principal tipo patogênico nas infecções clínicas. As linhagens mais virulentas têm maior capacidade queratinolítica, por causa da produção de proteases (Figura 111.1).

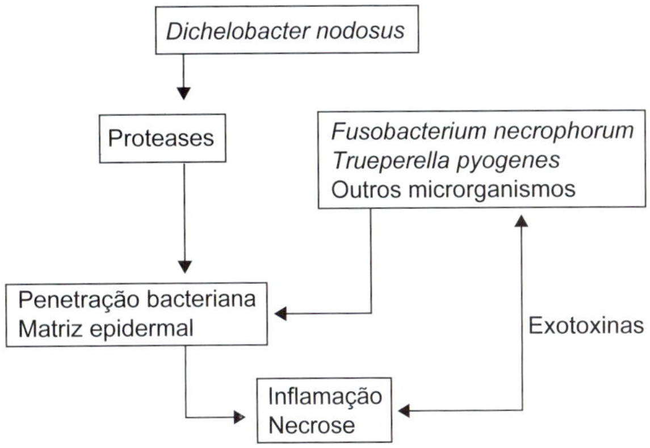

Figura 111.1 Representação esquemática da etiopatogenia do *footrot*.

A distribuição geográfica dos sorogrupos varia consideravelmente entre regiões e países. É possível observar, também, mudanças de predomínio dos sorogrupos e sorotipos ao longo dos anos.

O *footrot* pode ser classificado em duas apresentações com base na gravidade dos casos: virulenta e benigna. Alguns autores citam ainda a apresentação intermediária. Os fatores de virulência essenciais de *D. nodosus* são a presença de fímbrias do tipo IV e a capacidade de produzir proteases de serina extracelulares, que quebram as ligações peptídicas das proteínas. Estudos mais recentes têm relatado que a ocorrência do gene *fim*A, preferencialmente associado a linhagens virulentas de *D. nodosus*, torna possível a diferenciação laboratorial entre as apresentações benigna ou virulenta da doença.

Flegmão interdigital

A doença é causada principalmente pela ação de *F. necrophorum*, pertencente à família *Bacteroidaceae*. Microbiologicamente, *F. necrophorum* se apresenta como bactéria anaeróbica gram-negativa, oportunista, não formadora de esporos, observada, à microscopia, geralmente sob a forma de filamentos delgados, não ramificados.

O isolamento microbiano de *F. necrophorum* também é obtido somente em anaerobiose estrita, utilizando o ágar-sangue ovino (5 a 10%), tioglicolato ou meios contendo extratos de carne (com suplementos), mantidos a 37°C, por 5 a 7 dias. Meios seletivos comerciais também estão disponíveis para o isolamento. As colônias têm tonalidade acinzentada a amarelada, com 2 a 3 mm de diâmetro (48 a 72 h de cultivo), arredondadas e brilhantes, em geral com odor fétido, podendo ou não apresentar linhagens hemolíticas.

F. necrophorum é encontrado no solo e produz potente exotoxina (leucocidina), com propriedades líticas para leucócitos e hemácias, que causa celulite necrótica na pele interdigital de ruminantes, além de leucotoxina.

São conhecidos três biotipos de *F. necrophorum*. Os microrganismos do biotipo A (também denominado *F. necrophorum* subesp. *necrophorum*), em geral, são produtores de leucocidina e altamente virulentos. As linhagens do biotipo B (*F. necrophorum* subesp. *funduliforme*) podem apresentar ou não a produção de leucocidina. O biotipo C (*F. pseudonecrophorum*) ainda não teve sua patogenicidade comprovada. A maioria dos isolados de *F. necrophorum* obtidos de casos clínicos de bovinos são dos biotipos A e B.

Outras bactérias também podem ser isoladas das lesões podais nesses animais, como *D. nodosus*, *Trueperella pyogenes* (anteriormente denominado *Arcanobacterium pyogenes*), *Escherichia coli* e os gêneros *Staphylococcus*, *Streptococcus* e espiroquetas. Microrganismos como *Fusobacterium symbiosum*, *Fusobacterium mortiferum*, *Prevotella melalinogenica* (*Bacteroides melaninogenicus*), *Bacteroides ruminatus*, *Bacteroides oralis* e outras espécies do gênero *Bacteroides* também foram encontrados em lesões podais em ruminantes.

Epidemiologia

As doenças digitais nas espécies domésticas de grande porte apresentam ampla variação clínica e resultam em inúmeros prejuízos aos criatórios. Mais de 90% das claudicações na espécie bovina originam-se nos pés, dígitos e articulações. As doenças podais são as causas mais frequentes de dor e desconforto entre os bovinos. Tais enfermidades, necessariamente, implicam custos adicionais aos criadores.

As afecções que causam as claudicações constituem um dos mais importantes problemas que acometem os ruminantes, superadas somente pelos problemas reprodutivos e pelas infecções na glândula mamária, implicando, assim, em prejuízos econômicos significativos ao agronegócio. Os efeitos deletérios das doenças podais contribuem para a diminuição da produção de leite e lã, perda de peso e redução da conversão alimentar. O animal reluta em se movimentar, diminuindo a ingestão de alimento. Devem ser computados também prejuízos com infertilidade, custos veterinários e alterações de manejo introduzidas na propriedade para o tratamento dos animais acometidos. Além disso, são contabilizados os custos de descarte dos produtos de origem animal com resíduos de antimicrobianos, descarte precoce do animal e a onerosa reposição do rebanho.

Footrot

A presença de *D. nodosus* e *F. necrophorum*, associada a características que possam causar distúrbios no sistema imune e, principalmente, tegumentar, como elevação da temperatura e umidade, predisposição genética e desequilíbrios nutricionais, favorece a ocorrência do *footrot*, reconhecida como de etiologia multifatorial.

O *footrot* é mais comum em ovinos, mas caprinos também apresentam a forma clínica da doença. A doença clínica ocorre em animais de qualquer raça e idade. Contudo, animais merinos são altamente propensos a infecção.

D. nodosus tem como *habitat* a superfície epidérmica da região dos cascos dos ruminantes. *F. necrophorum* é encontrado na mucosa intestinal dos ruminantes e liberado com as fezes. No entanto, esses microrganismos sobrevivem por períodos curtos em ambiente, sem condições adequadas de umidade. A principal fonte de infecção é representada pela liberação de secreções das lesões podais no ambiente por animais doentes ou cronicamente infectados. Apesar de o microrganismo resistir poucos dias no ambiente, pode manter-se viável por longos períodos em animais com infecção podal crônica.

Os fatores predisponentes mais comuns da doença são práticas de manejo que favoreçam a aglomeração de animais, pastos irrigados ou excessivamente úmidos, lesões traumáticas ou por objetos perfurocortantes na pele do espaço interdigital e a fragilização dessa estrutura pela umidade local e acúmulo de fezes e urina em decorrência de más condições de higiene do ambiente. Ocorre, ainda, por ulcerações podais secundárias a infecções virais sistêmicas ou mesmo pela contaminação local de cirurgias nos dígitos.

O contágio inicial ocorre por contaminação ambiental (solo) e pela introdução de animais infectados. Por causa da habilidade de *D. nodosus* de se manter por longos períodos em lesões aparentemente cicatrizadas, a doença pode assumir caráter endêmico nas propriedades. Outro fator a ser considerado é a variação de sorogrupos e sorotipos de *D. nodosus* ao longo do tempo, proporcionando novos casos ou surtos nas propriedades, mediante a presença de condições predisponentes anteriormente descritas. Os bovinos podem se apresentar como reservatórios da forma benigna de *D. nodosus* e desempenhar papel importante na ocorrência e/ou recorrência da apresentação clínica virulenta nos pequenos ruminantes.

Flegmão interdigital

A doença é comum na maioria dos países e representa 5 a 15% dos casos de lesões podais em bovinos. São observados casos isolados ou o acometimento de até 25% do plantel particularmente após períodos de chuva intensa. Animais de todas as idades são afetados, mas as manifestações clínicas são mais frequentes em bovinos adultos.

Os fatores predisponentes do flegmão interdigital em bovinos são semelhantes aos do *footrot* e incluem umidade excessiva, acúmulo de dejetos e material orgânico no ambiente dos animais, traumas ou lesões por objetos perfurocortantes no casco, pele digital e estojo córneo.

A transmissão ocorre principalmente pelo contato dos animais sadios com a secreção das lesões podais de animais doentes. A introdução de animais doentes é um fator de risco para a doença. A doença é comum em animais estabulados ou confinados. A contaminação de pedilúvios com a bactéria é outra via que deve ser considerada na transmissão. A doença clínica parece mais frequente em *Bos taurus* do que em *Bos indicus*.

Patogenia

O estabelecimento da patogenia dos anaeróbios gram-negativos não formadores de esporos geralmente está associado a fator comum, como quebra das barreiras naturais de proteção dos cascos (como traumas, lesões por objetos perfurocortantes ou excesso de umidade), possibilitando a invasão dos tecidos podais. Outro evento marcante na patogenia é o efeito sinérgico entre os microrganismos, visto que a inoculação experimental dessas bactérias de maneira isolada, em geral, não reproduz os sinais clínicos. A maioria desses patógenos é oportunista e produz superóxido dismutase, que possibilita a sobrevivência na primoinfecção em tecidos com alto teor de oxigênio. No entanto, necessitam de baixa ou, preferencialmente, tensão nula de oxigênio para a multiplicação, obtida pela coinfecção com microrganismos anaeróbios facultativos (como estafilococos, *Trueperella pyogenes*), que consomem o oxigênio local até que a tensão de oxigênio diminua, criando condições de multiplicação em anaerobiose e produção de enzimas no local, com efeito hemolítico ou necrosante. A multiplicação desses agentes anaeróbios produz também fatores utilizados na multiplicação pelos outros microrganismos anaeróbios facultativos ou oportunistas. Assim, a maioria dos casos de infecções por esse grupo de microrganismos é múltipla. Nos casos de *footrot*, o efeito patogênico de *D. nodosus* geralmente é precedido da infecção por *F. necrophorum*. De maneira similar, *Trueperella pyogenes* produz fator termolábil utilizado nas infecções por *F. necrophorum* em ruminantes, enquanto este último libera leucotoxina que auxilia na sobrevivência de *Trueperella pyogenes*.

Footrot

Nos ovinos e caprinos, o *footrot* é causado pela colonização inicial do espaço interdigital e tecido queratinizado por *F. necrophorum*. Essa bactéria ubíqua desencadeia lesão sobre a superfície epidermal em condições de anaerobiose. A fímbria tipo IV, aliada à produção de leucocidina, parece representar os principais fatores de virulência da bactéria, por causa da alta imunogenicidade. Assume-se que as fímbrias de *D. nodosus* encontram receptores nas células endoteliais do casco dos animais suscetíveis, causando a adesão íntima e a produção de toxinas, proteases ou outros mecanismos associados à patogenicidade.

Apesar dos mecanismos de patogenicidade de *F. necrophorum*, os sinais de doença clínica ocorrem somente quando da presença simultânea de *D. nodosus*, que, por causa de sua ampla capacidade proteolítica, determina a amplificação das lesões. A invasão da epiderme parietal e a liquefação do estrato externo e médio resultam na separação entre a epiderme parietal, epiderme lamelar e derme. Esse efeito patogênico culmina com a degeneração, descolamento e digestão liquefativa das células queratinizadas, bem como a formação de fissuras e focos necróticos entremeados no tecido queratinizado do casco. A presença de linhagens de *F. necrophorum* produtoras de exotoxinas, aliada à coinfecção com outros microrganismos, como *Trueperella pyogenes*, estafilococos, estreptococos e enterobactérias, agrava substancialmente o quadro.

Estudos em bovinos acometidos de lesões podais evidenciaram que *D. nodosus* foi encontrado com maior frequência em animais na fase inicial da doença. Esse achado pode significar possível participação dessa bactéria na etiopatogenia da doença em bovinos, apesar de, macroscopicamente, não se observarem lesões no espaço interdigital ou no estojo córneo dos animais estudados nessa fase da enfermidade.

O isolamento de inúmeras espécies de bactérias do gênero *Bacteroides* evidencia que a pododermatite nos bovinos é um processo multifatorial, resultante da invasão de uma lesão prévia do casco por várias bactérias presentes no ambiente.

Flegmão interdigital

A fase inicial do flegmão interdigital caracteriza-se por tumefação na pele do espaço interdigital, acompanhada de claudicação e aumento de volume da extremidade do membro. Em seguida, observa-se a formação de fístulas com exsudação de líquido sanguinolento de odor desagradável, sem lesões macroscopicamente visíveis no estojo córneo, espaço interdigital, coroa, sola e talão. Posteriormente, o processo infeccioso desencadeia várias alterações no tecido interdigital, as quais resultam em claudicação grave e queda de produção. A apresentação clínica, em geral, é causada pela invasão por linhagens de *F. necrophorum* biotipos A ou B, associados a outras bactérias anaeróbias estritas ou anaeróbias facultativas. No entanto, infecções experimentais da pele interdigital somente com linhagens virulentas de *F. necrophorum* podem reproduzir a doença clínica.

Alguns bovinos são menos resistentes às agressões externas podais, em virtude de características genéticas do estojo córneo. Essas estruturas, em determinadas circunstâncias, podem não proteger adequadamente os tecidos internos, especialmente o pododerme, responsável pela queratogênese, e influenciar na suscetibilidade desses animais à ocorrência clínica do flegmão interdigital.

➤ Clínica

Footrot

Dependendo da virulência e antigenicidade da linhagem de *D. nodosus*, o *footrot* pode ser caracterizado, clinicamente, em apresentação benigna e virulenta (Figuras 111.2 e 111.3). A doença acomete indistintamente os dígitos dos membros pélvicos e torácicos de pequenos ruminantes, podendo envolver desde um até os quatro membros, acometendo, em geral, vários animais do plantel.

Na manifestação virulenta ocorre ampla separação do tecido córneo, estendendo-se desde os bulbos até as pinças e, por vezes, na região abaxial da muralha. Nesses animais, observa-se secreção com odor desagradável e exsudato necrótico, características que determinam claudicação grave e necessidade de tratamento intensivo.

A forma benigna do *footrot* se caracteriza por separação ocasional do tecido córneo, acúmulo limitado de material necrótico sob esse tecido, associado à claudicação leve a moderada, que regride após a diminuição da umidade no ambiente ou tratamentos tópicos.

Flegmão interdigital

A doença pode acometer tanto os dígitos dos membros torácicos quanto os dos pélvicos, iniciando com sinais de dor, eritema, calor e tumefação da pele interdigital. Após 24 h, a infecção se torna mais profunda, intensificando a dor e a claudicação. Com a evolução do processo, apare-

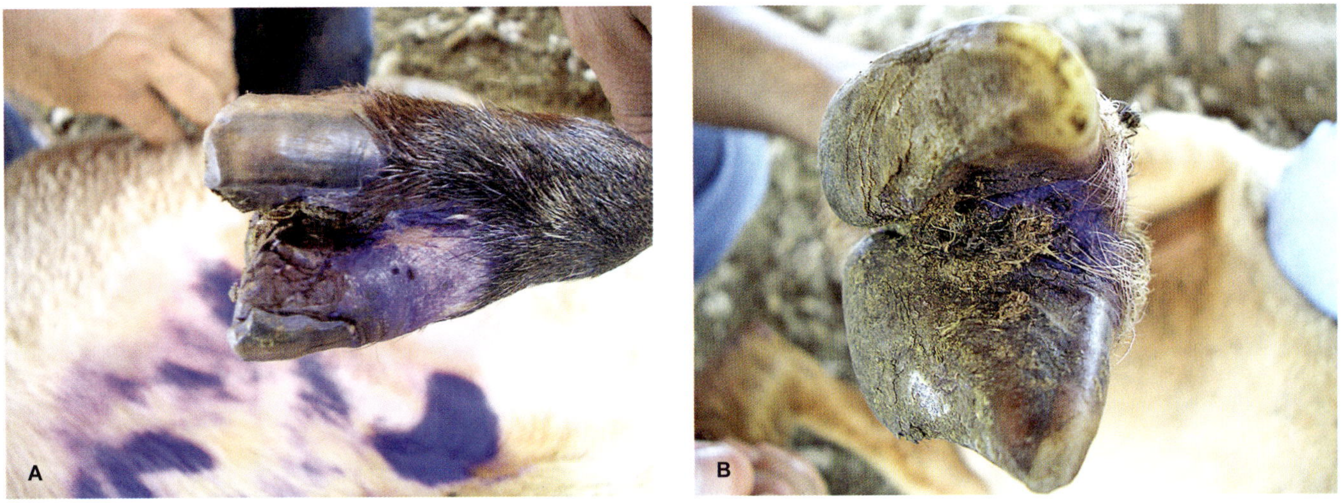

Figura 111.2 Ovinos com a forma benigna do *footrot*. **A.** Fissura na região axial do casco, com separação do tecido queratinizado do estojo córneo. **B.** Exsudato necrótico discreto no espaço interdigital.

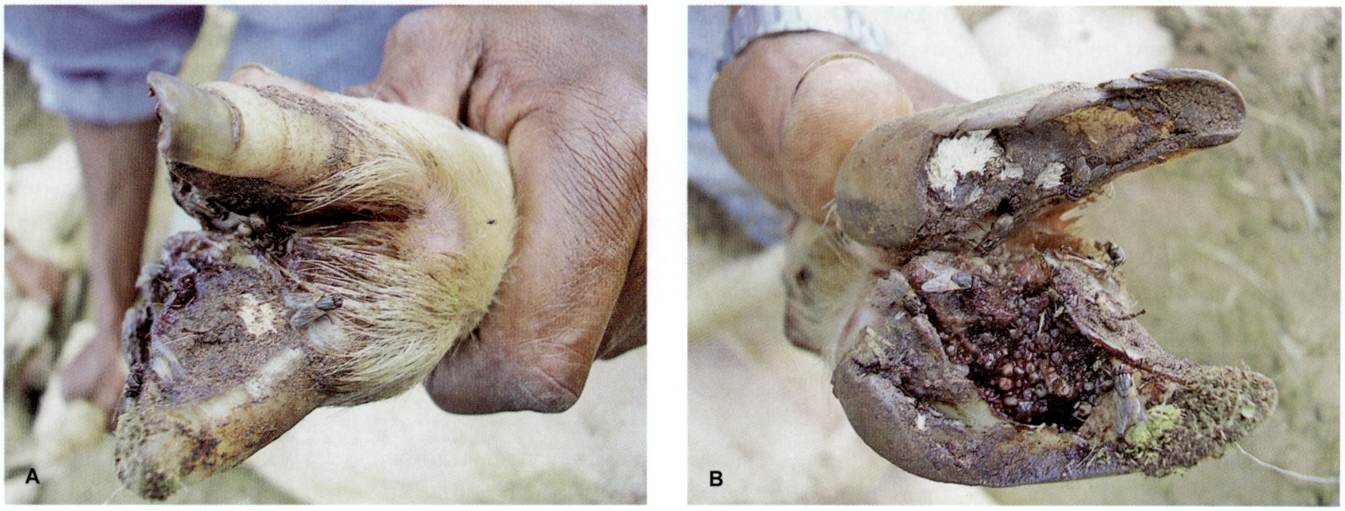

Figura 111.3 Ovinos com a forma virulenta do *footrot*. **A.** Necrose marcante no espaço interdigital e exsudato purulento. **B.** Há também liquefação do tecido queratinizado da sola e parede axial do casco. A ocorrência de miíases é um achado frequente e agravante para as lesões.

cem fissuras e extensas áreas de necrose na pele interdigital, com presença de exsudato fétido, característico da lesão. Os casos se complicam quando a articulação interfalângica distal é atingida, levando a um quadro séptico, considerada a principal sequela do flegmão interdigital (Figura 111.4). Nesses casos, pode ser observado edema se estendendo para quartela e boleto, intensificação da dor e claudicação, com o animal relutante em apoiar no solo. Podem ser observados sinais sistêmicos, como febre, anorexia e queda brusca na produção leiteira.

As infecções podais podem se disseminar para os tecidos adjacentes nos casos mais evoluídos e/ou inadequadamente tratados. Assim, estruturas como as articulações interfalângicas podem ser envolvidas, resultando em quadros de artrite supurativa, abscessos retroarticulares e sesamoidite. Os tendões flexores e respectivas bainhas também podem ser atingidos pelo processo infeccioso. Nessas tendossinovites graves, podem ocorrer necrose e ruptura do tendão flexor digital profundo e, secundariamente, dorsiflexão. Nos casos graves e crônicos, observam-se também deformação e destruição do estojo córneo (Figura 111.5), bem como agravamento adicional pelas miíases.

F. necrophorum pode causar, além das lesões de casco, difteria em bezerros, metrite pós-parto, abscessos hepáticos em bovinos e lesões necróticas nos tetos de vacas. Em equinos também causa lesões de caráter necrótico em membros e cascos, e necrose na mucosa nasal de suínos.

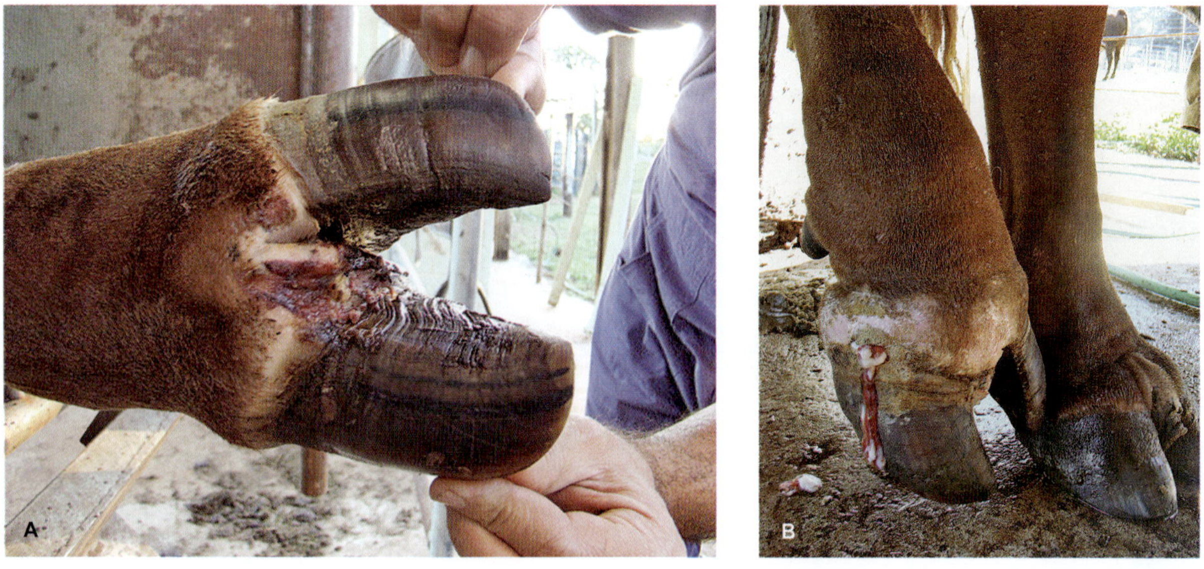

Figura 111.4 Bovino acometido de flegmão interdigital. **A.** Quadro inicial com lesão necrótica no espaço interdigital e edema dos tecidos moles acima da coroa do casco lateral. **B.** Quadro complicado, com presença de fístula e exsudato purulento acima da coroa, sinalizando a presença de artrite séptica.

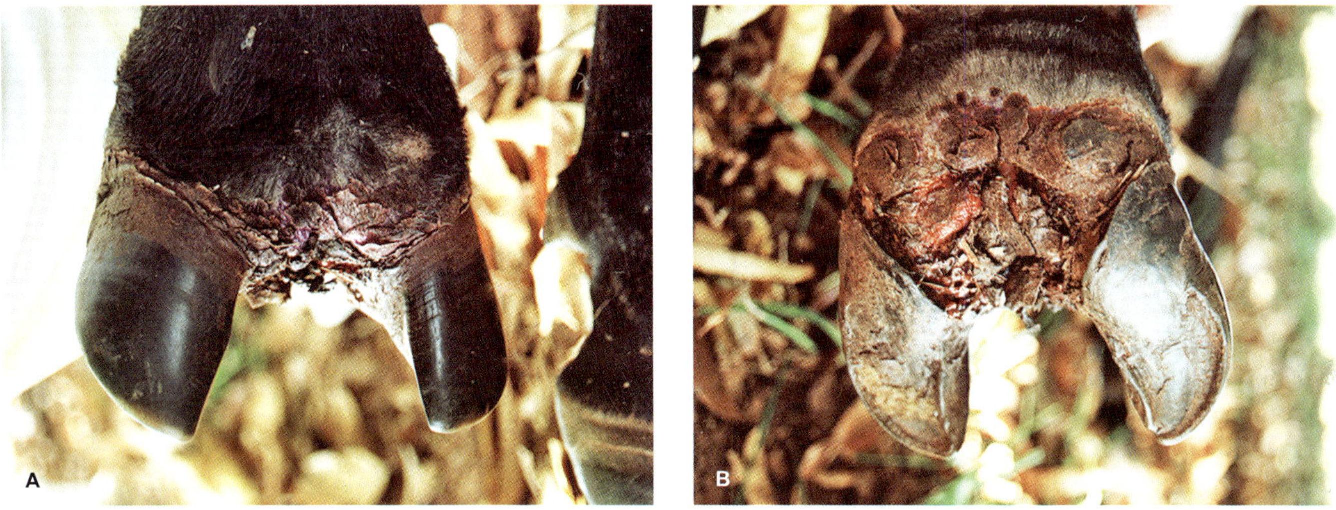

Figura 111.5 Bovino cronicamente acometido de flegmão interdigital. **A.** Ampla necrose no espaço interdigital e separação entre os dígitos. **B.** Necrose se estendendo aos bulbos e talões dos cascos. Há também edema marcante na região da quartela dos dígitos medial e lateral.

Diagnóstico

O diagnóstico do *footrot* e flegmão interdigital é realizado na rotina com base nos dados epidemiológicos e sinais clínicos. Em geral, o diagnóstico microbiológico não é realizado, por causa das dificuldades inerentes à coleta e ao isolamento de bactérias anaeróbias, mas pode ser valioso na identificação do(s) patógeno(s) e para nortear a indicação dos antimicrobianos no tratamento.

Os principais espécimes clínicos indicados para o isolamento são secreção do casco, fragmentos das lesões ou mesmo biopsias. O material deve ser cultivado o mais rápido possível, em condições de anaerobiose, e o transporte deve ser realizado em condições de refrigeração (4 a 8°C). O material colhido em seringas esterilizadas deve ter o ar expelido e as agulhas imediatamente tampadas. Fragmentos de tecidos também são adequados, contanto que o material para cultivo seja colhido da região interna após assepsia, em fragmento ≥ 5 cm^3, que mantém condição de anaerobiose. A coloração de Gram ou baciloscopia das secreções (Giemsa e Panótico) revela bacilos gram-negativos, retos ou curvos, com saliências nas extremidades para *D. nodosus* e bactérias filamentosas delgadas, não ramificadas, para *F. necrophorum*.

O cultivo microbiano é realizado com meios convencionais, como o ágar-sangue ovino (5 a 10%), ou seletivos, como o tioglicolato, suplementado com vitamina K, hemina e extrato de levedura. Os espécimes clínicos são incubados em jarras, a 37°C, por 5 a 7 dias, utilizando-se geradores comerciais de anaerobiose. As colônias têm aspecto irregular e odor geralmente fétido. O diagnóstico diferencial fenotípico dos anaeróbios gram-negativos, não formadores de esporos, é realizado com base nas características das colônias, na utilização de substratos e produção de ácidos graxos e enzimas proteolíticas (produção da elastase, liquefação da gelatina) e na sensibilidade a certos antimicrobianos. Outros métodos, como cromatografia, imunofluorescência e ELISA com anticorpos monoclonais também podem ser utilizados na identificação do(s) patógeno(s). Recentemente, as técnicas moleculares têm sido utilizadas no diagnóstico direto dos patógenos em espécimes clínicos, na caracterização de fímbrias de *D. nodosus* e na diferenciação das espécies desse grupo de microrganismos.

Footrot

A diferenciação clínica entre as manifestações virulenta e benigna do *footrot* pode ser estabelecida mediante a intensidade dos sinais observados nas lesões, considerando o espaço interdigital, a separação do tecido córneo e a presença de exsudato com odor fétido. O diagnóstico presuntivo da forma virulenta deve se basear no histórico do rebanho, nas características epidemiológicas, na análise criteriosa das lesões e na resposta frente ao tratamento instituído.

A anamnese deve investigar a provável fonte de infecção na propriedade, enfatizando a aquisição de animais oriundos de regiões endêmicas, sem a realização de exame clínico podal prévio e acurado. Outro fator relevante é a introdução de animais doentes ou portadores no rebanho, desrespeitando o período de quarentena. Animais de propriedades que, teoricamente, não apresentam nenhum tipo de contato prévio contra *D. nodosus* favorecem a ocorrência da forma virulenta da doença ao entrarem em contato com a bactéria, visto que não apresentam imunidade à infecção.

A maior incidência da enfermidade coincide com períodos de elevados índices pluviométricos e/ou ambientes de alta umidade, que favorecem as condições de anaerobiose e contribuem para a manutenção dos agentes causais nos criatórios.

Flegmão interdigital

O diagnóstico da doença deve ser baseado nos sinais clínicos e nos achados epidemiológicos. A ocorrência de casos isolados ou a apresentação endêmica do flegmão interdigital pode sinalizar *D. nodosus* como principal agente etiológico.

Nos casos crônicos de *footrot* e flegmão interdigital com acometimento das estruturas profundas do dígito, como ossos, tendões e articulações, recomenda-se a realização de avaliações laboratoriais, como a citologia do líquido sinovial, exames radiográficos e ultrassonográficos. Os exames de diagnóstico por imagem objetivam avaliar a gravidade e extensão das lesões como subsídios para o tratamento e prognóstico. O leucograma em animais com *footrot* ou flegmão interdigital acusa, em geral, leucocitose por neutrofilia. Todavia, essas práticas diagnósticas se restringem aos animais de elevado valor zootécnico.

No diagnóstico diferencial dessas doenças em ruminantes domésticos, deve-se considerar a febre aftosa, estomatite vesicular, laminite, abscessos e *blue tongue* (língua azul).

➤ Tratamento

A estratégia de tratamento do *footrot* pode variar para cada rebanho, devendo ser considerada a relação custo/benefício. Contudo, conhecer perfeitamente a etiopatogenia da enfermidade é fundamental para a obtenção de resultados satisfatórios no tratamento, controle e prevenção.

O amplo casqueamento individual dos animais se constitui em uma das principais abordagens no tratamento e objetiva a remoção do tecido desvitalizado e a exposição das lesões. No entanto, é um procedimento lento e laborioso. O casqueamento possibilita bons resultados, especialmente quando seguido da aplicação tópica de antissépticos, como tintura de iodo (2 a 5%), sulfato de zinco (20%), formalina (3 a 5%) ou sulfato de cobre (5 a 10%), pois favorece o contato dessas substâncias com os agentes causais.

A utilização de pedilúvios contendo separadamente soluções de sulfato de cobre (5 a 10%), formol (3 a 5%) ou sulfato de zinco (20%), cloridrato de poli-hexametileno biguanida-PHMB (1 a 5%), ou hipoclorito de sódio (2 a 4%), acrescido ou não de um surfactante (lauril sulfato de sódio), tem se mostrado procedimento prático e eficaz no tratamento de vários animais acometidos. Os animais com sinais clínicos devem ser mantidos por 30 min no pedilúvio, e o procedimento deve ser repetido a cada 48 h, por duas a quatro vezes, até a remissão dos sinais clínicos (Figuras 111.6 e 111.7). Estudos demonstraram maior suscetibilidade de *D. nodosus* ao sulfato de cobre, seguido pelo sulfato de zinco e formalina. Entretanto, o sulfato de cobre pode apresentar o risco de envenenamento por ingestão, além da possibilidade de manchar a lã e perder a capacidade bactericida com o acúmulo de matéria orgânica.

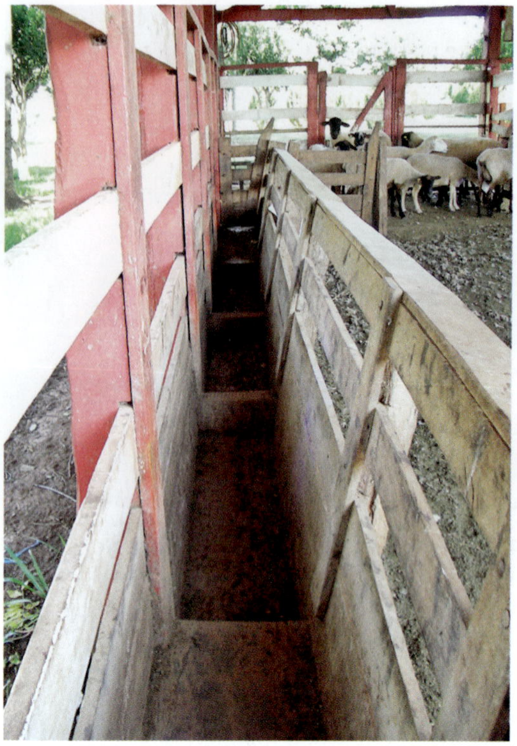

Figura 111.6 Centro de manejo para ovinos com pedilúvio estrategicamente construído ao longo do tronco de contenção.

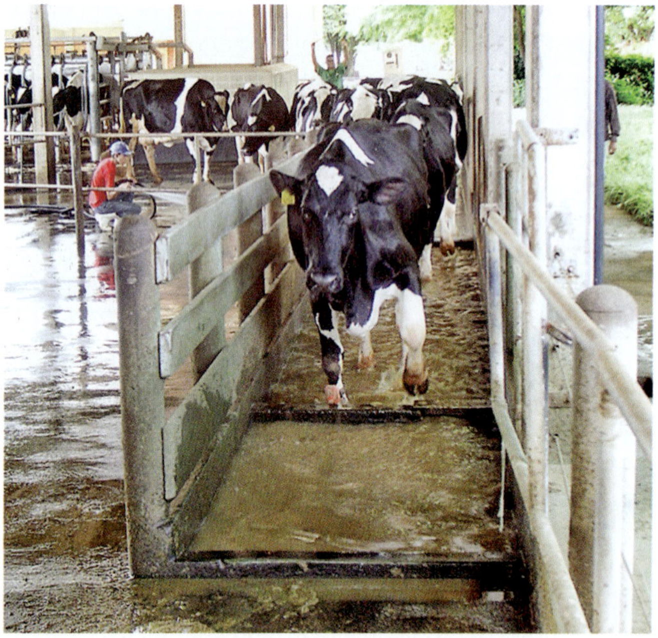

Figura 111.7 Exemplo de pedilúvio para bovinos com "quebra ondas", que minimiza o desperdício da solução.

A concentração dos produtos no pedilúvio reduz gradualmente por causa da volatilidade e acúmulo de matéria orgânica, tornando-os menos efetivos. A solução de formol, apesar de eficiente e de baixo custo, causa irritação aos olhos e ao trato respiratório, e envenenamento dos animais e tratadores. Quando em altas concentrações, o formol pode promover irritação interdigital e ressecamento do tecido queratinizado. Essas características favorecem as rachaduras, dermatites e, consequentemente, a invasão de bactérias. O uso do formol também deve ser desencorajado em decorrência dos danos ambientais dos resíduos do produto.

Os pedilúvios com soluções de sulfato de zinco 20% mantêm as características bactericidas e demonstram eficiência no tratamento do *footrot*, sem a presença de efeitos indesejáveis. As mesmas soluções e concentrações recomendadas para os pequenos ruminantes podem ser utilizadas para os pedilúvios dos bovinos, com comprovada eficácia no tratamento e prevenção do flegmão interdigital.

A administração parenteral de antimicrobianos também pode ser recomendada no tratamento da doença. As cefalosporinas e quinolonas, associadas ou não à gentamicina e ao florfenicol, são os principais antimicrobianos indicados no tratamento do *footrot* e flegmão interdigital em ruminantes domésticos (Tabela 111.1). Contudo, esse método de tratamento deve ser criteriosamente analisado quanto à viabilidade econômica em grandes rebanhos, pois pode não resultar na cura completa ou erradicação da doença, e é mais utilizado em animais que possam ser acompanhados diariamente. A eficácia da cura bacteriológica após o tratamento é menor nos casos complicados de *footrot* em ovinos com artrite séptica apresentando necrose e fístulas (Figura 111.8) e no flegmão interdigital de bovinos com artrite séptica (Figura 111.9).

Tabela 111.1 Posologia dos principais antimicrobianos utilizados no tratamento do *footrot* e flegmão interdigital em ruminantes domésticos.

Antimicrobiano	Espectro de ação	Dose
Penicilina sódica	Gram +, anaeróbicos	10 a 50.000 UI (3 a 4 vezes/dia)
Penicilina procaína	Gram +, anaeróbicos	44.000 a 66.000 UI/dia
Penicilina benzatina	Gram +, anaeróbicos	44.000 a 66.000 UI/48 h
Ceftiofur[1]	Gram + e -, anaeróbicos	1 a 5 mg/kg/dia
Cefquinoma[1]	Gram + e -, anaeróbicos	1 a 2 mg/kg/dia
Gentamicina[2]	Gram -, anaeróbicos	2,2 a 6,6 mg/kg (1 a 3 vezes/dia)
Tetraciclina sódica	Gram + e -, anaeróbicos	6 a 11 mg/kg (2 a 3 vezes/dia)
Oxitetraciclina LA	Gram + e -, anaeróbicos	20 a 40 mg/kg (a cada 48 h)
Sulfa + trimetoprima	Gram + e -, anaeróbicos	25 a 44 mg/kg (1 a 2 vezes/dia)
Quinolonas[1]	Gram -, anaeróbicos	2,5 a 5 mg/kg/dia
Metronidazol[3]	Anaeróbicos	28 mg/kg/dia
Florfenicol[1]	Gram -, anaeróbicos	20 mg/kg (a cada 48 h)
Tilosina	Gram +, anaeróbicos	20 a 30 mg/kg (2 a 3 vezes/dia)

[1] Antimicrobianos mais recomendados por causa do amplo espectro de ação.
[2] Associação sinérgica com os betalactâmicos e quinolonas, ampliando o espectro de ação.
[3] Associação sinérgica com os betalactâmicos, quinolonas e aminoglicosídios, ampliando o espectro de ação. Risco elevado de desequilíbrio da flora dos pré-estômagos.
UI = unidade internacional.
Adaptada de Fajt VR, Apley MD. Antimicrobial issues in bovine lameness. Vet Clin North Am Food Anim Pract. 2001;17(1):159-74.

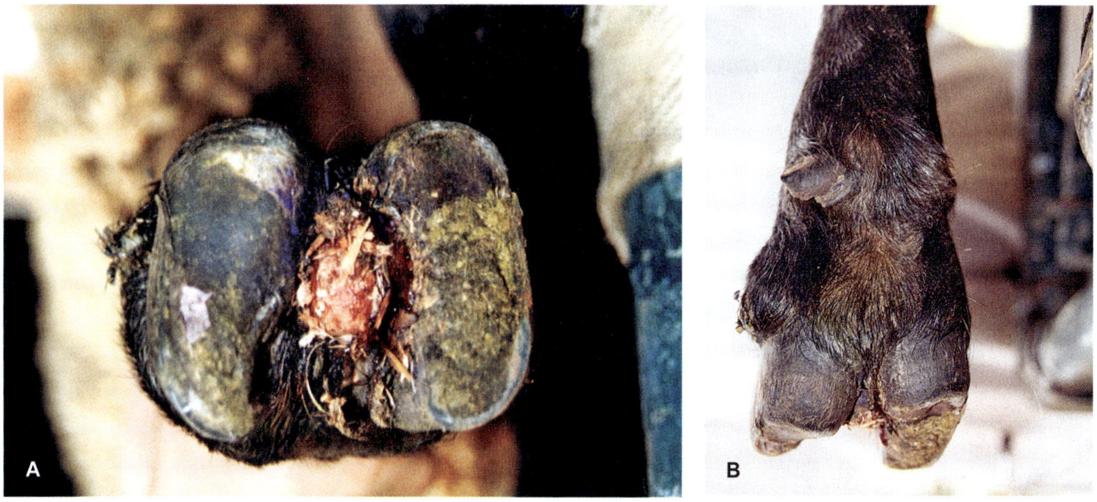

Figura 111.8 A. Dígitos de carneiro acometido por artrite séptica em decorrência do *footrot*. Presença de fístula, drenando exsudato purulento, logo acima da coroa do casco, e necrose no espaço interdigital. **B.** Detalhe da fístula.

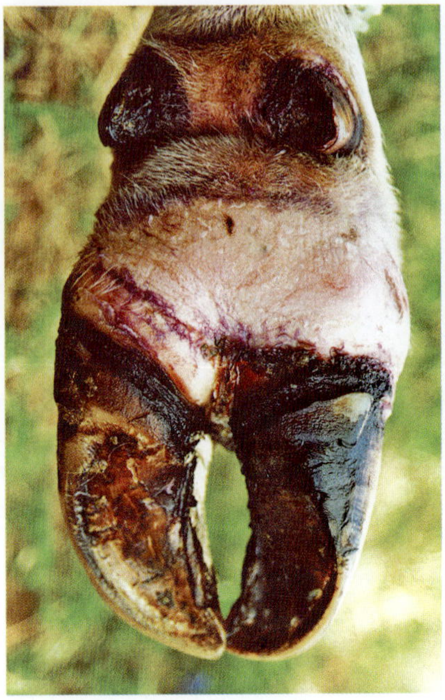

Figura 111.9 Bovino acometido por artrite séptica decorrente do flegmão interdigital. Presença de edema pronunciado, logo acima da coroa do casco, e necrose no espaço interdigital.

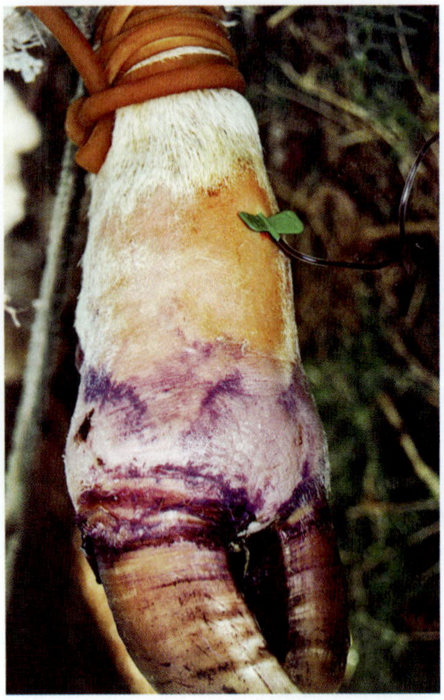

Figura 111.10 Execução da técnica de antibiose intravenosa regional em bovino, mediante venopunção superficial, distalmente ao torniquete de tubo de látex.

A antibiose intravenosa regional, também chamada de perfusão regional intravenosa, é uma alternativa para o tratamento individual de animais. A técnica consiste da colocação de um torniquete de borracha, frequentemente posicionado ao redor do terço proximal do metacarpo ou metatarso (Figura 111.10), seguida da administração de antimicrobianos hidrossolúveis e prontamente biodisponíveis (Tabela 111.2), no interior de veias superficiais acessíveis, distais ao torniquete. Essa prática proporciona rápida e uniforme distribuição retrógrada do fármaco para os tecidos superficiais e profundos, em toda a região distal ao torniquete, que pode ser mantido por até 90 min. O procedimento pode ser repetido com relativa segurança de 3 a 7 dias, possibilitando concentrações locais do antimicrobiano até 100 vezes maiores quando comparadas àquelas administradas pela via intravenosa, com dose reduzida.

A antibiose intravenosa regional pode ser utilizada também em pequenos ruminantes, seguindo os mesmos critérios descritos para os bovinos. Entretanto, recomenda-se reduzir de 3 a 5 vezes as doses descritas anteriormente.

➤ Profilaxia e controle

A profilaxia e o controle do *footrot* e flegmão interdigital em ruminantes domésticos são baseados em medidas gerais de higiene e manejo, bem como ações específicas, como a vacinação.

O casqueamento e a passagem dos animais em pedilúvios contendo soluções antissépticas devem ser procedimentos adotados como rotina nas propriedades, geralmente indicados nas estações e/ou períodos mais secos do ano (Figura 111.11).

Tabela 111.2 Antimicrobianos (hidrossolúveis) e doses totais recomendadas na antibiose intravenosa regional de bovinos adultos no tratamento do flegmão interdigital.

Antimicrobiano	Dose total
Penicilina G potássica	10.000.000 UI
Ampicilina sódica	1 g
Cefazolina	250 mg
Ceftiofur sódico	500 mg
Ceftriaxona sódica	500 a 1.000 mg
Gentamicina	125 a 1.000 mg ou 2,2 mg/kg
Amicacina	125 a 2.500 mg
Tetraciclina sódica cristalina	500 a 1.000 mg

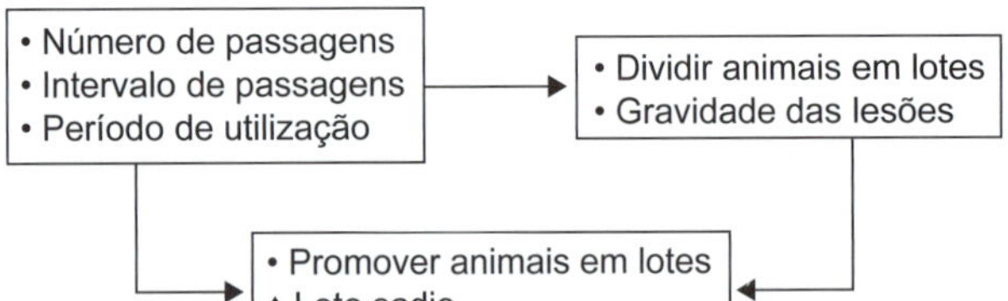

Figura 111.11 Representação esquemática do uso estratégico do pedilúvio no controle e prevenção do *footrot* e flegmão interdigital.

De maneira geral, os procedimentos de higienização do ambiente, das instalações e dos utensílios ou instrumental cirúrgico empregados no controle e erradicação do *footrot* e flegmão interdigital são remover fezes e lama e impedir acúmulo de água no ambiente dos criatórios; espalhar cal, calcário ou similar em ambientes de alto fluxo de animais; limpar e desinfetar periodicamente o curral e o centro de manejo; utilizar "vassoura de fogo" em ambientes pavimentados (currais, baias, apriscos, capris); desinfetar ou esterilizar sistematicamente instrumental utilizado no casqueamento.

Para o controle e erradicação do *footrot*, bem como do flegmão interdigital, devem ser compreendidos todos os aspectos que envolvem as doenças, incluindo as características do microrganismo, dos suscetíveis e do ambiente. Deve-se considerar a capacidade dos agentes causais de se manterem em estado de latência em lesões aparentemente cicatrizadas - por longos períodos de tempo - e, momentaneamente, mediante condições favoráveis de temperatura e umidade, que podem favorecer o estabelecimento da forma virulenta e aguda da enfermidade. É preciso considerar também que a maioria das bactérias envolvidas nessas enfermidades são anaeróbicas, oportunistas e encontradas no ambiente.

Assim, apesar de a erradicação do *footrot* e flegmão interdigital nos rebanhos ser descrita pela literatura, demanda elevado investimento financeiro, grande empenho e, especialmente, a adoção de maneira criteriosa, de todas as orientações e estratégias recomendadas no controle e profilaxia (Quadro 111.1).

A vacinação dos animais tem se demonstrado eficiente no controle do *footrot*. As vacinas comerciais são, em geral, inativadas, contendo mais de 10 linhagens dos mais comuns sorogrupos de *D. nodosus* e certa diversidade de fímbrias. A imunidade conferida pela imunização é homóloga às fímbrias contidas nas vacinas. Os rebanhos vacinados apresentam menor ocorrência e gravidade dos casos clínicos.

Quadro 111.1 Principais medidas indicadas na profilaxia e controle do *footrot* e flegmão interdigital em bovinos, ovinos e caprinos.

Casquear todos os animais do rebanho
Pincelar antissépticos nos cascos e no espaço interdigital imediatamente após o casqueamento
Desinfetar o instrumental utilizado no casqueamento depois de finalizado o procedimento em cada um dos animais
Dividir o rebanho em lotes de acordo com o grau de gravidade das lesões
Estabelecer uma estratégia de tratamento que varie de acordo com o grau de acometimento do lote
Instituir passagens diárias pelo pedilúvio ou em intervalos maiores, considerando a divisão dos lotes
Desinfetar as instalações com antissépticos e/ou "vassoura de fogo"
Remover diariamente a matéria orgânica acumulada
Espalhar cal ou calcário nos locais de passagem e descanso dos animais que não tenham revestimento no piso
Promover ou rebaixar os animais dentro dos lotes
Realizar quarentena antes de introduzir qualquer animal na criação
Não adquirir animais com histórico de problemas de casco ou de propriedades que, reconhecidamente, têm a enfermidade

Recomendam-se a primo-vacinação em animais com 3 a 4 meses, reforço 4 semanas depois e revacinações anuais. O reforço vacinal é indicado antes dos meses mais úmidos do ano. Animais nunca vacinados devem tomar duas doses de vacina, com um intervalo de 4 semanas. Entretanto, práticas periódicas, como o casqueamento e passagens dos animais pelo pedilúvio, devem constituir procedimentos sistemáticos de manejo dos rebanhos, pois a vacina não confere completa proteção aos animais, visto que a imunidade vacinal não supera os 12 meses.

Um aspecto indesejável no uso das vacinas contra *footrot* é a formação de granulomas e abscessos no local de aplicação em 30 a 70% dos animais, em razão, principalmente, da presença de adjuvante oleoso da vacina, mas que se resolvem em poucas semanas, restando somente o comprometimento estético.

Vacina inativada com adjuvante oleoso contendo *F. necrophorum* também está disponível em outros países para a profilaxia do flegmão interdigital. Estima-se que possa conferir a proteção de 60% dos animais, principalmente nas formas clínicas graves da doença.

Além da vacinação, os animais infectados devem ser isolados e tratados. Animais cronicamente acometidos ou não responsivos aos antimicrobianos devem ser descartados. A seleção genética de animais resistentes aos problemas de casco deve ser realizada continuamente pelos técnicos e criadores, com o intuito de minimizar os problemas causados pelas doenças podais de ruminantes domésticos.

Bibliografia

Abbott KA, Lewis CJ. Current approaches to the management of ovine footrot. Vet J. 2005;169(1):28-41.

Aguiar GMN, Simões SVD, Silva TR, Assis ACO, Medeiros JMA, Garino Jr F, Riet-Correa F. Foot rot and other foot diseases of goat and sheep in the semiarid region of northeastern Brazil. Pesq Vet Bras. 2011;31(10):879-84.

Anderson DE, St-Jean G, Morin DE, Ducharme NG, Nelson DR, Desrochers A. Traumatic flexor tendon injuries in 27 cattle. Vet Surg. 1996;25(6):320-26.

Bagley CV, Healey MC, Hurst RL. Comparison of treatments for ovine footrot. J Am Vet Med Assoc. 1987;191(5):541-6.

Bargai U, Pharr JW, Morgan JP. Bovine radiology. Ames: Iowa State University; 1989. 198 p.

Barnabé PA, Cattelan JV, Canola JC. Radiologia dos dígitos de bovinos. Revista do CFMV. 2006;39:44-51.

Baron EJ, Peterson LR, Finegold SM. Bailey & Scott's Diagnostic microbiology. 9.ed. St. Louis: Mosby; 1994. 958 p.

Baxter GM, Broome TA, Lakritz J, Parks AH, Wallace CE. Alternative to digit amputation in cattle. Comp Cont Educ Pract Vet. 1991;13(6):1022-35.

Bennett GN, Hickford JGH, Sedcole R, Zhou H. Dichelobacter nodosus, Fusobacterium necrophorum and the epidemiology of footrot. Anaerobe. 2009;15(4):173-6.

Bennett GN, Hickford JGH. Ovine footrot: new approaches to an old disease. Vet Microbiol. 2011;148(1):1-7.

Berry LS. Disease of the digital soft tissues. Vet Clin North Am Food Anim Pract. 2001;17(1):129-42.

Borges JRJ, Pitombo CA, Santiago SS, Ribeiro PN, Ronconi MA. Incidência de afecções podais em bovinos leiteiros submetidos a diferentes sistemas de manejo. Arq Esc Med Vet Univ Fed Bahia. 1992;15(1):34-42.

Borges JRJ, Santiago SF, da Silva NL. Custos de tratamento e descarte causados por doenças digitais em rebanho leiteiro. Rev Bras Clin Vet. 1995;2(1):23-5.

Borges NC, Vieira D, Silva LA, Fioravanti MC. Valores leucocitários e nível de fibrinogênio plasmático de bovinos com pododermatite. Ciência Animal Brasileira Goiania. 2006;7(1):97-102.

Cagatay IT, Hickford JGH. Update on ovine footrot in New Zealand: isolation, identification, and characterization of Dichelobacter nodosus strains. Vet Microbiol. 2005;111(3/4):171-80.

Carter GR, Chengappa MM, Roberts AW. Essentials of veterinary microbiology. 5.ed. Philadelphia: Willians & Wilkins; 1995. 394 p.

Casey RH, Martin PA. Effect of foot paring of sheep affected with footrot on response to zinc sulphate/sodium lauryl sulphate foot bathing treatment. Aust Vet J. 1988;65(8):258-9.

Clarkson MJ, Downham DY, Faull WB, Hughes JW, Manson FJ, Merritt JB *et al*. Incidence and prevalence of lameness in dairy cattle. Vet Rec. 1996;138(23):563-7.

Coulon JB, Lescourret F, Fonty A. Effect of foot lesions on milk production by dairy cows. J Dairy Sci. 1996;79(1):44-9.

Cruz CEF, Loretti AP, Corbellini LG, Cerva C, Driemeier D. Prevalência das enfermidades dos dígitos em bovinos de leite, confinados no estado do Rio Grande do Sul. In: Encontro Nacional de Patologia Veterinária, 9; 1999; Belo Horizonte. Anais. Belo Horizonte: FEP – MVZ; 1999. p. 20.

Davies IH, Naylor RD, Martin PK. Severe ovine foot disease. Vet Rec. 1999;145(22):646.

Depiazzi LJ, Richards RB, Henderson J, Rood JI, Palmer M, Penhale WJ. Characterisation of virulent and benign strains of Bacteroides nodosus. Vet Microbiol. 1991;26(1-2):151-60.

Desrochers A, Anderson DE, St-Jean G. Lameness examination in cattle. Vet Clin North Am Food Anim Pract. 2001;17(1):39-51.

Doherty ML, Basset HF, Markey B, Healy AM, Sammin D. Severe foot lameness cattle associated with invasive spirochaetes. Irish Vet J. 1998;51(4):195-8.

Ebeid M, Steiner A. Guidelines for taking and interpreting radiographs of the bovine foot. Vet Med. 1996;91(3):268-72.

Ebeid M, Steiner A. Recognizing the radiographic features of some common bovine foot problems. Vet Med. 1996;91(3):274-77.

Egerton JR, Ribeiro LA, Kieran PJ, Thorley CM. Onset and remission of ovine footrot. Aust Vet J. 1983;60(11):334-6.

Ehinger AM, Schmidt H, Kietzmann M. Tissue distribution of cefquinome after intramammary and "systemic" administration in the isolated perfused bovine udder. Vet J. 2006;172(1):147-53.

Esteban C, Rodrigues CA, Nascimento ES. Determinação de tetraciclina em líquido sinovial de vacas com doença podal. Revista Brasileira Ciências Farmacêuticas. 2007;43(2):205-14.

Fajt VR, Apley MD. Antimicrobial issues in bovine lameness. Vet Clin North Am Food Anim Pract. 2001;17(1):159-74.

Faye B, Lescourret F. Environmental factors associated with lameness in dairy cattle. Prev Vet Med. 1989;7:267-87.

Fehlings VK. Intravenöse regionale Anästhesie an der V. digitalis dorsalis communis III – eine brauchbare Möglichkeit zur Schmerzausschaltung bei Eingriffen an den Vorderzehen des Rindes. Dtsch. Tierärztl. Wochenschr. 1980;87(1):4-7.

Ferreira PM, Leite RC, Carvalho AU, Facury Filho EJ, Souza RC, Ferreira MG. Custo e resultados do tratamento de sequelas de laminite bovina: relato de 112 casos em vacas em lactação no sistema free-stall. Arq Bras Med Vet Zootec. 2004;56(5):589-94.

Finch RG. Tetracyclines. In: O'Grady F, Lambert HP, Finch RG, Greenwood D. Antibiotic and chemotherapy: Anti-infective agents and their use in therapy. 7.ed. London: Churchill Livingstone; 1997. p. 469-84.

Gagnon H, Ferguson JG, Papich MG, Bailey JV. Single-dose pharmacokinetics of cefazolin in bovine synovial fluid after intravenous regional injection. J Vet Pharmacol Ther. 1994;17(1):31-7.

Glynn T. Benign footrot – an epidemiological investigation into the occurrence, effects on production, response to treatment and influence of environmental factors. Aust Vet J. 1993;70(1):7-12.

Greenough PR, Weaver AD. Lameness in cattle. 3.ed. Philadelphia: W.B. Saunders; 1997. 336 p.

Hauck-Bauer R. Untersuchungen über den therapeutichen Nutzender regionalen intravenösen Verabreichung von Oxytetrazyklin in die Vv. digit. dors. comm. III et IV bei Klauenerkrankungen des Rindes. Hannover; 1977. 49 p. Doctor Medicinae Veterinariae (Tierärztliche Hochsule Hannover) – Aus der Klinik für Rinderkrankheiten der Tierärztliche Hochsule Hannover.

Holdeman LV, Elley RW, Moore WEC. Bergey's manual of systematic bacteriology. 9.ed. v.1. Baltimore: Willians & Wilkins; 1986.

Jelinek PD, Depiazzi LJ, Galvin DA, Spicer IT, Palmer MA, Pitman DR. Occurrence of different strains of Dichelobacter nodosus in new clinical lesions in sheep exposed to footrot associated with multistrain infections. Aust Vet J. 2000;78(4):273-6.

Jiménez R, Píriz S, Mateos E, Vadillo S. Minimum inhibitory concentrations for 25 selected antimicrobial agents against Dichelobacter nodosus and Fusobacterium strains isolated from footrot in sheep of Portugal and Spain. J Vet Med B Infect Dis Vet Public Health. 2004;51(5):245-8.

Jordan D, Plant JW, Nicol HI, Jessep TM, Scrivener CJ. Factors associated with the effectiveness of antibiotic treatment for ovine virulent footrot. Aust Vet J. 1996;73(6):211-5.

Kallo OJ, Abdul-Ghani ZG, Khalid FR. Incidence of joint infection in calves. Bovine Practitioner. 1997;31(2):1-3.

Kasari TR, Marquis H, Scanlan CM. Septic arthritis and osteomyelitis in a bovine digit: a mixed infection of Actinomyces pyogenes and Fusobacterium necrophorum. Cornell Vet. 1988;78(3):215-9.

Kennan RM, Han X, Porter CJ, Rood JI. The pathogenesis of ovine footrot. Vet Microbiol. 2011;153(1-2):59-66.

Kimberling CV, Ellis RP. Advances in the control of footrot in sheep. Vet Clin North Am Food Anim Pract. 1990;6(3):671-81.

Kofler J. Septic arthritis of the pastern in cattle – clinical, radiological and sonographic findings and treatment. Berl Munch Tierarztl Wochenschr. 1995;108(8):281-9.

Laven RA. Efficacy of systemic cefquinome and erythromycin against digital dermatitis in cattle. Vet Rec. 2006;159(1):19-21.

Laven RA, Proven MJ. Use of an antibiotic footbath in the treatment of bovine digital dermatitis. Vet Rec. 2000;147(18):503-6.

Loureiro MG, Rodrigues CA, Nascimento ES, Esteban C, Perri SH, Anhesini CR. Comparação entre as administrações tópica e sistêmica de oxitetraciclina no tratamento de vacas com dermatite digital papilomatosa. Arq Bras Med Vet Zootec. 2010;62(1):13-22.

Malecki JC, Coffey L. Treatment of ovine virulent footrot with zinc sulphate/sodium lauryl sulphate footbathing. Aust Vet J. 1987; 64(10):301-4.

Marshall DJ, Walker RI, Cullis BR, Luff MF. The effect of footrot on body weight and wool growth of sheep. Aust Vet J. 1991;68(2):45-9.

Molina LR, Carvalho AU, Facury Filho EJ, Ferreira PM, Ferreira VCP. Prevalência e classificação das afecções podais em vacas leiteiras lactantes na bacia leiteira de Belo Horizonte. Arq Bras Med Vet Zootec. 1999;51(2):149-52.

Morck DW, Gard MS, Olson ME. Experimental evaluation of a commercial footrot vaccine against native Canadian strains of Dichelobacter nodosus. Can J Vet Res. 1994;58(2):122-6.

Morck DW, Olson ME, Louie TJ, Koppe A, Quinn B. Comparison of ceftiofur sodium and oxytetracycline for treatment of acute interdigital phlegmon (footrot) in feedlot cattle. J Am Vet Med Assoc. 1998;212(2):254-7.

Morgan JP. Radiography of the bovine. In: Techniques of veterinary radiography. 5. ed. Ames: Iowa State University; 1993. p. 383-432.

Navarre CB, Zhang L, Sunkara G, Duran SH, Kompella UB. Ceftiofur distribution in plasma and joint fluid following regional limb injection in cattle. J Vet Pharmacol Ther. 1999;22(1):13-9.

Nicoletti JLM. Manual de Podologia Bovina. São Paulo: Manole; 2004. p. 37-54.

Nocek JE. Hoof care for dairy cattle. Fort Arkinson: W.D. Heard; 1993. 32 p.

Nuss K, Weaver MP. Resection of the distal interphalangeal joint in cattle: an alternative to amputation. Vet Rec. 1991;128(23):540-3.

Olson ME, Gard MS, Gradin J, Morck DW. Serological classification and virulence determination of Dichelobacter nodosus isolated from Alberta and British Columbia sheep. Can J Vet Res. 1998;62(1):33-7.

Parajuli B, Goddard PJ. A comparison of the efficacy of footbaths containing formalin or zinc sulphate in treating ovine footrot under field conditions. British Vet J. 1989;145(5):467-72.

Piriz Duran S, Valle Manzano J, Cuenca Valera R, Vadillo Machota S. Obligately anaerobic bacterial species isolated from footrot lesions in goats. Br Vet J. 1990;146(6):551-8.

Pugh DG. Clínica de ovinos e caprinos. São Paulo: Roca; 2005. 513 p.

Pyman MFS. Comparison of bandaging and elevation of the claw for the treatment of foot lameness in dairy cows. Aust Vet J. 1997;75(2):132-5.

Quinn PJ, Markey BK, Carter ME, Donnelly WJ, Leonard FC. Microbiologia veterinária e doenças infecciosas. Porto Alegre: Artmed; 2005. 512 p.

Radostits OM, Gay CC, Hinchcliff KW, Constable PD. Veterinary Medicine: A textbook of the diseases of cattle, horses, sheep, pigs and goats. Philadelphia: Sanders Elsevier. 10.ed. 2007. 2156 p.

Reed GA, Alley DU. Efficacy of a novel copper-based footbath preparation for the treatment of ovine footrot during the spread period. Aust Vet J. 1996;74(5):375-82.

Rodrigues CA, Hussni CA, Nascimento ES, Esteban C, Perri SH. Pharmacokinetics of tetracycline in plasma, synovial fluid and milk using single intravenous and single intravenous regional doses in dairy cattle with papillomatous digital dermatitis. J Vet Pharmacol Ther. 2010;33(4):363-70.

Rodrigues CA, Mendes LC, Peiró JR, Feitosa FL. Ocorrência de um surto de "footrot" na região de Araçatuba; SP; Brasil. Revista de Educação Continuada do CRMV-SP. 2001;4(3):12-9.

Rodrigues PRC, Ribeiro LAO, Chiminazzo C, Correa LFD, Lehugeur CM, Canellas LC *et al.* Immunological response against ovine footrot promoted by autogenous monovalent and a commercial polyvalent vaccine. Vet Foco. 2010;1(8):46-53.

Rodrigues PRC, Ribeiro LAO, Chiminazzo C, Correa LFD, Lehugeur CM, Souza FM *et al.* Use of an autogenous monovalent vaccine (serogroup D) in the control of footrot in a sheep flock in the State of Rio Grande do Sul. Vet Foco. 2010;1(8):35-45.

Romani AF, Silva LA, Silva LM, Silva CA, Rabelo RE, Viana Filho PRL *et al.* Avaliação dos custos e eficácia de três tratamentos para enfermidades podais em vacas lactantes. Rev Bras Cien Vet. 2002;9(1):95-7. Suplemento.

Sagüés GA, Mazzucchelli F. Control de cojeras en el Ganado vacuno de leche. Tratado de veterinária práctica bovis. Madrid: Luzáns; 1998. p. 66-76.

Salman MD, Dargatz DA, Kimberling CV, Ellis RP. An economic evaluation of various treatments for contagious footrot in sheep, using decision analysis. J Am Vet Med Assoc. 1988;193(2):195-204.

Saraiva D. Bacteroides nodosus. In: Guerreiro GM, Oliveira SJ, Saraiva D, Wiest JM, Lieberknecht F, Poester FP *et al.* Bacteriologia especial de interesse em saúde animal e saúde pública. Porto Alegre: Sulina; 1984. 492 p.

Silva CA, Silva LA, Mesquita AJ, Fioravanti MC, Acypreste CS *et al.* Microbiota anaeróbia isolada de bovinos com pododermatite. Arq Bras Med Vet Zootec. 1999;51(3):207-12.

Silva LA, Atayde IB, Fioravanti MC, Eurides D, Oliveira KS, Silva CA *et al.* Comparative study of three surgical treatments for two forms of the clinical presentation of bovine pododermatites. Ann N Y Acad Sci. 2004;1026:118-24.

Silva LAF, Rezende MR, Romani AF, Fioravanti MC, Cunha PH, Borges JR *et al.* Pododermatite séptica em bovinos: evolução clínica da fase inicial. Braz J Vet Res Animal Sci. 2006;43(5):674-80.

Silva LAF, Silva LM, Romani AF, Rabelo RE, Fioravanti MC *et al.* Características clínicas e epidemiológicas das enfermidades podais em vacas lactantes do município de Orizona – GO. Cienc Animal Bras. 2001;2(2):119-26.

Stanek C. Basis of intravenous regional antibiosis in digital surgery in cattle. Israel J Vet Med. 1994;49(2):53-8.

Stanek C. Septic arthritis of the hoof joint in the horse – diagnosis, radiologic changes and therapy. Schweizer Archiv fur Tierheilkunde. 1997;139(3):134-43.

Stanek C, Fessl L, Awad-Masalmeh M. Penicillin-und Ampicillinspiegel in pathologisch veräderten Geweben nach intravenöser Stauungsantibiose an der Rinderextremität. Berl Münchn Tierärztl Wochenschr. 1984;97(5):162-6.

Stanek C, Fessl L. Zum EinfluB der intravenösen Staungsanästhesie und -antibiose auf den Gewebe-ph an der Rinderextremität. Dtsch Tierärztl Wochenschr. 1985;92(3):89-90.

Stanek C, Kriegel A, Awad-Masalmeh M, Knezevic P. Blood serum and milk serum levels of sodium benzylpenicillin after intravenous regional antibiosis in surgery of the claw area in cattle. Berl Munch Tierarztl Wochenschr. 1994;107(8):266-71.

Steiner A, Ossent P, Mathis G. Di eintravenöse Staungsanästhesie-antibiose beim Rind-Indikationen, Technik, Komplikationen. Schweiz Arch Tierheilk. 1990;132(5):227-37.

Taku AK, Beigh MM, Kumar B, Kumar S, Bhat MA. Simultaneous detection and virulence characterization of Dichelobacter nodosus from ovine footrot by multiplex PCR. J Animal Vet Advances. 2011;10(24):3192-5.

Trent AM, Plumb D. Treatment of infectious arthritis and osteomyelitis. Vet Clin North Am Food Anim Pract. 1991;7(3):747-78.

Trostle SS, Hendrickson DA, Stone WC, Klohnen AA. Use of antimicrobial-impregnated polymethyl methacrylate beads for treatment of chronic, refractory septic arthritis and osteomyelitis of the digit in a bull. J Am Vet Med Assoc. 1996;208(3):404-7.

Van Amstel SR Shearer JK. Abnormalities of hoof growth and development. Vet Clin North Am Food Anim Pract. 2001;17(1):73-91.

Verschooten F, De Moor A, Steenhaut M, Desmet P, Wouters L, De Ley G. Surgical and conservative treatment of infectious arthritis in cattle. J Am Vet Med Assoc. 1974;165(3):271-5.

Wani SA, Samanta I. Current understanding of the aetiology and laboratory diagnosis of footrot. Vet J. 2006;171(3):421-8.

Ware JK, Scrivener CJ, Vizard AL. Efficacy of erythromycin compared with penicillin/streptomycin for the treatment of virulent footrot in sheep. Aust Vet J. 1994;71(3):88-9.

Watson CL. Severe foot lesions in sheep. Vet Rec. 1999;145(24):711.

Weaver AD. Radiology of the bovine foot. British Vet J. 1969;125(11):573-9.

Whitaker DA, Kelly JM, Smith EJ. Incidence of lameness in dairy cows. Vet Rec. 1983;113(3):60-2.

Whittington RJ, Nicholls PJ. Effects of the severity and duration of lesions on the primary and anamnestic humoral responses of sheep to Dichelobacter nodosus and observations of natural resistance to footrot. Res Vet Sci. 1995;59(2):128-35.

Whittington RJ, Nicholls PJ. Grading the lesions of ovine footrot. Res Vet Sci. 1995;58(1):26-34.

Winter AC. Footrot control and eradication (elimination) strategies. Small Rumin Res. 2009;86(1-3):90-3.

Mastite em Animais Domésticos 112

Márcio Garcia Ribeiro, Hélio Langoni,
Paulo Francisco Domingues e José Carlos de Figueiredo Pantoja

Definição

Inflamação da glândula mamária de etiologia complexa, caracterizada por alterações físico-químicas, organolépticas, na celularidade do leite e patológicas no parênquima mamário de animais domésticos.

Sinonímia: mamite.

Aspectos gerais da produção de leite

O leite é o mais nobre dos produtos de origem animal. Em virtude de suas características nutritivas, é considerado um produto indispensável na alimentação humana, como fonte de proteínas, vitaminas, gorduras, carboidratos e sais minerais na dieta normal de crianças, adolescentes, adultos e indivíduos da terceira idade. Contém também, na sua constituição, imunoglobulinas e outras células de defesa imprescindíveis para a imunidade dos neonatos, além de elementos anticarcinogênicos, como esfingomielina, ácido linoleico conjugado, ácido butírico, betacaroteno e vitaminas A e D.

A Organização das Nações Unidas para a Agricultura e Alimentação (FAO) estimou que, em 2012, o mundo produziu cerca de 606,7 toneladas de litros de leite de vaca. O Brasil oscila entre a terceira e a quarta posição entre os maiores países produtores de leite, liderados por EUA, Índia, Rússia, China e Alemanha. No contexto agroindustrial, o leite figura entre os mais importantes produtos do Brasil. O país tem cerca de um milhão de propriedades rurais voltadas à atividade leiteira. Em 2014, produziu cerca de 37 bilhões de litros, com efetivo de rebanho leiteiro estimado em 25 milhões de vacas. Apesar de o Brasil deter o segundo maior rebanho leiteiro do mundo, responde apenas por menos de 5% do leite produzido mundialmente.

Diversos fatores concorrem para a limitação da produção leiteira em vários países, entre os quais a mastite ocupa posição de destaque. O termo mastite deriva da palavra grega *"mastos"*, mama, e do sufixo *"itis"*, inflamação.

A mastite é reconhecida como uma síndrome complexa, de etiologia múltipla, que resulta da interação entre o animal, o ambiente e os microrganismos. Caracteriza-se como a infecção mais frequente dos animais destinados à produção de leite e que mais onera a pecuária leiteira. A inflamação da glândula mamária em animais domésticos apresenta repercussão econômica em todos os países do mundo e acarreta decréscimo significativo na produção, descarte do leite, redução da qualidade do produto, aumento da mão de obra, custos com medicamentos e honorários profissionais, menor rendimento dos derivados lácteos, descarte precoce e maior taxa de reposição de fêmeas, além da morte ocasional de animais. Entretanto, as maiores perdas são creditadas à redução na produção de leite, que oscila entre 30 e 50% nos animais acometidos.

Estima-se aumento de 80% no consumo de leite e derivados em todo o mundo em meados de 2020, principalmente nos países emergentes ou em desenvolvimento. As principais razões que motivam essa previsão baseiam-se no crescimento da população, na urbanização acelerada e no aumento do poder aquisitivo mundial. Com efeito, o incremento da produção de leite e derivados para suprir a crescente demanda será um desafio para os profissionais da área agropecuária nas próximas décadas, tendo sempre em vista a importância da qualidade do produto final oferecido ao consumidor.

Etiologia

A mastite nos animais domésticos caracteriza-se pela pluralidade etiológica. Pode apresentar origem fisiológica, traumática, hormonal, alérgica e infecciosa. As causas infecciosas são a principal preocupação no contexto de saúde animal, visto que já foram descritos mais de 140 microrganismos na etiologia da mastite, com destaque para os patógenos de origem bacteriana, responsáveis pela grande maioria dos casos. Entretanto, leveduras, fungos, algas e vírus podem estar envolvidos, isoladamente ou em associação, nas infecções mamárias em animais.

As causas não infecciosas são menos frequentes, embora não devam ser relegadas ao segundo plano. A mastite de origem fisiológica pode ser exemplificada pelo edema pré e pós-parto que ocorre nos dias próximos ao nascimento dos animais. Esse estado inflamatório cessa, em geral, por volta de 7 dias, sem a necessidade de qualquer intervenção terapêutica. As inflamações traumáticas comumente são secundárias às lesões no úbere e tetos, decorrentes de traumatismos ou lesões em cercas de arame farpado, pregos ou outros objetos abrasivos ou perfurocortantes. As causas hormonais praticamente estão restritas às fêmeas dos animais de companhia (cadelas) que demonstram sinais de gestação (pseudogestação) e comportamento materno – incluindo acúmulo de secreção láctea – na ausência de prenhez. São determinadas pela liberação atípica de certos hormônios gestacionais. A mastite alérgica é causada por picadas de insetos (abelhas, marimbondos, formigas), os quais desencadeiam processo inflamatório geralmente restrito ao local das picadas.

Entre as causas de origem infecciosa, os estafilococos, estreptococos e enterobactérias são apontados como os microrganismos mais frequentemente envolvidos na gênese da mastite em animais domésticos, seguidos das corinebactérias, certos fungos, leveduras, algas e vírus.

Estafilococos

São reconhecidas cerca de 30 espécies do gênero *Staphylococcus*, das quais *S. aureus*, *S. intermedius*, *S. hyicus* e *S. epidermidis* são as mais prevalentes. Essas bactérias estão relacionadas com quadros de mastite predominantemente subclínicos, com altas contagens de células somáticas e tendência à evolução crônica. Casos de mastite gangrenosa pós-parto estão associados à produção de toxinas por *S. aureus* em pequenos ruminantes. Esse grupo de microrganismos tem como *habitat* a microbiota de mucosas, pele e conjuntiva de animais e humanos – particularmente na pele do úbere e tetos dos animais –, fato que favorece a infecção no momento da ordenha.

Os estafilococos, quando cultivados em meio de ágar suplementado com sangue ovino ou bovino (5%) e incubados em condições de aerobiose, a 37°C, por 24 h, desenvolvem colônias de 1 mm de diâmetro, circulares, convexas e com produção de diferentes pigmentos (branco, amarelado ou dourado). Há linhagens produtoras de citolosinas ou hemolisinas, que apresentam halos de hemólise (total ou parcial) ao redor das colônias (Figura 112.1 A). Corados pelo método de Gram, apresentam-se como cocos gram-positivos, isolados, aos pares ou mais caracteristicamente agrupados sob a forma de racimos, ou "cachos de uva". São microrganismos catalase-positivos e oxidase-negativos, anaeróbios facultativos, imóveis, não esporulados, geralmente não fermentadores e comumente desprovidos de cápsula. A prova da coagulase possibilita diferenciar os estafilococos em dois grupos: coagulase-positivos e coagulase-negativos. *S. aureus*, *S. intermedius* e *S. hyicus* são coagulase-positivos, enquanto *S. epidermidis* é coagulase-negativo. A identificação fenotípica das espécies do gênero requer o uso de uma série de provas bioquímicas, incluindo o uso dos substratos maltose, trealose, manitol, sacarose, xilose, betagalactosidase, bem como resistência à polimixina B, produção de hemolisina e multiplicação em anaerobiose. Recentemente, têm-se estudado as características genotípicas dos estafilococos, com o agrupamento das linhagens em diferentes genótipos.

S. aureus é considerado o mais patogênico entre os agentes causais de origem contagiosa nas mastites em animais domésticos. Apresenta vários fatores de virulência que dificultam o seu controle e tratamento nos rebanhos, incluindo a produção de citolisinas e enterotoxinas, viabilidade no interior de fagócitos, formação de microabscessos no parênquima mamário e multirresistência aos antimicrobianos convencionais.

Estreptococos

Outro grupo importante de bactérias envolvidas nas inflamações mamárias são os estreptococos. *Streptococcus agalactiae* é a espécie de estreptococos mais patogênica na mastite em animais. *S. dysgalactiae*, *S. uberis*, *S. bovis*, além de outros estreptococos, também têm sido descritos nas infecções mamárias em animais. Os estreptococos envolvidos na casuística da mastite estão presentes no ambiente dos criatórios, bem como na microbiota de mucosas e pele do úbere e tetos dos animais. No ágar acrescido de sangue bovino ou ovino (5%), incubado a 37°C por 24 h, produzem colônias de 0,2 a 0,5 mm de diâmetro, translúcidas ou de coloração branco-acinzentada, com hemólise total (beta), parcial (alfa) ou não hemolíticas, variando conforme a espécie. Morfologicamente, os estreptococos são bactérias gram-positivas que se apresentam sob a forma de cocos isolados, aos pares ou caracteristicamente em cadeias curtas, com quatro ou cinco elementos, ou mais longas, lembrando "colares de pérolas". São catalase-negativos, propriedade que os diferencia do grande grupo dos estafilococos. Os estreptococos são anaeróbios facultativos, predominantemente imóveis, não esporulados e oxidase-negativos. Para a identificação fenotípica do gênero, são utilizados, entre outros, características de colônia, produção e tipo de hemólise, hidrólise da esculina, hipurato de sódio, produção de ácidos a partir de diferentes substratos (lactose, manitol, sorbitol, trealose, maltose), testes sorológicos e de Christie, Atkinson, Munch e Peterson (CAMP).

Entre os estreptococos, *S. agalactiae* é geralmente o mais frequente na casuística da mastite em animais de produção. Manifesta-se de modo subclínico, com

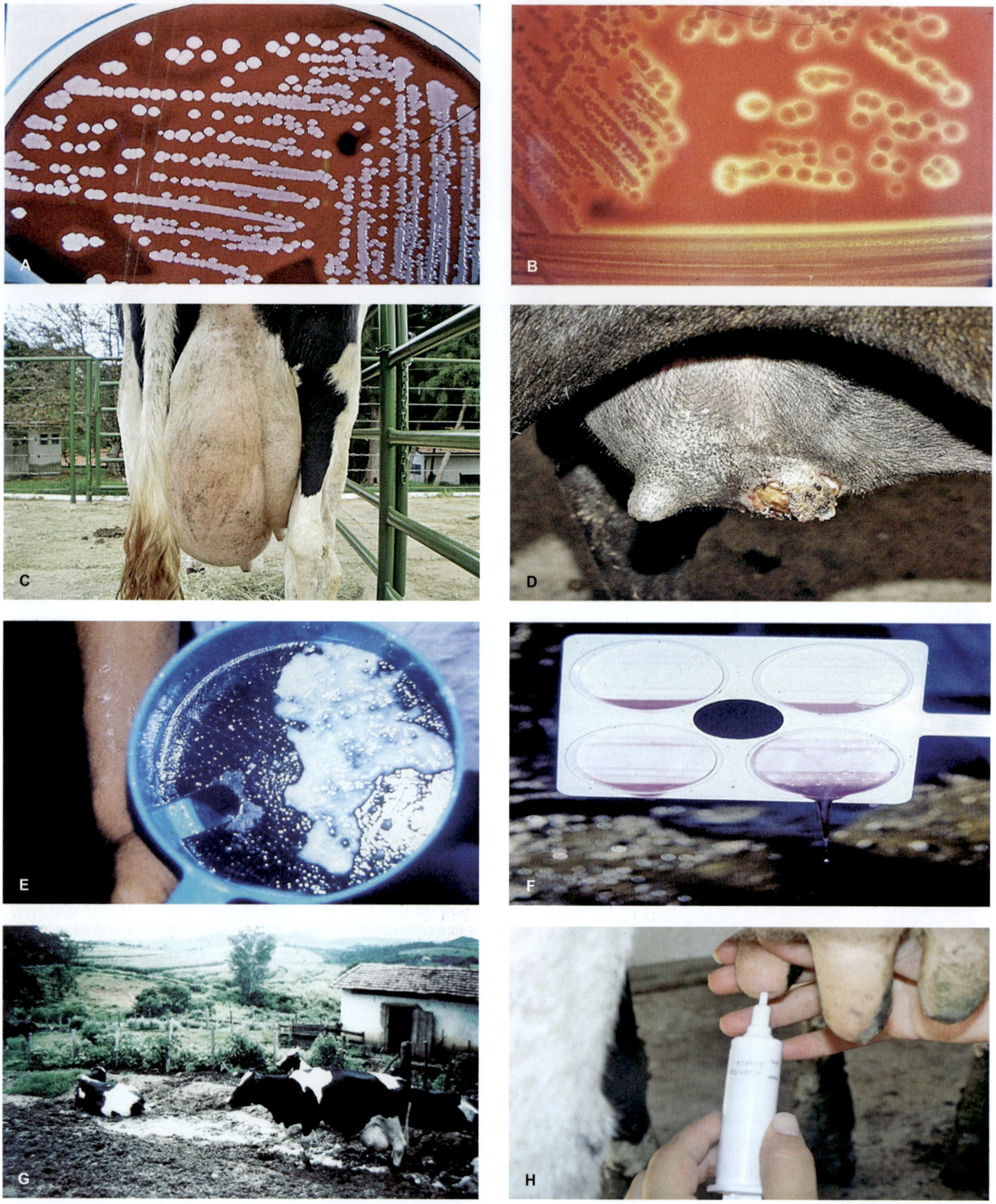

Figura 112.1 Mastite em animais domésticos. **A**. Detalhe de colônias hemolíticas de *Staphylococcus aureus*, no meio de ágar-sangue, considerado o mais patogênico dos agentes de mastite contagiosa. **B**. Detalhe de colônias hemolíticas de *Escherichia coli*, no meio de ágar-sangue, principal agente de mastite ambiental. **C**. Edema e aumento de volume em quarto mamário posterior esquerdo em caso de mastite clínica em vaca. **D**. Formação de abscesso na mastite gangrenosa, em metade mamária de ovelha. **E**. Presença de pus em leite no teste da caneca telada de fundo escuro, indicando mastite clínica. **F**. Reação positiva 3+ no quadrante inferior direito no teste de *California Mastitis Test* (CMT), indicando mastite subclínica. **G**. Ambiente na pré-ordenha com acúmulo de matéria orgânica e barro, que favorecem a ocorrência de mastite por microrganismos de origem ambiental. **H**. Terapia/profilaxia da vaca seca recomendada principalmente no controle de microrganismos contagiosos.

evolução crônica, de rápida disseminação entre os animais, caracterizado por altas contagens de células somáticas. Comumente, as linhagens são beta-hemolíticas, embora determinados isolados não produzam hemolisina. *S. agalactiae* apresenta reação de CAMP positiva com *S. aureus* e não hidrolisa a esculina. As mastites causadas por *S. dysgalactiae* e *S. uberis* também predominam de modo subclínico. *S. dysgalactiae* pode apresentar hemólise do tipo alfa e beta, produz reação de CAMP negativa com *S. aureus* e não hidrolisa a esculina. *S. uberis* pode desenvolver hemólise alfa, também é CAMP teste negativo com *S. aureus*, esculina-positivo e não fermenta o sorbitol.

Actinomicetos

No grupo dos actinomicetos aeróbicos, encontram-se importantes agentes causais de mastite, principalmente dos gêneros *Corynebacterium* e *Nocardia*.

Corynebacterium bovis apresenta altas taxas de infecção, é extremamente contagioso durante a lactação e coloniza o úbere por períodos prolongados. Apesar da baixa virulência, creditada, em parte, à colonização restrita do canal e da cisterna do teto, *C. bovis* eleva a contagem de células somáticas dos quartos afetados. Em geral, está associado a quadros de mastite subclínica, mas, ocasionalmente, pode determinar mastite clínica. Tem sido isolado em cultura pura ou em associação com *S. aureus* e *S. agalactiae* em rebanhos com elevada ocorrência de mastite subclínica. À semelhança dos estafilococos e estreptococos, também está presente na microbiota de mucosas, da pele do úbere e tetos dos animais. O microrganismo é isolado em ágar acrescido de sangue ovino ou bovino (5%), em condições de aerobiose. Após 48 h de cultivo, surgem colônias diminutas, que lembram gotículas de orvalho, de coloração branco-acinzentada, secas, não hemolíticas, com 0,5 a 1,0 mm de diâmetro. Após 72 h de incubação, as colônias assumem aspecto ressecado. Na coloração de Gram, apresentam-se como bastonetes pleomórficos, de coloração metacromática nas extremidades. São imóveis, não esporulados, catalase-positivos, isolados em condições de aerobiose ou microaerofilia. *C. bovis* pode ser isolado em meio contendo cloreto de sódio, enquanto *C. ulcerans* produz hemólise. Essas características de isolamento possibilitam a diferenciação entre essas corinebactérias na rotina de diagnóstico. *C. ulcerans* é agente pouco frequente na mastite em animais domésticos.

A descrição de bactérias do gênero *Nocardia* – mais especificamente *Nocardia asteroides* – na casuística da mastite remonta aos anos 1950, e, desde então, o microrganismo tem sido referido como causa esporádica de mastite. Recentemente, com base em características bioquímicas e genéticas (fração 16S rRNA), o microrganismo foi reclassificado. *Nocardia asteroides*, *Nocardia farcinica*, *Nocardia nova* e *Nocardia brasiliensis* são as principais espécies do microrganismo envolvidas em infecções mamárias nos animais domésticos. Com o advento da classificação molecular, outras espécies – como *N. otitidiscaviarum* – têm sido descritas em vacas com mastite.

As nocárdias são bactérias de origem telúrica, transmitidas principalmente a partir da contaminação de sujidades do solo e ambiente dos criatórios, terra, cama dos animais, equipamentos e utensílios de ordenha e cânulas intramamárias (utilizadas sem condições adequadas de antissepsia no tratamento). São reconhecidas como bactérias ambientais na ocorrência da mastite em animais. Causam, em geral, mastites clínicas, agudas ou crônicas, em pequeno número de animais, caracterizadas pela formação de nódulos, abscessos e fístulas mamárias. Induzem reações piogranulomatosas e necrose do parênquima mamário. O microrganismo é refratário à terapia antimicrobiana convencional. As nocárdias são isoladas em ágar suplementado com sangue ovino ou bovino (5%) e ágar Sabouraud-dextrose, entre 48 e 72 h, em condições de aerobiose, a 37°C. As colônias apresentam tonalidade branca, acinzentada, alaranjada ou amarelada, com produção de micélio aéreo. Em geral, são colônias firmemente aderidas ao meio, têm aspecto pulverulento, semelhante a pó de giz ou açúcar de confeiteiro. São bactérias imóveis, não esporuladas, catalase-positivas e utilizam açúcares como substratos. Morfologicamente, apresentam-se como bactérias gram-positivas, pleomórficas, sob a forma de bastonetes delicados ou mais caracteristicamente ramificados, lembrando raiz de árvore. À microscopia, observa-se também a fragmentação do microrganismo, com a formação de pseudo-hifas ou micélios aéreos, responsáveis pelo aspecto pulverulento e ressecado das colônias. São parcialmente acidorresistentes, peculiaridade que possibilita a caracterização pelas colorações de Kinyoun ou Ziehl-Neelsen modificado.

Trueperella pyogenes

Anteriormente denominado *Arcanobacterium pyogenes*, a bactéria *Trueperella pyogenes* causa mastite aguda, altamente piogênica, com tendência à cronicidade, levando ao desenvolvimento de abscessos localizados ou disseminados no úbere, com grande destruição do parênquima alveolar mamário e secreção com odor pútrido. Em países tropicais, causa a denominada mastite de verão, em virtude da veiculação do microrganismo por moscas, cuja proliferação aumenta nos meses mais quentes e úmidos da estação. Em países da Europa, causa mastite supurativa associada a animais estabulados. *T. pyogenes* se caracteriza como bactéria fastidiosa, levando de 48 a 72 h para isolamento no meio de ágar suplementado com sangue ovino ou bovino (5%), preferencialmente em condições de microaerofilia, embora seja tolerante a condições de aerobiose. É catalase-negativo, propriedade que o diferencia do gênero *Corynebacterium*. As colônias produzem halo hemolítico – visualizado mais claramente após

48 h – e são diminutas, lembrando cabeças de alfinete. À microscopia, apresentam-se como bactérias gram-positivas, de elevado pleomorfismo, sob a forma de bastonetes delicados, clavas ou vírgulas, isoladas ou em grupos, lembrando letras chinesas. *T. pyogenes* pode ser isolado associado ao coco anaeróbico *Peptococcus indolicus* nas infecções mamárias.

Enterobactérias

As bactérias da família *Enterobacteriaceae* constituem importante grupo na etiologia das mastites, embora sejam menos prevalentes comparativamente aos estafilococos e estreptococos. Nesse grupo de microrganismos gram-negativos, encontram-se os coliformes, representados por *Escherichia coli, Enterobacter aerogenes* e *Klebsiella pneumoniae*. A mastite por enterobactérias pode determinar choque endotóxico nos animais, pela presença de componentes intrínsecos comuns (LPS) localizados na estrutura da parede das bactérias gram-negativas. As enterobactérias figuram como o principal grupo dos agentes de origem ambiental na casuística de mastite em animais. São veiculadas por fezes, água, solo, terra e cama dos animais para a glândula mamária. Tem-se observado sensível aumento na prevalência desse tipo de mastite. As enterobactérias são a principal causa de mastite clínica em rebanhos que produzem leite de alta qualidade, com baixa celularidade e controle bem-sucedido de estafilococos e estreptococos. Em geral, apresentam-se sob a forma de mastite clínica, de curta duração (30 dias), ao longo de toda a lactação, com possibilidade de recidivas na mesma lactação. A gravidade dos casos de mastite por coliformes – incluindo *E. coli* – pode ser dividida em leve ou grau 1 (alterações macroscópicas no leite, como presença de pus e grumos), moderada ou grau 2 (alterações no leite e manifestações nas mamas, como edema, hiperemia, congestão) e grave ou grau 3 (alterações no leite, nas mamas e sistêmicas, como febre, dificuldade respiratória, decúbito e taquicardia). A maioria dos casos (50 a 70%) é caracterizada apenas por alterações no leite (grau 1), enquanto somente cerca de 5 a 15% são graves, hiperagudos, que resultam em sinais sistêmicos, que requerem tratamento emergencial, sob risco de morte dos animais acometidos. Embora a maioria dos casos seja de gravidade 1 (leve) ou 2 (moderada), as mastites causadas por coliformes são responsáveis por cerca de 50% ou mais de todos os casos 3 (graves) que ocorrem em animais de produção.

Serratia marcescens, Serratia liquefaciens e *Klebsiella pneumoniae* são enterobactérias consideradas de origem ambiental na ocorrência de mastite. São pouco frequentes, mas geralmente exteriorizam mastites clínicas agudas ou subclínicas, de duração variável ao longo da lactação. Apresentam a peculiaridade de contaminarem a cama dos animais, especialmente de maravalha, palha ou areia.

Enterobacter aglomerans, Hafnia alvei, Providenica stuartii, e os gêneros *Acinetobacter* e *Alcaligenes* são outros patógenos gram-negativos de baixa ocorrência na mastite em animais. O gênero *Salmonella* – apesar do grande potencial zoonótico – parece não ter importância como agente primário de mastite em animais domésticos.

Os gêneros *Pseudomonas* (*P. aeruginosa, P. putida* e *P. fluorescens*) e *Proteus* (*P. vulgaris* e *Proteus mirabilis*) são exemplos de bactérias gram-negativas de baixa frequência na casuística da mastite. A inflamação da glândula mamária por esses microrganismos em geral se exterioriza como casos clínicos. A água é o *habitat* preferencial dessas bactérias, que são veiculadas para a glândula mamária principalmente pela contaminação residual de soluções de pré e pós-*dipping*, da água utilizada na sala de ordenha (não clorada) ou pelo acúmulo de umidade, matéria orgânica ou sujidades no ambiente das entreordenhas. Esses gêneros de bactérias são reconhecidamente multirresistentes aos antimicrobianos.

As bactérias gram-negativas são comumente isoladas entre 18 e 24 h, a 37°C, no meio de ágar suplementado com sangue ovino ou bovino (5%), apresentando colônias de coloração acinzentada, com 1 a 2 mm de diâmetro. São anaeróbias facultativas ou aeróbicas. Esse grupo de microrganismos também é isolado em meios seletivos, como o ágar MacConkey e Levine. No ágar MacConkey, o grupo das bactérias fermentadoras da lactose (*E. coli, Klebsiella* spp., *Enterobacter* spp.) produz pigmentação róseo-escura (*pink*), e as não fermentadoras ficam transparentes; enquanto, no meio de Levine, as fermentadoras assumem tonalidade verde-metálica. À microscopia na coloração de Gram, mostram-se como cocobacilos, bastonetes ou bacilos gram-negativos. A presença de hemólise entre as bactérias gram-negativas causadoras de mastite é observada em certas linhagens de *Escherichia coli* (Figura 112.1 B), *Pseudomonas aeruginosa* e *Mannheimia* (*Pasteurella*) *haemolytica.*

Micoplasmas

O gênero *Mycoplasma* também está envolvido na etiologia das mastites contagiosas, particularmente para vacas, ovelhas e cabras. Os micoplasmas são transmitidos para a glândula mamária, em geral, no momento da ordenha (mãos do ordenhador e ordenhadeiras), durante as infusões intramamárias (sem prévia antissepsia dos tetos) ou por disseminação sistêmica, a partir de infecção primária em outros órgãos. Diferentes micoplasmas estão relacionados com as infecções em animais de produção, incluindo *M. bovis, M. bovimastidis, M. canadensis, M. bovigenitalium, M. alkalescens, M. bovirhinis, M. arginini* e *M. dispar*. Entre essas espécies, *Mycoplasma bovis* é considerado o mais patogênico na casuística das mastites, com descrições em bovinos no Brasil. A aquisição de animais é um dos principais fatores de risco de introdução do microrganismo nos criatórios. Os micoplasmas são refratários aos tratamentos com antimicrobianos convencionais.

As mastites causadas por micoplasmas provavelmente são subdiagnosticadas, em virtude da necessidade de meios especiais para o isolamento do microrganismo. Em outros países de clima mais frio, a proximidade dos animais em ambientes fechados provavelmente favorece a ocorrência da micoplasmose mamária. No Brasil, o agente parece pouco frequente na ocorrência de mastite. As descrições no país estão praticamente restritas aos relatos de caso ou surtos, particularmente nos estados do Paraná e de Minas Gerais. Em bovinos, ovinos e caprinos, os sinais clássicos de mastite por micoplasma, como queda abrupta na produção ou agalactia, podem estar acompanhados de outras manifestações clínicas das micoplasmoses, como abortamentos, conjuntivite, pneumonia e artrite. Nos casos clínicos, o leite mostra coloração marrom-amarelada, com presença de grumos (aspecto arenoso), podendo tornar-se purulento e acometer, indistintamente, todos os quartos ou metades mamárias (pequenos ruminantes) do mesmo animal. No entanto, a agalactia súbita por cerca de 10 dias é o sinal clínico que mais sugere a micoplasmose mamária. A mastite por micoplasmas está relacionada também à elevação das contagens de células somáticas. A micoplasmose mamária em vacas ocorre, em geral, em menos de 5% dos animais em pequenas propriedades (< 50 animais) e em até 20% nas propriedades mais especializadas (> 400 a 500 animais). Fatores como manejo intensivo dos animais nos sistemas de ordenha mecânica e condições climáticas (baixas temperaturas) podem influenciar na maior ocorrência da doença. São microrganismos fastidiosos, havendo necessidade de meios especiais para o isolamento (PPLO ou Hayflick modificado) e condições de microaerofilia. Nos meios especiais, entre 5 e 7 dias, são observadas colônias pequenas, transparentes, aderidas ao meio. As colônias são visualizadas com auxílio de lupa e têm aspecto de ovo frito. Os micoplasmas coram-se pobremente pelo Gram, embora sejam visualizados nas colorações de Giemsa e Panótico. A citologia do leite mostra organismos pleomórficos, apresentando-se sob a forma cocoide, anelada, em espiral ou filamentosa no interior do citoplasma celular. A liberação intermitente da bactéria no leite pode dificultar o isolamento microbiano.

Pasteurelas e *Mannheimia*

Pasteurella multocida comumente está relacionada com as afecções respiratórias em bovinos e é transmitida por via aerógena. Ocasionalmente, pode acometer a glândula mamária em bovinos, por via sistêmica ou via ascendente (pelo canal do teto). Aparentemente, a principal maneira de transmissão para a glândula mamária é representada pela veiculação da bactéria da própria microbiota da orofaringe dos bezerros no ato de mamar. Os casos de mastite por *P. multocida* são incomuns, mas, em geral, clínicos e graves. Comumente, a bactéria acomete um ou pequeno número de animais. A pasteurelose mamária bovina está associada a propriedades que ordenham as vacas com a presença do bezerro ao pé. O microrganismo é isolado em ágar suplementado com sangue ovino ou bovino (5%), entre 24 e 48 h, em aerobiose a 37°C. Apresentam colônias entre 0,5 e 1 mm de diâmetro, translúcidas ou acinzentadas, com odor cítrico ou adocicado. Não são hemolíticas, tampouco isoladas em meio de MacConkey, características que a diferenciam de *Mannheimia haemolytica*. Linhagens capsuladas de *P. multocida* apresentam colônias mucoides. À microscopia, apresentam-se como cocobacilos gram-negativos, oxidase e catalase-positivos, e indol-positivos.

Mannheimia haemolytica, anteriormente denominada *Pasteurella haemolytica*, são bactérias comumente relacionadas com as infecções respiratórias em pequenos ruminantes. No entanto, causam mastite grave, também denominada mastite gangrenosa, geralmente nas primeiras semanas pós-parto de ovelhas e cabras. A maioria dos casos ocorre em animais criados a pasto. No ágar suplementado com sangue ovino ou bovino (5%), em condições de aerobiose, a 37°C, apresentam colônias beta-hemolíticas, com 0,5 mm de diâmetro, acinzentadas, sem odor. *M. haemolytica* também pode ser isolada em ágar MacConkey e produz colônias de coloração avermelhada ou *pink*. À microscopia, apresentam-se como cocobacilos gram-negativos. São microrganismos oxidase e catalase-positivos, e indol-negativos.

Clostrídios e outros anaeróbios

Entre as bacterias anaeróbias relacionadas com a ocorrência de mastite em animais, merecem destaque os clostrídios, particularmente *Clostridium perfringens*, causador de mastite gangrenosa em bovinos e pequenos ruminantes. Os microrganismos anaeróbios são pouco frequentes na casuística de mastite em animais, embora caracteristicamente desenvolvam infecções graves, mistas, de caráter necrosante. Outros anaeróbios estritos ou facultativos, como *Peptococcus indolicus*, *Fusobacterium necrophorum*, *Bacteroides* spp. e *Trueperella pyogenes*, podem ser identificados – isolados ou em associação – em casos de mastite. São escassos os registros de mastite no Brasil envolvendo esse grupo de microrganismos, provavelmente em virtude da necessidade de condições estritas de anaerobiose para o isolamento, assim como exames bioquímicos específicos para a classificação. À microscopia, observam-se organismos com forma caracteristicamente de bacilos, fortemente gram-positivos, formadores de esporos.

Prototecas

Nas últimas décadas, algas pertencentes ao gênero *Prototheca* têm sido caracterizadas como agentes emergentes de mastite de origem ambiental em vários países, incluindo o Brasil. A primeira descrição da prototecose mamária ocorreu na Alemanha, em 1952, com o isolamento de *Prototheca zopfii* em surto de mastite. No Brasil, os primeiros registros de prototecose mamária ocorreram em 1992, também em surtos, com o isolamento de *P. zopfii*, considerada a espécie mais prevalente da alga no país. Outras espécies envolvidas na mastite bovina são *P. moriformis*, *P. wickerhamii*, *P. stagnora* e *P. blaschkeae*. Nas últimas décadas, *P. zopfii* foi classificada em três biotipos, denominados I, II e III. Recentemente, com base em características genéticas, *P. zopfii* foi reclassificada, e os biotipos I e II foram denominados, respectivamente, genótipos 1 e 2. O biotipo III derivou nova espécie, denominada *P. blaschkeae*. O genótipo 1 tem sido encontrado no ambiente dos criatórios de animais de produção e em esterco bovino. O genótipo 2 predomina nos isolados de mastite bovina na Europa e no Japão. No Brasil, estudo em 2015 de Ribeiro *et al.* (dados não publicados) com cerca de 70 linhagens de *P. zopffi* isoladas de mastite bovina, obtidas de diferentes estados (São Paulo, Minas Gerais, Paraná, Rio Grande do Sul e Goiás), reforçou o predomínio do genótipo 2 no país, além do isolamento pela primeira vez na América do Sul de *P. blaschkeae* em mastite bovina. *P. blaschkeae* tem sido isolada das fezes e do ambiente de criatórios de suínos, em casos de onicomicose em humanos e, recentemente, em casos de mastite bovina na Europa.

Prototheca spp. provoca casos graves de mastite clínica, de início súbito e rápida disseminação no rebanho, com diminuição drástica na produção e presença de grumos no leite. As mamas acometidas apresentam nódulos à palpação – resultado de processo piogranulomatoso – e perda funcional dos quartos afetados. O microrganismo é isolado em ágar suplementado com sangue ovino ou bovino (5%) a partir de 48 a 72 h, mostrando colônias branco-acinzentadas, cremosas, de bordas irregulares, de 1 a 2 mm, similares às leveduras. No ágar Sabouraud dextrose, as colônias também são irregulares, de aspecto cerebriforme e branco-amareladas. À microscopia, as colônias revelam organismos cilíndricos a esféricos, com cápsula definida, contendo, em seu interior, de 2 a 20 células-filhas (endósporos). Apresentam tonalidade azulada na coloração de Gram, Giemsa, Panótico, azul de metileno (3%) e lactofenol azul-algodão. Preparações com tinta da China favorecem a visualização da cápsula presente na alga.

Fungos e leveduras

A mastite micótica em animais domésticos ocorre em casos isolados ou em surtos, geralmente associada a ambientes de ordenha com grande umidade, ou os casos são secundários a tratamentos intramamários sem as devidas condições de antissepsia dos tetos. Os gêneros *Candida*, *Cryptococcus*, *Aspergillus* e *Geotrichum* são os principais representantes de microrganismos de origem micótica na mastite em animais de produção. Entre as leveduras, *Candida albicans* e *Cryptococcus neoformans* são isoladas com maior frequência. Várias espécies de *Candida* são descritas na mastite, incluindo *C. albicans*, *C. krusei*, *C. parakrusei*, *C. tropicalis*, *C. parapsilosis* e *C. lusitaniae*.

Cryptococcus neoformans é eliminado pelas fezes de pássaros. A mastite por essa levedura está relacionada com a contaminação dos equipamentos e utensílios de ordenha com as fezes dos pássaros ou a contaminação das cânulas no momento do tratamento intramamário.

Geotrichum candidum tem sido isolado de casos de mastite clínica e subclínica em vacas. A cama contaminada dos animais e os tratamentos intramamários incorretos são descritos como os principais modos de transmissão. As infecções mamárias por *Aspergillus* sp., *Trichosporon beigelii* e outros fungos estão relacionadas com ambientes de ordenha com excesso de umidade e/ou más condições de higiene na ordenha.

Os meios seletivos utilizados na rotina de isolamento de fungos e leveduras são o ágar Sabouraud-dextrose e Micozel incubados em aerobiose, respectivamente, a 37°C e 25°C, por até 15 dias. Entretanto, certos gêneros de fungos e leveduras também são isolados no meio convencional de ágar suplementando com sangue ovino ou bovino (5%), entre 48 e 72 h. No ágar-sangue ou Sabouraud, a 37°C em aerobiose, *C. neoformans* apresenta colônias de tonalidade branco-amarelada, ressecadas ou de consistência cremosa, que, nas colorações de Gram, Giemsa ou Panótico, revelam organismos globosos e circulares. Na coloração de leveduras do gênero *Candida*, observam-se organismos de aspecto oval, por vezes apresentando brotamento ou gemação na extremidade. *Geotrichum candidum* apresenta, caracteristicamente, estruturas fúngicas ramificadas, alongadas e de tonalidade azul nas colorações de Gram, Giemsa e Panótico. A identificação das espécies de fungos e leveduras requer o uso de meios, substratos e colorações especiais.

Mastites por vírus

Os vírus são causas incomuns de mastite em animais de produção. O gênero *Aphtovirus*, agente causal da febre aftosa, pode levar à formação de vesículas e úlceras na glândula mamária de vacas em surtos da doença. *Parapoxvirus*, agente do ectima contagioso, pode determinar a formação de vesículas e lesões crostosas na glândula mamária de ovelhas e cabras. Esse vírus é veiculado, em geral, da orofaringe dos cordeiros e cabritos na amamentação. *Papillomavirus* bovino pode causar lesões de forma plana ou verrucosa no úbere e tetos de vacas. A grande maioria das infecções mamárias por esses vírus leva à formação de vesículas, úlceras e crostas, que podem predispor à contaminação secundária por bactérias da microbiota local. O *Vesiculovirus*, agente da estomatite vesicular em bovinos, também pode causar lesões vesiculares em tetos. Essas lesões determinam dificuldades na ordenha manual ou mecânica, em virtude da hipersensibilidade dolorosa local.

Nos últimos anos, é crescente o número de relatos de infecções mamárias em vacas pelo vírus *Vaccinia*, particularmente nos estados de São Paulo, Minas Gerais, Rio de Janeiro e Goiás. No entanto, as vias de transmissão do vírus não estão completamente esclarecidas. Aparentemente, a transmissão do vírus teria a participação de animais silvestres ou sinantrópicos presentes nas propriedades. Ainda, especula-se que o vírus identificado nas vacas seria uma variante do vírus utilizado na profilaxia vacinal da varíola em humanos. Os casos ocorrem de maneira súbita (1 a 2 dias de incubação), com rápida disseminação entre os animais. Em geral, ocorrem em pequenas propriedades, com pouco fluxo de animais, em fazendas com ordenha manual. As lesões são caracterizadas pela presença de vesículas e úlceras nos tetos, sensíveis à palpação, que evoluem para crostas e formação cicatricial 2 a 3 semanas após o início dos sinais clínicos. Os bezerros lactentes podem apresentar úlceras na região da boca e muflo. Os ordenhadores podem manifestar sinais de hiperemia e congestão da conjuntiva ocular, linfadenopatia regional e vesículas e úlceras, principalmente nas mãos, geralmente de evolução benigna, denominadas nódulo dos ordenhadores.

Outros agentes causais

Outro grupo de agentes envolvidos na casuística da mastite em animais de produção é representado pelos microrganismos que causam mastite por disseminação sistêmica, por via hemática e/ou linfática. Esse grupo é constituído por bactérias consideradas não convencionais de mastite e tem, em comum, a baixa frequência na casuística, apesar da alta relevância no contexto de Saúde Pública. São exemplos desses agentes *Mycobacterium bovis*, *Brucella abortus*, *Brucella melitensis*, *Leptospira* sp. e *Listeria monocytogenes*. Características especiais de isolamento desses microrganismos serão abordadas nos capítulos específicos. A suspeita de mastite por esse grupo de bactérias deve ser aventada no plano diagnóstico na presença de histórico de animais com mastite clínica e/ou subclínica, queda na produção, elevação das contagens de células somáticas, isolamento não significativo ou ausência de isolamento de microrganismos convencionais em propriedades com problemas de mastite, somado à presença de outros sinais clínicos no rebanho, como abortamentos, pneumonia, linfadenopatia, encefalite, artrite e conjuntivite.

➤ Epidemiologia

A mastite é, seguramente, a infecção que mais onera a pecuária leiteira em todo o mundo. Estima-se que 40 a 50% das vacas apresentarão pelo menos uma mama comprometida ao longo da vida produtiva.

Apesar do grande volume de produção de leite no Brasil, os índices de produção por animal/dia (3 a 5 ℓ/vaca) e por animal em cada lactação (ao longo de 300 dias) são considerados baixos, ao redor de 1.270 ℓ/vaca/ano. Essa produção representa 30 a 50% da média obtida nos principais países produtores de leite. Em contraste, várias regiões do país têm ótimas condições de produção, com médias superiores a 20 ℓ/vaca/dia. A alta prevalência de mastite no rebanho nacional encontra reflexo nas limitações de ordem genética e nutricional, problemas de manejo, baixo investimento em infraestrutura, mão de obra desqualificada, política de preços instável do produto e alta ocorrência de mastite infecciosa.

Recentemente, têm sido observadas a migração de produtores para outras regiões do Brasil e a "inversão da polaridade de produção", que, antes concentrada nos estados do Sul e Sudeste, encontra, atualmente, alta produção nas regiões Norte e Centro-Oeste.

Mastite contagiosa e ambiental

Convencionalmente, os microrganismos envolvidos na casuística da mastite estão agrupados em contagiosos e ambientais, com base nas fontes de infecção e vias de transmissão.

Os microrganismos contagiosos necessitam dos animais para sua sobrevivência e também são chamados vaca-dependentes. Os agentes contagiosos são encontrados na microbiota da pele – incluindo úbere, tetos e canal do teto –, mucosas e conjuntivas dos animais, bem como na pele, nas conjuntivas e nas mucosas dos ordenhadores. São transmitidos para a glândula mamária fundamentalmente no momento da ordenha, pelas mãos do ordenhador, do próprio úbere e tetos, do equipamento (insufladores ou teteiras) e de utensílios de ordenha (copos de pré e pós-*dipping*) ou, ainda, da microbiota da cavidade oral dos bezerros no ato de mamar. A maior prevalência da mastite em animais domésticos está comumente relacionada com os microrganismos contagiosos, representados principalmente por estafilococos e estreptococos. Em geral, provocam infecções subclínicas de longa duração na lactação (crônicas).

Os microrganismos ambientais estão amplamente distribuídos no meio ambiente, veiculados para a glândula mamária principalmente a partir de solo, fezes, barro, ar, água, cama dos animais, vetores (moscas), utensílios de ordenha e outros fômites (cânula intramamária). Esse grupo de microrganismos é transmitido para a glândula mamária principalmente nas entreordenhas (ambientes da pré e pós-ordenha). Entre os ambientais, destacam-se, na gênese da mastite, as enterobactérias (*Escherichia coli*, *Klebsiella pneumoniae*, *Enterobacter* sp., *Serratia* sp.), estreptococos ambientais (*S. dysgalactiae*, *S. uberis*), *Pseudomonas aeruginosa*, determinadas espécies dos gêneros *Nocardia*, *Enterococcus* e *Clostridium*, fungos, leveduras e algas (*Prototheca zopfii*). Em geral, causam infecções de curta duração na lactação (cerca de 10 a 30 dias), predominantemente clínicas e, ocasionalmente, graves.

Recentemente, essa classificação em contagiosos e ambientais tem sido contestada, visto que certos patógenos ambientais, como *K. pneumoniae*, podem apresentar infecções por vários meses ao longo da lactação, comportando-se como contagiosos. Assim, provavelmente, tal classificação merece reestudo ou a inclusão de agentes intermediários, que possam se comportar como contagiosos ou ambientais, dependendo de certas circunstâncias de infecção mamária.

Patógenos "maiores" e "menores"

Paralelamente, os agentes de mastite também são classificados, de acordo com suas características patogênicas, como "patógenos maiores" e "patógenos menores".

Os "patógenos maiores" são representados por *Staphylococcus aureus*, *Streptococcus agalactiae* e *Escherichia coli*, que têm diferentes mecanismos de virulência, lesam significativamente o epitélio mamário e induzem alta quimiotaxia leucocitária, determinando infecções com altas contagens de células. Em contraste, os "patógenos menores", como as corinebactérias e estafilococos coagulase-negativos, apresentam menor patogenicidade e provocam menor agravo ao tecido mamário, refletindo, em geral, em infecções com baixas contagens celulares.

Infectividade, patogenicidade, viabilidade e imunogenicidade dos patógenos

Faz-se importante considerar as características de infectividade, patogenicidade, viabilidade e imunogenicidade dos agentes de mastite.

A infectividade é a capacidade de o agente infeccioso invadir e multiplicar-se no hospedeiro. *Staphylococcus aureus*, *Streptococcus agalactiae*, *Corynebacterium bovis* e estafilococos coagulase-negativos apresentam altas taxas de infectividade, em virtude da alta transmissibilidade desses microrganismos entre os animais. *Streptococcus uberis* são considerados de baixa infectividade, havendo necessidade de maior número de microrganismos para que se estabeleça a infecção.

A patogenicidade se refere à capacidade dos microrganismos de determinar lesões no hospedeiro. Está diretamente relacionada com os diferentes fatores de virulência dos microrganismos, que incluem, principalmente, a presença de endotoxinas (LPS), exotoxinas ou citolisinas, cápsula, mecanismos de captação de ferro exógeno (hemolisinas, sideróforos), fatores de colonização (*pili*, fímbrias, adesinas), mecanismos de evasão do sistema imune (viabilidade intracelular ou em fagócitos) e multirresistência aos antimicrobianos. Nesse contexto, *Staphylococcus aureus* apresenta alta patogenicidade, provocando a formação de microabscessos no parênquima mamário, de difícil resolução tecidual.

A viabilidade é a capacidade dos patógenos de se manterem viáveis fora do organismo do hospedeiro. *Streptococcus agalactiae* apresenta baixa viabilidade, pois sobrevive quase exclusivamente na pele do úbere e tetos. Ao contrário, microrganismos ambientais, como enterobactérias, fungos, leveduras e algas, podem manter-se viáveis por várias semanas sem o contato com os animais.

A imunogenicidade é a capacidade do agente de induzir resposta imune no animal suscetível. A imunidade celular da glândula mamária – diante dos patógenos – é muito superior à imunidade humoral, fato que deve ser levado em consideração nos estudos voltados à produção de vacinas na profilaxia da doença.

Transmissão

A mastite acomete todas as fêmeas mamíferas, com impacto econômico nas espécies de animais domésticos de maior produção leiteira, representadas – em ordem decrescente – pelas vacas, búfalas, cabras e ovelhas.

A instalação do processo infeccioso na glândula mamária depende da interação entre o agente infeccioso, o meio ambiente e o hospedeiro suscetível. Historicamente, os humanos têm participação decisiva nessa tríade epidemiológica. A seleção genética ao longo das décadas – priorizando animais com determinadas características de conformação fenotípica ou de produção de leite – e a manipulação excessiva dos animais no ambiente de ordenha têm criado o paradoxo entre o aumento na produção de leite e a menor resistência dos animais à mastite.

Na cadeia epidemiológica das mastites contagiosas, as fontes de infecção são representadas pelos animais infectados (mastites subclínicas e clínicas) e portadores. O leite e a secreção mastítica são as principais vias de eliminação dos patógenos. As vias de transmissão da mastite são os mecanismos pelos quais os microrganismos alcançam o hospedeiro, com destaque para as mãos do ordenhador, teteiras (insufladores) da ordenhadeira mecânica, solo, cama, água, cânulas intramamárias, copos de pré e pós-*dipping*, panos de limpeza ou qualquer outro utensílio ou material que porventura entre em contato com o úbere e o canal dos tetos.

O canal do teto é a principal porta de entrada pela qual os agentes invadem a glândula mamária em animais, embora, ocasionalmente, a infecção possa ocorrer por via linfo-hemática ou sistêmica. São considerados hospedeiros suscetíveis os mamíferos de maneira geral, com ênfase nos animas de produção e, secundariamente, nos animais de companhia, silvestres e selvagens.

A infecção por vírus que promovam lesões vesiculares ou crostosas diretamente no úbere e tetos (febre aftosa, ectima contagioso, papilomatose e vírus *Vaccinia*) pode levar à formação de soluções de continuidade no local das lesões e expor a glândula mamária às infecções secundárias, especialmente por microrganismos contagiosos presentes na microbiota das mamas.

A maior ocorrência da infecção mamária em animais de produção está intimamente associada a determinados fatores predisponentes, a saber: condições do ambiente, idade dos animais, conformação do úbere e tetos, raça, produção de leite, nutrição, fase da lactação, tipo de ordenha (manual ou mecânica), manejo higiênico-sanitário na ordenha, instalações e mão de obra.

Ambiente

Diferentes fatores relacionados com o ambiente estão associados à ocorrência da mastite em animais de produção. Temperaturas baixas (frio) favorecem o desenvolvimento de lesões no teto, como rachaduras ou microssoluções de continuidade da pele, que determinam portas de entrada, propiciando a multiplicação de microrganismos. Paralelamente, temperaturas extremas (muito baixas ou elevadas) induzem o estresse térmico, interferindo nos mecanismos de defesa orgânicos, principalmente nas raças europeias, particularmente afetadas em climas excessivamente quentes. O excesso de chuva e umidade favorece a contaminação dos tetos por microrganismos ambientais, já que lama, barro e fezes carreiam bactérias nos ambientes das entreordenhas, bem como na sala de ordenha. A contaminação da água utilizada no processo de ordenha também deve ser considerada na transmissão da mastite, visto que a baixa qualidade da água utilizada na sala de ordenha está intimamente relacionada com as infecções mamárias, notadamente por agentes ambientais.

O binômio temperatura e umidade está associado à ocorrência de mastites, pois determina a manutenção e a multiplicação de microrganismos, principalmente de origem ambiental. Estudos têm assinalado certo aumento na ocorrência das mastites, da celularidade e de infecções por microrganismos ambientais nos meses de verão (ou quentes) no Brasil, relacionado com maiores índices pluviométricos e elevação da temperatura na maioria das regiões do país.

A criação dos animais em pastos ressecados e altos, com forragens fibrosas, e a presença de objetos perfurocortantes (arame, pregos) podem propiciar lesões traumáticas nos tetos, as quais servem como porta de entrada para os patógenos.

Idade dos animais

Entre os fatores relacionados com a suscetibilidade do hospedeiro, a idade é um componente fundamental, pois, com o decorrer das lactações, há maior tempo para obliteração do orifício (canal) do teto – de poucos minutos em novilhas até cerca de 2 h em vacas velhas –, predispondo os animais às infecções por via ascendente pelo canal dos tetos. Com a sucessão das lactações, ocorre também o relaxamento dos ligamentos do úbere (central e laterais), tornando-o mais flácido, pendente e, consequentemente, mais próximo ao solo, favorecendo os traumatismos e as contaminações ambientais. Ademais, com o aumento da idade, diminui a capacidade de defesa imunológica do animal. Esse fato, somado à queda da produção dos animais com as sucessivas lactações, determina, em geral, a recomendação do descarte de vacas entre a 7ª e a 10ª lactação, com reposição por novilhas ou vacas primíparas.

Aspectos anatômicos da glândula mamária

Os aspectos anatômicos e de conformação do úbere, que incluem úberes mal inseridos ou pendulares, tetos em escada ou supranumerários, entre outras alterações anatômicas, expõem sobremaneira o úbere e tetos às infecções, pelo maior contato com o ambiente contaminado, somado à maior probabilidade de ocorrência de traumatismos e lesões. Nesse contexto, tetos volumosos favorecem a instalação de mastites pela ocorrência de lesões e colonização de microrganismos – especialmente pelos contagiosos – e apresentam certa dificuldade de adaptação aos insufladores na ordenha mecânica. Os tetos cilíndricos ou em forma de garrafa favorecem a ocorrência de inversão do orifício do teto, ao contrário dos tetos em funil. Tetos pequenos dificultam o processo de ordenha, contribuindo para retenção de leite ou presença de leite residual, que serve de substrato para a multiplicação de patógenos na glândula mamária. A facilidade de ordenha está relacionada com o diâmetro do canal galactóforo e o óstio do teto. Canais do teto que apresentam maior diâmetro facilitam a vazão do leite, embora estejam mais expostos à infecção por microrganismos pela via ascendente.

Raças e produção de leite

A raça e a produção são aspectos levados em consideração quanto à suscetibilidade dos animais à mastite. Em linhas gerais, existe relação direta entre animais de alta produção e a ocorrência de mastite. Desse modo, há maior tendência de suscetibilidade às infecções mamárias nas raças mais produtivas.

Nutrição

A alimentação se relaciona com o estado de higidez e com as defesas orgânicas dos animais. De maneira geral, a má nutrição diminui a resistência às infecções. Deficiências de selênio e vitamina E diminuem a atividade fagocítica e bactericida dos neutrófilos, predispondo às infecções mamárias.

Fases da lactação

Os períodos de maior ocorrência de mastite concentram-se desde o parto até o pico de lactação (ao redor de 35 a 60 dias pós-parto) e no período seco. Nesses períodos, ocorrem mudanças fisiológicas intensas, principalmente nas primeiras semanas após o parto, que podem favorecer a ocorrência da mastite.

Lactação

No início da lactação, a maior ocorrência de mastite está associada ao edema fisiológico, perda de queratina do teto, transição do colostro para o leite e maior pressão intramamária, em virtude da alta produção. No pico da lactação das vacas, com a maior quantidade de leite produzido, ocorre diluição dos fatores de proteção da glândula mamária, que incluem as lactoferrinas, lactoperoxidase, leucócitos polimorfonucleares e imunoglobulinas.

Período seco

Esse período é determinante na epidemiologia da mastite e da produção de leite de alta qualidade. Durante essa fase do ciclo de lactação, ocorrem mudanças fisiológicas drásticas na glândula mamária, que resultam no aumento na suscetibilidade a novas infecções intramamárias. As infecções preexistentes (originadas na lactação anterior) e as novas infecções ocorridas no período seco podem persistir na lactação subsequente. Glândulas mamárias infectadas durante o período seco produzem menor quantidade de leite na lactação subsequente.

A incidência de novas infecções intramamárias durante o período seco é influenciada por fatores que afetam a suscetibilidade individual de cada vaca, pela intensidade de exposição aos patógenos e pela eficiência de medidas de profilaxia da mastite nesse período. O risco de mastite não é igualmente distribuído durante o período seco, posto que as duas primeiras e últimas semanas são períodos de maior risco para a ocorrência de novas infecções. O período seco pode ser dividido em três fases distintas: involução ativa, involução e colostrogênese. A fase de involução ativa ocorre nos primeiros 30 dias e é caracterizada por regressão do tecido mamário, mudanças na composição da secreção láctea e declínio acentuado na produção de leite. A interrupção abrupta da lactação resulta em pressão intramamária aumentada, induzindo eventos fisiológicos responsáveis pela interrupção da produção de leite. Os principais eventos fisiológicos que contribuem para o aumento do risco de novas infecções durante as primeiras 2 a 3 semanas após a secagem são representados pelo término da remoção mecânica de bactérias com o fluxo de leite na ordenha, pelo aumento da pressão intramamária e consequente dilatação do canal do teto, bem como pela redução e mudança na população de células de defesa e características bioquímicas da secreção mamária.

Durante o período de involução, a glândula mamária alcança o nível máximo de resistência a novas infecções em virtude da reabsorção da secreção láctea, formação de ambiente impróprio para a instalação e multiplicação bacteriana. Subsequentemente, no período pré-parto (fase de colostro-gênese), a glândula mamária sofre mudanças fisiológicas significativas enquanto se prepara para a nova fase de síntese de leite. O crescimento rápido do tecido mamário e a produção de grandes quantidades de secreção láctea são observados nas últimas 2 semanas de gestação, ocasionando aumento da pressão na glândula, que pode resultar em extravasamento de colostro e modificações no canal do teto que afetam a suscetibilidade às novas infecções.

A microbiota bacteriana presente na extremidade do teto, a integridade física e a formação do tampão de queratina também são fatores que influenciam o risco de infecções no período seco. Quando a lactação é interrompida, os tetos não são mais desinfetados, o que aumenta a exposição aos patógenos oportunistas. Em contraste, a exposição aos patógenos contagiosos geralmente diminui. O fechamento do canal do teto com o tampão de queratina ocorre, aproximadamente, em 2 semanas após a secagem, embora possa não se dar totalmente em 3 a 5% dos animais, favorecendo casos de mastite. A idade é um importante fator de risco para infecções no período seco, visto que as taxas de novas infecções durante esse período são cerca de duas vezes maiores para vacas em segunda lactação ou posteriores.

E. coli, estafilococos coagulase-negativos e estreptococos ambientais são os patógenos mais prevalentes isolados na secagem e no parto em propriedades que adotam programas de controle de mastite. Em geral, a incidência de infecções em quartos durante o período seco varia entre 10 e 20%. Cerca de 50 a 60% das novas infecções no período seco podem permanecer até o parto, e 90% ou mais são causadas por patógenos que não estavam presentes no momento da secagem. Esses resultados indicam que as infecções se iniciam durante o período seco e não são infecções crônicas originadas na lactação anterior.

Tipo de ordenha

A demanda de maior produção resulta no aumento no número de ordenhas e na necessidade de implantação da ordenhadeira mecânica para dar vazão à produção de leite. No entanto, a ordenhadeira mecânica mal operada pode carrear microrganismos – especialmente contagiosos – de vacas infectadas para sadias, pelas teteiras ou insufladores.

Mão de obra e manejo na ordenha

A qualificação da mão de obra é um ponto crítico na cadeia produtiva do leite. Paradoxalmente, o treinamento do pessoal que realiza a ordenha é, em geral, relegado a segundo plano. A rotina ou os procedimentos repetitivos diários da ordenha (incluindo nos finais de semanas e feriados) e a baixa remuneração são fatores que levam ao desestímulo do ordenhador e, consequentemente, acarretam o negligenciamento das boas práticas de ordenha, o que se reflete no aumento da ocorrência de mastite e na redução da qualidade do leite. Recomenda-se oferecer boas condições de trabalho, treinamento e, inclusive, participação nos lucros da empresa rural ou bonificação ao ordenhador, na medida em que os indicadores de produção e de qualidade do leite são mantidos ou incrementados na propriedade, como estímulo à adoção continuada das práticas de ordenha higiênica.

Instalações

O mau dimensionamento das instalações (de modo que favoreçam a umidade), a ausência de piquete-maternidade ou a presença de cercas de arame farpado e objetos perfurocortantes próximos à sala de ordenha podem favorecer a ocorrência de mastite.

➤ Patogenia e imunidade da glândula mamária

A defesa da glândula mamária pode ser subdividida em imunidade natural e adquirida. Esses mecanismos de defesa estão sustentados em peculiaridades anatômicas, produção de enzimas e células que compõem ou efetuam a imunidade celular e humoral. A resposta imune natural (inespecífica) é constituída pelo esfíncter do teto, por fagócitos (neutrófilos e macrófagos) e por enzimas ou substâncias solúveis (lactoferrina, lisozima e lactoperoxidase). A resposta imune adquirida (específica) depende do reconhecimento e da apresentação dos antígenos dos microrganismos e da modulação da resposta imune celular e humoral.

A camada de queratina que reveste externamente os tetos é considerada mecanismo inato de defesa e se constitui em barreira física à invasão ascendente de microrganismos pelo canal galactóforo. Apresenta também propriedades bactericidas e bacteriostáticas para determinados microrganismos, desempenhadas pela presença de proteínas e ácidos graxos. A oclusão deficiente do canal do teto e a realização de procedimentos incorretos via intramamária podem diminuir a camada de queratina e predispor os animais às infecções mamárias ascendentes. A completa oclusão do canal do teto (esfíncter) após a ordenha de uma vaca pode demorar de 30 min a mais de 1 h, dependendo de fatores que incluem idade, conformação do teto e produção do animal, além do manejo da ordenhadeira mecânica. No decorrer desse período, os animais estão mais expostos à invasão de microrganismos pelo canal do teto.

A lactoferrina é uma glicoproteína produzida pelas células mamárias que apresenta tropismo pelo íon ferro. A produção da lactoferrina é maior em mamas em repouso ou em decréscimo de produção, comparativamente à de animais em lactação plena. Tem efeito bactericida principalmente em ruminantes domésticos na fase de secagem, por competir com os microrganismos pelo íon ferro, que é utilizado como cofator no metabolismo e na multiplicação bacteriana.

A lisozima é uma proteína de ação lítica sobre a parede celular de bactérias gram-negativas e gram-positivas. No entanto, apresenta-se em níveis reduzidos no leite de animais domésticos, o que sugere menor participação na defesa da glândula comparativamente às demais substâncias solúveis relacionadas com a resposta imune.

A enzima lactoperoxidase tem ação bacteriostática para bactérias gram-postivas e gram-negativas. É dependente de níveis de peróxido de hidrogênio e tiocianato, que são providos, respectivamente, pelo metabolismo das células e pela alimentação do animal. Estudos observaram que a baixa concentração de oxigênio no leite reduz o aporte e a produção de peróxido de hidrogênio, fazendo com que, à semelhança da lisozima, a lactoperoxidase tenha baixa eficácia na proteção da glândula mamária.

O leite de vacas sadias é constituído por vários tipos de células inflamatórias, predominantemente macrófagos (60 a 80%), linfócitos (10 a 25%), neutrófilos (10%) e células epiteliais (5 a 10%). O colostro também contém grande quantidade de macrófagos, linfócitos e neutrófilos, os quais promovem a defesa da glândula mamária nos primeiros dias de vida dos ruminantes domésticos. O conjunto das células inflamatórias e epiteliais recebe a denominação de células somáticas e tem grande importância atualmente na caracterização diagnóstica da mastite. Em geral, a contagem de células somáticas (CCS) no leite de uma vaca sadia é menor que 200.000 células/mℓ, que é o ponto de corte utilizado para indicar infecções mamárias em vacas.

As infecções da glândula mamária ocorrem predominantemente por via ascendente pelo canal do teto. Após a invasão da glândula mamária, os microrganismos multiplicam-se ativamente no canal e cisterna do teto, podendo progredir e alcançar a cisterna do úbere e porções superiores do parênquima mamário. Após a invasão dos tetos pelos microrganismos, os leucócitos iniciam vários mecanismos imunes na tentativa de debelar a infecção inicial. A infecção da glândula mamária promove várias alterações na celularidade, nas propriedades físico-químicas, organolépticas e nos constituintes do leite.

Com a instauração do processo infeccioso na glândula mamária, ocorrem mudanças marcantes na celularidade, e os neutrófilos passam a representar 80 a 90% da contagem celular, visto que são ativamente mobilizados da corrente circulatória – por diapedese – para a mama ou a região afetada. A invasão dos microrganismos e a lesão tecidual induzem a liberação de diferentes mediadores pró-inflamatórios (peptídios e lipídios), que têm efeitos quimiotáxicos.

Os neutrófilos são reconhecidos como as primeiras células da linha de defesa e são estimulados a migrarem para os tecidos e o lúmen mamário, atraídos por substâncias quimiotáxicas produzidas no foco infeccioso. Essas células promovem a fagocitose, a quimiotaxia de outras células de defesa e a destruição dos microrganismos por mecanismos oxidativos (explosão respiratória e liberação de enzimas lissossomais). O número de neutrófilos está aumentado no período de colostro e nas semanas que antecedem o final da lactação (secagem) ou involução das mamas, considerados períodos de inflamação fisiológica da glândula mamária dos animais domésticos. Os neutrófilos são células de meia-vida curta, e o seu aumento caracteriza, comumente, estágios iniciais ou agudos da infecção. Entretanto, aventa-se que haveria menor atividade fagocitária dos neutrófilos na glândula mamária comparativamente à ação dessas células na circulação sanguínea. Tal fato seria creditado à fagocitose, pelos neutrófilos de partículas de caseína e gordura do próprio leite, diminuindo a eficiência imune dessas células, o que justificaria, em parte, o aumento da suscetibilidade às infecções da glândula mamária no periparto, período caracterizado por significativa redução da atividade de fagocitose dos neutrófilos.

A evolução do processo infeccioso determina maior afluxo de outras células inflamatórias, como eosinófilos e basófilos, que contêm grânulos com substâncias de potencial vasoativo (histamina). A degranulação dessas células aumenta a permeabilidade vascular local, incrementando também o aporte de células da linhagem pró-inflamatória. O aumento da permeabilidade vascular local determina a mistura do sangue com o leite na glândula mamária. O sangue apresenta pH levemente alcalino (7,2 a 7,6), enquanto o do leite é levemente ácido (6,4 a 6,8). A mistura com o sangue tende a tornar o pH do leite mastítico levemente alcalino, o que é um dos parâmetros utilizados como indicador do processo infeccioso mamário em provas indiretas de diagnóstico.

Os macrófagos e linfócitos locais também desempenham importante função na defesa da glândula mamária. Os macrófagos são as células especializadas na fagocitose e apresentação dos antígenos para o estabelecimento da resposta imune celular e humoral pelos linfócitos, plasmócitos e outras células da linhagem inflamatória. Na glândula mamária sadia e nos períodos de involução, inatividade ou secagem, os macrófagos são as células predominantes. A permanência dessas células no foco infeccioso mamário e a sua modulação em células epitelioides e células gigantes são indicativas de infecção crônica, em geral provocada por microrganismos que induzem processos (pio)granulomatosos. Os linfócitos identificam os antígenos apresentados principalmente pelos macrófagos e modulam a resposta imune em celular e/ou humoral, mediante a liberação de linfocinas ou citocinas. Esses mediadores aumentam a resposta imune celular pela ativação de células *natural killer* e incrementam a atividade fagocitária de neutrófilos e macrófagos. Simultaneamente, aumenta a resposta imune humoral, em virtude da ativação de linfócitos B e plasmócitos para a síntese de imunoglobulinas (Ig) específicas.

As principais Ig presentes no leite de ruminantes domésticos e que participam da defesa da glândula mamária são IgG1, seguidas de IgA. A classe IgM e a subclasse IgG2 apresentam-se em menores concentrações nos animais infectados e parecem desempenhar função secundária na imunidade da glândula mamária. Nas vacas sadias, os níveis de Ig são relativamente baixos (1 a 2 mg/mℓ), aumentando significativamente na presença de estado inflamatório (80 mg/mℓ). A classe IgA – reconhecida com Ig de defesa de mucosas – pode ser sintetizada localmente na glândula mamária, enquanto a subclasse IgG1, em geral, é transferida ativamente, por via hematógena, para a mama afetada. As Ig na glândula mamária determinam a opsonização – favorecendo a fagocitose dos microrganismos –, inibem a aderência dos patógenos ao epitélio glandular mamário e ativam o sistema complemento. O aumento da permeabilidade vascular após a instauração do processo infeccioso é acompanhado pelo incremento do fluxo linfático, que contribui, em parte, para a passagem passiva de outras Ig para o foco infeccioso, como IgM e IgG2.

A ação dos microrganismos no citoplasma das células epiteliais mamárias ou mesmo a liberação de toxinas e enzimas microbianas determinam a morte celular, promovendo a eliminação, pelo leite, das células epiteliais lesadas, contribuindo para o aumento da celularidade do leite mastítico.

As alterações bioquímicas e celulares provocadas pelo processo inflamatório na glândula mamária modificam as características naturais do leite. A redução na produção do leite e as alterações dos constituintes estão diretamente relacionadas com a extensão dos agravos ao parênquima mamário. A mastite induz o aumento do número de células somáticas e a elevação do pH e das proteínas séricas (Ig e albumina sérica). A infecção mamária aumenta também os teores de sódio e cloretos no leite em virtude do maior aporte desses íons provenientes da circulação sanguínea, consequente ao aumento da permeabilidade vascular instaurada com o início do processo inflamatório. O aumento desses íons maximiza a condutividade elétrica do leite mastítico, possibilitando o uso desse parâmetro no diagnóstico de infecções mamárias em vacas. Paralelamente, aumenta a produção da enzima lipase, que tem ação lítica sobre a gordura do leite, reduzindo os níveis desse constituinte em animais com mastite. Em contraste, a mastite provoca a redução dos teores de lactose, gordura, vitaminas, cálcio, fósforo e de proteínas sintetizadas no tecido glandular (alfa e betacaseína, lactoalbumina e lactoglobulina). O potássio é um mineral presente em altas concentrações no leite normal, mas apresenta teores consideravelmente reduzidos no leite mastítico. O conjunto desses eventos ligados ao processo inflamatório mamário altera significativamente as propriedades organolépticas e os teores dos constituintes do leite, reduzindo drasticamente o valor nutricional do produto e o rendimento industrial dos derivados lácteos.

O tipo de inflamação, a gravidade do processo e os efeitos na produção do leite na mastite infecciosa são extremamente variáveis. Esses fatores são influenciados principalmente pelo patógeno, pela virulência e pela carga infectante do microrganismo, a espécie animal, o estágio da lactação e o nível de produção de leite. Dependendo dos microrganismos e da produção de toxinas e/ou enzimas, os processos infecciosos na glândula mamária podem determinar lesões parenquimatosas, formação de abscessos, fístulas, nódulos, fibrose, congestão, edema, piogranulomas, granulomas, gangrena e/ou necrose.

A título de exemplo, *S. aureus* é intracelular facultativo e tem enzimas e citotoxinas que aumentam a quimiotaxia para os fagócitos, induzindo processos inflamatórios piogênicos, de evolução crônica. *Mycobacterium* spp., *Trueperella pyogenes, Corynebacterium* sp. e *Nocardia* spp. apresentam estrutura de parede celular semelhante (ácido micólico, lipídios), que dificulta a fagocitose, estabelecendo processos (pio)granulomatosos, de difícil resolução tecidual, igualmente observados nas infecções por fungos, leveduras e algas. *Mycoplasma bovis* causa inflamação crônica, endurecimento do quarto mamário e a completa perda da produção (agalactia). Em pequenos ruminantes, *S. aureus, E. coli, P. aeruginosa* e *C. perfringens* podem provocar extensas áreas de gangrena e necrose mamária. A inflamação da glândula mamária por enterobactérias, particularmente *E. coli* e *K. pneumoniae*, pode desencadear grave processo de endotoxemia.

As bactérias gram-negativas têm lipopolissacarídios (LPS) de membrana, constituídos por duas subunidades, denominadas lipídio A e polissacarídio O (principal antígeno de superfície utilizado no diagnóstico por métodos sorológicos). A destruição dos microrganismos pelos fagócitos na glândula mamária e na corrente circulatória libera o lipídio A, que induz a liberação de substâncias pró-inflamatórias (prostaglandinas, citocinas), determinando processos hiperagudos de choque endotóxico e graves sinais clínicos observados nos animais infectados por esse grupo de bactérias.

Certas bactérias também podem alcançar a glândula mamária por disseminação sistêmica (linfo-hemática), como *Brucella abortus, Brucella melitensis, Mycobacterium bovis, Leptospira* sp., *Listeria monocytogenes* e *Mycoplasma* sp.

Processos inflamatórios causados por microrganismos patogênicos no início da lactação, aliados a extenso dano tecidual ou fibrose, tendem a representar maior impacto negativo na produção láctea, diminuindo a síntese do produto ou mesmo inviabilizando a produção da mama afetada. Apesar do grande aporte vascular da glândula mamária, os quartos mamários (vacas e búfalas) e as metades mamárias (ovelhas, cabras e éguas) dos animais de produção são considerados compartimentos ou unidades anatômicas individuais. Desse modo, infecções graves em um quarto ou metade mamária não são, necessariamente, acompanhadas de infecções nas demais mamas.

Clínica

A mastite em animais domésticos pode ser classificada em clínica ou subclínica, com base na presença de alterações no aspecto do leite, na glândula mamária e/ou nos animais. A manifestação de diferentes sinais e sintomas clínicos pelos animais é microrganismo-dependente, ou seja, está intimamente associada a determinados grupos de agentes. Classicamente, os patógenos ambientais (enterobactérias, algas e fungos) estão associados à mastite clínica, enquanto os contagiosos (estafilococos, estreptococos e corinebactérias) desenvolvem mastite subclínica. Entretanto, ocasionalmente, podem ser observados microrganismos contagiosos em mastite clínica, e ambientais, em infecções subclínicas.

Na mastite clínica, os animais apresentam alterações no aspecto macroscópico do leite (presença de pus e grumos, estrias de sangue, dessoramento do leite). Simultaneamente, alguns animais podem apresentar sinais e sintomas de inflamação na mama afetada, que incluem aumento do volume, edema (Figura 112.1C), hiperemia, hipersensibilidade (dor à palpação), endurecimento do quarto, nódulos, fístulas, abscessos (Figura 112.1D), gangrena e/ou necrose. Outra alteração observada nas fêmeas com mastite clínica é a mudança de comportamento, manifestada, principalmente, pelo distanciamento do rebanho e pela recusa em permitir o aleitamento do animal recém-nascido, em virtude do aumento da sensibilidade dolorosa na mama acometida. Nos pequenos ruminantes e nas éguas, pode ser observada também claudicação no membro ipsilateral à metade mamária afetada.

O monitoramento da gravidade dos casos clínicos é um conceito atual, de grande valor em programas de controle de mastite. Escores de gravidade propõem a classificação dos casos em: grau 1 (leves), 2 (moderados) e 3 (graves). Nos casos leves, há alterações visíveis somente no leite (como grumos ou pus), não acompanhadas de sinais inflamatórios na glândula mamária ou alterações sistêmicas nos animais. Nos casos moderados, são observados alterações físicas no leite e sinais inflamatórios na glândula mamária (hiperemia, congestão, edema, dor à palpação). Os casos graves se caracterizam por alterações visíveis no leite, na glândula mamária e no estado geral dos animais, que podem apresentar manifestações sistêmicas, como febre, anorexia, desidratação, taquicardia, dificuldade respiratória, diminuição dos movimentos ruminais, prostração, decúbito e morte.

O monitoramento da gravidade dos casos de mastite clínica é útil para avaliar o processo de detecção de casos clínicos pelos ordenhadores e investigar a epidemiologia da mastite em cada propriedade, utilizado, principalmente, para enterobactérias. Em geral, entre 50 e 70% dos casos de mastite clínica são de gravidade leve, 20 a 40% são moderados e 5 a 15% são graves. A título de exemplo, se pequeno número de casos leves (apenas o leite alterado) for identificado em um rebanho, pode-se suspeitar que o diagnóstico das mastites leves está sendo negligenciado pelos ordenhadores. Do mesmo modo, é necessário monitorar a proporção mensal de casos graves, pois o aumento súbito nesse escore de gravidade pode indicar surtos de mastite clínica, causados principalmente por coliformes.

Na mastite subclínica, não existe a exteriorização de sinais e sintomas clínicos. O único parâmetro alterado nesses animais é a queda na produção de leite, que pode oscilar entre 10 e 45% da produção, por mama afetada. *S. aureus* pode comprometer até 45% da produção do quarto ou metade mamária. Em animais com infecções subclínicas, há a necessidade do uso de métodos de diagnóstico diretos ou indiretos, no intuito de classificar os animais mastíticos, posto que não são observadas alterações macroscópicas no leite e/ou manifestações clínicas nos animais.

Apesar das lesões ao tecido mamário – por vezes irreversíveis – em animais com mastite clínica, que determinam a perda de tetos por fibrose do parênquima mamário, o descarte prematuro de fêmeas e a morte ocasional de animais, os maiores prejuízos com a mastite em animais de produção são representados pelos casos subclínicos. A mastite subclínica apresenta maior frequência nos rebanhos, ao redor de 80 a 90% da casuística, exercendo grande impacto negativo na produção do plantel. Estima-se que, para cada caso de mastite clínica nos rebanhos, possam ocorrer de 10 a 40 casos de mastite subclínica.

De acordo com o período de evolução, a mastite também pode ser classificada em hiperaguda, aguda e crônica. Nos casos hiperagudos, a evolução da afecção ocorre em poucas horas (12 a 48 h), enquanto, nos casos agudos, entre 3 e 7 dias. Nos quadros crônicos, existe a persistência do estado inflamatório e/ou do microrganismo no tecido glandular por várias semanas ou meses, podendo, inclusive, permanecer por toda a lactação, transcender o período seco e acometer a lactação subsequente.

Enterobactérias, *S. aureus*, *C. perfringens* e *P. aeruginosa* são exemplos de bactérias que podem causar mastite clínica hiperaguda, com sinais sistêmicos em animais de produção. Esses microrganismos produzem diferentes exotoxinas (citotoxinas), além da presença de endotoxinas (LPS) na parede bacteriana dos gram-negativos. A ação desses fatores de virulência justifica, em parte, as graves manifestações clínicas observadas nos animais com infecções mamárias por esses microrganismos.

Entre as bactérias gram-negativas envolvidas nos casos de mastite clínica com sinais sistêmicos em animais domésticos, merecem destaque *E. coli*, *K. pneumoniae* e *Enterobacter aerogenes*, as quais, em virtude da origem fecal, recebem a denominação de mastite por coliformes.

Diagnóstico

O diagnóstico de rotina da mastite em animais fundamenta-se nos achados epidemiológicos, no exame clínico e em testes subsidiários laboratoriais. Bovinos, caprinos, búfalos e ovinos são as espécies domésticas mais utilizadas para a produção de leite e derivados. Os métodos de diagnóstico deste capítulo serão descritos com ênfase na espécie bovina. No entanto, as peculiaridades da mastite nas outras espécies de animais de produção e de companhia (caprinos, ovinos, búfalos, equinos, suínos, cães e gatos) serão mencionadas, quando oportuno, e descritas também em item específico, voltado à mastite em outras espécies domésticas.

Antes de iniciar os exames específicos nos animais, recomenda-se identificar os dados epidemiológicos relacionados com a mastite, que incluem informações sobre manejo geral e nutricional, ocorrência de doenças intercorrentes, procedimentos de controle, profilaxia e tratamento da afecção, número de animais em lactação, controle sanitário de animais recém-introduzidos no plantel, histórico da mastite no rebanho e dados gerais de produção de leite. Os dados zootécnicos e de produtividade podem auxiliar na identificação dos pontos críticos envolvidos na ocorrência da mastite nos rebanhos.

Mastite clínica

Esta manifestação da infecção é caracterizada por anormalidades no aspecto macroscópico do leite, alterações inflamatórias no úbere e, ocasionalmente, sinais sistêmicos nos animais. A princípio, considera-se que a unidade da glândula mamária é representada por cada quarto mamário nas vacas e búfalas, pelas metades mamárias em ovelhas, cabras e éguas ou por cada mama nos animais domésticos que têm um conjunto de glândulas, como porcas, cadelas e gatas. Assim, o processo infeccioso pode estar instalado em uma unidade mamária, permanecendo íntegras as demais mamas. O diagnóstico das afecções clínicas da glândula mamária envolve a aferição dos parâmetros fisiológicos dos animais, a inspeção e exame físico do úbere e tetos (palpação) e o exame do leite.

Parâmetros fisiológicos

No exame de animais com mastite clínica – principalmente com sinais sistêmicos –, recomenda-se que sejam avaliados parâmetros vitais, como temperatura corporal, frequências cardíaca e respiratória, movimentos ruminais e sinais de desidratação, com vistas a subsidiar possível intervenção terapêutica parenteral. Animais com mastite clínica sistêmica apresentam sinais de desidratação, congestão de mucosas, dificuldade respiratória, taquicardia, inapetência ou anorexia, febre, diminuição dos movimentos ou atonia do rúmen, decúbito e morte em poucas horas ou dias a partir do início das manifestações clínicas.

Inspeção e exame físico do úbere

Diferentes alterações podem ser observadas à inspeção da glândula mamária e tetos, as quais incluem hiperemia ou rubor, presença de fístulas, aumentos de volume (edema, abscessos, nódulos) e áreas escuras (congestão, necrose). Ao proceder à palpação da glândula e dos tetos com mastite clínica, observam-se sensibilidade dolorosa, elevação da temperatura local (calor), aumento do volume e alterações na consistência (edema, abscessos, nódulos, granulomas). Preferencialmente, a palpação deve ser executada após a ordenha, com o úbere vazio, visto que a presença de leite na cisterna das mamas pode dificultar o exame e a detecção de certas alterações de consistência da glândula.

Exame das características físicas do leite

Este procedimento deve ser realizado diariamente, imediatamente antes do início de cada ordenha. Para a análise do leite, é utilizado o teste da caneca de fundo preto, teste da caneca telada ou Tamis. Esse teste consiste na deposição dos 3 a 4 primeiros jatos de leite no início de cada ordenha, em caneca telada de fundo preto ou escuro, a fim de diagnosticar a mastite clínica, manifestada por alterações no leite, como a presença de grumos, coágulos, pus (Figura 112.1E), estrias de sangue, dessoramento e/ou consistência aquosa. Deve-se evitar eliminar os primeiros jatos de leite no chão da sala de ordenha, visto que essa prática pode favorecer a contaminação do ambiente por microrganismos patogênicos, facilitando a infecção de outros animais. Recomenda-se também evitar o contato manual do ordenhador com o leite mastítico, pois essa prática oferece risco de veiculação de microrganismos do ordenhador para os tetos de animais sadios ou para o equipamento de ordenha. Em todas as espécies de animais de produção, recomenda-se que o leite dos quartos ou metades mamárias com mastite clínica seja encaminhado para cultivo e identificação dos agentes causais.

Sensores automáticos

O crescimento e o aumento da capacidade de ordenha das fazendas leiteiras, somados ao advento de novas tecnologias, como a ordenha robótica (já em uso no Brasil), motivaram o desenvolvimento de métodos automáticos para detecção de mastite clínica, visto que, em grandes propriedades leiteiras, o exame físico do leite de cada vaca se torna, por vezes, inviável. Desse modo, diversos sensores eletrônicos têm sido elaborados com o objetivo de detectar mastite clínica de maneira rápida e acurada. O principal problema enfrentado no uso dessa tecnologia na rotina de ordenha das fazendas é o erro diagnóstico na maioria dos sensores. Os sensores que acusam falsamente animais com mastite levam a aumento de mão de obra para examinar as vacas. Em contraste, resultados falso-negativos são caracterizados por falhas do sensor em emitir alerta quando as vacas realmente apresentam casos de mastite clínica, proporcionando reflexos negativos no plantel, pois os casos clínicos não são tratados, e o leite anormal é enviado para comercialização.

Vários métodos (isolados ou em conjunto) são usados em sensores de detecção de mastite clínica. Os sistemas mais usados disponíveis comercialmente utilizam a eletrocondutividade do leite como principal teste diagnóstico, isolada ou em combinação com outros dados, como temperatura e produção de leite. Outros métodos empregam a CCS, a coloração do leite e a quantificação de enzimas, como a L-lactato desidrogenase. Algoritmos matemáticos baseados em técnicas como séries de tempo, lógica *fuzzy* e uso de limiares são usados para analisar os dados dos animais para indicar os casos clínicos. Outro problema enfrentado na definição acurada do diagnóstico está relacionado com a denominada "janela de tempo", definida como o intervalo entre o momento inicial de detecção de alterações no leite pelo sensor e o alerta emitido pelo sistema. Diferentes sensores foram estudados com janelas de tempo variadas. Estão disponíveis sensores que emitem alerta antes da ocorrência do caso clínico, simultaneamente ao momento da detecção na ordenha, e outros que acusam alerta horas a alguns dias após o diagnóstico da mastite clínica. Sensores que emitem alerta antes do início do caso clínico são desejáveis em virtude da precocidade de detecção. Entretanto, a especificidade do teste deve ser muito alta para minimizar resultados falso-positivos, visto que vacas podem ser tratadas desnecessariamente. Janelas de tempo são usadas para minimizar a proporção de resultados falso-positivos, aumentando a certeza de alerta em casos clínicos verdadeiros. Nesses casos, se o alerta for emitido 24 ou 48 h após o início do caso, a possibilidade de examinar o quarto e observar alterações clínicas no leite é maior em comparação com os sistemas nos quais o alerta é emitido durante a mesma ordenha. Portanto, a *performance* dos sensores aumenta quando as janelas de tempo são prolongadas, embora o uso de janelas muito longas possa se tornar inviável, por possibilitar a evolução dos casos de mastite clínica, o retardo no tratamento e a adição do leite alterado ao tanque de expansão. A combinação de sensores e algoritmos que maximize a sensibilidade e a especificidade de detecção a ponto de serem confiáveis na rotina das fazendas, substituindo completamente o diagnóstico humano, ainda não está disponível. Atualmente, o desenvolvimento de sensores tem sido objeto crescente de pesquisas na área de qualidade do leite.

Mastite subclínica

A infecção subclínica é a forma mais frequente de mastite em animais de produção e ocorre cerca de 10 a 40 vezes mais do que a mastite clínica. A infecção subclínica permanece como o maior desafio para os médicos veterinários, posto que não são perceptíveis sinais ou sintomas nos animais e na glândula mamária, tampouco alterações no leite.

A mastite subclínica pode ser considerada o modo mais preocupante da afecção, pois provoca os maiores prejuízos econômicos, em razão da diminuição na produção, das alterações físico-químicas e da perda na qualidade organoléptica e nutricional do leite, bem como redução dos benefícios de bonificação nos programas de pagamento por qualidade do produto. Com efeito, na ausência de profissionais capacitados para o diagnóstico nas propriedades, a mastite subclínica frequentemente é negligenciada pelos produtores, ordenhadores e proprietários, resultando em prejuízos econômicos significativos ao plantel.

O diagnóstico indireto da mastite subclínica é fundamentado no aumento da celularidade do leite (CCS) e, secundariamente, em alterações de outros parâmetros físico-químicos. Estão descritos vários testes que avaliam o teor de células somáticas do leite e alterações dos parâmetros físico-químicos, incluindo o *California Mastitis Test* (CMT), o *Wisconsin Mastitis Test* (WMT), o teste de Whiteside, a contagem de células somáticas (eletrônica ou por microscopia direta) e a avaliação da condutividade elétrica. Entretanto, todos esses métodos são indiretos, baseados na reação orgânica (inflamatória) do animal diante dos patógenos, e são considerados somente indicativos de infecção mamária. Assim, os métodos indiretos de diagnóstico são recomendados no monitoramento da saúde da glândula mamária em rebanhos leiteiros e, sempre que possível, devem ser aliados aos métodos diretos (cultivo microbiano e identificação dos microrganismos), favorecendo a tomada de decisões quanto às ações de profilaxia, controle e tratamento.

Contagem de células somáticas

A CCS é um teste diagnóstico utilizado universalmente para identificar a mastite subclínica e definir a qualidade do leite a granel. Dependendo do objetivo do programa de qualidade do leite, a CCS pode ser estimada por testes como o CMT e os contadores eletrônicos industriais.

Em todo o mundo, testes de CCS no leite de quartos (amostras simples) ou vacas (amostras compostas, que consistem na mistura do leite de todos os quartos) são realizados para estudar a epidemiologia da mastite em rebanhos e subsidiar decisões de manejo, como a identificação de vacas mastíticas para tratamento e coleta de amostras de leite para identificação do patógeno. Em nível de rebanho, a CCS realizada mensalmente no leite composto de cada vaca em lactação é um procedimento indispensável para estimar índices epidemiológicos que possibilitem estudar a dinâmica da mastite no plantel. A CCS composta realizada por associações de controle leiteiro é um teste barato, apresenta acurácia diagnóstica aceitável e é prontamente disponível para o uso em programas de controle de mastite. Resultados mensais da CCS composta são obtidos de milhares de vacas no Brasil. No entanto, em geral, são subutilizados, visto que a análise dos dados requer conhecimento analítico e epidemiológico. O conhecimento dos fatores que influenciam alterações na CCS é fundamental para a interpretação dos resultados da celularidade e para a adoção de ações corretivas nos plantéis.

Fatores que afetam a contagem de células somáticas

A CCS no leite normal é constituída principalmente por células de defesa (macrófagos, linfócitos e neutrófilos) e, em menor proporção, por células epiteliais originárias do tecido mamário. No leite normal, a CCS em geral é menor do que 200.000 células/mℓ e aumenta consideravelmente na presença de mastite. A infecção intramamária é o fator que mais influencia na elevação da CCS, em ambos os níveis, de vaca e rebanho. Após a infecção, o aumento da CCS depende do agente causal da mastite. Os "patógenos maiores" (*S. aureus*, *S. agalactiae* e os coliformes) induzem aumento mais marcante da CCS (> 600.000 células/mℓ), em comparação com o leite de vacas infectadas por "patógenos menores" (*Corynebacterium* spp. e estafilococos coagulase-negativos) (Figura 112.2). Assim, o teste de CCS será mais acurado em rebanhos nos quais os "patógenos maiores" sejam mais prevalentes, pois ocorre separação mais evidente entre os animais infectados e não infectados.

A variação temporal da CCS após a infecção da glândula mamária também é influenciada pelo agente causal e pode apresentar padrões distintos reconhecíveis. A mastite causada por *E. coli* e outras bactérias ambientais – não adaptadas ao ambiente da glândula mamária – resulta em aumento súbito da CCS (cerca de 2 dias após a infecção), que regride entre 3 e 4 semanas. Ao contrário, o aumento persistente na CCS (vários meses) ocorre geralmente nas infecções por microrganismos contagiosos, como *S. aureus* e estreptococos (Figura 112.3). Infecções crônicas também podem resultar em perfis flutuantes de CCS, que oscilam entre o ponto de corte (200.000 células/mℓ) usado para definir as infecções mamárias em vacas.

A variação da CCS nos casos de mastite clínica também depende do patógeno envolvido (Figura 112.2). A ocorrência de curto pico de aumento da CCS seguido pelo retorno aos valores normais dentro de aproximadamente 50 dias frequentemente é observada após casos de mastite clínica por coliformes, notadamente *E. coli*.

A CCS varia naturalmente ao longo da lactação. Imediatamente após o parto, a CCS encontra-se aumentada fisiologicamente, declina rapidamente nas primeiras semanas de lactação e aumenta de maneira lenta e progressiva

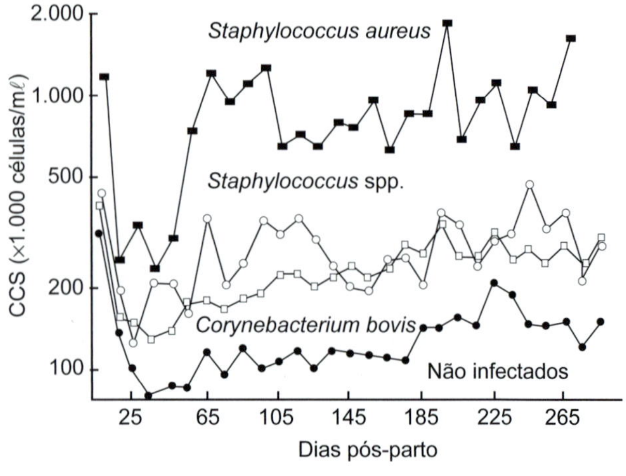

Figura 112.2 Variação na contagem de células somáticas durante a lactação completa para animais infectados com diferentes patógenos.

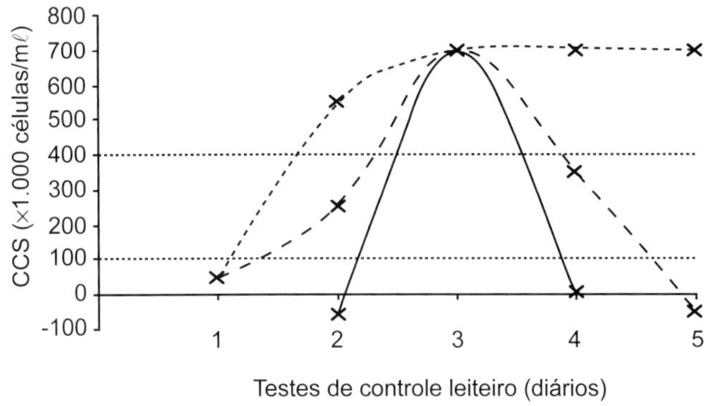

Figura 112.3 Perfis de variação da CCS após infecção intramamária em vacas. Notar que a linha sólida indica padrão de variação da CCS caracterizado por aumento súbito e de curta duração (comum em bactérias gram-negativas). As duas linhas pontilhadas indicam aumento com recuperação lenta ou sem recuperação (cronicidade), comumente observados em estreptococos (linha pontilhada menor) e outros contagiosos (linha pontilhada maior).

até o final da lactação. O aumento fisiológico pós-parto (> 500.0000 células/mℓ) pode persistir por até cerca de 7 a 10 dias na lactação, quando os valores retornam para níveis menores que 200.000 células/mℓ. No final da lactação, durante as semanas anteriores à secagem, pode ocorrer novamente aumento fisiológico na CCS, embora essa elevação na celularidade seja observada mais comumente no leite de vacas de baixa produção (< 4 kg). Consequentemente, para a maioria dos rebanhos leiteiros especializados que mantêm vacas de alta produção, os resultados de testes de CCS realizados antes da secagem serão tão válidos quanto aqueles obtidos de animais em outras fases da lactação.

A idade, o número de quartos infectados, a estação do ano e a variação durante a ordenha são outros fatores que podem influenciar a CCS. Por causa da maior prevalência de mastite e da consequente lesão glandular, a celularidade aumenta com o número de lactações e o número de quartos infectados (CCS composta). Valores maiores de CCS são encontrados no verão, quando comparados aos das outras estações do ano. Outro fator que deve ser considerado na interpretação de resultados da CCS é a fração de leite na qual o exame foi realizado. Em geral, a CCS é mais elevada nos primeiros jatos de leite da ordenha, declina na fase intermediária e aumenta novamente no leite residual. Alterações no nível de estresse – decorrente de agitação ou manejo – parecem não alterar significativamente a CCS, de modo a influenciar na contagem celular.

O conhecimento da variação da CCS ao longo da lactação apresenta implicações diretas na validade dos testes de CCS realizados em programas de controle de mastite. Por causa do aumento fisiológico observado logo após o parto, deve-se considerar o aumento na probabilidade de resultados falso-positivos (CCS positiva, mas o quarto não está infectado) nesse período. Deve-se aguardar pelo menos 5 a 7 dias após o parto para que os resultados da CCS possam ser mais confiáveis. Pela mesma razão, recomenda-se que o teste de CCS seja realizado antes da ordenha, após o descarte dos primeiros jatos de leite.

Características diagnósticas da contagem de células somáticas

O ponto de corte da CCS geralmente é definido para classificar os animais ou quartos como doentes ou sadios. A sensibilidade da CCS é definida como a proporção de animais realmente infectados (determinado pela cultura microbiológica do leite) que são corretamente identificados pelo teste, ou seja, a capacidade do teste de identificar os animais realmente infectados. Em contraste, a especificidade da CCS é a capacidade do teste de identificar corretamente os animais que não estão infectados. Idealmente, o teste de CCS teria que ser caracterizado por alta sensibilidade e especificidade, para separar corretamente os animais com e sem mastite. No entanto, vale destacar que sempre haverá uma proporção de animais com resultado falso-positivo (CCS positiva no leite de vacas não infectadas) ou falso-negativo (CCS negativa no leite de vacas infectadas). As consequências desses erros dependem do objetivo do teste. A título de exemplo, se o objetivo do teste é identificar vacas no momento da secagem para que somente as infectadas sejam tratadas com antimicrobianos, o resultado falso-positivo implicaria no tratamento de um animal sadio. Nesse caso, as consequências principais seriam o desperdício e a exposição desnecessária do animal aos antimicrobianos. Contudo, o resultado falso-negativo pode ser desastroso em programas de erradicação de *S. aureus*, pois a falha em identificar um animal infectado pode resultar na permanência desse animal como reservatório da infecção no rebanho.

O ponto de corte de 200.000 células/mℓ tem sido universalmente utilizado para minimizar a quantidade de resultados falso-positivos e falso-negativos na celularidade de vacas. Para esse ponto de corte, a sensibilidade e a especificidade da CCS variam entre 75 e 90%, e a proporção de resultados falso-positivos e falso-negativos se encontra entre 10 e 25%, dependendo dos patógenos e tipos de amostras usadas. Maior sensibilidade da CCS é observada quando a unidade testada é o quarto mamário de cada vaca. Quando a CCS é realizada em amostras de leite compostas (leite misturado dos quatro quartos), haverá subestimação da prevalência de mastite em nível de quarto em virtude da diluição da CCS pelo leite dos quartos sadios. A CCS também apresenta melhor acurácia diagnóstica quando a mastite é causada por "patógenos maiores", posto que essas bactérias mais patogênicas induzem maior migração de células somáticas para o leite, possibilitando melhor diferenciação entre animais sadios e doentes (Figura 112.2).

Em certas situações, pode-se mudar o ponto de corte do teste de CCS, dependendo do objetivo do programa. Se o ponto de corte for diminuído, o teste será mais sensível para detectar mastite, mas haverá aumento da proporção de resultados falso-positivos (animais classificados como positivos que não estão com mastite). Um teste mais sensível é desejado quando há necessidade de se identificar o maior número possível de animais realmente infectados. Em programas de erradicação de patógenos contagiosos, como *S. agalactiae*, um dos objetivos é identificar o maior número possível de animais infectados para que possam ser diagnosticados e tratados. Como consequência, haverá aumento no número de resultados falso-positivos, ou seja, o cultivo microbiológico e o tratamento serão realizados desnecessariamente em alguns animais, apesar dos benefícios de identificar o máximo possível de animais positivos. Outro exemplo de quando um teste mais sensível seria necessário é o uso da CCS composta para identificar vacas com mastite. Como a CCS de amostras compostas será mais baixa do que a do quarto infectado (em virtude da diluição causada pelo leite dos quartos sadios), haverá aumento na proporção de vacas com resultado falso-negativo (infectadas, mas não detectadas pelo teste). Nesse caso, abaixar o ponto de corte da CCS aumentaria a probabilidade de detectar animais realmente infectados. Em contraste, se o ponto de corte for aumentado, o teste ficará menos sensível e detectará os animais infectados que acusarem maior CCS. Dessa maneira, há mais certeza de que um resultado positivo não é falso-positivo. Essa característica pode ser desejada no uso da CCS para descartar vacas do rebanho, particularmente por *S. aureus*. Se o resultado da CCS for falso-positivo, um animal de alto valor econômico poderá ser descartado sem necessidade.

O conhecimento sobre as propriedades da CCS nos possibilita usar o teste com maior eficiência e adequá-lo a determinadas situações. Apesar das limitações da CCS, o erro conhecido no teste é aceitável em programas de controle de mastite, visto que a grande maioria dos animais será corretamente diagnosticada. Decisões como o abate de animais não devem ser tomadas com base apenas em um resultado da CCS.

Aplicações práticas da contagem de células somáticas

Diferentes aplicações práticas são possíveis com o uso da CCS de tetos ou amostras compostas (rebanhos), notadamente no diagnóstico da mastite, ou como indicador da qualidade do leite.

Contagem de células somáticas como indicador da qualidade do leite e higiene de produção leiteira. A CCS do leite a granel tem sido usada como um dos indicadores primários da qualidade do leite. Esse tópico é apresentado na seção "Indicadores da qualidade do leite a granel".

Uso da contagem de células somáticas em rebanho. A CCS composta de cada vaca em lactação é um dos indicadores mais usados para estudar a epidemiologia da mastite no rebanho. Alguns dos índices epidemiológicos que podem ser calculados mensalmente e usados para controlar e monitorar a mastite são a prevalência, a incidência e a proporção de vacas com infecção crônica.

A prevalência estimada de mastite subclínica corresponde ao número de vacas cuja CCS foi maior que 200.000 células/mℓ dividido pelo total de vacas em lactação no dia do teste. A prevalência é útil para avaliar o impacto da mastite nos rebanhos. O aumento da prevalência pode significar a elevação de casos novos, o aumento da duração dos casos existentes ou ambos. Em fazendas nas quais as vacas são testadas mensalmente, a incidência de mastite subclínica corresponde ao número de casos novos entre dois testes consecutivos dividido pelo total de vacas não infectadas no primeiro teste. Casos novos correspondem ao número de vacas que apresentaram CCS < 200.000 e, subsequentemente, > 200.000 células/mℓ em dois testes consecutivos. A incidência estima a taxa de novas infecções intramamárias e possibilita identificar em quais grupos e em qual período de lactação os casos novos estão ocorrendo. Essas informações são essenciais para identificar os fatores de risco, possibilitando prevenir novas infecções.

A proporção de vacas cronicamente infectadas é calculada pelo número de vacas com CCS > 200.000 células/mℓ em dois testes consecutivos dividido pelo total de vacas em lactação. Esse índice é um indicador da duração das infecções subclínicas e pode fornecer informações úteis, como o tipo de patógeno prevalente no rebanho (ambientais ou contagiosos).

É importante enfatizar que os objetivos principais do monitoramento mensal desses índices epidemiológicos são realizar o diagnóstico da mastite no rebanho, avaliar as práticas de manejo e detectar os animais infectados precocemente, visando à instituição de ações de profilaxia, controle e tratamento.

Uso da contagem de células somáticas em vaca. Como parte do controle de mastite do rebanho, a CCS composta de cada vaca pode ser usada para tomar decisões em nível individual. Uma lista de animais baseada em seus valores de CCS pode ser produzida mensalmente para que várias decisões sejam tomadas, como o cultivo do leite de animais, definição de tratamentos e descarte de vacas.

A identificação de vacas para cultura microbiológica do leite ou tratamento é um procedimento indispensável em programas de controle. Uma estratégia comum de manejo é listar mensalmente grupos de vacas com CCS >200.000 células/mℓ para que amostras de leite sejam enviadas para cultura microbiológica. Esses grupos de interesse podem ser representados por vacas recém-paridas (após 5 a 7 dias), vacas cronicamente infectadas (CCS > 200.000

células/mℓ em dois testes consecutivos) e vacas com infecções novas (CCS mudando de < 200.000 para > 200.000 células/mℓ em testes consecutivos).

O uso de resultados de CCS anteriores a casos de mastite clínica possibilita estimar a probabilidade de sucesso no tratamento e deve ser consultado antes do início da terapia, visto que vacas com CCS > 200.000 células/mℓ em testes anteriores ao caso de mastite clínica têm menor probabilidade de cura.

A CCS analisada após casos de mastite clínica (30 a 60 e 60 a 90 dias após o caso) é um bom indicador da cura bacteriológica, apesar da possibilidade de erro em animais com novas infecções. O aumento na proporção de animais que não retornam ao valor normal de CCS entre 1 e 2 meses após o tratamento pode indicar que os protocolos precisam ser revistos.

O descarte de animais cronicamente infectados é um dos principais componentes de programas de controle de mastite. Recomenda-se listar mensalmente os animais com mastite crônica (múltiplos testes com CCS > 200.000 células/mℓ), aliando esse dado a outras informações (diminuição na produção de leite, problemas reprodutivos, outras infecções) que possam subsidiar a decisão do descarte do animal.

A CCS deve ser utilizada também como teste de triagem em animais recém-adquiridos no rebanho, evitando a introdução de patógenos no plantel.

Contagem eletrônica de células somáticas

Equipamentos eletrônicos realizam a contagem de células somáticas de maneira acurada e em escala industrial. Esses equipamentos são utilizados extensivamente por associações de controle leiteiro, cooperativas, laticínios e instituições de pesquisa e podem processar grande número de amostras (cerca de 500 por hora). O método se baseia na citometria de fluxo, em que as células somáticas são coradas e contadas individualmente durante a passagem por um tubo capilar.

California Mastitis Test

O CMT é utilizado como teste de diagnóstico indireto, indicativo do aumento da contagem de células somáticas do leite. O teste é realizado ao "pé da vaca", individualmente, para cada quarto ou metade mamária, visando ao diagnóstico da mastite subclínica. A positividade no CMT é diretamente proporcional ao número de células somáticas do leite. Assim, quanto mais grave a infecção, maior o escore do teste. Os resultados são classificados em escores (1 a 3+). Apesar dessa classificação da intensidade da reação, o teste pode ser considerado qualitativo, indicando a presença ou ausência de mastite subclínica.

O CMT apresenta como vantagens a simplicidade de execução, baixo custo, rapidez de resultados e boa associação com o isolamento microbiano nas reações 3+ no CMT (70% ou mais de probabilidade de isolamento de microrganismos). O método clássico, descrito em 1957 por Schalm e Noorlander, é o mais utilizado na rotina de ordenha. O número de células somáticas no leite tende a aumentar durante a ordenha, resultando em maiores valores de células somáticas na fase final. Portanto, para que os resultados sejam confiáveis, o CMT deve ser realizado antes do início da ordenha, imediatamente depois da estimulação da vaca e da eliminação dos três primeiros jatos de leite. O reagente-padrão do CMT é constituído por hidróxido de sódio (13,5 g), alquil-aril-sulfonato de sódio (1,9 g) – detergente –, púrpura de bromocresol (0,4 g) – indicador de pH – e água (q.s. para 3,8 ℓ).

A técnica consiste em desprezar dois ou três primeiros jatos de leite e dispor aproximadamente 2 mℓ de leite no nível da primeira ranhura do receptáculo da placa de plástico (raquete), correspondente ao quarto ou metade mamária examinado, mantendo a raquete em posição levemente inclinada. O mesmo procedimento deve ser repetido para os demais quartos ou metades examinadas. Retirar o excesso de leite caso ultrapasse o limite da primeira ranhura. Em seguida, é adicionado igual volume do reagente no limite da segunda ranhura do receptáculo. Realiza-se a homogeneização da placa, em leves movimentos circulares, procedendo à leitura entre 30 s e 1 min. A interpretação da prova é realizada pelo grau de formação de gel (expresso em escores), presença de precipitado e mudança da cor do leite (Tabela 112.1).

O fundamento da técnica consiste na ruptura da membrana das células somáticas presentes na amostra de leite pelo contato com o detergente contido na solução (reagente) e consequente liberação do material presente no núcleo celular (DNA). O contato do material nucleico com o detergente do reagente leva à precipitação e formação de gel, que é diretamente proporcional à celularidade do leite amostrado. As alterações do pH do leite são detectadas pelo indicador púrpura de bromocresol, que assume tonalidade violeta em pH levemente alcalino (7,2 a 7,6), observado no leite mastítico. A tonalidade amarelada é indicativa de leite ácido (5,0 a 5,4), observada geralmente no colostro.

Recomenda-se que o CMT seja realizado com periodicidade de 30 dias nos rebanhos, a fim de monitorar animais com mastite subclínica. Particularmente em rebanhos pequenos, o CMT é uma alternativa econômica ao uso da CCS. Outras aplicações práticas do CMT são o teste de vacas antes da introdução no rebanho (para o cultivo do leite de quartos positivos e para evitar a introdução de patógenos contagiosos), a identificação de quartos positivos para o cultivo microbiológico (vacas no início da lactação) e a avaliação de cura após tratamento de mastite (após, pelo menos, 30 dias do tratamento). Reações com escore 3+ no CMT (Figura 112.1F) em geral são encaminhadas para o cultivo microbiológico e a identificação dos microrganismos.

Tabela 112.1 Interpretação do resultado do *California Mastitis Test* (CMT) e relação com a contagem de células somáticas (CCS) para o leite bovino.

Escore do CMT	Interpretação	Viscosidade	CCS (células/mℓ)
– (negativo)	Solução teste inalterada	Ausente	100.000 a 200.000
± (traços ou suspeito)	Formação de leve precipitado que desaparece rapidamente com a rotação da placa	Leve	200.000 a 500.000
+	Formação moderada de precipitado e ausência de gel	Leve/moderada	500.000 a 1.000.000
++	Formação nítida de gel	Moderada	≥ 1.000.000 a 5.000.000*
+++	Formação de gel espesso, no centro da placa, aderido ao plástico	Intensa	≥ 5.000.000*

*Depende do agente causal: "patógenos maiores" de mastite (*S. aureus*, *S. agalactiae*, *E. coli*) apresentam contagens celulares elevadas, podendo chegar a ≥ 5.000.000 células/mℓ.
Adaptada de Philpot WN, Nickerson SC. Vencendo a luta contra a mastite. São Paulo: Westfalia Landtechnik do Brasil; 2002; e Birgel EH. Semiologia da glândula mamária de ruminantes. In: Feitosa FL. Semiologia Veterinária. A arte do diagnóstico. 2. ed. São Paulo: Roca; 2008.

É importante enfatizar que determinados períodos são considerados limitantes para a realização do CMT, os quais incluem a 1ª semana pós-parto (fase de colostro) e os dias que antecedem o final de lactação (período de secagem). Nesses períodos, ocorre processo de inflamação fisiológica, que culmina em resultados falso-positivos. No período de secagem da vaca, em virtude do processo de involução da glândula mámaria, ocorre também maior descamação epitelial, que pode favorecer o aumento da celularidade e resultar em reações falso-positivas. Nos primeiros e últimos jatos de cada ordenha, a celularidade habitualmente também é maior.

Animais com infecções sistêmicas por certas bactérias (*Brucella abortus*, *Mycobacterium* spp., *Listeria monocytogenes*, *Leptospira* spp.) e vírus (leucose bovina enzoótica) podem apresentar aumento da celularidade no leite. No entanto, nessas circunstâncias, o resultado positivo no CMT para esses microrganismos é observado em todas as mamas, e não em um ou outro quarto, fato geralmente observado em infecções por agentes usuais de mastite. Ainda, nas mastites por essas bactérias por via sistêmica, o resultado microbiológico geralmente é negativo, visto que esse grupo de microrganismos não é isolado em meios de cultura convencionais.

Wisconsin Mastitis Test

É considerado uma modificação do CMT, realizado em um tubo graduado, geralmente em condições de laboratório. Apresenta como vantagem a menor subjetividade na interpretação dos resultados. Entretanto, o WMT apresenta menor praticidade quando comparado ao CMT. A prova do CMT se caracteriza como método prático, realizado junto ao animal, facilitando a tomada de decisões nos casos positivos. O WMT utiliza o mesmo reagente do CMT diluído em 1:1 em água destilada. Empregam-se 2 mℓ do reagente diluído misturados com 2 mℓ de amostra de leite em tubo perfurado (tubo de Wisconsin), cujo orifício apresenta 1,15 mm de diâmetro. Procede-se à homogeneização com dez movimentos de rotação do tubo. Em seguida, o conteúdo é escoado por 15 s, retornando-se à posição original do tubo. O resultado do teste é expresso em milímetros e está relacionado com a contagem de células somáticas. Na interpretação do WMT, o leite normal flui rapidamente pelo orifício, e, ao retornar o tubo novamente de boca para cima, observa-se que restou pouco leite. Ao contrário, quanto mais viscosa é a mistura, mais lentamente flui leite pelo orifício quando o tubo é invertido, e, após 15 s, faz-se a leitura com a quantidade restante. Os tubos são graduados nas paredes, que indicam o número de células somáticas do leite examinado. A adaptação dessa técnica resultou no desenvolvimento de *kits* comerciais para a identificação da CCS em tubos graduados.

Contagem de células por microscopia direta

Esse método foi descrito por Prescott e Breed, em 1910, e possibilita a diferenciação em leucócitos mononucleares (linfócitos e macrófagos) e polimorfonucleares (neutrófilos, eosinófilos e basófilos). No entanto, apresenta pouca praticidade, principalmente para o teste de grande número de amostras de leite. A contagem é realizada com auxílio de uma pipeta automática, na qual se depositam 10 μℓ da amostra de leite sobre a superfície de uma lâmina de vidro, distribuídos em área de 1 cm^2. Após a secagem, as lâminas são coradas, e, à microscopia (utilizando objetiva de imersão), contam-se todas as células nucleadas presentes em 100 campos distintos. O resultado obtido é multiplicado pelo fator de trabalho do microscópio óptico. O produto dessa multiplicação expressa o número de células somáticas/mℓ de leite.

Condutividade elétrica

A avaliação da condutividade elétrica é baseada no aumento de íons sódio e cloretos nas amostras de leite de animais com processos infecciosos ou inflamatórios na glândula mamária, possibilitando diferenciar o leite proveniente de animais sadios do oriundo de animais com mastite. Essas alterações de ions se refletem nas mudanças dos valores da condutividade elétrica do leite. Em decorrência do aumento da permeabilidade vascular na inflamação mamária, aumentam os teores de sódio e cloreto nos quartos afetados, os quais migram do sangue para o leite durante o processo inflamatório. A corrente elétrica flui mais facilmente no leite de vacas com mastite, por causa do elevado conteúdo iônico, e é captada por instrumentos que indicam a condutividade elétrica. Os equipamentos que aferem a condutividade elétrica são manuais ou podem ser acoplados à própria ordenhadeira. Esse procedimento apresenta como vantagens a facilidade de execução e o custo acessível, embora possa acusar certo número de reações falso-positivas e falso-negativas.

Albumina sérica

A estimativa da concentração de albumina sérica no leite determina a integridade da mucosa da glândula mamária, e o aumento dessa proteína é indicativo de lesão tecidual.

Teste da NAGase

O teste da NAGase baseia-se na medida da enzima N-acetil-B-D-glicosaminidase do leite. O alto nível dessa enzima está associado à alta CCS.

Análise microbiológica do leite

A identificação dos agentes causais da mastite em animais é uma das ações mais importantes na abordagem de propriedades leiteiras. Tal procedimento fornece informações indispensáveis para a adoção de medidas de controle e profilaxia, bem como para a instituição do tratamento. A análise microbiológica do leite possibilita o isolamento e a identificação dos microrganismos e a diferenciação em contagiosos ou ambientais. A classificação dos agentes causais em contagiosos ou ambientais norteia ações distintas de controle e profilaxia no plantel para esses grupos de patógenos. Ainda, o perfil de sensibilidade *in vitro* dos microrganismos isolados do leite possibilita que o técnico institua o tratamento, escolhendo o antimicrobiano mais adequado para a lactação ou período seco, com o respaldo do teste *in vitro* (antibiograma), apesar de certos estudos observarem discrepância entre a sensibilidade *in vitro* dos microrganismos e as taxas de cura microbiológica *in vivo* em casos de mastite bovina.

O isolamento e a identificação das espécies de microrganismos do leite são realizados com base na cultura microbiana e devem ser conduzidos em laboratório veterinário. Para o cultivo microbiano, utilizam-se, preferencialmente, amostras de leite de cada quarto ou metade mamária. Alternativamente, podem ser avaliadas amostras do tanque de expansão e do *pool* das mamas do mesmo animal. A qualidade do exame microbiológico do leite está intimamente relacionada com a correta assepsia dos tetos dos animais (Quadro 112.1) ou do leite coletado do tanque de expansão. A contaminação do leite com patógenos da microbiota do canal do teto ou a partir de sujidades da glândula mamária causa equívocos nos resultados e, consequentemente, falhas na instituição do tratamento, bem como nas ações de controle e profilaxia da mastite.

Quadro 112.1 Sequência de procedimentos para a coleta de amostra de leite de animais de produção visando ao exame microbiológico.

1. Limpar com água corrente somente tetos excessivamente sujos
2. Aguardar que os procedimentos de ordenha sejam realizados pelos ordenhadores (teste da caneca telada, pré-*dipping* e secagem com papel-toalha)
3. Realizar a antissepsia da região do canal do teto afetado preferencialmente com álcool (70%), aguardando cerca de 30 s, para que o produto atue. Alternativamente, podem ser utilizados iodo (1,0%), cloro (2,0%) ou solução comercial de pós-*dipping*
4. Desprezar os três primeiros jatos em recipiente de descarte com vistas a eliminar sujidades e a microbiota externa do canal do teto, evitando, também, a coleta de leite com resíduos do antisséptico
5. Depositar 1 a 2 mℓ de leite em frasco, tubo ou outro recipiente esterilizado apropriado (retirar a tampa do recipiente somente no momento da coleta). Manter o frasco ou tubo levemente inclinado, evitando a queda de sujidades do úbere no interior do recipiente e a contaminação do material
6. Identificar a amostra (número, nome do animal e teto)
7. Manter o material refrigerado (4 a 8°C) ou em gelo reciclável se a amostra for encaminhada em até 48 h para cultura microbiana. Congelar (–20°C) se o cultivo de leite for realizado após 48 h da coleta

Na prática, a grande maioria dos laboratórios veterinários de apoio diagnóstico no Brasil que realizam a cultura microbiana do leite e o isolamento de microrganismos de animais com mastite utiliza, simultaneamente, os meios de ágar suplementado com sangue ovino ou bovino (5%) desfibrinado e ágar MacConkey. Esses meios de cultura possibilitam o isolamento primário da maioria dos agentes causais de mastite entre 24 e 72 h, a 37°C, a despeito da necessidade de mudanças de tensão de oxigênio requeridas por determinados microrganismos (aerobiose, microaerofilia ou anaerobiose). É importante destacar também que as placas de cultura não devem ser desprezadas antes de 72 h, pois certos agentes causais de mastite serão isolados somente a partir de 48 h, em especial os actinomicetos (*Corynebacterium* spp., *Nocardia* spp., *T. pyogenes*), fungos (*Cryptococcus neoformans*, *Candida* spp.) e algas (*Prototheca zopfii*). O descarte prematuro das placas entre 24 e 48 h de incubação resulta em diagnóstico etiológico equivocado ou subdiagnóstico. Se houver suspeita de casos de mastite por microrganismos não convencionais (*Brucella abortus*, *Mycobacterium bovis*, *Listeria monocytogenes*, *Mycoplasma* spp.), devem ser utilizados meios seletivos e condições específicas de cultivo microbiano.

Citologia aspirativa por agulha fina

A citologia aspirativa por agulha fina (CAAF) da glândula mamária possibilita a caracterização dos processos inflamatórios, o isolamento e a identificação de microrganismos do material aspirado. A citologia aspirativa se caracteriza como técnica de fácil execução (Quadro 112.2), baixo custo e reduzida agressão tecidual. Além disso, possibilita diagnóstico acurado em curto espaço de tempo. Pode ser realizada diretamente de lesões (nódulos, abscessos) ou em mamas infectadas sem lesões externas. No entanto, essa técnica está praticamente restrita a fins de pesquisa e diagnóstico de microrganismos não convencionais de mastite em animais domésticos.

Bacterioscopia

O exame bacterioscópico direto de amostras de leite geralmente é realizado em casos de mastite não responsivas e/ou por agentes não convencionais, bem como em animais que estejam apresentando quadros clínicos hiperagudos da afecção, que podem levar ao óbito em poucas horas (*E. coli*, *K. pneumoniae* e *C. perfringens*). Nessas situações, é possível fazer a coloração direta do leite (Gram, Giemsa, Panótico) e a visualização do agente causal. Esse procedimento possibilita eleger o grupo de antimicrobianos mais adequado para o tratamento emergencial do animal, com base no exame bacterioscópico – fármaco contra cocos ou bacilos, gram-positivos ou gram-negativos –, até que os exames rotineiros de cultivo microbiano e antibiograma sejam realizados no laboratório.

Quadro 112.2 Sequência de procedimentos sugerida para citologia aspirativa por agulha fina (CAAF) da glândula mamária de ruminantes domésticos visando ao diagnóstico microbiológico e/ou citológico.

1. Tricotomia da lesão (nódulo) ou em região média do úbere sem vascularização proeminente
2. Antissepsia do local com álcool (70%) ou solução de iodo (1%)
3. Introduzir agulha (30 × 7) esterilizada no tecido utilizando citoaspirador de Valeri. Realizar pressão negativa na seringa, puxando o êmbolo até, aproximadamente, a metade do volume da seringa. Redirecionar o citoaspirador em 5 ou 6 sentidos ("movimento em leque"), favorecendo a coleta de material de diferentes pontos do tecido
4. Soltar o êmbolo da seringa e esperar alguns segundos para acomodação
5. Retirar a agulha do tecido e tampar imediatamente a seringa. Proceder à antissepsia do local aspirado
6. Refrigerar (4 a 8°C) e encaminhar o material ao laboratório para a cultura microbiológica. Para a avaliação citológica, as lâminas podem ser preparadas imediatamente após a coleta do material
7. Para o diagnóstico microbiológico, cultivar o material aspirado – proveniente do canhão da agulha e/ou do conteúdo da seringa – simultaneamente em meios enriquecidos e seletivos (ágar acrescido de sangue ovino ou bovino a 5%, ágar MacConkey, ágar Sabouraud ou outros) e em meios líquidos enriquecidos (ágar cérebro-coração – BHI)
8. Na realização da CAAF com fins de diagnóstico citológico e microbiológico, pode-se realizar o procedimento em duplicata. Nesses casos, o primeiro material coletado deve visar ao isolamento microbiano
9. Para o diagnóstico citológico, as lâminas devem ser de extremidade fosca, identificadas a lápis, limpas e desengorduradas previamente à deposição do material aspirado para realização do esfregaço e colorações diversas (Gram, Panótico, Giemsa). Devem-se preparar 4 ou 5 esfregaços de cada material, reservando, pelo menos, 2 lâminas sem corar, visando a colorações específicas para determinados microrganismos
10. O excesso de sangue no material aspirado dificulta a caracterização morfotintorial de microrganismos. Nesses casos, sugere-se repetir a citoaspiração

Exames histopatológicos

Os exames histopatológicos não são realizados na rotina diagnóstica de mastite em animais. Apresentam valor na área de pesquisa e para casos de mastite por microrganismos não convencionais de origem bacteriana e viral, cujo diagnóstico por métodos microbiológicos convencionais não é factível. Os achados histopatológicos possibilitam estabelecer o tipo de reação inflamatória, assim como detectar o agente causal no parênquima e demais tecidos mamários.

Biologia molecular no diagnóstico da mastite

Nos últimos anos, é crescente o uso de técnicas de biologia molecular no diagnóstico da mastite. Os métodos moleculares resultam em diagnóstico altamente sensível e específico para microrganismos isolados do leite. A técnica apresenta como vantagens a rapidez de resultados, a possibilidade de automação e o baixo limiar de detecção. Ainda, possibilita a caracterização de fatores de virulência dos patógenos, como toxinas e fatores de colonização. Recentemente, foram padronizados protocolos de reação em cadeia pela polimerase (PCR) pelo método *multiplex*, que possibilita o diagnóstico simultâneo dos principais agentes de mastite (*S. aureus*, *S. agalactiae* e *E. coli*), aplicado ao leite individual dos animais e, principalmente, nas amostras de tanque de expansão. Assim, é promissor o uso das técnicas moleculares no diagnóstico de patógenos de mastite em animais, bem como para o monitoramento da qualidade do leite a partir dos tanques de expansão. No entanto, na prática, o método ainda está restrito a ensaios de pesquisa, e poucos laboratórios no país utilizam técnicas moleculares na rotina de diagnóstico da mastite em animais.

➤ Indicadores da qualidade do leite a granel

A CCS, a contagem bacteriana total, os principais teores dos constituintes do leite, a acidez e a presença de resíduos de antimicrobianos têm sido utilizados como indicadores da qualidade do leite a granel em diversos países.

CCS do tanque de expansão

A CCS do leite a granel tem sido utilizada como um indicador indireto da seguridade alimentar e higiene das práticas de manejo usadas na produção de leite. Esse procedimento é bastante simples, de baixo custo, adotado preferencialmente pelos laticínios e cooperativas que utilizam a CCS no monitoramento da saúde da glândula mamária dos rebanhos e no pagamento por qualidade, visando à baixa celularidade. No pagamento por qualidade, a média de CCS consecutivas (obtidas tanto diária como mensalmente) é comparada a um ponto de corte predeterminado (varia entre os laticínios), que é usado para definir prêmios ou penalidades financeiras. Programas de incentivo financeiros aplicados pelos laticínios são um dos principais fatores que motivam a implantação de programas de melhoria da qualidade do leite.

Estudos mostram consistentemente que, em rebanhos que produzem leite cru com baixa CCS (≤ 200.000 células/mℓ), há maior propensão a adotar práticas de manejo que minimizam a exposição de animais à contaminação bacteriana (procedimentos de desinfecção do úbere) do que em rebanhos que produzem leite com CCS mais elevada. Rebanhos que produzem leite com CCS > 400.000 células/mℓ têm maior prevalência de mastite subclínica e maior risco de presença de resíduos de antimicrobianos se comparados a plantéis com CCS < 400.000 células/mℓ.

A CCS do leite a granel também é usada para estimar a prevalência de mastite nos rebanhos. Apesar de haver correlação positiva entre a CCS e a porcentagem de vacas infectadas, deve-se notar que, em rebanhos pequenos, poucas vacas eliminando grande número de células no leite podem facilmente influenciar a CCS total do tanque. A CCS é considerada um eficiente indicador do *status* de infecções do rebanho por patógenos contagiosos de mastite (estafilococos e estreptococos) e, em menor proporção, pelos ambientais (enterobactérias, fungos e algas), visto que os microrganismos contagiosos geralmente determinam mastite subclínica, e o leite produzido é aceito no laticínio, dependendo da celularidade e outras características. Em contraste, os microrganismos ambientais determinam mastite clínica. Nesses animais, o leite alterado é desprezado, e os quartos ou metades mamárias, submetidos ao tratamento.

A coleta das amostras é reconhecida como ponto crucial para garantir a qualidade da informação sobre a celularidade e deve ser realizada de maneira adequada (Quadro 112.3). O tubo coletor de leite para CCS contém conservante celular (bronopol), que preserva a integridade celular para a contagem eletrônica por até 7 dias com o leite mantido em temperatura ambiente (25°C).

Quadro 112.3 Sequência de procedimentos recomendada para a coleta de leite do tanque de expansão visando à contagem eletrônica de células somáticas.

1. Aguardar a ordenha de todos os animais em lactação
2. Manter o agitador do tanque ligado por pelo menos 10 min para homogeneização do leite
3. Coletar o volume recomendado pelo laboratório em recipiente adequado, de preferência pela parte superior do tanque com auxílio de uma concha ou instrumento similar devidamente higienizado
4. Homogeneizar a amostra de leite com o conservante (bronopol)
5. Identificar a amostra e o produtor
6. Enviar a amostra para o laboratório em temperatura ambiente (25°C) para avaliação no máximo em 7 dias após a coleta

Contagem bacteriana total

Parâmetro utilizado para mensurar a contagem de unidades formadoras de colônias de microrganismos aeróbios mesófilos no leite. A contagem bacteriana total (CBT) é o método de referência utilizado em programas oficiais que regulamentam a qualidade microbiológica do leite a granel. Além da CCS, a CBT é um dos principais indicadores usados para definir sistemas de pagamento baseados na qualidade do leite.

A CBT é influenciada pela condição higiênica das fazendas, saúde do rebanho, higienização do equipamento de ordenha e temperatura de armazenamento do leite. Quando a CBT se encontra dentro dos limites definidos em programas governamentais, a maioria das bactérias presentes no leite cru é inativada pela pasteurização. Entretanto, em certas circunstâncias (como o consumo de leite cru), o leite pode ser um veículo para muitas zoonoses. O monitoramento da CBT é, portanto, crucial para garantir a segurança dos consumidores e manter a confiança na qualidade do leite e dos produtos lácteos.

Embora o leite de animais sadios seja produzido com uma baixa carga microbiana inicial (o leite de uma vaca sadia, coletado de forma asséptica, contém cerca de 1.000 UFC/mℓ), vários fatores contribuem para o aumento da contaminação bacteriana desde a produção até a recepção do produto nos laticínios. O entendimento das diversas fontes de contaminação microbiana é fundamental para diagnosticar problemas de qualidade do leite, pois a importância relativa de cada fonte de contaminação depende da realidade de cada propriedade. Em geral, após a ordenha, o leite deve chegar ao local de armazenamento (latão ou tanque) com carga microbiana < 10.000 UFC/mℓ.

Diferentes fatores estão relacionados com o aumento da CBT em vacas, como infecções intramamárias, microbiota da glândula mamária, ambiente da ordenha, equipamentos de ordenha, acondicionamento e transporte do leite.

Infecções intramamárias

Bactérias originárias de glândulas mamárias infectadas são uma fonte potencial de contaminação do leite a granel. O leite de quartos mastíticos pode conter milhões de bactérias/mℓ. Desse modo, é possível que apenas um ou poucos animais infectados contribuam significativamente para elevação marcante da CBT no leite do tanque.

Entre os patógenos causadores de mastite, os coliformes, estreptococos e estafilococos são os microrganismos mais prevalentes isolados do leite do tanque. A fração da CBT constituída por bactérias originárias da glândula mamária depende muito da realidade de cada propriedade. Em rebanhos com alta prevalência de patógenos contagiosos (principalmente *S. agalactiae*), as bactérias causadoras de mastite representam, frequentemente, a maior fração da CBT. Resultados de estudos recentes realizados em rebanhos com baixa prevalência de patógenos contagiosos indicaram que patógenos causadores de mastite ambiental (*S. uberis* e *S. dysgalactiae*) compõem a maior parte da CBT. Entretanto, é difícil determinar a origem da contaminação, pois essas bactérias têm como *habitat* tanto o ambiente como a superfície da glândula mamária. Tal fato dificulta a investigação de problemas de contaminação bacteriana no leite e reforça a importância do controle das condições do ambiente e da mastite em geral na qualidade microbiológica do leite a granel.

Influência da microbiota da pele dos animais, do úbere e dos tetos

Bactérias presentes no exterior do úbere dos animais (da microbiota normal da pele e microrganismos ambientais presentes temporariamente) têm sido descritas como contaminantes importantes do leite do tanque. A distribuição de espécies encontradas na superfície dos tetos depende do perfil de patógenos contagiosos e das condições ambientais de cada propriedade. Estafilococos coagulase-negativos, estreptococos e, em menor proporção, bactérias gram-negativas são os grupos mais prevalentes isolados de esfregaços da pele dos tetos. A contagem bacteriana na pele dos tetos é diretamente proporcional à contaminação bacteriana na cama dos animais. O uso de pré-*dipping* (soluções à base de iodo ou cloro), acompanhado da secagem adequada dos tetos, pode reduzir a CBT e a contagem de coliformes no leite do tanque em 90%, o que torna esses procedimentos essenciais para a produção de leite de alta qualidade.

Ambiente de ordenha

A higiene das instalações tem sido monitorada como parte de programas de qualidade do leite e pode ser avaliada por escores visuais ou métodos de estimação da população bacteriana em diferentes superfícies de interesse, como esfregaços do equipamento de ordenha. Resultados de vários inquéritos epidemiológicos, incluindo centenas de rebanhos, demonstraram que a CBT e a contagem de coliformes totais no leite do tanque são menores em propriedades que adotam práticas de higiene ambiental. Esses procedimentos incluem a limpeza do equipamento de ordenha, a lavagem dos corredores de acesso à sala de ordenha, o uso de água com detergente durante a ordenha, a limpeza frequente da cama dos animais e a remoção de fezes na plataforma de ordenha. Em vários países desenvolvidos, as inspeções em salas de ordenha são obrigatórias e visam à identificação de falhas graves e violações crônicas que possam resultar em alta contaminação do leite. Assim, o monitoramento da higiene ambiental é necessário para minimizar a contaminação bacteriana do leite do tanque e deve integrar os programas de melhoria da qualidade do produto.

Influência da limpeza do equipamento de ordenha

A sanitização do equipamento de ordenha é um dos fatores que mais influenciam a CBT do leite do tanque. A limpeza e a desinfecção do equipamento são realizadas pela combinação de métodos físicos, térmicos e químicos. A microbiota bacteriana presente nas superfícies internas do equipamento depende de características de cada propriedade, como o *design* dos utensílios e os métodos de limpeza utilizados. Quando ocorrem falhas de limpeza, o acúmulo de resíduos e sujidades facilita a adesão e a multiplicação bacteriana. Muitas espécies de microrganismos são capazes de se multiplicar em vários tipos de superfícies no equipamento e formam estruturas complexas, chamadas biofilmes, que agrupam e protegem os microrganismos por uma matriz orgânica. A remoção do biofilme dos equipamentos é difícil, e há liberação intermitente de bactérias durante a passagem do leite pela tubulação.

Os procedimentos de sanitização do equipamento de ordenha (uso de detergentes e a qualidade e temperatura da água) são os fatores que mais influenciam a CBT em propriedades onde a armazenagem do leite é apropriada e devem ser um dos focos principais em investigações de problemas de qualidade do leite.

Influência do armazenamento e transporte do leite

A multiplicação bacteriana durante o armazenamento do leite nas fazendas e o transporte até os laticínios depende da temperatura do leite, da carga microbiana, dos tipos de bactéria presentes e da duração do armazenamento. A taxa de multiplicação bacteriana está intimamente relacionada com a temperatura de armazenamento do leite e o tempo que o produto permanece na propriedade até ser coletado pelos laticínios. Recomenda-se que a temperatura de armazenamento seja de, no máximo, 4°C dentro de 2 h após o término da ordenha e menor do que 10°C durante a adição do leite da ordenha subsequente, considerando o correto funcionamento e dimensionamento do sistema de frio. O resfriamento do leite deve estar associado a boas práticas de manejo e higiene na ordenha, bem como a limpeza e sanitização dos utensílios de ordenha. Tal preocupação é mais significativa quando se adotam programas de captação de leite nas fazendas a cada 48 h, pois aumenta o risco de proliferação de microrganismos psicrotróficos. No Brasil, a temperatura e o armazenamento são fatores críticos que degradam a qualidade do leite por causa do uso de sistemas inadequados de refrigeração, oscilações de energia elétrica nas propriedades e dificuldades logísticas no transporte do leite.

Amostragem e interpretação de dados

Amostras de leite coletadas visando à contagem bacteriana total são acondicionadas em frascos apropriados contendo o conservante azidiol. Devem ser mantidas em temperatura de refrigeração (< 10°C) e avaliadas, preferencialmente, em até 5 dias. Estudos em diferentes países têm validado a possibilidade de congelamento de amostras de leite de vacas tanto para análise de CBT como de CCS, por até 6 meses, com prejuízo nas contagens entre 5 e 10%. Essa prática possibilita o congelamento do leite para as avaliações de CCS e CBT em programas de qualidade do leite.

Estudos recentes têm mostrado que a CBT é caracterizada por grande variabilidade. Assim, é comum observar oscilações diárias de contagens muito altas, em contraposição a contagens muito baixas no mesmo tanque. Essa característica pode ser explicada pelo grande número de fatores que podem influenciar a CBT em propriedades rurais. A queda de um conjunto de ordenha, a grande quantidade de fezes presente na plataforma e a presença de animais liberando grandes quantidades de patógenos de mastite no leite são exemplos de fatores que podem elevar a CBT entre ordenhas consecutivas. Assim, quando se deseja avaliar a qualidade microbiológica do leite utilizando dados da CBT, é importante coletar várias amostras consecutivas e utilizar tratamento estatístico que seja pouco influenciável por valores extremos, como a média geométrica ou a mediana. Ao contrário, o uso da média aritmética provavelmente resultará em valores de CBT superestimados. Na prática, deve-se solicitar que amostras de leite sejam coletadas diariamente por, no mínimo, 3 dias ou, preferivelmente, por 7 dias, para que os resultados da análise sejam representativos da maioria dos valores.

Instrução Normativa 51, IN 62 e padrões de CCS e CBT em outros países

A CCS e a CBT têm sido utilizadas em vários países como padrões para avaliação da qualidade do leite. Atualmente, a União Europeia, a Nova Zelândia e a Austrália adotam 400.000 células/mℓ como limite máximo legal para a CCS no leite destinado ao consumo humano, enquanto o Canadá fixou esse limite em 500.000 células/mℓ. Os EUA adotam 400.000 células/mℓ em vários estados. O limite máximo para a CBT é de 100.000 UFC/mℓ nesses países.

Em 2002, foi regulamentada no Brasil a Instrução Normativa 51 (IN 51) pelo Ministério da Agricultura, Pecuária e Abastecimento (MAPA), como parte do Programa Nacional de Melhoria da Qualidade do Leite (PNMQL), criado em 1996, que promoveu várias adequações e prerrogativas nos sistemas de produção de leite, como as condições de ordenha, manipulação, estoque, transporte e acondicionamento do produto e derivados, com a finalidade de melhorar e salvaguardar a qualidade do leite nacional de origem bovina. Desde a implantação, o Programa tem sido monitorado pela Rede Brasileira de Laboratórios de Controle da Qualidade do Leite. Das várias alterações promovidas pela IN 51, mereceram atenção especial os limites de CCS e CBT, maior fiscalização quanto à presença de resíduos de antimicrobianos e exigência de coleta do leite a granel direto do tanque de expansão das propriedades, limitando a permanência do produto nos latões em, no máximo, 2 h após a ordenha.

Inicialmente, a IN 51 fixou os limites de CCS e CBT em, respectivamente, 1.000.000 células/mℓ e 1.000.000 UFC/mℓ para as regiões Sul, Sudeste e Centro-Oeste até julho de 2008. A partir dessa data, os limites da CCS e CBT foram reduzidos, respectivamente, para, no máximo, 750.000 células/mℓ e 750.000 UFC/mℓ até junho de 2011. E, a partir de julho de 2011, para as regiões Sul, Sudeste e Centro-Oeste, o leite deveria apresentar no máximo 400.000 células/mℓ de CCS, 100.000 UFC/mℓ de CBT em tanques individuais e 300.000 UFC/mℓ de CBT no leite de conjunto ou tanques coletivos (mínimo de uma análise mensal com média geométrica sobre período de 3 meses), enquanto, para as regiões Norte e Nordeste, esses valores seriam prorrogados até julho de 2012. No entanto, visto que a grande maioria dos produtores não conseguiria alcançar os índices previstos pela IN 51, a partir de julho de 2011, a IN 51 foi reestruturada, dando origem à IN 62, que foi sancionada em 29 de dezembro de 2011 pelo MAPA. Nessa nova normativa, os limites de CCS e CBT foram fixados em, respectivamente, 600.000 células/mℓ e 600.000 UFC/mℓ, para os estados das regiões Sul, Sudeste e Centro-Oeste. Desde 1º de julho de 2014, foram fixados novos valores, e o leite dessas regiões deve apresentar, no máximo, CCS de 500.000 células/mℓ e CBT com 300.000 UFC/mℓ. Para os estados do Norte e Nordeste, os mesmos limites supracitados de CCS e CBT foram previstos, respectivamente, a partir de 1º de janeiro de 2013 e 1º de julho de 2015. Na IN 62, destaca-se também que as propriedades leiteiras devem estar alinhadas com as normas do Programa Nacional de Controle e Erradicação da Brucelose e Tuberculose (PNCEBT) do MAPA.

Ainda, a legislação sobre o assunto prevê que a temperatura de armazenamento do leite nos tanques de expansão das propriedades foi fixada em, no máximo, 7°C. O leite encaminhado aos laticínios e cooperativas com valores superiores a 7°C deve ser descartado, e os proprietários notificados para que possam adequar os procedimentos quanto à ordenha higiênica. Apesar de os limites de CCS e CBT adotados no Brasil – inicialmente, pela IN 51 e, posteriormente, pela IN 62 – encontrarem-se acima dos exigidos pelos principais países produtores de leite, não seria possível, à época da instauração da IN 51 e da IN 62, adotar valores entre 400.000 e 500.000 células/mℓ de CCS ou entre 100.000 e 300.000 UFC/mℓ de CBT, visto que um número reduzido de produtores alcançaria tal nível de exigência, o que causaria um colapso no sistema produtivo de leite nacional. Após mais de 10 anos de deflagração do programa no Brasil, tem-se observado, em geral, maior redução na CBT do que na CCS – principalmente para produtores que recebem por qualidade –, provavelmente em razão de a celularidade sofrer maior influência da ocorrência de mastite, que necessita de ações continuadas e multiprofissionais para profilaxia e controle.

Outros indicadores de qualidade do leite

O leite normal ou sadio deve apresentar diversas propriedades e constituintes mínimos (Tabela 112.2), respeitadas as variações de acordo com as espécies animais e os aspectos inerentes à alimentação.

Vários outros indicadores, além da CCS e CBT, podem ser utilizados para avaliar a qualidade do leite (físico-químicos, organolépticos e/ou microbiológicos) ou mesmo para a investigação de fraudes na composição do leite de origem animal.

Contagem de coliformes totais e fecais

Conceitualmente, o grupo de bactérias coliformes é constituído por todos os bacilos gram-negativos, aeróbios ou anaeróbios facultativos, não esporulados, capazes de fermentar a lactose e produzir ácido e gás entre 32 e 35°C, em 48 h, em meios de cultura sólidos ou líquidos. A determinação dos coliformes possibilita avaliar o grau de contaminação do leite, especialmente por microrganismos oriundos das fezes e do ambiente dos animais. A higienização do equipamento de ordenha (ciclo automático de limpeza realizado entre ordenhas) e a temperatura de armazenamento do leite são os fatores que mais influenciam na contagem de coliformes totais em fazendas. Entretanto, outros fatores, como infecções intramamárias e desinfecção inadequada dos tetos antes da ordenha (pré-*dipping*), podem influenciar no aumento da contagem de coliformes em certas propriedades. Os coliformes fecais são representados pelas enterobactérias, cujo potencial patogênico é extremamente alto, visto que o *habitat* desses microrganismos são as fezes de animais e humanos. A contaminação do leite por *E. coli* e outros coliformes (gêneros *Klebsiella* e *Enterobacter*) é altamente preocupante no contexto de Saúde Pública, no que tange à depreciação das características do alimento, e indica condições higiênicas impróprias na criação e na ordenha dos animais.

Leite ácido

A determinação do pH do leite é um bom indicativo de alteração da qualidade. Leite com pH ácido é rejeitado nas plataformas dos laticínios e tem o seu valor depreciado para o produtor. O pH normal do leite de vacas situa-se entre 6,4 e 6,8. As infecções mamárias geralmente acarretam leve alcalinização do leite, em virtude da mistura do sangue (pH levemente alcalino) com o leite, a qual se deve ao aumento da permeabilidade vascular local nos processos de inflamação da glândula mamária. Entretanto, bactérias fermentadoras lácteas (*E. coli*, *K. pneumoniae* e *Enterobacter* spp.) produzem metabólicos ácidos (ácido láctico), em razão da utilização da lactose como substrato, e imprimem pH levemente ácido no leite, o qual poderia, em certas situações, sobrepujar a leve alcalinização promovida pelo pH sanguíneo advindo do processo inflamatório. A contaminação de latões e tanques de expansão por microrganismos fermentadores lácteos é um fator que também propicia a acidificação do leite na propriedade, em virtude da multiplicação ativa dessas bactérias. A higienização adequada dos equipamentos e utensílios de ordenha evita a ocorrência de acidificação do leite oriunda de bactérias fecais fermentadoras lácteas. No entanto, o principal modo de acidificação do leite aparentemente é de origem nutricional, em propriedades que utilizam sucedâneos cítricos (polpa cítrica), em níveis inadequados, na formulação de rações. Nesses casos, recomenda-se a retirada por completo do sucedâneo cítrico da alimentação. O pH do leite será restabelecido dentro de 3 a 5 dias, tempo necessário para que o conteúdo ruminal contendo o alimento com alto teor cítrico (ácido) seja metabolizado pelo animal. Ocasionalmente, propriedades leiteiras que utilizam dietas desequilibradas na composição geral (proteica, energética) também podem acusar acidificação do leite.

Tabela 112.2 Principais teores e características nutricionais, celulares, organolépticas e físico-químicas do leite bovino.

Característica	Teores
Gordura	3 a 3,6%
Lactose	4,7 a 4,9%
Extrato seco desengordurado (mínimo)	8,5%
Extrato seco total (mínimo)	11,5%
Contagem de células somáticas (normal)	200.000 células/mℓ
Água	87,5%
Caseína	2,7%
Lactose	4,9%
Sais minerais	0,7%
Proteínas do soro	0,6%
Acidez	15 a 20° Dornic
Densidade (15°C)	1.028 a 1.033
Ponto de congelamento	–0,535 a –5,45
Ponto de ebulição	100,17°C
Condutividade elétrica	$0{,}005^{-1}$ ohms ou 200 ohms
Viscosidade absoluta	1,6 a 2,15
Potencial de oxidorredução	+0,2 a +0,3
pH normal	6,4 a 6,8
Aspecto	Branco e opaco
Índice de refração	1,3440 a 1,3485

Adaptada de Tronco VM. Manual para inspeção da qualidade do leite. 2. ed. Santa Maria: UFSM; 2003.

A determinação do pH do leite é realizada pelos laticínios e cooperativas pelo teste do alizarol, utilizando concha apropriada, que mistura 2 mℓ de leite e 2 mℓ do indicador de pH (alizarina). Em contato com o leite, o indicador acusa reação pardo-amarelada (tijolo) ou róseo-salmão, sem coagulação, em leite normal (14 a 18 °D). A coloração pardo-avermelhada com coagulação fina (19 a 21 °D) ou amarela com coagulação (> 21 °D) é observada em leite ácido, enquanto a cor violeta, sem coagulação, é encontrada em leite básico ou fraudado com água. A realização do teste é recomendada somente 2 h após a ordenha dos animais, visto que, antes desse período, pode acusar reações falso-positivas, decorrentes da presença de CO_2 no leite.

Pesquisa de substâncias estranhas (ou fraudulentas)

Diferentes substâncias estranhas podem ser adicionadas ao leite desde a produção até a comercialização, no intuito de corrigir alterações de constituintes que possam levar à recusa do produto nos laticínios, bem como proporcionar maior tempo de conservação do leite ou, tão somente, aumentar o volume total. Essas substâncias podem ser divididas, de acordo com a finalidade, em conservantes ou inibidoras (ácido bórico, ácido salicílico, cloro, hipoclorito, formol, antimicrobianos, peróxido de hidrogênio ou água oxigenada), redutoras da acidez (carbonato de cálcio, bicarbonato de sódio, cal virgem, soda cáustica ou potassa), reconstituintes da densidade e de incremento de volume (amido, urina, sacarose, cloretos, soro de leite ou água). Os testes específicos para a identificação dessas substâncias estranhas no leite e derivados (ou práticas fraudulentas) são realizados por laboratórios especializados e devem ser pesquisados em textos de inspeção de produtos de origem animal e/ou de tecnologia do leite.

➤ Mastite em outras espécies domésticas

O leite das diferentes espécies de animais domésticos e da mulher apresenta variações quanto aos seus constituintes nutricionais básicos (Tabela 112.3). Entre os animais, essas variações de teores possibilitam a produção diferenciada de derivados lácteos.

Ovinos e caprinos

No Brasil, ainda é pouco arraigado o hábito de consumo do leite de ovinos e caprinos, exceto quando há orientação médica para crianças com hipersensibilidade ao leite bovino, posto que o leite de pequenos ruminantes é reconhecidamente hipoalergênico. Esse leite é destinado à produção de derivados lácteos finos, como queijos (gorgonzola e roquefort) e iogurtes, por causa do alto teor proteico e de gordura, o qual possibilita a produção de derivados lácteos de alta palatabilidade e valor nutricional.

Os microrganismos envolvidos na gênese da mastite em pequenos ruminantes também apresentam etiologia complexa – bactérias, vírus, fungos e leveduras –, igualmente agrupados em contagiosos e ambientais. *S. aureus*, *Staphylococcus* spp. (coagulase-negativa), *Mycoplasma* sp. e *Streptococcus* spp. são os principais agentes contagiosos encontrados em ovelhas e cabras ordenhadas manualmente ou submetidas à ordenha mecânica. Em ovelhas a pasto, *M. haemolytica* é particularmente importante como agente contagioso de mastite. Está presente na microbiota da orofaringe dos cordeiros e é veiculada para a glândula mamária no momento da amamentação. Enterobactérias e *Pseudomonas aeruginosa* são os principais microrganismos de origem ambiental na mastite em pequenos ruminantes. *T. pyogenes* e *Corynebacterium pseudotuberculosis* são microrganismos que, ocasionalmente, acometem a glândula mamária de ovinos e de caprinos, e são transmitidos tanto no momento da ordenha como nas entreordenhas. A mastite em pequenos ruminantes por *Mycoplasma* spp. está associada à ocorrência de casos clínicos e subclínicos. É caracterizada por alta contagiosidade e agalactia súbita nos animais, aliada a outros sinais clínicos, como artrite, conjuntivite e pneumonia.

A mastite gangrenosa é considerada apresentação clínica especial em pequenos ruminantes. É causada pelas bactérias *S. aureus*, *E. coli*, *P. aeruginosa* e *C. perfringens* – isoladas ou em associação –, que apresentam ampla variedade de exotoxinas (citotoxinas), além de endotoxinas nas bactérias gram-negativas. Em geral, essa manifestação gangrenosa ocorre nas primeiras semanas pós-parto, acometendo uma ou as duas metades mamárias, e se caracteriza por queda abrupta da produção de leite e extensas áreas de necrose com coloração azul-esverdeada ou ene-

Tabela 112.3 Principais constituintes do leite da mulher e de diferentes espécies de animais de produção.

Espécies	Gordura	Açúcares	Extrato seco total	Proteínas		Sais minerais
				Caseína	Albumina e globulinas	
Mulher	32 a 35	65 a 70	117 a 120	10 a 12	5 a 6	2 a 3
Vaca	35 a 40	47 a 52	125 a 130	27 a 30	4 a 5	9 a 9,5
Ovelha	55 a 70	43 a 50	170 a 185	45 a 50	8 a 10	9 a 10
Cabra	35 a 50	40 a 50	125 a 145	30 a 32	5 a 7	7 a 9
Égua	9 a 15	60 a 65	95 a 100	10 a 12	7 a 8	3 a 4

Adaptada de Tronco VM. Manual para inspeção da qualidade do leite. 2. ed. Santa Maria: UFSM; 2003.

grecida nas mamas. Com a evolução do processo, pode ocorrer o desprendimento de fragmentos do parênquima mamário necrosado ou mesmo a perda total da metade mamária. Nos casos graves, faz-se necessária a excisão cirúrgica das mamas acometidas (mastectomia).

Os pequenos ruminantes apresentam descamação epitelial fisiológica duas ou três vezes superior em comparação com os bovinos. A presença de grande número dessas células epiteliais mamárias no leite em animais sadios pode resultar em reações falso-positivas na prova de CMT e menor sucesso no isolamento microbiano em metades mamárias com escore 3+ (50% ou menos de probabilidade de isolamento).

Os pequenos ruminantes apresentam também no leite estruturas denominadas corpúsculos citoplasmáticos, que resultam da secreção apócrina da glândula mamária. Os corpúsculos citoplasmáticos são desprovidos de material nucleico suficiente para determinarem falsas reações no CMT. Entretanto, têm dimensões semelhantes às dos polimorfonucleares (neutrófilos) e podem promover reações falso-positivas na contagem eletrônica de células somáticas. Nos pequenos ruminantes, recomenda-se considerar indicativo de infecção as ovelhas e cabras que apresentam ≥ 1.000.000 células somáticas/mℓ, apesar de certa divergência entre os autores quanto aos valores de normalidade da celularidade nessas espécies. Em geral, as contagens de células somáticas no leite de cabras e ovelhas livres de infecção mamária variam entre 50 e 400.000 células/mℓ. Mesmo diante das limitações das técnicas indiretas de avaliação de células somáticas em ovelhas e cabras – por causa da alta celularidade fisiológica e da presença de corpúsculos citoplasmáticos – o CMT e a CCS podem ser utilizados, com critério, no monitoramento de metades mamárias com mastite subclínica nessas espécies.

Bufalinos (bubalinos)

Em geral, é restrito o hábito do consumo do leite de búfalas no Brasil, apesar de seu elevado valor nutricional. O leite das búfalas tem altos teores de gordura, que favorecem a produção de derivados lácteos, como o tradicional queijo *mozzarella*. Os búfalos apresentam alta rusticidade e adaptabilidade às condições extremas de ambiente, embora também sejam suscetíveis a diversas doenças, incluindo a mastite. O hábito de permanecerem dentro da água por determinados períodos do dia e mesmo a criação em ambientes úmidos ou alagados favorecem o contato da glândula mamária com a água e sujidades ou a manutenção do úbere totalmente submerso na água em determinados períodos do dia. Apesar do maior risco aparente de mastite por microrganismos ambientais, em decorrência do contato frequente com ambientes úmidos, a espécie bufalina, assim como a bovina, também é mais propensa à mastite por bactérias contagiosas. No entanto, grande número de casos de mastite por fungos, leveduras e outros agentes ambientais é observado nas búfalas, comparativamente aos bovinos e pequenos ruminantes. Postula-se que a proteção da glândula mamária das búfalas contra a alta umidade e/ou o contato prolongado com a água seria conferida por estruturas anatômicas diferenciadas do canal e esfíncter do teto, que impediriam a invasão de microrganismos, por via ascendente, até o parênquima mamário. Os exames utilizados para identificar as mastites clínica e subclínica são semelhantes aos utilizados nos bovinos, incluindo a prova da caneca telada de fundo escuro, CMT e CCS. Considera-se que a celularidade normal do leite de búfalas varia entre 50 e 375.000 células/mℓ, e o indicativo de infecção mamária ≥ 500.000 células/mℓ.

Equinos

A mastite em éguas apresenta prevalência reduzida se comparada à doença em ruminantes domésticos. A literatura não faz referência a surtos de mastite em éguas, e as descrições são limitadas aos relatos de caso. A baixa ocorrência da inflamação da glândula mamária nessa espécie pode ser creditada à não manipulação das mamas no processo de ordenha, comparativamente aos ruminantes domésticos. Ademais, a distância do solo da glândula mamária das éguas dificulta lesões ou traumas dos tetos e mamas, além de armazenar pequena quantidade de leite comparativamente a vacas e búfalas. Observa-se certo equilíbrio entre os agentes contagiosos e ambientais na casuística da mastite em éguas, entre os quais predominam: *Streptococcus equi* subesp. *zooepidemicus*, *Streptococcus equi* subesp. *equi*, *Streptococcus equisimilis*, *Staphylococcus* spp., *P. aeruginosa*, *Actinobacillus* spp. e enterobactérias (*E. coli*, *Enterobacter* sp. e *K. pneumoniae*).

Os casos clínicos manifestam-se, principalmente, nas primeiras 2 a 3 semanas do início da lactação e se caracterizam por edema, hiperemia das mamas e sensibilidade à palpação, além de relutância em permitir a amamentação do potro. Linfadenopatia regional acompanhada de claudicação pode ser encontrada em casos graves causados por *Corynebacterium pseudotuberculosis* subesp. *equi*. O diagnóstico geralmente é firmado com base no exame clínico, apoiado no diagnóstico microbiológico do leite. Recomenda-se cuidado na coleta do leite das éguas, em virtude do reduzido tamanho dos tetos e da presença de mais de um orifício por teto, que podem favorecer a contaminação da amostragem.

Suínos

Nessa espécie, a mastite ocorre predominantemente em porcas recém-paridas, nas primeiras 48 h pós-parto. Ao exame clínico, uma ou mais mamas apresentam-se edematosas, hiperêmicas e doloridas à palpação. A elevada sensibilidade dolorosa das mamas prejudica a amamentação no pós-parto imediato, com a recusa da porca em permitir o aleitamento da leitegada, o que culmina com o desmame precoce, aumento da mortalidade neonatal e desenvolvimento deficiente da leitegada. Além dos sinais na glândula mamária, os animais podem apresentar febre, anorexia, prostração e agalactia. Na prática, o diagnóstico da mastite em suínos é fundamentalmente clínico. Os gêneros *Staphylococcus* e *Streptococcus* e as enterobactérias são os principais agentes envolvidos na mastite em porcas. *Mycoplasma* spp. deve ser aventado no diagnóstico na presença de sinais de mastite, metrite e agalactia.

Cães e gatos

A mastite em animais de companhia é considerada afecção incomum. Ocorre predominantemente nas primeiras semanas pós-parto, em uma ou mais mamas. Acomete principalmente as glândulas abdominais e inguinais em razão da maior procura pelos filhotes, em virtude da maior produção de leite nesse conjunto de mamas. As infecções mamárias em cadelas e gatas são transmitidas via ascendente para o canal do teto e, raramente, como sequela de infecções sistêmicas. Traumatismos locais provocados pelas unhas ou pelos primeiros dentes dos filhotes (entre a 3ª e a 4ª semana de idade) são os principais fatores predisponentes relacionados com a afecção em cadelas e gatas. O grande fluxo de animais (canil, gatil, hospitais e clínicas veterinárias) e o excesso de matéria orgânica e umidade do ambiente podem predispor animais de companhia à mastite. Os estafilococos e estreptococos, seguidos das enterobactérias (*E. coli*), são os microrganismos mais frequentemente envolvidos na casuística. Nos casos clínicos, as fêmeas apresentam as mamas edemaciadas, hiperêmicas, com alterações no aspecto e na coloração do leite (presença de pus, sangue e tonalidade amarelada a escurecida). À palpação, as mamas mostram-se altamente sensíveis e firmes (nódulos, abscessos). A elevada sensibilidade dolorosa local causa grande desconforto, levando à recusa da fêmea em permitir o aleitamento, bem como à rejeição dos filhotes e a deficiências no desenvolvimento e/ou o desmame precoce dos filhotes. O consumo, pelos filhotes, de leite que contenha microrganismos causa manifestações clínicas graves, septicêmicas (febre, anorexia, taquicardia, dificuldade respiratória), de evolução comumente fatal, denominada síndrome do leite tóxico. O diagnóstico da mastite em animais de companhia geralmente é clínico. O isolamento dos microrganismos do leite é recomendado em casos graves e crônicos. Em virtude da pequena produção de leite e dos múltiplos orifícios no teto, recomendam-se cuidado na antissepsia do teto e mama afetados e na coleta do leite por gotejamento para o cultivo microbiológico. O leucograma das cadelas com mastite acusa leucocitose por neutrofilia, além de trombocitopenia nos casos graves.

Controle e profilaxia

Os programas de controle e profilaxia da mastite em rebanhos leiteiros têm por objetivo limitar o impacto econômico negativo da afecção, levando-se em consideração a redução imposta à produção e a qualidade do produto nos animais acometidos. A elaboração dos programas deve ser fundamentada em plano de metas, alinhavado de acordo com as peculiaridades de cada propriedade. Em geral, os programas são pautados na redução da prevalência da mastite, na prevenção de novas infecções e no controle ou erradicação dos "patógenos maiores" (*S. aureus*, *S. agalactiae* e enterobactérias).

As principais metas sugeridas nos programas fundamentam-se em controlar as mastites contagiosas por *S. aureus*, erradicar *S. agalactiae* e reduzir a ocorrência de microrganismos de origem ambiental. Paralelamente, busca-se manter o nível de células somáticas < 200.000 células/mℓ, a CBT < 100.000 UFC/mℓ, a ocorrência de mastite clínica abaixo de 2% e da mastite subclínica inferior a 15%, além de manter a frequência de infecções mamárias em vacas recém-paridas abaixo de 10%.

Os procedimentos de controle e profilaxia da mastite envolvem práticas gerais de saúde, manejo e nutrição dos animais, bem como ações específicas voltadas aos microrganismos de origem contagiosa ou ambiental. Entre as práticas gerais de controle e profilaxia da mastite, merecem destaque a qualificação ou treinamento da mão de obra, a nutrição dos animais, a adequação das instalações e equipamentos, a rotina de ordenha, o descarte de animais com mastite crônica e o tratamento de animais com mastite clínica, aliadas ao monitoramento dos indicadores de produção, qualidade do leite e ocorrência da mastite no plantel.

Medidas gerais

Qualificação da mão de obra

O sucesso de todo e qualquer programa de controle e erradicação da mastite em animais domésticos se inicia na qualificação da mão de obra, especialmente nas propriedades que tenham ordenhadeiras mecânicas. O treinamento dos ordenhadores deve enfocar conceitos de higiene pessoal, princípios de fisiologia da lactação, funcionamento e manutenção dos equipamentos e manejo dos animais leiteiros. Em virtude da repetição das ações cotidianas da ordenha (1 a 3 vezes/dia), em horários, por vezes, não usuais de trabalho – independentemente de finais de semana e feriados –, é fundamental oferecer condições adequadas de trabalho e manter o estímulo do ordenhador para a prática da ordenha. Em associação a essas ações, recomendam-se também boas condições de moradia na empresa rural, a remuneração adequada do ordenhador ou mesmo a participação nos lucros da empresa leiteira, na medida em que os indicadores de produção e qualidade forem satisfatórios ou crescentes.

Nutrição dos animais

A nutrição dos animais tem impacto direto na produção. O fornecimento de alimentos de qualidade, em formulações balanceadas, de acordo com as necessidades de cada categoria animal ou segundo os níveis de produção, propicia a manutenção de alta produção ao longo de toda a lactação. Vale destacar também a necessidade de fornecimento adequado de minerais e vitaminas, que, entre outras funções, servem como cofatores para o sistema imunológico no combate aos agentes de mastite. O correto fornecimento de níveis adequados de selênio (0,3 ppm ou 3 mg/vaca/dia), cobre (200 a 500 mg/vaca/dia), zinco (900 a 1.200 mg/vaca/dia), vitamina E (50 a 100 ppm ou 1.000 UI/vaca/dia), vitamina A (100.000 UI/vaca/dia) e betacarotenos, incrementa a atividade fagocítica dos neutrófilos e macrófagos, favorece a imunidade geral da glândula mamária e reduz as taxas de novas infecções.

Instalações

O planejamento do local de ordenha é essencial para evitar problemas de manejo que possam influenciar no aumento dos casos de mastite. Recomenda-se que a sala de ordenha seja construída em local de fácil acesso aos animais, em ponto elevado ou plano da propriedade, que dificulte o acúmulo de material orgânico e umidade, comumente relacionados com a ocorrência de mastite ambiental (Figura 112.1 G). As vacas em lactação e novilhas merecem cuidados especiais quanto às instalações. Essas categorias animais devem ser manejadas em locais com baixa umidade e sujidade, sombreados, com pastos limpos, respeitando a lotação de pasto/categoria, segundo as necessidades de pastagem. Vacas prenhes, especialmente em fase final de gestação, devem ser mantidas em piquete maternidade, que facilite qualquer procedimento de auxílio ao parto ou mesmo o monitoramento e cuidados com os animais recém-nascidos nas primeiras semanas pós-parto. As cercas no entorno dos piquetes de vacas e novilhas devem ser de arame liso ou eletrificadas, para evitar traumatismos no úbere e tetos, geralmente provocados por cercas de arame farpado.

Rotina de ordenha

O manejo e a rotina de ordenha têm influência direta na produção e na qualidade do leite produzido na propriedade e é o principal momento em que se previnem as infecções por microrganismos de origem contagiosa. O treinamento do ordenhador no sentido de respeitar a rotina de procedimentos preestabelecidos é quesito fundamental no controle da mastite. Os animais devem ser manejados de maneira tranquila no momento da ordenha. O condicionamento dos animais quanto à rotina adequada de ordenha favorece a liberação da ocitocina (hormônio secretado pela neuro-hipófise, responsável pela ejeção do leite), que atua por cerca de 5 a 7 min, tempo no qual o animal deve ser completamente ordenhado, evitando o acúmulo de leite residual. Ao contrário, a ordenha em ambiente com excesso de ruído, os maus-tratos aos animais, a presença de pessoas estranhas ou qualquer outra condição estressante levam os animais a liberarem catecolaminas – que podem atuar antagonicamente à ocitocina –, o que dificulta a ejeção do leite e a ordenha em tempo hábil, resultando no acúmulo de leite residual e na ocorrência de mastite. De maneira geral, a sequência de procedimentos descrita adiante é recomendada para a ordenha.

Formação de lotes de animais para a ordenha

Os animais em lactação devem ser divididos em lotes ou grupos (A, B e C), de acordo com a produção de leite, fase da lactação, categoria animal ou presença de mastite clínica ou subclínica.

O lote ou grupo (A) deve ser formado por animais sem mastite e de alta produção. Esse grupo deve ser ordenhado primeiro, otimizando a ordenha dos animais mais produtivos e minimizando os riscos de contaminação, no decorrer da ordenha, por animais infectados. As vacas de primeira cria ou com animais recém-nascidos que não apresentem mastite também devem compor o grupo A, com preferência na ordenha, em virtude de constituírem, em geral, grupo de animais mais irrequietos ou ainda não adaptados à rotina de ordenha. Em seguida, devem ser ordenhados animais com mastite subclínica (grupo B). O último lote de animais (grupo C) deve ser constituído por vacas em final de lactação, de baixa produção e/ou animais com mastite clínica. Vale destacar que a categorização dos animais nos diferentes grupos é dinâmica e deve ser constantemente reavaliada pelos técnicos e produtores.

Teste da caneca telada de fundo escuro ou teste de Tamis

O teste da caneca telada é utilizado para diagnosticar animais com mastite clínica. Os primeiros três jatos de cada ordenha devem ser examinados no teste. O leite de tetos de animais com mastite clínica não deve ser ordenhado com ordenhadeira mecânica. Em geral, recomenda-se que os tetos com mastite clínica sejam ordenhados manualmente – ao final do processo – e tratados de imediato. O leite mastítico não deve ser aproveitado para o consumo humano, tampouco oferecido para a alimentação de bezerros ou outros animais domésticos da propriedade.

Limpeza e lavagem dos tetos

Esse procedimento é indicado, previamente ao início da ordenha, somente para os tetos excessivamente sujos. Se houver necessidade de lavá-los, deve-se utilizar mangueira de baixa pressão e proceder à higienização – somente dos tetos – com água clorada, evitando molhar as partes altas do úbere. Não se indica a lavagem total do úbere, em razão do risco de sujidades acabarem se concentrando no orifício dos tetos.

Pré-*dipping*

O pré-*dipping* consiste na imersão dos tetos em soluções antissépticas (iodo a 0,1 a 0,5%, cloro a 1% ou clorexidina 0,1%) por aproximadamente 10 s, a fim de diminuir a carga de microrganismos residentes no local. Tem maior eficácia na profilaxia e no controle de microrganismos ambientais, visto que reduz a contaminação do teto adquirida no ambiente das entreordenhas.

Secagem dos tetos

A secagem dos tetos deve ser realizada preferencialmente com papel-toalha descartável. Esse procedimento retira o excesso do antisséptico (pré-*dipping*) e evita o excesso de umidade no teto, o qual pode favorecer a queda dos insufladores (teteiras) na ordenha mecanizada. É indicada, também, para os animais cujos tetos foram lavados antes do pré-*dipping*. Alternativamente, podem ser usadas toalhas de tecido apropriadas e individuais para cada vaca, lavadas e secas em máquinas na própria propriedade rural. Estima-se que o uso associado do pré-*dipping* e da secagem dos tetos com papel-toalha possa reduzir entre 50 e 90% da carga microbiana preexistente no teto. A rotina adequada do pré-*dipping* e da secagem com papel-toalha deve durar cerca de 1 min, de modo a propiciar estímulo adequado nos tetos, favorecendo a liberação da ocitocina, contração da musculatura lisa do parênquima e consequente liberação do leite em tempo hábil de ordenhar o animal, evitando o leite residual.

Ordenha

A ordenha é o procedimento mais importante, apesar de ser também o mais crítico, de todo o processo. Deve ser realizada por pessoal treinado, com procedimentos rotineiros e de maneira tranquila. Recomenda-se que o curso de toda a ordenha não exceda 7 min por animal, que é o tempo de atuação da ocitocina (hormônio da ejeção do leite). Na ordenha mecânica, deve-se ter cuidado especial ao acoplar os insufladores nos tetos, para evitar o contato do equipamento com o piso da sala ou mesmo com sujidades do ambiente e dos animais.

Interrupção da ordenha

O término da ordenha deve ser monitorado pelo ordenhador, desligando o vácuo do equipamento. A ordenha excessiva (sobreordenha) pode causar microtraumatismos nos tetos, predispondo à mastite principalmente por microrganismos contagiosos. São controversas as recomendações quanto à retirada do leite residual. Após a ordenha adequada, cerca de 100 a 200 mℓ de leite usualmente ficam retidos nas cisternas. Em condições normais de ordenha, esse volume de leite residual não deve causar mastite.

Pós-*dipping*

Recomenda-se a imersão de todos os tetos, ao final de cada ordenha, em produtos antissépticos por cerca de 5 a 10 s. Esse procedimento é útil principalmente na prevenção da mastite por microrganismos contagiosos, em virtude do excesso de manipulação dos tetos no decorrer da ordenha mecânica, pelo contato manual do ordenhador e equipamentos com os tetos. Para a imersão, estão disponíveis comercialmente três tipos de recipientes: frasco tipo cachimbo, frasco de pressão com retorno e frasco de pressão sem retorno. Destes, o frasco de pressão sem retorno (pressiona-se manualmente a parte inferior do frasco) é preferível, visto que mantém a solução mais limpa e evita o acúmulo de leite e resíduos que podem conter microrganismos viáveis, passíveis de transmissão entre os animais após a imersão. Os princípios ativos mais utilizados no pós-*dipping* são: iodo (0,5 a 1%), cloro (4%), clorexidina (0,5 a 1%), LDBSA (*Linear Dodecyl Benzene Sulfonic Acid* ou ácido sulfônico), peróxidos, lauricidina, ácido láctico e ácido cloroso, associados a bases e emolientes (glicerina, lanolina, propilenoglicol, sorbitol, colágeno, óleos vegetais e minerais). Os emolientes em soluções básicas fracas visam a diminuir a irritação dos tetos após o contato com o antisséptico. Ao final de cada ordenha, os recipientes de imersão dos tetos (pré e pós-*dipping*) devem ser higienizados e mantidos secos. Recomenda-se também utilizar, nos recipientes de pós-*dipping* e pré-*dipping*, somente o volume necessário do antisséptico para uma ordenha, para evitar o acúmulo de resíduos e microrganismos potencialmente patogênicos no fundo dos frascos.

Limpeza e desinfecção dos insufladores ou teteiras

A limpeza e desinfecção dos insufladores (*backflushing*) é um procedimento realizado em situações especiais, principalmente em criatórios com problemas de mastite por microrganismos contagiosos. É realizada em sistemas automáticos de ordenha pela imersão/aspersão dos insufladores com solução desinfetante fraca, visando a reduzir a população de microrganismos no equipamento.

Manutenção do equipamento de ordenha

A desinfecção diária do equipamento de ordenha é um ponto crucial na prevenção da mastite na propriedade leiteira. A contaminação do equipamento pode veicular microrganismos para as mamas de um animal sadio. De maneira geral, a limpeza e a desinfecção do equipamento são realizadas mediante a lavagem diária dos condutos com água morna (32 a 41°C), seguida de enxágue com água quente (71 a 74°C) com detergente alcalino à base de cloro. Recomenda-se realizar também, no mínimo 1 vez/semana, enxágue com produto ácido. A manutenção do equipamento deve ser realizada periodicamente (a cada 4 meses ou 600 ordenhas), utilizando assistência técnica por pessoal especializado das empresas dos equipamentos de ordenha. Os componentes que apresentam desgaste natural com o uso, como borrachas e insufladores, devem ser substituídos periodicamente. A aferição da bomba de vácuo entre 37 e 41 kPa (11 a 12 polegadas ou 275 a 300 milímetros de mercúrio) e das pulsações dos insufladores (40 a 60 bpm) deve ser realizada de acordo com as recomendações internacionais, visando a garantir ordenha adequada. Equipamentos desregulados que realizam ordenhas com excesso ou diminuição do binômio vácuo e pulsação determinam, respectivamente, traumatismos e retenção do leite, favorecendo a ocorrência de mastite.

Outros procedimentos gerais

Outros procedimentos, como o descarte de animais com mastite crônica, o tratamento de animais com mastite clínica e o monitoramento dos indicadores de produção e da qualidade do leite nos rebanhos, são fundamentais nos programas de controle e profilaxia da mastite.

Descarte de animais com mastite crônica

Os casos de mastite crônica são causados principalmente por *S. aureus*, fungos, leveduras, algas, *Nocardia* spp. e *T. pyogenes* ou por agentes não convencionais dos gêneros *Brucella*, *Mycobacterium* e *Listeria*, que apresentam localização intracelular, induzem (pio)granulomas e/ou não respondem ao tratamento com antimicrobianos convencionais. Os animais que apresentam mastites recorrentes, de difícil resolução terapêutica, nos quais não foi obtido êxito com o tratamento no decorrer da lactação ou mesmo no período seco e que adentram a lactação seguinte com mastite devem ser considerados para o descarte no plantel. Animais com mastite crônica servem como fontes de infecção permanente para os sadios do rebanho. Outros indicadores que desqualificam os animais para a manutenção no plantel são comentados no item "Descarte de vacas com mastite".

Tratamento de animais com mastite clínica

A rigor, todos os animais com mastite clínica no rebanho devem ser tratados, e o leite não deve ser aproveitado para o consumo humano ou oferecido para outros animais. Esses animais devem ser redirecionados e ordenhados ao final da ordenha. O tratamento dos animais com mastite clínica limita a propagação dos microrganismos no rebanho, a evolução dos casos, os agravos ao tecido glandular ou mesmo a morte ocasional de animais.

Monitoramento dos indicadores de produção, qualidade do leite e mastite no plantel

Os indicadores de produção e qualidade do leite das propriedades são reflexos diretos do manejo e das práticas de controle e profilaxia diante da mastite. A avaliação da produção deve levar em consideração o número de fêmeas lactantes, o estágio e o número de lactações. Os indicadores de qualidade do leite podem ser obtidos pelo uso diário da caneca telada de fundo escuro (ocorrência de mastite clínica) e de testes como CMT e CCS (diagnóstico da mastite subclínica). A coleta de leite para cultura microbiológica, a identificação de patógenos e testes de sensibilidade microbiana *in vitro* fornecem subsídios para ações diferenciadas de controle e profilaxia para microrganismos contagiosos ou ambientais e para instituição racional do tratamento. Outros métodos físico-químicos e microbiológicos, como a CBT, ou aferições dos níveis de acidez, cloretos, extrato seco desengordurado e crioscopia também são importantes indicadores da qualidade do leite produzido.

Vários índices epidemiológicos podem ser calculados por análise dos dados mensais de CCS ou estão disponíveis nas associações de controle leiteiro, que fornecem relatórios de qualidade do leite já padronizados. A análise mensal de índices epidemiológicos possibilita a avaliação do impacto da mastite no rebanho (número de vacas infectadas), o diagnóstico rápido de surtos, a presença de tendências temporais da doença e a efetividade de práticas de manejo adotadas. Entre os índices que podem ser calculados e monitorados em animais com mastite subclínica e clínica, os mais relevantes serão comentados nos itens a seguir.

Mastite subclínica

A prevalência é útil para a avaliação do impacto da mastite no rebanho, visando a estimar perdas econômicas decorrentes da diminuição na produção de leite em vacas infectadas. A incidência é uma medida de risco de mastite e avalia a rapidez com que os animais se tornam infectados no rebanho. É o índice mais importante para a avaliação de medidas preventivas. Ambas – a incidência e a prevalência – devem ser calculadas para cada grupo de idade (diferentes paridades), estágio de lactação (começo, meio e final da lactação) e grupos de animais (lotes A, B e C).

A proporção de animais cronicamente infectados é outro indicador que revela os tipos principais de patógenos mais prevalentes no rebanho. Elevações nesse índice sugerem aumento na duração das infecções, que pode ser resultante de vários fatores, como infecção por patógenos contagiosos, deficiências no tratamento de casos clínicos (que podem se tornar crônicos) e queda de resistência imunológica dos animais.

A cura espontânea é um bom indicador dos tipos de patógenos presentes no rebanho. Espera-se que a proporção de vacas que apresentam cura espontânea varie de forma inversamente proporcional à prevalência de patógenos contagiosos. Atualmente, um índice comumente monitorado por consultores de qualidade do leite é a taxa de cura de infecções intramamárias durante o período seco, definida como a proporção de vacas cuja CCS foi > 200.000 células/mℓ no último teste da lactação e < 200.000 células/mℓ no primeiro teste da lactação subsequente. Entretanto, deve-se ter cuidado na interpretação desse índice, pois resultados que indicam baixas taxas de cura podem ocorrer por causa de infecções novas, originadas nos primeiros dias pós-parto e, desse modo, não refletem mudanças que ocorreram exclusivamente durante o período seco.

Mastite clínica

O controle da mastite clínica tem se tornado um grande desafio para os produtores leiteiros especializados, em virtude do aumento da incidência da doença causada por microrganismos de origem ambiental em rebanhos com bom controle (ou erradicação) dos contagiosos. O controle da mastite é baseado na prevenção de casos novos, tratamento de casos existentes e descarte de animais doentes. Nesse contexto, registros de mastite são essenciais para avaliar a eficiência de programas de controle. Registros temporários (quadros na sala de ordenha) são frequentemente usados para o acompanhamento de casos clínicos, enquanto os registros permanentes (fichas e base de dados em computadores) são úteis para estudar índices epidemiológicos no rebanho, embora seu uso ainda esteja mais restrito aos rebanhos especializados. Os principais objetivos desses dados são registrar o processo envolvido nos cuidados de cada vaca, garantir que os protocolos de manejo e tratamento sejam seguidos corretamente e produzir informes que possam ser usados para estudar índices epidemiológicos de mastite no rebanho.

O processo de coleta de dados requer planejamento e dever ser eficiente, fácil e preciso, apesar de haver certa dificuldade em reunir informações de tratamentos e exames clínicos por causa da intensa rotina das fazendas de grande produção leiteira. A primeira etapa do plano de registros consiste em organizar os dados e definir quando e como serão coletados e armazenados. Um fator que dificulta a adoção de um sistema universal de registros é a variação entre as fazendas. Sistemas diferentes podem ser implementados para atender às necessidades de cada rebanho. De modo geral, é recomendado que sejam registradas as informações sobre as características de cada caso, os resultados de cultivo microbiológico, o desfecho de tratamentos, os relatórios em nível de vaca e de rebanho, a incidência de mastite, o perfil de patógenos, o nível de gravidade dos casos e os resultados de CCS.

Características de cada caso (informações clínicas e de tratamento)

Recomenda-se que a gravidade do caso, o quarto afetado e o tratamento de escolha (antimicrobiano e duração) sejam registrados. As inclusões de dados devem ser consistentes (mesmas abreviações) para que possam ser analisadas e comparadas posteriormente.

Resultados da cultura microbiológica do leite

A análise dos resultados de cultura é um componente essencial de programas de controle de mastite. Conhecer o perfil de patógenos presentes em cada rebanho determinará os tipos de tratamento e manejo empregados no programa de profilaxia/controle e possibilitará analisar taxas de cura ou identificar grupos de risco para cada patógeno.

Desfecho do caso e resultados do tratamento

No momento em que os casos clínicos são encerrados, o registro de informações sobre a evolução e o desfecho dos casos são úteis para avaliar os resultados dos tratamentos e a consistência no uso de protocolos. Informações relevantes que podem ser registradas são os dias até a cura clínica (leite com aparência normal), necessidade de terapia adicional (mais longa do que a planejada) e dias de descarte do leite. O tempo, em dias, de descarte do leite tem sido considerado essencial para o estudo econômico e clínico da mastite, além do fluxo de vacas no grupo de animais em tratamento. O intervalo usado para definir um caso clínico repetido, na mesma vaca, como um caso novo varia entre pesquisadores e técnicos, mas deve ser consistente na mesma fazenda. Recomenda-se, por motivos de padronização, que esse intervalo seja definido como 14 dias. Uma vez que as informações são registradas, podem-se produzir relatórios em nível de vaca e dos rebanhos.

Relatórios sobre a vaca. Esses relatórios incluem a história de saúde de cada vaca no rebanho e têm grande valor nas decisões de tratamento. O relatório em nível de vaca deve incluir resultados de CCS anteriores, ocorrência de casos prévios de mastite e outras doenças, histórico de tratamentos e informações de produção sobre os animais (Tabela 112.4). Os relatórios individuais de vacas devem ser utilizados no momento da detecção de novos casos clínicos, para avaliar as chances de sucesso no tratamento.

Estudos recentes observaram que até 50% de casos clínicos que ocorrem no início da lactação são causados pelos mesmos patógenos isolados previamente do mesmo quarto mamário durante o período seco. Vacas com CCS ≥ 200.000 células/mℓ (indicando mastite subclínica) no último teste de controle leiteiro da lactação (ocorre, em média, 15 dias antes da secagem) e também no primeiro teste da lactação subsequente (em média, 15 dias após o parto) tiveram risco de mastite clínica 2,7 vezes maior do que vacas com CCS < 200.000 células/mℓ em ambos os testes. Esses

Tabela 112.4 Representação de relatório sobre vaca em rebanhos de leite*.

Vaca	CCS/mℓ penúltimo teste	CCS/mℓ último teste	Dias em lactação	Produção de leite diária	Previsão de parto	Casos clínicos anteriores	Dias em lactação no primeiro caso
1.023	458.000	790.200	250	18	10/11/2012	1	–
Lista de eventos na lactação atual							
Data	**Evento**	**Comentário**					
28/09/2010	Acetonemia	–					
08/01/2011	Prenhe	–					
02/04/2012	Mastite	Caso moderado, anterior esquerdo (quarto afetado), tratamento com Spectramast® por 5 dias					
09/04/2012	Cultura	*Staphylococcus aureus*					

*Neste animal, a probabilidade de sucesso no tratamento é baixa em virtude da ocorrência de um caso anterior de mastite na mesma lactação, causado por *Staphylococcus aureus* e acompanhado de CCS elevada.

resultados são exemplos do uso prático da celularidade em programas de controle de mastite, pois dados de CCS de cada vaca (testes consecutivos) podem ser usados para prever o risco de casos clínicos na nova lactação.

Relatório sobre o rebanho. Os relatórios de rebanho podem ser produzidos para estudar a epidemiologia e as características dos casos clínicos ocorridos em certo intervalo de tempo e avaliar a consistência dos protocolos estabelecidos (Tabela 112.5). Características e índices epidemiológicos comumente calculados e monitorados mensalmente nos rebanhos incluem a incidência, o perfil de patógenos, a gravidade do caso e os resultados de CCS.

A incidência é calculada pelo número de casos novos de mastite clínica em 1 mês dividido pelo número de vacas em lactação (sem mastite) no início do mês em questão. A incidência também dever ser calculada para subgrupos de interesse, como paridade (vacas de primeira, segunda ou mais de duas lactações) e estágio de lactação (começo, meio e final). A paridade é um importante fator de risco para mastite e também está associada à eficácia de tratamento.

O conhecimento do perfil dos patógenos causadores auxilia no desenvolvimento de protocolos de tratamento, em estratégias de prevenção e na previsão dos resultados de tratamento.

A análise da gravidade dos casos pode revelar informações úteis, como virulência e tipo de patógeno, além dos métodos e critérios usados para detectar casos clínicos. Nesse contexto, monitorar a proporção de casos leves é útil para investigar a eficácia do diagnóstico na ordenha. Fazendas que não detectam casos leves (apenas grumos no leite) terão alta proporção de casos moderados e graves. Nas propriedades em que os coliformes são os principais agentes causais, geralmente ocorre grande número de casos graves. Assim, os relatórios em nível de vaca devem ser usados rotineiramente para tomar decisões de tratamento e manejo no momento da detecção de cada caso de mastite. Os relatórios em nível de rebanho devem ser analisados mensalmente para estudar a epidemiologia dos casos clínicos, avaliar a consistência dos protocolos de tratamento e identificar vacas que necessitam de cuidados especiais.

Medidas específicas

As medidas específicas de controle e profilaxia das infecções mamárias em animais de produção são recomendadas após o diagnóstico microbiológico e o conhecimento do perfil dos agentes causais de mastite na propriedade, tendo em vista que são distintas para microrganismos de origem ambiental e contagiosa (Tabela 112.6).

Medidas de profilaxia para microrganismos de origem ambiental

Os microrganismos de origem ambiental são representados principalmente pelas enterobactérias, pelos fungos, pelas leveduras, por certos estreptococos, actinomicetos e por algas. Recomenda-se que o ambiente imediato da pré e

Tabela 112.5 Representação de relatório em nível de rebanho em quatro casos de mastite em vacas.

Vaca	Paridade	Dias em lactação	Dias em lactação ao caso de mastite	Cultura	Entrada de mastite	CCS/mℓ anterior ao caso	Dias do leite fora do tanque	Produção de leite
1032	1	51	21	Klebi	MOADSP3	187.000	6	36
2231	3	33	3	Coli	SEPDSP5	98.000	8	29
1002	5	37	7	Coli	SEAESP3	340.000	6	38
2134	5	184	154	Aureus	LEAESP3	920.000	6	31

Aureus = *Staphylococcus aureus*; Coli = *Escherichia coli*; Klebi = *Klebsiella pneumoniae*; LE = caso leve; MO = moderado; SE = grave; SP3 = Spectramast® por 3 dias (tratamento); SP5 = Spectramast® por 5 dias (tratamento).
Notar que os casos foram causados, principalmente, por enterobactérias, ocorreram no início da lactação e não foram precedidos de CCS elevada, indicando características de mastite ambiental. Observar também que um caso grave (animal 1002) foi tratado somente por 3 dias, tempo considerado insuficiente para o tratamento adequado.

Tabela 112.6 Principais medidas indicadas na profilaxia e no controle de microrganismos de origem contagiosa e ambiental na ocorrência da mastite bovina.

Mastite ambiental	Mastite contagiosa
Manutenção de ambiente seco e limpo na pré e pós-ordenha (pavimentado ou gramado) e no ambiente de vacas recém-paridas	Higiene e treinamento do ordenhador
Retirada diária de matéria orgânica e outras sujidades	Formação de lotes de ordenha
Desinfecção do ambiente da sala de ordenha	Manutenção periódica do equipamento de ordenha (a cada 4 meses ou 600 ordenhas)
Lavagem de tetos excessivamente sujos antes da ordenha	Secagem dos tetos preferencialmente com papel-toalha descartável
Vacinação de vacas no período seco com vacina com *Escherichia coli* (J5)	Lavagem diária dos condutos da ordenha com água quente e desinfecção com produtos alcalinos ou ácidos
Remoção das fezes, limpeza e troca periódica da cama dos animais (areia, serragem, maravalha ou palha)	Aferição diária da bomba de vácuo e pulsação dos insufladores da ordenhadeira
Pré-*dipping*	Pós-*dipping*
Manutenção da qualidade e cloração da água usada na sala de ordenha	Descarte de animais com mastite crônica
Oferecimento de alimento imediatamente após a ordenha	Terapia/profilaxia da vaca seca

pós-ordenha seja constituído por local seco, gramado ou pavimentado, que evite o acúmulo de sujidades no úbere das vacas nas entreordenhas. Deve-se prestar atenção especial na retirada de dejetos e material orgânico após cada ordenha. A cama utilizada para animais estabulados deve ser trocada periodicamente, propiciando ambiente seco. Nesses casos, recomenda-se o uso de camas inorgânicas – como a areia –, que facilita a remoção diária das fezes. As camas orgânicas, como serragem, maravalha ou palha, apresentam maior dificuldade de manejo, pois devem ser trocadas com maior frequência do que as inorgânicas. O manejo inadequado das camas dos animais favorece o acúmulo de umidade e a proliferação de microrganismos, que podem ser veiculados para o úbere especialmente na pós-ordenha imediata, quando o canal do teto permanece relaxado. As camas de palha propiciam a manutenção principalmente de estreptococos ambientais, enquanto a maravalha e a serragem estão relacionadas com os surtos de mastite por *K. pneumoniae*, *Serratia marcescens* e outras enterobactérias.

As instalações pavimentadas do ambiente de ordenha devem ser submetidas à desinfecção química periódica, com a utilização de produtos à base de amônio quaternário, hipoclorito de sódio e cresol (em concentrações que variam de 1 a 5%). Recomenda-se o rodízio desses desinfetantes a cada 6 meses. A desinfecção física com altas temperaturas ("vassoura de fogo") também é indicada nas instalações pavimentadas da pré e pós-ordenha, no mínimo semestralmente. A lavagem dos tetos antes da ordenha é recomendada exclusivamente para animais com excesso de sujidades e deve ser realizada com água corrente clorada. Não se indica a lavagem total do úbere, em virtude do risco de deposição de material orgânico na região dos tetos e esfíncter, favorecendo os casos de mastite ambiental.

O pré-*dipping* é realizado com soluções antissépticas fracas à base de iodo, cloro ou clorexidina e caracteriza-se como procedimento efetivo contra mastite de origem ambiental, posto que diminui a carga de microrganismos do teto e esfíncter, imediatamente antes da ordenha. Após a imersão do teto na solução de pré-*dipping*, recomenda-se secar os tetos preferencialmente com papel-toalha descartável.

A obliteração completa do canal (esfíncter) do teto demora cerca de 30 min em uma fêmea de primeira cria e pode durar mais de 30 min em vacas acima de quatro ou cinco lactações. De maneira geral, as fêmeas de ruminantes domésticos têm o hábito de deitar-se após a ordenha, predispondo os tetos às infecções mamárias, particularmente por microrganismos ambientais. Dessa maneira, recomenda-se fornecer alimento em cochos após a ordenha, condicionando os animais a permanecerem em pé por tempo suficiente para a oclusão completa do canal dos tetos.

Medidas de profilaxia para microrganismos de origem contagiosa

Os microrganismos de origem contagiosa – também denominados "vaca-dependentes" – envolvidos na casuística de mastite em ruminantes domésticos são representados principalmente pelos estafilococos, estreptococos, micoplasmas e *Corynebacterium bovis*. A transmissão desse grupo de patógenos ocorre predominantemente no momento da ordenha. Dessa maneira, o manejo da ordenha, a desinfecção e a manutenção do equipamento e utensílios de ordenha, as noções de higiene e o treinamento do ordenhador são fundamentais na profilaxia e no controle da mastite por microrganismos contagiosos.

O treinamento do ordenhador para a realização da ordenha higiênica possibilita que o processo transcorra de acordo com a rotina de procedimentos preestabelecidos, de modo a garantir a adequada ejeção e acondicionamento do leite, minimizando contaminações. A desinfecção do equipamento deve ser realizada diariamente após o procedimento da ordenha, com água aquecida, alternando produtos químicos básicos e ácidos. A manutenção do equipamento deve ser periódica, preferencialmente com visitas da assistência técnica por representante comercial da ordenhadeira. O controle diário da pulsação e vácuo evita desníveis de sucção dos insufladores, os quais podem causar traumatismos nos tetos e favorecer a ocorrência de mastite. A troca periódica das borrachas e dos insufladores (a cada 4 meses ou 600 ordenhas) também se faz necessária, em virtude do ressecamento natural do material, o qual pode determinar a formação de pequenos sulcos na borracha – retendo leite e sujidades –, favorecendo a deposição de patógenos no local.

Para animais que adentraram sujos a sala de ordenha e cujos tetos foram lavados, recomenda-se a secagem preferencialmente com papel-toalha descartável.

Certos sistemas de ordenha realizam, entre cada animal ordenhado, a imersão do conjunto de insufladores em solução desinfetante, procedimento denominado retrolavagem (*backflushing*), que diminui os riscos de veiculação, pelas borrachas das teteiras, de restos de leite ou eventuais sujidades dos tetos que possam carrear microrganismos entre os animais. Realiza-se a imersão completa das teteiras em recipiente com solução desinfetante. No entanto, poucos sistemas de ordenha utilizam esse procedimento, tendo em vista que apresenta limitações de ordem prática, pois compromete a sequência da ordenha e aumenta o tempo entre a ordenha de cada vaca, posto que representa tarefa adicional para o ordenhador.

O pós-*dipping* consiste em procedimento de controle realizado com soluções antissépticas contendo iodo, cloro ou clorexidina mais concentradas que no pré-*dipping*. É eficaz no controle e na profilaxia da mastite, principalmente de origem contagiosa, em virtude do excesso de manipulação dos tetos no momento da ordenha, o qual pode favorecer a passagem dos microrganismos presentes na microbiota do teto e úbere para o canal do teto ou mesmo a contaminação do próprio equipamento de ordenha.

A terapia/profilaxia da vaca seca tem como finalidades a prevenção dos casos de mastite para a lactação subsequente e a cura de casos de mastite subclínica ao longo da lactação. As taxas de cura observadas no momento da secagem são significativamente superiores às que são observadas no tratamento realizado no decorrer da lactação. As peculiaridades desse procedimento serão descritas no item Tratamento.

Selante interno de tetos

Nos últimos anos, foi idealizado o selante interno de tetos com intuito de melhorar a prevenção de infecções em vacas no período seco. Grande parte das mastites que ocorrem nas primeiras semanas da lactação são originadas no período seco. O selante de tetos tem como finalidade corrigir duas limitações na terapia convencional da vaca seca: o efeito do antimicrobiano não se estende por todo o período seco e há baixa eficácia diante dos microrganismos de origem ambiental. O produto tem sido comercializado em vários países e contém compostos como o subnitrato de bismuto. O selante cria uma barreira física para a entrada dos microrganismos por via ascendente para o canal do teto.

O produto é recomendado à secagem depois da utilização do antimicrobiano da vaca seca. O selante deve ser aplicado individualmente em cada quarto mamário, após antissepsia do teto. No momento da aplicação intramamária do selante, é contraindicado massagear o teto, sob risco de o produto se difundir para a cisterna do úbere, causando a presença prolongada de flocos do selante no leite na próxima lactação. Ao final da aplicação do selante, recomenda-se fazer a imersão dos tetos em solução antisséptica de pós-*dipping*. O selante de tetos é inerte para a glândula mamária, solúvel em água, não deixa resíduos no leite na lactação subsequente e deve ser completamente retirado durante as primeiras ordenhas após o parto. O uso do produto na Europa, na Oceania, nos EUA e em países da América do Sul tem demonstrado redução nos índices de ocorrência de novas infecções mamárias no período seco e redução dos casos de mastite clínica entre a secagem e os primeiros 60 a 100 dias pós-parto, constituindo-se, portanto, em nova estratégia para a profilaxia e o controle da mastite bovina. Melhores resultados na profilaxia da mastite têm sido obtidos quando da administração do selante após a terapia da vaca seca.

Vacinas

Desde 1930, vacinas contra a mastite, para uso em animais, têm sido investigadas. Entretanto, o uso e a eficácia desses imunógenos ainda são limitados, em virtude da complexidade etiológica da doença, da baixa imunogenicidade de certos patógenos, de peculiaridades da imunologia da glândula mamária, da reduzida resposta imune na glândula mamária para vacinas administradas por via parenteral e da necessidade do uso de adjuvantes. Outro fator a ser considerado é a necessidade de induzir boa resposta imune local na mucosa da glândula mamária, mediante o estímulo de IgA, caracterizada como a classe de Ig responsável por conferir proteção de mucosas. Partindo dessa premissa, as vacinas deveriam ser mais efetivas na indução de imunidade local se fossem administradas por via intramamária. Assim, o conjunto desses fatores faz com que, atualmente, o uso de vacinas na mastite em animais se restrinja às propriedades mais especializadas ou que apresentam problemas crônicos para determinado tipo de microrganismo, cuja profilaxia e controle não são obtidos pela adoção das medidas convencionais.

A vacina com a cepa J5 de *Escherichia coli* apresenta antígenos comuns às bactérias gram-negativas e tem sido utilizada com êxito em propriedades com alta ocorrência de mastite por coliformes. O uso diminui a gravidade das manifestações clínicas hiperagudas causadas pelas enterobactérias nas primeiras semanas da lactação e reduz a ocorrência da mastite por coliformes. As vacinas comerciais têm sido preconizadas em novilhas e vacas, aproximadamente 60 e 30 dias antes do parto previsto, com revacinação 15 dias após o parto.

Paralelamente, diferentes estudos têm investigado imunógenos contra bactérias gram-positivas, consideradas os agentes causais mais prevalentes da mastite. Antígenos conservados de natureza capsular, da proteína A e adesinas do gênero *Staphylococcus*, bem como o fator de ativação do plasminogênio de *Streptococcus* spp., têm sido alvos de investigações para a elaboração de vacinas contra mastites estafilocócicas e estreptocócicas.

As vacinas autógenas (autovacinas) em que são utilizadas bactérias inativadas pelo calor têm sido empregadas, experimentalmente, com resultados satisfatórios, em surtos de mastite por *S. aureus* e *S. agalactiae* em vacas ou de *M. haemolytica* em ovelhas. Diferentes protocolos são indicados na vacinação de vacas e ovelhas – nos quais são utilizadas bacterinas contra mastite –, os quais incluem a vacinação das fêmeas 60 e 30 dias antes do parto. Outros protocolos vacinais recomendam a vacinação das vacas à secagem, reforço 21 a 30 dias depois e revacinação 1 semana após o parto.

Vacinas comerciais contra *S. aureus* têm sido indicadas em novilhas com 6 meses, com reforço 2 semanas após a primovacinação e revacinações a cada 6 meses. Recentemente, vacina comercial inativada contendo *S. aureus* combinado com *E. coli* (J5) tem sido utilizada em novilhas e vacas em países europeus, com resultados promissores.

No Brasil, estão disponíveis também vacinas polivalentes, que contêm vários microrganismos. No entanto, esses imunógenos não têm demonstrado resultados que justifiquem, de modo geral, a indicação na rotina de profilaxia da mastite bovina nos rebanhos do país.

Controle da mastite em novilhas

A mastite em novilhas geralmente é relegada a segundo plano nas propriedades leiteiras, visto que essa categoria é considerada, equivocadamente, refratária à afecção. Contrariamente, as infecções na glândula mamária em novilhas também afetam adversamente a diferenciação das células mamárias e diminuem a secreção láctea (cerca de 10%). Os principais agentes causais são representados pelos estafilococos coagulase-negativos, estreptococos ambientais, coliformes, corinebactérias e *T. pyogenes*. No entanto, *S. aureus* e *S. agalactiae* também têm sido descritos em novilhas.

A mastite em novilhas é, predominantemente, subclínica, embora também possam ocorrer casos clínicos. As medidas recomendadas no controle e na profilaxia da mastite em novilhas são baseadas na adoção de procedimentos gerais de manejo na criação de animais de leite. As novilhas prenhes ou as vacas de primeira cria devem ser alojadas em ambiente limpo e seco no periparto, mantidas, preferencialmente, em piquetes-maternidade, que possibilitem o monitoramento das fêmeas gestantes e cuidados higiênicos no pré e pós-parto, além da imersão dos tetos em solução antisséptica semanas antes do parto. Devem ser evitados pastos altos e sujos, ambientes com excesso de fezes, barro e umidade, bem como alta densidade de animais. Não se deve manter os animais em ambientes que ofereçam riscos de traumatismos no úbere e tetos (cercas de arame farpado ou outros objetos perfurocortantes). Atenção especial deve ser dada a impedir que as novilhas mamem umas nas outras, visto que esse hábito é considerado um dos principais modos de transmissão de patógenos para a glândula mamária nessa categoria animal.

Recomenda-se também o controle intensivo de moscas, pois as novilhas são particularmente suscetíveis ao desenvolvimento da "mastite de verão". Essa apresentação peculiar de mastite é, predominantemente, clínica. Em geral ocorre em poucos animais e, ocasionalmente, em surtos, causada por *T. pyogenes* e veiculada em ambientes de ordenha ou propriedades com grande quantidade de moscas.

São recomendadas três estratégias para a profilaxia da mastite em novilhas: uso somente do selante de teto 30 dias antes do parto previsto; administração do antimicrobiano da terapia da vaca seca combinada com o selante de teto pelo menos 45 dias antes do parto; ou aplicação de antimicrobianos para vacas lactantes entre 7 e 14 dias antes do parto. Os maiores índices de prevenção de novas infeções e cura de infecções preexistentes foram observados em rebanhos com alta prevalência de mastite por estafilococos coagulase-negativos e corinebactérias. Dessa maneira, a profilaxia/terapia de novilhas é justificada somente em casos específicos de mastite nessa categoria animal e não deve fazer parte da rotina das fazendas.

➤ Tratamento

O tratamento antimicrobiano é um dos principais procedimentos em programas de controle da mastite em animais domésticos e tem como objetivos: curar os casos existentes; impedir a disseminação de patógenos para outros quartos ou metades mamárias; minimizar os danos ao tecido mamário; evitar o descarte precoce de animais; restabelecer a qualidade e a produção do leite; evitar a morte de animais; prevenir novas infecções; e evitar a transmissão de patógenos pelo leite para animais lactentes e humanos.

Para a instituição do tratamento, diferentes fatores devem ser levados em consideração, incluindo o agente causal, a escolha do antimicrobiano, a via de aplicação (intramamária e/ou parenteral), o perfil de sensibilidade dos microrganismos, a opção pela terapia na lactação ou no período seco, as diferenças entre o tratamento dos casos clínicos e subclínicos, o nível de gravidade do caso, a persistência de resíduos de antimicrobianos, a presença de casos anteriores, o histórico da CCS do animal e o tempo decorrido da lactação.

Escolha do antimicrobiano

O antimicrobiano ideal para o tratamento das infecções mamárias deveria apresentar várias características, como amplo espectro de ação, efeito bactericida, alcançar altas concentrações terapêuticas no tecido glandular, estabilidade, boa efetividade na presença de material purulento, atoxicidade para o tecido glandular e neonatos, ausência ou baixo nível de resíduo no leite, pH levemente alcalino (base fraca), boa relação custo-benefício e fácil aquisição no mercado. Outras propriedades químicas, como a ligação com proteínas e a lipossolubilidade, interferem na atividade do fármaco no tecido mamário. A gordura do leite favorece a concentração mamária de fármacos lipossolúveis. Contrariamente, a ligação dos antimicrobianos às proteínas séricas dificulta a disponibilidade dos fármacos na glândula mamária. No entanto, nenhum antimicrobiano disponível comercialmente tem todas as características supracitadas. Em sua grande maioria, reúnem a maioria dessas características consideradas desejáveis para o tratamento de animais com mastite.

Na prática, a escolha do antimicrobiano recai, geralmente, na experiência dos profissionais, no custo ou mesmo no apelo comercial dos fármacos. Os testes de sensibilidade microbiana *in vitro* possibilitam eleger antimicrobianos com melhor ação diante da microbiota mamária dos animais de determinada propriedade, facilitando a tomada de decisão na escolha de fármacos para uso no tratamento na lactação e/ou no período seco. Ainda, possibilita monitorar a ocorrência de multirresistência aos antimicrobianos em isolados de mastite nos plantéis. Porém, nem sempre a sensibilidade microbiana *in vitro* assegura a efetividade *in vivo*, posto que vários fatores intrínsecos aos fármacos, aos agentes causais e ao processo inflamatório na glândula mamária influenciam no sucesso terapêutico. Essa discrepância entre a sensibilidade *in vitro* e *in vitro* dos isolados leva a certa divergência entre pesquisadores na indicação do teste.

Em alguns países, como os EUA, certos antimastíticos são comercializados somente com prescrição do médico-veterinário (amoxicilina, cloxacilina, hetacilina, novobiocina e pirlimicina), e estão disponíveis pouco mais de dez diferentes ativos de antimastíticos no país, o que minimiza o uso não racional dos fármacos no tratamento. Em contraste, no Brasil, os antimastíticos estão disponíveis à população em geral nas lojas veterinárias e mais de 20 ativos de antimicrobianos são comercializados para o tratamento intramamário de vacas. O grande número de antimicrobianos apresenta como vantagem a maior gama de opções para o uso técnico dos fármacos no tratamento. Em contraste, pode favorecer o uso indevido ou equivocado se não utilizado por profissionais, como a troca somente do nome fantasia (comercial) do produto ou mesmo a substituição por fármaco do mesmo grupo, de ação similar. Os principais grupos de antimicrobianos disponíveis no Brasil para o tratamento intramamário na lactação são representados pelas penicilinas e derivados, cefalosporinas e aminoglicosídios (Tabela 112.7).

Mastite clínica e subclínica

Antes do início do tratamento, é essencial reunir informações sobre os animais tratados, que possam subsidiar a decisão de novos tratamentos ou o descarte do animal. Entre as informações desejáveis no registro de tratamento, podem ser elencadas: identificação precisa do animal; identificação do(s) quarto(s) tratado(s); tempo de lactação do animal; número de lactações; idade do animal; histórico mensal de CCS e/ou CMT; identificação do patógeno; dados do tratamento (antimicrobiano, vias, duração); descarte do leite (em dias); produção do animal; histórico de mastite e tratamentos; e informações de outras doenças (metrite, infertilidade, problemas de casco).

Em animais de alto valor zootécnico tratados sem respaldo de testes laboratoriais, recomenda-se coletar assepticamente, amostra de leite do quarto ou metade mamária afetada antes do tratamento e mantê-la em temperatura de congelamento (-20°C), obtida em *freezer* convencional. Esse procedimento resguarda o profissional para a necessidade de encaminhamento do leite do animal para a realização do diagnóstico microbiológico, na eventualidade de o tratamento em curso não surtir efeito. A inobservância desse procedimento de coleta prévia do leite – antes do início do tratamento – pode dificultar o isolamento do agente causal em animais com tratamento já iniciado, posto que o resíduo do antimicrobiano no leite pode inibir a multiplicação *in vitro* dos microrganismos nos meios de cultura.

Tratamento intramamário da mastite clínica

O adequado procedimento do tratamento intramamário é fundamental para a correta difusão do antimicrobiano no quarto ou metade mamária, além de evitar a contaminação do teto (Quadro 112.4).

A princípio, recomenda-se o tratamento de todos os casos de mastite clínica em animais de produção e de companhia, em razão dos riscos de propagação dos patógenos para outras mamas ou animais, agravamento do processo, lesões irreversíveis ao tecido glandular e tetos, prejuízos com o descarte precoce de fêmeas e morte ocasional de animais.

Diferentes quesitos devem ser levados em consideração na decisão do tratamento, particularmente os de ordem econômica e intrínsecos ao animal. Os fatores de ordem econômica são o descarte do leite após a administração do fármaco (no mínimo 3 dias após a última aplicação intramamária e 7 dias por via parenteral), os custos do tratamento e o aumento do manejo na propriedade. Entre os

Tabela 112.7 Princípios ativos de antimicrobianos disponíveis comercialmente (isolados ou em associação) para o tratamento intramamário da mastite bovina na lactação.

Antimicrobianos isolados	Especialidade farmacêutica
Cefapirina sódica (2 g/100 mℓ)	Cefa-Lak®
Cefoperazone sódico (250 mg)	Biomast®, Cefavet®, Mamithal®, Masticel®, Mastizone®, Pathozone®, Uberlac®
Ceftiofur (125 mg)	Spectramast®
Cefquinoma (75 mg)	Cobactan VL®
Cloxacilina sódica (200 mg)	Anamastit L-200®
Ciprofloxacino (100 mg)	Ciprolac®
Gentamicina (150 mg)	Gentatec mastite 150 mg®, Gentocin mastite 150 mg®, Gentomicin mastite 150 mg®, Mastifin®
Gentamicina (250 mg)	Gentocin mastite 250 mg®
Antimicrobianos em associação	**Especialidade farmacêutica**
Amoxicilina (200 mg) e cloxacilina sódica (200 mg)	Afimastite L®
Amoxicilina (62,5 mg) e enrofloxacino (300 mg)	Enrocilin L®
Ampicilina (75 mg) e cloxacilina sódica (200 mg)	Bovigam L®, Vaseclox mastite aguda®
Ampicilina sódica (125 mg) e cloxacilina sódica (250 mg)	Intramast®
Bacitracina (28 mg), neomicina (250 mg) e tetraciclina (200 mg)	Mastijet forte®
Cefalexina (100 mg) e neomicina (100 mg)	Quallyxine®, Rilexine 200®
Cefalexina (100 mg), neomicina (100 mg) e miconazol (100 mg)	Vetmast plus®
Espiramicina (7.692.300 UI), flumetasona (0,0025 g) e sulfato de neomicina (2 g)	Flumast®, Newmast®
Espiramicina (2%) e neomicina (2%)	Ememast plus®
Estreptomicina (70 mg) e penicilina potássica (150 mg)	Agromastit®
Nistatina (150.000 UI) e sulfadiazina (500 mg)	Mastical®
Neomicina (300 mg) e nistatina (100.000 UI)	Mastiplus intramamária antifúngica®
Neomicina (150 mg) e oxitetraciclina (250 mg)	Promastic®
Neomicina (500 mg) e cloxacilina (200 mg)	Ubrecilin®
Sulfonamida (100 mg) e tetraciclina (185 mg)	Unguento intramamário®
Sulfadiazina (200 mg) e trimetoprima (40 mg)	Supronal L®
Sulfato de polimixina B (50.000 UI), sulfato de di-hidroestreptomicina (100 mg), penicilina G procaína (100.000 UI) e novobiocina sódica (150 mg)	Tetra-delta®

Quadro 112.4 Sequência de procedimentos sugerida para o tratamento da mastite por via intramamária em animais de produção.

1. Coletar amostra de leite e congelar (–20°C) visando ao diagnóstico microbiológico e antibiograma
2. Esgotar completamente o quarto ou metade mamária acometido em recipiente específico para descarte do leite mastítico
3. Lavar o teto com água e sabão em animais com excesso de sujidades e secar com papel-toalha descartável
4. Realizar a antissepsia das mãos do responsável pela aplicação do produto intramamário com algodão embebido em álcool (70%), solução de álcool iodado ou iodo (0,5 a 1%) e/ou utilizar luvas de procedimento
5. Realizar a antissepsia do teto afetado com ênfase na região do canal (fazendo movimentos circulatórios), utilizando algodão embebido preferencialmente em solução de álcool (70%). Alternativamente, pode ser utilizado na antissepsia o iodo (1%) ou o cloro (4%), associado a emolientes (glicerina ou lanolina) ou solução comercial de pós-*dipping*
6. Introduzir somente 2 a 3 cm da cânula mamária e infundir lentamente o antimicrobiano. Utilizar preferencialmente antimastíticos com cânulas curtas (as cânulas que excedam 3 cm causam lesões na camada de queratina do orifício do teto)
7. Obliterar o canal (orifício) do teto. Massagear no sentido do canal do teto em direção à base da mama por aproximadamente 60 s para facilitar a difusão do antimicrobiano
8. Realizar a imersão do teto tratado em solução antisséptica de pós-*dipping*

fatores intrínsecos aos animais que influenciam diretamente no tratamento, merecem destaque o antimicrobiano, o número de quartos afetados, o tipo de patógeno, a idade da vaca, o estágio da lactação, o histórico de casos prévios, a CCS da vaca e o número de aplicações do antimastítico.

Antimicrobianos por via intramamária

A grande maioria dos antimicrobianos utilizados no tratamento da mastite em animais de produção apresenta melhor efetividade e difusão quando administrados por via intramamária, incluindo: ampicilina, amoxicilina, cefalosporinas, fluorquinolonas e tilosina, enquanto cloxacilina, penicilina G e tetraciclinas apresentam média difusão. Estreptomicina, gentamicina e neomicina apresentam baixa difusão na glândula mamária. O amplo espectro de ação, o uso de veículos carreadores e a associação sinérgica entre fármacos tendem a contornar as limitações de difusão mamária de certos antimastíticos.

Número de quartos afetados

As taxas de cura da mastite no tratamento de casos clínicos na lactação são menores quando mais de um quarto mamário está afetado.

Tipo de patógeno

O sucesso do tratamento intramamário na lactação é variável entre os principais microrganismos. Em geral, *S. aureus* (20 a 30%), *E. coli* (< 20%), algas, fungos, leveduras e certos actinomicetos (< 30%) apresentam baixas taxas de cura no tratamento na lactação. Taxas moderadas de cura são observadas para *Staphylococcus* sp. (50%) e estreptococos ambientais (40 a 50%), enquanto altas taxas de cura geralmente são observadas para *S. agalactiae* (> 70%) e *Corynebacterium* sp. (> 90%).

Idade dos animais e recorrência (recidivas) de casos

As taxas de cura de casos de mastite clínica na lactação são inversamente proporcionais à idade das vacas. Estima-se que a cura bacteriológica reduza cerca de 5 a 10% na medida em que se sucedem as lactações. Estudo realizado nos EUA obteve cura bacteriológica em cerca de 40% das vacas na primeira lactação, 35% na segunda, 30% na terceira e 25% na quarta. Em contraste, a recorrência ou recidiva dos casos é diretamente proporcional ao número de lactações. Estudos recentes têm observado aumento entre 10 e 15% na recorrência dos casos por lactação, entre a primeira e a quarta lactações. A partir da quinta lactação, as vacas podem chegar a 40% ou mais de recidivas dos casos.

Estágio da lactação

Ao longo da lactação plena da vaca (entre 9 e 10 meses), são observadas menores taxas de cura no tratamento de animais com mastite clínica nos primeiros meses. Nos primeiros meses da lactação, as vacas apresentam maiores taxas de recidivas, que decrescem de aproximadamente 35% de casos recorrentes no primeiro mês para 10% de recidivas no 5º mês da lactação. Cerca de 20% das vacas com mastite clínica tratadas nos primeiros 3 meses de lactação podem apresentar recidiva cerca de 60 dias após o término do tratamento.

Histórico de casos prévios

As taxas de cura dos casos clínicos de mastite tratados na lactação são marcadamente menores em animais com histórico de casos prévios. Em estudo realizado com 101 casos de mastite clínica em vacas tratadas com ceftiofur, foram observadas cura bacteriológica em 85% das vacas sem histórico de casos prévios e cura de 52% dos animais com histórico de casos anteriores.

Contagem de células somáticas da vaca

Vacas com histórico de CCS > 200.000 células/mℓ em testes anteriores ao caso de mastite clínica apresentam menores taxas de cura bacteriológica após o tratamento.

Número de aplicações do antimastítico

Em geral, a maior efetividade no tratamento intramamário da mastite clínica em ruminantes domésticos é obtida entre 3 e 5 aplicações, em intervalos de 8, 12 e 24 h, dependendo das características e da meia-vida de cada antimicrobiano. Até o momento, não estão disponíveis comercialmente para o tratamento intramamário de vacas com mastite clínica, antimicrobianos cuja administração de somente uma ou duas doses possa mostrar efetividade satisfatória no tratamento.

Nos tratamentos intramamários que tendem à cura, geralmente entre a 2ª e a 3ª aplicações do antimastítico, as mamas afetadas apresentam indícios de melhora clínica ou restabelecimento, evidenciados pela diminuição da sensibilidade das mamas e tetos, e retorno do aspecto normal do leite. Nos animais em que o tratamento é ineficiente, recomenda-se a substituição do princípio ativo do fármaco, preferencialmente respaldado no antibiograma. Nas mastites clínicas, recomenda-se também aliar os antimicrobianos ao tratamento de suporte, que inclui fluidoterapia, duchas frias locais e anti-inflamatórios nos casos moderados a graves.

Tratamento parenteral da mastite clínica

A associação das vias intramamária e parenteral (via intravenosa, subcutânea ou intramuscular) é indicada, basicamente, nos casos clínicos agudos ou hiperagudos de mastite, com sinais de comprometimento sistêmico, no intuito de evitar complicações como septicemia e/ou endotoxemia e morte dos animais. Essa combinação apresenta maiores taxas de cura (até 50%) se comparada com o uso isolado dos antimicrobianos por via intramamária ou parenteral.

Recomenda-se a utilização do mesmo princípio ativo pelas duas vias (intramamária e parenteral) ou o uso de fármacos com reconhecido efeito sinérgico (penicilinas e aminoglicosídios; cefalosporinas e aminoglicosídios). Poucos antimicrobianos alcançam concentrações terapêuticas efetivas na glândula mamária quando administrados exclusivamente por via parenteral, entre os quais podem ser mencionados os macrolídeos, as fluorquinolonas, as tetraciclinas e a trimetoprima (Tabela 112.8). Tal efeito é atribuído, em parte, ao pH desses antimicrobianos, que são bases fracas e, quando administrados por via parenteral, apresentam alta concentração nas mamas com mastite. Na infecção mamária, a mistura do leite com o sangue resulta em leve alcalinização do pH do leite mastítico, favorecendo a difusão de fármacos com pH levemente alcalino no tecido mamário. Em contraste, os ácidos fracos, como sulfonamidas, cefalosporinas, penicilinas e aminoglicosídios, alcançam menores concentrações mamárias quando administrados por via parenteral, se comparados aos fármacos levemente básicos.

Em razão da menor eficácia do tratamento parenteral em comparação com o intramamário, não se recomenda o tratamento de animais de produção com mastite exclusivamente por via parenteral. A via parenteral é indicada no tratamento da mastite em éguas e em animais de companhia, em virtude das peculiaridades anatômicas da glândula mamária e do canal do teto nessas espécies, as quais limitam a utilização da via intramamária na infusão de antimicrobianos. Na presença de sinais de septicemia em animais com mastite, deve ser utilizada preferencialmente a via intravenosa nas primeiras administrações do antimicrobiano.

Tratamento da mastite subclínica

Ao contrário dos casos de mastite clínica, o tratamento da mastite subclínica no decorrer da lactação é o procedimento que causa maior controvérsia na abordagem terapêutica. O uso dessa prática requer criteriosa análise da relação custo-benefício e é influenciado por diferentes fatores: o agente etiológico, o número de animais envolvidos, o estágio da lactação, a idade do animal, o índice de rejeição do leite na plataforma e os custos com o tratamento, com o diagnóstico microbiológico e com o descarte do leite após a terapia.

O tratamento da mastite subclínica na lactação pode ser considerado em animais com > 200.000 células somáticas/mℓ, em propriedades com elevada ocorrência de casos no rebanho (≥ 30%) e/ou diante da rejeição do leite na plataforma, que constitui grande prejuízo ao produtor. O tratamento de animais com mastite subclínica na lactação surte efeito desejável em infecções por estreptococos ambientais e corinebactérias, principalmente em novilhas e vacas jovens. Em contraste, são baixas (< 30%) as taxas de cura de casos de mastite por *S. aureus* no decorrer da lactação.

O tratamento durante a lactação pode ser instituído em grande número de animais com mastite subclínica (como a blitzterapia para *S. agalactiae*) ou em determinados grupos de animais, com base no CMT ou na CCS. Os animais podem ser distribuídos em grupos (tratar inicialmente vacas com escores 3+ no CMT ou CCS > 200.000 células/mℓ por vários meses). O tratamento intramamário dos casos subclínicos, no decorrer da lactação, em geral é realizado com três infusões do antimastítico. Apesar da possibilidade de tratamento da mastite subclínica no transcorrer da lactação em animais de produção, tem-se optado pelo tratamento dos casos subclínicos no momento da secagem dos animais, na terapia da vaca seca. Os estudos têm comprovado que, no período seco, as taxas de cura dos casos subclínicos são significativamente superiores às obtidas ao longo da lactação. A necessidade do descarte do leite das mamas tratadas no decorrer da lactação em animais de produção (por causa da presença de resíduos de antimicrobianos no leite) e o

Tabela 112.8 Principais antimicrobianos disponíveis comercialmente e posologia para o tratamento da mastite clínica bovina por via parenteral.

Antimicrobiano	Posologia	Indicação principal
Ampicilina	22 mg/kg, via IM ou IV, a cada 8 ou 12 h	Cocos gram-positivos (*Staphylococcus* spp. e *Streptococcus* spp.)
Ceftiofur	5 mg/kg, via IM, a cada 24 h	*S. aureus* e outros cocos gram-positivos. Secundariamente, coco-bacilos gram-negativos
Ciprofloxacino	2,5 mg/kg, via IM, a cada 24 h	Bactérias gram-negativas (incluindo *P. aeruginosa*)
Enrofloxacino	5 mg/kg, via IM, a cada 24 h	Bactérias gram-negativas
Gentamicina	2 a 5 mg/kg, via IM ou IV, a cada 8 ou 12 h	Coco-bacilos gram-negativos
Penicilina benzatina	20.000 a 40.000 UI/kg, via IM, a cada 4 a 5 dias	*Clostridium perfringens* e outros cocos gram-positivos (não produtores de penicilinase)
Sulfadiazina/trimetoprima	30 mg/kg, via IM ou IV, a cada 12 ou 24 h	Bactérias gram-negativas
Tetraciclinas	20 mg/kg, via IM, a cada 12 ou 24 h. Em veículo oleoso, a cada 48 h	*Mannheimia haemolytica*, *Pasteurella multocida*, *Mycoplasma* spp.
Tilosina	15 mg/kg, via IM, a cada 12 h	*Mycoplasma* spp., cocos gram-positivos e gram-negativos

baixo percentual de cura, dependendo do microrganismo (< 30% para *S. aureus*), tornam pouco efetivo ou mesmo antieconômico o tratamento da mastite subclínica no decorrer da lactação.

Terapia estendida

A terapia estendida é uma modalidade de tratamento recomendada para situações específicas, particularmente para infecções mamárias por patógenos refratários ao tratamento convencional, em animais com infecções crônicas e/ou em animais de alto valor econômico. Consiste em 6 a 10 aplicações intramamárias do antimicrobiano, com incremento nas taxas de cura. Esse tratamento tem sido indicado principalmente para infecções por *S. aureus*. Estudos com o tratamento da mastite subclínica crônica em vacas infectadas por *S. aureus* têm mostrado taxas de cura > 50% com a terapia estendida. No entanto, a terapia estendida não deve fazer parte da rotina de tratamentos da propriedade.

Tratamento da mastite subclínica na secagem (terapia da vaca seca)

A terapia na interrupção da lactação, terapia na secagem, *dry cow therapy* ou terapia da vaca seca, é aceita como procedimento mais efetivo de tratamento para animais com mastite subclínica, notadamente por agentes contagiosos (ver Figura 112.1 H). A terapia da vaca seca cura entre 70 e 90% das infecções existentes no momento da secagem (particularmente causadas por *S. agalactiae* e *Corynebacterium bovis*) e reduz entre 50 e 75% a ocorrência de novas infecções durante o período seco, diminuindo o número de casos clínicos na lactação subsequente. No entanto, novas infecções podem ocorrer se os patógenos forem resistentes ao antimicrobiano utilizado ou pela deficiência do fármaco em manter níveis terapêuticos durante todo o período seco. A maior concentração dos antimicrobianos é observada no início do período seco, em comparação com a fase final de colostrogênese, fato que aumenta o risco de novas infecções no periparto.

A terapia da vaca seca possibilita tratar mamas infectadas no decorrer da lactação, nas quais não se obteve sucesso terapêutico durante esse período, ou mesmo nos animais para os quais se fez a opção pelo tratamento no momento da secagem. As taxas de cura bacteriológica no período seco são superiores às do tratamento na lactação. A infusão do antimastítico de vaca seca nas mamas não infectadas atua também na profilaxia de novas infecções no período seco (cerca de 60 dias). O pico de lactação e o período seco são as fases de maior ocorrência de mastite em animais de produção. A terapia na secagem possibilita a adequada involução da glândula mamária para a lactação seguinte, reduz as taxas de novas infecções no período seco e proporciona tempo para a recuperação do tecido mamário lesado. Além disso, apresenta riscos mínimos de resíduos no leite e não causa prejuízos ao produtor com o descarte do leite. O tratamento da vaca seca pode ser realizado sem a necessidade de exames laboratoriais prévios, tem custo acessível ao produtor e apresenta resultados otimizados se aliado ao selante interno de tetos.

O tratamento da vaca na secagem é realizado na última ordenha do animal, em dose única, por via intramamária, com a utilização de aplicadores (bisnagas) individuais para cada mama. São utilizados antimicrobianos adsorvidos a grandes moléculas, que retardam a eliminação e a absorção dos antimicrobianos, possibilitando níveis terapêuticos prolongados do fármaco (cerca de 40 dias) na glândula mamária ao longo do período seco. Os antimicrobianos utilizados na secagem contêm concentração mais elevada, comparativamente aos utilizados na lactação (Tabela 112.9), visto que não apresentam o inconveniente de resíduos no leite.

A terapia da vaca seca é um procedimento eficiente para o tratamento de animais com mastite subclínica e na prevenção de novas infecções. Portanto, deve integrar a rotina de manejo das propriedades.

Tratamento de suporte

Os procedimentos de suporte são medidas auxiliares no tratamento dos casos de mastite em animais (Tabela 112.10). São indicados principalmente em animais com sinais sistêmicos graves, causados usualmente por microrganismos toxigênicos, como *S. aureus*, *C. perfringens* e enterobactérias, além de certos actinomicetos, fungos e algas.

Microrganismos refratários ao tratamento

As mastites crônicas ou de difícil cura são causadas, principalmente, por bactérias detentoras de fatores de virulência que propiciam a evasão do sistema imune e/ou por microrganismos refratários ao tratamento com antimicrobianos convencionais (algas, fungos, actinomicetos). Nesses casos, o tratamento tem sido realizado de modo experimental ou, por vezes, empírico, com a utilização de fármacos manipulados, fitoterápicos e outros produtos químicos diversos (desinfetantes, antissépticos). Alternativamente, recomenda-se a ablação química dos quartos afetados ou mesmo o descarte do animal, posto que representam fontes potenciais de infecção nos rebanhos.

Mastite por fungos, leveduras e algas

A mastite por fungos, leveduras e algas ocorre, comumente, em propriedades com histórico de problemas de higiene, principalmente nas entreordenhas, e deficiente antissepsia do canal do teto no procedimento do tratamento intramamário. Os protocolos terapêuticos são variados, pouco reproduzíveis e não apresentam boas taxas de cura.

Geotrichum candidum, *Candida albicans* e *Cryptococcus neoformans* estão entre as principais causas de mastite por fungos e leveduras em ruminantes domésticos

Tabela 112.9 Antimicrobianos disponíveis comercialmente para o tratamento intramamário da mastite bovina na secagem (terapia da vaca seca).

Princípios ativos	Especialidade farmacêutica
Amoxacilina (200 mg) e cloxacilina (200 mg)	Amoclox S®, Afimastite A®
Ampicilina (250 mg) e cloxacilina (500 mg)	Bovigam VS®
Cefalônio anidro (250 mg)	Cepravin®
Cefalexina benzatina (500 mg)	Ubersec®
Cefalexina (250 mg) e neomicina (250 mg)	Rilexine 500®
Cefapirina benzatina (300 mg)	Cefa-Dri®
Cloxacilina benzatina (500 mg)	Anamastit-S®, Vaseclox vaca seca®
Cloxacilina (600 mg)	Intrasec V.S.®, Orbenin extra dry cow®
Cloxacilina benzatina (638 mg) e neomicina (500 mg)	Vetimast VS®
Espiramicina (1.200.000 UI) e neomicina (100.000 UI)	Ememast VS®
Gentamicina (250 mg)	Gentocin mastite vaca seca®
Gentamicina (400 mg)	Gentatec vaca seca®, Mastifin vaca seca®, Mastizone V.S.®
Neomicina (400 mg) e bacitracina de zinco (5.000 UI)	Neomastic®
Novobiocina (400 mg) e benzilprocaína (200.000 UI)	Albadry plus®
Penicilina G procaína (1.000.000 UI), penicilina G potássica (500.000 UI) e neomicina (500 mg)	Mastijet vaca seca®

Tabela 112.10 Principais procedimentos e características do tratamento de suporte na mastite clínica em animais domésticos.

Procedimento	Características (fundamento, indicação, periodicidade)
Ordenhas sucessivas	Eliminação mecânica dos microrganismos, debris celulares e células inflamatórias. Auxilia a ação dos antimicrobianos. Recomendadas 2 a 3 vezes/dia em animais de produção. Especialmente indicadas na mastite em animais de produção por fungos, leveduras e enterobactérias
Duchas frias	Diminuem o estado inflamatório da glândula e o desconforto do animal, visto que promovem vasoconstrição local. Indicadas 3 ou mais vezes/dia, com duração de 10 a 15 min. Recomendadas para animais de produção e de companhia
Correção do equilíbrio hidreletrolítico, energético e vitamínico	Animais de produção e de companhia com sinais sistêmicos de mastite apresentam diferentes graus de desidratação, inapetência ou anorexia, requerendo a reposição de fluidos, eletrólitos e produtos energéticos, como soluções glicosadas (5%), solução fisiológica (NaCℓ 0,85%) e vitaminas
Cânula intramamária em tetos obliterados (sondas)	A introdução de cânula intramamária com extremidade cortante (após antissepsia adequada do canal) é indicada em casos de obliteração do canal do teto em animais de produção. Possibilita a saída do leite e do conteúdo inflamatório, além da infusão de antimicrobianos por via intramamária
Ocitocina	Utilizada em casos de dificuldade de esgotamento da mama afetada antes do início do tratamento intramamário (20 a 30 UI, IV, a cada 12 ou 24 h). Indicada em animais de produção com a finalidade de estimular a ejeção do leite. No entanto, o uso excessivo pode "condicionar" o animal à ejeção do leite após aplicações exógenas da ocitocina
Anti-inflamatórios esteroides	Recomendados em casos de mastite hiperaguda com sinais sistêmicos em animais de produção. Inibem as vias ciclo-oxigenase e lipo-oxigenase da cascata inflamatória do ácido araquidônico. Podem levar à imunossupressão. Dexametasona e prednisolona estão presentes em formulações de antimastíticos de uso intramamário. O uso sistêmico de corticosteroides em casos graves de mastite tem a finalidade de manter a integridade das membranas celulares
Anti-inflamatórios não esteroides	Inibem somente a via ciclo-oxigenase, não causando imunossupressão. Flunixino meglumine (1,1 mg/kg, IV, a cada 24 h por 3 dias) é recomendado no tratamento do choque endotóxico em mastites por bactérias gram-negativas. Reduzem a atuação do LPS na cascata do ácido araquidônico, limitando a liberação dos mediadores pró-inflamatórios responsáveis pelos graves sinais sistêmicos

no Brasil. No país, estão disponíveis produtos comerciais para o tratamento intramamário que contêm antifúngicos à base de nistatina e miconazol (ver Tabela 112.6). Alternativamente, para o gênero *Cryptococcus*, é indicado o uso intramamário de neomicina, anfotericina B e isoniazida. O cetoconazol a 2% (um tubo de pomada), diluído em 50 mℓ de água esterilizada, pode ser usado por via intramamária em volume de 10 mℓ, a cada 24 h, por, no mínimo, 2 semanas. O período do tratamento depende da regressão do processo inflamatório ou de resultado negativo da cultura microbiana do leite, a partir de 2 semanas do início do tratamento. Para o gênero *Candida*, tem sido usada infusão intramamária de 200.000 a 300.000 UI de nistatina, diluída em 10 mℓ de água esterilizada, a cada 12 h por 5 dias, seguida de mais 10 dias a cada 24 h. Apesar dessas possibilidades de tratamentos, a cura de casos de mastite fúngica é reduzida.

Diferentes ensaios terapêuticos têm sido conduzidos pelo emprego de antimicrobianos, antifúngicos, desinfetantes, antissépticos, algicidas, entre outros produtos químicos, no tratamento da mastite bovina por *P. zopfii*. Entretanto, até o momento, nenhum produto apresentou eficácia comprovada, que possibilite a sua prescrição segura nos casos de mastite por essa alga. Assim, permanece a recomendação de segregação das vacas acometidas, secagem abrupta das fêmeas, ablação química dos quartos afetados ou descarte das fêmeas acometidas, em virtude do risco de disseminação para outros animais e para os humanos.

Tratamentos alternativos

Diferentes produtos químicos têm sido experimentados como alternativas no tratamento da mastite em animais infectados por microrganismos não convencionais. Essas substâncias têm ação direta nos microrganismos ou facilitam a difusão dos fármacos no foco infeccioso mamário. Animais tratados com produtos não convencionais devem ser monitorados durante toda a terapia, por causa dos riscos de reações adversas. Na presença de desconforto, dificuldade respiratória, febre, edema e hiperemia do úbere, alterações no aspecto do leite ou qualquer outra manifestação clínica, recomenda-se suspender imediatamente o tratamento, aplicar duchas frias na glândula mamária e administrar anti-inflamatórios ou anti-histamínicos nos animais. Entre os produtos alternativos para o tratamento de mastite, podem ser destacados o timerosal, o dimetilsulfóxido, o própolis, os imunomoduladores, os fitoterápicos e os extratos de plantas.

O timerosal tem ação antibacteriana e foi utilizado experimentalmente em mastites fúngicas em animais de produção. O produto é diluído em solução aquosa (1/1.000) em água esterilizada (10 a 15 mℓ da solução) e aplicado via intramamária, a cada 12 h, durante 3 a 5 dias. O dimetilsulfóxido (DMSO) tem reconhecida ação permeante de membranas biológicas. O DMSO (P.A.) tem sido associado a certos antimicrobianos (penicilinas, aminoglicosídios, fluorquinolonas) e utilizado por via intramamária, entre 10 e 20%, diluído em água destilada esterilizada (10 a 15 mℓ), a cada 24 h, por 3 a 5 dias, em casos de mastite de difícil resolução em animais de produção. Ensaios experimentais têm utilizado também imunomoduladores por via intramamária (como *Propionibacterium acnes*), com o intuito de estimular a resposta imune local, com ênfase na liberação de citocinas, no aumento da ação de células *natural killer* e da fagocitose por neutrófilos e macrófagos em animais com mastites refratárias ao tratamento convencional. Recentemente, também têm sido investigados produtos naturais, fitoterápicos e extratos de ervas com ação bactericida ou bacteriostática para a elaboração de antimastíticos. A vantagem desses produtos naturais reside no fato de não ocorrer o descarte do leite após o tratamento, por não haver resíduos tóxicos no leite. O própolis constitui-se produto natural com ação antimicrobiana, obtido por extração alcoólica (etanol 93°GL na proporção de 30%), a partir do filtrado de colmeias de abelhas. O produto foi utilizado experimentalmente, via intramamária, em vacas com mastite pelos gêneros *Candida* e *Prototheca*, diluído em solução a 10% (água destilada), a cada 24 h, durante 3 a 5 dias, com resultados variáveis. Entretanto, o uso desses produtos alternativos por via intramamária não deve ser indicado na rotina dos tratamentos de mastite, porque o número de estudos que comprovem sua eficácia é insuficiente.

Ablação química de quartos mamários

O procedimento fundamenta-se na aplicação intramamária de produtos altamente irritantes para o parênquima glandular mamário, nos casos de mastites refratárias e/ou causadas por actinomicetos, fungos, leveduras ou algas. Uma aplicação de iodo (10%) ou duas aplicações de nitrato de prata (3%), com intervalo de 14 dias, são preconizadas, diluídas em 10 a 50 mℓ de água destilada esterilizada (dependendo do tamanho do quarto mamário). Alternativamente, a ablação química pode ser realizada com uma aplicação de hipoclorito de sódio comercial – popularmente conhecido como água de lavadeira ou água sanitária (2 a 5% de cloro ativo) – em volumes que variam de 20 mℓ (ovinos) a 50 mℓ (bovinos). A clorexidina (2 a 4%) também é utilizada em duas aplicações a cada 14 dias, diluída em água bidestilada, conforme citado.

Após 8 a 24 h da infusão asséptica do produto químico (ou na ordenha subsequente), o animal deve ser ordenhado para a retirada dos resíduos do produto. Na ocorrência de qualquer reação local ou sistêmica após a aplicação do produto, esvaziar imediatamente o úbere. Para diminuir o desconforto do animal, recomendam-se, paralelamente à ablação química, a aplicação de duchas frias na glândula mamária (a cada 8 h) e a administração de anti-inflamatórios não esteroides (flunixina meglumina, 1,1 mg/kg, IV, por 3 dias), pois esses produtos químicos ocasionam intensa irritação do tecido glandular mamário.

Tratamento da mastite em outras espécies domésticas

Caprinos e ovinos

As mesmas características desejáveis na escolha dos antimicrobianos para o tratamento da mastite em bovinos são válidas para pequenos ruminantes. Entretanto, não estão disponíveis no Brasil produtos comerciais formulados especificamente para o tratamento da mastite em ovelhas e cabras. Classicamente, o tratamento das infecções mamárias em pequenos ruminantes é realizado com a utilização de antimicrobianos elaborados para bovinos e, ocasionalmente, com a ampliação do espectro de bula de bovinos para o uso em ovelhas e cabras. Na prática, é comum o uso de somente metade do volume do antimastítico de bovinos em cada metade mamária para o tratamento de pequenos ruminantes. No entanto, o uso de antimicrobianos idealizados para bovinos em pequenos ruminantes causa limitações na abordagem terapêutica.

O número reduzido de estudos do perfil de sensibilidade dos agentes causais da mastite em pequenos ruminantes resulta, certamente, em menor efetividade do tratamento nessas espécies quando se usam antimastíticos idealizados para bovinos. A cânula intramamária de vários antimastíticos de bovinos tem extremidade de tamanho e diâmetro que podem lesar a camada de queratina do canal do teto de pequenos ruminantes. A utilização da dose total dos antimastíticos de bovinos em pequenos ruminantes pode resultar, também, em maior efeito residual dos antimicrobianos no leite de ovelhas e cabras. O uso de metade da dose e a reutilização do antimastítico sem a correta antissepsia do canal do teto podem veicular microrganismos de uma metade mamária infectada para outra sadia. O manuseio e estoque inadequado de metade da dose e a reutilização da cânula intramamária podem favorecer a contaminação de outros animais. Com efeito, são necessários estudos para o desenvolvimento de antimastíticos de uso específico em ovinos e caprinos, considerando o perfil dos microrganismos e a adequação do volume, da concentração dos fármacos, do tamanho e diâmetro das cânulas intramamárias, visando a respeitar as características anatomofisiológicas da glândula mamária dessas espécies, otimizando a efetividade terapêutica.

Cães e gatos

O tratamento da mastite em cadelas e gatas deveria ser realizado com base na identificação dos microrganismos e no antibiograma. Os mesmos princípios para a coleta asséptica do leite em animais de produção são válidos para os animais de companhia, exceto no momento da coleta de leite, que deve ser realizada por gotejamento, mediante leve pressão da mama afetada, após a antissepsia local. Os antimicrobianos do grupo dos betalactâmicos (ampicilina e amoxicilina) e as cefalosporinas (cefalexina, ceftiofur, ceftriaxona) são bactericidas, indicados principalmente para bactérias gram-positivas, e se constituem nos principais fármacos de escolha para o tratamento da mastite em animais de companhia (Tabela 112.11). As fluorquinolonas (enrofloxacino, ciprofloxacino e marbofloxacino) e os aminoglicosídios (gentamicina, amicacina) são indicados preferencialmente para gram-negativos. Os macrolídeos alcançam altas concentrações terapêuticas na glândula mamária e apresentam bom espectro de atividade, inclusive para microrganismos intracelulares. Assim, fluorquinolonas, aminoglicosídios e macrolídeos se constituem em alternativas no tratamento das infecções mamárias em cadelas e gatas. Nos casos graves e/ou crônicos, podem ser associados antimicrobianos com efeito sinérgico, como betalactâmicos e aminoglicosídios. O tratamento da mastite em animais de companhia deve ser mantido por 7 a 14 dias e avaliado de acordo com a remissão dos sinais clínicos nas fêmeas. Na ocorrência de infecção dos filhotes pelo leite contaminado – manifestada por sinais de anorexia, dificuldade respiratória e febre –, recomenda-se a instituição do tratamento também desses animais, preferencialmente com os mesmos princípios ativos indicados para as fêmeas. Os antimicrobianos do grupo dos betalactâmicos são relativamente mais seguros para os neonatos. A reposição hidreletrolítica e energética, drenagem e antissepsia de glândulas abscedadas, compressas aquecidas, anti-inflamatórios não esteroides, suave ordenha e restrição à amamentação pelas mamas afetadas são medidas de suporte no tratamento. Em casos de comprometimento grave das mamas (necrose e abscessos), indica-se a drenagem cirúrgica das áreas lesionadas.

Búfalos

A similaridade entre os agentes causais e da estrutura do úbere possibilita que, de maneira geral, os mesmos princípios terapêuticos recomendados para bovinos possam ser adotados para as búfalas.

Éguas

Nessa espécie, são utilizados no tratamento principalmente antimicrobianos de amplo espectro, de custo acessível para animais de grande porte e que tenham indicação por via parenteral. A administração de penicilina

Tabela 112.11 Principais antimicrobianos e posologia sugerida no tratamento da mastite em animais de companhia.

Antimicrobianos	Dose e vias de aplicação	Tempo de terapia
Amoxicilina/ácido clavulânico	15 a 30 mg/kg, VO, a cada 8 a 12 h	7 a 10 dias
Ampicilina	22 mg/kg, SC, IM ou IV, a cada 8 h	7 a 10 dias
Azitromicina	5 a 10 mg/kg, VO, a cada 12 h	7 dias
Cefalexina	20 a 30 mg/kg, VO, a cada 8 h	7 a 14 dias
Ceftiofur	2,2 a 4,4 mg/kg, SC, a cada 12 ou 24 h	7 a 14 dias
Ceftriaxona	25 mg/kg, IM ou IV, a cada 24 h	7 a 10 dias
Enrofloxacino	5 a 10 mg/kg, VO ou SC, a cada 12 ou 24 h	7 a 14 dias
Gentamicina	2 a 5 mg/kg, SC, IM ou IV, a cada 8 ou 12 h	7 a 10 dias

benzatina (20.000 a 40.000 UI/kg, IM) é indicada em dose única, podendo ser repetida a cada 5 dias, dependendo da evolução do caso. Em casos graves, a penicilina é associada à gentamicina (2 a 5 mg/kg, SC ou IV, a cada 8 ou 12 h). O ceftiofur (5 mg/kg, IM, a cada 24 h), a azitromicina (10 mg/kg, VO, a cada 24 h, por 3 a 5 dias) e as sulfonamidas/trimetoprima (30 mg/kg, SC, IV ou IM, a cada 12 h) são alternativas no tratamento da mastite em éguas.

Cura espontânea

Na avaliação da efetividade dos tratamentos da mastite *in vivo*, deve ser levada em consideração a capacidade dos animais de debelarem a infecção sem suporte terapêutico auxiliar, processo denominado cura espontânea ou autocura, que é conferida pela resposta imune celular e humoral do animal. As taxas de cura espontânea podem variar de 10 a 30% nas infecções naturais. Em geral, apresentam baixa eficiência para animais infectados por *S. aureus* e enterobactérias. Ao contrário, apresentam boa efetividade para *Corynebacterium bovis* e estreptococos. A cura espontânea em vacas pode ser observada na rotina do diagnóstico laboratorial, na presença de cultivos microbiológicos negativos em animais com mastite, nos quais o sistema imune debela a infecção. Comumente, esses resultados negativos em animais com cura espontânea da mastite são equivocadamente interpretados como erro no diagnóstico laboratorial.

Causas de falha nos tratamentos

Diferentes fatores concorrem para o insucesso do tratamento nos casos de mastite em animais domésticos. Entre esses fatores, os principais são a escolha indevida do antimicrobiano, o nível terapêutico insuficiente dos fármacos na glândula mamária (baixa perfusão mamária) e o tempo insuficiente do tratamento. Outros fatores que interferem no êxito do procedimento incluem o momento do tratamento (na lactação ou no período seco), a demora no início da terapia, a formação de microabscessos, coágulos, fibrose ou granulomas – que limitam a ação do fármaco –, a ausência de identificação do microrganismo, a não realização dos testes de sensibilidade *in vitro*, o uso de subdosagens e a presença de microrganismos multirresistentes aos antimicrobianos convencionais. Particularmente no Brasil, por causa do grande número de ativos de antimastíticos, é possível a troca inadvertida somente do nome fantasia do fármaco (nome comercial), em casos de insucesso no tratamento, ou mesmo a substituição por fármacos do mesmo grupamento, que apresentam espectro de ação similar, resultado no insucesso do tratamento.

O uso indevido dos antimicrobianos aumenta a pressão seletiva para linhagens multirresistentes, dificultando ou inviabilizando a resolução completa do processo infeccioso. Paralelamente, a infecção por microrganismos intracelulares, produtores de betalactamases (*S. aureus*) e/ou não convencionais (fungos, algas, actinomicetos e os gêneros *Mycobacterium*, *Brucella*, *Listeria* e *Mycoplasma*), que resistem ao tratamento com antimicrobianos comuns, tende a determinar casos de evolução crônica ou recidivantes.

Descarte de vacas com mastite

O descarte de vacas com mastite é uma opção de manejo ainda não totalmente difundida no Brasil. É recomendado para animais com baixa expectativa de cura no tratamento. Os principais parâmetros que desqualificam os animais para a manutenção no plantel são: casos crônicos ou recorrentes de mastite, principalmente por *S. aureus*; mastite por agentes não convencionais (fungos, algas, actinomicetos); histórico de elevada CCS (múltiplos testes com CCS > 200.000 células/mℓ) e/ou positividade no CMT por mais de 2 meses ao longo da lactação; insucesso em outros tratamentos; dois ou mais casos de mastite na mesma lactação; idade avançada; baixa produção; dois ou mais tetos acometidos por mastite; e histórico de outros problemas de saúde (metrite, subfertilidade ou infertilidade, problemas de casco, metrite).

Resíduos de antimicrobianos no leite

O uso indiscriminado de antimicrobianos no tratamento de animais com mastite é motivo de preocupação entre os profissionais da área de saúde. A detecção, pelos laticínios, de resíduos de antimicrobianos no leite impede que o produto possa ser aproveitado para o consumo humano. A presença de antimicrobianos no leite causa prejuízos na elaboração de derivados lácteos, particularmente produtos que dependem da fermentação bacteriana ou que contêm lactobacilos vivos. O consumo de leite com resíduos de antimicrobianos pela população em geral está associado a quadros de anemia, enterite e alergias. Em geral, recomenda-se o descarte do leite no mínimo 72 h após a última aplicação do antimicrobiano por via intramamária, ainda que se tenha demonstrado a presença de resíduos de fármacos no leite (penicilinas, cefalosporinas, aminoglicosídios e fluorquinolonas) por períodos superiores a 72 h quando administrados por via intramamária. No entanto, o descarte do leite de animais tratados por via intramamária deve respeitar rigorosamente as recomendações dos fabricantes dos antimastíticos. Por via parenteral, o leite é considerado impróprio para o consumo humano no mínimo por 7 dias após a aplicação dos fármacos.

As causas mais comuns da presença de resíduos de antimicrobianos no leite são: inobservância do período de carência do fármaco no leite em vacas tratadas por via intramamária ou parenteral; uso de antimicrobianos de vaca seca em animais em lactação; aquisição de vacas tratadas; registro impreciso de animais tratados; redução do período seco em vacas tratadas na secagem; e falha na segregação de vacas tratadas na linha de ordenha.

Saúde Pública

Nos últimos anos, tem sido crescente a preocupação dos consumidores com a qualidade e a origem dos produtos e derivados de origem animal que são disponibilizados para o consumo humano. O leite e seus derivados são reconhecidos como produtos que podem transmitir doenças de origem alimentar. Essa preocupação é reflexo da notável capacidade dos patógenos de mastite de promoverem infecções e/ou toxi-infecções alimentares. Postula-se que cerca de 20% do leite produzido no Brasil não passe por fiscalização sanitária e/ou seja produzido em condições higiênico-sanitárias inadequadas. Ainda, estima-se que grande parte desse leite e derivados seja comercializada sob a forma de leite informal, ou seja, não submetido ao rigor dos métodos higiênicos e de processamento térmico necessário para a industrialização, o estoque e a distribuição do produto. Soma-se a isso o fato de que mais de 140 espécies de microrganismos já tenham sido descritas na casuística da mastite em animais, incluindo bactérias, fungos, algas e vírus, dos quais a grande maioria tem potencial zoonótico.

A prática da pasteurização do leite a partir da década de 1930 resultou em redução significativa dos riscos do leite e subprodutos lácteos como via de transmissão de patógenos. No entanto, ainda é preocupante o número de notificações de casos e surtos de infecções e toxi-infecções em humanos causadas por microrganismos clássicos e emergentes que são atribuídos ao consumo do leite e derivados. Tal fato poderia ser creditado a vários fatores, que incluem o aumento da população mundial e a consequente necessidade de alimentos que, por vezes, são produzidos, industrializados, estocados, transportados e/ou consumidos em condições impróprias de higiene. As mudanças dos hábitos alimentares da população que, de maneira crescente, realiza as refeições fora do domicílio – notadamente nos grandes centros urbanos – criam grande demanda de produtos e serviços na área alimentícia para a população em geral, o que, em tese, dificulta o serviço de fiscalização de alimentos pelos órgãos competentes de saúde. Tem-se observado também, nas últimas décadas, a emergência de doenças imunossupressoras – em especial a AIDS –, que fragilizam a resposta orgânica dos indivíduos e expõem os infectados a vários microrganismos oportunistas, incluindo os veiculados pelo leite e derivados de origem animal.

Os produtos lácteos representam cerca de 5% da casuística das doenças de origem alimentar em humanos, causadas principalmente pelo consumo de leite cru ou não pasteurizado, queijos e outros derivados produzidos sem condições adequadas de higiene e/ou qualquer tipo de tratamento térmico. A contaminação do leite na origem do produto pode ocorrer a partir do próprio animal (microbiota da pele), do ambiente de ordenha (fezes, barro, cama dos animais), do ordenhador (microbiota da pele, conjuntivas e mucosas) e dos equipamentos e utensílios de ordenha (ordenhadeira, tanques de expansão, insufladores, tubulações, latões, água de uso na sala de ordenha).

Na indústria de laticínios, a qualidade da matéria-prima é primordial para a produção de leite e derivados, de modo que, se for de baixa qualidade, constitui-se em um dos maiores entraves para os laticínios e as cooperativas leiteiras em todo o país. Historicamente, a qualidade do leite no Brasil no contexto tecnológico e de inspeção sanitária de produtos tem enfocado o controle de indicadores de contaminação e de adulteração do produto de origem animal, fundamentados na contagem global de microrganismos aeróbios mesófilos e nas determinações de acidez, cloretos, densidade, índice crioscópico e teores de gordura e matéria seca desengordurada. Paralelamente, os processos de industrialização do produto e derivados – que incluem desde a coleta a granel, transporte, recepção, industrialização, embalagem, estocagem até a distribuição – também devem ser levados em consideração como fatores de risco na qualidade do produto final.

Os principais patógenos relacionados com as infecções e/ou toxi-infecções atribuídas ao consumo de leite e derivados são representados por linhagens de *S. aureus* e enterobactérias toxigênicas (*E. coli*, *Shigella* spp., *Salmonella* spp., *Yersinia enterocolitica*). Paralelamente, outros microrganismos representam risco considerável como patógenos de veiculação láctea para os humanos, como *Mycobacterium bovis*, *Brucella abortus*, *Brucella melitensis* e *Listeria monocytogenes*.

O gênero *Staphylococcus* é um dos principais patógenos da mastite nos animais domésticos. Linhagens toxigênicas de *S. aureus* e, mais recentemente, estafilococos coagulase-negativa são consideradas as principais causas de infecções e toxi-infecções de origem láctea para os humanos. Os tipos A, B, C e D são reconhecidos como as principais toxinas relacionadas com as estafilococcias nos humanos e têm comprovada termorresistência às condições usuais de pasteurização. Os sinais de toxi-infecção estafilocócica em humanos são hiperagudos (12 a 48 h), manifestados comumente por náuseas, mal-estar geral, cefaleia, vômito, dor abdominal e diarreia transitória, com altas taxas de morbidade e baixa mortalidade.

E. coli pertence à microbiota intestinal dos animais e humanos. Recentemente, as linhagens entéricas foram reclassificadas em seis grupos (*E. coli* enteropatogênica – EPEC, *E. coli* enterotoxigênica – ETEC, *E. coli* entero-hemorrágica – EHEC, *E. coli* enteroinvasora – EIEH, *E. coli* de aderência difusa – DAEC e *E. coli* enteroagregativa – EAggEC). Nas últimas décadas, *E. coli* EHEC do sorotipo O157:H7 tem sido reconhecida como doença emergente, relacionada com ocorrência de colite hemorrágica, trombocitopenia e síndrome urêmica hemolítica, geralmente fatal em crianças. Os sinais clínicos nos humanos decorrem da produção e da absorção intestinal de tipo especial de citotoxina (verotoxinas – VT, *Shiga-like* toxina – SLT ou Stx), que causam a inibição da síntese proteica e lesão no endotélio dos vasos, culminando em graves manifestações entéricas e renais. A principal fonte de infecção do sorotipo são os ruminantes (principalmente bovinos), que eliminam o microrganismo pelas fezes (cerca de 1% dos animais). O primeiro caso de doença nos humanos foi registrado nos EUA, em 1983, decorrente do consumo de hambúrgueres em tradicional rede de *fast-food*. Subsequentemente, os casos e surtos têm sido diagnosticados em produtos cárneos, leite (cru e pasteurizado) e derivados, água, frutas e verduras. No entanto, parece que o sorotipo O157:H7 não se constitui em agente primário de mastite, e o leite e derivados sofreriam contaminação cruzada na ordenha ou na industrialização do produto.

O gênero *Salmonella* figura como um dos principais patógenos na casuística das infecções e toxi-infecções por produtos e derivados de origem animal. São conhecidos atualmente mais de 2.000 sorotipos da bactéria. *Salmonella enterica* contempla a maior parte das espécies patogênicas para humanos e animais. *Salmonella enterica* sorotipo Typhimurium é o mais prevalente nas infecções em todas as espécies de animais domésticos e apresenta grande prevalência nos humanos. O sorotipo Enteritidis é considerado agente causal de doença emergente em humanos, e é crescente também o seu diagnóstico em animais domésticos.

Linhagens de *Salmonella* spp. patogênicas são eliminadas pelas fezes de animais doentes, embora cerca de 5% dos animais possam albergar o microrganismo sem sinais entéricos, constituindo-se em mantenedores do patógeno nos rebanhos. Em bovinos, os sorotipos Typhimurium e Dublin são os mais prevalentes. O gênero *Salmonella* apresenta baixa prevalência na casuística de mastite em animais domésticos. No entanto, a contaminação do leite, derivados e outros alimentos com as fezes dos animais pode ocorrer em decorrência de condições impróprias de preparo, armazenagem e industrialização dos produtos ou por contaminação cruzada com outros alimentos. Os sinais da salmonelose em humanos podem ser hiperagudos ou agudos e manifestam-se, principalmente, por episódios de vômito, diarreia (com ou sem estrias de sangue), febre, dor abdominal e cefaleia, além de complicações como septicemia, pneumonia e hepatite, de alta gravidade principalmente para crianças.

A tuberculose permanece como grave problema de Saúde Pública no Brasil. A coinfecção do gênero *Mycobacterium* com o vírus da AIDS e a crescente ocorrência de linhagens multirresistentes aos antimicrobianos indicados no tratamento são fatores que dificultam o controle da doença. *Mycobacterium bovis* é a principal espécie que acomete os bovinos, assumindo também repercussão como agente causal de doença para humanos. A tuberculose nos animais domésticos caracteriza-se por lesões granulomatosas pulmonares, embora outros órgãos possam estar acometidos, incluindo linfonodos, glândula mamária, intestinos, fígado, ossos e encéfalo. Estima-se que cerca de 4% do rebanho bovino nacional destinado à produção de leite esteja acometido pela tuberculose. A infecção por *Mycobacterium bovis* em bovinos ocorre, principalmente, pela via respiratória e, menos frequentemente, pela via digestória. A infecção mamária por *Mycobacterium bovis* em geral é secundária à disseminação sistêmica da bactéria a partir de outros órgãos. *Mycobacterium bovis* se localiza no parênquima mamário e no linfonodo supramamário, causando lesões granulomatosas. Em virtude do comportamento crônico da doença nos bovinos, a eliminação de *Mycobacterium bovis* pelo leite pode ocorrer em animais sem sinais aparentes, o que agrava o risco de infecção de humanos, decorrente do consumo de leite cru – não pasteurizado – ou da fabricação de derivados lácteos sem tratamento térmico. Micobactérias ambientais – ou não tuberculosas – também podem infectar a glândula mamária de vacas. Estudo realizado no interior do estado de São Paulo por Franco *et al.*, em 2013, com 300 amostras de leite obtidas de tanque de expansão individual, coletivos e leite informal identificou, utilizando cultivo microbiológico e técnicas de biologia molecular, as seguintes espécies de micobactérias: *M. bovis, M. gordonae, M. fortuitum, M. intracellulare, M. flavescens, M. duvalii, M. haemophilum, M. immunogenum, M. lentiflavum, M. mucogenicum, M. novocastrense, M. parafortuitum, M. smegmatis, M. terrae* e *M. vaccae*.

Nos bovinos de produção leiteira, a doença é mais prevalente do que nos criados com finalidade de corte, por causa da maior proximidade dos animais nos criatórios de vacas de leite, em decorrência do intenso manejo na ordenha e alimentação, fatores que favorecem a transmissão da bactéria. A aquisição de animais de locais endêmicos e o confinamento são considerados também fatores de risco na ocorrência da tuberculose bovina.

A brucelose em bovinos e búfalos é causada pela *Brucella abortus* e se caracteriza por transtornos da esfera reprodutiva. *Brucella melitensis* acomete preferencialmente os caprinos e é reconhecida como a espécie mais patogênica para os humanos, embora seja considerada exótica no Brasil. Nas vacas em lactação, *Brucella abortus* se localiza no linfonodo supramamário e no tecido parenquimatoso e é eliminada de modo intermitente no leite. *Brucella abortus* e *Brucella melitensis* permanecem viáveis por vários meses em leite cru, derivados refrigerados e produtos lácteos congelados.

A brucelose nos humanos apresenta forte comportamento ocupacional, acometendo veterinários, zootecnistas, magarefes, produtores rurais, laboratoristas ou outros profissionais que mantêm contato próximo com animais ou materiais potencialmente infectantes. Apesar de as temperaturas empregadas no leite ultrapasteurizado (*ultra high temperature* – UHT) eliminarem o microrganismo, a brucelose em humanos pode ser adquirida pela ingestão de leite cru e/ou derivados (queijos) sem tratamento térmico. As manifestações clínicas nos humanos ocorrem várias semanas após a infecção, incluindo febre intermitente, mialgias, cefaleia e sudorese. O tratamento é prolongado, e as complicações clínicas manifestam-se como processos graves de artrite, osteomielite e inflamações em órgãos do sistema reprodutivo (testículo e glândulas acessórias).

Outra grande preocupação para os profissionais sanitaristas que atuam na área de produção e qualidade dos alimentos, incluindo o leite e derivados, reside no controle dos microrganismos psicrotróficos. Conceitualmente, esse grupo de patógenos se caracteriza pela capacidade de multiplicação em ampla variação térmica – que é ótima entre 20 e 40°C –, embora se multipliquem e se mantenham viáveis em temperaturas abaixo de 7°C, em geral obtidas em geladeiras domésticas utilizadas para o estoque de alimentos, incluindo leite e derivados. Dos psicrotróficos com potencial para provocarem agravos aos humanos, merecem destaque *Yersinia enterocolitica*, *Listeria monocytogenes* e os gêneros *Pseudomonas*, *Clostridium*, *Bacillus*, *Corynebacterium*, *Serratia* e *Micrococcus*.

A necessidade premente de aumentar o tempo de prateleira do leite e derivados requer grande esforço dos profissionais de saúde na adequação de métodos higiênicos para a manutenção da qualidade dos produtos. A manutenção do leite e derivados por período prolongado favorece o risco de multiplicação de microrganismos do grupo dos psicrotróficos. Apesar da inativação da maioria desses patógenos pelas condições do binômio tempo/temperatura adotadas na pasteurização usual ou UHT, a viabilidade desse grupo de microrganismos em temperaturas de refrigeração (4 a 8°C) possibilita a produção de enzimas proteolíticas e lipolíticas que degradam, respectivamente, a proteína e a gordura do leite, resultando em alterações no sabor (rançoso), odor e perda de capacidade de formação de coágulo. As fontes de contaminação do leite por esses patógenos são extremamente variadas: desde o equipamento e utensílios de ordenha, água, meio ambiente até o próprio ordenhador. O gênero *Pseudomonas* geralmente é contaminante da água. Enterobactérias como *Yersinia enterocolitica* estão associadas à contaminação de origem fecal. Os gêneros *Corynebacterium* e *Micrococcus* têm como *habitat* a microbiota da pele, as mucosas e as conjuntivas dos animais e estão presentes também nos equipamentos e utensílios de ordenha. *Listeria monocytogenes* geralmente contamina silagens de baixa qualidade (pH alcalino) fornecidas na alimentação dos animais, enquanto *Serratia* spp. está presente na cama dos animais.

A contaminação do leite e derivados após o processo de pasteurização também deve ser levada em consideração na avaliação dos riscos de contaminação por psicrotróficos e, em geral, é secundária à contaminação dos equipamentos destinados à embalagem dos produtos. Com efeito, há a necessidade de o profissional que atua na área de produção e qualidade do leite deter o mínimo de conhecimento sobre a epidemiologia dos agentes causais de mastite, com o intuito de buscar métodos e alternativas de controle e profilaxia nos plantéis. Entretanto, grande parte do êxito no controle dos psicrotróficos e demais microrganismos clássicos envolvidos na etiologia da mastite em animais de produção pode ser alcançada com a adoção de medidas conhecidas que visam a práticas higiênicas de ordenha, manejo sanitário e treinamento de pessoal.

Em 2002, a IN 51 do MAPA regulamentou os procedimentos de produção, industrialização e comercialização do leite e derivados. Com a deflagração da IN 51, substituída posteriormente pela IN 62, tem-se observado preocupação crescente dos produtores e consumidores com a presença de resíduos de antimicrobianos e outros produtos químicos no leite comercializado, bem como aumento no rigor dos laticínios e indústrias lácteas quanto às exigências da IN 62, que determina recusar o leite na propriedade ou plataforma que contenha qualquer indício da presença de resíduos de fármacos ou outros produtos químicos nocivos aos humanos (vermífugos, carrapaticidas, desinfetantes, herbicidas e antissépticos). A presença de resíduos de antimicrobianos no leite impede que o produto possa ser aproveitado para o consumo humano, causa prejuízos na elaboração de derivados lácteos (iogurte e queijos) e pode ocasionar agravos aos consumidores. Os principais antimicrobianos disponíveis atualmente para o tratamento intramamário de vacas em lactação no Brasil são do grupo das penicilinas, cefalosporinas, aminoglicosídios, fluorquinolonas, tetraciclinas e sulfonamidas. A penicilina e derivados pertencem a um grupo de antimicrobianos cuja presença de resíduos causa reações de hipersensibilidade (alergia) nos humanos. A presença de outros grupamentos está associada a anemia, aplasia medular e distúrbios gastrintestinais, hepáticos e/ou renais. O uso indevido dos antimastíticos se reflete também em baixos índices de cura no tratamento e no aumento da pressão seletiva para linhagens multirresistentes.

As principais causas da presença de resíduos de antimicrobianos no leite são determinadas pela inobservância do período mínimo de carência para o uso do leite de animais tratados por via intramamária ou parenteral e pela utilização inadvertida de antimastíticos de vacas secas em animais em lactação tratados. Os limites máximos de antimicrobianos permitidos nos alimentos de origem animal são determinados pela Organização Mundial da Saúde (OMS) e FAO, que indicam os valores seguros permitidos para cada fármaco de uso veterinário. Assim, cabe ao médico-veterinário à responsabilidade de conscientização dos técnicos e produtores para o uso racional dos antimicrobianos no tratamento da mastite e a exigência do descarte do leite nos primeiros dias subsequentes ao tratamento antimicrobiano dos animais por via intramamária ou parenteral. De fato, o uso dos antimicrobianos é uma preocupação crescente no conceito mundial de *One Health*, para salvaguardar os antimicrobianos visando ao uso racional dos fármacos no tratamento de humanos e animais.

Nos últimos anos, é notória a preocupação com a inocuidade e a qualidade nutricional e microbiológica dos produtos e subprodutos de origem animal consumidos pela população. Essa tendência mundial tem fomentado o franco crescimento, em todo o mundo, de propriedades rurais de produção orgânica, nas quais o leite e derivados figuram entre os principais produtos de interesse comercial.

O termo orgânico refere-se a alimentos de origem animal e vegetal produzidos sem o uso de fertilizantes, pesticidas, inseticidas, antimicrobianos, antiparasitários, transgênicos ou qualquer outro fármaco que contenha resíduos nocivos à saúde humana, incluindo produtos de uso agropecuário destinados a animais de leite. As propriedades rurais de produção orgânica são credenciadas por órgãos certificadores e se caracterizam pela otimização de recursos naturais e socioeconômicos, respeitando a integridade cultural do homem do campo e adotando práticas de manejo que minimizem danos à natureza e preservem o bem-estar animal. Preconizam também a exploração das propriedades, do ambiente e dos animais de forma holística, ecológica, racional e sustentável. Conceitualmente, as propriedades orgânicas devem produzir alimentos de alta qualidade nutricional, isentos de resíduos de produtos químicos nocivos aos humanos. O valor agregado do leite e derivados orgânicos é superior ao convencional, fato que tem motivado a migração de produtores tradicionais para a modalidade orgânica, caracterizando o leite orgânico como perspectiva de produção economicamente sustentável, notadamente para pequenos produtores.

Em 2008, o MAPA do Brasil sancionou a IN 64 com a finalidade de regulamentar os sistemas orgânicos de produção animal e vegetal, definindo critérios para essa modalidade de produto de origem animal. Embora ainda pontuais, os estudos iniciais sobre mastite e qualidade do leite orgânico têm mostrado, em geral, boa qualidade do produto. No entanto, os problemas observados nas propriedades orgânicas no Brasil são similares aos das convencionais, representados pelo predomínio de mastite subclínica por agentes contagiosos do gênero *Staphylococcus*, além de propriedades com elevação da CCS, CBT e presença de resíduos de antimicrobianos. Tais entraves na produção orgânica poderiam ser creditados ao fato de que o sistema orgânico de produção é recente no país, e muitos criatórios foram recentemente modulados para orgânicos, guardando, ainda, certas mazelas de procedimentos adotados no manejo geral da ordenha e ações de profilaxia, controle e tratamento utilizados nas propriedades convencionais.

O leite é considerado um dos produtos mais nobres de origem animal, em virtude de seu elevado valor nutricional. Entretanto, a mastite figura como a afecção mais preocupante na criação de animais de produção destinados à produção de leite, em virtude dos prejuízos econômicos e dos riscos em Saúde Pública. Cabe aos profissionais ligados à área animal o desafio de incrementar a produção de leite nacional, alicerçada em animais de alta genética, criados em condições de bem-estar animal e de modo sustentável nas diferentes propriedades, sem, contudo, perder o foco na qualidade nutricional e sanitária do produto, a qual passa, inexoravelmente, por ações de diagnóstico, profilaxia, controle e tratamento da mastite, que, em última análise, asseguram a qualidade do leite e derivados disponibilizados ao consumidor.

Bibliografia

Anderson DE, Hull BL, Pugh DG. Enfermidades da glândula mamária. In: Pugh DG. Clínica de ovinos e caprinos. São Paulo: Roca; 2005. p. 379-99.

Birgel EH. Semiologia da glândula mamária de ruminantes. In: Feitosa FL. Semiologia veterinária. A arte do diagnóstico. 2.ed. São Paulo: Roca; 2008. p. 324-64.

Brasil. Ministério da Agricultura, Pecuária e Abastecimento. Instrução Normativa nº 51, de 18 de setembro de 2002. Regulamento técnico de produção, identidade e qualidade do leite tipo A, do leite tipo B, do leite tipo C, do leite pasteurizado e do leite cru refrigerado e o regulamento técnico da colheita do leite cru refrigerado e seu transporte a granel. Brasília, 2002.

Brasil. Ministério da Agricultura, Pecuária e Abastecimento. Instrução Normativa nº 62, de 29 de dezembro de 2011. Regulamento técnico de produção, identidade e qualidade do leite tipo A, o regulamento técnico de identidade e qualidade de leite cru refrigerado, o regulamento técnico de identidade e qualidade de leite pasteurizado e o regulamento técnico da colheita de leite cru refrigerado e seu transporte a granel. Brasília, 2011.

Cabral KG, Lämmler C, Zschöck M, Langoni H, de Sá ME, Victória C *et al.* Pheno and genotyping of Staphylococcus aureus, isolated from bovine milk samples from São Paulo State, Brazil. Can J Microbiol. 2004;50(11):901-9.

Costa EO. Importância da mastite na produção leiteira do país. Revista de Educação Continuada do CRMV.1998;1(1):3-9.

Costa EO. Programa Nacional de Melhoria da Qualidade do Leite (PNMQL). Revista do Núcleo de Pesquisa em Glândula Mamária e Produção Leiteira-Napgama. 2005;8:18-21.

Costa EO. Uso de antimicrobianos na mastite. In: Spinosa HS. Farmacologia aplicada à Medicina Veterinária. 2. ed. Rio de Janeiro: Guanabara Koogan; 1999. p. 422-33.

Costa EO, Melville PA, Ribeiro AR, Watanabe E, Viani FC, White CR. Prevalence of intramammary infections in primigravid Brazilian dairy heifers. Prev Vet Med. 1996;29:151-5.

Costa EO, Ribeiro AR, Watanabe ET, Melville PA. Infectious bovine mastitis caused by environmental organisms. Zentralbl Veterinarmed B. 1998;45(2):65-71.

Costa EO, Ribeiro MG, Ribeiro AR, Rocha NS, de Nardi Júnior G. Diagnosis of clinical bovine mastitis by fine needle aspiration followed by staining and scanning electron microscopy in a Prototheca zopfii outbreak. Mycopathologia. 2004;158:81-5.

Costa EO, Watanabe ET, Ribeiro AR, Garino Junior F, Horiuti AM, Baruselli PS. Mastite bubalina: etiologia, índices de mastite clínica e subclínica. Revista do Núcleo de Pesquisa em Glândula Mamária e Produção Leiteira-Napgama. 2000;3(1):12-5.

de Haas Y, Veerkamp RF, Barkema HW, Gröhn YT, Schukken YH. Associations between pathogen specific cases of clinical mastitis and somatic cell count patterns. J Dairy Sci. 2004;87:95-105.

Dohoo IR, Leslie KE. Evaluation of changes in somatic cell counts as indicators of new intramammary infections. Preventive Veterinary Medicine. 1991;10:225-37.

Domingues PF. Estudo de parâmetros de constituintes do leite e plasma sanguíneo, possível associação do polimorfismo genético-bioquímico das betalactoglobulinas e transferrinas e exame citológico nas mastites bovinas subclínicas. [Tese de Doutorado]. Botucatu: Universidade Estadual Paulista. Faculdade de Medicina Veterinária e Zootecnia; 1999.

Domingues PF, Langoni H. Manejo sanitário animal. Rio de Janeiro: Epub; 2001. 210 p.

Dwingwell R, Kelton DF, Leslie KE. Management of the dry cow in control of peripartum disease and mastitis. Veterinary Clinics North America: Food Animal Practice. 2003;19:235-65.

Encontro de Pesquisadores em Mastites. 4. Botucatu, São Paulo. Faculdade de Medicina Veterinária e Zootecnia; UNESP, Botucatu, SP; 2007. Anais... 118 p.

Feitosa FL. Semiologia da glândula mamária de éguas, cadelas e gatas. In: Feitosa FL. Semiologia veterinária. A arte do diagnóstico. São Paulo: Roca; 2008. p. 321-3.

Franco MMJ, Paes AC, Ribeiro MG, Pantoja JCF, Santos ACB, Miyata M *et al.* Occurrence of Mycobacteria in bovine milk samples from both individual and collective bulk tanks at farms and informal markets in the southeast region of Sao Paulo, Brazil. BMC Veterinary Research. 2013;9:85.

Langoni H. Etiologia da mastite bovina subclínica e clínica: perfil de sensibilidade microbiana, controle e repercussão na produção leiteira e na saúde pública. [Tese de Livre-Docência]. Botucatu: Universidade Estadual Paulista. Faculdade de Medicina Veterinária e Zootecnia; 1995.

Langoni H. Tendências de modernização do setor lácteo: Monitoramento da qualidade do leite pela contagem de células somáticas. Revista da Educação Continuada do CRMV-SP. 2000;3(3):57-64.

Langoni H, Cabral KG, Tonin FB, Gimenes SM. Importância das leveduras na mastite bovina. Pesquisa Agropecuária Gaúcha. 1997;3(2):207-9.

Langoni H, Da Silva AV, Cabral KG, Domingues PF. Aspectos etiológicos na mastite bovina: Flora bacteriana aeróbica. Revista Bras Med Vet. 1998;20(5):204-9.

Müller EE. Qualidade do leite, células somáticas e prevenção da mastite. In: Sul- Leite: Simpósio sobre Sustentabilidade da Pecuária Leiteira na Região Sul do Brasil, 2; Toledo, PR; 2002. Anais... p. 206-17.

Nelson RW, Couto CG. Disorders of mammary gland. In: Nelson RW, Couto CG. Small Animal Internal Medicine. Philadelphia: Mosby; 2003. p. 882-5.

Pantoja JC, Hulland C, Ruegg PL. Dynamics of somatic cell counts and intramammary infections across the dry period. Prev Vet Med. 2009;90:43-54.

Pantoja JC, Reinemann DJ, Ruegg PL. Associations among milk quality indicators in raw bulk milk. J Dairy Sci. 2009;92:4978-87.

Pantoja JC, Rosa GJ, Reinemann DJ, Ruegg PL. Sampling strategies for total bacterial count of unpasteurized bulk milk. J Dairy Sci. 2012;95:2326-35.

Philpot WN, Nickerson SC. Vencendo a luta contra a mastite. São Paulo: Westfalia Landtechnik do Brasil; 2002. 192 p.

Quinn PJ, Carter ME, Markey BK, Carter GR. Clinical Veterinary Microbiology. London: Mosby; 1994. 648 p.

Quinn PJ, Markey BK, Carter ME, Donnelly WJ, Leonard FC. Microbiologia veterinária e doenças infecciosas. Artmed: Porto Alegre; 2005. 512 p.

Rhoda DA, Pantoja JCF. Using mastitis records and somatic cell count data. Veterinary Clinics North America: Food Animal Practice. 2012;28:347-61.

Ribeiro MG. Princípios terapêuticos na mastite em animais de produção e de companhia. In: Andrade SRF. Manual de terapêutica Veterinária. 3. ed. São Paulo: Roca; 2008. pp. 759-71.

Ribeiro MG, Costa EO, Leite DS, Langoni H, Garino Jr F, Victória C *et al.* Fatores de virulência em linhagens de Escherichia coli isoladas de mastite bovina. Arq Bras Med Vet Zootec. 2006;58(5):724-31.

Ribeiro MG, Geraldo JS, Langoni H, Lara GH, Siqueira AK, Salerno T *et al.* Microrganismos patogênicos, celularidade e resíduos de antimicrobianos no leite bovino produzido no sistema orgânico. Pesq Vet Bras. 2006;29:52-8.

Ribeiro MG, Lara GH, Bicudo SD, Souza AVG, Salerno T, Siqueira AK *et al.* An unusual gangrenous goat mastitis caused by Staphylococcus aureus, Clostridium perfringens and Escherichia coli coinfection. Arq Bras Med Vet Zootec. 2007;59:810-2.

Ribeiro MG, Salerno T, Mattos-Guaraldi AL, Camello TC, Langoni H, Siqueira AK *et al.* Nocardiosis: an overview and additional report of 28 cases in cattle and dogs. Rev Inst Med Trop S Paulo. 2008;50:177-85.

Ruegg PL. Investigation of mastitis problems on farms. Vet Clin North Am Food Anim Pract. 2003;19:47-73.

Santos MV, Fonseca LFL. Estratégias para controle de mastite e melhoria da qualidade do leite. São Paulo: Manole; 2007. 314 p.

Sheldrake RF, Hoare RJ, McGregor GD. Lactation stage, parity, and infection affecting somatic cells, electrical conductivity, and serum albumin in milk. J Dairy Sci. 1983;87:542-7.

Steeneveld W, van der Gaag LC, Ouweltjes W, Mollenhorst H, Hogeveen H. Discriminating between true-positive and false-positive clinical mastitis alerts from automatic milking systems. J Dairy Sci. 2010;93:2559-68.

Tavares W. Manual de antibióticos e quimioterápicos anti-infecciosos. 3. ed. São Paulo: Atheneu; 2002. 1216 p.

Trabulsi LR, Althernum F. Microbiologia. 3. ed. São Paulo: Atheneu; 1999.

Tronco VM. Manual para inspeção da qualidade do leite. 2. ed. Santa Maria: UFSM; 2003.

Rinite Atrófica dos Suínos 113

Jalusa Deon Kich e Anne Caroline de Lara

Definição

Doença respiratória progressiva, infectocontagiosa, que causa hipoplasia dos cornetos nasais em suínos levando a desvio de septo e deformidade do focinho pela ação das toxinas de *Pasteurella multocida* e *Bordetella bronchiseptica*.

Etiologia

A doença pode ser denominada como rinite atrófica não progressiva quando envolve só *Bordetella bronchiseptica* (*B. bronchiseptica*) ou rinite atrófica progressiva quando causada por *Pasteurella multocida* (*P. multocida*) isolada ou em associação com *B. bronchiseptica*. O sinergismo entre estirpes toxigênicas, a presença de outras doenças respiratórias, as condições de manejo e ambiente e a imunidade do plantel vão determinar a gravidade das lesões e da apresentação clínica da rinite atrófica, caracterizando como doença multifatorial.

Bordetella bronchiseptica

Bordetella bronchiseptica pertence à família *Alcaligenaceae*, gênero *Bordetella*, e se caracteriza como bacilo ou cocobacilo pequeno (1 × 3 mm), gram-negativo, móvel, aeróbico, produtor de urease, não fermentador de carboidratos, catalase e oxidase positivo. Utiliza o citrato como fonte única de carbono e reduz o nitrato. É isolado em ágar acrescido de sangue ovino ou bovino, em aerobiose a 37°C em 24 a 48 h, apresentando colônias pequenas, translúcidas e brilhantes. No ágar Mac Conkey suplementado com 1% de glicose, as colônias são puntiformes com centro escuro. Paralelamente, a semeadura é realizada em meio especial, denominado Bordet Gengou, no qual as colônias são classificadas em duas fases (1 e 2) relacionadas com a patogenicidade. Na fase 1 as colônias são puntiformes e brilhantes, enquanto na fase 2 as colônias são maiores, achatadas, e perdem a iridescência, tornando-se acinzentadas. Independentemente da fase, o isolado pode ou não apresentar hemólise.

Como fatores de virulência estão descritos adesinas e toxinas. As adesinas mais conhecidas são a hemaglutinina filamentosa, pertactina e fímbria, e as toxinas adenilato ciclase-hemolisina e a dermonecrótica (DNT). A hemaglutinina filamentosa e a pertactina são proteínas associadas à membrana externa. A ação da fímbria na adesão ainda não está bem esclarecida. Foi demonstrado *in vitro* que isolados mutantes não produtores da adenilato ciclase e pertactina perderam a capacidade de adesão em células do epitélio nasal.

A toxina dermonecrótica é considerada o maior fator de virulência. Estirpes não produtoras induzem a alterações de rinite com infiltrado linfocitário na submucosa, agregado de neutrófilos intraepitelial e exsudato mucopurulento intraluminal, porém, sem alterações no epitélio e osso. A atrofia dos cornetos só foi observada nas estirpes produtoras da toxina dermonecrótica. Em cultivo celular, a toxina inibiu a divisão das células, produziu células multinucleadas e diminuiu o acúmulo de colágeno intracelular, fato que poderia explicar, parcialmente, o prejuízo na osteogênese. A infecção exclusiva por *B. bronchiseptica* é considerada regenerativa. A capacidade de aderência com descamação do epitélio ciliado favorece a infecção de *P. multocida*, que provoca lesões progressivas. Suínos infectados com *B. bronchiseptica* no trato respiratório inferior são mais suscetíveis a outras infecções pulmonares.

Pasteurella multocida

Pasteurella multocida pertence à família *Pasteurellaceae*, gênero *Pasteurella*. Essa bactéria se caracteriza como bacilo ou cocobacilo pequeno (0,3 × 0,6 mm), gram-negativo, com coloração bipolar pelo método de Wright, imóvel, aeróbico, não produtor de urease, fermentador da glicose, produtor de indol e H_2S, catalase e oxidase positivo e redutor do nitrato. *P. multocida* é isolada em ágar acrescido de sangue ovino e bovino, em aerobiose a 37°C. Após 24 h, as colônias são circulares, cinzas e não hemolíticas, e o microrganismo não é isolado em ágar Mac Conkey.

Pasteurella multocida coloniza pobremente o epitélio nasal, entretanto, multiplica-se no muco semifluido estimulado pela ação de *B. bronchiseptica* ou irritantes químicos. Como fatores de virulência, a bactéria apresenta cápsula, que aumenta a resistência à fagocitose. Dependendo da composição polissacarídica, é classificada em cinco sorotipos (A, B, D, E e F). Apresenta fímbria envolvida no processo de adesão, além de padrão específico de membrana externa associada e lipopolissacarídios e sideróforos, que são fatores de multiplicação em condições de privação de ferro. No entanto, a exotoxina dermonecrótica é considerada o fator de virulência mais importante e tem maior ação necrótica do que *B. bronchiseptica* (Tabela 113.1). A cápsula de *P. multocida* tipo A é composta de ácido hialurônico e está relacionada com problemas pulmonares, principalmente associados ao *Mycoplasma hyopneumoniae*. O sorotipo D produtor de toxina termolábil dermonecrótica de 112 a 160 kda produz as lesões de rinite atrófica progressiva por inibição da ação dos osteoblastos e estimulação dos osteoclastos.

Epidemiologia

A rinite atrófica é distribuída mundialmente e sua importância é maior nas regiões de produção intensiva. No Brasil, Sobestiansky *et al.*, em 1999, registraram a ocorrência de lesões da doença de cornetos em 49,45% dos suínos abatidos, enquanto Silva *et al.*, em 2001, encontraram 78,14% de lesões em cornetos, comprovando que a rinite atrófica está amplamente disseminada em nossos rebanhos. Ao avaliar granjas de várias regiões do Brasil, Silva *et al.*, em 2004, encontraram lesão em 62% dos animais e índice de rinite atrófica médio de 0,89. Em outro estudo, em 1999, analisando 62 rebanhos no sul do Brasil, Dalla Costa *et al.* observaram que 67,7% das granjas apresentaram índice de rinite atrófica acima de 0,5. Esses achados confirmam a presença da doença e justificam a adoção de medidas de profilaxia e controle. As perdas econômicas estão relacionadas com a piora no ganho de peso e conversão alimentar e com os maiores gastos com programas de controle, principalmente relacionados com o uso de antimicrobianos e vacinas. Van Diemen *et al.*, em 1995, observaram que a associação entre a infecção por *P. multocida* e condições ambientais adversas aumentaram em 8 dias o tempo necessário para os suínos alcançarem 100 kg.

A transmissão dos patógenos ocorre por via aerógena por contato direto entre focinhos ou por aerossóis. A porca transmite os agentes para os leitões na maternidade, e, posteriormente, a infecção se dissemina conforme os animais são misturados nas fases de produção. As diferenças de manejo como sistemas contínuos ou "todos dentro/todos fora" vão influenciar a pressão de infecção. Entre granjas, a infecção se propaga, principalmente, pelo comércio dos animais, tanto de reprodutores em granjas de cria como de leitões de diferentes origens que formam os lotes de recria e terminação. A infecção pode ocorrer em qualquer idade, porém é mais relevante a infecção precoce, uma vez que a doença se desenvolve crônica e progressivamente. Em populações sem imunidade, a transmissão ocorre rapidamente. Nas granjas com infecção crônica, as primíparas são consideradas transmissoras ativas por apresentarem *status* imunológico inferior ao das porcas multíparas.

Tabela 113.1 Diferenças da ação dermonecrótica e de aderência de *Bordetella bronchiseptica* e *Pasteurella multocida* na rinite atrófica em suínos.

Microrganismo	Toxina	Ação nos cornetos nasais	Aderência ao epitélio respiratório
B. bronchiseptica	Dermonecrótica I	+	+++++
P. multocida	Dermonecrótica II	+++++	+

A imunidade passiva de origem materna protege os leitões; no entanto, em granjas convencionais, a infecção por *B. bronchiseptica* se inicia perto da terceira semana de idade dos leitões, período que coincide com a redução da sensibilidade nasal ao patógeno. As lesões por *B. bronchiseptica* são regenerativas e, sem a ação combinada de *P. multocida*, não causam grandes prejuízos ao plantel, particularmente no ganho de peso. A capacidade de colonização, esfoliação dos cílios e produção de muco pela *B. bronchiseptica* (Tabela 113.1) predispõe à colonização por *P. multocida*, que também é transmitida ao leitão logo após o nascimento. Diferentemente de *B. bronchiseptica*, *P. multocida* produz a lesão mesmo em leitões infectados tardiamente. Suínos livres da infecção introduzidos em granjas de terminação contaminadas podem desenvolver as lesões e a doença clínica. A mistura de lotes de diferentes origens na creche e terminação é um fator importante de disseminação da infecção entre rebanhos. A ação conjunta das duas bactérias, a precocidade da infecção e as condições de manejo e ambiente vão determinar a gravidade da doença e as perdas no desenvolvimento dos suínos.

Em geral, os agentes são introduzidos em rebanho não infectado por suínos portadores. *B. bronchiseptica* e *P. multocida* são patógenos reconhecidos de várias espécies animais, caracterizando o risco de entrar na granja por roedores e animais domésticos. *B. bronchiseptica* sobrevive no solo por 6 semanas e na superfície de diferentes materiais por 3 a 5 dias. *P. multocida* permanece viável no ar por mais de 45 min e em lavado nasal por mais de 49 dias. A viabilidade de *B. bronchiseptica* é reduzida rapidamente em condições de baixa umidade e alta temperatura e é inativada a 56°C por 30 min. *P. multocida* é destruída a 60°C por 10 min e a 0,5% de fenol por 15 min. Pode permanecer infectante em dejetos por 1 mês e em carcaças congeladas por 3 meses. Os desinfetantes de uso comum em granjas, como amônia quaternária, compostos fenólicos, hipoclorito de sódio, iodóforos e glutaraldeído, são ativos contra *P. multocida*.

Entre os fatores de risco identificados por Dalla Costa *et al.*, em 1999, em granjas brasileiras, associados à alta ocorrência de rinite atrófica e/ou a problemas respiratórios, merecem destaque: mais de 15 suínos por baia; menos de 0,85 m^2 por suíno; sistema de produção contínuo; ausência de cortinas e janelas; volume de ar menor do que

3,0 m³/suíno; amplitude térmica maior que 8°C; umidade relativa do ar maior que 73%; excesso de poeira na sala acima de 17 mg/cm²; e ausência de vazio sanitário.

Patogenia

Embora o processo patogênico das bactérias envolvidas na rinite atrófica não seja totalmente compreendido, as evidências observadas *in vitro* e *in vivo* indicam que *B. bronchiseptica* coloniza a cavidade nasal e produz a toxina, causando alterações inflamatórias, proliferativas e degenerativas no epitélio. A toxina se difunde para os cornetos, induzindo a rinite hipoplásica, que geralmente afeta mais a concha inferior do corneto ventral. Ocorre infiltração celular de neutrófilos e células mononucleares, proliferação de fibroblastos na lâmina própria, redução da matriz óssea e aumento de fibrose. Com a evolução da doença, aumenta o número de osteoblastos ao redor das trabéculas. *B. bronchiseptica* não associada a *P. multocida* produz atrofia transitória e rinite catarral.

Pasteurella multocida coloniza pobremente o epitélio nasal e se aloja nas tonsilas e muco. A irritação química e a colonização por *B. bronchiseptica* aumentam a produção do muco, criando um ambiente favorável à colonização de *P. multocida*. A patogenicidade está condicionada à colonização do epitélio nasal com estirpe toxigênica. A gravidade da atrofia depende da quantidade de toxina, visto que filtrados de toxina de *P. multocida* produzem a lesão mesmo sem a presença da bactéria. A toxina produz hiperplasia do epitélio, atrofia das glândulas da mucosa, aumento no volume dos vasos sanguíneos, osteólise e proliferação do mesênquima celular.

A atrofia é consequência da alteração osteoblástica, que diminui a deposição de matriz osteoide, seguida de alterações que estimulam a osteólise, aumentando a absorção osteoclástica. Com isso, a osteogênese é alterada, ocorrendo fibrose e atrofia dos cornetos nasais em vez de mineralização (Figura 113.1).

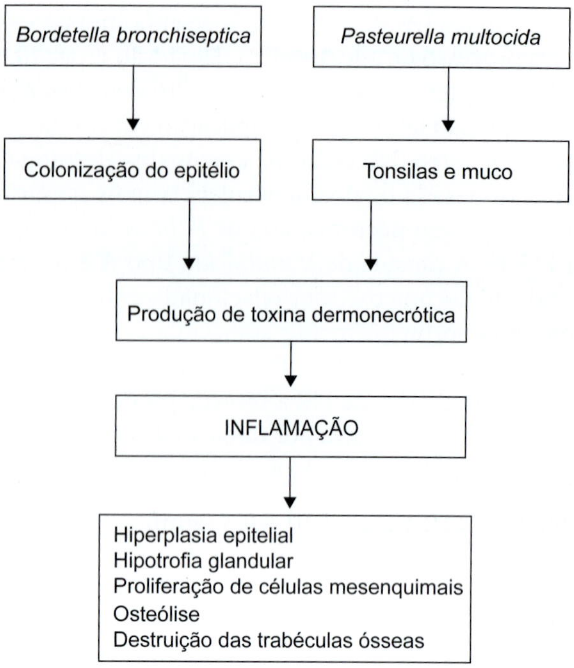

Figura 113.1 Representação esquemática da patogenia da rinite atrófica em suínos.

Clínica

O primeiro sinal clínico característico de rinite é o espirro que ocorre em leitões jovens, comumente associado ao corrimento nasal e placas escuras nos cantos dos olhos. Essas placas são sujidades aderidas à secreção eliminada externamente por causa da oclusão do ducto nasolacrimal. A infecção por *P. multocida* produz a atrofia progressiva dos cornetos com consequente desvio do septo nasal. No Brasil, a infecção em geral é mista, dependendo da pressão de infecção, imunidade do plantel e presença de fatores de risco. As lesões podem ser graves, com encurtamento e desvio de focinho, pregueamento da pele e eliminação de sangue ao espirrar. As deformidades na face e descarga sanguinolenta ocorrem quando as lesões são mais graves, podendo aparecer braquignatia superior. Observam-se, também, piora na conversão alimentar e ganho de peso na recria e terminação.

A infecção por *B. bronchiseptica* causa espirros em leitões jovens, principalmente após o desmame (3 a 4 semanas de idade), com descarga nasal mucopurulenta. Ocasionalmente, *B. bronchiseptica* pode causar broncopneumonia em leitões jovens, cursando com tosse, dispneia e respiração ruidosa, principalmente nos meses frios. Em animais mais velhos, a infecção pode permanecer inaparente, e, quando isolada, *B. bronchiseptica* é considerada secundária.

Diagnóstico

Os sinais clínicos são bastante sugestivos, mas nem sempre evidentes. A utilização de antimicrobianos mantém a doença clinicamente inaparente na granja.

Práticas comuns para caracterização e classificação de rebanhos quanto à rinite atrófica são a avaliação dos cornetos nasais no abatedouro e a determinação do índice de rinite atrófica (IRA). A avaliação é realizada por observação visual após secção transversal do focinho entre o 1º e 2º dente pré-molar, na altura da comissura labial.

A classificação da lesão é realizada com base nos parâmetros determinados por Martins *et al.*, em 1985, classificada de grau 0 a 3, conforme segue: grau 0 = cornetos normais; grau 1 = leve desvio do normal; grau 2 = atrofia definida e grau 3 = atrofia grave ou completa (Figura 113.2).

A avaliação e a determinação do IRA nos plantéis são realizadas por meio da média ponderada das frequências de cada categoria de lesão nos cornetos avaliados. A Tabela 113.2 exemplifica o cálculo do IRA em um lote de 53 animais. Plantéis com IRA = 0 são considerados livres

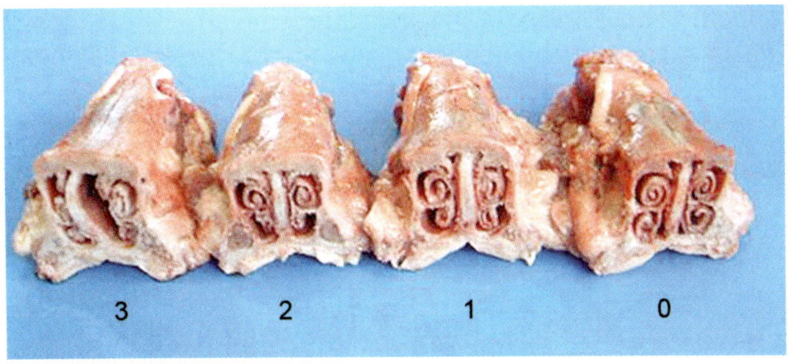

Figura 113.2 Índice de rinite atrófica dos suínos, segundo classificação de grau 0 a 3*, observada após secção transversal do focinho entre o 1º e 2º dentes pré-molares**.

* Classificação proposta por Martins *et al.* (1985).

** Da direita para a esquerda: grau 0, grau 1, grau 2 e grau 3.

da doença. O IRA entre 0,01 a 0,5 significa criatórios nos quais a doença não constitui sério problema de saúde. Criatórios com IRA entre 0,51 a 0,84 se encontram no limiar da faixa de risco, enquanto IRA igual ou superior a 0,84 caracteriza rebanhos nos quais a rinite atrófica é um problema. Quanto mais elevado for o IRA, maior a gravidade da doença. Ao longo das últimas décadas, ocorreram modificações na interpretação desse índice, e, ainda, outras metodologias estão disponíveis na literatura internacional para avaliar a gravidade da doença nos plantéis.

O diagnóstico etiológico é realizado a partir do isolamento do agente. A forma mais simples de coleta de material é por *swabs* nasais. Após limpeza externa, o *swab* é introduzido ventromedialmente, e, quando inserido na narina, é realizado cuidadoso movimento de rotação para não causar traumas e evitar sangramentos. O *swab* deve ser remetido imediatamente ao laboratório em solução PBS (salina fosfatada tamponada) e refrigerado (4°C).

Embora os agentes causais sejam isolados em ágar-sangue (24 h a 37°C), o sucesso no isolamento é maior se utilizados meios de cultivo seletivos, por causa do baixo número de células e da flora competidora da cavidade nasal. Podem ser utilizados *swabs* de tonsilas para o isolamento de *P. multocida*. Nos casos de broncopneumonia, deve ser enviada ao laboratório uma porção do pulmão com a lesão característica refrigerada. Os isolados são caracterizados bioquimicamente. *P. multocida* deve ser classificada, pelo menos, em sorotipos (A ou D), com base no teste de hialuronidase e acriflavina. Após o isolamento, é importante caracterizar os isolados quanto à produção de toxinas, visto que somente estirpes toxigênicas estão relacionadas com o desenvolvimento da doença. O teste da produção de toxina demanda condições laboratoriais específicas. Pode ser realizado com modelo animal, cultivo celular, reação em cadeia pela polimerase (PCR) ou, indiretamente, por testes sorológicos. A determinação do perfil de sensibilidade/resistência antimicrobiana pode ser solicitada dependendo do interesse e da orientação do médico veterinário. Estão disponíveis testes sorológicos para quantificar os títulos de anticorpos contra a toxina dermonecrótica, com a utilização de técnicas de soroneutralização e ELISA, os quais podem servir para elaboração de perfil sorológico e observação de soroconversão. É importante conhecer as metodologias disponíveis e escolher o laboratório que atenda melhor cada situação.

Tabela 113.2 Exemplificação do cálculo do índice de rinite atrófica (IRA) em lote de 53 suínos.

Grau de lesão	0	1	2	3
Nº de animais	24	12	6	11
Pontuação total	(24 × 0) +	(12 × 1) +	(6 × 2) +	(11 × 3) = 57
Pontuação média (IRA)				57/53 = 1,075

Adaptada de Brito JRF, Piffer IA, Sobestiansky J. Classificação macroscópica dos graus de atrofia dos cornetos na rinite atrófica dos suínos. Comunicado Técnico, n. 160; Embrapa Suínos e Aves, Concórdia SC; 1990.

Paralelamente, pode ser enviado fragmento do corneto em formol tamponado (10%) para teste histopatológico. No início das infecções, são observadas lesões microscópicas de aumento de osteoclastos ao longo das superfícies reabsortivas. Com a cronicidade dos casos, observam-se osteoporose com perda da trabécula óssea e substituição por tecido fibroso. Na suspeita de broncopneumonia, deve-se enviar fragmento de pulmão em formol (10%) com a lesão característica para o exame histopatológico. Na broncopneumonia por *B. bronchiseptica* ocorre necrose e edema interlobular, hemorragia alveolar e reação inflamatória com infiltração de neutrófilos, enquanto na bronquiolite se observa exsudato neutrofílico. Com a cronicidade da lesão, as alterações vasculares são substituídas por epitelização dos alvéolos com atividade fibroblástica.

Como diagnóstico diferencial, deve-se considerar que os espirros em leitões podem ser causados por outros agentes, como citomegalovírus e vírus da influenza, bem como pela presença de poeira ou substâncias químicas nas instalações. Problemas dentários e defeitos congênitos no palato podem causar deformidades no focinho, enquanto a braquignatia superior pode estar relacionada com linhagens genéticas.

Tratamento

O sucesso do tratamento da rinite atrófica está condicionado a uma combinação de fatores: condições de manejo e ambiente, tratamento com antimicrobianos e vacinação. Portanto, não se indica somente um procedimento, mas a adoção de um programa que contemple melhorias nas condições de criação dos animais e os produtos mais adequados à situação.

Em geral, *B. bronchiseptica* e a *P. multocida* são sensíveis a vários antimicrobianos, como sulfas e combinações, oxitetraciclina, doxiciclina, derivados de quinolonas, aminoglicosídios, macrolídeos, florfenicol, entre outros. Com a emergência de estirpes resistentes e o desenvolvimento de novas moléculas, a melhor forma de escolher o antimicrobiano é baseada no isolamento do agente etiológico e na realização de teste de sensibilidade e resistência *in vitro*. Esse procedimento é recomendável, uma vez que os antimicrobianos são utilizados como "promotores do crescimento" em doses profiláticas na suinocultura, o que aumenta a pressão de seleção para estirpes multirresistentes. Encontram-se várias indicações de tratamentos com base em sulfas, porém, atualmente, o uso desse fármaco é limitado, posto que é alvo de controle de resíduos na carne.

Várias estratégias podem ser adotadas para o tratamento e controle da rinite atrófica com o uso de antimicrobianos, dependendo do objetivo. Em casos de surtos graves, podem ser medicados todos os animais da granja, observando-se o período de retirada do produto antes do abate (carência). Para diminuir a contaminação dos leitões a partir das mães, as porcas devem ser medicadas no último mês de gestação até o parto. Pode ser adotada a medicação parenteral dos leitões na maternidade; no entanto, essa indicação apresenta alto custo e requer grande mão de obra, embora, em casos especiais, possa ser instituído um programa de desmame precoce medicado. Para diminuir o efeito das lesões no crescimento e terminação e melhorar a conversão alimentar, a medicação oferecida na ração da creche pode ser estendida ou pode ser introduzido outro esquema terapêutico. A associação de princípios ativos, que aumenta o espectro de ação, é bastante comum na suinocultura. O produto é administrado em pulsos, durante 10 a 15 dias, suspendendo por 1 semana e administrando mais 10 a 15 dias. O medicamento na água também é muito indicado, embora muitas granjas não tenham estrutura para essa via de administração de fármacos.

Diferentes princípios ativos estão disponíveis no Brasil, e o tempo de tratamento da doença depende da fase de utilização do fármaco (Tabela 113.3). A quantidade do produto (em ppm na ração) deve considerar o consumo de ração no período do tratamento, o qual aumenta de acordo com o tamanho e a idade do lote. Deve ser respeitado o período de retirada do antimicrobiano antes do abate para evitar resíduos na carne.

As principais causas de insucesso no tratamento da rinite atrófica dos suínos são creditadas à resistência bacteriana e à descontinuidade do tratamento.

Tabela 113.3 Principais princípios ativos de antimicrobianos indicados para o tratamento da rinite atrófica em suínos por via oral.

Princípio ativo	Dose	Tempo de tratamento
Tiamulina	10 a 15 mg/kg	3 a 5 dias
Amoxicilina	20 a 40 ppm/ton 10 a 30 mg/kg	5 a 10 dias
Florfenicol	20 a 40 ppm/ton	5 a 10 dias
Ampicilina	200 a 250 ppm/ton	5 a 10 dias
Tilmicosina	200 a 400 ppm/ton	14 a 21 dias
Doxicilina	200 ppm/ton	Curativo 5 dias Depende da fase
Oxitetraciclina	300 ppm/ton	Depende da fase
Valnemulina	80 ppm/ton	Depende da fase
Enrofloxacino	5 mg/kg	5 dias
Norfloxacino	5 a 7 mg/kg 1.000 a 1.500 ppm/ton 350 ppm/ton	3 a 5 dias

Profilaxia e controle

A profilaxia e o controle da rinite atrófica em suínos são fundamentados na associação de medidas gerais e específicas, com diferenciação dos procedimentos para granjas livres e contaminadas.

Medidas gerais

Granjas livres. Nesses criatórios, o objetivo é evitar a entrada e a dispersão de patógenos virulentos na granja. O suíno portador deve ser alvo de controle. A aquisição de animais de granjas livres de *P. multocida* toxigênica e o uso de quarentena são medidas imprescindíveis. Para evitar a entrada por vetores, devem ser implantadas regras de biossegurança, como o isolamento da granja com cerca perimetral e o controle de entrada de pessoal, com banho, troca de roupa e fumigação do material.

Granjas contaminadas. Nesses plantéis, o objetivo é evitar a doença e suas consequentes perdas econômicas. Como a rinite atrófica é uma doença multifatorial, as condições de ambiente e manejo devem ser melhoradas em todo programa de controle. As medidas recomendadas são controle da temperatura e ventilação pelo manejo das cortinas (principalmente em regiões de muita amplitude térmica); adequação da lotação das baias e volume de ar por animal para evitar a superpopulação; criação em lotes com sistema "todos dentro/todos fora" e bom programa de limpeza, desinfecção e vazio sanitário.

A utilização de antimicrobianos, em doses preventivas, é uma prática corrente, mas deve ser avaliada e discutida com o médico veterinário. A escolha do produto deve ser racionalizada levando em consideração o efeito sobre a pressão de seleção de estirpes resistentes, produtos que são de eleição para terapia, o prazo de retirada no período pré-abate e o uso na clínica humana. Essas práticas podem sofrer restrições legais a qualquer momento, principalmente na produção destinada à exportação.

A depopulação e o vazio sanitário com estrito manejo de limpeza, desinfecção, erradicação de roedores e pássaros, além do povoamento com animais livres, são procedimentos fundamentais para eliminar a doença da granja. Nesse caso, devem ser avaliados o custo e a capacidade da granja em ser mantida sem infecção.

Medidas específicas

Vacinação. A maioria das vacinas disponíveis no mercado é composta de bacterinas de *B. bronchiseptica* e *P. multocida*, combinadas com o toxoide de *P. multocida*. As primíparas devem ser vacinadas duas vezes (70 e 90 dias de gestação); a partir do 2º parto, devem receber uma dose aos 90 dias de gestação. Os machos também devem ser vacinados duas vezes: no ingresso na granja e, posteriormente, a cada 6 meses ou anualmente. Para os leitões, a vacinação é recomendada em duas doses: aos 7 e 28 dias ou aos 5 e 23 dias, dependendo da data de desmame. Porém, a relação custo-benefício deve ser considerada. O programa pode ser adequado ao manejo, a exemplo das primíparas que podem receber a primeira dose antes da cobertura, junto com a vacinação contra parvovirose e leptospirose, e a segunda dose aos 90 dias de gestação, facilitando o manejo por estabelecer uma regra para todas as gestantes. Deve-se considerar que o manejo de colostro é o ponto-chave para a leitegada receber imunidade passiva da porca, no caso de granjas em que o leitão não é vacinado. Portanto, a vacinação correta das porcas, associada a medidas de manejo e no ambiente e somadas à medicação dos leitões, reduz a prevalência e a gravidade da rinite atrófica.

Bibliografia

Brito JRF, Piffer IA, Sobestiansky J. Classificação macroscópica dos graus de atrofia dos cornetos na rinite atrófica dos suínos. Comunicado Técnico, n. 160; Embrapa Suínos e Aves, Concórdia SC; 1990. 4 p.

Brito JRF, Piffer IA, Sobestiansky J. Formulação de um índice para classificação e acompanhamento de rebanhos suínos com rinite atrófica. Pesquisa Agropecuária Brasileira. 1993;28(4):533-7.

Brockmeier SL, Register KB, Magyar T, Lax AJ, Pullinger GD, Kunkle RA. Role of the dermonecrotic toxin of Bordetella bronchiseptica in the pathogenesis of respiratory disease in swine. Infect Immun. 2002;70(2):481-90.

Carter GR, Rundell SW. Identification of type A strains of Pasteurella multocida using staphylococcal hyaluronidase. Vet Rec. 1975;96:343.

Carter GR, Subronto P. Identification of type D strains of Pasteurella multocida with acriflavine. Am J Vet Res. 1973;34:293-4.

Dalla Costa OA, Mores N, Sobestiansky J *et al.* Estudos ecopatológicos nas fases de crescimento e terminação: fatores de risco associados à rinite atrófica progressiva e a pneumonias. In: Congresso Brasileiro de Veterinários Especialistas em Suínos, 9, 1999, Belo Horizonte. Anais...Concórdia: EMBRAPA-CNPSA, 1999. p. 169-70.

Hibrand-Saint Oyant L, Bourges D, Chevaleyre C, Raze D, Locht C, Salmon H. Role of Bordetella bronchiseptica adenylate cyclase in nasal colonization and in development of local and systemic immune responses in piglets. Vet Res. 2005;36:63-77.

Horiguchi Y, Nakai T, Kume K. Effects of Bordetella bronchiseptica dermonecrotic toxin on the structure and function of osteoblastic clone MC3T3-E1 cells. Infect Immun. 1991;59(3):1112-6.

Jong MF. Progressive and non progressive atrophic rhinitis. In: Straw BE, D'Alaire S, Mengeling WL, Taylor DJ. Diseases of swine. 8. ed. Iowa: Iowa State University; 1999. p. 355-83.

Martins E, Scarsi RM, Piffer IA. Classificação macroscópica dos graus de atrofia dos cornetos na rinite atrófica dos suínos. Comunicado Técnico n. 93; Embrapa Suínos e Aves, Concórdia-SC; 1985. 2 p.

Silva A *et al.* Programa de gerenciamento de doenças respiratórias em suínos. I – Estudo do perfil das doenças respiratórias nas regiões Sul, Sudeste e Centro-Oeste do Brasil. Anais¼ X Abraves, Porto Alegre; 2001. p. 31-2.

Silva AF, Silva MS, Burcius LC, Kummer JA, Simon A, Floss JM *et al.* Prevalence of turbinate lesions in swine from Brazilian farms with respiratory disease: 2001-2003. Proceedings¼ Hamburg: International Pig Veterinary Society Congress; 2004. p. 643.

Sobestiansky J *et al.* Estudos ecopatológicos nas fases de crescimento e terminação: prevalência de rinite atrófica e de pneumonia nas fases de crescimento e terminação na região sul do Brasil. Anais¼ IX Abraves, Belo Horizonte; 1999. p. 171-2.

Thomson CM, Chanter N, Wathes CM. Survival of toxigenic Pasteurella multocida in aerossols and aqueous liquids. Appl Environ Microbiol. 1992;58(3):932-6.

Van Diemen PM, Schrama JW, van der Hel W, Verstegen MWA, Noordhuizen JP. Effects of atrophic rhinitis and climatic environment on the performance of pigs. Livestock Production Science. 1995;43:275-84.

Tristeza Parasitária Bovina

114

Leucio Câmara Alves

Definição

A tristeza parasitária bovina (TPB) compreende um grupo de doenças causadas por protozoários do gênero *Babesia* (babesiose ou piroplasmose) e riquétsia do gênero *Anaplasma* (anaplasmose), transmitidas para os bovinos por artrópodes hematófagos, notadamente o carrapato *Rhipicephalus* (*Boophilus*) *microplus*.

Etiologia

Em 1888, Babes observou, pela primeira vez, microrganismos que se assemelhavam às bactérias, nas hemácias de bovinos doentes na Romênia. Porém, somente em 1893, Smith e Kilborne, estudando a etiologia e a epidemiologia da "febre do Texas", que ocorria em bovinos do sul dos EUA, identificaram como agente causal da doença um protozoário, que recebeu a denominação de *Pyrosoma bigeminum*. Posteriormente, o agente foi renomeado como *Babesia bigemina*, cuja transmissão ocorria por artrópode, o carrapato dos bovinos *Boophilus annulatus* (atualmente denominado *Rhipicephalus* (*Boophilus*) *annulatus*).

São conhecidos dois grupos do gênero *Babesia*, baseados nos aspectos morfológicos: as babésias "grandes", que medem de 2,5 a 4,5 × 2,5 μm, e as babésias "pequenas", com 0,4 a 1,5 × 1,5 μm. Atualmente, várias espécies de *Babesia* infectam os bovinos (Tabela 114.1), embora apenas *Babesia bigemina* (*B. bigemina*) e *Babesia bovis* (*B. bovis*) têm sido registradas no Brasil.

O agente causal da anaplasmose foi classificado como hemoparasita em 1901. No momento, *Anaplasma* spp. é reconhecido como bactéria intracelular obrigatória, encontrada exclusivamente dentro de vacúolos no citoplasmas das células do hospedeiro.

Epidemiologia

A TBP é conhecida desde o final do século 19. A babesiose apresenta ampla distribuição geográfica, embora ocorra principalmente nas regiões tropicais e subtropicais devido à presença de carrapatos, enquanto a anaplasmose ocorre em regiões com presença de carrapatos e moscas hematófagas. A Tabela 114.1 apresenta as espécies de babésia que acometem os bovinos.

O complexo TPB acarreta grandes prejuízos, traduzidos por perdas diretas em razão da morte dos animais, diminuição da produção de carne e leite, abortamentos, além de perdas indiretas, representadas pelos gastos com medicamentos antiparasitários, medidas de quarentena e controle de vetores.

Com a doença presente no rebanho, os animais adultos são mais suscetíveis, enquanto os animais jovens são mais resistentes, embora também possam apresentar a doença clínica. Nos rebanhos leiteiros, a doença tem sido verificada com mais frequência por causa da maior infestação de carrapatos nesse tipo de criação comparado aos rebanhos de corte.

No Brasil, a babesiose, isoladamente ou associada à anaplasmose (TPB), tem sido apontada como uma das principais causas de morbidade e mortalidade de bovinos.

Tabela 114.1 Espécies de *Babesia* que acometem os bovinos.

Agente	Hospedeiros	Vetores	Ocorrência
B. bigemina	Bovinos e bubalinos	*Rhipicephalus* spp.	Ásia, África, América Central e do Sul, Austrália e sul da Europa
B. major	Bovinos	*Haemaphysalis punctata*	Reino Unido e norte da Europa
B. jakimovi	Bovinos e ruminantes silvestres	*Ixodes ricinus*	Sibéria
B. ovata	Bovinos	*Haemaphysalis longicornis*	Japão e Ásia
B. bovis	Bovinos e bubalinos	*Rhipicephalus* spp.	Ásia, África, América Central e do Sul, Austrália e sul da Europa
B. divergens	Bovinos	*Ixodes ricinus*	Reino Unido, noroeste da Europa, Espanha e Irlanda

Adaptada de Bock R, Jackson L, de Vos A, Jorgensen W. Babesiosis of cattle. Parasitology. 2004;(129 Suppl):S247-69.

A transmissão da babesiose bovina é influenciada pela distribuição de seus vetores, os carrapatos ixodídeos. A doença encontra-se distribuída desde os paralelos 32ºN e 40ºS, enquanto a anaplasmose bovina apresenta ampla distribuição geográfica, ocorrendo principalmente em regiões tropicais e subtropicais, causando grandes prejuízos à criação de bovinos.

Na babesiose, a transmissão ocorre, basicamente, por carrapatos infectados do repasto sanguíneo. As formas infectantes (esporozoítos) invadem diretamente a circulação. Após a infecção, os esporozoítos invadem as hemácias por processo de invaginação da membrana eritrocitária e evoluem para forma de trofozoíto. Em seguida, são moduladas para merozoítos, que rompem as hemácias, dando início a novo ciclo eritrocitário.

A presença dos protozoários na circulação, nas diferentes fases evolutivas, denomina-se parasitemia. Os carrapatos se infectam por ocasião do repasto sanguíneo, quando ocorre ingestão de sangue de animal infectado. Uma vez ingerido o sangue infectado, ocorre o rompimento das hemácias no lúmen intestinal do carrapato, iniciando o ciclo de multiplicação e reprodução sexuada. Esse processo dá origem às estruturas vermiculares que invadem a hemolinfa e diversos órgãos, notadamente os ovários, e ocorre a infecção nos ovos, originando a transmissão transovariana.

Ao alcançar os ovos, as larvas originadas dessa fêmea já estarão infectadas. Como o ciclo de *B. bovis* é mais precoce, os vermículos alcançam as glândulas salivares mais rapidamente, e a sua transmissão ocorre ainda na fase larval. Em contraste, os vermículos de *B. bigemina* chegam tardiamente nas glândulas salivares e a infecção ocorre a partir da fase de ninfa. Dessa maneira, a transmissão de *B. bigemina* e *B. bovis* pelos carrapatos vetores ocorre durante o repasto sanguíneo das fêmeas, e a infecção é mantida pela transmissão transovariana e transestadial por várias gerações dos carrapatos.

Anaplasma spp. infecta eritrócitos de bovinos e bubalinos, além de grande variedade de ruminantes domésticos e silvestres. Em bovinos, duas espécies estão envolvidas na patogênese da doença: *Anaplasma marginale* é considerada a espécie mais patogênica, enquanto *Anaplasma marginale centrale* causa infecção moderada em bovinos. No Brasil, *A. marginale* é mais frequente em bovinos e búfalos.

São conhecidas duas linhagens de *A. marginale* morfologicamente distintas, das quais uma apresenta estrutura denominada apêndice ou cauda, enquanto a outra é desprovida dessa estrutura. Os apêndices de *A. marginale* são filamentos de actina, responsáveis pela motilidade, também encontrados em algumas espécies de bactérias, melhorando a propagação intra e intercelular do parasito e, consequentemente, aumentando a disseminação da infecção.

A. marginale é transmitida por vetores artrópodes, como o carrapato *Rhipicephalus* (*Boophilus*) *microplus*, moscas hematófagas dos gêneros *Tabanus*, *Stomoxys*, *Chrysops*, *Siphona* e mosquitos dos gêneros *Psorophora*, *Culex* e *Aedes*. É transmitida também por via transplacentária e iatrogênica, por meio de agulhas e instrumentais cirúrgicos contaminados, e transfusões de sangue.

Após a inoculação por artrópodes hematófagos, a infecção por *A. marginale* no hospedeiro bovino inicia-se com a penetração dos corpúsculos iniciais nos eritrócitos por processo denominado endocitose, o qual envolve a invaginação da membrana citoplasmática, formando o vacúolo parasitóforo. No interior do vacúolo, os corpúsculos iniciais se multiplicam por divisão binária e/ou processo de brotamento, originando até oito corpúsculos. Estes são eliminados dos eritrócitos por processo de exocitose, sem romper a membrana da hemácia, iniciando novo ciclo ao invadir novas células.

Como a riquétsia é raramente observada extracelularmente, acredita-se que a invasão pelos corpúsculos iniciais possa ocorrer também por pontes intercelulares entre eritrócitos. Desse modo, a transmissão de *A. marginale* pelos carrapatos ocorre por infecção alimentar e transmissão transestadial e intraestadial.

Certos fatores, como raça, idade, *status* imunológico, taxa de inoculação pelos vetores, variação das linhagens, clima, manejo e raça dos animais, têm mostrado influência na epidemiologia da TPB.

Com relação às raças, tanto zebuínos (*Bos indicus*) como taurinos (*Bos taurus*) são suscetíveis às infecções por hemoparasitos; contudo, *B. indicus* apresenta resistência às infecções pelo gênero *Babesia*, e os cruzamentos (animais mestiços) são igualmente suscetíveis à infecção por *B. bigemina* e *B. bovis*.

Na anaplasmose, alguns autores observaram menor suscetibilidade dos zebuínos às infecções por *A. marginale* e em cruzamentos entre raças de *B. indicus* e *B. taurus*. No entanto, considera-se que a prevalência de anticorpos anti-*A. marginale* é independente do fator racial.

A idade também desempenha papel importante nas infecções por hemoparasitos. Bovinos jovens são mais resistentes à infecção por *Babesia* sp., provavelmente por causa da resposta celular precoce de Th1. Porém, a exposição contínua de animais com idade menor que 9 meses a carrapatos infectados pode promover proteção natural pelo resto da vida. Por outro lado, animais com idade acima de 9 meses expostos à infecção podem desenvolver doença grave, até mesmo fatal.

Dependendo da ocorrência da infecção nos hospedeiros, assim como da população de vetores, a área com TPB pode ser considerada como de estabilidade ou instabilidade enzoótica.

Na área considerada de estabilidade, 75% do rebanho foi exposto à infecção por *Babesia* spp. na faixa etária jovem e desenvolveu imunidade protetora. Nesses animais, raramente se observa doença clínica. Ao contrário, nas áreas consideradas de instabilidade enzoótica, menos de

75% dos animais jovens foram expostos ao agente e, consequentemente, não desenvolveram anticorpos protetores, estando sujeitos à infecção por *Babesia* spp.

Em áreas endêmicas, com elevadas populações de vetores, a primoinfecção por *A. marginale* ocorre em bezerros, nos primeiros dias de vida, quando apresentam alterações clínicas e hematológicas menos graves. Em uma população de animais suscetíveis, principalmente durante o processo de premunição, ou transportados de áreas indenes e/ou de instabilidade enzoótica, a mortalidade em decorrência de anaplasmose é maior em animais adultos. Com efeito, alguns autores têm sugerido que a imunidade passiva seja um dos fatores responsáveis pela resistência natural dos bezerros à infecção por *Babesia* spp. e *A. marginale*.

Além da imunidade passiva, essa resistência, ainda que não esteja bem definida, à anaplasmose está comumente associada à rápida resposta imunológica, particularmente celular, decorrente da persistência do timo, à grande atividade eritropoética da medula óssea e à possível ação protetora da hemoglobina fetal.

Outro fator importante na epidemiologia da TPB consiste na população de vetores do ambiente. Em áreas onde ocorrem flutuações na população desses vetores, sujeitas a condições climáticas desfavoráveis, ou pela adoção de medidas de manejo ou de controle dos mesmos, os animais jovens não se infectam. Esses animais, em idade adulta, ao entrarem em contato com os agentes da TPB, sofrem doença clínica aguda e, às vezes, apresentam altas taxas de mortalidade.

A prevalência da infecção pelos gêneros *Babesia* e *Anaplasma* em criações de bovinos em todo o mundo varia de uma região para outra, dependendo, principalmente, das condições climáticas favoráveis à proliferação dos vetores e da adoção de determinadas práticas de manejo. Desse modo, as taxas de prevalência podem variar de zero a quase 100%.

Patogenia

Nos animais infectados por *Babesia* spp., a multiplicação dos protozoários ocorre nos eritrócitos, o que pode desencadear aumento na fragilidade osmótica e hemólise intravascular, notadamente na infecção por *B. bigemina*. Em geral, a anemia resultante da infecção é, inicialmente, normocítica normocrômica, podendo, na fase aguda, apresentar-se macrocítica hipocrômica, correspondendo ao aparecimento de reticulócitos, além da redução no número total de leucócitos.

Anemia, icterícia e hemoglobinúria podem ser resultantes da intensa hemólise intravascular.

Nas infecções por *B. bovis*, os achados do hemograma são similares àqueles observados em *B. bigemina*. Contudo, pode ocorrer estase sanguínea em capilares do cérebro e dos rins em razão do acúmulo e da agregação de eritrócitos parasitados, determinando doença renal, caracterizada por redução do volume urinário, cininas, calicreínas e eletrólitos, levando, ocasionalmente, a sinais neurológicos e óbito do animal.

A patogenia da anaplasmose está relacionada com o processo de fagocitose de eritrócitos infectados e, aparentemente, não infectados, em virtude da resposta autoimune dos suscetíveis causada pela alteração da membrana eritrocitária pela ação da riquétsia.

No início da infecção, ocorre a remoção da circulação apenas de eritrócitos infectados que apresentam alterações celulares e redução da concentração de fosfolipídios, além de aumento de ácido siálico. Posteriormente, aparecem autoanticorpos, que se aderem aos eritrócitos parasitados e não parasitados, aumentando a eritrofagocitose pelos macrófagos, principalmente no baço.

Clínica

A gravidade da doença clínica está relacionada com o grau de parasitismo, a cepa envolvida e a resposta imune do hospedeiro vertebrado.

Inicialmente, a infecção pelo gênero *Babesia* causa doença clínica caracterizada por febre (40 a 41°C), anorexia, depressão, palidez das mucosas, icterícia, hemoglobinúria e sinais de incoordenação.

As infecções por *B. bigemina* se manifestam clinicamente por mucosas pálidas, hemoglobinúria, icterícia, aumento da frequência respiratória, além de diarreia ou constipação intestinal. Alguns animais infectados pela TPB podem evoluir para morte.

Na infecção por *B. bovis*, a liberação de citocinas e outros mediadores pró-inflamatórios desempenham importante papel na gênese das alterações encontradas na doença, como vasodilatação, hipotensão, aumento da permeabilidade capilar, edema, coagulação intravascular disseminada e estase decorrente da agregação de eritrócitos parasitados, o que determina, ocasionalmente, sinais neurológicos e respiratórios e doença renal. Os sinais neurológicos nas infecções por *B. bovis* se caracterizam por incoordenação, ataxia, coma e morte.

A anaplasmose manifesta-se clinicamente por anemia, temperatura elevada (39 a 41°C), anorexia, icterícia e apatia. Vacas em período de lactação apresentam queda repentina na produção, enquanto animais em gestação podem abortar devido à anoxia fetal.

A intensidade da anemia não apresenta relação direta com o grau de riquetsemia. No entanto, a produção de anticorpos contra a membrana dos eritrócitos caracteriza a anaplasmose como doença autoimune.

Diagnóstico

A presença dos sinais clínicos da babesiose ou anaplasmose bovina pode ser sugestiva de infecção pelos agentes da TPB. No entanto, é necessária a realização do diagnóstico diferencial com outras doenças que também cursam com anemia, icterícia e hemoglobinúria. O diagnóstico precoce pode evitar perdas decorrentes dos casos superagudos que ocorrem em rebanhos submetidos a estresse e à presença de novas linhagens dos agentes da TPB.

A identificação de *Babesia* spp. em esfregaços sanguíneos corados possibilita firmar o diagnóstico e estabelecer medidas terapêuticas. Contudo, a parasitemia pode limitar a sensibilidade do diagnóstico direto em esfregaços sanguíneos, por causa do baixo nível de eritrócitos parasitados na infecção por *B. bovis*. Por outro lado, a visualização de *A. marginale* em esfregaços de sangue corados é de difícil interpretação, devido à confusão com corpúsculos de Heinz, de Howell-Jolly e de artefatos de técnica.

Tendo em vista as dificuldades de identificar as infecções subclínicas somente com base em esfregaços sanguíneos, várias técnicas sorológicas têm sido descritas para o diagnóstico da babesiose, como aglutinação em tubo capilar (TC), fixação de complemento (FC) e imunofluorescência indireta (IFI).

Na anaplasmose, têm sido utilizadas a aglutinação rápida em cartão (TC), aglutinação em tubo capilar (AC), aglutinação em microesferas de látex (AL), fixação do complemento (FC), IFI e radioimunoensaio (RIA).

Vários sistemas de imunoadsorção enzimática (ELISA) foram desenvolvidos também para a detecção da infecção por *Babesia sp.* e por *A. marginale.*

Por causa da sensibilidade da reação de IFI e do teste de ELISA, esses dois testes são os mais utilizados na detecção de anticorpos contra *Babesia* spp.

Deve-se ressaltar, ainda, que a vantagem da automação e do menor intervalo de tempo para o processamento das amostras faz com que o teste ELISA seja o escolhido para estudos soroepidemiológicos. O teste ELISA para o diagnóstico da infecção por *Anaplasma* spp. pode ser realizado diretamente, pela captura do agente com a utilização de anticorpos monoclonais ou pela detecção de anticorpos circulantes.

Anticorpos contra as proteínas de superfície de membrana (*major surface protein* – MSP) estão envolvidos com três mecanismos de proteção contra infecção: neutralização, devido à ação direta dos anticorpos, citotoxidade celular dependente de anticorpos por linfócitos não restritos ao complexo principal de histocompatibilidade (MHC) e fagocitose pelos macrófagos mediada por anticorpos opsonizantes.

Os achados de necropsia da TPB revelam membranas mucosas pálidas e ictéricas, hepatomegalia, distensão da vesícula biliar e da bexiga, além de congestão dos rins e edema pulmonar.

Tratamento

O sucesso da conduta terapêutica na babesiose e anaplasmose bovina depende, inicialmente, do diagnóstico precoce da infecção.

Vários são os fármacos utilizados no tratamento da babesiose bovina (Tabela 114.2); contudo, os mais utilizados são os derivados de diamidina (3,5 mg/kg, via intramuscular) e carbanilida-dipropionato de imidocarb (1,2 mg/kg, via subcutânea/via intramuscular).

Deve-se considerar que o estado geral do animal pode influenciar na recuperação. Exames complementares, como hemograma, devem servir como parâmetro na instituição das medidas terapêuticas, além de auxiliar na transfusão de sangue, quando necessária.

No tratamento da anaplasmose, as oxitetraciclinas (Tabela 114.3) têm sido recomendadas em virtude da ação antirriquétsia. A eficácia do tratamento está relacionada com o período em que é administrada nos animais, sendo mais eficaz quando a riquétsia inicia a multiplicação, momento em que é mais suscetível à ação de inibição do medicamento.

Nos casos em que o agente etiológico não foi confirmado ou nos animais coinfectados por *Babesia* spp. e *A. marginale*, recomenda-se a utilização de fármacos associados específicos para cada parasita.

Profilaxia e controle

As ações de profilaxia/controle da TPB envolvem, basicamente, medidas de controle de vetores, premunição, quimioprofilaxia e vacinação.

Vacinação

O processo de imunização de animais contra *Babesia* spp. e *A. marginale* é empregado, em geral, na profilaxia de rebanhos altamente suscetíveis, em regiões onde os níveis de transmissão pelos vetores são elevados. A imunização

Tabela 114.2 Principais fármacos utilizados no tratamento da babesiose bovina.

Grupo químico	Princípio ativo	Dose recomendada/via
Derivados das diamidinas	Diaceturato de diazoaminodibenzamidina	3,5 mg/kg IM
Carbanilida	Dipropionato de imidocarb	1,2 mg/kg IM/SC

Tabela 114.3 Principais fármacos utilizados no tratamento da anaplasmose bovina.

Grupo químico	Princípio ativo	Dose recomendada/via
Tetraciclinas	Oxitetraciclina	10 mg/kg IM
Carbanilida	Dipropionato de imidocarb	2,4 mg/kg IM

é indicada também para animais importados, visto que eles vão de áreas livres para áreas endêmicas e comumente apresentam baixa imunidade contra esses agentes.

Vários protocolos de vacinação têm sido realizados, com o uso de parasitos mortos, plasma de animais infectados, produtos de culturas, parasitos irradiados e atenuados e vacinas recombinantes, além das vacinas obtidas por meio de técnicas moleculares.

A imunidade protetora contra *A. marginale* pode ser estimulada pela vacinação com organismos vivos ou mortos, membranas de corpúsculos iniciais, a partir de antígeno proveniente de cultura de eritrócitos e/ou de cultura de células de carrapato e utilização de MSP nativas ou recombinantes.

Premunição

A premunição é uma ferramenta muito utilizada no controle da TPB, principalmente quando da introdução de animais sem imunidade em áreas endêmicas. Para tanto, utiliza-se sangue de animais portadores provenientes de áreas endêmicas e realizam-se sua posterior inoculação e o monitoramento dos animais que receberam o desafio infectante.

Parâmetros clínicos e laboratoriais, como temperatura corporal, determinação do hematócrito, e presença de *Babesia* sp. e *Anaplasma* sp. em esfregaços sanguíneos, são importantes na determinação do tratamento com fármacos específicos e, consequentemente, dos testes sorológicos para avaliação da resposta imune.

Assim, após um período de 14 a 21 dias, pode surgir hipertermia, dependendo se a infecção for causada por *Babesia* sp. e *Anaplasma* sp., respectivamente. Depois desse período inicial, uma segunda inoculação deverá ser realizada para aumentar a resposta imune do hospedeiro. O último desafio infectante deverá ser realizado por meio da exposição dos animais a carrapatos.

Contudo, existem riscos com relação à disseminação de agentes infecciosos e parasitários por meio dessa prática. Dessa forma, preconiza-se a utilização de inóculos padronizados de *B. bigemina* e *B. bovis* e *A. marginale*.

Quimioprofilaxia

A quimioprofilaxia é uma alternativa no controle da doença; entretanto, sua aplicação requer conhecimento da epidemiologia da babesiose. Vários produtos derivados de diamidinas e carbanilida e da tetraciclina têm sido utilizados na quimioprofilaxia.

Controle racional dos vetores

O controle de carrapatos é baseado em seu ciclo biológico, com medidas relacionadas à fase parasitária e ao ambiente dos vetores. No ambiente, o controle dos vetores é fundamentado na rotação de pastagens, por controle biológico (utilizando insetos, nematódeos, vírus, bactérias, fungos, aves), pela utilização de pastagens com poder de repelência ou capacidade letal (antibiose) ao carrapato e pela implantação de lavoura. Outros procedimentos têm sido descritos, como a queima das pastagens, aplicação de acaricidas nas pastagens e alterações de microclima.

Na fase parasitária, o controle envolve a utilização de feromônios associados a acaricidas; uso de machos e fêmeas estéreis de *R. microplus*; vacinas recombinantes anticarrapato; introdução de raças zebuínas e/ou de seus cruzamentos (consideradas mais resistentes à infestação dos carrapatos) e emprego adequado de carrapaticidas.

Saúde Pública

As infecções em humanos pelos gêneros *Babesia* são descritas esporadicamente na literatura. *Babesia divergens* tem sido descrita na Europa e na Rússia. Esses casos em humanos coincidem com áreas rurais em que os habitantes estão expostos a picadas pelo carrapato *Ixodes ricinus*. Na Europa e na América do Norte, a doença foi descrita em pacientes esplenectomizados, com casos fatais.

Bibliografia

Bock RE, Jackson L, de Vos A, Jorgensen W. Babesiosis of cattle. Parasitology. 2004;(129 Suppl):S247-69.

Bock RE, Kingston TG, De Vos AJ. Effect of breed of cattle on innate resistance to infection with Anaplasma marginale transmitted by Boophilus microplus. Aust Vet J. 1999;77(11):748-51.

Buening GM. Cell-mediated immune responses in caves with anaplasmosis. Am J Vet Res. 1973;34(6):757-63.

Carrique Mas JJ, Widdowson MA, Cuéllar AM, Ribera H, Walker AR. Risk of babesiosis and anaplasmosis in different ecological zones of Santa Cruz Department, Bolivia. Vet Parasitol. 1999;93(1):29-38.

Cho SH, Kim TS, Lee HW, Tsuji M, Ishihara C, Kim JT *et al.* Identification of newly isolated Babesia parasites from cattle in Korea by using the Bo-RBC-SCID mice. Korean J Parasitol. 2002;40(1):33-40.

Cossart P, Lecuit M. Interactions of Listeria monocytogenes with mammalian cells during entry and actin-based movement: bacterial factors, cellular ligands and signaling. The EMBO (European Molecular Biology Organization) Journal. 1998;17(14):3797-806.

Dumler JS, Barbet AF, Bekker CP, Dasch GA, Palmer GH, Ray SC *et al.* Reorganization of the genera in the families Rickettsiaceae and Anaplasmataceae in the order Rickettsiales: unification of some species of Ehrlichia with Anaplasma, Cowdria with Ehrlichia and Ehrlichia with Neorickettsia, descriptions of six new species combinations and designation of Ehrlichia equi and "HGE agent" as subjective synonyms of Ehrlichia phagocytophila. Int J Syst Evol Microbiol. 2001;51:2145-65.

Grisi L, Massard CL, Moya-Borja GE, Pereira JB. Impacto econômico das principais ectoparasitoses em bovinos no Brasil. A Hora Veterinária. 2002;21(125):8-10.

Guglielmone AA, Gaido AB, Aguirre DH, Cafrune MM. Some quantitative aspect of natural babesial infection in the haemolymph of Boophilus microplus engorged female ticks. Parasite. 1997;4(3):337-41.

Hawkins JA, Love JN, Hidalgo RJ. Mechanical transmission of anaplasmosis by tabanids (Diptera: Tabanidae). Am J Vet Res. 1982;43:732-4.

Hungerford LL, Smith RD. Variations in seroprevalence and host factors for bovine anaplasmosis in Illinois. Vet Res Commun. 1997;21(1):9-18.

James MA, Coronado A, Lopez W, Melendez R, Ristic M. Soroepidemiology of bovine anaplasmosis and babesiosis in Venezuela. Trop Anim Health Prod. 1985;17(1):9-18.

Kessler RH. Considerações sobre a transmissão de Anaplasma marginale. Pesquisa Veterinária Brasileira. 2001;21(4):177-9.

Lima JD. Premunição: uma alternativa para o controle da tristeza parasitária. In: Seminário Brasileiro de Parasitologia Veterinária; 7, 22-26 set. 1991. USP, São Paulo. Anais¼ São Paulo: Colégio Brasileiro de Parasitologia Veterinária; 1991. p. 39-43.

Madruga CR, Kessler RH, Gomes A, Schenk MAM, Andrade DF. Níveis de anticorpos e parasitemia de Anaplasma marginale em área enzoótica, nos bezerros da raça nelore, ibagé e cruzamento de nelore. Pesquisa Agropecuária Brasileira. 1985;20(1):135-42.

Radostits OM, Gay CC, Hinchcliff KW, Constable PD. Veterinary medicine – A Textbook of the diseases of cattle, horses, sheep, pigs, and goats. 10th ed. Philadelphia: Saunders; 2007. 2156 p.

Ribeiro MFB, Lima JD. Morphology and development of Anaplasma marginale in midgut of engorged female ticks of Boophilus microplus. Vet Parasitol. 1996;61:31-9.

Riek RF. Babesiosis. In: Weinman D, Ristic M, editors. Infectious blood diseases of man and animals. New York: Academic Press; 1968. p. 219-68.

Ristic M, Kreir JP. Babesioses. Nova York: Academic Press; 1981. 589 p.

Souza JC, Soares CO, Scofield A, Madruga CR, Cunha NC, Massard CL *et al.* Soroprevalência de Babesia bigemina em bovinos na mesorregião Norte Fluminense. Pesquisa Veterinária Brasileira. 2000;20(1):26-30.

Wanduragala L, Ristic M. Anaplasmosis. In: Woldehiwet Z, Ristic M. Rickettsial and Chlamydial diseases of domestic animals. Oxford: Pergamon Press; 1993. p. 65-83.

Zintl A, Gray JS, Skerrett HE, Mulcahy G. Possible mechanisms underlying age-related resistance to bovine babesiosis. Parasite Immunology. 2005;27(4):115-20.

Seção
10

Enfermidades Exóticas

Peste Equina 115

Marcos Bryan Heinemann e Adriana Cortez

Definição

Enfermidade infecciosa não contagiosa dos equídeos, de caráter letal, caracterizada por febre, edema pulmonar e em tecido subcutâneo, e hemorragia na serosa de órgãos.

Sinonímia: *African horse sickness*.

Etiologia e propriedades gerais

O vírus da peste equina pertence ao gênero *Orbivirus*, que tem como espécie protótipo o vírus da língua azul, subfamília *Sedoreovirinae*, família *Reoviridae*. Não envelopado, apresenta simetria icosaédrica e mede entre 60 e 80 nm. A replicação é acompanhada pela produção de corpúsculos de inclusão no citoplasma das células infectadas. A adsorção às células ocorre pelas proteínas do capsídio externo (VP2 e VP5), mas a invasão da célula é mediada em conjunto com a proteína VP7. Os fatores de virulência estão relacionados com as proteínas VP2 e VP5, ambas localizadas no capsídio externo. Os antígenos de sorogrupo e sorotipo são determinados pelas proteínas VP7 e VP2, respectivamente. Na proteína VP2 estão localizados os principais epítopos neutralizantes.

O vírus resiste a solventes orgânicos, mas é sensível a desinfetantes a base de iodo e fenol. São sensíveis a pH abaixo de 6,5 e maior do que 8, e são destruídos com aquecimento a 70°C por 5 min ou 50°C por 10 min.

O genoma viral é constituído por 10 segmentos de RNA fita dupla, segmentado, e o padrão de migração desses segmentos em eletroforese pode ser utilizado para diferenciar sorogrupos e outros gêneros da família *Reoviridae*. O vírus da peste equina tem nove sorotipos. Aparentemente, há reação cruzada entre os sorotipos, principalmente entre 1 e 2; 3 e 7; 5 e 8; 6 e 9. Os sorotipos de 1 a 8 são encontrados somente na África Subsaariana, e o sorotipo 9 é o grande responsável por surtos fora do continente africano, com exceção da epidemia ocorrida entre 1987 e 1990 em Portugal e Espanha, cujo agente causal foi o sorotipo 4.

Epidemiologia

Distribuição

Documentos arábicos descreveram que o primeiro registro da peste equina ocorreu em 1327 no Iêmen. Entre os anos de 1854 e 1855, a epidemia de peste equina no sul da África, na região do Cabo Ocidental, vitimou cerca de 17.000 equídeos. Atualmente, o vírus está distribuído pela África Subsaariana e é endêmico desde a costa oeste do Senegal até a Etiópia e a Somália, e da costa leste e ao sul até a África do Sul. O deserto do Saara serve como barreira geográfica, impedindo que o vírus seja disseminado para o norte da África. Fora da África, no período de 1959 a 1961, ocorreram surtos no Oriente Médio, Turquia, Paquistão e Índia. No entanto, com medidas de vacinação e emergência veterinária, a epidemia foi controlada, e a doença não tem sido mais registrada nessas regiões. Em 1965, o vírus se disseminou pelo Marrocos, Argélia e Tunísia, atravessando o mar Mediterrâneo e atingindo a Espanha. Nesses dois surtos fora da África, o sorotipo 9 foi responsável pelos casos da doença. A dispersão do vírus ocorreu provavelmente por causa da movimentação de tribos nômades pelo Saara, a partir do oeste africano. Em 1987, um novo surto foi detectado em Portugal e na Espanha, embora, dessa vez, tenha sido causado pelo sorotipo 4, introduzido pela importação de zebras da Namíbia. Informe da Organização Mundial de Saúde Animal (OIE) reportou que, desde o início de 2010 até o momento, ocorreram surtos de peste equina somente em Gana, Namíbia, África do Sul, Somália e Etiópia.

Hospedeiros

Os hospedeiros naturais do vírus da peste equina são os membros da família *Equidea*. Os equinos são os mais suscetíveis, de modo que, nessa espécie, a mortalidade pode chegar a 95% dos animais. Asininos, mulas e burros também são suscetíveis à infecção mas, em geral, desenvolvem uma doença mais branda. As zebras são consideradas mais resistentes ao desenvolvimento de sinais clínicos, apresentando, em geral, infecção assintomática. As zebras e asininos são considerados reservatórios do vírus e têm papel importante em sua manutenção na África.

Cães podem se infectar ao ingerir carne contaminada com o vírus. Também há relatos de infecção em camelos e elefantes, embora, aparentemente, sejam infecções incomuns e assintomáticas. Há estudos de detecção de anticorpos anti-Orbivirus em ovinos, caprinos e búfalos.

Transmissão

Como a peste equina é uma doença infecciosa, mas não contagiosa, há a necessidade de um vetor artrópode hematófago para que ocorra a transmissão do vírus entre os animais suscetíveis. O principal vetor do vírus da peste equina são os artrópodes do gênero *Culicoides* (mosquito pólvora).

Na África, a principal espécie envolvida é *Culicoides imicola*, mosquito hematófago comum em todo o continente africano e no Sudeste Asiático. Atualmente, é encontrado também na região mediterrânea da Europa, como Portugal, Espanha, Itália, ilhas gregas, Córsega, Sicília e Malta. Outra espécie africana relacionada com a doença é *Culicoides bolitinos*.

Culicoides variipennis, vetor da língua azul na América do Norte, também foi descrito como potencial vetor para a transmissão do vírus da peste equina. No surto em Portugal, foram identificados *Culicoides obsoletus* e *Culicoides pulicaris*.

Por causa da transmissão do vírus por mosquitos hematófagos, a peste equina apresenta comportamento sazonal em regiões e países em que a doença cursa de forma endêmica, apresentando maior ocorrência em períodos do ano que favorecem a proliferação dos insetos.

Moscas hematófagas dos gêneros *Stomoxys* e *Tabanus* podem atuar como vetor mecânico. Evidências sugerem que algumas espécies de carrapatos podem ser potenciais transmissores, como *Hyalomma dromadarii* e *Rhipicephalus sanguineus*. Nessas espécies, foi determinada a transmissão transestadial, mas não a transovariana. No entanto, ambas as espécies de carrapatos têm menor impacto epidemiológico na transmissão do vírus.

Os pesquisadores Mellor e Hamblin postularam o seguinte princípio para explicar o mecanismo de sobrevivência do vetor no inverno: o vírus necessita de temperaturas acima de 15°C para se replicar e ser transmitido pelo vetor; adultos do vetor *Culicoides imicola* são ativos em temperaturas baixas (12°C); como o vírus necessita de uma temperatura mínima, é possível que a transmissão ocorra somente por uma parte dos vetores; nos períodos frios, o vírus pode permanecer viável em títulos baixos em vetores adultos, que, nessas condições de temperatura, têm sua sobrevida aumentada; quando a temperatura supera 15°C, a replicação dos vírus que permaneceram viáveis se inicia e torna a transmissão possível. Assim, esses mecanismos poderiam explicar a transmissão do vírus no inverno, mesmo com populações baixas do vetor.

Patogenia

Após a picada por um artrópode infectado, o vírus replica-se no linfonodo regional e, em seguida, inicia-se a viremia em outros tecidos e órgãos. O vírus infecta principalmente células endoteliais, macrófagos e células dendríticas. Clinicamente, a viremia coincide com sinais de febre nos animais. Ao redor do 3º dia pós-infecção, o vírus está presente em vários órgãos. Em infecções experimentais, alta concentração viral é encontrada em pulmões, linfonodos, baço, ceco e faringe. A multiplicação viral nos tecidos dos órgãos promove nova viremia, de duração variável (4 a 21 dias). Em zebras e asininos, a viremia é reduzida, mas pode perdurar por até 4 semanas. Sugere-se que a predileção dos diferentes sorotipos por determinadas células e tecidos poderia justificar as distintas formas clínicas da doença.

Não estão completamente esclarecidos os fatores envolvidos no curso e na gravidade da infecção. A replicação do vírus no endotélio dos vasos determina aumento da permeabilidade vascular, edema, agregação de plaquetas (coagulação intravascular) e formação de microtrombos. Em potros hipogamaglobulinêmicos, a doença comumente apresenta curso hiperagudo na manifestação pulmonar, altamente letal. Atividades físicas em animais febris podem favorecer a ocorrência dos sinais clínicos.

Clínica

São descritas quatro tipos de manifestações clínicas da peste equina: pulmonar ou hiperaguda; cardíaca ou subaguda; mista ou aguda; e febril (febre equina). As manifestações pulmonares e mistas acometem principalmente populações suscetíveis de equinos. As outras manifestações ocorrem em populações de equinos com imunidade parcial e nas populações de asininos e muares, que são mais resistentes que os equinos. Apesar da subdivisão das apresentações clínicas, aparentemente, a maioria dos animais apresenta manifestações mistas de distúrbios pulmonares e cardíacos.

O período de incubação pode variar de 3 a 5 dias para a manifestação pulmonar, de 7 a 14 dias para a apresentação cardíaca, de 5 a 7 dias para as manifestações mistas e de 5 a 14 dias para a febre equina.

Manifestação pulmonar ou *Dunkop* (hiperaguda)

A manifestação pulmonar, ou hiperaguda, inicia-se com febre (40,5°C) por 1 a 2 dias, seguida de aparecimento súbito de angústia respiratória, com taquipneia (mais de 60 movimentos por minuto), expiração forçada, tosse, sudorese profusa e abundante secreção nasal serofibrinosa com aspecto espumoso, em decorrência do edema pulmonar. Observa-se também congestão das mucosas ocular, nasal e oral. Na auscultação constata-se edema pulmonar e hidrotórax. O animal geralmente morre poucas horas após o início dos sinais respiratórios. A mortalidade dessa manifestação é observada em 95% ou mais dos animais.

Essa é a apresentação clínica mais frequente nas epizootias, e a mais comum em potros desprovidos de colostro nas primeiras horas de vida, bem como em cães que ingerem carcaças de animais infectados com o vírus.

Manifestação cardíaca, edematosa ou *Dikkop* (subaguda)

A manifestação cardíaca, ou subaguda, ou edematosa, é frequente em áreas enzoóticas. Apresenta período de incubação de 7 a 14 dias e um curso de 3 a 6 dias. Inicia-se com febre (40,5°C) por 3 a 4 dias, seguida de congestão das mucosas ocular, nasal e oral. Após o período febril, regiões edemaciadas são evidenciadas na fossa supraorbital e nas pálpebras, sinais considerados patognomônicos dessa apresentação clínica da doença. O edema progride para a face, lábios, língua e laringe, podendo acometer também pescoço, escápula e peito, apesar de não se estender para as partes baixas dos membros. Os animais continuam a ingerir alimentos e água durante o curso da doença. Porém, podem ser observadas depressão e perda de apetite no período final da síndrome. Petéquias são observadas na parte ventral da língua e na conjuntiva. Com a progressão da doença e edema, desenvolvem-se dispneia acentuada e cianose. Outras complicações são observadas, como obstrução da jugular, hidropericárdio, endocardite, cólicas e paralisia do esôfago. A morte ocorre entre 4 e 8 dias após o início da febre, e a mortalidade atinge cerca de 50% desses animais.

Manifestação mista (aguda)

A apresentação mista, ou aguda, mostra sinais respiratórios e cardíacos. A mortalidade é observada em 50 a 95% dos animais, e a morte ocorre entre 3 e 6 dias após o início da febre.

Febre equina

A manifestação de febre equina (*horse sickness fever*) apresenta sinais clínicos brandos e, em geral, acomete equinos com imunidade parcial ou animais mais resistentes, como asininos e zebras. É comum em áreas enzoóticas. A febre (38,5 a 39,5°C) dura entre 3 e 8 dias, com picos febris durante o período vespertino. Outros sinais são anorexia, edema de fossa supraorbital, congestão de mucosas e aumento da frequência cardíaca. A maioria dos animais se recupera.

Anticorpos contra o vírus da peste equina são detectados do 8º ao 14º dia pós-infecção e podem persistir por 1 a 4 anos.

Diagnóstico

Achados epidemiológicos e clínicos

O diagnóstico clínico da doença na fase febril é improvável, exceto em regiões ou propriedades endêmicas. No entanto, de maneira geral, a doença apresenta evolução altamente letal em poucos dias na maioria dos animais, caracterizada por febre, edema pulmonar e em tecido subcutâneo, e hemorragia na serosa de órgãos.

Exames hematológicos e bioquímica sérica

O leucograma revela leucopenia por linfopenia e neutropenia. O eritrograma mostra elevação do hematócrito, no número de eritrócitos e na concentração de hemoglobina, além de trombocitopenia. Exames de bioquímica sérica revelam aumento das enzimas creatinoquinase, lactato desidrogenase e fosfatase alcalina, além do aumento da concentração de creatinina e bilirrubina.

Espécimes clínicos

Sangue total com anticoagulante deve ser enviado para o isolamento viral ou para o diagnóstico por técnicas de biologia molecular. O sangue deve ser coletado durante a fase febril. O soro pode ser coletado para realização de sorologia pareada, sendo que anticorpos podem ser detectados a partir de 14 dias após a infecção.

Os órgãos de eleição colhidos na necropsia são baço, pulmões e linfonodos, os quais devem ser enviados em refrigeração (cerca de 4°C) para o diagnóstico por técnicas de biologia molecular ou isolamento viral, e partes formalinizadas (formol a 10%) para a realização de exames histopatológicos e imuno-histoquímicos.

Diagnóstico laboratorial

O teste diagnóstico indireto (sorologia) preconizado pela OIE para o comércio de animais vivos é o ensaio imunoenzimático (ELISA), que detectará anticorpos contra a proteína VP7 do vírus da peste equina. Outro teste sorológico preconizado pela OIE é a fixação de complemento (FC). Porém, em decorrência de dificuldades inerentes à técnica, a FC tem sido substituída pelo ELISA no diagnóstico da doença em alguns países. Outros testes também têm sido ensaiados no diagnóstico, como imunodifusão em gel de ágar e imunofluorescência.

O diagnóstico direto do vírus pode ser realizado por cultivo e isolamento do agente em cultivo de células VERO (células de rim de macaco verde) ou BHK-21 (células de rim de *hamster*), com observação de efeito citopático entre 2 e 10 dias, ou por meio da inoculação intracerebral em camundongos com 2 a 6 dias de vida, com posterior confirmação por imunofluorescência.

Outros métodos de diagnóstico virológico são o ELISA de captura (com anticorpos mono ou policlonais), a RT-PCR (reação em cadeia pela polimerase com transcriptase reversa) e a qPCR (reação em cadeia pela polimerase quantitativa).

Achados anatomopatológicos

As principais lesões *post-mortem* na doença são edema no tecido subcutâneo, músculos e fáscias nas regiões da cabeça, pescoço e pulmões. As lesões evidenciadas nos pulmões são edema grave e hidrotórax. Petéquias pulmonares e ascite também são observadas. No tórax, pode ser visualizada a presença de líquido (vários litros) de coloração palha. Na manifestação cardíaca, ocorrem hidropericárdio com líquido de cor palha, endocardite, edema pulmonar, além de petéquias no epicárdio e endocárdio.

Histologicamente, a manifestação pulmonar revela edema pronunciado e vasculite. A apresentação cardíaca se caracteriza por hemorragia, degeneração e necrose das células miocárdicas. O centro germinativo dos linfonodos apresenta depleção linfocitária.

Diagnóstico diferencial

O diagnóstico diferencial da peste equina inclui arterite viral equina, anemia infecciosa equina, mormo, influenza equina, rinopneumonia equina, vírus da encefalose equina (*equine encephalosis virus*), púrpura hemorrágica (adenite equina ou garrotilho), babesiose e tripanossomose equina. Além dessas doenças, deve-se diferenciar de intoxicações (monensina) que causam morte súbita e de doenças que provocam distúrbios respiratórios graves ou morte súbita (carbúnculo hemático).

➤ Tratamento

Não há tratamento específico para a peste equina.

➤ Profilaxia e controle

Os objetivos da profilaxia e controle da peste equina diferem de acordo com o *status* da região, ou seja, se a doença é endêmica, onde há reservatórios ou se a região é indene ou livre do vírus. Nas regiões livres, o objetivo é a realização da vigilância epidemiológica, visando a evitar a entrada do vírus. Caso ocorra o ingresso de algum animal positivo, deve-se realizar a erradicação imediata. Nas regiões endêmicas, o principal objetivo é manter a doença controlada, impedindo o aparecimento de sinais clínicos e a morte dos animais.

Se a peste equina for introduzida em uma região livre, deve-se delimitar imediatamente o perímetro de quarentena (perifoco) e restringir a movimentação de equídeos. Paralelamente, devem-se identificar o vírus e o sorotipo. Animais infectados e contactantes devem ser submetidos à eutanásia. Preconiza-se, também, realizar o controle de vetores com a aplicação de larvicidas e inseticidas, além do uso de repelentes nos animais suscetíveis. Equídeos suscetíveis devem ser monitorados quanto à temperatura corporal (2 vezes/dia), e os animais febris devem ser isolados imediatamente em baias teladas até que se proceda ao diagnóstico ou à resolução do caso. A imunoprofilaxia com vacina atenuada pode ser uma estratégia a ser considerada, entretanto, as vacinas são licenciadas somente para zonas endêmicas, pois induzem à viremia e podem, teoricamente, recombinar-se com o vírus de campo. Dessa maneira, a indicação da vacinação deve ser avaliada com cautela em zonas livres.

No Brasil, a peste equina é considerada doença exótica. As medidas de profilaxia da doença exigidas oficialmente pelo país para o trânsito internacional de equídeos, oriundos de regiões ou países endêmicos, são a solicitação de certificado sanitário, quarentena, notificação obrigatória e vigilância nas fronteiras, incluindo medidas gerais de vigilância e emergência sanitária (*stamping out*). A peste equina faz parte das doenças de notificação obrigatória pelos países signatários da OIE.

Em regiões endêmicas, as principais medidas de prevenção são a vacinação com vacina atenuada polivalente e o controle dos vetores.

➤ Saúde Pública

A peste equina não é considerada uma zoonose. No entanto, há relato de infecção acidental, por via aérogena, de quatro humanos que trabalhavam na produção de vacina atenuada. Os indivíduos desenvolveram encefalite não fatal e coriorretinite, com perda parcial da acuidade visual.

➤ Bibliografia

Alfieri AA, Alfieri AF, Takiuchi E, Lobato ZIP. Reoviridae. In: Flores EF. Virologia Veterinária. Santa Maria: UFSM; 2007. p. 775-807.

Guthrie AJ. African horse sickness. In: Sellon DB, Long MT. Equine infectious diseases. St. Louis: Saunders, Elsevier; 2007. p. 164-71.

House JA. African horse sickness. Vet Clin North America Eq Practice. 1993;9(2):355-63.

International Committee on Taxonomy of Viruses (ICTV). Disponível em http://http://www.ictvonline.org/virusTaxonomy.asp. Acesso em 27/01/2015.

Mellor PS. African horse sickness: transmission and epidemiology. Vet Res. 1993;24:199-212.

Mellor PS, Hamblin C. African horse sickness. Vet Res. 2004;35:445-66.

Office International des Epizooties (OIE). Terrestrial Manual. Section 2.5. Equidea. Chapter 2.5.1. African horse sickness; 2005. p. 823-38. Disponível em http://www.oie.int/fileadmin/Home/eng/Health_standards/tahm/2.05.01_AHS.pdf. Acesso em 27/01/2015.

Radostits OM, Gay CC, Hinchcliff KW, Constable PD. Veterinary medicine – A textbook of the diseases of cattle, horses, sheep, pigs, and goats. 10.ed. Philadelphia: Saunders; 2007. p. 1179-83.

Stringer AP. Infectious diseases of working equids. Vet Clin North America Eq Practice. 2014;30:695-718.

The Center for Security & Public Health. African horse sickness; 2006. p. 1-4. Disponível em www.cfsph.iastate.edu/DiseaseInfo/disease.php?name=african-horse-sickness&lang=en. Acesso em 27/01/2015.

Wahid Interface OIE. African horse sickness. Disponível em www.oie.int/wahis_2/public/wahid.php/Diseaseinformation/Diseasedistributionmap. Acesso em 27/01/2015.

Wilson A, Mellor PS, Szmaragd C, Mertens PPC. Adaptive strategies of African horse sickness virus to facilitate vector transmission. Vet Res. 2009;40(2):2-16.

Peste Bovina 116

Marcos Bryan Heinemann e Adriana Cortez

Definição

Enfermidade infectocontagiosa de origem viral, causada por morbilivírus. É caracterizada por estomatite ulcerativa, diarreia, desidratação intensa, alta morbidade e mortalidade, e responsável por surtos em bovinos.

Sinonímia: *Cattle plague*.

Etiologia e propriedades gerais

A peste bovina é uma doença infectocontagiosa causada por vírus do gênero *Morbillivirus*, membro da família *Paramyxoviridae*, ordem *Mononegavirales*. Outros membros desse gênero são os vírus da cinomose canina, da cinomose das focas, os morbilivírus de cetáceos, o da peste dos pequenos ruminantes e o vírus do sarampo. Os membros dessa família apresentam morfologia pleomórfica, replicam-se no citoplasma e causam, principalmente, doença respiratória.

O agente etiológico é um vírus RNA de fita única positiva, envelopado, com forma esférica e tamanho entre 150 e 300 nm. É pouco resistente ao meio ambiente, inativado tanto em pH ácido como básico, por aquecimento a 56°C por 30 min e por detergentes e desinfetantes comuns. Em carcaças, permanece viável por 24 h e, em sangue mantido em refrigeração, por até 1 mês. O hidróxido de sódio a 5% e o ácido carbólico (Lysol) a 50% são considerados princípios químicos de eleição para a desinfecção.

O vírus da peste bovina apresenta um sorotipo e três linhagens (1, 2 e 3). Com base na análise do genoma viral, as linhagens 1 e 2 são consideradas de origem africana, e a linhagem 3 asiática.

Todos os morbilivírus são altamente infecciosos. Causam imunossupressão e a transmissão ocorre, preferencialmente, por via respiratória. Em geral, estão associados a grandes surtos, com alta morbidade e mortalidade, principalmente em populações não expostas.

Epidemiologia

A peste bovina foi uma das enfermidades animais de maior impacto na humanidade. No século 19, na África, a introdução do vírus nas populações de bovinos e em animais selvagens, que nunca tinham tido contato com esse agente, foi responsável por eliminar rebanhos inteiros, causando a fome em diversos países.

No Brasil, em 1921, houve a introdução do agente pelo porto de Santos quando reprodutores zebuínos chegaram da Índia. Os animais apresentaram manifestações clínicas no mercado de Osasco, SP, e, por meio de ações de emergência veterinária, a doença foi contida. Esse episódio foi o único surto oficialmente relatado no país.

Em 1994, a Organização das Nações Unidas para a Agricultura e Alimentação (FAO) iniciou o Programa Global para a Erradicação da Peste Bovina (GREP). Com o auxílio de todos os governos dos países afetados e juntamente com a Organização Mundial de Saúde Animal (OIE), o último caso foi diagnosticado, 7 anos depois, e, em 2011, a erradicação da doença foi declarada. Para compreender a dimensão do impacto do fim da peste bovina, relatórios indicam que o Chade aumentou em 3% seu produto interno bruto com a erradicação da peste. Ainda, o custo benefício para diferentes países foi estimado de 11% para a Costa do Marfim a 118% para Burkina Faso. Detalhes sobre a história da erradicação da peste bovina podem ser consultados nos estudos de Roeder e Rich (2009), e Njeumi *et al.* (2012).

Apesar de o vírus da peste bovina poder infectar todas as espécies da ordem *Artiodactyla*, como bovinos, búfalos (*Bubalus bubalis*), iaques, caprinos, ovinos, suínos, cervídeos, búfalo africano (*Syncerus caffer*), girafa e elefantes, diferenças na suscetibilidade e virulência são observadas. As raças da espécie *Bos taurus* são mais suscetíveis que as de *Bos indicus*. O suíno europeu apresenta infecção assintomática, e os camelídeos são considerados espécies terminais, de modo que evoluem para óbito sem transmiti-la.

A transmissão ocorre principalmente pela via respiratória. Os animais suscetíveis entram em contato com aerossóis oriundos da respiração, de secreções (corrimento nasal) ou excreções (urina e fezes) de animais doentes. Como as gotículas formadas são grandes, consequentemente, têm baixa dispersão e, como o vírus apresenta baixa viabilidade no ambiente, em geral há a necessidade do contato próximo entre os animais para ocorrer a transmissão. Embora seja raro, alimentos e água contaminados por secreções de animais doentes podem servir como vias de transmissão. Não há evidência de transmissão vertical. Na peste bovina, não existem o papel de portador e de reservatório silvestre.

Patogenia

A porta de entrada do vírus no hospedeiro, comumente, é a via respiratória por inalação de aerossóis. O primeiro local de replicação são os leucócitos presentes na tonsila e nos linfonodos mandibular e faríngeo. Após 2 a 3 dias, ocorre a viremia associada aos leucócitos e a disseminação para outros tecidos linfoides e para o epitélio do trato respiratório e gastroentérico. Por sua afinidade aos tecidos linfoides, com a consequente destruição dos linfócitos por apoptose e necrose celular, ocorre marcada leucopenia. A infecção de leucócitos, macrófagos e células dendríticas ocorre por meio do receptor celular CD150 com o receptor viral (glicoproteína H-hemaglutinina).

A infecção das células endoteliais e epiteliais ocorre por via independente do CD150 e determina característica necrose estomacal e enterite. Apesar de o vírus induzir forte resposta imune – propriedade que contribuiu para o uso de vacinas no programa de erradicação – o microrganismo pode bloquear a resposta ao interferon, afetando, dessa maneira, uma resposta imune eficiente.

A replicação em linfócitos, seguida de leucopenia e linfopenia, resulta em imunossupressão do animal. A morte dos animais advém da desidratação ou de infecções secundárias por causa da imunossupressão.

Clínica

Os sinais clínicos nos bovinos e nos búfalos são semelhantes e podem ser divididos em manifestações hiperaguda, aguda, subaguda e inaparente. Essas manifestações clínicas distintas são influenciadas pela virulência da linhagem, espécie animal e presença de coinfecções.

Manifestação hiperaguda

Nessa manifestação, observa-se a morte do animal entre o 2º e 3º dia pós-infecção. Os animais podem apresentar inapetência, febre alta, depressão, mucosas congestas, pulso acelerado e dispneia. Esta manifestação clínica não é comum, exceto em animais jovens.

Manifestação aguda

Na manifestação aguda, o período de incubação é de 8 a 11 dias. Após essa fase, o animal apresenta febre alta (40,5 a 41,5°C) e inquietação. Em seguida, entra em estado de depressão e afasta-se do rebanho. A respiração é curta e rápida. O pelo fica arrepiado, e ocorrem descarga oronasal, mucosas congestas, inapetência, e diminuição da ruminação e da defecação. Esses sinais fazem parte da fase prodrômica da doença, com duração entre 3 e 4 dias, e o diagnóstico clínico é muito difícil.

O primeiro sinal característico da peste bovina é a necrose das mucosas da boca, nariz e trato urogenital, observado entre 2 e 5 dias após o início da febre. Com a evolução da doença, as erosões aumentam e coalescem. Há salivação intensa e descarga oronasal mucopurulenta fétida. O animal sente sede, mas não tem apetite. Após 2 a 3 dias do aparecimento das erosões, inicia-se a diarreia, e a febre diminui. As fezes têm coloração escura, com cheiro fétido, excesso de muco, e fragmentos de epitélio e sangue. A respiração é dolorosa e ruidosa na expiração.

Após 6 a 12 dias do período prodrômico, a diarreia se intensifica, e pode ocorrer grave desidratação, que leva ao colapso e morte.

Detalhes dos sinais clínicos da peste em bovinos podem ser acessados na página eletrônica da FAO (www.fao.org/Ag/AGAInfo/programmes/en/grep/dis-cli.html).

Manifestação subaguda

É relatada em áreas endêmicas e os animais adultos jovens são os mais acometidos. O período de incubação descrito é de até 15 dias. Os sinais clínicos, quando ocorrem, são brandos, e a maioria dos animais infectados sobrevive.

Pequenos ruminantes, suínos e animais selvagens (inaparente)

Esses animais, em geral, apresentam apenas a infecção pelo vírus da peste bovina. Quando as manifestações clínicas estão presentes, tendem a ser brandas, o que rendeu a denominação de inaparente por alguns autores.

Nos pequenos ruminantes, o curso da enfermidade é mais rápido, e os sinais respiratórios são mais acentuados, sendo as outras manifestações semelhantes às dos bovinos. Já nos suínos europeus, ocorre de maneira inaparente.

Nos animais selvagens, a doença pode apresentar ampla gama de sinais, dependendo da espécie observada.

Outra manifestação clínica ocasional é representada por lesões tegumentares com formação de pústulas no pescoço, face interna dos membros, cernelha e região escrotal.

Diagnóstico

A suspeita clínica baseia-se no encontro de animais com febre, inapetência, depressão, erosões na mucosa oral (gengivas e papilas), descargas oculares e nasais serosas ou mucopurulentas, diarreia e sinais de desidratação, além de alta mortalidade no rebanho. Ressalta-se que a suspeita clínica deve ser confirmada pelo diagnóstico laboratorial. O leucograma revela marcada leucopenia e linfopenia.

O diagnóstico laboratorial pode ser realizado pelo isolamento e identificação do vírus em cultura de células (Vero, células renais de macaco verde), utilizando leucócitos lavados a partir de sangue total.

Outras provas estão disponíveis, como imunodifusão em gel de ágar (IDGA), imuno-histoquímica, hemaglutinação passiva, soroneutralização, fixação de complemento, imunofluorescência, transcriptase reversa em reação em cadeia pela polimerase (RT-PCR) ou por ensaios imunoenzimáticos (ELISA de captura).

Para a realização dessas provas, é possível remeter sangue com anticoagulante, se o animal apresentar febre, e/ou secreção ocular e nasal refrigerados (4 a 8°C) e sem adição de glicerol, pois inativa o vírus. No caso de necropsia, podem ser enviados fragmentos de baço e linfonodos, uma parte refrigerada e outra em formol (10%) para o exame histopatológico.

O sorodiagnóstico é utilizado para a vigilância epidemiológica e no comércio internacional. A OIE preconiza o uso do ELISA competitivo ou a soroneutralização.

Achados anatomopatológicos

Na necropsia, observa-se a carcaça desidratada, emaciada, com aspecto sujo e com fezes fétidas. Na boca, faringe, esôfago, abomaso, intestinos e trato respiratório superior, há pequenas áreas de necrose e erosões hemorrágicas, que podem coalescer e formar úlceras. O abomaso apresenta-se congesto e com focos de necrose no epitélio da mucosa. O rúmen, retículo e omaso, em geral, não são afetados. Os linfonodos encontram-se aumentados e edemaciados, com focos de necrose nas placas de Peyer. Nos intestinos, são observados hemorragia, eritemas e mucosa pregueada ou com listras de aspecto "zebroide". Na região do septo nasal e ossos turbinados, observam-se exsudato mucopurulento e úlceras. Nas fêmeas, são encontrados congestão, edema e erosões na vulva e mucosa vaginal. Na página eletrônica da FAO, há um *link* com vídeo que mostra a necropsia de animal com peste bovina (www.fao.org/Ag/AGAInfo/programmes/en/grep/dis-cli.html).

Histologicamente, a doença é caracterizada por hemorragias, úlceras e necrose do epitélio nasal, intestinal e de linfonodos, além da destruição de linfócitos. Inclusões intracitoplasmáticas e intranucleares podem estar presentes, principalmente em tonsilas. Para os exames histopatológicos, recomenda-se o envio de fragmentos de linfonodos, baço, tonsilas e lesões intestinais e em mucosa respiratória fixados em formol (10%).

Diagnóstico diferencial

O diagnóstico diferencial, em bovinos, búfalos e ruminantes selvagens, deve ser considerado para as doenças que compõem a "síndrome estomatite-enterite", caracterizadas por descargas óculo-nasais associadas a um ou mais sinais como febre, erosões orais, salivação, diarreia ou morte.

As principais doenças dessa síndrome são diarreia viral bovina (BVD)/doença das mucosas (DM), febre catarral maligna, rinotraqueíte infecciosa bovina (IBR), febre aftosa, língua azul, peste dos pequenos ruminantes, estomatite vesicular, salmonelose e pleuropneumonia contagiosa bovina.

Profilaxia e controle

Em junho de 2011, a FAO e a OIE declararam a erradicação do vírus da peste bovina. Esse foi o segundo vírus erradicado mundialmente, sendo o primeiro o da varíola humana, em 1979.

Várias campanhas tentaram controlar/erradicar a peste bovina, com maior ou menor êxito. No entanto, somente com o lançamento, em 1994, do Programa de Erradicação Global da Peste Bovina (GREP) pela FAO, em associação com a OIE, foi concebido um mecanismo de coordenação internacional para promover a erradicação da peste bovina e verificar o *status* de livre do vírus. Paralelamente, foi desenvolvido um guia para alcançar os objetivos do GREP. Parceiros regionais africanos e asiáticos e agências europeias e americanas, entre outras, uniram-se para o controle dessa doença, responsável direta e indiretamente por vitimar milhares de humanos e animais. Estima-se que cerca de um terço da população da Etiópia e dois terços da população Masai, na Tanzânia, morreram de fome em decorrência da peste bovina. No Sudão, a UNICEF (Fundo das Nações Unidas para a Infância) foi obrigada pela população a ajudar no controle da peste bovina, condição imposta pelos moradores locais para permitir a vacinação das crianças, já que o país tinha perdido cerca de 80% do rebanho bovino por causa da enfermidade e não havia mais leite para alimentá-las.

O GREP começou com campanhas de vacinação de bovinos e bubalinos nos países endêmicos para peste bovina, com ações inovadoras, como a entrega de vacinas nas comunidades afetadas e o treinamento de pessoal local para efetuar a vacinação nos surtos, regionalizando as campanhas. Apesar de a vacina atenuada ser considerada eficiente, existia a restrição da vacinação em localidades remotas, em virtude de sua termoinstabilidade. Essa limitação foi contornada em 1990, por Jeffrey Mariner, veterinário da Escola de Medicina Veterinária da Universidade de Tufts, EUA, que desenvolveu uma vacina termoestável. Quando as campanhas em massa não foram suficientes para produzir altos índices de soroconversão, que impediria a circulação viral entre os animais, acreditou-se que o vírus da peste dos pequenos ruminantes contribuiu para cessar a transmissão, pois provocava uma infecção inaparente nos animais e induzia resposta imune cruzada contra o morbilivírus da peste bovina.

A principal vacina utilizada na profilaxia e controle da doença em todo o mundo foi produzida para uso em bovinos a partir de cultura celular de células renais de bezerros. No entanto, outras vacinas atenuadas foram utilizadas com passagens do vírus em ovos embrionados ou células de caprinos e coelhos. Estudos com vacinas recombinantes atenuadas também foram conduzidos visando a combater a doença.

Com as técnicas moleculares, foi possível verificar que existiam três linhagens virais: as linhagens 1 e 2, encontradas na África, e a linhagem 3, proveniente de isolados da Ásia e do Oriente Médio. A localização distinta dessas linhagens, detectada com base na epidemiologia molecular, contribuiu para entender melhor a história do vírus. A inexistência de subtipos virais e a proximidade antigênica das linhagens virais colaboraram para a eficiência da vacina.

Ainda, foram estabelecidas uma rede laboratorial – para o diagnóstico e monitoramento da enfermidade – e unidades de epidemiologistas, visando aos estudos que pudessem determinar a distribuição da doença na população, subsidiando as medidas para a erradicação da doença.

Outra ação extremamente importante no programa de erradicação foi a adoção de rígido controle de quarentena, por causa do risco de transmissão do vírus por animais adquiridos de regiões endêmicas, recém-ingressos em rebanhos suscetíveis. Em associação com a quarentena, os animais infectados foram sistematicamente eutanasiados.

Após o esforço de duas décadas e investimento de cerca de 610 milhões de dólares apenas na África, em 2011 foi considerada erradicada uma das doenças animais mais impactantes do cenário mundial. O último surto de peste bovina foi relatado em 2001. As últimas vacinações foram realizadas em 2006. Em 2009, encerraram-se as atividades de vigilância, e, em 2010, foram finalizadas as ações de campo de erradicação da peste bovina.

Saúde Pública

O vírus da peste bovina não é uma zoonose.

Bibliografia

Anderson J, Barrett T, Scott JG. Food and Agriculture Organization of the United Nations. Manual of the diagnosis of rinderpest. Rome; 1996. Disponível em www.fao.org/docrep/W0049E/w0049e00.htm#Contents. Acesso em 18/09/2013.

Arns CW, Spilki FR, Almeida RS. Paramyxoviridae. In: Flores EF. Virologia Veterinária. Santa Maria: UFSM; 2007. p. 657-89.

Carvalho LFR, Melo CR, Drummond VO. Procedimentos para exportação e importação de material genético pelo Brasil. Rev Bras Reprod Anim. 2007;31(3):415-22.

Food and Agriculture Organization of Nations United (FAO) – History of battle against rinderpest. Disponível em www-naweb.iaea.org/nafa/aph/stories/2005-rinderpest-history.html. Acesso em 18/09/2013.

Food and Agriculture Organization of Nations United (FAO). GREP – Global Rinderpest Eradication Programme. Disponível em www.fao.org/Ag/AGAInfo/programmes/en/grep/home.html. Acesso em 18/09/2013.

Institute of Animal Health (IAH). Disponível em www.pirbright.ac.uk/Disease/rinderpest.aspx. Acesso em 18/09/2013.

Mariner JC, House JA, Mebus CA, Sollod EA, Chibeu D, Jones BA *et al.* Innovations Rinderpest Eradication: Appropriate Technology and Social. Science. 2012;337:1309-12.

Njeumi F, Taylor W, Diallo A, Miyagishima K, Pastoret PP, Vallat B *et al.* The long journey: a brief review of the eradication of rinderpest. Rev Sci Tech. 2012;31(3):729-46.

Normile D. Driven to extinction. Science. 2008;319:1606-9.

Normile D. Rinderpest, deadly for cattle, joins smallpox as a vanquished disease. Science. 2010;330:435.

World Organization of Animal Health. Manual of diagnostic tests and vaccines for terrestrial animals. Chapter 2.1.15, Rinderpest. Disponível em www.oie.int/fileadmin/Home/eng/Health_standards/tahm/2.01.15_RINDERPEST.pdf. Acesso em 05/02/2013.

World Organization of Animal Health. Terrestrial animal health code. Chapter 8.12, Rinderpest. Disponível em www.oie.int/index.php?id=169&L=0&htmfile=chapitre_1.8.12.htm. Acesso em 05/02/2013.

Radostitis OM, Gay CC, Hinchcliff KW, Constable PD. Clínica veterinária. Um tratado de doenças dos bovinos, ovinos, suínos, caprinos e equinos. 10.ed. Philadelphia: Saunders-Elsevier; 2007. p. 1237-41.

Riet-Correa F, Moojen V, Roehe PM, Rudi W. Viroses confundíveis com febre aftosa. Cien Rural. 1996;26(2):323-32.

Roeder PL. The animal story. BMJ. 2005;331(26):1262-4.

Roeder PL, Rich K. The global effort to eradicate rinderpest. IFPRI Discussion Paper 00923. 2009. 80 p. http://www.ifpri.org/publication/global-effort-eradicate-rinderpest.

Roeder PL, Taylor WP. Rinderpest. Vet Clin Food Anim. 2002;18:515-47.

Yamanouchi K. Scientific background to the global eradication of rinderpest. Vet Immunol Immunopathol. 2012;148:12-5.

Vírus Schmallenberg 117

Adriana Cortez e Marcos Bryan Heinemann

Definição

Enfermidade infecciosa causada pelo vírus Schmallenberg (SBV), transmitida principalmente por artrópodes hematófagos. É caracterizada, em bovinos adultos, por febre, diarreia e diminuição na produção de leite. Em bovinos, caprinos e ovinos são relatados malformações congênitas e abortamentos.

Histórico

Em 2011, um agente etiológico não identificado surgiu na fronteira entre a Holanda e a Alemanha, em gado leiteiro, causando febre, redução de até 50% na produção de leite e, em alguns animais, diarreia. A análise de metagenômica realizada no Instituto Friedrich-Loeffer, da Alemanha, em amostras sanguíneas de vacas com sinais clínicos, identificou um vírus novo, que foi denominado Schmallenberg, cidade da região centro-oeste da Alemanha onde foi descrito pela primeira vez.

Subsequentemente, o SBV foi relatado em praticamente toda a Europa, sob a forma de casos ou surtos, causando abortamentos e problemas teratogênicos em ruminantes domésticos.

Etiologia e propriedades gerais

As análises laboratoriais e moleculares classificam o vírus Schmallenberg como pertencente à família *Bunyaviridae*, gênero *Orthobunyavirus*. Nessa família estão contidos outros quatro gêneros, entre os quais *Hantavirus* e *Phlebovirus* (vírus do Vale do Rift).

O gênero *Orthobunyavirus* é composto de mais de 170 vírus, divididos em 18 sorogrupos. O SBV pertence ao sorogrupo Simbu, que inclui, entre outros, os vírus Akabane, Simbu, Oropouche, Douglas, Sathuperi e Shamonda.

O conhecimento das características do vírion e de suas proteínas estruturais e não estruturais está baseado em outros membros do gênero, apesar de seu material genético já ter sido integralmente sequenciado. O vírion tem cerca de 100 nm, é envelopado, e suas glicoproteínas projetam-se do envelope.

O vírus Schmallenberg é um RNA vírus de fita simples, senso negativo, que contém três segmentos gênicos – chamados de L (*large*), M (*medium*) e S (*small*) –, o que o torna mais suscetível a rearranjos genéticos (*reassortment*) e que, provavelmente, contribuiu para seu surgimento. Existem duas hipóteses a respeito da origem do SBV. A primeira e a mais difundida é que ocorreu um rearranjo genético entre o segmento M do vírus Sathuperi e os segmentos S e L do vírus Shamonda, originando o vírus Schmallenberg. A outra sugere que o vírus Schmallenberg é um ancestral do vírus Shamonda, que foi formado a partir de um rearranjo entre o vírus Schmallenberg (segmentos S e L) e outro vírus desconhecido (segmento M).

Tomando-se como referência outros membros desse gênero, o vírus Schmallenberg é inativado entre as temperaturas de 50 e 60°C por 30 min e é sensível a desinfetantes comuns, como o hipoclorito de sódio (1%), glutaraldeído (2%), etanol (70%) e formaldeído. Ele não resiste às condições do meio ambiente e não sobrevive por longos períodos fora do hospedeiro ou do vetor.

Epidemiologia

O SBV já foi descrito sob a forma de surtos em diversos países europeus, afetando principalmente bovinos, ovinos e caprinos. Entre os países em que foi relatada a presença da enfermidade incluem-se: Holanda, Alemanha, Bélgica, França, Itália, Espanha, Luxemburgo, Suíça, Suécia, Escócia, Finlândia, Irlanda, Noruega, República Tcheca, Estônia, Eslovênia, Grécia, Turquia e na Grã-Bretanha, que inclui Inglaterra, País de Gales e Escócia. Recentemente, em Moçambique, no continente africano, foi demonstrada evidência sorológica da presença do vírus. O Instituto Friedrich-Loeffer, da Alemanha, tem sido o principal laboratório responsável por acompanhar a doença na Europa. Até o momento, foram registrados cerca de 2.500 focos da doença em mais de 4.000 fazendas nos países europeus, principalmente em ovinos, seguido de bovinos e, em menor frequência, em caprinos. As taxas de morbidade e mortalidade são estimadas em menos de 3%.

Entre as espécies domésticas afetadas, os ovinos são mais suscetíveis, seguidos dos bovinos e caprinos. A presença de anticorpos ou do vírus foi relatada em ruminantes selvagens europeus, bisão, alpacas e cães. Investiga-se a possibilidade do papel de reservatórios entre os animais silvestres, especialmente entre os ruminantes europeus. Não há evidência de transmissão horizontal entre os animais.

A principal forma de transmissão parece ser a picada de vetores hematófagos do gênero *Culicoides*. Pode ocorrer a transmissão vertical durante a gestação. Foi demonstrada a detecção do vírus em amostras de sêmen, tanto em animais experimentalmente infectados como nos naturalmente infectados, embora a importância da transmissão do vírus pela monta natural ou por biotécnicas da reprodução não esteja clara.

Patogenia

Não estão esclarecidos os aspectos de patogenicidade do vírus Schmallenberg. Após a infecção aguda, o RNA viral pode ser detectado por várias semanas no sêmen e em órgãos como linfonodos mesentéricos e baço, sugerindo tropismo viral por órgãos do sistema linfoide.

Bovinos, ovinos e caprinos, quando infectados durante a gestação, podem transmitir o vírus para os fetos, causando malformação, mortalidade perinatal e abortamentos.

Estudos realizados recentemente sugerem que a replicação viral em neonatos ocorre nos neurônios, fato que explicaria as lesões neurológicas nos fetos. Estudos também demonstram que a gravidade das lesões depende da fase gestacional em que o feto foi infectado.

Clínica

Animais experimentalmente infectados apresentam período de incubação que varia entre 1 e 4 dias e viremia de 1 a 5 dias.

Durante os surtos ocorridos na Comunidade Europeia, os animais adultos acometidos foram os bovinos. Os ovinos e caprinos adultos foram assintomáticos ou apresentaram doença branda.

Nos bovinos, quando presentes, os principais sinais clínicos foram perda de apetite, hipertermia (> 40°C), diminuição temporária na produção de leite (até 50%) e diarreia. A recuperação clínica desses animais ocorreu em poucos dias.

As lesões e malformações foram encontradas principalmente nos fetos abortados de pequenos ruminantes e, com menos frequência, em vacas, e caracterizaram-se por desordens neuromusculares e esqueléticas, como giro cervical ("torcicolo"), braquignatismo inferior, anquilose, cifose, lordose, escoliose, artrogripose e hipoplasia muscular. Alterações neurológicas, como amaurose, ataxia e desordens comportamentais (*dummy syndrome*), foram relatadas, de maneira isolada ou associada. Os abortamentos ocorreram, em geral, na fase final de gestação.

Diagnóstico

Achados clínico-epidemiológicos

A presença de abortamentos, teratogenia e manifestações neurológicas em neonatos ou perda de apetite e redução da produção de leite em ruminantes domésticos, particularmente em bovinos adultos, devem ser consideradas na suspeita clínica do vírus Schmallenberg. A doença parece restrita à Europa, embora vários estudos estejam sendo conduzidos em outros países por causa da rápida disseminação do vírus nesse continente.

Diagnóstico molecular

O diagnóstico laboratorial direto preconizado é a técnica de transcriptase reversa em reação em cadeia pela polimerase (RT-PCR) em tempo real (RT-qPCR) direcionada ao segmento S. Em fetos e neonatos, os órgãos para a detecção do RNA viral incluem o cérebro e tronco cerebral, mas podem ser utilizados também o líquido amniótico, cordão umbilical, placenta e mecônio. A ocorrência de resultados falso-negativos, em decorrência da resposta imune fetal, que promove a eliminação do vírus do organismo, tem sido frequentemente relatada. Deve-se considerar ainda a distribuição heterogênea do agente no sistema nervoso central. Uma vez detectado o RNA viral pela RT-qPCR, deve ser realizado o sequenciamento para a confirmação. Para animais em fase aguda, pode-se enviar sangue total ou soro. Para aumentar a sensibilidade do teste, sugere-se colher o sangue durante a viremia (hipertermia).

Métodos sorológicos

Para o diagnóstico indireto, está disponível um ensaio imunoenzimático (ELISA) comercial, que pode ser usado para várias espécies animais. Em animais reagentes, recomenda-se a confirmação pela soroneutralização. Para o diagnóstico indireto, pode-se utilizar o soro dos animais vivos (ELISA) ou fluido do pericárdio de fetos abortados (soroneutralização). Quando o soro for proveniente de bezerros, deve ser colhido antes da administração do colostro.

Diagnóstico *post-mortem*

As lesões visualizadas na necropsia de fetos acometidos são hipoplasia cerebelar, hidrocefalia, porencefalia, hidranencefalia.

Exame histopatológico

O sistema nervoso central, incluindo a medula, pode ser encaminhado em solução de formol a 10% para o histopatológico. Os principais achados histológicos são inflamação linfo-histiocítica, meningoencefalite, poliomelite, astrogliose e microgliose.

Prevenção, controle e tratamento

As medidas de controle baseiam-se no controle dos vetores. Vacinas estão sendo desenvolvidas e já estão disponíveis para a profilaxia em alguns países.

A utilização de testes laboratoriais para detecção viral em sêmen, embriões e animais vivos tem sido recomendada. Restrições ao comércio de animais e de material genético (sêmen e embriões) de origem animal (bovinos, ovinos e caprinos) da Europa foram impostas recentemente por vários países, particularmente os não integrantes da Comunidade Europeia, como Rússia, Cazaquistão, Bielorrússia, Ucrânia, Turquia, Egito, Kuwait, Líbano, Argélia, Jordânia, Marrocos, Japão, México, Argentina, Uruguai e EUA. Evitar a importação de animais de regiões ou países endêmicos da Europa deve ser considerado na profilaxia.

Não existe tratamento específico para os animais acometidos.

Saúde Pública

Até o momento, não existe evidência de infecção em humanos; no entanto, tem-se intensificado os estudos visando avaliar o potencial zoonótico do vírus Schmallenberg para os humanos, considerado improvável, mas não excludente.

Bibliografia

Afonso A, Abrahantes JC, Conraths F, Veldhuis Anouk, Elbers A, Roberts H *et al.* The Schmallenberg virus epidemic in Europe–2011–2013. Prev Vet Med. 2014;116:391-403.

Azkur AK, Albayrak H, Risvanli A, Pestil Z, Ozan E, Yilmaz O *et al.* Antibodies to Schmallenberg virus in domestic livestockin Turkey. Trop Anim Health Prod. 2013;45:1825-8.

Balenghien T, Pagès N, Goffredo M, Carpenter S, Augot D, Jacquier E *et al.* The emergence of Schmallenberg virus across Culicoides communities and ecosystems in Europe. Prev Vet Med. 2014;116:360-9.

Beer M, Conraths FJ, Van der Poel WHM. Schmallenberg virus – a novel Orthobunyavirus emerging in Europe. Epidemiol Infect. 2013;141:1-8.

Bilk S, Schulze C, Fischer M, Beer M, Hlinak A, Hoffmann B. Organ distribution of Schmallenberg virus RNA in malformed newborns. Vet Microbiol. 2012;159:236-8.

Blomström A-L, Stenberg H, Scharin I, Figueiredo J, Nhambirre O, Abilio AP *et al.* Serological Screening Suggests Presence of Schmallenberg Virus in Cattle, Sheep and Goat in the Zambezia Province, Mozambique. Transbound Emerg Dis. 2014;61:289-92.

Bouwstra RJ, Kooi EA, De Kluijver EP, Verstraten ERAM, Bongers JH, Van Maanen C *et al.* Schmallenberg virus outbreak in the Netherlands: Routine diagnostics and test results. Vet Microbiol. 2013;165:2-108.

Conraths FJ, Peters M, Beer M. Schmallenberg virus, a novel Orthobunyavirus infection in ruminants in Europe: Potential global impact and preventive measures. N Z Vet J. 2012. DOI:10.1080/0048016.2012.738403

De Regge N, Van den Berg T, Georges L, Cay B. Diagnosis of Schmallenberg virus infection in malformed lambs and calves and first indications for virus clearance in the fetus. Vet Microbiol. 2013;162(2-4):595-600.

Doceul V, Lara E, Sailleau C, Belbis G, Richardson J, Bréard E *et al.* Epidemiology, molecular virology and diagnostics of Schmallenberg virus, an emerging Orthobunyavirus in Europe. Vet Res. 2013;44(1):31.

Elbers ARW, Stockhofe-Zurwieden N, van der Poel WHM. Schmallenberg virus antibody persistence in adult cattle after natural infection and decay of maternal antibodies in calves. BMC Vet Res. 2014;10:103.

Garigliany MM, Hoffmann B, Dive M, Sartelet A, Bayrou C, Cassart D *et al.* Virus in calf born at term with porencephaly, Belgium. Emerg Infect Dis. 2012;18(6):1005-6.

Gerhauser I, Weigand M, Hahn K, Herder V, Wohlsein P, Habierski A *et al.* Lack of Schmallenberg virus in ruminant brain tissues archived from 1961 to 2010 in Germany. J Comp Pathol. 2013. Disponível em http://dx.doi.org/10.1016/j.jcpa.2013.11.210.

Goller KV, Höper D, Schirrmeier H, Mettenleiter TC, Beer M. Schmallenberg virus as possible ancestor of Shamonda virus. Emerg Infect Dis. 2012;18(10):1644-6.

Gubbins S, Turner J, Baylis M, van der Stede Y, van Schaike G, Abrahantes JC *et al.* Inferences about the transmission of Schmallenberg virus within and between farms. Prev Vet Med. 2014;116:380-90.

Hahn K, Habierski A, Herder V, Wohlsein P, Peters M, Hasnmann F *et al.* Schmallenberg virus in central nervous system of ruminants. Emerg Infect Dis. 2013;19(1):154-5.

Larska M, Polak MP, Grochowska M, Lechowski L, Zwiazzek JS, Zmudzisky JF. First report of Schmallenberg virus infection in cattle and midges in Poland. Transbound Emerg Dis. 2013;60: 97-101.

Monaco F, Goffredo M, Federici V, Carvelli A, Dondona AC, Polci A *et al.* First cases of Schmallenberg virus in Italy: surveillance strategies. Veterinaria Italiana. 2013;49(3):269-75.

Organização Mundial de Saúde Animal (OIE). Disponível em www.oie.int/en/for-the-media/press-releases/detail/article/oie-scientists-review-knowledge-on-schmallenberg-virus. Acesso em 15/02/2014.

Organização Mundial de Saúde Animal (OIE). Disponível em www.oie.int/fileadmin/Home/eng/Our_scientific_expertise/docs/pdf/A_Schmallenberg_virus.pdf. Acesso em 15/02/2014.

Ponsart C, Pozzi N, Bréard E, Catinot V, Viard G, Sailleau C *et al.* Evidence of excretion of Schmallenberg virus in bull semen. Vet Res. 2014;4:45-37.

Reusken C, Van den Wijngaard C, Van Beek P, Beer M, Bouwstra R, Godeke G *et al.* Lack of evidence for zoonotic transmission of Schmallenberg virus. Emerg Infect Dis. 2012;18(11):1746-54.

Sailleau C, Boogaerts C, Meyrueix A, Laloy E, Bréard E, Viarouge C *et al.* Schmallenberg virus infection in dogs, France, 2012. Emerg Infect Dis. 2013;19(11):1896-8.

Sailleau C, Bréard E, Viarouge C, Desprat A, Doceul V, Lara E *et al.* Acute Schmallenberg virus infections, France, 2012. Emerg Infect Dis. 2013;19(2):321-2.

Schulz C, Wernike K, Beer M, Hoffmann B. Infectious Schmallenberg virus from bovine semen, Germany. Emerg Infect Dis. 2014;20(2):338-40.

Serafeim C, Chaintoutis SC, Kiossis E, Giadinis ND, Brozos C, Sailleau C *et al.* Evidence of Schmallenberg virus circulation in ruminants in Greece. Trop Anim Health Prod. 2014;46:251-5.

Steinrigl A, Schiefer P, Schleicher C, Peinhopf W, Wodak E, Bagó Z *et al.* Rapid spread and association of Schmallenberg virus with ruminant abortions and foetal death in Austria in 2012/2013. Prev Vet Med. 2014;116:350-9.

Tarlinton R, Daly J, Dunham S, Kydd JH. Schmallenberg virus: Could wildlife reservoirs threaten domestic livestock? Vet J. 2013;198:309-10.

Tarlinton R, Daly J, Dunham S, Kydd JH. The challenge of Schmallenberg virus emergence in Europe. Vet J. 2012;194:10-8.

Van der Poel WHM, Parlevliet JM, Verstraten ERAM, Kooi EA, Hakze-Van der Honing R *et al.* Schmallenberg virus detection in bovine semen after experimental infection of bulls. Epidemiol Infect. 2013;142(7):1495-500.

Veldhuis AMB, Van Schaik G, Vellema P, Elbers ARW, Bouwstra R, Van der Heijden HMJF *et al.* Schmallenberg virus epidemic in the Netherlands: Spatiotemporal introduction in 2011 and seroprevalence in ruminants. Prev Vet Med. 2013;112:35-47.

Wensman JJ, Blomqvist G, Hjort M, Holst BS. Presence of antibodies to Schmallenberg virus in a dog in Sweden. J Clin Microbiol. 2013;51(8):2802.

Wernike K, Eschbaumer M, Schirrmeier H, Blohm U, Breithaupt A, Hoffmann B *et al.* Oral exposure, reinfection and cellular immunity to Schmallenberg virus in cattle. Vet Microbiol. 2013;165:155-9.

Wernike K, Hoffmann B, Bréard E, Botner A, Ponsart C, Zientara S *et al.* Schmallenberg virus experimental infection of sheep. Vet Microbiol. 2013;166:461-6.

Wisløff H, Nordvik BS, Sviland S, Tønnessen R. The first documented clinical case of Schmallenberg virus in Norway: fetal malformations in a calf. Vet Rec. 2014;174(5):120.

Yanase T, Kato T, Aizawa M, Shuto Y, Shirafuji H, Yamakawa M *et al.* Genetic reassortment between Sathuperi and Shamonda viruses of the genus Orthobunyavirus in nature: implications for their genetic relationship to Schmallenberg virus. Arch Virol. 2012;157:1611-6.

Síndrome Reprodutiva e Respiratória dos Suínos 118

Janice Reis Ciacci Zanella

Definição

Doença viral infectocontagiosa, de elevada importância econômica, caracterizada por falhas reprodutivas em porcas e problemas respiratórios em leitões e suínos em crescimento e terminação.

Sinonímias: síndrome reprodutiva e respiratória dos suínos (PRRS). Essa doença também era chamada de doença misteriosa suína ou síndrome respiratória e da infertilidade suína (SIRS).

Histórico

A síndrome reprodutiva e respiratória suína (PRRS) foi descrita inicialmente nos EUA em 1987, no Japão em 1988 e na Europa em 1990. Além da América do Norte, Ásia e Europa, vários países da América do Sul já relataram a presença do vírus da PRRS (PRRSV). Recentemente, uma pandemia na China, com elevados níveis de mortalidade, resultou em perdas de milhões de suínos. Apesar de a doença estar disseminada em rebanhos suínos em todo mundo, ainda não existe relato da PRRS no Brasil.

Etiologia e propriedades gerais

O vírus da PRRS ou PRRSV está classificado atualmente como pertencente à ordem *Nidovirales*, família *Arteriviridae*, gênero *Arterivirus*. Tem predileção por replicação em macrófagos alveolares suínos, tanto *in vivo* como *in vitro*, mas pode se replicar também em células de cultivo, como a MA-104 (células de rins de macaco verde africano) ou linhagens derivadas.

O PRRSV é um vírus RNA de fita simples sentido positivo, envelopado e com 50 a 65 nm de diâmetro. A sequência genômica do PRRSV indica que o RNA viral, de aproximadamente 15 Kb, codifica oito fases abertas de leitura, ou *open reading frames* (ORF). A ORF-7 codifica uma proteína de nucleocapsídio (N) que é abundante, propicia forte resposta imune e é conservada entre os diferentes isolados de PRRSV. Análises genéticas de cepas de referência norte-americanas e europeias demonstraram que a identidade de aminoácidos é menor do que 60% entre as sequências estudadas. Os isolados europeus do PRRSV são antigenicamente próximos, porém, são distintos dos isolados norte-americanos do vírus (que são semelhantes entre si). Essa diversidade dividiu o PRRSV em dois genótipos distintos, denominados PRRSV tipo I (europeu) e tipo II (norte-americano).

Existem evidências da presença de anticorpos para PRRSV desde 1979 no Canadá e na Europa, e desde 1985 nos EUA e na Coreia do Sul. Não se conhece o reservatório original do vírus antes da transmissão para suínos domésticos; no entanto, reconhece-se que os isolados norte-americanos e europeus, apesar de apresentarem diferenças moleculares, estão ligados a um ancestral comum do Leste Europeu ou Ásia Central.

Vários estudos têm focado a diversidade genômica e a variação da virulência viral analisando: variações na apresentação clínica da doença, como a gravidade da pneumonia em suínos nas fases pré e pós-desmame, e no desempenho de porcas gestantes; diferenças antigênicas por reatividade aos anticorpos mono ou policlonais; e diferenças em sequências de RNA em isolados de PRRSV, em que diferentes linhagens podem coexistir no mesmo plantel, alertando sobre a eficácia de vacinas. Sequências moleculares específicas estão sendo estudadas, pois são responsáveis pela gravidade clínica de alguns isolados de PRRSV, tornando esses genes candidatos para estudos de reversão genética e atenuação vacinal.

Epidemiologia

O PRRSV é altamente infeccioso. Um suíno se torna infectado por exposição a poucas partículas virais. No entanto, não é muito contagioso; assim, não é transmitido facilmente de um suíno infectado ou de uma superfície contaminada para outro suíno suscetível. O PRRSV pode ser transmitido verticalmente por via transplacentária, principalmente durante o terceiro trimestre de gestação.

A transmissão horizontal de um suíno infectado para outro suscetível ocorre por contato físico (focinho-focinho), exposição a fluidos corporais contaminados (como secreções nasais, orais ou mamárias, fezes, sangue ou sêmen), e vetores e superfícies contaminadas. Fômites, como agulhas, alicates, botas e roupas, além de insetos (mosquitos ou moscas) e pássaros, podem transmitir o PRRSV. A transmissão por aerossóis também ocorre, apesar da dispersão das partículas virais em curtas distâncias (1 metro).

Suínos selvagens são suscetíveis ao PRRSV e possivelmente participam da cadeia epidemiológica da transmissão ou atuam como reservatórios do vírus.

A carne de suíno pode manter o PRRSV em níveis baixos quando algumas condições específicas são mantidas (4°C por 48 h); porém, não está esclarecido o impacto da ingestão da carne contaminada na transmissão do PRRSV.

Após a introdução do PRRSV no rebanho, o vírus continua circulando no plantel por longo período de tempo. Tal fato é justificado pela persistência do vírus em animais clinicamente saudáveis (portadores), que, por sua vez, transmitem a infecção para outros suínos suscetíveis que nascem ou são introduzidos no rebanho. O PRRSV se perpetua no rebanho ao se disseminar das matrizes para os leitões (no útero ou pós-parto) ou pela mistura de suínos de diversas origens na terminação. A imunidade passiva materna conferida ao leitão não é suficiente para evitar a infecção viral após a mistura com suínos infectados na fase de creche. Nem todos os leitões na creche se infectam ao mesmo tempo. O período de transmissão pode variar entre 6 e 12 semanas de vida. Vários animais permanecem negativos para PRRSV, de modo que, em lotes com infecção crônica, a presença de suínos negativos propicia a persistência da infecção viral no lote ou mesmo na granja.

O risco de introdução de PRRSV em um rebanho livre aumenta de modo diretamente proporcional à densidade elevada de um rebanho infectado distante até 500 metros. Existe também grande risco de transmissão do PRRSV por caixas de isopor ou outro tipo de material, principalmente quando são mantidas a temperatura baixa e a umidade. Porém, o vírus é facilmente inativado por ressecamento e por temperaturas mais elevadas. O risco de introdução viral diminui consideravelmente quando os suínos de reposição são monitorados cuidadosamente e são obtidos de granjas livres de PRRSV. Da mesma maneira, o sêmen utilizado deve ser obtido de estabelecimentos livres e monitorados para o PRRSV.

PRRS no Brasil

Testes sorológicos usando o ELISA (HerdChek® PRRS) são realizados em rebanhos brasileiros desde 1995. A partir de 1997, os importadores brasileiros adotaram regras de importação com relação ao risco de introdução da PRRS. Apesar de os importadores adotarem protocolos distintos de quarentena, conseguiram evitar que a PRRS fosse introduzida no país, como ocorreu no Chile.

Em 2000, foi realizado um estudo no Brasil, coordenado pelo Ministério da Agricultura, Pecuária e Abastecimento (MAPA), em parceria com a Embrapa Suínos e Aves. Foram testadas 3.785 amostras de soro suíno de 54 rebanhos originários de oito estados brasileiros. Esses rebanhos foram escolhidos por apresentarem, em comum, histórico de importação de animais ou sêmen, no período de dez anos antes do início do estudo, de países nos quais a PRRS já havia sido identificada.

Testes complementares, como IFA, RT-PCR, isolamento viral e bioensaio suíno, também foram implantados e realizados nas amostras suspeitas, embora todos tenham apresentado resultados negativos. Apesar de a amostragem sorológica não ser representativa do Brasil e suficiente para declarar o país livre de PRRS, esse estudo se constituiu em uma referência da situação da doença no país e forneceu subsídios para estudos futuros.

Em 2001, o MAPA publicou instruções normativas relacionadas com a importação de sêmen e de suínos de outros países. Nessas regulamentações oficiais, consta que o sêmen exportado para o Brasil deve ser obtido de doadores provenientes de estabelecimentos livres de PRRS. Suínos importados devem ser adquiridos de rebanhos livres do PRRSV e devem apresentar resultado negativo para o vírus no local de origem e confirmados negativos (retestados) durante a quarentena no Brasil.

Patogenia

Após a infecção de suínos suscetíveis por várias portas de entrada, o PRRSV infecta macrófagos, células extremamente importantes na resposta imunológica, como no reconhecimento e apresentação de antígenos e na destruição de patógenos.

O PRRSV pode persistir no sangue do suíno infectado por várias semanas, apesar da presença de anticorpos anti-PRRSV, indicando que o sistema imune não consegue debelar a infecção com eficiência. A eliminação completa do vírus pode demorar até 5 meses após a infecção em suínos imunologicamente competentes, o que dificulta o controle de surtos do PRRSV (Figura 118.1).

O PRRSV pode ser eliminado pelas secreções e excreções dos suínos por período de tempo variável. Muitas vezes, o período de eliminação viral é intermitente, como evidenciado no sêmen de cachaços infectados.

Clínica

As manifestações clínicas da infecção pelo PRRSV variam de doença reprodutiva e/ou respiratória subclínica a grave. Essa variação na gravidade depende de fatores como virulência e carga infectante do PRRSV; coinfecção com outros agentes infecciosos; idade dos suínos infectados ou estágio reprodutivo; medidas de manejo adotadas na propriedade; ambiência; imunidade e tamanho do plantel.

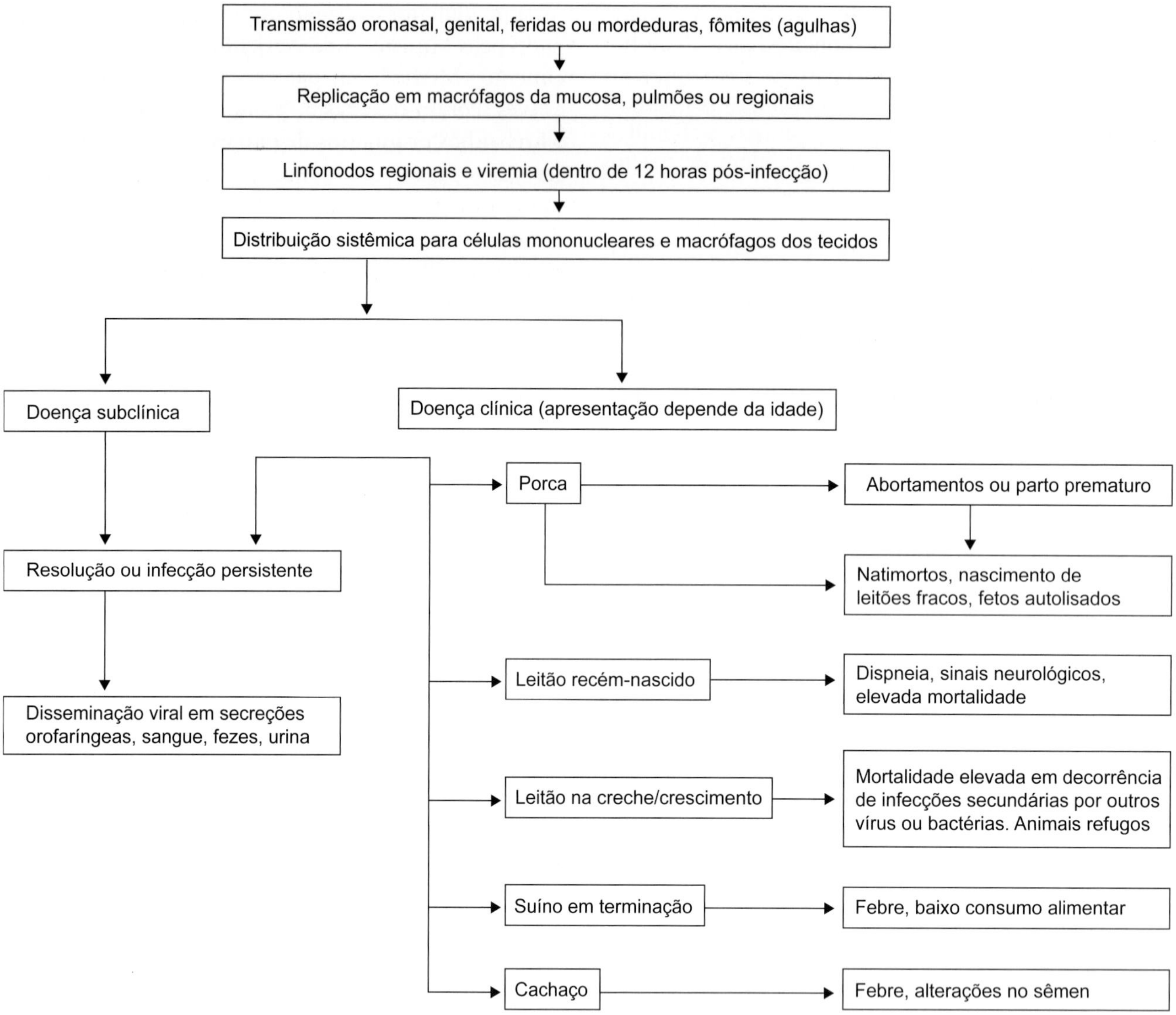

Figura 118.1 Representação esquemática da patogenia do vírus da síndrome reprodutiva e respiratória em suínos.

Algumas granjas têm infecções graves em animais previamente infectados ou mesmo vacinados. Essa forma de infecção é denominada PRRS aguda ou PRRS atípica. Em contraste, em outros plantéis ocorrem infecções assintomáticas, com ausência de sinais clínicos característicos, mas com elevada presença de anticorpos, como se o rebanho tivesse sido infectado recentemente.

Em animais adultos, as manifestações clínicas mais frequentes são febre, anorexia e letargia. Sinais nervosos, edema subcutâneo de membros posteriores e lesões de pele (descoloração da vulva e das orelhas) podem ocorrer.

As falhas reprodutivas nas porcas e leitoas em decorrência da PRRS são manifestadas por retornos ao cio (regulares e tardios), abortamentos, fetos mumificados, natimortos e leitões fracos ao nascer. Todavia, o aumento de retornos regulares ao estro pode ocorrer por diminuição da fertilidade dos cachaços em decorrência da infecção pelo PRRSV. Quando as porcas são infectadas durante ou após a lactação, pode ocorrer aumento do intervalo desmame-estro. Além disso, a diminuição no consumo de alimento durante a infecção também pode colaborar para o aumento desse intervalo. Apesar de os sinais decorrentes da PRRS nos cachaços serem mais brandos do que nas porcas e leitoas, a qualidade do sêmen e a habilidade de fertilização podem ser reduzidas. O PRRSV pode ser detectado no sêmen por até 92 dias após a infecção, entretanto, se a qualidade do sêmen for adequada, a infecção não vai afetar as taxas de concepção ou fertilização. O principal impacto é atribuído à infecção da fêmea suína, a qual resultará em doença clínica, podendo disseminar o PRRSV para outros suínos no plantel.

Os primeiros sinais em leitões recém-nascidos são a dificuldade respiratória (dispneia) e a respiração abdominal. Os leitões respiram rapidamente e com a boca aberta. Em seguida, ocorrem sinais nervosos (tontura), anorexia e outras manifestações, como edema periocular, conjuntivite, coloração azulada das orelhas, hematomas na pele, diarreia, tremores e pelos arrepiados. Com o início da doença também ocorrem natimortos e leitões nascidos fracos, que não conseguem se movimentar e acabam morrendo em poucas horas. À medida que o surto de PRRS progride, diminui o número de natimortos, enquanto aumenta a frequência de fetos mumificados e de leitegadas pequenas com leitões vivos (morte embrionária de alguns leitões durante o início da gestação). A anorexia e a febre nas porcas em lactação levam à agalaxia, que resulta na morte de leitões por fome ou colibacilose. Assim, a mortalidade pré-desmame pode chegar a 80%.

Em leitões desmamados, a PRRS tem maior impacto nas oito primeiras semanas de vida, principalmente em coinfecções com circovírus suíno tipo 2 (PCV2), vírus da influenza em suínos (VIS), coronavírus respiratório suíno (CVRS), *Mycoplasma hyopneumonae*, *Streptococcus suis*, *Salmonella enterica* serovar Choleraesuis e *Bordetella bronchiseptica*. Além da redução nas taxas de crescimento e do aumento na mortalidade, a infecção pelo PRRSV reduz a eficácia de medicamentos e vacinações.

Existem vários modelos de coinfecção experimental, o maior sinergismo de interação viral é observado entre PRRSV e PCV2. Essa coinfecção também é observada no diagnóstico laboratorial de casos de campo.

Até o momento, não se conhecem suínos resistentes ao PRRSV. Porém, são observadas diferenças na suscetibilidade ao PRRSV, na gravidade dos sinais clínicos e na variação da eliminação de partículas virais no sêmen de machos suínos de genética diferente.

Diagnóstico

Os testes laboratoriais e o diagnóstico diferencial são necessários para diagnosticar a PRRS, pois os sinais clínicos dessa síndrome são muito semelhantes aos de outras doenças causadas por outros vírus ou bactérias. Além disso, a infecção pelo PRRSV nem sempre causa lesões macro ou microscópicas típicas, apesar de a pneumonia intersticial ser um achado comum da doença respiratória.

O diagnóstico diferencial deve incluir exames para parvovírus suíno, vírus da doença de Aujeszky, PCV2, enterovírus suíno, VIS, vírus da peste suína clássica, citomegalovírus e leptospirose.

Durante um surto agudo de PRRS, ocorrem abortamentos na fase final da gestação, e essa leitegada é composta de fetos de tamanhos variáveis e leitões vivos. Além disso, as leitegadas são uma mistura de fetos com aparência normal, em estado de decomposição e mumificados; muitos deles não têm outras alterações ou lesões macro ou microscópicas específicas. O cordão umbilical desses fetos pode estar edemaciado e com manchas hemorrágicas, e ter até três vezes o tamanho normal, achado considerado indicativo de PRRS. Em alguns fetos, pode ser observado o acúmulo de fluido de cor âmbar distendendo as membranas ao redor dos rins, baço, cólon e nas cavidades abdominal e torácica. Os leitões nascidos vivos podem apresentar edema de pálpebra ou região periocular.

As lesões mais comuns em suínos infectados pelo PRRSV são pulmões não colabados, firmes e de coloração cinza e marrom; em casos graves, podem ficar com coloração avermelhada. Os linfonodos aumentam de tamanho (2 a 10 vezes), apresentam coloração amarronzada e podem apresentar pequenos cistos com presença de fluidos abaixo da cápsula.

O teste sorológico mais empregado, por sua disponibilidade, é o *enzyme-linked immunosorbent assay* (ELISA), embora outros testes, como a soroneutralização, a imunofluorescência (IFA) e o teste de imunoperoxidase, também possam ser utilizados. Esses testes indicam se o suíno foi exposto ao PRRSV, mas não garantem que o animal ainda esteja infectado. Além disso, os testes sorológicos disponíveis para PRRS não diferenciam se o suíno foi exposto ao vírus de campo ou foi vacinado. O teste de ELISA é bastante sensível e específico, porém, produz muitos resultados falso-positivos. Os testes comerciais disponíveis devem detectar anticorpos para ambas as estirpes do PRRSV (genótipo europeu e o norte-americano). O teste de IFA é bastante específico (99,5%), mas sua sensibilidade é variável. Estão disponíveis *kits* comerciais de IFA para o diagnóstico da doença.

Existem testes virológicos disponíveis para determinar a presença do vírus, como o isolamento viral, a detecção de partículas virais por imuno-histoquímica ou imunofluorescência direta e a detecção de RNA do PRRSV por RT-PCR (transcriptase reversa e reação em cadeia pela polimerase). O resultado positivo indica que o PRRSV está presente na amostra, mas o resultado negativo deve ser cuidadosamente avaliado, pois não indica, necessariamente, que o suíno esteja livre do vírus.

Cuidados com a escolha do material a ser coletado, o armazenamento e a sensibilidade do teste realizado devem ser levados em consideração no diagnóstico. Para resultados mais efetivos do isolamento viral, a amostra deve ser coletada o mais precocemente possível no curso da doença, ou seja, entre 7 e 10 dias após o início dos sinais clínicos. As amostras devem ser coletadas de modo asséptico e durante a fase aguda da infecção viral, para conter quantidade suficiente de vírus. Fragmentos de diversos órgãos, como de linfonodos, amígdalas e pulmão, podem ser coletados, embora os materiais de escolha sejam o fluido de lavagem broncoalveolar e o soro. Durante a infecção persistente, devem-se coletar fragmentos de amígdalas, fluido de lavagem broncoalveolar e raspados da orofaringe do suíno.

Em caso de abortamento na fase final de gestação ou nascimento prematuro, é preferível coletar amostras de leitões nascidos fracos, em vez de fetos mumificados ou natimortos. Deve-se coletar também um volume adequado da amostra para possibilitar a realização de retestes. O material a ser enviado para o laboratório deve ser transportado imediatamente, sob refrigeração, mantido, de preferência, a 4°C (no máximo por 2 dias). Após esse período de armazenamento, a amostra deve ser congelada a -70°C e transportada em gelo seco. O congelamento a -20°C não é recomendado. Vários tipos de testes baseados em RT-PCR estão sendo utilizados, como a técnica de *nested* ou amplificação interna, para aumentar a sensibilidade. Recentemente, testes extremamente rápidos, como o PCR automatizado ou em tempo real (TaqMan™ PCR ou *Molecular Beacon* PCR), são empregados para detectar e quantificar PRRSV em diferentes espécimes clínicos, inclusive em amostras de sêmen e fetos. Além do valor diagnóstico, os testes de PCR são usados para evitar a introdução de suínos com infecção persistente com o PRRSV no rebanho.

O sequenciamento do PRRSV possibilita caracterizar diferentes isolados e monitorar a difusão entre os criatórios e fornece subsídios para comparar os perfis moleculares dos isolados, principalmente com relação às cepas vacinais. Existem várias estirpes de PRRSV, e um plantel pode estar infectado por mais de uma desta. A introdução de novos animais na granja pode introduzir uma nova estirpe (incluindo pelo sêmen), podendo infectar os suínos do plantel que têm imunidade a ela.

Tratamento

Não existe tratamento específico para PRRS, apenas terapia de suporte. São utilizados suplementos alimentares para fornecimento de energia adicional, vitamina E para melhorar a imunidade e outros fármacos para estimular o apetite e controlar a febre. Antibióticos, para controlar infecções bacterianas secundárias, também são de uso comum.

Profilaxia e controle

Para prevenir, controlar e erradicar o PRRSV, é necessário compreender a persistência viral e a transmissão. Outro fator importante a considerar é a persistência do PRRSV no sistema reprodutor masculino, com a consequente eliminação pelo sêmen, podendo infectar fêmeas e causar distúrbios reprodutivos. Em grandes plantéis (acima de 100 porcas), podem coexistir populações soronegativas e soropositivas, o que indica que a transmissão do PRRSV é esporádica e inconsistente. Foi observado também que porcas soropositivas estão geralmente alojadas em grupos, ou seja, o vírus é transmitido mais facilmente entre animais que estão em proximidade.

Em rebanhos com infecção crônica, é necessário controlar a infecção ou circulação de vírus no plantel reprodutor. Inicialmente, recomenda-se manter o plantel com a infecção estável, evitando a transmissão de PRRSV de porca para porca ou da porca para a leitegada. Quando as leitoas não climatizadas ou não expostas ao PRRSV são introduzidas, o plantel se desestabiliza. Recomenda-se evitar a introdução de animais entre 60 e 180 dias, para que o rebanho adquira estabilidade. Durante esse período, todos os animais negativos podem entrar em contato com o PRRSV e desenvolver imunidade, com redução da carga viral.

A aclimatação de leitoas ou a preparação destas para a introdução no plantel infectado por PRRSV é um método bastante empregado no controle da infecção. As instalações podem estar localizadas no crescimento ou terminação, e o vazio sanitário deve ser empregado. Essas leitoas podem ser preparadas na idade do desmame ou entre 2 e 5 meses de idade. O programa é dividido em isolamento, aclimatização e recuperação, sendo cada período de 30 a 60 dias. Durante o isolamento, as leitoas são testadas sorologicamente, visando conhecer o nível de anticorpos para PRRSV e o grau de infecção. Caso a granja opte pela vacinação, a imunoprofilaxia deve ser realizada quando as leitoas ingressam na propriedade. Durante a aclimatação, as leitoas têm a oportunidade de entrar em contato com as estirpes de PRRSV presentes no rebanho. Na recuperação, reduz-se a chance de introduzir leitoas com infecção ativa no plantel reprodutor.

O despovoamento parcial, o vazio sanitário e o uso de vacinas para PRRSV também auxiliam na estabilização de um rebanho. O despovoamento parcial funciona quando o plantel reprodutivo está livre de PRRSV, no entanto, ele está presente nas fases pós-desmame. Assim, com o despovoamento parcial, o vazio sanitário reduz a transmissão horizontal e também a ocorrência de infecções por outros agentes patogênicos. A vacinação reduz o impacto da doença clínica ao induzir resposta imunológica, mas não impede a infecção.

Diversas vacinas estão disponíveis comercialmente para auxiliar na redução dos sinais clínicos da PRRS. As mais utilizadas contêm vírus vivo modificado (*modified-live virus vaccines*, ou MLV) e podem ser usadas em leitões a partir de 3 semanas de vida e em fêmeas 3 a 4 semanas antes da cobertura. As MLV não são aprovadas para uso em rebanhos PRRSV-negativos, em fêmeas gestantes ou em cachaços em idade reprodutiva. Alguns efeitos negativos no desempenho reprodutivo, transmissão pelo sêmen ou infecção de controles negativos já foram relatados. As MLV também não são recomendadas para aplicação em rebanhos negativos, pois prejudicam a comercialização ou exportação de reprodutores.

Pesquisas com vacinas para PRRSV estão focadas em induzir imunidade (inata), na diferenciação entre os suínos vacinados dos infectados (*Differentiating Infected from Vaccinated Animals* – DIVA) e em evitar reações adversas nos suínos vacinados.

Os programas de erradicação são específicos para cada granja, e todos recomendam a eliminação do PRRSV. São indicados vários procedimentos para a erradicação, embora todos preconizem que o rebanho precisa estar estabilizado.

Saúde Pública

Não existem relatos de infecção de humanos com o PRRSV.

Bibliografia

Benfield DA, Collins JE, Dee SA, Halbur PG, Joo HS, Lager KM *et al.* Porcine reproductive and respiratory syndrome virus. Diseases of swine. 8. ed. Ames: Iowa State University Press; 1999. 1209 p.

Lunney JK, Benfield DA, Rowland RRR. Porcine reproductive and respiratory syndrome virus: An update on an emerging and re-emerging viral disease of swine. Virus Res. 2010;154:1-6.

Torremorell M, Henry S, Moore C. Producing PRRSv negative herds and systems from ORRSv positive animals: the Principles, the Process and the Achievement. Proc Am Assoc Swine Pract. 2000;341-7.

Zanella JRC, Sobestiansky J. Síndrome reprodutiva e respiratória dos suínos. In: Sobestiansky J, Barcellos D. Doenças dos suínos. Goiânia: Cânone; 2012. p. 401-6.

Zanella JRC, Trombetta C, Vargas I, Costa DEM. Lack of evidence of porcine reproductive and respiratory syndrome virus (PRRSV) infection in domestic swine in Brazil. Cien Rural. 2004;34(3):449-55.

Zanella JRC, Vargas I. Brazil: serological studies on PRRS virus. In: Zimmerman J, Yoon K, Neumann E (orgs.). 2003 PRRS Compendium. 2. ed. Des Moines: National Pork Board; 2003. p. 213-5.

Zimmerman JJ, Benfield DA, Murtaugh MP, Osorio F, Stevenson GW, Torremorell M. In: Straw BE *et al.* (eds.). Diseases of swine. 9.ed. Ames: Blackwell Publishing; 2006. p. 387-417.

Vírus do Oeste do Nilo (*West Nile Virus*)

119

Maria Julia Bevilaqua Felippe

Definição

Doença infecciosa de potencial zoonótico transmitida por mosquitos, caracterizada por febre e/ou sinais neurológicos em equinos, aves e humanos.

Sinonímias: febre do vírus *West Nile* (VWN), *West Nile Virus*.

Etiologia e propriedades gerais

O vírus *West Nile* (VWN) é membro da família *Flaviviridae*, gênero *Flavivirus*. A família *Flaviviridae* é composta de três gêneros e contém aproximadamente 70 vírus, responsáveis por doenças em humanos e animais. O VWN mede aproximadamente 50 nm, é icosaédrico à microscopia eletrônica e apresenta genoma do tipo ácido ribonucleico (RNA) de banda simples. O vírion é esférico e envelopado (proteína C), constituindo um nucleocapsídio de 25 nm. O genoma codifica uma poliproteína que sofre segmentações por proteases virais e celulares e inclui três proteínas estruturais, constituídas pelo capsídio (C), pré-membrana (prM) e envelope (E), e sete proteínas não estruturais (NS), numeradas de 1 a 5, clivadas depois da translação viral e requeridas para a replicação (NS1, NS2A, NS2B, NS3, NS4A, NS4B e NS5). As proteínas E se projetam do envelope viral e são responsáveis pela virulência, pois promovem a aderência e a fusão do vírus na membrana das células do hospedeiro infectado usando receptores de origem glicoproteica. As proteínas não estruturais controlam a replicação viral e modelam a resposta imune do hospedeiro.

O VWN integra o complexo antigênico encefalítico japonês, que inclui o vírus da encefalite japonesa (Ásia), o da encefalite Saint Louis (América do Norte e América do Sul), o da encefalite do Vale Murray (Austrália) e o vírus Kunjin (Austrália). Por causa das similaridades antigênicas, é possível a reação cruzada sorológica entre esses flavivírus. O VWN foi identificado pela primeira vez em 1937, em Uganda, na África, no sangue de uma paciente que apresentava febre. Em decorrência desse sinal clínico característico, a doença ficou conhecida como a febre do VWN. Subsequentemente, o vírus tem sido descrito em infecções epidêmicas e endêmicas em aves, humanos e equinos na África, Eurásia, América do Norte e América Central com efeitos clínicos mais graves. Com base em estudos filogenéticos, duas linhagens virais, denominadas tipo I e tipo II, foram identificadas. A linhagem I, presente em todo o mundo, é responsável pelas epidemias mais graves em humanos e animais, enquanto a linhagem II está restrita ao centro e sul da África, com alguns casos de infecções em humanos.

Epidemiologia

Em 1957, um surto epidêmico causou sinais neurológicos e mortes em humanos em Israel. Outros grandes surtos epidêmicos ocorreram no Egito (1963), França (1965), Argélia (1994), Marrocos e Tunísia (1996), Romênia (1996), Espanha (1996), Itália (1998), Israel (1998) e Rússia (1998), sendo que os surtos dos anos 1990 afetaram grande número de equinos e aves.

Nos EUA, o VWN foi descrito pela primeira vez em Nova York, no final do verão de 1999. Nesse episódio, aves, humanos e equinos foram infectados. A epidemia americana de 1999 envolveu 62 casos clínicos e 7 mortes em pacientes humanos. Nesse mesmo ano, 34% das aves testadas no zoológico do Bronx apresentaram sorologia positiva para o vírus, e 22% das aves apresentaram sintomatologia clínica, com mortalidade de 70%. Além disso, no mesmo estado, 25 equinos foram diagnosticados com a doença, e nove desses animais morreram ou foram submetidos à eutanásia. Nos anos subsequentes, o vírus atingiu todo o EUA e regiões do Canadá, México, América Central e América do Sul. O número de equinos afetados também aumentou muito, tornando esse o maior surto endêmico envolvendo equinos no mundo. Somente em 2003, 46 estados norte-americanos foram afetados. O número de pacientes humanos infectados chegou a 9.862, das quais 69% apresentaram a forma febril da doença, 29% a forma neurológica e 2% sinais não específicos. A mortalidade nos casos neurológicos em humanos foi de 2,7%. Ainda nesse ano, a doença vitimou 12.066 aves, além de 5.145 casos clínicos em equinos e 106 casos clínicos em outros vertebrados, comunicados aos serviços governamentais de vigilância sanitária. No geral, cerca de 25.000 casos clínicos em equinos foram documentados, com mortalidade aproximada de 40%. A doença ainda é endêmica em vários estados norte-americanos. No ano de 2005, foram diagnosticados 914 casos em equinos e 3.000 casos em humanos, acompanhados da mortalidade de aves. Mais de 300 espécies de aves têm sido identificadas como positivas para VWN nos EUA e consideradas amplificadoras do vírus por causa da alta viremia, com destaque para os corvos e pardais. Em 2008 e 2009, o número de casos diagnosticados foi relativamente baixo. Novamente, em 2012, 5.387 casos da doença em humanos foram relatados em 48 estados norte-americanos, sendo que 51% destes apresentaram doença neurológica (meningite e encefalite), com 243 mortes. Outros surtos epidêmicos ou isolamento do vírus foram documentados na Europa, na Ásia e na África nos últimos anos.

O vírus que invadiu a América do Norte é da mesma linhagem tipo I do vírus que causou epidemia em Israel em 1996 e 2002. Uma particularidade desse vírus é causar, simultaneamente, a morte de aves e humanos, fato não observado com outros vírus em outras epidemias. O vírus já foi descrito em mais de 150 espécies de aves silvestres e domésticas, nas quais altos níveis virêmicos são detectados. Nem todas as aves apresentam sinais clínicos, e as mais resistentes servem como reservatórios do vírus. O VWN raramente causa doença ou morte em outras espécies. No entanto, houve o isolamento do vírus ou foram detectados anticorpos contra VWN em muares, camelídeos do novo mundo (alpacas, lhamas), cães, gatos, lobos, camelos, cabras, ovelhas, porcos, veados, renas, ursos, esquilos, gambás, coelhos, camundongos, *hamsters*, morcegos, focas, sapos, rãs, cobras, tartarugas, iguanas, jacarés, crocodilos e macacos. Dentre essas espécies, rãs, jacarés e hamsters podem desenvolver viremia o suficiente para proporcionar transmissão pelo mosquito. A doença clínica com sinais neurológicos foi documentada em camelídeos, algumas espécies de esquilos e jacarés. A transmissão por via oral pelas fezes contaminadas foi descrita em jacarés. Em países de clima temperado, a maior incidência da doença ocorre no final do verão, mas, em países tropicais, a transmissão do vírus pode ocorrer durante o ano todo.

As linhagens do tipo I do VWN são responsáveis pelas epidemias mais graves na África. No entanto, foram descritos sinais neurológicos causados pelas linhagens do tipo II em equinos na Hungria, em 2008, representando o primeiro diagnóstico desse tipo de vírus na Europa.

Todos os vírus que pertencem ao complexo antigênico encefalítico japonês são transmitidos por mosquitos. O vírus mantém um ciclo enzoótico (endêmico) entre mosquitos e aves. Mosquitos do gênero *Culex* (*C. pipiens*, *C. restuans*, *C. nigripalpus*, *C. tarsalis*, *C. quinquefasciatus*, *C. salinarius*) que realizam o repasto sanguíneo em aves são os principais vetores do VWN. O vírus tem sido identificado em mais de 60 espécies de mosquitos do gênero *Culex* nos EUA. No entanto, outras espécies também podem veicular o vírus, como *Aedes* spp., *Anopheles* spp., *Coquillettidia* spp., *Culiseta* spp., *Deinocerites* spp. e *Ochlerotatus* spp. (Figura 119.1). O mosquito se infecta ao realizar o repasto de sangue em aves infectadas pelo vírus. O microrganismo se replica no intestino e na glândula salivar do mosquito, que transmite o vírus ao injetar o líquido salivar no hospedeiro (aves, mamíferos, répteis) durante a alimentação. A transmissão transovariana do vírus e a transmissão não virêmica no mosquito (infecção vertical no mosquito sem a propagação no hospedeiro) também ocorrem, favorecendo a manutenção do vírus na região geográfica. O ciclo enzoótico que envolve mosquitos vetores e aves reservatórias promove a amplificação e manutenção do vírus ao longo das estações do ano, desde que um número elevado de vetores realize o repasto sanguíneo em aves infectadas e veicule o vírus para outras aves. O VWN pode infectar também outros artrópodes hematófagos, como carrapatos do gênero *Amblyoma*, embora a participação destes na transmissão do vírus seja discreta em comparação com a dos mosquitos.

As aves são os principais reservatórios naturais do vírus, principalmente por causa da alta viremia nessa espécie, que dura de 1 a 4 dias após a infecção. Ao contrário, nos mamíferos a replicação do vírus é baixa, fato que torna esse grupo de animais reservatórios pouco importantes no ciclo de transmissão da doença. Ainda não há evidência experimental ou natural de transmissão do vírus entre mamíferos, tampouco de mamíferos para aves, o que sugere que os mamíferos são hospedeiros terminais do vírus. Estudos da infecção experimental de equinos revelaram que a viremia foi breve e com títulos baixos. Mosquitos que se alimentaram dos equinos infectados foram testados para o vírus, e os resultados foram negativos. Porém, a transmissão entre aves, independentemente do mosquito, é possível pela ingestão de fezes (via orofecal) ou por canibalismo. A infecção de outros mamíferos, como cães e gatos, provavelmente ocorre pela picada de mosquito infectado. No entanto, a infecção pode ocorrer também pela ingestão de aves contaminadas. Em situações experimentais, répteis podem transmitir o vírus para os mosquitos. As galinhas e os perus, em geral, são resistentes à doença, provavelmente por apresentarem baixa viremia, e não parecem servir como amplificadores epidemiologicamente importantes do vírus.

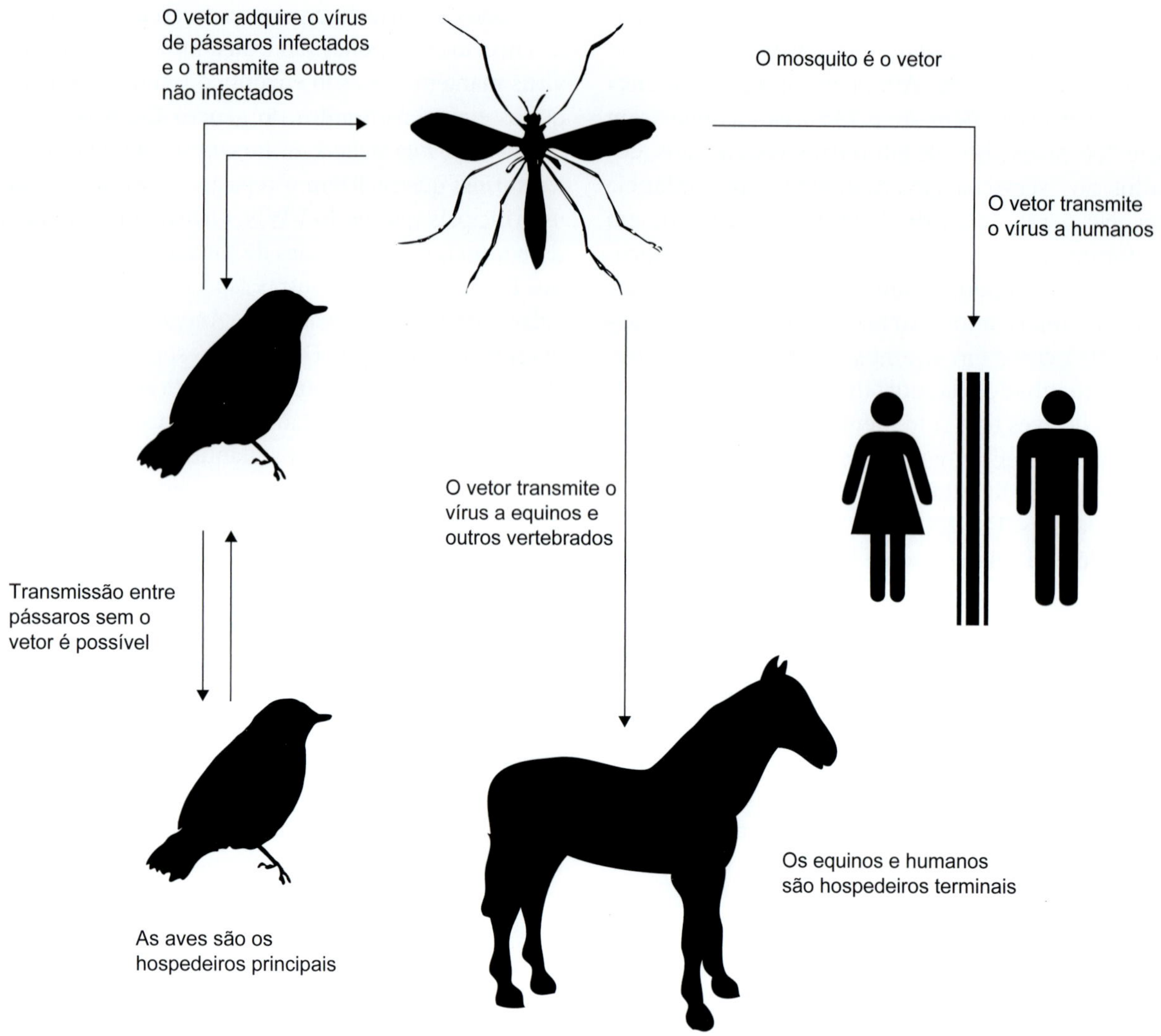

Figura 119.1 Representação esquemática da transmissão do vírus *West Nile*.

Outras vias de transmissão em animais e humanos são possíveis. A transmissão por via oral tem sido demonstrada em aves e mamíferos. A transfusão de produtos sanguíneos (sangue total, plasma, plaquetas) e o transplante de órgãos também representam vias de transmissão se o doador estiver em fase de viremia. A via materno-fetal (transplacentária) e o aleitamento (colostro e leite) foram demonstrados em pacientes humanos. Ocasionalmente, o vírus pode ser transmitido também em infecções acidentais em ambiente de laboratório.

A disseminação do vírus pelo mundo ocorre, principalmente, pela movimentação das aves migratórias, importação de aves infectadas e, raramente, introdução não intencional de mosquitos infectados. Dessa maneira, o vírus pode chegar a países até então livres da doença.

No Brasil, apesar da ausência de descrição de casos clínicos até 2013, a presença do vírus foi documentada pela primeira vez em 2011, em equinos soropositivos provenientes da região do Pantanal. No mesmo estudo, jacarés e mosquitos da região tiveram resultado negativo para a presença do vírus.

Patogenia

O VWN invade as células do hospedeiro por mecanismo de endocitose mediado por receptores de superfície. O fato de o vírus infectar diversos tipos de células, em vários hospedeiros, sugere o envolvimento de diferentes receptores ou de receptores semelhantes em suas estruturas, apesar do tropismo por células nervosas. Alguns desses receptores incluem DC-SIGN, DC-SIGN-R (expressos em células envolvidas na resposta imune, mucosas, derme, células endoteliais e macrófagos) e integrina $\alpha_v\beta_3$. No entanto, os receptores das células nervosas ainda não foram determinados. Após uma alteração na conformação da proteína E, as membranas virais e endossômicas se fundem, e o nucleocapsídio viral é eliminado dentro do citoplasma. A replicação viral ocorre em associação com membranas do retículo endoplasmático, gerando uma banda de RNA negativa intermediária, que serve como modelo para a produção de uma banda de RNA positiva, usada para a formação de novas partículas virais ou para a tradução de proteínas virais. O vírus produz a proteína de pré-membrana (prM) e se transporta dentro da célula usando o complexo de Golgi. A pré-membrana é, então, modificada em membrana definitiva, e o novo vírus é liberado por exocitose para a infecção de outras células. Esse processo perdura por 10 a 12 h. Na infecção intradérmica experimental em camundongos, o vírus prolifera dentro de células dendríticas de Langerhans, as quais migram para os linfonodos regionais, disseminam-se por viremia e infectam diferentes órgãos. Quando não neutralizado pelos anticorpos do sistema imune, o vírus apresenta tropismo pelo tecido nervoso. Após causar alteração da barreira hematencefálica, em razão de certos mecanismos inflamatórios que envolvem a ação de TNFα, o VWN atinge a substância cinzenta e causa polioencefalomielite. Outra possibilidade de invasão dos tecidos neurais é por transmissão transaxônica. A replicação viral causa destruição celular e apoptose de neurônios, além de inflamação mediada por células T CD8.

O RNA viral é detectado pelo sistema imune inato mediado por receptores do tipo toll (TLR3) em macrófagos, o que causa a ativação de fatores de transcrição, como os fatores regulatórios de interferon IRF3 e IRF7. Os linfócitos T são essenciais para conferir proteção contra o VWN, principalmente os linfócitos citotóxicos CD8. Essas células imunes destroem células infectadas usando perfurinas e granzimas, quando reconhecem peptídios virais expressos pelo complexo maior de histocompatibilidade classe I (MHC classe I). Os linfócitos CD4 proporcionam o estímulo de células citotóxicas e a produção de anticorpos específicos quando ativados por peptídios virais apresentados pelo complexo maior de histocompatibilidade classe II (MHC classe II).

A produção de imunoglobulinas é essencial para a proteção contra o vírus, pois os anticorpos neutralizam as partículas virais, interferem na infecção celular e promovem a lise de células infectadas. Em uma primeira exposição, a produção de anticorpos específicos da classe IgM ocorre na fase inicial (2 a 8 dias) após a infecção, que participam da proteção do hospedeiro nesse período da doença. Os níveis de IgM alcançam picos séricos em 2 semanas e depois diminuem gradualmente. Os anticorpos IgM não ultrapassam a barreira hematencefálica. Assim, a detecção de IgM no líquido cefalorraquidiano indica a presença de atividade viral e resposta humoral no sistema nervoso central ou quebra da barreira por processos inflamatórios. Os anticorpos da classe IgG são produzidos ao redor de 8 a 12 dias e persistem por anos. A maioria dos anticorpos IgG neutralizantes reconhece a proteína E, enquanto outra parte reconhece a proteína preM e proteínas não estruturais. A ativação do sistema complemento, pela via clássica ou alternativa, ou pela lectina, também é importante na resposta imune diante do VWN. As células de memória, tanto do sistema humoral como do sistema celular, também são produzidas e protegem o hospedeiro contra infecções subsequentes.

O VWN depende de sua capacidade de infectar células do hospedeiro antes de ser neutralizado por anticorpos e evadir do sistema imune celular para sua proliferação, usando efeitos imunossupressores. As proteínas não estruturais virais têm efeito antagonista à resposta de interferon. O vírus também desenvolveu mecanismos citotóxicos diretos e induz a apoptose nas células que infecta, principalmente as células neurais. Em contraste com as aves, a replicação viral nos neurônios de mamíferos é reduzida e os sinais clínicos estão associados à resposta inflamatória.

Clínica

O período de incubação da doença em animais é de 3 a 15 dias. Nos equinos, como nos humanos, a grande maioria dos casos é assintomática. Outro aspecto importante é que, diferentemente dos pacientes humanos, a febre pode ou não ser detectada nos equinos. Nessa espécie animal, a apresentação neurológica da doença é mais comum, causada geralmente pelo VWN tipo I. A deficiência motora é multifocal e assimétrica, devido à infecção da substância cinzenta do cérebro e medula espinal, levando à fraqueza, perda proprioceptiva e doença do neurônio motor inferior.

Os sinais neurológicos variam de alterações leves e de curta duração (como tropeços e movimentos curtos e lentos) a ataxia anterior e/ou posterior discreta ou a quadriplegia. Nos casos de encefalite, os sinais neurológicos se manifestam rapidamente e incluem alterações de comportamento (agressão ou hiperexcitabilidade, depressão ou apatia), inapetência, fraqueza e postura alterada, com quedas sobre os membros anteriores (semelhante à narcolepsia). Muitos autores consideram que os sinais mais característicos da fase nervosa da infecção por VWN em equinos são representados por fasciculações musculares do pescoço e tremores faciais da orelha e focinho. Ainda, são observados mastigação constante, perda da visão, paralisia de nervos craniais (vestibular, facial, glossofaríngeo), estupor, hipersensibilidade ao som e ao toque, caminhada em círculos ou compulsiva, convulsões e coma. Em alguns casos, a alteração da função autonômica pode levar a sinais de cólica e distensão de bexiga sem esvaziamento (disfunção de neurônio motor superior com constrição do esfíncter uretral). Aproximadamente um terço do líquido cefalorraquidiano de equinos com sintomatologia neurológica é normal. No entanto, a pleocitose linfocítica (70%) ou monocítica (30%) com níveis elevados na concentração de proteína é mais comumente identificada nos processos agudos. Além disso, o líquido cefalorraquidiano coletado na região lombossacral apresenta teste de sensibilidade maior do que o coletado na região atlanto-occipital.

O período médio de recuperação é de 7 a 15 dias, e, em geral, os equinos apresentam hipermetria durante essa fase. A recuperação pode ser completa quando o curso da doença neurológica for breve. Aproximadamente 40%

dos equinos afetados apresentam efeito residual durante um período de 6 meses após a recuperação da fase aguda da doença, como alterações de comportamento e ataxia. A recidiva de sinais neurológicos pode ocorrer em 9% dos casos durante os primeiros 2 meses após a fase aguda da doença. A mortalidade natural ou induzida (eutanásia) ocorre entre 30 e 40% dos casos neurológicos.

Nas aves, a grande maioria pode se infectar e tornar-se soropositiva sem demonstrar sinais de doença, como os psitacídeos e os galináceos. Nesses animais, a viremia pode durar de 1 a 4 dias, e a produção de anticorpos confere proteção vitalícia. No entanto, há espécies de aves mais suscetíveis, como das ordens *Passeriformes*, *Charadriiformes* e *Anseriformes*, que apresentam alterações de comportamento, inapetência, ataxia, paresia, paralisia, opistótono, tremores, hematúria ou morte súbita.

Diagnóstico

A infecção pelo VWN deve ser considerada sempre em equinos, aves e humanos com sinais e sintomas de febre, encefalite aguda ou morte súbita no final do verão, quando o número de mosquitos é maior.

Exames hematológicos geralmente acusam valores normais em equinos, exceto em alguns animais que podem apresentar linfopenia. Exames bioquímicos podem revelar aumento de enzimas musculares (CPK), decorrente de alterações de comportamento nos casos neurológicos e, eventualmente, alterações nas enzimas de função hepática. A contagem celular e a de proteínas (> 70 mg/dℓ) do líquido cefalorraquidiano podem estar elevadas.

Em equinos, o método diagnóstico *ante mortem* mais eficiente é baseado na detecção de anticorpos IgM específicos contra o vírus em soro sanguíneo e líquido cefalorraquidiano, usando o teste enzimático IgM (*antibody-captured enzyme-linked immunosorbent assay* – MAC-ELISA). Anticorpos IgM séricos são detectáveis na primeira semana das manifestações clínicas, alcançam o pico de concentração 2 semanas após a infecção e são mantidos por até 6 semanas. Em alguns casos, permanecem detectáveis por até 6 meses sem sinais clínicos. Títulos séricos de IgM específico ≥ 400 são considerados positivos. Resultados falso-negativos são observados no início do curso da doença. Portanto, na presença de sinais clínicos compatíveis com o VWN em animais, recomenda-se testar nova amostra, colhida entre 1 e 5 dias após o primeiro teste. O teste positivo em líquido cefalorraquidiano indica infecção do sistema nervoso central, pelo fato de o IgM sérico não ultrapassar a barreira hematencefálica. A vacinação não altera a especificidade diagnóstica do MAC-ELISA, posto que a imunização dos animais não induz resposta de IgM detectável acima do limite diagnóstico. O antígeno viral usado em teste diagnóstico é obtido de cultura de células infectadas pelo vírus. No entanto, para melhorar a especificidade e a sensibilidade dos testes de detecção de anticorpos e para diminuir o risco de infecção com a exposição laboratorial ao vírus, plasmídios vetores eucarióticos podem ser produzidos para expressar proteínas da membrana e envelope do VWN. Essas proteínas conservam as características imunogênicas do vírus e podem ser utilizadas como antígenos para o teste MAC-ELISA.

O teste de ELISA indireto, visando à detecção de IgG, vem sendo utilizado para o diagnósticos da doença em humanos, equinos e aves. A desvantagem dessa técnica é a reação cruzada com outros tipos de viroses. O teste de ELISA baseado no bloqueio do epítopo pode ser utilizado independentemente da espécie, o que facilita o diagnóstico em várias espécies simultaneamente ou em espécies sem acesso a reagentes específicos.

O teste considerado de maior especificidade é o método neutralizante de redução de placa (PRNT). No entanto, apresenta como desvantagem a exposição ao vírus no ambiente laboratorial. Anticorpos neutralizantes também aparecem na fase aguda da doença, e, enquanto os níveis de IgM diminuem após a infecção aguda, os níveis de anticorpos neutralizantes são mantidos durante a fase de recuperação e por muitos meses. A soroconversão do teste negativo para o positivo em animais não vacinados ou o aumento do nível (título) de anticorpos neutralizantes em pelo menos quatro vezes ou mais em amostras sorológicas pareadas (coletadas com 15 dias de intervalo) confirma a infecção. Esse teste, no entanto, não diferencia anticorpos neutralizantes oriundos de infecção natural dos oriundos da vacinação. Desse modo, esse teste requer que os resultados sejam cuidadosamente analisados no contexto clínico.

O isolamento do VWN de tecidos nervosos (medula espinal), sangue e fluido cefalorraquidiano em cultura de células é possível, mas raramente é descrito em mamíferos, por causa da baixa viremia e replicação do vírus nessas espécies. Além disso, a manipulação de tecidos e cultura de células infectadas requer protocolos, instalações e equipamento de segurança exigidos para doenças de potencial zoonótico. Dessa maneira, a necropsia de animais suspeitos de infecção do VWN deve ser conduzida com preceitos de biossegurança. A baixa sensibilidade do teste de RT-PCR também é justificada pela baixa viremia. Esse teste molecular pode detectar a presença do vírus em 55% e 10% do líquido cefalorraquidiano e sangue de mamíferos infectados respectivamente. O *nested* PCR para o gene da proteína E detecta níveis baixos de vírus em tecidos. O teste de PCR quantitativo (*real-time* PCR) para o gene da proteína NS5 é mais sensível e pode aumentar a chance da identificação do vírus.

Nas aves, o diagnóstico *ante-mortem* pode ser dificultado por causa dos resultados falso-negativos (MAC-ELISA e PRNT), morte súbita dos animais ou mesmo pela semelhança dos sinais clínicos do VWN com outras doenças. No entanto, o isolamento do vírus nas aves usando a técnica de cultura de células apresenta sensibilidade relativamente alta em virtude da viremia intensa que ocorre nos diversos órgãos. A cultura de célula positiva deve ser testada para o tipo de vírus com a utilização da PCR ou da análise quantitativa PCR.

A imuno-histoquímica tem a vantagem de produzir resultados em 1 a 2 dias, enquanto o isolamento do vírus em cultura pode demorar de 1 a 2 semanas. A imuno-histoquímica detecta antígeno viral no interior de células, mas pode resultar em casos dúbios, pelo uso de reagentes que apresentam reação cruzada com outros flavivírus, marcação inespecífica ou fraca em decorrência da autólise do tecido testado. Ambos os testes, imuno-histoquímica e cultura de células para isolamento de vírus, são comparáveis na sensibilidade diagnóstica, com 95% de concordância quando vários tipos de tecidos (cérebro, coração, fígado, rins) são avaliados simultaneamente.

Nos equinos com sinais neurológicos, deve-se considerar o diagnóstico diferencial para doenças como a mieloencefalite protozoária equina (EPM), mielopatia cervical estenótica, outras encefalites virais (alfavírus equino leste, oeste ou venezuelano), raiva, herpesvírus equino tipo 1, botulismo e lesões cerebrais decorrentes de processos metabólicos (hiperamonemia), bacterianos (meningite, abscessos), fúngicos (leucoencefalomalácia), parasitários (*Halicephalobus gingivalis*, *Strongylus vulgaris*) ou tumorais.

Em aves, os principais diagnósticos diferenciais são doença Newcastle, influenza aviária, cólera, infecções fúngicas do sistema nervoso central e deficiências nutricionais. Portanto, testes específicos para essas doenças devem ser usados para confirmar o diagnóstico na espécie.

As principais lesões *post-mortem* em equinos são compatíveis com polioencefalomielite, mais pronunciadas na região da substância cinzenta. São caracterizadas por congestão das meninges e pontos hemorrágicos no encéfalo e na medula espinal, principalmente gânglio basal, colículo rostral, ponte e medula lombar. Resultados de teste histopatológico demonstram polioencefalomielite linfocítica de grau leve a grave, principalmente do núcleo basal do encéfalo em direção à medula espinal na região sacral. O aspecto descendente desse flavivírus causa sinais na medula espinal (paralisia flácida), ao contrário das alfaviroses, que têm comportamento ascendente. O teste de imuno-histoquímica indireta geralmente detecta níveis baixos de antígeno viral nos tecidos nervosos, fato que revela a baixa replicação viral nos equinos. Além disso, quando presente, o antígeno viral é mais comumente observado na região lombar da medula espinal do que no cérebro. Muitas vezes, o diagnóstico clínico da região anatômica afetada é realizado com base no exame neurológico, auxiliado pela identificação do vírus por meio de testes histopatológicos e imuno-histoquímicos.

Nas aves, os achados histopatológicos mais comuns incluem hemorragia cerebral, meningoencefalite, miocardite degenerativa, nefrite, pancreatite e esplenomegalia. A presença de antígeno viral é abundante em tecidos de aves infectadas e é detectada por testes imuno-histoquímicos.

Tratamento

Até o momento, não há tratamento específico para a febre ou encefalite causada pelo VWN em animais e humanos.

Nos equinos, o tratamento inclui o uso de anti-inflamatórios não esteroides, como flunexina meglumina (1,1 mg/kg IV, a cada 12 ou 24 h, por 3 dias), infusão de solução 10% dimetilsulfóxido (0,5 a 1,0 g/kg IV lenta, a cada 24 h), diuréticos osmóticos como manitol (0,25 a 2,0 g/kg IV lenta, a cada 24 h), para reduzir edema e protetores de tecido nervoso (vitamina E, vitamina B1, vitamina C). Em geral, as fasciculações e tremores musculares respondem rapidamente ao uso da flunexina meglumina. Anti-inflamatórios glicocorticoides não são indicados ou são raramente utilizados, e costumam ser empregados como última alternativa de tratamento em equinos em decúbito, pois parece haver relação entre o uso de glicocorticoides e a reincidência da doença. A terapia de suporte alimentar e com soro intravenoso é necessária quando o animal não se alimenta adequadamente. Hiponatremia pode ocorrer por causa da disfunção do hormônio diurético secundária à encefalite. Nos casos de alterações de comportamento, hiperatividade ou convulsões, o uso de sedativos, como a detomidina (5,0 a 10,0 μg/kg IV) acrescida de butorfenol (0,01 mg/kg IV) e/ou fármacos anticonvulsivantes, como o diazepam (0,02 a 0,05 mg/kg IV) ou fenobarbital (2 a 10 mg/kg VO ou IV lenta, a cada 12 ou 24 h), pode ser necessário. O tratamento intravenoso com plasma hiperimune comercial contra o VWN (2 mℓ/kg de peso corpóreo) também é praticado em equinos e parece ser mais efetivo quando utilizado na fase aguda da doença. Altas doses de interferon-alfa (3×10^6 unidades, 1 vez/dia, por 3 a 5 dias IV) foram usadas em equinos durante a epidemia norte-americana, mas testes clínicos não foram realizados para verificar a eficiência desse tratamento. O uso de interferon-alfa com base no efeito antiviral é empírico, e não há dados que comprovem a eficiência na recuperação clínica. De acordo com os sinais clínicos, alguns pacientes necessitam de cateterização da bexiga. Nesses casos, é recomendado o uso profilático de antibióticos (como a sulfadiazina potencializada pelo trimetoprima).

Muitos animais necessitam ser mantidos em cocheiras com paredes acolchoadas, para aliviar quedas e evitar danos físicos decorrentes da ataxia grave. Além disso, em casos de decúbito, é preciso haver suporte apropriado para manter o animal em estação, evitando complicações, como cólicas e pneumonia por hipostase.

Os sinais clínicos tendem a se estabilizar nos primeiros 5 dias, mas a recuperação em geral é lenta e pode demorar de 2 a 3 semanas. É difícil avaliar o efeito dos diferentes protocolos de tratamento na recuperação clínica, pois muitos equinos apresentam melhora do quadro clínico em curto período de tempo, e cerca de 70% dos animais que apresentam decúbito geralmente são submetidos à eutanásia.

A recuperação de aves com sintomatologia clínica é difícil, e o tratamento pode produzir algum efeito se instituído no início do curso da doença. O tratamento inclui terapia de suporte para manter hidratação e a alimentação, anti-inflamatórios não esteroides e antimicrobianos para prevenir infecções secundárias de órgãos afetados.

Profilaxia e controle

A profilaxia com relação ao VWN é fundamentada em procedimentos de manejo geral, como o controle de mosquitos e a diminuição da exposição aos insetos, além de ações específicas, como a vacinação.

O controle de moscas nos criatórios dos equinos pode ser obtido pela eliminação da água empoçada próximo às cocheiras (baias) e a fumigação das instalações com produtos autorizados e com baixa toxicidade, como os piretroides. A diminuição da exposição a mosquitos pode ser realizada com o uso de repelentes piretroides sobre o pelo dos animais. Os equinos devem permanecer na cocheira durante o fim da tarde e ao amanhecer, com as luzes dentro da cocheira apagadas e as luzes incandescentes no lado de fora da cocheira acesas. Recomenda-se também o uso de ventiladores potentes próximo aos animais para manter os mosquitos fora de alcance.

Em outros países, estão disponíveis comercialmente dois tipos de vacinas para equinos, uma inativada (vírus morto) e outra de DNA recombinante. A vacina recombinante contém vírus vivo atenuado (*canarypox*) como vetor para expressão das proteínas prM da membrana e E do envelope do VWN. Para ambos os imunógenos, recomenda-se administrar duas doses intramusculares, com intervalo de 3 a 6 semanas, e um reforço anual. A vacinação deve ser realizada pelo menos 30 dias antes do período de maior ocorrência de mosquitos (início da primavera). Ambas as vacinas induzem resposta humoral com anticorpos neutralizantes após a primeira dose, embora níveis de proteção satisfatórios sejam alcançados somente após a segunda dose. A vacina recombinante induz resposta anamnéstica mesmo se a primeira imunização foi realizada com a vacina de vírus inativado. Nos testes de eficiência das vacinas, a infecção experimental de cavalos, realizada 12 meses após a segunda dose da vacinação, resultou na viremia em menos de 10% dos animais vacinados, em comparação com 82% dos animais não vacinados. No entanto, nos casos em que a incidência de mosquitos ou da doença é elevada, reforço a cada 6 meses é indicado, com uma dose no início da primavera e outra no meio do verão. Na prática, a vacina parece proteger contra a doença, pois casos clínicos nos anos endêmicos subsequentes à epidemia norte-americana foram observados, mais comumente em animais não vacinados ou vacinados com apenas uma dose. As vacinas não são aprovadas para a administração em éguas prenhes. No entanto, estudos epidemiológicos não indicaram a perda da prenhez com a vacinação em qualquer fase da gestação. A vacinação para outras encefalites equinas (vírus do leste e do oeste e venezuelano) não induz proteção cruzada para o VWN.

A imunoprofilaxia de aves com a vacina inativada norte-americana para equinos foi realizada por veterinários em zoológicos visando a diminuir o número de perdas de aves raras pela doença. Aproximadamente 59 aves psitacídeas receberam duas doses da vacina (via intramuscular ou subcutânea, com 3 semanas de intervalo) e tiveram sangue colhido para análise antes da primeira dose, 3 semanas após a primeira dose e 3 semanas após a segunda dose. O resultado do teste neutralizante de redução de placa (PRNT) realizado nas amostras revelou que a maioria das aves respondeu à vacinação com anticorpos neutralizantes. Em outro estudo, aves silvestres (*Lanius ludovicianus migrans*) também foram vacinadas com a vacina equina inativada, e 84% das aves responderam com a produção de anticorpos neutralizantes. Esses resultados contrastam com estudo de vacinação de flamingos chilenos e águias com duas doses da vacina inativada equina, no qual não foram detectados anticorpos neutralizantes em nenhuma das aves. Estudos de proteção da vacina contra infecção experimental em aves ainda não foram realizados.

Saúde Pública

O VWN causa infecção de aves, humanos e equinos com riscos fatais. A maioria dos pacientes humanos infectados não apresenta sinais clínicos. Em aproximadamente 20% dos humanos infectados, o VWN manifesta sinais e sintomas semelhantes aos de gripe, com febre alta por 3 a 5 dias, cansaço, dores de garganta, linfadenopatia, conjuntivite, dores musculares e de cabeça, náuseas, diarreia e lesões maculopapulares na pele. As manifestações neurológicas podem ser semelhantes às das outras encefalites virais (Figura 119.2), da poliomielite ou da síndrome de Guillain-Barré. Menos de 1% dos pacientes apresenta encefalite, meningite ou meningoencefalite. A incidência de sinais neurológicos aumenta em indivíduos acima de 50 anos. Nesses casos, o líquido cefalorraquidiano é claro, com valores celulares normais ou pleocitose linfocítica moderada, mas sempre com níveis elevados de proteína. Raramente, os sinais clínicos neurológicos se manifestam sob a forma de ataxia, paralisia, disfunção dos nervos craniais, rigidez do pescoço, tremores, convulsões e coma.

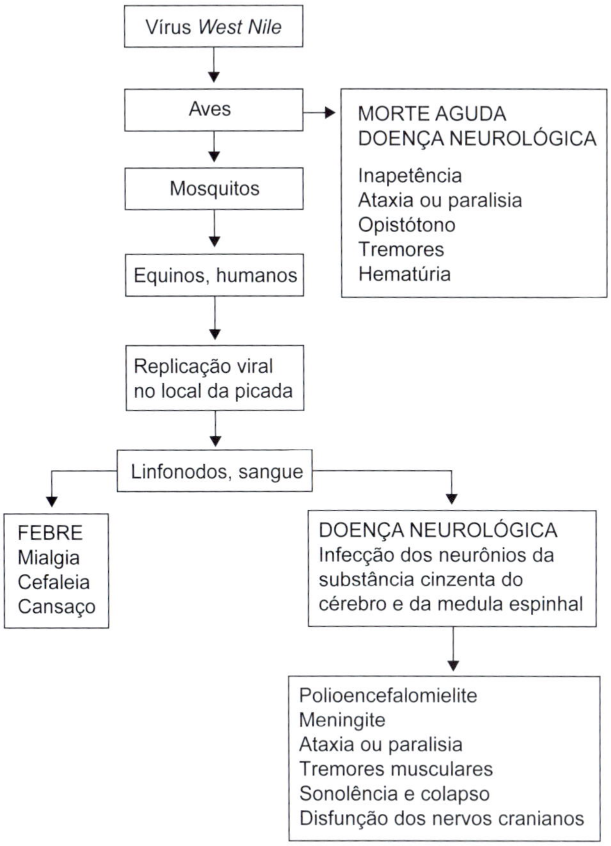

Figura 119.2 Representação esquemática da patogenia do vírus *West Nile*, particularmente para humanos, equinos e aves.

Imagens de tomografia computadorizada são geralmente normais, enquanto a ressonância magnética pode indicar alterações nas leptomeninges e nas áreas periventriculares. Fraqueza muscular grave, que progride para paralisia flácida, pode ser observada em mais da metade dos casos neurológicos. A mortalidade varia de 4 a 14% e afeta mais frequentemente pacientes idosos. Manifestações clínicas persistentes ou sequelas de fadiga, perda de memória, dificuldade de andar, fraqueza muscular e depressão também são observados em pacientes infectados pelo VWN.

Testes histopatológicos de tecidos colhidos durante a necropsia de pacientes humanos demonstraram resposta inflamatória de células mononucleares, formando nódulos macrogliais e acúmulos perivasculares na substância branca e cinzenta da medula e, raramente, da raiz de nervos cranianos. Os idosos e pacientes com deficiência imune são os mais suscetíveis à doença neurológica.

Em humanos, o tratamento é sintomático e inclui o uso de ventiladores respiratórios mecânicos nos casos de paralisia respiratória. Fármacos antivirais, como ribavarina e interferon-alfa, demonstraram eficácia em testes *in vitro*, mas testes clínicos ainda não provaram sua eficiência no tratamento de pacientes infectados. Outro tratamento utilizado consiste na transfusão intravenosa de plasma, obtido de doadores, com concentrações altas de anticorpos específicos.

Atualmente, estão disponíveis vacinas somente para a prevenção da doença em equinos. Vacinas para uso em humanos ainda estão em estudo. Portanto, recomenda-se, na profilaxia da população humana e dos animais, o controle direto da proliferação dos vetores e a diminuição da exposição a esses artrópodes.

O controle de mosquitos pode ser realizado pela eliminação de água parada, que favorece a multiplicação dos insetos. Assim, é importante eliminar todas as condições que possam empoçar água, como vasilhas e pneus que acumulam água de chuva. Recomenda-se também o esvaziamento ou tratamento com cloro de piscinas em desuso. Caso não seja possível a eliminação da água parada, deve-se proceder à troca da água a cada 4 dias ou pode-se fazer uso de larvicidas naturais (como *Bacillus* spp.). Serviços oficiais de vigilância epidemiológica de doenças podem usar a fumigação ambiental com produtos de baixa toxicidade, como os piretroides.

A diminuição da exposição a mosquitos pode ser obtida pelo uso de tela nas janelas e portas, aplicação de repelentes na pele e sobre as roupas (solução 10 a 50% de repelente *N*,*N*-dietil-*m*-toluamida – DEET), uso de camisa de manga e calça comprida, além de evitar passeios nas horas escuras do dia, quando a atividade alimentar dos mosquitos é mais intensa.

As aves infectadas com o VWN apresentam mortalidade antes do início dos sinais clínicos em mamíferos. Assim, um dos métodos utilizados para o monitoramento da distribuição geográfica do vírus é o teste periódico de mosquitos e aves, que servem como sentinelas da doença em humanos. Aves silvestres sensíveis ao vírus e galinhas são posicionadas em áreas geográficas estratégicas, visando avaliar a presença de sinais clínicos nesses animais. Além disso, os equinos não vacinados também podem ser usados como sentinelas da doença em humanos, pois apresentam soroconversão quando infectados pelo VWN.

Os riscos de transmissão do vírus de equinos doentes para os humanos são reduzidos, exceto nos casos de contato com tecidos provenientes do exame *post-mortem*. Portanto, a necropsia de animais suspeitos deve ser realizada em locais especializados, respeitando os preceitos de biossegurança.

A notificação de mortes de aves e equinos é compulsória ao MAPA.

Bibliografia

Beasley DW. Vaccines and immunotherapeutics for the prevention and treatment of infections with West Nile virus. Immunotherapy. 2011;3:269-85.

Botha EM, Markotter W, Wolfaardt M, Paweska JT, Swanepoel R, Palacios G *et al.* Genetic determinants of virulence in pathogenic lineage 2 West Nile virus strains. Emerg Infect Dis. 2008;14: 222-30.

Bowden SE, Magori K, Drake JM. Regional differences in the association between land cover and West Nile virus disease incidence in humans in the United States. Am J Trop Med Hyg. 2011;84:234-8.

Calistri P, Giovannini A, Hubalek Z, Ionescu A, Monaco F, Savini G *et al.* Epidemiology of West Nile in Europe and in the Mediterranean Basin. Open Virol J. 2010;4:29-37.

Cannon AB, Luff JA, Brault AC, Maclachlan NJ, Case JB, Green ENG *et al.* Acute encephalitis, polyarthritis, and myocarditis associated with West Nile virus infection in a dog. J Vet Intern Med. 2006;20:1219-23.

Cantile C, Del Piero F, Di Guardo G, Arispici M. Pathologic and immunohistochemical findings in naturally occurring West Nile virus infection in horses. Vet Pathol. 2001;38:414-21.

D'Agostino JJ, Isaza R. Clinical signs and results of specific diagnostic testing among captive birds housed at zoological institutions and infected with West Nile virus. J Am Vet Med Assoc. 2004;224:1640-3.

Dauphin A, Zientara S. West Nile virus: recent trends in diagnosis and vaccine development. Vaccine. 2007;25:5563-76.

Dunkel B, Del Piero F, Wotman KL, Johns IC, Beech J, Wilkins PA. Encephalomyelitis from West Nile flavivirus in 3 alpacas. J Vet Intern Med. 2004;18:365-7.

Franson JC, Hofmeister EK, Collins GH, Dusek RJ. Seroprevalence of West Nile virus in feral horses on Sheldon National Wildlife Refuge, Nevada, United States. Am J Trop Med Hyg. 2011;84:637-40.

Hayes EB, Sejvar JJ, Zaki SR, Lanciotti RS, Bode AV, Campbell GL. Virology, pathology, and clinical manifestations of West Nile virus disease. Emerg Infect Dis. 2005;11:1174-9.

Kramer LD, Styer LM, Ebel GD. A global perspective on the epidemiology of West Nile Virus. Ann Rev Entomol. 2008;53:4.1-4.21.

Kutasi O, Bakonyi T, Lecollinet S, Biksi I, Ferenczi E, Bahuon C *et al.* Equine encephalomyelitis outbreak caused by a genetic lineage 2 West Nile virus in Hungary. J Vet Intern Med. 2011;25:586-91.

Lanciotti RS, Roehrig JT, Deubel V, Kerst AJ, Murri S, Meyer R *et al.* Origin of the West Nile virus responsible for an outbreak of encephalitis in the northeastern United States. Science. 1999;286:2333-7.

Long MT. Flavivirus infections. In: Sellon DB, Long MT. Equine Infectious Diseases. St. Louis: Saunders-Elsevier; 2007. p. 198-206.

Long MT, Jeter W, Hernandez J, Sellon DC, Gosche D, Gillis K *et al.* Diagnostic performance of the equine IgM capture ELISA for serodiagnosis of West Nile virus infection. J Vet Intern Med. 2006;20:608.

Murray KO, Mertens E, Despres P. West Nile virus and its emergence in the United States of America. Vet Res. 2010;41:67.

Petersen LR, Hayes EB. West Nile virus in the Americas. Med Clin North Am. 2008;92:1307-22.

Petersen LR, Roehrig JT. West Nile virus: a reemerging global pathogen. Emerg Infect Dis. 2001;7:611-4.

Porter MB, Long MT, Getman LM, Giguere S, Mackay RJ, Lester GD *et al.* West Nile virus encephalomyelitis in horses: 46 cases (2001). J Am Vet Med Assoc. 2003;222:1241-7.

Porter MB, Long M, Gosche DG, Schott HM, Hines MT, Rossano M, Sellon DC. Immunoglobulin M-capture enzyme-linked immunosorbent assay testing of cerebrospinal fluid and serum from horses exposed to West Nile virus by vaccination or natural infection. J Vet Intern Med. 2004;18:866-70.

Rossi SL, Ross TM, Evans JD. West Nile Virus. Clin Lab Med. 2010;30:47-65.

Samuel MA, Diamond MS. Pathogenesis of West Nile virus infection: a balance between virulence, innate and adaptive immunity, and viral evasion. J Virol. 2006;80:9349-60.

Stewart BS, Demarest VL, Wong SJ, Green S, Bernard KA. Persistence of virus-specific immune responses in the central nervous system of mice after West Nile virus infection. BMC Immunol. 2011;12:6.

Steinman A, Banet-Noach C, Tal S, Levi O, Simanov L, Perk S *et al.* West Nile Virus infection in crocodiles. Emerg Infect Dis. 2003;9:887-9.

Tyler JW, Turnquist SE, David AT, Kleiboeker SB, Middleton JR. West Nile virus encephalomyelitis in a sheep. J Vet Intern Med. 2003;17:242-4.

Uhrlaub JL, Brien JD, Widman DG, Mason PW, Nikolich-Zugich J. Repeated *in vivo* stimulation of T and B cell responses in old mice generates protective immunity against lethal West Nile Virus encephalitis. J Immunol. 2011;186:3882-91.

Van der Meulen KM, Pensaert MB, Nauwynck HJ. West Nile virus in the vertebrate world. Arch Virol. 2005;150:637-57.

Wamsley HL, Alleman AR, Porter MB, Long MT. Findings in cerebrospinal fluids of horses infected with West Nile virus: 30 cases (2001). J Am Vet Med Assoc. 2002;221:1303-5.

Wengler G, Wengler G, Nowak T, Wahn K. Analysis of the influence of proteolytic cleavage on the structural organization of the surface of the West Nile flavivirus leads to the isolation of a protease-resistant E protein oligomer from the viral surface. Virology. 1987;160:210-9.

Wilkins PA, Del Piero F. West Nile virus: lessons from the 21st century. J Vet Emerg Crit Care. 2004;14:2-14.

Seção 11

Enfermidades de Menor Frequência no Brasil

Enfermidades de Menor Frequência Causadas pelos Gêneros *Ehrlichia*, *Neorickettsia* e *Anaplasma*

120

Regina Kiomi Takahira

Definição

São doenças infecciosas de sintomatologia inespecífica que afetam humanos e diversas espécies de mamíferos domésticos e selvagens, de menor ocorrência, causadas por cocobacilos gram-negativos intracelulares obrigatórios dos gêneros *Ehrlichia*, *Neorickettsia* e *Anaplasma*, transmitidas por carrapatos.

A erliquiose é uma doença causada por bactérias pertencentes à ordem *Rickettsiales*, família *Anaplasmataceae* e gêneros *Ehrlichia*, *Anaplasma* e *Neorickettsia*. Estudo recente de caracterização genética resultou na reclassificação de várias espécies de *Ehrlichia*, de modo que o termo erliquiose não é mais adequado para descrever essas enfermidades. Entretanto, o uso do termo ainda persiste, e tem sido eventualmente utilizado para identificá-las. Algumas espécies não pertencem mais ao gênero *Ehrlichia*, como *E. platys*, *E. equi* e *E. phagocytophila*, que agora pertencem ao gênero *Anaplasma*, enquanto *E. risticii* e *E. sennetsu* foram reclassificadas no gênero *Neorickettsia*. De maneira inversa, *Cowdria ruminantium* agora pertence ao gênero *Ehrlichia*. Dessa reclassificação resultaram três genogrupos, divididos de acordo com sua similaridade genética (Tabela 120.1). Serão abordadas, neste capítulo, as principais espécies de *Ehrlichia* (com exceção de *E. canis*, assunto de capítulo específico) e aquelas que foram reclassificadas no gênero *Anaplasma*.

Por décadas, o diagnóstico dessas enfermidades baseou-se na identificação microscópica de inclusões celulares, levando em consideração a espécie acometida e o tipo celular. Porém, essa técnica citológica ou de bacterioscopia apresenta sensibilidade e especificidade muito baixa. Diversos testes sorológicos foram desenvolvidos, mas a ocorrência de reação cruzada entre algumas dessas espécies, em particular pela técnica de imunofluorescência indireta, pode levar a resultados falso-positivos. O cultivo celular foi obtido com sucesso para a maioria das espécies, com exceção da *E. ewingii*. Entretanto, essa técnica é bastante laboriosa e requer laboratórios equipados, fazendo do diagnóstico molecular o procedimento mais adequado para o diagnóstico desse grupo de microrganismos.

Ehrlichia ewingii

Sinonímia: erliquiose granulocítica canina (EGC).

Etiologia e propriedades gerais

Ehrlichia ewingii (*E. ewingii*) pertence à família *Anaplasmataceae*. Apresentam-se como cocobacilos gram-negativos, intracelulares obrigatórios, de aproximadamente 0,5 μm de diâmetro. Infectam granulócitos (neutrófilos e eosinófilos) do sangue e líquido sinovial, e, raramente, monócitos.

Epidemiologia

A EGC acomete humanos e canídeos domésticos e selvagens. A doença é frequentemente descrita nos EUA, onde ocorre principalmente nas regiões sul e sudeste. No Brasil, estudo em carrapatos, humanos, cães e capivaras nos estados de São Paulo e Rondônia não identificou nenhuma outra espécie de *Ehrlichia*, além de *E. canis*, utilizando a PCR. Recentemente, evidências da infecção por *E. ewingii* em cinco cães foi descrita no estado de Minas Gerais. O único

Tabela 120.1 Reclassificação das principais espécies dos gêneros *Ehrlichia*, *Anaplasma* e *Neorickettsia*, células-alvo e principais hospedeiros.

Classificação atual	Nomenclatura antiga	Células-alvo
Genogrupo I		
Ehrlichia canis	*Ehrlichia canis*	Mononucleares
Ehrlichia chaffeensis	*Ehrlichia chaffeensis*	Mononucleares
Ehrlichia ewingii	*Ehrlichia ewingii*	Granulócitos
Ehrlichia ruminantium	*Cowdria ruminantium*	Endoteliais
Genogrupo II		
Anaplasma phagocytophilum	*Ehrlichia equi*	Granulócitos
Anaplasma phagocytophilum	*Ehrlichia phagocytophila*	Granulócitos
Anaplasma phagocytophilum	Erliquiose granulocítica humana	Granulócitos
Anaplasma platys	*Ehrlichia platys*	Plaquetas
Genogrupo III		
Neorickettsia sennetsu	*Ehrlichia sennetsu*	Mononucleares
Neorickettsia risticii	*Ehrlichia risticii*	Mononucleares
Neorickettsia helminthoeca	*Neorickettsia helminthoeca*	Mononucleares

Adaptada de Greene CE. Infectious diseases of the dog and cat. 4. ed. St Louis: Elsevier; 2012. 1354 p.

vetor comprovado da doença é o carrapato *Amblyomma americanum*. Entretanto, suspeita-se que outros carrapatos, como *Dermacentor variabilis* e *Rhipicephalus sanguineus*, também possam transmitir a bactéria. A doença apresenta distribuição sazonal de acordo com a flutuação da população do vetor, com maior ocorrência na primavera e no verão. Transfusões sanguíneas podem transmitir a bactéria. A veiculação mecânica por insetos hematófagos tem sido considerada. Tanto o cão doméstico como o veado de cauda branca (*Odocoileus virginianus*) atuam como importantes reservatórios da doença. A morte na EGC é extremamente rara.

Patogenia

Os mecanismos pelos quais *E. ewingii* causa a doença não são muito conhecidos. Os sinais clínicos e laboratoriais são semelhantes, porém, mais brandos do que os da erliquiose monocítica canina, causada por *E. canis*.

E. ewingii se multiplica dentro dos fagossomos de leucócitos após a internalização nessas células via endocitose, evadindo com sucesso do processo de fusão do lisossomo com o fagossomo. A replicação por fissão binária dura cerca de 2 a 3 dias, dando origem às mórulas, que podem ser observadas nos esfregaços sanguíneos. O período de incubação varia de 1 a 2 semanas. Medula óssea, linfonodos, fígado e baço são os órgãos em que se encontra o agente com mais frequência. Diferentemente da erliquiose monocítica canina, infecções crônicas por *E. ewingii* são incomuns.

Clínica

Os principais sinais clínicos da EGC são poliartrite aguda acompanhada de febre e sinais inespecíficos, como depressão e letargia. As articulações podem se apresentar doloridas e com aumento de volume, o que é um sinal mais comum na EGC, em comparação com a infecção por *E. canis*. Alterações neurológicas também têm sido relatadas em decorrência de meningite e incluem ataxia, paresia, déficits proprioceptores, anisocoria, tremores intencionais ou disfunções vestibulares. A maioria dos cães apresenta trombocitopenia discreta a moderada. Hemorragias em mucosas podem ser observadas.

Diagnóstico

O diagnóstico da EGC é realizado levando em consideração a localização ou procedência geográfica e a ocorrência sazonal do vetor. A manifestação aguda da doença ocorre nos meses mais quentes do ano, e casos assintomáticos têm sido relatados no inverno. As alterações clínicas e hematológicas e a observação da mórula em granulócitos do sangue ou do líquido sinovial podem auxiliar no diagnóstico. Entretanto, a simples visualização da mórula não possibilita a diferenciação entre *E. ewingii* e *A. phagocytophilum*.

Testes específicos são necessários para o diagnóstico definitivo. No entanto, a semelhança genética entre *E. canis*, *E. chaffeensis* e *A. phagocytophilum* pode resultar em reações cruzadas, de intensidade variável, nos testes sorológicos. Não foi detectada reação cruzada para anticorpos em teste para *E. canis*, disponível no mercado nacional. Ainda não existe nenhum teste sorológico comercialmente disponível desenvolvido para *E. ewingii*, e o cultivo celular ainda não foi realizado com sucesso. A técnica de PCR para amplificação do gene 16S rRNA apresentou resultado falso-positivo em um estudo, indicando que a análise de outros genes ou o sequenciamento do DNA são necessários para a confirmação da infecção por *E. ewingii*. O diagnóstico diferencial dessas espécies é de importância clínica questionável, pois o tratamento é semelhante.

As alterações de necropsia não são bem documentadas por causa da baixa mortalidade da infecção e da ausência de dados publicados.

Tratamento

O tratamento das doenças causadas pelo gênero *Ehrlichia* baseia-se no uso de antimicrobianos do grupo das tetraciclinas e derivados (Tabela 120.2). Embora haja controvérsia quanto à existência de refratariedade e necessidade de longo tempo no tratamento da *E. canis*, não há evidências de persistência de infecção por *E. ewingii* após o tratamento pelo período recomendado. Embora os estudos tenham sido direcionados ao tratamento de *E. canis*,

Tabela 120.2 Terapia antimicrobiana para as erliquioses granulocíticas e anaplasmoses caninas.

Princípio ativo	Dose (mg/kg)	Via preferencial (alternativa)	Intervalo	Duração (dias)	Agentes sensíveis
Tetraciclina	22	Oral	A cada 8 h	14 a 21	*E. ewingii*; *A. platys*; *A. phagocytophilum*
Oxitetraciclina	25	Oral (IV)	A cada 8 h	14 a 21	*A. platys*
Doxiciclina	5 a 10	Oral (IV)	A cada 12 h ou 24 h	14 a 28	*E. ewingii*; *E. chaffeensis*; *A. platys*; *A. phagocytophilum*
Minociclina	10	Oral (IV)	A cada 12 h	10	*E. ewingii*; *A. platys*
Cloranfenicol	15 a 25	Oral (IV/SC)	A cada 8 h	14 a 21	*E. ewingii*; *A. phagocytophilum*
Enrofloxacino	5	Oral (IV/SC)	A cada 12 h	14 a 21	*A. platys*

IV = intravenosa; SC = subcutânea.
Adaptada de McQuiston JH, McCall CL, Nicholson WL. Ehrlichiosis and related infections. J Am Vet Med Assoc. 2003;223(12):1750-6; Greene CE. Infectious diseases of the dog and cat. 4.ed. St Louis: Elsevier; 2012.

o dipropionato de imidocarb (5 mg/kg) em dose única, seguido de segunda dose após 15 dias, tem sido utilizado como terapia. Pode-se realizar um pré-tratamento com atropina para diminuir os efeitos colaterais anticolinérgicos do fármaco, que pode causar salivação, diarreia, dispneia e secreção serosa nasal.

Profilaxia

As medidas gerais na prevenção da EGC fundamentam-se no controle de exposição ao vetor e no uso de carrapaticidas. O uso profilático de tetraciclinas (3 mg/kg de doxiciclina, via oral, a cada 24 h) tem sido recomendado em situações especiais, como no caso de trânsito de animais em áreas endêmicas. Essa prática é controversa, e o uso indiscriminado desses fármacos poderia, em teoria, aumentar a pressão seletiva para linhagens resistentes, embora essa evidência ainda não tenha sido relatada.

Até o momento, não existem vacinas desenvolvidas para a imunoprofilaxia para essas bactérias.

Saúde Pública

Os humanos podem ser infectados por algumas das mesmas espécies de *Ehrlichia* e *Anaplasma* que os animais. Por causa da necessidade de um vetor biológico, não há evidências de que essas doenças sejam transmitidas dos animais diretamente aos humanos. Tanto os animais como os humanos são considerados hospedeiros acidentais. A erliquiose granulocítica humana causada por *E. ewingii* tem sido relatada principalmente em indivíduos do sexo masculino, de meia-idade a idosos, e em imunocomprometidos. Não há relatos da infecção por *E. ewingii* em humanos no Brasil. Os sinais clínicos e as alterações laboratoriais mais comuns são febre, dor de cabeça, fraqueza, leucopenia e trombocitopenia.

Ehrlichia chaffeensis

Sinonímia: erliquiose monocítica humana (EMH).

Etiologia e propriedades gerais

Ehrlichia chaffeensis (*E. chaffeensis*) pertence à família *Anaplasmataceae*. São bactérias cocoides, pleomórmicas, gram-negativas e intracelulares obrigatórias. Esse microrganismo é conhecido como o agente causador da erliquiose monocítica humana (EMH) e infecta células mononucleares (monócitos e linfócitos).

Epidemiologia

E. chaffeensis acomete humanos, canídeos domésticos e selvagens, mas também foi identificada em cervos, caprinos e outras espécies de mamíferos. Existem poucos relatos da doença fora dos EUA, onde é observada principalmente nas regiões Sul e Sudeste e na Califórnia. Porém, há relatos da ocorrência de humanos com titulação positiva para *E. chaffeensis* na África, Ásia e América do Sul (incluindo o Brasil), além do México e da Rússia. No entanto, não se pode excluir a possibilidade de se tratar de casos de reação cruzada inespecífica com *E. canis*. No Brasil, *E. chaffeensis* foi detectada pela PCR em três cervos na divisa dos Estados de São Paulo e Mato Grosso do Sul, porém ainda não há relatos da ocorrência em cães. Os carrapatos *Amblyomma americanum* e *Dermacentor variabilis* têm sido indicados como potenciais vetores da doença. A transmissão transestadial foi comprovada para *A. americanum*. Os veados de cauda branca (*Odocoileus virginianus*) e canídeos domésticos e selvagens podem servir como reservatórios da doença.

Patogenia

O mecanismo de infecção e multiplicação parece se assemelhar ao das outras espécies de *Ehrlichia*. Os sinais clínicos e achados laboratoriais nos animais são mais brandos que os encontrados na erliquiose monocítica canina. A persistência do organismo, constatada pela PCR e isolamento em cultura celular, sugere que os cães podem servir como carreadores crônicos assintomáticos.

Clínica

Em infecções experimentais, apenas febre e trombocitopenia foram observadas, em contraste com manifestações mais graves observadas em humanos. Em alguns casos de infecção natural, foram observados uveíte, vômito, epistaxe e linfadenomegalia. Coinfecção e imunossupressão podem contribuir para o agravamento dos sinais clínicos.

Diagnóstico

O diagnóstico da infecção por *E. chaffeensis* deve levar em consideração a localização ou procedência geográfica dos animais. A observação da mórula em monócitos do sangue pode auxiliar no diagnóstico. Entretanto, somente a visualização da mórula não possibilita a diferenciação entre outras espécies de *Ehrlichia*. A semelhança genética com *E. canis* pode resultar em reação cruzada de intensidade variável no teste de imunofluorescência indireta. Em humanos, foi detectada reação cruzada em testes sorológicos entre *E. chaffeensis* e o agente causal da erliquiose granulocítica humana (*A. phagocytophilum*). Diagnóstico molecular pela técnica de PCR foi desenvolvido para o diagnóstico definitivo do microrganismo.

Tratamento

O tratamento consiste no uso de antimicrobianos do grupo das tetraciclinas (ver Tabela 120.2). *E. chaffeensis* é resistente ao ciprofloxacino, mas apresenta sensibilidade *in vitro* a doxiciclina e rifampicina. A doxiciclina parece ser menos efetiva na eliminação de *E. chaffeensis* do que na de *E. canis*. Parecem ocorrer infecções persistentes e recidivas após o tratamento.

Profilaxia

A prevenção da infecção por *E. chaffeensis* fundamenta-se no controle de exposição ao vetor e no uso de carrapaticidas. Até o momento, não existem vacinas desenvolvidas para esses agentes.

Saúde Pública

A erliquiose monocítica humana causada por *E. chaffeensis* provoca sinais clínicos de intensidade variada. Febre, dor de cabeça, fraqueza, indisposição e, eventualmente, a morte podem ocorrer em indivíduos gravemente doentes. Embora a transmissão direta de animais para humanos seja pouco provável, deve-se tomar cuidado na manipulação e remoção de carrapatos, evitando o contato com o sangue e os fluidos do vetor. Animais silvestres, como cervídeos e roedores, são considerados os hospedeiros reservatórios mais importantes, porém, cães também podem servir como reservatórios.

Ehrlichia ruminantium

Sinonímias: *Heartwater disease*, doença do hidropericárdio, cowdriose.

Etiologia e propriedades gerais

Ehrlichia ruminantium (anteriormente denominado *Cowdria ruminantium*), agente causador da cowdriose (*heartwater disease*, ou doença do hidropericárdio) é uma bactéria gram-negativa da família *Anaplasmacetaceae* que tem sido detectada em bovinos, ovinos, caprinos e alguns ruminantes selvagens do Quênia, Uganda, Etiópia e Mali. A infecção em bovinos apresenta importância econômica em áreas endêmicas e é transmitida por carrapatos do gênero *Amblyomma*.

Epidemiologia

A doença foi descrita inicialmente na África do Sul no século 19 e atualmente está presente em quase toda a região subsaariana do continente africano e no Caribe. Ainda não há relatos da doença no Brasil.

A infecção já foi detectada em outras espécies de mamíferos, répteis e aves que poderiam atuar como reservatórios para o agente, pois esses animais servem de hospedeiros para o carrapato transmissor. No entanto, a importância dessas espécies na epidemiologia da doença ainda é discutível. Os ruminantes selvagens não são essenciais para a manutenção do microrganismo, que pode se manter apenas entre os ruminantes domésticos. O comportamento de alimentação intermitente do vetor dificulta seu controle pelo uso exclusivo de carrapaticidas. A transmissão transestadial é outro fator agravante para a perpetuação do agente no ambiente.

Patogenia

Diferentemente das outras espécies tratadas neste capítulo, *Ehrlichia ruminantium* (*E. ruminantium*) se multiplica inicialmente nas células reticuloendoteliais e nos linfonodos dos mamíferos. Essas células se rompem, liberando os corpúsculos elementares que infectam as células endoteliais, causando picos de parasitemia e vasculite. A vasculite parece ser responsável pelas alterações neurológicas e pelas manifestações de hidropericárdio, hidroperitônio, hidrotórax e edema subcutâneo apresentado pelos animais acometidos. Bovinos e ovinos que sobrevivem à infecção podem apresentar parasitemia persistente e se tornam imunes à reinfecção por longo período. Animais jovens, com dias (cordeiros) a semanas de vida (bezerros e cabritos), são aparentemente resistentes à doença.

Clínica

Os sinais da doença variam de uma espécie de hospedeiro para outra, e muitas outras doenças infecciosas manifestam sinais clínicos semelhantes. A manifestação hiperaguda da doença é caracterizada por febre, anorexia, depressão e dificuldade respiratória, com ou sem cianose. Alterações neurológicas, como hiperestesia, fasciculações, hipermetria, ataxia, alterações comportamentais, déficits proprioceptivos que evoluem para o decúbito e convulsões acompanhadas de opistótono e movimentos de mastigação também podem ocorrer. Na manifestação hiperaguda, o animal pode morrer subitamente, sem apresentar sinais clínicos prévios. Nas manifestações mais brandas, febre, desconforto e alterações digestivas podem se manifestar, sem envolvimento neurológico. A mortalidade é bastante variável, dependendo da espécie acometida, vitimando cerca de 60% dos bovinos, 40% dos caprinos e 6% a 80% dos ovinos. Caprinos da raça Angorá são particularmente suscetíveis, e o índice de mortalidade pode chegar a 90%.

Diagnóstico

O diagnóstico clínico depende quase sempre do exame *post-mortem*, pois os sinais clínicos são bastante inespecíficos. A identificação da bactéria em células endoteliais de capilares cerebrais, onde a presença do organismo costuma ser mais evidente, tem sido utilizada como forma de diagnóstico. Porém, não é possível distingui-los de outras espécies de *Ehrlichia*, além da semelhança com o gênero *Chlamydophila*. Os testes sorológicos desenvolvidos apresentam reações cruzadas com outras espécies, e a ocorrência de resultados falso-positivos e falso-negativos é relatada. O baixo título apresentado, mesmo em animais desafiados pelo agente, é responsável pela baixa sensibilidade dos testes sorológicos. O teste da PCR é o único método confiável de diagnóstico de *E. ruminantium*, porém sua variabilidade genética deve ser levada em consideração na interpretação dos resultados e na escolha dos *primers*.

Tratamento

O tratamento de *E. ruminantium* com a administração de oxitetraciclina (6 a 10 mg/kg IV, 12 em 12 h, por 3 a 4 dias) é eficiente nas fases iniciais da doença, mas é ineficiente se iniciado após o aparecimento dos sinais neurológicos.

Profilaxia

A prevenção da infecção por *E. ruminantium* fundamenta-se no controle de exposição ao vetor e no uso de carrapaticidas. A infestação de carrapatos em baixa intensidade pode favorecer o desenvolvimento de imunidade nos bovinos. Está descrito protocolo de premunição com cepa virulenta associada à administração de oxitetraciclina. A administração preventiva de oxitetraciclina a cada 14 dias durante o verão, por criadores de cabras angorás, em regiões endêmicas, parece não ser efetiva. Até o momento, não existem vacinas eficientes desenvolvidas, apesar dos esforços nesse sentido. Vacinas inativadas, atenuadas e recombinantes foram desenvolvidas, com algumas deficiências, insucesso que se deve, em parte, à grande variabilidade genética apresentada pela bactéria.

Saúde Pública

Apesar de um relato de infecção por bactéria *E. ruminantium-like*, não há evidências do potencial zoonótico do microrganismo.

Outras espécies de *Ehrlichia*

Há relatos de infecções de diferentes espécies animais por outras espécies de *Ehrlichia*. Porém, são escassas informações precisas quanto à etiologia, virulência, taxonomia, patogenia e vetores em potencial.

Mórulas semelhantes à espécie *E. canis* foram descritas em monócitos e linfócitos de gatos nos EUA, Brasil, Quênia, França e Tailândia. Amostras de DNA muito semelhantes à espécie *E. canis* foram sequenciadas de felinos nos EUA e na França. No Brasil, três felinos do estado de Minas Gerais tiveram resultado positivo na análise da PCR do fragmento do gene 16S rRNA de *E. canis*, com 100% de similaridade com relação à sequência encontrada em cães da região.

Os sinais clínicos são semelhantes aos observados em cães infectados por *E. canis* e incluem letargia, perda de peso, espleno e linfadenomegalia, dispneia, vômitos, diarreia, petéquias, dor articular, hiperestesia e descolamento de retina. Nem todos os animais que apresentaram mórulas ou o DNA em amostras de sangue reagiram para *E. canis* pela imunofluorescência indireta, o que indica que nem todos os gatos apresentam soroconversão ou que essa doença é causada por organismo semelhante a *E. canis*, que não apresenta reação cruzada.

Para o tratamento da erliquiose monocítica felina, recomenda-se a doxiciclina, na dose de 10 mg/kg VO, a cada 24 h, por 28 dias. *A. phagocytophilum* também tem sido associada a infecções em felinos, porém, os sinais clínicos costumam ser mais brandos, e as mórulas podem ser observadas em granulócitos.

Anaplasma platys (A. platys)

Sinonímia: trombocitopenia cíclica canina (TCC).

Etiologia e propriedades gerais

Anaplasma platys (*A. platys*) pertence à família *Anaplasmataceae*. Foi originalmente classificado como *Ehrlichia platys* e parasita exclusivamente plaquetas. Apresentam-se como organismos cocoides a ovais, gram-negativos, circundados por dupla membrana. As plaquetas infectadas podem conter um ou vários vacúolos, com 1 a 15 organismos (Figura 120.1).

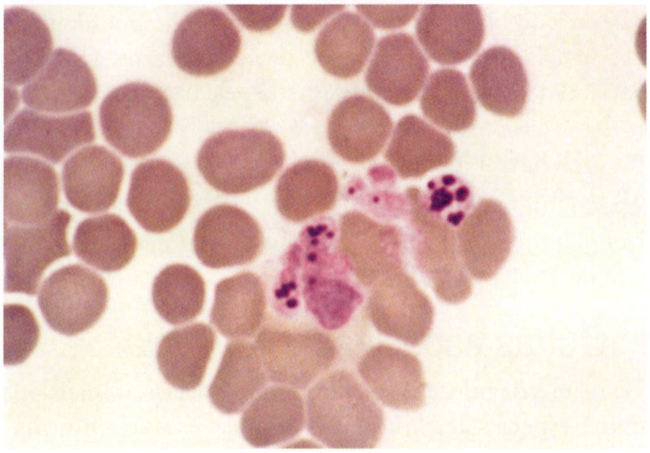

Figura 120.1 Mórulas de *Anaplasma platys* em plaquetas de um cão (Panótico, 1.000×).

Epidemiologia

A. platys foi descrita pela primeira vez em cães nos EUA, mas, atualmente, há relatos na Europa Ocidental, Oriente Médio, Ásia, Austrália, África e América do Sul. No Brasil, há casos confirmados pela observação de mórulas, pela sorologia positiva por imunofluorescência indireta ou pela PCR. Em estudo com 157 cães trombocitopênicos, 13,4% foram positivos para a presença do agente pela PCR, e 90,5% destes também foram positivos para *E. canis*. Esse resultado indica alto grau de coinfecção em áreas endêmicas. Acredita-se que as cepas isoladas em Israel e na Grécia sejam mais patogênicas que as observadas nos EUA e, possivelmente, no Brasil. Há relatos de observação de inclusões em plaquetas de gatos, impalas e humanos, porém, tentativas de infecção experimental foram infrutíferas, e não houve, até o momento, confirmação sorológica ou de avaliação por PCR nessas espécies. Alguns trabalhos relatam maior ocorrência em animais jovens e de raça, indicando possível predisposição etária e racial. Várias espécies de carrapatos, como *Rhipicephalus sanguineus*, e, possivelmente, outros artrópodes atuam como vetores da doença.

Patogenia

Após alcançar a circulação, o organismo adere à membrana da plaqueta e adentra por endocitose. A membrana dos vacúolos é aparentemente derivada da membrana plaquetária externa. O organismo se multiplica por fissão binária, formando as mórulas, que podem ser identificadas nos esfregaços sanguíneos. O período de incubação é de 8 a 15 dias em infecções experimentais.

Várias plaquetas contendo mórulas podem ser observadas no sangue periférico (ver Figura 120.1) no primeiro episódio de parasitemia. Poucos dias depois, a contagem de plaquetas cai acentuadamente, podendo chegar a valores inferiores a 20.000/uL, e os organismos praticamente não são mais observados, ocorrendo posteriormente uma recuperação da contagem de plaquetas em 3 a 4 dias. A partir desse momento, episódios subsequentes de parasitemia e trombocitopenia são observados em intervalos de 1 a 2 semanas. Apesar de os episódios seguintes de parasitemia serem mais brandos, com pequeno número de plaquetas que apresentam mórulas, a trombocitopenia prossegue com a mesma intensidade por vários ciclos com resolução lenta, fazendo jus à denominação trombocitopenia cíclica canina. A trombocitopenia parece ocorrer por lesão direta pela multiplicação do organismo na primeira fase, porém, mecanismos imunomediados parecem mais importantes nos episódios subsequentes. Os organismos não afetam os megacariócitos, resultando em número normal a aumentado dessas células na medula óssea. Alguns casos podem apresentar resolução espontânea.

Clínica

As alterações clínicas causadas pela infecção por *A. platys* são, em geral, brandas, embora a ocorrência de casos de coinfecção por *E. canis* e *Babesia canis* possam agravar o quadro. Apesar da trombocitopenia acentuada, distúrbios hemorrágicos associados à doença são raros. Algumas linhagens mais patogênicas de *A. platys* encontradas na Grécia e em Israel provocam febre, petéquias e equimoses, secreção nasal purulenta, linfadenomegalia, anemia, monocitose e hipoalbuminemia. No Brasil, os casos confirmados pela IFI, a partir da visualização de mórulas, acometeram animais, em sua maioria, com menos de 1 ano de idade e apresentaram pouca ou nenhuma sintomatologia além da trombocitopenia, exceto nos casos de coinfecção ou existência de outras doenças concomitantes. Entretanto, cães infectados por *A. platys* podem apresentar hemorragia induzida por trauma ou cirurgia e requerem diagnóstico diferencial para outras causas de trombocitopenia, pois os efeitos da infecção por outros agentes podem ser potencializados.

Diagnóstico

O diagnóstico pode ser realizado pela observação das mórulas em plaquetas, porém, é necessário ter cautela e experiência para não confundir essas estruturas com grânulos plaquetários e resquícios de núcleo de megacariócitos. A sensibilidade dessa prática é baixa ao se considerar que, apenas no primeiro pico de parasitemia, há número significativo de mórulas presentes. Títulos de anticorpos obtidos por imunofluorescência indireta podem apresentar reação cruzada entre *A. platys* e *A. phagocytophilum*, mas não com *E. canis*. A sorologia pareada com intervalo de 3 ou mais semanas, com aumento de quatro vezes do título final, é confirmatória de infecção, ao passo que uma amostra com alto título pode indicar tanto infecção quanto exposição prévia. A PCR tem sido utilizada para a detecção da infecção em cães, mas deve-se realizar escolha adequada de *primers*, pois a combinação que se acreditava específica para *A. phagocytophilum* também se mostrou capaz de amplificar *A. platys*.

Alterações histopatológicas e de necropsia não são características ou evidentes. Podem-se observar linfadenomegalia, infiltrado de plasmócitos em linfonodos e baço, hiperplasia de células de Kupffer no fígado e hemorragias perifoliculares no baço.

Tratamento

O tratamento mais efetivo da infecção por *A. platys* é obtido pelo uso de doxiciclina ou enrofloxacino (ver Tabela 120.2). Estudos que demonstram a existência de anticorpos antiplaquetários sustentam a possibilidade de uso de fármacos imunossupressores como tratamento complementar.

Profilaxia

A profilaxia da TCC fundamenta-se no controle de exposição ao vetor e no uso de carrapaticidas.

Saúde Pública

Não há confirmação de que *A. platys* possa causar infecção em humanos.

Anaplasma phagocytophilum (*E. phagocytophila*, *E. equi* e agente causador da erliquiose granulocítica humana)

Sinonímias: erliquiose granulocítica, anaplasmose (erliquiose) granulocítica humana (EGH), erliquiose granulocítica equina, anaplasmose (erliquiose) granulocítica canina (AGC).

Etiologia e propriedades gerais

Anaplasma phagocytophilum (*A. phagocytophilum*) pertence à família *Anaplasmataceae*. Apresentam-se como organismos cocoides a elipsoides, gram-negativos, que variam de 0,2 a 2,0 μm de diâmetro, intracelulares obrigatórios e aeróbios. Infectam neutrófilos e, raramente, eosinófilos de mamíferos, inclusive os humanos.

A. phagocytophilum abrange as espécies (variantes) *E. equi*, *E. phagocytophila* e o agente da erliquiose granulocítica humana. Essa reclassificação foi baseada na análise genética dos 1.433 aminoácidos da sequência 16 s do RNA, sendo que a diferença entre os três agentes é de apenas dois a três nucleotídeos.

Epidemiologia

Aparentemente, a infecção por *A. phagocytophilum* é a menos específica das doenças causadas por Ehrlichia e acomete cães, humanos, equinos, lhamas, ovinos, bovinos, cervídeos, alguns felinos, roedores e outras espécies de mamíferos domésticos e selvagens. Existem relatos da doença nos EUA, Canadá, Europa, Ásia e África. Na América do Sul, há apenas um relato na Venezuela. Várias espécies de carrapatos do gênero *Ixodes* (*I. scapularis, I. pacificus* e *I. ricinus*) servem como vetores da doença. A doença apresenta distribuição sazonal de acordo com a flutuação da população de carrapatos, com maior ocorrência na primavera, no início do verão e no outono. Várias espécies de pequenos mamíferos, roedores e cervídeos têm sido reconhecidas como reservatórios da doença. Há relatos de transmissão transplacentária em vacas e perinatal em humanos.

Apesar da grande semelhança genética, existem diferenças entre as variantes quanto à distribuição geográfica e às espécies acometidas (Tabela 120.3).

Existe forte reação cruzada entre as variantes nos testes sorológicos. Infecções experimentais em espécies geralmente não acometidas por uma variante produziram infecção assintomática, mas foram capazes de proteger contra infecções subsequentes pelo agente específico. Não há reação cruzada com *E. canis*.

Patogenia

A. phagocytophilum se liga a receptores de membrana de neutrófilos e invade a célula por endocitose. O organismo se replica dentro dos fagossomos dos leucócitos por fissão binária, evadindo com sucesso do processo de fusão do lisossomo com o fagossomo. A replicação forma as mórulas, que podem ser identificadas nos esfregaços sanguíneos. O período de incubação é de 1 a 2 semanas. Células infectadas são observadas no sangue periférico e nos tecidos do sistema mononuclear fagocítico (medula óssea, fígado e baço). Infecções crônicas são incomuns.

Tabela 120.3 Distribuição geográfica e espécies acometidas pelas variantes de *A. phagocytophilum*.

Variante	Espécies acometidas	Distribuição geográfica
E. phagocytophila	Ruminantes domésticos	Europa (Suécia, Noruega, Finlândia, Grã-Bretanha, Irlanda, Holanda, Suíça, França, Áustria, Alemanha e Espanha)
E. equi	Equinos	EUA (Califórnia)
Erliquiose granulocítica humana	Humanos, cães e gatos	Europa, EUA
	Equinos	EUA (Centro-Oeste, Nordeste e Califórnia)

Adaptada de Neer TM, Breitschwerdt EB, Greene RT, Lappin MR. Consensus statement on ehrlichial disease of small animals from the Infectious Disease Study Group of the ACVIM. J Vet Int Med. 2002;16(3):309-15.

Os mecanismos pelos quais *A. phagocitophilum* causa doença não são bem conhecidos. A produção de algumas citocinas pelas células infectadas parece ser responsável pela supressão da hematopoese. A trombocitopenia provavelmente não ocorre por destruição imunomediada ou diminuição da produção, mas pelo consumo provocado pela produção de substâncias procoagulantes pelos monócitos.

Clínica

Os principais sinais clínicos da infecção por *A. phagocytophilum* foram observados durante a fase de bacteremia, que dura de 1 a 9 dias em infecções experimentais. A maioria dos cães apresenta sinais inespecíficos, como febre, depressão ou letargia e anorexia, além de hepato, espleno e linfadenomegalia. Alterações locomotoras, como fraqueza, claudicação, dor e rigidez muscular, foram observadas em metade dos animais. As articulações podem se apresentar doloridas em pequeno número de casos, tendo sido relatado um caso de sinovite neutrofílica em cão. Outros sinais respiratórios (tosse e dispneia), digestórios (vômitos e diarreia) e neurológicos (ataxia e convulsões) também têm sido observados. Cerca de 80% dos cães apresentam trombocitopenia de grau bastante variado, embora os animais não apresentem distúrbios hemorrágicos. Linfopenia, que pode ser bastante acentuada, e eosinopenia, sem alterações na contagem de neutrófilos, também são observadas. Outras alterações, como proteinúria, hipoalbuminemia e anemia não regenerativa, são relatadas, mas não são achados consistentes.

Diagnóstico

O diagnóstico deve levar em consideração a localização ou procedência geográfica e a ocorrência sazonal do vetor. A manifestação aguda da doença é rara nos períodos muito frios ou úmidos, mas estações atípicas, como invernos mais quentes, podem resultar em infecções em épocas não esperadas. Além da história e da época do ano, as alterações clínicas e as hematológicas, como a observação da mórula em granulócitos, associada a provas sorológicas, podem auxiliar no diagnóstico. No entanto, somente a visualização da mórula não possibilita a diferenciação com *E. ewingii*. As alterações de necropsia são discretas. Infiltrado linfo-histiocítico pode ser observado em linfonodos, fígado e baço. A medula óssea apresenta-se com quantidade normal de células a hipercelular, com discreto infiltrado de plasmócitos e histiócitos. Testes sorológicos podem ser realizados se não forem observadas mórulas ou se a PCR não estiver disponível.

Podem ser realizados testes de imunofluorescência indireta ou o *immunoblotting*, mas é importante que seja realizada a sorologia pareada para detectar aumento de quatro vezes nos títulos, pois animais podem se apresentar negativos na fase inicial da doença ou apresentar anticorpos decorrentes de exposição prévia ao agente. Devido às diferenças antigênicas das variantes utilizadas para a produção dos anticorpos, os títulos obtidos podem variar bastante entre laboratórios. A semelhança genética com as suas variantes (*E. equi*, *E. phagocytophila* e o agente da erliquiose granulocítica humana) pode resultar em forte reação cruzada, mas é incomum entre as diferentes espécies de *Ehrlichia* e inexistente para os gêneros *Borrelia*, *Rickettsia* e *Bartonella*. O cultivo celular em células de linhagem leucêmica humana (HL-60) está restrito com finalidade de pesquisa e não está disponível comercialmente.

Tratamento

Estudos têm demonstrado que o tratamento mais efetivo da infecção por *A. phagocytophilum* é obtido pelo uso de doxiciclina, rifampicina ou levofloxacino. O protocolo terapêutico geralmente recomendado inclui o uso de doxiciclina, tetraciclina ou cloranfenicol (ver Tabela 120.2). Também não há evidências de persistência de infecção por *A. phagocytophilum* após o tratamento pelo período recomendado, e os animais em geral apresentam recuperação clínica dentro de 24 a 48 h após o início do tratamento.

Profilaxia

A profilaxia desses agentes fundamenta-se no controle de exposição ao vetor e no uso de carrapaticidas. O uso profilático de tetraciclinas (3 mg/kg de doxiciclina, via oral, a cada 24 h) tem sido recomendado em situações especiais, como no caso de trânsito de animais para áreas endêmicas. Até o momento, não existem vacinas desenvolvidas para esses agentes.

Saúde Pública

A doença causada pelo *A. phagocytophilum* é muito semelhante à causada por *E. ewingii* e *E. chaffeensis*, com sinais clínicos como febre, dor de cabeça, fraqueza e mialgia, além de outras manifestações menos frequentes, como dor articular, vômito, diarreia, tosse, rigidez de pescoço e confusão mental. As alterações laboratoriais mais comuns são trombocitopenia, leucopenia e discreto aumento da atividade sérica das enzimas ALT e AST. Os casos de óbito relatados associados à infecção por *A. phagocytophilum* têm sido relacionados com a infecção por agentes oportunistas, e apenas uma pequena porcentagem de indivíduos tem se queixado da persistência de sinais por um período de 1 a 3 anos após o tratamento. Ainda não se sabe exatamente o potencial zoonótico de cães, equinos, ovinos e outros animais. Roedores silvestres e cervídeos têm sido apontados como prováveis reservatórios. Parece haver evidências de que o contato com o sangue de cervídeos possa ser responsável por vários casos humanos em decorrência do grande número de indivíduos que contraíram a infecção com histórico de realização do abate desses animais e apresentado vários cortes durante o processo ou aspirado partículas de aerossol produzidas pelo uso de serras elétricas no corte das carcaças.

➤ Bibliografia

Cohn LA. Ehrlichiosis and related infections. Vet Clin North Am Small Anim Pract. 2003;33(4):863-84.

Greene CE. Infectious diseases of the dog and cat. 4. ed. St Louis: Elsevier; 2012. 1354 p.

McQuiston JH, McCall CL, Nicholson WL. Ehrlichiosis and related infections. J Am Vet Med Assoc. 2003;223(12):1750-6.

Neer TM, Breitschwerdt EB, Greene RT, Lappin MR. Consensus statement on ehrlichial disease of small animals from the Infectious Disease Study Group of the ACVIM. J Vet Int Med. 2002;16(3): 309-15.

Silva FMP, Teixeira MN, Lopes RS, Araújo Júnior JP. Erlichioses. Veterinária e Zootecnia. 2009;16(2):290-302.

Vieira RFC, Biondo AW, Guimarães AMS, Santos AP, Santos RP, Dutra LH *et al.* Ehrlichiosis in Brazil. Rev Bras Parasitol Vet. 2011;20(1):1-12.

Enfermidades por Microrganismos Fúngicos de Ocorrência Esporádica no Brasil

121

Rogerio Giuffrida

Definição

São conhecidas aproximadamente 10.000 espécies de fungos filamentosos, mas apenas cerca de 300 são relacionadas com enfermidades nos humanos e nos animais. Exceto algumas espécies mais virulentas, a grande maioria é de baixa patogenicidade e causa infecções oportunistas em animais de companhia e de produção. No Brasil, as principais enfermidades dessa categoria são as aspergiloses, zigomicoses e rinosporidioses.

Aspergiloses

As aspergiloses são enfermidades sistêmicas ou localizadas, causadas por fungos deuteromicetos do gênero *Aspergillus*. Existem mais de 190 espécies classificadas, mas poucas são patogênicas para animais. As espécies mais relatadas em infecções são *A. fumigatus*, *A. flavus*, *A. niger*, *A. nidulans*, *A. deflectus*, *A. flavipes* e *A. terreus*. Além dessas, há variedades de *Aspergillus* indutoras de processos alérgicos e outras que produzem micotoxinas que contaminam alimentos destinados ao consumo humano e animal.

As colônias de *Aspergillus* são metabolicamente pouco exigentes e se desenvolvem facilmente em meios de cultura de uso geral, como ágar Sabouraud-dextrose e ágar-sangue, nos quais produzem, após 2 a 3 dias, colônias coloridas de aspecto granular a aveludado. Microscopicamente, são caracterizados pela produção seriada de esporos sobre fiálides agrupadas em torno de uma vesícula na extremidade de conidióforos septados (Figura 121.1). A identificação taxonômica das espécies de Aspergillus é baseada na observação de seus aspectos microscópicos básicos, como cor das conídeas, formato da vesícula e disposição e número de fiálides existentes.

Os fatores de virulência de *Aspergillus* são representados por enzimas com atividade proteolítica que auxiliam na dispersão dos fungos pelos tecidos dos hospedeiros, como elastases e hemolisinas, produção de sideróforos que sequestram íons ferro e secreção de lipídios com atividade antifagocitária e que inibem o sistema complemento. *A. fumigatus*, a espécie mais comum em infecções, produz a gliotoxina, que inibe a atividade de células ciliadas respiratórias e a fagocitose de macrófagos.

Aspergillus sp. está presente em uma grande variedade de substratos, incluindo ar e poeira doméstica. As vias de infecção mais comuns para animais são a inalação e a ingestão de esporos. O tamanho diminuto dos esporos de *A. fumigatus* facilita a infecção das porções terminais da árvore brônquica. Esporos maiores, como os de *A. niger*,

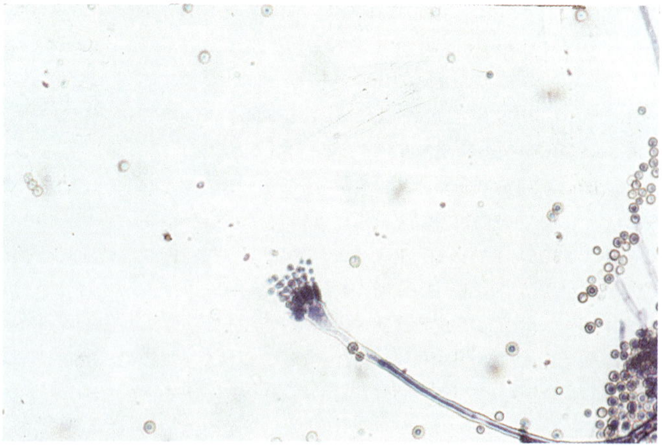

Figura 121.1 Conidióforo típico de *Aspergillus fumigatus* em coloração a fresco (lactofenol de azul-algodão, 400×). Notar-se vesícula típica, fiálides seriadas e conídeas, em arranjo similar a uma vassoura.

raramente alcançam esse local. Os esporos depositados nos tecidos de animais hígidos são comumente removidos pelos mecanismos de depuração naturais e por células fagocitárias. A enfermidade se estabelece quando há fatores intercorrentes que interferem nesses mecanismos, como inalação de grandes quantidades de esporos, condições orgânicas debilitantes (hepatites, neoplasias, infecções bacterianas ou parasitárias graves, cirurgias) e terapia com fármacos imunossupressores (corticosteroides, citostáticos, antineoplásicos).

Os esporos que sobrepujam os mecanismos de defesa geminam e invadem os tecidos locais. Alternativamente, podem alcançar a corrente hematógena e causar formas disseminadas, caracterizadas por vasculite, tromboembolia, necrose e infarto de órgãos parenquimatosos, como pulmões, rins e cérebro. O fungo apresenta caráter angioinvasivo e tende a formar massas de hifas em torno dos grandes vasos sanguíneos dos tecidos colonizados.

Em equinos, as afecções mais relatadas são pneumonia micótica, aspergilose disseminada, micose da bolsa gutural, queratite fúngica, granuloma nasal, endometrites e abortamento micótico. As manifestações respiratórias e as disseminadas podem ser secundárias à invasão da corrente circulatória via parede intestinal previamente lesada por patógenos entéricos, como a salmonela. A micose da bolsa gutural é caracterizada pela formação de placas diftéricas ou ulcerações nas porções internas próximas à artéria carótida. Os equinos acometidos apresentam descargas serossanguinolentas a mucopurulentas intermitentes. Se a infecção progredir, poderá atingir ramificações nervosas dos IX, X, XI e XII pares de nervos cranianos, resultando em disfagia e hemiplegia e outras alterações neurológicas.

Nos bovinos, *A. fumigatus* causa entre 2 e 20% dos casos de abortamentos micóticos, geralmente mais frequentes entre os terços médio e final da gestação, principalmente durante o inverno. A infecção decorre da inalação ou ingestão de esporos em alimentos mofados, os quais invadem a corrente circulatória e chegam à placenta, causando necrose dos cotilédones e infecção dos tecidos fetais. Em bovinos, também são relatadas ulcerações necróticas na parede dos pré-estômagos, secundárias a diversos processos, como problemas metabólicos, estase ruminal e lesões ulcerativas pelo herpesvírus bovino. *Aspergillus* sp. também causa pneumonias, infecções sistêmicas invasivas em bezerros jovens e estabulados e mastite micótica após o uso de antimastíticos contaminados superficialmente pelo fungo. O suíno é a espécie doméstica mais resistente às infecções por *Aspergillus* sp. e raramente desenvolve manifestações clínicas.

Nos cães, *A. fumigatus* causa rinossinusite ulcerativa, caracterizada pela ulceração da mucosa nasal, espirros e corrimento nasal serossanguinolento a purulento (Figura 121.2). Com a evolução, a enfermidade pode levar a deformidades faciais, obstrução do ducto lacrimal e problemas neurológicos, após a invasão do sistema nervoso central pela placa cribiforme. Há predisposição racial para animais doricocefálicos e mesocefálicos e animais com lesões prévias na mucosa nasal causadas por traumas, tumores e corpos estranhos. Em cães, também são relatadas otomicoses, queratites fúngicas, infecções genitais, pneumonias micóticas, cistites e aspergiloses disseminadas. Em gatos, as infecções por *Aspergillus* sp. são muito raras.

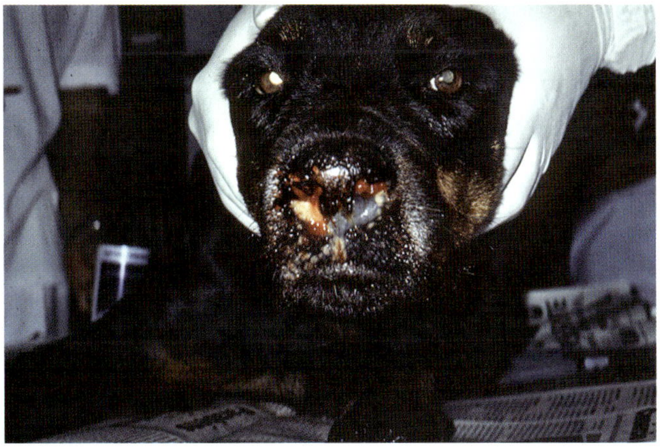

Figura 121.2 Rinossinusite ulcerativa por *Aspergillus fumigatus* em cão da raça Rotweiller.

O diagnóstico clínico-epidemiológico das aspergiloses sistêmicas pode ser difícil. Lesões ulceradas nasais em cães e alterações da bolsa gutural de equinos são sugestivas da enfermidade, assim como radiografias pulmonares com padrões de pneumonia granulomatosa intersticial. Na radiografia da região nasal de cães com rinossinusite ulcerativa, pode ser observada destruição de ossos turbinados. Exames hematológicos revelam apenas achados inespecíficos.

A confirmação laboratorial deve ser baseada na cultura de fragmentos de tecidos ou exsudatos em ágar Sabouraud a 37°C por 3 a 5 dias, mas resultados falso-positivos podem ocorrer em razão da presença de espécies saprofíticas de *Aspergillus* sp. na pele e mucosas dos animais. Resultados falso-negativos ocorrem quando há contaminação das culturas por bactérias e fungos inibidores. A sensibilidade das culturas fúngicas pode ser melhorada pelo uso de técnicas de endoscopia para coleta de materiais em áreas lesionadas mais representativas.

A histopatologia de fragmentos dos tecidos corados pela hematoxilina e eosina e o uso de técnicas de coloração mais afins às estruturas fúngicas, como o Gomori-Grocott e o ácido periódico de Shiff, complementam os resultados das culturas fúngicas. Nesses exames, são observadas hifas septadas e vesículas produtoras de conídeos invadindo os tecidos, além de infiltrados que variam de polimorfonucleares a mononucleares. O exame citológico é considerado de baixa sensibilidade.

Nos pulmões dos animais necropsiados, são observadas, mais comumente, lesões nodulares. Nos fetos abortados, placas branco-acinzentadas podem estar presentes na pele do dorso e cabeça. Alterações necróticas nos cotilédones e na placenta são observadas em preparados histopatológicos. No feto, ocasionalmente, ocorrem nódulos no fígado, sendo possível isolar o agente do conteúdo abomasal. Alterações placentárias podem estar presentes sem que o feto seja afetado.

Os testes sorológicos para aspergiloses incluem ensaios imunoenzimáticos, imunodifusão dupla em gel de ágar e a contraimunoeletroforese. Testes moleculares baseados na amplificação de cadeias de DNA do fungo podem ser empregados, mas seu uso é ainda restrito.

A terapêutica das aspergiloses disseminadas é baseada em tratamento sistêmico com antifúngicos por períodos prolongados, e o prognóstico quase sempre é reservado (Tabela 121.1). Para animais de produção, há poucos fármacos disponíveis, e o custo dos medicamentos pode ser elevado. Em geral, vacas enfermas que abortaram geram bezerros normais nas gestações subsequentes.

As medidas preventivas para aspergiloses em animais são alicerçadas na diminuição do risco de infecção, especialmente para animais debilitados. A permanência de animais em ambientes potencialmente contaminados e pouco ventilados deve ser evitada. Para animais de produção, alimentos e camas mofados devem ser descartados. Pessoas debilitadas, assim como os animais, são mais suscetíveis às aspergiloses, mas a doença não é uma zoonose clássica.

Zigomicoses

Zigomicoses são infecções raras provocadas pelos fungos da classe dos zigomicetos, por vezes denominadas de ficomicoses, um termo inapropriado, porém, consagrado pelo uso. Esses fungos são saprófitas do ambiente e causam infecções oportunistas em animais imunossuprimidos ou quando um grande número de esporos é ingerido ou inalado. Uma das características da classe é a produção de hifas não septadas, irregulares e balonosas, tanto em tecidos animais afetados como nas culturas em ágar Sabouraud-dextrose. Duas ordens são responsáveis por infecções em animais domésticos: *Mucorales* – representada pelos gêneros *Absidia*, *Mucor*, *Mortierella*, *Rhizopus* e *Rhizomucor* – e *Entomophtorales* – representada pelos gêneros *Basidiobolus* e *Conidiobolus*. A primeira ordem é caracterizada por organismos de multiplicação rápida e invasiva nas placas de cultura, com produção de esporangiósporos em bolsas denominadas esporângios (Figura 121.3). Alguns desses gêneros produzem rizoides nas porções terminais das hifas ou sob os esporangióforos. Não são isolados em meios que contenham ciclo-hexamida, suplemento seletivo empregado para o cultivo de diversas espécies patogênicas.

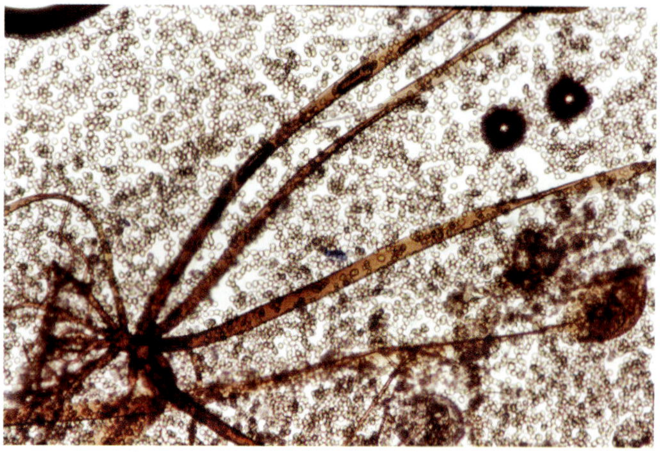

Figura 121.3 Coloração a fresco de fungo do gênero *Rhizopus* (lactofenol de azul-algodão, 40×). Notar as hifas não septadas (micélio cenocítico) e os rizoides, nos quais brotam as hifas.

Tabela 121.1 Terapêutica das infecções por *Aspergillus* spp. em animais domésticos.

Espécie	Enfermidade	Terapêutica recomendada
Equinos	Pneumonia	Voriconazol (4 mg/kg), VO, 1 vez/dia, durante 60 dias, ou anfotericina B diluída em 5% de dextrose em infusão intravenosa lenta durante 1 hora. Empregar doses de 0,3, 0,45, 0,6 mg/kg, repectivamente, nos dias 1, 2 e 3. A partir do 5º dia, administrar 0,6 mg/kg em dias alternados. Não ultrapassar a dose cumulativa de 6,75 mg/kg. Ou administrar cetoconazol, 30 mg/kg, via intragástrica, a cada 12 h por 30 a 60 dias
	Micose da bolsa gutural	Itraconazol oral (3 a 5 mg/kg), VO, 1 a 3 vezes/dia, associado à infusão de enilconazol (60 mℓ, 33,3 mg/mℓ)
	Rinite fúngica e granulomas nasais	Itraconazol, 3 a 5 mg/kg, VO, 2 vezes/dia, durante 3 a 4 meses. Considerar ressecção cirúrgica das lesões
	Endometrites	Infusão intrauterina com 100 a 200 mg de anfotericina B diluída em 100 a 250 mℓ de água destilada estéril
	Queratites micóticas	Anfotericina B, solução tópica (0,1 a 0,5%) ou soluções oftálmicas a 1% de derivados imidazólicos e triazólicos (clotrimazol, econazol, cetoconazol e miconazol)
Bovinos	Pneumonia micótica	Cetoconazol, 30 mg/kg, via intragástrica, a cada 12 h por 30 a 60 dias
Cães	Rinossinusite ulcerativa	Itraconazol, 5 mg/kg, VO, a cada 12 h, por 3 meses, ou deposição de solução de clotrimazol a 1% durante uma hora, dentro da cavidade nasal, por meio de sondas nasais colocadas por métodos cirúrgicos, 2 vezes/dia, durante 7 a 14 dias
	Otomicoses	Cetoconazol tópico 2%
	Aspergilose disseminada	Itraconazol oral (5 a 10 mg/kg), VO, a cada 12 a 24 h, por 60 dias
Gatos	Aspergilose sistêmica	Itraconazol oral (5 a 10 mg/kg), VO, a cada 12 a 24 h, por 60 dias

Nos bovinos, as zigomicoses mais comuns ocorrem pela ordem *Mucorales*, sendo denominadas de mucormicoses. As principais patologias relatadas são a linfadenite mediastinal mesentérica, enterites e esofagites em bezerros e abortamentos por *Mortierella wolfii* (incomum no Brasil). Também são relatadas lesões necróticas ulceradas no rúmen e abomaso, secundárias a diversas condições, como estase ruminal, timpanismo, acidose ruminal, terapia antimicrobiana intensiva, quadros septicêmicos, distúrbios metabólicos e estresse. A enfermidade pode evoluir para perfuração do omaso, linfadenite mesentérica, hepatites e nefrites.

Nos equinos, a espécie *Conidiobolus coronatus*, pertencente à ordem *Entomophtorales*, pode colonizar as membranas mucosas e causar lesões granulomatosas nos trajetos aéreos superiores, traqueia e palato mole. Granulomas nasais por essa espécie também podem ocorrer em ovinos. Os cães podem desenvolver granulomas pulmonares ou intestinais.

O diagnóstico é baseado na coleta e semeadura de amostras de biopsia, tecidos de animais necropsiados e exsudatos em ágar Sabouraud-dextrose, sem ciclo-hexamida, na temperatura de 37°C, associadas a diagnósticos complementares, como histopatologia para observação de hifas não septadas que invadem os tecidos afetados.

Rinosporidiose

A rinosporidiose é uma enfermidade piogranulomatosa crônica que afeta, predominantemente, a mucosa nasal dos animais e é causada pelo microrganismo *Rhinosporidium seeberi*. Trata-se de um agente infeccioso de classificação incerta, incapaz de multiplicar-se em meios de cultura convencionais, mas que pode ser isolado em cultivos de células de mamíferos. A enfermidade afeta os humanos, cães, equinos e bovinos. É adquirida por contato da mucosa nasal com água ou poeira contaminada.

Clinicamente, a enfermidade se caracteriza pela formação de pólipos de aspecto vegetante, localizados predominantemente na mucosa nasal, contendo em seu interior esporângios grandes, de 300 a 400 μm de diâmetro, rodeados por uma parede dupla composta externamente de quitina e internamente de celulose. Os esporângios podem ser observados a olho nu como pontos esbranquiçados nos tecidos afetados. No interior dos esporângios, são observados endósporos em grande quantidade.

O diagnóstico é baseado na observação dos esporângios contendo os endósporos em seu interior em preparados histológicos corados pela hematoxilina-eosina. Os esporângios rompidos liberam endósporos, que iniciam um novo ciclo de crescimento tecidual e induzem uma forte reação inflamatória neutrofílica. O tratamento mais indicado é a remoção cirúrgica dos pólipos. Antimicóticos orais regridem a enfermidade, mas o recrudescimento é muito comum.

Penicilinoses, micoses por fungos dematiáceos e hialinos

O grupo dos fungos dematiáceos se caracteriza pela produção de pigmentos melânicos na parede das hifas, o que lhes confere coloração que varia de bege-escura a negra. São saprófitos do ambiente e são facilmente encontrados em muitos tipos de substratos, compondo, inclusive, a microbiota superficial dos humanos e dos animais. As infecções ocorrem após a implantação traumática do fungo na pele ou a contaminação de feridas. Causam, predominantemente, lesões subcutâneas granulomatosas de evolução lenta, ulceradas e com exsudação sanguíneo-purulenta, denominadas de feo-hifomicoses. São afecções de ocorrência esporádica e afetam principalmente gatos, equinos e bovinos. Os principais gêneros fúngicos descritos em animais e humanos são *Alternaria*, *Bipolaris*, *Cladosporium*, *Curvularia*, *Exophiala*, *Moniliella*, *Phialemonium* e *Phialophora*. As manifestações sistêmicas são muito raras e foram observadas em infecções ósseas e neurológicas em cães.

As hialo-hifomicoses são infecções sistêmicas ou localizadas distintas das feo-hifomicoses por serem provocadas por fungos hialinos (produtores de hifas sem pigmentação ou com pigmentação colorida, excetuando-se o de cor escura). Existem mais de 40 espécies fúngicas descritas em animais e humanos, sendo as principais gêneros: *Acremonium*, *Fusarium*, *Geotrichum*, *Pacylomyces* e *Pseudoallescheria*.

Algumas espécies de fungos dematiáceos e hialinos também podem causar infecções subcutâneas nodulares piogranulomatosas contendo grânulos claros ou escuros em seu interior, sendo denominadas de micetomas eumicóticos ou eumicetomas. Os gêneros envolvidos são *Acremonium*, *Curvularia*, *Madurella* e *Pseudoallescheria*.

Para os três grupos de enfermidades supracitadas, o diagnóstico pode ser firmado pelo isolamento dos agentes fúngicos em ágar Sabouraud-dextrose na temperatura de 37°C, após incubação de até 3 semanas, sempre associado à observação de elementos fúngicos nos tecidos em exames citológicos ou histopatológicos. O simples isolamento pode ser desprovido de significado, pelo fato de diversas espécies fúngicas habitarem a pele e a mucosa dos animais. Na histopatologia, podem ser observadas hifas septadas e escuras (feo-hifomicose), hifas de cor clara (hialo-hifomicose) ou grânulos claros ou escuros (eumicetomas). Colorações a base de prata, como Masson-Fontana, facilitam a localização das estruturas fúngicas em cortes histológicos.

O tratamento dessas infecções é baseada no uso de agentes antifúngicos de largo espectro de ação e excisão cirúrgica das lesões, quando pertinente.

Para as infecções superficiais localizadas e circunscritas, como granulomas, nódulos e abscessos, recomenda-se a remoção cirúrgica.

➤ Bibliografia

Arseculeratne SN. Recent advances in rhinosporidiosis and Rhinosporidium seeberi. Indian J Med Microbiol. 2000;20:119-31.

Astorga R, Arenas A, Tarradas C, Mozos E, Zafra R, Pérez J. Outbreak of peracute septicaemic salmonellosis in horses associated with concurrent Salmonella Enteritidis and Mucor species infection. Vet Rec. 2004;155:240-2.

Billen F, Clercx C, Le Garérrès A, Massart L, Mignon B, Peeters D. Effect of sampling method and incubation temperature on fungal culture in canine sinonasal aspergillosis. J Small Anim Pract. 2009;50:67-72.

Dowling BA, Dart AJ, Kessell AE, Pascoe RR, Hodgson DR. Cutaneous phycomycosis in two horses. Aust Vet J. 1999;77:780-3.

Jensen HE, Olsen SN, Aalbaek B. Gastrintestinal aspergillosis and zygomycosis of cattle. Vet Pathol. 1994;31:28-36.

Johnson CT, Lupson GR, Lawrence KE. The bovine placentome in bacterial and mycotic abortions. Vet Rec. 1994;134:263-6.

Knudtson WU, Kirkbride CA. Fungi associated with bovine abortion in the northern plains states (USA). J Vet Diagn Invest. 1992;4:181-5.

Miller RI, Baylis R. Rhinosporidiosis in a dog native to the UK. Vet Rec. 2009;164:210.

Peaty M. Equine rhinosporidiosis. Vet Rec. 2007;160:883.

Sarfati J, Jensen HE, Latgé JP. Route of infections in bovine aspergillosis. J Med Vet Mycol. 1996 Nov-Dec;34:379-83.

Tell LA. Aspergillosis in mammals and birds: impact on veterinary medicine. Med Mycol. 2005;43(Suppl 1):S71-3.

Thirion-Delalande C, Guillot J, Jensen HE *et al.* Disseminated acute concomitant aspergillosis and mucormycosis in a pony. J Vet Med A Physiol Pathol Clin Med. 2005;52:121-4.

Willger SD, Grahl N, Cramer RA. Aspergillus fumigatus metabolism: clues to mechanisms of in vivo fungal growth and virulence. Med Mycol. 2009;47(Suppl 1):S72-9.

Wolf AM. Fungal diseases of the nasal cavity of the dog and cat. Vet Clin North Am Small Anim Pract. 1992;22:1119-32.

Índice Alfabético

A

Abortamento
- em equinos, 725
- em suínos, 1121
- micótico, 1129
Aborto(s), 713
- contagioso, 21
- enzoótico
-- caprino, 1101
-- ovino, 1101
- epizoótico, 21
-- bovino, 1101
- herpético equino a vírus, 723
- infeccioso, 21
Abscesso(s)
- de cernelha, 21
- por *P. aeruginosa*, 228
Ácido(s)
- graxos não saturados, 358
- lipoteicoicos, 305, 316
- nalidíxico, 231
- teicoicos, 305, 316
Acidose, 502
Actinobacillus
- *equuli*, 121
- *lignieresii*, 121
- *platys*, 1253
- *pleuropneumoniae*, 451
- *seminis*, 121
Actinobacilose, 120
Actinomicetos, 1157
Actinomicose, 126
Actinomyces, 126
- *bovis*, 120, 126
Adenite
- equina, 327
- esporotricótica, 918
Adenomatose intestinal, 274
- porcina, 278
Adenovírus canino do tipo 2, 507
Adesão bacteriana, 245
Adesina(s), 112, 246, 252
- A, 316
- Dr, 252
- fimbriais, 252
Aerobactina, 249
African horse sickness, 1221
Agranulocitose espontânea, 746
Agrupamento de animais, 255
AIDS felina, 836
Albumina sérica, 1175
Algas, 958
Alphavirus, 603
Ambiente, 3
- de ordenha, 1178
Amicacina, 231
Aminoglicosídios, 231, 782
Ampicilina, 698
Análise
- da efusão abdominal e/ou pleural, 788
- do líquido cefalorraquidiano, 788
- microbiológica do leite, 1175
Anaplasma
- *phagocytophilum*, 1255
- *platys*, 1253
Anaplasmose (erliquiose), 1255
- granulocítica canina, 1255
Ancylostoma caninum, 780
Anemia(s), 830
- dos processos crônicos, 830
- hemolítica
-- autoimune, 372
-- imunomediada, 830
- infecciosa
-- equina, 545
-- felina, 1063
Anthrax, 56
Anti-inflamatórios, 509, 783
Antibabesicidas, 983
Anticonvulsivantes, 574
Antieméticos, 698, 781
Antígeno(s)
- 43, 253
- C, 316
- grupo-específico de parede celular, 316
- H, 244
- K, 244
- O, 244, 245
Antimicrobianos, 264, 574, 698, 782
Antimicrobianoterapia massal, 118
Antirratização, 686
Antissepsia
- do cordão umbilical, 268
- umbilical, 254
Antitoxina botulínica, 19
Antitussígenos, 509
Antivirais, 509
Antraz, 56
- bovinos, 62
- cães, 64
- doença no Brasil, 58
- equídeos, 63
- formas esporulada e vegetativa, 59
- gatos, 64
- pequenos ruminantes, 63
- suídeos, 63
Aplasia eritroide pura, 830
Arterite viral equina, 554
Arterivirus, 554
Artrite
-- encefalite caprina, 730
- lentivírus, 732
Artropatias, 464
Aspergillus sp., 1258
Aspergiloses, 1258
Aves
- eimeriose, 994
- micoplasmose, 1083
Azitromicina, 990

B

Babesia, 1212
- *caballi*, 980
- *canis*, 372, 973
- *felis*, 974
Babesicidas, 979
Babesiose, 372, 1212
- canina, 973, 974, 975, 976
- equina, 980
- felina, 974, 976, 977
Bacillus
- *anthracis*, 56
- *botulinus*, 9
Bacilo de Calmette-Guérin, 516
Bacteremia por *Pseudomonas*, 227
Bacterioscopia, 1176
Balanopostite, 713
Barbona, 212
Batedeira, 451
Biofilme, 307
Biologia molecular, 117, 750
- dos príons, 1111
Biossegurança, 689
Black leg, 155

Blastomicose, 861
- canina, 864
- em gatos, 864
- europeia, 878
- norte-americana, 861
- sul-americana, 936
Blastomyces dermatitidis, 861
Boqueira, 646
Bordetella bronchiseptica, 507, 1206
Borrelia burgdorferi, 87
Borreliose de Lyme, 87
Botriomicose, 313
Botulismo, 9
- em bovinos, 12
- enzoótico, 13
- epidêmico, 13
Bovinos
- brucelose, 35, 37
- coronavírus, 614
- *E. coli*, 256
- eimeriose, 994
- febre aftosa, 661
- hemoplamose, 1074
- linfadenite caseosa, 391
- neosporose, 1035
- tuberculose, 526
Brachiaria decumbens, 14
Brachyspira
- *hyodysenteriae*, 134
- *innocens*, 134
- *intermedia*, 134
- *murdochii*, 134
- *pilosicoli*, 134, 140
Bradizoítos, 1032, 1040
Broncodilatadores, 509
Brucella, 21
- *abortus*, 25
- *canis*, 26
- *melitensis*, 25, 27
- *ovis*, 25
- *suis*, 25, 27
Brucelose, 21
- bovina, 26
- canina, 26
- suína, 26, 1125
Bubalinos
- mastite, 1182
- com brucelose, 37
Bufalinos, mastite, 1182
Búfalos, tuberculose, 526
Burkholderia mallei, 423

C

Cadeia epidemiológica, 3
Cães
- actinomicose, 129
- antraz, 64
- blastomicose, 864
- brucelose, 36, 39
- coronavírus, 614
- *E. coli*, 258
- histoplasmose, 931
- isosporose, 1010
- mastite, 1183
- micoplasmose, 1084
- neosporose, 1035
- nocardiose, 201
Calazar, 1013
Calicivirose
- felina, 1135
- viral felina, 1135, 1138
Calicivírus felino, 1135
California Mastitis Test, 1173
Camada limosa, 305
Campilobacteriose, 347
- genital bovina, 350
Campylobacter, 347
- *coli*, 347
- *jejuni*, 347
- *lari*, 347
- *upsaliensis*, 347
Câncer do pântano, 946
Cancro
- esporotricótico, 918
- nasal, 423
Candida, 906
- *albicans*, 1196
Candidíases, 906
Candidoses, 906
Caprinos
- brucelose, 36
- *E. coli*, 258
- eimeriose, 994
- leptospirose, 382
- linfadenite caseosa, 391
- mastite, 1181
- tuberculose, 527
Cápsula (K), 245, 305, 317
- do *B. anthracis*, 61
Carbúnculo
- bacteriano, 56
- hemático, 56
- maligno, 56
- sintomático, 155
- verdadeiro, 56
Carcinoma epidermoide, 75
Caroço, 388
Carrapatos, 88
Catalase, 292, 307
Catarro
- de burro, 423
- de mormo, 423
Cattle plague, 1225
Cefalosporinas, 231, 782
Cefotaxima, 231
Ceftiofur, 231, 698
Células somáticas, 1170
Celulite, 447
Ceratite, 232
Ceratoconjuntivite infecciosa
- bovina, 71
- caprina, 77
- ovina, 77
Cetoconazol, 925
Chlamydia, 1091
Chlamydophila, 1091
- *abortus*, 1104, 1129
- *felis*, 1105
- *pecorum*, 77, 1105
- *psittaci*, 77, 1105
Choque
- hipovolêmico, 783
- séptico, 776, 783
Cinomose, 560
- felina, 746
Circovirose suína, 580, 1124
Circovírus, 580
Cistozoítos, 1040
Citologia
- aspirativa por agulha fina, 1175
- da medula óssea, 780
Citotoxina(s), 306
- alfa, 306
- beta, 306
- delta, 306
- gama, 306
Clamidiose, 1101
- aviária, 1101
- felina, 1101
Clamidofilose bovina, 1129
Cloranfenicol, 108, 782
Clostrídios, 144, 1159
Clostridium, 144
- *botulinum*, 9
- *butyricum*, 145
- *chauvoei*, 67, 155
- *difficile*, 149, 184
- *haemolyticum*, 149, 188
- *novyi*, 149, 164
- *perfringens*, 148, 164, 175, 1159
- *septicum*, 148, 162
- *sordellii*, 148, 163
- *tetani*, 494, 503
Coaglutinação, 323
Coagulação intravascular disseminada, 692
Coagulase, 292, 307
Coccidioides
- *immitis*, 869
- *posadasii*, 869
Coccidioidomicose, 869
Cochilão, 545
Coelhos, eimeriose, 994

Colagenase, 163
Coleta de material, antraz, 64
Colibacilose, 243, 260
Colissepticemia, 243, 260
Colite espiroquetal, 140
Colostro, 254, 267
Complexo(s)
- respiratório viral felino, 1135
- vitamínicos, 575, 697
Condutividade elétrica, 1174
Contagem
- bacteriana total, 1177
- de células somáticas, 1170, 1172
- de coliformes totais e fecais, 1180
Contágio, 5
Controle dos surtos de antraz, 67
Coração, leptospirose canina, 362
Corinebactérias, 192
Coronavirinae, 613
Coronavírus, 613, 786
- canino, 780
- felino, 789
Coronovirose, 780
Corticosteroides, 575
Corynebacterium, 191
- *afermentans*, 193, 197
- *amycolatum*, 193, 197
- *bovis*, 192, 198, 1157
- *diphtheriae*, 191, 192, 196
- *hofmannii*, 197
- *jeikeium*, 193, 197
- *kutscheri*, 192, 198
- *minutissimum*, 193, 197
- *pseudodiphtheriticum*, 193, 197
- *pseudotuberculosis*, 191, 388
- *renale*, 192
- *striatum*, 193, 197
- *ulcerans*, 192
- *urealyticum*, 192
- *xerosis*, 193, 197
Cowdriose, 1252
Criptococose, 878
Criptosporidiose, 985
Cryptococcus
- *gattii*, 878
- *neoformans*, 878, 1160, 1196
Cryptosporidium, 985
Culex tarsalis, 608
Cultivo
- celular, 105, 262
- microbiológico do antraz, 64
Curso
- branco, 243, 844
- das infecções, 6

D

Danofloxacino, 231
Derivado
- imidazólico, 901, 925
- triazólico, 901, 925
Dermacentor variabilis, 87
Dermatite(s), 908, 912
- blastomicética, 861
- labial contagiosa, 646
- micobacteriana, 413
- piotraumática, 446
- pustular contagiosa, 646
Dermatofilose, 81
- em felinos, 893
Dermatofitoses, 887
Dermatophilus congolensis, 81
Descarte
- de animais com mastite crônica, 1186
- de vacas com mastite, 1200
Desinfecção do ambiente, 254, 268
- e dos utensílios, antraz, 69
Desmame, 269
Desoxirribonuclease(s), 307
- A, B, C e D, 320
Desratização, 686
Detecção de ácido nucleico, 832
Dexametasona, 117
Diaceturato diaminazene, 979
Diagnóstico
- da brucelose animal, 41, 42
- de antraz, 64
- molecular do antraz, 65
- sorológico, *Brucella*, 43
Diarreia, 839
- de sangue, 134
- muco-hemorrágica, 136
- neonatal, 243, 259, 260, 844
- pós-desmame, 255, 260
-- dos leitões, 243, 249
- viral bovina, 74, 587
Difloxacino, 231
Difteria, 196
Dipropionato de imidocarbe, 109, 979, 983
Disenteria suína, 134
Disseminação
- dentro do próprio rebanho, brucelose bovina, 31
- dependente dos monócitos, 115
- entre rebanhos, brucelose bovina, 30
Diuréticos, 374
DMSO (dimetil-sulfóxido), 232
Doença(s)
- associadas ao *Clostridium difficile*, 184
- causadas por príons, 1109
- da Califórnia, 869
- da silagem, 404
- da superalimentação, 178
- das mucosas, 590
- de Aujeszky, 598, 1124
- de Busse-Buschke, 878
- de cachorro louco, 799
- de Gilchrist, 861
- de Johne, 436
- de Lutz-Splendore-Almeida, 936
- de Lyme, 87
- de Posadas, 869
- de Rubarth, 690
- de Weil, 356, 378
- de Woolsorter, 56
- do andar em círculos, 404
- do edema, 243, 249, 260
-- em suínos, 255
- do gato, 1040
- do girar, 404
- do hidropericárdio, 1252
- do olho branco, 71, 77
- do potro sonolento, 120
- do rim polposo, 178
- do suíno gorduroso, 292
- dos cardadores de lã, 56
- dos jardineiros, 918
- em equídeos adultos, 465
- infecciosas, 3
- mieloproliferativas, 830
- misteriosa suína, 1232
- oculares, 839
- paresiante, 799
- priônicas, 1109
- respiratória, 713, 725
Dopamina, 374
Dosagem sérica de eletrólitos, 366
Doxiciclina, 108
Dye-test, 1047

E

Ectima contagioso, 646
Eczema úmido, 292
Edema
- gasoso, 145
- maligno, 67, 162, 167
Ehrlichia
- *canis*, 95
- *chaffeensis*, 1251
- *equi*, 1255
- *ewingii*, 1249
- *phagocytophila*, 1255
- *ruminantium*, 1252
Ehrlichiose canina, 372
Eimeria, 993
Eimeriose, 993
Eletroforese das proteínas séricas, 788
Empiema da bolsa gutural, 331
Encefalite
- aguda, 564

- do cão velho, 566
- do leste, 603
- do oeste, 608
- dos leitões, 112, 115
-- sequelas da, 116
- equina
-- do leste, 603
-- do oeste, 608
-- venezuelana, 610
- lentivírus, 733
- multifocal do cão adulto, 565
- por *P. multocida*, 217
- venezuelana, 610
Encefalomielite
- equina, 603
-- do leste 603
-- do oeste, 608
-- venezuelana, 610
- esporádica bovina, 1101
Encefalopatia espongiforme
- bovina, 1115
- em primatas, 1118
- felina, 1118
Endodiozoíto, 1040
Endoflagelo, 358
Endometrite infecciosa em éguas, 227
Enfermidade(s)
- das cavernas, 929
- das mucosas, 74, 587
- de Bang, 21
- de Darling, 929
- de Stuttgart, 356
- podais em ruminantes, 1142
Enrofloxacino, 231
Ensaio imunoenzimático nas fezes, 750
Enterite(s), 844
- associadas ao FeLV, 831
- infecciosa felina, 746
- necrótica, 274
- proliferativa, 274
Entero-hemolisinas, 249
Enterobacter aerogenes, 1158
Enterobactérias, 1158
Enteropatia proliferativa hemorrágica, 274
Enterotoxemias, 145, 175
Enterotoxinas estafilocócicas, 306
Eperitrozoonose, 1070
Eperythrozoon coccoides, 1070
Epidermite exsudativa dos leitões, 292
Epidermolisina(s), 306
- esfoliativas, 292
Epidermophyton, 887
Epitelioma contagioso, 754
Equinos
- actinomicose, 129
- antraz, 63
- blastomicose, 865
- brucelose, 36, 38
- *E. coli*, 258
- hemoplamose, 1074
- histoplasmose, 932
- *L. intracellularis*, 276, 277
- leptospirose, 382
- linfadenite caseosa, 391
- mastite, 1182
- micoplasmose, 1084
- nocardiose, 202
- tuberculose, 527
Erisipela, 236
- suína, 236
Erisipelose suína, 1125
Eritritol, 33
Erliquiose
- canina, 95
- granulocítica
-- canina, 1249
-- equina, 1255
-- humana, 1255
- monocítica
-- canina, 95
-- humana, 1251
Erysipelothrix rhusiopathiae, 236
Escherichia coli , 243, 1158
- de aderência difusa, 248, 271
- êntero-hemorrágica, 248, 272
- enteroagregativa, 248, 271
- enteroinvasora, 248, 271
- enteropatogênica, 248, 271
- enterotoxigênica, 246, 271
Esfingomielinase H, 358
Esfoliatina, 306
Esfregaços sanguíneos, 105
Espiroquetose intestinal, 140
Esporos de *C. botulinum*, 10
Esporotricose, 918
- linfangítica, 918
Estabelecimento da infecção, 6
Estabilidade dos agentes, 6
Estafilococcias, 300
Estafilococos, 300, 1155
Estafilococoses, 300
Estafiloquinase, 292, 307
Estimulantes da hematopoese, 109
Estomatite, 839
- contagiosa, 651
- vesicular, 651
Estreptococcias, 315
Estreptococos, 315, 327, 1155
- classificação dos, 323
Estreptococoses, 315
Estreptodornases, 320
Estreptoquinase, 320
Estreptotricose, 81
Exame
- clínico direto sob a luz de Wood, 896
- de medula óssea, 695
Exotoxinas pirogênicas, 317
Expectorantes, 509

F

Falhas reprodutivas, 713
Falsa tuberculose, 388
Farcinose, 199, 204
Fase
- clínica, 7
- subclínica, 7
Fator(es)
- CAMP, 320
- de necrose tumoral alfa, 522
- de patogenicidade, *Brucella*, 31
- de risco na brucelose bovina, 30
- de virulência
-- do *S. suis*, 112
-- dos estafilococos, 305
-- dos estreptococos, 317
- I ou fator de edema do *B. anthracis*, 61
- II ou antígeno protetor do *B. anthracis*, 61
- III ou fator letal do *B. anthracis*, 61
- necrosante citotóxico, 250
Febre
- aftosa, 657
- catarral
-- dos carneiros, 742
-- maligna, 74, 666
- das montanhas, 545
- de Gibraltar, 21
- de Indiana, 651
- de Malta, 21
- de Tobia, 1091
- do embarque, 212
- do Mediterrâneo, 21
- do transporte, 212, 216
- do Vale de São Joaquim, 869
- do vírus *West Nile*, 1238
- dos canaviais, 378
- dos pântanos, 545
- dos porqueiros, 378
- equina, 1223
- esplênica, 56
- hemorrágica
-- canina, 95
-- com síndrome renal, 684, 685
- maculosa
-- brasileira, 1091
-- das Montanhas Rochosas, 1091
- manchada, 1091

- ondulante, 21
- petequial dos cavalos, 545
Ferida
- brava, 946
- da moda, 946
Fermentação de açúcares, 311, 324
Fibrinolisina, 307, 320
Fibronectina, 358
Fibropapilomas, 756
Fibropapilomatose, 754
Fígado, leptospirose canina, 363
Figueira, 754
Fímbria(s), 252
- P, 252
- S, 252
Fixação de complemento, 430
Flagelos (H), 245
Flegmão interdigital, 1142
Fluconazol, 902
Fluoroquinolonas, 232, 782
Foliculite
- profunda, 447
- superficial, 446
Fômites, 5
Fontes de infecção, 3
Footrot, 1142
Formação de lotes de animais para a ordenha, 1184
Fósforo, 13
Frieira, 1142
Fungos, 1160
Furosemida, 374
Furunculose, 447
Fusobacterium necrophorum, 1142

G

Gangrena gasosa, 67, 162, 167
Garrotilho, 327
- atípico, 423
Gatos
- actinomicose, 129
- antraz, 64
- blastomicose, 864
- coronavírus, 615
- *E. coli*, 258
- histoplasmose, 931
- isosporose, 1010
- mastite, 1183
- micoplasmose, 1084
- nocardiose, 201
Gengivite, 839
Gentamicina, 231
Geotrichum candidum, 1160, 1196
Giardíase, 997
Giardiose, 997
Glândula mamária, 1163, 1165
Glicocorticoides, 109
Glosopeda, 657
Gotículas, 5
Granuloma
- coccidioidico, 869
- tuberculoso, 525
Granulomatose, 413
- coccidioidica, 869
Gripe, 617
- aviária, 631
- dos cavalos, 627
- dos leitões, 623
- dos potros, 627
- suína, 623
Griseofulvina, 901

H

Haemobartonella
- *canis*, 1063
- *felis*, 1063
- *muris*, 1070
Halofuginone, 990
Hantavirose, 674
Hantavirus, 674
Hantavírus
- asiáticos, 680
- nas Américas, 682
Heartwater disease, 1252
Helicobacter, 340
- *bizzozeronii*, 341
- *canis*, 341, 1004
- *felis*, 341
- *heilmannii*, 341
- *pylori*, 341
- *salomonis*, 341
Helicobacteriose, 340
Hemaglutinação direta com hemácias de suínos, 777
Hemobartonelose, 1063, 1070
Hemoglobinúria bacilar, 188
Hemolisina(s), 115, 249, 317
Hemoplamose, 1070
Hemoplasmas, 1063, 1070
Hemoplasmose, 1063
Hepatite
- contagiosa canina, 690
- infecciosa canina, 690, 693
Hepatozoon, 1004
Hepatozoonose canina, 1004
Herpesviridae, 598, 700
Herpesviroses de bovinos, 708
Herpesvírus
- bovino
-- tipo 1, 708
-- tipo 2, 708
-- tipo 5, 708
- canino 1, 700
- equino
-- 1, 723
-- 4, 723
Hialuronidase, 307, 320
Hibridização fluorescente *in situ*, 138
Hidratação, 502
Hidrofobia, 799
Hifomicose, 946
Hipergamaglobulinemia, 105
Hiperglobulinemia, 105
Hipersensibilidade, 525
Hipoalbuminemia, 105
Histophilus somni, 1129
Histoplasma capsulatum, 929
Histoplasmose, 929
- capsulata, 929
- clássica, 929
História natural da doença, 6
Hog cholera, 792
Hospedeiros, 3
- definitivos, 4
- intermediários, 4

I

Iatrogênica, 5
Ibafloxacino, 231
Iceberg, 7
Identificação bacteriana do antraz, 64
Ileíte, 274
Imidazóis, 925
Impetigo, 446
Imunidade
- *Brucella*, 40
- contra a tuberculose, 522
- na papilomatose animal, 763
- passiva adquirida via colostro, 752
Imunização ativa, 752
Imuno-histoquímica, 777
Imunodeficiência dos felinos, 836
Imunoensaio cromatográfico
- para detecção de anticorpos, 572
- para detecção do antígeno, 571
Imunofluorescência direta, 571
Imunomoduladores, 109
Imunoprofilaxia vacinal, 473
Imunossupressão, 710
Infecção(ões)
- clínicas ou subclínicas, 7
- disseminadas, actinomicose, 129
- do trato urinário, 260
-- em cadelas, 256
-- por *Pseudomonas*, 227
- entéricas, 347
- estafilocócicas, 300
- estreptocócicas, 315
- extraintestinais, 259
-- por *E. coli*, 251
- intramamárias, 1177
- latentes, 8

- mamária(s)
-- em ruminantes, 202
-- por *Pseudomonas*, 228
- micóticas superficiais, 911
- pelo gênero *Campylobacter*, 347
- pelo vírus da imunodeficiência dos felinos, 836
- por micobactérias não tuberculosas, 399
- por *Streptococcus equi* subesp. *Zooepidemicus*, 338
- pulmonares por *Pseudomonas*, 227
- transplacentária, 568
- vasculotrópica pulmonar, 725
Infectividade, 6
Influenza, 617
- aviária, 631
- dos potros, 627
- em cães e gatos, 637
- equina, 627
- suína, 623
Ingestão
- de agentes, 5, 5
- de cistos, 1042
- de oocistos, 1042
Inibidores do peristaltismo, 783
Insuficiência cardíaca subaguda com desconforto respiratório, 776
Interferon-gama, 522
Interleucina
- 2, 522
- 4, 522
- 5, 522
- 6, 522
Interrupção da ordenha, 1185
Intestinos, leptospirose canina, 362
Intoxicação por dicumarínico, 372
Invasão do hospedeiro pelo agente, 4
Iodetos, 924
Isolamento
- de animais com diarreia, 269
- de *Mycobacterium bovis*, 517
- do vírus, 750
- e identificação do *S. suis*, 116
- viral, 695, 777
Isospora, 1009
- *canis*, 780
Isosporose, 780, 1009
Itraconazol, 901, 925
Ixodes scapularis, 87

K

Klebsiella pneumoniae, 1158

L

Lã de madeira dos ovinos, 81
Lactação, 1163
Lactoferrinas, 249, 250, 1165
Lactoperoxidase, 1165
Lágrima, 71
Lamblíase, 997
Lamparão, 423
Lawsonia intracellularis, 274
Lechiguana, 212, 217
Leishmania, 1013
Leishmaniose(s), 1013
- canina, 1018
- cutânea, 1013
- felina, 1019
- tegumentar, 1013
- visceral americana, 1013
Leite, 4, 1154
- ácido, 1180
- características físicas do, 1169
Lentiviroses, 545
- de pequenos ruminantes, 730
Lentivirus, 545
Lentivírus, 545
- de pequenos ruminantes, 730
Leptospira, 357
- *interrogans*, 357
Leptospiras, 357, 378
Leptospirose, 1125
- canina, 356
- em animais de produção, 378
Lesões
- anatomopatológicas
-- macroscópicas, 777
-- microscópicas, 780
- cutâneas
-- e linfáticas, 122
-- por *Pseudomonas*, 228
- na cavidade oral, 122
- oculares por *Pseudomonas*, 228
Leucemia(s), 830
- bovina, 736
- viral felina, 825
Leucocidina, 306
Leucose
- bovina, 736
-- exógena por partícula vírica tipo C, 736
- enzoótica bovina, 736
Leveduras, 1160
Lhamas e alpacas, hemoplamose, 1074
Limpeza e lavagem dos tetos, 1184
Linfadenite
- caseosa, 388
-- dos suínos, 399
- granulomatosa, 399
Linfangite nodular, 918
Língua
- azul, 742
- de madeira, 120
- de pau, 120
Linhagens
- de *S. suis*
-- produtoras de suilisina, 115
-- não produtoras de suilisina, 115
- uropatogênicas, 251
Lipase(s), 292, 307
Lipo-oligossacarídios, 135
Lipopolissacarídios, 358
Lisozima, 1165
Listeria
- *innocua*, 404
- *ivanovii*, 404
- *monocytogenes*, 74, 404
Listeriose, 404
Lufenurona, 902
Lutzomyia longipalpis, 1016
Luz de Wood, 896
Lyssavírus, 803

M

Maedi-Visna dos ovinos, 730
Mal
- da cernelha, 21
- da cruz, 21
- da nuca, 21
- das cadeiras, 799
- do caroço, 388
- do cochilo, 545
Malassezia, 911
- *pachydermatis*, 916
Malasseziases, 911
Malasseziose, 911
Maleína, 431
Maleinização, 431
Mamilite herpética, 712
Mamite, 1154
Mandíbula nodular, 126
Manifestação disseminada ou septicêmica, 331
Manitol, 374
Mannheimia, 212, 1159
- *haemolytica*, 212
Mannheimiose, 212
Manqueira, 67, 155
Mão de obra e manejo na ordenha, 1164
Marbofloxacino, 231, 232
Mastite(s), 122
- bovina, 7
-- por *P. aeruginosa*, 232
-- por *Prototheca* spp., 964
- clínica, 1168, 1187
- contagiosa e ambiental, 1161
- em animais
-- de companhia, 1183
-- de produção, 256
-- domésticos, 1154, 1168
- em bovinos por *E. coli*, 259
- em éguas, 1182

- em novilhas, 1191
- em outras espécies domésticas, 1181
- gangrenosa, 1181
-- em bovinos e pequenos ruminantes, 1159
- lentivírus, 732
- micótica em animais domésticos, 1160
- por algas, 1196
- por fungos, 1196
- por *L. monocytogenes*, 408
- por leveduras, 1196
- por *P. multocida* e *M. haemolytica*, 216
- por *Pseudomonas*, 228
- por vírus, 1160
- subclínica, 1169, 1186
- tuberculosa, 526
Mecanismo de resposta à tuberculina, 536
Mela, 81
Meningite, 112
- estreptocócica, 112
Meningoencefalite estreptocócica dos leitões, 112
Merozoítos, 1040
Metaloproteases, 292
Método de Huddleson, 43
Micobacteriose(s), 413
- atípica, 399
- cutânea atípica, 413
Micoplasmas, 1158
- hemotrópicos, 1063, 1070
Micoplasmose(s)
- bovina, 1082
- em caprinos e ovinos, 1083
- hemotrópica, 830
-- em animais de companhia, 1063
-- em animais de produção, 1070
- respiratória murina, 1084
Micose(s)
- gomosa, 918
- por fungos dematiáceos e hialinos, 1261
Microscopia
- de campo escuro, 366
- eletrônica de varredura, 777
Microsporum, 887
Mieloencefalite protozoária equina, 1025
Mieloencefalopatia herpética equina, 727
Mielotísica, 830
Miosite em gorila, 167
Modos de transmissão, 4
Moléstia de Chicago, 861
Molicutes, 1079
Moniliases, 906
Moraxella bovis, 71
Morbillivirus, 560
Mormo, 423
Mortalidade embrionária e fetal em bovinos, 1128
Morte súbita, 775
Mucolíticos, 509
Multirresistência aos antimicrobianos, *E. coli*, 253
Musca
- *autumnalis*, 72
- *domestica*, 72
Mycobacterium
- *africanum*, 516
- *avium*, 399
-- subesp. *Paratuberculosis*, 436
- *bovis*, 399, 414, 515
- *canetti*, 516
- *caprae*, 516
- *microti*, 516
- *mungi*, 516
- *pinnipedii*, 516
- *tuberculosis*, 399, 413, 512, 515
Mycoplasma, 1158
- *arthritidis*, 1084
- *conjunctivae*, 77
- *gallisepticum*, 1081
- *gentalium*, 1081
- *mycoides* subsp. *mycoides* SC, 1079
- *pulmonis*, 1084

N

Necrobacilose interdigital, 1142
Neomicina, 231
Neoplasias
- fibrossarcomas, 829
- hepáticas, 372
- linfoproliferativas, 829
- mielodisplasias, 829
- mieloproliferativas, 829
Neospora caninum, 1032
Neosporose, 1032
- bovina, 1034
- canina, 1034
- em outras espécies animais, 1034
- equina, 1035
Neuraminidase, 163, 321
Neuropatia, 832
Neuropatogenia, 563
Neurotoxinas botulínicas, 10, 11
Neutralização da toxina circulante, 502
Neutropenia, 830
Nitazoxanida, 990
Nocardia, 199
- *africana*, 200
- *asteroides*, 200, 1157
- *brasiliensis*, 200
- *otitidiscaviarum*, 200
- *pseudobrasiliensis*, 200
- *transvalensis*, 200
Nocárdias, 1157
Nocardiose, 199
- em animais de companhia, 203
- em equídeos, 205
- em ruminantes, 204
- equina, 202
Nódulo do ordenhador, 648
Notificação da doença, antraz, 67

O

Oftalmia contagiosa, 71, 77
Olho(s)
- cor de rosa, 77
- leptospirose canina, 362
Onicodistrofia, 893
Onicogrifose, 893
Oocistos, 1032
Orbifloxacino, 231
Ordenha, 1164, 1178, 1185
Orf, 646
- virus, 646
Origem da infecção, 3
Orquites por *Pseudomonas*, 228
Orthopoxvirus, 641
Osteofagia por deficiência de fósforo, 13
Osteomielite, 227
Otite, 226, 908, 914
- por *P. aeruginosa*, 232
Ovinos
- brucelose, 35, 39
- *E. coli*, 258
- eimeriose, 994
- leptospirose, 382
- linfadenite caseosa, 391
- mastite, 1181
- tuberculose, 527

P

Panarício interdigital, 1142
Pancitopenia, 830
- tropical canina, 95
Paniculite fibrogranulomatosa
- bovina, 212
- proliferativa, 217
Panleucopenia
- felina, 746
- maligna, 746
Papilomas epiteliais, 757
- escamosos, 757
- mucosos, 758
- pedunculares, 758
- planos, 758
Papilomatose, 754
- bovina, 755
- canina, 761

- caprina, 761
- equina, 758
- felina, 762
- ovina, 761
Papilomavírus, 754
Paracoccidioides brasiliensis, 936
Paracoccidioidomicose, 936
- associada à imunossupressão, 941
-- doença, 940
-- infecção, 940
- sequelar, 941
Parapoxvirus, 641, 646
Paratuberculose, 436
Paravaccínia, 648
Parede celular de *Mycobacterium bovis*, 517
Parvovirose
- canina, 768
- suína, 1124
Parvovírus felino, 746
Pasteurelas, 1159
Pasteurella, 212
- *boviseptica*, 212
- *haemolytica*, 212
- *multocida*, 67, 212, 1159, 1206
- *oviseptica*, 212
Pasteurelose, 212
Patogenicidade, 6
Penicilinoses, 1261
Peptidase C5, 320
Peptidioglicano(s), 305, 316, 358
Pequenos ruminantes
- actinomicose, 129
- antraz, 63
- febre aftosa, 661
- hemoplamose, 1074
Perfringolisina O, 164
Período
- de incubação, 6
- de transmissibilidade, 7
- pré-patente, 7
- prodrômico, 7
- seco, 1164
Peritonite infecciosa felina, 786
Perneira dos ovinos, 81
Pesquisa
- de ácido nucleico, *Brucella*, 43
- de anticorpos, 105
- direta do agente etiológico, *Brucella*, 43
Peste
- bovina, 1225
- de coçar (bovinos), 598
- equina, 1221
- porcina clássica, 792
- suína
-- africana, 1124
-- clássica, 792, 1124
Pestivirus, 587
Pielonefrite, 261
Piobacilose, 283
Piocianose dos cães, 223
Piodermite
- canina, 445
- das dobras cutâneas, 446
- de superfície, 446
- exsudativa, 292
- mucocutânea, 446
- profunda, 446
- superficial, 446
Piometra, 261
- *E. coli*, 256
Piquete-maternidade, 255, 268
Piroplasmose equina, 980
Pitiose, 946
Pitiríases, 911
Placentite por *P. aeruginosa*, 228
Plano de contingência para peste suína clássica, 797
Plasma, 269
- hiperimune, 473
Pleuropneumonia
- bovina, 1079
- contagiosa caprina, 1083
- suína, 120, 451
Pneumonia
- abscedante dos potros, 458
- bovina, 216
- intersticial bovina, 853
- lentivírus, 733
- ovina, 216
- progressiva dos ovinos, 730
- purulenta dos potros, 458
- tuberculosa, 413
Pneumovirus, 853
Pododermatite infecciosa, 1142
Podridão
- da lã dos ovinos, 223
- dos cascos, 1142
Poliartrite dos potros, 120
Polivitamínicos, 782
Portadores, 7
Portas de entrada, 5
Pós-*dipping*, 1185
Pradofloxacino, 231
Pré-*dipping*, 1185
Prednisolona, 109
Prednisona, 109
Príons, 1109
Produção
- de coagulase, 309
- de desoxirribonuclease, 311
- de leite, 1154
- de urease, 311
Profilaxia dos surtos de antraz, 67
Programa Nacional de Sanidade Suídea, 797
Protease(s), 307
- CspA, 321
- IgA, 321
Proteína(s)
- A, 292, 305
- C, 316
- com função de adesina, 316
- de superfície, 305
- F, 316
- ligadora de fibronectina, 112
- M, 316
- presentes na superfície celular bacteriana, 316
- que se ligam à colina, 316
- SpA, 305
- THP, 251
- uropatogênica, 252
- virais, 754
- X, 316
Protetores gástricos, 781
Prototecas, 960, 1159
Prototecose
- em cães e gatos, 967
- mamária, 965
Prototheca, 958
Prova(s)
- da catalase, 311
- de atividade inflamatória, 788
- de função
-- hepática, 366
-- renal, 366
- de hidrólise
-- da esculina, 323, 324
-- do hipurato, 324
- de produção de pirrolidonil-arilamidase, 324
- de temperatura de multiplicação, 324
- de tolerância ao cloreto de sódio, 323, 324
- de Voges-Proskauer, 311
Pseudoaftosa, 651
Pseudocowpox virus, 648
Pseudomicetoma dermatofítico, 893
Pseudomonas, 223
- *aeruginosa*, 223
Pseudorraiva, 598
Pseudotuberculose, 399
Pseudovaríola, 648
Pulmões, leptospirose canina, 361
Punção aspirativa, 1020
Púrpura hemorrágica, 332
Pústula maligna, 56
Pythium insidiosum, 946

Q

Qualidade do leite a granel, 1176
Quarentena, 6
Quinolonas, 231

R

Rabdomiólise, 363
Raças e produção de leite, 1163
Radioimunoensaio, *Brucella*, 45
Raiva, 799
- paralítica, 799
Reação
- de imunofluorescência indireta, 105
- de Sabin-Feldman, 1047
- em cadeia pela polimerase, 106
Relaxamento muscular, 502
Reposição hidreletrolítica, 109, 264, 697, 781
Reservatórios, 3, 4
Resíduos de antimicrobianos no leite, 1200
Resistência
- aos desinfetantes, 691
- bacteriana, clostrídios, 147
- de *E. coli*, 255
- de *Mycobacterium bovis*
-- ao calor, 518
-- ao meio ambiente, 518
-- aos desinfetantes, 518
- dos esporos de *C. botulinum*, 10
- vírus da raiva, 804
Reticuloendoteliose, 929
Retroviroses dos felinos, 825, 836
Reumatismo do deserto, 869
Rhipicephalus sanguineus, 87, 95, 974
Rhodococcus equi, 458
Rickettsia rickettsii, 1091
Rinite
- atrófica
-- dos suínos, 1206
-- não progressiva, 1206
-- progressiva, 1206
- purulenta, 212
-- em coelhos, 217
Rinosporidiose, 1261
Rinotraqueíte
- bovina infecciosa, 74
- infecciosa, 713
- viral felina, 1135, 1137
Rins, leptospirose canina, 362
Riquetsiose canina, 95
Rivanol, 44
Rodococose, 458
Roedores, vírus, 677
Rotaviroses, 844
Rotavirus, 844
Rotavírus, 844, 846
Rotina de ordenha, 1184
Ruiva, 236

S

Salmonelas, 478
Salmonella, 478
- *enterica*, 478
Salmonelose, 478
Sarafloxacino, 231
Sarcocystis neurona, 1025
Sarcomas associados a vacinas, 835
Scrapie, 1112
- atípica, 1115
Secagem dos tetos, 1185
Selante interno de tetos, 1190
Sensibilidade
- à bacitracina, 324
- a sulfametoxazol-trimetoprima, 324
Sepse, 783
Septicemia
- dos potros, 120
- hemorrágica, 67, 212, 216
- por *E. coli*, 260
Septicolisina, 163
Serratia
- *liquefaciens*, 1158
- *marcescens*, 1158
Sialidases, 163
Sideróforos, 249, 250
Sinais entéricos, 464
Sinaptobrevinas, 11
Sinaptossoma, 11
Síndrome(s)
- cardiopulmonar por hantavírus, 684, 686
- da imunodeficiência dos felinos, 836
- da ovelha magra, 388
- da queda do leite, 381
- da reação inflamatória sistêmica, 783
- da refugagem
-- multissistêmica, 580
-- pós-desmame, 580
- de definhamento do filhote, 831
- de depauperamento, 839
- de supressão da medula óssea, 829
- do caprino definhado, 388
- multissistêmica do definhamento dos suínos, 580
- panleucopênica, 830
- reprodutiva e respiratória dos suínos, 1232
- respiratória
-- e da infertilidade suína, 1232
-- e reprodutiva suína, 1124
Sintaxina, 11
Sistema
- *all in, all out*, 269
- nervoso central, leptospirose canina, 362
SNAP-25, 11
SNARE, 11
Snuffles, 212, 217
Soro hiperimune, 269, 575
Sorotipificação, 117
Sorotipo O157:H7, 249
Sporothrix schenkii, 918
Staphylococcus, 1155
- *aureus*, 300, 1155
- *chromogenes*, 296
- *epidermidis*, 300
- *hyicus*, 292, 296, 300
-- subesp. *Hyicus*, 300
- *pseudintermedius*, 300, 308, 445
Streptococcus, 315
- *agalactiae*, 316, 1155
- *equi*, 327
- *pneumoniae*, 316
- *pyogenes*, 316
- *suis*, 112
Suídeos, antraz, 63
Suilisina, 115
Suínos
- actinomicose, 129
- brucelose, 35, 38
- coronavírus, 614
- *E. coli*, 258
- febre aftosa, 661
- hemoplamose, 1074
- isosporose, 1010
- *L. intracellularis*, 276, 278
- leptospirose, 382
- mastite, 1182
- micoplasmose, 1083
Sulfato de paromomicina, 990
Sulfonamidas, 783

T

Tamanduás, 938
Taquizoítos, 1032, 1040
Tatus, 938
Terapias antivirais, 575
Terbinafina, 902
Teste
- baseados na detecção de antígenos, 832
- cervical
-- duplo comparativo, 534
-- simples, 533
- da caneca telada de fundo escuro, 1184
- da NAGase, 1175
- da prega anocaudal, 533
- da urease, 344
- de aglutinação
-- *Brucella*, 43
-- direta modificada, 1047
-- em látex, 323
- de biologia molecular, 777, 840
- de CAMP, 324
- de Dean, 262
- de ELISA direto, 777
- de *enzyme-linked immunosorbent assay*, 593

- de fixação de complemento, *Brucella*, 44
- de hemaglutinação passiva, 1047
- de identificação específica do antígeno da raiva, 816
- de imunofluorescência, 816
- de inoculação em camundongo, 817
- de maleinização, 431
- de neutralização do vírus, 593
-- em camundongos, 818
-- em cultivo celular, 818
- de PCR, 137
- de polarização fluorescente, *Brucella*, 45
- de precipitação
-- *Brucella*, 45
-- em tubo capilar, 323
- de Rivalta, 789
- de Rosa Bengala, 44
- de Tamis, 1184
- de tuberculinização, 533
- do 2-mercaptoetanol, 44
- do anel em leite, 44
- do corante, 1047
- em cultivo celular, 817
- enzimático de imunoensaio, 817
- fenotípicos, 324
- imunoenzimático
-- competitivo, *Brucella*, 45
-- indireto, *Brucella*, 45
- imunoquímicos, 817
- sorológicos, 840
Tétano, 494
- ascendente e descendente, 497
Tetanolisina, 495
Tetanospasmina, 495
Tetraciclinas, 108
Theileria equi, 980
Thelazia, 75
Tifo
- canino, 95
- do carrapato, 1091
Tineas, 887
Tinhas, 887
Tobramicina, 231
Torulose, 878
Tosse dos canis, 507
Toxina
- 1 da síndrome do choque tóxico, 307
- α de *C. perfringens*, 164
- β e b2 de *C. perfringens*, 165
- beta (β), 163
- botulínica, 10
-- do tipo A, 19
- delta (δ), 163, 165
- esfoliativa, 306
- gama (γ), 163
- hemorrágica (β) e dermonecrótica, 163
- kappa (κ), 165
- mu (μ), 165
- nu (ν), 165
- produtora de edema, 163
- proteica complexa do *B. anthracis*, 61
- teta (θ), 165
Toxoplasma gondii, 1040
Toxoplasmose, 1125
- em animais domésticos, 1040
Tranquilização, 502
Transfusão sanguínea, 109
Transmissão
- aerógena, 5
- horizontal
-- direta, 5
-- indireta, 5
- percutânea, 5
- venérea, 5
- vertical, 5
Traqueobronquite infecciosa canina, 507
Triazóis, 925
Trichophyton, 887
Tricografia, 897
Tricomoníase
- genital dos bovinos, 1054
- bovina, 1054
Tris-EDTA, 232
Tristeza parasitária bovina, 1212
Tritrichomonas foetus, 1054
Trofozoíto, 1040
Trombocitopenia, 830
- cíclica canina, 1253
Trueperella pyogenes, 283, 1157
Tuberculina, 532
Tuberculose, 413, 512
- bovina, 518
-- evolução da, 523

U

Úbere, 1168
Úlcera bucal de bovinos e equinos, 651
Urinálise, 366

V

Vaccínia bovina, 641
Vacina(s)
- antirrábicas, 819
- contra a leishmaniose visceral canina, 1022
- contra a mastite, 1190
- contra botulismo, 18
- contra o BHV-1, 718
- contra o HVE-1 e 4, 728
- garrotilho, 336
- inativadas contra o vírus da cinomose, 577
- Pasteur, 68
- Sterne, 68
Varíola bovina, 641
Vasculite coronaviral felina, 786
Verminose, 780
Verotoxinas, 249
Verrucose, 754
Verruga, 754
Vetores
- biológicos, 5
- mecânicos, 5
Via(s)
- de eliminação, 4
-- da *Brucella*, 27
- transplacentária, 6
Virulência, 6
- da *Brucella*, 22
Vírus
- da cinomose, 560
- da doença de Aujeszky, 598
- da encefalomielite equina, 603
- da estomatite vesicular, 651
- da gastrenterite transmissível dos suínos, 614
- da leucemia felina, 825
- da língua azul, 742, 1221
- da parainfluenza canina, 507
- da peritonite infecciosa felina, 615
- da pseudorraiva, 598
- da rinopneumonite equina, 723
- do Oeste do Nilo, 1238
- Indiana, 651
- respiratório sincicial bovino, 853
- *Schmallenberg*, 1229
- *West Nile*, 1238
Vulvovaginite, 713

W

Wisconsin Mastitis Test, 1174

Z

Zigomicoses, 1260
Zoósporos, 82

2023
10 1 2 3 4 5 6 7 8 9